Berger

Psychische Erkrankungen

Klinik und Therapie

In Zusammenarbeit mit dem Deutschen Cochrane-Zentrum

Herausgegeben von Mathias Berger unter Mitarbeit von Heide Hecht

5., vollständig neu bearbeitete Auflage mit umfangreichen Ergänzungen auf der Online-Plattform

Mit Beiträgen von: Anja Agyemang, Jörg Angenendt, Gerd Antes, Anil Batra, Thomas Becker, Jürgen Bengel, Michael M. Berner, Mathias Berger, Martin Bohus, Eva-Lotta Brakemeier, Ronald Burian, Dietrich van Calker, Franz Caspar, Michael Deuschle, Albert Diefenbacher, Harald Dreßing, Dieter Ebert, Götz Fabry, Manfred M. Fichter, Peter Fiedler, Hans Förstl, Harald J. Freyberger, Ulrich Frommberger, Julia Gaede, Jakov Gather, Iris Tatjana Graef-Calliess, Uta Gühne, Arthur Günthner, Martin Härter, Heide Hecht, Sabine C. Herpertz, Bernd Heßlinger, Wolfgang Hiller, Fritz Hohagen, Magdolna Hornyak, Michael Hüll, Markus Jäger, Hildburg Kindt, Jan Philipp Klein, Christian Klesse, Viktoria Knischewitzki-Bohlken, Götz Kockott, Gerd Lehmkuhl, Stefan Leucht, Klaus Lieb, Michael Linden, Wielant Machleidt, Karl F. Mann, Rüdiger Müller-Isberner, Elisabeth Nyberg, Hans Michael Olbrich, Wolfgang Paulus, Alexandra Philipsen, Steffi Riedel-Heller, Winfried Rief, Dieter Riemann, Nicolas Rüsch, Alric Rüther, Tanja Sappok, Elisabeth Schramm, Ulrich Schweiger, Judith Sinzig, Kai Spiegelhalder, Rolf-Dieter Stieglitz, Ludger Tebartz van Elst, Roland Vauth, Ulrich Voderholzer, Jochen Vollmann, Karina Wahl, Andreas Wahl-Kordon, Rainer Wolf, Manfred Wolfersdorf

ELSEVIER

Inhaltsverzeichnis

Online-Kapitel

Autorinnen und Autoren

Lehrbuch

Dr. phil. Jörg Angenendt, Dipl.-Psych.
Universitätsklinikum Freiburg
Klinik für Psychiatrie und Psychotherapie
Hauptstr. 5
D-79104 Freiburg

Prof. Dr. rer. nat. Gerd Antes
Deutsches Cochrane-Zentrum
Berliner Allee 29
D-79110 Freiburg

Prof. Dr. med. Anil Batra
Universitätsklinik für Psychiatrie und Psychotherapie
Sektion Suchtforschung und Suchtmedizin
Calwerstr. 14
D-72076 Tübingen

Prof. Dr. med. Thomas Becker
Universität Ulm
Klinik für Psychiatrie und Psychotherapie II
Bezirkskrankenhaus Günzburg
Ludwig-Heilmeyer-Str. 2
D-89312 Günzburg

Prof. Dr. med. Dr. phil. Jürgen Bengel
Albert-Ludwigs-Universität Freiburg
Institut für Psychologie
Abt. für Rehabilitationspsychologie und Psychotherapie
Engelbergerstr. 41
D-79085 Freiburg

Prof. Dr. med. Mathias Berger
Universitätsklinikum Freiburg
Klinik für Psychiatrie und Psychotherapie
Hauptstr. 5
D-79104 Freiburg

Prof. Dr. med. Michael M. Berner
Rhein-Jura Klinik für Psychiatrie, Psychosomatik und Psychotherapie
Schneckenhalde 13
D-79713 Bad Säckingen
und
Universitätsklinikum Freiburg
Klinik für Psychiatrie und Psychotherapie
Hauptstr. 5
D-79104 Freiburg

Prof. Dr. med. Martin Bohus
Zentralinstitut für Seelische Gesundheit (ZI)
Klinik für Psychosomatik und Psychotherapeutische Medizin
J 5
D-68159 Mannheim

Professor Dr. rer. nat. Eva-Lotta Brakemeier, Dipl.-Psych.
Psychologische Hochschule Berlin (PHB)
Am Köllnischen Park 2
D-10179 Berlin

Dr. med. Ronald Burian
Ev. Krankenhaus Königin Elisabeth Herzberge gGmbH
Abt. Psychiatrie, Psychotherapie und Psychosomatik
Herzbergstr. 79
D-10365 Berlin

Prof. Dr. med. Dr. rer. nat. Dietrich van Calker
Universitätsklinikum Freiburg
Klinik für Psychiatrie und Psychotherapie
Hauptstr. 5
D-79104 Freiburg

Prof. Dr. phil. Franz Caspar
Universität Bern
Institut für Psychologie
Abt. Klinische Psychologie und Psychotherapie
Gesellschaftsstr. 49
CH-3012 Bern

Prof. Dr. med. Albert Diefenbacher MBA
Ev. Krankenhaus Königin Elisabeth Herzberge gGmbH
Abteilung für Psychiatrie, Psychotherapie und Psychosomatik
Herzbergstr. 79
D-10365 Berlin

Prof. Dr. med. Dieter Ebert
Universitätsklinikum Freiburg
Klinik für Psychiatrie und Psychotherapie
Hauptstr. 5
D-79104 Freiburg

Dr. med. Götz Fabry
Albert-Ludwigs-Universität
Bereich für Medizinische Psychologie und Soziologie
Rheinstr. 12
D-79104 Freiburg

Prof. Dr. med. Manfred M. Fichter
Schön Klinik Roseneck
Am Roseneck 6
D-83209 Prien am Chiemsee

Prof. Dr. phil. Peter Fiedler, Dipl.-Psych.
Universität Heidelberg
Psychologisches Institut
Hauptstr. 47–51
D-69117 Heidelberg

Prof. Dr. med. Hans Förstl
Klinikum rechts der Isar
Technische Universität München
Klinik und Poliklinik für Psychiatrie und Psychotherapie
Ismaninger Str. 22
D-81675 München

Prof. Dr. med. Harald J. Freyberger
Universitätsmedizin Greifswald
Klinik und Poliklinik für Psychiatrie und Psychotherapie
am HELIOS Hanseklinikum Stralsund GmbH
Rostocker Chaussee 70
D-18437 Stralsund

PD Dr. med. Ulrich Frommberger, Dipl.-Biol.
MediClin Klinik an der Lindenhöhe
Klinik für Psychiatrie, Psychotherapie und Psychosomatik
Bertha-von-Suttner-Str. 1
D-77654 Offenburg

Dr. med. Jakov Gather, MA
Ruhr-Universität Bochum
Institut für Medizinische Ethik und Geschichte der Medizin
Malakowturm – Marktstr. 258a
D-44799 Bochum

PD Dr. med. Iris Tatjana Graef-Calliess
Klinikum Wahrendorff
Neue Versorgungskonzepte – Forschung & Entwicklung
Zentrum Transkulturelle Psychiatrie & Psychotherapie
Rudolf-Wahrendorff-Str. 22
D-31319 Sehnde/Hannover
und
Medizinische Hochschule Hannover
Forschungsgruppe Soziale und Transkulturelle Psychiatrie & Psychotherapie

Dr. rer. med. Uta Gühne, Dipl.-Psych.
Universität Leipzig
Medizinische Fakultät
Institut für Sozialmedizin, Arbeitsmedizin und Public Health (ISAP)
Philipp-Rosenthal-Str. 55
D-04103 Leipzig

Dr. med. Arthur Günthner, Dipl. Psych.
LVA Fachklinik Eußerthal
D-76857 Eußerthal

Prof. Dr. med. Dr. phil. Martin Härter, Dipl.-Psych.
Universitätsklinikum Hamburg-Eppendorf
Institut und Poliklinik für Medizinische Psychologie
Zentrum für Psychosoziale Medizin
Martinistr. 52 (W26)
D-20246 Hamburg

Dr. phil. Heide Hecht, Dipl-Psych.
Universitätsklinikum Freiburg
Klinik für Psychiatrie und Psychotherapie
Hauptstr. 5
D-79104 Freiburg

Prof. Dr. med. Sabine C. Herpertz
Universitätsklinikum Heidelberg
Klinik für Allgemeine Psychiatrie
Zentrum für Psychosoziale Medizin
Voßstr. 2
D-69115 Heidelberg

Prof. Dr. med. Bernd Heßlinger
Fabrik Sonntag 5a
D-79183 Waldkirch

Prof. Dr. rer. nat. Wolfgang Hiller, Dipl.-Psych.
Johannes-Gutenberg-Universität Mainz
Psychologisches Institut
Abt. Klinische Psychologie und Psychotherapie
Wallstr. 3
D-55122 Mainz

Prof. Dr. med. Fritz Hohagen
Universitätsklinikum Schleswig-Holstein
Klinik für Psychiatrie und Psychotherapie
Ratzeburger Allee 160
D-23538 Lübeck

Prof. Dr. med. Magdolna Hornyak
Praxis für Neurologie und Psychiatrie
Kleiner Platz 6
D-85435 Erding
und
Diakoniewerk München – Maxvorstadt
Abt. für Schmerztherapie
Arcisstr. 35
D-80799 München

Prof. Dr. med. Michael Hüll, MSc
Zentrum für Psychiatrie
Abt. Geronto- und Neuropsychiatrie
Neubronnstr. 25
D-79312 Emmendingen

Prof. Dr. med. Markus Jäger
Universität Ulm
Klinik für Psychiatrie und Psychotherapie II
Bezirkskrankenhaus Günzburg
Ludwig-Heilmeyer-Str. 2
D-89312 Günzburg

Prof. em. Dr. med. Hildburg Kindt
Universitätsklinikum Freiburg
Klinik für Psychiatrie und Psychotherapie
Hauptstr. 5
D-79104 Freiburg

Dr. med. Jan Philipp Klein
Universitätsklinikum Schleswig-Holstein
Klinik für Psychiatrie und Psychotherapie
Ratzeburger Allee 160
D-23538 Lübeck

Christian Klesse, Dipl.-Psych.
Rhein-Jura Klinik für Psychiatrie, Psychosomatik und Psychotherapie
Schneckenhalde 13
D-79713 Bad Säckingen

Viktoria Knischewitzki-Bohlken, Dipl.-Psych.
Klinikum Wahrendorff
Neue Versorgungskonzepte – Forschung und Entwicklung
Hindenburgstr. 1
D-31319 Sehnde/Hannover
und
Medizinische Hochschule Hannover
Forschungsgruppe Soziale und Transkulturelle Psychiatrie & Psychotherapie

Prof. Dr. med. Götz Kockott
Gemeinschaftspraxis für Urologie, Andrologie, Sexualmedizin und Psychotherapie München
Promenadeplatz 10 Gartenhaus
D-80333 München

Prof. Dr. med. Gerd Lehmkuhl
Universität zu Köln
Klinik und Poliklinik für Psychiatrie und Psychotherapie des Kindes- und Jugendalters
Robert-Koch-Str. 10
D-50931 Köln

Prof. Dr. med. Stefan Leucht
Technische Universität München
Klinikum rechts der Isar
Klinik für Psychiatrie und Psychotherapie
Ismaninger Str. 22
D-81675 München

Prof. Dr. med. Klaus Lieb
Universitätsmedizin der Johannes Gutenberg-Universität Mainz
Klinik für Psychiatrie und Psychotherapie
Untere Zahlbacher Str. 8
D-55131 Mainz

Prof. em. Dr. med. Wielant Machleidt
Medizinische Hochschule Hannover
Zentrum für Seelische Gesundheit
Carl-Neuberg-Str. 1
D-30625 Hannover

Prof. em. Dr. med. Karl F. Mann
Zentralinstitut für Seelische Gesundheit
Klinik für Abhängiges Verhalten und Suchtmedizin
J 5
D-68159 Mannheim

Dr. med. Rüdiger Müller-Isberner
Vitos Klinik für forensische Psychiatrie Haina
Landgraf-Philipp-Platz 3
D-35114 Haina (Kloster)

Dr. phil. Elisabeth Nyberg, Dipl.-Psych.
Kantonsspital
Psychiatrische Universitätspoliklinik
Claragraben 95
CH-4057 Basel

Prof. Dr. med. Hans Michael Olbrich
Praxis für Psychiatrie und Psychotherapie
Gartenstr. 24
D-79098 Freiburg

Prof. Dr. med. Alexandra Philipsen
Universitätsklinikum Freiburg
Klinik für Psychiatrie und Psychotherapie
Hauptstr. 5
D-79104 Freiburg
und
Medizinischer Campus Universität Oldenburg
Fakultät für Medizin und Geisteswissenschaften
Universitätsklinik für Psychiatrie und Psychotherapie
Karl Jaspers Klinik
Herman-Ehlers-Str. 7
D-26160 Bad Zwischenahn

Prof. Dr. med. Steffi G. Riedel-Heller
Universität Leipzig
Medizinische Fakultät
MPH Institut für Sozialmedizin, Arbeitsmedizin und Public Health (ISAP)
Philipp-Rosenthal-Str. 55
D-04103 Leipzig

Prof. Dr. rer. soc. Winfried Rief, Dipl.-Psych.
Universität Marburg
Klinische Psychologie und Psychotherapie
Gutenbergstr. 18
D-35032 Marburg

Prof. Dr. rer. soc. Dieter Riemann, Dipl.-Psych.
Universitätsklinikum Freiburg
Klinik für Psychiatrie und Psychotherapie
Hauptstr. 5
D-79104 Freiburg

Prof. Dr. med. Nicolas Rüsch
Universität Ulm
Klinik für Psychiatrie und Psychotherapie II
Parkstr. 11
89073 Ulm
und
BKH Günzburg
Sektion Public Mental Health
Parkstr. 11
D-89073 Ulm

Dr. med. Alric Rüther
Institut für Qualität und Wirtschaftlichkeit
im Gesundheitswesen (IQWiG)
Ressort Versorgungsqualität, Internationale Beziehungen
Waisenhausgasse 36–38 a
Im Mediapark 8
D-50670 Köln

Dr. med. Tanja Sappok
Ev. Krankenhaus Königin Elisabeth Herzberge gGmbH
Abt. für Psychiatrie, Psychotherapie und Psychosomatik
Herzbergstr. 79
D-10365 Berlin

Prof. Dr. phil. Elisabeth Schramm
Universitätsklinikum Freiburg
Klinik für Psychiatrie und Psychotherapie
Hauptstr. 5
D-79104 Freiburg

PD Dr. med. Judith Sinzig
LVR-Klinik Bonn
Abt. für Kinder- und Jugendpsychiatrie, Psychosomatik und Psychotherapie
Kaiser-Karl-Ring 20
D-53111 Bonn

PD Dr. med. Dr. phil. Kai Spiegelhalder, Dipl.-Psych.
Universitätsklinikum Freiburg
Klinik für Psychiatrie und Psychotherapie
Hauptstr. 5
D-79104 Freiburg

Prof. Dr. rer. nat. Rolf-Dieter Stieglitz, Dipl.-Psych.
Universitäre Psychiatrische Kliniken (UPK) Basel
Wilhelm Klein-Str. 27
CH-4012 Basel

Prof. Dr. med. Ludger Tebartz van Elst
Universitätsklinikum Freiburg
Klinik für Psychiatrie und Psychotherapie
Hauptstr. 5
D-79104 Freiburg

Prof. Dr. med. Roland Vauth, Dipl.-Psych.
Universitäre Psychiatrische Kliniken Basel
Kornhausgasse 7
CH-4051 Basel

Prof. Dr. med. Ulrich Voderholzer
Schön Klinik Roseneck
Am Roseneck 6
D-83209 Prien am Chiemsee

Prof. Dr. med. Dr. phil. Jochen Vollmann
Ruhr-Universität Bochum
Institut für Medizinische Ethik und Geschichte der Medizin
Malakowturm – Markstr. 258a
D-44799 Bochum

Dr. rer. nat. Karina Wahl, Dipl.-Psych.
Universität Hamburg
Institut für Psychologie
Von-Melle-Park 5, Raum 5002
D-20146 Hamburg

PD Dr. med. Andreas Wahl-Kordon
Universität zu Lübeck
Klinik für Psychiatrie und Psychotherapie
Ratzeburger Allee 160
D-23538 Lübeck
und
Oberberg Klinik Schwarzwald
Oberberg 1
D-78132 Hornberg

PD Dr. med. Rainer Wolf
LWL-Universitätsklinikum Bochum der Ruhr-Universität Bochum
Klinik für Psychiatrie, Psychotherapie und Präventivmedizin
Alexandrinenstr. 1
D-44791 Bochum

Prof. Dr. med. Dr. h.c. Manfred Wolfersdorf
Bezirkskrankenhaus Bayreuth
Klinik für Psychiatrie, Psychotherapie und Psychosomatik
Nordring 2
D-95445 Bayreuth

Online-Kapitel

Dr. med. Anja Agyemang
Universitätsklinikum Freiburg
Klinik für Psychiatrie und Psychotherapie
Hauptstr. 5
D-79104 Freiburg

Prof. Dr. med. Mathias Berger
Universitätsklinikum Freiburg
Klinik für Psychiatrie und Psychotherapie
Hauptstr. 5
D-79104 Freiburg

Prof. Dr. med. Michael M. Berner
Rhein-Jura Klinik für Psychiatrie, Psychosomatik und Psychotherapie
Schneckenhalde 13
D-79713 Bad Säckingen
und
Universitätsklinikum Freiburg
Klinik für Psychiatrie und Psychotherapie
Hauptstr. 5
D-79104 Freiburg

Prof. Dr. med. Michael Deuschle
Zentralinstitut für Seelische Gesundheit
Klinik für Psychiatrie und Psychotherapie
J 5
D-68159 Mannheim

Prof. Dr. med. Harald Dreßing
Zentralinstitut für Seelische Gesundheit
Bereich Forensische Psychiatrie
J 5
D-68159 Mannheim

Dr. med. Julia Gaede
Universitätsklinikum Freiburg
Klinik für Psychiatrie und Psychotherapie
Hauptstr. 5
D-79104 Freiburg

Prof. Dr. med. Michal Linden
Reha-Zentrum Seehof der
Deutschen Rentenversicherung und Forschungsgruppe
Psychosomatische Rehabilitation an der Charité
Universitätsmedizin Berlin
Lichterfelder Allee 55
D-14513 Teltow/Berlin

Dr. med. Wolfgang Paulus
Institut für Reproduktionstoxikologie
Oberschwaben-Klinik/KH St. Elisabeth
Elisabethenstr. 17
D-88212 Ravensburg

Prof. Dr. med. Ulrich Schweiger
Universität zu Lübeck
Klinik für Psychiatrie und Psychotherapie
Ratzeburger Allee 160
D-23538 Lübeck

Abkürzungsverzeichnis

A.	Arteria
AACAP	Amerikanische Gesellschaft für Kinder- und Jugendpsychiatrie
AAPEP	Adolescent and Adult Psychoeducational Profile
Abs.	Absatz
ACL	Autismus-Checkliste
ACT	Assertive Community Treatment
AD	Alzheimer-Demenz
ADAS	Alzheimer's Disease Assessment Scale
ADHS	Aufmerksamkeitsdefizit-/Hyperaktivitätsstörung
AEP	akustisch evozierte Potenziale
AGP	Arbeitsgemeinschaft für Gerontopsychiatrie
AHRQ	Agency for Healthcare Research and Quality
AIDS	Acquired Immune Deficiency Syndrome (erworbenes Immundefekt-Syndrom)
AK	Antikörper
AL(A)T	Alanin-Aminotransferase
AMDP	Arbeitsgemeinschaft für Methodik und Dokumentation in der Psychiatrie
AMG	Arzneimittelgesetz
AMSP	Arzneimittelsicherheit in der Psychiatrie
AN	Anorexia nervosa
ANA	antinukleäre Antikörper
ANCA	antineutrophile cytoplasmatische Antikörper
APA	American Psychiatric Association
APP	Amyloid-Präkursor-Protein
ARR	absolute Risikoreduktion
Art.	Artikel
ASAM	American Society of Addiction Medicine
ATLs	Aktivitäten des täglichen Lebens
ATP	Adenosintriphosphat
AUDIT	Alcohol Use Disorders Identification Test
AVB	Allgemeine Versicherungsbedingungen
AWMF	Arbeitsgemeinschaft der Wissenschaftlichen Medizinischen Fachgesellschaften
ÄZQ	Ärztliche Zentrum für Qualität in der Medizin
BADO	Basisdokumentation
BÄK	Bundesärztekammer
BAR	Bundesarbeitsgemeinschaft Rehabilitation
BBG	Bundesbeamtengesetz
BDI	Beck-Depressions-Inventar
BES	Binge-Eating-Störung
Bf-S	Befindlichkeits-Skala
BGB	Bürgerliches Gesetzbuch
BGH	Bundesgerichtshof
BKS	Blutkörperchensenkungsgeschwindigkeit
BMBF	Bundesministerium für Bildung und Forschung
BMI	Body-Mass-Index
BMJFFG	Bundesministerium für Jugend, Familie, Frauen und Gesundheit
BN	Bulimia nervosa
BPRS	Brief Psychiatric Rating Scale
BPS	Borderline-Persönlichkeitsstörung
BQS	Bundesgeschäftsstelle Qualitätssicherung
BRMS	Bech-Rafaelsen-Melancholie-Skala
BSG	Blutsenkungsgeschwindigkeit, Bundessozialgericht
BSHG	Bundessozialhilfegesetz
BtÄndG	Gesetz zur Änderung des Betreuungsrechts
BtG	Betreuungsgesetz
BtM(G)	Betäubungsmittel(gesetz)
BtMVV	Betäubungsmittel-Verschreibungsverordnung
BVDN	Berufsverband Deutscher Nervenärzte
bzgl.	bezüglich
CCK	Cholecystokinin
CCT	kraniale Computertomografie
CDR	Clinical Dementia Rating
CDSR	Cochrane Database of Systematic Reviews
CDT	Carbohydrate-deficient Transferrin
CEBM	Centre for Evidenced-Based Medicine
CENTRAL	Cochrane Central Register of Controlled Trials
CER	Control Event Rate (Ereignisrate in der Kontrollgruppe)
CFS	Chronic-Fatigue-Syndrom
CI	Confidence Interval (Konfidenz-/Vertrauensintervall)
CJK	Creutzfeldt-Jakob-Krankheit
CK	Kreatinphosphokinase
CL	Konsil- und Liaisondienste
CME	Continuing Medical Education
CMR	Cochrane Methodology Register
CNV	Contingent Negative Variation
COMT	Catechol-O-Methyltransferase
CPA	Cyproteronacetat
CPAP	Continuous Positive Airway Pressure
CR	konditionierte Reaktion
CRD	Centre for Reviews and Dissemination
CRF	Corticotropin Releasing Factor
CRH	Corticotropin Releasing Hormone (Kortikotropin)
CRP	C-reaktives Protein
CS	konditionierter Stimulus
CT	Computertomografie
d. F.	der Fälle
DAPP	Dimensional Assessment of Personality Pathology
DARE	Database of Abstracts of Reviews of Effects
DBS	Deep Brain Stimulation, tiefe Hirnstimulation
DBT	dialektisch-behaviorale Therapie
DCZ	Deutsches Cochrane Zentrum
DFG	Deutsche Forschungsgemeinschaft
DGKJP	Deutsche Gesellschaft für Kinder- und Jugendpsychiatrie, Psychosomatik und Psychotherapie e.V.
DGPPN	Deutsche Gesellschaft für Psychiatrie, Psychotherapie und Nervenheilkunde
DG-Sucht	Deutsche Gesellschaft für Suchtforschung und Suchttherapie
DIMDI	Deutsche Institut für Medizinische Dokumentation und Information
DSM	Diagnostic Statistical Manual of Mental Disorders
DTI	Diffusion Tensor Imaging, diffusionsgewichtete MRT
EbM	evidenzbasierte Medizin
ECLW	European Consultation Liaison Workgroup
ED	erektile Dysfunktion
EEG	Elektroenzephalografie/-gramm
EER	Experimental Event Rate (Ereignisrate in der Behandlungsgruppe)
EFQM	European Foundation of Quality Management
EKG	Elektrokardiografie/-gramm
EKP	ereigniskorrelierte Potenziale
EKT	Elektrokonvulsions-/-krampftherapie
EMA	European Medicines Agency
EMDR	Eye Movement Desensitization and Reprocessing
EMG	Elektromyografie/-gramm
EOG	Elektrookulografie/-gramm
EPMS	extrapyramidalmotorisches System
EPS	extrapyramidalmotorische Symptome

evtl. eventuell
FAD familiäre Alzheimer-Demenz
FamFG Gesetz über das Verfahren in Familiensachen und in den Angelegenheiten der freiwilligen Gerichtsbarkeit
FAST Functional Assessment Staging
FeV Fahrerlaubnisverordnung
FGG Gesetz über die Angelegenheiten der freiwilligen Gerichtsbarkeit
fMRT funktionelle(s) Magnetresonanztomografie/-gramm
FSD Female Sexual Dysfunction
GAS generalisierte Angststörung
G-BA Gemeinsamer Bundesausschuss der Ärzte und Krankenkassen
G-CSF Granulozytenkolonie-stimulierender Faktor
GdB Grad der Behinderung
GG Grundgesetz
ggf. gegebenenfalls
GGT Gamma-Glutamyltransferase
GHB Gamma-Hydroxybuttersäure
GKV gesetzliche Krankenversicherung
GOT Glutamat-Oxalacetat-Transaminase
GPT Glutamat-Pyruvat-Transaminase
Gesprächspsychotherapie
GPV Gemeindepsychiatrischer Verbund
GRADE Grading of Recommendations Assessment, Development and Evaluation (Working Group)
GRP Gastrin Releasing Peptide
h Stunde
HAMD Hamilton-Depressions-Skala
HGH humanes Wachstumshormon
HIV humanes Immundefizienz-Virus
HKP Häusliche Krankenpflege
HKS hyperkinetische Störungen
HRT Habit Reversal Training
HSDD Hypoactive Sexual Desire Disorder
HTA Health Technology Assessment
HWS Halswirbelsäule
HWZ Halbwertszeit
i. d. R. in der Regel
i. R. im Rahmen
i. S. im Sinne
IAS Illness Attitude Scales
ICD International Classification of Diseases
ICF Internationale Klassifikation der Funktionsfähigkeit, Behinderung und Gesundheit
ICM Intensive-Case Management
ICSD International Classification of Sleep Disorders
Ig Immunglobulin
IMPS Inpatient Multidimensional Psychiatric Scale
IMR Illness Management and Recovery
IMS Integriertes Managementsystem
insb. insbesondere
IPDE International Personality Disorder Examination
IPS Individual Placement and Support
IPSS The International Pilot Study of Schizophrenia
IPT(-LL) Interpersonelle Psychotherapie (für Altersdepression [Late Life])
IQ Intelligenzquotient
IQWiG Institut für Qualität und Wirtschaftlichkeit in der Medizin
JCAHO Joint Commission on Accreditation of Health Care Organizations
JGG Jugendgerichtsgesetz
Jh. Jahrhundert
KBV Kassenärztliche Bundesvereinigung
KG Körpergewicht
KHG Krankenhausgesetz
KHK koronare Herzkrankheit
KJHG Kinder- und Jugendhilfegesetz
KKP klinischer Konsenspunkt
Kps. Kapsel
KTQ Kooperation für Transparenz und Qualität im Krankenhaus
KV Kassenärztliche Vereinigung
KVT kognitive Verhaltenstherapie
LAST Lübecker Alkoholabhängigkeits- und -missbrauchs-Screening-Test
Lj. Lebensjahr
LOD Logarithm of Odds
LSD Lysergsäurediethylamid
LWS Lendenwirbelsäule
MAD Mandibular Advancement Device
MAO Monoaminoxidase
MAP mikrotubuliassoziierte Proteine
MBCT Mindfulness-Based Cognitive Therapy
MCS Multiple Chemical Sensitivities
MCV mittleres Erythrozytenvolumen
MD Major Depression
MDA Methylendioxyamphetamin
MDE Methylendioxyethylamphetamin
MdE Minderung der Erwerbsfähigkeit
MDMA Methylendioxymethamphetamin
MEG Magnetenzephalografie/-gramm
min Minute
MMSE Mini Mental State Examination
MMST Mini-Mental-Status-Test
MNS malignes neuroleptisches Syndrom
MOCA Montreal Cognitive Assessment
mR Milliröntgen
MRI/MRT Magnetic Resonance Imaging/Magnetresonanztomografie/-gramm (Kernspintomografie)
ms Millisekunde
MS multiple Sklerose
MSLT Multipler Schlaflatenz Test
MUS Medically Unexplained Symptoms
MvV Methoden vertragsärztlicher Versorgung
N. Nervus
NaSSA noradrenerges und spezifisch serotonerges Antidepressivum
Ncl. Nucleus
NFT Neurofibrillary Tangles
NHSEED NHS Economic Evaluation Database
NMDA N-Methyl-D-Aspartat
NNT Number-Needed-to-Treat
NVL Nationale VersorgungsLeitlinien
PCP Phencyclidin
PCR Polymerasekettenreaktion
PDCA Plan-Do-Check-Act
PECS Picture Exchange Communication System
PET Positronenemissionstomografie/-gramm
PIA psychiatrische Institutsambulanz
PLMD Periodic Leg Movement Disorder
PMR progressive Muskelrelaxation
PS Persönlichkeitsstörung
PSAG Psychosoziale Arbeitsgemeinschaft
PSE Present State Examination
PSGV psychosomatische Grundversorgung
PSQI Pittsburgher Schlafqualitäts-Index
PsychKG Psychisch-Kranken-Gesetze
Psych-PV Psychiatrie-Personalverordnung
PTBS posttraumatische Belastungsstörung
PVT Prevocational Training
QEP Qualität und Entwicklung in Praxen
QM Qualitätsmanagement

RCT randomisierte kontrollierte Studie
RDC Research Diagnostic Criteria
REM Rapid Eye Movement
RLS Restless-Legs-Syndrom
ROI Region of Interest
RRR relative Risikoreduktion
s Sekunde
s. siehe
SAD saisonale affektive Störung
SANS Scale for the Assessment of Negative Symptoms
SAS Schlafapnoe-Syndrom
SCAN Schedules for Clinical Assessment in Neuropsychiatry
SCL Symptom-Checkliste
SEP somatosensorisch evozierte Potenziale
SGB (n. F.) Sozialgesetzbuch (neue Fassung)
SHT Schädel-Hirn-Trauma
SIADH Syndrom der inadäquaten ADH-Sekretion
SIB Severe Impairment Battery
SIGN Scottish Intercollegiate Guideline Network
SMD standardisierter Mittelwert der Differenz
sMRT strukturelle Magnetresonanztomografie
SNRI Serotonin-Noradrenalin-Wiederaufnahmehemmer
sog. sogenannt(e)
SOMS Screening für Somatoforme Symptome
SPDi Sozialpsychiatrischer Dienst
SPECT Single Photon Emission Computed Tomography
SPEM Smooth Pursuit Eye Movement
SRI Serotonin-Wiederaufnahmehemmer
SSI Somatic Symptom Index
SSRI selektive Serotonin-Wiederaufnahmehemmer
StGB Strafgesetzbuch
STH somatotropes Hormon, Wachstumshormon
StPO Strafprozessordnung
SWS Slow Wave Sleep
TAU Treatment as Usual
Tbl. Tablette
TDM therapeutisches Drug-Monitoring
TEACCH Treatment and Education of Autistic and related Communication handicapped CHildren
ThUG Therapieunterbringungsgesetz
TIA transiente ischämische Attacken
TMS transkranielle Magnetstimulation
TQM Total Quality Management
TZA trizyklische Antidepressiva
u. a. unter anderem
u. Ä. und Ähnliches
u. U. unter Umständen
UAW unerwünschte Arzneimittelwirkungen
UBG Unterbringungsgesetze
UCR unkonditionierte Reaktion
UCS unkonditionierter Stimulus
usw. und so weiter
v. a. vor allem
VAS visuelle Analogskala
VBM voxelbasierte Morphometrie
VEP visuell evozierte Potenziale
WCST Wisconsin Card Sorting Test
WfbM Werkstätten für behinderte Menschen
WHO World Health Organization (Weltgesundheitsorganisation)
WMD gewichteter Mittelwert der Differenz
WPA World Psychiatric Association
Y-BOCS Yale-Brown Obsessive Compulsive Scale
z. B. zum Beispiel, beispielsweise
z. T. zum Teil, teils
ZNS Zentralnervensystem

I Grundlagen der Diagnostik und Therapie

KAPITEL

1

Heide Hecht, Michael M. Berner, Alric Rüther, Gerd Antes und Mathias Berger

Lehrbuchgestaltung im Sinne von EbM und Cochrane Collaboration

1.1 Wie kann man ein Lehrbuch „evidenzbasieren"?

1.1.1 Die Lehrbuchgestaltung

Bereits seit der 2. Auflage orientiert sich dieses Lehrbuch an den Prinzipien der Evidenzbasierten Medizin (EbM), wobei sich diese Entscheidung angesichts des zunehmenden Einflusses der EbM im klinischen Alltag als richtig erwiesen hat. Aufgrund der aktuellen und beständig wachsenden Datenlage kann ein umfassendes Lehrbuch zur Weiter- und Fortbildung in dem großen und umfangreichen Gebiet psychischer Erkrankungen jedoch nicht bis ins Detail evidenzbasiert sein. Hinsichtlich Diagnostik und Therapie gibt es für viele klinische Fragestellungen keine befriedigenden, empirisch gut begründeten Antworten, und dies, obwohl unser EbM-basiertes Wissen sich so schnell erweitert, dass selbst eine Beschränkung auf alle vorliegenden randomisierten kontrollierten Studien (RCTs; Evidenzstufe Ib; s. dazu ➤ Kap. 1.1.2) den Rahmen eines Lehrbuchs sprengen würde. Erstens hätte dies eine mehrjährige Arbeit zur Sichtung und Wertung sämtlicher vorliegender Literatur notwendig gemacht und zweitens zur Aktualisierung ständige intensivste Überarbeitungen erfordert.

Evidenzbasierte Lehrbücher im strengeren Sinne des Wortes, die methodisch präzise und transparent erstellt werden, können nur ausgewählte, besonders relevante Fragestellungen abhandeln wie etwa das „Lehrbuch Evidenzbasierte Medizin in Klinik und Praxis" von Kunz et al. (2007) oder das schon 2001 erschienene Buch der *British Medical Association* zur Psychiatrie (BMJ 2001). Abzulehnen ist unseres Erachtens der Weg, ein Lehrbuch zwar „evidenzbasiert" zu nennen, bei der Beurteilung der Evidenz – etwa bei Vorliegen mehrerer, aber diskrepanter RCTs – die Entscheidung der Autoren für die Evidenzstufe aber nicht transparent und explizit zu machen. Dies entspräche dem wenig überzeugenden Vorgehen bei der Entwicklung vieler Leitlinien mit intransparenter Beurteilung der Evidenzstufe von Therapieempfehlungen.

1.1.2 Evidenzstufen

Evidenzbasierte Therapieempfehlungen sollten sich auf eine systematische und transparente Literaturrecherche stützen. Dabei ist nicht nur die Qualität der einzelnen empirischen Studien, sondern auch die Validität unterschiedlicher Literaturtypen wie etwa syste-

tätskliniken. So gibt es seit 2010 für Universitäten die Möglichkeit, mit Unterstützung der Deutschen Forschungsgemeinschaft (DFG) eine günstige Campus-Lizenz zu erwerben.
Folgende Dateien sind in der *Cochrane Library* abrufbar:

- **Cochrane Reviews (CDSR):** In dieser Datenbank finden sich alle von der *Cochrane Collaboration* erstellten **systematischen** Übersichtsarbeiten (7.977 Reviews/Protokolle, Stand 07/2013). Diese systematischen Übersichtsarbeiten entsprechen höchsten methodischen Standards und werden regelmäßig aktualisiert, indem neue, nach Fertigstellung des Reviews erschienene Studien in eine erneute metaanalytische Auswertung einbezogen werden. In der CDSR sind außerdem Protokolle enthalten, in denen das Design (z B. Ein- und Ausschlusskriterien, statistische Auswertung) geplanter Reviews detailliert beschrieben wird. Wegen des mit der Fertigstellung eines Reviews verbundenen Arbeitsaufwands und der zeitaufwendigen Begutachtung kann die Fertigstellung mitunter jedoch längere Zeit in Anspruch nehmen.
- **Database of Abstracts of Reviews of Effects (DARE; Other Reviews):** In dieser Datenbank befindet sich eine Sammlung von Abstracts, die nicht von der *Cochrane Collaboration* erstellt wurden. Die Qualität dieser in traditionellen medizinischen Zeitschriften publizierten Übersichtsarbeiten wird vom *Centre for Reviews and Dissemination* (CRD) an der Universität von York (www.crd.york.ac.uk/crdweb/) bewertet, wobei neben der Beschreibung des jeweiligen Studiendesigns (z. B. Fragestellung, Stichprobenumfang) auch die methodische Güte beurteilt wird (z. B. durch Evaluation der Validität und Qualität der zugrunde liegenden Studien). Ein besonderer Wert dieser Datenbank liegt darin, dass hier eine Fülle an nicht englischsprachiger Literatur in Englisch abstrahiert wird.
- **Clinical Trials (CENTRAL):** CENTRAL enthält eine bibliografische Sammlung von mehr als 600.000 randomisierten kontrollierten Studien, die mittels elektronischer Datenbanken (z. B. MEDLINE, Embase, PsychLit) und durch Handsuche identifiziert wurden sowie Studien, die nur in Kongressberichten oder anderen, nicht in elektronischen Medien erfassten Quellen veröffentlicht sind.
- **Methods Studies (CMR):** Das CMR enthält Literatur zu methodischen Fragestellungen systematischer Reviews.
- **Health Technology Assessments (HTA):** Diese Datenbank enthält eine vom CRD angelegte Sammlung an umfassenden und systematischen, i. R. einer strukturierten Analyse erstellten Bewertungen medizinischer Technologien hinsichtlich ihrer medizinischen, sozialen und finanziellen Wirkungen (HTA-Berichte). Der Begriff „Technologie" ist in der EbM sehr weit gefasst und beinhaltet Medikamente, Medizinprodukte, Interventionen, Support- und Organisationssysteme. Die HTA-Datenbank ist die zentrale Informationsquelle zu internationalen HTA-Berichten. Sie wird u. a. vom weltweiten HTA-Netzwerk öffentlicher HTA-Organisationen (INAHTA) zur Verbreitung aller HTA-Berichte ihrer Mitglieder genutzt.
- **Economic Evaluations (NHSEED):** enthält Studien, in denen Kosten und Wirkung medizinischen Handelns untersucht wurden.
- **About Cochrane:** beinhaltet Kontaktadressen und weitere Informationen zu Review-Gruppen, Zentren und anderen Cochrane-Entitäten sowie Informationen zur *Cochrane Collaboration*

Resümee
Die *Cochrane Collaboration* (www.cochrane.org) hat durch ihre systematischen Reviews Standards in der evidenzbasierten Medizin gesetzt. Ihr Hauptanliegen ist die Erstellung, Verbreitung und regelmäßige Aktualisierung von Übersichtsarbeiten. In einer elektronischen Datenbank sind diese Reviews sowie qualitätsüberprüfte Übersichtsarbeiten aus medizinischen Zeitschriften, eine Sammlung randomisierter kontrollierter Studien und umfassende Bewertungen medizinischer Technologien und deren Kosten-Nutzen Relation leicht abrufbar.

1.3 Qualitätsbeurteilung in der evidenzbasierten Medizin

Therapieempfehlungen der EbM stützen sich auf empirische Studien, die gewissen wissenschaftlichen Standards genügen müssen. Einer davon ist die Validität (Gültigkeit) von Studien, wobei zwischen externer und interner Validität unterschieden wird.

1.3.1 Interne Validität

Ein wichtiger Aspekt bei der Beurteilung klinischer Studien ist ihre **interne Validität.** Das Ergebnis einer Studie gilt als valide, wenn die beobachteten Unterschiede zwischen den Vergleichsgruppen mit ausreichender Sicherheit durch die überprüften Behandlungsmodalitäten und nicht durch andere Einflussgrößen bedingt sind. Nur dann sind die Ergebnisse eindeutig interpretierbar. Verletzungen der internen Validität können in Verzerrungen (Bias) der Daten begründet sein, z. B. einem Selektionsbias bei Studieneintritt (fehlende Randomisierung), einer Co-Intervention, einem Beobachterbias (der Beurteiler des Therapieerfolgs ist nicht „verblindet") oder in der inadäquaten Berücksichtigung von Studienabbrechern (➤ Tab. 1.2).

Durch **Randomisierung** (zufällige Zuteilung der Patienten zu verschiedenen Behandlungsgruppen) soll eine Verzerrung der Ergebnisse durch Selektion (z. B. die systematische Zuordnung prognostisch günstiger Fälle zur favorisierten Therapie) verhindert werden. Da ferner etwa in der Therapie psychischer Erkrankungen viele den Therapieverlauf modifizierende Einflussgrößen unbekannt sein dürften oder aber einfach nicht erfasst wurden, wird der Effekt solcher unbekannten Störvariablen durch Randomisierung ausbalanciert. Adäquate Randomisierungstechniken basieren auf zufälligen, nicht vorhersagbaren Zuordnungen (z. B. computergenerierten Zufallszahlen). Die Zuteilungsfolge der Therapie- bzw. Kontrollgruppe sollte bis zum Zeitpunkt des Studieneinschlusses und der Zuordnung des Patienten geheim gehalten werden (*Allocation Concealment*).

Tab. 1.2 Validität klinischer Studien (Jüni und Egger 2001)

Interne Validität	**Externe Validität (Übertragbarkeit)**
Werden systematische Fehler (Bias) in einer Studie vermieden?	Können die Resultate einer Studie auf andere Umstände verallgemeinert werden?
Selektionsbias bei Studienbeginn: • verzerrte Zuteilung der Patienten zu den Vergleichsgruppen	Andere Patienten: • Alter, Geschlecht • Schweregrad der Erkrankung • Risikofaktoren • Begleiterkrankungen
Co-Intervention: • ungleiche Behandlung der Vergleichsgruppen (abgesehen von der randomisierten Intervention)	Andere Behandlungsmodalitäten: • Dosierung, Zeitpunkt und Verabreichungsweg • Intervention innerhalb einer Klasse von Interventionen • Begleitbehandlungen
Beobachterbias: • verzerrte Erhebung der Endpunkte	Andere klinische Rahmenbedingungen: • Versorgungsniveau (primär, sekundär, tertiär) • Erfahrung und Spezialisierung des Therapeuten
Selektionsbias nach Eintritt: • verzerrtes Auftreten und verzerrte Analyse der Studienabbrecher	Andere Endpunkte • Art oder Definition des Endpunkts • Länge der Verlaufsbeobachtung
Interne Validität ist gewährleistet durch ein adäquates Design sowie eine adäquate Durchführung und Analyse einer Studie.	**Die Beurteilung der externen Validität beruht auf klinischer Erfahrung und der Übertragbarkeit von Studienergebnissen.**

In Medikamentenstudien ist es ferner zwingend notwendig, dass der behandelnde Arzt nicht über die Gruppenzuteilung seiner Patienten informiert ist (**Verblindung**). Ist er nicht „verblindet", dann kann dies sein Verhalten gegenüber dem Patienten beeinflussen, etwa durch mehr ärztliche Zuwendung für Patienten, die der favorisierten Therapie zugeteilt wurden, oder durch eine häufigere, z. B. im Studienprotokoll zugelassene Begleitmedikation für unbehandelte Patienten (**Co-Interventionen**). Ferner wird – wie empirische Daten zeigen – die Beurteilung des Therapieerfolgs deutlich durch das Wissen um die Gruppenzugehörigkeit beeinflusst. Da der Therapeut aufgrund des Nebenwirkungsprofils häufig Rückschlüsse auf die jeweilige Gruppenzugehörigkeit ziehen kann, sollte – um dem damit verbundenen Bias entgegenzuwirken – die Verlaufsbeurteilung in klinischen Studien immer durch einen nicht in die Behandlung involvierten Untersucher (*Rater*) erfolgen. Wünschenswert, aber aus ethischen und praktischen Gründen nicht immer realisierbar, ist neben der Verblindung des Behandlers auch eine Verblindung der Studienpatienten (Doppelblindstudie). Wird in Psychotherapiestudien, bei denen eine Verblindung nicht möglich ist, als Kontrollbedingung eine unspezifische Behandlung (z. B. *Clinical Management*) gewählt, dann sollten Kontroll- und Therapiebedingung im Hinblick auf wichtige Einflussgrößen (z. B. die Sitzungsfrequenz) hinreichend vergleichbar sein.

Nicht alle Patienten, die einer Gruppe durch Randomisierung zugeordnet wurden, können in der vorgesehenen Art behandelt werden. So kann es vorkommen, dass Patienten etwa aufgrund unerwünschter Nebenwirkungen eine weitere Behandlung ablehnen oder dass Komplikationen (z. B. akute Suizidalität) eine im Studienprotokoll nicht vorgesehene Zusatzmedikation erfordern. Da die Rate an Studienabbrechern Hinweise auf eine möglicherweise therapiebedingte Verschlechterung der Erkrankung geben kann, müssen diese *Dropouts* korrekt beschrieben und bei der statistischen Auswertung der Daten berücksichtigt werden. Deshalb sind alle Patienten, die in die Studie aufgenommen wurden, in der statistischen Analyse zu berücksichtigen, unabhängig davon, ob sie die Behandlung abgeschlossen haben oder nicht. Studienabbrecher verbleiben dabei in der Gruppe, der sie ursprünglich zugeordnet wurden (**Intention-to-Treat-Analyse**).

1.3.2 Externe Validität (Übertragbarkeit)

Externe Validität bezieht sich auf die mögliche Verallgemeinerung von Studienergebnissen auf andere Patienten, andere klinische Rahmenbedingungen, Behandlungspläne und Zielgrößen (Jüni und Egger 2001). Um die Ergebnisse aus RCTs richtig einschätzen und damit auf den klinischen Alltag übertragen zu können, müssen Design, Durchführung, statistische Analyse und Interpretation der Ergebnisse für den Leser nachvollziehbar sein. Um die Beschreibung von Studien zu verbessern, wurde das **CONSORT Statement** verfasst (abrufbar unter www.consort-statement.org). Eine detaillierte Beschreibung von Studien auf der Grundlage des *CONSORT Statements* wird heute von den meisten medizinischen Fachzeitschriften eingefordert. Nur wenn der Leser über die notwendige Information verfügt, kann er beurteilen, inwieweit ein individueller Patient den Studienpatienten vergleichbar ist. Dazu müssen Ein- und Ausschlusskriterien transparent gemacht und Erkrankungsschwere und -dauer sowie mögliche Zusatzerkrankungen beschrieben werden (➤ Tab. 1.2). Da Studiendesigns häufig sehr strikte Ein- und Ausschlusskriterien definieren, muss die Übertragbarkeit immer wieder in Bezug auf den einzelnen Patienten bedacht werden. So kamen Zimmermann et al. (2002) zu dem Schluss, dass bei Anwendung der fünf wichtigsten in Depressionsstudien angewandten Ausschlusskriterien (Depression i. R. einer bipolaren Störung, psychotische Symptomatik, Hamilton-Score < 20, Substanzmissbrauch/-abhängigkeit, Suizidalität) ⅔ der in der Routineversorgung zu behandelnden depressiven Patienten ausgeschlossen würden (➤ Abb. 1.1).

Die externe Validität ist dann verletzt, wenn das Ergebnis einer Studie (z. B. an Erwachsenen gewonnene Befunde) auf nicht in der Untersuchung berücksichtigte Patientengruppen (z. B. Kinder) übertragen wird, das Ergebnis der Studie ungeprüft auf Modifikationen der Behandlung (z. B. Dosierung) verallgemeinert oder die Dauerhaftigkeit einer Besserung ungebührlich (d. h. über den in Studien tatsächlich untersuchten Beobachtungszeitraum hinaus) extrapoliert wird.

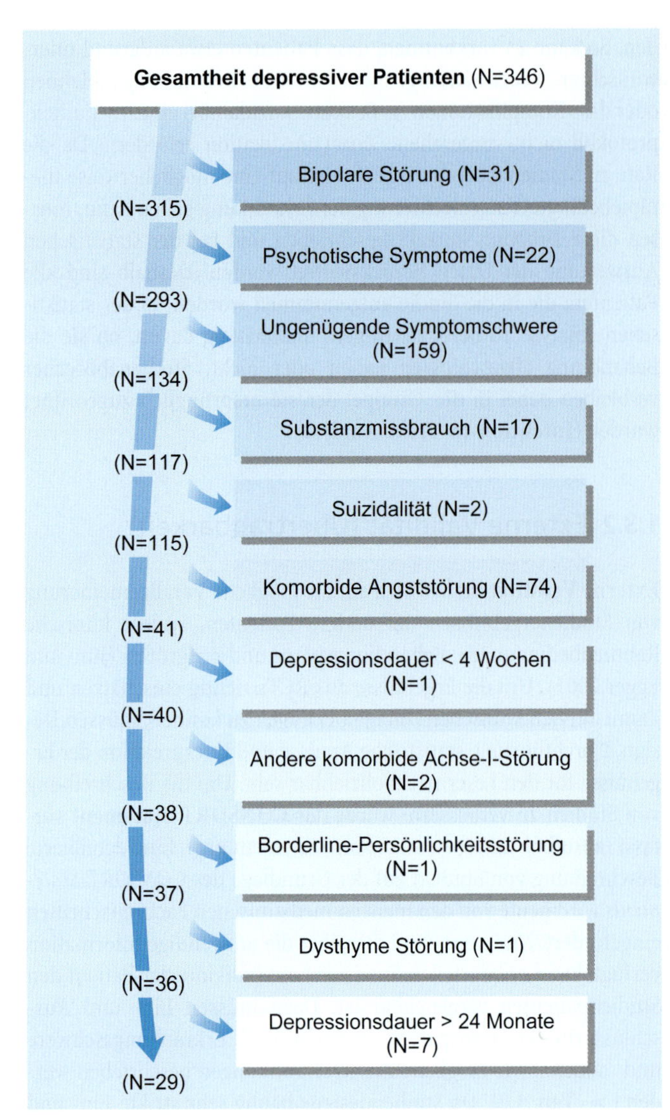

Abb. 1.1 Einfluss von Ausschlusskriterien auf die Selektion von Studienpatienten (nach Zimmermann et al. 2002)

Kategorial definierte Erfolgsmaße

Um die Wirksamkeit einer Interventionsstudie mit einem kategorialen Erfolgsmaß (z. B. Wert über oder unter einem vorab bestimmten Schwellenwert) zu überprüfen, gibt es mehrere Möglichkeiten, den aufgefundenen Effekt zu berechnen. Häufig wird die Besserungsrate der Vergleichsgruppen in Prozent angegeben. Aus ➤ Tab. 1.3 ist ersichtlich, dass 45 % der mit Imipramin behandelten Patienten gebessert waren (d. h. bei Abschluss der Studie nicht mehr die Diagnosekriterien einer dysthymen Störung erfüllten), während in der Placebogruppe nur 22 % der Patienten remittierten. Durch die Behandlung ließ sich damit im Vergleich zur Placebogruppe das Persistieren der krankheitsrelevanten Symptomatik um 29 % (relative Risikoreduktion, RRR) reduzieren. Eine für den Kliniker eingängige Maßzahl der klinischen Bedeutsamkeit des aufgefundenen Effekts stellt die sog. **Number-Needed-to-Treat** (NNT; ➤ Tab. 1.3) dar. Dieser Wert gibt die Anzahl der Patienten an, die behandelt werden müssen, damit ein zusätzliches bestimmtes positives Ergebnis erreicht bzw. ein negatives Ergebnis verhindert wird. In unserem Beispiel müssten vier Patienten mit einer dysthymen Störung behandelt werden, damit bei einem Patienten ein Behandlungserfolg erzielt wird. Da Placebo zum Vergleich herangezogen wurde, ist diese NNT sehr klein. Höhere Werte für die NNT, wie man sie gewöhnlich beim Vergleich zweier Interventionsstrategien erhält, erschweren die klinische Entscheidung und machen die sorgfältige Abwägung von Nutzen und Kosten beider Behandlungsstrategien notwendig.

Da die angegebenen Effektmaße jeweils nur Schätzungen der wahren Risikoreduktion darstellen, wird i. d. R. das 95%-**Konfidenzintervall** (Vertrauensintervall) angegeben. Das Konfidenzintervall kennzeichnet denjenigen Bereich, in dem sich mit 95-prozentiger Sicherheit der wahre Wert (Populationsparameter) befindet. Die Breite des Konfidenzintervalls liefert Informationen über die Genauigkeit der Schätzung. Bei großen Stichproben ist das Konfidenzintervall enger, d. h., die Effektgröße kann präziser geschätzt werden. Beinhaltet das Konfidenzintervall positive und negative Vorzeichen, dann schließt das Ergebnis einen potenziell schädlichen Effekt der Intervention nicht aus.

1.3.3 Statistische Methodik

Zweck einer Interventionsstudie oder Metaanalyse ist der Nachweis der Wirksamkeit einer Therapie. Dazu werden i. d. R. zwei unterschiedliche Maßnahmen miteinander verglichen, wobei neben dem Behandlungserfolg (insb. bei medikamentösen Interventionen) auch die Nebenwirkungen beider Interventionen erhoben werden. Als Erfolgsmaße bieten sich kategoriale Endpunkte (z. B. Patient erfüllt nicht mehr die Diagnosekriterien) oder dimensionale Zielgrößen (z. B. Vergleich von Fragebogenwerten) an. Zur Messung der Wirksamkeit werden die Ergebnisse sämtlicher Patienten dann zu einer einzigen Größe zusammengefasst. Die **statistische Validität** – ein Aspekt der internen Validität – einer Untersuchung kann durch ungenügende Stichprobengröße, Fehler bei der Anwendung statistischer Verfahren und durch Verwendung unzuverlässiger Messinstrumente beeinträchtigt sein.

Dimensional definierte Erfolgsmaße

Bei den meisten psychischen Störungen bildet sich auch unter einer adäquaten Behandlung die Symptomatik nur langsam zurück. Da sich eine lange Beobachtungsdauer in randomisierten kontrollierten Therapiestudien aus (zeit-)ökonomischen Gründen meist nicht realisieren lässt, wird das Ausmaß der partiellen Remission mithilfe von Beurteilungsskalen quantifiziert, z. B. mit der Hamilton-Depressionsskala.

In klinischen Studien wird die Differenz zwischen zwei Mittelwerten aus unabhängigen Stichproben mit dem *t*-Test auf Signifikanz getestet. Die mit diesem Signifikanztest verbundene Effektgröße wird von Cohen (1977) als d ($\mu_A - \mu_B/\sigma$) angegeben. In Metaanalysen ist der **standardisierte Mittelwert der Differenz (SMD)** ein weit verbreitetes Maß für die **Effektstärke** kontinuierlicher Outcomekriterien. Er wird gebildet durch die Differenz zweier Grup-

Tab. 1.3 Wichtige Effektgrößen bei der Bewertung von Interventionsstudien und Metaanalysen*: Mit einem metaanalytischen Design wurden dysthyme Patienten verglichen, die mit Imipramin bzw. Placebo behandelt wurden. Outcome-Kriterium ist die Anzahl der Non-Responder (= Diagnosekriterium weiterhin erfüllt)

CER	EER	RRR = CER – EER/CER	ARR = CER – EER	NNT = 1/ARR
Ereignisrate in der Kontrollgruppe (%)	Ereignisrate in der Behandlungsgruppe (%)	Relative Risikoreduktion (%)	Absolute Risikoreduktion (%)	Number-Needed-to-Treat
0,78 oder 78	0,55	0,78 – 0,55 ÷ 0,78 = 0,29	0,78 – 0,55 = 0,23	1 ÷ 0,23 = 4,3
78 % der Patienten aus der Placebogruppe sind nicht remittiert	55 % der mit Imipramin behandelten Patienten sind nicht remittiert	Im Vergleich zu einer Placebobehandlung konnte das Persistieren der Symptomatik durch Imipramin um 29 % gesenkt werden	Durch Imipramin wird das Persistieren einer Dysthymie um 23 Prozentpunkte gesenkt, d. h. bei 23 von 100 behandelten Patienten	Wenn 4 Patienten behandelt werden, kann im Durchschnitt bei 1 von ihnen das Persistieren der Erkrankung verhindert werden

* Die Häufigkeitsangaben des Beispiels entstammen dem Cochrane-Review von de Lima und Moncrieff (2005).

penmittelwerte (z. B. der Behandlungs- und der Kontrollgruppe; $\mu_A - \mu_B$), und diese Differenz wird durch die gepoolte Standardabweichung (σ) dividiert. Der SMD ist eine für den Kliniker zunächst weniger eingängige Maßzahl als z. B. die NNT (s. oben). Die Interpretation der Effektstärke wird jedoch erleichtert, wenn man sich an der von Cohen (1977) vorgeschlagenen Operationalisierung orientiert. Cohen betrachtet eine Effektstärke von $d = 0{,}20$ als kleinen Effekt, $d = 0{,}50$ als mittelstarken und $d = 0{,}80$ als starken Effekt. Eine Effektstärke von 0,80 entspricht einem punktbiseriellen Korrelationskoeffizienten von 0,37, wodurch etwa 14 % der Varianz erklärt werden. Dies mag wenig erscheinen, relativiert sich jedoch, wenn man bedenkt, dass dieser Effekt in etwa dem Größenunterschied von 13- und 18-jährigen Mädchen entspricht. Im Rahmen der EbM sollte ein Effekt immer im Vergleich zu anderen vergleichbaren Interventionen und unter Abwägung des Nutzen-Schaden-Verhältnisses beurteilt werden (Kosten werden bei dieser Betrachtungsweise unter Schaden subsumiert).

Neben dem SMD wird bei Metaanalysen noch häufig der **gewichtete Mittelwert der Differenz (WMD)** als Messwert für die Effektstärke angegeben. Bei der Berechnung dieser Maßzahl erhalten die in die Metaanalyse eingehenden Studien eine unterschiedliche Gewichtung, die durch den Stichprobenumfang bestimmt wird.

Resümee

Eine Studie oder Metaanalyse gilt als intern valide, wenn sichergestellt ist, dass ein ausgewiesener Therapieerfolg auf die Behandlung zurückführbar und nicht durch andere Einflussgrößen bedingt ist. Um dies zu gewährleisten, sollten die Patienten einer klinischen Studie den Behandlungsgruppen zufällig zugeteilt werden (Randomisierung), die Evaluierung des Therapieerfolgs sollte nicht durch das Wissen um die Gruppenzugehörigkeit beeinflusst sein (Verblindung), und bei der Auswertung der Daten sollten Studienabbrecher berücksichtigt werden (Intention-to-Treat). Um beurteilen zu können, inwieweit die Ergebnisse einer Studie verallgemeinerbar sind (externe Validität), müssen die untersuchten Patienten in allen relevanten Parametern genau beschrieben werden. Der statistischen Validität ist durch ausreichende Gruppengrößen, die korrekte Anwendung statistischer Verfahren und dem Einsatz valider und reliabler Messinstrumente Rechnung zu tragen.

1.4 Systematische Übersichtsarbeiten und Metaanalysen

1.4.1 Systematische Übersichtsarbeiten

Empirisch gut abgesicherte Therapieempfehlungen sollten möglichst auf **systematischen Übersichtsarbeiten** basieren, die mittels einer objektiv wissenschaftlichen Methodik in transparenter Weise erstellt und damit replizierbar sind. Die Fragestellung eines systematischen Reviews muss klar formuliert sein; eine akribische und systematische Literaturrecherche unter Berücksichtigung von evtl. nicht publizierten Daten ist unerlässlich. Der Ein- bzw. Ausschluss von Studien und ihre qualitative Beurteilung erfolgt ebenfalls systematisch und anhand expliziter Kriterien. Die Ergebnisse der einzelnen Studien werden qualitativ und, wenn das Datenmaterial es zulässt, auch quantitativ zusammengefasst (Bassler und Egger 2001).

1.4.2 Metaanalysen

Unter der Bezeichnung **Metaanalyse** versteht man die Zusammenfassung einzelner Studienergebnisse mit statistischen Methoden. Während bei narrativen Übersichtsarbeiten die Auswahl und Gewichtung der zu integrierenden Studien durch den Autor erfolgt, beruht die Auswahl und Integration von Forschungsergebnissen bei systematischen Übersichtsarbeiten auf *a priori* explizit gemachten Ein- und Ausschlusskriterien, wobei in der Metaanalyse die Ergebnisse einzelner Studien mittels statistischer Methoden quantitativ zusammengefasst werden. Das primäre Ziel der Metaanalyse besteht in der Aggregierung von Einzelergebnissen, um damit den „wahren" Effekt einer Behandlung mit statistischen Methoden abschätzen zu können. Während Einzelstudien aufgrund kleiner Stichprobenumfänge oftmals ungeeignet sind, tatsächlich existierende Unterschiede zwischen zwei Behandlungsmodalitäten zuverlässig aufzudecken, oder aber mit dem Risiko eines zufällig als statistisch signifikant ausgewiesenen Effekts behaftet sind, können durch den Einschluss vieler (unter vergleichbaren Bedingungen durchgeführter) Studien auch kleinere Effekte durch eine größere Stichprobe (und damit einer verbesserten Teststärke) mit ausreichender statistischer Sicherheit offengelegt werden.

Bei der Zusammenfassung von Studien sind jedoch einige Regeln zu beachten, um systematische Fehler zu vermeiden (➤ Tab. 1.4). Jede einzelne in die Metaanalyse eingehende Studie sollte im Hinblick auf relevante **Qualitätskriterien,** die insb. die interne Validität der Studien betreffen (➤ Kap. 1.3.1), anhand von validierten Ratingskalen beurteilt werden (z. B. Randomisierungsmodus, Verblindung, Genauigkeit der Behandlungsimplementierung), um dann zu überprüfen, inwieweit es systematische Zusammenhänge zwischen qualitativen Studienaspekten und evaluierten Outcomekriterien gibt. Hinsichtlich der abhängigen und der unabhängigen Variablen ist jeweils **Homogenität** (z. B. bzgl. der eingesetzten Messinstrumente) anzustreben. Insbesondere im Hinblick auf die Operationalisierung der abhängigen Variablen (z. B. Ausprägung der depressiven Symptomatik) sollte darauf geachtet werden, dass die in den verschiedenen Studien verwandten Outcomekriterien Vergleichbares erfassen. So sollten aufgrund der vergleichsweise niedrigen Korrelationen zwischen Selbst- und Fremdbeurteilungsverfahren z. B. nur Studien gemeinsam ausgewertet werden, in denen der Therapieerfolg per Expertenurteil bewertet wurde. Weniger problematisch ist es, wenn die unabhängige Variable (z. B. unterschiedliche Dosierungen eines Medikaments) heterogen ist, weil sich dies – ausreichende Stichprobenumfänge vorausgesetzt – im Nachhinein durch getrennt zu analysierende homogene Untersuchungseinheiten (z. B. Subgruppen mit unterschiedlicher Medikamentendosierung) kontrollieren lässt. Heterogene Resultate können aber auch durch Unterschiede der untersuchten Stichproben bedingt sein. So ist möglicherweise die Behandlung mit einem Antidepressivum bei komorbid erkrankten Patienten weniger wirksam als bei einer „unkomplizierten" Depression. Da das Ergebnis einer Einzelstudie streng genommen ausschließlich auf Patienten übertragen werden kann, die den Studienpatienten in wesentlichen Merkmalen ähnlich sind, können durch Metaanalysen auch Fragen der externen Validität, also der Übertragbarkeit von Studienergebnissen, geklärt werden. Gibt es mehrere Studien mit heterogenen Patientengruppen (z. B. Antidepressivatherapie bei ambulanten oder stationären Patienten bzw. solchen mit Major Depression oder Dysthymie), die zu gleichen Ergebnissen kommen, dann legt dies eine Übertragbarkeit der Befunde nahe. Durch das in Metaanalysen eingeschlossene breitere Patientenspektrum verbessert sich die Anwendbarkeit von Studienergebnissen für den klinischen Alltag.

Tab. 1.4 Verfälschungstendenzen bei der Erstellung von systematischen Reviews und Metaanalysen (nach Bassler und Egger 2001)

Problem	Verfälschung des Ergebnisses durch
Ungenügende Qualität der einzelnen Studien	Berücksichtigung qualitativ ungenügender Studien (z. B. nicht randomisiert und kontrolliert)
Heterogenität der einzelnen Studien	Zusammenfassung heterogener Studien ohne adäquate statistische Kontrolle
Identifikation aller relevanten Studien	Publikationsbias, Sprachbias, Mehrfachpublikationsbias, Zitierbias usw.
Objektive Einschlusskriterien für die einzelnen Studien	Manipulation der Einschlusskriterien

Da tendenziell mehr Studien mit positivem Ergebnis eingereicht, publiziert und zitiert werden (z. B. Dwan et al. 2013), ist es zur Vermeidung eines **positiven Publikationsbias** unumgänglich, auch gezielt nach unveröffentlichten Studien zu suchen. Da ferner signifikante Ergebnisse in englischsprachigen, nicht signifikante Resultate hingegen eher in landessprachlichen Journalen veröffentlicht werden (**Sprachbias**), sollten Studien aller Sprachräume berücksichtigt werden. Auch die häufig geübte Praxis, **Ergebnisse mehrfach zu publizieren,** führt zu einer Verfälschung des zu ermittelnden Therapieeffekts. So stellten Bassler und Egger (2001) bei einer systematischen Literaturrecherche fest, dass 17 % der publizierten randomisierten Studien und 28 % der Patientendaten mehrfach veröffentlicht worden waren. Die Identifikation von Doppelstudien wird dann extrem erschwert, wenn diese von verschiedenen Autoren veröffentlicht werden, was insb. bei Multizenterstudien häufiger der Fall ist.

Wie zwingend notwendig eine umfangreiche Literatursuche bei der Erstellung eines systematischen Reviews sein kann, zeigt eine Analyse des DCZ. Von den per Hand, d. h. mittels Durchblättern von 85 deutschsprachigen medizinischen Zeitschriften, aufgefundenen Studien waren immerhin 55 % nicht in MEDLINE, der am häufigsten frequentierten elektronischen Datenbank für medizinische Literatur, registriert (Blümle und Antes 2008).

Um eine bewusste oder unbewusste systematische Studienselektion durch die Autoren eines Reviews zu verhindern, sind objektivierbare Einschluss- und Ausschlusskriterien a priori festzulegen. Die Studienauswahl sollte anhand dieser Kriterien von mehreren Reviewern unabhängig voneinander getroffen werden. Die von der *Cochrane Collaboration* ins Netz gestellten Protokolle (➤ Kap. 1.2.3) stellen solche in standardisierter Form erstellten Untersuchungspläne dar, in denen die Fragestellung und die Methodik (z. B. Charakteristika der Vergleichsgruppen, Intervention, Ein- und Ausschlusskriterien und statistische Auswertungsmethoden) einer geplanten Studie a priori genau spezifiziert werden.

1.4.3 HTA-Berichte

Health-Technology-Assessment-Berichte (HTA-Berichte) dienen als objektive Grundlage für Entscheidungsprozesse im Gesundheitswesen. In der Regel handelt es sich hier um systemrelevante Entscheidungen, z. B. in der Frage, ob ein medizinisches Verfahren von der gesetzlichen Krankenversicherung bezahlt werden soll (s. dazu Vorgehensweisen des Gemeinsamen Bundesausschusses: www.g-ba.de,). Auch hier greift der Gedanke der evidenzbasierten Medizin: der objektive Stand der Wissenschaft in hoher Qualität in gleichwertiger Kombination mit der Erfahrung und Kenntnis der Gesundheits-(politischen) Entscheider. Idealerweise decken HTA-Berichte den medizinisch-klinischen Bereich ebenso ab wie ökonomische und soziale Implikationen. Im Sinne hoher Qualität sind die wissenschaftlichen Methoden Standard, z. B. systematische Reviews bzw. Metaanalysen im klinisch-medizinischen Bereich. HTA-Berichte lassen sich demnach auch für klinische Zwecke sehr gut einsetzen. In Deutschland erstellen zwei unabhängige öffentliche Institutionen HTA-Berichte: das Institut für Qualität und Wirtschaftlichkeit in der Medizin (IQWiG; www.iqwig.de) und das

Deutsche Institut für Medizinische Dokumentation und Information (DIMDI; www.dimdi.de).

Resümee

Therapieempfehlungen der EbM basieren häufig auf systematischen Übersichtsarbeiten, die mit einer objektivierbaren wissenschaftlichen Methodik erstellt wurden und damit replizierbar sind. Im Rahmen einer systematischen Übersichtsarbeit kann bei ausreichendem Datenmaterial eine Metaanalyse durchgeführt werden. Unter Metaanalyse versteht man die quantitative Zusammenfassung einzelner Studienergebnisse mit statistischen Methoden. HTA-Berichte decken neben dem medizinisch-klinischen Bereich auch ökonomische und soziale Implikationen ab.

1.5 Integration qualitätsgesicherter Übersichtsarbeiten in das Lehrbuch und ihre Aktualisierung

Ziel der Überarbeitung dieses Lehrbuchs war die möglichst vollständige Bestandsaufnahme und Integration des derzeitigen Wissensstands der Therapie psychischer Erkrankungen, der in Form der Evidenzstufe Ia vorliegt. Dies sieht der Herausgeber entscheidend durch die Bestrebungen der *Cochrane Collaboration* und assoziierter Organisationen zur Qualitätsbewertung systematischer Übersichtsarbeiten repräsentiert.

In diesem Sinne wird die Evidenz für eine psychiatrisch-psychotherapeutische Behandlung dann als **Evidenzstufe Ia** gekennzeichnet, wenn die Wirksamkeit einer Intervention

- durch eine Metaanalyse der *Cochrane Collaboration* ausgewiesen oder – falls zur jeweiligen Intervention kein Cochrane-Review vorliegt –
- durch in medizinischen Journalen publizierte Metaanalysen bestätigt und die methodische Güte dieser Übersichtsarbeiten (z. B. Einschlusskriterien, Vollständigkeit der Literatursuche, Validität der zugrunde liegenden Studien) durch das *Centre for Reviews and Dissemination* (CRD, University of York; ➤ Kap. 1.1.2) überprüft und explizit gemacht wurde. Die entsprechenden Textteile erscheinen in diesem Buch hervorgehoben mit **„EbM"**. Ferner wird – so vorhanden – auf **Leitlinien** hingewiesen, die bei der Erstellung explizit einem evidenzbasierten Entscheidungsprozess unterzogen wurden.

Auch wenn es ein Anliegen der Autoren dieses Buchs ist, evidenzbasierte Forschung und Praxis enger zu verzahnen, sollten die als Evidenzstufe Ia ausgewiesenen Therapieempfehlungen nicht unkritisch übernommen werden. Es ist zu bedenken, dass eine umfassende Beurteilung medizinischer Maßnahmen immer auf den konkreten Einzelfall bezogen sein muss. So ist im klinischen Alltag eine wirksame psychopharmakologische Therapie bei organisch erkrankten Patienten aufgrund von Medikamenteninteraktionen oft nicht durchführbar. Auch muss der Kliniker im Einzelfall entscheiden, ob eine geringfügig bessere Wirksamkeit (z. B. ausgedrückt als vergleichsweise hohe NNT) die evtl. anfallenden Mehrkosten oder Nebenwirkungen dieser Behandlung rechtfertigt.

Der Leser wird bei der Lektüre einzelner Kapitel feststellen, dass ein strikt evidenzbasiertes Vorgehen in der Behandlung psychischer Erkrankungen nach wie vor große Wissenslücken offenlegt, was im Idealfall zu verstärkten Forschungsaktivitäten anregt. Insbesondere bei selten auftretenden psychischen Störungen wie etwa den nicht stoffgebundenen Süchten ist jedoch die Forderung der EbM nach RCTs kaum realisierbar. Auch seltene, aber gravierende Nebenwirkungen einer medikamentösen Therapie dürften durch RCTs kaum zu identifizieren sein, sodass wichtige Fragen unseres Fachgebiets auch weiterhin durch Studien mit methodisch weniger anspruchsvollem Design geklärt werden müssen.

Nicht alle der vorliegenden systematischen Übersichtsarbeiten der *Cochrane Collaboration* zu den für psychische Erkrankungen relevanten Themen wurden in das Lehrbuch aufgenommen. Wenn die Übersichtsarbeiten erstens den Schluss nahelegten, dass eine empirisch abgesicherte Beurteilung aufgrund des Fehlens genügend vieler RCTs nicht möglich ist oder die Übersichtsarbeiten wenig relevante Themen wie die Bedeutung der Homöopathie in der Demenzbehandlung zum Inhalt hatten, stand es den Autoren der einzelnen Kapitel frei, diese aus Gründen der Übersichtlichkeit nicht zu erwähnen.

Die Aufnahme von EbM mittels der von der *Cochrane Collaboration* erstellten oder beurteilten Metaanalysen in ein Lehrbuch **verpflichtet zu einer kontinuierlichen Aktualisierung.** Da neue oder aktualisierte Metaanalysen veränderte, modifizierte oder auch gänzlich neue therapeutische Implikationen haben können, wird der Herausgeber gemeinsam mit dem Verlag im Internet kontinuierlich unter der **Internetadresse** www.elsevier.de neu erschienene systematische Übersichtsarbeiten auflisten, die möglicherweise eine Modifikation des Lehrbuchtextes erforderlich machen. Dieses Vorgehen entspricht der Forderung von EbM, nicht nur eine transparente und systematisierte Einbeziehung der bestehenden Literatur vorzunehmen, sondern dies fortlaufend mit dem bestmöglichen Grad an Aktualität zu tun.

1.6 Evidenzbasierte Medizin (EbM): „Up to date" im klinischen Alltag

Jährlich werden mehr als 2 Mio. medizinische Arbeiten veröffentlicht, darunter mehr als 18.000 randomisierte Studien. Untersuchungen bei amerikanischen und englischen Ärzten ergaben, dass im Stationsalltag wöchentlich nur 30–60 min Lesezeit für medizinische Fachliteratur aufgewendet werden kann. Angesichts dieser Zahlen ist es für Kliniker schwierig zu vermeiden, dass ihre medizinischen Entscheidungen nicht „überholt" oder „veraltet" sind. Bei dem hohen Zeitanspruch der klinischen Routine ist es oft nur schwer möglich, im Berufsalltag den Anspruch zu verwirklichen, medizinische Entscheidungen jeweils auf dem aktuellen Stand der Wissenschaft zu treffen. Wer auf der Basis aktueller wissenschaftlicher Ergebnisse therapieren will, sieht sich demnach mit dem Problem konfrontiert, die für die klinischen Fragestellungen relevanten Arbeiten kontinuierlich und in möglichst kurzer Zeit aus einer oft unübersehbaren Literaturfülle herauszufiltern.

Unter **evidenzbasierter Medizin**[1] versteht man die gewissenhafte und vernünftige **Anwendung der besten zurzeit vorhandenen externen Evidenz in Kombination mit der individuellen klinischen Erfahrung** (klinische Expertise) bei medizinischen Entscheidungen in der Patientenversorgung. Die beste verfügbare **externe Evidenz** ergibt sich aus den Ergebnissen klinisch relevanter Forschung. Hierzu gehört die Grundlagenforschung ebenso wie die Ergebnisse klinischer Studien. Klinische Expertise befähigt zu einer klaren Beurteilung des jeweiligen Krankheitsbildes und der resultierenden Handlungsmöglichkeiten. Sie kann nur durch klinische Praxis erworben werden. Entscheidungen, die allein auf externer Evidenz oder klinischer Erfahrung beruhen, sind i. d. R. gleichermaßen insuffizient. Der Einsatz bestimmter Antidepressiva kann, trotz ausgezeichneter Studienergebnisse, z. B. bei einem Patienten nicht gerechtfertigt sein, der das mögliche Nebenwirkungsspektrum nicht tolerieren würde. Ebenso reicht klinische Erfahrung allein nicht aus, um eine Aussage über die genaue Prognose einer Krankheit und ihre Beeinflussbarkeit durch unterschiedliche Therapien zu treffen. Die Praxis der EbM wird als kontinuierlicher Lernprozess verstanden, der dem einzelnen Therapeuten helfen soll, sein Handeln an dem sich immer rascher entwickelnden medizinischen Wissensstand adäquat zu orientieren.

1.7 Evidenzbasierte Medizin in der Praxis

Das praktische Vorgehen i. S. der EbM lässt sich in einem fünfstufigen Handlungsalgorithmus zusammenfassen (Sackett et al. 1997):

- **Problemdefinition:** Der aus der Praxis entstandene Informationsbedarf wird als klinische Frage formuliert, die mindestens drei bzw. vier Komponenten enthalten muss:
  - die genaue Definition des Patientenproblems
  - die zur Frage stehende Intervention (diagnostischer Test, Therapieform, prognostischer Faktor, präventive Maßnahme o. Ä.)
  - fakultativ zum Vergleich herangezogene Alternativen
  - die Definition des jeweils intendierten Ergebnisses
- **Literatursuche:** Mit maximaler Effizienz wird die beste Evidenz ausfindig gemacht, um diese Fragen zu beantworten (im Idealfall eine qualitätsüberprüfte Metaanalyse oder mehrere RCTs, aber auch Evidenz aus methodisch weniger aussagekräftigen Studien oder Fallberichten, ➤ Tab. 1.1).
- **Bewertung:** Es folgt die kritische Überprüfung der Validität (Nähe zur Wahrheit) und Relevanz (Praktikabilität) der aufgefundenen Evidenz mit epidemiologisch-statistischen Methoden (*Critical Appraisal;* Graduierung der Evidenz ➤ Tab. 1.1).
- **Integration:** Die Ergebnisse der Überprüfung werden in das klinische Handeln integriert, wobei hier sowohl objektivierbare („Ist die aufgefundene Evidenz auf den jeweiligen Patienten anwendbar?") als auch subjektive Kriterien („Lässt sich die aufgefundene Evidenz mit den Wertvorstellungen und Wünschen des Patienten in Einklang bringen?") Anwendung finden.
- **Evaluation:** eine sorgfältige, kritische Betrachtung der eigenen erbrachten Leistungen und Ergebnisse der klinischen Arbeit und Praxis der evidenzbasierten Medizin.

Das individuelle praktische Vorgehen i. S. der EbM soll ein klinisches Beispiel veranschaulichen (➤ Kap. 1.7.1). Aus ihm wird auch deutlich, wie sehr das psychiatrisch-psychotherapeutische Wissen im Fluss und eine ständige Überprüfung der Aktualität des eigenen Handelns nötig ist.

1.7.1 Problemdefinition

Fallbeispiel

Ein 52-jähriger Patient ruft im Februar 2011 seinen niedergelassenen Facharzt für Psychiatrie und Psychotherapie an, der ihm bei seinem Besuch vor 1 Woche wegen einer Depression mittleren Schweregrads einen bislang von ihm gut vertragenen Serotonin-Wiederaufnahmehemmer (SSRI) verordnet hat. Er ist verunsichert: Sein Hausarzt habe ihm soeben empfohlen, anstelle des verschriebenen Antidepressivums ein Johanniskraut-Präparat (Hypericum) einzunehmen. Diese Präparate hätten wesentlich weniger Nebenwirkungen und seien bei Depression gut wirksam.

Der Psychiater vereinbart einen Rückruf mit ihm für den Nachmittag. Er hatte sich erinnert, dass in der ihm zur Verfügung stehenden Auflage dieses Lehrbuchs aus dem Jahr 2009 in Kap. 11 („Affektive Störungen") eine Metaanalyse von Linde et al. (2005) zitiert wird, welche die Wirksamkeit von Johanniskraut im Vergleich zu Placebo bei leichter bis mittelschwerer Depression belegt und bei dieser Patientengruppe auch ähnlich wirksam ist wie synthetische Antidepressiva. Eine unklare Befundlage ergab sich dieser Metaanalyse zufolge jedoch bei Patienten mit Major Depression. In neueren Studien zeigten sich im Placebovergleich nur minimale Effekte für das Verum; gegenüber älteren Studien, in denen Johanniskraut und Antidepressiva verglichen wurden, ergaben sich hingegen vergleichbare Effekte. Ferner erinnert sich der Facharzt aber auch an diverse Nachrichten in der Presse über negative Studien und einige Zusendungen aus der pharmazeutischen Industrie über Vergleichsstudien. Im Nachschlagewerk *Kompendium der Psychiatrischen Pharmakotherapie* von Benkert und Hippius (2011) findet er in der aktuellsten Auflage den Verweis auf eine im Placebovergleich nachgewiesene Wirksamkeit bei leichten bis mittelschweren Depressionen. Bei einer Verordnung sei jedoch zu bedenken, dass hinsichtlich Wirksamkeit, möglichen Wechselwirkungen, Dosierung und unterschiedlichen Wirkstärken und der Zusammensetzung der verfügbaren Präparate vieles wissenschaftlich noch ungesichert sei. Der Kollege, der mit ihm in der Gemeinschaftspraxis zusammenarbeitet, gibt zu, selber keine Erfahrungen mit Johanniskraut zu haben. Er habe bis jetzt noch alle Patienten auf ein anderes Präparat umgesetzt.

Der Psychiater möchte sich mit dem Wissensstand von 2005 bzw. 2009 nicht zufriedengeben. Er **definiert** das klinische **Pro-**

[1] Nach dem englischen Begriff *evidence-based medicine* (engl. *evidence,* Beleg) wird der deutsche Begriff „Evidenz" im Folgenden synonym zum englischen Sprachgebrauch verwendet.

blem als Fragestellung: „Sind Hypericum-Präparate in ihrer Wirkung bei mittelgradigen depressiven Depression den SSRI vergleichbar?“ ▮▮

1.7.2 Literatursuche

Gute Lehrbücher für den jeweiligen Fachbereich bilden die Wissensbasis für die medizinische Tätigkeit. Sie werden jedoch erfahrungsgemäß nur im Abstand von einigen Jahren überarbeitet. Der praktisch tätige Mediziner ist daher zusätzlich auf die aktuelle Fachliteratur angewiesen, um bei seinen Entscheidungen neue wissenschaftliche Ergebnisse berücksichtigen zu können. Auch hier spielt der Zeitfaktor eine Rolle. Deshalb sollen kurz die verschiedenen Möglichkeiten vorgestellt werden, die gesuchte Literatur zu finden:

- **Primärliteratur-Datenbank:** Elektronische Datenbanken ermöglichen eine schnelle Literatursuche. Die bekannteste medizinische Datenbank ist MEDLINE. Von ihr gibt es mehrere kostenfreie Angebote im Internet. Das meistverwendete ist der Zugang über die Homepage der *National Library of Medicine* (www.ncbi. nlm.nih.gov). Vorteilhafter für deutsche Benutzer ist das Angebot über das DIMDI (www.dimdi.de/dynamic/en/db/recherche/index.htm), da das Institut direkt an das deutsche Bibliotheksnetz angeschlossen ist. Zu beachten ist, dass sich Datenbanken jeweils nur auf einen Teil der veröffentlichten Zeitschriften beschränken und somit nicht unbedingt alle Studien zu einem Thema gefunden werden können. Fehlerhafte Indexierung (d. h. nicht korrekt verwendete Schlagwörter) sowie komplizierte Bedienung führen außerdem zu einer Verringerung der Trefferquote (Retrieval-Bias). Auch die Literatursuche über Google kann aufgrund des Zugriffs auf wissenschaftliche Datenbanken ausdrücklich empfohlen werden.
- **Sekundärliteratur:** In Zeitschriften der Sekundärliteratur werden Artikel nach methodologischen Gesichtspunkten aus einer Reihe von Fachzeitschriften ausgewählt, zusammengefasst und dem Leser – mit einem Kommentar versehen – zur Verfügung gestellt. Ein Beispiel für eine Zeitschrift, die auch psychiatrische Fachliteratur berücksichtigt, ist das Journal *Evidence-based Medicine* (auch auf CD-ROM), in der zudem alle ausgewählten Originalartikel in eine standardisierte Struktur gebracht werden. Somit können Thematik, Ergebnis und Validität einer Arbeit schnell beurteilt werden. Zwei weitere entsprechend strukturierte psychiatrische Fachzeitschriften sind *Evidence-based Mental Health* und *Current Opinion in Psychiatry.* Zu beachten ist jedoch, dass jeweils nur eine Auswahl von Fachzeitschriften berücksichtigt wird (**Selektionsbias**). Auch viele deutschsprachige Zeitschriften (z. B. Info Neurologie und Psychiatrie) haben für ihren Journal-Club-Teil inzwischen eine strukturierte Form gewählt, unterliegen jedoch derzeit im Hinblick auf die Standardisierung der Berichte und die Qualitätsbewertung der Studien noch keiner strikten Qualitätskontrolle.
- **Systematische Übersichtsarbeiten:** Herkömmliche Übersichtsarbeiten fassen Forschungsergebnisse zusammen und bewerten sie in einer kritischen Diskussion. Die Arbeiten sind hinsichtlich Studienauswahl, Vollständigkeit und angewendeter methodischer Verfahren jedoch von höchst unterschiedlicher Qualität (zur Einschätzung der methodischen Güte von systematischen Übersichtsarbeiten ➤ Kap. 1.4). Die Möglichkeiten, die für eine Fragestellung relevante Literatur schnell zu finden, sind nach wie vor eingeschränkt. Einerseits hat das *World Wide Web* zur erheblich beschleunigten Verbreitung wissenschaftlicher Informationen geführt. Andererseits sind jedoch im Cyberspace oft wesentlich seltener als in der gedruckten Literatur Aspekte der Qualitätssicherung (z. B. Validität der vorhandenen Information, Urheberkennzeichnung oder Hinweise auf mögliche Interessenkonflikte) vorhanden. Einen wesentlichen Beitrag hierzu leistet, wie eingangs beschrieben, die *Cochrane Collaboration.* Eine weitere wichtige Initiative, die hier beispielhaft erwähnt werden soll, ist *Health On the Net* (HON, www.hon.ch), die ein Zertifikat für medizinische Internetseiten vergibt, die bestimmten Qualitätsvorgaben (z. B. Offenlegung von Interessenkonflikten) genügen. Als weiteres Suchportal für die EbM ist die TRIP Database (www.tripdatabase.com) äußerst hilfreich.

Fallbeispiel

▮▮ Die Literatursuche in MEDLINE mit den Suchbegriffen „Hypericum“ und „clinical trial“ ergab 329 Treffer, darunter eine neuere Metaanalyse der *Cochrane Collaboration* (Linde et al. 2008). Nun stellt sich das Problem der Literaturbeschaffung: Der Arzt kann sich über die Website des DIMDI alle Studien direkt bei den entsprechenden Journalen als Einzelartikel (relativ teuer) oder über den dort angebotenen Link zu einer deutschen Bibliothek (preisgünstiger) direkt aus dem Internet beschaffen. Alternativ könnte er sich die entsprechende Literatur über einen entsprechenden Dokumentenlieferdienst im Internet (z. B. www.subitodoc.de) innerhalb kurzer Zeit (z. B. 24 h) per E-Mail, etwas **preisgünstiger per Fernleihe** beschaffen. ▮▮

Auf die zentralen Probleme von Metaanalysen und systematischen Übersichtsarbeiten wurde eingangs ausführlich eingegangen. Für viele klinische Fragestellungen wird man bei der eigenen Literatursuche die Erfahrung machen, dass zu dieser Thematik noch keine metaanalytisch abgesicherten Befunde (Evidenzstufe Ia) vorliegen, sodass sich der Kliniker mit den Ergebnissen klinischer Studien auseinandersetzen muss. Im Idealfall werden dies RCTs sein (➤ Tab. 1.1), aber je nach Problemstellung wird man sich auch mit in der Evidenzhierarchie niedriger angesiedelten Studien auseinandersetzen müssen. Die unkritische Anwendung von Studien kann jedoch in die Irre führen, wenn die Studien nicht sorgfältig genug durchgeführt wurden. Hieraus kann oft eine Überschätzung von Therapieeffekten resultieren. Deshalb sind bei einer kritischen Bewertung der aufgefundenen Literatur neben der Erfassung des Inhalts zwei weitere Aspekte wichtig: Sind die Ergebnisse der Studie glaubwürdig (valide), und sind sie relevant?

1.7.3 Kritische Bewertung der aufgefundenen Evidenz

Die kritische Beurteilung der aufgefundenen Evidenz ist der zentrale Schritt der Anwendung von EbM. Da der Grundsatz *„Publish or perish"* in der Medizin große Bedeutung hat, zeigt sich eine unübersehbare Tendenz, auch unbedeutende und methodisch schlecht erhobene Daten mithilfe statistischer oder grafischer Tricks bzw. durch gezieltes Weglassen der erforderlichen methodischen Informationen bedeutsam erscheinen zu lassen.

Um dem klinisch tätigen Arzt Beurteilungsmethoden an die Hand zu geben, wurden an der kanadischen McMaster University und dem *Centre for Evidence-based Medicine* in Oxford Kriterien für einen Bewertungsprozess (**Critical Appraisal**) entwickelt, der die Validität und Relevanz von Studienergebnissen überprüfbar macht. Insgesamt werden Beurteilungs- und Anwendungskriterien für acht Einsatzfelder angegeben (Therapie, Diagnostik, Prognose, Nebenwirkungen, systematische Übersichtsarbeiten, Behandlungsrichtlinien, ökonomische Analysen, Qualitätssicherung). ➤ Box 1.1 listet die Kriterien zur Überprüfung der Validität und Relevanz klinischer Studien auf.

BOX 1.1

Kontrollfragen zur Überprüfung der Validität und Relevanz systematischer Übersichtsarbeiten (modifiziert nach Kunz et al. 2007)

- **Sind die Ergebnisse der systematischen Übersichtsarbeit glaubwürdig (valide)?**
  - Behandelt die Übersichtsarbeit eine genau umschriebene klinische Fragestellung?
  - Sind die Ein- und Ausschlusskriterien, nach denen Studien berücksichtigt wurden, detailliert aufgeführt?
  - Wie wahrscheinlich ist es, dass relevante Studien nicht berücksichtigt wurden (Publikationsbias)?
  - Welche Suchstrategien wurden angewandt, um unveröffentlichte Studien aufzufinden?
  - Wurde die Validität der eingeschlossenen Studien überprüft?
  - Ist die Vorgehensweise, wie die Studien überprüft wurden, reproduzierbar?
- **Wie lauten die Ergebnisse der systematischen Übersichtsarbeit?**
  - Was sind die Ergebnisse der Übersichtsarbeit?
  - Wie exakt sind die Ergebnisse (Konfidenzintervalle)?
  - Sind die Ergebnisse von Studie zu Studie konsistent?
- **Sind die Ergebnisse für die Behandlung meiner Patienten nützlich (relevant)?**
  - Sind die Behandlungseffekte allgemein bedeutsam?
    - Wie groß war der Effekt der Intervention (z. B. NNT)?
    - Wurden wichtige Endpunkte (Mortalität, Morbidität, Lebensqualität) berücksichtigt?
    - Sind die Behandlungseffekte für meinen Patienten nützlich?
    - Wäre mein Patient in die Studien eingeschlossen worden?
  - Können die Ergebnisse auf den Patienten übertragen werden?
  - Lohnt es sich, für die absehbaren Behandlungseffekte die möglichen Nebenwirkungen und Kosten in Kauf zu nehmen?

Diese Kriterien berücksichtigen bei der Überprüfung der Validität v. a. methodische Gesichtspunkte wie Durchführung und Qualität der Randomisierung bzw. doppelte Verblindung, Darstellung i. S. einer **Intention-to-Treat**-Analyse (d. h. über alle Patienten, die aufgenommen wurden, wird Rechenschaft abgelegt) und Aspekte der Zusammensetzung der Populationen. Grundlage dieser Überlegungen ist immer auch eine Nutzen-Risiko-Abwägung.

Fallbeispiel

❚❚ Die systematische Übersichtsarbeit unseres Beispiels (Linde et al. 2008) gibt einen Überblick über die vorliegenden randomisierten Studien (insgesamt 29 Studien), enthält einen ausführlichen methodischen Abschnitt, kommentiert und bewertet die einzelnen Studien nach klaren Kriterien. Der Psychiater beurteilt sie somit als valide. Hypericum war dieser Metaanalyse zufolge bei Patienten mit einer Major Depression einer Placebobehandlung im Hinblick auf die Responderrate überlegen. Allerdings müssen (bei Berücksichtigung von ausschließlich methodisch anspruchsvollen Studien) 8 Patienten (NNT) behandelt werden, um bei 1 Patienten einen Behandlungserfolg zu erzielen. Ferner erwies sich Johanniskraut bei einem günstigeren Nebenwirkungsprofil ähnlich wirksam wie die Behandlung mit einem klassischen Antidepressivum oder mit einem SSRI. In Deutschland durchgeführte Studien berichteten positivere Befunde für Hypericum, was die Autoren des Reviews auf den Einschluss spezieller Subtypen depressiver Störungen oder auf einen positiven Bias zurückführen.

Literatursuche und -beschaffung dauerten insgesamt 40 min. ❚❚

1.7.4 Integration der aufgefundenen Evidenz in die klinische Arbeit

An dieser Stelle kommt zu einem wesentlichen Maße die klinische Erfahrung der individuellen Therapieplanung zum Tragen: Treffen die jeweiligen Studienergebnisse auf den Patienten zu, der zur Fragestellung Anlass gegeben hat? Hätte der Patient in die entsprechenden Studien aufgenommen werden können? Zudem ist es unverzichtbar, dass der Arzt im Gespräch mit seinem Patienten die Ergebnisse der Literatursuche mit dessen Wertvorstellungen und Zielen abgleicht.

Fallbeispiel

❚❚ Der Facharzt kommt zu dem Ergebnis, dass er seinem Patienten zum aktuellen Zeitpunkt einen Wechsel auf Hypericum nicht explizit empfehlen möchte, da dieser das verordnete Antidepressivum bislang gut verträgt. Sollte sich jedoch nach einem ausreichenden Zeitraum keine positive Wirkung einstellen, würde er ihm einen Therapieversuch mit Johanniskraut freistellen. Der Arzt hat damit den Eindruck, den gegenwärtigen Kenntnisstand über den Einsatz von Johanniskraut-Präparaten in Erfahrung gebracht zu haben. Diese Aspekte schildert er dem Patienten beim erneuten Termin und überlässt ihm die Entscheidung i. S. eines **Shared Decision-Making.** Nach kurzem Überlegen entscheidet sich der Patient, der Therapieempfehlung des Psychiaters für das Standard-Antidepressivum zu folgen. ❚❚

1.7.5 Evaluation der ärztlichen Leistung

Fallbeispiel

II Im nächsten Qualitätszirkel referiert der in hohem Maße motivierte, sicherlich idealtypisch gezeichnete Psychiater und Psychotherapeut unseres klinischen Beispiels die Ergebnisse seiner Recherche und löst damit eine rege Diskussion über den Einsatz von Phytotherapeutika in der psychiatrischen Praxis aus. Er referiert seine Ergebnisse v. a. auch deshalb, weil er in diese Literatursuche einen angesichts der hohen zeitlichen Beschränkungen der Routinepraxis hohen Aufwand investiert hat und die Kollegen am Nutzen seiner Recherche teilhaben lassen möchte. Ein wie er motivierter Kollege macht ihn dabei darauf aufmerksam, dass die geschilderte Übersichtsarbeit (Linde et al. 2008) wohl auch in der anstehenden Neuauflage des von ihm verwendeten Psychiatrie-Lehrbuchs aufgeführt werde. **II**

1.8 Schlussfolgerungen

Evidenzbasierte Medizin ist gekennzeichnet durch die Forderung, medizinische Entscheidungen nach wissenschaftlichen Erkenntnissen zu treffen. Diese Evidenz ist jedoch für viele therapeutische und diagnostische Verfahren noch mangelhaft. Systematische Übersichtsarbeiten oder methodisch hochwertige randomisierte Studien sind häufig nicht verfügbar, wie auch in diesem Lehrbuch an sehr vielen Stellen deutlich werden wird. So muss es weiterhin viele medizinische Entscheidungen geben, die auf Ergebnissen einer niedrigeren Evidenzstufe beruhen (➤ Tab. 1.1). Dies steht nicht im Widerspruch zu einer evidenzbasierten Medizin; sie verlangt lediglich, dass die Kenntnis und Bewertung der zurzeit am besten verfügbaren Evidenz als Hilfsmittel zur individuellen, am Patienten orientierten Entscheidungsfindung herangezogen wird. EbM ist somit eine Vorgehensweise, die das wissenschaftliche Handwerkszeug zur Verfügung stellt, um vorhandene empirisch abgesicherte Erkenntnis kontinuierlich in die medizinische Praxis zu integrieren.

Man wird jedoch bei der Integration der Evidenz in den klinischen Alltag, d. h. der Nutzung des wissenschaftlich gewonnenen Wissens (**Knowledge Utilization**), oft auf strukturelle und organisatorische Probleme innerhalb der jeweiligen Institution treffen. Das trifft v. a. für Therapiekonzepte zu, die einschneidende Umstrukturierungsprozesse erfordern (z. B. konsequente multidisziplinäre Teamarbeit in der Familientherapie bei schizophrenen Erkrankungen oder der dialektisch-behavioralen Therapie von Borderline-Störungen oder konsequentes leitlinienorientiertes Vorgehen bei der Depressionsbehandlung in der ambulanten Praxis). Deshalb wird die Einführung einer konsequenten evidenzbasierten Medizin i. S. einer Qualitätsverbesserung eine fortlaufende Überprüfung und ggf. **Erweiterung oder auch Umstellung (Re-Engineering) der bisherigen Therapiekonzepte und Arbeitsabläufe** bedeuten. Dies gilt nicht nur für die einzelne Praxis und Institution, sondern auch für das Gesundheitssystem als Ganzes. Neben einer Reihe notwendiger apparativer Voraussetzungen (z. B. computergestützte Literaturdatenbanken) ist eine wesentliche Grundvoraussetzung die Bereitschaft des einzelnen „Klinikers", i. S. einer kontinuierlichen Weiterbildung sein therapeutisches Vorgehen permanent nach EbM-Kriterien zu überprüfen und anzupassen.

Dieser Lehrbuchartikel kann keine vollständige Anleitung zur Praxis evidenzbasierter Medizin sein. Weiterführende Literatur, praktische Beispiele sowie Kursangebote und Schritt-für-Schritt-Anleitungen sind im Literaturverzeichnis aufgeführt.

Resümee

Im klinischen Alltag sollten medizinische Entscheidungen auf der Basis der aktuellen wissenschaftlichen Erkenntnisse getroffen werden. Ein sinnvolles Konzept, die individuelle medizinische Entscheidungsfindung durch den systematischen Rückgriff auf die wissenschaftliche Literatur anzugehen, ist ein Vorgehen i. S. der evidenzbasierten Medizin. Darunter versteht man die gewissenhafte und vernünftige Anwendung der besten zurzeit vorhandenen wissenschaftlichen Evidenz in Kombination mit der individuellen klinischen Erfahrung. Die einzelnen Schritte des praktischen Vorgehens sind: Problemdefinition, Literatursuche, Bewertung, Integration und Evaluation. Evidenzbasierte Medizin gibt dem klinisch tätigen Mediziner die Möglichkeit, die vorhandenen wissenschaftlichen Erkenntnisse kontinuierlich in die medizinische Praxis zu integrieren. Ein effizienter Einsatz dieses Konzepts erfordert jedoch die Erfüllung einiger Bedingungen, v. a. die Bereitschaft zu einem Umdenken hinsichtlich Ablauf und Organisation der bisherigen medizinischen Praxis.

Literatur

Die vollständige Literatur zu diesem Kapitel finden Sie online im „Plus im Web" zu diesem Buch.

Fragen zur Wissensüberprüfung zum ➤ Kap. 1 finden Sie online.

KAPITEL

2 Psychiatrische Untersuchung und Befunderhebung

Rolf-Dieter Stieglitz und Harald J. Freyberger

2.1 Das psychiatrisch-psychotherapeutische Gespräch

2.1.1 Arzt-Patient-Beziehung

Dem ärztlichen Gespräch kommt bei der Behandlung psychischer Krankheiten eine besondere Bedeutung zu. Neben Informationserhebung zu diagnostischen und therapeutischen Zwecken ist dabei auch der **Aufbau einer positiven therapeutischen Arzt-Patient-Beziehung** von zentraler Bedeutung, die i. d. R. zur Gewährleistung einer adäquaten Compliance des Patienten als Voraussetzung für eine erfolgreiche Behandlung unerlässlich ist.

In einem ersten Gespräch geht es zunächst darum, ein Vertrauensverhältnis herzustellen, das als notwendige Voraussetzung für ein effektives Bündnis zwischen Arzt und Patient im Hinblick auf die weitere Behandlung anzusehen ist. Der Arzt hat dabei die gesellschaftlichen, kulturellen und individuellen Lebenserfahrungen des Patienten zu beachten. Dazu gehört auch die auf seinen bisherigen Erfahrungen basierende Einstellung des Patienten zum medizinischen Versorgungssystem.

Die Gesprächsatmosphäre sollte vertrauensvoll sein, damit es dem Patienten möglich ist, offen über seine Beschwerden, Probleme und Lebensumstände zu sprechen. Die Arzt-Patient-Beziehung wirkt i. S. eines unspezifischen Therapiefaktors und ermöglicht es dem Patienten, Vertrauen und Hoffnung zu schöpfen, um damit Perspektiven für die Zukunft und neue Sichtweisen der eigenen Krankheit zu entwickeln.

Hinsichtlich der **Informationserhebung** geht es um die systematische Erfassung von Krankheitsanamnese, Biografie, relevanten Persönlichkeitsaspekten, aktueller Lebenssituation und psychopathologischen Merkmalen, aber auch um subjektive und sich szenisch im Erstgespräch darstellende Eindrücke (z. B. Versuch des Patienten, das Gespräch zu kontrollieren; wiederholtes Anbieten bestimmter Themen). Die so durchgeführte psychiatrische Untersuchung führt zur **psychopathologischen Befunderhebung** im engeren Sinne und zur genauen Diagnosestellung, die eine wichtige Voraussetzung für eine differenzierte und adäquate Behandlungsplanung darstellt.

2.1.2 Strukturierung des Gesprächs

Das psychiatrische Gespräch ist ein sich wiederholender Bestandteil der Behandlung. Es ist aber zu Beginn der Behandlung anders konzipiert als im Verlauf bzw. am Ende.

Von zentraler Bedeutung ist das **psychiatrische Erstgespräch.** Insbesondere bei einer Erstaufnahme in die Klinik oder dem ersten ambulanten Kontakt sind die Patienten i. d. R. vorsichtig bis ängstlich, verunsichert und z. T. auch misstrauisch. Sie sollten daher erteilt werden, wenn der Patient ausdrücklich sein Einverständnis dazu gegeben hat.

Partizipative Entscheidungsfindung

Mit zunehmender Zentrierung auf eine Patientenorientierung im Gesundheitswesen gewinnt die explizite und aktive Einbeziehung des Patienten bei medizinischen Entscheidungen an Bedeutung (sog. partizipative Entscheidungsfindung; engl. *Shared Decision-Making).* Die partizipative Entscheidungsfindung wird besonders gegen das sog. paternalistische Modell abgegrenzt, das sich nach Simon und Härter (2009) u. a. durch die Dominanz des Arztes bei der Informationsvermittlung, Abwägung der verschiedenen Behandlungsoptionen und letztlich der Behandlungsentscheidung charakterisieren lässt.

Nach Elwyn et al. (zit. nach Hamann et al. 2005) lässt sich eine Konsultation i. S. der partizipativen Entscheidungsfindung im Idealfall durch vier Stufen charakterisieren:

1. Gemeinsame Definition des (medizinischen) Problems durch Arzt und Patient
2. Erläuterung des Arztes, dass es für das definierte Problem mehrere Lösungen gibt, die prinzipiell gleichwertig sind und erst durch die gemeinsame Vereinbarung der Ziele einer Maßnahme bewertet werden können
3. Darstellung verschiedener Behandlungsoptionen und Erklärung der zu erwartenden Erfolgsraten bzw. Risiken
4. Eigentlicher Entscheidungsprozess

Die Gründe für eine partizipative Entscheidungsfindung sind vielfältig. Reichhart et al. (2008) nennen u. a. die zunehmende Zahl eher chronisch Kranker, die Zunahme diagnostischer und therapeutischer Verfahren sowie die bessere Informiertheit von Patienten, z. B. durch Internetinformationen oder Patientenratgeber.

Resümee

Dem ärztlichen Gespräch kommen verschiedene Funktionen zu: Erhebung der Anamnese, Beziehungsaufnahme zum Patienten sowie Aufbau einer therapeutischen Arzt-Patient-Beziehung. Die Strukturierung des Gesprächs variiert in Abhängigkeit von der Art und Schwere der Erkrankung, den verschiedenen Phasen der Behandlung und den jeweiligen Zielsetzungen, wobei dem Untersucher eine Vielzahl unterschiedlicher Explorationstechniken zur Verfügung steht.

2.2 Psychiatrische Befunderhebung

2.2.1 Überblick

Der psychiatrischen Befunderhebung kommt im Hinblick auf die **diagnostische** und **differenzialdiagnostische Beurteilung** sowie der daraus resultierenden **Therapieplanung** eine zentrale Bedeutung zu. Sie lässt sich als komplexer Prozess ansehen und besteht aus verschiedenen Teilelementen (➤ Box 2.2).

BOX 2.2

Psychiatrische Befunderhebung: Überblick

- Soziodemografische Daten
- Erfassung der Krankheitsanamnese (aktuelle somatische und psychiatrische Anamnese; somatische und psychiatrische Vorgeschichte; Familienanamnese)
- Biografie und Lebensgeschichte
- Beurteilung der sozialen Situation
- Erfassung somatischer Befunde
- Beurteilung der aktuellen und der prämorbiden Persönlichkeit
- Psychopathologischer Befund

Die zentralen Informationsquellen für die psychiatrische Befunderhebung stellen die Aussagen des Patienten sowie die Beobachtungen des Untersuchers während des Gesprächs dar. Darüber hinaus kommt auch den Aussagen der Angehörigen, insb. zur psychischen und somatischen Krankheitsanamnese, speziell aber auch der aktuellen Krankheit, eine große Bedeutung zu. Ergänzt werden diese Informationen durch Angaben vorbehandelnder Ärzte und Institutionen sowie Beobachtungen des Pflegepersonals (sofern diese bereits vorliegen), die bei stationärer Behandlung im weiteren Krankheitsverlauf zunehmend an Bedeutung gewinnen.

2.2.2 Soziodemografische Angaben

Soziodemografische Angaben zielen auf die Identifikation und Beschreibung des Patienten mit seinem kulturellen und gesellschaftlichen Hintergrund. Sie umfassen Namen, Adresse, telefonische Erreichbarkeit, Geburtsdatum und Geschlecht, Geburtsort, Familienstand, Nationalität, Angaben zur schulischen und Berufsausbildung sowie zur gegenwärtigen beruflichen Situation.

2.2.3 Krankheitsanamnese

Mit der Krankheitsanamnese (➤ Box 2.3) sollen frühere sowie aktuelle psychische und somatische Erkrankungen erfasst werden.

BOX 2.3

Krankheitsanamnese (in Anlehnung an Dührssen 1981)

Jetzige Erkrankung:

- Chronologische Entwicklung der Beschwerden und Symptome
- Subjektive Gewichtung der Symptomatik
- Beurteilung und Erleben der Erkrankung
- Auslösesituation und zugehörige Konfliktkonstellationen mit folgenden Problemfeldern:
  - Persönliche Bindungen, Liebesbeziehungen und Familienleben
    - Partnerwahl und Bindungs- bzw. Beziehungsverhalten
    - Aufnahme einer neuen Beziehung
    - Besondere sexuelle Konflikte in der Partnerschaft
    - Auftauchen von Rivalitätskonflikten, Macht- oder Geltungsansprüchen in einer Beziehung
    - Konflikt in Bezug auf Besitz, Eigentum
    - Beziehung zu den eigenen Kindern
    - Verluste durch (reale oder fantasierte) Trennung
    - Verluste durch Tod

– Herkunftsfamilie (z. B. Ablösungskonflikte)
– Berufliche Probleme, Arbeitsstörungen und Lernschwierigkeiten
– Besitzerleben und -verhalten
– Umgebender soziokultureller Raum
- Art und Erfolg der bisherigen Behandlungsversuche (psychotherapeutisch, pharmakologisch, Heilpraktiker u. a.)
- Therapiemotivation, Erwartungen an die Behandlung
- Komplikationen (Selbstbeschädigung, Suizidalität, delinquentes Verhalten, Missbrauch psychotroper Substanzen)

Frühere psychische und somatische Erkrankungen:
- Entwicklung und Art der Erkrankungen, Diagnosen, Zeitpunkt, Dauer und Verlauf von Erkrankungen, ambulanten und stationären Therapien und psychosozialen Konsequenzen (Krankschreibungen, Arbeitslosigkeit, Berentung, Behinderungen usw.)

Aktuelle Krankheitsanamnese

Die aktuelle Krankheitsanamnese umfasst die differenzierte Beschreibung der aktuellen Symptomatik. Dabei ist darauf zu achten, dass als Grundlage einer präzisen Diagnostik eine möglichst genaue **Beschreibung aller beobachtbaren Phänomene** erfolgt. Neben der reinen Beschreibung werden der Beginn (z. B. akut vs. schleichend) sowie der weitere Verlauf der Symptomatik (z. B. episodisch vs. kontinuierlich) differenziert dokumentiert.

Der Arzt versucht, alle Umstände zu erfassen, die mit dem Auftreten der jetzigen Symptomatik in Zusammenhang stehen könnten. Dies betrifft zum einen kritische Lebensereignisse (z. B. Tod eines Angehörigen), länger andauernde Belastungssituationen (z. B. chronischer Partnerschaftskonflikt) oder aktuelle Probleme (z. B. am Arbeitsplatz), aber auch einen etwaigen Zusammenhang mit dem Konsum psychotroper Substanzen.

Neben der reinen Symptom- und Verlaufsbeschreibung sind der Grad der Beeinträchtigung in der Lebensführung für den Patienten bzw. die Konsequenzen in persönlicher, sozialer und beruflicher Hinsicht festzuhalten. Dem **Krankheitskonzept des Patienten,** d. h. seiner individuellen Vorstellung über die Ursachen und die Entwicklung der Erkrankung, seinem Krankheitsverhalten und der sich daraus ableitenden Therapiemotivation, kommt in der Therapieplanung eine entscheidende Bedeutung zu. Ebenfalls festzuhalten sind etwaige bereits eingeleitete Behandlungen mit einer genauen Dokumentation der Medikation im Hinblick auf Zeitpunkt und Dosierung.

Vorgeschichte

In der Vorgeschichte werden alle früheren psychischen und somatischen Erkrankungen chronologisch erfasst. Dabei sind nicht nur die „objektiven" Daten der Krankheitsentwicklung, des Verlaufs und der bisherigen Behandlungsversuche, sondern auch die Einstellung des Patienten zu seiner Erkrankung und den bisher erfolgten Therapien relevant. Für jede Krankheit ist neben der Bestimmung des vermutlichen Ersterkrankungsalters (einschl. Vorboten- oder Prodromalsymptome) auch die erste Hospitalisierung wichtig.

Die differenzierte Beschreibung der Krankheitsvorgeschichte ist v. a. bei psychischen Erkrankungen von besonderer Bedeutung, da sie Anhaltspunkte für die Entwicklung der aktuellen Symptomatik geben und auch Hinweise für eine diagnostische Zuordnung des klinischen Bildes im Kontext ätiologischer und/oder pathogenetischer Überlegungen liefern kann.

Aber auch unter therapeutischen Gesichtspunkten gibt die Vorgeschichte wichtige Informationen. Deshalb sind alle bisherigen Maßnahmen der Behandlung möglichst differenziert zu dokumentieren. So kann z. B. die bekannte Wirksamkeit einer bestimmten Medikation die erneute Entscheidung für diese erleichtern bzw. umgekehrt das Vermerken einer Unwirksamkeit bzw. starke, nicht tolerierte Nebenwirkungen eines Medikaments eine wiederholte Gabe und eine Zeitverzögerung in der Behandlung vermeiden helfen.

Auch das bisherige Krankheits- und Therapiekonzept aus Sicht des Patienten sollte bei der Therapieplanung und -besprechung berücksichtigt werden, um Complianceprobleme zu verhindern.

2.2.4 Familienanamnese

Die Familienanamnese (> Box 2.4) dient der Erfassung psychosozialer und krankheitsrelevanter Aspekte aus der Herkunftsfamilie des Patienten. Im Rahmen einer Mehrgenerationenperspektive sollten dabei zumindest Großeltern, Eltern, Geschwister und Kinder berücksichtigt werden. Bei der Erhebung der einzelnen Gesichtspunkte wird systematisch zwischen der mütterlichen und väterlichen Linie unterschieden, wobei hierbei die Erstellung eines **Familienstammbaums** oft sehr hilfreich sein kann.

Neben objektiven Daten (etwa Alter und Beruf von Eltern und Geschwistern bzw. eigenen Kindern) sollte die Familienanamnese auch psychische Störungen bei Verwandten 1. Grades erfassen, denn die Ergebnisse vieler Studien legen eine **genetische Disposition** für bestimmte psychische Erkrankungen nahe. Von besonderer Relevanz sind in diesem Zusammenhang affektive Störungen, Störungen aus dem schizophrenen Formenkreis, Suchterkrankungen sowie Suizide bzw. Suizidversuche.

BOX 2.4
Familienanamnese

- **Psychosoziale Situation der Großeltern und Eltern:**
  Alter, Beruf, finanzielle Verhältnisse, ggf. Todesdaten und -ursachen
- **Geschwister:**
  Anzahl, Alter, Geschlecht, Familienstand, Stellung des Patienten in der Geschwisterreihe
- **Familienatmosphäre:**
  Persönlichkeitsstruktur und interaktionelle Besonderheiten von Eltern und weiteren primären Bezugspersonen, Einstellungen der Eltern zu Familie, Erziehung, Sexualität
- **Familiäre Belastung mit psychischen und somatischen Störungen:**
  Psychische und somatische (Erb-)Krankheiten und Behandlungen in der Familie (Verwandte 1. und 2. Grades), Suizide, Suizidversuche, Störungen durch psychotrope Substanzen, delinquentes Verhalten und andere Auffälligkeiten

2.2.5 Biografie

Der Erfassung der Biografie des Patienten kommt besondere Bedeutung zu, da bei einer Vielzahl von psychischen Erkrankungen lebensgeschichtliche Faktoren, die Persönlichkeitsstruktur und eine die Erkrankung auslösende biografische Situation in engem Zusammenhang stehen können (➤ Tab. 2.2).

Bei der Darstellung biografischer Daten und Faktoren bietet sich oft eine Unterscheidung zwischen äußerer und **innerer Lebensgeschichte** an. Während zur **äußeren Lebensgeschichte** eher objektive Daten wie bei einem amtlichen Lebenslauf zählen, umfasst die innere Lebensgeschichte stärker subjektive Aspekte, d. h. das Erleben biografischer Einzelheiten (etwa die Beziehung zu den Eltern und ihre Integration in ein inneres Selbstkonzept).

Ziel bei der Erfassung einer Patientenbiografie ist es, die Entwicklung der Persönlichkeit und alle mit dem gegenwärtigen Krankheitsbild evtl. zusammenhängenden Umstände herauszuarbeiten. Eine Darstellung biografischer Befunde kann chronologisch anhand von Themenbereichen erfolgen.

Tab. 2.2 Biografie des Patienten

Schwangerschafts- und Geburtsumstände	Krankheiten oder psychosoziale Auffälligkeiten während der Schwangerschaft der Mutter, Alter der Mutter und des Vaters zum Zeitpunkt der Geburt, eheliches/uneheliches Kind, Geburtsort, Art der Geburt (Früh- oder Spätgeburt, Geburtskomplikationen oder Kaiserschnitt)
Frühkindliche Entwicklung	Entwicklungsschritte des Laufens, Sprechens und der Reinlichkeitserziehung, frühkindliche Störungen (Bettnässen, Albträume usw.), Erziehungsstil, Beziehung zu Eltern und Geschwistern, emotionale Besonderheiten und Belastungen
Vorschulische und schulische Entwicklung	• Kindergarten, Schulentwicklung, Schulabschluss und damit verbundene Entwicklungsschritte (Schulwechsel, Sitzenbleiben, Einstellung gegenüber bestimmten Fächern, Mitschülern und Lehrern; äußere Faktoren mit Einfluss auf die schulische Entwicklung wie z. B. Wohnortwechsel der Eltern) • Pubertät und frühes Erwachsenenalter • Ablösungskonflikte vom Elternhaus, sexuelle Entwicklung (Masturbation, hetero- und homosexuelle Kontakte, Perversionen, Schwangerschaften)
Berufliche Entwicklung	Militär-/Zivildienst, Gründe für die Ausbildungs- und Berufswahl, Ausbildungsgang und -abschluss, Hintergründe für Berufs- und Stellungswechsel, subjektive Befriedigung durch den Beruf
Partnerschaften, Ehe, Familie und Kinder	Länge der Partnerschaften, Alter, Persönlichkeit und sozioökonomischer Status der Partner, Umstände der Eheschließung, Zahl, Alter und Herkunft der Kinder, partnerschaftliche Einstellungen (Erziehungs- und Lebensstil, Sexualität)
Sozioökonomische Besonderheiten	Wohnverhältnisse, wirtschaftliche Situation, Zugehörigkeit zu Religionsgemeinschaften, Vereinen, politischen Organisationen, soziale Kontakte außerhalb der Familie
Freizeit	Hobbys, Interessen
Gewohnheiten	Konsum von Genussmitteln (Alkohol, Tabak), Medikamentenkonsum

2.2.6 Somatischer Befund

Zu jeder psychiatrischen Erstuntersuchung gehört auch eine umfassende körperliche und neurologische Untersuchung. Ferner sind für jede vorhandene Krankheit die Diagnose sowie die Medikation und ihre Dosierung genau zu erfassen.

Den besonders relevanten somatischen Befunden wird z. B. im Rahmen des multiaxialen Ansatzes des DSM-IV mit einer eigenen Achse III „Medizinische Krankheitsfaktoren" Rechnung getragen. Diese dient der Erfassung körperlicher Störungen, die psychische Erkrankungen komplizieren bzw. deren Erscheinungsbild mitbestimmen können. Hierbei werden nicht nur die aktuelle Symptomatik, sondern auch schwerere körperliche Erkrankungen in der Vorgeschichte (z. B. traumatische Hirnverletzungen) mit erfasst.

Eine eingehende körperliche Untersuchung ist zudem aus folgenden Gründen von Bedeutung:

- Verschiedene psychische Störungen können als Indikatoren von körperlichen Erkrankungen auftreten (z. B. eine Angststörung als Indikator einer Hyperthyreose).
- Es sollten keine körperlichen Erkrankungen übersehen werden, die unabhängig von psychiatrischen Erkrankungen existieren.
- Verschiedene körperliche Erkrankungen können psychische Störungen (mit-)verursachen (z. B. Stoffwechselentgleisung, Delir).

2.2.7 Persönlichkeit

Persönlichkeitsstruktur

Die Beurteilung der Persönlichkeitsstruktur, auf deren Grundlage sich psychopathologische Symptome entwickeln können, ist in der Psychiatrie und Psychotherapie seit jeher von großer Bedeutung. Im Rahmen der psychiatrischen Untersuchung wird versucht, be-

Tab. 2.3 Persönlichkeitsstruktur

Strukturelle Dimensionen	• Selbstwahrnehmung • Wahrnehmung von anderen • Selbststeuerung/Impulskontrolle • Abwehr • Beziehungsfähigkeit • Kommunikationsfähigkeit
Auffällige Persönlichkeitszüge	• abhängig (dependent) • affektiv • anankastisch • asthenisch • dissozial (antisozial) • histrionisch (hysterisch) • narzisstisch • paranoid • schizoid • selbstunsicher

stimmte strukturelle Dimensionen der Persönlichkeit sowie auffällige Persönlichkeitszüge zu erfassen (➤ Tab. 2.3).

Zu den strukturellen Merkmalen gehören Aspekte der Selbstwahrnehmung (Wünsche, Bedürfnisse, Gefühle) und deren Fremdwahrnehmung, das Ausmaß des Selbstvertrauens, der Selbststeuerung bzw. Impulskontrolle, die Abwehr und die Kommunikations- und Beziehungsfähigkeit. Zur Charakterisierung der Persönlichkeit lassen sich die in Anlehnung an die Typologie der Persönlichkeitsstörungen konzipierten Aspekte heranziehen (Arbeitskreis OPD 2006) (➤ Kap. 21).

Prämorbide Persönlichkeit

Der Erfassung der Persönlichkeit vor dem Auftreten der Erkrankung kommen verschiedene Funktionen zu:

- Mit der Erfassung des „Normalzustands" lässt sich abschätzen, inwieweit sich durch eine psychische Erkrankung die Persönlichkeit des Patienten evtl. geändert hat.
- Verschiedene Untersuchungen weisen darauf hin, dass bestimmte Erkrankungen mit bestimmten prämorbiden Persönlichkeitsstrukturen in Verbindung stehen (z. B. affektive Störungen mit dem Typus melancholicus, Typus manicus).
- Das prämorbide Persönlichkeitsbild kann in die therapeutische Zielsetzung einfließen, indem eine genauere Bestimmung des Therapieziels möglich wird (z. B. prämorbid auffällige Persönlichkeit).

Die Erfassung der Persönlichkeit des Patienten kann entscheidende Hinweise auf die Gestaltung der Arzt-Patient-Beziehung zur Erreichung einer notwendigen Compliance geben (z. B. Misstrauen, Kontrollbedürfnis, Kränkbarkeit etc.).

Als diagnostische Hilfsmittel zur Erfassung der Persönlichkeitsstruktur und der prämorbiden Persönlichkeit können vor allem **Selbst- und Fremdbeurteilungsverfahren** eingesetzt werden (vgl. von Zerssen 2001).

2.2.8 Psychopathologischer Befund

Der psychopathologische Befund stellt das Ergebnis der psychiatrischen Untersuchung sowie die Grundlage für diagnostische Entscheidungen und therapeutische Maßnahmen dar. Umfassende psychopathologische Kenntnisse sind somit notwendige Voraussetzungen, um überhaupt eine zuverlässige Diagnose nach ICD-10 oder auch DSM-IV bzw. DSM-5 stellen zu können.

Unter Psychopathologie versteht man die „Lehre von den Leiden der Seele". Erfasst werden psychische Symptome, welche die aktuelle psychische Störung kennzeichnen, ohne eine Aussage über deren Ätiologie und Pathogenese zu machen. Der psychopathologische Befund sollte möglichst differenziert erhoben werden und umfasst verschiedene Merkmalsbereiche, die sich aus den Aussagen des Patienten sowie aus Beobachtungen des Interviewers, ergänzt durch fremdanamnestische Angaben der Angehörigen oder des Pflegepersonals, zusammensetzen (➤ Tab. 2.4).

Tab. 2.4 Psychiatrische Befunderhebung: Merkmalsbereiche (in Anlehnung an das AMDP-System)

Merkmalsbereiche	Untersuchungsparameter
Äußeres Erscheinungsbild	Kleidung, Körperpflege, Gestik, Mimik, Physiognomie
Verhalten in der Untersuchungssituation	Auskunftsbereitschaft, Kooperation, Simulation/Dissimulation, interaktionelles Verhalten
Sprechverhalten und Sprache	Klang, Modulation, Sprechstörungen (Stammeln, Stottern), Sprachverständnis und Ausdrucksvermögen
Bewusstsein	Quantitativ (Bewusstseinsverminderung) Qualitativ (Bewusstseinstrübung, -einengung, -verschiebung)
Orientierung	Zeitlich, örtlich, situativ und zur eigenen Person
Aufmerksamkeit und Gedächtnis	Auffassungsstörungen, Konzentrationsstörungen, Immediat-, Kurz- und Langzeitgedächtnis
Antrieb und Psychomotorik	Antriebsarm, antriebsgehemmt, antriebsgesteigert, motorisch unruhig, Parakinesen, Hyperkinesen, Akinese, Hypokinese, Stupor, Raptus, manieriert/bizarr, theatralisch, mutistisch, logorrhoisch
Affektivität	Ratlosigkeit, Gefühl der Gefühllosigkeit, affektarm, affektstarr, Störung der Vitalgefühle, deprimiert/depressiv, hoffnungslos, ängstlich, euphorisch, dysphorisch, gereizt, innerlich unruhig, klagsam/jammerig, Insuffizienzgefühle, gesteigertes Selbstwertgefühl, Schuldgefühle, Verarmungsgefühle, ambivalent, Parathymie, affektlabil, Affektdurchlässigkeit (Affektinkontinenz)
Formales Denken	Verlangsamung, Hemmung, umständliches Denken, eingeengtes Denken, Perseveration, Grübeln, Gedankendrängen, Ideenflucht, Vorbeireden, gesperrt/Gedankenabreißen, inkohärent/zerfahren, Neologismen
Inhaltliches Denken	Nicht wahnhaft: Zwang, Hypochondrie, Phobien, überwertige Ideen; Wahnhaft: formale und inhaltliche Wahnmerkmale
Sinnestäuschungen	Illusionen, Halluzinationen
Ich-Störungen	Derealisation, Depersonalisation, Gedankenausbreitung, -entzug, -eingebung, andere Fremdbeeinflussungserlebnisse
Zirkadiane Besonderheiten	Morgentief, Abendtief
Sozial- und Krankheitsverhalten	Krankheitseinsicht, Krankheitsgefühl, Ablehnung der Behandlung, sozialer Rückzug, soziale Umtriebigkeit
Aggressives Erlebens- und Verhaltensmuster	Aggressivität, Selbstbeschädigung, Suizidalität
Dissoziative Symptome	z. B. Amnesie, Trance, Lähmungen, Fugue
Somatische Symptome	z. B. Insomnie, Appetitverlust, Tremor, Impotenz

Die Beurteilung psychopathologischer Phänomene basiert auf zwei Datenquellen: den Selbstberichten des Patienten und den Beobachtungen Dritter (meist der Interviewer, aber auch Angehörige, Pflegepersonal). Einige psychopathologische Symptome sind nur der Selbstbeobachtung zugänglich (**S-Symptome** nach AMDP

2007), andere nur der Fremdbeobachtung (**F-Symptome**). Zur ersten Gruppe zählen z. B. Halluzinationen, Grübeln oder gehemmtes Denken, zur zweiten Gruppe z. B. Neologismen, Vorbeireden oder Affektstarrheit. Die meisten Symptome sind jedoch **SF-Symptome**, d. h., sie können entweder aufgrund von Selbstberichten **oder** Fremdbeobachtung beurteilt werden. Zu dieser Gruppe zählen Symptome wie Deprimiertsein, Antriebsarmut oder sozialer Rückzug.

Im Verlauf der psychopathologischen Befunderhebung und anamnestischen Dokumentation werden auch das Verhalten in der Untersuchungssituation, das Sprechverhalten bzw. die Sprache beurteilt. Diese Merkmale sind zwar nicht primär Teil des psychopathologischen Befunds, geben aber wichtige Hinweise z. B. auf die psychosoziale Integration eines Patienten, seine interpersonellen Kompetenzen und sein Krankheitsverhalten. Als hilfreiches Mittel bei der Befunderhebung haben sich (strukturierte) **Interviewleitfäden** bewährt, z. B. der Interviewleitfaden zum AMDP-System (Fähndrich und Stieglitz 2007).

2.2.9 Diagnostische Überlegungen

Den vorläufigen Abschluss der psychiatrischen Befunderhebung stellen diagnostische und differenzialdiagnostische Überlegungen dar. Hierzu sind alle in der psychiatrischen Untersuchung erhobenen Befunde heranzuziehen und zu integrieren. Bei Anwendung **operationaler Diagnosensysteme** (➤ Kap. 3) ist v. a. auf Symptom-, Zeit- und Verlaufskriterien sowie besondere Ein- und Ausschlusskriterien zu achten.

Häufig ist die zunächst gestellte Diagnose (im stationären Kontext oft als Aufnahmediagnose bezeichnet) als vorläufig anzusehen, da bei bestimmten Erkrankungen eine zuverlässige endgültige Diagnose erst durch die Beobachtung und Bewertung des weiteren Verlaufs, die Einbeziehung fremdanamnestischer Daten oder Laborbefunde gestellt werden kann. Dies gilt auch für Störungen, bei denen eine sehr detaillierte Krankheitsanamnese für die Diagnosestellung von besonderer Bedeutung ist (z. B. schizoaffektive Störungen).

2.2.10 Behandlungsplanung

Aufgrund der psychiatrischen Untersuchung werden erste Behandlungsschritte eingeleitet. Dies kann in Abhängigkeit vom diagnostizierten Störungsbild und von den psychosozialen Umständen eine pharmakologische, psychoedukative, psychotherapeutische oder soziotherapeutische Behandlung sein. Oft basiert die Therapieplanung zunächst auf einer **Syndromdiagnose** (➤ Kap. 2.3.2), die als vorläufig anzusehen und im Verlauf der weiteren Behandlung und unter Einbeziehung zusätzlicher diagnostischer Ergebnisse zu modifizieren ist. Aufnahme- und Entlassungsdiagnosen sind daher oft nicht identisch.

Resümee
Der psychiatrischen Befunderhebung kommt im Hinblick auf die diagnostische Beurteilung des Patienten sowie der daraus abgeleiteten therapeutischen Interventionen (Therapieplanung) eine zentrale Funktion zu. Sie umfasst die Erhebung von soziodemografischen Daten, Krankheits- und Familienanamnese, Biografie, verschiedenen Aspekten der Persönlichkeit sowie somatischem und psychopathologischem Befund.

2.3 Untersuchungsebenen

Die psychopathologische Befunderhebung ist ein komplexer Prozess, der eine Vielzahl von Bereichen berücksichtigen muss. Zunehmend hat sich daher ein strukturiertes Vorgehen durchgesetzt, z. B. das Dokumentationssystem der Arbeitsgemeinschaft für Methodik und Dokumentation in der Psychiatrie (AMDP-System), für das es zudem einen Leitfaden zur Befunderhebung gibt. Psychopathologische Phänomene werden zunächst primär auf Symptomebene erfasst. Sie lassen sich später zu Syndromen zusammenfassen bzw. sind die Basis für diagnostische Entscheidungen auf Diagnoseebene (➤ Kap. 3). In ➤ Abb. 2.1 ist dieser Zusammenhang nochmals dargestellt. Während auf der Syndromebene zu quantifizieren versucht wird (dimensionale Betrachtungsweise), werden auf der Diagnosenebene dichotome Entscheidungen getroffen (kategoriale Betrachtungsweise).

Ohne psychopathologische Grundkenntnisse lassen sich keine zuverlässigen psychiatrischen Diagnosen nach ICD-10 und DSM-IV bzw. DSM-5 stellen!

2.3.1 Symptomebene

Die Erfassung der Symptomatik erfolgt i. d. R. im klinischen Gespräch und primär rein deskriptiv ohne Bezug auf bestimmte ätiologische Annahmen oder eine oder mehrere vermutete Störung(en). Ergeben sich Hinweise auf deutliche Defizite in bestimmten Merkmalsbereichen (➤ Tab. 2.4), so lassen sich zur Objektivierung der Befunde zusätzlich z. T. spezifische Untersuchungsinstrumente

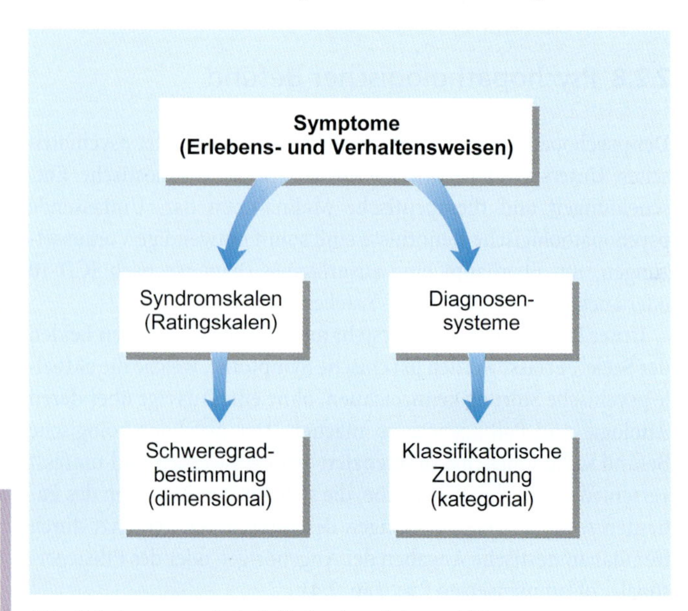

Abb. 2.1 Symptome als Basis für Syndromskalen und Diagnosensysteme

(➤ Kap. 2.4; ➤ Kap. 4) heranziehen. Die wichtigsten Symptome werden im Folgenden definiert.

Bewusstseinsstörungen

Das Bewusstsein lässt sich als Zustand der Bewusstheit des Selbst und der Umwelt definieren. Bewusstseinsstörungen werden auf der Grundlage des gesamten Erlebens und Verhaltens des Patienten in der Untersuchungssituation beurteilt. Bewusstseinsklarheit bedeutet dabei nicht nur eine voll erhaltene Vigilanz, sondern auch die Fähigkeit, auf Situationen adäquat zu reagieren. Unterschieden wird daher zwischen quantitativen und qualitativen Bewusstseinsstörungen. **Quantitative Bewusstseinsstörungen** (Bewusstseinsverminderung) sind durch eine Störung der Vigilanz (Wachheit) bedingt. Sie weisen nahezu immer auf eine organische Ätiologie hin und werden dem Wachheitsgrad entsprechend weiter unterteilt (➤ Tab. 2.5).

Die **qualitativen Bewusstseinsstörungen** stellen Veränderungen des Bewusstseins dar. Die Vigilanz ist zwar erhalten, aber der Patient hat keine adäquaten Reaktionsmöglichkeiten auf sich verändernde Umweltbedingungen. Dabei ist die **Bewusstseinstrübung** durch eine unzureichende Klarheit von Denken und Handeln gekennzeichnet, wie sie etwa bei deliranten Zustandsbildern gefunden wird. Bei der **Bewusstseinseinengung**, die z. B. bei epileptischen Dämmerzuständen auftritt, kommt es bei weitgehend erhaltener Handlungsfähigkeit zu einer Einengung von Denkinhalten und Erlebnissen. Die Ansprechbarkeit auf Außenreize ist vermindert. Das Erleben ist insgesamt traumartig verändert. Bei der **Bewusstseinsverschiebung oder -erweiterung** handelt es sich um einen Zustand, der durch das Gefühl gesteigerten Intensitäts- und Helligkeitserlebens, erhöhter Wachheit und Vergrößerung des Bewusstseinsraums gekennzeichnet ist. Derartige Zustände treten häufiger in Zusammenhang mit der Einnahme von Halluzinogenen auf.

Orientierungsstörungen

Die Orientierung umfasst die Genauigkeit der Wahrnehmung des Patienten und seines Verständnisses der ihn umgebenden Situation. Sie bezieht sich auf die Fähigkeit, sich in der zeitlichen, räumlichen und gegenwärtigen persönlichen Situation zurechtzufinden. Die Orientierungsstörungen können teilweise aus dem Gesprächsverlauf erschlossen werden, sind jedoch im Zweifel auch gezielt zu explorieren. Die **zeitliche Orientierung** wird etwa durch Erfragen von Datum, Wochentag, Jahr oder Jahreszeit überprüft, während sich die **örtliche Orientierung** stets auf die Kenntnis des Ortes bezieht, an dem sich der Patient gegenwärtig befindet. Mit **situativer Orientierung** ist die Fähigkeit gemeint, die gegenwärtige Situation und die dort anwesenden Personen (z. B. die Untersuchungssituation) richtig einzuschätzen, während die **Orientierung zur Person** das Wissen um Merkmale der eigenen Person und lebensgeschichtliche Zusammenhänge (z. B. erlernter Beruf, Zahl der eigenen Kinder) widerspiegelt.

Tab. 2.5 Quantitative Bewusstseinsstörungen

Störung	Definition
Benommenheit	Patient ist schwer besinnlich, teilnahmslos und verlangsamt, Informationsaufnahme und -verarbeitung sind eingeschränkt
Somnolenz	Patient ist apathisch, schläfrig, aber weckbar
Sopor	Patient schläft und ist nur durch starke Reize (z. B. Kneifen) für kurze Zeit zu erwecken
Koma	Patient ist bewusstlos und nicht mehr weckbar

Aufmerksamkeits- und Gedächtnisstörungen

Aus dem Gesprächsverlauf können sich bereits erste Hinweise ergeben, ob der Patient in seiner Fähigkeit beeinträchtigt ist, sich in vollem Umfang den durch seine Sinne vermittelten Eindrücken zuzuwenden. Zu unterscheiden sind Auffassungs- und Konzentrationsstörungen.

Auffassungsstörungen umfassen die reduzierte Fähigkeit, verschiedene Wahrnehmungsinhalte in einen Sinnzusammenhang zu bringen und dessen Bedeutung zu erfassen. **Konzentrationsstörungen** beziehen sich auf die reduzierte Fähigkeit, sich über einen längeren Zeitraum einer bestimmten Aufgabe zuzuwenden. Patienten mit Konzentrationsstörungen lassen sich leicht durch von außen kommende Reize ablenken. Konzentrationsstörungen werden überprüft, indem man z. B. den Patienten auffordert, fortlaufend von einer Zahl den gleichen Betrag zu subtrahieren (z. B. bei 81 beginnen und jeweils 7 abziehen) oder die Wochentage bzw. Monatsnamen rückwärts aufzusagen. Auffassungsstörungen lassen sich diagnostizieren, indem man den Patienten bittet, die Bedeutung eines Sprichworts (z. B. „Morgenstund' hat Gold im Mund") oder einer kurzen Fabel zu erklären.

Hinweise auf **Gedächtnisstörungen** (➤ Tab. 2.6) ergeben sich ebenfalls häufig bereits aus dem Gesprächsverlauf. Die Gedächtnisleistung selbst ist ein komplexer Prozess, dessen verschiedene Teilkomponenten (Informationsaufnahme und -entschlüsselung, Behalten dieser Informationen sowie Abruf alter oder neuer Gedächtnisinhalte) gestört sein können.

Tab. 2.6 Definition der Gedächtnisstörungen nach ihrem Erscheinungsbild

Störung	Definition
Amnesie • retrograd • anterograd	Totale oder lakunäre, d. h. zeitlich oder inhaltlich begrenzte Inhaltslücken • Störung für die vor dem Ereignis (z. B. Hirntrauma) liegende Zeit • Störung für die Zeit nach dem Ereignis
Hypermnesie	Steigerung der Erinnerungsfähigkeit (z. B. in Fieberzuständen)
Hypomnesie	Herabsetzung der Erinnerungsfähigkeit
Paramnesie	Erinnerungstäuschungen, Gedächtnisillusionen oder Trugerinnerungen (z. B. im Rahmen einer wahnhaften Veränderung der Erinnerung bei schizophrenen Patienten)

Tab. 2.6 Definition der Gedächtnisstörungen nach ihrem Erscheinungsbild *(Forts.)*

Störung	Definition
• Déjà-vu-Erlebnisse	Der Patient hat das sichere Gefühl, z. B. bestimmte Situationen oder Ereignisse schon einmal erlebt, von Dingen schon einmal gehört zu haben
• Jamais-vu-Erlebnisse	Falsches Wiedererkennen bzw. vermeintliche Vertrautheit/Fremdheit
• Ekmnesie	Störung des Zeiterlebens und des Zeitgitters, wobei die Vergangenheit als Gegenwart erlebt wird
Zeitgitterstörung	Störung des zeitlichen Rasters, Unfähigkeit, biografische Gedächtnisinhalte in die richtige Reihenfolge zu bringen
Konfabulation	Erinnerungslücken werden vom Patienten mit frei erfundenen Fakten oder Ereignissen gefüllt, die er tatsächlich für Erinnerungen, d. h. für Realität, hält

Meist wird eine Unterscheidung zwischen Ultrakurzzeit-, Kurzzeit- und Langzeitgedächtnis getroffen. Beim **Ultrakurzzeitgedächtnis** (oder Immediatgedächtnis) geht es um die unmittelbare Aufnahme und sofortige Reproduktion von Informationen. Das **Kurzzeitgedächtnis** umfasst die Reproduktion von Informationen im Zeitabstand von ca. 5–10 min. Die Überprüfung des Ultrakurzzeit- und Kurzzeitgedächtnisses kann z. B. durch das Abfragen verschiedener vorgegebener Begriffe (z. B. „Berlin", „47", „Stuhl") oder das Nacherzählen einer Fabel nach einem entsprechenden Zeitintervall erfolgen. Beim **Langzeitgedächtnis** geht es um die Reproduktion von Informationen, die Tage bis Jahre zurückliegen können. Im Rahmen der psychopathologischen Befunderhebung kann es nur um eine grobe Orientierung bzgl. des Vorliegens von Gedächtnisstörungen gehen. Ist man an einer weiteren Abklärung spezifischer Teilaspekte interessiert (z. B. Arbeitsgedächtnis), müssen psychometrische Testverfahren (➢ Kap. 4) eingesetzt werden. Gleiches gilt auch für die differenzierte Erfassung von Störungen im Bereich der Aufmerksamkeit/Konzentration.

Gedächtnisstörungen sind zumeist ein Kardinalsymptom von Hirnfunktionsstörungen unterschiedlichster Ätiologie. Sie können auch als pseudodemenzielles Syndrom, d. h. als subjektive Beeinträchtigungen bei schwer depressiven Patienten, auftreten. Prinzipiell kommen jedoch bei fast allen psychischen Störungen Gedächtnisstörungen vor. Nicht immer lassen sich Aufmerksamkeits- und Gedächtnisstörungen direkt im Gespräch beobachten und sollten daher anhand der genannten klinischen Prüfungen stets gezielt untersucht werden!

Denkstörungen

Denkstörungen lassen sich aufgrund der sprachlich-inhaltlichen Äußerungen des Patienten während der Untersuchungssituation er-

Tab. 2.7 Formale Denkstörungen

Störung	Definition
Denkverlangsamung	Vom Untersucher wahrgenommene Verlangsamung des Denkens mit schleppendem Ablauf
Denkhemmung	Das Denken wird vom Patienten subjektiv als gebremst, wie gegen einen inneren Widerstand, empfunden.
Umständliches Denken	Bezogen auf den Gesprächsinhalt wird das Nebensächliche nicht vom Wesentlichen getrennt. Der Patient haftet an vielen unbedeutenden Einzelheiten. Inhaltlicher Zusammenhang und Zielvorstellung bleiben aber stets erhalten.
Eingeengtes Denken	Der inhaltliche Gedankenumfang ist eingeschränkt. Der Patient ist einem oder wenigen Themen verhaftet und auf wenige Zielvorstellungen fixiert. Dem Patienten gelingt es im Gespräch nicht oder nur schwer, auf ein anderes Thema überzugehen.
Perseveration	Haftenbleiben an bestimmten Vorstellungen und Gedanken. Wörter oder Angaben, die im aktuellen Gesprächszusammenhang nicht mehr sinnvoll sind, werden mehrfach wiederholt.
Grübeln	Unablässiges, jedoch nicht zur Lösung oder zum Ziel führendes Beschäftigtsein mit (nicht nur, aber meist) unangenehmen Themen, die vom Patienten nicht als fremd erlebt werden.
Gedankendrängen	Der Patient ist dem Druck vieler Einfälle oder Gedanken ausgesetzt.
Ideenflucht	Vermehrung von Einfällen, die aber nicht mehr von einer Zielvorstellung straff geführt werden. Das Ziel des Denkens kann aufgrund dazwischen kommender Assoziationen ständig wechseln oder verloren gehen und ist vom Untersucher nur noch schwer oder gar nicht mehr zu erkennen.
Vorbeireden	Der Patient geht nicht auf die Frage ein, obwohl aus seiner Antwort und/oder der Situation ersichtlich ist, dass er die Frage verstanden hat.
Gedankenabreißen	Plötzlicher Abbruch eines zunächst flüssigen Gedankengangs ohne erkennbaren Grund, was vom Patienten erlebt (Gedankenabreißen) und/oder vom Interviewer beobachtet wird (Sperrung).
Inkohärenz, Zerfahrenheit	Mangel an logischem Zusammenhang zwischen Wörtern und Sätzen, was dem Patienten nicht bewusst ist. Denken und Sprechen des Patienten verlieren für den Untersucher ihren verständlichen Zusammenhang, sind im Extremfall bis in einzelne, scheinbar zufällig durcheinander gewürfelte Sätze, Satzgruppen oder Gedankenbruchstücke zerrissen. Einige Autoren bezeichnen Inkohärenz bei gleichzeitiger Bewusstseinstrübung als zerfahrenes Denken.
Kontamination	Verschmelzung von mehreren Wörtern zu einem einzigen Wort
Neologismen	Wortneubildungen (zumeist Zusammenziehung von bekannten Wörtern; z. B. Lichtgefäß), die den sprachlichen Regeln nicht entsprechen und oft nicht unmittelbar verständlich sind, sowie semantisch ungewöhnlicher Wortgebrauch

schließen. Hierbei wird zwischen formalen und inhaltlichen Denkstörungen unterschieden. Bei den formalen Denkstörungen handelt es sich um objektiv beobachtbare oder subjektiv erlebte Veränderungen in Geschwindigkeit, Kohärenz und Stringenz des Gedankengangs, während unter inhaltlichen Denkstörungen v. a. Wahnphänomene sowie Zwangssymptome zusammengefasst werden.

Formale Denkstörungen

Als wesentliches Kriterium für den Schweregrad von Denkstörungen kann das Ausmaß der Erschwerung des Interviews angesehen werden, wobei sich die formalen Denkstörungen manchmal erst bei längerem Gesprächsverlauf oder im Zusammenhang mit emotional belastenden Situationen zeigen. Sie sind nosologisch zumeist unspezifisch und können bei einer Vielzahl psychischer Störungen auftreten. In Anlehnung an das AMDP-System werden verschiedene Merkmale unterschieden (➤ Tab. 2.7).

Inhaltliche Denkstörungen

Von den formalen sind die inhaltlichen Denkstörungen abzugrenzen, bei denen der Inhalt des Denkens und die Realitätskontrolle beeinträchtigt sind. Dabei wird zwischen wahnhaften und nicht wahnhaften inhaltlichen Denkstörungen unterschieden. Zu den nicht wahnhaften inhaltlichen Denkstörungen gehören:

- **Hypochondrie:** ängstlich getönte Beziehung zum eigenen Körper, an dem z. B. Missempfindungen mit der unbegründeten Befürchtung, körperlich krank zu sein oder zu werden, überstark wahrgenommen werden. Normale Körpervorgänge erhalten oft eine übermäßige Bedeutung.
- **Phobie:** Angst vor bestimmten Objekten oder Situationen, die zumeist vermieden werden; dazugehörige Begriffe: soziale Phobie, Agoraphobie, Klaustrophobie, spezifische Phobien. Der Patient erkennt diese Angst zwar als unsinnig oder zumindest übertrieben, kann sich aber nicht dagegen wehren.
- **Überwertige Ideen:** emotional stark besetzte Erlebnisse oder Gedanken meist negativer Art, welche die gesamte Person in unangemessener Weise beherrschen. In Abgrenzung zu wahnhaften Ideen besteht eine starke Realitätskontrolle, eine größere logische Konsistenz der Inhalte und weniger Ich-Bezogenheit.

Auch Zwangssymptome werden oft zu den inhaltlichen Denkstörungen gezählt. Dabei handelt es sich um sich immer wieder gegen inneren Widerstand aufdrängende, zwar der Person zugehörige, aber ich-fremde Gedanken oder Vorstellungen, die vom Patienten als unsinnig und unangenehm erlebt werden. Sie lassen sich nicht oder nur schwer unterbinden. Bei Unterdrückung dieser Phänomene tritt oft das Gefühl von Angst oder Unbehagen auf. Unterschieden werden:

- **Zwangsimpulse:** sich zwanghaft aufdrängende Impulse, bestimmte Handlungen auszuführen (z. B. obszöne Wörter auszusprechen)
- **Zwangsdenken:** zwanghafte Gedanken oder Vorstellungen wie Zwangsgrübeln und Zwangsbefürchtungen (z. B. anderen etwas antun zu können)
- **Zwangshandlungen:** auf der Grundlage von Zwangsimpulsen oder Zwangsgedanken immer wieder ausgeführte Handlungen (z. B. Sach- oder Kontrollhandlung), die vom Patienten als unsinnig erlebt werden

Im Zentrum der inhaltlichen Denkstörungen steht der **Wahn** in seinen verschiedenen Ausdrucksweisen. Als Wahn wird eine Fehlbeurteilung der Realität bezeichnet, die mit erfahrungsunabhängiger und damit unkorrigierbarer Gewissheit auftritt und an der mit subjektiver Gewissheit festgehalten wird, auch wenn sie im Widerspruch zu Erfahrungen der gesunden Mitmenschen sowie ihrem kollektiven Glauben und Meinen steht.

Es besteht kein Bedürfnis nach Begründung dieser Fehlbeurteilung. In der Regel spielt der Bezug zur eigenen Person bei den Wahninhalten eine entscheidende Rolle. Bei den wahnhaften (oder paranoiden) Phänomenen lassen sich **formale und inhaltliche Merkmale** unterscheiden (➤ Tab. 2.8).

Tab. 2.8 Wahnmerkmale

Wahnmerkmale	Definition
Formale Wahnmerkmale	
Wahngedanken	Wahnhafte Meinungen und Überzeugungen
Wahneinfälle	Plötzliches und unvermitteltes gedankliches Auftreten von wahnhaften Vorstellungen und Überzeugungen
Wahnwahrnehmung	Reale Sinneswahrnehmungen erhalten eine abnorme Bedeutung (meist i. S. der Eigenbeziehung). Die Wahnwahrnehmung ist eine wahnhafte Fehlinterpretation einer an sich richtigen Wahrnehmung.
Wahnstimmung	Die erlebte Atmosphäre des Betroffenseins, der Erwartungsspannung und des bedeutungsvollen Angemutetwerdens in einer zumeist unheimlich und bedrohlich erlebten Welt. Diese Stimmung ist charakterisiert durch das Beimessen von Bedeutungen, das In-Beziehung-Setzen von Ereignissen, ein Meinen, Vermuten und Erwarten, das vom Gesunden nicht nachvollzogen werden kann. Sie ist i. d. R. eher diffus. Eine Thematisierung des Wahns erfolgt zumeist nicht.
Systematisierter Wahn	Beschreibt logische und paralogische Verknüpfungen einzelner Wahnsymptome mit anderen Wahnphänomenen, Sinnestäuschungen, Ich-Störungen oder auch nicht krankhaft veränderten Beobachtungen oder Erlebnissen. Zwischen diesen Elementen werden kausale oder finale Verbindungen hergestellt, vom Patienten als Beweis oder Bestätigung angesehen und als Gewissheit erlebt („Wahnarbeit").
Wahndynamik	Emotionale Anteilnahme am Wahn, die Kraft des Antriebs und die Stärke der Affekte, die im Zusammenhang mit dem Wahn wirksam werden

Tab. 2.8 Wahnmerkmale *(Forts.)*

Wahnmerkmale	Definition
Inhaltliche Wahnmerkmale	
Beziehungswahn	Wahnhafte Eigenbeziehung; selbst belanglose oder alltägliche Ereignisse werden ich-bezogen gedeutet. Der Patient ist davon überzeugt, dass etwas nur seinetwegen geschieht.
Beeinträchtigungs- und Verfolgungswahn	Der Patient erlebt sich selbst als Ziel von Feindseligkeiten. Er fühlt sich bedroht, beleidigt, verspottet und glaubt, die Umgebung trachte ihm nach seiner Gesundheit oder seinem Leben.
Eifersuchtswahn	Wahnhafte Überzeugung, vom Lebenspartner betrogen und hintergangen worden zu sein, oft verbunden mit dem Versuch, diesem das auch nachzuweisen.
Liebeswahn	Wahnhafte Überzeugung, von einer bestimmten Person geliebt zu werden, zu der bisher nicht einmal Kontakt bestanden haben muss
Inhaltliche Wahnmerkmale	
Schuldwahn	Wahnhafte Überzeugung, Schuld auf sich geladen oder etwas Unverzeihliches getan zu haben (z. B. gegenüber Gott, anderen sittlichen Instanzen, Gesetzen)
Verarmungswahn	Wahnhafte Überzeugung, nicht genügend Geld zur Bestreitung des Lebensunterhalts oder zur Finanzierung der Behandlung zu haben
Verkleinerungswahn	Wahnhafte Überzeugung, unbedeutend und wertlos zu sein
Hypochondrischer Wahn	Wahnhafte Überzeugung, krank zu sein
Nihilistischer Wahn	Wahnhafte Überzeugung, alles sei tot
Größenwahn	Wahnhafte Selbstüberschätzung und Selbstüberhöhung. Der Patient glaubt, besondere Macht oder besondere Fähigkeiten zu besitzen (z. B. Wahn höherer Abstammung, Herrscher der Welt zu sein).
Fantastischer Wahn	Wahnhafte Überzeugung, sich fantastisch verwandelt oder verändert zu haben (z. B. ein Monster oder Werwolf zu sein)
Symbiotischer Wahn	Ein „primär Gesunder" übernimmt von einem „primär Kranken" die Wahngedanken (Folie à deux), sodass beide das Wahnerleben teilen.

Wahrnehmungsstörungen

Nach Payk (2002: 167) stellt die normale Wahrnehmung, die durch intakte Sinnesorgane und ungestörte Sinnesfunktionen vermittelt wird, ein Integral von (inneren und äußeren) Empfindungen dar, die unter Einbeziehung von Gedächtnisinhalten geordnet, sinnvoll strukturiert und verstanden werden, und ermöglicht damit eine lebensnotwendige Adaptation an die Umgebung. Im Rahmen psychischer Störungen könnten jedoch Veränderungen auftreten und sich i. S. von Wahrnehmungsstörungen manifestieren. Zum Merkmalsbereich der Wahrnehmungsstörungen oder Sinnestäuschungen werden Illusionen, Halluzinationen und Pseudohalluzinationen gerechnet, die anhand des Vorhandenseins oder der Abwesenheit einer Reizquelle und/oder der Fähigkeit bzw. Unfähigkeit der Realitätskontrolle differenziert werden (➢ Tab. 2.9). Da es sich bei den Wahrnehmungsstörungen um nur dem Patienten selbst zugängliche Beobachtungen handelt, sind sie immer sorgfältig zu erfragen, wenn der Patient nicht von sich aus darüber berichtet.

Tab. 2.9 Wahrnehmungsstörungen

Störung	Definition
Illusion	Verfälschte Wahrnehmungen; eine tatsächlich vorhandene, gegenständliche Reizquelle wird verkannt und als etwas anderes wahrgenommen; kommen u. a. in emotionalen Ausnahmesituationen wie extremer Angst oder bei Fieberzuständen vor.
Stimmenhören	Form der akustischen Halluzination, bei der menschliche Stimmen wahrgenommen werden, ohne dass tatsächlich jemand spricht. Die Stimmen können den Patienten direkt ansprechen, seine Handlungen imperativ oder kommentierend begleiten, in Rede und Gegenrede über ihn sprechen oder sich unterhalten.
Andere akustische Halluzinationen	Akustische Halluzinationen, die keine Stimmen beinhalten (halluzinierte Geräusche, Klänge = Akoasmen)
Optische Halluzinationen	Wahrnehmen von Lichtblitzen, Farben, Mustern, Gegenständen (z. B. Tieren), Personen oder ganzen Szenen ohne entsprechende Reizquelle, kommen u. a. beim Alkoholentzugsdelir vor.
Körperhalluzinationen	Taktile oder haptische Halluzinationen (Wahrnehmen von nicht vorhandenen Objekten auf Haut und Schleimhäuten) und Störung des Leibempfindens (Zönästhesien, qualitativ abnorme Leibsensationen).
Geruchs-/Geschmackshalluzinationen	Geruchs- oder Geschmackswahrnehmungen, ohne dass eine Reizquelle ausgemacht werden kann.
Pseudohalluzinationen	Trugwahrnehmungen, bei denen die Unwirklichkeit der Trugwahrnehmung vom Patienten erkannt wird. Der Patient kann sagen, dass er Dinge sieht, die eigentlich gar nicht da sind; kommen u. a. in Zuständen extremer Ekstase, als kollektives Phänomen, in emotionalen Ausnahmezuständen wie Panik vor.
Hypnagoge Halluzinationen	Optische und/oder akustische Halluzinationen, die beim Einschlafen, Aufwachen oder im Halbschlaf auftreten.

Ich-Störungen

Unter Ich-Störungen werden Störungen des Einheitserlebens, der Identität im Zeitverlauf, der Ich-Umwelt-Grenze sowie der Ich-Haftigkeit aller Erlebnisse verstanden. Sie bestehen darin, dass die eigenen seelischen Vorgänge als von außen gemacht erlebt werden. Ich-Störungen müssen im Gespräch unbedingt erfragt werden, da Patienten oft nicht von sich aus darauf zu sprechen kommen (➢ Tab. 2.10).

Störungen der Affektivität

Affektivität beinhaltet im weitesten Sinne das emotionale Erleben sowie die Gefühlsansprechbarkeit als solche. Häufig werden die Affektstörungen vom Patienten besonders zu Beginn der Erkrankung subjektiv wahrgenommen und oft auch als schmerzlich empfunden. Wenn sie sich nicht aus dem Gesprächsverlauf erschließen, sollten sie gezielt exploriert werden (➢ Tab. 2.11).

Tab. 2.10 Ich-Störungen

Störung	Definition
Derealisation	Personen, Gegenstände und Umgebung erscheinen unwirklich, fremdartig oder räumlich verändert. Dadurch wirkt die Umwelt z. B. unvertraut, sonderbar oder gespenstisch.
Depersonalisation	Störung des Einheitserlebens der Person im Augenblick oder der Identität in der Zeit des Lebenslaufs. Die Person kommt sich selbst fremd, unwirklich, unmittelbar verändert, wie ein anderer und/oder uneinheitlich vor.
Gedankenausbreitung	Der Patient meint, die Gedanken gehörten ihm nicht mehr allein, fremde Personen würden Anteil daran haben und wissen, was er denkt (Gedankenlesen).
Gedankenentzug	Die Betroffenen glauben, ihnen würden die Gedanken „weggenommen" oder „abgezogen".
Gedankeneingebung	Gedanken und Vorstellungen werden als von außen beeinflusst, gemacht, gelenkt, gesteuert, eingegeben oder aufgedrängt empfunden.
Andere Fremdbeeinflussungserlebnisse	Verhalten, Erleben und Befinden werden als von außen gemacht und gesteuert erlebt (z. B. Bestrahlung von außen).

Tab. 2.11 Störungen der Affektivität

Störung	Definition
Deprimiertheit, Depressivität	Negativ getönte Befindlichkeit i. S. einer niedergedrückten und niedergeschlagenen Stimmung. Eine depressive Störung wird meist vom Patienten berichtet, kann aber auch aus seinem Verhalten erschlossen werden (Mimik, Gestik).
Hoffnungslosigkeit	Pessimistische Grundstimmung, fehlende Zukunftsorientierung. Der Glaube an eine positive Zukunft ist vermindert oder abhandengekommen („Schwarzsehen").
Insuffizienzgefühle	Das Vertrauen in die eigene Leistungsfähigkeit oder in den eigenen Wert ist vermindert oder ganz verloren gegangen. Der Patient glaubt, anderen Personen unterlegen/nichts wert zu sein.
Schuldgefühle	Der Patient fühlt sich für eine Tat, ein Fehlverhalten, für Gedanken oder Wünsche verantwortlich, die seiner Ansicht nach vor einer weltlichen oder religiösen Instanz, vor anderen Personen oder sich selbst verwerflich sind.
Gefühl der Gefühllosigkeit	Reduktion bis Verlust des affektiven Erlebens, eine subjektiv erlebte Gefühlsleere. Der Patient erlebt sich als gefühlsverarmt, leer („innerlich wie tot"), verödet, nicht nur für Freude, sondern auch für Trauer.
Ratlosigkeit	Der Patient findet sich nicht mehr zurecht und begreift seine Situation, Umgebung oder Zukunft kaum oder gar nicht mehr. Er versteht nicht mehr, was mit ihm geschieht, und wirkt auf den Beurteiler „staunig" (verwundert, hilflos).
Affektarmut	Das Spektrum gezeigter Gefühle ist vermindert. Wenige oder nur sehr dürftige Affekte (z. B. gleichgültig, unbeteiligt, teilnahmslos) sind beobachtbar.
Affektstarrheit	Verminderung oder Verlust der affektiven Modulationsfähigkeit. Hier ist die Schwingungsfähigkeit (Amplitude der Gefühle) verringert. Der Patient verharrt unabhängig von äußeren Reizen in einer bestimmten Affektlage (z. B. gleichmäßig dysphorisch).
Verarmungsgefühle	Der Patient fürchtet, dass ihm die Mittel zur Bestreitung seines Lebensunterhalts fehlen.
Innerliche Unruhe	Der Patient spürt eine innere Aufgeregtheit, Spannung, Getriebenheit oder Nervosität.
Störung der Vitalgefühle	Herabsetzung des Gefühls von Kraft und Lebendigkeit, der körperlichen und seelischen Frische und Ungestörtheit. Der Patient fühlt sich kraftlos, matt und energielos.
Ängstlichkeit	Der Patient hat Angst, manchmal ohne den Grund dafür angeben zu können. Die Angst kann sich frei flottierend, unbestimmt, in Angstanfällen und/oder durch körperliche Symptome (z. B. Schwitzen, Zittern) äußern.
Klagen, Jammern	Schmerz, Kummer, Befürchtungen, Ängstlichkeit werden ausdrucksstark in Worten, Mimik und Gestik dargeboten („Wehklagen").
Euphorie	Anhaltender Zustand eines übersteigerten Wohlbefindens, der Freude, des Behagens, der Heiterkeit, der Zuversicht, gesteigerter Vitalgefühle.
Dysphorie	Missmutige Verstimmtheit. Der Patient ist schlecht gelaunt, mürrisch, verdrießlich, nörgelnd, missgestimmt, unzufrieden, ärgerlich.
Gereiztheit	Der Patient befindet sich in einem Zustand erhöhter Reizbarkeit bis hin zur Gespanntheit.

Tab. 2.11 Störungen der Affektivität *(Forts.)*

Störung	Definition
Gesteigertes Selbstwertgefühl	Ein positiv erlebtes Gefühl der Steigerung des eigenen Werts, der Kraft und/oder der Leistungsfähigkeit.
Ambivalenz	Koexistenz widersprüchlicher Gefühle, Vorstellungen, Wünsche, Intentionen und Impulse, die meist als quälend erlebt wird.
Parathymie	Gefühlsausdruck und berichtete Erlebnisinhalte stimmen nicht überein (paradoxe Affekte, inadäquate Gefühlsreaktionen). Der Affekt ist für (eine) bestimmte Situation(en) unangemessen und fehl am Platz (Patient lacht z. B., während er von schrecklichen Dingen berichtet).
Affektlabilität	Schneller Stimmungswechsel, der auf einen Anstoß von außen erfolgt (Vergrößerung affektiver Ablenkbarkeit), aber auch spontan auftreten kann. Die Affekte sind oft nur von kurzer Dauer und können sich in ihrer Ausrichtung schnell ändern (z. B. Wechsel von Trauer und Freude).
Affektdurchlässigkeit (Affektinkontinenz)	Affekte können bei geringem Anstoß überschießen, manchmal eine übermäßige Stärke annehmen und vom Patienten nicht beherrscht/kontrolliert werden.

Psychomotorische Störungen und Antriebsstörungen

Antriebs- und psychomotorische Störungen werden am Aktivitätsniveau und an der Psychomotorik erkennbar. Antrieb ist dabei die vom Willen weitgehend unabhängig wirkende Kraft, welche die Bewegung aller psychischen Funktionen steuert (> Tab. 2.12).

Zirkadiane Besonderheiten

Mit den sog. zirkadianen Besonderheiten sind regelhafte Schwankungen, Schwankungen der Befindlichkeit und des Verhaltens des Patienten über den Tag gemeint, wie sie oft bei depressiven Störungen vorkommen. Unterschieden werden v. a.:

- **Morgentief:** regelhafte morgendliche Verschlechterung des Befindens im Vergleich zu anderen Tageszeiten
- **Abendtief:** regelhafte abendliche Verschlechterung des Befindens im Vergleich zu anderen Tageszeiten

Sozial- und Krankheitsverhalten

Sozial- und Krankheitsverhalten sind im Arzt-Patient-Gespräch genau zu explorieren, da z. B. das Vorhandensein oder das Fehlen eines ausgeprägten Krankheitsgefühls oder eine plötzliche soziale

Tab. 2.12 Störungen des Antriebs und der Psychomotorik

Störung	Definition
Antriebsarmut	Mangel an Energie, Initiative und Anteilnahme.
Antriebshemmung	Energie, Initiative und Anteilnahme sind zwar vorhanden, werden aber vom Patienten als gebremst oder blockiert erlebt.
Antriebssteigerung	Zunahme an Energie, Initiative und Anteilnahme.
Motorische Unruhe	Gesteigerte ungerichtete motorische Aktivität (Patient kann z. B. nicht stillsitzen).
Parakinesen	Qualitativ abnorme, meist komplexe Bewegungen, die häufig die Gestik, Mimik und auch die Sprache betreffen.
Stereotypien	Sprachliche oder motorische Äußerungen, die längere Zeit hindurch in immer gleicher Form wiederholt werden.
Verbigerationen	Verbale Stereotypien.
Echolalie	Mechanisches Nachsprechen von Wörtern oder Sätzen.
Katalepsie	Haltungsstereotypien.
Wächserne Biegsamkeit	Flexibilitas cerea (Verhalten in einer eingenommenen körperlichen Haltung).
Befehlsautomatismus	Der Patient führt automatisch Handlungen aus, die er selbst als nicht von ihm intendiert erlebt.
Negativismus	Der Patient tut nicht das Erwartete bzw. genau das Gegenteil.
Hyperkinese	Bewegungsunruhe von impulsivem Charakter.
Akinese, Hypokinese	Bewegungslosigkeit/Mangel an Bewegung.
Stupor	Relative Bewegungslosigkeit mit Einschränkungen der Reizaufnahme und der Reaktionen.
Raptus	Plötzlich auftretender ungeordneter Bewegungssturm aus einem Zustand der Ruhe heraus.
Manieriertheit, Bizarrheit	Alltägliche Bewegungen und Handlungen (auch Gestik, Mimik und Sprache) erscheinen dem Beobachter verstiegen, verschroben, possenhaft, gekünstelt und verschnörkelt.
Theatralismus	Der Patient erweckt den Eindruck, als würde er sich selbst darstellen.
Mutismus	Wortkargheit bis zum Nichtsprechen (Verstummen).
Logorrhö	Verstärkter oder ungehemmter Redefluss, reduzierte Kontrolle des Gesprochenen.

Umtriebigkeit von großem diagnostischem Wert sein können. Hierzu gehören:

- **Sozialer Rückzug:** Einschränkung bis vollständiger Verlust der Kontakte zu anderen Menschen.
- **Soziale Umtriebigkeit:** Vermehrung der Kontakte zu anderen Menschen.
- **Mangel an Krankheitsgefühl:** Der Patient fühlt sich nicht krank, obwohl objektiv eine Krankheit besteht.
- **Mangel an Krankheitseinsicht:** Der Patient erkennt seine krankhaften Erlebnisse und Verhaltensweisen nicht als krankheitsbedingt an. Er führt sie u. U. auf andere Faktoren zurück (z. B. schlechte Ernährung).
- **Ablehnung der Behandlung:** Widerstreben gegen therapeutische Maßnahmen und/oder Krankenhausaufnahme/-aufenthalt (z. B. Ablehnung einer medikamentösen Behandlung).

Aggressive Erlebens- und Verhaltensmuster

Eine weitere bedeutende Gruppe psychopathologischer Merkmale bezieht sich auf aggressive Erlebens- und Verhaltensmuster im weiteren Sinne:

- **Aggressivität:** Aggressionstendenzen (verbale Aggressionen, erhöhte Bereitschaft zu Tätlichkeiten als Verteidigung oder Angriff) und Aggressionshandlungen (Gewalthandlungen gegen Personen oder Gegenstände)
- **Selbstbeschädigung:** Selbstverletzungen ohne damit verbundene Suizidabsichten
- **Suizidalität:** Suizidgedanken, -impulse oder -handlungen

Dissoziative Symptome

Darunter versteht man die nichtpsychotische Desintegration von Wahrnehmung, Identität, mnestischen Funktionen, Willkürmotorik und sich daraus entwickelnde Symptome. Auf psychischem Niveau gehören hierzu etwa die psychogene Bewusstseinsstörung, Schwankungen der Wachheit oder selektive Wahrnehmungsveränderungen. Auf körperlichem Niveau kommen u. a. psychogene Paresen, Aphonien, Dysarthrien oder Parästhesien vor (➤ Kap. 16).

Somatische Symptome

Psychische Störungen können von spezifischen somatischen Symptomen begleitet sein und zu ihrer diagnostischen Zuordnung wesentlich beitragen. Störungen in den folgenden Bereichen sind häufig und sollten i. R. der körperlichen und psychiatrischen Untersuchung besondere Beachtung finden:

- **Schlafstörungen:** Einschlafstörungen, Durchschlafstörungen, Verkürzung der Schlafdauer, Früherwachen
- **Appetenzstörungen:** Appetit vermindert, Appetit vermehrt, gesteigertes Durstgefühl, Sexualität vermindert
- **Gastrointestinale Störungen:** Hypersalivation, Mundtrockenheit, Übelkeit, Erbrechen, Magenbeschwerden, Obstipation, Diarrhö
- **Kardiorespiratorische Symptome:** Atembeschwerden, Schwindel, Herzklopfen, Herzdruck
- **Andere vegetative Störungen:** Akkommodationsstörungen, vermehrtes Schwitzen, Seborrhö, Miktionsstörungen, Menstruationsstörungen
- **Sonstige Störungen:** Kopfdruck, Rückenbeschwerden, Schweregefühl in den Beinen, Müdigkeit, Hitzegefühl, Frösteln, Konversionssymptome

Bei einer bereits eingeleiteten Medikation können einige somatische Symptome jedoch auch die Nebenwirkungen dieser Behandlung darstellen (z. B. Mundtrockenheit, Übelkeit).

Intelligenzstörungen

Am Ende der klinischen Untersuchung besitzt der Untersucher ein grobes Bild über die intellektuelle Leistungsfähigkeit des Patienten. Hinweise darauf ergeben sich einerseits aus dem Gespräch selbst (z. B. Sprache, Verständnis der Fragen), jedoch auch aufgrund klinischer Prüfungen zur Auffassung, die einfach durchzuführen sind (Fragen zum Allgemeinwissen oder zum Denkvermögen, z. B. durch Vorgabe von zwei Begriffen, deren Gemeinsamkeit gefunden werden muss). Bei Hinweisen auf Intelligenzminderung sollte sich eine differenzierte testpsychologische Untersuchung anschließen (➤ Kap. 4; ➤ Kap. 24).

2.3.2 Syndromebene

Symptome sind die kleinste Einheit der Beschreibung psychopathologischer Phänomene. Meist treten sie nicht allein, sondern als Gruppen von Symptomen in regelhafter oder gesetzmäßiger Kombination auf. Solche Symptomkomplexe werden als **Syndrome** bezeichnet. Der Syndrombegriff hat in der psychiatrischen Geschichte eine lange Tradition und wird im klinischen Alltag wie selbstverständlich verwendet. Als Beispiele für „klassische Syndrome", die nosologisch unspezifisch sind, sind zu nennen:

- Depressives Syndrom
- Apathisches Syndrom
- Psychoorganisches Syndrom
- Manisches Syndrom
- Paranoid-halluzinatorisches Syndrom

Einige dieser Syndrome können noch weiter spezifiziert werden. So kann z. B. das depressive Syndrom je nach Ausprägung der Symptomatik weiter in ein gehemmt-depressives oder ein agitiert-depressives Syndrom differenziert werden. Die in den meisten Fällen zunächst aufgrund der klinischen Beobachtung postulierten Syndrome lassen sich auch mittels statistischer Verfahren immer wieder replizieren und sind Inhalt sog. mehrdimensionaler Psychopathologieskalen (z. B. das AMDP-System).

Die **Bedeutung der Syndrome** liegt in der Beschreibung des Krankheitsbildes auf einer höheren Ebene als die der Symptome. Im klinischen Alltag bilden die Syndrombeschreibungen auch die Grundlage für die Behandlung mit psychopharmakologischen Substanzen, und in klinischen Studien dienen sie v. a. der Charakteri-

- **Klassifikation:** Einteilung und Anordnung klinisch bedeutsamer Phänomene (z. B. Symptome), die durch gemeinsame Merkmale gekennzeichnet sind, in ein nach Klassen eingeteiltes System (= Klassifikationssystem)
- **Klassifikatorische Diagnostik:** Untersuchungs- und Entscheidungsprozess (> Kap. 3.7), der zur Erhebung der (psychopathologischen) Befunde und zur Ableitung einer oder mehrerer Diagnosen führt
- **Nomenklatur:** Aufstellung von Krankheitsbezeichnungen
- **Glossar:** Zusammenstellung von Beschreibungen und Definitionen von Begriffen, die eine Klassifikation ausmachen
- **Nosologie:** Krankheitslehre, d. h. die Systematisierung psychischer Erkrankungen nach einheitlicher Ätiologie, Pathogenese, klinischem Bild, Therapieansprechen und Verlauf
- **Störung:** Klinisch erkennbare Komplexe von Symptomen oder Verhaltensauffälligkeiten, in deren Folge Belastungen und Beeinträchtigungen resultieren. Im Kontext psychischer Phänomene wird der Begriff Störung den Begriffen Krankheit oder Erkrankung heute vorgezogen: Er ist neutraler, zumal im Hinblick auf Aspekte wie z. B. die Ätiologie oft noch kein hinreichendes Wissen existiert.

3.2 Historische Entwicklung

3.2.1 Kennzeichen und Ziele von Klassifikationssystemen

In einem Klassifikationssystem wird versucht, Störungen nach logischen Prinzipien einzuteilen, zu gliedern und dabei ein möglichst einheitliches Einteilungsprinzip zugrunde zu legen. Mögliche Kriterien sind im Idealfall: spezifisches Erscheinungsbild, Ätiopathogenese und Verlauf der Erkrankung (s. auch Baumann und Stieglitz 2005). Da aber der Wissensstand, z. B. zur Ätiologie und zum Verlauf psychischer Störungen, häufig lückenhaft und z. T. noch unbefriedigend ist, erscheint ein einheitliches Einteilungsprinzip innerhalb eines Klassifikationssystems nach nosologischen Entitäten i. S. von spezifischer Symptomatik, Verlaufscharakteristik und Ätiopathogenese gegenwärtig unrealistisch. Daher sind in den aktuellen Klassifikationssystemen wie der ICD-10 und dem DSM-5 die Einteilungsgründe in den einzelnen Abschnitten unterschiedlich und haben eher vorläufigen Charakter. Ungeachtet dieser Vorläufigkeit kommt Klassifikationssystemen sowohl aus praktischen als auch Forschungsgründen aber große Bedeutung zu. Allerdings werden in Forschung und Klinik mit Klassifikationssystemen unterschiedliche Ziele verfolgt (> Box 3.1).

BOX 3.1

Ziele von Klassifikationssystemen

- **Forschungsrelevante Ziele:**
  - Charakterisierung von Patientengruppen in Therapie- und Verlaufsstudien
  - Fallidentifikation in epidemiologischen Studien
  - Grundlage empirischer Untersuchungen zu Ätiologie und Verlauf von Störungen
  - Grundlage empirischer Studien zur Entwicklung und Überprüfung therapeutischer Interventionen
  - Dokumentation von therapeutischen Interventionen in psychiatrisch-psychotherapeutischen Versorgungseinrichtungen
  - Verbesserung der Kommunikation von Forschungsergebnissen
- **Klinisch relevante Ziele:**
  - Vereinfachung und adäquate Berücksichtigung der interindividuell ähnlichen Charakteristika i. R. einer psychischen Erkrankung
  - Reduktion der Komplexität klinischer Phänomene durch Trennung einzelner Betrachtungsebenen (z. B. deskriptive Diagnostik, psychosoziale Funktionseinschränkungen)
  - Verbesserung der Kommunikation zwischen Klinikern
  - Grundlage der klinisch-psychiatrischen Ausbildung
  - Grundlage für die Indikationsstellung und Einleitung von Behandlungsmaßnahmen sowie für ihre Überprüfung am Therapieerfolg
  - Grundlage für kurz- wie langfristige Prognosestellungen
  - Bedarfsplanung für psychiatrisch-psychotherapeutische Versorgungseinrichtungen

Die Entwicklung psychiatrischer Diagnosensysteme hat eine langjährige Tradition (s. auch Freyberger et al. 2001; Sartorius et al. 1988). In > Tab. 3.1 sind wichtige Entwicklungsschritte chronologisch aufgeführt. Die nachfolgende Darstellung orientiert sich im Wesentlichen an den Systemen der Weltgesundheitsorganisation (WHO) und der *American Psychiatric Association* (APA), die heute die klinische Praxis und Forschung dominieren. Darüber hinaus gab und gibt es verschiedene andere Klassifikationssysteme, die mittlerweile jedoch keine Rolle mehr spielen (Überblick bei Berner et al. 1983).

Tab. 3.1 Psychiatrische Klassifikationssysteme: historische Entwicklung

Jahr	Systembezeichnung	Anmerkungen
1948	ICD-6	Erste offizielle Klassifikation der WHO
1952	DSM-I	Definition der Kategorien, Beschreibung der Syndrome
1955	ICD-7	Keine grundlegenden Änderungen gegenüber ICD-6
1965	ICD-8	Erweiterung um neue Krankheitsgruppen; internationale Kooperation bei der Entwicklung
1968	DSM-II	
1972	SLK	St.-Louis-Kriterien
1975	RDC	*Research Diagnostic Criteria*
1977	ICD-9	
1980	DSM-III	Erste offizielle Operationalisierung psychiatrischer Störungen, multiaxiale Klassifikation; Feldstudien vor Einführung
1987	DSM-III-R	Einführung des Komorbiditätsprinzips
1992	ICD-10	Klinisch-diagnostische Leitlinien
1994	ICD-10	Forschungskriterien (heute: Diagnostische Kriterien für Forschung und Praxis)
2000	DSM-IV-TR	Textrevision zum DSM-IV
2013	DSM-5	

ICD: *International Classification of Diseases* (Weltgesundheitsorganisation, WHO)
DSM: *Diagnostic and Statistical Manual of Mental Disorder* (American Psychiatric Association, APA)

3.2.2 Klassifikationssysteme der WHO

Die 10. Revision der *International Statistical Classification of Diseases, Injuries and Causes of Death* (ICD) stellt das Ergebnis der bis dahin im Abstand von ca. 10 Jahren durchgeführten Revisionskonferenzen dar. Ziel derartiger Revisionskonferenzen war es, auf der Grundlage eines internationalen Konsensus neue Forschungsergebnisse bei der Weiterentwicklung des Systems zu berücksichtigen, Fehler und Inkonsistenzen zu beseitigen und eine Anpassung des Systems an sich verändernde Bedürfnisse der Anwender in Forschung und Praxis zu gewährleisten.

Die ICD-10 ist das Resultat umfassender Konsultationen mehrerer hundert psychiatrischer Experten und Fachgesellschaften aus verschiedenen Ländern. Der Entwicklungsprozess der ICD-10 war primär auf die Erstellung „klinisch-diagnostischer Leitlinien" für den klinischen Gebrauch ausgerichtet. Die verschiedenen Entwürfe dieser Leitlinien zirkulierten in allen nationalen psychiatrischen Gesellschaften mit der Bitte um Kommentare und Rückmeldungen; zudem wurden sie in nationalen und internationalen Feldstudien erprobt. Die derzeit gültige Version, die ICD-10, ist das Ergebnis dieser umfassenden Bemühungen. Sie beansprucht nicht, den aktuellen Kenntnisstand über Störungen darzustellen. Vielmehr ist sie eine von Experten übereinstimmend beschlossene Zusammenstellung von Symptomen und Kommentaren. Die ICD-11 wird voraussichtlich erst 2017 erscheinen, der Revisionsprozess ist aktuell noch nicht abgeschlossen.

3.2.3 Klassifikationssysteme der APA

Tiefer gehende Informationen

➤ Kap. 3.2.3 mit Informationen zum *Diagnostic and Statistical Manual of Mental Disorders* der APA finden Sie online im „Plus im Web" zu diesem Buch.

Resümee

Klassifikationssysteme haben in Forschung und klinischer Anwendung eine wichtige Funktion. International akzeptiert sind heute folgende Systeme: die ICD-10 der Weltgesundheitsorganisation (WHO) und das DSM-IV/-5 der *American Psychiatric Association* (APA). Beide stellen das Ergebnis umfangreicher internationaler bzw. nationaler Konsultationen und empirischer Studien dar.

3.3 Kennzeichen aktueller Klassifikationssysteme

Die aktuellen Klassifikationssysteme ICD-10 und DSM-5 lassen sich durch drei wesentliche Kennzeichen beschreiben (s. auch Freyberger et al. 2001; Dilling et al. 1994; Stieglitz 2008):

- Operationalisierte Diagnostik
- Komorbiditätsprinzip
- Multiaxiale Diagnostik

3.3.1 Operationalisierte Diagnostik

Die Einführung operationaler Diagnosensysteme geht im Wesentlichen auf die Ergebnisse des Stengel-Reports von 1959 zurück, in dem neben der Aufgabe ätiologisch basierter diagnostischer Begriffe die Einführung operational definierter Kriterien und Entscheidungsregeln empfohlen wurde. Der englische Physiker Bridgeman hatte den Begriff der operationalen Definition bereits in den 1920er-Jahren eingeführt. Darunter versteht man die genaue Festlegung, wie ein bestimmter Gegenstand oder ein Phänomen zu erfassen ist. Bezogen auf die psychiatrische Diagnostik bedeutet dies festzulegen, wie eine Störung definiert ist, nämlich durch

- explizite Vorgabe diagnostischer Kriterien (Ein- und Ausschlusskriterien), d. h. eine Verbindung von Symptom-, Zeit- und/oder Verlaufskriterien, und
- diagnostische Entscheidungs- und Verknüpfungsregeln für diese Kriterien.

Tab. 3.2 Operationalisierte Diagnostik am Beispiel der depressiven Episode (F32.x) der ICD-10 (Forschungskriterien/Diagnostische Kriterien für Forschung und Praxis)

Symptomkriterien	
	Depressive Stimmung in einem für den Betroffenen deutlich ungewöhnlichen Ausmaß, die meiste Zeit des Tages, fast jeden Tag, im Wesentlichen unbeeinflusst von den Umständen
	Interessen- und Freudeverlust an Aktivitäten, die normalerweise angenehm waren
	Verminderter Antrieb oder gesteigerte Ermüdbarkeit
	Verlust des Selbstvertrauens oder des Selbstwertgefühls
	Unbegründete Selbstvorwürfe oder ausgeprägte, unangemessene Schuldgefühle
	Wiederkehrende Gedanken an den Tod oder an Suizid, suizidales Verhalten
	Klagen über oder Nachweis eines verminderten Denk- oder Konzentrationsvermögens, Unschlüssigkeit oder Unentschlossenheit
	Psychomotorische Agitiertheit oder Hemmung (subjektiv oder objektiv)
	Schlafstörungen jeder Art
	Appetitverlust oder gesteigerter Appetit mit entsprechender Gewichtsänderung
Zeitkriterium	
Mindestens 2 Wochen	
Ausschlusskriterien	
• Nicht auf Alkoholkonsum oder Substanzgebrauch, eine endokrine Störung, medikamentöse Behandlung oder organische psychische Störung zurückführbar • Niemals manische oder hypomanische Symptome, die schwer genug sind, um die Kriterien für eine manische oder hypomanische Episode zu erfüllen	
Diagnosenalgorithmus	
Leicht	Mindestens 2 der Symptome 1–3 sowie ein oder mehr zusätzliche Symptome von 4–10 bis zu einer Gesamtzahl von 4 Symptomen
Mittel	Mindestens 2 der Symptome 1–3 sowie zusätzliche Symptome von 4–10 bis zu einer Gesamtzahl von mindestens 6 Symptomen
Schwer	Alle Symptome 1–3 sowie zusätzliche Symptome von 4–10 bis zu einer Gesamtzahl von mindestens 8 Symptomen

Bei den Symptomkriterien handelt es sich i. d. R. um die klassischen psychopathologischen Symptome (➤ Kap. 2). Die Zeit- und Verlaufskriterien sind hingegen sehr heterogen. Sie reichen z. B. von unbestimmten (einige Tage) bis hin zu exakten Zeitangaben (z. B. 2 Wochen bei der depressiven Episode). Am Beispiel der depressiven Episode nach ICD-10 sind in ➤ Tab. 3.2 die Prinzipien der operationalen Diagnostik dargestellt. So erkennt man, dass nicht alle Symptome vorhanden sein müssen, sondern nur eine bestimmte Anzahl, nicht einmal ein bestimmtes Symptom ist zwingend notwendig. Die Klassifikation psychischer Störungen entspricht damit eher einer **Typologie,** wobei die einzelnen Typen nicht real existieren, sondern durch Abstraktion von realen Gegebenheiten entstehen. Sie stellen eine Art Prototyp dar, dem die einzelnen Patienten mehr oder weniger ähnlich sind. Zu beachten ist dabei auch, dass bei diesem Ansatz viele Patienten zwar dieselbe Diagnose erhalten können, wenn nur hinreichend viele Kriterien erfüllt sind, dass die Patienten, die sich dahinter verbergen, aber sehr heterogen sein können. So gibt es z. B. für die manische Episode der ICD insgesamt 99 Kombinationsmöglichkeiten, wenn verlangt wird, dass mindestens drei der insgesamt sieben Kriterien erfüllt sein müssen.

Die Operationalisierung kann unterschiedlich streng erfolgen, was man am Vergleich der klinisch-diagnostischen Leitlinien und der Forschungskriterien der ICD-10 (heute als Diagnostische Kriterien für Forschung und Praxis bezeichnet) erkennen kann. Letztere wurden primär für Forschungszwecke konzipiert und zeichnen sich bei den meisten Störungsgruppen durch einen höheren Präzisionsgrad aus. Je schärfer die diagnostischen Kategorien jedoch definiert sind, desto mehr Patienten werden den sog. Restkategorien, d. h. weniger spezifischen Kategorien, zugeordnet (➤ Kap. 3.7.4). Dies ist in der praktischen Anwendung wenig sinnvoll. Im klinischen Alltag sollten daher eher die klinisch-diagnostischen Leitlinien verwendet werden, wie auch ursprünglich intendiert.

3.3.2 Komorbidität

Komorbidität (Synonyme: multiple Diagnosen; engl. *comorbidity, co-occurrence, multiple diagnoses)* bedeutet das gemeinsame Auftreten verschiedener psychischer Erkrankungen bei einer Person. Nach der ICD-10 sind so viele Diagnosen zu verschlüsseln, wie zur Beschreibung des klinischen Bildes notwendig sind. In Abgrenzung zur Komorbidität spricht man von **Multimorbidität,** wenn neben einer oder mehreren psychischen Erkrankungen zusätzlich körperliche Erkrankungen vorliegen, denen eine verlaufsmodifizierende Bedeutung zukommt. Besonders häufig kommt dies bei demenziellen Störungen (➤ Kap. 8) und Intelligenzminderung (➤ Kap. 24) sowie generell bei Störungen vor, die im gerontopsychiatrischen Bereich vorzufinden sind (➤ Kap. 28).

Das Komorbiditätsprinzip stellt insofern eine wesentliche Neuerung aktueller Klassifikationssysteme dar, als es eine Abkehr von bisher bekannten diagnostischen Hierarchieregeln bedeutet. Vor dem Hintergrund der Arbeiten Kraepelins wurden diese Regeln erstmals explizit von Jaspers formuliert. Diese auch als **Jasperssche Schichtenregel** bezeichnete diagnostische Vorgehensweise, die noch für die ICD-9 galt, basiert auf der Annahme, dass psychische Erkrankungen in Schichten angeordnet sind (von organischen Störungen über schizophrene und affektive Störungen bis hin zu den Neurosen). Jede „tiefer liegende" Erkrankung könne das Erscheinungsbild der „darüber liegenden" Erkrankung annehmen. Die eigentliche Diagnose sei aber die tiefer liegende Erkrankung. So könnten z. B. organische Störungen zeitweilig wie schizophrene Störungen anmuten, wären aber als organische Störungen zu diagnostizieren. Als Begründung für diese Regel findet man in der Literatur verschiedene Argumente:

- Identifizierung der wichtigsten Diagnose für Behandlung, Therapie und Prognose
- Identifizierung derjenigen Diagnose mit der sparsamsten Erklärung der Phänomenologie
- Hilfe im differenzialdiagnostischen Prozess
- Identifizierung sog. reiner Fälle

Neben der „Schichtenregel" finden sich z. B. im DSM-III auch klinische Regeln, die implizit Hierarchien postulieren: Bei ca. 60 % der Störungen werden diagnostische Hierarchieanweisungen gegeben (z. B. „nicht Folge einer …", „nicht durch …"). Empirische Studien haben hierfür jedoch keine hinreichende Begründung erbracht, weshalb in den neueren diagnostischen Systemen wie ICD-10 und DSM-IV das Komorbiditätsprinzip eingeführt wurde. Dies hat sowohl therapeutisch als auch theoretisch weit reichende Implikationen (vgl. im Überblick Stieglitz und Volz 2008):

- **Therapeutische Implikationen:**
  - Patienten mit komorbiden Störungen sind i. d. R. schwerer erkrankt und bedürfen z. T. spezifischer Therapieprogramme.
  - Die Behandlung und Prognose dieser Patienten ist u. U. deutlich schwerer bzw. ungünstiger.
- **Theoretische und wissenschaftliche Implikationen:**
  - Die Komorbidität psychischer Störungen kann als Ausgangspunkt für Untersuchungen zur Ätiologie und zum Verlauf psychischer Störungen dienen.
  - Die Aufgabe des Konzepts diagnostischer Hierarchien hat entscheidenden Einfluss auf die Schätzung der Prävalenzraten psychischer Störungen.

Verschiedene Studien weisen darauf hin, dass bestimmte Störungen überzufällig häufig gemeinsam auftreten (vgl. hierzu auch die einzelnen störungsbezogenen Kapitel in diesem Band sowie Stieglitz und Volz 2008), z. B.:

- Schizophrenie und substanzbedingte Störungen
- Persönlichkeitsstörungen und substanzbedingte Störungen
- Angst- und Persönlichkeitsstörungen
- Depressive und Angststörungen

Insbesondere Persönlichkeits- und substanzbedingte Störungen haben sehr häufig den Status von komorbiden Störungen über alle anderen Störungsgruppen hinweg. Clark et al. (1995) haben verschiedene **Ansätze zur Erklärung der Komorbidität** formuliert:

- Eine Störung entwickelt sich als sekundäre Komplikation einer anderen Störung (z. B. Substanzmissbrauch als Folge einer bestehenden Phobie).
- Komorbidität basiert auf gemeinsamer Diathese oder gemeinsamen Vulnerabilitätsfaktoren (z. B. Major Depression und generalisierte Angsterkrankung im DSM-III-R).

- Komorbidität ist ein Artefakt sich überlappender diagnostischer Kriterien (z. B. abhängige Persönlichkeitsstörung und soziale Phobie).

Bei der Beurteilung der Komorbidität ist auf verschiedene Aspekte zu achten: Komorbidität lässt sich zwischen Störungsgruppen aus verschiedenen Hauptkategorien (z. B. Komorbidität einer Angst- und Persönlichkeitsstörung), aber auch innerhalb einer Störungsgruppe (z. B. komorbide Störung aus dem Bereich der Persönlichkeitsstörungen) feststellen. Darüber hinaus ist zu unterscheiden, ob Komorbidität im Querschnitt (simultan) oder aber im Längsschnitt (*Lifetime;* zeitlich nacheinander) auftritt.

3.3.3 Multiaxiale Diagnostik

Ein weiterer bedeutsamer Meilenstein in der Entwicklung neuerer Klassifikationssysteme stellt die Einführung eines multiaxialen Ansatzes (Synonyme: multiaxiale Klassifikation, multiaxiale Diagnostik) dar. Der Gedanke einer multiaxialen Klassifikation hat in der Psychiatrie eine lange Tradition, beginnend mit Kretschmers Überlegungen zur „mehrdimensionalen Diagnostik" (Überblick in Mezzich 1992). Erstmalig konzeptualisiert wurde der Ansatz 1949 von Essen-Müller und Wohlfahrt mit einem zweiachsigen System (Symptomatologie und Ätiologie). Konsequent eingeführt wurde er jedoch erst 1969 durch die Arbeitsgruppe von Rutter im Bereich der Kinder- und Jugendpsychiatrie. In der Erwachsenenpsychiatrie wurde das Konzept der multiaxialen Diagnostik erst mit Einführung des DSM-III umgesetzt.

Allgemeiner Grundgedanke der multiaxialen Diagnostik ist der Versuch, der Komplexität der klinischen Störungen eines Patienten dadurch gerecht zu werden, dass man ihn umfassend anhand von klinisch bedeutsamen Merkmalen, den sog. Achsen oder Dimensionen, beschreibt.

➤ Tab. 3.3 enthält die Achsen der ICD-10 und des DSM-IV (zur ICD-10 s. auch Siebel et al. 1997; im DSM-5 wurde der multiaxiale Ansatz aufgehoben, s. oben). Beiden Systemen gemeinsam ist die skalenbezogene Einschätzung der psychosozialen Funktionsfähigkeit, die im DSM-IV mit der *Global Assessment of Functioning Scale* (GAF) und in der ICD-10 mit der *WHO Disability Diagnostic Scale* (WHO-DDS) vorgenommen wird. Übereinstimmend erfassen ICD-10 (mit Achse III) und DSM-IV (mit Achse IV) psychosoziale und Umgebungsfaktoren, Ereignisse oder Lebensprobleme, die mit einer Achse-I-Störung im Zusammenhang stehen können. Der wichtigste Unterschied zwischen ICD-10 und DSM-IV besteht darin, dass die ICD-10 darauf verzichtet, Persönlichkeitsstörungen und medizinische Krankheitsfaktoren auf einer eigenen Achse abzubilden.

Tab. 3.3 Multiaxiale Ansätze in ICD-10 und DSM-IV

Achse	ICD-10	DSM-IV
I	Klinische Diagnosen • Ia: psychische Störungen • Ib: somatische Störungen	Klinische Störungen und andere klinisch relevante Probleme
II	Psychosoziale Funktionseinschränkungen (WHO-DDS) Globaleinschätzung: 4 Subskalen	Persönlichkeitsstörungen, geistige Behinderung
III	Umgebungs- und situationsabhängige Ereignisse/Probleme der Lebensführung und Lebensbewältigung	Medizinische Krankheitsfaktoren
IV	Entfällt	Psychosoziale und umgebungsbedingte Probleme
V	Entfällt	Globale Erfassung des Funktionsniveaus (GAF-Skala)

Der prinzipielle Vorteil multiaxialer Ansätze liegt nicht nur in der Betrachtung des Einzelfalls i. R. eines biopsychosozialen Ansatzes, sondern auch in der systematischen Erfassung und Dokumentation von Informationen für Behandlungsplanung und -prognose. Multiaxiale Ansätze haben einen hohen didaktischen Wert und stellen ein wichtiges Instrument der klinisch und epidemiologisch orientierten Forschung dar.

Aus praktischen Gründen muss die Anzahl der Achsen beschränkt bleiben, sodass die gewählten Achsen i. d. R. einen Kompromiss aus klinischer Handhabbarkeit und Vollständigkeit der psychiatrischen Befunderhebung darstellen. Praktische Erfahrungen (insb. mit DSM-III) haben jedoch gezeigt, dass ein komplettes multiaxiales System in der Praxis kaum angewendet wird. Der Schwerpunkt liegt weiterhin auf den Achsen I (ICD-10) bzw. I–III (DSM-IV), d. h. denjenigen Achsen, die eine Abbildung von (psychischen und somatischen) Diagnosen erlauben.

Ein weiteres Problem multiaxialer Ansätze besteht darin, dass der Grundgedanke der Unabhängigkeit der Achsen meist nicht durchgehalten werden kann. So werden z. B. auf der Achse V des DSM auch psychopathologische Phänomene erfasst, die Teil der Diagnostik auf Achse I darstellen. Für empirische Studien sind zudem die auf den Achsen erfassten Konstrukte nicht hinreichend differenziert abbildbar (z. B. Grad der Beeinträchtigung).

Auch wenn sich die multiaxialen Ansätze im klinischen Alltag bisher nicht durchgesetzt haben, haben sie ihren Stellenwert in der Erweiterung psychiatrischen Denkens über die reine Symptomatik (Diagnosen) hinaus. Vor allem für die ICD-10 sind die sog. Z-Codierungen der Achse III („Umgebungs- und situationsabhängige Ereignisse/Probleme der Lebensführung und Lebensbewältigung") hilfreich, da sie die Möglichkeit bieten, Faktoren zu verschlüsseln, die für Entstehung, aktuelles Erscheinungsbild, Behandlung und weiteren Verlauf von Bedeutung sind. Dies sei an einem Fallbeispiel aufgezeigt.

Fallbeispiel

II Eine mittlerweile 50-jährige Frau kommt mit der dritten, jetzt mittelgradigen Episode einer depressiven Störung zur Aufnahme. Während der Behandlung zeigte sich, dass vor Beginn der Symptomatik ein seit längerer Zeit bestehender schwerwiegender Konflikt mit dem Ehemann bestand. Auch vor den beiden anderen Episoden zeigte sich ein ähnliches Bild.

Folgende Codierungen wären möglich:

- F33.1: Rezidivierende depressive Störung, gegenwärtig mittelgradige Episode
- Z63.0: Probleme in der Beziehung zum (Ehe-)Partner **II**

Auflistungen von Z-Codierungen finden sich in den Klinisch-Diagnostischen Leitlinien sowie im Taschenführer. Häufig verwendete Z-Codierungen neben dem oben genannten Beispiel sind

- Z56.0: Arbeitslosigkeit, nicht näher bezeichnet:
- Z56.1: Arbeitsplatzwechsel
- Z56.2: Drohender Arbeitsplatzverlust
- Z73.0: Burnout (Erschöpfungssyndrom)
- Z73.1: Akzentuierte Persönlichkeitszüge

Besonders hilfreich ist gerade die Möglichkeit, Auffälligkeiten der Persönlichkeit zu codieren, wenn die Kriterien einer Persönlichkeitsstörung nicht erfüllt sind.

Resümee

ICD-10 und DSM-IV sind durch drei wichtige Merkmale charakterisiert:

1. Operationalisierung der psychischen Störungen durch die Festlegung expliziter diagnostischer Kriterien
2. Komorbiditätsprinzip
3. Multiaxiale Klassifikation

3.4 ICD-10, DSM-IV und DSM-5

ICD-10, DSM-IV und DSM-5 sind einem weitgehend atheoretischen, deskriptiven Ansatz verpflichtet. Entsprechend dem gegenwärtig noch begrenzten Wissensstand zu Ätiopathogenese, Verlauf und Therapierbarkeit psychiatrischer Störungen versuchen beide, ätiologische Annahmen und diagnostische Hierarchieregeln – von wenigen Ausnahmen abgesehen – aufzugeben. Stattdessen werden psychiatrische Störungsgruppen möglichst präzise und umfassend beschrieben, was als Ausgangspunkt einer empirischen Überprüfung dienen kann.

3.4.1 ICD-10

Die ICD-10 weist folgende formale und konzeptuelle Charakteristika auf:

- **Formale Charakteristika**
  - Operationalisierte Diagnostik mit Symptom-, Zeit- und Verlaufskriterien sowie entsprechenden Algorithmen zur Diagnosestellung
  - Strukturierung des Systems in 10 diagnostische Hauptgruppen (➤ Tab. 3.4)
  - Offenes alphanumerisches System mit der Möglichkeit zur Ergänzung weiterer Störungsgruppen in den kommenden Jahren ohne die Notwendigkeit, das gesamte System grundlegend zu verändern
  - Versuch einer möglichst umfassenden Kennzeichnung einzelner Störungsgruppen durch differenzierte Codierung (je nach Störungsgruppe meist hinsichtlich Schweregrad oder Verlauf)
  - Entwicklung verschiedener Versionen für unterschiedliche Anwendungsbereiche (s. unten)

Tab. 3.4 Gegenüberstellung der diagnostischen Hauptgruppen der ICD-10 und des DSM-5

ICD-10		DSM-5
F0	Organische einschl. symptomatische psychische Störungen	Neurokognitive Störungen
F1	Psychische und Verhaltensstörungen durch psychotrope Substanzen	Störungen im Zusammenhang mit psychotropen Substanzen und Suchtstörungen
F2	Schizophrenie, schizoptype und wahnhafte Störungen	Schizophrenie-Spektrums- und andere psychotische Störungen
F3	Affektive Störungen	Bipolare und verwandte Störungen Depressive Störungen
F4	Neurotische, Belastungs- und somatoforme Störungen	Angststörungen Zwangsstörungen und verwandte Störungen Trauma- und belastungsbezogene Störungen Dissoziative Störungen Somatische Belastungsstörung und verwandte Störungen
F5	Verhaltensauffälligkeiten in Verbindung mit körperlichen Störungen oder Faktoren	Fütter- und Essstörungen Störungen der Ausscheidung Störungen des Schlaf-Wach-Rhythmus Sexuelle Funktionsstörungen Geschlechstidentitätsstörung
F6	Persönlichkeits- und Verhaltensstörungen	Persönlichkeitsstörungen Disruptive, Impulskontroll- und Sozialverhaltensstörungen
F7	Intelligenzminderung	Störungen der neuronalen und mentalen Entwicklung
F8	Entwicklungsstörungen	
F9	Verhaltens- und emotionale Störungen mit Beginn in der Kindheit und Jugend	
F99	Nicht näher bezeichnete psychische Störungen	Andere psychische Störungen

- **Konzeptuelle Charakteristika**
  - Veränderte Begrifflichkeit: z. B. Aufgabe der Begriffe Neurose/Psychose bzw. psychogen/psychosomatisch als Einteilungskriterium, damit verbunden die Aufgabe des Neurosenmodells sowie des Endogenitätsprinzips bei der Einteilung psychischer Störungen, Verwendung des Begriffs Störung statt Krankheit
  - Neugruppierung von Störungen: z. B. Zusammenfassung von Störungen mit gleichem Erscheinungsbild wie den depressiven Störungen in Abschnitt F3, den organischen Störungen in F0 oder den substanzbedingten Störungen in F1
  - Einführung des Komorbiditätsprinzips (➤ Kap. 3.3)
  - Einführung eines multiaxialen Ansatzes (➤ Kap. 3.3).

Kennzeichen der ICD-10 ist das sog. **offene alphanumerische System** dar. Die psychischen Störungen sind durch den Buchstaben F gekennzeichnet. Die einzelnen Hauptstörungsgruppen finden sich in hierarchischer Reihenfolge in arabischen Ziffern. Der theoretisch mögliche Bereich zur Unterscheidung von Störungen liegt auf der 4-stelligen Ebene zwischen F00.0 und F99.9; es sind also etwa 1.000 Unterscheidungen möglich. Gegenwärtig sind etwa 60 % der Stellen

Tab. 3.5 Codierungsebenen am Beispiel depressiver Störungen in ICD-10 und DSM-5: mittelgradige depressive Episode

Ebene	ICD-10		DSM-5	
2-stellig	F3	Affektive Störungen	Depressive Störung	
3-stellig	F32	Depressive Episode	296	Major Depression
4-stellig	F32.1	Mittelgradige depressive Episode	296.2	Major Depression, einzelne Episode
5-stellig	F32.11	Mit somatischen Symptomen	296.22	Mittelschwer

für Störungen vergeben. Entsprechend dem Grundkonzept, das System nicht alle Jahre völlig neu zu entwerfen, bleiben weitere Stellen für Störungen frei, die sich in den kommenden Jahren als empirisch begründbar und bedeutsam erweisen. Vorschläge hierfür finden sich im Anhang zu den Diagnostischen Kriterien für Forschung und Praxis (u. a. narzisstische Persönlichkeitsstörung).

Zur Codierung von Störungen werden verschiedene Ebenen unterschieden. Grundprinzip der ICD-10 wie auch des DSM-IV/-5 ist eine möglichst **differenzierte Kennzeichnung von Störungen.** Die Beschreibung und Differenzierung erfolgt im Wesentlichen im Hinblick auf das Erscheinungsbild der Erkrankung, ihren Schweregrad oder Verlauf. In ➤ Tab. 3.5 ist dies am Beispiel der depressiven Episode demonstriert. Je mehr Stellen die Codierung aufweist, desto präziser ist die Charakterisierung des einzelnen Patienten und seiner Störung. Die Wahl einer bestimmten Differenzierung ist abhängig von der jeweiligen Störungsgruppe. So erfolgt die Differenzierung im Bereich der schizophrenen Störungen anhand des psychopathologischen Querschnittsbildes und des Verlaufs, im Bereich der depressiven Episode anhand von Schweregrad und Verlauf.

Eine weitere wichtige Neuerung der ICD-10 sind die **verschiedenen Versionen für unterschiedliche Anwendungsbereiche** (➤ Box 3.2). Begründungen hierfür sind u. a.:

- Internationale Kommunikation über Morbiditäts- und Mortalitätsstatistiken
- Referenzklassifikation für nationale und andere psychiatrische Klassifikationen
- Anwendung in der Forschung
- Anwendung in der klinischen Routine
- Anwendung in der psychiatrischen Ausbildung

BOX 3.2

Versionen des Kapitels V (F) der ICD-10 und Zusatzmaterialien

- Klinisch-diagnostische Leitlinien (Dilling et al. 2014)
- Forschungskriterien/Diagnostische Kriterien für Forschung und Praxis (Dilling et al. 2011)
- Taschenführer zur Klassifikation psychischer Störungen (Dilling und Freyberger 2012)
- Kurzfassung im Rahmen der Gesamt-ICD-10 (DIMDI 1994)
- *Primary Health Care Classification* (PHC; Müßigbrodt et al. 2010)
- Multiaxiales System (Siebel et al. 1997)
- Lexikon psychopathologischer Grundbegriffe (WHO 2009)
- Cross-Walk zwischen diagnostischen Systemen (Freyberger et al. 1993a, b)
- Internationale Klassifikation neurologischer Erkrankungen (Neurologische Adaptation: Kessler und Freyberger 1996)

Die Forderung nach Akzeptanz des Systems durch die Anwender verschiedener Nationalitäten und Kulturen setzt eine gute Verständlichkeit und einen einfachen Gebrauch voraus. Damit verbunden ist auch die Notwendigkeit der leichten Übersetzbarkeit in verschiedene Sprachen und zudem die Anwendbarkeit in verschiedenen Bereichen durch unterschiedliche Berufsgruppen. Entsprechend diesen Überlegungen wurde die sog. *Family of Instruments* entwickelt (➤ Box 3.2). Um sich in das System einzuarbeiten und sich damit vertraut zu machen, kann man auf ein Tutorial (➤ Kap. 3.5.5) sowie zwei Fallbücher mit anschaulichen Kasuistiken und Erläuterungen des diagnostischen Prozesses zurückgreifen (Freyberger und Dilling 1993; Dilling 2000).

3.4.2 DSM-IV

Tiefer gehende Informationen

➤ Kap. 3.4.2 mit Informationen zur Entwicklung des DSM-IV finden Sie online im „Plus im Web" zu diesem Buch.

3.4.3 DSM-5

Tiefer gehende Informationen

➤ Kap. 3.4.3 mit Informationen zur Entwicklung des DSM-5 finden Sie online im „Plus im Web" zu diesem Buch.

3.4.4 Unterschiede zwischen ICD-10 und DSM-IV/DSM-5

Aufgrund der weitgehenden Abstimmung in den Entwicklungsgremien von ICD-10 und DSM-IV sind die Unterschiede zwischen beiden Systemen eher gering. Auf die folgenden wesentlichen Punkte ist aber hinzuweisen:

- Im Gegensatz zum DSM-IV verfügt die ICD-10 entsprechend den unterschiedlichen Aufgabenstellungen über eine Vielzahl unterschiedlicher Versionen. Die größte Übereinstimmung mit dem DSM-IV weisen die Forschungskriterien der ICD-10 auf.
- Die Entwicklung des DSM-Systems wird durch eine breitere empirische Absicherung gestützt (vgl. Literaturreviews, Feldstudien, die in *Source Books* dokumentiert sind; APA 1994, 1996).
- Bei der ICD-10 handelt es sich um ein internationales, beim DSM-IV um ein nationales System.
- Im Unterschied zum DSM-IV wird bei der ICD-10 nur ein drei Achsen umfassendes multiaxiales System gewählt. Die Achsen II und III des DSM-IV werden bei der ICD-10 mit auf Achse I codiert, auf der alle Syndrome aufgeführt sind (Beispiel ➤ Tab. 3.3).
- Beim DSM-IV findet bei den meisten Störungen eine stärkere Operationalisierung im Hinblick auf die klinische und psychosoziale Relevanz der Symptomatik statt (z. B. Funktionsbeeinträchtigungen). Die ICD-10 trennt bis auf wenige Ausnahmen

den Bereich der psychosozialen Funktionsbeeinträchtigungen und der (psychischen) Behinderungen von den Achse-I-Störungen. Funktionsbeeinträchtigungen werden separat i. R. des multiaxialen Ansatzes abgebildet (➤ Kap. 3.3).
- Das Ziel einer möglichst differenzierten Codierung wird in der ICD-10 stärker umgesetzt. So gibt es z. B. in der ICD-10 für die Codierung des Verlaufs schizophrener Störungen eine fünfte Stelle, die im DSM-IV fehlt (➤ Kap. 10). Dort ist nur eine verbale Beschreibung des Verlaufs ergänzend zur Diagnose möglich.

Tiefer gehende Informationen

Tiefer gehende Informationen zu den Unterschieden zwischen den ICD-10- und DSM-5-Diagnosesystemen finden Sie online im „Plus im Web" zu diesem Buch.

Resümee

ICD-10 und DSM-IV/DSM-5 weisen eine Reihe konzeptueller und inhaltlicher Gemeinsamkeiten auf (z. B. deskriptiver Ansatz, operationale Definitionen von Störungen). Die zwischen ihnen bestehenden Unterschiede sind im Vergleich zu ihren Vorgängern (ICD-9 vs. DSM-III-R) deutlich geringer geworden. Neben einigen strukturellen Unterschieden (z. B. verschiedene Versionen der ICD-10 vs. eine Version des DSM-IV/DSM-5) sind Unterschiede auch auf der Ebene einzelner Störungsgruppen und Subgruppen zu erkennen.

3.5 Erhebungsinstrumente zur klassifikatorischen Diagnostik

3.5.1 Übersicht

Die Diagnose wird meist im Anschluss an ein klinisches Interview oder Gespräch gestellt. Dabei formuliert der Interviewer – entsprechend seiner theoretischen Ausrichtung oder im Hinblick auf ein bestimmtes Diagnosensystem – eigene Fragen, um Informationen für seine Diagnosestellung zu bekommen. Zahlreiche Studien haben gezeigt, dass die Interrater-Reliabilität, d. h. die Übereinstimmung zwischen verschiedenen Untersuchern, solcher klinischen Interviews eher gering ist.

Mit der Einführung der neuen Klassifikationssysteme wie ICD-10 und DSM-IV konnten deutliche, für Forschungszwecke z. T. jedoch immer noch nicht befriedigende Verbesserungen erreicht werden. Durch die Einführung der **operationalisierten Diagnostik** und des **Komorbiditätsprinzips** in die neuen Klassifikationssysteme haben sich jedoch auch die Anforderungen an den Interviewer deutlich erhöht, sodass bereits frühzeitig Bestrebungen unternommen wurden, geeignete Untersuchungsinstrumente zur Erleichterung der Diagnosestellung zu entwickeln.

Bei der Analyse älterer Arbeiten zur Interrater-Reliabilität wurden sog. **Fehler- oder Varianzquellen des diagnostischen Prozesses** identifiziert. Diese Fehlerquellen werden als mögliche Ursachen für die mangelnde Übereinstimmung der Diagnosen verschiedener Diagnostiker betrachtet. In ➤ Box 3.3 sind die wesentlichen Fehlerquellen aufgeführt. **Subjekt- und Situationsvarianz** sind als Abbild realer Veränderungen seitens des Patienten anzusehen und entsprechen der Verlaufsvariabilität psychischer Störungen. **Beobachtungs-, Informations- und Kriterienvarianz** stellen jedoch wahre Fehlerquellen aufseiten des Untersuchers dar.

BOX 3.3

Varianzquellen im diagnostischen Prozess (nach Spitzer und Fleiss 1974)

- **Subjektvarianz:** Ein Patient wird zu zwei Zeitpunkten untersucht, an denen er sich in verschiedenen Krankheitszuständen befindet.
- **Situationsvarianz:** Ein Patient wird zu zwei Zeitpunkten untersucht, an denen er sich in verschiedenen Phasen oder Stadien einer Störung befindet.
- **Kriterienvarianz:** Verschiedene Untersucher verwenden unterschiedliche diagnostische Kriterien für die Diagnose derselben Störung.
- **Informationsvarianz:** Verschiedenen Untersuchern stehen unterschiedliche Informationen zum Patienten und zu seiner Erkrankung zur Verfügung.
- **Beobachtungsvarianz:** Verschiedene Untersucher kommen zu unterschiedlichen Urteilen und Bewertungen über Vorhandensein und Relevanz der vorliegenden Symptome.

Bei der Diagnosestellung ist die Informations- und Kriterienvarianz besonders wichtig. Dies wurde durch eine Reihe empirischer Studien belegt (vgl. im Überblick Stieglitz 2008). So sind z. B. Inkonsistenzen in der Auswahl und Formulierung von Symptomfragen für die mangelnde Interrater-Reliabilität verantwortlich, weniger Inkonsistenzen im Antwortverhalten der Patienten.

Durch Einführung operationaler Diagnosensysteme konnte die Kriterienvarianz reduziert werden. Um die Fehlerquellen Informations- und/oder Beobachtungsvarianz zu vermindern, wurden verschiedene diagnostische Hilfsmittel entwickelt: Checklisten, strukturierte und standardisierte Interviews sowie computerunterstützte Diagnostikansätze. Diese sollen nachfolgend kurz dargestellt werden, wobei jedoch nur auf Instrumente eingegangen wird, mit denen die Mehrzahl der in den Systemen enthaltenen Störungen zu erfassen ist. Auf störungsbezogene Verfahren wird in den entsprechenden Kapiteln eingegangen (vgl. im Überblick auch Stieglitz et al. 2001). Exemplarisch sei an dieser Stelle auf den Bereich der PTBS hingewiesen (vgl. im Überblick Angenendt et al. 2001; ➤ Kap. 14). Neben einer Reihe von Selbst- und Fremdbeurteilungsverfahren existieren auch einige Interviews zur klassifikatorischen Diagnostik. Am bekanntesten ist hier die am DSM-IV orientierte *Clinician Administered PTSD Scale* (CAPS), die neben einer Schweregradbestimmung der Symptomatik auch eine Diagnosestellung ermöglicht. Für DSM-5 liegen aktuell noch keine Erhebungsinstrumente vor.

3.5.2 Checklisten

Check- oder Merkmalslisten stellen die einfachsten Hilfsmittel zur Diagnosestellung dar. Sie beinhalten i. d. R. nur die für die einzelnen diagnostischen Kategorien enthaltenen Kriterien. ➤ Abb. 3.1 zeigt einen Ausschnitt aus den Internationalen Diagnosechecklisten (IDCL). Dem Diagnostiker bleibt es selbst überlassen, wie er Fragen

IDCL WHO *Internationale Diagnosen Checkliste für ICD-10*

Schizophrenie

Name: ____________

Alter: _____ *Datum:* ____________

G1

- Ermitteln Sie die Art der psychotischen Symptomatik
- Zeitkriterien für alle Symptome: die meiste Zeit in einer mindestens *einen Monat* dauernden psychotischen Episode (oder irgendwann während der meisten Tage)

		Nein	Verdacht	Ja
1 a	*Gedankenlautwerden, Gedankeneingebung, Gedankenentzug* oder *Gedankenausbreitung.*	☐	☐	☐
b	*Kontroll-* oder *Beeinflussungswahn* oder *Gefühl des Gemachten,* deutlich bezogen auf Körper- oder Gliederbewegungen oder auf bestimmte Gedanken, Tätigkeiten oder Empfindungen; Wahnwahrnehmung.	☐	☐	☐
c	*Hören von Stimmen,* ♦ die das Verhalten des Patienten laufend kommentieren ♦ oder die im Dialog über ihn sprechen ♦ oder andere Formen von Stimmen, die aus bestimmten Körperteilen kommen.	☐	☐	☐
d	*Anderer anhaltender Wahn,* der kulturell unangemessen und völlig unmöglich ist z.B. das Wetter kontrollieren zu können oder mit Wesen einer anderen Welt in Beziehung zu stehen.	☐	☐	☐
2 a	*Anhaltende Halluzinationen jeder Sinnesmodalität,* jeden Tag für mindestens einen Monat, ♦ begleitet von (flüchtigen oder undeutlich ausgebildeten) Wahngedanken ohne deutliche affektive Beteiligung ♦ oder begleitet von anhaltenden überwertigen Ideen.	☐	☐	☐
b	Neologismen, Gedankenabreißen oder Einschiebungen in den Gedankenfluss, was zu *Zerfahrenheit* oder *Danebenreden* führt.	☐	☐	☐
c	*Katatone Symptome* z.B. Erregung, Haltungsstereotypien, Negativismus, Mutismus, Stupor.	☐	☐	☐
d	*"Negative" Symptome,* nicht verursacht durch Depression oder Neuroleptika z.B. auffällige Apathie, Sprachverarmung, verflachter oder inadäquater Affekt.	☐	☐	☐

Kriterium G1 ist unter folgenden Bedingungen erfüllt:	Nein	Verdacht	Ja
• Mindestens 1 Merkmal aus **1a** bis **1d** trifft zu • oder mindestens 2 Merkmale aus **2a** bis **2d** treffen zu	☐	☐	☐

Ende ←

82219-7

Abb. 3.1 Auszug aus der ICD-10-Checkliste „Schizophrenie" (aus Hiller W, Zaudig M, Mombour W (1995): WHO – ICD-10-Checklisten; mit freundlicher Genehmigung des Hans Huber Verlags Bern)

Tab. 3.6 Untersuchungsinstrumente zur Diagnostik von ICD-10- und DSM-III-R-/DSM-IV-Störungen: Gesamtbereich psychischer Störungen

Bezeichnung/Abkürzung	Gruppe	System	Autor(en)
Strukturiertes Klinisches Interview für DSM-IV (SKID)	Strl	DSM-IV	Wittchen et al. (1997)
Schedules for Clinical Assessment in Neuropsychiatry (SCAN)	Strl	DSM-III-R/ ICD-10	von Gülick-Bailer et al. (1994)
Diagnostisches Interview bei Psychischen Störungen (DIPS)	Strl	DSM-IV/ICD-10	Margraf et al. (2006)
DIA-X/M-CIDI	Stal	DSM-IV/ICD-10	Wittchen und Pfister (1997)
Internationale Diagnose-checklisten (IDCL) für ICD-10 (IDCL für ICD-10)	CL	ICD-10	Hiller et al. (1995)
Internationale Diagnosen-Checklisten für DSM-IV (IDCL für DSM-IV)	CL	DSM-IV	Hiller et al. (1997)

Strl: strukturiertes Interview; Stal: standardisiertes Interview; CL: Checkliste

stellt, um die notwendigen Informationen zu erhalten, und wie er die Antworten des Patienten codiert. Der Gesamtablauf der Informationserhebung liegt dabei in den Händen des Untersuchers und wird nicht durch spezifische Anweisungen gesteuert.

In ➤ Tab. 3.6 sind die gegenwärtig verfügbaren deutschsprachigen Instrumente zur klassifikatorischen Diagnostik aufgeführt. Die einzelnen Kriterien sind in den Checklisten entweder störungsgruppenbezogen oder nach Themenbereichen gegliedert zusammengestellt.

3.5.3 Strukturierte Interviews

Interviews sind zielgerichtete Interaktionen zwischen zwei Personen (Befrager und Befragtem) mit dem Ziel, Informationen zu verschiedenen Aspekten des Erlebens und Verhaltens des Befragten zu sammeln. Im Hinblick auf die Klassifikationssysteme bedeutet dies die Bereitstellung von Befragungsstrategien, um festzustellen, ob die in den Diagnosesystemen enthaltenen Kriterien vorhanden sind (Symptom-, Zeit- und Verlaufskriterien; Ein- und Ausschlusskriterien). Hinsichtlich des Strukturierungsgrades der Informationserhebung unterscheidet man zwischen strukturierten und standardisierten Interviews.

Strukturierte Interviews geben eine systematische Gliederung des Prozesses der Informationssammlung vor. Die Exploration durch den Diagnostiker wird durch die Vorgabe von vorformulierten Fragen erleichtert (Einstiegs- und Zusatzfragen). Die Bewertung und Gewichtung der Antworten des Patienten bleibt i. d. R. dem Untersucher überlassen (klinisches Urteil), wenngleich zur Urteilserleichterung z. T. Ratinganweisungen gegeben werden. Demgegenüber sind bei den **standardisierten Interviews** alle Ebenen des diagnostischen Prozesses sowie alle Elemente der Informationserhebung genau festgelegt: der Ablauf der Untersuchung, die Reihenfolge der Fragen, die Codierung der Antworten bis zu den meist computerisierten Diagnosestellungen.

Bei den strukturierten Interviews sind die **Schedules for Clinical Assessment in Neuropsychiatry (SCAN)** hervorzuheben, die speziell für die ICD-10 entwickelt wurden. SCAN besteht aus einer Standarderhebung (PSE-10; Teil I: nichtpsychotische Symptome und Screening für Teil II; Teil II: psychotische Symptome und Verhaltensbeurteilung), optionalen Erhebungen (z. B. *Clinical History Schedule,* CHF) und einem computerisierten Auswertungsprogramm (aktuelle Version ISHELL, u. a. Diagnosen nach ICD-10 und DSM-IV; s. Schützwohl et al. 2007). Darüber hinaus werden für die Bereiche, für die keine Diagnosestellung möglich ist, sog. Zusatzmodule empfohlen (z. B. für die Persönlichkeitsstörungen das *International Personality Disorder Examination,* IPDE). Das Gesamtinterview besteht aus fast 800 Fragen, von denen mindestens 61 gestellt werden müssen. Die Reduktion der Fragen ergibt sich aus der Einführung sog. Sprungvermerke: Bei Verneinung bestimmter Fragen müssen keine weiteren Fragen aus dem jeweiligen Bereich gestellt werden. Die aktuelle Version SCAN 2.1 ermöglicht neben der kategorialen Diagnostik auch eine dimensionale Auswertung (Schützwohl et al. 2007).

Zu den wichtigsten strukturierten Interviews zählen noch zwei weitere sowohl in der Praxis als auch Forschung häufig eingesetzte Verfahren, die sich jedoch am DSM-System orientieren:

- das **Strukturierte Klinische Interview für DSM-IV (SKID),** das aus den beiden Teilen „Achse I: Psychische Störungen" (SKID-I) und „Achse II: Persönlichkeitsstörungen" besteht (SKID-II; ➤ Kap. 21). In der Version für die Achse-I-Störungen werden in 9 Hauptsektionen (u. a. A: Affektive Syndrome, E: Angststörungen) die wichtigsten Störungsgruppen des DSM-IV erfasst;
- das **Diagnostische Interview bei Psychischen Störungen (DIPS),** der deutschen Adaptation des *Anxiety Disorders Interview Schedule* (ADIS). Gegenüber den anderen Verfahren zeichnet es sich dadurch aus, dass es einerseits stärker auf für die Verhaltenstherapie relevante Störungen fokussiert (u. a. Angststörungen, somatoforme Störungen) und andererseits auch gleichzeitig therapierelevante Daten mit erhebt (u. a. Fragen zur Entstehung und Verlauf der Probleme).

Aufgrund der Kürze sehr beliebt ist seit einigen Jahren das *Mini International Neuropsychiatric Interview* (M.I.N.I.; Sheehan et al. 1998), was Diagnosen nach ICD-10 und DSM-IV erlaubt.

3.5.4 Standardisierte Interviews

Eine Weiterentwicklung und Adaptation des **Composite International Diagnostic Interview (CIDI)** an deutsche Verhältnisse stellen die von Wittchen und Pfister (1997) herausgegebenen **DIA-X-Interviews** dar, die Diagnosen im Querschnitt und Verlauf nach ICD-10 und DSM-IV erlauben. Es handelt sich beim DIA-X um ein sehr elaboriertes System, das in *Pen-and-Paper*-Form und computerisiert vorliegt (s. unten). Der diagnostische Prozess lässt sich durch Screeningbögen verkürzen; dabei werden nur diejenigen Bereiche durchgeführt, in denen sich Hinweise auf eine Störung ergeben haben, was durch den modularen Aufbau des Verfahrens möglich wird. Als besondere Innovation ist die computerisierte Durchführungsmöglichkeit zu nennen (s. unten).

Ein wesentliches Kennzeichen von CIDI und DIA-X ist das genau festgelegte diagnostische Vorgehen bei jedem Kriterium. Es muss jeweils festgestellt werden, ob das entsprechende Symptom tatsächlich von psychiatrischer Relevanz ist und nicht etwa auf Medikamente, Drogen, Alkohol, körperliche Erkrankungen oder Verletzungen zurückzuführen ist. Erst wenn dies ausgeschlossen werden kann, wozu dem Untersucher ein Entscheidungsbaum zur Verfügung steht, wird das Kriterium zur Diagnosestellung herangezogen. Aufgrund dieser maximal möglichen Standardisierung ist das Instrument auch für klinisch unerfahrene Untersucher geeignet.

3.5.5 Computerisierte Ansätze

Der Einsatz des Computers als Hilfsmittel hat in der Psychiatrie schon eine lange Tradition, z. B. in der psychiatrischen Dokumentation. Inzwischen wurden aber – parallel zur Entwicklung der strukturierten und standardisierten Interviews – auch **computerisierte Auswertungsprogramme** für CIDI und SCAN entwickelt. Dies ergab sich insb. dadurch, dass es für den Untersucher nach Abschluss der Befunderhebung kaum möglich war, alle Informationen sinnvoll zu einer Diagnose zu integrieren. Erst mit Einführung der computerisierten Auswertungshilfen ließ sich eine maximale Interrater-Reliabilität erreichen.

Besondere Bedeutung kommt dem von Wittchen und Pfister (1997) entwickelten **DIA-X** für DSM-IV und ICD-10 zu. Das diagnostische Gespräch wird computergesteuert durchgeführt, d. h., Wortlaut der Fragen, deren Reihenfolge wie Vorgaben zur Bewertung der Angaben durch den Patienten, werden auf dem Bildschirm (z. B. eines Notebooks) aufgeführt. Es ist ohne besondere EDV sowie ohne grundlegende diagnostische Kenntnisse einsetzbar.

Eine Sonderstellung nehmen die **Tutorials** ein, die für ICD-10 auf deutsch (Malchow und Dilling 2000), für DSM-IV bisher nur auf Englisch vorliegen (APA 1994). Diese Systeme sind keine Programme zur Diagnosestellung, sondern gestatten dem Anwender die schnelle Orientierung in den neuen Klassifikationssystemen. Daher werden die Tutorials insb. zu Lehrzwecken eingesetzt. Beide Systeme sind sehr benutzerfreundlich und ermöglichen gerade dem Anfänger einen schnellen Einstieg in die Grundkonzepte und natürlich auch die praktische Anwendung der jeweiligen Systeme.

3.5.6 Vergleich der Verfahren

Wesentliche Kennzeichen und Unterscheidungsmerkmale der Instrumente sind in ➤ Tab. 3.7 zusammengefasst.

Zu Forschungszwecken lassen sich prinzipiell sowohl die Checklisten als auch die strukturierten und standardisierten Interviews verwenden. Bei geringem Ausbildungsgrad der einzelnen Anwender würde man standardisierte Verfahren bevorzugen, weil hier die notwendige Qualifikation im Hinblick auf psychiatrische Kenntnisse am geringsten ist. In der Routinediagnostik werden die Instrumente vermutlich weniger Anwendung finden, denkbar ist bestenfalls der Einsatz von Checklisten. Im Einzelfall (z. B. bei differenzialdiagnostisch schwierigen Patienten oder i. R. von Begutachtungen) bieten sich jedoch v. a. die Interviewformen an.

Bei der **Anwendung** ergeben sich große Unterschiede zwischen den Instrumenten, insb. bei der Durchführungszeit. Während sie bei den Checklisten am geringsten ist, kann sie bei strukturierten und standardisierten Interviews bis zu mehrere Stunden betragen. Checklisten sind i. d. R. von Hand auszuwerten, bei umfangreichen strukturierten und standardisierten Interviews wie SCAN und CIDI wird eine computerisierte Auswertung empfohlen. Im Gegensatz zu CIDI/DIA-X erfordert die Anwendung aller anderen Verfahren klinische Erfahrung sowie Erfahrung mit dem entsprechenden Diagnosensystem.

In der Forschung wird den Instrumenten in Zukunft vermutlich größere Bedeutung zukommen. Dies betrifft die klinische Forschung, v. a. aber auch epidemiologische Studien und die Anwendung im ambulanten Bereich. In der Praxis wird der Untersucher jedoch auch weiterhin zumeist auf das klinische Interview zurückgreifen müssen und nur in Einzelfällen entsprechende Instrumente einsetzen.

Obwohl die (aktuellen) Diagnosensysteme DSM-IV und ICD-10 erst vor einigen Jahren publiziert wurden, gibt es bereits jetzt eine Anzahl gut elaborierter Instrumente von z. T. beachtlicher psychometrischer Qualität (vgl. im Überblick Stieglitz et al. 2001; Stieglitz

Tab. 3.7 Erhebungsinstrumente zur ICD-10 und DSM-III-R/IV: Praktische Aspekte

	Training	Durchführung (min)	Auswertung		Voraussetzungen	
			Hand	Computer	Klinische Erfahrung	ICD-/DSM-Kenntnisse
Checklisten						
IDCL	3–4 d	30–60	ja	nein	ja	ja
CDML	3–4 d	10–220	ja	nein	ja	ja
Strukturierte Interviews						
SCAN	1 Wo.	60–90	(ja)	ja	ja	ja
SKID-I	1 Wo.	60	ja	nein	ja	ja
M.I.N.I.	3–4 d	15–30	ja	nein	ja	ja
Standardisierte Interviews						
• CIDI	1 Wo.	75	nein	ja	nein	nein
• DIA-X	5 d	75	nein	ja	nein	nein

2008). Sie erlauben i. d. R. die Erfassung eines breiten Spektrums von Diagnosen, wenngleich nicht alle Diagnosen berücksichtigt sind. Insbesondere der Bereich der Persönlichkeitsstörungen muss meist separat mit eigenen Instrumenten erfasst werden.

Der Einsatz von Instrumenten ermöglicht eine zuverlässigere Diagnosestellung, was eine Reihe von Reliabilitätsstudien belegen konnte. Eine deutliche Erhöhung der Interrater-Reliabilität ist nicht nur durch die Einführung der operationalisierten Diagnostik, sondern auch durch die zusätzliche Anwendung von Instrumenten zu erreichen. Aufgrund ihres hohen Aufwands (insb. Zeit) wird man Instrumente jedoch vermutlich auch in Zukunft primär zu Forschungszwecken einsetzen.

Die adäquate Anwendung von Erhebungsinstrumenten stellt unterschiedliche Anforderungen an den Benutzer: Voraussetzung bei den Checklisten sind neben klinischen Erfahrungen umfassende Kenntnisse des jeweils zugrunde liegenden Klassifikationssystems sowie umfassende Kenntnisse in der Gesprächsführung im Hinblick auf die Erfassung der diagnostischen Kriterien, bei den strukturierten Interviews klinische Erfahrung. Die geringsten Voraussetzungen erfordern die standardisierten Interviews, die daher auch in vielen epidemiologischen Studien Anwendung finden. Strukturierte wie standardisierte Interviews setzen jedoch intensives mehrtägiges Training und Supervision voraus. Nur so lässt sich eine zuverlässige Diagnosestellung gewährleisten. Ist dies der Fall, haben Studien immer wieder die Vorteile strukturierter und standardisierter Interviews aufzeigen können. So verglichen z. B. Miller et al. (2001) zwei strukturierte Interviews mit klinischen Diagnosen. Dabei zeigten sich deutlich bessere Übereinstimmungen mit den Diagnosen nach dem sog. LEAD-Ansatz (s. unten; $\kappa = .43$ vs. jeweils .81).

Resümee

Durch Einführung operationaler Kriterien für die einzelnen Störungen sind die Anforderungen an den Untersucher deutlich höher und der diagnostische Prozess komplexer geworden. Zur Unterstützung wurde daher eine Reihe diagnostischer Instrumente entwickelt (Checklisten, strukturierte und standardisierte Interviews), die die Zuverlässigkeit der Diagnosestellung im Vergleich zum klinischen Gespräch deutlich erhöhen.

3.6 Möglichkeiten und Grenzen psychiatrischer Klassifikationssysteme

3.6.1 Anwendungsbezogene Aspekte

Die Anwendung neuerer psychiatrischer Klassifikationssysteme ist mit einer Reihe von Vor- und Nachteilen verbunden (s. auch Stieglitz 2008). Sie setzt zunächst eine umfangreiche theoretische Einführung und insb. ein Training voraus, das extern durch Trainingsseminare und intern durch Schulungen gewährleistet werden kann. Die Berücksichtigung einer Vielzahl von Symptom-, Zeit- und Verlaufskriterien stellt erhöhte Anforderungen an den Diagnostiker (➤ Kap. 3.3). Allgemein muss vorausgesetzt werden, dass der Diagnostiker über umfassende Kenntnisse zur Psychopathologie verfügt (➤ Kap. 2), da die meisten diagnostischen Kriterien Symptomkriterien darstellen. Der diagnostische Prozess wird insgesamt jedoch deutlich transparenter und die Differenzialdiagnostik vereinfacht. Durch das Prinzip einer möglichst differenzierten Codierung der einzelnen Störungsgruppen haben die neueren diagnostischen Kategorien i. d. R. einen deutlich höheren Informationsgehalt.

Während es noch in der ICD-9 für die endogene Depression lediglich eine Kategorie gab (296.1), lässt sich die Phänomenologie, die unter dieser Gruppe subsumiert wurde, in der ICD-10 prinzipiell in 13 Kategorien abbilden. Die Diagnose einer mittelgradigen depressiven Episode mit somatischem Syndrom gibt z. B. mehr Informationen über das klinische Erscheinungsbild und den bisherigen Verlauf der Erkrankung. Sie gibt auch Hinweise darauf, dass die Diagnose erstmalig gestellt worden ist. Ferner wird eine Aussage über den Schweregrad der depressiven Symptomatik und das Bestehen eines somatischen Syndroms getroffen.

Ein Schritt in Richtung eines noch stärkeren Therapiebezugs wurde von einer deutschsprachigen Arbeitsgruppe am Beispiel psychodynamischer Variablen unternommen, die bereits in der Vergangenheit Gegenstand von Operationalisierungsbemühungen waren. Wesentliche Theorieaspekte der Psychoanalyse wurden aber auf einem so hohen Abstraktionsniveau formuliert, dass sie z. T. unabhängig von klinisch beobachtbaren Phänomenen sind und oft nur in komplexen Interpretationszusammenhängen erschlossen werden können. Aber auch für beobachtungsnähere psychodynamische Konstrukte wie Abwehrmechanismen oder Übertragungsmuster sind bisher nur wenige Standardisierungsversuche der entsprechenden Operationalisierungen erfolgt, sodass nur wenige reliable Skalen vorliegen.

In Ergänzung zur syndromalen Diagnostik nach ICD-10 wurde ein multiaxiales System zur **Operationalisierten Psychodynamischen Diagnostik (OPD)** entwickelt; es wurde in einer Reihe von Untersuchungen empirisch überprüft, womit sich therapeutisch und prognostisch relevante Aspekte erfassen ließen) (zusammenfassend Cierpka et al. 2007; Cierpka und OPD 2007; OPD 2007; Schneider und Freyberger 2000). Die Merkmale der darin enthaltenen 5 Achsen wurden einer vierstufigen Schweregradabstufung folgend umfassend operationalisiert. Die zugehörigen Definitionen und skalenbezogenen Anker sind in einem Manual definiert. Die einzelnen Achsen – als Fremdbeurteilungsskalen entwickelt – beziehen sich auf folgende Aspekte:

- **Achse I (Behandlungsvoraussetzungen und Krankheitsverarbeitung)** erfasst vor dem Hintergrund divergierender Konzepte der Coping-Forschung relativ realitätsnahe und praxisrelevante Gesichtspunkte, die für die differenzielle Psychotherapieindikation von Bedeutung sind (u. a. Krankheitserleben und -darstellung, Krankheits- und Veränderungskonzepte der Patienten, Veränderungsressourcen und -hemmnisse). Die Schweregradabstufung erfolgt für jedes Item von 1 (niedriger Ausprägungsgrad) bis 4 (hoher Ausprägungsgrad).
- **Achse II (Beziehung)** erfasst Aspekte des dysfunktionalen habituellen Beziehungsverhaltens. Dieses wird verstanden als Ausdruck der Dynamik zwischen den mehr oder weniger bewussten

Beziehungswünschen, den damit intrapsychisch wirksam werdenden Ängsten und Befürchtungen, wie das Gegenüber auf die Wünsche reagieren könnte. Daneben werden typische Reaktionen anderer erfasst, wobei diese beiden Strukturelemente und auch die Itemformulierungen an komplexe Modelle interpersonellen Verhaltens anknüpfen. Insgesamt werden für 2 Perspektiven und Dimensionen jeweils höchstens 3 Merkmale beurteilt, aus denen sich optional eine psychodynamische Formulierung ableiten lässt.

- **Achse III (Konflikt)** hebt auf nicht erlebbare unbewusste Gegensätzlichkeiten und Problembereiche des Erlebens und Handelns ab. Unterschieden werden einerseits über lange Zeiträume bestehende Konfliktmuster, die sich in wesentlichen Lebensbereichen wie Partnerwahl, Bindungsverhalten, Familienleben, Herkunftsfamilie, Arbeit und Beruf, Besitzverhalten, umgebendem soziokulturellem Raum sowie Krankheitsverhalten und Krankheitserleben manifestieren. Andererseits sollen mit dieser Achse auch Aktualkonflikte und abgewehrte Konflikt- und Gefühlswahrnehmung erfasst werden.
- **Achse IV (Struktur)** erfasst acht strukturelle Kategorien (u. a. Selbst- und Objektwahrnehmung), die unterschiedliche psychische Funktionen oder Fähigkeiten beinhalten. Um Ausmaß und Qualität struktureller Störungen beschreiben zu können, wurden vier Integrationsstufen der Struktur (von gut integriert bis desintegriert) definiert. Aus den Einzeleinschätzungen lässt sich ein strukturelles Profil ableiten und ein strukturelles Gesamtniveau bestimmen.
- Mit **Achse V (Psychische und Psychosomatische Störungen** nach Kapitel V (F) der ICD-10) werden syndromale Diagnosen erfasst; gleichzeitig wird eine Verbindung zur OPD hergestellt. Neben psychischen Störungen (Achse Va) werden auch Persönlichkeitsstörungen (Achse Vb) und körperliche Erkrankungen (Achse Vc) verschlüsselt, um eine bessere Kompatibilität mit DSM-III-R und DSM-IV zu gewährleisten. Im Hinblick auf die psychische Symptomwahl und die Art der psychosomatischen Wechselwirkung wurde die somatopsychischen Störungen vorbehaltene Kategorie F54 der ICD-10 modifiziert.

3.6.2 Forschungsbezogene Aspekte

Tiefer gehende Informationen

➢ Kap. 3.6.2 mit Informationen zu diagnostischen Aspekten i. R. der empirischen Forschung finden Sie online im „Plus im Web" zu diesem Buch.

Resümee

Die Anwendung der aktuellen Klassifikationssysteme ICD-10 und DSM-5 ist in Praxis und Forschung mit einer Reihe von Vorteilen verbunden (z. B. erhöhte Zuverlässigkeit der Diagnosestellung). Unbefriedigend ist weiterhin, dass aus den diagnostischen Kategorien im Einzelfall nur selten therapeutische Interventionen abzuleiten sind.

3.7 Diagnostischer Prozess

In den vorausgehenden Abschnitten wurden die wesentlichen Grundlagen der diagnostischen Entscheidung dargestellt. Nachfolgend wird versucht, diese i. S. der diagnostischen Prozesse zu integrieren.

3.7.1 Grundlagen

In den diagnostischen Prozess werden sehr unterschiedliche Informationen einbezogen. So lassen sich zum einen große Abweichungen in Art und Umfang der Informationen konstatieren, die verschiedene Interviewer erfassen wollen. Zum anderen lässt sich eine erhebliche Variationsbreite in der diagnostischen Relevanz der verschiedenen Informationselemente feststellen. Dabei müssen unterschiedliche Datenebenen und Datenquellen differenziert werden. Folgende bedeutsame Datenebenen lassen sich unterscheiden (Baumann und Stieglitz 2001):

- **Psychische (oder psychologische) Datenebene:** erfasst individuelles Erleben und Verhalten (z. B. Stimmungen, Befindlichkeiten, Leistungsmerkmale).
- **Soziale Datenebene**: erfasst interindividuelle Systeme (z. B. das soziale Netz eines Patienten, das Ausmaß seiner sozialen Unterstützung).
- **Ökologische Datenebene:** erfasst die materiellen Rahmenbedingungen (z. B. finanzielle Situation).
- **Biologische Datenebene:** differenziert in Bezug auf verschiedene (biochemische, neuroradiologische, psychophysiologische oder neurophysiologische) Teilelemente und ist daher für die Diagnostik psychischer Störungen von besonderer Bedeutung.

Für die Diagnostik der meisten psychischen Störungen stellen jedoch der psychische Befund und die Anamnese weiterhin die zentralen Bausteine dar.

Neben den unterschiedlichen Datenebenen sind verschiedene **Datenquellen** zu unterscheiden, die Informationen liefern und im diagnostischen Prozess genutzt werden können. Dies trifft insb. auf die psychische Datenebene zu, in der neben den Angaben des Patienten selbst auch Angaben von Angehörigen, nahen Bezugspersonen oder Partnern eine wichtige Rolle spielen. Auf der psychopathologischen Ebene ist insb. die Einschätzung des Untersuchers von zentraler Bedeutung.

3.7.2 Diagnostische Ebenen: Symptom, Syndrom, Diagnose

Psychiatrische Diagnostik kann auf unterschiedlichen Ebenen stattfinden, wobei untergeordnete Ebenen als Grundlage für Entscheidungen auf höheren Ebenen angesehen werden können. In ➢ Tab. 3.8 findet sich die Unterscheidung der Ebenen hinsichtlich Symptom, Syndrom und Diagnose:

- Die unterste Ebene ist die **Symptomebene.** Hier werden Symptome als kleinste Beschreibungseinheiten psychopathologischer Phänomene erfasst (vgl. im Detail ➢ Kap. 2). Sie lassen sich unterteilen in beobachtbare Verhaltensweisen (*signs;* z. B. Zwangs-

Tab. 3.8 Beschreibungsebenen im diagnostischen Prozess

Ebene	Depression	Zwang
Symptom	Depressiv	Zwangsgedanken
Syndrom	Depressives Syndrom	Zwangssyndrom
Diagnose	Depressive Episode	Zwangsstörung

handlung) und vom Patienten berichtete Störungen (*symptoms;* z. B. Denkhemmung).
- Auf der nächst höheren, der **Syndromebene,** finden sich die sog. psychopathologischen Syndrome, d. h. Symptome, die überzufällig häufig in einer bestimmten Kombination festzustellen sind (z. B. depressives Syndrom, paranoides Syndrom).
- Auf der obersten, der **Diagnosenebene,** ist die psychiatrische Diagnose anzusiedeln, die eine Integration von Symptomen und/oder Syndromen sowie zusätzlichen Merkmale (z. B. Zeit- oder Verlaufsmerkmale) beinhaltet.

➤ Tab. 3.8 verdeutlicht auch, dass ähnliche Begriffe auf unterschiedlichen Ebenen angewandt werden. So spricht man z. B. auf der Symptomebene von einem Patienten, der depressiv ist, auf der Syndromebene von einem depressiven Syndrom und auf der Diagnosenebene von einer depressiven Episode.

3.7.3 Fehlerquellen

Informationssammlung und/oder diagnostische Entscheidungen erfolgen i. d. R. durch einen Interviewer, dessen Urteilsvermögen wie bei allen Menschen von bestimmten Urteilsfehlern beeinflusst sein kann. Hierbei kann es sich z. B. um einen Fehler aufgrund falscher Schlussfolgerungen handeln (z. B. logischer Fehler: Annahme, dass bestimmte psychopathologische Phänomene immer zusammen auftreten müssten) oder den sog. Halo-Effekt (ein besonders markantes Merkmal beeinflusst die Wahrnehmung anderer Merkmale).

Jedoch sind nicht nur aufseiten des Diagnostikers, sondern auch aufseiten des Patienten Fehlerquellen zu kontrollieren. Zu nennen sind hier u. a.:
- Unwissentliche Fehler, bedingt durch Erinnerungs-, Selbstbeurteilungs- und Beobachtungsfehler (inkl. mangelnder Introspektionsfähigkeit)
- Absichtliche Verfälschungen wie Simulation (absichtliche Vortäuschung eines Symptoms), Dissimulation (absichtliche Negierung eines Symptoms), Bagatellisierung (absichtliches Herunterspielen eines Symptoms), Aggravation (absichtliche Herausstellung eines Symptoms)

Daneben sind die in ➤ Kap. 3.5 bereits aufgeführten Varianzquellen zu berücksichtigen. Während Subjekt-, Situations- und Beobachtungsvarianz auf allen drei diagnostischen Ebenen zum Tragen kommen, kommt der Informations- und Kriterienvarianz besonders auf der Diagnosenebene größere Bedeutung zu. Neben den genannten Fehlerquellen fasst ➤ Box 3.4 weitere, in der Diagnostik psychischer Störungen häufig aufzufindende Fehlerquellen zusammen. Diese beinhalten zum einen die Nichtbeachtung formaler diagnostischer Prinzipien der aktuellen Klassifikationssysteme, zum anderen z. B. den Einfluss eigener theoretischer Konzepte von Störungen oder auch nur falsche Schlussfolgerungen.

BOX 3.4

In der Praxis häufig auftretende Fehlerquellen im diagnostischen Prozess auf Diagnosenebene (operationalisierte Diagnostik nach ICD-10 oder DSM-IV/DSM-5)
- Nichtbeachtung der Symptom-, Zeit- und Verlaufskriterien der jeweiligen Störung
- Nichtberücksichtigung der Ausschlusskriterien der jeweiligen Störung
- Nichtberücksichtigung des Komorbiditätsprinzips
- Beeinflussung durch theoretische Konzepte, die nichts mit der diagnostischen Kategorie in einem Klassifikationssystem zu tun haben
- Einfluss eigener diagnostischer Unsicherheit bei der Entscheidung für eine Diagnose (v. a. bei Borderline-Störung, schizoaffektiver Störung)
- Rückschluss auf eine Diagnose aufgrund eines singulären Phänomens (z. B. hysterisch = histrionische Persönlichkeitsstörung)
- Falsche Schlussfolgerungen (z. B. Halo-Effekt)

Zur **Kontrolle bzw. Ausschaltung** der Fehlerquellen eignen sich verschiedene Hilfsmittel. Zu ihrer zuverlässigen Erfassung auf Symptomebene bietet sich z. B. die Verwendung eines Glossars mit der Auflistung und Definition psychopathologischer Merkmale an, wie es z. B. mit dem AMDP-System vorliegt (➤ Kap. 2). Bei der Beurteilung unterschiedlicher Ausprägungen von Symptomen haben sich zudem sog. Skalenverankerungen bewährt (Definition unterschiedlicher Skalenstufen; z. B. AMDP-Merkmal 64 „hoffnungslos", Skalenstufe „leicht": Der Patient hat Zweifel an einer positiven Zukunft in bestimmten Bereichen).

Auch unterschiedliche Fragetechniken des Diagnostikers können zu Schwierigkeiten bei der Symptomerfassung führen (Informationsvarianz). Hier bieten sich als Hilfsmittel Interviewleitfäden bzw. strukturierte Interviews an, die inzwischen für viele Untersuchungsinstrumente vorliegen (z. B. AMDP, Hamilton-Depressions-Skala). Auf der Diagnosenebene haben sich in den letzten Jahren die strukturierten und standardisierten Interviews bewährt (➤ Kap. 3.5), die eine zuverlässige Diagnosestellung, z. T. unter Einbeziehung computerisierter Auswertungsprogramme, erlauben. Durch die Einführung operationaler Diagnosensysteme konnte insb. die Kriterienvarianz deutlich reduziert werden.

Die Anwendung solcher diagnostischen Hilfsmittel auf Symptom-, Syndrom- und Diagnosenebene setzt die genaue Kenntnis der jeweiligen Instrumente und zumeist auch ein umfassendes Training voraus. Auf Diagnosenebene ist bei einem Verzicht auf Interviewverfahren die umfassende Kenntnis des jeweiligen Diagnosensystems unabdingbar.

3.7.4 Integration diagnostischer Befunde

Bereits in einem relativ frühen Stadium des diagnostischen Prozesses findet nicht nur eine reine Informationssammlung, sondern bereits eine Art Hypothesenprüfung statt. Dabei muss auch die Bedeutung der ersten Minute im diagnostischen Gespräch hervorgehoben werden. Verschiedene Untersuchungen haben gezeigt, dass endgültige Diagnosen schon frühzeitig formuliert werden, oftmals bereits in den ersten Gesprächsminuten. Dass hierbei eine Vielzahl der oben genannten Fehlerquellen zum Tragen kommt, ist offensichtlich. Die ersten Eindrücke und Informationen in einem klinischen Gespräch sollten daher lediglich der Hypothesenbildung dienen.

➤ Abb. 3.2 zeigt eine vereinfachte Strategie, wie man in der **klinischen Routine** zu einer Diagnose kommt. Dabei sollte man zunächst aufgrund der im Vordergrund stehenden Haupt- und Leitsymptome eine erste hypothetische Diagnose stellen und prüfen. Trifft sie zu, gilt es anschließend zu klären, ob weitere Symptome vorhanden sind, die nicht zur Diagnose gehören, aber vielleicht einer anderen Diagnose zuzuordnen sind (Komorbiditätsprinzip, ➤ Kap. 3.3). Der diagnostische Prozess ist erst dann abgeschlossen, wenn sichergestellt ist, dass die evtl. noch vorhandenen weiteren Symptome nicht die Kriterien einer weiteren Diagnose erfüllen.

Eine Erhöhung der diagnostischen Sicherheit auch in der klinischen Routine bietet der von Spitzer zunächst zur Evaluation diagnostischer Instrumente vorgeschlagene **LEAD-Ansatz** (**L**ongitudinal **E**valuation, done by experts, employing **A**ll **D**ata) (Spitzer und Williams 1989). Hierbei wird versucht, alle vorliegenden Informationen zu einem diagnostischen Urteil zu integrieren.

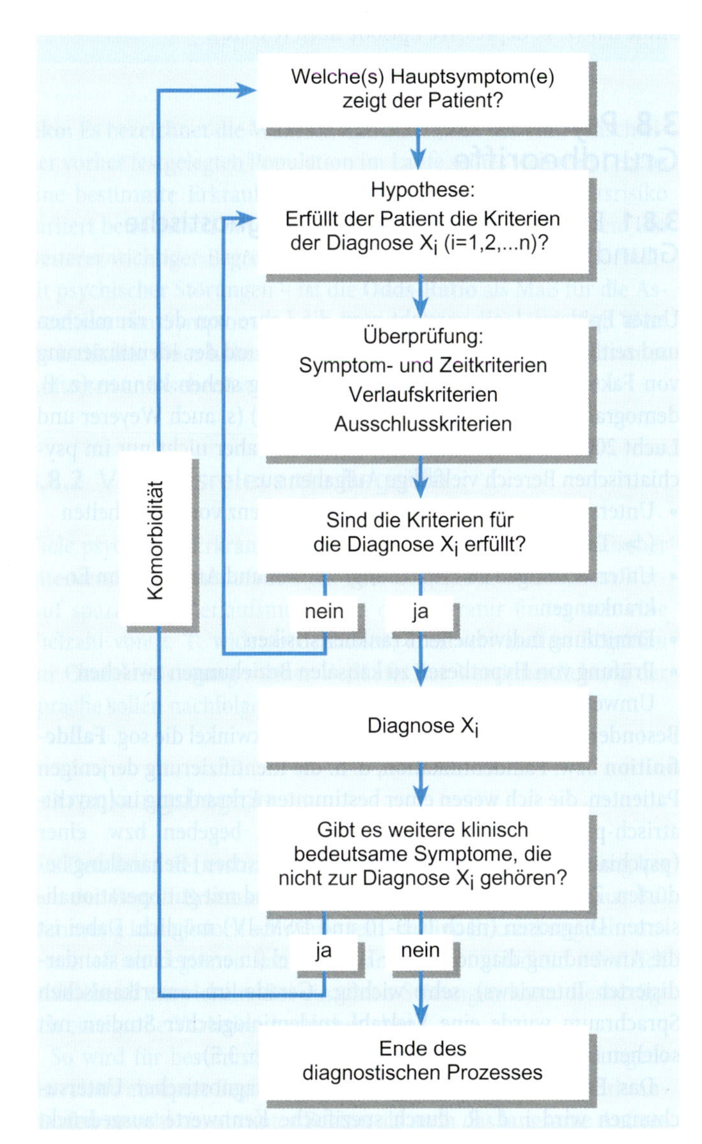

Abb. 3.2 Diagnostischer Prozess bei operationalen Diagnosensystemen (nach Stieglitz, Freyberger und Mombour 2002)

Die Zuordnung der Störung eines Patienten zu einer diagnostischen Kategorie basiert auch heute noch wesentlich auf den Ergebnissen der Befragung des Patienten, eigenen Beobachtungen im klinischen Gespräch und fremdanamnestischen Informationen. Andere diagnostische Verfahren wie z. B. labormedizinische und apparative Untersuchungen oder auch die Ergebnisse testpsychologischer Untersuchungen sind eher i. S. der Ausschlussdiagnostik von Bedeutung (Ausnahme: z. B. Demenzdiagnostik; ➤ Kap. 8).

Allerdings kommt der körperlichen Untersuchung auch bei der Diagnose psychischer Erkrankungen eine zentrale Bedeutung zu. Allen Hinweisen auf körperliche Erkrankungen bzw. körperlich bedingte psychische Störungen ist nachzugehen, da sie sich bei Bestätigung auf die Behandlung auswirken können (u. a. Behandlung der körperlichen Grunderkrankung). Zudem findet sich auch bei den meisten Störungen der Hinweis darauf, dass eine körperliche (Grund-)Erkrankung zur Erklärung der Symptomatik auszuschließen ist.

Eine Vereinfachung des diagnostischen Prozesses lässt sich durch strukturierte und standardisierte Interviews erreichen (➤ Kap. 3.5). Diese werden i. d. R. in Verbindung mit computerisierten Auswertungsprogrammen angewendet. Als zusätzliche Hilfe bieten sich **Screeningbögen** an (vgl. Stieglitz 2008; Härter 2001). Ziel ist u. a. die Ökonomisierung des diagnostischen Prozesses, da die Interviews oft sehr zeitaufwendig sind. Screeningbögen können den Interviews vorgeschaltet werden, um dann die sich darin als auffällig darstellenden Bereiche gezielter nachzuexplorieren. Exemplarisch genannt sei das DIA-X (s. oben). Es bietet ein sog. **Stammscreening** für alle 16 diagnostischen Sektionen des Interviews an und enthält zudem spezifische Screenings für Depression und Angst. Im klinischen Alltag muss der Diagnostiker die jeweiligen Diagnosen- und Entscheidungsalgorithmen der vermuteten Diagnose heranziehen, wobei ihm im DSM-IV als Hilfsmittel zusätzlich **Entscheidungsbäume** zur Verfügung stehen.

Das Ergebnis des diagnostischen Prozesses stellen i. d. R. die Diagnosen dar. Zu ihrer Kennzeichnung finden sich unterschiedliche Begrifflichkeiten. Zum einen kann zwischen Haupt- und Neben- (oder Zusatz-)Diagnosen unterschieden werden. Die **Hauptdiagnose** ist i. d. R. diejenige Diagnose, die zur aktuellen Behandlung geführt oder gegenwärtig die größte klinische bzw. therapeutische Relevanz hat. **Neben- oder Zusatzdiagnosen** sind zwar klinisch ebenfalls von Bedeutung, für die aktuelle Behandlung jedoch eher sekundär.

Unter **Lebenszeitdiagnosen** werden solche Diagnosen verstanden, bei denen die gesamte Vorgeschichte des Patienten sowie die Symptomatik, die zum aktuellen Untersuchungszeitpunkt nicht notwendigerweise vorhanden sein muss, berücksichtigt werden. Die aktuelle Diagnose wird in Abgrenzung dazu oft als **Querschnittsdiagnose** bezeichnet. Bei Störungen, bei denen sowohl der Querschnitt als auch der Verlauf von Bedeutung sind (z. B. affektive Störungen), spricht man oft auch von einer **Verlaufsdiagnose.**

Als **Differenzial- oder Ausschlussdiagnosen** werden diejenigen Diagnosen bezeichnet, zu denen eine Abgrenzung zu erfolgen hat bzw. bei denen leicht eine fälschliche Zuordnung getroffen werden kann (z. B. schizophrene vs. schizoaffektive Störung).

Tab. 3.10 Verlaufsrelevante Begriffe (Frank et al. 1991)

Remission	
• Vollremission	Periode, in der die Besserung ein solches Ausmaß erreicht, dass der Patient symptomfrei ist (erfüllt nicht mehr die Kriterien der Störung) bzw. nur noch minimale Symptome aufweist
• Partial- oder Teilremission	Periode, in der die Besserung ein solches Ausmaß erreicht, dass der Patient nicht mehr alle Symptome der Störung aufweist
Genesung/Wiederherstellung	Remission, die längere Zeit andauert
Rückfall	Wiederauftreten der Symptome in der Remissionsperiode (Patient erfüllt wieder Kriterien der Störung)
Wiedererkrankung	Erneutes Auftreten einer Störung nach längerer Zeit

Der Bedeutung der Verlaufsbeschreibung einer Störung wird insb. in der ICD-10 und im DSM-IV Rechnung getragen. So ist bei bestimmten Störungen eine eigene Störungsgruppe hierfür vorgesehen (z. B. rezidivierende depressive Episode) oder auf einer tiefer liegenden Ebene eine Subdifferenzierung der Störung anhand von Verlaufscharakteristika vorgegeben (z. B. schizophrene Störungen: F20.x5 vollständige Remission).

Resümee
Zur Charakterisierung psychischer Störungen finden sich in der Literatur epidemiologische (z. B. Prävalenz) sowie verlaufsbezogene Begriffe (z. B. Episode).

Literatur
Die vollständige Literatur zu diesem Kapitel finden Sie online im „Plus im Web" zu diesem Buch.

Fragen zur Wissensüberprüfung zum ➤ Kap. 3 finden Sie online.

KAPITEL

4

Ludger Tebartz van Elst, Bernd Heßlinger und Rolf-Dieter Stieglitz

Zusatzdiagnostik

4.1 Einleitung

Für die Diagnostik psychischer Erkrankungen kommt dem Ausschluss einer organischen Grunderkrankung erhebliche Bedeutung zu. So kann etwa ein depressives Syndrom die Folge von Hypothyreoidismus, Hyper- oder Hypokortisolismus, systemischem Lupus erythematodes, Frontalhirntumor oder einer primären depressiven Episode sein, ohne dass aufgrund der klinischen Präsentation allein die Ursächlichkeit sicher erkannt werden kann. Gleichzeitig sind viele Symptome, die für eine organisch bedingte Funktionsstörung sprechen, unspezifisch, was den Sachverhalt zusätzlich verkompliziert.

Die routinemäßige Abklärung aller denkbaren körperlichen Ursachen z. B. eines klassischen depressiven Syndroms bei genetischer Vorbelastung würde aber offensichtlich zu einer „Überdiagnostizierung" sehr vieler Patienten führen, die ebenfalls mit Risiken und Nebenwirkungen verbunden ist. Daher sollte eine rationale Diagnostik zunächst auf einer guten Anamnese und einer sorgfältigen Erhebung des körperlichen, neurologischen und psychopathologischen Befunds beruhen. Erst auf dieser Grundlage sollten dann in einem zweiten Schritt auf der Basis von Syndromdiagnose und spezifischen differenzialdiagnostischen Erwägungen die Zusatzuntersuchungen indiziert werden.

Pragmatisch hat sich in den meisten Kliniken ein obligates diagnostisches Basisprogramm etabliert. Aufbauend auf den entsprechenden Befunden sowie den klinischen Besonderheiten des Einzelfalls wird dann individuell über weitere diagnostische Maßnahmen entschieden. Inwieweit etwa ein EEG, eine Liquoruntersuchung oder hochauflösende Bildgebung des Gehirns mittels Magnetresonanztomografie (MRT) immer zum Basisprogramm z. B. bei der diagnostischen Abklärung eines schizophreniformen Syndroms gehören sollte, ist nach wie vor umstritten. Zweifelsohne würde diese Maßnahme zu vielen negativen Untersuchungsbefunden führen. Andererseits könnte ein seltener positiver Untersuchungsbefund weitreichende Konsequenzen für Therapie und Prognose des Betroffenen haben.

Die obligaten und fakultativen diagnostischen Maßnahmen werden in diesem Buch bei den jeweiligen Krankheitsbildern thematisiert. In diesem Kapitel sollen dafür die Grundlagen geschaffen werden, indem auf die funktionelle Diagnostik mithilfe bioelektrischer und biomagnetischer Aktivität (➤ Kap. 4.2), auf die Bedeutung biochemischer Laborparameter (➤ Kap. 4.3), die Rolle struktureller und funktioneller Verfahren der Bildgebung (➤ Kap. 4.4) und die Möglichkeiten der Testpsychologie eingegangen wird (➤ Kap. 4.5).

4.2 Funktionelle Diagnostik mithilfe bioelektrischer und biomagnetischer Aktivität

Für die funktionelle Diagnostik psychischer Erkrankungen ist die Ableitung bioelektrischer Aktivität mithilfe der **Elektroenzephalografie (EEG)** von Bedeutung. Neben der Ableitung des spontanen EEG unter Standardbedingungen können durch äußerliche Reizungen Aussagen über die Funktion des sensorischen Systems getroffen werden. Dabei werden durch Summierungstechniken EEG-Potenziale ausgelöst, die als **evozierte Potenziale** bezeichnet werden. Darüber hinaus lassen sich durch Anwendung bestimmter Testaufgaben EEG-Muster auslösen, die von psychologisch erfassbaren Größen wie z. B. Aufmerksamkeit und Erwartung abhängen; sie werden **ereigniskorrelierte Potenziale** genannt. Ferner kann mit sehr aufwändigen Techniken die biomagnetische Aktivität des Gehirns mithilfe des **Magnetenzephalogramms (MEG)** getestet werden. Während das Standard-EEG und die evozierten Potenziale in der klinischen Routine eine große Rolle spielen, befinden sich die Untersuchungen zu den ereigniskorrelierten Potenzialen und zum MEG noch im Forschungsstadium und werden routinemäßig bisher noch wenig eingesetzt.

4.2.1 EEG

Seit seiner Entdeckung durch Berger (1929) spielt das EEG als diagnostisches Hilfsmittel zur Erkennung organischer Erkrankungen des zentralen Nervensystems (ZNS) eine bedeutende Rolle. Der Wert des EEG in der Psychiatrie liegt dabei insb. in der Erkennung organischer Prozesse, die psychische Störungen verursachen können. Während die bildgebenden Verfahren diesbezüglich inzwischen höhere Relevanz besitzen als das EEG, bleibt die Ableitung eines EEG für Erkrankungen, die primär mit **funktionellen Änderungen** bioelektrischer Aktivität einhergehen, das wichtigste diagnostische Verfahren. Daher spielt das EEG in der Diagnostik der **Epilepsien** eine hervorragende Rolle. Weiterhin können **Psychopharmaka** die bioelektrische Aktivität und damit die EEG-Wellen beeinflussen, sodass versucht wurde, die Wirkung einzelner Substanzgruppen aus dem EEG abzuleiten. Im Folgenden gehen wir zunächst auf die Entstehungsmechanismen des EEG (s. dazu das „Plus im Web"), einige klinische Grundlagen, für die Psychiatrie relevante Normabweichungen und schließlich die Veränderungen des EEG unter Gabe von Psychopharmaka ein.

Entstehungsmechanismen des EEG

Tiefer gehende Informationen
Informationen zu den Entstehungsmechanismen des EEG finden Sie online im „Plus im Web" zu diesem Buch.

Klinische Grundlagen des EEG

Zur Registrierung des EEG beim Menschen werden an der Schädeloberfläche Elektroden in festgelegter topografischer Anordnung angebracht. Als Bezugspunkte für die Lokalisation der Elektroden dienen dabei die Nasenwurzel (Nasion), ein Knochenpunkt am Hinterhaupt (Inion) sowie knöcherne Vertiefungen vor den Ohren (präaurikuläre Punkte). Für die Anordnung der Elektroden werden die Strecke zwischen Nasion und Inion sowie die Strecke zwischen präaurikulären Punkten prozentual unterteilt. Ausgehend von diesen Bezugspunkten werden die jeweils erste Elektrode in einem Abstand von 10 % und die weiteren Elektroden in einem Abstand von 20 % der Verbindungslinien zu den bereits lokalisierten Elektroden gesetzt. Dieses Verteilungsprinzip der EEG-Elektroden ist international genormt und wird als „10- bis 20-Elektroden-System" bezeichnet (➤ Abb. 4.1a–c).

Durch diese topografische Anordnung werden die Ableitelektroden als frontopolar (fp), frontal (F), zentral (C), parietal (P), temporal (T) und okzipital (O) charakterisiert. Zur Unterscheidung der beiden Hirnrinden werden für die linke Hemisphäre ungerade Zahlen und für die rechte Hemisphäre gerade Zahlen als zusätzliche Elektrodenbezeichnung benutzt. Darüber hinaus werden noch Elektroden an Bezugspunkten angebracht, die weniger von der Hirntätigkeit abhängige Potenzialschwankungen erfassen. Solche Elektroden werden im Gegensatz zu den differenten Elektroden als Referenz- oder indifferente Elektroden bezeichnet. Zur Ableitung des EEG kann man entweder zwischen zwei differenten Elektroden (bipolare Ableitung) oder zwischen einer differenten und einer Referenzelektrode (unipolare Ableitung) schalten (➤ Abb. 4.1). Nach der Verstärkung werden die EEG-Wellen heute meist digital gespeichert und anschließend einer computerunterstützten Auswertung zugeführt. Im Rahmen einer spezielleren klinischen Diagnostik zur Erfassung epileptischer Herde werden in der Epileptologie auch intrazerebrale Elektroden verwendet.

Die spontan auftretenden EEG-Wellen werden in bestimmte Frequenzbänder eingeteilt, die durch griechische Buchstaben gekennzeichnet werden (➤ Abb. 4.1b):

Beta-Wellen:	Frequenz 14–30 pro s
Alpha-Wellen:	Frequenz 8–13 pro s
Theta-Wellen:	Frequenz 4–7 pro s
Delta-Wellen:	Frequenz 0,5–3 pro s

Aus technischen Gründen werden für Routineableitungen langsamere Frequenzen als 0,5 pro Sekunde (s) nicht mitregistriert. Diese langsameren Komponenten (sog. Gleichspannungs- oder DC-Potenziale) spiegeln das mittlere Erregungsniveau der Hirnrinde wider. In experimentellen Untersuchungen können hiermit Aussagen über das Erregungsniveau des Gehirns getroffen werden (*contingent negative variation,* CNV; ➤ Kap. 4.2.3).

Das Auftreten der einzelnen Wellenbereiche hängt von verschiedenen Faktoren ab, wobei der Reifungsgrad des Gehirns und das aktuelle Aktivitätsniveau eine besondere Bedeutung haben. So findet man im **Kindesalter** v. a. Theta- und Delta-Wellen, die mit zunehmender Reifung des Gehirns im 2. Lebensjahrzehnt schließlich in Alpha- und Beta-Wellen im Wachzustand übergehen. Beim **Erwachsenen** treten im inaktiven Wachzustand bei geschlossenen Augen Alpha-Wellen auf, die beim Öffnen der Augen in Beta-Wellen übergehen (sog. Alpha-Blockade). Beim Übergang in den Schlafzustand treten dann zunehmend langsamere Wellen vom Theta- und Delta-Typ auf. Insgesamt bedeutet eine Amplitudenabnahme und eine Frequenzzunahme des spontanen EEG im Wachzustand unter normalen Bedingungen eine Steigerung des mittleren kortikalen Aktivitätsniveaus. Im Schlafzustand treten langsamere Wellen aus dem Theta- und Delta-Bereich auf. Sie werden während des REM-Schlafs von rascheren Wellen geringerer Amplitude abgelöst.

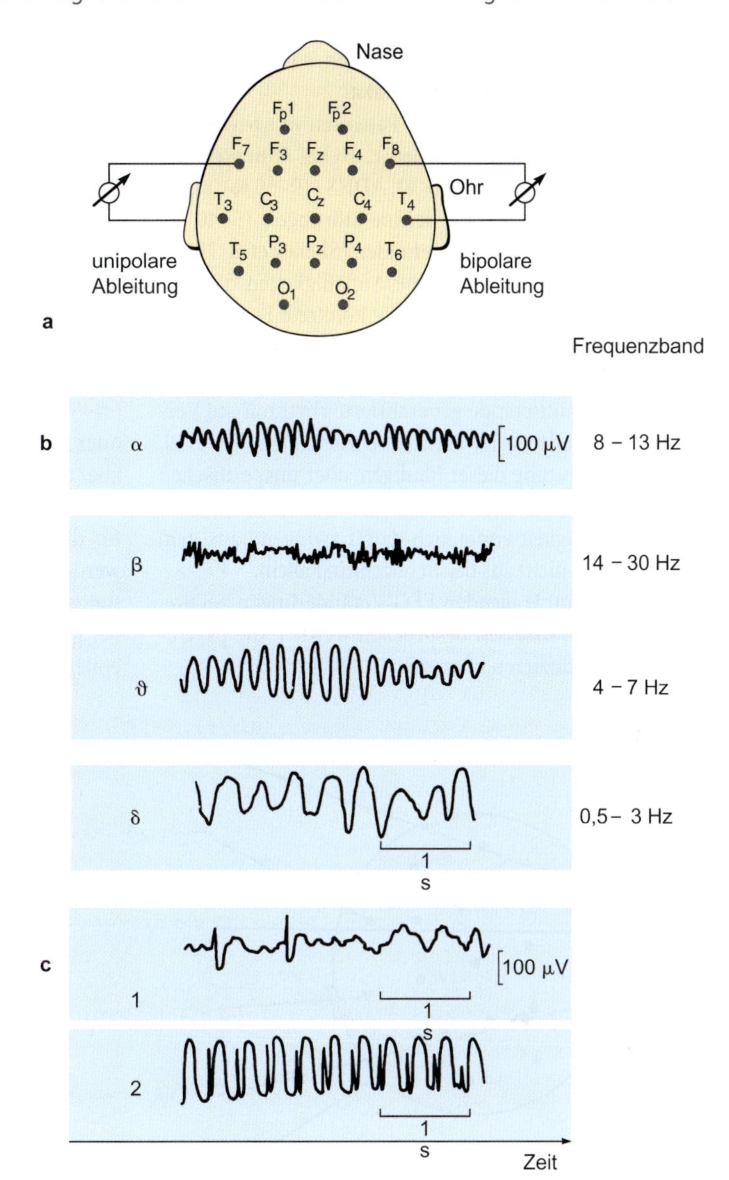

Abb. 4.1 EEG-Ableitung beim Menschen:
a: Elektrodenpositionen für EEG-Ableitungen von der Schädeloberfläche nach dem internationalen 10- bis 20-System
b: Einzelne Frequenzbereiche im EEG
c: EEG bei epileptischer Aktivität mit scharfen Wellen (1) und Spitze-Welle-Komplexen (2) (Spikes and Waves) (aus: Deetjen und Speckmann 1994)

Für die Beschreibung des EEG sind folgende Kriterien zu berücksichtigen:

- **Frequenz** und **Amplitude** der Wellen
- **Verteilung** der Rhythmen über den einzelnen Hirnregionen
- Bei abnormen Potenzialschwankungen deren **Form, Steilheitsgrade** und **Polungsrichtungen**
- **Seitendifferenzen** und **Herdbefunde**

Bei einer Routine-EEG-Ableitung werden zudem einige **Provokationsmethoden** durchgeführt, die über die Steigerung des kortikalen Erregungsniveaus insb. der Provokation epileptischer Potenziale dienen. Unter den physiologischen Provokationsmethoden kommen am häufigsten die Hyperventilation und die Fotostimulation zur Anwendung. Die **Hyperventilation** besteht aus einer forcierten Mehratmung über 3–5 Minuten mit etwa 25 tiefen Atemzügen pro Minute. Die durch die Hyperventilation ausgelöste Alkalose führt zu einer Abnahme der freien Kalziumionenaktivität im extrazellulären Raum mit der Folge einer verstärkten Erregbarkeit der Nervenzellen. Bei der **Fotostimulation** werden hochfrequente Flimmerlichtreize appliziert, sodass über die Stimulierung des visuellen Systems eine Steigerung des kortikalen Erregungsniveaus entsteht.

Auf der Basis einer Spektralanalyse können die aktuellen Frequenzbereiche über den einzelnen Hirnregionen farblich dargestellt werden. Dieses als *Brain Mapping* (oder EEG-Mapping) bezeichnete Verfahren wird in der psychopharmakologischen Forschung häufig dazu verwendet, um den Einfluss von Psychopharmaka auf topografische Bereiche der Hirnrinde zu ermitteln.

EEG-Befunde bei Erkrankungen mit psychischen Symptomen

Wie einleitend beschrieben, liegt der Stellenwert des EEG in der Erkennung organischer Prozesse, die psychische Störungen verursachen können. Darüber hinaus kann es eingesetzt werden, wenn der Verdacht besteht, dass psychische Veränderungen durch **Medika-**

menten- und Drogengebrauch ausgelöst wurden, sowie zur **Überwachung** einer Therapie mit **Psychopharmaka.**

Unspezifische EEG-Auffälligkeiten bei Patienten mit psychiatrischen Störungen sind häufig und werden z. B. bei Patienten mit schizophreniformen Störungen (20–60 %), ADHS (10–50 %), autistischen Syndromen (20–60 %), Borderline-Störungen (5–40 %) oder affektiven Störungen (20–40 %) gefunden (Shelley et al. 2008). Psychisch gesunde Piloten weisen solche Auffälligkeiten dagegen nur zu 0,5–1 % auf (Shelley et al. 2008). Die konkrete Form dieser EEG-Auffälligkeiten ist allerdings sehr vielgestaltig und uneinheitlich. Am häufigsten werden langsame und steile Wellen, Spike-Wave-Komplexe, intermittierende generalisierte rhythmische Veränderungen im Theta- oder Delta-Band beschrieben (Shelley et al. 2008). Die genaue Bedeutung dieser häufigen, aber unspezifischen EEG-Auffälligkeiten ist nach wie vor ungeklärt. Die klinische Relevanz einer EEG-Auffälligkeit ergibt sich damit zwingend aus dem klinischen Kontext und nicht aus der Beobachtung allein.

Exemplarisch sollen im Folgenden EEG-Veränderungen bei drei wichtigen organischen Prozessen besprochen werden, die psychische Veränderungen induzieren können:

- Epilepsien
- Hirntumoren
- Entzündliche Erkrankungen des ZNS

Epilepsien Während eines epileptischen Anfalls treten nicht nur Frequenz- und Amplitudenänderungen des EEG-Grundrhythmus, sondern auch typische Potenzialänderungen auf. Diese epilepsietypischen Potenzialschwankungen sind durch hohe Amplituden, abruptes Einsetzen, Rhythmizität und abnorme Synchronisierung gekennzeichnet. Sie werden als **steile Wellen** (Sharp Waves, Dauer < 200 ms aber > 80 ms), **Spitzen** (Spikes; Dauer < 80 ms) und **Spitze-Welle-Komplexe** (Spike-Wave-Komplexe) bezeichnet (➤ Abb. 4.1c). Diese epilepsietypischen Potenziale können einzeln oder in Serie auftreten, auf umschriebene Bezirke begrenzt oder aber auf die gesamte Hirnrinde ausgedehnt sein. Die räumliche und zeitliche Verteilung der epilepsietypischen Potenziale im EEG ist für die Einteilung epileptischer Anfälle von großer Bedeutung. So werden typischerweise bei Partialanfällen nur in einzelnen Ableitungen fokale epilepsietypische Potenziale registriert (➤ Abb. 4.2), bei generalisierten Anfällen hingegen treten in allen Ableitungen epilepsietypische Potenziale auf. Bei einer Unterform der generali-

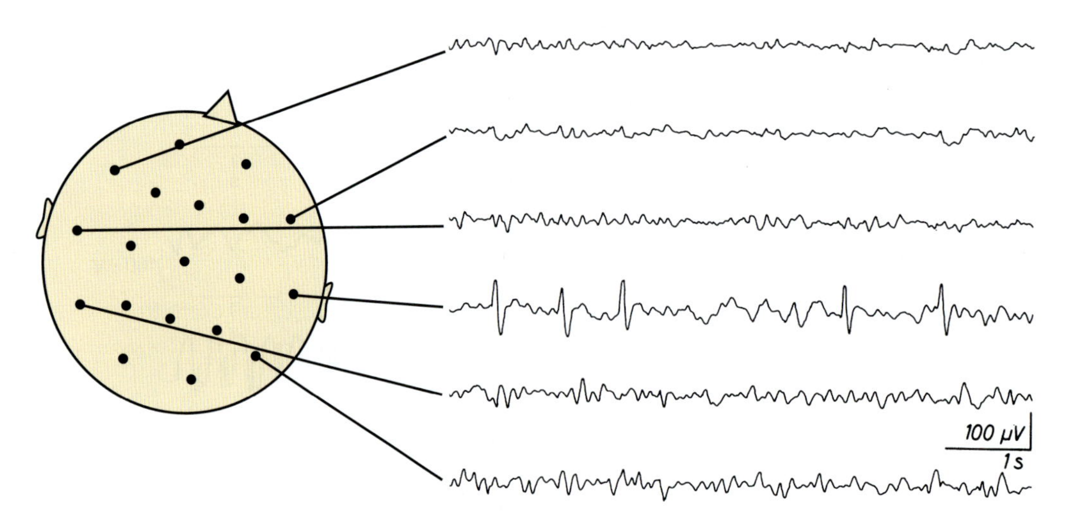

Abb. 4.2 Epilepsietypische Potenziale, abgeleitet über dem rechten Temporallappen, nach Speckmann (1986)

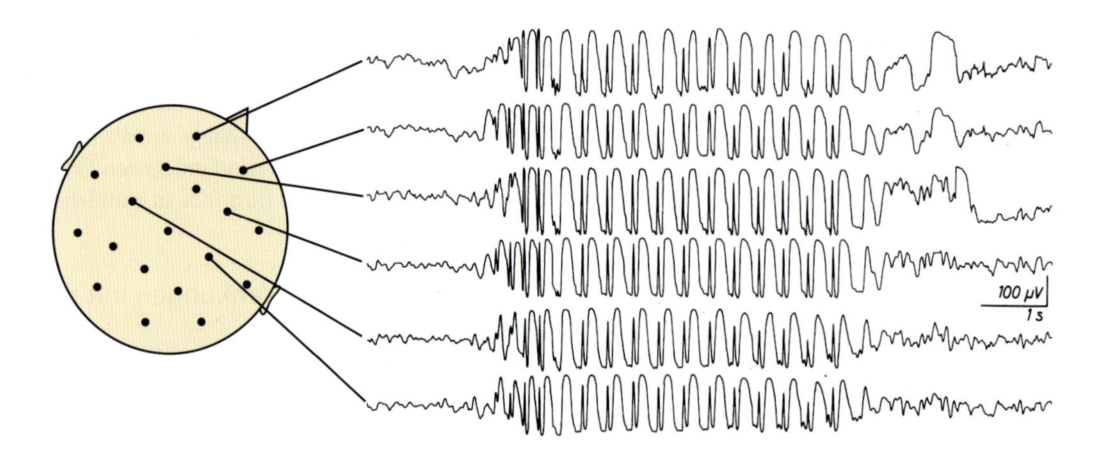

Abb. 4.3 Generalisierte Spitze-Welle-Komplexe nach Speckmann (1986)

sierten Anfälle, den Absencen oder Petit-Mal-Anfällen, findet man typischerweise Spike-Wave-Komplexe in einer Frequenz von 3 pro s (➤ Abb. 4.3).

Es ist zu beachten, dass auch im klinisch anfallsfreien Intervall epilepsietypische Potenziale im EEG auftreten können, während umgekehrt auch klinisch manifeste epileptische Anfälle, bei denen der epileptische Herd z. B. in tieferen Hirnschichten liegt, ohne epilepsietypische Potenziale im EEG auftreten können.

EEG-Befunde in der Psychiatrie Für die **Psychiatrie** ist von Bedeutung, dass einige Epilepsiepatienten, bei denen die Häufigkeit epileptischer Anfälle z. B. durch Antiepileptika reduziert wurde, ein produktiv-psychotisches Zustandsbild entwickeln. Dieses klinische Phänomen wird als **alternative Psychose** bezeichnet. Gelegentlich geht eine solche klinische Alteration zwischen chronisch rezidivierenden Anfällen auf der einen Seite und psychotischer Symptomatik auf der anderen Seite auch mit entsprechenden EEG-Veränderungen einher. Dann kommt es unter antiepileptischer Behandlung zu einer deutlichen Normalisierung des EEG-Befunds, was aber klinisch mit der Entwicklung einer Psychose verbunden ist. Dieses EEG-Phänomen wird auch als **forcierte Normalisierung** bezeichnet. Während sich der Begriff der Alternativpsychose also auf ein klinisch definiertes Phänomen bezieht, beschreibt der Begriff der forcierten Normalisierung ein EEG-Phänomen.

Darüber hinaus sind die klassischen mit Epilepsie assoziierten Psychosen von Bedeutung (Tebartz van Elst et al. 2002). Hier werden iktale, postiktale und interiktale Psychosen unterschieden. Bei **iktalen Psychosen** ist die meist paranoid-halluzinatorische Symptomatik Ausdruck eines meist komplex-partiellen Anfallsgeschehens in frontolimbischen Hirnarealen. **Postiktale Psychosen** entwickeln sich i. d. R. nach Jahren bei Patienten mit therapierefraktären chronischen Epilepsien. Typischerweise treten sie nach Anfallsclustern oder besonders schweren und langen sekundär generalisierten Anfällen auf. Nach einem Intervall der Bewusstseinsklarheit (luzides Intervall) entwickelt sich dann meist rasch innerhalb von Stunden eine akute paranoid-halluzinatorische Symptomatik in Verbindung mit starker affektiver Erregung. Postiktale Psychosen können aufgrund der sie häufig begleitenden affektiven Symptome sehr dramatisch und auch von erheblichen eigen- und fremdgefährdenden Verhaltensweisen begleitet sein. **Interiktale Psychosen** entwickeln sich ebenfalls meist Jahre bis Jahrzehnte nach Beginn einer chronisch therapierefraktären Epilepsie. Das klinische Bild ist wiederum paranoid-halluzinatorisch, aber wegen der meist fehlenden affektiven Begleitsymptomatik weniger dramatisch als bei postiktalen Psychosen. Ein klinischer Unterschied zu den primären Schizophrenien ist darin zu sehen, dass sich meist keine Negativsymptomatik entwickelt und die chronische produktiv-psychotische Symptomatik oft mit gut erhaltenen Persönlichkeitsfunktionen einhergeht (blande Psychose).

Die epileptischen Psychosen werden klinisch und aufgrund des EEG-Befunds diagnostiziert. Bei iktalen Psychosen zeigen die Anfallsmuster im EEG, dass es sich bei der Symptomatik um einen Anfall handelt. Bei post- und interiktalen Psychosen finden sich im EEG häufig Allgemeinveränderungen und Verlangsamungen sowie gelegentlich steile Wellen und Spike-Wave-Komplexe, jedoch keine spezifischen Anfallsbefunde.

Ein weiteres **relevantes Zustandsbild** i. R. **der Psychiatrie** stellen die **Dämmerzustände** dar. Das Leitsymptom eines Dämmerzustands, der von Minuten bis Wochen andauern kann, ist die Bewusstseinstrübung. Grundsätzlich lassen sich postparoxysmale von iktalen Dämmerzuständen unterscheiden.

Postparoxysmale Dämmerzustände treten i. d. R. nach einem epileptischen Anfall auf. Trotz der Bewusstseinstrübung können Patienten mit einem postparoxysmalen Dämmerzustand einfache Tätigkeiten automatisch durchführen. Häufig kommt es zu einem ziellosen Weglaufen und zu Aggressionshandlungen gegenüber Personen. Für den postparoxysmalen Dämmerzustand besteht i. d. R. eine Amnesie. Während dieses Zustands findet man im EEG eine diffuse Verlangsamung der Grundaktivität.

Bei den **iktalen Dämmerzuständen** sind die Patienten stuporös und verlangsamt, und es besteht eine räumliche und zeitliche Desorientiertheit. Solch ein Dämmerzustand ist das Äquivalent eines generalisierten oder auch fokalen epileptischen Status. **Zustände eines Status einfach fokaler Anfälle** mit sensorischen Empfindungen oder psychischer Symptomatik (sog. Aura continua) können unter dem Bild einer paranoid-halluzinatorischen Psychose mit Halluzinationen, Derealisationen und Angstzuständen auftreten. Im EEG liegen in diesem Zustand fokale epileptische Potenziale vor, wobei diese im Routine-Oberflächen-EEG nicht immer nachweisbar sind.

Für Patienten, die über längere Zeit Alkohol getrunken oder Benzodiazepine eingenommen haben, besteht i. R. eines Entzugs die große Gefahr eines **Alkohol- oder Benzodiazepin-Entzugsanfalls.** Hierbei handelt es sich um einzelne (i. d. R. Grand-Mal-)Anfälle, ohne dass zwangsläufig eine Disposition zu epileptischen Anfällen bestehen muss. Dementsprechend nimmt man i. R. des Alkoholentzugs i. d. R. eine passagere Behandlung mit einem Antiepileptikum (z. B. Carbamazepin) vor bzw. setzt die Benzodiazepine in kleinen Schritten ab.

Hirntumoren Neben der Epilepsiediagnostik kommt dem EEG in der **Diagnostik raumfordernder Prozesse** eine große Bedeutung zu. Da jedoch EEG-Befunde bezüglich der Lokalisation von Tumoren weniger zuverlässig sind, spielen in neuerer Zeit die neuroradiologischen Methoden in der Diagnostik von Hirntumoren die größere Rolle. Als Screeningmethode i. S. eines Ausschlussverfahrens bleibt das EEG aber auch heute noch für die Tumordiagnostik relevant. Typischerweise führen Hirntumoren im EEG zu einer allgemeinen Verlangsamung, meistens zu einem Delta-Fokus. Während das Tumorgewebe selbst elektrisch inaktiv ist, werden die Herdbefunde durch perifokale Ödeme und lokale Durchblutungsstörungen im umliegenden Gewebe induziert. Bei Tumoren der Großhirnhemisphären zeigt das EEG darüber hinaus häufig fokale Entladungen i. S. von Spikes oder Sharp Waves, ohne dass unbedingt manifeste epileptische Anfälle auftreten müssen. Eine exakte Übereinstimmung zwischen **Tumorlokalisation** und EEG-Befund ist bei Tumoren der Großhirnhemisphären häufig nicht gegeben, während die **Seitenlokalisation** genau ist.

Entzündliche Erkrankungen Neben klinischem, serologischem und Liquorbefund spielt das EEG auch in der Diagnostik entzündlicher Erkrankungen des ZNS eine Rolle. Wenn auch der Befund im EEG hier wenig spezifisch ist, vermag es aufgrund von Verlaufsbeobachtungen auch Auskunft über die Schwere eines evtl. verbleibenden Defekts zu geben. Enzephalitiden führen i. Allg. zu einem diffusen Befall des ZNS, sodass im EEG oft Allgemeinveränderungen, insb. i. S. einer Verlangsamung des Grundrhythmus, auftreten. Der Grad der Allgemeinveränderung steht dabei in direkter Beziehung zur Schwere des Gewebebefalls. Das EEG eines Patienten mit Jakob-Creutzfeldt-Erkrankung zeigt schwere Allgemeinveränderungen mit typischen triphasischen Wellen. Diese durch Prione induzierte Erkrankung geht klinisch mit Vigilanzstörungen und fortschreitender Demenz einher. Im EEG kommt es zunächst zu einer Frequenzverlangsamung und dann zu einer desorganisierten Delta-Aktivität mit charakteristischen repetitiven triphasischen Wellen.

Unter Psychopharmaka Praktisch alle verfügbaren Psychopharmaka können auch in therapeutischen Dosen zu Veränderungen des EEG-Bildes führen. Die Wirkung auf die EEG-Wellen ist i. d. R. unspezifisch, wenn auch einige Substanzgruppen recht typische Änderungen bewirken. Sie sind insgesamt abhängig von den strukturchemischen Eigenschaften der Substanz, von der Höhe und Dauer der Dosierung sowie vom Verlauf der Erkrankung und dem Ausgangs-EEG. Dementsprechend sollte vor Beginn einer Psychopharmakotherapie eine EEG-Ableitung vorliegen.

Antidepressiva und **Antipsychotika** führen i. d. R. zu einer Verlangsamung und einem Amplitudenanstieg des Alpha-Rhythmus sowie zu einer Häufung von langsameren Wellen aus dem Theta- und Delta-Bereich. Ein zuvor fehlender Alpha-Rhythmus kann sich manchmal erst unter längerer Medikamenteneinnahme manifestieren. In einigen Fällen können auch paroxysmale Ausbrüche langsamerer und steilerer Wellen auftreten. Oft sind solche paroxysmalen Potenziale noch Monate nach Beendigung der medikamentösen Therapie im EEG zu erkennen.

Grundsätzlich können die meisten Antidepressiva und Antipsychotika epileptische Aktivität induzieren. Insbesondere findet man beim atypischen Neuroleptikum Clozapin (Leponex®) eine dosisabhängige Zunahme steiler Wellen und sog. Slow-Wave-Komplexe.

Benzodiazepine induzieren häufig eine diffuse persistierende Beta-Aktivität. Zudem können hochgespannte Theta-Wellen und auch steilere Abläufe vorkommen.

Unter der Therapie mit **Lithium** werden häufig schnell auftretende EEG-Veränderungen mit fokal betonter paroxysmaler Aktivität gesehen, die nicht unbedingt mit dem Lithium-Plasmaspiegel korrelieren. Insgesamt sind mehr linksbetonte fokale Abweichungen zu beobachten. Seltener treten auch Spitze-Welle-Komplexe auf. **Carbamazepin** hingegen führt eher zu einer Verlangsamung der Grundfrequenz, wobei auch paroxysmale Abläufe auftreten können.

Resümee

Der besondere Stellenwert des EEG in der Psychiatrie liegt in der Erkennung organischer Prozesse, die psychische Störungen verursachen können. Während die modernen bildgebenden Verfahren für die Lokalisation solcher Prozesse mittlerweile eine höhere Relevanz besitzen als das EEG, ist Letzteres v. a. für primär funktionelle und mit elektrophysiologischen Korrelaten einhergehende Veränderungen nach wie vor von Bedeutung. Dies betrifft insb. die Epilepsiediagnostik sowie die Diagnostik entzündlicher Erkrankungen. Ferner kann eine Verlaufskontrolle der Nebenwirkungen unter Psychopharmaka erfolgen.

4.2.2 Evozierte Potenziale

Durch eine experimentelle sensorische Reizung eines Sinneskanals werden über die Signalafferenz zur Hirnrinde zusätzliche Reaktionen im EEG ausgelöst, die sich vom beschriebenen Spontan-EEG abheben und als evozierte Potenziale bezeichnet werden. Da evozierte Potenziale i. d. R. eine viel geringere Amplitude als das spontane EEG aufweisen, müssen zu ihrer Darstellung wiederholte Messungen, die mit dem Reiz synchronisiert sind, gemittelt werden. Durch diese Technik der Mittelung sind auch von der Hirnrinde weit entfernt generierte Potenziale (etwa aus dem Hirnstamm) erfassbar. Je nach Reizung des entsprechenden Sinneskanals weisen die evozierten Potenziale eine typische Form, Latenz und Amplitude auf (➤ Abb. 4.4). Nach Stimulation des visuellen Systems entstehen **visuell evozierte Potenziale** (VEP), nach Reizung des akustischen Systems **akustisch evozierte Potenziale** (AEP) und nach Stimulation eines peripheren Nervs werden **somatosensorisch evozierte Potenziale** (SEP) generiert. In der Klinik spielen die evo-

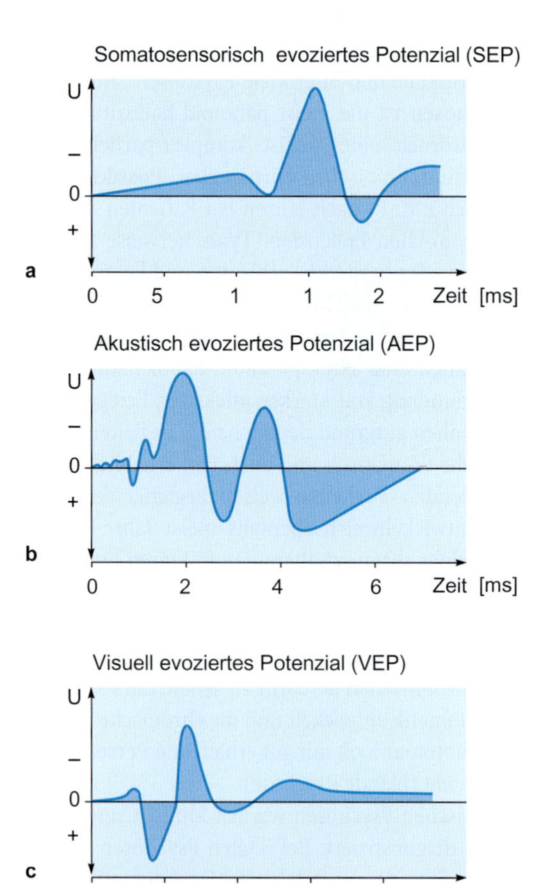

Abb. 4.4 Evozierte Potenziale nach Reizung **(a)** eines peripheren Nervs, **(b)** des akustischen Systems und **(c)** des visuellen Systems; nach Deetjen und Speckmann (1994)

zierten Potenziale primär in der neurologischen Diagnostik eine Rolle. So findet man z. B. bei der multiplen Sklerose (MS) eine typische Latenzverlängerung der VEP.

4.2.3 Ereigniskorrelierte Potenziale

Die dargestellten evozierten Potenziale können eine Gesamtdauer von Sekunden haben. Dabei sind die frühen Komponenten (bis 100 ms) ganz von der Dauer und Intensität des Stimulus abhängig. Die darauffolgenden späten Komponenten hängen eher von psychischen Faktoren wie Aufmerksamkeit und Erwartung ab. Sie werden als ereigniskorrelierte Potenziale (EKP) bezeichnet. Ein sehr häufig untersuchtes EKP, das kognitiven Prozessen zugeordnet wird, ist die sog. **P300-Komponente** (➤ Abb. 4.5a). Diese Komponente, die eine positive Polarität (P) besitzt und etwa 300 ms nach der Reizung auftritt, wurde bei Patienten mit psychischen Erkrankungen häufig untersucht. Dabei wurden je nach Reizparadigma insb. bei Patienten mit einer schizophrenen Psychose häufig deutliche Amplitudenreduktionen und bei Patienten mit einer demenziellen Erkrankung Latenzverlängerungen beobachtet. Umfangreiche Untersuchungen konnten zeigen, dass die P300-Komponente die Kategorisierung von Ereignissen reflektiert, wobei die Reizwahrscheinlichkeit und die Reizbedeutung in diese Komponente eingehen.

Nach bei Gesunden erhobenen Befunden, denen zufolge die P300-Latenz als zeitliches Maß der Stimulusauswertung verwendet werden kann, wurden diese Parameter bei der Untersuchung von Krankheiten eingesetzt, die mit einer demenziellen Entwicklung einhergehen. So konnte festgestellt werden, dass die P300-Latenz mit dem Alter zunimmt und dass Patienten mit einer Demenz im Vergleich zu einem altersentsprechenden gesunden Kollektiv eine verlängerte Latenz haben. Dennoch ist momentan nicht klar, ob die P300-Latenz als individuelle diagnostische Methode eine höhere diagnostische Effizienz hat als klassische testpsychologische Verfahren.

Zu den EKP zählen auch die „Erwartungspotenziale" (*contingent negative variation,* CNV). Wenn zwei Reize nach einem fest definierten Abstand immer wieder präsentiert werden, dann kündigt der erste Reiz das Auftreten des Folgereizes an. Die Erwartung des Folgereizes generiert ein negatives Potenzial, dessen Amplitude mit dem Erwartungswert des Folgereizes zunimmt (➤ Abb. 4.5b). Auch bei motorischen Ereignissen lassen sich EKP erfassen. Bei der Durchführung einer willkürlichen Bewegung beginnt etwa 1 s vor Beginn dieser Bewegung eine langsame negative Potenzialschwankung, die „Bereitschaftspotenzial" genannt wird (➤ Abb. 4.5c). Die Amplitude des Bereitschaftspotenzials ist dabei mit der Komplexität der durchzuführenden Bewegung korreliert.

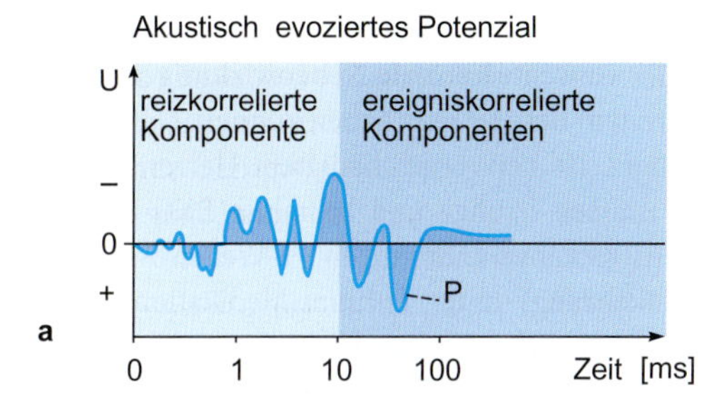

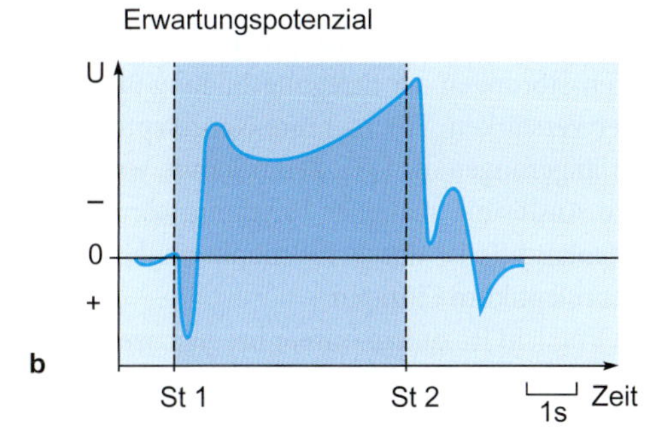

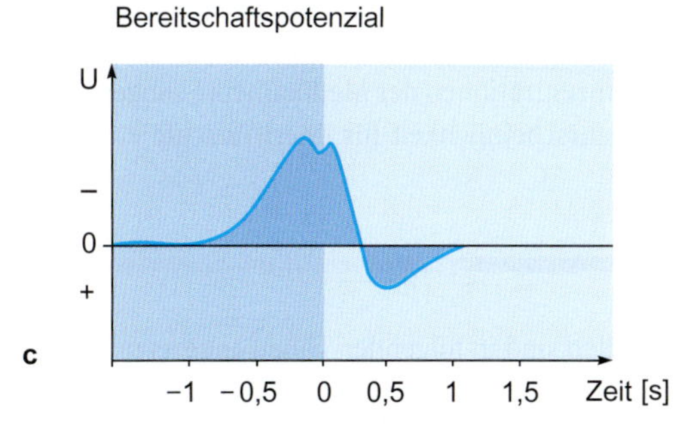

Abb. 4.5 Ereigniskorrelierte Potenziale (EKP):
a. Ereigniskorrelierte Komponente (P300) eines akustisch evozierten Potenzials
b. Erwartungspotenzial zwischen erstem Stimulus (St 1) und Folgestimulus (St 2)
c. Bereitschaftspotenzial der Hirnrinde vor Beginn einer willkürlichen Bewegung; nach Deetjen und Speckmann (1994)

Resümee

Evozierte Potenziale spielen v. a. in der neurologischen Diagnostik eine Rolle (z. B. typische Latenzverlängerung der VEP bei multipler Sklerose). Ereigniskorrelierte Potenziale werden bei der Untersuchung kognitiver Prozesse abgeleitet. Die Analyse ereigniskorrelierter Potenziale wird häufig zu Forschungszwecken durchgeführt. Dabei ergeben sich insb. bei Patienten mit schizophrenen Psychosen Amplitudenreduktionen und bei demenziellen Erkrankungen deutliche Latenzveränderungen der P300-Komponente.

4.2.4 Magnetenzephalografie

Nervenzellen generieren einen intrazellulären Stromfluss vom Dendriten zum Zellkörper, der ein magnetisches Feld auslöst. Die Ableitung dieses magnetischen Feldes von der Schädeloberfläche, das millionenfach kleiner ist als das magnetische Feld der Erde, wird als Magnetenzephalogramm (MEG) bezeichnet. Analog zu den ereigniskorrelierten Potenzialen können durch Reizungen ereigniskorrelierte Magnetfelder induziert werden. Das MEG beinhaltet mehr Informationen als das EEG, da es im Gegensatz zum EEG **sog. tangentiale Dipole der Gyri des Großhirns** erfassen kann.

Die ersten Untersuchungen mit dem MEG bei Patienten mit psychischen Erkrankungen weisen dabei auf Veränderungen ereigniskorrelierter Magnetfelder hin. In einer neueren Untersuchung zeigte sich z. B. bei der Analyse einer Komponente, die 100 ms nach einem Stimulus erfolgt (sog. M100-Komponente), dass bei akut halluzinierenden Patienten mit einer schizophrenen Psychose die Latenz dieser magnetinduzierten Feldkomponente verzögert ist. Ferner wurden weniger interhemisphärische Asymmetrien dieser Komponente bei Patienten mit einer schizophrenen Psychose unter medikamentöser Therapie beobachtet als bei Patienten ohne Medikamente.

Gegenüber dem EEG hat die Ableitung des MEG den Vorteil einer genaueren Lokalisation **funktioneller Ereignisse** im ZNS. Darüber hinaus erfasst das EEG nur die bioelektrische Aktivität der obersten Hirnrindenschichten, während das MEG auch tiefere Strukturen erfassen kann. Das MEG wird, ebenso wie die funktionellen bildgebenden Verfahren der *Single Photon Emission Computed Tomography* (SPECT) und der Positronenemissionstomografie (PET; s. unten), momentan noch wenig für Routineuntersuchungen, sondern mehr zu Forschungszwecken eingesetzt.

Resümee

Das MEG hat gegenüber dem EEG den Vorteil einer genaueren Lokalisation funktioneller Ereignisse im ZNS. Daher können mithilfe des MEG auch tiefere Strukturen erfasst werden. Momentan ist die Anwendung des MEG in der Routineuntersuchung jedoch noch nicht etabliert.

4.2.5 Polysomnografie

Tiefer gehende Informationen

➤ Kap. 4.2.5 (einschl. ➤ Tab. 4.1) mit Informationen zur Diagnostik von Schlafstörungen finden Sie online im „Plus im Web“ zu diesem Buch.

4.2.6 EKG

Kontrollierte Untersuchungen und Metaanalysen zeigen, dass z. B. Depressionen und kardiovaskuläre Erkrankungen nicht nur häufig gemeinsam auftreten, sondern dass Depressionen einen eigenständigen Risikofaktor für die Entwicklung und Prognose einer koronaren Herzkrankheit (KHK) darstellen. Patienten nach Herztransplantation entwickeln ebenfalls gehäuft Depressionen und/oder Angsterkrankungen. Auch nach einem zerebralen ischämischen Ereignis leiden viele Patienten mit komorbider kardialer Erkrankung an einem depressiven Syndrom.

Nicht nur Depressionen, sondern auch andere psychische Störungen erhöhen das Risiko für kardiale Erkrankungen. Insbesondere bei älteren Patienten ist daher eine Komorbidität von psychischen und kardialen Erkrankungen nicht selten. Aus Sorge vor kardiovaskulären Nebenwirkungen wird die Indikation zur psychopharmakologischen Erkrankung dann eher zurückhaltend gestellt, obwohl insb. selektive Serotonin-Wiederaufnahmehemmer (SSRI, z.B. Sertralin) bei Herzkrankheiten eine wertvolle Alternative zu den bei herzerkrankten Patienten problematischen sedierenden trizyklischen Antidepressiva darstellen.

Bei älteren Patienten können Zeichen einer kardialen Vorschädigung im EKG (z. B. bei einer KHK mit zugrunde liegenden kardiovaskulären Risikofaktoren) auch ein Hinweis auf gleichzeitig bestehende zerebrovaskuläre Läsionen sein. Organische Psychosyndrome durch zerebrale Minderversorgung aufgrund mangelnder kardialer Auswurfleistung, bradykarder oder tachykarder Herzrhythmusstörungen sind dagegen seltener. Bei jüngeren Patienten können kardiale Erkrankungen (z. B. rezidivierende tachykarde Rhythmusstörungen) als psychisch bedingt fehlgedeutet werden. Die Durchführung eines EKG und ggf. weiterführende kardiale Diagnostik (z. B. Langzeit-EKG, Echokardiografie) gehören daher in der Psychiatrie i. R. der somatischen Ausschlussdiagnostik zu den Basisuntersuchungen.

Weiterhin ist von größter Bedeutung, dass zahlreiche Psychopharmaka unerwünschte **kardiale Nebenwirkungen** besonders am Reizleitungssystem des Herzens haben können. Das Risiko solcher Nebenwirkungen ist bei vorgeschädigtem Herzen wesentlich erhöht. Dabei müssen häufige und harmlose EKG-Veränderungen wie z. B. Endstreckenveränderungen (T-Wellen-Abflachung oder T-Wellen-Umkehrung) unter Lithium-Medikation von seltenen, aber ernsten Nebenwirkungen unterschieden werden: Für **trizyklische Antidepressiva** (TZA) sind Erregungsausbreitungsstörungen wie Verlängerung des PR-, QRS- oder QT-Intervalls besonders bei vorgeschädigtem Herzen beschrieben. Aber auch die Phasenprophylaktika **Lithium** und **Carbamazepin** sowie zahlreiche **Neuroleptika** können Störungen der Erregungsbildung und -leitung verursachen oder verstärken. Für mehrere Neuroleptika sind zudem mögliche Verlängerungen der QTc-Zeit bekannt, was einen Risikofaktor für die Auslösung maligner Rhythmusstörungen darstellt. Auch eine Myokarditis ist durch Psychopharmaka möglich, z. B. durch das Neuroleptikum Clozapin.

Besondere Vorsicht ist zudem immer bei gleichzeitiger Gabe von psychopharmakologischer und kardial wirksamer **internistischer Medikation** geboten, da sich Störungen der Erregungsleitung von z. B. Betablockern oder Digitalis durch gleichzeitige Gabe leitungsverzögernder Psychopharmaka verstärken und medikamentöse Interaktionen auf der Ebene des hepatischen Cytochrom-P_{450}-Systems die Plasmakonzentrationen der Medikamente steigern können, wodurch die Wahrscheinlichkeit für unerwünschte kardiale Wirkungen steigt.

Resümee

EKG-Kontrollen sind in folgenden Fällen angezeigt:

- Bei Verdacht auf eine kardiale Vorschädigung
- Vor jeder medikamentösen Einstellung mit potenziell herzschädigenden Psychopharmaka
- In individuellen Abständen als Kontrolluntersuchung während der medikamentösen Therapie

4.3 Labordiagnostik

Die aus **Blut-, Harn-** sowie ggf. **Liquoruntersuchung** bestehende Labordiagnostik ist ein wichtiger Baustein der Ausschluss- und Zusatzdiagnostik psychischer Erkrankungen. Da sich eine Vielzahl organischer Erkrankungen – und im Prinzip jede schwere Allgemeinerkrankung – in meist **unspezifischen psychischen Symptomen** äußern kann, sind eine gründliche Anamneseerhebung unter Einschluss organischer Vorerkrankungen, begleitender körperlicher Beschwerden, Sexual-, Medikamenten- und Drogenanamnese sowie Auslandsaufenthalten (wegen möglicher Tropenkrankheiten) und eine umfassende körperliche Untersuchung Voraussetzungen für eine gezielte Labordiagnostik. Auf diese Weise ist eine den Patienten belastende und unnötige Kosten verursachende ungezielte Diagnostik vermeidbar.

4.3.1 Routinelabor

Wenn i. R. der laborchemischen Primärdiagnostik folgende **Basisparameter** bestimmt werden, sind bereits zahlreiche Aussagen über den Zustand wichtiger Organsysteme möglich:

- Blutsenkungsgeschwindigkeit (BSG)
- Blutbild
- Elektrolyte
- Kreatinin
- Harnstoff
- GOT
- GPT
- γ-GT
- Blutzucker
- Schilddrüsenparameter
- Urinstatus (einschl. Eiweiß und Sediment)

Diese Basisparameter können auch als Ausgangswerte zur **Verlaufskontrolle möglicher Nebenwirkungen** i. R. **einer medikamentösen Therapie mit Psychopharmaka** dienen. Vor und während einer Behandlung mit Neuroleptika, die ein malignes neuroleptisches Syndrom (MNS) verursachen könnten, sollte zusätzlich die **Kreatinphosphokinase (CK)** bestimmt werden, insb. um bei klinischen Hinweisen auf ein MNS (u. a. Fieber, Rigor, Bewusstseinsstörung) frühzeitig einen Anstieg der CK erfassen zu können. Bei atypischen Neuroleptika, die eine starke Gewichtszunahme und eine diabetische Stoffwechsellage verursachen können (z. B. Clozapin, Olanzapin), aber auch bei einigen Antidepressiva und Phasenprophylaktika (z. B. Mirtazapin, Valproat, Lithium) sollten Kontrollen der Blutzuckerwerte bzw. des **HbA_{1c}** und des Körpergewichts erfolgen.

4.3.2 Liquordiagnostik

Die Indikation für eine Liquordiagnostik ist gegeben, wenn sich anamnestisch, klinisch-neurologisch oder aufgrund weiterer Diagnostik (z. B. EEG, bildgebende Verfahren) der Verdacht auf einen entzündlichen, degenerativen oder tumorösen Prozess im ZNS ergibt. Die Indikation zur Liquorpunktion sollte nach **Ausschluss eines erhöhten Hirndrucks** (bildgebende Verfahren) und einer **Gerinnungsstörung** rechtzeitig gestellt werden.
Folgende Größen werden u. a. bestimmt:

- Farbe und Klarheit, evtl. Liquordruck bei der Punktion
- Leukozytenzahl
- Zelldifferenzierung (Granulo-, Lympho-, Erythrozyten, evtl. maligne Zellen)
- Glukose- und Proteinkonzentration
- Liquor/Serum-Quotient für Albumin als Hinweis auf eine Störung der Blut-Hirn-Schranke

Damit können sich erste Hinweise z. B. auf eine nachfolgend mit mikrobiologischen Methoden weiter aufzuschlüsselnde Meningitis/Enzephalitis ergeben.

Die quantitative Bestimmung von Immunglobulinen und der Nachweis oligoklonaler Banden dienen der Diagnostik von Erkrankungen wie z. B. Encephalomyelitis disseminata, Borreliose, Neurolues, Herpes-Enzephalitis, limbische Enzephalitis oder HIV-Enzephalopathie.

4.3.3 Schwangerschaftstest

Vor einer medikamentösen Therapie muss bei Patientinnen im gebärfähigen Alter ein Schwangerschaftstest durchgeführt werden, um mögliche Kontraindikationen für einzelne Psychopharmaka besonders im ersten Trimenon nicht zu übersehen (➤ Kap. 5).

4.3.4 Spezielle Fragestellungen

Tiefer gehende Informationen

➤ Kap. 4.3.4 mit einer tabellarischer Übersicht (➤ Tab. 4.2) zu einigen **organischen Erkrankungen**, die mit **psychischen Symptomen** einhergehen können und bei denen Diagnostik und Ursachenforschung auch mittels laborchemischer Parameter erfolgen kann, finden Sie online im „Plus im Web" zu diesem Buch.

4.3.5 Drogenscreening

Bei zahlreichen psychischen Erkrankungen stellt sich die Differenzialdiagnose einer drogeninduzierten Störung. Nicht selten sind die anamnestischen Angaben bei Patienten mit Suchterkrankungen oder nach Suizidversuchen mit Suchtstoffen unvollständig. Oftmals liegen bei Suchterkrankungen Polytoxikomanien vor, und die angebotenen Stoffe können Verschnitte verschiedener Substanzen sein. Aus folgenden Gründen kann die Durchführung eines Drogenscreenings notwendig sein:

- **Nachweis** eines Suchtleidens und der einzelnen Substanzen
- **Erkennen** eines drohenden Entzugssyndroms
- **Überwachen** einer Entzugsbehandlung

Hierbei werden im Ausgangsmaterial (Blut oder Urin) folgende Substanzen untersucht:

- Alkohol
- Amphetamine
- Antidepressiva
- Barbiturate
- Benzodiazepine
- Cannabis
- Halluzinogene
- Kokain
- LSD
- Opiate
- Schnüffelstoffe

Resümee

Die Labordiagnostik dient nicht nur der organischen Ausschlussdiagnostik, sondern auch der Therapieüberwachung und der Optimierung beim Einsatz von Psychopharmaka. Eine umfassende Anamnese und körperliche Untersuchung sind Voraussetzungen für eine gezielte Labordiagnostik.

4.4 Bildgebende Verfahren

Während die subjektiven Schilderungen der Patienten, die Beobachtung ihres Verhaltens und der Einsatz testpsychologischer Verfahren nur indirekte Aussagen über die neurobiologischen Hirnfunktionen und ihre Störungen ermöglichen, erlauben die bildgebenden Verfahren deren direkte Abbildung.

Die medizinische Bildgebung hat in den letzten 10 Jahren eine stürmische Entwicklung erlebt, deren Dynamik ungebrochen anhält. Neben der qualitativen Darstellbarkeit der Morphologie, Neurochemie und Durchblutung des Gehirns gewinnen insb. in der Forschung quantitative Verfahren an Bedeutung, bei denen zerebrale Substrukturen in ihrem Volumen, ihrer Durchblutung, ihrer neurochemischen Zusammensetzung oder strukturellen Konnektivität quantitativ gemessen werden. Mithilfe der **strukturellen Verfahren** der Computertomografie akuten (**CT**) und der Magnetresonanztomografie (**MRT**) können die anatomischen Strukturen untersucht werden. Verfahren wie **SPECT** und **PET** eignen sich zur Untersuchung der Durchblutung des Gehirns. Ihre besondere Stärke besteht aktuell aber darin, dass mittels radioaktiv markierter Trägersubstanzen bestimmte Neurotransmittersysteme wie z. B. das dopaminerge System untersucht werden können.

Eine Sonderstellung hat sich in den letzten Jahren die **MRT** erarbeitet. Dies liegt darin begründet, dass sie nicht mit Strahlenbelastung verbunden ist, was die klinische und wissenschaftliche Untersuchung vereinfacht. Ferner haben dramatische technologische Fortschritte innerhalb der MRT in den letzten Jahren eine Methodenvielfalt entstehen lassen, die nun nicht nur die hoch aufgelöste Beurteilung der Neuroanatomie des Gehirns erlaubt, sondern auch seiner Durchblutung, Neurochemie und Konnektivität.

Im Folgenden wird auf die zahlreichen, in Studien erhobenen Befunde bei einzelnen psychischen Störungen nicht eingegangen; diesbezüglich wird auf die entsprechenden Abschnitte zur Neurobiologie der psychischen Störungen verwiesen.

Inzwischen sind auffällige Befunde z. B. in feinstrukturellen volumetrischen Untersuchungen mittels MRT oder in den funktionellen bildgebenden Verfahren bei den meisten psychischen Störungen nachgewiesen, die sich jedoch oft nur im statistischen Gruppenvergleich (im Vergleich zu gesunden Kontrollpersonen) widerspiegeln und in der Routinediagnostik im klinischen Alltag aufgrund der Überlappungsmöglichkeiten der erhobenen Parameter mit den gesunden Kontrollpersonen im Einzelfall oft noch wenig klinische Handlungsrelevanz besitzen.

Erste Schritte in Richtung klinischer Anwendung der funktionellen Verfahren wurden v. a. bei der Abklärung kognitiver Defizite von älteren Menschen getan, z. B. in der Differenzialdiagnose von Demenz und Pseudodemenz i. R. einer depressiven Erkrankung. Diese oft schwierige Differenzialdiagnose ist aufgrund ihrer Häufigkeit, der völlig unterschiedlichen therapeutischen Möglichkeiten und der damit verbundenen Prognose für den Patienten von größter Bedeutung.

4.4.1 Strukturelle Verfahren

Computertomografie (CT)

Die Indikation für die Anordnung einer CT stellt sich in der Psychiatrie besonders bei der raschen Abklärung einer akuten **Erstmanifestation** einer psychischen Erkrankung. Das Auflösungsvermögen der Methode liegt im Millimeterbereich, die Untersuchungszeit beträgt wenige Minuten. Die Strahlenbelastung entspricht etwa einer konventionellen Röntgenuntersuchung des Schädels in drei Ebenen. Die effektive Dosis im Bereich der Gonaden liegt dabei noch unter 1 mR.

Nachweisbar sind **Fehlbildungen, Atrophien, ältere Hirninfarkte, Abszesse, Blutungen oder Tumoren**. Dagegen können entzündliche Veränderungen des Gehirns mittels CT nicht sicher nachgewiesen werden. Daher ist eine MRT-Untersuchung des Gehirns (s. unten) gewiss als Goldstandard der bildgebenden Diagnostik anzusehen. Allerdings kann sie in Akutsituationen wie etwa in der Notaufnahme, bei denen es primär um den Ausschluss von Hirnblutungen, Infarkten oder Tumoren geht, oft nicht in der gebotenen Geschwindigkeit organisiert werden.

Magnetresonanztomografie (MRT)

Die MRT erlaubt durch überlegene Kontrastdiskriminierung verschiedener Gewebe eine **sensitivere Darstellung zerebrovaskulärer Läsionen, entzündlicher Erkrankungen und demyelinisierender Prozesse** (z. B. bei limbischen, viralen oder bakteriellen Enzephalitiden oder Encephalitis disseminata). Mittels MRT können auch kleinere Tumoren, insb. Metastasen und Neurinome (z. B. Akustikusneurinom), besser erkannt werden. Knochenbedingte Artefakte treten nicht auf, was v. a. an der Schädelbasis (z. B. zum Ausschluss eines Hirnstamminfarkts) und in der hinteren Schädelgrube Relevanz hat. Die topografische Orientierung kann im Gegensatz zum CT in **verschiedenen Schnittebenen** (koronar, sagittal, transversal) in gleicher Qualität und direkt erfolgen.

Bei der MRT oder MRI (*magnetic resonance imaging*) entsprechen unterschiedliche Signalintensitäten unterschiedlichen Protonendichten und damit unterschiedlichen Gewebedichten. Die Abbildungsparameter können dabei in Abhängigkeit von der Fragestellung variiert werden. Die Auflösung liegt im Millimeterbereich. Zur Verbesserung der Tumordiagnostik werden spezielle Kontrastmittel wie z. B. Gadolinium-DTPA eingesetzt.

Gegenüber der CT hat die MRT den Vorteil der **fehlenden Strahlenbelastung**, ist aber im Vergleich zum CT kosten- und zeitaufwendiger. Der höhere Zeitaufwand der Untersuchung und die belastende Untersuchungssituation in älteren, z. T. noch sehr engen Spulen können gerade bei psychisch Erkrankten eine Sedierung während der Untersuchung notwendig machen. Herzschrittmacher stellen eine Kontraindikation dar; metallische Fremdkörper bedeuten je nach Lage im Körper eine relative Kontraindikation.

Aufgrund der erheblichen Bedeutung v. a. im Bereich der psychiatrischen Forschung sollen im Folgenden nicht nur die klinisch-diagnostischen MRT-Methoden, sondern auch die neueren methodischen MRT-Entwicklungen kurz vorgestellt werden, die aktuell hauptsächlich im wissenschaftlichen Bereich liegen.

Strukturelle Magnetresonanztomografie (sMRT)

Die sMRT ist nach wie vor die Domäne der klinischen Diagnostik. ➤ Abb. 4.6 zeigt klassische T1- und T2-gewichtete MRT-Sequenzen eines gesunden Gehirns. In der T1-Gewichtung kommt die Anatomie des Gehirns gut zur Darstellung. Das Gehirnwasser wird schwarz dargestellt, und weiße und graue Substanz sind gut differenzierbar.

Bei den T2-gewichteten Bildern kommt Wasser weiß zur Darstellung. Wegen des starken Wassersignals sind T2-gewichtete Bilder bei der Identifikation von Diffusionsstörungen und Entzündungsgeschehen hilfreich, da in entsprechenden Arealen vermehrt Wasser vorhanden ist.

Darüber hinaus gibt es noch eine Reihe weiterer MR-Sequenzen, die indirekt Informationen z. B. über stattgehabte entzündliche Veränderungen oder etwa stattgehabte zerebrale Blutungen liefern, z. B. indem in hämosiderinsensitiven Sequenzen interstitielles Eisen gemessen wird. Zur differenzierten Darstellung dieser in der klinisch-neuroradiologischen Diagnostik relevanten Darstellungssequenzen sei aber auf die Lehrbücher der Neuroradiologie verwiesen.

Eine größere Rolle v. a. in der psychiatrischen Forschung spielen die MR-basierten Quantifizierungsverfahren, da mit ihrer Hilfe auch subtile neuronale Änderungen, wie sie ja bei psychiatrischen Erkrankungen eher zu erwarten sind, nachweisbar sind. Daher sollen die wichtigsten Methoden hier kurz skizziert werden.

Manuelle Morphometrie

In klassischen raterbasierten volumetrischen Untersuchungen wird entweder auf der Grundlage der CT- oder der MR-Technologie die Anatomie der untersuchten Gehirne auf einem Computerbildschirm dargestellt. Mithilfe entsprechend entwickelter Softwareprogramme wird dann auf jeder dargestellten Schicht die Fläche der interessierenden Struktur, die *Region of Interest* (ROI), dargestellt und mit der Schichtdicke multipliziert. Auf diese Weise kann man das Volumen der ROI abschätzen. Während in den CCT- und den älteren MR-Untersuchungen normalerweise nur relativ große Schichtdicken von oft mehreren Zentimetern gewählt wurden, werden heutzutage i. d. R. isometrische kubische Voxel mit einem Millimeter Kantenlänge in Form von 3D-Datensätzen akquiriert. Diese 3D-Datensätze können dann mit entsprechender Software in beliebigen orthogonalen Schnittführungen auf einem Computer visualisiert werden. So lassen sich dann auch Strukturen wie z. B. die Amygdala zuverlässig und valide ausmessen. ➤ Abb. 4.7 veranschaulicht diese Form der klassischen Volumetrie am Beispiel der Amygdalavolumetrie.

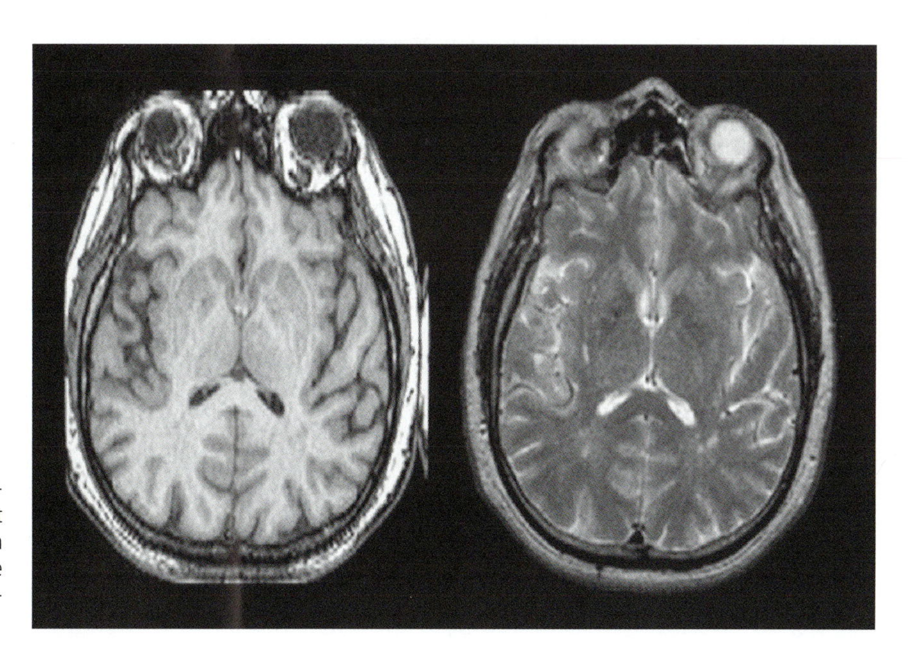

Abb. 4.6 In der T1-gewichteten Sequenz der MRT-Bilder kommt Liquor schwarz zur Darstellung: Sie ist sensitiver für die Detektion der Neuroanatomie. In den T2-gewichteten Sequenzen (rechts) ist Liquor weiß: Sie sind sensitiver für die Detektion von neuropathologischen Veränderungen wie z. B. Entzündungsherden.

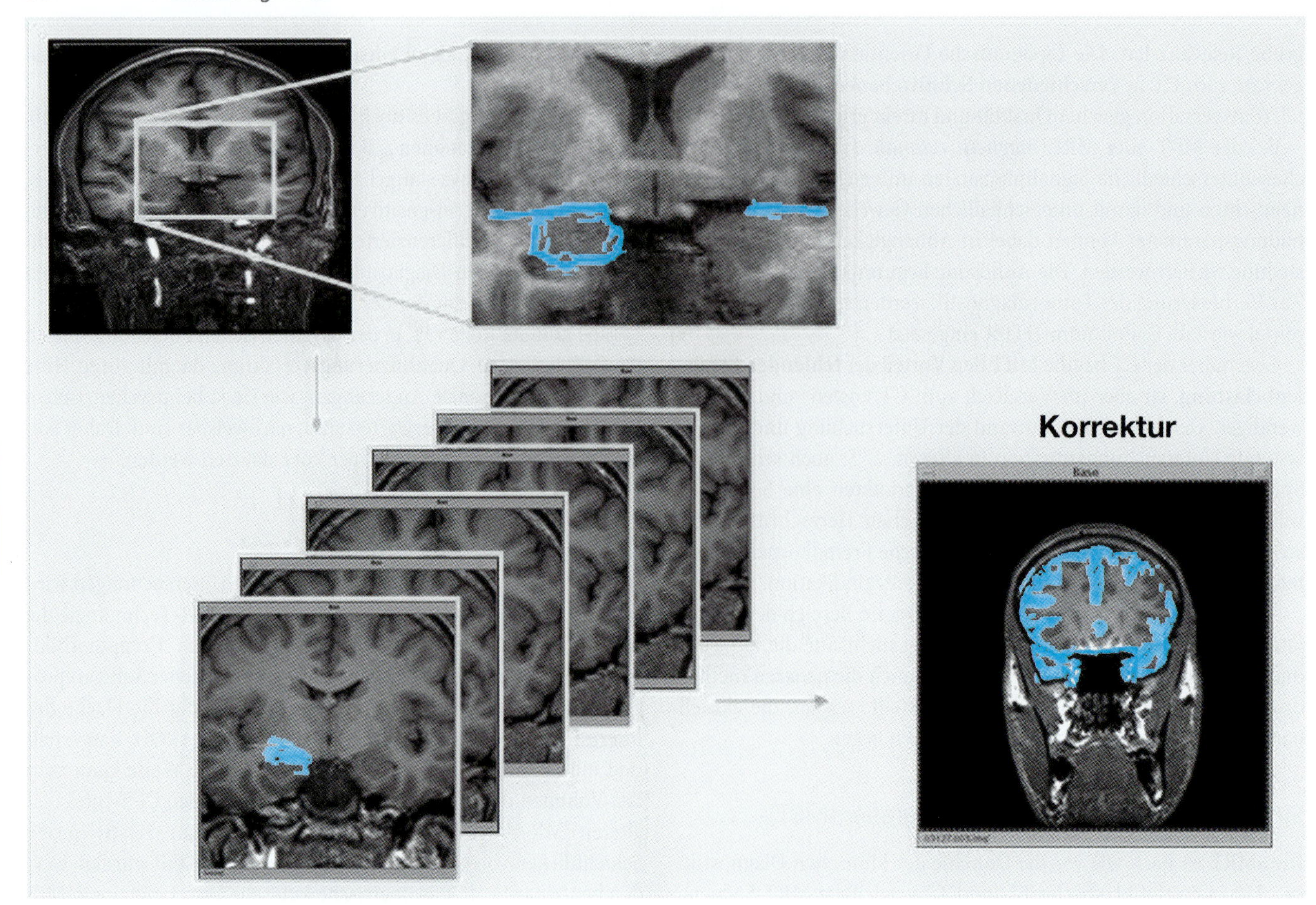

Abb. 4.7 Schematische Darstellung der Arbeitsschritte bei der manuellen Amygdalavolumetrie (nach van Elst et al. 2000, 2002)

Diese Form der klassischen Volumetrie hat inzwischen teilweise sogar Einzug in die klinische Routinediagnostik gehalten, z. B. bei der Beurteilung einer möglicherweise vorliegenden Hippokampusatrophie als Indiz für eine Hippokampussklerose i. R. der Epilepsiediagnostik.

Voxelvergleichende Morphometrie Die semiautomatische klassische Volumetrie ist zwar im Hinblick auf die Validität der erzielten Befunde die aktuell beste Methode der strukturellen Quantifizierung, sie hat aber zwei entscheidende Nachteile. Erstens ist die Reliabilität von den Fähigkeiten und der Sorgfalt der messenden Wissenschaftler abhängig und unterliegt damit gewissen Schwankungen. Zweitens handelt es sich um eine extrem arbeits- und zeitaufwendige Methodik. Zudem können aus praktischen Gründen immer nur prädefinierte Areale, nie aber das gesamte Gehirn gemessen werden.

Neuere Quantifizierungsalgorithmen und hier insb. die **voxelbasierte Morphometrie** (*voxel-based morphometry,* VBM) umgehen diese Probleme (Ashburner und Friston 2000; Friston et al. 1996). Letztere ist eine vollautomatisierte Methode zur Auswertung struktureller Bildinformationen von 3D-Datensätzen, ohne dass subjektive Messentscheidungen gefällt werden müssen. Dazu werden die individuellen 3D-Rohdatensätze in einem ersten Schritt räumlich normalisiert, d. h. in einen stereotaktischen Standardraum transferiert, damit sie verglichen werden können. Diese räumliche Normalisierung orientiert sich dabei an einem *Template,* d. h. einem mathematischen Mittel von gesunden Gehirnen. Ziel dieses Normalisierungsprozesses ist dabei die Angleichung der Form des Gesamtgehirns und nicht die der einzelnen Substrukturen. Im Rahmen dieser Normalisierung kommen dabei lineare Transformationsoperationen wie Drehung, Dehnung, Stauchung und Verschiebung, aber auch nichtlineare Operationen wie Verzerrungen zum Einsatz. In einem zweiten Bearbeitungsschritt werden die normalisierten Datensätze automatisch segmentiert, d. h. in die drei Kompartimente graue Substanz, weiße Substanz und Liquor separiert. Nichtzerebrales Gewebe wie Knochen oder Muskeln werden dabei automatisch entfernt. Danach werden die resultierenden Datensätze „geglättet", d. h., der Wert jedes Voxels wird mit denen seiner Nachbarvoxel gemittelt. Dies hat zur Folge, dass räumliche Auflösung verloren geht, der resultierende Gesamtdatensatz gleichzeitig aber besser normalverteilt ist, was zu einer höheren Validität parametrischer statistischer Tests führt. Schließlich können die so gewonnenen Daten von verschiedenen Patienten einer Studiengruppe aufaddiert und anhand statistischer Methoden mit denen einer Kontrollgruppe voxelweise verglichen werden. ➤ Abb. 4.8 veranschaulicht die komplexe Bildnachverarbeitung i. R. der VBM.

Magnetresonanzspektroskopie (MRS)

Das Prinzip der Magnetresonanzspektroskopie beruht darauf, dass sich Atomkerne in einem starken Magnetfeld wie Kompassnadeln

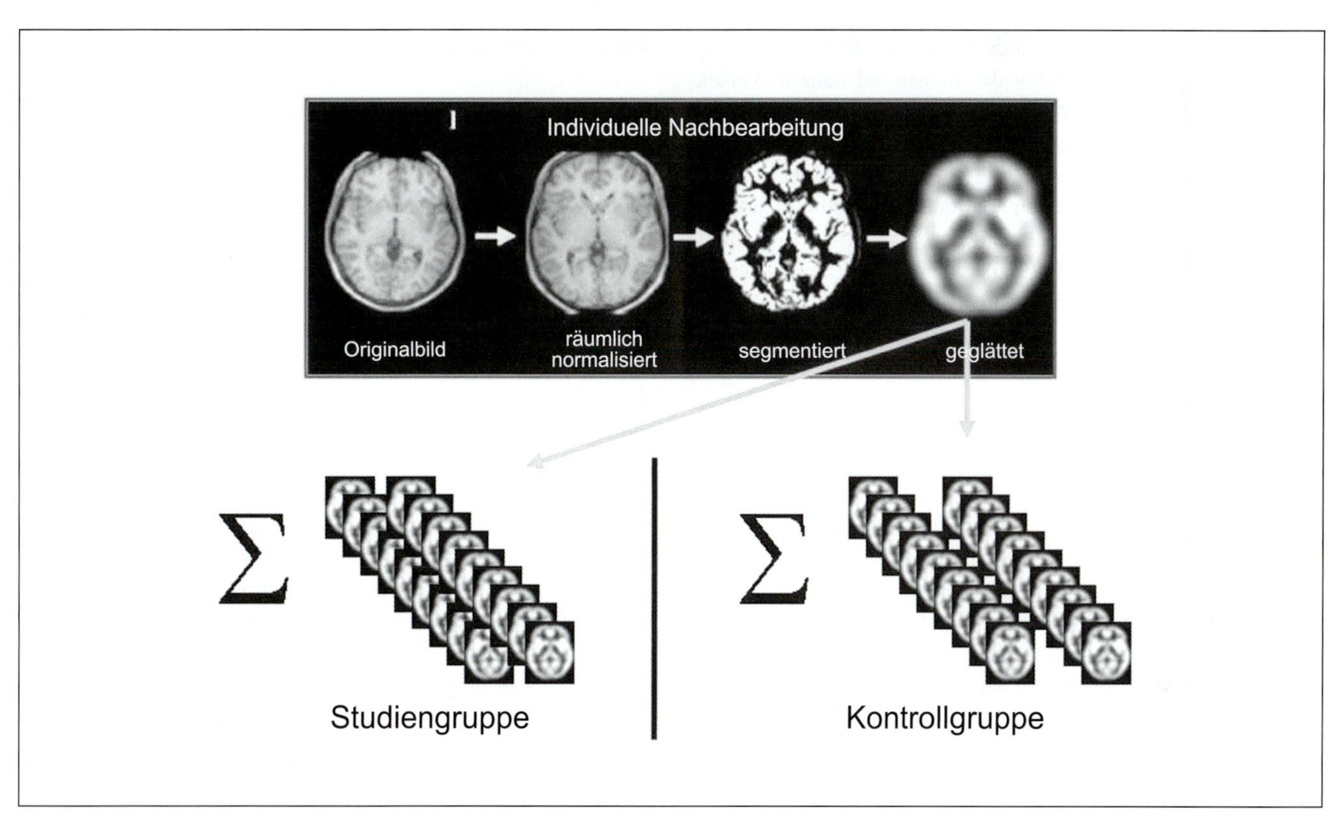

Abb. 4.8 Zusammenfassung der klassischen Nachbearbeitung von 3D-Datensätzen i. R. der voxelbasierten Morphometrie (VBM) mit SPM 99 (nach Ruesch et al. 2003)

parallel zu den Feldlinien ausrichten und durch eingestrahlte Pulse von Radiowellen in bestimmter Weise ausgelenkt werden. Dabei senden sie messbare Hochfrequenzsignale aus, deren Stärke und Frequenz von der unterschiedlichen Anzahl und dem Zustand der Atome in den einzelnen Gewebeabschnitten abhängt, wobei durch die unterschiedlichen Signale auch Aussagen über die biochemische Gewebezusammensetzung möglich sind. Bei der MRT können nur die Protonen des Wasserstoffs, bei der MRS auch andere Kerne (u. a. Kohlenstoff, Phosphor) genutzt werden.

Mithilfe der MRS lässt sich die Konzentration bestimmter neurochemischer Substanzen im Gehirn aufgrund ihres charakteristischen Echoverhaltens bestimmen. ➤ Abb. 4.9 illustriert ein MRS-Spektrum aus dem Präfrontalhirn eines gesunden Kontrollprobanden.

Die Besonderheit der MRS ist darin zu sehen, dass es die einzige MR-basierte Methode ist, die Informationen über die Neurochemie des Gehirns nebenwirkungsfrei, d. h. ohne radioaktive Strahlenbelastung, liefert. So gibt die Konzentration etwa des N-Acetylaspartats (NAA) Hinweise auf die allgemeine Integrität des Gehirngewe-

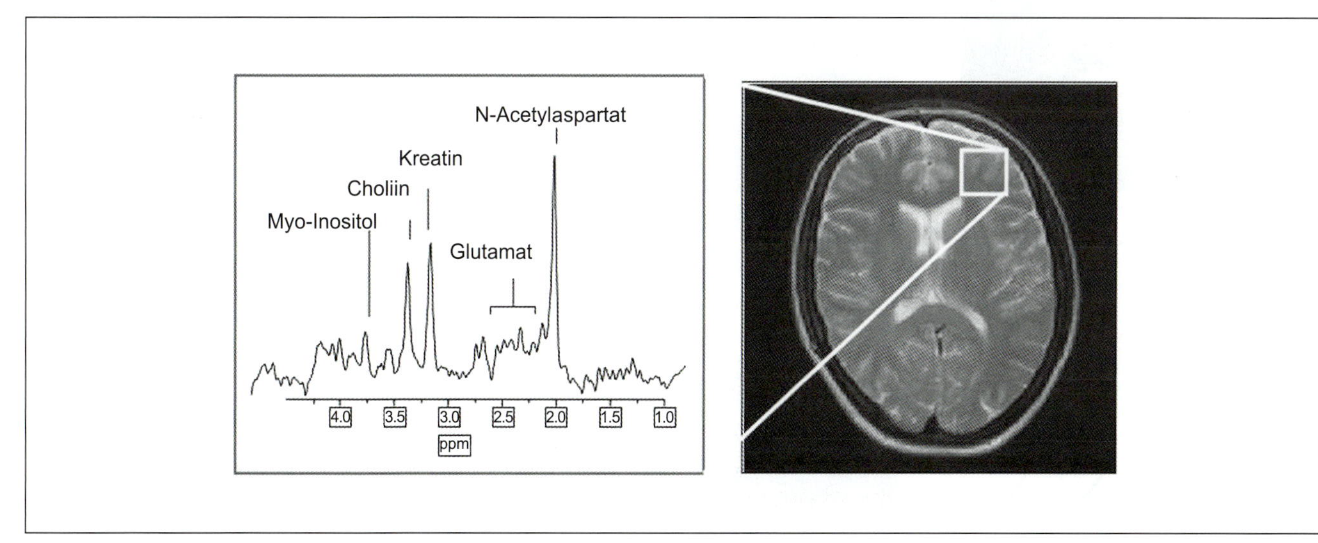

Abb. 4.9 Beispiel eines ^{1}H-NMR-Spektrums

bes, das Kreatin-Signal wird mit dem Energiestoffwechsel und das Cholin-Signal mit der Integrität der weißen Substanz in Verbindung gebracht. Von besonderem Interesse sind die Glutamat-, Glutamin- und GABA-Signale, da sie Informationen über wichtige Neurotransmittersignale liefern. Mit der Phosphorspektroskopie können ebenfalls Informationen über den Energiestoffwechsel des Gehirns gewonnen werden. Allerdings befindet sich diese Methode erst in der Frühphase ihrer Entwicklung und ist noch mit vielen Limitationen behaftet, die hier aber nicht *in extenso* diskutiert werden können.

Diffusionsbildgebung (Diffusion Tensor Imaging, DTI)

Bei der diffusionsgewichteten MRT werden Informationen auf der Grundlage mikroskopischer Bewegungen im zellulären und subzellulären Bereich gewonnen, die in klassischen T1- oder T2-gewichteten MR-Sequenzen nicht enthalten sind. Insbesondere bei der Diagnostik von Schlaganfällen, bei denen es früh zu Diffusionsstörungen kommt, spielt die diffusionsgewichtete Bildgebung in der Klinik eine zunehmende Rolle. Von neurowissenschaftlich besonderem Interesse ist die DTI der weißen Hirnsubstanz, welche die Verbindungen der Gehirnnervenzellen enthält. In vielen Hirnbereichen kann anhand der gemessenen Diffusionseigenschaften die Orientierung der Nervenfasern bestimmt und damit der Verlauf von Nervenfaserverbindungen rekonstruiert werden. Diese Information eröffnet die Möglichkeit, die strukturelle Verschaltung der Nervenzellen (Konnektivität) im lebenden Gehirn zu untersuchen. ➤ Abb. 4.10 veranschaulicht die einzelnen Rekonstruktionsschritte der DTI. Auch die DTI wird aktuell nicht in der klinischen Routinediagnostik, sondern ausschließlich zu wissenschaftlichen Zwecken eingesetzt.

4.4.2 Funktionelle Verfahren

Single Photon Emission Computed Tomography (SPECT)

Die SPECT wurde bereits 1963, 10 Jahre vor der ersten klinischen Anwendung des CT, beschrieben und hat sich nachfolgend zu einem nuklearmedizinischen Standardverfahren entwickelt (➤ Abb. 4.11).

Das Verfahren eignet sich besonders gut zum Nachweis von Veränderungen des regionalen zerebralen Blutflusses und wird z. B. in der Epilepsiediagnostik eingesetzt. Auch die Messung der vaskulären Reservekapazität mit Provokationstests, z. B. durch Acetazolamid, ist möglich. Das Auflösungsvermögen liegt im Bereich von 1–2 cm. Weiterhin erlaubt die SPECT Rückschlüsse auf die Funktion der Blut-Hirn-Schranke. Da Veränderungen der neuronalen Aktivität mit Veränderungen im Blutfluss korrelieren, wurde sie früher v. a. **zur Abklärung demenzieller Prozesse** eingesetzt, wobei bereits pathologische Befunde erhoben werden können, bevor in den strukturellen Verfahren über die Altersnorm hinausgehende Atrophien nachweisbar sind. Heute wurde diese Methode im klinischen Alltag weitgehend von der PET (s. unten) verdrängt. Die SPECT gestattet zudem die Untersuchung zerebraler Rezeptorsysteme bei psychiatrischen Erkrankungen und trägt so insb. zum Verständnis des Wirkungs- und Nebenwirkungsprofils von Psychopharmaka bei.

SPECT ist ein szintigrafisches Verfahren, bei dem radioaktiv markierte Substanzen im Bolus injiziert werden. Zum Einsatz kommen Gammastrahler wie z. B. ^{99m}Technetium und ^{123}Jod. Die Perfusionsverteilung dieser Substanzen im ZNS kann in verschiedenen Phasen (arteriell, parenchymatös, venös) mittels einer um den Pa-

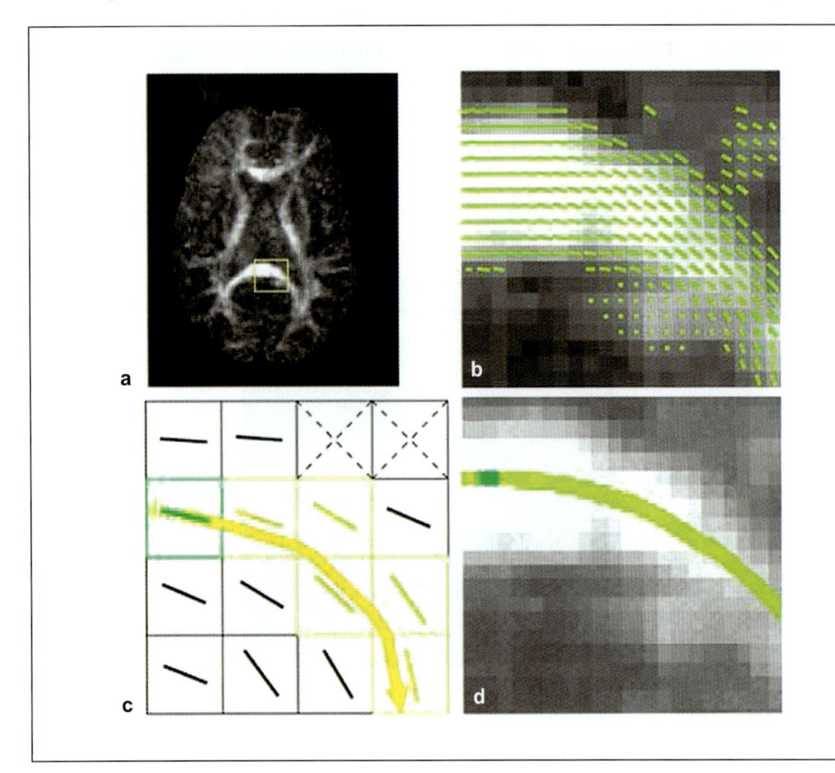

Abb. 4.10 Grundprinzipien der Diffusionstraktografie: Anhand der gemessenen Diffusionseigenschaften lassen sich Orientierung und Verlauf von Nervenfaserverbindungen rekonstruieren. Dabei illustriert Bildausschnitt **(a)** eine Karte der Diffusionsanisotropie, **(b)** einen vergrößerten Ausschnitt aus (a), in dem die Hauptdiffusionsrichtung als Strich eingezeichnet ist, **(c)** das Prinzip eines Algorithmus zur Verfolgung von Nervenfaserverbindungen und **(d)** die rekonstruierte Nervenfaserbahn, die den anatomischen Verlauf der Nervenfasern im Balken widerspiegelt (Finsterbusch und Frahm 2002).

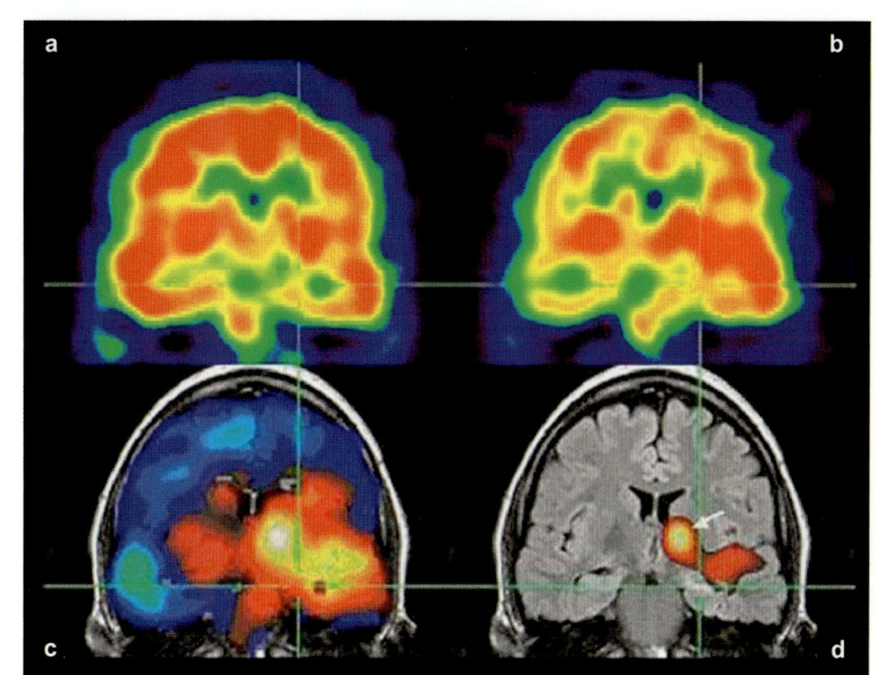

Abb. 4.11 Interiktaler SPECT-Befund **(a).** Iktaler SPECT-Befund **(b).** Differenzbild zwischen interiktalem und iktalem SPECT-Befund **(c).** Die orangefarbigen Areale markieren Gebiete mit Perfusionszunahme während des Anfalls und die blauen Areale Gebiete mit Perfusionsabnahme. In **(d)** wurden nur die Regionen mit Perfusionszunahme während des Anfalls auf ein anatomisches MR-Bild projiziert (nach www.neurology-kuleuven.be/index.php?id=104).

tienten rotierenden Gammakamera gemessen werden. Die Bilddarstellung erfolgt tomografisch; die Untersuchungszeiten liegen meist zwischen 20 und 60 Minuten.

Zwar ist die räumliche und zeitliche Bildauflösung schlechter als bei der PET, durch die längere Halbwertszeit (HWZ) der Isotope in der SPECT stellt sich aber nicht die Anforderung, dass am Untersuchungsort ein Labor zur Herstellung von Isotopen (Zyklotron) zur Verfügung steht. Die Strahlenbelastung ist stark von der HWZ der verwendeten Substanz abhängig (z. B. HWZ von ^{123}Jod = 13 h).

Folgende Radiopharmaka kommen u. a. zum Einsatz: ➤ Abb. 4.11 illustriert SPECT-Befunde im Kontext der Epilepsiediagnostik.

Zerebrale Blutflussmessung	^{123}Jod-Amphetamin, ^{99m}Technetium-HMPAO und ^{99m}Technetium-ECD
Darstellung der zerebralen Dopamin-Rezeptoren	^{123}Jod-IBZM
Darstellung von Benzodiazepin-Rezeptoren	^{123}Jod-Jomazenil
Darstellung von Acetylcholin-Rezeptoren	^{123}Jod-IQNB
Darstellung serotonerger Rezeptoren	^{123}Jod-β-CIT

Positronenemissionstomografie (PET)

Erste tomografische Bilddarstellungen des Gehirns mit Positronenstrahlern wurden bereits 1962 beschrieben (➤ Abb. 4.12). Die PET erlaubt die regionale Messung und bildliche Darstellung von **Durchblutung, Stoffwechselprozessen und Medikamentenwechselwirkungen** im ZNS. So wurde z. B. aufgrund der „Dopaminhypothese der Schizophrenie" mit verschiedenen Liganden untersucht, mit welcher Neuroleptikumdosierung welcher Grad an Dopamin-Rezeptorbesetzung im ZNS erreicht werden kann, und gleichzeitig die Korrelation zum klinischen Effekt hergestellt.

Die mittels PET untersuchten zentralnervösen metabolischen Prozesse sind klinisch in der Differenzialdiagnostik u. a. der **Demenz vom Alzheimer-Typ, von vaskulären Demenzformen, depressiver Pseudodemenz, degenerativen Prozessen, chronischen Intoxikationen** oder **Enzephalitiden** einsetzbar.

Positronenstrahler emittieren beim Zerfall Positronen (positiv geladene Antiteilchen des Elektrons). Diese rekombinieren mit Elektronen unter Aussendung von zwei Gammaquanten. Die Halbwertszeiten betragen dabei wenige Minuten. Diese Kurzlebigkeit hat einerseits den Vorteil einer geringen Strahlenbelastung für den Patienten, andererseits hat sie aber einen großen methodischen Aufwand mit entsprechenden Kosten zur Folge. Der in einem Zyklotron und einem radiochemischen Labor hergestellte Positronenstrahler wird dem Patienten injiziert. Nach seiner Verteilung im ZNS wird die Strahlenemission schichtweise mit einer PET-Kamera gemessen.

Im Vergleich zur SPECT ist die Berechnung der Aktivitätsverteilung aufgrund der unterschiedlichen Strahlenemission einfacher, der Anteil der Streustrahlen geringer und damit besser zu eliminieren. Diese physikalischen Vorteile zusammen mit den gegenüber den SPECT-Systemen sensitiveren PET-Systemen erlauben eine bessere räumliche Auflösung der PET. Regionale Aktivitätsunterschiede verschiedener metabolischer Prozesse können mit hoher Genauigkeit in beliebiger Schnittführung dargestellt und auch mit dem MRT überlagert werden. Funktionskartierungen einzelner Hirnareale durch Messung vor und nach einer Aufgabenstellung an den Probanden und anschließender Subtraktion der Aufnahmen sind möglich.

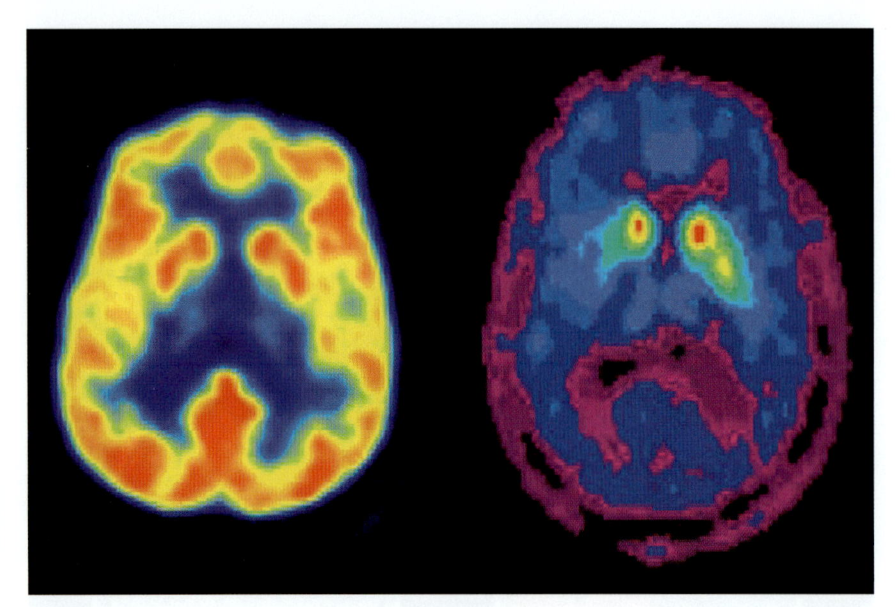

Abb. 4.12 Der linke Bildteil illustriert die FDG-PET eines Gesunden, bei dem der Glukosemetabolismus des Gehirns beurteilt werden kann. Der rechte Teil der Abbildung zeigt ein Fluoro-DOPA-PET, bei dem die Aktivität des Enzyms Dopadecarboxylase v. a. in den striatalen Endigungen der dopaminergen Neurone der Substantia nigra zur Darstellung kommt.

Da in der Natur von zahlreichen Elementen kurzlebige positronenstrahlende Isotope vorkommen (z. B. ^{11}C, ^{15}O, ^{13}N und ^{18}F), können wesentlich mehr physiologische Substrate und Pharmaka radioaktiv markiert werden als bei der SPECT. Zur Anwendung kommen u. a. folgende **Positronenstrahler:**

- ^{15}O-markiertes Wasser: Messungen der Hirndurchblutung
- ^{18}F-Desoxyglukose: Quantifizierung des Energiestoffwechsels
- ^{11}C-Methionin: Untersuchungen der Aminosäureaufnahme und des Proteinstoffwechsels
- ^{18}F-Dopa, ^{18}F-Spiperidon und ^{11}C-Raclopride: Darstellung der dopaminergen Übertragung

Funktionelle Magnetresonanztomografie (fMRT)

Während die Magnetresonanztomografie ein rein strukturelles Verfahren ist, stellt die fMRT (oder fMRI) eine Kombination aus strukturellem und funktionellem Verfahren dar.

Die fMRT erfreut sich nicht nur in Fachkreisen einer großen Aufmerksamkeit, sondern auch in der interessierten Laienöffentlichkeit. Dabei wird meist der sog. BOLD-Effekt (*blood oxygenation level dependent*) gemessen. Bei fMRT-Untersuchungen werden i. d. R. durch bestimmte perzeptive, kognitive oder emotionale Stimulationsparameter bestimmte Leistungen des Gehirns provoziert. Der Auswertung der Daten liegt die Annahme zugrunde, dass abhängig von der gewählten Stimulierungsmethode kritische Hirnareale neuronal aktiver werden und dies zu einer Zunahme des Metabolismus und sekundär auch der lokalen Durchblutung führt. Durch eine Zunahme der lokalen Hirndurchblutung i. R. der zerebralen vaskulären Autoregulation verändert sich der Sauerstoffgehalt des Blutes vor Ort. Oxygeniertes Hämoglobin (Hb) hat nun andere elektromagnetische Eigenschaften als desoxygeniertes. DesoxyHb wirkt als endogenes Kontrastmittel, sodass die Abnahme der regionalen Desoxy-Hb-Konzentration signalwirksam in der fMRT gemessen werden kann; der gemessene Kontrast ist dann abhängig vom Ausmaß der Blutoxygenierung (Braus et al. 2001; Di Salle et al. 1999).

Die Stärken der fMRT liegen u. a. in ihrer hohen räumlichen Auflösung und in der praktisch nebenwirkungsfreien Akquisition der Daten. Die zeitliche Auflösung ist im Vergleich zum EEG schlecht. Eines der Probleme in der pathophysiologischen neuropsychiatrischen Forschung ist die Interpretation der Daten. In der Regel ist es nicht einfach, den immanenten Zusammenhang zwischen Stimulationsparadigma und psychopathologischen sowie pathophysiologischen Elementarfunktionen zu klären, gerade weil es sich bei der Änderung des BOLD-Effekts um ein zeitlich sehr labiles und flüchtiges Phänomen handelt. Auch ist nach wie vor nicht geklärt, ob pathophysiologisch kritische Strukturen i. R. von Stimulationsversuchen tatsächlich mit entscheidenden Änderungen der lokalen Durchblutung reagieren. Gerade das Ausbleiben eines solchen Mechanismus könnte pathophysiologisch von Bedeutung sein. Bei der Interpretation der so gewonnenen Daten ist man also nach wie vor auf eine Vielzahl bislang unbewiesener Grundannahmen angewiesen (Braus et al. 2001; Di Salle et al. 1999).

Dennoch spielt die fMRT in der aktuellen neuropsychiatrischen Forschung eine zentrale Rolle. Für die Interpretation der Daten ist dabei der Hinweis wichtig, dass die fMRT primär eine Lokalisationsmethode ist, d. h., dass kritische Gehirnareale für bestimmte definierte Hirnleistungen identifiziert werden. Damit ist dann allerdings lediglich der Ort und nicht die Ursache der Gehirnfunktionsstörung an diesem Ort identifiziert. fMRT-Untersuchungen haben teilweise Einzug in die klinische Diagnostik gehalten, beispielsweise zur Identifizierung der Lateralität von Spracharealen vor epilepsiechirurgischen Eingriffen, für deren Planung diese Information von zentraler Bedeutung ist. Teilweise konnte hier die fMRT den invasiveren WADA-Test überflüssig machen.

In methodischen Weiterentwicklungen wird neuerdings die fMRT-Bildgebung auch mit elektrophysiologischen Untersuchungen verknüpft. Durch die Kombination von zeitlich hochauflösendem EEG und räumlich hochauflösendem fMRT können so etwa bestimmte, auch für die Psychiatrie wichtige EEG-Phänomene wie die intermittierenden langsamen rhythmischen Delta-Aktivitäten (IRDAs) neuroanatomisch im Hinblick auf mögliche zerebrale Generatorareale lokalisiert werden (➤ Abb. 4.13).

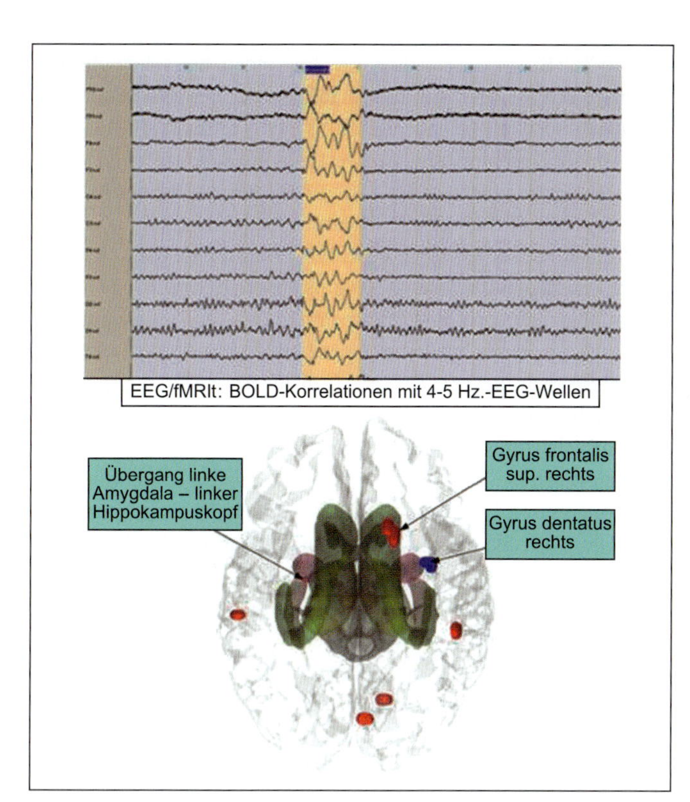

Abb. 4.13 Die Abbildung zeigt das EEG-Phänomen der sog. IRDAs (*intermittent rhythmic delta activity*) und das Ergebnis einer EEG/fMRT-Untersuchung, die korrelierende Gehirnareale anzeigt. Die roten und blauen Flächen zeigen Gehirnareale an, bei denen eine Aktivitätszunahme bzw. -abnahme mit den IRDAs korreliert.

Zusammenfassend muss aber auch für die fMRT-Untersuchungen gesagt werden, dass sie – abgesehen vom obigen Beispiel der Sprachlokalisation bei Epilepsiepatienten – in der klinischen Regeldiagnostik noch keine Rolle spielt, sondern im Wesentlichen in der Forschung zur Anwendung kommt.

Resümee

Bei Verdacht auf eine strukturelle Hirnläsion als Ursache einer psychischen Symptomatik sind die CT oder besser die für viele psychiatrisch relevante Fragestellungen sensitivere MRT unverzichtbare diagnostische Werkzeuge. Während Hirntumoren oder Blutungen auch gut mit der CCT identifiziert werden können, ist die MRT bei der Identifizierung etwa von entzündlichen Veränderungen i. R. einer möglichen entzündlichen Pathogenese oder bei der Suche nach gliomatösen Veränderungen wie einer Hippokampussklerose eindeutig überlegen. Hier kann ein bei diesen Störungen oft unauffälliges Untersuchungsergebnis beim CCT die korrekte Diagnose möglicherweise sogar behindern.

PET- und SPECT-Untersuchungen haben ihre klinische Rolle v. a. in der Demenz- und Epilepsiediagnostik. Dagegen spielen die quantitativen MR-basierten Untersuchungsmethoden, abgesehen von einigen Ausnahmen vor allem i. R. der Epilepsiediagnostik, in der klinischen Diagnostik bislang noch keine entscheidende Rolle.

Für die Zukunft ist aber zu erwarten, dass die quantitativen bildgebenden Verfahren wie morphometrische MRT, fMRT, MRS, und DTI nicht nur bei der Aufklärung physiologischer und pathophysiologischer Hirnfunktionen, sondern auch bei spezifischen klinischen Fragestellungen eingesetzt werden können.

4.5 Testpsychologische Diagnostik

4.5.1 Vorbemerkungen

Unter einer testpsychologischen Diagnostik sollen diejenigen Vorgehensweisen subsumiert werden, bei denen der Einsatz von Untersuchungsverfahren Anwendung findet, die nach bestimmten testtheoretischen Kriterien entwickelt wurden. Nach Lienert und Raatz (1993) versteht man unter einem Test *„ein wissenschaftliches Routineverfahren zur Untersuchung eines oder mehrerer empirisch abgrenzbarer Persönlichkeitsmerkmale mit dem Ziel einer möglichst quantitativen Aussage über den relativen Grad der individuellen Merkmalsausprägung"*. Zur Evaluation psychologischer Tests wurde eine Reihe von Standards und Kriterien vorgeschlagen (vgl. z. B. Testkuratorium 1986; Häcker et al. 1998).

Als **zentrale Evaluationskriterien** (sog. Hauptgütekriterien) sind zu nennen:

- **Objektivität,** d. h. der Grad der Unabhängigkeit der Ergebnisse eines Tests vom Anwender
- **Reliabilität,** d. h. das Ausmaß der Zuverlässigkeit, mit der ein bestimmtes Merkmal erfasst werden kann
- **Validität** zur Kennzeichnung des Grades der Genauigkeit der erfassten Merkmale

Für alle Gütekriterien gibt es unterschiedliche Zugangsweisen zur Bestimmung, auf die an dieser Stelle nicht eingegangen werden kann (vgl. hierzu Lienert und Raatz 1993). Erst wenn hinsichtlich dieser Gütekriterien sowie anderer ebenfalls zu überprüfender Evaluationskriterien (sog. Nebengütekriterien wie Ökonomie, Akzeptanz) befriedigende Angaben vorliegen, sollte ein Untersuchungsverfahren i. R. einer testpsychologischen Untersuchung eingesetzt werden.

Da die testpsychologische Diagnostik eine lange Tradition hat, existiert eine kaum noch zu überblickende Anzahl von Untersuchungsverfahren. Zur Grobstrukturierung bietet sich u. a. eine Unterteilung in Leistungs- und Persönlichkeitstests an. Beide Gruppen lassen sich in weitere Teilbereiche untergliedern. So können bei den **Leistungstests** die Verfahren auch danach differenziert werden, welche Teilkomponenten sie erfassen: z. B. Intelligenz, Aufmerksamkeit und Konzentration, Gedächtnis sowie spezielle Funktionen. **Persönlichkeitstests** lassen sich danach unterscheiden, ob sie auf die aktuelle oder prämorbide Persönlichkeit fokussiert sind.

Die folgenden Abschnitte geben einen Überblick über die genannten Bereiche, wobei bewährte Verfahren herausgestellt werden. Übersichten zu testpsychologischen Verfahren finden sich in einer Reihe von Handbüchern und Monografien (z. B. Brähler et al. 2002a, b; Hartje und Poeck 2002; von Cramon et al. 1993; Sturm et al. 2000). Auf **Verfahren zur klinischen Diagnostik** v. a. mittels Selbst- und Fremdbeurteilungsverfahren, die meist ebenfalls den Kriterien psychologischer Testverfahren genügen, wird an dieser Stelle nicht näher eingegangen (vgl. dazu ➤ Kap. 3 und die störungsbezogenen Kapitel in diesem Band; Brähler et al. 2003, Strauss und Schumacher 2005).

Hinweise auf die Notwendigkeit der Durchführung einer differenzierten und zumeist auch zeitaufwendigen testpsychologischen Untersuchung z. B. im Leistungsbereich ergeben sich aufgrund verschiedener Hinweise:

- Subjektive Klagen des Patienten über bestimmte Defizite (z. B. Konzentrationsstörungen)
- Klinische Prüfung bestimmter Funktionen (z. B. Konzentration, Gedächtnis; ➤ Kap. 2)
- Beobachtungen im stationären Alltag (z. B. Patient kann sich bestimmte Termine nicht merken)
- Beobachtbare Defizite, Schwierigkeiten im Alltag (z. B. Konzentrationsprobleme bei der Arbeit)

Die Planung einer sich anschließenden testpsychologischen Untersuchung fordert eine Umsetzung dieser Beobachtungen in präzise Fragestellungen, die dann die Auswahl geeigneter Untersuchungsverfahren ermöglicht. Die i. R. einer solchen Untersuchung eingesetzten verschiedenen Verfahren werden oft auch zusammenfassend als **Testbatterie** bezeichnet.

4.5.2 Leistungsdiagnostik

Der psychologischen Leistungsdiagnostik kommt in der Psychiatrie eine wichtige Funktion zu. In Anlehnung an Rist und Dierksmeier (2001) sowie Halsband und Unterrainer (2001) sollte zwischen einer allgemeinen Leistungsdiagnostik und einer neuropsychologischen Diagnostik unterschieden werden. So zielt die **allgemeine Leistungsdiagnostik** in der Psychiatrie darauf ab, quantitative Aussagen zu bestimmten Leistungsaspekten von Patienten zu bekommen, um Hilfestellung bei der Diagnosefindung oder Ansatzpunkte für Therapiemaßnahmen bzw. Rehabilitation zu erhalten. Demgegenüber zielt eine **neuropsychologische Diagnostik** auf eine differenzierte Erfassung von Störungsmustern infolge einer spezifischen Hirnschädigung (Art, Ort und Ausmaß). Das Ergebnis einer neuropsychologischen Untersuchung kann gleichermaßen zur klassifikatorischen Zuordnung wie zur Prognose und Therapie beitragen. Beide Zugangsweisen dienen zudem der Evaluation therapeutischer Interventionen. Trotz der z. T. unterschiedlichen Fragestellungen weisen die Bereiche hinsichtlich der eingesetzten Untersuchungsverfahren große Überschneidungen auf. Im Hinblick auf die neuropsychologische Diagnostik ist festzustellen, dass diese in den letzten Jahren an Bedeutung gewonnen hat, da zunehmend mehr Erkenntnisse darüber existieren, dass es z. T. spezifische Auffälligkeiten bei einzelnen Störungsgruppen gibt. So wurde z. B. von Lautenbacher und Gauggel (2002) ein umfassender Band mit dem Titel *Neuropsychologie psychischer Störungen* publiziert. Vom Hogrefe-Verlag wird zudem die Reihe *Fortschritte der Neuropsychologie* herausgegeben (bislang u. a. zur Depression, Schizophrenie).

In ➤ Tab. 4.3, ➤ Tab. 4.4 und ➤ Tab. 4.5 finden sich Beispiele für Untersuchungsverfahren für Intelligenz-, Aufmerksamkeits- und Konzentrationsleistungen sowie Gedächtnisleistungen, die häufig auch bei psychiatrischen Patientengruppen eingesetzt werden und hier wichtige Informationen über den Patienten liefern können (z. B. spezifische Beeinträchtigungen bei schizophrenen Patienten mit Relevanz für die Rehabilitation). Die Anwendung der Verfahren setzt die genaue Kenntnis des Testmanuals (insb. im Hinblick auf Durchführung, Auswertung und Interpretation) sowie praktische Erfahrungen in der Anwendung voraus. Bei der Auswahl der Verfahren sind jeweils der theoretische Hintergrund sowie der Indikationsbereich genau zu beachten. So unterscheiden sich z. B. die verschiedenen Intelligenztests hinsichtlich der zugrunde liegenden Intelligenztheorie und erlauben dadurch, ein unterschiedlich weit differenziertes Spektrum spezifischer Intelligenzfunktionen abzubilden, bzw. liefern nur einen Globalwert.

Auch die Aufmerksamkeits- und Konzentrationsleistung wie die Gedächtnisleistungen lassen sich in verschiedene Teilkomponenten zerlegen. Einzelne Testverfahren erfassen dabei z. T. verschiedene Komponenten (z. B. selektive Aufmerksamkeit, Daueraufmerksamkeit). Diese werden darüber hinaus auch in einigen Intelligenzverfahren mit überprüft (z. B. Merkfähigkeit im IST-2000R).

Nach Rist und Dierksmeier (2001) sollte bei der **Auswahl der Verfahren** insb. darauf geachtet werden, ob die jeweiligen Tests für einen unteren, mittleren oder oberen Leistungsbereich entwickelt wurden. So ist z. B. der LGT-3 zur Erfassung von Gedächtnisleistungen primär für den oberen Bereich konzipiert. Die CPM dienen dagegen zur Abschätzung des unteren Intelligenzbereichs, während die anderen Versionen (SPM, APM) für höhere Intelligenzbereiche entwickelt wurden. Bei der Auswahl neuropsychologischer Verfahren ist zudem zu beachten, dass einige in der Praxis häufig eingesetzte Instrumente bisher nur den Status experimenteller Strategien haben, für die nur z. T. Referenzwerte vorliegen. Für eine standardisierte Einzelfalldiagnostik sollten diese Instrumente aufgrund der häufig fehlenden repräsentativen Normwerte daher nur unter Vorbehalt angewendet werden.

Während die meisten der genannten Verfahren etwa für den Altersbereich von 18 bis ca. 65 Jahre geeignet sind, ist auf eine besondere Gruppe von Verfahren hinzuweisen, die speziell für das höhere Lebensalter entwickelt wurde. In ➤ Tab. 4.6 findet sich eine Aufstellung bewährter Verfahren. Sie wurden zumeist im Hinblick auf die Erfassung kognitiver Funktionen im höheren Lebensalter entworfen, einige jedoch auch im Hinblick auf die Unterstützung der Demenzdiagnostik (➤ Kap. 3) sowie die differenzierte Beschreibung und Verlaufsbeurteilung demenzieller Syndrome. Gegenüber den Verfahren in ➤ Tab. 4.3, ➤ Tab. 4.4 und ➤ Tab. 4.5 zeichnen sich die in ➤ Tab. 4.6 genannten weiterhin dadurch aus, dass sie erst in den letzten Jahren entwickelt wurden, die Normierungen somit noch relativ aktuell sind. Bei der Auswahl einzelner Verfahren gilt es jedoch, die Normierungsstichprobe im Hinblick auf die eigene Fragestellung genau zu überprüfen (Anwendbarkeit im Hinblick auf die zu untersuchende Person). Auch gilt es bei der Auswahl eines Verfahrens zu bedenken, ob nicht bereits eine Neuauflage oder Weiterentwicklung vorliegt. So gibt es z. B. zu dem in ➤ Tab. 4.3 aufgeführten HAWIE-R bereits die Version WAIS-IV (Wechsler Adult Intelligenz Scale; Wechsler und Petermann 2013).

Zwischenzeitlich liegt eine Vielzahl von Verfahren aus dem Bereich der Leistungsdiagnostik wie der Persönlichkeitsdiagnostik auch in computerisierter Form vor (vgl. Rist und Dierksmeier 2001; Halsband und Unterrainer 2001). Dies ist insb. unter dem Blickwinkel der Zeitökonomie (Durchführung, Auswertung, z. T. auch Interpretation) vorteilhaft. Zu bedenken ist jedoch, dass weitere wichtige Rahmenbedingungen einer testpsychologischen Untersuchung (➤ Kap. 4.5.4) dabei nicht verloren gehen dürfen.

Verfahren der Leistungsdiagnostik

Tiefer gehende Informationen
Einen tabellarischen Überblick über die Verfahren der Leistungsdiagnostik (➤ Tab. 4.3, ➤ Tab. 4.4, ➤ Tab. 4.5 und ➤ Tab. 4.6) zur Untersuchung von Intelligenz-, Aufmerksamkeits-, Konzentrations- und Gedächtnisleistung sowie Verfahren für den gerontopsychiatrischen Bereich finden Sie online im „Plus im Web" zu diesem Buch.

4.5.3 Persönlichkeitsdiagnostik

Von der Leistungsdiagnostik ist die Persönlichkeitsdiagnostik abzugrenzen. Diese versucht, habituelle, motivationale wie emotionale Verhaltensdispositionen, d. h. relativ zeitstabile Merkmale (Traits), zu erfassen (vgl. im Detail Becker 2001). Auch die Verfahren, die in der Persönlichkeitsdiagnostik zum Einsatz kommen, sind vielfältig, heterogen und lassen sich ebenfalls weiter differenzieren. Dies betrifft zum einen das Spektrum erfasster Dimensionen (ein- vs. mehrdimensional; Becker 2001: Breitband- vs. Schmalbandverfahren). Zum anderen kann dahingehend unterschieden werden, ob es um die Erfassung der aktuellen Persönlichkeit oder der prämorbiden Persönlichkeit geht.

Die Verfahren zur **aktuellen Persönlichkeit** lassen sich in Anlehnung an Brähler et al. (2002a) weiter hinsichtlich psychometrischer Persönlichkeitstests und Persönlichkeitsentfaltungsverfahren differenzieren. Zu den psychometrischen Persönlichkeitstests gehören insb. die Persönlichkeitsstruktur-Tests sowie die Einstellungs- und Interessentests.

Am stärksten verbreitet sind heutzutage **Persönlichkeitsstruktur-Tests**. An sie sind dieselben Evaluationskriterien anzulegen wie an die Leistungstests. Sie lassen sich ähnlich wie die Verfahren zur psychopathologischen Befunddokumentation in ein- und mehrdimensionale Verfahren unterteilen. ➤ Tab. 4.7 sind häufig eingesetzte Verfahren zu entnehmen. Im deutschen Sprachbereich am bekanntesten ist der FPI-R, für den es eine Vielzahl von Reliabilitäts- und Validitätsbelegen und auch eine bevölkerungsrepräsentative Normierung für West- und Ostdeutschland gibt. Häufig eingesetzt wird auch der MMPI, dessen psychometrische Qualität allerdings eher kontrovers diskutiert wird. Für die neueren Verfahren (z. B. NEO-FFI, SFT) liegen bisher nur wenige Erfahrungen mit psychiatrischen Patienten vor. Speziell auch im Hinblick auf psychiatrische Patienten entwickelt wurden das PSSI und das TCI, jedoch steht auch hier eine abschließende Validitätsbewertung noch aus.

Im deutschsprachigen Bereich wurden zudem auch Verfahren zur Erfassung der **prämorbiden Persönlichkeit** (von Zerssen 2001) entwickelt. Ziel ist die Erfassung der Persönlichkeit, d. h. aller Aspekte des Erlebens und Verhaltens, in der gesamten Zeitspanne vor Ausbruch einer Erkrankung. Insbesondere im Kontext affektiver Störungen wird der prämorbiden Persönlichkeit eine wichtige Rolle zugesprochen.

Tab. 4.7 Verfahren zur Untersuchung von Persönlichkeitsmerkmalen (Becker 2001; von Zerssen 2001)

Bereich	Verfahren	Abkürzung
Allgemein	*Freiburger Persönlichkeitsinventar*	FPI-R
	Minnesota Multiphasic Personality Inventory	MMPI
	NEO-Fünf-Faktoren-Inventar	NEO-FFI
	Sechs-Faktoren-Test	SFT
	Gießen-Test	GT
	Persönlichkeits-Stil-und-Störungs-Inventar	PSSI
	Trierer Persönlichkeitsfragebogen	TPF
	16-Persönlichkeits-Faktoren-Test – Revidierte Fassung	16 PF-R
	Temperament and Character Inventory	TCI
Prämorbide Persönlichkeit	Münchner Persönlichkeitstest	MPT
	Biografisches Persönlichkeits-Interview	BPI

Tiefer gehende Informationen
Informationen zu den Persönlichkeitsentfaltungsverfahren (projektive Verfahren) finden Sie online im „Plus im Web" zu diesem Buch.

4.5.4 Rahmenbedingungen

Im Rahmen einer testpsychologischen Untersuchung werden, wie bereits oben ausgeführt, standardisierte Untersuchungsverfahren eingesetzt, die bei adäquater Anwendung entsprechend den Instruktionen i. d. R. eine hohe Objektivität hinsichtlich der Durchführungs-, Auswertungs- und zumeist auch Interpretationsobjektivität erreichen. Dennoch gilt es gerade bei der Untersuchung psychiatrischer Patienten eine Reihe wichtiger, das Ergebnis einer Untersuchung beeinflussender Faktoren zu berücksichtigen:

- **Untersuchungszeitpunkt:** Von zentraler Bedeutung ist die Festlegung des „optimalen" Untersuchungszeitpunkts für die Durchführung einer testpsychologischen Untersuchung. Oft wird dieser Zeitpunkt zu früh gelegt. Die Ergebnisse lassen sich dann nicht oder nur schwer interpretieren. Die Untersuchung eines noch deutlich depressiven Patienten mit der Fragestellung im Hinblick auf eine wiederaufzunehmende Arbeit wird i. d. R. zu merklichen Defiziten in den verschiedenen Leistungsbereichen führen, erlaubt jedoch keine Aussage über die reale Leistungsfähigkeit nach Abklingen der depressiven Symptomatik.
- **Untersuchungssituation:** Diese ist so zu strukturieren, dass die Untersuchung in einer für den Patienten möglichst angenehmen, angstfreien Umgebung ohne störende Außeneinflüsse (z. B. Lärm, Hitze; Telefon) stattfindet. Voraussetzung hierfür ist der Aufbau einer guten Beziehung zum Patienten. So sollte der Un-

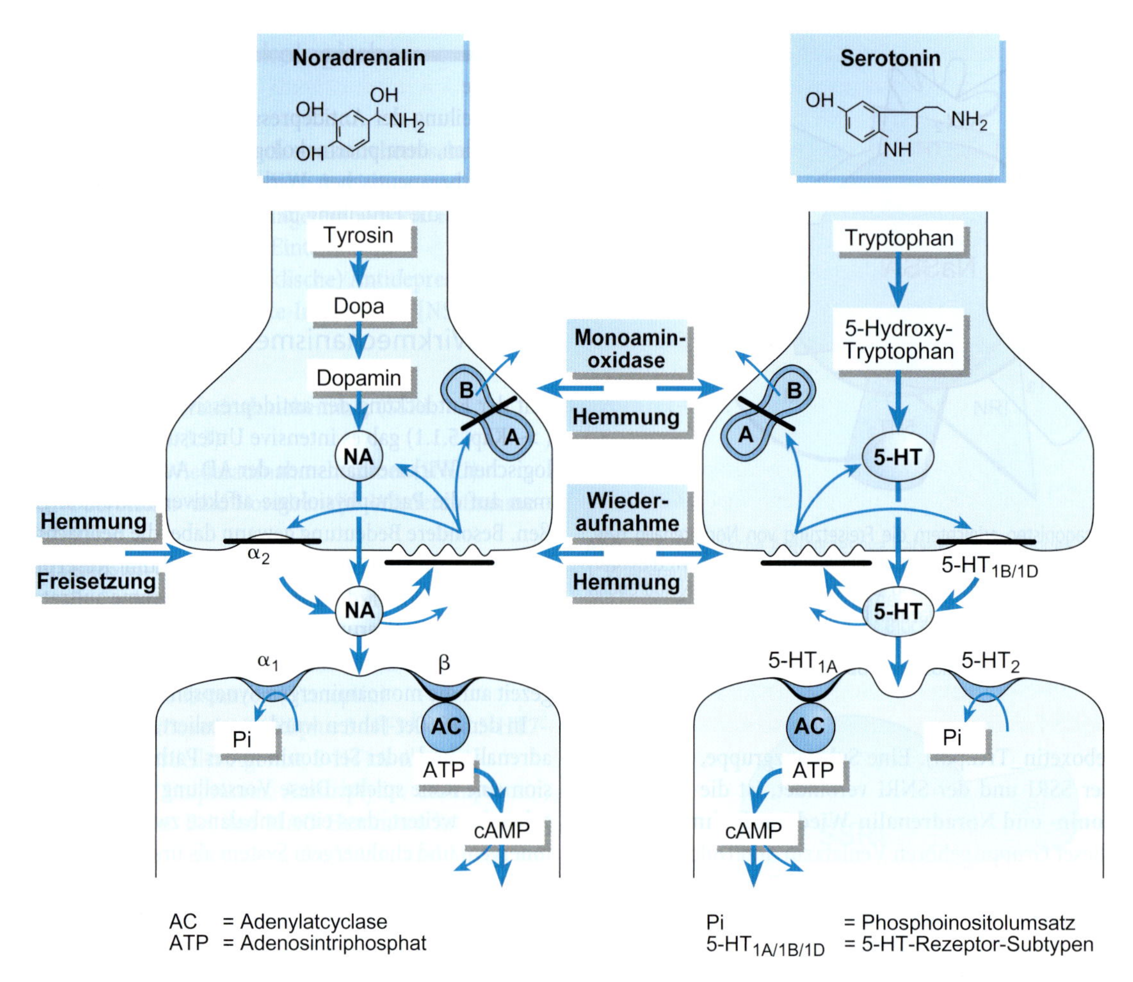

Abb. 5.5 Noradrenerge (links) und serotonerge Synapse (rechts) und die Angriffspunkte der herkömmlichen Antidepressiva: Hemmung der Wiederaufnahme von Monoaminen in die neuronalen Nervenendigungen, Blockade der präsynaptischen α_2-Rezeptoren, welche die Freisetzung von Noradrenalin regulieren, und Hemmung der intraneuronalen enzymatischen Abbauprozesse (Desaminierung), d. h. MAO-Hemmung. Durch diese Mechanismen wird eine Erhöhung der intrasynaptischen Konzentration der Monoamine bewirkt (nach Delini-Stula 1983).

ebenfalls eine Verstärkung adrenerger und dopaminerger (aber nicht serotonerger) Neurotransmission, allerdings auf indirektem Wege durch eine Blockade von exzitatorischen 5-HT_{2C}-Rezeptoren auf GABAergen Interneuronen. Zusätzlich spielt wohl auch eine resynchronisierende Wirkung von Agomelatin auf zirkadiane Rhythmen eine Rolle, vermittelt über Melatonin- und 5-HT_{2C}-Rezeptoren am N. suprachismaticus (de Bodinat et al. 2010). Als Wirkungsmechanismus des atypischen AD Tianeptin werden modulierende Effekte auf das glutamaterge Neurotransmittersystem vermutet (McEwen et al 2010).

Neben dieser Wirkung auf das noradrenerge und serotonerge System beeinflussen viele AD auch noch andere Transmittersysteme. So wird eine blockierende Wirkung auf **histaminerge** H_1-Rezeptoren (TZA, Mirtazapin) mit Anxiolyse und Sedierung sowie auf **cholinerge** muscarinische Rezeptoren (TZA) mit den antidepressiven (s. oben), aber auch mit vielen unerwünschten Effekten (Mundtrockenheit, Obstipation usw.) in Zusammenhang gebracht (➤ Kap. 11).

In neuerer Zeit werden auch andere Hypothesen für die Pathophysiologie der Depression und damit der Wirksamkeit von AD diskutiert. So deuten neuere Befunde darauf hin, dass die chronische Behandlung mit AD z. B. die Expression neurotropher Faktoren erhöht. Darüber hinaus kann durch AD die Neuroneogenese im Hippokampus gesteigert werden. Da Stress als wesentlicher Risikofaktor für Depressionen gegenteilige Effekte hat, zeigen diese Befunde, dass die Wiedergewinnung bzw. Aufrechterhaltung funktioneller neuronaler Integrität im Wirkmechanismus von AD eine wesentliche Rolle spielen könnte.

Resümee

Fast alle Antidepressiva erhöhen die synaptische Konzentration von Serotonin und/oder Noradrenalin (und evtl. Dopamin) durch Hemmung der entsprechenden Transportsysteme, durch Hemmung der MAO, durch Blockade der präsynaptischen adrenergen α_2-Rezeptoren, die eine Inhibition der Ausschüttung dieser Neurotransmitter vermitteln (Mirtazapin) oder indirekt über komplexe Mechanismen (Agomelatin) Diese Effekte und evtl. nachgeschaltete Veränderungen (z. B. der Rezeptorsensitivität, der angeschlossenen Signaltransduktionssysteme und der dadurch regulierten Gentranskription neurotropher Faktoren) vermitteln sehr wahrscheinlich die antidepressiven Wirkungen.

5.1.4 Pharmakokinetik und Wechselwirkungen

Antidepressiva werden primär oral gegeben, wobei einige Substanzen auch intramuskulär (i.m.) oder intravenös (i.v.) appliziert werden können. Nach oraler Gabe werden maximale Plasmakonzentrationen nach 1–6 h gemessen. Die **Bioverfügbarkeit** ist jedoch wegen eines ausgeprägten Metabolisierungseffekts durch die Leber (First-Pass-Effekt) deutlich eingeschränkt (eine Ausnahme bildet Maprotilin mit einer Bioverfügbarkeit von 100 %). Die **Eliminationshalbwertszeiten** liegen mit wenigen Ausnahmen zwischen 10 und 40 h. Eine Kumulation zum Fließgleichgewicht (Steady-State) wird bei den meisten Substanzen nach 5–10 Tagen erreicht.

Ebenso wie bei den Antipsychotika erfolgt eine **Verstoffwechslung** durch das Cytochrom-P_{450}-System (➤ Kap. 5.3.4). Bei 5–10 % der Bevölkerung kommt – bedingt durch einen genetischen Polymorphismus – eine Unterart des Cytochroms P_{450} (Isoenzym 2D6) nicht vor, sodass bei den Betroffenen *(low metabolizers)* durch die üblichen Dosierungen ein extrem hoher Plasmaspiegel entstehen kann.

Für die Substanz Nortriptylin ist eine Beziehung zwischen klinischer Wirkung und optimalem Plasmaspiegel beschrieben worden. Ein solches **therapeutisches Fenster** ist aber nicht für alle Substanzen nachgewiesen. Klinisch sollte eine **Messung der Plasmaspiegel** bei V. a. Noncompliance, beim Nichtansprechen auf die AD, bei V. a. eine abnorm hohe Metabolisierungsrate von AD in der Leber durch eine Cytochrom-P_{450}-Isoenzym-Duplizierung *(high metabolizers)* und beim Auftreten ausgeprägter Nebenwirkungen (z. B. wegen eines vermuteten genetischen Polymorphismus im P_{450}-Enzymsystem) erfolgen.

Eine Co-Medikation mit anderen Medikamenten kann den Plasmaspiegel vieler Antidepressiva verändern. So kann es durch die Enzyminduktoren Carbamazepin und Barbiturat zu einer Verminderung, durch Antipsychotika zu einer Erhöhung der AD-Plasmaspiegel kommen (➤ Tab. 5.2). Andererseits haben insb. manche SSRI (Fluoxetin-, Fluvoxamin) hemmende Effekte auf die Aktivität von P_{450}-Isoenzymen, sodass sie die Plasmaspiegel anderer Medikamente deutlich erhöhen können.

Die **Dosierungsbreite** der TZA liegt bei den meisten Substanzen zwischen 75 und 300 mg/d. In Deutschland werden als mittlere Dosierung häufig 150 mg/d angewendet. Einen Überblick über Dosierungen einiger AD gibt ➤ Tab. 5.3. Antidepressiva werden i. d. R. einschleichend dosiert. Aufgrund ihrer langen Halbwertszeit (HWZ) ist eine 1- bis 2-mal tägliche Gabe ausreichend, mit Ausnahme von Tianeptin, das 3-mal täglich gegeben werden sollte.

Resümee

Wegen der Verstoffwechselung der meisten Antidepressiva über Cytochrom-P_{450}-Subsysteme können Enzyminduktoren (z. B. Carbamazepin) den Spiegel einiger Antidepressiva vermindern. Durch

Tab. 5.2 Wechselwirkungen durch Enzyminhibition und Enzyminduktion von Psychopharmaka. Eine vollständige Auflistung weiterer interagierender Pharmaka würde die Darstellungsmöglichkeiten i. R. dieses Kapitels übersteigen. Eine große Anzahl von SSRI sind Hemmstoffe an wichtigen Abbauenzymen. Zusätzlich zu den sog. funktionellen *poor metabolizers* durch Einnahme eines Inhibitors spielen beim P_{450}-2D6-Enzym genetische Variationen eine große Rolle. Etwa 10 % der Europäer können aufgrund von Mutationen kein P_{450}-2D6-Enzym synthetisieren; diese Personen sind sog. genetische *poor metabolizers* und haben lebenslang ein Risiko, bereits auf geringe Medikamentendosen hin massive Nebenwirkungen zu entwickeln. Der Anteil an genetisch bedingten *rapid metabolizers* liegt nach Schätzungen bei ca. 1 %. Bei diesen Personen liegen mehrere Gene für das P_{450}-2D6-Enzym vor. Durch den gesteigerten Abbau werden zur Erreichung eines adäquaten Blutspiegels höhere Medikamentendosen benötigt.

P_{450}-Enzyme	Substrate	Induktoren	Inhibitoren	Konsequenzen
1A2	Clozapin TZA Agomelatin	Rauchen Omeprazol	Fluvoxamin Cimetidin	• Hohe Plasmaspiegel bei Kombination Fluvoxamin/Clozapin und Koffein
2C9/10	Phenytoin Warfarin	Phenobarbital	Cimetidin Fluoxetin?	• Enge Gerinnungskontrolle bei Kombination Fluoxetin/Warfarin • Fluvoxamin erhöht indirekt Warfarinspiegel
2C19	Diazepam	Rifampicin	Omeprazol Ketoconazol	• Sehr lange HWZ bei Kombination • Inhibitor/Diazepam
2D6 Genetische Unterschiede: 5–15 % *poor metabolizers* ca. 1 % *rapid metabolizers*	Haloperidol Weitere Neuroleptika TZA Codein	Ethanol	Fluoxetin Norfluoxetin Paroxetin Weitere SSRI in schwächerem Maße	• Anstieg von TZA und Neuroleptikaspiegel • Unter Fluoxetin, Paroxetin und weiteren SSRI
3A3/4	Clozapin Methadon TZA Alprazolam Clonazepam Terfenadin Carbamazepin	Carbamazepin Phenobarbital Phenytoin	Ketoconazol Fluvoxamin Norfluoxetin (Fluoxetin) Cimetidin Grapefruitsaft	• Erhöhung der Spiegel durch Inhibitoren, extrem bei Ketoconazol • Abfall von TZA und Neuroleptikaspiegel unter Carbamazepin, Triazolam

Tab. 5.3 Dosierungen einiger Antidepressiva

Antidepressivum	Initialdosis (mg/d)	Standardtagesdosis (mg/d)	Maximaldosis (mg/d)
Amitriptylin	50	150	300
Amitriptylinoxid	90	180	300
Citalopram	20	20	60
Clomipramin	50	150	300
Desipramin	50	150	300
Doxepin	50	150	300
Fluoxetin	20	20	80
Fluvoxamin	50	200	300
Imipramin	50	150	300
Maprotilin	50	150	225
Mianserin	30	60	150
Mirtazapin	15	30	60
Moclobemid	150	300	600
Nortriptylin	50	150	300
Paroxetin	20	20	60
Sertralin	50	100	200
Tranylcypromin	10	20	30
Trazodon	75	300	600
Trimipramin	50	150	400
Venlafaxin	75	150	375

genetische Polymorphismen der P_{450}-Subsysteme können *low* und *high metabolizers* entstehen. Manche SSRI können durch ihre hemmenden Effekte auf die P_{450}-Systeme die Plasmaspiegel anderer Medikamente erhöhen.

5.1.5 Spezifische Anwendungsbereiche

Antidepressiva sind auch weiterhin die in der Behandlung depressiver Erkrankungen am häufigsten eingesetzten Mittel.

EBM

Die Wirksamkeit von SSRI, SSNRI, SNRI und TZA in der Akutbehandlung und Phasenprophylaxe depressiver Störungen und Dysthymien ist durch systematische Übersichtsarbeiten empirisch gut belegt (Evidenzstufe Ia: Magni et al. 2013; Guaiana et al. 2007; Lima und Hotopf 2003; Lima et al. 2005; Cochrane-Reviews; Geddes et al. 2003, qualitätsüberprüfter Review).

Die **Erfolgsquote** wird allgemein mit 65–75 % angegeben. Hierzu ist i. d. R. eine 3- bis 4-wöchige Behandlung notwendig.

Außer bei depressiven Erkrankungen werden einige AD auch bei Angststörungen **(Panikstörungen, generalisierte Angststörung, soziale Phobie)** und **posttraumatischer Belastungsstörung** (PTBS) therapeutisch eingesetzt. In dieser Indikation zugelassen sind Paroxetin, Citalopram und Escitalopram (Panikstörung), Venlafaxin (generalisierte Angststörung, soziale Phobie, Panikstörung).

EBM

Imipramin, Venlafaxin und Paroxetin haben sich in der Behandlung der generalisierten Angststörung gegenüber Placebo als überlegen erwiesen (Evidenzstufe Ia: Kapczinski et al. 2003, Cochrane-Review). Verschiedene AD, darunter v. a. die SSRI, zeigten eine signifikant bessere Wirksamkeit bei sozialer Phobie als Placebo (Stein et al. 2000, Cochrane-Review). SSRI waren auch in der Behandlung der PTBS effektiv (Stein et al. 2006, Cochrane-Review).

Clomipramin und andere SRI werden auch in der Therapie der **Zwangsstörungen** eingesetzt.

EBM

Die Wirksamkeit von SSRI bei Zwangsstörungen ist für den Kurzzeitverlauf gut belegt. Im Vergleich zu Placebo ist die Wahrscheinlichkeit einer Symptomreduktion um mindestens 25 % deutlich erhöht (Evidenzstufe Ia: Soomro et al. 2008).

Neben der antidepressiven Wirkung entfalten die TZA auch einen eigenständigen **schmerzdistanzierenden Effekt.** Insbesondere Neuropathien, Trigeminusneuralgie, chronische Kopfschmerzen und Tumorschmerzen sprechen gut auf AD an. Am häufigsten werden Amitriptylin, Clomipramin, Imipramin und Trimipramin verwendet, wobei die Dosierung mit 75–125 mg/d im Vergleich zur Verwendung als AD etwas niedriger liegt. Neuerdings werden auch die SSNRI Venlafaxin und Duloxetin in der Schmerzbehandlung eingesetzt; Duloxetin ist zur Behandlung von Schmerzen bei diabetischer Neuropathie zugelassen. Auch Mirtazapin wird in der Schmerzbehandlung v. a. bei Krebspatienten erfolgreich eingesetzt (Kapoor 2013), wobei seine antiemetischen und sedierenden Effekte zusätzlich von Nutzen sind. Kontrollierte Studien liegen aber leider noch nicht vor.

EBM

Die Wirksamkeit von TZA, v. a. Amitriptylin, und von Venlafaxin bei neuropathischen Schmerzen ist gut belegt (Saarto und Wiffen 2007, Cochrane-Review). Die Datenlage für SSRI reichte für eine Beurteilung nicht aus.

Noradrenerg und dopaminerg wirksame AD werden auch erfolgreich in der Raucherentwöhnung eingesetzt.

EBM

Nortriptylin und Bupropion sind in der Raucherentwöhnung signifikant wirksamer als Placebo (Evidenzstufe Ia: Hughes et al. 2007, Cochrane-Review).

Weiterhin stellen **chronische Insomnien** eine Indikation für sedierende TZA dar. Dies gilt insb. für Trimipramin und Doxepin. Ein weiteres Anwendungsgebiet liegt in der Behandlung von **Entzugssyndromen**. Hier kann v. a. Doxepin in der Alkohol-, Medikamenten- und Drogenentzugsbehandlung eingesetzt werden. Noradrenerge und dopaminerge Antidepressiva (v. a. Bupropion) werden auch in der Behandlung der ADHS eingesetzt.

Dosierbeispiele sind in ➤ Tab. 5.3 aufgeführt.

5.1.6 Nebenwirkungen, Nebenwirkungsmanagement und Interaktionen

Die unerwünschten Wirkungen von AD sind auf die Beeinflussung verschiedener Neurotransmittersysteme zurückzuführen. Die Nebenwirkungen der TZA beruhen zum großen Teil auf ihren *antagonistischen* Wirkungen an Histamin-H_1-, muscarinischen, cholinergen und adrenergen α_1-Rezeptoren und die Nebenwirkungen der SSRI und SNRI auf dem *agonistischen* Effekt von Serotonin bzw. Noradrenalin an verschiedenen Serotonin- bzw. Noradrenalinrezeptoren. Die wichtigsten Nebenwirkungen und der zugrunde liegende pathophysiologische Mechanismus sind ➤ Tab. 5.4 zu entnehmen. Viele Nebenwirkungen der AD sind subjektiv sehr störend, wenn sie auch häufig nicht gefährlich sind. Die Patienten sind auf die möglichen Nebenwirkungen hinzuweisen, um die Compliance zu fördern. In ➤ Kap. 11.6 werden einige Möglichkeiten zur Beherrschung von Nebenwirkungen durch AD vorgestellt.

Pharmakokinetische Interaktionen sind möglich unter Substanzen, die als Enzyminduktoren und -inhibitoren über die Cytochromoxidase P_{450} wirken. Eine Enzyminduktion mit der Folge eines beschleunigten Abbaus der TZA kann durch Alkohol, Carbamazepin und Barbiturate verursacht werden. Umgekehrt ist durch Cimetidin und Östrogene infolge Enzymhemmung ein erhöhter Plasmaspiegel zu erwarten. Die gleichzeitige Gabe von Serotonin-Wiederaufnahmehemmern (v. a. Fluoxetin und Fluvoxamin) kann zu drastischen Plasmaspiegelanstiegen von TZA und anderen (Psycho-)Pharmaka führen (➤ Tab. 5.2).

Tab. 5.4 Pathophysiologische Mechanismen der häufigsten Nebenwirkungen von Antidepressiva

Pathophysiologischer Mechanismus	Nebenwirkung
Blockade von cholinergen Rezeptoren	• Akkommodationsstörungen • Miktionsstörungen (Harnretention) • Obstipation • Mundtrockenheit
Blockade histaminerger Rezeptoren	Müdigkeit, Sedierung, Gewichtszunahme
Blockade von α_1-Rezeptoren	• Hypotonie, Orthostase • Tachykardien, Palpitationen, Arrhythmien Schwitzen
Agonistische Wirkung an Serotonin-Rezeptoren	Gewichtsreduktion, Übelkeit, Diarrhö, Tremor, Unruhe, Insomnie

Antidepressiva aller Substanzklassen sollten nicht abrupt abgesetzt, sondern ausgeschlichen werden, um **Absetzeffekte** zu vermeiden (u. a. Benommenheit, Unruhe, Schweißausbrüche, Übelkeit/Erbrechen und Schlafstörungen). Dies gilt v. a. für die SSNRI.

Alle AD können u. U., vor allem in der Anfangsphase der Behandlung, **suizidale Tendenzen** verstärken. Die Patienten sollten daher engmaschig bzgl. des Auftretens suizidaler Gedanken überwacht werden.

Trizyklische Antidepressiva Als Nebenwirkungen der TZA sind insb. die vegetativen Effekte zu nennen. Symptome wie Akkommodationsstörungen, Mundtrockenheit, Darmatonie und Tachykardie dominieren v. a. zu Beginn der Behandlung und gehen im weiteren Verlauf häufig zurück. Mit einer Häufigkeit von 10 % stellt die orthostatische Hypotonie die häufigste Herz-Kreislauf-Nebenwirkung der TZA dar. Bedrohlicher kann die hemmende Wirkung auf das Erregungsleitungssystem sein, was sich im EKG als verlängerte PR- und QT-Intervalle manifestiert. Besonders gefährdet sind Patienten mit einem vorbestehenden Schenkelblock, der daher eine relative Kontraindikation für TZA darstellt.

Wegen der anticholinergen Wirkung sind – insb. bei organischen Vorschädigungen – auch Delirprovokationen möglich. Deshalb ist eine Kombination mit anderen anticholinergen Substanzen kritisch. TZA können mit einer Inzidenz von 0,1–2,2 % epileptische Anfälle induzieren. Unter dem tetrazyklischen Antidepressivum Maprotilin beobachtete man in einigen Studien eine noch höhere Inzidenz sowie vermehrte Myoklonien. **Kontraindikationen** für TZA sind Prostatahypertrophie, Delirien, Ileusrisiko, Engwinkelglaukom und schwere Überleitungsstörungen (Schenkelblock; AV-Block Grad III). Aufgrund der hohen Nebenwirkungsrate der TZA sind regelmäßig **Kontrolluntersuchungen** durchzuführen. Diese beinhalten Kontrollen laborchemischer Parameter, EKG, Puls- und Blutdruckmessungen sowie EEG (➤ Tab. 5.5).

MAO-Inhibitoren Nebenwirkungen der MAO-Hemmer sind orthostatische Hypotonie, Kopfschmerzen, Schwindel, Schlafstörungen, ängstliche Unruhe, Herzklopfen, Blutdrucksteigerung bis zu hypertensiven Krisen. Irreversible MAO-Hemmer (in Deutschland ist nur Tranylcypromin im Handel) dürfen nur bei Einhaltung einer speziellen tyraminarmen Diät eingenommen werden, weil es andernfalls zu bedrohlichen hypertensiven Krisen kommen kann. Zu

Tab. 5.5 Empfohlene Kontrolluntersuchungen unter einer Therapie mit trizyklischen Antidepressiva (nach Benkert und Hippius 2014)

	Vorher	Monate						¼-jährlich
		I	II	III	IV	V	VI	
Blutbild	1 ×	2 ×	2 ×	2 ×	1 ×	1 ×	1 ×	1 ×
RR/Puls	1 ×	2 ×	2 ×	2 ×	1 ×	1 ×	1 ×	1 ×
Harnstoff, Kreatinin	1 ×			1 ×			1 ×	1 ×
GOT, GPT, γ-GT	1 ×	1 ×	1 ×	1 ×			1 ×	1 ×
EKG	1 ×			1 ×*			1 ×*	1 ×*
EEG	1 ×			1 ×**			1 ×**	1×**

* Bei Patienten > 50 Jahre und bei kardiovaskulären Störungen
** Bei Patienten mit hirnorganischen Störungen

vermeiden sind z. B. alle reifen Käsesorten, gepökelte Wurst, Fassbier, Rotwein, Sojagewürze, marinierte Heringe sowie bestimmte Hefeprodukte. MAO-Hemmer, v. a. irreversible, können in Kombination mit anderen serotonerg wirkenden Substanzen das sog. **Serotonin-Syndrom** auslösen, eine potenziell lebensbedrohliche Erkrankung, die mit psychischen Veränderungen, Hyperreflexie, Myoklonie, Tremor und okulären Oszillationen einhergeht. Sie sollten daher nicht mit anderen Antidepressiva kombiniert werden (in Ausnahmefällen kann allerdings bei therapierefraktären Depressionen eine Kombination mit TZA, außer Clomipramin, erfolgen, die aber einer stationären Behandlung vorbehalten bleiben sollte). Eine absolute **Kontraindikation** ist eine Kombination mit SSRI und SSNRI sowie mit Dopa oder bestimmtem Analgetika (Pethidin, Dextromethorphan, Tramadol). Weitere Kontraindikationen sind schwere Erkrankungen des Herz-Kreislauf-Systems, schwere Leberschäden, Bluthochdruck, Phäochromozytom und Angina pectoris.

Selektive Serotonin-Wiederaufnahmehemmer Die SSRI (Fluvoxamin, Fluoxetin, Paroxetin, Sertralin und Citalopram/Escitalopram) besitzen keine nennenswerten anticholinergen **Nebenwirkungen** und führen nur in Ausnahmefällen zur Sedierung. Andererseits induzieren sie zu Anfang der Behandlung (über agonistische Effekte an 5-HT-Rezeptoren) häufig Übelkeit, manchmal bis zum Erbrechen, sowie innere Unruhe mit Schlafstörungen und bewirken darüber hinaus häufig sexuelle Funktionsstörungen (➤ Kap. 11.6). Unter einer Behandlung mit Fluoxetin, Fluvoxamin und Paroxetin kann es zur Hemmung von Cytochrom-P_{450}-Isoenzymen und dadurch evtl. zu einem Anstieg der Plasmaspiegel anderer Medikamente kommen, die durch diese Enzyme abgebaut werden (z. B. TZA). SSRI können Beeinträchtigungen der Blutgerinnung und eine Hyponatriämie (Syndrom der inadäquaten ADH-Sekretion, SIADH) hervorrufen. Eine besonders gefürchtete Nebenwirkung unter SSRI ist das seltene, aber potenziell lebensgefährliche **serotonerge Syndrom** mit Symptomen wie Schwitzen, Diarrhö, Übelkeit, Tremor bis zu Krampfanfällen, Verwirrtheit und Somnolenz. Es kann v. a. bei gleichzeitiger Behandlung mit MAO-Hemmern oder anderen serotonergen Substanzen (z. B. Triptane!) auftreten. Die Kombination mit MAO-Hemmern ist daher kontraindiziert.

EBM

SSRI werden i. Allg. etwas besser vertragen als TZA und zeigen daher in randomisierten Studien eine etwas geringere Abbruchrate als TZA. Insgesamt ist die Wirksamkeit von SSRI und TZA vergleichbar (Evidenzstufe Ia: Cipriani et al. 2012; Guaiana et al. 2007; Mottram et al. 2006, Cochrane-Reviews).

Selektive Noradrenalin-Wiederaufnahmehemmer Die typischen Nebenwirkungen von SNRI (in Deutschland nur Reboxetin) sind adrenerg: Miktionsstörungen (Harnverhalt bei Männern häufig!), Schlaflosigkeit, Mundtrockenheit, Verstopfung, Schwitzen, Tachykardie, Erektions- und Ejakulationsstörungen. Vorsicht ist geboten bei Patienten mit anamnestisch bekannten Krampfanfällen, Prostatahypertrophie, Glaukom und kardialer Erkrankung. Eine Kombination mit MAO-Hemmern ist kontraindiziert. Probleme können bei Kombination mit blutdrucksenkenden Pharmaka, mit Pharmaka, die über Cytochrom P_{450} 3A4 oder 2D6 metabolisiert werden, und mit Hemmstoffen von Cytochrom P_{450} auftreten.

Selektive Serotonin- und Noradrenalin-Wiederaufnahmehemmer Die Nebenwirkungen von Venlafaxin gleichen denen der SSRI, bei höherer Dosierung kommen noradrenerge Wirkungen hinzu. Dann kann es z. B. zu einem Blutdruckanstieg kommen. Bei Duloxetin treten serotonerge und noradrenerge Wirkungen und damit evtl. auch entsprechende Nebenwirkungen schon in der Anfangsdosierung auf: Blutdruckanstieg, gastrointestinale Beschwerden, Verschwommensehen, Schwitzen, Kopfschmerzen und Schlafstörungen. Bei beiden SSNRI ist die Kombination mit MAO-Hemmern kontraindiziert (Gefahr des **serotonergen Syndroms**). Wie die SSRI können beide auch Beeinträchtigungen der Blutgerinnung und Hyponatriämie (SIADH) hervorrufen. Duloxetin wird v. a. über das Cytochrom P_{450} 1A2 metabolisiert, es darf daher nicht mit starken Inhibitoren dieses Enzyms (Fluvoxamin, Ciprofloxazin, Enoxazin) kombiniert werden, da sonst die Plasmakonzentration von Duloxetin stark ansteigen kann.

Alpha-2-Antagonisten Mirtazapin ist neben seiner „Muttersubstanz" Mianserin (ein älteres tetrazyklisches AD) derzeit das einzige am Markt befindliche Antidepressivum, das die Aufhebung der über präsynaptische α_2-Rezeptoren vermittelten Hemmung der Serotonin- und Noradrenalin-Freisetzung als therapeutisches Prinzip nutzt. Da Mirtazapin neben der Blockade der α_2-Rezeptoren auch antagonistische Effekte an 5-HT_2- und 5-HT_3-Rezeptoren aufweist und damit unerwünschte Wirkungen der erhöhten Serotonin-Freisetzung hemmt, ist es gut verträglich und kann auch zur Abmilderung der unerwünschten Wirkungen von SSRI und Venlafaxin (ängstliche Unruhe, Schlafstörungen, Übelkeit, Durchfall) eingesetzt werden. Wesentlichste Nebenwirkungen sind Sedierung, Schwindel und eine z. T. erhebliche Gewichtszunahme.

Dopamin-/Nordrenalin-Wiederaufnahmehemmer Durch seinen die Wiederaufnahme von Dopamin hemmenden Effekt ähneln die Wirkungen von **Bupropion** denen von Psychostimulanzien. Häufige Nebenwirkungen sind Mundtrockenheit, Schlaflosigkeit, Appetitlosigkeit und Kopfschmerzen. Weitere Nebenwirkungen können u. a. sein: Benommenheit, Sehstörungen, Gelenk- und Muskelschmerzen, Zittern, Angst, Konzentrationsstörungen, Verwirrtheit. Außerdem kann Bupropion einen Anstieg von Blutdruck und Herzfrequenz bewirken. Es kann dosisabhängig die Krampfschwelle senken; die Häufigkeit von Krampfanfällen wird bis zu einer Dosis von 450 mg/d mit 0,1 % angegeben. Ein erhöhtes Risiko besteht für Patienten mit prädisponierenden Faktoren für Krampfanfälle (z. B. Alkoholmissbrauch, gleichzeitige Behandlung mit ebenfalls die Krampfschwelle senkenden Medikamenten, Anamnese von Schädel-Hirn-Trauma). Sexuelle Funktionsstörungen finden sich unter einer Therapie mit Bupropion kaum.

Duale Melatonin-Agonisten und 5-HT_{2C}-Antagonisten Unerwünschte Arzneimittelwirkungen von Agomelatin sind u. a. Kopfschmerzen, Schwindel, Sedierung, Migräne, Schwitzen, gastrointestinale Beschwerden, Rückenschmerzen sowie ein (nach Absetzen reversibler) Anstieg der Leberwerte.

Glutamatmodulatoren Mögliche UAW von Tianeptin sind u. a. Mundtrockenheit, Übelkeit, Verstopfung, Schwindel, Bauchschmerzen, Kopfschmerzen und unruhige Träume. Sexuelle Funktionsstörungen sind seltener als unter SSRI; es gibt kaum Interaktionen mit anderen Medikamenten. Eine Kombination mit MAO-

Hemmern ist aber kontraindiziert. **Cave:** Gefahr von Missbrauch/Abhängigkeit insb. bei weiblichen Patienten < 50 Jahren mit früheren Abhängigkeitserkrankungen!

Multimodale Antidepressiva Die häufigsten unerwünschten Wirkungen von Vertioxetin sind Übelkeit/Erbrechen und Verstopfung.

Resümee

Unerwünschte Nebenwirkungen von Antidepressiva sind auf eine Beeinflussung verschiedener Neurotransmittersysteme zurückzuführen. Während bei den trizyklischen Substanzen v. a. cholinerge (Mundtrockenheit, Miktionsstörungen) und adrenerge (Hypotonie) Rezeptoren betroffen sind, kann es bei den Serotonin-Wiederaufnahmehemmern zu Gewichtsreduktion, Übelkeit, Unruhe, Schlafstörungen und Schwindel kommen.

5.2 Stimmungsstabilisierende Medikamente

Als stimmungsstabilisierende Medikamente (Synonyme: Stimmungsstabilisierer, *Mood Stabilizer,* antibipolare Medikamente, Phasenprophylaktika) werden Arzneimittel bezeichnet, die bei bipolaren („manisch-depressiven") affektiven Erkrankungen die Häufigkeit und/oder Schwere manischer und/oder depressiver Episoden vermindern, ohne gleichzeitig eine Phasenbeschleunigung oder den Umschlag in die andere Polarität zu provozieren. Vier Arzneimittel sind derzeit als Stimmungsstabilisierer etabliert: Lithiumsalze (wirksam ist das Li^+-Ion) und die Antiepileptika Carbamazepin, Valproat und Lamotrigin. Lithium ist darüber hinaus auch bei unipolaren Störungen prophylaktisch wirksam.

Auch die klassischen (z. B. Haloperidol) und neueren Antipsychotika werden bei der Behandlung der Manie eingesetzt und sind z. T. in dieser Indikation auch zugelassen (Olanzapin, Quetiapin, Risperidon, Ziprasidon, Aripiprazol). Unter diesen sog. atypischen Antipsychotika ist nur für Quetiapin sowohl eine akut-therapeutische Wirkung als auch prophylaktische Wirksamkeit auf beide Pole der Erkrankung (Manie und Depression) nachgewiesen. Es besteht daher eine entsprechende Zulassung nicht nur für die Indikationen zur Behandlung der Manie, sondern auch für die Behandlung der Depression und die Prophylaxe bei bipolaren Störungen.

EBM

Die Effektivität von Lithium zur Behandlung der akuten Manie und zur prophylaktischen Behandlung bipolarer affektiver Störungen ist auch durch eine Metaanalysen gut belegt (Evidenzstufe Ia: Burgess et al. 2001, Cochrane-Review). Die prophylaktische Wirkung einer Lithiumbehandlung für unipolare Störungen ist mäßig gut belegt (Evidenzstufe Ia: Burgess et al. 2001, Cochrane-Review) und in etwa gleich wirksam wie die prophylaktische Behandlung mit Antidepressiva (Evidenzstufe Ia: Cipriani et al. 2006, Cochrane-Review).

Metaanalytische Überprüfungen der Wirksamkeit von Carbamazepin und Lamotrigin in der Behandlung bipolarer Störungen stehen noch aus.

5.2.1 Geschichte

Tiefer gehende Informationen

➤ Kap. 5.2.1 zur Geschichte der stimmungsstabilisierenden Medikamente finden Sie online im „Plus im Web" zu diesem Buch.

5.2.2 Lithium

Lithium ist ein einwertiges Metall aus der Gruppe der Alkalimetalle; therapeutisch wirksam ist das Lithium-Ion. Die initiale Wirkung von Lithium-Ionen besteht in der Konkurrenz mit Magnesium-Ionen an speziellen Metallbindungsstellen verschiedener Enzyme. Zu diesen gehören insb. die Adenylylcyclase, die Inositol-Monophosphatase und die Glykogensynthase-kinase-3. Die Hemmung dieser

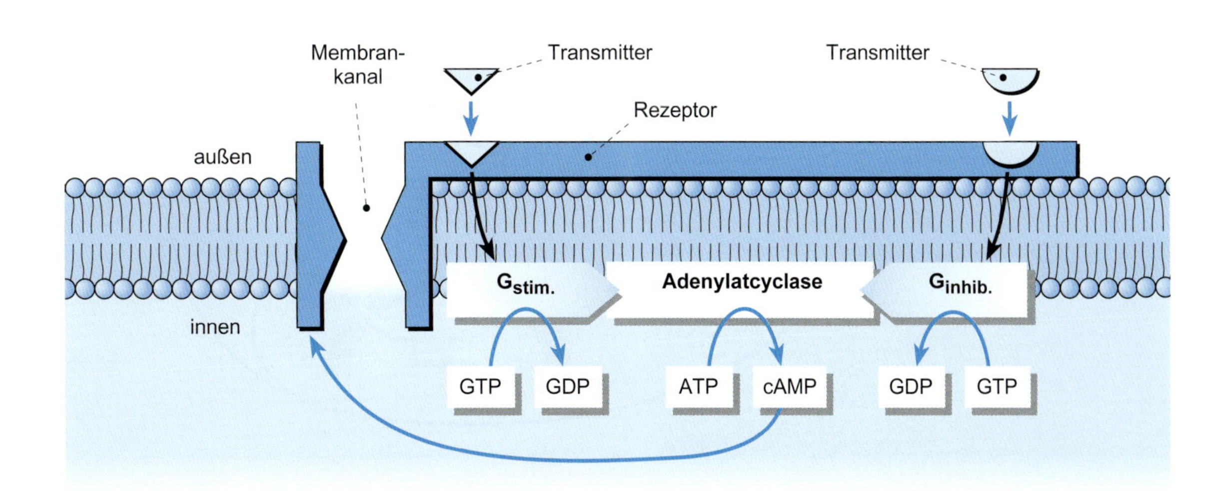

Abb. 5.6 Adenylylcyclase-System. Indirekte Wirkung des Transmitter-Rezeptor-Komplexes auf den Membrankanal über G-Proteine: Aktivierung der Adenylylcyclase über ein stimulierendes Guanosintriphosphat bindendes Protein (G_{stim}). Hemmung der Adenylylcyclase über ein inhibitorisches Guanosintriphosphat bindendes Protein (G_{inhib}) (außen = Extrazellularraum, innen = Intrazellularraum eines Neurons)

Enzyme durch Lithium-Ionen führt zu Veränderungen der intrazellulären Signalweiterleitung (➤ Abb. 5.6; ➤ Abb. 5.7) und letztlich zur Modifikation der Gentranskription von Proteinen, die für die Steuerung wesentlicher Funktionen von Nerven- und Gliazellen (z. B. adulte Neurogenese, Wachstum und Differenzierung, Neurotransmittersynthese und -freisetzung, Apoptose) verantwortlich sind (Übersicht: van Calker 2006).

Nach oraler Applikation werden Lithiumsalze fast vollständig aus dem Darm resorbiert und erreichen nach 1–3 h ihre maximale Plasmakonzentration. Die Ausscheidung erfolgt ausschließlich über die Niere. Die HWZ von Lithium-Ionen liegt bei etwa 24 h. Das Fließgleichgewicht (Steady-State) tritt erst nach 4–5 Behandlungstagen ein.

Lithium-Ionen besitzen eine sehr **geringe therapeutische Breite,** die der von Herzglykosiden vergleichbar ist. In der klinischen Routinetherapie werden die Lithium-Plasmakonzentrationen 12 h nach der letzten Einnahme bestimmt. Der therapeutische Bereich in der Prophylaxe affektiver Störungen liegt bei 0,6–0,8 mmol/l und in der Behandlung des akuten manischen Syndroms bei 1,0–1,2 mmol/l (➤ Kap. 11.6).

Wegen der vielfältigen Angriffspunkte der Lithium-Ionen und der geringen therapeutischen Breite ist mit einer Reihe von **Nebenwirkungen** zu rechnen (➤ Box 5.1, ➤ Tab. 5.6). Sehr häufig ist ein feinschlägiger Tremor. Diese die Compliance der Patienten stark gefährdende Nebenwirkung kann mit Betablockern (z. B. Propranolol 10–40 mg/d) behandelt werden.

An renalen Nebenwirkungen treten häufig eine Polyurie und Polydipsie auf (nephrogener Diabetes insipidus). Selten kommt es unter Lithiumtherapie zu einer chronischen Lithium-Nephropathie mit Absinken der GFR, sehr selten zu einem nephrotischen Syndrom (Absetzen von Lithium und evtl. Ersatz durch ein anderes stimmungsstabilisierendes Medikament erforderlich!). Gastrointestinale Beschwerden äußern sich in Übelkeit, Erbrechen, Bauchschmerzen und Diarrhö. Nach längerer Lithiumtherapie kommt es häufig zu einer Gewichtszunahme und gelegentlich zu Gedächtnisstörungen. Wegen der potenziellen Gefahr der Entwicklung einer euthyreoten Struma oder Hypothyreose ist die regelmäßige Kontrolle der Schilddrüsenparameter von großer Bedeutung. Bei einer bestehenden Psoriasis muss mit einer Verschlechterung der Symptomatik gerechnet werden. An selteneren Nebenwirkungen können Gesichts- und Knöchelödeme und ein leichter Hyperparathyreoidismus auftreten. Repolarisationsveränderungen im EKG sind eher reversibel und ungefährlich. Selten kommt es aber auch zu Sinusknotendysfunktionen und Reizleitungsverzögerungen; Einzelfälle paroxysmaler Arrhythmien (Brugada-Syndrom) wurden berichtet.

BOX 5.1

Probleme mit einer Lithiumtherapie

- Nebenwirkungen:
  - Tremor
  - Polyurie, Polydipsie
  - Gewichtszunahme
  - Kognitive Störungen
- Ein Teil der Patienten sind Nonresponder.
- Subgruppen sprechen schlecht an (*Rapid Cycling*; Mischzustände, dysphorische Manie)

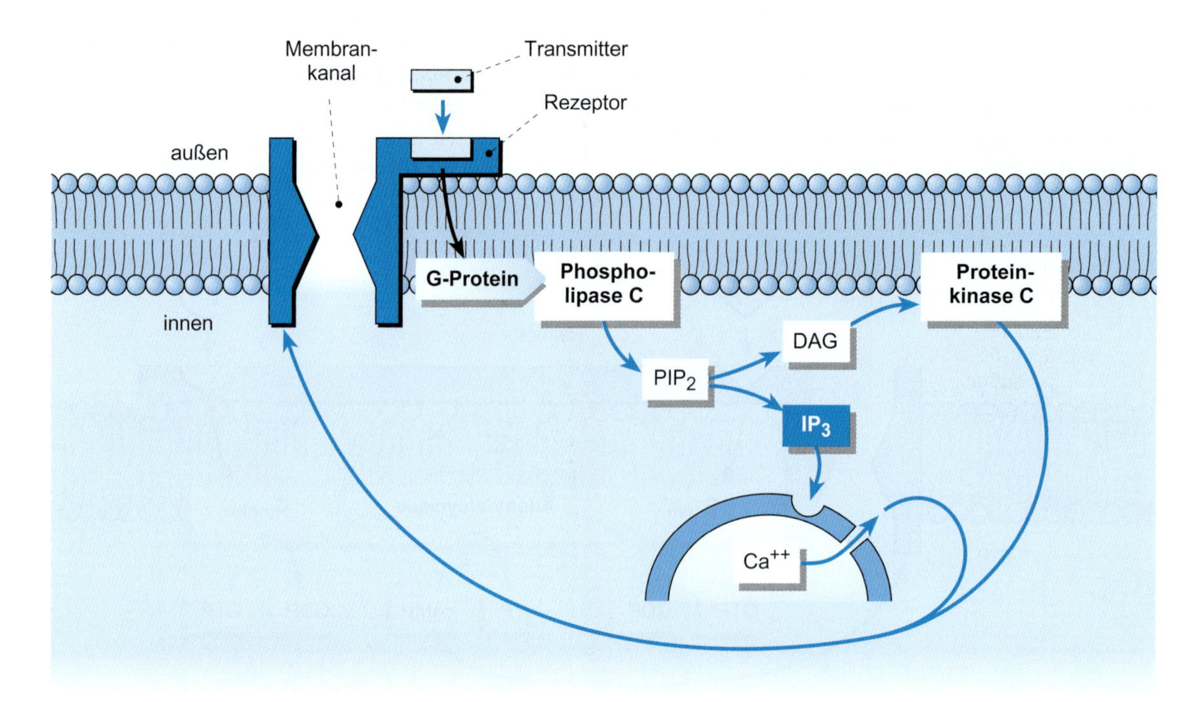

Abb. 5.7 Phosphoinositol-Zyklus. Indirekte Wirkung des Transmitter-Rezeptor-Komplexes auf den Membrankanal über G-Proteine: Durch den Transmitter-Rezeptor-Komplex wird ein Guanosinphosphat bindendes Protein (G) aktiviert. Dieses stimuliert die Phospholipase C, die in der weiteren Folge Phosphatidylinositol-4,5-bisphosphat (PIP2) hydrolysiert. Es entstehen Inositol-1,4,5-triphosphat (IP3) und Diacylglycerol (DAG). IP3 interagiert mit spezifischen Rezeptoren und fördert die Ca^{2+}-Freisetzung aus nichtmitochondrialen Speichern. DAG aktiviert Proteinkinase C, die der Substratphosphorylierung dient.

Tab. 5.6 Unerwünschte Wirkungen von Lithium und Carbamazepin

Lokalisation der unerwünschten Wirkung	Lithium	Carbamazepin
	• Feinschlägiger Tremor • Müdigkeit • Muskelschwäche • Koordinationsstörungen • Muskuläre Zuckungen • Dysarthrie	• Müdigkeit (Somnolenz) • Schwindel • Diplopie • Kopfschmerz • Ataxie • Sehstörungen • Nystagmus • Tremor • Parästhesien
Gastrointestinal	• Übelkeit • Erbrechen • Bauchschmerzen • Diarrhö	• Übelkeit • Diarrhö • Obstipation
Kardiovaskulär	• EKG-Veränderungen: T-Wellen-Abflachung, T-Wellen-Umkehr • Arrhythmien: Sinusknoten-Syndrom, ventrikuläre Extrasystolen, AV-Schenkelblock	• Arrhythmien • Bradykardie • AV-Block
Renal	• Polyurie, Polydipsie, verminderte Konzentrationsleistung • Selten: Nephropathie, nephrotisches Syndrom	
Hepatisch		• Hepatitis (Cholestase) • Anstieg der Leberenzyme • Hyperammonämie • Leichter Abfall des Gesamteiweißes
Elektrolyt- und Wasserhaushalt	• Gewichtszunahme • Ödeme	Hyponatriämie
Endokrin	• Struma: Myxödem • TSH-Anstieg • Hypothyreose • Potenz-, Libidostörung (?) • Hyperparathyreoidismus mit Hyperkalzämie	• ADH-Stimulation • Abfall bei T_3, T_4 und proteingebundenem Jod
Hämatologisch	Leukozytose (neutrophile Granulozyten)	• Leukopenie • Agranulozytose • Thrombozytopenie • Thrombembolie • Aplastische Anämie
Dermatologisch	• Psoriasis • Akne • Haarausfall (?)	• Exanthem • Urtikaria • Dermatitis exfoliativa • Stevens-Johnson-Syndrom • Lyell-Syndrom • Lupus erythematodes • Haarausfall • Ekzem

Bei Lithiumwerten > 1,5 mmol/l (in seltenen Ausnahmefällen auch darunter) kann es zu einer **Lithium-Intoxikation** kommen. Der Patient zeigt dabei eine psychomotorische Verlangsamung, Schläfrigkeit, Dysarthrie und Ataxie. Später kann es zu Rigor, epileptischen Anfällen und Bewusstseinstrübungen bis hin zum Koma kommen. Beim Verdacht auf eine Lithium-Intoxikation muss das Lithium sofort abgesetzt werden. Eine intensivmedizinische Behandlung mit Ausgleich des Wasser- und Elektrolythaushalts und evtl. Hämodialyse sowie Stabilisierung der Herz-Kreislauf-Funktion ist notwendig. Da Lithium-Ionen auch nach längerer Zeit noch aus dem Gewebe ausströmen können, kann es auch bis zu 2 Wochen später noch zu weiteren Plasmaspitzen kommen.

Die teratogenen Wirkungen von Lithium-Ionen, insb. bezüglich kardiovaskulärer Fehlbildungen (Ebstein-Anomalie), wurden in der Vergangenheit deutlich überschätzt. Inzwischen ist klar, dass das Risiko für schwerwiegende Missbildungen unter einer Lithiumtherapie auch im 1. Schwangerschaftstrimenon kaum erhöht ist (Übersicht: Yacobi und Orny 2008). Dennoch sollte eine fetale Echokardiografie zum Ausschluss kardialer Missbildungen durchgeführt werden. Mit einer Reihe von Medikamenten kann Lithium **Wechselwirkungen** eingehen. Lithium-Ionen sollten nicht zusammen mit Thiaziddiuretika verabreicht werden, da es durch eine veränderte Clearance zu einer Erhöhung der Lithium-Ionenkonzentration kommen kann. Vorsicht ist auch nach Gabe von ACE-Hemmern, NSAID und Antibiotika geboten. Eine erhöhte Neurotoxizität bei normalen Plasmaspiegeln wurde bei gleichzeitiger Gabe von Kalziumantagonisten oder Carbamazepin gefunden (➤ Tab. 5.7).

Tab. 5.7 Medikamenten-Wechselwirkungen von Lithium-Ionen (nach Faust und Baumhauer 1990)

Arzneigruppen/Arzneistoffe	Mögliche Ursachen und Folgen
Thiaziddiuretika Schleifendiuretika	• ↓ Lithiumausscheidung durch kompensatorische Rückresorption von Lithium: Intoxikationsgefahr • Blutspiegelkontrollen und Anpassung der Lithiumdosierung • Reduktion empfohlen: ggf. kaliumsparende Diuretika einsetzen
Kochsalzarme Diät	• ↑ Rückresorption von Lithium mit Anstieg des Serumspiegels: Intoxikationsgefahr • Vermehrte Blutspiegelkontrollen empfohlen
Nichtsteroidale Antiphlogistika	↓ Lithiumausscheidung: Anstieg des Lithiumblutspiegels meist innerhalb von 5 Tagen
Tetrazykline, Metronidazol	↑ Lithiumspiegel
ACE-Hemmer	↓ Lithiumausscheidung
Kalziumantagonisten: • Diltiazem • Verapamil	↑ Neurotoxizität bei normalen Plasmakonzentrationen
Carbamazepin	↑ Neurotoxizität bei normalen Plasmakonzentrationen
Phenytoin	↑ Lithiumtoxizität

Tab. 5.8 Kontrolluntersuchungen vor und während einer Lithiumbehandlung (nach Möller et al. 1989)

Vor Lithiumbehandlung	Während einer Lithiumbehandlung
Anamnese und Untersuchung: • Renale und kardiale Kontraindikationen • Schwangerschaft • Halsumfang • Körpergewicht • RR, Puls	**Anamnese und Untersuchung** (bei jeder Konsultation): • Wirkung (Rezidiv?) • Nebenwirkungen • Schilddrüse (Struma?) • Körpergewicht • RR
Labor: • Kreatinin-Clearance • Urinstatus • Schilddrüsenwerte • Blutbild • Elektrolyte	**Labor** (bei jeder Konsultation) wie vor der Behandlung (Kreatinin-Clearance 1-mal jährlich)
EEG	**Lithiumspiegelkontrolle:** • Im 1. Monat: wöchentlich • Im 1. Halbjahr: monatlich, danach: ca. alle 3 Monate
EKG	**EKG** mindestens 1-mal jährlich

Eine Kombination von Lithium-Ionen mit TZA ist i. d. R. unbedenklich. Die gleichzeitige Gabe von Lithium und SSRI ist meist unbedenklich, kann aber in seltenen Fällen zu einem Serotonin-Syndrom führen. Unter Behandlung mit einer Kombination aus Haloperidol mit Lithium wurden bei einigen Patienten organische Psychosyndrome beobachtet.

Eine Lithiumtherapie erfordert einige **Untersuchungen** vor und während der Therapie. Es müssen ausführliche Kontrollen laborchemischer Werte (Kreatinin-Clearance, Urinstatus, Schilddrüsenwerte, Blutbild und Elektrolyte) sowie EKG- und EEG-Kontrollen durchgeführt werden. Routinemäßige Lithium-Plasmaspiegelkontrollen sind bei der Neueinstellung wöchentlich und später in Abständen von 1–3 Monaten erforderlich (➤ Tab. 5.8).

Resümee

Lithium-Ionen haben ein enges therapeutisches Fenster (0,5–0,8 mmol/l in der Prophylaxe affektiver Störungen und 1,0–1,2 mmol/l in der Behandlung von akuten Manien). Wichtige Nebenwirkungen sind u. a. Tremor, Gewichtszunahme und Gedächtnisstörungen, die häufig zur Noncompliance führen. Nieren- und Schilddrüsenfunktion müssen regelmäßig kontrolliert werden.

5.2.3 Antiepileptika

Neben Lithium-Ionen haben sich in den letzten Jahren manche Antiepileptika als phasenprophylaktisch wirksame Medikamente bei bipolaren affektiven und schizoaffektiven Störungen bewährt. Dabei spielen v. a. Carbamazepin, Valproat und Lamotrigin eine Rolle.

Carbamazepin

Die **Wirkung** von Carbamazepin wurde an verschiedenen Neurotransmittersystemen und Membrankanälen untersucht. Ein wichtiger Mechanismus ist die Blockierung spannungsabhängiger Natriumkanäle. Während normale Aktionspotenziale unbeeinflusst bleiben, werden hochfrequente Serien von Aktionspotenzialen selektiv blockiert.

Inwieweit Effekte des Carbamazepins auf noradrenerge, serotonerge, dopaminerge und adenosinerge Mechanismen eine Bedeutung in der Wirksamkeit bei Epilepsien und affektiven Störungen haben, ist bisher noch nicht geklärt. Carbamazepin wird mit 2–8 h relativ langsam absorbiert, und es hat eine Bioverfügbarkeit von 75–85 %. Die Substanz ist zu 75–85 % an Serumalbumin gebunden.

Carbamazepin wird in erster Linie zu einem **Epoxid** metabolisiert (Carbamazepin-10,11-Epoxid), das selbst antiepileptische Eigenschaften aufweist, besonders aber für die toxischen Effekte verantwortlich ist. Bei einer Monotherapie beträgt das Verhältnis von Carbamazepin zum Epoxid etwa 10 : 1. Wird Carbamazepin mit Valproat kombiniert, wird die Metabolisierung des Epoxids durch die Epoxidhydroxylase vermindert, sodass der Epoxidspiegel bis auf ein Verhältnis von Carbamazepin zu Epoxid von 2 : 1 ansteigt. Daher ist unter dieser Kombination vermehrt mit unerwünschten Wirkungen zu rechnen.

Einige Medikamente können den **Carbamazepin-Metabolismus** reduzieren, sodass der Carbamazepinspiegel ansteigt. Zu erwähnen sind hier Kalziumantagonisten vom Papaverin-Typ, Cimetidin und Erythromycin. Im Gegensatz zu Valproat kann Carbamazepin auch die Hormonclearance beeinflussen, sodass die Wirkung oraler Kontrazeptiva vermindert ist. Daher sind zu einem sicheren Schutz höhere Dosen an Kontrazeptiva erforderlich.

Nach längerer Carbamazepin-Therapie kann die Substanz ihren eigenen Metabolismus fördern (sog. **Autoinduktion**). Daher ist in den ersten Wochen der Therapie eine ständige Dosisanpassung erforderlich, um den therapeutisch wirksamen Plasmaspiegel zu erreichen.

Neben seinem Einsatz bei Epilepsien wurde für Carbamazepin in den 1960er-Jahren auch ein Effekt bei paroxysmalen Schmerzzuständen (insb. Trigeminusneuralgie) beschrieben. Weitere Indikationen für Carbamazepin sind Migräne, Clusterkopfschmerz, Neuropathien und posttraumatische Kopfschmerzen. Als Indikation für Carbamazepin werden auch andere paroxysmale Störungen wie motorische Tics, Gilles-de-la-Tourette-Syndrom, paroxysmale Dysarthrien und persistierender Singultus genannt.

Anfang der 1970er-Jahre wurde über eine positive Wirkung des Carbamazepins bei **manischen Syndromen** berichtet. Inzwischen gibt es gute Erfahrungen mit dem Einsatz von Carbamazepin beim manischen Syndrom und in der **Prophylaxe bipolarer affektiver Störungen.**

Bezüglich der psychiatrischen Indikationen gibt es bisher keine gesicherten Daten zur Korrelation von Plasmaspiegel und Wirksamkeit. Daher erfolgt i. d. R. eine Dosierung, die den **therapeutischen Plasmaspiegeln** in der Epilepsietherapie entspricht. Hier gelten Plasmaspiegel von etwa 6–12 µg/ml als therapeutischer Bereich. Die Dosierung sollte sich jedoch nach der klinischen Wirksamkeit und dem Auftreten von Nebenwirkungen richten. Von Bedeutung ist, dass Carbamazepin die Plasmaspiegel einiger Antipsychotika vermindern kann, sodass hier eine Dosistitration erforderlich ist.

Nebenwirkungen einer Carbamazepin-Therapie sind initiale Müdigkeit, Tremor, allergische Hautveränderungen, eine leichte Erhöhung der Transaminasen und evtl. eine geringe Ataxie. Aplastische Anämie und Agranulozytose sind extrem selten (1 : 125.000) und treten dann nur in den ersten 6 Monaten der Therapie auf. Häufiger kommt jedoch eine milde Leukopenie vor, die in keiner Weise auf eine aplastische Episode hindeutet und unkritisch ist. Die Dosis muss ggf. reduziert und langsam wieder eingeschlichen werden. Häufiger kommt es unter Carbamazepin zu einer Hyponatriämie (➤ Box 5.2). Sehr selten sind schwerwiegende dermatologische Komplikationen.

BOX 5.2

Probleme mit einer Carbamazepin-Therapie

- Nebenwirkungen:
  - Leichte Sedierung
  - Funktionelle Erhöhung der Leberenzyme
  - Allergische Hautveränderungen
  - Tremor
  - Hyponatriämie
- Enzyminduktion mit möglichem Wirkverlust anderer (Psycho-)Pharmaka
- Teratogene Effekte in der Schwangerschaft

Durch seinen Effekt auf das Cytochrom-P_{450}-System kann Carbamazepin die Plasmaspiegel von gleichzeitig verordneten Antipsychotika, Antidepressiva, aber auch Antikoagulanzien erheblich absenken. Hier bedarf es engmaschiger Plasmaspiegelkontrollen.

Valproat

Ebenso wie beim Carbamazepin unterliegt die Bioverfügbarkeit und Pharmakokinetik des Valproats, bedingt durch Krankheitsprozesse, Ernährung und andere Faktoren, individuellen Unterschieden im Metabolismus. Die Absorptionsrate von Valproat ist abhängig von der pharmazeutischen Formulierung bei einer Bioverfügbarkeit von nahezu 100 % bei allen Präparaten. Wie die meisten anderen Antiepileptika bindet Valproat zum großen Teil an Proteine (70–95 %), in erster Linie an Albumin.

Patienten mit niedrigem Albuminspiegel haben einen höheren Anteil an ungebundenem Valproat, was aber nicht zu Veränderungen des Steady-State-Spiegels führt. Das pharmakologisch aktive ungebundene Valproat kann allerdings Zeichen einer Toxizität induzieren oder verstärken. Mit einer Steigerung der Valproat-Gesamtkonzentration werden die Proteinbindungsstellen schließlich gesättigt, sodass der ungebundene Anteil steigt. Valproat kann **Carbamazepin** aus den Proteinbindungsstellen **verdrängen,** mit der Folge einer transienten Carbamazepin-Intoxikation. Auch wegen der unter Co-Medikation mit Valproat vermehrten Akkumulation des toxischen Carbamazepin-10,11-Epoxids sollte die Kombinationstherapie aus Valproat und Carbamazepin möglichst vermieden werden.

Valproat wird durch verschiedene biochemische Oxidations- und Konjugationsschritte metabolisiert. Der **Hauptmetabolisierungsweg** bei Patienten mit Valproat-Monotherapie ist die mitochondriale β-Oxidation. Der **Hauptmetabolit** 2-en-Valproat hat eine lange HWZ, und es wird angenommen, dass dieser Metabolit antiepileptische Eigenschaften aufweist. Ein anderer Metabolisierungsweg ist die mikrosomale Cytochrom-P_{450}-Metabolisierung, die v. a. bei einer Co-Medikation mit enzyminduzierenden Substanzen wie Carbamazepin von Bedeutung ist.

Zu erwähnen ist noch, dass eine Valproat-Therapie den freien Carnitin-Plasmaspiegel **reduziert.** Carnitin ist für den Transport von Fettsäuren über die mitochondriale Membran von Bedeutung. Bei Patienten mit vorbestehender verminderter Metabolisierungsrate kann es unter Valproat zu einer Hyperammonämie und Enzephalopathie kommen. Bei valproatinduzierter Hyperammonämie müssen die Carnitinspiegel gemessen werden.

Wie Carbamazepin besitzt auch Valproat eine hohe **Teratogenität.** Die Häufigkeit von Neuralrohrdefekten (Spina bifida) unter Carbamazepin oder Valproat liegt bei 1–1,5 %. Eine Zusatztherapie mit Folsäure bei Schwangeren kann die Inzidenz von Neuralrohrdefekten senken.

Zwischen **Valproat-Plasmaspiegeln** und antimanischer Wirkung besteht ein ungefähr linearer Zusammenhang. Allgemein geht man von einem therapeutischen Fenster von 50–125 µg/ml aus. Die besten therapeutischen Ergebnisse bei der akuten Manie werden ab einer Serumkonzentration von ca. 90 µg/ml erzielt (Allen et al. 2006).

EBM

Die Wirksamkeit von Valproat in der Behandlung der akuten Manie ist gut belegt (Evidenzstufe Ia: Macritchie et al. 2003, Cochrane-Review). Dagegen konnte seine prophylaktische Wirksamkeit durch empirische Studien noch nicht zufriedenstellend nachgewiesen werden (Macritchie et al. 2001; Cipriani et al 2013; Cochrane-Reviews), obwohl eine Zulassung für diese Indikation besteht.

Valproat wird i. d. R. gut vertragen, und **Nebenwirkungen** treten selten auf (➤ Box 5.3). Dosisabhängige Nebenwirkungen sind gastrointestinale Beschwerden, eine asymptomatische Erhöhung der Transaminasen und milde neurologische Symptome wie Tremor und Ataxie. Die Erhöhung der Transaminasen geht nicht mit einer hepatischen Dysfunktion einher, und die Erhöhung dieser Leberwerte kann passager sein oder nach einer Dosisreduktion auch wieder verschwinden. Ein valproatinduzierter Tremor kann mit Propranolol behandelt werden.

BOX 5.3

Probleme mit einer Valproat-Therapie

- Leichte initiale Sedierung
- Funktionelle Erhöhung der Leberenzyme
- Gastrointestinale Intoleranz
- Gewichtszunahme
- Tremor
- Haarausfall
- Gerinnungsstörungen
- Selten: Valproat-Enzephalopathie
- Polyzystisches Ovarsyndrom (PCOS)
- Teratogene Effekte in der Schwangerschaft

Seltene Nebenwirkungen sind Gewichtszunahme, Haarausfall, Thrombozytopenie und Koagulopathie sowie bei Frauen Menstruationsstörungen, erhöhte Testosteronspiegel und das PCOS. Bei Kindern < 2 Jahren wurden schwere Leberfunktionsstörungen, teilweise mit Todesfolge, beschrieben. Bei älteren Patienten kommt diese schwere Leberschädigung nicht vor; bei jungen Patienten kann durch sorgfältige Laborwertkontrollen Vorsorge getroffen werden. Extrem selten wird unter Valproat das Auftreten einer Pankreatitis beobachtet, v. a. bei Kindern und Jugendlichen.

Lamotrigin

Neben den Antiepileptika Carbamazepin und Valproat wurden auch neuere Antiepileptika als Stimmungsstabilisierer getestet. So hat sich die Substanz Lamotrigin in kontrollierten Doppelblindstudien bei Patienten mit bipolaren Störungen als prophylaktisch wirksam erwiesen, während seine akute antimanische Wirksamkeit gering zu sein scheint. Auch seine zunächst angenommene akut antidepressive Wirkung bei der bipolaren Depression konnte in neueren Studien nicht bestätigt werden (Calbrese et al. 2008). Lamotrigin muss zur Vermeidung potenziell sehr gefährlicher Haut- und Schleimhautreaktionen (Dermatitis exfoliativa, Steven-Johnson- und Lyell-Syndrom) sehr langsam aufdosiert werden (25 mg/d über 2 Wochen, 50 mg/d über weitere 2 Wochen, dann Steigerung um 50–100 mg/d alle 2 Wochen; bei Co-Therapie mit Valproat muss die Lamotrigindosis halbiert werden). Wegen der notwendigen langsamen Aufdosierung sind bis zum Erreichen der Erhaltungsdosis von 100–200 mg oft wenigstens 6 Wochen notwendig (in der Behandlung von Patienten mit *Rapid Cycling* wurden z. T. noch wesentlich höhere Dosen eingesetzt).

Resümee

Carbamazepin und Valproat sind als Alternative zu Lithiumsalzen oder in Kombination mit diesen als stimmungsstabilisierende Medikamente etabliert. Günstige Plasmaspiegel liegen für Carbamazepin bei 6–12 µg/ml und für Valproat bei 50–125 µg/ml. Beide Medikamente sind teratogen. Haupteinsatzgebiet für Lamotrigin bei bipolaren Störungen ist die Phasenprophylaxe depressiver Episoden, während der manische Pol der Erkrankung durch Lamotrigin kaum beeinflusst wird.

5.3 Antipsychotika

Haupteinsatzgebiet der Antipsychotika sind schizophrene Psychosen, die mit Sinnestäuschungen, Wahngedanken und schizophrenen Ich-Störungen einhergehen. Die **typischen Antipsychotika** führen häufig zu extrapyramidalmotorischen Nebenwirkungen. Bei neueren Substanzen – auch als **atypische** Antipsychotika bezeichnet – treten diese Nebenwirkungen in sehr viel geringerem Umfang auf.

5.3.1 Geschichte

Tiefer gehende Informationen

➤ Kap. 5.3.1 zur Geschichte der Antipsychotika finden Sie online im „Plus im Web" zu diesem Buch.

5.3.2 Struktur und pharmakologische Klassifikation

Klassische Antipsychotika wurden primär nach ihrer **chemischen Struktur** in trizyklische Neuroleptika (Phenothiazine und Thioxanthene), Dibenzoxazepine und nicht trizyklische Neuroleptika (Butyrophenone, Diphenylbutylpiperidine u. a.) unterschieden. Einige neuere atypische Antipsychotika zeigen andere chemische Strukturen: Quetiapin ist ein Dibenzothiazepin, Risperidon ein Benzisoxazol und Ziprasidon ein Benzisothiazoylpiperazin.

Entsprechend dem **Wirkprofil** können die Substanzen nach ihrer „neuroleptischen Potenz" in niedrig-, mittel- und hochpotente Antipsychotika unterschieden werden (➤ Tab. 5.9). Die niedrigpotenten Antipsychotika besitzen eine stark sedierende Komponente, während sie nur wenig auf produktiv-psychotische Symptome einwirken. Im Gegensatz dazu wirken die hochpotenten Antipsychotika weniger sedierend und in hohem Maße antipsychotisch. Zwischen diesen beiden Extremen gibt es mittelpotente Antipsychotika, die sowohl antipsychotische als auch sedierende Wirkungen entfalten.

Mit dem Aufkommen der neueren, sog. **atypischen Antipsychotika** hat diese Einteilung weitgehend an Bedeutung verloren. Zu den „atypischen" Antipsychotika gehören Clozapin, Risperidon, Olanzapin, Quetiapin, Ziprasidon, Zotepin, Sertindol, Aripiprazol und Amisulprid. Asenapin, ein weiteres „atypisches" Antipsychotikum, ist nur zur Behandlung der Manie bei bipolarer Störung zugelassen, nicht zur Behandlung schizophrener Psychosen. Das in den 1970er-Jahren entwickelte Clozapin, das praktisch keine extrapyramidalmotorische Nebenwirkung hat, gilt als Prototyp der atypischen Antipsychotika. In den 1990er-Jahren wurde Risperidon eingeführt, das insb. in niedrigeren Dosierungen als atypisch bezeichnet werden kann, in höheren Dosierungen jedoch extrapyramidalmotorische Nebenwirkungen aufweist. Wegen deutlich geringerer extrapyramidaler Nebenwirkungen werden auch die anderen neueren Antipsychotika als atypisch bezeichnet, wobei die Abgrenzung

Tab. 5.9 Einteilung der Antipsychotika nach ihrer Potenz

Hochpotent	Benperidol Bromperidol Fluphenazin Flupentixol Haloperidol Pimozid
Mittelpotent	Clozapin Perazin Sulpirid
Niedrigpotent	Thioridazin

zu den klassischen niedrig- und mittelpotenten Antipsychotika unscharf ist. Wegen der untereinander sehr unterschiedlichen pharmakologischen Eigenschaften der neueren Antipsychotika ist die gemeinsame Bezeichnung als „atypisch“ problematisch, zumal einige „Atypika“ durchaus „typische“ Nebenwirkungen aufweisen können, z. B. Hyperprolaktinämie bei Amisulprid und Risperidon, Akathisie bei Aripiprazol und Risperidon.

5.3.3 Wirkmechanismen

Schon frühzeitig wurde entdeckt, dass die Neuroleptika eine blockierende Wirkung auf Dopaminrezeptoren entfalten. Die Synthese des Dopamins erfolgt über die Vorstufen Tyrosin und L-Dopa. Nach der Freisetzung von Dopamin kann dieser Transmitter wieder in die präsynaptische Struktur aufgenommen werden, wo er mithilfe der Monoaminoxidase (MAO) inaktiviert werden kann. Der Hauptmetabolit des Dopamins ist die Homovanillinsäure.

Im ZNS werden vier verschiedene dopaminerge Bahnsysteme unterschieden:

- Die **nigrostriatale Bahn** zieht von der Substantia nigra zum Striatum. Dieses Bahnsystem wird mit den extrapyramidalmotorischen Nebenwirkungen der Antipsychotika in Verbindung gebracht.
- Die **tuberoinfundibuläre Bahn** zieht vom Ncl. arcuatus des Hypothalamus zur Eminentia mediana, von wo Dopamin über Portalvenen zur Hypophyse gelangt, in der dieser Transmitter über D_2-Rezeptoren die Prolaktinsekretion hemmt.
- Die **mesolimbische Bahn** entspringt im mesenzephalen Tegmentum und zieht zu Teilen des limbischen Systems (Ncl. accumbens, laterales Septum, Ncl. amygdalae).
- Ebenfalls im lateralen Tegmentum entspringt die **mesokortikale Bahn,** die im frontalen Kortex, im Gyrus cinguli und in der Regio entorhinalis endet. Die Bedeutung der mesolimbischen und mesokortikalen Bahn wird funktionell mit Lern- und Gedächtnissowie affektiven Prozessen in Verbindung gebracht (➤ Abb. 5.8).

Primär werden zwei Typen von **Dopaminrezeptoren** unterschieden: die D_1-artigen (D_1 und D_5) und die D_2-artigen (D_2, D_3, D_4) Rezeptoren. Die Aktivierung von Dopaminrezeptoren stimuliert sog. G-Proteine (Guanosintriphosphat (GTP) bindende Proteine), die weitere Signaltransduktionssysteme wie z. B. die Adenylylcyclase regulieren und damit die cAMP-Bildung hemmen oder fördern (➤ Abb. 5.9). Die antipsychotische Wirkung wird auf eine Blockierung von D_2-Rezeptoren zurückgeführt. Die Wirkungen auf das dopaminerge System sind bei akuter und chronischer Gabe unterschiedlich: Nach einer akuten Applikation werden die postsynaptischen Dopaminrezeptoren blockiert, durch die Blockierung der präsynaptischen Rezeptoren, die normalerweise die Dopaminausschüttung reduzieren, wird aber eine vermehrte Dopaminausschüttung in den synaptischen Spalt induziert. Nach chronischer Applikation kommt es dagegen zu einer Dauerdepolarisation der dopaminergen Neurone mit der Folge, dass weniger Aktionspotenziale generiert werden (sog. Depolarisationsblock) und somit auch weniger Dopamin ausgeschüttet wird. Antipsychotika wie das Clozapin bewirken nur in den mesokortikalen und mesolimbischen Bahnen den **Depolarisationsblock,** nicht jedoch im nigrostriatalen System, womit die kaum vorhandenen extrapyramidalen Nebenwirkungen dieser Substanz erklärt werden.

Neben der Wirkung auf Dopaminrezeptoren haben viele Antipsychotika auch Effekte auf andere Rezeptoren, z. B. 5-HT_2-, Noradrenalin (α_1)-, Histamin- (H_1-) und Acetylcholinrezeptoren, die z. T. für die UAWs verantwortlich sind (➤ Kap. 10).

Die neueren „atypischen“ Antipsychotika haben sehr unterschiedliche pharmakodynamische Eigenschaften. So ist z. B. Aripiprazolin potenter gemischter Agonist/Antagonist an Dopamin-D_2-Rezeptoren (soll zu einer Verminderung pathologisch überaktiver dopaminerger Neurotransmission bei gleichzeitig erhaltener physiologischer dopaminerger Neurotransmission führen), Amisulprid

5

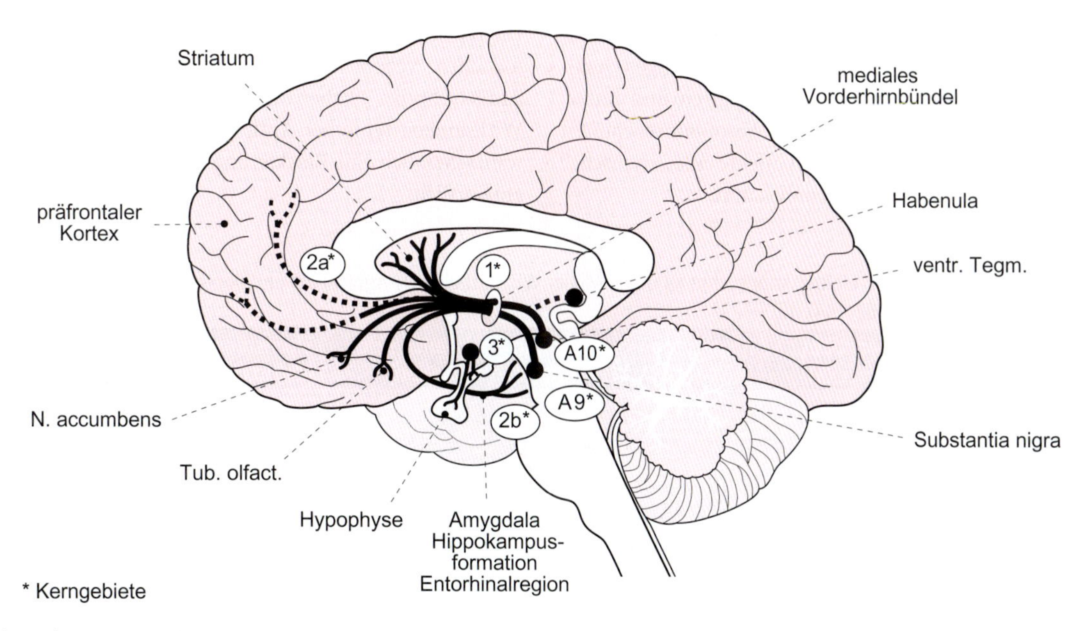

Abb. 5.8 Wichtige dopaminerge Bahnsysteme (nach Riederer et al. 1992)

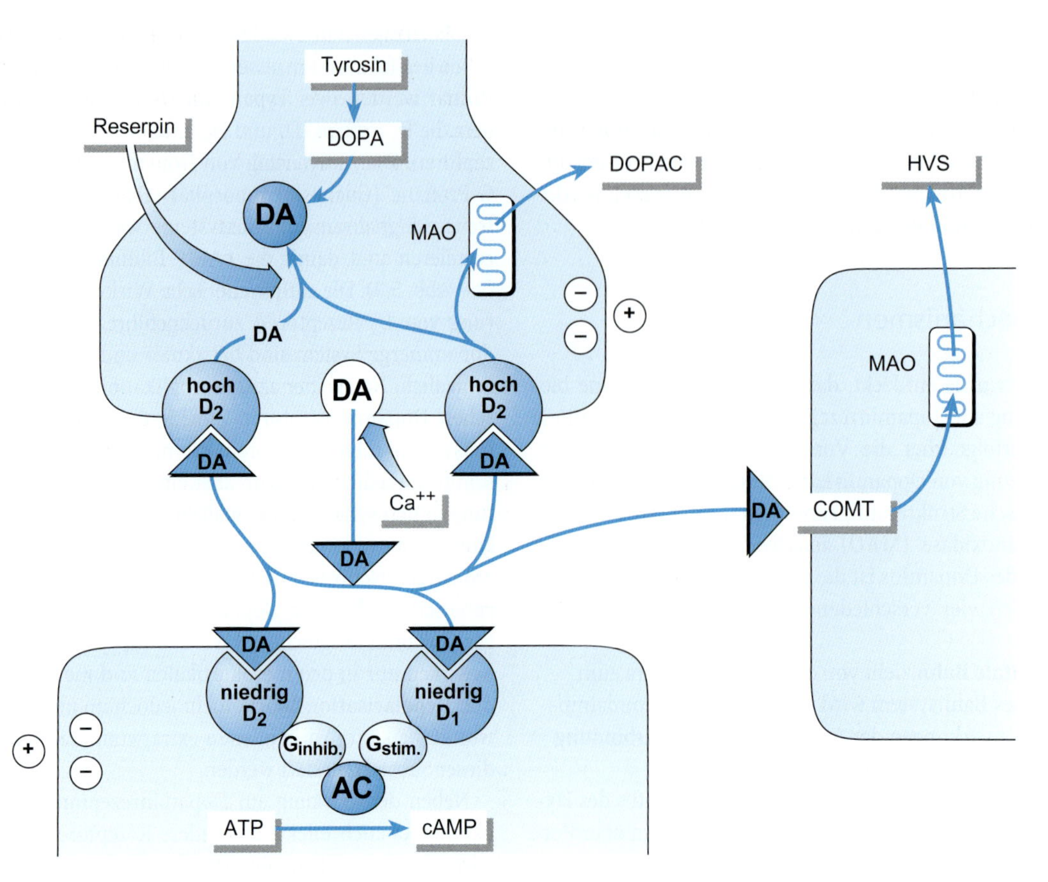

Abb. 5.9 Modell einer dopaminergen Synapse (links) mit benachbarter Gliazelle (rechts) und den Angriffspunkten einiger Pharmaka. DA = Dopamin; Tyr = Tyrosin; DOPA = 3,4-Dihydroxyphenylalanin; DOPAC = 3,4-Dihydroxyphenylessigsäure; HVS = Homovanillinsäure; COMT = Catechol-O-Methyltransferase; MAO = Monoaminoxidase; AC = Adenylylcyclase; G_{inhib}, G_{stim} = inhibitorisches bzw. stimulierendes G-Protein (Guanosintriphosphat bindendes Protein); D_1, D_2 = Dopaminrezeptoren mit hoher („hoch") oder niedriger („niedrig") Affinität für Dopaminagonisten; ATP = Adenosintriphosphat; cAMP = zyklisches Adenosinmonophosphat; –/+ = Polarisation der Zellmembran (nach Riederer et al. 2002)

ist ein potenter reiner Antagonist an Dopamin $D_{2/3}$-Rezeptoren (in niedrigen Konzentrationen vorwiegend präsynaptisch wirksam). Die anderen „atypischen" Antipsychotika haben dagegen eine mäßige (Olanzapin, Risperidon, Ziprasidon) oder sehr geringe (Quetiapin, Clozapin) Affinität zu Dopamin-D_2-Rezeptoren und unterschiedliche antagonistische Wirkungen an Serotoninrezeptoren (➤ Tab. 5.10). Welche pharmakologischen Effekte eine „atypische" antipsychotische Wirkung bedingen, ist unbekannt.

Resümee

Die typischen Antipsychotika führen häufig zu extrapyramidalmotorischen Nebenwirkungen. Neuere Substanzen (sog. „atypische Antipsychotika") haben diesbezüglich ein geringeres Risiko. Für die Wirksamkeit typischer Antipsychotika bei Positivsymptomatik ist wahrscheinlich eine Blockierung dopaminerger D_2-Rezeptoren verantwortlich.

Tab. 5.10 Rezeptorbindungsprofile* einiger Antipsychotika (nach Müller WE: Partieller D_2-Agonismus und dopaminerge Stabilisierung durch Aripiprazol. Psychopharmakotherapie 2002; 9(4): 120–127)

Rezeptor	Aripiprazol (Abilify)	Olanzapin (Zyprexa)	Risperidon (Risperdal)	Quetiapin (Seroquel)	Amisulprid (Solian)	Ziprasidon (Zeldox)	Clozapin (Leponex)	Haloperidol (Haldol)
D_2	0,45	11	4	160	3	5	126	0,7
5-HT_{1A}	4,4	> 10.000	210	2.800	–	3	875	1100
5-HT_{2A}	3,4	4	0,5	295	–	0,4	16	45
α_1	47	19	0,7	7	–	11	7	6
H_1	61	7	20	11	–	50	6	440
M_1	> 10.000	1,9	> 10.000	120	–	> 1000	1,9	> 1500

* Bindungsaffinität in nmol/l

5.3.4 Pharmakokinetik und Wechselwirkungen

Antipsychotika werden primär oral verabreicht. Im Akutbereich spielen aber auch die i.m. sowie die i.v. Applikation eine Rolle. Wegen der ausgeprägten Lipophilie werden die Substanzen vollständig aus dem Darm resorbiert und erreichen nach 1–6 h ihre höchste Plasmakonzentration. Die Plasmaspiegel nach gleicher oraler Dosierung können jedoch von Patient zu Patient erheblich variieren, was mit der ausgeprägten Verstoffwechselung (First-Pass-Effekt) erklärt werden kann.

Das Fließgleichgewicht (Steady-State), bei dem die Plasmaspiegel relativ konstant bleiben, liegt bei der Mehrzahl der Präparate zwischen 4 und 8 Tagen. Dies ist bei der Behandlung von Patienten mit schizophrenen Psychosen zu berücksichtigen. Die Eliminationshalbwertszeit ($t_{1/2}$) liegt für alle Substanzen etwa zwischen 15 und 35 h, wobei einige Antipsychotika Extreme aufweisen (z. B. Pimozid: $t_{1/2}$ = 55 h; Benperidol: $t_{1/2}$ = 5 h). Die meisten Antipsychotika werden in der Leber verstoffwechselt. Eine Ausnahme bildet Sulpirid, das unverändert renal eliminiert wird. Für die meisten Präparate ist aus pharmakokinetischer Sicht eine 2 × tägliche Gabe ausreichend.

Viele Antipsychotika werden durch das mikrosomale Cytochrom P_{450} verstoffwechselt, das wegen eines genetischen Polymorphismus in unterschiedlichen Aktivitäten vorkommt. Bei etwa 5–10 % der Bevölkerung liegt eine verminderte Aktivität vor, sodass als Folge einer langsameren Verstoffwechselung bei einem Teil der Patienten relativ hohe bis toxisch wirkende Plasmaspiegel vorkommen können.

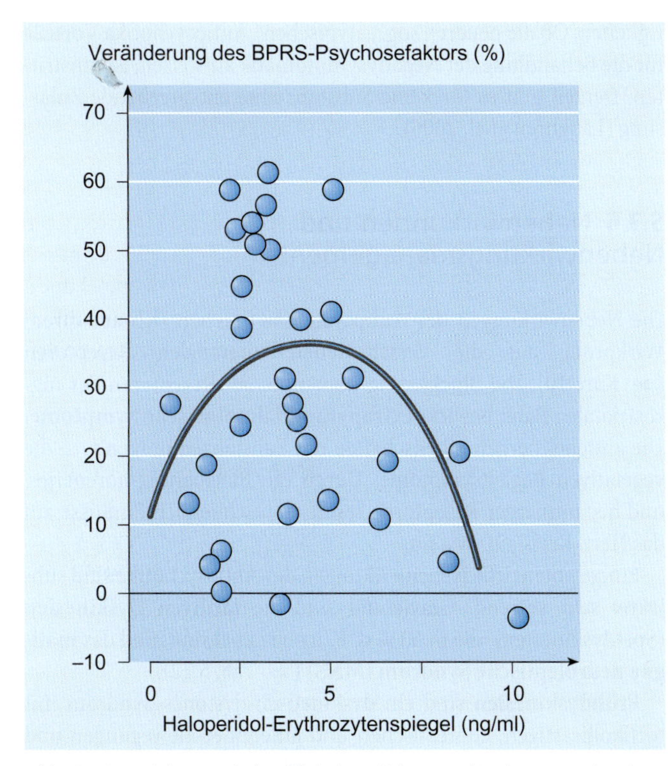

Abb. 5.10 Beziehung zwischen klinischer Wirkung und Erythrozytenspiegel von Haloperidol; Therapieerfolg bewertet nach der *Brief Psychiatric Rating Scale* (BPRS) (nach Riederer et al. 2002)

Für einige Antipsychotika wurde versucht, Korrelationen zwischen dem Plasmaspiegel und der klinischen Wirkung zu ermitteln. Tatsächlich scheint dies für einige Substanzen zuzutreffen. So wurde z. B. für Haloperidol ein Plasmaspiegel von 5–12 ng/ml als optimal für die antipsychotische Wirkung angesehen (➤ Abb. 5.10). Auch für Clozapin scheint ein minimaler Plasmaspiegel von 250–300 ng/ml bedeutsam zu sein. Wegen der aufwendigen und schwierigen Bestimmungsmethoden ist eine routinemäßige Kontrolle der Plasmaspiegel zurzeit aber noch nicht rechtfertigt. Sie sollte nur bei fehlender Wirkung, bei V. a. Noncompliance oder bei unerwartet ausgeprägten Nebenwirkungen erwogen werden.

In der **Langzeittherapie** bieten i.m. zu applizierende Depotpräparate Vorteile (➤ Kap. 10). Die Antipsychotika sind dabei an Trägerstoffe gebunden, welche die pharmakologisch aktiven Anteile über einen längeren Zeitraum freigeben. Während die meisten Depotpräparate innerhalb von einigen Tagen Maximalspiegel erreichen, wird v. a. beim Fluphenazindecanoat innerhalb der ersten Stunden ein schnelles Anfluten beobachtet (sog. *Early-Peak*-Phänomen).

Antipsychotika können **pharmakokinetisch** und **pharmakodynamisch** mit anderen Pharmaka interagieren. Bei gleichzeitiger Aufnahme von Kaffee, Tee, Cola, Milch, Aktivkohle oder Antazida bilden sich Verbindungen, die ausgefällt werden, sodass ein verminderter Plasmaspiegel die Folge sein kann. Es sollte deshalb ein 2-stündiger Abstand zwischen der Einnahme von Antipsychotika und der Aufnahme dieser Stoffe eingehalten werden. Eine verminderte Resorption durch abgeschwächte Motilität des Magen-Darm-Trakts kann durch anticholinerg wirkende Pharmaka verursacht sein (Biperiden, niederpotente Neuroleptika, trizyklische Antidepressiva).

Substanzen mit enzyminduzierender Wirkung (z. B. Carbamazepin, Phenobarbital, Phenytoin) vermindern den Plasmaspiegel der Antipsychotika. Hierdurch kann es zur Verschlechterung des psychopathologischen Zustandsbildes kommen. Andererseits kann es durch Gabe von Pharmaka, die den Abbau der Antipsychotika hemmen (z. B. Propranolol, orale Antikonzeptiva, SSRI), zu einem drastischen Anstieg des Plasmaspiegels kommen. Umgekehrt können Antipsychotika den Abbau von TZA hemmen, sodass ein Anstieg des Antidepressivaspiegels möglich ist. Diese vielfältigen Interaktionen verdeutlichen die Notwendigkeit einer exakten klinischen Beobachtung und evtl. Plasmaspiegelbestimmungen bei vielen Kombinationsbehandlungen (➤ Kap. 10).

Wirkprofile und Dosierungen einiger Antipsychotika sind in ➤ Tab. 5.11 aufgeführt.

5.3.5 Spezifische Anwendungsbereiche

Aus dem Wirkspektrum der Antipsychotika sind folgende Indikationen zu erwähnen:

- Akute schizophrene und schizoaffektive Psychosen
- Psychomotorische Erregungszustände
- Akutes manisches Syndrom
- Langzeittherapie chronisch schizophrener Psychosen
- Rezidivprophylaxe bei remittierten Patienten mit einer schizophrenen Psychose

Tab. 5.11 Wirkprofile und Dosierungen einiger Antipsychotika

Substanz	HWZ (h)	Wirkprofil	Empfohlener Dosierungsbereich (mg/d)
Amisulprid	10	mittelpotent (auch als „atypisches" Antipsychotikum* bezeichnet)	300–1200
Asenapin	24	Atypisches Antipsychotikum	2 × 10
Benperidol	5	Hochpotent	3–60
Bromperidol	22	Hochpotent	5–50
Chlorprothixen	9	niedrigpotent, sedierend	100–800
Clozapin	16	initial dämpfend, atypisches Neuroleptikum*	100–600
Flupentixol	35	Hochpotent	5–60
Fluphenazin	16	Hochpotent	10–40
Haloperidol	14	Hochpotent	5–50
Levomepromazin	21	niedrigpotent, sedierend	100–600
Melperon	4	Niedrigpotent	50–600
Olanzapin	33	atypisches Antipsychotikum*	10–20
Perazin	10	mittelpotent	100–800
Perphenazin	9	hochpotent	4–48
Pimozid	55	hochpotent	2–16
Pipamperon	3	niedrigpotent	120–360
Promethazin	9	nicht antipsychotisch, sedierend	25–1000
Quetiapin	7	atypisches Antipsychotikum*	200–800
Risperidon (9-Hydroxy-Risperidon)	3 (24)	atypisches Antipsychotikum*	2–8
Thioridazin	24	mittelpotent	75–600
Ziprasidon	6–7	atypisches Antipsychotikum*	80–160 (Akuttherapie) 40–80 (Erhaltungstherapie)

* Die Begriffe hoch-, mittel- oder niedrigpotent sind ursprünglich zur Bezeichnung der D_2-antagonistischen Affinität klassischer Neuroleptika gebraucht worden. Alle Atypika (ausgenommen vielleicht Risperidon) haben eine wesentlich geringere D_2-Affinität als Haloperidol und andere hochpotente Neuroleptika, sind als D_2-Antagonisten also allenfalls „mittelpotent", aufgrund ihrer anderen Rezeptoreigenschaften aber „hochpotente" Antipsychotika.

In Abhängigkeit von den entsprechenden Indikationen müssen die einzelnen Antipsychotika nach ihrem klinischen Wirkungs- und Nebenwirkungsprofil ausgewählt werden. Bei psychotischen Zuständen sind Substanzen mit hoher antipsychotischer Wirkung angezeigt, während bei psychomotorischen Erregungszuständen eher sedierende Antipsychotika indiziert sind.

EBM

Die antipsychotische Wirksamkeit klassischer und atypischer Antipsychotika in der Akutbehandlung schizophrener Störungen ist durch Metaanalysen gut belegt (Evidenzstufe Ia: Adams et al. 2007; Srisurapanont et al. 2004; El-Sayeh und Morganti 2006; Irving et al. 2006; Belgamwar und El-Sayeh 2011; Cochrane-Reviews).

Dabei liegen die Raten einer Besserung des psychopathologischen Bildes bei 75 % gegenüber 25 % unter Placebo. Auch in der Prophylaxe schizophrener Psychosen ist die Gabe eines Antipsychotikums sinnvoll. Metaanalysen von zahlreichen klinischen Studien ergaben eine Rückfallquote im ersten ½ Jahr von ca. 20 % unter Antipsychotikatherapie und 55 % unter Placebo. Bei längerer Überprüfung von bis zu 2 Jahren ergeben sich hier Rückfallquoten unter Antipsychotika von bis zu 48 % und unter Placebo von bis zu 80 %. Aufgrund dieser Daten muss für Patienten mit episodenhaft auftretenden schizophrenen Psychosen eine jahrelange neuroleptische Prophylaxe empfohlen werden.

Bei Patienten mit einer schizophrenen Psychose sollte die Gabe eines Antipsychotikums die klinische Symptomatik innerhalb von 4–6 Wochen bessern. Falls sich kein Therapieerfolg einstellt, kann eine höhere Dosierung gewählt oder auf ein Neuroleptikum einer anderen Substanzklasse zurückgegriffen werden. In klinischen Studien konnte insb. gezeigt werden, dass bis zu 50 % bisher therapierefraktärer Patienten von der Gabe des atypischen Neuroleptikums Clozapin noch profitieren.

Während die Antipsychotika bei der schizophrenen Positivsymptomatik i. d. R. gut wirken, bereitet die Behandlung der Negativsymptomatik (Apathie, affektive Verflachung usw.) große Schwierigkeiten. Ob die neueren sog. „atypischen" Antipsychotika Vorteile für die Behandlung der Negativsymptomatik aufweisen, ist umstritten. Derzeit gibt es für keine Substanz eine entsprechende Zulassung (Laughren et al. 2006).

5.3.6 Nebenwirkungen und Nebenwirkungsmanagement

Die Nebenwirkungen der Antipsychotika ergeben sich aus ihrem Wirkprofil auf die verschiedenen neuronalen Rezeptoren (➤ Kap. 10). Die Blockierung dopaminerger Rezeptoren der nigrostriatalen Bahn bewirkt **extrapyramidalmotorische Symptome.** Die anticholinergen Eigenschaften der Substanzen prägen v. a. die vegetativen Begleitsymptome. Durch die Blockierung adrenerger und histaminerger Rezeptoren resultieren schließlich Einflüsse auf das Herz-Kreislauf-System.

Einige potenzielle Nebenwirkungen der Antipsychotika sind subjektiv sehr störend. Gravierend sind die **tardiven Dyskinesien** (Spätdyskinesien), die in 50 % d. F. irreversibel sind, und das **maligne neuroleptische Syndrom (MNS)** (➤ Tab. 5.12).

Frühdyskinesien sind ein dyskinetisch-dystones Syndrom mit tortikollisartigen, choreatischen und athetoiden Bewegungen und treten meist nur zu Beginn der neuroleptischen Behandlung auf. Zur Behandlung werden Antiparkinson-Medikamente eingesetzt (Biperiden; bei akuten Blick- und Schlundkrämpfen auch i.v.). We-

Tab. 5.12 Häufige Nebenwirkungen von Antipsychotika und mögliche Behandlungen

Symptomgruppe	Symptome	Mögliche Behandlung
Extrapyramidalmotorische Symptome	Parkinsonoid, Frühdyskinesien	Anticholinergika (Biperiden, evtl. i.v.)
	Akathisie	Mirtazapin, Propranolol
	Tardive Dyskinesien	Umstellung auf Clozapin; Versuche mit Baclofen, Diltiazem oder Vitamin E
Vegetative Symptome	• Mundtrockenheit • Tachykardie • Miktionsstörungen	
Kardiovaskuläre Störungen	• Hypotonie	Dihydroergotamin
	• EKG-Veränderungen	
Endokrine Störungen	• Galaktorrhö • Menstruationsstörungen	
Hepatische Störungen	Transaminasenerhöhung	
Störungen der Thermoregulation	MNS	Dantrolen, Bromocriptin, Lorazepam
Stoffwechselstörungen	• Verminderung der Glukosetoleranz • Appetitsteigerungen	

gen des Abhängigkeitsprofils der Anticholinergika sollten diese aber nicht prophylaktisch eingenommen werden. Auch **parkinsonoide Syndrome**(mit Rigor, Tremor, Akinese und einem evtl. auftretenden Rabbit-Syndrom hochfrequenter Tremor der Kaumuskulatur) werden mit Anticholinergika behandelt.

Als **Akathisie** wird eine durch Neuroleptika induzierte motorische Unruhe bezeichnet. Die Patienten klagen darüber, nicht stillsitzen oder stehen bleiben zu können. Diese Nebenwirkung wird bei etwa 25 % der mit klassischen Neuroleptika behandelten Patienten gesehen. Unter den sog. „atypischen" Antipsychotika ist bei Risperidon und Aripiprazol häufig eine Akathisie zu beobachten. Als Therapie kann eine Dosisreduktion und die Gabe zentral wirksamer Betablocker empfohlen werden (Propranolol 20–60 mg/d). Auch die Wirksamkeit von Mirtazapin (Antidepressivum, präsynaptische α_2-Rezeptor blockierende Wirkung, Antagonist an H_1- und 5-$HT_{2/3}$-Rezeptoren, vgl. ➤ Kap. 5.1.3) in der Behandlung der Akathisie ist belegt (Poyurovsky et al. 2006).

Schwerwiegender sind verspätet auftretende hyperkinetische Dauersyndrome, die als **Spätdyskinesien** oder tardive Dyskinesien bezeichnet werden und sich meist als Saug-, Schmatz- und Zungenbewegungen manifestieren. Aber auch tortikollisartige und Choreaathetotische Bewegungsstörungen kommen vor. Spätdyskinesien werden bei emotionaler Anspannung verstärkt, während sie bei willkürlichen Bewegungen abgeschwächt werden und im Schlaf völlig verschwinden. Die Häufigkeit von Spätdyskinesien wird nach langjähriger klassischer Neuroleptika-Gabe mit bis zu 20 % beziffert. Die Störung ist bei fast 50 % der Betroffenen irreversibel. Unter Behandlung mit neueren „atypischen" Antipsychotika soll, nach einer ersten Metaanalyse von 11 Studien, das Risiko für die Entwicklung von Spätdykinesien geringer sein als unter Haloperidol (Correll und Schenk 2008).

Die Ursache der Spätdyskinesien ist bisher nicht vollständig geklärt. Diskutiert werden eine Zunahme des Verhältnisses von D_1- zu D_2-Rezeptoren und eine Hypofunktion bestimmter GABAerger Projektionen. Die Behandlung der Spätdyskinesien ist schwierig. Grundsätzlich ist die Umstellung auf das atypische Neuroleptikum Clozapin zu erwägen, das mit großer Wahrscheinlichkeit keine Spätdyskinesien verursacht. Behandlungsversuche können mit GABAergen Substanzen (Baclofen), Kalziumantagonisten (Diltiazem) oder Radikalfängern (Vitamin E) unternommen werden. Die Wirksamkeit dieser Behandlungen ist bislang aber nicht sicher empirisch belegt (Übersicht über verschiedene Cochrane-Reviews: Soares-Weiser et al. 2007).

Der D_2-antagonistische Effekt der klassischen Antipsychotika bewirkt auch einen Prolaktinanstieg, der zu Gynäkomastie und Galaktorrhö sowie zu sexuellen Funktionsstörungen führen kann.

Das sehr selten auftretende, aber lebensbedrohliche **maligne neuroleptische Syndrom** (MNS) entwickelt sich akut innerhalb von 24–72 h und ist durch die Leitsymptome Hyperthermie, gesteigerter Muskeltonus und wechselnde Bewusstseinslagen gekennzeichnet. In der Regel kommt es zur Leukozytose und Erhöhung der Kreatinkinase (CK). Diese schwere Nebenwirkung kommt besonders häufig bei jungen Männern vor. Die Neuroleptika müssen sofort abgesetzt werden. Der dramatische Verlauf zwingt oft dazu, die Patienten auf eine intensivmedizinische Station zu verlegen. Behandlungsversuche können mit Dantrolen (4–10 mg/kg KG), dem Dopaminagonisten Bromocriptin (bis 60 mg/d) und Lorazepam (2–8 mg) unternommen werden.

Eine erneute Gabe von Neuroleptika nach überstandenem MNS muss sehr vorsichtig erfolgen, da das Risiko eines Rezidivs etwa 15 % beträgt. Dabei sollten atypische Antipsychotika bevorzugt werden.

Alle Antipsychotika können die Krampfschwelle erniedrigen und daher die Vulnerabilität für epileptische Anfälle erhöhen. Dies gilt insb. bei schneller Dosissteigerung. Bei Clozapin steigt das Risiko bei Dosen > 300 mg stark an (300 mg: 1 %; 300–600 mg: 2,7 %; 600 mg: 4,4 %). Krampfanfälle können auch sekundär als Folge erniedrigter Na^+-Spiegel unter Antipsychotikatherapie auftreten (Syndrom der inadäquaten ADH-Sekretion, SIADH).

Eine durch Antipsychotika induzierte **Störung der Leukopoese** kann zur Leukopenie und Agranulozytose führen. Eine Leukopenie (3.000/mm^3) ist aber nicht zwangsläufig die Vorstufe der Agranulozytose, da sich die Leukozytenzahlen unter Fortführung der Neuroleptikatherapie häufig schnell wieder normalisieren. Agranulozytosen wurden besonders häufig unter atypischen Neuroleptikum Clozapin beobachtet. Eine Behandlung mit Clozapin darf nur nach vorheriger Aufklärung und Einwilligung des Patienten erfolgen (soweit er in der Lage ist, Bedeutung und Tragweite seiner Entscheidung einzusehen) und verpflichtet zu Blutbildkontrollen (in den ersten 18 Wochen der Therapie wöchentlich, später in 4-wöchigen Abständen; ➤ Tab. 5.13). Bedrohliche, aber seltene Nebenwirkungen von Clozapin sind Myokarditis und Kardiomyopathie (Anzeichen: Ruhetachykardie, Palpitationen, Arrhythmien, myokardinfarktähnliche Symptome).

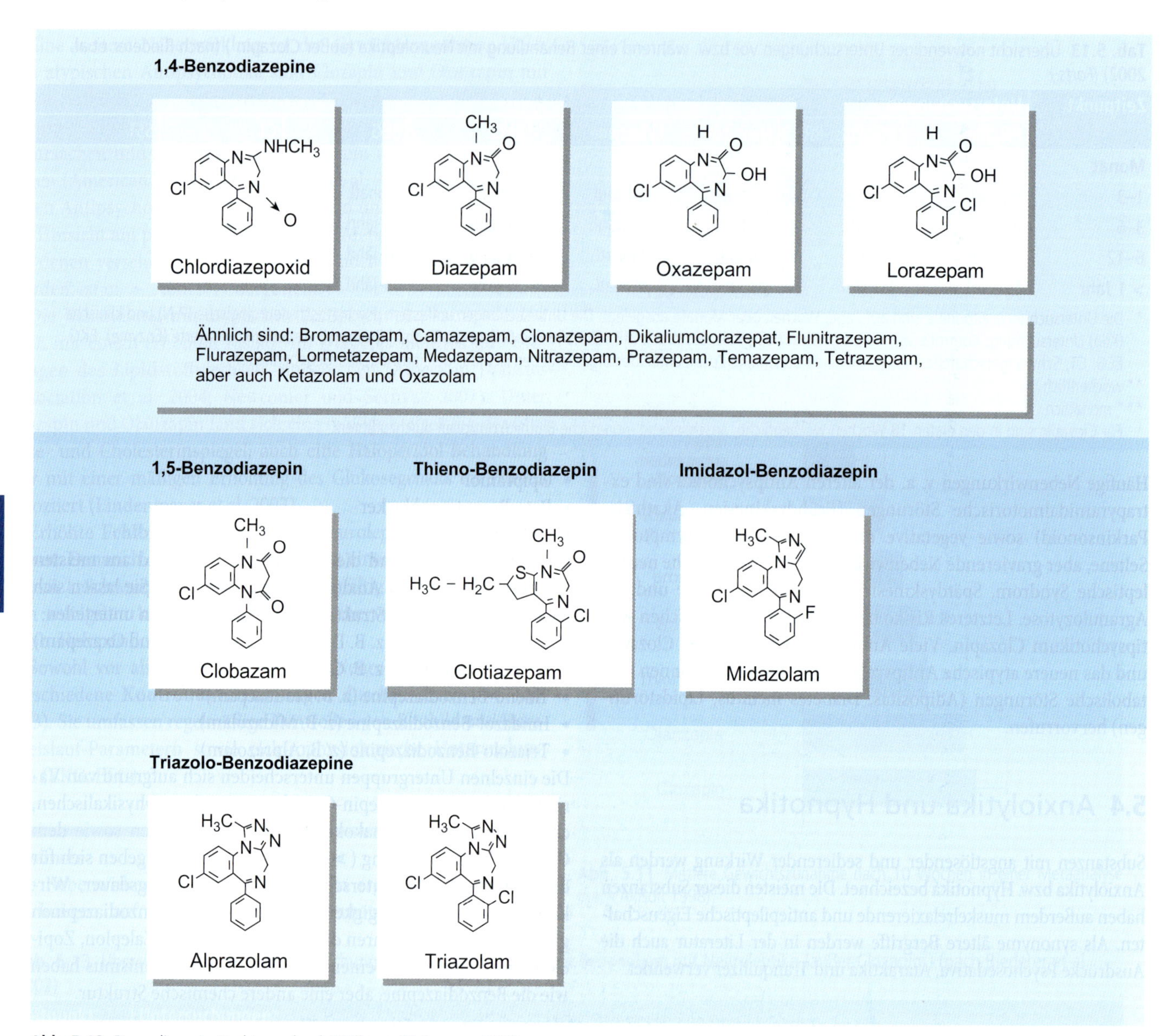

Abb. 5.12 Benzodiazepin-Strukturen (nach Möller und Schmauss 1996)

Die Bindungsstellen für Benzodiazepine werden auch Benzodiazepin- oder **Omegarezeptoren** genannt. Heute unterscheidet man Omega$_1$-, Omega$_2$- und Omega$_3$-Rezeptoren. Die beiden ersten kommen nur im ZNS vor, Omega$_3$-Rezeptoren auch in peripheren Organen. Durch die Gabe von Benzodiazepin-Antagonisten (z. B. Flumazenil) können die pharmakologischen Effekte der Benzodiazepine aufgehoben werden. Diese Substanzen wirken dadurch, dass sie die Benzodiazepine aus ihrer Rezeptorbindung verdrängen. Flumazenil (z. B. Anexate®) ist daher zur Therapie einer Benzodiazepin-Intoxikation geeignet. **Cave:** Entzugssymptomatik bei Benzodiazepin-Abhängigkeit! Wegen der schnellen Metabolisierung von Flumazenil (HWZ ca. 60 min) kann es bei lang wirksamen Benzodiazepinen (z. B. Diazepam) zu Rebound-Effekten mit erneut auftretenden Intoxikationszeichen kommen!

Benzodiazepinähnliche Hypnotika Das Pyrazolopyrimidin Zaleplon, das Cyclopyrrolonderivat Zopiclon und das Imidazopyridin Zolpidem sind strukturell nicht mit den Benzodiazepinen verwandt. Sie wirken v. a. über den Omega$_1$-Rezeptor und nicht über die anderen Omegarezeptoren, womit die fehlende muskelrelaxierende Wirkung erklärt wird.

Buspiron Partieller Agonist an 5-HT$_{1A}$-Rezeptoren, die sowohl somatodendritisch als auch postsynaptisch lokalisiert sind. Der genaue anxiolytische Wirkmechanismus ist nicht geklärt.

Antihistaminika Vorwiegend antihistaminerge, H$_1$-blockierende Wirkung, der Mechanismus der anxiolytischen Wirkung ist unklar.

Opipramol Vorwiegend antihistaminerge, H$_1$-blockierende Wirkung, geringere antidopaminerge und 5-HT$_{2A}$-antagonistische Wirkung. Der Mechanismus der anxiolytischen Wirkung ist unbekannt; diskutiert wird die Rolle der Bindung von Opipramol an sog. σ-Rezeptoren (deren Funktion noch ungeklärt ist) (Holoubek und Müller 2003).

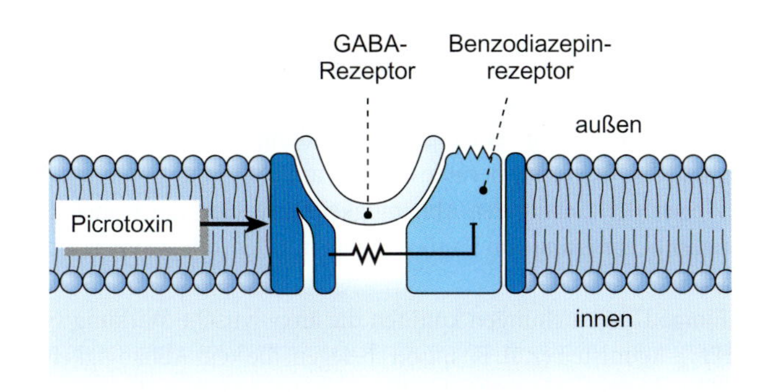

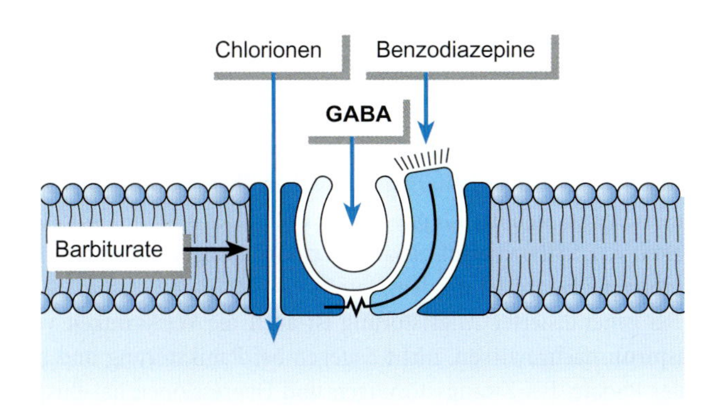

Abb. 5.13 Interventionspunkte der Benzodiazepine und Barbiturate im GABAergen System. Das Gift Picrotoxin führt zur Hemmung, die Barbiturate zur Aktivierung des Chlorionenflusses (nach Möller et al. 1989).

Beta-Rezeptorenblocker Sie bewirken v. a. eine Blockierung der β-adrenerg vermittelten somatischen Symptome von Angst (Schwitzen, Tremor, kardiovaskuläre Symptome); ob darüber hinaus auch Angriffspunkte am ZNS infrage kommen, ist ungeklärt.
Antidepressiva ➢ Kap. 5.1.3.

5.4.4 Pharmakokinetik und Wechselwirkungen

Benzodiazepine Die Pharmakokinetik der Benzodiazepine wird durch die vollständige, unveränderte Absorption aller Substanzen und die unterschiedlichen Metabolisierungswege (s. unten) bestimmt. Von Bedeutung ist die unterschiedliche Eiweißbindung: Da nur der freie Anteil an den Rezeptor gelangt, bildet der gebundene Anteil ein Depot. Dementsprechend entfalten Benzodiazepine mit hoher Eiweißbindung erst spät ihre Wirkung. Die Metabolisierung erfolgt über oxidative (Hydroxylierung) oder nichtoxidative Mechanismen (Glukuronidierung). Bei einigen Substanzen entstehen aktive Metaboliten. Die Eliminationshalbwertszeiten sind bei den einzelnen Präparaten sehr unterschiedlich und reichen von etwa 2 bis 75 h. Durch lange Halbwertszeiten besteht die Gefahr einer Akkumulation und damit erheblicher Nebenwirkungen (sog. *Hangover*). Eine gleichzeitige Gabe enzyminduzierender Substanzen (z. B. Carbamazepin) kann den Stoffwechsel einiger Benzodiazepine beschleunigen, während enzymhemmende Substanzen wie die Serotonin-Wiederaufnahmehemmer den Plasmaspiegel ansteigen lassen können. Primär glukuronidierte Benzodiazepine (Oxazepam, Temazepam, Lorazepam), werden nicht über Cytochrom P_{450} verstoffwechselt, sodass hier eine solche Interaktion nicht zu befürchten ist (➢ Tab. 5.14).

Tab. 5.14 Durchschnittliche Eliminationshalbwertszeiten (in Stunden) der Benzodiazepine und Kurzcharakterisierung ihrer Metabolisierung (Ordnung nach mittleren Eliminationshalbwertszeiten) (nach Möller und Schmauss 1996)

HWZ	Ohne aktive Metaboliten		Mit aktiven Metaboliten		Metaboliten mit HWZ
Kurz	Midazolam[0]	1,8	Prazepam	0,6	(Oxazepam 8, Desmethyldiazepam 75)
			Flurazepam	1,5	(Desalkylflurazepam, Hydroxyethylflurazepam 72)
			Dikaliumchlorazepat	2	(Oxazepam 8, Desmethyldiazepam 75)
	Triazolam[1]	2,5	Medazepam	2,5	(Oxazepam 8, Diazepam 35, Desmethyldiazepam 75)
	Clotiazepam[1]	4			
Mittellang	Brotizolam[1]	5,5			
	Loprazolam[1]	8			
	Oxazepam[0]	8			
	Temazepam[1]	8			
	Bromazepam[0]	12	Chlordiazepoxid	12	(Oxazepam 8, Demoxepam 45, Desmethyldiazepam 75)
	Lorazepam[0]	13			
	Lormetazepam[0]	13			
	Alprazolam[1]	13,5			
	Tetrazepam[1]	15			
	Metaclazepam[1]	15			
	Flunitrazepam[1]	20	Clobazam	18	(Desmethylclobazam 75)
Lang	Nitrazepam[0]	30	Oxazolam	30	(Oxazepam 8, Desmethyldiazepam 75)
	Clonazepam[0]	34	Diazepam	35	(Oxazepam 8, Desmethyldiazepam 75)

[0] Keine aktiven Metaboliten
[1] Keine Metaboliten mit erheblich längerer Eliminationshalbwertszeit

Benzodiazepinähnliche Hypnotika Zaleplon (Sonata®) ist mit einer Eliminationshalbwertszeit von ca. 1 h ein reines Einschlafmittel, dessen Wirkung i. Allg. innerhalb von 30 min eintritt. Zolpidem (Bikalm®, Stilnox®) und Zopiclon (Ximovan®) sind mit einer Eliminationshalbwertszeit von bis zu 5–6 h länger wirksam, max. Plasmaspiegel sind etwa 1,5 h nach Einnahme erreicht. Zaleplon und Zolpidem werden über Cytochrom P_{450} 3A4 abgebaut; Inhibitoren dieses Enzyms führen zu erhöhten Plasmaspiegeln (z. B. manche Antibiotika wie Erythromycin).

Antihistaminika Die Eliminationshalbwertszeiten betragen für Hydroxyzin 1–3 h, für Diphenhydramin und Doxylamin 8–10 h, bei letzteren ist also mit *Hangover*-Effekten zu rechnen. Wechselwirkungen bestehen zu Phenytoin, anticholinergen Medikamenten, Antihypertonika und Adrenalin (paradoxe Blutdrucksenkung durch Adrenalin infolge der sog. Adrenalinumkehr).

Buspiron Buspiron wird durch Cytochrom P_{450} 3A4 abgebaut, daher kann es z. B. in Kombination mit manchen Antimykotika, Antibiotika und Kalziumantagonisten, die dieses Enzym hemmen, zu deutlich erhöhten Buspiron-Plasmaspiegeln kommen. In Kombination mit Trazodon, SSRI, Lithium oder anderen serotonerg wirkenden Substanzen ist an die Möglichkeit eines serotonergen Syndroms zu denken.

5.4.5 Spezifische Anwendungsbereiche

Die Benzodiazepine besitzen eine anxiolytische, hypnotische, muskelrelaxierende und antiepileptische Wirkung. Sie werden in der Klinik psychischer Erkrankungen bei Angst- (➤ Kap. 12) und Schlafstörungen (➤ Kap. 19) eingesetzt, wobei die unten genannten strengen Indikationsregeln zu beachten sind. Da verschiedene Benzodiazepine sich in pharmakokinetischen – und z. T. auch pharmakodynamischen (z. B. Rezeptoraffinität) – Parametern stark unterscheiden, haben sie auch unterschiedliche Schwerpunktindikationen. Sehr schnell anflutende Benzodiazepine wie Midazolam (Dormicum®) sind reine Narkosemittel; andere werden überwiegend wegen ihrer hypnotischen Wirkung eingesetzt (z. B. Brotizolam, Flunitrazepam, Nitrazepam, Triazolam), während z. B. Alprazolam, Bromazepam, Chlordiazepoxid, Nordazepam, Oxazepam vorwiegend als Anxiolytika Anwendung finden. In der Behandlung von Epilepsien werden hauptsächlich Clonazepam (Rivotril®), Clobazam (Frisium®) und Diazepam (z. B. Valium®), beim Alkoholentzug insb. Diazepam und als Muskelrelaxans v. a. Tetrazepam (Musaril®) verwendet.

Generalisierte Angststörungen und Panikattacken

Primär sollten generalisierte Angststörungen mithilfe von psychotherapeutischen Verfahren behandelt werden. Grundsätzlich können Patienten mit ausgeprägten somatischen und kognitiven Angstsymptomen in den ersten Wochen von einer Benzodiazepin-Behandlung zwar deutlich profitieren, doch hat sich gezeigt, dass nach Monaten keine Überlegenheit mehr gegenüber psychotherapeutischen Behandlungen nachweisbar ist (➤ Kap. 12).

In systematischen Reviews wurde die kurzfristige Wirksamkeit von Benzodiazepinen empirisch nachgewiesen (z. B. van Balkom et al. 1995, 1997). Wegen des Risikos der Missbrauchs- und **Abhängigkeitsentwicklung** bei Langzeitanwendung gelten Benzodiazepine nicht als Pharmakotherapie der 1. Wahl.

Wegen der Gefahr der Abhängigkeitsentwicklung ist auch die Langzeitbehandlung von Panikattacken mit Benzodiazepinen nicht indiziert.

Einige Untersuchungen konnten die anxiolytische Wirkung von 5-HT_{1A}-Agonisten (z. B. Buspiron) belegen, die kein Abhängigkeitsprofil aufweisen. Alternativ können insb. bei ängstlich-depressiven Syndromen Antidepressiva verordnet werden.

Häufig wird in der Praxis eine Neuroleptanxiolyse mit Fluspirilen durchgeführt. Diese Behandlung ist nicht für die längere Anwendung zu empfehlen, weil dadurch erhebliche Nebenwirkungen auftreten können (z. B. Spätdyskinesien, ➤ Kap. 5.3.5).

Zur (längerfristigen) pharmakologischen Therapie von Angststörungen eignen sich **Antidepressiva** (wegen ihrer besseren Verträglichkeit v. a. SSRI), die ggf. zusätzlich zu der i. Allg. indizierten Psychotherapie verordnet werden.

Bei generalisierter Angststörung ist auch die Wirksamkeit von **Buspiron** nachgewiesen, nicht dagegen bei Panikstörung und sozialer Phobie. Bei Zwangsstörungen und Depressionen hat Buspiron auch augmentierende (verstärkende) Effekte auf die therapeutischen Wirkungen von SSRI. Antidepressiva und Buspiron haben gegenüber Benzodiazepinen den Vorteil, keine Abhängigkeit hervorzurufen, aber den Nachteil einer nur sehr verzögert (1–2 Wochen) eintretenden Wirkung. Sie eignen sich also nicht zur Akut- oder gar Notfalltherapie.

Die Wirksamkeit von **Hydroxyzin** und Opipramol; war lange umstritten, ist aber inzwischen bei generalisierter Angststörung durch RCTs belegt (Llorca et al. 2002 Möller et al. 2001), der genaue Wirkmechanismus ist nicht bekannt. Opipramol scheint außerdem auch bei somatoformen Störungen wirksam zu sein (Volz et al. 2000). **Beta-Rezeptorenblocker** eignen sich zur Behandlung von Angststörungen, wenn deren somatische vegetative Symptomatik im Vordergrund steht, v. a. wenn keine langfristige Therapie notwendig zu sein scheint (Examensangst, „Lampenfieber").

Schlafstörungen

Den Großteil aller Schlafstörungen machen Hyposomnien (Ein- und Durchschlafstörungen) aus. Bei nächtlichen Schlafstörungen und gesteigerter Tagesmüdigkeit muss zunächst nach den Ursachen gesucht werden (➤ Box 5.4; ➤ Kap. 19).

BOX 5.4

Differenzialdiagnostik von Schlafstörungen (nach Hohagen und Berger 1989)

- Symptomatische Insomnien bei körperlichen Erkrankungen (z. B. Rheuma, Herz-Kreislauf-Erkrankungen, Duodenalulzera, Hyperthyreose, Asthma bronchiale)
- Medikamentös bedingte Insomnien (z. B. Gyrasehemmer, Betablocker, Appetitzügler, Antidepressiva)

- Toxisch bedingte Insomnien (z. B. Alkohol, Stimulanzien, Schlafmittel)
- Schlafapnoen
- Narkolepsie
- Nächtliche Myoklonien, Restless-Legs-Syndrom
- Insomnien bei psychiatrischen Erkrankungen (z. B. Depression, Schizophrenie, Neurosen)
- Situativ bedingte Insomnien (z. B. Partnerschaftskonflikte, berufliche Überlastung)
- Idiopathische Insomnien
- Pseudoinsomnien

Vor einer Behandlung von Schlafstörungen muss als erstes eine schlafpädagogische Beratung stattfinden. Vor der medikamentösen Therapie ist v. a. an nichtmedikamentöse, verhaltenstherapeutische Verfahren zu denken (autogenes Training, Biofeedback, chronotherapeutische Verfahren).

EBM

Durch Benzodiazepine lassen sich Schlafstörungen wirksam reduzieren. Eine Wirksamkeit über längere Zeitspannen (> 4 Wochen) ist durch RCTs jedoch nicht belegt (Evidenzstufe Ia: Holbrook et al. 2000; Glass et al. 2005).

Eine Behandlung von Schlafstörungen mit Benzodiazepinen ist wegen der Toleranzentwicklung und des Abhängigkeitsprofils problematisch und sollte nur in enger Indikationsstellung erfolgen (z. B. zur Entlastung in akuten Belastungssituationen oder zur Unterstützung anderer medikamentöser Therapien bei der Behandlung somatischer oder psychischer Erkrankungen). Bei der medikamentösen Behandlung von Schlafstörungen können auch alternative Medikamente eingesetzt werden, die kein Abhängigkeitsprofil aufweisen, z. B. benzodiazepinähnliche Hypnotika (Zaleplon, Zopiclon, Zolpidem), Antihistaminika (Diphenhydramin, Doxylamin, Hydroxyzin), Opipramol oder sedierende Antidepressiva (> Tab. 5.15).

Tab. 5.15 Medikamente zur Behandlung von Schlafstörungen

Neue Nicht-Benzodiazepine	Zaleplon Zolpidem Zoplicon
Benzodiazepine	
• schnell wirksam	Triazolam
• mit verzögerter Wirkung	Temazepan
• schnelle Wirkung und lange Halbwertszeit	Flurazepam
Sedierende Antidepressiva	Trazodon Mirtazapin Amitriptylin Doxepin Trimipramin Nefazodon
Sedierende Antihistaminika (teilweise nicht verschreibungspflichtig)	Diphenhydramin Doxylamin Hydroxyzin
Naturprodukte	Melatonin
Alte Sedativa	Chloralhydrat

5.4.6 Nebenwirkungen und Nebenwirkungsmanagement

Benzodiazepine Sie sind gut verträglich und verfügen über eine große therapeutische Breite. Nebenwirkungen sind insb. Müdigkeit, Konzentrationsstörungen und Einschränkungen der Aufmerksamkeit. Bei i.v. Applikation kann es zu Atemdepression und Blutdruckabfall kommen. Gelegentlich wird nach Benzodiazepin-Gabe eine paradoxe Reaktion mit Agitiertheit, Euphorisierung und Schlaflosigkeit beobachtet.

Wegen ihrer **geringen Toxizität** ist eine Benzodiazepin-Intoxikation nicht letal. Bei akuter Überdosierung kommt es zur Somnolenz bis hin zum Koma. Andere Anxiolytika können weitaus toxischer wirken als die Benzodiazepine. Insbesondere Chloralhydrat führt schon bei geringer Überdosierung zu Arrhythmien und schließlich zum Herztod (letale Dosis bei 5 g).

Eine Behandlung mit Benzodiazepinen muss wegen des großen **Abhängigkeitspotenzials** zeitlich eng begrenzt sein. Spätestens nach 6 Wochen sollte versucht werden, die Benzodiazepine auszuschleichen und über einen Zeitraum von etwa 4 Wochen stufenweise zu reduzieren, um Entzugssymptome zu vermeiden. Vor der Verordnung ist zu bedenken, dass suchtgefährdete Patienten (Patienten mit Suchtanamnese, Schmerzsyndromen oder chronischen Schlafstörungen) besonders schnell in eine Abhängigkeit geraten können.

Als **leichtere Entzugssymptome** nach plötzlichem Absetzen der Benzodiazepine treten bei etwa der Hälfte der Patienten Angst und innere Unruhe, Schlaflosigkeit sowie vegetative Symptome (Tachykardie, Schwitzen, Tremor) auf. In schweren Fällen kann es zu epileptischen Anfällen, Verwirrtheitszuständen, paranoid-halluzinatorischen Syndromen und Photophobien kommen.

Trotz des Abhängigkeitspotenzials ist der Gebrauch von Benzodiazepinen weit verbreitet. Verschiedene epidemiologische Untersuchungen zeigen, dass etwa 15 % der Bevölkerung unregelmäßig und 6 % permanent Benzodiazepine zu sich nehmen. Dabei kommt der Benzodiazepin-Missbrauch bei Frauen und älteren Personen häufiger vor.

Benzodiazepinähnliche Hypnotika Sedierung, Kopfschmerzen, Schwindel, Amnesien (Zaleplon, Zolpidem); Schlafwandeln, Sprechen im Schlaf (Zolpidem); bitterer Geschmack, Mundtrockenheit, gastrointestinale Störungen, Herzrasen, Dyspnoe, Tremor, Schüttelfrost, Schwitzen, Erregung (Zopiclon).

Buspiron Das Mittel hat (im Gegensatz zu Benzodiazepinen) keine sedierenden und muskelrelaxierenden Wirkungen und verursacht keine Atemdepression; psychomotorische Leistungs- und Reaktionsfähigkeit sollen kaum beeinträchtigt sein, eine Abhängigkeitsentwicklung ist nicht bekannt. An Nebenwirkungen sind Schwindel, gastrointestinale Beschwerden, Kopfschmerzen, Erregung, Benommenheit und Schlafstörungen beschrieben. Kontraindikationen sind die akute Vergiftung mit z. B. Psychopharmaka, schwere Leber- und Nierenfunktionsstörungen, Myasthenie, Engwinkelglaukom. Keine Kombination mit MAO-Hemmern!

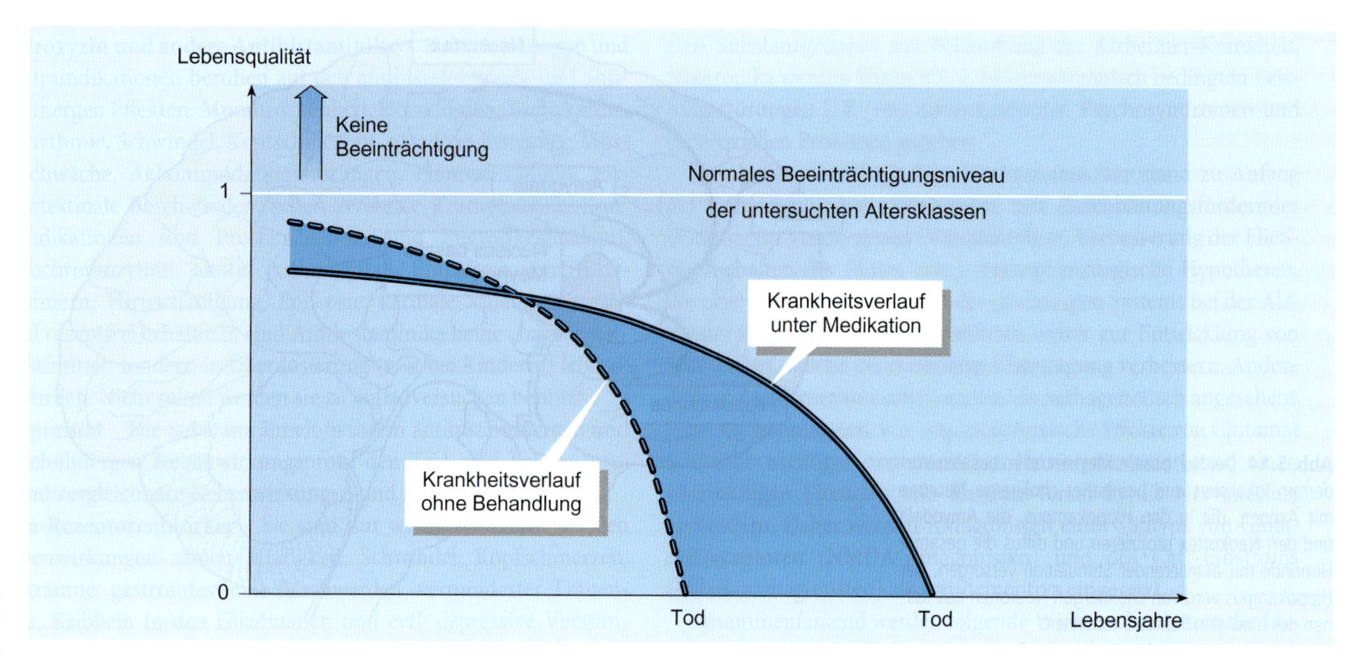

Abb. 5.15 Darstellung des Gewinns an Lebensqualität durch Einsatz von Nootropika bei Patienten mit demenziellen Erkrankungen (nach Möller und Schmauss 1996)

dizinische Indikation und sind nicht mehr im Handel verfügbar. In begrenztem Umfang kommen noch strukturverwandte Präparate zur Anwendung:

- Methylphenidat
- Fenetyllin
- Pemolin
- Prolintan

Als verbleibende medizinische **Indikationen** für Psychostimulanzien sind die Narkolepsie und das hyperkinetische Syndrom (Aufmerksamkeitsdefizit-/Hyperaktivitätsstörung, ADHS) zu nennen. Als neueres Stimulans wurde Modafinil eingeführt, das für die Narkolepsiebehandlung zugelassen wurde. Es hat einen prodopaminergen Effekt, wobei insb. die Wiederaufnahme von Dopamin gehemmt wird.

Durch ihre psychomotorisch aktivierende Wirkung besitzen diese Substanzen ein **Suchtpotenzial** (➤ Kap. 9). Außerdem kommt es oftmals zur **Toleranzentwicklung.** Bei Narkolepsie (➤ Kap. 19) und bei ADHS (➤ Kap. 25) sind diese Risiken offenbar aber gering.

Nebenwirkungen der Psychostimulanzien sind Schlafstörungen, Appetitverlust und vegetative Effekte (Tachykardie).

5.7 Psychopharmaka in Schwangerschaft und Stillzeit

Viele Psychopharmaka sind für den Zeitraum der Schwangerschaft nicht zugelassen, obwohl viele Patientinnen mit verschiedenen psychischen Erkrankungen eine Psychopharmakotherapie auch während der Schwangerschaft dringend benötigen. Insgesamt muss das Risiko einer prä- und postnatalen Exposition des Kindes mit einem Pharmakon gegen das Risiko eines Rückfalls der psychischen Erkrankung in Schwangerschaft und Stillzeit und den damit verbundenen Risiken für Mutter und Kind abgewogen werden.

Bei bestehender psychischer Erkrankung ist von besonderer Bedeutung, dass der Wunsch nach einer Schwangerschaft vorher von Patientin und Behandler diskutiert wird, damit die entsprechenden Psychopharmaka bzw. ihre Art und Dosierung angepasst werden können, um einerseits das Rückfallrisiko und andererseits das Risiko für das ungeborene Kind zu minimieren. Entscheidend sind eine individuelle Beratung und die Aufklärung darüber, dass keine ärztliche Entscheidung völlig risikofrei sein kann. Andererseits werden Frauen mit psychischen Erkrankungen häufig ungeplant schwanger, während sie Psychopharmaka einnehmen. Da die Schwangerschaft meist erst in der 5. bis 6. Woche erkannt wird und die Organogenese des Kindes zu diesem Zeitpunkt zum Großteil schon abgeschlossen ist, sollte die Patientin in diesem Fall vor einem abrupten Absetzen der Psychopharmaka gewarnt werden, da sich die Entstehung von Fehlbildungen einerseits nicht mehr verhindern lässt, andererseits aber ein Ausbruch der psychischen Krankheit provoziert werden kann.

5.7.1 Grundsätzliche Risiken der Psychopharmakotherapie in der Schwangerschaft

Ein erstes Risiko besteht in einer möglichen **Teratogenität,** also einer Organfehlbildung, während der ersten 12 Schwangerschaftswochen (Organogenese). Die Inzidenz kongenitaler Fehlbildungen in der Allgemeinbevölkerung beträgt 1–3 %. Ein weiteres Risiko der Psychopharmakotherapie besteht in der **perinatalen Toxizität.** Die Einnahme von Psychopharmaka vor und/oder während der Geburt kann beim Neugeborenen perinatale Symptome wie Nebenwirkungen und Entzugssymptome induzieren. Schließlich besteht nach der Einnahme von Psychopharmaka noch das Risiko psychomotorischer Folgeerscheinungen beim Kind.

5.7.2 Medikamente im Einzelnen

Antidepressiva

Trizyklische Antidepressiva (mit Ausnahme von Clomipramin) können bzgl. Fehlbildungen als relativ sicher bewertet werden. Für eine Teratogenität gibt es nur minimale Evidenz. Es kann jedoch zu perinatalen Symptomen kommen, insb. durch die anticholinergen Wirkungen der TZA; d. h., es können Entzugssymptome und sogar epileptische Anfälle beim Kind entstehen. Das tetrazyklische Antidepressivum Maprotilin sollte aufgrund der möglichen Veränderung der Krampfschwelle nicht angewendet werden. Trotz ihrer relativen Sicherheit sind TZA in den ersten 3 Schwangerschaftsmonaten zurückhaltend einzusetzen. Insbesondere sollten TZA im 1. Trimenon nur in der Akuttherapie einer Depression, nicht jedoch zur Phasenprophylaxe verwendet werden. Aufgrund der veränderten Stoffwechsellage sind zur Erreichung eines effektiven Plasmaspiegels u. U. höhere TZA-Dosen notwendig.

Selektive Serotonin-Wiederaufnahmehemmer

Auch die SSRI können als relativ sicher bewertet werden, mit Ausnahme von Paroxetin, das im Verdacht steht, im 1. Trimenon teratogen zu wirken und die Rate insb. kardialer Missbildungen zu erhöhen. Unter der Gabe von Fluoxetin wurden in einigen wenigen Fällen Fingernagelhypoplasien beobachtet, während keine Fehlbildungen der Gliedmaßen beschrieben sind. Inwieweit Entzugssymptome als perinatale Symptome auftreten, ist bisher nicht bekannt. Insgesamt sollten auch die SSRI nicht zur Prophylaxe depressiver Episoden eingesetzt werden. Bei einer akuten Episode in der Schwangerschaft gelten die SSRI aber als relativ sicher.

EBM

Verglichen mit anderen Antidepressiva wurde unter Paroxetin (im 1. Trimenon) eine erhöhte Rate kardialer Missbildungen beobachtet (Gregoriadis et al. 2013, qualitätsüberprüfter Review).

Für Bupropion, Fluoxetin, Nefazodon und Venlafaxin ließen sich keine schwereren Missbildungen nachweisen (Einarson und Einarson 2005). Die zugrunde liegenden Daten beziehen sich auf prospektive und retrospektive klinische Studien. Aufgrund methodischer Mängel (insb. im Hinblick auf die Reliabilität und Validität der zugrunde liegenden Studien) sind die berichteten Befunde vorsichtig zu interpretieren. Ein – allerdings mit methodischen Mängeln behafteter – Review kommt zu dem Schluss, dass im 3. Trimenon verabreichte SSRI mit subtilen Beeinträchtigungen für den Fetus und das Neugeborene einhergehen. Berichtet wird ein niedrigeres Geburtsgewicht sowie eine erhöhte Wahrscheinlichkeit für eine neonatale Intensivversorgung (Evidenzstufe Ia: Lattimore et al. 2005).

Andere Antidepressiva

Über den Einsatz von MAO-Hemmern und anderen neuen Antidepressiva liegen bisher kaum Daten vor. Die Gabe von MAO-Hemmern sowie Noradrenalin- und Serotonin-Wiederaufnahmehemmern wird i. Allg. nicht empfohlen. Mirtazapin, Bupropion, und Venlafaxin scheinen nach den wenigen bisher verfügbaren Daten nicht mit einer erhöhten Rate kongenitaler Fehlbildungen assoziiert zu sein; zu Duloxetin liegen keine entsprechenden Daten vor.

EBM

In der einzigen RCT zur Wirksamkeit von Antidepressiva bei akuten postpartalen Depressionen zeigte sich Fluoxetin ähnlich wirksam wie 6 Sitzungen kognitiv-behavioraler Beratungsgespräche (Hoffbrand et al. 2001, Cochrane-Review). Bei einer kleinen Stichprobe von Risikopatientinnen (Frauen mit der Lebenszeitdiagnose einer postpartalen Depression) war eine präventive Medikation mit Sertralin einer Placebobehandlung überlegen, nicht jedoch Nortriptylin (Howard et al. 2005, Cochrane-Review).

Stimmungsstabilisierer

Das Absetzen einer prophylaktischen Behandlung mit einem Stimmungsstabilisierer während einer Schwangerschaft erhöht das Risiko für Rückfall bzw. Wiedererkrankung sehr erheblich; die Schwangerschaft scheint also entgegen einer weit verbreiteten Ansicht keinen relevanten Schutz vor einer Wiedererkrankung zu bieten (Viguera et al. 2007). Bei einer Schwangerschaft unter stimmungsstabilisierender Medikation muss daher eine an den individuellen Bedingungen des Einzelfalls orientierte sorgfältige Abwägung des Risikos teratogener Effekte der Medikation gegen die Risiken eines Wiederauftretens depressiver oder manischer Episoden stattfinden und das Ergebnis entsprechend dokumentiert werden!

Lithium Für den Stimmungsstabilisierer Lithium wurde vor vielen Jahren über das Auftreten der Ebstein-Anomalie (Zweiteilung und Hypoplasie des rechten Ventrikels, evtl. Vorhofseptumdefekt) berichtet. Die ursprünglich angenommene Inzidenz von bis zu 2,7 % wurde in neueren Studien jedoch nicht bestätigt. Das Gesamtrisiko schwerwiegender kardiovaskulärer Fehlbildungen nach Lithiumgabe im 1. Trimenon ist nur geringfügig erhöht (Übersicht: Yacobi und Orny 2008). Darüber hinaus liegen einzelne Berichte über kardiale Rhythmusstörungen, Strumabildung sowie die Entstehung eines Diabetes mellitus vor. An perinatalen Symptomen wurde über die Entwicklung eines sog. *Floppy-Infant*-Syndroms berichtet (Atemdepression und Zyanose).

Da ein akutes Absetzen von Lithium bei Patienten mit manisch-depressiven Erkrankungen (bipolaren Störungen) sehr oft Rückfälle provoziert, sollte die Lithiumdosis möglichst reduziert und der Plasmaspiegel auf den untersten wirksamen Bereich eingestellt werden. Beim Absetzen ist darauf zu achten, dass die Lithiumgabe nicht abrupt beendet, sondern langsam über Wochen ausgeschlichen wird. Beim schweren Verlauf einer bipolaren Störung ist zu empfehlen, das Lithium nicht abzusetzen, sondern stattdessen regelmäßig gynäkologische Untersuchungen (Echokardiografie) durchzuführen. Aufgrund der Veränderung der renalen GFR muss der Lithiumspiegel während einer Schwangerschaft häufiger kontrolliert werden. Vor der Geburt (spätestens mit Einsetzen der Wehen) sollte Lithium abgesetzt werden, da infolge der absinkenden GFR ansonsten eine Lithium-Intoxikation eintreten könnte. Unmittelbar nach der Geburt sollte Lithium (bei normaler Flüssigkeitsaufnahme) wieder angesetzt werden, um einer Wochenbettpsychose vorzubeugen.

Antiepileptika Zu den beiden Stimmungsstabilisierern Carbamazepin und Valproat liegen primär Daten von Patientinnen vor, die wegen Epilepsien mit beiden Antiepileptika behandelt wurden. Beide Substanzen können in den ersten drei Schwangerschaftsmonaten mit einem erhöhten Risiko für eine Spina bifida behaftet sein. Bei Carbamazepin wird allgemein ein Risiko von 1 %, für Valproat ein Risiko von 1–2 % angegeben. In der Epileptologie wird empfohlen, das Risiko der Entwicklung einer Spina bifida durch die Gabe von Folsäure vor Beginn der Schwangerschaft zu verkleinern. Zur Beurteilung des Risikos der Anwendung von Lamotrigin reichen die existierenden Daten bislang nicht aus.

EBM

Einem systematischen Cochrane-Review (Adab et al. 2004) zufolge weisen Kinder, deren Mütter in der Schwangerschaft wegen einer Epilepsie mit Antiepileptika behandelt wurden, subtile neuropsychologische Defizite unklarer klinischer Relevanz auf. Die aktuelle Datenlage erlaubt jedoch keine Aussagen über einzelne Substanzklassen. Die Autoren halten eine niedrigdosierte Monotherapie mit einem Antiepileptikum während der Schwangerschaft für vertretbar, wobei diese Aussage jedoch durch die mangelhafte Qualität der zugrunde liegenden Studien und das unterschiedliche Design, das keine Metaanalyse erlaubte, eingeschränkt wird.

Antipsychotika

Einzelfallberichte liegen über Fehlbildungen der Gliedmaßen durch Gabe von Antipsychotika vor. Dabei ist die Wahrscheinlichkeit durch niedrigpotente Antipsychotika der Phenothiazin-Gruppe wohl am größten, im Gegensatz zu hochpotenten Neuroleptika. Deshalb hat sich Haloperidol auch als Notfallmedikation in der Schwangerschaft bewährt. Bezüglich atypischer Antipsychotika in der Schwangerschaft liegen bisher keine gesicherten Daten vor. Es wird empfohlen, insb. auf den Einsatz von niedrigpotenten Neuroleptika (ausgeprägtes Nebenwirkungsspektrum) zu verzichten.

Benzodiazepine

Älteren Berichten zufolge sollte die Einnahme von Benzodiazepinen in den ersten drei Schwangerschaftsmonaten das Risiko der Entwicklung von Lippen-Kiefer-Gaumen-Spalten und anderen Fehlbildungen des Mund-Kiefer-Bereichs möglicherweise vergrößern. In diesen Untersuchungen waren jedoch weder die Dosis noch die Dauer der Medikamenteneinnahme berücksichtigt worden. Nach neueren Untersuchungen wirkt die kurzfristige Einnahme von Diazepam und anderen Benzodiazepinen in der Schwangerschaft wohl nicht teratogen (Czeitei et al. 2003; Wikner et al. 2007; Bellantuono et al. 2013).

Psychopharmaka vor der Geburt

Es ist zu empfehlen, die Dosis von Psychopharmaka 14 Tage vor der Geburt um ca. ⅓ zu reduzieren, um das Risiko perinataler Nebenwirkungen zu verringern. Unmittelbar (2 Tage) nach der Geburt können die Psychopharmaka in der üblichen Dosierung fortgeführt werden.

5.7.3 Stillzeit

Psychopharmaka gehen in unterschiedlicher Menge in die Muttermilch über. Die Untersuchungen zu einzelnen Medikamenten sind insgesamt spärlich.

Antidepressiva gehen Berichten zufolge nur in geringer Konzentration in die Muttermilch über und sollen für das Kind deshalb relativ risikoarm sein. Dennoch wurde in Einzelfällen unter einem Trizyklikum z. B. über Atem- und Herzrhythmusstörungen und unter einem SSRI über Unruhe und Schlafstörungen beim Säugling berichtet. Dementsprechend sollte dann ein EKG-Monitoring des Kindes erfolgen. Die Stillzeiten sollten so gelegt werden, dass die letzte Medikamenteneinnahme einige Stunden zurückliegt, um die Konzentration der Antidepressiva in der Muttermilch gering zu halten.

Für den **Stimmungsstabilisierer Lithium** kann das Stillen bei Lithiumeinnahme nicht empfohlen werden, weil die Lithiumkonzentration wegen der unzureichend entwickelten Flüssigkeitsregulation des Säuglings sehr schnell in hohe Bereiche steigen kann. Sollte ein Säugling von einer mit Lithium behandelten Mutter gestillt werden, so muss der Lithiumspiegel beim Kind gemessen und der kindliche Flüssigkeitshaushalt genau überwacht werden. Die Stimmungsstabilisierer Carbamazepin und Valproat gehen nur in geringer Menge in die Muttermilch über und sind daher für den Säugling relativ sicher. Wegen der Wirkung auf die Leberenzyme sollten bei Gabe von Carbamazepin und Valproat die Leberwerte beim Kleinkind überwacht werden. Lamotrigin geht in erheblichem Maße in die Muttermilch über und könnte im Kind Konzentrationen erreichen, die denen unter aktiver Behandlung ähnlich sind. Das Stillen unter einer entsprechenden Behandlung sollte daher sehr kritisch beurteilt werden und, wenn überhaupt, nur unter sehr engmaschiger Kontrolle des Säuglings erfolgen.

Bei der Einnahme von Benzodiazepinen kann es beim Kind zu vorübergehender Müdigkeit, Muskelschwäche und Schluckstörungen kommen. Auch hier gilt, dass Benzodiazepine mit kurzer HWZ denen mit langer HWZ vorzuziehen sind.

Unter der Gabe von **klassischen Antipsychotika** kann der Säugling gestillt werden; bei hochdosierten Antipsychotika besteht jedoch die Gefahr, dass er müde und antriebslos wird. Um die Konzentration in der Muttermilch gering zu halten, wird empfohlen, Antipsychotika auf mehrere Tagesdosen zu verteilen. Nur wenige Erfahrungen liegen bislang zu atypischen Antipsychotika vor. Patientinnen, die Clozapin einnehmen, sollten jedoch nicht stillen.

5.8 Zulassungsüberschreitende (Off-Label-)Anwendung von Medikamenten

Wird ein zum Verkehr zugelassenes Arzneimittel in einem Anwendungsgebiet eingesetzt, auf das sich die Zulassung nicht erstreckt, spricht man von zulassungsüberschreitender Anwendung oder *Off-Label-Use*. Eine zulassungsüberschreitende Anwendung ist dem Arzt zwar weder arzneimittelrechtlich noch berufsrechtlich untersagt, erfolgt dann aber auf seine eigene Verantwortung *„mit dem Risiko der Haftung für daraus evtl. entstehende Gesundheitsschäden“* (BSG-Urteil vom 19.3.2002). Da dem Arzneimittel aber die „Verkehrsfähigkeit“ für einen Einsatz außerhalb des durch die Zulassung festgelegten Anwendungsgebietes fehlt, darf streng genommen der Apotheker dieses Arzneimittel für diese Anwendung weder anbieten noch verkaufen. Die Off-Label-Anwendung gefährdet darüber hinaus den Anspruch des Versicherten auf Leistungen der gesetzlichen Krankenversicherung, da das Krankenversicherungsrecht bezüglich der Zahlungsverpflichtung mit dem Arzneimittelrecht verknüpft ist (vgl. BSG-Urteil vom 19.3.2002). Andererseits gibt es, auch nach Meinung des BSG, im medizinischen Alltag *„offenkundig ein dringendes Bedürfnis nach einem zulassungsüberschreitenden Einsatz von Arzneimitteln“* (BSG-Urteil vom 19.3.2002). Der Arzt ist zur zulassungsüberschreitenden Anwendung eines Arzneimittels sogar verpflichtet (mit entsprechendem Haftungsrisiko), wenn dieses nach dem gegenwärtigen Stand der wissenschaftlichen Erkenntnis zur erfolgreichen Behandlung einer Erkrankung besonders geeignet ist und Behandlungsalternativen nicht zur Verfügung stehen (im sog. Aciclovir-Urteil erfolgte eine Verurteilung, weil Aciclovir bei Herpes-Enzephalitis nicht verordnet worden war). Angesichts dieser offensichtlichen Defizite des Arzneimittelrechts legte das BSG in seinem Urteil vom 19.3.2002 folgende Kriterien für eine zulasten der Krankenversicherung erfolgende zulassungsüberschreitende Anwendung eines Arzneimittels fest:

- Es handelt sich *„um die Behandlung einer schwerwiegenden (lebensbedrohlichen oder die Lebensqualität auf Dauer nachhaltig beeinträchtigenden) Erkrankung“*.
- Es ist *„keine andere Therapie verfügbar“*.
- Es besteht aufgrund der Datenlage *„die begründete Aussicht …, dass mit dem betreffenden Präparat ein Behandlungserfolg (kurativ oder palliativ) erzielt werden kann. Damit letzteres angenommen werden kann, müssen Forschungsergebnisse vorliegen, die erwarten lassen, dass das Arzneimittel für die betreffende Indikation zugelassen werden kann. Davon kann ausgegangen werden, wenn*
  - *entweder die Erweiterung der Zulassung bereits beantragt ist und die Ergebnisse einer klinischen Prüfung der Phase III (gegenüber Standard oder Placebo) veröffentlicht sind und eine klinisch relevante Wirksamkeitsperspektive einen klinisch relevanten Nutzen bei vertretbaren Risiken belegen*
  - *oder außerhalb eines Zulassungsverfahrens Erkenntnisse veröffentlicht sind, die über Qualität und Wirksamkeit eines Arzneimittels zuverlässige, wissenschaftlich nachprüfbare Aussagen zulassen und aufgrund deren in den einschlägigen Fachkreisen Konsens über einen voraussichtlichen Nutzen in dem vorgenannten Sinne besteht.“*

Um den Auflagen dieses Urteils nachkommen zu können, hat das damalige Bundesministerium für Gesundheit und Soziale Sicherung (BMGS) mit Erlass vom 17.9.2002 die Errichtung der Expertengruppe „Anwendung von Arzneimitteln außerhalb des zugelassenen Indikationsbereichs“ („Expertengruppe Off-Label“) für Arzneiverordnungen angeordnet. Diese Expertengruppe wurde zunächst für Anwendungen im Bereich der Krebstherapie eingerichtet. Mit Erlass vom 31.8.2005 hat das BMGS die Einrichtung von „Expertengruppen Off-Label“ nach § 35b Abs. 3 SGB V auf weitere Fachbereiche (Onkologie, Infektiologie/HIV und Neurologie/Psychiatrie) ausgeweitet sowie Struktur und Arbeitsweise der Expertengruppen den Anforderungen angepasst (Informationen: www.bfarm.de/DE/Arzneimittel/3_nachDerZulassung/offLabel/Neurologie-Psychiatrie/sachstand-aa-neuro.html?nn=1011540).

Bis deren Ergebnisse in Form verbindlicher Handlungsempfehlungen vorliegen, auf die sich der Arzt auch gegenüber den Krankenkassen berufen kann, bleibt der behandelnde Arzt bei zulassungsüberschreitender Verordnung von Arzneimitteln auf die entsprechenden Empfehlungen der Fachgesellschaften (im Bereich Psychiatrie vgl. z. B. den Katalog der DGPPN 2002), Informationen evtl. vorbehandelnder Krankenhäuser sowie auf eigene Literaturrecherchen angewiesen. Informationen zum gegenwärtigen (Ende 2007) Erkenntnisstand der Wissenschaft, die i. S. des BSG-Urteils für eine evtl. Off-Label-Anwendung von Arzneimitteln relevant sind, werden in diesem Lehrbuch in den Kapiteln zu den einzelnen psychischen Störungen gesondert aufgeführt.

➤ Tab. 5.17 gibt einen Überblick über die häufigsten zulassungsüberschreitend eingesetzten Medikamente mit Beispielen für häufige Off-Label-Anwendungen sowie die einschlägige Literatur, die zum Beleg der Wirksamkeit bei der zulassungsüberschreitenden Indikation angeführt werden kann.

Tiefer gehende Informationen

➤ Tab. 5.17 mit Informationen über spezifische Stimmungsstabilisierer/Antiepileptika, Antipsychotika, Antidepressiva, sonstige Generika, deren Indikation, Off-Label-Indikation und vorliegende Evidenz (mit Literatur) finden Sie online im „Plus im Web“ zu diesem Buch.

Literatur

Die vollständige Literatur zu diesem Kapitel finden Sie online im „Plus im Web“ zu diesem Buch.

Fragen zur Wissensüberprüfung zum ➤ Kap. 5 finden Sie online.

5

KAPITEL

6

Fritz Hohagen, Jan Philipp Klein, Rolf-Dieter Stieglitz, Martin Bohus, Franz Caspar, Götz Fabry und Mathias Berger

Psychotherapie

6.1 Einleitung

Psychotherapie ist derzeit stark im Umbruch begriffen. Während sich früher die einzelnen **Psychotherapieschulen** streng voneinander abgrenzten und jede für sich den Anspruch hatte, die alleinige Psychotherapiemethode für die Behandlung sämtlicher psychischer Störungen zu sein, ist in den letzten Jahren eine „unideologischere" Sichtweise und Diskussion zu verzeichnen. Auf der einen Seite ist man bemüht, verschiedene Psychotherapieschulen **vor dem Hintergrund allgemeiner Wirkfaktoren** zu beschreiben und in ihrer Wirkweise zu verstehen (Grawe 1998). Diese Aspekte könnte man einer **allgemeinen Psychotherapielehre** zuordnen. Auf der anderen Seite finden immer mehr **störungsorientierte Psychotherapieansätze** Beachtung, d. h., bei der Gestaltung des psychotherapeutischen Vorgehens werden spezielle Charakteristika des vorliegenden Störungsbildes besonders berücksichtigt. Dieser Ansatz führt schrittweise zu einer **speziellen Psychotherapielehre.** Für dieses Lehrbuchkapitel ergibt sich die Frage, ob man sich an den neueren Entwicklungen oder an den klassischen Psychotherapieschulen orientiert.

Während in den Kapiteln der unterschiedlichen Störungen jeweils auf die evidenzbasierten störungsspezifischen Psychotherapien eingegangen wird, sollen an dieser Stelle aus mehreren Gründen – trotz einiger Vorbehalte – zunächst die relevantesten Therapieschulen dargestellt werden:

- Selbst wenn letztlich eine Orientierung an Schulen nicht zeitgemäß ist, sollten die traditionellen Schulen doch gut bekannt sein.
- Sie sind nach wie vor auch bei störungsorientiertem Vorgehen bzgl. vieler diagnostischer und therapeutischer Aspekte Grundlage für herkömmliches psychotherapeutisches Handeln, sodass auch Psychotherapeuten, die auf der praktischen Ebene schulenübergreifend behandeln, die wichtigsten einzelnen Therapieschulen und deren Behandlungsmethoden kennen sollten.

- Im Medizinstudium, in der Ausbildung zum Psychologischen Psychotherapeuten, in der Weiterbildungsordnung zum Facharzt für Psychosomatische Medizin und Psychotherapie und in den Psychotherapierichtlinien der Kassenärztlichen Vereinigungen sowie Krankenkassen wird weiterhin eine Trennung zwischen den hier anerkannten Verfahren, d. h. kognitiver Verhaltenstherapie, Tiefenpsychologie bzw. Psychoanalyse, vorgenommen.

Zunächst wird die **kognitive Verhaltenstherapie** (KVT) dargestellt, da sie die Psychotherapierichtung mit den umfassendsten Wirksamkeitsbelegen ist: Ihre klinische Effektivität wurde in einer Vielzahl von Evaluationsstudien bei vielfältigen Störungsbildern nachgewiesen. Darüber hinaus gewinnt die KVT im klinischen Alltag immer mehr Bedeutung. Die **Psychoanalyse** wird in diesem Kapitel trotz deutlich geringerer empirischer Absicherung und ihres relativ geringen quantitativen Anteils an der Patientenversorgung dargestellt, weil sie in den letzten Jahrzehnten einen sehr großen Einfluss auf insb. ärztliches psychotherapeutisches Denken und Handeln ausgeübt hat und ihr ein großer Stellenwert in der geschichtlichen Entwicklung der Psychotherapie zukommt. Für die von der Psychoanalyse abgeleitete **tiefenpsychologisch fundierte Psychotherapie** oder andere **psychodynamische Kurztherapieformen** liegen Studien bei mehreren Störungsbildern vor, die ihre klinische Wirksamkeit belegen – wenn auch nicht im gleichen Umfang wie zur KVT. Auch zur **Gesprächspsychotherapie** (GT) liegen kontrollierte Studien zu mehreren Indikationsbereichen vor. Der klinische Wirknachweis für spezielle Indikationsgebiete und die Tatsache, dass bestimmte Elemente der GT die gesamte Psychotherapie mitgeprägt haben, waren Anlass, auch diese Psychotherapiemethode hier aufzunehmen. **Paar- und Familientherapie** sind eine wichtige methodische Ergänzung zu allen Therapieschulen und werden in ihren allgemeinen Prinzipien ebenfalls in diesem Kapitel behandelt.

Im Anschluss an die Darstellung der klassischen Psychotherapieschulen bzw. -methoden wird versucht, **allgemeine Wirkfaktoren** der Psychotherapie einerseits und Wege zu einer **störungsorientierten Psychotherapie** andererseits zu erläutern. Dieser Abschnitt spiegelt den im Fluss befindlichen gegenwärtigen Stand der Diskussion wider. Ergänzend zu diesem Einführungskapitel der Psychotherapie werden die störungsorientierten Ansätze in den Kapiteln zu den einzelnen Krankheitsbildern detailliert behandelt. Dabei ist das Ziel die Darstellung von Psychotherapien, die unabhängig von den einzelnen Psychotherapieschulen auf dem Boden klinischer Forschung entwickelt und evaluiert wurden und die sowohl den individuellen Bedürfnissen des Patienten als auch den Charakteristika des vorliegenden Krankheitsbildes entsprechen.

Unter **Psychotherapie** versteht man die **Behandlung einer Erkrankung mit psychologischen** Mitteln. Psychotherapeutisches Handeln erfolgt auf der Basis einer Theorie normalen und pathologischen Verhaltens. Die klinische Wirksamkeit der angewandten psychotherapeutischen Methode sollte **wissenschaftlich-empirisch nachgewiesen** sein. Psychotherapie wird als bewusster und geplanter interaktioneller Prozess verstanden, der Verhaltensstörungen und Leidenszustände beeinflussen soll. Dabei muss **zwischen Patient und Therapeut ein Konsens** darüber hergestellt werden, was als **behandlungsbedürftig** angesehen und was als Behandlungsziel angestrebt wird. Bei dem Behandlungsziel kann es sich um Symptomreduktion, Verhaltensänderung und/oder Strukturänderung der Persönlichkeit handeln.

Die Psychotherapie hat in den letzten Jahrzehnten als Behandlung erheblich an Bedeutung gewonnen. Epidemiologische Untersuchungen konnten zeigen, dass im Verlauf eines Jahres etwa 20–30 % der Bevölkerung an psychischen und psychosomatischen Störungen leiden und ein großer Teil davon psychotherapeutischer Behandlung bedarf. Zurzeit lassen sich pro Jahr etwa 800.000 Patienten in Deutschland psychotherapeutisch behandeln. Eine Vielzahl von Längsschnittuntersuchungen belegt, dass z. B. bei Angst- und Zwangsstörungen, die zu den häufigsten psychischen Erkrankungen zählen, bei der Mehrzahl der Betroffenen, selbst derjenigen mit schweren Krankheitsbildern, durch psychotherapeutische Verfahren eine dauerhafte Symptomreduktion bzw. Remission erzielt werden kann. Dagegen stellt die psychopharmakologische Behandlung dieser Störungen lediglich eine adjuvante Methode dar, da es nach Absetzen einer isolierten Medikation i. d. R. auch bei den Respondern zum Wiederauftreten der Symptomatik kommt.

Wie aus einer aktuellen Übersicht (Hofmann et al. 2012) hervorgeht, wurde die KVT mittlerweile in 269 Metaanalysen untersucht. Die Übersicht kommt zu dem Ergebnis, dass die Wirksamkeit der KVT besonders bei Angststörungen, somatoformen Störungen und Bulimie als gesichert gelten kann. Die Metaanalyse zeigt auch beeindruckend, wie intensiv die KVT beforscht wird: 84 % der berücksichtigten Studien waren nach 2004 erschienen. Eine in dieser Arbeit wiedergegebene Metaanalyse (Tolin et al. 2010) kam bspw. zu dem Ergebnis, dass KVT in der Behandlung von Depressionen und Angststörungen der psychodynamischen Therapie überlegen ist. Zusammengefasst besteht an der Wirksamkeit von Psychotherapie bei vielen psychischen Erkrankungen also kein Zweifel.

Ein weiterer Forschungszweig beschäftigt sich mit den **neurobiologischen Grundlagen** der vorher oft als neurotisch bezeichneten Erkrankungen wie Angst- und Zwangsstörungen und mit neurobiologischen Veränderungen, die unter dem Einfluss von Psychotherapie auftreten. In zahlreichen Studien ist es gelungen, neurobiologische Veränderungen unter Psychotherapie nachzuweisen und deutlich zu machen, dass psychotherapeutische Interventionen gestörte neurobiologische Funktionssysteme normalisieren können.

Diese Forschungsergebnisse haben wesentlich dazu beigetragen, die dualistische Sichtweise zwischen neurobiologischer und psychischer Ebene infrage zu stellen. Die Befunde liefern überzeugende Argumente, dass sich Neurobiologie und Psychotherapie gegenseitig beeinflussen. Psychologische Interventionen führen zu neurobiologischen Veränderungen, während somatische Behandlungsmethoden wie Schlafentzug bei Depressionen oder psychopharmakologische Behandlung zu psychischen Veränderungen führen. Die psychotherapeutischen Behandlungsmöglichkeiten sollten deshalb nicht isoliert von somatischen Auffälligkeiten und auch Behandlungsmöglichkeiten gesehen werden. Die engen bidirektionalen Zusammenhänge von neurologischen Veränderungen und psychotherapeutischen Prozessen werden die Psychotherapie in Zukunft vermutlich so stark prägen, dass Grawe bereits 2004 von einer Entwicklung hin zu einer **Neuropsychotherapie** gesprochen hatte. (Grawe 2004; Walther et al. 2009).

Studienergebnisse zeigen, dass die **Kombination von Psychotherapie mit medikamentöser Therapie** den Behandlungserfolg bei psychischen Störungen wie bspw. Schizophrenien, schweren Depressionen, Dysthymien und Zwangsstörungen mit vorherrschenden Zwangsgedanken verbessern kann (u. a. Klein et al. 2006). Ein wichtiger Bereich der Psychotherapieforschung wird sich deshalb in Zukunft mit der Frage beschäftigen müssen, welche Prädiktoren für den alleinigen Einsatz für Psychotherapie und welche Prädiktoren für die Kombination von Psychotherapie und Psychopharmakologie sprechen.

Psychotherapeutisches Handeln ist auf verschiedenen Ebenen möglich:

- Im Rahmen der **hausärztlichen Versorgung** soll die **Grundversorgung psychischer und psychosomatischer Erkrankungen** psychologisch-psychotherapeutisches Denken und Handeln im allgemeinärztlichen Vorgehen verankern. Neben der Reflexion der Arzt-Patient-Beziehung und ihres Einflusses auf das allgemeinärztliche Vorgehen stehen Gesprächsführung, psychoedukative Beratung und einfachere psychotherapeutische Interventionen im Vordergrund.
- Die sog. „fachgebundene Psychotherapie" wird von Ärzten mit somatischem Fachkundenachweis und einer Grundausbildung in psychotherapeutischer Methodik durchgeführt (etwa Psycho-Gynäkologie; Psycho-Neurologie etc.). Hier steht der Umgang mit den Folgen somatischer Erkrankungen und deren Behandlung im Zentrum.
- Psychotherapeutische Beratung findet auch in **Beratungsstellen** statt. Hier sollte das psychotherapeutische Vorgehen auf einen umschriebenen Problembereich fokussiert werden. In wenigen Sitzungen wird zunächst der Problembereich definiert, danach werden konkrete Schritte der Problemlösung gemeinsam erarbeitet.
- Bei komplexeren oder tief greifenderen psychischen Störungen ist eine **Psychotherapie** entweder als psychotherapeutische Basisversorgung oder im ambulanten Bereich als sog. Richtlinientherapie indiziert. Diese wird von entsprechenden Fachärzten sowie von Psychologischen Psychotherapeuten durchgeführt.

Ob die psychotherapeutische Behandlung gemeindenah, d. h. am Wohnort des Patienten, erfolgen soll, um damit relevante Bezugspersonen in die Behandlung einzubeziehen und psychosoziale Faktoren wie berufliches Umfeld etc. zu berücksichtigten, oder an hoch spezialisierten störungsspezifischen Zentren, hängt vom Schweregrad und von der Komplexität der Erkrankung ab.

Wann immer möglich sollte eine **ambulante Psychotherapie** angestrebt werden, damit der Patient den Bezug zu seinem sozialen und beruflichen Umfeld nicht verliert und therapeutisch induzierte Veränderungsprozesse im Alltag erprobt und generalisiert werden können. Schwere und komplexe, ambulant nicht erfolgreich behandelbare Erkrankungsformen, Suizidalität des Patienten, massive familiäre Konflikte oder das Fehlen geeigneter ambulanter Therapiemöglichkeiten können eine **(teil-)stationäre Psychotherapie** nötig machen.

6.2 Kognitive Verhaltenstherapie

In den rund 60 Jahren ihrer Entwicklungsgeschichte hat die Verhaltenstherapie einige entscheidende Wandlungen erfahren. Von der einfachen Anwendung von Konditionierungsmodellen erfolgte die Weiterentwicklung zu einem komplexen Psychotherapieverfahren mit einer großen Anzahl unterschiedlicher symptom- und problemorientierter Behandlungstechniken. Dabei sind die einzelnen **Interventionstechniken** nicht von nur einem theoretischen Modell abgeleitet, sondern basieren auf einer **Vielzahl allgemeinpsychologischer** und **störungsspezifischer Erklärungsmodelle.** Sie alle haben den Anspruch, dass die einzelnen hypothetischen Modelle und Interventionstechniken sich an der empirischen Psychologie orientieren.

Innerhalb kurzer Zeit haben die Verhaltenstherapie und die kognitive Therapie (im folgenden Text der Einfachheit halber und wie meistens üblich zusammenfassend als Verhaltenstherapie bezeichnet) **international** einen bedeutenden, wenn nicht **führenden Stellenwert** innerhalb der ambulanten und stationären psychotherapeutischen Versorgung eingenommen.

Obwohl die klinische Effizienz der Verhaltenstherapie mit weitem Abstand am besten empirisch abgesichert ist (Hoffmann et al. 2012; Tolin 2010), wurde sie in **Deutschland** erst 1987 als Psychotherapieverfahren i. S. der Psychotherapie-Richtlinien der KBV zugelassen. In der ambulanten psychotherapeutischen Versorgung sind heute über die Hälfte der psychologischen Psychotherapeuten, aber weniger als ein Viertel der ärztlichen Psychotherapeuten als Verhaltenstherapeuten ausgebildet (Schulz 2008). Aufgrund der Tatsache, dass die Verhaltenstherapie von Beginn an die klinische Wirksamkeit ihrer Methoden empirisch evaluiert und nach Störungen ausdifferenziert hat, können **Indikationsbereiche** angegeben werden, in denen sie als **Psychotherapie der 1. Wahl** gelten kann, z. B. bei Zwangs- und Angststörungen (Näheres bei den einzelnen Störungsbildern).

6.2.1 Allgemeine Prinzipien der Verhaltenstherapie

Die Verhaltenstherapie zeichnet sich durch einige übergeordnete Prinzipien aus (Margraf und Lieb 2002). Wie bereits erwähnt, orientiert sich die Verhaltenstherapie an der empirischen Psychologie. Sie hat den Anspruch, dass ihre Modelle zur Entstehung und Aufrechterhaltung von Krankheiten und die daraus abgeleiteten Interventionen empirisch fundiert sind. Das dominante Modell der Entstehung und Aufrechterhaltung psychischer Krankheiten in der Verhaltenstherapie ist, dass diese Erkrankungen durch dysfunktionale Verhaltens- und Verarbeitungsmuster bedingt sind. Im Laufe der Entwicklung der Verhaltenstherapie wurden zunehmend auch Entwicklungsbedingungen und der Kontext, in dem Verhaltensweisen auftreten, berücksichtigt. Verhaltenstherapeutische Behandlung fokussiert auf durch den Patienten berichtete Probleme und deren aufrechterhaltende Bedingungen. Ausgehend von dieser Problemanalyse werden gemeinsam mit dem Therapeuten Ziele festgelegt. Dabei stellt der Therapeut Transparenz her über seine Hypothesen zur Entstehung und Aufrechterhaltung der Erkrankung und legt das Vorgehen i. S. einer gemeinsamen Entscheidungsfindung zusammen mit dem Patienten fest. Im Laufe der Therapie wird vom Patienten eine aktive Rolle gefordert. Das bedeutet, dass die Bereitschaft mitgebracht oder erarbeitet werden muss, Verhaltensänderungen auch auf der Handlungsebene durchzuführen. Kenntnisse und Kompetenzen zur Bearbeitung des motivationalen Systems sind daher integraler Bestandteil der modernen KVT. Der Patient führt Verhaltensänderungen meist zunächst mit Unterstützung des Therapeuten (z. B. Rollenspiel oder begleitete Exposition) und dann selbstständig durch. Der Therapeut motiviert den Patienten gezielt, Verhaltensexperimente auch zwischen den Therapiesitzungen durchzuführen bzw. das in der Therapie Erlernte im sozialen Umfeld umzusetzen. In diesem Sinne ist Verhaltenstherapie „Hilfe zur Selbsthilfe", in deren Verlauf der Patient zum Experten für seine eigene Erkrankung wird.

6.2.2 Geschichtliche Entwicklung und theoretische Grundlagen

Die Grundlagen der Verhaltenstherapie lassen sich am besten aus der **historischen Entwicklung** verstehen (Fiedler 1994; Koch und Haag 1994; Caspar 1996). Im Gegensatz zu anderen Psychotherapieverfahren wie der psychoanalytisch orientierten Psychotherapie oder der GT haben sich die Grundlagen der Verhaltenstherapie nicht aus der klinischen Praxis entwickelt. Ausgangspunkte von GT und Psychoanalyse waren die klinische Beobachtung und therapeutische Erfahrung an psychisch kranken Patienten. Im Gegensatz hierzu liegen die **Ursprünge** der Verhaltenstherapie in der **experimentellen Untersuchung von psychischen Prozessen, z. B. Lernprozessen.** Die Verhaltenstherapie ging, insb. in der Anfangsphase, somit ursprünglich den Weg **„vom Forschungslabor zur klinischen Praxis".** Später wurden durchaus **klinische Interventionsmethoden** entwickelt und sekundär **lerntheoretisch begründet**.

Entwicklungsphasen der Verhaltenstherapie

Die Entwicklung der Verhaltenstherapie kann auch in **Wellen** beschrieben werden (Hayes 2004). In der **ersten** Welle stand die Beobachtung und Modifikation der Auftretenshäufigkeit von Verhalten im Vordergrund. In der **zweiten** Welle lag der Fokus auf den Inhalten kognitiver Prozesse. Die weitere Entwicklung war gekennzeichnet durch die Entwicklung von störungsorientierten Psychotherapien auf der einen und der sog. dritten Welle auf der anderen Seite. Bei den **störungsorientiert**en Psychotherapien wurde v. a. auf bestehende Techniken zurückgegriffen und beschrieben, welche davon in welcher Kombination bei der Behandlung welcher Erkrankungen zum Einsatz kommen sollte. Die **dritte** Welle der Verhaltenstherapie ist gekennzeichnet durch eine Weiterentwicklung der bestehenden Techniken und durch die Integration von Techniken aus anderen therapeutischen Schulen (Kahl et al. 2012). Hier kommen insb. Techniken zur Beobachtung, Relativierung und Akzeptanz automatisierter Kognitionen und Emotionen zum Tragen (Bohus 2012). Dabei ist zu berücksichtigen, dass die Grenzen zwischen diesen Wellen fließend sind.

Erste Welle: Lerntheoretische Modelle

Obwohl bereits in den 1920er- und 1930er-Jahren einige Arbeiten erschienen sind, die lerntheoretische Konzepte auf die Behandlung psychischer Störungen anwandten, wurde der Begriff Verhaltenstherapie **(behavior therapy, behavior modification)** erst in den **1950er-Jahren** eingeführt. Skinner und Lindsay in den USA, Wolpe und Lazarus in Südafrika, Eysenck sowie Yates und Shapiro in Großbritannien schlugen diesen Begriff für ein psychotherapeutisches Verfahren vor, das sich an den Grundlagen der **Lerntheorie,** insb. an den **Konditionierungsmodellen,** orientiert.

Im Gegensatz zur Psychoanalyse beschränkte sich die Verhaltenstherapie zu Beginn auf offen beobachtbares Verhalten in Interaktion mit Umweltreizen und verzichtete auf die Interpretation intrapsychischer Prozesse. Ausgangspunkt war die exakte Untersuchung von isolierten Verhaltensweisen in einer experimentellen Anordnung, aus der lerntheoretische Modelle zur Verhaltenssteuerung abgeleitet wurden. Grundannahme der Verhaltenstherapie war, dass **abnormes Verhalten den gleichen lerntheoretischen Gesetzmäßigkeiten unterliegt wie normales Verhalten,** d. h., dass gestörtes Verhalten „gelernt" und auch wieder „verlernt" werden kann. Die therapeutischen Interventionstechniken leiteten sich aus den Konditionierungsmodellen ab.

Für die frühe Entwicklung der Verhaltenstherapie waren zwei lerntheoretische Modelle entscheidend: das **klassische** und das **operante Konditionieren.** Beide Modelle haben bis heute ihre Bedeutung für die Diagnostik und die therapeutischen „Interventionen" in der Verhaltenstherapie behalten, auch wenn sie durch weitere lerntheoretische Modelle und darüber hinausgehende Grundannahmen ergänzt wurden.

Klassisches Konditionieren Die wissenschaftliche Grundlage der klassischen Konditionierung waren die tierexperimentellen Studien des russischen Physiologen Pawlow und seiner Mitarbeiter zu Beginn des letzten Jahrhunderts. Pawlow interessierte sich v. a. für den Zusammenhang zwischen auslösendem Reiz und Reaktion. Er beobachtete im Tierexperiment, dass ein **unkonditionierter Reiz** (das Anbieten von Futter) beim Hund eine **unkonditionierte Reaktion** (Speichelfluss) hervorrief. Durch gleichzeitige Darbietung von Futter und einem Klingelzeichen lernte das Versuchstier, Klingeln mit der Darbietung von Futter zu assoziieren, sodass gegen Ende des Experiments allein das Klingelzeichen ohne die Darbietung von Futter als **konditionierter Reiz** Speichelfluss provozierte.

Ausgehend von diesem Experiment ließ sich verallgemeinernd feststellen, dass erstens ein unkonditionierter Stimulus **UCS** unter physiologischen Bedingungen eine ganz bestimmte beobachtbare Reaktion **UCR** auslöst, die nicht gelernt ist und reflexhaft abläuft. Zweitens kann ein konditionierter, d. h. ursprünglich neutraler Stimulus **CS,** der normalerweise nicht zur **UCR** führt, den Hinweischarakter des **UCS** annehmen, wenn er gleichzeitig mit diesem dargeboten wird. Drittens führt nach einem Lernprozess allein die Darbietung des **CS** zu einer konditionierten Reaktion **CR,** die der **UCR** entspricht (➤ Abb. 6.1). Klassische Konditionierung wird

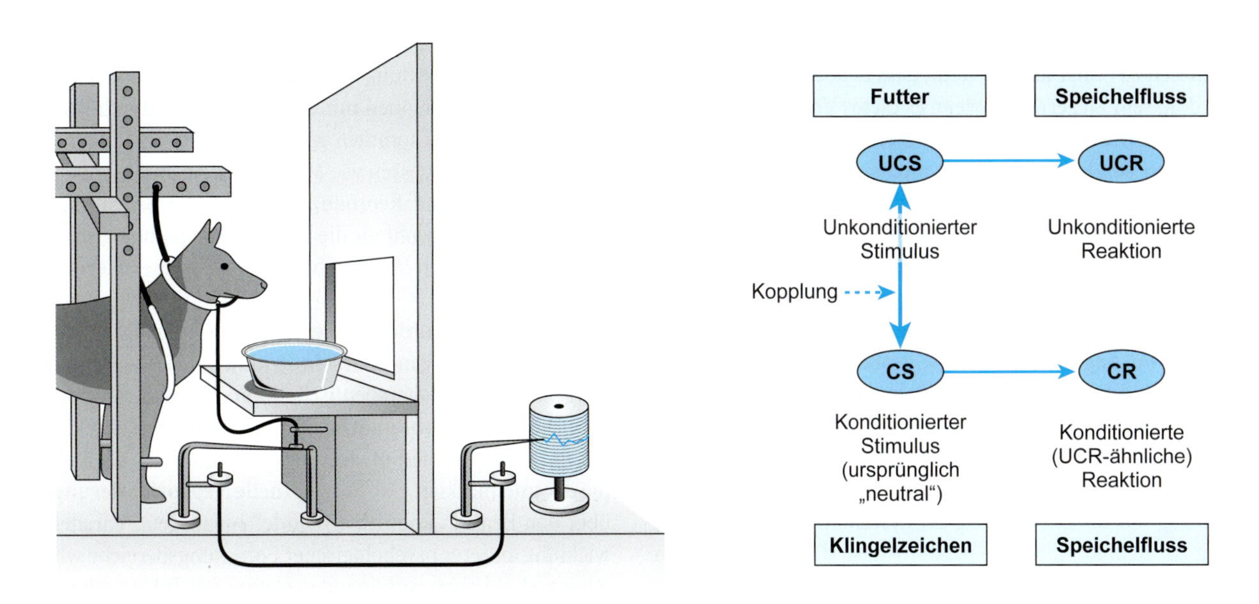

Abb. 6.1 Klassische Konditionierung: Pawlows Versuchsanordnung und schematischer Überblick (nach Kimble 1961)

daher auch als **Stimuluslernen** bezeichnet: Der Organismus lernt etwas über die Bedeutung (v. a. emotionale Bedeutung) eines bestimmten Stimulus.

Das Modell der klassischen Konditionierung kann zur Erklärung der Pathogenese verschiedener psychischer Störungen herangezogen werden. Eine junge Patientin z. B. hat beim Vergewaltigungsversuch durch ihren Onkel (UCS) massive Angst (UCR) erlebt. Nicht nur spätere Begegnungen mit dem Onkel, sondern auch der Anblick ähnlich aussehender oder gekleideter Männer oder das Riechen des von ihm benutzten Parfüms (CS) führen zu erneuten Panikattacken (CR). Die dadurch bedingten konditionierten Reaktionen (CR) führen zu massivem Vermeidungsverhalten, d. h. sozialem Rückzug, und damit zu einer Generalisierung der ursprünglich hochspezifischen Stimuli, sowie zu einer Vermeidung von neuen, revidierenden Lernprozessen (zum Zusammenwirken klassischer und operanter Konditionierung s. unten).

Operantes Konditionieren Die Lerntheorie des operanten Konditionierens geht auf Skinners tierexperimentelle Untersuchungen Ende der 1920er-Jahre zurück. Skinner beobachtete während seiner Experimente, dass nicht alle Verhaltensreaktionen von einem Reiz ausgelöst wurden, sondern dass vom Versuchstier auch ohne ersichtlichen Auslöser Reaktionen produziert wurden, die von den Konsequenzen des gezeigten Verhaltens gesteuert wurden.

Lernen wird hier allgemein charakterisiert als die Veränderung der **Auftrittshäufigkeit** eines Verhaltens. Nach Skinner ist die wichtigste Bedingung für das Lernen die **Konsequenz** eines Verhaltens. Erhöhungen der Wahrscheinlichkeit des Auftretens von Verhalten wird bedingt entweder durch positive Verstärkung (Belohnung; C^+) oder durch Wegfallen einer negativen Bedingung (negative Verstärkung; $¢^-$). Eine Reduktion der Auftretenswahrscheinlichkeit von Verhalten wird entweder durch negative Konsequenzen (Bestrafung C^-) oder durch den Wegfall von positiven Bedingungen ($¢^+$) bedingt (➤ Abb. 6.2).

	Darbietung	Entfernung
Angenehmer Stimulus (K+)	Positive Verstärkung, Verhalten wird häufiger	Indirekte Bestrafung, Verhalten wird seltener
Aversiver Stimulus (K–)	Direkte Bestrafung, Verhalten wird seltener	Negative Verstärkung, Verhalten wird häufiger

Abb. 6.2 Operante Konditionierung: schematischer Überblick

Das lerntheoretische Modell des operanten Konditionierens **(„Lernen am Erfolg")** hat hohe Relevanz für die **Erklärung von abweichendem Verhalten.** Um beim Beispiel der jungen, durch ihren Onkel vergewaltigten Patientin zu bleiben: Sie vermied es zunehmend, auf die Straße zu gehen, weil sie befürchtete, dort Männer zu treffen, die ihrem Onkel ähnlich sehen. Auf diese Weise verhinderte sie das Auftreten weiterer Panikattacken. Dieses Vermeidungsverhalten wurde also durch Ausbleiben einer erwarteten negativen Konsequenz aufrechterhalten. Diese Verstärkung durch Ausbleiben negativer Konsequenzen wird als „negative Verstärkung" bezeichnet. Negativ verstärkte Verhaltensweisen gelten als besonders **löschungsresistent**. Das bedeutet, dass dieses Verhalten auch nach Ausbleiben des Verstärkers besonders lange bestehen bleibt.

Sehr stark **löschungsresistent** ist auch Verhalten, das nur ab und zu, z. B. nach einem bestimmten Zeitintervall, **„intermittierend" verstärkt** wird. Intermittierende Verstärkung spielt bei der Ausformung und Aufrechterhaltung von normalem und abweichendem Verhalten eine große Rolle. Beispiel für intermittierende Verstärkung wäre ein Kind, das nicht allein einschlafen möchte. Es hat gelernt, dass es die Eltern durch Schreien dazu bewegen kann, sich zu ihm ins Bett zu legen. Die Eltern, die das stundenlange Zubettgeh-Ritual leid sind, entschließen sich, das Kind an einigen Tagen schreien zu lassen, ohne sich seinen Wünschen zu fügen, an anderen Tagen geben sie seinem Schreien mehr oder weniger rasch nach und legen sich zu ihm. Das Kind lernt, dass es durch sein Schreiverhalten i. d. R. sein Ziel erreicht, wenn es dieses Verhalten nur lange genug zeigt. Es wird also sein letztlich meist erfolgreiches Schreien nicht aufgeben, sondern es eher noch intensivieren, um die Zahl der Tage, an denen die Eltern nicht reagieren, zu vermindern.

Somit stellen sowohl das **klassische** als auch das **operante Konditionieren** Erklärungsmodelle gestörten Verhaltens dar (Übersicht bei Reinecker 1994). Wolpe griff diese Befunde auf, um zu zeigen, dass Mechanismen der klassischen Konditionierung bei der Entstehung von Angststörungen eine große Rolle spielen (Wolpe 1958; Wolpe und Lazarus 1966). Die Behandlung unangemessener Angst ist bei Wolpe zentraler Ansatzpunkt in der Therapie verschiedenster Störungen wie psychosomatischer Syndrome, Depressionen, sexueller Störungen und sozialer Auffälligkeiten. Wolpes Hauptbeitrag war die Entwicklung der **systematischen Desensibilisierung** zur Reduktion unangepasster Angst, die über viele Jahre als wichtigste und am besten evaluierte Interventionsmethode der Verhaltenstherapie galt (➤ Kap. 6.2.4).

Während sich Wolpes therapeutischer Ansatzpunkt hauptsächlich mit der Behandlung klassisch konditionierter neurotischer Störungen befasste, entwickelten sich aus dem lerntheoretischen Ansatz des operanten Konditionierens zunächst effektive Behandlungsmöglichkeiten bei psychotischen Störungen sowie autistischen und geistig retardierten Patienten. Sie spielen heute aber auch in der Behandlung anderer Störungen, z. B. der Depression, eine entscheidende Rolle.

Aus den lerntheoretischen Modellen des klassischen und operanten Konditionierens wird eine Vielzahl von **verhaltenstherapeutischen Interventionstechniken** abgeleitet, die im Folgenden (➤ Kap. 6.2.4) ausführlich erläutert werden:

- Techniken der Reizkonfrontation wie die systematische Desensibilisierung sowie Expositionsverfahren in sensu und in vivo
- Techniken zum Auf- oder Abbau von Verhalten, z. B. durch operante Verfahren, insb. *Token Economy*

Empirisch sind diese Therapieverfahren unterschiedlich gut abgesichert. Trotz ihres Bezugs auf lerntheoretische Konzepte liegen ihnen eher technikspezifische Theorien als übergeordnete Störungsmodelle zugrunde. Sowohl klassisches als auch operantes Konditionieren stellten zunächst lineare Lernmodelle dar, die intrapsychische Prozesse, Prozesse der Informationsverarbeitung, Feedbackmechanismen und psychosoziale Lerntheorien nicht berücksichtigten. Von anderen Psychotherapierichtungen, auch innerhalb der Verhaltenstherapie, wurde deshalb die **Kritik** geäußert, diese Modelle würden der **Komplexität menschlichen Verhaltens nicht gerecht** und reduzierten den Menschen auf ein passives Objekt, das lediglich auf simple Umweltreize reagiert.

Zweite Welle: Kognitive und psychosoziale Wende

In den 1970er-Jahren wurde man sich immer mehr der Limitierung bewusst, welche die Lerntheorien des klassischen und operanten Konditionierens für das Verständnis und die Therapie psychischer Störungen mit sich brachten. Zum einen führte dies zu neuen lerntheoretischen Ansätzen wie dem Konzept des **Modell-Lernens** (Bandura 1977). Darunter versteht man die Tatsache, dass insb. im Verlauf der Entwicklung von Kindern und Jugendlichen Verhaltensweisen von Personen mit Vorbildfunktion durch Beobachtung und Imitation übernommen werden. Eine große Rolle spielt dabei eine Reihe von Prozessen wie Motivation, Aufmerksamkeit, selektive Speicherung und Reproduzierbarkeit. Die Bedeutung des Modell-Lernens ist sowohl für die Entwicklung pathologischer Verhaltensweisen als auch für die Therapie psychischer Störungen allgemein akzeptiert.

Zum anderen wurden immer mehr intrapsychische, nicht direkt beobachtbare Vorgänge des Individuums in theoretische Erklärungsmodelle und therapeutische Interventionsstrategien einbezogen. Die **Einbeziehung intrapsychischer Prozesse** stellt einen tiefen Einschnitt in die Entwicklungsgeschichte der Verhaltenstherapie dar und markiert eine **konzeptuelle Neurorientierung,** die weit über den Begriff **„kognitive Wende"** hinausgeht. Parallel zur Entwicklung anderer psychologischer Forschungsbereiche wie z. B. der wissenschaftlichen Auseinandersetzung mit Informationsverarbeitung, Gedächtnis- und Problemlösetheorien entwickelten sich kognitive Erklärungsmodelle und daraus abgeleitete Interventionstechniken. Während zunächst internale psychologische Komponenten als Vermittler **(Mediatoren)** zwischen steuernden Umweltreizen und gezeigten Reaktionen interpretiert wurden, setzte sich immer mehr die Sichtweise durch, dass die konstruktiven, die **Umwelt gestaltenden Fähigkeiten** des Individuums bei der wissenschaftlichen Konzeptbildung und Therapieplanung wesentlich stärker berücksichtigt werden müssen.

Die kognitiven Modelle beziehen die Fähigkeit des Individuums ein, **Informationen wahrzunehmen, zu speichern, zu transformieren und zu sinnvollen Einheiten zu verarbeiten.** Situationen werden in **Abhängigkeit von biologischen Gegebenheiten, persönlicher Lerngeschichte und motivationalen Faktoren** unterschiedlich wahrgenommen und bewertet. Das Individuum besitzt weiterhin die Fähigkeit, in die **Zukunft zu planen** und mögliche Konsequenzen des eigenen Handelns vorherzusehen. Anhand eigener Normen und Erfahrungen **bewertet** es Situationen, das eigene Handeln und die Konsequenz des eigenen Handelns. Es ist also nicht passives Objekt von Umweltreizen, sondern organisiert und gestaltet die Umwelt aktiv.

Im Zuge der Einbeziehung dieser Prozesse in die Erklärungsmodelle psychischer Störungen wurde eine ganze Reihe von **kognitiven Techniken** entwickelt, die fester Bestandteil verhaltenstherapeutischen Handelns wurden, z. B. **ABC-Analyse, Problemlösetraining, Stressbewältigungstraining** und **Selbstinstruktionsverfahren.** Eigenverantwortlichkeit und Eigenaktivität des Patienten wurden v. a. in sog. **Selbstkontrollverfahren** gefördert, um die Selbstbehandlungskompetenzen zu erhöhen.

Wichtige Vertreter in dieser Entwicklung sind Albert Ellis, Aaron Beck (Beck 1979) und Donald Meichenbaum. Beck wird als zentrale Person der besonders einflussreichen kognitiven Therapie gesehen. Die kognitive Therapie unterscheidet zwischen automatischen Gedanken, Grundannahmen und kognitiven Schemata (Beck 2011) (➤ Abb. 6.3). **Automatische Gedanken** sind unwillkürlich auftretende Gedanken oder auch Bilder, die dem Patienten in bestimmten

Situationen durch den Kopf gehen. Der Zusammenhang zwischen der Situation und den automatischen Gedanken wird häufig erst verständlich, wenn man die **Grundannahmen** des Patienten kennt. Diese Grundannahmen sind überdauernde und auf viele Situationen bezogene allgemeine Überzeugungen. Sie stellen sozusagen die tiefste Ebene dar. **Schemata** wiederum sind übergeordnete Gedächtnisstrukturen von Kognitionen, Emotionen und Körperempfindungen. Sie entstehen auf der Grundlage von der Erfahrung, ob Grundbedürfnisse erfüllt werden oder nicht. Eine Aufgabe von Schemata ist es, Erfahrungen einzuordnen. So aktiviert die soziale Situation der Patientin in ➤ Abb. 6.3 die Grundannahme: „Man kann mich nicht gern haben". Das so aktivierte Schema von Unzulänglichkeit und Scham bewirkt, dass die Patientin v. a. negative Informationen (z. B. kritische Blicke der anderen) wahrnimmt und positive Informationen (z. B. ermutigende Kommentare) ignoriert. Ein **Modus** schließlich besteht aus den Reaktionen auf aktuell aktivierte Schemata. Sie sind sozusagen der gegenwärtige Zustand *(state)* in Abgrenzung zu den zugrunde liegenden überdauernden Schemata *(traits)*. Die Modi haben damit einen entscheidenden Einfluss darauf, welche Reaktion ein Patient zeigt, wenn ein bestimmtes Schema aktiviert ist. Eine besonders große Rolle spielen diese Schema und Modi in der **Schematherapie** (Berbalk und Young 2009). Automatisierte, realitätsverzerrende innere Dialoge zu identifizieren, zu unterbrechen und durch realitätsgerechtere Kognitionen zu ersetzen bzw. den Einfluss adaptiverer Kognitionen zu stärken, wird als ein zentraler Wirkfaktor der kognitiven Therapie betrachtet.

Die „kognitive Wende" stellt jedoch nur einen Teilaspekt der konzeptionellen Veränderungen der Verhaltenstherapie in den 1970er-Jahren dar; man kann auch von einer **„psychosozialen Wende"** in der Verhaltenstherapie sprechen. Im Rahmen der sozialpsychiatrischen Bewegung der 1970er-Jahre sah sich die Verhaltenstherapie auch mit dem Vorwurf der technologisch-pragmatischen Einengung ihrer Methode konfrontiert: Sie habe lediglich das Ziel, den Patienten wieder „funktionieren zu lassen", ohne die gesellschaftlichen Bedingungen psychischer Störungen zu berücksichtigen.

Im Verlauf der Auseinandersetzung mit diesen Kritikpunkten wurden in zunehmendem Maße **sozialpsychologische Lerntheorien und Behandlungsansätze** in die Verhaltenstherapie aufgenommen. Die Erweiterung der individualtherapeutischen Perspektive hatte u. a. die Konsequenz, dass das soziale Umfeld verstärkt in

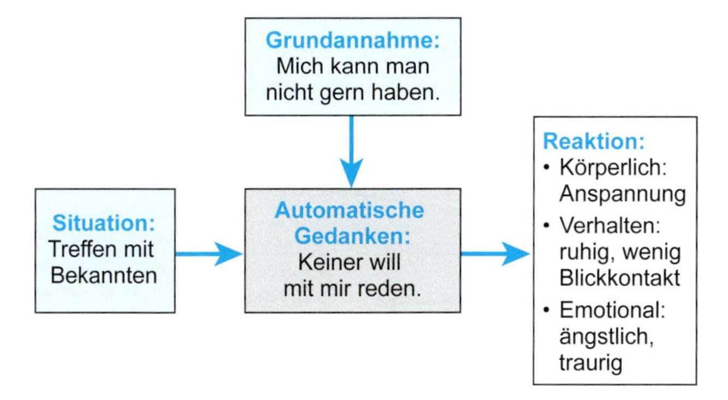

Abb. 6.3 Kognitives Modell: schematischer Überblick

die Verhaltenstherapie einbezogen wurde. Als Beispiele seien das verhaltenstherapeutische **Elterntraining** und die **Eltern-Kind-Therapien,** die verhaltenstherapeutische **Paartherapie** und die Familientherapie genannt, die einen festen Stellenwert bekamen und deren klinische Wirksamkeit z. B. bei der Rückfallprophylaxe psychotischer Erkrankungen umfassend evaluiert wurde (➤ Kap. 10).

Zusätzlich wurde die dyadische therapeutische Beziehung um verhaltenstherapeutische **Gruppentherapien** erweitert, die fester Bestandteil insb. stationärer Behandlung, v. a. in verhaltenstherapeutischen Kliniken, geworden sind, während sie in der ambulanten Patientenversorgung derzeit in Deutschland nicht die ihnen eigentlich angemessene Rolle spielen. Die sozialpsychologische Perspektive führte weiterhin dazu, dass sich die Verhaltenstherapie zunehmend der **Krisenintervention**, Prävention und **Rehabilitation** sowie **Resozialisierung** zuwandte.

Störungsorientierte Psychotherapie

Im Laufe der Entwicklung der Verhaltenstherapie wurden zahlreiche Interventionstechniken erarbeitet, die sich auf unterschiedliche lerntheoretische Modelle berufen und die jeweils empirisch in ihrer klinischen Wirksamkeit unterschiedlich gut abgesichert sind. Die Fülle der Interventionstechniken barg jedoch die Gefahr, dass sich die Verhaltenstherapie auf eine Sammlung mehr oder weniger spezifischer Techniken und Behandlungsmaßnahmen reduzierte, die ohne eigentliche Konzeption nebeneinander angewandt würden.

Eine wichtige Entwicklung vor diesem Hintergrund ist die in den 1980er- und 1990er-Jahren vorangetriebene Entwicklung der störungsorientierten Psychotherapie. Dabei handelt es sich um eine empirisch fundierte, auf die Charakteristika des konkreten Krankheitsbildes bezogene Ausdifferenzierung therapeutischen Vorgehens. Dies erfordert die genaue Charakterisierung der Krankheitsmerkmale, dann eine diagnostische Festlegung und daraus abgeleitet spezielle psychotherapeutische Interventionen.

Der Begriff **„störungsspezifisch"** muss allerdings relativiert werden, da die einzelnen psychotherapeutischen Interventionen nicht „spezifisch" für ein einzelnes Krankheitsbild sind, sondern einzelne Therapiemodule für mehrere Krankheitsbilder entwickelt wurden und relevant sind (z. B. Reizkonfrontationsverfahren bei Zwangsstörungen, Panikstörungen, Phobien und PTBS). Insofern könnte man auch von einer **„störungsorientiert**en Psychotherapie" sprechen (Herpertz et al. 2008). Sie verfolgt den Ansatz, Psychotherapie-Module für verschiedene Problembereiche zu entwickeln. Diese Problembereiche sind durch die spezielle Symptomgestaltung charakterisiert, aber auch durch typische Lerngeschichten, Verarbeitungsmuster und zwischenmenschliche Problemkonstellationen. Ein Beispiel für eine störungsorientierte Psychotherapie stellt die Behandlung essgestörter Patientinnen dar (➤ Kap. 18), die eine Reihe von therapierelevanten **Problembereiche**n aufweisen können:

- Störung der interozeptiven und emotionalen Wahrnehmung
- Gewichtsphobisches Verhalten
- Dysfunktionale Gedanken und Überzeugungen
- Autonomie-Abhängigkeits-Konflikte
- Sexualängste

Dieses Beispiel macht bereits deutlich, dass der Begriff störungsorientierte Psychotherapie einerseits als eine gezielte Ausdifferenzierung von verhaltenstherapeutischen Techniken zur Behandlung einer bestimmten Störung verstanden werden kann, andererseits jedoch auch als schulenübergreifende Integration von Techniken, die wiederum eine bestimmte Störung im Fokus haben. Dabei werden bspw. Techniken aus der Verhaltenstherapie und der psychodynamischen Psychotherapie in Abhängigkeit von den Bedürfnissen des Patienten und seiner aktuell im Vordergrund stehenden Störung kombiniert (➤ Kap. 6.6).

Seit den 1980er-Jahren wurde eine ganze Reihe von multimodalen störungsorientierten Verhaltenstherapiekonzepten an homogenen Patientengruppen entwickelt und evaluiert, die als Behandlungsmanuale für spezifische psychische Störungen bzw. Problembereiche vorliegen (Fiedler 1997; Grawe 1998). Als Beispiel seien hier lediglich **Manuale** genannt:

- zur Behandlung der **Panikstörung** (Margraf und Schneider 1990)
- für die KVT bei **Depressionen** (Beck et al. 1994; Hautzinger 1997)
- zur Behandlung der **posttraumatischen Belastungsstörung** (Ehlers 1999)
- für **schizophrene Patienten** (Roder et al. 1988)
- für **Insomniepatienten** (Schindler 1994; Schramm et al. 1995; Riemann und Backhaus 1996).

Eine solche störungsorientierte Sichtweise bedeutet nicht, dass man die individuellen Erfordernisse und Bedürfnisse des Patienten außer Acht lässt. Das Konzept geht aber davon aus, dass die gerade stark ausgeprägten Störungen zu einem Zustand führen, in dem Individuen mit prämorbid unterschiedlichsten Charakterzügen und Eigenschaften durch die Erkrankung große Ähnlichkeiten in Verhalten, emotionalen Erleben und kognitiven Abläufen aufweisen. Die Störung übernimmt sozusagen das „Kommando“ und überlagert die individuellen Charakteristika des Patienten. Je geringer der Schweregrad des Störungsbildes, desto deutlicher treten die individuellen Erlebens- und Verhaltensweisen des Patienten in den Vordergrund, und sollten daher auch in der Therapieplanung berücksichtigt werden (➤ Abb. 6.4).

Depressive Patienten zeigen im Zustand der Depression untereinander große Ähnlichkeiten in Psychomotorik, Mimik, affektiver Gestimmtheit, kognitiven Verzerrungen, somatischen und psychovegetativen Symptomen etc. Gleiches gilt für viele andere Diagnosegruppen. Ohne diese interindividuell ähnlichen psychopathologischen Charakteristika einer akuten psychischen Erkrankung wäre eine Klassifikation und Diagnostik psychischer Störungen nicht möglich. Störungsorientierte Psychotherapie setzt neben den individuellen Ansatzpunkten des Patienten an genau diesen durch das Störungsbild verursachten Problembereichen an. Mit zunehmendem Abklingen des akuten Zustandsbildes löst sich auch der Bereich großer Ähnlichkeiten in der akuten Krankheitsphase auf und macht wieder einer stärkeren Individualisierung Platz, die veränderte psychotherapeutische Strategien erfordert.

Forschungsmethodisch hat die Homogenisierung der behandelten Patienten und die Manualisierung des Vorgehens den Vorteil, dass sich durch Verringerung von Varianz leichter größere Effektstärken erzielen lassen, und den Nachteil geringerer klinischer Validität, dass das Untersuchte so weniger der Heterogenität von Patienten und therapeutischem Vorgehen in der normalen Praxis entspricht.

Die Entwicklung störungsorientierter Manuale ist kein Gegensatz zu einer patientenzentrierten, an der individuellen Fallkonzeption orientierten Therapieplanung. In die therapeutische Behandlungsplanung werden neben der im Mittelpunkt stehenden Erkrankung die darüber hinausgehende Komorbidität, Aspekte der therapeutischen Beziehung, allgemeines Störungs- und Veränderungswissen, Ressourcen des Patienten, systemische Aspekte, institutionelle Rahmenbedingungen und nicht zuletzt auch Allgemeinwissen der Therapeuten einbezogen (Caspar 2008).

Dritte Welle: Weiterentwicklung und Integration

Die sog. „dritte Welle“ der Verhaltenstherapie ist ein etwas unscharfer Begriff, der eine Vielzahl von gegenwärtig noch nicht abgeschlossenen Veränderungsprozessen der Verhaltenstherapie umschreibt (Übersicht in Heidenreich 2013). Dies hat mehrere Gründe:

1. Die Entwicklung **modular** konzeptualisierter Therapieprogramme für komplexe und heterogene Störungsbilder (etwa für die Borderline-Störung oder chronische Depression) erforderte die Erweiterung des kognitiv-behavioralen Repertoires um Techniken aus anderen therapeutischen Schulen wie etwa Tiefenpsychologie, Gestalttherapie und Hypnotherapie.
2. Die immer offenkundigeren Schwächen der rein kognitiven Interventionen führten zur Entwicklung sog. **„metakognitiver“ Techniken**, also von Interventionen, die eher auf die Akzeptanz und Entaktualisierung automatisierter Kognitionen zielen, als auf deren Veränderung.
3. Hinzu kommen eine Verschiebung des Krankheits- und Therapieverständnisses von der Kognition zur Emotion und damit eine Ausweitung des bislang primär angstzentrierten Fokus auf das gesamte **Spektrum emotionalen Erlebens.**

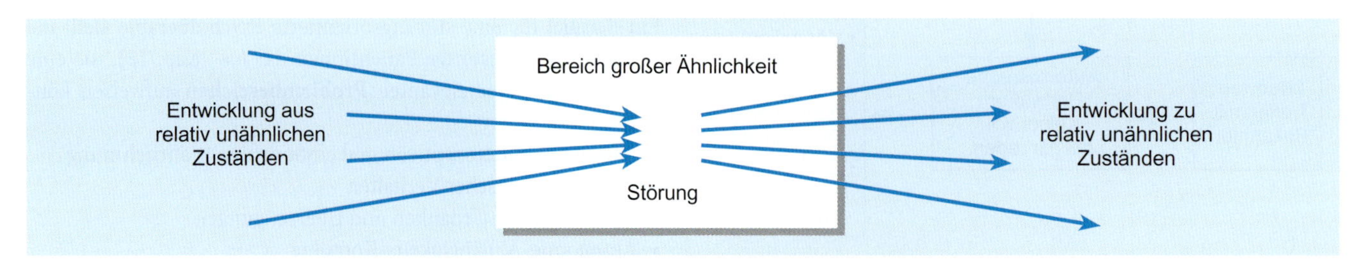

Abb. 6.4 Angleichung individueller Eigenschaften durch das Störungsbild im Zeitverlauf (nach Caspar und Grawe 1997)

4. Die oft chronisch verlaufenden Störungen erfordern therapeutische Kompetenzen, die sich mit **Akzeptanz** und annehmender Haltung beschäftigen.
5. Die Zielsetzung der Therapieplanung fokussiert weniger auf eine Revision dysfunktionaler Erlebens- und Verhaltensweisen als auf die Umsetzung **individueller Werte und Ziele** innerhalb eines zu wählenden **sozialen Kontextes.**
6. Und schließlich ist der Siegeszug der **achtsamkeitsbasierten Therapien** und Methoden zu nennen, die sicherlich eine bedeutsame Erweiterung, aber auch eine konzeptuelle Herausforderung für das kognitiv-behaviorale Denken darstellt.

Unter dem Begriff der „dritten Welle" wird also einerseits eine Reihe von neueren, modular aufgebauten störungsorientierten Therapiekonzepten subsumiert. Dazu zählen die dialektisch-behaviorale Therapie zur Behandlung der Borderline-Persönlichkeitsstörung (DBT), das *Cognitive Behavioral Analysis System of Psychotherapy* zur Behandlung der chronischen Depression (CBASP, ➤ Kap. 11.6), die Schematherapie zur Behandlung von Persönlichkeitsstörungen (Young et al. 2005) oder die *Mindfulness-based Cognitive Therapy* zur Verhinderung von Rückfällen bei wiederkehrenden Depressionen (MBCT, ➤ Kap. 11.6). Andererseits zählen auch störungsübergreifende Therapieprogramme wie die *Acceptance and Commitment Therapy* (ACT; Hayes et al. 2001, 2004) oder die *Compassion-focussed Therapy* (CFT; Gilbert 2013) zur dritten Welle der Verhaltenstherapie.

Mechanismenbasierte modulare Psychotherapie

Die Entwicklungen der psychiatrisch/psychotherapeutischen Forschung der letzten 10 Jahre zeigt einen klaren Trend: Die Konzeptualisierung der Forschungsfragen bewegt sich von der nosologischen, deskriptiv-phänomenologischen Ebene hin zu einer funktionalen Ebene. Dies betrifft die Psychopathologie (und damit die Debatte um zukünftige psychiatrische Klassifikationssysteme; etwa Gäbel et al. 2006), die neurobiologische Grundlagenforschung, die angewandte psychopharmakologische Forschung sowie die experimentelle und angewandte Psychotherapieforschung. Basierend auf den erheblichen Fortschritten der neurobiologischen, neuropsychologischen und neurogenetischen Forschung setzt sich zunehmend eine transdiagnostische, d. h. **mechanismenbasierte Sichtweise** gegenüber einer krankheits- oder störungsbezogenen Sichtweise durch. Diese mechanismenbasierte Sichtweise postuliert sog. **neuromentale Module** (etwa der Aufmerksamkeit, des Gedächtnisses, von Bewertungsprozessen, sozialen Kognitionen, Verhalten, Impulskontrolle etc.) als evolvierte Funktionseinheiten. Störungen dieser neuromentalen Funktionsmodule finden sich in vielen psychiatrischen Störungsbildern, quer durch die etablierten Klassifikationssysteme. Sie sind also **„transdiagnostisch"** zu klassifizieren. Der Vorteil dieser Sichtweise liegt darin, dass sich darin zum einen neurobiologische Funktionseinheiten, zum anderen psychopharmakologische und psychotherapeutische Wirkmechanismen gut abbilden lassen.

Die meisten komplexeren psychiatrischen Störungsbilder weisen eine Vielzahl von gestörten neuromentalen Funktionseinheiten auf. So ist etwa die Depression durch Störungen des Antriebs, der Motivation, des emotionalen Systems, des Gedächtnisses, der Aufmerksamkeit, des Verhaltens, des Schlafes etc. geprägt. Die Heterogenität des Störungsbildes lässt sich in der unterschiedlichen Zusammensetzung der jeweils betroffenen neuromentalen Funktionseinheiten erklären.

Pharmakologische und – in besonderem Maße – psychotherapeutische Interventionen fokussieren nicht mehr auf „die Depression", sondern auf die gezielte Verbesserung der einzelnen neuromentalen Funktionseinheiten (personifizierte Therapie).

Dieser zukunftsweisende Ansatz erfordert (oder besser: ermöglicht) einen Paradigmenwechsel in der psychotherapeutischen Methodik und Didaktik: Psychotherapeutische interventionelle Techniken sollten dergestalt gegliedert und organisiert werden, dass die jeweiligen Interventionen zur Modifikation von distinkten neuromentalen Funktionseinheiten verwendet werden können. Die **Organisationsstruktur** der einzelnen Interventionen ist daher **modular**. Damit löst sich auch das derzeit vielbeklagte Problem, wie der wissenschaftlich begründeten Überlegenheit störungsorientierter therapeutischer Verfahren in der Ausbildung und Versorgung Rechnung zu tragen ist (Markgraf 2009). So haben intensive Diskussionen und Forschungen der letzten Jahre um die Zukunft der Psychotherapie zwei eindeutige Erkenntnisse erbracht: Zum ersten sind störungsorientierte Verfahren den schulenbezogenen Verfahren eindeutig überlegen (z. B. Wilamowska et al. 2010), zum zweiten ist die Vielzahl von störungsorientierten Behandlungsmethoden und Konzepten didaktisch kaum mehr zu vermitteln (Caspar 2011). Die Utilisierung wissenschaftlich evaluierter und anerkannter störungsorientierter therapeutischer Methoden in die Ausbildung und damit in die Versorgungspraxis ist durch diesen Umstand erheblich erschwert (z. B. Smith und Williams 2013). Für dieses Problem bahnt sich nun mit der modularen Konzeptualisierung eine klare Lösung an:

Führende Psychotherapieforscher gehen heute davon aus, dass wissenschaftlich evaluierte psychotherapeutische Programme als **Heurismen**, also Entscheidungsregeln, konzipiert sind, die **allgemeine psychotherapeutische Kompetenzen und Interventionen** mit **störungsorientierten Kompetenzen und Interventionen** kombinieren und vorgeben, zu welchem Zeitpunkt und unter welchen Bedingungen welche Intervention angewendet werden sollte (z. B. Caspar, 2009). Maßgeblich für die Entwicklung dieser sog. Heurismen sind i. d. R. störungsorientierte Profile von gestörten neuromentalen Funktionseinheiten in ihrer jeweils individuellen Ausprägung. Ein manualisiertes psychotherapeutisches Behandlungsprogramm zur Therapie der chronischen Depression geht also z. B. davon aus, dass bei den meisten zu behandelnden Patienten mehr oder minder ausgeprägte Probleme in den neuromentalen Funktionseinheiten „Antrieb"; „soziale Interaktion"; „Schlaf", „Konzentrationsfähigkeit"; „Motivation" und evtl. „Bewertungsprozesse" vorliegen. Entsprechend werden psychotherapeutische Interventionen zur Verbesserung des Antriebs, der sozialen Interaktion, des Schlafs etc. in das jeweilige Programm aufgenommen. Die Frage, ob diese Intervention überhaupt und, wenn ja, in welcher Intensität und Frequenz zum Einsatz kommt, hängt von individuellen Funktions- und Bedingungsanalysen der jeweils behandelten Patienten ab.

Um dies am **Beispiel** der dialektisch behavioralen Therapie (DBT) für Borderline-Störungen zu konkretisieren: Diese Behandlung wurde spezifisch für Patientinnen mit Borderline-Störungen entwickelt und mittlerweile in 12 RCTs evaluiert (Stoffers et al. 2012). Als charakteristisch für die Borderline-Störung gelten Störungen der Emotionsregulation, der sozialen Interaktion, der Impulskontrolle und des Selbstkonzepts. Hinzu kommt eine Vielzahl von individuellen Problemen wie Schlafstörungen, dissoziativen Störungen, Gedächtnisstörungen usw. Die DBT definiert nun a.) allgemeine Basiskompetenzen wie z. B. Strukturierung des Settings, Diagnostik oder Verhaltensanalysen, b.) allgemeine Interventionen wie z. B. kognitive Umstrukturierung und c.) störungsorientierte Kompetenzen wie etwa Vermittlung von Fertigkeiten zur Spannungsregulation und Verbesserung dissoziativer Phänomene. Insgesamt werden in der DBT ca. 70 abgrenzbare Strategien und Interventionen definiert. Ein elaborierter Algorithmus definiert, unter welchen Umständen welche Strategie oder Intervention zur Anwendung kommt. ➤ Abb. 6.5 skizziert das allgemeine Modell der mechanismenbasierten modularen Psychotherapie.

Ein prototypisches Störungsbild konzeptualisiert sich aus einer definierten Anzahl von postulierten gestörten neuromentalen Mechanismen. Der jeweilige Ausprägungsgrad charakterisiert – zusammen mit den individuellen Charaktereigenschaften des Patienten sowie den gegebenen psychosozialen Umständen den individuellen zu behandelnden Phänotypen. Manualisierte psychotherapeutische Programme sammeln neben den psychotherapeutischen Basisstrategien, wie sie in jeder Psychotherapie vorkommen, eine Reihe von allgemeinen und spezifischen Interventionen, die sich grundsätzlich zur Veränderung der gestörten neuromentalen Mechanismen eignen (lange Pfeile). Individuelle Bedingungs- und Verhaltensanalysen orientieren sich am jeweiligen Phänotyp sowie den Behandlungsheurismen und regeln die Auswahl, Intensität und Frequenz der vorgeschlagenen psychotherapeutischen Interventionen in ihrer individuellen Anwendung.

Ein wegweisendes Beispiel für modular organisierte Psychotherapie ist das von Barlow et al. (Wilamowska et al. 2010) zur Behandlung von emotionalen Störungen bei Jugendlichen (hier primär Angst und Depression) entwickelte „Unified Protocol" (UP).

Die DGPPN hat in ihrem Vorschlag zur Revision der Weiterbildungsordnung diese neuen Erkenntnisse umgesetzt und die Facharzt-Weiterbildung entsprechend neu strukturiert. Damit wird der modularen Psychotherapie eine zentrale Funktion in der Ausbildung von Psychotherapeuten zukommen.

Resümee

Der Begriff „Verhaltenstherapie" *(behavior therapy)* wurde in den 1950er-Jahren geprägt. Im Gegensatz zur Psychoanalyse beschränkte sich die Verhaltenstherapie ursprünglich auf offen beobachtbares Verhalten in Interaktion mit Umweltreizen. Ausgangspunkt war die exakte Untersuchung isolierter Verhaltensweisen in einer experimentellen Anordnung, aus der lerntheoretische Modelle zur Verhaltenssteuerung abgeleitet wurden. Für die frühe Entwicklung der Verhaltenstherapie waren zwei lerntheoretische Modelle entscheidend: das klassische und das operante Konditionieren. Klassisches Konditionieren wird auch als Stimuluslernen bezeichnet: Der Organismus lernt etwas über die Bedeutung eines bestimmten Stimulus und zeigt sog. konditionierte Reaktionen auf Reize, die diese üblicherweise nicht hervorrufen (vgl. den „Pawlowschen Hund"). Das operante Konditionieren stellt nicht den auslösenden Reiz, der eine Reaktion hervorruft, in den Mittelpunkt, sondern die Konsequenz, die eine bestimmte Handlung hat. Ob Verhalten vermehrt gezeigt wird oder nicht, hängt nach diesem Modell davon ab, ob die Konsequenzen positiv oder negativ sind („Lernen am Erfolg"). Wenn eine bestimmte Reaktion nur ab und zu verstärkt wird, spricht man von „intermittierender Verstärkung".

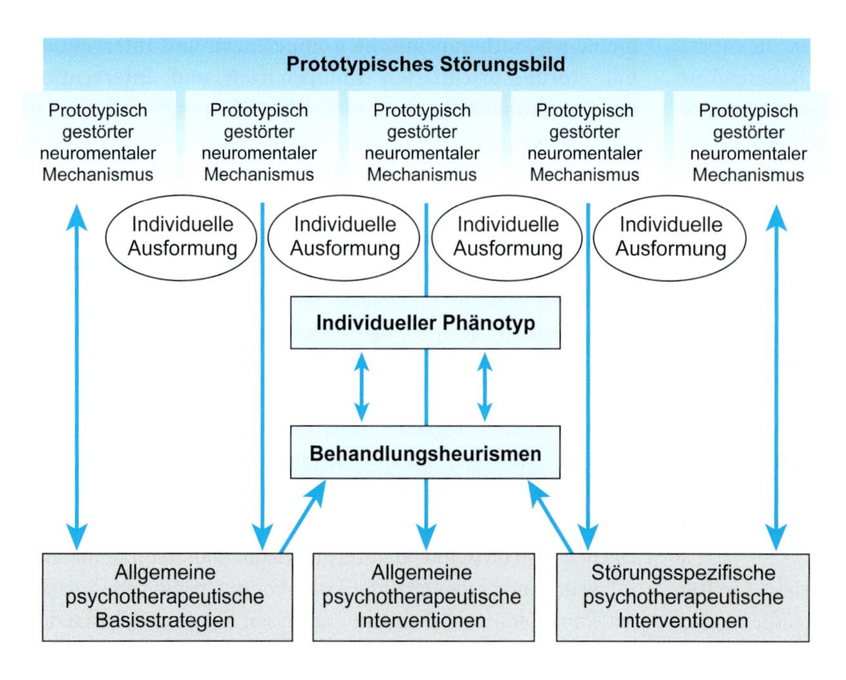

Abb. 6.5 Allgemeines Funktionsdiagramm von psychotherapeutischen Behandlungsheurismen: Zusammenwirken von neuromentalen Mechanismen und modularer Psychotherapie (nach Bohus 2013)

In den 1960er- und 1970er-Jahren wurden diese Lerntheorien um neue Ansätze bereichert, etwa das Konzept des Modell-Lernens und kognitive Modelle. Unter Modell-Lernen versteht man die Tatsache, dass im Verlaufe der Entwicklungsgeschichte Verhaltensweisen von Personen mit Vorbildfunktion durch Beobachtung und Imitation übernommen werden. Kognitive Modelle beziehen die Fähigkeit des Individuums ein, Informationen wahrzunehmen, zu speichern, zu transformieren und zu sinnvollen Einheiten zu verarbeiten. Es bewertet Situationen, das eigene Handeln und die Konsequenzen des eigenen Handelns anhand eigener Normen und Erfahrungen („kognitive Wende").

In den 1980er- und zu Beginn der 1990er-Jahre entwickelten sich störungsorientierte Ansätze, die verschiedene Behandlungsstrategien i. S. einer klinisch und empirisch überprüften Strategie und Handlungstheorie zur Veränderung von Krankheitssymptomen und Problemverhalten in einem Behandlungskonzept verbinden.

Parallel dazu wurden therapeutische Methoden entwickelt, die zusammengefasst als die dritte Welle der Verhaltenstherapie bezeichnet werden. Ihnen ist gemeinsam, dass sie den Kontext von Verhalten und Denken stärker berücksichtigen, behaviorale und kognitive Techniken weiterentwickeln und gleichzeitig Techniken anderer Therapieschulen und von außerhalb der Psychotherapie integrieren. Wie neu viele der als neu deklarierten Elemente sind, wird dabei durchaus kritisch diskutiert. Der Nachweis einer besseren Wirksamkeit der neuen Ansätze ist nicht oder nur teilweise erbracht.

Die neuesten Entwicklungen der Psychotherapie greifen insb. die Erkenntnisse der psychobiologischen Grundlagenforschung zu distinkten Pathomechanismen auf und organisieren die entsprechenden Interventionen auf modularer Ebene (modulare Psychotherapie)

6.2.3 Verhaltenstherapeutische Diagnostik

Die Therapie zielt primär auf gegenwärtiges Problemverhalten und -erleben und dessen aufrechterhaltende Bedingungen. Dieses Vorgehen setzt eine detaillierte und individuelle **Problemanalyse** voraus, die sowohl die **Symptomebene** als auch deren **aufrechterhaltende Faktoren** einbezieht. Sie hat nicht den Anspruch, alle Probleme des Patienten zu berücksichtigen, sondern wird sich vielmehr auf die klinisch relevantesten Problembereiche konzentrieren, die den Patienten zum Therapeuten geführt haben. Durch klinische Erfahrung und Katamneseuntersuchungen ist allerdings bekannt, dass eine erfolgreiche umschriebene Symptomreduktion und der damit verbundene Aufbau situationsadäquaterer Verhaltensweisen es dem Patienten oft i. S. einer **Generalisierung** ermöglichen, auch in anderen Lebens- und Verhaltensbereichen neue Erfahrungen zu machen und neue Freiheitsgrade zu gewinnen, d. h., auch umschriebene Interventionen können Veränderungen in anderen Lebensbereichen nach sich ziehen, die nicht primär Ziel des verhaltenstherapeutischen Vorgehens waren. Dabei besteht in der Verhaltenstherapie eine gewisse Variation bzgl. der favorisierten Konzentration vs. Breite der Fallkonzeption.

Voraussetzung für die Auswahl der therapeutischen Interventionen ist in jedem Fall die Identifikation der **therapiebedürftigen psychopathologischen Symptomatik.** Die Exploration des **aktuellen Störungsbildes** und seiner **Entstehungsgeschichte** ist die Grundlage, auf der die therapeutischen Ziele vereinbart werden. Diese können sich bei einem Patienten wie folgt darstellen:

- Depressive Symptomatik: direkte Beeinflussung mithilfe spezieller kognitiver Interventionstechniken
- Massiver, krankheitsaufrechterhaltender Partnerschaftskonflikt: Therapie i. R. eines Kommunikationstrainings, Einbeziehung des Partners
- Seit der Kindheit stark beeinträchtigende soziale Unsicherheit: Verbesserung durch Selbstsicherheitstraining

Nach Abschluss der Identifikation krankheits- und behandlungsrelevanter Problembereiche und der Therapieziele erfolgt die **exakte Verhaltensanalyse** zur Vorbereitung der detaillierten Therapieschritte. Dabei werden die problematischen Verhaltensweisen bzgl. der **Lerngeschichte,** der **Symptomebene** sowie des **funktionalen Bedingungsgefüges** analysiert.

Lern- und Entwicklungsgeschichte des problematischen Verhaltens

Die präzise Erfassung oft weit zurückreichender lerngeschichtlicher Entstehungsbedingungen ist aus mehreren Gründen unabdingbar. Zum einen kommt es dem **Kausalitätsbedürfnis des Patienten** entgegen, der mit Recht verstehen will, wie es zur Entwicklung seines Krankheitsverhaltens kam. Ein Patient, der Zusammenhänge zwischen Symptomatik und lebensgeschichtlichen Prozessen herstellen kann, wird eher motiviert sein, dadurch als sinnvoll verstandene Verhaltensänderungen durchzuführen. Einschränkend muss allerdings erwähnt werden, dass die retrospektive Rekonstruktion der Lerngeschichte subjektiven Bewertungen und Verzerrungen unterliegt.

Bei der Erarbeitung lerngeschichtlicher Bedingungsmodelle wird man analysieren, welche **„Verhaltensmodelle"** den Patienten prägten. Ängstliches und vermeidendes Verhalten eines Elternteils kann dem Kind z. B. vermitteln, dass die Welt voller Gefahren ist, sodass es ebenfalls ängstliche und auf Sicherung bedachte Sicht- und Verhaltensweisen i. S. des Modell-Lernens imitiert und übernimmt.

Für die **exakte Therapieplanung** ist bedeutsam, welche Verhaltensweisen des Patienten von nahen Bezugspersonen **positiv** verstärkt oder **bestraft** wurden. Überprotektive und ängstliche Eltern werden vorsichtige und ängstliche Verhaltensweisen bei ihren Kindern positiv verstärken, indem sie sie mit Zuwendung belohnen, wenn sie zu Hause bleiben oder eine gewagte Unternehmung unterlassen. Auf der anderen Seite werden die Kinder möglicherweise mit aversiven Situationen (Streit, belastende Diskussionen etc.) konfrontiert, wenn sie nach mehr Autonomie streben und sich aus der Sicht der Eltern in potenziell gefährliche Situationen bringen, z. B. im Ferienlager oder durch Ausüben riskanter Sportarten. Im Sinne eines operanten Konditionierens können somit Verhaltensweisen wie selbstunsicher-ängstliches Verhalten, soziale Überangepasstheit, Vermeidungsverhalten u. a. ausgeformt werden, die dem späteren Problemverhalten, z. B. einer generalisierten Angststörung, Vorschub leisten.

Besonders ausführlich befassen sich zwei Methoden der dritten Welle der Verhaltenstherapie mit der Lerngeschichte des Patienten: die Schematherapie und das CBASP. In der Schematherapie wird bei der Erstellung des Fallkonzepts nach dem **Modusmodell** exploriert, welche Zusammenhänge es zwischen früheren Erfahrungen, etwa i. R. der Erziehung, und gegenwärtigen Verhaltens- und Denkmustern gibt. So werden bspw. sehr stark selbstkritische und selbstabwertende Denkmuster zu der Erfahrung, als Kind von den Eltern harsch kritisiert zu werden, in Beziehung gesetzt. Um diese Zusammenhänge stärker zu verdeutlichen, wird dieses Denkmuster dann als der „strafende Elternmodus" benannt. Das Denkmuster kann so besser erkannt und therapeutisch bearbeitet werden.

Im CBASP wird mithilfe der sog. **Liste prägender Bezugspersonen** systematisch erhoben, wie v. a. frühe prägende Bezugspersonen das Beziehungsverhalten des Patienten geprägt haben. Für jede prägende Bezugsperson wird erhoben, welche Lernprägung sie dem Patienten mitgegeben hat (z. B. „traue keinem"), und am Ende der Übung wird auf dieser Grundlage eine Beziehungserwartung als so genannte Übertragungshypothese formuliert (z. B. „wenn ich meinem Therapeuten Vertrauen schenke, dann werde ich verletzt werden"). Die Übertragungshypothese ist i. S. einer konditionierten Reaktion die Befürchtung des Patienten, dass der Therapeut sich in schwierigen Situationen (z. B. Fehler machen oder Selbstöffnung) ähnlich verhalten wird wie verletzende prägende Bezugspersonen.

Grundsätzlich sollte man in der verhaltenstherapeutischen Diagnostik berücksichtigen, dass es sich immer um inkomplette Modellannahmen handelt. Auch der erfahrene Therapeut sollte sich bewusst sein, dass seine Vorstellungen bzgl. der motivationalen, kognitiven, emotionalen, verhaltenssteuernden und funktionalen Aspekten seines Patienten allenfalls einen Bruchteil der „Wirklichkeit" abbilden. Wie immer im Umgang mit komplexen, dynamisch und verdeckt ablaufenden Prozessen sollte man also einerseits eine gewisse Konstanz in der Umsetzung von gesteckten Zielen verfolgen, andererseits jedoch seine eigenen Annahmen über Entstehung und Aufrechterhaltung der Störung in bestimmten Abständen überprüfen und i. R. eines iterativen Prozesses gemeinsam mit dem Patienten revidieren.

Verhaltensanalyse auf Symptomebene

In der Verhaltensanalyse auf Symptomebene werden die Stimuli, die das jetzige Krankheitsverhalten jeweils auslösen und aufrechterhalten, identifiziert und die biologischen Determinanten sowie die verhaltensrelevanten kognitiven Einflüsse schematisch i. S. eines hypothetischen Bedingungsmodells dargestellt. Die Verhaltensanalyse auf Symptomebene wird i. d. R. nach dem S-O-R-K-Schema erstellt (Kanfer und Saslow 1969). Die Verhaltensanalyse beginnt immer mit der Beschreibung des Problemverhaltens (also beim „R"). Davon ausgehend werden die auslösenden Bedingungen (Stimulus „S" und ggf. Organismusvariable „O"), die Konsequenzen des Verhaltens („K") und ggf. aufrechterhaltende Bedingungen exploriert. Dabei können abhängig vom betrachteten Problemverhalten unterschiedliche Aspekte der funktionellen Analyse vertieft werden. Das SORK-Schema wird zur Therapieplanung wie auch als Therapietechnik eingesetzt. Ein Beispiel für den Einsatz als Therapietechnik ist das Anfertigen von SORK-Analysen nach einer Selbstverletzung in der Behandlung von Borderline-Patienten. In bestimmten Varianten der SORK-Analyse werden auch die dem Verhalten zugrunde liegenden Kontingenzen (SORKC) oder Vulnerabilitätsfaktoren (VSORK) mitberücksichtigt. Dabei beschreibt die Kontingenz, wie regelmäßig eine Konsequenz auf ein bestimmtes Verhalten folgt. Das hat, wie in Kap. 6.2.2 ausgeführt, einen entscheidenden Einfluss auf die Aufrechterhaltung des Verhaltens.

Vulnerabilitätsfaktoren (V) Unter diesem Begriff versteht man **situationsübergreifende Bedingungen**, welche die Anfälligkeit für die Reaktion (R) auf einen spezifischen Stimulus (S) erhöhen. Häufig sind Schlafstörungen, Drogen- oder Alkoholprobleme, somatische Erkrankungen, soziale Belastungen etc. Diese Parameter sollten unbedingt erfasst werden, da deren Behandlung oft weitreichende Verbesserungen für den Patienten mit sich bringen. Sollte man sie übersehen, greift die symptomorientierte Behandlung häufig zu kurz.

Stimulus (S) Als Stimulus bezeichnet man den spezifischen Auslösereiz, der das problematische Verhalten hervorruft. Es kann sich hierbei um situative Bedingungen wie z. B. das Betreten eines Fahrstuhls als Auslösesituation einer Panikattacke (= **externer Stimulus**), um einen kognitiven (internen) Stimulus wie z. B. den Gedanken an die Enge des Fahrstuhls (= **kognitiver Stimulus**) oder eine somatische Wahrnehmung wie Herzklopfen oder Schwitzen (= **somatischer Stimulus**) handeln. Auch **psychosoziale Stimuli** wie Streit mit dem Ehepartner oder Anspannung durch berufliche Überlastung am Arbeitsplatz können auslösende Situationen des Krankheitsverhaltens sein.

Organismusvariable (O) Hier werden situationsübergreifende Faktoren beschrieben, die das Verhalten steuern. Dazu zählen individuelle **organische Faktoren** sowie übergeordnete kognitive Schemata und Grundannahmen. Somit erscheint der historisch geprägte Begriff „Organismusvariable" heute etwas irreführend. Organische Faktoren können die Auslösung oder Aufrechterhaltung des Krankheitsverhaltens beeinflussen. Hierbei kann es sich um einen frühkindlichen Hirnschaden handeln, der das Verhaltensrepertoire in problematischen Situationen einschränkt, oder um die Neigung zu Tachykardien als Organismusvariable bei der Auslösung von Panikattacken. Stabile, d. h. situationsunabhängige, Erwartungen, Attributionen, **Normvorstellungen** oder übergeordnete **Lebenspläne** können ebenfalls das Auftreten des Krankheitsverhaltens (R) begünstigen.

Reaktion (R) Die Reaktion ist das auf den Stimulus folgende problematische Verhalten. Man kann eine kognitive, eine emotionale, eine physiologische und eine motorische Verhaltensebene beschreiben. Unter **kognitiver Reaktion** versteht man die meist automatisch ablaufenden Gedanken des Patienten z. B. während einer Panikattacke oder beim Ausüben eines Zwangsrituals. Auf der **emotionalen Ebene** werden die Gefühle beschrieben, die das problematische Verhalten begleiten (z. B. Todesangst, Scham, Wut etc.). Die **Verhaltensebene** stellt die beobachtbare Reaktion dar, d. h. das Verlassen eines Supermarkts während einer Panikattacke, das Handwaschritual des Zwangspatienten, aber auch das Vermeidungsverhalten des Panikpatienten, der keinen Laden mehr betritt, oder das Vermeidungsverhalten des sozialphobisch Kranken, der Situationen meidet, in denen er im Mittelpunkt der Aufmerksamkeit stehen könnte. Auf der **physiologischen Ebene** kommt es zu somatischen Begleiterscheinungen wie Tachykardie, Schwitzen, Schwindelgefühl, Diarrhöen, Muskelverspannung etc.

Konsequenzen (K) Man unterscheidet kurzfristige und langfristige Konsequenzen. Im Sinne des operanten Konditionierens sind v. a. die **kurzfristigen Konsequenzen** handlungssteuernd. Häufig zeigt sich in der Verhaltensanalyse, dass die kurzfristigen Konsequenzen des Krankheitsverhaltens für den Patienten durchaus positiv sind. Der Patient mit Panikattacken beendet seinen unangenehmen Angstzustand, indem er aus der angstauslösenden Situation flüchtet, d. h. Vermeidungsverhalten zeigt. Der Zwangspatient reduziert seine Spannung, indem er das Zwangsritual ausübt.

Die **langfristigen Konsequenzen** des problematischen Verhaltens sind für den Patienten i. d. R. negativ. So wird über das Vermeidungsverhalten die Angststörung mit Panikattacken aufrechterhalten, die Ausübung von Zwangsritualen perpetuiert die Zwangsstörung, interaktionelle Konflikte komplizieren das Krankheitsbild, sozialer Rückzug und Verstärkerverlust führen zu sekundärer Depressivität.

In aller Regel sind dysfunktionale Verhaltens- und Erlebensmuster relativ komplex und nur schwierig in das Konzept der SORK-Analyse zu pressen. Da andererseits dieses Modell den Therapeuten anhält, die wichtigsten Variablen konzeptuell zu klären, hält man insb. bei der Stellung von Therapieanträgen in Richtlinienverfahren daran fest. In der Praxis haben sich jedoch sog. „Kettenanalysen" als hilfreich erwiesen. Hier werden SORK-Analysen aneinandergereiht, um dem Patienten das Ineinandergreifen von dysfunktionalen Bewertungsprozessen, Verhaltensentwürfen, Verhaltensweisen und neuerlichen Bewertungsprozessen der jeweiligen Konsequenzen verständlich zu machen.

Funktionsanalyse

Die Funktionsanalyse beschreibt die Auswirkungen des Symptomverhaltens auf den Erkrankten selbst und auf sein direktes psychosoziales Umfeld. Die **intraindividuelle Funktion des pathologischen Verhaltens** wird vor dem Hintergrund seiner Werte, seiner Grundüberzeugungen, seines Selbstbildes und seiner Lebenspläne deutlich. Ein Patient, der unrealistische, unerfüllbare Leistungsanforderungen an sich stellt („Nur wenn ich 100-prozentige Leistung bringe, wird man mich schätzen"), kann sich möglicherweise vor dem Gefühl des Versagens schützen, indem er letztlich wenig Motivation zur Aufgabe seiner Symptomatik zeigt. Eine chronifizierte Angst oder andere psychische Störung kann ihm weiter als „Entschuldigung" dafür dienen, dass er seinen eigenen Ansprüchen nicht gerecht wird.

Die Analyse der **interaktionellen Funktion** gibt Aufschlüsse über krankheitsbedingte Veränderungen im psychosozialen Umfeld des Patienten, die das symptomatische Verhalten aufrechterhalten können. Patient und Therapeut werden deshalb analysieren, welche Auswirkungen die Psychopathologie auf Partnerschaft, Familie, Freundeskreis oder berufliches Umfeld ausübt. Die Analyse von Funktionalität nicht nur der Symptomatik, sondern des ganzen intrapsychischen und interpersonalen Funktionierens steht beim Ansatz der **„Plananalyse"** ganz im Vordergrund. Das Bestreben bei diesem Fallkonzeptionsansatz ist, einen Überblick über die bewussten und nicht bewussten Strategien eines Menschen zu gewinnen, bei denen in einer Mittel-Zweck-Hierarchie das konkrete Verhalten (die Mittel) ganz unten, allgemein menschliche Bedürfnisse (der Zweck) ganz oben stehen. Aus solchen Planhierarchien und den mit ihnen verbundenen Kognitionen und Emotionen wird dann ein Verständnis sowohl für therapierelevante Probleme des Patienten als auch für sein Beziehungsverhalten in der Therapie abgeleitet, um daraus therapeutisches Vorgehen zu entwickeln, das die inhaltliche und die Beziehungsebene gleichermaßen berücksichtigt. Merkmale der Plananalyse sind, dass der Fokus weniger auf einer Analyse einzelner Probleme als auf einer Gesamtsicht liegt, in der auch Stärken und Ressourcen von Patienten einen angemessenen Stellenwert haben. In individuellen Fallkonzeptionen können Elemente traditioneller SORK-Analyse, Plananalyse, aber auch systemische Überlegungen gut miteinander verbunden werden (Bartling et al. 1992; s. auch unten, „Fallkonzeptionsansätze).

Neben der Frage nach möglichen Defiziten ist die Frage nach den **Ressourcen** des Patienten ebenfalls von Bedeutung, da diese Fähigkeiten und Kompetenzen beim Aufbau von Alternativverhalten zum gestörten Verhalten genutzt werden können. Neuere Forschungsergebnisse zeigen, dass die Effekte therapeutischer Interventionen sehr stark davon abhängen, ob ein Patient dabei genügend in seinen Stärken gesehen und unterstützt wird.

Instrumente der Verhaltensdiagnostik

Zur Erstellung der Verhaltensanalyse können verschiedene Informationsquellen genutzt werden. Grundlage stellt die **Exploration** dar, in der die aktuelle Symptomatik, ihre lerngeschichtliche Entstehung sowie das psychosoziale Umfeld des Patienten erfragt werden. Dazu können Berichte anderer kommen. Wann immer möglich, ist die direkte **Beobachtung** des symptomatischen Verhaltens anzustreben. Bei Patienten mit Zwangsstörungen bspw. liefert die Beobachtung des Zwangsverhaltens – möglichst in der häuslichen Umgebung – wichtige Informationen. Ist eine direkte Beobachtung des symptomatischen Verhaltens nicht möglich, werden z. B. Videoaufnahmen als Informationsquelle herangezogen. Aber auch der Therapeut selber kann bei ihm ausgelöste Eindrücke, Gefühle und Verhaltenstendenzen diagnostisch nutzen.

Zur strukturierten Erfassung der Symptomatik wurden **Ratinginstrumente** und **strukturierte Interviews** entwickelt (➤ Kap. 2; ➤ Kap. 3). Erstere eignen sich auch zur Dokumentation des Therapieverlaufs. **Selbstbeobachtungsprotokolle** liefern umfassend und zeitökonomisch Informationen zum Problemverhalten. Der Patient protokolliert den Zeitpunkt, zu dem das symptomatische Verhalten auftritt, die auslösende Situation sowie die begleitenden Gedanken, Gefühle und physiologischen Reaktionen. Somit wird das symptomatische Verhalten auf allen relevanten Beobachtungsebenen erfasst. Neben der diagnostischen Funktion der Selbstbeobachtungsbögen wird dem Patienten bereits in der diagnostischen Phase vermittelt, dass seine aktive Mitarbeit gefordert ist, um zu einer Veränderung des symptomatischen Verhaltens zu gelangen. Des Weiteren liefern Selbstbeobachtungsbögen dem Patienten bereits erste Informationen zur Erstellung der Funktionsanalyse, indem er Zusammenhänge zwischen problematischem Verhalten und auslösenden Situationen herstellt.

Fallkonzeptionsansätze

Verschiedene Ansätze zum Erschließen von Fallkonzeptionen spiegeln die Entwicklung der KVT wider. Jeder dieser Ansätze hat seine besonderen Stärken. Traditionelle Verhaltensanalysen i. S. des SORK-Modells sind besonders geeignet, Zusammenhänge in der genauen zeitlichen Abfolge von Ereignissen zu erhellen, die ABC-Analyse (s. unten) arbeitet den Zusammenhang zwischen bewussten oder nicht bewussten Gedanken und Verhalten oder Emotionen scharf heraus, die Plananalyse hat ihre Stärken im Erarbeiten eines problemübergreifenden Überblicks vom konkreten Verhalten bis hin zu höchsten Motiven. Je nach Situation beim einzelnen Patienten empfiehlt sich ein flexibler Umgang mit den Methoden, um deren Stärken zu nutzen.

Resümee

Verhaltenstherapeutisches Vorgehen setzt eine detaillierte individuelle Problemanalyse voraus, die sowohl die Symptomebene als auch die aufrechterhaltenden Faktoren des krankhaften Verhaltens einbezieht. Die Verhaltensanalyse analysiert das problematische Verhalten auf der Ebene der Lerngeschichte und der Symptomebene sowie als funktionale Bedingungsanalyse. Bei der daraus abgeleiteten Fallkonzeption können sich diese unterschiedlichen Ansätze gegenseitig ergänzen.

Im Rahmen der Lern- und Entwicklungsgeschichte des problematischen Verhaltens wird erarbeitet, welche Modelle dem Patienten für Verhaltensmuster zur Verfügung standen und welche Verhaltensweisen i. S. des operanten Konditionierens positiv bzw. negativ verstärkt wurden. In der dritten Welle der Verhaltenstherapie wurden innovative Techniken zur Integration der Lerngeschichte in das Fallkonzept entwickelt.

In der Verhaltensanalyse auf Symptomebene werden nach dem S-O-R-K-Schema die Stimuli, die das Krankheitsverhalten auslösen, identifiziert und die biologischen Determinanten sowie die verhaltensrelevanten kognitiven Einflüsse, das Krankheitsverhalten selbst sowie die Konsequenzen des Krankheitsverhaltens als hypothetisches Bedingungsmodell dargestellt.

Die Funktionsanalyse beschreibt die Funktion des Symptomverhaltens für den Erkrankten selbst (z. B. Erhalt des Selbstbildes) und die Interaktion mit seinem direkten psychosozialen Umfeld (Partnerschaft, Familie, berufliches Umfeld etc.). Bei der Analyse weiterer aufrechterhaltender Faktoren des symptomatischen Verhaltens wird berücksichtigt, wie der Patient mit dem problematischen Verhalten umgegangen ist, wobei Defizite und Ressourcen des Patienten analysiert und für weitere therapeutische Interventionen berücksichtigt werden.

Instrumente der Verhaltensdiagnostik sind die Exploration des Patienten und seiner Bezugspersonen sowie die direkte Beobachtung des symptomatischen Verhaltens, weiterhin der Einsatz von Selbst- und Fremdbeurteilungsverfahren sowie Selbstbeobachtungsprotokollen.

6.2.4 Verhaltenstherapeutische Methoden und Techniken

Die Verhaltenstherapie hat eine Vielzahl von therapeutischen Techniken entwickelt, die an dieser Stelle nicht alle dargestellt werden können (detaillierte Übersicht bei Linden und Hautzinger 1996; Margraf 2000). Von den therapeutischen Techniken abgegrenzt werden therapeutische Methoden. Eine Methode ist die Beschreibung einer therapeutischen Vorgehensweise als Zusammenstellung von Techniken auf der Grundlage einer Theorie der Entstehung und Aufrechterhaltung einer oder mehrerer Krankheiten.

Im Folgenden werden die wichtigsten therapeutischen Techniken der KVT in dieser Reihenfolge vorgestellt:

- Techniken der Reizkonfrontation wie die systematische Desensibilisierung sowie Expositionsverfahren
- Techniken zum Auf- oder Abbau von Verhalten (z. B. operante Verfahren)
- Techniken zum Aufbau von Kompetenzen (Skills Training)
- Kognitive und metakognitive Techniken
- Techniken aus anderen Therapieschulen und aus nicht psychotherapeutischen Traditionen (z. B. Achtsamkeit)

Die modulare Psychotherapie (Bohus et al. 2013) bietet darüber hinaus eine didaktisch wertvolle Gliederung der psychotherapeutischen Techniken:

1. Die **allgemeinen Basiskompetenzen** umfassen das Repertoire der Psychotherapie, wie es mehr oder minder in jedem psychotherapeutischen Prozess zur Entfaltung kommt. Diese Basiskompetenzen stellen sozusagen die Grundlagen, also die „Gestalt“, der Psychotherapie dar, auf deren Boden die jeweiligen Interventionen gezielt zum Einsatz kommen. Ohne dieses Repertoire ist kein psychotherapeutischer Prozess möglich, andererseits sind diese Kompetenzen nicht ausreichend, um gewünschte Veränderungsprozesse in die Wege zu leiten. Es handelt sich also um notwendige, aber nicht hinreichende Kompetenzen: therapeutische Haltung, Beziehungsgestaltung, Selbstbeobachtung und Selbstreflexion. Gestaltung des Settings. Diagnostik. Fokuswahl und Behandlungsplanung, Motivationsaufbau, Teamkonsultation und Supervision.
2. Die **allgemeinen Interventionen** gelten als das grundlegende „Werkzeug“ der Psychotherapie. Die entsprechenden Interventionen greifen in distinkte neuromentale Prozesse wie etwa „Gedächtnis“, „Aufmerksamkeit“, „soziale Kognition“, Motivation“ etc. ein und führen dort zu gezielten funktionellen und – mittlerweile auch nachgewiesenen – strukturellen Veränderungen. Die Allgemeinen Interventionen gliedern sich in:
   a. Veränderungsorientierte Interventionen
   b. Akzeptanzbasierte Interventionen
   c. Utilisierungsbasierte Interventionen

   d. Gruppenbasierte Interventionen
   e. Paarbasierte Interventionen
   f. Beratungsbasierte Interventionen
3. **Störungsorientierte Interventionen** umfassen Strategien und Techniken, die für die Behandlung einer spezifischen Störung notwendig sind, aber nicht in den allgemeinen Interventionen gelehrt werden. Zum Beispiel ist *motivational interviewing* integraler Bestandteil jeder Suchtbehandlung, genauso wie die Vermittlung von *anti-craving skills* oder evtl. *cue exposure.* Hingegen erfordert die Behandlung der Anorexie störungsorientierte Kompetenz in der Vermittlung von Essprotokollen, eine besondere Strategie in der Beziehungsgestaltung, in der Arbeit mit Körperschemastörungen und im Umgang mit überkontrollierten restriktiven Emotionen.

Techniken der Reizkonfrontation

Diese Techniken greifen gezielt in automatisierte Reiz-Reaktions-Muster der Patienten ein und versuchen, durch experimentell induzierte, emotionale Neuerfahrung inhibitorische neuronale Verknüpfungen zu aktivieren.

Dieser Gruppe von Techniken ist gemeinsam, dass zum Abbau von Angst, pathologischem (meist Meidungs-)Verhalten und damit verbundenen Kognitionen die wiederholte Konfrontation mit dem auslösenden Stimulus unter Vermeidung automatisierter Reaktionsmuster erfolgt. Reizkonfrontationsverfahren werden v. a. bei der Behandlung von Angst-, posttraumatischen Belastungs-, Ess- und Zwangsstörungen eingesetzt.

Systematische Desensibilisierung

Ausgehend von tierexperimentellen Beobachtungen, dass ängstliche Anspannung durch angstantagonisierende Situationen (z. B. Füttern) reduziert werden kann (konditionierte Hemmung), übertrug Wolpe in den 1950er-Jahren das Prinzip der **„reziproken Hemmung"** auf menschliches Verhalten.

Das Prinzip der reziproken Hemmung geht davon aus, dass Angst und Entspannung inkompatible Zustände sind. Wenn in der Übungssituation eine angstauslösende Situation imaginiert wird, könne die entstehende Angst durch gleichzeitige Entspannungsübungen antagonisiert werden, bis das Erleben der angstauslösenden Situation *in sensu* und damit später auch *in vivo* weitgehend angstfrei erfolgen kann.

Die systematische Desensibilisierung enthält drei Kernelemente:

- Der Patient erstellt zusammen mit dem Therapeuten eine Hierarchie der angstauslösenden Situationen.
- Er erlernt als angstantagonisierendes Verhalten die progressive Muskelrelaxation.
- Dem Patienten werden während der Relaxation die angstauslösenden Situationen graduiert dargeboten.

Die systematische Desensibilisierung strebt im Gegensatz zu anderen Reizkonfrontationsverfahren, bei denen gezielt Angst und anschließende Habituation induziert werden, ein von Beginn an angstfreies Erleben der problematischen Situation an. Die bisher angstauslösenden Situationen werden graduiert *in sensu* imaginiert und später in vivo erlebt, während der Patient sich durch die progressive Muskelrelaxation in einem Zustand der Entspannung befindet. Nach dem Prinzip der reziproken Hemmung sollten damit die kritischen Situationen ihren angstauslösenden Charakter verlieren, da Angst und Entspannung inkompatible Zustände darstellen. Graduierte Darbietung bedeutet daher, dass erst dann zu einer in der Hierarchie der angstauslösenden Situationen schwierigeren Situation übergegangen wird, wenn der vorherige Stimulus gänzlich angstfrei imaginiert bzw. erlebt werden kann.

Obwohl die Wirksamkeit der systematischen Desensibilisierung in einer Vielzahl von kontrollierten Studien, v. a. bei spezifischen Phobien (z. B. Prüfungsängsten), nachgewiesen werden konnte, wird die Bedeutung der reziproken Hemmung als Wirkfaktor dieser Behandlungstechnik kontrovers diskutiert. Verschiedene Untersuchungen konnten zeigen, dass weder die Entspannung noch das graduierte Vorgehen unabdingbare Voraussetzungen für eine erfolgreiche Angstreduktion darstellen, sodass **alternative lerntheoretische Erklärungsmodelle** wie z. B. Habituation oder kognitive Prozesse als alternative Wirkprinzipien vorgeschlagen wurden. Die systematische Desensibilisierung war in der Anfangszeit der Verhaltenstherapie das einflussreichste Behandlungsverfahren. In den letzten Jahren gewannen allerdings andere Techniken der Reizkonfrontation größere Bedeutung für die klinische Praxis.

Graduierte Reizkonfrontation mit Reaktionsverhinderung

Unter **Exposition** versteht man verhaltenstherapeutische Verfahren, bei denen Patienten sich den aversiven Reizen mit der damit verbundenen Angst direkt aussetzen. Dies kann **graduiert** oder **massiv** i. S. von **Flooding** (Reizüberflutung, s. unten) geschehen. Die zweite Komponente dieses Behandlungsverfahrens besteht in der **Reaktionsverhinderung.** Bei der Behandlung von Angsterkrankungen bedeutet Reaktionsverhinderung, dass das übliche Vermeidungsverhalten nicht mehr durchgeführt wird. Bei Zwangserkrankungen bedeutet es, dass nach Reizkonfrontation das Zwangsritual nicht mehr ausgeführt wird. Bei Agoraphobien bedeutet es, dass die angstauslösende Situationen (z. B. Warten in einer Kassenschlange) nicht verlassen wird, bis die Angst nachgelassen hat. Reizkonfrontation und Reaktionsverhinderung stellen eine funktionelle Einheit dar. Für den Begriff der Reaktionsverhinderung wurde auch die Bezeichnung **Reaktionsmanagement** vorgeschlagen (Hand 1973), da nicht sämtliche Reaktionen, sondern nur das Zwangsritual bzw. das Vermeidungsverhalten verhindert werden, die emotionale und physiologische Reaktion nach Reizkonfrontation jedoch gefördert bzw. explizit induziert werden soll. Es geht also bei dieser Behandlungstechnik auch um die erfolgreiche Bewältigung ausgelöster Emotionen, Kognitionen und physiologischer Reaktionen sowie um den Aufbau von Alternativverhalten, sodass der Begriff Reaktionsmanagement zutreffender ist.

Vorbereitend erfolgen bei der häufiger angewandten graduierten Exposition eine detaillierte, operationalisierte **Zielanalyse** und die **Schweregrad-Hierarchisierung** der Situationen, die das Symptomverhalten bisher auslösen. Hierbei werden typische reaktionsauslösende Situationen auf einer Skala von 0 (= keine Reaktionsauslösung) bis 100 (= maximale Reaktionsauslösung) eingeordnet. Beispiele für das Aufstellen einer Angsthierarchie finden sich in ➤ Kap. 12.

Nach Erstellung einer Hierarchie wird sich der Patient entweder **therapeutenbegleitet oder im Selbstmanagement** graduiert mit den Situationen konfrontieren, die das problematische Verhalten auslösen (➤ Kap. 12; ➤ Kap. 13). Bei der Exposition mit einem Stimulus, den sich der Patient zu Beginn der Behandlung zutraut, soll er sein bisheriges Vermeidungsverhalten aufgeben und bewusst die Anspannung und Angst zulassen, die nach Konfrontation mit der reaktionsauslösenden Situation auftritt. Er macht dabei allerdings die Erfahrung, dass die Anspannung oder Angst nicht unendlich ansteigt, sondern dass es sich bei andauernder Reizkonfrontation um eine **„physiologisch erschöpfliche Reaktion"** handelt, die nach einiger Zeit, etwa 20–30 min, von allein wieder abfällt.

Bei wiederholter Exposition wird die Anspannung und Angst immer geringer ansteigen, bis die Situation problemlos bewältigt werden kann (Habituation; ➤ Abb. 13.6). Der Patient macht dadurch die Erfahrung, dass die Befürchtungen, die er an die jeweilige Situation geknüpft hat, übertrieben waren und die Bewältigung der Situation „nicht so schlimm wie befürchtet" war. Diese konkrete Erfahrung und das Erleben der Habituation von Angst und Anspannung in der konkreten Situation stellen die Kernelemente des Expositionstrainings mit Reaktionsmanagement dar. Bei der graduierten Exposition wird nach Bewältigung einer konkreten Situation zur nächstschwierigeren Situation übergegangen. Wichtig für die Wirkung ist, dass Angst in keiner Weise (auch nicht kognitiv z. B. durch Ablenkung) vermieden wird.

Eigene Untersuchungen an Patienten mit Zwangsstörungen konnten zeigen, dass das Ausmaß der emotionalen Aktivierung während der Expositionsübung mit dem späteren Behandlungserfolg korreliert. Bei der Expositionsübung ist deshalb darauf zu achten, dass der Patient sich **emotional exponiert** und nicht „kognitiv und emotional meidet". Während der Expositionsübung können sich Angstpatienten z. B. dadurch beruhigen, dass sie ein Anxiolytikum heimlich mit sich führen, um es bei Bedarf einzunehmen, oder dass sie sich durch Reden o. Ä. von der angstauslösenden Situation ablenken. Patienten mit Zwangsstörungen können eine emotionale, physiologische und kognitive Auseinandersetzung mit der zwangauslösenden Situation dadurch vermeiden, dass sie sich vorstellen, nach erfolgter Expositionsübung ihr Zwangsritual heimlich auszuführen.

Weiterhin muss darauf geachtet werden, dass die Expositionsübung lange genug erfolgt. Bricht der Patient die Exposition in der gefürchteten Situation ab, ohne eine ausreichende Spannungs- oder Angstreduktion erlebt zu haben, bestätigt er seine bisherige Meinung, dass nur Flucht den unangenehmen Spannungszustand reduzieren kann.

Die graduierte Exposition mit Reaktionsmanagement hat sich v. a. bei der **Behandlung von Angst- und Zwangsstörungen** durchgesetzt und kann als das entscheidend wirksame Behandlungselement angesehen werden. Die Expositionsübungen sollten nur initial therapeutenbegleitet durchgeführt werden, damit der Patient die Reizkonfrontation so früh wie möglich im Selbstmanagement erlernt. Der Patient erwirbt so aktive Bewältigungsstrategien, wie er mit angst- oder zwangauslösenden Situationen umgeht, sodass er die in der Therapie gelernte Technik auf alle Lebensbereiche übertragen kann.

Unter **Flooding** (Reizüberflutung) versteht man im Gegensatz zur graduierten Exposition eine unmittelbare In-sensu- oder In-vivo-Konfrontation des Patienten mit der bisher am stärksten gefürchteten Situation. In der Regel erfolgt dies *in vivo*. Nach ausführlicher Information über das Verfahren konfrontiert sich der Patient so lange mit der angstauslösenden Situation, bis es zu einer Abnahme emotionaler, physiologischer und kognitiver Erregung kommt. Meist ist eine mehrmalige Konfrontation mit der gefürchteten Situation notwendig, um einen dauerhaften Behandlungserfolg zu erzielen. Wenn der maximale Stressor erfolgreich bewältigt werden kann, sind weniger gefürchtete Situationen i. d. R. ebenfalls zu bewältigen. Der Patient kann das Prinzip der Exposition auf weitere Situationen übertragen.

EBM

Die Wirksamkeit der Expositionsverfahren bei Panikstörungen mit Agoraphobie, PTBS und Zwangsstörungen gehört zu den am besten dokumentierten Befunden der Psychotherapieforschung (Evidenzstufe Ia: Bisson et al. 2013; Gava et al. 2007; Furukawa et al. 2007: Hunot et al. 2007; Cochrane-Reviews).

Die Behandlungsmethode des *Flooding* wird in erster Linie bei der **Behandlung isolierter Phobien** (z. B. Spinnenphobie, Flugangst etc.) angewandt. Bei komplexeren Störungsbildern wie der Zwangsstörung sowie bei komplexeren Angststörungen wird i. d. R. die graduierte Exposition eingesetzt. Das *Flooding* setzt eine ausführliche vorherige Information, eine starke Motivation und eine gute, dem Patienten Sicherheit vermittelnde Therapeut-Patient-Beziehung voraus. Vorteil ist der potenziell rasche Erfolg, Nachteil ein möglicher Therapieabbruch bei doch zu starker, nicht tolerabler Angst, z. B. bei der *In-sensu*-Expositionsbehandlung einer PTBS nach einer Vergewaltigung oder einem Unfallereignis.

Resümee

Bei den Techniken der Reizkonfrontation unterscheidet man die systematische Desensibilisierung, die graduierte Reizkonfrontation mit Reaktionsverhinderung und das *Flooding*. Die systematische Desensibilisierung geht von der Grundannahme aus, dass Angst und Entspannung inkompatible Zustände sind, die nicht nebeneinander aufrechterhalten werden können („reziproke Hemmung"). Der Patient erstellt zunächst zusammen mit dem Therapeuten eine Hierarchie der angstauslösenden Situationen, erlernt dann als angstantagonisierendes Verhalten die progressive Muskelrelaxation. Die graduierte Darbietung der angstauslösenden Situationen mit gleichzeitiger Entspannung stellt das dritte Behandlungselement dar. Die angstauslösenden Situationen werden graduiert *in sensu* und später auch *in vivo* durchlaufen.

Im Gegensatz zur systematischen Desensibilisierung induzieren andere Verfahren der Reizkonfrontation Angst und Anspannung und anschließende Habituation. Unter Exposition versteht man verhaltenstherapeutische Verfahren, bei denen Patienten sich den aversiven Reizen oder der gefürchteten Situation und der daran gekoppelten Angst direkt aussetzen. Die zweite Komponente dieses Behandlungsverfahrens besteht in der Reaktionsverhinderung, d. h., dass das problematische Verhalten nach Reizkonfrontation nicht mehr ausgeführt wird. Ein möglicherweise zutreffenderer Begriff ist das Reaktionsmanagement, da nicht die gesamte Reaktion verhindert wird, sondern im Gegenteil die Emotionen sogar zugelassen werden sollen. Reizkonfrontation und Reaktionsmanagement stellen eine funktionelle Einheit dar. Der Patient gibt damit sein Vermeidungsverhalten auf und lässt bewusst die Anspannung und Angst zu, die nach Konfrontation mit der reaktionsauslösenden Situation auftreten. Er macht dabei die Erfahrung, dass Angst und Anspannung nicht unendlich ansteigen, sodass es sich um eine „physiologisch erschöpfliche Reaktion" handelt, die sich auch ohne Vermeidungsverhalten reduziert. Bei wiederholter Exposition wird die Anspannung immer geringer ansteigen, bis die Situation problemlos bewältigt werden kann (Habituation). Die Exposition kann graduiert oder i. S. eines *Floodings* massiert (Reizüberflutung) geschehen.

Wieweit die Wirkung von Expositionstechniken wirklich auf Habituation zurückzuführen ist, wird heute durchaus auch kritisch diskutiert.

Operante Techniken

Hierbei handelt es sich um eine Gruppe von Therapietechniken, die durch **gezielte Manipulation der Verhaltenskonsequenzen** zu einer Veränderung und anschließenden Stabilisierung von Verhalten führt. Eine Trennung in Reizkonfrontationsverfahren und operante Verfahren wird lediglich aus didaktischen und systematischen Gründen vorgenommen, da bei vielen verhaltenstherapeutischen Techniken beide Wirkprinzipien gleichzeitig zum Tragen kommen, d. h., auch bei Verfahren der Reizkonfrontation modifiziert der Patient mit Panikattacken sein Verhalten nicht nur durch die Habituation, sondern auch durch die Konsequenzen, welche die erfolgreiche Bewältigung der angstauslösenden Situation für sein weiteres Verhalten hat.

Operante Methoden kommen in erster Linie dann zur Anwendung, wenn ein erwünschtes Zielverhalten beim Patienten nicht bzw. nur ungenügend ausgeprägt ist. Generell kann man Methoden zum Aufbau und zur Aufrechterhaltung von Verhalten und Methoden zum Abbau von Verhalten unterscheiden.

Methoden zum Aufbau von Verhalten

Als **negative Verstärkung** bezeichnet man ein Vorgehen, bei dem eine vom Patienten negativ erlebte Situation beendet wird, sobald es ihm gelingt, das angestrebte Verhalten auszuführen. Ein Beispiel ist die Beendigung eigener aversiver emotionaler Zustände durch das Erlernen einer neuen Verhaltensfertigkeit, die beim Bewältigen schwieriger Situationen hilft. Wenn es bspw. gelingt, trotz erlebter Angst und Unsicherheit ein schwieriges Gespräch mit dem Vorgesetzten zu einem erfolgreichen Ende zu bringen, dann führt das dabei nachlassende Gefühl der Angst zu einer Verstärkung der erfolgreichen Gesprächsstrategie. Diesen Umstand kann man sich therapeutisch zunutze machen, indem man diese Zusammenhänge (Nachlassen der Angst durch erfolgreiche Bewältigung statt wie sonst durch Vermeidung) dem Patienten vor Augen führt.

Die **positive Verstärkung** ist das Standardprozedere zum Aufbau erwünschten Verhaltens. Als positiver Verstärker können sowohl die Reaktion der Umgebung (z. B. von Bezugspersonen) als auch Verhaltensweisen und Kognitionen des Individuums selbst dienen. Um wirksam zu sein, sollte der positive Verstärker unmittelbar nach dem Auftreten des Zielverhaltens wirksam werden, damit der Zusammenhang zwischen Verhalten und Konsequenz transparent ist. Zudem ist es manchmal wichtig, sich klar zu machen, dass Belohnung und positiver Verstärker sehr unterschiedliche Dinge sind. Nicht jedes angenehme Ereignis, das auf ein Verhalten folgt, stimmt mit den inneren Werten, Selbstkonzepten und Plänen des Patienten überein. Nur wenn die jeweiligen Konsequenzen tatsächlich zu einer Zunahme erwünschten Verhaltens führen, spricht man von einem positiven Verstärker.

Zunächst sollte zum Aufbau des angestrebten Verhaltens die positive Verstärkung kontinuierlich erfolgen. Um das Verhalten zu stabilisieren, kann dann zur intermittierenden Verstärkung übergegangen werden. Die Wirksamkeit ist sowohl im Alltagsleben als auch für therapeutische Interventionen unbestritten. Bei diesen Techniken handelt es sich um Therapieelemente, die i. d. R. in komplexere Therapieprogramme eingebaut sind. Die Indikation ist sehr breit und reicht von intelligenzgeminderten Patienten und Kindern über Patienten mit Schizophrenie bis hin zur Behandlung von Patienten mit Borderline-Störung oder chronischer Depression. Spezielle Techniken positiver Verstärkung stellen *Shaping, Chaining, Fading* und *Prompting* dar:

Shaping („Ausformung") Unter *Shaping* versteht man die **schrittweise Ausformung eines Verhaltens,** das primär noch nicht im Verhaltensrepertoire des Individuums vorhanden war. Zunächst werden zufällig auftretende Verhaltensweisen verstärkt, die annäherungsweise Elemente des späteren Zielverhaltens aufweisen. Im weiteren Verlauf werden die Verhaltensweisen, die weitere Annäherungen an das Zielverhalten zeigen, diskriminativ verstärkt, bis letztlich das gewünschte Zielverhalten erreicht wird (z. B. soziale Phobie: Gesprächsübung mit Therapeut, Mitpatient, in der Gruppe, mit unbekannten Klinikmitarbeitern, Ansprechen Fremder auf der Straße zur Erfragung eines Weges bis zum freien Vortrag). Um *Shaping* effektiv einzusetzen, wird das Zielverhalten genau festgelegt, und auch diejenigen Verhaltensweisen werden definiert, die Ähnlichkeit mit dem Zielverhalten aufweisen und ebenfalls verstärkt werden sollen.

Chaining („Verkettung") Dem *Chaining* liegt die Vorstellung zugrunde, dass komplexes menschliches Verhalten **„verkettet"** auftritt und in einzelne kleinere „Kettenglieder" zerlegt werden kann. Da natürlicherweise meist erst das **letzte Element** der Kette (das Zielverhalten) verstärkt wird, wird beim *Chaining* mit diesem Zielverhalten begonnen. Dann wird die Verhaltenskette „von hinten nach vorn" ausgestaltet. Als Beispiel sei der Aufbau einer unproblematischen Feierabendgestaltung eines Alkoholkranken genannt, der bisher regelhaft nach Dienstschluss in einer festen Verhaltensabfolge seine Stammkneipe aufsuchte und sich dort betrank. Zunächst einmal wird der Patient nur dafür verstärkt, dass er am Ende eines Abends abstinent geblieben ist, indem er nicht, wie sonst üblich, in die Kneipe gegangen ist. Dann werden weitere Schritte verstärkt, die nötig sind, um dieses Ziel regelmäßig zu erreichen: z. B. Aufbau neuer Sozialkontakte, Finden von Hobbys oder regelmäßiges Abendessen.

Fading („Verblassen") Beim *Fading* werden unmittelbare Verstärkung und Hilfen **schrittweise ausgeblendet.** Zum Erlernen komplexer Verhaltensweisen werden zunächst auf verschiedenen Ebenen Hilfestellungen angeboten, die mit therapeutischem Fortschritt schrittweise verringert werden. Selbstständiges Handeln wird positiv verstärkt, bis der Patient das angestrebte Zielverhalten schließlich eigenständig durchführen kann. So lernt der Patient z. B. zusammen mit dem Therapeuten beim Einkauf in einem Laden durch Modell-Lernen und operantes Verstärken selbstsicheres Verhalten. In einem nächsten Schritt wird der Therapeut vor dem Laden warten und die Selbstsicherheitsübungen, die der Patient im Laden eigenständig durchgeführt hat, anschließend besprechen, bis er das selbstsichere Verhalten selbstständig ohne Hilfe des Therapeuten durchführen kann. Ähnliches gilt etwa für den Aufbau adäquater Freizeit-/Wochenendaktivitäten bei bisher chronischer psychischer Erkrankung.

Prompting („Soufflieren") Unter *Prompting* versteht man verbale oder verhaltensbezogene **Hilfestellungen,** welche die Aufmerksamkeit des Patienten auf das gewünschte Verhalten fokussieren sollen. Es handelt sich um eine direkte Hilfestellung, bei der das erwünschte Verhalten vom Therapeuten etwa im Rollenspiel demonstriert wird und eindeutige Instruktionen erteilt werden. Voraussetzungen sind das Zerlegen komplexer Verhaltensmuster in kleine Teilschritte und die konsequente Unterstützung durch den Therapeuten bei der Ausführung der einzelnen Schritte wie Vormachen, Hinweisen, Wiederholen-Lassen, Loben etc. bis hin zu komplexem Zielverhalten.

Methoden zum Abbau von Verhalten

Bei einzelnen Problemverhaltensweisen wie aggressiven, delinquenten oder auf extreme Zuwendung zielenden Symptomen erscheint es therapeutisch notwendig, die störenden Verhaltensweisen zu reduzieren bzw. ganz abzubauen. Da im therapeutischen Rahmen die direkte Anwendung von aversiven Reizen („direkte Bestrafung") keine Anwendung finden sollte, werden nur die Methoden zum Abbau von Verhalten dargestellt, die therapeutisch angewandt werden können.

Löschung Wenn eine positive Konsequenz, die bisher regelhaft auf ein problematisches Verhalten folgte, konsequent beendet und durch neutrale Konsequenzen ersetzt wird, kommt es meist zu einer Reduktion der Auftretenshäufigkeit dieses Verhaltens. Ein Borderline-Patient, der i. S. des operanten Konditionierens gelernt hat, die Zuwendung von Bezugspersonen über selbstschädigendes Verhalten zu erlangen, soll die Erfahrung machen, dass das therapeutische Team auf selbstschädigendes Verhalten nicht mit besorgter Zuwendung reagiert (Löschung). Gleichzeitig werden adäquatere Verhaltensweisen der Kommunikationsaufnahme positiv verstärkt. Man sollte jedoch daran denken, dass diese (erwünschte) Veränderung des Verhaltens häufig mit einer kurzfristigen, d. h. vorübergehenden, Zunahme des dysfunktionalen Verhaltens *(behavioral burst)* einhergeht. Strategiewechsel in dieser Phase können zu intermittierenden Verstärkern werden (s. oben), und daher die Veränderung unerwünschten Verhaltens deutlich erschweren.

Time-out (Auszeit) Beim Verfahren des *Time-out* erfolgt auf das problematische Verhalten nicht nur eine neutrale Konsequenz, sondern potenzielle Verstärker des Verhaltens werden vollständig entfernt. Dies kann für den Umgang mit z. B. selbstschädigendem Verhalten eines Borderline-Patienten bedeuten, dass er sich nach autoaggressiven Handlungen für 2 h in sein Zimmer zurückziehen muss, um allein eine Verhaltensanalyse durchzuführen, oder bei wiederholtem Problemverhalten therapeutische Gespräche für eine Woche ausgesetzt werden. Es versteht sich von selbst, dass die Technik des *Time-out* vorher mit dem Patienten besprochen werden muss und dass er in dieses Verfahren einwilligt.

Zudem sollte man berücksichtigen, dass sämtliche aversiven verhaltenstherapeutischen Interventionen die therapeutische Beziehung belasten. Gerade Patienten mit geringem Selbstwert haben häufig Schwierigkeiten, zwischen Kritik an dysfunktionalem Verhalten und Kritik an der je eigenen Person zu differenzieren!

Verfahren des komplexen Kontingenzmanagements

Unter Kontingenzmanagement versteht man die systematische Anwendung operanter Strategien, die eingesetzt werden, um komplexe angestrebte Verhaltensmuster aufzubauen. Techniken des Kontingenzmanagements sind der Einsatz von Münzverstärkungssystemen (früher: *token economy)* oder Verhaltensverträgen *(contract management).* Sie erfordern eine individuelle Planung und konsequente Einhaltung der vereinbarten Regelungen durch alle Beteiligten.

Münzverstärkung (Token Economy) Unter Münzverstärkung versteht man die systematische Verabreichung von Verstärkern in Kontingenz für das erwünschte Verhalten. *Tokens* sind Objekte mit Tauschwert (z. B. Münzen). Diese werden unmittelbar nach Zeigen des erwünschten Verhaltens ausgegeben. Sie können vom Patienten zum Erwerb verschiedener Dinge genutzt werden und besitzen so den Charakter eines generalisierten konditionierten Verstärkers. Ein Vorteil von *tokens* ist, dass kaum eine Gefahr der Sättigung besteht. *Token Economies* wurden für Patienten mit schweren Verhaltensdefiziten in geschlossenen Einrichtungen entwickelt, um sie zu Aktivitäten zu motivieren, die ihnen ein selbstständigeres Dasein ermöglichen sollten.

Kontingenzverträge (Contract Management) Unter Kontingenzverträgen *(Contract Management)* versteht man zwischen Therapeut und Patient geschlossene „vertragliche" Vereinbarungen. Bei der Formulierung des Kontingenzvertrages sollte zunächst das Zielverhalten (z. B. Aufbau von angemessenem interpersonellem Verhalten) festgelegt und in einer für den Patienten verständlichen Sprache formuliert werden („Ziel dieses Vertrages ist, dass Herr Meyer rücksichtsvoll mit Mitpatienten und Personal umgeht"). Dann werden die Verstärker vereinbart (z. B. begleiteter Ausgang). Dabei sollten die Wünsche des Patienten berücksichtigt werden. Schließlich wird festgelegt, welche Rolle der Patient und welche Rolle der Therapeut bei der Erreichung des Ziels haben. Kontingenzverträge wurden in verschiedenen Bereichen (z. B. Akutpsychiatrie, aber auch Alkoholismus, Partnerprobleme, Essstörungen etc.) angewandt.

Aufbau von werteorientiertem Verhalten

Den bisher beschriebenen Techniken ist gemeinsam, dass sie alle auf Zielverhalten hinwirken, das auf dem Boden von Verhaltensdefiziten definiert wird. Bei der Festlegung dieses Zielverhaltens kann es hilfreich sein, neben den beobachteten Verhaltensdefiziten auch die Werte des Patienten zu berücksichtigen. Werte werden im Laufe des Lebens durch multiple biografische und soziale Einflüsse geprägt. Sie ändern sich nur langsam und spielen in der Auswahl und Ausrichtung von individuellen Zielen und Präferenzen, in der Motivation und in der Sinngebung eine bedeutende Rolle (Bardi et al. 1997; Vecchione et al. 2011). Werte dienen damit einer übergeordneten Verhaltensorientierung. Bei der Berücksichtigung von Werten in der Therapieplanung wird also nicht nur nach konkreten, erreichbaren Zielen gefragt. Vielmehr wird auch die durch die Werte bestimmte grobe Richtung berücksichtigt, die der Patient seinem Leben geben will (Hayes et al. 2001). Das ist wichtig, weil werteorientiertes Verhalten leichter beibehalten werden kann, auch wenn dieses Verhalten nicht unmittelbar belohnt wird. Techniken zum werteorientierten Verhaltensaufbau spielen bspw. in der *behavioral activation* zur Behandlung von Depressionen eine große Rolle (Martell et al. 2010).

Resümee

Bei den operanten Methoden handelt es sich um Therapieverfahren, die durch gezielte Veränderung von Konsequenzen durch den Therapeuten zu einer Modifikation und Stabilisierung von Verhalten des Patienten beitragen. Operante Methoden kommen in erster Linie dann zur Anwendung, wenn ein erwünschtes Zielverhalten beim Patienten nicht bzw. nur ungenügend ausgeprägt ist.

Gemeinsamer Nenner zum Aufbau erwünschten Verhaltens stellt die positive Verstärkung dar. Als positiver Verstärker können sowohl die Reaktion der Umgebung als auch Verhaltensweisen und Kognitionen des Individuums selbst dienen. Spezielle Techniken positiver Verstärkung stellen *Shaping, Chaining, Fading* und *Prompting* dar.

Bei einzelnen Problemverhaltensweisen wie aggressivem oder delinquentem Verhalten erscheint es therapeutisch notwendig, die störenden Verhaltensweisen zu reduzieren bzw. ganz abzubauen. Methoden zum Abbau von Verhalten finden hier ihre Anwendung. Wenn eine positive Konsequenz, die auf ein problematisches Verhalten auftritt, konsequent entfernt und durch neutrale Konsequenzen ersetzt wird, kommt es zu einer Reduktion der zukünftigen Auftretenshäufigkeit dieses Verhaltens bzw. zur Aufgabe des symptomatischen Verhaltens i. S. einer Löschung. Beim Verfahren des *Time-out* erfolgt auf das problematische Verhalten nicht nur eine neutrale Konsequenz; vielmehr werden potenzielle Verstärker des Verhaltens vollständig entfernt.

Unter Kontingenzmanagement versteht man die systematische Anwendung operanter Strategien, die mit dem Ziel des Aufbaus erwünschter Verhaltensmuster eingesetzt werden. Die Technik der Münzverstärkung *(Token Economy)* sieht die systematische Verabreichung von Verstärkern in Kontingenz zum erwünschten Verhalten vor. *Tokens* sind Objekte mit Tauschwert. Ihre Wirkung ist relativ unabhängig vom motivationalen Zustand des Patienten. Unter Kontingenzverträgen *(Contract Management)* versteht man zwischen Therapeut und Patient geschlossene vertragliche „Vereinbarungen", in denen problematische Verhaltensweisen des Patienten, Therapieziele, Aufgaben des Therapeuten und Aufgaben des Patienten benannt werden.

Beim Verhaltensaufbau kann es hilfreich sein, neben den konkreten Zielen auch die zugehörigen **Werte** des Patienten zu berücksichtigen. Denn ein Verhalten, das mit den Werten des Betroffenen übereinstimmt, ist leichter beizubehalten, wenn es nicht unmittelbar belohnt wird oder möglicherweise auch unangenehme Konsequenzen hat.

Modell-Lernen

Die Grundannahmen des Modell-Lernens wurden bereits in ➤ Kap. 6.2.2 dargestellt. Zusammengefasst basiert Modell-Lernen auf der Tatsache, dass Menschen komplexe Verhaltensweisen bei Personen mit Vorbildfunktion beobachten, nachahmen und – wenn es ihnen gelingt – in ihr eigenes Verhaltensrepertoire übernehmen.

Modell-Lernen eignet sich insb. zur Vermittlung komplexer Verhaltensmuster auf der Handlungsebene. Im therapeutischen Kontext können sowohl der Therapeut und andere Mitglieder des Teams als auch Mitpatienten als Modell dienen. Dies kann kognitive Schemata, Normen, Wertvorstellungen und Einstellungen wie auch Handlungsmuster und Kognitionen betreffen. Bei der Behandlung von Phobien z. B. dient der Therapeut als Modell, wie man sich mit dem angstauslösenden Objekt konfrontiert und die Situation bewältigen kann. Bei der Behandlung von Zwangsstörungen ist es oft wichtig, dass der Therapeut als Modell „normales" Händewaschen oder Kontrollieren demonstriert, da der Patient aufgrund seiner oft langjährigen Erkrankung verunsichert ist, was „normal" ist, d. h., wie lange und in welcher Form man sich die Hände wäscht oder wie man sich vergewissert, ob eine Tür abgeschlossen ist.

Modell-Lernen beinhaltet drei Aspekte:

1. **Erweiterung des Repertoires:** Der Patient übernimmt neue Verhaltensweisen, die in seinem Repertoire bislang nicht vorhanden waren.
2. **Modifikation von Auftretenshäufigkeit:** Der Patient beobachtet, ob das modellhafte Verhalten von Mitpatienten oder Therapeuten zu negativen oder positiven Verhaltenskonsequenzen führt. Die Beobachtung negativer Verhaltenskonsequenzen hemmt, die Beobachtung positiver Konsequenzen fördert das entsprechende Verhalten.
3. **Diskriminationslernen:** Der Patient lernt am Modell, welches Verhalten in welcher Situation als angemessen anzusehen ist. Dazu muss er **komplexe Stimulusbedingungen** diskriminieren

und bzgl. sozialer Relevanz beurteilen können. Das Verhalten des Modells hat somit Hinweisfunktion i. S. eines diskriminativen Reizes.

Als therapeutisches Element findet sich Modell-Lernen in einer **Vielzahl von therapeutischen Situationen** und **Interventionsmethoden.** In der Einzeltherapie übernimmt der Therapeut, in Gruppentherapien übernehmen Therapeut und Mitpatienten die Modellfunktion. Modell-Lernen stellt ein wichtiges Element in Selbstsicherheits-, Problemlöse- und sozialen Kompetenztrainings dar. Modelle können auch von Videobeispielen oder i. S. abstrakter Modelle („Idealverhalten") übernommen werden.

Aufbau von Kompetenzen (Skills Training)

In der Verhaltensanalyse zeigt sich häufig, dass Patienten mit z. B. Anorexie, Zwangserkrankung, Borderline-Störung oder Depression deutliche Defizite in der interpersonellen Kommunikation, in der Emotionsregulation oder ihren Problemlösefertigkeiten aufweisen, die oftmals krankheitsaufrechterhaltende Funktion haben. Der **Aufbau von Kompetenzen in defizitären Bereichen** stellt deshalb eine wichtige **Ergänzung zu symptomorientierten Behandlungsstrategien** dar. Der Aufbau von Fertigkeiten der Emotions- und Spannungsregulation spielt z. B. in der dialektisch-behavioralen Therapie (DBT) bei Patientinnen mit Borderline-Störung eine zentrale Rolle (➤ Kap. 21.6.3).

Der Aufbau von interpersonellen Problemlösefertigkeiten durch Wahrnehmung der spezifischen Konsequenzen des eigenen Verhaltens ist wiederum das zentrale Merkmal in der Behandlung der chronischen Depression nach dem CBASP-Konzept (➤ Kap. 11.6.2). An dieser Stelle soll wegen der weiten Verbreitung das Training sozialer Kompetenzen ausführlich vorgestellt werden.

Training sozialer Kompetenz

Menschen befinden sich in einer kontinuierlichen Interaktion mit anderen. Die aktive Gestaltung und Qualität dieser Interaktion entscheidet nicht zuletzt, inwieweit persönliche Ziele erreicht und Bedürfnisse verwirklicht werden. Soziale Kompetenzen können bei Patienten in folgenden Bereichen gestört sein und damit als krankheitsaufrechterhaltende Faktoren wirken (Übersicht bei Pfingsten 2000):

- **Typ R (Recht):** eigene Rechte und berechtigte Interessen gegenüber anderen durchsetzen, indem Forderungen gestellt und unberechtigte Forderungen anderer abgelehnt werden
- **Typ K (Kontakt):** Kontakte aufbauen und gestalten, positive Zuwendung von anderen erlangen
- **Typ B (Beziehung):** Gefühle, Bedürfnisse und Wünsche in einer Beziehung ausdrücken und umsetzen, mit Kritik umgehen lernen und Kompromisse finden

Je nach individueller Verhaltensanalyse wird man den Schwerpunkt im Training sozialer Kompetenz beim einzelnen Patienten verschieden setzen, sodass auch verschiedene Methoden zur Anwendung kommen können (z. B. Selbstsicherheitstraining nach de Muynck und Ullrich 1982 oder Feldhege und Krauthan 1979). Hierbei muss berücksichtigt werden, dass der Patient nicht durchgängig „sozial inkompetent" ist, sondern dass er sich z. B. im privaten Bereich (Typ B) ohne Probleme behaupten kann, während ausgeprägte Defizite im beruflichen Bereich (Typ R) vorhanden sein können.

Soziale Kompetenztrainings können sowohl in Einzeltherapie als auch in Gruppen oder in Kombination durchgeführt werden. Die Anzahl der Sitzungen ist begrenzt (meist 6–15 Sitzungen). Es gibt vollständig **standardisierte Trainingsmanuale,** in denen die einzelnen Therapieschritte festgelegt sind, Programme mit **fester Grundstruktur,** aber **modifizierbaren Teilkomponenten** und **„offene" Selbstsicherheitstrainingsprogramme.**

Nach Erarbeitung eines **Indikationsmodells,** das herausarbeitet, welche Verhaltensdefizite Ziel der Intervention sein sollen, wird das Zielverhalten durch **Instruktionen und Modelling** aufgebaut. In Rollenspielen trainieren die Patienten konkrete Verhaltensweisen, die ihnen helfen sollen, problematische Situationen besser zu bewältigen. Sie modifizieren mit **kognitiven Techniken** interne Regulationsprozesse, d. h. Gedanken und Gefühle, die in Zusammenhang mit den problematischen Situationen auftreten (➤ Kap. 6.2.4). Gleichzeitig lernen die Patienten, **soziale Erfahrungen aktiv herbeizuführen**, zu evaluieren und für weitere Bewältigungsversuche zu nutzen (selbstgesteuerte Erfahrungsbildung nach Pfingsten 2000).

Verschiedene Methoden des Feedbacks können genutzt werden. Kommen **Videoaufzeichnungen** während der Rollenspiele zur Anwendung, kann der Patient sein Verhalten sehen und beurteilen, was gut und was verbesserungsbedürftig ist. Er kann mithilfe der Videoselbstbeobachtung Verhaltensweisen ausformen, die er in den problematischen Situationen einsetzen möchte. Findet das Training sozialer Kompetenzen in Gruppen statt, sind die anderen **Gruppenmitglieder zum einen Modell,** zum anderen geben sie dem einzelnen Gruppenmitglied **Rückmeldung** i. S. positiver Verstärkung und konstruktiver Kritik.

Zusammenfassend handelt es sich beim Training sozialer Kompetenzen um komplexe verhaltenstherapeutische Vorgehensweisen, bei denen v. a. das **operante Konditionieren** und das **Modell-Lernen** zur Anwendung kommen.

Problemlösetraining

Das Training hat zum Ziel, die Effizienz eines Patienten im Umgang mit Problemen zu verbessern. Im Ablauf des Problemlöseprozesses sollen kognitive Schritte und Modifikationen bisherigen Verhaltens gefördert werden, die zu einer adäquateren Problemwahrnehmung, Erarbeitung effektiverer Lösungsstrategien und zur Entscheidung für die effektivste der möglichen Alternativen führen soll. Das Training kann in **Einzel- oder Gruppentherapie** durchgeführt werden.

Das Problemlösetraining wird oft zusätzlich zu störungsorientierten Interventionsmethoden angewandt, um weitere krankheitsaufrechterhaltende Faktoren zu bearbeiten.

Die **Struktur des Problemlöseprozesses** besteht aus mehreren, aufeinander aufbauenden Schritten (detaillierte Informationen s. Kaiser und Hahlweg 2000):

- Problem- und Zieldefinition
- Entwicklung von Lösungsmöglichkeiten

- Bewertung von Lösungsmöglichkeiten
- Entscheidung über die beste(n) Lösungsmöglichkeit(en)
- Planung der Umsetzung
- Rückblick und Bewertung

Problem- und Zieldefinition Zunächst müssen Patient und Therapeut festlegen, welches der Probleme, unter denen der Patient leidet, Gegenstand des Problemlösetrainings sein soll. Häufig wird das Problem vom Patienten abstrakt und vage formuliert, z. B. „Ich komme mit meinem Mann nicht klar". Das Problem des Partnerschaftskonflikts muss in kleine überschaubare Teilbereiche gegliedert werden. Ein Beispiel für ein Teilproblem wäre: „Mein Mann arbeitet 12–14 h am Tag und hat deshalb kaum Zeit für die Familie."

Durch Aufgliederung eines globalen Problems in konkrete Teilbereiche wird es möglich, für jeden Teilbereich eine Problemlösestrategie zu entwickeln. Nach genauer Analyse des Problems erfolgt die Definition von Zielen, die der Patient mithilfe des Therapeuten erreichen möchte. Die Ziele sollten so konkret und verhaltensnah wie möglich bestimmt werden, d. h., sie müssen für jeden einzelnen Teilbereich definiert werden. Um bei dem Beispiel von dem zu viel arbeitenden Ehemann zu bleiben, könnte das Ziel sein, Paargespräche mit dem Ehemann zu führen, um eine Reduzierung der Arbeitszeit zu erreichen.

Durch Aufteilung des Problems „Partnerschaftskonflikt" in klar umrissene Teilprobleme mit definierten Zielvorstellungen wird aus dem Erleben einer diffusen Problematik eine überschaubare und zu bewältigende Problemlösestrategie. Der Patient beschreibt den Ist-Zustand und definiert den Soll-Zustand, den er anstreben möchte. Im weiteren Problemlöseprozess geht es nun um die Frage, wie der Ist-Zustand in den Soll-Zustand übergeführt werden kann.

Entwicklung, Bewertung und Auswahl von Lösungsmöglichkeiten Hier geht es darum, i. S. eines **Brainstormings** möglichst viele potenzielle Lösungsmöglichkeiten zu sammeln, die vom Ist- zum Soll-Zustand führen können. Alle Einfälle werden zunächst ohne Bewertung zugelassen, keine auch noch so absurd erscheinende Idee unterdrückt. Damit soll die Kreativität des Patienten gefördert werden, auch abseits seiner sonstigen Lösungswege nach Möglichkeiten zu suchen, das Problem erfolgreich zu meistern. Die Alternativen werden schriftlich festgehalten, die Entscheidung für einen speziellen Lösungsweg erfolgt erst später. Nach Sammlung möglichst vieler Lösungswege erfolgt die Bewertung, welche Strategie am meisten Erfolg zu versprechen erscheint. Nach erfolgter systematischer Bewertung aller Varianten muss die beste Lösungsmöglichkeit oder eine Kombination aus verschiedenen Lösungsstrategien gewählt werden. Hierbei muss auch die Frage der Umsetzbarkeit in praktisches Handeln berücksichtigt werden.

Planung der Umsetzung von Lösungsmöglichkeit(en) Hat der Patient sich für einen Lösungsweg oder eine Kombination von Lösungsstrategien entschieden, wird im nächsten Schritt geplant, wie diese auf der Handlungsebene umzusetzen sind. Dabei wird die Lösungsstrategie in **kleine, genau definierte Schritte zerlegt** und beurteilt, welche Voraussetzungen nötig sind, um den jeweiligen Lösungsschritt in die Tat umzusetzen. Gegebenenfalls müssen weitere Informationen eingeholt oder Fertigkeiten geübt werden. Am Ende steht ein **schriftlicher Handlungsplan,** an dem sich der Patient auch während der Sitzungen orientiert.

Bewertung der Lösungsversuche Zwischen den Therapiesitzungen sollen die **Pläne im alltäglichen Leben angewandt** und anschließend **evaluiert** werden. Der Patient überprüft, ob die eingeschlagenen Lösungsstrategien effektiv waren und analysiert mögliche Gründe für Misserfolge. Gegebenenfalls müssen die eingeschlagenen Lösungsstrategien modifiziert oder mit anderen Lösungsansätzen kombiniert werden. Der Therapeut wird bemüht sein, die Selbstständigkeit des Patienten zu fördern und ihm schrittweise immer mehr Verantwortung zu übergeben. Ziel des Verfahrens ist es, dass der Patient die Methodik der Problemlösung erlernt, um sie auf möglichst viele Bereiche anwenden zu können.

Kommunikationstraining

Partnerschaftskonflikte stellen nicht selten den aufrechterhaltenden Faktor für psychische Störungen dar. Gestörte partnerschaftliche Kommunikation ist ein wichtiges Element bei fast allen Partnerschaftskonflikten. *„Kommunikationstraining ist eine verhaltenstherapeutische Intervention mit dem Ziel, Sozialpartner durch die Einübung bestimmter Sprecher- und Zuhörerfertigkeiten in die Lage zu versetzen, sich offen, aufnehmend, konstruktiv und in Kongruenz mit ihren Gefühlen und ihrem nonverbalen Verhalten auseinanderzusetzen"* (Kaiser und Hahlweg 2000). Das Kommunikationstraining wird meist in 4–5 Sitzungen à 50 min in 1-wöchigem Abstand durchgeführt, und zwar als Ehe-, Familien- oder Gruppentherapie, selten als Einzeltherapie. Ein oder zwei Therapeuten leiten die Sitzungen.

Das Kommunikationstraining soll die Partner in die Lage versetzen, bestimmte **Sprecherfertigkeiten** zu entwickeln, d. h. ihre Ansichten, Bedürfnisse und Gefühle in eindeutiger, konkreter und für den Empfänger akzeptabler Form zu artikulieren. Gleichzeitig sollen **Zuhörerfertigkeiten** geschult werden, um die Gefühle, Bedürfnisse und Meinungen des Partners zu erfassen und ihm entsprechendes Feedback zu geben (s. Kaiser und Hahlweg 2000).

Die Vermittlung von Problemlösestrategien hat sich bei der Behandlung depressiver Störungen als wirksam erwiesen (Cuipers et al. 2007). Kommunikationstraining wird bei **Ehe- und Partnerschaftsstörungen,** in der Therapie **funktioneller Sexualstörungen** und als Zusatzverfahren bei der **Behandlung unterschiedlichster psychischer Störungen** wie Alkoholismus, Depressionen oder Angsterkrankungen eingesetzt. In der Rückfallprophylaxe psychiatrischer Störungen wie Schizophrenien, Manien, Depressionen wurde die klinische Effizienz von Kommunikations- und Problemlösetrainings ebenfalls empirisch abgesichert.

Resümee

Modell-Lernen eignet sich insb. zur Vermittlung komplexer Verhaltensmuster auf der Handlungsebene. Im therapeutischen Kontext können der Therapeut, andere Mitglieder des therapeutischen Teams wie auch Mitpatienten als Modell dienen. Als therapeutisches Element findet sich Modell-Lernen in einer Vielzahl von therapeutischen Settings und Interventionsmethoden. Modell-Lernen stellt ein wesentliches Element des Selbstsicherheits-, Problemlöse- und sozialen Kompetenztrainings dar.

Der Aufbau von Kompetenzen in defizitären Bereichen stellt eine wichtige Ergänzung zu symptomorientierten Behandlungsstrategien dar. Ein Beispiel ist das soziale Kompetenztraining. Nach Erarbeitung eines Erklärungsmodells, welche Verhaltensdefizite Ziel der Intervention sein sollen, wird durch Instruktion und Modelling das Zielverhalten aufgebaut. In Rollenspielen trainieren die Patienten konkrete Verhaltensweisen, die ihnen helfen sollen, problematische Situationen besser zu bewältigen. Weitere Beispiele für Kompetenztrainings sind die Vermittlung von Fertigkeiten zur Emotionsregulation im DBT-Programm und die Vermittlung situationsangemessener zwischenmenschlicher Fertigkeiten im CBASP.

Das Problemlösetraining hat zum Ziel, die Selbsteffizienz eines Patienten im Umgang mit Problemen zu verbessern. Im Ablauf des Problemlöseprozesses sollen kognitive Schritte und offene Verhaltensmodifikationen gefördert werden, die zu einer adäquateren Problemwahrnehmung und Erarbeitung potenziell effektiver Problemlösestrategien beitragen sollen.

Kommunikationstraining ist eine verhaltenstherapeutische Intervention mit dem Ziel, Sozialpartner durch die Einübung bestimmter Sprecher- und Zuhörerfertigkeiten in die Lage zu versetzen, sich offen, aufnehmend, konstruktiv und in Kongruenz mit ihren Gefühlen und ihrem nonverbalen Verhalten auseinanderzusetzen.

Kognitive Techniken

Kognitive Therapieverfahren haben das Ziel, sowohl krankheitsauslösende und aufrechterhaltende Informationsaufnahme und -verarbeitung als auch dadurch bedingte emotionale Prozesse und Verhaltensmuster zu modifizieren.

Eine Grundannahme der KVT ist, dass der menschliche Organismus nicht nur auf die Umwelt selbst, sondern vielmehr auf die **innere (kognitive) Repräsentation seiner Umwelt reagiert.** Die **„Realität"** der Umgebung wird also zum einen durch den Wahrnehmungsprozess selbst, zum anderen durch kognitive Verarbeitungsprozesse **„gefiltert"**, sodass sich ein Abbild der Umgebung **(innere Repräsentanz)** ergibt. Die innere Repräsentanz ist abhängig von Vorerfahrungen, Einstellungen, Bewertungen etc., die im Laufe der Lerngeschichte erworben wurden.

In einer zweiten Grundannahme geht die KVT davon aus, dass **Gedanken, Gefühle und Verhalten** nicht unvermittelt nebeneinander stehen, sondern **interaktiv miteinander verknüpft sind.** Bestimmte Gedanken führen zu umschriebenen Gefühlen, wodurch ein bestimmtes Verhalten initiiert wird, das wiederum eine gedankliche Bewertung bedingt etc. Aus der gegenseitigen Beeinflussung von Gedanken, Gefühlen und Verhalten folgen bereits therapeutische Interventionsstrategien.

Die Vernetzung von Gedanken, Gefühlen und Verhalten zeigt, dass eine **Trennung in „Verhaltenstherapie" und „kognitive Therapie" theoretisch und therapeutisch nicht aufrechterhalten werden kann.** Auch „klassische" Verhaltenstherapie ändert mit Reizkonfrontation und Reaktionsverhinderung nicht nur die Handlungsebene, sondern auch die kognitiven und emotionalen Prozesse. Der Angstpatient, der erfolgreich bisher gefürchtete Situationen meistern kann, wird seine Einstellung, Bewertung und Erwartung dieser Situationen grundlegend ändern. Umgekehrt werden kognitive Interventionen wie Selbstinstruktionen, Neubewertung einer Situation und Finden von alternativen Erklärungen bei einem sozialphobischen Patienten die Handlungsebene verändern, indem er seinen Umgang mit gefürchteten und bislang gemiedenen Situationen verbessert und problematische Situationen meistert, was wiederum zu neuen Erfahrungen und damit kognitiven Veränderungen führen wird.

Die Veränderung von Einstellungen, Erwartungen und Denkmustern ist v. a. auch für die Stabilität therapeutischer Veränderungen notwendig. Verhaltenstherapeutisches Vorgehen ist deshalb immer kognitiv-verhaltenstherapeutisch, ebenso wie kognitive Therapie immer verhaltenstherapeutische Ansätze beinhaltet (Reinecker 1996). In den letzten 50 Jahren haben sich explizite kognitive Interventionsmethoden entwickelt, deren Hauptfokus eine Veränderung kognitiver Prozesse ist und die im Folgenden aus didaktischen Erwägungen gesondert dargestellt werden.

Methoden der kognitiven Umstrukturierung

Rational-emotive Therapie (RET)

Nach Ellis, der die rational-emotive Therapie Anfang der 1960er-Jahre entwickelte, sind emotionale Probleme und Verhaltensstörungen i. d. R. nicht primär durch äußere Umstände verursacht, sondern **Ergebnis irrationaler, d. h. subjektiv verzerrter, Wahrnehmung und Interpretation von Ereignissen.** Die verzerrten kognitiven Auffassungen und Bewertungen sind durch irrationale Überzeugungen und Normvorstellungen bedingt. Die Interventionen folgen der sog. ABC-Theorie:

- A = *Activating Event* (äußeres Ereignis)
- B = *Belief System* (rationale bzw. irrationale Meinungen, die das Ereignis A betreffen; im Deutschen auch „Bewertungen")
- C = *Consequences* (affektive und Verhaltenskonsequenz)

Die Therapie nach Ellis setzt nicht so sehr an den A-Variablen (äußeren Ereignissen) an, sondern bemüht sich, das *belief system,* d. h. die irrationalen zu rationaleren Überzeugungen, zu verändern, sodass es zu einer Abschwächung pathologischer emotionaler Konsequenzen (C) kommt.

Zunächst wird der Therapeut dem Patienten das Modell der RET, die ABC-Theorie psychischer Störungen, erläutern. Anschließend geht es um die Identifikation entscheidender irrationaler Denkmuster und Annahmen sowie um das Herausarbeiten zugrunde liegender irrationaler Grundannahmen (z. B.: „Nur wenn ich es allen recht mache, werde ich akzeptiert"). Der Patient soll die Erfahrung machen, dass ein enger Zusammenhang zwischen den irrationalen Grundüberzeugungen und den psychischen Problemen besteht.

Wichtigstes Hilfsmittel dieses Erkenntnisprozesses stellt das Prinzip der **geleiteten Erkenntnis"**, der **sokratische Dialog,** dar. Mithilfe des sokratischen Dialogs bemüht sich der Therapeut, irrationale Annahmen des Patienten zu identifizieren und ggf. überspitzt und pointiert zu formulieren. Die verzerrte, irrationale Grundüberzeugung des Patienten sollte im Verlauf der Therapie durch eine rationalere, adäquatere Lebenseinstellung ersetzt werden.

Neben den kognitiven Strategien in der RET werden auch verhaltensorientierte Interventionstechniken angewandt. Der sokratische Dialog ist auch eine zentrale Technik in der kognitiven Therapie nach Beck. Während Ellis jedoch stärker übergeordnete Lebensphilosophien und Grundannahmen fokussiert, stehen bei Beck Wahrnehmungsverzerrungen in der Interpretation der Realität im Mittelpunkt. Eine messerscharfe Trennung zwischen beiden Ansätzen ist jedoch nicht möglich. Vielmehr haben beide entscheidend zur Entwicklung der kognitiven Therapie beigetragen. Ellis hat (wie auch der japanische Psychiater Morita schon zu Freuds Zeiten) übrigens auch pointiert auf die Bedeutung von Akzeptanz hingewiesen und dies in seinem konkreten Vorgehen („philosophische = elegante" vs. „empirische = unelegante" Lösungen) berücksichtigt. Akzeptanz ist also keineswegs eine neue Errungenschaft der dritten Welle.

Kognitive Therapie nach Beck

Die kognitive Therapie wurde von Beck für die Behandlung **depressiver Störungen** entwickelt.

EBM

Die kognitive (Verhaltens-)Therapie für depressive Patienten (Therapiemanual s. Hautzinger 1997) hat sich als wirksames Therapieverfahren für depressive Störungen erwiesen (Evidenzstufe Ia: Wilson et al. 2008, Cochrane-Review).

Das Modell der kognitiven Umstrukturierung wurde auch auf andere klinische Störungsbilder, insb. Angst-, Ess- und Persönlichkeitsstörungen, ausgeweitet.

Depressionstypische Kognitionen Depressionen werden nach Beck durch depressionstypische Kognitionen ausgelöst. Der depressive Patient charakterisiert sich nach Beck durch die typische **„kognitive Triade"**: durch eine negative Sicht erstens seiner selbst, zweitens der Umwelt und drittens der Zukunft. Diese kognitiven Dysfunktionen bestimmen die anderen Merkmale der affektiven Störung wie Inaktivität, sozialen Rückzug, emotionale Störung etc. Die depressionstypischen Grundannahmen werden nach Beck durch die folgenden typischen „Denkfehler" depressiver Patienten aufrechterhalten:

- **Willkürliche Schlussfolgerungen:** Der Patient zieht aus Beobachtungen Schlussfolgerungen, die bei genauer Analyse nicht zutreffen (z. B. „Meine Freundin kommt schon wieder zu spät; das zeigt, dass ich ihr **überhaupt nicht mehr wichtig bin**"). Alternativerklärungen kommen nicht in Betracht.
- **Unangebrachte Verallgemeinerung:** Eine negative Erfahrung wird auf sämtliche Situationen übertragen (z. B. „Ich habe den Zug verpasst, mir geht einfach **alles** im Leben schief").
- **Selbstattribution:** Der Patient bezieht Ereignisse auf sich oder macht sich für Dinge verantwortlich, auch wenn es hierfür keinerlei Veranlassung gibt (z. B. „Der Chef hat mich bei der Präsentation der schlechten Jahresbilanz der Firma unfreundlich angeschaut, sicher meint er, **ich hätte** durch meine miese Arbeitsleistung wesentlich das **schlechte Ergebnis verursacht**").
- **Selektive Verallgemeinerung:** Der Patient überbewertet negative und vernachlässigt positive Aspekte einer Situation (z. B. **katastrophisierende Bewertung eines Versprechers,** obwohl der Rest des Vortrags gut war).
- **Schwarz-Weiß-Denken:** Extreme Bewertungsmaßstäbe an das Verhalten des Patienten bzw. an seine Situationen (z. B. seine Leistung war **sehr gut oder extrem schlecht,** ein Urlaub war entweder traumhaft schön oder völlig misslungen) werden angelegt. Weil der Patient überhöhte Ansprüche an sich und seine Umwelt stellt, wird er „normale" Leistungen oder Reaktionen negativ bewerten, was wiederum zu negativen Kognitionen und depressiven Emotionen führt.

Identifikation automatischer Gedanken Bei den automatischen Gedanken handelt es sich meist um **Selbstverbalisationen,** die sehr rasch im Bewusstseinsstrom ablaufen, sodass sie vom Patienten oft nicht reflektiert werden. Obwohl die automatischen Gedanken rasch ablaufen, wirken sie unmittelbar auf die Emotionen (z. B. „Ich habe wieder versagt" → depressiver Affekt). Automatische Gedanken können in **Rollenspielen,** in **Imaginationsübungen,** aber v. a. durch **Tagesprotokolle negativer Gedanken** identifiziert werden.

Die Selbstbeobachtungsprotokolle sehen verschiedene Spalten für die auslösende Situation, die darauf folgende Kognition, die damit verbundene Emotion und die sich daraus ergebenden Konsequenzen vor. Automatische Gedanken werden auf der Basis zugrunde liegender Denkmuster generiert, die anhand der Selbstexploration ebenfalls identifiziert und ggf. modifiziert werden.

Kognitives Neubenennen In der Therapie soll der Patient lernen, seine verzerrten Kognitionen durch adäquatere Gedanken, Bewertungen und Wahrnehmungen zu ersetzen. Kernelement dieser Therapiephase ist das kognitive Neubenennen, das es dem Patienten ermöglichen soll, die Realität differenzierter wahrzunehmen, als ihm dies seine bislang verzerrten Kognitionen ermöglichten. Hierzu kann man den Selbstbeobachtungsbogen um eine zusätzliche Spalte erweitern, in der der Patient eine **alternative Bewertung** der Situation festhält. Mit dieser Technik schafft der Patient eine erste Distanzierung von den eigenen dysfunktionalen automatischen Gedanken und vollzieht einen ersten Schritt zur Uminterpretation seiner Annahmen über sich selbst, die Umwelt und die Zukunft.

Realitätstestung Im zweiten Schritt soll der Patient lernen, seine Kognitionen an der Realität zu überprüfen. Dies kann durch **Rollenspiel, Beobachtungen** etc. erfolgen. Der Patient soll möglichst viele Informationen sammeln und die Realität möglichst genau beschreiben, um Situationen und Ereignisse differenzierter zu beurteilen und um zu realitätsgerechten Interpretationen zu kommen.

Durch die Auseinandersetzung mit alternativen Erklärungsmöglichkeiten und realitätsgerechteren Interpretationen erfolgt eine **„Entkatastrophisierung"** von Befürchtungen, die durch den depressionstypischen kognitiven Stil ausgelöst wurden. Gleichzeitig lernt er, seinen **Attributionsstil zu verändern.** Anstatt sich selbst für alles verantwortlich zu machen und alles Negative auf seine Person zu beziehen, erarbeitet sich der Patient durch Reattribuierung eine objektivere Sicht der Dinge.

Durch die dargestellten Strategien soll es dem Patienten allmählich gelingen, alternative Erklärungen zu seinen dysfunktionalen Gedanken zu finden. Er soll diese Techniken auf möglichst alle Situationen anwenden und beobachten, wie sich die alternativen Bewertungen und Erklärungsmuster auf seine Emotionen auswirken. Neben diesen Techniken kommen in der kognitiven Therapie nach Beck aber auch andere Techniken wie der sokratische Dialog, Imaginationsübungen und Verhaltensexperimente zum Einsatz.

Resümee

Kognitive Therapieverfahren haben das Ziel, Prozesse der Informationsaufnahme und -verarbeitung als entscheidende Kernelemente von Handlungen und affektiven Prozessen zu modifizieren. Modelle kognitiver Verfahren gehen davon aus, dass Einstellung, Erwartung, Attribution, Bewertung und andere kognitive Aktivitäten an der Entstehung und Aufrechterhaltung pathologischen Verhaltens direkt beteiligt sind. Durch eine entsprechende Veränderung dieser kognitiven Aktivitäten kann die psychische Symptomatik reduziert werden.

Die **rational-emotive Therapie (RET)** nach Ellis geht davon aus, dass emotionale Probleme und Verhaltensstörungen nicht primär durch äußere Umstände verursacht werden, sondern Ergebnisse irrationaler, subjektiv verzerrter Wahrnehmung und falscher Interpretation von Ereignissen sind. Die verzerrten kognitiven Auffassungen und Bewertungen werden durch irrationale Überzeugungen, Einstellungen oder Normvorstellungen hervorgerufen und aufrechterhalten. Die Interventionen setzen also nicht so sehr an äußeren Variablen, sondern am *belief system,* d. h. den irrationalen Grundüberzeugungen, an. Diese sollen durch rationalere Alternativen ersetzt werden, sodass es zu einer Veränderung pathologischer emotionaler Konsequenzen kommt.

Die **kognitive Therapie nach Beck** stellt ein Behandlungsverfahren dar, das speziell für affektive Störungen entwickelt wurde. Darüber hinaus hat dieses Verfahren jedoch großen Einfluss auf Therapieansätze bei anderen psychischen Störungen ausgeübt. Nach Beck besteht ein bidirektionaler Zusammenhang zwischen Kognitionen und Emotionen. Kognitive Prozesse bestimmen emotionale Reaktionen, sodass durch Veränderung depressionstypischer Gedankenmuster eine Behandlung depressiver Emotionen möglich ist. Der depressive Patient charakterisiert sich durch die typische kognitive Triade: durch eine negative Sicht seiner selbst, der Umwelt und der Zukunft. Depressionstypische Grundannahmen werden durch typische „Denkfehler" depressiver Patienten aufrechterhalten: willkürliche Schlussfolgerungen, unangebrachte Verallgemeinerungen, Selbstattribution, selektive Verallgemeinerung und Schwarzweißdenken. In einem ersten Schritt erfolgt die Identifikation automatischer Gedanken, der die Auseinandersetzung mit den Gedanken folgt; dabei soll der Patient lernen, seine verzerrten Kognitionen durch adäquatere Gedanken, Bewertungen und Wahrnehmungen zu ersetzen. Kernelement dieser Therapiephase ist das „kognitive Neubenennen" *(reappraisal),* das es dem Patienten ermöglichen soll, mehr Aspekte der Realität wahrzunehmen, als ihm dies seine bislang verzerrten Kognitionen ermöglichten. Durch Realitätstestung soll der Patient anschließend lernen, seine Kognitionen mit der Realität zu konfrontieren. Durch die dargestellten Strategien gelingt es dem Patienten allmählich, alternative Erklärungen zu seinen dysfunktionalen Gedanken zu finden.

Methoden der Selbstverbalisierung

Diese Techniken wurden von Meichenbaum (1995) als Selbstinstruktionstraining und Stressimpfungstraining entwickelt. Er ging dabei von der Hypothese aus, dass sog. internalisiertes Sprechen eine Steuerungsfunktion für menschliches Handeln bekommt **(innerer Dialog).**

Selbstinstruktionstraining Es wurde zunächst für kindliche Verhaltensstörungen wie aggressives Verhalten entwickelt, dann aber auch für andere Indikationen wie Prüfungsangst, Bewältigung komplexer Aufgaben, Training von Spitzensportlern, Stress- und Schmerzbewältigung adaptiert. Grundlage diese Technik ist die Hypothese, dass die Art des „inneren Sprechens" zur positiven, selbstermutigenden oder negativen, selbstverunsichernden Steuerung von Verhalten führt.

Durch das Erlernen der **Technik der konstruktiven, positiven Selbstinstruktion** wird die Aufmerksamkeit auf die einzelnen Schritte gelenkt, die zur Bewältigung eines Problems notwendig sind. Durch die Technik der Selbstverstärkung für erfolgreich absolvierte Problemlöseschritte wird der Wille bekräftigt, sich weiter mit dem Problem zu konfrontieren und die Auseinandersetzung zu einem erfolgreichen Ende zu führen.

Stressimpfungstraining Diese kognitive Interventionstechnik wurde zur Bewältigung von Stress und Belastungssituationen entwickelt. Die Grundannahme des Stressimpfungstrainings liegt darin, dass Stress und damit verbundene Belastungen ganz wesentlich durch kognitive Faktoren vermittelt werden. Ähnlich wie in anderen kognitiven Verfahren werden die auslösenden bzw. aufrechterhaltenden Faktoren analysiert und verändert. Das Stressimpfungstraining besteht aus einer **Unterrichtsphase,** einer **Übungsphase** und einer **Phase der Anwendung** des Trainings.

Die wichtigste Methode zur Bewältigung von Stress-Situationen bilden wie beim Selbstinstruktionstraining die vorausgehenden, begleitenden und nachfolgenden **Selbstverbalisationen.** In Form eines inneren Monologs bereitet sich der Patient auf eine Stress-Situation vor **(Vorbereitungsphase),** konfrontiert sich anschließend mit dem Stressor **(Konfrontationsphase),** akzeptiert die Angst, Anspannung oder den Stress, mobilisiert aber Bewältigungsstrategien zur Überwindung der Belastungssituation. In der abschließenden Phase der **Selbstverstärkung** belohnt sich der Patient für die erfolgreich durchgestandene Situation mit dem Ziel, das Bewältigungsverhalten in seinem Repertoire zu stabilisieren.

Die konkreten Selbstverbalisationen werden für jeden Patienten individuell erarbeitet und sollten nicht standardisiert vorgegeben werden. Durch ständige Anwendung der Selbstverbalisationen zunächst im therapeutischen Setting (z.B. im Rollenspiel) und anschließend im Umfeld des Patienten wird der Patient auf die erfolgreiche Bewältigung von Stress-Situationen vorbereitet.

Resümee

Techniken der **Selbstverbalisation** gehen von der Hypothese aus, dass sog. internalisiertes Sprechen eine Steuerungsfunktion für menschliches Handeln bekommt (innerer Dialog). Das **Selbstinstruktionstraining** wurde zunächst für kindliche Verhaltensstörungen entwickelt, wurde dann aber auch für andere Indikationen adaptiert. Das **Stressimpfungstraining** wurde zur Bewältigung von Stress und anderen Belastungssituationen entwickelt. Es geht davon aus, dass Stress und damit verbundene Belastungen ganz wesentlich durch kognitive Faktoren vermittelt werden. Kernelement sind wie beim Selbstinstruktionstraining die vorausgehenden, begleitenden und nachfolgenden Selbstverbalisationen.

Metakognitive Techniken

Die metakognitive Therapie nach Wells (2011) greift die Grundlagen achtsamkeitsbasierter Therapien auf und postuliert, dass nicht die negativen automatischen Gedanken, sondern metakognitive Prozesse zur Entstehung und Aufrechterhaltung von psychischen Erkrankungen beitragen. **Metakognition** ist dabei definiert als Überzeugungen über Kognitionen. Wells beschreibt verschiedene Techniken zur Modifikation metakognitiver Prozesse. Zum einen gibt es Techniken, die zum Ziel haben, die Überzeugungen über die Wirkmacht der Kognitionen zu hinterfragen. So werden bspw. positive **Metaüberzeugungen** („Grübeln hilft mir, die Situation zu bewältigen") hinterfragt: „Hat das Grübeln denn bislang geholfen, die Situation zu bewältigen?". Nachdem diese Metaüberzeugung hinterfragt wurde, fordert der Therapeut den Patienten dazu auf, dass Grübeln zu reduzieren. Dazu kann bspw. die Vereinbarung getroffen werden, dass der Patient nur zu einer festgelegten Zeit grübelt (z. B. ½ h am Abend) und bei Grübelneigungen im Verlauf des Tages das Grübeln bewusst auf die „Grübelzeit" verschiebt. Häufig stellt der Patient auf diese Weise fest, dass es ihm ohne das Grübeln besser geht, und es fällt ihm so schon bald leicht, auf diese „Grübelzeit" ganz zu verzichten. Dazu wird den Patienten eine Technik vermittelt, die ihnen hilft, ihre Aufmerksamkeit gezielt auf etwas anderes als das Grübeln zu richten. Das Grübeln steht bei der Fallkonzeptualisierung der Depression im Mittelpunkt, bei Angststörungen liegt der Fokus auf Sorgenprozessen. Dabei werden teils die bereits beschriebenen, teils andere Techniken eingesetzt.

Resümee

Die metakognitive Therapie nach Wells geht davon aus, dass nicht der Inhalt der dysfunktionalen Kognitionen modifiziert werden muss, sondern ihr Umgang damit. Zu diesem Zweck hinterfragt der Therapeut Überzeugungen über Kognitionen (sog. Metaüberzeugungen) und vermittelt Techniken zur Reduktion von Grübel- und Sorgenprozessen.

Achtsamkeitsbasierte Techniken und Übungen

Ein Charakteristikum der dritten Welle der Verhaltenstherapie ist, dass zunehmend auch Techniken in die Verhaltenstherapie integriert werden, die ursprünglich aus anderen Therapieschulen kamen oder nicht einer psychotherapeutischen, sondern einer philosophischen oder spirituellen Tradition entstammen. Eine wichtige Quelle der Inspiration außerhalb psychotherapeutischer Tradition sind bspw. die im Zen-Buddhismus vermittelten achtsamkeitsbasierten Meditationsübungen (Übersicht: Bohus 2012).

Eine internationale psychologische Konsensus-Konferenz einigte sich 2004 (Bishop et al. 2004) auf ein Zwei-Komponenten-Modell zur **Operationalisierung von Achtsamkeit**: Achtsamkeit zielt demgemäß einerseits darauf, die Fähigkeit zu verbessern, die Aufmerksamkeit auf das reine Erleben des gegenwärtigen Moments zu richten, und andererseits darauf, eine Haltung zu entwickeln, die geprägt ist von wohlwollender Toleranz gegenüber sich selbst und den Dingen, so wie sie sind.

Während einer typischen **Achtsamkeitsübung** richtet der Übende seine vollständige Konzentration auf eine einzige sensorische Wahrnehmung, etwa seinen eigenen Atem. Diese hochfokussierte Wahrnehmung wird naturgemäß immer wieder durch spontan auftretende Gedanken, Emotionen und Körperwahrnehmungen unterbrochen – wohl Aktivitäten des zentralen „Default-mode"-Netzwerks. Die Aufgabe des achtsam Übenden besteht nun darin, diese mentalen Prozesse wohlwollend wahrzunehmen, um sich wieder auf die Beobachtung des Atems zu fokussieren.

Kontinuierliches Üben verbessert die Intensität des Spürens der eigenen Lebendigkeit sowie der **„metakognitiven Wahrnehmung":** die Fähigkeit, aktivierte kognitiv-emotionale Prozesse bewusst als solche wahrzunehmen und zu entaktualisieren, d. h. deren Handlungsdruck zu reduzieren. Durch die erneute Fokussierung auf die Atmung werden sekundäre, „elaborative" Prozesse, also etwa Bewertungen oder Grübeln, unterbrochen und in ihrer Bedeutung relativiert. Damit, so postulieren die Autoren der Konsensus-Konferenz, entfaltet die aufmerksamkeitsfokussierende Komponente der Achtsamkeit ihre Wirkung als „metakognitiver Skill", in dreifacher Hinsicht: 1. durch Verbesserung der Wahrnehmung für das Hier und Jetzt, 2. durch bewusstes Umschalten der Aufmerksamkeit und 3. durch Inhibition automatisierter Gedanken- und Bewertungsprozesse

Die zweite Komponente der Achtsamkeit, von den Autoren der Konsens-Konferenz als *„orienting to experience"* bezeichnet, beschreibt die sich entwickelnde Grundhaltung des Übenden: So führt die fortwährende, nichtbewertende Beobachtung seiner anflutenden Gedanken und Gefühle, die er nicht unterdrückt, sondern schlicht wahrnimmt, langfristig zu einer vertieften **„Akzeptanz"** derselben. „Akzeptanz" meint in diesem Kontext auch die bewusste Entscheidung, Abstand von seinen eigenen Konzepten zu gewinnen, und die Dinge (einschließlich seiner eigenen Kognitionen und Emotionen) in ihrer „So-heit" anzunehmen (Hayes 1999). Gerade die zweite Komponente weist auf den Langzeit- oder Trainingseffekt von Achtsamkeit hin: Man nimmt an, dass der während der Achtsamkeitsmeditation erlebte Prozess generalisiert und schließlich automatisiert aktiviert werden kann.

Man unterscheidet (nach Michalak et al. 2012) *achtsamkeitsbasierte* Ansätze, in denen die Entwicklung von Achtsamkeit im Zentrum der Therapie steht, von *achtsamkeitsinformierten* Ansätzen, in denen Achtsamkeit als modulare therapeutische Komponente neben anderen Interventionen zum Tragen kommt.

Die wichtigsten **achtsamkeitsbasierten Programme** sind derzeit:

- *Mindfulness-based Stress Reduction* (MBSR), entwickelt von Kabat-Zin (1990)
- *Mindfulness-based Cognitive Therapy* (MBCT), entwickelt von Segal et al. (2002)
- Metakognitive Therapie (MCT), entwickelt von Wells (2009)

Als die beiden wichtigsten **achtsamkeitsinformierten Programme** gelten derzeit

- Dialektisch-behaviorale Therapie (DBT), nach M. Linehan (1993)
- *Acceptance and Commitment Therapy* (ACT), entwickelt von Hayes et al. (1999)
- *Compassion-focussed Therapy* (CFT), entwickelt von Gilbert (2013)

Ein brauchbarer Werkzeugkoffer für Psychotherapeuten ist das von M. Linehan in Anlehnung an die DBT entwickelte Konzept der „Achtsamkeit in der Psychotherapie" (Bohus und Wolff 2012). Hier werden die Komponenten der Achtsamkeitsübungen (konzentriertes und annehmendes Beobachten, Beschreiben und Teilnehmen) in Form von alltagstauglichen Skills vermittelt, die auch für Patienten geeignet sind, denen meditative Verfahren Schwierigkeiten bereiten.

Zur Wirksamkeitsforschung

Zusammenfassend können achtsamkeitsbasierte Programme, gerade in Verbindung mit störungsorientierten psychotherapeutischen Komponenten als wahrscheinlich wirksam erachtet werden. Die verschiedenen Konzepte zeigen jedoch unterschiedliche Wirksamkeit (Bohus 2012):

- So können für **Mindfulness-based Stress Reduction (MBSR)**, das als kompaktes Kurzprogramm gestaltet ist, lediglich schwache bis mittlere Effekte in der Reduktion von psychischer Belastung bei somatischen oder psychosomatischen Störungen bestätigt werden.
- Für **Mindfulness-based Cognitive Therapy (MBCT)** liegen mittlerweile immerhin sechs hochwertige RCTs vor, die eindeutig auf die Wirksamkeit von MBCT als Rückfallprophylaktikum bei Patienten mit mehr als zwei depressiven Episoden in der Vorgeschichte hinweisen. Zumindest in zwei Studien war die MBCT einer medikamentösen Phasenprophylaxe gleichwertig.
- Bei der **metakognitiven Therapie (MCT)** handelt es sich um eine relativ junge, vielversprechende, weil an bekannte kognitive Therapieprogramme anknüpfende neue Entwicklung, deren Wirksamkeitsnachweis jedoch noch in den Anfängen steckt.
- Die **dialektisch-behaviorale Therapie (DBT)** gilt als evidenzbasiertes Therapieprogramm für Patienten mit Borderline-Störung bzw. anderen Störungen der Emotionsregulation (z. B Essstörungen, PTBS). Mittlerweile gibt es erste Hinweise auf die Wirksamkeit des Skills-Trainingsmoduls „Achtsamkeit" i. R. der DBT.
- Die **Acceptance and Commitment Therapy (ACT)** gilt als eine vielversprechende achtsamkeitsinformierte Kombinationstherapie, deren Wirksamkeit für ein breites Spektrum psychischer Störungen belegt ist. Im Vergleich zu MBSR legt ACT großen Wert auf die Anpassung der Behandlungsplanung an individuelle Problem- und Bedingungsanalysen sowie auf praxisorientierte Umsetzung im Alltag, was sicherlich ein profunder Vorteil ist.
- Die **Compassion-focussed Therapy (CFT)**, die neurobiologische Ansätze und Vipassana-Meditation integriert, präsentiert ein ausgefeiltes Programm zur Entwicklung einer wohlwollend-fürsorglichen Haltung gegenüber sich selbst und den Dingen der Welt. Die wissenschaftliche Datenlage basiert auf zahlreichen kleineren Studien.

Dialektische Techniken

Grundsätzlich sollte bei jeder Intervention, die auf **Veränderung** dysfunktionalen Erlebens und Verhaltens zielt, eine **Validierung** der subjektiven Stimmigkeit erfolgen („Nachdem Sie gelernt haben, wie rasch Alkohol Ihre Schmerzen betäubt, ist es schon nachvollziehbar, dass dies Ihr erster Gedanke ist, wenn der Schmerz kommt. Allerdings bin ich mir nicht sicher, ob dies auch längerfristig wirklich die beste Möglichkeit ist, damit umzugehen …").

Bei bestimmten Patientengruppen, bspw. Borderline-Patienten, wird ein zu starker Fokus auf Veränderung als entwertend (invalidierend) erlebt („Was ich mache, ist falsch, also bin ich falsch"). Diese Invalidierung kann die therapeutische Beziehung empfindlich stören und somit das Erreichen des Therapieziels gefährden. Eine **dialektische Grundhaltung** integriert neben dem Betonen der Veränderungsnotwendigkeit die buddhistische Tradition der Akzeptanz (s. oben) (Linehan 1993). Das **Ziel** dabei ist es, aus der dialektischen Spannung zwischen Akzeptanz und Veränderung eine Lösung auf einer höheren Ebene zu erreichen.

Das bedeutet **konkret**, dass der Therapeut wie auf einer Wippe zwischen der Betonung von Akzeptanz und der Betonung von Veränderung hin- und herbalanciert: „Ich kann gut verstehen, dass Sie unter Ihrer missbräuchlichen Erfahrung entsetzlich leiden. Gleichzeitig mache ich mir Sorgen, wenn Sie Ihre Ausbildung nicht beenden, weil Sie sich immer wieder versichern, Sie seien nicht wertvoll genug."

Eine ähnliche dialektische Spannung ist auf der **Beziehungsebene** bedeutend. Hier geht es um die Balance zwischen dem Angebot einer authentischen Beziehung und der Relativierung dieser Beziehung: „Ich denke auch, dass wir gut klarkommen, und freue mich, dass Sie mir so vertrauen. Aber dies macht mir auch Sorgen: Kann es sein, dass Ihr Therapeut der einzige Mensch ist, dem Sie vertrauen?"

Akzeptanztechniken

Ein wichtiges Element in der dialektischen Grundhaltung, aber z. B. auch im werteorientierten Verhaltensaufbau (s. oben) ist die Vermittlung von Akzeptanztechniken. **Akzeptanz** beschreibt in diesem Zusammenhang die Bereitschaft, Ereignisse so, wie sie sind, d. h. ohne Ablehnung, aktiv und offen aufzunehmen und zu erleben. Das gilt sowohl für angenehme als auch für unangenehme Erfahrungen. Beide sollen in dem Moment, in dem sie auftreten, akzeptiert werden (Heidenreich und Michalak 2008). Die Vermittlung von Akzeptanztechniken spielt in der DBT, der CFT und der ACT eine große Rolle (sie ist bei Letzterer auch Teil des Namens). Dabei wird davon ausgegangen, dass menschliches Leid (z. B. Schmerz oder Angst) universell ist und nicht unbedingt zu psychischen Störungen führen muss. Psychische Störungen entstehen in diesem Modell erst durch den Versuch, diese Erlebnisse zu vermeiden. Das Ziel ist also, die **Erlebnisvermeidung** durch Akzeptanzstrategien zu ersetzen. Die Bedeutung der Akzeptanz wird u. a. durch Metaphern vermittelt und durch Achtsamkeitstechniken geübt (Hayes et al. 2001).

Imaginationstechniken

Imaginative Techniken, also die gezielte Aktivierung von emotional konnotierten Bildern, sind integraler Bestandteil zahlreicher therapeutischer Verfahren. Insbesondere die **Hypnotherapie** basiert in weiten Teilen auf einer erfolgreichen mentalen Implementierung von Imaginationen (Übersicht Bongartz 2000). Die KVT hat erst in den letzten Jahren begonnen, diese etablierten Techniken zu übernehmen und als modulare Komponenten in komplexere Therapieprogramme einzubauen. Mittlerweile liegen auch erste wissenschaftliche Untersuchungen zur Wirksamkeit von imaginativen Kurzinterventionen vor (etwa Jung und Steil 2013).

Das **Grundprinzip** ist einfach: Nach Induktion einer tiefen Entspannung stellt sich der Patient entweder eine hilfreiche relevante Szene in allen sensorischen Facetten vor, die er dann mit einem somatischen Signal „ankert“ oder als imaginative Ressource verwenden kann; oder der Patient aktiviert eine relevante aversive Szene und versucht, sie unter Anleitung zu modifizieren.

Das wissenschaftlich am besten evaluierte Konzept ist die Anwendung imaginativer Techniken in der **Behandlung von Albträumen**. Hier wird der Patient angehalten, den jeweiligen Albtraum zu imaginieren, und ihn dahingehend mental zu modifizieren, dass sich ein angenehmeres Ende entwickelt. Diese Imagination wird täglich vor dem Einschlafen wiederholt. Eine erste **Metaanalyse** zeigt eine ausgezeichnete Wirksamkeit (Hansen et al. 2013).

Stuhldialoge

Stuhldialoge oder die „Zwei-Stühle-Technik“ zählen ähnlich wie die Imagination zu den **erlebnisorientiert**en Techniken. Sie wurden in der **Gestalttherapie** entwickelt und haben ihre Bedeutung für die kognitive Therapie *(hot chair)* bereits gut etabliert. Auch die komplexeren Therapieprogramme (ACT, DBT, CFT, Schematherapie) integrieren mittlerweile diese Techniken.

Das **Grundprinzip** besteht darin, widersprüchliche Aspekte eines kognitiv-emotionalen Prozesses zu separieren und ihnen ihre „Plätze“ auf verschiedenen Stühlen zuzuweisen. Auf diese Weise gelingt es, zum einen eine differenziertere und distanziertere Sichtweise komplexer psychischer Zusammenhänge sichtbar zu machen und ggf. neue Sichtweisen zu entwickeln. Vereinfacht ausgedrückt handelt es sich bei Stuhldialogen um eine szenische Inszenierung von „Vier-Felder“-Pro-Kontra-Listen.

Techniken der Beziehungsgestaltung

In der KVT wurde die Rolle des Therapeuten oft beschrieben als unterstützender „Teampartner“, der dem Patienten hilft, Material für die gemeinsame Arbeit an dysfunktionalen Kognitionen und Verhaltensweisen zu sammeln und diese kollaborativ zu bearbeiten (Beck 1979). Die Verhaltenstherapie entwickelte und systematisierte jedoch darüber hinaus weitere explizite Techniken zur Gestaltung der therapeutischen Beziehung. Diese können grob eingeteilt werden als Techniken der Akzeptanz und Techniken der Konfrontation (Gilbert und Leahy 2007).

Techniken der Akzeptanz nach Gilbert und Leahy sind **Empathie** (das Gefühl des anderen zu erkennen: „Ich höre, dass Sie sehr traurig sind“), **Validierung** (die Wahrheit in dem Gefühl zu erkennen: „Es ist gut nachvollziehbar, dass Sie traurig sind, wenn Sie an die Trennung denken“) und **Mitgefühl** (mit dem anderen mitfühlen: „Sie sind mir sehr wichtig und ich will Ihnen helfen, mit dieser Traurigkeit umzugehen“). In der DBT werden sechs Validierungsstrategien beschrieben; sie sollen dem Patienten deutlich machen, dass seine Verhaltens- und Erlebnisweisen aus ihrer subjektiven Sicht stimmig und nachvollziehbar sind (Bohus 2002).

Neben den Akzeptanztechniken werden in der Verhaltenstherapie auch **konfrontative Techniken** beschrieben. Ihnen ist gemeinsam, dass sie durch eine authentische Reaktion des Therapeuten zur Verhaltensänderung anregen. In der DBT wird diese Konfrontation als „radikale Echtheit“ beschrieben. Dabei behandelt der Therapeut den Patienten als kompetente und ressourcenreiche Person, um neben der Validierung auch zu verdeutlichen, dass die Reaktion des Patienten im objektiven Kontext nicht die einzig mögliche ist. Eine ausführliche Beschreibung, wie eine authentische Reaktion des Therapeuten zu einer Verhaltensänderung des Patienten beitragen kann, findet sich bei McCullough (2012). Er empfiehlt, dass Therapeuten chronisch depressiven Patienten in Bezug auf ein bestimmtes problematisches Verhalten sagen, welche konkrete persönliche Reaktion dieses Verhalten gerade bei ihnen auslöst (kontingente persönliche Responsivität). Dazu sollte immer auch die Vermittlung von adaptiven Verhaltensweisen gehören.

Resümee

Ein Charakteristikum der neueren Entwicklungen der Verhaltenstherapie ist die Integration von Techniken, die nicht ursprünglich zur KVT gehören. Im Zentrum stehen dabei Techniken, die aus einer spirituellen Tradition, insb. dem Zen-Buddhismus, stammen. Dazu zählen dialektische Strategien, Achtsamkeits- und Akzeptanzstrategien. Aus der Gestalttherapie wurden Stuhldialoge übernommen. Außerdem wurden Imaginationstechniken in die Verhaltenstherapie integriert und die Techniken der Beziehungsgestaltung weiterentwickelt. Bei der Weiterentwicklung der Techniken der Beziehungsgestaltung hat McCullough im CBASP auch Begriffe und Ideen aus der psychodynamischen Tradition entlehnt und verhaltenstherapeutisch beschrieben.

6.2.5 Ablauf des verhaltenstherapeutischen Prozesses

Die bislang beschriebenen symptomorientierten Interventionstechniken sind i. d. R. in einen umfassenden psychotherapeutischen Prozess eingebettet. Die Vorbereitungsphase vor Durchführung der speziellen Interventionen nimmt dabei gelegentlich mehr Zeit in Anspruch als die symptomorientierte Intervention selbst. Auch der psychotherapeutische Prozess als Ganzes folgt einer strukturierten Vorgehensweise, die sich am jeweiligen Störungsbild sowie dem Stand und den jeweiligen Fähigkeiten des Patienten orientiert. Das Sieben-Phasen-Modell stellt ein allgemeines und flexibles Orientierungsmodell des therapeutischen Prozesses dar, das für den deutschen Sprachraum adaptiert wurde (Kanfer et al. 1996).

In der therapeutischen Praxis sind die einzelnen Phasen des Modells nicht scharf zu trennen. Die klare Abgrenzung hat deshalb eher didaktischen Wert. Die einzelnen Stufen stellen jedoch **unver-**

zichtbare „Bausteine" des therapeutischen Prozesses bei unterschiedlichen Krankheitsbildern dar, die je nach Phase des Therapieprozesses eine unterschiedliche Gewichtung aufweisen, im Idealfall in der therapeutischen Praxis aber alle durchlaufen werden sollen.

An dieser Stelle soll auch kurz darauf hingewiesen werden, dass es weitere Modelle zur Gestaltung des therapeutischen Prozesses gibt. Ein wichtiges Beispiel ist die Zielhierarchisierung in der DBT-Therapie von Borderline-Patienten (➤ Kap. 21.5). Dabei werden die Therapieziele nach ihrer Dringlichkeit hierarchisiert. An oberster Stelle stehen dabei akute Eigen- oder Fremdgefährdung (z. B. Suizidalität), direkt danach therapieschädigendes Verhalten. Erst dann folgen Störungen der Verhaltenskontrolle, des emotionalen Erlebens und der Lebensbewältigung. Diese Zielhierarchisierung ist ähnlich wie die Abfolge der Therapiephasen im Modell von Kanfer dynamisch, d. h., es muss u. U. auf eine bereits bearbeitete Stufe zurückgegangen werden (z. B. Verlassen der Arbeit an konkreten Alltagsproblemen beim Auftreten von akuter Suizidalität).

Das Sieben-Phasen-Modell nach Kanfer

Die nun folgende ausführliche Darstellung der einzelnen Phasen der Therapie erfolgt in enger Anlehnung an Kanfer et al. (1996). Dabei sind die Phasen nicht mit den Therapiestunden identisch, sondern eine einzelne Phase kann mehrere Sitzungen oder auch nur einen Teil einer Sitzung in Anspruch nehmen.

Phase 1: Schaffung günstiger Ausgangsbedingungen/Aufbau einer therapeutischen Beziehung In dieser Phase werden **organisatorische Details** ebenso geklärt wie die **Erwartungen,** die der Patient an die Therapie hat. Es erfolgen die Erfassung des **aktuellen klinischen Bildes** und **differenzialdiagnostische Überlegungen.** Bereits im Erstkontakt wird dem Patienten vermittelt, dass er aktiv und eigenverantwortlich am Therapieprozess mitarbeiten muss. In dieser Therapiephase etabliert sich auch die **therapeutische Beziehung.** Eine gute und vertrauensvolle therapeutische Beziehung ist Grundvoraussetzung für das Gelingen der Therapie. Der Therapeut bietet hierbei i. S. des „professionellen Helfers" seine Hilfe an; der Patient sollte Vertrauen in den Therapeuten und dessen Kompetenz gewinnen.

Mit der Beziehungsgestaltung ist es allerdings nicht getan. Bei der Arbeit mit Patienten am vereinbarten Therapieziel mit speziellen Interventionstechniken sollten die *„Erwartungen und das Vertrauen eingelöst werden; Unterstützung durch den Therapeuten und seine Erklärung bedürfen einer realistischen Umsetzung im konkreten Erleben des Patienten"*. So gesehen zeigt sich die Qualität einer therapeutischen Beziehung erst in der Umsetzung während der therapeutischen Arbeit, z. B. im Rahmen eines *„mühsamen und oft belastenden therapeutischen Verlaufs"* (Reinecker 1996). Umgekehrt wirken frühe Erfolge von Teilschritten positiv auf die Beziehung zurück – ein unschätzbarer Vorteil von effizienter Therapie!

Phase 2: Aufbau von Änderungsmotivation Veränderung von Problembereichen, Verhaltensmodifikation und kognitive Veränderungen stellen einen tief greifenden Einschnitt in das intrapsychische Erleben und den psychosozialen Kontext des Patienten dar. Erfolgreiche Therapie bedeutet für den Patienten somit nicht nur die Beendigung eines Leidenszustands, sondern auch die Beantwortung der Frage, wie sein **Leben ohne die Erkrankung** aussehen würde. Wie wird er selbst oder das familiäre und berufliche Umfeld auf eine Symptombesserung reagieren? Ergeben sich für ihn Vor- oder Nachteile? Welche Bereiche sollen verändert, welche Bereiche belassen werden? All diese Fragen verdeutlichen, dass eine strenge Trennung der einzelnen Therapiephasen im therapeutischen Prozess nicht möglich ist. Viele dieser Fragen, die zur Motivationsanalyse gestellt werden müssen, sind bereits Bestandteil der Verhaltensanalyse (Phase 3) und der Zielanalyse (Phase 4).

Weiterhin muss unterschieden werden zwischen **Fremd- und Eigenmotivation** des Patienten. Kommt der Patient aus eigenem Antrieb, oder wird er von seinen Ärzten oder seiner Familie „geschickt"?

Natürlich ist es günstig, wenn der Patient bereit ist, zur aktiven Veränderung von Kognitionen und Verhalten bzw. von Problembereichen beizutragen.

Gerade bei komplexeren Störungsbildern und schweren psychiatrischen Störungen ist dies jedoch die Ausnahme. Ob Suchterkrankungen, Psychosen, bipolare Störungen, Essstörungen, Borderline-Störungen, ADHS – fast alle Störungen im adoleszenten Bereich sind durch Ambivalenz, Ambitendenz oder gar mangelnde Krankheitseinsicht geprägt.

Auch bei anderen Patienten überwiegt die Tendenz, alte Gewohnheiten, etablierte Denkmuster und dysfunktionale Handlungstendenzen beizubehalten. Wenn sie sich anders verhalten könnten, hätten sie es längst getan.

Der gezielte Aufbau von Motivation ist also integraler Bestandteil der psychotherapeutischen Behandlung, und der typische Reflex, bei stagnierendem Behandlungsfortschritt zu mutmaßen, „der Patienten sei nicht genügend motiviert", sollte aus dem Repertoire eines Psychotherapeuten gestrichen werden.

Exemplarisch kann hier auf das *Motivational Interviewing* hingewiesen werden, das spezifisch zur Motivationsentwicklung bei Suchtpatienten entwickelt und evaluiert wurde (Miller 2009). Auch Plananalysen nach Caspar können zur Entwicklung von Motivation herangezogen werden. Eine gute Zusammenfassung motivationaler Techniken findet sich zudem bei Sachse (2012).

Das Grundprinzip ist einfach: Zunächst gilt es, die individuellen Werte und Ziele eines Patienten zu verstehen und die zentralen Strategien und Pläne zu deren Umsetzung zu klären. Dysfunktionales Erleben und Verhalten wird ihn mehr oder weniger direkt an der Umsetzung von wichtigen individuellen Werten, Zielen hindern. Im zweiten Schritt gilt es, dem Patienten dies zu verdeutlichen und die anstehenden Veränderungen an die übergeordneten individuellen Werte und Ziele zu knüpfen. Da die Umsetzung von individuellen Werten ein zentraler Bestandteil des motivationalen Systems darstellt, wird der Therapeut diese energetische Ressource für die erwünschte Verhaltensveränderung nutzen können. Um dies an einem Beispiel zu verdeutlichen: Um einem Heroinabhängigen zu helfen, dem Suchtdruck auch in den schwierigen Phasen starken Cravings zu widerstehen und „clean" zu bleiben, ist es völlig unzureichend, auf diesbezügliche Versprechungen des Patienten zu vertrauen. Ohne weitere motivationale Arbeit wird das Suchtgedächtnis leichtes Spiel haben: Ein erfolgreicher Therapeut wird also zunächst die individuellen Werte und Ziele seines Patienten klären:

Pat.: „Eigentlich würde ich gern ein verantwortungsvoller Familienvater sein. Es wäre mir also extrem wichtig, wieder Besuchsrecht bei meinem kleinen Sohn zu erlangen." Im zweiten Schritt wird die gewünschte Veränderung an dieses übergeordnete Ziel gekoppelt: *Th.:* „Wann immer Sie starken Suchtdruck verspüren – und wir werden noch genauer über mögliche Auslöser und gefährliche Situationen sprechen – sollten Sie sich zunächst klar machen, dass Sie im Augenblick kurz davor sind, sich Stoff zu besorgen. Wann immer Sie dieses Bedürfnis spüren, holen Sie bitte das Foto Ihres Sohnes aus der Brieftasche und vergegenwärtigen sich, wie dringend Sie das Besuchsrecht erhalten wollen. Machen Sie sich klar: Wenn Sie jetzt widerstehen, dann haben Sie einen Punkt gegen Ihr Suchtgedächtnis gewonnen und sind Ihrem Sohn ein kleines Stück näher gekommen. Ich erkläre Ihnen noch einige andere Skills, die Sie anwenden können, um mit diesem Suchtdruck umzugehen."

Phase 3: Verhaltensanalyse Nachdem bereits in der Anfangsphase eine Erfassung der aktuellen Symptomatik des Patienten erfolgte, beschreibt die Verhaltensanalyse detailliert das aktuelle Beschwerdebild auf der Symptomebene, der lerngeschichtlichen Ebene und im psychosozialen Kontext (➤ Kap. 6.2.3). Im Rahmen der Verhaltensanalyse wird ein **hypothetisches Funktions- und Bedingungsmodell** erarbeitet, in dem auslösende und krankheitsaufrechterhaltende Faktoren und Problembereiche beschrieben werden. Das hypothetische Funktions- und Bedingungsmodell ist – wie der Name bereits andeutet – vorläufig, d. h. es muss im weiteren Therapieverlauf validiert, ggf. auch falsifiziert und verändert werden. Aus der Verhaltensanalyse ergeben sich die Variablen, die Kernelemente des pathologischen Verhaltens darstellen und Ziele therapeutischer Interventionen werden sollen.

Phase 4: Zielanalyse Aus der Verhaltensanalyse ergeben sich die aufrechterhaltenden Faktoren des Problemverhaltens, die im Therapieprozess modifiziert werden sollen. Damit ist allerdings nur ein Teil der Zielanalyse geleistet. Häufig äußern die Patienten vage Ziele, z. B. „Ich will den Zwang loswerden" oder „Die Angstanfälle sollen verschwinden …" Die **Zielanalyse** muss deshalb so **konkret und präzise wie möglich** durchgeführt werden, d. h., die einzelnen Ziele sollten in operationalisierte, überschaubare Teilziele aufgegliedert werden (➤ Kap. 13.6.2).

Bei der Vereinbarung von Therapiezielen spielt die Klärung von **Wertvorstellungen** und **Normen** eine große Rolle (Kanfer et al. 1996), d. h. die Frage, welche Lebensziele für den Patienten erstrebenswert sind. Darüber hinaus ist die Klärung von Normen gerade bei vielen chronischen Erkrankungen von Bedeutung. Beispielsweise hat ein Patient mit einer sexuellen Delinquenz oft sehr von der allgemeinen Norm abweichende Vorstellungen über sexuelle Verhaltensweisen und Interaktionen. Zur Klärung der Therapieziele gehört auch die Vereinbarung der therapeutischen Interventionen, die zum Erreichen dieser Ziele notwendigerweise durchgeführt werden.

Phase 5: Durchführung der speziellen therapeutischen Intervention Natürlich erfolgt auch in den anderen Phasen des Therapieprozesses eine „Behandlung". Es ist gut belegt, dass bereits in den ersten Therapiephasen Krankheitssymptome abnehmen können. Auf der anderen Seite kann bei der Erfassung von Krankheitssymptomen (z. B. Gedankenzwängen) eine erste Reizkonfrontation auftreten.

In der Regel erfolgt in dieser Therapiephase der Einsatz **spezieller Interventionstechniken,** mit denen ein Problemverhalten verändert werden soll. Dabei kann es sich um Selbstsicherheitstraining, Reizkonfrontation mit Reaktionsverhinderung, systematische Desensibilisierung oder ein anderes spezielles Therapieverfahren handeln.

Die therapeutische Intervention wird unter Berücksichtigung des Störungsbildes, der Therapieziele und der Kompetenzen bzw. der **Akzeptanz des Patienten** ausgewählt. Genaue Information über Durchführungstechnik, theoretischen Hintergrund der Methode und Akzeptanz durch den Patienten sind unabdingbare Voraussetzungen dafür, dass die gewählte Interventionsstrategie zum Erfolg führt.

Phase 6: Evaluation und Bewertung der Fortschritte Die Evaluation des Therapieverlaufs ist aus verschiedenen Gründen notwendig. Sie dient sowohl der Steuerung innerhalb der Therapie als auch der Feststellung, welche Therapieziele erreicht wurden. Hierzu werden eine Evaluation mit entsprechenden **psychometrischen Verfahren** auf der Symptomebene sowie Veränderungen in der **Lebenssituation** und im **psychosozialen Kontext** aufgeführt. Auch der Aufbau **alternativer Verhaltensweisen** anstelle des Problemverhaltens wird evaluiert.

Die Therapieevaluation erlaubt es auch, **Stagnation** im therapeutischen Prozess frühzeitig festzustellen. In diesem Fall erfolgt eine genaue Analyse, ob wichtige krankheitsaufrechterhaltende Faktoren auf der Symptomebene oder auf der Ebene der Funktionalität übersehen wurden, die zur Stagnation des therapeutischen Prozesses beitragen. Gegebenenfalls muss erneut zu einer früheren therapeutischen Phase zurückgegangen werden (z. B. Motivationsanalyse).

Phase 7: Erfolgsoptimierung/Generalisierung Die Endphase der Therapie ist entscheidend für die **Generalisierung** und **Stabilisierung** des therapeutischen Erfolgs. Das in der Therapie Gelernte soll auf die Alltagssituationen des Patienten übertragen werden. In gewissem Maße ist dies natürlich auch während der Sitzungen in Form von **Hausaufgaben** geschehen. Ist die Behandlung im stationären Setting erfolgt, muss der Patient die erlernten therapeutischen Strategien zu Hause anwenden können. Aus diesem Grund ist – wann immer möglich – die Durchführung der therapeutischen Interventionstechniken (z. B. Reizkonfrontation mit Reaktionsverhinderung im häuslichen Umfeld des Patienten) nötig, um eine Generalisierung zu erreichen.

Um die Eigenständigkeit des Patienten zu fördern, wird man i. d. R. die Abstände zwischen den einzelnen Sitzungen vergrößern, um die **therapeutischen Kontakte schrittweise „auszublenden".** Strategien der Selbstkontrolle und des Selbstmanagements können diesen Prozess unterstützen. Die Möglichkeit des schrittweisen Reduzierens kann helfen, den Zeitraum kompakter Therapie zu verkürzen und damit Zeit und Kosten zu sparen.

Die Verunsicherung des Patienten, den „Schutz" der therapeutischen Beziehung zu verlieren, sollte in dieser Phase angesprochen werden; die Zeit nach der Therapie muss sorgfältig geplant und vorbereitet werden. Dazu gehört auch die Auflösung der therapeutischen Beziehung. Maßnahmen zur **Rückfallprophylaxe** müssen ebenso besprochen werden wie Strategien und Verhaltensweisen, die der Patient einschlagen soll, wenn es wieder zu einer Symptomverstärkung bzw. zu einem Rückfall kommt. Gerade in der Endphase der Therapie ist es wichtig, das **soziale Umfeld** des Patienten (Partner, Familie, berufliches Umfeld) **einzubeziehen.**

Im Idealfall sollte der Patient während der Therapie zu einem **„Experten seiner Störung"** geworden sein, der flexibel Problemlösestrategien und andere spezielle Interventionsmethoden auf die verschiedensten Problembereiche selbstständig anwenden kann. Ein **Nachuntersuchungstermin** in ½, 1 oder 2 Jahren sollte vereinbart werden, um den langfristigen Therapieverlauf zu erfassen, den Therapieerfolg zu kontrollieren und ggf. bei Wiederauftreten der Symptome gezielt zu intervenieren.

Resümee

Das Sieben-Phasen-Modell des verhaltenstherapeutischen Prozesses sieht eine strukturierte Vorgehensweise vor, die sich am jeweiligen Stand und den jeweiligen Fähigkeiten des Patienten orientiert. Es handelt sich um eine mehr didaktische Einteilung der Therapiephasen, da in der therapeutischen Praxis die einzelnen Phasen nicht scharf zu trennen sind:

- Phase 1: Schaffung günstiger Ausgangsbedingungen/Aufbau einer therapeutischen Beziehung
- Phase 2: Aufbau von Änderungsmotivation
- Phase 3: Verhaltensanalyse
  - Lerngeschichte
  - Symptomebene S-O-R-K
  - Funktionsanalyse
- Phase 4: Zielanalyse
- Phase 5: Durchführung der speziellen therapeutischen Interventionen
  - Auswahl der Interventionsstrategien
- Phase 6: Evaluation und Bewertung der Fortschritte
- Phase 7: Erfolgsoptimierung/Generalisierung

Tiefer gehende Informationen

Informationen über Modelle zur Strukturierung von Therapiesitzungen finden Sie online im „Plus im Web" zu diesem Buch.

6.3 Psychoanalytische und psychodynamisch orientierte Verfahren

Die Psychoanalyse hat über viele Jahrzehnte das Verständnis und die klinische Anwendung von Psychotherapie entscheidend beeinflusst. Über die klinische Anwendung hinaus hatte und hat sie weiterhin großen Einfluss auf Literatur und Malerei, Geistes- und Sozialwissenschaften, pädagogische Konzepte, Sozialpsychologie und Philosophie (Schneider 2002).

Die Auseinandersetzung mit der Psychoanalyse als **psychotherapeutischer Theorie und Praxis** wird allerdings dadurch erschwert, dass es mittlerweile eine kaum mehr überschaubare Vielfalt an Modellen, Konzepten und Konstrukten gibt, die sich nicht durch eine umfassende übergeordnete Theorie unter einer einheitlichen Perspektive ordnen und aufeinander beziehen lassen. Vielmehr sind im Laufe der mehr als 100-jährigen Geschichte der Psychoanalyse immer wieder neue Theorien formuliert worden, die bereits bestehende Überlegungen ergänzt und erweitert haben, ohne allerdings ältere Konzepte zu ersetzen. Ein wichtiger Grund für diese Situation ist darin zu suchen, dass psychoanalytische Theorien in erster Linie **induktiv, hypothesengenerierend** aus den klinischen Erfahrungen von Psychoanalytikern mit ihren Patienten gewonnen wurden. Dadurch sind zwar mit der Zeit sehr anschauliche und differenzierte Beschreibungen und Erklärungen klinischer Phänomene und Störungen entstanden, deren Begrifflichkeit häufig in den allgemeinen (klinischen) Sprachgebrauch übergegangen ist (z. B. Konzepte wie psychische Struktur, Abwehr, Übertragung). Doch wurde lange Zeit versäumt, diese aus der klinischen Arbeit gewonnenen Hypothesen systematisch, v. a. auch mithilfe experimenteller und quantitativer Methodik, zu überprüfen und zu einer kohärenten Theorie auszuarbeiten, aus der die therapeutische Technik logisch schlüssig hergeleitet werden kann (Schülein 2012). Auf der einen Seite führte diese Situation zu einer Schulenbildung, die heftige inhaltliche Auseinandersetzungen und Spaltungen auf organisationaler Ebene zur Folge hatte, weil über die Gültigkeit konkurrierender Theorien nicht argumentativ entschieden werden konnte. Auf der anderen Seite wurde immer wieder **massive Kritik an der Wissenschaftlichkeit** der Psychoanalyse geäußert, etwa von Karl Popper, der mit seiner fundamentalen Kritik, ihre Konzepte und Hypothesen seien nicht empirisch überprüfbar bzw. nicht falsifizierbar, die Psychoanalyse schlicht für unwissenschaftlich hielt (Popper 1969). Auch wenn heute aus wissenschaftstheoretischer Sicht differenzierter argumentiert wird, sind viele der psychoanalytischen Termini einer direkten empirischen Überprüfung nur schwer zugänglich und viele psychoanalytische Theorien daher spekulativ (was allerdings nicht a priori auch gegen ihre klinische Nützlichkeit spricht). Gleichzeitig gibt es aber durchaus **wissenschaftliche Evidenz** aus empirischen Studien, die zumindest **psychoanalytische Grundannahmen** stützen können bzw. solche widerlegt haben (Luborsky und Barrett 2006; Westen 1998).

Auch die **psychoanalytische Praxis** hat sich im Lauf der Jahrzehnte in ein **breites Spektrum** ausdifferenziert, das von hochfrequenten Behandlungen (4 h pro Woche), die im klassischen Setting liegend durchgeführt werden, über verschiedene tiefenpsychologisch fundierte bzw. psychodynamische Verfahren für den ambulanten und stationären Bereich bis hin zu spezifischen störungsorientierten Therapien reicht, die verschiedene psychotherapeutische Methoden integrieren (z. B. übertragungsfokussierte Therapie [*Transference-Focussed Psychotherapy,* TFP], mentalisierungsbasierte Therapie, MBT) (Cortina 2010; Beutel 2000). Allerdings gilt auch hier, dass der Reichhaltigkeit an klinischen Erfahrungen nach wie vor in vielen Bereichen ein Defizit an wissenschaftlicher Evaluation und Evidenzbasierung gegenübersteht (Blatt et al. 2006). Unter Berufung auf das von Sigmund Freud formulierte „Junktim" von Forschen und Heilen (wonach jede psychoanalytische Behandlung zugleich ein Beitrag zu deren Erforschung sei) wurde die individuelle Reflexion psychoanalytischer Praxis, die typischerweise und fast ausschließlich in Fallstudien publiziert wurde, lange Zeit als die spezifische Form psychoanalytischer Forschung angesehen und teilweise auch vehement gegenüber Kritik und Anregungen zur Integration anderer wissenschaftlicher Zugänge verteidigt. Auch wenn auf dieser Grundlage intuitiv sehr überzeugende Einsichten in psychotherapeutische Prozesse gewonnen werden konnten, die weit über die Psychoanalyse hinaus rezipiert werden, wurden die systematische Überprüfung des Behandlungserfolgs sowie die wissenschaftliche Evaluation der spezifischen Elemente psychoanalytischer Technik lange Zeit vernachlässigt. Aber auch hier vollzieht sich ein zunehmender Wandel. So lässt sich insb. bei den psychodynamischen Therapien die eingangs beschriebene Entwicklung hin zu **manualisierten störungsorientierten Verfahren** verzeichnen, die systematisch im Hinblick auf ihre spezifische Wirksamkeit und ihre wirksamen Elemente hin evaluiert werden (Beutel et al. 2010). Mittlerweile liegen für die psychodynamischen Verfahren insgesamt Ergebnisse aus RCTs und teils auch aus systematischen Übersichtsarbeiten und Metaanalysen vor, die deren Wirksamkeit bei verschiedenen Störungsbildern belegen.

6.3.1 Theorie der Psychoanalyse

Wie bereits angedeutet, gibt es **keine einheitliche Theorie der Psychoanalyse.** Allerdings lassen sich einige **Grundannahmen** formulieren, die sich in unterschiedlicher Akzentuierung und Gewichtung in den verschiedenen psychoanalytischen Theorien wiederfinden (Fonagy und Target 2003):

- **Psychischer Determinismus:** Eine zentrale Annahme psychoanalytischer Theorien ist, dass Psychisches aus Psychischem hervorgeht. Das Erleben und Verhalten eines Individuums lässt sich demnach durch bewusste und unbewusste psychische Vorgänge (Gedanken, Gefühle, Überzeugungen und Wünsche) erklären. Damit hängt die Annahme zusammen, dass Verhalten und auch Symptome überdeterminiert sind, da sie neben der bewussten auch noch eine unbewusste Bedeutung haben. Indem diese unbewusste Bedeutung im Verlauf der Therapie erschlossen wird, kann die psychische Struktur des Patienten und der „Sinn" seiner Störung verstanden werden.
- **Genetisch-entwicklungspsychologische These:** Aus psychoanalytischer Sicht lassen sich die individuellen Erlebens- und Verhaltensweisen, mit denen das Individuum auf seine Umwelt reagiert und sich ihr anpasst, als Konsequenz der psychischen Verarbeitung früher Lebensereignisse verstehen. Insbesondere die psychischen Repräsentanzen früher emotionaler Erfahrungen in der Interaktion mit wichtigen Bezugspersonen werden dabei als die zentralen Elemente angesehen, aus denen psychische Struktur entsteht. Nach psychoanalytischer Vorstellung werden in der Therapie solche lebensgeschichtlich erworbenen Beziehungsmuster reaktualisiert, womit sie der direkten Beobachtung und Bearbeitung zugänglich sind.
- **Dynamisches Unbewusstes:** Unbewusste Konflikte zwischen verschiedenen psychischen Strebungen (Motive, Bedürfnisse, Wünsche) sind nach psychoanalytischer Auffassung ein konstitutives Element menschlichen Erlebens und Verhaltens. Zugleich sind sie aber auch Ursache psychischer Störungen, wenn sie in ihrer Intensität die individuellen Bewältigungsmöglichkeiten übersteigen.
- **Lust-Unlust-Prinzip** bzw. **Streben nach Wohlbefinden und Sicherheit:** Sigmund Freud sah im Vermeiden von Unlust bzw. im Maximieren von Lustgewinn das stärkste Motiv bzw. Regulativ psychischer Vorgänge. Eine wichtige spätere Erweiterung bzw. Ergänzung dieser Vorstellung ist die Annahme, dass das Streben nach Wohlbefinden und Sicherheit, auch im Hinblick auf die eigene Identität und das Selbstwertgefühl, dem Lustprinzip noch übergeordnet ist. Vor diesem Hintergrund kann auch die Therapie als eine Sicherheit gebende Umgebung verstanden werden, in der sich der Patient erst darauf einlassen kann, sich den seiner Störung zugrunde liegenden Kräften und Konflikten zu nähern.
- **Biologie des Organismus als Antriebskraft psychischer Anpassung:** Die Psychoanalyse geht davon aus, dass es letztendlich biologisch begründete Notwendigkeiten sind (primäre Motive, Sicherheit, Reifungs- und Entwicklungsprozesse etc.), die psychische Prozesse in Gang setzen.

Aus der Vielzahl an psychoanalytischen Theorien werden nachfolgend das Strukturmodell, die klassischen Vorstellungen zur Entwicklungspsychologie und zur Entwicklung der Objektbeziehungen sowie die Bindungstheorie und das Mentalisierungsmodell vorgestellt.

Strukturmodell der Persönlichkeit

Eine Möglichkeit, das Verhalten von Menschen in normalen und konflikthaften Situationen zu verstehen, bietet das Strukturmodell der Persönlichkeit. Danach setzt sich die Psyche des Menschen aus **drei Strukturen** oder Instanzen zusammen: Ich, Es und Über-Ich. Die einzelnen Instanzen lassen sich nicht streng abgrenzen; es gibt Überschneidungsbereiche zwischen den verschiedenen Strukturen.

Unter dem **Ich** versteht die Psychoanalyse den bewussten Anteil der Persönlichkeit, mit dem das Individuum sich als eigenständig existierend und von der Umwelt abgegrenzt erlebt. Zunächst macht das Neugeborene durch Exploration mit Mund und Hand die Erfahrung, dass der Körper aus verschiedenen Körperteilen besteht. Mit der Zeit macht das Kind die Erfahrung, dass sein Körper getrennt vom Körper der Mutter oder von anderen Bezugspersonen existiert, dass es Dinge außerhalb des eigenen Körpers gibt, die zur Umwelt gehören. Es bildet sich ein **körperliches Ich-Erleben** heraus, das einen Teil des Ich-Erlebens als körperliche Abgrenzung von der Umwelt darstellt.

Die Abgrenzung des eigenen körperlichen Ichs von der Umwelt erfolgt in enger Interaktion mit der Mutter und anderen Bezugspersonen durch körperliche Versorgung, Zärtlichkeiten, Spiele, Hautpflege etc. Beeinträchtigungen bei der Ausformung eines intakten Körper-Ichs findet man nach psychoanalytischer Anschauung häufig bei Patienten, die später eine Somatisierungsstörung entwickeln, die als Konsequenz eines Beziehungsdefizits in dieser Entwicklungsphase verstanden wird.

Neben dem körperlichen Ich-Erleben bildet sich auch das **psychische Ich-Erleben** aus. Gefühle und Stimmungen werden als dem eigenen Ich zugehörig und von den Stimmungen anderer abgegrenzt erlebt. Eigene Strebungen und Intentionen werden von denen anderer unterschieden.

Im weiteren Verlauf der Ich-Entwicklung bilden sich **kognitive Ich-Leistungen** (Ich-Funktionen) heraus. Eigene Gefühle, Wünsche, Impulse und Befindlichkeiten können wahrgenommen, Vorgänge in der Umgebung differenziert beobachtet werden. Sowohl beschreibendes, einfach vorstellendes als auch abstrahierendes Denken bildet sich heraus. Urteilsfähigkeit und Vorausplanung sind weitere Ich-Funktionen, die der Auseinandersetzung mit und der Anpassung an die Umwelt dienen.

Eine wichtige Funktion des Ichs ist weiterhin die **Steuerung von Impulsen und Affekten.** Triebhafte Impulse oder bspw. aggressive Affekte können häufig nicht sofort ausgelebt werden, sodass das Ich Entscheidungsinstanz ist, ob die triebhaften Impulse oder Affekte aufgeschoben werden müssen oder sofort ausgelebt werden können.

Das Ich setzt sich nach dieser Theorie also aus mehreren Strukturanteilen zusammen, die sich im Laufe der Entwicklungsgeschichte herausbilden. Das komplexe Zusammenspiel dieser Anteile formt sowohl Struktur als auch Funktion des Gesamt-Ichs, wobei es sich hier nicht um ein statisches, sondern um ein dynamisches Geschehen handelt. Störungen der Ich-Funktion können sich sowohl aus einer Störung von bestimmten Ich-Anteilen als auch aus einem gestörten Zusammenspiel einzelner Bestandteile ergeben. Die Ich-Grenzen werden entweder als stabil oder als „durchlässig" erlebt. In einer gestörten Entwicklung der Ich-Strukturen wird die Ursache einer Vielzahl von **psychopathologischen Phänomenen** gesehen. Erwähnt seien hier Somatisierungsstörungen als Defizit des körperlichen Ich-Erlebens, Depersonalisation oder Derealisation als Hinweise auf gestörtes psychisches Ich-Erleben, Störungen der Impulskontrolle oder Störungen der Realitätseinschätzung i. S. von fehlendem Urteils- oder Vorausplanungsvermögen.

Das Ich besitzt somit für das Individuum eine **wichtige adaptive Funktion,** da es sich primär über die Funktion der Wahrnehmung, der Motilität und des Handelns einen Zugang zur Realität schafft. In diesem Sinne kommt dem Ich eine wichtige Vermittlerfunktion zwischen innerer und äußerer Realität zu. Es nimmt auch eine wichtige Vermittlerfunktion zwischen den intrapsychischen Strukturen Es und Über-Ich wahr, indem es die Triebimpulse und Bedürfnisse des Es an die Anforderungen und Regeln der Umwelt anpasst bzw. den Vorstellungen und Normen des Über-Ichs unterwirft.

In der klassischen psychoanalytischen Literatur werden Neurosen wie Phobien, Zwänge oder Konversionssyndrome mithilfe des Strukturmodells aus einer mangelhaften Vermittlung zwischen den entgegengesetzten Strebungen von Über-Ich und Es interpretiert. Die Störungen können zum einen aus einer zu starken Triebregung heraus, durch eine rigide und dominierende Über-Ich-Struktur oder durch eine defizitäre Ich-Entwicklung erklärt werden. Das Ich übernimmt auch die Funktion einer „Zensur" oder eines „Filters", indem es dafür sorgt, dass nicht alle Impulse und Regungen in das Bewusstsein drängen. Hier deutet sich eine enge Interaktion zwischen Ich und Über-Ich an.

Das **Es** ist nach psychoanalytischer Vorstellung durch unbewusste, triebhafte und unmittelbare emotionale Grundbedürfnisse charakterisiert. Es handelt sich um phylogenetisch sehr alte Strebungen, Impulse, Triebe oder Bedürfnisse wie Sexualtrieb, Hunger oder Aggression, die z. T. eine biologische Grundlage haben. Im weiteren Sinne kann man auch emotionale Grundbedürfnisse zur Es-Struktur zählen.

Das **Über-Ich** stellt eine vom Ich abgegrenzte Instanz dar, die von Freud mit dem „Gewissen" verglichen wurde. In dieser Instanz sind Normen und Werte repräsentiert, die dem Ich als „Handlungsleitfaden" dienen. Der versagende Aspekt dieser Instanz wurde von Freud erstmals in der „Traumzensur" dargestellt. Vor dem Hintergrund des Über-Ichs bildet sich das **Ich-Ideal** als Entwurf, „wie das Individuum zu sein hat", heraus. Während das Ich-Ideal eine Vorbildfunktion aufweist, stellt das Über-Ich eher eine Verbotsinstanz dar, die i. S. einer Selbstbeobachtung und Bewertung eigenen und fremden Verhaltens und Erlebens in Erscheinung tritt.

In der klassischen psychoanalytischen Literatur wird von Freud die ödipale Phase als entscheidende Phase zur Ausbildung des Über-Ichs angesehen. In dieser Phase lernt das Kind, auf Liebeswünsche gegenüber dem gegengeschlechtlichen Elternteil zu verzichten und die konkurrierende Feindseligkeit gegenüber dem gleichgeschlechtlichen Elternteil aufzugeben. Es übernimmt zunächst Regeln des zwischenmenschlichen, insb. Familiären, Umgangs, die von den Eltern vermittelt werden, anschließend religiöse, moralische und gesellschaftliche Normen.

Die adäquate Auflösung des Ödipuskonflikts, die mitentscheidend an der Ausformung von Über-Ich-Strukturen beteiligt ist, bestimmt aus der Sicht der klassischen Psychoanalyse den weiteren Entwicklungsverlauf und bei Störung dieses Prozesses die Ausprägung neurotischer Konflikte. Neurotische Konflikte werden nach dem strukturellen Konfliktmodell aus einer Verdrängung von sexuellen/aggressiven Triebimpulsen i. S. des Ich-/Es-/Über-Ich-Konflikts erklärt.

Bereits in der klassischen psychoanalytischen Literatur wurde auf die Bedeutung präödipaler Über-Ich-Vorläufer hingewiesen. In den letzten 2 Jahrzehnten gewannen **objektbeziehungstheoretische Konfliktmodelle** immer mehr an Bedeutung, da sich viele sog. frühe oder präödipale Konflikte mit dem Strukturmodell allein nicht erklären lassen. Da bei präödipalen Konflikten noch nicht von einem stabil entwickelten Ich bzw. Über-Ich ausgegangen werden kann, eignen sich Modelle der Objektbeziehungsentwicklung besser zur Erklärung früher Konflikte und der damit verbundenen frühen Störungen.

In diesem Rahmen gewinnen Konzepte präautonomer Vorläufer des Über-Ichs an Bedeutung. In einer Frühphase, in der die Abgrenzung von **Selbst- und Objekterleben oder -repräsentanz** nicht bzw. mangelhaft ausgeprägt ist, können Verbote noch nicht eindeutig der Mutter bzw. einer anderen nahen Beziehungsperson zugeordnet werden. Obwohl sich in der **Loslösungs- und Individuationsphase** zunehmend eine Differenzierung von Selbst- und Objektrepräsentanzen einstellt und obwohl damit eine Zuordnung verbietender Aspekte zu bestimmten Objekten möglich wird, besteht weiterhin noch eine starke Mischung von Selbst- und Objektrepräsentanzen, sodass den verbietenden Objektrepräsentanzen immer eigene Anteile von Wut, Enttäuschung und Aggression beigemischt sind. Eine Störung in dieser Entwicklungsphase kann nach dieser Theorie zu einer Fixierung von präautonomen Vorläufern des Über-Ichs und, wie beschrieben, zu autoaggressiven Impulsen bei späteren interpersonellen Konflikten führen.

Bei ungestörter Entwicklung wird das Kind stabile Selbst- und Objektrepräsentanzen entwickeln und damit eine realistische Interaktionsrepräsentanz ausbilden. Eine deutliche Abgrenzung von Verboten, die von den Eltern ausgehen, und dem eigenen Erleben wird möglich. Nach neuerer psychoanalytischer Auffassung entsteht die Struktur des Über-Ichs nicht nur aus Verboten, d. h. aus einer Identifikation mit dem Aggressor heraus, wie dies Freud postulierte, sondern vielmehr aus einer Idealisierung und Identifikation mit den Eltern, was eine liebevolle Beziehung zu beiden Elternteilen voraussetzt (Mertens 1981). Während zunächst eine selektive Übernahme von Handlungsprinzipien der Eltern erfolgt, lernt das Kind im Laufe seiner Entwicklung, dass es auch unabhängig von den Eltern Normen und Werte gibt, die es dann i. S. von moralischen, religiösen Normen etc. übernehmen kann.

Resümee

Das **Strukturmodell der Persönlichkeit** geht von drei Strukturen oder Instanzen aus: dem Ich, dem Es und dem Über-Ich.

Unter dem **Ich** versteht man den bewussten Anteil der Persönlichkeit, mit dem das Individuum sich als eigenständig existierend und von der Umwelt abgegrenzt erlebt. Dies betrifft sowohl das körperliche als auch das psychische Ich-Erleben. Das Ich weist für das Individuum eine wichtige adaptive Funktion an die Umwelt auf, da es primär über die Funktion der Wahrnehmung, der Motilität und des Handelns einen Zugang zur Realität hat. Gleichzeitig kommt dem Ich eine wichtige Vermittlerfunktion zwischen innerer und äußerer Realität zu. Es nimmt auch eine wichtige Vermittlerfunktion zwischen den intrapsychischen Strukturen Es und Über-Ich wahr, indem es die Triebimpulse und Bedürfnisse des Es an die Anforderungen und Regeln der Umwelt anpasst bzw. den Vorstellungen und Normen des Über-Ichs unterwirft.

Das **Es** ist durch unbewusste, triebhafte und unmittelbare emotionale Grundbedürfnisse charakterisiert. Es handelt sich um phylogenetisch sehr alte Strebungen, Impulse, Triebe oder Bedürfnisse wie Sexualtrieb, Hunger oder Aggression, die z. T. eine biologische Grundlage haben.

Das **Über-Ich** stellt eine vom Ich abgegrenzte Instanz dar, die zunächst mit dem „Gewissen" verglichen wurde. In dieser Instanz sind Normen und Werte repräsentiert, die dem Ich als „Handlungsleitfaden" dienen. Vor dem Hintergrund des Über-Ichs bildet sich das Ich-Ideal heraus, der Entwurf, „wie das Individuum zu sein hat". Während das Ich-Ideal eine Vorbildfunktion aufweist, stellt das Über-Ich eher eine Verbotsinstanz dar, die i. S. einer Selbstbeobachtung und Bewertung eigenen und fremden Verhaltens und Erlebens in Erscheinung tritt.

Entwicklungspsychologisches Modell

Nach Freuds Entwicklungspsychologie kommt dem **Sexualtrieb (Libido)** eine entscheidende Bedeutung für die Entstehung psychischer Phänomene zu. Triebe lassen sich auf organische Prozesse zurückführen und setzen sich psychisch in Affekte oder Handlungsimpulse um, indem sie nach unmittelbarer Triebbefriedigung streben und sich dafür ein Objekt suchen. Während Freud ursprünglich von einem Sexualtrieb und einem Selbsterhaltungstrieb ausging, unterschied er später zwei „Urtriebe", **Eros** (Trieb zur Erhaltung und Entwicklung des Lebens) und **Thanatos** (Destruktionstrieb, auf Destruktion und Aggressivität ausgerichtet).

Im **Phasenmodell** der psychosexuellen Entwicklung geht Freud davon aus, dass der Sexualtrieb entsprechend der jeweiligen Entwicklungsphase zunächst als Partialtrieb Befriedigung durch unterschiedliche erogene Zonen findet, bis sich schließlich der reife Sexualtrieb mit genitaler Befriedigung herausbildet.

Das von Freud entwickelte Phasenmodell, das die psychosexuelle Entwicklung in eine **orale** Phase (1. bis 2. Lj.), **anal-sadistische Phase** (2. bis 3 Lj.), **phallisch-narzisstische Phase** und die **Phase des Ödipuskomplexes** (3. bis 6. Lj.) sowie eine **Latenzphase** (6. Lj. bis Pubertät) einteilt, wurde in den letzten Jahrzehnten von Entwicklungspsychologen kritisiert. In der neueren psychoanalytischen Literatur wird der Sexualtrieb nicht mehr allein in den Vordergrund gestellt, sondern die Entwicklung des Kindes unter Berücksichtigung körperlicher, intrapsychischer, sozialer und sexueller Entwicklungsprozesse beschrieben.

Wie Rudolf (1996) ausführt, wurde die frühkindliche Entwicklung des Individuums früher als Durchgangsstadium gesehen, die in der „Reife" des erwachsenen Menschen gipfelte, während das Alter als „Involution" oder allmählicher Verfall betrachtet wurde. Diese Hierarchisierung stellt eine Entwertung von Entwicklungsprozessen im Kindesalter bzw. von psychischer Entwicklung im Alter dar. Eine adäquatere Betrachtungsweise geht davon aus, dass jeder Lebensabschnitt mit Entwicklungsmöglichkeiten, wie sie dem jeweiligen Lebensabschnitt eigen sind, seine ganz eigene Berechtigung besitzt.

Jede Entwicklungsstufe mit ihrem eigenen Erleben, Fühlen und Handeln ist in der Erinnerung des Individuums verinnerlicht, sodass es unter bestimmten Umständen, z. B. bei Konflikten, nach der psychoanalytischen Theorie i. S. einer **Regression,** auf sie zurückgreifen kann.

Die im Folgenden dargestellten Entwicklungsphasen der Persönlichkeitsentwicklung werden nicht als streng voneinander getrennt, sondern als ein **Entwicklungskontinuum** angesehen. Zu bestimmten Phasen steht der Erwerb bestimmter Fähigkeiten im Vordergrund, und zwar in Abhängigkeit von den der Entwicklungsstufe entsprechenden Fähigkeiten des Kindes.

1. Lebensjahr („Orale Phase") Dem Neugeborenen stehen zunächst nur bestimmte angeborene Verhaltensschemata wie **Saugen,** ungezielte Suchbewegungen, Weinen etc. für die Kontaktaufnahme zur Verfügung. Die motorische Aktivität ist ansonsten noch nicht zielgerichtet. Es ist im höchsten Maße von der externen **Befriedigung körperlicher Bedürfnisse** wie Hunger, Durst, Müdigkeit, Temperaturregelung und Schmerzfreiheit abhängig. Gefühle wie Wohlbehagen oder Unlust werden in erster Linie von der Güte dieser Pflege bestimmt. Das Neugeborene, vollständig auf die Versorgung durch die Mutter oder andere enge Bezugspersonen angewiesen, entwickelt rasch ein **differenziertes Kommunikationsverhalten** mit seiner Umwelt. Durch Mienenspiel und Laute trägt es aktiv dazu bei, dass die Mutter es füttert, pflegt und schützt.

Die rasche Weiterentwicklung zielgerichteter Motorik und Wahrnehmung ist in diesem Lebensabschnitt eng gekoppelt mit der Entwicklung psychischer Funktionen. Mit der Zeit lernt das Neugeborene, **„Ich"** von **„Nicht-Ich"** abzugrenzen, d. h., es realisiert in zunehmendem Maße, dass sein Körper mit den entsprechenden Körperteilen getrennt von den Personen und Dingen der Umwelt existiert.

Im weiteren Verlauf der Entwicklung wird die Interaktion zwischen den nahen Bezugspersonen und dem Baby immer mehr aufeinander abgestimmt. In dieser wichtigen Entwicklungsphase steht die **Entwicklung** eines **körperlichen und psychischen Kommunikationssystems** mit der Umwelt im Vordergrund. Gelingt dieser Entwicklungsschritt, so entwickelt der Säugling **„Urvertrauen"**, indem er die Mutter als verlässlich erlebt und gleichzeitig die Erfahrung macht, dass er selbst die Zuwendung der Umwelt auf sich ziehen kann.

2. bis 3. Lebensjahr („Anal-sadistische Phase") In diesem Lebensabschnitt ist die **Entwicklung** der **Motorik** und **Wahrnehmung** vorangeschritten, sodass das Kind seinen Aktionsradius bedeutend erweitern kann. In diese Phase fällt auch die **Kontrolle der Schließmuskulatur** von After und Blase, sodass das Kind lernt, Urin und Kot zu halten bzw. abzugeben. Parallel zur motorischen Entwicklung lernt es sprechen und Sprache verstehen.

Die Erweiterung des Aktionsradius und die neu gewonnenen emotionalen und kognitiven Fähigkeiten tragen weiter zur Konsolidierung der einzelnen Ich-Funktionen bei, was seinerseits zu einer **Stabilisierung des Ich-Erlebens** beiträgt.

Die **neu gewonnene Bewegungsfreiheit** erfüllt das gesunde Kind mit Freude und Abenteuerlust. Es erkundet spielerisch die Umwelt, steckt in seinem Höhenflug auch schmerzliche Erfahrungen wie Hinfallen oder Anstoßen erstaunlich klaglos weg und erweitert täglich seinen Erfahrungshorizont. Auf der anderen Seite werden die Selbstständigkeitsbestrebungen des Kindes häufig empfindlich von den Eltern eingeschränkt, die eine Gefährdung des Kindes bzw. eine Zerstörung oder Verschmutzung von Gegenständen vermeiden wollen. Es ergibt sich ein **Autonomie-Abhängigkeits-Konflikt,** indem das Kind auf der einen Seite trotzig seine Eigenständigkeit behaupten will, sich auf der anderen Seite jeweils ängstlich der Zuneigung und Nähe seiner Eltern vergewissert, auf die es doch so dringend angewiesen ist.

Kennzeichnend für diese Entwicklungsphase ist das Hin- und Herpendeln zwischen Extremen wie zärtlichem Anlehnungsbedürfnis und wütender Ablehnung, dem Suchen nach Abenteuer und dem Bedürfnis nach Sicherheit, wie es für die Nähe-Distanz-Problematik des Kindes typisch ist (kämpferisch sich der Umwelt aggressiv bemächtigen).

Durch die ständige Auseinandersetzung mit den elterlichen Mahnungen und Verboten formen sich erste Vorstellungen von Normen und Verhaltensregeln aus, die zur **Strukturierung des Über-Ichs** beitragen. Gleichzeitig beginnt das Kind, sich mit seiner sozialen Umwelt auseinanderzusetzen und seinen Platz im Familiengefüge und unter seinen Spielkameraden zu finden. Die ständig schwankenden, gegensätzlichen Affekte können mit der Zeit besser gesteuert werden.

3. bis 6. Lebensjahr („Narzisstisch-phallische Phase/ödipale Phase") Die körperliche Entwicklung ist nun so weit fortgeschritten, dass Wahrnehmungsfähigkeit und Feinmotorik ausgereift sind. Nach der analytischen Theorie entdeckt das Kind seine Geschlechtszugehörigkeit, die **sexuelle Identifikation** bildet sich aus, sodass am Ende dieser Entwicklung das Kind sich als Junge oder Mädchen empfindet. Es erkennt, dass es zwei Geschlechter gibt, und fühlt sich zum **gegengeschlechtlichen Elternteil hingezogen.** Der Wunsch des Jungen, die Mutter zu besitzen, oder der Wunsch des Mädchens, Liebesobjekt des Vaters zu sein, bringt nach Freud das Kind in Konflikt mit dem gleichgeschlechtlichen Elternteil. Das Mädchen rivalisiert mit der Mutter, der Junge mit dem Vater. Im Verlauf dieser Entwicklung lernt das Kind, dass sein Verlangen nicht erfüllt werden kann, verzichtet auf seine Liebeswünsche, den gegengeschlechtlichen Elternteil als Liebespartner zu besitzen, und identifiziert sich mit dem gleichgeschlechtlichen Elternteil. Der Junge möchte so sein wie der Vater, das Mädchen wie die Mutter.

Die in diesem Zusammenhang von Freud in den Mittelpunkt gestellte **Kastrationsangst** des Jungen wird in der moderneren psychoanalytischen Literatur eher als Angst vor dem Verlust der körperlichen Integrität gedeutet (s. auch Rudolf 1996). Auch der von Freud postulierte Penisneid des Mädchens ist sehr umstritten und wird von vielen Autoren als Artefakt der damaligen soziokulturellen Auffassung abgelehnt. Der beschriebene **„Ödipuskomplex"** spielte in der klassischen Psychoanalyse eine entscheidende Rolle zur Ausprägung von Geschlechtsidentität und Strukturierung des Über-Ichs.

Das Denken des Kindes erfährt in dieser Entwicklungsphase eine umfassende Wandlung. Im 2. bis 3. Lj. herrscht das **magische Denken** vor, bei dem das Kind der Ansicht ist, dass sein Denken unmittelbar Realität werden kann. Zwischen dem 4. und 6. Lj. bildet sich das Denken heraus, das den Gesetzen der Logik folgt. Das Kind überprüft seine Auffassungen an der Realität und sucht sich seinen Platz im sozialen Netz der Familie und der weiteren Umwelt. Es definiert seine Rolle im sozialen Kontext. Bezeichnend für diese Entwicklungsphase ist, dass erstmals eine **Drei-Personen-Beziehung** (Triangulierung) die psychische Entwicklung prägt.

Latenzphase Bis zur Pubertät kommt es nach dieser Theorie zu keinen weiteren qualitativ neuen Entwicklungsschritten. Das Kind übt die in den früheren Entwicklungsphasen gelernten Entwicklungsschritte ein, festigt Ich- und Über-Ich-Strukturen und erweitert seine sozialen Erfahrungen. Während der Schulzeit werden wichtige neue Informationen gesammelt und die Außenkontakte erweitert, wobei das Kind weiterhin auf den Schutz der Familie angewiesen ist.

Pubertät Dieser nächste, entscheidende Entwicklungsschritt stellt sich unter dem Einfluss der verstärkt gebildeten Geschlechtshormone ein. Der Körper verändert sich, primäre und sekundäre Geschlechtsmerkmale bilden sich aus. Die Pubertät ist noch einmal ein tief greifender Einschnitt in der Entwicklungsgeschichte des Jugendlichen, die frühere Erfahrungen infrage stellt, in der alte Rollen aufgegeben werden und eine neue Rolle gefunden werden muss. Der Körper wird zunächst als fremd oder ungewohnt erlebt; die affektive Stimmungslage zeichnet sich durch ausgeprägte Schwankungen aus.

In dieser Entwicklungsphase der Verunsicherung tendieren Jugendliche dazu, Sicherheit in **Peergroups** zu erfahren, die wieder verlassen werden, sobald der Jugendliche sich seiner neuen Rolle sicherer fühlt. Nach abgeschlossener Pubertät hat sich bei günstiger Entwicklung eine **eindeutige Geschlechtsidentität** mit der Möglichkeit reifer, **genitaler Triebbefriedigung** eingestellt.

Resümee

Freuds entwicklungspsychologisches Modell teilt die **psychosexuelle Entwicklung** in verschiedene Phasen ein:

- In der **oralen Phase** (1. Lj.) stehen dem Neugeborenen nur bestimmte angeborene Verhaltensschemata wie Saugen, ungezielte Suchbewegungen, Weinen etc. zur Kontaktaufnahme zur Verfügung. Es erfährt die Welt mit den Mitteln, die ihm in dieser Lebensphase zur Verfügung stehen, und entwickelt ein körperliches, psychisches und emotionales Kommunikationssystem mit der Umwelt. Gelingt dieser Entwicklungsschritt, entwickelt der Säugling „Urvertrauen".
- In der **anal-sadistischen Phase** (2. bis 3. Lj.) ist die Entwicklung der motorischen Fähigkeiten und Wahrnehmungsfähigkeiten weiter vorangeschritten, sodass das Kind seinen Aktionsradius erweitert. In diese Phase fällt die Kontrolle der Schließmuskulatur von After und Blase. Parallel zur motorischen Entwicklung lernt das Kind sprechen und Sprache verstehen. Diese Phase ist auf der einen Seite vom Verlangen nach Selbstständigkeit und Autonomie charakterisiert, auf der anderen Seite von der Notwendigkeit, die Zuneigung und Nähe der Eltern zu spüren (Autonomie-Abhängigkeits-Konflikt). Durch die ständige Auseinandersetzung mit den elterlichen Mahnungen und Verboten formen sich erste Vorstellungen, Normen und Verhaltensregeln aus, die zur Strukturierung des Über-Ichs beitragen. Die Auseinandersetzung mit der sozialen Umwelt prägt weiterhin diese Entwicklungsphase.
- Die **narzisstisch-phallische Phase/ödipale Phase** (3. bis 6. Lj.) ist maßgeblich davon geprägt, dass das Kind seine Geschlechtszugehörigkeit entdeckt. Es erkennt, dass es zwei Geschlechter gibt, fühlt sich zum gegengeschlechtlichen Elternteil hingezogen und rivalisiert mit dem gleichgeschlechtlichen. Im schmerzhaften Verzicht auf die Liebeswünsche, den gegengeschlechtlichen Elternteil als Liebespartner zu besitzen, identifiziert sich das Kind mit dem gleichgeschlechtlichen Elternteil und entwickelt seine geschlechtliche Identität.
- Während der **Latenzphase** übt das Kind die in den früheren Entwicklungsphasen gelernten Entwicklungsschritte ein, festigt Ich- und Über-Ich-Strukturen und erweitert seine sozialen Erfahrungen.
- Die **Pubertät** stellt den weiteren einschneidenden Schritt in der Entwicklung dar, die sich unter dem Einfluss der verstärkt gebildeten Geschlechtshormone einstellt. Frühere Erfahrungen werden infrage gestellt, alte Rollen aufgegeben, während neue Rollen gefunden werden müssen. Nach abgeschlossener Pubertät hat sich bei günstiger Entwicklung eine eindeutige Geschlechtsidentität mit der Möglichkeit reifer, genitaler Triebbefriedigung eingestellt.

Entwicklung der Objektbeziehungen

Eine neue Perspektive eröffnete sich für die Psychoanalyse aus der Entwicklung des Konzepts der **Objektbeziehungen,** das in den letzten Jahrzehnten für wissenschaftliche Fragestellungen und klinische Behandlungen immer mehr an Bedeutung gewonnen hat.

Voraussetzung für die Erarbeitung dieses Konzepts waren Studien mit direkter Beobachtung an Säuglingen und Kleinkindern (Mahler et al. 1978), Studien mit direkter Beobachtung familiärer Interaktion sowie die Beschäftigung mit sog. **frühen Störungen** (narzisstische und Borderline-Störungen), deren Genese mit den klassischen Konzepten der Psychoanalyse nicht ausreichend verstanden und die mit dem Standardverfahren der Psychoanalyse nicht erfolgreich therapiert werden konnten.

Unter **Objekt** versteht man den *„reagierenden Partner, der die kindlichen Verhaltensweisen mit seinem Verhalten beantwortet, der geliebt, herbeigesehnt, gebraucht und gehasst wird"* (Mertens 1981). In enger dialektischer Beziehung zur Mutter oder zu anderen nahen Bezugspersonen lernt das Kind Grundmuster der Interaktion mit anderen, entwickelt die Grundlage für **Selbstvertrauen** (und **Selbstachtung** (Narzissmus)) und bildet eine Vorstellung von sich selbst **(Selbstrepräsentanz)** und von den anderen **(Objektrepräsentanz)** aus.

Unter **Objektbeziehung** versteht man die fantasierte bzw. vorgestellte Beziehung zu einer anderen Person. Die vorgestellte Beziehung muss sich nicht mit dem tatsächlichen Interaktionsverhalten decken, sondern wird sehr stark von subjektiven Faktoren wie Fantasie und vorangegangenen Prägungen während des Entwicklungsprozesses beeinflusst. Selbstrepräsentanz ist das eigene Selbstbild und Selbstverständnis, während man unter Objektrepräsentanz die vorgestellte Beziehung zu einem Interaktionspartner versteht. Selbst- und Objektrepräsentanz existieren nicht voneinander getrennt, sondern stehen in einem ständigen Prozess der gegenseitigen Beeinflussung und Beziehung.

Symbiotische Phase (1. bis 3. Lebensmonat)

Nach der Geburt befindet sich der Säugling in einer vollständigen „Fusion mit der Mutter". Er ist noch nicht fähig, sich als eigenständiges Individuum, getrennt von der Mutter zu empfinden, sondern lebt in einer **Mutter-Kind-Einheit** mit gemeinsamer Außengrenze. Er unterscheidet noch nicht zwischen Innen und Außen, Selbst und Anderen. Die Interaktion mit der Mutter findet in erster Linie über taktile Reize und Blickkontakt statt, wobei – wie bereits dargestellt – der Säugling über aktive Strategien verfügt, um die Aufmerksamkeit der Umwelt auf sich zu ziehen.

In dieser Phase vermittelt das **empathische Eingehen** der Mutter und anderer naher Bezugspersonen auf den Säugling die Grundlage für ein basales Sicherheitsgefühl. Während direkt nach der Geburt der Säugling gegen ein Übermaß an Außenreizen geschützt zu sein scheint, wird der Schutz vor störenden Außenreizen durch die Mutter im weiteren Verlauf der Entwicklung immer wichtiger. Der Säugling macht bei adäquat verlaufender Interaktion die Erfahrung, dass Gefühle wie Unbehagen, Hunger oder Schmerz durch die Mutter zuverlässig aufgehoben werden, was mit der Zeit die Ausbildung des **basalen Sicherheitsgefühls** vertieft.

Loslösungs- und Individuationsphase

Differenzierung (4. bis 5. Lebensmonat) Mit der Zeit realisiert der Säugling, dass er keine körperliche Einheit mit der Mutter darstellt, sondern dass er und die Mutter getrennte Existenzen sind. Diese Erkenntnis wird durch die motorische Entwicklung und die Ausbildung von Wahrnehmungsfähigkeiten gefördert. Der Säugling zeigt **explorative Verhaltensweisen,** erforscht die Umgebung und strebt von der Mutter fort. Im günstigen Falle geht die Loslösung von der Mutter mit einem zunehmenden Individuationsprozess einher. Die körperliche Differenzierung, d. h. die körperliche Abgrenzung von der Mutter, führt auch zur Ausbildung einer **intrapsychischen Autonomie.** Die ersten Ansätze einer Selbst- bzw. Objektrepräsentanz bilden sich aus, wobei Selbst- und Objektimagines noch nicht klar voneinander getrennt werden können. Die einfühlsame Einstellung der Mutter hilft dem Kind, die Loslösung bzw. Individuation erfolgreich zu beginnen und fortzusetzen.

Übungsphase (6. bis 14. Lebensmonat) In der frühen Übungsphase schreitet die motorische Entwicklung des Kindes weiter fort: Das Kleinkind lernt zu krabbeln, zu klettern, sich aufzurichten und sich weiter von der Mutter wegzubewegen. Die Erweiterung des Aktionsradius ermöglicht es dem Kind erstmals, **Nähe und Distanz zur Mutter selbst zu bestimmen.** In dieser Phase, in der das Kind die schützende Mutter erstmals verlässt, spielen nach Winnicott sog. **Übergangsobjekte** (z. B. Kuscheltiere, Decken etc.) eine Rolle, die dem Kind zusätzlich Sicherheit auch in Abwesenheit der Mutter signalisieren. Die ständige Erweiterung des Aktionsradius verschafft dem Kind ein „Hochgefühl": Es genießt die Eroberung der Umwelt und erweitert täglich seinen Erfahrungsbereich. In dieser Entwicklungsphase, in der man ein Gefühl der **„Größe und Allmacht"** (Omnipotenz) beim Kind vermutet, bilden sich wichtige Strukturanteile des Ichs heraus. Bei aller Begeisterung für die Erforschung der Umwelt bleibt die Mutter weiterhin der wichtigste Sicherheit und Geborgenheit vermittelnde Bezugspunkt. Eine Störung in dieser Entwicklungsphase kann dadurch entstehen, dass die Mutter nicht empathisch genug auf die Loslösungsbestrebungen ihres Kindes reagiert.

Wiederannäherungsphase (14. bis 24. Lebensmonat) Nachdem die erste Übungsphase von einem Grundgefühl der „Omnipotenz" gekennzeichnet war, in der dem Kind alles möglich schien und auch die Mutter als bedingungslos verfügbar erlebt wurde, macht das Kleinkind im weiteren Verlauf seiner Entwicklung die schmerzliche Erfahrung, dass ihm die materielle **Umwelt Grenzen setzt.** Das Kind wird sich in zunehmendem Maße der Tatsache bewusst, dass die Mutter nicht grenzenlos verfügbar ist, und realisiert die **körperliche Getrenntheit von der Mutter.** Es reagiert auf diese Verunsicherung mit erhöhter **Trennungsangst** und versichert sich ängstlich, ob die Mutter auch in der Nähe ist. Es ist wütend und enttäuscht, dass die Eltern es nicht vor Stürzen, Schmerzen etc. beschützen, und erfährt zugleich in verstärktem Maße die elterliche Erziehungsgewalt durch Verbote und Einschränkungen. Den Konflikt dieser Entwicklungsphase kann man am besten als Autonomie-Abhängigkeits-Konflikt charakterisieren. Typisch für diese Entwicklungsphase sind die ausgeprägten **Stimmungsschwankungen** mit emotionaler Unausgeglichenheit und Affektausbrüchen von Wut und Ärger. Das Kind muss lernen, dass von einer Person sowohl Verbote und Strenge (= Unlust) als auch Geborgenheit, Liebe und Wärme (= Sicherheit) ausgehen können. Da es sowohl libidinöse als auch aggressive Bestrebungen auf ein und dieselbe Person richten und in dieser Person vereinen lernt, bildet sich allmählich die **Objektkonstanz** aus, d. h., dass die Liebe und Sicherheit der Mutter auch in deren Abwesenheit erfahren wird. Bei diesem schmerzlichen Ablösungsprozess von der Mutter spielt der **Vater** eine wichtige Rolle, da er als nahe Bezugsperson, die außerhalb der symbiotischen Einheit von Mutter und Kind steht, einen **weiteren Orientierungspunkt** bietet. Während der Wiederannäherungsphase kommt es bei günstigem Verlauf zu einer Festigung der Ich-Funktionen sowie zur Ausbildung von Selbst- und Objektrepräsentanz.

Konsolidierungsphase (20. bis 36. Lebensmonat) Wurde die Wiederannäherungsphase erfolgreich bewältigt, ist der Grundstein zu einer stabilen Objektkonstanz gelegt. Das Kind ist in der Lage, auch eine räumliche Trennung von der Mutter zu ertragen, da es eine gefestigte innere emotionale und kognitive Beziehung aufgebaut hat. Es gelingt dem Kleinkind nun, sowohl versagende als auch befriedigende Anteile der Mutter zu einer konsistenten Objektrepräsentanz zu vereinen und selbst eine abgegrenzte Identität zu entwickeln.

Entwicklung von Objektbeziehungen und Entwicklung des Selbstwertgefühls („Narzissmus")

Bei adäquater Bewältigung der dargestellten Entwicklungsphasen sind die Grundlagen für ein **internes Regulationssystem** gelegt, das Sicherheit, Selbstvertrauen, Kohärenz und Konstanz des Selbstbildes und damit psychisches Wohlbefinden gewährleisten soll. Das Kind hat bei günstig verlaufender Entwicklung mütterliche Funktionen internalisiert und ist nun eher in der Lage, Wohlbefinden, das zu Beginn der Entwicklung vollständig vom Verhalten der Mutter abhängig war, selbst zu regulieren.

Kommt es während dieser wichtigen Entwicklungsschritte zu einer **Störung in der Interaktion zwischen Eltern und Kind,** gelingt die Differenzierung von Selbst- und Objektrepräsentanzen in den Subphasen der Loslösung und Individuation nicht adäquat. Folge ist eine **tief greifende Störung im internen Regulationssystem des Selbstwertgefühls.** Gegen die damit verbundene Erschütterung und Angst stehen dem Kind prinzipiell zwei „Lösungen" zur Verfügung: die Beibehaltung eines grandiosen Selbst oder die Idealisierung der Eltern-Imagines.

Beibehaltung des grandiosen Selbst Das Kind, das gerade im Begriff ist, sich aus der symbiotischen Einheit mit der Mutter zu lösen, kennt die Grenzen, die ihm die materielle Umwelt setzt, noch nicht. Durch Weiterentwicklung von Motorik und Wahrnehmung scheinen dem Tatendrang zunächst keine Grenzen gesetzt, auch die Mutter erscheint unbegrenzt verfügbar. Die Grenzen, die durch die materielle Umwelt und durch die Verbote der Eltern aufgezeigt werden, lösen Ängste aus und verstärken das Gefühl von Hilflosigkeit und Abhängigkeit. In dieser Entwicklungsphase ist die Bestätigung durch die Eltern in Form von Lob und Ermutigung besonders wichtig.

Bei adäquater Entwicklung ersetzt das Kind das ursprüngliche grandiose Selbst durch eine realistische, an den Gegebenheiten angepasste Selbstrepräsentanz, die Voraussetzung für Selbstachtung,

Selbstliebe und Selbstvertrauen ist. Bei einer Störung dieses Entwicklungsschritts bleibt nach diesem Modell das Kind an das eigene **Größenselbst fixiert,** wobei **unrealistische Größenfantasien vor dem Gefühl von Hilflosigkeit und Abhängigkeit schützen sollen.** Die Beibehaltung eines grandiosen Selbst kann aber nicht verhindern, dass die zugrunde liegende Verunsicherung und das mangelhaft ausgebildete Selbstwertgefühl immer wieder pathogen einwirken, sodass ein **Wechsel zwischen omnipotenten Größenfantasien** und **tiefstem Selbstzweifel** zur Ausbildung narzisstischer Störungen führen kann.

Idealisierung der Eltern-Imagines Das Kleinkind erlebt die Eltern zunächst als allmächtige Personen, die – wenn sie nur wollen – die Umwelt beliebig modifizieren und inneres Wohlbefinden entweder herstellen oder versagen können. Mit der Zeit weicht diese idealisierende Vorstellung einer realistischeren Wahrnehmung der Elternfiguren.

Bestimmte Fähigkeiten und Handlungsmuster der Eltern werden selektiv in das eigene Repertoire übernommen. Am Ende dieses Entwicklungsprozesses hat das Kind die Erfahrung verinnerlicht, über eigene Kompetenzen zu verfügen und die Abhängigkeit von den Eltern stückweise abgebaut zu haben.

Eine **Störung dieser Entwicklungsphase** kann zur Folge haben, dass das Kind auf der Stufe der **Idealisierung der Elternrepräsentanzen** stehen bleibt. Eine realistische Auseinandersetzung mit der wahren Person der Eltern ist ihm dadurch unmöglich gemacht. Beibehaltung des grandiosen Selbst und Idealisierung der Eltern-Imagines sind wichtige Faktoren in der Pathogenese von narzisstischen Persönlichkeitsstörungen.

Resümee

Eine neue Perspektive eröffnete sich für die Psychoanalyse aus der Entwicklung des Konzepts der **Objektbeziehungen**, das in den letzten Jahrzehnten für wissenschaftliche Fragestellungen und klinische Behandlungen zunehmend an Bedeutung gewonnen hat. Unter Objekt versteht man den *„reagierenden Partner, der die kindlichen Verhaltensweisen mit seinem Verhalten beantwortet, der geliebt, herbeigesehnt, gebraucht und gehasst wird."* Die Entwicklung der Objektbeziehungen wird eingeteilt in eine symbiotische Phase (1. bis 3. Lebensmonat), eine Loslösungs- und Individuationsphase, die wiederum in eine Differenzierungsphase (4. bis 5. Lebensmonat), Übungsphase, Wiederannäherungsphase (14. bis 24. Lebensmonat) und Konsolidierungsphase (20. bis 36. Lebensmonat) unterteilt wird.

Bei adäquater Bewältigung dieser Entwicklungsphasen sind die Grundlagen für ein internes Regulationssystem gelegt, das Sicherheit, Selbstvertrauen, Kohärenz und Konstanz des Selbstbildes und damit psychisches Wohlbefinden gewährleisten soll. Kommt es während dieser wichtigen Entwicklungsschritte zu einer Störung in der Interaktion zwischen Eltern und Kind, gelingt die Differenzierung von Selbst- und Objektrepräsentanzen in den Subphasen der Loslösung und Individuation nicht adäquat. Folge ist eine tief greifende Störung im internen Regulationssystem des Selbstwertgefühls, der „narzisstischen Homöostase", die in der Pathogenese sog. früher Störungen (z. B. Borderline- und narzisstische Störung) eine Rolle spielen soll.

Bindungstheorie und Mentalisierungsmodell

Die Bindungstheorie stellt unter den hier vorgestellten Theorien insofern einen Sonderfall dar, als sie von Beginn an ursprünglich psychoanalytische Überlegungen mit Methoden untersucht, die dem empirisch-psychologischen Paradigma verpflichtet sind und insofern besonders geeignet ist, eine **Brücke zwischen Psychoanalyse und Psychologie** zu schlagen. Allerdings wurden die Erkenntnisse der Bindungsforschung lange Zeit v. a. außerhalb der Psychoanalyse in der Entwicklungspsychologie rezipiert, und erst in jüngerer Zeit ist es wieder zu einer Annäherung und Integration von psychoanalytischen und bindungstheoretischen Überlegungen gekommen (Fonagy 2009). Als ein Ergebnis dieser interdisziplinären Herangehensweise kann das Mentalisierungsmodell gelten, das neben psychoanalytischen und bindungstheoretischen Aspekten auch **kognitionspsychologische Erkenntnisse zur Theory of Mind** integriert. Auf der Basis dieses Modells sind psychotherapeutische Interventionen entwickelt worden; außerdem liegt mit der mentalisierungsbasierten Therapie (MBT) ein spezifisches Verfahren zur Behandlung der Borderline-Persönlichkeitsstörung vor.

Bindungstheorie

Die zentrale Grundannahme der Bindungstheorie ist, dass es beim Menschen ein **primäres Motiv** gibt, enge Beziehungen herzustellen, die eine notwendige Bedingung für eine gesunde psychische Entwicklung sind (Schmidt und Strauß 1996). Der englische Psychoanalytiker John Bowlby postulierte als erster ein angeborenes **Bindungsverhaltenssystem** *(attachment system),* das der Suche und dem Aufrechterhalten von Nähe dient und im Bedarfsfall (etwa in angstauslösenden Situationen) Erleben und Verhalten des Kindes so steuert, dass das Kind die Nähe der primären Bezugsperson (typischerweise die Mutter, es gibt i. d. R. aber mehrere Bindungspersonen) sucht. Das vom Kind gezeigte **Bindungsverhalten** (z. B. Nähe suchen, Lächeln, Weinen) löst bei der Bindungsperson ein komplementäres **Fürsorgeverhalten** aus, sodass das Kind sich sicher und geborgen fühlen kann. Dadurch wird das Bindungsverhaltenssystem wieder deaktiviert, sodass andere Verhaltensweisen, v. a. **Explorationsverhalten,** in den Vordergrund treten können. Das Bindungssystem des Kindes und das Fürsorgeverhalten der primären Bezugspersonen bilden damit ein **fein aufeinander abgestimmtes interaktives System,** dass die kindliche Entwicklung erst ermöglicht: Wenn das Bindungsverhaltenssystem „gesättigt" ist, kann das Kind seine Umwelt angstfrei explorieren. Kommt es zu einer Trennung von der Bindungsperson, wird das Explorieren abgebrochen, um zunächst den Kontakt wiederherzustellen. Die primäre Bezugsperson wird bindungstheoretisch als **„sichere Basis"** verstanden, zu der das Kind immer wieder zurückkehrt, um emotional „aufzutanken".

Die konkreten Erfahrungen mit der bzw. den Bindungsperson(en) und die damit verbundenen Affekte werden nach und nach verinnerlicht und mental in Form eines **„inneren Arbeitsmodells"** repräsentiert (beginnend etwa im 7. bis 8. Lebensmonat). Das innere Arbeitsmodell enthält Erwartungen über das Verhalten der Bindungspersonen, z. B. deren Verfügbarkeit oder Zuverlässigkeit. Mit zunehmender Erfahrung stabilisiert sich diese **Bindungsrepräsen-**

tation und wird zu einem Teil der psychischen Struktur, die nicht nur großen Einfluss darauf hat, wie soziale Kontakte und intime Beziehungen im Verlauf des weiteren Lebens gestaltet werden, sondern auch, wie gut eine emotionale Regulation bei innerer Anspannung und Beunruhigung gelingt.

Im Alter von 12–18 Monaten lässt sich das Bindungsverhalten mithilfe der sog. **„fremden Situation"** untersuchen (Ainsworth 1985). Dazu werden kurze Trennungssituationen von Mutter und Kind konstelliert und das Verhalten des Kindes bei der Trennung von der Mutter bzw. ihrer Wiederannäherung beobachtet. Auf der Basis solcher Untersuchungen konnten drei charakteristische **Bindungsstile** oder Bindungsmuster beschrieben werden:

- Kinder, mit *sicherer Bindung* zeigen bei der Trennung von der Mutter deutliche Zeichen von Beunruhigung und Kummer, reagieren mit Freude auf ihre Rückkehr und lassen sich dann schnell beruhigen.
- Kinder mit *unsicher-vermeidender Bindung* zeigen ihren Kummer bei der Trennung weniger deutlich und vermeiden bei der Rückkehr den Kontakt zur Mutter. Sie stehen gleichzeitig aber unter großer innerer Anspannung.
- Kinder mit *unsicher-ambivalenter Bindung* reagieren emotional am heftigsten auf die Trennung von der Mutter und lassen sich nach ihrer Rückkehr kaum beruhigen. Sie suchen dabei einerseits Nähe und Körperkontakt, gleichzeitig reagieren sie aggressiv und ablehnend auf die Mutter.
- Manche Kinder zeigen auffällige Verhaltensweisen, die sich keinem der drei Muster zuordnen lassen, z. B. Grimassieren, Erstarren, Stereotypien. Diese auch als *desorganisiert, desorientiert* bezeichneten Verhaltensmuster werden, wenn sie nicht nur vorübergehend auftreten, als Ausdruck anhaltender Störungen der Verhaltensregulation interpretiert.

Für ältere Kinder sind ebenfalls verhaltensbezogene Verfahren entwickelt worden, um die Bindungsqualität zu messen; ab etwa dem 5. Lj. kommen dann in erster Linie Methoden zum Einsatz, mit denen die symbolische Bindungsrepräsentation erfasst werden kann, z. B. durch die Interpretation von bindungsrelevantem Bildmaterial oder dem Vervollständigen dementsprechender Geschichten (Solomon und George 2008; Ravitz et al. 2010).

Eines der bekanntesten Verfahren, um die Bindungsrepräsentation bei Erwachsenen zu messen, ist das **Adult Attachment Interview (AAI).** Das AAI ist ein halbstrukturiertes Interview, mit dem gezielt bindungsrelevante Erfahrungen der Kindheit (Beziehung zu den Eltern, Trennungs- und Zurückweisungserfahrungen etc.) thematisiert werden. Die Auswertung erfolgt zum einen inhaltlich und zum anderen formal im Hinblick auf das Ausmaß an Kohärenz der dabei gemachten Aussagen. Auf dieser Grundlage lassen sich bei Erwachsenen den frühkindlichen Bindungsmustern analoge Bindungsrepräsentationen feststellen (Hesse 2008):

- Individuen mit einer **sicher-autonomen Bindungsrepräsentation** berichten offen, bereitwillig, differenziert und konsistent von ihren Erfahrungen, unabhängig davon ob sie positiv oder negativ waren. Sie sind sich der Bedeutung von Bindungen für ihre eigene Entwicklung bewusst, können unterschiedliche Perspektiven einnehmen, sich in andere einfühlen und verzeihen sich selbst und anderen Schwächen.
- Die Schilderungen von Individuen mit einer **unsicheren Bindungsrepräsentation** und einer **abwertenden Einstellung** zur Bindung sind wenig kohärent. Konkrete Bindungserfahrungen werden nur schlecht erinnert oder oberflächlich berichtet und passen in ihrem Charakter nicht zu einer insgesamt idealisierenden positiven Schilderung der Beziehung zu den Eltern. Die Bedeutung von Bindungen für die eigene Entwicklung wird bagatellisiert.
- Individuen mit einer **unsicheren Bindungsrepräsentation** und einer **verstrickten Einstellung** zur Bindung berichten weitschweifig und ebenfalls wenig kohärent eine Fülle von Details, die häufig widersprüchlich sind, was ihnen dabei aber offensichtlich nicht auffällt. So werden die Eltern in einem Moment idealisiert und gleich danach übermäßig abgewertet.
- Schilderungen von Individuen mit einer durch **ungelöste Traumatisierungen** oder Verluste **desorganisierten Bindungsrepräsentation** sind durch auffällige Brüche und Desorganisation (z. B. in der zeitlichen Abfolge von Ereignissen) gekennzeichnet, wenn von den traumatischen Erfahrungen die Rede ist.

Die Entstehung der frühkindlichen Bindungsmuster wird durch viele verschiedene Faktoren beeinflusst, wobei es insgesamt darauf ankommt, wie gut die Abstimmung zwischen Kind und Bindungsperson gelingt. Dabei spielt die **Feinfühligkeit** der Bindungsperson, also ihre Fähigkeit und innere Bereitschaft, die Gestimmtheit und Bedürfnisse des Kindes wahrzunehmen und mit Warmherzigkeit und dem richtigen Maß an Stimulation und Fürsorge zu beantworten, eine zentrale Rolle. In diesem Zusammenhang ist einer der entscheidenden Einflussfaktoren die Qualität der Bindungsrepräsentation bei der Bindungsperson selbst, denn eine zentrale Erkenntnis der Bindungsforschung ist, dass Bindungsmuster **intergenerational weitergegeben** werden (van Ijzendoorn 1995). So lässt sich das Bindungsmuster der Kinder zuverlässig und genau aus der mit dem AAI (z. B. bereits während der Schwangerschaft) ermittelten Bindungsrepräsentation der primären Bezugsperson vorhersagen. Allerdings ist bislang noch unklar, welche Faktoren und Mechanismen diese intergenerationale Weitergabe von Bindungsmustern vermitteln.

In großen, u. a. auch in Deutschland durchgeführten Längsschnittstudien wurde gezeigt, dass die frühkindlich erworbenen Bindungsmuster während der Kindheit **in hohem Maße stabil** sind und auch die Bindungsrepräsentation von Jugendlichen und Erwachsenen weitgehend vorhersagen (Grossmann et al. 2005). Bindungsmuster können sich allerdings in Abhängigkeit von lebensgeschichtlichen Ereignissen (z. B. Trennung der Eltern, Erfahrungen mit Peers) auch verändern.

Die Frage, welche Relevanz Bindungsmuster bzw. Bindungsrepräsentation für die weitere individuelle Entwicklung, für Erleben, Verhalten und natürlich auch im Hinblick auf Psychopathologie und psychische Störungen haben, ist zentraler Gegenstand der Bindungsforschung. Zunehmend werden dabei auch die **neurobiologischen und molekulargenetischen Grundlagen** in den Blick genommen, z. B. die Auswirkungen von elterlicher Zuwendung bzw. deren Mangel auf die Entwicklung der Stressachse (Kaffmann und Meaney 2007). Allgemein lässt sich feststellen, dass eine sichere Bindung als **wichtiger protektiver Faktor** und eine unsichere Bindung als ein **allgemeiner Risikofaktor** im Hinblick auf psychische Störungen gelten kann. Allerdings sind unsichere Bindungen, obwohl sie in psychiatrischen Patientenkollektiven deutlich überrepräsentiert sind, weder eine notwendige noch eine hinreichende Bedingung für die Entwicklung von Psychopathologien, so wie umgekehrt eine sichere Bindung die Entwicklung von psychischen Störungen nicht ausschließt. Zu den spezifischen Zusammenhängen zwischen Bindungsmerkmalen und psychischen Störungen liegt eine Fülle von Erkenntnissen vor, die sich bislang aber kaum einfach generalisieren lassen (Strauß 2008; Dozier et al. 2008). Eine Ausnahme stellen Kinder mit desorganisiertem Bindungsmuster dar, die offensichtlich eine Prädisposition für die Entwicklung dissoziativer Störungen haben (Carlson 1998).

Auch im Hinblick auf psychotherapeutische Prozesse sind die Erkenntnisse der Bindungsforschung von Bedeutung, da sich die psychotherapeutische Beziehung auch als eine Bindungsbeziehung verstehen lässt, die dem Patienten vorübergehend eine sichere Basis zur Verfügung stellt, in der aber auch lebensgeschichtlich erworbene Beziehungserfahrungen und -muster reaktualisiert werden (Daniel 2006; Strauß 2006). Erwartungsgemäß zeigen sich daher **Unterschiede zwischen Patienten mit verschiedenen Bindungsrepräsentationen** (Strauß und Schwark 2007):

- Personen mit sicher-autonomer Bindung suchen aktiver Hilfe, sind kooperativer, werden aber auch positiver wahrgenommen. Die Zusammenarbeit mit ihnen wird als „belohnend" wahrgenommen, sie profitieren mehr von Therapien, entwickeln eine positivere/engere Arbeitsbeziehung, fokussieren ihre Probleme besser, formulieren ähnliche Ziele wie ihre Therapeuten und zeigen differenziertere Objektwahrnehmungen.
- Personen mit einer unsicher-abwertenden Bindung suchen seltener Hilfe, neigen zu Bagatellisierung von Problemen, sind weniger bereit, an interpersonalen Problemen zu arbeiten, zeigen häufiger Autonomiewünsche, lösen unbehagliche, „feindselige" Reaktionen aus, entwickeln eine weniger positive/kooperative Arbeitsbeziehung, schätzen andere (in Gruppen) weniger freundlich und weniger dominant ein, bewerten gruppenspezifische Wirkfaktoren als weniger hilfreich, provozieren einen „dauernden Kampf um die Beziehung", entwickeln weniger Vertrauen.
- Personen mit unsicher-verstrickter Bindung sind eher fordernd, übertreiben eher bei der Problembeschreibung, beschäftigen ihr Gegenüber und testen Grenzen, provozieren Feindseligkeit, vergessen ihr Gegenüber, entwickeln sehr starke Bindungen an Therapeuten, werden am ehesten für eine Therapie indiziert, wünschen sich intensivere und häufigere Kontakte.

Die Erkenntnisse zum Einfluss des Bindungsstils auf das Therapieergebnis sind derzeit noch lückenhaft. Am häufigsten wurde ein Zusammenhang zwischen sicherer Bindung und positivem Therapieergebnis gefunden. Allerdings ist es naheliegend, dass die Bindungsrepräsentation nur ein Aspekt in einem multifaktoriellen Geschehen ist, sodass weitere Studien notwendig sind, um **differenzielle Effekte** im Kontext verschiedener Therapieformen und Behandlungssettings aufzuklären.

Das Mentalisierungsmodell

Das Mentalisierungsmodell kann als eine der wichtigsten Erweiterung der Bindungstheorie auf der einen und der Psychoanalyse auf der anderen Seite gelten. Als Mentalisieren wird dabei die Fähigkeit bezeichnet, **psychische Repräsentanzen** (Bedürfnisse, Wünsche, Gefühle, Ziele, Gründe etc.) als solche bei sich und anderen zu erkennen, sie i. S. von **Metakognition** zum Gegenstand des Nachdenkens und Reflektierens zu machen und sie als ein Motiv, also einen Beweggrund des Erlebens und Verhaltens bei sich selbst und anderen zu identifizieren (Fonagy et al. 2004). Mentalisieren ist also eine **komplexe imaginative Aktivität**, die es ermöglicht, innere von äußerer Realität sowie innere mentale und emotionale Prozesse von interpersonellen Ereignissen zu unterscheiden. Die Fähigkeit zum Mentalisieren entsteht während der ersten Lebensjahre aus der Interaktion mit frühen Bezugspersonen. Als zentral wird dabei die Reaktion der Bezugsperson auf zunächst affektive Zustände, später auch auf Spielhandlungen des Kindes angesehen (Fonagy et al. 2007). Indem das Kind sein inneres, zunächst noch undifferenziertes und unreflektiertes Erleben mit der Wahrnehmung der darauf bezogenen sprachlichen und mimisch-gestischen Reaktionen seines Gegenübers verknüpft und psychisch repräsentiert, entwickelt sich nicht nur die **Fähigkeit zur affektiven Selbstregulation,** sondern auch das Bewusstsein, dass das eigene Erleben und Verhalten (und das anderer Personen) durch Überzeugungen, Gefühle und Wünsche motiviert ist. Das Mentalisierungsmodell greift somit einerseits Erkenntnisse der Bindungstheorie über die zentrale Bedeutung früher Interaktionen zwischen dem Kind und seiner primären Bezugsperson auf, erweitert sie aber inhaltlich, indem zusätzlich darauf fokussiert wird, wie sich das Verstehen von eigenen und fremden mentalen Zuständen entwickelt. Andererseits werden Annahmen über die Entwicklung einer **Theory of Mind** integriert und dahingehend ergänzt, dass die Fähigkeit zum Mentalisieren, das Entstehen der Reflexionsfunktion als Produkt eines interaktiven Austauschs und nicht primär als ein Reifungsprozess betrachtet wird (Förstl 2012).

Für den ersten Schritt in diesem interaktiv vermittelten Entwicklungsprozess spielt das „**soziale Biofeedback** durch mütterliche Affektspiegelung" eine zentrale Rolle (Gergely und Watson 1996). Damit wird das Phänomen beschrieben, dass der Säugling seinen eigenen noch undifferenzierten und unwillkürlichen emotionalen Ausdruck in der mimisch-gestischen und vokal-sprachlichen Reaktion seiner Bezugspersonen gespiegelt sieht. Dass es sich bei dieser Reaktion der Bezugspersonen tatsächlich in erster Linie um eine Spiegelung der kindlichen Emotionen handelt und nicht um den Ausdruck der Emotionen der Mutter oder des Vaters, wird durch spezifische Darstellungsformen **„markiert"** (z. B. durch die sog. „Ammensprache"), mit denen die Erwachsenen unbewusst auf die kindlichen Äußerungen reagieren. Dadurch kann der Säugling wahrnehmen, wie seine inneren Zustände im Spiegel der anderen dargestellt werden und so *sekundäre Repräsentanzen* seiner Affektzustände bilden, aus denen nach und nach ein zunehmend differenziertes Bewusstsein seiner selbst resultiert. Da auch die Beruhigung, die durch die Reaktion der Bezugsperson herbeigeführt wird, Teil dieser Repräsentanzen wird, bilden sie außerdem die **Grundlage von Affektregulierung und Impulskontrolle.**

Der zweite Schritt, der sich im Alter von etwa 1,5–4 Jahren vollzieht, ist durch das parallele Vorhandensein zweier unterschiedlicher Modi der Realitätsverarbeitung gekennzeichnet (Fonagy und Target 1996). Auf der einen Seite sind Kinder in diesem Alter der Überzeugung, dass Gedanken und Überzeugungen ein exaktes Abbild der Realität sind. Aufgrund dieses **„Äquivalenzmodus"** haben sie noch kein Bewusstsein dafür, dass das, was sie glauben oder denken, nicht unbedingt der Realität entspricht. Daher können z. B. Gedanken und Vorstellungen dieselbe ängstigende Wirkung entfalten wie reale Gefahren. Der Äquivalenzmodus ist also **nichtmentalisierend und realitätsorientiert.**

Auf der anderen Seite haben Kinder, die beim Spielen die Realität nachahmen, durchaus ein Bewusstsein dafür, dass es sich dabei eben nur um ein Spiel handelt, bei dem man so tut „als ob" etwas real sei (z. B. als Polizist Verbrecher einzusperren). Im **„Als-ob-Modus"** des Spielens gelingt Kindern also etwas, was sie im Äquivalenzmodus noch nicht beherrschen, nämlich Repräsentanzen und Realität zu trennen. Allerdings gelingt das nur unter der Voraussetzung, dass das Spiel eindeutig als solches definiert ist und klar von der Realität unterschieden wird. Der Als-ob-Modus ist somit **mentalisierend, aber von der Realität losgelöst.**

Die für das Mentalisieren notwendige **Integration** von Äquivalenz- und Als-ob-Modus erfolgt im Alter von etwa 4–5 Jahren. In Analogie zur Affektspiegelung wird angenommen, dass für diese Integration die Interaktion mit den Eltern oder anderen älteren Bezugspersonen von entscheidender Bedeutung ist. Indem sich die Bezugspersonen auf das Spiel bzw. die Vorstellungswelt des Kindes einlassen, kann das Kind einerseits seine eigenen Vorstellungen durch den anderen repräsentiert außerhalb seiner selbst wahrnehmen. Andererseits lernt es aber aus der spielerischen Darstellung und den Kommentaren der Bezugsperson zu seinem Verhalten (analog zur Darstellung seines eigenen Affekts bei der Affektspiegelung), dass es sich dabei eben nicht um die Realität, sondern um einen Als-ob-Zustand handelt. Fürchtet sich ein Kind nachts z. B. vor einem an seiner Schlafzimmertür hängenden Bademantel, weil es denkt, dabei handele es sich um einen bösen Mann, dann reagieren Eltern häufig so, dass sie dem Kind nicht nur erklären, dass es sich dabei nur um einen Bademantel handelt, vor dem man sich nicht fürchten muss, sondern sie entfernen den Bademantel auch noch zusätzlich (Fonagy und Target 2000; Dornes 2004). Sie erkennen damit einerseits die vom Kind empfundene Äquivalenz von Vorstellung und Realität an, zeigen aber zugleich, dass es einen Unterschied zwischen Realität und Vorstellung gibt. Wie bei der Affektspiegelung kann so eine *sekundäre Repräsentanz* entstehen, die den eigenen inneren Zustand (Gedanken, Vorstellungen) mit der Wahrnehmung dieses Zustands in der Spiegelung durch ein Gegenüber verbindet und damit zu einer **Erweiterung und Differenzierung des psychischen Erlebens** beiträgt.

Zwischen der Fähigkeit zu mentalisieren und der Qualität der Bindung gibt es enge Zusammenhänge: Sicher gebundene Kinder zeigen eine bessere Mentalisierungsfähigkeit als Kinder mit unsicherer Bindung und umgekehrt sagt die Qualität der Mentalisierungsfähigkeit der Eltern das Bindungsmuster der Kinder zuverlässig voraus. Das hat zu der Hypothese geführt, dass die Mentalisierungsfähigkeit die entscheidende Variable für die intergenerationale Weitergabe von Bindungsmustern ist (Katznelson 2014).

In verschiedenen Studien wurde der Zusammenhang zwischen Mentalisierung bzw. Mentalisierungsstörungen und Psychopathologie untersucht, insb. bei der Borderline-Persönlichkeitsstörung (BPS). Hier wird angenommen, dass zentrale Symptome der BPS als Störungen der Mentalisierung verstanden werden können, weil die Fähigkeit zu mentalisieren in emotional herausfordernden Situationen verlorengeht und es dabei zu einem Rückfall in nichtmentalisierende Verarbeitungsmodi (z. B. Äquivalenzmodus) kommt (Fonagy und Bateman 2008). Auf diesem Hintergrund wurde mit der mentalisierungsbasierten Therapie (MBT) ein Therapiekonzept entwickelt, das die Verbesserung der Mentalisierungsfunktion auf der Grundlage einer sicheren therapeutischen Beziehung zum Ziel hat (Fonagy und Luyten 2009).

Resümee

Bindungstheorie und Mentalisierungsmodell stellen wesentliche Weiterentwicklungen der psychoanalytischen Theorie dar, weil sie einen Brückenschlag zu verschiedenen anderen Theorien (psychologischen, neurobiologischen, etc.) ermöglichen. Sie bedienen sich zudem konsequent eines breiten, v. a. auch empirisch-psychologischen und experimentellen Methodenspektrums.

Als **Bindung** wird die intensive affektive Beziehung bezeichnet, die sich zwischen dem Säugling und seinen primären Bezugspersonen entwickelt. Aufgrund spezifischer Strategien bei der Nähe-Distanzregulation lassen sich vier **Bindungsmuster** unterscheiden: sicher, unsicher-vermeidend, unsicher-ambivalent und desorganisiert. Diese Bindungsmuster werden im Lauf der Entwicklung internalisiert, sind über die Lebensspanne relativ stabil und lassen sich beim Erwachsenen als **Bindungsrepräsentation** in analoger Weise identifizieren (sicher-autonom, unsicher-abwertend, unsicher-verstrickt, desorganisiert). Unsichere, v. a. aber desorganisierte Bindungen sind ein Risikofaktor für psychische Störungen.

Als **Mentalisieren** wird die Fähigkeit bezeichnet, mentale Zustände bei sich selbst und anderen wahrzunehmen, sie zum Gegenstand des Reflektierens zu machen und sie als Ursache für Verhalten zu verstehen. Mentalisieren ist damit von zentraler Bedeutung für die Affektregulation und die Gestaltung sozialer Beziehungen. Die Fähigkeit zur Mentalisierung entwickelt sich aus der Interaktion mit den primären Bezugspersonen, wobei die Spiegelung von Affekten bzw. mentalen Zuständen eine zentrale Rolle spielt. Mentalisierungsstörungen spielen vermutlich bei vielen psychischen Störungen, vor allen Dingen aber bei der Borderline-Persönlichkeitsstörung eine wichtige Rolle.

6.3.2 Psychoanalytische Krankheitskonzepte

Strukturelles Konfliktmodell

Kernpunkt psychoanalytischer Krankheitslehre ist die Annahme, dass es **unbewusste seelische Konflikte** gibt, die eine verborgene Eigendynamik entfalten und aus der Sphäre des Unbewussten heraus Handeln, Denken und Affektivität pathologisch determinieren können.

Das psychoanalytische strukturelle Konfliktmodell unterscheidet zunächst einen äußeren von einem inneren Konflikt. Ein äußerer **Konflikt** stellt eine anhaltende äußere Versagung dar (z. B. länger andauernde emotionale Vernachlässigung des Kindes, unempathisches Eingehen auf das Kind während entscheidender Entwicklungsphasen). Nicht jeder äußere Konflikt führt zu einem **inneren Konflikt.** Wenn die kognitiven oder affektiven Bewältigungsstrategien des betroffenen Individuums allerdings nicht ausreichen, um das konflikthafte Erleben zu verarbeiten, entsteht Angst, die das Kind jedoch zu unterdrücken versucht. Der Zustand äußerer Versagung führt zu „innerer Versagung", der äußere Konflikt wird zu einem inneren Konflikt, der sich als neurotische Konfliktlösung äußert. Die Psychoanalyse betont, dass auch ständige Verwöhnung und ein übermäßiges Gewähren entsprechende Konflikte generieren können.

Ausgangspunkt der klassischen Neurosenlehre ist das **Instanzen- oder Strukturmodell,** bestehend aus Es, Ich und Über-Ich. Triebabkömmlinge des Es, d. h. aggressive Impulse, sexuelle Impulse etc., drängen in das Bewusstsein und treffen auf Ich-Strukturen, die die Es-Impulse an die Umwelt und deren Normen und Regeln anpassen müssen. Da die Triebimpulse auf unmittelbare Triebbefriedigung drängen, muss das Ich „entscheiden", ob Triebbefriedigung möglich ist oder aufgeschoben werden muss bzw. nicht realisiert werden kann. Bei diesem „Entscheidungsprozess" spielen die Instanz des Über-Ichs und deren Partialstruktur, das Ich-Ideal, eine wichtige Rolle. Das Ich muss somit zwischen den Triebimpulsen des Es und den verinnerlichten Normen des Über-Ichs vermitteln **(Instanzenkonflikt)** da die Es-Anteile, wenn sie ins Bewusstsein drängen, Angst, Scham oder Schuldgefühle auslösen können. Das Ich stellt also neben seiner Vermittlerfunktion zwischen den Instanzen auch einen Filter dar, damit **nicht alle Es-Impulse in das Bewusstsein drängen.** Seine wichtige Funktion besteht in der Vermeidung von verunsichernden, ängstigenden Affekten und von Unlust, sodass das bewusste Erleben der triebhaften Bedürfnisse unterdrückt wird.

Man geht davon aus, dass der Instanzenkonflikt, d. h. die Spannung zwischen Es und Über-Ich, nicht unbedingt zu einem neurotischen Konflikt wird. Ein stabiles Ich besitzt die Fähigkeit, die Umwelt so zu verändern, dass eine **Triebbefriedigung möglich wird,** d. h., es wird gestaltend tätig. Auf der anderen Seite besitzt es die Fähigkeit zur **Frustrationstoleranz,** wenn die Triebbefriedigung verwehrt wird.

Bei übermäßig stark ausgeprägten Es-Impulsen, bei struktureller Schwächung des Ichs oder sehr ausgeprägt rigidem Über-Ich kann eine adäquate Lösung des Instanzenkonflikts unmöglich sein. In diesem Fall kann eine **Regression** auf frühere Entwicklungsstufen mit **infantilen Bewältigungsmustern** erfolgen. Die neurotische Konfliktlösung ist in den meisten Fällen jedoch dysfunktional, d. h., sie wirkt dann pathogen, wenn Selbstentfaltung, soziale Interaktion, emotionales Erleben oder kognitive Fähigkeiten beeinträchtigt werden. Bei der pathologischen Konfliktlösung bedient sich das Ich verschiedener **Abwehrmechanismen.**

Abwehrmechanismen Bei der **Abwehr** handelt es sich um einen unbewussten Vorgang, der aber von außen häufig beobachtbar ist und sich in verschiedenen Defiziten wie verzerrter Wahrnehmung oder Ausblendung der Wahrnehmung, kognitiven Verzerrungen, Unterbrechung oder Fehlleitung von Handlungsimpulsen, Fehlen bestimmter emotionaler Qualitäten, kommunikativen Defiziten oder Defekten im kognitiven oder emotionalen Erleben zeigt. In der Psychoanalyse versteht man unter Abwehr alle intrapsychischen Operationen, die das Ziel haben, **unlustvolle Gefühle** oder Wahrnehmungen wie Angst, Schuldgefühle, seelischen Schmerz etc. **nicht bewusst werden zu lassen.** Es handelt sich hier primär um eine Ich-Funktion, wobei das Ergebnis des Abwehrprozesses fast immer eine **„suboptimale Lösung"** darstellt. Da die Abwehr als Ich-Funktion von der Struktur des Ichs abhängig ist, entscheidet die Ausbildung der Ich-Struktur auch darüber, ob reife Abwehrmechanismen zur Verfügung stehen oder ob das Ich auf unreife Abwehrmechanismen zurückgreifen muss.

Zu den **unreifen Abwehrmechanismen** zählt man

- **Projektion:** Eigene Impulse, Gefühle oder Tendenzen werden unbewusst **einem anderen zugeschrieben.** *Beispiel:* Aggressionen in einer Partnerschaft werden auf den Nachbarn projiziert, der als „böser Nachbar" dem eigenen Empfinden nach das Ehepaar ständig drangsaliert.
- **Spaltung:** Inkompatible Inhalte dürfen nicht zusammenkommen. Dabei sind die Inhalte prinzipiell bewusst, d. h. können nicht i. S. einer reifen Abwehr verdrängt werden. Sie werden **auf mehrere Personen verteilt,** die mit guten bzw. bösen Eigenschaften personifiziert werden. *Beispiel:* Der Therapeut bespricht mit einem Patienten, der an einer Borderline-Störung leidet, dass er wegen Suizidgedanken nicht die Station verlassen soll. Der fürsorglich-schützende Aspekt des Therapeuten kann mit dem verbietenden, versagenden Aspekt des Therapeuten nicht vereinbart werden, sodass der Therapeut und einige Mitglieder des therapeutischen Teams „die Bösen" sind, d. h. entwertet werden, während andere Teammitglieder „die Guten" sind, d. h. idealisiert werden.
- **Identifikation:** Übernahme von Eigenschaften einer Person: *Beispiel:* Ein Schüler übernimmt die politischen Ansichten seines autoritären Lehrers, obwohl sie nicht zu seinem sonstigen Weltbild passen, d. h., er wehrt die Angst ab, indem er sich mit dem **Aggressor identifiziert.**

Für **reife Abwehrmechanismen** ist eine fortgeschrittenere Ich-Strukturierung bzw. eine gewisse Konsistenz von Selbst- und Objektrepräsentanzen Voraussetzung (psychoneurotische Abwehrmechanismen). Hierzu zählt man (Mentzos 1989):

- **Verdrängung:** Hierbei handelt es sich um die älteste von Freud beschriebene Abwehrmöglichkeit. Das Erlebte wird mit all seinen Aspekten aus dem Bewusstsein **in das Unterbewusste verdrängt.** *Beispiel:* Ein Patient hat ein bestimmtes Ereignis, das für ihn besonders traumatisierend oder beschämend war, vollständig „vergessen".
- **Affektisolierung:** Der **Affekt,** der normalerweise ein bestimmtes Ereignis begleitet, wird vollständig von dem Ereignis **losgekoppelt.** *Beispiel:* Eine Patientin erzählt emotional völlig unbeteiligt eine Begebenheit, in der der Vater sie als Frau vollständig entwertet. Sie vermeidet den schmerzlichen Affekt, indem sie ihn vom Ereignis „abspaltet" und nicht mehr empfindet.
- **Ungeschehenmachen:** Ein angstauslösender Gedanke oder Impuls wird durch eine **magische Gegenhandlung unschädlich gemacht.** *Beispiel:* Eine Patientin leidet unter dem Gedanken,

dass dem Ehemann auf seinen Dienstreisen etwas zustößt. Als quasi magische Gegenhandlung stellt sie Kerzen auf und vergewissert sich wiederholt des positiven Horoskops ihres Mannes.

- **Reaktionsbildung:** Ein aggressiver oder angstauslösender Impuls wird durch eine **gegenteilige Strebung abgewehrt,** d. h. „ins Gegenteil verkehrt". *Beispiel:* Eine junge Mutter, die durch die Geburt ihres ersten Kindes in ihrer beruflichen Entwicklung stark eingeschränkt wird und deshalb aggressive Gefühle gegen ihr Baby hat, muss diese Gefühle als unerlaubt und beängstigend unterdrücken, weswegen sie die aggressiven Impulse in überzogene Fürsorge und ständiges Besorgtsein um das Kind umwandelt.
- **Intellektualisierung:** Neigung, emotionale Inhalte in **formalistischer, affektiv abgespaltener Art** zu behandeln, um Emotionalität zu vermeiden. *Beispiel:* Ein Ehemann, der an einer depressiven Verstimmung leidet, konstruiert immer neue Erklärungsmodelle bzgl. betriebswirtschaftlicher Schwierigkeiten in seiner Firma, um seine Verstimmungen zu erklären, ohne die eigentlichen massiven Ängste vor dem offensichtlichen Liebesverlust seiner Ehefrau zulassen zu müssen.
- **Verschiebung:** Ein angstauslösender oder aggressiver Impuls wird von der Person, der er eigentlich gilt, auf eine **andere Person umgelenkt.** *Beispiel:* Eine Patientin ärgert sich über ihren Vorgesetzten, empfindet ihre aggressiven Impulse dem Vorgesetzten gegenüber als zu gefährdend und lenkt ihre Aggressivität auf ihre Arbeitskollegin.

6

Mentzos (1989) schildert eine weitere Ebene von Abwehrmechanismen, die **psychosozialen Abwehrmechanismen**. Der Abwehrmechanismus beschränkt sich hierbei nicht auf den intrapsychischen Bereich, sondern involviert das soziale Umfeld. Es werden unbewusst **soziale Konstellationen oder Interaktionen herbeigeführt,** die intrapsychische Störungen stabilisieren oder intrapsychische Vorgänge kompensieren helfen. *Beispiel:* Ein Patient mit einer narzisstischen Störung kümmert sich auf Station immer wieder „rührend" um anscheinend noch kränkere Patienten, wobei er sich am liebsten in die Rolle des „Co-Therapeuten" begibt. Er möchte von seiner eigenen kranken Rolle ablenken, die er aufgrund seiner Selbstwertstörung als demütigend und beschämend empfindet.

Objektbeziehungstheoretisches Konfliktmodell

Wie bereits dargestellt, wurde das Strukturmodell zur Erklärung sog. reifer Psychoneurosen, bei denen die Strukturbildung von Ich und Über-Ich bereits fortgeschritten bzw. abgeschlossen ist, entwickelt. Man vermutet die initiale Störung bei „reifen neurotischen Krankheitsbildern" im 3. bis 6. Lebensjahr.

Mit dem Strukturmodell könnten jedoch sog. **frühe Störungen** nicht überzeugend erklärt werden, bei denen eine Fehlentwicklung der Objektbeziehungen im 1. bis 3. Lj. angenommen wird, d. h., die initiale Störung wird in einer Entwicklungsphase angenommen, in der Selbst- und Objektrepräsentanzen noch nicht stabil ausgebildet sind. In dieser frühen Entwicklungsphase werden die kindlichen Bedürfnisse nach Reizabschirmung und Befriedigung körpernaher Versorgung und affektiver Zuwendung nicht adäquat von der Mutter erfüllt. Die sich daraus ergebende Störung der Interaktion zwischen Mutter und Kind verhindert den Aufbau reifer Selbst- bzw. Objektrepräsentanzen und die Ausformung stabiler Ich- und Über-Ich-Strukturen.

Nach der Theorie neigt das betroffene Individuum im weiteren Verlauf der Entwicklung dazu, Angst und Unlust durch unreife, präödipale Abwehrmechanismen abzuwehren. Typische Abwehrmechanismen, die sich aus der **frühgestörten Subjekt-Objekt-Interaktion** entwickeln, wären **Spaltung und Projektion**. Da das Kind während der symbiotischen Phase und der Loslösungs- und Individuationsphase noch keine stabile Vorstellung von der eigenen, getrennten Existenz von der Mutter ausgebildet hat, vermengen sich Selbst- und Objektrepräsentanzen. Eigene aggressive Impulse gegenüber der unempathischen Mutter werden partiell der noch unreifen Selbstrepräsentanz zugeordnet.

Eine Distanzierung und Auseinandersetzung mit diesen von außen kommenden Anteilen ist insofern erschwert, als das Kind von der Beziehung zur Mutter unmittelbar abhängig ist. Die **„bösen Introjekte"** gefährden damit das eigene Selbst. Es gelingt dem Kind in dieser Entwicklungsphase nicht, versagende, „böse Anteile" der Mutter mit Schutz gewährenden, „guten Anteilen" der Mutter zu verbinden und zu einer differenzierten Wahrnehmung des mütterlichen Objekts weiterzuentwickeln. Es muss „gute" und „böse" Anteile i. S. einer Spaltung voneinander trennen, damit entweder eigene „gute" Selbstrepräsentanzen ungefährdet bestehen bleiben oder „gute" Objektrepräsentanzen nicht von „bösen" Objektrepräsentanzen gefährdet werden.

Einer Störung in der frühen Interaktion von Mutter und Kind werden weitreichende **Konsequenzen auf alle Aspekte der Persönlichkeitsentwicklung** zugeordnet:

- Die Ausdifferenzierung kohärenter **Selbst- und Objektrepräsentanzen** wird verhindert, sodass Selbst- und Objektrepräsentanzen „vermengt" bleiben, weswegen in entsprechenden Konfliktsituationen auf unreife Abwehrmechanismen wie Spaltung, Projektion etc. zurückgegriffen werden muss.
- Intrapsychische Strukturen wie Ich und Über-Ich können nur partiell ausgebildet werden. Dadurch ergeben sich **interaktionelle Verzerrungen** in der differenzierten Wahrnehmung und Auseinandersetzung mit realen Beziehungen bzw. Beziehungspartnern.
- Durch partielle **ich-strukturelle Defekte** gelingt die Anpassung an die Anforderung der Umwelt nur ungenügend, sodass Affektlabilität, Impulskontrollverluste, affektive und kognitive Verzerrungen eintreten können.
- Strukturelle Defizite und Defizite auf der Objektbeziehungsebene haben tief greifende Konsequenzen für die Ausbildung eines stabilen Selbstwertgefühls **(„Narzissmus").**
- **Autonomiebestrebungen** werden vom Individuum **angstbesetzt** erlebt. Zum einen hat sich kein stabiles Regulationssystem narzisstischer Homöostase etablieren können, weswegen die Entwicklung autonomer Beziehungen erschwert wird. Zum anderen können **aggressive Impulse** wegen der weiterhin introjektiven und projektiven Wahrnehmungs- und Erlebnisweisen nur **unzulänglich neutralisiert** werden. Deswegen wird Loslösung von einer nahen Bezugsperson als vollständiger Verlust mit allen Konsequenzen erlebt und ruft große **Trennungsangst** hervor.

Zusammenfassend stellt das objektbeziehungstheoretische Konfliktmodell für die psychoanalytisch/psychodynamischen Therapien eine wichtige Ergänzung zum strukturellen Konfliktmodell dar. Es liefert zum einen Hypothesen zur Pathogenese sog. früher Störungen und bietet therapeutische Ansatzpunkte bei der Behandlung von z. B. narzisstischen und Borderline-Persönlichkeitsstörungen (➤ Kap. 21).

Resümee

Das **strukturelle Konfliktmodell** leitet sich von dem aus Es, Ich und Über-Ich bestehenden Instanzenmodell ab. Triebabkömmlinge des Es, d. h. aggressive Impulse, sexuelle Impulse etc., drängen in das Bewusstsein und treffen auf Ich-Strukturen, welche die Es-Impulse an die Umwelt und deren Normen und Regeln anpassen müssen. Das Ich muss somit zwischen den Triebimpulsen des Es und den verinnerlichten Normen des Über-Ich vermitteln (Instanzenkonflikt), da die Es-Anteile, wenn sie ins Bewusstsein drängen, Angst, Scham oder Schuldgefühle auslösen können (Vermittlerfunktion, Filter). In Konfliktsituationen kann es hierbei zu neurotischen Konfliktlösungen kommen, indem i. S. einer Regression auf infantile Bewältigungsmuster früherer Entwicklungsstufen zurückgegriffen wird. Die neurotische Konfliktlösung ist dysfunktional, sodass Selbstentfaltung, soziale Interaktion, emotionales Erleben oder kognitive Fähigkeiten beeinträchtigt werden. Bei der pathologischen Konfliktlösung bedient sich das Ich **unreifer Abwehrmechanismen** (Projektion, Spaltung, Identifikation), **reifer Abwehrmechanismen** (Verdrängung, Affektisolierung, Ungeschehenmachen, Reaktionsbildung, Intellektualisierung und Verschiebung) sowie **psychosozialer Abwehrmechanismen**. Das Strukturmodell wird zur Erklärung „reifer Psychoneurosen" herangezogen, bei denen die Strukturbildung von Ich und Über-Ich bereits fortgeschritten bzw. abgeschlossen ist.

„Frühe Störungen", bei denen eine Störung der Objektbeziehungen im Zeitraum zwischen dem 1. und 3. Lj. angenommen wird, in dem Selbst- und Objektrepräsentanz noch nicht stabil ausgebildet sind, lassen sich besser mit dem **objektbeziehungstheoretischen Konfliktmodell** erklären. Es stellt damit eine wichtige Ergänzung zum strukturellen Konfliktmodell dar und liefert Hypothesen und therapeutische Ansatzpunkte zur Behandlung von bspw. narzisstischen und Borderline-Persönlichkeitsstörungen.

6.3.3 Psychoanalytisch-psychodynamische Therapieverfahren

Die psychoanalytischen Therapieverfahren gehen davon aus, dass psychische Erkrankungen oder strukturelle Defizite, die ihre Ursache in früheren gestörten Beziehungen haben, nur **innerhalb einer (therapeutischen) Beziehung** wiederhergestellt werden können. Der Patient hat in der therapeutischen Beziehung die Möglichkeit, fehlgelaufene Entwicklungsprozesse nachzuholen und adäquater abzuschließen. Es handelt sich somit um einen bewusst geplanten, interaktionellen Prozess.

Beim klassischen psychoanalytischen Setting liegt der Patient auf der **Couch,** der Analytiker sitzt hinter ihm. **Grundregel** der Psychoanalyse ist die Aufforderung, nach den Regeln des **freien Assoziierens** alle Gedanken einzubringen, die dem Patienten spontan einfallen. Es soll hierbei keine Rolle spielen, ob diese Gedanken aus der Sicht des Patienten zur Situation gehören, ob sie ihm wichtig oder unwichtig erscheinen oder ob sie für ihn peinlich, beschämend oder schmerzhaft sind. Durch die liegende Position des Patienten und den fehlenden Blickkontakt zum Therapeuten wird die konventionelle Gesprächssituation verhindert. Durch diese Anordnung sollen die **Regression** des Patienten und die freie Assoziation gefördert werden.

Der Psychoanalytiker unterliegt der **Abstinenzregel.** Er ist zwar dem Patienten empathisch zugewandt, soll jedoch keine tröstende Anteilnahme, keine Beruhigung, keine Verbote oder Ratschläge, insb. keine Bewertung vermitteln, um die Assoziation des Patienten nicht in eine bestimmte Richtung zu dirigieren.

Dem Analytiker stehen bestimmte **Interventionstechniken** zur Verfügung: **Klarifikation, Konfrontation** und **Deutung.**

Ziel der Interventionen ist die Analyse der momentanen Übertragung und die Deutung des Widerstands, den der Patient gegen die Aufdeckung unbewusster Impulse oder Motive entgegenstellt. Die Deutung soll die **Entstehung** einer bestimmten Störung **rekonstruieren.** Als Material für die Deutung stehen die freie Assoziation des Patienten, Blockierung der Assoziation, Widerstandsverhalten, Träume, nonverbales Verhalten und Fehlleistungen zur Verfügung.

Der Patient soll im Behandlungsverlauf Einsicht in eigene unbewusste Motivationen durch Betrachtung der Patient-Therapeut-Beziehung gewinnen. Im Mittelpunkt der Behandlung stehen somit immer die **therapeutische Beziehung** und die **Interpretation der Assoziationen, Fantasien, Impulse oder Affekte in Beziehung zum Analytiker.** Der Therapeut muss die Art und Weise, wie der Patient ihn erlebt, mit der eigenen Selbstwahrnehmung seiner Rolle vergleichen. Diskrepanzen zwischen der Rollenzuschreibung durch den Patienten und dem eigenen Erleben können Hinweise auf vergangene Beziehungsmuster liefern. Die Einsichten, die der Patient gewinnt, müssen anschließend „durchgearbeitet" und in ihren kognitiven, emotionalen und beziehungsrelevanten Aspekten integriert werden. Die **Unterscheidung zwischen fantasierten Beziehungsmustern** und den **realen Beziehungen** trägt zu einer Festigung von Selbst- und Objektrepräsentanzen bei, reale Beziehungen werden transparenter und berechenbarer.

Therapeutische Instrumente: Übertragung/Gegenübertragung

Wichtigste **therapeutische „Instrumente"** des Analytikers stellen Übertragung und Gegenübertragung dar. In der **Übertragung** werden Erlebnisweisen und Verhaltensmuster in der therapeutischen Beziehung reaktiviert, die ihren Ursprung in früheren Beziehungen haben. Hierbei ist die Wahrnehmung zunächst verzerrt, und Erleben und Verhalten sind, gemessen an der aktuellen therapeutischen Beziehung, inadäquat. Die aktivierten Fantasien, Wünsche, Affekte und Impulse gelten nicht eigentlich dem Therapeuten, sondern **früheren Bezugspersonen.** Frühere Beziehungsmuster werden also wiederbelebt. Damit bietet sich dem Patienten die Möglichkeit, **unerledigte" Beziehungsprobleme** in der therapeutischen Beziehung noch einmal zu leben und diesmal adäquater zu lösen. Oft handelt es sich nicht um ein Wiedererleben im eigentlichen Sinne; vielmehr hat der Patient in der therapeutischen Beziehung erstmals die Möglichkeit, Gefühle in einer Art zu erleben, die ihm in früheren Beziehungssituationen nicht möglich waren (Mentzos 1989).

Während die Technik der Psychoanalyse zunächst bei der Behandlung **„reifer Neurosen"** gewonnen wurde, führte die zunehmende klinische Arbeit mit Patienten, die eine sog. **frühe Störung** aufweisen, zu einer Modifikation der psychotherapeutischen Technik und Zielsetzung.

Die Übertragung bei „reifen" Neurosen zeichnet sich dadurch aus, dass selten Projektion oder Introjektion als Abwehrmechanismen genutzt werden, da Selbst- und Objektrepräsentanzen weitgehend stabil strukturiert sind. Da die Fähigkeit zur Realitätsprüfung nicht wesentlich beeinträchtigt ist, kann der Patient die reale therapeutische Beziehung von der Übertragungsbeziehung differenzieren und die Übertragungssituation durcharbeiten. Bei „frühen" narzisstischen oder Borderline-Störungen ist die Übertragung durch die mangelnde Differenzierung von Selbst- und Objektrepräsentanz geprägt. Die Objektvorstellungen des Analytikers und die Selbstvorstellungen des Patienten werden vermischt (**„Selbstobjekt-Übertragung"**; Mertens 1981). Über weite Strecken des therapeutischen Prozesses muss der Analytiker gewisse Funktionen für den Patienten ausüben (**„Hilfs-Ich"**).

Die tiefer greifende strukturelle Störung dieser Erkrankungsbilder führte neben einer Modifikation der Technik auch zu einer Veränderung des therapeutischen Settings. Die Behandlungen werden i. d. R. nicht im Liegen vorgenommen, sondern der Patient hält Blickkontakt mit dem Behandler, um eine zu **tief greifende Regression zu vermeiden.** Die Haltung des Therapeuten ist i. d. R. **supportiver** und **aktiver,** wobei weitgehend auf interpretierendes und konfrontierendes Vorgehen verzichtet werden kann. Die Behandlungsfrequenz ist im Gegensatz zur klassischen Psychoanalyse **niederfrequenter** (s. auch Mertens 1996).

Die gefühlsmäßige und gedankliche Reaktion des Psychoanalytikers auf die Mitteilungen des Patienten bezeichnet man als **Gegenübertragung.** Was zunächst als „unbewusster Störfaktor" in der frühen psychoanalytischen Literatur mit der Forderung beschrieben wurde, i. S. der Objektivität die Gegenübertragung zu erkennen und zu bewältigen, ist zu einem wichtigen Kernstück des psychoanalytischen Prozesses geworden (eine differenzierte Unterscheidung von Gegenübertragungsprozessen und Konzepten findet sich bei Mertens 1996). Man sieht in der Gegenübertragung nicht mehr ein Hindernis für die Therapie, sondern betrachtet sie als notwendigen Bestandteil, der die Therapie bereichert und vertieft. Die „klassische" Auffassung der Gegenübertragung geht davon aus, dass es sich hier um **unbewusste Reaktionen auf die Übertragung des Patienten** handelt, die überwunden werden muss. Die „totalistische" Auffassung betrachtet Gegenübertragung als die **Gesamtheit der Gedanken und Gefühle, die der Analytiker den Patienten gegenüber verspürt.** Gegenübertragung wird aber auch als Übertragung des Psychoanalytikers auf den Patienten aufgefasst, d. h. als Übertragung von mehr oder weniger **konflikthaften, kindlichen Erlebniseinstellungen und Erwartungen des Therapeuten auf den Patienten** (Übersicht s. Mertens 1981, 1996).

Die sorgfältige Wahrnehmung, Analyse und das Verstehen der Gegenübertragungsphänomene stellen wichtige Voraussetzungen für die korrekte Interpretation und Deutung der Übertragungsphänomene des Patienten dar. Die Grundlagen hierfür werden durch den psychoanalytischen Selbsterfahrungsprozess gelegt.

Klassische Psychoanalyse

Unter Behandlungstechnik wurden bereits die Charakteristika der klassischen Psychoanalyse beschrieben. Kurz zusammengefasst ist es i. d. R. eine **Langzeittherapie mit mindestens 2–3 Sitzungen pro Woche.** Der Patient liegt zumeist auf der **Couch,** der Psychoanalytiker sitzt hinter ihm. Diese Sitzanordnung soll die **Regression** fördern, die zur **Bearbeitung frühkindlicher Konflikte** notwendig ist. Der Patient wird aufgefordert, **frei zu assoziieren** und alles auszusprechen, was ihm in den Sinn kommt. Die Regression soll die **Übertragung** des Patienten und die Bearbeitung kindlicher Erfahrungen und Bedürfnisse sowie die Deutung verdrängter und unbewusster Inhalte ermöglichen. Die Dauer der Behandlung ist i. d. R. nicht begrenzt und liegt gewöhnlich bei mehreren Jahren.

Der **Indikationsbereich** für die klassische Psychoanalyse ist sehr begrenzt. Patienten müssen eine gewisse Ich-Stärke und die Fähigkeit mitbringen, Spannungen und Frustrationen zu ertragen, sowie Introspektionsfähigkeit und ein gewisses Niveau sprachlicher Ausdrucksmöglichkeit. Die klassische Analyse ist somit v. a. bei neurotischen Störungen indiziert, hat jedoch u. a. wegen des hohen, schwer zu begründenden Aufwands in der Krankenversorgung nur noch geringe Bedeutung (Bräutigam 1994). Ihre eigentliche Domäne liegt inzwischen in der psychoanalytischen Ausbildung.

Tiefenpsychologisch fundierte Psychotherapie (dynamische Psychotherapie)

Während bei der klassischen Psychoanalyse die Symptomreduktion nicht unbedingt explizites Ziel des Verfahrens war, führten die Versorgungsnotwendigkeiten psychisch kranker Patienten und die damit gewonnenen klinischen Erfahrungen zur Modifikation des klassischen psychoanalytischen Ansatzes.

Bei der tiefenpsychologisch fundierten Psychotherapie findet die Behandlung meist im **Sitzen** statt. Die Behandlungsdichte ist **niederfrequenter,** zu Beginn ein- bis zweimal pro Woche, im weiteren Verlauf können die Sitzungen auch in größerem Abstand stattfinden. Im Zentrum stehen die **aktuelle Symptomatik bzw. Belastung** und **Konflikte** in Verbindung mit den **lebensgeschichtlichen Konstellationen** des Patienten. Bearbeitet werden neurotische Fehlhaltungen und die damit verbundenen Leidenszustände des Patienten, wobei die Beziehung den Charakter eines **„Arbeitsbündnisses"** bzw. einer Arbeitsbeziehung hat (Übersicht s. Wöller und Kruse 2002).

Eine therapeutische tiefe Regression wie bei der Psychoanalyse ist kein Therapieziel. Wie in der Analyse erfolgen jedoch **Deutungen, Widerstandsanalyse** und **Bearbeitung von Übertragungs-**

phänomenen. Durch die Vermittlung von Einsichten in aktuelle und frühere reale Konfliktsituationen, die meist in Zusammenhang mit neurotischen Bindungen und **Konflikten in der Ursprungsfamilie** gesehen werden, sollen die aktuelle Situation des Patienten verdeutlicht und Zusammenhänge vor dem Hintergrund seiner Erkrankung für ihn nachvollziehbar und verständlich werden. Auf dem Boden neuer **korrigierender Erfahrungen,** die er in der therapeutischen Beziehung macht, und neuer Lernerfahrungen außerhalb der therapeutischen Sitzungen soll die gegenwärtige Situation und Symptomatik des Patienten verändert werden.

Der **Indikationsbereich** wird sehr breit angegeben und umfasst die meisten reaktiven Störungen, neurotischen Erkrankungen, Persönlichkeitsstörungen und psychosomatische Erkrankungen. In den letzten Jahren wurde Kritik an dieser breiten Indikationsstellung laut, da kritisch hinterfragt wurde, ob **eine** Behandlungstechnik, wenn auch in Modifikationsformen, für fast alle Erkrankungen geeignet sein soll (➤ Kap. 6.6.2).

Fokalpsychotherapie

In den letzten Jahrzehnten wurden verschiedene Formen von Kurzzeittherapien vorgeschlagen. Die Fokaltherapie strebt eine Behandlungsgrenze von 10–30 h an und fokussiert auf äußere und/oder innere Konfliktsituationen, die zur akuten Belastung oder Reaktion mit entsprechender Symptomatik geführt haben. Der Therapeut versucht, die therapeutische Arbeit auf diesen Fokus zu begrenzen, sodass Regression und daraus resultierende Lernerfahrung geringere Bedeutung haben. Intendiert wird Symptomreduktion oder Verbesserung der Lebenssituation durch Einsicht in **psychodynamische Zusammenhänge,** die in direktem Zusammenhang mit der aktuellen Symptomatik stehen.

EBM

Psychodynamische Kurzzeittherapie hat sich bei einer teilweise dürftigen Datenlage für eine Vielzahl psychischer Störungen als wirksam erwiesen (Evidenzstufe Ia: Abbass et al. 2006, Cochrane-Review).

Als **Indikationen** werden akute Krisensituationen, Beziehungskonflikte oder Suizidversuche sowie Lernstörungen und Examensreaktionen genannt (Bräutigam 1994). Ein besonders überzeugendes und sehr gut empirisch belegtes Konzept stellt die **Interpersonelle Psychotherapie** nach Klerman und Weisman (Schramm 1996) dar, die in ➤ Kap. 11.4.8 und ➤ Kap. 11.6.1 detailliert beschrieben wird.

Resümee

Psychoanalytische Behandlungsverfahren gehen davon aus, dass psychische Erkrankungen oder strukturelle Defizite, die ihre Ursache in früheren gestörten Beziehungen haben, nur innerhalb einer (therapeutischen) Beziehung wiederhergestellt werden können. Der Patient hat in der therapeutischen Beziehung die Möglichkeit, fehlgelaufene Entwicklungsprozesse nachzuholen und adäquater abzuschließen.

Das **psychoanalytische Standardverfahren** sieht eine länger andauernde, oft über mehrere Jahre sich erstreckende hochfrequente Behandlung vor. Grundregel ist die Aufforderung, nach den Regeln des freien Assoziierens alle Gedanken einzubringen, die dem Patienten spontan einfallen. Regression des Patienten und freie Assoziation werden gefördert. Der Psychoanalytiker unterliegt der Abstinenzregel. Als Interventionstechniken stehen ihm zur Verfügung: Klarifikation, Konfrontation und Deutung. Ziele der Interventionen sind die Analyse der momentanen Übertragung und die Deutung des Widerstands, den der Patient gegen die Aufdeckung unbewusster Impulse oder Motive entgegenstellt. Die Deutung soll die Entstehung einer bestimmten Störung rekonstruieren. Der Patient soll im Laufe der Behandlung Einsicht in eigene unbewusste Motivationen durch Betrachtung der Patient-Therapeut-Beziehung gewinnen. In der Übertragung werden Erlebnisweisen und Verhaltensmuster in der therapeutischen Beziehung reaktiviert, die ihren Ursprung in früheren Beziehungen haben. Die gefühlsmäßige und gedankliche Reaktion des Psychoanalytikers auf die Mitteilungen des Patienten bezeichnet man als Gegenübertragung.

Neben den psychoanalytischen Standardverfahren hat sich eine Reihe von Modifikationen der Behandlungstechnik etabliert. Die **tiefenpsychologisch fundierte Psychotherapie** stellt die aktuelle Symptomatik bzw. Belastung und Konflikte des Patienten in Verbindung mit den lebensgeschichtlichen Konstellationen in den Vordergrund. Die Behandlung findet im Sitzen statt, die Förderung der Regression wird nicht angestrebt. Durch Einsichten in aktuelle und frühere reale Konfliktsituationen, die meist im Zusammenhang mit neurotischen Bindungen und Konflikten in der Ursprungsfamilie entstanden sind, sollen die aktuelle Situation des Patienten verdeutlicht und Zusammenhänge vor dem Hintergrund seiner Erkrankung für ihn nachvollziehbar und verständlich werden. Auf dem Boden neuer korrigierender Erfahrungen in der therapeutischen Beziehung soll durch Erkenntnis von psychodynamischen Zusammenhängen und neuen Lernerfahrungen die gegenwärtige Situation und Symptomatik verändert werden.

Die **Fokaltherapie** strebt eine Behandlungsgrenze von 10–30 h an und fokussiert auf äußere und/oder innere Konfliktsituationen, die zur akuten Belastung oder Reaktion mit entsprechender Symptomatik geführt haben.

6.4 Gesprächspsychotherapie

6.4.1 Begriffsbestimmung

Elemente der Gesprächspsychotherapie haben im psychotherapeutischen Umgang mit Patienten seit jeher eine besondere Bedeutung. Zudem hat sich diese eng mit dem Namen von Carl R. Rogers verbundene Therapieform von Anfang an sehr um einen empirischen Beleg ihrer Wirksamkeit bemüht.

Die von Rogers erstmalig 1942 vorgelegte Konzeptualisierung hat bis zum heutigen Tag verschiedene Modifikationen erfahren. Vergleichbar vielfältig sind auch die Begrifflichkeiten, die zur Bezeichnung herangezogen werden, etwa klientenzentrierte (Gesprächs-) Psychotherapie, klientenbezogene Gesprächstherapie, personenzentrierte Gesprächspsychotherapie. Entsprechend diesen unterschiedlichen Benennungen findet sich keine allgemein verbindliche Definition, was unter Gesprächspsychotherapie zu verstehen ist.

Bommert (1987) weist darauf hin, dass – etwa in Abgrenzung zur Verhaltenstherapie – bei diesem Verfahren das Gespräch ganz im Mittelpunkt der Therapie steht und der Begriff der Klientenzentriertheit hervorhebt, dass dieser Ansatz **weniger symptom- oder krankheitsbezogen** ist, sondern den **Klienten (nicht den Patienten) in den Fokus der Behandlung stellt.** Daraus ergeben sich selbstverständlich viele Überschneidungen zu anderen Psychotherapieverfahren.

Im deutschsprachigen Bereich hat sich der Begriff der klientenzentrierten **Gesprächspsychotherapie** eingebürgert. Nachfolgend soll aus Gründen der Einfachheit der Begriff der Gesprächspsychotherapie (GT) verwendet werden (vgl. im Überblick auch Luderer und Stieglitz 2002).

6.4.2 Historische Entwicklung

Tiefer gehende Informationen

➤ Kap. 6.4.2 zur historischen Entwicklung der Gesprächspsychotherapie finden Sie online im „Plus im Web" zu diesem Buch.

6.4.3 Theorie der Persönlichkeit

Da für den theoretischen Hintergrund der klientenzentrierten GT die Überlegungen zur Persönlichkeit wesentlich sind, seien sie an dieser Stelle im Hinblick auf die therapeutische Relevanz zusammengefasst. Nach Bommert (1987: 37) hat Rogers' Persönlichkeitsmodell folgende **Grundannahmen:**

- **Eine angeborene Tendenz zur Selbstverwirklichung** wird oft auch als sog. **Aktualisierungstendenz** bezeichnet, die dazu dient, den Organismus und das Selbst zu erhalten und weiterzuentwickeln, d. h., es ist eine dem Organismus innewohnende Tendenz zur Entwicklung all seiner Möglichkeiten.
- Das **Selbstkonzept** besteht aus allen Annahmen und Ansichten einer Person über sich (z. B. „Ich bin nur wenig belastbar"). Es ist das Ergebnis der Wahrnehmung und Bewertung der Interaktion der eigenen Person mit der Umwelt.
- **Eine positive Wertschätzung** basiert auf der Selbstbewertung eines Individuums, die von den bisherigen Selbsterfahrungen bestimmt ist. Sie ist abhängig von der positiven Zuwendung anderer, d. h. sich selbst als jemanden wahrzunehmen, der positiv beachtet wird. Dies bedeutet dann auch, dass man eine positive Veränderung im Erlebnisfeld des anderen bewirken kann (Rogers 1987).
- Eine **psychologische Fehlanpassung** entsteht dann, wenn wichtige Erfahrungen mit anderen eine positive Selbstbewertung nicht erlauben (z. B. frühkindliche Erfahrungen von Nichtverstehen durch Bezugspersonen; Biermann-Ratjen et al. 1987). Das Individuum muss diese Erfahrungen dann quasi zur Verteidigung verzerren oder verleugnen, um die gewünschte Selbststruktur aufrechtzuerhalten. Es entsteht eine sog. **Inkongruenz** zwischen Selbst und Erfahrung. Aus dieser Diskrepanz entstehen Spannungen, die zu problematischen Verhaltensweisen führen.
- Der Prozess der **Re-Integration** mit dem Ziel, eine Kongruenz zwischen Selbst und Erfahrung zu schaffen, führt durch bestimmte Interaktionen zwischen Therapeut und Klient zu Veränderungen aufseiten des Klienten. Das Ergebnis dieses Prozesses wird als *fully functioning person* („voll **funktionsfähige Person**") bezeichnet, die nach Rogers (1987) u. a. durch Offenheit gegenüber neuen Erfahrungen, genauere und differenzierte Symbolisierung von Erfahrungen, Kohärenz zwischen Selbststruktur und Erfahrung, Flexibilität der Selbststruktur oder unverzerrte Realitätswahrnehmung zu charakterisieren ist. Der Begriff der funktionsfähigen Person wurde oft falsch verstanden. Nach Rogers handelt es sich dabei lediglich um ein hypothetisch anzustrebendes Ziel. Die **„fully functioning person"** wird als ein Mensch charakterisiert, der sich einem ständigen Wandel und Wechsel unterzieht, sich jeweils auf die neuen Anforderungen einer bestimmten Situation adäquat einstellen kann und sich in einem kontinuierlichen Prozess der Selbstverwirklichung befindet. Er spricht auch von einer „Person-im-Prozess".

6.4.4 Diagnostik in der Gesprächspsychotherapie

Während Rogers selbst gegenüber Fragen der Diagnostik eher skeptisch eingestellt war, spielen diese sowohl im Bereich der Forschung als auch in der klinischen Anwendung inzwischen eine große Rolle. Aufgrund der großen Bedeutung, die der **Beziehung zwischen Therapeut und Patient** zugemessen wird, wurden insb. verschiedene Verfahren zur Erfassung der Interaktion und des Erlebens der therapeutischen Situation entwickelt und umfassend evaluiert. Zu erwähnen ist z. B. der sog. „Klienten-Erfahrungsbogen zur Beschreibung der psychotherapeutischen Interaktion und Situation" oder der „Psychotherapeuten-Erfahrungsbogen zur Beschreibung der psychotherapeutischen Interaktion und Situation", die beide von Schwartz entwickelt wurden (Biermann-Ratjen et al. 1987). Auch die Aufzeichnung des Therapiegesprächs mittels **Tonbandaufzeichnung** spielte in der GT bereits früh eine zentrale Rolle.

Im Hinblick auf die Umsetzung der Therapeutenvariablen (➤ Kap. 6.4.7) und des Verhaltens des Patienten wurden **spezielle Skalen** entwickelt. Aufseiten des Therapeuten waren dies z. B. die Skalen von Tausch (vgl. hierzu auch Minsel 1975) zur „Verbalisierung emotionaler Erlebnisinhalte des Klienten" **(VEE)** und aufseiten des Klienten z. B. das Ausmaß der „Selbstexploration des Klienten" **(SE**; Patient spricht über inneres Erleben, Ziele, Wünsche). Derartige Ratingskalen mit operationalisierten Skalenstufen dienten insb. der Kontrolle der therapeutischen Interaktion und damit der Überprüfung, inwieweit die als bedeutsam angesehenen Faktoren im Therapiegeschehen tatsächlich umgesetzt wurden.

Ein Rahmenmodell für die Qualitätssicherung ambulant durchgeführter GT wurde von Frohburg (1999) vorgelegt. Ausgehend von der Unterscheidung zwischen Statusdokumentation (Prä-) und Indikationsdiagnostik, Verlaufsdokumentation und Prozessdiagnostik sowie Statusdiagnostik (Post-), Veränderungsdiagnostik und Evaluation werden – meist therapiespezifische, d. h. an der GT orientierte – Verfahren empfohlen (z. B. Kieler Änderungssensitive Symptomliste, KASSL; Veränderungsfragebogen des Erlebens und Verhaltens, VEV).

6.4.5 Indikation und Kontraindikation

Empirische Studien in den 1960er- und 1970er-Jahren führten oft zur Aussage, dass die GT nahezu generell indiziert sei, d. h, dass sich keine Einengungen hinsichtlich ihrer Indikation erkennen lassen. Neuere Studien weisen jedoch auf spezifische Effekte der GT hin (➤ Kap. 6.4.9) und sprechen für einen bevorzugten Einsatz bei bestimmten psychischen Störungen wie Depressionen, Angst- oder auch schizophrenen Störungen (s. auch Eckert et al. 1997; Mooshagen 1997). Diese speziellen Indikationen werden jedoch nicht allgemein akzeptiert (s. unten).

Hinweise für eine Kontraindikation lassen sich aus den allgemeinen Modellvorstellungen zur Psychotherapie ableiten und wie folgt kurz zusammenfassen (vgl. auch Howe und Minsel 1981):

- Mangelnde kognitive Fertigkeiten des Denkens, der Flexibilität der Sprachfertigkeiten und mangelndes Akzeptieren des Ansatzes, Probleme auf die eigene Person zu beziehen
- Fehlende Bereitschaft des Patienten, sich mit eigenen Problemsituationen kontinuierlich konfrontiert zu sehen

6.4.6 Therapiekonzept

Nach Rogers (1957) müssen bestimmte Bedingungen für eine GT erfüllt sein:

- Zwei Personen stehen in einem psychologischen Kontakt.
- Die erste Person (als Klient bezeichnet) befindet sich in einem Zustand von Inkongruenz, Verletzbarkeit und Ängstlichkeit.
- Die zweite Person (als Therapeut bezeichnet) ist kongruent in der Beziehung.
- Der Therapeut zeigt unbedingte positive Zuwendung für den Patienten.
- Der Therapeut begegnet dem Patienten mit einem einfühlenden Verstehen für den inneren Bezugsrahmen des Klienten (z. B. sein Wertesystem, seine Ziele) und ist bestrebt, ihm diese Erfahrung zu vermitteln.
- Die Kommunikation mit dem Klienten i. S. eines einfühlenden Verstehens und unbedingter positiver Zuwendung muss in einem notwendigen Minimalmaß erreicht sein.

Zusammengefasst versucht die GT, die Selbststruktur und die Erfahrung des Klienten in größere Übereinstimmung zu bringen (➤ Abb. 6.6).

Ziel der GT ist somit eine positive Veränderung des Selbstkonzepts i. S. von mehr **Selbstbestimmung** und **Selbstverwirklichung,** von mehr **Selbstvertrauen** und **Kreativität.** Dies geschieht durch Förderung der **Selbstexploration** des Klienten. Die verstärkte Selbstexploration führt in Anwesenheit günstiger Bedingungen, die zu schaffen Aufgabe des Therapeuten ist, zu einer Klärung von Gefühlen oder Erfahrungen (Abbau von Verteidigungshaltungen). Die mit dem Selbst diskrepanten Erfahrungen werden unter diesen Bedingungen als nicht mehr so bedrohlich und angstmachend erlebt. Sie können deshalb genau symbolisiert und besser in das Selbstkonzept integriert werden (➤ Abb. 6.7).

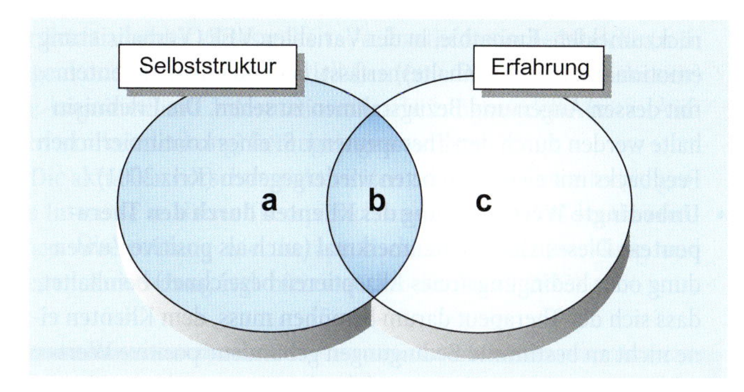

Abb. 6.6 Gesamtpersönlichkeit vor Therapie (Erläuterungen s. Text; nach Rogers 1981)

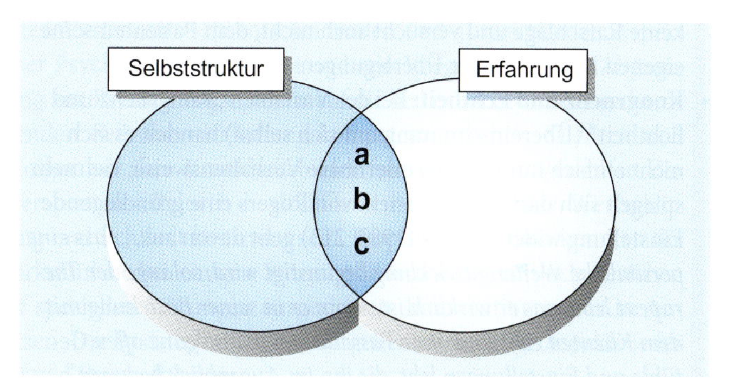

Abb. 6.7 Gesamtpersönlichkeit nach Therapie (Erläuterungen s. Text; nach Rogers 1981)

Ein zentraler Inhalt der klientenzentrierten Psychotherapie ist die sog. „Prozessgleichung“: *„Je mehr der Klient den Therapeuten als real oder echt, als empathisch und ihn bedingungsfrei akzeptierend wahrnimmt, desto mehr wird sich der Klient von einem statischen, gefühlsarmen, fixierten, unpersönlichen Zustand psychischer Funktionen auf einen Zustand zu bewegen, der durch ein fließendes, veränderliches, akzeptierendes Erleben differenzierter persönlicher Gefühle gekennzeichnet ist.“* (Rogers 1961, zit. in Rogers 1983: 150).

6.4.7 Therapeutische Techniken

Im Vergleich zu anderen therapeutischen Richtungen wird der Begriff der therapeutischen Technik weniger gern benutzt, da es sich eher um Grundhaltungen des Therapeuten handelt, die daher auch weniger gut i. S. eines Werkzeuges erlernt werden können (Kriz 2001). Nach Rogers (1957) sind bei den konstruktiven Persönlichkeitsänderungen aber verschiedene Bedingungen notwendig, die über einen längeren Zeitraum vorhanden sein müssen (➤ Kap. 6.4.6).

- **Einfühlendes Verstehen des Therapeuten:** Einfühlendes Verstehen (oder **Empathie)** bedeutet nach Rogers, dass der Therapeut bemüht sein muss, sich in das Erleben des Klienten einzufühlen, d. h. das Erleben (Gefühle, Empfinden) in dessen Bezugsrahmen so zu sehen, wie der Klient sich selbst wahrnimmt, und dies dem Klienten dann möglichst genau und konkret zu-

Da an dieser Stelle nicht alle Ansätze vorgestellt werden können, erfolgt eine **Einschränkung auf ein kognitiv-verhaltenstherapeutisches Vorgehen,** für das die meisten empirischen Effektivitätsnachweise vorliegen (Bodenmann 2001, 2002).

Allgemeine Prinzipien der Paartherapie

Nach Bornstein und Bornstein (1993) lassen sich die folgenden **Grundannahmen** der Paartherapie benennen:

- Das Paar ist ein **System,** d. h., das Verhalten wird als eine Funktion von intraindividuellen und/oder interpersonellen Faktoren angesehen.
- Probleme werden als eine Funktion der **Belohnungs- und Bestrafungsrate** in der Beziehung verstanden.
- Die **Unfähigkeit, miteinander zu reden,** dürfte der häufigste Grund für die Aufnahme einer Paartherapie sein.
- Die Notwendigkeit, Konflikte gemeinsam lösen zu können, ist das entscheidende Therapieziel.
- **Kognitive Faktoren** wie Erwartungen, Überzeugungen, Fantasien bzgl. der eigenen Rolle sowie der des Partners spielen eine wichtige Rolle.

Um Verhaltensänderungen zu erreichen, muss der Therapeut eine positive Arbeitsbeziehung schaffen (vgl. z. B. Schmaling et al. 1994). Für den Erfolg einer Therapie ist auch entscheidend, ob es gelingt, das Paar zur Durchführung von **Hausaufgaben** zu motivieren. Dem Paar ist deren Funktion zu erklären (z. B. Erprobung in der Realität, eigentliche Therapie findet zwischen den Sitzungen statt). Unter Umständen kann es sogar notwendig sein, die Zeit festzulegen, wann die Hausaufgaben zu machen sind, um etwaige Probleme von vornherein auszuräumen.

Paartherapien werden meist von **zwei Therapeuten** durchgeführt, was mit einer Reihe von Vorteilen verbunden ist: So können die Therapeuten dem Paar z. B. gemeinsam ein bestimmtes erwünschtes Kommunikationsmuster vorführen, oder es ermöglicht eine vorübergehende Unterstützung z. B. der Frau durch eine Therapeut*in*. Außerdem können sich Therapeut*innen* leichter in die Probleme von Patient*innen* einfühlen und Therapeut*en* leichter in die Probleme von Patient*en*.

Paartherapien sollten **relativ stark strukturiert** sein, was auch den Ablauf der einzelnen Sitzungen bestimmt (Beispiel ➤ Tab. 6.1). Die Vorteile sind vielfältig: Die präzise Vorgabe der meist 90-minütigen Sitzung schafft strukturelle Klarheit, eine Reduktion von Ängsten bzgl. des weiteren Therapieablaufs und einen klaren zeitlichen Rahmen.

Tab. 6.1 Struktur einer paartherapeutischen Sitzung (nach Schmaling et al. 1994) Indikation und Anwendungsbereiche

1.	Festlegung der Tagesordnung der Sitzung	5 min
2.	Bewertung der erreichten Therapiefortschritte	10 min
3.	Besprechung der Hausaufgaben	15 min
4.	Festlegung des aktuellen Themas der Stunde	45 min
5.	Festlegung der Hausaufgaben bis zur nächsten Sitzung	15 min

Diagnostik

Der Diagnostik kommen verschiedene Funktionen zu (vgl. auch Schröder und Hahlweg 2000):

- **Motivation** des Paares, sich auf eine gemeinsame Therapie einzulassen
- **Erhebung von Informationen zum gegenwärtigen Problem** und dessen **Genese**
- Herausarbeiten von **Ansatzpunkten für therapeutische Interventionen**

Für wissenschaftliche Studien wurden **Untersuchungsinstrumente** entwickelt, die auf unterschiedliche Therapieziele fokussieren. In ➤ Tab. 6.2 sind exemplarisch einige dieser Verfahren für unterschiedliche Zielbereiche aufgeführt. Sie sind nicht nur im Hinblick auf die Evaluation, sondern auch für die Planung und Durchführung der Therapie bedeutsam. Gerade Fremdratingverfahren (z. B. die Beurteilung des Interaktionsverhaltens) sind hier zu erwähnen. So entwickelt bspw. Hahlweg et al. (1982) ein Instrument, mit dem sich das spezifische Interaktionsverhalten von Paaren in der Beziehung direkt beurteilen lässt.

Die Ergebnisse der Diagnostik bilden die **Grundlage der konkreten Therapieplanung.** In sie sollen alle Ergebnisse der verschiedenen beim betreffenden Paar beeinträchtigten Funktionsbereiche integriert werden. Sie werden in eine Quasi-Dringlichkeitshierarchie gebracht, die den Ablauf der Therapie bestimmt. Ist ein schweres Zerwürfnis eines Paares durch massive Defizite in adäquater konstruktiver Gesprächsführung bedingt, sollte hier ein Kommunikationstraining erfolgen, bevor Probleme (etwa in der Kindererziehung) angegangen werden.

Eine über eine Beratung hinausgehende Paartherapie ist indiziert, wenn die Paarbeziehung als psychosozialer Belastungsfaktor für die Entstehung und Aufrechterhaltung der psychischen Erkrankung eines der Partner anzusehen ist oder wenn sich durch die psychische Störung eines Partners massive Probleme für die Partnerschaft selbst ergeben.

So gibt es z. B. in der ICD-10 (➤ Kap. 3.3.3) die Möglichkeit, diesem Sachverhalt mittels einer gesonderten Codierung Rechnung zu tragen (Z63.0 Probleme in der Beziehung zum (Ehe-)Partner).

Tab. 6.2 Untersuchungsinstrumente im Kontext der Paartherapie (nähere Angaben zu den Verfahren s. Hank et al. 1990)

Bereiche	Beispiele
Anamnese	Fragen zur Lebensgeschichte und Partnerschaft (FLP)
Ehezufriedenheit	Partnerschaftsfragebogen (PFB)
Partnerstile und -strukturen	Gießen-Test (GT)
Partnerschaftliche Kommunikation	Fragebogen zur Kommunikation (FZK)
Problem- und Konfliktbereiche	Problemliste (PL) Veränderungswünsche (VÄW) Problemlöse-Skala (PLS)
Ehebindung und -stabilität	Vertrauen in die Partnerschaft (VIP)
Erwartungen und Einstellungen	Erwartungs-Erfahrungs-Bogen (EEB)

Prinzipiell ist daher zu unterscheiden, ob man eine primär **störungsunabhängige** oder eine primär **störungsbezogene Paartherapie** durchführt. Im ersten Fall steht die Beziehungsstörung ganz im Vordergrund, im zweiten Fall ist sie i. d. R. Ergänzung einer primären Behandlung der psychischen Erkrankung eines der Partner, z. B. einer depressiven, manisch-depressiven, schizophrenen oder primär sexuellen Störung. Generell ist es wichtig, die Bedeutung der Paarbeziehung für die aktuelle Problematik frühzeitig zu erkennen und ggf. rechtzeitig zu intervenieren. Je nach Indikation verschiebt sich der Stellenwert der drei Hauptaspekte aller Paartherapien:

1. Psychoedukation
2. Reduktion spezifischer Symptome
3. Konflikt- und Problembeseitigung

Kontraindikationen allgemeiner Art bestehen nicht. Es lassen sich jedoch eine Reihe von Faktoren nennen, welche die Durchführung einer Paartherapie erschweren oder unmöglich machen (vgl. z. B. Schmaling et al. 1994; Schröder und Hahlweg 2000):

- Besondere Schwere der aktuellen **Psychopathologie,** insb. akute **Suizidalität**
- Unvereinbare **Erwartungen** der Partner an die Therapie
- Mangelnde Bereitschaft, die **Therapierationale** zu akzeptieren
- Gegenwärtiges **Suchtverhalten**
- Motivation **nur eines** Partners

Psychotherapeutische Techniken in der Paartherapie

Nach Bodenmann (2002) hängen Partnerschaftsqualität und -stabilität, basierend auf empirischen Ergebnissen, im Wesentlichen von drei Kompetenzen ab: angemessener Kommunikation und emotionaler Selbstöffnung, effektiver Problemlösung sowie individueller und dyadischer Stressbewältigung. Dementsprechend finden unterschiedliche Techniken Anwendung (➤ Box 6.1).

BOX 6.1

Paartherapeutische Techniken (nach Schmaling et al. 1994)

- Aufbau von Verhaltensänderungen, positive Verhaltensalternativen
- Kognitive Interventionen
- Kommunikationstrainings
- Problemlösetrainings
- Konfliktreduktion *(trouble shooting)*
- Identifikation und Veränderung negativer Interaktionsmuster
- Generalisierung von Fortschritten außerhalb der Therapie
- Rückfallverhinderung

Nach Sayers et al. (1993) lassen sich z. B. drei Gruppen unterscheiden:

1. Techniken zur Erhöhung positiven Verhaltens gehen von der Beobachtung aus, dass viele Paare die Fähigkeit verloren haben, gemeinsam Vergnügen zu erleben. Therapeuten sollten hier ein breites Spektrum von Verfahren anwenden, damit das Paar positive neue Erfahrungen sammeln kann (z. B. Anleitung zur Freizeitgestaltung, Aufbau von Sozialkontakten, Sensualitätstraining etc.).
2. Kognitive Techniken sind von Bedeutung, da dysfunktionale Kognitionen in Paarkonflikten oft eine Schlüsselrolle darstellen.

Tab. 6.3 Teilschritte eines Problemlösetrainings (nach Bornstein und Bornstein 1994

Das Problem definieren (Schritt 1–3)	
Schritt 1	Den richtigen Zeitpunkt und den richtigen Ort wählen
Schritt 2	Die Ergebnisse der Problemdiskussion schriftlich festhalten
Schritt 3	Das Problem genau beschreiben
Das Problem lösen (Schritt 4–9)	
Schritt 4	Das Problem „als solches akzeptieren"
Schritt 5	Das Ziel festlegen
Schritt 6	Möglichst viele Lösungsvarianten zusammentragen
Schritt 7	Sich für eine Lösung (die immer einen Kompromiss darstellt) entscheiden
Schritt 8	Ausprobieren, Informationen sammeln und das Ergebnis beurteilen
Schritt 9	Wenn nötig, Änderungen an der Lösung vornehmen oder neu verhandeln

Zurückgegriffen wird meist auf bekannte Techniken aus der kognitiven Therapie, z. B. von Beck (➤ Kap. 6.2.4). Mittels Verhaltensexperimenten können bestimmte Befürchtungen in der Realität überprüft werden, bei bestimmten dysfunktionalen Kognitionen können die Partner aufgefordert werden, **Pro und Kontra** systematisch abzuwägen.
3. Kommunikations- **und Problemlösetrainings** kommt in den meisten Therapieansätzen eine zentrale Bedeutung zu. Die Grundprinzipien des Problemlösetrainings (vgl. auch Zimmer 2000) und des Kommunikationstrainings (vgl. auch Wiedemann und Fischer 2000) wurden bereits im ➤ Kap. 6.2.4 dargestellt. In ➤ Tab. 6.3 findet sich ein Beispiel für ein Problemlösetraining.

Diese Techniken können als Einzelverfahren Anwendung finden, sind jedoch auch Inhalt komplexer, meist standardisierter Therapieprogramme. Das im deutschsprachigen Bereich bekannteste Programm besteht aus einem umfassenden Therapeutenmanual (Schindler et al. 1998) und einem Begleitbuch für Paare (Schindler et al. 2013).

Neuere Entwicklungen in der Paartherapie

Vor allem in der KVT sind in den letzten Jahren einige Neu- und Weiterentwicklungen zu konstatieren, die Bodenmann (2001, 2002) in Abhängigkeit von den Zielsetzungen in drei Gruppen einteilt:

1. Akzeptanz statt Veränderung oder Veränderung durch Akzeptanz
2. Fokus auf individuellen statt dyadischen Veränderungen
3. Förderung emotionaler Ressourcen des Paares

Empirische Basis

In ihrer Metaanalyse von empirischen Studien zur Psychotherapie berichten Grawe et al. (1994; s. auch Schröder und Hahlweg 2000) über eine **eindrucksvolle Bestätigung der Wirksamkeit der verhaltenstherapeutischen Paartherapie** (vgl. auch Bodenmann

2002). Zudem gibt es Hinweise auf die Wirksamkeit einzelner Therapieelemente wie dem Kommunikationstraining (vgl. Bodenmann 2002). Umfassendere Programme scheinen wirksamer zu sein eine reine Kommunikationstherapie, einzelne Paartherapie besser als das Gruppensetting. Als speziellen Aspekt erwähnen Grawe et al. die sog. verhaltenstherapeutische Sexualtherapie, für die eine differenzielle Wirksamkeit nachgewiesen wurde. Für die anderen therapeutischen Richtungen wie systemisch, psychoanalytisch, humanistisch und eklektisch orientierte Paartherapien ließen sich aufgrund der unbefriedigenden Datenlage keine empirisch fundierten Aussagen zur Wirksamkeit machen.

EBM

Einem Cochrane-Review zufolge ließ sich die depressive Symptomatik von depressiven Patienten in ambulanter Therapie durch eine Paartherapie (Dauer: 10–20 Wochen) ähnlich wirksam behandeln wie durch Einzeltherapie, wobei in der Einzel- und in der Paartherapie überwiegend verhaltenstherapeutisch gearbeitet wurde (Evidenzstufe Ia: Barbato und D'Avanzo 2006, Cochrane-Review).

Schlussbemerkungen

Partnerschaftliche Probleme sind wichtige, aber oft nicht hinreichend beachtete und therapeutisch bearbeitete Einflussfaktoren auf eine Störung. Ihre Berücksichtigung sollte daher notwendiger und gleichfalls sinnvoller Teil des Gesamtbehandlungsangebots sein. Die vorliegenden Effektivitätsstudien weisen insgesamt auf signifikante Effekte in den intendierten und fokussierten Bereichen hin. Insbesondere verhaltenstherapeutische Techniken haben sich hier als hilfreich erwiesen. Unabhängig von der *Lege-artis*-Durchführung einer Paartherapie ist unbedingt darauf zu achten, dass alle in Psychiatrie und Psychotherapie Tätigen in der Lage sind, Paarprobleme zu identifizieren, und Grundkenntnisse in der Gesprächsführung mit Paaren besitzen, da Paargespräche einen oft notwendigen integralen Bestandteil der Behandlung darstellen.

Resümee

Für Paartherapie als spezielle systemorientierte Arbeitsform liegt bisher keine allgemein anerkannte Definition vor. Ihre Indikation ist dann gegeben, wenn die Paarbeziehung als Auslöser für die Entstehung oder als ein die Erkrankung aufrechterhaltender Faktor anzusehen ist. Ziele der Paartherapie sind: Psychoedukation, Symptomreduzierung, Entwicklung von Konflikt- und Problemlösestrategien. Als Voraussetzungen für eine strukturierte effektive Arbeit müssen Gegenseitigkeit sowie die Motivation zum Problemlösen und Erarbeiten neuer Kommunikationsstile gegeben sein. Der Therapeut muss die Individualität des Partners und des jeweiligen Paares berücksichtigen, bevor er spezifische Techniken (Fertigkeiten- und Kommunikationstraining, Erhöhung positiven Verhaltens, Reduzierung fixierter dysfunktionaler Kognitionen u. a.) einsetzt.

Die Effektivität von Paartherapie bei unterschiedlichen Störungsbildern korreliert hoch mit dem Einsatz verhaltenstherapeutischer Techniken.

6.5.2 Familientherapie

Begriffsbestimmung

Familientherapie basiert nach Langsley et al. (1993) und Mattejat (1997) auf systemtheoretischen Überlegungen, wie sie u. a. von Bateson (1981) formuliert wurden:

- Die **Familie** ist ein bedeutender **Kontext** für die menschliche Entwicklung.
- **Erfahrung** und **Verhalten** eines Familienmitglieds sind mit der Erfahrung und dem Verhalten anderer Familienmitglieder verbunden.
- In der **Familie** besteht wie in allen anderen **sozialen Systemen** die Tendenz zur Wiederholung.
- Psychische Störungen des Einzelnen können auf Probleme im familiären Beziehungsgefüge hindeuten.

Es existiert jedoch **kein universeller Ansatz** der Familientherapie; vielmehr sind verschiedene Richtungen zu unterscheiden. Demzufolge findet sich auch keine allgemein akzeptierte Definition. Textor (1997: 1) versteht unter Familientherapie einen *„Sammelbegriff für eine Anzahl verschiedener therapeutischer Ansätze zur Modifikation pathogener Familiensysteme, zur Verbesserung interpersonaler Beziehungen und zur Veränderung des Erlebens und Verhaltens individueller Familienmitglieder. Es werden Individuation und Autonomie, die Lösung von Konflikten und Problemen, die Stärkung der ehelichen Beziehung und ein befriedigenderes Zusammenleben aller Familienmitglieder angestrebt.“*

Schulen und Richtungen

Die Wurzeln der familientherapeutischen Ansätze sind vielfältig. Entsprechend findet sich eine große Anzahl unterschiedlicher Konzepte. Gurman et al. (1986) berichten über insgesamt **16 verschiedene Formen der Ehe- und Familientherapie.** Die meisten Einteilungen gehen von vier bis sechs Hauptrichtungen aus (➤ Tab. 6.4).

Tab. 6.4 Familientherapeutische Schulen und Richtungen (nach Schneider 1988; Kriz 1994; von Schlippe 1995)

Familientherapeutische Richtungen	Vertreter (Beispiele)
Psychoanalytisch orientiert	Bozormenyi-Nagy, Framo, Stierlin, Richter
Strukturell orientiert	Minuchin
Strategisch orientiert	Haley
Kurzzeittherapien paradoxaler Richtung und systemische Familientherapie	Selvini-Palozzoli, Watzlawick, Weakland
Entwicklungs- und erlebnisorientierte, integrative Familientherapie	Satir, Jackson, Kirschenbaum, Bosch
Andere therapeutische Richtungen (Beispiele): • Verhaltenstherapeutisch: • Individualpsychologisch: • Gestalttherapeutisch:	• Falloon, Hogarty • Ackerknecht, Titze • Kempler

Nach Textor (1997) lassen sich familientherapeutische Ansätze zusätzlich nach einer Reihe formaler Charakteristika unterscheiden, z. B.:

- **Einbeziehung** nur eines weiteren Familienmitglieds, von Subsystemen, der ganzen Familie, der erweiterten Familie oder mehrerer Familien
- Kurz-, mittel- oder langfristige **Therapiedauer**
- **Behandlungsmodus:**
  - Gemeinsam (ganze Familie)
  - Seriell (Familiensitzung und Einzelsitzung wechselnd)
  - Parallel Individuum und Subsysteme getrennt voneinander, aber mit demselben Therapeuten)
  - **Stationär** oder **ambulant**
  - Mit oder ohne **Co-Therapeut**

Nachfolgend sollen Hauptausrichtungen der Familientherapie kurz skizziert werden, wobei Überschneidungen zwischen ihnen bestehen und einzelne Autoren ihre initiale Ausrichtung an einem Verfahren im Laufe der Zeit zugunsten integrativer Vorgehensweisen modifiziert haben.

Psychoanalytische Familientherapie

Bei den meisten Ansätzen psychoanalytischer Familientherapie (Kriz 2001; von Schlippe 1995; von Sydow 1996) wird die **Beziehung** zwischen den Familienmitgliedern ins Zentrum der Betrachtung gerückt und direkt thematisiert. Nur selten wurden – wie etwa von Bauriedl (1980) – psychoanalytische, auf das Individuum bezogene Konzepte auf die Arbeit mit Familien übertragen: analytische Therapie quasi mit dem Einzelnen, aber im Familienverbund. In der Literatur findet sich somit eine Vielzahl von Ansätzen mit unterschiedlicher Schwerpunktsetzung.

In Deutschland am bekanntesten ist der Ansatz von Stierlin, der eine Verbindung von systemischem und psychoanalytischem Denken herzustellen versuchte (vgl. im Überblick von Schlippe 1995; Kriz 2001). Er verlagerte den Blickpunkt von der innerpsychischen Dynamik der einzelnen Familienmitglieder auf die innerfamiliäre Dynamik. Zentrale Gesichtspunkte in seinem System sind die **bezogene Individuation,** d. h. Ausbildung von Individualität wie Bezogenheit auf das Gegenüber, die **Interaktionsmodi von Bindung und Ausstoßung,** d. h. Problematik von Beziehungsstrukturen und Trennung zwischen Generationen, die **Delegation,** d. h. generationenübergreifende Verpflichtungen, die **Mehrgenerationenperspektive von Verdienst und Vermächtnis,** d. h. über mehrere Generationen wirkende Bindung, sowie der Status der **Gegenseitigkeit.**

Strukturelle Familientherapie

Gemeinsamer Nenner dieser Richtung ist die Gliederung der Familie in sog. **Subsysteme** (einzelne Personen, Kinder, Eltern usw.), die Beachtung der **Transaktionen** und die **Abgrenzung und Durchlässigkeit der Grenzen.** Die Grenzen können klar, diffus oder starr sein, wobei diffuse und starre Grenzen als problematisch und damit dysfunktional angesehen werden (Revenstorff 1993).

Die strukturelle Familientherapie, deren wichtigster Vertreter Minuchin (1977) ist, hebt drei charakteristische Subsysteme hervor, deren Abgrenzung und Funktionsfähigkeit im Gesamtzusammenhang betrachtet wird: das **eheliche,** das **elterliche** und das **geschwisterliche** Subsystem. Von großer Bedeutung ist dabei das eheliche Subsystem, da es eine zentrale Funktion für die Familie hat.

In der strukturell orientierten Familientherapie geht es vorwiegend um Diagnose und Veränderung der bestehenden bzw. vom Therapeuten als Beobachter festgestellten **Struktur** der Subsysteme und der Art ihrer Abgrenzung zwischen-, gegen- und zueinander durch Intervention und sog. Manipulation (Bosch 1988). Die zentrale Aufgabe des Therapeuten besteht demnach darin, die dysfunktionalen Strukturen innerhalb einer Familie, die sich v. a. in einer **Vermischung der Generationsgrenzen** und **Störung der familiären Hierarchie** zeigen, zu erkennen, zu erfassen und zu verändern. Hierzu werden verschiedene Interventionstechniken eingesetzt (vgl. z. B. Simon und Stierlin 1999; von Schlippe 1995): Joining (s. unten), vorübergehende Unterstützung einzelner Familienmitglieder, Veränderung von Sitzordnungen.

Strategische Familientherapie

Unter dieser Bezeichnung werden Therapieansätze zusammengefasst, die Probleme der einzelnen Person praktisch unberücksichtigt lassen und sich nur mit der **Familie als kommunikativem System beschäftigen.** Der Fokus der Behandlung liegt auf den Systemprozessen, die sich in der familiären Homöostase, in Regeln, Transaktionen und Interaktionen sowie in beobachtbarem Verhalten der Familienmitglieder äußern (Textor 1997).

Das Augenmerk liegt beim strategischen Ansatz weit mehr auf Aspekten der **Dysfunktionalität** des Familiensystems und den Möglichkeiten der zur Veränderung führenden Intervention als auf Modellvorstellungen hinsichtlich einer „gesunden Familie" wie z. B. im strukturellen Ansatz (Kriz 2001).

So geht es um die Identifikation **pathologischer familiärer Hierarchien** und **generationenübergreifender Koalitionen.** Als Techniken finden u. a. symptombezogene paradoxe Techniken wie *Reframing* oder Symptomverschreibungen Anwendung (s. unten).

Kurzzeittherapien paradoxaler Richtung und systemische Familientherapie

Ausgehend von erkenntnis- und kommunikationstheoretischen Überlegungen wird in diesem familientherapeutischen Ansatz versucht, einen möglichst reinen systemischen Ansatz zu verwirklichen. Die Familie wird als ein sich **selbstregulierendes System** angesehen, das von eigenen Gesetzen regiert wird, die es sich im Laufe der Zeit durch Versuch und Irrtum erarbeitet hat (Revenstorff 1993).

Im Mittelpunkt der systemischen Sichtweise stehen daher Beziehungen und deren Dynamik. Dementsprechend ist das Ziel der Therapie, die Muster dieser Beziehung, d. h. die **Spielregeln, zu erkennen und zu verändern.** Ziel der systemischen Familientherapie ist es nach Simon (1985), familiäre Regeln (z. B. „Wir müssen zusammenbleiben, die familiäre Struktur darf sich nicht ändern") so zu ändern, dass der Fluss der jeweils individuellen wie auch gemeinsamen **Entwicklung** wieder in Gang gesetzt wird. Die Therapie soll **Hindernisse, Blockierungen und Erstarrung der familiären Evolution auflösen,** sodass die eigenen Ressourcen und Selbstorganisationskräfte der Familie wieder genutzt werden können. Die Veränderungen sollen **nicht** in den Therapiesitzungen erfolgen, sondern im Alltag. Dementsprechend beschränkt sich die Therapie auf **wenige Sitzungen,** in denen aktiv und direktiv interveniert wird (u. a. zirkuläres Fragen, positive Symptombewertungen, paradoxe Interventionen, s. unten).

Am bekanntesten wurde der systemische Ansatz durch sein spezifisches formales Setting: Zwei Therapeuten arbeiten mit der Familie, zwei beobachten die Arbeit durch die Einwegscheibe. Die Sitzung wird häufig unterbrochen; Therapeuten und Supervisoren stellen in der Diskussion systemische Hypothesen und Interpretationen auf, die ihren Niederschlag häufig in einschneidenden, paradoxen Interventionen finden.

Erfahrungszentrierte Familientherapie

Bei einer Reihe von familientherapeutischen Ansätzen besteht Nähe zur **humanistischen Psychologie.** Zentrale Konzepte sind z. B. **Autonomie, Wachstum, Ganzheit, Selbstwert.** Diese meist aus verschiedenen einzeltherapeutischen Richtungen hervorgegangenen Ansätze (z. B. Gestalttherapie, klientenzentrierte Therapie; ➤ Kap. 6.4) berücksichtigen noch stärker den Kontext und die systematische Vernetzung von Kommunikationen, die dann den Rahmen abgeben, in dem das Symptom des identifizierten Patienten seine Funktion erfüllt.

Die bekannteste Vertreterin innerhalb dieser Gruppe ist Satir (1975; s. auch Revenstorff 1993). Eine „gestörte" Familie zeichnet sich durch ein **niedriges Selbstwertgefühl, inadäquate und inkongruente Kommunikation** sowie **starre Regeln** aus. Das Selbstwertgefühl wird als der Schlüssel zur Entfaltung des Lebens verstanden. Satir unterscheidet vier grundlegende negative Kommunikationsformen zum Schutz des Selbstwertgefühls: **Beschwichtigung, Anklagen, Rationalisieren** und **Ablenken.** Jede ist durch eine besondere Körperhaltung, eine spezielle Gestik, begleitende Körpergefühle und eine spezifische Syntax gekennzeichnet.

Eine **inkongruente** Kommunikation zeichnet sich durch ein Festhalten an bestimmten Kommunikationsmustern aus, die im Hinblick auf die Anpassung an bestimmte veränderte Situationen nicht flexibel sind. Je nach der identifizierten vorherrschenden Kommunikationsform stehen spezifische therapeutische Interventionen zur Verfügung, um positive Kommunikation möglich zu machen.

So werden vorhandene **Kräfte und Fähigkeiten im System** betont, außerdem die Aspekte der Selbstregulierung und Selbstheilung. Die **Interventionen sollen die Regeln,** welche die Struktur des Systems Familie bedingen, in Kommunikation, Interaktion und im innerpsychischen Zusammenspiel **verändern**. Die Bedürfnisse und der Umgang mit ihnen werden in ihrem Kontext beachtet. **Die Verantwortung für das Gelingen bleibt vornehmlich beim Klienten.**

Therapeutisches Ziel ist es, das teilweise geschlossene System der Familie zu öffnen und systeminhärente und bisher lahmgelegte Kräfte zu ermutigen, anders zu strukturieren oder zu entwickeln. Das therapeutische Eingreifen weist viele Formen der **Ermutigung, Entdeckung, Anerkennung** oder **Stärkung** und **Übung der systeminhärenten Kräfte und Fähigkeiten** im interpersonalen und personalen Bereich auf. Von Beginn der Kontaktaufnahme an achtet der Therapeut auf die Erhöhung des Selbstwerts aller Teilnehmer. Wesentlich sind die Kontaktaufnahme und die Förderung des durch Kontakt unweigerlich entstehenden Prozesses der Auseinandersetzung selbst. Der Therapeut kann nur die dafür notwendigen Bedingungen in Gang setzen.

Diagnostik

Klassifikationssysteme wie die ICD-10 oder das DSM-5 werden von nicht verhaltenstherapeutischen Familientherapeuten oft **kritisch gesehen bzw. abgelehnt,** da sie die im Fokus der Therapie stehenden Aspekte zu wenig berücksichtigen. Die Familientherapeuten sind i. d. R. wenig an einer standardisierten Diagnostik interessiert; ihre Interventionen stützen sich auf die nachstehend beschriebenen „Daten"-Quellen (vgl. im Überblick Cierpka 1996).

Analyse der familiären Interaktion

Familiäre Interaktionen zeichnen sich häufig durch **wiederkehrende Interaktionsmuster** aus (z. B. Vater widerspricht Mutter, Kind unterbricht Eltern). Ziel der Analyse derartiger Interaktionen ist es, die **zugrunde liegenden Prämissen und Regeln** der Familie zu erkennen, Grenzen, Koalitionen oder Triangulationen (z. B. Kind erhält eine wichtige Funktion für Spannung im elterlichen Subsystem) zu identifizieren und Stärken sowie Ressourcen der einzelnen Familienmitglieder und der gesamten Familie zu erkennen (von Sydow 1996).

Nachdem die Fragen nach der Struktur des Familiensystems und nach den familialen Interaktionen stärker in den Vordergrund getreten sind, hat sich nach Kötter und Nordmann (1996) auch das Streben nach einer objektiveren, direkteren und umfassenderen Erhebung der familialen Interaktionsmuster entwickelt als nur über die individuelle, subjektive Einschätzung der familialen Beziehung durch die einzelnen Familienmitglieder. Hierzu wurde eine Reihe von **Diagnostikinstrumenten** erprobt. Hervorzuheben sind insb. die standardisierten Verfahren, die versuchen, familiäre Interaktion, z. B. über sog. Problemlösungs-, Entscheidungs- oder Konfliktlösungsaufgaben, explizit herbeizuführen.

Genogramm

Ein wesentliches Instrument zur dynamischen Erfassung der Entwicklung des Familiensystems ist das Genogramm, das mittlerweile in verschiedene Therapieansätze Eingang gefunden hat. Es handelt sich dabei um die Darstellung eines **Familienstammbaums,** der (über mindestens drei Generationen hinweg) vielfältige Informationen über die Mitglieder einer Familie und ihre Beziehungen enthält. Durch die grafische Aufbereitung der wesentlichen Informationen bietet das Genogramm einen raschen Überblick über die

z. T. komplexen Familienstrukturen und kann dadurch als wichtige Grundlage für die **Hypothesenbildung** dienen. In der Darstellung werden standardisierte Symbole und Konventionen verwandt (z. B. zur Kennzeichnung von engen Beziehungen, Konflikten, Grenzen, Trennungen).

Das Erstellen des Genogramms erfolgt in drei Schritten (Reich et al. 1996):

1. **Aufzeichnung der biologischen und rechtlichen Beziehungen** von einer Generation zur nächsten und der einzelnen Familienmitglieder zueinander
2. Dokumentation **wichtiger Ereignisse der Familiengeschichte,** wobei zwischen demografischen Informationen (z. B. Alter, Sterbedaten), Informationen über Funktionalität und Dysfunktionalität (z. B. Verhaltensauffälligkeiten, Klinikaufenthalte) und bedeutenden Lebensereignissen (z. B. Heirat, Trennung, Scheidung, Verluste) unterschieden wird.
3. **Einschätzung der Beziehung der Familienmitglieder untereinander** (z. B. enge, distanzierte oder abgebrochene Beziehung)

Ein Genogramm lässt sich in verschiedene Richtungen interpretieren, z. B.

- Familienstruktur (z. B. Hypothesen über Rollen und Beziehungen in der Familie)
- Übergänge im familiären Lebenszyklus (z. B. lebensphasentypische Ereignisse wie Heirat)
- Generationenübergreifende, sich wiederholende Muster (z. B. Substanzmissbrauch)
- Lebensereignisse und ihre Folgen (z. B. Auswirkung traumatisierender Ereignisse)
- Beziehungsmuster und Dreiecke (z. B. Konflikte zwischen zwei Personen, Koalitionen)

Zirkuläres Fragen

Die Technik des zirkulären Fragens wurde Ende der 1970er-Jahre von der Mailänder Schule um Selvini-Pallazoli entwickelt und hat in der Folgezeit eine zentrale Rolle in der systemisch orientierten Familientherapie eingenommen. Im gemeinsamen Interview wird jedes Familienmitglied aufgefordert, sich darüber zu äußern, wie es die Beziehung zwischen den Familienangehörigen sieht (z. B. „Frau A, was meinen Sie, was Ihr Mann denkt, wenn Sie sich so verhalten?"). Ziel ist die Bildung und Überprüfung familiendynamischer Hypothesen. Diese Art des Fragens soll den Familienmitgliedern die Möglichkeit geben, sich von kognitiven Festlegungen zu lösen und ihre Schwierigkeiten aus einer anderen Perspektive zu betrachten (Schiepek et al. 1997).

Skulpturverfahren

Familienstruktur und Familienbeziehung sind für die Familiendiagnostik außerordentlich bedeutsam. Der Begriff der Skulptur bezieht sich in erster Linie auf von Familien gestellte lebende Skulpturen. Einem ausgewählten Familienmitglied, dem „Bildhauer", wird der Auftrag gegeben, die Beziehungen der Familienmitglieder untereinander räumlich darzustellen. Er postiert die Familienmitglieder so im Raum, dass die Beziehungen zwischen ihnen aus seiner Sicht deutlich werden. Fehlende Familienmitglieder werden durch Symbole, etwa Mobiliar, ersetzt.

Über die Interpretation der lebenden Skulpturen gibt es ebenso wenig einheitliche Vorstellungen wie über ihre Durchführung. Sie ist abhängig vom Ziel und von den Kriterien, die zur Erstellung der Skulptur vorgegeben wurden. Eine wichtige Frage in der Familientherapie ist, wie die Familienmitglieder ihre Struktur und die Beziehung, Nähe und Distanz untereinander erleben.

Derartige **diagnostische Analysen** (z. B. zirkuläre Befragungen, Analyse familiärer Interaktionen) sind gleichzeitig immer auch **therapeutische Interaktionen.** Stärker als bei anderen Therapierichtungen findet ein fließender Übergang zwischen Diagnostik und Intervention statt.

Seit einigen Jahren gewinnen auch **Selbst- und Fremdbeurteilungsverfahren** sowie strukturierte und standardisierte Interviews zunehmend an Bedeutung. So unterscheiden Benninghoven et al. (1996) drei Gruppen von Fragebogeninventaren:

1. Verfahren, die einzelne Konstrukte aus bestimmten Theorien operationalisieren (z. B. Copingfähigkeit der Familie)
2. Verfahren, die auf einer bestimmten singulären Theorie beruhen und häufig schulenspezifisch sind (z. B. Verfahren in Anlehnung an Minuchins Theorien)
3. Theorienübergreifende Verfahren (z. B. Verfahren zur Erfassung des Familienklimas)

Indikation und Kontraindikation

Indikation Nach Schneider (1988) verspricht die Familientherapie Erfolg, wenn eine Familie bewusst leidet. Das **Leiden** kann von einem Symptomträger ausgehen, aber auch von drastischen Änderungen der Lebensumstände wie z. B. Verlust durch Tod, Erkrankung, Unfall, durch Verlust von sozialen Bindungen bei Wohnortwechsel. Familien benötigen demnach immer dann therapeutische Hilfestellungen, wenn ihre Bewältigungs- oder Copingressourcen im Verhältnis zu den aufgetretenen Belastungen nicht mehr ausreichen. Reich und Riehl-Emde (2001) sehen folgende Ansatzpunkte für eine Familientherapie: Behandlung der Störung selbst, Ressourcenmobilisierung sowie Bewältigungshilfe bei psychischen und körperlichen Krankheiten. Nach Mattejat (1997) sind folgende **allgemeine Indikationskriterien** zu berücksichtigen:

- Familiäre Beziehungsprobleme spielen eine wesentliche Rolle bei der Entstehung und Aufrechterhaltung der psychischen Erkrankung eines Familienmitglieds.
- Die Familienmitglieder können bedeutsam zur Lösung der anstehenden Probleme eines erkrankten Familienmitglieds beitragen.
- Die Therapie kann dazu dienen, das Selbsthilfepotenzial der Familie zu aktivieren.

Gefahren/Kontraindikation Ähnlich wie bei anderen Therapien müssen auch Fragen der **Kontraindikation** bedacht werden. Nach Bommert et al. (1990) sind dies:

- Die übrigen Familienmitglieder sind oder zeigen sich nicht vom Problem des Indexpatienten betroffen.
- Die Familie zeigt mangelnde Bereitschaft zur Mitarbeit.

Mattejat (1997) nennt als zusätzliche Faktoren bzw. einschränkende Aspekte:
- Aggressives oder dissoziales Verhalten der Familienmitglieder
- Vorhandensein akuter Psychosen
- Zu starke Belastung für die Beteiligten
- Nicht kontrollierbare maligne Interaktionsmuster
- Schwerwiegende Konflikte zwischen den Eltern

Außerdem muss festgestellt werden, dass Familiengespräche nicht immer per se produktiv sind. So gilt es im Hinblick auf die Angehörigen darauf zu achten, dass **bestimmte Themen** (z. B. Vorkommnisse aus der Kindheit) nicht dazu verführen, die **Angehörigen anzuklagen.** Andererseits ist auch auf Wünsche der Patienten einzugehen, wenn sie sich z. B. von der Familie trennen möchten und **Familiengespräche als einen Rückschritt** i. S. einer wieder zunehmenden Abhängigkeit betrachten. Zudem muss darauf geachtet werden, dass die **Erwartungen** der Patienten im Hinblick auf anstehende Gespräche **realistisch** bleiben. Es sollte im Einzelfall generell immer sorgsam abgewogen werden, ob nicht eine Einzeltherapie oder eine Paartherapie eher zum gewünschten Erfolg führt als die Aufnahme einer Familientherapie.

Schulenübergreifende familientherapeutische Interventionen

Eine wertschätzende und kongruente Haltung des Therapeuten und ein systemisches Weltbild sind nach von Schlippe (1995) für die Durchführung von Familientherapie zentral. Vor diesem Hintergrund ist eine Reihe von unterschiedlichen therapeutischen Techniken anwendbar. Im Folgenden sollen kurz einige spezielle Techniken skizziert werden. Neben direkten therapeutischen Interventionen (z. B. Vorschläge, Vermittlung von Informationen oder Festlegen von Hausaufgaben) sind zu erwähnen: *Joining, Reframing* (Umdeutung), paradoxe Interventionen oder offene Symptomverschreibungen.
- Unter **Joining** versteht man das therapeutische „Sich-Einstimmen" auf die Familie und ihre Interaktionsformen, wobei die positiven Anteile jedes einzelnen Familienmitglieds anzusprechen sind.
- Beim **Reframing** (Umdeuten) wird ein bestimmtes bisher als problematisch angesehenes Verhalten als positiv interpretiert und damit in einen anderen Bedeutungsrahmen (engl. *frame)* gesetzt.
- **Paradoxe Interventionen** beinhalten Symptomverschreibungen, wobei ein Bezug zwischen Symptom und Familie hergestellt wird. Die Familie soll dadurch veranlasst werden, die Familienproblematik durch eine immer deutlicher werdende Zuspitzung zu erkennen und dann selbstständig zu regulieren.
- **Offene Symptomverschreibungen** sind dagegen nicht paradox, sondern beinhalten die direkte Aufforderung, eine bestimmte Position einzunehmen, um dadurch aus dem Bemühen um Vermeidung auszusteigen.

Nach Stierlin und Simon (1986) lassen sich eine Reihe von **Gemeinsamkeiten** in nahezu allen **familientherapeutischen Ansätzen** erkennen, z. B. die Neutralität des Therapeuten, das Festlegen von Kommunikationsregeln, die Betonung des Positiven – Herausstellen von Bereichen, die unproblematisch sind – oder die Mobilisierung von Ressourcen in der Familie.

In der Familientherapie kommt weiterhin den sog. **Hausaufgaben** eine zentrale Funktion zu:
- Direkte Interventionen wie Instruktion zur Selbst- und Fremdbeobachtung, Verhaltensaufgaben oder Familienverträge (feste Vereinbarungen, die schriftlich fixiert sind)
- Umsetzung von (paradoxen) Symptomverschreibungen oder Regelvereinbarungen

Generell haben verschiedene ursprünglich familientherapeutische Konzepte und Techniken inzwischen Eingang in andere Ansätze gefunden, und umgekehrt werden auch in der familientherapeutischen Praxis öfter einzeltherapeutische Elemente verwendet oder Einzeltherapien angeschlossen.

Empirische Basis

Im Vergleich zur Überprüfung der Effektivität einzel- oder gruppentherapeutischer Ansätze liegen im Bereich der Familientherapie ungleich **weniger Studien** vor. Die meisten Studien wurden nach Grawe et al. (1994) zur **systemorientierten Familientherapie** publiziert. Hinsichtlich der methodischen Qualität sind deutliche Defizite festzustellen, sodass Wirkung, Wirkungsweise und Indikation dieser Therapieform gegenwärtig nur wenig gesichert sind. Am zweithäufigsten konnten Grawe et al. (1994) Studien zur **verhaltenstherapeutischen Familientherapie** ermitteln. Als Methoden wurden innerhalb der verhaltenstherapeutischen Familientherapie v. a. überprüft: Verhaltenskontrakte, Selbstsicherheits-, Kommunikations-, Stressbewältigungs- und Problemlösetrainings. Auch hier reichen die vorliegenden Untersuchungen zu einer abschließenden Beurteilung nicht aus.

Zu allen anderen Therapierichtungen konnte jeweils nur eine Studie ermittelt werden. Insgesamt sind die berichteten Ergebnisse nach Grawe et al. (1994) kein besonders überzeugender Erfolgsnachweis der Familientherapie; sie enthalten aber doch Hinweise auf eine spezifische Wirkung familientherapeutischer Interventionen, denen es sich nachzugehen lohnt. Die nachgewiesenen Effekte beschränken sich auf zwei Veränderungsbereiche: die Verbesserung der Familienbeziehung und die Verringerung der jeweiligen Problematik des „identifizierten Patienten".

Aufgrund der methodischen Probleme der einzelnen Studien lässt sich **nur schwer eine eindeutige Antwort auf die Frage hinsichtlich der Indikation der Familientherapie geben;** v. a. Fragen der differenziellen Wirkung bleiben unklar. Als hinreichend evaluiert können verhaltenstherapeutisch orientierte Ansätze zur Behandlung von **Familien mit einem schizophrenen Mitglied** gelten. Reinares et al. (2002) berichten über 6 Studien für bipolare affektive Störungen, wonach ähnlich wie bei den schizophrenen Störungen Patienten in Kombination mit einer Pharmakotherapie von den Interventionen profitierten (u. a. Reduktion der Rückfallrate). Insgesamt jedoch ist die Datenlage bei diesem Störungsbild gegenwärtig – auch aufgrund der methodischen Schwächen bisher vorliegender Studien (u. a. kleine Stichproben, unzureichende Kontrolle der

Pharmakotherapie) – noch nicht so überzeugend wie bei den schizophrenen Störungen.

EBM

Familientherapie scheint bei Anorexia nervosa und schizophrenen Störungen den weiteren Verlauf günstig zu beeinflussen (Evidenzstufe Ia: Fisher et al. 2010; Pharaoh et al. 2010).

Resümee

Unter den anerkannten Psychotherapiemethoden gewinnen familientherapeutische Ansätze zunehmend an Bedeutung. Sie fußen ausnahmslos auf den Konzepten der Systemtheorie. Familie wird als soziales System verstanden, gleichzeitig wird vorausgesetzt, dass sich psychische Störungen und Erkrankungen nicht nur auf der individuellen, sondern auch auf der Ebene eines komplexen Beziehungsgefüges betrachten und behandeln lassen.

Von der Schulenrichtung her sind psychoanalytisch orientierte, erlebnisorientierte und verhaltenstherapeutische Formen zu unterscheiden – eine Einteilung, die mehr historischen als systematischen Wert hat, nachdem bei allen familientherapeutischen Ansätzen eine mehrdimensionale Diagnostik mit Indikationsstellung erforderlich ist und in der Praxis mehr integrative Therapieformen Anwendung finden.

6.6 Schulenübergreifende Psychotherapie

Psychotherapie hat sich im Laufe ihrer Entwicklung in eine fast unüberschaubare Anzahl von Schulen aufgefächert. Nach Grawe und Mitarbeitern (1994) kann man das Gesamtspektrum der Schulen grob in fünf Hauptgruppen unterteilen:

1. **Humanistische (erlebnisorientierte) Therapien:** Hierzu gehören z. B. die klientenzentrierte Gesprächspsychotherapie, Gestalttherapie und Psychodrama.
2. **Psychodynamische (tiefenpsychologische) Therapien:** In diese Gruppe werden die klassische Psychoanalyse und die tiefenpsychologisch fundierten Psychotherapieverfahren eingeordnet.
3. **Kognitiv-behaviorale Therapien:** Zu dieser Gruppe zählen die „klassischen Verhaltenstherapiemethoden“ wie operante Verfahren, Reizkonfrontationsverfahren oder die systematische Desensibilisierung sowie sämtliche kognitiven Verfahren.
4. **Interpersonelle und systemische Therapien:** Vertreter dieser Gruppe sind die interpersonelle Psychotherapie sowie die Paar- und Familientherapie.
5. **Ergänzende spezielle Therapieverfahren:** Hierzu werden autogenes Training, katathymes Bilderleben und Hypnose gezählt.

In den letzten Jahren ist eine zunehmend kritischer werdende Haltung gegenüber einer schulenorientierten Psychotherapie zu verzeichnen. An die Stelle einer pauschalen Präferenz für die eine oder andere Schule trat die nüchterne Frage, welches therapeutische Vorgehen bei welcher Patientengruppe wirksam ist (Orlinsky 1994; Roth und Fonagy 1996). Zudem beschäftigt sich die Psychotherapieforschung mit allgemeinen Modellen für die Psychotherapie (*Generic Model* nach Orlinsky, Howard 1987), und es wird die Frage nach allgemeinen Wirkfaktoren gestellt, die in verschiedenen Therapieformen in unterschiedlicher Ausprägung wirken (Norcross und Goldfried 1992; Orlinsky 1994; Grawe 1998).

6.6.1 Basale psychotherapeutische Prozesse

Tiefer gehende Informationen

➤ Kap. 6.6.1 und ➤ Abb. 6.8 mit Informationen über basale psychotherapeutische Prozesse finden Sie online im „Plus im Web“ zu diesem Buch.

6.6.2 Kritik der schulengebundenen Psychotherapien

Traditionell nahmen als „Schulen“ bezeichnete psychotherapeutische Ansätze generelle Wirksamkeit in Anspruch. Das stimmt zwar nicht ganz, weil es durchaus, z. B. bei der Psychoanalyse, Störungen gab, bei denen die Technik bereits nach Freuds Überzeugung aus grundsätzlichen Überlegungen zur Ätiologie der Störung nicht greifen konnte. Dennoch gilt, dass das Allgemeine, von Störung zu Störung nicht Variierende so stark im Vordergrund stand und steht, dass von einem (mehr oder weniger) universellen Wirkungsanspruch gesprochen werden kann. Dagegen, dass einheitliche schulische Ansätze für das Gesamtspektrum psychischer Störungen wirksam sind, sprechen aber die in ➤ Box 6.2 zusammengefassten Argumente.

BOX 6.2

Kritikpunkte an schulengebundener Psychotherapie

- Ungenügender empirischer Wirksamkeitsnachweis für viele Psychotherapieverfahren
- Mangelnde wissenschaftliche Absicherung der zugrunde liegenden theoretischen Konzepte
- Unangemessener Universalitätsanspruch mit ungenügenden Forschungsbestrebungen zur Differenzialindikation einzelner Psychotherapieverfahren
- Widerstand vieler Psychotherapieschulen, andere Therapiemethoden wie Pharmakotherapie, Soziotherapie etc. zu integrieren
- Oft kein Bezug zwischen psychotherapeutischer Intervention und den spezifischen Anforderungen des konkreten Krankheitsbildes
- Ausblenden von nicht passenden empirischen Befunden und konkurrierenden Konzepten

Obwohl eine Vielzahl von Psychotherapieverfahren angeboten wird, gibt es – wie bereits dargestellt – lediglich für **wenige,** deswegen in diesem Buch ausführlicher dargestellte **Richtungen (randomisierte) kontrollierte Evaluationsstudien**. Wenn solche Studien vorliegen, beziehen sie sich meist nur auf bestimmte und keineswegs auf alle psychischen und psychosomatischen Störungsbilder. Die umfangreiche Analyse zur Evaluationsforschung von Grawe et al. (1994) hat dies verdeutlicht und damit für viele Psychotherapieschulen infrage gestellt, ob ihre behauptete (meist universelle) Wirksamkeit empirische Substanz hat. Der Universalitätsanspruch spiegelt sich in bislang ungenügenden Forschungsbestrebungen zur

Differenzialindikation der einzelnen Verfahren wider und wird gleichzeitig wohl dadurch aufrechterhalten.

Zu den Lücken in den Wirksamkeitsbelegen kommt hinzu: Ein Großteil der Psychotherapierichtungen basiert auf **empirisch nicht oder nur z. T. belegten Theorien.** Dies gilt z. B. für die Triebtheorie oder die Selbstkonzepte psychoanalytischer Verfahren, für theoretische Modelle kognitiver Therapien, die keineswegs stringent aus der kognitiven Psychologie abgeleitet sind, oder das Persönlichkeitskonzept der Gesprächspsychotherapie. Auch wenn ein klinischer Effektivitätsnachweis empirisch gelang, bedeutet dies nicht, dass das zugrunde liegende theoretische Modell valide ist. Auch bei der bestuntersuchten verhaltenstherapeutischen systematischen Desensibilisierung hat sich z. B. dank rigoroser empirischer Beforschung gezeigt, dass die Wirkung keineswegs von den Faktoren abhing, die aufgrund konzeptueller Überlegungen als entscheidend angesehen wurden.

Weitere Kritik richtet sich gegen den anhaltenden Widerstand der meisten Schulen, **andere Therapiemethoden** wie Pharmakotherapie, Soziotherapie, aber auch Elemente anderer Therapierichtungen **systematisch und dem gegenwärtigen Forschungsstand entsprechend zu integrieren.** Studien zur Kombinationsbehandlung machen deutlich, dass die Vorstellung, pharmakologische und psychotherapeutische Behandlung würde einfach zu additiv größeren Effekten führen, naiv ist. Einzelne Langzeitstudien zu Ängsten machen sogar plausibel, dass eine Kombination die Wirksamkeit der einen Behandlung reduzieren kann. Dennoch ist plausibel, dass die Unterlassung einer additiven pharmakotherapeutischen Behandlung schwerwiegende Folgen für den Patienten haben kann, z. B. bei schizophrenen Patienten. Bei Depressiven hingegen ist die Überlegenheit einer Kombinationstherapie im Vergleich zu reiner Pharmako- bzw. Psychotherapie derzeit nur für die Akuttherapie chronisch depressiver Patienten (Keller et al. 2000) und für den Langzeitverlauf bei älteren depressiven Patienten empirisch gut belegt (Reynolds et al. 1999); bei schweren Depressionen dürfte sie einem systematischen Review zufolge wirksamer sein als reine Psychotherapie (Geddes und Butler 2002). Die Unterlassung einer Konfrontationsbehandlung (innere Rekonstruktion des Traumas) bei Patienten mit PTBS ist als kritisch zu beurteilen. Psychotherapeuten, die sich vornehmlich an einer Schulrichtung und an den Klagen des Patienten orientieren, basieren ihr Vorgehen nicht systematisch auf den **Ergebnissen wissenschaftlicher Forschung** zur Genese bestimmter Störungsbilder. Bei Depressionen konnte z. B. nachgewiesen werden, dass Verlusterlebnisse, chronische Partnerschaftskonflikte, neue Rollenanforderungen und defizitäre soziale Kompetenzen das Auftreten und die Aufrechterhaltung depressiver Störungen entscheidend bestimmen. Im Gegensatz zur störungsorientierten Psychotherapie suchen Psychotherapieschulen primär nach den von ihrer Theorie favorisierten Problembereichen, z. B. Objektbeziehungsstörung, orale Fixierung, Triebkonflikt, lerntheoretisch begründete kognitive Verzerrung oder operante Fehlkonditionierung.

Bezüglich der dargestellten allgemeinen Wirkfaktoren der Psychotherapie besteht häufig keine Ausgewogenheit, sondern bei den psychodynamischen Therapieformen eine oft massive Überbewertung der Aspekte der Klärung und Problemaktualisierung gegenüber Problembewältigung und Ressourcenaktivierung. Bei der Verhaltenstherapie besteht das umgekehrte Problem.

Zusätzlich besteht die Schwierigkeit, dass ein Patient häufig nicht nur einen Problembereich (Komorbidität) aufweist. Patienten haben oft mehrere Problembereiche oder Anliegen, von denen bei Therapiebeginn evtl. nicht alle erkennbar sind. Es ist sicherlich sinnvoller, wenn der Patient bei *einem* methodisch breit ausgebildeten und flexiblen Therapeuten bleiben kann, als wenn der Therapeut von Problem zu Problem gewechselt werden muss oder – realistischer – ein Teil der Probleme nicht oder suboptimal behandelt wird.

Insgesamt kann man für viele Therapierichtungen zusammenfassen, dass lange Zeit oft **kein Bezug zwischen psychotherapeutischer Intervention und den spezifischen Anforderungen des konkreten Krankheitsbildes** zu erkennen war. Psychoanalytische Behandlungsmethoden wandten die Technik der Übertragung und Gegenübertragung sowie der Widerstandsdeutung auf alle möglichen psychischen Störungen an, ohne dass i. d. R. störungsorientierte Elemente wie spezifische Krankheitsaufklärung oder spezifische Strategien zur Symptombewältigung erkennbar waren. In der Verhaltenstherapie wurden z. B. soziale Defizite bei depressiven Patienten vergleichbar behandelt wie soziale Defizite bei Angsterkrankungen oder Persönlichkeitsstörungen, und zwar unter der Annahme, dass soziale Defizite bei affektiven Störungen denen anderer Störungsbilder entsprächen. Zwar ist hier – wie bei der Darstellung der wichtigsten Therapieschulen beschrieben – eine deutlich stärkere Beachtung der ICD-Diagnostik und der sich daraus ergebenden differenzialtherapeutischen Konsequenzen inzwischen zu erkennen, doch sollte unseres Erachtens, wie im Folgenden dargestellt, dieser Prozess weiterentwickelt werden.

6.6.3 Vorgehen in der schulenübergreifenden störungsorientierten Psychotherapie

Um die Besonderheit schulenübergreifender störungsorientierter Psychotherapie zu verdeutlichen, sollten zunächst Determinanten für die Strukturierung des therapeutischen Prozesses herausgearbeitet werden (➤ Abb. 6.9).

Das Vorgehen wird u. a. durch vier Bereiche bestimmt:

1. **Individuelle Faktoren des Patienten:** Sie haben entscheidenden Einfluss auf das Vorgehen. Von Relevanz sind die individuelle Lebensgeschichte, die Fähigkeiten und die Persönlichkeit des Patienten, seine aktuelle Lebenssituation, seine Lebens- und Therapieziele sowie seine Motivation zur Behandlung.
2. **Psychotherapieimmanente Faktoren:** Auch sie bestimmen das Vorgehen. Für den Prozess sind u. a. die Wahl des Settings und die Art der therapeutischen Beziehung entscheidend. Ferner sind psychotherapeutisches Vorgehen und Erfolg von der Kompetenz des Therapeuten abhängig, d. h. davon, welche Erfahrung er besitzt, welche Verfahren er gelernt hat und wie er sie einsetzt.
3. **Das gegenwärtige Krankheitsbild:** Es bestimmt mit seinen speziellen kognitiven, affektiven, motorischen und somatischen Einschränkungen ebenfalls die Erfordernisse und den Ablauf der Therapie. Spezielle Krankheitsmerkmale wie schwere Körperschemastörungen bei Anorexie oder Suizidalität bei affektiven Störungen erfordern bspw. spezielle Interventionen.

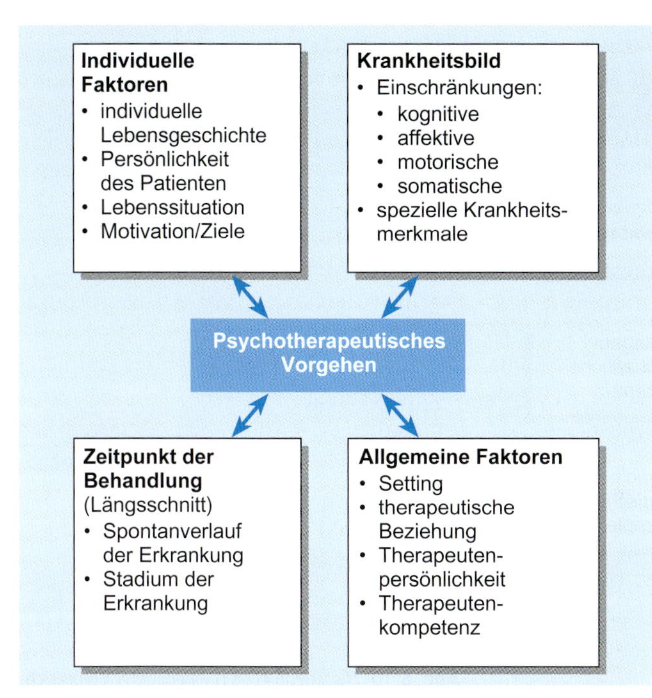

Abb. 6.9 Determinanten für die Strukturierung der Psychotherapie

4. **Der Zeitpunkt und Spontanverlauf im Längsschnitt** sind für das psychotherapeutische Vorgehen zusätzlich entscheidend. Es ist von Bedeutung, ob es sich um einen episodischen Verlauf mit zu erwartendem spontanem Abklingen der Erkrankungsphase – wie bei der Depression – oder um ein chronisches Krankheitsbild ohne Spontanremissionstendenz – wie bei einer Zwangsstörung – handelt. Außerdem ist das gegenwärtige **Erkrankungsstadium** entscheidend, d. h. der Umstand, ob der Patient in einer Akutphase, in der Erhaltungsphase oder in der Phase der Rückfallprophylaxe zur Therapie kommt. All diese Aspekte sollten Berücksichtigung finden, ob eine Kurz- oder Langzeittherapie und in welcher Frequenz und auf welche Ziele gerichtet indiziert ist (➤ Tab. 6 5).

Ein anderes Modell, das insb. auch der psychotherapeutischen Beziehung und den Ressourcen des Patienten einen besonderen Stellenwert zuweist, wird von Grawe und Caspar (Caspar 2009) als **„Neukonstruktionsmodell"** bezeichnet". Damit ist gemeint, dass unter systematischer Nutzung u. a. störungsspezifischer ätiologischer Modelle und Behandlungskonzepte ein therapeutisches Handeln „aus einem Guss" realisiert wird, das den Besonderheiten eines Patienten und seiner jeweiligen Situation unter den in ➤ Abb. 6.10 dargestellten Aspekten Rechnung trägt.

Bei einem manualisierten, strikt standardisierten Vorgehen wird gelegentlich der Anspruch erhoben, dafür könne eine *belegte Wirksamkeit* quasi für jede einzelne so durchgeführte Behandlung *beansprucht* werden. Bei einem klinisch näher liegenden individuellen Anpassen an die Besonderheiten des Falls wird man zwar auch störungsspezifische Interventionen mit empirisch gut belegter Wirksamkeit anwenden, aber die *tatsächliche Wirkung* im Einzelfall durch laufendes Qualitätsmonitoring erfassen.

Bei heterogenen Störungsbildern ist i. d. R. nur ein individualisiertes Vorgehen möglich. Dieses ist bei fundierter Therapie dem störungsorientierten Vorgehen bei homogenen Patientengruppen in seiner Wirksamkeit vergleichbar (Grawe et al. 1990; Grawe 2002). Das Neukonstruktionsmodell ist insb. eine gute Grundlage, wenn bei der Behandlung nicht ein umschriebenes Syndrom im Vordergrund steht, was insb. im ambulanten Bereich häufig der Fall ist. Nach einer Untersuchung von Grawe und Mitarbeitern stand lediglich bei ambulanten Angstpatienten bei ihren Behandlungswünschen die Reduktion der Symptomatik ganz im Vordergrund, wohingegen Patienten mit Depressionen und anderen Störungen andere Ziele, etwa im interpersonellen Bereich, wichtiger waren. Während eine Behandlung der Störung, die durch die Hauptdiagnose bestimmt ist, aus vielen Gründen insb. im stationären Rahmen bei schweren Beeinträchtigungen durch die Sympto-

Tab. 6.5 Psychotherapie im Zeitverlauf

	Akutphase	Erhaltungsphase	Rückfallprophylaxe	Rückfallbehandlung
Allgemeine Ebene	• Therapeutische Beziehung • Compliance • Setting	**Compliance**	**Compliance**	**Setting**
Störungsspezifische Ebene	• Psychoedukation • Störungsgenese • Symptomreduktion • Alternativverhalten • Angehörigenarbeit • Ggf. medikamentöse Behandlung	• Symptomreduktion erhalten (Selbstmanagement) • Alternativverhalten festigen • Angehörigenarbeit	• Alternativverhalten • Sensibilisierung für Frühsymptome • Ggf. medikamentöse Behandlung	• Rückfallanalyse • Symptomreduktion („Booster") • Ggf. medikamentöse Behandlung
Individuelle Ebene	• Ressourcen • Defizite • Funktionalität	• Bearbeitung krankheitsaufrechterhaltender Faktoren • Lebensplanung/-ziele	• Funktionalität • Lebensplanung/-ziele • Systemischer Ansatz • Stressmanagement	• Auslöser im psychosozialen Umfeld? • Intrapsychische Auslöser?
Frequenz	‖ ‖ ‖ ‖ ‖ ‖ ‖ ‖ ‖ ‖	‖ ‖ ‖ ‖ ‖ ‖	‖	‖ ‖ ‖ ‖ ‖ ‖ ‖ ‖ ‖ ‖
• Ambulant	———	———	———	———
• Stationär	———			———

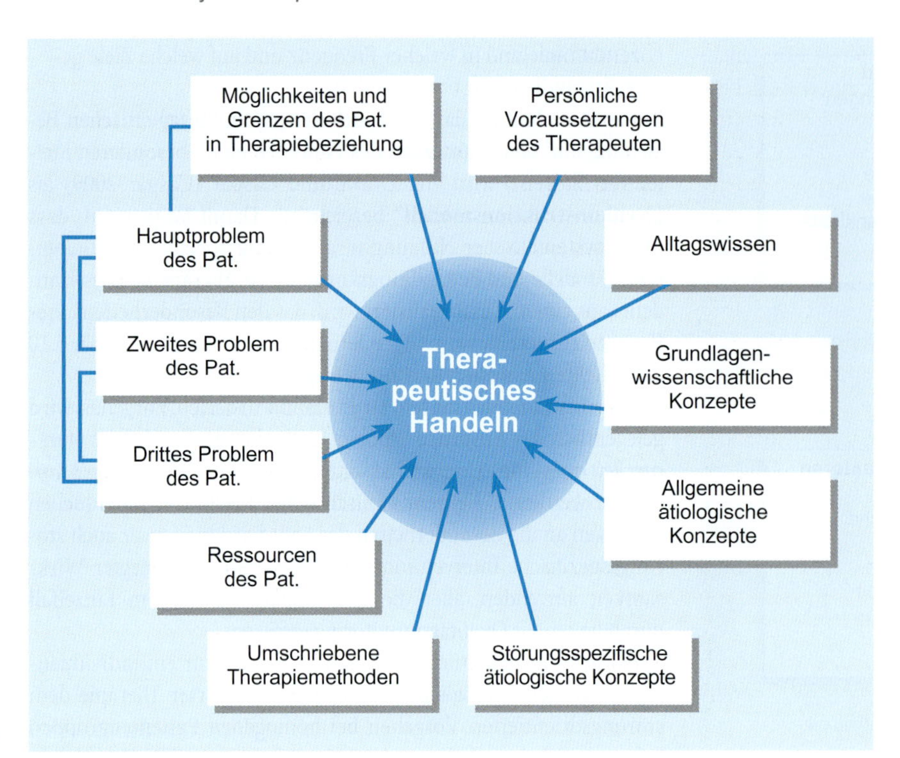

Abb. 6.10 Therapeutisches Handeln unter Berücksichtigung verschiedener Aspekte mit von Patient zu Patient und von Situation zu Situation wechselndem Gewicht

matik wünschenswert ist, könnte im ambulanten Bereich eine einseitige Konzentration darauf für das Nichtannehmen eines Therapieangebots und Therapieabbrüche mitverantwortlich sein.

Einfluss der Krankheitsphase auf den therapeutischen Prozess

Aus der Sicht störungsorientierter Psychotherapie wird nicht nur das **Verhalten des Patienten, sondern auch das des Therapeuten entscheidend durch das Störungsbild des Patienten geprägt.** Therapiemotivation, Lebensziele, Ressourcen und Defizite sehen bei einem depressiven Patienten in der Akutphase der Erkrankung völlig anders aus als in der Remission. Im Folgenden soll detaillierter dargestellt werden, wie stark die Erkrankungsphase den therapeutischen Prozess bestimmt:

Die **Akutphase** bedingt i. d. R. ein Vorgehen mit folgenden Kernelementen:

- Spezielle Gestaltung der therapeutischen Beziehung durch die Charakteristika des Krankheitsbildes
- Psychoedukative Interventionen für Patienten und Angehörige und Darstellung eines entsprechenden Krankheitsmodells
- Kombination mit weiteren störungsorientierten Interventionen (z. B. medikamentöser Behandlung oder Soziotherapie)
- Abbau selbst- und therapieschädigenden Verhaltens (z. B. Suizidalität), Sicherung der Compliance
- Analyse der Symptomgenese vor dem biographischen Hintergrund
- Symptomreduktion durch störungsorientierte Interventionen (z. B. Reizkonfrontationstechniken)
- Aufbau von Alternativverhalten und Reduktion krankheitsaufrechterhaltender Faktoren

Der Patient muss zum Therapeuten Vertrauen fassen können und sollte wissen, wie sich sein Zustandsbild erklärt und an welcher Erkrankung er leidet, um vorübergehende bzw. evtl. länger andauernde Beeinträchtigungen zu verstehen und sich entsprechend darauf einzurichten. Bereits zu Beginn ist die differenzialdiagnostische Frage zu klären, ob neben der Psychotherapie auch andere, z. B. pharmakologische, Therapien indiziert sind. Dies hängt sehr mit dem Vorliegen einer potenziell selbstschädigenden oder eine Therapie behindernden Symptomatik zusammen (Suizidalität, Abbruchtendenzen, Selbstverletzungen, Suchtverhalten etc.). Bei Bedarf müssen diese Probleme vor einer weiteren Analyse des Störungsbildes therapiert werden. Danach wird man mit dem Patienten die Störungsgenese herausarbeiten, um ein Erklärungsmodell zu entwickeln, wie sich die vorliegende Erkrankung vor dem Hintergrund der individuellen Lebensgeschichte entwickelt hat.

In der Akutphase der Erkrankung wird es v. a. darum gehen, die Krankheitssymptome des Patienten zu reduzieren (Bewältigung). Dies erfolgt durch Interventionen, die gezielt die beeinträchtigenden Symptome beeinflussen. Dies kann bei depressiven Erkrankungen Aktivitätsaufbau und gezielter Einsatz positiver Verstärkung sowie Modifikation depressionstypischer kognitiver Verzerrungen sein, während bei Panik-, Zwangs- oder phobischen Störungen Reizkonfrontationstechniken eingesetzt werden. Parallel zur Symptomreduktion wird Alternativverhalten aufgebaut, das die spezielle Symptomkonstellation und den psychosozialen Kontext ebenfalls berücksichtigen muss. Dabei werden v. a. die Ressourcen des Patienten aktiviert. Je nach Störungsbild und psychosozialem Kontext werden die Angehörigen i. d. R. in die therapeutische Arbeit einbezogen. Die Interventionen während der Akutphase werden i. d. R. hochfrequent und je nach Schwere des Störungsbildes ambulant oder stationär durchgeführt.

Während der **Erhaltungsphase** wird es i. d. R. darum gehen, dem Patienten mit dem Selbstmanagementansatz zu ermöglichen, weiter an der Symptomreduktion zu arbeiten und das Alternativverhalten zu festigen. In dieser Phase wird die Bearbeitung krankheitsaufrechterhaltender Faktoren mehr Bedeutung gewinnen. Weiterreichende Therapieziele bzgl. der zukünftigen Lebensgestaltung treten gegenüber symptomorientierten Interventionen in den Vordergrund. Im Sinne der beschriebenen sog. Transfersicherung soll der Patient seine Freiheitsgrade im Alltag kontinuierlich erweitern. Die Funktionalität der Symptomatik im familiären oder beruflichen Kontext muss z. B. von einem systemischen Ansatzpunkt aus bearbeitet werden, da sich nach Symptomreduktion häufig familiäre oder andere psychosoziale Strukturen verändern und ein neues Gleichgewicht gefunden werden muss. Dies erfolgt i. d. R. ambulant einmal pro Woche oder alle 14 Tage.

Während der Phase der **Rückfallprophylaxe** geht es i. d. R. um Sensibilisierung für Frühsymptome, damit ein drohender Rückfall in Belastungssituationen rechtzeitig erkannt und entsprechend behandelt werden kann. Außerdem dominiert weiterhin die Bearbeitung krankheitsaufrechterhaltender Faktoren, daneben die Bearbeitung von Lebensplanung sowie Stressmanagement. Die Sitzungen sind niederfrequent.

Da es sich bei vielen psychischen Störungen um chronische Störungsbilder mit Rückfallgefährdung handelt, kann u. U. eine **Rückfallbehandlung** notwendig werden. Rückfall bedeutet Wiederauftreten der Symptome und damit Aktualisierung des Krankheitsbildes. In diesem Zusammenhang werden wieder störungsorientierte Behandlungselemente notwendig, wie sie für die Akutbehandlung beschrieben wurden. Das Krankheitsbild mit seinen charakteristischen Symptomen bestimmt wieder die Therapie. Der Patient hat bei vorangegangener Akutbehandlung allerdings das Krankheitsbild und störungsorientierte therapeutische Interventionen kennen gelernt, sodass man nicht „bei null" anfängt. Oft genügen bspw. bei Panik- oder Zwangsstörungen sog. Booster-Sitzungen, um in einem kurzfristigen hochfrequenten Setting wieder zu einer Symptomreduktion zu gelangen.

Besondere Beachtung müssen jetzt die rückfallauslösenden Faktoren in der aktuellen Lebenssituation finden, um entsprechende therapeutische Interventionen, bspw. in Partnerschaft, Beruf oder erweitertem sozialem Umfeld, zur weiteren Rückfallprophylaxe einleiten zu können.

Zum *Stages of Change Model* (Prochaska und Norcross 2002), das für verschiedene Stadien unterschiedliche Techniken und Arten der Beziehungsgestaltung nahelegt, liegen inzwischen zahlreiche Untersuchungen vor. Sie deuten darauf hin, dass Therapieergebnisse in starkem Maße dadurch bestimmt werden, ob Therapeuten die Erfordernisse des Stadiums, in dem ein Patient mit einem bestimmten Problem gerade steht, gut treffen. Das Modell macht auch noch einmal deutlich, dass mit optimaler Wirksamkeit bei einem breiten Spektrum von psychischen Störungen nur gerechnet werden kann, wenn Therapeuten konzeptuell, methodisch und interaktionell ein hohes Maß an Flexibilität aufweisen.

Komorbidität

Zum Abschluss soll auf eine klinisch außerordentlich relevante, aber noch zu wenig untersuchte Frage eingegangen werden, die bereits mehrfach angesprochen wurde: Welche Bedeutung hat das Problem der **Komorbidität?** Das Vorliegen einer Anorexia nervosa zusätzlich zu einer Borderline-Störung hat bspw. entscheidende Bedeutung für die Wahl der Therapiestrategie. Welche Störung wird zuerst behandelt, die „Primärstörung" oder die „sekundäre Störung"? Oder ist es sinnvoll, eine kombinierte Strategie zu entwickeln, etwa gar nach Manualen für alle möglichen Störungs*kombinationen?* Pragmatisch wird man häufig von einer **„Prioritätenregel"** ausgehen, dass zunächst die Symptomatik behandelt wird, die den Patienten am meisten gefährdet bzw. beeinträchtigt und von deren Behandlung die größte Wirkung für den weiteren therapeutischen Prozess zu erwarten ist.

Außerdem ist in der Psychotherapieforschung bislang noch nicht ausreichend untersucht, welche psychotherapeutischen Methoden bzw. Interventionen im **Längsschnittprozess** solcher komplexen Krankheitsverläufe eingesetzt werden sollen. Hier wäre Raum für den Einsatz von Interventionsstrategien, die sich aus den verschiedensten Psychotherapieschulen herleiten. Störungsorientierte Psychotherapie erkennt an, dass Konzepte und Techniken aus verschiedenen Psychotherapieschulen zur Behandlung beitragen können. Das bedeutet, dass verschiedene Psychotherapiemethoden unideologisch gelernt und indizierte Module in die psychotherapeutische Praxis eingebracht werden können.

Schlussbemerkung

Störungsorientierte Psychotherapie wird den krankheitsbedingten Erfordernissen gerecht, ohne die individuellen Erfordernisse des Patienten zu vernachlässigen. Hieraus ergeben sich eine Bereicherung psychotherapeutischer Möglichkeiten und möglicherweise eine weitere Effektivitätssteigerung von Psychotherapie. In den Kapiteln über die einzelnen Störungsbilder werden, soweit dies beim gegenwärtigen Wissensstand möglich ist, solche differenzierten Therapiestrategien vorgestellt.

Resümee

„Schulenübergreifende störungsorientierte" Psychotherapie ist nicht explizit auf eine Therapieschule fixiert, sondern bezieht sich auf die Charakteristika des konkreten Krankheitsbildes. Dies bedeutet zunächst eine diagnostische Festlegung, dann die genaue Charakterisierung der Krankheitsmerkmale der psychischen Störung und daraus abgeleitet spezielle psychotherapeutische Interventionen. Störungsorientierte Psychotherapie versteht sich als ein Therapieansatz i. R. eines Gesamtbehandlungsplans zusammen mit somatischen Therapieansätzen (z. B. Pharmakotherapie), der Behandlung einer körperlichen Grunderkrankung und soziotherapeutischen Interventionen. Der Diagnose und Erfassung des klinischen Bildes kommt deswegen eine zentrale Bedeutung zu, da man die Störung als qualitativ verschieden vom „Normalzustand" beschreibt, die alle Faktoren, die am psychotherapeutischen Prozess beteiligt sind, entscheidend prägt. Dies gilt für individuelle Patientenfaktoren, Therapeutenfaktoren, Setting, Wahl der therapeutischen Interventionen etc. Je akuter das Krankheitsbild, umso bedeutsamer ist der Einfluss des Störungsbildes auf den psychotherapeutischen Prozess. Mit zunehmender Entaktualisierung der Störung verlieren störungsorientierte Interventionen an Bedeutung, während die Bearbeitung krankheitsaufrechterhaltender Faktoren, weiterreichende Therapieziele und die Funktionalität der Erkrankung im familiären oder beruflichen Kontext in den Vordergrund treten.

Störungsorientierte Psychotherapie bedeutet nicht, dass die individuellen Bedürfnisse des Patienten außer Acht gelassen werden. Es bedeutet aber, dass eine Reihe von psychotherapeutischen „Behandlungselementen", die durch die Charakteristika des Krankheitsbildes bestimmt werden, Bestandteil der Psychotherapie ist. Zu diesen Kernelementen gehören: spezielle Gestaltung der therapeutischen Beziehung, Psychoedukation, Kombination mit weiteren störungsorientierten Interventionen, Abbau selbst- und therapieschädigenden Verhaltens, Analyse der Symptomgenese vor dem biografischen Hintergrund, Symptomreduktion durch störungsorientierte Interventionen sowie Aufbau von Alternativverhalten. Besondere Bedeutung kommt dem Stadium der Erkrankung und der sich daraus herleitenden spezifischen psychotherapeutischen Anforderung an die Therapie zu.

6.7 Risiken und Nebenwirkungen von Psychotherapie

Eine Psychotherapie ist mit dem Risiko verbunden, dass sie nicht nur nicht hilft, sondern sogar schadet. Dies kann zu **Therapieabbrüchen** oder einer **Verschlechterung** bis hin zu Suizidalität oder psychotischer Entgleisung führen. Dies kann durch den **Patienten,** das **Therapiekonzept** und/oder den **Therapeuten** bedingt sein (Caspar und Kächele 2002).

Trotzdem wurde lange Zeit davon ausgegangen, dass Psychotherapie entweder hilft oder zumindest dem Patienten nicht schadet. Nicht zuletzt das Bekanntwerden der Tatsache, dass vor Erlass strafrechtlicher Konsequenzen 5–10 % der Psychotherapeuten im Laufe ihrer Berufstätigkeit **intime Beziehungen** mit ihren Patientinnen eingingen, ließ an dieser Auffassung massiven Zweifel entstehen.

Grawe und Mezenen (1985) wandten sich i. R. einer **Metaanalyse** von publizierten kontrollierten Psychotherapiestudien der Frage zu, wie häufig negative Wirkungen von Psychotherapie vorkommen. Nur eine sehr begrenzte Zahl von Studien machte jedoch hierzu verwertbare Angaben. Die Analyse erbrachte, dass in **30 %** der Studien, die eine Beurteilung möglich machten, ein **negativer Effekt** der Psychotherapie anzunehmen war. Andere Autoren gehen davon aus, dass in etwa **10 %** der Psychotherapien eine Verschlechterung eintritt.

Diese Ergebnisse führten rasch zu der außerordentlich schwierigen Frage, wie eine durch Psychotherapie bedingte Verschlechterung, d. h. ein negativer Effekt der Behandlung, zu erfassen ist. Sind hierfür die **Angaben des Patienten selber,** die des **Therapeuten** oder **Dritter** wie Familienangehöriger oder Freunde des Patienten von Relevanz? Die Frage stellt sich insb. dann, wenn eine Diskrepanz in der Beurteilung des Therapieeffekts zwischen den drei beteiligten Gruppierungen besteht.

Tab. 6.6 Unerwünschte Ereignisse, die während einer Psychotherapie auftreten können (Aufzählung aus Haupt et al. 2013)

Unerwünschtes Ereignis	Alle negativen Ereignisse, die parallel zur Therapie in Bezug zum Patienten auftreten
Negative Therapiefolgen	Alle unerwünschten Ereignisse, die durch die Therapie bedingt sind
Nebenwirkungen	Alle negativen Therapiefolgen einer korrekt durchgeführten Therapie
Kunstfehlerfolgen	Alle negativen Therapiefolgen einer inkorrekt durchgeführten Therapie
Therapie-Nonresponse	Unzureichende Besserung einer Krankheit trotz Therapie
Krankheitsverschlechterung	Verschlechterung einer Krankheit trotz Therapie
Therapeutische Risiken	Alle bekannten und absehbaren Nebenwirkungen
Kontraindikationen	Alle Patienten,- Situations- oder Therapiecharakteristika, die mit hoher Wahrscheinlichkeit erwarten lassen, dass schwere Nebenwirkungen auftreten

Darüber hinaus ist zu differenzieren, ob die Psychotherapie selber oder **negative Lebensereignisse,** die unabhängig von der Therapie aufgetreten sind, für die Verschlechterung des Zustands des Patienten verantwortlich sind. Es ist bekannt, dass negative Lebensereignisse den Verlauf einer Behandlung deutlich intensiver beeinflussen als positive Ereignisse. Bei Patienten, bei denen unbehandelt ein progredienter Verlauf zu erwarten wäre, kann auch das therapeutische Abwenden einer Verschlechterung als Erfolg gesehen werden. Deswegen ist insgesamt die Gleichsetzung von Therapiemisserfolgen und Nebenwirkungen problematisch. Deswegen wurden von Haupt et al. in der umfassenden Publikation von Linden und Strauß (2013) unerwünschte Ereignisse die während einer Psychotherapie auftreten wie in ➤ Tab. 6.6 aufgegliedert.

Die gestiegene Beachtung potenziell negativer Effekte von Psychotherapie zeigt sich u. a. an der Entwicklung eines strukturierten Selbstbeurteilungsinstruments zur Erfassung negativer Effekte und seiner empirischen Anwendung durch die Arbeitsgruppe um Rief (INEP; Nestoriuc et al. 2011).

6.7.1 Konsequenzen eines negativen Psychotherapieverlaufs

Negative Effekte einer Psychotherapie können in folgenden Konsequenzen ihren Niederschlag finden:

- Patienten können i. R. einer Behandlung **suizidal** werden oder **psychotisch entgleisen.** Letzteres wurde v. a. im Zusammenhang mit gruppendynamischen Seminaren publiziert (Küfferle 1988).
- Die zur Behandlung führende **Symptomatik** kann sich **verschlechtern.** Dies ist z. B. im Rahmen depressiver Erkrankun-

gen, aber auch bei Zwangsstörungen oder bei paranoiden Entwicklungen beschrieben worden.
- Es kann i. R. einer Psychotherapie vorkommen, dass **neue Symptome** auftreten, etwa ein Alkohol- oder Medikamentenmissbrauch. Patienten können i. R. einer Depressionsbehandlung zunehmend massive Angstsymptome oder aggressive Verhaltensweisen zeigen. Gerade am Ende einer Therapie können sich solche Symptomverschiebungen oder -akzentuierungen einstellen.
- Psychotherapie soll Hoffnung vermitteln, kann aber auch zu einer übertriebenen Illusion der Realisierbarkeit menschlichen Glücks beitragen und damit eine realistische Anpassung von Ansprüchen und Erwartungen an sich und andere verhindern.
- Häufig wurde insb. die Befürchtung artikuliert, dass junge schizophrene Patienten i. R. einer Psychotherapie ihre **Zukunftsziele zu hoch ansetzen** und diesen Zielsetzungen dann krankheitsbedingt nicht gerecht werden. Daraus können sich starke Symptome von Hoffnungslosigkeit, Selbstwertzweifeln, aber auch überstarke Bindungen an den Therapeuten ergeben.
- Insbesondere im Zusammenhang mit Lehranalysen wurde beschrieben, dass eine Psychotherapie eine **„Psychopathologisierung" der Persönlichkeit** bedingen kann. So gaben viele Psychotherapeuten an, dass sie i. R. ihrer sog. Lehranalyse negative Auswirkungen wie Labilisierung ihrer Partnerschaft, ein destruktives Ausagieren von Problemen und einen Rückzug bei sich beobachtet hätten.

6.7.2 Risiken für einen negativen Psychotherapieverlauf

Eine Reihe von **Risiken** für einen negativen Psychotherapieverlauf wurde durch empirische Untersuchungen belegt (➤ Box 6.3):

BOX 6.3

Potenzielle Faktoren für negative Wirkungen von Psychotherapie

- Zu schwere Krankheitsbilder
- Borderline-Störungen, Psychosen und schwere Zwangserkrankungen
- Schizoide, misstrauische und feindselige Patienten
- Unempathische, aggressive oder narzisstische Therapeuten
- Fehlende Übereinstimmung der Therapieziele von Patient und Therapeut
- Zu kurze Psychotherapien bei Persönlichkeitsstörungen
- Passiv schweigende bzw. zu stark deutende Haltung des Therapeuten
- Bestimmte Psychotherapieformen wie Aversionstherapien, Psychoanalysen mit der Entstehung von sog. Übertragungsneurosen, paradoxe Techniken, Hypnose, gruppendynamische Seminare, starke Emotionsinduktion bei Gestalttherapie oder Psychodrama
- Falsche Indikationsentscheidung

Die **Erkrankung** ist für eine Psychotherapie **zu schwer,** d. h., Verschlechterungen sind nicht notwendigerweise auf die Psychotherapie zurückzuführen, sondern im Einzelfall ist ein unbeeinflussbarer progredienter Verlauf der Störung anzunehmen. Es kann aber auch sein, dass Psychotherapie von Patienten nicht toleriert wird und z. B. eine inadäquate Psychotherapie bei schweren **Borderline-Persönlichkeitsstörungen** zu einer starken Zunahme von stationären Aufenthalten führt. Bei **schweren depressiven Episoden** ist belegt, dass alleinige Psychotherapie als problematisch erachtet werden muss. Expositionstherapien bei schweren **Zwangserkrankungen oder PTBS** können ebenfalls bei ungenügender Vorbereitung zu einer Verschlechterung führen. **Psychotische Patienten** sind durch unvorsichtige psychotherapeutische Interventionen leicht zu labilisieren. Deswegen ist es unabdingbar, dass Therapeuten nicht nur Diagnosen stellen, sondern auch den Schweregrad der Erkrankung ihrer Patienten adäquat einschätzen.

Offensichtlich sind besonders **misstrauische Patienten,** die nur schwer zwischenmenschliches Vertrauen entwickeln oder besonders **feindselig** gegenüber anderen Menschen und auch dem Therapeuten sind, oft nicht in der Lage, von einer Psychotherapie zu profitieren.

Es konnte außerdem gezeigt werden, dass bei Therapeuten, die kein **Einfühlungsvermögen** und nur eine **begrenzte Empathie** für ihre Patienten aufbringen, ebenfalls die Gefahr besteht, dass sich der Zustand ihrer Patienten verschlechtert. Dies gilt insb. für stark **narzisstisch bedürftige Therapeuten,** die ihre Patienten zur Stabilisierung ihres Selbstwertgefühls missbrauchen. Die Untersuchungen zum **sexuellen Missbrauch** von Patienten erbrachten, dass diese Gefahr insb. dann besteht, wenn die Therapeuten gerade eine Trennung hinter sich haben bzw. vereinsamt sind.

Eine wichtige Voraussetzung für erfolgreiche Psychotherapie ist eine **Konkordanz der Zielsetzung** des Patienten und des Therapeuten für den anstehenden psychotherapeutischen Prozess.

- **Zu kurze Therapien** (< 17 h) können zu einer Zunahme negativ verlaufender Psychotherapien insb. bei Persönlichkeitsstörungen und interpersonellen Schwierigkeiten führen (Howard et al. 1993).
- **Zu häufige Passivität** und **Schweigen des Therapeuten** wie auch **zu viele Deutungen** sind mit der gesteigerten Gefahr negativer Wirkung einer Psychotherapie verbunden.

Ob es **einzelne Psychotherapieformen** gibt, die mit einer höheren Gefahr von negativen Effekten verbunden sind, ist nicht eindeutig geklärt. Insbesondere wird diese Frage für die Gestalttherapie, aber auch für Aversionstherapie, Hypnose und analytische Therapien, in deren Rahmen eine sog. Übertragungsneurose eintritt, diskutiert. Dies gilt v. a. für schwere Depressionen und Psychosen.

Bezüglich Gruppentherapien fasste Fiedler (1996) die sog. fünf **schädigenden Therapeutenverhaltensweisen** nach Lieberman et al. (1973) zusammen:

1. Direkte oder unterschwellige Feindseligkeit
2. Interaktionsprobleme einzelner Patienten direkt und ungefragt ansprechen
3. Fehlende Solidarität des Therapeuten mit Außenseitern in Gruppen
4. Überforderung einzelner Patienten
5. Strikte Orientierung der Gruppenarbeit an vorgegebenen Gruppennormen

Diese Faktoren haben einen wesentlichen Einfluss auf die Gruppenkohäsion, das Vertrauen der Patienten in die Gruppenarbeit sowie die Bereitschaft der Patienten zur Selbstöffnung.

6.7.3 Maßnahmen zur Vermeidung negativer Therapieeffekte

Zur **Minimierung der Gefahr** von negativen Therapieeffekten sind folgende Schritte zu empfehlen:

- Vor der Indikationsstellung zu einer Psychotherapie ist es notwendig, eine **exakte Diagnose** einschließlich organischer Erkrankungen und **Komorbiditäten** bzgl. anderer psychischer Erkrankungen (auch im Hinblick auf Persönlichkeitsstörungen) zu stellen.
- Eine wichtige Rolle kommt weiterhin dem **psychopathologischen Befund** zu. Mittels Selbst- und Fremdbeurteilungsverfahren kann zusätzlich objektiviert werden, welche Besonderheiten und welchen Schweregrad die Störung besitzt (➤ Kap. 2). Dadurch ist besser zu beurteilen, ob eine Psychotherapie allein oder in Kombination mit einer Pharmako- und evtl. Soziotherapie indiziert ist. Immer sollte anhand der zu dem Störungsbild vorliegenden empirisch kontrollierten wissenschaftlichen Studien mit dem Patienten erörtert werden, welche Art von Psychotherapie indiziert ist und ob eine Alternative besteht, etwa in Form einer Pharmakotherapie, bzw. ob eine Kombinationsbehandlung sinnvoll ist. Bei vielen Krankheitsbildern zeigt sich inzwischen, dass eine **Kombinationstherapie** von vielen Patienten gewünscht wird und bessere Ergebnisse erzielt als Monotherapien.
- Wenn eine Therapie nach Ablauf von etwa **30 h keine deutliche Besserung** erbracht hat, sollten all die genannten Fragen (Diagnose, Komorbidität, Schweregrad und Differenzialindikation anderer psychotherapeutischer oder pharmakotherapeutischer Interventionen) noch einmal intensiv erwogen werden. Eine zu lange wirkungslose Behandlung ist grundsätzlich auch als schädlich anzusehen, weil sie Lebenszeit und Motivation kostet und anderes Vorgehen verhindern kann. Wünschenswert ist, eine Evaluation genügend differenziert und fortlaufend vorzunehmen (s. unten), sodass möglichst fundiert beurteilt werden kann, ob sich ein Wechsel des therapeutischen Vorgehens empfiehlt oder ob der Patient sich nur vorübergehend auf einem „Plateau" befindet, von dem aus bei geduldiger geeigneter Weiterbehandlung sehr schnelle Veränderungen eintreten können.
- Mehr als in anderen medizinischen Disziplinen kommt der **Interaktion zwischen Therapeut und Patient** eine entscheidende therapeutische Funktion zu. Anders als in den übrigen medizinischen Disziplinen findet in der Klinik die Interaktion des Assistenzarztes oder Psychologen mit seinen Patienten früh in **Abwesenheit Dritter** statt. Der **Supervision** kommt daher i. R. der Psychiatrie- und Psychotherapieausbildung eine zentrale Rolle zu. Sie stellt aber auch später eine kontinuierliche Forderung dar und sollte daher noch berufsbegleitend durchgeführt werden (z. B. kollegiale Intervision, Qualitätszirkel). Wichtige Hilfsmittel zur Kontrolle des eigenen therapeutischen Vorgehens sollten **audio- oder videodokumentierte Therapien** sein, die für die Supervision im Vergleich zu verbalen Berichten erfahrungsgemäß als günstiger anzusehen sind.
- In der klinischen Praxis können zur Unterstützung der Supervision sowie zur Kontrolle der Therapie **psychometrische Verfahren** eingesetzt werden, wie es exemplarisch von Grawe und Braun (1994) vorgestellt wurde. So lassen sich bei wiederholten Anwendungen Fortschritte, etwaige Stagnationen oder Verschlechterungen während einer Therapie rechtzeitig erfassen. Mittels sog. **Stundenbogen** lässt sich zudem die Qualität der Therapie aus Sicht des Patienten abbilden (z. B. Zufriedenheit mit der Therapie, Fortschritte in der Therapie, Qualität der Therapiebeziehung), um auch damit rechtzeitig Probleme identifizieren zu können.
- Therapeuten sollten nicht unreflektiert überstarke eigene Bedürfnisse (z. B. nach Anerkennung) oder andere zwischenmenschliche Bedürfnisse in die Therapie einbringen, weil dadurch leicht Patienten missbraucht werden (s. oben). Die beste Maßnahme dagegen ist das ausreichende Stillen dieser Bedürfnisse außerhalb des therapeutischen Kontextes. Dazu sollte eine **Reflexion der eigenen Person in Selbsterfahrung und Super- bzw. Intervision** kommen, die gerade bei erfahrenen Therapeuten oft zu wenig stattfindet.
- Schließlich ist auch angemessen zu berücksichtigen, dass nicht bei allen Patienten mit einer positiven Veränderung durch Psychotherapie gerechnet werden kann. Obwohl eine solche das typische Ziel von Psychotherapien ist, kann es sinnvoll sein, Psychotherapie oder ein daran angelehntes Vorgehen auch bei Patienten zu realisieren, bei denen dies ausschließlich der **Verhinderung einer Verschlechterung** und dadurch bedingt von Isolation, Suizidalität oder sozialem Abstieg dient. Nicht zuletzt im Interesse der Psychohygiene der Therapeuten ist es wichtig, sich realistische Ziele zu stecken. Dabei versteht sich von selber, dass diese Sicht nicht *a posteriori* zur Rechtfertigung anders begründeter Misserfolge missbraucht werden darf.

6.7.4 Einwilligung des Patienten

Angesichts dieser vielfältigen möglichen negativen Auswirkungen von Psychotherapie wird sowohl in den USA als auch in Deutschland u. a. in Form des Patientenrechtegesetzes gefordert, dass der Einwilligung des Patienten zur Psychotherapie nach umfangreicher Aufklärung deutlich mehr Bedeutung als bisher eingeräumt wird (➤ Box 6.4). Dazu gehört insb. auch die Information über Behandlungsalternativen mit ihren Wirkungen und Nebenwirkungen. Dazu sind v. a. Therapeuten, die *a priori* auf eine enge Therapieschule festgelegt sind, oft selber nicht gut informiert. Leitlinien können helfen, diesbezügliche Defizite zu reduzieren.

BOX 6.4

Der *Truth and Responsibility in Mental Health Practice Act* des US-Staates New Hampshire 1995: Kriterien für eine Finanzierung der in der Psychotherapie notwendigen Patientenaufklärung

- Erläuterung des zu behandelnden Zustands
- Der bei diesem Zustand zu erwartende Nutzen sowie die Nebenwirkungen und Risiken der angebotenen Psychotherapie
- Nennung von mindestens zwei Forschungspublikationen, aus denen eine ausreichende Sicherheit und Wirksamkeit der vorgeschlagenen Psychotherapie hervorgehen
- Akzeptierte Alternativen zur Therapie des zu behandelnden Zustands

Helmchen (1998) fordert deswegen von Psychiatern und Psychotherapeuten hohe ethische Standards, die gewissenhaft einzuhalten sind: *„Angesichts der speziellen* **persönlichen, nicht-rationalen Qualität der therapeutischen Beziehung** *zwischen dem Psychotherapeuten und seinem Patienten und in Erwägung der speziellen Schwierigkeiten, den Patienten vor Beginn der Therapie angemessen* **aufzuklären,** *um seine Einwilligung zu erhalten, ferner die* **Vertraulichkeit** *unter allen Umständen zu wahren und nicht zuletzt die Psychotherapie in einem sich ändernden Gesundheitssystem zu finanzieren, ist der Psychotherapeut aufgefordert,* **Sensibilität** *zu entwickeln und aufrechtzuerhalten gegenüber den* **ethischen Implikationen** *des seiner Therapie zugrunde liegenden* **Menschenbildes** *sowie gegenüber dem* **Gebrauch seiner Macht** *in der therapeutischen Beziehung mit ihrer Abhängigkeit des Patienten von ihm, besonders im Hinblick auf das* **Risiko emotionaler oder narzisstischer (und finanzieller) Ausbeutung des Patienten.“**

Resümee

Je nach Analyse der hierzu vorliegenden begrenzten Informationen ist in 10–30 % d. F. mit negativen Effekten einer Psychotherapie zu rechnen. Dabei kann es sich um Verschlechterungen bis zu suizidalen oder psychotischen Krisen, das Auftreten neuer Symptome oder „Psychopathologisierungen“ der Persönlichkeit mit Abhängigkeit vom Therapeuten handeln. Schwere Krankheitsbilder, euphorische, kontaktgestörte Patienten und unausgeglichene Therapeuten erhöhen das Risiko.

Literatur

Die vollständige Literatur zu diesem Kapitel finden Sie online im „Plus im Web“ zu diesem Buch.

Fragen zur Wissensüberprüfung zum ➤ Kap. 6 finden Sie online.

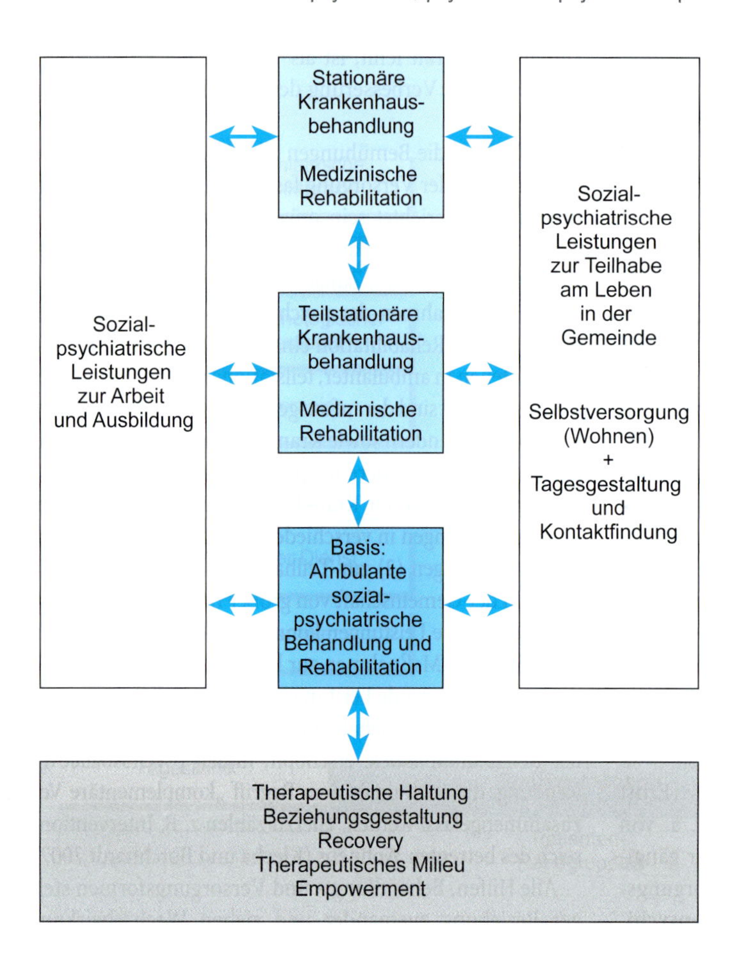

Abb. 7.2 Säulen der gemeindepsychiatrischen Versorgung (DGPPN 2013a)

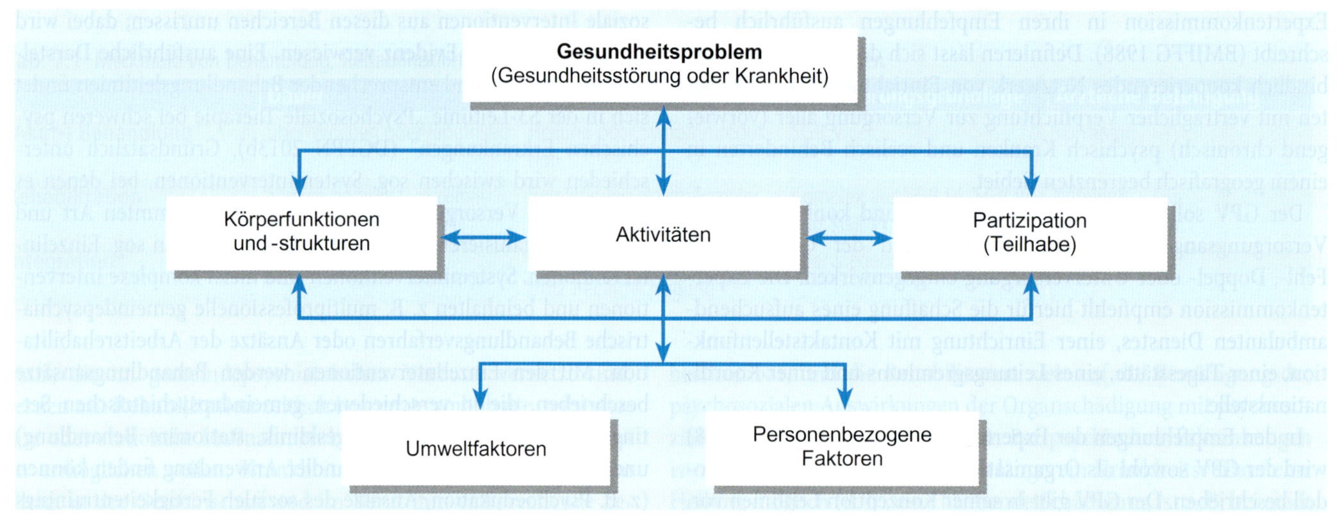

Abb. 7.3 Das biopsychosoziale Modell von Gesundheitsstörungen gemäß ICF

das **biopsychosoziale Modell** (➤ Abb. 7.3). Eine Gesundheitsstörung oder Krankheit ist möglicherweise begleitet von beeinträchtigten Körperfunktionen und -strukturen (z. B. mentale Funktionen und Struktur des Nervensystems), von beeinträchtigten Aktivitäten des Betroffenen (z. B. Selbstpflege) sowie von einer eingeschränkten Partizipation an verschiedenen Lebensbereichen (z. B. berufliche Tätigkeit). Zudem wird die funktionale Gesundheit von verschiedenen fördernden oder hemmenden Kontextfaktoren beeinflusst. Dabei wird zwischen Umweltfaktoren (z. B. soziales Netz, Infrastruktur, gesellschaftliche Werte) und personenbezogenen Faktoren (z. B. Alter, Geschlecht, Bildung) unterschieden. Für eine umfassende **Behandlungsplanung** ist deshalb nicht nur die Berücksichtigung der psychischen (Grund-)Erkrankung, vielmehr sind darüber hinaus die Art und das Ausmaß der Funktionsstörungen sowie Beeinträchtigungen der Aktivitäten und Teilhabe vor dem Hintergrund der Kontextfaktoren von Bedeutung.

7.2.1 Sozialpsychiatrische Behandlung und Rehabilitation

Vollstationäre Krankenhausbehandlung

Die vollstationäre psychiatrisch-psychotherapeutische Behandlung im Krankenhaus, die vor Einführung der psychopharmakologischen Behandlung und der Psychiatriereform für die Patienten häufig über viele Jahre erforderlich war, hat sich bezüglich der Indikationen, ihrer Dauer und therapeutischen Möglichkeiten wesentlich verändert. Eine stationäre Behandlung kann dennoch einen erheblichen Eingriff in die Lebenskontinuität bedeuten. Grundsätzlich besteht das Bestreben, ambulante Behandlungs- und Unterstützungsangebote auszuweiten und die Anzahl und Dauer stationärer Behandlungen zu verringern. Trotz zunehmender gemeindepsychiatrischer Angebote erscheint das Vorhalten stationärer Betten für schwer psychisch kranke Menschen dennoch sinnvoll und notwendig. In jedem Fall muss die Indikation für eine stationäre Aufnahme sorgfältig geprüft werden.

„Eine stationäre Krankenhausbehandlung ist notwendig, wenn die Weiterbehandlung mit den Mitteln eines Krankenhauses medizinisch zwingend erfolgen muss. […] Die ambulante Behandlung hat Vorrang vor der stationären Behandlung, wenn das Behandlungsziel zweckmäßig und ohne Nachteil für den Patienten mit den Mitteln der vertragsärztlichen Versorgung erreicht werden kann.“ Die Krankenhausbehandlung wird vollstationär, teilstationär, vor- und nachstationär sowie ambulant erbracht. *„Krankenhausbehandlung umfasst im Rahmen des Versorgungsauftrages des Krankenhauses alle Leistungen, die im Einzelfall nach Art und Schwere der Krankheit für die medizinische Versorgung der Patienten im Krankenhaus notwendig sind, insbesondere ärztliche Behandlung, Krankenpflege, Versorgung mit Arznei-, Heil- und Hilfsmitteln, Unterkunft und Verpflegung“* (Bundesausschuss der Ärzte und Krankenkassen 2003). Die Finanzierung der Behandlung erfolgt durch die Krankenkassen.

Die Behandlung von Patienten mit schweren psychischen Erkrankungen erfolgt vorrangig an psychiatrischen Fachkrankenhäusern und an Fachabteilungen der Allgemeinkrankenhäuser. Die Einweisung in die Klinik erfolgt durch den niedergelassenen Arzt oder den Notarzt; die Entscheidung über eine vollstationäre Behandlung trifft letztlich der behandelnde Krankenhausarzt. Die stationäre psychiatrische Behandlung umfasst diagnostische und therapeutische Leistungen, die durch ein multiprofessionelles Team erbracht werden. Neben ärztlichen und pflegerischen Hilfeleistungen gibt es die Möglichkeit psycho- und sozialtherapeutischer Maßnahmen sowie weiterer Therapien. Von Bedeutung sind eine hohe Personaldichte und die Komplexität des Behandlungssettings.

Folgende **Indikationen** können als Entscheidungsgrundlage dienen (Klecha und Borchhardt 2007):

- Selbstgefährdendes Verhalten, suizidale Krisen, Vernachlässigung eigener Belange
- Akute, schwere Krankheitssymptome
- Fehlende Krankheitseinsicht verknüpft mit gravierender Symptomatik
- Ungünstige Krankheitsverläufe, Therapieresistenz, psychische und somatische Komorbidität
- Notwendigkeit von aufwendiger und komplexer Diagnostik und/oder Therapie
- Eine den Krankheitsverlauf irritierende schwere häusliche psychosoziale Konfliktsituation
- Ausschöpfung der Mittel der Rehabilitation bzw. Rehabilitation nicht möglich

2008 gab es in Deutschland ca. 53.061 psychiatrisch-psychotherapeutische Betten und 6.228 Betten an Fachabteilungen für psychosomatisch-psychotherapeutische Medizin. Bei einer Bettenauslastung von 93 bzw. 90 % betrug die durchschnittliche Verweildauer 23 bzw. 40 Tage. Das entspricht einer Bettendichte von 65 bzw. 8 Betten pro 100.000 Einwohner (Bölt und Graf 2009). Trotz unzureichender Datenlage zeigt sich ein deutlicher Rückgang von „Langzeitbetten“ (Arbeitsgruppe Psychiatrie 2003).

Der im psychiatrisch-psychotherapeutischen Alltag wenig bezweifelte Platz vollstationärer Behandlung wird v. a. durch die historische Evidenz gestützt. Pläne zu Veränderungen in der klinisch-stationären Versorgung gelten nach wie vor den relativ starren Organisationsformen. *„Der Bedarf psychisch kranker Menschen soll nicht den Konzepten, Einrichtungen und Finanzierungsformen angepasst werden, sondern umgekehrt: Personenzentrierte multiprofessionelle Behandlung, Rehabilitation und Eingliederung machen das eigene Lebensfeld zum Fix- und Angelpunkt, und sie werden so flexibel organisiert, dass Art und Umfang entsprechend dem wechselnden Bedarf verändert werden können…“* (Kunze 2001).

Stationäre medizinische Rehabilitation

Für Menschen mit schweren und chronischen psychischen Erkrankungen wurde in den 1980er-Jahren mit der **Rehabilitationseinrichtung für psychisch kranke und behinderte Menschen (RPK)** eine Möglichkeit der integrierten medizinisch-beruflichen Rehabilitation geschaffen. RPKs sind kleine, (möglichst) gemeindenahe und überwiegend stationäre Einrichtungen mit engen regionalen Vernetzungsstrukturen. Im Rahmen einer integrierten Versorgung und gezielten Organisation werden durch ein multiprofessionelles Team Leistungen der medizinischen Rehabilitation und Leistungen zur Teilhabe am Arbeitsleben gleichermaßen angeboten. Eine weitere Besonderheit stellt das Bezugstherapeutensystem dar, dessen Umsetzung die Betreuungskontinuität erhöht. In der RPK-Empfehlungsvereinbarung (2005) werden die Kriterien der sozialmedizinischen Indikation für eine Rehabilitation definiert; neben ausgewählten Diagnosen (Schizophrenie, schizotype und wahnhafte Störungen, affektive und schwere Persönlichkeits- sowie Verhaltensstörungen) werden „Schädigungen“ psychischer Funktionen, Beeinträchtigungen bei verschiedenen Aktivitäten und der sozialen Teilhabe und Integration benannt. Darüber hinaus sind die individuelle Lebenssituation, die persönlichen Bewältigungsstile und Ressourcen der Betroffenen sowie das soziale Netzwerk bei der Beurteilung der Indikationsstellung zu berücksichtigen (Bundesarbeitsgemeinschaft für Rehabilitation 2005). Die wesentlichen Behandlungselemente umfassen die ärztliche/psychotherapeutische Behandlung, ggf. einschließlich der Psychopharmakotherapie, weiterhin indikative psychoedukative Gruppen, Ergotherapie, Arbeits-

- **Häusliche Krankenpflege** zur Sicherung der ärztlichen Behandlung: Hier können gemäß den HKP-Richtlinien Maßnahmen der Behandlungspflege ohne zeitliche Befristung verordnet werden. Für schwer psychisch kranke Menschen ist die Hilfe bei der Medikamentengabe – insb. bei mangelnder Compliance – geeignet, akute Krisen und Krankenhausaufenthalte zu vermeiden.
- **Häusliche Pflege** nach SGB XI zur Erbringung von Leistungen der Grundpflege (Körperpflege, Ernährung, Mobilität, hauswirtschaftliche Versorgung): Die Voraussetzung ist das Vorliegen einer Pflegestufe. Ausnahme sind „zusätzliche Betreuungsleistungen bei erheblichem allgemeinem Betreuungsbedarf nach § 45b SGB XI, die auch für nicht eingestufte Klienten erbracht werden können".

Seit 1.1.2000 haben Fachärzte für Psychiatrie und Psychotherapie bzw. Nervenärzte nach § 37a SGB V die Möglichkeit, Menschen mit schwerer psychischer Erkrankung soziotherapeutische Leistungen bis zu 120 Stunden in 3 Jahren zu verordnen. Dies beschränkt sich aber i. d. R. auf maximal einmal wöchentliche Kontakte. **Ambulante Soziotherapie** soll die Koordinierung der verschiedenen Versorgungsleistungen unterstützen und die Betroffenen, die häufig nicht in der Lage sind, bestehende Unterstützungsangebote selbstständig in Anspruch zu nehmen, motivieren. Mithilfe von Soziotherapie sollen die Möglichkeiten von Kooperation und vermehrter Abstimmung aller am Behandlungsprozess Beteiligten verbessert werden. So ist in den Empfehlungen zur Soziotherapie die Zugehörigkeit der Leistungserbringer zum GPV oder vergleichbaren Strukturen geregelt. Darüber hinaus sieht das Leistungsspektrum von Soziotherapie vor, Hilfen in Krisensituationen zur Verfügung zu stellen, beim Aufbau und Erhalt von Tagesstrukturen zu unterstützen, soziale Kompetenzen zu fördern, Arbeit im sozialen Umfeld zu leisten und somit auch Klinikaufenthalte zu vermeiden bzw. zu verkürzen. Leistungserbringer von Soziotherapie sind z. B. Diplom-Sozialarbeiter, Diplom- Sozialpädagogen oder Fachpflegepersonen der Psychiatrie in hauptberuflicher Tätigkeit und mit einem entsprechenden Vertrag mit Leistungsträgern. Leistungsberechtigt sind schwer kranke Menschen, die an psychotischen Störungen mit ausgeprägten Fähigkeitsstörungen leiden. Die Soziotherapie-Richtlinien 2001 des Gemeinsamen Bundesausschusses der Ärzte und Krankenkassen (Bundesausschuss der Ärzte und Krankenkassen 2001) regeln die Voraussetzungen, Krankheitsbilder, Ziele, Anforderungen an die Therapiefähigkeit des Patienten sowie Inhalt und Umfang der Zusammenarbeit des verordnenden Arztes mit dem Soziotherapeuten. Die beiden primären Ziele der ambulanten Soziotherapie sind die Hilfe zur selbstständigen Inanspruchnahme ärztlicher und ärztlich verordneter Leistungen (Anleitung zur Inanspruchnahme und Koordination) und die Vermeidung von Klinikaufnahmen.

Sozialpsychiatrische Dienste (SpDi) übernehmen zum einen Aufgaben in der Versorgung und Betreuung schwer psychisch kranker Menschen und zum anderen koordinierende Aufgaben im psychiatrischen Hilfesystem. Organisatorisch sind Sozialpsychiatrische Dienste überwiegend an die kommunalen bzw. staatlichen Gesundheitsämter angegliedert. Anbindung und Finanzierung werden jedoch länderspezifisch geregelt. Patientenbezogene Leistungen umfassen niederschwellige Angebote (sozialpsychiatrische Grundversorgung), Soziotherapie, Beratung sowie Maßnahmen zum Erhalt von Arbeits- und Beschäftigungsverhältnissen. Unter Umständen ist der Sozialpsychiatrische Dienst auch an Unterbringungs- und Betreuungsverfahren beteiligt. Die sozialpsychiatrische Grundversorgung wird in erster Linie schwer und chronisch psychisch Kranken angeboten und umfasst umfangreiche Leistungen: Unterstützung zur Krankheits- und Alltagsbewältigung, Förderung sozialer und kognitiver Kompetenzen, Hilfe in den Bereichen Wohnen und Arbeit, Kriseninterventionen, bei Bedarf nachgehende, aufsuchende Sozialarbeit, soziale Gruppenangebote, Unterstützung in Bezug auf sozialrechtliche Ansprüche sowie fallbezogene Koordinationsaufgaben und Mitarbeit bei Fallkonferenzen. Bei Einwilligung erfolgt die Einbeziehung der Angehörigen. Die Frequenz der Kontakte ist von Bedarf und personeller Ausstattung abhängig, beschränkt sich aber i. d. R. auf 1- bis 2-wöchige Kontakte.

Gesundheitsämter leisten insb. für Menschen mit schweren psychischen Erkrankungen und deren Angehörige Beratungsangebote zu gesetzlichen Hilfen und entsprechenden regionalen Unterstützungsangeboten. Gegebenenfalls kann eine Vermittlung an Spezialdienste wie z. B. Sozialpsychiatrische Dienste erfolgen. Hier kann die Erstellung von Gutachten nach dem Unterbringungs- und Betreuungsgesetz sowie für eine mögliche Eingliederungshilfe erfolgen. Zum Leistungsspektrum gehören auch Kriseninterventionen. Grundsätzlich sind Hausbesuche möglich. Eine „Kann"-Leistung stellt die Initiierung, Beratung und Begleitung von Selbsthilfegruppen dar.

Kontakt- und Beratungsstellen sind in einzelnen Bundesländern verbreitet und können auch als pauschal finanzierte Tagesstätten vorgehalten werden.

Gemeinsame Servicestellen bieten trägerübergreifende Beratungs- und Unterstützungsangebote für Menschen mit Behinderung und von einer Behinderung bedrohte Menschen. Gemäß SGB IX wurden die unterschiedlichen Rehabilitationsträger dazu verpflichtet, gemeinsame regionale Servicestellen einzurichten, um für die Betroffenen den Zugang zu entsprechenden Leistungen zu verbessern. Diese Servicestellen bieten Menschen, die Auskünfte über Leistungen aus den Bereichen Rehabilitation und Teilhabe am Arbeitsleben wünschen bzw. diese in Anspruch nehmen möchten, eine umfassende und neutrale Beratung. Darüber hinaus leisten die Mitarbeiter Klärung zum Rehabilitationsbedarf, ermitteln den zuständigen Rehabilitationsträger, leisten Hilfestellung bei entsprechender Antragstellung oder verweisen an andere zuständige Einrichtungen. Beratung findet man dort auch zum persönlichen Budget sowie zum betrieblichen Eingliederungsmanagement.

Ambulante Rehabilitation bei psychischen und psychosomatischen Erkrankungen ist immer dann indiziert, wenn durch kurative Behandlung das Behandlungsziel nicht erreicht werden kann. Der ganzheitliche Behandlungsansatz zielt darauf, eine drohende/manifeste Beeinträchtigung der Teilhabe am Arbeitsleben und/oder in der Gemeinschaft abzuwenden bzw. zu mildern. Voraussetzungen werden über die Rehabilitationsbedürftigkeit, -fähigkeit und -prognose definiert. Dieses Angebot richtet sich v. a. an Rehabilitanden mit depressiven Störungen, Belastungs- und Anpassungsstörungen, Angststörungen, somatoformen Störungen, psychosomatischen Erkrankungen wie z. B. Essstörungen und körperlichen Störungen mit psychischer Komponente. *Nicht indiziert* ist eine solche Behandlung hingegen bei akuten Psychosen, bei chronischen psychotischen Verläufen, bei manifester Suizidalität, stoffgebundenen Abhängigkeitserkrankungen sowie fremdgefährdendem dissozialem Verhalten. Für die Rehabilitation schwer psychisch Erkrankter wurden Rehabilitationseinrichtungen für psychisch kranke und behinderte Menschen (RPK) geschaffen. Darüber hinaus gehende Ausschlusskriterien sind in den Rahmenempfehlungen zur ambulanten Rehabilitation der Bundesarbeitsgemeinschaft Rehabilitation aufgeführt (BAR e. V. 2004). Grundsätzlich handelt es sich um ein differenziertes wohnortnahes Angebot, getragen durch ein multiprofessionelles Team und ein komplexes Behandlungsangebot einschließlich der Maßnahmen zur Teilhabe am Arbeitsleben sowie in der Gemeinschaft. Dauer und Frequenz betragen 4–6 Stunden Therapiezeit an 5–6 Tagen der Woche. Obwohl die zugrunde liegenden Richtlinien Menschen mit Psychosen ausschließen, haben diese ebenfalls einen gesetzlichen Anspruch auf medizinische Rehabilitation. In diesem Zusammenhang wird auf die Empfehlungsvereinbarung zur RPK verwiesen, die seit 2005 auch eine ambulante Leistungserbringung ermöglicht (BAR e. V. 2005).

Die erwähnte **Multiprofessionalität** in den Institutsambulanzen und die Empfehlung an die niedergelassenen Ärzte zur Zusammenarbeit mit anderen Diensten entsprechen einer zeitgemäßen psychiatrischen Versorgung, die wegen ihrer vielfältigen Behandlungs-, Rehabilitations- und Integrationsstrategien nicht allein vom Arzt geleistet werden kann. Die meist sehr komplexen Probleme der Langzeitpatienten lassen sich nur in einem teamorientierten Ansatz bewältigen, in welchem dem Arzt zwar therapeutische, zunehmend aber auch **Beratungs-, Fortbildungs- und Supervisionsaufgaben** zufallen.

Die gemeindepsychiatrische Wirksamkeitsliteratur, deren Studien überwiegend aus angloamerikanischen Ländern stammen, hat sich mit verschiedenen Angeboten oder Behandlungs-„Modulen“ beschäftigt, von denen die Folgenden skizziert werden sollen: *Home Treatment* (HA), *Assertive Community Treatment* (ACT), *Community Mental Health Teams* (CMHT) und *Case Management* (CM). Für alle Angebote gibt es in Deutschland Beispiele der praktischen Umsetzung. Zahlreiche Elemente von ACT-Modellen finden sich in der Arbeit von psychiatrischen Institutsambulanzen wieder. Elemente von CM sind in sozialpsychiatrischen Schwerpunktpraxen, sozialpsychiatrischen Diensten, Institutsambulanzen und anderen komplementären Einrichtungen sowie Ansätzen in der stationären Versorgung implementiert. Allerdings erschwert das gegliederte, fragmentierte Versorgungssystem in Deutschland eine Umsetzung der aufsuchenden Ansätze.

Die **Akutbehandlung im häuslichen Umfeld** bzw. **Home Treatment** (HT) versteht sich als ambulante Begleitung psychiatrisch behandlungsbedürftiger Patienten in akuten Krankheitsphasen durch speziell ausgebildete multiprofessionelle Behandlungsteams und stellt eine Alternative zur herkömmlichen Krankenhausbehandlung dar. Letztere soll durch die Akutbehandlung im häuslichen Umfeld verkürzt oder vermieden werden. Als Beispiel für die praktische Umsetzung in Deutschland sei auf die wohnfeldbasierte psychiatrische Akutbehandlung am Bezirkskrankenhaus Günzburg verwiesen werden. HT erwies sich über eine ganze Reihe psychiatrischer Diagnosen hinweg umsetzbar und zeigte sich ähnlich wirksam wie eine traditionelle stationäre Versorgung (Munz et al. 2011).

E B M

Einem systematischen Review zufolge lässt sich durch alternative Kriseninterventionen im Rahmen von Home Treatment (in 2 der eingeschlossenen Studien fand die Krisenintervention in einem Krisenhaus statt) im Vergleich zu einer stationären Standardversorgung eine bessere Compliance erzielen, die Belastung der Angehörigen reduzieren und die Zufriedenheit mit der Behandlung steigern. Drei Monate nach der initialen Krise zeigten sich Vorteile in der psychischen Gesundheit. Zudem ließ sich die Notwendigkeit wiederholter stationärer Aufnahmen reduzieren. Keine Unterschiede zwischen beiden Behandlungsformen ergaben sich bezüglich der Suizidraten (Evidenzstufe Ia: Murphy et al. 2012, Cochrane-Review).

Assertive Community Treatment (ACT) ist die nachgehende, aufsuchende Betreuung schwer psychisch Kranker durch multiprofessionelle Behandlungsteams, die einen wesentlichen Teil ihrer Arbeitszeit nicht in der eigenen Einrichtung, sondern in der Wohnung des Patienten bzw. an dritten Orten verbringen und den Kontakt zum Patienten auch im Fall einer stationären Behandlung halten. Sie erfüllen bei der nachgehenden Betreuung die Aufgaben von Befunderhebung, Behandlungsplanung, Medikamentenverabreichung bzw. -monitoring, Regelung sozialer Belange und Stärkung des sozialen Netzes. Unterschiede zum *Home Treatment* (HT) liegen v. a. in der Behandlungsdauer. Während HT für eine kurze Behandlungszeit, nämlich die der psychiatrischen Krise, gedacht ist, werden die Menschen durch ein ACT-Team oft über Jahre begleitet. Zudem ist das Behandlungsspektrum breiter, da hier soziale Themen wie z. B. berufliche Integration und Wohnen stärker berücksichtigt werden.

Die Versorgungsstruktur des Arbeitsbereichs Psychosen des Universitätsklinikums Hamburg-Eppendorf (UKE) hält neben anderen Versorgungseinrichtungen – etwa einer Psychosespezialambulanz oder tagesklinischen und stationären Behandlungsplätzen – auch ein ACT-Team für die Versorgung psychotischer Patienten bereit (Ohm et al. 2009). Die einzelnen Versorgungseinheiten sind eng vernetzt, u. a. mit niedergelassenen Psychiatern sowie mit außeruniversitären Behandlungseinrichtungen. Ziel ist eine integrierte Versorgung dieser Patienten unter Gewährleistung von Behandlungskontinuität und Erhalt des gewohnten sozialen Umfelds. Das *Hamburger Modell* zielt in erster Linie auf eine Akutbehandlung und Krisenintervention der Patienten zu Hause, leistet darüber hinaus jedoch auch intensive Nachsorge nach einer stationären Behandlung und bietet Unterstützung bei drohenden Rückfällen an. ACT erwies sich i. R. einer Untersuchung gegenüber herkömmlicher Versorgung in einem 12-Monats-Zeitraum hinsichtlich krankheitsassoziierter Zielgrößen wie Symptomschwere, globales Funktionsniveau und Lebensqualität als überlegen. Die Patienten in der Experimentalgruppe blieben länger in Behandlung, waren mit der vorgehaltenen Behandlung zufriedener, zeigten eine höhere Compliance hinsichtlich der medikamentösen Behandlung und erreichten eine bessere Adaptation in den Bereichen Arbeit und Wohnen (Lambert et al. 2010).

Ein zurückgezogener Cochrane-Review verweist insb. gegenüber einer Standardversorgung in der Gemeinde auf positive Effekte von ACT hinsichtlich reduzierter stationärer Aufnahmen und Behandlungstage, einer verbesserten Compliance und einer höheren Behandlungszufriedenheit. Robuste positive Effekte zeigten sich auch in den Bereichen Arbeit und Wohnen (Marshall und Lockwood 1998, Cochrane-Review).

EBM

Ein aktueller Cochrane-Review (basierend auf 38 Studien) untersucht die Effektivität von *Intensive-Case-Management*-Modellen (ICM) gegenüber herkömmlicher Behandlung und Case Management mit geringerer Intensität und schließt dabei gleichermaßen Studien ein, in denen die Versorgung durch ein ACT-Team getragen wird sowie Ansätze, die in der Tradition von Case Management stehen. Die Mehrheit der identifizierten Studien basierte auf dem Ansatz von ACT. Gegenüber herkömmlicher Behandlung zeigten sich deutliche Vorteile durch eine solche intensivierte Behandlung hinsichtlich der stationären Behandlungsdauer, Compliance und Behandlungszufriedenheit sowie einer höheren Stabilität im Bereich des Wohnens. Die Wirksamkeit von ICM hinsichtlich reduzierter stationärer Behandlungstage kommt insb. in der Subgruppe schwer psychisch kranker Menschen mit einer hohen Inanspruchnahme stationärer Behandlungstage im Vorfeld zum Tragen und ist von der Manualtreue des ACT-Modells abhängig (Evidenzstufe Ia; Dieterich et al. 2010, Cochrane-Review).

Internationale Wirksamkeitsuntersuchungen liegen außerdem zu **gemeindepsychiatrischen Teams** *(Community Mental Health Teams)* vor. Sie bilden in Großbritannien die Basis gemeindepsychiatrischer Behandlung und werden durch bereits erwähnte spezialisierte Behandlungsteams wie die Akutbehandlung im häuslichen Setting ergänzt. Unterschiede sind v. a. in der Ausprägung der Erreichbarkeit zu finden. Die Zuständigkeit erstreckt sich über einen definierten Behandlungssektor (Malone et al. 2007, Cochrane-Review).

EBM

Einem Review zufolge gibt es Hinweise darauf, dass durch eine gemeindepsychiatrische Teamarbeit im Vergleich zu einer nicht teamorientierten gemeindepsychiatrischen Standardversorgung die Zufriedenheit mit der Versorgung gesteigert und die stationären Wiederaufnahmeraten gesenkt werden können (Evidenzstufe Ia: Malone et al. 2007, Cochrane-Review). Da jedoch bislang nur wenige RCTs vorliegen, besteht nach Einschätzung der Autoren zur Absicherung dieses Befunds dringender Forschungsbedarf.

Case Management (CM) ist die auf den Einzelfall gerichtete Koordination der medizinisch-psychiatrischen und psychosozialen Hilfs- und Behandlungsangebote in der Gemeinde. Dies umfasst die Kontakt- und Beziehungsaufnahme, Indikationsstellung, Identifizierung und Koordination der notwendigen Hilfsangebote sowie eine begleitende Überprüfung und ggf. Anpassung des Hilfsangebots. Die Hauptziele von CM umfassen die Aufrechterhaltung der Kontakte zwischen Helfern und Patienten, die Reduktion von Häufigkeit und Dauer stationärer Behandlungen und die Verbesserung von sozialen Funktionen und Lebensqualität (Marshall et al. 2000). Während bei den bisher skizzierten Ansätzen Teamarbeit und die gemeinsame Verantwortung des Teams gegenüber einer Gruppe von betreuten Patienten im Vordergrund stehen, behält der Case Manager die professionelle Autonomie und individuelle Verantwortlichkeit für die von ihm begleiteten Patienten (Anthony et al. 1988). Die Befunde zu CM sind kritisch zu diskutieren, da sie zum Teil inkonsistent sind und uneinheitliche Definitionen eine Verallgemeinerung erschweren. Im Fokus jüngerer Arbeiten stand die Untersuchung der Effektivität von Intensive Case Management (ICM), das insb. durch einen höheren Personalschlüssel gekennzeichnet ist und ähnlich wie ACT mit dem Ziel entwickelt wurde, den Bedürfnissen von Hochnutzern des Versorgungssystems (*high service users*) zu entsprechen.

EBM

Intensive Case Management (ICM, höherer Personalschlüssel) reduzierte im Vergleich zu herkömmlicher Behandlung in einem systematischen Review die Hospitalisierung und erhöhte den Verbleib in der Behandlung sowie die Patientenzufriedenheit (Evidenzstufe Ia: Dieterich et al. 2010, Cochrane-Review). Bei Patienten mit Substanzabhängigkeit lässt sich durch CM die Vernetzung mit anderen Hilfsangeboten verbessern, eine Reduktion des schädlichen Konsums ließ sich jedoch nicht nachweisen (Hesse et al. 2007; Cochrane-Review).

Ein systematischer Review versuchte, die inkonsistenten Befunde hinsichtlich der Reduktion stationärer Behandlungszeiten bei ICM zu erklären (Burns et al. 2007). Er schloss 29 Studien ein, die ICM mit herkömmlicher gemeindepsychiatrischer Behandlung oder einer CM-Behandlung mit höherer Fallzahl pro Mitarbeiter verglichen. Unter Berücksichtigung verschiedener Einflussfaktoren konnte gezeigt werden, dass die Reduktion stationärer Behandlungszeiten umso größer war, je mehr das ICM-Team in Übereinstimmung mit dem Ansatz von ACT organisiert war (multiprofessionelle teambasierte Behandlung, tägliche Verfügbarkeit der Mitarbeiter über 24 Stunden, geteilte Verantwortung der Mitarbeiter für alle Patienten, Existenz eines Teamleiters, uneingeschränkte zeitliche Ressourcen für die Patienten). Eine größere Rolle spielt allerdings das Ausmaß vorangegangener stationärer Behandlungstage. Die Autoren schlussfolgern, dass die Behandlung von Menschen mit schweren psychischen Erkrankungen durch ICM hinsichtlich der angestrebten Reduktion stationärer Behandlungszeiten dann am effektivsten ist, wenn die Patienten häufige stationäre Vorbehandlungen hatten. Zugleich erklären die Autoren damit die unterschiedlichen Befunde der bisherigen Studien zu CM. In Regionen mit einer gut entwickelten gemeindenahen Versorgungslandschaft sind stationäre Behandlungen nur bei absolut notwendiger Indikation erforderlich, sodass die zusätzliche Einführung eines ICM-Teams wenig Einfluss auf die ohnehin schon niedrige Inanspruchnahme von Krankenhausbehandlungen hat. In Regionen mit einer gering ausdifferenzierten gemeindepsychiatrischen Versorgungslandschaft und hoher Nutzung stationärer Behandlungsressourcen durch die Patienten hingegen kann die Einführung eines ICM zu einer deutlichen Reduktion stationärer Behandlungstage führen.

Neben diesen sog. Systeminterventionen finden zahlreiche weitere Interventionen, die sog. **Einzelinterventionen**, i. R. der gemeindepsychiatrischen Behandlung Anwendung. Es existiert eine große Fülle an Arbeiten, zahlreiche davon auf einem hohen methodischen Niveau, in denen die Wirksamkeit vieler dieser Interventionen untersucht wurde. Die beste Evidenz liegt bisher für die Psychoedukation und das Training sozialer Fertigkeiten vor. Es lassen sich aber auch Wirksamkeitsstudien zu Ansätzen der künstlerischen Therapien, der Ergotherapie und der Sport- und Bewegungstherapie finden (DGPPN 2013b; Gühne et al. 2012a; b; Riedel-Heller et al. 2012).

7.2.2 Sozialpsychiatrische Leistungen zur Teilhabe am Leben in der Gemeinde

Sozialpsychiatrische Leistungen zur Tagesgestaltung und Kontaktfindung

An erster Stelle und seit den 1960er-Jahren an vielen Orten verwirklicht, stehen die **Freizeit- und Kontaktclubs**. In geselliger Runde bieten sie ohne viele professionelle Eingriffe, oft organisiert von Bürgerhelfern, einen schützenden Ort der freien Aussprache, des Verständnisses, der Hilfe füreinander und ein Übungsfeld sozialen Verhaltens. Wenn gewünscht, können sich die Clubbesucher von einem Sozialarbeiter, Psychologen oder Arzt beraten lassen. Der Club hat engere Verbindung zum Lebensalltag als zu psychiatrischen Institutionen und fördert die Integration in die Gemeinde. Träger der Clubs sind oft psychosoziale Hilfsvereine oder Selbsthilfeinitiativen.

Für **Tagesstätten**, in die Freizeitclubs integriert sein können, ist die Finanzierung unterschiedlich geregelt und damit auch die Palette ihrer Angebote. Die Notwendigkeit von Tagesstätten ist allgemein akzeptiert. Zweifellos hat der Auf- und Ausbau komplementärer Hilfen zur deutlichen Verbesserung der Versorgung psychisch Kranker geführt. Die Entwicklung der letzten Jahre hat jedoch gezeigt, dass für einen bestimmten, durch Abbau stationärer Behandlungsplätze immer größer werdenden Teil chronisch psychisch Kranker die gegenwärtig bereitgestellten Hilfen nicht ausreichen.

Dies betrifft insb. solche Kranke, die ohne Beschäftigung allein, bei Angehörigen oder auch in betreuten Wohngemeinschaften leben. Für diesen Personenkreis besteht bei mangelnder Aktivierung und fehlender Außenanregung die Gefahr einer zunehmenden Isolierung mit der möglichen Folge einer Zustandsverschlechterung und Notwendigkeit der (Re-)Hospitalisierung. Hier ist die Tagesstätte als ergänzendes, entlastendes und die Lebensqualität verbesserndes Angebot erforderlich.

Wie erwähnt, gibt es den Typ Tagesstätte mit einheitlicher Angebots- und Organisationsstruktur bisher nicht. Auch ist eine völlige Übereinstimmung solcher Einrichtungen – je nach regionalen Unterschieden – weder notwendig noch wünschenswert. Tagesstätten unterstehen dem Prinzip der Offenheit und der leichten, möglichst kostenfreien Zugänglichkeit für alle psychiatrischen Patientengruppen. In der Realität hat sich herausgestellt, dass dieses Angebot v. a. von chronisch psychisch Kranken in Anspruch genommen wird. Eine regelmäßige Teilnahme, auch wenn diese anzustreben ist, sollte nicht zwingend sein. Allerdings sollten Tagesstätten wenigstens an allen Werktagen durchgängig und möglichst auch an Wochenenden und Feiertagen für einige Stunden geöffnet sein.

Der Kostenträger des hier erörterten Modells einer Tagesstätte ist nach derzeitiger Rechtslage der örtliche Sozialhilfeträger, der zur Einrichtung eines solchen Bausteins allerdings nicht verpflichtet werden kann. Wird eine Tagesstätte als teilstationäres Angebot in Verbindung mit einer Werkstatt für behinderte Menschen konzipiert, kommt die überörtliche Sozialhilfe als Kostenträger mit infrage. Dann aber sind wieder regelmäßige Anwesenheit der Betreuten und gewinnbringende Tätigkeit verpflichtend – Forderungen, die für die Kerngruppe der Besucher einer Tagesstätte zu belastend sind. Erwägenswert ist die Einbeziehung von Ergotherapeuten, die aufgrund ärztlicher Verordnung tätig werden. Die Finanzierung wird gemäß SGB XII, je nach individueller Regelung der Bundesländer, über die örtlichen/überörtlichen Sozialhilfeverwaltungen abgewickelt.

Mit der Tagesstätte verbunden sind die Begriffe **sozialpsychiatrisches, psychosoziales oder gemeindepsychiatrisches Zentrum**. Das sozialpsychiatrische Zentrum mit seiner Beratungs- und Betreuungsfunktion ist seiner theoretischen Konzeption nach ein umfassendes Gebilde mit eigenen Bausteinen, die einen zentralen Standort haben oder auch räumlich voneinander getrennt sein können. Bei diesen Bausteinen handelt es sich um Kontakt- und Beratungsstellen, Tagesstätten sowie Initiativen im Bereich Wohnen und Arbeit. Die Kontakt-, Beratungs- und Betreuungsangebote sollen für psychisch Kranke und Behinderte leicht zugänglich sein und möglichst sowohl tagsüber als auch nachts zur Verfügung stehen. Das sozialpsychiatrische Zentrum ist als Antwort auf die Notwendigkeit einer personenzentrierten außerstationären Versorgung durch Fachpersonal zu verstehen. Die ärztliche Versorgung erfolgt gesondert.

Die Verwirklichung solcher Zentren ist in wenigen Regionen in unterschiedlicher Ausformung in Gang gekommen, sie sind jedoch keineswegs so verbreitet wie sozialpsychiatrische Dienste. Die Gründe hierfür liegen u. a. im Fehlen von Förderrichtlinien und ungeklärten Finanzierungsfragen sowie Kooperationsschwierigkeiten. RCTs zur Wirksamkeit von Tageszentren liegen einem Cochrane-Review zufolge nicht vor (Catty et al. 2007).

Sozialpsychiatrische Leistungen zur Selbstversorgung im Bereich Wohnen

Komplementäre Wohnformen sind ein Kernstück der außerstationären psychiatrischen Versorgung. Schmiedebach und Kollegen (2002) untersuchten die Publikationen zu den Bereichen Wohnen und Arbeit in Deutschland aus 28 verschiedenen psychiatrischen Fachzeitschriften und stellten fest, dass der Bereich des Wohnens trotz der hohen Bedeutung für die Versorgungsentwicklung weit weniger in der psychiatrischen Literatur diskutiert wird (Schmiedebach et al. 2002). Um das Ziel der Enthospitalisierung zu realisieren und die Langzeitpatienten zu entlassen, wurden über die verschiedenen Regionen und Jahre hinweg verschiedene Wohnformen aufgebaut (Leisse und Kallert 2003). Dies geschah durch staatliche Organisationen, Wohlfahrtsverbände und private Träger. In Deutschland werden grundsätzlich zwei Bereiche des betreuten Wohnens unterschieden: a) **ambulant betreutes** Wohnen und b) **stationäres Wohnen.** Der Unterschied der beiden Wohnformen liegt in der Zusammenführung einer Betreuungsleistung mit dem Angebot einer Unterkunft sowie in der Finanzierung (Richter 2010; Wohn- und Betreuungsvertragsgesetz 2009). Teilhabe und Selbstständigkeit der Betroffenen sind die primären Ziele einer betreuten Wohnform. Durch den hohen Selbstverantwortungsanteil der Patienten und die höheren Freiheitsgrade gilt das ambulant betreute Wohnen bzw. das eigenständige Wohnen als bessere Alternative zum stationären Wohnen (Leisse und Kallert 2003; Moos und Wolfersdorf 2007). Die Zuständigkeiten für das betreute Wohnen sind länderspezifisch

Tab. 7.2 Wohnformen in Deutschland (vgl. Moos und Wolfersdorf 2007)

Betreutes Einzelwohnen	Bezieht sich auf Menschen mit psychischen Erkrankungen, die allein, in einer Partnerschaft oder mit Familienangehörigen wohnen und durch psychiatrisch geschultes Fachpersonal betreut werden. Der Betreuungsschlüssel wird in Bezug auf die krankheitsbedingte Einschränkung festgelegt.
Betreute Wohngruppen	Hier wird ein Wohnraum für mehrere Patienten von einem Träger zur Verfügung gestellt, die Betreuung erfolgt durch psychiatrisch geschultes Fachpersonal. Diese Art des betreuten Wohnens umfasst die fördernde und fordernde Wirkung des Zusammenlebens.
Dezentraler Wohnverbund im Heimstatus	In diesem Fall bleiben die Patienten in eigener Wohnung, wohnen oder leben allein bzw. in kleinen Gruppen in einer vom Heimträger angemieteten Wohnung. Die Kompetenz, sich selbst zu versorgen, ist bei diesen Patienten reduziert. Sie erhalten mehr Betreuung und mehr Unterstützung im Alltag.
Wohn- und Pflegeheime	Wohn- und Pflegeheime richten sich an schwer psychisch erkrankte Menschen mit großem Hilfebedarf bei alltäglichen Anforderungen. Sie haben das Ziel, diesen Patienten zu helfen, ihr Leben wieder eigenständig gestalten zu können. Hier gilt eine durchgängige Betreuung durch Fachpersonal. Unterschieden werden die beiden Einrichtungen in Bezug auf die Administration und Finanzierung. Dabei erfolgt die Finanzierung der Wohnheime über die Eingliederungshilfe und die der Pflegeheime über die Pflegeversicherung.
Übergangseinrichtungen	Sollen Patienten mit schweren psychischen Erkrankungen durch zeitlich befristete Rehabilitationsmaßnahmen ermöglichen, ihr Leben wieder eigenständig gestalten zu können.
Soziotherapeutische Einrichtungen	Dabei handelt es sich in der Regel um eine begrenzte Aufenthaltsdauer von Patienten mit Doppeldiagnosen (Menschen mit Suchterkrankungen & Psychosen oder Persönlichkeitsstörungen). Dabei wird versucht eine ausgleichende Betreuung zwischen den beiden Erkrankungen zu gewährleisten.

festgelegt. Die Entscheidung, in welcher Wohneinrichtung die Patienten leben, sollte in Abhängigkeit vom Hilfebedarf der Patienten und den Aussagen der unmittelbar an der Behandlung beteiligten Fachkräfte (institutions-/berufsgruppenübergreifend), die den Patienten kennen und sein Vertrauen genießen, erfolgen. Dies erfolgt entsprechend dem „Gesamtplanverfahren“, das im Sozialgesetzbuch geregelt ist (§ 58 SGB XII). Eine Übersicht über etablierte Wohnformen in Deutschland findet sich in ➤ Tab. 7.2.

Dem natürlichen familiären Milieu ähnelt am stärksten die **Familienpflege**. Es ist ein oft von einem Familienpflegeteam einer psychiatrischen Klinik begleitetes Versorgungsmodell, das auf eine lange Tradition zurück blickt. Die Familienpflege ist eine freiwillige Leistung des überörtlichen Sozialhilfeträgers. Die Auswahl von Kranken und Gastfamilien erfordert Umsicht und sorgfältige Vorbereitung. Organisatorische, finanzielle und rechtliche Fragen sind im Vorfeld zu klären. Alle diese Kriterien bedingen eine gewisse Schwerfälligkeit in der praktischen Umsetzung des Konzepts und sind meist mit der Notwendigkeit einer dauerhaften fachlichen Beratung verbunden.

Die meisten Evaluationsstudien zu betreuten Wohnformen sind deskriptiv. Die Vergleichbarkeit der Studien wird durch die Vielfalt der Modelle und terminologische Unklarheit erschwert. Die Ergebnisse sprechen jedoch zum größten Teil dafür, dass unabhängig von der Wohnform durch das Wohnen in betreuten Wohnformen eine Verringerung der stationären Aufenthaltsdauer erzielt werden kann. Außerdem kann durch zeitlich nichtlimitierte Wohnformen eine Reduzierung der Krankenhausaufenthaltsdauer erreicht werden (Kyle und Dunn 2008). Zudem gibt es Hinweise, dass sich soziales Funktionsniveau und soziale Integration durch die Nutzung betreuter Wohnangebote bessern können (Macpherson et al. 2009). In einigen Studien war die Nutzerzufriedenheit größer als bei längerfristigen Aufenthalten in traditionellen Krankenhaussettings. Weiterhin gibt es Hinweise, dass die meisten Patienten Wohnumgebungen mit hoher Gestaltungsfreiheit im Alltag und Eigenständigkeit vorziehen, obwohl andererseits Einsamkeit und soziale Isolation als Probleme beschrieben wurden (Fakhoury et al. 2002).

EBM

In einer methodisch schwachen und auf nur 22 Patienten basierenden Studie ließ sich durch betreutes Wohnen eine Verbesserung der sozialen Kontakte erzielen, für alle anderen Outcome-Variablen ergaben sich keine signifikanten Unterschiede im Vergleich zu einer stationären Standardbehandlung (McPherson et al. 2009; Cochrane-Review). Die aktuelle Datenlage zeigt v. a. einen eklatanten Mangel an RCTs auf (Chilvers 2006, Cochrane-Review)

Enthospitalisierungsstudien zeigen positive Effekte der Enthospitalisierung in Bezug auf die Reduzierung der Krankenhausaufenthaltsdauer pro Jahr in betreuten Wohneinrichtungen (Kaiser et al. 2001), dabei stellte sich jüngeres Alter als ein prognostisch günstiger Faktor dar (Franz et al. 2001). Kallert und Kollegen (2007) wiesen nach, dass sich die Lebensqualität der Patienten mit zunehmender Institutionalisierung verschlechtert (Kallert et al. 2007a). In einer weiteren Studie konnte kein signifikanter Zusammenhang zwischen der Verbesserung der Lebensqualität und dem ambulant betreuten Wohnen aufgezeigt werden. Lediglich die Schwere der Erkrankung des Patienten schien einen Einfluss zu haben (Leisse und Kallert 2003). Auch Kaiser und Kollegen (2001) kommen zu dem Schluss, dass eine langfristige Verbesserung der Lebensqualität bei enthospitalisierten Patienten statistisch nicht nachweisbar sei (Kaiser et al. 2001). Die Studien weisen aber einheitlich darauf hin, dass eine Institutionalisierung mit negativen Effekten verbunden ist.

Es besteht weitgehend Konsens, dass Wohnen neben der Arbeit einen wesentlichen Bestandteil gesellschaftlicher Teilhabe darstellt. Die Beeinträchtigung der sozialen Teilhabe in den Lebensbereichen Wohnen, häusliches Leben und Freizeitgestaltung ist Teil der Gesundheitsprobleme von Menschen mit schweren psychischen Erkrankungen (Jäckel et al. 2010). Eine frühzeitige Erkennung der

Beeinträchtigungen verhindert langfristige Hospitalisierungen sowie Desintegration.

7.2.3 Arbeitsrehabilitation und Teilhabe am Arbeitsleben

Schwere psychische Erkrankungen haben häufig erhebliche negative Auswirkungen auf die Arbeits- bzw. Erwerbssituation der Betroffenen (Reker und Eikelmann 2004). Infolge psychischer Erkrankungen kann es zum Abbruch der Ausbildung, zum Verlust des Arbeitsplatzes sowie zu Frühberentungen kommen. Obwohl die meisten Menschen mit psychischen Erkrankungen arbeiten wollen (Becker und Drake 1994; Hatfield et al 1992; Shepherd et al. 1994), belegen deutsche und internationale Studien, dass die Arbeitslosigkeit in dieser Bevölkerungsgruppe überdurchschnittlich hoch ist. Für Deutschland liegen z. B. aus einer Befragung des Bundesverbandes der Angehörigen psychisch Kranker (1996) Daten vor, nach denen nur 5,6 % der von einer psychischen Erkrankung Betroffenen vollzeitbeschäftigt sind. Weitere 6,5 % sind in Teilzeit beschäftigt (Angermeyer und Matschinger 1996). Auch Daten der Deutschen Rentenversicherung weisen auf ein beträchtliches Ausmaß sozialer Exklusion im Bereich Arbeit bei psychisch kranken Menschen hin. Danach waren 27 % aller Frühberentungen im Jahr 2003 auf psychische Störungen zurückzuführen, wobei Menschen mit psychischen Störungen auch etwa 4 Jahre eher berentet wurden als Menschen mit somatischen Erkrankungen (Richter et al. 2006).

Bedenkt man die negativen Folgen von Arbeitslosigkeit für psychisch Kranke, so wird deutlich, dass über allgemeine medizinisch-rehabilitative Maßnahmen hinaus auch dem (Wieder-)Erlangen einer Beschäftigung hohe Priorität beizumessen ist: Arbeitslosigkeit führt zu einem Verlust der Tagesstruktur, zur Ausdünnung sozialer Kontakte, zu finanziellen Schwierigkeiten, gesellschaftlicher Stigmatisierung sowie zur Verminderung des Selbstwertgefühls (Watzke et al. 2008; Müller und Worm 1987). Andererseits ist es mittlerweile unstrittig, dass Arbeit günstige Auswirkungen auf die psychische Gesundheit schwer psychisch Erkrankter hat (Harding et al. 1988). Neben dem Ziel der Erlangung einer bezahlten Arbeit basiert daher die berufliche Rehabilitation auf der Vorstellung, dass Arbeit nicht nur Aktivität und Sozialkontakte fördert, sondern auch positive Auswirkungen auf die Lebensqualität, das Selbstwertgefühl und die Autonomie der Betroffenen hat. Die positiven Auswirkungen von Arbeit auf zahlreiche nichtarbeitsbezogene Outcomes konnten in kontrollierten Studien nachgewiesen werden (Mueser et al. 1997; Eklund et al. 2004; Bond et al. 2001). Dabei zeichnet sich im Vergleich zu anderen Formen von Arbeit eine besondere Stellung kompetitiver Beschäftigung ab (Mueser et al. 1997; Eklund et al. 2004; Bond et al. 2001).

Ansätze beruflicher Rehabilitation

Als Strategien der Arbeitsrehabilitation oder beruflichen Rehabilitation (beide Begriffe werden im Folgenden synonym verwendet) werden hier alle psychosozialen Interventionen verstanden, die systematisch auf eine Verbesserung der Arbeits- und Beschäftigungssituation psychisch kranker Menschen abzielen (Reker und Eikelmann 2004). Nicht alle psychisch kranken Menschen können dabei das Ziel einer Arbeit auf dem ersten Arbeitsmarkt erreichen und damit kompetitiver Arbeit nachgehen. Daher sollte berufliche Rehabilitation nicht ausschließlich auf das Ziel einer Rückführung auf den allgemeinen Arbeitsmarkt eingeengt werden (Engels 1996). Vielmehr erscheint es sinnvoll, den Erfolg beruflicher Rehabilitation als individuellen Fortschritt auf einer Skala zu definieren, die von „keine Arbeit“ über „Beschäftigungs- und Arbeitstherapie“ sowie „Arbeit in geschütztem Rahmen“ bis hin zu „Arbeit auf dem ersten Arbeitsmarkt“ reicht (Ciompi et al. 1977). Obwohl das Erreichen oder der Erhalt eines Arbeitsverhältnisses im geschützten Rahmen bereits als positives Rehabilitationsergebnis gewertet werden kann, stellt dies jedoch keine wirkliche Inklusion in den allgemeinen Arbeitsmarkt und die Gesellschaft dar. Deshalb orientieren sich viele Studien im Bereich der beruflichen Rehabilitation hauptsächlich am Zielkriterium des Erreichens kompetitiver Beschäftigung (Watzke et al. 2008). Für die Vielzahl an international beschriebenen und praktizierten arbeitsrehabilitativen Programmen gibt es keine allgemein anerkannte Systematik (Reker et al. 1998). Insgesamt werden jedoch zwei große methodische Ansätze der Arbeitsrehabilitation unterschieden: Beim **Prevocational Training** („first train then place“, vorbereitendes (Arbeits-)Training als berufliche Rehabilitation; PVT) erfolgen mit dem Ziel einer Rückkehr auf den ersten Arbeitsmarkt zunächst berufsvorbereitende Maßnahmen. Diese können z. B. aus Arbeitstherapie, Bewerbungstraining und übergangsweiser Beschäftigung in einem geschützten Arbeitsverhältnis bestehen (Reker und Eikelmann 2004; Matschnig et al. 2008). Erst im Anschluss an dieses Training unter „beschützten“ Bedingungen wird die Eingliederung in den allgemeinen Arbeitsmarkt angestrebt. Beim **Supported Employment** („first place then train“, unterstützte Beschäftigung; SE) erfolgt ein umgekehrtes Vorgehen. Der Betroffene wird ohne (längere) Vorbereitungszeit bereits in der ersten Phase der Rehabilitation auf dem ersten Arbeitsmarkt platziert und dort durch spezialisierte Dienste (*job coaches*) professionell unterstützt. Diese direkte Unterstützung am Arbeitsplatz durch einen Jobcoach ist zeitlich nicht limitiert. Ansätze nach dem Prinzip des SE haben ihren Ursprung in den USA, wo sie in den 1980er-Jahren entstanden (Bond et al. 1997). Eine manualisierte und sehr gut evaluierte Form von SE ist das sog. **Individual Placement and Support** (IPS) (Becker und Drake 1993; Bond 2004).

Vorliegende Arbeiten zu *Supported Employment* (SE) zeigen nahezu stringent die Effektivität bzw. Überlegenheit dieses Ansatzes bezüglich arbeitsbezogener Zielgrößen (Howard et al. 2010). Insbesondere gilt dies, wenn SE in der manualisierten Form (IPS) durchgeführt wird. Kein anderer Ansatz von beruflicher Rehabilitation wurde so intensiv studiert wie SE oder erbrachte so konsistent positive Befunde hinsichtlich kompetitiver Beschäftigung. Der Konsens aus zahlreichen Reviews ist, dass Patienten unter der Bedingung von SE mindestens doppelt so hohe Raten kompetitiver Beschäftigung erzielen wie Patienten unter der Bedingung alternativer beruflicher Rehabilitationsansätze (Crowther et al. 2001; Twamley et al. 2003; Tsang und Pearson 2001; Campbell et al. 2011). Es zeigt sich in den Reviews und RCTs weiterhin, dass SE-Teilnehmer im Vergleich zu PVT-Teilnehmern insgesamt durchschnittlich länger (mehr Wochen pro Jahr) auf dem ersten Arbeitsmarkt arbeiten sowie eine höhere monatliche Arbeitszeit und einen höheren monatlichen Verdienst aufweisen.

Auch eine multizentrische europäische Studie ergab bezüglich des Übergangs in den ersten Arbeitsmarkt eine Überlegenheit von SE gegenüber Rehabilitationsangeboten nach dem *First-train-then-place*-Prinzip (Burns et al. 2007). Für andere nicht arbeitsbezogene Ergebnisparameter zeigten die internationalen Studien keine Unterschiede bei den Patienten der SE-Gruppe im Vergleich zu den Patienten, die Vergleichsangebote erhielten. Eine aktuelle Studie aus der Schweiz konnte zeigen, dass SE effektiver war als das traditionelle Modell der Arbeitsintegration (Hoffmann et al. 2012).

E B M

Supported Employment erwies sich einem *Prevocational Training* gegenüber überlegen (Evidenzstufe Ia: Crowther et al 2001; Cochrane-Review). Unter SE waren nach 18 Monaten 34 % der Patienten erwerbstätig, unter der Bedingung PVT nur 12 %. Durch SE verbleiben mehr Patienten über einen längeren Zeitraum in einem (bezahlten) Beschäftigungsverhältnis (Evidenzstufe Ia: Kinoshita et al. 2013; Cochrane-Review).

In **Deutschland** kommen bislang überwiegend arbeitsrehabilitative Programme zum Einsatz, die in der Tradition des *First-train-then-place*-Ansatzes stehen (Reker und Eikelmann 2004). Allerdings ist ein Trend dahin gehend erkennbar, dass in viele dieser Programme zunehmend Elemente von SE einfließen – oftmals kann man deshalb auch von „Mischformen" zwischen PVT und SE sprechen. In solchen Mischformen findet sich trotz eines (kurzen) initialen vorbereitenden Trainings eine deutliche Ausrichtung auf eine Beschäftigung auf dem ersten Arbeitsmarkt – z. B. durch frühzeitige Praktika in Betrieben des ersten Arbeitsmarktes, die von vornherein auf eine Festanstellung ausgerichtet sind. Seit etwa 15 Jahren sind in Deutschland i. R. von Modellprojekten Elemente von unterstützter Beschäftigung nach dem Vorbild des amerikanischen SE etabliert. Mit dem Ziel einer stärkeren, über lokale Umsetzungen hinausgehenden Implementierung wurde Anfang 2009 die Maßnahme „Unterstützte Beschäftigung" im § 38a des SGB IX gesetzlich verankert.

Einrichtungen, die vorwiegend nach dem Prinzip des *First train then place* arbeiten, sind in Deutschland insb. die Träger der ambulanten Arbeitstherapie, Rehabilitationseinrichtungen für psychisch Kranke (RPK), Berufliche Trainingszentren (BTZ), Berufsförderungswerke (BFW), Berufsbildungswerke (BBW) sowie Werkstätten für behinderte Menschen (WfbM) (vgl. Watzke et al. 2008). Auf die genannten Einrichtungen bzw. deren Angebote wird im Folgenden eingegangen.

Arbeitstherapeutische Maßnahmen stehen gewissermaßen am Beginn der rehabilitativen Versorgungskette; sie stellen oftmals einen wichtigen vorbereitenden Schritt für weitergehende berufliche Rehabilitationsmaßnahmen dar. Vor allem in der stationär-psychiatrischen Behandlung ist Arbeitstherapie als Behandlungsform seit Jahrzehnten ein fester Bestandteil. Im Rahmen der zunehmenden Verlagerung psychiatrischer Versorgung aus dem stationären Bereich in die Gemeinde konnte sich die Arbeitstherapie in Deutschland auch im ambulanten immer mehr Bereich etablieren. Die Zahl der Kliniken, die in ihren Arbeitstherapieabteilungen auch ambulante Plätze vorhalten, ist gestiegen. Ambulante Arbeitstherapie richtet sich an psychisch erkrankte Menschen, die noch gering belastbar sind, und fokussiert zumeist auf die Förderung von Grundarbeitsfähigkeiten wie etwa Konzentrationsfähigkeit und Durchhaltevermögen.

In **Rehabilitationseinrichtungen für psychisch Kranke (RPK)** wird eine integrierte medizinisch-berufliche Rehabilitation ausschließlich für psychisch kranke Menschen angeboten). Das Leistungsangebot zur beruflichen Rehabilitation umfasst z. B. Berufsfindungsmaßnahmen, Arbeitserprobungen/Praktika, Arbeitstraining, berufliche Anpassungen im erlernten bzw. angelernten Berufsfeld oder Bewerbertraining. RPKs verfügen über die Möglichkeit, individuell auf den Ausbildungsstand und die Leistungsfähigkeit des Rehabilitanden zugeschnittene Maßnahmen anzubieten (personenzentrierter Ansatz). In zahlreichen RPKs werden auch Angebote vorgehalten, die Merkmale von *Supported Employment* enthalten.

Berufliche Trainingszentren (BTZ) sind ebenfalls Spezialeinrichtungen zur beruflichen Rehabilitation von Menschen mit psychischen Behinderungen. Aufgenommen werden sowohl Menschen, die noch im Arbeitsleben stehen, bei denen aber aufgrund der psychischen Probleme der Arbeitsplatz gefährdet ist, als auch Menschen ohne Arbeit, die nur mithilfe einer beruflichen und psychosozialen Förderung wiedereingegliedert werden können. Eine Belastbarkeit von mindestens 4 Stunden pro Tag ist Voraussetzung für eine Aufnahme in ein BTZ. Berufliche Trainingszentren bedienen sich einer Vielfalt von Methoden und Förderangeboten, um die für eine (Wieder-)Eingliederung in den ersten Arbeitsmarkt notwendigen fachlichen und sozialen Kompetenzen bei den Teilnehmern zu fördern. Das Leistungsspektrum lässt sich dabei grob in berufliche Trainings (Anpassungsmaßnahmen), Vorbereitungsmaßnahmen auf Ausbildung oder Umschulung und Assessment-Maßnahmen (u. a. Berufsfindung/Arbeitserprobung) gliedern. In den Maßnahmen kommen sehr häufig betriebliche Praktika zur Anwendung. Zahlreiche BTZ haben in ihrem Angebotsspektrum Maßnahmen, die Elemente von SE enthalten.

Berufsförderungswerke (BFW) sind auf die besonderen Belange gesundheitlich eingeschränkter Menschen eingerichtete Bildungsunternehmen, deren Fokus auf der Umschulung und Fortbildung von Menschen mit abgeschlossener Erstausbildung und Berufserfahrung liegt. Es wird mit einer 8-stündigen Belastbarkeit zu Beginn der Maßnahme von den Teilnehmern mehr gefordert als in einem BTZ oder einer RPK. Einige BFW halten spezielle Angebote für psychisch kranke Menschen vor. Das Angebotsspektrum von BFW umfasst Lehrgänge, die anerkannten Ausbildungsberufen entsprechen, Fortbildungslehrgänge und Leistungen zur Berufsfindung und Arbeitserprobung.

Berufsbildungswerke (BBW) sind auf die Erstausbildung und Berufsvorbereitung beeinträchtigter junger Menschen ausgerichtet, wobei bundesweit 25 Häuser (auch) Menschen mit psychischen Erkrankungen aufnehmen. BBW bieten auch Arbeitserprobungen und Eignungsabklärungen an, um für Jugendliche den passenden Beruf zu finden. Die größte Angebotsdichte findet sich in Bayern (5 Einrichtungen), gefolgt von Baden-Württemberg, Rheinland-Pfalz und Nordrhein- Westfalen (jeweils 3) (Albrecht und Bramesfeld 2004).

Werkstätten für behinderte Menschen (WfbM) stellen im Spektrum der bisher erwähnten Rehabilitationseinrichtungen die niedrigsten Anforderungen an die Belastbarkeit der Rehabilitanden. Es existieren bundesweit mehr als 600 dieser Einrichtungen, und 2008 waren immerhin 17 % der dort Beschäftigten psychisch krank (BIH 2008). Werkstätten sind gegliedert in einen Berufsbildungsbereich, der den Teilnehmern eine angemessene berufliche Bildung ermöglichen soll, sowie einen Arbeitsbereich, der im Anschluss an die Berufsbildung eine unbefristete Beschäftigung zu einem leistungsgemäßen Entgelt sichert. Auch im Arbeitsbereich findet eine weitergehende Förderung statt. Dennoch gelingt nur sehr wenigen Teilnehmern der Übergang auf den allgemeinen Arbeitsmarkt (Reker et al. 1998). Zum Angebot an WfbM-Arbeitsplätzen gehören auch ausgelagerte Plätze auf dem allgemeinen Arbeitsmarkt. Diese werden zum Zweck des Übergangs und als dauerhaft ausgelagerte Plätze angeboten. Seit 2004 gibt es, basierend auf einem saarländischen Modellprojekt, auch *Virtuelle Werkstätten,* die vollständig auf eigene Produktionsstätten verzichten und deren Mitarbeiter psychisch erkrankte Menschen stattdessen individuell auf Arbeitsplätzen des ersten Arbeitsmarktes platzieren und dort vor Ort unterstützen. Das Konzept der Virtuellen Werkstatt setzt damit zwei zentrale Merkmale von SE um.

Im deutschen Versorgungskontext haben sich in jüngerer Zeit weitere Angebote zur beruflichen Rehabilitation bzw. Integration psychisch kranker Menschen entwickelt, in denen sich die Bedingungen denen des ersten Arbeitsmarktes annähern. Zu diesen Angeboten zählt beispielsweise die 8-monatige, von der Agentur für Arbeit finanzierte Maßnahme **BeRe-PK (Berufliche Reintegration für psychisch kranke Menschen),** in der frühzeitig ein betriebsgestütztes Training zum Einsatz kommt. Zu diesen Angeboten zählen weiterhin die **Integrationsprojekte bzw. -firmen** und die **Zuverdienstprojekte.** Bei den *Integrationsprojekten* nach SGB IX handelt es sich um ein vergleichsweise neues Instrument zur dauerhaften beruflichen Eingliederung schwerbehinderter Menschen. Es sind rechtlich und wirtschaftlich selbstständige Unternehmen oder unternehmensinterne oder von öffentlichen Arbeitgebern geführte Betriebe oder Abteilungen, die schwerbehinderten Menschen Arbeitsplätze und arbeitsbegleitende Betreuung bieten, deren Teilhabe auf dem allgemeinen Arbeitsmarkt aufgrund der Art oder Schwere ihrer Behinderung auf besondere Schwierigkeiten stößt. Integrationsprojekte bieten ggf. auch Belastungserprobungen, berufsvorbereitende Bildungsmaßnahmen oder berufliche Weiterbildungen an. In Integrationsprojekten nach SGB IX müssen mindestens 25 % schwerbehinderte Menschen beschäftigt sein. *Zuverdienstangebote* bestehen im Bereich der Integrationsunternehmen, daneben aber auch teilweise in Einrichtungen der gemeindepsychiatrischen Versorgung (z. B. in Tagesstätten) oder unter dem Dach von Vereinen. Sie bieten psychisch kranken Menschen geringfügige Teilzeitbeschäftigung bei zumeist frei vereinbarten Arbeitszeiten und unter Rücksichtnahme auf Leistungsschwankungen und Krankheitsausfälle. Die konkreten Modalitäten der Beschäftigung leiten sich aus der Zielgruppe und den vorhandenen Strukturen des jeweiligen Anbieters ab.

Zu nennen sind außerdem noch die **Integrationsfachdienste.** Sie sind Dienste Dritter und können vom Integrationsamt, der Agentur für Arbeit, den SGB-II-Trägern und den Trägern der beruflichen Rehabilitation beteiligt werden, wenn es um die Durchführung von Maßnahmen zur Teilhabe behinderter Menschen am Arbeitsleben geht. In einigen ihrer Projekte setzen sie „Unterstützte Beschäftigung" nach § 38a SGB IV um. Zu ihren Kernaufgaben gehört es, sich neben der Vermittlung behinderter Menschen auf geeignete Arbeitsplätze um den Erhalt der Arbeitsplätze von Betroffenen zu kümmern. Generell stehen Integrationsfachdienste Arbeitgebern behinderter Menschen sowie auch behinderten Beschäftigten als zentrale Ansprechpartner und Berater zur Verfügung. Inzwischen gibt es in Deutschland ein flächendeckendes Netz an Integrationsfachdiensten (einer pro Arbeitsamtsbezirk).

7.2.4 Soziales Netzwerk und Selbsthilfe

Im sozialen Netzwerk als Quelle außerprofessioneller Hilfe spielen die **Angehörigen** die wichtigste Rolle. Was sie oft an schmerzlichen Erfahrungen, Belastungen, finanziellen Ausgaben, gesellschaftlicher Isolation und Zurückweisung erleiden und bewältigen müssen, ist bekannt (Katschnig 1989) und von professioneller Seite im Umgang mit ihnen zu berücksichtigen. Da der Verlauf vieler psychischer Krankheiten auch durch Beziehungs- und Umgangsmerkmale bestimmt ist, haben sich die Angehörigenarbeit in Gruppen, die Entwicklung der Angehörigenselbsthilfe und die Umsetzung der Ergebnisse der Expressed-Emotion-Forschung zur Unterstützung der Angehörigen als hilfreich erwiesen.

Die oft durchaus vorhandene Unterstützungsbereitschaft von **Freunden, Nachbarn, Bekannten und Arbeitskollegen** bedarf zur Verwirklichung häufig erst des anleitenden Anstoßes, da nicht selten Unsicherheit darüber besteht, wo und wie sie helfen können.

Große Bedeutung kommt den ehrenamtlichen Helfern, heute als **Bürgerhelfer** bezeichnet, zu. Bürgerhelfer verstehen sich nicht als Hilfstherapeuten, dennoch stehen sie gelegentlich in einem natürlichen Spannungsverhältnis zur professionellen Hilfe. Sie haben zum Kranken und Behinderten meist keine so enge Bindung wie Verwandte, besitzen aber Lebenserfahrung und persönliche Fertigkeiten sowie oft mehr emotionale Distanz, was Anteilnahme, Aufmerksamkeit und Freundschaft nicht ausschließt. Alle diese Qualitäten stellen sie als Unterstützung, Schutz oder Beziehungsangebot zur Verfügung. Sie sind in der Clubarbeit tätig, beteiligen sich an Besuchsdiensten und Freizeitangeboten und stehen bei der Bewältigung von Alltagsaufgaben zur Seite.

Interventionsstudien geben Hinweise auf die Wirksamkeit ehrenamtlicher, nichtprofessioneller Hilfeangebote, z. B. in Form des sog. *Befriending* in der Behandlung und Verhütung depressiver Erkrankungsepisoden (Fabian und Becker 2001).

Die Bewegung der **Selbsthilfegruppen** hat sich im Gegensatz zur Bürgerhilfe kontinuierlich ausgedehnt, v. a. in Form der Selbsthilfegruppen von Angehörigen. Seit Anfang der 1990er-Jahre existieren auch Selbsthilfeorganisationen psychisch erkrankter Menschen, so etwa der Bundesverband Psychiatrie-Erfahrener (BPE) e. V.

Die jeweiligen Typen von Selbsthilfegruppen sind in ihrer Form, Organisation, Zielsetzung und Arbeitsweise vielfältig, worin sich die unterschiedlichen Hintergründe ihrer Entstehung und regionale Einflüsse ausdrücken. Manchmal haben sie sich in Ergänzung zu bestehenden professionellen Diensten entwickelt, manchmal als kritische Reaktion auf vermeintliche oder wirkliche Unzulänglichkeiten der professionellen Hilfen.

Als eine Sonderform der Selbsthilfegruppen ist das **trialogische Psychoseseminar** anzusehen, dessen Prototyp 1989 an der Psychiatrischen Klinik des UKE entstand. Mittlerweile gibt es ca. 100 solcher Gruppen. In diesen Seminaren treffen sich Professionelle, Angehörige und früher oder gegenwärtig psychisch kranke Menschen (Psychose- oder Psychiatrie-Erfahrene). Alle Teilnehmer des meist 14-tägig stattfindenden Seminars begegnen sich auf Augenhöhe und tauschen in ca. 2-stündigen Gesprächen ihre Erfahrungen, ihr Wissen und ihr Verständnis untereinander aus. Wegbereiter der Psychose-Seminare waren Psychiatrie-Erfahrene und Professionelle (Bock et al. 1997; Buck-Zerchin 2002).

Die Einbeziehung von gegenwärtig oder ehemals betroffenen psychisch kranken Menschen erhält auf verschiedenen Ebenen (z. B. Gremienmitarbeit, Forschung, Fortbildung, sozialpsychiatrische Arbeitsfelder) zunehmende Bedeutung. Die Weltgesundheitsorganisation (WHO) formuliert: *„Die Beteiligung von Nutzern psychiatrischer Dienste und ihrer Angehörigen ist ein wichtiger Bestandteil des Reformprozesses. Es ist nachgewiesen, dass die aktive Beteiligung von Psychiatrie-Erfahrenen und ihren Familien die Qualität der Versorgung und der Dienste verbessert. Sie sollten ebenso an der Entwicklung und Durchführung von Ausbildungen beteiligt werden, um Mitarbeitern in der Psychiatrie ein besseres Verständnis ihrer Bedarfe zu vermitteln"* (Leonardo da Vinci Pilot Projects 2011.) Mittlerweile gibt es in vielen Ländern zahlreiche Aktivitäten im Bereich der sozialpsychiatrischen Tätigkeit. In der Literatur lassen sich drei Kategorien von **Betroffenen-Unterstützung** finden: (1) gegenseitige Unterstützung von Betroffenen (*mutual support*), (2) Mitwirkung an Hilfsangeboten für Betroffene (*user-run* oder *peer-run services*) und (3) (einseitige) Unterstützung von Betroffenen durch ehemals Betroffene (*peer support*) (Davidson et al. 1999). Mit den im EU-geförderten *Experienced Involvement Curriculum* (EX-IN-Kurse) ausgebildeten Peer-Beratern steht hierfür eine auch im deutschsprachigen Raum neue Ressource zur Verfügung. Im Zentrum der Ausbildung steht zum einen die Reflexion der eigenen Erfahrungen, zum anderen der Erwerb von Fähigkeiten und Wissen für die Arbeit aus Erfahrenenperspektive (Leonardo da Vinci Pilot Projects 2011; Utschakowski 2009). Eine psychiatrische Versorgung, die sich an den Bedürfnissen und den Bedarf der psychisch kranken Menschen orientiert und Entwicklung, Wiedererstarken und Empowerment zum Ziel hat, muss die Erklärungs- und Bewältigungsmodelle der Betroffenen wahrnehmen und nutzen. Außerhalb von Deutschland ist die Einbeziehung von Experten aus Erfahrung z. T. gut in den Versorgungsalltag implementiert. So sind z. B. in Großbritannien Psychiatrie-Erfahrene in *Home-Treatment*-Teams integriert, und in den USA findet Peer-Beratung bereits heute breite Anwendung (Utschakowski 2009). Auch in Deutschland gibt es an einigen psychiatrischen Einrichtungen Betroffene, die nach Absolvierung von EX-IN-Kursen in der psychiatrischen Versorgung mitarbeiten. Eine Übersichtsstudie zum Einsatz von „Experten durch Erfahrung" zeigt sehr ermutigende Ergebnisse (Davidson et al. 2006). Die Unterstützung durch Betroffene gegenüber solcher durch Nichtbetroffene erwies sich hinsichtlich verschiedener Zielgrößen als gleichwertig; in einer Studie zeigten sich Vorteile in Bezug auf eine reduzierte stationäre Behandlungsbedürftigkeit in der Gruppe psychisch kranker Menschen, die durch Peers begleitet wurden. Eine Integration zweier Ansätze, des *Assertive Community Treatment* (ACT) und des *Illness Management and Recovery* (IMR) unter Einbeziehung von Peer-Experten in die Behandlung von Erwachsenen mit schwerer psychischer Erkrankung über 2 Jahre führte zu einer Reduktion stationärer Behandlungsnutzung in der IMR-Gruppe (Salyers et al. 2010). Zu den besonderen Leistungen von Peer-Experten gehört, auch mit schwer erreichbaren Patienten in Kontakt zu kommen. Die Patienten gaben zudem an, sich durch Peer-Experten verstanden und akzeptiert zu fühlen (Sells et al. 2006). Eine Pilotstudie konnte aufzeigen, dass Peer-Beratung auch in einem stationären psychiatrischen Setting hilfreich sein kann (Rummel-Kluge et al. 2008).

In gewissem Bezug zur Selbsthilfe stehen der Patientenfürsprecher, die psychiatrische Beschwerdestelle, die Empowerment-Bewegung und die Entstigmatisierung sowie Stigmabewältigung (➤ Kap. 32). Angesprochen ist hiermit auch der Bereich der Rechte psychisch kranker Menschen.

Das Amt des **Patientenfürsprechers** ist ein Ehrenamt, das in den Gesetzen einiger Bundesländer verankert ist. Der Patientenfürsprecher wird mittels unterschiedlicher Verfahren bestimmt, prüft Anregungen und Beschwerden und vertritt die Anliegen des stationär behandelten Patienten, mit dessen Zustimmung er sich unmittelbar an die zuständigen Stellen wenden kann. Der Patientenfürsprecher hat alle Sachverhalte, von denen er in seinem Amt Kenntnis erhält, vertraulich zu behandeln. Das Krankenhaus ist zur Zusammenarbeit verpflichtet. Es muss die notwendigen Auskünfte erteilen und dem Patientenfürsprecher Zutritt gewähren. Dieser erstellt einen Jahresbericht, der keine Angaben enthalten darf, die den Persönlichkeitsschutz von Patienten, Beschäftigten oder Besuchern des Krankenhauses verletzen. Der Bericht wird dem betroffenen Krankenhausträger und dem für das Gesundheitswesen zuständigen Landesministerium zugeleitet.

Die **Beschwerdestelle** ist ebenfalls eine Institution zum Schutz von Patientenrechten, sie ist jedoch nicht gesetzlich festgeschrieben. Dort, wo sie realisiert ist, versteht sie sich meist als unabhängiges Gremium, in dem Psychiatrie-Erfahrene, Angehörige und in der Psychiatrie Tätige Interessen, Beschwerden und Verbesserungsvorschläge prüfen und im Dialog bearbeiten. Die Beschwerdestelle berät; wiederkehrende strukturell bedingte Beschwerden werden festgehalten und in die zuständige Verwaltung oder entsprechende politische Gremien eingebracht. Gegebenenfalls wird eine Lösung von Missständen durch Öffentlichkeitsarbeit angestrebt. Patientenfürsprecher wie auch Beschwerdestelle sind ein Beitrag zur Weiterentwicklung des Qualitätsstandards in der psychiatrischen Versorgung.

Nicht selten spielen Rechtsfragen für psychisch kranke Menschen eine wichtige Rolle, wenn auch in unterschiedlichem Umfang. Hierzu gibt es wissenschaftliche Fachliteratur, aber auch allgemein verständliche Informationen in Form von Ratgebern (Brill 1999).

Die Befähigung zur Selbsthilfe psychisch kranker Menschen ist das Ziel der **Empowerment-Bewegung.** Sie hat sich als Reaktion auf ein Ungleichgewicht von Einfluss, Bestimmung und Macht von psychisch Kranken zugunsten der professionell in der Psychiatrie Tätigen entwickelt. Segal (1995) beschreibt Empowerment als den Prozess einer selbstbestimmten Lebensführung und der Einflussnahme auf die organisatorischen und sozialen Strukturen, in denen jemand lebt (Segal et al. 1995). Charakteristische Forderungen sind z. B. die Selbstbenennung und Durchsetzung eigener Bedürfnisse, die Gleichberechtigung aller Beteiligten, die Achtung von Menschen als Personen und nicht als Träger klinischer Diagnosen sowie die Ablehnung von Zwangsmaßnahmen (➤ Kap. 32).

7.3 Schlussbemerkung

Es besteht Konsens, dass Menschen mit schweren psychischen Erkrankungen mehr brauchen als eine moderne und zielgerichtete Pharmakotherapie, selbstverständlich wird der Bedarf an differenzierten psychotherapeutischen Interventionen gesehen. Zu diesen treten vielfältige psychosoziale Interventionen hinzu, die in ihrer Gesamtheit eine wesentliche dritte Säule des therapeutischen Inventars darstellen.

Die Evidenzlage zur Gestaltung des gemeindepsychiatrischen Versorgungssystems und zu psychosozialen Interventionen bei Menschen mit schweren psychischen Erkrankungen hat sich insb. in den letzten Jahren deutlich verbessert. Es liegt eine große Anzahl von Wirksamkeitsstudien vor. Der Blick auf die internationale Forschungslandschaft zeigt, dass es möglich ist, auch für nichtmedikamentöse und nichttechnische Ansätze methodisch hochwertige Wirksamkeitsstudien vorzulegen. Wenngleich die deutsche Forschungslandschaft an dieser Stelle im internationalen Vergleich insgesamt zurücksteht, existieren einzelne sehr gute Studien, die aufzeigen, dass entsprechende Wirksamkeitsnachweise psychosozialer Behandlungs- und Versorgungsansätze auch hierzulande durchführbar sind (z.B. Burns et al. 2007).

Breite Evidenz liegt sowohl für gemeindepsychiatrische teambasierte Interventionen als auch für das *Supported Employment* vor. Überzeugende Befunde existieren auch für einige Einzelinterventionen, z. B. Psychoedukation, insb. unter Einbeziehung von Angehörigen, sowie für das Training sozialer Fertigkeiten (Gühne et al. 2012). Diese Interventionen werden deshalb in der S3-Leitlinie „Psychosoziale Therapien bei schweren psychischen Erkrankungen" mit hohen Empfehlungsgraden (A und B) empfohlen, d. h., dass sie bei einem Großteil der Patienten bzw. nach Abwägung von Vor- und Nachteilen zur Anwendung kommen sollten (DGPPN 2013).

Literatur

Die vollständige Literatur zu diesem Kapitel finden Sie online im „Plus im Web" zu diesem Buch.

Fragen zur Wissensüberprüfung zum ➤ Kap. 7 finden Sie online.

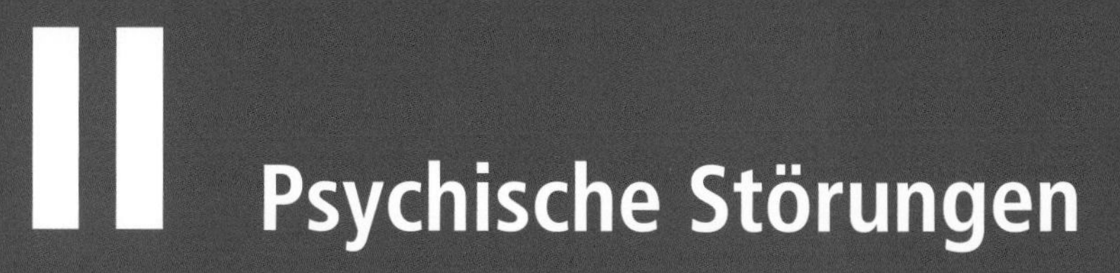

II Psychische Störungen

KAPITEL

8

Michael Hüll und Hans Förstl

Organische (und symptomatische) psychische Störungen

8.1 Einleitung

Zur Diagnose einer „körperlichen Psychose“ forderte K. Schneider (1946) 1.) einen belangvollen körperlichen Befund, 2.) einen eindeutigen Zusammenhang zwischen dem organischen Faktor und der Psychose, 3.) ein Fehlen alternativer Ursachen (dazu zählte er auch eine familiäre Belastung) und 4.) eine günstige Beeinflussung durch eine Besserung der organischen Erkrankung. Lipowski (1975) gliederte die psychischen Störungen als Folge einer Hirnerkrankung in drei Gruppen:

- **Organisch bedingte Störungen** im engeren Sinne mit unterschiedlichen psychopathologischen Störungen als direkte Folge einer diffusen oder fokalen Hirnschädigung bzw. einer metabolischen Störung
- **Reaktive Störungen,** also Psychosen, Neurosen, Persönlichkeits- und Verhaltensstörungen, als Fehlanpassungen an die Belastungen durch die physische Erkrankung und deren psychische und soziale Konsequenzen
- **Verhaltensabweichungen** mit selbstschädigender Verweigerung von Compliance, Krankheitsverleugnung oder übertriebener Abhängigkeit

Moderne Klassifikationssysteme wie ICD-10 und DSM-5 schließen an diese Überlegungen von Lipowski an. Im DSM-5 wird eine Diagnoseklasse *Mild Neurocognitive Disorder* eingeführt, wobei noch im Oktober 2013 Änderungen vorgenommen wurden und die kommende Diskussion bzgl. der Nützlichkeit dieser Diagnoseklasse abzuwarten bleibt. Gegenstand dieses Kapitels sind die organischen (einschl. der symptomatischen) psychischen Störungen nach ICD-10, deren Gliederung und Definitionen trotz einiger dadurch entstehender Redundanzen als Leitfaden des Beitrags gewählt wurden:

- **Demenz:**
  - Demenz bei Alzheimer-Krankheit (F00)
  - Vaskuläre Demenz (F01)
  - Demenz bei andernorts klassifizierten Erkrankungen (z. B. fokale kortikale Degeneration, Chorea Huntington, Parkinson-Krankheit, Creutzfeldt-Jakob-Krankheit, HIV-induzierte Demenz [F02])

- **Amnesie,** organisch amnestisches Syndrom, nicht durch Alkohol oder psychotrope Substanzen bedingt (F04)
- **Delir,** nicht durch Alkohol oder psychotrope Substanzen bedingt (F05)
- **Andere organisch bedingte psychische Störungen:**
  - z. B. organische Halluzinose, Katatonie, wahnhafte, affektive, Angst-, dissoziative, asthenische oder leichte kognitive Störung (F06)
  - Organische Persönlichkeits- oder Verhaltensstörung, z. B. nach Enzephalitis oder Schädel-Hirn-Trauma (F07)

Dieser Abschnitt der ICD-10 bezieht sich vorwiegend auf die organisch bedingten Störungen nach Lipowski im engeren Sinne. Der Schwerpunkt liegt auf Demenz, amnestischem Syndrom und Delir. Seltenere in der ICD-10 aufgeführte organische Störungen werden kurz angesprochen; ihre detaillierte Darstellung muss ausführlicheren Texten vorbehalten bleiben.

8.2 Demenz

8.2.1 Definition und Epidemiologie

Die derzeit gültige Definition demenzieller Syndrome in der ICD-10 umfasst drei Elemente:

- Störungen des Gedächtnisses,
- Beeinträchtigung zumindest eines weiteren neuropsychologischen Teilbereichs und
- eine damit verbundene alltagsrelevante Einschränkung der Lebensführung.

Im Vergleich zu Minderbegabungen verschiedenster Genese stellen Demenzen den Verlust einer zuvor einmal erreichten kognitiven Fähigkeit dar. Der Begriff der Demenz beinhaltet jedoch keine Wertung hinsichtlich des Verlaufs der Defizite. Als Demenzen bezeichnete Defizite können daher rückläufig, konstant oder progredient sein.

Auch reversible neuropsychologische Leistungsminderungen werden als Demenzen bezeichnet, sofern sie schwerwiegend sind. Bei ca. 10 % aller Patienten mit einer demenziellen Symptomatik liegt eine solche reversible, behandelbare Ursache vor. Bei richtiger Therapie kann in dieser Gruppe eine weitreichende Wiederherstellung der Leistungsfähigkeit erzielt werden, weshalb der Identifikation dieser Gruppe große Bedeutung zukommt.

Die Fachgesellschaften der Psychiater, Neurologen und Geriater haben in Zusammenarbeit mit zahlreichen weiteren Vereinigungen Leitlinien zur Diagnostik und Therapie von Demenzerkrankungen auf S3-Niveau entwickelt. Diese Leitlinien sowie angepasstes Material für Angehörige und Pflegekräfte mit ausdruckbaren Informationsblättern in russischer und türkischer Sprache finden sich unter www.demenz-Leitlinie.de/.

8.2.2 Diagnose

Die wesentliche Voraussetzung für die Diagnose ist der Nachweis einer **Abnahme des Gedächtnisses** und des Denkvermögens mit einer dadurch bedingten **Beeinträchtigung der Aktivitäten des täglichen Lebens** (ATLs). Die Störung des Gedächtnisses betrifft typischerweise Aufnahme, Speicherung und Wiedergabe neuer Information. Auch früher gelernte und vertraute Inhalte können besonders in den späteren Stadien verloren gehen. Demenz ist jedoch mehr als eine Gedächtnisstörung: Zusätzlich bestehen eine Beeinträchtigung des Denkvermögens und eine Verminderung des Ideenflusses. Auch die Informationsverarbeitung ist beeinträchtigt. Für den Betreffenden wird es immer schwieriger, sich mehr als einem Stimulus gleichzeitig aufmerksam zuzuwenden (z. B. Teilnahme an einem Gespräch mit mehreren Personen). Für das erstmalige Stellen einer Demenzdiagnose wird der Nachweis von **Bewusstseinsklarheit** gefordert. Die **Doppeldiagnose** eines Delirs bei bereits bekannter Demenz ist jedoch häufig (F05.1). Für die zuverlässige klinische Diagnose einer Demenz müssen die erwähnten Symptome und Störungen mindestens 6 Monate bestehen. Die Feststellung kognitiver Defizite ist eine notwendige Voraussetzung für die Diagnose eines Demenzsyndroms. Sie fordert zwingend eine genaue Erhebung des psychischen Befunds sowie die Anwendung standardisierter, reproduzierbarer Tests.

Aufgrund seiner leichten Durchführbarkeit ist der **Mini-Mental-Status-Test (MMST)** *(Mini Mental State Examination,* MMSE) trotz testpsychologischer Einwände immer noch das am meisten verwendete Instrument, und sein Einsatz ist einem Verzicht auf jedwede Testung bei Weitem vorzuziehen. Der Test kann jedoch allenfalls der groben Einschätzung kognitiver Defizite und der Verlaufskontrolle dieser Störungen dienen (➤ Tab. 8.1). Eine Neuentwicklung mit besseren psychometrischen Eigenschaften, auch bzgl. kognitiver Defizite, die nicht durch eine Alzheimer Krankheit bedingt sind, stellt das *Montreal Cognitive Assessment* (MOCA, www.mocatest.org) dar, das allerdings auch ca. 15 min zeitaufwendiger ist als der MMST.

! MERKE

- Bei jedem Patienten mit Demenz oder Demenzverdacht sollte bei Erstdiagnose eine Quantifizierung der kognitiven Leistungseinbuße erfolgen.
- Für die ärztliche Praxis sind zeitökonomische Tests (z. B. MMST, DemTect, TFDD und Uhrentest) geeignet, um das Vorhandensein und den ungefähren Schweregrad einer Demenz zu bestimmen. Einen breiten Leistungsüberblick gibt auch der MOCA.
- Die Sensitivität dieser Verfahren bei leichtgradiger Demenz ist jedoch begrenzt, und zur Differenzialdiagnostik verschiedener Demenzen sind sie nicht geeignet.

Zur Abschätzung der Beeinträchtigung im Alltag dient das **Clinical Dementia Rating (CDR)** (➤ Tab. 8.2). Die Auswertung kann mit Unterstützung durch einen öffentlich zugänglichen Internet-Algorithmus erfolgen (www.biostat.wustl.edu/~adrc/cdrpgm/index.html). Ein CDR-Summenwert von 0,5 entspricht dabei einer leichten kognitiven Störung *(Mild Cognitive Impairment)*, also noch nicht dem Schweregrad einer Demenz.

Durch das **Functional Assessment Staging (FAST)** nach Reisberg (1988) kann eine einfachere, an Einzelitems orientierte Abschätzung des Schweregrads erfolgen, die v. a. in den Früh- und Spätstadien der Demenz eine bessere Verlaufsbeurteilung gestattet (➤ Box 8.1).

Tab. 8.1 Auszug aus dem Mini-Mental-Status-Test (nach Folstein et al. 1975)*

Zeitliche Orientierung	„Welches Datum haben wir?"
Merkfähigkeit	„Hören Sie mir aufmerksam zu. Ich werde jetzt drei Worte sagen. Wenn ich mit dem Sprechen fertig bin, werden Sie diese Worte wiederholen. Sind Sie bereit? Hier sind die Worte… APFEL [Pause], LAMPE [Pause], TISCH [Pause]. Wiederholen Sie jetzt diese Worte." [Bis zu 5 Mal wiederholen, Punkte jedoch nur für den ersten Versuch vergeben.]
Sprachliche Benennung	Was ist das? [Auf einen Bleistift oder Kugelschreiber deuten]
Lesen	Bitte lesen Sie dies durch und tun Sie, wozu Sie aufgefordert werden. [Dem Patienten/der Patientin die Worte auf dem Stimulusvordruck zeigen.] SCHLIESSEN SIE IHRE AUGEN

Tab. 8.2 Schweregrad der Demenz nach dem *Clinical Dementia Rating* (CDR; Berg 1984)

	Gesund	**Leichte kognitive Defizite:**	**Leichte Demenz**	**Mittelschwere Demenz**	**Schwere Demenz**
	CDR 0	CDR 0,5	CDR 1	CDR 2	CDR 3
Gedächtnis	Keine Gedächtnisstörungen oder leichte inkonsistente Vergesslichkeit	Leichte konsistente Vergesslichkeit Teilweise erhaltene Erinnerung an Geschehnisse „Benigne Vergesslichkeit"	Mittelschwerer Gedächtnisverlust, v. a. für kürzliche Ereignisse Defizit interferiert mit dem Alltagsleben	Schwerer Gedächtnisverlust Nur „überlernte" Inhalte sind erhalten Neue Inhalte werden schnell vergessen	Schwerer Gedächtnisverlust Nur Fragmente sind erhalten
Orientierung	Vollständig orientiert		Einige Schwierigkeiten mit dem Zeitgitter Bei Untersuchung orientiert zu Ort und Person Geografische Desorientierung möglich	Gewöhnlich desorientiert zur Zeit, häufig zum Ort	Nur orientiert zur Person
Urteilsvermögen und Problemlösen	Erledigt alltägliche Probleme gut Urteilsvermögen unverändert zur Vorgeschichte	Nur fragliche Beeinträchtigung beim Lösen von Problemen, v. a. bei abstrakten Aufgaben (Ähnlichkeiten, Unterschiede)	Mäßige Schwierigkeiten beim Lösen komplexer Probleme Soziale Urteilsfähigkeit gewöhnlich erhalten	Schwer beeinträchtigt beim Lösen von Ähnlichkeits- oder Unterschiedsaufgaben Soziales Urteilsvermögen normalerweise beeinträchtigt	Unfähig, Entscheidungen zu treffen oder Probleme zu lösen
Gesellschaftliche Aktivitäten	Unverändert unabhängige Funktion im Beruf, beim Einkaufen, bei geschäftlichen und finanziellen Angelegenheiten, bei freiwilligen und sozialen Tätigkeiten	Nur fragliche oder leichte Beeinträchtigung bei diesen Arbeiten	Unfähig, diese Aktivitäten unabhängig wahrzunehmen, Beteiligung ist jedoch immer noch möglich Kann bei oberflächlicher Betrachtung noch normal erscheinen	Keine Möglichkeit mehr, Tätigkeiten unabhängig außerhalb des Hauses auszuführen Kann gelegentlich noch zu Anlässen außerhalb des Hauses mitgenommen werden	Wirkt zu krank, um zu irgendwelchen Anlässen außerhalb des Hauses mitgenommen zu werden
Heim und Hobbys	Leben zu Hause Hobbys und intellektuelle Interessen gut erhalten	Leben zu Hause Hobbys, intellektuelle Interessen leichtgradig beeinträchtigt	Leichte, aber definitive Beeinträchtigung der häuslichen Funktionen Schwierige Aufgaben abgegeben Anspruchsvolle Hobbys und Interessen aufgegeben	Nur leichte Aufgaben werden bewältigt Stark eingeschränkte Interessen mit Mühe erhalten	Keine nennenswerte Funktionsfähigkeit im Haus außerhalb des eigenen Zimmers
Körperpflege	Versorgt sich vollständig selbst		Muss aufgefordert werden	Benötigt Unterstützung bei Anziehen, Hygiene, Ordnung der Habseligkeiten	Benötigt viel Hilfe bei der Körperpflege Häufig inkontinent

Bewertet werden sollen ausschließlich Funktionsbeeinträchtigungen, bedingt durch die kognitiven Defizite und nicht durch andere Faktoren.

BOX 8.1

Modifizierte Version des FAST (Functional Assessment Staging nach Reisberg 1988)

1. Weder subjektive noch objektive funktionelle Beeinträchtigung
2. Subjektive Klagen über das Verlegen von Gegenständen und über Schwierigkeiten bei der Arbeit
3. Verminderung der Arbeitsleistung, die auch Mitarbeitern auffällt; Schwierigkeiten, an neue Orte zu gelangen
4. Verminderte Fähigkeit, komplexere Aufgaben zu verrichten (z. B. Abendessen mit Gästen planen; mit den eigenen Finanzen umgehen; wirtschaften)
5. Benötigt Hilfe beim Auswählen korrekter Kleidung
6. Schwierigkeiten, sich korrekt anzukleiden
7. Unfähig, richtig zu baden; entwickelt Angst davor, allein zu baden
8. Unfähig, allein die Toilette zu benutzen (vergisst z. B., die Spülung zu betätigen; reinigt sich nicht richtig)
9. Harninkontinenz
10. Stuhlinkontinenz
11. Eingeschränktes Sprachvermögen (redet 1 bis 5 Wörter am Tag)
12. Vollständiger Verlust verständlichen Vokabulars
13. Nicht gehfähig
14. Unfähig, selbstständig zu sitzen
15. Unfähig zu lächeln
16. Unfähig, den Kopf anzuheben

8.2.3 Differenzialdiagnose

Obwohl sehr viele unterschiedliche, potenziell medizinisch und chirurgisch behandelbare Erkrankungen eine Demenz verursachen können, repräsentieren diese insgesamt nur einen kleinen Prozentsatz der gesamten Fälle. Es wäre jedoch ein verhängnisvoller Irrtum, allein wegen der Häufigkeit der „primär degenerativen“, derzeit nicht erfolgreich kausal behandelbaren Alzheimer-Demenz fatalistisch auf eine konsequente Differenzialdiagnostik zu verzichten.

Ein diagnostisches Minimalprogramm zur Erfassung von Ursachen und aggravierenden Faktoren z. T. reversibler Demenzen wird in ➤ Tab. 8.3 vorgestellt. Erst wenn alle genannten Untersuchungen keinen Anhalt für eine spezifische Ursache ergeben haben, sollte die Diagnose Alzheimer-Demenz (AD) erwogen werden.

! MERKE

Im Rahmen der Basisdiagnostik werden folgende Untersuchungen empfohlen:

- Blutbild, Elektrolyte (Na, K, Ca), Nüchternblutzucker, TSH, Blutsenkung oder CRP, GOT, GGT, Kreatinin, Harnstoff, Vitamin B_{12}

In der Erstdiagnostik einer Demenz sollte die Liquordiagnostik zum Ausschluss einer entzündlichen Gehirnerkrankung durchgeführt werden, wenn sich dafür Hinweise aus Anamnese, körperlichem Befund oder Zusatzdiagnostik ergeben.

Tab. 8.3 Diagnostisches Minimalprogramm zur Differenzialdiagnose der Demenzen (falls die richtungweisenden Untersuchungen pathologische Befunde zeigen, ist meist eine weitere, gezielte, manchmal invasive Diagnostik notwendig, um die Verdachtsdiagnose abzusichern

Richtungweisende Untersuchungen	Verdachtsdiagnosen
Eigen- und Fremdanamnese	• Medikamente*, Drogen*, Lösungsmittel* • Alkohol*, „Wernicke-Korsakow-Psychose“* • Schädel-Hirn-Trauma*, „Boxer-Demenz“* • Zustand nach Enzephalitis* (z. B. Herpes-Enzephalitis) • Schlafapnoe-Syndrom*
Psychiatrische Untersuchung (inkl. Testung)	• „Depressive Pseudodemenz“* • Schizophrener Residualzustand* • Dissoziative Störung (Ganser-Syndrom)
Neurologische Untersuchung	• M. Parkinson und verwandte Erkrankungen (z. B. progressive supranukleäre Parese oder Steele-Richardson-Olszewski-Syndrom) • Chorea Huntington • Hepatolentikuläre Degeneration (M. Wilson) • Andere heredodegenerative Erkrankungen
Neurophysiologie (EEG) Internistische Untersuchung (inkl. EKG und Labor: BKS, Blutbild, Differenzialblutbild, Kalzium, Kalium, Natrium, GGT, Kreatinin, T_3, T_4, TSH, Vitamin B_{12}, Folsäure, TPHA)	• Creutzfeldt-Jakob-Erkrankung • Chronische zerebrale Hypoxie bei Herzinsuffizienz, Anämie* • Paraneoplastische Syndrome (z. B. limbische Enzephalitis • Autoimmunerkrankungen* • Leber-, Nierenversagen* • Endokrinopathien* (Diabetes mellitus, Schilddrüse, Nebenschilddrüse) • Hypovitaminosen* • Progressive Paralyse*
Neuroradiologie (CT oder MRT)	• *Vaskuläre Demenzen* (*) (Multi-Infarkt-Demenz, subkortikale vaskuläre Enzephalopathie, Thalamusinfarkte) • *Raumfordernde Prozesse** (Subduralhämatom, maligne Tumoren, Granulome und Abszesse) • Normaldruckhydrozephalus* • HIV-Enzephalopathie • Fokale kortikale Hirnatrophien (M. Pick) • Entzündliche und degenerative Erkrankungen mit Beteiligung des Marklagers

* Potenziell vermeidbare oder behandelbare und potenziell reversible Demenzformen; *Kursivschrift:* die zahlenmäßig wichtigsten Demenzformen

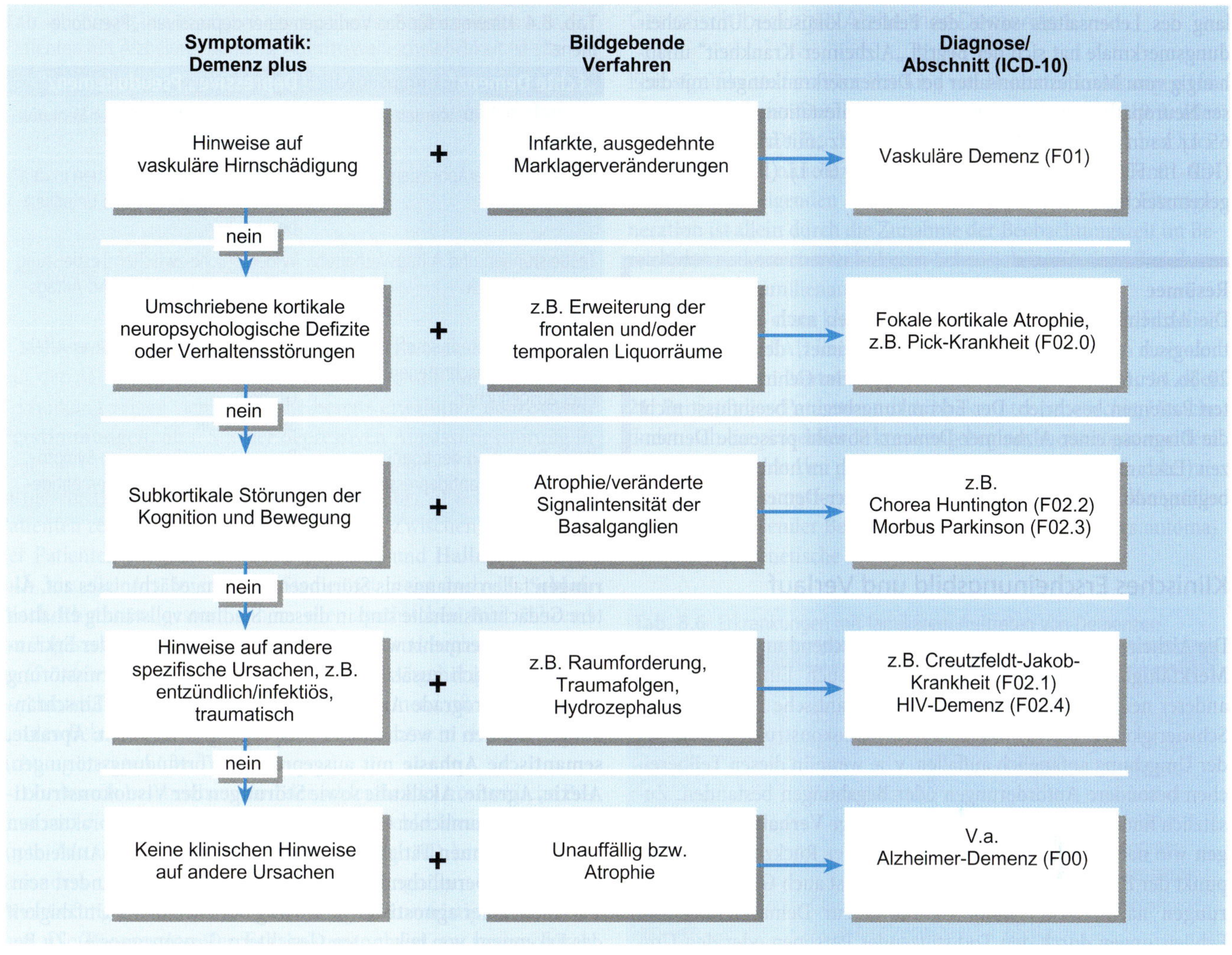

Abb. 8.1 Vereinfachtes Fließschema zur Differenzialdiagnose der Demenzen (in Anlehnung an ICD-10)

! MERKE

Bei vorliegendem Demenzsyndrom soll eine konventionelle CCT oder cMRT zur Differenzialdiagnostik durchgeführt werden.

Die Logik bei der Differenzialdiagnostik wichtiger Demenzformen ist in einem Fließschema (➤ Abb. 8.1) aufgeführt. Während sich der Wert der Computertomografie (CT) früher im Prinzip auf die Erkennung vaskulärer und raumfordernder Prozesse beschränkte, sind mit der neuen Generation hochauflösender Magnetresonanztomografen (MRT) wesentlich detailliertere Aussagen (z. B. über die Atrophiemuster in Kortex und Basalganglien) möglich.

Resümee

Der Begriff „Demenz“ beschreibt ein klinisches Erscheinungsbild und zwingt zu differenzialdiagnostischer Abklärung. Er beinhaltet keine Wertung bezüglich des Verlaufs. Etwa die Hälfte aller dementen Patienten leidet an einer AD; die zweitgrößte Gruppe stellen die vaskulär bedingten Demenzen dar. Gerade im höheren Alter (> 85 J.) ist das gemeinsame Auftreten einer alzheimertypischen und vaskulären Hirnpathologie als Demenzursache häufig. Etwa 10 % aller Demenzen beruhen auf einer behandelbaren Grundstörung und können sich unter Therapie bessern. Bildgebende Verfahren sind für die Differenzialdiagnose der Demenzen heute ebenso unverzichtbar wie die Durchführung eines zumindest kurzen kognitiven Tests zur Feststellung eines Demenzsyndroms.

8.2.4 Demenz bei Alzheimer-Krankheit

Medizingeschichtlicher Rückblick

Alzheimer beschrieb 1906 **extrazelluläre kortikale Plaques** und **neurofibrilläre Degenerationen** innerhalb von **Nervenzellen** bei einer Patientin mit einem früh beginnenden demenziellen Syndrom. Der früheren Terminologie folgend wurden Demenzen nach dem Alter des Auftretens untergliedert in präsenile (vor 65. Lj.) oder senile Demenzen (nach 65. Lj.) und anfänglich nur die präsenil beginnenden Demenzen mit dem Namen „Alzheimer-Krankheit“ belegt. Aufgrund der gemeinsamen Neuropathologie von präseniler und seniler Demenz, des gleichmäßigen Anstiegs der Inzidenz ent-

Die Mutationen auf den Chromosomen 1, 14 und 21, die als Auslöser einer AD bekannt sind, haben alle einen Bezug zum Stoffwechsel des **Amyloid-Vorläuferproteins** (Amyloid-Präkursor-Protein, APP), das auf Chromosom 21 liegt und in dem auch verschiedene krankheitsauslösende Mutationen gefunden wurden. Dieses Protein und sein Abbauprodukt, das Protein β-Amyloid, stellen den Hauptbestandteil der von Alzheimer bereits beschriebenen extrazellulären Amyloidplaques im Hirngewebe dar. Von Mutationen auf Chromosom 21 sind weltweit nur sehr wenige Familien betroffen. Häufigere Mutationen als Ursache einer AD betreffen die Chromosomen 14 und 1, wobei zwei einander ähnliche Proteine betroffen sind, die an der Spaltung des APP in das β-Amyloid beteiligt sind. Das Gen auf Chromosom 14 wird als **Präsenilin 1** (PS1), das Gen auf Chromosom 1 als **Präsenilin 2** (PS2) bezeichnet. (➤ Tab. 8.6).

Varianten des Apolipoprotein-E-Gens als Risikofaktoren

Als Plasmaprotein ist Apolipoprotein E (ApoE) neben weiteren Apolipoproteinen für den Transport von Lipiden und Cholesterin verantwortlich. Außer in der Leber wird ApoE auch im Gehirn gebildet. Dort wird es anscheinend für die Bereitstellung von Membranlipiden benötigt und spielt bei Reparaturprozessen eine wichtige Rolle. Das Gen für das ApoE-Protein liegt auf Chromosom 19. ApoE kommt in drei Varianten (ApoE2, ApoE3 und ApoE4) vor, die sich jeweils in einer oder zwei Aminosäuren unterscheiden. In der Allgemeinbevölkerung kommt das ApoE3 am häufigsten vor, wobei hier die Allelhäufigkeit für ApoE3 bei 0,77, für ApoE4 bei 0,15 und für ApoE2 bei 0,08 liegt.

Über mindestens ein ApoE4-Allel verfügen 20–30 % der Allgemeinbevölkerung. Bei Patienten mit AD fand sich jedoch ein Allel des ApoE4 in 60–70 % aller Fälle. Damit ist ApoE4 offenbar ein genetischer Risikofaktor für eine AD. ApoE4 ist jedoch weder eine hinreichende noch eine notwendige Bedingung für das Auftreten einer AD. Das Lebenszeitrisiko eines jungen Menschen, der homozygot für ApoE4 ist (4/4), ist mit 6,4 % gegenüber sonst 2 % allerdings deutlich erhöht.

Eine Untersuchung des ApoE-Polymorphismus besitzt eine statistisch-prädiktive Bedeutung, die jedoch für den einzelnen Patienten diagnostisch nicht verwertbar ist.

Resümee

Mutationen auf den Chromosomen 1, 14 und 21 spielen bei einer geringen Anzahl von Patienten eine entscheidende Rolle. Die überwiegende Mehrzahl der Alzheimer-Erkrankungen tritt sporadisch auf. Das Apolipoprotein E4 ist ein Risikofaktor ohne prädiktive Bedeutung.

Pathogenese

Organisation höherer kognitiver Leistungen

Höhere kognitive Leistungen des Gehirns werden durch eine hochkomplexe kortikokortikale Verschaltung der Nervenzellen möglich. Diese Verschaltung ist i. R. der AD gestört. Die funktionell gekoppelte Aktivierung verschiedener Assoziationsfelder erlaubt es dem Gehirn, seine Umwelt wahrzunehmen, dieses Erkennen mit einer Bedeutung zu erleben und diese Bedeutung mit faktischen und gefühlsmäßigen Erinnerungsinhalten zu verbinden. Für jede Stufe dieses Erkennungsprozesses sind immer komplexere Verschaltungsbahnen und Funktionsschleifen nötig. Aufgrund der Untersuchung von Menschen mit doppelseitiger medialer Temporallappenschädigung wurde die eminente Bedeutung des **entorhinalen Kortex** und des **Hippokampus** für den Neuerwerb von Gedächtnisinhalten erkannt (➤ Abb. 8.2).

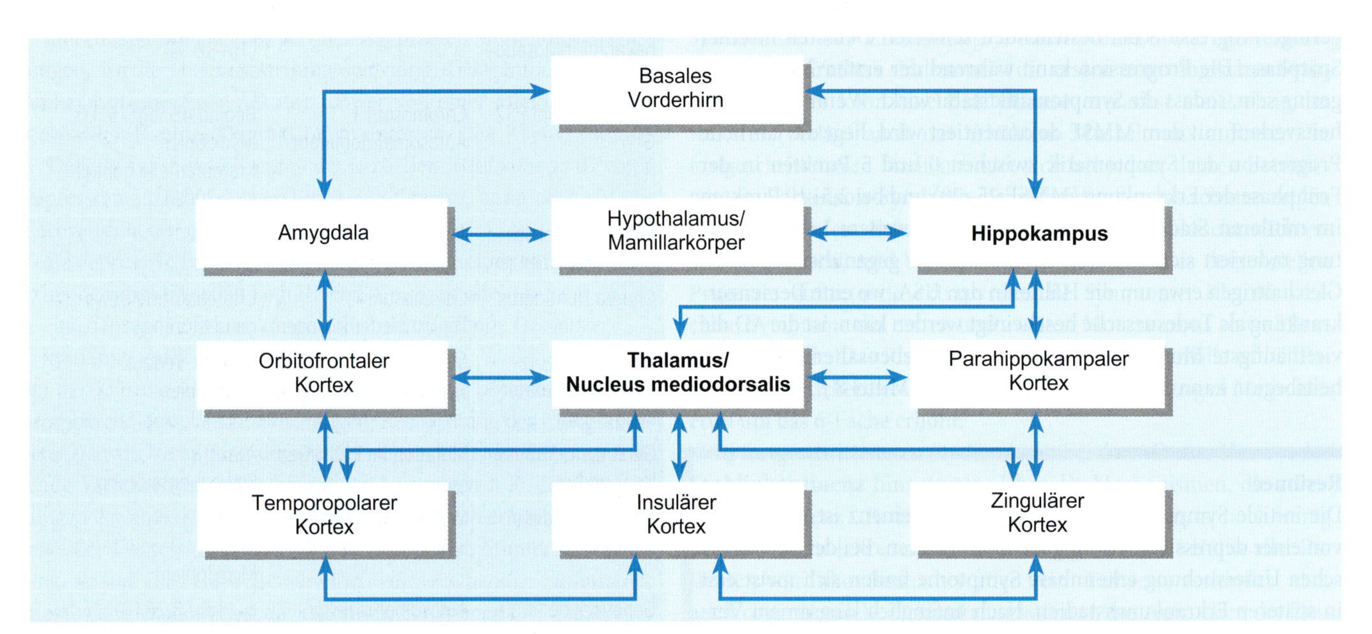

Abb. 8.2 Modell der neuronalen Vernetzung für höhere kognitive Leistungen. Die Abbildung illustriert die Einbeziehung der verschiedensten kortikalen Areale für die Gedächtnisfunktion und ihre reziproken Verbindungen. Ausfälle in den fettgedruckten Gebieten sind schwerer kompensierbar als Ausfälle anderer kortikaler Gebiete.

Synapsenverlust als primäres Korrelat der Alzheimer-Demenz

Auf der Suche nach einem morphologischen Korrelat der kognitiven Symptomatik bei der Alzheimer-Demenz hat sich in den letzten Jahren herausgestellt, dass eine Dysfunktion und quantitative **Abnahme kortikaler Synapsen** eng mit den klinischen Defiziten korreliert. Auch entlang der normalen Hirnalterung erfolgt eine langsame Reduktion der kortikalen Synapsendichte. Bei Patienten mit AD liegt die kortikale Synapsenanzahl um 25–50 % unter der von altersentsprechenden gesunden Vergleichspersonen. Die Dichte der kortikalen Synapsen korreliert eng mit dem kognitiven Leistungsvermögen und dem Schweregrad der Demenz (➤ Abb. 8.3).

Die Reduktion der Synapsendichte wurde bei der AD v. a. im **parietotemporalen** und **frontalen Kortex** sowie im **entorhinalen Kortex** festgestellt. Die dadurch bedingte **Diskonnektion** des Neokortex vom medialen Temporallappen und von der hippokampalen Formation führt zum Verlust an koordinierter neuronaler Aktivität und erklärt die typischen Kennzeichen der AD.

Die Ursachen der synaptischen Dysfunktion und der pathologischen Synapsenverluste bei der AD sind noch nicht vollständig aufgeklärt. Nervenzellen besitzen i. S. einer **„Plastizität"** die Fähigkeit, vorhandene Synapsen bei verstärkter Benutzung zu stabilisieren und neue Synapsen auszubilden, die auch im höheren Alter erhalten ist. Diese „Plastizitätszeichen" sind bei Patienten mit AD verändert. Auch finden sich in den Neuronen bei der AD vermehrt Proteine, die sonst nur i. R. eines Mitosezyklus gebildet werden. Inwiefern dieser Weg in Richtung Zellteilung bei der AD einen (misslungenen) Versuch der Regeneration einzelner Nervenzellen oder ein primäres Glied in der Pathogenese darstellt, ist noch unklar.

Die synaptische Dysfunktion führt zu einem **verminderten kortikalen Glukoseverbrauch.** Diese Glukoseminderutilisation kann mittels Positronenemissionstomografie (PET) bildgebend dargestellt werden, wenn als Testsubstanz radioaktiv markierte Glukose (18-Fluordesoxyglukose) benutzt wird. Durch eine spezielle Markersubstanz, *Pittsburgh Compound B* (PiB) kann heute in speziellen Zentren auch die Ablagerung von β-Amyloidproteinen beim lebenden Menschen nachgewiesen werden. Mit der Substanz PK11195 konnte in wissenschaftlichen PET-Untersuchungen auch die **Aktivierung der Mikroglia** (hirneigene Entzündungszellen) bereits im Frühstadium der Demenz beim Menschen nachgewiesen werden. Durch den Verlust von Synapsen entsteht ein **kortikokortikales Diskonnektionssyndrom**. Die verminderte Vernetzung bei Patienten mit AD spiegelt sich bei EEG-Untersuchungen mit einer speziellen Computerauswertung in einer verminderten „Kohärenz" wider.

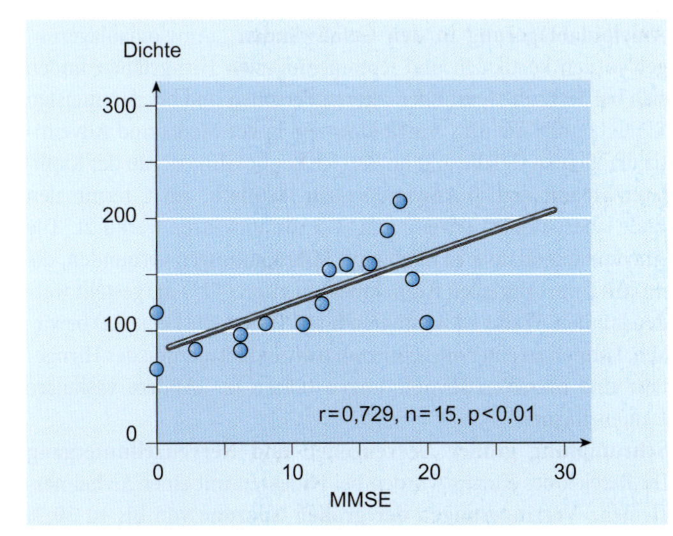

Abb. 8.3 Korrelation der Synapsendichte zur kognitiven Leistungsfähigkeit (MMSE, *Mini Mental Status Examination;* nach Terry et al. 1991)

Klassische histopathologische Marker der Alzheimer-Demenz

Eine Übersicht histologischer Befunde ist in ➤ Tab. 8.7 zusammengestellt.

Diffuse und neuritische Plaques Mit molekularbiologischen Untersuchungsmethoden konnten als Hauptbestandteile der extrazellulären Plaqueablagerungen Aβ-Peptide identifiziert werden. Diese Peptide sind Bruchstücke des APP, an dessen Entstehung Präsenilin 1 und 2 als sog. γ-Sekretase mitwirken.

Ein weiteres beteiligtes Enzym ist die sog. β-Sekretase. Klinische Studien mit Inhibitoren dieser Sekretasen scheiterten bisher. Es liegen Hinweise dafür vor, dass die Aggregation der Aβ-Peptide von ihrer Länge abhängt, wobei das $A\beta_{1-42}$-Fragment schneller aggregiert als das kürzere A_{1-40}-Fragment. Inwieweit die extrazelluläre Bildung von toxischen Amyloidfibrillen als primäre Ursache einer nachfolgenden neuritischen Veränderung (s. unten) in Betracht kommt, ist unklar.

Amyloidplaques, die keine veränderten Neuriten und einen geringeren Kondensationsgrad der Ablagerungen im extrazellulären Raum zeigen, heißen diffuse Plaques, solche mit veränderten Neuriten werden neuritische Plaques genannt (s. „Neurofibrilläre Degeneration"; ➤ Abb. 8.4).

Diffuse Plaques, die ein Frühstadium der Plaqueentstehung darstellen, kommen regelmäßig auch bei gesunden älteren Menschen vor. Die Häufigkeit neuritischer Plaques ist demgegenüber gut mit dem Auftreten und dem Schweregrad einer Demenz korreliert. Bislang ist unklar, welche Faktoren die Umwandlung der diffusen in neuritische Plaques beeinflussen.

Tab. 8.7 Histologische Befunde bei der Alzheimer-Demenz

	Charakterisierung der Störung	Beziehung zur Alzheimer-Demenz
Synapsen	Dysfunktion Verlust	Früh im Krankheitsverlauf eng zum Demenzgrad korreliert
Amyloidplaques	Extrazelluläre, herdförmige Ablagerung von β-Amyloid	Neuritische Plaques sind kennzeichnend
Neurofibrilläre Degeneration	Veränderungen des neuronalen Zytoskeletts in Fibrillenform	Korreliert mit Demenzgrad
Immunologische Veränderungen	Zytokine (IL-1α, IL-6) Akute-Phase-Proteine Aktivierte Mikroglia	Früh bei Patienten mit Alzheimer-Demenz

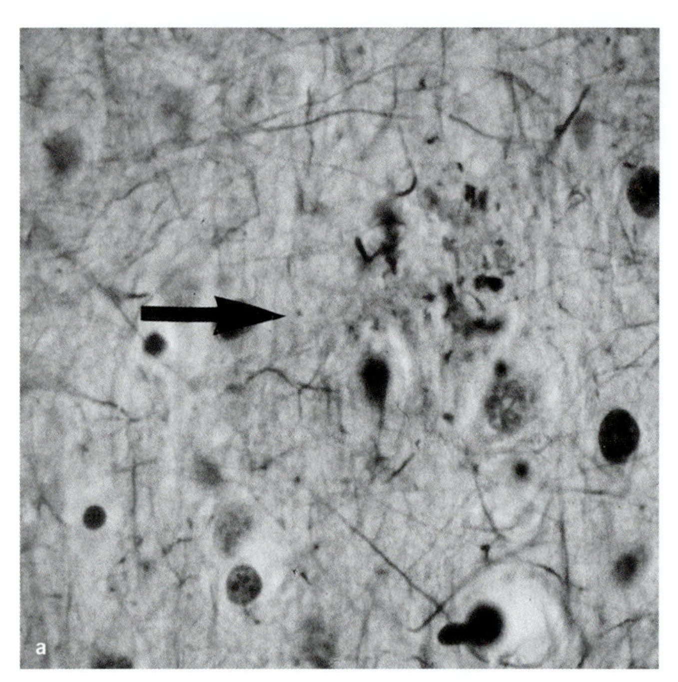

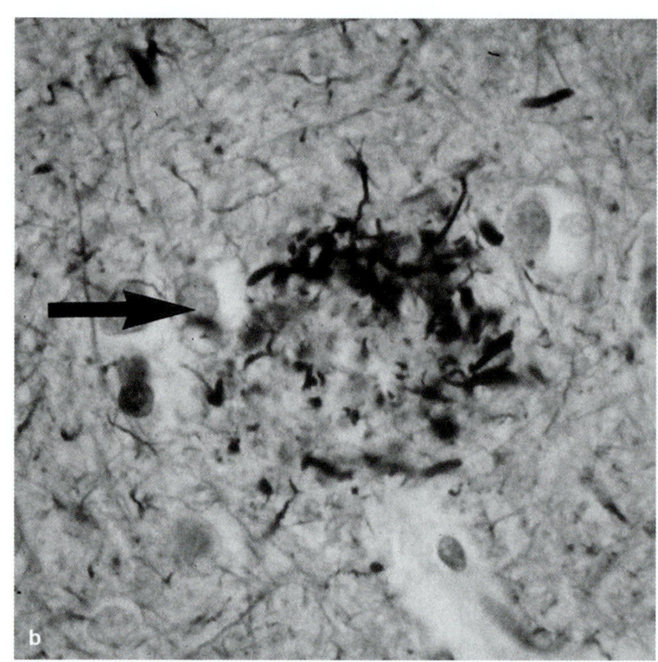

Abb. 8.4 Diffuser **(a)** und neuritischer **(b)** Plaque bei der Alzheimer-Demenz (zerebraler Kortex, Bielschowsky-Methode)

Neurofibrilläre Degeneration (Neurofibrillary Tangles, NFTs) Veränderungen des Zytoskeletts hippokampaler und kortikaler Neurone mit dem Auftreten von paarigen, ineinander verschraubten Filamenten im Zellkörper *(tangles)* sind bei der AD ein Kernbefund. Hauptbestandteile dieser **intrazellulären helikalen** Filamente sind verschiedene Mikrotubuli-assoziierte Proteine (MAP), einschl. einer hyperphosphorylierten Form des **τ-Proteins**. Die Ausbreitung der neurofibrillären Degeneration im Kortex folgt einem einheitlichen Muster, nach dem Frankfurter Anatomen Braak auch Braak-Stadien genannt. Sie beginnt im entorhinalen Kortex (Braak-Stadien 1 + 2), geht dann auf den Hippokampus über (Braak-Stadien 3 + 4) und bezieht schließlich den Neokortex (Braak-Stadien 5 + 6) mit ein. Geringgradige neurofibrilläre Veränderungen sind im Bereich des entorhinal-hippokampalen Übergangs auch bei gesunden älteren Menschen zu finden. Das Übergreifen der neurofibrillären Pathologie vom entorhinalen Kortex und Hippokampus auf den Neokortex ist eng mit dem Auftreten kognitiver Defizite verbunden. Die Ausprägung der neurofibrillären Veränderungen schreitet mit dem Schweregrad der Alzheimer-Demenz fort.

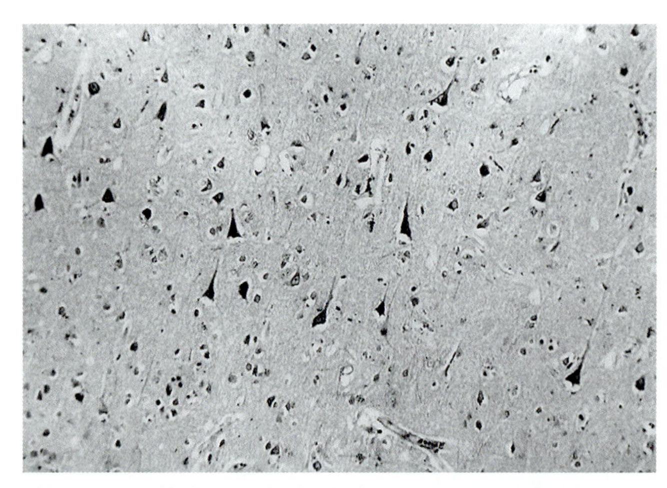

Abb. 8.5 Neurofibrilläre Tangles (zerebraler Kortex, Bodian-Methode)

Veränderte Neuriten Degenerativ veränderte Nervenzellfortsätze (Neuriten) lassen sich bei der AD durch Silberfärbungen oder durch Antikörper gegen das τ-Protein darstellen. Meist handelt es sich um veränderte Dendriten. Die Häufigkeit dieser Veränderungen nimmt parallel mit den neurofibrillären Veränderungen in den Nervenzellkörpern *(tangles)* zu. Da degenerierte Neuriten ebenso wie die NFTs durch das Auftreten einer hyperphosphorylierten Form des τ-Proteins charakterisiert sind, dürfte es sich bei beiden Phänomenen um den Ausdruck ein und desselben pathologischen Prozesses handeln (➤ Abb. 8.5).

Amyloidablagerung in den Gefäßwänden Amyloidablagerungen in den kortikalen und leptomeningealen Hirngefäßen finden sich bei 30 % aller gesunden älteren Personen und bei den meisten Patienten mit AD. Das Amyloidprotein in der Media und Adventitia der kleinen Gefäße und im Bereich der Basalmembran der Kapillaren ist mit dem β-Amyloidprotein identisch, am *C*-terminalen Ende aber möglicherweise um 2–3 Aminosäuren verkürzt. Die Amyloidangiopathie ist häufig mit Mikroblutungen verbunden, die im MRT mit speziellen Aufnahmesequenzen (T2*) dargestellt werden können. Weitere Mutationen im APP-Gen, die keine AD bewirken, können zu einer ausgeprägten Amyloidablagerung der Hirngefäße und massiven Hirnblutungen führen (s. „Andere vaskuläre Demenzformen").

Schrumpfung großer Nervenzellen und Nervenzelluntergang Im Bereich des Kortex wurden bei Patienten mit einer Alzheimer-Demenz **Verringerungen der großen Neurone** von bis zu 50 % festgestellt. Gleichzeitig zeigten die meisten Untersuchungen, dass die Gesamtzahl der kortikalen Nervenzellen nicht so deutlich ver-

8

ringert ist. Daraus wurde geschlossen, dass eine Schrumpfung der großen kortikalen Neurone stattgefunden hat. Nervenzellverluste finden sich bei Patienten mit AD im entorhinalen Kortex, der eine Schaltstelle zwischen neokortikalen Assoziationsgebieten und Hippokampus darstellt. Dort lassen sich Zytoskelettablagerungen als „Geisterzellen" oder „Grabsteine" bereits untergegangener Zellen im Extrazellularraum finden. Von Zellverlusten sind auch subkortikale Kerngebiete betroffen, wenn auch in unterschiedlicher Ausprägung, insb. im Nucleus (Ncl.) basalis Meynert, im Ncl. coeruleus, in den dorsalen Raphekernen und in der Substantia nigra.

Veränderungen der Neurotransmission Im Rahmen des Synapsenverlusts finden sich auch eine **Abnahme der cholinergen Innervation** des Kortex und ein verringerter Stoffwechsel von Monoaminen. Neben der Abnahme dieser Transmitter kommt es auch zu einer Reduktion cholinerger und aminerger Rezeptoren.

Neuroinflammatorische Aspekte Es liegen vielfältige Hinweise auf eine Beteiligung neuroinflammatorischer Mechanismen an der Entstehung der AD vor. Jede zehnte Zelle des Gehirns ist eine Mikrogliazelle, die den gewebeständigen Makrophagen anderer Organe entspricht. Mikrogliazellen sind zur Bildung von Zytokinen fähig, Komplementfaktoren und Sauerstoffradikalen, die den Stoffwechsel und die Zellmembranen von Neuronen beeinflussen und schädigen können.

In den Gehirnen von Patienten mit AD lassen sich (besonders häufig im Bereich von Plaques) aktivierte Mikrogliazellen finden.

Resümee

Der Alzheimer-Demenz liegt ein kortikokortikales Diskonnektionssyndrom zugrunde, wobei besonders die Verbindungen der für die Gedächtnisbildung wichtigen hippo- und parahippokampalen Kortexareale unterbrochen sind. Pathohistologische Kennzeichen sind Amyloidablagerungen und neurofibrilläre Veränderungen. Die Zusammenhänge zwischen diesen beiden Läsionstypen und dem funktionell entscheidenden Synapsenverlust sind noch unklar.

Epidemiologie

Alter

Der wichtigste Risikofaktor für die AD ist das Alter. Mit steigendem Alter erhöhen sich Prävalenz und Inzidenz der Alzheimer-Demenz in exponentieller Weise. Der Anteil von Patienten mit einer Demenz jeglicher Genese beträgt bei allen über 65-Jährigen ca. 5 % (➤ Tab. 8.8).

Tab. 8.8 Prävalenz der Alzheimer-Demenz

Altersgruppe (Jahre)	Alzheimer-Demenz (%)
30–59	0,02
60–69	0,30
70–79	3,20
80–90	10,80

Familiäre Häufung neurologischer Erkrankungen

Eine demenzielle Erkrankung eines Erstgradangehörigen erhöht das altersabhängige Risiko für eine AD etwa um den Faktor 3. Interessanterweise erhöht auch das Vorkommen anderer neurologischer Erkrankungen bei Erstgradangehörigen (auch ohne zwangsläufige demenzielle Symptomatik) das Risiko, an einer AD zu erkranken. Da bereits am Beispiel des Polymorphismus von ApoE gezeigt werden konnte, dass genetische Faktoren allgemein in unspezifischer Weise die zerebrale Vulnerabilität erhöhen können, liegen vermutlich weitere dieser Faktoren vor.

Einfluss von Schulbildung und psychosozialer Aktivität

In gut kontrollierten Studien konnte gezeigt werden, dass eine höhere Schulbildung in der Jugend mit der Verminderung des späteren Risikos, an einer AD zu erkranken, einhergeht. Personen mit einer Schulbildung < 4 Jahre haben gegenüber Personen mit einer Schulbildung > 10 Jahre ein 4-fach erhöhtes Risiko, im Alter an einer AD zu erkranken. Diese Daten sind allerdings schwierig zu deuten. Sie könnten auf Unterschiede der Lebensweise hinweisen, wie etwa Unterschiede im Gebrauch von Nikotin, Alkohol und Medikamenten. Bei einer anderen Deutung, die in letzter Zeit durch Bildgebungsdaten unterstützt wird, nimmt man an, dass eine größere kognitive Reservekapazität über längere Zeit einer klinischen Manifestation der Erkrankung entgegensteht.

Schädel-Hirn-Traumen

Frühere Hirntraumen mit nachfolgender Bewusstlosigkeit erhöhen die Auftretenswahrscheinlichkeit einer AD ungefähr um den Faktor 2. Neuropathologische Untersuchungen konnten bei Todesfällen nach Traumata Amyloidablagerungen nachweisen, die wenige Stunden nach dem Trauma entstanden sein mussten. Die Bedeutung solcher Ablagerungen, falls entsprechende Traumata überlebt werden, ist jedoch ungewiss. Verschiedene Daten weisen darauf hin, dass diffuse Amyloidablagerungen vom Gehirn wieder beseitigt werden können.

Einfluss von Östrogenen und Statinen

Nachdem pharmakoepidemiologische Studien einen möglichen positiven Einfluss von Östrogenen auf das Demenzrisiko fanden, ist dies für Östrogene durch klinische Studien bei Frauen mit altersbedingter Menopause widerlegt. Für Simvastatin stehen noch Daten aus Prophylaxestudien aus; aus Behandlungsstudien gibt es keinen Hinweis für einen Nutzen von Statinen.

Einfluss des Geschlechts

Frauen sind im Vergleich zu Männern von der AD häufiger betroffen (Frauen/Männer ca. 3 : 2). Dieses Übergewicht des weiblichen Geschlechts scheint auch nach Korrektur für Lebenserwartung und Länge des Krankheitsverlaufs fortzubestehen. Ob dies auf hormonale Unterschiede zurückgeführt werden kann, ist noch unklar.

Vermindertes Alzheimer-Risiko bei Patienten mit vorbestehender rheumatoider Arthritis

Epidemiologische Untersuchungen an Patienten mit rheumatoider Arthritis (RA) zeigen bei dieser Patientengruppe eine Halbierung des Risikos, später an einer AD zu erkranken. Welche Faktoren hierbei die Protektion vermitteln, ist unklar. Bei der RA liegt ein chronisch-entzündlicher Prozess der Gelenke unklarer Ätiologie vor. Auch bei der AD wurden Entzündungsparameter nachgewiesen (s. „Pathogenese"). Da bei der RA meist über längere Zeit eine antiinflammatorische Therapie durchgeführt wird, könnte hierin die entscheidende Protektion gegen das Auftreten einer späteren Alzheimer-Demenz liegen.

Protektive Effekte antiinflammatorischer Substanzen

In mehreren epidemiologischen Studien konnte eine inverse Korrelation zwischen dem Auftreten einer AD und dem früheren Gebrauch von nichtsteroidalen antiinflammatorischen Substanzen nachgewiesen werden (In't Veld et al. 2001). Diesbezüglich durchgeführte Behandlungsstudien bei Patienten mit einer manifesten Demenz konnten jedoch bisher keinen überzeugenden Effekt belegen.

Resümee

Hauptrisikofaktor für das Auftreten einer Alzheimer-Demenz ist das Lebensalter. Ein erhöhtes Risiko besteht auch beim Vorhandensein weiterer neurologischer Erkrankungen in der Familie, wobei diese Risikoerhöhung multifaktoriell bedingt zu sein scheint. Weitere Risikofaktoren sind geringe Schulbildung sowie Schädel-Hirn-Traumen. Aus epidemiologischen Daten ergeben sich Hinweise für eine protektive Wirkung antiinflammatorischer Substanzen.

8

Diagnostische Abklärung eines Verdachts auf Alzheimer-Demenz

Für die Alzheimer-Demenz müssen die ICD-10-Demenzkriterien erfüllt sein, also Abnahme des Gedächtnisses, eine weitere neuropsychologische Teilleistungsschwäche (Orientierung, Praxie, Rechenvermögen) und eine Beeinträchtigung der sozialen Aktivität. Zusätzlich muss nach ICD-10 ein schleichender Verlauf vorliegen und der Ausschluss einer anderen Demenzursache erfolgen (➤ Tab. 8.9).

Ausführlichere Kriterien wurden vom *National Institute of Neurological and Communicative Disorders and Stroke* (NINCDS) und der *Alzheimer's Disease and Related Disorders Association* (ADRDA) in den USA entworfen. Sie erlauben die Diagnosestellung einer **wahrscheinlichen Alzheimer-Demenz** in Abwesenheit einer Beeinträchtigung des Alltagslebens. Die Beeinträchtigung des Alltagslebens ist aber gerade in der ICD-10 eine notwendige Diagnosevoraussetzung. Ebenso erlauben die NINCDS/ADRDA-Kriterien die Diagnose einer **möglichen Alzheimer-Demenz** in Anwesenheit einer anderen Erkrankung, die demenzverursachend sein kann, aber nicht für die Demenzursache gehalten wird. In der ICD-10 würde eine solche Konstellation die Diagnose einer Alzheimer-Demenz verbieten (➤ Tab. 8.10).

Tab. 8.9 ICD-10-Kriterien für Alzheimer- und vaskuläre Demenzen im Vergleich

Alzheimer-Demenz	Vaskuläre Demenz
Erfüllung der allgemeinen Demenzkriterien: • Abnahme des Gedächtnisses • Abnahme des Denkvermögens in weiteren neuropsychologischen Teilleistungsbereichen • Beeinträchtigung persönlicher Aktivitäten	
• Kein Hinweis auf eine andere demenzverursachende Erkrankung, z. B.: – zerebrovaskuläre Erkrankung – Normaldruckhydrozephalus – M. Parkinson, M. Huntington – Hypothyreose • Vorgeschichte meist auffallend frei von körperlichen Vorerkrankungen	• Ungleiche Verteilung höherer kognitiver Defizite • Nachweis einer fokalen Hirnschädigung: – spastische Hemiparese – einseitige Reflexsteigerung – positiver Babinski-Reflex – Pseudobulbärparalyse • Bildgebung (MRT, CT): Nachweis einer zerebralen Infarzierung • Anamnestische Hinweise: – Insultanamnese – Hypertonus
Beginn immer langsam mit gleichförmig progredientem Verlauf	Schleichender oder insultartiger Beginn möglich; Verlauf langsam progredient oder mit stufenweiser Verschlechterung möglich

Anamnese (Eigen- und Fremdanamnese)

Neben **biografischen Angaben** und **Vorerkrankungen** sollten insb. folgende Punkte exploriert werden:

- Schädel-Hirn-Traumen
- Hinweise auf endokrinologische Erkrankungen (Diabetes mellitus, Hypothyreose)
- Hypertonie
- Akute oder chronische Entzündungen
- Neurologische Vorerkrankungen oder neurologische Ausfälle
- Medikamenteneinnahmen über längere Zeiträume

Bei der aktuellen Anamnese sind die persönlichen Umstände und die im Vordergrund stehenden Beschwerden bei Beginn der Erkrankung wichtig. Diese Angaben sollten auch im Gespräch mit einem oder besser mehreren Angehörigen nochmals erhoben werden. Hierbei ist insb. der **Verlauf** der Erkrankung von entscheidendem Interesse. Die Frage, ob die Symptomatik abrupt oder gleichmäßig progredient oder fluktuierend verläuft, sollte eindeutig geklärt werden. Ebenso ist die Information über ein **Schädeltrauma** bei Beginn der Symptomatik, über eine (evtl. nur kurzzeitige und vorübergehende) **Lähmung** oder über **Hirnnervenausfälle** ein entscheidender differenzialdiagnostischer Hinweis.

Klinischer Status

Leistungsminderungen anderer Organe wie Herz, Endokrinium, Leber, Niere sowie Malabsorptionssyndrome können zu einem demenziellen Syndrom beitragen.

Tab. 8.10 NINCDS/ADRDA-Kriterien für eine sichere, wahrscheinliche und mögliche Alzheimer-Demenz

Sichere Alzheimer-Demenz (neuropathologische Diagnosesicherung post mortem)
Klinisch wahrscheinliche Alzheimer-Demenz
I. Notwendige Voraussetzungen:
• Zeichen einer Demenz in der klinischen Untersuchung und bei neuropsychologischen Tests (z. B. Mini-Mental-Status-Test ➤ 8.2.2) • Defizite in zwei oder mehr kognitiven Bereichen • Fortschreitende Verschlechterung des Gedächtnisses und anderer kognitiver Funktionen • Keine Bewusstseinstrübung • Beginn zwischen dem 40. und 90. Lj. • Ausschluss einer anderen körperlichen oder neurologischen Krankheit, die für die Symptomatik verantwortlich gemacht werden kann
II. Unterstützende Befunde:
• Fortschreitende Verschlechterung der Sprache (Aphasie), Motorik (Apraxie) und Wahrnehmung (Agnosie) • Beeinträchtigungen des Alltagslebens und Verhaltensänderungen • Positive Familienanamnese für Alzheimer-Demenz, besonders, falls neuropathologisch gesichert • Normalbefund einer Liquoranalyse, unspezifische EEG-Veränderungen, CCT-gesicherte Progression einer zerebralen Atrophie
III. Mit der Diagnose einer wahrscheinlichen Alzheimer-Demenz vereinbar:
• Plateaus im Krankheitsverlauf • Begleitsymptome wie Depression, Schlaflosigkeit, Inkontinenz, Wahn, Verkennungen, Halluzinationen, „katastrophisierende Reaktionen", Störungen des Sexualverhaltens, Gewichtsverlust • Besonders bei fortgeschrittener Erkrankung: erhöhter Muskeltonus, Myoklonien, Gangstörungen, Krampfanfälle • Normales CCT
IV. Befunde und anamnestische Angaben, welche die Diagnose einer Alzheimer-Demenz unwahrscheinlich erscheinen lassen:
• Plötzlicher Beginn (apoplexartig) • Früh auftretende fokal-neurologische Ausfälle: Hemiparesen, Anopsien, Ataxien • Früh auftretende Krampfanfälle und Gangstörungen
Klinisch mögliche Alzheimer-Demenz
• Demenzielles Syndrom mit atypischer Symptomatik oder atypischem Verlauf ohne erkennbare andere neurologische oder internistische Demenzursache • Demenzielles Syndrom mit gleichzeitig vorliegender anderer Erkrankung, die auch eine Demenz erzeugen kann, in diesem Fall aber nicht als entscheidende Ursache angesehen wird • Progredientes Defizit in nur einem kognitiven Bereich

Neurologische Untersuchung

Fokale neurologische Ausfälle sprechen gegen eine AD. Besondere Beachtung verdient die **Hirnnervenfunktion**. Diskrete Zeichen einer (Pseudo-)Bulbärparalyse (Schluck- und Artikulationsstörungen) können auf eine subkortikale vaskuläre Enzephalopathie, eine demenzielle Symptomatik im Zusammenhang mit einer Motoneuronerkrankung oder auf eine progressive supranukleäre Paralyse hinweisen. Bei der progressiven supranukleären Paralyse finden sich auch eine Blicksenkerparese und starre Extension der HWS sowie eine vermehrte Fallneigung nach hinten. Eine einseitig als Apraxie erscheinende Beeinträchtigung, evtl. zusammen mit automatischen Bewegungen der betroffenen Hand (Alien-Limb-Syndrom), kann auf eine kortikobasiläre Degeneration hinweisen. Eine fehlende Lichtreaktion bei erhaltener Konvergenzreaktion (Robertson-Zeichen) weist auf eine Neurolues hin.

Im Rahmen des gesamten Neurostatus sollte auch die Untersuchung der **primären Sinnesleistungen** erfolgen. Defizite i. R. neuropsychologischer Tests aufgrund von Schwerhörigkeit oder Einbußen der Sehkraft stellen natürlich keine demenzielle Symptomatik dar.

Zeichen einer **Polyneuropathie** oder einer Schwerpunktneuropathie können auf einen bisher unerkannten Diabetes mellitus, auf eine toxisch-nutritive Schädigung, eine Vaskulitis oder auf ein paraneoplastisches Geschehen hinweisen und somit wichtige differenzialdiagnostische Hinweise mit Blick auf die Demenz geben. Ein schleppender Gang kann auf einen Normaldruckhydrozephalus hindeuten.

Psychiatrische Untersuchung

Der psychiatrischen Untersuchung kommt besondere Bedeutung zu. Die Abgrenzung zu einer **„depressiven Pseudodemenz"** kann ausgesprochen schwierig sein. Depressive Störungen sind im Alter oft mit Konzentrations- und Gedächtnisstörungen assoziiert. Der depressive Affekt kann bei älteren Menschen schlecht erkennbar sein; auch bei Nachfrage werden depressive Verstimmungen oft nicht angegeben, sondern durch Klagen über multiple Körperbeschwerden ersetzt. Meist sind Schlafstörungen mit Früherwachen und morgendlichem Grübeln der entscheidende Hinweis auf eine relevante depressive Störung. Auch **schizophrene Psychosen** oder **isolierte Wahnerkrankungen** zählen zur Differenzialdiagnose einer Demenz.

Eine Bewusstseinsstörung muss ausgeschlossen werden und spricht (auch wenn sie nur fluktuierend auftritt) gegen eine AD. Auch sollte eine bereits gestellte Demenzdiagnose nicht dazu führen, dass delirante Zustände, z. B. infolge unerwünschter Medikamenteneffekte bzw. Intoxikationen (anticholinerges Syndrom) oder aufgrund von hohem Fieber (Infekte) oder endokrinen Entgleisungen (Hypoglykämie), übersehen werden.

Neuropsychologische Untersuchung

Durch eine klinisch-neuropsychologische Untersuchung sollten zuerst Konzentration, Aufmerksamkeit und Auffassungsgabe, Merkfähigkeit und Altgedächtnis, Orientierung zu allen Qualitäten, Praxie, Gnosie, Kalkulie und Sprache geprüft werden. Die neuropsychologischen Leistungen sollten im Anschluss an die freie klinische Untersuchung möglichst mithilfe eines Minimums an Testinventaren standardisiert erfasst werden.

Als Standard-Kurztest bietet sich die **MMSE** an. Zusammengefasst mit der Hachinski-Skala, die hauptsächlich Risikofaktoren für eine vaskuläre Demenz erfasst, findet sich die MMSE auch im Münchener SIDAM-Interview wieder (SIDAM: Strukturiertes Interview für die Diagnose einer Demenz vom Alzheimer-Typ, Multi-Infarkt-Demenz und Demenzen anderer Ätiologie). Eine Auswertung der

EBM

Durch Ginkgo biloba lassen sich kognitive Beeinträchtigungen zwar im Kurzzeitverlauf reduzieren, über eine längere Zeitspanne (24 Wochen) ließ sich dieser positive Effekt jedoch nicht mehr nachweisen. Eine auf ärztlichem Urteil basierende globale Verbesserung ergab sich nur für höhere Dosen (mindestens 200 mg). Positive Effekte wurden – dosisunabhängig – im Hinblick auf die Alltagsaktivitäten gefunden (Evidenzstufe Ia: Birks und Grimley Evans 2009). Diese Befunde beruhen auf einem diagnostisch heterogenen Patientengut (Demenz, kognitive Beeinträchtigung). Aufgrund methodischer Mängel der zugrunde liegenden Studien, kleiner Fallzahlen und der Tatsache, dass die auf zwei methodisch anspruchsvollen Studien basierenden Befunde negativ ausfielen, sehen die Autoren jedoch gegenwärtig keine überzeugende Evidenz für die Wirksamkeit von Ginkgo biloba.

Piracetam Bei Dosierung von Piracetam im empfohlenen Bereich von 8–13 g/d kann es zu erheblichen Unruhezuständen kommen.

EBM

Eine Cochrane-Metaanalyse (Flicker und Grimley 2004) kommt zu dem Schluss, dass die bisher vorliegende Evidenz den Einsatz von Piracetam nicht unterstützt, da trotz der Effekte in globalen Fremdbeurteilungsskalen in spezifischeren Tests keine positiven Effekte nachweisbar waren.

Hydergin® Unter diesem Warennamen wurde 1949 in den USA erstmals ein Derivat des Ergotoxins als Substanz zur Steigerung der kognitiven Leistung in den Verkehr gebracht.

EBM

Eine Cochrane-Metaanalyse (Evidenzstufe Ia: Olin et al. 2000) zur Wirksamkeit von Hydergin ergab eine signifikante Zunahme guter Beurteilungen i. R. einer globalen Fremdbeurteilung. Einschränkend wurde jedoch auf die heterogene Studienpopulation und die nicht mehr aktuellen Diagnosekriterien hingewiesen, sodass abschließend der Effekt von Hydergin bei Demenzerkrankungen als unsicher gilt.

Nicergolin Dieses seit 30 Jahren eingesetzte Alkaloid hat eine leichte vasodilatatorische Komponente und eine leichte adrenolytische sowie dopaminerge Wirkung. Es verbessert die Glukoseutilisation von Nervenzellen.

EBM

Eine Cochrane-Metaanalyse (Evidenzstufe Ia: Fioravanti und Flicker 2001) ergab in heterogenen Gruppen von Alterspatienten positive Effekte von Nicergolin auf die Verhaltenssymptome *(Sandoz Clinical Assessment Geriatric Scale)* kognitiver Funktionen und auf die globale klinische Einschätzung. Ein signifikanter Effekt auf die kognitive Leistung (ADAScog) von Patienten mit klar diagnostizierter Alzheimer-Demenz konnte in Ermangelung von Studien nicht definitiv bestätigt werden.

Vinpocetin Dieses synthetische Alkaloid wird seit mehr als 20 Jahren angewandt, und Studien zu seinen Wirkungen auf die Kognition bei nicht weiter spezifizierten Demenzsyndromen wurden bereits vor 1990 durchgeführt.

EBM

Ein Cochrane-Review (Szatmari und Whitehouse 2003) fand keine Evidenz, die den klinischen Gebrauch von Vinpocetin stützt.

Cytidindiphosphocholin (CDP-Cholin) Diese Substanz ist ein Vorläufer der Zellmembrankomponente Phosphatidylcholin und wird in einigen europäischen Ländern hauptsächlich bei vaskulär bedingten Defiziten eingesetzt. Therapiestudien werden seit 1978 durchgeführt, sind aufgrund der heterogenen Studienpopulationen aber schwierig zu interpretieren. CDP-Cholin ist in Deutschland als „diätetisches Lebensmittel für besondere medizinische Zwecke" (ergänzende bilanzierte Diät; Handelsname: Ceraxon®) in Apotheken rezeptfrei erhältlich.

EBM

Ein diesbezüglicher Cochrane-Review mit Metaanalyse (Evidenzstufe Ia: Fioravanti und Yanagi 2005) kommt zu dem Ergebnis, dass die Substanz zumindest in den (durch die jeweiligen Untersucher beurteilten) *Clinical-Global-Impression*-Skalen Placebo deutlich überlegen war, wohingegen die Effekte in den anderen Messskalen zwar signifikant, aber äußerst gering waren. Bei einer sehr heterogenen Patientengruppe („vaskuläres kognitives Impairment", „senile Demenz") wurden für den kurz- bis mittelfristigen Einsatz Hinweise für eine positive Wirkung von CDP-Cholin auf das Gedächtnis und das Verhalten gefunden.

Thiamin

EBM

Ein Cochrane-Review (Rodriguez-Martin et al. 2001) konnte nur drei Studien aus dem Zeitraum 1988–1993 berücksichtigen, in denen zumindest ein Teil der für die Analyse wichtigen Daten veröffentlicht wurde. Insgesamt ließ sich die potenzielle Wirksamkeit von Thiamin wegen der geringen Anzahl von Studien und der ungenügenden Berichterstattung nicht beurteilen.

Vitamin E

EBM

Trotz vieler kleiner Studien konnten in einem Cochrane-Review (Isaac et al. 2000) nur zwei Studien mit Alzheimer-Patienten identifiziert werden, die die Analysekriterien erfüllten. Aufgrund der in diesen Studien schwierig zu interpretierenden Daten besteht keine hinreichende Evidenz zum Einsatz von Vitamin E bei Alzheimer-Demenz.

Medikamente mit Einfluss auf die Neurotransmission

Da unterschiedliche Neurotransmittersysteme bei der Alzheimer-Krankheit betroffen sind, wird eine Verstärkung der Neurotransmission für cholinerge und aminerge Systeme als therapeutisches Substitutionsprinzip diskutiert. Therapieansätze mit direkten Rezeptoragonisten für die cholinerge Neurotransmission erbrachten keine positiven Effekte. Zurzeit werden hauptsächlich Cholinesterasehemmer zur Unterbrechung des Acetylcholinabbaus eingesetzt (➤ Tab. 8.13). In England wurde letztendlich i. R. der Kosten-Nutzen-Debatte Cholinesterasehemmer für den Einsatz bei AD vom *National Institute of Clinical Excellence* (NICE, www.nice.uk.org) empfohlen. Positive, wenn auch geringe Effekte wurden den Cholinesterasehemmern auch vom Institut für Qualität und Wirtschaftlichkeit im Gesundheitswesen (IQWiG, www.iqwig.de) bescheinigt.

Tab. 8.13 Medikamente zur Beeinflussung der Neurotransmission bei Alzheimer-Demenz

	Dosierung/ Tag (mg)	Wirkprinzip	Nebenwirkung	
Tacrin	80–160	Cholinesterasehemmung	Übelkeit	Gilt für alle Cholinesterasehemmer
Donepezil	5–10		Anorexia	
Rivastigmin	6–12		Erbrechen	
Galantamin	8–24		Diarrhö	
Memantin	10–20	Glutamatmodulation	Schwindel, Unruhe	

E B M

Cholinesterasehemmer haben sich im Hinblick auf die Verbesserung der kognitiven Funktionen, den klinischen Gesamteindruck und die Alltagsaktivitäten gegenüber einer Placebobehandlung als überlegen erwiesen (Evidenzstufe Ia: Birks 2006, Cochrane-Review). Zwischen Donezepil, Galantamin und Rivastigmin ergaben sich keine Wirksamkeitsunterschiede.

Tacrin Tetrahydroaminoacridin (THA oder Tacrin) war unter dem Handelsnamen Cognex® der erste zugelassene Cholinesterasehemmer. Da seit 1997 nebenwirkungsärmere Cholinesterasehemmer verfügbar sind, ist die Substanz nicht mehr im Einsatz.

Donepezil Seit 1997 steht in Deutschland als Cholinesterasehemmer Donepezil zur Behandlung der AD zur Verfügung. Gegenüber dem früher verwendeten Cholinesterasehemmer Tacrin zeichnet sich Donepezil durch eine deutlich verbesserte Verträglichkeit, kaum vorhandene Wirkungen auf die Leber (keine engmaschigen Enzymkontrollen) und nur einmalige Gabe (ausreichende Halbwertszeit) aus.

E B M

Eine Cochrane-Metaanalyse (Evidenzstufe Ia: Birks und Harvey 2006) kommt zu dem Schluss, dass bei Patienten mit leichter, mittelschwerer bis schwerer AD über einen Zeitraum von bis zu 52 Wochen unter der Einnahme von Donepezil eine moderate Verbesserung der Kognition sowie eine positivere ärztliche Fremdbeurteilung nachweisbar sind. Keine Verbesserung ergab sich bei der Selbstbeurteilung der Patienten im Bereich Lebensqualität.

Rivastigmin Als weiterer Cholinesterasehemmer steht Rivastigmin in Deutschland zur Behandlung der AD zur Verfügung. Es wurden die typischen Nebenwirkungen von cholinerg wirkenden Medikamenten beobachtet, weshalb eine langsame Eindosierung, beginnend mit 2 × 1,5 mg/d, notwendig ist. Bei Unverträglichkeit der rasch anflutenden Tabletten ist eine transdermale Applikationsart in Form von Pflastern eine Alternative, wobei 2013 eine 3. Dosisstufe (13,3 mg) neu eingeführt wurde.

E B M

Eine Cochrane-Metaanalyse (Evidenzstufe Ia: Birks et al. 2009) stellt fest, dass Rivastigmin bei leichter und mittelschwerer AD eine nützliche Verbesserung der kognitiven Funktion und der ATLs bewirkt, falls es in Dosen von 6–12 mg/d eingesetzt wird.

Galantamin Dieser ursprünglich aus Pflanzen isolierte und mittlerweile synthetisch hergestellte Cholinesterasehemmer wurde 2000 in Deutschland zugelassen. Aufgrund der cholinergen Nebenwirkungen sollte auch hier eine langsame Titration erfolgen.

E B M

Einer Cochrane-Metaanalyse (Evidenzstufe Ia: Loy und Schneider 2006) zufolge ist für Galantamin ab einer Dosis von 8 mg/d ein konsistenter positiver Effekt bei der Behandlung milder und moderater Alzheimer-Demenzen über einen Zeitraum von 6 Monaten belegt. Dieser positive Effekt spiegelte sich sowohl auf Einschätzungsskalen (klinischer Gesamteindruck, Beurteilungen der ATLs, Beurteilung von Verhaltensauffälligkeiten) als auch in kognitiven Testuntersuchungen wider. Eine Dosierung von 16 mg/d scheint einer Dosierung von 24 mg/d nicht unterlegen zu sein, wobei die niedrigere Dosierung besser vertragen wird. Bzgl. ihres Wirkungs- und Nebenwirkungsprofils ist die retardierte Tablettenform mit täglicher Einmalgabe der 2-mal täglichen unretardierten Gabe vergleichbar.

L E I T L I N I E N

AWMF-S3-Leitlinie Demenzen 2009, S. 45 f.

- Acetylcholinesterasehemmer sind **wirksam** im Hinblick auf Alltagsaktivitäten, kognitive Funktionen und ärztlichen Gesamteindruck **bei der leichten bis mittelschweren Alzheimer-Demenz,** und eine Behandlung wird empfohlen.
- Es soll die **höchste verträgliche Dosis** angestrebt werden.
- Die Auswahl eines Acetylcholinesterasehemmers sollte sich primär am **Neben- und Wechselwirkungsprofil** orientieren, da keine ausreichenden Hinweise für klinisch relevante Unterschiede in der Wirksamkeit der verfügbaren Substanzen vorliegen.
- Acetylcholinesterasehemmer können bei guter Verträglichkeit im leichten bis mittleren Stadium **fortlaufend** gegeben werden.
- Ein Absetzversuch kann vorgenommen werden, wenn Zweifel an einem günstigen **Verhältnis aus Nutzen zu Nebenwirkungen** auftreten.
- Bei Zweifeln an einem günstigen Verhältnis von Nutzen zu Nebenwirkungen eines Acetylcholinesterasehemmers kann das **Umsetzen auf einen anderen Acetylcholinesterasehemmer** erwogen werden.

Physostigmin Dieser Inhibitor der Acetylcholinesterase ist seit Langem in der Intensivmedizin zur kurzfristigen Antagonisierung von anticholinergen Substanzen in Gebrauch. Seit mehr als 20 Jahren werden auch Untersuchungen zur Verbesserung der Gedächtnisleistung bei Demenzerkrankungen durchgeführt.

E B M

Eine Cochrane-Metaanalyse (Evidenzstufe Ia: Coelho Filho und Birks 2001) konnte nur beschränkte Evidenz für die Wirksamkeit dieser Substanz in der symptomatischen Behandlung der AD finden, was auch für die neueren Retardformulierungen gilt. Es wurden hohe Abbruchraten wegen cholinerger Nebenwirkungen beobachtet.

Nikotin Nikotin ist ein cholinerger Agonist und beeinflusst die präsynaptische Freisetzung von Acetylcholin.

E B M

Einem Cochrane-Review (Lopez-Arrieta und Sanz 2001) zufolge reichte die Studienlage nicht aus, um die Wirkung von Nikotin in der Behandlung der AD zu beurteilen.

Lecithin Lecithin als Vorstufe des Acetylcholins wurde in mehr als 20 Studien sowohl bei der AD als auch bei Demenzen im Zusammenhang mit dem Parkinson-Syndrom sowie bei subjektiven Gedächtnisstörungen untersucht.

EBM

Ein Cochrane-Review (Higgins und Flicker 2000) zur Wirksamkeit von Lecithin schließt mit der Feststellung, dass die derzeitige Datenlage den Gebrauch von Lecithin nicht ausreichend stützt. Nur ein geringer Teil der Studien fand aus Gründen mangelnder Berichterstattung Eingang in eine Metaanalyse.

Durch Unterschiede im Studiendesign bedingt können die maximale Wirksamkeit der verschiedenen Cholinesterasehemmer bzw. ihre Nebenwirkungsraten nicht gegeneinander abgewogen werden. Auch die vorliegenden **Vergleichsstudien zwischen zwei Cholinesterasehemmern** sind nicht aussagekräftig. Ferner ist gänzlich unklar, ob über die Cholinesterasehemmung hinausgehende Substanzeigenschaften (zusätzliche Hemmung weiterer Esterasen, allosterische Modulation am nikotinergen Acetylcholinrezeptor) für den Therapieerfolg zusätzlich nützlich sind. Vor allem bei einzelnen Subgruppen (fortgeschrittenere AD, Verdacht auf zusätzliche Lewy-Körperchen) könnten diese Eigenschaften aus neurobiologischen Erwägungen eine Rolle spielen, wobei dies jedoch in Therapiestudien erst noch gezeigt werden muss.

Glutamatmodulatoren **Memantin** und **Amantadin** gehören zu den Glutamatrezeptor-bindenden Substanzen, die aufgrund ihrer Bindungskinetik eine schädliche glutamaterge Überstimulation blockieren können. Bisherige Untersuchungen zeigen einen verbesserten Krankheitsverlauf und Wirksamkeit bei mittleren schwereren Demenzstadien. Memantin wurde aufgrund von Studien speziell zur Behandlung der AD in diesen Krankheitsstadien zugelassen. Ab welcher Erkrankungsschwere Memantin sinnvollerweise eingesetzt wird, ist noch unklar.

EBM

Eine Metaanalyse (Evidenzstufe Ia: McShane et al. 2006) fand Evidenz für die Wirksamkeit von Memantin bei AD, gemischten Demenzformen und vaskulärer Demenz (abgebildet im klinischen Gesamteindruck) und Hinweise auf die Wirksamkeit im Bereich der ATLs. Der Effekt von Memantin bzgl. der Kognition beträgt bei moderater bis schwerer AD 2,97 Punkte in der *Severe Impairment Battery* (SIB), die nicht mit der ADAScog, dem Standardtest in den Acetylcholinesterasehemmer-Studien, gleichgesetzt werden darf. In Studien zur leichten AD ergaben sich heterogene Ergebnisse. In zwei 8-monatigen Studien über Memantin bei leichter bis mittelschwerer vaskulärer Demenz ließen sich positive Effekte auf die Kognition (Differenz zu Placebo im Schnitt 1,85 Punkte im ADAScog) und auf der Verhaltensebene finden.

LEITLINIE

AWMF-S3-Leitlinie Demenzen 2009, S. 45, 50

- Memantin ist **wirksam im Hinblick auf Kognition, Alltagsfunktion und klinischen Gesamteindruck** bei Patienten mit **moderater bis schwerer Alzheimer-Demenz** und eine Behandlung wird empfohlen.
- Bei **leichtgradiger Alzheimer-Demenz** ist eine **Wirksamkeit** von Memantin auf die Alltagsfunktion **nicht belegt.** Es findet sich ein nur geringer Effekt auf die Kognition. Eine Behandlung mit Memantin wird nicht empfohlen.
- Für eine **Add-on-Behandlung** mit Memantin bei Patienten mit einer Alzheimer-Demenz im **leichten bis oberen mittelschweren Bereich** (MMST: 15–22 Punkte), die bereits einen Acetylcholinesterasehemmer erhalten, wurde keine Überlegenheit gegenüber einer Monotherapie mit einem Acetylcholinesterasehemmer gezeigt. Sie wird daher **nicht empfohlen.**
- Eine **Add-on-Behandlung** mit Memantin bei Patienten, die **Donepezil** erhalten, ist der Monotherapie mit Donepezil **bei schwerer Alzheimer-Demenz** (MMST: 5–9 Punkte) überlegen. Eine Add-on-Behandlung kann erwogen werden.

D-Cycloserin Das Antibiotikum D-Cycloserin moduliert NMDA-Rezeptoren und hat so Einfluss auf die glutamaterge Neurotransmission.

EBM

Eine Cochrane-Metaanalyse (Jones et al. 2002) von vier adäquat durchgeführten klinischen Studien konnte keinen Anhalt für einen positiven Effekt dieser Substanz finden.

Monoaminoxidase-B-Inhibitoren MAO-B-Hemmer wie z. B. Selegilin/L-Deprenyl erhöhen die Verfügbarkeit von Dopamin und Phenylethylamin und damit die aminerge Neurotransmission. Selegilin/L-Deprenyl zeigte in 6 von 7 klinischen Studien eine Wirksamkeit bezüglich der kognitiven Symptomatik. Neben einer Verstärkung der aminergen Neurotransmission verhindern Monoaminoxidase-B-Inhibitoren auch das Entstehen von potenziell schädigenden intrazellulären Sauerstoffradikalen. Ob damit bei langfristigem Einsatz auch ein zusätzlicher neuroprotektiver Effekt verbunden ist, ließ sich in den Therapiestudien nicht nachweisen. Langzeitstudienergebnisse zeigen nur geringe Effekte. Wegen der Möglichkeit des gestörten Nachtschlafs sollte Selegilin/L-Deprenyl vormittags verabreicht werden.

EBM

Obwohl eine Cochrane-Metaanalyse (Evidenzstufe Ia: Birks und Flicker 2003) eine begrenzte Evidenz für einen positiven Effekt von Selegilin auf kognitive Funktionen ergab, beurteilten die Autoren die Datenlage als zu unsicher, um die Standardgabe von Selegilin bei der Behandlung der AD empfehlen zu können.

Hormone

Dehydroepiandrosteron DHEA kann sowohl in den Nebennieren als auch im Gehirn synthetisiert werden, wobei die Blutspiegel im Alter sinken. Unter verschiedenen tierexperimentellen Bedingungen wirkt DHEA antiinflammatorisch und neuroprotektiv. Große Mengen von DHEA werden in den USA freiverkäuflich vertrieben und wegen ihrer Wirkung gegen „Alterungserscheinungen" eingenommen. Bisher wurden keine Studien zum Einsatz von DHEA bei Demenzerkrankungen berichtet.

Östrogene Obwohl epidemiologische Untersuchungen eine protektive Wirkung von Östrogenen nahelegen, gibt es Metaanalysen von bisher veröffentlichten Studien zufolge keine Evidenz dafür, dass die Gabe von Östrogenen in der Prophylaxe oder Behandlung der AD sinnvoll ist (Warner und Butler 2001). Die neuerdings in den Vordergrund gerückte Risikoerhöhung für Tumoren unter langjähriger Hormonsubstitution müsste dabei gegen den unsicheren Nutzen abgewogen werden.

EBM

Für eine Metaanalyse der Cochrane Library (Hogervorst et al. 2009) waren Daten aus 7 klinischen Studien zum Nutzen einer Östrogengabe bei Patientinnen mit AD verfügbar. Der Einsatz von Östrogenen bei diesen Patientinnen wird durch die Daten aus diesen Studien nicht gestützt.

Antiinflammatorische Therapie

Nichtsteroidale Antiphlogistika Neuropathologische Untersuchungen legen die Beteiligung eines chronisch-entzündlichen Geschehens an der Pathogenese der AD nahe. Retrospektiv erhobene epidemiologische Daten zeigen, dass eine frühere längerfristige Einnahme von antiinflammatorischen Substanzen das Risiko einer späteren Alzheimer-Erkrankung signifikant senkt.

Bisherige kleinere Studien konnten nicht überzeugend belegen, dass NSAID die Progression der AD verzögern; z. T. führten die bekannten gastrointestinalen Nebenwirkungen zu zahlreichen Studienabbrüchen. Weitere Studien mit neueren selektiven COX-2-Hemmern (Celecoxib, Rofecoxib) ergaben keine positiven Effekte.

EBM

Zu Indometacin liegt eine einzige Studie vor, woraus sich den Autoren eines Cochrane-Reviews (Tabet und Feldman 2002) zufolge keine Empfehlung für den Einsatz dieses Medikaments ableiten lässt.

Steroide In einer in den USA durchgeführten Studie des US-amerikanischen *National Institute of Aging* wurde die Progression der AD (Aisen et al. 2000) durch die Behandlung mit 10–20 mg Methylprednisolon nicht reduziert.

EBM

Steroide zeigten einem neuen Review zufolge keinerlei positiven Effekt für die Behandlung der Alzheimer Erkrankung (Jaturapatporn et al. 2012; Cochrane Review).

Homöopathie Die ausgiebige Suche nach wissenschaftlichen Studien zur Wirksamkeit von homöopathischen Medikamenten bei Demenzerkrankungen erbrachte bis zum Mai 2002 keine einzige auswertbare Veröffentlichung.

EBM

Die Autoren eines Cochrane-Reviews (McCarney et al. 2003) kommen zu dem Schluss, dass keinerlei empirische Evidenz zum Einsatz von homöopathischen Mitteln bei Demenzerkrankungen vorliegt.

Nichtmedikamentöse Therapie von kognitiven Defiziten

Auch im Alter bleibt die Fähigkeit des menschlichen Gehirns erhalten, sich neuen Anforderungen in plastischer Weise anzupassen oder höhere kortikale Funktionen bei Zerstörung der ursprünglichen in neue Kortexareale zu verlagern. Entscheidend zur Aktivierung der plastischen Mechanismen im Gehirn scheinen eine ständige Übung der zu erhaltenden Fähigkeiten und eine hinreichende Motivation zu sein. Untersuchungen an alten Menschen konnten zeigen, dass eine kombinierte Aktivierung mit kognitiven und körperlichen Tätigkeiten einer einseitigen Aktivierung überlegen ist. Dazu mag auch die erhöhte Gehirndurchblutung während körperlicher Betätigung beitragen.

Weil sich oft ein großer Erwartungsdruck von Angehörigen auf die von ihnen betreuten Patienten mit einer AD überträgt, kann eine im häuslichen Rahmen durchgeführte Aktivierungstherapie durch Leistungsdruck und Ungeduld zu einer eher negativen Reaktion des Erkrankten führen. Eine kombinierte körperliche und kognitive Therapie sollte möglichst in einer spezialisierten Tagesstätte erfolgen. Da das Musik- und Rhythmusverständnis lange erhalten bleibt, können Elemente der Musik- und Tanztherapie genutzt werden. Die kognitiven Anforderungen müssen krankheitsstadiengerecht gestaltet und Fehlleistungen i. S. von alternativen Lösungsversuchen aufgegriffen werden.

EBM

Durch körperliche Übungsprogramme lassen sich Verbesserungen hinsichtlich der Bewältigung von Alltagsaufgaben statistisch absichern (Evidenzstufe Ia: Forbes et al. 2013; Cochrane-Review), positive Effekte hinsichtlich einer Verbesserung depressiver Symptome oder Verhaltensauffälligkeiten ließen sich jedoch nicht nachweisen. Unter Einschluss einer Studie mit schwerer demenziell Erkrankten ließen sich auch geringe positive Effekte auf kognitiven Skalen signifikant abbilden. Eingeschränkt wird dieser Befund jedoch durch eine beträchtliche, nicht erklärbare Heterogenität der einzelnen Primärstudien, die zumeist in Pflegeheimen durchgeführt wurden.

Durch kognitive Stimulation (z. B. Diskussionsrunden über interessante Themen, Wortspiele, praktische Tätigkeiten wie Backen) in kleinen Gruppen lassen sich bei Patienten mit leicht bis mittelschwer ausgeprägter Demenz Gedächtnis und kognitive Fähigkeiten sowie Lebensqualität und interaktionelle Fertigkeiten verbessern (Evidenzstufe Ia: Woods et al. 2012; Cochrane-Review). Keine positiven Effekte ergaben sich hinsichtlich Stimmung, Alltagsaktivitäten, allgemeinem Funktionsniveau sowie Reduktion problematischer Verhaltensweisen.

Ratgeber für Angehörige von Demenzerkrankten

Eine fortwährend aktualisierte Auflistung von über 30 Ratgeberbüchern, die seit 2001 zum Thema Demenz erschienen sind, findet sich – mit Angaben zu Umfang und Preis – unter www.demenz-ratgeber.de/dr–buecher.htm. Eine 40-seitige kostenlose Broschüre ist auch von der Deutschen Alzheimer Gesellschaft in Berlin erhältlich (Alzheimer-Telefon: 01803 – 17 10 17). Über das Internet werden z. T. gute Broschüren zum Umgang mit Demenzpatienten sowie Informationen zur Pflegebehandlung oder rechtlichen Aspekten angeboten, z. B. unter www.demenz-ratgeber.de. Ebenso enthält www.demenz-Leitlinie.de einen ausführlichen Angehörigenteil in deutscher, türkischer und russischer Sprache.

Therapie nichtkognitiver Symptome

Verhaltensauffälligkeiten treten bei 70 % der Patienten mit AD auf. Sie können zu einer hohen Belastung für Angehörige und Pflegepersonen werden und sind ein häufiger Grund für die Heimaufnahme. Verhaltensauffälligkeiten sind durch pathologische Hirnveränderungen bedingt oder treten in Reaktion auf wahrgenommene kognitive Defizite auf (➤ Tab. 8.14).

Tab. 8.14 Therapie nichtkognitiver Symptome bei Alzheimer-Demenz

	Medikamentöse Therapie	Nichtmedikamentöse Therapie
Paranoides Verhalten	(Neuroleptika)	Aufdeckung und Vermeidung von Auslösern
Halluzinationen	Neuroleptika	
Aggressivität	(Neuroleptika)	Klärung von Auslösern
Apathie und Rückzug	(Antidepressiva)	Aktivierung
Depressive Symptome	Antidepressiva	Aktivierung
Störung des Tag-Nacht-Rhythmus	(sedierende Neuroleptika)	Tagesstrukturierung
„Wandertrieb"		Körperliche Aktivierung

Medikamentöse Therapie

Generell sollte die medikamentöse Behandlung alter Menschen mit geringsten Medikamentendosen begonnen und die Indikation zur medikamentösen Therapie regelmäßig überprüft werden.

Neuroleptika

Bei akustischen und optischen Halluzinationen, aber auch bei schwerem agitiert-unruhigem Verhalten eignen sich Neuroleptika zur medikamentösen Therapie. Hierbei sollte die Behandlung mit niedrigen Dosen (Risperidon 0,5 mg bis 2 × 1 mg, Melperon 25 mg bis 2 × 50 mg) begonnen werden. **Hochpotente Neuroleptika** wie Haloperidol (0,5–2,5 mg) sind aufgrund ihrer extrapyramidalen Nebenwirkungen gerade bei älteren Personen oft problematisch. **Niederpotente Neuroleptika** besitzen eine stärkere kardiovaskuläre Nebenwirkungskomponente, die die Anwendung gelegentlich einschränkt.

Bei gleichzeitig vorliegendem Parkinson-Syndrom ist eine Behandlung mit Clozapin unter den dabei notwendigen Blutkontrollen oder mit Quetiapin zu erwägen, wobei die anticholinerge Wirkung von Clozapin zu einer kognitiven Verschlechterung führen kann.

Im Gegensatz zu älteren Neuroleptika wie Haloperidol, die zur Behandlung von Erregungszuständen und psychotischen Symptomen unabhängig von der Grunderkrankung zugelassen sind, liegt für die **atypischen Neuroleptika** Clozapin und Quetiapin sowie Aripiprazol nur eine Zulassung zur Behandlung dieser Symptome i. R. einer Schizophrenie vor. Alle atypischen Neuroleptika erhöhen das zerebrovaskuläre Insultrisiko bei Demenzpatienten.

Bei Verordnung i. R. eines Heilversuchs sollten die Aufklärung über mögliche Nebenwirkungen und das Einverständnis des Patienten oder seines gesetzlichen Betreuers besonders dokumentiert werden. Eine Ausnahme bildet Risperdal® (Risperidon), für das eine entsprechende Zulassung vorliegt. Neuroleptika erhöhen das Sturz- und damit das Frakturrisiko alter Menschen. Die Notwendigkeit einer Neuroleptikabehandlung ist durch wiederholte ausschleichende Absetzversuche zu testen. Bei rein paranoider Symptomatik ohne Halluzinationen erweisen sich Neuroleptika meist als weniger wirksam.

Thioridazin Thioridazin ist zur Behandlung von Unruhezuständen bei schizophrenen und anderen Psychosen zugelassen. Bekannt sind QT-Verlängerungen unter diesem Medikament.

EBM

Ein Cochrane-Review (Kirchner et al. 2001) kommt zu dem Urteil, dass ein positiver Nutzen von Thioridazin in der Indikation Demenz nicht durch empirische Daten gestützt wird, wobei bei begrenztem Nutzen zusätzlich massive Nebenwirkungen die Indikationsabwägung beeinflussen.

Haloperidol Trotz seines häufigen Einsatzes gibt es zur Wirksamkeit von Haloperidol bei dementen Patienten nur wenige Studien.

EBM

In einem Cochrane-Review (Evidenzstufe Ia: Lonergan et al. 2002) wurden fünf klinische Studien zur Wirksamkeit von Haloperidol bei agitierten Demenzpatienten identifiziert. Die Interpretation dieser Studien war z. T. durch die unterschiedliche Dauer der Behandlung (3–16 Wochen), die hohe Spannbreite der Medikamentendosis (0,5–6 mg) sowie ungenaue Angaben zur Demenzschwere beeinträchtigt. Eine Metaanalyse der Daten konnte zeigen, dass die Aggression, nicht aber Agitation unter einer Medikation mit Haloperidol geringer war. Die Reviewautoren folgern daraus, dass zurzeit keine Evidenz für den Einsatz von Haloperidol bei agitierten, evtl. aber bei aggressiven Demenzpatienten vorliegt.

Angesichts der bereits vor Jahrzehnten erfolgten, den damaligen Gepflogenheiten entsprechenden breiten Zulassungsindikation („psychomotorische Erregungszustände") ist der Einsatz von Haloperidol bei Demenzpatienten weit verbreitet. Bei älteren, hirnorganisch beeinträchtigten Patienten ist der Dosierungshinweis (Einzeldosen bei Beginn 0,5–1,5 mg) zu beachten. Unter Haloperidol ist mit stärkeren extrapyramidalmotorischen Nebenwirkungen als unter atypischen Neuroleptika zu rechnen.

Risperidon Der Effekt dieses atypischen Neuroleptikums und **Serotonin-Dopamin-Antagonisten** auf die Reduktion von psychotischen Symptomen und Aggressivität wurde in zwei großen Studien untersucht (Übersicht bei Warner und Butler 2001). Bei einer Dosis von 2 mg ließ sich errechnen, dass einer von sechs Behandelten signifikant von der Medikamenteneinnahme profitiert (95%-CI 4 bis 17). Mit steigender Dosis wurde eine Zunahme der extrapyramidalmotorischen Nebenwirkungen verzeichnet, die unter Olanzapin und Quetiapin nicht eintreten. Für Risperdal® 0,5 mg konnte der Hersteller aufgrund vorgelegter Studien die Zulassung zur Behandlung von Aggressivität und psychotischen Symptomen speziell beim Vorliegen einer Demenzerkrankung erreichen. Reduktions- und Absetzversuche im Behandlungsverlauf sollten regelmäßig erwogen werden. Allerdings zeigen neue randomisierte Absetzstudien, dass auch nach Stabilität über 4 Monate unter Dauerbehandlung mit Risperidon beim Absetzen ca. ¼ der Behandelten innerhalb der nächsten Wochen wieder stark auffällig werden (Devanand et al., 2013). Im Rahmen der gebotenen Absetzversuche aufgrund des Gefährdungspotenzials der Neuroleptika ist darum eine engmaschige Beobachtung angezeigt.

EBM

In Einklang mit den Warnhinweisen zu atypischen Neuroleptika zeigen die Ergebnisse einer Metaanalyse (Evidenzstufe Ia: Ballard et al. 2006), dass sich beim Einsatz atypischer Neuroleptika insgesamt eine erhöhte Mortalität für Demenzpatienten findet; dies gilt auch für das zur Anwendung bei Demenzpatienten zugelassene Risperidon.

LEITLINIE

AWMF-S3-Leitlinie Demenzen 2009, S. 65

- **Haloperidol** wird aufgrund fehlender Evidenz für Wirksamkeit nicht zur Behandlung von Agitation empfohlen. Es gibt Hinweise auf eine Wirksamkeit hinsichtlich aggressiven Verhaltens mit geringer Effektstärke. Unter Beachtung der Risiken (extrapyramidale Nebenwirkungen, zerebrovaskuläre Ereignisse, erhöhte Mortalität) kann der Einsatz bei diesem Zielsymptom erwogen werden.
- **Risperidon** ist in der Behandlung von agitiertem und aggressivem Verhalten bei Demenz wirksam. Alternativ kann aufgrund seiner Wirksamkeit gegen Agitation und Aggression **Aripiprazol** empfohlen werden.
- **Olanzapin** soll wegen seines anticholinergen Nebenwirkungsprofils und der heterogenen Datenlage zur Wirksamkeit nicht zur Behandlung von agitiertem und aggressivem Verhalten bei Patienten mit Demenz eingesetzt werden.

LEITLINIE

AWMF-S3-Leitlinie Demenzen 2009, S. 59

- Die Gabe von Antipsychotika bei Patienten mit Demenz ist mit einem erhöhten Risiko für Mortalität und für zerebrovaskuläre Ereignisse assoziiert. Patienten und ihre gesetzlichen Vertreter müssen über dieses Risiko aufgeklärt werden. Die Behandlung soll mit der geringstmöglichen Dosis und über einen möglichst kurzen Zeitraum erfolgen. Der Behandlungsverlauf muss engmaschig kontrolliert werden.

Antidepressiva

Bei ausreichenden Anhaltspunkten für eine depressive Störung ist eine antidepressive Pharmakotherapie bei Patienten mit Demenz durchaus sinnvoll. Zur Vermeidung von kognitiv beeinträchtigenden anticholinergen Nebenwirkungen sollten bevorzugt Substanzen wie **selektive Serotonin-Wiederaufnahmehemmer (SSRI), Mirtazapin, Trazodon oder MAO-Hemmer** eingesetzt werden. Beim Einsatz von SSRI müssen besonders die jeweils substanzspezifischen, z. T. extrem langen Halbwertszeiten und die Hemmung der Abbauwege anderer über den Leberstoffwechsel metabolisierter Medikamente sowie die Möglichkeit der Entwicklung einer Hyponatriämie beachtet werden. Relativ günstig in Bezug auf ihre Halbwertszeit und Interaktionsmöglichkeiten sind Sertralin und Citalopram. Eine alleinige medikamentöse antidepressive Therapie bei Patienten, die in einer isolierten und reizarmen Umgebung leben, erscheint allerdings wenig erfolgversprechend. Hier sollten sozialtherapeutische und nichtmedikamentöse Maßnahmen im Vordergrund stehen. In der umfangreichsten Studie zum Einsatz von SSRI (Sertralin) oder Mirtazapin zur Depressionsbehandlung bei Menschen mit einer Demenz konnte jedoch kein Nutzen für Sertralin nachgewiesen werden; bei Mirtazapin zeigte sich ein geringer, wahrscheinlich über eine positive Wirkung auf Verhaltens- und Schlafstörungen vermittelter positiver Effekt auf die Belastung der Angehörigen (Banjeree et al. 2013).

EBM

Die publizierte Evidenz hinsichtlich der Wirksamkeit von Antidepressiva bei Depressionen i. R. einer Demenz ist spärlich. Ein diesbezüglicher Cochrane-Review (Bains et al. 2002) fand nur vier für eine Metaanalyse taugliche Studien, von denen zwei ältere Studien mit Trizyklika und zwei neuere Studien mit einem SSRI durchgeführt wurden, sodass weitere Studien zur Klärung der Wirksamkeit von Antidepressiva benötigt werden.

Benzodiazepine

Eine Medikation mit Benzodiazepinen sollte bei Demenzkranken möglichst vermieden werden. Die Halbwertszeit von Diazepam kann auf mehr als 48 h mit einem entsprechenden Kumulationsrisiko steigen. Benzodiazepine verstärken kognitive Defizite und erhöhen auch die Sturzgefahr und damit das Frakturrisiko. Eine Abhängigkeitsentwicklung mit Wirkungsverlust kann sich bei längerer Anwendung ergeben. Bei Patienten mit Demenz finden sich nach der Einnahme von Benzodiazepinen in erhöhtem Maße paradoxe Reaktionen (Unruhe, Erregungszustände).

Nichtmedikamentöse Therapien

Weitere therapeutische Ansätze

Eine Analyse bisher publizierter psychosozialer Interventionen stammt von Opie et al. (1999). Den Validitätskriterien zufolge galt eine Studie als gut, 15 galten als mittelmäßig und 27 als schwach. Die Daten zu den meisten Personen (insgesamt 218) stammten aus sieben Studien zur Angehörigenarbeit. Es wurde die Durchführung weiterer Studien zum Thema Angehörigenarbeit, Aktivierungsprogrammen, Verhaltenstherapie und Musiktherapie empfohlen. Für den Einsatz von Massagen ließ sich keine Evidenz finden.

EBM

Die Analyse von zwei Studien zu den Effekten von **Aromatherapie** erbrachte keine eindeutigen Befunde (Forrester et al. 2014; Cochrane-Review). Cochrane-Reviews liegen zur Reminiszenztherapie (RT; Woods et al. 2005a) und zur **Validationstherapie** (Neal und Barton Wright 2003) vor. Zur **Reminiszenztherapie** waren 4 Studien mit 144 Patienten verfügbar. In den einzelnen Studien fanden sich positive Effekte auf die Kognition. Bei teilnehmenden Angehörigen wurde eine Reduktion der psychischen Belastung beobachtet (Evidenzstufe Ia). Die Reviewer sehen aber weiterhin einen dringenden Bedarf für größere und einheitlichere Studien mit einer klarer operationalisierten Reminiszenztherapie.

Als **Snoezelen** bezeichnet man einen Ansatz zur multimodalen sensorischen Stimulation (taktile, akustische und olfaktorische Reize), der aus dem Bereich der Lernbehinderungen in den Demenzbereich übernommen wurde. Ein Cochrane-Review (Chung und Lai 2002) kommt aufgrund noch unzureichender Daten zu keiner abschließenden Beurteilung.

Durch **kognitives Training** ließen sich einem neuen Review zufolge hinsichtlich kognitivem Funktionsstatus, der Reduktion depressiver Symptome und einem besseren Zurechtkommen mit Alltagsaufgaben keinerlei Verbesserungen nachweisen (Bahar-Fuchs et al. 2013; Cochrane-Review). Bemängelt wurden jedoch methodische Defizite der Primärstudien. In einer qualitativ hochwertigen Einzelstudie ließen sich Verbesserungen durch kognitive Rehabilitation hinsichtlich Gedächtnisleistung und Lebenszufriedenheit (Follow-up: 6 Monate) statistisch absichern.

Durch eine funktionale Analyse problematischer Verhaltensweisen (d. h. der Identifikation auslösender und aufrechterhaltender Bedingungen) lässt sich die Häufigkeit (nicht jedoch die Schwere) problematischer Verhaltensweisen bei Patienten sowie schwieriger Verhaltensweisen aufseiten der Pflegepersonen reduzieren (Evidenzstufe Ia: Moniz Cook et al. 2012; Cochrane-Review). Da in diesen Studien **Verhaltensanalysen** nur ein Bestandteil weitaus komplexerer Therapiestrategien waren, lässt sich der „alleinige" Beitrag dieser verhaltenstherapeutischen Technik jedoch nicht beurteilen. Durch die Vermittlung von Copingstrategien für Familienangehörige und durch einen individuell zugeschnittenen Aktivitätenaufbau lässt sich die Lebensqualität zu Hause versorgter Demenzkranker signifikant verbessern (Evidenzstufe Ia: Cooper et al. 2012; qualitätsüberprüfter Review). Hinsichtlich weiterer nichtmedikamentöser Interventionen besteht dringender Forschungsbedarf.

Handlungsmöglichkeiten bei einzelnen Symptomenkomplexen

Misstrauen, paranoide Verhaltensweisen Befürchtungen, bestohlen oder beraubt worden zu sein, können z. T. auf das Verlegen oder Vergessen von Gegenständen zurückgeführt werden. Hierdurch entstehen Spannungen gegenüber Angehörigen und Pflegepersonen. Wichtig ist eine Entlastung dieser Personen, indem ihnen die Krankheitsbedingtheit solcher Anschuldigungen vonseiten des Kranken erklärt wird. Eine klare Ordnung zur Aufbewahrung bestimmter Gegenstände hilft bei paranoiden Verhaltensweisen. Selten finden sich ausgestaltete paranoide Systeme, die zur Erklärung des Verlustes von Gegenständen herangezogen werden. Findet sich ein überdauerndes, eher bizarr ausgestaltetes Wahnsystem, kann ein Behandlungsversuch mit Neuroleptika unternommen werden.

Aggressivität Aggressives Verhalten kann die zwischenmenschliche Kontaktaufnahme und die weiteren Voraussetzungen zur Pflege im häuslichen Umfeld in höchstem Maße gefährden. Bei vaskulär bedingten Demenzen ist bei Erregungszuständen eine Kontrolle des Blutdrucks angezeigt, da Blutdruckspitzen Ursache aggressiven Verhaltens sein können und einer kausalen Therapie zugänglich sind. Auslösende Situationen für aggressives Verhalten sollten analysiert werden. Bei Aggressivität im Zusammenhang mit dem Wechsel von Pflegepersonen sollte der Pflegeablauf genau abgesprochen werden, da selbst kleinere Änderungen bei Dementen Erregung verursachen können. Bei überdauerndem aggressivem Verhalten kommt ein Behandlungsversuch mit niedrigdosiertem Risperidon (0,5–2 mg) in Betracht. Untersuchungen zu Antiepileptika (Carbamazepin, Valproat) für diese Indikation wurden in den USA durchgeführt. Obwohl Valproat für diese Indikation keine Zulassung besitzt (Off-Label-Anwendung), existieren einzelne positive Studien (Porsteinsson et al. 2001; Übersicht bei Herrmann 2001). Insbesondere neurobiologische Überlegungen (Wirkung auf epigenetische Mechanismen) haben das Interesse an dieser Substanz in den letzten Jahren wiederbelebt, wobei aus klinischen Untersuchungen insgesamt keine überzeugenden Belege vorliegen.

Rufen und Kreischen Beständiges Rufen kann Ausdruck verschiedener Zustände sein, z. B. nicht mehr anders artikulierbarer Schmerzen, eines Isolationsgefühls oder einer Depression. Falls keine Schmerzursache vorliegt, kann bei Schwerkranken sowohl das Gefühl der Isolation als auch die depressive Symptomatik durch vermehrte körperliche Stimulation (massierende Bewegungen oder passive Dehnungsübungen) reduziert werden. Im Rahmen von Einzelfalldarstellungen wird gelegentlich der Gebrauch von Opiat-Pflastern, Pregabalin oder Antipsychotika als nützlich dargestellt, wobei bei schwerst demenziell Erkrankten zumeist nicht eruierbar war, ob letztendlich spezielle antinoziptive/antipsychotische Wirkungen oder unspezifische sedierende Effekte wirksam waren. Zumeist fehlt auch die Darstellung von Langzeitverläufen.

Apathie und Rückzug Bei apathischem und teilnahmslosem Verhalten sollte eine ausführliche Abklärung möglicher behandelbarer Ursachen erfolgen. Zuerst sollte eine medikamentöse Sedation oder eine hinzugetretene körperliche Erkrankung ausgeschlossen werden. Des Weiteren sollte überprüft werden, ob eine Minderung der primären Sinnesleistungen (Sehkraft, Gehör) für die Teilnahmslosigkeit verantwortlich sein kann. Ebenso sollte ein neu auftretendes Parkinson-Syndrom behandelt werden, wobei die Medikation nach aktueller Neuroleptika-Einnahme sorgsam zu explorieren ist. Liegt keiner der oben genannten Gründe vor und sind auch die Umgebung und Tagesstruktur stimulierend genug gestaltet, sollte exploriert werden, ob über die Apathie hinaus eine depressive Störung vorliegt. Häufig ist jedoch außerhalb der Apathie kein zusätzlicher Hinweis auf eine Depression zu finden. Gegen die Apathie, sofern diese behandlungsbedürftig ist, sind am ehesten ACE-Hemmer wirksam. Ein Nutzen oder eine Indikation für SSRI bestehen nicht.

Depressive Symptome Depressive Symptome, welche die Diagnosekriterien einer depressiven Störung erfüllen, finden sich im Verlauf demenzieller Erkrankungen bei einem Fünftel der Betroffenen. Bei bereits vorbekannter demenzieller Symptomatik kann eine neu auftretende Depression durch die reduzierten Ausdrucksmöglichkeiten des Patienten verschleiert werden. Selbstaussagen über das eigene Befinden sind bei Demenzkranken oft reduziert. Depressive Symptome können bei älteren Menschen auch leicht durch Antihypertensiva (Betablocker, Reserpin, α-Methyldopa, Kalziumantagonisten) oder Steroide ausgelöst werden. Vor der medikamentösen Behandlung der depressiven Symptome sollte eine ausreichend anregende Gestaltung der Tagesstruktur und der Umgebung erzielt werden. Aufgrund der häufigen kardialen Komorbiditäten und der erhöhten Empfindlichkeit gegen anticholinerge Nebenwirkungen empfehlen sich auf medikamentöser Seite insb. die SSRI Citalopram und Sertralin, die kaum Interaktionen mit anderen Substanzen zeigen.

Störungen des Tag-Nacht-Rhythmus Vermehrte nächtliche Unruhe und Agitiertheit sind oft Ausdruck eines gestörten Aktivitätsablaufs während der Tagesstunden. Die im Bett verbrachte Zeit sollte bei dementen Patienten auf 7–8 h pro Nacht beschränkt werden; Schlafphasen während des Tages sind möglichst zu vermeiden. Dadurch wird eine ausreichende Müdigkeit erreicht, sodass der Schlaf im Bett rasch einsetzen kann. Durch die Verkürzung der Wachzeit im Bett erscheint die Schlafgestaltung dem Patienten selbst effektiver. Medikamentös können sonst Mirtazapin oder Trazodon (15 bzw. 25 mg, zugelassen für Schlafstörungen und Unruhe bei Demenzerkrankungen) eingesetzt werden.

„Wandertrieb“ bei Alzheimer-Demenz Ein gesteigerter Bewegungsdrang mit vermehrtem Umherwandern findet sich im Verlauf einer Alzheimer-Demenz häufig. Eine ausreichende und regelmäßige körperliche Aktivierung kann ungerichtete Rastlosigkeit reduzieren. Ob der Erkrankte durch Spazierengehen ohne Begleitung gefährdet ist, sollte durch Beobachtung in der natürlichen Umgebung des Betroffenen beurteilt werden. Besteht eine Eigengefährdung bei unkontrolliertem Verlassen der Wohnung oder Pflegeeinrichtung, sind Sicherungsmaßnahmen an Türen meist nicht zu umgehen. Ein medikamentöser Versuch mit Risperidon oder Valproat kann unternommen werden; allerdings ist die anfänglich erhöhte Sturzgefahr zu beachten.

Resümee

Die medikamentöse Therapie der kognitiven Defizite ist zurzeit noch sehr unbefriedigend. Nootropika können über unspezifische Stoffwechselwirkungen eine leichte positive Wirkung zeigen. Substanzen mit Einfluss auf die Neurotransmission zeigen einen positiven Effekt, wobei neuere Cholinesterasehemmer weniger unerwünschte Wirkungen haben als ältere Hemmstoffe. Ansätze zu einer protektiven Behandlung gegen den fortschreitenden kognitiven Abbau stehen erst am Anfang. Symptomatisch kommen bei zusätzlichen psychiatrischen Auffälligkeiten auch Antidepressiva und Neuroleptika zur Anwendung. Die Auswahl richtet sich hierbei nach der veränderten Pharmakokinetik und Pharmakodynamik bei älteren Menschen sowie der erhöhten zerebralen Empfindlichkeit dementer Patienten. Generell sollte mit niedrigsten Dosierungen begonnen werden. Benzodiazepine sind möglichst nicht anzuwenden.

8.2.5 Vaskuläre Demenzen

Definition

Der Begriff „vaskuläre Demenz" ersetzt zahlreiche unscharfe Bezeichnungen wie „Verkalkung, Zerebralsklerose, arteriosklerotische Demenz, chronisch zerebrovaskuläre Insuffizienz" usw. Schwerwiegende vaskuläre Hirnerkrankungen beschäftigen den Neurologen häufiger als den Psychiater. Die neurologische Akut- und Postakutdiagnostik ist primär auf das Erkennen behandelbarer somatischer und neuropsychologischer Störungen ausgerichtet. Die Diagnose „Demenz" sollte hierbei gegenüber den Patienten und Angehörigen vermieden werden, selbst wenn die Diagnosekriterien mit Ausnahme der 6-monatigen Symptomdauer erfüllt sind, da die langfristigen Folgen in einer frühen Erkrankungsphase nur unzureichend abschätzbar sind und aus dieser diagnostischen Zuordnung keine gezielten therapeutischen Konsequenzen abzuleiten wären.

Die vaskulären Demenzen sind eine **heterogene Krankheitsgruppe** und nur durch zwei gemeinsame Eigenschaften definiert:

- Demenz
- Hinweise auf eine relevante vaskuläre Ursache

Wie in den Leitlinien der ICD-10 angegeben, können die neuropsychologischen Defizite bei bestimmten Formen der vaskulären Demenz ungleich verteilt sein; zusätzlich können bereits früh im Krankheitsverlauf von Patienten subjektiv wahrgenommene und vom Arzt objektivierbare Herdzeichen auftreten. Der Beginn ist typischerweise plötzlich, die Verschlechterung erfolgt stufenweise, nämlich immer dann, wenn zusätzliche vaskuläre Läsionen auftreten. Die traditionelle Beschreibung gilt v. a. für die sog. Multi-Infarkt-Demenz (MID, s. „Einteilung der vaskulären Demenzen nach ICD-10") und ist nur bedingt auf andere vaskuläre Demenzen übertragbar.

Epidemiologie

Hirninfarkte sind die führende Ursache körperlich und kognitiv bedingter (einschl. demenzieller) Behinderungen sowie die **dritthäufigste Todesursache** in den entwickelten Ländern. Etwa 10–20 % aller Demenzen in der westlichen Welt werden als vaskulär bedingt angesehen, weitere etwa 20 % als eine Mischung aus vaskulärer und Alzheimer-Demenz (AD). Damit nehmen die vaskulären Demenzen hinsichtlich ihrer Häufigkeit den zweiten Rang hinter der AD ein. Die Mortalität der vaskulären Demenzen ist höher bzw. die mittlere Lebenserwartung nach Beginn der Symptome (ca. 4 J.) niedriger als bei der AD. Männer sind etwas häufiger betroffen als Frauen. Die Neuerkrankungsrate nimmt bis zum 75. Lj. zu, danach steigt die Inzidenz der AD jedoch weitaus steiler an als die der vaskulären Demenzen. Tatsächliche regionale Abweichungen, konzeptuelle Differenzen und diagnostische Schwierigkeiten haben zu abweichenden Ergebnissen epidemiologischer Untersuchungen geführt.

In epidemiologischen Feldstudien mit großen Patientenzahlen ist das einsetzbare diagnostische Instrumentarium zwangsläufig limitiert und beschränkt sich häufig auf Fragebögen und kurze Tests. Die Patientenauswahl in klinischen Studien ist nicht repräsentativ; dafür können die Patienten aber eingehender untersucht werden. Damit steigt die Wahrscheinlichkeit, dass im CT oder, noch häufiger, im sensitiveren MRT vaskuläre Veränderungen zu erkennen sind, die in Zusammenhang mit einer Demenz gebracht werden können.

Die Risikofaktoren der vaskulären Demenz wurden kaum untersucht; umso mehr ist über die Risikofaktoren für Schlaganfälle bekannt: 80 % der Schlaganfälle sind ischämisch und beruhen meist auf einer Fibrose oder Atheromatose hirnversorgender Gefäße bzw. sind Folge einer kardialen Emboliequelle. Weitere Risikofaktoren sind Hypertonie, auch intermittierende Hypotonie (v. a. nächtliches Absinken des Blutdrucks bei Behandlung), Herzrhythmusstörungen, kongestive Kardiomyopathie, KHK, periphere Arteriosklerose einschl. Karotisstenosen, Diabetes mellitus, Hyperlipidämien, Rauchen und TIAs. Diese Faktoren sind voneinander nicht unabhängig. Schlaganfälle erhöhen das Risiko, an einer vaskulären Demenz zu erkranken, etwa um den Faktor 5. Hohes Alter, niedrige Bildung, ein früherer Schlaganfall und Diabetes mellitus sind Risikofaktoren für die Entwicklung einer Demenz früh nach einem erneuten Hirninfarkt. Komorbidität mit einer AD bzw. eine vorbestehende Hirnatrophie steigern das Risiko, längerfristig eine Demenz zu entwickeln.

Diagnose

Diagnostische Leitlinien nach ICD-10

Die kognitive Beeinträchtigung unterschiedlicher Teilleistungen ist bei der vaskulären Demenz weniger gleichmäßig und stärker fluktuierend als bei der typischen AD. Es treten Gedächtnisverlust, intellektuelle Beeinträchtigungen und neurologische Herdzeichen auf. Einsicht und Urteilsfähigkeit können relativ gut erhalten sein. Ein **plötzlicher Beginn,** eine oft **sprunghafte Verschlechterung** sowie **neurologische Herdzeichen** und Symptome erhöhen die Wahrscheinlichkeit der Diagnose. Bestätigt werden kann sie in manchen Fällen nur durch CT, MRT oder letztendlich durch die neuropathologische Untersuchung.

Zusätzlich können folgende Befunde erhoben werden:

- Hypertonie
- Strömungsgeräusche über der A. carotis
- Affektlabilität mit vorübergehender depressiver Stimmung, unmotiviertem Weinen oder unbeherrschtem Lachen
- Vorübergehende Episoden von Bewusstseinstrübung oder Delir – oft durch weitere Infarkte hervorgerufen

Die Persönlichkeit bleibt häufig relativ gut erhalten, allerdings kann es auch zu Persönlichkeitsänderungen mit Apathie und Enthemmung kommen oder sich eine Zuspitzung früherer Persönlichkeitszüge wie Ich-Bezogenheit, paranoide Haltungen oder Reizbarkeit entwickeln.

Neuropsychologische Untersuchung

Einfache klinische Tests wie die zum Demenz-Screening häufig verwendete MMSE *(Mini Mental State Examination,* ➤ Tab. 8.1) sind zur Erfassung der kognitiven Defizite vaskulärer Hirnerkrankungen schlechter geeignet als etwa zur einfachen Abschätzung der Schwere einer AD mit ihrem überwiegend kortikalen Schädigungsmuster. Die MMSE betont Gedächtnis- und Sprachfunktionen, vernachlässigt jedoch Aufmerksamkeits-, Konzentrations- und andere zeitabhängige Leistungen (z. B. Wortproduktion und Reaktionszeiten), die bei vaskulären Demenzen weitaus stärker beeinträchtigt sein können als Sprache, Handeln und Wahrnehmung.

Die psychopathologischen, neurologischen und somatischen Störungen sind insgesamt etwas häufiger und variabler als bei der AD, was eine besondere Sorgfalt in der psychiatrischen Anamnese und Befunderhebung erfordert und in vielen Fällen eine neurologische und internistische Diagnostik und Therapie durch die entsprechenden Fachbereiche notwendig macht. Unverzichtbar sind bereits bei der Erstuntersuchung gezielte Fragen nach zerebrovaskulären Risikofaktoren und Ereignissen, nach depressiven und wahnhaften Störungen sowie eine möglichst vollständige Erhebung und Dokumentation des neurologischen Status.

Apparative Diagnostik

Die **CT- oder MRT-Untersuchung** ist bei jeder Form der Demenz obligat, also auch bei den vaskulären Demenzen. Das Fehlen erkennbarer vaskulärer Veränderungen im CT – und insb. im sensitiveren MRT – spricht gegen das Vorliegen einer vaskulären Demenz. Der Nachweis von ischämischen Infarkten und Blutungen bzw. ihren radiologisch fassbaren Folgen zeigt jedoch nicht, ob es sich hierbei um die alleinige Ursache einer Demenz, um einen aggravierenden Faktor oder um eine bloße Koinzidenz von morphologischen und klinischen Befunden handelt. Wenngleich die neurologisch-psychiatrische Diagnostik durch die neuen bildgebenden Verfahren entscheidend verbessert wurde, kann die klinische Diagnose einer Demenz keinesfalls allein aus der CT oder MRT abgeleitet werden. Nur ein kleiner Teil der Patienten mit vaskulären Hirnveränderungen ist dement. Bei dementen Patienten können „Alzheimer-Veränderungen" im Bereich des medialen Temporallappens weit wichtiger für die Defizite sein als einige neuroradiologisch leicht fassbare ischämische Läsionen im Hemisphärenbereich. Daher sollten immer auch Hippokampus und perihippokampale Strukturen in einer speziellen Schichtführung dargestellt werden.

In Anlehnung an neuropathologische Ergebnisse wurde versucht, einen kritischen Schwellenwert (und zwar von etwa 100 ml) für zerstörtes Hirnvolumen festzulegen, jenseits dessen mit einer Demenz zu rechnen ist. Dazu ist jedoch kritisch anzumerken, dass zwar kleinere Läsionen i. d. R. geringere Folgen haben als größere Defekte, eine allgemeine Aussage über das Infarktvolumen aber weit weniger bedeutet als Angaben über die Lokalisation bzw. Verteilung der Läsionen. Ein kleiner, möglicherweise bilateraler Thalamusinfarkt in einem „strategisch" wichtigen, also neuropsychologisch essenziellen, Gebiet kann weitreichendere Folgen haben als eine ausgedehnte Läsion im Bereich der nichtdominanten Großhirnhemisphäre.

Die in der **SPECT** und **PET** darstellbaren Auswirkungen einer Läsion auf Perfusion und Metabolismus stehen meist in einem engeren Zusammenhang zu den neuropsychologischen Defiziten als der morphologisch fassbare Befund. So kann das Ausmaß der Funktionsveränderung weit über den demarkierten Läsionsbereich hinausgehen (Penumbra) bzw. eine Fernwirkung ausüben, wie etwa bei einer umfangreichen frontokortikalen Aktivitätsminderung nach Thalamusinfarkt (Diaschisis). Diese Ergebnisse sind in erster Linie von pathophysiologischer Bedeutung, und der diagnostische Stellenwert dieser Funktionsuntersuchungen ist geringer als der Stellenwert von CT oder MRT.

Visuell ausgewertete **EEGs** ergeben bei den vaskulären Demenzen in mehr als 50 % d. F. Normalbefunde. Herdbefunde, aber auch Spitzen und steile Wellen sowie eingelagerte langsame Strecken finden sich häufiger als bei der AD. In der topografischen Darstellung (Brain Mapping) weicht – wie in der SPECT und PET – die Lokalisation von den alzheimertypischen Veränderungen ab. Die Alpha-Aktivität sinkt, die Theta-Aktivität steigt mit zunehmender Demenzschwere an.

Das (Langzeit-)**EKG** liefert wichtige Hinweise auf kardiale Risiken wie Rhythmusstörungen oder Infarktfolgen. Bei Verdacht auf Emboliequellen in Herz oder Karotiden sind eine (evtl. transösophageale) Echokardiografie und eine Dopplersonografie der Halsgefäße indiziert.

Einteilung der vaskulären Demenzen nach der ICD-10

Die in der **ICD-10** aufgeführten Formen vaskulärer Demenzen beruhen auf traditionellen Klassifikationen und sind mit neueren Erkenntnissen in Einklang zu bringen. Nachteilig sind die fehlende Operationalisierung und die Verwendung verschiedener Ordnungsprinzipien (Akuität und Lokalisation), die zu offensichtlichen Überlappungen der aufgelisteten Formen beitragen.

Vaskuläre Demenz mit akutem Beginn

Die vaskuläre Demenz mit akutem Beginn (F01.0) entwickelt sich rasch und üblicherweise plötzlich nach einer Reihe vorangegangener Schlaganfälle als Folge einer zerebrovaskulären Thrombose, Embolie oder Blutung. In seltenen Fällen kann eine einzige massive Blutung die Ursache sein.

Das Risiko für den Patienten, an einer vaskulären Demenz zu erkranken, ist bereits nach einem ersten Schlaganfall nachweislich erhöht; selten kann ein demenzielles Syndrom bereits in der ersten Postakutphase manifest werden. Bei genauer Anamneseerhebung ist der akute Beginn eines demenziellen Syndroms bei vorher vollständig erhaltener intellektueller Leistungsfähigkeit aber selten. Meist wird durch einen Schlaganfall ein Schwellenwert nach bereits bestehender kognitiver Vorschädigung überschritten. Pathophysiologisch kann es sich um Thrombosen, Embolien oder Blutungen handeln, um singuläre oder multiple große Territorialinfarkte, um eine Hirnvenenthrombose oder Massenblutung. Ähnliche klinische Folgen können in Ausnahmefällen durch Ergotismus, eine schwere Migräne oder eine hypertensive Enzephalopathie und eine hypoxische Hirnschädigung hervorgerufen werden. Die hypoxische Hirnschädigung, z. B. nach Reanimation wegen eines Herzstillstands, nach Strangulation oder CO-Vergiftung, zählt nicht zu den vaskulären Hirnläsionen im engeren Sinne.

Zwei charakteristische Syndrome nach vaskulären Läsionen strategisch wichtiger Regionen des limbischen Systems und des Neokortex sollen genauer dargestellt werden:

- **Thalamusinfarkte** können zu einer vaskulär bedingten dienzephalen Demenz führen. Dabei handelt es sich um häufig bilaterale Läsionen im Bereich kleiner Äste der paramedianen thalamosubthalamischen Arterie. Die Folgen reichen von **subtilen kognitiven Defiziten,** die eine Frontallappenläsion imitieren können, bis zu **Amnesie, Demenz** oder **akinetischem Mutismus**. Begleitende **neurologische Störungen,** z. B. der Pupillo- und Okulomotorik, sind häufig. Entscheidend ist vermutlich die Durchtrennung (Diskonnektion) dienzephaler Leitungsbahnen des limbischen Systems. Ähnliche Symptome können auch traumatisch (z. B. durch eine stereotaktische Schmerzbehandlung) oder durch degenerative Thalamusdemenzen verursacht sein (➤ Abb. 8.6).
- **Gyrus-angularis-Syndrom:** Der Gyrus angularis (Area 39 nach Brodmann) begrenzt das okzipitale Ende des Sulcus temporalis superior und ist Teil der parietalen Assoziationsareale. In der linken Hemisphäre ist er das Bindeglied zwischen sekundärer Sehund Hörrinde, verbindet also visuelle Informationen mit Sprache und ist auch am Schreibvorgang beteiligt. Ein Gefäßverschluss im hinteren Mediastrombahngebiet der dominanten Hemisphäre, typischerweise bei bekannter Hypertonie oder Herzerkrankung, kann akut zu einem **scheinbar demenziellen Bild** mit sensorischer Aphasie, Alexie, Agrafie und auch konstruktiver Apraxie führen. Gelegentlich beschrieben wurde das sog. **Gerstmann-Syndrom,** also die Kombination von Akalkulie, Links-rechts-Verwechslung, Dysgrafie und Fingeragnosie. Neurologisch finden sich meist diskrete rechtsseitige Herdzeichen. Die Ausdehnung der Läsion im CT oder MRT kann sehr gering sein.

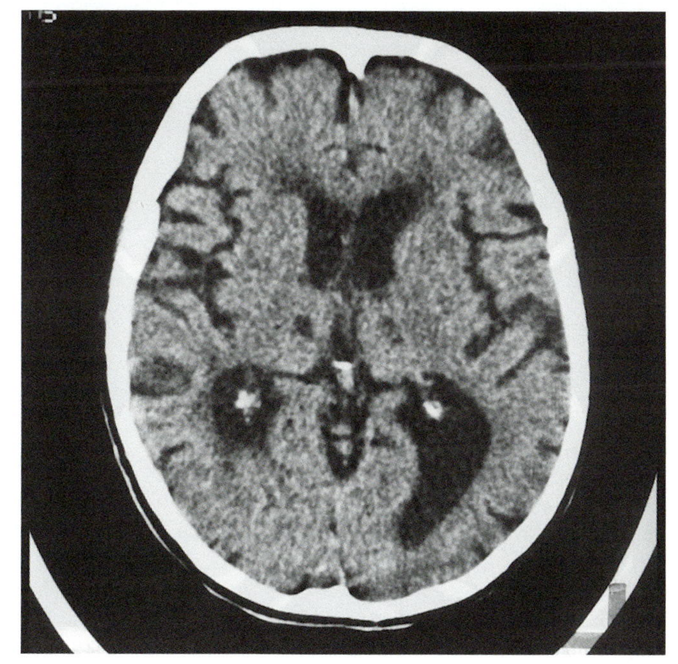

Abb. 8.6 Bilaterale Thalamusinfarkte. Demenz, 71-jähriger Mann (CT nativ) (freundlicherweise zur Verfügung gestellt von Prof. Dr. F. Hentschel, Mannheim)

Multi-Infarkt-Demenz (MID, vorwiegend kortikal)

Die vorwiegend kortikale MID (F01.1) beginnt allmählich nach mehreren kleinen ischämischen Episoden, die zu einer Anhäufung von lakunären Defekten im Hirngewebe führen.

Der von Hachinski geprägte Begriff MID wurde lange Zeit ausgeweitet und synonym mit vaskulärer Demenz verwendet. Der nach ihm benannte Hachinski-Ischämie-Score kann zur Differenzierung der MID und der Alzheimer-Demenz beitragen (➤ Tab. 8.15).

Tab. 8.15 Ischämie-Scores zur Differenzierung von Alzheimer-Demenz und Multi-Infarkt-Demenz (MID)

Kriterium	Hachinski et al. (1975)	Rosen et al. (1980)	Loeb und Gandolfo (1983)	Fischer et al. (1991)
Plötzlicher Beginn	2	2	2	2
Stufenweise Verschlechterung	1	1	–	1
Fluktuierender Verlauf	2	–	–	2
Nächtliche Verwirrtheit	1	–	–	1
Erhaltene Persönlichkeit	1	–	–	1
Depressive Symptomatik	1	–	–	1
Somatische Beschwerden	1	1	–	1
Affektinkontinenz	1	1	–	1
Anamnestische Hinweise auf Hypertonus	1	1	–	1
Anamnestische Hinweise auf Schlaganfälle	2	2	1	2
Atherosklerose	1	–	–	1
Neurologische Herdsymptome	2	2	2	2*
Neurologische Herdzeichen	2	2	2	
Hirninfarkte	–	–	2/3**	2***
Maximum (Punkte)	18	12	10	18
Multi-Infarkt-Demenz	> 6	> 3	> 4	> 6
Gemischt	5–6	3	3–4	?
Alzheimer-Demenz	< 5	< 3	< 3	?

* Symptome und Zeichen wurden zu einem Kriterium zusammengefasst
** Isolierte (2 Punkte) oder multiple (3 Punkte) Hypodensitäten im CT
*** Infarkt oder umschriebene Hirnatrophie im CT

Tab. 8.17 Stadieneinteilung der lobären Atrophie nach Schneider (1927)

Stadium	Merkmale
I	Persönlichkeitsstörung, Kritiklosigkeit, Gleichgültigkeit, Mangel an Aufmerksamkeit und – bei Beteiligung des Temporallappens – Symptome einer amnestischen Aphasie
II	Verlust der höheren geistigen Leistungen und der feineren Kombinations- und Urteilsfähigkeit bei gleichzeitiger Zunahme der neuropsychologischen Herdsymptome und mit Auftreten sog. stehender Symptome (z. B. „stehender" Redewendungen) und anderer sprachlicher und nichtsprachlicher Manierismen und Stereotypien
III	Schwere, alle Leistungsbereiche erfassende Demenz

nicht mehr eine eindeutige Abgrenzung von einer AD oder einem Hydrozephalus zu erzielen. Das EEG kann in dieser späten Phase eine schwere Allgemeinveränderung zeigen.

Diagnostik

Das EEG ist auffallend normal, aber in CT und MRT kann der Verdacht auf eine Frontallappenatrophie auch in frühen und mittleren Stadien bereits erhärtet werden (> Abb. 8.9). Die Vorderhörner sind dilatiert, der frontopolare Kortex verschmälert. In vielen Fällen ist eine Atrophie des frontalen Temporalpols mit Aufweitung der Sylvischen Fissuren erkennbar. Die **typische Befundkonstellation von normalem Alpha-EEG und auffallender Frontallappenatrophie** im CT oder MRT trägt wesentlich zur Differenzialdiagnose bei. Eine frontale Minderperfusion bzw. ein Hypometabolismus in SPECT und PET ist in der überwiegenden Zahl der Fälle nach zuweisen. Der Befund ist jedoch vieldeutig und kann durch eine funktionelle psychiatrische Erkrankung, durch Thalamusläsionen und zahlreiche andere Störungen verursacht sein.

Differenzialdiagnostisch gelingt es meist intravital, die Frontallappendegeneration von Chorea Huntington, Creutzfeldt-Jakob-Krankheit, progressiver supranukleärer Parese, progressiver Paralyse, subkortikaler vaskulärer Enzephalopathie und von Thalamusinfarkten abzugrenzen.

Neuropathologisch fällt eine ausgeprägte Erweiterung der Hirnfurchen auf, die häufig frontal stärker als temporal und links stärker als rechts ausgeprägt ist. Histopathologisch ist in allen Fällen ein Verlust kleiner Pyramidenzellen in den oberen Rindenschichten (Lamina II und III) nachzuweisen, der mit einem spongiösen Umbau und einer subkortikalen Gliose einhergeht. Nur in 50 % d. F. finden sich ballonierte Neuronen, in weniger als 20 % intraneuronale argyrophile Einschlusskörper, und zwar v. a. bei temporaler Beteiligung. Allerdings kann auch eine AD mit einer frontalen Hirndegeneration beginnen und erst postmortal von einer Frontallappendegeneration mit den genannten histopathologischen Veränderungen zu differenzieren sein.

Die Frontallappendegeneration kann also wie folgt histopathologisch untergliedert werden:

- Pick-Atrophie im engeren Sinne mit Pick-Körperchen sowie ballonierten Zellen
- Frontallappendegeneration vom Nicht-Alzheimer-Typ mit Neuronenverlust und Spongiose (ohne Pick-Körperchen und Pick-Zellen sowie nur vereinzelte Plaques und Neurofibrillen; dies ist der häufigste neuropathologische Befund)
- Frontale Hirnatrophien anderer Art (Alzheimer-Plaques und Neurofibrillen, vaskuläre oder spongiöse Veränderungen etc.).

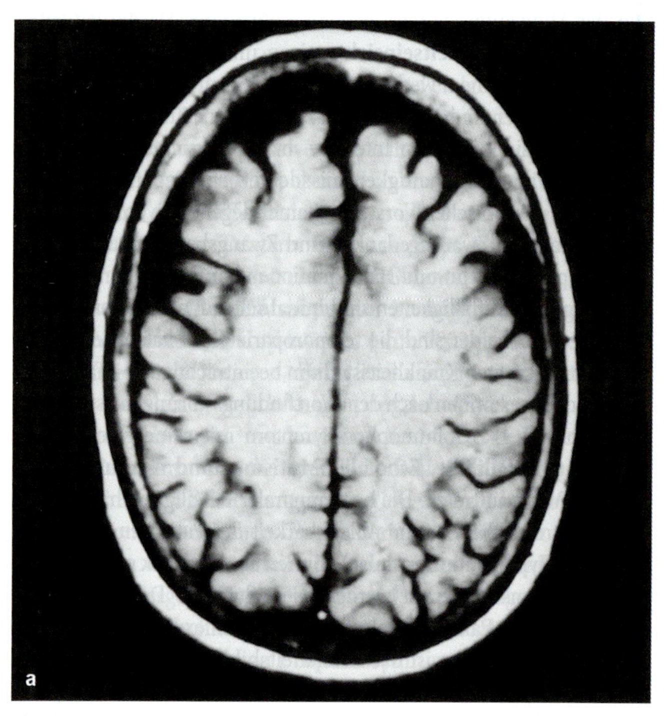

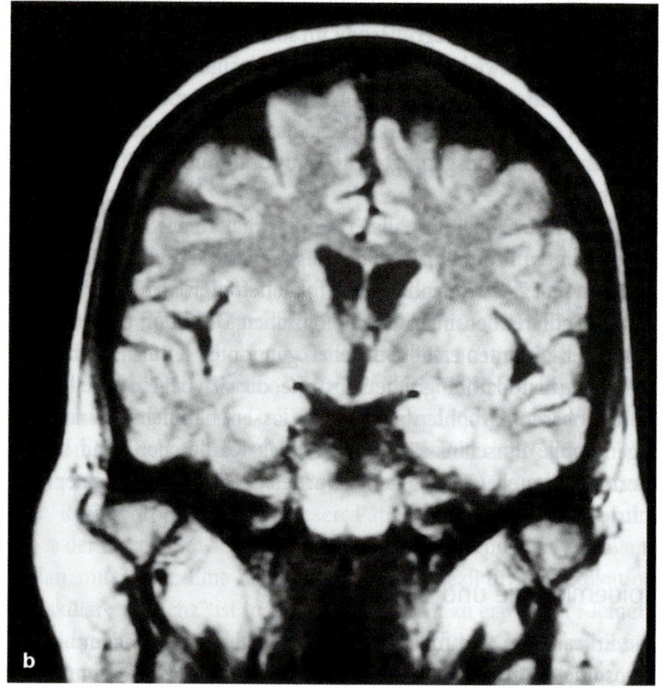

Abb. 8.9 Frontallappendegeneration. 62-jährige Patientin mit Leistungsminderung und Apathie (**a:** horizontale und **b:** frontale Schichtführung im MRT, T1-gewichtet) (freundlicherweise zur Verfügung gestellt von Prof. Dr. F. Hentschel, Mannheim)

Die genannten degenerativen Formen sind anhand der klinischen Symptomatik nicht voneinander zu unterscheiden. Sie verlaufen häufig asymmetrisch und sind meist mit einer Schädigung des frontalen Temporalpols assoziiert.

LEITLINIE

AWMF-S3-Leitlinie Demenzen 2009, S. 55

Es existiert keine überzeugende Evidenz zur Behandlung kognitiver Symptome oder Verhaltenssymptome bei Patienten mit frontotemporaler Demenz. Es kann **keine Behandlungsempfehlung** gegeben werden.

Prädilektionstypen und Sonderformen kortikaler Hirndegeneration

Weit seltener als die frontalen bzw. frontotemporalen Hirndegenerationen sind folgende Formen:

- Kombination von Frontallappendegeneration mit amyotropher Lateralsklerose (FLD-ALS-Komplex)
- Langsam progrediente Aphasie bei einer Atrophie des temporalen Neokortex der dominanten Hemisphäre
- Progressive Prosopagnosie (Störung des Gesichtererkennens) bei Degeneration des rechten Temporallappens
- Langsam progrediente Apraxie bei Parietallappendegeneration
- Progrediente visuelle Agnosie bei Degeneration des parietookzipitalen Assoziationskortex
- Kombination von neokortikaler und Stammgangliendegeneration (kortikobasale Degeneration)

Die **kortikobasale Degeneration** ist eine seltene Degeneration kortikaler und subkortikaler Areale, die zwischen dem 50. und 60. Lj. schleichend beginnt und innerhalb von 10 Jahren zum Tode führt. Auffallend ist die meist asymmetrische Kombination von striären und temporoparietookzipitalen Veränderungen, die in den Diagnosekriterien operationalisiert wurden. Essenziell ist also die **Kombination von Rigor mit Apraxie oder Aphasie, Dysarthrie und visuell-räumlichen Störungen.** Der Rigor muss ohne provozierende Manöver leicht erkennbar sein. Hinweise zur klinischen Abgrenzung von anderen degenerativen Hirnerkrankungen werden in ➤ Tab. 8.18 gegeben. Neuropathologisch finden sich in der Lamina III der Assoziationsareale, in den Basalganglien (v. a. der Substantia nigra) sowie im Thalamus, Hirnstamm und Zerebellum eine neuronale Achromasie mit Ballonierung, ein Neuronenverlust und eine Gliose.

BOX 8.3

Unterschiede zwischen kortikaler und subkortikaler Demenz

Verlangsamung, Verstimmtheit, Vergesslichkeit und extrapyramidalmotorische Störungen sind die gemeinsamen Merkmale von **subkortikalen Demenzen**. Aphasie, Apraxie, Agnosie und Amnesie (Alzheimer-Demenz) bzw. frühe Veränderungen von Persönlichkeit und Verhalten (Frontallappendegeneration) sind Zeichen **kortikaler Demenzen**. Nicht alle Demenzformen lassen sich in dieses Schema einordnen, und kombinierte Störungen sind v. a. in späteren Krankheitsstadien häufig. Diese Unterschiede zwischen vorwiegend kortikalen und subkortikalen Schädigungsmustern wurden im Zusammenhang mit den vaskulären Demenzen bereits skizziert und sind in ➤ Tab. 8.19 nochmals prototypisch wiedergegeben.

Tab. 8.18 Diagnosekriterien für die kortikobasale Degeneration (erweitert nach Lang et al. 1994)

Einschlusskriterien

- Zu einem Zeitpunkt im Verlauf der Erkrankung müssen die Patienten Rigor plus eines der folgenden Symptome zeigen: Apraxie, kortikale Sensibilitätsstörung und *Alien-Limb*-Phänomene. Diese Merkmale müssen nicht gleichzeitig im selben Körperteil vorhanden sein.
- Alternativ kann eine einzige Extremität (typischerweise der Arm) einen mäßigen bis starken Rigor, eine fixiert dystone Haltung und einen Spontan- oder Reflexmyoklonus zeigen. Sofern diese Merkmale beidseits vorhanden sind, müssen sie einen eindeutig asymmetrischen Beginn aufweisen.

Ausschlusskriterien	Differenzialdiagnose, z. B.:
• Beginn mit anderen kognitiven Störungen außer Apraxie, Sprech- oder Sprachstörungen • Alzheimer-Demenz • Andere fokal beginnende Hirndegeneration	
• Ausgeprägte Demenz bei noch gehfähigen Patienten • Alzheimer-Demenz	
• Ansprechen auf Levodopa	Morbus Parkinson
• Typischer Parkinson-Ruhetremor (4–6 Hz)	Morbus Parkinson
• Vertikale Blickparese nach unten (einschl. Fehlen der schnellen Komponente des optokinetischen Nystagmus)	Progressive supranukleäre Parese
• Schwere autonome Störungen einschl. symptomatischer orthostatischer Hypotonie, Harn- und Stuhlinkontinenz bzw. -verhalt	• Shy-Drager-Syndrom • Multisystematrophie • Dysautonomie
• Nachweis andersartiger zerebraler Läsionen, die die Störung erklären können	Zerebrovaskuläre Läsionen

Tab. 8.19 Unterschiede zwischen kortikaler und subkortikaler Demenz

	Kortikale Demenz	Subkortikale Demenz
Prototypen	Alzheimer-Demenz Fokal beginnende kortikale Hirnatrophien (z. B. Morbus Pick)	Chorea Huntington Morbus Parkinson Progressive supranukleäre Parese
Lokalisation	Neokortex, Paläokortex (v. a. Regio entorhinalis, Hippokampus und Assoziationsareale)	Stammganglien, Thalamus, Hirnstamm
Motorik	Unauffällig	Extrapyramidalmotorische Störungen
Kognition und Affekt	Amnesie Aphasie Apraxie Agnosie (Werkzeugstörungen)	Verlangsamung Verstimmtheit Vergesslichkeit (Basisstörungen)

Demenz bei Chorea Huntington

Diagnostische Leitlinien (F02.2) Die Diagnose ist bei Zusammentreffen von choreiformen Bewegungsstörungen mit einer Demenz und der Diagnose einer Chorea Huntington in der Familienanamnese sehr nahe liegend. Zweifellos kommen jedoch auch sporadische Fälle vor.

In der Frühmanifestation treten unwillkürliche choreiforme Bewegungen auf, typischerweise im Gesicht, an den Händen und Füßen oder im Gangbild. Sie gehen der Demenz gewöhnlich voraus und fehlen bei weit fortgeschrittener Demenz nur selten. Andere motorische Phänomene können bei einem ungewöhnlich frühen Beginn (z. B. striärer Rigor) oder im höheren Alter (z. B. Intentionstremor) vorherrschen.

Die Demenz ist im frühen Stadium durch eine vorwiegende Beteiligung der Frontalhirnfunktionen mit Persönlichkeitsveränderungen bei zunächst noch relativ gut erhaltenem Gedächtnis charakterisiert.

Epidemiologie und Verlauf

Die Chorea Huntington ist eine autosomal-dominante Erkrankung mit kompletter Penetranz und kann selten auch sporadisch auftreten. Bei dem Risikogen handelt es sich um eine verlängerte Trinukleotid-Sequenz *(triplet repeat:* 42–100 CAG-*repeats* bei Patienten im Vergleich zu normalerweise 10–34 CAG-*repeats* bei Normalpersonen) auf dem distalen kurzen Arm von Chromosom 4. Die Prävalenz liegt bei etwa 5/100.000. Die Krankheitsdauer kann bis zu 15 Jahre und mehr betragen. Die Erkrankung beginnt meist zwischen dem 35. und 40. Lj. Bei Übertragung von der Mutter kann sie später einsetzen, bei der Übertragung vom Vater kann sie von Generation zu Generation früher auftreten (Antizipation). Die juvenile (vor dem 20. Lj. beginnende) Variante (Westphal-Variante) zeigt häufiger eine rigide Symptomatik; späte (nach dem 50. Lj. beginnende) Erkrankungen können einen mitigierten Verlauf nehmen.

Symptomatik

In der Frühphase der Erkrankung können die Genträger erstmals durch paranoide Ideen, depressive Symptome, Apathie oder Aggressivität und kleinere Delikte auffallen. Der Beginn ist schleichend, und die Krankheit kündigt sich meist durch diskrete hyperkinetische Phänomene an, z. B. Schulterzucken, Fingerklopfen, Fußstampfen, gelegentlich ausfahrende Bewegungen und Grimassieren, die initial häufig kaschiert und in Willkürbewegungen überführt werden. Die Hyperkinesien schießen abrupt ein und zeigen eine große Variabilität. Choreiforme Bewegungsmuster sind häufig mit athetoiden Bewegungen kombiniert. Dabei bleibt kein Körperteil und kein Bewegungsablauf ausgespart. Der Gang der Patienten ist breitbeinig, durch plötzliches Rucken und Taumeln unterbrochen, das Sprechen ist explosiv und verwaschen, Atmung und Schlucken erfolgen dyston und unkoordiniert.

Die Suizidrate in Huntington-Familien ist hoch. Einsicht sowie gesteigerte Sensitivität und Depressivität im Frühstadium können einer Indifferenz und Euphorie weichen. Bis zu 50 % der Patienten entwickeln eine depressive Symptomatik, bis 70 % eine ausgeprägte Demenz. Im Vordergrund der neuropsychologischen Störungen steht lange Zeit die psychomotorische Verlangsamung, die Unfähigkeit, zu planen, Handlungsabläufe zu sequenzieren und sich (v. a. bei komplexeren Aufgaben) zu motivieren und auch zu erinnern. Aphasie, Apraxie und Agnosie entwickeln sich erst spät. Die Ausprägung der motorischen Störungen korreliert mit der Schwere der Demenz.

Diagnostik

Im EEG fällt eine flache Grundaktivität (< 25 µV) auf. Somatisch evozierte Potenziale können erniedrigt sein. Diese Veränderungen sind unspezifisch. CT und MRT zeigen eine **Caudatumatrophie,** deren Ausmaß im Zusammenhang mit der funktionellen Behinderung steht. SPECT und PET lassen eine reduzierte Perfusion bzw. Aktivität im Caudatum und Putamen erkennen. Dieser Befund kann der klinischen Krankheitsmanifestation vorausgehen. **Makropathologisch** finden sich neben einer Putamen- und Caudatumkopfatrophie eine frontale Furchen- und Ventrikelerweiterung. Histologisch ist ein Verlust kleiner Neurone mit relativem Erhalt größerer Nervenzellen im Striatum nachweisbar. Betroffen sind vorwiegend GABAerge striatale Neurone, die zur Substantia nigra und zum lateralen Teil des Globus pallidus projizieren. Hinweise auf einen Neuronenverlust zeigen sich auch in den höheren Rindenschichten des Frontallappens. Funktionell führt der Verlust GABAerger Neurone zu einem dopaminergen Übergewicht. Die Diagnosesicherung erfolgt durch eine genetische Untersuchung.

Therapie

Therapeutisch hat sich die Dopaminblockade mit Neuroleptika (z. B. Haloperidol) oder mit Tiaprid als wirksam erwiesen. Ineffektiv waren bisher Versuche, die GABAerge Neurotransmission (etwa mit Baclofen) oder die cholinerge Neurotransmission (z. B. mit Physostigmin) zu unterstützen. Psychische Störungen können symptomatisch mit Antidepressiva und Neuroleptika beeinflusst werden. Die genetische Beratung ist von elementarer Bedeutung.

EBM
Für die Behandlung der Chorea Huntington gibt es keine überzeugenden Behandlungsstrategien. Nur in einer Einzelstudie ließen sich positive Effekte von Tetrabenazin (Nitoman) nachweisen (Mestre et al 2009; Cochrane-Review).

Differenzialdiagnosen

Differenzialdiagnostisch ist die Chorea Huntington von folgenden Erkrankungen abzugrenzen:
- Sporadische senile Chorea
- Chorea Sydenham nach A-Streptokokken-Infektion
- Chorea gravidarum, die einer Chorea Sydenham folgen kann
- Tardive Dyskinesie nach Neuroleptikatherapie
- Vaskulär bedingte Chorea
- Hepatolentikuläre Degeneration (Morbus Wilson)

- Torsionsdystonien
- Viele andere choreatisch-dystone Bewegungsstörungen
- Neuroakanthozytose

Idiopathische Torsionsdystonien führen zu zähflüssigen, stereotypen, schmerzlosen Bewegungsabläufen im Nacken-, Schulter- und Rumpfbereich (z. B. Torticollis spasmodicus). Auslöser sind selten nachzuweisen; verstärkend wirken Aufregung und intendierte oder passive Bewegungen. Die Dystonien zeigen eine Tendenz, sich auszubreiten und zu verstärken. Nach Ruhephasen kann eine kurz anhaltende Verbesserung eintreten. Versuche, die Dystonie durch starke Willensanstrengung zu überwinden, führen meist zu noch stärkerer Verkrampfung. Dennoch bleibt die Leistungsfähigkeit der Patienten i. Allg. erstaunlich gut erhalten. Spontane anfallsartige Bewegungsstürme gehören nicht zum Krankheitsbild. Verschiedene organisch verursachte Dyskinesien können jedoch durch Bewegungen („kinesiogen") ausgelöst werden. Tremor und Myoklonus können auftreten. Die Erkrankung kann sich familiär gehäuft manifestieren und spontan remittieren. Sie wird leicht als „psychogen" verkannt.

Für die **psychogene Dystonie** ist i. Allg. ein Auslöser zu eruieren. Sie betrifft häufig die Beine und führt aus einem Anspannungszustand heraus zu fixierten Spasmen. Sie ist rasch progredient und eskaliert zu einer hochgradigen Behinderung für selektive Bereiche, die in keinem überzeugenden Zusammenhang zur Dystonie stehen. Die Symptomatik kann sich krisenhaft zuspitzen, und die Patienten klagen dabei typischerweise über Schmerzen.

Beim **Gilles-de-la-Tourette-Syndrom** leiden die Patienten unter einer Kombination aus verschiedenen unwillkürlichen, schnellen, stereotypen, nicht rhythmisch ablaufenden, einfachen oder komplexen Bewegungen und Vokalisationen. Typisch sind Schulterzucken, Grimassieren, Blinzeln, Räuspern, Husten und Grunzen. Es können ganze Wörter und Sätze mit gelegentlich obszönem Inhalt geäußert (Koprolalie) oder obszöne Gesten ausgeführt werden (Kopropraxie). Diese Komplikation tritt bei etwa 30 % der Patienten auf. Zwangshandlungen und (auto-)aggressive Handlungen kommen vor. Der Bewegungsdrang ist nahezu unwiderstehlich, nimmt in Stress-Situationen zu und im Schlaf ab. Neben dem sozialen Stigma kann die Symptomatik zu sekundären Haut-, Gelenk- und Muskelerkrankungen führen. Das ausgeprägte Syndrom stellt die Extremvariante eines Kontinuums dar, das bis zu den sehr häufigen kleinen Manierismen und „schlechten Angewohnheiten" reicht.

Die Diagnose eines Tourette-Syndroms sollte nur gestellt werden, wenn eine Kombination der beschriebenen motorischen bzw. motorischen und vokalen Tics mehrfach täglich in nahezu gleicher Weise auftritt. Die Symptomatik kann sich jedoch über die Zeit verändern. Differenzialdiagnostisch sind eine Chorea Huntington, Enzephalitiden, Nebenwirkungen von L-Dopa oder Neuroleptika (tardive Tics) auszuschließen.

Bei 90 % der Patienten beginnt die Symptomatik zwischen dem 2. und 15., im Mittel im 7. Lj. und niemals nach dem 21. Lj. Transiente Tics von weniger als 1 Jahr Dauer entwickeln 15 % aller Kinder. Betroffen ist überwiegend das männliche Geschlecht (3 : 1). Das Lebenszeitrisiko beträgt ca. 0,5/1000. Ein hereditärer Faktor ist wahrscheinlich, da homozygote Zwillinge eine Konkordanz von 77 % zeigen. Die Pathophysiologie der Störung ist noch nicht ausreichend geklärt. Beziehungen zur Pathophysiologie der Zwangsstörungen sind möglich.

Die Erkrankung ist nicht heilbar, aber symptomatisch zu behandeln. Das Erlernen von Entspannungstechniken kann die motorischen Störungen lindern. Supportive Psychotherapie und Beratung bei den sekundären emotionalen Problemen der Patienten sind von großer Bedeutung. Medikamentös ist eine systematische Polypragmasie zu empfehlen, wobei mit dem Einsatz antidopaminerg wirksamer Substanzen begonnen werden sollte (z. B. Haloperidol mit initial niedriger Tagesdosis < 1 mg und ggf. langsamer Steigerung).

Die **Neuroakanthozytose** (Choreakanthozytose, Levine-Critchley-Syndrom) ist eine seltene, differenzialdiagnostisch bedeutende, vielgestaltige, familiär oder sporadisch auftretende Störung mit Erstmanifestationen vom Kindes- bis zum späten Erwachsenenalter (meist im 3. Lebensjahrzehnt). Die genetischen Formen folgen einem autosomal-dominanten oder häufiger einem rezessiven Modus. Die neurologischen Symptome können eine Chorea oder Choreoathetose umfassen, ein Parkinsonoid, faziale Dyskinesien, Tics, epileptische Anfälle, Faszikulationen, eine Polyneuropathie mit abgeschwächten Muskeleigenreflexen, Sensibilitätsstörungen und einer distalen Amyotrophie. Psychiatrisch treten Persönlichkeitsstörungen auf, maniforme und depressive Störungen, Zwangsstörungen und neuropsychologische Defizite v. a. der präfrontal subkortikalen Schleifen, die zu einer Demenz fortschreiten können.

Differenzialdiagnostisch sind u. a. eine Chorea Huntington und Spätdyskinesien auszuschließen. Im Gegensatz zur Abetalipoproteinämie – der klassischen Akanthozytose oder Bassen-Kornzweig-Erkrankung – treten bei der Neuroakanthozytose keine Störungen des Lipidstoffwechsels auf. Bei beiden Erkrankungen werden bei mindestens 3 % (meist 15 %) der Erythrozyten sog. Stechapfelformen mit dornförmigen Ausziehungen nachgewiesen.

Die Nervenbiopsie zeigt Veränderungen insb. der Axone mit großem Durchmesser und starke regenerative Veränderungen. In den Stammganglien ist v. a. im Ncl. caudatus ein Verlust von Neuronen aller Größen nachzuweisen. Der Zusammenhang zwischen der genetisch verankerten Störung der Erythrozytenmembran und den neuropathologischen Veränderungen ist noch nicht aufgeklärt. Eine spezifische Behandlung steht nicht zur Verfügung.

Demenz bei Parkinson-Krankheit

Diagnostische Leitlinien (F02.3) Demenz, die sich bei einem Patienten mit fortgeschrittener, gewöhnlich schwerer Parkinson-Krankheit entwickelt.

Die Symptomtrias Rigor, Hypokinesie und Tremor wird durch ein dopaminerges Defizit im nigrostriatalen System verursacht. Weitere typische Zeichen sind die Störung posturaler (gleichgewichtsregulierender) Reflexe mit Pro- und Retropulsion, kleinschrittiger Gang, Bradykinesie mit Mikrografie, Hypomimie und Hypophonie.

Epidemiologie und Verlauf

Der Morbus Parkinson ist eine idiopathische Erkrankung mit meist geringem genetischem Risiko, leichtem Überwiegen des männlichen Geschlechts, mittlerem Krankheitsbeginn um 60 Jahre und mittlerer Dauer von etwa 14 Jahren. Der juvenile Morbus Parkinson mit Beginn vor dem 21. Lj. ist jedoch stets familiär bedingt. Patienten mit AD haben gehäuft Erstgradverwandte mit einem Morbus Parkinson. Die Gesamtprävalenz beträgt 100–200 pro 100.000. Betroffen ist etwa 1 % der über 65-Jährigen; höhere Schätzungen in epidemiologischen Studien sind z. T. auf Schwierigkeiten in der Abgrenzung von einem sekundären Parkinson-Syndrom zurückzuführen, z. B. einem medikamentös induzierten Parkinsonismus, einem Normaldruckhydrozephalus und vaskulären Hirnveränderungen im Stammganglienbereich.

Symptomatik

Etwa 30 % der Patienten entwickeln im späteren Verlauf ein Demenzsyndrom. Der Prozentsatz ist doppelt so hoch wie in der altersgleichen Normalbevölkerung und noch höher bei Patienten mit vaskulär bedingtem Parkinsonismus. Ein weiteres Drittel der Patienten leidet unter leichteren kognitiven Störungen, die sich durch die Behandlung mit L-Dopa bessern können. Schlechtes Ansprechen auf L-Dopa und hohes Erkrankungsalter sind Prädiktoren für die Entwicklung einer kognitiven Störung. Eine verminderte Sprachproduktion *(verbal fluency)* kann Vorzeichen einer beginnenden Demenz sein. Die charakteristische Bradyphrenie des manifesten Morbus Parkinson ist testpsychologisch erfassbar. Es besteht ein schwacher Zusammenhang zwischen der Schwere der kognitiven Defizite und der Ausprägung der motorischen Störungen, die nach Hoehn und Yahr gradiert werden können (➤ Tab. 8.20).

Wahn und Halluzinationen können sowohl im Gefolge der kognitiven Störungen als auch als Nebenwirkung einer dopaminergen oder anticholinergen Behandlung auftreten. Sie können von lebhaften Träumen bis zu einer anhaltenden paranoid-halluzinatorischen Symptomatik reichen (➤ Tab. 8.21). Depressive Symptome sind bei etwa der Hälfte der Patienten nachzuweisen und umfassen kurzzeitige reaktive Störungen sowie schwerste vitale Beeinträchtigungen mit Suizidgedanken. Die depressiven Störungen stehen in keinem eindeutigen Zusammenhang mit dem Krankheitsstadium, können jedoch Gedächtnis- und andere kognitive Störungen verstärken. Die Unterscheidung zwischen Verlangsamung oder Retardierung als Folge der Bewegungs- oder depressiven Störung ist oft schwer zu treffen. Zusätzlich können Angst und Zwangssymptome vorhanden sein.

Tab. 8.20 Schweregradeinteilung des Morbus Parkinson nach Hoehn und Yahr (1967)

Grad	Beschreibung
0	Keine Zeichen der Erkrankung
1	Einseitige Symptomatik mit nur geringer funktioneller Beeinträchtigung
2	Beidseitige Symptomatik ohne Gleichgewichtsstörungen
3	Leichte bis mäßige bilaterale Störungen leichte Standunsicherheit unabhängige Lebensführung möglich
4	Schwere Behinderung weiterhin in der Lage, zu gehen und ohne Hilfe zu stehen
5	Ohne fremde Hilfe auf den Rollstuhl angewiesen oder bettlägerig

Tab. 8.21 Parkinson-Beurteilungsskalen für den Bereich psychischer Störungen (nach der *Unified Parkinson's Disease Rating Scale;* Fahn und Marsden 1987)

Kognitive Defizite	
0	Keine
1	Leichte, konsistente Vergesslichkeit mit z. T. erhaltener Erinnerung an die betreffenden Ereignisse, keine weiteren Schwierigkeiten
2	Mäßige Gedächtnisstörungen mit Desorientierung und mäßigen Schwierigkeiten beim Lösen anspruchsvoller Aufgaben; leichte, aber eindeutige Beeinträchtigung der häuslichen Funktionen, der Patient muss dabei gelegentlich unterstützt werden
3	Schwere Gedächtnisstörungen mit Desorientierung zur Zeit und häufig zum Ort, schwere Beeinträchtigung beim Problemlösen
4	Schwere Gedächtnisstörungen, wobei allein die Orientierung zur Person erhalten ist; unfähig, Entscheidungen zu treffen oder Probleme zu lösen, benötigt viel Hilfe in der persönlichen Pflege, kann nicht allein gelassen werden
Wahn und Halluzinationen (aufgrund einer Demenz oder der Medikamenteneffekte)	
0	Keine
1	Lebhafte Träume
2	„Benigne" Halluzinationen mit erhaltener Einsicht
3	Gelegentliche bis häufige Halluzinationen oder Wahnvorstellungen ohne erhaltene Einsicht, die Alltagskompetenz kann dadurch gestört sein
4	Persistierende Halluzinationen, Wahnvorstellungen oder eine „floride Psychose"; unfähig, für sich selbst zu sorgen
Depressive Symptomatik	
0	Fehlt
1	Momente der Trauer oder Schuldgefühle, die über das normale Maß hinausgehen, niemals über Tage oder Wochen anhaltend
2	Anhaltende depressive Symptomatik (1 Woche oder mehr)
3	Anhaltende depressive Symptomatik mit vegetativen Störungen (Insomnie, Anorexie, Gewichtsverlust, Interessenverlust)
4	Anhaltende depressive Symptomatik mit vegetativen Symptomen und Suizidgedanken oder -absichten
Motivation und Initiative	
0	Normal
1	Weniger aktiv als sonst, passiver
2	Verlust von Initiative und Interesse bei ungewohnten Aufgaben außerhalb der täglichen Routine
3	Verlust von Initiative und Desinteresse an alltäglichen Routineaufgaben
4	Zurückgezogen, vollkommen motivationslos

Diagnostik

CT und MRT zeigen supratentoriell allenfalls eine leichte Hirnatrophie. Mit der MRT konnte in wissenschaftlichen Studien ein verringerter Durchmesser der Substantia nigra mit ausgeprägten Veränderungen in der Pars compacta demonstriert werden. Im SPECT ist ein verminderter Blutfluss im Parietalkortex, Putamen und Caudatum nachzuweisen, bei Darstellung der präsynaptischen Dopaminrezeptoren mit FP-CIT eine deutliche Reduktion der Terminalen im

Striatum. Entsprechend zeigt die PET eine verminderte 18-Fluoro-DOPA-Aufnahme im Striatum. Diese Veränderungen können schon vor der klinischen Krankheitsmanifestation bestehen, finden sich aber in ähnlicher Weise bei der progressiven supranukleären Parese.

Die klinische Diagnose eines Morbus Parkinson kann in 80 % d. F. neuropathologisch bestätigt werden. Als notwendiges histopathologisches Merkmal gelten Lewy-Körperchen, blasse intraneuronale Einschlusskörper, die in Substantia nigra, Locus coeruleus und dorsalem Vaguskern, meist auch im Ncl. basalis Meynert und im Kortex nachzuweisen sind. Zellgebiete mit einer hohen Zahl von Lewy-Körperchen zeigen häufig einen starken Neuronenverlust. Hierdurch sinken die Dopaminproduktion in der Substantia nigra und die Dopaminkonzentration in den Projektionsarealen, z. B. im Striatum. Der Dopaminverlust im Striatum ist für die Hypokinesie, im Mesokortex für den Rigor und im tiefen Hypothalamus für den Tremor verantwortlich. Die Zellzahl im cholinergen Ncl. basalis Meynert kann bis auf 20 % und die Cholinacetyltransferase-Konzentration um 50 % zurückgehen. Derzeit ist nicht schlüssig zu beantworten, ob in erster Linie kortikale Alzheimer-Veränderungen, kortikale Lewy-Körperchen oder eine möglicherweise retrograd ausgelöste neuronale Degeneration im Ncl. basalis Meynert für die Demenz beim Morbus Parkinson verantwortlich sind. Die Vielzahl der neurochemischen Veränderungen lässt vermuten, dass die Ursache der klinischen Störungen nicht auf einen einfachen Nenner zu bringen ist.

Therapie

Dopaminerge Behandlungsstrategien haben sich als äußerst wirkungsvoll erwiesen und erlauben bei 90 % der Patienten eine 5- bis 10-jährige Kontrolle von Rigor und Hypokinesie. L-Dopa kann zu gastrointestinalen Nebenwirkungen mit Übelkeit führen, zu abnormen überschießenden Bewegungen i. S. von Choreoathetose, Akathisie, Tics sowie Dystonien, aber auch zu innerer Unruhe. Die Stimmung kann angehoben sein. Auch ohne Zeichen eines Delirs können Halluzinationen und Wahnvorstellungen auftreten. Bei hauptsächlich nächtlich auftretenden, meist optischen Halluzinationen, die auch nach Umstellung der dopaminergen Therapie persistieren (Absetzen von Amantadinen, Reduktion von Dopaminagonisten), können neuere atypische Neuroleptika eingesetzt werden. Insbesondere Clozapin einer mittleren Dosierung von 25–30 mg (Factor et al. 2001) hat sich in dieser Indikation bewährt (engmaschige Blutbildkontrollen, langsam eindosieren) und eine Zulassungserweiterung erfahren. Für Quetiapin liegen positive Erfahrungen vor, wobei es sich hierbei um eine Off-Label-Anwendung handelt. Bei 50 % der behandelten Patienten entwickeln sich während einer 6-monatigen Behandlungsdauer Depressionen, wobei frühere affektive Episoden als Risikofaktoren anzusehen sind.

Die L-Dopa-Wirkung wird durch MAO-B-Inhibitoren wie Selegilin und Rasagalin unterstützt. Für beide Substanzen wird über eine rein symptomatische Wirkung hinaus ein Einfluss auf die Krankheitsprogredienz diskutiert, die durch weitere pharmakologische Wirkungen der jeweiligen Substanz bedingt sein könnten (Radikalenfänger, Effekte auf die Genregulation).

Der Dopaminagonist Lisurid reduziert die Fluktuation der Hypo- und Hyperkinesien. Bei Unverträglichkeit von L-Dopa kann der Dopamin-Rezeptoragonist Bromocriptin eingesetzt werden. Die Nebenwirkungen sind ähnlich wie bei L-Dopa, Verwirrtheitszustände treten jedoch etwas häufiger auf.

Amantadin begünstigt neben seiner Wirkung als NMDA-Antagonist die Dopaminfreisetzung und bedingt geringere Nebenwirkungen, die symptomatische Verbesserung ist jedoch oft nur von kurzer Dauer.

Die Bolusgabe von Apomorphin kann bei störenden Symptomen zu einer raschen Besserung führen. Anticholinergika können als alternative oder ergänzende Substanzen eingesetzt werden, sind bei kognitiven Defiziten jedoch nicht indiziert. Medikamentös intraktable Bewegungsstörungen können durch Implantation eines Elektrostimulators („Hirnschrittmacher") gebessert werden, wobei die Auslösung depressiver und maniformer Episoden auftreten kann. Zellimplantationen erfolgen nach ernüchternden Resultaten nur noch an wenigen hochspezialisierten universitären Zentren, außerhalb von Universitätskliniken treten allerdings unseriöse Anbieter auf. Eine Elektrokonvulsionstherapie oder eine antidepressive Behandlung mit Trizyklika kann aufgrund der anticholinergen Nebenwirkungen einen günstigen Effekt auf die „extrapyramidalmotorische Symptomatik" ausüben.

EBM

Einem Review zufolge verbessern sich bei Parkinson-Patienten mit dementieller Symptomatik unter der Behandlung mit einem Cholinesterasehemmer kognitive Funktionen, allgemeiner Funktionsstatus, Verhaltensauffälligkeiten sowie Alltagsaktivitäten (Evidenzstufe Ia: Rolinski et al. 2012, Cochrane-Review).

LEITLINIE

AWMF-S3-Leitlinie Demenzen 2009, S. 55

Rivastigmin ist zur antidementiven Behandlung der Demenz bei M. Parkinson **im leichten und mittleren Stadium** im Hinblick auf kognitive Störung und Alltagsfunktion **wirksam** und wird empfohlen.

Die Wahrscheinlichkeit für das Vorliegen einer der folgenden **Differenzialdiagnosen** steigt, falls ein Therapieversuch mit L-Dopa erfolglos bleibt:

- Medikamentös induzierter Parkinsonismus (Anamnese?)
- Vaskulärer Parkinsonismus (Hinweise durch Klinik, CT oder MRT?)
- Progressive supranukleäre Parese und Multisystematrophie
- Normaldruckhydrozephalus (CT-/MRT-Befund, Inkontinenz, Ataxie?)
- Dementia pugilistica (Anamnese, Knock-outs?)
- Demenz mit Lewy-Körperchen
- Alzheimer-Demenz
- Psychogener oder psychogen überlagerter Parkinsonismus mit meist atypischen klinischen Merkmalen

Die **progressive supranukleäre Parese** (Steele-Richardson-Olszewski-Syndrom) ist durch folgende Symptome charakterisiert:

- Supranukleäre Blicklähmung, die v. a. den Blick nach unten betrifft
- Pseudobulbärparalyse

- Dysarthrie
- Dystonie und axialer Rigor im Nacken- und Rumpfbereich
- Fallneigung nach hinten mit plötzlichen Stürzen
- Demenz

Auffallend sind die hochgereckte Haltung und die ausgeprägte frühe Stand- und Ganginstabilität der Patienten, die häufig zu dramatischen Stürzen führt. Für die Erkrankung sprechen ein schleichender Beginn nach dem 40. Lj, unauffällige CT-/MRT-Befunde und eine meist „leere" Familienanamnese. Gelegentlich wurden autosomal-dominante, klinisch heterogene Krankheitsformen beschrieben. Gegen die Diagnose sprechen autonome Störungen, ausgeprägter Ruhetremor, Polyneuropathie und deutlich einseitige Symptomausprägung. Die Prävalenz beträgt etwa 1/100.000, die Verlaufsdauer 5–10 Jahre. Neuropathologisch sind Neurofibrillen im Pallidum, Ncl. subthalamicus, geringer auch in den pontinen Nuclei und im Präfrontalkortex nachweisbar.

Die **Demenz mit Lewy-Körperchen** ist eine Demenzform, die für bis zu 20 % aller Demenzen verantwortlich sein könnte. Die eigenständige Bedeutung dieser Erkrankung ist jedoch umstritten, da es sich um eine Koinzidenz von Morbus Parkinson und Alzheimer-Demenz handelt. Mehrere Arbeitsgruppen haben Diagnosekriterien vorgeschlagen; ein Beispiel ist in ➤ Tab. 8.22 aufgeführt. Als typisch werden fluktuierende kognitive Störungen bzw. wiederkehrende **Verwirrtheitszustände** sowie **Halluzinationen** und eine **leichte Parkinson-Symptomatik** beschrieben. Von gewisser praktischer Bedeutung könnte die Überempfindlichkeit auf Neuroleptika einschl. des malignen neuroleptikainduzierten Syndroms sein. Die Patienten weisen nigrale und neokortikale Lewy-Körperchen, Plaques und meist auch Neurofibrillen auf. Verschiedenen Berichten zufolge sollen diese Patienten bzgl. der Verwirrtheitszustände besonders gut auf Cholinesterasehemmer ansprechen.

Tab. 8.22 Operationalisierte Kriterien zur Diagnose einer Demenz vom Lewy-Körperchen-Typ (modifiziert nach McKeith et al. 1992)

A	Fluktuierende kognitive Defizite mit Beeinträchtigung von Gedächtnis und höheren kortikalen Funktionen (z. B. Sprache, visuell-räumliche Leistungen, Praxie und abstraktes Denken). Die Fluktuationen sind ausgeprägt und können sich entweder als episodische Verwirrtheit und luzide Intervalle manifestieren oder bei wiederholten Tests der intellektuellen Leistungsfähigkeit bzw. durch eine sehr wechselhafte Alltagsbewältigung (Aktivitäten des täglichen Lebens) auffallen.
B	Mindestens einer der folgenden Punkte muss erfüllt sein: 1. Optische und/oder akustische Halluzinationen, die meist von sekundärem paranoidem Wahn begleitet sind 2. Leichte, spontane „extrapyramidalmotorische" Störungen oder ein neuroleptisches Hypersensitivitätssyndrom, d. h. übersteigerte Nebenwirkungen nach normalen Neuroleptikadosen 3. Wiederholte unerklärte Stürze und/oder transiente Verwirrtheitszustände bzw. Bewusstseinsverluste
C	Trotz des wechselnden Erscheinungsbildes persistieren die klinischen Störungen über einen langen Zeitraum (Wochen oder Monate) im Unterschied zu einem Delir mit meist kürzerer Dauer
D	Ausschluss somatischer Krankheitsursachen durch geeignete körperliche und apparative Untersuchungen
E	Ausschluss zerebrovaskulärer Läsionen durch Anamnese und bildgebende Verfahren

LEITLINIE

AWMF-S3-Leitlinie Demenzen 2009, S. 55

Für die antidementive Behandlung der Lewy-Körperchen-Demenz existiert keine zugelassene Medikation. Es gibt **Hinweise für eine Wirksamkeit von Rivastigmin auf Verhaltenssymptome.** Ein entsprechender Behandlungsversuch kann erwogen werden.

Demenz bei Creutzfeldt-Jakob-Krankheit

Diagnostische Leitlinien (F02.1) Die Creutzfeldt-Jakob-Krankheit (CJK) muss in allen Fällen einer rasch fortschreitenden Demenz (über Monate bis 1 oder 2 Jahre) vermutet werden. Folgende Trias legt die Diagnose nahe:

- Rasch fortschreitende ausgeprägte Demenz
- Erkrankungen des pyramidalen und „extrapyramidalen" Systems mit Myoklonus
- Charakteristisches EEG (mit triphasischen Wellen), das für die Krankheit sehr verdächtig ist

Epidemiologie und Verlauf

Die CJK ist eine rasch progrediente spongiforme Enzephalopathie mit einem Häufigkeitsgipfel um das 60. Lj. Die jährliche Inzidenz beträgt bis zu 1/1 Mio. und entspricht aufgrund der mittleren Überlebenszeit von etwa 1 Jahr der Prävalenz. Die meisten Erkrankungsfälle treten sporadisch auf.

Als Vorzeichen der Erkrankung können psychische (Depression, Angst, Halluzinationen), vegetative (Schlaf- und Appetitstörungen) und motorische Störungen (Tremor, Ataxie) auftreten. Kennzeichen der CJK sind die rasch progrediente Demenz und ihre Kombination mit unterschiedlichen neurologischen Symptommustern. Je nach Transmissionsmodus oder Lokalisation und Symptomatik des Prozesses wurden einige Sonderformen abgegrenzt:

- Amyotrophe Erkrankungsform
- Ataktische Form
- Heidenhain-Form mit extrapyramidalmotorischen Störungen, Myoklonus, zerebellärer Ataxie und Erblindung
- Familiäre Gerstmann-Sträussler-Scheinker-Erkrankung
- Thalamische Variante Stern-Garcin
- Seltene, tödlich verlaufende familiäre Insomnie
- Kuru als Folge von rituellem Kannibalismus
- Iatrogene Enzephalopathien nach neurochirurgischen Eingriffen, Hornhauttransplantationen oder Behandlung mit Wachstumshormon aus Leichenhypophyse
- Sog. neue Variante

Die Terminologie und Nosologie dieser Krankheitsgruppe ist durch neue molekulargenetische Ergebnisse im Umbruch begriffen. Es gibt einige verwandte veterinärmedizinische Erkrankungen wie etwa die bovine spongiforme Enzephalopathie (BSE). Von allen genannten Erkrankungen wird angenommen, dass sie von Prionen *(proteinaceous infectious agents)* verursacht werden. Die Inkubationszeit der infektiösen Formen liegt vermutlich zwischen 1 und 16 Jahren. Die „neue Variante" trat seit 1995 bisher bei insgesamt weniger als 300 Menschen mit Schwerpunkt in Großbritannien und dort in wenigen Orten gehäuft auf. Nachdem anfänglich hauptsächlich junge Menschen < 50 Jahren betroffen waren, wurde jetzt erstmals eine Erkrankung bei einem Mann nach dem 70. Lj. berichtet. Diese „neue Variante" scheint in ihrem Frühverlauf hauptsächlich psychische Symptome zu zeigen.

Diagnostik

Die klinisch-chemischen Routinewerte, v. a. die Entzündungsparameter, sind normal. CT und MRT können lange Zeit unauffällig sein. Die Verdachtsdiagnose wird in den mittleren und späteren Krankheitsstadien durch bilaterale periodische polyphasische, z. T. steile oder langsame Abläufe bei mäßiger bis schwerer Allgemeinveränderung im EEG gestützt. Im Liquor können das krankheitsspezifische Protein 14-3-3 sowie hohe Werte für das τ-Protein nachgewiesen werden.

Histologisch besteht eine spongiforme Enzephalopathie mit Neuronenverlust, Vakuolisation und Astrozytose und massiver Mikroglia-Aktivierung, v. a. im Kortex und in den Basalganglien.

Demenz bei HIV-Erkrankung

HIV-bedingte Demenzen (F02.4) sind durch den Einsatz antiviraler Medikamente bei jungen Patienten rückläufig. Die Jahresinzidenz beträgt unter antiviraler Behandlung weniger als 0,5 %. Weiterhin entwickeln aber 50 % der AIDS-Patienten im Krankheitsverlauf eine kognitive Störung, die oft nicht das Ausmaß einer Demenz erreicht. Mit der zugenommenen Lebenserwartung lassen Wechselwirkungen zwischen HIV-Infektion und Amyloidpathologie ein erhöhtes Demenzrisiko befürchten. Die kognitiven Defizite entwickeln sich schleichend mit zunehmender Verlangsamung sowie Beeinträchtigung von Gedächtnis und Konzentration. Neuropsychologisch erfassbar sind die frühe Verlangsamung motorischer Reaktionen und die Beeinträchtigung des Kurzzeitgedächtnisses. Höhere kortikale Funktionen bleiben lange erhalten.

Die Diagnosestellung ist ein akuter Stressor und kann Angstzustände und depressive Episoden auslösen. Die Patienten sind in dieser Phase besonders suizidgefährdet. Depressive Störungen sind die im Verlauf der Erkrankung insgesamt häufigsten psychischen Störungen bei nichtdementen Patienten. Differenzialdiagnostisch abzugrenzen ist die sog. **AIDS-Phobie,** also die Angst, sich infiziert zu haben, ohne Vorliegen serologischer Hinweise auf eine Infektion. Im Verlauf einer HIV-Infektion können Anpassungsstörungen auftreten. Schizophreniforme Psychosen sind selten (< 1 % d. F.). Gelegentlich sind organisch verursachte Verhaltensänderungen mit Apathie und Rückzug, seltener mit Zeichen der Disinhibition zu beobachten.

Als neurologische Veränderungen finden sich neben den frontalen Enthemmungszeichen Dysarthrie, Tremor, Ataxie, Hyperreflexie und sensorische Neuropathie. Die Stadieneinteilung nach den CDC-Kriterien orientiert sich vorwiegend an internistisch-neurologischen Kriterien, v. a. an Infektionskrankheiten (➤ Abb. 8.10; ➤ Tab. 8.23).

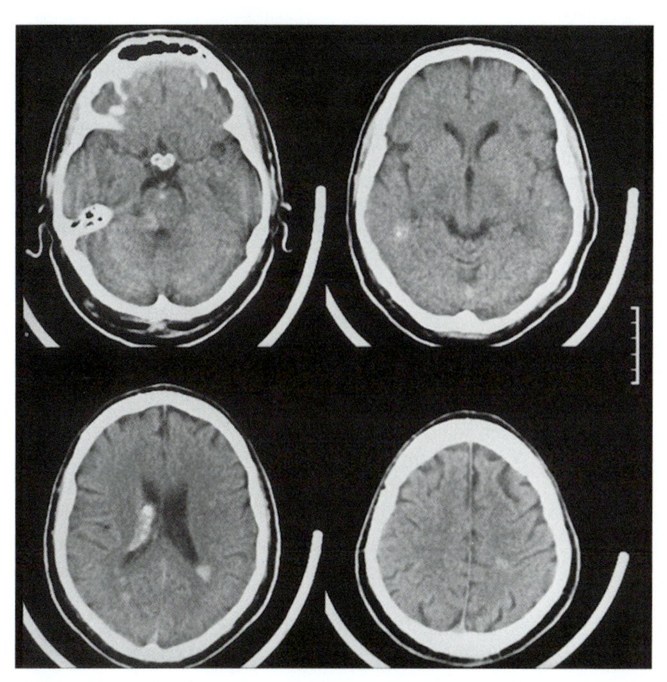

Abb. 8.10 Zerebrale Toxoplasmose bei HIV-Infektion; 53-jähriger Mann (CT nativ) (freundlicherweise zur Verfügung gestellt von Prof. Dr. F. Hentschel, Mannheim)

Zu zerebralen Komplikationen können z. B. die folgenden opportunistischen Erreger führen:

- *Toxoplasma gondii:* Reaktivierung einer latenten Infektion mit Meningoenzephalitis oder Fokalinfektion und meist multiplen Rundherden mit perifokalem Ödem. Ein Antikörpernachweis aus Blut und Liquor ist möglich.
- *Cryptococcus neoformans*: unspezifische, subakute Meningoenzephalitis mit Lethargie und möglicherweise Demenz als Erstsymptom. Lymphozytäre Liquorpleozytose, Antigentest und evtl. direkter Pilznachweis im Tuschepräparat.
- *Mycobacterium avium intracellulare*: vorwiegend internistische oder neurologische Symptomatik in Abhängigkeit von der Lokalisation.
- **JC-Virus:** progressive multifokale Leukenzephalopathie (PML) mit subkortikaler Demyelinisierung (MRT/CT!), rasche Entwicklung einer Demenz.

Bei alleiniger HIV-Infektion sind im Liquor eine leichte lymphozytäre Pleozytose, eine Erhöhung des Eiweißes, v. a. des IgG, gelegentlich oligoklonale Banden sowie Antikörper gegen HIV nachzuweisen. Die Relation der CD4-Helfer- zu den CD8-Suppressor-Lymphozyten ist im Blut und Liquor erniedrigt.

Parallel zur Entwicklung einer Demenzsymptomatik zeigen sich in CT und MRT eine Aufweitung der Ventrikel und Furchen sowie fleckige Marklagerveränderungen. Im späteren Krankheitsverlauf zeigt das EEG eine Allgemeinveränderung. 75 % aller AIDS-Patienten weisen postmortal neuropathologische Veränderungen auf. Dazu zählen eine meningeale Verdickung, kortikaler Neuronenverlust sowie diffuse oder fokal betonte Marklagerveränderungen mit Demyelinisierung, Astrozytose oder spongiöser Degeneration.

HIV führt zu weitreichenden Schädigungen des Immunsystems. Davon sind auch die Makrophagen und Mikroglia des ZNS betroffen.

Tab. 8.23 CDC-Klassifikation der HIV-Infektion (modifiziert nach Centers for Disease Control and Prevention (1993): Revised classification system for HIV infection and expanded surveillance case definitions for AIDS among adolescents and adults. www.cdc.gov/mmwr/preview/mmwrhtml/00018871.htm)

Klinische Kategorie	Klinische Befunde und Erkrankungen
A	• Akute Infektion • Asymptomatisches Stadium • Persistierende generalisierte Lymphadenopathie
B	Krankheitssymptome oder Erkrankungen, die nicht in die Kategorie C (AIDS) fallen, dennoch aber der HIV-Infektion ursächlich zuzuordnen sind oder auf eine Störung der zellulären Immunabwehr hinweisen, z. B.: • Infektionen: Herpes zoster, rezidivierend mit Beteiligung mehrerer Dermatome; bazilläre Angiomatose; Listeriose; *Candida*-Infektionen, oropharyngeal oder chronisch vulvovaginal; orale Haarzell-Leukoplakie; Entzündungen des kleinen Beckens, Komplikationen von Tuben- oder Ovarialabszessen • Konstitutionelle Symptome: Fieber > 38 °C; persistierende Diarrhöen; Gewichtsverlust (5–10% des Körpergewichts) • Periphere Neuropathie
C	Krankheiten, die bei bekannter HIV-Infektion die Diagnose AIDS definieren: • **Parasitäre und Protozoeninfektionen:** *Pneumocystis-jiroveci*-Pneumonie; *Toxoplasma*-Enzephalitis; intestinale Kryptosporidiose; intestinale Infektion mit *Isospora belli* • **Pilzinfektionen:** Candidiasis von Ösophagus, Trachea, Bronchien und Lunge; Kryptokokkose, Histoplasmose und Kokzidioidomykose, extrapulmonal oder disseminiert • **Bakterielle Infektionen:** rezidivierende *Salmonella*-Sepsis; Tbc; Infektionen mit *Mycobacterium-avium*-Komplex oder *Mycobacterium kansasii*, extrapulmonal oder disseminiert; rezidivierende Pneumonien (> 1 pro Jahr) • **Virusinfektionen:** Zytomegalie-Retinitis oder Infektion anderer Organe, nicht Leber und Milz; chronische *Herpes-simplex*-Infektion mit Ulzera, Bronchitis, Pneumonie, Ösophagitis; progressive multifokale Leukenzephalopathie • Tumoren: Kaposi-Sarkom; Non-Hodgkin-Lymphome; invasives Zervixkarzinom • Sonstige: HIV-Enzephalopathie; HIV-bedingte Kachexie *(wasting syndrome)*

Behandlungsziele sind 1.) die Verbesserung der Immunkompetenz, 2.) eine Verhinderung der Virusausbreitung und 3.) die Therapie opportunistischer Infektionen. Die antivirale Therapie erfolgt mit einer Kombination aus zwei Nukleosidanaloga, welche die reverse Transkription der Virus-RNA auf DNA hemmen, und einem Proteasehemmer, was zu einer signifikanten Reduktion der Viruslast führt. Dadurch kann die kognitive Leistung zeitweise verbessert und die Krankheitsprogression möglicherweise verlangsamt werden. Trizyklika können vorsichtig (cave: Delir) gegen depressive Störungen eingesetzt werden, Neuroleptika gegen die seltenen schizophreniformen Symptome (cave: extrapyramidal-motorische Störungen). Im Vordergrund der psychiatrischen Interventionen stehen bei der HIV-Infektion die Beratung sowie die gezielte kognitive oder Verhaltenstherapie bei reaktiven Störungen (F02.4).

Andere Formen und Ursachen der Demenz

Prinzipiell kann jede Erkrankung, die zu einer mangelhaften Oxygenierung oder Substratversorgung des Gehirns führt, bei ausreichender Dauer und Schwere eine Demenz verursachen (➤ Box 8.4).

BOX 8.4

Ursachen von Demenz bei andernorts klassifizierten Krankheitsbildern (F02.8)

- **Infektiös-entzündlich**, z. B.:
  - Neurosyphilis, progressive Paralyse
  - Multiple Sklerose
  - Trypanosomenerkrankung
  - Periarteriitis nodosa
  - Systemischer Lupus erythematodes
  - Paraneoplastische limbische Enzephalitis
- **Genetisch:**
  - Zerebrale Lipidstoffwechselstörungen
  - Hepatolentikuläre Degeneration (Morbus Wilson)
- **Metabolisch-endokrinologisch,** z. B.:
  - Schilddrüsenerkrankung
  - Hypoglykämie
  - Hyperkalzämie
- **Nutritiv-toxisch,** z. B.:
  - Vitamin-B_{12}-Mangel
  - Niacinmangel
  - (Guam-)Parkinson-Demenz-Komplex
  - Adulte Zöliakie mit Malabsorption fettlöslicher Vitamine (z. B. Vitamin E)
  - Intoxikationen
  - Kohlenmonoxidvergiftung
- **Traumatisch,** z. B.:
  - Schädel-Hirn-Trauma (einschl. Normaldruckhydrozephalus, „Dementia pugilistica")
- **Neoplastisch**

Infektiös-entzündlich

Um 1900 standen etwa 20 % der Aufnahmen in Nervenkliniken im Zusammenhang mit einer Neurolues. Von besonderer psychiatrischer Bedeutung ist die parenchymatöse Form der Neurolues, die **progressive Paralyse,** eine chronische Enzephalitis (Spätform der **Syphilis**) mit vorrangiger Frontalhirnbeteiligung. Die Erkrankung ist Westeuropa selten geworden mit noch höheren Inzidenzen in Osteuropa und wird v. a. bei atypischer Manifestation gelegentlich verkannt. Nach einem neurasthenischen Vorstadium können sich 10–25 Jahre nach der Infektion depressive Störungen, seltener Größenideen einschließlich intellektueller Defizite entwickeln.
Drei Verlaufsformen wurden traditionell unterschieden:

- Depressiv-hypochondrisch
- Expansiv-manisch
- („Klassische Form")
- Stumpf

Tatsächlich können die Formen ineinander übergehen. Die frühe Persönlichkeitsveränderung sowie apathisch-depressiv oder disinhibiert-manisch anmutende Verhaltensauffälligkeiten sind durch eine Schädigung des Frontallappens bedingt, Wahn und Halluzinationen sind in diesem Stadium häufig. Neurologisch fallen Pupillenstörungen auf, etwa Anisokorie und Entrundung sowie typischerweise kleine, nicht auf Licht, aber auf Konvergenz reagierende Pupillen (Argyll-Robertson-Phänomen). Im Gesichtsbereich treten periorales mimisches Beben, Zuckungen und Tremores bei ansonsten schlaffem Gesichtsausdruck (Paralytikergesicht) auf. Gangstörungen können auf eine Hinterstrangläsion (Tabes dorsalis) hinweisen.

In 90 % der unbehandelten Fälle ist die VDRL-Mikroflockungsreaktion in Blut und Liquor positiv. Der Titer normalisiert sich nach erfolgreicher Behandlung. Die FTA-Absorptionsreaktion und der TPHA-Test liefern i. d. R. noch über längere Zeit pathologische Ergebnisse. Das Liquor-Eiweiß, v. a. die Globulinfraktion mit intrathekaler IgG- und IgM-Synthese, und die Lymphozytenzahl sind erhöht. Neuropathologisch sind eine meningeale Verdickung, eine frontokortikale Atrophie durch Neuronenverlust und eine Astrozytose zu demonstrieren, und in einigen Fällen kann sogar der Erreger, *Treponema pallidum,* im Autopsiematerial nachgewiesen werden.

Wichtig ist die frühzeitige, konsequente hochdosierte Penicillinbehandlung, möglichst im ersten oder zweiten Krankheitsstadium. Auch im dritten Krankheitsstadium kann in den meisten Fällen eine Besserung mit Penicillin erzielt werden. Akute febrile Reaktionen mit Symptomverstärkung nach Behandlungsbeginn (Herxheimer-Reaktion) können durch die Kombinationsbehandlung mit Steroiden vermieden werden.

Weitere Manifestationen am ZNS sind die raumfordernd wirkende gummöse Syphilis sowie die vaskuläre und meningeale Form der Neurolues.

Die **Neuroborreliose** (Lyme-Borreliose) ist eine durch Zeckenstich übertragene Spirochätose mit dem Erreger *B. burgdorferi,* die in 15 % aller unbehandelten Fälle zu schwerwiegenden neurologischen Störungen (Meningoenzephalitis, Hirnnervenlähmung, Radikuloneuropathie) führen kann. Über schwerwiegende kognitive Störungen i. S. einer Demenz wird selten berichtet, jedoch sollte die Differenzialdiagnose bei leichten kognitiven Störungen ggf. erwogen werden. Der Verdacht wird serologisch v. a. durch Liquoruntersuchungen gestützt. Ein serologischer Nachweis von IgG als Zeichen einer früher stattgehabten Exposition findet sich in Endemiegebieten bei mehreren Prozent der Bewohner. Zur Sicherung einer antibiotischen Behandlungsindikation beim Verdacht auf Manifestationen im ZNS ist eine Liquoruntersuchung indiziert, die nicht durch eine zerebrale Bildgebung ersetzt werden kann. Im MRT finden sich fleckförmige Hyperintensitäten. Im Frühstadium ist die orale Behandlung mit Penicillin-Cephalosporinen, Erythromycin oder Tetrazyklinen meist erfolgreich, im späteren Stadium ist eine parenterale Therapie erforderlich.

Die **zerebrale Trypanosomiasis** (Schlafkrankheit) ist eine chronische parasitäre Meningoenzephalitis, die durch Ferntourismus auch in Europa auftreten kann. Nach einem Stich der Tsetsefliege und einer Primärläsion sowie einem kurzen fiebrigen Stadium entwickelt sich ein enzephalitisches Stadium. Zeitlicher Ablauf und klinische Symptomatik sind außerordentlich variabel. Verschiedenste vegetative und Verhaltensänderungen sowie neurologische Störungen einschl. Aphasie, Apraxie und Anfällen können auftreten. Häufig beobachtet werden Verwirrtheitszustände mit akustischen und optischen Halluzinationen sowie Verfolgungsideen. Unbehandelt entwickeln sich bei einem Großteil der Patienten Apathie und Koma. Spontanremissionen sind selten und Residualsyndrome häufig. Die Trypanosomen können direkt aus dem Liquor nachgewiesen werden. Die Wahl des Antibiotikums richtet sich nach dem Krankheitsstadium und dem Erreger.

Die **Encephalomyelitis disseminata** beginnt vorwiegend im jüngeren Erwachsenenalter vom 20. bis zum 40. Lj. Frauen sind etwas häufiger betroffen. Die Prävalenz beträgt 50/100.000. Die Krankheit tritt familiär gehäuft auf. Die Konkordanzrate bei homozygoten Zwillingen beträgt 50 %, bei dizygoten 17 %. Es besteht eine Assoziation mit bestimmten HLA-Antigenen, v. a. DR2. Im Liquor sind bei > 90 % als unspezifisches Zeichen einer intrathekalen IgG-Synthese oligoklonale Eiweißbanden nachweisbar. Meistens finden sich multifokale Marklager- und Hirnstammläsionen im MRT („multiple Sklerose"). Im frühen Krankheitsstadium sind die perivaskulären Räume durch Lymphozyten, Makrophagen und Plasmazellen infiltriert. Lipolytische und proteolytische Enzyme führen zu einer Demyelinisierung mit nachfolgender Gliose.

Depressive Störungen können einer neurologischen Krankheitsmanifestation um Jahre vorausgehen, und oft wird daher zunächst die Diagnose einer affektiven Erkrankung gestellt. Bei akutem Verlauf zeigen fast alle Patienten eine **ausgeprägte emotionale Instabilität.** Vor allem Männer < 30 Jahren weisen nach der Diagnosestellung ein hohes Suizidrisiko auf. Etwa 10–25 % der Patienten wirken inadäquat euphorisch, 50 % eher depressiv verstimmt, reizbar oder apathisch. Ebenso bei 50 % sind **intellektuelle Defizite** festzustellen, die v. a. Kurzzeitgedächtnis und planendes Handeln betreffen. Bis zu 30 % der Patienten entwickeln im Krankheitsverlauf schwere kognitive Einbußen. Sehr selten tritt bei besonders rascher Progredienz eine Demenz als Frühsymptom auf. Eine therapeutische Stützung – ggf. von psychopharmakologischen Maßnahmen flankiert – sollte sowohl den Patienten mit akuter Angst in akuten Krankheitsschüben als auch jenen mit eher chronisch depressiver Symptomatik angeboten werden.

Genetisch

Die **zerebralen Lipidstoffwechselstörungen** (➤ Tab. 8.24) sind überwiegend autosomal-rezessive Erkrankungen, die sich in der frühen Kindheit und nur selten im Erwachsenenalter manifestieren. Die Erkrankungen sind häufig von motorischen Störungen und verschiedenen Organanomalien begleitet. Mithilfe bildgebender Verfahren lassen sich zwei Krankheitsgruppen unterscheiden:

- Leukodystrophien (z. B. metachromatische L., Osteodysplasie, Xanthomatose, Adrenoleukodystrophie)
- Poliodystrophien (GM2-Gangliosidose, Zeroidlipofuszinosen, Angiokeratoma corporis diffusum)

Die **polyzystische lipomembranöse Osteodysplasie mit sklerosierender Leukoenzephalopathie (PLOSL, Nasu-Hakola-Erkrankung)** kann als autosomal-rezessive Erkrankung zu einer progredienten Demenz vor dem 50. Lj. führen. Kennzeichnend sind Osteolysen mit Knochenschmerzen sowie eine Basalganglienverkalkung.

Tab. 8.24 Genetisch verankerte zerebrale Lipidstoffwechselstörungen mit Demenzen (Beginn im Erwachsenenalter)

Erkrankung	Klinik: Demenz plus	Defekt (Folge)
Autosomal-rezessiv		
Morbus Gaucher I	Myoklonus Zerebrale Anfälle Akathisie	β-Glukozerebrosidase-Mangel
Globoidzell-Leukodystrophie (Krabbe)	Ataxie Paresen Schluckstörungen	Galaktozerebrosid-β-Galaktosidase
GM1-Gangliosidose III	Dysarthrie Ataxie Rigor („juveniler Parkinsonismus")	β-Galaktosidase-Mangel
GM2-Gangliosidose, adulte (Tay-Sachs)	Ataxie Schwäche Spinale Muskelatrophie	Hexoseaminidase-A-Mangel
Leukodystrophie, metachromatische, adulte	Persönlichkeitsveränderungen Wahn Halluzinationen Spastik Ataxie	Arylsulfatase-A-Mangel (↑ Sulfatide)
Lipofuszinose, adulte (Morbus Kufs)	Aggressives Verhalten Ataxie Myoklonie Zerebrale Anfälle	Lipofuszin-Speicherung (↑ Dolichole im Urin)
Mukopolysaccharidose IIIB (Sanfilippo)	Dysostosen Organomegalie	*N*-Acetyl-α-Glukosaminidase-Mangel
Neuraminidase-Mangel	Ataxie Myoklonie Zerebrale Anfälle Makulaveränderungen (Kirschroter Fleck)	Neuraminidase-Mangel
Morbus Niemann-Pick, Typ II C	Vertikale Blickparese Ataxie Dysarthrie Organomegalie Selten auch schizophreniforme Psychosen	Gestört sind die Cholesterinveresterung bzw. die Sphingomyelinase-Aktivität
Osteodysplasie, lipomembranöse, polyzystische, mit Demenz	Zerebrale Anfälle Knochenzysten Frakturen Basalganglienverkalkung	Veränderte Fettzellen im Biopsiematerial
Xanthomatose, zerebrotendinöse	Ataxie Katarakt Periphere Neuropathie Xanthome	↓ 26-Hydroxylase in Lebermitochondrien
Autosomal-dominant		
Leukodystrophie, familiäre	Progrediente Spastik Diffuse Demyelinisierung	
X-chromosomal		
AdrenoleukodystrophiePolyneuropathie	Spastik Nebenniereninsuffizienz	Überschuss an langkettigen Fettsäuren
Angiokeratoma corporis diffusum (Morbus Fabry)	Hautveränderungen Fieber Schlaganfälle Herzinsuffizienz	α-Galaktosidase-Mangel (Trihexosylceramid-Ablagerungen)

Die **hepatolentikuläre Degeneration** (Morbus Wilson) ist eine autosomal-rezessiv vererbte Störung, bei der aufgrund von Mutationen im ATP7B-Gen zu wenig Kupfer aus dem Körper heraustransportiert werden kann. Meist ist auch das Kupfertransportprotein Coeruloplasmin im Blut reduziert. Die Prävalenz beträgt 3/100.000. Die Manifestation erfolgt meist zwischen dem 15. und 20. Lj., Männer sind etwas häufiger betroffen als Frauen.

Die Erkrankung beginnt oftmals mit einem febrilen Ikterus und auffallender Affektlabilität, Reizbarkeit und Aggressivität. Alternativ können die Patienten apathisch und stumpf erscheinen. Psychopathologische Störungen entwickeln 60 %, höhergradige kognitive Defizite aber nur 6 % der Patienten.

Die neurologischen und internistischen Symptome sind großenteils durch eine Kupferablagerung in ZNS (v. a. den Basalganglien), Leber und Niere bedingt. Die extrapyramidalmotorischen Störungen reichen von choreoathetotischen Hyper- zu rigiden Hypokinesien. Außerdem entwickeln sich zerebelläre Koordinationsstörungen. Die Sprache ist dysarthrisch verwaschen. Als typisch gilt die Asterixis, also ein ruckartiger Verlust des Haltetonus mit unregelmäßigen Korrekturbewegungen beim Armhalteversuch, der sich distal an den Fingern stärker als proximal im Schulterbereich bemerkbar macht. Bei 60 % der Patienten finden sich bräunlich-grünliche Kupferablagerungen in der Peripherie der Augenhornhaut – der Kayser-Fleischer-Ring.

Die Diagnose wird laborchemisch durch den Nachweis folgender Parameter gesichert:

- ↓ Coeruloplasmin-Konzentration im Serum (bei 95 % der Patienten)
- ↓ Kupferkonzentration im Serum
- ↑ Kupferausscheidung im Urin > 50 mg/24 h (meist > 100 µg/g Trockengewicht)
- ↑ Kupferkonzentration im Leberpunktat

Da mehr als 300 verschiedene Mutationen im ATP7B Gen vorliegen können, ist eine Erstdiagnose durch Genanalyse bisher nicht praktikabel. Ist die Diagnose eines Morbus Wilson jedoch gesichert, kann bei Sequenzierung des ATP7B-Gens die in der individuellen Familie vorliegende Mutation bestimmt werden.

Im CT/MRT sind umschriebene, z. T. zystische Veränderungen im Basalganglienbereich und eine Hirnatrophie zu demonstrieren. Neuropathologisch zeigen sich die Veränderungen als bräunliche Verfärbung und Schrumpfung v. a. des Corpus striatum. Histologisch ist in den Zerfallsherden des Striatums, geringer auch in anderen Bereichen, ein Status spongiosus mit pathologischen Gefäßwucherungen darzustellen. Kupfer wird v. a. perikapillär abgelagert und in Astrozyten aufgenommen.

Die Behandlung sollte zur Vermeidung irreversibler Schäden möglichst frühzeitig einsetzen und zu einer Normalisierung der Kupferbilanz führen. Dazu dienen erstens eine **kupferarme Diät** und zweitens eine Erhöhung der Kupferausscheidung durch **D-Penicillamin.** Die Kupferaufnahme kann durch Zinksulfat oder -acetat gebremst werden.
Differenzialdiagnostisch müssen abgegrenzt werden:

- Psychogene Störungen
- Chorea Huntington
- Encephalomyelitis disseminata

Endokrinologisch-metabolisch

Verschiedene endokrinologische und metabolische Störungen können von kognitiven Defiziten begleitet sein. Nur selten stehen ausgeprägte demenzielle Syndrome als differenzialdiagnostisches Problem im Vordergrund, da aufgrund wegweisender internistisch-klinischer und laborchemischer Befunde die zugrunde liegenden Störungen vor einer Chronifizierung erkannt und behandelt werden können (einige dieser Erkrankungen ➤ Kap. 8.4). Häufiger können hormonelle und Stoffwechselstörungen bei multimorbiden alten Patienten mit vaskulären und Alzheimer-Demenzen die Symptomatik verstärken.

Hypothyreosen können zu zahlreichen neuropsychiatrischen Symptomen wie diskreter Verlangsamung, Depression, Hypomanie, Wahn, Halluzinationen bis zu Verwirrtheitszuständen und selten auch zu einer Demenz führen. Nach länger bestehenden kognitiven Defiziten garantiert auch eine adäquate hormonelle Substitution keine vollständige intellektuelle Wiederherstellung.

Die **Hyperthyreose** führt typischerweise zu ängstlicher Ruhelosigkeit, vegetativen Störungen und gelegentlich einer agitierten Depression. Bei alten Patienten kann ein blander Verwirrtheitszustand bei einer stillen Hyperthyreose ohne weitere Zeichen einer Überfunktion lange Zeit unerkannt oder auch als beginnende degenerative Hirnerkrankung fehlgedeutet werden.

Ein **Hypoparathyreoidismus** mit rascher Entwicklung, etwa nach operativer Entfernung der Nebenschilddrüsen, führt meist zu akuten Zeichen einer neuronalen Übererregbarkeit (Tetanie, zerebrale Anfälle). Bei chronischer Entwicklung können charakteristische neurologische Symptome fehlen und eine Verhaltensänderung oder intellektuelle Beeinträchtigungen im Vordergrund stehen. In der CT finden sich typische ausgedehnte Kalkablagerungen in den Basalganglien und periventrikulär (➤ Abb. 8.11).

Die **Hashimoto-Thyreoiditis** ist vermutlich eine immunologisch bedingte Erkrankung, die 3 % der Bevölkerung betrifft. An der Schilddrüse manifestiert sich die Erkrankung mit Lymphozyteninfiltraten (Feinnadelbiopsie), in der Ultraschalluntersuchung finden sich echoarme Herde, im Serum können Antikörper gegen Schilddrüsengewebe gemessen werden, wobei meist eine euthyreote Stoffwechsellage besteht. Parallel, aber auch zeitlich versetzt kann es dabei – meistens bei Frauen ab dem 40. Lj. – vermutlich ebenso über immunologische Prozesse zu einer Enzephalopathie kommen, die durch Aufmerksamkeits- und Antriebsstörungen, leichte kognitive Störungen bis hin zu schwerer Demenz, Krampfanfälle und Halluzinationen gekennzeichnet ist. Häufig finden sich unspezifische EEG-

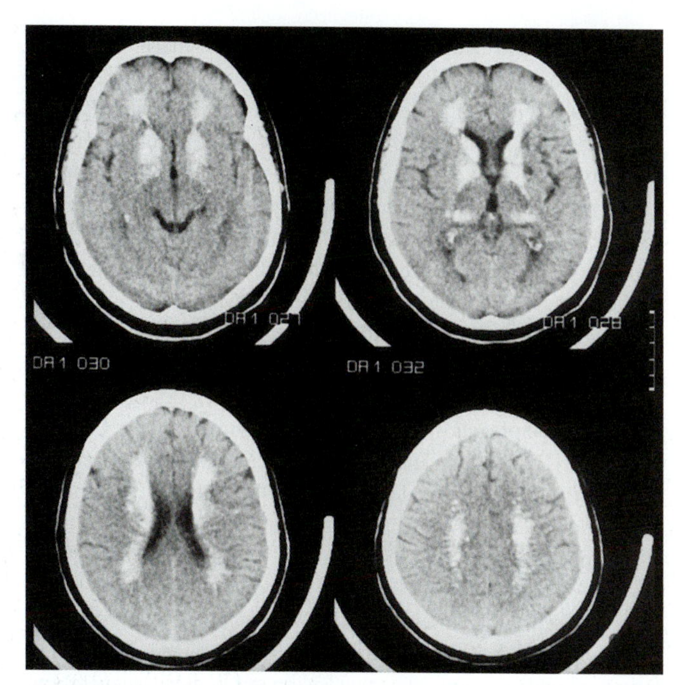

Abb. 8.11 Ausgedehnte periventrikuläre und Stammganglienverkalkungen bei Hypoparathyreoidismus nach Schilddrüsenoperation; 64-jährige Patientin (CT nativ) (freundlicherweise zur Verfügung gestellt von Prof. Dr. F. Hentschel, Mannheim)

Veränderungen (leichte Verlangsamung, gelegentlich aber auch epilepsietypische Potenziale) wie auch Eiweißerhöhungen im Liquor. Bildgebende Untersuchungen sind nicht wegweisend. Die Symptome der Enzephalopathie sprechen rasch auf Steroide an. Sichere epidemiologische Daten liegen nicht vor, wobei Patienten mit einer gering ausgeprägten Symptomatik der Hashimoto-Enzephalopathie und euthyreoter Stoffwechsellage leicht unterdiagnostiziert werden können.

Hyperparathyreoidismus mit rascher Entwicklung führt bei etwa 50 % der Patienten zu Apathie, Persönlichkeitsveränderungen und Delir, bei einem Viertel zu leichtgradigen kognitiven Defiziten.

Nutritiv-toxisch

Cobalamin-(= *Extrinsic-Factor-*)Mangel **(Vitamin-B_{12}-Mangel)** kann einerseits zu einer makrozytären Anämie (Perniziosa) führen, andererseits zu einer Myelinschädigung im Gehirn und Rückenmark (funikuläre Myelose). Die Entwicklung einer Demenz kann in seltenen Fällen einer Anämie vorausgehen.

Ursache oder Auslöser des B_{12}-Mangels ist in vielen Fällen ein Intrinsic-Factor-Mangel, eine autoimmun bedingte oder alkoholinduzierte atrophische Gastritis, selten ein Magenkarzinom bzw. eine Gastrektomie. Ferner sind differenzialdiagnostisch eine Resorptionsstörung, z. B. *Blind-Loop*-Phänomen, Mangelernährung oder ein erhöhter Bedarf (etwa in der Schwangerschaft) zu berücksichtigen. Verschiedene Pharmaka können zu diesem Mangel beitragen, z. B. Phenobarbital, Primidon, Phenylbutazon, Zytostatika und andere.

Die Vitamin-B_{12}-Reserven des Körpers decken den Bedarf von 2 Jahren. Sind diese Speicher aufgebraucht, entwickeln 80% der Patienten eine Anämie, periphere Neuropathie sowie eine Schädigung des N. opticus und der langen Bahnen des Rückenmarks. Ein Brennen an Füßen und Händen sowie eine rasche Ermüdung beim Gehen sind häufige neurologische Frühzeichen. Danach entwickeln sich bei unbehandelten Patienten eine überwiegend sensible Ataxie, Paraparese, Retentio urinae und nach Jahren ein partieller Rückenmarkquerschnitt. Die Erkrankung beginnt meist im mittleren und höheren Lebensalter und verläuft unbehandelt stetig progredient.

Psychopathologisch fallen Stimmungsschwankungen, Reizbarkeit, Depression und Apathie auf. Demenz, Delir, Wahn und Halluzinationen sind selten. Bei der neurologischen Untersuchung finden sich eine zentral bedingte motorische Schwäche sowie ein beeinträchtigtes Lage- und Vibrationsempfinden. Die Nervenleitgeschwindigkeit bei axonaler Schädigung ist verlangsamt. Sinnvolle laborchemische Untersuchungen bestehen in der Bestimmung des **Vitamin-B_{12}-Spiegels** im Blut sowie der serologischen Untersuchung auf Parietalzell- und Intrinsic-Factor-Autoantikörper. Die B_{12}-Resorption wird mit dem **Schilling-Test** geprüft. Gastroskopisch ist der Verdacht auf eine Gastritis zu überprüfen.

Neuropathologisch sind in den langen Rückenmarkbahnen, v. a. des Hals- und Brustmarks, unscharf begrenzte Entmarkungsherde nachzuweisen. Sie können auch das Marklager der Hemisphären, den N. opticus, die Sehbahn sowie die Hinterstränge betreffen und führen sekundär zu einer axonalen Läsion mit Waller-Degeneration.

Die Behandlung besteht in einer mehrwöchigen hochdosierten parenteralen Vitamin-B_{12}-Substitution (1.000 µg Vitamin B_{12} i.m. täglich), die in niedriger Dosis lebenslang fortgeführt werden soll (1.000 µg Vitamin B_{12} i.m. monatlich). Differenzialdiagnostisch ist an folgende Erkrankungen zu denken:

- Folsäuremangel
- Niacinmangel (Pellagra)
- Encephalomyelitis disseminata
- Heredoataxien
- Raumfordernde spinale Prozesse
- Polyneuritis anderer Genese

Die Hälfte aller **Patienten mit Alkoholkrankheit** leidet unter leichten kognitiven Defiziten mit Störungen von Aufmerksamkeit, Abstraktionsvermögen, Gedächtnis und visuell-räumlichen Leistungen. Die Breite der Störungen geht weit über ein amnestisches Syndrom hinaus (➤ Kap. 8.3). Weniger als 10 % der Alkoholiker entwickeln eine Demenz. Die Alkoholdemenz ist dennoch häufiger als eine ausgeprägte Wernicke-Korsakow-Enzephalopathie.

An der Neurotoxizität anderer **organischer** Lösungsmittel wie Toluol und Trichlorethylen besteht grundsätzlich kein Zweifel. Die schädliche Wirkung dieser Substanzen nach mehrjährigem Missbrauch oder beruflicher Exposition ist nicht nur an der Demenz, sondern an pyramidal- und extrapyramidalmotorischen Störungen und an einer diffusen, v. a. das Marklager und das Kleinhirn betreffenden Hirnatrophie abzulesen. Die Frage nach einem Zusammenhang zwischen einer langjährigen beruflichen Lösungsmittelexposition und einer beginnenden Demenz ist meist schwer zu beantworten (➤ Abb. 8.12).

Zahlreiche **Schwermetalle** (Quecksilber, Blei, Arsen, Mangan u. a.) können bei längerer Exposition nach einem Stadium der „Neurasthenie" oder vermehrten Reizbarkeit zu erheblichen und anhaltenden kognitiven Defiziten führen. Häufig damit verbunden sind Störungen im Bereich der peripheren und Hirnnerven sowie hämatologische Auffälligkeiten. Eine Parkinson-Symptomatik ist charakteristisch für eine Mangan-Intoxikation. Diagnostisch richtungweisend sind meist die Anamnese und die toxikologische Untersuchung von Blut und Urin.

Organophosphate (DDT und andere Insektizide) sind Cholinesterasehemmer. Sie führen bei längerer Exposition zu Irritabilität, Konzentrationsstörungen und anderen unspezifischen Beschwerden, selten zu einer Demenz.

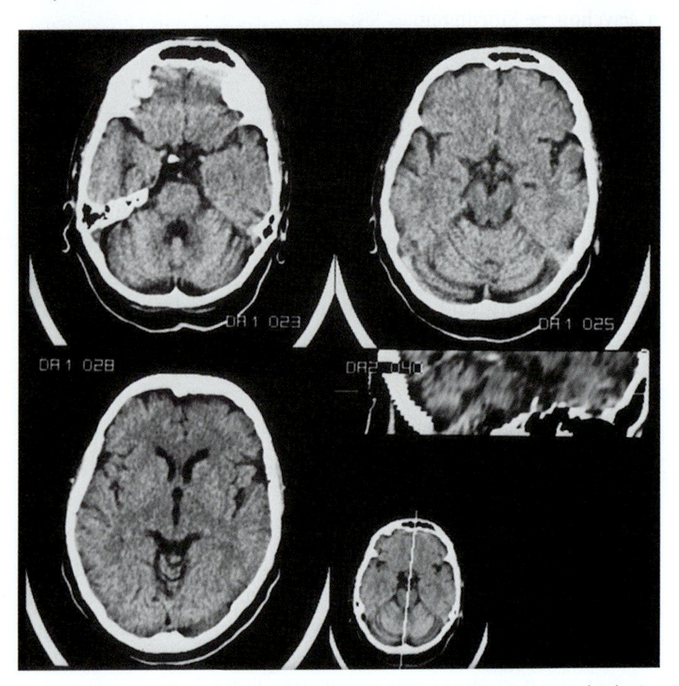

Abb. 8.12 Kleinhirnatrophie und leichte frontale Atrophie. Ataxie und Schwindel nach mehrjähriger Lösungsmittelexposition, 62-jähriger Mann (CT nativ) (freundlicherweise zur Verfügung gestellt von Prof. Dr. F. Hentschel, Mannheim)

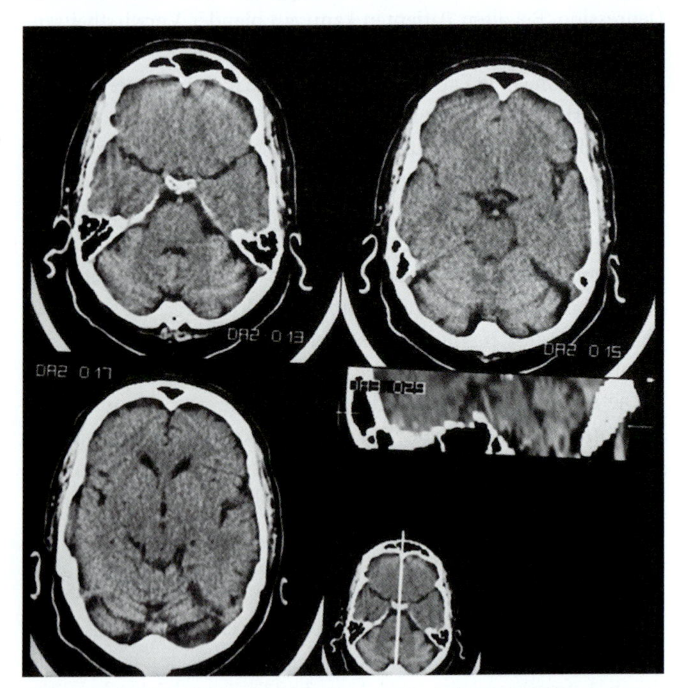

Abb. 8.13 Kleinhirnatrophie. Mehrjähriger Alkohol- und Barbituratabusus, 58-jähriger Mann (CT nativ) (freundlicherweise zur Verfügung gestellt von Prof. Dr. F. Hentschel, Mannheim)

Medikamente sind die häufigste Ursache potenziell reversibler Demenzsyndrome. Benzodiazepine, Barbiturate und Pharmaka mit anticholinergen Nebenwirkungen erweisen sich v. a. bei älteren Patienten als besonders gefährlich, und zwar selbst bei normalen Tagesdosen und Serumspiegeln (➤ Abb. 8.13).

Die adulte Sprue kann oligosymptomatisch verlaufen und – neben Demenz und Myoklonus – durch die Malabsorption fettlöslicher Vitamine Zeichen eines **Vitamin-E-Mangelsyndroms** (Sensibilitätsstörungen, Hyporeflexie, zerebelläre Ataxie) aufweisen. Die Behandlung besteht in einer glutenfreien Diät und Vitaminsubstitution. Die Demenz ist meist irreversibel.

Die **chronische Kohlenmonoxidexposition** in schlecht belüfteten Räumen (Automechaniker) führt zu unspezifischen, reversiblen Beschwerden. Die akute Exposition gegenüber hohen Konzentrationen kann schwere anoxische Hirnschäden, häufig mit fokalen Stammganglienläsionen, verursachen. Gelegentlich treten schwerwiegende kognitive Defizite nach initialer Besserung erst mit mehrwöchiger Verzögerung auf.

Traumafolgen

Die akuten Folgen eines **Schädel-Hirn-Traumas** (SHT) werden in ➤ Kap. 8.4 angesprochen. In Abhängigkeit von der globalen Schwere sowie der Art und Lokalisation einer direkten Gewebeverletzung persistieren generalisierte oder fokale kognitive Defizite. Meist sind Gedächtnisfunktionen mit betroffen, und die Geschwindigkeit kognitiver Abläufe ist reduziert. Häufig bestehen zusätzliche Persönlichkeitsstörungen und depressive Syndrome, selten schizophreniforme Symptome. Bei Impressionsfrakturen, posttraumatischer Amnesie > 24 h und frühen Anfällen ist die Gefahr eines persistierenden Anfallsleidens groß. Liegt einer der drei genannten Faktoren vor, so beträgt das Risiko 20 % und bei Vorhandensein aller drei Faktoren > 50 %. Bei vorbestehender Hirnschädigung bzw. starker Blutungsneigung können Bagatelltraumen gravierende kognitive Konsequenzen haben (➤ Abb. 8.14; ➤ Abb. 8.15).

Als klassisches klinisches Kennzeichen des **Normaldruckhydrozephalus** (NDH, Hydrocephalus communicans) gilt die Symptomtrias Demenz, Gangstörungen und Inkontinenz. Bei der Hälfte der Patienten geht ein SHT, ein neurochirurgischer Eingriff, eine Subarachnoidalblutung oder eine oft subklinische Meningoenzephalitis voraus. Man nimmt an, dass der Liquorabfluss subarachnoidal im Bereich der Pacchioni-Granulationen blockiert ist Neben einer Störung des Gedächtnisses besteht häufig eine auffallende Verlangsamung mit Beeinträchtigung von Antrieb und Aufmerksamkeit, von Urteils- und Abstraktionsvermögen. Die Gangstörungen können sowohl apraktisch als auch rigid-ataktisch oder spastisch erscheinen. Im Gegensatz zum Morbus Parkinson sind nur die Beine betroffen. Die Kontinenz ist erst spät im Krankheitsverlauf beeinträchtigt. Charakteristisch sind die starken Fluktuationen im Laufe eines oder mehrerer Tage. Über längere Zeiträume ist der Verlauf langsam progredient.

Im CT fällt eine Aufweitung des III. Ventrikels und der Seitenventrikel mit vorwiegend frontaler, periventrikulärer Liquordiapedese auf. IV. Ventrikel und äußere Liquorräume sind normal weit. Im MRT ist darüber hinaus ein hyperdynames, pulssynchrones Liquorpendelphänomen im Aquädukt *(fluid void sign)* zu demonstrieren. Diagnostisch und bezüglich der Behandlungsperspektiven wichtig ist die Liquorpunktion. Der Liquordruck ist normal; durch Langzeitmonitoring sind jedoch häufig vorwiegend nächtliche Druckspitzen nachweisbar. Falls nach der Punktion von ca. 50 ml Liquor eine nachweisliche klinische Besserung erfolgt *(Fluid Tap Test)*, lässt dies auf einen günstigen Behandlungserfolg schließen, der sich allerdings vorwiegend auf die motorischen Störungen, weniger auf die kognitiven Einbußen erstreckt.

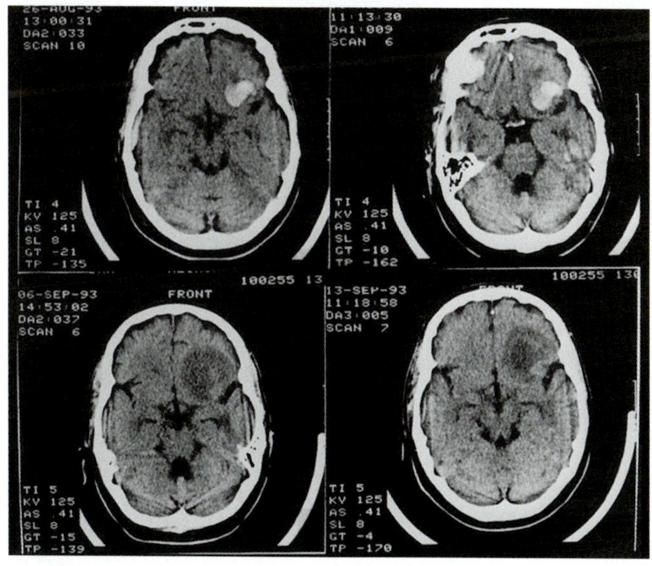

Abb. 8.14 Links: Frontale Kontusionsblutung. Alkoholismus, Zustand nach Sturz, 38-jähriger Mann. Verlauf vom Aufnahmetag (links oben) über 18 Tage bis zur Entwicklung einer „Schokoladenzyste" (rechts unten; CT nativ) (freundlicherweise zur Verfügung gestellt von Prof. Dr. F. Hentschel, Mannheim)

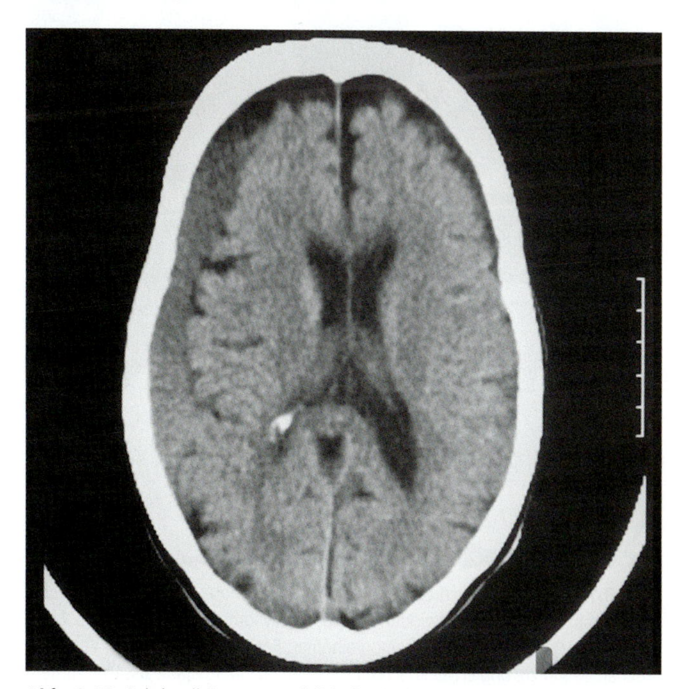

Abb. 8.15 Subduralhämatom, Zufallsbefund. Klinisch bestand der Verdacht auf eine Alzheimer-Demenz. Normaler Hippokampus, 81-jährige Frau (CT nativ) (freundlicherweise zur Verfügung gestellt von Prof. Dr. F. Hentschel, Mannheim)

In 30–50 % d. F. ist durch Anlegen eines ventrikulo- oder -peritonealen Shunts eine Besserung zu erzielen. Bei einem Drittel der Patienten treten postoperativ Komplikationen auf (Infektion, Subduralhämatom, Shunt-Malfunktion, zerebrale Anfälle). Die Prognose ist bei positivem Fluid-Tap-Test und bei einer eindeutig nachweisbaren Ursache für den NDH insgesamt günstiger. (➤ Tab. 8.25; ➤ Abb. 8.16).

Tab. 8.25 Algorithmus zur Wahrscheinlichkeitsdiagnose eines Normaldruckhydrozephalus (NDH) bei dementen Patienten. Nach Dippel und Habbema (1993) entspricht ein Summenscore von ≥ 20 einer 80-prozentigen und ein Summenscore von 40 einer 95-prozentigen Wahrscheinlichkeit für das Vorliegen eines NDH.

Befund	Score
Gangstörungen	+44
Pseudobulbärzeichen	+21
Harninkontinenz	+18
Babinski-Reflex	+5
Männliches Geschlecht	+5
Stufenweise Verschlechterung	−10
Fokalneurologische Zeichen	−13
Dysphasie	−17
Alter > 60 oder > 75	−70 bis −91
CT-Befund positiv oder negativ	+18 bis −14
Summe	

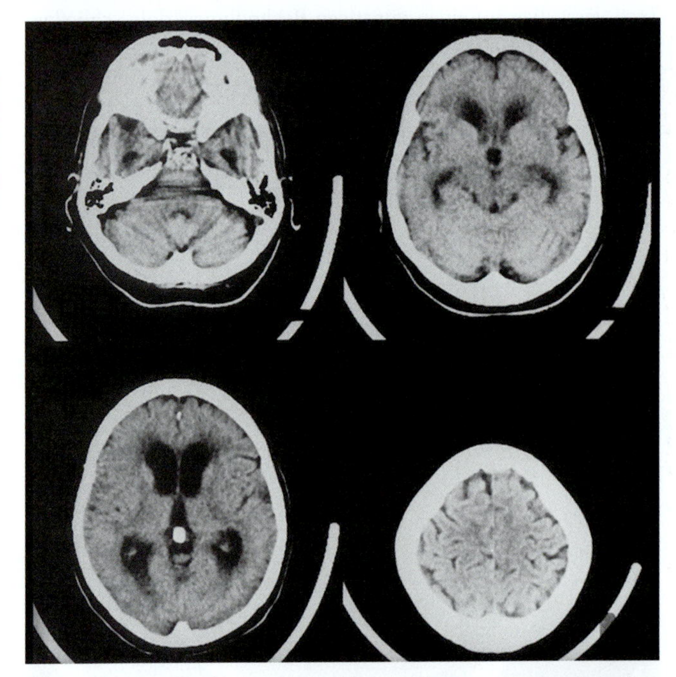

Abb. 8.16 Normaldruckhydrozephalus. Klinische Diagnose: „hirnorganisches Psychosyndrom, demenzielle Entwicklung, Parkinson-Syndrom", 71-jährige Frau. Links oben: enger IV. Ventrikel, weite Temporalhörner. Rechts oben: weiter III. Ventrikel, unscharf begrenzte und erweiterte Temporalhörner (Liquordiapedese). Links unten: hydrozephal erweiterte, unscharf begrenzte Frontalhörner (Liquordiapedese). Rechts unten: dazu kontrastierend enge äußere apikale Liquorräume (CT nativ) (freundlicherweise zur Verfügung gestellt von Prof. Dr. F. Hentschel, Mannheim)

Beim **nichtkommunizierenden Hydrozephalus** liegt eine intrazerebrale Liquorblockade im Bereich des Aquädukts oder der Foraminae vor, z.B. durch eine Raumforderung, Blutung, Entzündung oder kongenitale Malformation. Es besteht kein ventrikulärer Reflux (kein Pendelphänomen), und der Liquorfluss über die Hemisphärenkonvexität ist normal (➤ Abb. 8.17).

Der **Hydrocephalus e vacuo** ist nicht obstruktiv, sondern die Folge einer Hirnatrophie.

Die **Dementia pugilistica** (Boxerdemenz) ist eine spät in der Boxerkarriere auftretende, langsam progrediente Demenz mit extrapyramidalmotorischen und zerebellären Symptomen. In den Basalganglien, v. a. der Substantia nigra, finden sich intraneuronale Fibrillen, Neuronenverlust und Astrozytose. Die Ausprägung der Symptomatik und die Dichte der Neurofibrillen stehen im Zusammenhang mit der Zahl der Knock-outs.

Neoplastische Prozesse

Hirntumoren können zu einem nichtkommunizierenden Hydrozephalus führen und somit zu einer direkten Steigerung des intrakraniellen Drucks, einer sekundären Reduktion des zerebralen Blutflusses und zu einer lokalen Gewebekompression oder Zerstörung. Bei Frontallappenprozessen, seltener bei Tumoren anderer Lokalisation, kann es zu einer Erhöhung des intrakraniellen Drucks ohne fokalneurologische Zeichen kommen und damit zu einer Beeinträchtigung von Urteils- und Abstraktionsvermögen, die mit einer Demenz anderer Genese verwechselt werden kann. Hirntumoren sind einer der wesentlichen Gründe für die Unverzichtbarkeit bildgebender Verfahren bei der Demenzdiagnostik (➤ Abb. 8.18; ➤ Abb. 8.19).

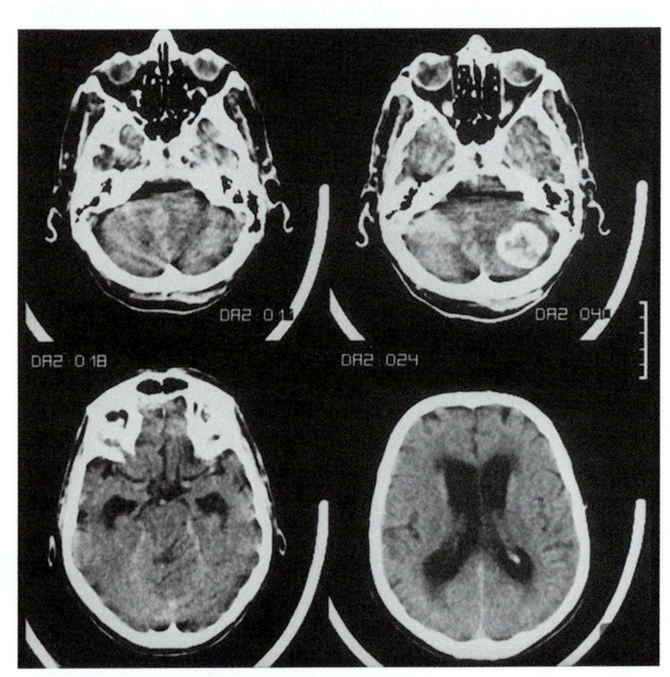

Abb. 8.17 Infratentorieller Tumor, Kompression des IV. Ventrikels, Liquoraufstau mit Ventrikelerweiterung und frontal periventrikulärer Liquordiapedese. Klinische Diagnose: „organisches Psychosyndrom", 71-jährige Patientin (CT nativ) (freundlicherweise zur Verfügung gestellt von Prof. Dr. F. Hentschel, Mannheim)

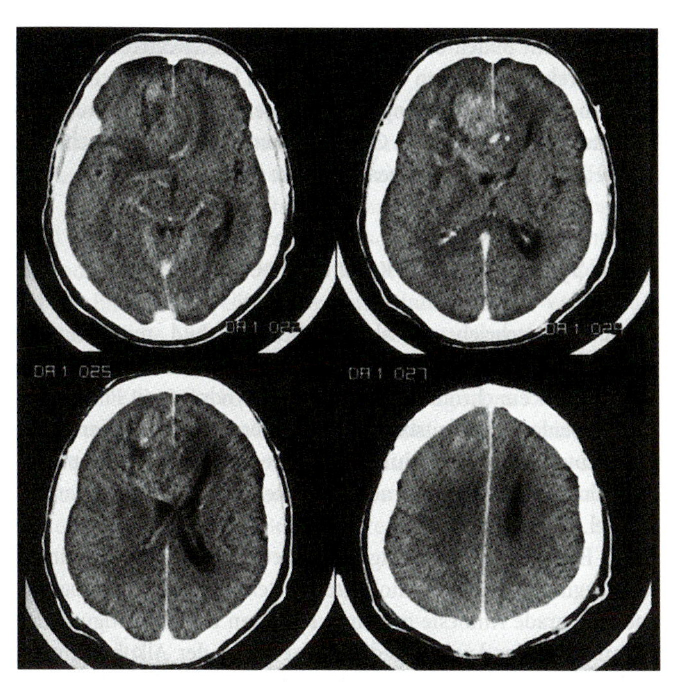

Abb. 8.18 Frontales Schmetterlingsgliom. Erster Grand-Mal-Anfall bei Alkoholismus, klinisch „unklares organisches Psychosyndrom" (CT) (freundlicherweise zur Verfügung gestellt von Prof. Dr. F. Hentschel, Mannheim)

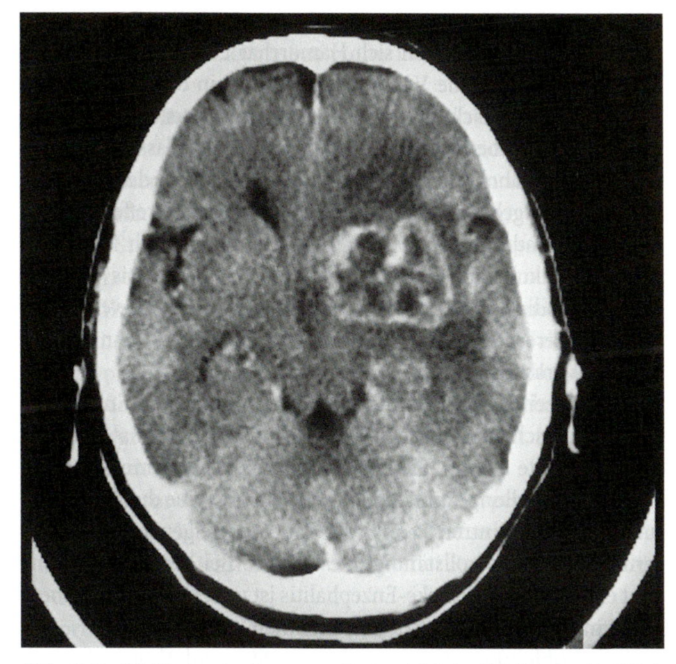

Abb. 8.19 Glioblastom im Stammganglienbereich links. Zufallsbefund bei klinischem Verdacht auf Lithiumintoxikation, Differenzialdiagnose: beginnende Demenz, 61-jährige Frau (CT nativ) (freundlicherweise zur Verfügung gestellt von Prof. Dr. F. Hentschel, Mannheim)

Die paraneoplastische **limbische Enzephalitis** führt zu vorwiegend mnestischen Störungen des Neugedächtnisses. Sie ist durch „Fernwirkungen" systemischer Tumoren – häufig (in 50 %) ein kleinzelliges Bronchialkarzinom – verursacht. Neuropathologisch können im Hippokampus entzündliche Veränderungen nachweisbar sein, die einer Virusenzephalitis ähneln.

8.3 Amnesie

Diagnostische Leitlinien Für die Diagnose „organisches amnestisches Syndrom, nicht durch Alkohol oder psychotrope Substanzen bedingt" (F04), müssen folgende Merkmale vorliegen:

- Beeinträchtigung des Neugedächtnisses (das Lernen von neuem Material ist beeinträchtigt); antero- und retrograde Amnesie; die verminderte Fähigkeit, vergangene Erlebnisse in ihrer chronologischen Reihenfolge in Erinnerung zu rufen
- Anamnestischer oder objektiver Nachweis einer Hirnschädigung oder einer Hirnerkrankung (insb. bilateral dienzephale und mediotemporale Strukturen betreffend)
- Fehlen einer Störung des Immediatgedächtnisses (der unmittelbaren Wiedergabe) wie z. B. Zahlennachsprechen, Fehlen von Aufmerksamkeits- und Bewusstseinsstörungen und Fehlen einer Beeinträchtigung der allgemeinen intellektuellen Fähigkeiten

Konfabulationen, Mangel an Einsichtsfähigkeit und emotionale Veränderungen (Apathie, Entschlusslosigkeit) sind zusätzliche, aber nicht notwendige Hinweise auf die Diagnose.

Das Altgedächtnis ist beim amnestischen Syndrom meist weniger stark betroffen als die Erinnerung an kürzlich Gelerntes. Bestimmte Gedächtnisfunktionen, z. B. das „nichtdeklarative" (= implizite, unbewusste automatische) Gedächtnis für Handlungen und Reaktionen, können bei intaktem Neokortex unbeeinträchtigt sein.

8.3.1 Hirnerkrankungen

Schädel-Hirn-Traumata sind zahlenmäßig die in der klinischen Praxis mit Abstand bedeutendsten Ursachen für ein amnestisches Syndrom. Sie führen vorwiegend zu anterograden und in geringerem Ausmaß zu retrograden mnestischen Störungen. Die Schwere der Hirnverletzung (v. a. des Temporallappens) korreliert mit der Dauer der posttraumatischen Amnesie sowie dem Auftreten und Ausmaß weiterer kognitiver und motorischer Störungen. In der Erholungsphase wird die mnestische Lücke kürzer. Das Ausmaß der innerhalb der ersten Wochen nach dem Erwachen aus einem Koma erreichten Verbesserung ist der zuverlässigste Indikator für den Grad des endgültig zu erreichenden Leistungsstands.

Bei den **zerebrovaskulären Ursachen** eines isolierten amnestischen Syndroms handelt es sich überwiegend um Infarkte des Basilaris- bzw. Posterior-Strombahngebiets durch Embolie, Thrombose oder Kompression. Assoziiert sind häufig sensomotorische Hemiparesen, Gesichtsfeldausfälle oder komplexere Störungen durch Läsionen im Bereich von parietookzipitalen Assoziationsarealen (Prosopagnosie, Achromatopsie, Alexie etc.). Pathophysiologisch entscheidend ist die Läsion von Bahnen des limbischen Systems, etwa im Hippokampus und Thalamus.

Durch Aneurysmablutungen aus der A. communicans anterior kann es ebenfalls zu Verletzungen von Mittellinienstrukturen kommen, etwa im Bereich des anterioren Hypothalamus, der septalen Nuclei, der Lamina terminalis, des Fornix und auch des Gyrus cinguli anterior. Bei genauer Untersuchung finden sich dabei häufig weitere Zeichen einer Frontallappenläsion (mangelnde Einsicht, Disinhibition, Greifreflexe, Hemiparese) und gleichzeitig dienze-

Tab. 8.26 Fremdbeurteilung von Delirien nach der *Confusion Assessment Method* (CAM; nach Inouye 1994). Angehörigen oder Pflegepersonal werden explizit die aufgeführten Fragen gestellt.

1.	**Akuter Beginn und fluktuierender Verlauf:** • Gibt es Hinweise auf eine akute psychische Veränderung des Patienten im Vergleich zum Ausgangsbefund? • Schwankt das (abnorme) Verhalten im Tagesverlauf, d. h., kommt es und verschwindet es wieder, oder nimmt es hinsichtlich seiner Ausprägung zu und ab?
2.	**Aufmerksamkeitsstörung:** • Hat der Patient Schwierigkeiten, seine Aufmerksamkeit auszurichten? • Ist er z. B. leicht ablenkbar? • Hat er Probleme, einem Gespräch zu folgen?
3.	**Inkohärenz:** War das Denken des Patienten ungeordnet oder inkohärent, etwa • im Gespräch weitschweifig und am Thema vorbei, • mit einem unklaren oder unlogischen Gedankengang oder • mit einem unvermittelten Springen von Thema zu Thema?
4.	**Veränderte Bewusstseinslage:** Wie würden Sie die Bewusstseinslage des Patienten insgesamt einschätzen? • Wach (normal) • Hypervigilant, überreizt • Lethargisch (müde, leicht weckbar) • Stuporös (schwer weckbar) oder • Komatös (nicht weckbar)
Zur Diagnose eines Delirs nach dem CAM müssen die Kriterien 1 und 2 sowie 3 oder 4 erfüllt sein.	

Wichtige **Risikofaktoren** für die Entwicklung eines Delirs sind das **Alter** (Hochbetagte oder Kleinkinder), eine vorbestehende **Hirnschädigung** (z. B. Alzheimer-**Demenz** oder zerebrovaskuläre Veränderungen), **Alkoholismus, Fehlernährung, Diabetes mellitus,** Karzinome, andere körperliche Erkrankungen und anamnestische Hinweise auf ein **früheres Delir.** Besondere perioperative Risikofaktoren sind Schmerzen bzw. Schmerzmedikation, Insomnie, Elektrolytstörungen, Blutverlust oder vorbestehende Anämie, Infektionen und Fieber. Eine allgemeingültige Rangordnung der bekannten Risikofaktoren zur Herleitung zuverlässiger und übertragbarer prädiktiver Risikomodelle ist noch nicht etabliert. Zwischen einer Reihe prospektiver Untersuchungen an verschiedenen Zentren besteht jedoch eine akzeptable Übereinstimmung hinsichtlich der wesentlichen genannten Faktoren (➤ Tab. 8.27).

Anhaltspunkte zur Abgrenzung zwischen Delir-, Demenz- und Schizophreniesymptomatik sind in ➤ Tab. 8.28 aufgeführt.

Tab. 8.27 Risikofaktoren für die Entwicklung eines Delirs in der Literatur

Autor (Jahr)	N (w : m)	Alter in Jahren Klinik/Fachbereich	Instrumente	Häufigkeit	Risikofaktoren [Odds Ratio]
Fisher und Flowerdew (1995)	80 (37 : 43)	≥ 60 Orthopädische Klinik	CAM, MMSE, Ziffernblatt	17,5 % 7,5 % schwer	1. Hinweise auf kognitive Defizite im Zeichentest (Zifferblatt) [9,0] 2. Weibliches Geschlecht [5,6]
Levkoff et al. (1994)	14.702	≥ 60 Allgemeinkrankenhaus	Labor	117/14.702	1. Harnwegsinfekt [3,1] 2. Niedriges Serum-Albumin [2,4] 3. Leukozytose [2,0] 4. Proteinurie [1,2] *
Francis et al. (1990)	226	≥ 70 Allgemeinkrankenhaus	MMSE, ADL, Blessed, DSM-III-R	22 %	1. Abnormes Serum-Natrium 2. Krankheitsschwere 3. Demenz 4. Fieber/Hypothermie 5. Psychoaktive Medikamente 6. Azotämie
Inouye et al. (1993)	107	≥ 70 Akademisches Lehrkrankenhaus	CAM	25 %	1. Sehminderung [3,5] 2. Krankheitsschwere [3,5] 3. Kognitive Defizite [2,8] 4. Harnstoffstickstoff/Kreatinin-Quotient [2,0]**
Pompei et al. (1995)	432	≥ 65 Medizinische und chirurgische Stationen aus 2 Lehrkrankenhäusern	CAM	15 %	1. Kognitive Defizite [3,6] 2. Schwere der Komorbidität [1,7] 3. Depression [3,5] 4. Alkoholismus [3,3]

Tab. 8.27 Risikofaktoren für die Entwicklung eines Delirs in der Literatur *(Forts.)*

Autor (Jahr)	N (w : m)	Alter in Jahren Klinik/Fachbereich	Instrumente	Häufigkeit	Risikofaktoren [Odds Ratio]
Rockwood (1989)	80	≥ 65 Allgemeinkrankenhaus	*Glasgow Coma Scale,* DSM-III	24/80	1. Alter 2. Demenz 3. Instabiler Zustand bei Aufnahme (Infektion, Linksherzversagen)
Schor et al. (1992)	291	≥ 65 Medizinische und chirurgische Stationen Langzeitbereich	*Delirium Symptom Interview,* DSM-III	91/291	1. Kognitive Beeinträchtigung [9,0] 2. Alter ≥ 80 [5,2] 3. Frakturen bei Aufnahme [6,6] 4. Infektion mit Symptomen [3,0] 5. Weibliches Geschlecht [2,4] 6. Neuroleptika [4,5] 7. Narkotika [2,5]

CAM: *Confusion Assessment Method;* MMSE: *Mini Mental State Examination*
* Insgesamt 80 % Prädiktion
** 1 Punkt pro Risikofaktor: 0 Punkte = 9 %; 1–2 Punkte = 23 %; 3–4 Punkte = 83 %

Tab. 8.28 Klinische Merkmale zur Differenzialdiagnose von Delir, Demenz und Schizophrenie (nach Lipowski 1989)

	Delir	Demenz	Schizophrenie
Beginn	rasch (Stunden)	langsam (Monate)	langsam
Tagesverlauf	schwankend, mit nächtlicher Exazerbation	stabil	stabil
Hinweise auf körperliche Erkrankungen oder Medikamenten-/Drogenwirkung	meist	fehlt häufig	meist keine
„Bewusstsein"	getrübt	meist klar	klar
Kognition	global gestört	global beeinträchtigt	kann selektiv gestört sein
Aufmerksamkeit	eingeschränkt	normal (außer in schweren Stadien)	kann gestört sein
Orientierung	meist beeinträchtigt (zumindest für Zeit)	häufig beeinträchtigt	kann beeinträchtigt sein
Sprache	häufig inkohärent, langsam oder beschleunigt	Wortfindungsstörungen, Perseverationen	normal, langsam oder schnell
Psychomotorik	vermehrt/reduziert/schwankend	häufig unauffällig	kann zwischen Retardierung und Hyperaktivität schwanken
Unwillkürliche Bewegungen	häufig Asterixis oder grober Tremor	fehlen meist	fehlen häufig
Halluzinationen	meist optisch oder optisch und akustisch	fehlen häufig	vorwiegend akustisch
Wahn	flüchtig, wenig systematisiert	fehlen häufig	persistierend, systematisiert
EEG	deutliche Allgemeinveränderung	leicht verlangsamt im fortgeschrittenen Stadium	weitgehend normal

Alle genannten Erkrankungen können sich atypisch präsentieren; überdies ist immer damit zu rechnen, dass ein Delir die Symptomatik einer Demenz aufweisen kann. Im Zweifelsfall muss daher stets von der Reversibilität des Zustandsbildes und von seiner Behandelbarkeit ausgegangen werden.

Die wesentlichen **diagnostischen Schritte** sind in ➤ Tab. 8.29 festgehalten. Entscheidend sind die Maßnahmen unter 1a (Anamnese und Befund). Auf der ersten diagnostischen Stufe sollte die Indikation für die genannten Untersuchungen liberal gestellt werden, auf der zweiten Stufe ist eine sorgfältigere und gezielte Abwägung des erwarteten Nutzens erforderlich.

Die wichtigsten Ursachen eines Delirs sind durch die genannten diagnostischen Schritte feststellbar:

- Intoxikation mit oder ohne Entzug zentral wirksamer Substanzen
- ZNS-Erkrankungen
- Systemische Erkrankungen

Beispiele für zentral wirksame Pharmaka sind ➤ Tab. 8.30 zu entnehmen.

Eine Verursachung oder zumindest eine Auslösung bzw. Verstärkung der Delirsymptomatik durch eine der genannten Substanzen ist – v. a. bei älteren Patienten – häufig nachzuweisen. Insgesamt seltener sind die in ➤ Tab. 8.31, ➤ Tab. 8.32, ➤ Tab. 8.33 und ➤ Tab. 8.34 skizzierten zerebralen oder systemischen Erkrankungen. Die nachstehenden Ursachen werden dennoch aufgeführt, da ein Übersehen fatale Folgen haben kann:

- Bakterielle Meningoenzephalitiden (➤ Tab. 8.31)
- Virale Meningoenzephalitiden (➤ Tab. 8.32)
- Mykotische und parasitäre Meningoenzephalitiden

Tab. 8.29 Differenzialdiagnostische Maßnahmen bei einem Delir

Diagnostische Maßnahme		Verdacht auf z. B.:
Erste Stufe		
1a	Anamnese und Befund, v. a. auch Fremdanamnese, Medikamentenanamnese; klinische Untersuchung (Vitalparameter!) einschl. kurzer kognitiver Testung	Vorbestehende Demenz
1b	• Notfallabor: Glukose, BKS, Differenzialblutbild, Elektrolyte, Leberenzyme, Quick, Albumin, Kreatinin, Harnstoff • Infektionssuche: Urinsediment, Röntgen-Thorax	• Metabolisches Delir • Okkulte Infektion
Zweite Stufe (falls durch die oben genannten Maßnahmen keine befriedigende Erklärung gewonnen wurde)		
2a	• **Labor:** Ammoniak, Blutgase, Blutkulturen, Magnesium, Schilddrüsenfunktion, Vitamin-B_{12}- und Thiaminspiegel • Toxikologie in Abhängigkeit von der Medikamentenanamnese und vom klinischen Befund, auch Bestimmung von Serumspiegeln (Alkohol, Digitalis, Lithium)	• Metabolisch-toxische Ursachen • Pharmakogenes Delir
2b	**EKG**	Kardiale Ursache
2c	**CT/MRT**	Hirninfarkt, Trauma, Tumoren
2d	**EEG**	(Unerkanntes) Anfallsleiden, DD zu funktionellen Störungen
2e	**Liquoruntersuchung:** Glukose, Zellen	Meningitis

Tab. 8.30 Medikamente als Auslöser von Delirien (nach Hewer und Förstl 1994)

Substanzgruppe	Beispiele
Analgetika	Opiate, Salicylate
Antiarrhythmika	Chinidin, Disopyramid, Flecainid, Lidocain, Mexiletin, Procainamid, Amiodaron
Antiasthmatika	Aminophylline
Antibiotika	Aminoglykoside, Cephalosporine, Penicilline, Sulfonamide, Isoniazid, Rifampicin, Amphotericin B, Metronidazol
Anticholinergika	Atropin, Scopolamin
Antidepressiva	Amitriptylin, Imipramin
Antihistaminika	H_1/H_2-Blocker
Antihypertensiva	Captopril, Clonidin, Reserpin, α-Methyldopa
Antikonvulsiva	Phenobarbital, Phenytoin, Valproat
Antiphlogistika/Narkotika	ACTH, Kortikosteroide, Phenylbutazon
Neuroleptika	Haloperidol, Thioridazin, Clozapin
Parkinson-Therapeutika	Amantadin, Biperiden, Carbidopa, Levodopa, Trihexyphenidyl
Sedativa/Hypnotika	Barbiturate, Benzodiazepine, Chloralhydrat (!)
Virustatika	Aciclovir
Zytostatika	5-Fluoruracil
Verschiedene	Chloroquin, Lithium, Metrizamid

- Zerebrovaskuläre Erkrankungen (➤ Tab. 8.33)
- Endokrinologische oder Elektrolytstörungen (➤ Tab. 8.34)

CT und MRT sind entsprechend den begünstigenden, auslösenden oder verursachenden Erkrankungen verändert, zeigen also häufig eine Hirnatrophie bzw. vaskuläre Veränderungen. Im EEG lässt sich bei Delirien überwiegend eine **Allgemeinveränderung** nachweisen. Ein Normalbefund weist i. Allg. auf eine nichtorganische, evtl. psychogene Störung hin (➤ Abb. 8.20; ➤ Abb. 8.21).

Tab. 8.31 Akute und subakute bakterielle Meningoenzephalitiden

Diagnose	Ätiologie und Risikofaktoren	Typische klinische Befunde: Delir plus	Richtungweisende apparative Befunde
Bakterielle Meningitis	• Kleinkinder: *Escherichia coli* • Kinder: *Haemophilus influenzae*, *Neisseria meningitidis* • Erwachsene/Otitis/Trauma: *Streptococcus pneumoniae* • Neurochirurgischer Eingriff/Shunt: *Staphylococcus aureus* und *albus* • Leukopenie/Diabetes: *Pseudomonas aeruginosa*	Fieber, Erbrechen, Kopfschmerz, Nackensteife (kann im Senium und im Koma fehlen), Abszess, Otitis, Petechien	• BB (Leukozytose, Leukopenie) • Blutkulturen, Urinkulturen • LP: Leukozyten, Protein, Glukose, Gramfärbung, Kultur (**cave** bei Stauungspapille oder fokal neurologischen Zeichen oder Herdbefund im CT) • Röntgen: Thorax, Sinus, Mastoid • CT
Tuberkulöse Meningitis	• *Mycobacterium tuberculosis* • RF: frühere Lungen-Tbc, beeinträchtigte Immunlage (Kortikoidbehandlung, HIV-Infektion, Alkoholismus, Deprivation)	Fieber, Kopfschmerz, Apathie, Nackensteife, Gewichtsverlust, Erbrechen, Diplopie, Visusminderung, Herdzeichen	• LP: lymphozytäre und mononukleäre Pleozytose, Protein, Glukose, Ziehl-Neelsen-Färbung nativ und Kultur • Röntgen: Thorax, spezifischer Herd • Positiver Tuberkulin-Hauttest
Syphilitische Meningitis (Sekundärstadium)	• *Treponema pallidum* • RF: ♂, Primärinfektion vor 2 Jahren	Kopfschmerz, Schwindel, Erbrechen, Nackensteife, Anfälle, Herdsymptome, Hörminderung und Sehstörung, Stauungspapille, Hirnnervenlähmung	LP: lympho- oder monozytäre Pleozytose, Protein, Glukose, CSF-VDRL, FTA-positiv
Lyme-Krankheit (Meningitis/Meningoenzephalitis)	• *Borrelia burgdorferi* • RF: Zeckenbiss (Erythema chronicum migrans)	Kopfschmerz, Erschöpfung, Nackensteife, Photophobie, Muskel- und Gelenkschmerzen, Schwindel, Appetitlosigkeit	LP: lymphozytäre Pleozytose, Protein, Glukose, Serologie

BB: Blutbild, LP: Liquorpunktion, RF: Risikofaktoren

Tab. 8.32 Akute und subakute virale Meningoenzephalitiden

Diagnose	Ätiologie und Risikofaktoren	Typische klinische Befunde: Delir plus	Richtungweisende apparative Befunde
Virale Meningitis	• Meist Enteroviren: Coxsackie B > Echoviren > Mumps > Coxsackie A > Hepatitis, EBV • Kinder und junge Erwachsene	• Fieber, Kopfschmerz, Nackensteife, Photophobie, schmerzhafte Augenbewegungen, Symptome meist weniger schwer als bei bakterieller Meningitis • Systemische Infektion: Erythem, Pharyngitis, Lymphadenopathie, Myokarditis, Diarrhö	• LP: lympho-, monozytäre Pleozytose, Protein, Glukose, Antikörpertiter • BB: Leukopenie oder leichte Leukozytose; Amylase bei Mumps, Transaminasen bei infektiöser Mononukleose (EBV) und Hepatitis
Virale Enzephalitis	Masern, Varicella, Mumps, Röteln	Schwere Bewusstseinsstörung mit zerebralen Anfällen, neurologische Herdzeichen	
Herpes-simplex-Enzephalitis	• Häufiger: HSV-1 – Stomatitis, meist Enzephalitis • Seltener: HSV-2 – venerische Infektion, meist Meningitis • Viruspersistenz in sensorischen Ganglien, Reaktivierung unter Stress/Neuinfektion	Kopfschmerz, Nackensteife, Erbrechen, Verhaltensauffälligkeiten, amnestisches Syndrom, fokale oder generalisierte Anfälle, rasche Progredienz	• LP: lymphozytäre/granulozytäre Pleozytose, Protein, Glukose, PCR auf HSV 72 h nach Beginn der Symptomatik positiv • MRT: temporal betonte Signalanhebung, zunächst im T2-gewichteten Bild
HIV-1-Meningitis	• Humanes Immundefizienzvirus • IRF: Homosexualität, Promiskuität, i.v. Drogenabusus, Blut- oder Faktor-VIII-Transfusionen	• Kopfschmerz, Fieber, Hirnnervenlähmung (v. a. VII), andere Herdsymptome, zerebrale Anfälle • Komplikationen: Kryptokokkenmeningitis, zerebrale Toxoplasmose, weitere opportunistische Infektionen	LP: mononukleäre Pleozytose zum Zeitpunkt der Serumkonversion

BB: Blutbild, LP: Liquorpunktion, RF: Risikofaktoren

Tab. 8.33 Zerebrovaskuläre Erkrankungen als Ursache eines akuten oder chronischen Delirs

Diagnose	Ätiologie und Risikofaktoren, typische klinische Befunde	Delir plus	Richtungweisende apparative Befunde
Hypertensive Enzephalopathie	Hypertonus, Nierenversagen	• Kopfschmerz, Erbrechen, Sehstörungen, Herdzeichen, fokale oder generalisierte Anfälle • RR: ca. 250/150 mmHg • Stauungspapille, arterioläre Spasmen und Exsudate am Augenhintergrund	• CT/MRT: häufig Marklagerveränderungen • Differenzialdiagnose: Infarkt/Subarachnoidalblutung
Subarachnoidalblutung	Aneurysma	Plötzlicher Beginn, Kopfschmerz, Erbrechen, Nackensteife, Herdsymptome, Retinablutung • Grad I und II: keine Bewusstseinsstörung • Grad III: Verwirrtheitszustand • Grad IV: Stupor	• CT/MRT: meist beweisend; falls negativ ggf. Lumbalpunktion • LP: > 100.000 Erythrozyten/l, nach einigen Stunden xanthochrom
Lupus erythematodes	RF: ♂:♀ = 1 : 9, v. a. 10–40 Jahre; Thrombozytopenie; Absetzen einer Steroidbehandlung	Zerebrale Anfälle, meist generalisiert, stilles Delir oder Agitation, schizophreniforme Psychose mit Halluzinationen und paranoidem Wahn, depressives/maniformes Bild	• LP: Protein, mononukleäre Pleozytose, Serologie • EEG: Allgemeinveränderung, Herdbefunde
Disseminierte intravasale Gerinnung (DIC)	RF: schwere systemische Erkrankungen	• Lethargie, Agitation, Petechien (Haut, Schleimhäute, gastrointestinal, urologisch, Hirn!) • Komplikationen: Hypotonie, Oligurie	Thrombozytopenie, Fibrinogen, Fibrinogen-Fibrin-Degradationsprodukte, PTT
Thrombotische thrombozytopenische Purpura		Kopfschmerz, Herdsymptome, zerebrale Anfälle, Purpura/Ekchymosen/Petechien, disseminierte Mikroinfarkte, meist fulminanter Verlauf	Hämolytische normochrome Anämie, Hb < 10 g/dl, Thrombozyten < 60.000/l, PT, PTT, Fibrinogen

LP: Liquorpunktion, RF: Risikofaktoren, RR: Blutdruck

Tab. 8.34 Endokrinologische Erkrankungen und Elektrolytstörungen

Diagnose	Risikofaktoren	Typische klinische Befunde: Delir plus	Richtungweisende apparative Befunde
Hypoglykämie	Diabetes mellitus, Insulinbehandlung, Insulinom, Fehlernährung, Alkoholismus, Tumoren	Tachykardie, Schwitzen, Mydriasis, Agitation, Somnolenz, Koma, Herdzeichen, zerebrale Anfälle	BZ
Hyperglykämie • hyperosmolar • ketotischHypothyreose Myxödem	Diabetes mellitus und Infektion • Typ II • Typ I	Polydipsie, Polyurie, Hypotonie Kussmaul-Atmung, Dysarthrie	• BZ > 800 mg/dl; Osmolarität > 350 osmol/l • BZ 300–600 mg/dl; Osmolarität < 350 osmol/l, Ketose, AzidoseT_4; TSH
Hyperthyreose Thyreotoxische Krise	Bekannte oder latente Hyperthyreose Auslöser: jodhaltiges Kontrastmittel, Intoxikation mit Schilddrüsenhormon, Thyreoiditis	Agitation mit Angstattacken, Halluzinationen und Wahn bei jungen Patienten Apathische, depressive Zustandsbilder bei Patienten > 50 Jahre Tachykardie, hohe RR-Amplitude, Tremor, Hyperreflexie	T_4, T_3
Hypoadrenalismus Morbus Addison	Hypophyseninsuffizienz, rasches Absetzen einer Kortikoidbehandlung Autoimmunerkrankung, Nebennierenerkrankung	Erschöpfung, Schwäche, Gewichtsverlust, Anorexie, Hyperpigmentation, Hypotonie, Übelkeit, Erbrechen, Bauchschmerzen, Diarrhö/Obstipation	Kortisol, Natrium, Glukose, Bikarbonat, Kalium, Eosinophilie; Bestätigung durch fehlenden Kortisolanstieg bei ACTH-Stimulation
Hypokalzämie	Schilddrüsen-OP Nierenversagen	„Neuronale Überererregbarkeit" mit Reizbarkeit, Halluzinationen, Depression, Übelkeit, Erbrechen, Abdominalschmerzen, periorale und distale Extremitätenparästhesien, Tetanie (Chvostek- und Trousseau-Zeichen), zerebrale Anfälle; Katarakt, Stauungspapille	• Serum-Kalzium < 4,5 mEq/l, weitere Zeichen für Nierenversagen, Pankreatitis? • PTH ↑ und Phosphat ↓: Vit.-D-Mangel • PTH ↓: Störung der Nebenschilddrüse
Hyperkalzämie		Apathie, Kopfschmerzen, (myopathische) Schwäche, Dehydratation, Durst, Polyurie, Obstipation, Übelkeit, Erbrechen, Abdominalschmerzen; Nephrolithiasis	• Serum-Kalzium > 6 mEq/l, PTH • Hämatokrit • EKG: verkürztes QT-Intervall • Röntgen-Abdomen: Ileus, Kalzifikationen

Tab. 8.34 Endokrinologische Erkrankungen und Elektrolytstörungen (Forts.)

Diagnose	Risikofaktoren	Typische klinische Befunde: Delir plus	Richtungweisende apparative Befunde
Hyponatriämie	SSRI und weitere Medikamente, Schlaganfall, Encephalitis disseminata, abgelaufene Meningitis/Enzephalitis	Kopfschmerz, Apathie, Schwäche, Muskelkrämpfe, Übelkeit, Erbrechen, Koma, Exsikkose/Hyperhydratation, Tremor, Rigor, Babinski-Zeichen, fokale generalisierte Anfälle	• Serum-Natrium < 120 mEq/l • Komplikationen: zu rasche Kompensation → zentrale pontine Myelinolyse (➤ Abb. 8.21)
Disäquilibrium-Syndrom	Erste Dialyse, zu rasche Korrektur einer Hyperosmolarität/Azotämie bzw. einer Azidose	Kopfschmerz, Reizbarkeit, Übelkeit, Muskelkrämpfe, gelegentlich Myoklonus, Anfälle, Koma	
BZ: Blutzucker, PTH: Parathormon			

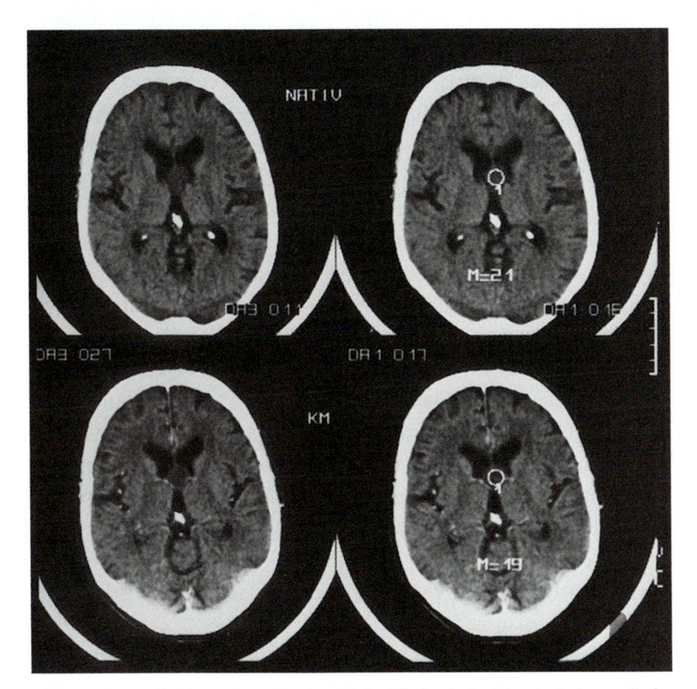

Abb. 8.20 Kolloidzyste im III. Ventrikel. Wechselnde Verwirrtheitszustände, 67-jährige Patientin (freundlicherweise zur Verfügung gestellt von Prof. Dr. F. Hentschel, Mannheim)

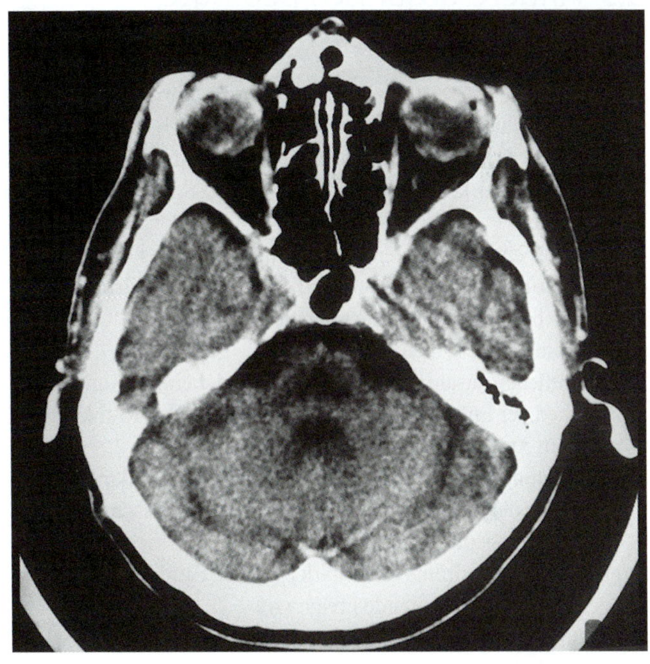

Abb. 8.21 Zentrale pontine Myelinolyse. Wernicke-Korsakow-Enzephalopathie, zerebrale Anfälle, Ataxie, 44-jähriger Patient (CT nativ) (freundlicherweise zur Verfügung gestellt von Prof. Dr. F. Hentschel, Mannheim)

8.4.3 Therapie

Die identifizierten Ursachen eines Delirs müssen gezielt behandelt werden. **Allgemeine therapeutische Maßnahmen** bei einem akut aufgetretenen Delir unklarer Ursache sind:

- Krankenhausaufnahme zur dringenden diagnostischen Abklärung. Ziel der Diagnostik ist der Nachweis einer spezifischen, gezielt behandelbaren Störung.
- Reduktion einer Selbst- und Fremdgefährdung, etwa bei aggressiven Patienten (hierzu kann es in Ausnahmefällen notwendig sein, den Patienten unter ständiger Überwachung zu fixieren).
- Zuwendung, am besten kontinuierlich durch vertraute Personen und mit ruhiger Gesprächsführung.
- Nach Möglichkeit Einbeziehung der Angehörigen. Dazu ist eine Aufklärung über die Natur des gestörten Verhaltens und der verwirrten Äußerungen indiziert.
- Erleichterung der Orientierung durch wiederholte einfache Hinweise auf Ort, Situation und Zeit, Vermeidung sensorischer Defizite durch gute Beleuchtung, ggf. Brille und Hörhilfe; einfacher, klarer, freundlicher Umgangston.
- Halluzinationen, Wahn, Agitation und Aggressivität sind am besten mit Haloperidol 2–10 mg i.m. (ggf. Wiederholung nach 1 h, max. 30 mg/d) zu beeinflussen. Bei wachen kooperativen Patienten ist eine orale Gabe zu bevorzugen (1½-fach höhere Anfangsdosis).
- Anticholinerge und sedierende Medikamente sollten wegen der Gefahr einer Verschlechterung oder Verschleierung des Zustandsbildes i. Allg. vermieden werden; im Benzodiazepin- oder Alkoholentzugsdelir kann die kurzzeitige und kontrollierte Gabe von Benzodiazepinen allein oder alternierend mit Haloperidol indiziert sein.
- Anticholinerge Delirien können durch die Gabe von 0,5–2 mg Physostigmin i.v. oder i.m. (Wiederholung ggf. nach 15–30 min)

gebessert werden. Dieses letzte Mittel sollte nur eingesetzt werden, wenn die peripheren Zeichen eines anticholinergen Syndroms (z. B. Tachykardie/Arrhythmie, Hypertonus, Hyperthermie), zerebrale Anfälle oder ein komatöses Zustandsbild durch andere medikamentöse Maßnahmen nicht beherrschbar sind. Der Cholinesterasehemmer Physostigmin darf bei Patienten mit Asthma, Bradykardien oder stenosierenden Gefäßerkrankungen nicht eingesetzt werden. Er kann die toxische Wirkung trizyklischer Antidepressiva verstärken und dadurch Arrhythmien sowie zerebrale Anfälle fördern.

8.5 Andere organisch bedingte psychische Störungen

Definition nach ICD-10 Andere psychische Störungen aufgrund einer Schädigung oder Funktionsstörung des Gehirns oder einer körperlichen Erkrankung (F06). Die Entscheidung, ein klinisches Syndrom hier zu klassifizieren, muss durch folgende Punkte gestützt werden:

1. Nachweis einer zerebralen Erkrankung, Verletzung oder Funktionsstörung oder einer systemischen körperlichen Erkrankung, von der bekannt ist, dass sie mit einem der hier aufgeführten Syndrome einhergehen kann
2. Ein zeitlicher Zusammenhang (Wochen oder einige Monate) zwischen der Entwicklung der zugrunde liegenden Krankheit und dem Auftreten des psychischen Syndroms
3. Rückbildung der psychischen Störung nach Rückbildung oder Besserung der zugrunde liegenden vermuteten Ursache
4. Kein überzeugender Beleg für eine andere Verursachung des psychischen Syndroms (z. B. stark belastete Familiengeschichte oder auslösende belastende Ereignisse)

Die Bedingungen unter 1) und 2) rechtfertigen eine vorläufige Diagnose; sind alle vier Bedingungen vorhanden, erhöht sich der Sicherheitsgrad der diagnostischen Klassifikation beträchtlich.

Die ICD-10 gibt nahezu wörtlich die eingangs genannten Kriterien von Schneider wieder.

8.5.1 Organische Halluzinose

Diagnostische Leitlinien (F06.0) Zusätzlich zu den allgemeinen Kriterien in der Einleitung zu ➤ Kap. 8.5 müssen folgende Merkmale vorhanden sein:

- Nachweis ständiger oder immer wieder auftretender Halluzinationen auf irgendeinem Sinnesgebiet
- Fehlen von Bewusstseinstrübung
- Fehlen eines eindeutigen intellektuellen Abbaus
- Keine auffällige Störung der Stimmung und kein Vorherrschen von Wahnideen

Bei organisch ausgelösten Halluzinationen ist im Gegensatz zu den „funktionellen Psychosen" die optische häufiger als die akustische Modalität betroffen.

Optische Halluzinationen können durch Läsionen in jedem Bereich des visuellen Systems bedingt sein und damit ätiologisch heterogene Ursachen aufweisen. Im Bereich der Augen handelt es sich meist um Katarakt oder Makuladegeneration, an N. opticus und Sehbahn um eine Encephalomyelitis disseminata, vaskuläre oder raumfordernde Prozesse; an der primären Sehrinde können Perfusionsstörungen i. R. einer Migräne eine Rolle spielen, in den höheren Assoziationsarealen des Parietotemporalkortex fokale Veränderungen oder ausgedehnte destruktive Prozesse. Beim epileptischen Temporallappenanfall können geformte, kurze und stereotype optische Halluzinationen oder sogar identifizierbare visuelle Erinnerungen auftauchen, die häufig mit anderen Anfallszeichen (etwa motorischen Phänomenen) assoziiert sind. Die Enthemmungs-(Release-)Halluzinationen bei ausgedehnten Infarkten, Tumoren oder entzündlichen Prozessen im Bereich der Hemisphären sind demgegenüber variabler, länger und häufig mit einem Gesichtsfelddefekt kombiniert.

Das **Charles-Bonnet-Syndrom** ist eine Sonderform lebhafter szenischer (Pseudo-)Halluzinationen bei reduziertem Visus, die von den Patienten i. Allg. als irreal erkannt und gelegentlich – besonders bei sozialer Isolation – als unterhaltsam und interessant empfunden werden. Spontan werden diese Symptome kaum angegeben. Bei den tumorös oder vaskulär bedingten pedunkulären Halluzinationen treten ebenfalls meist gegen Abend „Liliput-Wahrnehmungen" auf, die mit anderen Zeichen einer Hirnläsion sowie Schlafstörungen assoziiert sind. Eine pathophysiologische Grundlage im Hirnstamm wird auch für die Narkolepsie angenommen, bei der zusammen mit Schlafstörungen, Schlaflähmungen und Kataplexie auch **hypnagoge** (Einschlaf-) und **hypnopompe** (Aufwach-) **Halluzinationen** registriert werden. Lebhafte visuelle Halluzinationen können durch eine Überdosierung dopaminerger Substanzen bei der Parkinson-Therapie ausgelöst werden.

Nach der ICD-Definition sind optische Halluzinationen bei schizophrenen oder affektiven Erkrankungen nicht den organischen Halluzinosen zuzurechnen.

Die Entstehung **akustischer Halluzinationen** wird durch Hypakusis und Ohrgeräusche gefördert und kann durch Hirnstamm- oder Temporallappenläsionen ausgelöst werden. Die Alkoholhalluzinose ist ein Beispiel für eine akustische Halluzinose mit organischem Substrat. Die **musikalische Halluzinose** ist eine komplexe Form akustischer Halluzinosen. Mit diesen beiden Ausnahmen sind die organisch bedingten akustischen Halluzinosen überwiegend durch kurze, repetitive Sinneswahrnehmungen gekennzeichnet.

Der **Dermatozoenwahn** (Ekbom-Syndrom) ist nach ICD-10 als **taktile Halluzinose** einzuordnen. Kribbelparästhesien („Ameisenlaufen") werden von den Patienten als Zeichen einer parasitären Infektion mit Würmern oder Insekten aufgefasst und führen zu Kratzen und forcierten Reinigungsversuchen. Männer sind häufiger betroffen als Frauen. Die Feststellung der Ursache ist meist eine diagnostische Herausforderung. Der Missbrauch von Alkohol und anderen Substanzen kann eine Rolle spielen. Diabetes mellitus, Hypovitaminosen, Nierenversagen, Lymphome und viele andere zu einer Polyneuropathie oder zu Hautveränderungen mit Pruritus disponierende Erkrankungen können ebenso zugrunde liegen wie eine beginnende Demenz oder eine entsprechende Symptomatik in der Umgebung des Patienten („Folie à deux").

Die Unzinatuskrise am Beginn eines komplex-partiellen Anfalls repräsentiert eine Sonderform der **gustatorischen Halluzinosen.**

8.5.2 Organische katatone Störung

Diagnostische Leitlinien (F06.1) Allgemeine Kriterien s. Einleitung ➤ Kap. 8.5). Zusätzlich soll eines der folgenden Merkmale vorhanden sein:

- Stupor (Verminderung oder vollständiges Fehlen spontaner Bewegung mit teilweisem oder vollständigem Mutismus, Negativismus und Haltungsstereotypien)
- Erregung (starke Hypermotilität mit oder ohne Tendenz zur Fremdgefährdung)
- Beides (ein rascher und unvorhersehbarer Wechsel von Hypo- zu Hyperaktivität).

Andere katatone Phänomene, welche die Wahrscheinlichkeit der Diagnose erhöhen, sind Stereotypien, Flexibilitas cerea, Impulshandlungen.

Die in der ICD-10 beschriebene motorische Symptomatik ist vielgestaltig. Ebenso vielfältig sind die potenziellen organischen Ursachen einer Störung der Bewegungsplanung und -initiierung in Hirnstamm, Basalganglien und Präfrontalkortex. Metabolisch bedingte Komata, die zu einer Beeinträchtigung der gesamten Hirnfunktion führen, sowie degenerative Erkrankungen der Basalganglien und des Frontallappens sind häufige organische Korrelate einer katatonen Symptomatik. Läsionen des anterioren Gyrus cinguli können einen akinetischen Mutismus auslösen. Die Differenzialdiagnose zu einer schizophrenen Katatonie und einem malignen neuroleptikainduzierten Syndrom kann erhebliche Schwierigkeiten bereiten.

8.5.3 Organische wahnhafte (schizophreniforme) Störung

Diagnostische Leitlinien (F06.2) Allgemeine Kriterien s. Einleitung zu ➤ Kap. 8.5). Zusätzlich müssen Wahnideen bestehen (Verfolgungswahn, Wahn körperlicher Veränderung; Eifersuchtswahn; Krankheitswahn; Wahn, dass man selbst oder eine andere Person tot sei).

Halluzinationen, formale Denkstörungen oder einzelne katatone Phänomene können vorliegen. Bewusstsein und Gedächtnis sind ungestört. Die Diagnose ist nicht zu stellen, wenn nur unspezifische organische Auffälligkeiten (z. B. ein vergrößerter Ventrikel im CT) oder unspezifische neurologische Symptome als sichere somatische Auffälligkeiten benannt werden können.

Zu diesen Störungen gehören paranoide oder paranoid-halluzinatorische Syndrome organischen Ursprungs einschl. der schizophreniformen Psychosen bei Epilepsien. Psychosen bei Epilepsien zeigen nur selten „Negativsymptome" und nehmen meist einen günstigeren Verlauf als die Schizophrenie. Die Zustandsbilder sind häufig mit affektiven und Angststörungen vermischt. Bei der Auswahl und Dosierung von Neuroleptika und Antidepressiva sind die Erniedrigung der Krampfschwelle sowie die Interaktion von Psychopharmaka und Antiepileptika zu beachten.

Bei jüngeren Patienten müssen differenzialdiagnostisch neben Entwicklungsstörungen und perinatalen Komplikationen v. a. drogeninduzierte Psychosen erwogen werden. Organisch bedingte

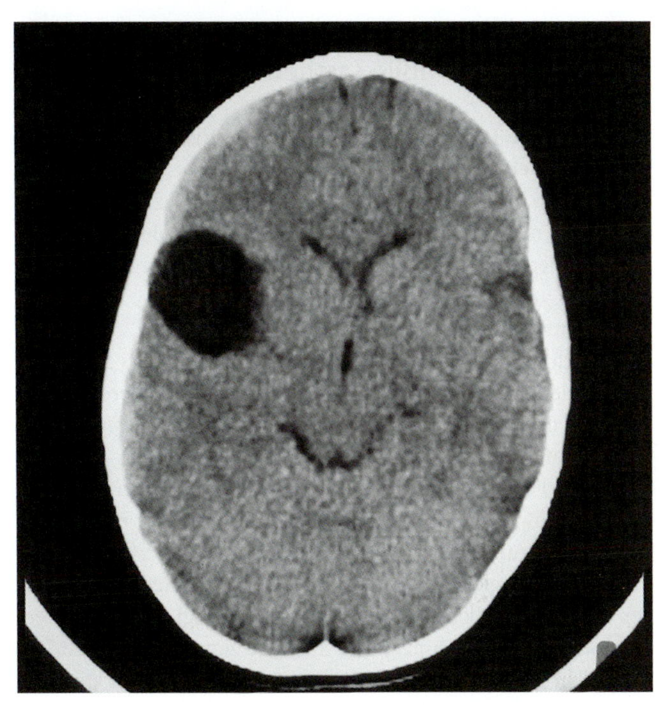

Abb. 8.22 Raumfordernde Arachnoidalzyste rechts. Klinischer Verdacht auf Schizophrenie, 15-jährige Patientin (CT nativ) (freundlicherweise zur Verfügung gestellt von Prof. Dr. F. Hentschel, Mannheim)

Wahnstörungen nehmen aber allgemein im höheren Lebensalter zu. Häufig nachweisbar sind Läsionen im Bereich von Basalganglien, limbischem System und temporalem Neokortex. Die Ätiologie umfasst degenerative „extrapyramidalmotorische" Erkrankungen und überwiegend linksseitig lokalisierte traumatische, vaskuläre, raumfordernde und entzündliche Veränderungen. Der Zusammenhang mit strukturellen Hirnveränderungen ist nicht immer zweifelsfrei zu beweisen (➤ Abb. 8.22). Sensorische Deprivation und soziale Isolation (Kontaktmangelparanoid) können begünstigend wirken.

Besonders häufig werden Bestehlungs- und Verfolgungsideen geäußert. Sonderformen sind:

- Hypochondrischer Wahn
- Nihilistischer Wahn, z. B. das Cotard-Syndrom (Körperteile oder die ganze Person sei abgestorben)
- Eifersuchtswahn„ z. B. das Othello-Syndrom (wahnhafte Überzeugung von der sexuellen Untreue des Partners)
- Liebeswahn, z. B. das Clérambault-Syndrom (Glaube von einer meist hoch stehenden Person geliebt zu werden, mit Bedrängen des vermeintlichen Partners).

Bei wahnhaften Missidentifikationen etwa des Ortes (z. B. reduplikative Paramnesie) oder anderer Personen (z. B. das Capgras- oder das Fregoli-Syndrom) bzw. die wahnhafte Überzeugung von der Anwesenheit imaginärer Gäste *(phantom boarders)* sind durch genaue Untersuchung üblicherweise zumindest subtile Gedächtnisstörungen nachzuweisen. Diese Störungen treten meist im Gefolge von Demenzen auf, entsprechen also nur bedingt den Kriterien einer isolierten organischen Wahnstörung.

8.5.4 Organische affektive Störung und organische emotional labile (asthenische) Störung

Diagnostische Leitlinien (organische affektive Störung, F06.3; organische emotional labile – asthenische – Störung F06.6) [Allgemeine Kriterien s. Einleitung zu ➤ Kap. 8.5; zusätzliche Kriterien gelten wie für F30–F33 manische Episode, bipolar affektive Störung, depressive Episode und rezidivierende depressive Episode].

Ein grundsätzliches Problem der Neuropsychiatrie, das bei der Untersuchung organisch affektiver Störungen besonders auffällt, ist die Schwierigkeit und vielleicht auch der Sinn einer Differenzierung zwischen normalpsychologisch interpretierbaren reaktiven Störungen auf eine Erkrankung einerseits und den unmittelbar organisch bedingten Folgen der Erkrankung andererseits. Ebenso stellt sich die Frage, inwiefern die organisch bedingten „affektiv" erscheinenden Veränderungen in ihrem Wesen den primären affektiven Erkrankungen vergleichbar sind und ob an beide Arten von Störungen die gleichen Beurteilungsrichtlinien angelegt werden dürfen. Erschwerend kommt hinzu, dass auch die zugrunde liegende Störung nicht immer klar erfasst werden kann, da bestimmte klinische Veränderungen – etwa der Kognition, des Vegetativums und Endokriniums – Ausdruck sowohl einer organischen als auch einer affektiven Erkrankung sein können.

Depressive Symptome repräsentieren die häufigste psychopathologische Folge von chronisch-systemischen oder Hirnerkrankungen. Bei etwa ⅓ der Patienten mit Alzheimer- oder vaskulärer Demenz oder anderen schwerwiegenden zerebrovaskulären Erkrankungen, Hirntraumata und Hirntumoren, Morbus Parkinson, Chorea Huntington, Epilepsie oder Encephalomyelitis disseminata werden depressive Störungen beschrieben. Die Angaben variieren jedoch stark. Gelegentlich wird die Ansicht vertreten, dass insb. linksseitige Läsionen in der Nähe des Frontalpols zur Entwicklung depressiver Symptome disponieren. Während mehrere Arbeitsgruppen Hinweise auf einen Zusammenhang mit einer frontoorbitalen Funktionsstörung herstellen konnten, hielt der angebliche Einfluss der Läsionsseite einer Überprüfung nicht stand. Zahlreiche Medikamente, z. B. α-Methyldopa oder Reserpin, können depressive Störungen auslösen.

Maniforme Syndrome werden gelegentlich bei Frontallappenschädigungen etwa bei progressiver Paralyse oder Frontallappendegeneration, bei einer L-Dopa- bzw. Dopaminagonisten-Überdosierung i. R. der Parkinson-Therapie oder bei einer Kortikoidbehandlung beobachtet. Erstmalig auftretende maniforme Episoden nach dem 60. Lj. in Abwesenheit einer Eigen- oder Familienanamnese für eine bipolare Erkrankung sind besonders verdächtig, durch Intoxikationen, Medikamente oder eine beginnende Neurodegeneration verursacht zu sein.

Eine ausgeprägte **Affektlabilität** oder „Affektinkontinenz" mit pathologischem Lachen und Weinen kann sich nach orbitofrontalen und Hirnstammläsionen entwickeln, etwa bei einer Pseudobulbärparalyse, durch eine Encephalomyelitis disseminata oder beim „Status lacunaris". Medikamenteninduzierte oder affektive Störungen im Zusammenhang mit einer Epilepsie sind unter F06.8 zu codieren.

8.5.5 Organische Angststörung

Die häufigsten organischen Ursachen einer Angststörung (F06.4) lassen sich in drei Gruppen zusammenfassen:

- **Hirnerkrankungen,** z. B. Temporallappenepilepsie, Hirninfarkt und Subarachnoidalblutung, Hirntrauma, Hirntumor (v. a. im Bereich des III. Ventrikels), Encephalomyelitis disseminata, Migräne, Morbus Parkinson (insb. bei Patienten mit ausgeprägtem On-off-Phänomen) und andere
- **Internistische Erkrankungen,** z. B. Thyreotoxikose, Phäochromozytom, Hypoglykämie, Herzvitien (möglicherweise Mitralklappenprolaps, intermittierende Rhythmusstörungen mit Tachyarrhythmien) sowie
- **Medikamente/Drogen,** z. B. Thyroxin, Koffein, Amphetamin, Kokain, Alkohol und Alkohol- bzw. Drogenentzug, v. a. von Sedativa.

8.5.6 Organische dissoziative Störung

Derealisations- und Depersonalisationszustände (F06.5) werden u. a. durch zerebrale Anfälle – v. a. komplex-partielle – Anfälle, Traumen oder Migräne ausgelöst und können in zeitlichem Zusammenhang mit Verwirrtheitszuständen unterschiedlicher Genese auftreten. Bei der transienten globalen Amnesie bleibt das Empfinden der personalen Identität typischerweise erhalten.

8.5.7 Leichte kognitive Störung

Diagnostische Leitlinien Die Hauptmerkmale der leichten kognitiven Störung (F06.7) sind Klagen über Gedächtnisstörungen, Vergesslichkeit, Lernschwierigkeiten und eine verminderte Fähigkeit, sich längere Zeit auf eine Aufgabe zu konzentrieren. Das Erlernen eines neuen Stoffs wird subjektiv für schwierig gehalten, auch wenn ein Test objektiv Normalwerte zeigt. Keines dieser Symptome ist so schwer, dass die Diagnose Demenz oder Delir gestellt werden kann.

In dieser Definition werden zwei Dinge vermengt, nämlich zum einen die subjektive Wahrnehmung kognitiver Defizite, zum anderen deren objektive Messung. In der Literatur wird meist unterschieden zwischen:

- **subjektiven Gedächtnisstörungen** *(memory complaints)* ohne objektivierbare intellektuelle Störungen und
- **leichten, altersassoziierten Gedächtniseinbußen** *(age-associated memory impairment)*, die nicht die Kriterien einer Demenz erfüllen. Die Patienten müssen über 50 Jahre alt sein und sowohl subjektive Beschwerden als auch leichte, objektivierbare Defizite aufweisen (Gedächtnisleistung mehr als eine Standardabweichung unter der mittleren Leistung junger gesunder Erwachsener). Die sog. benigne Altersvergesslichkeit ist ein eng verwandter Begriff.

Die genannten Konzepte überlappen sich stark und sind nicht scharf zu fassen. In mehreren Studien konnte gezeigt werden, dass subjektive Klagen über eine Vergesslichkeit mit Depressivität, nicht aber mit objektiven Leistungseinschränkungen verbunden sind, während leichte objektive Defizite enger mit der Fremdbeurteilung der Leistungsfähigkeit durch die Angehörigen und mit organischen Faktoren, etwa einer Hirnatrophie, korrelieren.

Entscheidend ist die Frage nach der Differenzierbarkeit einer „benignen senilen Vergesslichkeit" und einer beginnenden Demenz. Ein großer Anteil der Personen mit leichten kognitiven Störungen zeigt keine Progredienz bzw. sogar eine gewisse Verbesserung im weiteren Verlauf. Es verwundert nicht, dass Patienten, die zu einem späteren Zeitpunkt eine eindeutige Demenz entwickeln und vorab bereits i. R. einer epidemiologischen Untersuchung erfasst wurden, häufig leichte kognitive Defizite aufwiesen. Dennoch kann die Prädiktion einer Demenz vor der Entwicklung eindeutiger und ausgeprägter kognitiver Defizite anhand klinischer Symptome nur unzuverlässig erfolgen. Zum Zeitpunkt der Diagnosestellung liegen in den meisten Fällen bereits signifikante strukturelle Hirnveränderungen vor. Bei dem kleinen Anteil der Patienten mit autosomal-dominanten, komplett penetranten Mutationen, die zu einer Alzheimer-Demenz oder einer Sonderform der vaskulären Demenz (CADASIL) oder anderen degenerativen Hirnerkrankungen führen können, wäre eine Vorhersage möglich. Da derzeit für die meisten dieser Krankheitsformen keine effiziente Therapie zur Verfügung steht, ist eine solche Vorhersage ethisch problematisch. Die Patienten müssen genetisch beraten und psychotherapeutisch betreut werden.

8.5.8 Andere organische psychische Störungen aufgrund einer Schädigung oder Funktionsstörung des Gehirns oder einer körperlichen Erkrankung

Beispiele für diese Kategorie (F06.8) sind vorübergehende oder leichte affektive Zustandsbilder, die nicht die Kriterien einer organischen affektiven Störung erfüllen, wie sie z.B. unter der Behandlung mit Steroiden oder Antidepressiva auftreten, bzw. eine „nicht näher bezeichnete epileptische Psychose".

8.6 Persönlichkeits- und Verhaltensstörung aufgrund einer Erkrankung, Schädigung oder Funktionsstörung des Gehirns

8.6.1 Organische Persönlichkeitsstörung

Diagnostische Leitlinien (F07.0) Zusätzlich zu einer Vorgeschichte oder anderen Hinweisen auf eine Hirnerkrankung, Hirnschädigung oder Hirnfunktionsstörung gründet sich die Diagnose auf das Vorliegen von mindestens 2 der folgenden Merkmale:

- Andauernd reduzierte Fähigkeit, zielgerichtete Aktivitäten über längere Zeiträume durchzuhalten und Befriedigungen aufzuschieben
- Verändertes emotionales Verhalten, das durch emotionale Labilität, flache und ungerechtfertigte Fröhlichkeit (Euphorie, inadäquate Witzelsucht) und leichten Wechsel zu Reizbarkeit oder kurz andauernden Ausbrüchen von Wut und Aggression charakterisiert ist; in manchen Fällen kann Apathie mehr im Vordergrund stehen
- Äußerungen von Bedürfnissen und Impulsen meist ohne Berücksichtigung von Konsequenzen oder sozialen Konventionen (wie Stehlen, unangemessene sexuelle Annäherungsversuche, gieriges Essen oder Vernachlässigung der Körperpflege)
- Kognitive Störungen in Form von Misstrauen oder paranoidem Denken und/oder exzessiver Beschäftigung mit einem einzigen, meist abstrakten Thema (z. B. Religion, Recht oder Unrecht)
- Auffällige Veränderung der Sprachproduktion und des Redeflusses, Umständlichkeit, Begriffsunschärfe, zähflüssiges Denken und Schreibsucht
- Verändertes Sexualverhalten (verminderte Sexualität oder Wechsel in der sexuellen Präferenz).

Nahezu jede Hirnerkrankung oder Hirnläsion kann zu Veränderungen der Persönlichkeit mit oder ohne eindeutig erkennbare Defizite führen.

Von besonderer klinischer Bedeutung ist das **„Frontallappensyndrom"** (➤ Abb. 8.23), das – je nach Lokalisation der Läsion – in mehrere Prototypen eingeteilt werden kann, die bei traumatischen, vaskulären und degenerativen Erkrankungen meist in Kombination auftreten:

- Bei einer Schädigung des **dorsolateralen Präfrontalkortex** sind das planende Handeln, die Umstellungsfähigkeit und die Aufmerksamkeitsleistung sowie das spontane Erinnern von neu gelernten Inhalten beeinträchtigt. Das Verharren auf einer bestimmten Problemlösestrategie ist im *Wisconsin Card Sorting Test* nachzuweisen. Im Gespräch fallen meist eine **Perseverationsneigung** und eine verminderte Sprachproduktion (reduzierte *verbal fluency)* auf.
- **Orbitofrontale Läsionen** führen zu erhöhter Reizbarkeit und emotionaler Labilität. Die Patienten sind impulsiv, verhalten sich sozial inadäquat, **distanzlos,** taktlos und rücksichtslos bis

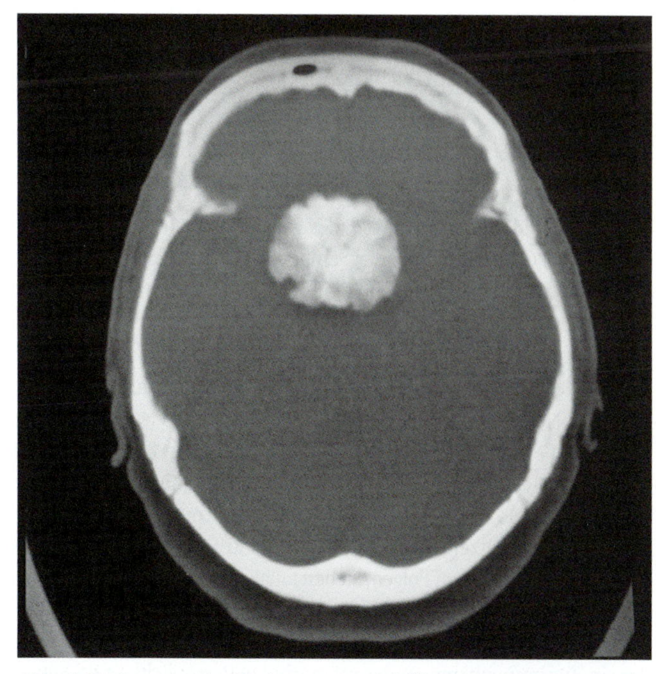

Abb. 8.23 Frontobasales Meningeom. Persönlichkeitsveränderung mit Disinhibition, 84-jährige Patientin (CT Knochenfenster) (freundlicherweise zur Verfügung gestellt von Prof. Dr. F. Hentschel, Mannheim)

zur Selbst- und Fremdgefährdung. In der Testsituation sind die Patienten unaufmerksam, unkonzentriert und leicht ablenkbar.
- **Apathie,** fehlende Motivierbarkeit bis zur Willenlosigkeit und zum akinetischen Mutismus sind die Zeichen einer **mediofrontalen Läsion.** Im Gegensatz zu Locked-in-Syndrom, katatoner Schizophrenie und malignem neuroleptikainduziertem Syndrom können die Patienten bei attraktiven Außenreizen kurzzeitig adäquat reagieren.

Die frontale **Lobotomie** oder die etwas subtilere **Leukotomie** mit einer Durchtrennung thalamofrontaler Bahnen wurden u. a. zur Behandlung intraktabler Schmerzen eingesetzt, führten aber zu keinen anhaltenden Erfolgen, sondern zu erheblichen Persönlichkeits- und gelegentlich mnestischen Veränderungen. Die Methode wird nicht mehr angewandt.

8.6.2 Postenzephalitisches Syndrom

Diagnostische Leitlinien (F07.1) Das Erscheinungsbild kann sich in allgemeinem Unwohlsein, Apathie oder Reizbarkeit, in einer gewissen Verminderung kognitiver Funktionen (Lernstörungen), veränderten Schlaf- und Essgewohnheiten, Änderungen in Sexualverhalten und sozialer Urteilsfähigkeit äußern. Es gibt eine Reihe bleibender neurologischer Funktionsstörungen wie Lähmung, Taubheit, Aphasie, konstruktive Apraxie, Akalkulie.

Im Gegensatz zur organischen Persönlichkeitsstörung sind die unspezifischen postenzephalitischen Symptome meist reversibel.

8.6.3 Organisches Psychosyndrom nach Schädel-Hirn-Trauma

Diagnostische Leitlinien (F07.2) Mindestens 3 der folgenden Merkmale rechtfertigen die Diagnose:
- Kopfschmerzen
- Schwindel
- Erschöpftheit
- Reizbarkeit
- Störungen der Konzentration, des geistigen Leistungsvermögens, des Gedächtnisses oder Schlafs
- Verminderte Belastungsfähigkeit bei Stress, emotionalen Reizen oder unter Alkohol

Sorgfältige technische Untersuchungen (EEG, evozierte Hirnstammpotenziale, Elektronystagmografie, bildgebende Verfahren) können objektive Nachweise liefern und die Symptome belegen, aber oft sind diese Befunde negativ. Die Beschwerden sind nicht notwendigerweise mit Entschädigungs- oder Rentenbegehren verbunden.

Die genannten Merkmale können die Diagnose nur bei entsprechender Anamnese stützen. Häufig vorhanden sind Frontallappenläsionen mit den eben genannten Folgen. Neben fokalen Läsionen hat das globale Ausmaß der Schädigung Einfluss auf die Schwere der posttraumatischen Persönlichkeitsveränderungen. Darüber hinaus wird immer wieder ein Zusammenhang mit der prämorbiden Persönlichkeit i. S. einer Abstumpfung oder Akzentuierung beschrieben. Das Syndrom ist häufig und belastet die Angehörigen oft noch mehr als die Patienten.

8.6.4 Andere organische Persönlichkeits- und Verhaltensstörungen

In dieser Kategorie (F07.8) sind sowohl Störungen mit nur vermuteter organischer Ursache einzuordnen als auch leichte Verhaltensstörungen bei progredienten Erkrankungen wie etwa der Alzheimer-Demenz, die noch nicht die klinischen Kriterien einer Demenz erfüllen.

8.7 Zusammenfassung

Organische psychische Störungen sind häufige psychiatrische Krankheitsbilder, die hauptsächlich unter zwei Erscheinungsformen, dem vorübergehenden Delir und der anhaltenden Demenz, auftreten und fast immer in ärztliche Behandlung gelangen. Aufgrund der erhöhten Sensibilität ist hierbei der nichtdiagnostizierte Zeitraum rückläufig. **Kennzeichnend** für das Delir sind eine ausgeprägte Aufmerksamkeitsstörung sowie eine starke Fluktuation der Symptome mit einem Wechsel von Agitation und Bewegungsdrang zu Apathie und Akinese. Die **Ursachen** sind vielfältig. Alter, eine leichte kognitive Störung sowie Multimedikation sind **Risikofaktoren**, die aufgrund des demografischen Wandels häufiger werden. Neben einer Ursachensuche und möglichst kausalen Behandlung (z. B. Fieber senken, metabolische Entgleisung behandeln) bleibt die kurzfristige Gabe eines nicht anticholinergen, kaum sedierenden Neuroleptikums (z. B. Haloperidol) das Mittel der Wahl zur symptomatischen Delirbehandlung.

Alle Demenzerkrankungen zeichnen sich durch das **Kernsymptom einer Gedächtnisstörung** aus, die in Abgrenzung zum Delir aber trotz guter Aufmerksamkeit vorliegt. Zur grundlegenden Diagnostik ist darum bei Demenzerkrankungen eine **psychometrische Testung** durchzuführen.

Die häufigste Demenzerkrankung ist die **Alzheimer-Demenz**, die durch das Auftreten einer Merkfähigkeitsstörung als erstes Symptom sowie das Fehlen motorischer Einschränkungen in den ersten Krankheitsjahren charakterisiert ist. Sie ist bei typischer Anamnese, Fremdanamnese, neuropsychologischer Testung und unauffälliger neurologischer Untersuchung relativ sicher zu diagnostizieren. Eine Bildgebung sollte zur Erstdiagnose erfolgen. Ein junges Erkrankungsalter (< 65 J) oder motorische Auffälligkeiten (Parkinsonoid → Lewy-Körperchen-Erkrankung, *alien limb sign* → kortikobasiläre Degeneration, ungeklärte Stürze rücklings → progressive supranukleäre Paralyse, breitbasig-schleifender Gang → Normaldruckhydrozephalus) sollten zu einer weiter gefassten Abklärung führen. Anticholinerg-zentralnervös wirksame Substanzen müssen bei Demenzerkrankungen vermieden werden (**cave:** große Gefahr der zusätzlichen Induktion eines Delirs!). Ein Therapieversuch mit einem Acethylcholinesterasehemmer sollte bei der Alzheimer-Demenz im frühen Krankheitsstadium erfolgen.

Literatur
Die vollständige Literatur zu diesem Kapitel finden Sie online im „Plus im Web" zu diesem Buch.

Fragen zur Wissensüberprüfung zum ➤ Kap. 8 finden Sie online.

KAPITEL

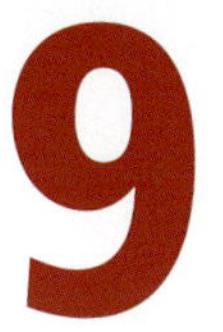

Anil Batra, Karl F. Mann, Michael M. Berner und Arthur Günthner

Suchterkrankungen

9.1 Allgemeine Vorbemerkungen für alle Störungen durch psychotrope Substanzen

9.1.1 Terminologie und Diagnostik

Der Begriff „Sucht"leitet sich aus dem Altgermanischen ab. Er hat Beziehungen zu *suht* (Krankheit) und zu *siech*. Ursprünglich waren in erster Linie körperliche Krankheiten gemeint. Entsprechend findet sich diese Bedeutung in Begriffen wie Fallsucht, Schwindsucht, Gelbsucht oder Wassersucht wieder. Ende des 18. Jh. wird Sucht erstmals mit „suchen" in Verbindung gebracht. Dabei entstehen in falscher Etymologie Formulierungen wie Ruhmsucht und Sehnsucht (Hirschmüller 1996).

In den medizinischen Diagnose- und Klassifikationssystemen taucht der Begriff „Sucht" nicht i. S. einer eigenständigen Krankheitskategorie auf. Stattdessen werden in der *International Classification of Diseases* (ICD-10), Kapitel V (F) (WHO 1993) **„psychische und Verhaltensstörungen durch psychotrope Substanzen"** aufgeführt, die entsprechend der jeweiligen verursachenden Substanz in weitere Kategorien aufgeteilt werden (➤ Box 9.1). Dem alltagssprachlichen Begriff „Sucht" bzw. „Suchtkrankheit" kommt der Begriff der **„Abhängigkeit"** am nächsten. Typischerweise besteht bei der Abhängigkeit von Alkohol oder anderen psychotropen Substanzen ein starker Wunsch, die Substanz einzunehmen, Schwierigkeiten, den Konsum zu kontrollieren, und ein anhaltender Substanzgebrauch trotz schädlicher Folgen. Dem Substanzgebrauch wird Vorrang vor anderen Aktivitäten und Verpflichtungen gegeben. Es entwickelt sich eine Toleranzerhöhung und manchmal ein körperliches Entzugssyndrom (ICD-10-GM Version 2014, www.dimdi.de). Diese Diagnose soll nach ICD-10 dann gestellt werden, wenn bei einem Patienten **während des letzten Jahres mindestens drei von sechs der in** ➤ Box 9.2 **genannten Kriterien zeitgleich vorhanden** waren.

BOX 9.1

Psychische und Verhaltensstörungen durch psychotrope Substanzen (ICD-10, Kapitel V, F)

- F10 Alkohol
- F11 Opioide
- F12 Cannabinoide
- F13 Sedativa oder Hypnotika
- F14 Kokain
- F15 Andere Stimulanzien einschl. Koffein
- F16 Halluzinogene
- F17 Tabak
- F18 Flüchtige Lösungsmittel
- F19 Multipler Substanzgebrauch und Konsum anderer psychotroper Substanzen

BOX 9.2

Diagnostische Leitlinien für das Abhängigkeitssyndrom (nach ICD-10; Text zum Teil gekürzt)

Die Diagnose Abhängigkeit soll nur gestellt werden, wenn irgendwann während des letzten Jahres drei oder mehr der folgenden Kriterien vorhanden waren:

- Starker Wunsch oder Zwang, Substanzen oder Alkohol zu konsumieren
- Verminderte Kontrollfähigkeit bzgl. Beginn, Beendigung und Menge des Substanz- oder Alkoholkonsums
- Körperliches Entzugssyndrom
- Nachweis einer Toleranz: Um die ursprünglich durch niedrigere Dosen erreichten Wirkungen der Substanz hervorzurufen, sind zunehmend höhere Dosen erforderlich
- Fortschreitende Vernachlässigung anderer Vergnügungen oder Interessen zugunsten des Substanzkonsums
- Anhaltender Substanzkonsum trotz des Nachweises eindeutiger schädlicher Folgen körperlicher, sozialer oder psychischer Art

Für die Kategorie **„schädlicher Gebrauch"** oder **„Missbrauch"** einer Substanz ist nach ICD-10 ein Konsumverhalten maßgeblich, das zu einer Gesundheitsschädigung führt (ICD-10-GM Version 2014, www.dimdi.de) und das körperlicher Art (z. B. eine Hepatitis durch Selbstinjektion von Substanzen) oder psychischer Art (z. B. eine depressive Episode durch massiven Alkoholkonsum) sein kann. Zu beachten ist dabei, dass nach ICD-10 die Ablehnung des Konsumverhaltens oder einer bestimmten Substanz von anderen Personen oder einer ganzen Gesellschaft kein Beweis für den schädlichen Gebrauch ist, ebenso wenig wie etwaige negative soziale Folgen (z. B. Inhaftierung, Arbeitsplatzverlust oder Eheprobleme), eine akute Intoxikation oder ein „Kater" *(Hangover)*. Die Störungen durch psychotrope Substanzen werden je nach klinischem Erscheinungsbild in zehn weitere Unterkategorien aufgeteilt (➤ Box 9.3).

BOX 9.3

Erscheinungsformen psychischer und Verhaltensstörungen durch psychotrope Substanzen (ICD-10, Kapitel V, F)

F1x.0 Akute Intoxikation
F1x.1 Schädlicher Gebrauch
F1x.2 Abhängigkeitssyndrom
F1x.3 Entzugssyndrom
F1x.4 Entzugssyndrom mit Delir
F1x.5 Psychotische Störung
Durch Alkohol oder psychotrope Substanzen bedingte(s/r)
F1x.6 amnestisches Syndrom
F1x.7 Restzustand und verzögert auftretende psychotische Störung
F1x.8 psychische oder Verhaltensstörungen
F1x.9 nicht näher bezeichnete psychische oder Verhaltensstörung

Für alle Suchterkrankungen werden derzeit (Publikation Ende 2014) von der AWMF unter Federführung der Deutschen Gesellschaft für Psychiatrie, Psychotherapie und Nervenheilkunde (DGPPN) und der Deutschen Gesellschaft für Suchtforschung und Suchttherapie (DG-Sucht) in Zusammenarbeit mit zahlreichen Fachgesellschaften evidenzbasierte S3-Leitlinien entwickelt (Hoch et al. 2012), die nach Fertigstellung über die AWMF-Homepage zugänglich sein werden (www.awmf-online.de).

Aktuell erfolgt eine Neukonzeptualisierung der diagnostischen Kriterien für Suchterkrankungen. Im DSM-5 wird die Unterscheidung von Abhängigkeit und Missbrauch aufgehoben und die Kategorie für Verhaltenssüchte geöffnet (APA 2013). ICD-11 befindet sich noch in der Entwicklung.

Resümee

Das ICD-10 erlaubt eine klare Einteilung der Störungen durch psychotrope Substanzen. Besonders bemerkenswert ist die Gültigkeit der Kriterien für alle stoffgebundenen Abhängigkeiten. „Schädlicher Gebrauch" bzw. „Missbrauch" wird von Abhängigkeit durch das Vorliegen von Gesundheitsschädigungen aufgrund des Konsums psychotroper Substanzen abgegrenzt, ohne dass die Abhängigkeitskriterien erfüllt werden.

Mit dem DSM-5 und der in Vorbereitung befindlichen ICD-11 wird eine Neukonzeptualisierung der Sucht vorgenommen.

Für Deutschland sind für die Behandlung der Alkoholabhängigkeit evidenzbasierte Behandlungsleitlinien auf S3-Niveau bei der AWMF verfügbar.

9.1.2 Biologische und verhaltenspharmakologische Grundlagen

„Wenn Drogen zu allen Zeiten und von allen Völkern geschätzt und eingenommen wurden, so ist dies ein erster Hinweis darauf, dass es nicht nur gesellschaftliche, sondern auch biologische Gründe dafür gibt" (Schmidt 1996). Wesentliche Charakteristika abhängigmachender Substanzen sind Toleranz Gewöhnung) sowie physische und psychische Abhängigkeit).

- **Toleranz (Gewöhnung**() bezeichnet die Abnahme der Drogenwirkung nach wiederholter Gabe. Diesem Wirkverlust wird oft mit einer erhöhten Drogenzufuhr entgegengewirkt. Gewöhnung kann auch bei anderen Substanzen und Pharmaka auftreten. Sie kann sich auf verschiedenen Ebenen manifestieren; so kann es sich um einen verstärkten Abbau der Substanz, um Anpassungsvorgänge der Synapse oder nachgeschalteter Signalwege oder um andere Prozesse handeln (Kalant 1996).
- Eine **körperliche Abhängigkeit** liegt vor, wenn sich nach Absetzen der verwendeten Substanz ein Entzugssyndrom ausbildet.

9

Die dabei auftretenden Symptome sind oftmals gegensätzlich zur akuten Drogenwirkung. Die Entzugserscheinungen sind Folge der Tatsache, dass es unter andauernder Drogenzufuhr zu entsprechenden neuronalen Anpassungsprozessen kommt und dass beim Absetzen der Droge die Neuronen nun fehlangepasst sind. Oft ist auch der Zellstoffwechsel anderer Organsysteme betroffen.

- Unter **psychischer Abhängigkeit** versteht man ein starkes, unwiderstehliches Verlangen nach einer Droge (engl. *Craving).* Die psychische Abhängigkeit entwickelt sich allmählich unter wiederholter Drogeneinnahme, offenbar aber nur, wenn das Individuum aktiv zur Droge greift. Verhält sich die Person bzgl. der Drogenzufuhr passiv, ist die Wahrscheinlichkeit einer Abhängigkeit geringer (Wolffgramm 1996).

Die Bezeichnungen körperliche und psychische Abhängigkeit sind unscharf und werden oft i. S. einer klaren Dichotomie von körperlichen und psychischen („psychologischen") Phänomenen missverstanden. Wird bei fortgesetztem Substanzkonsum ein *point of no return* überschritten, kommt es zum Verlust der Eigenkontrolle über die Substanzzufuhr, einem wesentlichen Merkmal für die Diagnose „Abhängigkeit". Man kann heute mit ziemlicher Sicherheit davon ausgehen, dass bei der Entwicklung körperlicher Abhängigkeit auch psychische Phänomene (z. B. Konditionierungen) eine Rolle spielen, wie umgekehrt eine psychische Abhängigkeit ohne Veränderung des körperlichen Substrats nicht denkbar ist (➤ Tab. 9.1).

Während bis vor einigen Jahren noch vielfach angenommen wurde, dass v. a. die Angst vor den Entzugssymptomen das Suchtverhalten motiviert, wissen wir heute, dass auch die Belohnung gesucht wird, also positive Verstärkung. Vor allem **Belohnung** und **Lernen** sind für die psychische Abhängigkeit verantwortlich, wobei den Prozessen der klassischen und operanten Konditionierung große Bedeutung beigemessen wird: Umweltreize, Erwartung und das Einnahmeritual werden mit der Drogenwirkung assoziiert. Im angloamerikanischen Sprachraum wird heute (verhaltensorientiert) von *drug seeking* und *drug taking* gesprochen.

Beim „Lernen durch Belohnung" spielt das mesolimbisch lokalisierte dopaminerge **Belohnungssystem** eine bedeutsame Rolle. Es repräsentiert die biologische Basis für das Erlernen von Reiz-Reaktions-Mustern, die im Tierversuch den Dynamismus begründen, z. B. über Barrieren hin zur Futterquelle oder zum Nest und zur Endhandlung zu finden. Bei Zerstörung dieses Systems fallen diese lebenserhaltenden Handlungen aus: Das Tier trinkt nicht, frisst nicht und stirbt (Heinz et al. 2012). Dieses Belohnungssystem ist der Ort, an dem suchterzeugende Substanzen wirken.

Tab. 9.1 Toleranz, psychische und körperliche Abhängigkeit bei verschiedenen Substanztypen

Substanztyp	Toleranz	Psychische Abhängigkeit	Körperliche Abhängigkeit
Cannabis	(+)	++	(+)
Mescalin	+	++	–
Weckamine	+	++	–
Kokain	– (?)	+++	(+)
Alkohol/Barbiturate	+	++	++
Morphin	++	+++	+++

Bei den Neuronen, deren Aktivierung „Belohnung" vermittelt, handelt es sich um ein verzweigtes System, innerhalb dessen die einzelnen Drogen ein geringfügig unterschiedliches Aktivierungsmuster hervorrufen. So konnte nachgewiesen werden, dass Alkohol zu einem Anstieg von β-Endorphinen führt. Die dopaminergen Neuronen vom ventralen Tegmentum (VTA) des Mittelhirns zum Ncl. accumbens des Vorderhirns scheinen besonders wichtig zu sein. Die dopaminerge Transmission bzw. Verfügbarkeit wird durch verschiedene Substanzen mit Suchtpotenz gesteigert (z. B. Alkohol, Opiate, Nikotin, Kokain). Es könnte sich somit um eine gemeinsame Endstrecke von Drogenwirkungen handeln. Hier ergibt sich eine Querverbindung zu der Frage, warum bestimmte Individuen abhängig werden, andere jedoch nicht (➤ Kap. 9.1.3).

Nach der **Dopamindefizit-Hypothese** gibt es bei manchen Individuen eine verminderte Ansprechbarkeit der zum Belohnungssystem gehörenden **mesolimbischen dopaminergen Neurone.** Diese könnte mit Drogeneinnahme kompensiert werden, sodass eine erhöhte Gefährdung für die Entwicklung süchtigen Verhaltens gegeben wäre. Für diese Hypothese liegt Evidenz aus dem Tierversuch vor. Ein erniedrigter basaler β-Endorphinspiegel soll einen Risikofaktor zur Entwicklung einer Alkoholabhängigkeit darstellen. Es wäre jedoch falsch, das Belohnungssystem einzig im Zusammenhang mit dem **dopaminergen** und **opioidergen System** zu sehen. Durch eine Vielzahl von zusätzlichen Verschaltungen sind modulierend auch **serotonerge, noradrenerge, GABAerge u. a. Neurotransmitter** beteiligt.

Spezifische Drogenwirkungen über die Vermittlung entsprechender Rezeptoren sind seit der Entdeckung der Morphinrezeptoren 1973 nachgewiesen. 1975 wurden körpereigene, an Morphinrezeptoren bindende Stoffe gefunden (Endorphine: „endogene Morphine"). Sie haben morphinartige Wirkungen, indem sie Schmerzempfindungen vermindern und belohnend wirken, und ebenso wie Morphin auch ein Suchtpotenzial. Weiter sind Nikotin- bzw. Cotininrezeptoren (ein Metabolit des Nikotins), Cannabis- und Benzodiazepin-Rezeptoren bekannt. Ein spezifischer Alkoholrezeptor wurde bisher nicht gefunden, allerdings wurden sog. *alcohol pockets* beschrieben, die möglicherweise eine spezifische Alkoholwirkung vermitteln (Mihic et al. 1997). Die Zunahme der NMDA-Rezeptoren bei Alkoholabhängigen erklärt einen Teil der Symptome im Entzug (z. B. die erhöhte Krampfbereitschaft); u. a. werden die neurotoxischen Wirkungen des Alkohols hierauf zurückgeführt.

Resümee

Die biologischen Grundlagen der stoffgebundenen Abhängigkeiten sind dank intensiver Forschung in den letzten Jahren sehr viel klarer geworden. Phänomene wie Gewöhnung, körperliche und psychische Abhängigkeit sowie Kontrollverlust können in Tiermodellen nachgewiesen und genau untersucht werden. Dabei spielen neuroplastische Veränderungen, z. B. der glutamatergen und GABAergen Rezeptoren, eine Rolle. Ebenso wie die Wirkung von Opioiden, Cannabis oder Nikotin wird auch die des Alkohols über Interaktionen mit bestimmten Rezeptoren oder rezeptorähnlichen Strukturen vermittelt.

9.1.3 Genetik

Schon lange ist bekannt, dass Missbrauch und Abhängigkeit von Alkohol und anderen Drogen überzufällig häufig bei Mitgliedern derselben Familie beobachtet werden können. Für die Alkoholabhängigkeit ist der mögliche Einfluss von Erbfaktoren am besten untersucht, weshalb sich die folgenden Ausführungen im Wesentlichen darauf konzentrieren werden.

Die **starke familiäre Häufung von Alkoholproblemen bzw. Alkoholabhängigkeit** könnte einerseits damit zusammenhängen, dass ein **Kind am Modell der Umgebung „lernt", alkoholabhängig zu werden,** wobei das Vorbild der Eltern und das häusliche Milieu die entscheidende Rolle spielen. Andererseits könnte angenommen werden, dass ein **Kind mit Genen ausgestattet** ist, die eine Disposition zur Entwicklung von Alkoholproblemen beinhalten. Möglicherweise treffen beide Hypothesen zu.

Empirische Studien haben deutliche Hinweise für die Bedeutung von genetischen Faktoren erbracht (Heinz et al. 2012). Sie ergaben deutlich höhere Konkordanzraten für die Prävalenz des Alkoholismus bei homo- sowie heterozygoten Zwillingen. Andererseits zeigen die Studien mit eineiigen Zwillingen Konkordanzraten, die deutlich unter 100 % liegen, sodass neben genetischen auch andere Faktoren eine bedeutsame Rolle bei der Transmission der Alkoholabhängigkeit spielen müssen. Adoptionsstudien haben höhere Raten von Alkoholabhängigkeit bei Kindern alkoholkranker Eltern gezeigt, wenn die Kinder in einer nicht oder wenig trinkenden Umgebung aufwuchsen. Das Risiko eines adoptierten Kindes zur Abhängigkeit war nicht weiter signifikant erhöht, wenn ein Adoptivelternteil eine Alkoholabhängigkeit aufwies.

Ein weiterer, zunehmend an Bedeutung gewinnender Ansatz zur Untersuchung von Erbeinflüssen besteht in der Suche nach spezifischen Genen oder Genkonstellationen, die mit dem Auftreten von Alkoholabhängigkeit assoziiert sind. In Assoziationsstudien werden Merkmals des Suchtmittelkonsums mit dem Auftreten genetischer Polymorphismen in Beziehung gesetzt. Im Gegensatz zu anderen psychiatrischen Erkrankungen gibt es bei Alkoholismus mehrere klar umschriebene polymorphe Genorte, die möglicherweise die Prävalenz des Alkoholismus epidemiologisch beeinflussen. Die meisten dieser **Genorte** codieren Isoenzyme des Alkoholmetabolismus, die den **oxidativen Alkoholabbau** (ADH) und Acetaldehydabbau (ALDH) übernehmen, sowie weitere am Abbau beteiligte Enzyme wie die Katalase und das Cytochrom-P_{450}-Isoenzym **CYP2E1** (Sloan et al. 2008). Weitere Kandidatengene betreffen die neurobiologischen Systeme, die für erhöhtes Risikoverhalten und mögliche Belohnungseffekte des Alkohols verantwortlich sind. Bedeutsam sind hier u. a. das **A_1-Allel des D_2-Rezeptor-Locus** (DRD_2) sowie der **GABA- und Opioidrezeptor,** Teile des Serotonin-, Dopamin- und Glutamatstoffwechsels sowie das Enzym **Catechol-O-Methyltransferase** (Dick und Bierut 2006; Heinz et al. 2012). Für die Unterscheidung von alkoholkranken vs. gesunden europäischen Jugendlichen tragen der ADH- und der ALDH-Locus wenig bei. Sie spielen aber bei asiatischen Versuchspersonen eine entscheidende Rolle. Es gilt heute als gesichert, dass die familiäre Übertragung der Alkoholabhängigkeit ein **polygenetisches Geschehen** sein muss. Dabei sind die **genetischen Faktoren, individuumsbezogene Faktoren und Umgebungsfaktoren als etwa gleichbedeutend** anzusehen.

Resümee

Hinweise auf die Bedeutung genetischer Faktoren bei der Entstehung abhängigen Verhaltens gibt es für alle Substanzgruppen. Bei der Alkoholabhängigkeit wird ihr Einfluss durch Zwillings- und Adoptionsstudien sowie durch Familienstudien mit genetischen Markern belegt und durch neuere genetische Befunde aus Assoziationsstudien untermauert. Der Beitrag genetischer Faktoren zur Entstehung von Abhängigkeit dürfte etwa gleichgewichtig mit der Rolle individuumsbezogener und Umgebungsfaktoren sein.

9.1.4 Soziale Bedingungen, Lerntheorie und Persönlichkeitsvariablen

Soziokulturelle Theorien zur Entstehung von Abhängigkeit waren erstmals um die Jahrhundertwende in der Diskussion, als die Degenerationslehre in voller Blüte stand und vom sog. Elendsalkoholismus die Rede war. Man vermutete die Abhängigkeit überwiegend bei den niederen sozialen Klassen. Heute weiß man, dass **Abhängigkeit in vergleichbarem Maße in allen sozialen Schichten** auftritt. Die frühere Sicht mag dadurch erklärt werden, dass eine über längere Zeit bestehende Abhängigkeit i. d. R. sekundär zu sozialem Abstieg führt. Somit leben Abhängige im Querschnittsbild tatsächlich häufiger in schwierigen sozialen Situationen und verfügen damit über deutlich reduzierte Ressourcen.

Der **Erstkonsum** psychotroper Substanzen wird durch eine Reihe von Faktoren beeinflusst. Hierzu gehören Kosten und Verfügbarkeit der Drogen, Verhalten der Gleichaltrigen (Peergroup), gesetzliche Regelungen i. R. der Prävention, aber auch soziale Haltungen i. S. der Permissivität der Gesellschaft sowie kulturelle und religiöse Traditionen.

Die **Verfügbarkeit** – v. a. illegaler Drogen – ist in den Innenbezirken der Städte i. d. R. größer als auf dem Land und beeinflusst nicht nur den Erstgebrauch, sondern auch den fortgesetzten Konsum und die Rückfallraten behandelter Drogenabhängiger. Werden Drogen durch eine hinreichend große Anzahl von Abhängigen in bislang drogenfreie Gemeinden gebracht, kann eine Ausbreitung von Konsum und Abhängigkeit entstehen, für welche die erhöhte Verfügbarkeit wesentlich bedeutsamer ist als andere der vorgenannten Faktoren („Infektionsmodell der Suchtausbreitung").

Bereits bei der Betrachtung der biologischen und verhaltenspharmakologischen Grundlagen der Sucht, die v. a. in kontrollierten Tierexperimenten erforscht wurden, lässt sich die Rolle von **Lern- bzw. Konditionierungsprozessen** bei der Entstehung und Aufrechterhaltung der Sucht deutlich belegen. Aber auch bei Menschen kann jeder Substanzgebrauch als Verhalten interpretiert werden, das durch seine positiven Konsequenzen oder die Vermeidung aversiv erlebter Zustände verstärkt wird. So können Drogen durch Vermittlung angenehmer Empfindungen als positive Verstärker süchtigen Verhaltens angesehen werden. Sofern sie Zustände von Dysphorie, Missempfindungen, innerer Leere, Angst oder Depressivität beenden, sind sie als negative Verstärker wirksam; dies gilt z. B. auch für die Einnahme von Drogen zur Beendigung unangenehmer Entzugssymptome. Neben primären Verstärkungsprozessen durch die unmittelbaren (körperlichen) Auswirkungen der Drogeneinnahme spielen sekundäre Verstärkungsmechanismen eine Rolle. So wird z. B. drogenkonsumierendes Verhalten sozial verstärkt, wenn mit der Einnahme einer Droge eine vermehrte Anerkennung durch die soziale Gruppe verbunden ist. Kommt es zur täglichen Drogeneinnahme, können auch damit verbundene Handlungen und Requisiten den Charakter sekundärer Verstärker annehmen.

Neben der operanten Verstärkung können auch Elemente der klassischen Konditionierung eine Rolle spielen. So können ursprünglich neutrale Umgebungsmerkmale eine für Substanzabhängige besondere konditionierte Bedeutung erlangen (z. B. Szenemerkmale, Drogensprachgebrauch) und drogenspezifische Reaktionsmuster auslösen.

Immer wieder wurde postuliert, dass die Abhängigkeit von psychotropen Substanzen auf dem Boden einer spezifischen **„Suchtpersönlichkeit"** entstehe. Als Beispiel sei Zimberg (1985) zitiert: *„Wir nehmen an, dass die Entwicklung eines späteren Alkoholabhängigen auf der oralen Stufe fixiert bleibt. Diese Fixierung erklärt die infantilen und abhängigen Charakterzüge wie z. B. Narzissmus, egoistisches Verhalten, Passivität und Abhängigkeit."*

Ausführliche Darstellungen der psychoanalytischen und tiefenpsychologischen Theorien zur Entstehung von Abhängigkeiten finden sich z. B. bei Schlüter-Dupont (1990). Sie sollen an dieser Stelle nicht wiederholt werden, zumal sie empirisch kaum zu be- oder zu widerlegen sind. Das heißt nicht, dass sie im Einzelfall nicht therapeutisch nutzbar gemacht werden könnten. Der Zusammenhang von Persönlichkeitsvariablen und Suchtentstehung konnte überzeugend eigentlich nur für die antisoziale Persönlichkeit gezeigt werden, für die ein Zusammenhang mit Alkohol- und Drogenabhängigkeit nachgewiesen wurde (➤ Kap. 9.2.3). Insgesamt scheint das Problem der antisozialen Persönlichkeitsstörung im Zusammenhang mit Substanzabhängigkeit in den USA ausgeprägter zu sein als in Mitteleuropa.

Resümee

Soziale und gesellschaftliche Rahmenbedingungen sowie die Lerngeschichte eines Individuums sind für die Entwicklung einer Abhängigkeit bedeutsam. Der früher häufig als gesichert angenommene Einfluss einer sog. Suchtpersönlichkeit lässt sich nicht belegen. Lediglich für die antisoziale Persönlichkeitsstörung konnten Zusammenhänge auch empirisch nachgewiesen werden.

9.2 Alkoholbedingte Störungen

Die Relevanz alkoholbedingter Störungen reicht über das psychiatrische und das psychotherapeutische Fachgebiet hinaus. Angesichts der hohen Prävalenz alkoholabhängiger Menschen und der alkoholbedingten Folgeschäden in fast allen Organsystemen haben auch Internisten, Allgemeinärzte, Neurologen, Chirurgen (gehäufte Unfälle), Kinderärzte (Alkoholembryopathie) und wegen der Häufigkeit der Karzinome auch HNO-Ärzte und Kieferchirurgen häufig Alkoholabhängige als Patienten.

Alkoholbezogene Störungen stellen die dritthäufigste Diagnose bei vollstationär behandelten Patienten dar. Bei männlichen Patienten handelt es sich sogar um die häufigste Diagnose. Die Relevanz eines problematischen Alkoholkonsums zeigt sich auch an den gesundheitlichen Konsequenzen. Alkoholkonsum gilt nach Tabakkonsum und Bluthochdruck als dritthöchster Risikofaktor für Krankheiten und einen vorzeitigen Tod. In Deutschland sind jährlich ca. 74.000 alkoholbedingte Todesfälle zu verzeichnen (Badura et al. 2013).

9.2.1 Definitionen und Diagnostik

Die Diagnostik der Alkoholabhängigkeit ruht auf zwei klinischen Säulen: bestimmten Leitsymptomen und Laborwerten. Je früher ein riskanter Alkoholkonsum oder eine drohende oder manifeste Abhängigkeit diagnostiziert werden, desto erfolgreicher kann mit einfachen Mitteln Abhilfe geschaffen werden. Hierfür ist das Konzept des riskanten Konsummusters, also der konsumierten Menge an Alkohol, die in der Zukunft möglicherweise schädliche Folgen haben kann, bedeutsam.

Von der WHO werden für Männer 24 g, für Frauen 12 g Reinalkohol pro Tag als risikoarmer Konsum angegeben. Bei Überschreitung dieses Mengenlimits spricht man von einem riskanten, also potenziell schädlichen Konsummuster. Riskanter und gefährlicher Alkoholkonsum tritt häufiger bei Männern als bei Frauen auf. Neuerdings wird auch dem episodischen „Rauschtrinken" Relevanz zugemessen. Indikator für das Rauschtrinken ist der Konsum von fünf oder mehr alkoholischen Getränken zu einer Trinkgelegenheit. Untersuchungen zeigen, dass in Deutschland gut 20 % der Jugendlichen und 26 % der Erwachsenen mindestens einmal im Monat Rauschtrinken berichten. Während sich bei den Jugendlichen keine Geschlechterunterschiede finden, finden sich unter den Männern fast dreimal mehr Rauschtrinker als unter den Frauen (Kraus et al. 2011).

Die Diagnose der Alkoholabhängigkeit wird vergeben, wenn die Betroffenen mindestens drei **typische Symptome** der Alkoholabhängigkeit aufweisen (➤ Box 9.4 nach DSM-IV). Kennzeichnende Symptome der Alkoholabhängigkeit sind bspw. die Toleranzentwicklung i. S. einer Steigerung der Konsummenge, der Kontrollverlust über Dauer und Zeit des Konsums sowie Entzugserscheinungen, wenn kein Alkohol konsumiert werden kann.

BOX 9.4

Diagnosekriterien einer Alkoholabhängigkeit nach DSM-IV

1. Toleranzentwicklung
2. Entzugssymptome
3. Alkohol wird häufiger in großen Mengen oder länger als beabsichtigt eingenommen
4. Anhaltender Wunsch oder erfolglose Versuche, den Alkoholgebrauch zu verringern oder zu kontrollieren
5. Viel Zeit für Aktivitäten, um Alkohol zu beschaffen, zu sich zu nehmen oder sich von den Wirkungen zu erholen

6. Wichtige soziale, berufliche oder Freizeitaktivitäten werden aufgrund des Alkoholgebrauchs eingeschränkt oder aufgegeben
7. Fortgesetzter Gebrauch trotz Kenntnis eines anhaltenden oder wiederkehrenden körperlichen oder psychischen Problems, das wahrscheinlich durch den Alkohol verursacht oder verstärkt wurde.

Im neuen DSM-5, das im Mai 2013 die Version DSM-IV ablöste, bisher aber noch nicht in deutscher Übersetzung vorliegt, wurde die Unterscheidung zwischen Alkoholmissbrauch und Alkoholabhängigkeit aufgehoben. Das DSM-IV bleibt aktuell für die Forschung weiterhin relevant. Stattdessen wurde die Diagnose *substance use disorder* mit insgesamt 11 Kriterien eingeführt, die sich als Kombination der Kriterien des Alkoholmissbrauchs und der Alkoholabhängigkeit ergaben. Einzig das Kriterium der Konflikte mit dem Gesetz wurde ersetzt durch ein Kriterium, dass das „Craving" i. S. des Verlangens nach dem Konsum der Substanz abfragt. Die *substance use disorder* wird übergreifend für verschiedene Substanzen eingesetzt und lässt sich in verschiedene Ausprägungen bzw. Schweregrade einteilen. Werden zwei bis drei der elf Kriterien erfüllt, liegt eine milde Ausprägung der Störung vor. Bei vier bis fünf erfüllten Diagnosekriterien ist eine mittelschwere, bei sechs oder mehr eine schwere Störung erfüllt (APA 2013).

Tiefer gehende Informationen

➤ Box 9.5 mit den diagnostischen Kriterien für alkoholbedingte Störungen nach DSM-5 finden Sie online im „Plus im Web" zu diesem Buch.

Die Diagnostik alkoholbedingter Störungen erfolgt außerdem über pathologische Veränderungen von **klinisch-chemischen Laborwerten**, die auf einen erhöhten Alkoholkonsum schließen lassen. Abhängiges Trinken kann damit aber nicht von Missbrauch unterschieden werden. Am bekanntesten und in der Praxis am leichtesten zu bestimmen ist die **Gamma-Glutamyltransferase** (GGT). Sie ist bei 70–80 % der Alkoholabhängigen erhöht, sinkt jedoch bei Abstinenzphasen innerhalb von einigen Wochen wieder ab und erreicht dann häufig Normwerte. Auch bei fortgeschrittenen Stadien chronischer Lebererkrankungen kann eine Erhöhung der GGT fehlen. Eine geringere diagnostische Trennschärfe liegt bei Erhöhung der **Glutamat-Oxalacetat-Transaminase (GOT)** und der **Glutamat-Pyruvat-Transaminase (GPT)** vor. Da die genannten Leberenzyme auch aufgrund von Lebererkrankungen anderer Genese erhöht sein können, hat sich die Hinzunahme des mittleren Erythrozytenvolumens (MCV) bewährt, das bei mehr als ⅔ der Alkoholabhängigen bzw. der regelmäßig und viel Alkohol trinkenden Konsumenten erhöht ist. Die Erhöhung des **MCV** ist zeitlich stabiler, sodass sie noch Wochen nach dem Beginn einer Abstinenzphase nachweisbar sein kann (Haffner et al. 1989).

In den letzten Jahren sind mit dem *carbohydrate-deficient transferrin* (CDT) und 5-Hydroxytryptophol weitere **„biologische Marker"** zur Diagnostik von erhöhtem Alkoholkonsum hinzugekommen. Mit seiner höheren Spezifität und seinen spezifischen Eigenschaften (Nachweis eines über einen Zeitraum von ca. 2 Wochen erhöhten Alkoholkonsums) eignet sich CDT v. a. als Marker längerer Abstinenz. Aus diesem Grund wird der Nachweis negativer CDT-Untersuchungen zunehmend i. R. von Führerscheingutachten gefordert. Mehrfach wurde außerdem der Vorschlag unterbreitet, die diagnostischen Eigenschaften der Labormarker durch eine Kombination von Markern (z.B. GGT und CDT) z. T. unter Einbeziehung weiterer Patientenvariablen zu erhöhen. Bisher hat sich kein Verfahren für die Routinepraxis durchsetzen können.

In jüngerer Vergangenheit hat sich zudem eine Bestimmung des Alkoholabbauprodukts **Ethylglucoronid** im Urin etabliert. Dadurch ist eine Bestimmung stattgefundenen Alkoholkonsums über den Zeitrahmen von Atem- oder Blutalkoholmessung hinaus bis zu 48 h möglich und gutachtlich verwertbar, wenn z. B. Angaben zur absoluten Abstinenz i. R. von Fahrtauglichkeitsbegutachtungen oder Abstinenznachweise bei Patienten vor einer Lebertransplantation verlangt werden.

Neben den operationalisierten Diagnosekriterien und den laborchemischen Variablen wurden für die Diagnosestellung der Abhängigkeit **Fragebogenverfahren** entwickelt. Am bekanntesten im deutschsprachigen Raum ist der **Münchner Alkoholismus-Test (MALT;** Feuerlein et al. 1977). Weitere Instrumente sind der Lübecker Alkoholabhängigkeits- und -missbrauchs-Screening-Test (LAST, Demmel und Scheuren 2002) und der als einfaches Screening-Instrument für den hausärztlichen Alltag geeignete CAGE-Test. Im CAGE-Test sind vier Fragen zu beantworten, nach deren Schlagwörtern der Test benannt ist (**C**ut down drinking? **A**nnoyed by complaints about drinking? **G**uilty about drinking? Had an **E**ye opener first thing in the morning?) (Ewing 1984). Zudem ist der *Short Michigan Alcoholism Screening Test* (SMAST) (Pokorny et al. 1972) als Screening-Instrument zu nennen.

In letzter Zeit haben sich – bedingt durch seine Anwendbarkeit wie auch seinen Schwerpunkt, der bereits im Erkennen riskanten Konsumverhaltens liegt – der von der WHO empfohlene *Alcohol Use Disorders Identification Test* (AUDIT) und seine aus den ersten drei Fragen bestehende Kurzversion (AUDIT-C) mehr und mehr durchsetzen können (Babor et al. 2001; dt. Version unter www.alkohol-leitlinie.de). Das Ziel von AUDIT ist es, Personen mit riskantem Alkoholkonsum im Frühstadium zu erkennen, weswegen dieser Test in der Frühintervention besonders geeignet ist.

Abschließend sei hervorgehoben, dass die Diagnose „Alkoholabhängigkeit" nicht primär von der Menge des konsumierten Alkohols oder Laborkonstellationen abhängt. Vielmehr spielen verhaltensbezogene Variablen sowie die individuelle Disposition und Reagibilität sowie die Funktionalität des Konsums eine wichtige Rolle für die Ausprägung eines Abhängigkeitssyndroms.

Immer wieder wurde versucht, eine **Typologie** für die Gesamtgruppe der Alkoholabhängigen zu erstellen. Große klinische Bedeutung hatte die Einteilung von Jellinek (1960). Er unterscheidet den **Gamma-Alkoholiker** (variables Trinkmuster mit häufigen Räuschen, Kontrollverlust und kurzen Abstinenzzeiten) vom **Delta-Alkoholiker** (konstant hoher Konsum, meist nicht bis zum Rausch); als **Epsilon-Alkoholiker** bezeichnet er den sog. Quartalstrinker. Heutige Unterscheidungen trennen einen frühen und intensiven, häufig mit einer psychischen Komorbidität einhergehenden Konsum vom späten Beginn (Cloninger-Typ I und II) oder unterscheiden zwei gegensätzliche Konsummuster (Typ des positiven Reinforcement oder Trinken zur Vermeidung aversiver Zustände).

Resümee
Die Diagnostik alkoholbedingter Störungen erfolgt über die Diagnosekriterien der ICD-10 und des DSM-5, die kennzeichnende Symptome der Störung abfragen. Außerdem kann eine Erhöhung von Laborparametern wie GGT, mittleres Erythrozytenvolumen und *carbohydrate-deficient transferrin* (CDT) als Hinweis auf eine alkoholbezogene Störung herangezogen werden.

9.2.2 Zusatzdiagnosen bei Alkoholabhängigen (Komorbidität)

Patienten mit Alkoholabhängigkeit weisen hohe Raten von komorbiden psychiatrischen Störungen auf. Untersuchungen zeigen bei Alkoholabhängigen Lebenszeitprävalenzen **affektiver Störungen** von bis zu 48 % auf (Kessler et al. 1994, Farrell et al. 1998). Das Vorliegen einer komorbiden Depression hat zahlreiche Auswirkungen auf die Therapie der Alkoholabhängigkeit. Alkoholabhängige Patienten mit komorbider Depression zeigen z. B. höhere Trinkmengen, häufiger Entzugssymptome, weitere komorbide Störungen, zusätzliche medizinische Probleme und eine ungünstigere Prognose (Driessen et al. 2001).

Hinsichtlich komorbider Störungen je nach Geschlecht der Alkoholabhängigen weisen in verschiedenen Studien rund 30–60 % der **alkoholabhängigen Frauen** eine psychiatrische Zusatzdiagnose auf. Es kommen dabei zu etwa gleichen Teilen **Angststörungen** und **depressive Syndrome** bzw. eine Kombination aus beiden vor. Ein geringerer Teil der Patientinnen weist eine Persönlichkeitsstörung auf. Bei **alkoholabhängigen Männern** liegt die psychiatrische Komorbidität bei etwa 20–40 %, wobei an erster Stelle die depressiven Erkrankungen, dann die Angst- und Persönlichkeitsstörungen zu nennen sind. Bei beiden Geschlechtern kommt Abhängigkeit von anderen Substanzen in etwa 10 % d. F. hinzu (ohne Berücksichtigung der Tabakabhängigkeit).

Unter den Persönlichkeitsstörungen nimmt die **antisoziale Persönlichkeit** im Zusammenhang mit der Alkoholabhängigkeit eine besondere Rolle ein. Diese sich meist früh manifestierende Persönlichkeitsstörung tritt bei Männern deutlich häufiger auf als bei Frauen (➤ Kap. 21). In den USA spielt der Zusammenhang zwischen Alkoholabhängigkeit und antisozialer Persönlichkeit eine deutlich größere Rolle als in Deutschland. Es wird beschrieben, dass dort rund 80 % der Menschen mit der Diagnose einer antisozialen Persönlichkeitsstörung auch schwerwiegende Alkoholprobleme aufweisen. Diese Patienten zeichnen sich auch während der Therapie durch häufige Gewaltanwendung und frühe Therapieabbrüche aus. Weiterhin scheint auch das Störungsbild der **Hyperaktivität** in Zusammenhang mit einem abhängigen oder riskanten Alkoholkonsum zu stehen.

Kritisch muss zum Konzept der Komorbidität allerdings angemerkt werden, dass Alkoholabhängige gerade nach längerfristig erhöhtem Alkoholkonsum, aber auch während und kurz nach dem Entzug häufig ausgeprägte Angst- und Depressionssymptome aufweisen. Beide bilden sich unter Abstinenzbedingungen im weiteren Verlauf weitgehend zurück, sodass die oben genannten Prävalenzraten komorbider psychiatrischer Störungen von manchen Autoren als Artefakt gewertet werden (z. B. Schuckit und Hesselbrock 1994). Wenn in einem relevanten Umfang ein Nebeneinanderbestehen von Abhängigkeitserkrankungen mit anderen psychiatrischen Krankheiten vorliegt, ist eine intensivere Behandlung nötig. Diese Patienten weisen in rein suchtbezogenen Behandlungen i. d. R. schlechtere Therapieergebnisse auf.

Resümee
Personen mit alkoholbezogenen Störungen weisen häufig weitere komorbide psychische Störungen auf. So leiden z. B. bis zu knapp 50 % der Alkoholabhängigen zusätzlich unter einer affektiven Störung. Das Vorliegen komorbider Störungen ist u. U. mit einer schlechteren Prognose und weiteren Auswirkungen für die Therapie der Alkoholabhängigkeit verbunden. Psychiatrische Symptome wie Ängstlichkeit und Depressivität, die während häufiger Intoxikationen oder im zeitlichen Umfeld des Entzugs auftreten, sollten nicht mit einer Komorbidität im engeren Sinne verwechselt werden.

9.2.3 Epidemiologie

Der Konsum alkoholischer Getränke ist nach dem Zweiten Weltkrieg kontinuierlich gestiegen und hat sich nach dem Höhepunkt des Konsums im Jahr 1980 mit 12,8 Litern Pro-Kopf-Konsum zuletzt beim heutigen Stand von 9,6 Litern eingependelt (Gaertner et al. 2012).

Die Bedeutung alkoholbedingter Störungen wird an den hohen Prävalenzzahlen deutlich. Gut 97 % der deutschen Bevölkerung zwischen 18 und 65 Jahren, etwa 48,6 Mio. der Deutschen, konsumieren zumindest gelegentlich Alkohol. Eine diagnostizierte Alkoholabhängigkeit nach DSM-IV liegt bei ca. 3,4 % der Männer und 1,4 % der Frauen vor, während ein riskanter Alkoholkonsum bei knapp 17 % der Erwachsenen zu verzeichnen ist (Badura et al. 2013).

Zwischen Bildungsstand sowie sozioökonomischem Status (SoS) und regelmäßigem Alkoholkonsum scheint ein Zusammenhang zu bestehen: Ein höherer SoS ist demnach insb. bei Frauen mit einem häufigeren Alkoholkonsum verbunden. Frauen mit höherem Bildungsstand konsumieren außerdem häufiger während der Schwangerschaft Alkohol als Frauen mit Hauptschul- oder ohne Schulabschluss (Badura et al. 2013).

Deutschland liegt bezüglich des Alkoholkonsums in der Spitzengruppe aller Länder, was unmittelbare gesundheitspolitische Konsequenzen hat. Hinsichtlich der gesundheitlichen Folgen lässt sich klar zeigen, dass die Zahl der Todesfälle an Leberzirrhose mit dem mittleren Alkoholkonsum in der Bevölkerung korreliert. Alkoholkonsum ist das dritthöchste Risiko für Krankheit und vorzeitigen Tod (Badura et al. 2013). Jährlich treten in Deutschland etwa 74.000 alkoholbedingte Todesfälle auf. Für Menschen mit chronischem Alkoholmissbrauch verkürzt sich die Lebenserwartung um etwa 23 Jahre. Ähnliches gilt auch für die Suizidrate. Knapp ¼ aller Alkoholabhängigen unternimmt Suizidversuche; **5–10 % sterben durch Suizid.**

Der Anteil der Alkoholabhängigen unter den Patienten verschiedener Klinikabteilungen wird unterschätzt. Die Diagnose „psychische und Verhaltensstörungen durch Alkohol" ist die dritthäufigste Diagnose der vollstationär behandelten Patienten. Bei männlichen Patienten ist es sogar die häufigste Diagnose. Mehr als 30 % aller Patienten in psychiatrischen Krankenhäusern sind alkoholabhängig. Die **internistischen und chirurgischen Abteilungen** sind i. d. R. mit **über 20 % Alkoholabhängigen** belegt. Hausärzte sehen etwa 80 % der Alkoholabhängigen mindestens einmal im Jahr (Wienberg 2002). Es konnte gezeigt werden, dass insb. Patienten mit schädlichem oder riskantem Konsum von Hausärzten übersehen und damit nicht adäquat diagnostiziert werden. Psychiater und Psychotherapeuten werden hauptsächlich i. R. der Komorbiditätsdiagnostik mit Alkoholproblemen konfrontiert.

Insgesamt wird die Diagnose einer Alkoholabhängigkeit im klinischen Setting oft übersehen. Werden in psychiatrischen Abteilungen rund ⅔ der Abhängigen richtig diagnostiziert, sinkt diese Zahl in der inneren Medizin auf rund 50 % und in den chirurgischen Abteilungen auf 20 %.

Resümee

1,3 Mio. Alkoholabhängige in Deutschland entsprechen etwa 3,5 % der männlichen und 1,5 % der weiblichen Erwachsenenbevölkerung.

9.2.4 Symptomatik

Allgemeine Befunde

Je nach Erkrankungsstadium sind unterschiedliche klinische Symptome zu erwarten. Sie können zur Unterstützung der Abhängigkeitsdiagnose herangezogen werden. Eine aktuelle Übersicht findet sich in Singer et al. 2011). Für eine Alkoholabhängigkeit typische **körperliche Symptome** sind:

- Reduzierter Allgemeinzustand
- Inappetenz
- Gewichtsverlust
- Muskelatrophie (primär der Waden)
- Gerötete Gesichtshaut mit Teleangiektasien
- Spider-Nävi
- Gastroenteritiden mit Erbrechen und Durchfällen, Magen- und Duodenalulzera
- Vermehrte Schweißneigung
- Feuchte, kühle Akren
- Schlaf- und Potenzstörungen

Psychische Symptome wie Angstneigung, dysphorische oder depressive Verstimmungen und innere Unruhe müssen zu differenzialdiagnostischen Überlegungen hinsichtlich einer möglichen Alkoholabhängigkeit Anlass geben.

Neuropsychiatrische Symptome und Folgeschäden

Akute Alkoholintoxikation („einfacher Rausch") Je nach Trinkgewöhnung und Toleranzentwicklung werden bei ansteigenden Blutalkoholspiegeln folgende Symptome beobachtet: gehobene Stimmung, Abbau von Ängsten und Hemmungen sowie eine Steigerung des Antriebs und der Motorik. Bei zunehmenden Dosen treten Dysphorie, Gereiztheit, Ermüdung und Bewusstseinsstörungen bis zu Benommenheit und Koma auf. Im mittleren Dosisbereich beginnen Dysarthrie wie auch Störungen der Koordination, Aufmerksamkeit, Wahrnehmung und Urteilskraft.

Pathologischer Rausch Der Begriff „pathologischer Rausch" ist definitorisch unscharf und erscheint weitgehend überflüssig. Die Symptome des „einfachen Rauschs" können kaum als nichtpathologisch betrachtet werden. Der „pathologische Rausch" soll keine quantitative Steigerung des „einfachen Rauschs" darstellen, sondern etwas qualitativ anderes sein. Bereits durch **niedrige Alkoholmengen** ausgelöst, wird er als **Dämmerzustand** verstanden und imponiert durch persönlichkeitsfremde Verhaltensstörungen (Aggressivität). Orientierung und Bewusstsein sind gestört. Die Stimmung wird durch Angst und Gereiztheit charakterisiert. Für den gesamten Zustand soll eine Amnesie bestehen. Insgesamt ist die empirische Evidenz zum pathologischen Rausch nicht überzeugend.

Entzugssyndrom Setzen Alkoholabhängige gewollt oder ungewollt Alkohol ab (z. B. bei Krankenhausaufenthalten), entwickelt sich bei körperlich abhängigen Personen i. d. R. ein **vegetatives Syndrom (Prädelir).** Die dafür charakteristischen **Entzugssymptome** können nach den betroffenen Organsystemen unterteilt werden (➤ Tab. 9.2). In der Regel klingt das Entzugssyndrom nach 3–7 Tagen ab, längere Verläufe sind selten.

Bei rund ⅓ der Patienten ist eine **medikamentöse Entzugsbehandlung** erforderlich, in deren Rahmen verschiedene Pharmaka eingesetzt werden. Bewährt und in Europa am weitesten verbreitet ist die Gabe von **Benzodiazepinen** (i. d. R. Diazepam oder Oxazepam, das eine kürzere Halbwertszeit [HWZ] aufweist) und **Clomethiazol** (Distraneurin®), sofern sie unter stationärer Überwachung erfolgt. Initial werden 2–4 Kps. à 192 mg gegeben, dann alle 2–4 h weitere 2 Kps. (Tageshöchstdosis 24 Kps.). Hierbei orientiert man sich an der Ausprägung der Entzugserscheinungen (z. B. Puls > 120/min). Die Behandlung mit Benzodiazepinen oder Clome-

Tab. 9.2 Entzugssymptome nach betroffenen Organsystemen

Magen-Darm-Trakt:	Brechreiz, Durchfälle
Kreislauf:	Tachykardie, Hypertonie
Atmung:	Tachypnoe
Vegetativum:	Erhöhte Schweißneigung, Schlafstörungen, feuchte und kühle Akren
ZNS:	Generalisierte Krampfanfälle (Grand Mal), Tremor, Dysarthrie, Ataxie, innere Unruhe, Antriebssteigerung, ängstliche, dysphorische, depressive Verstimmung, Halluzinationen (vorwiegend optisch), Schreckhaftigkeit, kurze Episoden von Wahrnehmungsstörungen mit rascher Distanzierung
Allgemein:	Elektrolytstörungen, Hyperthermie

thiazol sollte wegen des hohen Abhängigkeitspotenzials nur über einen begrenzten Zeitraum erfolgen. Danach ist ein schrittweises Ausschleichen über ca. 1 Woche zu empfehlen.

Ausführliche evidenzbasierte S3-**Leitlinien zur Akutbehandlung** werden aktuell (Publikation Ende 2014) gemeinsam von der DG-Sucht, der DGPPN sowie zahlreichen weiteren Gesellschaften und Berufsverbänden erarbeitet (Hoch et al. 2012). Die evidenzbasierten Leitlinien der *American Society of Addiction Medicine* (ASAM) sind unter www.asam.org/research-treatment/treatment abrufbar.

Delirium tremens Beim **Delirium tremens** kommt zu den i. d. R. stark ausgeprägten vorher genannten Symptomen als wesentliches neues Element eine Störung der Orientierung hinzu. Die Patienten sind zeitlich, örtlich und situativ, manchmal auch zur Person desorientiert. Meist liegt auch eine Bewusstseinsminderung vor. Optische Halluzinationen (Insekten, kleine Tiere usw.) treten häufig auf. Rund die Hälfte aller Delirien beginnt mit einem zerebralen Krampfanfall. Da unbehandelt ein beträchtliches **Mortalitätsrisiko** (bis zu 25 %) besteht, sollten Patienten mit Delirium tremens umgehend in eine Klinik eingewiesen werden. Die Therapie besteht in der Gabe von Butyrophenonen (z. B. Haloperidol bis 20 mg) und Benzodiazepinen (z. B. Diazepam, Lorazepam oder Oxazepam).

Alkoholhalluzinose Die Alkoholhalluzinose ist selten. Manchmal bestehen differenzialdiagnostische Schwierigkeiten in der Abgrenzung zum Delirium tremens. Während eine Reihe von Symptomen ähnlich ausgeprägt ist (z. B. Angstgefühle, psychomotorische Erregtheit; lebhafte, vorwiegend **akustische Halluzinationen), fehlen die vegetativen Erscheinungen** sowie die Orientierungsstörung vollständig. Die beiden letztgenannten Punkte stellen die entscheidenden differenzialdiagnostischen Unterschiede zum Delirium tremens dar.

Die Behandlung der Alkoholhalluzinose erfolgt überwiegend mit hochpotenten **Antipsychotika** (z. B. Haloperidol 5–10 mg/d). Die Prognose einer akuten Alkoholhalluzinose ist i. d. R. gut. Eine antipsychotische Dauertherapie ist nicht erforderlich. Wichtigste Voraussetzung ist jedoch die konsequente Einhaltung der Abstinenz. Wird weiter getrunken, kann es zu Rezidiven kommen, wobei die Prognose dieser dann chronisch verlaufenden Alkoholhalluzinose als eher schlecht anzusehen ist.

Alkoholischer Eifersuchtswahn

Dabei handelt es sich um eine seltene Störung, die ihre besondere Bedeutung durch die Tatsache erlangt, dass sie zu Straftaten Anlass geben kann. Die Patienten sind unkorrigierbar von der Untreue ihres Partners überzeugt. Die Entwicklung ist schleichend, die Behandlung schwierig. Sowohl psychopharmakologische Versuche mit Antipsychotika als auch psychotherapeutische Ansätze haben sich in der Mehrzahl d. F. als wenig erfolgreich erwiesen. Wichtig ist die Erzielung einer Abstinenz, in deren Folge sich die Symptomatik – i. d. R. sehr langsam – zurückbildet. Gelingt dies nicht, muss v. a. bei gravierenden Verläufen auch an eine Trennung der Partner gedacht werden, um gewalttätigen „Lösungen" vorzubeugen.

Substanzverlust und Funktionsdefizite des Nervensystems

Atrophische Veränderungen v. a. des **Kleinhirnoberwurms** sind schon lange bekannt. Sie führen klinisch zu Intentionstremor, **Dysarthrie, Ataxie und Nystagmus.** Die Symptomatik ist häufiger, als früher angenommen wurde. Sie tritt bei 30–50 % der Patienten auf. Ebenfalls neu ist die Erkenntnis, dass unter Abstinenzbedingungen zumindest eine Funktionsverbesserung nachgewiesen werden kann. In ca. einem Drittel bis der Hälfte d. F. zeigen sich **Großhirnatrophien.** Vorwiegend betroffen ist das Marklager. Diese Veränderungen korrelieren in gewissem Umfang mit Einbußen der psychischen Leistungsfähigkeit (Mann 1992). Diese kognitiven, aber auch visuomotorischen Defizite sind unter Abstinenzbedingungen teilweise reversibel. Auch die *in vivo* nachweisbaren hirnatrophischen Veränderungen sind partiell reversibel, wobei es jedoch nicht zu einer Restitutio ad integrum kommt. Wenn die kognitiven Leistungsänderungen persistieren und auch Störungen der Persönlichkeit und des Charakters i. S. einer Verflachung und Distanzminderung hinzukommen, kann von einer „Wesensänderung" gesprochen werden.

Wernicke-Enzephalopathie Dieses nicht seltene (3–12 % aller chronisch Alkoholabhängigen), akut behandlungsbedürftige Syndrom bei Alkoholabhängigen beruht auf einem **Thiaminmangel.** Auch Thiaminmangelzustände anderer Genese können dazu führen. Leitsymptome sind: Bewusstseinstrübung, Ataxie und Augenmuskelstörungen (Ophthalmoplegie, konjugierte Blicklähmungen, Pupillenstörungen) und Nystagmen. Häufig gehen dieser Symptomatik Prodromi wie Magen-Darm-Störungen und Fieber voraus. Neuropathologisch finden sich charakteristische Veränderungen in den Hirnregionen um den III. Ventrikel. Therapeutisch muss beim Vorliegen einer Wernicke-Enzephalopathie **sofort Vitamin B_1** verabreicht werden (Dosisempfehlungen schwanken zwischen **50 und 500 mg Thiamin i.v. 1–3 × tgl. für 3 Tage, alternativ i.m. Injektionen**; Singer et al. 2011). Nach der sofortigen Klinikeinweisung wird die Thiaminmedikation fortgeführt und ggf. auf orale Applikation umgestellt. Die ophthalmoplegischen Krankheitssymptome bilden sich unter dieser Behandlung i. d. R. relativ schnell zurück, während die Verwirrtheit einige Tage bis Wochen anhalten kann. Nystagmus und Ataxie können länger bestehen und persistieren in einer Reihe von Fällen dauerhaft.

EBM

Day et al. (2013) konnten in einem Cochrane-Review nur eine einzige Studie (n = 107) auswerten, die nach Meinung der Autoren keine substanzielle Evidenzbasis für Dosierung, Häufigkeit, Applikationsform oder Dauer der Thiamingabe zur Behandlung und Prophylaxe des Wernicke-Korsakow-Syndroms liefert.

Korsakow-Syndrom Das Korsakow-Syndrom beginnt häufig mit einer Wernicke-Enzephalopathie, manchmal auch mit einem Verwirrtheitszustand anderer Genese. Leitsymptome sind Störungen des Alt- und Neugedächtnisses (mit Konfabulationen), der Konzentrationsfähigkeit und Orientierung. Häufig entstehen ausgedehnte Symptome einer Polyneuropathie. Der Verlauf ist meist chronisch. Die Letalität liegt zwischen 15 und 20 % d. F. Wie sich anhand von Autopsiestudien belegen lässt, sind die für ein Korsakow-Syndrom spezifischen neuropathologischen Veränderungen weit häufiger zu finden, als es klinisch diagnostiziert wird. Man muss also annehmen, dass dieses Krankheitsbild im klinischen Alltag bei manchen Patienten übersehen wird.

In den letzten Jahren setzt sich zunehmend die schon früher geäußerte Meinung durch, wonach die beiden geschilderten Symptomkomplexe mehr als einheitliches **Wernicke-Korsakow-Syndrom** (WKS) aufgefasst werden. In den neuen Klassifikationssystemen tauchen sie als **alkoholbedingte amnestische Störungen** auf. Offenbar gibt es hierfür genetische Risikofaktoren auf dem Boden einer Transketolasedefizienz. Vom WKS wird eine alkoholinduzierte andauernde Demenz abgegrenzt. Hierunter fallen globale Beeinträchtigungen der intellektuellen Leistungsfähigkeit. Sowohl die Trennung zwischen persistierender Gedächtnisstörung und persistierender Demenz als auch die Betrachtung des WKS als Entität sind jedoch nicht unwidersprochen.

Polyneuropathie Zwischen 20 und 40 % der Alkoholabhängigen entwickeln Symptome einer Polyneuropathie, von der motorische, sensible und autonome Bahnen erfasst werden. Zunächst zeigt sich eine sockenförmig begrenzte Hypästhesie im Bereich der unteren Extremität, die mit Parästhesien und Schmerz einhergehen kann. Hinzu kommen eine Reflexabschwächung, beginnend mit dem Achillessehnenreflex, und Muskelatrophien. Oberflächen- und Tiefensensibilität sind gestört. Die Symptomatik kann auf die oberen Extremitäten übergreifen. Trophische Veränderungen, Störungen der Schweißproduktion und der Potenz kommen hinzu. Zur Frühdiagnostik hat sich die Bestimmung der T-Wellen-Latenz bewährt (Schott et al. 2002).

Schlaf Während aller Phasen der Alkoholerkrankung leiden die Patienten unter Einschlafstörungen und einer verminderten Gesamtschlafzeit. Darüber hinaus finden sich überzufällig häufig ein Schlafapnoe-Syndrom und periodische Beinbewegungen im Schlaf. In verschiedenen Publikationen zeigte sich, dass ein erhöhter REM-Schlaf-Druck am Beginn der Abstinenz ein Prädiktor für ein erhöhtes Rückfallrisiko ist.

Resümee

Bestimmte körperliche und psychische Symptome deuten auf eine Alkoholabhängigkeit hin. Die Symptome der akuten Alkoholintoxikation hängen von der jeweiligen Dosis und der individuellen Toleranzentwicklung ab. Im Alkoholentzug treten charakteristische Entzugssymptome auf, die verschiedene Organsysteme betreffen. Etwa ⅓ der Patienten muss beim Entzug medikamentös behandelt werden. Bei einem Delirium tremens, der stärksten Ausprägungsform des Alkoholentzugs, ist eine sofortige Klinikeinweisung erforderlich. Alkoholhalluzinose und alkoholischer Eifersuchtswahn sind eher seltene Folgeerscheinungen. Alkoholabhängige weisen atrophische Veränderungen in Marklager, Basalganglien und Kortex auf, die i. d. R. mit kognitiven Defiziten und Gedächtnisstörungen einhergehen. Unter Abstinenzbedingungen sind die morphologischen Veränderungen partiell reversibel. Die funktionellen Defizite bessern sich, ohne dass es jedoch immer zu einer Restitutio ad integrum kommt. Beim V. a. eine Wernicke-Enzephalopathie muss sofort Thiamin verabreicht werden.

Weitere medizinische Folgeschäden

Bei erhöhtem Alkoholkonsum häufen sich gastrointestinale Folgeerscheinungen wie das akute Ösophagitis Mallory-Weiss-Syndrom, Ösophagusvarizenblutung (als Folge der alkoholbedingten portalen Hypertonie mit Umgehungskreislauf), Gastritis, Resorptionsstörungen, Fettleber, Hepatitis, Leberzirrhose, akute und chronische Pankreatitis. Außerdem kommt es häufig zu Hypertonie, Kardiomyopathie sowie toxischen Störungen des Knochenmarks und Mineralstoffwechsels. Weiter lassen sich eine Hypertriglyzeridämie und eine Hypoglykämie diagnostizieren. Das Krebsrisiko v. a. im Bereich von Mund, Kehlkopf, Speiseröhre, Magen, Leber, Pankreas und Rektum ist erhöht.

Störungen des Vitaminhaushalts sind häufig Folge veränderter Ernährungsgewohnheiten, können jedoch auch Konsequenz einer alkoholbedingten Veränderung der Resorption sein. Klinisch wichtig sind Mangelzustände der Vitamine B_1, B_2 und B_{12} sowie der Folsäure.

Hormonelle Veränderungen finden sich in vielen Systemen (Schilddrüse, Nebennierenrinde, Gonaden) mit den entsprechenden klinischen Folgen (z. B. Impotenz). Im Bereich der Haut finden sich neben der Gesichtsrötung mit Teleangiektasien häufig Rhinophyme oder Acne rosacea, charakteristisch sind auch Dupuytren-Kontrakturen.

Zusammengefasst führen die genannten körperlichen Folgeerscheinungen von chronisch gesteigertem Alkoholkonsum neben der erhöhten Suizidgefährdung zu einer **deutlichen** (ca. 15-prozentigen) **Verringerung der Lebenserwartung von Alkoholabhängigen** um gut 20 Jahre (Statistisches Bundesamt 1998).

Weitere medizinische Folgeschäden ergeben sich bei Alkoholkonsum während der Schwangerschaft (Badura et al. 2013). Ca. 10.000 Neugeborene leiden an den gesundheitlichen Folgen des Alkoholkonsums ihrer Mütter während der Schwangerschaft. Etwa 2.200 der Neugeborenen werden jährlich in Deutschland mit fetalem Alkoholsyndrom bzw. Alkoholembryopathie geboren. In der S3-Leitlinie zur Diagnostik des fetalen Alkoholsyndroms werden Prävalenzen zwischen 0,2 und 8,2 pro 1.000 Geburten abgegeben (Landgraf und Heinen 2012).

Demgegenüber fallen günstige gesundheitliche Auswirkungen von regelmäßigem Alkoholkonsum, wie sie in den letzten Jahren mehrfach berichtet wurden, kaum ins Gewicht. Das Risiko einer Angina pectoris scheint gesenkt zu werden. Dies gilt offenbar jedoch nur für den Konsum geringer Alkoholmengen wie täglich etwa ¼ l Wein oder ½ l Bier. Bei größeren Mengen überwiegen sehr rasch die negativen Konsequenzen.

Soziale Folgen

Viele Alkoholabhängige erleben einen sozialen Abstieg. Zunächst kommt es zu familiären Auseinandersetzungen wegen der zunehmenden Bedeutung des Alkoholkonsums und der Beschaffung von Alkoholika. Ehescheidungen sowie der Verlust von Freunden und Bekannten sind oftmals die Folge. Im Beruf kommt es zu Leistungsabfall, zunehmenden Fehlzeiten und schließlich zum Arbeitsplatzverlust.

Die Verkehrstüchtigkeit nimmt ab, und Trunkenheitsfahrten häufen sich, was schließlich bei rund ⅔ der Betroffenen zum Verlust des Führerscheins führt.

Parallel zum sozialen Abstieg kommt es häufig zu Straftaten, die im Rausch begangen werden. Im Endstadium der Alkoholabhängigkeit können auch Eigentumsdelikte vorkommen, die in manchen Punkten an die Beschaffungskriminalität von Drogenabhängigen erinnern.

Resümee
Chronisch erhöhter Alkoholkonsum führt zu ernsten gesundheitlichen Folgeerscheinungen und einer verringerten Lebenserwartung. Neben den körperlichen und psychischen Schäden kommt es oft zum sozialen Abstieg.

9.2.5 Ätiologie und Pathogenese

Zur Entstehung der Alkoholabhängigkeit gibt es mehr Annahmen und Vermutungen als gesichertes Wissen. Übereinstimmung besteht dahingehend, dass es eine zur Entwicklung von süchtigem Verhalten prädisponierende „Alkoholikerpersönlichkeit" oder „Suchtpersönlichkeit" nicht gibt (➤ Kap. 9.1.4). Eine Alkoholabhängigkeit kann bei den unterschiedlichsten Persönlichkeitstypen auftreten. Ein etwas höheres Risiko scheint bei „antisozialen Persönlichkeiten" mit impulsivem und aggressivem Verhalten und mangelnder Fähigkeit, sich in soziale Strukturen einzuordnen, vorzuliegen.

Genetische und umweltbedingte Risikofaktoren spielen bei der Entstehung einer Alkoholabhängigkeit zusammen. Ein wesentlicher **umweltbezogener Risikofaktor** ist sozialer Stress. Der Alkoholkonsum wirkt sedierend und stressdämpfend und wird daher zum Abbau und zur Bewältigung von Stress und Anspannung eingesetzt. Weitere wichtige umweltbedingte Risikofaktoren sind dysfunktionale familiäre Strukturen, kritische Lebensereignisse (z. B. Gewalt- oder Missbrauchserfahrungen), die Peergruppe und die ersten Trinkerfahrungen (Garbusow et al. 2013). **Genetische Risikofaktoren** scheinen bis zu 50 % des Risikos für die Entwicklung eines riskanten oder abhängigen Alkoholkonsums zu erklären. Es wird dabei jedoch nicht davon ausgegangen, dass nur wenige Gene für die Entstehung einer Alkoholabhängigkeit verantwortlich sind, sondern vielmehr eine multigenetische Transmission vorliegt. Einen wesentlichen Risikofaktor stellt das männliche Geschlecht mit einem gegenüber Frauen etwa doppelt bis 3-fach häufigeren problematischen Alkoholkonsum dar (Pabst und Kraus 2008). Auch die Sensitivität für die Alkoholwirkung scheint eine Rolle zu spielen, wobei eine geringe Sensitivität und reduzierte Wahrnehmung der Wirkung des Alkohols ein besonderes Risiko darstellt. **Persönlichkeitsbezogene Risikofaktoren** für die Entwicklung einer Alkoholabhängigkeit bestehen v. a. in einer geringen Verhaltenskontrolle, insb. in einer hohen Impulsivität oder Risikobereitschaft bzw. *sensation seeking* (Garbusow et al. 2013).

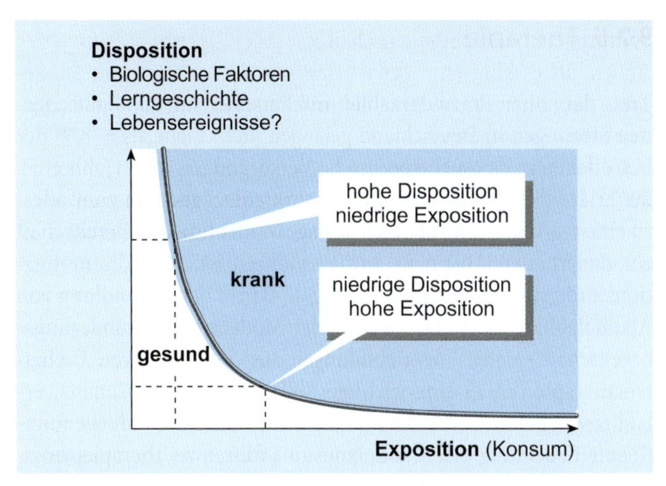

Abb. 9.1 Dispositions-Expositions-Modell zur Suchtentstehung (I)

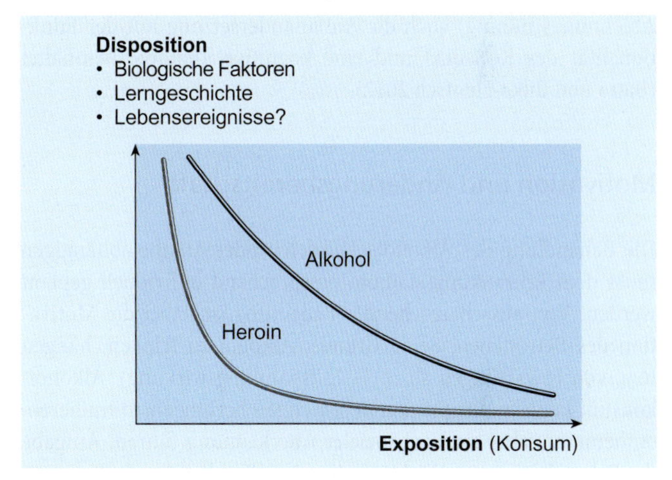

Abb. 9.2 Dispositions-Expositions-Modell zur Suchtentstehung (II)

Die Ausbildung einer Alkoholabhängigkeit wird durch ein Bedingungsgefüge erklärt, in dem **individuelle Faktoren** (genetische Belastung, Lerngeschichte) ebenso eine Rolle spielen wie **Umweltbedingungen** und die **spezifische Wirkung der Droge Alkohol.** Dieses Zusammenspiel soll ➤ Abb. 9.1 demonstrieren, aus der zu entnehmen ist, dass bei der gegebenen Suchtpotenz von Alkohol zu einer hohen Disposition (z. B. genetische Belastung) nur eine entsprechend geringe Exposition hinzukommen muss. Umgekehrt erfordern niedrige dispositionelle Faktoren hohe Konsummengen über längere Zeit zur Ausbildung einer Abhängigkeit. Bei Drogen mit höherer Suchtpotenz als Alkohol (z. B. Heroin) gilt prinzipiell das gleiche Modell, allerdings verläuft die Kurve steiler, d. h., den dispositionellen Faktoren kommt ein relativ geringeres Gewicht zu (➤ Abb. 9.2). Im Übrigen wird auf ➤ Kap. 9.1.3 und ➤ Kap. 9.1.4 verwiesen.

Resümee
Zur Entwicklung einer Alkoholabhängigkeit führt das Zusammenspiel der psychotropen Wirkungen der Substanz Alkohol mit, den Umweltbedingungen und der Person mit ihrer biologischen Ausstattung, ihrer Persönlichkeit und psychosozialen Entwicklung.

9.2.6 Therapie

Trotz der hohen Prävalenzzahlen von Personen mit alkoholbezogenen Störungen in Deutschland gelangen nicht mehr als 6–8 % der Betroffenen in das suchtspezifische Versorgungssystem (John et al. 2001). Da diese Unterversorgung betroffener Patienten zumindest zu einem großen Teil auf deren geringe Motivation und Bereitschaft zur dauerhaften Abstinenz zurückzuführen ist, stellt die motivationsfördernde Arbeit einen wichtigen Aspekt der Behandlung von Alkoholabhängigkeit dar. Jenseits der Modelle zur Veränderungsbereitschaft spielen Theoriebildungen aus der kognitiven Verhaltenstherapie (KVT) eine wichtige Rolle: kognitive Dissonanz, erlaubniserteilende Gedanken und nicht zuletzt die individuelle funktionale Bedeutung des Alkoholkonsums führen zu Therapieprinzipien, die neben Elementen aus der klassischen Verhaltenstherapie (Psychoedukation, operante Verstärkung des Alternativverhaltens, Ablehnungstraining) auch die Auseinandersetzung mit der Funktionalität des Konsums und eine kognitive Therapie beinhaltet (Batra und Bilke-Hentsch 2012).

Motivation und Änderungsbereitschaft

Die Behandlung des Alkoholgefährdeten oder Alkoholabhängigen muss dem Erkrankungsstadium entsprechend individuell geplant werden. Von ausschlaggebender Bedeutung ist dabei die Motivation des Betroffenen. Seine Gründe, Alkohol zu trinken, hängen u. a. von Erwartungen ab (z. B. Entspannungswirkung). Alkoholkonsum kann in entsprechenden Mengen beruhigen, stimulieren, enthemmen, aber auch zu sozialer Anerkennung führen. Aufgabe der Behandlung ist es, die Motivation zum Trinken zugunsten einer Motivation zur Abstinenz abzubauen. Krankheitseinsicht, Bereitschaft zur Veränderung und innere Einstellung zur Ursache der Erkrankung spielen dabei ebenso eine Rolle wie spezifische Abwehrmechanismen, das Ausmaß an sozialer Unterstützung oder die Angst vor Sanktionen (Verlust des Partners, Führerscheinentzug, Arbeitsplatzverlust; s. Veltrup 1993).

Motivation wurde ursprünglich eher als durchgängiger Persönlichkeitszug *(trait)* gesehen. Um die Bereitschaft zu einer Behandlung oder zur Veränderung messen und beeinflussen zu können, wurde dieses statische *Trait*-Modell jedoch vielfach als wenig hilfreich kritisiert. In jüngerer Zeit ist daher das dynamische Konzept von Motivation als einem veränderbaren Zustand *(state)* der Person in den Vordergrund gerückt. Dabei hat sich ein Modell bewährt, das die aktuelle **Veränderungsbereitschaft** des Betroffenen einer von **fünf Phasen** zuordnet (**Prochaska und DiClemente** 1986). Dieses Modell hat prinzipiell für alle Abhängigkeitserkrankungen und alle weiter unten beschriebenen Therapieabschnitte (Frühintervention, Entgiftung, Entwöhnung) Gültigkeit. Voraussetzung für die Anwendung des Modells ist, dass die Patienten zu den kognitiven Leistungen der Problemwahrnehmung und Entscheidungsfindung und zur Handlungsorganisation fähig sind. Weiterhin ist zu beachten, dass diese Phasen keiner unmittelbaren Zeitabfolge unterworfen sind, sondern häufig fluktuierend auftreten. Dies war auch der Grund dafür, dass Autoren wie West (2007) eher von einem „Chaosmodell" sprechen und betonen, dass zu jedem Zeitpunkt in Abhängigkeit von Erwartungen, Einstellungen, Vorstellungen und Erfahrungen (Prime-Theory) Änderungen der Veränderungsmotivation auftreten können. Dies ergänzt gut Theorien zum *„teachable moment"* (McBride et al. 2003), in denen davon ausgegangen wird, dass besondere Ereignisse (Mitteilungen über körperliche Befindlichkeiten, andere akute Lebensereignisse) die Einstellungen zum Substanzkonsum radikal und schnell ändern können.

Die identifizierten Phasen der Veränderungsbereitschaft sind: **Vorbesinnung, Besinnung, Vorbereitung, Handlungsbereitschaft und Aufrechterhaltung.** Das Veränderungsmodell beschreibt intentionale Verhaltensänderungen der Klienten. Diese manifestieren sich in seinem persönlichen Erfahrungsbereich (z. B. Bewusstmachung, Reevaluation durch sich selbst oder durch andere usw.) und können z. B. verhaltenstherapeutisch gezielt behandelt werden. Ausgehend von den Phasen der Veränderungsbereitschaft lässt sich unter dem Gesichtspunkt motivationspsychologischer Prinzipien ein konkretes **motivationstherapeutisches Vorgehen** ableiten, das sowohl im klinischen als auch ambulanten Setting anwendbar ist. Geeignet ist hierfür das Prinzip der motivierenden Gesprächsführung, das von Miller und Rollnick (2004) entwickelt wurde.

Kernelement der motivierenden Gesprächsführung ist die Annahme, dass die Motivation essenziell für die Verhaltensänderung eines Menschen ist und dass vom Motivationsgrad auf nachfolgende Verhaltensänderungen geschlossen werden kann. Die motivierende Gesprächsführung ist eine „klientenzentrierte, direktive Methode zur Verbesserung der intrinsischen Motivation für eine Veränderung mittels der Erforschung und Auflösung von Ambivalenz" (Miller und Rollnick 2009: 47). Im Gegensatz zur extrinsischen Motivation, bei der durch äußere Anreize Verhaltensänderungen ausgelöst werden, erfolgt die Verhaltensänderung bei der intrinsischen Motivation aus eigenem Antrieb und um ihrer selbst willen.

Die Gesprächsführung basiert auf dem Merkmal der Partnerschaftlichkeit i. S. einer vertrauensvollen Stimmung und dem Merkmal der Autonomie, i. S. der eigenen Verantwortlichkeit für eine Veränderung. Ein weiteres kennzeichnendes Merkmal liegt in der Evokation, worunter das Herauslocken der bereits vorhandenen Ressourcen und Änderungsmotivation im Menschen verstanden wird. Die wichtigsten Prinzipien der **motivierenden Gesprächsführung** beinhalten den Ausdruck von Empathie bzw. Akzeptanz gegenüber der betroffenen Person. Außerdem ist das Entwickeln von Diskrepanzen bei den Betroffenen von zentraler Bedeutung. Damit ist das Erzeugen, Wahrnehmen und Verstärken einer Diskrepanz zwischen dem aktuellen Verhalten und den erwünschten Zielen der Person gemeint, wodurch laut Miller und Rollnick (2009) eine Veränderungsmotivation bei den Betroffenen resultiert. Die motivierende Gesprächsführung ist außerdem durch das Prinzip des Umlenkens von Widerstand gekennzeichnet. Auf Argumente der betroffenen Person soll in diesem Sinne nicht mit Gegenargumenten reagiert, sondern das Problem an die Person zurückgegeben werden, die eigenständig Lösungen entwickeln soll.

Ein weiteres zentrales Prinzip der motivierenden Gesprächsführung besteht in der Förderung der Selbstwirksamkeit. Die Selbstwirksamkeit beschreibt die Überzeugung und Gewissheit, Anforderungen mithilfe der eigenen Kompetenz erfolgreich bewältigen zu können. Eine Stärkung der Selbstwirksamkeitserwartung der betroffenen Person führt zu Verhaltensänderungen.

Einzelne Fertigkeiten des Beraters bzw. Therapeuten i. R. der motivierenden Gesprächsführung sind bspw. das Stellen offener Fragen, aktives Zuhören, Bestätigen oder Zusammenfassen des Gesagten vonseiten des Beraters. Weiterhin soll durch die beratende Person „Change-Talk" bei den Betroffenen hervorgerufen werden. Dies sind Äußerungen, in denen die Klienten ihren Wunsch nach Veränderung und ihre Veränderungsbereitschaft zum Ausdruck bringen (Hofmann und Kohler 2013).

Tiefer gehende Informationen

Informationen zur Beeinflussung der Änderungsbereitschaft durch motivierende Gesprächsführung anhand beispielhafter konkreter Interventionen finden Sie online im „Plus im Web" zu diesem Buch.

Langzeitstudien zeigen, dass es auch im Spätverlauf immer wieder zu Motivationsverlusten kommen kann. Insofern sollte **Motivationsarbeit** neben der speziellen Therapiemethode (z. B. Verhaltenstherapie) fester Bestandteil einer Langzeitentwöhnungstherapie sein. Motivationstherapeutische Interventionen können also während aller Therapiephasen (Frühintervention, Entgiftung, Entwöhnung, Nachbetreuung) indiziert sein. Auf der anderen Seite haben zahlreiche Studien gezeigt, dass relativ kurze motivationstherapeutische Strategien allein ausreichen können, um eine Veränderung des Trinkverhaltens zu bewirken und anschließende längerfristige Therapien (sog. Langzeit-Entwöhnungstherapien) nicht unbedingt notwendig sind.

Resümee

Das dynamische Motivationskonzept teilt die Veränderungsbereitschaft des einzelnen Patienten in verschiedene Phasen ein, die u. U. mehrfach durchlaufen werden können und für die spezifische Interventionen zur Verfügung stehen. Eine Verbesserung und Stärkung der Veränderungsmotivation kann durch die motivierende Gesprächsführung nach Miller und Rollnick (2004) erreicht werden. Die motivierende Gesprächsführung bewirkt beim Betroffenen eine Verbesserung der Änderungsmotivation durch Verwendung verschiedener Grundprinzipien in der Therapie oder Beratung, bspw. empathische, akzeptierende Grundhaltung, Förderung der Selbstwirksamkeit oder Aufbau von Ambivalenzen.

Früh- und Kurzinterventionen

Bei der Diagnose „schädlicher Gebrauch" oder bei riskantem Alkoholkonsum ist eine **„Minimalintervention"** angezeigt. Eine Minimal- oder Kurzintervention kann bereits in einem einfachen Ratschlag *(simple advice)* bestehen, durch den Betroffene auf den Problembereich hingewiesen und eine Änderung (Reduktion bzw. Abstinenz) angeraten wird. Die Minimalintervention kann daher aus einem ärztlichen Gespräch bestehen, in dem auf die bereits vorliegenden Warnsymptome hingewiesen wird. Auch die motivierende Gesprächsführung kann als Kurzintervention gesehen werden.

EBM

In zwei Cochrane-Metaanalysen wurde die Effektivität von Kurzinterventionen in der Primärversorgung (Evidenzstufe Ia: Kaner et al. 2007) und im stationären Setting (Evidenzstufe Ia: McQueen et al. 2009) untersucht. Sie fanden bei heterogener Datenlage eine signifikante Verringerung des Alkoholkonsums.

In einer weiteren Metaanalyse (Jackson et al. 2010) konnte auch bei Jugendlichen eine Reduktion des Konsums aufgezeigt werden. Techniken der motivierende Gesprächsführung sind dabei effektiv (Smedlund et al. 2011). Interventionen, die über eine einfache Rückmeldung hinausgingen, zeigten allerdings keinen zusätzlichen Nutzen hinsichtlich einer Verringerung des riskanten Alkoholkonsums.

Beim Vorliegen einer Alkoholabhängigkeit erfolgt eine **Frühintervention** in Form eines aufklärenden und konfrontierenden Gesprächs, in dem Punkt für Punkt die in ➤ Kap. 9.2.1 aufgeführten Diagnosekriterien und Laboruntersuchungen besprochen werden (vgl. Batra und Bilke-Hentsch 2012). Ziel ist die Anhebung der Abstinenzmotivation. Folgende Faktoren haben sich als besonders wichtig und hilfreich für den Motivationsprozess herausgestellt:

- Bewusstmachung bereits eingetretener negativer Folgen des Alkoholkonsums
- Betonung der Verantwortung des Patienten für seinen Gesundheitszustand
- Eingehende Beratung zu Zielen und Vorgehensweisen
- Aufzeigen möglicher Therapieformen
- Empathie
- Ausdruck von Zuversicht und die Bekräftigung aufkommender Hoffnung

In diesem Motivationsprozess ist die Einbeziehung der Angehörigen sehr wichtig, da viele Abhängige ein charakteristisches Abwehrverhalten mit Bagatellisierungstendenzen zeigen. Weitere mögliche Maßnahmen sind die Überweisung in eine Fachambulanz oder Suchtberatungsstelle.

Kurzinterventionen, motivierende Gesprächsführung, Verhaltenstherapie mit und ohne Kontingenzmanagement, *community reinforcement approach* (Letzteres bei ausgeprägt heterogenen Daten) sowie KVT und flankierende Maßnahmen wie Angehörigenarbeit und Paartherapie haben sich gegenüber einer Standardbehandlung als überlegen erwiesen (NICE 2011). Auch der Einschluss von Familienmitgliedern in die Behandlung verbessert das Outcome.

Obgleich die Datenlage für Komplexbehandlungen unter Einbeziehung verschiedener Therapiestrategien (z. B. Verhaltenstherapie, *cue exposure* und Angehörigenarbeit) noch unbefriedigend ist, liegt es nahe, in ambulanten wie auch stationären Settings Behandlungspakete mit multiprofessionellen Teams anzubieten (Schmidt et al. 2008; NICE 2011).

Resümee

Entscheidend für den Erfolg der Therapie sind oftmals der frühzeitige Beginn und multimodale, multiprofessionelle Therapieangebote in einer angestimmten Behandlungskette.

Therapie bei Alkoholintoxikation

Maßgeblich für die Ausprägung von Intoxikationszeichen bei Alkoholabhängigen ist nicht allein die Höhe des Blutalkoholspiegels, sondern v. a. der Grad der Toleranzentwicklung, die allgemeine und aktuelle körperliche Verfassung und die momentane Umgebung. In der Praxis bewährt sich die Einteilung in drei Rauschstadien, wobei die Höhe der Blutalkoholspiegel bei Alkoholabhängigen nicht die Bedeutung hat wie bei Gesunden. Entscheidend ist hier der psychopathologische Befund:

- **Leichter Rausch:** verminderte psychomotorische Leistungsfähigkeit, Enthemmung, vermehrter Rede- und Tätigkeitsdrang
- **Mittelschwerer Rausch:** Euphorie oder aggressive Gereiztheit, verminderte Selbstkritik, explosive Reaktionsweisen
- **Schwerer Rausch:** Bewusstseinsstörung, Desorientiertheit, Angst, Erregung, Ataxie, Schwindel, Dysarthrie, Nystagmus

Die häufigste Komplikation beim **leichten und mittelschweren Rausch** ist ein Erregungszustand. Primär ist ein beruhigendes Gespräch angezeigt. Dabei sollte dem Patienten Empathie entgegengebracht werden, gleichzeitig sollten aber auch deutliche „Grenzen" gesetzt werden. Wichtig ist die Einschätzung der Wirkung von Begleitpersonen des Patienten auf seine aktuelle Verfassung. Ihre Hinzuziehung zum Gespräch oder ihre Entfernung aus seiner unmittelbaren Umgebung kann je nach Beziehungskonstellation eine beruhigende oder eskalierende Wirkung haben. Sollten diese Maßnahmen nicht erfolgreich sein, ist insb. bei einer aus dem Erregungszustand resultierenden Eigen- oder Fremdgefährdung eine medikamentöse Behandlung indiziert. Streng kontraindiziert sind aber Benzodiazepine oder Clomethiazol. Mittel der Wahl ist das Antipsychotikum **Haloperidol,** initial in einer Dosierung von 5–10 mg, vorzugsweise i.v. Möglich ist eine ein- bis zweimalige Wiederholung dieser Dosis in Abständen von 30 min.

Liegt ein **schwerer Rausch** vor, ist insb. bei einer Bewusstseinsstörung rasches Handeln indiziert: Eine Prellmarke am Schädel und ein neurologischer Herdbefund lassen eine Hirnblutung befürchten und machen ein kranielles CT zwingend. Eine kurze Fremdanamnese kann klären helfen, ob ein Suizidversuch (z. B. eine zusätzliche Medikamentenintoxikation) vorausging. Ab einem Blutalkoholspiegel von ca. 3,5–4 ‰ (je nach Alter, Alkoholgewöhnung oder körperlicher Verfassung auch bei niedrigeren Spiegeln) ist eine intensivmedizinische Behandlung notwendig. Der Patient ist u. U. mit ärztlicher Begleitung in ein geeignetes Krankenhaus zu verlegen, wobei aufgrund der Aspirations- und Sturzgefahr auf eine geeignete Lagerung zu achten ist. Desorientierte oder erheblich sturzgefährdete Patienten, die sich aufgrund ihrer eingeschränkten Kritikfähigkeit aber trotzdem aus der Ambulanz bzw. von der Station entfernen wollen, müssen behutsam davon abgehalten werden.

Resümee

Alkoholintoxikationen werden in drei Rauschstadien eingeteilt. Die erforderlichen therapeutischen Maßnahmen richten sich nach der Schwere des Rauschzustands.

Entgiftung

Die Entgiftung erfolgt unter engmaschiger ärztlicher Aufsicht und wird i. d. R. stationär durchgeführt, um den Betroffenen geschützt durch die Phase der körperlichen Entzugssymptome zu begleiten. In den skandinavischen und angelsächsischen Ländern herrscht angesichts der hohen Krankenhauskosten die **ambulante Entzugsbehandlung** in Form eines „Heruntertrinkens" vor. Hierbei werden die Patienten angeleitet, unter engmaschiger ärztlicher Kontrolle die konsumierte Alkoholmenge langsam (z. B. über einen Zeitraum von 2–3 Wochen) zu verringern. Zwingende Voraussetzungen für die Erwägung einer ambulanten Entzugsbehandlung sind:

- Patient ist bekannt und gilt als zuverlässig
- Ausreichende soziale Integration mit festem Wohnsitz
- Fehlen schwerwiegender körperlicher Erkrankungen
- Keine Verletzungen an Kopf oder Extremitäten
- Keine psychiatrische Komorbidität
- Keine epileptischen Anfälle in der Vorgeschichte
- Kein Medikamenten- oder Drogenmissbrauch in der Vorgeschichte
- Entzugsbehandlung ist geplant

Aus psychotherapeutischer Sicht bietet eine ambulante Entzugsbehandlung den Vorteil, dass der Patient in seinem Selbstvertrauen und seiner Zuversicht in die eigene Kompetenz gestärkt wird. Dies erhöht seine Selbstwirksamkeitserwartung, was wiederum therapeutisch genutzt werden kann.

In Deutschland ist dagegen die **stationäre oder (bei geringen Entzugszeichen) zumindest die teilstationäre Entgiftungsbehandlung** die Regel. Sie erfolgt in den medizinischen Abteilungen der Allgemeinkrankenhäuser oder in psychiatrischen Kliniken, die seit einigen Jahren fast ausnahmslos über spezialisierte Suchtbereiche verfügen. Die **Ziele** der Entgiftungsmaßnahmen (je nach Schwere der Alkoholabhängigkeit) sind:

- Sicherung des Überlebens
- Verhinderung von körperlichen Folgeschäden
- Sicherung der sozialen Umgebung
- Verhinderung sozialer Desintegration
- Ermöglichung längerer Abstinenzphasen
- Akzeptanz des eigenen Behandlungsbedarfs
- Akzeptanz des Abstinenzziels
- Bearbeitung des Rückfalls
- Individuelle Therapieplanung

Bei etwa 30–50 % der Entgiftungen muss eine pharmakologische Behandlung der Entzugssymptomatik erfolgen. Im stationären Rahmen hat sich **Clomethiazol** bewährt (➤ Kap. 9.2.5). Auch **Benzodiazepine** können, evtl. in Kombination mit Antipsychotika, verordnet werden. Die Behandlung mit Clomethiazol und Benzodiazepinen (v. a. Diazepam) sollte wegen des hohen Abhängigkeitspotenzials nur kurzzeitig erfolgen. Außerdem ist das schrittweise **Ausschleichen über 4–10 Tage** ist zu beachten. Eine medikamentöse Behandlung sollte wegen der Wechselwirkungen zwischen Medikamenten und Alkohol möglichst erst dann erfolgen, wenn der Blutalkoholspiegel unter 1 ‰ liegt. Bei Vorliegen einer kardiopulmonalen Begleiterkrankung sollte auf Clomethiazol wegen seiner Nebenwirkungen (Atemdepression, hypotone Blutdruckreaktion, bronchiale Hypersekretion) verzichtet werden. Alternativ bietet sich der Einsatz von Benzodiazepinen an (z. B. 10 mg Diazepam oder 10–20 mg Oxazepam alle 2 h bis zur Symptomfreiheit). Allerdings haben Benzodiazepine im Vergleich zu Clomethiazol bei der Behandlung des Volldelirs eine geringere Effektivität. Als Reservemedikamente stehen Carbamazepin, Valproinsäure, Gabapentin und Oxcarbazepin zur Verfügung (Minozzi et al. 2010; NICE 2011).

Neben der medizinischen Behandlung sollte die Zeit der „qualifizierten Entgiftungsbehandlung" dafür genutzt werden, mittels psychoedukativer Maßnahmen und der motivierenden Gesprächsführung die weitere Behandlung der Betroffenen zu bahnen. Der Patient sollte über seine Suchterkrankung informiert werden und zu einer Einsicht bzgl. der Notwendigkeit einer Abstinenz und weiterführenden Entwöhnungsmaßnahme kommen. Wichtig ist in diesem Rahmen der Aufbau einer Änderungsmotivation (➤ Kap. 9.2.6).

EBM

Die verfügbaren Cochrane-Analysen zu medikamentösen Behandlungsstrategien weisen eine gute Datenbasis sowohl für den Einsatz von Benzodiazepinen als auch Clomethiazol aus (Evidenzstufe Ia: Amato et al. 2010, 2011). Benzodiazepine sind anderen Medikamenten und insb. Antipsychotika hinsichtlich einer Reihe von Outcome-Variablen tendenziell überlegen (Evidenzstufe Ia: Amato et al. 2011; Cochrane-Review).

In einem aktuellen Cochrane-Review wurde auch die Wirksamkeit von **Antikonvulsiva** auf Entzugssymptome untersucht: Dabei wurde für Carbamazepin, Oxcarbazepin u. a. eine gute Wirksamkeit nachgewiesen (Minozzi et al. 2010).

Andere Autoren fanden keine ausreichende Evidenz für eine Überlegenheit von Pregabalin gegenüber Placebo (Förg et al. 2012).

Im Konsiliardienst wird der Psychiater häufig bei Patienten hinzugezogen, die vor einer Operation stehen oder diese gerade überstanden haben und Entzugserscheinungen entwickeln. Das Problem ist in diesen Fällen, dass (z. B. durch Gabe von Clomethiazol) eine Einhaltung des Operationstermins nicht möglich ist bzw. postoperative Komplikationen auftreten können. In der Klinik hat deshalb die Gabe von Alkoholinfusionen Verbreitung gefunden, was zu heftiger Kritik seitens der Psychiater Anlass gab. Heil et al. (1990) fanden in einem randomisierten Gruppenvergleich eine Überlegenheit der Alkoholinfusionen gegenüber der Gabe von Clomethiazol und Haloperidol zur Vermeidung deliranter Anzeichen. Die postoperative Intensivüberwachungszeit war nach Gabe von Alkohol kürzer. In einer größeren Studie waren die Ergebnisse jedoch weniger eindeutig (Spies et al. 1995). Unbestritten ist, dass die Gabe von Alkohol bei schon eingetretenem Delir nicht wirksam ist.

Wird die rein körperliche Entgiftung von Alkoholkranken nicht von Motivationsarbeit begleitet, kommt es zu hohen Rückfallraten und nur in wenigen Fällen zu einer weiterführenden Entwöhnungsbehandlung. Eine Alkoholsubstitution per infusionem wird daher in den aktuellen internationalen Leitlinien (NICE 2011) nicht empfohlen.

Vor 20 Jahren wurde die sog. **qualifizierte Entzugsbehandlung** entwickelt (Mann et al. 2006). Ihr Ziel ist eine Verbesserung der Motivation des Patienten und erforderlichenfalls seine Vermittlung in die nächste Behandlungsstufe. Die Motivationsarbeit kann in **gruppentherapeutische Programme** mit unterschiedlicher Akzentsetzung aufgeteilt werden: Informationsvermittlung, Verhaltensdiagnostik, kognitive Umstrukturierung, Entspannung und Ansätze zur Rückfallprävention. Katamnestische Untersuchungen sprechen für die Wirksamkeit solcher Programme (Stetter und Mann 1997). Nahezu 50 % aller Patienten hatten 6 Monate später tatsächlich eine weiterführende Behandlung begonnen. Der Einwand, ein derartiges Motivationskonzept führe nicht zu stabilen Erfolgen, kann entkräftet werden. Nur wenige der vermittelten Patienten brachen die angetretene Entwöhnungsbehandlung in den ersten 2 Wochen ab – ein Prozentsatz, der i. R. anderer Studien liegt (Küfner et al. 1986). Inzwischen sind auch wissenschaftliche Evaluationen anderer Entzugsmodelle verfügbar, die auf ähnlichen Grundprinzipien der Motivationsförderung beruhen und auch in der praktischen Durchführung vergleichbar sind (z. B. Veltrup et al. 1993).

Die qualifizierte Entzugsbehandlung scheint einer rein körperlichen Entgiftung hinsichtlich mehrerer Parameter überlegen zu sein: Für die qualifizierte Entzugsbehandlung finden sich bessere Abstinenzquoten , eine häufigere regelmäßige Teilnahme an Selbsthilfegruppen, höhere Inanspruchnahme ambulanter oder stationärer psychotherapeutischer Behandlung im Anschluss an die Entzugsbehandlung, z. B. in Form von Postakutbehandlungen (Entwöhnungstherapien), und geringere Wiederaufnahmeraten (Stetter und Mann 1997; Driessen et al. 1999; Loeber et al. 2009). Die positiven Ergebnisse führen zu einer höheren Kosteneffizienz als Entgiftungen ohne Psychoedukation.

Resümee

Die Entgiftung sollte unter engmaschiger ärztlicher Aufsicht erfolgen und bei Bedarf pharmakologisch behandelt werden. Nach heutiger Auffassung sollte die Entgiftung sich nicht auf rein körperliche und pharmakologische Maßnahmen beschränken, sondern i. S. eines „qualifizierten Entzugs" zugleich motivationsfördernde Maßnahmen beinhalten. Wesentliches Ziel der qualifizierten Entgiftungsbehandlung ist die Förderung von Problemeinsicht und Veränderungsbereitschaft. Weiterführende Entwöhnungsbehandlungen können so wesentlich häufiger eingeleitet werden.

Entwöhnungsbehandlung

Rahmenbedingungen Die Entwöhnungsbehandlung schließt möglichst eng an die Entgiftung an und ist für die Aufrechterhaltung der Abstinenz von großer Bedeutung. Ohne die weiterführende Entwöhnungsbehandlung ist die Wahrscheinlichkeit eines Rückfalls nach der Entgiftung mit > 90 % sehr hoch (Vogelsang 2012). Wichtigstes therapeutisches Ziel der Entwöhnung ist daher die Festigung der Abstinenz. Zu diesem Zweck hat sich ein breites Spektrum von psycho- und soziotherapeutischen Maßnahmen bewährt (s. unten).

Die erste stationäre Einrichtung für Alkoholabhängige in Europa wurde 1851 in Lintorf bei Düsseldorf eröffnet und vom Dorfpfarrer geleitet. Nachdem der Schwerpunkt zunächst auf Besserung durch

Vorbildfunktion und Vermittlung ethischer Wertvorstellungen lag, konnte Pfarrer Hirsch 30 Jahre später rückblickend feststellen, dass zwei Bedingungen für den Erfolg der Therapie entscheidend waren: die Selektion der Patienten und das klare Abstinenzgebot mit Kontrollen und Sanktionen.

Dominierten nach dem Zweiten Weltkrieg die sog. Kuren von ≥ 6 Monaten, haben sich die stationären Behandlungszeiten in den letzten Jahren allmählich verkürzt. Dies wurde durch positive Ergebnisse in Modelleinrichtungen gefördert und steht im Einklang mit internationalen Erfahrungen. Heute wird die **Therapiedauer** individuell vereinbart. In Abhängigkeit vom Erkrankungsstadium sowie den persönlichen und sozialen Ressourcen des Patienten wird eine ambulante, teilstationäre, stationäre Kurzzeittherapie (4–6 Wochen) oder eine stationäre bzw. teilstationäre Behandlung von mittlerer Dauer (2–4 Monate) vorgeschlagen. Die 6-monatige Behandlung wird besonders für Patienten mit schlechter Prognose und geringer sozialer Unterstützung ihre Bedeutung behalten. Die Rehabilitation alkoholabhängiger Patienten bzw. die sog. **Postakutbehandlung** wird in den Leitlinien als wirksame Maßnahme zur Sicherung der langfristigen Abstinenz empfohlen.

Psychotherapie während der Entwöhnung Die Psychotherapie von Suchtkranken in der Entwöhnungssituation greift auf die bekannten Verfahren der allgemeinen Psychotherapie zurück. In ihr gelten die gleichen grundlegenden Wirkfaktoren, wie sie auch für die allgemeine Psychotherapie beschrieben wurden (Problemaktualisierung, motivationale Klärung, Ressourcenaktivierung, aktive Hilfe zur Problembewältigung; Grawe 1995).

Trotz aller Gemeinsamkeiten mit der Psychotherapie anderer psychischer Störungen gibt es in der Behandlung von Suchtkranken einige **Besonderheiten,** welche die psychotherapeutische Vorgehensweise modifizieren:

- **Abstinenz** ist überragendes Ziel der Behandlung und – zumindest kurzzeitig – auch Voraussetzung der traditionellen Psychotherapie von Abhängigen.
- Nur in Ausnahmefällen (Unfähigkeit zur Erreichung der Abstinenz, mangelnde Abstinenzmotivation) kann als alternatives (Zwischen-)Ziel der Versuch eines kontrollierten bzw. reduzierten Konsums vereinbart werden.
- Die Psychotherapie des Suchtkranken zielt auf die **Veränderung eines Annäherungsverhaltens,** in diesem Fall der Einnahme des Suchtmittels. Im Gegensatz hierzu steht in der Psychotherapie anderer Störungen häufig die Veränderung eines Vermeidungsverhaltens (z. B. Angst) im Vordergrund. Während im letzteren Fall eine gestufte Erfolgshierarchie verfolgt werden kann, muss bei Abhängigen sofort eine umfassende Verhaltensänderung erzielt werden, die es dann zu stabilisieren gilt.
- Die Tradition der **Selbsthilfe**bewegungen hat für die Psychotherapie von Abhängigen einen besonderen Stellenwert. Auch hier unterschied sie sich lange Zeit von der Behandlung anderer psychischer Störungen.

Aus diesen prinzipiellen Unterschieden ergeben sich unterschiedliche Schwerpunkte für die praktische Durchführung der Behandlung. So besteht der erste und wesentliche Schritt darin, in kurzer Zeit ein tragfähiges Arbeitsbündnis herzustellen und die Voraussetzung für eine Entwöhnungsbehandlung in Form der Abstinenz sicherzustellen. Auch im weiteren Verlauf der Therapie liegt eine Besonderheit in der permanenten **Gefährdung durch Rückfall.** Gründe für einen Rückfall sind v. a. Ärger und Anspannung bzw. Stress, auf der anderen Seite aber auch gute Stimmung oder Glücksgefühle (Missel et al. 2013). Der erneute Alkoholkonsum erfolgt somit häufig zur Bewältigung oder Unterstützung von negativen und positiven Emotionen. Auch die Überzeugung, wieder kontrolliert trinken zu können, und Überschätzung der eigenen Kontrolle über den Alkoholkonsum ist häufig ursächlich für Rückfälle.

Auch wenn der Rückfall nicht naturgesetzmäßig zum Abbruch der Behandlung führen muss, wird diese Gefahr mit jedem weiteren Trinktag größer. Sowohl für die Initiierung als auch die eigentliche Durchführung der Psychotherapie von Abhängigen haben sich verschiedene, aufeinander abgestimmte Vorgehensweisen bewährt, welche die oben genannten Besonderheiten berücksichtigen und der ausschließlichen Orientierung an einer psychotherapeutischen Schule überlegen sind. Der genannte Methodenpluralismus gewinnt so den Charakter einer gerade für Suchtkranke spezifischen Behandlungsweise.

Trotz der soeben beschriebenen Sonderstellung der Psychotherapie von Abhängigen soll im Folgenden eine Übersicht über den derzeitigen Kenntnisstand zur **differenziellen Wirksamkeit einzelner Therapiemethoden** gegeben werden:

- **Aversionsverfahren** basieren auf dem Prinzip der Gegenkonditionierung. Positive Assoziationen mit Alkohol werden durch aversive Stimuli ersetzt. Alkohol wird dabei mit unangenehmen Erfahrungen oder Bildern assoziiert. Ziel ist es, den Wunsch nach Alkohol zu verlieren und das Trinken zu vermeiden. Hierzu wurden verschiedene Verfahren verwandt. Elektrische Stimuli werden aus ethischen Gründen nicht mehr verwendet. Pharmakologische Aversionen (z. B. durch Einsatz von Disulfiram, Antabus®) lösen Übelkeit und Erbrechen aus. Die genannten Verfahren wurden in einigen unkontrollierten Studien als positiv bewertet. Disulfiram steht seit Neuestem in Deutschland für die Behandlung der Alkoholabhängigkeit nicht mehr zur Verfügung.
- Die **verdeckte Konditionierung** ist eine Alternative zu den oben beschriebenen Aversionstherapien. Das Ziel ist ebenfalls aversive Dekonditionierung, wobei jedoch hauptsächlich Imaginationen verwendet werden. Medikamente und elektrische Reize sind somit überflüssig. Die Stärke der Konditionierung korreliert mit dem Behandlungseffekt.
- Bei der *cue exposure* erfolgt eine regelmäßige Präsentation von Schlüsselreizen für das Auftreten eines Trinkverlangens mit dem Ziel, über das Ausbleiben einer positiven Konsequenz eine Löschung des Cravings herbeizuführen. Die Ergebnisse zur Wirksamkeit der *cue exposure* sind widersprüchlich.
- Die **tiefenpsychologisch orientierte oder psychodynamische Psychotherapie** wird fast nur in Studien aus den USA beurteilt. In den frühen Studien um 1980 konnten keine klaren Erfolge nachgewiesen werden. Die einsichtsorientierte Behandlung hatte bei Patienten mit niedrigem Selbstwertgefühl sogar negative Ergebnisse (zur Kritik dieser Aussage s. unten).
- Die **kognitive Verhaltenstherapie** versucht, selbstzerstörerisches Verhalten zu reduzieren, indem irrationale Gedankengän-

ge modifiziert, Kontrolltechniken vermittelt und Risikosituationen bearbeitet werden. Die Erstellung eines Fallkonzepts ist ein wesentlicher Bestandteil der Therapie. Der therapeutische Ansatz zielt darauf, das Verlangen zu reduzieren, indem die Grundannahmen, die dieses Verlangen auslösen, hinterfragt und verschiedene Möglichkeiten der Kontrolle vermittelt werden. Hier zeigte sich in Studien eine leichte Überlegenheit gegenüber den Kontrollbedingungen.
- **Selbstkontrolltechniken** aus der klassischen Verhaltenstherapie vermitteln dem Patienten Fertigkeiten und Strategien zur Bewältigung von Versuchungssituationen, wobei klassische Techniken wie therapeutischer Vertrag, Gedankenstopp, verdeckte Sensibilisierung, verdeckte Kontrolle, Selbstsicherheitstraining, Entspannungstraining, Stress- und Angstmanagement sowie Problemlösetraining eingesetzt werden. In **multimodalen Behandlungskonzepten** wird Informationsvermittlung (psychoedukatives Training) mit dem Training sozialer Fertigkeiten und allgemeinen supportiven Maßnahmen kombiniert. Häufig werden auch kognitive Restrukturierungsmaßnahmen, gelegentlich auch Verfahren zur Löschung *(cue exposure)* oder Dekonditionierung hinzugenommen. Insgesamt überwiegen für diesen Ansatz die Studien mit positiven Ergebnissen. Die Hinzunahme von Entspannungsverfahren wird als hilfreich beschrieben.
- **Rückfallverhütungsprogramme** beruhen auf einer Konzeption von Marlatt und Gordon (1985). Danach ist Rückfall nicht als ein plötzlich auftretendes Ereignis zu sehen, sondern eher als ein Entwicklungsprozess. Dieser enthält eine Abfolge von kognitiven und verhaltenswirksamen Ereignissen, die schließlich zum Rückfall führen. Hieraus folgt, dass geeignete Maßnahmen die Wahrscheinlichkeit eines Rückfalls reduzieren können, sofern sie rechtzeitig und gezielt eingesetzt werden. Trotz der theoretischen Brillanz des Modells gilt ebenso wie für die meisten der zuvor beschriebenen Therapiemodalitäten, dass einigen positiven empirischen Befunden eine mindestens ebenso große Anzahl von Studien entgegensteht, in denen kein spezifischer Effekt der Rückfallprävention nachgewiesen werden konnte.

Erfolgreiche Behandlungseinrichtungen zeichnen sich durch folgende Charakteristika aus:
- Es erfolgt eine **Selektion** prognostisch günstigerer Patienten.
- Es wird das Modell der **therapeutischen Gemeinschaft** verfolgt.
- **Ehepartner** und **Bezugspersonen** werden aktiv einbezogen.
- Eine aktive **Nachsorge** und **Nachbetreuung** am Ende der stationären Therapie wird i. S. einer Kontinuität der Betreuung angestrebt.

In den letzten Jahren hat sich das Behandlungsspektrum erheblich erweitert: Neben der vollstationären Rehabilitationsbehandlung haben sich die teilstationäre, wohnortnahe Rehabilitation und die ambulante Behandlung etabliert. Der Effektivitätsvergleich zwischen diesen verschiedenen Behandlungsformen ist schwer möglich, da meist zuvor implizit unterschiedliche Aufnahmekriterien formuliert werden, die mit der Schwere der Erkrankung in Beziehung stehen: Teilstationäre oder ambulant behandelte Patienten weisen häufig ein noch intakteres soziales Umfeld (hinsichtlich Wohnraum, familiäre Beziehungen, Arbeitsplatz) auf. Andererseits sind sie regelmäßig rückfallgefährlichen Situationen ausgesetzt und erhalten kumulativ weniger Therapieeinheiten. So zeigte sich bspw. im stationären Behandlungssetting ein deutlich höherer Anteil von alkoholabhängigen Patienten, welche die Behandlung planmäßig und mit positivem Gesamtergebnis abschlossen (Pfeiffer-Gerschel et al. 2011).

Therapeutenvariablen spielen für das Therapieergebnis wahrscheinlich eine größere Rolle als die bisher beschriebenen Settingvariablen. So zeigen kontrollierte Studien, dass der Grad der Empathie des Therapeuten mit dem Therapieergebnis korrelierte (Institute of Medicine 1990). Unterstützende und akzeptierende Vorgehensweise führten in der 12-monatigen Nachbeobachtungszeit zu einer geringeren Rückfallrate als konfrontatives und direktives Vorgehen. Das Ausmaß der Motivation (als *trait* betrachtet) spielte für das spätere Therapieergebnis keine Rolle. Dieser Befund unterstreicht die Unterscheidung zwischen der Trait- und State-Betrachtung von Motivation (> Kap. 9.2.7).

Die **Einbeziehung von Angehörigen,** insb. des Ehepartners, hat sich für die Vermeidung von Therapieabbrüchen als positiv erwiesen. In der COMBINE-Studie konnte gezeigt werden, dass die Anwesenheit des Partners in Therapiesitzungen den Therapieerfolg deutlich verbesserte. So wiesen Personen, deren Partner an mindestens einer Therapiesitzung teilnahmen, zum Abschluss der Behandlung weniger Tage mit Alkoholkonsum ebenso wie weniger alkoholbezogene Probleme auf. Relevant war insb. die Anwesenheit der Partner in Therapiesitzungen, die das Ablehnen alkoholischer Getränke zum Thema hatten (Hunter-Reel et al. 2012, COMBINE-Studie).

In der schon zitierten amerikanischen Übersichtsarbeit (Institute of Medicine 1990) wird zusammenfassend gefolgert:
- Eine angemessene und spezifische Behandlung von Alkoholabhängigen kann zu eindeutig positiven Resultaten führen. Eine ganze Reihe spezifischer Behandlungsmodalitäten wurde mit einem Therapieerfolg assoziiert, wenn man sie in kontrollierten Studien mit Wartegruppen ohne Behandlung oder mit alternativen Behandlungsformen verglich.
- Es gibt keine einzelne, den anderen Behandlungsmodalitäten überlegene Therapieform, die für alle Alkoholabhängigen gültig wäre. *„Statt zu versuchen, die Überlegenheit einer einzelnen Methode durch das Prüfen spezifischer Interventionen in heterogenen Stichproben nachzuweisen, sollten Outcomestudien vielmehr die Charakteristika von Teilstichproben untersuchen, für die spezifische Behandlungsmodalitäten maximal erfolgreich sind."*
- Therapeutenvariablen als Erfolgsdeterminanten wurden bisher deutlich unterschätzt. Fertigkeiten und Werthaltungen der Therapeuten sind wichtige, den Erfolg beeinflussende Faktoren. Dies gilt unabhängig von der Art ihrer psychotherapeutischen Ausbildung.
- **Selbsthilfegruppen,** insb. die Anonymen Alkoholiker (AA), sind weit verbreitet.

EBM

In einem Cochrane-Review von 8 Studien (3.417 Patienten) zeigte sich kein einheitlicher Vorteil von AA (Anonyme Alkoholiker) oder sonstigen 12-Stufen-Programmen gegenüber anderen Behandlungsformen. Es fanden sich Hinweise für höhere Retentionsraten und eine bessere Akzeptanz der Behandlung durch AA-Programme (Evidenzstufe Ia: Ferri 2006)

Die Datenlage zur Wirksamkeit ist dürftig. Einzig eine ältere systematische Übersichtsarbeit, der 21 kontrollierte Studien (davon 10 RCTs) zugrunde lagen, kommt zu dem Schluss, dass einzelne Komponenten des Selbsthilfeprogramms (z. B. das 12-Schritte-Programm) und die Vorbildfunktion „trockener" Teilnehmer einen positiven Einfluss ausüben. Die auf RCTs beruhenden Daten deuten darauf hin, dass eine erzwungene Teilnahme an konventionellen AA-Gruppen mit einem schlechteren Outcome assoziiert ist als alternative Behandlungsstrategien und von der Tendenz her ungünstiger ist als keinerlei Behandlung. Aufgrund methodischer Schwächen der Primärstudien (z. B. wenig differenzierte Zielgrößen) und eines möglichen Publikationsbias (keine systematische Suche nach unveröffentlichten Studien) wird jedoch von einer voreiligen Verallgemeinerung dieser Befunde abgeraten (Kownacki und Shadish 1999).

- Die Behandlung anderer, mit dem Trinken zusammenhängender Lebensprobleme kann das Therapieergebnis positiv beeinflussen. Hierzu gehören das Training sozialer Fertigkeiten, Ehe- und Familientherapie, u. U. eine medikamentöse antidepressive Behandlung, Stressmanagement und die Einbindung in gemeindenahe Hilfssysteme.
- Der globale Behandlungserfolg unselektierter Patienten scheint zwischen stationären und ambulanten Behandlungsformen keinen Unterschied aufzuweisen. Das Gleiche gilt für länger dauernde Behandlungen im Vergleich zu kürzeren. Einschränkend gilt jedoch, dass bei einem höheren Abhängigkeitsgrad und ausgeprägteren psychiatrischen Zusatzstörungen sowie schon weiter fortgeschrittenen Alkoholfolgeschäden eine längere und stationäre Behandlung der kürzeren, ambulanten Therapie überlegen ist.

Die Ergebnisse der größten weltweit jemals durchgeführten Psychotherapiestudie mit Alkoholabhängigen **(MATCH)** unterstreichen die wichtigsten zuvor getroffenen Feststellungen. Knapp 1.800 Patienten wurden in drei unterschiedliche Therapiearme randomisiert: in eine an das 12-Stufen-Programm der Anonymen Alkoholiker angelehnte Therapie, eine KVT zur Verbesserung von Bewältigungsstrategien *(coping skills)* und eine Behandlung zur Förderung der Motivation. Die Behandlungsdauer betrug 12 Wochen. Es fand sich ein hoch signifikanter Anstieg der trinkfreien Tage. Wurde doch getrunken, war der Alkoholkonsum deutlich niedriger als vor der Behandlung. Überraschenderweise hatten alle drei Behandlungsmodalitäten einen vergleichbar guten Erfolg. Von den Matching-Hypothesen konnte nur eine bestätigt werden. Bei niedrigem psychiatrischem Schweregrad (gemessen mit dem *Addiction Severity Index*, ASI) war das 12-Stufen-Programm besser als die beiden übrigen Therapieformen. Trotz schwerer Ausgangssymptomatik schnitten die stationär vorbehandelten Patienten signifikant besser ab als die primär ambulant therapierten Patienten (Project Match Research Group 1997). Zu diesem überraschenden Ergebnis, dass sich praktisch alle Interventionsmethoden als sehr effektiv herausstellten, kam auch die Folgestudie des MATCH-Projekts **COMBINE** (Anton et al. 2006), in der rund 1.500 Patienten in insgesamt 9 Arme randomisiert und Kombinationen von Anticraving-Substanzen mit bzw. ohne Psychotherapie (Acamprosat, Naltrexon, KVT) untersucht wurden.

Abschließend sei auf eine zusammenfassende Arbeit von Miller und Willbourne (2004) verwiesen, in der ein methodenkritischer Überblick über 361 kontrollierte Studien zur Rückfallprophylaxe bei Alkoholproblemen gegeben wird. Zu den sechs am besten gesicherten Verfahren in klinischen Stichproben gehören Kurzinterventionen, Acamprosat, Naltrexon (s. unten), Training sozialer Fertigkeiten, *community reinforcement* und Behandlungsverträge. Darauf hingewiesen sei auch, dass sich durch unterschiedliche psychosoziale Interventionen das beträchtliche Unfallrisiko von Alkoholabhängigen reduzieren lässt. Ferner sei noch auf Ratgeber für Betroffene und Angehörige verwiesen (z. B. Lindenmeyer 2004).

EBM

Die Autoren einer Übersichtsarbeit analysierten 23 Studien zur Schadensminimierung bei problematischem Alkoholkonsum (Autounfälle, Stürze, Suizidversuche, häusliche Gewalt, gewalttätige Übergriffe und Kindesmissbrauch, alkoholbezogene Unfälle, Notaufnahmebesuche, Hospitalisierungen und Todesfälle). Bei insgesamt sehr heterogener Datenlage zeigten kontrollierte Studien eine Verringerung um 27–65 %.

Die häufigste Intervention war eine kurze Beratung im klinischen Umfeld (7 Studien). Es zeigte sich hier eine signifikante Verminderung von Unfalltodesfällen (RR 0,65; 95%-CI 0,21 bis 2,0) (Evidenzstufe Ia: Dinh-Zarr et al. 2004, Cochrane-Review).

Die Autoren einer weiteren Übersichtsarbeit fanden keine verlässliche Evidenz für die Wirksamkeit von Interventionen im Bereich des Alkoholausschanks zur Verringerung von Unfällen. Sie führten dies jedoch v. a. auf den Mangel an methodisch hochwertigen randomisierten und nichtrandomisierten Studien zurück (Evidenzstufe Ia: Ker und Chinnock 2008, Cochrane-Review).

Willis et al. (2004) fanden i. R. eines Cochrane-Reviews eine randomisierte Studie, in der nachgewiesen wurde, dass ein Zündungs-Interface – solange dieses Gerät installiert war – zur Reduktion von erneuten Alkoholfahrten wirksam war (RR 0,36; 95%-CI 0,21 bis 0,63).

Weiterhin wurden in einem Cochrane-Review 7 Studien ausgewertet, in denen 803 Patientinnen mit einem Alkohol- oder Drogenproblem während der Schwangerschaft und nach der Geburt von Gemeindeschwestern, Kinderkrankenschwestern, Suchtberatern oder trainierten Laien besucht wurden. Es fanden sich weder bzgl. mütterlicher noch kindlicher Variablen positive Ergebnisse, welche die routinemäßige Anwendung dieser Maßnahmen zum gegenwärtigen Zeitpunkt stützen würden (Evidenzstufe Ia: Turnball et al. 2012).

Resümee

Ziel der Entwöhnungsbehandlung ist die Festigung der Abstinenz. Hierzu werden verschiedene psychotherapeutische Vorgehensweisen eingesetzt. Dieser Methodenpluralismus ist der Orientierung an einer einzigen psychotherapeutischen Schule i. d. R. überlegen.

Ambulante Nachbetreuung und Selbsthilfe

Patienten, die von Fachambulanzen oder Beratungsstellen nach stationärer Therapie ambulant über längere Zeit weiterbetreut werden, haben eine deutlich **bessere Prognose.** Ähnliches gilt für die regelmäßige Teilnahme an Selbsthilfegruppen (z. B. Anonyme Alkoholiker, Blaukreuzler, Guttempler usw.). Auf besondere Rückfallverhütungsprogramme und ihre wissenschaftliche Evaluation wurde schon hingewiesen (➤ Kap. 9.2.7). Darüber hinaus kann – insb. bei bestehender psychischer Komorbidität – die Einleitung einer allgemeinen Psychotherapie bei einem niedergelassenen Arzt oder Psychologen indiziert sein (Schwoon 1996). Eine ambulante Psychotherapie kann auch bei fehlender Abstinenz begonnen und bis zu 10 Therapiestunden zur Erreichung der Abstinenz fortgeführt werden.

Behandlungsstrategien bei Komorbidität

Eine individuell ausgerichtete Alkoholismustherapie muss auch eine evtl. vorhandene Komorbidität berücksichtigen. Aufgrund ihrer besonderen Häufigkeit werden hier die Depressionen und Angststörungen hervorgehoben. Bis zu 50 % der alkoholabhängigen Patienten leiden unter komorbiden affektiven Störungen. Wegen der raschen Reversibilität **depressiver Syndrome** bei Alkoholabhängigen nach Abstinenzbeginn sollte 2–4 Wochen gewartet werden, bevor die Indikation zu einer Antidepressivatherapie gestellt wird. Die medikamentöse Depressionsbehandlung erfolgt nach den üblichen Regeln. Hinsichtlich der Schwerpunktsetzung der psychotherapeutischen Behandlung sollte man sich folgende Fragen vergegenwärtigen:

- Ist die Depression so gravierend, dass der Schwerpunkt der Therapie zunächst auf der Reduktion der depressiven Symptomatik und nicht auf der Suchtproblematik liegen sollte?
- Ist es wahrscheinlich, dass die Reduktion der depressiven Symptome auch eine Reduktion des Verlangens nach Suchtmitteln bewirkt?
- Kann die Behandlung der Sucht die depressive Symptomatik reduzieren?
- Können psychotherapeutische Strategien zur Behandlung der Sucht und der depressiven Symptomatik gleichzeitig angewandt werden?
- Ist der Patient suizidal, sodass eine Krisenintervention zur Vermeidung eines Suizidversuchs absolute Priorität hat?

Wie bei der Depression ist eine psychopharmakologische Behandlung einer **Angststörung** erst sinnvoll, wenn die Angststörung auch nach mindestens 2- bis 4-wöchiger Abstinenz persistiert. Von größerer Bedeutung und Effektivität ist die kognitiv-verhaltenstherapeutische Behandlung der komorbiden Angststörung. Bezüglich einer psychotherapeutischen Intervention gelten die gleichen Fragestellungen wie bei den Ausführungen zur psychotherapeutischen Behandlung einer komorbiden Depression.

Pharmakotherapie zur Rezidivprophylaxe

Wie bereits dargestellt, sind die rein psychotherapeutisch orientierten Entwöhnungsbehandlungen erfolgreich. Jedoch nimmt in Deutschland pro Jahr nur rund 1–2 % aller Alkoholabhängigen eine Entwöhnungsbehandlung in Anspruch. Etwa 2,5 % der Abhängigen werden ein- oder mehrmals pro Jahr körperlich entgiftet, ohne dass suchtspezifische Behandlungsmaßnahmen durchgeführt werden. 25 % der Patienten werden aus den unterschiedlichsten Gründen in Allgemeinkrankenhäusern behandelt. Der größte Anteil der Alkoholabhängigen (70 %) wird von Hausärzten zumindest einmal pro Jahr gesehen. In den Suchtberatungsstellen werden rund 8 % der Betroffenen betreut. Neue Methoden und Konzepte, die auch von niedergelassenen Allgemeinmedizinern in Zusammenarbeit mit Suchttherapeuten angewandt werden können, sind somit dringend notwendig.

Eine inzwischen gut belegte neue Behandlungsform sind die sog. Anticraving-Substanzen. In der Postentzugs- und Entwöhnungsphase, speziell in den ersten Monaten nach der Entlassung aus einem stationären Umfeld, kann das Verlangen nach Alkohol (Craving) damit verringert werden; so lassen sich auch Rückfälle vermeiden (Kiefer 2002).

Seit nunmehr einigen Jahrzehnten werden medikamentöse Strategien zur Reduktion des Trinkverlangens eingesetzt. **Acamprosat** und **Naltrexon** wurden als Begleitmedikationen bei laufender psychosozialer oder psychotherapeutischer Unterstützung zur Abstinenzstabilisierung zugelassen, seit Kurzem steht auch **Nalmefen** als moderner Ansatz zur Unterstützung eines reduzierten Alkoholkonsums zur Verfügung.

EBM

Sowohl Acamprosat als auch Naltrexon stellen etablierte sichere und wirksame Strategien zur pharmakologischen Rückfallprophylaxe dar (Evidenzstufe Ia: Rösner et al. 2010 a, b; Cochrane-Reviews). Unter beiden Medikationen ergaben sich im Vergleich zu Placebo signifikant höhere Abstinenzraten, zwischen Acamprosat und Naltrexon fanden sich keine Wirksamkeitsunterschiede. Im Review von Rösner et al. (2010a) wurden 24 RCTs zu Acamprosat mit 6.915 Patienten analysiert: Acamprosat reduziert das Risiko eines Rückfalls auf 86 % des Risikos unter Placebobehandlung (RR = 0,86; 95%-CI = 0,81 bis 0,91); NNT = 7.

Das glutamaterge System Aus Tierversuchen ergaben sich erste Hinweise, nach denen **Acamprosat** (Kalzium-Acetyl-Homotaurinat) eine Wirkung auf das Verlangen nach Alkohol haben könnte. Die Alkoholaufnahme alkoholgewöhnter Ratten war unter Acamprosat trotz unveränderter Flüssigkeitsaufnahme signifikant geringer. Anfänglich wurde dies auf eine GABAerge Wirkung zurückgeführt. Später wurde ein glutamatmodulierender Mechanismus gefunden, durch den sich der Kalziumeinstrom in die Nervenzelle verringert (Littleton et al. 1991). Kalzium-Acamprosat dämpft also die durch den Botenstoff Glutamat ausgelöste Übererregbarkeit des Gehirns, indem es die Rezeptoren der Nervenzellen besetzt und dadurch das Andocken von Glutamatmolekülen verhindert.

Acamprosat (Campral®) wird wie folgt dosiert: 2/2/2 Kps. zu je 333 mg bei über 60 kg schweren Patienten; bei einem Körpergewicht (KG) < 60 kg: 2/1/1 Kps. Die Medikation sollte bis 6 Monate nach Entzug kontinuierlich verabreicht werden. Regelmäßige Gespräche i. S. einer stützenden Begleitung sind unabdingbar.

Das opioiderge System In den USA wurde in mehreren placebokontrollierten Doppelblindstudien die Wirksamkeit des Opiatantagonisten **Naltrexon** nachgewiesen.

EBM

In einem weiteren Review von 50 RCTs mit 7.793 Patienten wurden die Wirksamkeit und Sicherheit von **Naltrexon** (meist über 3 Monate verabreicht) hinsichtlich Menge und Häufigkeit des Alkoholkonsums bestätigt (Evidenzstufe Ia: Rösner et al. 2010b, Cochrane-Review). Naltrexon reduziert das Risiko eines Rückfalls auf 83 % des Risikos unter Placebo (RR = 0,83; 95%-CI 0,76 bis 0,90); NNT = 7.

Beim Rauchen werden etwa 30 % des in der Zigarette enthaltenen Nikotins freigesetzt. Bei intensivem Inhalieren werden davon bis zu 98 % resorbiert. Beim Rauchen einer Zigarette erreichen ca. 25 % des inhalierten Nikotins innerhalb von 7–8 s das Gehirn. Bei stündlichem Rauchen einer Zigarette erreicht der Blut-Nikotinspiegel nach der 4. bis 5. Zigarette ein Plateau von 20–40 ng/ml. Ein regelmäßiger Raucher nimmt täglich zwischen 20 und 40, maximal auch 60 mg Nikotin auf. Die Aufnahmemenge von Nikotin beim Rauchen kann durch Zugvolumen, Zahl der Züge pro Zigarette, Intensität des Zuges, Inhalationstiefe und die Blockierung von Luftlöchern im Filter beeinflusst werden. Kein anderes Nikotinprodukt bietet eine vergleichbar exakte Kontrolle über die Menge der Nikotinabsorption. So erfasst z. B. der abhängige Raucher bei im Nikotingehalt reduzierten Light-Zigaretten das veränderte Freisetzungsverhalten von Nikotin sofort und inhaliert tiefer oder raucht mehr Zigaretten, um zur gleichen Nikotindosis zu kommen.

Die mittlere Halbwertszeit (HWZ) von Nikotin beträgt beim Nichtraucher etwa 120 min, die sich bei regelmäßigem Nikotinkonsum jedoch auf bis zu 30 min verkürzen kann. Die zerebrale HWZ beträgt jedoch nur etwa 15 min.

Der hepatische Abbau erfolgt zu 80–90 % durch Oxidation zu Cotinin und Nikotin-N-oxid; nur 10 % werden unmetabolisiert ausgeschieden. Die Elimination erfolgt über die Nieren. Die Umwandlung von Nikotin zu Cotinin erfolgt über das Isoenzym CYP2A6 des Cytochrom-P_{450}-Systems.

In der EU werden bei der Herstellung von Tabakwaren mehr als 600 **Zusatzstoffe** verwendet, die zu einer beschleunigten Entwicklung der Tabakabhängigkeit beitragen können. Solche mit pharmakologischem Effekt wie Ammonium erhöhen die Alkalität des Rauchs und damit den freien Nikotinanteil, was mit einem gesteigerten „Kick" beim Rauchen einhergeht. Darüber hinaus werden Zusatzstoffe mit die Nikotinwirkung steigernden Effekten (Acetaldehyd, Levolinsäure, Kakao, Glyzyrrhizin oder Pyridin) und geschmackskorrigierende Zusatzstoffe (Zucker, Süßholz, Schokolade oder Kakaobutter) verwendet.

9.3.5 Symptomatik

Bivalentes Wirkspektrum Die Veränderungen der Transmitterkonzentration im Gehirn durch Nikotin haben verschiedene Auswirkungen. Für die Verstärkerfunktion werden Dopamin, Noradrenalin und β-Endorphin verantwortlich gemacht. Den Wirkungen auf das cholinerge System und Noradrenalin wird eine Steigerung der Leistungsfähigkeit und der Gedächtnisfunktion zugeschrieben. Eine negative Verstärkung ergibt sich durch die Reduktion von Angst und Anspannung β-Endorphin), die Gewichtskontrolle (Anstieg von Dopamin und Noradrenalin) und das Nachlassen der Entzugssymptome. Abhängig von der psychischen Situation des Rauchers kommt es i. d. R. bei niedrigen Nikotindosierungen durch eine cholinerg-katecholaminerge Aktivierung zu einer **anregenden Wirkung,** bei höheren Dosierungen durch die cholinerge Blockade und die Freisetzung von β-Endorphin zu einer **Sedierung.** Erfahrene Raucher können dieses sog. bivalente Wirkspektrum beeinflussen, indem sie eine Balance zwischen Stimulation und Blockade aufbauen (Batra 2000a).

Nikotinintoxikation Die letale Dosis von Nikotin liegt bei 40–60 mg. Akute Vergiftungen kommen beim Rauchen selten vor, da ein Teil des Nikotins nicht resorbiert wird und ein Teil in die Umgebungsluft übergeht, ohne eingeatmet zu werden. Die Vergiftungserscheinungen setzen mit Kopfschmerzen, Schwindelgefühl, Übelkeit und Erbrechen, Diarrhö, Tremor sowie Schwächegefühl in den Beinen ein. Bei schweren Vergiftungen kann es zu tonisch-klonischen Krämpfen und schließlich zu Schock, Koma, Atemlähmung und Herzstillstand kommen.

Nikotinentzugssyndrom Tabakabstinenz kann bei Abhängigen bereits nach einer mehrstündigen Karenz zu körperlichen Entzugserscheinungen führen. In experimentellen Untersuchungen wurden die wesentlichen Entzugssymptome als verminderte Herzfrequenz, Senkung des diastolischen Blutdrucks, orthostatische Probleme, Hungergefühle, Gewichtszunahme, zunehmendes Rauchverlangen, Ungeduld, Unruhe, Ängstlichkeit, Konzentrationsstörungen, Depressivität und Durchschlafstörungen beschrieben. Die Entzugssymptome halten i. d. R. 1–4 Wochen, nur in Ausnahmefällen Monate an.

Folgeschäden Junge Menschen, die früh anfangen zu rauchen, tragen ein hohes Risiko, ihr Leben lang Tabak zu konsumieren. Etwa die Hälfte von ihnen stirbt frühzeitig an tabakassoziierten Störungen. Jeder Raucher verliert im Schnitt 8 Jahre seines Lebens. Im Alter zwischen 35 und 69 Jahren verursacht Rauchen etwa 40–45 % aller **Krebstodesfälle**, 90–95 % aller Bronchialkarzinome, 75 % aller **chronisch obstruktiven Lungenerkrankungen** und 35 % aller **kardiovaskulären Todesfälle.** Das relative Herzinfarktrisiko steigt auf das 3- bis 4-Fache des Nichtrauchers an.

In den etwa 4.000 Inhaltsstoffen im Tabak und Tabakrauch sind etliche karzinogene, teratogene und gefäßaktive Substanzen enthalten. Möglicherweise stimuliert Nikotin die Freisetzung von 5-Hydroxytryptamin aus den enterochromaffinen Zellen, was eine Vasokonstriktion oder die Aktivierung der Gerinnungskaskade nach sich zieht.

Neugeborene von rauchenden Müttern zeigen ein geringeres Körpergewicht sowie eine reduzierte Körpergröße und tragen ein erhöhtes Risiko für Atemwegserkrankungen und plötzlichen Kindstod (SIDS).

Beim **Passivrauchen** atmen Nichtraucher den etwas kälteren und schadstoffreicheren Nebenstromrauch ein. Es überwiegen die Studien, die auch dem Passivrauchen eine erhebliche gesundheitsgefährdende Bedeutung beimessen: Das Lungenkrebsrisiko ist für Passivraucher erhöht. Kinder aus Haushalten, in denen regelmäßig geraucht wird, leiden häufiger unter Atemwegserkrankungen.

Psychiatrische Komorbidität Psychiatrische Patienten stellen eine Risikopopulation für eine hohe Raucherprävalenz und starkes Rauchen dar. Die Raucherprävalenz unter allen psychiatrischen Patienten wird in verschiedenen Studien mit 35–54 % angegeben und ist somit deutlich höher als in der Allgemeinbevölkerung.

Verschiedene epidemiologische Untersuchungen belegen den Zusammenhang zwischen einzelnen psychiatrischen Erkrankungen und einer erhöhten Raucherprävalenz. Vor allem unter den **alkohol- und drogenabhängigen Patienten** (Raucherprävalenz: 75–90 %), aber auch unter den **Patienten mit schizophrenen Psychosen** (68–94 %) oder **Depressionen** (20–49 %) liegen die Prävalenzraten in mehreren übereinstimmenden Untersuchungen weit über dem Erwartungswert (Batra 2000).

9.3.6 Therapie

Die genannten Hypothesen zur Ätiologie der Tabakabhängigkeit sollen verdeutlichen, dass das abhängige Rauchen sowohl durch biologische als auch psychologische Faktoren erklärt wird. Tabakentwöhnungstherapien sollten daher beide Aspekte berücksichtigen. Mit Abstinenzraten zwischen 10 und 30 % nach 1 Jahr liegt der Erfolg der Behandlung der Tabakabhängigkeit zwischen den bei Alkohol- und bei Opiatabhängigen erzielten Therapieresultaten.

Die folgende Unterteilung der Therapieverfahren ist künstlich. Die Kombination aus Verhaltenstherapie und Medikation ist als Standard anzusehen. Ungeachtet der eindeutig belegten erheblichen negativen Langzeitwirkungen eines fortgesetzten Tabakkonsums werden die Kosten sämtlicher Therapien zur Raucherentwöhnung von den Krankenkassen bisher gar nicht übernommen oder nur bezuschusst.

Unter www.guideline.gov sind evidenzbasierte internationale Leitlinien abrufbar (s. auch Fiore et al. 2008). Für Deutschland wurden auf Expertenkonsens basierende und ebenfalls über das Internet verfügbare Leitlinien vorgelegt, S3-Leitlinien sind in Vorbereitung (Batra et al. 2004; www.awmf.org).

Motivation zur Raucherentwöhnung

Rund 80 % aller Raucher werden mindestens einmal pro Jahr von ihrem **Hausarzt** gesehen, dem deshalb bei der Primär- und Sekundärprävention tabakassoziierter Erkrankungen eine entscheidende Bedeutung zukommt. Im Gegensatz zu Programmen für alkoholbezogene Störungen zeigt sich für Raucherentwöhnungsprogramme auch eine gute Implementierbarkeit in der hausärztlichen Praxis.

EBM

Bereits ein kurzer ärztlicher Rat, mit dem Rauchen aufzuhören, führt zu einer zwar geringen, aber signifikanten Zunahme der Abstinenzrate (Evidenzstufe Ia: Lancaster und Stead 2005a, Cochrane-Review). Durch intensive, verhaltensbezogene Ratschläge (z. B. durch das Pflegepersonal) bei Patienten, die wegen einer mit dem Rauchen in Zusammenhang stehenden Erkrankung stationär behandelt werden, lässt sich das Abstinenzverhalten signifikant erhöhen. Durch eine Kombination mit Nikotinersatzpflastern – nicht jedoch durch Vareniclin oder Bupropion – lässt sich dieses positive Ergebnis nochmals verbessern (Evidenzstufe Ia: Rigotti et al. 2012; Cochrane-Review).
Ebenso erwiesen sich auch durch medizinisches Hilfspersonal durchgeführte Interventionen in einer Cochrane-Übersichtsarbeit als wirkungsvoll. Eingeschlossen wurden 35 Studien, die eine durch eine Krankenschwester durchgeführte Intervention mit einer Kontrollgruppe oder üblicher Behandlung verglichen. Bei kurzen Interventionen durch nicht speziell für die Raucherentwöhnung freigestelltes Personal waren die gefundenen Effekte schwächer ausgeprägt. Wie die Reviewautoren betonen, besteht der entscheidende Punkt darin, Monitorings des Rauchverhaltens und die entsprechende Beratung in die Routinepraxis zu integrieren, um sicherzustellen, dass alle Patienten eine solche Beratung erhalten (Evidenzstufe Ia: Rice et al. 2013, Cochrane-Review).
Durch ein kurzes Training (1–4 h) von Ärzten oder Pflegepersonal in Techniken zur Identifikation des Rauchverhaltens sowie in Hilfestellungen zur Erreichung von Abstinenz lassen sich nach 6 Monaten bis 2 Jahren – verglichen mit „unbehandelten" Kontrollen – signifikant höhere Abstinenzraten erzielen (Evidenzstufe Ia: Carson et al. 2012, Cochrane-Review).

Für die Raucherberatung und Rauchertherapie in der Arztpraxis stehen Beratungsleitfäden zur Verfügung (Brecklinghaus et al. 2004; Bundeszentrale für gesundheitliche Aufklärung; BÄK in Zusammenarbeit mit der KBV 2001). Auch auf im Handel verfügbare Ratgeber sollte hingewiesen werden (z. B. Batra 2013, West 2014).

EBM

Weiterhin zeigte sich, dass die Abstinenzraten durch ein proaktives Vorgehen in der Telefonberatung mit mindestens 3–4 Telefonkontakten im Vergleich zu minimaler Intervention wie Selbsthilfemanualen, Kurzberatung oder alleiniger Pharmakotherapie gesteigert werden konnten (Evidenzstufe Ia: Stead et al. 2013, Cochrane-Review).

Verhaltenstherapie

Verhaltenstherapeutisch orientierte Programme bedienen sich der Methode der **sozialen Unterstützung,** des **Problemlösetrainings,** der **kognitiven Vorbereitung auf die Abstinenz** sowie des Aufbaus von Fertigkeiten i. S. einer **Sensibilisierung der Wahrnehmung** und **Bewältigungsstrategien.** Die Inhalte werden i. d. R. als **Gruppenbehandlungen** oder **Einzeltherapien** mit 6–10 Sitzungen angeboten. Für die Durchführung von Kurzinterventionen hat sich das aus dem angelsächsischen Raum stammende 5R-Schema bewährt (➤ Box 9.5). Alternativ stehen die Inhalte einer verhaltenstherapeutischen Behandlung auch in Form von **Selbsthilfemanualen** zur Verfügung (➤ Tab. 9.3).

BOX 9.5

5R-Schema der Elemente wirksamer Kurzinterventionen für Raucherentwöhnung

Relevance: Bezug erstellen
- Ziel: Motivation an den Status des Rauchers anknüpfen

Risks: Risiken benennen
- Ziel: Kurz- und langfristige Risiken sowie Risiken für die Umgebung aufzeigen

Rewards: Vorteile des Rauchstopps verdeutlichen
- Ziel: Emotional bedeutsame Motive herausarbeiten

Roadblocks: Hindernisse und Schwierigkeiten ansprechen
- Ziel: Konkretisierung diffus globaler Befürchtungen

Repetition: Schritte wiederholen

Tab. 9.3 Bausteine einer verhaltenstherapeutischen Behandlung zur Raucherentwöhnung

Phase	Inhalte
Selbstbeobachtungsphase	• Bewusstes Registrieren des bisher automatisiert ablaufenden Verhaltens • Bewusstmachen des Zusammenhangs zwischen auslösenden Situationen, Rauchverhalten und unmittelbaren Konsequenzen des Rauchens
Akute Entwöhnungsphase	• Entscheidung darüber, ob der Konsum schrittweise (Teilziele) oder abrupt beendet werden soll • Aufbau von Alternativverhalten für das Rauchen und dessen Integration in den Alltag • Einsatz von Verträgen, deren Erfüllung belohnt wird
Stabilisierungsphase	• Rückfallprophylaxe durch Identifikation kritischer Situationen • Erarbeiten von Bewältigungsstrategien

EBM

Eine verhaltenstherapeutische Gruppenbehandlung ist wirksamer als eine Entwöhnung mithilfe eines Selbsthilfemanuals und wirksamer als andere, weniger intensive Interventionen (Evidenzstufe Ia: Stead und Lancaster 2005, Cochrane-Review). Anleitungen zur Selbsthilfe scheinen wirksamer zu sein als keinerlei Hilfestellung. Die durch Selbsthilfemanuale erzielten Effekte sind zwar nur schwach ausgeprägt, lassen sich jedoch möglicherweise durch individuell zugeschnittene Programme steigern (Evidenzstufe Ia: Lancaster und Stead 2005a, Cochrane-Review).

In Deutschland sind Selbsthilfemanuale erhältlich, deren Wirksamkeit in Studien überprüft wurde (z. B. Batra und Buchkremer 2006).

EBM

Durch verhaltenstherapeutische Einzelberatung lässt sich unabhängig von der Intensität der Beratungsgespräche die Rate abstinenter Raucher steigern (Evidenzstufe Ia: Lancaster und Stead 2005b, Cochrane-Review). In ihrer Intensität vergleichbare verhaltenstherapeutische Gruppen- und Einzeltherapien weisen hinsichtlich des Therapieansprechens keine signifikanten Unterschiede auf.

Medikamentöse Entwöhnungshilfen

Die medikamentösen Behandlungsprogramme zielen auf eine Unterdrückung der Entzugssymptome und des Rauchverlangens ab. Dies gilt insb. in der Kombination psychotherapeutischer und pharmakotherapeutischer Maßnahmen.

EBM

Durch Pharmakotherapie (Nikotinersatztherapie, Bupropion, Vareniclin) plus behaviorale Unterstützung (z. B. in Form von Beratungsgesprächen) lassen sich – verglichen mit *treatment as usual* bzw. einer Minimalintervention – die Abstinenzraten über einen Zeitraum von mindestens 6 Monaten erheblich (zwischen 70 und 100 %) steigern (Evidenzstufe Ia: Stead und Lancaster 2012; Cochrane-Review).
Raucher, die mithilfe einer Nikotinersatztherapie, Bupropion oder Vareniclin abstinent geworden sind, haben nach 12 Monaten im Schnitt 4–5 kg Gewicht zugenommen. 16 % der Raucher haben Gewicht verloren und 13 % mehr als 10 kg zugenommen (Evidenzstufe Ia: Aubin et al. 2012; qualitätsüberprüfter Review). Bei der Interpretation dieses Befunds ist jedoch die Heterogenität der eingeschlossenen Studien zu berücksichtigen.

Nikotinersatztherapie

In Deutschland sind nur **Pflaster, Kaugummi** und **Nasenspray** gebräuchlich. Die Erfolgszahlen waren von Therapiedauer, Setting und Intensität einer zusätzlichen therapeutischen Unterstützung unabhängig. Es fanden sich Hinweise, dass bei starken Rauchern eine Kombinationsbehandlung mit verschiedenen Nikotinersatzpräparaten effektiver ist.

Nikotin gilt als wichtigste suchterzeugende Substanz im Tabakrauch. Durch die Nikotinsubstitution ist es möglich, reines Nikotin ohne Schadstoffe zu verabreichen, sodass i. R. der begleitenden psychotherapeutischen Behandlung eine bewusste Auseinandersetzung mit der eigenen Tabakabhängigkeit stattfinden kann. Bei der Nikotinsubstitution treten keine Nikotinspitzen wie beim Tabakkonsum auf; bei Ausbleiben solcher „Verstärkereffekte" ist eine Abhängigkeitsentwicklung eher unwahrscheinlich.

Aufgrund der teilweise falschen Vorstellungen von den Nikotinwirkungen auf das Herz-Kreislauf-System werden in den Fachinformationen zahlreiche Kontraindikationen angegeben und Warnhinweise ausgesprochen, die einer Revision bedürfen. Die vasokonstriktorischen Wirkungen sind mehr den inhalierten Produkten und dem CO als dem Nikotin zuzuschreiben. Das trifft möglicherweise auch für die Nikotinanwendung während der Schwangerschaft zu.

Grundsätzlich sollte eine Nikotinersatztherapie in ausschleichender Dosierung über einen Zeitraum von wenigstens 12 Wochen erfolgen. Obwohl insb. die die Suchtentwicklung fördernden Nikotinspitzen fehlen, gibt es klinisch vormals schwer abhängige Patienten, denen der vollständige Verzicht auf Nikotinersatzprodukte schwerfällt.

Bupropion und andere Antidepressiva

Bupropion ist ein nicht-trizyklisches Antidepressivum (Elontril®), das in Deutschland unter dem Namen Zyban® als einziges Antidepressivum für die Raucherentwöhnung zugelassen ist. Der Wirkmechanismus wird über eine schwache Wiederaufnahmehemmung von Nordrenalin und Dopamin erklärt.

Die wesentlichen Nebenwirkungen sind Schlafstörungen und Mundtrockenheit. Bei einer Dosis von 300 mg/d in retardierter Form und unter Ausschluss der Risikopopulation (Patienten mit epileptischen Anfällen in der Anamnese, Raucher mit einer Essstörung) ist das Risiko des Auftretens von **epileptischen Anfällen** nicht höher als unter anderen Antidepressiva (ca. 0,1 %).

EBM

In einem Cochrane-Review mit insgesamt 90 eingeschlossenen Studien, die Antidepressiva in der Raucherentwöhnung untersuchten, fand sich Evidenz für Bupropion (65 Studien) und Nortriptylin (10 Studien) zur Unterstützung der Raucherentwöhnung, jedoch nicht für SSRI, Moclobemid oder Venlafaxin (Evidenzstufe Ia: Hughes et al. 2014).
In einer weiteren Cochrane-Arbeit ergab sich zwischen Naltrexon und einer Placebomedikation im Langzeitverlauf hinsichtlich Abstinenzraten keinerlei Überlegenheit für das Verum. Auch durch die Kombination mit einer Nikotinersatztherapie ließen sich die Abstinenzraten nicht steigern (David et al. 2013; Cochrane-Review).

In den ersten 6 Tagen sollte nur 1 retardierte Tbl. à 150 mg eingenommen werden, ab Tag 7 kann man mit der Standarddosis von 2 Tbl. pro Tag beginnen. Der Abstand zwischen beiden Einnahmen sollte mindestens 8 h betragen; die letzte Einnahme sollte nicht später als 17 Uhr erfolgen. Der Raucher sollte den Tabakkonsum erst nach der 1. Behandlungswoche einstellen und die Medikation bis wenigstens 6 Wochen nach Abstinenzbeginn fortführen.

Vareniclin Vareniclin (Champix®) ist ein selektiver partieller Agonist am $\alpha_4\beta_2$-Rezeptor mit gleichzeitiger agonistischer und antagonistischer Aktivität. Hierdurch wird die Bindung von Nikotin an den Rezeptor verhindert und weniger Dopamin ausgeschüttet. Es hat keine suchterzeugende Wirkung und ist seit 2007 in Deutschland zugelassen. Einerseits sollen Verlangen und Entzugssymptome reduziert (Aktivität als Agonist), andererseits Belohnungs- und

Wiederholungseffekte des Rauchens bei Rückfall reduziert werden (Aktivität als Antagonist). Der Behandlungszeitraum sollte 12 Wochen betragen. Das Medikament soll in der ersten Woche auftitriert (Tag 1–3: 1 × 0,5 mg, Tag 4–7: 2 × 0,5 mg) und dann 2 × tgl. 1 mg eingenommen werden. Eine meist leichte Übelkeit tritt in ca. 30 % d. F. auf. Weitere häufige Nebenwirkungen sind abnorme Träume, Schlaflosigkeit und Kopfschmerzen. Die Abstinenzraten in den klinischen Studien betrugen 44 % der Patienten nach Ende der Behandlung und 22 bzw. 24 % nach 1 Jahr (Gonzales et al. 2006; Jorenby et al. 2006). Eine zusätzliche begleitende Gruppenpsychotherapie ist sinnvoll. Die Indikation bei Anamnese psychiatrischer Erkrankungen sollte jedoch vorsichtig gestellt und ein sorgfältiges Monitoring durchgeführt werden (FDA 2011).

EBM

Eine gepoolte Cochrane-Analyse von 11 Studien fand, dass Vareniclin in Standarddosierung die Chance auf einen Abstinenzerfolg um den Faktor 2–3 erhöhte. Auch niedrigere Dosierungen erhöhten den Erfolg. In drei Studien gelang mit Vareniclin mehr Patienten das Aufhören als mit Bupropion. Mögliche unerwünschte Wirkungen im psychischen Bereich sind insb. Depression, Agitiertheit und Suizidalität (Evidenzstufe Ia: Cahill et al. 2012). Die Gabe von Vareniclin in einer Erhaltungsdosis von 2 × tgl. 1 mg ist mit unerwünschten gastrointestinalen Nebenwirkungen wie Übelkeit und Obstipation verbunden (Evidenzstufe Ia: Leung et al. 2011; qualitätsüberprüfter Review).

Akupunktur und verwandte Techniken

Akupunktur wird im Westen seit den 1970er-Jahren v. a. gegen die Entzugssymptomatik bei Nikotin- und Alkoholentzug unterstützend angewendet (Brewington et al. 1994). Zur Raucherentwöhnung werden zwei Basis-Akupunkturtechniken angewandt: Die Nadeln werden für die Dauer einer Behandlung (ca. 15–20 min) ab dem Tag des Rauchstopps, ggf. in den Folgetagen, appliziert. Alternativ können spezielle Nadeln über mehrere Tage üblicherweise am Ohr angebracht werden. Sobald Entzugssymptome auftreten, sollen die Patienten diese Nadeln stimulieren. Die Stimulation kann auch durch Samen oder kleine Kügelchen erfolgen (Akupressur).

EBM

In einen Cochrane-Review gingen 38 kontrollierte Studien zur Akupunktur ein: Den Autoren zufolge fand sich keine konsistente empirische Evidenz für die Wirksamkeit von Akupunktur, Akupressur, Lasertherapie oder Elektrostimulation. Akupunktur ist weniger gut wirksam als Nikotinkaugummis (White et al. 2014).

Raucherentwöhnung für Schwangere

Rauchen bleibt einer der wenigen potenziell vermeidbaren Risikofaktoren, die mit niedrigem Geburtsgewicht, Frühgeburt und perinataler Sterblichkeit assoziiert sind. Deshalb wurden für Schwangere zahlreiche spezifische Therapieprogramme entwickelt, die sich als effektiv erwiesen haben (Lumley et al. 2002). Entsprechende Beratungsleitfäden mit Therapieempfehlungen sind kostenfrei erhältlich (Brecklinghaus et al. 2004). Bei Therapieresistenz gegenüber nichtmedikamentösen Behandlungsverfahren wird zunehmend der Einsatz von Nikotinersatzpräparaten auch bei Schwangeren diskutiert.

EBM

Für eine empirisch fundierte Beurteilung der Wirksamkeit einer Nikotinersatztherapie ist jedoch die aktuelle Datenlage unzureichend (Coleman et al. 2012, Cochrane-Review).

Resümee

Tabakkonsum stellt eine ernst zu nehmende Bedrohung der Volksgesundheit dar. Viele Raucher sind tabakabhängig. Tabakentwöhnungstherapien sollten sowohl die biologischen als auch psychologischen Faktoren, die bei der Ätiologie der Tabakabhängigkeit wirksam sind, berücksichtigen. Evidenzbasierte Verfahren in der Behandlung der Tabakabhängigkeit sind sowohl nichtmedikamentöse Strategien wie Kurzinterventionen in Form von ärztlicher Beratung und Verhaltenstherapie (Einzel- und Gruppenbehandlung, Selbsthilfemanuale) als auch medikamentöse Behandlungsverfahren wie Nikotinersatztherapie und die Behandlung mit Bupropion oder Vareniclin.

9.4 Drogenbedingte Störungen

9.4.1 Terminologie und einleitende Bemerkungen

Während in der Alltagssprache und bei epidemiologischen Betrachtungen häufig zwischen „weichen" (z. B. Cannabis) und „harten" Drogen (z. B. Heroin, Kokain) unterschieden wird, oft unter der impliziten Annahme einer größeren Gefährlichkeit und Bedrohlichkeit der harten Drogen und einer möglichen Rolle der weichen Drogen als „Einstiegsdrogen", enthalten sich sowohl die ICD-10 als auch das DSM-5 derartiger Wertungen.

Diagnostische und therapeutische Empfehlungen im Drogenbereich sind nicht selten Gegenstand heftiger Diskussionen. Angesichts der Verschiedenartigkeit der nationalen Gesundheitssysteme und der Tatsache, dass die Therapie der Drogenabhängigkeit nicht nur medizinische, sondern auch psychologische und soziale Interventionen erfordert, sollten Forschung und Diskussion auf dem Weg von kontrollierten klinischen Studien zu einer Gestaltung des Behandlungssystems für Suchtkranke international kooperativ und ergänzend angelegt sein (Rehm und Fischer 2002).

9.4.2 Epidemiologie und Verlauf

Epidemiologische Daten zum Gebrauch und Missbrauch psychoaktiver Substanzen in Deutschland werden regelmäßig im Epidemiologischen Suchtsurvey (ESA; s. Kraus und Piontek 2013), im Bericht des nationalen REITOX-Knotenpunkts an die Europäische Beobachtungsstelle für Drogen und Drogensucht (EBDD; Pfeiffer-Gerschel et al. 2013) sowie im Jahrbuch Sucht der Deutschen Hauptstelle für Suchtfragen veröffentlicht. Die **Lebenszeitprävalenz** bei

Tab. 9.4 Prävalenz des Konsums illegaler Drogen nach Substanzen (in % der deutschen Bevölkerung zwischen 18 und 64 Jahren; nach Pfeiffer-Gerschel et al. 2013)

	Lebenszeitprävalenz (%)	12-Monats-Prävalenz (%)
Cannabis	23,2	4,5
Amphetamine	3,1	0,7
Kokain	3,4	0,8
Ecstasy	2,7	0,4
LSD	2,2	0,3
Heroin	0,6	0,2

18- bis 64-Jährigen für irgendeine illegale Droge beträgt aktuell 23,9 %, die **12-Monats-Prävalenz** 4,9 %. Dabei ist Cannabis weltweit sowie in Deutschland nach wie vor die mit Abstand am häufigsten konsumierte illegale Droge (➤ Tab. 9.4). Erfahrungen mit anderen illegalen Drogen im Lebenszeitraum außer Cannabis berichten im Epidemiologischen Suchtsurvey (ESA) 2013 nur 6,3 % der Befragten. Noch niedriger sind die Werte für die 12-Monats-Prävalenz (1,4 %). Nennenswerte Werte erreichen darüber hinaus nur noch Kokain, Amphetamine, Ecstasy und Pilze. Der Konsum von Heroin, LSD und Crack ist nach wie vor auf bestimmte, zahlenmäßig deutlich kleinere Gruppen beschränkt.

Die Entwicklung der letzten Jahre zeigt, dass Heroin als konsumiertes Rauschmittel gegenüber anderen Rauschgiften offenbar an Bedeutung verliert, während die Anzahl der Kokain- und auch Amphetaminkonsumenten zunimmt. Seit Beginn der 1990er-Jahre ist ein steigender Trend zum Konsum nicht nur von Amphetaminen und LSD, sondern v. a. von Amphetaminderivaten festzustellen. Hierzu wird auch die besonders von Jugendlichen auf Partys und in Diskotheken konsumierte Droge **Ecstasy** gerechnet(. Die Bezeichnung Ecstasy gilt im engeren Sinne nur für die Substanz Methylendioxymethamphetamin (MDMA), wird heute aber auch für eine Reihe anderer Amphetaminderivate wie z. B. Methylendioxyethylamphetamin (MDE) und Methylendioxyamphetamin (MDA) verwendet. Ein wachsendes Problem stellen auch die Entwicklung und Verbreitung neuer psychoaktiver Substanzen (z. B. Spice und synthetische Cannabinoide) dar, auch in Bezug auf die Zeit und den Aufwand, den eine betäubungsmittelrechtliche Regelung erfordert. Dabei ist der oft gebrauchte Begriff *legal highs* irreführend, denn der Bundesgerichtshof hat bereits 1997 entschieden, dass Designerdrogen Arzneimittel i. S. des Arzneimittelgesetzes (AMG) sein können; diese unerlaubt in den Verkehr zu bringen ist strafbar (Drogen- und Suchtbericht 2013).

Resümee

Bei den illegalen Drogen nimmt die „weiche“ Droge Cannabis weltweit den ersten Platz ein. Unter den „harten“ Drogen gewinnen zunehmend stimulierende Substanzen wie Kokain sowie neue psychoaktive Substanzen und Designerdrogen (z. B. Ecstasy) an Bedeutung; hierbei bestehen z. T. erhebliche länder- und regionalspezifische Unterschiede.

9.4.3 Symptomatik und Typisierung

Alle hier besprochenen Substanzen wirken auf das Gehirn, wobei verschiedene exzitatorische bzw. inhibitorische Neurotransmittersysteme beteiligt sind (➤ Kap. 9.1). Die Wirkung unterliegt einer **Vielzahl modulierender Einflüsse,** sodass dieselbe Substanz je nach Dosis, Applikationsart, bestehender Toleranz, genetisch mitbedingten Metabolismusprozessen, Alter, Geschlecht, klinischem Status, Begleitkrankheiten usw. unterschiedliche Wirkungen wie Sedierung oder Stimulierung haben kann. Bei illegalen Drogen ist oft mit Zusatz- oder Ersatzstoffen zu rechnen.

Der bei Drogenabhängigen häufig zu beobachtende Gebrauch mehrerer Drogen (polyvalenter Missbrauch) führt zu zusätzlicher diagnostischer Unsicherheit und erfordert im klinischen Praxisalltag erhöhte Vorsicht, v. a. bei akuter Intoxikation. Immer ist auch differenzialdiagnostisch an das Vorliegen anderer, d. h. nicht substanzbedingter, Störungen oder Erkrankungen zu denken. Nur wenn dafür kein Anhalt besteht, können die nachfolgend beschriebenen diagnostischen Kategorien angewendet werden. Im Folgenden werden Symptomatik und Typisierung einzelner Substanzklassen skizziert.

Resümee

Die Wirkungen von Drogen auf das Gehirn und die damit verbundenen Auswirkungen auf Verhalten und klinische Symptomatik unterliegen – je nach Droge, Konsument und situativen Einflüssen – einer Vielzahl von modulierenden Bedingungen.

Cannabis

Unter Cannabis versteht man die Gesamtheit bioaktiver Substanzen der aus Asien stammenden Hanfpflanze **Cannabis sativa.** Die hinsichtlich ihrer euphorisierenden Wirkung wichtigste dieser Substanzen ist das Δ-9-Tetrahydrocannabinol (THC). Im Marihuana, das vorzugsweise aus den oberen Blättern, Vorblättern und Blütenstengeln der reifen weiblichen Pflanze gewonnen und meist in Zigarettenform konsumiert wird, beträgt der THC-Gehalt etwa 1–5 %. Im Haschisch, das aus dem an der Unterseite der Blätter in den Drüsenhaaren befindlichen Cannabisharz gewonnen wird, sind bis zu 10 % THC enthalten. Der THC-Gehalt kann je nach Sorte beträchtlich variieren. Neben dem Rauchen sind Essen und Schnupfen die üblichen Formen der Haschischaufnahme. Beim Rauchen treten die kardiovaskulären und zentralnervösen Wirkungen bereits innerhalb von 1 min nach Inhalation auf, erreichen ihr Maximum nach etwa 20–30 min und dauern etwa 2–3 h an. Bei der oralen Aufnahme beginnt die Wirkung nach etwa 30 min, erreicht nach etwa 2–3 h ihr Maximum und dauert etwa 3–6 h an. Cannabinoide wirken zentral hemmend auf die Aktivität der Adenylatcyclase. Es gibt Hinweise auf die Existenz spezifischer Cannabinoidrezeptoren. Beim Drogenscreening im Urin sind die Metaboliten bei gelegentlichem Konsum etwa 2–3 Tage, bei täglichem und starkem Konsum bis zu 4 Wochen lang nachweisbar.

Cannabisabhängigkeit und -missbrauch sind gemäß den allgemeinen Kriterien für Abhängigkeit und Missbrauch definiert (s. oben). Bei Cannabisabhängigkeit entwickelt sich i. Allg. **keine körperliche**

9

Abhängigkeit, jedoch wurde für die meisten Wirkungen von Cannabis eine Toleranzentwicklung berichtet. Die Cannabisintoxikation ist durch folgende klinisch bedeutsame maladaptive Verhaltens- oder psychische Änderungen gekennzeichnet: Beeinträchtigung der motorischen Koordination, Euphorie, Angst, Gefühl der zeitlichen Verlangsamung, Beeinträchtigung der Urteilsfähigkeit, sozialer Rückzug. Innerhalb von 2 h nach Cannabiskonsum können folgende Symptome auftreten: konjunktivale Injektion, gesteigerter Appetit, Mundtrockenheit und Tachykardie. Weitere Wirkungen des Cannabis sind: Reduktion des Augeninnendrucks, Bronchodilatation und Inhibition von Übelkeit und Erbrechen. Derartige Effekte wurden auch therapeutisch genutzt, z. B. die Anwendung von synthetischem Δ-9-THC bei zytostatikabedingter Übelkeit und Erbrechen.

Ein Subtyp der Cannabisintoxikation zeichnet sich durch **Wahrnehmungsstörungen** *(perceptual disturbances)* aus, die sich entweder in Halluzinationen bei intakter Realitätsprüfung (d. h. der Konsument weiß, dass die Halluzinationen substanzinduziert sind und nicht die äußere Realität widerspiegeln) oder als auditorische, visuelle oder taktile Illusionen äußern können. Selten treten bei Cannabiskonsum auch intoxikationsbedingte Delirien, psychotische oder Angststörungen auf.

Beim Absetzen von Cannabinoiden **(„Cannabis-Entzug")** wurden Stimmungsänderungen (Reizbarkeit, Ängstlichkeit) und physiologische Veränderungen (Schwitzen, Übelkeit, Schlafstörungen, Tremor) berichtet, v. a. bei vorher hochfrequentem Konsum sehr hoher Dosen. Die klinische Wertigkeit dieser Symptome ist jedoch unklar.

Resümee

Bei Cannabis ist der wichtigste Inhaltsstoff mit euphorisierender Wirkung das Δ-9-Tetrahydrocannabinol (THC), das in Marihuana und Haschisch mit einem Anteil von ca. 1–10 % enthalten ist. Bevorzugte Applikationsformen sind Rauchen, Essen und Schnupfen. Neben der euphorisierenden Wirkung können vegetative Symptome, Angstzustände, Beeinträchtigungen der Urteilsfähigkeit, sozialer Rückzug und z. T. auch Wahrnehmungsstörungen auftreten.

Halluzinogene

Zu den Halluzinogenen rechnet man pharmakologisch unterschiedliche Substanzklassen wie Ergotderivate (z. B. **LSD),** Phenylalkylamine (z. B. **Mescalin,** MDA, MDMA = **Ecstasy),** Indolalkaloide (z. B. Psilocybin) u. a. Die halluzinogenen Effekte variieren je nach Substanz bzgl. Wirkungseintritt und -dauer. So liegt das Wirkungsmaximum von MDMA (Ecstasy) bei etwa 30 min und die Wirkdauer bei etwa 4–6 h, während die Wirkung des LSD innerhalb von Minuten einsetzt, ihr Maximum nach etwa 2–4 h erreicht und etwa 12–14 h dauert. Ein körperliches Entzugssyndrom, wie es z. B. bei Opiatabhängigkeit zu beobachten ist, tritt bei Halluzinogenen nicht auf. **Toleranz** entwickelt sich eher schnell in Bezug auf die **euphorisierenden und psychedelischen** (griech. *delein,* offenbaren, manifest machen) Wirkungen der Halluzinogene, nicht jedoch hinsichtlich ihrer **vegetativen Wirkungen** (z. B. Blutdruckerhöhung, Tachykardie, Mydriasis, Hyperreflexie).

Empirisch bestehen Zweifel, ob Kriterien zur Beschreibung des Abhängigkeitssyndroms auch auf Halluzinogene angewendet werden sollten. Während für die Substanzklassen Alkohol, Cannabis, Kokain, Stimulanzien, Sedativa und Opiate empirische und statistische (faktorenanalytische) Belege für die Brauchbarkeit der Abhängigkeitskriterien vorliegen, konnte dieser Nachweis für die Halluzinogene nicht erbracht werden. So geben z. B. nur wenige Halluzinogenkonsumenten einen Kontrollverlust an. Weiterhin legen empirische Ergebnisse aus der Grundlagen- wie auch der angewandten Forschung eine differenziertere Betrachtung der Substanzklasse „Halluzinogene" nahe.

Auf der **pharmakologischen Ebene** scheint die halluzinogene Wirkung v. a. über die Aktivierung zentraler serotonerger 5-HT_2- sowie 5-HT_1-Rezeptoren vermittelt zu sein. Hierbei wirken „klassische" Halluzinogene wie z. B. das halbsynthetische LSD oder das Indol-Halluzinogen Psilocybin vermutlich als partielle 5-HT_2-Agonisten. Auch Phenylalkylamine wie MDMA (3,4-Methylendioxymethamphetamin, Ecstasy) oder MDE (3,4-Methylendioxy-N-ethylamphetamin, *Eve*) besitzen dosisabhängig eine halluzinogene Wirkung, jedoch wirken sie – vermutlich auf der Basis dopaminerger Mechanismen – auch amphetaminartig und nehmen eine Art Mittelstellung zwischen Stimulanzien und klassischen Halluzinogenen ein. So werden MDMA, MDE und andere ringsubstituierte Methamphetamin-Derivate von einigen Autoren als eigene Substanzklasse mit der Bezeichnung **„Entaktogene"** (engl. *entactogens)* geführt, da sie angeblich eine Berührung des eigenen Inneren ermöglichen (griech. *en,* innen; *tactus,* Berührung; *gen,* entstehen lassen). Die Wirkung dieser Entaktogene besteht neben der amphetaminähnlichen Stimulation in der Induktion angenehmer, leicht zu kontrollierender emotionaler Zustände mit Entspannung, Angstfreiheit und Glücksgefühlen. Diese Wirkung und die relativ leichte und billige Herstellungsmöglichkeit in Tablettenform („Designerdrogen") machen verständlich, warum die Entaktogene in Diskotheken und auf Partys von Jugendlichen rasche Verbreitung fanden. Für eine eigenständige Betrachtung der Entaktogene spricht auch, dass sie im Tierversuch andere Wirkungen auf die Motorik haben als Stimulanzien oder andere Halluzinogene.

Die **Halluzinogen-Intoxikation** kann sich in folgenden Symptomen äußern, die sich während oder kurz nach dem Halluzinogengebrauch entwickeln können: ausgeprägte Angst oder Depression; Beziehungsideen; Angst, den Verstand zu verlieren; Wahnideen; Beeinträchtigung der Urteilsfähigkeit; Beeinträchtigung der Erfüllung sozialer oder beruflicher Pflichten. Halluzinogenbedingte Änderungen der Wahrnehmung treten typischerweise im Zustand vollständiger Wachheit auf, z. B. subjektive Verstärkung von Wahrnehmungseindrücken, Depersonalisation, Derealisation, Illusionen, Halluzinationen, Synästhesien (Verschmelzung von Sinnesempfindungen).

Eine Intoxikation lässt sich anhand folgender Symptome während oder kurz nach dem Halluzinogengebrauch feststellen:

- Mydriasis
- Tachykardie
- Schwitzen
- Palpitationen
- Verschwommensehen
- Tremor
- Koordinationsstörungen

Typisch für Halluzinogene ist auch das mögliche Auftreten einer durch sie bedingten **persistierenden Wahrnehmungsstörung** (Flashback). Diese episodisch auftretenden Nachhallzustände von häufig sehr kurzer Dauer (Sekunden oder Minuten) äußern sich als Wiedererleben von zuvor im halluzinogen intoxizierten Zustand erlebten Wahrnehmungseindrücken, auch wenn der Gebrauch von Halluzinogenen inzwischen beendet wurde. Zu diesen möglichen Wahrnehmungsstörungen gehören z. B. geometrische Halluzinationen, falsche Bewegungswahrnehmungen im peripheren Gesichtsfeld, Farbblitze, intensive Farbeindrücke, positive Nachbilder, Makropsie und Mikropsie. Diese Wahrnehmungsstörungen werden als **Flashbacks** klassifiziert, wenn sie zu klinisch bedeutsamen Leiden oder Beeinträchtigungen in wichtigen Lebensbereichen führen.

Auch die Halluzinogene können Störungen wie intoxikationsbedingte Delirien, psychotische, affektive und Angststörungen induzieren. MDMA (Ecstasy) sowie MDA führen bei Ratten zu einem lang anhaltenden Serotoninmangel. Dieser liefert möglicherweise eine Erklärung für ein lebensbedrohliches klinisches Bild, das z. T. dem malignen neuroleptischen Syndrom ähnelt, sich in Koma, starker Hyperpyrexie, Verbrauchskoagulopathie, Rhabdomyolyse und akutem Nierenversagen äußert und bei Jugendlichen bzw. jungen Erwachsenen auftritt, die sich unter MDA- bzw. MDMA-Einfluss bei lang andauerndem Tanzen verausgaben. Dies sowie Berichte über Krampfanfälle, kardiale Arrhythmien und Leberversagen, selbst bei seltenem oder niederfrequentem Gebrauch, weisen auf die **potenzielle Gefährlichkeit** dieser Substanzen im Individualfall hin, auch wenn Tausende von Jugendlichen nach dem Gebrauch einer Designerdroge keine gravierenden Störungen erleben. Dabei ist zu beachten, dass bei der Analyse illegaler „Straßendrogen", die als Designerdrogen im Umlauf waren, der Anteil der Phenylalkylamine wie MDMA, MDE und MDA stark variierte (bis hin zum Fehlen dieser Substanzen) und oft Beimengungen von Koffein und anderen Drogen gefunden wurden. Darüber hinaus finden sich in Tierversuchen Hinweise, dass Entaktogene in unterschiedlichem Ausmaß und dosisabhängig neurotoxisch auf serotonerge und dopaminerge Neurone wirken. Sollten sich diese Hinweise bestätigen und den **Verdacht auf neurotoxische Schädigungen** auch beim Menschen begründen, so sollte dies nicht nur im Präventionsbereich berücksichtigt werden, sondern auch bei der Diskussion um den Einsatz derartiger Substanzen zur Unterstützung therapeutischer Prozesse, wie er von manchen Autoren vertreten wird.

Resümee
Unter Halluzinogenen (z. B. LSD, Psilocybin, Ecstasy) können ausgeprägte psychotische bzw. affektive Störungen auftreten. Wahrnehmungsstörungen treten meist im Zustand vollständiger Wachheit auf, u. U. in persistierender Form als Flashback. Neben vegetativen Reaktionen können sich lebensbedrohliche klinische Zustände entwickeln.

Inhalanzien

Auch für den absichtlichen Gebrauch oder die Exposition gegenüber flüchtigen Inhalanzien (Schnüffelstoffen, z. B. organische Lösungsmittel) – ausgenommen anästhetische Gase und kurz wirksame Vasodilatatoren – gelten die oben beschriebenen diagnostischen Kriterien der Abhängigkeit und des Missbrauchs. Eindeutige Belege für ein mögliches Entzugssyndrom (mit Reizbarkeit, Übelkeit, Schlafstörungen, Tremor, flüchtigen Illusionen) gibt es nicht. **Toleranzentwicklungen** bei massivem Konsum wurden berichtet, ebenso ein „Lösungsmittelschnüfflerausschlag" um Nase und Mund, unspezifische respiratorische Befunde (z. B. Nasenausfluss, Husten) sowie Verletzungen oder Brandwunden bei Inhalation entzündlicher Stoffe.

Viele der inhalierten Mittel bestehen aus einer Mischung verschiedener Substanzen, sind in einer Vielzahl kommerzieller Produkte enthalten und relativ leicht, legal und billig zu erwerben. Zu den inhalierten Stoffen gehören aliphatische und aromatische Kohlenwasserstoffe (z. B. in Klebstoffen, Benzin), halogenierte Kohlenwasserstoffe (z. B. in Reinigungsmitteln, Treibgasen) und andere flüchtige Substanzen. Durch das Inhalieren wirken diese Stoffe relativ rasch, oft innerhalb weniger Minuten.

Klinisch bedeutsame **Symptome der Intoxikation** bei absichtlichem Gebrauch oder kurzzeitig hoher Exposition sind z. B. Gleichgültigkeit, Streitlust, Apathie, Beeinträchtigung der Urteilsfähigkeit, Beeinträchtigung der Erfüllung sozialer oder beruflicher Verpflichtungen. Bei einer Intoxikation können während oder kurz nach dem Gebrauch von Inhalanzien folgende Symptome auftreten:

- Schwindel
- Nystagmus
- Koordinationsstörungen
- Undeutliche Sprache
- Unsicherer Gang
- Lethargie
- Reflexabschwächung
- Psychomotorische Verlangsamung
- Tremor
- Allgemeine Muskelschwäche
- Verschwommensehen oder Diplopie (Doppelbilder)
- Stupor oder Koma
- Euphorie

Weiterhin können Inhalanzien auch intoxikationsbedingte Delirien, persistierende Demenz, psychotische Störungen, affektive und Angststörungen sowie körperliche Erkrankungen (z. B. Leberschädigung, neurologische Störungen) induzieren. Durch Hypoxie, Elektrolytverschiebungen oder Arrhythmie kann es zum „plötzlichen Schnüfflertod" kommen.

Resümee
Inhalanzien (Schnüffelstoffe) führen neben psychischen Effekten wie Euphorie und Lethargie oft auch zu neurologischen Auffälligkeiten und Leberschädigungen.

Opioide

Von den zahlreichen chemisch unterscheidbaren natürlichen und synthetischen Opioiden mit klinischer Relevanz kommt dem halbsynthetischen Heroin derzeit die größte Bedeutung zu. Die Opioide mit hohem Missbrauchs- oder Abhängigkeitspotenzial wirken über den prototypischen μ-Rezeptor, z. B. das natürliche Opiat Morphin. Andere Opioide (z. B. Butorphanol) binden bevorzugt an den χ-, wieder andere (z. B. das endogene Met-Enkephalin oder synthetische Peptide) an den δ-Rezeptor. Der Begriff „Opioid" bezeichnet dabei irgendeine exogene Substanz, die an einen der verschiedenen Subtypen von Opioidrezeptoren bindet und einen agonistischen Effekt hat.

Heroin (Diacetylmorphin) ist potenter und lipidlöslicher als Morphin und passiert die Blut-Hirn-Schranke dadurch schneller, wird jedoch rasch zu 6-Monoacetylmorphin und Morphin hydrolysiert. Das synthetische Kodein (3-Methoxymorphin) ist vermutlich eine Vorstufe (Prodrug) ohne starke eigene Bindung an den μ-Rezeptor und wird nach seiner Absorption in Morphin umgewandelt. Methadon ist ebenfalls synthetisch und ein typischer μ-Rezeptoragonist, der bei wiederholter Anwendung über eine lang anhaltende Wirkdauer und verglichen mit Heroin bzw. Morphin über eine kaum euphorisierende Wirkung verfügt.

Opioide werden therapeutisch in Arzneimitteln wie Analgetika, Anästhetika und in Mitteln gegen Diarrhö oder Husten eingesetzt. Die missbräuchliche Verwendung kann i.v. oder oral erfolgen, auch Rauchen oder Schnupfen (z. B. bei relativ reinem Heroin) sind gängige Konsumarten.

Der Konsum von Opioiden wird durch die diagnostischen Kategorien „Opioidabhängigkeit" und „Opioidmissbrauch" nach den oben genannten globalen Kriterien beschrieben. Die Opioidabhängigkeit ist i. d. R. durch eine **bedeutsame Toleranzentwicklung** sowie das Auftreten von **Entzugssymptomen** bei abruptem Absetzen gekennzeichnet.

Die **Opioid-Intoxikation** ist gekennzeichnet durch initiale Euphorie, gefolgt von Apathie, Dysphorie, psychomotorischer Unruhe oder Verlangsamung, Beeinträchtigung der Urteilsfähigkeit oder der Erfüllung sozialer oder beruflicher Verpflichtungen. Diese Symptome treten während oder kurz nach dem Opioidgebrauch auf. Neben einer Pupillenkonstriktion (oder bei schwerer Überdosierung Pupillendilatation) können weiterhin folgende Symptome auftreten: Benommenheit oder Koma, verwaschene Sprache und Aufmerksamkeits- oder Gedächtnisstörungen. Schwere Intoxikationen können, z. B. durch Atemdepression, zum Tod führen. Auch bei der Opioid-Intoxikation können **Wahrnehmungsstörungen** *(perceptual disturbances)* bei intakter Realitätsprüfung auftreten. Ebenso sind opioidinduzierte Intoxikationsdelirien, psychotische, affektive sowie Sexual- und Schlafstörungen bekannt.

Das **Opioid-Entzugssyndrom** kann entweder durch die Beendigung (oder Reduktion) eines schweren und über mehrere Wochen oder länger anhaltenden Opioidgebrauchs oder aber durch die Verabreichung eines Opioidantagonisten (z. B. Naloxon, Naltrexon) nach einer Periode fortgesetzten Opioidkonsums hervorgerufen werden. Es ist durch folgende Symptome gekennzeichnet:

- Dysphorische Stimmung
- Übelkeit oder Erbrechen
- Muskelschmerzen
- Tränenfluss oder Rhinorrhö
- Pupillendilatation, Piloarrektion („Gänsehaut") oder Schwitzen
- Diarrhö
- Gähnen
- Fieber
- Schlaflosigkeit

Bei Abhängigkeit von kurzfristig wirksamen Opioiden wie Heroin treten akute Entzugssymptome meist innerhalb von 6–24 h nach der letzten Applikation auf und dauern in unterschiedlicher Intensität etwa 5–7 Tage an. Bei längerfristig wirksamen Opioiden wie Methadon kommt es etwa innerhalb von 2–4 Tagen (z. T. auch früher) zu Entzugserscheinungen, nicht selten mit einem protrahierten und von den Betroffenen als sehr unangenehm erlebten Verlauf. Weniger akute bzw. chronisch anhaltende Symptome wie Schlaflosigkeit, Dysphorie, Angst, Anhedonie und das Verlangen nach der Droge *(Craving)* bestehen nach dem Absetzen des Opioids oft noch über Wochen und Monate fort.

Resümee

Opioide (v. a. Heroin, Morphin) führen initial zu Euphorie, gefolgt von Apathie, Dysphorie und weiteren psychischen Störungen bis hin zu Intoxikationsdelirien und psychotischen Störungen. Auf der körperlichen Ebene ist aus diagnostischer Sicht die Pupillenkonstriktion relevant, weiterhin bei Reduktion oder Absetzen der Opioide das Auftreten eines Opioid-Entzugssyndroms.

Kokain und andere Stimulanzien

Kokain und die **Amphetamine** zeigen trotz unterschiedlicher Wirkmechanismen beim Gebrauch durch den Menschen sehr ähnliche Effekte hinsichtlich Intoxikation, Entzug und Toxizität. Beide führen zu einer sehr raschen Wirkung in Form einer äußerst angenehm beschriebenen Gefühlslage, die im Amerikanischen als **Rush** bezeichnet wird. Die Konsumenten berichten einen höheren Grad an Wachheit, Euphorie und Wohlbefinden. Ruhe- und Schlafbedürfnis sind reduziert. Der Rush hält nur wenige Minuten an, während andere psychische und physiologische Effekte länger andauern und sich erst mit den abnehmenden Plasmaspiegeln zurückbilden. Beide Substanzen können zu einem paranoiden Syndrom bis hin zu akuten psychotischen Bildern führen, die schwer von einer Schizophrenie zu unterscheiden sind.

Beide Substanzen haben eine ausgeprägte verstärkende Wirkung auf das Gehirn. Sie aktivieren mesolimbische und mesokortikale dopaminerge Neurone. Kokain wirkt dabei vermutlich primär über eine reversible Hemmung des Rücktransports von synaptisch freigesetztem Dopamin in die Nervenzelle, hemmt aber auch den Rücktransport anderer biogener Amine wie Noradrenalin und Serotonin. Amphetamin und seine Derivate wirken vermutlich primär über eine verstärkte Freisetzung von Dopamin, aber auch Noradrenalin in den synaptischen Spalt. Das funktionelle Resultat ist dabei das Gleiche: Sowohl Kokain als auch Amphetamin(-derivate) potenzieren die Dopaminwirkung.

Bei chronischem Gebrauch entwickelt sich eine gewisse Toleranz für die Effekte von Amphetamin. Dies scheint für Kokain nicht oder nur in geringerem Umfang zu gelten.

Die Wirkung von Kokain ist relativ kurz; seine HWZ im Plasma liegt zwischen 30 und 90 min. Metaboliten sind im Urin noch 24–

48 h nach der Einnahme nachweisbar. Amphetamin hat eine deutlich längere HWZ (7–19 h).

Die abhängig machende Potenz von Kokain und Amphetaminen ist als mäßig stark einzuschätzen. Nach amerikanischen Erfahrungen erfüllen rund 10 % der Personen mit entsprechender Konsumerfahrung die Kriterien einer **Abhängigkeit.** Bei den Abhängigkeitskriterien spielt der Substanzgebrauch zur Linderung von Entzugssymptomen eine geringere Rolle als bei den anderen Substanzklassen. Allerdings kann sich bei Kokain angesichts der starken euphorisierenden Effekte bereits nach kurzer Zeit eine Abhängigkeit entwickeln. Die relativ kurze Wirkdauer bei Kokain bedingt, dass Kokainabhängige in kurzer Zeit oft viel Geld ausgeben. Amphetamine dagegen wirken länger, sodass sie meist weniger häufig genommen werden; dabei kann es aufgrund einer **Toleranzentwicklung** oft auch zu exzessiven Dosissteigerungen kommen. Sowohl bei Kokain- als auch Amphetaminabhängigkeit sind häufig zwei Gebrauchsmuster unterscheidbar: ein eher episodischer und dabei oft exzessiver Konsum (engl. *binges*) sowie ein (fast) täglicher Gebrauch.

Kokain kann auf verschiedene Weise konsumiert werden: oral, durch Injektion, Absorption über die Nasenschleimhäute oder Inhalation und Absorption durch die Lungenalveolen. Die Inhalation von Kokain als freie Base führt unmittelbar zur Absorption und zum raschen Wirkungseintritt. Die üblicherweise zum Schnupfen oder zur Injektion verwendete wasserlösliche Form Kokainhydrochlorid eignet sich zum Rauchen weniger gut, da es durch die Verbrennungshitze weitgehend zerstört wird. **Crack** ist eine harte, weiße Substanz mit Verunreinigungen, die durch Erhitzen von Kokainhydrochlorid mit Natriumbikarbonat zu einer verunreinigten freien Base führt, die beim Rauchen ein typisches Geräusch *(crackling sound)* hervorruft. Schließlich gibt es noch Kokainsulfat bzw. Coca-Paste, ein Intermediärprodukt, das meist Lösungsmittel enthält. Nicht selten wird Kokain mit Heroin gemischt und injiziert (Straßenname: Speedball).

Auch Amphetamine können oral, i.v. oder – wie z. B. das Metamphetamin (Straßennamen: **Speed, Crystal Meth**) – über die Nasenschleimhaut (sog. Schnupfen) appliziert werden. Eine besonders reine und kristalline Form des Metamphetamins (Straßenname: **Ice**) kann aufgrund des niedrigen Siedepunkts auch geraucht bzw. verdampft werden und entfaltet eine rasche und stark stimulierende Wirkung. Neben der Stoffgruppe der Amphetamine mit substituierter Phenylethylstruktur werden zu den amphetaminähnlichen Substanzen wirkungsähnliche Stoffe wie Methylphenidat und auch natürlich in Pflanzen vorkommende Stimulanzien wie Khat gerechnet. Amphetamine und amphetaminähnliche Substanzen finden sich auch als Inhaltsstoffe in Appetitzüglern und kommen bei der Behandlung hyperaktiver Kinder zur Anwendung, wobei hier die Suchtgefahr selbst bei mehrjähriger Therapie gering ist.

Die **Kokain- und Amphetamin-Intoxikation** manifestieren sich in affektiven Symptomen wie Euphorie oder affektiver Abstumpfung, Änderungen in der sozialen Umgänglichkeit, Hypervigilanz, zwischenmenschlicher Sensibilität, Angst, Anspannung oder Ärger, stereotypen Verhaltensweisen, Beeinträchtigungen des Urteilsvermögens oder Beeinträchtigung der sozialen oder beruflichen Leistungsfähigkeit. Des Weiteren können folgende Symptome auftreten:

- Tachykardie oder Bradykardie
- Pupillendilatation
- Erhöhter oder erniedrigter Blutdruck
- Schwitzen oder Frösteln
- Übelkeit oder Erbrechen
- Gewichtsverlust
- Psychomotorische Agitiertheit oder Verlangsamung
- Muskelschwäche, Atemdepression, Brustschmerzen oder Herzrhythmusstörungen
- Verwirrtheit, Krampfanfälle, Dyskinesien, Dystonien oder Koma

Bei Kokain- bzw. Amphetamin-Intoxikationen können ebenso wie bei Cannabis-, Heroin- und Phencyclidin-Intoxikationen **Wahrnehmungsstörungen** *(perceptual disturbances)* bei intakter Realitätsprüfung vorkommen. Substanzinduzierte Intoxikationsdelirien, psychotische, affektive sowie Angst-, Sexual- und Schlafstörungen können auftreten.

Aus klinischer Sicht ist zu beachten, dass es bei der **Kombination von Stimulanzien mit trizyklischen Antidepressiva** zu einer potenzierenden Interaktion kommen kann. Insbesondere die Kombination von MAO-Hemmern mit Stimulanzien ist gefährlich, da auch Stimulanzien die Monoaminoxidase blockieren und dadurch adrenerge Krisen verursachen können. Neuroleptika, Beta-Rezeptorenblocker und Barbiturate dagegen wirken gegenüber Stimulanzien eher antagonistisch und können deshalb auch bei Intoxikationen mit Stimulanzien eingesetzt werden.

In den letzten Jahren wurde die Ansicht, fortgesetzter Kokain- bzw. Amphetaminkonsum führe nicht zu wesentlichen Entzugserscheinungen, revidiert. Es kommt zwar nicht zu ausgeprägten vegetativen Zeichen einer Entzugssymptomatik wie z. B. beim Heroin- oder Alkoholentzug, wohl aber zu deutlichen psychischen und auch physiologischen Auswirkungen, die nach Absetzen oder Reduktion als Entzugssymptomatik beschrieben wurden. Dabei können innerhalb von wenigen Stunden bis einigen Tagen nach Beendigung oder Reduktion eines schweren und fortgesetzten Kokain- bzw. Amphetamingebrauchs eine dysphorische Stimmung sowie folgende Symptome auftreten:

- Müdigkeit
- Lebhafte, unangenehme Träume
- Schlaflosigkeit oder Hypersomnie
- Appetitsteigerung
- Psychomotorische Verlangsamung oder Unruhe

Obgleich nach Beendigung des Gebrauchs etliche Kokainabhängige keine oder nur wenige klinisch bedeutsame Entzugssymptome aufweisen, kann es – v. a. nach Perioden wiederholten und hochdosierten Gebrauchs – zu akuten Entzugssymptomen (engl. *crash*) kommen, in deren Rahmen depressive Symptome mit Suizidideen oder suizidalem Verhalten auftreten können. Dies gilt im Wesentlichen auch für das Absetzen von Amphetaminen bei Amphetaminabhängigen.

Resümee

Kokain, Amphetamin und andere Stimulanzien führen zu Wachheit, Euphorie und Wohlbefinden, reduziertem Ruhe- und Schlafbedürfnis und anderen vegetativen Zeichen der Aktivierung. Der Entzug dieser Substanzen führt vorwiegend zu Störungen im psychischen, besonders im affektiven (dysphorische Stimmung), weniger im körperlich-vegetativen Bereich.

Koffein

Auch für Koffein werden, v. a. bei lang anhaltendem und hoch dosiertem Konsum, Aspekte der Abhängigkeit mit Toleranzentwicklung und möglichen Entzugserscheinungen diskutiert, auch wenn die klinische Wertigkeit der Symptome noch nicht eindeutig gesichert ist. Koffein ist in verschiedenen Genussmitteln wie Kaffee (gebrüht: ca. 600 mg/l) und Tee (250 mg/l) enthalten, aber auch in Arzneimitteln wie Analgetika oder Grippemitteln sowie als Monopräparat in Tabletten. Auch sog. Energy-Drinks weisen oft beträchtliche Koffeinmengen auf. Koffein (chemisch 1,3,7-Trimethylxanthin) gehört zur Gruppe der natürlich vorkommenden Purine. Es wirkt vermutlich kompetitiv antagonistisch an Adenosinrezeptoren mit erhöhter Freisetzung von Katecholaminen, möglicherweise auch als inverser Agonist an Benzodiazepin-Rezeptoren.

Bei einer Koffein-Intoxikation können sich folgende Symptome während oder kurz nach dem Koffeinkonsum entwickeln:
- Rastlosigkeit
- Nervosität
- Erregung
- Schlaflosigkeit
- Gesichtsrötung
- Diurese
- Gastrointestinale Störungen
- Muskelzucken
- Weitschweifiger Gedanken- und Redefluss
- Tachykardie oder kardiale Arrhythmie
- Perioden von Unerschöpfbarkeit
- Psychomotorische Agitiertheit

Phencyclidin

Auch Phencyclidin (PCP), eine Substanz, die erstmals 1926 synthetisiert und später als Anästhetikum eingesetzt, dann aber wegen ihrer psychischen Nebenwirkungen nicht vermarktet wurde, führt zu den oben definierten Zuständen der Abhängigkeit und des Missbrauchs. Allerdings konnten Toleranzentwicklung oder Entzugserscheinungen beim Menschen bisher nicht eindeutig nachgewiesen werden. PCP ist unter Straßennamen wie *Angel Dust, Peace Pill* oder *Hog* bekannt, und es existieren mehr als 30 synthetische PCP-Analoga. Zu den PCP-ähnlichen Substanzen werden auch ähnlich wirkende Stoffe wie das Ketamin gerechnet.

PCP wird üblicherweise in Tabak- oder Marihuanazigaretten geraucht oder aber oral oder i.v. zugeführt. Es wirkt über eigene PCP-Rezeptoren im Gehirn, die exzitatorische NMDA- oder glutamatvermittelte Effekte modulieren, beeinflusst jedoch auch das dopaminerge System i. S. amphetaminartiger Effekte und moduliert das serotonerge sowie das cholinerge System.

Die **Phencyclidin-Intoxikation** äußert sich in Gleichgültigkeit, Feindseligkeit, Impulsivität, Unberechenbarkeit, psychomotorischer Unruhe, Beeinträchtigung der Urteilsfähigkeit oder Beeinträchtigung der Erfüllung sozialer oder beruflicher Verpflichtungen und tritt während oder kurz nach dem Gebrauch der Substanz auf (bei oraler Anwendung Höhepunkt etwa 2 h nach Einnahme).

Bei PCP-Intoxikation können innerhalb von 1 h (schneller beim Rauchen, Schnupfen oder i.v. Gebrauch) folgende **Symptome** auftreten:
- Vertikaler oder horizontaler Nystagmus
- Hypertonie oder Tachykardie
- Taubheitsgefühl oder verminderte Schmerzempfindlichkeit
- Ataxie
- Dysarthrie
- Muskelsteifheit
- Krampfanfälle oder Koma
- Hyperakusis

Bei PCP-Intoxikation können ebenso wie bei Cannabis- und Heroin-Intoxikation **Wahrnehmungsstörungen** *(perceptual disturbances)* bei intakter Realitätsprüfung vorkommen, auch substanzinduzierte Intoxikationsdelirien und Koma, psychotische Störungen und Katatonie, affektive sowie Angststörungen.

Resümee
Phencyclidin (PCP) führt neben neurologischen Symptomen zu Gleichgültigkeit, Feindseligkeit, Impulsivität, Unberechenbarkeit, psychischer Unruhe und Beeinträchtigung der Urteilsfähigkeit.

Gamma-Hydroxybuttersäure (GHB)

Gamma-Hydroxybuttersäure (GHB) (4-Hydroxybuttersäure; $C_4H_8O_3$) hat in den letzten 2 Jahrzehnten v. a. in den USA Aufsehen erregt, nicht zuletzt durch Medienberichte, in denen die Substanz als Partydroge mit euphorisierender oder enthemmender Wirkung oder als *date rape drug* oder K.O.-Substanz bezeichnet wurde, die dazu dienen sollte, Menschen in einen willenlosen oder gefügigen Zustand zu versetzen. Darüber hinaus wurden GHB sowie Prodrugs wie Gamma-Butyrolacton (GBL) und 1,4-Butanediol aufgrund ihrer angeblichen Stimulation des Wachstumshormons als Dopingmittel und von Bodybuildern eingenommen. Als Medikament wird GHB rezeptpflichtig in der Anästhesie sowie zur Behandlung der Narkolepsie eingesetzt.

Die Substanz kommt in fester Form als weißes Pulver wie auch als farblose Flüssigkeit auf den Markt, wobei Bezeichnungen wie „flüssiges Ecstasy" (engl. *liquid ecstasy*) in die Irre führen, da GHB keinerlei chemische Ähnlichkeit mit MDMA hat und auch das Wirkungsspektrum nicht identisch ist.

GHB kommt zum einen als eigenständiger endogener Neurotransmitter vor, zum anderen kann sie synthetisch hergestellt werden und als exogen zugeführte Substanz die Blut-Hirn-Schranke passieren. GHB kann als Analogon des Neurotransmitters GABA angesehen werden, wobei beide Neurotransmitter im Gehirn metabolisch wechselseitig ineinander übergeführt werden können. Es gibt Hinweise, dass GHB mit hoher Affinität auf GHB-eigene Rezeptoren wirkt, jedoch scheinen ihre biologischen Effekte bei exogener Zufuhr (und damit relativ hoher Anreicherung im Hirngewebe) v. a. auf ihrer schwächer affinen Wirkung auf $GABA_B$-Rezeptoren zu beruhen (Snead und Gibson 2005).

GHB hat eine kurze HWZ (20–30 min), der maximale Plasmaspiegel wird ca. 40 min nach oraler Einnahme erreicht. Im Urin ist die Substanz bis zu 12 h nach Einnahme nachweisbar. Die Nachweisverfahren (Gaschromatografie/Massenspektrometrie, GC/MS) sind aufwendig.

Bei einer Dosis von 20–30 mg/kg KG kommt es zu Euphorie, Gedächtnisproblemen, Dösigkeit und Schlaf. Ab der doppelten Dosis können komatöse Zustände in Verbindung mit Myoklonien, Bradykardie, Hypoventilation und Atemdepression auftreten.

Der in den Medien und von Konsumenten stellenweise vermittelte Eindruck einer relativ sicheren Substanz täuscht. Zwar kommt es nach einer Intoxikation mit bis zu komatösen Zuständen aufgrund der kurzen HWZ relativ rasch zu einer Erholung; jedoch können die atem- und kreislaufdepressiven Wirkungen zum Tod führen, besonders wenn es durch die zusätzliche Einnahme von Alkohol oder Sedativa zu Wechselwirkungen kommt. Bei GHB ist deshalb von einer relativ engen therapeutischen Breite auszugehen. Ein spezifisches Antidot gibt es nicht, die Behandlung ist supportiv und symptomatisch.

Ähnliche Vorsicht ist hinsichtlich möglicher Entzugserscheinungen geboten. Obgleich bei gelegentlichem Gebrauch oder bei täglicher Einmaldosis i. R. einer medikamentösen Narkolepsiebehandlung i. d. R. keine Entzugssymptome auftreten, können sich bei hochfrequentem abhängigem Gebrauch, z. B. alle 1–3 h, nach dem Absetzen innerhalb von Stunden bis Tagen schwere und lebensbedrohliche Entzugssymptome entwickeln. Diese zeigen sich als Tremor, Tachykardie, Unruhe, Schlaflosigkeit, Angst, Übelkeit und Erbrechen sowie arterielle Hypertonie bis hin zum Delir in Fällen schwerer Abhängigkeit und können bis zu 2 Wochen bestehen. Bei Behandlungserfordernis sind Benzodiazepine die Mittel der 1. Wahl, bei Nichtwirksamkeit Pentobarbital, während Neuroleptika oder Antikonvulsiva nicht effektiv sind.

Das Abhängigkeitspotenzial von GHB ist bei gelegentlichem Gebrauch oder i. R. einer Narkolepsiebehandlung relativ gering, hoch dagegen bei Konsumenten, welche die Substanz häufig und über längere Zeit als Antidepressivum, Schlafmittel, Gewichtsreduktions- oder Dopingmittel einsetzen.

Resümee

Gamma-Hydroxybuttersäure (GHB) kann als Analogon des Neurotransmitters GABA synthetisch hergestellt werden, wird wegen seiner euphorisierenden und enthemmenden Wirkung u. a. als Partydroge angewendet und hat bei relativ enger therapeutischer Breite potenziell lebensbedrohliche Nebenwirkungen.

Multipler Substanzgebrauch

Störungen durch multiplen Substanzgebrauch liegen nach ICD-10 dann vor, wenn **mehrere Substanzen** konsumiert werden und **kein Stoff oder keine Stoffgruppe vorherrscht.** Die Substanzaufnahme erfolgt chaotisch und wahllos, oder Bestandteile verschiedener Substanzklassen sind untrennbar vermischt.

Störungen im Zusammenhang mit anderen (oder unbekannten) Substanzen

Eine Vielzahl weiterer Substanzen kann psychotrope Effekte aufweisen bzw. zu psychischen Störungen führen. Hierzu gehören z. B. anabole Steroide, Nitrit-Inhalanzien (Straßenname: Poppers), salpetrige Oxide (Lachgas), Betelnüsse und Kava (Substanz aus der südpazifischen Pfefferpflanze) sowie neue psychoaktive Substanzen.

9.4.4 Ätiologie und Pathogenese

Insgesamt geht man heutzutage von einer multifaktoriellen Genese substanzgebundener Suchterkrankungen aus, bei der sowohl dispositionelle als auch lerngeschichtliche, genetisch-biologische sowie psychologische und soziokulturelle Einflüsse zusammenwirken (➤ Kap. 9.1, ➤ Abb. 9.1 und ➤ Abb. 9.2).

9.4.5 Differenzialdiagnostischer Prozess und Komorbidität

Durch Drogen ausgelöste akute Störungen bzw. Intoxikationen unterscheiden sich symptomatisch oft nicht von anderen organischen oder endogenen Psychosen. So wurden z. B. halluzinogene Substanzen wie LSD verwendet, um auf der symptomatologischen Ebene „Modellpsychosen" zu generieren. Für die Differenzialdiagnose wichtig sind daher sowohl anamnestische (v. a. auch fremdanamnestische) Angaben (z. B. über aktuellen Substanzgebrauch, schwere körperliche Erkrankungen) sowie aktuelle Laborbefunde (Drogenscreening) und Untersuchungen zum Ausschluss wesentlicher anderweitiger somatischer Störungen. So können delirante Zustände und Durchgangssyndrome z. B. im Rahmen von fieberhaften Infektionskrankheiten auftreten.

Bei der differenzialdiagnostischen Betrachtung drogenbedingter Intoxikationszustände kommt substanz- bzw. substanzklassenbezogenen Nachweisverfahren ein hoher Stellenwert zu. In der klinischen Praxis gebührt die wichtigste Rolle dem **Drogenscreening**. Dabei ist zu beachten, dass derartige Screeningverfahren meist nur einen **qualitativen** (und nicht quantitativen) **Nachweis** ermöglichen und eine **hohe Sensitivität** anstreben (z. T. ≥ 98 %), was oft **auf Kosten der Spezifität** geht und bei 30–35 % der Untersuchungen zu falsch positiven Ergebnissen führt. Oft basieren die Tests auf Immunassays (enzymatische oder Radioimmunassays). Positive Ergebnisse dieser Screeninguntersuchungen müssen i. d. R. vor allem bei wichtigen klinischen oder forensischen Entscheidungen durch teurere, spezifische und quantitative konfirmatorische Analysen, z. B. auf der Basis chromatografischer Verfahren, ergänzt werden. Die in ➤ Tab. 9.5 aufgeführten Nachweiszeiten für verschiedene Substanzen beim Drogenscreening im Urin (in Anlehnung an Schuckit 1995) sind nur als grobe Näherungswerte zu betrachten. So ist z. B. Cannabis bei regelmäßigem Konsum über ≥ 3 Wochen nachweisbar, ebenso Kokain (bzw. sein Metabolit Benzoylecgonin), bei regelmäßigem Konsum zusätzlich über ein paar

Tab. 9.5 Drogenscreening im Urin: Nachweisdauer verschiedener Substanzen

Substanz	Übliche Nachweisdauer
Amphetamine	48 h
Barbiturate • kurz wirksam • lang wirksam	24 h 7 Tage
Benzodiazepine	3 Tage
Cannabinoide	5 Tage
Kodein	48 h
Kokain	3 Tage
Methadon	3 Tage
Morphin	48 h
Phencyclidin	3–8 Tage

weitere Tage. Auch bei den Benzodiazepinen kann die Nachweisdauer je nach Wirksubstanz und Metabolitenmuster bis zu mehreren Wochen betragen.

Nichtinvasive Ansätze zum Nachweis drogenbedingter Wirkungen stellen z. B. die statische und dynamische Pupillometrie dar. Ein Verfahren zum Langzeitnachweis von Drogen über Wochen bzw. Monate ist die **Haarfollikelanalyse**. Hierbei macht man sich die Tatsache zunutze, dass die meisten Drogen über den Blutkreislauf auch die Haarfollikel erreichen und dort gespeichert werden. Unter der Annahme, dass die meisten Haare monatlich um eine bestimmte Länge wachsen, kann man bei der Analyse verschiedener Haarsegmente den Monat schätzen, in dem eine Person Kontakt mit bestimmten Drogen hatte. Auch dieser Ansatz ist qualitativer Natur, und bzgl. seiner **Sensitivität und Spezifität** besteht derzeit noch keine einheitliche Einschätzung.

Klinische Instrumente zur Selbst- und Fremdbeurteilung spielen sowohl zu Screeningzwecken als auch für die Diagnosesicherung eine Rolle. Zur näheren und standardisierten Beschreibung der Drogenabhängigkeit dienen Instrumente wie der *Addiction Severity Index* (ASI) oder das *Composite International Diagnostic Interview Substance Abuse Module* (CIDI-SAM

Auch wenn Studien zur **Komorbidität** etliche Unterschiede im Untersuchungsdesign und in der angewandten Methodik aufweisen, so lassen sich doch klare empirische Belege für das gemeinsame Auftreten von drogenbedingten und anderen psychischen Störungen finden (Fridell und Nilson 2004):

- **Rund 80 %** aller Patienten, bei denen eine Drogenabhängigkeit diagnostiziert wurde, leiden zusätzlich auch unter komorbiden psychischen Störungen.
- **Affektive Störungen** finden sich gehäuft bei Alkohol- und Drogenabhängigen. Dies gilt für depressive Syndrome (Major Depression), Angststörungen (Phobien, generalisierte Angststörung, Panikstörung) sowie bipolare Störungen (Manie). An Depressions- und Angststörungen leiden rund 20–60 % der Drogenabhängigen.
- Auch Störungen aus dem **schizophrenen Formenkreis** sind in starker und konsistenter Weise mit Alkohol- oder Drogenabhängigkeit assoziiert. Die Zahl der zusätzlichen psychotischen Störungen liegt bei rund 15–20 %.
- **Verhaltensstörungen** mit Beginn in **Kindheit oder Jugend** sowie **antisoziale Persönlichkeitsstörungen** im Erwachsenenalter finden sich gehäuft sowohl bei Missbrauch als auch bei Abhängigkeit von psychotropen Substanzen. Die Anzahl der Persönlichkeitsstörungen bei Drogenabhängigen liegt bei rund 50–90 %.

Bei der Betrachtung der zeitlichen Reihenfolge zeigte sich, dass bei der Mehrzahl der untersuchten komorbiden Patienten (je nach Studie zwischen 70 und 90 %) die psychische Störung vor der Störung durch psychotrope Substanzen auftrat.

Neben dem gehäuften Auftreten von Drogenabhängigkeit und einer anderen psychischen Störung, oft auch als „duale Diagnosen" bezeichnet, weisen Drogenabhängige häufig auch **körperliche Störungen** und Symptome auf. Werden Drogen z. B. intravenös injiziert, finden sich punktförmige Einstichstellen, zerstochene Venen, periphere Ödeme sowie – besonders bei mangelnder Hygiene und bei Injektionen in das Unterhautfettgewebe – Abszesse, Zellulitis und Narben von früheren Hautverletzungen.

Infektionskrankheiten sind häufig, v. a. Hepatitiden, HIV-Infektion und bakterielle Endokarditiden. Auch Tuberkulose und Tetanus können auftreten. Nicht selten sind Unfälle und Verletzungen, auch als Folge von Gewalttätigkeit. Andere Schädigungen sind z. T. von der Substanz oder vom Applikationsmodus abhängig (z. B. Irritationen der Nasenschleimhaut beim Schnüffeln). Nicht selten sind auch sexuelle Funktionsstörungen und bei Frauen Menstruationsstörungen.

Resümee

Bei drogenbedingten Störungen sind andere Psychosen differenzialdiagnostisch auszuschließen. Die Differenzierung nach Substanzklassen erfolgt in der klinischen Praxis mittels Drogenscreening. Bei Patienten mit einer substanzbedingten Störung sind häufig affektive Störungen, schizophrene Erkrankungen sowie Entwicklungs- und Persönlichkeitsstörungen zu beobachten. Auch körperliche Störungen, z. B. aufgrund von Infektionen, sind häufig.

9.4.6 Therapie der Drogenabhängigkeit

Während in vielen psychiatrischen Kliniken die Behandlung Drogenabhängiger fester Bestandteil des Therapieprogramms ist, nehmen nur sehr wenige niedergelassene Psychiater, Nervenärzte und Psychotherapeuten an der Therapie dieser dringend behandlungsbedürftigen Patienten teil. Die in Deutschland bestehenden gesetzlichen und kassenärztlichen Rahmenbedingungen (z. B. BtMG, BtMVV, MvV-Richtlinien) engen den ärztlichen Handlungsspielraum ein. Sie basieren jedoch nicht immer auf gesicherten wissenschaftlichen Erkenntnissen, sodass hier dringlicher, an den praktischen Problemen orientierter Forschungs- und Handlungsbedarf gegeben ist. Auch in den USA haben die *National Institutes of Health* (NIH 1997) vorgeschlagen, unnötige, die Flexibilität und Reagibilität von Therapieprogrammen beeinträchtigende Regulierungen zu reduzieren.

Die nachfolgenden Ausführungen beziehen sich schwerpunktartig auf die **Behandlung opioidabhängiger bzw. polytoxikomaner**

Stationäre und ambulante Entwöhnungsprogramme

Entwöhnungsprogramme für die fachspezifische stationäre Behandlung Drogenabhängiger in Deutschland diversifizieren sich zunehmend im Hinblick auf unterschiedliche Behandlungsdauer und Behandlungselemente sowie Teilpopulationen der Drogenabhängigen. In der Regel sind sie abstinenzorientiert und setzen einen vorherigen Entzug voraus. Während die Programme ursprünglich stark am Selbsthilfeansatz sowie an pädagogischen und arbeitstherapeutischen Grundsätzen orientiert waren und auf den Prinzipien einer therapeutischen Gemeinschaft beruhten, schließen **Weiterentwicklungen** i. R. der medizinischen Rehabilitation auch psychotherapeutisch orientierte Einzel- und Gruppengespräche, ergänzt durch sozio- und bewegungstherapeutische Maßnahmen, sowie eine stärkere Professionalisierung der Mitarbeiter ein. So stellen in Deutschland in den Einrichtungen der Drogenhilfe die **Psychotherapie,** die **Arbeitstherapie** sowie die **Freizeitgestaltung** gleichgewichtig die drei Säulen der Drogentherapie dar. Darüber hinaus bietet die Institution mit ihrem festen Rahmen einen Schutzraum und dient oft als Ausgangspunkt für die vorsichtige und gestufte Überleitung zu weiteren Nachbehandlungen, etwa i. R. einer teilstationären oder ambulanten Nachsorge bzw. zu weiteren sozial- und berufsintegrierenden Maßnahmen. Ziel der Rehabilitation Drogenabhängiger ist dabei nicht nur das Erreichen einer zufriedenen abstinenten Lebensführung, sondern auch die Teilhabe am gesellschaftlichen Leben gemäß den von der WHO verabschiedeten Grundsätzen und Kriterien der „Internationalen Klassifikation der Funktionsfähigkeit, Behinderung und Gesundheit" (ICF) (DIMDI 2005).

Aufgrund der Diversifizierung, Flexibilisierung, Professionalisierung und regionalen Besonderheiten in der stationären Rehabilitation Drogenabhängiger sind einfache Vergleiche von Einrichtungen nur sehr beschränkt möglich. So stehen in Deutschland von Leistungsträgern finanzierte Behandlungsmöglichkeiten in Form einer ambulanten Therapie über mehrwöchige stationäre Kompakttherapien bis hin zu mehrmonatigen stationären Therapien zur Verfügung. In den USA werden, bedingt durch das unterschiedliche Gesundheits-, Krankheits- und Sozialversicherungssystem, auf stationärem Sektor eher kurz dauernde Therapieansätze favorisiert, v. a. wenn die Kosten privat getragen werden müssen. Darüber hinaus bestehen dort gemeindenahe Programme sowie an den Prinzipien der Anonymen Alkoholiker orientierte 12-Stufen-Programme mit starker Selbsthilfekomponente.

Auf der Basis eines ausführlichen Überblicks über die englisch- und deutschsprachige Literatur für den Zeitraum zwischen 1975 und 1990 fanden Küfner et al. (1994), dass 20–25 % der Drogenabhängigen in stationärer Entwöhnungsbehandlung ihre Behandlung regulär beendeten. Die Schwankungsbreite lag bei den einzelnen Einrichtungen zwischen 6 und 49 %. Die **reguläre Beendigung der Therapie** war dabei – unabhängig von Therapieformen und Klientenmerkmalen – **wichtigster Prädiktor** für den langfristigen **Therapieerfolg.** An einer wissenschaftlichen Studie i. R. eines Modellprogramms „Stationäre Krisenintervention bei Drogenabhängigen" in Deutschland nahmen 34 Einrichtungen mit 41 Therapiehäusern teil (Küfner et al. 1994). Durch den Einsatz von speziell dafür angestellten Krisenberatern sollte versucht werden, die hohen Abbruchquoten bei der stationären Behandlung zu senken. Die Klientenstichprobe war in eine Versuchsgruppe mit Krisenberatern (5.678 Klienten) und eine Kontrollgruppe (3.123 Klienten) unterteilt. Es zeigte sich, dass sich die von 43–91 % reichenden Abbruchquoten der Einrichtungen in der Versuchsgruppe gegenüber der Kontrollgruppe nur geringfügig von im Mittel 72,9 auf 71,1 % reduzieren ließen. Hinsichtlich der Klientenmerkmale fanden sich die in ➤ Box 9.8 aufgeführten **positiven Prognosefaktoren** (für eine höhere Haltequote) bei Männern und Frauen. Etliche Einrichtungs- und Behandlungsmerkmale waren ebenfalls mit einer hohen Haltequote assoziiert. Hierzu gehörten beim Behandlungsangebot häufigere, regelmäßige erlebnispädagogische Maßnahmen und keine Freizeitgruppen ohne Therapeuten sowie zeitlich weniger Gruppentherapie, weniger Arbeitstherapie, weniger Realitätstraining und weniger Sport; weiterhin gehörten erfolgreiche Einrichtungen häufiger einer sog. Therapiekette (Beratung bis hin zu teilstationärer Nachsorge) an. Bei den Krisenberatermerkmalen erwiesen sich die Durchführung spezieller Klientengruppen sowie regelmäßige konzeptuelle Überlegungen als wichtig für eine positive Haltequote.

BOX 9.8

Positive Prognosefaktoren für eine höhere Haltequote bei stationärer Behandlung

Für Männer:

- Arbeitsplatzverlust
- Geringe selbstbeurteilte Abbruchwahrscheinlichkeit
- Persönlicher Einsatz für andere
- Geringe Belastung durch die Trennung von Bezugspersonen
- Hohe Therapiebereitschaft
- Kein Kontakt zur Drogenszene
- Angst bei Drogenentzug
- Schwierigkeiten in der Familie wegen Drogen
- Zittern im letzten ½ Jahr

Für Frauen:

- Subjektiv geringer eingeschätzte Abbruchwahrscheinlichkeit
- Geringere Belastung durch die Trennung von Familie und Freunden
- Gelegentlicher Brechreiz als Entzugssymptom
- Zufriedenheit in der Partnerschaft
- Subjektiv eingeschätzt größere Bedeutung des Rauscherlebnisses

Diese Daten zeigen, dass – selbst bei Beschränkung auf einen im Vergleich zu den USA wohl homogeneren Kulturraum – eine Vielzahl an unterschiedlichen Einflüssen für das Verbleiben in einer stationären Drogentherapie relevant ist. Eine Bestandsaufnahme der Sucht-Rehabilitation in Deutschland findet sich bei Müller-Fahrnow et al. 2002.

Resümee

Aufgrund der Besonderheiten des deutschen Gesundheitssystems, der historischen und systematischen Entwicklung der medizinischen Rehabilitation sowie der Vielfalt der Ausprägungsformen psychosozialer Interventionen ist die Repräsentativität der Ergebnisse von Cochrane-Reviews mit Fokus auf angelsächsischen Studien oft eingeschränkt.

Psychotherapie und Entwicklung prozessorientierter Therapieprogramme unter Berücksichtigung von Patienten- und Therapiemerkmalen

Im angelsächsischen Bereich wird zunehmend die Rolle von auf den jeweiligen Patienten abgestimmten Therapieprogrammen i. R. von sog. **Client-Treatment Matching Research** betont. Dabei spielen nicht nur zeitlich überdauernde Merkmale von Klienten i. S. von Persönlichkeitsmerkmalen *(traits)* eine Rolle, sondern auch die unterschiedliche Reaktionsbereitschaft der Patienten im Verlauf ihrer Suchtentwicklung, die sog. Zustandsmerkmale *(states)*. Dies kommt in Ansätzen wie dem von DiClemente und Prochaska (s. hierzu die Ausführungen über Alkoholabhängigkeit in ➤ Kap. 9.2.6) zur Erfassung von Prozessmerkmalen in der Therapie zum Ausdruck, die sowohl auf Verhaltens- als auch Erlebnisebene die patienteneigene Stufe der Veränderungsbereitschaft und der Veränderungsprozesse zu erfassen suchen, um für den jeweiligen Patienten maßgeschneiderte Interventionen zu entwickeln.

EBM

Für motivationale Gesprächsführung ergaben sich Hinweise für deren Wirksamkeit bei der Reduktion schädlichen Drogengebrauchs, allerdings mit schwacher Evidenz (Evidenzstufe Ia: Smedslund et al. 2011; Cochrane-Review).
Bei schwangeren Drogenabhängigen in ambulanter Behandlung scheinen (bei allerdings schmaler Datenbasis) Kontingenzmanagement-Programme wirksamer zu sein als motivationale Interventionen (Terplan et al. 2007, Cochrane-Review).

Familientherapeutische und **systemische Ansätze** berücksichtigen bei der Behandlung nicht nur die Drogenabhängigen selbst, sondern auch **Angehörige** und andere Bezugspersonen, insb. wenn diese co-abhängige Verhaltensweisen zeigen, die funktional zur Aufrechterhaltung der Drogenabhängigkeit beitragen. Einem systematischen Review zufolge scheint **Familientherapie** die Wirksamkeit einer Methadonsubstitution zu steigern (Stanton und Shadish 1997), allerdings wird dieser Befund durch methodische Defizite (z. B. eingeschränkte Literaturrecherche, fehlende Heterogenitätsanalysen) eingeschränkt.

In umfassenden **Gruppentherapien** für Kokainabhängige werden z. B. edukative Elemente mit medikamentösen Strategien, therapeutischen Vereinbarungen sowie Beratungsgesprächen verknüpft, wobei individuelle *Case Manager* für die jeweilige Einzelbetreuung mitverantwortlich sind und helfen, zukunftsorientierte Perspektiven zu entwickeln.

EBM

Dass *Case Management* zu einer besseren Verknüpfung professioneller Hilfsmaßnahmen bei Drogenabhängigen führt, ist belegt. Allerdings reichen die Daten nicht aus, um weiterführende Effekte oder einen nachhaltigen Effekt auf den Drogenkonsum zu belegen (Hesse et al. 2007, Cochrane-Review).

Umfassende Ansätze finden sich auch bei der Behandlung komorbider Patienten mit einer **Doppeldiagnose** (Drogenabhängigkeit sowie anderweitige psychische Störung). Neben der Berücksichtigung der neurokognitiven und emotionalen Defizite bei diesen Patienten schließen diese Ansätze nicht nur Kleingruppen-, Einzel- und supportive Therapie, sondern auch Treffen in der Gemeinde, Vorlesungen und Ernährungskurse ein.

Eine Vielzahl weiterer psychotherapeutischer Ansätze kommt bei der Behandlung Drogenabhängiger zur Anwendung. Hierzu gehört die neurolinguistische Programmierung (NLP) ebenso wie das Training spezifischer Fertigkeiten. Aus verhaltenstherapeutischer Sicht bietet die zusätzliche Schaffung von Anreizen mittels Gutscheinen *(vouchers)* gegenüber einer verhaltenstherapeutischen Standardbehandlung Vorteile. Auch verhaltenstherapeutische Ansätze mit theoretischer Nähe zu tierexperimentellen Studien versuchen durch Anwendung von Modellen der Drogenkonditionierung eine Löschung konditionierter Reaktionen auf Drogen zu erreichen. Dabei werden drogenabhängige Patienten situativen Auslösereizen für ihren Drogenkonsum ausgesetzt *(cue exposure treatment)*. Neben der traditionellen Psychotherapie werden v. a. kognitive **Verhaltenstherapie (KVT), Familientherapie** und **Trainingsmaßnahmen** zum Erwerb sozialer Fertigkeiten *(social skills training)* eingesetzt, als Setting werden häufig **therapeutische Gemeinschaften** bevorzugt.

EBM

In einem Review fand sich kaum ein Beleg dafür, dass therapeutische Gemeinschaften anderen stationären Behandlungsansätzen überlegen sind oder dass eine Art von therapeutischer Gemeinschaft besser ist als eine andere; in Gefängnissen dagegen scheint dieser Ansatz als zusätzliche Behandlung oder im Vergleich zu allgemeinen Behandlungsprogrammen Vorteile zu bieten. Die Autoren weisen jedoch auf die methodischen Einschränkungen hin, u. a. auch darauf, dass selbst bei den 7 berücksichtigten Studien die üblichen methodischen Standards nicht erfüllt waren (Smith et al. 2006, Cochrane-Review).
Dass unterschiedliche Arten psychosozialer Interventionen bzw. Psychotherapie bei Cannabis- oder Kokainabhängigen zu nachhaltigen Effekten führen, konnte bisher nicht ausreichend belegt werden (Knapp et al. 2007; Cochrane-Review). Mayet et al. (2004) folgern in einem weiteren Cochrane-Review, dass es bisher keine ausreichende Evidenz für die Wirksamkeit einer ausschließlichen Behandlung der Opioidabhängigkeit mittels psychosozialer Interventionen gibt. Bestimmte Interventionsformen wie intensive Beratung und kurze intensive ambulante Verstärkungsprogramme, kombiniert mit Kontingenzmanagement, haben sich hinsichtlich Rückfallquote, therapeutischer Einbindung und Haltequote gegenüber einer Standardtherapie als überlegen erwiesen, andere Verfahren sowie die katamnestischen Ergebnisse jedoch waren nicht erfolgversprechend. Für die Praxis erlaubt die vorliegende Evidenz aufgrund der schmalen Datenbasis, der mangelnden Reliabilität sowie der beträchtlichen Variabilität der Bedingungen derzeit keine objektive Evaluation.

Angesichts der Vielfalt unterschiedlicher psychosozialer Behandlungsansätze und Behandlungsprogramme in verschiedenen Ländern mit unterschiedlich strukturierten Gesundheitssystemen müssen auch Cochrane-Reviews von RCTs (mit zusammen 389 Teilnehmern) wie von Mayet et al. (2004) mit Vorsicht interpretiert werden. Die Autoren weisen selbst auf die **Heterogenität** der berücksichtigten Studien hin (die eine metaanalytische Auswertung der Daten nicht zuließ).

Resümee
Entwöhnungsbehandlungen werden meist stationär über mehrere Monate hinweg durchgeführt. Zunehmend werden auch ambulante Therapieversuche unternommen. Psychotherapie und Trainingsmaßnahmen zum Erwerb sozialer Fertigkeiten sind oft in unterschiedlicher Weise in die stationären Therapieprogramme integriert und berücksichtigen spezifische Merkmale der Patienten. Die Vielfalt der psychosozialen Interventionen und Settings steht einer einfachen evidenzbasierten Beurteilung entgegen.

Behandlung mit Opiatagonisten (Substitution), partiellen Opiatagonisten, Opiatantagonisten oder anderen Medikamenten

Wenn die Fähigkeit zum Leben in Abstinenz nicht in einem zeitlich bestimmten Rahmen oder in manchen Fällen trotz vielfältiger Bemühungen gar nicht erreichbar ist, sind weitere Behandlungsformen erforderlich. Zu diesen gehört die Behandlung Opioidabhängiger mit **Opiatagonisten,** z. B. die Substitutionstherapie mit Methadon (oder anderen Ersatzstoffen), die in vielen Regionen vorwiegend von niedergelassenen praktischen und Allgemeinärzten oder aber in Klinikambulanzen durchgeführt wird. Auch **partielle Opiatagonisten** wie Buprenorphin können therapeutisch eingesetzt werden. Im Gegensatz zur Substitutionsbehandlung mit Ersatzstoffen (Opiatagonisten) setzt die Behandlung mit **Opiatantagonisten** (z. B. Naltrexon) eine abgeschlossene Entzugsbehandlung voraus.

Während die medikamentöse Behandlung der Opioidabhängigkeit mit Opiatagonisten auf der Basis von Ersatzstoffen (Substitution) eine jahrzehntelange, internationale und empirisch fundierte Basis aufweist und in die bundesdeutsche Regelversorgung integriert ist, bestand in Deutschland bis vor wenigen Jahren keine Möglichkeit, für die medikamentöse und ärztlich kontrollierte Behandlung auch Originalsubstanzen wie Diamorphin (Heroin) einzusetzen. Erst nach der Ausschreibung des Bundesministeriums für Gesundheit aus dem Jahr 1999 wurde i. R. eines Modellprojekts zur heroingestützten Behandlung eine klinische Arzneimittelstudie durchgeführt, deren Ergebnisse die Machbarkeit und Wirksamkeit auch dieses Behandlungsansatzes belegen (Haasen 2007).

Stellenwert und Rahmenbedingungen der Substitutionsbehandlung Die Zahl der – gemessen an der Gesamtbevölkerung bzw. der Anzahl der Drogenabhängigen – durchgeführten Substitutionsbehandlungen unterliegt international starken Schwankungen. Auch hinsichtlich Kernelementen, Dauer und Vergabemodus bestehen oft beträchtliche Unterschiede zwischen den einzelnen Ländern. Zu berücksichtigen sind hierbei jeweils der kulturelle Hintergrund, die legislativen Rahmenbedingungen sowie das Gesundheitssystem. In Europa kam es zwischen 1988 und 1992 zu einer dramatischen Zunahme in der Anwendung von Methadon. Die Durchführung von Substitutionsprogrammen wird häufig mit Effekten wie einer Abnahme des Gebrauchs illegaler Opioide, der Senkung der Kriminalitäts- und Arbeitslosigkeitsrate sowie einer geringeren Inzidenz von HIV-Infektionen begründet. Dabei hängen die positiven Wirkungen und der Nutzen von Substitutionsbehandlungen von der Organisation und der Qualität derartiger Programme ab. **Integrierte Maßnahmen** wie Beratung, zusätzliche medizinische bzw. psychiatrische Behandlung, Arbeitsmöglichkeiten und Familientherapie können die Effektivität einer Substitutionsbehandlung deutlich verbessern. In vielen Ländern Europas war die Substitutionsbehandlung mit Methadon auf wenige Opioidabhängige beschränkt (Farrell et al. 1995). Die bisherigen Erfahrungen in Deutschland bestätigen die durch umfangreiche Studien belegten **günstigen Therapieresultate** einer Substitutionsbehandlung (Finkbeiner und Gastpar 1997; Raschke 1994; Wittchen et al. 2011). Auch in den USA befürworten Experten im Konsens opioidgestützte Behandlungsformen als effektive medizinische Therapie der Opioidabhängigkeit (NIH 1997).

Bei der Durchführung einer Substitutionsbehandlung in Deutschland sind geltende **rechtliche Bestimmungen** wie das Betäubungsmittelgesetz (BtMG), die Betäubungsmittel-Verschreibungsverordnung (BtMVV) und das Arzneimittelgesetz (AMG), die einschlägigen Richtlinien der Bundesärztekammer (BÄK) sowie die Richtlinien des Gemeinsamen Bundesausschusses (G-BA) der Ärzte und Krankenkassen zu Untersuchungs- und Behandlungsmethoden der vertragsärztlichen Versorgung (Richtlinie Methoden vertragsärztlicher Versorgung) zu beachten.

Die folgenden Ausführungen geben einen Überblick über die **Prinzipien der Substitutionsbehandlung,** v. a. beim Einsatz von Methadon. Allgemein akzeptierte und international verbindliche „Standards“ existieren hierfür derzeit nicht. In Deutschland dienen die BÄK-Richtlinien als Orientierungshilfe für ärztliches Handeln in oft komplexen Entscheidungssituationen, da die Bedingungen, unter denen die Behandlung durchgeführt wird, sehr unterschiedlich oder manchmal nur wenig kontrollierbar sind. Auf jeden Fall sollte jeder substituierende Arzt die gültigen **rechtlichen Bestimmungen** und **fachlichen Leitlinien** für die Substitutionsbehandlung kennen und danach handeln. Unter diesem Vorbehalt sind auch die folgenden Ausführungen zu sehen, da die rechtlichen und fachlichen Rahmenbedingungen einem raschen Wandel unterworfen sein können.

Substitutionsbehandlung mit Methadon Methadon ist ein vollsynthetisches Opioid mit Angriffspunkt am μ-Rezeptor im ZNS. Es liegt chemisch in Form eines Racemats (Dextro-, Levo-Methadon oder D,L-Methadon) vor, bei dem nur die linksdrehende Form (das Levo- oder L-Methadon) die wesentliche Wirkkomponente darstellt, die rechtsdrehende Form (das Dextro- oder D-Methadon) dagegen chemisch-pharmakologisch inaktiv ist bzw. fast keine analgetische Potenz besitzt.

EBM
Die Substitutionsbehandlung mit Methadon stellt eine effektive Behandlung der Heroinabhängigkeit dar, die eine größere Haltekraft (hinsichtlich des Verbleibens in der Behandlung) aufweist und den Heroingebrauch stärker senkt als Behandlungen, die nicht auf dem Ersatz von Opioiden beruhen (Evidenzstufe Ia: Mattick et al. 2009, Cochrane-Review).

In Deutschland ist zwar auch die linksdrehende Form als L-Polamidon® im Handel erhältlich, sie ist jedoch in der Herstellung wesentlich teurer, weshalb zunehmend auf das Methadon-Racemat umgestellt wird. Dabei gilt als Faustregel, dass hinsichtlich der Wirksamkeit einer bestimmten Menge Levo-Methadon die jeweils doppelte Menge des Methadon-Racemats entspricht. Dies ist bei Dosisangaben wegen des bislang in Deutschland noch uneinheitlichen Einsatzes von Levo-Methadon (bzw. L-Polamidon®) einerseits und des Methadon-Racemats andererseits zu beachten.

EBM

Einer Metaanalyse zufolge scheint das länger wirksame L-α-Acetylmethadol (LAAM) oder Methadylacetat einer Substitutionsbehandlung mit Methadon bei einer allerdings höheren Abbruchrate überlegen zu sein. Über die Häufigkeit schwerwiegender Nebenwirkungen ließen sich anhand des der Metaanalyse zugrunde liegenden Datenmaterials keine gesicherten Aussagen treffen (Evidenzstufe Ia: Clark et al. 2002, Cochrane-Review).

Jedoch zeigte sich nach der Markteinführung von LAAM, dass diese Substanz ein Potenzial für ernsthafte und möglicherweise lebensbedrohliche proarrhythmische Effekte aufweist. So wurden Fälle von QT-Verlängerungen im EKG und ernsthaften Arrhythmien (Torsade de pointes) beobachtet. Gefährdet sind dabei besonders Patienten mit dem Risiko einer QT-Verlängerung (z. B. bei Herzinsuffizienz, Bradykardie, diuretischer Behandlung, kardialer Hypertrophie, Hypokaliämie oder Hypomagnesiämie). Da LAAM über das Cytochrom-P_{450}-Isoenzym CYP3A4 verstoffwechselt wird, besteht ein Interaktionsrisiko auch bei zusätzlicher Einnahme von Substanzen bzw. Medikamenten, die dieses Enzym induzieren oder hemmen. Symptome wie Herzstolpern, Schwindel, Synkopen oder Anfälle sind diesbezüglich Alarmsignale, die eine klinische Überwachung erfordern. Da das Wirkungsmaximum bei LAAM nicht sofort auftritt, kann die gleichzeitige Einnahme anderer psychoaktiver Substanzen, darunter Alkohol, zu lebensbedrohlichen Überdosierungen führen. Aufgrund dieser Risiken und entsprechender Kontraindikationen sowie der Erfordernis einer klinischen Überwachung wurde die Verwendung von LAAM wesentlich eingeschränkt. **Indikationskriterien** für eine Substitutionsbehandlung mit Methadon sind in > Box 9.9 aufgeführt. Als Regel sollten auch bei der Indikationsstellung die individuelle Lebenssituation und der aktuelle Zustand der Betroffenen, der Behandlungsrahmen und die Verfügbarkeit von Behandlungsalternativen sowie andere Rahmenbedingungen berücksichtigt werden. Wird z. B. eine Überbrückungsindikation bei Drogenabhängigkeit mit einer Schwangerschaft gestellt, so sollte auch ein bestehendes hohes Rückfallrisiko bei plötzlicher Beendigung der Substitution berücksichtigt und die Substitution ggf. weitergeführt werden. Die Begründung der Indikation, der Ausschluss einer mehrfachen Substitution sowie die Belehrung über das Verbot des Beigebrauchs sind zu dokumentieren.

BOX 9.9

Indikationskriterien für eine substitutionsgestützte Behandlung bei manifester Opiatabhängigkeit (nach den Richtlinien der Bundesärztekammer 2010)

- Es besteht eine manifeste Opiatabhängigkeit (s. ICD-10, DSM-IV).
- Die Anzeichen einer körperlichen Abhängigkeit müssen erfüllt sein.
- Die Substitutionstherapie stellt bei Abwägung aller entscheidungsrelevanten Gesichtspunkte gegenüber primär abstinenzorientierten Therapieformen die erfolgversprechendere Behandlung dar.
- In begründeten Einzelfällen kann eine Substitutionsbehandlung auch nach ICD F11.21 (Opiatabhängigkeit, gegenwärtig abstinent, aber in beschützender Umgebung – wie z. B. Krankenhaus, therapeutische Gemeinschaft, Gefängnis) eingeleitet werden.
- Besondere Sorgfalt bei der Indikationsstellung ist bei jüngeren und erst kürzer abhängigen Patienten geboten. Erweist sich eine substitutionsgestützte Behandlung bei diesen Patientengruppen als indiziert, sollte diese i. d. R. nur als Übergangsmaßnahme in Erwägung gezogen werden.
- Bei bestehender Schwangerschaft ist die Substitutionstherapie die Behandlung der Wahl, um Risiken für Mutter und Kind zeitnah zu vermindern und adäquate medizinische und soziale Hilfemaßnahmen einzuleiten.
- Ein die Substitution gefährdender Gebrauch weiterer psychotroper Stoffe muss bei Einleitung der Substitution berücksichtigt und je nach Ausmaß behandelt werden. Bei komorbiden substanzbezogenen Störungen ist darauf zu achten, dass die Substitution keine Erhöhung der Gefährdung darstellt.
- Gemäß § 5 Abs. 9a Satz 2 Nr. 2–4 BtMVV muss der Patient für eine diamorphingestützte Substitutionsbehandlung das 23. Lj. vollendet haben, seine Opiatabhängigkeit seit mindestens 5 Jahren bestehen und von schwerwiegenden somatischen und psychischen Störungen begleitet sein. Der derzeitige Konsum muss überwiegend i.v. erfolgen. Darüber hinaus muss ein Nachweis über zwei erfolglos beendete Behandlungen der Opiatabhängigkeit vorliegen, von denen eine mindestens über 6 Monate mit einem anderen Substitut gemäß § 5 Abs. 2, 6 und 7 BtMVV einschließlich begleitender psychosozialer Betreuungsmaßnahmen erfolgt sein muss.

Gemäß den Richtlinien der Bundesärztekammer (2010) ist die substitutionsgestützte Behandlung nur i. R. eines **umfassenden individuellen Behandlungskonzepts** zulässig, das die jeweils erforderlichen psychiatrischen oder psychotherapeutischen Behandlungsmaßnahmen und psychosozialen Betreuungsmaßnahmen begleitend einbezieht. Dabei ist abzuklären, ob eine Indikation für eine **psychiatrische oder psychotherapeutische Behandlung** besteht. **Psychosoziale Betreuung** und ärztliche Behandlung müssen koordiniert werden. Die Therapieziele und das umfassende Behandlungskonzept unter Einbeziehung der psychosozialen Betreuungsmaßnahmen sind zu formulieren und zu dokumentieren. Zudem enthalten die Richtlinien u. a. Angaben zu: Einleitung der Substitution, Wahl und Einstellung des Substitutionsmittels, Vereinbarungen mit dem Patienten, Zusammenarbeit mit der Apotheke, Verabreichung unter kontrollierten Bedingungen und weiteren relevanten Behandlungsaspekten, die es zu beachten gilt.

EBM

Die Ergebnisse eines Cochrane-Reviews (Amato et al. 2008 und 2011) legen nahe, dass zusätzliche psychosoziale Unterstützungsmaßnahmen bei einer Substitutionsbehandlung zu einer größeren Abstinenzquote führen als eine Substitutionsbehandlung ohne diese Maßnahmen.

Die **Verabreichung des Substitutionsmittels** muss unter **kontrollierten Bedingungen** erfolgen. In unkomplizierten Fällen (z. B. bei „isolierter" Opiatabhängigkeit, fehlenden Hinweisen auf ernsthafte psychische Störungen, guter therapeutischer Beziehung) sind **Therapiebeginn** und **Dosisfestlegung** ambulant möglich. In schwierigen Einzelfällen (z. B. bei schwerwiegender Polytoxikomanie und internistischen oder psychiatrischen Begleiterkrankungen) ist jedoch eine stationäre Therapie angeraten. Die Einstellung auf die erforderliche Dosis des Substituts muss mit besonderer Sorgfalt und ggf. fraktioniert erfolgen. **Initialdosis** und Dosisfindung sind so zu wählen, dass auch bei nicht bestehender Opiattoleranz eine Überdosierung und dadurch mögliche Todesfälle ausgeschlossen sind.

Die **Dosierungspraxis** sollte flexibel und nach Maßgabe des klinischen Eindrucks vom Patienten gehandhabt werden. Der optimale Blutspiegel des Methadons liegt etwa zwischen 150 und 600 ng/ml Blut; manche Autoren geben für die Erhaltungsdosis auch eine untere Grenze von 400 ng/ml Blut an. In der Praxis ist der Blutspiegel jedoch meist nicht relevant, da für die Dosisfindung in erster Linie der klinische Eindruck und die Angaben des Patienten herangezogen werden. Bei der Dosierung ist zu beachten, dass Levo-Methadon etwa doppelt so wirksam ist wie das Methadon-Racemat. Bei pharmakologisch prinzipiell vergleichbarer Wirkung von Levo-Methadon und D,L-Methadon ist eine Umstellung von einer Substanz auf die andere oft ohne allzu große Probleme möglich. Es gibt Hinweise auf subjektiv erlebte Wirkungsunterschiede sowie eine etwas längere Wirkdauer von Levo-Methadon; die wissenschaftliche Datenbasis hierzu ist allerdings relativ dünn. Weiterhin ist bei der Dosierung auch an das verzögerte Eintreten der Wirkung zu denken (**Cave:** Überdosierung). Was die Auswirkungen auf die Leberfunktion anbetrifft, so wurde bei der Methadon-Langzeitgabe von 80–120 mg Methadon-Racemat bisher keine wesentliche Hepatotoxizität festgestellt.

Empfehlungen für eine Maximaldosis (z. B. 120 mg D,L-Methadon) sind problematisch und nicht immer wissenschaftlich belegt. Zwar kommen – bei großer interindividueller Variabilität – viele Opioidabhängige mit einer Dosis von 80–120 mg D,L-Methadon pro Tag (oder auch weniger) zurecht, jedoch finden sich in der Praxis immer wieder Patienten, bei denen auch höhere Dosierungen (z. B. um 200 mg D,L-Methadon pro Tag oder mehr) ärztlich indiziert sein können. Auch hier hat die Orientierung an klinischen Kriterien Vorrang vor einer starren Grenze. So sollten höhere Dosierungen dann Anwendung finden, wenn es z. B. aufgrund eines beschleunigten Stoffwechsels *(rapid metabolizing)* oder einer Enzyminduktion (z. B. durch Antikonvulsiva oder Rifampicin) zum Auftreten von Entzugssymptomen kommt. Auch gibt es empirische Hinweise, dass komorbide Drogenabhängige mit einer zusätzlichen psychischen Störung von einer höheren Methadondosis profitieren und eine Erhöhung der Methadondosis die Häufigkeit des Beigebrauchs reduzieren kann. Bei V. a. Stoffwechselbesonderheiten kann die Bestimmung des Methadon-Plasmaspiegels hilfreich sein.

EBM

Ein Cochrane-Review auf der Basis von 21 Studien liefert Evidenz dafür, dass Methadondosierungen von 60–100 mg/d hinsichtlich Haltequote und Vermeidung schädlichen Beigebrauchs von Heroin oder Kokain wirksamer sind als niedrigere Methadondosierungen. Ergänzend wird auf die große Bedeutung der klinischen Erfahrung *(clinical ability)* beim Finden der jeweils optimalen Dosis hingewiesen (Evidenzstufe Ia: Faggiano et al. 2003, Cochrane-Review). Auch für Methadon wurde wie bei vielen anderen Medikamenten eine Verlängerung der QTc-Zeit im EKG gefunden. Allerdings konnten keine schlüssigen Beweise gefunden werden, dass ein QTc-Screening im Hinblick auf kardiale Arrhythmien präventiv wirkt (Pani et al. 2013).

Aufgrund seiner pharmakokinetischen Eigenschaften (rasche Resorption nach oraler Gabe, maximale Plasmaspiegel nach etwa 2–6 h, hohe Bioverfügbarkeit von etwa 80 % sowie eine Plasma-Eliminationshalbwertszeit von etwa 24–48 h) kann Methadon nach Erreichen der Erhaltungsdosis als **einmalige Tagesdosis** gegeben werden, täglich im etwa gleichen Zeitraum. Es wird in Saft verdünnt und unter Aufsicht des behandelnden Arztes oder ausgebildeten medizinischen Personals oral verabreicht und die Einnahme durch Nachspülen kontrolliert. In manchen Ländern wird Methadon auch in Tablettenform eingesetzt.

Hinsichtlich der Ausgabemodalitäten für das Substitutionsmittel ist, v. a. durch die BtMVV, ein enger rechtlicher Rahmen vorgegeben. Dies betrifft z. B. die zur Ausgabe befugten Personen bzw. Institutionen, die Mitnahme des Methadons (oder eines entsprechenden Substitutionsmittels) nach Hause (sog. *Take-Home*-Dosis) sowie weitere Regelungen wie z. B. die Sicherstellung der Versorgung bei Auslandsaufenthalten. Der behandelnde Arzt stellt dem Patienten einen Behandlungsausweis aus, in dem das entsprechende Substitutionsmittel und die aktuelle Tagesdosis in Milligramm (mg) aufgeführt sind.

Bei Schwangeren kann nach gemeinsamer Absprache die Substitution vor der Niederkunft ausschleichend beendet werden. Besteht dabei jedoch erkennbar die Gefahr eines Rückfalls in den Drogenkonsum, so muss dieses Risiko in Rechnung gestellt und die Substitution ggf. weitergeführt werden. Bei Fortführung der Substitution muss der Entzug des Neugeborenen auf einer geeigneten Kinderintensivstation organisiert werden.

Kontrollen sind bei der substitutionsgestützten Behandlung unerlässlich (s. BtMVV). Zu Beginn sind engmaschige Kontrollen des Beigebrauchs erforderlich. Insbesondere ist darauf zu achten, dass eine Einnahme des Substituts in Kombination mit Alkohol und/oder Sedativa zu Atemdepression mit tödlichem Ausgang führen kann.

Die **Nebenwirkungen von Methadon** bestehen in Sedierung, Übelkeit, Erbrechen, Obstipation, Mundtrockenheit, Miosis, Spasmen der glatten Muskulatur (Bronchien, Blase), arterieller Hypotonie, Bradykardie, Hyperhidrose sowie sexuellen und menstruellen Funktionsstörungen, wobei viele dieser Symptome (Ausnahme: Miosis) nur bei Nichttoleranten beobachtet werden.

Bei **Alkoholkonsum** sollte Methadon erst nach Abklingen einer Alkohol-Intoxikation bzw. bei einer möglichst niedrigen Atem- oder Blutalkoholkonzentration (wenn möglich von 0 ‰) gegeben werden. Nebenkonsum und Rückfälle zeigen einen möglichen zusätzlichen Therapiebedarf an (z. B. in Form einer psychiatrischen Therapie oder eines Teilentzugs). Über die Beendigung und den Ausschluss von der substitutionsgestützten Behandlung muss man individuell entscheiden und mögliche psychiatrische Störungen berücksichtigen (Risikoabwägung: Beikonsum vs. Beendigung; s. hierzu auch die BÄK-Richtlinie).

In der ärztlichen Praxis kann die Frage des Ausschlusses von der Substitutionsbehandlung besondere Entscheidungsprobleme mit sich bringen, v. a. wenn dieser Ausschluss ohne Realisierung einer Behandlungsalternative vollzogen wird. Die Frage nach der Substitutionsbeendigung stellt sich, wenn z. B. Substitutionsmittel nicht bestimmungsgemäß verwendet werden oder wenn problematischer

Beigebrauch besteht. Eine Fortführung der Substitution kann in diesen Fällen mit juristischen bzw. haftungsrechtlichen Konsequenzen für den behandelnden Arzt verbunden sein. Auf der anderen Seite kann der Ausschluss von einer Substitutionsbehandlung mit einem erhöhten Risiko für die Gesundheit bzw. das Leben eines Drogenabhängigen assoziiert sein. Gerade in solchen Fällen könnten therapeutische Netzwerke und Qualitätszirkel sowie Beratungskommissionen den substituierenden Arzt unterstützen und die Entscheidungsfindung auf eine breitere Basis stellen.

Bei der substitutionsgestützten Behandlung ist die Einschränkung der Fahrtauglichkeit im Einzelfall abzuklären. Im individuellen Fall kann eine neuropsychologische Untersuchung in Absprache mit dem Patienten i. R. der Behandlung durchaus angezeigt sein.

Behandlung mit Kodein oder Dihydrokodein (DHC)

Die Behandlung Opiatabhängiger mit Kodein oder Dihydrokodein (DHC) als Substitutionsmittel ist umstritten. Bevor Kodein bzw. DHC mit Inkrafttreten der 10. BtMÄndV nur noch zur Substitution „in anders nicht behandelbaren Ausnahmefällen" zugelassen wurde, hatte die Substitution mit diesen Substanzen in etwa die gleiche Größenordnung erreicht wie die Substitution mit Methadon. Seither hat die Bedeutung der substitutionsgestützten Behandlung mit Kodein bzw. DHC in Deutschland deutlich abgenommen.

Bei DHC kann zusätzlicher Heroingebrauch durch die Differenzierung der Opiate beim Drogenscreening im Urin erkannt werden, bei Kodein nicht.

Behandlung mit partiellen Opiatagonisten

Die Behandlung von Opiatabhängigen mit partiellen Opiatagonisten wie z. B. Pentazocin (Fortral®), Buprenorphin (Temgesic®) oder Tilidin (Valoron®) ist teilweise umstritten, da diese Substanzen auch als Suchtmittel missbraucht werden können. Ihr Einsatz als Analgetika ist bei methadonsubstituierten Patienten kontraindiziert, da sie bei ihnen aufgrund ihrer opiatantagonistischen Eigenschaften dosisabhängig eine Entzugssymptomatik hervorrufen können.

Der partielle μ-Rezeptoragonist **Buprenorphin,** klinisch als Analgetikum im Gebrauch, war in einigen Studien sowohl für die Entzugs- als auch für die Substitutionsbehandlung mit Methadon vergleichbar. In niedrigen Dosen führt Buprenorphin zu morphinartigen Effekten. Die relativ zu anderen Opiaten geringe Atemdepression bei höheren Dosen sowie das Ausbleiben von Entzugssymptomen über 48–72 h hinweg – ebenfalls bei höheren Dosen – legt Buprenorphin als Alternative zur Substitutionsbehandlung mit Methadon nahe.

Buprenorphin wird derzeit zur Substitutionsbehandlung in zweierlei Form eingesetzt: zum einen als Monosubstanz, zum anderen als Kombinationssubstanz zusammen mit Naloxon, wobei die Kombination (Buprenorphin/Naloxon) der missbräuchlichen i.v. Applikation entgegenwirken soll. Beide Formen sind als Sublingualtabletten auf dem Markt.

In niedrigen Dosen reichen die agonistischen Effekte von Buprenorphin am μ-Rezeptor aus, um opioidabhängigen Patienten zu helfen, ihren schädlichen Gebrauch von Opioiden ohne wesentliche Entzugserscheinungen einzustellen. Diese agonistischen Effekte nehmen zunächst linear mit der Dosis zu, bis sie bei mittlerer Dosierung ein Plateau erreichen und bei weiterer Dosiserhöhung nicht mehr zunehmen (Deckeneffekt). Somit weist Buprenorphin im Vergleich zu reinen Opioidagonisten ein geringeres Risiko für Missbrauch, Abhängigkeit und Nebenwirkungen auf. Am χ-Rezeptor wirkt Buprenorphin antagonistisch, was möglicherweise den Grund für antidepressive Effekte darstellt. Bei hoher Dosierung und unter bestimmten Bedingungen kann es die Wirkungen reiner Opioidagonisten blockieren und zu Entzugserscheinungen führen. Buprenorphin weist eine hohe Plasmaproteinbindung auf; es wird in der Leber über das Cytochrom-P_{450}3A4-Enzymsystem metabolisiert, seine HWZ beträgt 24–60 h.

Aufgrund seines Deckeneffekts und seiner relativ geringen Bioverfügbarkeit ist Buprenorphin relativ gesehen sicherer als reine Opioidagonisten, auch hinsichtlich des Atemdepressionsrisikos. Allerdings können Benzodiazepine und Alkohol in Kombination mit Buprenorphin durchaus zu lebensbedrohlichen Atemdepressionen führen. Bei sublingualer Applikationsform liegt das Wirkungsmaximum von Buprenorphin im Dosisbereich zwischen 16 und 32 mg, die optimale Erhaltungsdosis ist individuell unterschiedlich und liegt bei ca. 8 mg/d.

Als Nebenwirkungen können wie bei anderen Opioiden Übelkeit, Erbrechen und Obstipation auftreten; weiterhin kann es unter Buprenorphin sowie unter Buprenorphin/Naloxon zu Entzugssymptomen kommen.

Wirksamkeits- und Vergleichsstudien belegen, dass Buprenorphin in der Substitutionsbehandlung wirksamer ist als Placebo und genauso wirksam wie mittlere Dosen von Methadon und LAAM. Bei schwer opioidabhängigen Patienten gilt Methadon unter optimaler Dosierung jedoch eher als Mittel der Wahl.

Bei der Behandlung mit **Buprenorphin** können drei Phasen unterschieden werden: Einstellungs-, Stabilisierungs- und Erhaltungsphase. Vor der **Einstellung** auf Buprenorphin sind Wartezeiten zu beachten, da es durch seine stärkere Rezeptorbindungsaffinität das am Opioidrezeptor schwächer gebundene Opiat (Heroin, Methadon) verdrängt und somit eine Entzugssymptomatik auslösen kann. So sollte nach vorangegangenem Heroingebrauch mit der ersten Gabe von Buprenorphin mehr als 6 h gewartet werden. Bei vorausgegangenem Methadongebrauch sollte die Wartezeit dosisabhängig eingehalten werden: mindestens 24 h Wartezeit bei Methadongebrauch < 30 mg/d, mindestens 36 h Wartezeit bei Methadongebrauch zwischen 30 und 60 mg/d. Bei darüber liegenden Methadondosierungen sollte vor einer Umstellung die Reduktion der Methadondosis auf < 60 mg/d angestrebt werden. Die **Stabilisierungsphase** ist erreicht, wenn der Patient seinen schädlichen Opioidgebrauch aufgegeben oder deutlich reduziert hat, kein Suchtverlangen mehr und keine oder nur noch wenige Nebenwirkungen verspürt. Die **Erhaltungsphase** ist erreicht, wenn keine wesentlichen Änderungen der Dosis erforderlich sind. Die optimale Erhaltungsdosis ist individuell unterschiedlich und beträgt ca. 8 mg/d. Nach der Stabilisierung kann die Gabe aufgrund der langen HWZ von Buprenorphin auch alternierend erfolgen (z. B. jeden 2. Tag die doppelte Tagesdosis).

EBM

Der bisher vorliegenden Evidenz zufolge ist Buprenorphin nicht effektiver als Methadon (Evidenzstufe Ia: Mattick et al. 2014, Cochrane-Review). Für die Wirksamkeit von langsam freigesetztem oralem Morphin als Substitutionsmedikation ergab sich keine ausreichende Evidenz (Ferri et al. 2013). Bei schwangeren Drogenabhängigen waren die Effekte einer Substitutionsbehandlung (Methadon, Buprenorphin, Morphin) – bei schmaler Datenbasis vergleichbar – (Evidenzstufe Ia: Minozzi et al. 2013, Cochrane-Review).

Behandlung mit Opiatantagonisten

Bei einer Behandlung mit dem kurzwirksamen Naloxon (i.v.) ist die Injektion von Opiaten wirkungslos, da die Rezeptoren besetzt sind. Auch das länger wirksame Naltrexon (p. o.) blockiert z. B. die Wirkung von Heroin für ca. 24 h.

In der Regel kann eine Behandlung mit Opiatantagonisten bei abstinenzwilligen, kooperativen Patienten nach gesichertem Opiatentzug (7–10 opiatfreie Tage) durchgeführt werden, wobei nach einem Vortest durch i.v. Injektion von Naloxon zur Überprüfung des abgeschlossenen Entzugs alle 2 Tage etwa 100 mg Naltrexon oral verabreicht werden. Speziell bei Patienten, die bei fortgesetztem Opioidgebrauch mit schwerwiegenden Konsequenzen rechnen müssen (z. B. straffällige Patienten unter Bewährung), kann eine orale Erhaltungstherapie mit Naltrexon bei entsprechender Behandlungsmotivation, Compliance und stabiler sozialer Situation i. S. einer adjuvanten Therapie sinnvoll sein.

EBM

Es gibt Hinweise, dass eine orale Erhaltungstherapie mit Naltrexon allein oder in Verbindung mit einer psychosozialen Therapie den Gebrauch von Heroin wirksamer senkt als eine entsprechende Placebobehandlung und bei straffälligen Patienten unter Bewährung zu einer geringeren Inhaftierungsquote führt; die Ergebnisse erlauben jedoch aufgrund methodischer Einschränkungen bisher keine objektive Evaluation (Evidenzstufe Ia: Minozzi et al. 2011, Cochrane-Review).
Für eine dauerhafte Effektivität einer Naltrexon-Behandlung in Depotform in unterschiedlicher Dosierung fand sich kein Beleg (Lobmaier et al. 2008, Cochrane-Review).

Behandlung mit Diamorphin (Heroin)

Das bundesdeutsche Modellprojekt zum Einsatz von Diamorphin (Heroin) als Arzneimittel bestand aus zwei jeweils 1-jährigen Studienphasen: Die erste Phase bestand aus einer randomisierten Vergleichsstudie (Diamorphin- vs. Methadonbehandlung); in der zweiten Phase wurden i. R. einer Verlaufsstudie die längerfristigen Wirkungen der Diamorphinbehandlung sowie die Wirkungen des Wechsels von Methadon auf Diamorphin untersucht. In zugehörigen Spezialstudien wurden ergänzend die Kriminalitätsentwicklung, gesundheitsökonomische Aspekte, die Versorgungsrelevanz sowie die psychosoziale Betreuung analysiert (Haasen 2007; Haasen et al. 2007a, b).

An den beiden Hauptzielkriterien (Gesundheit, Drogenkonsum) zeigte sich, dass die Heroinpatienten signifikant stärker von ihrer Behandlung profitierten als die Methadonpatienten, wobei die Haltequote in der Diamorphin-Gruppe mit 67,2 % signifikant höher war als in der Methadon-Gruppe (40 %). Schwerwiegende unerwünschte Ereignisse waren in der Heroin-Gruppe häufiger und hauptsächlich mit dem i.v. Gebrauch assoziiert. Bei der psychosozialen Behandlung zeigte sich, dass sowohl *Case Management* mit motivierender Gesprächsführung als auch Gruppen-Psychoedukation/Drogenberatung in der Behandlung mit Diamorphin oder Methadon erfolgreich eingesetzt wurden und sich in ihrem Einfluss auf die primären Effekte der Studienbehandlung nicht unterschieden (Kuhn et al. 2007). Hinsichtlich der Kriminalitätsentwicklung zeigte sich i. R. des RCT-Designs unter Diamorphin im Vergleich zu Methadon ein deutlich stärkerer Rückgang der Delinquenz (Löbmann 2007).

Betrachtet man die Ergebnisse des bundesdeutschen Modellprojekts zusammen mit den Studienergebnissen und Erfahrungen aus der Schweiz und den Niederlanden, so wird wissenschaftlich hinreichend evident, dass die medikamentöse Behandlung mit Diamorphin bei Patienten mit schwerer Opioidabhängigkeit möglich und wirksam ist. Die Ergebnisse der entsprechenden Untersuchungen belegen relativ hohe Haltequoten, Verbesserungen im Gesundheitszustand der Patienten und die Reduktion des Konsums illegaler Opioide ohne gleichzeitigen Konsum anderer illegaler Substanzen; des Weiteren wurde auch die Senkung der Kriminalität nachgewiesen (Rehm und van den Brink 2007).

EBM

Nach Evidenzkriterien führt die Verschreibung von Heroin zusammen mit flexiblen Dosierungen von Methadon zu positiven Ergebnissen bei therapierefraktären Langzeit-Drogenabhängigen mit Senkung des Gebrauchs von Straßenheroin und anderen illegalen Drogen (Evidenzstufe Ia) sowie einer reduzierten Kriminalitätsrate (Ferri et al. 2011, Cochrane-Review).

Fazit: Machbarkeits- und Wirksamkeitsstudien belegen evidenzbasiert und hinreichend den medizinisch sinnvollen, ärztlich kontrollierten Einsatz von Diamorphin zur medikamentösen Behandlung der Opioidabhängigkeit unter kontrollierten Bedingungen und bei schwer opioidabhängigen Patienten. Nicht mehr das „Ob“, sondern das „Wie“ (Behandlungsprogramme) und das „Bei wem“ (Zielgruppen) stehen aus medizinischer Sicht im Vordergrund; hierbei könnten Konzepte und Rahmenüberlegungen aus dem medizinischen Qualitätsmanagement (Nabitz et al. 2005) zunehmend auch für diese Behandlungsansätze relevant werden.

Mit dem am 21.7.2009 in Kraft getretenen „Gesetz zur diamorphingestützten Substitutionsbehandlung“ und den entsprechenden Änderungen des BtMG, des AMG und der BtMVV wurden die rechtlichen Voraussetzungen geschaffen, die diamorphingestützte Behandlung aus dem bundesdeutschen Modellprojekt in die Regelversorgung zu überführen.

Resümee

Die Substitutionstherapie mittels Opiatagonisten wird v. a. mit Methadon (bzw. mit L-Polamidon®) oder (in anders nicht behandelbaren Ausnahmefällen) mit (Dihydro-)Kodein durchgeführt. Daneben finden zur substitutionsgestützten Behandlung auch partielle Opiatagonisten (z. B. Buprenorphin) sowie – zur Behandlung abstinenzwilliger, kooperativer Patienten, nur nach abgeschlossenem Entzug – Opiatantagonisten (z. B. Naltrexon) Anwendung. Die Behandlung mit Diamorphin (Heroin) ist schwer opioidabhängigen Langzeit-Drogenabhängigen vorbehalten.

Behandlung mit anderen Medikamenten

Neben dem Einsatz von Medikamenten, die am Opioidsystem ansetzen, wurden auch andere medikamentöse Behandlungsstrategien verfolgt.

EBM

Der Einsatz von Psychostimulanzien bei Kokainabhängigen scheint – bei schmaler Datenbasis – nur bei einer Doppelabhängigkeit von Kokain und Heroin im Zusammenhang mit einer methadongestützten Erhaltungstherapie erfolgversprechend zu sein (Evidenzstufe Ia: Castells et al. 2010, Cochrane-Review).

Auch für den Einsatz von Disulfiram bei Kokainabhängigen gibt es nur schwache Evidenz für positive Effekte auf einen reduzierten Drogengebrauch oder die Haltequote (Pani et al. 2010a).

Nachsorge und weitere therapeutische Hilfen

Auch im Bereich der Nachsorge im Anschluss an vorangegangene Therapien oder eine medizinische Rehabilitation ist eine begleitende Hilfe zur **psychosozialen Stabilisierung** sowie zur sozialen und beruflichen **Wiedereingliederung** von entscheidender Bedeutung, da, wie viele Studien zeigen, die meisten Rückfälle in den ersten Monaten nach Abschluss einer Therapie auftreten. Die Vorbereitung der Nachsorge bereits während der vorangehenden Therapie bzw. Rehabilitation, der Aufbau sozialer Fertigkeiten, die Möglichkeit zu weiterführender und begleitender Beratung, die Einbindung in Selbsthilfegruppen, die rasche Verfügbarkeit und Annahme von Kriseninterventionen, die Einbindung naher Bezugspersonen und die Integration des drogenabhängigen Patienten in ein gemeindenahes therapeutisches Netzwerk mit verbindlicher Kooperation i. R. eines regionalen Versorgungskonzepts sind wichtige Elemente für die weitere Stabilisierung. Soziale Interventionen und Soziotherapie sind nicht nur in der Nachsorge, sondern oft auch in anderen Behandlungsphasen für das Erreichen bzw. die Aufrechterhaltung therapeutischer Effekte von wesentlicher Bedeutung.

Auch die **Therapie von Begleiterkrankungen** spielt in der Nachsorge eine wichtige Rolle. Chronische Infektionen (z. B. Hepatitis B/C, HIV), fortbestehende oder phasenhaft auftretende psychische Störungen sowie Persönlichkeitsstörungen können für die weitere Entwicklung und Prognose relevant sein und verdienen Beachtung.

Seit dem 31.10.2012 gibt es von der Deutschen Rentenversicherung (DRV) und der Gesetzlichen Krankenversicherung (GKV) ein „Gemeinsames Rahmenkonzept zur Nachsorge im Anschluss an eine medizinische Rehabilitation Abhängigkeitskranker". Darin werden die erforderlichen Nachsorgeleistungen im Anschluss an eine Entwöhnungsbehandlung definiert und von anderen Rehabilitationsleistungen abgegrenzt.

Integrierte Konzepte, die sowohl psychosoziale als auch medikamentöse Behandlungsansätze auf interdisziplinärer Basis vereinen und eine Entscheidung für die jeweilige Behandlungsform indikationsgesteuert anhand überprüfbarer und dokumentierter Kriterien erlauben, sind derzeit noch rar und bedürfen dringend der Untermauerung durch empirische Daten. Auch die Integration suchtmedizinischer Inhalte in Fort- und Weiterbildung gehört zu solchen qualitätsverbessernden Maßnahmen. Unter rehabilitativen Aspekten sind sozial- und berufsintegrierende Maßnahmen mit dem Ziel der Teilhabe und der Nachhaltigkeit der Behandlungseffekte von wesentlicher Bedeutung.

EBM

Hausbesuche nach der Geburt können bei Frauen mit alkohol- oder drogenbedingten Problemen im Fall kurzer, intensiver Interventionen hinsichtlich der Bereitschaft zu Inanspruchnahme therapeutischer Kontakte unterstützend wirken; positive Konsequenzen für die Gesundheit von Mutter und Kind konnten jedoch in den bisherigen Studien, die mit wesentlichen methodischen Einschränkungen behaftet waren, nicht nachgewiesen werden (Turnball et al. 2012, Cochrane-Review). Die Autoren empfehlen bereits vor der Geburt stattfindende Hausbesuche und deren Evaluation.

Resümee

Die Nachsorge im Anschluss an vorangegangene Therapien umfasst sozialintegrative Maßnahmen zur Förderung der Teilhabe; sie sollte möglichst gemeindenah und i. R. eines therapeutischen Netzwerks erfolgen.

9.5 Medikamentenabhängigkeit und Medikamentenmissbrauch

9.5.1 Terminologie

Die Arzneimittelkommission der Deutschen Ärzteschaft veröffentlichte in Zusammenarbeit mit der Deutschen Hauptstelle für Suchtfragen im Januar 1989 in „Arzneiverordnungen", dem Mitteilungsblatt der Ärzteschaft, eine „Liste der Arzneimittel mit Abhängigkeitspotenzial" (➤ Box 9.10). Für die ärztliche Praxis wurde im Jahre 2007 ein Leitfaden „Medikamente – schädlicher Gebrauch und Abhängigkeit" veröffentlicht.

BOX 9.10

Liste der Wirkstoffgruppen mit Abhängigkeitspotenzial

- Amphetamine und ähnliche Stoffe
- Atropin und ähnliche Stoffe
- Barbitursäure-Derivate
- Benzodiazepine
- Ephedrin und ähnliche Stoffe
- Methadon und ähnliche Stoffe (Opioide)
- Opioide (Morphin-Derivate)
- Phenothiazine
- Säureamide
- Carbaminsäure-Derivate
- Pethidin (Opioid)
- Bromharnstoff-Derivate
- Fentanyle (Opioid)
- Kombinationen ohne Zuordnung

Tab. 9.7 Erweiterte Liste der Wirkstoffgruppen mit Abhängigkeitspotenzial (nach Glaeske 1995)

Kleine Analgetika	• Acetylsalicylsäure • Ibuprofen • Metamizol • Paracetamol • Propyphenazon
Migränemittel	• Ergotamin • Dihydroergotamin

LEITLINIEN

Medikamente – Schädlicher Gebrauch und Abhängigkeit

Dieser von der BÄK in Zusammenarbeit mit der Arzneimittelkommission der deutschen Ärzteschaft (2007) herausgegebene Leitfaden für die ärztliche Praxis liefert praxisnahe Informationen zur Diagnostik und Behandlung.

ICD-10 sowie DSM-IV bzw. DSM-5 enthalten jeweils eigene Kategorien für **Sedativa** oder **Hypnotika.** Dabei werden spezifische diagnostische Kriterien z. T. nur für „Intoxikation" mit bzw. „Entzug" von einer Substanz angegeben, während andere medikamentenbedingte Störungsbilder nach ihrem Hauptsymptom anderen diagnostischen Kategorien, z. B. medikamenteninduzierten psychotischen Störungen, zugeordnet werden. **Schmerzmittel** stellen keine eigenständige Kategorie in den gängigen Klassifikationssystemen dar. Aufgrund des hohen Anteils an (nicht rezeptpflichtigen) Selbstmedikationsmitteln werden diese nachfolgend mit behandelt (➤ Tab. 9.7).

In der klinischen Praxis spielt im Zusammenhang mit Medikamentenmissbrauch bzw. Medikamentenabhängigkeit die Kategorie der Sedativa, Hypnotika und Anxiolytika die wichtigste Rolle. Während der Begriff **Hypnotika** das Ziel der therapeutischen Anwendung, nämlich die Schlafinduktion, klar bezeichnet, ist der unpräzise Begriff Sedativa seit den 1950er-Jahren mit der Entwicklung spezifischer Tranquilizer in den Hintergrund getreten. Unter **Tranquilizer** versteht man Substanzen, die spezifische anxiolytische, d. h. angst- und spannungslösende Eigenschaften auf psychischer bzw. vegetativer Ebene zeigen, die sich nicht oder nicht ausschließlich auf unspezifische sedierende Effekte reduzieren lassen. Ein weiterer, oft synonym zu (Psycho-)Sedativa oder Tranquilizer gebrauchter Begriff ist Ataraktika.

Resümee

Unter den Medikamenten mit Missbrauchs- oder Abhängigkeitspotenzial kommt den Sedativa, Hypnotika und Anxiolytika klinisch die größte Bedeutung zu.

9.5.2 Epidemiologie

Die Zahl der Medikamentenabhängigen in Deutschland wird auf ca. 1,4–1,9 Mio. geschätzt (BÄK 2007; AWMF-S2-Leitlinien Medikamentenabhängigkeit 2006), wobei v. a. ältere Menschen Sedativa problematisch lange einnehmen.

Bei den Medikamenten kommen etwa 5 % aller vielverordneten Arzneimittel mit einem eigenen Suchtpotenzial als verursachende Substanz in Betracht. Eine Hauptrolle spielen die **Benzodiazepin-**Derivate.

Beim Einsatz von Tranquilizern lassen sich verschiedene Subgruppen spezifizieren. So nehmen z. B. relativ viele psychiatrische Patienten Tranquilizer ein, wobei Benzodiazepine häufig von Personen genommen werden, die auch von anderen Substanzen abhängig sind; hierzu gehören v. a. Opioidabhängige, von denen viele zusätzlich Benzodiazepine einnehmen. Zu den Gruppen, die ein erhöhtes Missbrauchsrisiko aufweisen, gehören alkoholabhängige Patienten.

Das Risiko, durch ärztliche Verordnung von **Analgetika und Migränemitteln** abhängig zu werden, ist gering.

Benzodiazepine, Analgetika und Barbiturate stehen auch bei **psychiatrischen Patienten** bei den in missbräuchlicher oder abhängiger Weise eingenommenen Arzneimitteln an vorderster Stelle. Primären oder isolierten Missbrauch von Antidepressiva findet man i. d. R. nicht.

Resümee

Unter den Medikamenten mit Missbrauchs- bzw. Abhängigkeitspotenzial spielen die Benzodiazepin-Derivate die Hauptrolle. Häufig kommt ihnen bei Mehrfach- und hier v. a. Opioidabhängigkeit eine Bedeutung zu

9.5.3 Symptomatik und Typisierung

Störungen durch Sedativa, Hypnotika oder Anxiolytika

Neben den auch für diese Substanzen nachfolgend näher erläuterten Zeichen der Abhängigkeit sind besonders die Intoxikations- sowie Entzugssymptome zu beachten. Die **Intoxikation** mit Sedativa, Hypnotika oder Anxiolytika ist durch klinisch bedeutsames unangepasstes Verhalten oder psychische Veränderungen gekennzeichnet. Hierzu gehören z. B. unangemessenes sexuelles oder aggressives Verhalten, Stimmungslabilität, geminderte Urteilsfähigkeit und beeinträchtigte soziale oder berufliche Funktionsfähigkeit. Dabei können folgende **Symptome** auftreten:

- Undeutliche Sprache
- Koordinationsstörungen
- Gangunsicherheit
- Nystagmus
- Aufmerksamkeits- oder Gedächtnisstörungen
- Stupor oder Koma

Obgleich je nach Substanz besonders bei leichten Intoxikationen Unterschiede im klinischen Bild auftreten können, sind die allgemeinen Intoxikationszeichen über die Substanzen hinweg sehr ähnlich, und es empfiehlt sich ein rasches Screening zur Identifikation der jeweiligen Substanz.

Benzodiazepine weisen trotz erheblicher quantitativer Unterschiede (Dosis in mg/kg beim Tier bzw. Tagesdosis beim Menschen) im Wesentlichen ein sehr ähnliches pharmakologisches Wirkspektrum auf. Der größte Unterschied bei den Benzodiazepinen liegt in ihren pharmakokinetischen Eigenschaften wie Bioverfügbarkeit und HWZ, wobei Alter und Leberfunktion der Konsumenten, die Galenik des Arzneimittels und andere Faktoren die Wirkung modulieren. So beträgt die HWZ von Midazolam 1–3 h, von Triazolam 2–4 h, von Lorazepam 10–18 h und von Diazepam 30–45 h, wobei bei manchen Benzodiazepinen noch aktive Metaboliten mit längerer HWZ gebildet werden. Besonders bei Benzodiazepinen mit langer HWZ bzw. lang wirksamen Metaboliten kann es, v. a. bei älteren Menschen mit veränderter Metabolisierungsrate, durch Kumulation zu einem *Hangover*-Effekt i. S. einer relativen Überdosierung kommen. Dieser äußert sich in Benommenheit, Schwindel, herabgesetzter Vigilanz, Koordinationsstörungen und Ataxie. Zusammen mit der muskelrelaxierenden Wirkung von Benzodiazepinen ist hierbei die Gefahr von Stürzen und damit Frakturen besonders groß. Im Gegensatz zu den Barbituraten verfügen die Benzodiazepine über eine große therapeutische Breite. Das Verhältnis der letalen zur effektiven Dosis liegt etwa bei 200 : 1 oder höher. Ausnahmen hiervon stellen Mischintoxikationen mit anderen Substanzen, z. B. Alkohol, dar. Hier können bereits relativ geringe Dosen zu lebensbedrohlichen Zuständen führen. Weitere unerwünschte Wirkungen der Benzodiazepine sind tagsüber auftretende Angstzustände (bei kurz wirksamen Hypnotika wie Triazolam), mnestische Beeinträchtigungen (ebenfalls besonders bei Triazolam) sowie, v. a. in hohen Dosen, psychoseähnliche Zustände, Verwirrtheitszustände und paradoxe Reaktionen.

Die Intoxikation mit **Barbituraten** ähnelt bei relativ niedrigen Dosen einer Alkoholintoxikation und ist durch Lethargie, Koordinationsstörungen und kognitive Beeinträchtigungen gekennzeichnet. Das Sprechtempo ist verlangsamt, Auffassungsfähigkeit und Urteilsvermögen sind vermindert. Des Weiteren können eine Enthemmung mit aggressiven und sexuellen Impulsen und eine Überzeichnung bestehender Persönlichkeitszüge auftreten. Die Verlangsamung und Passivität bilden sich i. d. R. innerhalb weniger Stunden zurück, während die kognitiven, affektiven und motorischen Störungen in Abhängigkeit von der jeweiligen Substanz 12–24 h bestehen bleiben können. Auch paranoide und suizidale Symptome können auftreten. Auf neurologischer Ebene finden sich Nystagmus, Diplopie, Strabismus, Ataxie, ein positiver Romberg-Versuch, Hypotonie und Reflexminderung. Relative Überdosierungen in Form von Kumulations- und *Hangover*-Effekten („Barbituratkater") treten bei regelmäßiger Einnahme von Barbituraten mit langer oder mittellanger HWZ auf. Die geringe therapeutische Breite der Barbiturate zeigt sich in einem Verhältnis der letalen zur effektiven Dosis von 3 : 1 bis 30 : 1. Es kommt rasch zu akzidentellen Überdosierungen mit Atemdepression. Aufgrund der geringen therapeutischen Breite ist auch die Letalität bei suizidalen Handlungen oder versehentlicher Einnahme (v. a. bei Kindern) hoch. Bereits die Einnahme von 1 g Pentobarbital, 1,5 g Amobarbital bzw. Phenobarbital oder 2 g Barbital bzw. Cyclobarbital kann tödlich wirken. Die mittlere letale Dosis beträgt bei Pentobarbital und Amobarbital 2–3 g, bei Phenobarbital 6–10 g. Des Weiteren ist die wirkungsverstärkende Interaktion von Barbituraten mit anderen psychotropen Pharmaka zu beachten.

Der **Entzug von Sedativa, Hypnotika oder Anxiolytika** zeigt sich innerhalb von Stunden bis wenigen Tagen nach Absetzen oder Reduktion der betreffenden Substanz durch folgende **Symptome:**

- Hyperaktivität des vegetativen Nervensystems (z. B. Schwitzen oder Pulsbeschleunigung mit mehr als 100 Schlägen/min)
- Starker Tremor der Hände
- Schlaflosigkeit
- Übelkeit oder Erbrechen
- Flüchtige optische, taktile oder akustische Halluzinationen oder Illusionen
- Psychomotorische Erregung
- Ängste
- Grand-Mal-Krampfanfälle

In der Regel führen diese Symptome zu einer klinisch bedeutsamen Beeinträchtigung in wichtigen Lebensbereichen. Auch hier können u. U. **Wahrnehmungsstörungen** mit intakter Realitätsprüfung auftreten.

Bei den **Benzodiazepinen** zeigt sich der **Entzug** durch leichtere Symptome wie z. B. Angst, Schlaflosigkeit und Albträume bzw. auf vegetativer Ebene durch Tremor, Tachykardie und Schwitzen. Es kann aber auch zu stark ausgeprägten Symptomen wie generalisierten Krampfanfällen, psychotischen Zuständen, Fieber und Tod kommen. Zu den spezifischen Syndromen werden sensorische Perzeptionsstörungen mit Realitätserhalt (z. B. Liftgefühl) oder Fahrigkeit und Zerstreutheit, aber auch Depersonalisations- bzw. Derealisationsphänomene gerechnet. Zu den häufigsten Symptomen (in etwa der Hälfte d. F. oder mehr) gehören Schlafstörungen und affektive Störungen wie Angst und Dysphorie sowie Myalgien bzw. Muskelzucken. Weitere häufige Zeichen (20–40 % d. F.) sind Tremor bzw. Zittern, Kopfschmerzen, gastrointestinale Symptome (Übelkeit, Erbrechen, Appetitstörung, Gewichtsverlust), Schwitzen, Verschwommensehen und Perzeptionsstörungen (Überempfindlichkeit gegen Geräusche oder Licht).

Von den Entzugssymptomen sind die **Rebound**-Phänomene zu unterscheiden. Hierunter versteht man kompensatorische Gegenregulationsmechanismen nach Absetzen einer Substanz, die zu einem verstärkten Wiederauftreten der ursprünglichen Symptomatik führen und je nach Wirkdauer der Substanz innerhalb weniger Tage abklingen. Sie sind besonders häufig bei kurz wirksamen Benzodiazepinen wie z. B. Triazolam. Für die Praxis besonders relevant ist dabei das Auftreten der Rebound-Insomnie.

Der **Entzug** von **Barbituraten** führt bei abruptem Absetzen zu Übererregbarkeit, innerer Unruhe, Angst, Tremor und Schwächegefühl bis hin zu Krämpfen und organisch bedingten Psychosen. Die Stärke der Symptome ebenso wie das Auftreten von paroxysmalen EEG-Veränderungen ist abhängig von Dosis und Dauer der Barbiturateinnahme. Bei hohen Dosen können bis zu ⅔ der Patienten zwischen Tag 3 und 8 ein Delir entwickeln, das nur schwer behandelbar ist und dem Desorientierung, visuelle Halluzinationen und Albträume vorangehen können. Die Entzugssymptome treten meist innerhalb von 24 h auf, mit einem Maximum nach 2–3 Tagen und einer Gesamtdauer zwischen 3 und 14 Tagen.

Die Kriterien für **Abhängigkeit** treffen auch für die Substanzklasse der Sedativa, Hypnotika und Anxiolytika zu, obwohl dies für manche Unterklassen, bspw. die Benzodiazepine, problematisch erscheint. Hier sind z. B. schwerwiegende soziale Folgen relativ selten.

Es können auch bei konstant niedrigen Dosen Entzugserscheinungen auftreten (sog. Niedrigdosisabhängigkeit, engl. *low-dose dependency*). Die symptomatologischen Abgrenzungen dieser Entzugserscheinungen von der Ursprungssymptomatik, die zur Indikationsstellung Anlass gab, sind oft schwierig, und in der therapeutischen Praxis bestehen häufig fließende Übergänge zwischen therapeutischer und missbräuchlicher Langzeiteinnahme. Außerdem können auch hier, wie bei anderen Substanzen mit Abhängigkeitspotenz, Übergänge von einem gelegentlichen Missbrauchsmuster (v. a. bei jüngeren Menschen zum Erzielen bestimmter, z. B. euphorischer Effekte) hin zu einem gehäuften bzw. kontinuierlichen Missbrauchsmuster auftreten, z. B. bei älteren Menschen, die diese Substanzen zur Linderung chronischer Störungen wie Schlaflosigkeit oder Angst einnehmen. Ausgeprägte und oft rasch einsetzende Abhängigkeitsentwicklungen sind v. a. bei i.v. Zufuhr dieser Substanzen festzustellen, etwa bei Abhängigen von Drogen anderer Substanzklassen.

Die **Benzodiazepinabhängigkeit** kann sich je nach Substanz innerhalb weniger Wochen ausbilden. Das Auftreten von Entzugssymptomen korreliert oft mit der Stärke, Dosis und Einnahmedauer des Medikaments. Lorazepam und Alprazolam, aber auch Diazepam verfügen aus klinischer Sicht über ein relativ hohes Abhängigkeitspotenzial. Benzodiazepinen mit einer raschen Anflutung und hohen Potenz wird oft ein relativ höheres Abhängigkeitspotenzial zugeschrieben, wobei zusätzliche Risikofaktoren wie hohe Einnahmedosis, langer Einnahmezeitraum, vorbestehende affektive Störungen (Angst, Depression), geringe Schulbildung, aber auch chronische körperliche Krankheiten oder chronische Schlafstörungen zu beachten sind. Kurz wirksame Benzodiazepine führen gegenüber länger wirksamen Benzodiazepinen zu einer vergleichsweise schnelleren Toleranzentwicklung.

Gegenüber der oben angeführten Niedrigdosisabhängigkeit, die sich gehäuft bei Insomniepatienten nachweisen lässt, findet sich die Hochdosisabhängigkeit *(high dose dependency)* häufig als sekundäres Phänomen bei Alkohol- oder Drogenabhängigkeit.

Die **Abhängigkeit von Barbituraten** kann sich nach täglichen Dosen von 400 mg Pentobarbital über 3 Monate zeigen und zu den beschriebenen Entzugserscheinungen führen. Die rasche Toleranzentwicklung und Dosissteigerungen bis zu einem Faktor 10–15 implizieren ein erhöhtes Intoxikationsrisiko.

Auch bei den **$GABA_A$-Rezeptor-agonistischen Nichtbenzodiazepin-Hypnotika** werden Fälle mit Entwicklung einer Abhängigkeit beschrieben. In einer Übersichtsarbeit (Lange et al. 2007) fanden sich für Zolpidem 35 und für Zopiclon 11 Abhängigkeitsfälle. Da bei beiden Substanzen die Abhängigkeit in der Mehrzahl d. F. bei Patienten mit einer Suchtvorgeschichte auftrat, ist bei dieser Subpopulation die Indikation für die Verabreichung eng zu stellen.

Andere, z. T. ältere Sedativa oder Anxiolytika wie Meprobamat, Chloralhydrat oder Methaqualon spielen heutzutage bei psychiatrisch relevanten medikamentös bedingten Störungen kaum mehr eine Rolle.

Störungen durch Schmerzmittel

Missbrauch und Abhängigkeit von nichtnarkotischen Analgetika und Sedativa bleiben oft unentdeckt. Gefährdet sind insb. Patienten, die Analgetika aufgrund chronischer Schmerzen und multipler psychosomatischer Syndrome dauerhaft einnehmen. Viele dieser Patienten nehmen Kombinationspräparate ein, die Barbiturate, Benzodiazepine, Koffein, Salicylate, Pyrazolonderivate oder Kodein und Propoxyphen enthalten. Während viele Schmerzmittel missbräuchlich eingenommen werden können, beschränken sich die Schmerzmittel mit Abhängigkeitspotenzial auf solche mit entsprechenden Wirkstoffen wie Opiaten, Barbituraten, Benzodiazepinen und Koffein, während Salicylsäurederivate oder Antirheumatika praktisch kein Abhängigkeitspotenzial aufweisen.

Die Symptomatik ist aufgrund der Verschiedenartigkeit der Wirkstoffe sowie deren Kombinationsmöglichkeiten in Mischpräparaten unter Berücksichtigung der jeweiligen Grundkrankheit vielfältig und oft unspezifisch. Sie reicht von chronischen Schmerzen, unspezifischen neurologischen Symptomen wie Schwindel, Dysarthrie, Gangunsicherheit usw. bis hin zu affektiven Störungen, Schlafstörungen, Leistungseinbußen und, je nach Wirkstoffen, Entzugssymptomen. Bei analgetischen Mischpräparaten treten dabei gehäuft rheumatoider Gliederschmerz, feinschlägiger Tremor und ängstlich-depressive Verstimmtheit auf. Bei Präparaten mit Koffein kann es nach Abbruch der Behandlung zum Koffein-Entzugskopfschmerz kommen, der zur erneuten Einnahme von Schmerzmitteln führen kann.

Bei der Verwendung von opioidhaltigen Schmerzmitteln kann gemäß den Empfehlungen der *American Pain Society* (2001) (www.ampainsoc.org) zwischen der Entwicklung einer Sucht- bzw. Abhängigkeitserkrankung *(addiction)*, einer körperlichen Abhängigkeit *(physical dependence)* sowie einer Toleranz *(tolerance)* unterschieden werden. In der Erörterung dieser konsensbasierten Empfehlungen wird darauf hingewiesen, dass nach Ansicht vieler Schmerz- und Suchtexperten körperliche Abhängigkeit (definiert als Adaptationsprozess mit Auftreten substanzspezifischer Entzugserscheinungen) bei längerer Opioidbehandlung üblicherweise auftritt, Toleranz (definiert als Adaptationsprozess mit Wirkungsminderung über die Zeit hinweg) manchmal auftritt, eine Sucht- bzw. Abhängigkeitserkrankung jedoch üblicherweise nicht auftritt. Mit „Pseudo-Sucht" *(pseudoaddiction)* bezeichnet man ein Patientenverhalten, das bei unzureichender Schmerzbehandlung auftreten kann und kein Drogenverlangen i. S. einer Suchterkrankung darstellt, sondern Ausdruck des Bemühens um Schmerzlinderung ist und i. R. einer suffizienten Schmerztherapie wieder verschwindet.

Resümee

Sedativa, Hypnotika oder Anxiolytika haben eine unterschiedlich große therapeutische Breite (gering bei Barbituraten, relativ groß bei Benzodiazepinen). Sie führen bei Überdosierung zu neurologischen Störungen, im Entzug zu vegetativen Aktivierungszuständen bis hin zu Grand-Mal-Anfällen sowie z. T. zu Rebound-Phänomenen mit verstärktem Wiederauftreten der ursprünglichen Symptomatik. Missbrauch und Abhängigkeit von Schmerzmitteln sind bei (Kombinations-)Präparaten, die Opiate, Barbiturate, Benzodiazepine oder Koffein enthalten, möglich und bleiben oft unentdeckt.

9.5.4 Ätiologie und Pathogenese

Benzodiazepine, Barbiturate und barbituratähnliche Substanzen wirken primär auf neuronale Synapsen, die den Neurotransmitter **Gamma-Aminobuttersäure (GABA)** enthalten. GABA ist die quantitativ bedeutendste hemmende Transmittersubstanz im Säugergehirn. GABA-Rezeptoren können in verschiedene Untertypen eingeteilt werden, wobei der sog. $GABA_A$-Rezeptor als integralen Bestandteil eine spezifische, hochaffine Bindungsstelle für Benzodiazepine enthält, den sog. zentralen Benzodiazepinrezeptor. Über diese zentralen Benzodiazepin-Rezeptoren entfalten die Benzodiazepine überwiegend ihre pharmakologischen und klinisch relevanten Wirkungen. $GABA_A$-Rezeptoren gehören zur Klasse der rezeptorgekoppelten Ionenkanäle. Dabei führt GABA durch Öffnung des Chlorid-Ionenkanals zu einem Chlorid-Ioneneinstrom in die Zelle. Benzodiazepine erhöhen nun die Frequenz dieser durch GABA induzierten Öffnung des Chlorid-Ionenkanals und verstärken somit die GABAerge Transmission. Inzwischen kennt man eine Reihe verschiedener Substanzen, die am Benzodiazepinrezeptor je nach ihrer intrinsischen Aktivität agonistisch oder antagonistisch wirken.

Barbiturate wirken ebenfalls – über die Barbituratbindungsstelle – am $GABA_A$-Rezeptor, indem sie zu einer Verlängerung der GABAerg induzierten Öffnung des Chlorid-Ionenkanals führen. Die im Vergleich zu den Benzodiazepinen stärkere Toxizität der Barbiturate liegt möglicherweise darin begründet, dass Barbiturate – im Gegensatz zu den Benzodiazepinen – auch in Abwesenheit einer GABAergen Transmission $GABA_A$-Rezeptoren aktivieren können. Des Weiteren diskutiert man einen Einfluss der Barbiturate auf Kalziumkanäle, eine membranstabilisierende Wirkung sowie Interaktionen mit dem cholinergen und serotonergen System.

Auf der physiologischen oder Verhaltensebene beobachtbare Phänomene wie Toleranzentwicklung, Entzugssymptome oder unterschiedliche Reaktionsbereitschaften bei Gabe der verschiedenen Substanzen lassen sich auf dieser molekularbiologischen Ebene beschreiben und tragen zum Verständnis der substanziellen Verankerung von Abhängigkeitsmerkmalen bei.

Neben der molekularbiologischen Ebene zeigen klassische neuro- und verhaltenspharmakologische Modelle im Tierexperiment (Selbstverabreichungsstudien, Konditionierung experimenteller Konflikte, substanzbedingte Veränderungen des Spontanverhaltens etc.), dass Benzodiazepine verhaltenskontrollierende Verstärkereigenschaften (im lernpsychologischen Sinn) aufweisen, die jedoch – im Vergleich zu denen bei illegalen Drogen oder Barbituraten – eher gering ausgeprägt sind.

Die weder opiat- noch barbiturathaltigen Analgetika umfassen ein breites Spektrum an Substanzen, die z. T. auch unter anderen Indikationen eingesetzt werden (z. B. Antidepressiva). Gemeinsam ist ihnen trotz im Einzelnen oft unterschiedlicher Wirkmechanismen, dass sie das nozizeptive System beeinflussen. Periphere Analgetika wie Acetylsalicylsäure und Pyrazolonderivate (z. B. Metamizol, Propyphenazon) modulieren bspw. über eine Hemmung der Prostaglandinsynthese die Empfindlichkeit von Nozizeptoren. Auch zusätzliche zentrale Wirkungen bei ansonsten primär peripher wirksamen Substanzen werden diskutiert.

Resümee

Benzodiazepine und Barbiturate wirken über das $GABA_A$erge System. Sie haben relativ schwache verhaltenskontrollierende Verstärkereigenschaften.

9.5.5 Therapie und Prävention der Medikamentenabhängigkeit

Der Arzt kann wesentlich zur **Prävention** der Medikamentenabhängigkeit beitragen, indem er psychotrop wirksame Substanzen mit Suchtpotenzial (insb. Benzodiazepine) zurückhaltend verschreibt. Dabei sollte er der 4K-Regel folgen (klare Indikation, kleinste notwendige Dosis, kurze Anwendung und kein abruptes Absetzen) und die bereits 1975 vom Weltärztetag formulierten Voraussetzungen sowie weitere praktische Vorsichtsregeln für eine Verschreibung dieser Substanzen einhalten (➤ Box 9.11).

BOX 9.11

Voraussetzungen und Regeln für die Verschreibung psychotroper Substanzen

- Exakte Diagnostik und Sicherung der Indikation (sowie regelmäßige Überprüfung der Indikation für die Weiterverschreibung)
- Aufklärung (insb. auch über das Missbrauchs- und Abhängigkeitspotenzial)
- Sorgfältige Auswahl der Mittel unter Berücksichtigung möglicher Gefahren des Missbrauchs (v. a. auch bei Suizidalität)
- Beachtung psychotroper Stoffe in Mischpräparaten
- Erkennung der Disposition zum Missbrauch (Risikogruppen)
- Vorsicht vor Verschreibung auf Wunsch bzw. auf Druck des Patienten
- Kontrollierte Verschreibung (keine Blankorezepte!) und ausreichende persönliche Kontakte im Behandlungsverlauf
- Bevorzugte Verschreibung kleiner Packungen

In der **Behandlung** medikamentenabhängiger Patienten kommt dem niedergelassenen Arzt bei der rechtzeitigen Erkennung und Motivationsförderung sowie der Nachbetreuung große Bedeutung zu, z. B. durch den Verweis auf im Handel erhältliche Ratgeber (Elsesser und Sartory 2005). Je nach Ausgangsbedingungen und Erfahrung ist die langsame Dosisreduktion im Rahmen eines Abdosierungsprogramms zu Beginn auch im ambulanten Rahmen durchführbar. Die spezifische Entzugsbehandlung sollte dagegen in aller Regel stationär erfolgen, da vor allem bei Polytoxikomanie lebensbedrohliche Komplikationen auftreten können. Bei der Entwöhnungsbehandlung sollte unter Berücksichtigung möglicher Begleiterkrankungen und der sozialen Situation des Patienten entschieden werden, inwieweit eine ambulante, stationäre oder kombinierte (stationäre und ambulante) Therapie angezeigt ist.

LEITLINIEN

AWMF-S2-Leitlinie Medikamentenabhängigkeit 2006

Neben Hinweisen zur Behandlung (Frühintervention, Entzug) werden auch modifizierte diagnostische Kriterien der Benzodiazepinabhängigkeit behandelt.

Benzodiazepine sollten bei supratherapeutischen Dosen zu Beginn einer Entzugsbehandlung um 30 % der gewohnten Dosis reduziert werden und dann, falls keine stärkeren Entzugssymptome oder Komplikationen auftreten, jeweils nach wenigen Tagen weiter um jeweils 10–25 % reduziert werden, wobei am Ende ein langsameres Ausschleichen der Medikation angemessen sein kann. Bei therapeutischen Dosen kann der Entzug anfänglich mit einer Dosisreduktion von 10–15 % beginnen und dann ebenfalls gestuft durchgeführt werden. Besonderes Augenmerk ist dabei dem Auftreten von Angstsymptomen zu widmen.

Die genannten Regeln können nur einen Anhalt für die Behandlung benzodiazepinabhängiger Patienten geben. Interindividuell unterschiedliche Voraussetzungen und klinische Verläufe aufseiten der Patienten sowie unterschiedliche Behandlungsstrategien erfordern auch hier die Orientierung an den klinischen Symptomen im Verlauf auf der Basis klinischer Erfahrung. Allgemein kann – in Abhängigkeit von der jeweiligen Substanz – bereits ab einer 2-wöchigen Einnahme von Benzodiazepinen mit der Notwendigkeit des gestuften Entzugs gerechnet werden. Bei lange (z. B. über Monate oder Jahre) bestehendem Benzodiazepingebrauch können u. U. wesentlich längere Entzugszeiten erforderlich sein. Das ist v. a. dann der Fall, wenn im Entzugsverlauf starke Angstzustände auftreten, die zusätzliche Maßnahmen wie verhaltenstherapeutische Interventionen oder die Gabe weiterer Medikamente erforderlich machen. Die Gabe von Carbamazepin bei Abhängigkeit von hohen Benzodiazepin-Dosen gestattet u. U. höhere tägliche Dosisreduktionen. Weitere medikamentöse Strategien bei der Behandlung des Benzodiazepin-Entzugs sind der Einsatz von Betablockern, Clonidin sowie (sedierenden) Antidepressiva.

Bei gleichzeitiger Abhängigkeit von Benzodiazepinen und Alkohol ist mit einem veränderten zeitlichen Ablauf und einer Verstärkung der Benzodiazepin-Entzugssymptome zu rechnen. Im Allgemeinen reicht die Gabe von Benzodiazepinen nach den oben genannten Prinzipien aus, jedoch kann in Extremfällen die Verabreichung von Barbituraten erforderlich sein. Die Kombination von Benzodiazepinen und Clomethiazol (Distraneurin®) ist nicht zu empfehlen, da die sedierenden und atemdepressiogenen Nebenwirkungen beider Substanzen kumulieren und zu unkalkulierbaren Wechselwirkungen führen können. Bei gleichzeitiger Abhängigkeit von Benzodiazepinen und Opioiden ist es i. Allg. empfehlenswert, die Benzodiazepine zu entziehen und den Patienten über eine Substitutionsbehandlung mit Methadon oder mit einem anderen oralen Opioid zu stabilisieren. Nach Beendigung des Benzodiazepin-Entzugs kann anschließend der Opioidentzug durchgeführt werden. Bei Abhängigkeit von jeweils geringen Dosen beider Substanzen kann auch ein simultaner Entzug erwogen werden.

Im Fall einer Kokainabhängigkeit werden Benzodiazepine oft eingesetzt, um auftretende Angstzustände zu vermindern. Soweit Benzodiazepine hierfür nur intermittierend eingenommen werden, ist eine Entzugsbehandlung i. d. R. nicht erforderlich. Ansonsten ist bei Kokain- und gleichzeitiger Benzodiazepinabhängigkeit mit einem veränderten klinischen Bild der Entzugssymptomatik zu rechnen, und die vitalen Zeichen wie Puls, Blutdruck etc. sollten sorgfältig überwacht werden.

Psychologische Interventionen beim Entzug von Benzodiazepinen wurden relativ selten untersucht. Bei Patienten mit generalisierter Angststörung sind Entspannungsverfahren i. d. R. wenig hilfreich. Kognitiv-verhaltenstherapeutische Ansätze, z. B. im Sinne einer kognitiven Restrukturierung, sollen den Patienten ein Gefühl der Kontrolle über Entzugssymptome bzw. auftretende Ängste vermitteln. Sie berücksichtigen die Erfahrung, dass Placebosubstitution zu weniger starken Entzugssymptomen führt und so die Bedeutung moderierender Variablen aufzeigt. Insgesamt geben Langzeitstudien zur Behandlung der Benzodiazepinabhängigkeit mit Abstinenzquoten von über 70 % nach 2,7–5 Jahren zu der Hoffnung Anlass, dass bei vielen Patienten eine erfolgreiche Therapie erreicht werden kann, auch wenn gelegentliche Rückfälle mit der Notwendigkeit einer erneuten Behandlung vorkommen.

Beim **Entzug von Barbituraten** ist wie generell bei Sedativa und Hypnotika ein abruptes Absetzen zu vermeiden, da es hierdurch zu ernsthaften medizinischen Komplikationen bis hin zum Tod kommen kann. Beim allmählichen und gestuften Entzug ist ein langwirksames Barbiturat wie z. B. Phenobarbital zu bevorzugen. Das Dosierungsschema muss dabei individuell festgelegt werden. Man kann z. B. wie folgt vorgehen: In einer ersten Phase zur Stabilisierung können umgerechnet je 30 mg Phenobarbital für je 100 mg Amobarbital (oder andere entsprechende Barbiturate) an bisheriger Einnahmedosis substituiert werden. Treten Zeichen der Überdosierung auf (z. B. anhaltender Nystagmus, Ataxie, undeutliche Sprache), so muss die Dosis ein- oder mehrmals ausgesetzt bzw. neu berechnet werden. Insgesamt sollten dabei pro Tag nicht mehr als 500 mg Phenobarbital gegeben werden. Nach einer zweitägigen Phase auf diesem initialen Dosisniveau kann Phenobarbital um 30 mg/d reduziert werden, sofern der Patient keine Intoxikations- oder aber Entzugszeichen entwickelt. Falls Intoxikationszeichen auftreten, kann die Tagesdosis um die Hälfte reduziert und danach in 30-mg-Schritten pro Tag weiter reduziert werden. Beim Auftreten von Entzugserscheinungen dagegen kann die Tagesdosis (z. B. um die Hälfte) angehoben und von dieser Dosis dann wieder allmählich entzogen werden.

Analgetika sollten aus suchtpräventiven Gründen möglichst als Monosubstanzen verschrieben werden. Bei opiathaltigen Substanzen (z. B. Mischungen mit Kodein) ist besondere Vorsicht geboten, v. a. wenn diese i. R. einer Polytoxikomanie eingenommen werden. Bei entsprechender Indikation (z. B. bei starker tumorbedingter Schmerzsymptomatik) und in der Hand schmerztherapeutisch erfahrener Ärzte sollten opiathaltige Schmerzmittel allerdings durchaus Anwendung finden. Bei bestehender Missbrauchs- oder Abhängigkeitsproblematik von Analgetika muss im Einzelfall und unter Berücksichtigung der bestehenden Schmerzsymptomatik entschieden werden, inwieweit diese Analgetika reduziert oder durch weniger missbräuchlich verwendete Mittel (z. B. Antidepressiva) ersetzt bzw. inwieweit andere, auch nichtmedikamentöse schmerztherapeutische Strategien angewendet werden können. Oft ist dabei eine enge konsiliarische bzw. interdisziplinäre Abstimmung erforderlich, z. B. in einer Schmerzambulanz oder einem entsprechenden Behandlungszentrum.

Resümee

Eine zurückhaltende Verschreibung von Substanzen mit Suchtpotenzial trägt wesentlich zur Prävention der Medikamentenabhängigkeit bei. Benzodiazepine werden vorsichtig und schrittweise unter Berücksichtigung der klinischen Symptomatik entzogen. Barbiturate können stufenweise unter Einsatz von z. B. Phenobarbital entzogen werden. Beim Entzug von Analgetika richtet sich die Entzugsbehandlung nach den jeweiligen Inhaltsstoffen (häufig Kombinationspräparate).

Literatur

Die vollständige Literatur zu diesem Kapitel finden Sie online im „Plus im Web" zu diesem Buch.

Fragen zur Wissensüberprüfung zum ➤ Kap. 9 finden Sie online.

Ein wichtiger Schritt hin zu einer reliablen Schizophreniediagnostik war die von Wing et al. (1974) entwickelte *Present State Examination* zusammen mit dem EDV-gestützten CATEGO-Algorithmus, ein operationalisiertes Verfahren der Diagnosenfindung. Die Schizophreniediagnose stützt sich dabei vornehmlich auf spezifische Manifestationen von Wahn und Halluzinationen, wie sie von Kurt Schneider (1887–1967) als die **Symptome 1. Ranges** der Schizophrenie konzipiert worden waren.

In den heutzutage verwendeten international etablierten Diagnosesystemen ICD-10- und DSM-5 stellt der Schizophreniebegriff weitgehend eine Amalgamierung der oben beschriebenen Konzepte dar. Sowohl Kraepelins Hinweise auf die Bedeutung des Verlaufs (DSM-Bedingung, dass die Symptomatik mindestens 6 Monate vorhanden sein muss) als auch E. Bleulers Grund- und K. Schneiders Erstrangsymptome wurden in besonderer Weise berücksichtigt.

Resümee

Kraepelin (1893) definierte einen Schizophreniebegriff im Hinblick auf eine Zweiteilung der endogenen Psychosen, wobei er die Schizophrenie wegen ihres frühen Beginns und ungünstigen Verlaufs („Dementia praecox") von den manisch-depressiven Psychosen abgrenzte. In E. Bleulers (1911) Schizophreniekonzept wird die Erkrankung vornehmlich durch eine Gruppe von „Grundsymptomen" charakterisiert, die allesamt Ausdruck einer Spaltung der Persönlichkeit („Schizophrenie") sind. Wesentliche Kriterien des in der ICD-10 und im DSM-5 verwendeten Schizophreniebegriffs leiten sich aus Kraepelins und Bleulers Konzepten ab, ergänzt durch Schneiders Erstrangsymptome der Schizophrenie.

10.1.2 Epidemiologie

Prävalenz und Inzidenz

Bislang wurde keine Population gefunden, in der die Schizophrenie nicht oder extrem selten vorkommt. ➤ Tab. 10.1 gibt ausgesuchte Prävalenzstudien wieder, die in unterschiedlichen Ländern über eine Zeitspanne von mehr als einem halben Jahrhundert durchgeführt wurden (Jablensky 1995). Bei allen handelt es sich um aufwendige Zensusuntersuchungen mit der kompletten Erfassung einer relativ großen Population, teilweise auch um solche mit einer Wiederholungsuntersuchung nach 10 oder mehr Jahren.

Tab. 10.1 Studien zur Prävalenz der Schizophrenie (nach Jablensky 1995)

Autoren	Land	Population	Prävalenz pro 1000
Brugger (1931)	Deutschland	Gebiet in Thüringen	2,4
Strömgren (1938); Bojholm und Strömgren (1989)	Dänemark	Inselbevölkerung (n = 50.000)	3,9 → 3,3
Lemkau et al. (1943)	USA	Haushaltsstichprobe	2,9
Böök (1953); Böök et al. (1978)	Schweden	Gebiet in Nordschweden in genetischer Isolation (n = 9.000)	9,5 → 17,0
Rin und Lin (1962); Lin et al. (1989)	Taiwan	Bevölkerungsstichprobe (n = 19.931)	2,1 → 1,4
Bash und Bash-Liechti (1969)	Iran	ländliche Region (n = 11.585)	2,1
Crocetti et al. (1971)	Kroatien	Stichprobe von 9.201 Haushalten	5,9
Dube und Kumar (1972)	Indien	4 Gebiete von Agra (n = 29.468)	2,6
Temkov et al. (1975)	Bulgarien	städtische Region (n = 140.000)	2,8
Rotstein (1977)	frühere UdSSR	Bevölkerungsstichprobe (n = 35.590)	3,8

Exemplarisch kann die von der WHO durchgeführte Studie zum *Outcome of Severe Mental Disorders* (Sartorius et al. 1986; Jablensky et al. 1992) genannt werden, in der Auftreten und Verlauf der Schizophrenie in bislang einmaliger Weise in 10 verschiedenen Ländern (4 Kontinente) mit gleichem methodischem Vorgehen bei über 1.500 Personen untersucht wurden. Die Fallidentifikation erfolgte mithilfe der PSE und des CATEGO-Algorithmus von Wing et al. (1974).

Legte man eine breite Diagnosendefinition der Schizophrenie (ICD-9 oder CATEGO S, P und O) zugrunde, dann variierte für den untersuchten Altersbereich (15–54 J.) die Jahresinzidenz zwischen 0,16/1.000 in Aarhus (Dänemark) und 0,42/1.000 in der ländlichen Region von Chandigarh (Indien). Bei Verwendung einer engen Definition, der Kernschizophrenie mit Kurt Schneiders Erstrangsymptomen (CATEGO S+, s. oben), verschwanden alle signifikanten Unterschiede, und es ergab sich eine für alle Zentren ähnliche Inzidenzrate von etwa 0,10/1.000 (➤ Abb. 10.1). Dieses Ergebnis stellte eine Überraschung dar, da die Inzidenzraten nahezu aller bekannten Krankheiten über Klimazonen, Länder und Kulturen hinweg variieren. Neuere systematische Übersichtsarbeiten haben die lange tradierte Auffassung, dass Inzidenz und Prävalenz der Schizophrenie weltweit ähnlich sind, allerdings widerlegt (Zusammenfassung in McGrath et al. 2008). Diese Reviews fanden eine mediane Inzidenz der Schizophrenie von 15,2/10000, und ein medianes Lebenszeitrisiko von 7,2/1000 Personen. Beide Maße variierten aber beträchtlich zwischen den einzelnen Studien!

Risikofaktoren

Risikofaktoren für Schizophrenie sind inhärente oder erworbene Merkmale eines Individuums oder Umweltbedingungen, die mit einer erhöhten Wahrscheinlichkeit einhergehen, an Schizophrenie zu erkranken. Epidemiologische Studien zur Schizophrenie versuchen, die wichtigsten Risikofaktoren für diese Erkrankung zu eruieren. Sie sollen im Folgenden besprochen werden, soweit sie nicht in ➤ Kap. 10.1.5 berücksichtigt werden.

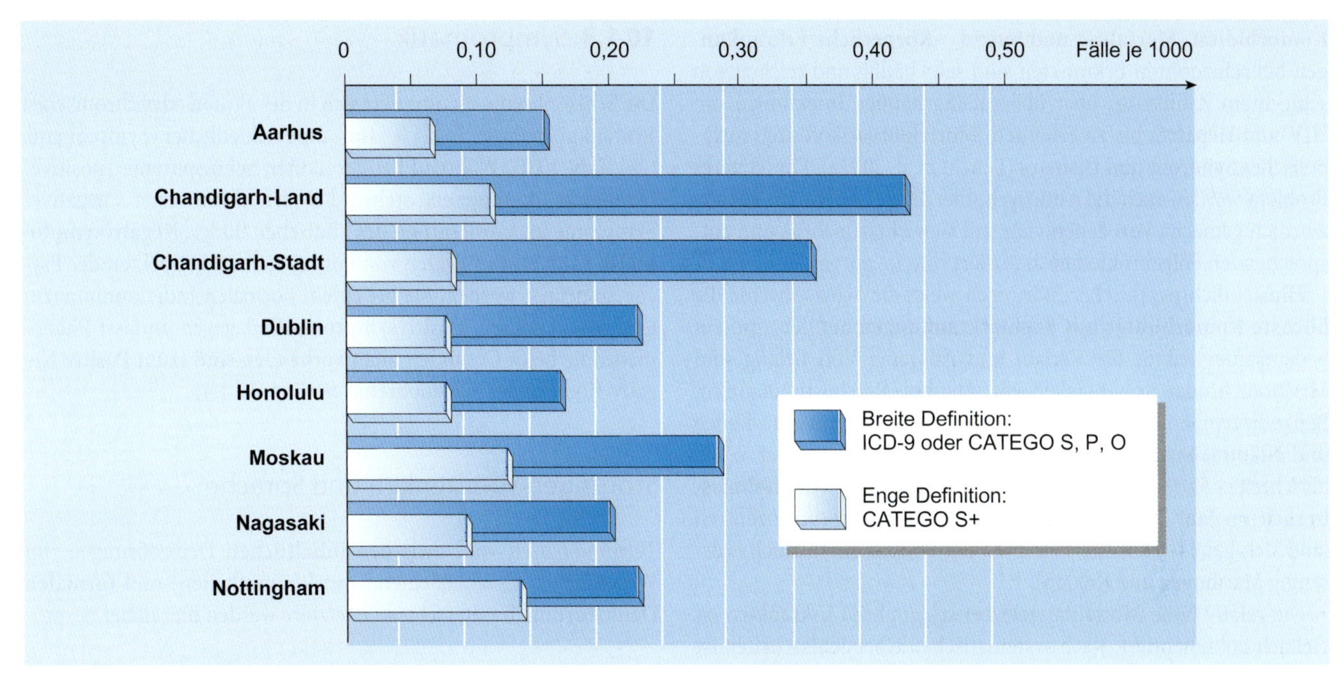

Abb. 10.1 Inzidenzraten der Schizophrenie je 1.000 Personen in der Bevölkerung: Ergebnisse einer Multicenterstudie der WHO aus 8 Regionen

Alter und Geschlecht Männer erkranken im Vergleich zu Frauen signifikant früher an einer Schizophrenie. Auch ihre erste Behandlung und Hospitalisation erfolgen früher. Dies hat etwa auch die oben erwähnte Outcomestudie der WHO ergeben. Beim männlichen Geschlecht liegt das größte Risiko, erstmalig an Schizophrenie zu erkranken, zwischen **15 und 25,** beim weiblichen **zwischen 25 und 35 Jahren.** Bislang sind die Ursachen dafür ungeklärt. Man spekuliert aber, dass ein **Östrogenschutz** zu einem späteren Auftreten bei Frauen beiträgt, der dann in der Menopause wegfällt und zu einem 2. Häufigkeitsgipfel nach dem 40. Lj. bei Frauen führt.

Entgegen früheren Annahmen, die von einer etwa gleichen Häufigkeit bei beiden Geschlechtern ausgingen, sind Männer im Vergleich zu Frauen mit einem Verhältnis von 1,4 : 1 häufiger betroffen (McGrath et al. 2008; Aleman et al. 2003).

Saisonale Einflüsse Ein überproportional großer Anteil von schizophren Erkrankten wird während der **Wintermonate geboren,** wobei der saisonale Überschuss bei etwa 10 % liegt. Entsprechende Beobachtungen beziehen sich sowohl auf die nördliche als auch, wenngleich weniger ausgeprägt, die südliche Hemisphäre. Sie lassen erkennen, dass bei der Genese der Schizophrenie auch Umweltfaktoren bedeutsam sein können.

Für den saisonalen Effekt werden verschiedene Faktoren verantwortlich gemacht. Neben der (banalen) Erklärung gehäufter Konzeptionen bei Eltern schizophren Erkrankter im Frühjahr und Sommer werden saisonal bedingte Temperaturminderungen, Ernährungsdefizite und v. a. Infektionen (vorrangig während des 3. bis 7. Schwangerschaftsmonats) diskutiert.

Sozioökonomischer Status Schizophrene Patienten finden sich signifikant häufiger in **niederen sozialen Schichten,** wobei der soziale Status in entsprechenden Untersuchungen durch Merkmale wie Ausbildung, Beruf, Einkommen und Wohnsituation charakterisiert war.

Für diesen gut dokumentierten Befund gibt es zwei verschiedene Erklärungsansätze. Zum einen wird postuliert, dass Faktoren, die in niederen sozialen Schichten vermehrt vorgefunden werden, die Manifestation der schizophrenen Erkrankung begünstigen (z. B. Konfrontation mit sozialen Stressoren, körperliche Gefährdung im beruflichen Bereich, Exposition gegenüber Infektionen, geringere Unterstützung in Belastungssituationen).

Nach dem zweiten Erklärungsansatz bewirkt die Erkrankung selbst mit ihrer Symptomausprägung und ihrer Beeinträchtigung kognitiver Kompetenzen ein Abgleiten auf sozial niedere Stufen **(Drift-Theorie**). Prospektive epidemiologische Studien sprechen eher für das letztgenannte Konzept.

Familienstand **Alleinstehende** weisen eine größere Schizophrenie-Inzidenz auf als Verheiratete. Daraus wurde die Hypothese abgeleitet, dass bei Unverheirateten und Geschiedenen ein erhöhtes Risiko für diese Erkrankung vorliegt. Ähnlich wie beim Aspekt sozioökonomischer Status diskutiert, könnte auch umgekehrt die schizophrene Erkrankung eheliche Bindungen eher verhindern und vermehrt zu Scheidungen führen. Jedenfalls konnte nicht gezeigt werden, dass Heirat einen protektiven Effekt hinsichtlich Schizophrenie ausübt; auch zeigen Personen nach Verlust ihres Ehepartners oder Lebensgefährten keine erhöhte Schizophrenie-Inzidenz.

Weitere Faktoren Aufgrund von retrospektiven Studien nahm man an, dass Geburtskomplikationen das Risiko erhöhen, später an Schizophrenie zu erkranken. In einigen Studien wird auch über einen Zusammenhang zwischen **perinatalen Komplikationen** und früherer Krankheitsmanifestation, vermehrter Negativsymptomatik und schlechterer Prognose berichtet. Prospektive Studien zur Validierung solcher Beobachtungen stehen noch aus.

Weitere inzwischen gut replizierte Faktoren sind Urbanisation, Migration, höheres Lebensalter des Vaters und Konsum von Cannabis (Tandon et al. 2008a, b).

Komorbidität, Mortalität und Suizid **Körperliche Erkrankungen** bei schizophren Erkrankten sind sehr häufig und reichen von schlechtem Zahnstatus über überzufällig häufige Infektionen mit HIV und Hepatitis bis zu erhöhtem Mortalitätsrisiko durch metabolisches Syndrom und Diabetes (Leucht et al. 2007a). Für letzteres Problem werden auch die Antipsychotika der 2. Generation verantwortlich gemacht, von denen viele mit Gewichtszunahme und entsprechenden Folgeproblemen assoziiert sind (s. unten).

Hinsichtlich psychischer Störungen weist die Schizophrenie die **höchste Komorbidität mit Suchterkrankungen** auf. Sie sind ein bedeutsamer Faktor für Verlauf und Ausgang. Von Belang sind Missbrauch oder Abhängigkeit von Alkohol, Psychostimulanzien, Benzodiazepinen, Halluzinogenen, Antiparkinsonmitteln, Kaffee und Nikotin. In der oben erwähnten 10-Länder-Studie der WHO berichteten 57 % der männlichen Patienten von **Alkoholmissbrauch** im Jahr vor ihrer Befragung. In drei der Studienzentren fand sich bei 24–41 % der Patienten ein **Drogenmissbrauch** (vorrangig Marihuana und Kokain).

Die relativ hohe Mortalitätsrate bei schizophren Erkrankten ist vielfach dokumentiert. Nach systematischen Übersichtsarbeiten ist die Gesamtmortalität um den Faktor 2,6 erhöht. **Suizid** ist der höchste Einzelfaktor (standardisierte Mortalitätsrate 12,9) für die erhöhte Gesamtmortalität, diese wird aber auch durch eine Vielzahl körperlicher Erkrankungen bedingt (McGrath et al. 2008). Man geht davon aus, dass die Lebensdauer schizophren Erkrankter um etwa 10 Jahre verkürzt ist. Eine Metaanalyse zeigte, dass sich 4,9 % der Patienten mit Schizophrenie suizidieren (Palmer et al. 2005). Für die Suizidalität sind spezifische **Risikofaktoren** eruiert worden: Patienten jüngeren Alters und männlichen Geschlechts, lang andauernde Krankheitsgeschichte mit zahlreichen Exazerbationen, zum Entlassungszeitpunkt aus stationärer Behandlung noch deutlich vorhandene psychotische Symptomatik, ausgeprägte Beeinträchtigung der intellektuellen und sozialen Kompetenz, merkliche Angewiesenheit auf eine Behandlung sowie Verlust des Vertrauens in die Behandlung. Eine hohe Gefährdung besteht insb. in der Phase kurz nach der Entlassung, wenn die Patienten die Beeinträchtigung ihrer sozialen Kompetenz in vollem Ausmaß wahrnehmen, für die Zukunft hin keine Besserung, sondern eher eine Verschlechterung erwarten und hoffnungslos und depressiv werden (ICD-10-Subtypus: postschizophrene Depression).

Resümee

Entgegen früheren Annahmen variieren Inzidenz und Prävalenz der Schizophrenie erheblich zwischen Studienzentren. Signifikant mit dem Auftreten von Schizophrenie assoziierte Bedingungen (sog. Risikofaktoren) sind: niedriger sozialer Status, Familienstand (ledig oder geschieden) sowie Geburt während der Wintermonate. Die Komorbidität mit Suchterkrankungen ist für den Verlauf der Schizophrenie von besonderer Bedeutung; die Mortalität schizophren Erkrankter (vorrangig infolge Suizid) ist mehr als doppelt so hoch wie in der Gesamtbevölkerung.

10.1.3 Symptomatik

Die Schizophrenie manifestiert sich in der akuten oder chronischen Erkrankungsphase i. d. R. mit unterschiedlicher Symptomatik (➤ Tab. 10.2). Während bei der akuten Schizophrenie „positive" Symptome dominieren, stehen bei der chronischen „negative" Symptome im Vordergrund des klinischen Bildes. **Negativsymptomatik** kann als das Fehlen von Funktionen und Aspekten der Psyche aufgefasst werden, die bei einem normalen Individuum anzutreffen sein sollten. **Positivsymptomatik** dagegen umfasst Phänomene, die beim Gesunden nicht vorhanden sind (zum Positiv-Negativ-Konzept der Schizophrenie ➤ Kap. 10.1.4).

Störungen von Denken und Sprache

Terminologisch wird zwischen **inhaltlichen** Denkstörungen (im Wesentlichen gleichbedeutend mit Wahninhalten) und **formalen Denkstörungen** unterschieden; letztere werden hier näher bespro-

Tab. 10.2 Symptome der akuten und chronischen Schizophrenie (nach WHO 1973 sowie Creer und Wing 1975)

Akute Schizophrenie		Chronische Schizophrenie	
Symptom	Häufigkeit (%)	Symptom	Häufigkeit (%)
Mangel an Krankheitseinsicht	97	Sozialer Rückzug	74
Akustische Halluzinationen	74	Verminderte Aktivität	56
Beziehungsideen	70	Verarmung des Sprechens	54
Misstrauen	66	Wenige Freizeitinteressen	50
Affektverflachung	66	Verlangsamung	50
Stimmenhören	65	Vermehrte Aktivität	50
Wahnstimmung	64	Seltsame Ideen	34
Verfolgungswahn	64	Depression	34
Gedankeneingebung	52	Seltsames Verhalten	34
Gedankenlautwerden	50	Vernachlässigung des Äußeren	30
		Seltsame Haltungen und Bewegungsabläufe	25
		Drohungen oder Gewalttätigkeiten	23
		Schlechte Tischmanieren	13
		Gesellschaftlich peinliches Verhalten	8
		Ungewöhnliches Sexualverhalten	8

chen. Formale Denkstörungen werden zumeist durch die Beobachtung von Sprache und Kommunikation und somit primär als Sprachstörungen erfasst, was in der neuesten Version des DSM (DSM-5) berücksichtigt wird: In den diagnostischen Kriterien für Schizophrenie wurde hier „Denkstörung" durch „desorganisierte Sprache" ersetzt.

Die **Denkzerfahrenheit** ist die fundamentale (formale) Denkstörung schizophren Erkrankter, die in verschiedenen Formen und Ausprägungsgraden zur Beobachtung kommt. Als **A**ssoziationslockerung war sie für E. Bleuler eines der Grundsymptome der Schizophrenie, zu denen er weiterhin auch **A**ffektstörungen, **A**utismus und **A**mbivalenz zählte (die „4 großen A der Schizophrenie"). Die Grundsymptome waren für ihn die vorrangigen Manifestationen der schizophrenen Kernstörung, und er stellte sie in dieser Hinsicht den akzessorischen Symptomen gegenüber (➤ Tab. 10.3).

Bei der Denkzerfahrenheit haben das Denken und (damit auch) das Sprechen des Patienten keinen verständlichen Zusammenhang mehr. Es ist zerrissen bis in einzelne, scheinbar zufällig durcheinander gewürfelte Sätze, Satzgruppen und Gedankenbruchstücke (dissoziiertes Denken).

Bei leichten Formen **(Paralogik)** kann der Satzbau noch intakt sein. *Beispiel:* „Die Versorgung der Ukraine mit Schnellbooten ist ein echtes Kanarienproblem. Nicht die Durchschauung eines Umformungsprozesses steht dabei im Vordergrund, sondern es ist eine grobe Vernachlässigung der Individualpflichten zu verzeichnen. Jenseitige Bedürfnisse strömen ein und machen aus dem Leben ein doppeltes Tauschgefecht. Übersetzungsschwierigkeiten. Bei Übertretung des Ausgehverbots drohen Durchtriebenheitsanspielungen, und man sieht übergangslose Mantelkonturen."

Bei hochgradiger Denkzerfahrenheit ist der Satzbau zerstört **(Paragrammatismus)** bis hin zum unverständlichen, sinnleeren Wort- und Silbengemisch („Wortsalat", Schizophasie). Ein schizophrener Patient schrieb z. B. auf: „Das beste fortentlässig ver schauen vor ak kindliche Massenfriedens gelastige freie nach abschwirrenden kopfenthauptender Aufzucht dem 9ten bauchkehrlaute geboten" (Beispiele zit. nach Barz 1981).

In beiden Beispielen findet sich als ein weiteres Merkmal schizophrener Denk- bzw. Sprachstörung: **Neologismen,** also nicht der sprachlichen Konvention entsprechende Wortneubildungen. Hiermit versuchen schizophren Erkrankte ihre Privatsymbole auszudrücken, die man bei langer Beschäftigung mit ihnen teilweise verstehen lernen kann.

Eine diskrete Form der Denkzerfahrenheit ist das **Danebenreden,** d. h. Antworten geben, die nicht zur gestellten Frage passen.

Tab. 10.3 Grund- und akzessorische Symptome der Schizophrenie (nach Bleuler 1911)

Grundsymptome	Akzessorische Symptome
• Assoziationslockerung (Störung des Gedankengangs) • Affektstörungen (Parathymie) • Ambivalenz • Autismus • Störungen des subjektiven Erlebens der eigenen Persönlichkeit	• Sinnestäuschungen • Wahnideen • Katatone Symptome • Auffälligkeiten von Sprache und Schrift (Mutismus, Neologismen) u. a.

Als besondere Manifestationen schizophrener Denkzerfahrenheit sind zu nennen:
- Begriffszerfall (Begriffe verlieren ihre feste Bedeutung und scharfe Abgrenzung)
- Kontamination (Verschmelzung heterogener Sachverhalte)
- Verdichtung (Zusammenziehen mehrerer, nicht unbedingt widersprüchlicher Ideen zu einer)
- Substitution (Ersatz von geläufigen Begriffen durch irgendwelche anderen)

Durch diese Deviationen des Denkens erscheinen die sprachlichen Äußerungen der schizophren Erkrankten unbestimmt, „verblasen", verschwommen und teilweise bizarr.

Eine weitere Gruppe von formalen Denkstörungen bei schizophren Erkrankten betrifft den **Gedankenablauf** bzw. Sprechfluss. Dieser kann beschleunigt sein, es kann aber auch eine Denk- bzw. Sprechhemmung bis hin zum Mutismus vorliegen, bei dem der Patient überhaupt nichts mehr äußert.

Beim **Gedankenabreißen** als der wichtigsten Denkstörung in dieser Gruppe wird der Gedankenstrom plötzlich und gewöhnlich nur für mehrere Sekunden unterbrochen. Nach der Unterbrechung kann der Patient mit einem anderen Thema in seinem Gespräch fortfahren. Er empfindet diese Störung oft als qualvoll und schildert sie z. B. als „Gedankenabbrechen" oder „Fadenverlieren".

In der ICD-10 finden formale Denkstörungen im Katalog der schizophrenietypischen Symptome Berücksichtigung, wenn auch nicht mit der gleichen hohen diagnostischen Wertigkeit wie die Erstrangsymptome nach Schneider. Unter den Diagnosekriterien für Schizophrenie sind dort aufgeführt: Gedankenabreißen, Zerfahrenheit, Danebenreden und Neologismen.

Störungen der Affektivität

Affektivität umfasst verschiedene Aspekte, u. a. Affekte im eigentlichen Sinn, (Lust- und Unlust-)Gefühle sowie Stimmung. Bei der Schizophrenie finden sich Störungen in allen drei genannten Bereichen.

Affektverflachung und inadäquater Affekt Die **Affektverflachung** schizophren Erkrankter zeigt sich an Auffälligkeiten wie Gefühlsleere und -abstumpfung, Wurstigkeit und Gleichgültigkeit sowie geminderter emotionaler Ansprechbarkeit.

Der **inadäquate Affekt** gehört zu den Grundsymptomen der Schizophrenie nach E. Bleuler, von ihm als **Parathymie** bezeichnet (➤ Tab. 10.3). Hierbei stimmen Gefühlsausdruck und aktuelle Situation oder Kommunikation nicht überein. Der Patient erscheint depressiv bei Gleichgültigem und Belanglosem, unbewegt oder amüsiert bei der Schilderung grausiger Wahninhalte oder eines ernsthaften, schweren Suizidversuchs. Dazu gehören auch abrupte Stimmungswechsel im Gespräch, die aus der Situation heraus nicht verständlich sind, ferner Zornausbrüche, aggressive Wendungen und distanzloses Verhalten.

Das Pendant zur Parathymie auf Verhaltensebene ist die **Paramimie.** Hier passen Mimik bzw. Gestik und Stimmung nicht zusammen; der Patient lacht z. B., während er aus einem traurigen Anlass Trauer empfindet.

Affektive Störungen werden in den ICD-10-Kriterien für die Diagnose Schizophrenie unter der Rubrik **negative Symptome** aufgeführt – ein Symptombereich, dessen detaillierter Erfassung in jüngster Zeit besondere Aufmerksamkeit gewidmet wurde. In der von Andreasen et al. (1987) entwickelten Skala zur Negativsymptomatik *(Scale for the Assessment of Negative Symptoms*, SANS; Positiv-Negativ-Konzept ➢ Kap. 10.1.4) wird mit einer der dort aufgeführten fünf Subskalen Affektverflachung und mit einer anderen Anhedonie (s. unten) erfasst.

Die unter Affektverflachung subsumierten Symptome und ihre Häufigkeit, die bei 111 konsekutiven Klinikaufnahmen schizophren Erkrankter (auch eine leichtgradige Ausprägung wurde berücksichtigt) beobachtet wurden, sind:

- Starrer Gesichtsausdruck (87 %)
- Verminderung der Spontanbewegungen (51 %)
- Verarmung der Ausdrucksbewegungen (58 %)
- Mangelnder Blickkontakt (55 %)
- Fehlende affektive Auslenkbarkeit (36 %)
- Mangel an Stimmmodulation (49 %)
- Inadäquater Affekt (51 %; dieses Symptom wurde vereinfachend mit in diese Subskala aufgenommen)

Anhedonie Unter Anhedonie versteht man die Unfähigkeit, Lust und Freude zu empfinden. Vergnügen und Befriedigung bleiben in Situationen, die normalerweise mit Lustgefühlen verbunden sind, aus. Zerstreuung, Unterhaltung, Kino, Musik und Lektüre können nicht genossen werden.

Auf Anhedonie als ein basales Defizit im Erleben schizophren Erkrankter machten zwar schon vor Jahrzehnten der Psychoanalytiker Rado bzw. der Psychologe Meehl aufmerksam. Doch erst in jüngster Zeit fand der Anhedonie-Begriff Eingang in die klinische Psychiatrie, und zwar v. a. mit der Etablierung der SANS (s. oben).

Andreasen et al. (1987) subsumieren unter der Subskala „Anhedonie – sozialer Rückzug" folgende Symptome (und ihre Häufigkeit bei 111 schizophren Erkrankten):

- Wenige Freizeitinteressen und -aktivitäten (79 %)
- Geringes sexuelles Interesse und geringe sexuelle Aktivität (34 %)
- Beeinträchtigte Fähigkeit, Intimität und Nähe zu empfinden (59 %)
- Geringer Kontakt zu Freunden und Altersgenossen (88 %)

Depression Schizophren Erkrankte können maniforme und depressive Verstimmungen zeigen. Von großer praktischer Bedeutung ist das Auftreten von depressiven Episoden im Verlauf der Schizophrenie. Man findet hierzu (bei Einschluss auch weniger schwerer Fälle) Häufigkeitsangaben von > 50% für die akute und von etwa 10 % für die chronische Erkrankungsphase. Die Manifestation eines depressiven Syndroms ist insb. für die Prognose (Suizidalität) und die Therapie bedeutsam.

In der ICD-10 werden die depressiven Episoden, die im Anschluss an eine floride schizophrene Psychose auftreten, als **postschizophrene Depression** gesondert verschlüsselt.

Halluzinationen

Nach einer Aufstellung von Cutting (1995) treten **akustische Halluzinationen** etwa bei 50 %, visuelle bei 15 % und taktile bei 5 % der schizophren Erkrankten auf.

Die allerhäufigste Halluzination ist das Stimmenhören und nicht irgendeine akustische Halluzination. Abortive akustische Sinnestäuschungen wie Knallen oder undifferenzierte Geräusche (Akoasmen) sind sehr viel seltener. Die Stimmen können laut und deutlich oder leise und verschwommen vernommen werden und aus der Nähe oder aus der Ferne, aus der Außenwelt oder dem eigenen Körper kommen. Häufig können die Patienten angeben, ob es sich um eine männliche oder weibliche Stimme handelt, aber nicht, zu wem sie gehört. Gewöhnlich werden nur relativ kurze Sätze oder einzelne Worte vernommen. Stimmenhören ist ein für die Schizophrenie so charakteristisches Phänomen, dass Kurt Schneider bestimmte Formen davon zusammen mit den Ich-Störungen zum Hauptkontingent der **schizophrenen Symptome 1. Ranges** rechnete (➢ Tab. 10.4). Hierzu zählte er (Beispiele zit. nach Huber 1994):

- **Gedankenlautwerden** (Hören der eigenen Gedanken): „Die Gedanken sprechen innerlich mit mir, wenn ich allein bin. Das sind keine Stimmen, sondern laute Gedanken." – „Ich kann meine eigenen Gedanken hören. Es ist furchtbar störend. Ich spüre auch den Rhythmus des Denkens. Ich weiß nicht, woher das kommt."
- **Dialogische Stimmen** (in Form von Rede und Gegenrede): „Abends bei völliger Ruhe höre ich Bekannte, die sich über mich unterhalten. Ich höre die Stimme des Hausarztes und des Pastors genau heraus, obschon die Stimmen sehr leise sind. Einmal hörte ich ein Gespräch der Schwägerin mit dem Bruder. Die Schwägerin machte mir Vorwürfe, der Bruder nahm mich in Schutz."
- **Stimmen, die die Handlungen des Patienten kommentieren:** Eine Stimme habe andauernd ihr Verhalten glossiert. Zum Beispiel habe sie gehört: „Jetzt bewegt sie sich. Jetzt steht sie auf. Jetzt holt sie Luft. Sie zieht sich an. Das ist aber ein schäbiges Kleid."

Den Erstrangsymptomen kommt nach Schneider eine besonders hohe diagnostische Wertigkeit zu; sie machen aber, anders als E. Bleulers Grundsymptome, keine spezifische Aussage zur Ätiopathogenese der Erkrankung und auch nicht zu ihrer Prognose.

Zu **optischen Halluzinationen** finden sich weit weniger systematische Beschreibungen. Zumeist werden von den Patienten nichtalltägliche oder auch befremdliche Bilder geschildert, z. B.: „ein großes Tier wie ein Polyp", „etwas wie eine Maus, die über den Flur läuft", „Luftspiegelungen in einer Wüste" oder „Rattenschwanz, der aus dem eigenen Gesäß kommt" (aus einer Übersicht von Cutting 1995).

Beim Vorhandensein von **taktilen (leiblichen) Halluzinationen** fühlen sich die Patienten typischerweise am oder im Körper elektrisch, magnetisch, durch Apparate, Strahlen oder andere physikalische Vorgänge beeinflusst oder verändert. Das Kriterium des „Gemachten", die Zurückführung auf äußere Einflüsse muss dabei erfüllt sein. Ansonsten ist eher an das Vorliegen von Zönästhesien (abnorme Leibgefühle von seltsamem, bizarrem Charakter) zu denken.

Olfaktorische (Geruchs-) und gustatorische (Geschmacks-)Halluzinationen wie auch Illusionen kommen bei schizophren Erkrankten relativ selten vor.

Wahn

Wahn tritt bei mehr als 90 % der schizophren Erkrankten im Verlaufe ihrer Erkrankung auf. Von den verschiedenen Formen des Wahns sind Wahnstimmung, Wahnwahrnehmung und Wahneinfall für die klinische Praxis am wichtigsten.

Meist entsteht Wahn aus einer **Wahnstimmung.** Der Patient hat das allgemeine, unbestimmte Gefühl, dass „etwas los ist, etwas in der Luft liegt". Die Vorgänge der Umgebung erscheinen ihm merkwürdig und seltsam. Viele Handlungen und belanglose Vorgänge bekommen eine geheimnisvolle, aber nicht entschlüsselbare Bedeutung. Der Patient fühlt sich im Mittelpunkt des Geschehens. Alles ist auf ihn gemünzt, und er neigt dazu, alle möglichen Andeutungen und Zeichen auf sich zu beziehen, ohne ihnen jedoch einen bestimmten Sinn geben zu können. Eine tief greifende Unsicherheit erfasst ihn, er wird ängstlich, ratlos und möglicherweise auch suizidal.

Wahnwahrnehmungen liegen vor, wenn der Patient einer richtigen Sinneswahrnehmung ohne rational oder emotional verständlichen Anlass eine abnorme Bedeutung (meist i. S. der Eigenbeziehung) beilegt. Eine Wahnwahrnehmung ist also eine wahnhafte Fehlinterpretation einer wirklichen Wahrnehmung. Ein Beispiel von Conrad (1992): Der Patient sieht Tropfen, die sich am Käse gebildet haben, und denkt, dies sei so gemacht, um ihm zu bedeuten, er müsse schwitzen, d. h. sich mehr einsetzen und besser bewähren.

Wahneinfälle können verschiedener Thematik sein; bei schizophren Erkrankten am häufigsten anzutreffen sind Beeinträchtigung durch Verfolgung oder Vergiftung, hypochondrische Befürchtungen (insb. der bevorstehende eigene Tod) sowie Größenideen in Form besonderer Fähigkeiten, politischer und religiöser Berufung.

Die folgenden Beispiele sind nach Scharfetter (1991) zitiert:

- **Verfolgungswahn:** Auf einer Reise nach Prag. Es gab eine Menge Zeichen, die ihm die Gewissheit verschafften, dass er bedroht und überwacht werde. Der Vorhang im Zimmer habe sich so merkwürdig bewegt, der Spiegel sei so gestanden, dass man ihn beobachten konnte. Im Radio war ein Abhörgerät. Die Kellnerin sprach zuerst nicht, dann doch deutsch. Der Kellner ging in auffälliger Weise zum Schreibtisch, wohl, um seine Notizen insgeheim zu fotokopieren. Es sei doch höchst merkwürdig, dass der Kellner Eis ins Zimmer gebracht habe, das er doch gar nicht verlangt habe. Ein Bekannter kam einige Tage nach dem verabredeten Termin. Ein Kollege sprach Dinge, die alle auf den Kranken selbst bezogen waren. Schmerzen in der Hüfte kommen daher, dass man ihm unter Drogeneinfluss etwas eingepflanzt habe, das zu seiner Überführung als Verbrecher dienlich sei.
- „**Hypochondrischer Wahn:** Ich weiß, dass ich Krebs habe. … Ich spüre die Knoten, ich sehe lauter Tierchen im Rachen. … Der Arzt hat mich untersucht, gesagt, er finde nichts. Als er mir zum Abschied die Hand gab und mit dem Kopf nickte, hat er mir bedeutet: Sie haben doch Krebs."
- **Religiöse Berufung:** Der Patient ahnt, dass etwas Großes, Bedeutsames im Gange ist, was ihn beglückt und zugleich ängstigt. Er ahnt den Anbruch einer neuen Welt und dass er selbst für deren Kommen eine besondere religiöse Bedeutung habe. Er ist beglückt über die größere Aufgabe und über die Anleitung von Gott.

Die Patienten halten an ihren Wahnideen mit unerschütterlicher Überzeugung und durch andersartige Erfahrungen oder Argumente anderer unkorrigierbar fest (Wahnkriterien nach Jaspers), die i. d. R. auch erkennbare Auswirkungen auf das reale Verhalten haben.

Bei Verfolgungswahn z. B. suchen sie Hilfe bei nahestehenden Bezugspersonen, Ärzten, Behörden und insb. der Polizei. Sie setzen sich mit den vermeintlichen Verfolgern verbal oder tätlich auseinander, können fliehen oder sogar Suizidversuche verüben.

Wahnwahrnehmungen sind vom normalen Erleben vergleichsweise leichter zu unterscheiden als Wahneinfälle. Erstere wurden deshalb von Schneider als schizophrene Symptome 1. Ranges, letztere als solche 2. Ranges bewertet. Im DSM-5 (und entsprechend auch in der ICD-10) ist ein Wahneinfall dann ein für die Diagnose Schizophrenie allein hinreichendes Symptom, wenn er bizarrer Natur ist.

Ich-Störungen

Ich-Störungen liegen vor, wenn die eigenen seelischen Vorgänge als von anderen gemacht, gelenkt und kontrolliert erlebt werden. Sie werden auch als **Störungen der Meinhaftigkeit des Erlebens** bezeichnet. Die Einheit des Ichs ist dabei aufgehoben, die intrapsychischen Vorgänge sind in ich-haft und ich-fremd gespalten. Dies trifft v. a. auf die Vorgänge des Denkens und Willens (und damit zusammenhängend auf Antrieb, Strebungen und Handlungen) zu.

Als Erklärung werden oft Suggestion, Hypnose und Beeinflussung durch fremde Mächte oder Kräfte angegeben. Ich-Störungen bilden zusammen mit bestimmten Formen des Stimmenhörens das Hauptkontingent der **schizophrenen Symptome 1. Ranges** nach Schneider (➤ Tab. 10.4).

Zu den Ich-Störungen zählen (Beispiele zit. nach Huber 1994):

- **Gedankeneingebung** (fremde Gedanken werden eingegeben): „Unbekannte Personen zwingen mir Gedanken auf und wollen mir damit übel. Dauernd habe ich Gedanken im Kopf, die nicht zu mir gehören." – „Fremde Gedanken werden mir von außen suggeriert. Die kommen in Wellen. "
- **Gedankenentzug** (andere Menschen ziehen die Gedanken ab): „Ich merke, wie man mir meine Gedanken wegnimmt. Dies ist verbunden mit einem unmäßigen Druck auf den Kopf."
- **Gedankenausbreitung** (andere haben teil an den Gedanken): „Andere wissen, was ich denke. Die können meine Gedanken lesen."

Tab. 10.4 Schizophrene Symptome ersten und zweiten Ranges (nach Kurt Schneider 1992)

Symptome ersten Ranges	Symptome zweiten Ranges
• Dialogische Stimmen • Kommentierende Stimmen • Gedankenlautwerden • Leibliche Beeinflussungserlebnisse • Gedankeneingebung • Gedankenentzug • Gedankenausbreitung • Gefühl des Gemachten • Wahnwahrnehmungen	• Sonstige akustische Halluzinationen • Halluzinationen auf anderen Sinnesgebieten • Wahneinfälle • Ratlosigkeit • Depressive und frohe Verstimmung • Erlebte Gefühlsverarmung

- **Willensbeeinflussung** (Antrieb, Strebungen und Handlungen werden als von anderen gemacht und beeinflusst erlebt): „Mein Kompagnon beeinflusst mich. Ich werde wie ein Roboter gelenkt und geleitet. Vielleicht durch Hypnose. Manchmal sind es auch mehrere Menschen, die mir ihren Willen aufzwingen." – „Ich werde von jemandem dirigiert, z. B. als ich aus dem Bett aufstand, das war nicht mein eigener Wille. Ich habe das Gefühl, ich werde gelenkt wie ein Sklave, der tun muss, was ihm aufgetragen wird, so als ob ich geführt werde."

Für den Phänomenbereich der Ich-Störungen verwendete E. Bleuler den Ausdruck **Depersonalisation.** Heutzutage wird dieser Terminus wie auch die **Derealisation** für Entfremdungserlebnisse benutzt, die den Charakter der Ferne, Unwirklichkeit und Fremdheit haben, ohne dass dies als von außen gemacht und beeinflusst empfunden wird. Depersonalisation und Derealisation sind demnach nicht so eng mit der Diagnose Schizophrenie verknüpft wie die Ich-Störungen; häufig treten sie i. R. neurotischer Störungen auf. In der angloamerikanischen Psychiatrie zählen Ich-Störungen zu den Wahnphänomenen.

Katatone Symptome

Katatone Symptome sind Auffälligkeiten auf der Ebene der Psychomotorik, die sich in Hypo- und Hyperphänomene unterteilen lassen (> Tab. 10.5). In der *International Pilot Study of Schizophrenia* (WHO 1973) zeigten 7 % der 811 Schizophrenen eine katatone Symptomatik. Diese ist im Vergleich zu früher – Kraepelin gab Schätzungen von 20 % für seine Patienten an – seltener geworden, wofür unter verschiedenen Faktoren ursächlich v. a. auch verbesserte Behandlungsverfahren in Betracht kommen. Am häufigsten sind Manierismen, gefolgt von Stereotypien, Stupor, Negativismus und Echopraxie.

Tab. 10.5 Katatone Symptome

Hypokinese	
Stupor	Gänzliches Fehlen von Bewegung und Sprechen bei klarem Bewusstsein; Patient reagiert auch nicht auf äußere Reize, obwohl er die Vorgänge der Umgebung zu registrieren vermag
Negativismus	Sperren gegen jede Handlung, zu der er aufgefordert wird; beim passiven Negativismus werden keine, beim aktiven andere Handlungen ausgeführt
Katalepsie	Passiv vorgegebene und auch noch so unbequeme Körperstellungen werden abnorm lange beibehalten
Haltungsstereotypie	Verharren in bestimmten Haltungen über lange Zeit, im Gegensatz zur Katalepsie auch angesichts äußerer Versuche der Veränderung
Hyperkinese	
Psychomotorische Erregung	Sinn- und zweckloser Bewegungsdrang, psychomotorische und sprachliche Unruhe etwa in Form von Nesteln, Laufen, Schlagen, Seufzen oder Schreien
Bewegungs- und Sprachstereotypien	Fortgesetztes, leeres und zielloses Wiederholen von Bewegungsabläufen, Sätzen, Wörtern oder Silben
Echopraxie	Ständiges sinnloses Nachahmen von Bewegungen und Handlungen der Umgebung (sprachliches Analogon: Echolalie)
Manierismen	Sonderbare verschrobene oder bizarre Abwandlungen alltäglicher Bewegungen und Handlungen (wenn Mimik betroffen: Grimassieren)

Katatone Symptome kommen auch bei anderen Erkrankungen wie etwa der Major Depression (Stupor) oder bei Frontalhirnläsionen (Echopraxie) vor. Am spezifischsten mit Schizophrenie verknüpft sind Manierismen, Stereotypien, Negativismus, Katalepsie und Grimassieren.

Katatone Zustandsbilder können für Patienten und ihre Umgebung zu kritischen Situationen führen. In der katatonen Erregung, nicht selten unvorhergesehen und plötzlich auftretend (Raptus), können die Patienten toben und schreien, gegen Wände und Türen anrennen und sich dabei verletzen oder Anwesende angreifen. Eine Patientin mit einer Katatonie war vor einem Gasofen zum Wärmen stehen geblieben und wurde nach längerer Pause vom Personal reaktionslos mit schweren Verbrennungen an den Unterschenkeln vorgefunden (zit. nach Mundt 1995).

Neuropsychologische Defizite

Schizophren Erkrankte weisen bei vielen kognitiven und neuropsychologischen Tests **Leistungsbeeinträchtigungen** i. S. eines sog. generalisierten Defizits auf. Darüber hinaus gibt es Funktionsbereiche, in denen schizophren Erkrankte in besonderem Ausmaß beeinträchtigt sind.

Der IQ ist, wie viele Querschnittsuntersuchungen zeigen, tendenziell erniedrigt, häufig mit Punktwerten zwischen 85 und 90, wobei der verbale IQ i. d. R. höher ausfällt (oft im Normbereich) als der Handlungs-IQ. Untersuchungen mit umfangreichen Testbatterien der klinischen sowie speziellen Testverfahren der experimentellen Psychologie haben **selektiv ausgeprägtere Beeinträchtigungen** schizophren Erkrankter im Bereich von Aufmerksamkeit, Gedächtnis und sog. exekutiven Funktionen gezeigt.

Betroffen sind dabei verschiedene Aspekte der **Aufmerksamkeit** wie die Orientierung auf neue Reize, die selektive Filterung relevanter Information gegenüber irrelevanter, die gezielte Aufmerksamkeitsverlagerung von einer Signalquelle auf eine andere und die Aufrechterhaltung einer Daueraufmerksamkeit (Vigilanz). Entsprechende Defizite schizophren Erkrankter sind v. a. durch Reiz-Reaktions-Aufgaben bei besonderen Stimulusarrangements (z. B. im *Continuous Performance Test* und *Span of Apprehension Test*) nachzuweisen.

Störungen des **Gedächtnisses** können den Prozess der Encodierung, der Konsolidierung, des Wiedererkennens *(recognition)* und des Erinnerns *(retrieval)* betreffen. Die Defizite schizophren Erkrankter kommen am ausgeprägtesten beim Erinnern von Geschichten und optischen Designs, im Wortpaar-Assoziationstest sowie bei Inanspruchnahme des Arbeitsgedächtnisses zum Ausdruck, das in neuerer Zeit besondere Beachtung gefunden hat.

Hinsichtlich **exekutiver Funktionen** zeigen schizophren Erkrankte v. a. Beeinträchtigungen bei der Konzeptbildung, beim Problemlösen, beim flexiblen Wechsel der kognitiven Einstellung und der selektiven Beachtung kritischer Signale. Entsprechende Defizite finden sich insb. im *Wisconsin Card Sorting Test* und im *Category Test* der Halstead-Reitan-Testbatterie.

Aus neuropsychologischer Sicht weisen diese Defizite auf eine Dysfunktion frontaler und mediotemporaler Hirnregionen hin (➤ Kap. 10.1.5 „Funktionelle Morphologie"). Vom **Verlauf** her finden sich prämorbid allenfalls subtile Beeinträchtigungen. Ausgeprägtere Einbußen erscheinen rasch nach Krankheitsausbruch; nach mehreren Krankheitsjahren ist zumeist keine weitere wesentliche Zunahme der kognitiven Defizite zu beobachten.

Das klinische Korrelat der intellektuellen Defizite schizophren Erkrankter sind **negative Symptome,** die das klinische Bild v. a. beim ICD-10-Subtyp „schizophrenes Residuum" dominieren. Negativsymptomatik findet sich auch bei anderen Erkrankungen, und dementsprechend hat sich gezeigt, dass eine befriedigende testpsychologische Differenzierung zwischen chronischer Schizophrenie mit Residuum und etwa chronischer organischer Psychose nicht möglich ist.

Die testpsychologische Erfassung kognitiver Störungen schizophren Erkrankter ist zwar nicht für die Diagnostik, wohl aber für die **Rehabilitation** dieser Patienten bedeutsam. Diese intellektuellen Defizite gehen mit Verläufen einher, die durch mangelnde soziale Kompetenz im beruflichen und privaten Bereich gekennzeichnet sind. Die detaillierte Erfassung der Defizite kann für die Planung einer adäquaten Therapie hilfreich sein.

Somatische Symptome

Hinweise für eine ZNS-Dysfunktion finden sich relativ häufig – manchen Angaben zufolge bei (bzw. über) 50 % der schizophren Erkrankten.

Zu den häufigsten Auffälligkeiten zählen die sog. „**neurological soft signs**", generell nichtlokalisatorische neurologische Symptome, obwohl sie auch bei umschriebenen Läsionen von Frontal- oder Parietalhirn zu beobachten sind. Hierzu gehören insb. Beeinträchtigungen von Funktionen wie Stereognosie, Graphästhesie, Propriozeption, Diadochokinese, Gleichgewicht und Rechts-Links-Diskrimination.

Abnorme unwillkürliche Bewegungen finden sich bei schizophren Erkrankten als katatone Symptome und weiterhin in Form von Hyperkinesen des extrapyramidalen Typs. Bei choreiformen und athetoiden Bewegungsabläufen im Bereich von Gesicht, Rumpf und Extremitäten muss zwar in erster Linie an Spätfolgen einer Antipsychotika-Medikation gedacht werden, doch wurden diese Bewegungsstörungen auch schon vor Einführung der Antipsychotika bei schizophren Erkrankten beobachtet.

Bei der Aufgabe, ein in Bewegung befindliches Objekt kontinuierlich mit den Augen zu verfolgen *(smooth pursuit eye movement,* SPEM), treten bei 50–80 % der schizophren Erkrankten in abnormer Weise intermittierend **Sakkaden** auf. Diese können auch nach Remission und bei ca. 40 % der Erstgradverwandten von schizophren Erkrankten (bei erblich unbelasteten Personen dagegen nur zu 8 %) beobachtet werden, sodass diese Abnormität als einer der biologischen Marker der Schizophrenie in Betracht gezogen wird. Man nimmt an, dass dabei vorrangig die Zuflüsse vom Frontalhirn zu den Basalganglien und den oberen Vierhügeln betroffen sind.

Als ein weiterer neurophysiologischer Marker der Schizophrenie gilt der Befund einer **reduzierten P300**-Amplitude. P300 ist die markanteste Komponente sog. ereigniskorrelierter Hirnpotenziale, die bei geeigneter Stimulusdarbietung aus dem von der Schädeloberfläche abgeleiteten EEG extrahiert werden können. Die ereigniskorrelierten Potenziale (EKP) sind hirnelektrische Korrelate distinkter Prozesse der Informationsverarbeitung, und die veränderte P300-Amplitude Schizophrener reflektiert v. a. Beeinträchtigungen der Aufmerksamkeit (Kapazität und Flexibilität) und exekutiver Funktionen. Eine reduzierte P300 findet sich auch bei nicht erkrankten Kindern und Geschwistern Schizophrener (Olbrich 1987; Olbrich et al. 2005).

Bei schizophren Erkrankten kann eine Vielfalt **vegetativer Störungen** beobachtet werden. Typisch sind Tachykardie und Bradykardie, umschriebene Vasodilatation und -konstriktion, Hyper- und Hyposalivation, Obstipation und Diarrhö, Polyurie und Oligurie, Veränderungen von Libido und Potenz sowie Störungen der Schlaf-Wach-Regulation.

Die Störungen sind nicht nur als Korrelate abnormen psychischen und psychotischen Erlebens aufzufassen, sondern finden sich – als Ausdruck einer Dysfunktion zentraler vegetativer Zentren – auch in Abwesenheit von wesentlichen psychischen Veränderungen, z. B. im Prodrom oder in Remission. Charakteristisch ist das episodische Vorkommen dieser Störungen, wobei nicht selten Wechsel zwischen Hyper- und Hypofunktion zu beobachten sind.

10.1.4 Subtypisierung der Schizophrenie

Seit Kraepelin, der die Unterformen paranoide, hebephrene und katatone Schizophrenie vorschlug, gibt es immer wieder Ansätze, die Schizophrenie in Subtypen zu gliedern. Die Identifikation von homogenen Subgruppen könnte günstigere Voraussetzungen im Hinblick auf Therapie, Prognose und klinische Forschung mit sich bringen. Zunächst werden die in der ICD-10 aufgeführten traditionellen Subgruppen besprochen, dann das Positiv-Negativ-Konzept. Neben diesen kategorialen Ansätzen wurden auch dimensionale Konzepte der Schizophrenie vorgeschlagen, auf die am Ende dieses Abschnitts eingegangen wird. Besonders wichtig ist, dass die Unterteilung nach Subgruppen im DSM-5 aufgegeben wurde. Dies wurde damit begründet, dass die Subgruppen aufgrund der oftmals überlappenden Symptome und des oftmals auftretenden Symptomwechsels klinisch nicht valide waren. Es bleibt abzuwarten, ob diese Entscheidung in der anstehenden Revision von ICD (ICD-11) übernommen werden wird.

Traditionelle Subgruppen

Paranoide Schizophrenie (ICD-10: F20.0) Diese Form der Schizophrenie ist durch Wahnvorstellungen und/oder Halluzinationen charakterisiert. Nicht im Vordergrund des klinischen Bildes stehen Denkzerfahrenheit mit desorganisierter Sprache und Verhalten, katatone Symptome sowie ein flacher und inadäquater Affekt.

Es können **vielfältige Wahnideen** auftreten, die dann häufig in enger Beziehung zueinander erlebt werden. Typische Wahnvorstellungen sind Verfolgungs- und Größen- oder Sendungswahn. Aus Ersterem kann ein ängstlich-zurückhaltendes bis suizidales Verhalten resultieren. Die Kombination von Verfolgungs- und Größenwahn geht oft mit Gereiztheit, Streitbarkeit und letztlich Gewalttätigkeit einher. **Akustische Halluzinationen** sind sehr viel häufiger als optische oder solche anderer Sinnesmodalitäten.

Im Vergleich zu anderen Subtypen tritt die paranoide Schizophrenie häufig erst im späteren Lebensalter auf; die Patienten verfügen prämorbid oft über eine höhere soziale Kompetenz und weisen eine bessere Kurz- und Langzeitprognose auf.

Hebephrene Schizophrenie (ICD-10: F20.1) Im Vordergrund des klinischen Bildes stehen Affekt-, Denk- und Antriebsstörungen. Katatone Symptome sind i. d. R. nicht vorhanden, Halluzinationen und Wahn, wenn überhaupt, nur in flüchtiger, fragmentarischer Form.

Die Stimmung ist flach, oft unpassend und heiter-läppisch. Das Denken ist ungeordnet, die Sprache unbestimmt oder bizarr. Ausgeprägte Denkstörungen können dazu führen, dass der Patient alltägliche Aktivitäten wie das Zubereiten von Mahlzeiten oder Sich-Ankleiden nicht mehr verrichten kann. Die Antriebsstörung kann sich in einem apathisch-indifferenten, rastlos-enthemmten oder auch ungeniert-distanzlosen Verhalten äußern. Nicht selten werden Manierismen, Grimassieren und Faxen beobachtet.

Von den anderen Subtypen unterscheidet sich die hebephrene (Synonym: desorganisierte) Schizophrenie tendenziell durch früheres Auftreten, prämorbid größere Inkompetenz im sozialen Bereich und eine ungünstigere Prognose mit Neigung zur Chronifizierung.

Katatone Schizophrenie (ICD-10: F20.2) Diese Form der Schizophrenie ist zu diagnostizieren, wenn eines oder mehrere der folgenden Symptome das klinische Bild beherrschen: Stupor, psychomotorische Erregung, Haltungsstereotypien, Negativismus, Katalepsie, wächserne Biegsamkeit sowie andere Symptome wie Befehlsautomatie (Echopraxie und Echolalie) und Sprachstereotypien.

Katatone Zustandsbilder können zu kritischen Situationen in Form von Erschöpfungszuständen, schweren Mangelzuständen infolge ungenügender Nahrungszufuhr sowie Selbst- und Fremdverletzungen führen. Es scheint, dass die katatone Schizophrenie seltener geworden ist – möglicherweise dank der neuen Behandlungsverfahren seit Mitte des letzten Jahrhunderts.

Bei der **perniziösen Katatonie** treten neben den katatonen Symptomen hohes Fieber (ohne nachweisbare Infektion), Kreislaufstörungen (Tachykardien), Exsikkose und teilweise Zyanose und Hämorrhagien auf. Diese Variante der katatonen Schizophrenie mit insb. letalen Verläufen kommt nur noch äußerst selten zur Beobachtung; differenzialdiagnostisch ist sie gegen das maligne neuroleptische Syndrom abzugrenzen (➤ Kap. 10.1.8 „Psychopharmakotherapie“).

Das DSM-5 hat, wie beschrieben, die Klassifikation in Subtypen aufgegeben. Die Katatonie kann aber als sog. Zusatzcodierung *(specifier)* beschrieben werden. Solch eine Zusatzcodierung kann i. R. verschiedener Erkrankungen diagnostiziert werden. So gibt es z. B. eine katatone Symptomatik nicht nur i. R. von Schizophrenien, sondern auch bei schweren Depressionen.

Undifferenzierte Schizophrenie (ICD-10: F20.3) Diese Diagnose ist zu stellen, wenn die Kriterien der paranoiden, hebephrenen oder katatonen Schizophrenie nicht eindeutig erfüllt sind. Sie kommt nur für akute schizophrene Erkrankungen in Betracht; postschizophrene Depression und schizophrenes Residuum müssen ausgeschlossen werden.

Postschizophrene Depression (ICD-10: F20.4) Depressive Syndrome treten nicht selten im Verlauf der Schizophrenie und insb. nach Abklingen einer akuten Erkrankungsphase auf; sie implizieren wichtige prognostische (insb. Suizidgefährdung) und therapeutische Aspekte. Die Diagnose postschizophrene Depression wird gestellt, wenn

- innerhalb der letzten 12 Monate, aber nicht mehr zum gegenwärtigen Zeitpunkt ein Krankheitsbild vorlag bzw. vorliegt, das die allgemeinen Kriterien der Schizophrenie (F20) erfüllt,
- ein oder einige schizophrene Symptome noch vorhanden sind und
- depressive Symptome, welche die Kriterien einer depressiven Episode erfüllen, seit mindestens 2 Wochen bestehen und das klinische Bild dominieren.

Schizophrenes Residuum (ICD-10: F20.5) Die Diagnose schizophrenes Residuum wird gestellt, wenn

- früher wenigstens einmal ein psychotisches Zustandsbild auftrat, das die allgemeinen Kriterien der Schizophrenie (F20) erfüllte, und
- während der letzten 12 Monate ausgeprägte negative Symptome vorhanden waren, wohingegen floride Symptome wie Wahn und Halluzinationen mit geringer oder wesentlich verminderter Intensität vorlagen.

Das schizophrene Residuum kann zeitlich begrenzt etwa im Übergang von akut-psychotischer Episode zur vollständigen Remission oder kontinuierlich über viele Jahre mit oder ohne akute Exazerbationen vorkommen.

Schizophrenia simplex (ICD-10: F20.6) Hier handelt es sich um eine Form der Schizophrenie, bei der sich eine ausgeprägte Negativsymptomatik entwickelt, ohne dass jemals zuvor eine nennenswerte floride psychotische Symptomatik vorhanden war. Das Zustandsbild ist von schleichender Progredienz mit zunehmend schwererer Negativsymptomatik und häufig vom Abbruch einer Ausbildung oder von beruflichem Abstieg sowie sozialem Rückzug und Isolation begleitet.

Zu beachten ist, dass dieses relativ unspezifische Zustandsbild auch bei einer Reihe anderer psychischer Störungen, somatischen Erkrankungen und drogeninduzierten Störungen vorkommen kann.

Bewertung der traditionellen Subtypen der Schizophrenie

Klinikern wie Wissenschaftlern drängt sich immer wieder der Eindruck auf, dass die Schizophrenie eine heterogene Störung ist. Dies würde eine Differenzierung auf ätiologischer, pathophysiologischer und symptomatischer Ebene erwarten lassen.

Kraepelin hatte mit seiner Unterscheidung von paranoider, hebephrener und katatoner Schizophrenie auf Symptomebene eine Unterteilung in der Absicht vorgenommen, zu homogenen Subtypen der Schizophrenie zu gelangen. Dies ist, wie die entsprechende Forschung hierzu zeigt, mit diesen und auch den anderen oben beschriebenen Unterformen nur sehr bedingt gelungen.

In Verlaufsuntersuchungen von schizophrenen Patienten über einen längeren Zeitraum haben sich die diagnostizierten Subtypen im Längsschnitt als nicht besonders stabil erwiesen. Eine einigermaßen akzeptable Stabilität ergab sich lediglich für den paranoiden Subtyp und generell für Patienten, die im Verlauf keine bedeutende Besserung erfahren hatten. Weiterhin ließ sich in der Mehrzahl der durchgeführten genetischen Studien für die traditionellen Subtypen kein Erbgang auffinden. Allerdings zeigte sich in einigen Zwillingsstudien eine mäßige Konkordanz der Subtypendiagnose erkrankter Zwillinge. Schließlich erbrachten die genannten Subtypen nur geringen Aufschluss über die Prognose der Erkrankung.

Erwähnenswert ist die Beobachtung, dass die initiale Präsenz des hebephrenen Subtyps häufiger einen ungünstigen und die des paranoiden einen günstigen Verlauf erwarten lässt.

Positiv-Negativ-Konzept

Unzufriedenheit mit den genannten traditionellen Subtypen der Schizophrenie führte in neuerer Zeit zu anderen Ansätzen der Schizophrenie-Klassifikation. 1980 schlug Crow eine strenge **Dichotomisierung** der schizophrenen Erkrankung vor: Die **Typ-I-Schizophrenie** umfasse Krankheitsbilder mit Vorherrschen positiver Symptome (Plussymptome), gutem prämorbidem Funktionsniveau, akutem Beginn, unauffälligem CCT, gutem Ansprechen auf medikamentöse Therapie und relativ günstigem Verlauf. Die **Typ-II-Schizophrenie** sei dagegen gekennzeichnet durch das Dominieren negativer Symptome (Minussymptome), schlechtes prämorbides Funktionsniveau, allmählichen Beginn, abnorme Hirnstrukturen im CT, geringe Effizienz der Pharmakotherapie und schlechte Prognose. Zur Erforschung dieses Konzepts entwickelten Andreasen et al. (1987) Ratingskalen zur Erfassung negativer (SANS) und positiver Symptomatik (*Scale for the Assessment of Positive Symptoms*, SAPS). Die **SANS** gliedert sich in fünf Symptomgruppen:

1. Affektverflachung
2. Alogie (Sprachverarmung)
3. Abulie (Willenlosigkeit) – Apathie
4. Anhedonie – sozialer Rückzug
5. Aufmerksamkeitsstörungen

Die **SAPS** gliedert sich in die vier Symptomgruppen:

1. Halluzinationen
2. Wahn
3. Bizarres Verhalten
4. Positive formale Denkstörungen

Wie man sieht, orientiert sich diese Klassifikation an E. Bleulers Unterscheidung in Grund- und akzessorische Symptome. Je nach dem Anteil an Positiv- und Negativsymptomatik wird ein vorliegendes Zustandsbild als positive, negative oder gemischte schizophrene Episode diagnostiziert.

Im Verlauf des letzten Jahrzehnts hat das Positiv-Negativ-Konzept zu einer Vielzahl wissenschaftlicher Studien geführt und auch Eingang in die klinische Praxis gefunden. Untersucht wurden diese Subtypen u. a. im Hinblick auf Verlauf, Ausgang, familiäre Konstellationen, Neurotransmitterhypothesen und Brain-Imaging-Befunde. Dabei ergab sich nochmals eine Dichotomisierung in primäre negative Symptome, Manifestationen der Erkrankung selbst und sekundäre negative Symptome, Folge anderer Krankheitssymptome oder -faktoren.

Die Forschungen führten insgesamt zu der ernüchternden Erkenntnis, dass die Positiv-Negativ-Typologie eine zu starke Vereinfachung darstellt und nicht zu validen Subtypen führt. Insbesondere hat sich gezeigt, dass Positiv- und Negativsymptomatik im Längsschnitt keine unabhängigen Phänomene sind und vielmehr Übergänge vorkommen.

Weiterhin ist bei der Querschnittsdiagnostik ein hoher Anteil an schizophrenen Zustandsbildern als Mischform zu klassifizieren. Häufig beginnen Schizophrenien mit einer Negativsymptomatik, auf die sich bei akuter Exazerbation eine Positivsymptomatik aufpfropft, um dann nach Behandlung der psychotischen Exazerbation wieder von Negativsymptomen geprägt zu sein (zum Verlauf ➤ Kap. 10.1.7).

Dimensionaler Ansatz

Die dargestellten Konzepte einer Typologie der Schizophrenie bedienten sich des kategorialen Ansatzes, der besagt, dass die vorgeschlagenen Subtypen im Prinzip homogene und sich einander ausschließende Unterformen der Schizophrenie darstellen. Dieses Vorgehen wird, wie sich gezeigt hat, der Heterogenität dieser Erkrankung nicht gerecht. Es wird daher auch ein dimensionaler Ansatz vertreten, der im Wesentlichen mit einer Konzeption übereinstimmt, die von Liddle seit 1987 anhand mehrerer Publikationen entwickelt wurde.

Ausgehend von einer Überprüfung des Positiv-Negativ-Konzepts, das er wegen methodischer Mängel kritisierte, kam Liddle zu der Beobachtung, dass sich die Symptomatik schizophren Erkrankter in **drei Syndromen** clustert (➤ Tab. 10.6). Dabei entspricht, wie man sieht, das Syndrom der Realitätsverzerrung der Positivsymptomatik und das Syndrom der psychomotorischen Verarmung der Negativsymptomatik. Zusätzlich ergibt sich ein weiteres, eigenständiges desorganisiertes Syndrom.

Liddle konnte nun zeigen – und dies wäre für ein valides Modell der Heterogenität der Schizophrenie wichtig –, dass diese Separie-

Tab. 10.6 Schizophrene Syndrome (nach Liddle 1995)

Verarmung der Psychomotorik	• Verarmung der Sprache • Affektverflachung • Verminderte motorische Aktivität
Desorganisation	• Formale Denkstörung • Ablenkbarkeit • Inadäquater Affekt
Realitätsverzerrung	• Wahn • Halluzinationen

rung auf Symptomebene mit einer solchen auf Strukturebene einhergeht. Sowohl Untersuchungen mit einer neuropsychologischen Testbatterie, welche die Leistungen unterschiedlicher Hirnregionen selektiv zu erfassen gestattete, als auch Untersuchungen der regionalen Hirndurchblutung mittels PET erbrachten das Ergebnis, dass die Syndrome mit einer Dysfunktion unterschiedlicher Hirnareale verknüpft waren. Und zwar ist das Syndrom der psychomotorischen Verarmung vorrangig mit dem linksseitigen dorsalen präfrontalen Kortex, das der Desorganisation mit dem rechtsseitigen ventralen präfrontalen Kortex und das der Realitätsverzerrung mit dem medialen Temporallappen assoziiert.

Diese Syndrome repräsentieren keine Subtypen-Kategorien, sondern **Dimensionen,** d. h., i. Allg. kommt nur ein Syndrom bei kompletter Abwesenheit der beiden anderen nicht vor. Entsprechend ist bei der Festlegung der Diagnose zu bestimmen, in welchem Ausmaß jedes der drei Syndrome vorliegt.

Resümee

Ein erster systematischer Ansatz zur Ordnung des vielfältigen Erscheinungsbildes der Schizophrenie ist Kraepelins Unterteilung in eine paranoide, hebephrene und katatone Schizophrenie. Die ICD-10 führt neben diesen vier weitere Subtypen auf. Darüber hinaus hat im Verlauf der beiden letzten Jahrzehnte das Positiv-Negativ-Konzept der Schizophrenie im Bereich von Klinik und Forschung Bedeutung erlangt. Wiewohl sie eine Reihe praktischer Vorzüge aufweisen, vermögen diese Subtypen – als Kategorien konzipiert – keine valide Systematisierung des heterogenen Phänomens Schizophrenie zu leisten. Ein von Liddle entwickelter dimensionaler Ansatz der Symptomklassifizierung, bei dem sich zudem Bezüge zu relevanten neurobiologischen Befunden ergeben, erscheint hier aussichtsreicher.

10.1.5 Ätiologie und Pathogenese

Genetik

Phänotypische Genetik Die familiäre Häufung als Ausdruck einer **genetischen Komponente ist zweifelsfrei belegt,** auch wenn an den Zwillings- und Adoptionsstudien methodische Kritik geübt wird. Das betrifft insb. den Aspekt, dass bei diesen Untersuchungen teilweise eine zu breite Schizophrenie-Definition verwendet wurde. Allerdings treten ca. **80 % der Schizophrenien sporadisch,** d. h. ohne weitere erkennbare Erkrankungsfälle in der Familie, auf. Insofern ist der Erklärungswert der Genetik im Einzelfall begrenzt.

Das Erkrankungsrisiko ist bei Verwandten schizophren Kranker eindeutig erhöht (➤ Abb. 10.2), bei Frauen stärker als bei Männern. **Eineiige Zwillinge** zeigen mit ca. 46 % (30–76 %) eine deutlich höhere **Konkordanz** als **zweieiige Zwillinge** mit **14 %** (0–28 %). Die schärfste Trennung zwischen den Konkordanzraten mono- und dizygoter Zwillinge ergibt sich, wenn Krankheiten des „schizophrenen Spektrums" wie schizoaffektive und atypische Psychosen sowie schizotype Persönlichkeiten als Krankheitsfälle in die Analyse einbezogen werden.

Etwa 50 % der **Kinder schizophren Kranker** zeigen psychische Auffälligkeiten; 12 % erkranken an einer Schizophrenie, verglichen mit einem Erkrankungsrisiko von ca. 1 % in der Allgemeinbevölkerung. Geschwister haben ein mit 10 % deutlich erhöhtes Risiko. Die Variabilität zwischen den verschiedenen Studien ist u. a. durch unterschiedliche Krankheitsdefinitionen bedingt.

Genetische Faktoren erklären aber nur einen Teil der Varianz. Dies zeigt sich am deutlichsten daran, dass monozygote Zwillinge bei Weitem keine vollständige Konkordanz aufweisen. Der **Vererbungsmodus ist unklar.** Die Analyse wird durch die anzunehmende nosologische Heterogenität und die Probleme der Klassifikation kompliziert. Polygene Vererbung und Heterogenie werden favorisiert, was aber Kopplungen an Hauptgene und variable Penetranz

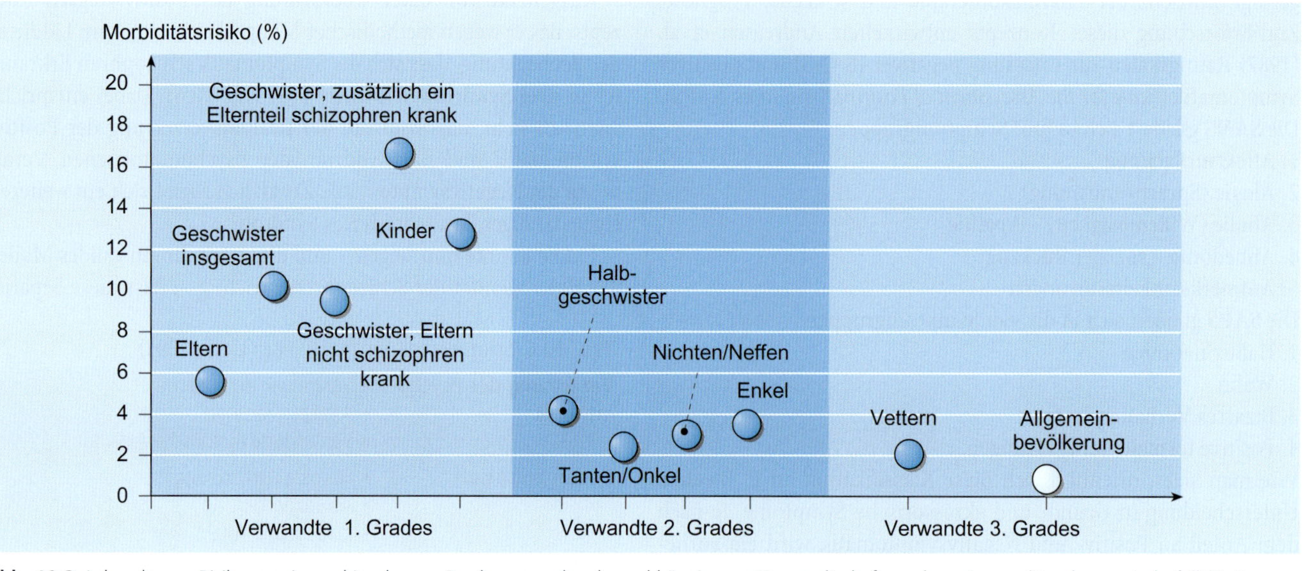

Abb. 10.2 Lebenslanges Risiko, an einer schizophrenen Psychose zu erkranken, abhängig vom Verwandtschaftsgrad zu einem schizophrenen Indexfall (Gottesman und Shields 1976: nach Propping 1989)

zulässt. Eine Unterscheidung zwischen familiären gegenüber sporadischen Erkrankungen als eigenständigen Entitäten ist nicht hinreichend gesichert.

Tiefer gehende Informationen

Informationen zur Methodik der Identifizierung von Krankheitsgenen (Kopplungs- und Assoziationsuntersuchungen) finden Sie online im „Plus im Web" zu diesem Buch.

Resümee

Überzeugende Evidenz belegt, dass schizophrene Psychosen u. a. einen genetischen Ursprung haben, der das Erkrankungsrisiko aber nur z. T. erklärt – besonders deutlich erkennbar an der maximal 70-prozentigen Konkordanzrate monozygoter Zwillinge. Der Erbgang ist unklar, am ehesten polygen. Trotz vielfältiger Kopplungs- und Assoziationsstudien ließen sich Suszeptibilitätsgene für die Schizophrenie bislang nicht sicher identifizieren.

Neurochemie und Neuropharmakologie

Wie für normale psychische Funktionsabläufe so ist auch für psychopathologische Phänomene von einem neurochemischen Korrelat auszugehen. Angesichts der Vielfalt der unter dem Begriff Schizophrenie subsumierten psychopathologischen Symptome ist hier jedoch kaum ein einheitliches Muster neurochemischer Störungen zu erwarten. Aus Gründen der empirischen Überprüfbarkeit gehen die bisherigen Hypothesenbildungen jedoch meist von einer einheitlichen Störung aus. Ein gut belegtes neurochemisches Modell der Schizophrenie liegt bisher nicht vor. Im Folgenden sollen die am häufigsten diskutierten Vorstellungen dargestellt werden.

Dopamin

Seit über 20 Jahren hat die ursprünglich von S.H. Snyder bzw. A. Carlsson zu Beginn der 1970er-Jahre formulierte **Dopamin-Hypothese der Schizophrenie** in verschiedenen Umformulierungen, u. a. mit Einbeziehung anderer Transmittersysteme, immer noch die größte heuristische Bedeutung.

Diese postuliert prä- oder postsynaptische Regulationsstörungen des Dopaminstoffwechsels mit resultierender dopaminerger Überaktivität in limbischen Hirnregionen und möglicherweise dopaminerger Unteraktivität im Frontalhirn. Dabei werden zunehmend Interaktionen mit anderen Neurotransmittersystemen (v. a. Glutamat) einbezogen.

Für die Diskussion der Bedeutung des dopaminergen Systems bei der Schizophrenie sind folgende anatomische und funktionale Charakteristika relevant (➤ Kap. 5).

Das dopaminerge System besteht aus vier Gruppen spezifisch projizierender Bahnen:

1. das für die extrapyramidale Motorik relevante **nigrostriatale System,** das von der Substantia nigra/Pars compacta (auch A9 genannt) zum dorsalen Striatum zieht,
2. das vom **ventralen Tegmentum** (auch A10 genannt) projizierende, mutmaßlich für Stimmung, Antrieb und Motivation verantwortliche mesolimbische System,
3. die mutmaßlich für die Kognition verantwortlichen **mesofrontokortikalen und mesohippokampalen Bahnen** und
4. das die Prolaktinsekretion hemmende **tuberoinfundibuläre System.**

In den synaptischen Spalt freigesetztes Dopamin wird durch aktive Wiederaufnahme in das präsynaptische Terminal und Metabolisierung durch Monoaminoxidase (MAO) und Catechol-O-Methyltransferase (COMT) inaktiviert (➤ Kap. 5).

Dopamin bindet an zwei primär pharmakologisch charakterisierte Rezeptorfamilien (D1 und D2) mit hoher bzw. geringer Affinität. Die molekulargenetische Charakterisierung erbrachte bereits fünf Rezeptortypen. Die D_1-Familie mit den D_1- und D_5-Rezeptoren vermittelt über GTP-bindende Transduktionsproteine (G-Proteine) eine Stimulation von Adenylatcyclasen als Second-Messenger-System, die D_2-Familie mit den D_2-, D_3- und D_4-Rezeptoren eine Inhibition der Cyclasen.

Antipsychotika und Dopamin Die Dopamin-Hypothese beruht vornehmlich auf der Tatsache, dass alle in der Schizophreniebehandlung wirksamen antipsychotischen Substanzen zu einer **Blockade von Dopaminrezeptoren,** v. a. des D_2-Typs, führen. Dabei korreliert die durchschnittliche klinisch antipsychotische Dosis der verschiedenen Substanzen invers mit ihrer Affinität zum Dopaminrezeptor (➤ Abb. 10.3). Das atypische Antipsychotikum Clozapin (s. unten) reiht sich hier ebenfalls ein, wenn seine Affinität zum D_4-Rezeptor berücksichtigt wird. Antipsychotika binden variabel auch an eine Reihe anderer (cholinerger, noradrenerger, serotonerger, histaminerger) Rezeptoren, jedoch ohne gesicherte Korrelation zur antipsychotisch wirksamen Dosis.

Ein Problem der Dopamin-Hypothese ist die Tatsache, dass schizophrene Minussymptome weniger gut auf Antipsychotika ansprechen. Hier können im Gegenteil Dopaminagonisten die Symptome lindern. Unter anderem deshalb wurde eine nosologische Dichotomie bzgl. produktiver Symptome („Typ I") gegenüber Minussymptomen („Typ II") vorgeschlagen (➤ Kap. 10.1.4 „Positiv-Negativ-Konzept").

Amphetamine und Dopamin Ein weiteres Argument für die Dopamin-Hypothese leitet sich aus Anwendungsbeobachtungen mit Amphetamin ab. Psychostimulanzien wie Amphetamin wirken akut euphorisierend. Dies wird darauf zurückgeführt, dass Amphetamin die synaptische Freisetzung von Dopamin (aber auch von Noradrenalin und Serotonin) fördert und die Inaktivierung dieser Amine durch präsynaptische Wiederaufnahme hemmt.

Bei chronischer und hoch dosierter Einnahme provoziert Amphetamin Psychosen, die sich nur schwer von Schizophrenien unterscheiden lassen. Allerdings sind diese Amphetaminpsychosen von produktiven, paranoid-halluzinatorischen Symptomen geprägt, die auffallend prompt, nämlich innerhalb von Stunden bis Tagen, auf Antipsychotika ansprechen, und zwar ebenso wie die Euphorie. Bei schizophrenen Psychosen bewirken Antipsychotika deutlich weniger unmittelbare Effekte.

Dopaminkonzentration bei schizophren Erkrankten Widersprüchlich sind die Ergebnisse zur Dopaminkonzentration bei schi-

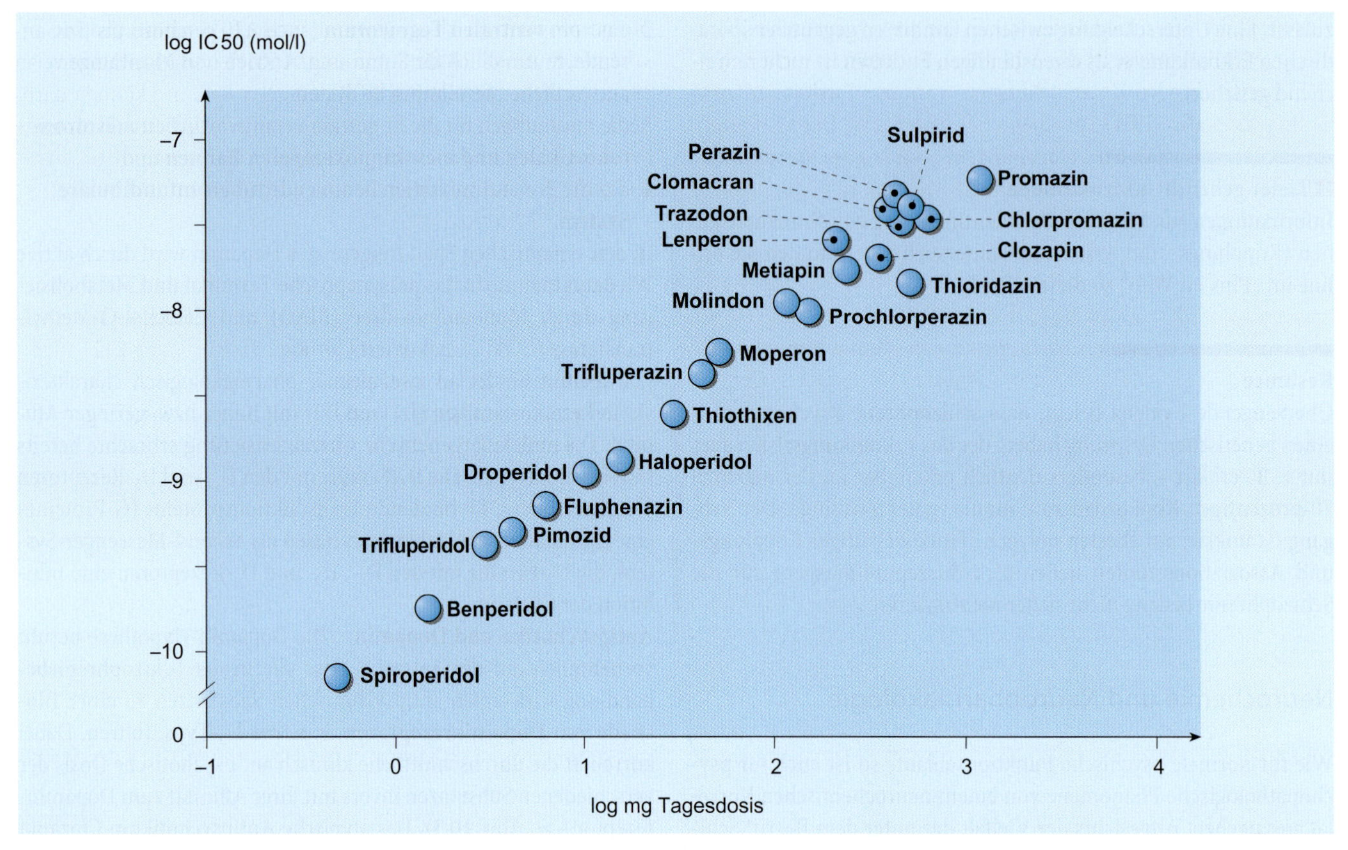

Abb. 10.3 Antipsychotika hemmen die Bindung von 3H-Haloperidol an D2-Dopaminrezeptoren in Homogenaten des Corpus striatum vom Kalb mit direkter Beziehung zur mittleren klinisch-antipsychotischen Dosis (nach Seeman et al. 1978)

zophren Erkrankten: Messungen von Dopamin und seinem Hauptmetaboliten Homovanillinsäure (HVA) in Liquor und postmortalem Hirngewebe ergaben uneinheitliche Ergebnisse. Die Zahl der Dopamintransporter unterscheidet sich wohl nicht gegenüber Gesunden.

Die Diskrepanzen könnten mit dem geringen Beitrag der mutmaßlich involvierten Hirnregionen, der (hypothetischen) Bedeutung tonischer gegenüber phasischer Freisetzung von Dopamin, einer unzureichenden Berücksichtigung der Zustandsabhängigkeit, dem kraniokaudalen Gradienten im Liquor und der erfolgten Medikation zusammenhängen. Als homöostatische Gegenregulation steigt HVA unter Antipsychotika an, wohingegen sich aber in wenigen Wochen Toleranz entwickelt (➤ Abb. 10.4).

Plasma-HVA entstammt zu ca. 30 % dem ZNS, der Rest aus der Nahrung und aus noradrenergen Neuronen des Sympathikus. Die Untersuchungen stimmen weitgehend darin überein, dass hohe Konzentrationen vor Behandlung und ein ausgeprägter Konzentrationsabfall unter der antipsychotischen Therapie ein eher günstiges Therapieansprechen prädizieren.

Dopaminrezeptoren Intensiv diskutiert wird die Frage, ob Dopaminrezeptoren bei schizophrenen Psychosen vermehrt sind. Zahlreiche Post-mortem-Studien fanden eine erhöhte Bindungskapazität von mit verschiedenen Antipsychotika markierten D_2-Rezeptoren, sogar mit bimodaler Verteilung, nicht aber bei Markierung mit dem Agonisten ^{3}H-Apomorphin. Inzwischen besteht aber weitgehender Konsens, dass die Erhöhung der D_2-Rezeptoren am ehesten

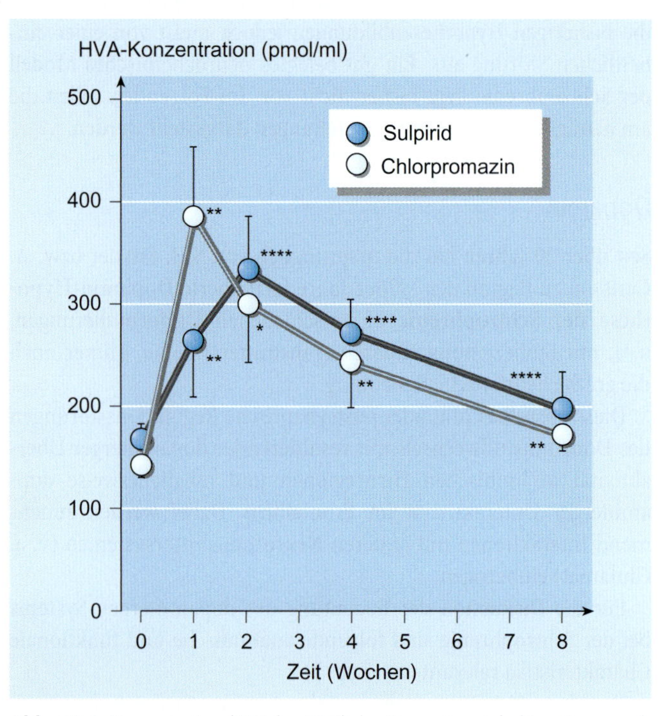

Abb. 10.4 Konzentration (Mittel ± SEM) des Dopaminmetaboliten Homovanillinsäure (HVA) im Liquor schizophrener Kranker vor (n = 23) und unter der Therapie mit dem typischen Antipsychotikum Chlorpromazin (n = 7–12) bzw. dem atypischen Antipsychotikum Sulpirid (n = 7–14). Nach initialem Anstieg von HVS unter beiden Antipsychotika entwickelt sich Toleranz (nach Härnryd et al. 1984).

10

Ausdruck der Heraufregulation durch die antipsychotische Therapie ist. Möglicherweise ist die Zahl der D_4-Rezeptoren vermehrt.

Bisherige In-vivo-Untersuchungen mit der **Positronenemissionstomografie (PET)** sprechen eher gegen eine Dopaminrezeptor-Supersensitivität bei schizophrenen Psychosen. Zwar fanden Wong et al. (1986) als erste eine erhöhte Bindung von 3-N-(^{11}C)Methylspiperon, nicht aber Farde et al. (1990) unter Verwendung von ^{11}C-Raclоprid. Da diese Gruppe auch mit 3-N-(^{11}C)Methylspiperon keine vermehrte Bindung nachweisen konnte, lässt sich diese Diskrepanz nicht dadurch erklären, dass Spiperon D_2-, D_3-, und D_4-Rezeptoren markiert, Racloprid dagegen nur D_2- und D_3-Rezeptoren.

Unter üblichen Dosierungen von Antipsychotika der 1. Generation fanden sich in PET-Studien die D_2-Rezeptoren zu 70–80 % besetzt. Es ergab sich diesbezüglich kein Unterschied zwischen Therapierespondern und Nonrespondern.

Abhängig vom individuellen Rezeptorbindungsprofil eines Neuroleptikums ließ sich die Blockade auch anderer Rezeptoren *in vivo* nachweisen. So blockieren Clozapin und Flupentixol in therapeutischer Dosis ca. 40 % der D_1-Rezeptoren, Clozapin und Risperidon > 80 % der Serotonin(5-HT)$_2$-Rezeptoren.

Mit **neurohormonellen** Provokationstests wurde über das „Fenster der Hypophyse" versucht, Störungen der Transmitterrezeptoren nachzuweisen. Studien zur Dopamin-Hypothese nutzten die dopaminerge Stimulierbarkeit der Sekretion von Wachstumshormon (HGH) und die dopaminerge Inhibierbarkeit bzw. antidopaminerge Stimulierbarkeit der Prolaktinsekretion. Die Befunde sind variabel, Unterschiede gegenüber Gesunden nicht gesichert. Möglicherweise korreliert die HGH-Sekretion nach dem dopaminergen Agonisten Apomorphin mit der Schwere der Erkrankung, mit positiven bzw. Schneiders Erstrangsymptomen und auch negativen Symptomen. Dabei ist sie bei akut schizophren Kranken gegenüber chronisch Kranken erhöht und bei chronisch Kranken mit vornehmlich negativen Symptomen normal oder vermindert.

Neuere metaanalytische Befunde legen eine präsynaptische dopaminerge Abnormalität nahe, die zu einer vermehrten Dopaminsynthese und -freisetzung sowie erhöhten Dopaminspiegeln führt (Howes et al. 2012). Hingegen fand diese Metaanalyse keine Veränderungen des Dopamintransporters oder der postsynaptischen Dopaminrezeptoren. Diese Befunde sind auch deshalb höchst relevant, weil sie implizieren, dass Antipsychotika, die alle postsynaptische Dopaminrezeptoren blockieren, nicht den eigentlich pathogenetisch relevanten Mechanismus beeinflussen.

Glutamat Seit Beginn der 1980er-Jahre wird neben der Dopamin- die **Glutamat-Hypothese der Schizophrenie** bzw. die Kombination beider diskutiert. Hierfür sprechen u. a. pharmakologische Tests mit dem dissoziativen Anästhetikum **Phencyclidin (PCP)**. PCP ist wegen seiner psychotropen Effekte nicht im klinischen Einsatz (wohl aber sein Derivat Ketamin). Im Vordergrund der psychopathologischen Symptomatik stehen Wahrnehmungsverzerrungen und u. U. akustische und optische Halluzinationen.

Besonders längerfristiger Konsum sog. *runs* kann das Spektrum der Wirkungen erweitern: Dann werden auch paranoide Denkinhalte, formale Denkstörungen, Angst bis zur Panik, katatone Symptome und auch Defizitsymptome beobachtet. Da PCP bei gesunden Probanden somit nicht nur Positiv-, sondern auch Negativsymptome provozieren kann, gewinnt die PCP-Psychose als das anscheinend beste Modell für schizophrene Erkrankungen an experimenteller Bedeutung. PCP und auch Ketamin können darüber hinaus im Gegensatz zu Amphetamin psychotische Symptome bei schizophrenen Patienten provozieren. Pharmakodynamisch interagiert PCP mit multiplen Transmittersystemen. Die *in vivo* erreichten PCP-Konzentrationen in Relation zu den Affinitäten zu diesen verschiedenen Systemen legen nahe, dass nur die Blockade des kalziumpräferierenden Ionenkanals des spannungsabhängigen glutamatergen NMDA-(N-Methyl-D-Aspartat-)Rezeptors für die psychotogene Wirkung verantwortlich ist. PCP ist also ein nichtkompetitiver NMDA-Antagonist.

Glutamatmessungen in Liquor und postmortalem Hirngewebe fanden keine eindeutigen Resultate. Dies verwundert nicht, da Glutamat weit überwiegend dem metabolischen und nicht dem Transmitterpool entstammt.

Die **Zahl der NMDA-Rezeptoren** im präfrontalen Kortex und Putamen wurde überwiegend erhöht gefunden, was mit einer „Denervierungssupersensitivität" infolge einer verminderten Glutamatfreisetzung vereinbar wäre, wie angesichts der psychotogenen Wirkung von PCP zu erwarten. Möglicherweise sind Normabweichungen spezifisch für einzelne Hirnregionen. Unter Antipsychotika ändert sich tierexperimentell die Expression einzelner Glutamatrezeptor-Typen, z. B. mit Zunahme der PCP-Bindung.

Psychodysleptika und Serotonin

Psychodysleptika Bei den psychotropen Wirkungen von Mescalin, Lysergsäurediethylamid (LSD) und einer Reihe weiterer Psychodysleptika stehen Wahrnehmungsstörungen (i. d. R. Pseudohalluzinationen) besonders optischer Art ganz im Vordergrund. Entsprechend erleben schizophren Kranke diese Wirkungen anders als ihre autochthonen Krankheitssymptome, was den Modellcharakter psychodysleptisch induzierter Psychosen infrage stellt. Dennoch bieten sie einen Ausgangspunkt für das pathophysiologische Verständnis von Halluzinationen: Der gemeinsame Wirkmechanismus der Psychodysleptika liegt in einer Stimulation von Serotonin$_{2A}$-Rezeptoren.

Die ursprünglich von Osmond und Smythies (1952) formulierte Transmethylierungshypothese wurde aus Strukturanalogien von Mescalin und Noradrenalin abgeleitet und ging davon aus, dass *in vivo* psychotomimetische Phenethylaminderivate entstehen, was empirisch aber nicht bestätigt werden konnte.

Serotonin (5-Hydroxytryptamin; 5-HT) In den letzten Jahren spielen Überlegungen zur Rolle des Serotonins bei der Schizophrenie wieder eine größere Rolle. Dies beruht u. a. auf der Tatsache, dass insb. bei Negativsymptomatik wirksame Antipsychotika der 2. Generation („atypische Antipsychotika") wie Clozapin und Risperidon nicht nur dopamin-, sondern auch serotonerge (5-HT$_2$-) Rezeptoren blockieren. Außerdem wurden postmortal Veränderungen der 5-HT$_2$-Rezeptoren gefunden.

Befunde zu Serotonin und seinem Metaboliten 5-Hydroxyindolessigsäure (5-HIAA) waren im postmortalen Hirngewebe und Liquor widersprüchlich. Ein sich in erniedrigten 5-HIAA-Konzentrationen im Liquor widerspiegelndes serotonerges Defizit scheint eher krankheitsübergreifend mit impulsivem und (auto-)aggressivem Verhalten i. S. von Persönlichkeitsauffälligkeiten zusammenzuhängen als mit der Schizophrenie selbst, was aber einen Risikofaktor für Schizophrenien darstellen könnte. Messungen der unterschiedlichen Serotoninrezeptoren waren uneinheitlich, u. a. wegen der Vielzahl der Subtypen (5-HT_{1-7}, 5-HT_{1A-E}, 5-HT_{2A-C}) mit nur eingeschränkt verfügbaren spezifischen Liganden.

Multivariate Neurochemie

Wahrscheinlich stellt jeder monomechanistische Forschungsansatz eine zu grobe Vereinfachung dar. Vielmehr entstehen psychische Störungen eher aus Dysbalancen verschiedener Systeme. Tatsächlich konnten die bisher wenigen multivariaten Analysen multipler Liquorparameter vornehmlich innerhalb der aminergen Neurotransmission solche Dysbalancen identifizieren und unbehandelte von behandelten schizophren Kranken und von Gesunden trennen. Auch eine dopaminerg-glutaminerge Imbalance scheint ein für weitere Forschungen relevantes Modell zu sein.

Resümee

Die biochemischen Konzepte zur Ätiopathogenese der Schizophrenie fußen im Wesentlichen auf indirekter, nämlich pharmakologischer Evidenz. Da die antipsychotische Wirkung der Neuroleptika mit der Blockade von D_2-Rezeptoren zusammenhängt, wird für produktiv-psychotische Symptome eine mesolimbische dopaminerge Überaktivität angenommen. Für Minussymptome könnte eine Unteraktivität mesofrontokortikaler dopaminerger Neurone verantwortlich sein. Nach neuesten Befunden wird die dopaminerge Überaktivität durch eine präsynaptische Störung und weniger durch Veränderungen des Dopamintransporters oder einer erhöhten Dopaminrezeptordichte erklärt. Die adaptiven Veränderungen von Homovanillinsäure unter Antipsychotika sowie die endokrinen Reaktionen auf dopaminerge Agonisten wären gleichfalls mit einer dopaminergen Dysregulation vereinbar. Die unter Phencyclidin zu beobachtenden psychomimetischen Wirkungen lassen an eine (Mit-)Beteiligung des glutamatergen Systems i. S. einer Unteraktivität denken. Der direkte Nachweis einer Störung der Neurotransmission bei der Schizophrenie ist bisher nicht gelungen. Möglicherweise sind Dysbalancen multipler Transmittersysteme entscheidend.

Morphologische Befunde und andere organische Faktoren

Die morphologische, auch neuropathologische Schizophrenieforschung und die damit verbundene Suche nach organischen Faktoren ist in den letzten 20 Jahren durch neue neuroradiologische Methoden wie Computertomografie (CT), Magnetresonanztomografie (MRT) und -spektroskopie (MRS), Positronenemissionstomografie (PET) der regionalen Hirndurchblutung, des Energiestoffwechsels und der Proteinsynthese, die *Single Photon Emission Computed Tomography* (SPECT) sowie die funktionelle Magnetresonanztomografie (fMRT) wiederbelebt worden.

Mit den zuletzt genannten Methoden der **funktionellen Bildgebung** lässt sich die regionale neuronale Aktivität abbilden. So führen einfache motorische Aufgaben oder Wahrnehmungen zu Steigerungen von Durchblutung und Stoffwechsel in den entsprechenden primären Hirnarealen.

CT/MRT Bereits frühe pneumenzephalografische Studien durch Huber (1957) legten Ventrikelerweiterungen nahe. Nach der ersten CT-Studie durch Johnstone et al. (1976) haben inzwischen über 200 kontrollierte CT/MRT-Studien zweifelsfrei belegt, dass schizophren Kranke gegenüber Gesunden im Mittel erweiterte Seitenventrikel mit Linksbetonung sowie erweiterte III. Ventrikel und Hirnfurchen aufweisen.

Meist wurde die Ventrikelweite als relatives Maß bestimmt, nämlich als sog. **Ventricle-to-Brain-Ratio (VBR),** d. h. als Quotient aus Ventrikelfläche und Hirnfläche in der Schicht mit der größten Ventrikelweite. Der Überlappungsbereich ist aber erheblich: Nur knapp 50 % der Kranken haben eine Ventrikulomegalie. Die Ventrikelweite ist unimodal verteilt, d. h., es gibt keinen Hinweis für das Vorliegen einer speziellen Subgruppe mit erweiterten Ventrikeln.

Ob eine größere VBR vorzugsweise mit Defizitsymptomen, neuropsychologischen Defiziten, schlechter prämorbider sozialer Integration und schlechtem Ansprechen auf antipsychotische Therapie assoziiert ist, bleibt umstritten. Ventrikel- und Sulkuserweiterungen sind nicht spezifisch, sondern finden sich, wenn auch in geringerer Ausprägung, u. a. auch bei affektiven Psychosen.

Die VBR ist genetisch determiniert. Die Erweiterungen der Liquorräume sind unabhängig von Alter, Geschlecht, früheren therapeutischen Interventionen und sozioökonomischem Status. Erweiterte Liquorräume sind jedoch mit schwerer Krankheit assoziiert. Erweiterte Ventrikel werden auch bei Verwandten mit erhöhtem Erkrankungsrisiko beobachtet. Der prospektive Nachweis, dass Nachkommen mit erweiterten Ventrikeln auch tatsächlich gehäuft erkranken, steht noch aus.

Die Ursache der Ventrikulomegalie liegt am ehesten in einer Verminderung der periventrikulären Zelldichte. Dies erklärt die Betonung der Temporalhörner, wo mittels MRT und in postmortalen Untersuchungen Volumenminderungen besonders des Hippokampus und Parahippokampus nachgewiesen wurden.

Neuropathologie In limbischen Regionen des Temporallappens sind Volumenminderungen der grauen Substanz um ca. 15% und Zellzahlminderungen von Hippokampus, Amygdaleum und Gyrus parahippocampalis beschrieben, möglicherweise mit Linksbetonung. Letzteres könnte mit der beim männlichen Geschlecht stärker verzögerten Reifung der linken Hemisphäre zusammenhängen. Weniger gut etabliert sind Volumen- und Zellzahlminderungen im Thalamus. Geringere Neuronendichte und Verlust kleiner Interneuronen fanden sich in einzelnen Schichten des frontalen Kortex und des Gyrus cinguli.

In der Area entorhinalis wurden Verwerfungen der neuronalen Schichten als möglicher Ausdruck von Migrationsstörungen in der Ontogenese beschrieben. Neurone im Cingulum waren abnorm gelagert und hatten vermehrt vertikale Axone. Im Hippokampus fanden sich ektope und fehlorientierte (rotierte) Neurone besonders an den Übergängen der verschiedenen Subfelder (CA1 etc.).

Für die **Theorie einer Migrationsstörung** spricht, dass sich ähnliche Befunde bei Opfern der Atombombenkatastrophe von Hiroshima und Nagasaki mit erhöhter Prävalenz schizophrener Störungen fanden. Schizophren Kranke scheinen aber keine zu Mutationen disponierende Störung der DNA-Reparatur aufzuweisen. Für die Migrationsstörung könnten genetische und infektiöse Ursachen oder gerade die Interaktion zwischen beiden verantwortlich sein. Solche postmortalen Veränderungen zeigen allerdings nur ca. 50 % der schizophren Kranken, und sie sind nicht spezifisch.

Retrospektiv erhobene Befunde, wonach später schizophren Erkrankte neurologische Defizite wie motorische Ungeschicklichkeit und atavistische Reflexe (z. B. Mundöffnungs-, Fingerspreizphänomen) schon während der Kindheit aufwiesen, wären mit einer solchen Störung der neuronalen Entwicklung vereinbar.

Funktionelle Morphologie (PET/SPECT/fMRT/MRS) Franzen und Ingvar berichteten 1971 erstmals über eine Minderung des anterior-posterioren Gradienten der regionalen Hirndurchblutung (rCBF) bei schizophren Erkrankten nach intrakarotidaler Injektion von ^{133}Xenon, was zur Prägung des Begriffs **„Hypofrontalität"** führte. Diese frontale Perfusionsminderung um ca. 1–8 % gilt inzwischen aufgrund zahlreicher, u. a. auch mit SPECT und PET durchgeführter Studien als etabliert. Die Hypofrontalität zeigt sich auch bei Messung des Glukoseumsatzes mittels PET. Sie wird besonders deutlich unter neuropsychologischen Testaufgaben, die eine mit Aktivierung des dorsolateralen Frontalkortex verbundene planende Strategie verlangen (wie der *Wisconsin Card Sorting Test*, WCST), und zeigt eine Linksbetonung.

Hypofrontalität ist mit Chronizität, dominierenden Defizitsymptomen, psychomotorischer Verlangsamung und kognitiven Störungen assoziiert. Sie scheint sich auch diagnoseübergreifend bei psychomotorischer Hemmung in der Depression zu finden, wurde allerdings unter dem WCST nur bei schizophren und nicht bei depressiv Erkrankten beobachtet.

Es wird versucht, die Hypofrontalität mit einer frontalen dopaminergen Unteraktivität zu erklären. Allerdings zeigen vorläufige Befunde, dass der frontale Glukoseumsatz unter Antipsychotika der 1. Generation wie Haloperidol, aber auch Clozapin eher abnimmt (➤ Abb. 10.5). Dies erklärt vermutlich, warum sowohl behandelte als auch unbehandelte schizophren Kranke die Hypofrontalität aufweisen.

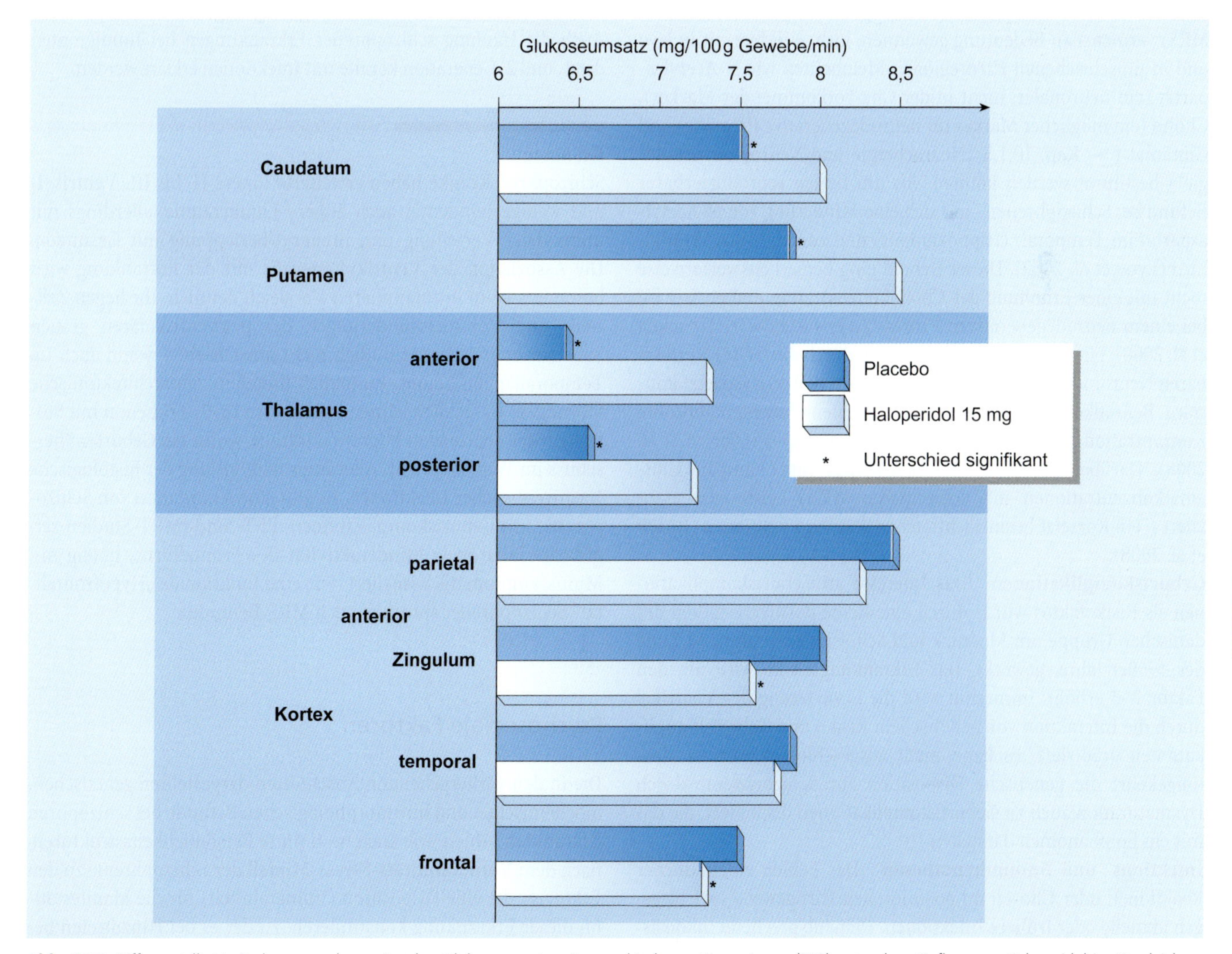

Abb. 10.5 Differenzielle Veränderungen des regionalen Glukoseumsatzes in verschiedenen Hirnregionen (PET) unter dem Einfluss von Haloperidol im Vergleich zu Placebo (Befunde von Holcomb et al. 1994, zit. in Tamminga und Lahti 1995)

Auch mittels **fMRT** ließ sich die Hypofrontalität Schizophrener demonstrieren; insb. zeigte sich bei neuropsychologischer Testung des auch für die Rehabilitation Schizophrener bedeutsamen Arbeitsgedächtnisses (Baddeley 1992) eine Minderaktivierung des dorsolateralen präfrontalen Kortex (Weinberger et al. 1996). Als ein nichtradioaktives Verfahren weist die fMRT gegenüber PET und SPECT wichtige Vorzüge auf, doch ist bei ihrem Einsatz, wie auch die erwähnte fMRT-Studie aufzeigte, eine Reihe sehr diffiziler methodischer Aspekte zu beachten. Mittels fMRT konnte bei Schizophrenen zeitgleich mit dem Auftreten akustischer Halluzinationen eine Aktivierung im Heschl-Gyrus registriert werden, was auf eine Involvierung des primären akustischen Kortex bei der Generierung verbaler Halluzinationen hinweisen würde (Dierks et al. 1999). In Untersuchungen mittels ^{31}Phosphor-**Magnetresonanzspektroskopie** (^{31}P-MRS) bei Schizophrenen wurde im Bereich des Frontalkortex ein erhöhter Gehalt an Phosphokreatinin gefunden (Riehemann et al. 2000). Als Hinweis auf eine verminderte oxidative Phosphorylierung und somit einen verminderten Energieumsatz in diesem zerebralen Areal wären diese Befunde ein weiterer Beleg für eine funktionale Hypofrontalität bei Schizophrenen. In den letzten Jahren hat in der Schizophrenieforschung die Protonen-MRS (^{1}H-MRS) vermehrt an Bedeutung gewonnen, insb. weil hiermit *in vivo* und in umschriebenen Hirnregionen Metaboliten wie N-Acetylaspartat (ein neuronaler, nicht in der Glia vorkommender Marker), Cholin (ein möglicher Marker für neurodegenerative Prozesse) und Glutamat (➤ Kap. 10.1.5 „Neurochemie und Neuropharmakologie") bestimmt werden können. Als am besten reproduzierbarer Befund bei Schizophrenen fand sich eine Minderung von N-Acetylaspartat im Temporal- (Hippokampus) und zumeist auch Frontalhirn (Lyoo et al. 2002). Dieser Befund ging bemerkenswerterweise nicht mit einer Erhöhung der Cholinkonzentration einher, wie sie bei einem neurodegenerativen Prozess zu erwarten wäre (Deicken et al. 2000). Für Glutamat, einen weiteren durch die ^{1}H-MRS erfassbaren Neurometaboliten, fand sich eine zum N-Acetylaspartat konträre Befundkonstellation bei schizophrenen Patienten: erhöhte Konzentrationen im Frontalhirn und Hippokampus (Olbrich et al. 2008). Darüber hinaus fanden sich höhere hippokampale Glutamatkonzentrationen mit schlechteren WCST-Leistungen assoziiert – ein Korrelat beeinträchtigter exekutiver Funktionen (Rüsch et al. 2008).

Geburtskomplikationen Das Interesse an Geburtskomplikationen als Risikofaktor wurde durch eine Reihe positiver Studien der dänischen Gruppe um Mednick und Schulsinger, beginnend Ende der 1960er-Jahre, geweckt. Das Erkrankungsrisiko wird um den Faktor 2–3 erhöht. Immerhin wird die Erweiterung der Ventrikel durch die Interaktion von genetischem Risiko und Geburtskomplikationen prädiziert. Es kann nicht ausgeschlossen werden, dass umgekehrt die genetische Disposition zur Schizophrenie durch Dysmaturation auch zu Geburtskomplikationen disponiert, die damit ein Epiphänomen darstellen.

Infektions- und Immunhypothesen Das Fehlen entzündlicher Reaktionen oder Gliosen im postmortalen Hirngewebe spricht gegen aktuelle oder frühere Infektionen. Dementsprechend inkonsistent blieben die Ergebnisse von Inokulationsversuchen zur Prüfung der Übertragbarkeit sowie Bestimmungen von Immunglobulinen, spezifischen Antikörpern gegen neurotrope Viren (Zytomegalie, Herpes simplex Typ 1, Epstein-Barr-Virus, Masern, Mumps, Pocken), Autoantikörpern, der zellulären Abwehr (Helferzellen, Suppressorzellen) sowie fremder Nukleinsäuren mit Hybridisierung oder Polymerasekettenreaktion (PCR). Die negativen Befunde schließen aber latente Infektionen mit atypischen Erregern, die z. B. in das Wirtsgenom integriert sein könnten, nicht aus.

Die Infektionshypothese hat ihr härtestes, wenn auch retrospektiv erbrachtes Argument in epidemiologischen Daten: Nach Influenza-Pandemien fand sich in Finnland, Dänemark, England und Japan eine Häufung schizophrener Erkrankungen bei Personen, die sich damals in der Gestation (besonders im 2. Trimenon) befunden hatten. Allerdings wurde das durch andere Studien in England, Holland und den USA nicht bestätigt.

Unter schizophren Erkrankten findet sich ein diskretes (ca. 10 %) Überwiegen von Wintergeburten und somit eine erhöhte Exposition gegenüber Virusinfektionen während ihrer Fetalperiode. Diese Beobachtung wurde allerdings nur für die nördliche Halbkugel und besonders in städtischer Umgebung gemacht. Bei Wintergeburten finden sich häufiger Ventrikulomegalien sowie möglicherweise mehr prozesshafte Schizophrenien und eine geringere genetische Disposition. Auch die Häufung schizophrener Erkrankungen bei Immigranten der 1. und 2. Generation könnte mit Infektionen erklärt werden.

Resümee

Schizophren Kranke haben erweiterte innere (I. bis III. Ventrikel) und weniger eindeutig auch äußere Liquorräume, allerdings mit unimodaler Verteilung und breiter Überlappung mit Gesunden. Die Assoziation der Ventrikulomegalie mit der Erkrankung wird besonders beim intrafamiliären Vergleich deutlich. Ihr liegen Zellzahl- und Volumenminderungen der periventrikulären grauen Substanz zugrunde, vermutlich nicht umschrieben, wenn auch im Temporallappen betont. Zusätzlich bestehen zytoarchitektonische Störungen. Ursächlich kämen Infektionen im 2. Trimenon mit Störungen der neuronalen Migration infrage, wofür ein Geburtenüberschuss im Winter spricht. Allerdings fehlt bislang der histologische Nachweis solcher Infektionen. Es gibt eine Assoziation von Schizophrenie mit Geburtskomplikationen. PET- und fMRT-Studien zeigen eine neuronale Minderaktivität des Frontalhirns, häufig mit Minussymptomatik assoziiert. Für eine funktionale „Hypofrontalität" Schizophrener sprechen auch MRS-Befunde.

Psychosoziale Faktoren

Die in den vorhergehenden Abschnitten dargestellten genetischen, biochemischen und hirnmorphologischen Befunde bei schizophren Erkrankten zählen, wie auch bestimmte Persönlichkeitsstrukturen, nach dem **Vulnerabilitäts-Stress-Modell** der Schizophrenie zu den Faktoren, die eine Disposition (Vulnerabilität) für die Manifestation dieser Erkrankung konstituieren, zu der es bei Hinzutreten bestimmter Stressoren kommt, zu denen insb. *Life Events* und *High Expressed Emotions* (HEE) gehören.

Persönlichkeitsfaktoren und psychodynamische Aspekte Bereits E. Bleuler und Kretschmer hatten aufgrund der Beobachtung nicht erkrankter Angehöriger schizophrener Patienten einen fließenden Übergang von **„Schizoidie"** zur Schizophrenie angenommen. Die Merkmale der „Schizoidie" sind im DSM-III und in der ICD-10 weitgehend in die Merkmale der **„schizotypen Persönlichkeitsstörung"** aufgenommen worden.

Kennzeichnend für schizoid-schizotypes Erleben und Verhalten sind v. a. seltsam anmutendes, exzentrisches und eigentümliches Benehmen, die Tendenz zu sozialem Rückzug, Unvermögen, Freude zu erleben (Anhedonie), Beziehungs- oder paranoide Ideen, bizarre Überzeugungen, magisches Denken, Derealisations- und Depersonalisationserleben sowie soziale Ängstlichkeit.

Zur Frage des Zusammenhangs zwischen schizotyper Persönlichkeitsstörung und Schizophrenie sind v. a. zwei Untersuchungsansätze zu erwähnen: Ein Vergleich von Kindern schizophrener Eltern und Kindern von Eltern mit affektiven Psychosen erbrachte im Langzeitverlauf (Hochrisikostudien) generell keinen Häufigkeitsunterschied hinsichtlich der Prävalenz schizoider Störungen. Beim Vergleich nur der Untergruppe der später an Schizophrenie oder affektiven Psychosen erkrankten Kinder zeigte sich allerdings eine stärkere Häufung von schizoiden Persönlichkeitsstörungen in der prämorbiden Persönlichkeit. Weiterhin ließen sich bei Probanden, die hohe Werte in verschiedenen Schizotypie-Skalen aufwiesen, bei der faktorenanalytischen Verrechnung Merkmalsgruppen zusammenstellen, die sich Syndromen schizophrener Störungen zuordnen ließen. Dies traf insb. für Zusammenhänge zwischen ungewöhnlichen Wahrnehmungserlebnissen, „Denkstilen" sowie Überzeugungen und schizophrener Positivsymptomatik einerseits sowie zwischen Anhedonie und Negativsymptomatik andererseits zu.

Bei schizotypen Erlebens- und Verhaltensweisen handelt es sich letztlich weder um eine notwendige (bei der Mehrzahl der schizophrenen Patienten liegen keine prämorbiden Persönlichkeitsauffälligkeiten vor) noch um eine spezifische oder hinreichende (prädisponierende) Bedingung für das Auftreten von Schizophrenie.

Psychodynamische Ansätze versuchen zu erklären, aufgrund welcher Mechanismen der später an Schizophrenie Erkrankte sich zunehmend von einer allgemein gültigen Sichtweise „abkoppelt" *(decentering from intersubjectivity).* Postuliert wird die Rückkehr (Regression) schizophren Erkrankter zu Denk- und Wahrnehmungsformen früherer Entwicklungsstufen. Freud sprach von „primärprozesshaftem" Denken, das bei Wahn und Halluzinationen schizophren Erkrankter in ähnlicher Ausprägung vorherrsche wie bei Kindern und Urvölkern sowie bei Denkprozessen im Traum.

Vertreter solcher **psychodynamischen Regressionstheorien** sind z. B. Jung, Freud, Fenichel, Rappaport, Federn und Arieti. Die Hauptschwäche dieser Ansätze besteht in der fehlenden empirischen Absicherung, der unzureichenden ätiopathogenetischen Spezifität und der Vernachlässigung unseres aktuellen Kenntnisstands über die Multifaktorialität der Schizophrenieentwicklung.

Bedeutung kritischer Lebensereignisse (Life Events) Kritische Lebensereignisse wie Ortswechsel, Eintritt in den Beruf oder Arbeitsplatzwechsel, beruflicher Auf- oder Abstieg, Ablösung vom Elternhaus, Beginn bzw. Ende einer Partnerschaft usw. stellen besondere Anforderungen an das Adaptationspotenzial des Betroffenen. Da erkrankungsbedingte Funktionseinschränkungen (z. B. Residualsymptomatik) bzw. Vulnerabilitätsfaktoren (z. B. Aufmerksamkeitsstörungen) die Fähigkeit zur Bewältigung solcher klassischen Lebensthemen mindern, lag es auf der Hand, den Zusammenhang zwischen kritischen Lebensereignissen und dem (Wieder-)Ausbruch schizophrener Psychosen zu untersuchen. Gesucht wurde nach Störungsspezifität und Häufung kritischer Lebensereignisse vor Störungsausbruch sowie nach einer spezifischen Sensitivität (Vulnerabilität) schizophrener Menschen gegenüber solchen „kritischen Lebensereignissen". Lange Zeit konnte man ausschließlich auf sog. retrospektive Studien zurückgreifen, denen für diesen Forschungsansatz typische methodische Mängel anhaften. In jüngster Zeit werden zu dieser Thematik zunehmend mehr prospektive Untersuchungen durchgeführt.

In einer Reihe von Studien der Life-Event-Forschung konnte gezeigt werden, dass schizophrene Patienten im Vergleich zur Normalbevölkerung kein höheres und im Vergleich zu anderen, z. B. depressiven, Patientengruppen sogar ein geringeres Ausmaß an Stressoren angaben. Auch in prospektiven Studien konnte bisher nicht abschließend geklärt werden, ob es in den Vormonaten vor (Wieder-)Ausbruch der Erkrankung zu einer Häufung belastender Lebensereignisse kommt oder nicht. Überlebensanalysen in neueren Untersuchungen sprechen dafür, dass kritische Lebensereignisse als Trigger für ein (Wieder-)Auftreten der Erkrankung gegenüber dem Effekt antipsychotischer Therapiecompliance zurücktritt.

Wahrscheinlich ist es sinnvoll, zwischen kritischen Lebensereignissen und Prodromalsymptomatik einen sich wechselseitig verstärkenden Teufelskreis anzunehmen, wobei das Auftreten von Prodromalsymptomatik (Ängste, Depression, Verunsicherung auf Wahrnehmungs- und Interpretationsebene) die Fähigkeit des Patienten zur Auseinandersetzung mit Belastungen einschränkt und Belastungen wiederum das Auftreten von Prodromalsymptomatik fördern.

Familiäres Umfeld und Expressed Emotion Auf der Suche nach ätiologischen Faktoren bzw. rückfallrelevanten Umfeldaspekten schizophrener Patienten stieß man schon relativ früh auf die Bedeutung der Familienatmosphäre und hier auf die Bedeutung sog. **High-Expressed-Emotion(HEE)-Muster** familiärer Kommunikation. In einem halbstrukturierten Interview *(Camberwell Family Interview)* wurden die Häufigkeit kritischer Kommentare in der familiären Kommunikation sowie Einschätzungen zur allgemeinen Feindseligkeit und (entmündigenden) Überbehütung *(emotional overinvolvement)* registriert.

Vielen der Studien haften ähnliche methodische Probleme an wie den Untersuchungen zur Life-Event-Forschung. Insgesamt zeigt sich jedoch (auch in prospektiven Studien), dass ein hohes Ausmaß an kritischen Kommentaren und feindseligen Einstellungen gegenüber dem schizophrenen Menschen sowie ein übersteigertes Ausmaß an Einmischung in seine Belange das Wiedererkrankungsrisiko deutlich erhöhen, und zwar weitgehend unabhängig vom Geschlecht und auch bei medizierten Patienten (wenn auch in geringerem Ausmaß) (➤ Tab. 10.7).

Das ursprüngliche HEE-Konzept erfuhr allerdings auch eine Reihe von Einschränkungen. So gelang es nicht immer, diesen Zusammenhang nachzuweisen, insb. nicht für die Erstmanifestation schizophrener Erkrankungen. Auch stand die Auswirkung von HEE auf

Tab. 10.7 *Expressed Emotion* (EE) und Rezidivhäufigkeit nach 9–12 Monaten (nach Olbrich 1994)

Studie	n	Rückfallrate				
		Niedriges EE		Hohes EE		
Brown et al. (1962)	97	13/47	28 %	38/50	76 %	< 0,001
Brown et al. (1972)	101	9/56	16 %	26/45	58 %	< 0,001
Vaughn und Leff (1976)	37	1/16	6 %	10/21	48 %	< 0,007
Vaughn et al. (1984)	54	3/18	17 %	20/36	56 %	< 0,02
Köttgen et al. (1984)	50	12/21	57 %	12/29	41 %	ns*
Moline et al. (1985)	24	4/13	31 %	10/11	91 %	< 0,004
Nuechterlein et al. (1986)	26	0/7	0 %	7/19	37 %	< 0,03
Karno et al. (1987)	44	7/27	26 %	10/17	59 %	< 0,03
Leff et al. (1987)	70	5/54	9 %	5/16	31 %	< 0,05
Rostworowska et al. (1987)	36	1/11	9 %	15/25	60 %	< 0,009
Tarrier et al. (1988)	48	4/19	21 %	14/29	48 %	< 0,02
McCreadie und Philips (1988)	59	7/35	20 %	4/24	17 %	ns
Watzl et al. (2011)	61	6/21	29 %	23/40	58 %	< 0,01
Insgesamt	674	72/312	23 %	194/362	54 %	

* ns = nicht signifikant

das Rückfallrisiko mit psychopathologischer Gesamtgestörtheit in Zusammenhang.

Nicht jede Dimension von HEE ist für den Rückfall von Relevanz: So kommt z. B. übermäßiger Kritik oder Feindseligkeit eine hohe, emotionalem Überengagement dagegen kaum eine Bedeutung zu.

Außerdem ist der rezidivfördernde Einfluss von HEE nicht schizophreniespezifisch, sondern zeigte sich ebenfalls etwa bei bipolaren Störungen, Alkoholabhängigkeit oder psychosomatischen Erkrankungen. Rückfallbegünstigend war auch nicht nur eine HEE der Familienatmosphäre, sondern auch ein überengagiertes therapeutisches Milieu. Insgesamt muss der Zusammenhang zwischen HEE und Rückfall als ein **interaktives Geschehen** aufgefasst werden: Problemverhalten des Patienten auf der einen Seite und suboptimales Krisenmanagement und Überforderungsgefühle der Angehörigen auf der anderen Seite verstärken sich wechselseitig.

Grenzüberschreitendes Verhalten kann so durchaus als ein Versuch von Familienmitgliedern gesehen werden, soziale Kontrolle über das Verhalten des Patienten auszuüben, evtl. als Ausdruck von Hilflosigkeit. Folgerichtig betrachten neue Ansätze verhaltenstherapeutischer Angehörigenarbeit dysfunktionale Kommunikations- und Problemlösemuster sowie ungünstige Interaktionsmuster eher als ein wechselseitig zwischen Patient und Familie determiniertes Geschehen.

Resümee

Psychodynamische Überlegungen zur Ursache schizophrener Störungen konnten empirisch nicht belegt werden, und ebenso wenig konnte die schizotype Persönlichkeitsstörung i. S. einer notwendigen Voraussetzung, die nosologiespezifisch für schizophrene Störungen wäre, nachgewiesen werden. Auch hinsichtlich der Faktoren „kritische Lebensereignisse" und *High-Expressed-Emotion*-Muster der familiären Kommunikation kann nicht von einer unidirektionalen Beziehung zwischen Lebensereignissen bzw. HEE und (Wieder-)Ausbruch der Erkrankung ausgegangen werden. Neuere Studien zeigen eher, dass kritische Lebensereignisse bzw. HEE und schizophrene Prodromalsymptomatik i. S. eines sich wechselseitig verstärkenden Teufelskreises in die manifeste Erkrankung hineinführen. Insgesamt kommt dem Vulnerabilitäts-Stress-Modell eine wichtige heuristische Bedeutung zu, insofern es sich nicht nur zur zusammenfassenden Integration der verschiedenen ätiologischen Konzepte eignet, sondern auch für eine individuelle Planung psychosozialer Interventionsmaßnahmen im Hinblick auf eine Verminderung des Rückfallrisikos.

10.1.6 Diagnose und Differenzialdiagnose

Diagnose

Die **ICD-10** führt acht Gruppen von Symptomen auf, denen für die Diagnose der Schizophrenie eine besondere Bedeutung zukommt (➤ Box 10.1).

BOX 10.1

Diagnostische Kriterien der Schizophrenie nach ICD-10 (F20)

Für die Diagnose Schizophrenie ist mindestens eines der Symptome 1–4 oder es sind mindestens zwei der unter 5–8 aufgeführten Symptome erforderlich. Diese Symptome müssen fast ständig während eines Monats oder länger deutlich vorhanden sein.

1. Gedankenlautwerden, Gedankeneingebung, Gedankenentzug oder Gedankenausbreitung
2. Kontrollwahn, Beeinflussungswahn, Gefühl des Gemachten, deutlich bezogen auf Körper- oder Gliederbewegungen oder bestimmte Gedanken, Tätigkeiten oder Empfindungen; Wahnwahrnehmung
3. Kommentierende oder dialogische Stimmen, die über die Patienten reden, oder andere Stimmen, die aus bestimmten Körperteilen kommen

4. Anhaltender kulturell unangemessener, bizarrer Wahn wie der, das Wetter kontrollieren zu können oder mit Außerirdischen in Verbindung zu stehen
5. Anhaltende Halluzinationen jeder Sinnesmodalität, täglich während mindestens eines Monats, begleitet von flüchtigen oder undeutlich ausgebildeten Wahngedanken ohne deutliche affektive Beteiligung oder begleitet von lang anhaltenden überwertigen Ideen
6. Neologismen, Gedankenabreißen oder Einschiebungen in den Gedankenfluss, was zu Zerfahrenheit oder Danebenreden führt
7. Katatone Symptome wie Erregung, Haltungsstereotypien oder wächserne Biegsamkeit (Flexibilitas cerea), Negativismus, Mutismus und Stupor
8. „Negative" Symptome wie auffällige Apathie, Sprachverarmung, verflachte oder inadäquate Affekte (es muss sichergestellt sein, dass diese Symptome nicht durch eine Depression oder eine antipsychotische Medikation verursacht sind)

Erforderlich für die Diagnose Schizophrenie ist nach ICD-10, dass aus den Gruppen 1–4 mindestens ein Symptom eindeutig (zwei oder mehr, wenn weniger eindeutig) oder aus den Gruppen 5–8 mindestens zwei Symptome vorhanden sind. Dabei müssen diese Symptome während eines Monats oder länger fast ständig vorgelegen haben, bei kürzerer Manifestationsdauer kommt die Diagnose „Akute schizophreniforme psychotische Störung" (F23.2) in Betracht. Wenn depressive oder manische Symptome gleichzeitig und in etwa gleicher Intensität auftreten, ist eine schizoaffektive Störung (F25) zu diagnostizieren. Auch bei eindeutiger Hirnerkrankung, während einer Intoxikation oder während des Entzugs sollte die Diagnose Schizophrenie nicht gestellt werden.

Zu diesen Diagnosekriterien ist anzumerken, dass die Symptomgruppen 1–3 **schizophrene Symptome 1. Ranges** nach Schneider, die Gruppen 4 und 5 solche 2. Ranges repräsentieren. Den Erstrangsymptomen kommt eine herausragende Stellung bei der ICD-10-Diagnose Schizophrenie zu, sie sind aber für diese Diagnose nicht unbedingt erforderlich. Negative Symptome erscheinen erstmals im Kriterienkatalog einer ICD-Schizophreniediagnose – ein Resultat der intensiven Diskussion zur Negativ-Positiv-Dichotomie schizophrener Symptomatik während des letzten Jahrzehnts.

Ein anderes Diagnosesystem mit gut ausgearbeiteten Schizophreniekriterien, denen man in wissenschaftlichen Veröffentlichungen oder in der Fachliteratur aus dem angloamerikanischen Bereich begegnet, ist das **DSM-5.** Es weist im Vergleich zur ICD-10 eine strengere Operationalisierung, ein strengeres Zeitkriterium (Vorliegen der Störung für mindestens 6 Monate) sowie die Bedingung auf, dass auf sozialer Ebene krankheitsbedingte Beeinträchtigungen vorhanden sind. Gleichzeitig wurde aber die Einteilung in Subtypen in DSM-5 aufgegeben.

Das DSM-5 bzw. seine Vorläufer wurden insb. in Anlehnung an die Feighner-(St. Louis-)Kriterien und die von Spitzer et al. (1978) konzipierten **Research Diagnostic Criteria (RDC)** entwickelt. Die in wissenschaftlichen Studien vielfach verwendet RDC sehen insb. eine sorgfältige Abgrenzung gegenüber den (schizo-)affektiven Psychosen vor. Die **Present State Examination (PSE)** zusammen mit dem EDV-gestützten **CATEGO-Algorithmus** und deren Weiterentwicklung, die **Schedules for Clinical Assessment in Neuropsychiatry (SCAN;** ➤ Kap. 3), sind ein weltweit etabliertes Diagnosesystem mit einer Schizophreniedefinition von hoher Reliabilität, das sich auf Schneiders Erstrangsymptome stützt (➤ Kap. 10.1.3).

In den letzten beiden Jahrzehnten wurde ferner das schizophrene Prodrom intensiv beforscht (Fusar-Poli et al. 2013). Hierbei geht es darum, die Krankheit schon im Vorläuferstadium, wenn die Diagnose noch nicht voll ausgebildet ist, zu diagnostizieren und möglicherweise den Ausbruch therapeutisch zu verhindern. Im DSM-5 wurde allerdings das sog. „attenuierte Psychosesyndrom" nicht als neue Diagnose aufgenommen. Vielmehr wurde beschlossen, dieses Syndrom in ein Kapitel aufzunehmen, das Störungsbilder aufführt, die in den nächsten Jahren noch besser untersucht werden sollen, um möglicherweise in der nächsten Aktualisierung als Diagnose aufgenommen zu werden.

Differenzialdiagnose

Schizophrenien müssen gegen andere Erkrankungen mit schizophreniformer Symptomatik abgegrenzt werden (➤ Tab. 10.8). So-

Tab. 10.8 Differenzialdiagnose der Schizophrenie

Psychische Störung	Somatische Erkrankung	Substanzinduzierte Psychose
• Anhaltende wahnhafte Störung • Akute schizophreniforme psychotische Störung • Schizoaffektive Störung • Depressive Episode (Major Depression) • Zwangsstörung • Autismus	• Epilepsie (insb. Temporallappenepilepsie) • Tumor (insb. des Frontal- und Temporallappens) • Schädel-Hirn-Trauma • Zerebrovaskuläre Erkrankung • ZNS-Infektion (insb. Neurosyphilis, Herpes-Enzephalitis, AIDS) • Chorea Huntington	• Psychostimulanzien (insb. Kokain, Amphetamin) • Halluzinogene (insb. PCP) • Anticholinergika und L-Dopa • Alkohol (insb. Alkoholhalluzinose) • Alkoholentzug • Barbiturat-/Benzodiazepin-Entzug
• Persönlichkeitsstörungen • Simulation	• Endokrinopathie (insb. der Schilddrüse) • Metabolische Störung (z. B. Porphyrie, Wilson-Syndrom) • Autoimmunerkrankung (z. B. Lupus erythematodes disseminatus) • Vitaminmangel-Syndrom (z. B. B_{12}) • Intoxikation (z. B. Schwermetallvergiftung)	

matische Erkrankungen und substanzinduzierte Störungen mit schizophrenieähnlicher Ausgestaltung werden auch als **sekundäre oder symptomatische Schizophrenien** bezeichnet. Sie erfordern eine sorgfältige, sowohl die psychischen Störungen als auch die körperlichen Erkrankungen berücksichtigende Anamnese und einen psychischen wie auch körperlichen (einschl. neurologischen) Befund.

Symptomatische Schizophrenien können, wie ➤ Tab. 10.8 zeigt, durch ein breites Spektrum somatischer Erkrankungen bedingt sein; sie werden mit dem ICD-10-Code F06.2 verschlüsselt.

Von den **drogeninduzierten Psychosen** (F1x.5) seien besonders erwähnt die Alkoholhalluzinose, die durch chronischen Kokain- und Amphetaminabusus hervorgerufenen sowie durch Wahn und Halluzinationen gekennzeichneten Zustandsbilder (oft einer beginnenden Schizophrenie ähnlich) sowie die unter PCP auftretenden und die eine schizophrene Positiv- und Negativsymptomatik aufweisenden Krankheitsbilder.

LEITLINIEN

AWMF-S3-Leitlinie Schizophrenie 2006

Die Leitlinie empfiehlt, bei Erstmanifestationen folgende Untersuchungen als **Minimalstandard:**

- Körperliche und neurologische Untersuchung, evtl. ergänzt durch testpsychologische Untersuchung in schizophrenierelevanten Bereichen
- Differenzialblutbild
- C-reaktives Protein
- Leber- und Nierenwerte
- TSH
- Drogenscreening
- CT oder MRT des Gehirns
- Zusätzlich bei entsprechendem Verdacht: HIV-Test, Lues-Serologie, Röntgen-Thorax, Liquoruntersuchung, EEG, EKG oder eine weiterführende radiologische Diagnostik mit speziellem zerebralem MRT oder CT

Bei einer Wiedererkrankung sind zumindest zu erheben:

- Erneut gründlicher körperlicher Untersuchungsbefund einschl. Körpergewicht
- Routinelabor
- Überprüfung aller pathologischen Vorbefunde

Die Differenzialdiagnose gegenüber **anderen psychischen Störungen** betrifft die übrigen, in der ICD-10 unter F2 aufgeführten Krankheitsbilder. Diejenigen mit schizophrenietypischer Symptomatik, die – behandelt oder nicht (und deshalb ein recht unpräzises Kriterium) – weniger als 1 Monat bestehen, werden als „akute schizophreniforme psychotische Störung" verschlüsselt. Bei den „anhaltenden wahnhaften Störungen" lässt der Wahn zumeist eine bizarre Ausgestaltung vermissen, und es fehlen auch andere schizophrenietypische Symptome wie Halluzinationen, Denkzerfahrenheit und eine ausgeprägte Negativsymptomatik.

Treten neben schizophrener Symptomatik affektive Störungen auf, so ist an die Diagnose depressive (oder manische) Episode mit psychotischen Symptomen zu denken. Sie wird gestellt, wenn psychotische Symptome ausschließlich während Perioden mit einer affektiven Störung auftreten. Eine **schizoaffektive Störung** wird bei Vorliegen von akut-schizophrenen und depressiven bzw. manischen Symptomen mit annähernd gleicher Intensität diagnostiziert, wenn Halluzination und Wahn für mindestens 2 Wochen auch in Abwesenheit der affektiven Störung vorkommen.

Patienten mit **Persönlichkeitsstörungen** (insb. schizotype, schizoide und paranoide) können ähnlich den schizophren Erkrankten bizarre Vorstellungen, magisches Denken, affektive Indifferenz und sozialen Rückzug zeigen, doch lassen sie Halluzinationen, Wahn oder grob desorganisiertes Verhalten vermissen.

Resümee

Nach ICD-10 sind schizophrene Erstrangsymptome nach Schneider hinreichend, aber nicht notwendig für die Diagnose Schizophrenie, die auch bei Vorliegen bestimmter Zweitrangsymptome und negativer Symptome gestellt werden kann. Diese Symptome müssen mindestens 1 Monat vorhanden sein. Für die Differenzialdiagnose kommt eine Reihe anderer psychischer Störungen, somatischer Erkrankungen und drogeninduzierter Psychosen in Betracht. Ihre Abgrenzung erfordert eine auch somatisch orientierte Anamneseerhebung, einen klinischen Befund sowie eine entsprechende Labordiagnostik.

10.1.7 Verlauf und Ausgang

Der Verlauf der Schizophrenie kann sehr unterschiedlich sein. Viele Autoren haben versucht, Verlaufstypen herauszuarbeiten. Die wohl bekannteste, von M. Bleuler (1972) konzipierte, **Typologie schizophrener Krankheitsverläufe** gibt ➤ Abb. 10.6 wieder; ihr liegen die Langzeitbeobachtungen von 208 Patienten zugrunde. In der Abbildung ist angegeben, bei welchem Prozentanteil dieser Patienten die einzelnen Verlaufsmuster beobachtet wurden. Diese Verlaufsklassifikation erscheint allerdings zu detailliert, als dass sie breitere Anwendung in der klinischen Praxis finden könnte.

M. Bleulers Verlaufstypologie weist zudem eine geringe Interrater-Reliabilität (30 %) auf, wie Ciompi und Müller (1976) in ihrer Langzeitstudie (Erfassung des Verlaufs von 289 schizophren Erkrankten über durchschnittlich 37 Jahre) fanden. Eine ausreichende Befundübereinstimmung ergab sich für diese Autoren erst dann, wenn die verschiedenen Charakteristika des Verlaufs – Beginn, zwischenzeitlicher Verlauf und Ausgang – getrennt beurteilt wurden. Hierbei zeigte sich, dass bei 43 % der Patienten ein akuter und bei 44 % ein chronischer Beginn vorlag, 43 % einen linearen und 50 % einen wellenförmigen Verlauf aufwiesen und dass letztlich bei der Beurteilung zur Festlegung des Ausgangs der Erkrankung 49 % der Patienten entweder vollständig remittiert oder geringgradig beeinträchtigt waren, während 44 % einen mittelgradigen oder schweren „End-(Defekt-)Zustand" zeigten.

ICD-10 und DSM-5 spezifizieren sechs verschiedene Verlaufsbilder; die der ICD-10 finden sich in ➤ Box 10.2. Den klinischen Erfordernissen genügt vielfach schon eine Charakterisierung des Verlaufs, die zwischen Prodromalphase, aktiver Krankheitsphase und Residualphase unterscheidet. Im Folgenden sollen zunächst Prodromal- und aktive Phase (Verlauf) und dann die Endzustände in der Residualphase (Ausgang) besprochen werden.

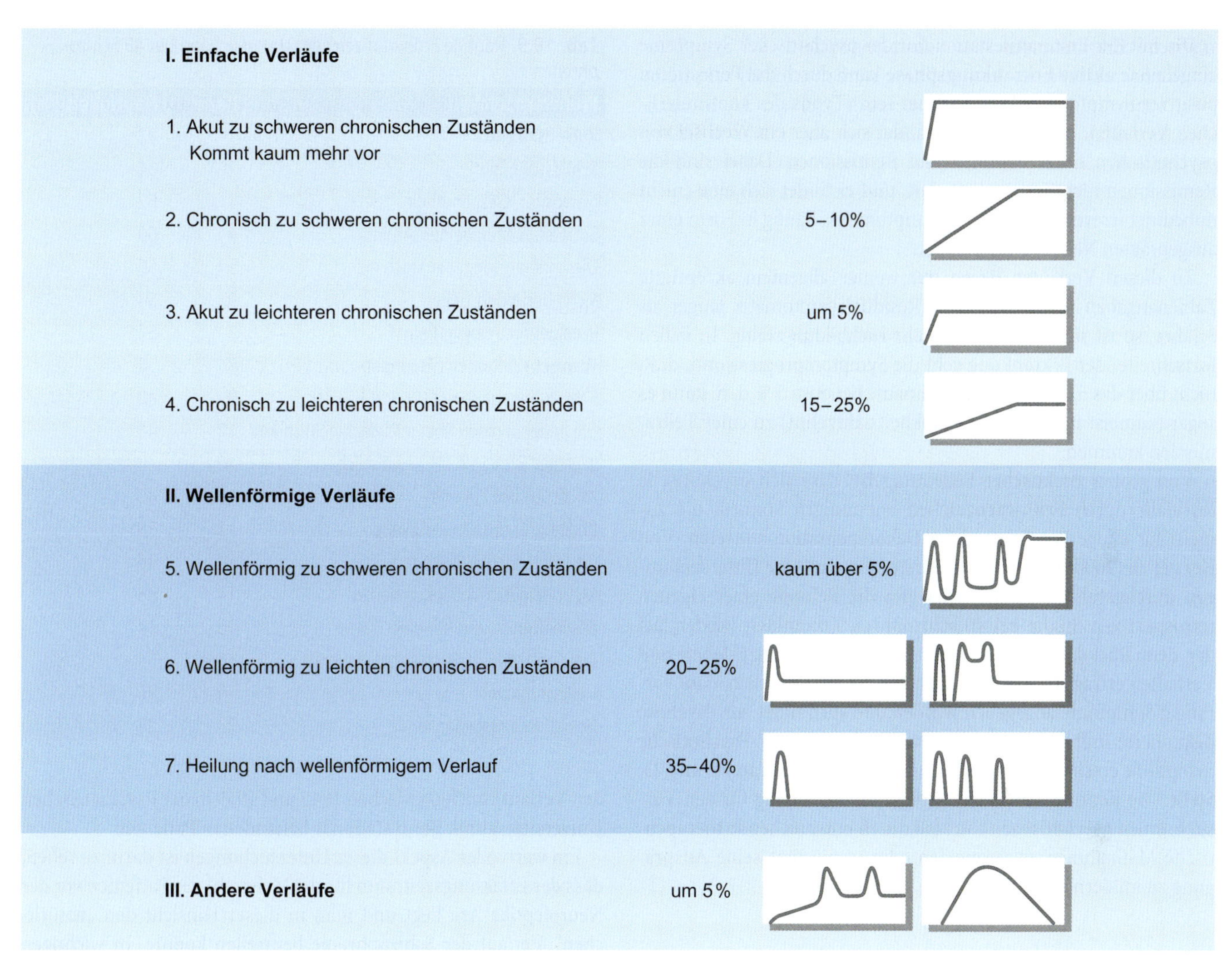

Abb. 10.6 Verlaufsformen der Schizophrenie und ihre Häufigkeit (nach M. Bleuler 1983)

BOX 10.2

Klassifikation des Verlaufs schizophrener Erkrankungen nach ICD-10

- F20.x0 kontinuierlich
- F20.x1 episodisch, mit zunehmendem Residuum
- F20.x2 episodisch, mit stabilem Residuum
- F20.x3 episodisch remittierend
- F20.x4 unvollständige Remission
- F20.x5 vollständige Remission
- F20.x8 andere
- F20.x9 Beobachtungszeitraum weniger als 1 Jahr

Verlauf

Schizophrenie tritt mit der ersten psychotischen Episode zumeist im Verlauf des 3. Lebensjahrzehnts auf. Nicht immer, aber in der Mehrzahl der Fälle geht eine **Prodromalphase** voraus, die einige Monate bis viele Jahre andauern kann. Häufige in dieser Phase zu beobachtende Auffälligkeiten sind schwindendes Engagement in der Schule oder bei der Arbeit, Vernachlässigung der Körperhygiene und Kleidung, ungewohnte Launenhaftigkeit oder Wutausbrüche sowie sozialer Rückzug mit emotionaler Distanzierung von der Familie und Ignorierung oder Zurückweisung von Freunden. Eltern und Lehrer schätzen dies nicht selten als unbequeme Aspekte der Entwicklung zum Erwachsensein ein, und ärztlicherseits kann von einer „Adoleszentenkrise" die Rede sein.

Häfner et al. (1992) erfassten die im Frühverlauf der Schizophrenie auftretenden Auffälligkeiten mit etablierten psychopathologischen Messinstrumenten, indem sie die Patienten (und ihre Angehörigen) anlässlich der ersten Klinikaufnahme retrospektiv befragten. 70 % der Schizophrenien begannen mit negativen, 20 % mit negativen und positiven und 10 % mit positiven Symptomen. Bezüglich ihrer Präsenz und Entwicklung in der Zeit vor der Klinikaufnahme zeigte sich, dass die Negativsymptomatik häufig über viele Jahre vorhanden war, zunächst relativ langsam und mit zunehmender Annäherung an die Erstaufnahme immer rascher (exponentiell) zunahm. Gegenüber der Negativ- setzte die Positivsymptomatik mit deutlicher Verzögerung ein.

Die mit der Erstmanifestation florider psychotischer Symptome eingeleitete **aktive Erkrankungsphase** kann durch das Persistieren positiver Symptome gekennzeichnet sein (Typus des kontinuierlichen Verlaufs). In der Mehrzahl findet sich aber ein Wechsel von psychotischen Exazerbationen und Remissionen. Dabei sind die Remissionen nicht immer komplett, und es findet sich eine (nicht unbedingt irreversible) Residualsymptomatik, häufig in Form einer ausgeprägten Negativsymptomatik.

Zu diesen Verläufen liegen nur wenige allgemein akzeptierte Zahlenangaben vor. Besteht eine Residualsymptomatik länger als 3 Jahre, so ist sie i. d. R. nicht mehr rückbildungsfähig. In Fällen fortschreitender Erkrankung geht die Symptomprogression i. d. R. nicht über das 5. Krankheitsjahr hinaus. Bei etwa 5 % d. F. kann es sogar (zumeist im 2. oder 3. Krankheitsjahrzehnt) zu einer Teilremission kommen.

Von großer praktischer Bedeutung ist, dass sich psychotische Rückfälle durch **Frühwarnzeichen** ankündigen können, die zumeist für einige Wochen vor der Dekompensation auftreten. Von Herz et al. (2000) wurden hierzu erste systematische Untersuchungen durchgeführt. ➤ Tab. 10.9 gibt die Befunde einer eigenen retrospektiven Studie bei 49 schizophren Erkrankten wieder, bei der dem Rückfall vorausgehende Auffälligkeiten im Erleben und Verhalten erfragt wurden. Aus der Tabelle ist ersichtlich, dass vorrangig Symptome angegeben wurden, die auch nicht zur Psychose disponierte Individuen unter Stress erleiden können. Psychotische Symptome erscheinen erst an 10. und weiterhin noch an 19. und 23. Stelle. Die Kenntnis der Frühwarnzeichen ist wichtig für den Versuch, einen psychotischen Rückfall durch entsprechende therapeutische Maßnahmen zu vermeiden oder wenigstens seine Ausprägung zu mildern.

Tab. 10.9 Häufige Frühwarnzeichen: Untersuchung bei 49 Schizophrenen

Frühwarnzeichen	Rang	Häufigkeit (%)
Ruhelosigkeit	1	72
Schlafstörungen	2	64
Nervosität, Gespanntheit	3	62
Schwierigkeiten bei der Arbeit	4	60
Die anderen verstehen mich nicht	5	56
Sich überfordert fühlen	6	54
Weniger Freude empfinden	7	52
Weniger Kontakt mit Freunden	7	52
Sehr aufgeregt sein	9	48
Die anderen reden über mich/lachen mich aus	10	40
Weniger aktiv sein als gewöhnlich	10	40
Angst vor der Zukunft	10	40
Konzentrationsschwierigkeiten	13	38
Gedächtnisschwierigkeiten	14	36
Mehr religiöse Gedanken haben	14	36
Beschäftigung nur mit einer Sache	16	34
Die Kontrolle über sich selbst verlieren	16	34
Halluzinationen	19	30
Beeinflussungsgedanken	23	28

Ausgang

Zu den langfristigen **psychischen und sozialen Folgen** der Schizophrenie wurden in Westeuropa drei große Studien durchgeführt: Ciompi und Müller (1976) erfassten für durchschnittlich 37 Jahre den Verlauf von 289 Patienten, die zwischen 1900 und 1962 in der Psychiatrischen Universitätsklinik Lausanne behandelt worden waren (s. oben). M. Bleuler (1972) verfolgte über 23 Jahre das Schicksal von 208 während 1942/43 in die Psychiatrische Universitätsklinik Zürich (Burghölzli) aufgenommenen schizophren Erkrankten, und Huber et al. (1979) untersuchten für durchschnittlich 22 Jahre den Verlauf von 500 zwischen 1945 und 1959 in der Psychiatrischen Universitätsklinik Bonn stationär behandelten Patienten.

Ein wertvoller Aspekt dieser Untersuchungen ist darin zu sehen, dass der Erfassungszeitraum für die Mehrzahl der Patienten vor der Neuroleptika-Ära liegt und man in dieser Hinsicht den „natürlichen" Verlauf der Schizophrenie beurteilen konnte. In wichtigen Aspekten kamen die drei Studien und insb. die beiden letztgenannten zu ähnlichen Ergebnissen; die folgenden Angaben wurden der Bonner Studie entnommen.

Hinsichtlich der **psychischen Langzeitfolgen** fand sich, dass ca. 22 % der Patienten eine Vollremission, 43 % ein uncharakteristisches und 35 % ein charakteristisches Residuum aufwiesen. Das uncharakteristische Residuum ist hauptsächlich durch eine kognitive und dynamische Insuffizienz gekennzeichnet, die i. d. R. mehr für den Patienten als für den Untersucher bemerkbar ist und querschnittsmäßig nicht für die Diagnose Schizophrenie ausreicht – im Gegensatz zum charakteristischen Residuum, bei dem sich insb. auch E. Bleulers

Tab. 10.10 Soziale und psychopathologische Langzeitprognose bei 500 schizophrenen Patienten (nach Huber et al. 1994)

Soziale Remission	Vollremissionen (%)	Uncharakteristische Residuen (%)	Charakteristische Residuen (%)	Insgesamt (%)	
Voll erwerbstätig auf früherem Niveau	97,3	30,0	12,1	38,6	Sozial geheilt: 56,2
Voll erwerbstätig unter früherem Niveau	1,8	29,4	12,7	17,6	
Begrenzt erwerbstätig	–	22,6	27,7	19,4	
Erwerbsunfähig	0,9	16,1	27,2	16,6	Sozial nicht geheilt: 43,8
Völlig arbeitsunfähig	–	1,8	20,2	7,8	

Grundsymptome wie Denkzerfahrenheit, Parathymie und Autismus sowie Schneiders Erst- und Zweitrangsymptome finden können.

Die Befunde für die **soziale Langzeitprognose** sind ➤ Tab. 10.10 zu entnehmen. 56 % der Patienten waren ca. 2 Jahrzehnte nach Krankheitsausbruch voll erwerbstätig, davon 38 % auf dem früheren Niveau und 18 % unterhalb davon. Von den übrigen als sozial nicht geheilt beurteilten schizophren Erkrankten waren 19 % begrenzt erwerbsfähig, 17 % erwerbs- und 8 % arbeitsunfähig. Sozialer und psychopathologischer Langzeitverlauf korrelieren, wie man der Tabelle entnehmen kann, hoch signifikant. Auch geht das uncharakteristische Residuum mit einer günstigeren sozialen Prognose einher als das charakteristische Residuum. Modernere Konzepte der Outcomeforschung definieren den Begriff *recovery*. Eine pragmatische Definition, die aktuell international anerkannt ist, stammt von Liberman (Liberman und Kopelowicz 2005): Für einen Zeitraum von ≥ 2 Jahren wird für das Erfüllen des Recovery-Kriteriums gefordert, dass neben einer weitgehenden Symptomkontrolle (definiert als geringgradige Symptomatik in standardisierten Psychopathologieskalen wie BPRS oder PANSS) der Patient mindestens halbtags einer Beschäftigung auf dem ersten Arbeitsmarkt nachgeht, er mindestens einmal pro Woche eine Freizeit- oder soziale Aktivität ausübt und eine gewisse Autonomie aufweist (Fragen der Finanzen, des Wohnens und der Medikamenteneinnahme selbst bewältigen kann). Entsprechende versorgungsepidemiologische Verlaufsbeobachtungen über 5 Jahre zeigen dabei für ersterkrankte Patienten mit schizophrenen bzw. schizoaffektiven Störungen für einen Beurteilungszeitraum von mindestens 2 Jahren, dass nahezu 50 % symptomatisch remittiert, aber nur 25 % beruflich mindestens halbtags auf dem ersten Arbeitsmarkt tätig sind, und beide Kriterien erfüllen lediglich 13,5 % (Robinson et al. 2004). Ganz ähnlich kam eine systematische Zusammenfassung von 50 einschlägigen Studien zu dem Ergebnis, dass, wenn man strenge Kriterien anlegt, nur 13,5 % der Patienten im Follow-up Recovery-Kriterien erreichen (Jääskeläinen Eet al. 2013). Diese Untersuchungen stehen den im Grunde eher positiven großen Langzeitverlaufsstudien gegenüber und müssen wohl durch das Anlegen strengerer Kriterien erklärt werden.

Vorhersage des Verlaufs

Von hoher klinischer Relevanz ist die Frage, ob der Krankheitsausgang bereits bei Erkrankungsbeginn aufgrund der anamnestischen und klinischen Daten vorherzusagen ist. Die drei großen europäischen Langzeitstudien haben keine Befunde erbracht, die eine verlässliche Vorhersage der Langzeitfolgen für den betroffenen Patienten gestatten. Dies dürfte neben methodischen Aspekten (retrospektiver Ansatz bei den Langzeitstudien) u. a. darauf zurückzuführen sein, dass auch während des Krankheitsverlaufs auftretende Faktoren den letztendlichen Krankheitsausgang beeinflussen.

Die in ➤ Tab. 10.11 wiedergegebenen Befunde zur prognostischen Einschätzung der Schizophrenie basieren deshalb auf **kurz- bis mittelfristigen Verlaufsuntersuchungen** (ca. 9 Monate bis 5 Jahre), die prospektiv angelegt waren und zudem Prädiktoren und Ausgangsvariablen wie Psychopathologie, soziale Kompetenz und Lebensqualität i. d. R. standardisiert erfassten. Die in der Tabelle aufgeführten **Prädiktoren** sind sechs verschiedenen Klassen zugeordnet:

Tab. 10.11 Prädiktoren für Verlauf und Ausgang der Schizophrenie (nach Jablensky 1995)

Schlechte Prognose	Gute Prognose
Soziodemografische und familienbezogene Daten	
• Ledig, geschieden, getrennt* • Männlich • Hohes EE*	• Verheiratet* • Weiblich • Niedriges EE* • Affektive Störungen in der Verwandtschaft
Prämorbide Persönlichkeit und Anpassung	
• Schizoide Persönlichkeit • Soziale Isolation* • Anpassungsprobleme während der Adoleszenz	• Extrovertierte oder zyklothyme Persönlichkeit* • Gute Anpassung im Arbeits- und Freizeitbereich* • Stress oder Life-Events vor Krankheitsausbruch
Vorausgegangene Krankheitsepisoden	
Häufiger und von längerer Dauer*	Seltener und von kürzerer Dauer*
Art des Krankheitsbeginns	
Schleichend*	Akut*
Initiales klinisches Bild	
• Negativsymptomatik* • Akustische Halluzinationen ersten Ranges • Leibliche Beeinflussungserlebnisse • Bizarre Wahnideen	• Affektive Auffälligkeiten • *Soft neurological signs*
Andere Variablen	
• Abnormes MRT • Kortikale Atrophie im CT • Drogenabusus (Cannabis)	Gutes initiales Ansprechen auf Antipsychotika

* „Robuste" Prädiktoren (Replikation in vielfachen Studien); EE = *Expressed Emotion*

1. Soziodemografische und familienbezogene Hintergrundvariablen
2. Prämorbide Persönlichkeit und Funktionsfähigkeit auf psychosozialer Ebene
3. Daten zu vorausgegangenen Krankheitsepisoden
4. Art des Beginns
5. Daten zum initialen klinischen Bild
6. Restkategorie mit verschiedenartigen Variablen

In der Tabelle wurden Variablen berücksichtigt, die sich in Untersuchungen verschiedener Arbeitsgruppen als Prädiktoren mit gleichem prognostischem Trend erwiesen haben. Die in vielfachen Replikationsstudien validierten „robusten" Prädiktoren sind mit einem Sternchen (*) gekennzeichnet. Wie man sieht, hat (mit Ausnahme der negativen Symptome) die initiale klinische Symptomatik einen geringeren Prognosewert als die anderen (davor) aufgeführten Variablen. Insgesamt weisen die bislang durch die Forschung identifizierten Prädiktoren einen relativ bescheidenen prädiktiven Wert auf.

Bei der *International Pilot Study of Schizophrenia* (IPSS; WHO 1975), einer der am besten konzipierten Schizophrenieverlaufsstudien, ergab die Regressionsanalyse, dass 47 mögliche Prädiktoren nur 38 % der 2-Jahres-Ausgangsvarianz erklärten. Als ein summarisches Ergebnis fand sich, dass ca. 60 % der schizophren Erkrankten innerhalb von 2 Jahren nach der ersten Klinikaufnahme einen Rückfall erleiden. Antipsychotika sind hierbei ein bedeutsamer modifizierender Faktor. Mehrere Verlaufsuntersuchungen (9–12 Monate) unter kontinuierlicher **Antipsychotika-Medikation** zeigten übereinstimmend eine gegenüber Placebo um durchschnittlich 50 % signifikant niedrigere Rückfallrate.

Als ein weiterer wichtiger verlaufsbestimmender Faktor erwies sich das emotionale Klima in der Familie des schizophren Erkrankten, erfasst durch **Expressed-Emotion-(EE-)Indizes.** In 23 von 26 Verlaufsstudien über 9–24 Monate ergab sich bei Patienten mit hohen gegenüber solchen mit niedrigen EE eine signifikant höhere Rückfallquote. EE dürfte auch eine wichtige intervenierende Variable für unterschiedliche Verläufe in unterentwickelten gegenüber hoch entwickelten Ländern sein. In der oben erwähnten, in 9 Ländern durchgeführten IPSS wurde festgestellt, dass die Einschätzung „günstigster Ausgang" bei 48 bzw. 57 % der in Indien bzw. Nigeria Untersuchten, hingegen nur bei 6–26 % der in westlichen Industriestaaten untersuchten Patienten vergeben wurde. Man nimmt an, dass die andersartige Familienstruktur (z. B. Großfamilie) in den Entwicklungsländern über ein vergleichsweise geringeres EE zur günstigeren Prognose beiträgt.

Resümee

Der Verlauf der Schizophrenie kann sehr unterschiedlich sein. M. Bleuler beschrieb elf verschiedene Verlaufstypen. Vereinfachte, für die Praxis geeignete Beschreibungen des Verlaufs unterteilen diesen in Prodromal-, aktive Erkrankungs- und Residualphase (Ausgang). Negative Symptome kennzeichnen die Prodromalphase und die Erstmanifestation florider psychotischer (positiver) Symptome den Beginn der aktiven Erkrankungsphase, die als häufigsten Verlaufstyp einen Wechsel von psychotischen Exazerbationen und (partiellen) Remissionen aufweist. Häufig werden die Exazerbationen durch Frühwarnzeichen (unspezifische Stresssymptome) angekündigt. Jahrzehntelange Langzeitbeobachtungen haben einen im Vergleich zu Kraepelins traditioneller Charakterisierung der Schizophrenie günstigen Ausgang gezeigt. In der Bonner Langzeitstudie wiesen 22 % der Patienten eine Vollremission und nur 35 % ein Residuum schizophrener Ausprägung auf. 56 % waren voll, 19 % begrenzt erwerbsfähig. Dem steht eine neuere systematische Zusammenfassung der Literatur, die strengere Kriterien anlegt, entgegen. Voraussagen des Ausgangs sind bislang nur für kurz- und mittelfristige Verläufe (bis ca. 5 Jahre) möglich und von mäßiger Treffsicherheit. Prädiktoren eines günstigen Ausgangs sind Ehe und weibliches Geschlecht sowie gute soziale Kontakte, akuter Krankheitsbeginn, wenige und kurze vorherige Krankheitsepisoden sowie eine kontinuierliche Antipsychotika-Therapie.

10.1.8 Behandlung der Schizophrenien

Im Folgenden werden die Prinzipien der Behandlung aufgezeigt (ausführliche Darstellung z. B. in Leucht 2007b; Leucht et al. 2011) und die wichtigsten Empfehlungen der S3-Behandlungsleitlinie Schizophrenie (Gaebel et al. 2006) dargestellt.

Psychopharmakotherapie

Antipsychotische Therapie

Allgemeine Wirksamkeit von Antipsychotika Die Entdeckung, dass Chlorpromazin schizophrene Symptome wirksam bessert, hat die Behandlungsmöglichkeiten schizophrener Patienten bedeutend verbessert. So gingen die Hospitalisierungsraten seit Einführung der Antipsychotika in den 1950er-Jahren erheblich zurück, und die meisten Patienten müssen heutzutage nicht mehr dauerhaft hospitalisiert werden (➤ Abb. 10.7).

EBM

Die Wirksamkeit von Antipsychotika der 1. und der 2. Generation in der Akutbehandlung von schizophrenen Störungen ist durch Metaanalysen gut belegt (Evidenzstufe Ia: Adams et al. 2013, 2014; Srisurapanont et al. 2004; El-Sayeh und Morganti 2006, Cochrane-Reviews).

Es gibt keine andere medikamentöse oder auch psychotherapeutische Behandlungsform mit auch nur annähernd ähnlicher Wirksamkeit wie die Antipsychotika, sodass die Behandlung mit diesen Substanzen grundsätzlich für jeden Patienten mit einer akuten schizophrenen Episode indiziert ist. ➤ Abb. 10.8 zeigt die Ansprechraten nach 6 Wochen Behandlung mit Placebo oder mit Antipsychotika in einer klassischen Studie des *National Institute of Mental Health* von 1964.

Hochpotente vs. niedrigpotente Antipsychotika, Antipsychotika der 1. vs. der 2. Generation (typische vs. atypische Antipsychotika) Delay und Deniker, die Entdecker von **Chlorpromazin,** prägten den Begriff **Neuroleptikum,** der insb. auf einen Zusammenhang zwischen dem Auftreten von extrapyramidalmotorischen Nebenwirkungen und der antipsychotischen Wirksamkeit der Substanz hinwies. Für die konventionellen Neuroleptika ist die Einteilung in hoch- und niedrigpotente Medikamente klinisch bedeutsam. Prinzipiell gibt es keine Wirksamkeitsunterschiede zwischen den handelsüblichen Substanzen. **Hochpotente** Neuroleptika bedürfen aber aufgrund ihrer hohen Affinität zu D_2-Rezeptoren für die gleiche antipsychotische Wirkung einer vergleichsweise gerin-

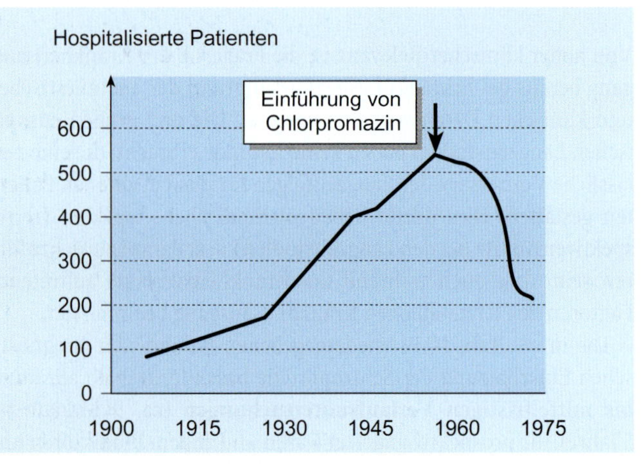

Abb. 10.7 In amerikanischen Kliniken hospitalisierte Patienten (Daten des National Institute of Mental Health; nach Davis et al. 1989)

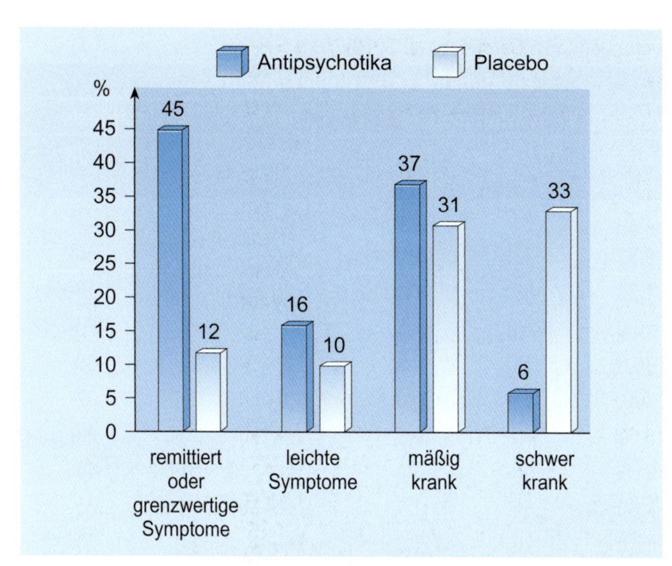

Abb. 10.8 Remissionsgrad am Ende einer klassischen, 6-wöchigen placebokontrollierten Studie mit Antipsychotika (Cole 1964, n = 344)

gen Dosis (z.B. Haloperidol-Tagesdosis: 5–10 mg), **niedrigpotente** wegen ihrer geringen Affinität zu D_2-Rezeptoren dagegen einer hohen Dosis (z. B. Levomepromazin-Tagesdosis: 1.000 mg). ➤ Abb. 10.3 veranschaulicht diesen Zusammenhang, und ➤ Tab. 10.12 enthält die geschätzten Äquivalenzdosierungen für wichtige Medikamente. Wichtig für konventionelle Neuroleptika ist auch die Faustregel, dass eine hohe neuroleptische Potenz mit einem höheren Risiko für extrapyramidalmotorische Begleiterscheinungen und eine niedrige Potenz mit stärkerer Sedierung und einem höheren Risiko vegetativer Nebenwirkungen einhergehen.

Im internationalen Sprachgebrauch wird der Ausdruck „Neuroleptikum" zunehmend verlassen und dafür die Verwendung des Begriffs **Antipsychotikum** empfohlen. Grund hierfür ist, dass angefangen mit **Clozapin** zu Beginn der 1970er-Jahre inzwischen eine ganze Reihe von Medikamenten zur Verfügung steht, die in klinisch wirksamen Dosierungen keine oder nur sehr wenige extrapyramidalmotorische Nebenwirkungen verursachen.

Für diese Medikamente hat sich inzwischen der Begriff **atypische Antipsychotika** eingebürgert, zu denen nach gängiger Lehrmei-

Tab. 10.12 Dosisempfehlungen für orale Antipsychotika und Äquivalenzdosierungen (aus: Gardner et al. 2010)

		Klinische Äquivalenzdosis[a] (mg/d)					Empfohlene Dosierungen (mg/d)[b]				
					Äquivalenzverhältnis		Anfangsdosis		Zieldosis	Maximaldosis	
Antipsychotikum	N*	Median	IQR**	Konfidenzniveau	zu Olanzapin	zu Chlorpromazin	Median	IQR	Bereich	Median	IQR
Amisulprid	29	700	100	M	0,029	0,86	100	50	400–800	1000	200
Aripiprazol	39	30	5	M	0,67	20,0	10	2,5	15–30	30	0,0
Benperidol	9	5,0	0,75	N	4,00	120	0,5	0,4	1,0–3,0	3,5	2,0
Chlorpromazin	38	600	50	M	0,033	1,00	100	25	300–600	800	62
Chlorprothixen	10	500	125	M	0,040	1,20	50	42	200–400	600	250
Clotiapin	7	100	20	M	0,200	6,00	40	0,0	100–120	240	50
Clozapin	38	400	62	H	0,050	1,50	25	6,0	200–500	800	50
Droperidol	7	10	0,0	M	2,00	60,0	3,0	1,6	4,5–8,8	12,0	2,5
Flupentixol	22	10	1,0	M	2,00	60,0	3,0	0,0	5,0–12	18	4,0
Fluphenazin	27	12	2,5	M	1,67	50,0	3,0	1,5	5,0–15	20	6,5
Haloperidol	43	10	1,0	H	2,00	60,0	3,0	1,5	5,0–10	20	4,0
Levomepromazin	22	400	100	M	0,050	1,50	50	25	150–400	500	75
Loxapin	12	60	22	M	0,330	10,0	17,5	7,0	20–100	200	19
Mesoridazin	13	300	50	M	0,067	2,00	25	6,0	100–250	400	62
Methotrimeprazin	6	300	12	N	0,067	2,00	50	0,0	100–300	500	250
Molindon	9	100	15	N	0,200	6,00	22,5	7,0	50–188	225	12
Olanzapin	41	20 (Ref.)	–	–	1,00	30,0	5,0	2,5	10–20	30	0,0
Oxypertin	5	240	35	N	0,83	2,50	40	18	80–150	200	90
Paliperidon	19	9,0	0,5	M	2,22	66,7	3,0	0,4	6,0–9,0	12	1,5
Pericyazin	4	50	0,0	N	0,40	12,0	20	3,8	20–50	60	9,5
Perphenazin	34	30	4,0	M	0,67	20,0	8,0	1,5	12–24	42	13
Pimozid	33	8,0	1,5	M	2,50	75,0	2,0	0,5	4,0–6,0	10	0,5
Prochlorperazin	8	88	36	N	0,230	6,86	15	0,0	15–48	90	15
Quetiapin	43	750	75	H	0,027	0,80	100	25	400–800	1000	162
Remoxiprid	6	212	50	N	0,094	2,82	75	0,0	112–225	225	75
Risperidon	43	6,0	0,5	H	3,33	100	2,0	0,5	4,0–6,0	8,5	1,0

Tab. 10.12 Dosisempfehlungen für orale Antipsychotika und Äquivalenzdosierungen (aus: Gardner et al. 2010) *(Forts.)*

		Klinische Äquivalenzdosis[a] (mg/d)					Empfohlene Dosierungen (mg/d)[b]				
					Äquivalenzverhältnis		Anfangsdosis		Zieldosis	Maximaldosis	
Antipsychotikum	N*	Median	IQR**	Konfidenzniveau	zu Olanzapin	zu Chlorpromazin	Median	IQR	Bereich	Median	IQR
Sertindol	15	20	0,0	M	1,00	30,0	4,0	2,0	12–20	22	2,0
Sulpirid	28	800	88	M	0,025	0,75	100	50	300–600	1000	200
Thioridazin	32	500	69	M	0,040	1,20	88	25	200–500	800	100
Thiothixen	16	30	5,0	M	0,670	20,0	6,0	1,5	15–30	40	7,5
Trifluoperazin	29	20	6,0	M	1,00	30,0	5,0	0,0	10–20	35	38
Trifluperidol	3	2,0	0,0	N	10,0	300	1,0	0,0	1,0–3,0	3,0	0,0
Triflupromazin	3	100	0,0	N	0,20	6,00	10	0,0	22–125	150	0,0
Ziprasidon	35	160	5,0	M	0,125	3,75	40	10	120–160	200	40
Zotepin	14	300	81	M	0,067	2,00	50	12	100–300	400	75
Zuclopenthixol	25	50	14	M	0,400	12,0	20	5,0	20–60	80	20

* N = Anzahl der Experten, die eine Empfehlung abgaben;
** IQR = Interquartile Range (Interquartilsabstand)
[a] Die Experten wurden gefragt, welche Dosis sie als klinisch äquivalent zu Olanzapin, 20 mg/d, in der Behandlung eines Referenzpatienten (mäßig symptomatischer erwachsener Mann mit Schizophrenie nach DSM-IV, der seit ≥ 2 Jahren mit Antipsychotika behandelt wird und nicht therapieresistent ist) betrachten. Mediane Konfidenzniveaus für die klinisch äquivalenten Dosen werden als niedrig (N), mittel (M) oder hoch (H) dargestellt
[b] Die Experten wurden gebeten, ihre übliche Anfangsdosis, ihren Zieldosisbereich und die maximale Tagesdosis in Bezug auf den Referenzpatienten anzugeben, nachdem dieser mehr als 1 Monat unbehandelt war. Der Zieldosisbereich stellt die medianen unteren und oberen Grenzen für die empfohlenen Dosierungen dar.

nung derzeit die folgenden im Handel verfügbaren Substanzen zählen: **Amisulprid, Aripiprazol, Asenapin** (nur Zulassung für bipolare affektive Störungen), **Clozapin, Olanzapin, Quetiapin, Paliperidon, Risperidon, Sertindol, Ziprasidon und Zotepin.** Unklar ist, ob nicht auch Sulpirid den atypischen Antipsychotika zuzuordnen wäre (Soares et al. 1999, Cochrane-Review). Allerdings erzielt diese Frage nur wenig Aufmerksamkeit, weil es in den USA nie zugelassen wurde. Die Unterscheidung zwischen Atypika und Typika ist wissenschaftlich jedoch nicht durchgängig schlüssig, sodass im internationalen Sprachgebrauch zunehmend der Begriff **Antipsychotika der 2. Generation** verwendet wird. Diese Konvention haben wir auch weitgehend im vorliegenden Kapitel des Lehrbuchs verwendet.

Ursprüngliche Definitionen umfassten, ausgehend vom Prototyp Clozapin, folgende Kriterien für ein Antipsychotikum der 2. Generation („Atypikum"):

- Keine extrapyramidalmotorischen Nebenwirkungen in klinisch wirksamen Dosierungen
- Überlegene Wirksamkeit auf die primäre Negativsymptomatik
- Überlegene Wirksamkeit bei therapieresistenten Patienten
- Fehlende Prolaktinerhöhung
- Gleichzeitige Blockade von zentralen Dopamin- und zentralen Serotoninrezeptoren

Kein einziges der derzeit erhältlichen Präparate erfüllt diese Kriterien jedoch vollständig. Bislang ist nur für Clozapin eine Überlegenheit bei therapieresistenten Patienten eindeutig erwiesen (Chakos et al. 2001).

EBM

Gegen die Annahme, dass eine gleichzeitige Blockade von Dopamin- *und* Serotoninrezeptoren für das atypische Profil von Antipsychotika erforderlich ist, spricht Amisulprid. Dieser Stoff ist ein Dopaminrezeptor-Antagonist mit selektiver Wirkung auf die Dopaminrezeptoren des mesolimbischen Systems, der ebenso über atypische Eigenschaften verfügt wie die anderen Substanzen (Evidenzstufe Ia: Mota Neto et al. 2002, Cochrane-Review).

Ferner werden die atypischen Eigenschaften von **Aripiprazol** mit einem partiellen Dopaminagonismus erklärt. Darunter versteht man, dass Aripiprazol nicht nur eine antidopaminerge, sondern auch eine intrinsische dopaminerge Wirkung hat. In Situationen mit zu viel Dopamin (z. B. im limbischen System mit der Folge von Positivsymptomen) wirkt es antidopaminerg, in Gebieten mit hypodopaminergem Tonus soll die intrinsisch dopaminerge Wirkung zum Tragen kommen (z. B. hypodopaminerger Tonus im Frontalhirn mit der Folge von Negativsymptomen, die dadurch gelindert werden). Eine neue Theorie geht davon aus, dass Antipsychotika dann wenig extrapyramidalmotorische Nebenwirkungen verursachen, wenn sie nur kurz an Dopaminrezeptoren binden, dann aber wieder wegdiffundieren **(Loose-Binding-Theorie).** Antipsychotika, die hingegen lange am Rezeptor „kleben", sind mit vielen EPS assoziiert (Seeman 2002).

Davis et al. (2003) und Leucht et al. (2009) fanden in ihrer Metaanalyse, dass Amisulprid, Clozapin, Olanzapin und Risperidon wirksamer waren als Antipsychotika der 1. Generation (v. a. Haloperidol). Zotepin, Aripiprazol, Sertindol, Quetiapin und Ziprasidon waren nur gleich gut. Eine ähnliche Wirksamkeitshierarchie fand sich in einer noch größeren Netzwerk-Metaanalyse (212 verblindete randomisierte Studien, Leucht et al. 2013). Die klinische Relevanz des Wirksamkeitsvorteils wird debattiert. Hintergrund ist eine Skepsis gegenüber von der Industrie initiierten Studien und Bedenken wegen selektiven Publizierens. Deshalb wurden bisher zwei industrieunabhängige Studien durchgeführt: das **CATIE-Projekt** des

NIMH *(Clinical Antipsychotic Trials of Intervention Effectiveness;* Lieberman et al. 2005) und die **CUtLASS-Studie** des NHS *(Cost Utility of the Latest Antipsychotic Drugs in Schizophrenia Study;* Jones et al. 2011). Im Rahmen von CATIE wurden doppelblind und randomisiert die Wirksamkeit und Verträglichkeit von Olanzapin, Risperidon, Quetiapin und Ziprasidon gegen das konventionelle Neuroleptikum Perphenazin verglichen. Das CATIE-Projekt tritt durch seine Stichprobengröße (n = 1.432), Beobachtungsdauer (18 Monate) und naturalistischen Bedingungen (u. a. Komorbiditäten zugelassen) und Hauptzielvariable (Abbruch wegen Wirkungsmangel oder Unverträglichkeit) hervor. Die vier Antipsychotika der 2. Generation wiesen gegenüber dem Perphenazin nur marginale Vorteile auf, am deutlichsten noch Olanzapin. CATIE ist aber wegen methodischer Schwächen nicht abschließend interpretierbar, insb. weil Patienten mit vorbestehender tardiver Dyskinesie selektiv nur von der Behandlung mit Perphenazin ausgeschlossen und zu den Antipsychotika der 2. Generation randomisiert wurden. Ferner waren die aus anderen Antipsychotikastudien bekannten hohen Abbruchraten (auch in Kurzzeitstudien scheiden oftmals mehr als 40 % der Patienten vorzeitig aus, Wahlbeck et al. 2009) in CATIE mit 74 % besonders dramatisch. Solche hohen Abbruchraten stellen ein enormes Problem für eine valide statistische Analyse dar. Auch CUtLASS fand keine Vorteile moderner Antipsychotika, ist aber kaum interpretierbar. Hier wurden die Patienten entweder zu einem konventionellen oder einem modernen Antipsychotikum randomisiert. 60 % der Patienten in der „konventionellen" Gruppe erhielten Sulpirid, also eines der „atypischsten" unter den sog. konventionellen Neuroleptika („Typika", Antipsychotika der 1. Generation). Im Behandlungsverlauf über 52 Wochen wechselten fast 50 % vom konventionellen auf ein modernes Antipsychotikum, umgekehrt waren es 33 %. Als Reaktion auf CATIE und CUtLASS wird diskutiert, ob nicht durch eine niedrige „angemessene" Dosierung von Antipsychotika der 1. Generation (auch in prophylaktischer Kombination mit Anticholinergika) eine vergleichbare extrapyramidalmotorische Verträglichkeit und klinische Wirkung wie unter modernen Antipsychotika erzielbar ist. Kompliziert wird die Fragestellung durch **EUFEST** *(European First Episode Schizophrenia Trial),* eine weitere große pragmatische Studie, bei der Patienten mit einer ersten schizophrenen Episode randomisiert, aber offen mit verschiedenen Antipsychotika der 2. Generation oder niedrigdosiertem Haloperidol behandelt wurden und letzteres mit den höchsten Abbruchraten assoziiert war (Kahn et al. 2008).

Wahrscheinlich ist, dass mit modernen Antipsychotika die gebotene individualisierte Therapie leichter gelingt. Es bedarf allerdings weiterer Forschung, insb. der Suche nach noch besseren Antipsychotika.

Die Wirksamkeit gegen die sog. Negativsymptome der Schizophrenie ist besonders diskussionswürdig. In den 1980er-Jahren gab es eine lange wissenschaftliche Debatte, ob Antipsychotika überhaupt auf Negativsymptome wirken. Erst die Prüfstudien für die neuen Substanzen zeigten, dass sich sowohl unter den Atypika als auch unter Haloperidol die allgemeine Negativsymptomatik im Vergleich zu Placebo eindeutig besserte. Auch waren einige (aber nicht alle) Antipsychotika der 2. Generation in Metaanalysen den Antipsychotika der 1. Generation in der Behandlung der allgemeinen Negativsymptomatik überlegen. Ob sich diese Überlegenheit aber auf die primäre oder nur auf die sekundäre Negativsymptomatik bezog, blieb unklar. Dies trifft auch auf Clozapin zu. Unter **primärer Negativsymptomatik** versteht man hierbei die krankheitsimmanente Negativsymptomatik, während die **sekundäre Negativsymptomatik** etwa durch extrapyramidalmotorische Nebenwirkungen, depressive Begleitsymptome oder auch Positivsymptome (z. B. sozialer Rückzug, bedingt durch Halluzinationen) hervorgerufen wird. Hier wäre anzumerken, dass fast alle Studien Haloperidol als Vergleichssubstanz einsetzten, das selbst mit hohen Raten an extrapyramidalmotorischen Nebenwirkungen assoziiert ist. Diese methodischen Bedenken sollten allerdings nicht den Blick darauf verstellen, dass die Antipsychotika der 2. Generation eine wertvolle Bereicherung für die klinische Praxis sind. Ferner kann man die Wirkung auf die primäre Negativsymptomatik streng genommen nur an Patienten ohne Positivsymptome (z. B. Patienten mit schizophrenem Residuum) überprüfen; solche Studien fehlen aber weitgehend (Leucht et al. 2002).

Das bisher einzige Neuroleptikum, dem mit der Zulassung explizit der Indikationsanspruch „primär negative Zustände (Defektsyndrom) mit Affektverflachung, emotionalem und sozialem Rückzug" formal zugestanden wurde, ist Amisulprid. Amisulprid ist außerdem zur Behandlung „produktiver Zustände mit Wahnvorstellungen, Halluzinationen, Denkstörungen, Feindseligkeit, Misstrauen" zugelassen. Hieraus ist nicht zu schließen, dass die Verordnung anderer Antipsychotika zur Behandlung „primär negativer Zustände" einer Off-Label-Anwendung gleichkommt. Die in den Zulassungsbescheiden formulierten Indikationsansprüche anderer Antipsychotika – wiedergegeben auch in den Fachinformationen – sind so weit gefasst, dass sie trotz schlechterer Belege die Behandlung auch primärer Negativsymptome einschließen (z. B. Olanzapin: „Behandlung der Schizophrenie und Behandlung von mäßig schweren bis schweren manischen Episoden"; Ziprasidon: „Behandlung der Schizophrenie").

Als gemeinsames Charakteristikum der Atypika bleibt eine geringere Rate an **extrapyramidalmotorischen Nebenwirkungen** im Vergleich zu hochpotenten Antipsychotika der 1. Generation. ➤ Abb. 10.9 veranschaulicht, dass die spezifische Wirkung bei Antipsychotika der 2. Generation („Atypika") unter deutlich niedrigeren Dosierungen eintritt als die extrapyramidalen Nebenwirkungen. Bei hochpotenten Antipsychotika der 1. Generation („Typika") liegen die beiden Kurven so nahe beisammen, dass es schwierig ist, wirksame Dosen zu geben, ohne gleichzeitig extrapyramidalmotorische Nebenwirkungen hervorzurufen. Allerdings ist auch bekannt, dass niedrigpotente Antipsychotika der 1. Generation wie Chlorpromazin oder **Perazin** (Taxilan®) zu verhältnismäßig wenigen extrapyramidalmotorischen Nebenwirkungen führen. Hier wären weitere Vergleichsstudien wünschenswert (Leucht et al. 2003).

Auswahl des Medikaments 50 Jahre psychopharmakologische Forschung zu den Antipsychotika haben bislang keine klinisch brauchbaren evidenzbasierten Kriterien für eine adäquate Wahl unter den etwa 30 in Deutschland erhältlichen Präparaten erbracht (Gaebel und Awad 1994). Auch liegt etwa für eine in der Klinik so etablierte Strategie wie die Gabe von hochpotenten konventionellen Antipsychotika bei akut psychotischen Patienten mit ausgeprägten Positivsymptomen keine Evidenz aus RCTs vor.

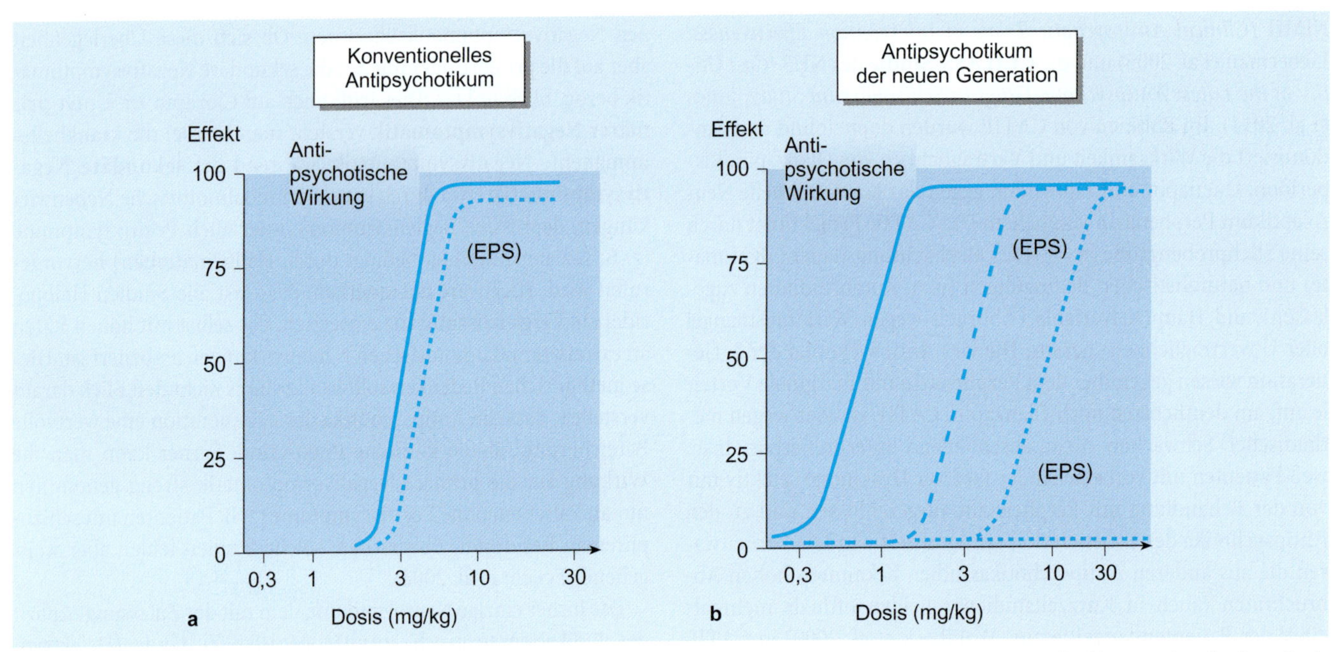

Abb. 10.9 Zusammenhang zwischen antipsychotischer Wirkung bzw. extrapyramidalmotorischen Symptomen (EPS) und der Dosis für (**a**) ein Antipsychotikum der 1. Generation („Typikum") und (**b**) ein Antipsychotikum der 2. Generation („Atypikum"): je breiter der Abstand zwischen antipsychotischen (——) und EPS-Effekten (------), desto besser die Nutzen-Risiko-Relation (nach Casey 1997)

LEITLINIEN

AWMF-S3-Leitlinie Schizophrenie 2006

Die vorgeschlagenen Auswahlkriterien sind v. a. pragmatischer Natur:
- Früheres Ansprechen auf ein Antipsychotikum
- Nebenwirkungserfahrungen
- Begleitmedikation und medikamentöse Interaktionen
- Individuelles Risikoprofil
- Präferenzen des Patienten
- Applikationsform und Dosierung

Mit Applikationsform ist gemeint, dass es – wenn sich bereits früh abzeichnet, dass zur Rezidivprophylaxe ein Depotpräparat gegeben werden soll – sinnvoll sein kann, schon in der Akutphase ein auch als Depot verfügbares Antipsychotikum zu verwenden, um die spätere Umstellung zu erleichtern. Die aktuelle Behandlungsleitlinie Schizophrenie der DGPPN empfiehlt ferner, i. d. R. Antipsychotika der 2. Generation zu verwenden (Gaebel et al. 2006). Ob dies i. R. der aktuellen Datenlage beibehalten werden wird, bleibt abzuwarten.

Dosierung Ein weiterer Vorteil der neuen Generation von Antipsychotika besteht darin, dass für sie – mit Ausnahme von Clozapin – schon in der Zulassungsphase Dosisfindungsstudien durchgeführt wurden. Richtwerte für ihre therapeutischen Dosisbereiche in der Akutbehandlung sind ➤ Tab. 10.12 zu entnehmen.

EBM

Bei den konventionellen Antipsychotika gibt es bislang nur für Haloperidol und für das in Deutschland nicht mehr verwendete Chlorpromazin einen Cochrane-Review zum optimalen Dosisbereich. Wegen der dürftigen Datenlage waren in diesem Review valide Schlussfolgerungen bzgl. der optimalen Haloperidol-Dosis aber nicht möglich. Die Autoren kamen jedoch zu der Einschätzung, dass zumindest bei unproblematischen akuten schizophrenen Episoden 7,5 mg/d Haloperidol als oberes Dosierungslimit gelten können (Evidenzstufe Ia: Donnely et al. 2013, Cochrane-Review).

Auch die S3-Leitlinie der DGPPN schlägt vor, Haloperidol möglichst nicht in einer Dosis > 10 mg zu geben.

Es soll auch nicht unerwähnt bleiben, dass die bereits von Haase (1954) propagierte Theorie der **„neuroleptischen Schwelle"** bislang nicht definitiv falsifiziert wurde. Sie besagt, dass bei konventionellen Antipsychotika mit dem Auftreten von EPS (im Mittel schon bei 3 mg Haloperidol/d; McEvoy und Hogarty 1991) auch schon eine ausreichende antipsychotisch wirksame Dosis erreicht ist. Gesichert scheint, dass die in den 1970er-Jahren praktizierte Hochdosistherapie (manchmal bis zu 100 mg Haloperidol/d!) keine zusätzliche Wirkung bringt.

Manche Therapeuten beginnen mit einer hohen Anfangsdosis *(loading dose)* und reduzieren diese im Therapieverlauf, andere starten mit einer niedrigen oder mittleren Dosis, die sie dann schrittweise erhöhen. Welches Vorgehen effizienter ist, bleibt offen. Allerdings muss die Dosierung von Antipsychotika mit ausgeprägter α_1-Rezeptorblockade, die mit Kreislaufstörungen einhergehen kann, schrittweise gesteigert werden (➤ Tab. 10.13).

Es ist der inzwischen in einer Vielzahl von Studien replizierte Befund zu beachten, dass eine längere **Duration of Untreated Psychosis (DUP)** mit einem schlechteren Outcome einhergeht (Marshall et al. 2005). Unklar ist dabei, ob es sich bei den erst später in Behandlung kommenden Patienten um eine andere Gruppe handelt (z. B. Patienten mit einem eher schleichenden Verlauf) oder ob tatsächlich die spätere Behandlung zum schlechteren Outcome führt. Vielerorts sind inzwischen sog. Früherkennungszentren eingerichtet worden, die das Ziel haben, Patienten möglichst frühzeitig zu identifizieren und die DUP zu verkürzen (s. unten „Frühintervention bei psychotischen Störungen unter besonderer Berücksichtigung schizophrener Erkrankungen"). Wie auch immer geht es hierbei nicht um Tage. Aus diagnostischen Gründen kann es manchmal durchaus sinnvoll

Tab. 10.13 Nebenwirkungsprofile von Antipsychotika der 2. Generation sowie der Standard-Antipsychotika Haloperidol und Chlorpromazin (modifiziert nach Naber et al. 1999

Nebenwirkungen	EPS	Krampfanfälle	Anticholinerge NW	Sedierung	Orthostatische Hypotonie	Speichelfluss	Prolaktin-Anstieg	QT-Verlängerung	Agranulozytose
Medikament									
Amisulprid	+	0	0	0	0/+	0	+++	++	0
Aripiprazol	+	0 – +	0	0	+	0	0	0	0
Clozapin	0	+++	+++	+++	+++	++	0	0–+	++
Olanzapin	0 – +	0	+	+	0 – +	0	0 – +	0	0 – +
Paliperidon	+[1]	0	0	0 – +	+	0	+++	0–+	0
Quetiapin	0 – +	0	0 – +	+	+	0	0 – +	+	0
Risperidon	+	0	0	0 – +	+	0	+++	0 – +	0
Sertindol	0 – +	0	0	0	+	0	0 – +	+++	0
Ziprasidon	0 – +	0	0 – +	+	0 – +	0	0 – +	++	0
Zotepin	+	++	+/++	+++	0 – +	0	0 – +	+	0
Haloperidol	+++	0 – +	+/++	+	+	0	++	0–+	0
Chlorpromazin	+	++	+++	+++	++	+	+	?/+	0

NW = Nebenwirkungen; 0 = nicht vorhanden oder kein signifikanter Unterschied zu Placebo; + = leicht; ++ = mäßig; +++ = ausgeprägt; ? = keine ausreichenden Daten vorhanden

sein, Patienten zunächst einige Tage zu beobachten, bevor man mit der antipsychotischen Behandlung beginnt.

Dauer eines adäquaten Therapieversuchs Die Zeit bis zum Einsetzen des antipsychotischen Effekts variiert erheblich. Manche Patienten sprechen innerhalb von wenigen Tagen, andere erst nach mehreren Wochen an. Lange Zeit ging man daher von einem grundsätzlich verzögerten Wirkungseintritt der Antipsychotika von mehreren Wochen aus. Eine Reihe neuerer Studien hat allerdings gezeigt, dass bei völligem Fehlen einer Besserung nach 2 Wochen trotz voller Dosis eine Response zu einem späteren Zeitpunkt unwahrscheinlich ist (Zusammenfassung in Leucht et al. 2011a).

LEITLINIEN

AWMF-S3-Leitlinie Schizophrenie 2006

Eine Umstellung der antipsychotischen Pharmakotherapie oder Erhöhung über den empfohlenen Dosisbereich hinaus aufgrund einer nicht ausreichenden Wirkung sollte frühestens nach 2–4 Wochen erfolgen.

Therapieresistenz Bevor man von einem Nichtansprechen auf die Behandlung ausgeht, sollten nochmals folgende Fragen überdacht werden:

- Stimmt die Diagnose?
- Hat der Patient das Medikament ausreichend lange und in ausreichender Dosierung erhalten?
- Gibt es Nebenwirkungen, welche die Beurteilung des Behandlungserfolgs beeinflussen können? (So kann z. B. eine Akathisie die Präsenz psychotischer Unruhe vortäuschen.)
- Ist der Patient compliant? Ergeben sich hier Zweifel, so kann, besonders in der Klinik, die Gabe von Tropfen oder sich schnell auflösenden Tabletten bzw. eine Depottherapie sinnvoll sein.

Auch die Kontrolle des Plasmaspiegels könnte zur Überprüfung der Compliance herangezogen werden. Allerdings können unplausibel hohe oder niedrige Spiegel auch auf genetische Polymorphismen des Cytochrom-P_{450}-Enzymsystems hinweisen, das maßgeblich am Abbau der meisten Psychopharmaka beteiligt ist (sog. *poor-* bzw. *ultra-extensive metabolizer*, ➤ Kap. 5). Zur Bestimmung von Plasmaspiegeln sei hier angemerkt, dass lediglich für Haloperidol ein durch empirische Daten ausreichend gesicherter therapeutischer Bereich vorliegt. Einem systematischen Review zufolge liegt dieser etwa zwischen 4 und 26 ng/ml (de Oliveira et al. 1996).

Rund 20–30 % der Patienten sprechen nicht hinreichend auf das initial gegebene Antipsychotikum an (Kane und Marder 1993). In diesem Fall kann die Dosis erhöht oder auf ein Antipsychotikum aus einer anderen Substanzklasse bzw. mit einem ganz anderen Rezeptorbindungsprofil umgestellt werden. Die wenigen dazu publizierten Studien konnten keine signifikante Überlegenheit einer der beiden Behandlungsstrategien nachweisen (Kinon et al. 1993). Wenn umgestellt wird, so ist zumeist ein langsam überlappendes Vorgehen ratsam, bei dem das ursprünglich gegebene Antipsychotikum noch eine Weile weiter verabreicht wird (S3-Leitlinie, Gaebel et al. 2006).

EBM

Gut belegt ist die Überlegenheit von **Clozapin** bei therapieresistenten schizophrenen Patienten (Evidenzstufe Ia: Essali et al. 2009, Cochrane-Review).

Auf Clozapin darf allerdings erst nach erfolglosem Einsatz von mindestens zwei anderen Antipsychotika (jeweils mind. 6–8 Wochen in adäquater Dosis, davon mindestens ein Atypikum) zurückgegriffen werden, v. a. deshalb, weil es mit einem **Agranulozytose-Risiko** von etwa 1 % behaftet ist. Daher darf die Therapie nur unter regelmäßigen Blutbildkontrollen (in den ersten 18 Wochen wöchentlich, dann monatlich) durchgeführt werden. Außerdem muss das Blutbild bei jedem „grippalen Infekt" unmittelbar kontrolliert werden. Unbedingt zu vermeiden sind Kombinationen mit anderen potenziell myelotoxischen Pharmaka („Grippemitteln"). Eine Leukopenie (Leukozyten < 3.000/mm^3, neutrophile Granulozyten < 1.500/mm^3) verlangt ein **sofortiges Absetzen** von Clozapin und ein intensives Monitoring des Patienten; ggf. ist auch die prophylaktische Gabe von Antibiotika und Antimykotika erforderlich. In der Regel erholt sich das Blutbild innerhalb von 2–3 Wochen. Dies kann durch Gabe von G-CSF beschleunigt werden. Von einer Agranulozytose abzugrenzen sind nach etwa 2 Behandlungswochen auftretende Fieberschübe, die sich üblicherweise nach weiteren 1–2 Wochen spontan zurückbilden und symptomatisch (Paracetamol) behandelbar sind.

Augmentierungsstrategien Bei nicht ausreichendem Behandlungserfolg von Antipsychotika kommen Behandlungsstrategien in Betracht, die den antipsychotischen Effekt durch Zugabe anderer psychotroper Substanzen verstärken.

EBM

Hinsichtlich der Zugabe von **Carbamazepin** zu Antipsychotika fand ein Cochrane-Review (Leucht et al. 2007a) bei spärlicher Datenlage keine signifikante Überlegenheit.

Carbamazepin dürfte v. a. zur Therapie affektiver Begleitsymptome indiziert sein. In jedem Fall handelt es sich dabei um eine Off-Label-Anwendung, da das Medikament – zwischen den einzelnen Marktpräparaten variierend – in psychiatrischer Indikation nur „zur Prophylaxe manisch-depressiver Phasen zugelassen ist, wenn die Therapie mit Lithium versagt hat bzw. wenn Patienten unter Lithium schnelle Phasenwechsel erlebten und wenn mit Lithium nicht behandelt werden darf". Hierbei ist zu beachten, dass Carbamazepin ein starker Induktor des Enzyms Cytochrom P_{450} 3A4 ist und daher zu einer deutlichen Senkung des Plasmaspiegels anderer Substanzen wie z.B. Haloperidol führen kann.

Bereits vor 30 Jahren wurden die ersten Studien über **Lithium** als Adjuvans zur Therapie schizophrener Erkrankungen publiziert. In einem systematischen Review zeigte die Lithium-Augmentierung gewisse positive Effekte (Leucht et al. 2007b). Es blieb aber unklar, ob sich diese Effekte auf schizophrene Ziel- oder nur auf Begleitsymptome bezogen. Ferner waren die Wirksamkeitsunterschiede wegen der sehr kleinen Datenmenge nicht robust und nach Ausschluss von Patienten mit schizoaffektiver Störung nicht mehr statistisch signifikant. Zudem war die Lithium-Augmentierung mit höheren Dropout-Raten assoziiert.

EBM

Eine Empfehlung zusätzlicher **Lithium**gaben bei therapieresistenten schizophrenen Patienten lässt sich aus empirischen Daten nicht ableiten (Leucht et al. 2007b, Cochrane-Review).

In jedem Fall würde die Verordnung eines Lithiumpräparats eine Off-Label-Anwendung darstellen. Trotz des nur fraglichen Nutzens als Augmentationstherapie kann eine vorübergehende adjuvante Lithiumgabe zur Linderung von Erregung und Aggressivität sinnvoll sein. Auch diese syndromal-symptomatische Therapie wäre eine Off-*Label*-Anwendung.

Wegen seiner verhältnismäßig guten Verträglichkeit wird in zunehmendem Maße **Valproinsäure** – ebenfalls *off-label* – als Adjuvans eingesetzt. Bei diesem Medikament ist die Datenlage noch dürftiger als für Lithium und Carbamazepin, was die Begründung einer eine Off-Label-Anwendung noch schwieriger macht als bei Manie.

EBM

Einem Cochrane-Review zufolge liegt weder für eine **Valproat**-Monotherapie noch für Valproat zur Augmentierung empirische Evidenz vor (Schwarz et al. 2008). Positive Effekte wurden jedoch für eine Zugabe von **Lamotrigin** gefunden. Aufgrund der sehr kleinen Zahl eingeschlossener Patienten und weil er auf einer „Ausreißerstudie" mit besonders großem Effekt beruhte, wurde dieser Effekt aber nicht als robust gewertet (Evidenzstufe Ia: Premkumar und Pick 2006, Cochrane-Review).

Während die zusätzliche Gabe von **Benzodiazepinen** akut erkrankter, erregter Patienten zur Sedierung häufig unerlässlich ist, bleibt ungeklärt, ob sie zur Behandlung schizophrener Kernsymptomatik beitragen kann (Evidenzstufe Ia: Dold et al. 2012, Cochrane-Review).

Die adjuvante Gabe von Benzodiazepinen i. S. syndromal-symptomatischer Therapie ist ein paradigmatisches Beispiel für die Grenzen der Sinnhaftigkeit einer Abgrenzung der Off-Label-Anwendung in der Psychopharmakotherapie: Die Indikationsansprüche sind bei Benzodiazepinen nicht nosologisch, sondern syndromal (z. B. „zur symptomatischen Behandlung von akuten und chronischen Angst-, Spannungs- und Erregungszuständen") formuliert und werden damit dem generell für die bisherige Psychopharmakotherapie geltenden Grundsatz gerecht, dass es sich nicht um eine nosologische Therapie handelt.

EBM

Für die Wirksamkeit einer Augmentierung mit **Betablockern** gibt es keine ausreichenden Belege (Shek et al. 2001, Cochrane-Review). Die Zugabe von **Antidepressiva** bei ausgeprägter Depressivität oder prädominierender Negativsymptomatik kann aber nützlich sein (Evidenzstufe Ia: Whitehead et al. 2002; Rummel et al. 2006, Cochrane-Reviews).

Schließlich erhalten Patienten häufig Kombinationen verschiedener Antipsychotika. Besonderes Augenmerk sollte hierbei dem möglichen Auftreten von Arzneimittelinteraktionen gelten. Systematische Reviews haben bisher keinen überzeugenden Beleg für die überlegene Wirksamkeit von Antipsychotika-Kombinationen im Vergleich zu Monotherapie erbracht (Correll et al. 2009; Barbui et al. 2009). Falls eine solche doch bei Therapieresistenz versucht wird, sollte man sich aufgrund pragmatischer Überlegungen bemühen, Antipsychotika mit unterschiedlichen Rezeptorbindungsprofilen zu kombinieren. So erscheint die Kombination von v. a. antidopaminerg wirksamen Substanzen (z. B. selektive Dopaminrezeptor-Antagonisten Amisulprid und Sulpirid) mit Multirezeptor-Antagonisten (z. B. Clozapin, Quetiapin, Olanzapin) sinnvoll.

LEITLINIEN

AWMF-S3-Leitlinie Schizophrenie 2006

Zusammenfassung der wichtigsten Empfehlungen bei Therapieresistenz:

- Nach zwei erfolglosen Therapieversuchen in ausreichender Dosis und Dauer (mind. 6–8 Wochen, darunter mindestens ein Antipsychotikum der 2. Generation) Versuch mit Clozapin.

- Die Gabe von Stimmungsstabilisierern sollte erst nach Ausschöpfung anderer Therapien und v. a. bei Vorliegen affektiver Symptomatik erwogen werden.
- Grundsätzlich sollten Antipsychotika nicht kombiniert werden. In besonderen Fällen der Therapieresistenz kann eine Augmentation von Clozapin mit einem anderen Atypikum versucht werden.
- Vor allem bei persistierenden psychotischen Symptomen und häufigen Rezidiven trotz adäquater Pharmakotherapie sollte eine kognitive Verhaltenstherapie zur Anwendung kommen.
- Die EKT (s. unten) ist als Ultima Ratio zu erwägen.
- Applikationsform und Dosierung.

Unerwünschte Begleitwirkungen

Von den unerwünschten Begleitwirkungen beeinträchtigen die mit der Blockade von D_2-Rezeptoren im nigrostriatalen System zusammenhängenden **motorischen Effekte** subjektiv am stärksten (➤ Abb. 10.10); sie treten v. a. unter **hochpotenten Antipsychotika** der 1. Generation auf.

Dosis- und altersabhängig entwickeln 20–30 % allmählich ein **Parkinsonoid**, wobei Rigor und Hypokinese über Tremor dominieren. Das Parkinsonoid wird am besten durch Dosisreduktion behandelt, soweit der psychopathologische Befund dies erlaubt (➤ Abb. 10.9). Alternativ sowie zur Überbrückung und Feinsteuerung werden Anticholinergika wie Biperiden und Metixen oder Glutamat-Partialantagonisten wie Amantadin angewendet.

In jeweils 20 % d. F. treten besonders in den ersten Behandlungstagen **akut-dystone Reaktionen** (Tortikollis, Retrokollis, Torsionsdystonie, okulogyre Krise, Zungen-Schlund-Krampf) und das Rabbit-Syndrom (unwillkürliches Heben der Nasenwurzel) auf. Die Akutdystonien lassen sich durch Anticholinergika (z. B. Biperiden, auch i.v.) prompt beheben.

Die **Akathisie** (30 %), d. h. die Unfähigkeit, länger ruhig zu sitzen, und zwanghaftes Herumlaufen oder Auf-der-Stelle-Treten, manchmal auch als Kribbeln in den Füßen erlebt, ist pharmakologisch schwieriger zu beeinflussen. Gängige Strategien sind die Dosisreduktion und Zugabe von Benzodiazepinen oder Betablockern (Propranolol), evtl. auch von Anticholinergika. Oft muss aber auf ein anderes, insb. ein Antipsychotikum der 2. Generation umgestellt werden.

EBM

Es liegt ein Cochrane-Review vor, demzufolge **Benzodiazepine** – ausgehend von zwei kleineren randomisierten Studien (insgesamt nur 27 Patienten) – die Akathisie lindern können (Evidenzstufe Ia: Lima et al. 2002).

Etwa 20 % (7–70 %) der Kranken entwickeln **Spätdyskinesien** („tardive Dyskinesien") nach längerfristiger (Monate bis Jahre) Applikation hochpotenter Antipsychotika der 1. Generation. Die gewichtete mittlere Jahresinzidenz von Spätdyskinesien unter Antipsychotika der 2. Generation liegt bei 3,0 % im Vergleich zu 7,7 %

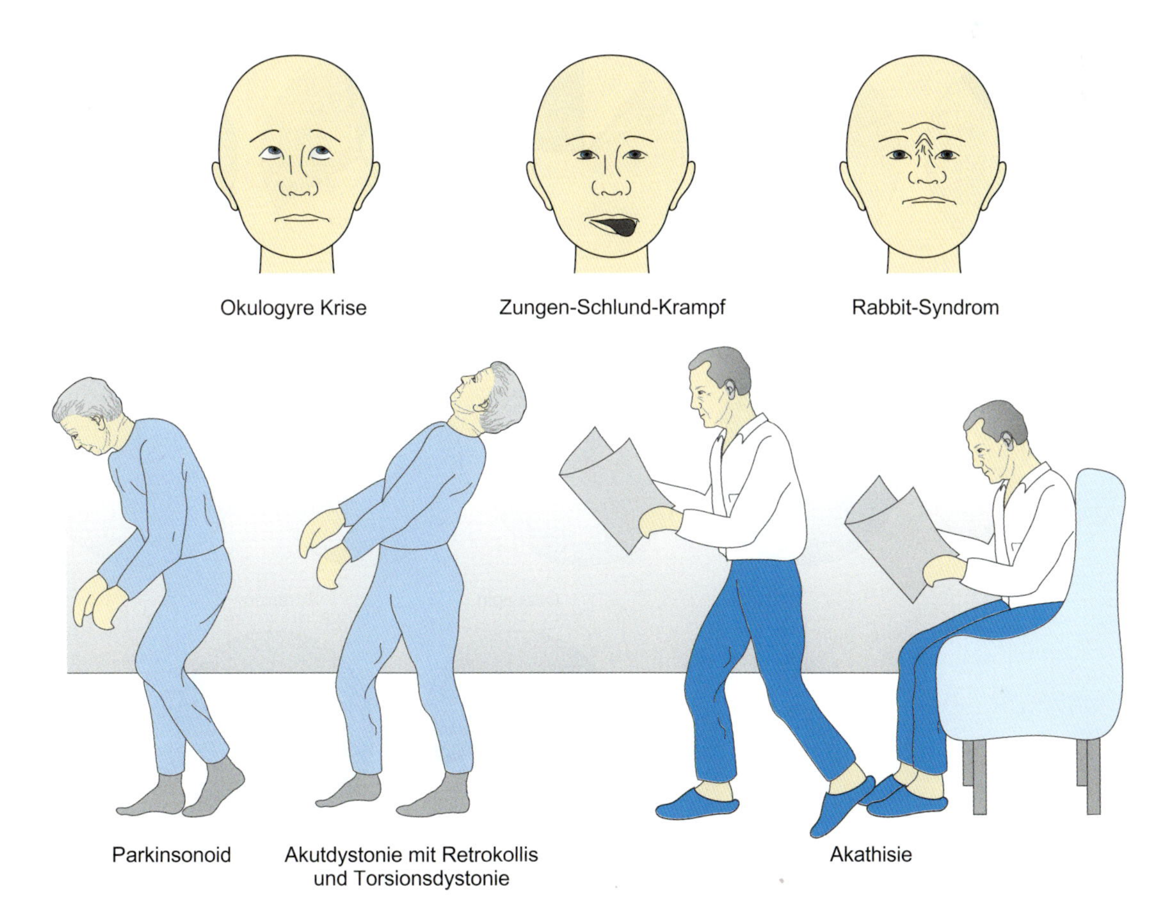

Abb. 10.10 Unerwünschte extrapyramidalmotorische Begleitwirkungen von Antipsychotika der 1. Generation

unter Haloperidol (Correll und Schenk 2008); allerdings ist nicht auszuschließen, dass dieser Unterschied einer Überdosierung von Haloperidol in den der Metaanalyse zugrunde liegenden Studien zuzuschreiben ist. Spätdyskinesien sind allenfalls partiell und erst langfristig reversibel. Sie lassen sich durch Erhöhung der Antipsychotikadosis vorübergehend unterdrücken, dies aber wahrschein-

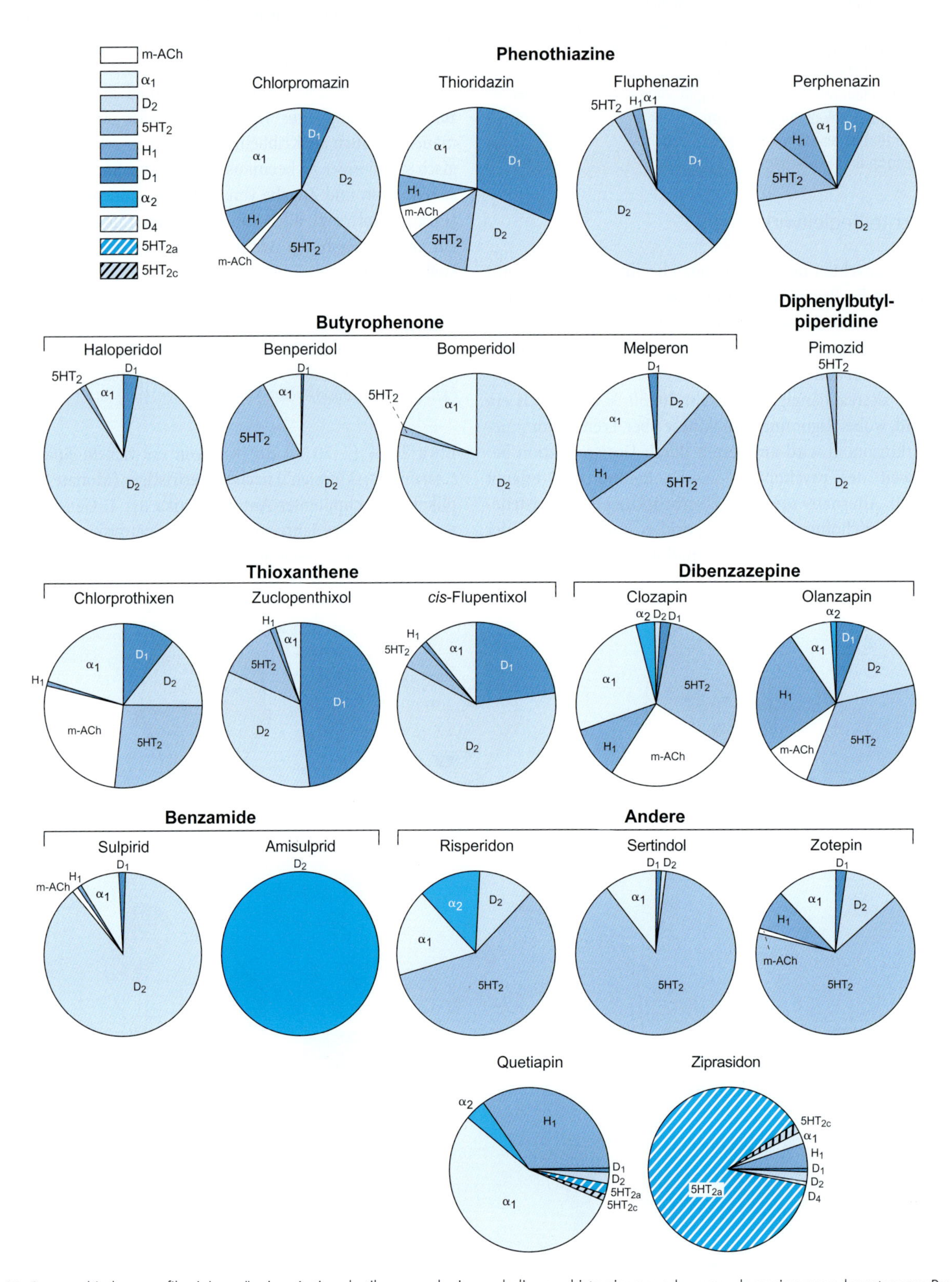

Abb. 10.11 Rezeptorbindungsprofile einiger gängiger Antipsychotika an muskarinerg-cholinerge, histaminerge, adrenerge, dopaminerge und serotonerge Rezeptoren in Hirnhomogenaten, dargestellt anhand der Dissoziations- (KD) bzw. Inhibitionskonstanten (Ki) und berechnet als 1/KiD1 + 1/KiD2 + 1/Ki5-HT2 + ... = 100 % (nach Hyttel et al. 1989; Bymaster et al. 1996; Schotte et al. 1996)

lich um den Preis eines erhöhten Irreversibilitätsrisikos. Anticholinergika demaskieren Spätdyskinesien. Klinisch ähneln die unwillkürlichen Bewegungen, die sich überwiegend im Gesichts-, Zungen- und Mundbereich manifestieren (Mümmeln, Zungenwälzen), der Chorea Huntington. Mit Spätdyskinesien ist möglicherweise eine erhöhte Mortalität assoziiert.

EBM

Obwohl über Jahrzehnte verschiedene Therapien gegen Spätdyskinesien erprobt wurden, gibt es für keine einen ausreichenden Wirksamkeitsnachweis. Insbesondere sind klinisch plausible Strategien wie ein Substanzwechsel oder eine Dosisreduktion erstaunlich schlecht durch RCTs belegt (Soares und McGrath 1999, Zusammenfassung mehrerer Cochrane-Reviews; Soares-Weiser und Rathbone 2006, Cochrane-Review).

In der Praxis hat sich die Umstellung auf Clozapin bewährt, das selbst so gut wie keine tardive Dyskinesie auslöst. Auch unter Olanzapin und Risperidon tritt sie seltener auf als unter Haloperidol. Aber auch Valproat, stark anticholinerge Substanzen wie Trimipramin und Vitamin E als „Radikalfänger" wurden als mögliche Strategien beschrieben. Risikofaktoren für Spätdyskinesien sind neben einer Behandlung mit hochpotenten Antipsychotika der 1. Generation v. a. fortgeschrittenes Alter und hirnorganische Beteiligung. Möglicherweise besteht eine schwache Korrelation mit der Lebenszeitdosis und Behandlungsdauer. Auch die anderen unerwünschten Wirkungen, von denen bei den niedrigpotenten Antipsychotika der 1. Generation insb. Sedation und Kreislaufstörungen zu erwähnen sind, lassen sich auf die Blockade verschiedener Rezeptoren (➤ Abb. 10.11) zurückführen. Das Nebenwirkungsprofil der Antipsychotika der 2. Generation („Atypika") ist dem der klassischen Standardsubstanzen Haloperidol und Chlorpromazin in ➤ Tab. 10.13 gegenübergestellt.

Auf **anticholinerge Wirkungen** sind Mundtrockenheit, Akkommodationsstörung, Miktionsstörung und Obstipation zurückzuführen, die subjektiv oft sehr unangenehm erlebt werden, sowie Harnverhalt, Ileus und Glaukomanfall, die zu einem Notfall werden können. Die Sedierung wird v. a. den antihistaminergen Eigenschaften zugeschrieben; sie kann zwar in der Akutphase durchaus hilfreich sein, beeinträchtigt längerfristig aber die Fähigkeit zur aktiven Teilnahme am Straßenverkehr und zum Bedienen von Maschinen. Die **antidopaminergen Wirkungen** sind auch für Hyperprolaktinämie mit Menstruationsstörungen, Galaktorrhö, Gynäkomastie und möglicherweise auch sexuelle Funktionsstörungen (Libidoverlust, Anorgasmie) verantwortlich. Bei den Antipsychotika der 2. Generation treten diese v. a. unter Amisulprid und Risperidon auf. Die orthostatische Hypotonie durch Blockade α-**adrenerger Rezeptoren** kann durch Sturz, Verletzung, Fraktur und – als Folge der Immobilisierung – durch Thrombose und Lungenembolie gefährlich werden. Besonders gefährdet sind ältere Menschen mit latenter Herzinsuffizienz, da sie ihren Blutdruck durch erhöhten Sympathikotonus mit Vasokonstriktion aufrechterhalten. Insbesondere bei Patienten mit kardialen Erkrankungen ist auch zu beachten, dass einige Antipsychotika (z. B. **Sertindol, Thioridazin, Pimozid, Ziprasidon und Amisulprid)** eine Verlängerung des QT-Intervalls im EKG bewirken können, die zu potenziell gefährlichen Rhythmusstörungen führen kann.

Niedrigpotente konventionelle und insb. einige Antipsychotika der 2. Generation können zu einer z. T. erheblichen **Gewichtszunahme** führen (➤ Abb. 10.12). Die genauen Mechanismen hierfür sind noch ungeklärt. Als Ursache wird v. a. die Blockade von Histamin- und Serotoninrezeptoren diskutiert. Übergewicht ist nicht nur für die Lebensqualität, sondern auch als vaskulärer und diabetogener Risikofaktor sowie orthopädisch von Bedeutung. Entscheidend ist die Prophylaxe.

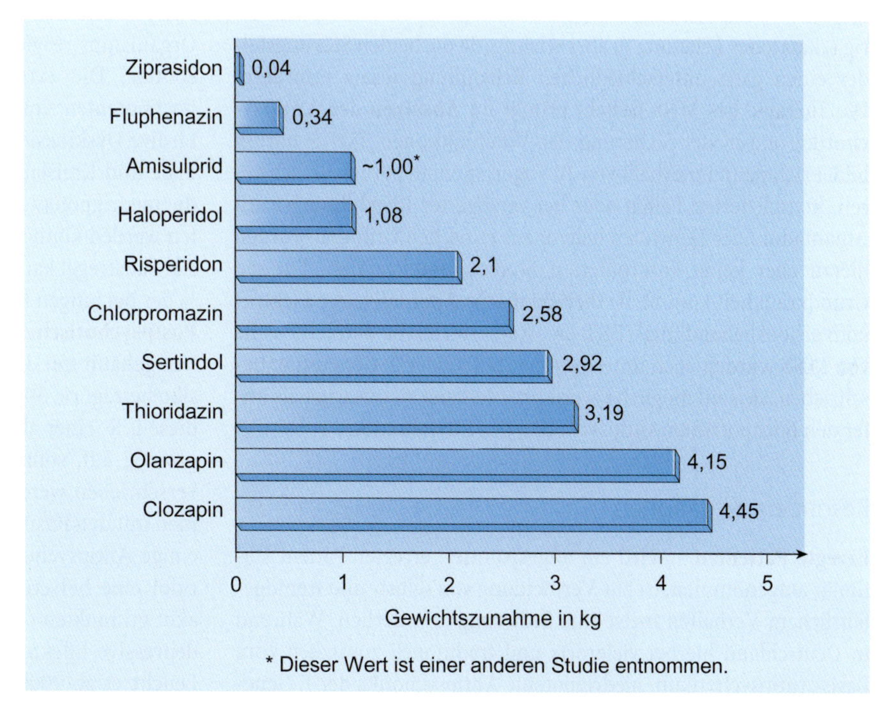

Abb. 10.12 Gewichtszunahme nach 10 Wochen unter verschiedenen Antipsychotika (72 Studien, Metaanalyse von Allison et al. 1999)

EBM

Einige verhaltenstherapeutische Ansätze und medikamentöse Strategien wie die Zugabe eines H_2-Antagonisten, von Metformin, des selektiven Noradrenalin-Wiederaufnahmehemmers Reboxetin oder des Antiepileptikums Topiramat zeigten in einem Cochrane-Review zwar signifikante Effekte, die Datenlage ist aber dünn, und es ist unklar, ob die Wirkung längerfristig anhält. Entscheidend ist daher die Prophylaxe, die neben einer Aufklärung und Ernährungsberatung v. a. auch die Auswahl weniger mit Gewichtszunahme verbundenen Substanzen berücksichtigen muss (Evidenzstufe Ia: Faulkner et al. 2007).

Viele Antipsychotika der 2. Generation erhöhen das Risiko der Manifestation eines **Diabetes mellitus.** In einer groß angelegten Studie bei schizophrenen und mit Antipsychotika behandelten Patienten lag bei ca. 6 % der Untersuchten ein Diabetes mellitus vor (verglichen mit 1,1 % in der entsprechenden Allgemeinbevölkerung), wobei die Manifestationswahrscheinlichkeit unter Antipsychotika der 2. Generation gegenüber Antipsychotika der 1. Generation um 9 % erhöht war und die Krankheit auch unabhängig von einer Gewichtszunahme auftreten kann (Sernyak et al. 2002). Wenig problematisch sind meist Leberfunktionsstörungen mit einem Anstieg der Enzyme (5 %); selten zwingt ein cholestatischer Ikterus zum Absetzen. Lebensgefährlich, wenn auch selten, sind Blutbildungsstörungen. Unter verschiedenen Antipsychotika (insb. unter Clozapin und Zotepin) kann es dosisabhängig zu Krampfanfällen kommen.

Lebensgefährlich ist das mit ca. 0,2 % seltene **maligne neuroleptische Syndrom (MNS).** Die klinische Symptomatik ähnelt der malignen Hyperthermie, ohne ätiologisch damit zusammenzuhängen: zunehmender Rigor, Fieber > 38,5 °C, Bewusstseinstrübung, autonome Dysregulation, Anstieg der Kreatinkinase (CK). Die Lebensgefahr (ca. 20 %!) ergibt sich aus den Komplikationen von Rhabdomyolyse (Nierenversagen), Immobilisierung (Thrombose, Embolie, Dekubitus, Pneumonie) und vegetativer Dysregulation (Exsikkose). Die differenzialdiagnostische Abgrenzung gegen die perniziöse Katatonie (➤ Kap. 10.1.4 „Traditionelle Subgruppen") ist oft schwierig („katatones Dilemma"), aber wichtig, da die beiden Störungsbilder einen ganz unterschiedlichen Behandlungsansatz erfordern. Die Therapie des MNS besteht primär im **Absetzen der Antipsychotika** und in der Sicherung der Vitalfunktionen. Das Syndrom bildet sich dann innerhalb von 10 Tagen spontan zurück. In schweren, komplizierten Fällen oder bei verzögerter Rückbildung kann Amantadin oder Dantrolen helfen; aus ethischen Gründen wurden hierzu aber keine kontrollierten Studien durchgeführt. Für die Grundkrankheit kommt als therapeutische Alternative die Elektrokonvulsionsbehandlung (EKT ➤ Kap. 10.1.8) in Betracht. Fälle von MNS wurden auch unter Antipsychotika der 2. Generation beschrieben, sie sind möglicherweise aber seltener zu erwarten als unter den hochpotenten Antipsychotika der 1. Generation.

Besondere Situationen

Erregte Patienten Wird ein angespannter, erregter Patient stationär aufgenommen, ist zur Vermeidung von selbst- und fremdgefährlichem Verhalten meist eine Sedierung erforderlich. Während in Deutschland hierbei vielerorts und traditionell zusätzlich zum Basis-Antipsychotikum niedrigpotente Antipsychotika der 1. Generation wie **Levomepromazin** gegeben werden, wird in amerikanischen Therapierichtlinien meist die Zugabe von Benzodiazepinen (z. B. Lorazepam) empfohlen. Besonders gut untersucht, aber in Deutschland kein Standard, ist die Kombination aus Promethazin i.m. und Haloperidol i.m. Auch Kurzzeitdepots wie das **Ciatyl-Z-Acuphase** können eine Alternative darstellen. Ferner gibt es inzwischen einige Antipsychotika der 2. Generation als i.m. Applikationsform. Im Vergleich zu niedrigpotenten Antipsychotika der 1. Generation haben Benzodiazepine den Vorteil, dass sie seltener zu Kreislaufnebenwirkungen (Hypotonie, Tachykardie) führen. Die vorübergehende Gabe von Benzodiazepinen in der Akutbehandlung schizophrener Patienten geht wahrscheinlich nicht mit einem erhöhten Abhängigkeitsrisiko einher.

LEITLINIEN

AWMF-S3-Leitlinie Schizophrenie 2006

Die Leitlinie empfiehlt bei Patienten, deren aggressives Verhalten eindeutig auf psychotische Symptome zurückzuführen ist, eine Kombinationsbehandlung aus Lorazepam und einem Antipsychotikum.

Intramuskuläre Applikation führt oft nicht zu einem deutlich schnelleren Wirkungseintritt der Antipsychotika. Sie wäre demnach allenfalls bei Patienten mit akuter Selbst- oder Fremdgefährdung und entsprechender Behandlungsindikation vertretbar, die eine Medikamenteneinnahme ablehnen.

Als bisher einzigem Neuroleptikum wurde **Risperidon** die spezifische Indikation „chronische Aggressivität und psychotische Symptome bei Demenz" zuerkannt. Daraus ist nicht zu schließen, dass der Einsatz aller anderen Antipsychotika unter dieser Indikation damit einer Off-Label-Anwendung entspräche. Bei vielen Antipsychotika ist diese Indikation mit dem i. d. R. weit formulierten Indikationsanspruch abgedeckt.

Ältere Patienten Durch die altersbedingten Veränderungen des Organismus reagieren ältere Patienten empfindlicher auf Antipsychotika. Die extrapyramidal-motorischen Nebenwirkungen der hochpotenten Antipsychotika der 1. Generation und insb. auch die tardive Dyskinesie werden deutlich häufiger beobachtet. Auch kardiale und Kreislaufnebenwirkungen, die v. a. durch Clozapin und die niedrigpotenten Antipsychotika der 1. Generation hervorgerufen werden können, treten im fortgeschrittenen Alter häufiger auf. Als Faustregel kann gelten, dass ältere Patienten (> 65 J.) nur etwa ⅓ der bei jungen Patienten angeordneten Dosis benötigen.

Postpsychotische Depression Schizophrene Erkrankungen gehen gehäuft mit depressiven Symptomen einher. Das Lebenszeitrisiko beträgt ca. 30 % (Conley et al. 2007; Hafner et al. 2005). Treten diese i. R. einer akuten Erkrankung mit ausgeprägten Positivsymptomen auf, sollten nicht automatisch zusätzlich Antidepressiva verschrieben werden, weil sich diese Depressivität häufig zusammen mit den Positivsymptomen zurückbildet. Ferner ergab sich für einige Antipsychotika der 2. Generation im Vergleich zu Haloperidol eine bessere Wirkung auf depressive Begleitsymptome bei akut erkrankten schizophrenen Patienten. Es wurden partiell antidepressive Effekte von neueren Atypika festgestellt (Möller 2005; Leucht et al. 2009). Eine Therapie mit Antidepressiva wird aber häufig auch eingesetzt, wenn es nach einem akuten Schub zu einem depressiven Erschöpfungszustand (postpsychotische Depression) kommt (Siris 1991).

EBM

Whitehead et al. (2002) fanden in einem Cochrane-Review auch gewisse Belege dafür, dass Antidepressiva hier wirksam sein können. Die Autoren sehen die Ergebnisse aber als nicht robust an und betonen die Notwendigkeit weiterer Studien.

Trotz dieser schwachen Datenlage handelt es sich bei der antidepressiven Pharmakotherapie einer postpsychotischen Depression nicht zwangsläufig um eine Off-Label-Anwendung, da der zugelassene Indikationsanspruch der Antidepressiva weit (nämlich letztlich syndromal) formuliert ist (z. B. Citalopram: „Behandlung depressiver Erkrankungen"; Amitriptylin: „depressive Syndrome, unabhängig von ihrer nosologischen Einordnung").

Rezidivprophylaxe

Indikation Eine Prophylaxe mit Antipsychotika senkt die Rezidivraten deutlich. Einem Review zufolge erleiden 64 % unter Placebo und 27 % unter Antipsychotika nach < 1 Jahr (im Mittel 10 Monate) einen Rückfall (Leucht et al. 2012). Sogar in Verlaufsstudien, in die nur Patienten mit einer schizophrenen Ersterkrankung eingeschlossen wurden, zeigte sich über einen 5-Jahres-Zeitraum eine Rezidivrate von 82 % (Robinson et al. 1999). Bislang ist es nicht gelungen, die Minderheit der Patienten zu identifizieren (etwa 20 %; Shepherd et al. 1989), die nach Absetzen der Antipsychotika-Therapie keine neue Episode entwickeln würden. Alternative Behandlungsmethoden wie z. B. eine alleinige psychotherapeutische Betreuung oder die **intermittierende Antipsychotika-Behandlung** bei Auftreten von Frühwarnzeichen (Gaebel et al. 1994) erreichen nicht annähernd die prophylaktische Wirksamkeit der **Erhaltungstherapie** mit Antipsychotika (➤ Abb. 10.13). Daher sollten – abgesehen von den substanzspezifischen relativen Kontraindikationen – nur die wenigen Patienten ausgenommen werden, bei denen die Nebenwirkungen der Antipsychotika-Medikation trotz mehrerer Optimierungsversuche (Substanzwechsel, Dosisreduktion) gravierender sind als die möglichen Folgen eines Rezidivs oder die nur sehr leichte Episoden aufweisen.

Auswahl des Antipsychotikums Die neue Generation von Antipsychotika rückte besonders in der Rezidivprophylaxe zunehmend ins Blickfeld. Man erhoffte sich, dass ihr im Vergleich zu hochpotenten konventionellen Präparaten niedrigeres Risiko für extrapyramidalmotorische Nebenwirkungen (Ergebnisse aus RCTs für ein selteneres Auftreten von tardiven Dyskinesien: Beasley et al. 1999; Csernansky et al. 2002) und eine gewisse Verbesserung der kognitiven Defizite sich auf die Compliance und Rehabilitation schizophrener Patienten günstig auswirken. Bislang wurde aber nur für wenige Antipsychotika der 2. Generation bei insgesamt spärlicher Datenlage eine Überlegenheit gegenüber den Antipsychotika der 1. Generation gezeigt (Kishimoto et al. 2013a).

LEITLINIEN

AWMF-S3-Leitlinie Schizophrenie 2006

Zur Langzeittherapie sollte dasjenige Antipsychotikum gegeben werden, unter dem eine Remission in der Akuttherapie bei guter Verträglichkeit erzielt werden konnte. Hierbei ist zusätzlich das unterschiedliche Nebenwirkungsrisiko im Hinblick auf Spätdyskinesien (insb. Typika), Sedierung, kardiale, metabolische (v. a. einige Antipsychotika der 2. Generation) und endokrine Effekte zu beachten.

EBM

Durch eine Prophylaxe mit Antipsychotika lassen sich sowohl Rezidivraten als auch Rehospitalisierungsraten insgesamt und in wichtigen Subgruppen wie erstmals erkrankten Patienten oder remittierten Patienten signifikant reduzieren. Dem stehen extrapyramidalmotorische Nebenwirkungen, Sedierung und Gewichtszunahme gegenüber (Evidenzstufe Ia: Leucht et al. 2012; Cochrane-Review).

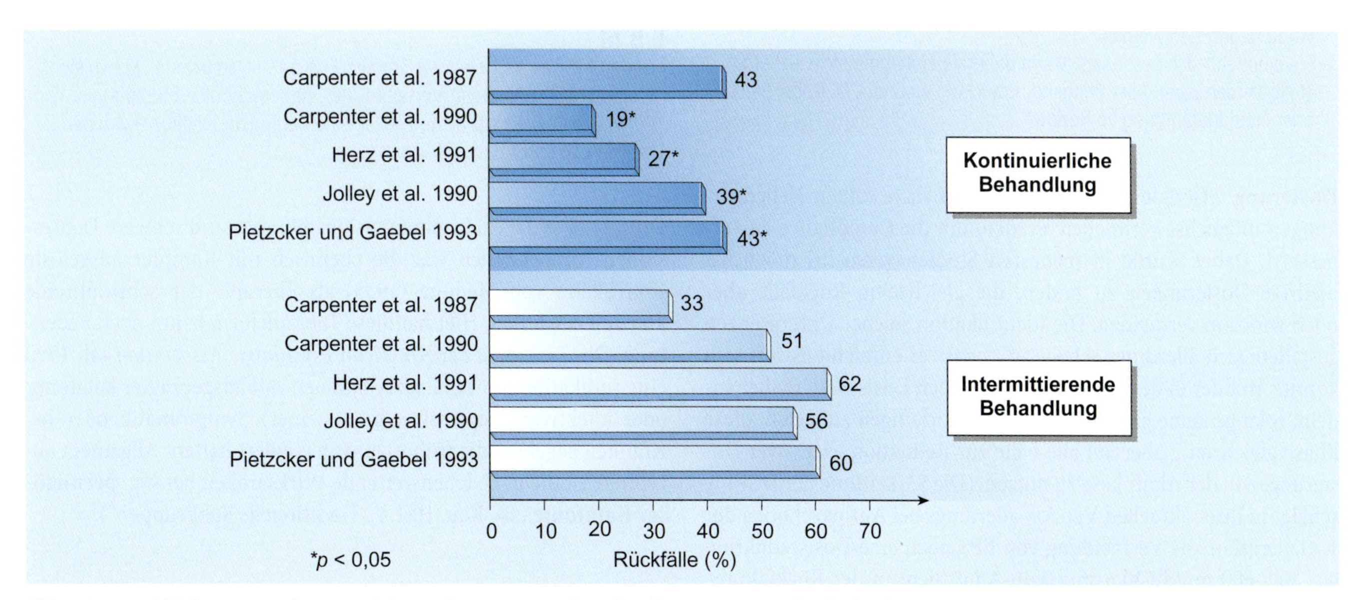

Abb. 10.13 Rückfallraten unter kontinuierlicher und intermittierender Behandlung mit Antipsychotika (mod. nach Gaebel 1994)

Zwischen älteren Antipsychotika und Antipsychotika der 2. Generation ergaben sich keine Unterschiede im Hinblick auf Wiedererkrankungsraten. Verglichen wurden auch die Wiedererkrankung- und Hospitalisierungsraten unter kontinuierlicher und intermittierender antipsychotischer (Dauer-)Medikation, wobei sich die Dauermedikation als überlegen erwies (Evidenzstufe Ia: Sampson et al. 2013; Cochrane-Review). Eine auf vulnerable Episoden begrenzte Medikation wird von den Autoren daher als eine rein experimentelle Therapie betrachtet.

Ferner ist die Frage von Bedeutung, ob in der Rezidivprophylaxe grundsätzlich eine Depotbehandlung bevorzugt werden sollte. Forschergruppen, die sich mit der Rezidivprophylaxe schizophrener Patienten befassen, favorisieren die Verwendung von **Depotpräparaten** (Kane et al. 1998). Sie gelten im Vergleich zu einer oralen Medikation zwar nicht *per se* als wirksamer, gewährleisten aber eine bessere Compliance bzw. lassen eine Noncompliance rascher erkennen.

Eine Zusammenfassung mehrerer Cochrane-Reviews über Depotmedikation ergab keine signifikante Reduktion der Rückfallraten (Evidenzstufe Ia: Adams et al. 2001), ebenso wenig der aktuellste systematische Review von randomisierten Studien zu dieser Fragestellung (Kishimoto 2012). Es wurden aber auch Mängel der zugrunde liegenden Studien herausgearbeitet, v. a. ein Selektionseffekt: Patienten, die zur Teilnahme an einer wissenschaftlichen Studie bereit sind und sich dafür regelmäßig beim Arzt vorstellen, sind als complianter einzuschätzen als Patienten unter normalen Versorgungsbedingungen, unabhängig davon, ob sie Depot- oder orale Medikation erhalten. Unter naturalistischen Bedingungen dürften deshalb die Vorteile der Depotpräparate deutlicher ausfallen, wie sich auch in Metaanalysen sog. „Spiegelstudien" zeigte (Davis et al. 1994; Kishimoto et al. 2013b).

LEITLINIEN

AWMF-S3-Leitlinie Schizophrenie 2006

Zusammenfassung der wichtigsten Empfehlungen zur Depottherapie:
- Depotpräparate sollten in der Langzeitbehandlung grundsätzlich in Erwägung gezogen werden.
- Sie empfiehlt sich besonders, wenn die orale Einnahme nicht sichergestellt werden kann, aber dringend notwendig erscheint (z. B. bei Selbst- oder Fremdgefährdung im Rezidiv).

Dosierung Gerade in der Rückfallprophylaxe sollten Nebenwirkungen möglichst vermieden werden, um die Compliance zu verbessern. Daher wurde in mehreren Studien versucht, möglichst niedrige Dosierungen zu finden, die gleichzeitig Rückfälle aber noch wirksam vermeiden. Die Identifikation solcher Untergrenzen gestaltete sich allerdings schwierig, sodass es empfehlenswert sein könnte, mit der in der Akutphase wirksamen Dosis weiterzubehandeln, solange keine gravierenden Nebenwirkungen auftreten, diese Phase gleichzeitig aber auf alle Fälle zur Reduktion exzessiver Dosierungen in der Akutphase zu nutzen. (Die S3-Leitlinie der DGPPN schlägt in ihrer aktuellen Version allerdings bei Antipsychotika der 1. Generation zur Vermeidung von EPS noch eine Dosisreduktion auf 300–600 mg/d Chlorpromazin-Äquivalent in der Rückfallprophylaxe vor).

Dosisreduktionen sollten in jedem Fall vorsichtig (z. B. um 20 % alle 6 Monate) erfolgen (Kissling et al. 1991), weil ein Rückfall meist nicht sofort, sondern mit einer Latenz von mehreren Wochen bis Monaten eintritt.

Behandlungsdauer Wie oben beschrieben, ist das Rezidivrisiko bei schizophrenen Erkrankungen hoch und kann durch eine medikamentöse Rezidivprophylaxe deutlich gesenkt werden.

LEITLINIEN

AWMF-S3-Leitlinie Schizophrenie 2006

Erstmals erkrankte Patienten sollten mindestens 12 Monate und Patienten mit einem Rezidiv mindestens 2–5 Jahre (und nach multiplen Rezidiven ggf. lebenslang) eine kontinuierliche Rezidivprophylaxe mit Antipsychotika erhalten.

Diese zeitliche Begrenzung bedeutet aber nicht, dass das Rückfallrisiko danach sinkt. Vielmehr lassen sich über das tatsächliche Rückfallrisiko über diese Zeiträume hinaus noch keine sicheren Aussagen treffen. Hierzu fehlen insb. randomisierte Studien. Auch bei Patienten mit Suizidversuchen oder fremdgefährlichem Verhalten ist eine lebenslange Prophylaxe zu erwägen. Wie schon erwähnt, ist den Ergebnissen mehrerer Studien zufolge eine Intervallbehandlung bei Auftreten von Frühzeichen weniger effektiv als eine kontinuierliche Dauermedikation (➤ Abb. 10.13).

Elektrokonvulsionstherapie (EKT)

Die Elektrokonvulsionstherapie, d. h. eine Serie von z. B. 6 elektrisch ausgelösten großen zerebralen Anfällen innerhalb von 2 Wochen, birgt bei Durchführung in Kurznarkose mit Muskelrelaxation keine über das allgemeine Narkoserisiko (ca. 1 : 100.000) hinausgehenden gravierenden Gefahren. Bei unipolarer Applikation des Stroms über der nichtdominanten Hemisphäre sind auch die vorübergehenden mnestischen Störungen gering.

EBM

Neuerdings deuten mehrere Studien Erfolge mit adjuvanter Konvulsionstherapie bei primärem Versagen der Antipsychotika-Therapie an. Ein Cochrane-Review erbrachte hierfür eine begrenzte Evidenz (Evidenzstufe Ia: Tharyan und Adams 2005).

Die Domäne der Elektrokonvulsionstherapie sind schwere Depressionen. Ursprünglich war die chemisch mit Kampfer ausgelöste Konvulsion von Meduna (1935) als Therapie der Schizophrenie konzipiert worden. Hier hat diese Therapieform kaum noch Bedeutung. Die Taskforce der *American Psychiatric Association* sah 1990 eine Indikation nur bei Exazerbationen mit ausgeprägter katatoner oder affektiver (depressiver/maniformer) Symptomatik oder bei Kranken gegeben, die früher günstig reagiert hatten. Allgemein akzeptiert ist die u. U. lebensrettende Wirksamkeit bei sog. **perniziöser Katatonie** (➤ Kap. 10.1.4 „Traditionelle Subgruppen").

Resümee
Antipsychotika sind bei schizophrenen Psychosen die Therapie der 1. Wahl, jedoch profitieren davon nur ca. 70 % der Patienten. Das paranoid-halluzinatorische Syndrom und die Denkzerfahrenheit stellen die vorrangige Zielsymptomatik dar. Die typischen und subjektiv sehr beeinträchtigenden unerwünschten Begleitwirkungen auf das extrapyramidalmotorische System sind unter den hochpotenten Antipsychotika der 1. Generation („Typika") häufig: Hier erweisen sich die Antipsychotika der 2. Generation („Atypika") als besonders vorteilhaft. Demgegenüber steht ein erhöhtes Risiko für Gewichtszunahme und assoziierten metabolischen Problemen bei vielen, wenn auch nicht allen Antipsychotika der 2. Generation. In problematischen Fällen von Therapieresistenz hat sich Clozapin als überlegen erwiesen, ist jedoch mit dem Risiko einer lebensbedrohlichen Agranulozytose behaftet. Wegen des hohen Rückfallrisikos ist grundsätzlich eine Rezidivprophylaxe mit Antipsychotika indiziert, die je nach Anzahl der durchgemachten Erkrankungsepisoden mindestens 1–5 Jahre fortgeführt werden sollte. Die Pharmakotherapie sollte immer in ein psycho- und soziotherapeutisches Gesamtkonzept eingebettet sein.

Psycho- und Soziotherapie

Psychotherapeutische Basisbehandlung

Im Folgenden werden die Prinzipien der Behandlung dargelegt (ausführlichere Darstellung z. B. in verschiedenen Manualen und aktuellen Übersichten bei Lencer 2011: Vauth 2007, 2011; Vauth und Stieglitz 2007). Ferner werden die wichtigsten Empfehlungen aus der S3-Behandlungsleitlinie Schizophrenie (Gaebel et al. 2006) sowie verschiedener Reviews dargestellt. Grundsätzlich besteht weniger ein Problem in der Evidenzbasierung als in einer angemessenen Implementierung in der Routineversorgung (Bechdolf und Klingberg 2014).

Der psychotherapeutischen Basisbehandlung kommt in der Gesamtbehandlung der Schizophrenien entscheidende Bedeutung zu. Voraussetzung hierfür ist eine **tragfähige Arzt-Patient-Beziehung.** Nur wenn der Patient das Gefühl hat, in seiner krankheitsbedingten Verunsicherung ernst genommen zu werden, wird er bei notwendigen Behandlungsmaßnahmen kooperieren. Die frühzeitige **Einbeziehung von Angehörigen** ist wichtig und liefert häufig wesentliche Informationen für die erforderliche Gestaltung der Rezidivprophylaxe.

Die Sammlung von Informationen und die Festlegung der Behandlung sollten sich an dem von Nuechterlein et al. (2012) konzipierten heuristischen **Vulnerabilitäts-Stress-Kompetenz-Modell** orientieren. Es geht darum, sich eine Übersicht über die aktuellen und prämorbiden Einschränkungen des (insb. [sozial-]kognitiven) Leistungsprofils, über relevante Belastungsmomente der gegenwärtigen oder künftigen Lebensumgebung und mögliche Ressourcen des Patienten (Bewältigungsrepertoire, stützendes soziales Umfeld usw.) zu verschaffen.

Diese sog. **ressourcenorientierte Sichtweise** ist wohl der wichtigste Unterschied zur klassischen, defizitorientierten psychopathologischen Einordnung des Patienten. Ganz wesentlich ist, das Krankheits- und Behandlungsmodell des Patienten *(health belief model,* subjektive Krankheitstheorie) gründlich zu explorieren und ihn dabei zu unterstützen, eine für den weiteren Krankheitsverlauf günstige Sicht von der Erkrankung und sich selbst zu entwickeln. Die Hauptaspekte beim Aufbau eines solchen funktionalen „Krankheits"- bzw. „Selbstkonzepts" fasst ➤ Box 10.3 zusammen.

BOX 10.3

Förderung der Ausbildung eines funktionellen Krankheitsverständnisses (nach Coursey 1989)

- Interaktives Erarbeiten eines emotional akzeptablen und kognitiv verständlichen Krankheitsmodells
- Auseinandersetzung mit den Funktions- und Ressourceneinbußen durch die Erkrankung: Verlust von Freundschaften und Partnerschaften oder Arbeitsplatz, geringere kognitive Funktionsfähigkeit (Aufmerksamkeit, Arbeitsgedächtnis)
- Unterstützung der Differenzierung und Integration von Krankheitserlebnissen in das Selbstkonzept des Patienten. Leitfragen: „Welcher Teil meiner Erfahrung bin ich? Welcher Teil meiner Erfahrung ist die Erkrankung? Was kann ich durch eigene Anstrengung ändern und was nicht? Wie kann ich das Bild, das ich vor der Erkrankung von mir hatte, mit den Erfahrungen während der akuten Erkrankungsphase und den Erfahrungen mit den Einbußen nach der Erkrankung zusammenbringen?"
- Ressourcenanalyse: Welche „Stärken" hat der Patient? Welche Bewältigungsmöglichkeiten hat er bisher im Umgang mit ähnlich schwierigen Lebenssituationen (Residualsymptomatik) genutzt? Welche Unterstützung bietet das soziale Umfeld?

Die Auseinandersetzung des Patienten mit seiner Erkrankung kann irgendwo auf dem Kontinuum zwischen Leugnen und aktiver Auseinandersetzung eingeordnet werden. Um auf Dauer nicht zu passiv, demoralisiert und hoffnungslos zu sein, muss er lernen, eine **„Selbstwirksamkeitserwartung"** zu entwickeln (Hoffnung, dass anstehende Schwierigkeiten zu bewältigen sind), die seiner individuellen Ressourcenlage in der jeweiligen Phase der Erkrankung angemessen ist.

Kernelemente der Basistherapie sind:
- Aufbau von situationsadäquater Selbstwirksamkeitserwartung
- Stabilisierung des Selbstwerts und Abbau von Selbststigmatisierungen als Übernahme von negativen Vorurteilen gegenüber der Erkrankung ins Selbstkonzept (z. B. Kleim et al. 2007; ➤ Kap. 32)
- Aufbau einer tragfähigen therapeutischen Beziehung (Vauth und Stieglitz 2007a)
- Auf den Aufbau nachhaltiger Behandlungsbereitschaft ausgerichtete edukative Verfahren, d. h. Vermittlung von Wissen über die Erkrankung: **Psychoedukation,** die ein Baustein der Behandlung eines jeden schizophrenen Patienten sein sollte, wird meist als Gruppentherapie durchgeführt. Die Patienten können sich in mehreren Sitzungen über die Ursachen und Formen der Erkrankung informieren, wobei hierzu das Vulnerabilitäts-Stress-Modell (s. unten) eingesetzt wird. Ein weiteres wichtiges Thema ist die Behandlung. Hier wird Wissen über Wirkmecha-

nismus und Nebenwirkungen von Antipsychotika sowie über die Notwendigkeit einer medikamentösen Prophylaxe vermittelt.
- Identifizierung individueller Risikofaktoren für den Verlauf (z. B. soziale Fertigkeitsdefizite)
- Erarbeitung eines „Krisenplans"

LEITLINIEN

AWMF-S3-Leitlinie Schizophrenie 2006

Zur Optimierung der Rückfallverhütung empfiehlt die Leitlinie eine Kombination aus psychoedukativen und kognitiv-verhaltenstherapeutischen Interventionen (Empfehlungsgrad B). Die Psychoedukation kann dabei in einzel-, gruppen- und familientherapeutischem Format angeboten werden und sollte manualisiert sowie von speziell geschultem Personal durchgeführt werden. Als zu überwachende potenzielle Nebenwirkung von Krankheitsaufklärung wird die Induktion von Suizidalität gesehen, sodass empfohlen wird, das Auftreten depressiver Symptome speziell zu überwachen (Empfehlungsgrad B).

Potenziell „toxische Nebenwirkungen" von Krankheitseinsicht wurden in neuerer Zeit auch zunehmend systematisch erfasst und die ihnen zugrunde liegenden Mechanismen beforscht (Cavelti et al. 2011).

EBM

Mithilfe von Psychoedukation lassen sich die Non-Compliance-, Rückfall- und Rehospitalisierungsraten senken und die Zufriedenheit mit den Behandlungsangeboten steigern. Subjektives Wohlbefinden steigt bei Patient und Angehörigen. (Evidenzstufe Ia: Xia et al. 2011; Cochrane-Review).

In einer neueren systematischen Übersichtsarbeit (Lincoln et al. 2007) findet sich zusätzlich hierzu, dass die Wirksamkeit von Psychoedukation v. a. für solche Interventionen belegt ist, die Familienmitglieder konsequent integrieren (s. unten: familienbezogene Interventionen), während die Wirksamkeit einzeltherapeutischer edukativer Interventionen inkonsistente Ergebnisse zeigt. Die Effektstärken für Rückfallprävention liegen dabei 12 Monate nach Intervention im mittleren Bereich (verschwinden aber für längere Nachuntersuchungszeiträume), die für Wissenseffekte eher im unteren Bereich. Keine Effekte zeigten sich in Bezug auf Symptome, Rollenfunktion und Behandlungsbereitschaft. Im Rahmen eines **Krisenplans.** (Vauth 2004a) werden gestufte Verhaltensmöglichkeiten mit dem Patienten erarbeitet, die er bei Frühsymptomen/Prodromi eines drohenden Rückfalls ergreifen kann, z. B. Selbstmedikation, Aufsuchen von Kontaktpersonen, des Facharztes oder seines Vertreters. In einen solchen Krisenplan können auch Angehörige einbezogen werden.

So werden zwei Ebenen gleichzeitig angesprochen: Zum einen lernt der Patient, Sicherheitssignale von Gefahrensignalen eines drohenden Rückfalls zu unterscheiden, was Patient und Angehörigen vermehrte Sicherheit gibt. Zum anderen wird indirekt auch affektiv auf die Möglichkeit eines Rückfalls hingearbeitet, was die Aufnahmebereitschaft für die dann notwendige Behandlung stärkt. Dieses Vorgehen fördert die akzeptierende Auseinandersetzung mit Rückfällen und setzt an die Stelle diffuser Verunsicherung das Prüfen von Krisensignalen. Die isolierte Wirksamkeit einer solchen Maßnahme lässt sich aber nicht beurteilen, da sie im Kontext bifokaler familientherapeutischer Interventionen und kognitiv-verhaltenstherapeutischer Maßnahmen bei persistierender Positivsymptomatik eingesetzt wurde. Aber nahezu alle aktuellen Leitlinien erachten diesen Baustein als notwendig für *Good Clinical Practice*.

LEITLINIEN

AWMF-S3-Leitlinie Schizophrenie 2006, S. 74

Die Leitlinie empfiehlt zur Reduktion des Rückfallrisikos den Einsatz von kognitiver Verhaltenstherapie (KVT) zusätzlich zu einer adäquaten medikamentösen Therapie (Empfehlungsstärke A).

EBM

In einem Cochrane-Review war eine zumeist multimodal konzipierte KVT mit den Elementen Psychoedukation, Rückfallprophylaxe, Verbesserung von Coping- und Problemlösestrategien und/oder Entspannungsverfahren als Einzel- oder Gruppentherapie hinsichtlich psychopathologischer Parameter, Rehospitalisierungsraten und Rückfallhäufigkeit gegenüber anderen, oftmals „einfacher" konzipierten psychologischen Behandlungen wie supportive Therapie, Psychoedukation, Familientherapie (meist kombiniert mit *treatment as usual*, TAU) nicht überlegen (Jones et al. 2012, Cochrane-Review).

Das Training von Patient und Angehörigen im Erkennen von frühen Warnzeichen eines drohenden Rückfalls konnte Rückfall und Rehospitalisierungsraten um je 20 % senken, hatte jedoch keinen Einfluss auf die Latenz beider Parameter (Evidenzstufe Ia: Morrisset al. 2013; Cochrane-Review). Auch die Ergänzung der Routineversorgung um ambulante aufsuchende Teams konnte die Rehospitalisierungsrate senken, ohne die Suizidrate zu erhöhen (Evidenzstufe Ia: Murphy et al. 2012; Cochrane-Review).

Tiefenpsychologische und gesprächspsychotherapeutische Behandlungsansätze

LEITLINIEN

AWMF-S3-Leitlinie Schizophrenie 2006, S. 84 f.

Psychodynamische oder psychoanalytische Psychotherapieverfahren werden zur Routinebehandlung bei der Schizophrenie nicht empfohlen, da die Wirksamkeit dieser Verfahren zur Symptomreduktion oder Rückfallverhütung bei schizophrenen Erkrankungen bisher nicht nachgewiesen ist (Empfehlungsstärke A).

Auch die Durchführung von Gesprächspsychotherapie kann zur Behandlung der Schizophrenie aufgrund unzureichender Evidenz für die Wirksamkeit i. S. einer Symptomreduktion oder Rückfallverhütung nicht empfohlen werden (Empfehlungsstärke C).

Für psychodynamische Formen der Einzel- und Gruppenpsychotherapie schizophrener Störungen stehen empirisch überzeugende Wirksamkeitsbelege nach wie vor aus.

EBM

So konnten Malmberg und Fenton (2001) in ihren Cochrane-Review (ohne Metaanalyse) über psychodynamisch orientierte Einzeltherapie schizophrener Patienten nur drei RCTs (insgesamt 492 Patienten) einschließen, die keine Wirksamkeit dieser Therapieform zeigten.

In neuere Metaanalysen wurden Studien zu psychotischen Störungen nicht mehr einbezogen (De Maat et al. 2009). Daher begrenzt sich die Darstellung auf das Vorgehen der supportiven Psychotherapie (*reality-adaptive supportive psychotherapy*; ➤ Box 10.4), die sich noch am ehesten als wirksam erwiesen hat.

BOX 10.4

Komponenten einer (psychodynamischen) supportiven Psychotherapie (Kates und Rockland 1994)

Stabilisierungsphase:
- Aufbau eines therapeutischen Bündnisses
- Psychoedukation
- Optimierung der psychopharmakologischen Einstellung in Kooperation mit dem Patienten

Erhaltungsphase
- Allgemeines Ziel: Entlastung des „Ichs" von Ansprüchen anderer seelischer Instanzen (Über-Ich, Es)
- Therapeutenverhalten: aktiver, geringere Frustration von Übertragungswünschen, höheres Ausmaß von „Selbsteinbringung" des Therapeuten zur Stärkung defizienter Ich-Funktionen des Patienten
- Unterstützung, Ermutigung und Stärkung adaptiver Widerstands- und Abwehrformen, Klärung, Konfrontation und Entmutigung dysfunktionaler/maladaptiver Abwehrformen
- Zurückstellen von freier Assoziation und Traumanalyse sowie stärkeren Formen der Regression, stattdessen Fokussierung des bewussten und vorbewussten Materials

Training in sozialen Fertigkeiten und im Problemlösen, Mehrkomponenten-Rehabilitationsprogramme

Die genannten Verfahren sind Gruppentherapien, auch wenn sich einzelne Elemente oftmals wirksam in eine Einzeltherapie integrieren lassen. Sie fokussieren die Bereiche Beruf, Wohnsituation bzw. familiäres Umfeld und Freizeit. Behandelt werden in den Gruppen je nach Behinderungsgrad 4–10 Teilnehmer mit täglicher bis wöchentlicher Frequenz. Die Behandlungsdauer liegt zwischen 6 Wochen und 2 Jahren.

Schizophrene Patienten können die in sozialen Fertigkeitstrainings vermittelten Fähigkeiten erwerben. Diese Therapieformen verbessern auch das klinische Outcome der Patienten. Es besteht aber noch weiterer Forschungsbedarf in der Frage, inwieweit die Patienten die erworbenen sozialen Fertigkeiten auch auf ihr Alltagsleben übertragen können (Heinssen et al. 2000; Mueser et al. 2013).

LEITLINIEN

AWMF-S3-Leitlinie Schizophrenie 2006, S.81

Die Leitlinie empfiehlt, das Training sozialer Fertigkeiten *(social skills training)* durch speziell ausgebildete Trainer anzubieten und bei Vorhandensein sozialer Beeinträchtigung als systematische Intervention mit dem Ziel einer Verbesserung der sozialen Kompetenzen durchzuführen (Empfehlungsstärke B). Es sollte über längere Zeit fortgeführt und durch Aufgaben zum Alltagstransfer ergänzt werden. In der breiten Routineversorgung kann das Training sozialer Fertigkeiten jedoch nicht empfohlen werden.

Auch neuere Metaanalysen (Kurtz und Mueser 2008) bestätigen diese Aussagen grundsätzlich: So zeigen sich größere Effektstärken für standardisiert gemessene Fertigkeitsverbesserungen, eher mittlere Effektstärken für Rollenfunktion im Alltag und geringe für psychotische Symptome.

Soziale Fertigkeitsdefizite sind bei schizophrenen Patienten häufig und vom Ausprägungsgrad der psychopathologischen Symptomatik weitgehend unabhängig. Sie verhindern, dass sich der Patient befriedigende Sozialkontakte und damit ein für Belastungssituationen geeignetes soziales Netz aufbauen kann, und erschweren eine erfolgreiche berufliche Integration. Die Ursachen sozialer Kompetenzdefizite bei schizophrenen Patienten können auf unterschiedlichen Funktionsebenen lokalisiert werden: Beeinträchtigungen finden sich etwa auf den Ebenen der Wahrnehmung (v. a. Identifikation nonverbaler Signale negativer Affekte) und Informationsverarbeitung (Interpretation von sozialen Hinweisreizen, Abruf und Bewertung unterschiedlicher Handlungsalternativen beim Lösen interpersoneller Probleme). Weiterhin bestehen Fertigkeitsdefizite in den Bereichen Wortflüssigkeit sowie Nutzung paralingualer Elemente und nonverbalen Verhaltens zur Steuerung des Gesprächsflusses und -wechsels.

Sekundäre Beeinträchtigungen des Sozialverhaltens sind Reaktionen des Patienten auf residuale Negativ- oder Positivsymptomatik (Interferenz mit der Verarbeitung sozialer Hinweisreize, soziales Rückzugsverhalten, Defizite auf der Ebene von Motivation und Antrieb) und Antipsychotika-Nebenwirkungen (z. B. reduzierte nonverbale Affektexpressionen, Bewegungsunruhe).

Bei allen **sozialen Fertigkeitentrainings** (➤ Box 10.5) kommt neben direkten Lernprozessen durch den Patienten sog. Modell-Lernprozessen besondere Bedeutung zu. Gerade für schwer beeinträchtigte Patienten scheint es wichtig zu sein, vor der eigenen Durchführung das Zielverhalten erst einmal bei einer Modellperson zu beobachten. Die Evaluation verschiedenster Ansätze zum Aufbau sozialer Fertigkeiten bei schizophrenen Patienten zeigt auch bei längerer Nachbeobachtung, dass Verkürzung der stationären Aufenthaltsdauer, Verminderung der Rückfallrate und Übertragung der sozialen Fertigkeiten auf die außertherapeutische Alltagssituation hierdurch möglich sind. Wichtig ist allerdings, dass diese Fertigkeiten im Alltag von Patienten auch eingesetzt werden. Dies wiederum ist in hohem Maße davon bestimmt, inwieweit der Patient durch sein soziales Umfeld Gelegenheit, Ermutigung und Verstärkung für den Einsatz der neuen Fertigkeiten erhält.

BOX 10.5

Basiskomponenten sozialer Fertigkeitstrainings

- Aufbau aktiver Änderungserwartung und kognitive Vorstrukturierung der Lernsituation durch Unterweisung des Therapeuten: Elemente und Vorteile des Zielverhaltens
- Herausarbeiten der Teilschritte der Zielhandlung in der Gruppe mit anschließender Modelldarbietung durch Therapeut und Co-Therapeut: Lenkung der Aufmerksamkeit auf die kritischen Handlungsaspekte als Voraussetzung für die Endcodierung des Zielverhaltens
- Gemeinsame Rekapitulation der Teilschritte von Zielhandlung und Handlungsziel durch die Gruppe (Prinzip des *cognitive rehearsal*), Realisieren des Zielverhaltens durch den Patienten selbst im Rollenspiel mit dem Co-Therapeuten (Prinzip des *behavioral rehearsal*)
- Spezifische und konkret verhaltensbezogene Rückmeldung an den Patienten möglichst unmittelbar, Fokussieren auf wenige zentrale Aspekte, zunächst positiv, dann erst korrigierend durch Co-Therapeut und schließlich Gruppe

- Erneutes Durchspielen der Trainingssituation im Rollenspiel durch den Patienten, um schrittweise Korrekturvorschläge umzusetzen
- Spezifische Übungen für die außertherapeutische Situation zur Förderung der Generalisierung der aufgebauten Kompetenzen

Problemlösetrainings sind zumeist essenzieller Bestandteil psychosozialer Interventionspakete. Das gestufte Vorgehen im Umgang mit Schwierigkeiten soll es dem Patienten ermöglichen, Anforderungen, die seine innere oder äußere Lebenssituation an ihn stellen, weder zu unter- noch zu überschätzen. Die Ausbildung eines realistischen „Anspruchsniveaus" ist wiederum Voraussetzung dafür, dass der Patient sich – auch bei erkrankungsbedingt reduzierter Ressourcenlage – dauerhaft Erfolgserlebnisse sichern kann. „Zerlegung" von Problemen in Teilprobleme, systematisches Erarbeiten einer auf eine praktikable Lösung ausgerichteten Definition des Problems, Sichten von alternativen Vorgehensweisen der Zielerreichung und deren Bewertung sowie Umsetzung sind Hauptelemente verhaltenstherapeutischer Problemlösetrainings. Für viele Patienten ist hierbei der interpersonelle Bereich sehr bedeutsam. Gerade zwischenmenschliche Konflikte werden als besonders schwer zu bewältigen erlebt und bedingen häufig Rückfälle.

EBM

Die isolierte Wirkung von ausschließlichen Problemlösetrainings weist allerdings eine unzureichende empirische Absicherung auf (Xia und Li 2007; Cochrane-Review).

Problemlösetrainings wurden meist im Kontext von komplexeren, sog. Hybridprogrammen (s. im Folgenden) evaluiert.

Da soziales Fertigkeits- und Problemlösetraining dem Patienten i. d. R. im Zusammenhang mit anderen Maßnahmen vermittelt wird, werden nachstehend zwei im deutschsprachigen bzw. amerikanischen Raum eingesetzte Mehrkomponenten-Rehabilitationsprogramme dargestellt: das **Integrierte Psychologische Trainingsprogramm (IPT)** bzw. das **Social and Independent Living Skills Program.**

Das IPT verwirklicht ein fünfstufiges Aufbautraining, das ein Patient nach der ursprünglichen Konzeption sequenziell durchläuft, wofür es nach einer neueren Untersuchung allerdings keine empirische Rechtfertigung gibt (➤ Tab. 10.14).

Im Baustein **„Kognitive Differenzierung"** werden über Zuordnung von Kärtchen zu gemeinsamen oder unterschiedlichen Kategorien von Begriffen beim Patienten basale Störungen der Abstraktionsfähigkeit und Konzeptbildung sowie der (selektiven) Aufmerksamkeit fokussiert. **Soziale Wahrnehmung** wird anhand von Diamaterial mit unterschiedlichem emotionalem Gehalt trainiert. Der Patient lernt dabei, „vorschnelle" Interpretationen zurückzuhalten. Im **Kommunikationstraining** geht es einmal um die (Wieder-)Erschließung von Wort- und Begriffsfeldern. Dabei wird der spezifischen Schwäche schizophrener Patienten bei der Reaktualisierung von Vorerfahrungen Rechnung getragen. Andererseits geht es um den Aufbau direkter kommunikativer Kompetenz (z. B. aktives Zuhören). Hiermit werden die Voraussetzungen für den nächsten Baustein **„Soziales Fertigkeitstraining"** geschaffen. Im Rollenspiel werden wichtige Aspekte selbstsicheren Verhaltens in zunehmend komplexeren und affektiv aufgeladeneren Kontexten aufgebaut. Im letzten Baustein **„Interpersonelles Problemlösen"** können die Patienten ihre individuellen Probleme einbringen und deren Zergliederung in Teile und Zwischenziele sowie die Entwicklung und Bewertung alternativer Lösungsstrategien und ihre Umsetzung lernen.

Tab. 10.14 Die fünf Stufen des Integrierten Psychologischen Trainingsprogramms (IPT) schizophrener Patienten (nach Roder et al. 2011)

Kognitives Funktionstraining	• Kognitive Differenzierung • Soziale Wahrnehmung • Verbale Kommunikation I
Soziales Fertigkeitstraining	• Verbale Kommunikation II • Training sozialer Fertigkeiten • Interpersonelles Problemlösen

Für dieses Training liegt eine Reihe von Wirksamkeitsnachweisen auch im 18-Monats-Langzeitverlauf vor. Allerdings wurde die Wirksamkeit bisher jedoch einseitig für den kognitiven und psychopathologischen Bereich untersucht. Die wichtige Ebene des Sozialverhaltens und der interpersonellen Problemlösung wurde entweder ausgeklammert oder der Wirksamkeitsnachweis nur inkonsistent geführt.

Das *Social and Independent Living Skills Program* wurde in den letzten 15 Jahren von Liberman in Los Angeles schrittweise entwickelt. Es umfasst Bausteine für die in ➤ Box 10.6 dargestellten Ziele. Es handelt sich um ein Langzeit-Rehabilitationsprogramm über insgesamt etwa 3 Monate; der Zeitbedarf beträgt pro „Modul" zwei 90-minütige Sitzungen pro Woche. Der Vorteil dieses Programms liegt in seiner hohen Strukturiertheit, die speziell für schwer beeinträchtigte Patienten wichtig ist.

BOX 10.6

Bausteine des UCLA Training of Social and Independent Living Skills (nach Eckman et al. 1992)

- Verbesserung der Körperhygiene: Körperpflege, situationsangemessene Kleidung
- Umgang mit Freizeit und Erholung: Auswahl attraktiver Freizeitaktivitäten, Informationsbeschaffung, Ressourcenklärung und -aktivierung, Bewerten und Aufrechterhalten von Freizeitaktivitäten
- Umgang mit Symptomen: Identifikation von Frühwarnzeichen, deren Bewältigung, Coping im Zusammenhang mit persistierender Produktivsymptomatik, Strategien zur Vermeidung von Alkohol und Drogen
- Umgang mit Medikation: Information über Wirkung und Vorteile antipsychotischer Medikation, korrekte Selbstmedikation in Abhängigkeit von der Wirksamkeit, Erkennen von Nebenwirkungen, Abstimmung von Dosis und Art der Medikation mit ärztlichem Behandler, Abbau von Vorbehalten, z. B. gegenüber Depot-Medikation

Neuere spezialisierte Programme des Trainings Sozialer Kognition (z. B. Vauth und Stieglitz 2008) fokussieren v. a. die Bereiche emotionaler Fremd- und Selbstwahrnehmung sowie der Bewältigung negativer Affekte sowie Aufrechterhaltung und Intensivierung positiver Affekte bei schizophrenen Patienten (➤ Box 10.7). Hintergrund ist, dass neurokognitive Defizite wohl erst über soziale Kognition in Rollenfunktionsdefizite umgesetzt werden (Vauth 2010).

BOX 10.7

Bausteine des Trainings Emotionaler Intelligenz (Vauth et al. 2008)

Format:
- Halboffene Gruppe
- 12 Doppelstunden über 6 Wochen
- Ca. 8 Teilnehmer

Inhalte:
- Verbesserung emotionaler Selbst- und Fremdwahrnehmung
- Verbesserung des Schlussfolgerns (Attributionen) in emotional aufgeladenen Situationen (z. B. gegen *Jump-to-Conclusion*-Tendenz bei persistierender Positivsymptomatik)
- *Mood-Repair*-Training: Bewältigungsstrategien bei Depression und Angst
- *Mood-Maintenance*-Training: Förderung positiver Empfindungen, Genusstraining (z. B. auch gegen bestimmte Aspekte von Negativsymptomatik)

Trainingsverfahren zur Behandlung kognitiver Funktionsstörungen

Das Interesse an der Rehabilitation kognitiver Störungen schizophrener Patienten lässt sich mit mehreren Entwicklungen in den letzten Jahren zusammenbringen. Zunächst hat der Begriff der Therapie-Response in der Behandlung schizophrener Erkrankungen eine Ausweitung erfahren. Verstand man hierunter ursprünglich nur die Reduktion von Positivsymptomen wie wahnhafter und halluzinatorischer Symptomatik, so erfuhr dieser Begriff in den 1980er-Jahren eine Ausweitung auf die Negativsymptomatik (v. a. Antriebsmangel) und in den 1990er-Jahren auf die kognitiven Störungen schizophrener Patienten (Sharma und Harvey 2000). In jüngster Zeit wurde die – gegenüber Positiv- und z. T. auch Negativsymptomatik unabhängige – Bedeutung kognitiver Funktionsstörungen für verschiedene Aspekte sozialer und beruflicher Integration sowie für das Ansprechen auf psychosoziale Interventionen (z. B. soziales Kompetenztraining, berufliche Rehabilitation) nachgewiesen (z. B. Green et al. 2000). Schließlich sind mit den atypischen Antipsychotika und verschiedenen Ansätzen „kognitiver Remediation" (z. B. Vauth et al. 2000) als wirksam nachgewiesene therapeutische Optionen zur Verbesserung kognitiver Funktionsstörungen verfügbar.

Zur Prävalenz und Ausprägung kognitiver Funktionsstörungen bei Schizophrenie liegt eine Reihe von Arbeiten vor: 85 % der Patienten mit einer Schizophrenie zeigen Beeinträchtigungen in verschiedenen kognitiven Funktionsbereichen, wobei sie im Mittel geringere Leistungen aufweisen als 85–98 % der Probanden aus Normalstichproben (Palmer et al. 1997; Heaton et al. 1994; Bilder et al. 1995). Die Defizite sind über die Zeit relativ stabil und von der Symptomatik weitgehend unabhängig (Sharma und Harvey 2000).

Die schon erwähnte Relevanz dieser kognitiven Störungen im Hinblick auf die **berufliche und soziale Integration** sowie das Ansprechen auf psychosoziale Interventionen ist vielfach belegt: Demnach stehen exekutive Funktionsfähigkeit und verbales Langzeitgedächtnis mit sozialer und beruflicher Rollenfunktionsfähigkeit und verbales Langzeitgedächtnis sowie Daueraufmerksamkeit mit dem sozialen Kompetenzniveau in Zusammenhang. Zudem ist auch der Erfolg der beruflichen Rehabilitation von Daueraufmerksamkeit und verbaler Merkfähigkeit abhängig. Weiterhin wurden wichtige Funktionsbereiche von Aufmerksamkeit (Vigilanz, Daueraufmerksamkeit, Selektivität und Aufmerksamkeitswechsel), verbaler Merk-/Lernfähigkeit (Encodierungs- und Abrufprozesse) sowie exekutive Funktionen (Arbeitsgedächtnis, Handlungsplanung und -organisation) als prinzipiell trainierbar nachgewiesen, wenn auch bei häufig sehr labornahem Trainingsprozedere. Realisiert wird mit wenigen Ausnahmen ein Vorgehen, das zur (Teil-)Kompensation kognitiver Defizite auf eine Reautomatisierung kognitiver Teilfunktionen *(micro skills)* setzt und nicht die Optimierung von Bewältigungsstrategien anstrebt, die der Patient spontan einsetzt. Hierbei sind zwei auch bei schizophren Erkrankten als wirksam belegte didaktische Prinzipien hervorzuheben: Beim *errorless learning* fungiert der Therapeut als Modell für den optimalen Strategieeinsatz, wohingegen er beim *scaffolding* lediglich Hilfestellung gibt, falls der Patient in den Therapiesitzungen inkorrekte Strategieanwendungen erkennen lässt.

In den bisherigen Therapiestudien wurden – mit wenigen Ausnahmen – zumeist kognitive Einzelfunktionen trainiert, also z. B. nur Aufmerksamkeits- oder nur Gedächtnisfunktionen, und in sehr labornahen Settings wurde oft an den Evaluationsverfahren selbst trainiert und nicht anhand subjektiv relevanter Situationen. Dies sollte bei der weiteren Entwicklung von Ansätzen zur Behandlung von kognitiven Störungen bei Schizophrenie korrigiert werden.

LEITLINIEN

AWMF-S3-Leitlinie Schizophrenie 2006, S. 82 f.

Bezüglich definierter Zielkriterien können neuropsychologische Trainingsverfahren wie die kognitive Remediation mit dem Schwerpunkt der Wiederherstellung, Verbesserung oder Kompensation von Aufmerksamkeits-, Wahrnehmungs- und Gedächtnisleistungen bei Patienten mit kognitiven Defiziten zur Anwendung kommen (Empfehlungsstärke C). Auch zur Vorbereitung einer Rehabilitation können sie hilfreich sein. In der Rehabilitation spielen das Training von Kompensationsstrategien, die Einübung relevanter Wahrnehmungs- und Verhaltenskompetenzen in sozialen Situationen und die Beratung von Betroffenen und Angehörigen eine besondere Rolle.

Im Hinblick auf den Lerntransfer stellt die Leitlinie fest, dass Therapien zur kognitiven Rehabilitation trotz deutlicher Hinweise auf ihre Wirksamkeit bei der Verbesserung kognitiver Störungen derzeit noch nicht für die breite klinische Praxis empfohlen werden können (Empfehlungsstärke A). Als Grund wird die Vorläufigkeit der wissenschaftlichen Evidenz für eine Generalisierbarkeit der erreichten Ergebnisse angegeben.

Neueren Arbeiten zufolge gilt die **Lernfähigkeit** als eine zentrale Moderatorvariable, die zwischen neurokognitiver Beeinträchtigung einerseits und sozialer/beruflicher Integration sowie Ansprechen auf psychosoziale Behandlungsmaßnahmen andererseits vermittelt (Green et al. 2000). Hierzu liegen auch aus dem deutschsprachigen Bereich erste empirische Befunde vor (Wiedl 1999). Insofern kommt gerade diesem Effekt möglicherweise eine das „Rehabilitationspotenzial" ausweitende Bedeutung zu. Vergleichende Studien zur Wirksamkeit eines strategieorientierten und eines auf die Automatisierung kognitiver Funktionen zielenden Trainings stehen noch aus, insb. bzgl. der anzustrebenden Generalisierung der Effekte auf den Alltag (soziale Kompetenz, berufliche Integration). Theoretisch legitimiert sich die Strategieorientierung v. a. aus der Hoffnung auf höhere Transfereffekte; andererseits weisen bisherige Studien nur geringe Generalisierungseffekte von bloßer Automatisierung *(repeated practice)* auf, doch bedarf es hier noch stringenter vergleichender Untersuchungen. Schließlich wäre die weitere Abklärung pharmakologisch interferierender Effekte wichtig, wobei insb. die Aspekte Antipsychotika der 1. versus der 2. Generation und Antipsychotika mit geringem vs. ausgeprägtem anticholinergischem Nebenwirkungsprofil zu nennen sind.

Ein systematischer Review zeigt mittlere Effektstärken für kognitive und Rollenfunktionsverbesserungen. Letztere waren im Kontext komplexerer Rehabilitationsprogramme stärker ausgeprägt, als wenn sie ein *stand-alone treatment* darstellten (McGurk et al. 2007; Barlati et al. 2013).

Behandlungsverfahren bei (medikamentöser) Therapieresistenz: kognitiv-behaviorale Therapie von Halluzination und Wahn

Die Behandlungsresistenz schizophrener Produktivsymptomatik ist auch bei optimaler psychopharmakologischer Einstellung und gesicherter Compliance der Patienten kein Ausnahmefall. Etwa 20–30 % der Patienten sind verschiedensten Studien zufolge als Nonresponder einzustufen. Die gesellschaftlichen Kosten sowie der Leidensdruck für Angehörige und Patienten sind oft beträchtlich: Mögliche Folgen sind Depression und Suizidalität, Rückzug und Passivität bei geringer sozialer und beruflicher Integration.

Die Effektstärken für symptombezogene Effekte durch KVT liegen im kleineren bis mittleren Bereich, sie waren generell kleiner bei strengeren methodischen Gütekriterien (Jauhar et al. 2014).

Die meisten derzeit vorliegenden Behandlungsansätze sind Einzeltherapien. Klassische operante Methoden, welche die Auftrittshäufigkeit psychotischen Verhaltens über eine Beeinflussung seiner Folgen zu mindern versuchen, sind weniger relevant als komplexere, am sog. **Selbstkontrollmodell** orientierte Behandlungsansätze. Ausgangspunkt für solche Ansätze ist die Vorstellung, dass der Patient prinzipiell dazu in der Lage ist, unter therapeutischer Anleitung „Regisseur" seines eigenen Veränderungsprozesses zu werden, und Strategien entwickeln kann, um pathologisches Verhalten zu identifizieren und durch therapeutisch optimierte Selbsthilfestrategien zu kontrollieren.

LEITLINIEN

AWMF-S3-Leitlinie Schizophrenie 2006, S. 71–73

Kognitive Verhaltenstherapie (KVT) sollte bei medikamentös behandlungsresistenter Schizophrenie (insb. bei persistierenden psychotischen Symptomen) (Empfehlungsstärke A) und ggf. auch zur Verbesserung der Einsicht in die Irrealität psychotischen Erlebens (Halluzination, Wahn) und zur Verbesserung der Behandlungsbereitschaft (Empfehlungsstärke B) angewendet werden. Sie sollte über einen Zeitraum von wenigstens 9 Monaten in mindestens 12 Sitzungen anhand eines anerkannten Manuals mit Fokus auf belastenden Hauptsymptomen durchgeführt werden und folgende Interventionsbausteine beinhalten (Empfehlungsstärke C):

- Vermittlung einer Erfahrung des Zusammenhangs zwischen Gefühlen, Gedanken und Handlungen in Bezug auf die Zielsymptome beim Betroffenen
- Korrektur von Wahrnehmungsstörungen, irrationalen Überzeugungen und vernunftwidrigen Vorstellungen und Voreingenommenheit bzgl. wahnhaften Vorstellungen und Halluzinationen
- Technologisch die Unterweisung in systematischer Selbstbeobachtung und -protokollierung von Gedanken, Gefühlen und Verhalten im Kontext von Wahn und Halluzination und/oder
- Optimierungs- und coachingorientierte Unterweisung in alternativen Bewältigungsstrategien für den Umgang mit wahnhafter Verunsicherung und Stimmenhören

Neuere Methoden setzen daher an den auslösenden oder symptomverstärkenden Situationen und deren Veränderung sowie an der Produktivsymptomatik selbst an. Sie optimieren vom Patienten bereits selbst eingesetztes Bewältigungsverhalten und greifen schließlich die Bedeutung auf, die der Patient bestimmten Halluzinationen bzw. Wahninhalten zuschreibt (z. B. angst- oder depressionsinduzierende Bewertungsprozesse). Mithilfe der genauen Bedingungsanalyse von Produktivsymptomatik können dem Patienten Strategien vermittelt werden, wie er solche Auslöser vermeiden oder verändern kann (➤ Box 10.8).

BOX 10.8

Vorgehen zur Analyse wahnhaften Verhaltens und dessen Spontanbewältigung (nach Tarrier 1992)

- Verhaltensanalyse:
  - Wie oft, wie lange, wie stark interferiert das fokussierte Symptom mit Alltagsaktivitäten? Wie schwierig ist es zu ignorieren? Wie stark ist der Patient damit beschäftigt? usw.
  - Erfassung von Begleitemotionen: Wie fühlen Sie sich, wenn dies geschieht? (z. B. ängstlich, nervös, ärgerlich)
  - Welche körperlichen Reaktionen gehen damit einher? (z. B. Schnellerschlagen des Herzens, vermehrte Muskelspannung, vermehrtes Schwitzen, Magenschmerzen usw.)
  - Sicherstellung, ob gezeigte Reaktionen typisch sind: Was geschieht sonst? Geschieht das immer auf diese Weise?
- Erfassung von Auslösebedingungen, die z. B. wahnhaften Interpretationen oder Gedanken regelhaft und konsistent vorausgehen („Was geschieht gerade, wenn … ? Was geschah, bevor …?"). Hierbei Erfassung externer wie interner Hinweisreize, insb. Gefühle von innerer Anspannung oder kognitive Stimuli wie Ketten bestimmter Gedanken (Beispiele: Stimulationsmangel wie Alleinsein oder Nichtaktivsein vs. Überstimulation z. B. in emotional aufgeladenen sozialen Situationen)
- Erfassung der Konsequenzen, insb. der mittel- bis langfristigen, nicht so sehr der unmittelbaren emotionalen Reaktionen
- Erfassen aktiver Copingstrategien und deren Effizienz: „Wie stark hilft das?" (kein Effekt, vernachlässigbar – zeitweise etwas besser – viel besser, auch längerfristig) „Wie gehen Sie damit um? Wie reagieren Sie auf …? Was tun Sie, um sich besser zu fühlen? Wie können Sie (z. B. wahnhafte Gedanken) … loswerden?"
  - Beschreibung der Copingstrategien auf kognitiver Ebene (z. B.: „Können Sie sich helfen, indem Sie bestimmte Dinge denken oder sich etwas Bestimmtes sagen?" Beachte: Verengt sich die Aufmerksamkeit auf bestimmte Stimuli, oder wechselt sie auf andere?)
  - Physiologische Strategien wie Atemkontrolle oder unangemessene Reaktionen wie Alkohol- oder Drogenabusus
  - Verhaltensbezogene Strategien wie Zu- oder Abnahme sozialer Aktivitäten, Involvieren in vermehrtes Handeln, Realitätstesten (Überprüfen unterschiedlicher Erklärungen von Ereignissen)

Ein Beispiel für eine solche Reizkontrollstrategie ist z. B. die Unterweisung eines Patienten, der in Situationen mit sehr vielen Menschen (z. B. Einkauf in der Fußgängerzone) vermehrt halluziniert, im Einsatz von gezielter Ablenkung und in progressiver Muskelrelaxation. Die wirksamste Interferenz akustischer Halluzinationen wird offensichtlich durch sprachbezogene Prozesse ausgelöst, z. B. Lesen, „offenes" oder „verdecktes" Sprechen. Solche Strategien können in ein Angstbewältigungstraining eingebettet sein.

Eine zweite Gruppe von Verfahren zielt auf die Veränderung bzw. Kontrolle der Produktivsymptome selbst, man spricht auch von sog. **Reaktionskontrollstrategien.** Beispiele hierfür sind Gedankenstoppverfahren – dies soll den Übergang zur anschließend unmittelbar realisierten Ablenkstrategie erleichtern – oder auch das Hören von subjektiv als angenehm erlebter Musik (Prinzip der Gegenkonditionierung) über einen Walkman, das zugleich eine Interferenz mit Halluzinationen auslöst *(counter-stimulation).*

Als Ausgangspunkt für eine weitere Gruppe therapeutischer Interventionen dienen die spontan vom Patienten selbst gezeigten **Bewältigungsversuche** seiner Produktivsymptomatik. Das Ziel besteht hierbei darin, die Bewältigungsreaktionen zu ermitteln, die entweder der einzelne Patient subjektiv als unzureichend erlebt oder aber die vom Standpunkt der Funktions- und Bedingungsanalyse aus gesehen als aufrechterhaltende Faktoren im psychopathogenetischen Prozess fungieren. Diese sollen dann modifiziert bzw. durch effizientere Strategien substituiert werden (therapeutisches Vorgehen ➤ Box 10.9).

BOX 10.9

Ablaufschema zu Aufbau und Optimierung von Strategien zur Bewältigung persistierender Produktivsymptomatik (Vauth und Stieglitz 2007)

- **Auswahl des Zielsymptoms nach Prioritäten** (Leidensdruck, Adaptationseinschränkung) **und Leichtigkeit der Behandlung** (Klarheit der Auslösebedingung, Verfügbarkeit der angemessenen Bewältigungsstrategien)
- **Auswahl der potenziell erfolgreichsten und angemessensten Bewältigungsstrategie**
  - Kognitive Strategien wie Verlagerung der Aufmerksamkeit, Selbstinstruktionen oder „rationale Neuformulierung"
  - Verhaltensbezogene Strategien wie Aufnahme von Aktivitäten (z. B. Lesen, Spaziergang), sozialer Rückzug oder Aufnahme sozialer Interaktionen
  - Körperbezogene Strategien wie Entspannungs- und Atmungsübungen (Alternativverhalten zu Drogen und Alkohol)
  - Wahrnehmungsprozessbezogene Strategien (z. B. Walkman, Ohrstöpsel)
- **Erklären des Vorgehens und Überprüfung des Verständnisses beim Patienten**
- **Probeweise Realisation der Bewältigungsstrategie in der Therapiesitzung**
  - Übung der Strategie ohne Berücksichtigung der Kontextbedingungen und Einstufung des Erfolgs der Realisation
  - Symptomsimulation/Suggestion der Auslösebedingung (Instruktion, Vorstellungsübung)
  - Wiederholtes Durchspielen der Vorstellung *(Cognitive Rehearsal)*
  - Festlegung der Voraussetzungen für die Anwendung im Alltag
- **Festlegung von Übungssituationen im Alltagskontext**
- **Überprüfung des Erfolgs, gestützt auf Selbstprotokollierung in der Nachfolgesitzung**

Eine vierte Gruppe von therapeutischen Strategien fokussiert die **subjektive Bedeutung,** die der Patient der **Produktivsymptomatik (Appraisal)** zuschreibt. Bedeutsam ist, dass Halluzinationen oder Wahn nicht *a priori* Auswirkungen auf Affekte oder Verhalten in negativer Richtung haben. Dysfunktional werden sie durch Bewertungsprozesse des Patienten. Das Auftreten von (Fremd- oder Selbst-)Aggression, Depression oder Angst hängt z. B. davon ab, inwieweit der Patient dem „Sender" der akustischen Halluzinationen eine übel meinende oder aber auch eine ihn schützen wollende Intention zuschreibt bzw. inwieweit die wahnhaften Wahrnehmungs- und Interpretationsprozesse den Patienten eine vermeintliche Gefährdung zentraler Bereiche seines Lebens, seiner Wertebildung oder aber seines Selbstkonzepts antizipieren lassen. Hier liegt der spezifische Indikationsbereich für kognitiv-behaviorale Therapieansätze (➤ Box 10.10).

BOX 10.10

Gemeinsame Elemente kognitiver Interventionen bei chronischer Produktivsymptomatik (Vauth und Stieglitz 2007)

- **Herstellen der Behandlungsvoraussetzungen:**
  - Psychoedukation: Vermittlung eines destigmatisierenden Behandlungs- und Störungsmodells („Normalisierung", nicht Bagatellisierung)
  - Vermittlung der Grundhaltung des *collaborative empirism*
  - Verminderung von Reaktanz durch nichtkonfrontatives Vorgehen
- **Graduierung des therapeutischen Vorgehens:**
  - Auswahl der Zielsymptomatik aufgrund motivationaler Gesichtspunkte und Behandlungsaussicht
- **Überprüfung der psychotischen Wahrnehmung/Interpretationen:**
  - *Distancing*
  - Sokratischer Dialog und Columbo-Methode: Diskutieren von Alternativerklärungen, Dekatastrophisierung, Herausarbeiten automatischer Gedanken *(inference chairing),* Identifikation von Grundüberzeugungen *(core beliefs)*
  - Formulierung überprüfbarer Schlussfolgerungen aus wahnhaften Überzeugungen oder Halluzinationsinhalt *(reality testing)*
- **Veränderung der Valenz des psychotischen Erlebens:**
  - Umstrukturierung, Reattribution, Pro-und-Kontra-Technik
- **Einbeziehung des sozialen Bezugssystems:**
  - Psychoedukation (nach dem Prinzip rationaler „Entängstigung"), Verdeutlichung der Rolle externer Auslöser und von Stress
  - Reduktion sekundärer HEE durch Aufbau von Problemlösekompetenz

Familientherapie: Psychoedukation und Reduktion von High Expressed Emotion (HEE)

Die Bedeutung der Familie als Ressource zur Verbesserung des Krankheitsverlaufs und in der sozialen Rehabilitation wuchs zum einen mit der Abkehr von stigmatisierenden ätiologischen Ansätzen, welche die Familie als alleinige Ursache der Schizophrenie definiert hatten (z. B. das Konzept der „schizophrenogenen Mutter") und zum anderen durch den zunehmenden Stellenwert der gemeindenahen psychiatrischen Versorgung. Entscheidendes Motiv für die stärkere Einbeziehung der Familie in die Behandlung war aber die bereits anfangs der 1970er-Jahre gemachte Entdeckung, dass das Wiedererkrankungsrisiko schizophrener Patienten in Familien mit einem sog. **HEE-Muster** familiärer Kommunikation (➤ Kap. 10.1.5 „Psychosoziale Faktoren") deutlich erhöht ist. Verschiedene diagnostische Instrumente (meist *Camberwell Family In-*

terview, CFI) erfassten feindselige Kritik, Abwertung und entmündigende Einmischung in die Belange des Erkrankten als Risikovariablen für erhöhte Rückfallwahrscheinlichkeit selbst bei medizierten Patienten, wenn diese mehr als 16 h/Woche in der Familie lebten.

LEITLINIEN

AWMF-S3-Leitlinie Schizophrenie 2006, S. 76–79

Zur Reduktion von Rückfallrisiko, insb. nach einem Rezidiv oder bei erhöhtem Rezidivrisiko, jedoch auch bei persistierender Symptomatik sollten familienfokussierte Interventionen von hierfür speziell geschultem Personal eingesetzt werden (Empfehlungsstärke A). Wenn möglich, sollte der Patient einbezogen werden (Empfehlungsstärke B). Die Intervention sollte bei wöchentlicher oder 2-wöchentlicher Frequenz mindestens 9 Monate durchgeführt werden (Empfehlungsstärke B). Auch die Einbeziehung von Angehörigen ohne den Patienten kann das Krankheitsverständnis fördern und die Angehörigen entlasten (Empfehlungsstärke C).

Alle familientherapeutischen Ansätze (➤ Box 10.11) sehen sich dem **Vulnerabilitäts-Stress-Modell** (Nuechterlein et al. 1992) verpflichtet. Dieses nimmt an, dass Patienten mit Schizophrenie eine Disposition (= Vulnerabilität) für die Erkrankung haben, die z. B. genetisch, biochemisch oder durch Persönlichkeitseigenschaften bedingt sein kann. Die Krankheit bzw. ein Rezidiv bricht dann beim Hinzutreten bestimmter Stressoren (insb. Life-Events und durch HEE geprägte Familienatmosphäre) aus. Das Vulnerabilitäts-Stress-Modell ist der Ansatzpunkt verschiedener familientherapeutischer Ansätze, die in den folgenden Abschnitten besprochen werden, auch wenn sie sich in einigen Dimensionen unterscheiden: z. B. in Bezug auf Interventionssetting (Wohnung der Familie, stationäres vs. ambulantes Setting), Modalität (Arbeit mit einer einzelnen Familie vs. einer Vielzahl von Familien in einer Gruppe), Interventionsdauer (6 Wochen bis 2 Jahre), Ausmaß der Einbeziehung des Erkrankten in die Familientherapiesitzung und Strukturiertheitsgrad der Intervention.

BOX 10.11

Gemeinsame Komponenten familientherapeutisch orientierter Behandlungsansätze

- Verpflichtende antipsychotische Behandlung
- Aufklärung des Patienten und seiner Angehörigen über Ursachen und Behandlungsmöglichkeiten schizophrener Störungen (Psychoedukation): Verminderung wechselseitiger Schuldzuweisungen durch Hinweis auf biologische Faktoren in der Genese
- Abbau von HEE-Mustern und eskalationsförderndem Verhalten des Patienten, z. B. durch Kommunikationstraining
- Erarbeitung von konkreten Lösungen für aktuelle Familienprobleme: u. a. Akzeptanz interpersoneller Grenzen in der Familie, Zerlegung von Zielen in Zwischenschritte
- Aktivierung des Selbsthilfepotenzials von Familiensystem und Patient, Ausweitung der Therapie von Problemen des Patienten auf das gesamte Familiensystem
- Phasen nach Hahlweg et al. (1995) :
  - Diagnostikphase: Verhaltensanalyse, Einzelgespräche mit wesentlichen Familienmitgliedern, gemeinsame Familiensitzung, standardisierte Diagnostik
  - Informationsphase (2 Sitzungen): Information über Schizophrenie und Antipsychotika (z. B. Wirkungen, Frühwarnzeichen, Nebenwirkungen, Verlauf)
  - Kommunikationstraining (4–5 Sitzungen): Verbesserung der kommunikativen Kompetenz als Voraussetzung für das Lösen von Problemen (z. B. positive und negative Gefühle ausdrücken, Wünsche äußern und das Lernen aktiven Zuhörens)
- Problemlösetraining (ab ca. der 7. Sitzung): Probleme definieren, alternative Lösungswege erarbeiten, Umsetzung evaluieren usw. Der Therapeut sollte folgende Aspekte beachten:
  - Eine therapeutische Allianz mit allen Familienmitgliedern erreichen
  - Detaillierte Informationen eines jeden Familienmitglieds im Hinblick auf Beobachtung, Gedanken und Gefühle über das präsentierte Problem bekommen
  - Über Interaktionen eines jeden Familienmitglieds innerhalb des Systems (z. B. Verhalten, Gefühle und Einstellung gegenüber anderen Familienmitgliedern, Anstrengung zur Problemlösung) Bescheid wissen
  - Informationen über Funktionen eines jeden Familienmitglieds in Settings außerhalb der Familie erhalten

Neben den familienzentrierten Behandlungsansätzen darf die Bedeutung von **Angehörigengruppen** nicht vernachlässigt werden. Ihre Hauptkomponenten bestehen in der Vermittlung von Wissen und Informationen über die Erkrankung ihres Angehörigen (Krankheitsmodelle, Therapiemöglichkeiten, Möglichkeiten der Selbsthilfe und praktische Unterstützung), in emotionaler Entlastung und wechselseitiger Unterstützung, insb. im Abbau von Schuld-, Scham- und Angstgefühlen sowie von Demoralisierung und Resignation und umgekehrt im Aufbau realistischer Hoffnungen. Hierbei kommt dem Erfahrungsaustausch zwischen den Angehörigen hinsichtlich emotionaler Entlastung und Entwicklung alternativer Verhaltensmöglichkeiten für kritische Situationen eine enorme Bedeutung zu.

EBM

Durch Einbeziehung der Familie in die Therapie lassen sich die Rückfall- (n = 2.981, 32 RCTs; RR 0,55 [CI 0,5 bis 0,6]; NNT 7 [CI 6 bis 8]) und Wiederaufnahmeraten (n = 481, 8 RCTs; RR 0,78 [CI 0,6 bis 1,0]; NNT 8 [CI 6 bis 13]) medizierter schizophrener Patienten zumindest während eines 1-jährigen Nachbeobachtungszeitraums deutlich senken. Auch die Behandlungsbereitschaft (n = 695, 10 RCTs; RR 0,60 [CI 0,5 bis 0,79], NNT 6 [CI 5 bis 9]), nicht aber die nachhaltige Bindung von Familien an die Versorgungsinstitutionen (n = 733, 10 RCTs; RR 0,74 [CI 0,5 bis 1,0]) konnte verbessert werden, ferner Rollenfunktion und rückfallprovozierende ungünstige Kommunikationsstile in der Familie (HEEs). Die Suizidalitätsraten blieben unbeeinflusst (Pharoah et al. 2010, Cochrane-Review).

Gemeindenahe psychiatrische Versorgung schizophrener Menschen

Überall in Europa und den USA wurden psychiatrische Krankenhäuser während der letzten 3 Jahrzehnte verkleinert und die Zahl psychiatrischer Betten reduziert, in der Bundesrepublik z. B. um etwa 30 %. Damit ging eine Verkürzung der durchschnittlichen stationären Verweildauer für psychiatrische Patienten von anfänglich noch ca. 130 Tagen auf weniger als 70 Tage am Ende der 1980er-Jahre einher. Diese Verkürzung der durchschnittlichen stationären Aufenthaltsdauer ist vorrangig auf alternative, extramurale Versorgungsangebote v. a. für chronisch psychisch kranke Patienten zurückzuführen (➤ Kap. 7).

Die Grundidee, psychische Störungen dort zu behandeln, wo sie entstehen und sichtbar werden, nämlich in der sozialen Umgebung des Patienten, führte zur Entwicklung von **fünf Prinzipien gemeindenaher Versorgung** schizophrener Patienten:

1. **Deinstitutionalisierung:** Klinikaufenthalte sollten auf ein notwendiges Mindestmaß beschränkt bleiben, um die Unabhängigkeit und Eigenständigkeit auch schwer beeinträchtigter schizophrener Patienten zu fördern. Dies fordert die Schaffung von alternativen Unterstützungsangeboten wie teilstationären Behandlungseinrichtungen oder Komplementärdiensten, die Übernahme von Betreuungsaufgaben durch informierte und geschulte Angehörige sowie die gezielte Förderung des Selbsthilfepotenzials der Patienten selbst (Bewältigungsstrategien; Selbsthilfegruppen).

E B M

Sechs alte amerikanische und englische Studien aus den 1970- und 1980er-Jahren ergaben keinen Hinweis darauf, dass geplant kürzere Verweildauern (in den Studien 1–4 Wochen) im Vergleich zu längeren Krankenhausaufenthalten zu einer „Drehtürpsychiatrie" führen. Wegen der inzwischen erfolgten Veränderungen der Gesundheitssysteme und der fraglichen Übertragbarkeit der Ergebnisse auf andere Länder muss dieses Feld sicher weiter untersucht werden (Evidenzstufe Ia: Babalola et al. 2014, Cochrane-Review).

2. **Sektorisierung:** Psychiatrische Großkrankenhäuser weit draußen vor der Stadtgrenze fördern Beziehungsabbrüche und Ausgrenzung des Patienten aus der ihn tragenden sozialen Gemeinschaft, verlängern die Hospitalisierungsdauer unnötig, fördern Rückzugstendenzen und Passivierung der Patienten. Die Verkleinerung des Einzugsgebietes der einzelnen Kliniken wird daher als wichtiges Ziel gesehen.
3. Das Prinzip der **„Kontinuität und Koordination"** berücksichtigt die Tatsache, dass sich psychischer Zustand und soziale Situation des schizophrenen Patienten über längere Zeiträume hinweg ändern und therapeutisch-rehabilitative Angebote diesen wechselnden Ausgangslagen und Bedürfnissen daher flexibel Rechnung tragen müssen. Die Koordination einer solchen flexiblen Abstufung des Hilfsangebots soll durch eine kontinuierlich zuständige Bezugsperson (Case Manager) oder ein kooperierendes Team verschiedener Spezialisten *(Assertive Community Team)*, das gemeinsam für einen Patienten verantwortlich ist, gewährleistet werden (Vauth 2004b).

E B M

In einem aktuellen Cochrane-Review wurde die Effektivität von *(Intensive) Case Management* (ICM) und *Assertive Community Treatment* (ACT) gegenüber herkömmlicher Behandlung untersucht. Die Mehrheit der identifizierten Studien basierte auf dem ACT-Ansatz. Gegenüber herkömmlicher Behandlung zeigten sich deutliche Vorteile durch eine solche intensivierte Behandlung hinsichtlich der stationären Behandlungsdauer, Compliance und Behandlungszufriedenheit sowie einer höheren Stabilität im Bereich des Wohnens. Die Wirksamkeit von ICM zeigte sich an der Reduktion stationärer Behandlungstage insb. in der Subgruppe schwer psychisch kranker Menschen mit hoher Inanspruchnahme stationärer Behandlungstage (Evidenzstufe Ia: Dieterich et al. 2010, Cochrane-Review).

4. Die stärkere **Orientierung an Patientenbedürfnissen** verlangt die Verwirklichung von Mitspracherechten in der Gestaltung der Versorgung durch die Patienten selbst. Das setzt wiederum voraus, dass die Arbeitsweisen der Versorgungseinrichtungen transparent und überprüfbar sind.
5. Die gemeindenahe Versorgung muss auf das Ziel einer **sekundären** und **tertiären Rückfallprävention** ausgerichtet sein.

Umgesetzt werden die Prinzipien der gemeindenahen psychiatrischen Versorgung schizophrener Menschen durch Verkleinerung von psychiatrischen Landeskrankenhäusern und psychiatrischen Abteilungen in Bezirkskrankenhäusern und v. a. durch Schaffung von psychiatrischen Abteilungen in Allgemeinkrankenhäusern sowie teilstationären, „ambulanten" und „komplementären" Einrichtungen.

Beispiele für **teilstationäre Einrichtungen** sind Tageskliniken, die den Patienten im natürlichen sozialen Umfeld belassen und zugleich soziale, kognitive und lebenspraktische Fertigkeiten in geschütztem Rahmen trainieren bzw. den Übergang von vollstationärer zu ambulanter Behandlung erleichtern.

E B M

In einem Cochrane-Review fanden Shekl et al. (2009) nur vier Studien, die eine befristete tagesklinische Behandlung kürzlich entlassener Patienten mit sofortiger ambulanter Behandlung verglichen. Für valide Schlussfolgerungen reicht die Datenlage noch nicht aus.

Das Gegenstück hierzu bilden Nachtkliniken, in deren geschütztem Rahmen den Patienten die Teilnahme an rehabilitativen Angeboten anderer Einrichtungen oder aber auch Berufstätigkeit ermöglicht wird.

E B M

Über die Einrichtung von Tagesstätten oder unterstützten Wohngruppen gibt es keine den Cochrane-Kriterien entsprechenden Untersuchungen (Catty et al. 2007; Chilvers et al. 2002, Cochrane-Reviews). Positive Ergebnisse liegen aber für bestimmte unterstützende Formen der Reintegration in das Arbeitsleben vor (Evidenzstufe Ia: Shek et al. 2009, Cochrane-Review).

Neben den **ambulanten Einrichtungen,** zu denen niedergelassene Fachärzte, psychosoziale Beratungsstellen, die sozialpsychiatrischen Dienste von Gesundheitsämtern und Psychiatrische Institutsambulanzen bzw. Psychiatrische Polikliniken gerechnet werden, sind die **komplementären Einrichtungen** zu erwähnen: Ursprünglich als ergänzendes Gegenstück zur herkömmlichen (teil-) stationären und ambulanten Behandlung gedacht, bilden sie jetzt das Herzstück der gemeindenahen Versorgung. Sie bieten Unterstützung für die Bereiche Wohnen (Wohnheime, therapeutische Wohngruppen, betreutes Einzelwohnen), Arbeit (überbetriebliche Rehabilitationseinrichtungen: Berufsbildungswerke für Erstausbildung, Berufsförderungswerke für Umschulungen oder Fortbildung in Werkstätten) und Freizeit (z. B. Tagesstätten, z. T. psychosoziale Kontakt- und Beratungsstellen).

Es ist zu hoffen, dass die Effektivität dieser prinzipiell sehr sinnvollen komplementären Einrichtungen in den nächsten Jahren durch entsprechende Studien überprüft werden wird.

LEITLINIEN

AWMF-S3-Leitlinie Schizophrenie 2006, S. 90, 91 und 100

Aus Psychiatern, Pflegekräften, Sozialarbeitern und ggf. Psychologen und Ergotherapeuten bestehende teambasierte und gemeindenahe Versorgungsstrukturen können zur Koordination und Kooperation der Versorgung von schwer erkrankten Menschen mit Schizophrenie beitragen, therapeutische Kontinuität gewährleisten und Krankenhausaufnahmen reduzieren (Empfehlungsstärke A). Wesentliche Aufgaben dieser integrierten Teams sollten neben der psychiatrischen Standardbehandlung die Gewährleistung von Hausbesuchen und die gemeinsame Verantwortung für die gesundheitliche und soziale Versorgung der Betroffenen sein.
Die Etablierung von Strukturen des Case Managements oder der Soziotherapie, die auf einen einzelnen Arzt, einzelne Sozialarbeiter oder Fachkrankenpflegekräfte als Schlüsselpersonen zentriert sind, wird nicht für die Routineversorgung von Menschen mit schweren schizophrenen Psychosen empfohlen (Empfehlungsgrad A).
Psychiatrische Notdienste, sozialpsychiatrische Dienste, Netzwerke niedergelassener Fachärzte und/oder Klinikambulanzen sollten die Funktion von gut erreichbaren und möglichst mobilen Kriseninterventionsteams in definierten Versorgungsregionen übernehmen, um den Bedürfnissen von Menschen mit schizophrener Psychose an ihrem Wohnort zu entsprechen und stationäre Aufnahmen möglichst zu vermeiden (Empfehlungsgrad A).

Resümee

Für die klassischen tiefenpsychologischen Verfahren konnten bisher weder im Einzel- noch im Gruppensetting ein empirischer Wirksamkeitsbeleg erbracht werden. Für kognitiv-behaviorale Strategien fanden sich hingegen vielversprechende Ergebnisse, insb. bei Patienten mit therapieresistenten Positivsymptomen. Ausführliche, i. d. R. in Gruppen durchzuführende Psychoedukation sollte ein Grundbaustein der Behandlung schizophrener Patienten sein, da sie die Rückfallraten durch Verbesserung der Compliance deutlich senkt. Ähnliches gilt für familientherapeutische Ansätze. Bezüglich der häufig eingesetzten Gruppentherapien zur Förderung sozialer Fertigkeiten ist abschließend zu klären, inwieweit die Patienten die erlernten Fertigkeiten auch auf ihr Alltagsleben übertragen können. Ob versorgungsstrukturelle Verbesserungen i. S. einer Deinstitutionalisierung und Dezentralisierung der Versorgung künftig noch eine weitere Verbesserung der sozialen und beruflichen Integration bei schizophrenen Patienten erreichen können, bleibt abzuwarten.

Frühintervention bei psychotischen Störungen unter besonderer Berücksichtigung schizophrener Erkrankungen

In den letzten 5–10 Jahren haben die Angebote zur Früherkennung psychotischer Störungen wie auch die Ansätze zur frühestmöglichen Behandlung ersterkrankter Schizophrener eine große Ausweitung erfahren. Die Hoffnung der Früherkennungszentren richtet sich auf eine Reduktion einer sog. **Duration of Untreated Psychosis (DUP).** Aus epidemiologischen Untersuchungen ist bekannt, dass die Phase der *prodromal schizophrenia* 5–7 Jahre progressiver Funktionseinschränkung beträgt. **Awareness-Programme** vermitteln Lehrern, Hausärzten u. a. Wissen über relevante Risikoprofile in dieser Phase, in der Auffälligkeiten oft als Adoleszenzkrise verkannt werden (Leistungsknick, sozialer Rückzug, kognitive Störungen ohne Depressivität). **Interventionsansätze** in dieser Phase vor dem offenen Ausbruch der Erkrankung wenden eine niedrigdosierte Therapie mit atypischen Antipsychotika und/oder problemorientierte kognitiv-verhaltenstherapeutische Ansätze an. Der Stand der empirischen Evaluation erlaubt aber noch kein definitives Urteil über die Behandlungseffizienz (z. B. Haddock und Lewis 2005).

EBM

Einem neuen Review zufolge lässt sich durch eine manualisierte und problemfokussierte KVT bei Probanden mit Prodromalsymptomatik die Entwicklung einer manifesten Psychose über einen Beobachtungszeitraum von 12 Monaten signifikant besser verhindern als durch unterstützende Beratung (Evidenzstufe Ia: Stafford et al. 2013; qualitätsüberprüfter Review). Das präventive Potenzial von Antipsychotika ließ sich in Ermangelung methodisch anspruchsvoller Studien metaanalytisch nicht evaluieren.

LEITLINIEN

AWMF-S3-Leitlinie Schizophrenie 2006, S. 70

Die Leitlinie empfiehlt die Durchführung **kognitiver Verhaltenstherapie** in präpsychotischen Prodromalstadien mit einem hohen Übergangsrisiko in eine Schizophrenie (Empfehlungsstärke A). Bezüglich der Reduktion von Transitionsraten potenzieller Vorläuferstadien späterer Schizophrenie (vgl. zur Kritik mangelnder Validität des Konzepts oben die Ausführungen zu DSM-5/ICD11) konnten erste Effekte bzgl. einer Reduktion der Transitionsraten in den ersten 2 Jahren erbracht werden (Metaanalyse: Hutton und Taylor 2014).

Interventionsansätze nach der ersten psychotischen Episode sind schon besser evaluiert (Penn et al. 2005). Sie basieren auf dem Konzept der *critical period* in den ersten 2–5 Jahren der Erkrankung, in der es zu progedienten Funktionseinbußen (bzgl. Symptomatik, beruflicher und sozialer Integration) und danach zu einem relativen Plateau kommen kann. Daher richtet sich die Hoffnung von Frührehabilitations- und Interventionsansätzen bei ersterkrankten Schizophrenen v. a. darauf, dieses Plateau auf einem möglichst hohen psychosozialen Adaptationsniveau zu halten. Die Notwendigkeit **phasenspezifischer** Interventionskonzepte wird mit den verschiedenen Besonderheiten der Ersterkrankung begründet. Durch eine erste psychotische Erkrankung wird sehr häufig die Lösung von altersspezifischen Entwicklungsaufgaben (z. B. Ablösung vom Elternhaus, Abschluss der Schulausbildung und anderer Formen von Ausbildung, Berufsstart, Gründung einer Partnerschaft, Aufbau eines sozialen Netzes) erschwert. Daher benötigen die Patienten bei einer Reintegration in den Alltag v. a. Hilfestellung bei der Bewältigung dieser altersspezifischen Lebensaufgaben. So sind denn auch die Frühinterventionszentren häufig wie spezielle Formen von Jugendtreffs gestaltet, um den Patienten zu helfen, die gesunden Anteile ihrer Identität möglichst rasch zurückzugewinnen. Auch ist die Bereitschaft zur so wichtigen pharmakologischen Rezidivprophylaxe innerhalb des ersten Erkrankungsjahres bei höchstens 50 % der Betroffenen vorhanden.

Die **Förderung von Krankheitsverarbeitung und -akzeptanz** gehört daher zu den vordringlichen Schwerpunkten von einzel- und gruppentherapeutischen Interventionen der KVT in dieser Erkrankungsphase. Die emotionale Auseinandersetzung mit den psychotischen Erfahrungen i. R. der Ersterkrankung, die oft massiv ängstigend und z. T. mit sehr dramatischen Situationen bei der Zuführung zur Behandlung verbunden ist, bedarf einer besonderen therapeutischen Unterstützung, um langfristig ein günstiges subjektives Krankheitsmodell beim Patienten aufbauen zu helfen.

Eine Übersicht zur weltweiten Implementierung von Frühbehandlungszentren findet sich bei Edwards und McGorry (2002). Beispiele für solche Ansätze sind das *Prevention and Intervention Program for Psychosis* (PEPP; London, Ontario/Kanada seit 1996), das seit 1992 in Melbourne etablierte *Early Psychosis Prevention and Intervention Centre* (EPPIC), das *Early Treatment and Identification of Psychosis Project* (TIPS; Norwegen, Dänemark seit 1997) und der *Early Intervention Service* (IIS; Birmingham/England seit 1995). Die Evaluation dieser Ansätze befindet sich allerdings noch im Anfangsstadium (Morrison et al. 2002).

Das weitgehende Fehlen von randomisierten Kontrollgruppenstudien wird mit ethischen Bedenken gegen eine Randomisierung und auch der Schwierigkeit von Verlaufskontrollen in naturalistischen Settings begründet. Bislang konnten bei Ersterkrankten mit persistierender Positivsymptomatik (50 % schizophrene Störung) durch einen kognitiv-behavioralen Ansatz gegenüber einer Routinebehandlung (Pharmakotherapie und supportives Counselling) ein deutlicher Rückgang der akustischen Halluzinationen, kurzfristig eine Absenkung der Rückfallraten und auch ein höheres Funktionsniveau nachgewiesen werden (1-Jahres-Verlauf). Diese Effekte ließen sich jedoch im 5-Jahres-Verlauf ohne Fortführung des Angebots nicht aufrechterhalten. Gemeinsame Elemente der meisten angebotenen Interventionspakete sind: Verbesserung der Krankheitsverarbeitung, Rückfallpräventionstraining, soziales Fertigkeitentraining und Aspekte des Symptommanagements.

EBM

Durch psychosoziale, auf die spezielle Situation von Ersterkrankten zugeschnittene Interventionsprogramme lassen sich weitere Episoden signifikant besser verhindern als durch TAU (Evidenzstufe Ia: Alvarez-Jimenenz et al. 2011; qualitätsüberprüfter Review). Zwischen Placebo und einem Antipsychotikum der 1. Generation ergaben sich keine signifikanten Unterschiede, letztere erwiesen sich als weniger wirksam als neuere Antipsychotika.

10.2 Andere psychotische Störungen

10.2.1 Übersicht über die Klassifikation psychotischer Störungen

Geschichtliche Entwicklung Im Lehrbuch von Kraepelin (1899) wurde zunächst zwischen der Dementia praecox und dem manisch-depressiven Irresein unterschieden (➤ Kap. 10.1). Als E. Bleuler (1911) die Dementia praecox durch die Gruppe der Schizophrenien ersetzte, war hiermit keineswegs nur eine Namensänderung verbunden. E. Bleulers Konzept war deutlich weiter gefasst und nicht auf Fälle mit einem ungünstigen Verlauf beschränkt. Somit gab es nun etliche Patienten, die zwar aufgrund des Querschnittsbefunds E. Bleulers Gruppe der Schizophrenien zugeordnet werden konnten, jedoch einen eher günstigen Krankheitsverlauf i. S. von Kraepelins manisch-depressivem Irresein aufwiesen. Für solche Fälle wurden von verschiedenen Autoren z. T. recht unterschiedliche Konzepte entwickelt, die auf eine Separierung des intermediären Bereichs zwischen den schizophrenen und affektiven Psychosen abzielen (➤ Tab. 10.15).

Alle genannten Konzepte wurden jedoch kontrovers diskutiert und von Autoren wie z. B. K. Schneider sogar grundsätzlich abgelehnt. Auch aktuell wird eine nosologische Differenzierung von psychotischen Störungen immer wieder infrage gestellt. Durch neuere neurobiologische Erkenntnisse konnte kein wesentlicher Fortschritt erzielt werden. So wird heute vielfach von einem Kontinuummodell ausgegangen, in dem es keine scharfen Grenzen zwischen den einzelnen Krankheitseinheiten gibt. Dies führt praktisch zu einem eher syndromorientierten Ansatz, der häufig mit einer dimensionalen Diagnostik verbunden ist.

Klassifikation in ICD-10 und DSM-5 Die in ➤ Tab. 10.15 aufgeführten historischen Konzepte haben teilweise Eingang in die aktuellen Diagnosesysteme gefunden. Auch das Konzept der Paranoia als isolierte Wahnerkrankung findet sich bis heute in ICD-10 und DSM-5. ➤ Abb. 10.14 gibt einen Überblick über das Kapitel Schizophrenie, schizotype und wahnhafte Störungen in der ICD-10. Hierbei ist zu beachten, dass die modernen psychiatrischen Diagnosesysteme Kompromisslösungen darstellen und auf Konsensusentscheidungen beruhen. Deshalb gibt es doch teilweise erhebliche Unterschiede zwischen ICD-10 und DSM-5. So wird im DSM-5 die schizotype Störung den Persönlichkeitsstörungen zugeordnet. Anstelle der akuten vorübergehenden psychotischen Störungen der ICD-10 finden sich im DSM-5 die Konzepte der schizophreniformen Störung und der kurzen psychotischen Störung. Die schizoaffektiven Störungen werden sowohl in der ICD-10 als auch im DSM-5 aufgeführt, wobei sich jedoch die Diagnosekriterien dann doch erheblich voneinander unterscheiden. Diese Differenzen erschweren natürlich die Vergleichbarkeit empirischer Studien. Hinsichtlich der wahnhaften Störungen findet sich hingegen zwischen ICD-10 und DSM-5 eine hohe Übereinstimmung.

Die genannten Diagnosen stellen im klinischen Alltag keine Rarität dar, sondern werden durchaus häufig verwendet. Hierbei scheint es allerdings deutliche nationale und regionale Unterschiede zu geben. Belastbare epidemiologische Daten sind nur schwer zu erhalten.

Im Folgenden werden die nun die einzelnen in ➤ Abb. 10.14 aufgeführten nosologischen Konzepte im Einzelnen behandelt. Die schizotypen Störungen (F21) und die induzierten wahnhaften Störungen (F23) stellen hierbei Sonderfälle dar, da es sich eigentlich

Tab. 10.15 Wichtige historische Konzepte zur Ergänzung der dichotomen Klassifikation Kraepelins

Degenerationspsychose	P. Schröder, K. Kleist
Schizoaffektive Psychose	J. Kasanin
Schizophreniforme Psychose	G. Langfeldt
Psychogene Psychosen	A. Wimmer
Reaktive Psychose	E. Strömgren
Zykloide Psychose	K. Leonhard, K. Kleist

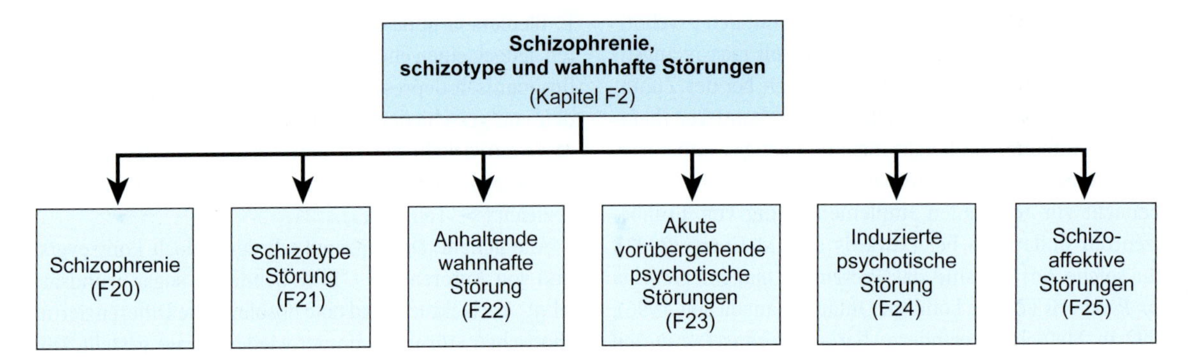

Abb. 10.14 Klassifikation nichtaffektiver psychotischer Störungen in der ICD-10

nicht um psychotische Störungen im engeren Sinne handelt. Vielmehr besteht hier eine enge Beziehung zu den Konzepten der Persönlichkeitsstörung sowie zu den neurotischen Entwicklungen. Am Schluss des Kapitels wird noch auf im Wochenbett auftretende psychische Störungen eingegangen. Hierbei spielen neben den Wochenbettdepressionen auch die Puerperalpsychosen eine wichtige Rolle. Allerdings sind der nosologische Status dieser Konzepte und deren diagnostische Einordnung innerhalb der ICD-10 noch unklar. Da es sich bei den psychischen Störungen im Wochenbett jedoch um bedeutsame Ereignisse handelt, erscheint die Berücksichtigung dieser Krankheitsbilder i. R. des vorliegenden Kapitels gerechtfertigt.

10.2.2 Schizotype Störungen und induzierte wahnhafte Störungen

Mit dem Konzept der **schizotypen Störung (F21)** werden in der ICD-10 Störungen beschrieben, die sich durch ein „exzentrisches Verhalten" sowie „Anomalien des Denkens und der Stimmung" auszeichnen. Als weitere Symptome werden „inadäquater Affekt", „Tendenz zum sozialen Rückzug", „seltsame Glaubensinhalte und magisches Denken", „Misstrauen und paranoide Ideen", „zwanghaftes Grübeln", „ungewöhnliche Wahrnehmungserlebnisse", „umständliches Denken" sowie „vorübergehende quasipsychotische Episoden" genannt. Es handelt es sich hierbei um Grenzfälle im Übergangsbereich zwischen Persönlichkeitsauffälligkeiten und den schizophrenen Psychosen. Historisch geht die schizotype Störung auf Konzepte wie die „Schizophrenia simplex" (Kraepelin 1899) oder die „latente Schizophrenie" (Bleuler 1911) zurück. Interessanterweise wird in der ICD-10 empfohlen, diese Diagnose nicht zu verwenden, da es z. B. keine klare Abgrenzung zur Schizophrenie sowie zu den schizoiden und paranoiden Persönlichkeitsstörungen gibt. So kann es durchaus vorkommen, dass sich bei Patienten, die zunächst die diagnostischen Kriterien für eine schizotype Störung erfüllen, im weiteren Verlauf das Vollbild einer Schizophrenie entwickelt. Im Gegensatz zur ICD-10 bezeichnet das DSM-5 vergleichbare Störungsbilder als schizotype Persönlichkeitsstörung und ordnete sie dem Konzept der Persönlichkeitsstörungen zu. Die schizotype Störung tritt eher selten auf.

Bei der **induzierten wahnhaften Störung (F24)** handelt es sich ebenfalls um eine eher selten auftretende Erkrankung. Charakteristisch ist hierbei, dass eine wahnhafte Überzeugung – meist i. S. eines Verfolgungs- oder Größenwahns – von zwei oder gelegentlich auch mehreren Personen geteilt wird. Solche Phänomene sind seit langem bekannt und wurden bereits im 19. Jh. eingehend beschrieben. So findet sich in der Psychiatriegeschichte z. B. der Begriff des „infektiösen Irreseins". Die Betroffenen stehen meist in einer außergewöhnlich engen Beziehung bzw. emotionalen Bindung. Bei zwei Personen spricht man auch von einer **Folie à deux,** bei drei Personen von einer **Folie à trois.** Gelegentlich können auch einmal ganze Familien betroffen sein. Am häufigsten ist allerdings eine Folie à deux bei Eheleuten bzw. Lebenspartnern, Geschwistern oder Müttern und einem Kind. Bei allen genannten Formen leidet eine Person an einer „echten" psychotischen Störung, z. B. an einer paranoiden Schizophrenie oder einer anhaltenden wahnhaften Störung. Diese meist dominante Person („Induktor") induziert dann beim meist eher passiven Partner die Übernahme der wahnhaften Überzeugungen. Eine soziale Isolierung kann hierbei sowohl bei der Entstehung als auch bei der Aufrechterhaltung der Symptomatik eine wichtige Rolle spielen. So kommt es bei der passiven Person im Regelfall dann zumeist auch wieder zum Verschwinden der Symptomatik, wohingegen dieser beim Induktor meist bestehen bleibt.

10.2.3 Anhaltende wahnhafte Störungen

Konzeptuelle Grundlagen Das heutige Konzept der wahnhaften Störungen geht maßgeblich auf die Beschreibung der **Paranoia** durch Kraepelin (1899) zurück. Hiermit wurde ein Störungsbild charakterisiert, bei dem sich „ganz langsam ein dauerndes, unerschütterliches Wahnsystem bei vollkommener Erhaltung der Besonnenheit herausbildet". Im Weiteren beschäftigte sich Gaupp (1914) ausführlich mit dem Krankheitsbild der Paranoia. Geradezu paradigmatisch wurde hierbei seine Kasuistik des Hauptlehrers Wagner aus Degerloch. Dieser hatte sich jahrelang verspottet gefühlt und schließlich am 4.9.1913 seine Frau, seine vier Kinder sowie neun weitere Personen getötet. Gaupp vertrat hierbei die Ansicht, dass sich die Paranoia meist schrittweise auf dem Boden einer abnormen Persönlichkeit entwickle. Dieser Ansatz wurde von Kretschmer (1918) mit dem Konzept des **sensitiven Beziehungs-**

wahns weiter ausgebaut. Es beschreibt Menschen mit „sensitiv-asthenischen“ Persönlichkeitszügen, bei denen sich meist nach Kränkungserlebnissen eine wahnhafte Symptomatik herausbildet.

Tiefer gehende Informationen
Informationen zur psychopathologischen Methodenlehre (Heidelberger und Tübinger Schule) finden Sie online im „Plus im Web“ zu diesem Buch.

Diagnostische Leitlinien der ICD-10 In der ICD-10 spielen gemäß dem dort verfolgten deskriptiven und ätiologiefreien Ansatz differenzierte Überlegungen zur Wahnentstehung keine Rolle. Die anhaltenden wahnhaften Störungen (F22) werden in wahnhafte Störung (F22.0) sowie zwei Restkategorien (sonstige bzw. nicht näher bezeichnete anhaltende wahnhafte Störungen) unterteilt. Die diagnostischen Leitlinien der wahnhaften Störung (F22.0) sind in ➤ Box 10.12 dargestellt. Das entscheidende Kriterium ist das Auftreten eines Wahns oder Wahnsystems sowie das weitgehende Fehlen anderer Symptome. Wenn Halluzinationen vorliegen, bestimmen diese nicht das klinische Bild. Eine primäre oder sekundäre Hirnerkrankung oder eine durch psychotrope Substanzen bedingte psychotische Störung muss ausgeschlossen werden. Die Diagnosekriterien des DSM-5 weichen nicht wesentlich von den hier dargestellten Leitlinien der ICD-10 ab.

BOX 10.12
Diagnostische Leitlinien der wahnhaften Störung in der ICD-10

- Wahn oder Wahnsystem mit nicht typisch schizophrenen Inhalten (d. h. keine völlig unmöglichen oder kulturell inakzeptablen Vorstellungen); häufige Wahninhalte: Verfolgungs- Größen-, Eifersuchts-, Liebes- oder hypochondrischer Wahn
- Dauer der Wahngedanken von mindestens 3 Monaten
- Nichterfüllen der Kriterien für eine Schizophrenie
- Keine anhaltenden Halluzinationen
- Fortbestehen der Wahngedanken auch nach Rückbildung etwaiger affektiver Symptome

Differenzialdiagnosen Beim Auftreten einer Wahnsymptomatik ist differenzialdiagnostisch natürlich immer auch an eine **Schizophrenie** zu denken. Bei einer Schizophrenie tritt der Wahn jedoch nicht isoliert auf, sondern ist mit einer Reihe von anderen Symptomen wie z. B. Sinnestäuschungen, Ich-Störungen, formalen Denkstörungen, katatonen Symptomen oder einer Negativsymptomatik verbunden. Auch ein „bizarrer“ oder „kulturell inakzeptabler“ Wahninhalt ist nicht mit einer wahnhaften Störung vereinbart, sondern deutet auf eine Schizophrenie hin.

Auch i. R. von **affektiven Störungen** kann ein Wahn auftreten. Insbesondere trifft dies für die bipolar affektiven Störungen zu. Der Wahn ist hierbei jedoch meist stimmungskongruent. So stehen in depressiven Phasen typischerweise Themen wie Schuld, Versündigung und Hypochondrie im Vordergrund, in manischen Phasen oftmals ein Größenwahn. Die entscheidende differenzialdiagnostische Abgrenzung gegenüber der wahnhaften Störung erfolgt jedoch aufgrund der hier im Vordergrund stehenden ausgeprägten affektiven Symptome, welche die Kriterien für eine depressive, manische oder gemischte affektive Episode erfüllen. Bei der wahnhaften Störung kann es gelegentlich auch einmal zu deutlichen affektiven Symptomen kommen, der Wahn bleibt hier jedoch nach Abklingen der affektiven Symptomatik bestehen.

Insbesondere müssen auch **organische und substanzinduzierte Störungen** in die differenzialdiagnostische Überlegung einbezogen werden. So kann es z. B. in frühen Stadien der Alzheimer-Erkrankung oder auch bei vaskulären Schädigungen des Gehirns zu einer Wahnsymptomatik kommen. Auch eine Therapie mit dopaminergen Substanzen, etwa i. R. eines idiopathischen Parkinson-Syndroms, kann zu wahnhaften Symptomen führen. Von besonderem Interesse ist auch das Konzept des **alkoholischen Eifersuchtswahns,** wobei hier unklar ist, inwiefern eher organische bzw. alkoholtoxische oder eher psychoreaktive Faktoren eine Rolle spielen.

Auch die Abgrenzung zu den **paranoiden Persönlichkeitsstörungen** ist von Bedeutung, wobei hier definitionsgemäß kein Wahn vorliegt, sondern es vielmehr zu einem andauernden Misstrauen, einer übertriebenen Empfindlichkeit auf Rückschläge und Zurücksetzungen sowie einer starken Selbstbezogenheit kommt. Inwiefern eine solche Persönlichkeitsstruktur eine Prädisposition für eine wahnhafte Störung darstellt, wie es z. B. von Leonhard (1948) für die paranoiden Entwicklungen herausgearbeitet wurde, muss derzeit offen bleiben. Schließlich spielt die Abgrenzung von den **somatoformen Störungen** noch eine Rolle. Hierbei kommt es häufig zu hypochondrischen Gedanken, definitionsgemäß jedoch nicht zu einem Wahn.

Psychopathologische Symptomatik und Verlauf Bei der wahnhaften Störung steht meist ein bestimmtes Wahnthema im Vordergrund. Häufig kommt es aber dann auch zu einer Verknüpfung verschiedener Wahnideen, sodass ein systematisierter Wahn entsteht. Die häufigsten **Wahnthemen** sind:

- Verfolgungswahn
- Größenwahn
- Eifersuchtswahn
- Liebeswahn (die Betroffenen glauben, andere Personen wären in sie verliebt).
- Hypochondrischer Wahn

Die Betroffenen erscheinen aufgrund des Fehlens anderer Symptome auf den ersten Blick oft recht unauffällig. Die kognitiven Fähigkeiten bleiben erhalten. So können Menschen mit wahnhaften Störungen im Beruf oft noch gut zurechtkommen. Schwierigkeiten treten meist im sozialen Bereich auf, z. B. wenn ein Eifersuchtswahn eine Paarbeziehung erheblich beeinträchtigt. Die Störung ist insb. für Laien häufig schwer zu erkennen. Ärztlicher Rat wird oft sehr spät oder überhaupt nicht angenommen. Klinikeinweisungen stellen eher die Ausnahme dar.

Problematisch kann ein „querulatorisches“ Sozialverhalten sein. Menschen fühlen sich von Behörden, Institutionen und Gerichten schlecht behandelt und kämpfen gegen vermeintliche Fehlentscheidungen an. In diesem Zusammenhang findet sich auch immer wieder der Begriff **Querulantenwahn**. Diese Bezeichnung sollte jedoch möglichst vermieden werden, da „Querulanz“ zunächst lediglich ein negativ bewertetes Sozialverhalten darstellt. Aufgabe der Psychiatrie ist es, im Einzelfall zu untersuchen, ob sich hinter einer solchen „Querulanz" eine psychische Störung verbirgt, etwa in Form einer wahnhaften Störung mit einem Verfolgungswahn oder auch in Form einer paranoiden Persönlichkeitsstörung. In seltenen Fällen können wahnhafte Störungen auch eine erhebliche forensische Relevanz haben. So kann z. B. ein Eifersuchtswahn ein Motiv für Tötungsdelikte sein. Auch ein Verfolgungswahn kann zu Gewalttätigkeit führen. In diesem Zusammenhang sei noch einmal an den Fall des Hauptlehrers Wagner (Gaupp 1914) erinnert.

Während man früher einen meist chronischen Krankheitsverlauf annahm, wird diese Ansicht jedoch heute zunehmend infrage gestellt. So scheinen auch Vollremissionen bei der wahnhaften Störung keine Rarität darzustellen (Jäger et al. 2004).

Therapie Die Behandlung vom Menschen mit einer wahnhaften Störung kann ein erhebliches Problem darstellen. Die Patienten nehmen nur selten von sich aus ärztliche Hilfe in Anspruch. Krankheitseinsicht lässt sich meist schwer erzielen. Die mit der psychischen Störung verbundenen Schwierigkeiten werden von den Patienten oft nicht bei sich selbst, sondern bei den Mitmenschen gesucht. Im Kontakt sind die Patienten häufig misstrauisch und ablehnend. Manchmal kann es auch vorkommen, dass Menschen mit einer wahnhaften Störung aufgrund von depressiven Verstimmungen den Arzt aufsuchen. Auf diese Weise lässt sich dann u. U. ein therapeutischer Einstieg finden. Gelegentlich sind es nicht die Patienten selbst, sondern ihre Angehörigen, die um ärztliche Hilfe bitten. In solchen Fällen ist ein vorsichtiges Vorgehen unter uneingeschränkter Beachtung der ärztlichen Schweigepflicht anzuraten. Auch muss vor einem vorschnellen Ausstellen ärztlicher Atteste ohne ausreichende Untersuchung der betroffenen Person gewarnt werden. Gerade Menschen mit wahnhaften Störungen neigen bei vermeintlichen Fehlern dazu, Rechtsanwälte und Presse einzuschalten, wo sie möglicherweise auf große Resonanz treffen. Dennoch sollte man versuchen, den Angehörigen beratend zur Seite zu stehen. Aufgrund der meist deutlich misstrauischen Haltung der Patienten und der fehlenden Krankheitseinsicht ist die Durchführung kontrollierter Therapiestudien kaum möglich. So stößt hier die evidenzbasierte Medizin leider an ihre Grenzen.

Analog zur Behandlung der paranoiden Symptomatik i. R. einer Schizophrenie ist in Hinblick auf eine **Pharmakotherapie** mit **Antipsychotika** denkbar. Aus den oben genannten Gründen gibt es allerdings hierfür nur wenig empirische Evidenz. In Fallberichten wurde mehrfach der Einsatz von Pimozid in niedrigen Dosierungen empfohlen. In einer einzigen (jedoch nicht placebokontrollierten) Doppelblindstudie, in der die Wirksamkeit von 2 mg und 12 mg Pimozid verglichen wurde, fand sich unter beiden Dosierungen jedoch keine signifikante Verbesserung der Symptomatik (Silva et al. 1998). Auch ist zu beachten, dass Pimozid heute in der Behandlung der Schizophrenie eher nur noch selten zum Einsatz kommt.

EBM

Für einen Review zur Wirksamkeit von Pimozid konnte keine einzige Studie identifiziert werden, die sich auf wahnhafte Störungen bezog (Mothi und Simpson, 2013; Cochrane-Review).

Weiterhin gibt es auf der Grundlage von Fallserien Hinweise, dass Antipsychotika der 2. Generation einschl. Clozapin in der Therapie der wahnhaften Störung wirksam sind (Manschreck und Khan 2006). Im Hinblick auf das zumeist günstigere Nebenwirkungsprofil der Antipsychotika der 2. Generation erscheint der Einsatz dieser Substanzgruppe bei den oft recht kritisch eingestellten Patienten als durchaus gerechtfertigt.

In Hinblick auf die **Psychotherapie** ist in Analogie zur Behandlung der Positivsymptomatik bei Schizophrenien in erster Linie an eine kognitive Verhaltenstherapie (KVT) zu denken. Hierbei kann auf die empirische Evidenz aus entsprechenden Studien zurückgegriffen werden (> Kap. 10.1.8). Therapieziele können hier zunächst ein besserer Umgang mit der Wahnsymptomatik sowie die Krankheitsbewältigung sein. Darüber hinaus ist auch, einem kognitiven Modell der Wahngenese folgend, eine Modifikation der Bewertung sozialer Situationen denkbar (Ibenez-Casas und Cervilla 2012). So kann versucht werden, die Ansichten und Überzeugungen der Patienten einer kritischen Realitätsprüfung zu unterziehen (Voderholzer 2013). Für den Einsatz von tiefenpsychologisch orientierten Therapieverfahren bei der wahnhaften Störung besteht derzeit hingegen keine Indikation.

Resümee

Die anhaltenden wahnhaften Störungen treten eher selten auf und sind psychopathologisch durch eine isolierte Wahnsymptomatik charakterisiert. Meist stehen Wahninhalte wie Verfolgungs-, Größen-, Eifersuchts-, Liebeswahn oder hypochondrischer Wahn im Vordergrund. Andere Symptome wie etwa Halluzinationen oder formale Denkstörungen fehlen meist oder sind lediglich geringgradig ausgeprägt und vorübergehend vorhanden. Affektive Verstimmungen können ebenfalls vorübergehend auftreten. Aufgrund der meist fehlenden Krankheitseinsicht ist die Behandlung i. d. R. sehr schwierig. Grundsätzlich ist der Einsatz von Antipsychotika und KVT denkbar.

10.2.4 Akute vorübergehende psychotische Störungen

Konzeptuelle Grundlagen Das heutige Konzept der akuten vorübergehenden psychotischen Störungen hat mehrere historische Wurzeln. Zunächst ist hier das aus der französischen Psychiatrie stammende Konzept der **Bouffée délirante** zu nennen. Mit diesem Begriff wurden akute Psychosen mit einer floriden, oft affektbetonten und häufig rasch fluktuierenden Symptomatik bezeichnet, die eine günstige Prognose aufweisen. Weiterhin spielen als historische Vorläufer die maßgeblich von Leonhard (1948) beschriebenen **zykloiden Psychosen** eine wichtige Rolle. Leonhard unterschied dabei drei durch spezifische psychopathologische Symptome charakterisierte Formen:

- Angst-Glücks-Psychose
- Erregt-gehemmte Verwirrtheitspsychose
- Akinetisch-hyperkinetische Motilitätspsychose

Er postulierte, dass es sich um phasenhaft verlaufende Erkrankungen handelt, bei denen es nach einer jeden Episode zu einer vollständigen Remission der jeweiligen Symptomatik kommt.

Weiterhin spielt für die akuten vorübergehenden psychotischen Störungen auch das v. a. durch die skandinavische Psychiatrie geprägte Konzept der **psychogenen Psychosen** (Wimmer 1916) bzw. der **reaktiven Psychosen** (Strömgren 1987) eine maßgebliche Rolle. Hierunter werden Psychosen verstanden, die als Reaktion auf belastende Lebensereignisse auftreten und eine recht günstige Prognose haben.

Diagnostische Leitlinien der ICD-10 Die akuten vorübergehenden psychotischen Störungen der ICD-10 (F23) stellen eine heterogene Störungsgruppe mit verschiedenen Unterformen dar (➤ Abb. 10.15). Die konstituierenden diagnostischen Kriterien der gesamten Gruppe sind das akute Auftreten einer psychotischen Symptomatik innerhalb von 2 Wochen sowie eine vollständige Remission der Symptomatik innerhalb von 1–3 Monaten (je nach Untergruppe) (➤ Box 10.13).

BOX 10.13

Diagnostische Leitlinien der akuten vorübergehenden psychotischen Störungen in der ICD-10

- Akuter Beginn (Wechsel von einem Zustand ohne psychotische Symptome in einen eindeutig abnormen Zustand) innerhalb von 2 Wochen
- Auftreten typischer Syndrome: zum einen schnell wechselndes und unterschiedliches Erscheinungsbild (polymorph), zum anderen typische „schizophrene" Symptome
- Mögliches Vorliegen einer akuten Belastung
- Remission der Symptomatik innerhalb von 1 bzw. 3 Monaten

Als psychopathologische Charakteristika werden zum einen ein „polymorphes" Erscheinungsbild, d. h. ein rasch wechselndes klinisches Bild mit Symptomen wie emotionale Aufgewühltheit, Ratlosigkeit oder Personenverkennung, und zum anderen eine „typisch schizophrene" Symptomatik aufgeführt. Die akute polymorphe psychotische Störung mit Symptomen einer Schizophrenie sowie die akute schizophreniforme psychotische Störung dürfen höchstens 1 Monat andauern, die anderen Formen höchstens 3 Monate. Die Kriterien für eine manische oder depressive Episode dürfen bei allen Subgruppen nicht erfüllt sein. Vorausgehende akute Belastungsfaktoren wie Trauerfälle, Partnerverlust, Verlust des Arbeitsplatzes oder psychische Traumen durch Kriegshandlungen, Terrorismus und Folter sind zwar nicht obligatorisch, können jedoch die Diagnosestellung unterstützen und sollten deshalb zusätzlich codiert werden. Darüber hinaus sollte angegeben werden, ob die Störung „abrupt", d. h. innerhalb von 48 h, oder lediglich „akut", d. h. innerhalb von 2 Wochen, einsetzte. Eine organische Hirnerkrankung oder substanzinduzierte psychotische Störung muss ausgeschlossen werden.

Die diagnostische Abgrenzung der akuten vorübergehenden psychotischen Störungen von der Schizophrenie und den wahnhaften Störungen erfolgt in der ICD-10 primär aufgrund der Art des Beginns (innerhalb von 2 Wochen) sowie der Dauer der Symptomatik (höchstens 1 bzw. 3 Monate je nach Untergruppe) und erst sekundär aufgrund des spezifischen klinischen Bildes oder des Vorhandenseins von vorausgehenden psychosozialen Belastungsfaktoren. Dennoch sind mit den diagnostischen Hinweisen auf ein polymorphes Erscheinungsbild mit „emotionaler Aufgewühltheit mit intensiven Glückspsychosen" bzw. „überwältigende Angst" sowie auf vorausgehende Stressoren die zykloiden Psychosen (insb. die Angst-Glücks-Psychose), die Bouffée délirante sowie die reaktiven Psychosen als historische Wurzeln des aktuellen Konzepts noch erkennbar. Eine gewisse Eigenständigkeit innerhalb der Gesamtgruppe der akuten vorübergehenden psychotischen Störungen besitzt die **akute polymorphe psychotische Störung ohne Symptome einer Schizophrenie (F23.0).** Während die anderen Untergruppen bei Überschreitung der geforderten Zeitdauer (1 bzw. 3 Monate) direkt in die Schizophrenie bzw. in die wahnhafte Störung übergehen, hat dieser Subtyp kein direktes Pendant.

Die akuten vorübergehenden psychotischen Störungen haben keine direkte Entsprechung im DSM-5. Dauert eine psychotische Symptomatik weniger als 4 Wochen an, wird nach den Kriterien des DSM-5 die Diagnose eine **kurze psychotische Störung** gestellt. Treten bei einem Patienten hingegen die Symptome der Schizophrenie auf und liegt die Dauer der Erkrankung zwischen 4 Wochen und 6 Monaten, so wird im DSM-5 eine **schizophreniforme Störung** diagnostiziert – ein Begriff, der ursprünglich von Langfeldt (1939) geprägt wurde.

Differenzialdiagnosen Die akuten vorübergehenden psychotischen Störungen sind differenzialdiagnostisch v. a. von der **Schizophrenie** abzugrenzen. Hierbei handelt es sich aufgrund des in der ICD-10 verwendeten Zeitkriteriums letztlich um eine reine Konvention. Der zugrunde liegende Gedanke ist jedoch, phasenhaft verlaufende Psychosen mit einer guten Prognose von chronisch verlaufenden Schizophrenien abzugrenzen. Die Untergruppe der anderen akuten vorwiegend wahnhaften psychotischen Störung (F23.3) ist differenzialdiagnostisch entsprechend von der **wahnhaften Störung** zu unterscheiden. Die Differenzierung von den **affektiven**

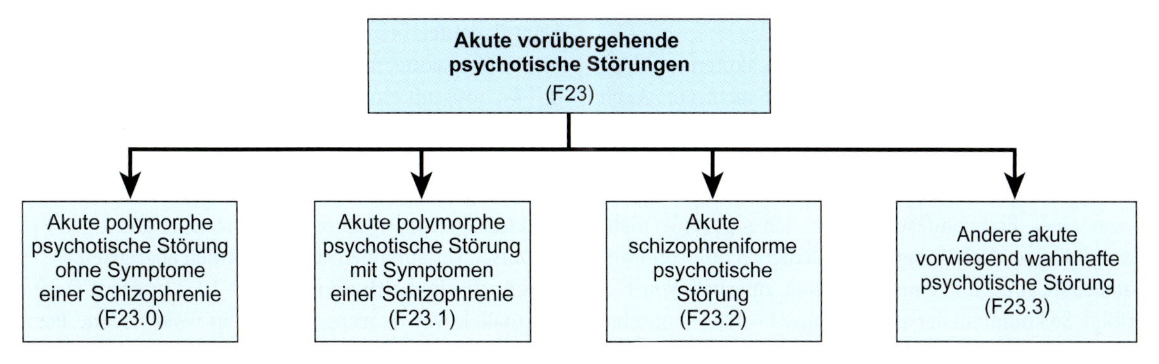

Abb. 10.15 Untergruppen der akuten vorübergehenden psychotischen Störungen in der ICD-10

Störungen erfolgt aufgrund des Fehlens einer ausgeprägten depressiven, manischen oder gemischt affektiven Symptomatik. Hierbei ist jedoch zu beachten, dass die akuten vorübergehenden psychotischen Störungen nur eine geringe diagnostische Stabilität aufweisen. So gibt es durchaus häufig im weiteren Verlauf diagnostische Übergänge hin zur Schizophrenie, aber auch zu den bipolar affektiven Störungen (Jorgensen et al. 1997; Castagnini et al. 2013a). Den akuten vorübergehenden psychotischen Störungen kommt somit nicht selten lediglich der Status einer vorläufigen Diagnose zu.

Es müssen jedoch auch **organische und substanzinduzierte Störungen** in die differenzialdiagnostische Überlegung einbezogen werden. Dies ist v. a. vor dem Hintergrund bedeutsam, dass die akuten vorübergehenden psychotischen Störungen definitionsgemäß eben akut und manchmal sogar abrupt auftreten. Eine gründliche organische Ausschlussdiagnostik erscheint daher unerlässlich. Eine schnell wechselnde Psychosomatik mit affektiver Instabilität kann insb. auch i. R. von deliranten Syndromen auftreten.

Schließlich müssen die akuten vorübergehenden psychotischen Störungen auch von **dissoziativen Störungen** abgegrenzt werden. Vor allem ist hierbei auch an eine dissoziative Fugue zu denken.

Psychopathologische Symptomatik und Verlauf Definitionsgemäß gibt es hinsichtlich der klinischen Symptomatik eine große Überscheidung mit der Schizophrenie. Die akuten vorübergehenden psychotischen Störungen zeichnen sich jedoch durch eine deutlich geringere Negativsymptomatik aus. Zudem finden sich häufig eine ausgeprägte Angst sowie wechselnde Affekte und sich verändernde Wahnthemen (Jäger et al. 2007).

Der Verlauf ist wesentlich günstiger als bei der Schizophrenie, da es innerhalb von 1–3 Monaten definitionsgemäß zu einer vollständigen Remission der Symptomatik kommt. Allerdings ist bei Patienten mit der Erstmanifestation einer akuten vorübergehenden psychotischen Störung die Rückfallgefahr keineswegs gering, sondern liegt bei bis zu 70 %. Bei bis zu 20 % der Patienten muss sogar mit einem chronischen Verlauf gerechnet werden (Jäger et al. 2007). Die Daten sind natürlich vor dem Hintergrund eines häufigen Diagnosewechsels zur Schizophrenie und zu den affektiven Störungen zu interpretieren. Insgesamt scheinen jedoch Patienten mit einer akuten vorübergehenden psychotischen Störung im Vergleich zu Patienten mit einer Schizophrenie oder schizoaffektiven Störung eine wesentlich günstigere Prognose zu haben, die in etwa mit der bei affektiven Störungen vergleichbar ist (Pillmann und Marneros 2005). Andererseits muss jedoch auf eine erhöhte Mortalität, insb. aufgrund von Suizid, in den akuten Phasen der Erkrankung hingewiesen werden (Castagnini et al. 2013b).

Therapie Kontrollierte Therapiestudien zu den akuten vorübergehenden psychotischen Störungen liegen bisher nicht vor. Auch erscheint die Durchführung von Interventionsstudien bei diesen akut erkrankten Patienten aufgrund einer meist fehlenden Einwilligungsfähigkeit praktisch fast unmöglich. Klinisch ist eine Unterscheidung von einer Erstmanifestation der Schizophrenie nicht möglich, da die diagnostische Abgrenzung lediglich aufgrund des akuten Krankheitsbeginns und einer Remission innerhalb von 1–3 Monaten erfolgt. So kommt in der **akuten Phase** in erster Linie eine syndromorientierte Behandlung mit **Antipsychotika** infrage, die analog zu den Leitlinien für die Erstmanifestation der Schizophrenie erfolgen kann (➤ Kap. 10.1.8). Aufgrund der oft ausgeprägten Angstsymptomatik wird man darüber hinaus häufig auf **Benzodiazepine** zurückgreifen.

Schwieriger ist hingegen die Frage nach der **Langzeitbehandlung** in Form einer Rezidivprophylaxe zu beantworten. Da gemäß der empirischen Datenlage das Risiko für das Auftreten erneuter Episoden keinesfalls zu vernachlässigen ist, ist durchaus eine Rezidivprophylaxe zu erwägen. Darüber hinaus ist auch die geringe Diagnosestabilität der akuten vorübergehenden psychotischen Störung zu beachten. Insbesondere ist zu bedenken, dass bei einem Teil der Patienten im weiteren Verlauf die Diagnose einer Schizophrenie oder einer affektiven Störung gestellt wird. Deshalb sollte auf das Auftreten von affektiven Symptomen geachtet werden, da in diesen Fällen möglicherweise eine Umstellung der medikamentösen Therapie sinnvoll sein kann. Auch im Hinblick auf eine mögliche KVT und Psychoedukation mit dem Ziel der Rezidivprophylaxe, die prinzipiell in Anlehnung an die Empfehlungen zur Schizophrenie durchgeführt werden kann (➤ Kap. 10.1.8), sollte die geringe diagnostische Stabilität berücksichtigt werden.

Resümee

Die akuten vorübergehenden psychotischen Störungen werden aufgrund eines akuten Krankheitsbeginns sowie einer vollständigen Remission der Symptomatik innerhalb von 1–3 Monaten (je nach Untergruppe) von der Schizophrenie abgegrenzt. Häufig gehen psychosoziale Belastungsfaktoren dem Erkrankungsbeginn voraus. Die akuten vorübergehenden psychotischen Störungen zeichnen sich im Vergleich zur Schizophrenie insgesamt durch eine eher günstige Prognose aus. Die Rezidivgefahr ist jedoch hoch und die Diagnosestabilität gering. Häufig zeigt sich im weiteren Verlauf ein Diagnosewechsel zur Schizophrenie oder zu den affektiven Störungen. Die Akuttherapie erfolgt syndromorientiert und analog zur Schizophrenie in erster Linie mit Antipsychotika, die mit Benzodiazepinen kombiniert werden können. Vor dem Hintergrund einer hohen Rezidivgefahr muss an die Notwendigkeit einer Rezidivprophylaxe gedacht werden.

10.2.5 Schizoaffektive Störungen

Konzeptuelle Grundlagen Der Begriff der schizoaffektiven Psychose wurde von Kasanin (1933) geprägt, der in einer Fallserie neun Patienten beschrieb, die bei gutem prämorbidem Funktionsniveau eine akute, nach kurzer Zeit wieder vollständig remittierende Psychose mit einer Mischung von psychotischen und affektiven Symptomen entwickelten. Aufgrund des gleichzeitigen Auftretens von „schizophrenen" und „affektiven" Symptomen wurde die Bezeichnung **schizoaffektive Psychose** gewählt. Kasanin wollte mit diesem Konzept Psychosen mit einer eher günstigen Prognose von chronisch verlaufenden Schizophrenien abgrenzen.

Diagnostische Leitlinien der ICD-10 In der ICD-10 werden die schizoaffektiven Störungen (F25) in verschiedene Formen unterteilt (➤ Abb. 10.16). Das entscheidende diagnostische Kriterium der gesamten Störungsgruppe ist das gleichzeitige Auftreten von

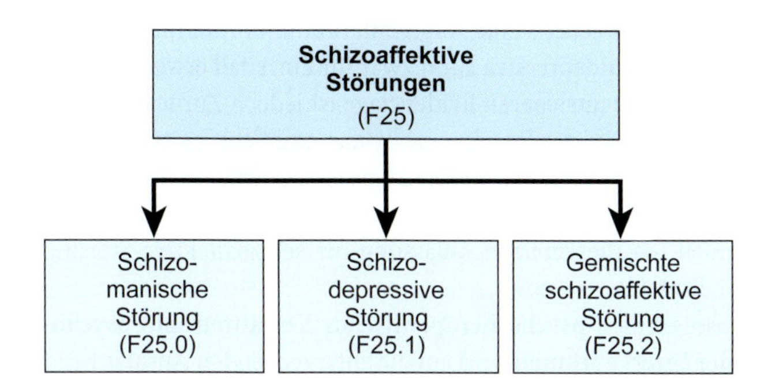

Abb. 10.16 Untergruppen der schizoaffektiven Störungen in der ICD-10

affektiven und „schizophrenen" Symptomen. Unter dem Begriff „typisch schizophrene Symptome" werden Phänomene wie Gedankenlautwerden, Gedankeneingebung, Gedankenentzug, das Gefühl des Gemachten, Wahnwahrnehmung, kommentierende oder dialogische Stimmen sowie bizarre Wahnideen verstanden. Darin lässt sich unschwer K. Schneiders Konzept der Symptome 1. Ranges erkennen. Es sollte eine „relative Balance" zwischen affektiven und „schizophrenen" Symptomen bestehen. Eine organische Hirnerkrankung oder substanzinduzierte psychotische Störung müssen ausgeschlossen werden (➤ Box 10.14). Die ICD-10 weist ausdrücklich darauf hin, dass es sich bei den schizoaffektiven Störungen i. d. R. um episodische Erkrankungen mit vollständiger Remission zwischen den jeweiligen Phasen handelt.

BOX 10.14

Diagnostische Leitlinien der schizoaffektiven Störungen in der ICD-10

- Erfüllung der Kriterien für eine affektive Störung vom Schweregrad mittelgradig oder schwer
- Auftreten typisch schizophrener Symptome für eine Zeitspanne von mindestens 2 Wochen
- Gleichzeitiges Vorkommen von affektiven und schizophrenen Symptomen und relative Balance hinsichtlich deren Zahl, Schwere und Dauer

Im DSM-5 ist das Konzept der schizoaffektiven Störungen wesentlich enger gefasst als in der ICD-10. Prominente und anhaltende „typisch schizophrene Symptome" wie bizarrer Wahn, Gedankenausbreitung oder kommentierende bzw. dialogische Stimmen sind im DSM-5 nämlich im Gegensatz zur ICD-10 mit der Diagnose einer affektiven Störung mit psychotischen Merkmalen vereinbar. Im Gegensatz zur ICD-10 erfolgt die differenzialdiagnostische Abgrenzung der schizoaffektiven Störungen im DSM-5 nicht aufgrund typischer Merkmale, die konzeptionell auf K. Schneiders Erstrangsymptome zurückgehen, sondern vielmehr aufgrund einer **zeitlichen Dissoziation zwischen psychotischer und affektiver Symptomatik.** Das DSM-5 fordert nämlich für die Diagnose einer schizoaffektiven Störung, dass während derselben Krankheitsepisode für den Zeitraum von mindestens 2 Wochen Wahnphänomene und Halluzinationen auftreten, ohne dass die Kriterien für ein depressives, manisches oder gemischtes affektives Syndrom erfüllt sind.

In der ICD-10 wird im Gegensatz zum DSM-5 explizit darauf hingewiesen, dass es sich bei den schizoaffektiven Störungen zumeist um episodische Erkrankungen mit vollständiger Remission zwischen den jeweiligen Phasen handelt.

Differenzialdiagnosen Die schizoaffektiven Störungen sind differenzialdiagnostisch sowohl von der **Schizophrenie** als auch von den **affektiven Störungen** zu unterscheiden. Zu beachten ist jedoch, dass es sich hierbei im Wesentlichen um reine Konventionen handelt und dass ICD-10 und DSM-5 sich in diesem Punkt erheblich voneinander unterscheiden. So verwundert auch die eher geringe diagnostische Reliabilität der schizoaffektiven Störung nicht (Jäger et al. 2011). Gemäß den Leitlinien der ICD-10 zeichnen sich die schizoaffektiven Störungen durch eine relative Balance zwischen affektiven und schizophrenen Symptomen aus. Abzugrenzen hiervon ist v. a. die **postpsychotische Depression** i. R. einer Schizophrenie. Hier tritt jedoch die Dauer der depressiven Symptomatik gegenüber der gesamten Erkrankungsdauer deutlich zurück.

Von den **akuten vorübergehenden psychotischen Störungen** unterscheiden sich die schizoaffektiven Störungen aufgrund des Auftretens einer ausgeprägten affektiven Symptomatik, welche die Kriterien für eine mittelgradige oder schwere depressive, manische oder gemischte affektive Episode erfüllt. Es kann jedoch durchaus kontrovers diskutiert werden, ob sich diese beiden nosologischen Konzepte überhaupt klar voneinander abgrenzen lassen. Darüber hinaus müssen wie bei allen psychotischen Störungen auch hier **organische und substanzinduzierte Störungen** ausgeschlossen werden.

Psychopathologische Symptomatik und Verlauf Definitionsgemäß zeichnen sich Patienten mit schizoaffektiven Störungen durch eine Mischung von affektiver und schizophrener Symptomatik aus. Versuche, mithilfe von multivariaten statistischen Untersuchungen die schizoaffektiven Störungen hinsichtlich ihrer psychopathologischen Querschnittssymptomatik verlässlich von der Schizophrenie und den affektiven Störungen abzugrenzen (Angst et al. 1993; Brockington et al. 1979), blieben allerdings erfolglos. Vielmehr ist hier wohl von einem Kontinuummodell psychotischer Störungen mit fließenden Grenzen zwischen den einzelnen Störungsgruppen auszugehen, auf das auch neurobiologische Befunde hinzudeuten scheinen (Jäger et al. 2011).

Empirische Untersuchungen zum Langzeitverlauf der schizoaffektiven Störungen zeigen meist deutliche Unterschiede zur Schizophrenie. Die schizoaffektiven Störungen nehmen entweder eine Mittelstellung zwischen Schizophrenie und affektiven Störungen ein oder verlaufen prognostisch sogar ähnlich günstig wie die affektiven Störungen. Allerdings gibt es hier auch z. T. divergierende Befunde (Marneros et al. 1990; Jäger et al. 2011). Patienten, die eine zeitliche Dissoziation zwischen psychotischen und affektiven Störungen aufweisen, wie es z. B. im DSM-5 für die Diagnose einer schizoaffektiven Störung gefordert wird, scheinen hingegen einen deutlich ungünstigeren Verlauf zu haben. Dem Unterschied zwischen den diagnostischen Kriterien in ICD-10 und DSM-5 kommt somit durchaus prognostische Relevanz zu (Jäger et al. 2011).

Therapie Die Behandlung der schizoaffektiven Störungen kann sich aufgrund der Mischung von affektiven und psychotischen Symptomen manchmal recht schwierig gestalten. Kontrollierte klinische Studien liegen zu Antipsychotika, Lithium und anderen Stimmungsstabilisierern sowie Antidepressiva vor (Jäger et al.

2010). Allerdings ist zu beachten, dass die derzeitige Datenlage immer noch unzureichend ist und viele Studien aufgrund der unterschiedlichen diagnostischen Kriterien für die schizoaffektiven Störungen nur schwer miteinander vergleichbar sind. Insbesondere werden in vielen Studien die schizoaffektiven Störungen mit der Schizophrenie oder auch den bipolar affektiven Störungen vermischt. Gelegentlich finden sich hier zusätzliche Post-hoc-Analysen, bei denen es sich aber lediglich um exploratorische und nicht um konfirmatorische statistische Auswertungen handelt. Somit fällt hier eine differenzierte Bewertung der jeweils in den Studien überprüften Behandlungsstrategien recht schwer.

In der **Akuttherapie** kann die Wirksamkeit der **Antipsychotika** als gesichert gelten. Dies trifft insb. für Ziprasidon, Olanzapin, Risperidon, Quetiapin, Clozapin, Fluphenazin und Haloperidol zu (Jäger et al. 2010). Antipsychotika der 2. Generation sind denen der 1. Generation möglicherweise überlegen, da hier auch eine Wirkung auf die affektive Symptomatik postuliert wird. Für die Wirksamkeit von Lithium, Carbamazepin und Valproinsäure als Monotherapie oder in Verbindung mit Antipsychotika gibt es derzeit keine ausreichende empirische Evidenz, sodass deren Wirksamkeit weder als erwiesen noch als widerlegt angesehen werden kann (Basan und Leucht 2004; Leucht et al. 2007a, b). Gleiches gilt auch für den Einsatz von Antidepressiva i. R. von schizodepressiven Phasen (Levinson et al. 1999). Auch für den zusätzlichen Einsatz von Benzodiazepinen liegen keine empirischen Daten vor. Aufgrund der oft ausgeprägten Agitation i. R. von schizomanischen Phasen und häufig auftretenden Suizidgedanken bei schizodepressiven Phasen wird man dennoch häufig auf Benzodiazepine zurückgreifen.

EBM

Die Überlegenheit einer Augmentationsbehandlung mit Lithium, Carbamazepin oder Valproat gegenüber einer Monotherapie mit Antipsychotika lässt sich empirisch nicht absichern (Schwarz et al. 2008; Leucht et al. 2007a, b; Cochrane-Reviews), wobei in die zugrunde liegenden Studien jedoch überwiegend Patienten mit einer schizophrenen Störung eingeschlossen waren.

In der Akuttherapie schizoaffektiver Störungen haben sich in erster Linie Antipsychotika als wirksam erwiesen (Levinson et al. 1999). Für die Wirksamkeit der zusätzlichen Gabe eines Antidepressivums bei schizodepressiven Störungen gibt es keine ausreichende Evidenz (Levinson et al. 1999).

In der **Langzeittherapie** schizoaffektiver Störungen, die im Fall einer phasenhaft verlaufenden Erkrankung in erster Linie die Aufgabe einer Rezidivprophylaxe hat, gibt es Hinweise auf die Wirksamkeit sowohl von Antipsychotika als auch von Stimmungsstabilisierern wie Lithium oder Carbamazepin (Baethge 2003). Unklar ist, ob die Augmentation eines Antipsychotikums mit einem Stimmungsstabilisierer Vorteile bringt. Keine Evidenz gibt es für den Einsatz eines Antidepressivums in der Langzeittherapie (Jäger et al. 2010). Hinsichtlich der Dauer der Rezidivprophylaxe liegen bisher keine evidenzbasierten Therapieempfehlungen vor. Deshalb wird vorgeschlagen, sich an den Empfehlungen zur Behandlung der Schizophrenie zu orientieren.

Zusammenfassend scheint doch vieles für den **primären Einsatz von Antipsychotika** in der Pharmakotherapie schizoaffektiver Störungen zu sprechen. Eine Augmentation mit Stimmungsstabilisierern oder Antidepressiva kann zwar im Einzelfall erwogen werden, aufgrund der unsicheren Evidenzlage ist jedoch Zurückhaltung geboten. Auch in der Rezidivprophylaxe empfiehlt es sich, in erster Linie auf Antipsychotika zurückzugreifen. Zuletzt sei noch erwähnt, dass es sich rein formal meist um eine „Off-Label-Anwendung" handelt, da die explizite Zulassung für schizoaffektive Störungen zumeist fehlt.

Hinsichtlich **psychotherapeutischer Verfahren** und **psychosozialer Interventionen** wird auf die entsprechenden Ansätze bei den Schizophrenien und bipolar affektiven Störungen verwiesen. Ziel ist hierbei in erster Linie, Rezidive zu vermeiden und einen sozialen Abstieg zu verhindern.

Resümee

Die schizoaffektiven Störungen sind durch das gleichzeitige Auftreten von affektiver und schizophrener Symptomatik charakterisiert. Der Langzeitverlauf ist zumeist deutlich günstiger als bei den Schizophrenien, auch wenn es hier z. T. widersprüchliche empirische Befunde gibt. Zudem scheinen die Unterschiede in den diagnostischen Kriterien zwischen ICD-10 und DSM-5 durchaus prognostische Relevanz zu haben. In der pharmakologischen Behandlung kommen für Akuttherapie wie auch Rezidivprophylaxe in erster Linie Antipsychotika infrage.

10.2.6 Psychische Störungen im Wochenbett

Konzeptuelle Grundlagen Schwangerschaft und Wochenbett stellen besondere Phasen im Leben einer Frau dar, die auch mit einer erhöhten Vulnerabilität für psychische Erkrankungen verbunden sind. Dies ist vermutlich sowohl auf die entsprechenden endokrinologischen Veränderungen als auch auf begleitende psychosoziale Stressoren i. R. von Schwangerschaft und Geburt zurückzuführen. In den letzten Jahren hat das Interesse an der **peripartalen Psychiatrie** zugenommen, was u. a. auch zum Aufbau spezieller Therapieeinheiten geführt hat. Eine größere Bedeutung als die psychischen Erkrankungen in der Schwangerschaft haben Störungen, die im Wochenbett auftreten, bei denen sich v. a. drei Formen unterscheiden lassen:

1. Die **postpartale Dysphorie** („Baby-Blues", „Heultage") tritt zumeist etwa um den 3. bis 5. Tag nach der Entbindung auf. Dabei kommt es zu starken Stimmungsschwankungen mit euphorischen Gefühlen auf der einen und depressiven Verstimmungen auf der anderen Seite. Es handelt sich um ein recht häufiges Phänomen: Mehr als jede zweite Frau (50–70 %) scheint nach der Geburt von solch einer postpartalen Dysphorie betroffen zu sein (Riecher-Rössler und Rhode 2005). Dies zeigt jedoch bereits, dass es sich hier nicht um eine psychische Störung, sondern um ein durchaus physiologisches Phänomen handelt. Man geht davon aus, dass die beschriebenen Affektschwankungen durch die rasche Hormonumstellung nach der Entbindung hervorgerufen werden. Die postpartale Dysphorie klingt meist nach 2–3 Tagen spontan wieder ab.

2. Hiervon muss die **postpartale Depression** abgegrenzt werden, die klinisch das Vollbild einer depressiven Episode erfüllt. Sie tritt zwar wesentlich seltener auf, als dies bei den postpartalen Verstimmungszuständen der Fall ist; allerdings scheinen immerhin bis zu 15 % der Frauen nach einer Geburt betroffen zu sein (Riecher-Rössler und Rhode 2005).
3. Von der sehr seltenen **postpartalen Psychose** ist etwa 1 von 1.000 Frauen nach der Entbindung betroffen. Dabei kann es zu sehr unterschiedlichen psychotischen Symptomen kommen. Es wurde mehrfach darauf hingewiesen, dass postpartale Psychosen sich in psychopathologischer Hinsicht häufig durch einen „bipolaren Charakter" auszeichnen (Brockington 2004). So wurde auch immer wieder von einer engen Verbindung zum Konzept der **zykloiden Psychosen** i. S. von Leonhard ausgegangen (Lanczik et al. 1990; Fallgatter et al. 2002).

Heute wird zumeist die Ansicht vertreten, dass weder postpartale Depression noch postpartale Psychose eigenständige nosologische Entitäten darstellen (Rhode und Marneros 1993). Hieran anschließend lässt sich auch die These vertreten, dass es sich in beiden Fällen im Wesentlichen um die Exazerbation von möglicherweise bereits aufgrund von genetischer Prädisposition oder anderen Faktoren angelegte psychische Störungen handelt, die durch das Wochenbett lediglich „ausgelöst" werden. In der Tat sind insb. Frauen mit einer psychischen Vorerkrankung von der Entwicklung einer postpartalen Depression oder postpartalen Psychose betroffen. Diese Überlegungen sind gut mit dem bekannten Vulnerabilitäts-Stress-Modell vereinbar.

Diagnostische Leitlinien der ICD-10 In der ICD-10 gibt es innerhalb des Kapitels F5 (Verhaltensauffälligkeiten in Verbindung mit körperlichen Störungen und Faktoren) einen eigenen Abschnitt für **psychische oder Verhaltensstörungen im Wochenbett (F53).** Hier können psychische Störungen klassifiziert werden, die innerhalb von 6 Wochen nach der Entbindung auftreten. Es handelt sich allerdings um eine Restkategorie für in der ICD-10 **nicht andernorts klassifizierbare Störungen.** So weist die ICD-10 ausdrücklich darauf hin, dass die während der Puerperalphase auftretenden psychischen Störungen gemäß der im Vordergrund stehenden psychopathologischen Symptomatik möglichst an anderer Stelle codiert werden sollten: Es wird also davon ausgegangen, dass es sich nicht um eigenständige nosologische Entitäten handelt.

Die postpartalen Depressionen lassen sich in der ICD-10 diagnostisch meist als depressive Episoden (F32) oder rezidivierende depressive Störungen (F33) einordnen. Im Falle der postpartalen Psychosen kommen hingegen die verschiedenen psychotischen Störungen des Abschnitts F2 der ICD-10 (Schizophrenie, schizotype und wahnhafte Störungen) infrage. Insbesondere gibt es einen engen Bezug zu den akuten vorübergehenden psychotischen Störungen (F23) und den schizoaffektiven Störungen (F25) (➤ Kap. 10.2.3, ➤ Kap. 10.2.4). Gelegentlich können auch einmal die diagnostischen Kriterien für eine bipolar affektive Störung mit psychotischen Symptomen (F31) erfüllt sein. In allen Fällen kann der Bezug zur Wochenbettphase durch die **Zusatzcodierung O99.3** verdeutlicht werden.

Psychopathologische Symptomatik und Verlauf Klinisch können bei der postpartalen Depression recht unterschiedliche Symptome im Vordergrund stehen. Häufig sind insb. zum einen Schuld- und Insuffizienzgefühle, zum anderen auch Zwangsgedanken. Hierbei handelt es sich oft um Gedanken, dem Kind etwas antun zu können. Die postpartalen Psychosen sind meist durch eine floride psychotische Symptomatik geprägt, die häufig stark affektbetont ist und z. T. auch einen ausgeprägten bipolaren Verlauf zeigt. Auch paranoid-halluzinatorische oder katatone Syndrome können vorkommen.

Die postpartale Depression und postpartale Psychose haben eine zumeist recht günstige Prognose. Es kommt i. d. R. innerhalb weniger Wochen zu einer vollständigen Remission der Symptomatik. Eine anhaltende Beeinträchtigung i. S. einer chronischen Schizophrenie stellt die Ausnahme dar. Genau dies ist auch der Grund, warum immer wieder ein Zusammenhang zwischen der postpartalen Psychose und dem historischen Konzept der zykloiden Psychosen hergestellt wurde (Lanczik et al. 1990; Fallgatter et al. 2002). Somit erscheint in der ICD-10 auch die diagnostische Einordnung der postpartalen Psychose als eine Form der akuten vorübergehenden psychotischen Störung oder der schizoaffektiven Störung durchaus sinnvoll.

Trotz der insgesamt recht günstigen Prognose muss allerdings auf die manchmal nicht unerheblichen Gefährdungsmomente während der akuten Phasen der postpartalen Störungen hingewiesen werden. So ist die Suizidgefahr bei der postpartalen Depression und postpartalen Psychose mit einer starken Affektbeteiligung keineswegs zu unterschätzen. Es besteht zudem aber auch die Gefahr eines erweiterten Suizids oder einer psychotisch motivierten Kindstötung.

Therapie Die postpartale Dysphorie stellt keine psychische Störung im engeren Sinne dar. Eine spezifische Therapie ist deshalb nur dann indiziert, wenn sich im weiteren Verlauf andere Symptome i. S. einer postpartalen Depression oder postpartalen Psychose entwickeln. Die Behandlung der postpartalen Depression und der postpartalen Psychosen erfolgt im Wesentlichen syndromorientiert (s. auch ➤ Kap. 5 und ➤ Kap. O3).

Bei der postpartalen Depression kommen in erster Linie eine Behandlung mit **Antidepressiva** und **Benzodiazepinen** sowie der Einsatz einer **supportiven Psychotherapie** in Betracht. Bei der postpartalen Psychose stehen **Antipsychotika** im Mittelpunkt der Behandlung. Bei psychomotorischer Agitation und starker innerer Unruhe, aber auch bei Suizidalität wird man zusätzlich Benzodiazepine verordnen. Bei einer ausgeprägten manischen Symptomatik kann der Einsatz von **Stimmungsstabilisierern,** bei einem depressiven Syndrom der Einsatz von Antidepressiva diskutiert werden. Unklar ist bei der postpartalen Depression und der postpartalen Psychose jedoch, ob und ggf. für welchen Zeitraum eine medikamentöse Rezidivprophylaxe zu empfehlen ist.

Ein besonderes Problem stellt der Einsatz von **Psychopharmaka in der Stillzeit** dar. Hier ist jeweils im Einzelfall eine sorgfältige Nutzen-Risiko-Abwägung im Hinblick auf die Indikationsstellung einer pharmakologischen Behandlung, die Auswahl einzelner Präparate, die Dosierung und die Empfehlung zum Abstillen zu treffen.

Bei den postpartalen Psychosen, aber auch bei schweren postpartalen Depressionen wird man aufgrund der oft ausgeprägten floriden Symptomatik und den damit verbundenen Gefährdungsmomenten für Mutter und Kind zumeist eine stationäre Behandlung empfehlen. Hier bieten viele Einrichtungen im deutschsprachigen Raum inzwischen vermehrt spezielle **Mutter-Kind-Einheiten** an.

10.2.7 Zusammenfassung und Fazit

Die Klassifikation der psychotischen Störungen stellt ein bis heute ungelöstes Problem dar. Immer wieder wurde versucht, Krankheitsverläufe mit einem eher günstigen Verlauf als eigenständige nosologische Einheiten von der Schizophrenie abzugrenzen. Einige dieser Konzepte finden sich auch in der ICD-10 und im DSM-5, wobei es zwischen beiden Diagnosesystemen erhebliche Unterschiede gibt. Darüber hinaus kommt der wahnhaften Störung eine gewisse nosologische Eigenständigkeit zu. Diesbezüglich finden sich in ICD-10 und DSM-5 recht ähnliche Konzepte. Hier stellt sich jedoch die Frage, inwieweit es einen Übergang zu den Persönlichkeitsstörungen und „neurotischen Entwicklungen" gibt.

Die Unsicherheiten hinsichtlich des nosologischen Status der hier aufgeführten Konzepte, die unterschiedlichen diagnostischen Kriterien und die im Vergleich zur Schizophrenie doch recht spärlichen Therapiestudien erschweren eine evidenzbasierte Behandlung dieser Störungsbilder. Die diagnostische Konfusion scheint somit auch zu einer therapeutischen Konfusion zu führen. Die Zukunft der psychiatrischen Nosologie in diesem Bereich ist unklar. Möglicherweise wird sich ein syndromorientierter Ansatz mit einer eher dimensionalen Diagnostik durchsetzen. Alternativ kommt eine stärkere psychopathologische Subtypisierung in Betracht. Ob sich neurobiologische Marker hierbei als hilfreich erweisen, muss die künftige Forschung zeigen.

Die postpartalen Psychosen stellen vermutlich keine eigenständige nosologische Entität dar. Aufgrund der meist recht günstigen Prognose sollten sie jedoch insb. von den chronisch verlaufenden Schizophrenien abgegrenzt werden.

Literatur

Die vollständige Literatur zu diesem Kapitel finden Sie online im „Plus im Web" zu diesem Buch.

Fragen zur Wissensüberprüfung zum ➤ Kap. 10 finden Sie online.

KAPITEL

11 Affektive Störungen

Mathias Berger, Dietrich van Calker, Eva-Lotta Brakemeier und Elisabeth Schramm

11.1 Terminologie

11.1.1 Historische Entwicklung

Tiefer gehende Informationen

➤ Kap. 11.1.1 zur historischen Entwicklung des Krankheitskonzepts finden Sie online im „Plus im Web" zu diesem Buch.

11.1.2 Klassifikation nach ICD-10 und DSM-5

Bisher besteht nicht die Möglichkeit, nosologische Entitäten aufgrund spezifischer Ätiologien, Pathophysiologien, Verläufe und Therapieeffekte voneinander eindeutig abzugrenzen. Vielmehr ist eine **Typisierung** unterschiedlicher Depressionsformen auf dem Boden der Kategorien Symptomatologie, Schweregrad, Krankheitsdauer und Rückfallrisiko der zurzeit bisher nur wissenschaftlich begründbare Weg, der auch in den **gängigen Klassifikationssystemen** wie dem **DSM5** der *American Psychiatric Association* (APA) und der **ICD-10** der Weltgesundheitsorganisation (WHO) eingehalten wird (➤ Box 11.1). Das heißt, bei der Diagnosestellung und Klassifikation wird auf bisher implizierte, d. h. hypothetische, ätiopathogenetische Modelle wie endogen, neurotisch, autonom etc. zugunsten einer Präzisierung des Quer- und Längsschnitts der vorliegenden Erkrankungen verzichtet. Insbesondere Begriffe wie Endogenität oder Neurose implizierten ätiopathogenetische Vorstellungen, die zwischen Ländern, Schulen und Kliniken unterschiedlich waren und sich durch empirische Untersuchungen nicht belegen ließen, sodass der Verzicht auf diese Termini die Voraussetzung für eine internationale Vergleichbarkeit von Klassifikations- und Diagnoseverfahren darstellt.

BOX 11.1

ICD-10-Klassifikation affektiver Störungen

F30 manische Episode
- F30.0 Hypomanie
- F30.1 Manie ohne psychotische Symptome
- F30.2 Manie mit psychotischen Symptomen
- F30.8 andere
- F30.9 nicht näher bezeichnete

F31 bipolare affektive Störung
- F31.0 gegenwärtig hypomanische Episode
- F31.1 gegenwärtig manische Episode ohne psychotische Symptome
- F31.2 gegenwärtig manische Episode mit psychotischen Symptomen
- F31.3 gegenwärtig mittelgradige oder leichte depressive Episode
  - .30 ohne somatische Symptome
  - .31 mit somatischen Symptomen
- F31.4 gegenwärtig schwere depressive Episode ohne psychotische Symptome
- F31.5 gegenwärtig schwere depressive Episode mit psychotischen Symptomen
- F31.6 gegenwärtig gemischte Episode
- F31.7 gegenwärtig remittiert
- F31.8 andere
- F31.9 nicht näher bezeichnete

F32 depressive Episode
- F32.0 leichte depressive Episode
  - .00 ohne somatische Symptome
  - .01 mit somatischen Symptomen
- F32.1 mittelgradige depressive Episode
  - .10 ohne somatische Symptome
  - .11 mit somatischen Symptomen
- F32.2 schwere depressive Episode ohne psychotische Symptome
- F32.3 schwere depressive Episode mit psychotischen Symptomen
- F32.8 andere
- F32.9 nicht näher bezeichnete

F33 rezidivierende depressive Störungen
- F33.0 gegenwärtig leichte Episode
  - .00 ohne somatische Symptome
  - .01 mit somatischen Symptomen
- F33.1 gegenwärtig mittelgradige Episode
  - .10 ohne somatische Symptome
  - .11 mit somatischen Symptomen
- F33.2 gegenwärtig schwere Episode ohne psychotische Symptome
- F33.3 gegenwärtig schwere Episode mit psychotischen Symptomen
- F33.4 gegenwärtig remittiert
- F33.8 andere
- F33.9 nicht näher bezeichnete

F34 anhaltende affektive Störungen
- F34.0 Zyklothymia
- F34.1 Dysthymia
- F34.8 andere
- F34.9 nicht näher bezeichnete

F38 andere affektive Störungen
- F38.0 andere einzelne affektive Störungen
  - .00 gemischte affektive Episode
- F38.1 andere rezidivierende affektive Störungen
  - .10 rezidivierende kurze depressive Störung
- F38.8 andere näher bezeichnete

F39 nicht näher bezeichnete affektive Störung

Tiefer gehende Informationen

➤ Box 11.2 mit einer Übersicht über die im DSM-5 operationalisierten affektiven Störungen finden Sie online im „Plus im Web“ zu diesem Buch.

Der in DSM-III(-R), DSM-IV, DSM-5 und ICD-10 gewählte deskriptive, in amerikanischen Lehrbüchern oft als pluralistisch-mehrdimensional bezeichnete Ansatz ist in vielerlei Hinsicht ein Kompromiss zwischen verschiedenen Ländern und Schulrichtungen. Andererseits ist er ein Eingeständnis des bisher begrenzten Wissens um die Ätiopathogenese affektiver Störungen. Die bestehenden Diagnostik- und Klassifikationssysteme sind deswegen auch nur als vorläufig anzusehen.

Depressionen, Manien, Dysthymien und **Zyklothymien** werden im DSM-IV und DSM-5 unter dem Begriff **Mood Disorders,** also Stimmungserkrankungen, und in der ICD-10 unter dem der affektiven Störungen subsumiert. Sprachlich präziser ist dabei der Begriff *Mood Disorder,* da es bei Depressionen und Manien um Veränderungen der Gestimmtheit, also der Grundstimmung geht, nicht um Störungen von Affekten, also Gefühlswallungen oder emotionalen Ausnahmesituationen mit entsprechender vorübergehender psychovegetativer Begleitsymptomatik. Ansonsten müssten etwa Angst- und Panikerkrankungen hier ebenfalls erfasst werden. Da sich der Begriff der Stimmungserkrankungen sprachlich in Deutschland jedoch nicht durchgesetzt hat, wird auch in diesem Lehrbuch der Begriff der affektiven Erkrankungen unter Ausschluss der Angst- und Panikerkrankungen benutzt.

Entsprechend den deskriptiven, an Schweregrad und Erkrankungsdauer orientierten Diagnose- und Klassifikationssysteme wurde – wie bereits erwähnt (➤ Kap. 11.1.1) – auf die Begriffe endogene und neurotische Depression verzichtet. Eine gewichtige, mindestens 2 Wochen bestehende Erkrankung wird im DSM-IV und DSM-5 als **Major Depression (MD)** bezeichnet. Leider ist es bisher nicht gelungen, diesen englischsprachigen Begriff adäquat ins Deutsche zu übertragen. Die Übersetzung „typische Depression“ hat keinen Eingang in die Sprachkonventionen gefunden. In der ICD-10 wird – leider nicht identisch mit der Definition für Major Depression – eine gewichtige Depression als **depressive Episode** bezeichnet, die je nach Schweregrad in leicht, mittel oder schwer kategorisiert werden kann. Der MD bzw. depressiven Episode wird die **Dysthymie (im DSM-5 „anhaltende depressive Störung“ genannt)** als leichtere Depressionsform gegenübergestellt. Diese muss aber seit mehreren Jahren (nach DSM-IV und DSM-5 mindestens 2), d. h. chronifiziert, bestehen. Damit werden zumeist Patienten charakterisiert, bei denen früher eine depressive Persönlichkeitsstörung oder Neurose diagnostiziert worden wäre. Ferner unterscheidet das DSM-5 – nicht jedoch die ICD-10 – weitere chronische Depressionsformen, deren Gemeinsamkeit in der Erfüllung des Zeitkriteriums (Dauer > 2 J.) besteht (➤ Kap. 11.2.3).

Die **bipolaren Störungen** werden in **bipolar I und bipolar II** unterschieden, je nachdem, ob die gehobene, euphorische oder gereizte Stimmungslage das Vollbild einer Manie erreicht (bipolar I) oder nur als Hypomanie (bipolar II) (➤ Kap. 11.2.2) zu typisieren ist.

Zyklothyme Störungen werden im DSM-5 entsprechend der „persistierenden depressiven Störung" als Krankheitsbilder bezeichnet, die chronifiziert sind, d. h. mindestens 2 Jahre bestehen, und bei denen die depressiven und hypomanen Stimmungsschwankungen leichtgradiger sind.

Zusammengefasst können die Subgruppen nach folgenden Kriterien charakterisiert werden:

- Schweregrad (leicht, mittel, schwer)
- Auftreten psychotischer Symptome
- Melancholietypisches Symptommuster – nach ICD-10 „mit somatischen Symptomen"
- Verlauf, d. h. danach, ob die Erkrankungen voll oder nur partiell remittieren bzw. chronisch verlaufen
- Saisonale Bindung
- Bezüglich der Frequenz wiederkehrende Erkrankungsphasen (wenn bei bipolaren Störungen mindestens 4 Krankheitsepisoden pro Jahr auftreten, spricht man von **Rapid Cycling**)
- Grad des Ansprechens auf Behandlungsversuche (Therapieresistenz)

Diese deskriptive wissenschaftliche Kategorisierung bewirkte im Bereich der affektiven Erkrankungen eine entscheidende Veränderung und auch eine „Entideologisierung" der Sprache.

Resümee

Tradierte, auf ätiopathogenetischen Hypothesen basierende Krankheitsbegriffe wie endogene oder neurotische Depressionen wurden in den modernen internationalen Diagnosesystemen zugunsten einer Typisierung aufgegeben, die sich rein deskriptiv an den Dimensionen von Symptomatologie, Schweregrad und Dauer orientiert. Begriffe wie Dysthymie oder Zyklothymie erhielten dementsprechend eine neue Bedeutung.

11.2 Epidemiologie und Verlauf

11.2.1 Monophasische und wiederkehrende Depressionen

Obwohl sich das zunehmende Interesse an der gesundheitspolitischen Relevanz affektiver Störungen in einer Vielzahl vergleichender internationaler Studien niederschlug, sind die Angaben in der Literatur über die Häufigkeit depressiver Erkrankungen breit gestreut. Kein Zweifel besteht jedoch an der Tatsache, dass Depressionen neben Angststörungen die häufigsten psychischen Erkrankungen darstellen. Bis 2020 werden sich Depressionen nach Hochrechnungen der WHO (Murray und Lopez 1996) zu der Krankheitsgruppe entwickeln, die neben den Herz-Kreislauf-Krankheiten das meiste Leiden und die höchsten Kosten verursacht.

Die Angabe exakter Zahlen zur Inzidenz und Prävalenz depressiver Störungen wird dadurch erschwert, dass in vielen Studien unterschiedliche Diagnosekriterien (wie ICD-8, -9 oder -10, DSM-III, DSM-III-R, DSM-IV oder inzwischen DSM-5 bzw. die *Research Diagnostic Criteria* [RDC]) sowie unterschiedliche Untersuchungsverfahren (z. B. freie oder standardisierte Interviews, Fragebögen oder Symptomlisten) angewendet wurden.

In Europa durchgeführte epidemiologische Studien, in denen nach DSM-III, DSM-IV oder ICD-10 diagnostiziert wurde, erbrachten für die MD/depressive Episode Punktprävalenzraten zwischen 3 und 7 %. Bei der MD ist das Verhältnis von Melancholien zu nichtmelancholischen Depressionen bzw. nach ICD-10 von Depressionen mit und ohne somatische Symptome auf ca. 1 : 4 einzuschätzen. Von 1.000 Personen erkranken pro Jahr zwischen 2,4 und 4,5 der Erwachsenenbevölkerung neu an einer depressiven Störung. Es wird davon ausgegangen, dass ungefähr jeder 10. Depressive mit melancholischer Symptomatik im Verlauf der Erkrankung auch eine psychotische Symptomatik entwickelt. Von besonderem Interesse sind die Berechnungen des **Lebenszeitrisikos,** an einer Depression zu erkranken, was u. a. von der Lebenserwartung der Gesamtbevölkerung abhängt. Für die MD wird ein Lebenszeitrisiko von 16–26 % angenommen. In Deutschland liegt die **Punktprävalenz** für unipolare Depression laut Bundesgesundheitssurvey bei ca. 5,6 % der Bevölkerung im Alter von 18–65 Jahren (Jacobi et al. 2004). Das bedeutet, dass derzeit in Deutschland etwa 3,1 Mio. Menschen dieser Altersklasse an einer behandlungsbedürftigen unipolaren Depression erkrankt sind (zur Klassifikation ➤ Tab. 11.1).

Alle internationalen Studien zur Punkt- oder Lebenszeitprävalenz bestätigen die Tatsache, dass **Frauen doppelt so häufig erkranken wie Männer.** Dies mag genetische oder hormonelle Ursachen haben, kann aber z. T. auch geschlechtstypische Unterschiede der sozialen Situation oder bezüglich der Krankheitsbewertung und des Krankheitsverhaltens widerspiegeln. Untersuchungen von Angst (1987) i. R. der sog. Zürich-Studie verdeutlichen, dass Frauen zumindest leichten depressiven Verstimmungen mehr Beachtung beimessen, stärkere Hilfserwartungen entwickeln und sich später deutlicher an die Krankheitsepisode erinnern. Besonders aufschlussreich sind in diesem Zusammenhang Untersuchungen zu Schlafstörungen, bei denen mittels Polysomnografie die Möglichkeit der Objektivierung der beklagten Beschwerden besteht. Dabei ergab sich, dass Männer objektiv – d. h. bei Messungen im Schlaflabor – deutlich schlechter schlafen als Frauen, letztere aber wesentlich häufiger subjektiv über einen unzureichenden Schlaf klagen und entsprechende Behandlung wünschen. Ähnliche Ergebnisse zu geschlechtstypisch differentem Krankheitsverhalten und differenter Krankheitsbewältigung liegen auch für Herzbeschwerden oder Angststörungen vor.

Es existieren zudem Hinweise, dass die Häufigkeit v. a. leichterer Depressionen in den letzten Jahrzehnten ständig zunimmt und das Ersterkrankungsalter sich nach vorn verlagert. Dieses als **Kohorteneffekt** bezeichnete Phänomen wird im Zusammenhang mit den Lebensbedingungen wie Familienstrukturen, Leistungsanforderun-

Tab. 11.1 Klassifikation der unipolaren Depression (nach McCullough et al. 2003)

Krankheitsverlauf	Mild	Moderat bis schwer
Akut	Minore depressive Episode	Majore depressive Episode
Chronisch	Dysthymie	Double Depression/teilremittierte MD ohne vollständige zwischenzeitliche Remission

gen etc. gesehen. Außerdem bestehen eine zunehmend geringere Bereitschaft, psychisches Unwohlsein und Disstress zu ertragen, sowie eine gesteigerte Hilfserwartung gegenüber dem medizinischen und psychosozialen Versorgungssystem.

Die **Erstmanifestation depressiver Erkrankungen** hat ihren Häufigkeitsgipfel im 3. Lebensjahrzehnt, wobei 50 % der Erstererkrankungen bereits vor Erreichen des 30. Lj. auftreten. Im höheren Lebensalter, d. h. über 65 Jahren, nimmt die Wahrscheinlichkeit der erstmaligen Manifestation einer depressiven Störung eher ab: Nur 10 % der Patienten erkranken erstmalig nach dem 60. Lj.

Bei der Mehrzahl der Patienten treten Depressionen als **Episoden** oder **Phasen** auf, d. h., sie sind selbstlimitierend und klingen auch ohne therapeutische Maßnahmen ab (➤ Abb. 11.1). Frühe Untersuchungen vor der Psychopharmaka-Ära ergab eine Dauer depressiver Episoden von 6–8 Monaten. Die Entwicklung von Behandlungsmaßnahmen wie Psychopharmakotherapie, Psychotherapie, Elektrokonvulsionstherapie oder chronobiologischen Therapien haben die **Phasenlänge** bei **vielen Depressiven deutlich verkürzt** und **abgemildert.** Epidemiologischen Studien zufolge remittiert die Symptomatik bei rezidivierender Depression in etwa 50 % d. F. innerhalb von 8 Wochen; nach 16 Wochen beträgt die Remissionsrate etwa 75 %, wobei die jeweils erste Phase etwas länger andauert als evtl. nachfolgende Episoden. In klinischen Patientenstichproben liegt die Phasendauer mit 19–22 Wochen jedoch deutlich höher. Bei ⅔ der Erkrankten heilt die Episode komplett aus, nur in ⅓ d. F. tritt keine bzw. lediglich eine partielle Besserung ein. Von den Patienten, die auf eine initiale Behandlung ansprechen, erleiden 55–65 % im weiteren Verlauf mindestens ein Rezidiv, wobei mit jedem Wiederauftreten der Symptomatik das Wiedererkrankungsrisiko um 16 % ansteigt. Die Rezidivwahrscheinlichkeit nimmt von leichten nichtmelancholischen bis hin zu schweren Depressionen mit somatischen Symptomen zu. Bei letzteren liegt die Chance, monophasisch (d. h. an nur einer Episode) zu erkranken und dann für den Rest des Lebens gesund zu bleiben, bei lediglich 25 %. Von den im Erwachsenenalter erstmals an einer Depression erkrankten Patienten entwickeln 10 % einen chronischen Verlauf. In der Gesamtpopulation aller depressiven Patienten – d. h. einschließlich der depressiven Patienten mit frühem Beginn in Kindheit oder Adoleszenz – geht man in bis zu 33 % d. F. von chronifizierten Verläufen aus (➤ Kap. 11.2.3). Über den Ablauf wiederkehrender Episoden lassen sich beim einzelnen Patienten jedoch keine sicheren Vorhersagen treffen. Manche Patienten sind für Jahrzehnte symptomfrei, bevor sie wiedererkranken, andere haben sog. **Cluster**, d. h. relativ rasch aufeinander folgende Erkrankungsphasen. Mittelt man die Verläufe größerer Patientenkollektive, so ergibt sich eine **mittlere Zykluslänge** (Zeitspanne zwischen dem Beginn einer Phase und dem Beginn der nachfolgenden) von **4–5 Jahren.** Bei Patienten mit häufig wiederkehrenden Episoden zeigt sich im höheren Alter eine Verkürzung der Zyklusdauer. Affektive Störungen haben also – im Gegensatz etwa zu schizophrenen Erkrankungen – die Tendenz, sich im Alter zu intensivieren. Bei ⅘ der wiederkehrenden Erkrankungen bleibt es bei unipolaren, d. h. rein depressiven, Verläufen. Unipolare Depressionen stellen die Mehrzahl aller depressiven Störungen dar. In 10 % d. F. schließt sich an eine depressive Phase eine sog. hypomanische Nachschwankung an, wobei diese u. a. auch durch die antidepressive Therapie bedingt sein kann.

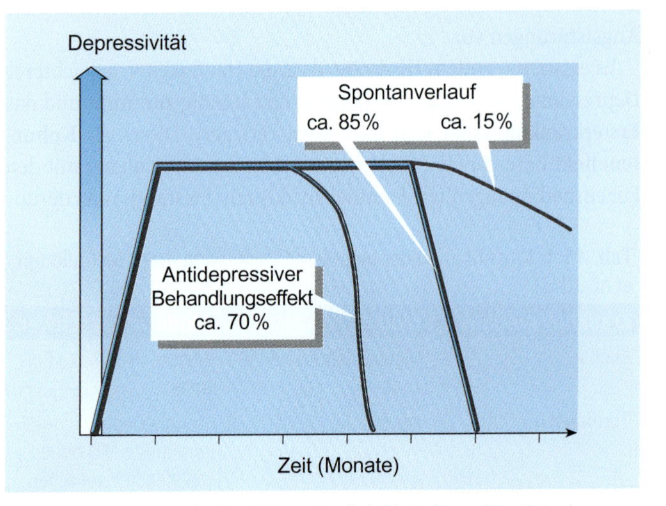

Abb. 11.1 Spontanverlauf und Therapiemöglichkeit depressiver Episoden

Das **Risiko einer ungünstigen Prognose** ist insb. bei frühem Krankheitsbeginn *(Early Onset*; vor dem 21. Lj.), mehreren Episoden in der Vorgeschichte und bei Patienten mit ausgeprägter familiärer genetischer Belastung, fehlender sozialer Unterstützung, vorbestehenden Defiziten der sozialen Anpassung sowie chronischen zwischenmenschlichen (z. B. familiären oder beruflichen) Konflikten erhöht. Ein weiterer wichtiger Risikofaktor sind **Residualsymptome,** die bei ⅓ aller therapierten Patienten nach Entlassung aus der Klinik vorliegen, was die Zeit bis zum nächsten Rückfall um den Faktor 5 verkürzt. Dieses Patientenkollektiv kann nach DSM-5-Kriterien als chronisch depressiv diagnostiziert werden *(Double Depression* oder MDE mit unvollständiger Remission; ➤ Kap. 11.2.3).

Auf die hohe und prognostisch ungünstige Komorbidität depressiver Störungen mit somatischen Erkrankungen wird in ➤ Kap. 29 näher eingegangen.

Komorbidität mit anderen psychischen Erkrankungen stellt darüber hinaus ein erhöhtes Risiko für einen ungünstigen Verlauf dar. Dies gilt etwa für die 10 % Patienten mit einer MD, die bereits vorher an einer Dysthymie litten (➤ Abb. 11.2). Bei hospitalisierten Patienten ist dieser Anteil an sog. **doppelten Depressionen** (Dysthymie und depressive Episode, im englischen Schrifttum als *Double Depression* bezeichnet) je nach Klientel noch höher anzusetzen.

Besonders häufig besteht eine **Komorbidität** mit **Angst- und Panikerkrankungen,** wobei nicht selten nur schwer zu entscheiden ist, welche Erkrankung primär bestand. Häufiger gehen Angststörungen einer Depression voraus als umgekehrt. Die 20–30 % d. F. mit Depressionen, die durch eine gewichtige Angst- und Panikerkrankung kompliziert werden, zeigen einen deutlich höheren Grad an Therapieresistenz und Chronifizierung (➤ Kap. 11.3.1).

Weitere prognostisch negative Faktoren depressiver Störungen bestehen in der Komorbidität mit **Alkohol-, Medikamenten- und Drogenabhängigkeit.** Dabei ist die adäquate Diagnosestellung einer Depression aufgrund der potenziell depressiogenen Wirkung

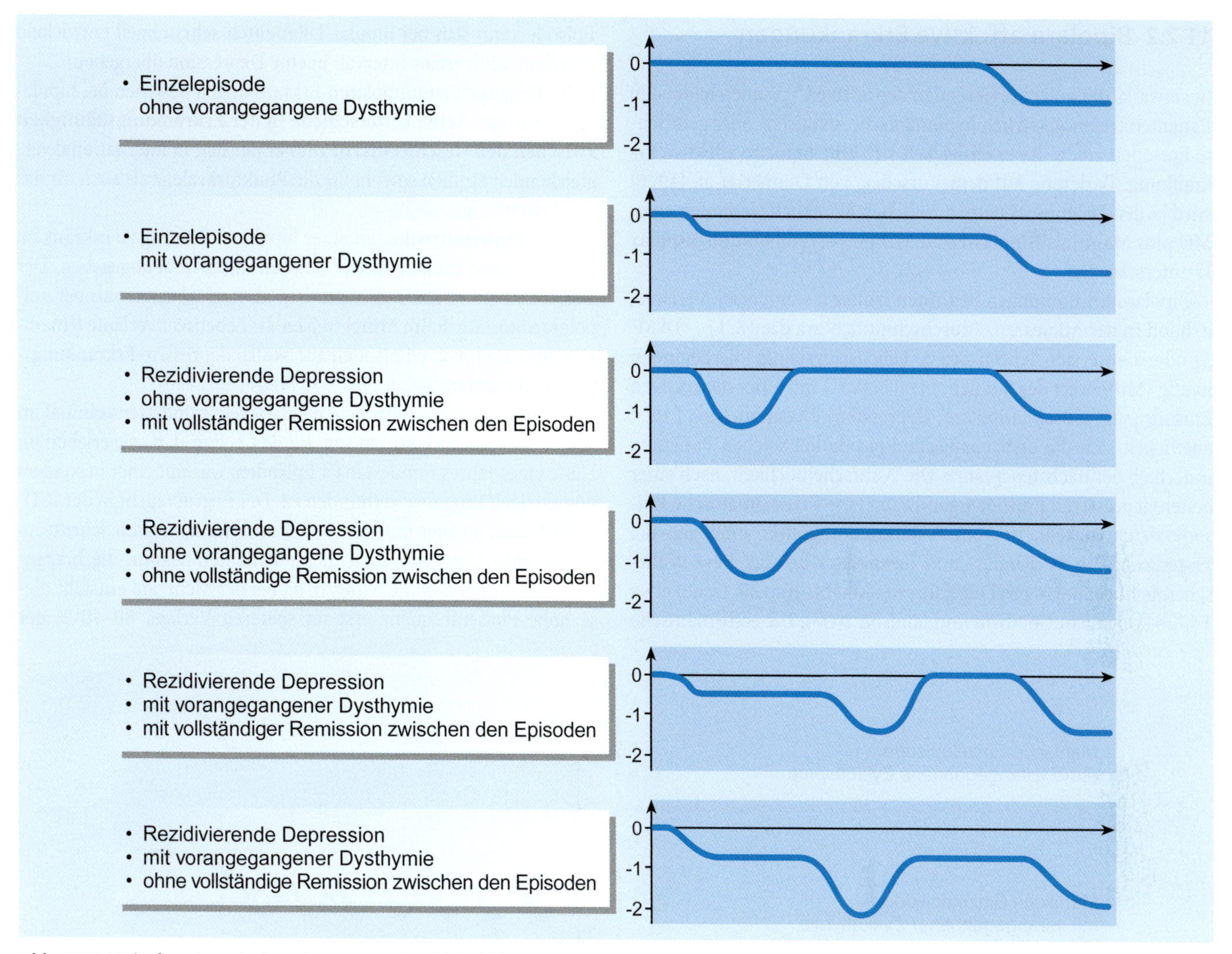

Abb. 11.2 Verlaufsmuster unipolarer Depressionen (nach DSM-IV)

dieser Substanzen schwierig, sodass relevante Daten über Komorbiditäts- und Prognoseraten nicht verfügbar sind. Auch das Vorliegen einer **begleitenden Persönlichkeitsstörung,** v. a. vom narzisstischen, histrionischen oder Borderline-Typ, beeinträchtigt die Prognose. Das Gleiche gilt für die Komorbidität mit einer **Zwangserkrankung** oder einer **Anorexia** bzw. **Bulimia nervosa.** Essstörungen mit begleitender Depression weisen einen wesentlich höheren Chronifizierungsgrad und eine höhere Suizidrate auf als eine isolierte Essstörung.

Eine nur teilweise Besserung oder Chronifizierung depressiver Erkrankungen (➤ Kap. 11.2.3) geht mit bleibenden sozialen und beruflichen Beeinträchtigungen, sozialem Rückzug und Aufgabe bisheriger Interessensphären und dem Risiko für Verlust von Arbeitsstelle und Bezugspersonen einher.

Jede depressive Episode ist mit einem nicht zu unterschätzenden **Suizidrisiko** verbunden. 40–70 % aller Suizide erfolgen i. R. einer Depression. Da je nach Patientenkollektiv (ambulant, stationär, rezidivierend etc.) 20–60 % der an einer depressiven Episode Erkrankten einen Suizidversuch unternehmen, besteht darüber hinaus die erhebliche Gefahr dadurch bedingter Dauerschäden, etwa durch selbst intendierte Verkehrsunfälle, Strangulationsfolgen, Vergiftungen oder Medikamentenintoxikationen. Die Suizidmortalität depressiv erkrankter Menschen beträgt entgegen früheren deutlich höheren Angaben nach neuesten Untersuchungen insgesamt etwa 2,2 %, bei mindestens einmal (stationär) behandelten Patienten 4 %; bei Patienten, die wegen Suizidalität mindestens einmal hospitalisiert wurden, liegt sie bei 8,6 % (Bostwick und Pankratz 2000).

Resümee

Depressiven Erkrankungen kommt mit einer Punktprävalenz von mindestens 5 %, der vielfach mehrmonatigen Episodendauer, der dadurch bedingten starken psychosozialen Beeinträchtigung und der hohen Suizidgefahr eine herausragende gesundheitspolitische Bedeutung zu. Während die Prognose der einzelnen Erkrankungsepisoden v. a. durch die entwickelten Therapiemöglichkeiten als gut zu beurteilen ist, stellt das hohe Rückfall-, Wiedererkrankungs- und Chronifizierungsrisiko hohe Anforderungen an die Behandlung. Komorbidität mit anderen psychischen Erkrankungen verschlechtert die Prognose entscheidend.

11.2.2 Bipolare affektive Erkrankungen

Bei etwa ⅕ der an rezidivierenden depressiven Episoden leidenden Patienten treten zusätzlich hypomanische, manische oder gemischte Episoden auf, d. h., es entwickelt sich eine bipolare affektive Erkrankung. Basierend auf dem Vorschlag von Dunner et al. (1976) wird in den Diagnosesystemen zwischen Krankheitsverläufen einer MD plus Manie als **Bipolar I** und MD plus Hypomanie als **Bipolar II** unterschieden.

Bipolare Erkrankungen **beginnen früher** als unipolare Verläufe, d. h. oft in der Adoleszenz (durchschnittlich um das 18. Lj. – DSM-5) oder den ersten Jahren des 3. Lebensjahrzehnts. Sie beginnen häufig (Mittelwert der Studien: in 60 % d. F.) mit einer depressiven Episode (sog. „falsch unipolare" Depression). In den meisten Fällen entwickelt sich die erste manische Episode bei solchen Patienten innerhalb der nächsten 5 Jahre. Die Wahrscheinlichkeit, nach einer ersten depressiven Episode irgendwann eine (hypo-)manische Episode zu entwickeln, ist vom Ersterkrankungsalter abhängig: Bei Ersterkrankung im Kindes- und Jugendalter beträgt diese Wahrscheinlichkeit 3–5 % pro Folgejahr; sie sinkt bis zum 30. Lj. auf etwa 1 % ab (Übersicht Goodwin und Jamison 2007). Die erste manische Episode kann sich bei Bipolar-I-Patienten sehr schnell entwickeln und dann ohne freies Intervall in eine Depression übergehen.

Im Gegensatz zu unipolaren Erkrankungen bestehen bei bipolaren Störungen **keine Unterschiede in der Erkrankungshäufigkeit zwischen den Geschlechtern.** Dies ergab sich in international vergleichenden Studien sowohl für die Punktprävalenz als auch für das Lebenszeitrisiko.

Das **Lebenszeitrisiko,** an einer bipolaren Störung zu erkranken, wird aufgrund umfangreicher Studien mit **1–2 %** angegeben. Der Verlauf bipolarer Erkrankungen ist i. d. R. ungünstiger als bei unipolaren Störungen. Im Mittel weisen die Lebenszeitverläufe 8 manische bzw. depressive Episoden auf, wobei depressive Erkrankungsphasen dominieren.

Etwa 15–20 % der Betroffenen entwickeln mindestens einmal im Verlauf der Erkrankung ein sog. *Rapid Cycling*, d. h., sie erleben im Laufe eines Jahres mindestens 4 Episoden, was mit einer besonders ungünstigen Prognose verbunden ist. Der Begriff taucht in der ICD-10 nicht auf, ist aber im DSM-5 und im internationalen Schrifttum fest verankert. Bei nur 20 % dieser Patienten beginnt die Erkrankung mit einem *Rapid Cycling*, d. h., bei der Mehrzahl entsteht diese hohe Phasenfrequenz erst im späteren Verlauf. 80–90 % der

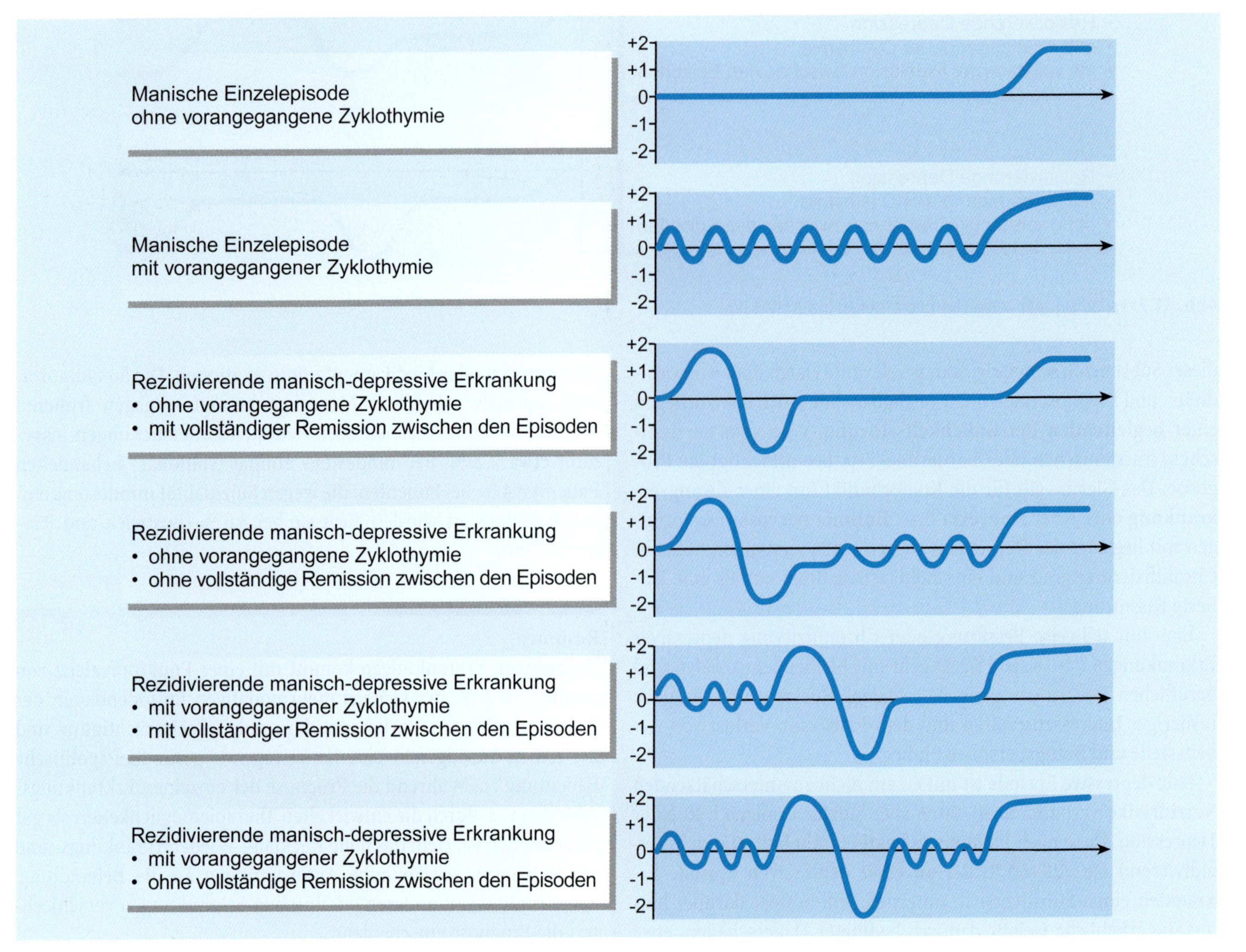

Abb. 11.3 Verlaufsmuster bipolarer affektiver Erkrankungen (nach DSM-IV 1994)

11

Rapid Cycler sind Frauen; Patienten mit Bipolar-II-Störung sind häufiger betroffen. 20–30 % der Patienten zeigen auch in den freien Intervallen Störungen i. S. einer Stimmungslabilität bzw. Beeinträchtigungen im interpersonellen oder beruflichen Bereich (➤ Abb. 11.3). Hinzu kommt das Problem, dass früh erkrankte Patienten in ihrer normalen Entwicklung – etwa in der Ausbildung, aber auch im zwischenmenschlichen Bereich – so stark beeinträchtigt werden, dass sich daraus häufig auch nach Abklingen der Erkrankung schwerwiegende sekundäre Anpassungsprobleme ergeben. Außerdem weisen Patienten mit bipolaren Erkrankungen wesentlich häufiger, nämlich in **50 %** d. F., **psychotische,** den Realitätsbezug massiv beeinträchtigende Symptome auf.

Die **Suizidhäufigkeit** bipolar erkrankter Patienten ist mindestens genauso hoch wie bei unipolar wiederkehrenden Depressionen. Bei Patienten mit einer Bipolar-II-Erkrankung besteht wahrscheinlich eine besonders hohe Suizidrate (Goodwin und Jamison 2007).

Auch die Rate komplizierender Alkohol-, Medikamenten- und Drogenabhängigkeit ist bei bipolaren affektiven Krankheiten deutlich höher als bei unipolaren Erkrankungen.

Ausschließlich manische Episoden treten nur selten auf. **Unipolare Manien** stellen etwa 5 % der affektiven Erkrankungen dar. Die Patienten haben häufig wegen des in der manischen Episode vornehmlich positiven Lebensgefühls nur eine begrenzte Behandlungsbereitschaft. Lediglich gravierende Konsequenzen ihrer manischen Episoden können sie schließlich zu einer prophylaktischen Therapie veranlassen.

Resümee

Bipolare affektive Störungen beginnen deutlich früher als unipolare Depressionen, verlaufen schwerer und bedingen eine hohe Suizidrate. Sie stellen etwa ⅕ aller rezidivierenden affektiven Erkrankungen dar. Zwischen den Geschlechtern besteht bzgl. des Erkrankungsrisikos keine Ungleichverteilung.

11.2.3 Dysthymien und andere chronische Depressionen

Für den Terminus „chronische Depression" existiert keine international einheitliche Definition. Einigkeit herrscht lediglich über das Zeitkriterium: Hier wird gefordert, dass die depressive Symptomatik über **mindestens 2 Jahre** bei gleichzeitigem Fehlen einer länger als 2 Monate dauernden Vollremission vorliegen muss. Erst im DSM-5 sind anhaltende depressive Störungen als eigenständige diagnostische Kategorie aufgenommen worden (➤ Kap. 11.3.2).

Bemerkenswert erscheint, dass im ICD-10 der Terminus „chronische Depression" nicht auftaucht. Das Wort „chronisch" wird lediglich bei der Beschreibung der Dysthymia (F34.1; Dilling 2002: 137) verwendet. Somit werden chronische Depressionen im ICD-10 auf die „leichten" chronischen Verläufe reduziert. Da die Diagnose der chronischen Depression bzw. der Dysthymie in dieser Form erst jüngeren Datums ist, gibt es hierzu wesentlich weniger epidemiologische Studien und Verlaufsuntersuchungen. Zudem gestaltet sich die exakte Schätzung der Prävalenz aufgrund der individuellen Übergänge im Verlauf einer Erkrankung schwierig.. Das Lebenszeitrisiko, an einer der vier Formen der chronischen Depression zu erkranken, wird auf 5 % geschätzt, wobei das Lebenszeitrisiko einer Dysthymie je nach Studie zwischen 2,5 und 4 % angegeben wird. In einer europäischen Population betrug die 1-Jahres-Prävalenz für Dysthymie nach DSM-IV 1,1 % und die Lebenszeitprävalenz 4,1 % (Alonso et al. 2004). Die anderen Subformen der chronischen Depression sind seltener, wobei die Double Depression etwa doppelt so häufig vorkommt wie die (rezidivierende) MD mit unvollständiger Remission zwischen den Episoden; die chronische MD liegt in ihrer Prävalenz dazwischen (Keller et al. 2000). Auch bei chronischen Depressionen sind Frauen doppelt so häufig betroffen wie Männer.

! MERKE

Insgesamt scheinen bis zu 30 % aller unipolar affektiven Störungen zu chronifizieren und nehmen somit häufiger einen chronischen Verlauf als bisher vermutet.

Der Verlauf und die Behandlung chronischer Depressionen werden durch hohe Komorbidität mit anderen psychischen Erkrankungen erschwert, insb. mit Angststörungen, Suchterkrankungen und – in der Hälfte d. F. – Persönlichkeitsstörungen.

Ein **früher Krankheitsbeginn** – vor dem 21. Lj. – und die damit oft einhergehenden **frühen Traumata** (wie körperlicher oder sexueller Missbrauch, emotionale Vernachlässigung, Verlust eines Elternteils) stellen einen Risikofaktor dar, später an einer chronischen Depression zu leiden. Auch hier gilt, dass die früh beginnende und chronische Störung mit beruflichen und zwischenmenschlichen Entwicklungsschritten interferiert und so umfängliche psychosoziale Folgeprobleme bedingt. Chronisch Depressive gelten häufig als therapieresistent.

Therapieresistenz wird meist durch das für den klinischen Alltag praktikable Kriterium von Thase und Rush (1995) operationalisiert, demzufolge beim Nichtansprechen auf zwei Behandlungsversuche mit Antidepressiva verschiedener Wirkklassen in jeweils adäquater Dosis und Dauer eine therapieresistente Depression vorliegt. Im stationären Behandlungsbereich ist Therapieresistenz bei depressiven Patienten einer der häufigsten Einweisungsgründe.

So findet sich in großen Wirksamkeitsstudien zu verschiedenen Antidepressiva konstant ein Anteil von etwa ⅓ der Patienten, bei denen es zu keinem Ansprechen auf eine medikamentöse antidepressive Behandlung kommt. Ein weiteres ⅓ der depressiven Patienten spricht nur unzureichend auf eine pharmakologische Behandlungsform an. Auch die verschiedenen neu entwickelten Antidepressiva erbringen diesbezüglich keine Verbesserung. Von diesen ein bis zwei Dritteln spricht nur noch ca. die Hälfte auf einen nächsten Behandlungsversuch mit einem Antidepressivum aus einer anderen Wirkklasse an.

11.2.4 Zyklothymien

Diese Erkrankung tritt mit einer **Lebenszeitprävalenz von 0,4–1 %** fast genauso häufig auf wie bipolare affektive Erkrankungen. Ein

Geschlechtsunterschied ist nicht bekannt. Während die Patienten in Phasen gehobener, hypomanischer Stimmung aktiv, erfolgreich und durchsetzungsfähig erscheinen, schlägt dies in depressiven Episoden in Gehemmtheit, Energielosigkeit und fehlende Anteilnahme um. Da der Umschlag meist ohne erkennbaren Anlass erfolgt, gelten die Patienten als unzuverlässig, launisch und unberechenbar. Häufig entwickelt sich zusätzlich ein Alkohol-, Medikamenten- oder Drogenmissbrauch. Die Störung darf nur diagnostiziert werden, wenn sich aus der meist im jugendlichen Alter beginnenden Symptomatik schwerwiegende schulische, berufliche oder zwischenmenschliche Probleme ergeben. In 15–50 % d. F. geht die Störung in eine Bipolar-I- oder -II-Erkrankung über, oder es muss eine Doppeldiagnose gestellt werden (➤ Abb. 11.3).

Resümee

Depressive Erkrankungen verlaufen mit bis zu 35 % häufiger als bislang vermutet chronisch, d. h., die depressive Symptomatik ist über 2 Jahre vorhanden und remittiert nicht länger als 2 Monate. Es lassen sich vier unterschiedliche Verlaufsformen für unipolare chronische Depressionen unterscheiden, wobei in der ICD-10 lediglich die Dysthymie explizit aufgeführt ist. Das Pendant zur Dysthymie ist im bipolaren Spektrum die Zyklothymie. Die beiden Verlaufsformen charakterisieren chronische unipolar oder bipolar verlaufende affektive Erkrankungen, die jedoch nicht den Schweregrad einer depressiven Episode bzw. Manie erfüllen. Beide Störungen gehen häufig in depressive Episoden bzw. bipolare Erkrankungen über; zudem zeigen sie eine hohe Komorbidität mit Alkoholismus, Substanzabhängigkeit und Persönlichkeitsstörungen. Sie benennen Krankheitsbilder, die früher häufig als abnorme Persönlichkeiten oder Neurosen bezeichnet wurden.

Bei depressiven Störungen gilt das eine Drittel der Erkrankten, die auf die ersten beiden in ausreichender Dosis und Dauer verabreichten Antidepressiva nicht ansprechen, als „therapieresistent". Gerade die chronifizierten bzw. therapieresistenten Verläufe gehen für die Betroffenen und ihre Angehörigen mit großem Leid einher und stellen nicht nur aus medizinischer, sondern auch aus gesundheitsökonomischer Sicht weltweit eine der am stärksten belastenden Erkrankungen dar.

11.3 Symptomatik und Typisierung

Da Episoden von Niedergeschlagenheit, Verzagtheit und Mutlosigkeit, insb. nach Enttäuschungen, Konflikten, Trennungen oder dem Verlust wichtiger Bezugspersonen, zum normalen Leben gehören, ist die Trennlinie zwischen noch normaler und bereits pathologischer Reaktion häufig schwierig zu ziehen. Dies gilt nicht nur für die Betroffenen und ihre Angehörigen, sondern ist nicht selten auch ein Problem für die konsultierten Ärzte oder Psychologen. Entscheidend sind Intensität, Komplexität und Dauer der Symptomatik sowie die Beeinträchtigung üblicher psychosozialer und physiologischer Funktionen. Auch hier ist zu begrüßen, dass die modernen Diagnosesysteme relativ klar definierte Kriterien vorgeben, wann der Status einer Erkrankung erreicht ist.

11.3.1 Depressive Episoden (ICD-10), Major Depression (DSM-5)

Symptomatik

Im Zentrum einer gewichtigen depressiven Erkrankung – im Folgenden entsprechend dem DSM-5 als **Major Depression** (MD) oder nach ICD-10 als **depressive Episode** bezeichnet – stehen die Symptome „depressive Verstimmung" und „gravierender Interessenverlust und Freudlosigkeit".

Nach ICD-10 ist für die Diagnosestellung einer depressiven Episode das Bestehen von mindestens zwei der drei in ➤ Box 11.2 aufgeführten **Hauptsymptome** erforderlich. Daneben müssen bei leichteren Depressionen zwei, bei mittelgradigen drei und bei schweren Depressionen mindestens vier weitere depressionstypische Beschwerden (➤ Box 11.3) vorhanden sein.

BOX 11.3

ICD-10-Kriterien für eine depressive Episode

Die Patienten leiden seit mindestens 2 Wochen unter mindestens zwei (schwere Episode: drei) der folgenden 3 Hauptsymptome:
- Depressive Stimmung
- Verlust von Interesse oder Freude
- Erhöhte Ermüdbarkeit

sowie unter mindestens zwei (leichte Episode), drei bis vier (mittelgradige Episode) bzw. mindestens vier (schwere Episode) der folgenden Symptome:
- Verminderte Konzentration und Aufmerksamkeit
- Vermindertes Selbstwertgefühl und Selbstvertrauen
- Schuldgefühle und Gefühle von Wertlosigkeit (sogar bei leichten depressiven Episoden)
- Negative und pessimistische Zukunftsperspektiven
- Suizidgedanken oder erfolgte Selbstverletzung oder Suizidhandlungen
- Schlafstörungen
- Verminderter Appetit

Die Diagnose einer MD oder depressiven Episode setzt voraus, dass die entsprechende Symptomatik **mindestens 2 Wochen fast täglich** besteht.

Depressive Stimmung Die Patienten charakterisieren diesen Zustand außerordentlich unterschiedlich. Manche sprechen von **Niedergeschlagenheit, Hoffnungslosigkeit, Verzweiflung,** während andere mehr das **Gefühl der Gefühllosigkeit** betonen. Mit diesem Paradoxon ist gemeint, dass sie sich wie emotional tot erleben, d. h. reaktionslos auf äußere Ereignisse und unfähig, adäquat auf freudige wie auf bedrückende Erlebnisse zu reagieren. Besonders diese Symptomatik wird als quälend und mit keinem anderen Zustand menschlichen Leidens vergleichbar beschrieben.

Etwa 70–80 % der Patienten berichten zusätzlich über **Angstgefühle**, meist ungerichtet als Ausdruck einer starken Unsicherheit und Zukunftsangst. Hiermit in enger Verbindung stehen das Phänomen der raschen **Irritierbarkeit** und das Gefühl, durch jegliche Art von Anforderung – etwa bzgl. sozialer Kontakte – überfordert zu sein. Dieses **Überfordertsein** kann sich auch im Erleben und Äußern von Ärger bzw. Wut gegenüber der Umwelt äußern.

Zu Recht ist im DSM-5 zur Diagnosestellung lediglich gefordert, dass diese Symptomatik den größten Teil des Tages über bestehen muss. Mehr als die Hälfte aller Depressiven erlebt **Tagesschwankungen** ihrer Stimmung. Meist geht es den Patienten morgens nach dem Erwachen besonders schlecht, im Laufe des Nachmittags bessert sich die Stimmung, und am Abend erleben selbst Schwerstkranke gelegentlich, dass sich ihre Befindlichkeit weitgehend normalisiert. Meist erwachen sie jedoch schon in den frühen Morgenstunden erneut in gedrückter Stimmungslage. Weniger häufig sind die Tagesschwankungen durch ein Abendtief charakterisiert.

Traurige Verstimmung ist nicht bei allen Patienten unmittelbar erkennbar. Etwa 10 % erleben ihre **körperlichen Beschwerden** als so im Vordergrund stehend, dass sie nur diese, nicht aber ihre depressive Stimmung als Beschwerde schildern. Dies führte zu Begriffen wie **„maskierte"** oder **„larvierte" Depression** oder bei Patienten, die sich besonders um Fassung oder Aufrechterhaltung einer Fassade bemühen und die depressive Symptomatologie verleugnen oder verdrängen, auch zur sog. **„smiling depression".** Erst ein eingehendes, empathisch geführtes Gespräch kann das Vollbild der Erkrankung auch im emotionalen Bereich für Patient und Arzt deutlich machen. Oft ist die Schlafstörung mit morgendlichem Früherwachen und grübelnd-sorgenvollem Wachliegen jedoch das einzig klar fassbare Phänomen einer depressiven Stimmung.

Interessenverlust und Freudlosigkeit Auch dieser Symptomenkomplex – häufig als **Anhedonie** bezeichnet – wird fast immer von gewichtig depressiv Erkrankten geschildert und ist für Außenstehende meist rasch erkennbar. Nur bei leichteren Erkrankungsphasen gelingt es den Patienten, ihr übliches Aktivitätsniveau durch erhebliche Anstrengungen für die Umwelt als unverändert wahrnehmbar aufrechtzuerhalten. Die Symptomatik bezieht sich meist auf Haushaltsführung, Körperpflege und berufliche Tätigkeiten und ist für den Patienten bei bisher als erfreulich und unterhaltsam erlebten Hobbys und Freizeitaktivitäten besonders irritierend.

Energielosigkeit und Ermüdbarkeit Diese Symptome stehen im Zusammenhang mit der **Antriebslosigkeit.** Die Patienten erleben sich als kaum belastbar. Alltagsaktivitäten wie bloßes Waschen und Anziehen können erschöpfend und kaum zu bewältigen sein. Das Gleiche gilt für jede Art von sozialen Kontakten. Die Betroffenen ziehen sich oft ins Bett zurück, um dem Gefühl der Erschöpfung und Energielosigkeit nachgeben zu können, ohne aber dort zur Ruhe zu kommen oder schlafen zu können.

Gewichtsverlust Etwa 70 % der Patienten erleben während einer MD einen deutlichen **Appetitmangel.** Sie können das Essen nicht mehr genießen und erleben die Nahrung als geschmacksarm. Dies führt häufig zu massivem Gewichtsverlust, wobei eine Minderung von mehr als 5 % des Ausgangsgewichts pro Monat diagnostisch als relevant erachtet wird. Dieses Phänomen führt bei jungen weiblichen Patienten nicht selten zur differenzialdiagnostischen Erwägung einer Anorexia nervosa, v. a. wenn die Patientinnen immer schon ein Körperideal ausgesprochener Schlankheit besaßen und – wie die Mehrzahl aller jungen Frauen – intermittierend Diät hielten.

Schlafstörungen Störungen des Schlafs sind das häufigste Symptom bei Depressionen (➤ Tab. 11.2). Meist beginnen Erkrankungsepisoden mit einer Insomnie. Deswegen empfiehlt sich die Frage nach der Schlafqualität und -quantität, insb. bei Patienten mit sog. maskierten Depressionen (etwa in der hausärztlichen Praxis). Es gibt fast keine Patienten, die nicht über eine **Insomnie,** und zwar Einschlaf- und Durchschlafstörungen oder frühmorgendliches Erwachen, bzw. in etwa 10 % d. F. über eine **Hypersomnie** klagen. Obwohl der Schlaf – zumindest bei Patienten mit einem Morgentief – ganz offensichtlich seinen regenerativen Effekt für die Patienten verloren hat und vielmehr depressionsintensivierend wirkt (s. unten), klagen Patienten über dieses Symptom besonders und wünschen rasche Abhilfe. Die Kombination aus frühmorgendlichem Erwachen und damit verbundenen Stimmungstiefs stellt insb. für suizidale Patienten eine besondere Gefährdung dar, Suizidpläne umzusetzen.

Tab. 11.2 Häufigkeit typischer Symptome bei Depressionen (nach Winokur et al. 1969)

Symptom	Häufigkeit (%)
Insomnie	100
Traurige Verstimmung	100
Weinerlichkeit	94
Konzentrationsschwäche	91
Suizidgedanken	82
Müdigkeit	76
Reizbarkeit	76
Psychomotorische Verlangsamung	76
Appetitmangel	66
Tagesschwankungen	64
Hoffnungslosigkeit	51
Gedächtnisstörungen	35
Wahnideen	33
Suizidversuche	15
Akustische Halluzinationen	6

Psychomotorische Gehemmtheit oder Agitiertheit Depressive Patienten wirken i. d. R. verlangsamt, in ihrer Mimik und Gestik reduziert; ihre Sprache ist leise und zögerlich. Nicht selten gestaltet sich das Gespräch mit gehemmt depressiven Patienten mühsam, da sie zwischen Sätzen und Worten lange Pausen machen und nur verzögert und leise auf Fragen antworten. Dies kann sich bis zu einem **depressiven Stupor** steigern, in dem eine Kontaktaufnahme zum Patienten kaum mehr möglich ist und die Patienten keine Nahrung mehr zu sich nehmen und wie erstarrt wirken. Interessanterweise berichten auch diese stark gehemmt wirkenden Patienten meist aber über eine quälende innere Unruhe.

Letztere kann zu einer psychomotorischen Agitiertheit führen, in der die Patienten unaufhörlich herumlaufen, die Hände ringen oder andere stereotype Bewegungen ausführen. Sie sind auch in ihren verbalen Äußerungen oft ungebremst, jammernd und benehmen sich anklammernd. Mit ihren stereotyp vorgebrachten Klagen suchen sie in manchmal schwer erträglicher Weise Kontakt mit ihrer Umgebung. Dabei äußern sie in wiederkehrenden Fragen oder Klagen ihr Leiden und ihr Hilfesuchen, was zu dem unschönen Begriff der „Jammerdepression" geführt hat. Gerade ältere Patienten kön-

Atypische Depression

Die Bezeichnung „atypische Depression" wurde in der Vergangenheit für sehr unterschiedliche Depressionsformen benutzt, in der Klassifikation nach DSM-III und ICD-10 (F32.8) z. B. als schlecht definierte Restkategorie. Hier soll unter dieser Bezeichnung die „atypische Depression" nach DSM-5 verstanden werden, d. h. eine nähere symptomatische Spezifikation für eine Episode einer Major Depression i. R. einer unipolaren oder Bipolar-(I- und II-)Erkrankung, die folgenden Charakteristika aufweist:

- Stimmungsreagibilität auf positive Ereignisse
- Mindestens zwei der folgenden Kriterien:
  - Hyperphagie
  - Hypersomnie
  - „Bleiernes" Schweregefühl in den Extremitäten
  - Gesteigerte Empfindlichkeit gegenüber vermeintlicher Kritik oder Ablehnung als überdauerndes, nicht auf die depressive Episode begrenztes Merkmal

Im Gegensatz zur früheren Einschätzung, dass die so definierte atypische Depression häufiger bei bipolaren Patienten auftritt, zeigen neuere Studien bei beiden Gruppen eine etwa gleiche Häufigkeit. Zur endgültigen Klärung bedarf es aber methodisch exakterer Studien.

Die atypische Depression tritt häufiger bei Frauen auf, hat einen frühen Krankheitsbeginn mit häufigen Episoden, verläuft oft chronisch und scheint eine relativ konstante Merkmalskonstellation auch bei wiederholten Episoden darzustellen. Patienten mit atypischer Depression zeigen häufiger eine Komorbidität mit Bulimie sowie eine erhöhte Frequenz von zwanghaften, passiv-aggressiven und vermeidenden Persönlichkeitsstörungen, sozialer Phobie und Dysmorphophobie. Die atypische Depression spricht besser auf eine Behandlung mit irreversiblen MAO-Inhibitoren an als auf TZA. SSRI und der reversible MAO-Hemmer Moclobemid sind noch unzureichend untersucht.

Depression mit komorbider Angstsymptomatik

Ein erheblicher Anteil von Patienten mit einer depressiven Episode weist zusätzliche Symptome einer Angststörung auf: entweder als Komorbidität (Kriterien beider Störungen erfüllt) oder als zusätzliche Symptome unterhalb der Schwelle der für die Diagnose Angststörung notwendigen Kriterien. 20–30 % der Patienten mit MD erfüllen zusätzlich die Kriterien der Panikstörung. Hohe Komorbidität findet sich auch für die soziale Phobie und die generalisierte Angststörung, während nur ein relativ kleiner Anteil der depressiven Patienten zusätzlich die Diagnose einer Zwangsstörung aufweist. Patienten mit einer Angststörung erkranken andererseits häufig an depressiven Episoden: Bei ca. ⅓ der Patienten mit Panikstörungen, 30 % der Patienten mit sozialer Phobie, 80 % der Patienten mit Zwangsstörung, 60 % der Patienten mit PTBS und 40 % der Patienten mit generalisierter Angststörung findet sich mindestens eine depressive Episode im Leben.

Patienten mit gleichzeitigem Bestehen von Angstsymptomatik und depressiven Symptomen, die weder den Schweregrad einer depressiven Episode noch den einer spezifischen Angststörung erreichen, werden nach ICD-10 in eine zusätzliche Kategorie „Angst und depressive Störung, gemischt" (F41.2) eingeordnet.

Depressive Patienten mit gleichzeitig bestehender Angstsymptomatik sprechen schlechter auf akute medikamentöse Therapie an und haben eine ungünstigere Langzeitprognose sowie ein höheres Suizidrisiko als depressive Patienten ohne Komorbidität. Vergleichende Therapiestudien bei dieser Patientengruppe sind rar. TZA, SSRI und MAO-Hemmer sind wirksam; unter den neueren Antidepressiva scheinen Mirtazapin und Venlafaxin spezielle anxiolytische Effekte zu haben.

Saisonale Depressionen

Affektive Erkrankungen zeigen einen deutlichen Erkrankungsgipfel im Frühjahr und einen zweiten, weniger prominenten Anstieg im Herbst. Dagegen ist der Beginn depressiver Erkrankungen im Sommer und Winter seltener. Dies verdeutlicht sich auch in der Verteilung von Suiziden über das Jahr. Während also sowohl typische depressive Erkrankungen als auch Suizide im Winter seltener auftreten, wurde in den letzten Jahren eine Depressionsform beschrieben, die im **Spätherbst oder Winter** auftritt und im Frühjahr vollständig abklingt („Winterdepression"). Seltener ist die „Sommerdepression" mit umgekehrtem saisonalem Verlauf. Die saisonale Depression weist nach den Beschreibungen häufig eine **atypische Symptomatik** mit im Vordergrund stehender Energielosigkeit, Hypersomnie, Gewichtszunahme und insb. Aufnahme großer Mengen von Kohlenhydraten auf. Im Gegensatz zur „atypischen Depression" im eigentlichen Sinne (s. oben) fehlt aber bei der saisonalen Depression meist die ausgeprägte emotionale Reagibilität und Empfindlichkeit gegenüber vermeintlicher Kritik oder Ablehnung. Ein relativ hoher Prozentsatz von Patienten mit einer saisonalen affektiven Störung (*Seasonal Affective Disorder,* SAD) zeigt einen Verlauf vom Typ „Bipolar II" mit einer Winterdepression und einer hypomanischen Nachschwankung im Frühjahr.

Die günstigste **Therapie** der vornehmlich bei jungen Frauen auftretenden Form einer Winterdepression soll eine etwa 30-minütige tägliche Therapie mit 10.000 Lux hellem Licht darstellen. Das Krankheitskonzept ist mit vielen unbewiesenen oder auch als widerlegt zu geltenden ätiopathogenetischen Implikationen wie etwa einer Phasenverschiebung oder internen Desynchronisation biologischer Rhythmen gekoppelt. Patienten, die konstant eine solche jahreszeitliche Bindung mit der entsprechenden atypischen Symptomatik von Krankheitswert zeigen, scheinen eher selten zu sein. Vielmehr weichen Patienten im Verlauf der Erkrankung oft von diesem Muster ab.

Nach DSM-5 darf die Diagnose einer saisonalen Depression als Zusatzcodierung nur dann gestellt werden, wenn das jahreszeitliche Muster über mindestens 2 Jahre besteht und nicht mit depressiven Episoden zu anderen Jahreszeiten vermengt ist.

Leichte depressive Störungen

Im Zusammenhang mit leichteren depressiven Störungen – d. h. quasi vor einer MD – sind noch die im DSM-5 unter der Kategorie „Depressive Störungen, NNB" aufgeführten Diagnosen **rezidivie-**

rende kurze depressive Störung (neben depressiver Verstimmung mindestens vier Symptome für 2–13 Tage, mindestens einmal pro Monat), die **kurzzeitige depressive Episode** (4–13 Tage; depressiver Affekt und mindestens vier weitere Symptome einer MD in Verbindung mit klinisch signifikantem Leiden bzw. klinisch signifikanter Funktionseinschränkung) und die **depressive Episode mit unzureichenden Symptomen** (depressiver Affekt, mindestens vier der anderen in Verbindung mit klinisch signifikantem Leiden oder Funktionseinschränkung; Kriterien der MD werden nicht erfüllt). Erstere entspricht in der ICD-10 der leichten depressiven Episode. **Rezidivierende kurze depressive Störungen** *(Recurrent Brief Depression)* wurden in ihrer Bedeutung v. a. vom Züricher Psychiater Jules Angst beschrieben. Er ermittelte in einer epidemiologischen Verlaufsstudie, dass ein erheblicher Anteil der Probanden unter intensiven, kurzfristigen und klinisch relevanten Verstimmungsphasen leiden, die zwar nicht das Zeitkriterium (mindestens 2-wöchige Dauer) einer MD, sonst aber alle Eigenschaften einer MD erfüllen (Angst et al. 1990). In einer repräsentativen Stichprobe von Patienten in hausärztlichen Praxen in Deutschland ergab sich eine Häufigkeit von 5 % für Patienten mit einer wiederkehrenden kurzen Depression als alleiniger psychiatrischer Diagnose.

Die Diagnose wird gestellt, wenn die Depressionen mindestens 2 Tage bis 2 Wochen, und zwar mindestens einmal pro Monat über einen Zeitraum von 1 Jahr, auftreten. Die Relevanz dieser Störung verdeutlicht sich in der hohen Rate von Suizidversuchen dieser Patientengruppe. Trotz genetischer Beziehungen zu den anderen Depressionsformen scheinen Antidepressiva bei dieser Störung weniger wirksam zu sein.

Primäre und sekundäre Depressionen

Dieses nicht in alle Klassifikationssysteme aufgenommene Typisierungsschema von Depressionen beruht auf der Unterscheidung zwischen primären Erkrankungen, die bei Personen auftreten, die vorher keine andere Art von psychischer Störung aufwiesen, und sekundären Erkrankungen, bei denen die Patienten bereits vorher an einer anderen psychischen Störung wie Alkoholismus, Panikerkrankung, Zwangs- oder gewichtiger Persönlichkeitsstörung litten. Diese Unterteilung ist klinisch sinnvoll, da Depressionen als Zweitdiagnose in ihrer Symptomatik zwar gänzlich einer primären Depression gleichen können, doch durch die Vorerkrankung andere genetische Belastungen und andere Verlaufscharakteristika aufweisen. Außerdem sprechen sie auf verschiedene Therapieformen häufig unterschiedlich an. Für die Ersterkrankung sind komorbide Depressionen oft von hohem Stellenwert: Sie verschlechtern die Prognose und erhöhen das Suizidrisiko.

11.3.2 Dysthymia und andere Formen chronischer Depression

Bei chronischen Depressionen – charakterisiert durch einen mindestens 2-jährigen Verlauf (➤ Kap. 11.2.3) – handelt es sich um extrem beeinträchtigende Störungen, die als äußerst schwer behandelbar gelten, da sie eine geringe Spontanremission zeigen (< 10%) und schlechter auf Antidepressiva oder Psychotherapien ansprechen als episodische Depressionen.

Die bekannteste – wenngleich nicht die häufigste – Form der chronischen Depression ist die Dysthymie (im DSM-5 neuerdings „anhaltende depressive Störung“ genannt), eine **leichtere, aber chronifizierte Form einer depressiven Verstimmung.** Wegen der präziseren Ausführung im Vergleich zur ICD-10 werden in ➤ Box 11.5 die DSM-5-Kriterien aufgeführt. Die Störung wurde früher als depressiver Charakter, depressive Persönlichkeit oder neurotische Depression bezeichnet. Auf all diese Begriffe, insb. auf den der depressiven Neurose, wurde verzichtet, da Untersuchungen ergaben, dass diese Termini innerhalb der Psychiatrie ausgesprochen uneinheitlich benutzt wurden. Klerman et al. (1979) ermittelten 12 verschiedene Definitionen für den Begriff Neurose, die mit unterschiedlichen ätiopathogenetischen und therapeutischen Vorstellungen verbunden sind. Insbesondere die Annahme, dass diese Patienten schlecht auf Antidepressiva, aber gut auf Psychotherapie ansprechen und weniger psychobiologische Auffälligkeiten aufweisen als sog. melancholisch Depressive, ließ sich nicht bestätigen. Als sinnvoll erschien vielmehr eine Unterteilung in leichtere chronifizierte und schwere akute Depressionen.

BOX 11.5

DSM-5-Diagnosekriterien für die anhaltende depressive Störung (Dysthymie) (300.4)

Bei den Diagnosekriterien handelt es sich um eine vorläufige, nicht durch die APA autorisierte Übersetzung der amerikanischen Version des DSM-5 durch die Autoren

A. Depressive Verstimmung, welche die meiste Zeit des Tages an mehr als der Hälfte aller Tage, entweder vom Patienten berichtet oder von anderen beobachtet, über einen mindestens 2-jährigen Zeitraum andauert.
Beachte: Bei Kindern und Heranwachsenden kann reizbare Verstimmung vorliegen, und die Dauer muss mindestens 1 Jahr betragen.

B. Während der depressiven Verstimmung bestehen mindestens 2 der folgenden Symptome:
- Appetitlosigkeit oder übermäßiges Bedürfnis zu essen
- Schlaflosigkeit oder übermäßiges Schlafbedürfnis
- Energiemangel oder Erschöpfung
- Geringes Selbstwertgefühl
- Konzentrationsstörungen oder Entscheidungserschwernis
- Gefühl der Hoffnungslosigkeit

C. In der betreffenden 2-Jahres-Periode (1 Jahr bei Kindern und Heranwachsenden) gab es keinen Zeitraum von mehr als 2 Monaten ohne wie unter A und B beschriebene Symptome.

D. Die Kriterien einer Major Depression können für 2 Jahre durchgehend erfüllt sein

E. Zu keinem Zeitpunkt ist eine manische, eine gemischte oder eine hypomanische Episode aufgetreten, und die Kriterien für eine zyklothyme Störung waren niemals erfüllt.

F. Die Störung tritt nicht ausschließlich im Verlauf einer chronischen psychotischen Störung wie Schizophrenie oder wahnhafter Störung auf.

G. Die Symptome gehen nicht auf die direkte Wirkung einer Substanz (z. B. Droge, Medikament) oder eines medizinischen Krankheitsfaktors (z. B. Hypothyreose) zurück.

H. Die Symptome verursachen in klinisch bedeutsamer Weise Leiden oder Beeinträchtigungen in sozialen, beruflichen oder anderen wichtigen Funktionsbereichen.

Bestimme, ob:
- **mit frühem Beginn**: Beginn der Störung vor Vollendung des 21. Lj.

- **mit spätem Beginn**: Beginn der Störung im Alter von 21 Jahren oder später
- **mit atypischen Merkmalen** (für die jüngste 2-Jahres-Periode der dysthymen Störung)
- mit ausschließlich dysthymem Syndrom
- mit anhaltender depressiver Episode
- mit rezidivierenden depressiven Episoden und gegenwärtiger Episode
- mit rezidivierenden depressiven Episoden ohne gegenwärtige Episode

Somit wird eine Dysthymie diagnostiziert, wenn die Erkrankung mehrere – nach DSM-5 **mindestens 2** – Jahre besteht, die Symptomatik an der überwiegenden Zahl der Tage vorhanden und weniger ausgeprägt ist als bei einer MD bzw. depressiven Episode. Nach DSM-5 müssen neben einer depressiven Verstimmung also zwei der in ➤ Box 11.5 unter B genannten Symptome vorliegen.

Wenn die Symptomatik bis in die Kindheit oder Jugend zurückverfolgt werden kann, ist die Diagnose quasi gleichbedeutend mit dem früheren Begriff der depressiven Persönlichkeit.

Da etwa 90 % der dysthymen Patienten im Laufe der Zeit eine MD entwickeln, prägte man den Begriff **Double Depression, der von DSM-5 nicht mehr übernommen wurde**. Wenn also Patienten an einer Dysthymie leiden, dann – etwa i. R. einer Belastungssituation – eine MD entwickeln und anschließend wieder das Bild einer Dysthymie aufweisen, wird eine doppelte Depression diagnostiziert, die – wie auch die häufige Kombination mit Persönlichkeitsstörungen, etwa vom Borderline-, histrionischen, narzisstischen oder abhängigen Typ – prognostisch besonders ungünstig ist.

Chronisch depressive Patienten weisen oft wenig flexible, rigide Verhaltensmuster auf, die weder durch positive noch durch negative Konsequenzen beeinflussbar zu sein scheinen. Ihre Lebensführung (soziale Isolation, Mangel an Aktivitäten und positiven Ereignissen, Fixierung auf Krankenrolle) führt häufig zu Arbeitseinschränkungen; zudem leiden sie oft unter Einschränkungen aufgrund körperlicher Erkrankungen. Bei bis zu 80 % der chronisch depressiven Patienten lassen sich **frühkindliche Traumata** im Zusammenhang mit einem frühen Beginn (*Early Onset,* vor dem 21. Lj.) der Erkrankung ausfindig machen (nähere Ausführungen in McCullough 2000; ➤ Kap. 11.2.3).

Verlauf und Behandlung chronischer Depressionen sind durch hohe Komorbidität mit anderen psychischen Erkrankungen (insb. Angststörungen, Suchterkrankungen und in der Hälfte d. F. Persönlichkeitsstörungen) erschwert. Häufige stationäre und ambulante Behandlungen mit zahlreichen Fehlschlägen und ohne (lang anhaltenden) Erfolg führen beim Patienten zu einer resignativen Anpassung. Chronische Depressionen gehen zudem im Vergleich mit episodisch auftretenden Depressionen mit höherer psychosozialer und beruflicher Beeinträchtigung und Inanspruchnahme des Gesundheitssystems einher. Außerdem unternehmen Patienten mit einer chronischen Verlaufsform häufiger Suizidversuche und werden öfter stationär aufgenommen als depressive Patienten mit nichtchronischen Verlaufsformen. Wegen des meist frühen Beginns und oftmals lebenslangen Verlaufs sind chronische Depressionen für einen substanziellen Anteil der enormen direkten und indirekten Kosten verantwortlich, die im Zusammenhang mit Depressionen stehen.

11.3.3 Manien

Symptomatik

Obwohl Manien deutlich seltener auftreten als depressive Erkrankungen und auch bei Patienten mit bipolaren Erkrankungen nur etwa 10–20 % der Erkrankungsepisoden ausmachen, üben sie einen intensiven, anhaltenden Eindruck auf die konsultierten Ärzte, aber auch auf Familienmitglieder und das weitere Umfeld der Betroffenen aus. Im Zentrum der Erkrankung stehen eine abnorme und anhaltend **gehobene expansive oder reizbare Stimmungslage** und ein abnormes und anhaltendes gesteigertes zielgerichtetes Aktivitäts- und Energieniveau. Die Patienten beschreiben ihren Zustand als euphorisch, großartig, beglückend. Leichtere manische Erkrankungen können auf die Umgebung anregend und erheiternd wirken und machen ein Gespräch häufig zu einem amüsanten, erfreulichen Erlebnis. Nahe Familienangehörige und Fremde erkennen jedoch, dass dieser Zustand als krankhaft zu werten ist. Vor allem wenn die Wünsche der Patienten von ihrer Umwelt nicht respektiert oder realisiert werden, kann die Stimmung in eine gereizte und aggressive Form umschlagen. Manche Patienten zeigen durchgehend eher eine gereizt-aggressive als euphorisch-glückliche Stimmung.

Im Krankenhaus sind die Patienten auf der Station oft schwierig lenkbar, streiten um ihre vermeintlichen Rechte und reagieren auf jede Begrenzung oder Zurechtweisung außerordentlich empfindlich. Abwertende Bemerkungen und Handlungen ihnen gegenüber sind daher zu vermeiden. Manische Patienten haben ein Gespür für Konflikte in Gruppen, mischen sich distanzlos in die Lebenssituation und Konfliktbereiche anderer ein, zeigen wenig Verantwortlichkeit bzgl. ihres Handelns und versuchen sehr häufig, die Grenzen auszutesten, die man ihren Aktivitäten setzt.

Durch schlagartig und unerwartet einschießende, z. T. nur **kurze depressive Verstimmungen,** die für Minuten oder Stunden anhalten können, sind auch diese Patienten in unvorhersehbarer Weise **suizidgefährdet.** Man geht davon aus, dass annähernd 10 % der manischen Patienten kurzfristige Suizidgedanken hegen. Häufig ist mit der Manie auch ein vermehrter Alkoholkonsum oder Drogenmissbrauch verbunden, was eine weitere Intensivierung der Symptomatik bedingt, aber auch eine Behandlung besonders dringlich werden lässt. Typische Symptome bei Manien und ihre Häufigkeit sind ➤ Tab. 11.3 zu entnehmen.

Hier ist anzumerken, dass im DSM-5 eine einzelne manische Episode nicht mehr als eigenständige Diagnose geführt, sondern als bipolare Störung codiert wird. Da es sich bei Manien um Extremsituationen handelt, verlangen die Diagnostikkriterien der ICD-10 und des DSM-5 lediglich einen **Erkrankungszeitraum von 1 Woche** (bei Notwendigkeit einer Hospitalisierung nach DSM-5 keine Mindestzeitdauer). Zur Diagnose einer Hypomanie sollten nach DSM-5 für mindestens 4 Tage, nach ICD-10 „zumindest einige Tage" eine gehobene oder veränderte (ICD-10) bzw. „expansive oder irritierbare Stimmung und ein abnormes und anhaltendes gesteigertes Aktivitäts- und Energieniveau" (DSM-5) am überwiegenden Teil des Tages von 4 aufeinanderfolgenden Tagen vorhanden sein, die sich von der normalen (nichtdepressiven) Stimmung deutlich unterscheiden. Neben der Grundsymptomatik müssen zur Stellung

Tab. 11.3 Häufigkeit typischer Symptome bei Manien (nach Winokur et al. 1969)

Symptom	Häufigkeit (%)
Irritierbarkeit	100
Rededrang	99
Euphorie	98
Labilität	95
Ideenflucht	93
Insomnie	90
Größenideen	86
Reizbarkeit	85
Feindseligkeit	83
Extravaganz	69
Depression	68
Tagesschwankungen	67
Depression nach der Manie	52
Wahnideen in beliebiger Form	48
Erhöhter Alkoholkonsum	42
Gesteigerte Libido	32
Akustische Halluzinationen	21
Promiskuität	11
Suizidgedanken	7

der Diagnose Manie nach DSM-5 von den folgenden Symptomen mindestens 3, wenn die Stimmung ausschließlich gereizt ist, mindestens 4 vorhanden sein:

- **Gesteigertes Selbstwertgefühl oder Größenideen:** Selbst bisher eher selbstunsichere Persönlichkeiten zeigen i. R. manischer Erkrankungen ein deutlich gehobenes Selbstwertgefühl. Auch wenn es ihnen an entsprechender Kompetenz und Ausbildung mangelt, fühlen sie sich i. R. der Erkrankung in unrealistischer Weise mit verschiedensten Begabungen ausgestattet, z. B. dazu imstande, unterschiedliche berufliche, künstlerische oder soziale Tätigkeiten auszuführen. Dies reicht vom Dichten bis zu irrationalen geschäftlichen Aktivitäten oder dem Versuch, in die Politik einzugreifen. Sie bleiben von der Meinung von Fachleuten häufig unbeeindruckt und fühlen sich diesen maßlos überlegen. Dies kann bis zu Größenideen und dem Wahn führen, eine bedeutende, hervorragende Persönlichkeit des öffentlichen Lebens zu sein, entscheidende, weltbewegende Erfindungen gemacht zu haben oder auch als Statthalter Gottes auf Erden walten zu müssen. Von der Großartigkeit ihres Handelns überzeugt, sind sie außerordentlich daran interessiert, die Ergebnisse einer breiten Öffentlichkeit durch Leserbriefe, öffentliche Reden etc. kundzutun.
- **Vermindertes Schlafbedürfnis:** Manische Patienten können über Wochen und Monate mit sehr wenig Schlaf auskommen. In der Regel wachen sie nach 3 oder 4 h Schlaf auf, sind erholt und froh, möglichst viele Stunden des Tages aktiv gestalten zu können. Nach Abklingen der Manie tritt kein sog. Rebound bezüglich des Schlafbedürfnisses ein. Wie in der Depression ist auch in der Manie die Störung des Schlafs bei annähernd 100 % der Patienten vorhanden und somit ein relevanter diagnostischer Wegweiser. Anders als in der Depression handelt es sich aber um reine Hyposomnien mit extrem kurzem, aber erholsamem Schlaf.
- **Starker Rededrang:** Manische Patienten reden i. d. R. sehr viel, laut und schnell, lassen sich von ihrer Umgebung nur ungern unterbrechen und nehmen wenig Rücksicht auf die Kommunikationswünsche ihrer Gesprächspartner. Bei leichten Manien kann dies noch amüsant, ideenreich und spritzig wirken, steigert sich bei ausgeprägteren Krankheitsbildern jedoch zu immer lockerer werdenden, unlogisch-assoziativen, schließlich nicht mehr nachvollziehbaren Gedankenabläufen. Insbesondere wenn der Versuch unternommen wird, die Patienten einzuschränken, werden sie gereizt und können sich zunehmend in feindseligen Beschimpfungen und aggressiven Beleidigungen ergehen.
- **Ideenflucht und subjektive Erfahrung des Gedankenjagens:** Dieses Symptom ist auf das Engste mit dem Symptom des vermehrten Rededrangs gekoppelt. Die Patienten selbst erleben anfänglich das rasche Andrängen unterschiedlicher Ideen als ausgesprochen inspirierend und beglückend, im fortgeschrittenen Stadium aber zuweilen als fremd und bedrohlich. Die Ideenflucht kann sich bis zur Zusammenhanglosigkeit mit dem Bild einer sog. verworrenen Manie entwickeln. In diesem Stadium ist eine Einflussnahme von außen kaum mehr möglich.
- **Ablenkbarkeit:** Die starke Ablenkbarkeit dokumentiert sich in der Tatsache, dass die Aufmerksamkeit der Patienten sehr leicht von unwichtigen, irrelevanten Reizen okkupiert wird. Dies führt zu raschen Themenwechseln, veranlasst durch Hintergrundgeräusche, plötzliche Beobachtungen oder auch durch von anderen oder den Patienten selbst benutzte Worte oder Sätze, die sie wieder an andere Erlebnisse erinnern.
- **Steigerung zielgerichteter Aktivitäten, verbunden mit psychomotorischer Unruhe:** Die Steigerung zielgerichteter Aktivitäten im sozialen, beruflichen oder auch sexuellen Bereich in Verbindung mit psychomotorischer Unruhe ist häufig nachträglich der bei Weitem problematischste Aspekt manischer Erkrankungen. Die Patienten stürzen sich in dem Gefühl absoluter Siegesgewissheit und grenzenlosen Erfolgs in gewagte berufliche Aktivitäten, gehen neue Verbindungen und sexuelle Beziehungen ein oder tätigen umfangreiche Käufe. All dies kann zu schweren familiären, finanziellen, beruflichen und sozialen Schäden führen. Patienten können sich etwa durch Geldspekulationen, Berufswechsel, aber auch illegale (etwa finanzielle) Transaktionen in wenigen Tagen oder Wochen um ihr gesamtes Vermögen und ihre soziale Position bringen. Sie neigen dazu, eine Unzahl von sozialen Kontakten aufzunehmen bzw. wieder-aufzunehmen oder durch Anrufe und Briefeschreiben eine später kaum mehr überschaubare Zahl von Personen zu kontaktieren und sie mit Vorschlägen und Plänen zu überschütten. Dieses Vorgehen wirkt durch die Tendenz, zu dominieren und den anderen zu manipulieren, häufig rücksichtslos.
- **Exzessive Beschäftigung mit angenehmen Aktivitäten:** Die exzessive Beschäftigung mit angenehmen Aktivitäten, die mit großer Wahrscheinlichkeit unangenehme Konsequenzen haben (z. B. ständiges Ausgeben von Lokalrunden, sexuelle Abenteuer

oder unverantwortliche geschäftliche Investitionen), stehen hiermit ebenfalls im Zusammenhang. Wenn Familienangehörige, Bekannte oder Vorgesetzte sie an diesen Aktivitäten hindern wollen, kommt es fast immer zu heftigen Auseinandersetzungen. Die Patienten haben meist keinerlei Krankheitseinsicht und beurteilen Therapiebemühungen als ungebührliche Einmischung in ihre im Moment besonders glückliche und erfolgreiche Lebensgestaltung. Fehlende Urteilskraft und die aufgehobene Bindung an soziale und gesetzliche Normen bringen die Patienten nicht selten auch in Schwierigkeiten mit dem Gesetz, etwa durch illegale Transaktionen, Versicherungsbetrügereien oder sexuelle Nötigung.

Subtypisierung von Manien

Psychotische Manie

Im Vergleich zur MD treten bei Manien wesentlich häufiger psychotische Symptome auf. Man geht von 50 % manischer Patienten im Gegensatz zu etwa 15–20 % depressiver Patienten aus, die im Laufe der Erkrankung Halluzinationen oder Wahnideen aufweisen. Dabei wird wie bei den Depressionen zwischen stimmungskongruenten, also **synthymen,** und stimmungsinkongruenten, **parathymen Wahninhalten** und **Halluzinationen** unterschieden. Erstere sind die eigentlich typischen psychotischen Symptome bei Manien. Sie reichen von der Vorstellung, eine weltbewegende Erfindung gemacht zu haben, beruflich grenzenlos erfolgreich zu sein, bis zu der Überzeugung, eine bedeutende Persönlichkeit des öffentlichen Lebens oder gar Gott zu sein. Entsprechende Äußerungen von halluzinierten Stimmen können sie in diesen Größenideen bestätigen. Auch sog. verworrene oder delirante Manien sind zu den Psychosen zu zählen, wenn der Realitätsbezug völlig aufgehoben ist und die Patienten quasi durch die nicht mehr zu steuernde Flut von Gedankenfetzen und Assoziationen zur eigenständigen Lebensgestaltung und Realitätsbeurteilung nicht mehr imstande sind. Wahnsymptome sind im Vergleich zu Halluzinationen etwa dreimal so häufig. Wie häufig beide Symptome gleichzeitig auftreten, ist bisher nicht geklärt. Das Auftreten psychotischer Manien ist mit einem schlechteren Verlauf assoziiert.

Gemischte manisch-depressive Episoden

Die Diagnose „Bipolar-I-Störung, gemischte Episode" bei der die Betroffenen gleichzeitig sowohl die Kriterien einer manischen und einer depressiven Episode erfüllen mussten, wurde gestrichen. Stattdessen wurde der neue Anhang *„with mixed features"* eingeführt, bei dem sowohl während einer manischen bzw. hypomanen Episode auch depressive Symptome – sowie bei einer depressiven Episode einer MD/bipolaren Störung manische bzw. hypomane Symptome auftreten dürfen.

Dabei kann in kurzen Zeitintervallen von Minuten bis Stunden der Zustand zwischen tiefer Niedergeschlagenheit und Gereiztheit oder Euphorie wechseln. Die Betroffenen leiden i. d. R. unter schweren Schlafstörungen, Erregung, psychotischen Symptomen und Suizidimpulsen. Patienten mit Mischzuständen zeigen nicht selten auch katatone Symptome (z. B. Stereotypien, Grimassieren, Mutismus). Meistens sind eine stationäre Behandlung und intensive pharmakologische Therapie sowie eine umfassende Suizidprävention erforderlich. Gemischte Episoden können sich aus manischen oder depressiven Episoden entwickeln und gehen häufig in eine MD über. (Eine gemischte manisch-depressive Episode kann auch durch Therapie einer depressiven Episode, z. B. mit Antidepressiva oder EKT, ausgelöst werden. In diesen Fällen wird noch keine bipolare Störung diagnostiziert – falls keine hiervon unabhängigen manischen Episoden aufgetreten sind –, sondern eine medikamentös induzierte gemischte affektive Störung). Wegen der immer wieder einschießenden depressiven Verstimmungen sind diese Patienten wesentlich eher zu einer Therapie zu motivieren als rein manische Patienten.

Aber auch bei Patienten, die diese Kriterien nicht erfüllen, sind depressive Symptome bei manischen Episoden eher die Regel als die Ausnahme, weshalb das Konzept, dass Manien und Depressionen gegensätzliche affektive Erkrankungspole eines Kontinuums darstellen, zu stark vereinfachend ist.

Hypomanische Episoden

Die gehobene Stimmungslage hypomanischer Patienten ist in dem Kontinuum gehobenen Lebensgefühls oft nicht eindeutig als krankhaft einzuordnen. Das Gesamtkontinuum manischer Auslenkungen reicht von gesunden Zuständen besonderer Heiterkeit, Glücksgefühlen, optimistischer Grundstimmung und positiven Zukunftsperspektiven bis zu den schweren psychotischen verworrenen Manien. Bei Hypomanien ist häufig schwer zu entscheiden, ob das Verhalten noch normal oder bereits krankhaft ist. In einer Hypomanie erlebt der Patient sich i. d. R. nicht als krank, sondern als in einer besonders glücklichen, erfolgreichen und energiegeladenen Lebensphase. Auch Personen, die den Patienten prämorbid nicht gekannt haben, halten ihn meist für auffällig, etwas irritierend oder „nervös", aber nicht im eigentlichen Sinne für krank. Entscheidend für die Feststellung einer Hypomanie ist, dass sich der Patient von seiner Grundpersönlichkeit durch eine deutlich gehobene (aber nicht in vollem Sinne manische) Stimmung abhebt. Oft ist es daher nur die vertraute Umwelt, die den Zustand als krankhaft erkennt und ihn – v. a. in Kenntnis einer bestehenden bipolaren Erkrankung – dieser Störung zuordnet.

Das DSM-5 verlangt zur Diagnosestellung einer hypomanen Episode nur 4 Tage einer abnorm und anhaltend gehobenen, expansiven oder gereizten Stimmungslage und ein abnormes und anhaltendes und gesteigertes Aktivitäts- und Energieniveau. Außerdem müssen bei ausschließlich gereizter Stimmungslage von den in der Rubrik Manien bereits genannten sieben zusätzlichen Symptomen drei, ansonsten vier vorliegen. Dabei schließt jedoch das Vorkommen von psychotischen Phänomenen diese Diagnose aus. Entscheidend für die Diagnose einer Hypomanie ist jedoch, dass hier die Stimmungslage auf den Außenstehenden i. d. R. eher ansteckend erheiternd und amüsant wirkt und nicht als krankhaft beurteilt wird. Die enthusiastische Aufnahme sozialer, interpersoneller oder beruflicher Kontakte kann sich ausgesprochen erfolgreich gestalten. Auch können künstlerisch kreative Tätigkeiten, etwa das Schreiben von Gedichten oder Essays, positive Resultate ergeben. Im Gegensatz zur Manie sind die Aktivitäten gewöhnlich organisiert und wirken nicht bizarr. Dennoch kann es etwa durch unkritisches Verhalten oder gesteigerte sexuelle Aktivitäten zu beruflichen oder familiären Problemen kommen.

5–15 % der Patienten mit einer Hypomanie entwickeln im Verlauf der Krankheit volle manische Episoden. Fast immer ist zur Diagnose einer Hypomanie eine **intensive Fremdanamnese** der dem Patienten nahestehenden Personen unumgänglich, um den krankhaften Charakter des momentanen Verhaltens adäquat einschätzen zu können. Selten ist eine stationäre Aufnahme erforderlich. Auch diese Patienten stehen Behandlungen, etwa mit Lithium, meist ablehnend gegenüber. Lediglich Patienten, die bereits mehrere entsprechende Phasen durchgemacht haben, können genug Selbstkritik aufbringen, um ihren Zustand als krankhaft zu erachten und daraus die entsprechenden Konsequenzen zu ziehen.

11.3.4 Zyklothymien

Im Gegensatz zum tradierten Begriff der Zyklothymie, der früher im deutschsprachigen Raum gleichbedeutend war mit einer bipolaren affektiven Erkrankung oder Psychose, bezeichnet dieser Begriff heute in den neuen Diagnoseschemata Krankheitsbilder, die leicht als stimmungslabile Psychopathie oder unzuverlässige Charakterzüge launischer Menschen fehlinterpretiert werden. Wegen der präziseren Ausführung im Vergleich zur ICD-10 werden in ➤ Box 11.6 die DSM-5-Kriterien dargestellt.

BOX 11.6

DSM-5-Diagnosekriterien für eine zyklothyme Störung (301.13)

Bei den Diagnosekriterien handelt es sich um eine vorläufige, nicht durch die APA autorisierte Übersetzung der amerikanischen Version des DSM-5 durch die Autoren.

A. Für die Dauer von mindestens 2 Jahren bestehen zahlreiche Perioden mit hypomanischen Symptomen, die nicht die Kriterien einer hypomanen Episode erfüllen und zahlreiche Perioden mit depressiven Symptomen, die nicht die Kriterien einer Episode einer Major Depression erfüllen.

Beachte: Bei Kindern und Heranwachsenden muss die Dauer mindestens 1 Jahr betragen.

B. Während dieser 2-Jahres-Periode (1 Jahr bei Kindern und Heranwachsenden) bestand nicht länger als 2 Monate Symptomfreiheit gemäß Kriterium A.

C. Während der ersten 2 Jahre der Störung bestand keine Episode einer Major Depression, keine manische oder hypomane Episode.

D. Die Symptome aus A können nicht besser durch eine schizoaffektive Störung erklärt werden und überlagern nicht eine Schizophrenie, schizophreniforme Störung, wahnhafte Störung oder nicht näher bezeichnete psychotische Störung.

E. Die Symptome gehen nicht auf die direkte körperliche Wirkung einer Substanz (z. B. Droge, Medikament) oder eines medizinischen Krankheitsfaktors zurück.

F. Die Symptome verursachen in klinisch bedeutsamer Weise Leiden oder Beeinträchtigungen in sozialen, beruflichen oder anderen wichtigen Funktionsbereichen.

Beachte: Wenn nach den ersten 2 Jahren einer zyklothymen Störung (1 Jahr bei Kindern und Heranwachsenden) manische oder gemischte Episoden die Störung überlagern, kann zusätzlich eine Bipolar-I-Störung diagnostiziert werden. Bei überlagernden Episoden einer Major Depression nach dem ersten 2-Jahres-Zeitraum kann zusätzlich eine Bipolar-II-Störung diagnostiziert werden.

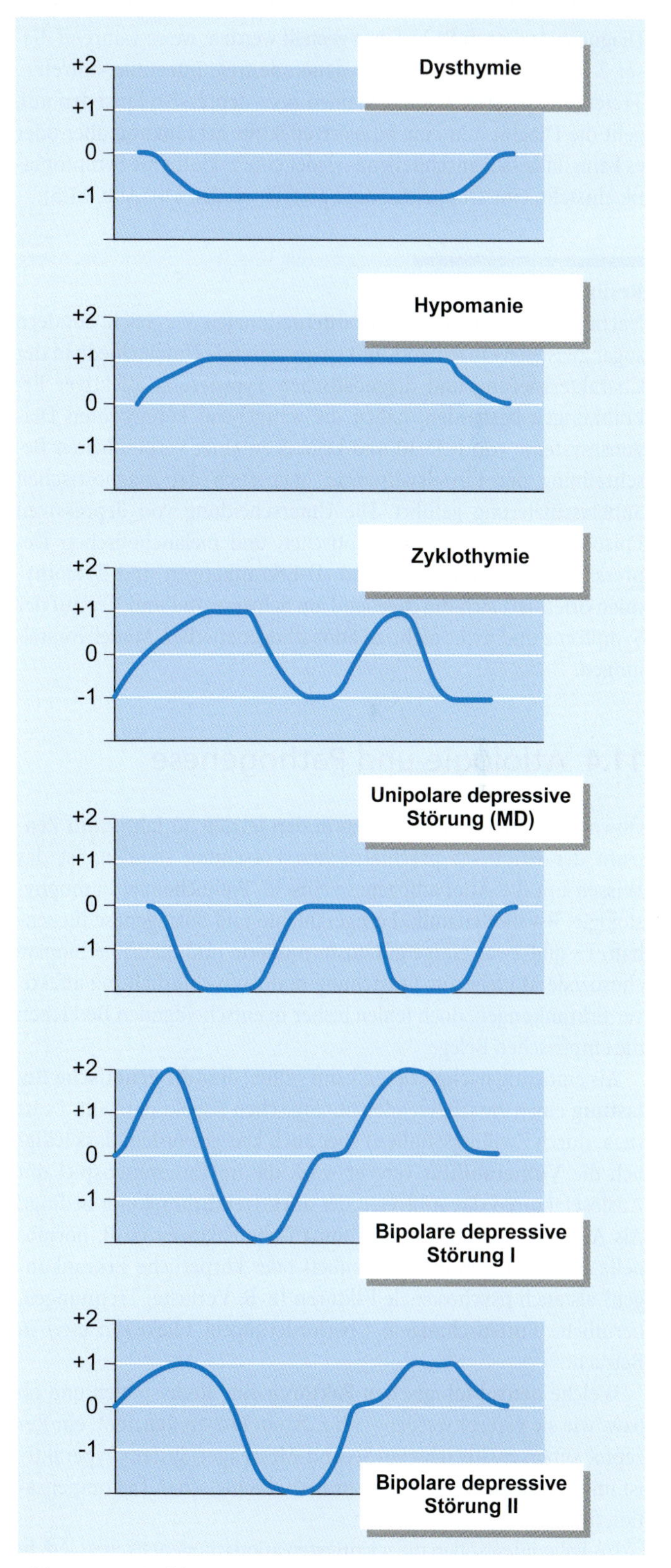

Abb. 11.5 Verlaufsformen unterschiedlicher Subtypen affektiver Störungen

11

Eine Zyklothymie, die i. d. R. im jugendlichen Alter beginnt, wird diagnostiziert, wenn **innerhalb von 2 Jahren mehrere depressive und hypomane Stimmungsschwankungen auftreten,** die bzgl. ihrer Schwere, Dauer und Intensität sowie der Beeinflussung der Lebensführung nicht die Kriterien einer MD oder Manie erfüllen. Die Diagnose darf nach DSM-5 nur gestellt werden, wenn während dieser 2 Jahre maximal 2 Monate dauernde freie Intervalle auftreten. Treten im späteren Verlauf Manien oder depressive Episoden auf, geht die Diagnose in eine bipolare affektive Erkrankung über oder es kann, falls sich anschließend wieder eine zyklothyme Symptomatik einstellt, eine Doppeldiagnose gestellt werden (➤ Abb. 11.5).

Resümee

Nachdem bisher nicht nur im internationalen Vergleich, sondern sogar zwischen einzelnen Kliniken gravierende Unterschiede in der Charakterisierung und diagnostischen Typisierung affektiver Erkrankungen bestanden, haben die weitgehend kongruenten Diagnosesysteme von ICD-10 und DSM-5 zu einer verbindlichen Beschreibung der Einzelsymptome, aber auch der diagnostischen Subklassifizierung geführt. Die Unterscheidung von depressiven Episoden, chronischen, psychotischen und melancholischen Depressionen bzw. Bipolar-I- und -II-Erkrankungen und Zyklothymien orientiert sich durchgehend am Schweregrad und Verlauf der Symptome und nicht mehr an ätiopathogenetischen Modellvorstellungen.

11.4 Ätiologie und Pathogenese

Obwohl affektive Erkrankungen in den letzten 30 Jahren im Zentrum der empirisch-psychiatrischen Forschung standen, ist das Wissen um die Ätiopathogenese einschl. Pathochemie, Pathophysiologie, Psychodynamik, Lerngeschichte und Soziogenese lückenhaft. Es gibt zwar einige gut ausformulierte und plausible biopsychosoziale Modelle zur Entstehung und Aufrechterhaltung affektiver Erkrankungen, doch fehlen bisher in entscheidenden Bereichen die empirischen Belege.

Als eindeutig nachgewiesen kann gelten, dass die **genetische Belastung** einen entscheidenden ätiologischen Aspekt darstellt. Es ist (u. a. durch Zwillingsstudien) aber auch klar geworden, dass lediglich die **Vulnerabilität** vererbt wird, die im Zusammenspiel mit Auslösefaktoren das Auftreten der affektiven Erkrankung bedingt. Als Auslöser kommen sowohl somatische Faktoren (z. B. hormonelle Umstellungen im Wochenbett oder körperliche Erkrankungen) als auch psychosoziale Faktoren (z. B. Verluste, Trennungen, berufliche Enttäuschungen, Überforderungen, Ehekrisen etc.) in Betracht.

Welche **neurobiologischen Faktoren** eine Rolle spielen und ob bzw. wie sie vererbt werden – ob z. B. ein Enzym defizient, ein Rezeptor supersensitiv oder ein Second-Messenger-System hyperaktiv ist und bei Stress-Situationen zur neurobiologischen Dekompensation führt – ist bisher ungeklärt.

Im Folgenden sollen die wichtigsten ätiopathogenetischen – d. h. pathochemischen, pathophysiologischen und psychosozialen – Entstehungsbedingungen, soweit sie belegt sind bzw. zu plausiblen Modellbildungen geführt haben, im Überblick erörtert werden.

11.4.1 Genetische Faktoren

Die erhöhte Wahrscheinlichkeit für das Auftreten affektiver Erkrankungen bei hereditär vorbelasteten Individuen ist mittlerweile durch mehrere umfangreiche Studien belegt. Geht man von einer sehr vorsichtig geschätzten Lebenszeitprävalenz der Bevölkerung für **Major Depression** von 10 % aus, so erhöht sich das Risiko für Erstgradangehörige von unipolar Erkrankten auf mindestens 15 %. Bei einem durchschnittlichen Erkrankungsrisiko für **bipolar-affektive Störungen** von 1–2 % haben Erstgradverwandte von bipolar erkrankten Patienten ein Morbiditätsrisiko für eine affektive Erkrankung von sogar 15–20 %; etwa 8 % entwickeln erneut bipolare Verlaufsformen. Das Risiko für Kinder zweier affektiv erkrankter Eltern steigt auf ca. 55 %. Empirische Daten deuten darauf hin, dass nicht nur der melancholischen Form der MD, sondern auch den nichtmelancholischen Depressionen eine hereditäre Prädisposition zugrunde liegt.

Für **dysthyme Störungen** konnte gezeigt werden, dass sie bei Erstgradangehörigen von Patienten mit MD im Vergleich zur Allgemeinbevölkerung häufiger auftreten.

Unter den Angehörigen von **Zyklothymie-Erkrankten** finden sich häufiger Fälle von depressiven Episoden und Bipolar-I- und -II-Störungen als in der Allgemeinbevölkerung.

Es wurden 10 Zwillingsstudien von affektiv Erkrankten durchgeführt. Zu den sorgfältigsten zählt eine dänische Studie, bei der 110 ein- und zweieiige Zwillinge untersucht wurden. Zusammenfassend kann man davon ausgehen, dass die Konkordanzrate für bipolare Verläufe bei eineiigen Zwillingen um 80 %, bei zweieiigen Zwillingen um 15–20 % liegt. Für unipolare Verläufe betragen die Konkordanzraten bei eineiigen etwa 50 % und bei zweieiigen Zwillingen 15–20 %. Die meisten konkordanten eineiigen Zwillingspaare sind auch für den Verlaufstyp konkordant. Auch bei der Gruppe nichtmelancholisch Depressiver ergaben sich bei Zwillingsstudien klare Hinweise für eine genetische Prädisposition (Bertelsen et al. 1977).

Trotz der epidemiologisch zweifelsfrei belegten Rolle einer genetisch bedingten Vulnerabilität bei unipolaren und insb. bei bipolaren affektiven Störungen ist es bislang nicht gelungen, die entsprechenden Gene auf DNA-Ebene zweifelsfrei zu identifizieren. Die entsprechenden Kopplungs- und Assoziationsstudien sind widersprüchlich. Man muss inzwischen annehmen, dass die Vulnerabilität für affektive Erkrankungen durch Veränderungen in verschiedenen Genen verursacht wird und dass sich diese in verschiedenen Familien und bei den jeweils erkrankten Individuen in unterschiedlicher Weise kombinieren. Ein in den letzten Jahren immer wichtiger werdender Ansatz ist die Erforschung der **Gen-Umwelt-Interaktion,** d. h. die Interaktion von potenziellen Vulnerabilitätsgenen mit Umweltfaktoren wie z. B. belastenden Lebensereignissen. So wird offenbar das Ausmaß, in dem frühkindlicher Missbrauch für Depressionen im Erwachsenenalter anfällig macht, durch Polymorphismen in bestimmten Genen moderiert (z. B. für Serotonintransporter oder einen CRH-Rezeptor). Bei solchen Gen-Umwelt-Interaktionen könnten auch sog. **„epigenetische“ Mechanismen** eine

Rolle spielen, bei denen unter dem Einfluss von Umweltfaktoren die Transkription der DNA durch Cytosinmethylierung und Histonacetylierung („Verpackung“ der DNA) modifiziert wird. So verändert etwa das Brutpflegeverhalten von Ratten über epigenetische Mechanismen langfristig die Regulierbarkeit der Stressantwort im Gehirn, sodass Nachkommen von Ratten mit schlecht ausgebildetem Brutpflegeverhalten auf Stress inadäquater reagieren als Nachkommen von Ratten mit gut ausgebildetem Brutpflegeverhalten (Übersichten: Tsankova et al. 2007; Mill und Petronis 2007).

11.4.2 Alterationen der Neurotransmittersysteme

Vier Jahrzehnte neurobiologischer Forschung haben die Hypothese erhärtet, dass Störungen der Reizübertragung und Weiterleitung im ZNS entscheidende Bedeutung für die Ätiopathogenese depressiver Erkrankungen zukommt und ihre Korrektur i. R. somatischer Therapieverfahren hohe Relevanz besitzt.

Die ursprünglich von Bunney, Davis und Schildkraut entwickelte **Katecholaminmangel-Hypothese** postulierte ein funktionales Defizit von Noradrenalin (NA) in für die Stimmungsregulation wichtigen zentralen noradrenergen Funktionssystemen. Durch Einbeziehung von Serotonin (5-HT) und Dopamin (DA) wurde das Modell zur **Monoaminmangel-Hypothese** erweitert. Dieses Modell basierte v. a. auf der Beobachtung, dass Substanzen, die den Gehalt aminerger Neurotransmitter im synaptischen Spalt steuern, auch Affekte modulieren (➤ Abb. 11.6). So führt die Gabe des blutdrucksenkenden Medikaments Reserpin, das die Konzentration von NA, DA und 5-HT im synaptischen Spalt reduziert, oder die Gabe von α-Methylparatyrosin (AMPT), das die Synthese von NA blockiert, bei einem Teil der damit behandelten Personen zu depressiven Verstimmungen.

Gestützt wurde dieser Ansatz durch die Aufklärung der Wirkmechanismen von antidepressiven Substanzen, die durch Verminderung der Rückresorption bzw. durch Blockade des oxidativen Abbaus der genannten Neurotransmitter im synaptischen Spalt dort zu ihrer Anreicherung führen. Untersuchungen zur Konzentration der aminergen Abbauprodukte wie 3-Methoxy-4-hydroxy-phenylglykol (MHPG) in Blut, Urin und Liquor bei Depressiven und Gesunden ergaben bei Patienten jedoch nur z. T. erniedrigte Werte. Dies mag jedoch auch an der Schwierigkeit liegen, zentrale von peripheren Abbauprodukten zu trennen. So kann ein zentraler Mangel durch periphere noradrenerge Hyperaktivität kaschiert werden. Erniedrigte Konzentrationen von Serotonin-Abbauprodukten fanden sich in den Gehirnen Depressiver nach Suizid.

Methodische Schwierigkeiten lassen jedoch keine eindeutige Interpretation dieser Befunde zu. Die Mängel der klassischen Monoaminmangel-Hypothese treten in der Frage hervor, weshalb die antidepressive Wirkung tri- und tetrazyklischer Antidepressiva erst nach einem Intervall von mindestens 1–2 Wochen auftritt, obgleich die genannten pharmakologischen Effekte unmittelbar nach ihrer Gabe nachweisbar sind. Auch die Wirksamkeit atypischer Antidepressiva, die nicht noradrenerg oder serotonerg wirken (z. B. Trimipramin), ist damit nicht erklärbar.

Während die akute Gabe von typischen Antidepressiva die Konzentration biogener Amine im synaptischen Spalt steigert, verändert eine chronische Applikation die Anzahl und Bindungskapazität der

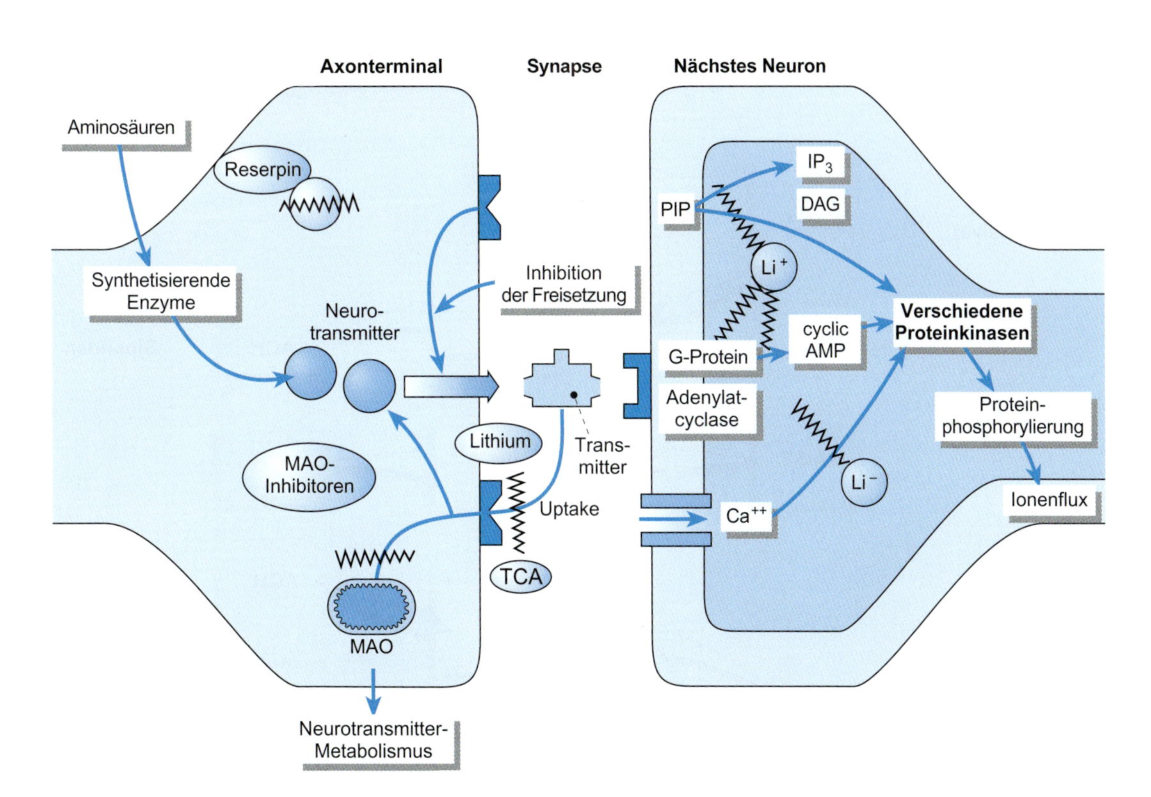

Abb. 11.6 Bekannte Effekte von stimmungsbeeinflussenden Medikamenten auf Synapsenfunktionen (Erläuterung s. Text)

Rezeptoren, und zwar insb. der noradrenergen **β-Rezeptoren.** In Tierversuchen konnte nachgewiesen werden, dass die chronische Gabe von Antidepressiva eine Verminderung der Empfindlichkeit der β-Rezeptoren induziert (Downregulation). Zahlreiche tierexperimentelle Folgestudien konnten diesen Effekt bei der Langzeitgabe einer Vielzahl von Antidepressiva bestätigen. Da Antidepressiva dieselbe Zeitspanne benötigen, um eine β-Downregulation und einen therapeutischen Effekt zu entwickeln, nahm man an, dass eine Supersensitivität der β-Rezeptoren während der depressiven Erkrankung eine gewichtige pathogenetische Rolle spielt und ihre Korrektur das entscheidende therapeutische Prinzip der Antidepressiva sei.

Zweifellos markierte die β-Rezeptoren-Hypothese einen Fortschritt gegenüber der ursprünglichen Aminmangel-Hypothese; dennoch weist auch sie deutliche Defizite auf: Zum einen basiert diese Hypothese vornehmlich auf Tierversuchen. Humanstudien beschränken sich auf Untersuchungen an peripheren Zellen, deren Modellcharakter für zentralnervöse Prozesse umstritten ist. Es wird diskutiert, ob die β-Downregulation ein Epiphänomen nach Erhöhung noradrenerger Transmitter im synaptischen Spalt durch Antidepressiva darstellt, also als Folgephänomen einer an sich bedeutungsvolleren Transmitteraktivierung zu verstehen ist. Außerdem gibt es effiziente Antidepressiva, die keine nennenswerte Downregulation bedingen.

Neben Änderungen der β-Rezeptoren wird auch über Störungen der **α_2-Rezeptoren** diskutiert. Für die funktionelle Aktivierung zentralnervöser α_2-Rezeptoren beim Menschen gilt die Freisetzung von Wachstumshormon (somatotropes Hormon, STH) nach Clonidin-Applikation als valider Marker. Clonidin, ein selektiver α_2-Rezeptoragonist mit geringer Wirkung auf 5-HT- und Dopaminrezeptoren, induziert die Freisetzung von STH durch spezifische Stimulation postsynaptischer α_2-Rezeptoren. Eine Vielzahl von Studien konnte im Clonidin-Test eine reduzierte STH-Freisetzung bei depressiven Patienten nachweisen. Es bleibt jedoch umstritten, ob damit ein differenzialdiagnostisch relevanter Test zur Verfügung steht.

Auch im Zusammenhang mit dem **serotonergen System** wird in letzter Zeit auf die Bedeutung von präsynaptischen α_2-adrenergen Heterorezeptoren verwiesen. Antagonisten dieser Rezeptoren können die Serotonintransmission aktivieren, d. h. Substanzen, die diesen Rezeptortyp blockieren, haben danach eine stimulierende Wirkung auf das noradrenerge wie auch serotonerge System.

Durch die in den letzten Jahren erzielten Kenntnisse über unterschiedliche Rezeptortypen des serotonergen Systems, die ebenfalls prä- und postsynaptisch lokalisiert sind, fokussiert das Interesse biologischer Depressionsforschung zunehmend auch auf diese Rezeptortypen sowie spezifische Agonisten und Antagonisten. So wird etwa für die neue Klasse der spezifischen Serotonin-Wiederaufnahmehemmer vermutet, dass auch ihr verzögert einsetzender klinischer Effekt auf einer Desensitivierung terminaler 5-HT-Autorezeptoren und der damit bedingten Desinhibition serotonerger Aktivität im synaptischen Spalt beruht.

Janowsky et al. (1972) entwickelten die cholinerg-noradrenerge **Imbalance-Hypothese** affektiver Erkrankungen, die man inzwischen bei Einbeziehung des serotonergen Systems zutreffender als **cholinerg-aminerge Imbalance-Hypothese** bezeichnen sollte (➤ Abb. 11.7). Einem Überwiegen des cholinergen Systems während der Depression stehe ein relatives aminerges Übergewicht während der manischen Episode gegenüber. Die Autoren stützten ihre Hypothese u. a. auf den depressiogenen Effekt von Physostigmin. Als Cholinesterasehemmer steigert es die Konzentration von Acetylcholin im synaptischen Spalt und führt bei Gesunden zu depressionsähnlichen Zuständen. Bei Depressiven verschlechtert es die Affektlage. Zudem lässt sich die manische Symptomatik mit Cholinergika erfolgreich therapieren. Umgekehrt zeigen neueste Arbeiten, dass die anticholinerge (antimuscarinerge) Substanz Sco-

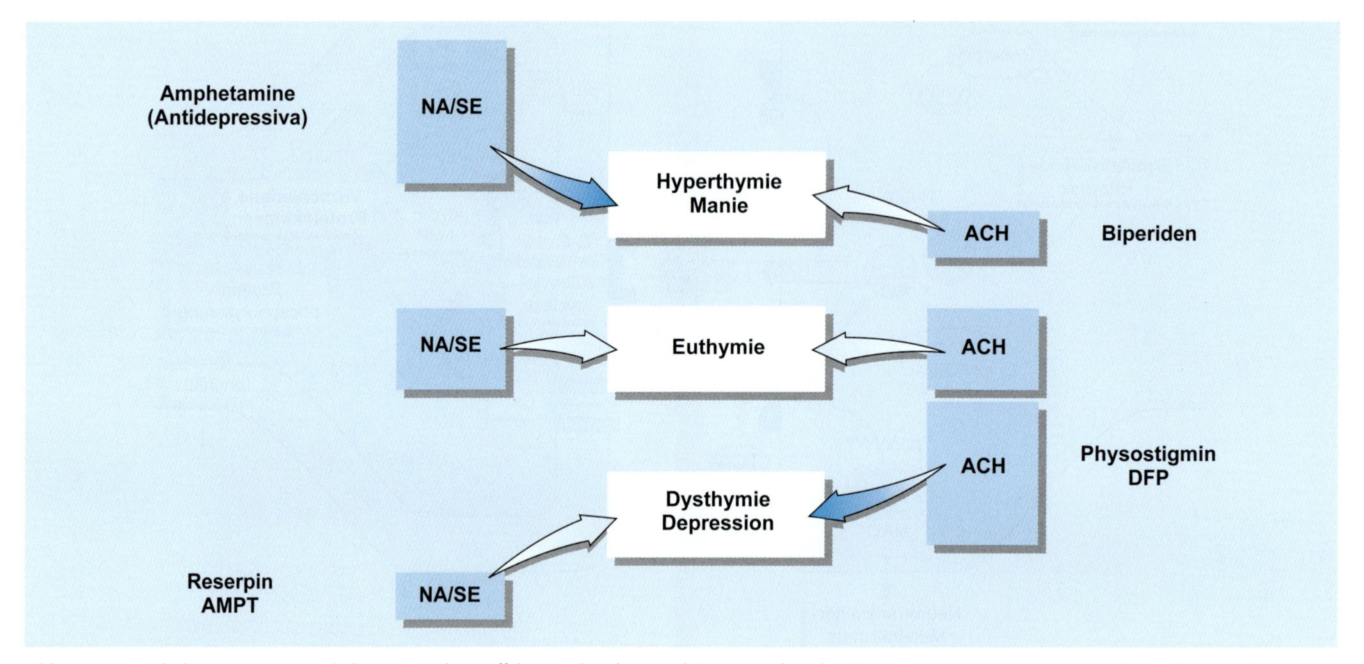

Abb. 11.7 Die cholinerg-aminerge Imbalance-Hypothese affektiver Erkrankungen (NA = Noradrenalin, SE = Serotonin, ACH = Acetylcholin, AMPT = α -Methylparatyrosin; Erläuterung s. Text)

polamin ausgeprägte antidepressive Wirkungen hat (Furey und Drevets 2006). Im Hinblick auf das aminerge System konnte gezeigt werden, dass eine Reduzierung aminerger Transmitter im synaptischen Spalt, hervorgerufen durch Blockade der Tyrosinhydroxylase mit AMPT (Katecholamine) bzw. durch Tryptophanverarmung mithilfe eines tryptophanfreien Aminosäuregemischs (Serotonin), bei vulnerablen Personen depressionsähnliche Veränderungen des Affekts, des Antriebs und der kognitiven Leistung bewirkt. Bei depressiven Patienten, die unter einer Therapie mit noradrenerg wirksamen Antidepressiva symptomatisch remittiert waren, kam es bei unter einem SSRI remittierten Patienten durch AMPT dagegen durch Tryptophanverarmung zum Wiederauftreten depressiver Symptomatik. Amphetamine, welche die Konzentration aminerger Transmitter an der Synapse erhöhen, können maniforme Affektlagen hervorrufen. Eine Reihe von Befunden weist darüber hinaus auf eine dynamische, gegenregulatorische Interaktion zwischen aminergen und cholinergen Systemen hin. Diese dynamische Interaktion ist auf mehreren Ebenen organisiert.

In den letzten Jahren ist neben den biogenen Aminen und Acetylcholin ein weiterer Neurotransmitter ins Zentrum des Interesses der neurobiologischen Depressionsforschung gerückt: **Glutamat,** der wichtigste exzitatorische Neurotransmitter im Gehirn, der auch bei neurotoxischen und neurodegenerativen Vorgängen eine wichtige Rolle spielt (Übersicht: Zarate et al. 2010). In Tiermodellen und auch in klinischen Studien am Menschen zeigte Ketamin, ein Anästhetikum, das einen Glutamatrezeptor-Subtyp (NMDA-Rezeptor) blockiert, deutliche und sehr schnell (innerhalb von Stunden) einsetzende antidepressive Effekte. Diese Wirkungen beruhen offenbar auf einer vermehrten Synapsenbildung und werden über den intrazellulären mTOR-Signalweg vermittelt (Li et al. 2010).

Neben der Transmitter- und Rezeptorebene spielen intrazelluläre Regulationsmechanismen, d. h. **Signaltransduktionssysteme,** eine wesentliche Rolle in der Balance der Erregungsweiterleitung (➤ Abb. 11.8). Signaltransduktionsmechanismen sind für die Signaltransmission von der Zelloberfläche ins Zellinnere verantwortlich und spielen eine wichtige Rolle bei der intrazellulären Modulation der Signalweiterleitung und der Genexpression. Die Aufklärung dieser intrazellulären Transmissionssysteme rückt zunehmend in das Interesse biologisch-psychiatrischer Forschung. Dies ist u. a. durch die Beobachtung bedingt, dass Lithium, Valproat und Carbamazepin – Medikamente, die sowohl in der Akutbehandlung als auch in der Phasenprophylaxe affektiver Störungen eine bedeutende Rolle spielen – gerade auf Second-Messenger-Systeme wie das Adenylcyclase- und Phosphoinositol-System, die intrazelluläre Kalziumfreisetzung und die Genexpression modulierend wirken. Zusammenfassend kann festgestellt werden, dass weder die klassische Monoaminmangel-Hypothese noch deren Ausweitung auf die Ebene der Rezeptoren und Second-Messenger-Mechanismen die Anforderungen an ein allgemeingültiges biologisches Depressionsmodell bislang erfüllen konnten. Auch die cholinerg-aminerge Imbalance-Theorie lässt sich aufgrund der komplexen, mehrdimensionalen Verschaltung nur schwer objektivieren.

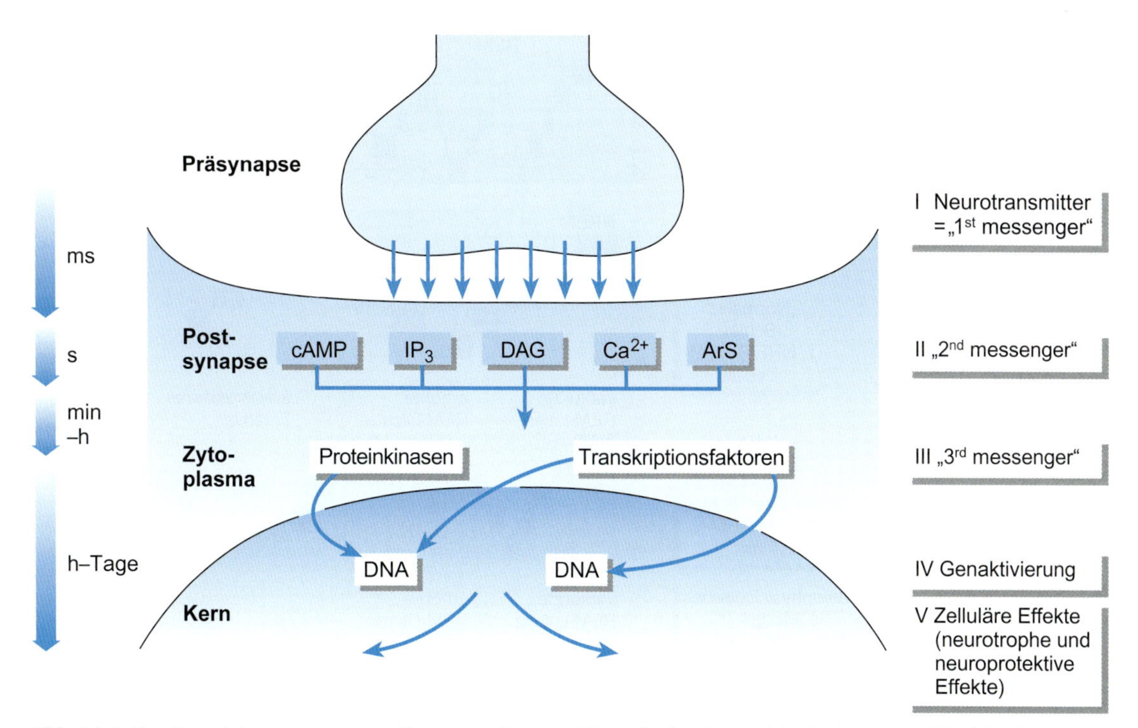

Abb. 11.8 Signaltransduktionsprozesse von Neurotransmittern und Kontrolle der Gentranskription (extrem vereinfacht). Die Bindung von Neurotransmittern an ihre Rezeptoren führt über eine Aktivierung von G-Proteinen zu Veränderungen des intrazellulären Gehalts an Second-Messenger-Substanzen, die über eine Aktivierung von Proteinkinasen schnelle zelluläre Aktivitätsänderungen vermitteln (z. B. Veränderungen der Aktivität von Ionenkanälen). Zusätzlich können Second-Messengers aber auch langfristigere Veränderungen der Zellaktivität (z. B. Wachstums- und Differenzierungsprozesse) auslösen. Dies erfolgt über eine Aktivierung von konstitutiv exprimierten Transkriptionsfaktoren (z. B. cAMP-*responsive element-binding proteins* [CREB] und/oder die Induktion von sog. *immediate early genes* [z. B. c-fos, c-jun]), deren Genprodukte ebenfalls als Transkriptionsfaktoren wirken („induzierbare" Transkriptionsfaktoren; cAMP = zyklisches AMP, IP3 = Inositol-1,4,5-triphosphat, DAG = Diacylglycerin, ArS = Arachidonsäure)

Für die Zukunft dürfte die Erforschung intrazellulärer Mechanismen auf der Second-Messenger- und der Genexpressionsebene für die biologische Depressionsforschung von entscheidender Bedeutung sein (➤ Abb. 11.8). Gerade der molekularbiologischen und molekulargenetischen Forschung kommt vermutlich besondere Bedeutung zu, da sie Prozesse untersucht, die in Tagen und Wochen zu Veränderungen führen (etwa über die Zusammensetzung der Zellmembranen oder die Freisetzung von Wachstumsfaktoren etc.) und damit Zeitbereiche widerspiegeln, wie sie in der Therapie depressiver Erkrankungen mit Antidepressiva relevant sind. Da bei affektiven, insb. bipolaren Störungen auch **neuromorphologische Auffälligkeiten** festgestellt wurden und stimmungsstabilisierende Medikamente wie Lithium und Valproat, aber auch Antidepressiva neuroprotektive und neurotrophe Effekte haben, sind Phänomene der Neuroplastizität gegenwärtig ein besonders aktuelles Forschungsgebiet, von dem wesentliche neue Erkenntnisse zur Ätiopathogenese affektiver Störungen und zum Wirkmechanismus stimmungsstabilisierender und antidepressiver Medikamente zu erwarten sind (Manji und Duman 2001).

11.4.3 Die pathogenetische Bedeutung von Schlaf

Gestörter Schlaf ist das häufigste und meist initiale Symptom bei depressiven sowie manischen Erkrankungen. Außerdem stellt eine chronische Insomnie einen erheblichen Risikofaktor für das Auftreten einer Depression dar. Charakteristisch bei depressiven Erkrankungen sind v. a. Veränderungen des **REM-Schlaf-Musters,** und zwar eine Vorverlagerung und Verlängerung der ersten REM-Phase sowie eine erhöhte Augenbewegungsdichte (REM-Intensität). In ihrer Kombination besitzen diese REM-Schlaf-Parameter eine hohe

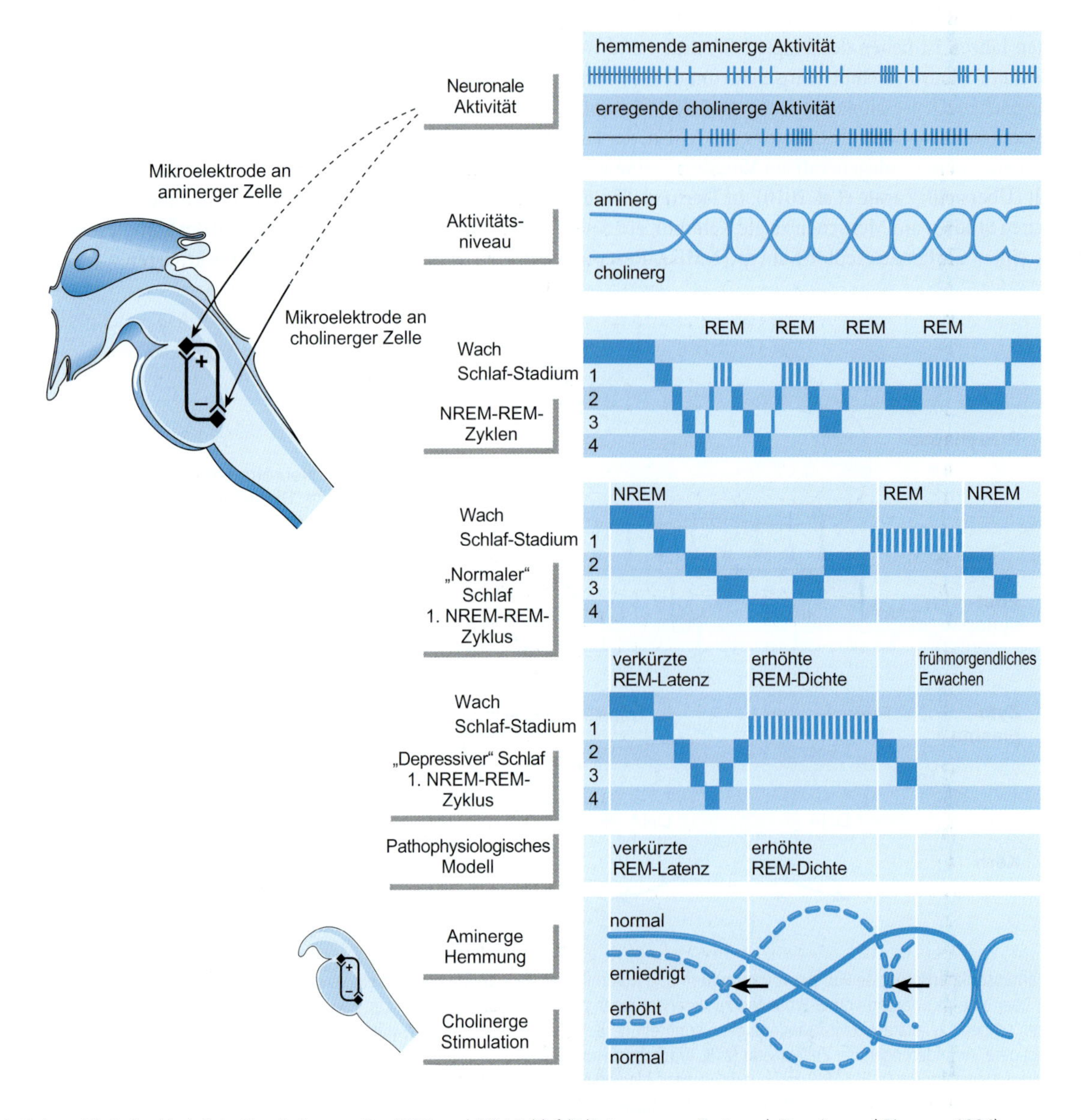

Abb. 11.9 Hobson-McCarley-Modell der Regulation von Non-REM- und REM-Schlaf (Erläuterungen s. Text; nach Dressing und Riemann 1994)

Spezifität für primäre Depressionen. Experimentell ist nachgewiesen, dass das REM-Schlaf-System i. S. einer reziproken Interaktion durch noradrenerge Neurone im Locus coeruleus sowie serotonerge Neurone in den Raphe-Kernen inhibiert und durch cholinerge Neurone vornehmlich im gigantozellulären Feld der Brückenhaube über Muscarinrezeptoren stimuliert wird (➤ Abb. 11.9).

40 % der akut depressiven Patienten weisen zwar bei nur einer Nachtableitung eine noch normale REM-Schlaf-Verteilung auf, reagieren jedoch bei einem Provokationstest auf Stimulation mit einem zentral wirksamen Cholinergikum im Vergleich zu gesunden Kontrollpersonen hypersensitiv, d. h., sie zeigen unter diesen Bedingungen zu Beginn der Nacht ebenfalls eine deutliche REM-Schlaf-Desinhibition. REM-Dysregulation sowohl unter Normalbedingungen als auch nach cholinerger Induktion wird als Indikator für die zentralnervöse Interaktion zwischen cholinerger und aminerger Transmission interpretiert. Auch bisher noch gesunde Angehörige einer Familie mit bereits zwei affektiv erkrankten Mitgliedern zeigen gehäuft eine auffällig kurze REM-Latenz nach einem cholinergen Stimulationstest, und diese Personen sind offenbar besonders gefährdet, depressiv zu erkranken (Modell et al. 2005).

Auf die zentrale Rolle des Schlafs bei der Entstehung und Aufrechterhaltung depressiver Symptomatik weist auch der antidepressive Effekt von **Schlafentzug** hin. In einer Metaanalyse von 1.700 dokumentierten und publizierten Schlafentzügen bei depressiven Patienten fand sich, dass je nach diagnostischer Zuordnung 60–70 % der Patienten mit einer deutlichen Stimmungsaufhellung reagieren. 83 % dieser Patienten entwickelten in der darauf folgenden Nacht jedoch einen Rückfall (Wu und Bunney 1990).

Eigene Untersuchungen ergaben, dass bereits kurze Tagesschlafepisoden – besonders am Morgen – nach erfolgreichem Schlafentzug bei ca. ½–⅔ der Patienten Rückfälle auslösen. PET-Untersuchungen des Glukosemetabolismus bei Depressionen vor und nach Schlafentzug zeigten, dass Patienten mit einer Depression häufig einen gesteigerten Hirnstoffwechsel, insb. in dem zum limbischen System gehörenden und dicht cholinerg innervierten anterioren Gyrus cinguli, aufweisen. Patienten mit einem derartigen Hypermetabolismus reagieren am günstigsten auf Schlafentzug. Dabei führt der Schlafentzug zu einer Reduktion des Glukosemetabolismus auf sein Normalmaß. Auch diese Befunde werden als Ausdruck einer zentralnervösen Überaktivität cholinerger Neurotransmission und ihrer Korrektur durch eine Schlafentzugsbehandlung gedeutet, doch werden auch alternative Modelle wie eine Störung des dopaminergen Systems diskutiert.

Eine eigene neuere Hypothese postuliert eine zentrale Rolle des vorwiegend inhibitorischen Neuromodulators Adenosin in den Wirkungsmechanismen sowohl von Schlafentzug als auch von elektrokonvulsiver Therapie (EKT; ➤ Kap. 11.6.1, Abschnitt B) bei affektiven Störungen. In Phasen pathologisch gesteigerten Energie-/O_2-Verbrauchs (z. B. epileptische Anfälle bzw. EKT) wird in den betroffenen Hirnarealen viel ATP verbraucht. Dies führt zu einer starken Akkumulation des ATP-Metaboliten Adenosin, das den Ursachen des Missverhältnisses von Energieangebot zu Energieverbrauch entgegenwirkt (z. B. durch Hemmung neuronaler Aktivität). In geringerem Ausmaß findet sich eine Akkumulation von Adenosin in bestimmten Hirnarealen auch unter physiologischen Bedingungen während der Wachzeit und insb. nach Schlafentzug. Neueste Daten zeigen, dass diese Effekte auf einer verstärkten Adenosinfreisetzung aus Astrozyten beruhen (Halassa et al.2009). Mit dem nächsten Schlaf sinkt dann die Konzentration von Adenosin wieder ab. Zusätzlich kommt es nach Schlafentzug auch zu einer verstärkten Expression von Adenosin-A_1-Rezeptoren in diesen Hirnarealen. Dieser „paradoxe" Effekt (Aufregulierung eines Rezeptors durch erhöhte Agonistenkonzentration) verstärkt zusätzlich die adenosinergen Wirkungen von Adenosin an A_1-Rezeptoren. Als Resultat der erhöhten adenosinergen Aktivität nach Schlafentzug kommt es zu einer Hemmung von v. a. cholinergen Neuronen im basalen Vorderhirn und im lateralen Tegmentum. Dies korreliert mit der erhöhten Schlafbereitschaft nach Schlafentzug und einer Steigerung der durch A_1-Aktivierung bedingten Delta-Aktivität im Schlaf-EEG während des anschließenden Erholungsschlafs. Analoge, aber wesentlich stärker ausgeprägte Effekte finden sich nach EKT. Die antidepressiven Wirkungen von Schlafentzug und EKT korrelieren mit den adenosinergen Veränderungen im Schlaf-EEG. Die oben geschilderte Normalisierung des erhöhten Glukosemetabolismus im anterioren Cingulum durch Schlafentzug bei einer Subgruppe depressiver Patienten könnte ebenfalls durch eine verstärkte adenosinerge Hemmung cholinerger Neurone bedingt sein. Der vorgeschlagene Mechanismus, also die Besserung depressiver Symptome durch Intensivierung der adenosinergen Hemmung cholinerger Neurone nach Schlafentzug und EKT, entspricht in wesentlichen Punkten der cholinerg-aminergen Imbalance-Hypothese (➤ Kap. 11.4.2; Berger et al. 2003).

11.4.4 Neuroendokrinologie

Der bei vielen depressiv Erkrankten zu beobachtende **Hyperkortisolismus** wurde während der letzten 3 Jahrzehnte zum Gegenstand intensiver Forschungstätigkeit. Die Interpretation erfuhr jedoch zwei entscheidende Wandlungen. Bis in die Mitte der 1970er-Jahre wurde er als inadäquate Stressreaktion gedeutet. Das unterschiedliche Ausmaß des Hyperkortisolismus wurde auf die interindividuellen Unterschiede in der bewussten und unbewussten Abwehr von Belastungen bei Depressiven zurückgeführt. Gegen Ende der 1970er-Jahre änderte sich diese Sichtweise: Nun betrachtete man den Hyperkortisolismus als biologischen Marker für den endogenen Subtyp depressiver Erkrankungen, der über eine hohe differenzialdiagnostische Relevanz verfügte. Meist wurde ein pathologischer Dexamethason-Suppressionstest (DST) als Indikator für eine gesteigerte Aktivierung des Kortisolsystems benutzt.

Diese Annahmen haben sich mittlerweile als falsch erwiesen. Die Ergebnisse des DST sind nicht spezifisch für Melancholien, und der Test scheint für die Messung der Funktion der Hypothalamus-Hypophysen-Nebennierenrinden-(HHN-)Achse wegen einer Vielzahl möglicher Störvariablen nur eingeschränkte Bedeutung zu besitzen. Intervenierende Variable wie interindividuelle Unterschiede in der Dexamethason-Pharmakokinetik, Gewichtsverlust, Medikamenten- und Alkoholentzug, aber auch situativ bedingter Stress beeinflussen die Testergebnisse unabhängig von nosologischen Klassifikationen. Zudem scheint es, dass interindividuelle, vermutlich genetisch bedingte Unterschiede in der Empfindlichkeit der HHN-Achse deren Aktivierbarkeit sowohl bei Gesunden als auch Depressiven entscheidend beeinflussen. Das heißt, ob ein depressiver Patient einen Hyperkortisolismus aufweist, hängt nicht nur vom Ausmaß seiner Erkrankung und dem damit verbundenen innerpsychischen Stress ab, sondern auch von der konstitutionell bedingten Stabilität bzw. Irritabilität seiner HHN-Achse.

Zurzeit wird v. a. eine Bidirektionalität zwischen Depressivität und Hyperkortisolismus diskutiert. Es wird vermutet, dass der durch die Depression bedingte erhöhte Aktivitätspegel der HHN-Achse seinerseits depressiogene Effekte ausübt und so zumindest zu einer Aufrechterhaltung der Erkrankung beitragen kann.

Da Hyperkortisolismus eine inhibierende Wirkung auf andere endokrine Systeme wie die Schilddrüsenachse und das STH-System ausübt, ist anzunehmen, dass Auffälligkeiten auch in diesen Systemen (etwa eine abgeschwächte TSH-Antwort im TRH-Test oder eine verminderte nächtliche STH-Ausschüttung) Folgen des Hyperkortisolismus darstellen.

Neuere Studien deuten darauf hin, dass die erhöhte Aktivität der HNN-Achse auf einer **Störung im Bereich der Feedback-Mechanismen** des Systems beruhen könnte. Im Rahmen einer Stressantwort des Organismus ist es notwendig, dass die Fülle der in Gang gesetzten Reaktionen rasch und vollständig wieder beendet wird. Innerhalb der hierfür vorhandenen Feedback-Mechanismen hemmen Steroide die Aktivität der HHN-Achse, indem sie im ZNS auf verschiedenen Ebenen an Rezeptoren binden und so das System „herunterregulieren". Es gibt zwei Typen von Steroidrezeptoren, die Mineralokortikoidrezeptoren (MR) und die Glukokortikoidrezeptoren (GR). Die GR sind unter basalen Bedingungen nur zu etwa 50 % gesättigt und daher für die Beendigung einer stressinduzierten Aktivierung der HNN-Achse von Bedeutung. Bei Überexposition der GR mit Steroiden kommt es zur Verminderung der Rezeptorendichte und damit zu einer Schwächung der Feedback-Mechanismen.

In neueren tierexperimentellen Studien mit verschiedenen Antidepressiva konnte gezeigt werden, dass es nach mehrwöchiger Gabe bei den Versuchstieren zu einem signifikanten Anstieg der MR im Hippokampus und der GR im Hypothalamus kommt. Wie diese und andere Untersuchungen andeuten, könnte der Wirkmechanismus von Antidepressiva darauf beruhen, dass diese Substanzen ein gestörtes Feedback der HHN-Achse durch Heraufregulation von Kortisolrezeptoren im Hippokampus wieder normalisieren und so die adäquate Funktionsfähigkeit des Systems wiederherstellen.

Offen bleibt hierbei jedoch, ob Störungen im Bereich der GR eher primär (z. B. durch genetisch bedingte Subsensitivität der Rezeptoren) verursacht sind oder mehr im Gefolge einer chronischen Überaktivierung der HHN-Achse entstehen. Bemerkenswert und scheinbar widersprüchlich scheint dabei zu sein, dass verschiedene antidepressive Therapieverfahren wie die Gabe von Antidepressiva oder Schlafentzug i. R. ihrer akuten Wirkungen die HHN-Achse aktivieren, während im Zuge der klinischen Remission ein Rückgang des Hyperkortisolismus eintritt. Diese scheinbaren Widersprüche zwischen akuten und chronischen Effekten sowie der Mechanismus der GR-Heraufregulation bedürfen noch der Klärung.

Als Ursache der gestörten Stressregulation bei affektiven Störungen wird eine vermehrte Ausschüttung von Kortikotropin (CRH) diskutiert. In der Tat wurde eine erhöhte Konzentration von CRH im Liquor von depressiven Patienten gefunden. Post-mortem-Untersuchungen zeigen eine reduzierte Dichte von CRH-Rezeptoren bei Suizidopfern, vereinbar mit einer Downregulation bei erhöhter CRH-Konzentration. In Tierversuchen zeigten sich nach zentraler CRH-Gabe Verhaltenseffekte (z. B. verminderte Futteraufnahme und reduzierte sexuelle Aktivität), die an depressive Symptome beim Menschen erinnern. Die Hoffnung, dass selektive CRH-Rezeptorantagonisten neue antidepressive Medikamente sein könnten, hat sich in kontrollierten Studien aber nicht bestätigt (Binneman et al. 2008).

11.4.5 Tierexperimentelle Depressionsforschung

Komplexere Studien zur Stressreaktion als Depressionsäquivalent auf physiologischer, biochemischer und Verhaltensebene wurden bislang vornehmlich tierexperimentell durchgeführt. In zahlreichen Publikationen konnte gezeigt werden, dass nicht nur die Dauer der Stressexposition, sondern v. a. auch die Möglichkeit, dem Stress zu entkommen, einen entscheidenden Einfluss auf Veränderungen der Neurotransmittersysteme hat. Innerhalb physiologischer Grenzen reagiert das noradrenerge System bei Stress mit einer Steigerung des Umsatzes, wobei sich Synthese und Verbrauch die Waage halten. Es konnte nachgewiesen werden, dass eine zentralnervöse **Reduktion der Katecholamine** bei Versuchstieren nach wiederholten Schmerzreizen eintritt, wenn die Versuchstiere die Schockapplikation nicht kontrollieren (d. h. durch eigenes Verhalten beeinflussen bzw. beendigen) können. Dies überfordert die zentralnervösen Stressadaptationsmöglichkeiten.

Außerdem konnte gezeigt werden, dass auch eine Heraufregulation von β-Rezeptoren als Konsequenz milder unkontrollierbarer Stressoren auftritt. Bei lang anhaltenden und/oder unkontrollierbaren Stressexpositionen, d. h. **gelernter Hilflosigkeit,** übersteigt der Transmitterverbrauch die De-novo-Synthese. Wie in ➤ Abb. 11.10 (Punkte 1a und 1b) skizziert, führt Letzteres in den Gehirnen der Versuchstiere schließlich zu einer aminerg-cholinergen Imbalance zugunsten des cholinergen Systems. Lernerfahrung und soziale Aspekte beeinflussen dabei die Reagibilität des aminergen Systems. So reagieren paarweise getestete Ratten weniger empfindlich als einzeln getestete Tiere. Selbst früher gelernte, im aktuellen Modell jedoch sinnlos gewordene Lösungsstrategien reduzieren die Sensibilität der Versuchstiere im Vergleich zu Tieren, die nie die Erfahrung einer Problemlösung unter vergleichbarer Belastung gemacht haben. Umgekehrt beschleunigen vorangegangene Erfahrungen von Unkontrollierbarkeit die Entwicklung von depressionsäquivalentem Verhalten und die Reduktion aminerger Transmitter (➤ Abb. 11.10, Punkt 2).

Ein Beispiel für schweren chronischen Stress, bei dem die Möglichkeit der Kontrolle fehlt, sind **Separationsexperimente,** d. h. die frühe Trennung vom Muttertier. Aufgrund der zeitlichen Koinzidenz von frühen Lernprozessen sowie kritischen neurobiologischen Entwicklungsphasen einerseits und den physiologisch-neuroche-

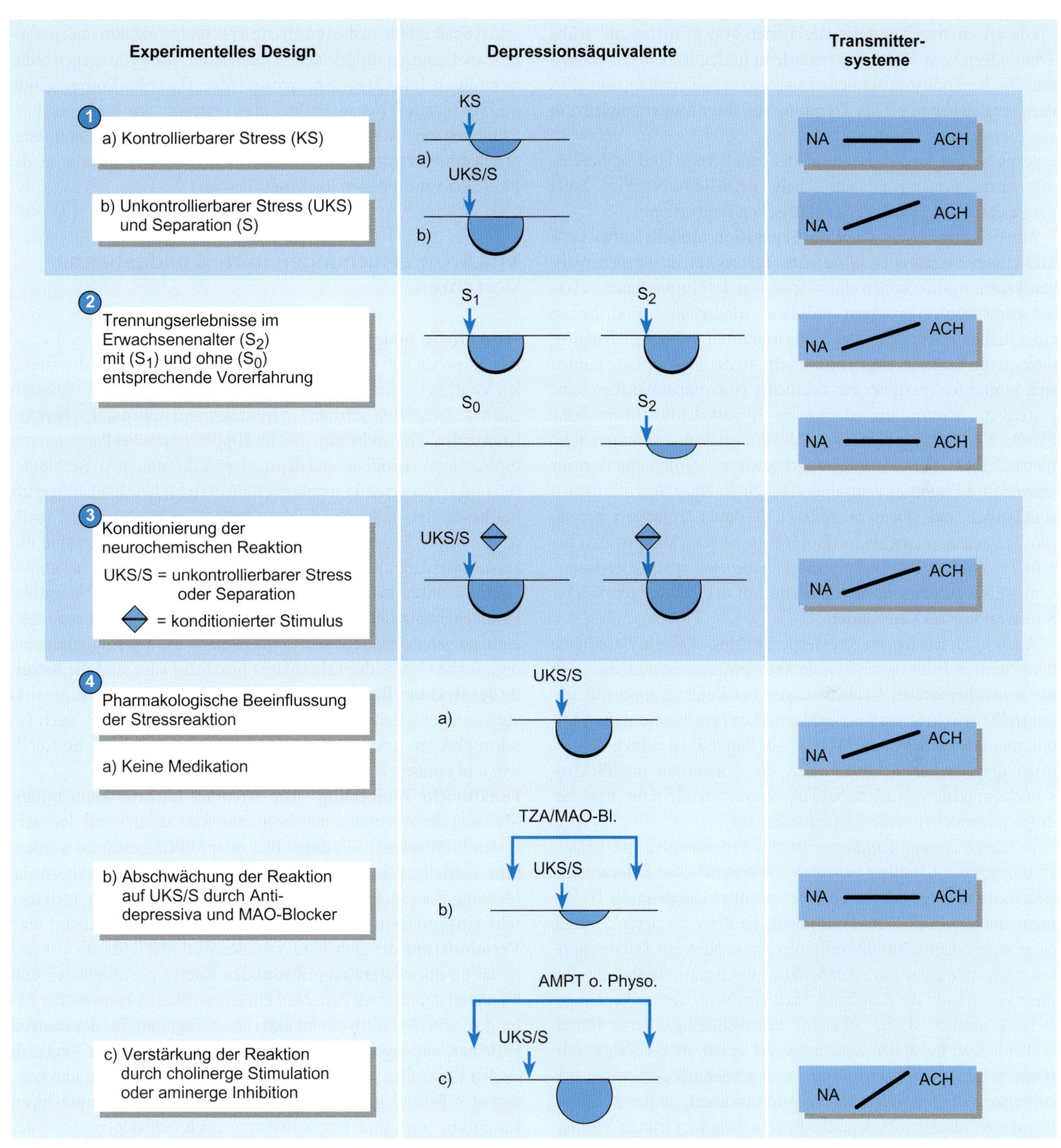

Abb. 11.10 Tierexperimentelle Untersuchungen zu Stress und Separation (Erläuterung s. Text; nach Bohus und Berger 1992)

mischen Korrelaten von Belastungsreaktionen andererseits scheint die Gefahr von Langzeitfolgen hier besonders groß. Dies hat hohe Relevanz für die Depressionsforschung beim Menschen: Depressive Patienten haben in ihrer Kindheit im Vergleich zu gesunden Kontrollpersonen 2- bis 3-mal so häufig Verlusterlebnisse durchgemacht. Trennungserlebnisse können offensichtlich eine gesteigerte Vulnerabilität für eine depressive Entgleisung im späteren Leben bedingen.

Dass auch im Erwachsenenalter depressive Krisen häufig durch **Verlusterlebnisse** ausgelöst werden, ist bestens bekannt. Aus diesem Grund wurde insb. in Primatenexperimenten eine Vielzahl von Studien durchgeführt, in denen Jungtiere in unterschiedlichen Stadien ihrer Entwicklung von den Muttertieren oder der Gesamtgruppe isoliert wurden, d. h., die Tiere wurden einem von ihnen unkontrollierbaren Stress ausgesetzt und die Verhaltens- und biochemischen Korrelate untersucht.

Die ersten Arbeiten über Reaktionen von Primaten auf frühe Trennungen vom Muttertier erschienen in den frühen 1960er-Jahren. Die Reaktionsmuster ließen sich mit dem Verhalten von Kindern vergleichen, die nach Trennung von ihrer Mutter zunächst in einer Protestphase mit Ärgerreaktion, später in einer Verzweiflungsphase mit im Vordergrund stehender Angst und schließlich mit zurückgezogenem, apathischem Verhalten reagieren. Spitz prägte dafür den Begriff der **anaklitischen** Depression.

Mit der Etablierung des **Peer-Separation-Modells** entwickelte McKinney erstmals ein replizierbares Testsystem, da die mehrmaligen Trennungsreaktionen eines Tieres von der Gruppe kaum Adaptationsmechanismen zeigen und daher wiederholbar sind. Neben einer Reihe soziostruktureller Einflussfaktoren wurden auch neurobiologische Veränderungen untersucht. In der Protestphase fanden sich zentral und peripher ein deutlicher Noradrenalinanstieg, eine gesteigerte Serotoninfreisetzung im Hypothalamus sowie hohe Plasma-Kortisolspiegel. Während der Rückzugsphase konnten telemetrisch REM-Veränderungen nachgewiesen werden, die jetzt für eine relative Erhöhung zentralnervöser cholinerger Neurotransmission typisch sind. Wie in ➤ Abb. 11.10 (Punkt 2) skizziert, reagieren Versuchstiere, die im Verlauf früherer Entwicklungsstufen bereits Trennungserfahrungen gemacht haben, auf erneute Verlusterlebnisse im ausgewachsenen Zustand mit deutlich ausgeprägterer Stressreaktion als Kontrolltiere.

Auch in andersartigen Stressexperimenten wie dem Paradigma der gelernten Hilflosigkeit konnte nachgewiesen werden, dass sich die neurochemischen Veränderungen bei Konfrontation mit unkontrollierbarem Stress i. S. der klassischen Lerntheorie als konditionierbar erweisen. Wie ➤ Abb. 11.10 (Punkt 3) zu entnehmen ist, lösen ursprünglich neutrale Reize, die gemeinsam mit Elektroschocks appliziert wurden, bei Folgeversuchen allein die stressbedingten neurochemischen Alterationen aus.

In diesen Zusammenhängen ist das experimentell gut belegte Phänomen des **Kindling** (wörtlich: „Anfeuern") von Relevanz: Im Gegensatz zu lange bekannten Toleranzentwicklungen oder Downregulationen des ZNS auf kontinuierliche Reize reagieren zentrale Neuronenverbände auf diskontinuierlich in längeren Zeitabschnitten erfolgende Reize mit einer Senkung der Reaktionsschwelle. Auf diese Weise kann die Empfindlichkeit von Neuronenverbänden gesteigert werden, d. h., zunächst unterschwellige Reize führen schließlich zu instabilen Zuständen, die später auch durch konditionierte Stimuli ausgelöst werden und schließlich als Spontanentladungen auftreten. Gegenwärtig wird diskutiert, ob das *Kindling*-Phänomen die neurobiologische Brücke zwischen frühen Verlustereignissen und Traumata einerseits und späterer gesteigerter Vulnerabilität gegenüber psychosozialen Belastungen andererseits darstellt.

Den zahlreichen **pharmakologischen Studien,** welche die bidirektionale Interaktion zwischen Neurochemie und Verhalten untersuchen, liegt primär die Hypothese zugrunde, dass Pharmaka, die die aminerge Aktivität reduzieren, die Effekte von unkontrollierbarem Stress verstärken und dass eine Steigerung der aminergen Transmission den umgekehrten Effekt ausübt. ➤ Abb. 11.10 (Punkt 4) zeigt, dass durch die Gabe von Antidepressiva oder MAO-Hemmern, die den Noradrenalin- und Serotoningehalt im synaptischen Spalt erhöhen, die induzierte Trennungsreaktion in Separationsexperimenten supprimiert werden kann. AMPT hingegen reduziert durch Inhibition der Tyrosinhydroxylase die Konzentration des verfügbaren Noradrenalins und verstärkt die Reaktion. Eine Erhöhung der Acetylcholinkonzentration durch den Cholinesterasehemmer Physostigmin vor der Trennung verstärkt v. a. die Phase des verzweifelten Rückzugs *(despair).*

11.4.6 Untersuchungen mittels bildgebender Verfahren

Strukturelle Bildgebung Volumetrische Untersuchungen ergaben Hinweise auf Vergrößerungen der kortikalen Sulci, der lateralen Ventrikel und des III. Ventrikels sowie auf Volumenminderungen v. a. der grauen Substanz in frontalen und präfrontalen kortikalen Arealen, im Zerebellum und im Hippokampus bei Patienten mit bipolaren und rezidivierend depressiven Erkrankungen. Bei bipolaren und rezidivierend unipolaren Patienten finden sich häufiger als bei Kontrollen außerdem subkortikale „Hyperintensitäten" (helle Areale in der T_2-gewichteten MRT). Diese Auffälligkeiten sind mit kardiovaskulären Risikofaktoren assoziiert und scheinen bei unipolaren Patienten häufiger mit spätem Krankheitsbeginn, negativer Familienanamnese, kognitiven Defiziten und Therapieresistenz einherzugehen. Sie deuten also möglicherweise auf eine sekundäre organische Genese der Erkrankung hin. Insgesamt sind die **Befunde der strukturellen Untersuchungen sehr uneinheitlich.** Sie sind auch sehr unspezifisch, da ähnliche Auffälligkeiten z. B. auch bei schizophrenen Erkrankungen gefunden werden (Übersicht: Goodwin und Jamison 2007).

Funktionelle Bildgebung Die zerebrale Aktivität kann mittels Messung der zerebralen metabolischen Rate (CMR) und des zerebralen Blutflusses (CBF) durch PET oder SPECT bestimmt werden. Eine spezielle, von Aktivierungsreizen abhängige Methode ist die Messung des sog. BOLD-Signals mittels fMRT. Trotz der auch hier sehr ausgeprägten Widersprüchlichkeit der Befunde scheint eine **Verminderung** der globalen zerebralen Aktivität und insb. der Aktivität im **dorsolateralen präfrontalen Kortex** bei unipolaren und bipolaren depressiven Patienten ein einigermaßen konsistenter Befund zu sein. Die Aktivität im anterioren Cingulum bei depressiven Patienten war dagegen je nach klinischen Parametern im Vergleich zu den Kontrollen sehr unterschiedlich. Ein interessanter und konsistenter Befund ist die **Erhöhung der Aktivität im anterioren Cingulum** (und ihre Normalisierung nach Schlafentzug) bei der Subgruppe depressiver Patienten, die auf Schlafentzug mit einer Besserung der Symptomatik ansprechen (➤ Kap. 11.4.3; Übersicht: Goodwin und Jamison 2007). Messungen der zerebralen Aktivität bei (hypo-)manischen Patienten sind selten und ergeben (u. a. wegen der bei diesen Patienten kaum vermeidbaren Medikamenteneffekte) keine einheitlichen Ergebnisse.

Neurochemische Bildgebung (Magnetresonanzspektroskopie, MRS) Mithilfe der MRS-Methode lässt sich der Gehalt verschiedener Moleküle im Gehirn messen. N-Acetylaspartat (NAA) gilt als Marker für die Integrität und Funktionsfähigkeit von Neuronen. Der NAA-Gehalt im Gehirn bipolarer (nicht aber unipolar depressiver) Patienten scheint nach – im Einzelnen allerdings widersprüchlichen – Studien eher vermindert zu sein, mit deutlichen Unterschieden je nach Hirnregion und medikamentöser Behandlung. Diese Befunde stützen die Hypothese, dass eine verminderte Integrität und Überlebensfähigkeit neuraler Zellen eine pathogenetische Rolle bei der bipolaren Erkrankung spielt. Dazu würde auch passen, dass eine Lithiumtherapie den NAA-Gehalt im Gehirn zu erhöhen scheint. Der Gehalt an Cholin repräsentiert vermutlich die Intaktheit von Zellmembranen. Messungen von Cholin ergaben in unterschiedlichen Studien sehr variable Ergebnisse, die noch keine Schlussfolgerungen erlauben. Ähnliches gilt auch für die Messung von Myoinositol, einem Bestandteil des Membranlipids Phosphatidylinositol, dessen durch Neurotransmitter induzierte Hydrolyse zur Bildung des Second-Messengers Inositoltrisphosphat führt. Auch bei diesen Untersuchungen sind die konfundierenden Effekte der Medikation sehr problematisch. Stimmungsstabilisierende Medikamente wie Lithiumsalze könnten z. B. das bei bipolaren Patienten potenziell erhöhte Myoinositol absenken und damit eventuelle krankheitsspezifische Auffälligkeiten verdecken.

11.4.7 Psychosoziale Aspekte

Persönlichkeitsfaktoren

Im deutschsprachigen Raum hat das von Tellenbach entwickelte Konzept des **Typus melancholicus** besondere Bedeutung erlangt. Aufgrund gezielter Exploration von Patienten nach einer depressiven Phase und ihren Angehörigen arbeitete Tellenbach den Typus melancholicus als charakteristische prämorbide Persönlichkeit insb. unipolar-melancholisch Depressiver heraus und führte hierzu die beiden Begriffe der „Inkludenz" (Eingeschlossensein z. B. in Normen) und „Remanenz" (Zurückbleiben hinter z. B. Entwicklungsanforderungen) ein.

Im Vordergrund steht dabei das **Phänomen der Ordentlichkeit,** d. h., es besteht eine überdurchschnittliche Empfindlichkeit des Gewissens in Bezug auf die Ordnungen personeller und sachlicher Bezüge. Zentrale Anliegen sind ein geordneter Tagesplan, Akkuratesse, Verlässlichkeit, Überschaubarkeit und Bescheidenheit. Die Patienten haben ein hohes Anspruchsniveau an sich und eine hohe Leistungsmotivation. Der Wunsch nach einer geborgenen, vertrauten Atmosphäre führt meist zu früher Eheschließung, aufopfernder Bezogenheit auf die Familie und einem überschaubaren Freundeskreis. Auch im Arbeitsbereich streben sie durch Aufopferungsbereitschaft, minutiöse Ordentlichkeit und hohe Anforderungen an die eigenen Leistungen eine breite Anerkennung und Wertschätzung durch ihre Umgebung an.

Während dieser prämorbide Persönlichkeitstyp insb. durch von Zerssens empirische Untersuchungen für Patienten mit Melancholie als gut belegt gilt, ist er für bipolare oder **nichtmelancholisch Depressive** weniger charakteristisch. Bei Letzteren finden sich vermehrt Züge von **Neurotizismus** bzw. **Introvertiertheit.** Diese Patienten beschreiben sich häufig als ängstlich, besorgt und Stimmungsschwankungen unterworfen. Sie lassen sich durch eine erhöhte emotionale Reagibilität charakterisieren und kehren nach aufwühlenden Erlebnissen nur langsam auf ein ausgeglichenes Niveau zurück. Es konnte gezeigt werden, dass Patienten mit hohem Neurotizismus schlechter auf verschiedene Therapieformen ansprechen. Die **weitgehende Unauffälligkeit der prämorbiden Persönlichkeit bipolarer Patienten** erklärt sich nach von Zerssen durch die Kombination von Zügen des Typus melancholicus mit dazu überwiegend konträren Zügen eines Typus manicus. Ausgesprochen hyperthyme Persönlichkeitseigenschaften herrschen nur bei Patienten mit einer starken Dominanz manischer Episoden vor. Der Typus melancholicus kann als strukturelle Kompensation bei Neigung, depressiv zu entgleisen, verstanden werden. Anders ausgedrückt könnte es sein, dass Menschen mit einer gesteigerten Vulnerabilität für Depressionen sich mit einer sehr stabilen, kontrollierten und auf soziale Anerkennung und Unterstützung bedachten Lebensführung quasi gegen den Ausbruch der Erkrankung zu schützen versuchen, ohne sich dessen bewusst zu sein. Dieser Schutzmechanismus kann jedoch, falls die angestrebte Erfüllung der Ansprüche nicht gelingt, selber zu einem depressionsauslösenden Belastungsfaktor werden.

Psychodynamische Aspekte

Der analytisch bzw. psychodynamisch untermauerten Pathogenese der Depression kommt historische und philosophische Bedeutung zu. Zusammengefasst besagt diese Sichtweise, dass die Vulnerabilität zur Depression durch eine **frühkindliche, psychische, interaktionelle Fehlentwicklung** bedingt wird. Des Weiteren wird postuliert, dass diese Fehlentwicklung zu bestimmten psychodynamischen Faktoren führt, die interaktionell miteinander verbunden sind und ursächlich oder auslösend mit der Depression in Zusammenhang stehen. Nach einem Modell von Hoffmann und Hochapfel (2009) werden hierbei insb. sieben depressive Motivelemente diskutiert:

- Unbewusste Verlustfantasien
- Ausgeprägte Abhängigkeitsfantasien
- Unbewusste Größenfantasien
- Entstehung aggressiver Affekte
- Rigide Gewissensbildung
- Wendung der Aggression gegen das Selbst
- Erhöhte Verletzbarkeit des Selbstwertgefühls

Bereits 1917 stellte Freud in seiner noch heute bemerkenswerten Analyse *Trauer und Melancholie* die Leithypothese auf, dass der Verlust, den Trauernde durch den Tod eines Angehörigen real erleiden, beim Depressiven häufig als unbewusste Fantasie abläuft **(unbewusste Verlustfantasien).** Die Verlusterlebnisse Depressiver bestünden im Verlust der Beziehung zu einem Teil von sich selbst und – auf der phänomenalen Ebene – im Verlust von Glück, Zufriedenheit und insb. ihrem Selbstwert **(Ich-Verarmung).**

Allgemein gehen psychoanalytische Theorien davon aus, dass alle Depressionen durch eine in der oralen Phase unzureichende oder übermäßige Bedürfnisbefriedigung ausgelöst werden. Dementsprechend würde die in diesem Entwicklungsabschnitt wichtige Individuation und Separation des Kindes von der Mutter bei depressiven Menschen entweder durch eine zu abrupte Ablösung oder durch eine Vermeidung der Loslösung gestört. Daher bliebe der später depressive Patient in dieser Phase „stecken" (orale Fixierung) und würde zur Aufrechterhaltung seines Selbstwertgefühls übermäßig von anderen abhängig sein **(ausgeprägte Abhängigkeitsfantasien).** Weiter wird postuliert, dass ein Großteil der psychischen Aktivität auf die Sicherung realer oder imaginärer Verluste gerichtet ist. Zur Vermeidung von Verlusten versuchten diese Personen, ausgeprägte Abhängigkeitsbeziehungen herzustellen **(„symbiotische Objektbeziehung")** in der Hoffnung, dass der Partner ihnen das geben könne, was sie selbst entbehrten. Der Versuch, die Verlustangst durch „anklammernde" soziale Beziehungen zu lösen, führe häufig jedoch zum Scheitern, da der Partner den Druck nur begrenzt aushalte, was die Trennung – und damit den befürchteten Verlust – tatsächlich nach sich ziehe. Folge sei eine mit sozialem Rückzug einhergehende erhöhte Verletzbarkeit des Selbstwertgefühls (narzisstische Krise,). Neben dem Versuch ausgeprägte Abhängigkeitsbeziehungen herzustellen, sei die **Ausbildung von unbewussten Größenfantasien** eine weitere Möglichkeit zum Umgang mit Kränkungserlebnissen, die wiederum zu Depressionen führen bzw. diese verstärken könne.

Zudem geht das moderne psychoanalytische Dispositionsmodell für depressive Erkrankungen von einer **fehlverarbeiteten, d. h. gegen sich selbst gerichteten, Aggressivität** als Ursache und Folge der Depression aus. Da einerseits durch die ständige Frustration des passiven Liebes- und Abhängigkeitsverlangens – eben den „Verlusten" – der Affekt der Aggression aufsteigt und dieser anderseits aber wegen des **rigiden Gewissens** des Depressiven unter keinen Umständen geäußert werden darf, gerät der Depressive in eine emotionale Zwickmühle. Die pathologische Lösung dieses Konflikts bestehe in der **Wendung gegen das Selbst,** was die bei depressiven Menschen häufig zu beobachtenden Selbstvorwürfe und Selbstbestrafungstendenzen (bis hin zu Suizidversuchen und zum Suizid) erklären könne. Das Selbstgefühl erleide so seine charakteristischen Einbrüche, die wiederum die spezifische depressive Verstimmung zur Folge habe. Die entscheidenden Punkte dieses psychodynamischen Depressionsverständnisses lauten demnach: Verlustängste – Frustration – reaktive Wut – Wendung der Aggression gegen das Selbst.

Viele Analytiker sehen die **erhöhte Verletzbarkeit des Selbstwertgefühls** für die Genese der Depression als entscheidend an. Dieser Aspekt wurde besonders von E. Bibring (1953) hervorgehoben, der die Depression als durch drei Bedingungen beherrscht ansieht: **Ich-Hemmung, Absinken der Selbstachtung** und **Hilflosigkeit.** Dabei komme dem Erleben von Hilflosigkeit/Ohnmacht eine besondere Bedeutung zu, die ja analog von vielen kognitiven Theoretikern gesehen wird. Durch die Theorie von Bibring lassen sich auch die auslösenden Situationen für Depressionen ableiten, die immer dann entstehen, wenn der zur Depression neigende Mensch durch Kränkung an der Erfüllung seiner Urwünsche (Bedürfnisse) gehindert wird: das Bedürfnis, geliebt zu werden, stark zu sein und gut zu sein. Häufig stünden am Beginn einer Depression eine Enttäuschung des passiven Liebesbedürfnisses, oftmals infolge des drohenden oder realen Verlusts einer Partnerbeziehung, eine Aggressionshemmung oder frustrierte Größenfantasien.

Zusammenfassend lässt sich festhalten, dass aus psychoanalytischer Sicht die Disposition bzw. Vulnerabilität zur Depression in einem **in der frühen Kindheit entstandenen fragilen Selbstwertsystem** liegt, das **im Übermaß symbiotische Bindungen anstrebe** und durch große Anstrengungen **narzisstische „Ersatzgratifikationen"** durch andere zu erhalten versuche.

Bezüglich der empirischen Befundlage zur analytischen Theorie der Depression existieren neben vornehmlich idiografischen Einzelfallinterpretationen einige Studien, die diese Theorie eher nicht bestätigen. Studien aus der Arbeitsgruppe von Weismann (1971) sprechen z. B. eher gegen die Annahme, dass Depression die Folge nach innen gekehrter Aggression sei, woraus resultieren müsste, dass Depressive gegenüber Mitmenschen kaum Aggressionen oder Feindseligkeit zeigen sollten. Studien zeigen jedoch, dass Depressive gegenüber nahestehenden Menschen oft Feindseligkeit und Zorn zum Ausdruck bringen.

Allerdings erhalten die analytischen Modellvorstellungen insb. durch die Deprivations- und *Early-Trauma*-Forschung eine gewisse empirische Bestätigung (Näheres ➤ Kap. 11.4). Zudem konnte in der *Life-Event*-Forschung gezeigt werden, dass eine Depression durch belastende Lebensereignisse ausgelöst werden kann, wobei es sich dabei häufig um Verlusterlebnisse (z. B. Scheidung oder Ende der Berufstätigkeit) handelt. Diese Erlebnisse sind umso depressionsfördernder, je schwächer das Netz der sozialen Unterstützung ausgebildet ist. Allerdings existieren auch Befunde, die darauf hinweisen, dass nur ¼ der Depressiven ein solches Verlusterlebnis im zeitlichen Zusammenhang mit dem Erkrankungsbeginn angeben kann und anderseits nur 20 % der Personen, die einen Verlust erleiden, depressiv erkranken. Dies unterstreicht jedoch die Bedeutsamkeit der prädisponierenden Faktoren bzw. Vulnerabilitäten.

Lerntheoretische und kognitive Aspekte

Moderne kognitiv-verhaltenstherapeutische multifaktorielle Modelle der Depressionsgenese integrieren Theorien, die sowohl der Verhaltenstherapie als auch der kognitiven Therapie entstammen. Das ursprüngliche, in den 1950er-Jahren von Lewinsohn et al. (1979) formulierte lerntheoretische Konzept der Depression beruht auf der Annahme, dass für das Auftreten einer depressiven Verstimmung **Verstärkerverluste** entscheidend seien. Ein Mangel an bisherigen „Belohnungen" (im lernpsychologischen Sinn) bzw. Verstärkerquellen, die für das Wohlbefinden einer Person bedeutsam waren, bedingen eine zunehmende depressive Verstimmung und Resignation, sodass der Patient zunehmend Verhaltensweisen reduziert, die zum Erreichen alternativer Verstärker führen könnten („depressiver Teufelskreis"). Dabei spielen soziale Verstärker eine besondere Rolle, da auf depressives Verhalten zunächst oft mit kurzfristig wirksamen Hilfsangeboten, Sympathie und Anteilnahme (z. B. Trösten, mitleidige Zuwendung, Arztbesuche) der Sozialpartner reagiert wird, was die Depression aufrechterhalten kann (Krankheitsgewinn durch kontingente positive Verstärkung). In diesem Sinne lässt sich depressives Verhalten als **aktives Verhalten** definieren, das kurzfristig Unterstützung und Zuwendung provoziert. Längerfristig dagegen ziehen sich Sozialpartner aufgrund gestörter Kommunikationsformen vom Depressiven häufig zurück, was lerntheoretisch als Verlust sozialer Verstärker interpretiert wird.

Nach der lerntheoretischen Vorstellung wird Verhalten, das früher belohnt wurde, auf diese Weise gelöscht. Mit anderen Worten führt – entsprechend dem **Extinktionsprinzip** – der Verstärkerverlust zu herabgesetzter Aktivität und zu negativen emotionalen und somatisch-vegetativen Symptomen, über die depressive Patienten klagen.

Verstärkerverlust kann eintreten durch den Tod oder die Trennung von Angehörigen, durch Zurückweisungen durch Bezugspersonen oder Vorgesetzte/Kollegen, durch finanzielle Verarmung und anderweitige unglückliche Lebensumstände, aber auch durch ungünstige Persönlichkeitseigenschaften wie einen Mangel an (sozialen) Fertigkeiten, in einer unbekannten oder schwierigen Lebenssituation positive Verstärkung zu erlangen.

Durch eine Vielzahl empirischer Untersuchungen konnte belegt werden, dass ein Zusammenhang zwischen Depressivität und der Rate positiver Verstärkungen besteht, die auf das depressionstypische Verhalten folgen. Ein kausaler Einfluss der Verhaltensrate auf depressive Syndrome ist jedoch nicht belegt. Bisher ist nicht geklärt, ob Verstärkerverluste der Depressivität vorhergehen, sie lediglich begleiten oder nur die Konsequenz einer depressiven Erkrankung darstellen.

Das ebenfalls bereits in den späten 1950er-Jahren entwickelte **kognitive Depressionsmodell** von Beck (➤ Kap. 6.2) postuliert, dass Depressionen auf gestörten kognitiven Abläufen beruhen (wobei „Kognition" hier Prinzipien der innerpsychischen Umweltwahrnehmung und Erfahrungsverarbeitung bezeichnet). Beck geht davon aus, dass Depressionen auf negativen Denkschemata in Bezug auf die eigene Person, auf die gegenwärtigen Umwelterfahrungen sowie auf die Zukunft (kognitive Triade) beruhen und dass die Umwelt selektiv, und zwar nur bzgl. ihrer negativen Elemente, wahrgenommen wird. Die auf diese Weise verzerrte Selbstwahrnehmung und die negative Interpretation von Umwelterfahrungen ist die Quelle ständiger Enttäuschungen und Ablehnungen. Positive oder neutrale Situationen werden so negativ affektiv getönt und negative Erfahrungen selektiv überbetont.

Beck geht davon aus, dass eine Vulnerabilität für Depressionen über Verlusttraumata, kumulative oder chronisch belastende Erfahrungen (evtl. im Zusammenspiel mit biochemischen Regulationsprozessen) entsteht. Die negativen Erfahrungen führen nach dieser Theorie zunehmend zur **selektiven Zuwendung und zu sog. schemakongruenten Inhalten,** d. h. Erfahrungen und Interpretationen, die der depressiven Grundhaltung entsprechen. Diese führen wiederum zu **automatischen Gedanken**, die sich als unfreiwillig, reflexhaft, stereotyp, aber dem betreffenden Individuum plausibel erscheinend entwickeln. Die automatischen Gedanken sind durch typische logische Fehler gekennzeichnet, z. B. Übergeneralisierung umschriebener negativer Erfahrungen, selektives Abstrahieren, ungerechtfertigte Bezüge zur eigenen Person und dichotomisierendes, polarisierendes Kategorisieren, d. h. sog. Schwarz-Weiß-Denken. Diese automatischen Gedanken lösen dann den depressiven Affekt aus.

Die Auslösung und Aufrechterhaltung depressiver Episoden wird durch ein **Feedback-System** erklärt, in dem unbefriedigende momentane Lebenssituationen Denkschemata reaktivieren, die in der Vergangenheit i. R. von Verlusten und negativen Erfahrungen entwickelt wurden. Damit werden auch die damaligen affektiven Prozesse reaktiviert. Die Affekte wiederum haben einen verstärkenden Einfluss auf die negativen kognitiven Schemata und bestätigen sie scheinbar für den Betroffenen. Die **Wechselwirkung zwischen kognitiven und affektiven Prozessen** hat bei Beck eine zentrale Bedeutung für die Aufrechterhaltung eines depressiven Zustands. Die anderen Phänomene der Depression, etwa die vegetativen Symptome, sind seines Erachtens Epiphänomene der beschriebenen kognitiven Prozesse.

In experimentellen Studien konnte bestätigt werden, dass depressive Patienten nicht nur eine negative Sicht der eigenen Person, ein selektives Erinnern negativer Inhalte und eine globale negative Zukunftsperspektive, sondern auch situationsübergreifende dysfunktionale Einstellungen aufweisen. Die Annahme jedoch, dass depressive Denkschemata auch außerhalb depressiver Episoden einen psychologischen Vulnerabilitätsmarker darstellen, konnte durch empirische Studien bisher nicht gestützt werden. Deutlich wurde jedoch, dass nicht voll remittierte Patienten mit kognitiv-dysfunktionalen Verzerrungen eine hohe Rückfallgefahr aufweisen. Gut belegt ist auch, dass Therapien, die diese dysfunktionalen Gedanken korrigieren, wirksam sind. Allerdings muss einschränkend angemerkt werden, dass Pharmakotherapie eine genauso gute Verbesserung kognitiver Verzerrungen bewirkt wie kognitive Therapie und dass das Vorhandensein erheblicher kognitiver Dysfunktionen nicht ein besseres, sondern eher ein schlechteres Ansprechen auf kognitive Therapie prädiziert.

Von Seligman und Mitarbeitern wurde in den 1960er-Jahren insb. aufgrund von Tierversuchen, aber auch Humanexperimenten das ebenfalls kognitive Konzept der **gelernten Hilflosigkeit** als Depressionsäquivalent entwickelt. Dieses Modell geht davon aus, dass aversive Reize allein nicht unbedingt tief greifende negative psychische Konsequenzen bedingen, sondern vielmehr die erlebte **Nichtkontrollierbarkeit dieser aversiven Reize** der entscheidende Faktor ist. Ferner vertritt Seligman die Hypothese, dass das Erleben von Verstärkungen und Belohnungen einen Patienten nicht vor dem Auftreten depressiver Verstimmung schützt, solange diese unabhängig von der eigenen Reaktion, d. h. unkontrollierbar, erfolgen. Hilflosigkeit entsteht in Situationen, in denen ein Individuum erfährt, dass bestimmte negative Erfahrungen sich unbeeinflussbar durch eigenes Verhalten wiederholen. Dieses Modell basiert auf bereits erwähnten Experimenten, die zeigen, dass Tiere durch die identische Zahl und Intensität von Schmerzreizen weniger beeinträchtigt sind, wenn sie diesen jeweils durch planvolles Verhalten entgehen können, als wenn sie diesen hilflos ausgeliefert sind. In letzterem Fall führte die gleiche Zahl aversiver Reize rasch zu Resignation und einem depressionsäquivalenten Verhaltensmuster.

Humanexperimente zeigten entsprechende Ergebnisse. Dabei war für die Depressionstheorie folgende Beobachtung entscheidend: Wenn Personen in einer bestimmten Situation Hilflosigkeit und die Unmöglichkeit, die Dinge selbst zu steuern, erleben, resultiert daraus die Erwartung, auch in Zukunft in entsprechenden Situationen keinen Einfluss auf die Situation ausüben zu können, was die Hilflosigkeitstheorie um das Konzept der Hoffnungslosigkeit erweitert.

Später hoben die Autoren hervor, dass neben dem Erlebnis der Hilflosigkeit noch das Muster der **Kausalattribution** von Bedeutung ist. Erlebt ein Individuum eine Situation als unkontrollierbar, glaubt aber, andere Individuen könnten die Situation an seiner Stelle durchaus kontrollieren, spricht man von einer **internalen Attribution**, d. h., die Hilflosigkeit resultiert aus dem Gefühl des persönlichen Versagens. Ist das Individuum jedoch der Auffassung, auch andere Personen besäßen in dieser Situation keinerlei Kontrollmöglichkeit, spricht man von einer **externalen Attribution** mit dem Gefühl einer universellen Hilflosigkeit.

Seligman geht davon aus, dass nur die internale Attribution, d. h. das Gefühl der selbstverschuldeten Hilflosigkeit, eine Verminderung des Selbstwertgefühls bedingt und so mit der Gefahr einer Depression einhergehe. Die Therapie müsse dem Patienten somit wieder das Gefühl vermitteln, die Umwelt kontrollieren und Schwierigkeiten meistern zu können.

Auch bzgl. dieser Theorie ist unklar, inwieweit Hilflosigkeitserleben und veränderter Attributionsstil Begleiterscheinungen oder Ursachen depressiver Erkrankungen sind. Empirische Untersuchungen mit depressiven Patienten deuten darauf hin, dass sich bei melancholischen Depressionen infolge der Erkrankung der prämorbide internale Attributionsstil verstärkt.

Die heutige moderne kognitive Verhaltenstherapie (KVT) integriert diese verschiedenen Ansätze und Theorien. Dementsprechend lässt sich das KVT-Genesemodell von unipolaren, episodisch verlaufenden Depressionen wie folgt formulieren (nach Brakemeier und Hautzinger 2008): **Unipolare Depressionen entstehen, wenn bei einem Individuum situative Auslöser auf eine Konstellation von realitätsfremden, verzerrten, negativen Kognitionen, gepaart mit gelernter Hilflosigkeit und Verhaltensdefiziten sowie einem Mangel an positiv verstärkenden Aktivitäten stoßen.**

Generell geht die KVT-Theorie der Depression folglich von einem **Vulnerabilitäts-Stress-Genese-Modell** aus. Die situativen Auslöser beziehen sich hierbei entweder auf aktuelle oder chronische Belastungen.

Interpersonelle Vulnerabilität und Auslöser der Depression

Interpersonelle Theorien gehen bei der Entstehung und dem Verlauf von Depressionen unabhängig vom jeweiligen Bedingungsgefüge immer von einem psychosozialen und interpersonellen Kontext aus (Überblick in: Schramm 2010. Depressionen werden daher vorwiegend als **Beziehungsstörungen** betrachtet (Video zu ITP: Beziehungsanalyse). Es wird postuliert, dass Menschen auf der Basis früher sozialer Lernerfahrungen kognitive, affektive und zwischenmenschliche Schemata entwickeln, die als Prototypen für ihre Beziehungen zu anderen Menschen dienen. In dem Maße, in dem die früheren Erfahrungen sie nicht dazu befähigen, ihre Bedürfnisse in interpersonellen Beziehungen durchzusetzen, sehen sie sich resigniert darin bestätigt, von anderen nicht das zu bekommen, was sie sich von ihnen wünschen. Dementsprechend werden in diesem Kontext interpersonelle Faktoren (wie mangelnde soziale Unterstützung und Vereinsamung, Ablehnung), intrapersonelle Aspekte (wie mangelnde soziale Fertigkeiten, ständige Suche nach Bestätigung) sowie soziale Belastungen (wie schlechte Arbeits- und Wohnsituation, Arbeitslosigkeit, chronische Krankheit des Patienten oder eines Angehörigen) als Vulnerabilitätsfaktoren der Depression diskutiert. Kritische interpersonelle Lebensereignisse wie Scheidung, Heirat oder Todesfall fungieren als Stressoren, die den Ausbruch einer Depression triggern. In der evidenzbasierten Interpersonellen Therapie (IPT) der Depression wird demzufolge angenommen, dass mindestens einer von 4 spezifischen interpersonellen Bereichen **(interpersonelle Konflikte, Rollenwechsel, interpersonelle Defizite, pathologische Trauer)** an der Entstehung und Aufrechterhaltung der Depression den entscheidenden Anteil hat, der in der Therapie zu bearbeiten ist.

Die Bedeutsamkeit der interpersonellen Faktoren für die Depression wurde durch zahlreiche Studien aus der Life-Event-Forschung, der Social-Support-Forschung, epidemiologischen Befunden und Ergebnissen der Bindungsforschung eindrucksvoll bestätigt.

So gelten geringe soziale Unterstützung, Vereinsamung, kritische Lebensereignisse wie Heirat, Scheidung, Umzug, Berentung, Arbeitslosigkeit, chronische Krankheit des Patienten oder eines Angehörigen oder chronische Belastungen z. B. durch Familienkonflikte alle als empirisch gesicherte Risikofaktoren der Depression. Insbesondere hat sich das Vorliegen eines insuffizienten sozialen Netzes als auslösende und aufrechterhaltende Bedingung sowie als Risikofaktor für einen Rückfall erwiesen. Auch die bei inzwischen mehr als 5.000 Patienten in RCTs empirisch belegte Wirksamkeit der IPT kann als Beleg für die Theorie herangezogen werden.

Bedeutung früher belastender Beziehungserfahrungen

Die sog. Childhood-Maltreatment-Forschung hat an Bedeutung gewonnen. Es liegen umfassende Befunde vor, dass frühe belastende, aversiv erlebte Beziehungserfahrungen (z. B. emotionaler Missbrauch und emotionale Vernachlässigung im Kindesalter) mit späterer Psychopathologie in Zusammenhang stehen. Zu der Frage, welche Formen von aversiven Kindheitsereignissen mit welchen psychischen Störungen im Erwachsenenalter zusammenhängen, besteht noch Forschungsbedarf. Man kann jedoch davon ausgehen, dass unterschiedliche Formen der Misshandlung oder Vernachlässigung und deren Häufigkeit sowie Intensität auch zu unterschiedlichen Diagnosen mit unterschiedlichen Verläufen und Schweregraden der Störung führen (Dosiseffekt). Außerdem ist das Alter des Kindes zum Zeitpunkt der jeweiligen aversiven Ereignisse entscheidend, da es bestimmte sensible Phasen zu geben scheint. Bei Depressionen scheint v. a. emotionale Vernachlässigung eine wichtige Rolle zu spielen (z. B. Pietrek et al. 2013). Zudem zeigt eine Studie, dass das Vorliegen früher interpersoneller und insb. multipler Belastungen mit einem chronischen Depressionsverlauf verbunden ist (Wiersma et al. 2009).

Ein häufig untersuchter Faktor in diesem Zusammenhang ist auch *parental warmth.* Geringe elterliche Wärme wurde bereits vielfach als Risikofaktor gefunden. Stankov (2013) erhob bei über 7.000 Jugendlichen aus Europa und Asien Persönlichkeits- und Depressionswerte sowie *parental warmth* und *parental control* als Elternvariablen. In der Studie fand er höhere Depressionswerte in den asiatischen Ländern und geringere elterliche Wärme als Moderator dieses Unterschieds. Eine weitere prospektive Studie an Mutter-Mädchen-Dyaden zeigte, dass geringes positives mütterliches Verhalten gegenüber der Jugendlichen eine höhere Depressivität zur Folge hatte. Vermittelt wurde dieser Zusammenhang über erhöhte Rumination der Mädchen, was sowohl ein Symptom von Depressionen als auch Risikofaktor für ihre Entstehung ist.

Zur Erklärung des Zusammenhangs zwischen Eltern- und Familienvariablen und Psychopathologie im Erwachsenenalter werden u. a. entwicklungspsychologische Theorien wie die Bindungstheorie von Bowlby (1988) herangezogen. Demnach erleiden Kinder, deren Bedürfnis nach kongruenter, sicherer Bindung durch die Eltern nicht erfüllt werden kann, traumatisierende Bindungserfahrungen, die zu einem nicht sicheren Bindungsstil führen können. Eine schwere mütterliche Depression z. B. führt bei der Mehrzahl der Kinder zu einem unsicheren, oft desorganisierten Bindungsstil. Ein nicht sicherer Bindungsstil führt keineswegs zwingend zu einer psychischen Störung im Erwachsenenalter, jedoch kann eine desorganisierte oder unsichere Bindung in Kombination mit anderen schwierigen Umweltbedingungen einen Risikofaktor darstellen. Früher Tod eines Elternteils und Verlassenwerden durch die Eltern scheinen als traumatisierende Bindungserfahrungen ebenfalls im Zusammenhang mit Depression zu stehen (Dozier et al. 1999).

11.4.8 Integrative biopsychosoziale Modelle

Die dargestellten empirischen Ergebnisse zu biochemischen, psychologischen und sozialen Aspekten in der Genese affektiver Erkrankungen verdeutlichen, dass Depressionsmodelle diesen unterschiedlichen Gesichtspunkten Rechnung tragen sollten und eindimensionale Entstehungsmodelle zu kurz greifen. Ein adäquates Depressionsmodell muss berücksichtigen, dass **physiologische Stressoren** (wie somatische Erkrankungen oder bestimmte Medikamente) genauso wie **psychosoziale Stressoren** (z. B. Tod eines Angehörigen oder Wohnortwechsel) Depressionen auslösen können. Eine **genetische** und eine **entwicklungsbedingte Prädisposition** (z. B. durch frühe Verlust- und Separationsereignisse) sind weitere gewichtige, der ätiologischen Komplexität Rechnung tragende Einflussgrößen.

Ein eigenes psychobiologisches Depressionsmodell versucht, die **aminerg-cholinerge Imbalance-Hypothese** von Depressionen und REM-Schlaf-Desinhibition in den Rahmen breit akzeptierter psychologischer, sozialer und biologischer Depressionskonzepte zu stellen. Dieses Modell geht von einer gesteigerten genetischen Disposition, einer gesteigerten Vulnerabilität durch Kindheitstraumata und der Möglichkeit sowohl physischer als auch psychischer Auslösefaktoren sowie einer dann einsetzenden Eigendynamik depressiver Episoden aus. Im Zentrum des Modells steht die postulierte aminerg-cholinerge Imbalance (➤ Abb. 11.11). Eine solche Balancestörung muss sowohl durch somatische Erkrankungen oder Belastungen wie Wochenbett oder depressiogen wirkende Medikamente als auch durch psychische Belastungen wie Verlustereignisse, Wohnungswechsel oder interpersonelle Konflikte auslösbar sein.

Insbesondere für die psychosozialen Belastungen steht beim Menschen der direkte Nachweis eines entsprechenden Einflusses auf aminerge und cholinerge Transmittersysteme bisher aus. Wie dargestellt, liegen jedoch aus tierexperimentellen Untersuchungen Hinweise vor, dass psychische Belastungen eine „Erschöpfung" des aminergen und eine Stimulation des cholinergen Systems bedingen können. Im Hinblick auf psychosoziale Stressoren gilt beim Menschen, analog zu den angeführten tierexperimentellen Studien, dass etwa positive Lernerfahrungen oder soziale Unterstützung den depressiogenen Effekt von Stressoren abpuffern können.

Ein wichtiger Aspekt des Modells sind interindividuelle Unterschiede in der Stabilität der Transmitterbalance, also eine **unterschiedliche biologische Vulnerabilität.** Die bereits geschilderten Studien lassen das cholinerge System als möglichen Kandidaten für einen solchen Vulnerabilitätsmarker erscheinen. Nimmt man bei genetisch belasteten Personen eine Supersensitivität cholinerger Rezeptoren an, müsste diese ständig aminerg kompensiert werden. Jede Minderung der zentralnervösen aminergen Aktivität (etwa durch chronischen Stress) könnte rasch mit der Gefahr einhergehen, eine manifeste cholinerg-aminerge Transmitter-Imbalance zu entwickeln. In verschiedenen Untersuchungen konnten bei Angehörigen von Depressiven in der Tat ein verändertes REM-Schlaf-System und insb. eine gesteigerte Empfindlichkeit auf cholinerge Stimulation als Hinweis auf eine konstitutionelle Überaktivität des cholinergen Systems nachgewiesen werden.

Ein weiterer sich aus Schlafuntersuchungen ergebender Aspekt des Modells ist, dass im Fall einer Transmitter-Imbalance einerseits das psychopathologische Phänomen der Depression und andererseits eine **Desinhibition** von cholinerg gesteuertem **REM-Schlaf** entstehen. Das Auftreten von REM-Schlaf wiederum ist mit einer starken Dominanz des cholinergen Systems verbunden, sodass dies einen negativen Effekt auf das affektive System haben sollte.

Bezüglich der Genese und Aufrechterhaltung der Transmitter-Imbalance muss schließlich noch berücksichtigt werden, dass **Depressivität selbst einen massiven zentralnervösen Stressor** darstellt–. Depressivität ist mit psychischem Leiden verbunden, an das – wie der chronische Hyperkortisolismus vieler Depressiver zeigt – eine neurobiologische Adaptation nicht möglich zu sein scheint. Das Stresshormon Kortisol reagiert normalerweise nur auf neue Belastungssituationen, d. h., bei Wiederholung auch äußerst unangenehmer Stress-Situationen kommt es nicht mehr zu einer Hormonausschüttung. Dies gilt etwa für phobische Patienten, die einem sie ängstigenden Stimulus ausgesetzt werden. Bei Depressionen scheint jedoch eine solche Adaptation nicht möglich zu sein.

Daraus ergibt sich die Hypothese, dass nicht nur eine Transmitter-Imbalance Depression erzeugt, sondern die Depressivität selbst auch Rückwirkungen auf die zentralnervöse Transmitteraktivität ausübt. Somit bestünde eine **Bidirektionalität zwischen biochemischer Entgleisung und depressiver Symptomatologie.**

Aus dem Modell wird auch ersichtlich, welche **unterschiedlichen Therapiemöglichkeiten** depressiver Erkrankungen vorstellbar sind. Nach dem Modell wäre eine medikamentöse Korrektur der zentralnervösen Transmitter-Imbalance der **direkteste** Ansatz.

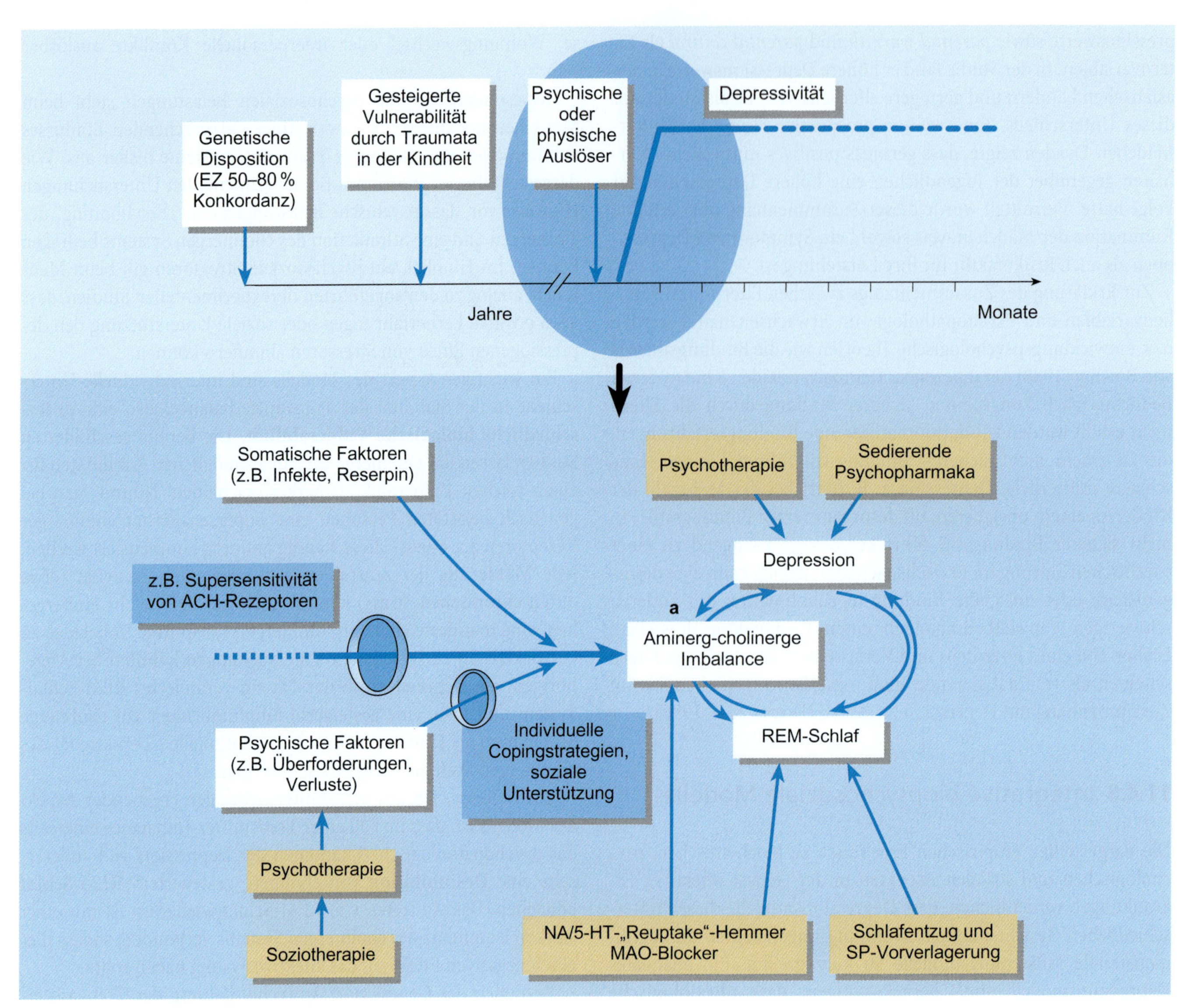

Abb. 11.11 Die empirische Basis der interpersonellen Therapie

Psychotherapie kann sowohl den pathogenen Effekt depressionsauslösender psychosozialer Stressfaktoren als auch den krankheitsaufrechterhaltenden Effekt der depressiven Symptomatik selbst mildern. Letzterer dürfte auch der Wirkmechanismus von unspezifisch sedierenden Psychopharmaka bei Depressionen sein. Dagegen greifen therapeutische Manipulationen der Schlaf-Wach-Rhythmik (s. unten) direkt in den bidirektionalen Zusammenhang von neurochemischen Störungen und Schlaf ein.

Die vorgestellten Modelle versuchen, Bedingungen der Entstehung und Aufrechterhaltung affektiver Erkrankungen unter Einbeziehung neurochemischer, neurophysiologischer und psychosozialer Variablen zusammenzufassen. Sie geben jedoch keine Hinweise auf mögliche Ursachen von raschen Stimmungsumschlägen einer Depression zu einer ausgeglichenen Stimmungslage oder zur Manie bzw. umgekehrt. Auch enthalten die Modelle keine Erklärungsmöglichkeit für Tagesschwankungen, den raschen Effekt von Schlafentzug oder das *Rapid Cycling.*

Bereits in den 1960er-Jahren wurde versucht, affektive Erkrankungen mittels **biokybernetischer Prinzipien der Regelkreisvorgänge** zu erklären. Vor allem klinische Phänomene wie das rasche Umschlagen einer Depression in eine Manie oder das Phänomen des *Rapid Cycling* lassen solche Erklärungsversuche auch für die Zukunft als sinnvoll erscheinen. Trotz des heuristischen Wertes dieser Modellvorstellungen bleibt jedoch kritisch anzumerken, dass die Datenlage über Funktionszustände der entscheidenden Transmittersysteme im ZNS, insb. unter den Bedingungen rascher Veränderungen psychopathologischer Zustandsbilder, nicht ausreicht, um das Modell validieren zu können.

Moderne Untersuchungen wie z. B. die neueren Erkenntnisse über die Bedeutung von Signaltransduktionsmechanismen und Neuroplastizität bei affektiven Störungen legen nahe, dass das bisherige Imbalance-Modell zwischen aminergen und cholinergen Transmittern zu stark simplifiziert und nachgeordneten intrazellulären Funktionssystemen größte Bedeutung zukommen dürfte.

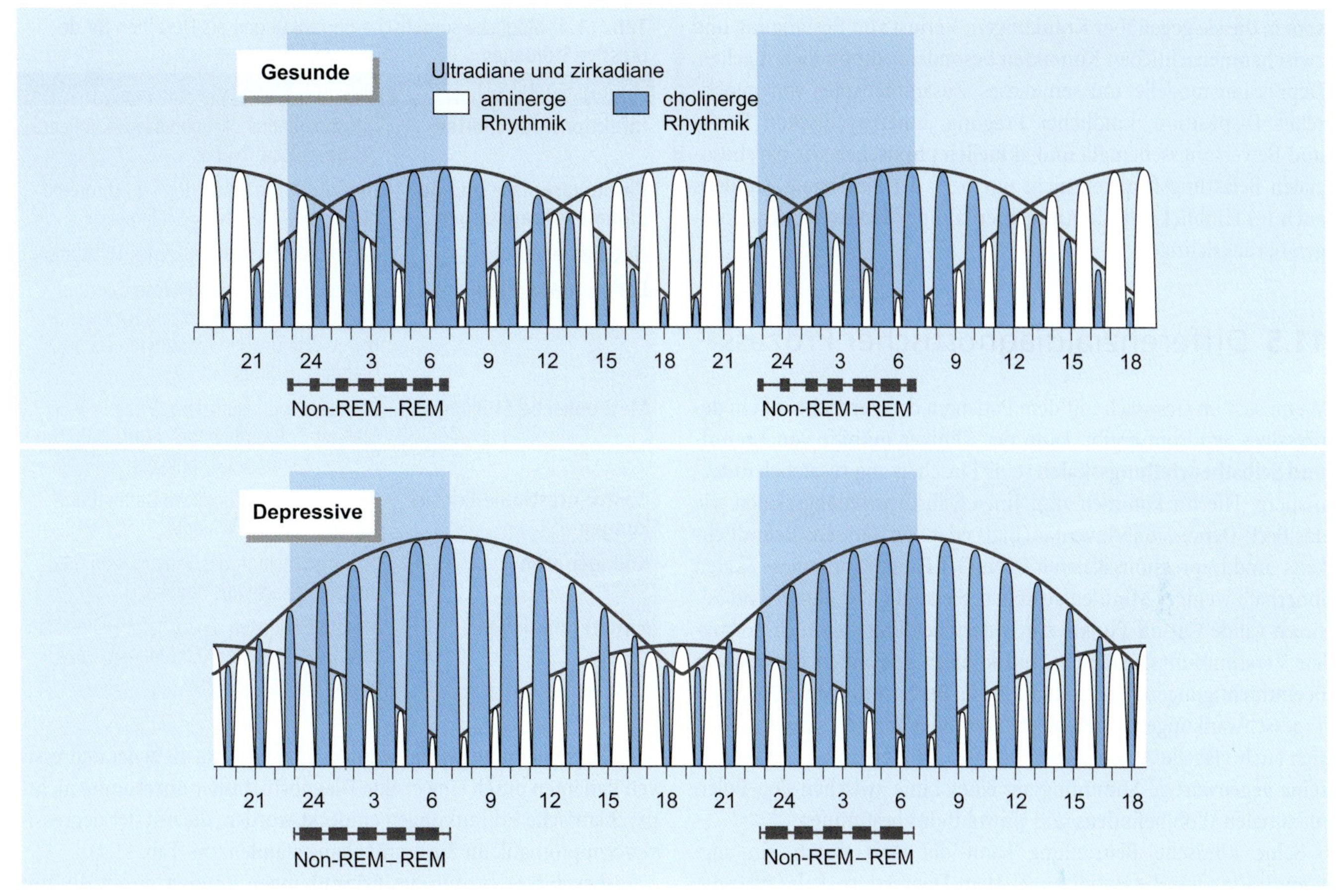

Abb. 11.12 Eigenes Depressionsmodell (Erläuterung s. Text)

Auch wird man **chronobiologische Aspekte** stärker berücksichtigen müssen. Cholinerge und aminerge Transmittersysteme schwingen nicht nur ultradian (ca. 90 min), vielmehr ist – v. a. aufgrund tierexperimenteller Untersuchungen – auch von einer zirkadianen (etwa 24-stündigen) Schwingung, und zwar mit einer gegenläufigen Rhythmik der Aktivität beider Transmittersysteme, auszugehen (➤ Abb. 11.12). Dies dürfte nicht nur für das Ausmaß der klinischen Symptomatik (inkl. Tagesschwankung), sondern auch für die Ausprägung neurophysiologischer oder neuroendokriner Normabweichungen von entscheidender Bedeutung sein. Die rasch zunehmenden Kenntnisse über Möglichkeiten einer Einflussnahme auf Phasenlage, Periodik und Amplitude endogener Rhythmen, etwa durch Pharmaka, Manipulation der Schlafphasen oder auch Lichteinwirkung und durch Untersuchungen transgener Versuchstiere (Roybal et al. 2007), dürften einen Zugang zum besseren Verständnis der biologischen Grundlagen affektiver Erkrankungen eröffnen.

Gilbert legte 1984 ein umfassendes Depressionsmodell vor. Er griff dabei erstmals die neuentwickelte Terminologie der **Katastrophentheorie** auf und skizzierte die sich entwickelnde Depression als Zustand hochenergetischer Instabilität. Die Katastrophentheorie bietet ein mathematisches Modell zur Berechnung hoch vulnerabler Systeme, die in stark energetischen Zuständen zu Diskontinuität, zu einem plötzlichen Umschlagen in ein pathologisches Gleichgewicht zugunsten eines der Regelpartner neigen. Dieser Zustand bleibt so lange stabil, bis er sich unter Generierung oszillierender Eigenschwingungen erneut mittig einschwingt.

Gilbert weist damit den Weg zur Analyse offener dynamischer Regelsysteme. Für die psychiatrische Wissenschaft ergibt sich die Notwendigkeit solcher Modelle, da sie in besonderer Weise mit komplexen Systemerkrankungen konfrontiert ist, d. h. mit Regelstörungen in einem Netzwerk aus Neurobiologie, sozialen Faktoren und individueller Lerngeschichte, für die konventionelle Krankheitskonzepte nicht ausreichen.

Resümee

Familienstudien weisen für alle Formen von affektiven Erkrankungen auf eine genetische Disposition hin. Zwillingsstudien verdeutlichen jedoch auch, dass genetischen Faktoren bei der multifaktoriellen Entstehung nur eine Teilbedeutung zukommt. Die bisherige neurobiologische Forschung spricht für die Bedeutung von Störungen der aminergen und cholinergen Neurotransmission, insb. im limbischen System, für die Pathogenese dieser Erkrankungen, doch dürften hierbei intrazelluläre Signalübertragungsmechanismen wichtiger sein als synaptische Vorgänge. Vulnerabilität für affektive Erkrankungen ergibt sich neben der genetischen Disposition aus frühkindlichen Traumata, v. a. Verlusterlebnissen. Sowohl psychodynamische als auch verhaltenstherapeutisch-kognitive Modelle sprechen für Denk- und Beurteilungsschemata bei vulnerablen Personen, die sie gegenüber Kränkungen, Verlust von Bestätigung und zwischenmenschlichen Kontakten besonders empfindlich machen. Depressionsmodelle müssen dieses Zusammenspiel von genetischer Disposition, kindlicher Prägung, innerpsychischen Denk- und Bewertungsschemata und aktuellen physischen wie psychosozialen Belastungsfaktoren nicht nur bzgl. der Auslösung, sondern auch im Hinblick auf die Aufrechterhaltung affektiver Erkrankungen berücksichtigen.

11.5 Differenzialdiagnostischer Prozess

Wenn sich im Gespräch mit dem Patienten der Verdacht auf ein depressives Syndrom ergibt, kann der Kliniker mithilfe von **Fremd- und Selbstbeurteilungsskalen** seine Einschätzung zusätzlich untermauern. Hierfür kommen zum einen Selbstbeurteilungsskalen wie das Beck-Depressions-Inventar (BDI) oder von Zerssens Befindlichkeits- und Depressionsskalen infrage. Der Patient kann diese Skalen innerhalb weniger Minuten ausfüllen. Sie sind gut evaluiert und besitzen valide Cut-off-Punkte zur Unterscheidung von noch normalen Verstimmungszuständen und klinisch relevanten depressiven Beeinträchtigungen. Für longitudinale Beobachtungen (z. B. von Tagesschwankungen, Therapieeffekten oder *Rapid Cycling)* haben sich auch visuelle Analogskalen bewährt. Hierbei muss der Patient seine gegenwärtige Stimmung auf einer Linie zwischen den Polen maximalen Wohlbefindens und Unwohlseins bestimmen.

Seine klinische Beurteilung kann der Arzt durch ein sog. Fremdrating wie die Hamilton-21-Item-Depressionsskala- oder die Montgomery-Asberg-Skala zur Erfassung depressiver Symptome überprüfen. Auch hier gibt es valide Cut-off-Punkte zur Erfassung einer gewichtigen depressiven Verstimmung.

Im Anschluss an die Befunderhebung muss eine möglichst exakte Differenzialdiagnostik betrieben werden, um die dem depressiven Syndrom zugrunde liegende Erkrankung (primäre Depression oder depressives Syndrom i. R. einer anderen Erkrankung) klären und adäquate therapeutische Maßnahmen einleiten zu können.

LEITLINIEN

S3-Leitlinie Unipolare Depression 2012

In der Versorgung von Patienten, die einer Hochrisikogruppe angehören (z. B. aufgrund früherer depressiver Störungen oder komorbider somatischer Erkrankungen), sollten Maßnahmen zur Früherkennung bzgl. Depression bei Kontakten in der Hausarztversorgung und in Allgemeinkrankenhäusern eingesetzt werden (Empfehlungsgrad B).

Die Diagnose einer behandlungsrelevanten depressiven Störung sollte, wenn in einem Screening erhöhte Depressionswerte festgestellt werden, durch die anschließende direkte und vollständige Erfassung der Haupt- und Zusatzsymptome (Schweregrad) sowie Fragen zu Verlauf und Dauer gestellt werden (Empfehlungsgrad B).

11.5.1 Ausschluss einer organischen Erkrankung

Eine große Zahl somatischer Erkrankungen kann mit dem Auftreten depressiver Symptome verbunden sein. Insbesondere in hausärztlichen Praxen konnte gezeigt werden, dass bei etwa 40 % der depressiven Patienten durch eine exakte Diagnostik bisher unerkannte nichtpsychiatrische Erkrankungen entdeckt wurden, die mit der depressiven Symptomatik im Zusammenhang standen (> Tab. 11.4).

Tab. 11.4 Mögliche somatische Erkrankungen als Ursachen für depressive Störungen

Somatische Erkrankungen	Beispiele
Infektionskrankheiten	Viruspneumonie, Mononukleose, Influenza, Bruzellose, Typhus
Kardiovaskuläre und pulmonale Erkrankungen	Herzinsuffizienz, Arrhythmien, chronisch obstruktive Bronchitis, Schlafapnoe
Neoplasien	Pankreaskarzinom, Leukämie, Hirntumor
Endokrinopathien	Hypothyreose, Hyperthyreose, Morbus Addison, Cushing-Syndrom, Hyperparathyreoidismus, Hypoparathyreoidismus, Diabetes mellitus
Metabolische Störungen	Urämie, Leberinsuffizienz, Vitamin-B_{12}-Mangel, Folsäuremangel, Morbus Wilson, Hypoproteinämie, Porphyrie
Gastrointestinale Erkrankungen	Pankreatitis, entzündliche Darmerkrankungen, Morbus Whipple
Kollagenosen	Lupus erythematodes, Polymyalgia rheumatica, Panarteriitis nodosa
Hirnerkrankungen	Morbus Parkinson, Encephalomyelitis disseminata, Alzheimer-Erkrankung, Enzephalomalazie, Epilepsie

Insbesondere chronische Erkrankungen können durch die mit ihnen verbundenen Beeinträchtigungen reaktiv zu einer depressiven Verstimmung führen. Davon ist bei ca. 25 % aller chronisch körperlich Erkrankten auszugehen. Daneben gibt es eine größere Zahl von somatischen Erkrankungen, bei denen depressive Symptome ein Symptom der Erkrankung selbst sind und nicht selten sogar die initiale Symptomatik darstellen. Ihre Diagnostik ist von hoher Relevanz, da es zu fatalen Fehlbehandlungen kommen kann.

LEITLINIEN

S3-Leitlinie Unipolare Depression 2012

Bei depressiven Störungen sollte das Vorliegen von körperlichen Erkrankungen, die Einnahme von Medikamenten und Noxen, die mit depressiven Symptomen einhergehen können, und Komorbiditäten sorgfältig geprüft werden. Bei Patienten, die fortan ausschließlich in psychotherapeutischer Behandlung sind, soll der körperliche Status in jedem Fall zuverlässig abgeklärt werden. (Empfehlungsgrad B).

Bei der Erstmanifestation einer Depression ist neben einer adäquaten Anamneseerhebung sowie einer körperlichen und neurologischen Untersuchung eine Reihe von Zusatzuntersuchungen wie Laborparameter (Blutbild, BKS, Leber- und Nierenwerte), EKG, EEG und bei Ersterkrankungen ein kranielles Computertomogramm (CCT) indiziert.

Bei klinischem Verdacht sollte insb. an die Möglichkeit einer **Endokrinopathie**, d. h. einer Über- oder Unterfunktion der Nebennierenrinde (Morbus Cushing, Morbus Addison) und der Schilddrüse, gedacht werden. 8–17 % der depressiven Patienten und

> 50 % der therapierefraktären depressiven Patienten zeigen eine subklinische Hypothyreose, die nur bei 5 % der Normalbevölkerung besteht. Die Lebenszeitprävalenz von Depressionen bei bestehender subklinischer Hypothyreose ist gegenüber der Normalbevölkerung (10 %) signifikant (56 %) erhöht.

Bei Risikopatienten ist wegen der Möglichkeit einer zentralnervösen Beteiligung eine **AIDS-Diagnostik** anzustreben. Bezüglich **infektiöser Erkrankungen** ist bei jüngeren Patienten an eine Mononukleose, bei älteren an eine virale Pneumonie zu denken. Beide Erkrankungen gehen nicht selten mit ausgeprägten depressiven Verstimmungen einher. Neben Anamnese und klinischer Untersuchung sollte mittels EEG und bildgebender Verfahren eine **zerebrale Mangeldurchblutung** als Ursache depressiver Erkrankungen ausgeschlossen werden. Hier ist nicht nur an die Folgen einer Herzinsuffizienz oder schwerer Herzrhythmusstörungen zu denken, sondern auch an nächtliche zerebrale Hypoxien durch eine Schlafapnoe. Nach einer Enzephalomalazie weisen etwa 25 % der Patienten in den darauffolgenden Monaten deutliche depressive Verstimmungen auf. Nicht optimal eingestellte **Epilepsien**, insb. vom Temporallappentyp, gehen mit dem Risiko depressiv-dysthymer Verstimmungen einher.

Etwa 4 % des unselektierten klinischen Patientenguts einer psychiatrisch-psychotherapeutischen Klinik zeigen bei Computertomografien deutliche Auffälligkeiten wie **Hirnatrophien** oder **raumfordernde Prozesse. Demenzielle Erkrankungen** vom Alzheimer-Typ weisen in annähernd der Hälfte d. F. gerade im Anfangsstadium eine begleitende depressive Symptomatik auf. Etwa 50 % aller Patienten mit einer **Parkinson-Erkrankung** haben deutliche Symptome einer Depression, die mit den Einschränkungen bei neuropsychologischen Tests korrelieren. Die depressiven Symptome können durch die starke motorische Hemmung maskiert werden.

Bezüglich **Stoffwechselerkrankungen** sollte immer an das Vorliegen einer intermittierenden Porphyrie gedacht werden, v. a. wenn die Patienten anamnestisch über ungeklärte wiederkehrende Abdominalbeschwerden berichten. Daneben ist an die Möglichkeit eines Morbus Wilson zu denken. Bei den **Neoplasien** sind insb. die schwierig zu diagnostizierenden Pankreaskarzinome häufig mit einer depressiven Symptomatik gekoppelt, die neben unspezifischem Gewichtsverlust und intestinalen Beschwerden das Initialsymptom darstellen kann.

Besondere Bedeutung kommt einer exakten **Medikamenten-**, Alkohol- und Drogenanamnese zu. Vorrangig ist die Komorbidität mit **Alkoholabhängigkeit** zu nennen. Bei etwa 30–40 % der alkoholabhängigen Patienten wird im Laufe ihres Lebens zumindest einmal die Diagnose einer Major Depression gestellt. Dies trifft mehr für Frauen als für Männer zu. Ein hoher täglicher Alkoholkonsum geht mit einer gesteigerten Wahrscheinlichkeit depressiver Symptomatik einher. Die Betroffenen haben ein hohes Risiko auch für andere Substanzabhängigkeiten und Suizid. Die Symptomatik kann sich beim Entzug verstärken. Dennoch stellt die Therapie der Alkoholabhängigkeit das primäre Ziel dar. Eine Behandlung der Depression bei fortbestehender Alkoholabhängigkeit hat wenig Sinn. Andererseits ist bekannt, dass bipolar erkrankte Patienten v. a. in manischen Phasen zu verstärktem Alkoholkonsum neigen. Ein Drittel der weiblichen und > 50 % der männlichen manischen Patienten steigern ihren Alkoholkonsum während der Erkrankungsphase erheblich. In diesen Fällen steht die Behandlung der Manie im Vordergrund.

Kokainabhängigkeit führt i. R. der Intoxikationen vornehmlich zu hypomanischen und manischen Symptombildern, während im Entzug häufig ein depressives Stimmungsbild auftritt. Insbesondere bei jahrelanger **Cannabisabhängigkeit** kann es auch zu depressiven Symptomen kommen, obwohl hier eher hypomanische, ängstliche und psychotische Störungsbilder zu erwarten sind.

Amphetaminmissbrauch kann zu depressiven Störungsbildern führen, die dann häufig mit motorischer Agitiertheit verbunden sind. Es kommt jedoch auch vor, dass depressive Patienten versuchen, ihre Symptomatik mit Amphetaminen zu bekämpfen. Häufiger führen Amphetamine allerdings zu hypomanischen und paranoiden Zuständen.

Während den meisten Ärzten bekannt ist, dass das zur Hypertoniebehandlung eingesetzte **Reserpin** Depressionen auslösen kann, ist das breite Spektrum der medikamentös ausgelösten depressiven Symptomatik meist nicht bekannt (➤ Box 11.7). Ein großer Anteil von Patienten wird in der hausärztlichen Praxis mit potenziell depressiogenen Medikamenten behandelt. Grundsätzlich können alle **hirngängigen Antihypertensiva,** die antinoradrenerg wirken, depressiogene Nebenwirkungen ausüben. Das heißt, neben Reserpin kommt hier auch α-Methyldopa, Propranolol, Prazosin, Clonidin oder Guanethidin eine Bedeutung zu. Einzelne Berichte liegen über den depressiogenen Effekt von **Kardiaka**wie Digitalis und den Antiarrhythmika Lidocain und Diisopyramidphosphat vor.

Tiefer gehende Informationen

➤ Box 11.7 mit einer Liste depressiogener Medikamente und Drogen finden Sie online im „Plus im Web" zu diesem Buch.

Gut bekannt ist die euphorisierende Wirkung von **Glukokortikoiden,** durch die z. T. aber auch starke depressive Verstimmungen ausgelöst werden. Es gibt eine große Zahl von Beobachtungen über depressive Verstimmungen durch **orale Kontrazeptiva,** so wie durch das in der Ulkustherapie häufig eingesetzte **Cimetidin.** Das Gleiche gilt für das NSAID **Indometacin.** Von den Antibiotika sind besonders die **Gyrasehemmer,** von den Zytostatika die **Vinca-Alkaloide** Vincristin und Vinblastin zu nennen. Während **L-Dopa** in der Parkinson-Behandlung insb. mit der Gefahr von produktiven Psychosen, Schlafstörungen und Albträumen einhergeht, werden auch depressive Verstimmungen beobachtet. **Antikonvulsiva,** v. a. bei hohen Plasmaspiegeln, sind in der Lage, dysphorisch-depressive Verstimmungen auszulösen.

Auch von **Benzodiazepinen** ist bekannt, dass sie das Bild einer MD bedingen können. Insbesondere das Absetzen dieser Substanzgruppe kann über Tage und evtl. Wochen das Bild einer schweren agitierten Depression bedingen. Das Gleiche gilt für Barbiturate. Auch das Beenden eines starken **Nikotin- oder Koffeinmissbrauchs** kann eine depressive Symptomatik provozieren. Nur eine sehr genaue Anamneseerhebung, evtl. in Kombination mit einem Medikamenten- und Drogenscreening von Urin oder Blut, kann hier Fehldiagnosen und Fehlbehandlungen verhindern.

A: Pharmakotherapie

Für die Akutbehandlung depressiver Episoden wurde in den letzten 50 Jahren eine Vielzahl ähnlich wirksamer Antidepressiva (AD) entwickelt. Sie stellen bei schweren depressiven Episoden neben der Elektrokonvulsionstherapie (➤ Kap. 11.6.1) das bisher wirksamste und am besten belegte Therapieverfahren dar.

Antidepressiva wurden bisher meist in vier Gruppen unterteilt: **tri- und tetrazyklische Antidepressiva (TZA), Monoaminoxidase-Hemmer (MAO-Hemmer), selektive Serotonin-Wiederaufnahmehemmer (SSRI)** und **„atypische Antidepressiva"**(sehr heterogene Restgruppe von AD unterschiedlicher oder unbekannter Wirkmechanismen)

Fast alle AD bewirken eine Konzentrationserhöhung von Serotonin und/oder Noradrenalin (und evtl. Dopamin) im synaptischen Spalt. Dies erfolgt je nach AD entweder durch Hemmung der Rückresorption dieser Neurotransmitter („Wiederaufnahme" durch spezifische Transporter), durch Hemmung des abbauenden Enzyms (MAO) oder durch Blockade präsynaptischer Auto- und Heterorezeptoren, die eine „Feedback"-Hemmung der Ausschüttung der Neurotransmitter vermitteln. Diese (fast) allen AD gemeinsame Eigenschaft wird daher als entscheidend für ihre Wirkung angesehen. Die nachgewiesene antidepressive Wirksamkeit von Substanzen, die sehr selektiv als nahezu einzige pharmakologische Wirkung eine Serotonin- und/oder Noradrenalin-Wiederaufnahmehemmung zeigen, hat diese Hypothese eindrücklich bestätigt. Die unmittelbar einsetzende Konzentrationserhöhung von biogenen Aminen im synaptischen Spalt ist aber offenbar nur der initiale Trigger für den verzögert einsetzenden antidepressiven Effekt. Hierfür dürften nachgeschaltete adaptive Prozesse (z. B. Adaptation der Sensitivität von Rezeptoren und Signaltransduktionsmechanismen, Änderungen der Gentranskription) verantwortlich sein.

Die Entwicklung und Verfügbarkeit neuer AD mit sehr selektiven Wirkungen macht eine neue, **an den Wirkmechanismen orientierte Einteilung** notwendig. Die neuen AD hemmen entweder die Wiederaufnahme von **Serotonin (SSRI), Noradrenalin (SNRI,** bisher nur Reboxetin) oder **sowohl von Serotonin als auch Noradrenalin (SSNRI,** leider z. T. ebenfalls missverständlich als SNRI -abgekürzt, z. B. Venlafaxin).

Die **Dopamin-Wiederaufnahme** wird durch Bupropion (Elontril®) gehemmt. Bupropion scheint sich – wegen des bei dieser Substanz geringer ausgeprägten Risikos der Auslösung von Manien oder Zyklusbeschleunigung – v. a. zur Behandlung der Depression bei bipolaren Störungen zu eignen (Nieuwstraten und Dolovich 2001).

Auch die TZA bewirken fast alle eine Wiederaufnahmehemmung von Serotonin und/oder Noradrenalin. Zusätzlich wirken sie aber auch antagonistisch zu verschiedenen Neurotransmitterrezeptoren (z. B. Histamin-H_1-Rezeptoren, muscarinische Rezeptoren, adrenerge α_1-Rezeptoren), was die Mehrzahl der unerwünschten „Neben"-Wirkungen der TZA erklärt (vgl. unten). In der neuen Einteilung der Antidepressiva wären die TZA also konsequenterweise als „unspezifische Serotonin- und Noradrenalin-Wiederaufnahmehemmer" zu bezeichnen. Hier wird jedoch die etablierte Bezeichnung beibehalten (s. unten).

Auch unter den bisher als **„atypisch" klassifizierten** (also denen, die nicht oder nicht nur über eine Wiederaufnahmehemmung oder MAO-Inhibition wirken) gibt es Neuentwicklungen. **Mirtazapin** z. B. bewirkt durch selektiven Antagonismus an präsynaptischen α_2-Rezeptoren (Auto- und Heterorezeptoren an noradrenergen bzw. serotonergen Synapsen) eine Hemmung der „Feedback"-Inhibition und führt so zur vermehrten Freisetzung von Noradrenalin und Serotonin im synaptischen Spalt. Es wird daher als „noradrenerges und spezifisch serotonerges Antidepressivum" (NaSSA) bezeichnet. Zusätzlich blockiert Mirtazapin serotonerge 5-HT_2- und 5-HT_3-Rezeptoren (Ursache für seine geringen serotonergen Nebenwirkungen) und Histamin-H_1-Rezeptoren (sedierende Effekte, Gewichtszunahme).

Das neu zugelassene Antidepressivum **Agomelatin** kombiniert agonistische Effekte an Melatoninrezeptoren mit antagonistischen Effekten an 5-HT_{2c}-Rezeptoren. Es zielt auf eine Normalisierung zirkadianer Rhythmen (Agonismus an Melatoninrezeptoren) sowie antidepressiver Effekte infolge indirekter Verstärkung adrenerger und dopaminerger (aber nicht serotonerger) Neurotransmission (Blockade von exzitatorischen 5-HT_{2C}-Rezeptoren auf GABAergen Interneuronen) (de Bodinat et al. 2010).

EBM

Agomelatin erwies als ebenso wirksam wie SSRI und SNRI. Unter Agomelatin brachen aufgrund unerwünschter Nebenwirkungen weniger Patienten die Behandlung ab als unter Venlafaxin (Evidenzstufe Ia: Guaiana et al. 2013; Cochrane-Review). Aufgrund methodischer Schwächen der zugrunde liegenden Primärstudien sind jedoch noch keine abschließenden, empirisch gut begründeten Aussagen zur Wirksamkeit und Verträglichkeit von Agomelatin möglich.

Tri- und tetrazyklische Antidepressiva

Zu den TZA gehören Substanzen wie Amitriptylin, Imipramin und seine Derivate Clomipramin und Desipramin, Doxepin oder Maprotilin.

Die Struktur dieser Substanzen ähnelt der Kernstruktur der Phenothiazine und Thioxanthene. Die Substanzen haben untereinander ähnliche pharmakologische und klinische Wirkungen. Neben ihrer antidepressiven Wirkung erzeugen sie aufgrund ihrer Effekte auf Histaminrezeptoren (H_1) einen unterschiedlich starken **sedativen Effekt.** Im Hinblick auf die Wiederaufnahme von Serotonin und Noradrenalin wirken die verschiedenen TZA unterschiedlich. So beeinflusst etwa Maprotilin vornehmlich die Rückresorption von Noradrenalin und Clomipramin die von Serotonin. In der Regel wird mit einer **Dosis** von etwa 50 mg/d begonnen und in den nächsten Tagen schrittweise auf 150–200 mg gesteigert.

EBM

Auch niedrigere Dosierungen von TZA (75–100 mg/d) als die Standarddosen von 150–200 mg erwiesen sich einem Review zufolge im Placebovergleich als wirksam (Evidenzstufe Ia: Furukawa et al. 2003, Cochrane-Review). Zur Absicherung dieses Befunds erachten die Autoren aber weitere Studien für nötig. Amitriptylin war bei einem ungünstigeren Nebenwirkungsprofil mindestens ebenso wirksam wie andere Trizyklika und SSRI (Evidenzstufe Ia: Guaiana et al. 2007, Cochrane-Review).

In der Mehrzahl d. F. bedarf es einer **2- bis 3-wöchigen Therapie,** bis eine Besserung der Depression erkennbar wird. Insbesondere initial üben die meisten AD dieser Gruppe einen sedierenden und schlafinduzierenden Effekt aus (z. B. Amitriptylin, Doxepin), der von den Patienten als sehr entlastend erlebt wird, aber v. a. bei schweren und hospitalisierten Depressionen therapeutisch erwünscht ist. Andere AD dieser Gruppe sind dagegen eher antriebssteigernd (z. B. Nortriptylin).

Monoaminoxidase-Hemmer

Zu den MAO-Hemmern gehören Tranylcypromin und Moclobemid. Tranylcypromin blockt beide Formen des Enzyms, die Monoaminoxidase A und B, irreversibel. Moclobemid dagegen ist ein reversibler selektiver Inhibitor der Monoaminoxidase A. Damit entfällt die Gefahr des **„Tyramin-Effekts"** und somit das Risiko einer hypertensiven Krise, die dadurch ausgelöst wird, dass mit der Nahrung aufgenommenes Tyramin infolge der MAO-B-Hemmung nicht mehr enzymatisch abgebaut werden kann. Die Monoaminoxidase B, die zwar durch irreversible MAO-Hemmer, nicht jedoch durch Moclobemid gehemmt wird, reicht für die Tyramin-Verstoffwechselung aus. Somit haben die umfangreichen, bei MAO-Hemmern sonst notwendigen diätetischen Maßnahmen (tyraminfreie Diät) bei reversiblen Blockern an Relevanz verloren.

EBM

SSRI, trizyklische Antidepressiva und MAO-Hemmer haben sich auch bei der Behandlung älterer Patienten als wirksam erwiesen (Evidenzstufe Ia: Wilson et al. 2001; Mottram et al. 2006, Cochrane-Reviews).

Bei Kombination von MAO-Hemmern mit anderen Medikamenten wie Trizyklika ist Vorsicht geboten. Die Kombination etwa mit dem Trizyklikum Clomipramin ist wegen beschriebener Todesfälle nicht erlaubt, auch dürfen die neuen SSRI nicht gemeinsam mit MAO-Hemmern gegeben werden.

Bis die antidepressive Wirkung von MAO-Blockern eintritt, vergehen 2–3 Wochen. Sie werden insb. bei Patienten mit atypischen Depressionen empfohlen, d. h. bei Patienten mit deutlicher Angstsymptomatik, Hypersomnie und Gewichtszunahme und eher extrovertiert-histrionischer Persönlichkeitsstruktur (s. oben). Sie haben keinen sedierenden Effekt, sondern können v. a. zu Beginn der Therapie Schlafstörungen und Unruhe erzeugen.

Selektive Serotonin-Wiederaufnahmehemmer

Zu den SSRI gehören **Fluvoxamin,, Fluoxetin, Paroxetin, Citalopram**, **Escitalopram** und **Sertralin;** sie haben keinen sedierenden Effekt, was bei der Behandlung schwerer (meist agitierter) Depressionen ein entscheidender Nachteil sein kann. Ihre therapeutische Breite ist größer als die der TZA, d. h., die Dosis letalis liegt um ein Vielfaches über den therapeutischen Dosen.

EBM

SSRI werden bei ambulanter Verordnung i. Allg. besser vertragen als TZA und zeigen daher in randomisierten Studien eine geringere Abbrecherrate als TZA. Insgesamt ist die Wirksamkeit von SSRI der von TZA vergleichbar (Evidenzstufe Ia: Guaiana et al. 2007; Mottram et al. 2006, Cochrane-Reviews). Bei einem günstigeren Nebenwirkungsprofil ist Fluoxetin einem Cochrane-Review zufolge im ambulanten Bereich zur Reduktion der depressiven Symptomatik ähnlich wirksam wie Amitriptylin und Imipramin, scheint jedoch weniger wirksam zu sein als Sertralin, Venlafaxin und Mirtazapin (Evidenzstufe Ia: Magni et al. 2013, Cochrane-Review). Die Autoren betonen jedoch, dass aufgrund der vorliegenden Daten keine klaren Schlüsse für die klinische Praxis gezogen werden können.
In der Akutbehandlung erwies sich Citalopram einer Medikation mit Paroxetin und Reboxetin überlegen. Es wurde besser akzeptiert als trizyklische Antidepressiva, Reboxetin und Venlafaxin. Hinsichtlich eines schnellen Wirkungseintritts erwies sich Escitalopram einer Medikation mit Citalopram überlegen (Evidenzstufe Ia: Cipriani et al. 2012; Cochrane-Review). Allerdings können die Autoren einen positiven Bias (Publikationsbias, Industrieförderung) nicht ausschließen.

Während die **Dosierung** bei Fluvoxamin der von Trizyklika entspricht, kann bei Fluoxetin, Paroxetin, Citalopram und Sertralin unmittelbar mit 20 mg (bzw. 10 mg bei Escitalopram und 50 mg bei Sertralin) begonnen und diese meist morgens einzunehmende (ansonsten evtl. Schlafstörungen) Dosis beibehalten werden. Fluoxetin besitzt einen sehr lange nachweisbaren aktiven Metaboliten und ist daher, im Gegensatz zu den Trizyklika und anderen SSRI, wesentlich länger wirksam. Es besteht damit die Gefahr einer starken Kumulation, die sich insb. dann ungünstig auswirken kann, wenn das Medikament wegen Nebenwirkungen abgesetzt werden muss. Andererseits kann bei Fluoxetin die Gabe von 20 oder 40 mg nur jeden 2. oder 3. Tag eine ausreichende Wirksamkeit erzielen, was bei Patienten mit fraglicher Compliance von Vorteil sein kann. Die lange Halbwertszeit des aktiven Metaboliten vermindert außerdem die Gefahr von Absetzsymptomen bei Fluoxetin.

Insbesondere zu Beginn einer SSRI-Therapie ist mit Nebenwirkungen wie innerer Unruhe, Tremor, Schlafstörungen, Kopfschmerzen, Schwitzen, Diarrhö und Übelkeit zu rechnen, die sich zum Bild eines **serotonergen Syndroms** (➤ Kap. 5) steigern können. Das serotonerge Syndrom ist aber eher eine idiosynkratische Reaktion, die sich durch die initialen serotonergen Nebenwirkungen nicht verlässlich vorhersagen lässt. Mit unterschiedlicher Häufigkeit der Präparate ist mit anhaltenden sexuellen Funktionsstörungen zu rechnen.

Ein klinisch außerordentlich relevantes Problem stellt die hemmende Wirkung einiger SSRI (nicht oder nur gering Citalopram/Escitalopram, Sertralin) auf das detoxifizierende **Cytochrom-P_{450}-Enzymsystem** der Leber dar. Dies kann bei gleichzeitiger Gabe anderer Medikamente wie Neuroleptika, TZA oder Marcumar® zu erheblichen Interaktionen führen (➤ Tab. 5.2). Dieses Interaktionsrisiko ist bei Sertralin und Citalopram/Escitalopram verringert. Die gleichzeitige Gabe von SSRI und MAO-Hemmern ist **kontraindiziert** (Gefahr der Auslösung eines evtl. lebensbedrohlichen serotonergen Syndroms!). Daher sollte Fluoxetin nicht bei Patienten eingesetzt werden, bei denen (im Fall der Unwirksamkeit) als nächste Therapieoption die Behandlung mit einem MAO-Hemmer erwogen wird, da in diesem Fall die lange Halbwertszeit des aktiven Metaboliten eine mindestens 4-wöchige Wartezeit notwendig machen würde.

Die **Beendigung einer SSRI-Medikation,** z. B. wegen Unwirksamkeit, sollte schrittweise über mehrere Tage bis Wochen und **nicht abrupt** erfolgen, da sonst mit Nebenwirkungen(wie Übelkeit, Benommenheit, „Schwindel", Parästhesien, „Elektrisierungsgefühlen", Unruhe, Schlafstörungen und Stimmungsverschlechterungen zu rechnen ist.

Selektive Serotonin- und Noradrenalin-Wiederaufnahmehemmer

In Deutschland zugelassene Vertreter der SSNRI-Gruppe sind **Venlafaxin** und **Duloxetin**. Venlafaxin ist bei niedrigen Dosierungen ein SSRI, erst bei höheren Dosierungen (ab 225 mg) wird auch die Noradrenalin-Wiederaufnahmehemmung klinisch relevant, während bei Duloxetin beide Mechanismen in etwa ausgeglichen sind. Wegen der dosisabhängigen serotonergen Nebenwirkungen sollte Venlafaxin langsam aufdosiert werden (Beginn mit 75 mg retard, schrittweise Erhöhung der Tagesdosis nach Verträglichkeit bis auf 225–375 mg/d). Bei Duloxetin betragen Startdosis und empfohlene Erhaltungsdosis nach Herstellerangaben 60 mg; bei V. a. eine besondere Nebenwirkungsempfindlichkeit ist aber eine initiale Testdosis von 30 mg zu empfehlen. Die Höchstdosis beträgt 120 mg. Die **Nebenwirkungen der SSNRI entsprechen denen der SSRI** und umfassen Übelkeit, Appetitlosigkeit, Kopfschmerzen, Schwitzen, ängstliche Unruhe *(jitterness)*, Schlafstörungen (in Einzelfällen, v. a. bei Venlafaxin, aber auch Sedierung, dann abendliche Gabe!), sexuelle Funktionsstörungen, in seltenen Fällen Hyponatriämie und verstärkte Blutungsneigung. Als noradrenerger Effekt kann eine **Blutdruckerhöhung** auftreten, bei Venlafaxin erst bei höheren Dosen (13 % der Patienten bei Dosen > 300 mg). Die Kombination mit MAO-Hemmern ist bei beiden SSNRI kontraindiziert (s. oben bei SSRI)! In Kombination mit Cimetidin steigt der Venlafaxin-Plasmaspiegel; andere Wechselwirkungen von Venlafaxin sind eher unproblematisch; insb. gibt es kaum inhibitorische Wirkungen auf das Cytochrom-P_{450}-System. Venlafaxin wird durch CYP2D6 metabolisiert (und hat eine schwache Hemmwirkung auf dieses Enzym), bei Kombination mit Inhibitoren dieses Enzyms (Fluoxetin, Paroxetin, Fluphenazin, Chinidin, Valproat) sind also theoretisch Erhöhungen des Venlafaxin-Plasmaspiegels zu erwarten. Duloxetin wird durch Cytochrom P_{450}1A2 metabolisiert, es darf daher nicht mit starken Inhibitoren dieses Enzyms (Fluvoxamin, Ciprofloxazin, Enoxazin) kombiniert werden (sonst stark erhöhter Plasmaspiegel von Duloxetin). Duloxetin sollte nicht mit Johanniskrautpräparaten kombiniert werden (häufigeres Auftreten von Nebenwirkungen!). Ob die SSNRI wegen ihrer „dualen" Wirkung tatsächlich, wie oft behauptet, schneller und effektiver wirken als andere Antidepressiva (v.a. SSRI) ist umstritten. Bei Beendigung einer Therapie mit SSNRI muss ebenfalls, wie bei SSRI, mit **Absetzsymptomen** gerechnet werden. Bei SSNRI und insb. bei Venlafaxin scheinen diese noch sehr viel ausgeprägter zu sein als bei SSRI. Für Duloxetin wird ausschleichendes Absetzen über mindestens 2 Wochen empfohlen. Bei besonders empfindlichen Patienten können noch längere Zeiträume (Monate!) (letzte Dosis bei Venlafaxin 37,5 mg des Retard-Präparats!) notwendig sein.

EBM

Venlafaxin scheint die depressive Symptomatik wirksamer zu reduzieren als Fluoxetin (Evidenzstufe Ia: Magni et al. 2013, Cochrane-Review). Im Kurzzeitverlauf ist Venlafaxin hinsichtlich Wirksamkeit und Verträglichkeit einer Behandlung mit Duloxetin vorzuziehen. Venlafaxin ist eine Alternative für Patienten, die auf SSRI oder trizyklische Antidepressiva nicht ausreichend positiv reagieren (Evidenzstufe Ia: Schueler et al. 2011; qualitätsüberprüfter Review). Im Vergleich zu anderen neueren Klassen von AD ergab sich für Duloxetin eine vergleichbare Wirksamkeit. Allerdings scheint Duloxetin weniger gut verträglich zu sein als Escitalopram und Venlafaxin (Evidenzstufe Ia: Cipriani et al. 2012a; Cochrane-Review). Aufgrund der dürftigen aktuellen Datenlage sind diese Befunde jedoch mit Vorsicht zu interpretieren.

Selektive Noradrenalin-Wiederaufnahmehemmer

Bislang einziger Vertreter der SNRI ist Reboxetin, ein potenter und hochselektiver Noradrenalin-Wiederaufnahmehemmer mit nur sehr schwacher 5-HT-Wiederaufnahmehemmung ohne Effekt auf die Wiederaufnahme von Dopamin und ohne signifikante antagonistische Affinität an adrenergen oder muscarinergen Rezeptoren. Reboxetin kann von Therapiebeginn an in voller therapeutischer Dosis (2 × 4 mg) gegeben werden (Tageshöchstdosis 12 mg). Die Nebenwirkungen erklären sich hauptsächlich aus den adrenergen Wirkungen (Schlafstörungen, Mundtrockenheit, Verstopfung, Miktionsstörungen bis zum Harnverhalt, Tachykardie). Wechselwirkungen mit anderen Medikamenten sind noch unzureichend untersucht. Die Kombination mit MAO-Hemmern (Tyramin-Effekt) sollte vermieden werden.

Ein systematischer Review, dessen Aussagekraft allerdings durch methodische Mängel (unzulängliche Literatursuche, keine operationalisierte Beurteilung der Validität der zugrunde liegenden Studien) eingeschränkt ist, ergab, dass selektive Noradrenalin-Wiederaufnahmehemmer im Kurzzeitverlauf eine den serotonergen Wiederaufnahmehemmern vergleichbare Wirksamkeit haben (Nelson 1999). Die Wirksamkeit von Reboxetin wurde allerdings durch neuere Metaanalysen unter Einschluss mehrerer bislang nicht publizierter negativer Studien angezweifelt (Eyding et al. 2010). Der G-BA hat daher einen Verordnungsausschluss von Reboxetin beschlossen (www.g-ba.de/downloads/40-268-1149/2010-01-12-AMR3_SN-Reboxetin_TrG.pdf).

Alpha-2-Antagonisten Mirtazapin ist neben seiner „Muttersubstanz" Mianserin (ein älteres tetrazyklisches Antidepressivum) derzeit das einzige am Markt befindliche Antidepressivum, das als therapeutisches Prinzip die Aufhebung der über präsynaptische α_2-Rezeptoren vermittelten Hemmung der Freisetzung von Serotonin und Noradrenalin nutzt. Da Mirtazapin neben der Blockade der α_2-Rezeptoren auch antagonistische Effekte an 5-HT_2- und 5-HT_3-Rezeptoren aufweist und damit unerwünschte Wirkungen der erhöhten Serotoninfreisetzung hemmt, ist es gut verträglich und kann auch zur Abmilderung der unerwünschten Wirkungen von SSRI und Venlafaxin (ängstliche Unruhe, Schlafstörungen, Übelkeit, Durchfall) eingesetzt werden. Wesentlichste Nebenwirkungen sind Sedierung, Schwindel und eine z. T. sehr erhebliche Gewichtszunahme.

EBM

Unter Mirtazapin reduzierte sich bei vergleichbaren Abbruchraten die depressive Symptomatik schneller als bei Patienten, die mit einem SSRI behandelt wurden (Evidenzstufe Ia: Watanabe et al. 2011; Cochrane-Review).

Dopamin-/Nordrenalin-Wiederaufnahmehemmer Durch seinen die **Dopamin-Wiederaufnahme hemmenden Effekt** ähneln die Wirkungen von **Bupropion** denen von Psychostimulanzien wie Kokain, ohne dass bisher ein Missbrauchs- oder Suchtrisiko erkennbar wurde. Häufige Nebenwirkungen sind Mundtrockenheit, Schlafstörungen, Appetitlosigkeit und Kopfschmerzen. Weitere Nebenwirkungen können u. a. sein: Benommenheit, Sehstörungen, Gelenk- und Muskelschmerzen, Zittern, Angst, Konzentrationsstörungen, Verwirrtheit. Außerdem kann es einen Anstieg von Blutdruck und Herzfrequenz bewirken. Bupropion kann dosisabhängig die **Krampfschwelle senken;** die Häufigkeit von Krampfanfällen wird bis zu einer Dosis von 450 mg/d mit 0,1 % angegeben. Ein erhöhtes Risiko besteht für Patienten mit prädisponierenden Faktoren für Krampfanfälle (z. B. Alkoholmissbrauch, gleichzeitige Behandlung mit ebenfalls die Krampfschwelle senkenden Medikamenten, Anamnese von Schädel-Hirn-Trauma). Sexuelle Funktionsstörungen finden sich unter einer Therapie mit Bupropion kaum. Die Hoffnung, durch zusätzliche Behandlung mit Bupropion die durch SSRI oder SSNRI verursachten sexuellen Funktionsstörungen bessern zu können, hat sich aber nicht erfüllt (De Battista et al. 2005).

Johanniskraut Johanniskraut *(Hypericum perforatum)* wird seit Langem in der sog. Volksmedizin u. a. auch zur Behandlung depressiver Verstimmungen eingesetzt. In Deutschland ist es zur Behandlung von depressiven Störungen, Angst- und Schlafstörungen zugelassen. Mindestens zehn von mehreren hundert in Johanniskraut enthaltenen Komponenten dürften einen pharmakologischen Effekt aufweisen, wobei ungeklärt ist, auf welchen Wirkmechanismen der antidepressive Effekt beruht. Bei der Verschreibung sollte beachtet werden, dass die einzelnen Präparate sehr unterschiedliche Dosen an potenziell aktiver Substanz enthalten können. Verordnet werden sollten deshalb nur Präparate, in denen Art und Menge des verwendeten Extrakts genau bezeichnet, das Verhältnis von Pflanze und Extrakt angegeben sowie Art und Konzentration des verwendeten Mediums ausgewiesen ist.

EBM

Die empirische Evidenz in Bezug auf die Wirksamkeit von Johanniskrautextrakten ist einem Cochrane-Review zufolge inkonsistent (Evidenzstufe Ia: Linde et al. 2008). Bei zumeist leicht bis mittelschwer ausgeprägten Depressionen (z. B. Hamilton-Score 12–18) ist Johanniskraut effektiver als Placebo und bei einem günstigeren Nebenwirkungsprofil ähnlich wirksam wie synthetische Antidepressiva (Evidenzstufe Ia: Linde et al. 2008, Cochrane-Review). In Analysen, die ausschließlich auf Daten aus dem deutschsprachigen Raum basieren, waren die positiven Effekte für eine Medikation mit Johanniskraut stärker ausgeprägt. Diese unklare Befundlage wird von den Autoren auf eine Überschätzung positiver Johanniskrauteffekte im deutschen Sprachraum oder aber auf den Einschluss von verschiedenen Subgruppen Depressiver zurückgeführt.

Hypericum-Extrakte gehen mit sehr wenigen unerwünschten Nebenwirkungen einher. Eine potenziell problematische Wechselwirkung zwischen Johanniskrautextrakten (v. a. der mit hohem Hyperforingehalt) und anderen Medikamenten beruht auf der Induktion der Aktivität von CYP3A4, einem Enzym, das im Abbau sehr vieler Medikamente eine Rolle spielt. Dies kann eine verminderte Wirkung anderer Medikamente hervorrufen, die über CYP3A4 metabolisiert werden; so kann es z. B. vor allem die Wirkung oraler Antikonzeptiva mindern.

LEITLINIEN

S3-Leitlinie Unipolare Depression 2012

Patienten, die Johanniskraut einnehmen, sollten über die unterschiedliche Wirkstärke der verfügbaren Zubereitungen und die sich daraus ergebenden Unsicherheiten sowie über mögliche schwere Wechselwirkungen von Johanniskraut mit anderen Medikamenten (einschl. oraler Kontrazeptiva, Antikoagulanzien und Antiepileptika) aufgeklärt werden (Empfehlungsgrad B).

Melatonin-Agonist und 5-HT$_{2C}$-Antagonist: Agomelatin Der Stellenwert des erst kürzlich zugelassenen neuartigen Antidepressivums Agomelatin lässt sich gegenwärtig noch nicht verlässlich einordnen. Es ist nach den bisherigen Erfahrungen relativ gut verträglich, wirkt schlafinduzierend bzw. normalisierend ohne wesentliche sedierende Wirkung am Tage und bewirkt keine Gewichtszunahme und keine sexuellen Dysfunktionen. Es sollte unmittelbar vor dem Schlafengehen eingenommen werden. Wesentliche unerwünschte Wirkung ist v. a. nicht selten ein (nach Absetzen reversibler) Anstieg der Lebertransaminasen. Bei Anstieg über das 3-Fache des Normwertes sollte Agomelatin abgesetzt werden.

Omega-3-Fettsäuren Omega-3-Fettsäuren könnten evtl. eine neue Methode zur Behandlung von Depressionen darstellen – mit einem von den Antidepressiva völlig unterschiedlichen Wirkmechanismus. In einer neueren Metaanalyse (Lin und Su 2007) von 10 randomisierten Doppelblindstudien waren Omega-3-Fettsäuren bei der Behandlung depressiver Erkrankungen Placebo signifikant überlegen. Die Autoren weisen aber einschränkend auf den insgesamt geringen Stichprobenumfang und einen Publikationsbias hin. Auch bei Depressionen im Kindesalter (Nemets et al. 2006) und bei Suizidalität (Hallahan et al. 2007) könnten Omega-3-Fettsäuren eine neue Therapieoption darstellen (Übersicht: Owen et al. 2008). Insgesamt ist die Datenlage zwar noch unbefriedigend, rechtfertigt aber wohl schon einen Therapieversuch, v. a. bei Versagen und/oder Unverträglichkeit anderer antidepressiver oder stimmungsstabilisierender Medikamente.

EBM

Einem Cochrane-Review (Montgomery et al. 2008) zufolge sind Omega-3-Fettsäuren bei depressiven, nicht aber bei manischen Episoden i. R. bipolarer Störungen wirksam. Da diese Analyse auf den Daten aus nur einer Studie basiert, sind weitere Untersuchungen notwendig.

Differenzialindikation

Es gibt keine spezifischen Differenzialindikationen für verschiedene Antidepressiva in dem Sinne, dass unterschiedliche Subtypen von Depressionen besser auf spezielle Typen von Antidepressiva ansprechen. Eine Ausnahme ist das wahrscheinlich bessere Ansprechen „atypischer" Depressionen auf (irreversible) MAO-Hemmer als auf Trizyklika (s. unten). Die Wahl des Antidepressivums richtet sich nach der jeweiligen Symptomatik, der besonderen Empfindlichkeit einzelner Patienten, ihrem früheren Ansprechen auf be-

Tab. 11.5 Differenzialindikation von Antidepressiva

	Besonders geeignet für	Haupt-/Nebenwirkung/Probleme	Besondere Hinweise
TZA (Amitriptylin, Imipramin, Clomipramin u. Ä.)	Schwer Depressive mit starker innerer Unruhe, Agitiertheit und Schlafstörungen	Orthostatische Störungen, Sedierung am Tage, Mundtrockenheit, Obstipation, kardiale Überleitungsstörung bei KHK-Patienten	Vorsicht bei Patienten mit Glaukom, Prostatahyperplasie, KHK!
SSRI (Fluoxetin, Fluvoxamin, Paroxetin, Sertralin, Citalopram)	Patienten mit vorbestehender KHK; leicht und mittelgradig Depressive ohne schwerere Schlafstörungen und innere Unruhe	Übelkeit, Unruhe, Schlafstörungen, Diarrhöen	Vorsicht bei Kombination mit anderen Medikamenten (TZA, Neuroleptika, Benzodiazepine, Marcumar®), keine Kombination mit MAO-Hemmern
MAO-Hemmer (Tranylcypromin)	Atypische Depression mit Hypersomnie, Hyperplasie und histrionischen Zügen; Therapieresistenz gegenüber TZA und SSRI	Orthostatische Störungen (RR ↓ oder RR ↑), Medikamentenwechselwirkung (keine Kombination mit SSRI oder Sympathomimetika)	Keine Kombination mit SSRI, SSNRI, SNRI, Clomipramin

Tab. 11.6 Nebenwirkungsprofile einiger Antidepressiva

Substanz	Anticholinerg	Müdigkeit	Insomnie/Unruhe	Kardiovaskulär	Gastrointestinal	Gewichtszunahme
Amitriptylin	+++	+++	–	+++	–	+++
Desipramin	+	+	+	++	–	+
Imipramin	++	++	+	+++	+	++
Moclobemid	+	–	++	+	+	+
Nortriptylin	+	+	–	++	–	+
Paroxetin	–	+	++	–	++	–
Trazodon	–	+++	–	+	+	+
Trimipramin	++	+++	–	+	–	++

stimmte Substanzen und dem individuellen Nebenwirkungsprofil (➤ Tab. 11.5; ➤ Tab. 11.6). Außerdem kann auch die Komorbidität die Auswahl des Antidepressivums mitbestimmen: Patienten, die **zusätzlich zur Depression an einer Zwangsstörung** leiden, werden sinnvollerweise mit serotonergen Antidepressiva behandelt, die auch die Zwangsstörung mitbehandeln (SSRI, SSNRI, Clomipramin), während Patienten mit einer **Aufmerksamkeits-/Hyperaktivitätsstörung** norarenerge/dopaminerge Antidepressiva erhalten sollten, die diese Störung günstig beeinflussen (Venlafaxin, Bupropion).

Agitierte depressive Krankheitsbilder mit ausgeprägten Schlafstörungen sollten vornehmlich mit **sedierenden Antidepressiva** (Doxepin, Amitriptylin, Trimipramin, Mirtazapin) in einer Einmaldosis am Abend behandelt werden, da dies häufig eine zusätzliche sedierende Medikation, z. B. mit einem Benzodiazepin, überflüssig macht. Die Patienten sollten auf die anticholinergen Eigenschaften von Medikamenten wie Harnverhalt, Obstipation, Mundtrockenheit etc. und verfügbare Gegenmaßnahmen hingewiesen werden.

Patienten, die im **Arbeitsprozess** bleiben und bei denen ein sedierender Effekt somit unerwünscht ist, können mit **SSRI, SSNRI oder SNRI** behandelt werden. Dabei muss jedoch die Möglichkeit von Nebenwirkungen wie innere Unruhe, Zittern und Übelkeit gerade in den ersten Behandlungstagen bedacht und der Patient darauf vorbereitet werden. SSRI empfehlen sich auch bei Patienten mit **Herzerkrankungen** (z. B. Überleitungsstörungen), da ihnen der TZA-typische potenziell kardiotoxische Effekt fehlt (s. unten).

Unter den verschiedenen SSRI sind Fluvoxamin und evtl. Paroxetin für Patienten mit ausgeprägter Empfindlichkeit gegenüber SSRI-typischen Nebenwirkungen weniger gut geeignet: Paroxetin verursacht mehr unerwünschte Wirkungen beim raschen Absetzen, und Fluoxetin eignet sich weniger für Patienten mit starker Agitiertheit. **Sertralin und Citalopram/Escitalopram** sind bzgl. ihres **Cytochrom-P_{450}-Interaktionspotenzials** weniger problematisch (Edwards und Anderson 1999). Die Aussagekraft dieser an vergleichsweise großen Stichproben erhobenen Befunde ist jedoch durch eine begrenzte Literatursuche und z. T. mangelnde Transparenz des Reviewprozesses eingeschränkt.

Für alle bisherigen Medikamente gilt, dass sie eine **Wirklatenz von etwa 2–3 Wochen** und eine **Erfolgsrate von ca. 60 %** aufweisen. Es gibt jedoch Hinweise, dass Trizyklika, v. a. **Amitriptylin und Clomipramin, bei hospitalisierten schwer depressiven Patienten effektiver sind als SSRI** (Anderson et al. 2000). Die endgültige Klärung dieser Frage steht jedoch aus.

Sehr häufig werden Depressionen, v. a. in der allgemeinärztlichen Praxis, ausschließlich mit Benzodiazepinen behandelt. Die Effektivität dieses Vorgehens ist wissenschaftlich nicht belegt.

EBM

Eine Kombinationsbehandlung (Antidepressivum plus Benzodiazepin) ist im Hinblick auf ihren antidepressiven Effekt und die Anzahl der Therapieabbrüche einer antidepressiven Monotherapie überlegen. Die diesem Befund zugrunde liegenden Daten basieren jedoch auf einem vergleichsweise kurzen Beobachtungszeitraum (meist 4 Wochen), sodass gesicherte Aussagen zur längerfristigen Überlegenheit dieser Behandlungsstrategie sowie negativen Folgen (z. B. Häufigkeit iatrogen verursachter Abhängigkeiten) nicht möglich sind (Evidenzstufe Ia: Furukawa et al. 2001, Cochrane-Review).

Daher sollte diese Medikation wegen der Gefahr einer Abhängigkeitsentwicklung nur nach sorgfältiger Abwägung und nur bei akuter Suizidalität, sehr stark agitierten oder ängstlichen Depressionen oder starken Schlafstörungen eingesetzt werden. Wenn Benzodiazepine gegeben werden, sollte man sich darüber im Klaren sein, dass bei Dosisreduktion häufig Entzugseffekte wie z. B. eine Rebound-Insomnie und eine vorübergehende Zustandsverschlechterung in Kauf genommen werden müssen.

Depressive werden auch mit Neuroleptika, insb. wöchentlichen Imap®-Depot-Injektionen, behandelt. Für dieses Therapieverfahren steht ein wissenschaftlicher Effektivitätsnachweis allerdings noch aus. Eine zusätzlich zur Therapie mit Antidepressiva erfolgende Behandlung mit Neuroleptika ist nur bei Depressionen mit psychotischer Symptomatik (s. unten) sinnvoll oder bei Vorliegen von starker Agitiertheit und/oder Suizidalität, falls Benzodiazepine zur Sedierung nicht ausreichen oder vermieden werden sollen (in diesen Fällen sind vorzugsweise niedrigpotente sedierende Neuroleptika zu wählen).

Behandlung spezieller Subtypen von depressiven Störungen

Depressionen bei organischen Erkrankungen Eine antidepressive Medikation führt auch bei Komorbidität von Depressionen mit körperlichen Erkrankungen (z.B. Krebs, Myokardinfarkt) zu einer signifikanten Stimmungsverbesserung. In diesen Fällen muss aber besonders auf eine evtl. durch die Erkrankung bedingte besondere Empfindlichkeit für bestimmte Nebenwirkungen geachtet werden (z. B. die besondere Empfindlichkeit für potenziell kardiotoxische Nebenwirkungen der TZA bei Herzerkrankungen oder für die anticholinergen Wirkungen bei Prostataadenom, Pylorusstenose oder paralytischem Ileus).

EBM

SSRI und TZA sind in der Depressionstherapie von körperlich kranken bzw. Hausarztpatienten gleichermaßen wirksam. Hauptgründe für Therapieabbrüche nach 6–8 Wochen sind Mundtrockenheit (insb. TZA) bzw. sexuelle Funktionsstörungen (insb. SSRI). Die Auswahl des Antidepressivums sollte daher nach Präferenz der Patienten, Risikoprofil der Komorbiditäten und Begleitmedikation erfolgen (Evidenzstufe Ia: Rayner et al 2010; Hackett et al. 2008; Arroll et al. 2009; Mottram et al. 2006; Cochrane-Reviews).
SSRI haben sich in der Depressionsbehandlung von Patienten mit koronaren Gefäßerkrankungen im Placebovergleich als wirksam erwiesen und gingen mit einer reduzierten Hospitalisationsrate einher (Evidenzstufe Ia: Baumeister et al. 2011; Cochrane-Review). Hinsichtlich Mortalitätsrate und kardialen Ereignissen ergaben sich keine Gruppenunterschiede.
Die Wirksamkeit von Antidepressiva ist auch bei älteren Patienten mit körperlichen Erkrankungen gut belegt (Evidenzstufe Ia: Wilson et al. 2008, Cochrane-Review).

LEITLINIEN

S3-Leitlinie Unipolare Depression 2012

Bei KHK und komorbider depressiver Störung sollen trizyklische Antidepressiva wegen ihrer kardialen Nebenwirkungen nicht verordnet werden (Empfehlungsgrad A).

In diesen Fällen empfiehlt sich eine Behandlung mit neueren Antidepressiva. Bei malignen Erkrankungen, die neben depressiver Symptomatik mit starken Schlafstörungen, Schmerzen, Übelkeit und/oder Appetitstörungen bzw. Kachexie einhergehen, hat sich eine Behandlung mit Mirtazapin bewährt (z. B. Davis et al. 2002; Kim et al. 2008).

Chronische depressive Störungen

EBM

Auch chronische depressive Störungen lassen sich pharmakotherapeutisch erfolgversprechend behandeln, wobei sich keine Unterschiede zwischen einzelnen Substanzklassen ergaben (Evidenzstufe Ia: Lima und Hotopf 2003; Lima et al. 2005; Cochrane-Reviews).

LEITLINIEN

S3-Leitlinie Unipolare Depression 2012

Bei Dysthymie und Double Depression ist die Indikation für eine pharmakologische Behandlung zu prüfen (Empfehlungsgrad A).
Bei einer chronischen (mehr als 2 Jahre persistierenden) depressiven Episode sollte eine pharmakologische Behandlung erwogen werden (Empfehlungsgrad B).

Sie erfordern aber einen längeren Behandlungszeitraum bei etwas geringerer Therapiewirksamkeit (40–55 %). Bei chronischen Depressionen findet sich besonders häufig eine Komorbidität mit anderen Störungen (Zwangs-, Ess-, Persönlichkeitsstörungen, Substanzmissbrauch), die evtl. spezifische Zusatzmaßnahmen erfordert (➤ Kap. 11.6.2).

Rezidivierende kurze depressive Störungen Nur wenige Erfahrungen existieren bisher zur Pharmakotherapie der rezidivierenden kurzen depressiven Störung (RKD bzw. *recurrent brief depression*). Aufgrund der Kürze der depressiven Episode zielt die Therapie primär auf die Prophylaxe ab. Bisherige, allerdings methodologisch anfechtbare prospektive Studien lassen auf eine relative Nichtwirksamkeit der SSRI schließen. Für die MAO-Inhibitoren Tranylcypromin und Moclobemid sowie für Mirtazapin hingegen wird auf kasuistischer Ebene über Therapieerfolge berichtet. Auch für primär phasenprophylaktisch wirksame Substanzen gibt es erstaunlicherweise noch keine kontrollierten Studien, sondern auch nur kasuistische Hinweise auf eine Wirksamkeit von Lithium und Nimodipin.

Atypische Depressionen Bei atypischen Depressionen mit eher vermehrtem Schlafbedürfnis, Gewichtszunahme, Ängstlichkeit und extrovertiert-histrionischer Persönlichkeitsstruktur werden MAO-Hemmer empfohlen.

Auf der Basis von nur wenigen Studien haben sich MAO-Hemmer in der Behandlung der atypischen Depression gegenüber einer Medikation mit trizyklischen Antidepressiva als überlegen erwiesen (Evidenzstufe Ia: Henkel et al. 2006, qualitätsüberprüfter Review). Für einen Vergleich von MAO-Hemmer mit SSRI reichte die Datenlage nicht aus.

Psychotische Depressionen Psychotische Depressionen sind gekennzeichnet durch besonders schwere Symptomatik, längere Dauer und ein erhöhtes Risiko für Rückfälle bzw. Wiedererkrankungen, die häufig ebenfalls psychotische Symptomatik aufweisen.

Tab. 11.8 Nebenwirkungen von Antidepressiva und mögliche Gegenmaßnahmen

Nebenwirkungen	Gegenmaßnahmen
Anticholinerge (antimuscarinische) Wirkungen (v. a. bei TZA)	• Allgemein: Cholinergika, z. B. Bethanechol (langsam aufdosieren; UAW: Durchfall, Abdominalkrämpfe) • Toleranzentwicklung abwarten (wahrscheinlich) • Mundtrockenheit: zuckerfreie Bonbons, Kaugummi, Glandosane-Spray, Mundhygiene, Bethanechol • Augenbrennen: künstliche Tränenflüssigkeit • Glaukomanfall: Pilocarpin-Augentropfen • Harnverhalt: Distigmin • Akkommodationsstörungen: Lesebrille, Pilocarpin-Augentropfen • Vaginalbrennen: Vaginalcremes • Verstopfung: viel trinken, Ballaststoffe, körperliche Bewegung
Adrenerge Wirkungen (Agonismus an adrenergen Rezeptoren; v. a. bei Reboxetin, Venlafaxin bei hohen Dosen)	• Tremor, Tachykardie: Betablocker • Blasenentleerungsstörungen, Harnverhalt: Tamsulosin (α_{1A}-Rezeptorantagonist)
Kardiovaskuläre Wirkungen (häufig bei TZA und MAOI)	• Orthostatische Hypotonie (periphere α_1-Blockade bei TZA, zentrale α-agonistische Wirkung bei MAOI?): – leider kaum Toleranzentwicklung – Patientenaufklärung (langsames Aufrichten) – viel trinken – Kompressionsstrümpfe, Wadentraining – NaCl, Psychostimulanzien (Methylphenidat, Dextroamphetamin) • Sinustachykardie: Betablocker (z. B. Propanolol) • Überleitungsstörungen, Arrhythmien: Absetzen, Wechsel zu SSRI, Venlafaxin, Mirtazapin, Bupropion
Sedierende Wirkungen (nicht nur bei TZA und Mirtazapin [H1-Antagonismus], sondern manchmal auch [paradox] bei SSRI und Venlafaxin!)	• Gelegentlich Toleranzentwicklung (abwarten) • Abendliche Hauptdosis (manchmal auch bei Venlafaxin sinnvoll!) • Zugabe von Psychostimulanzien (Dextroamphetamin, Modafinil) • Zugabe aktivierender Antidepressiva, z. B. SSRI, Venlafaxin, Bupropion, dadurch evtl. auch augmentierender Effekt!
Ängstliche Getriebenheit (v. a. initial bei Venlafaxin und SSRI, aber auch bei manchen TZA und Bupropion, v. a. bei [komorbider] Angststörung)	• Ursachen unterschiedlich, Agonismus an 5-HT_2-Rezeptoren? • DD: Verschlechterung der Depression, Akathisie, nächtliche Myokloni, (Hypo-)Manie? • Toleranzentwicklung häufig! (abwarten) • Langsame Aufdosierung von SSRI und Venlafaxin bei Angststörungen! • Zusätzlich Benzodiazepine • Zusätzlich Betablocker • Zusätzlich Mirtazapin (v. a. in Kombination mit SSRI und Venlafaxin bewährt, augmentierend!) • Zusätzlich Buspiron (augmentierend!)
Starkes Schwitzen (v. a. bei Venlafaxin und SSRI, aber auch manchen TZA und Bupropion)	• Ursachen unterschiedlich, Agonismus an 5-HT_2-Rezeptoren? • Langsames Aufdosieren von SSRI und Venlafaxin • Dosisreduktion, wenn möglich • Zusätzlich Anticholinergika[1], Cyproheptadin[2], Clonidin[3], Mirtazapin[4]
Schlafstörungen	• DD: Verschlechterung der Depression? Akathisie? (Hypo-)Manie? Nächtliche Myoklonie? • Häufig bei SSRI, Venlafaxin, Reboxetin, MAOI, Bupropion • Toleranzentwicklung möglich • Dosisanpassung bzw. andere Dosisverteilung • Zusätzlich sedierendes AD, z. B. Trazodon (25–50 mg), Mirtazapin (15–30 mg), Trimipramin (25–75 mg, Vorsicht bei Kombination mit Fluoxetin, Fluvoxamin oder Paroxetin; wg. CYP-$_{450}$-Hemmung Spiegelerhöhung von Trimipramin!) • Zusätzlich Hypnotikum, z. B. Zolpidem
Gastrointestinale Störungen (häufig initial bei SSRI, Venlafaxin, Bupropion)	• Einschleichend aufdosieren • Toleranzentwicklung häufig (abwarten) • Teilweise über 5-HT_3–Rezeptoren vermittelt, daher z. T. antagonisierbar durch: – Ondansetron – Mirtazapin (außerdem augmentierender antidepressiver Effekt)
Appetitsteigerung und Gewichtszunahme (Mechanismus unklar, wahrscheinlich ist H1-Antagonismus beteiligt)	• Vor allem bei TZA, Mirtazapin und Lithium • Leider kaum Toleranzentwicklung! • Ausschluss komorbider Erkrankungen als Ursache (atypische Depression, Bulimie, Hypothyreose) • Diätberatung, körperliche Bewegung • Umstellung auf SSRI, Venlafaxin, Bupropion • Kombination mit SSRI, Bupropion oder Psychostimulanzien. Kein Sibutramin!

Tab. 11.8 Nebenwirkungen von Antidepressiva und mögliche Gegenmaßnahmen *(Forts.)*

Nebenwirkungen	Gegenmaßnahmen
Kopfschmerzen (v. a. bei SSRI, Venlafaxin, Duloxetin [und Bupropion], weniger bei TZA)	• Ausschluss anderer Ursachen (Koffeinentzug, Schmerzmittelabusus, hypertensive Krise, neurologische Erkrankungen) • Dosisreduktion • Toleranzentwicklung abwarten • Umsetzen auf TZA • Zusätzlich Amitriptylin (25–100 mg) • Zusätzlich Valproat (antiepileptische Spiegel)
Hyponatriämie	• Alle AD und Sibutramin, auch noradrenerge AD; aber besonders auch Carbamazepin und Ox-Carbamazepin (!!) • Häufiger bei SSRI und SSNRI als bei alten AD • Risikofaktoren: höheres Alter, weibliches Geschlecht, geringes Körpergewicht • Mechanismus: Agonismus an zentralen $5\text{-}HT_{1C}$-und $5\text{-}HT_2$-Rezeptoren? • Therapie: Absetzen, Kochsalz (?), Flüssigkeitsrestriktion; langsame (!) Korrektur (cave: pontine Myelinolyse!); V_2-Rezeptorantagonisten: „Vaptane“, z. B. Tolvaptan ??
Hemmung der Thrombozytenaggregation, Blutungsrisiko	• Bei SSRI und SSNRI • Vor allem vermehrtes Blutungsrisiko im oberen GIT • Verstärkt bei Kombination mit NSAID und Thrombozytenaggregationshemmern • Absolutes Blutungsrisiko gering, Vorsichtsmaßnahmen nur bei Risikopatienten!
Kognitive Störungen (Störungen z. B. bzgl. Kurzzeitgedächtnis, Wortfindung, Konzentration, Aufmerksamkeit, Orientierung)	• Vor allem bei TZA, aber auch Wortfindungsstörungen bei SSRI! • Häufiger bei älteren Patienten und vorbestehenden Hirnschädigungen • Häufig keine Toleranzentwicklung! • Dosisreduktion oder Umsetzen auf anderer AD • Bei V.a. anticholinerge Genese (TZA): Parasympathomimetikum z. B. Bethanechol; Psychostimulanzien, z. B. Dextroamphetamin
Parästhesien (v. a. bei MAOI, SSRI)	• Ursache unklar, AD-induzierter Pyridoxin-(Vit.-B_6-)Mangel? • Wechsel zu TZA • Zugabe von Pyridoxin (50–150 mg/d)
Sexuelle Funktionsstörungen (häufig bei SSRI, Venlafaxin, TZA, MAOI; kaum bei Mirtazapin, Bupropion, Nefazodon)	• Treten eher später auf, gefährden Compliance v. a. in der Erhaltungstherapie und Rezidivprophylaxe! • Anorgasmie, Libidostörung, verzögerter oder schmerzhafter Orgasmus, Erektionsstörungen, peniler oder klitoraler Priapismus (Trazodon) • Umsetzen auf Mirtazapin oder Bupropion • Sildenafil, Tadalafil

[1] Pierre JM, Guze BH (2000): Benztropine for venlafaxine-induced night sweats. J Clin Psychopharmacol 20(2): 269.
[2] Ashton AK, Weinstein WL (2002): Cyproheptadine for drug-induced sweating. Am J Psychiatry 159(5): 874–875.
[3] Feder R (1995): Clonidine treatment of excessive sweating. J Clin Psychiatry 56(1): 35.
[4] Buecking A, Vandeleur CL, Khazaal Y, Zullino DF (2005): Mirtazapine in drug-induced excessive sweating. Eur J Clin Pharmacol 61(7): 543–544.

EBM

Einem Review zufolge erwiesen sich für Männer bei AD-induzierter erektiler Dysfunktion neben Sildenafil (Viagra®) auch Tadalafil (Cialis®) als eine wirksame Behandlungsstrategie. Bei Frauen mit AD-induzierter sexueller Dysfunktion erwies sich eine zusätzliche Bupropion-Medikation (150 mg Bupropion 2-mal täglich) als erfolgsversprechend (Evidenzstufe Ia: Taylor et al. 2013, Cochrane-Review). Aufgrund der dürftigen Datenlage sind jedoch weitere Studien zur Absicherung dieser Befunde notwendig.

Neurologische Nebeneffekte TZA und v. a. Bupropion können – wie auch Neuroleptika – die Krampfschwelle senken und in seltenen Fällen zu **epileptischen Anfällen** führen. Dies kann auch bei Personen geschehen, die eine diesbezüglich unauffällige Vorgeschichte haben; ein erhöhtes Risiko haben aber Patienten mit Schädel-Hirn-Trauma, Alkohol- oder Benzodiazepin-Missbrauch, behandlungsbedürftigem Diabetes mellitus, Gebrauch von Appetitzüglern oder Stimulanzien in der Anamnese. Zur Reduzierung des Risikos sollte eine genaue neurologische Untersuchung einschl. EEG, CCT bzw. MRT durchgeführt sowie Alkohol- oder Benzodiazepin-Missbrauch bzw. die Einnahme weiterer Medikamente ausgeschlossen werden. **Alle SSRI sowie Trazodon, Trimipramin und MAO-Hemmer haben ein besonders geringes Risiko**, einen Anfall auszulösen. Bei Anfallsrisiko sollte das AD sicherheitshalber mit **Carbamazepin, Valproat oder Clonazepam kombiniert** werden, wobei jedoch die durch Carbamazepin bedingte Enzyminduktion ein Absinken des AD-Spiegels induzieren kann (Plasmaspiegelkontrollen).

Tri- und tetrazyklische Antidepressiva (auch Mirtazapin!) können in seltenen Fällen **Myoklonien** auslösen. Diese insb. für Maprotilin beschriebene Nebenwirkung kann zu Stürzen und dadurch bedingten Verletzungen führen. Bei Auftreten von Myoklonien sollte der Medikamentenspiegel zum Ausschluss einer Überdosierung überprüft werden. Bei adäquatem Medikamentenspiegel ist der Wechsel auf ein anderes Präparat oder die zusätzliche Gabe von Clonazepam zu erwägen.

Kardiovaskuläre Nebenwirkungen **Orthostatische Hypotonie** ist ein häufiger initialer Effekt von trizyklischen Antidepressiva, Trazodon und MAO-Hemmern. Wegen der initialen Sturz- und Verletzungsgefahr ist auf diese Nebenwirkung besonders zu achten.

Langsames Einschleichen der Dosis, Dosisreduktion, Wechsel auf einen Serotonin-Wiederaufnahmehemmer oder die additive Gabe von kreislaufstabilisierenden Medikamenten sind Möglichkeiten zur Minimierung dieser Gefahr.

Insbesondere Trizyklika haben aufgrund einer Hemmung der Natriumpumpe Wirkungen auf das **Reizleitungssystem des Herzens.** Einerseits wirken sie wie Klasse-I-Antiarrhythmika; Patienten mit ventrikulären Arrhythmien, die bereits ein Klasse-I-Antiarrhythmikum erhalten, sollten deswegen nur nach kardiologischem Konsil mit einem Trizyklikum behandelt werden. Trizyklika können aber auch Arrhythmien auslösen, etwa bei Patienten mit KHK, subklinischem Sinusknotensyndrom und Sinusknotendysfunktion. Hier ist insb. an die Möglichkeit der Provokation von Bradyarrhythmien und Extrasystolien zu denken. Ein nicht selten beschriebenes Phänomen ist auch das **Auftreten von AV-Blocks,** die sich nach Absetzen der Medikation wieder zurückbilden.

Bei allen Patienten mit KHK oder präexistenten, aber asymptomatischen Überleitungsstörungen ist die Gabe von **trizyklischen Antidepressiva nur unter kardiologischer Kontrolle** indiziert. Serotonin-Wiederaufnahmehemmer, Mianserin oder Trazodon haben den Vorteil, eine schwächere Wirkung auf das Reizleitungssystem des Herzens auszuüben, und werden deswegen insb. bei älteren, multimorbiden Patienten empfohlen. Bei manchen SSRI (Fluoxetin, Fluvoxamin, Paroxetin) ist in diesen Fällen jedoch wegen ihrer vielseitigen pharmakokinetischen Interaktionen mit anderen Pharmaka Vorsicht geboten.

Angstsymptome und Schlafstörungen Insbesondere SSRI und SSNRI wie Fluoxetin, Fluvoxamin, Citalopram, Sertralin, Paroxetin, Venlafaxin, Duloxetin, aber auch Clomipramin können zu ausgeprägten Schlafstörungen und zu gesteigerter Ängstlichkeit gerade zu Beginn der Therapie führen. Hier ist häufig die zusätzliche Gabe eines **sedierenden AD wie Trimipramin oder Trazodon** etwa 1–2 h vor dem Zubettgehen indiziert. Aber auch hier ist darauf zu achten, dass SSRI den Abbau von Trizyklika inhibieren und damit ihren Plasmaspiegel deutlich erhöhen können. Das bedeutet, dass Blutspiegelkontrollen bei Kombinationsbehandlung häufig sinnvoll sind. Zum anderen wurden unter der Kombination von SSRI (oder Venlafaxin) mit Trazodon vereinzelt Fälle eines serotonergen Syndroms beschrieben. Die letzte Gabe eines nichtsedierenden AD sollte i. d. R. vor 16 Uhr erfolgen.

Compliance und Sicherheit

E B M

SSRI werden i. Allg. besser vertragen als TZA und gehen daher in randomisierten Studien mit einer niedrigeren Abbrecherrate einher als TZA (Evidenzstufe Ia: Guaiana et al. 2007; Mottram et al. 2006, Cochrane-Reviews).

Antidepressiva können in **suizidaler Absicht** eingenommen werden. Für Trizyklika gilt, dass etwa die Dosis von 10 Tagen auf einmal eingenommen tödlich wirkt. Aber auch schon geringere Dosen können etwa im Zusammenhang mit Alkohol oder bei Unterkühlung lebensgefährlich sein. Deswegen sollten den Patienten nur kleinere Medikamentenmengen verschrieben werden. In der Klinik ist darauf zu achten, dass die Patienten die verordneten Medikamente nicht sammeln. Neuere Antidepressiva (SSRI, SSNRI, Mirtazapin) sind bei einer Überdosierung weniger gefährlich, unter den SSRI scheint Citalopram in dieser Hinsicht noch am ehesten problematisch zu sein.

B: Andere somatische Therapieverfahren

Schlafentzugstherapie

In den 1960er-Jahren wurde vom Tübinger Psychiater Schulte die Schlafentzugsbehandlung in die Depressionstherapie eingeführt. Er beobachtete bei seinen Patienten, dass eine durchwachte Nacht zu einer vorübergehenden eindrucksvollen Besserung der Stimmung führen kann. Eine von der Arbeitsgruppe um Bunney (z. B. Wu et al. 1992) durchgeführte Metaanalyse von allen bereits damals vorliegenden Untersuchungen erbrachte, dass etwa 60 % aller depressiven Patienten nach einer durchwachten Nacht am folgenden Tag eine deutliche Besserung erleben. Dies gilt sogar für 70 % der Patienten mit einem melancholischen Depressionstyp. **Positive Prädiktoren** für ein Ansprechen auf Schlafentzug stellen auch **Tagesschwankungen** und **verkürzte REM-Latenz** im Schlaf-EEG dar. Der positive Effekt einer durchwachten Nacht spricht dafür, dass **Schlaf** bei vielen depressiv Erkrankten seinen regenerativen Effekt verloren hat und **depressionsintensivierend** wirkt. Dies wird insb. deutlich, wenn Patienten nach einem erfolgreichen Schlafentzug am folgenden Tag einen Kurzschlaf machen. Bereits ein etwas mehr als 10-minütiger Kurzschlaf kann – v. a. in den Morgenstunden – zu einem deutlichen Rückfall in die Depression führen. Am Nachmittag und in der ersten Nachthälfte ist Schlaf dagegen i. d. R. nicht depressionsintensivierend (➤ Abb. 11.13).

Der **Nachteil** der Schlafentzugsbehandlung ist die hohe Wahrscheinlichkeit, dass die Patienten in der folgenden Nacht einen Rückfall in die Depression erleben. Deswegen ist die klinische Bedeutung des einmaligen Schlafentzugs begrenzt. Er kann eingesetzt werden:

- im Zusammenhang mit der Einleitung einer AD-Therapie, um die Zeitspanne bis zum Auftreten des medikamentös bedingten antidepressiven Effekts zu überbrücken,
- bei Patienten, die unter AD bisher nur eine Teilremission erlebt haben; hier kann ein Schlafentzug oder auch eine Serie von (partiellen) Schlafentzügen, etwa 3-mal pro Woche, zu einer Remission führen;
- als differenzialdiagnostisches Instrument zur Unterscheidung von pseudodementen Depressionen und beginnenden dementiellen Erkrankungen. Pseudodement Depressive zeigen häufig nach Schlafentzug vorübergehend eine deutliche Besserung, die eine beginnende demenzielle Erkrankung, auch in der Selbstwahrnehmung des Betroffenen, sehr unwahrscheinlich macht.

Es konnte nachgewiesen werden, dass auch ein partieller **Schlafentzug** in der zweiten Nachthälfte antidepressive Wirkung besitzt. In diesem Fall werden die Patienten nach einer 5- oder 6-stündigen Schlafdauer um 1 oder 2 Uhr morgens geweckt und bleiben für den Rest der Nacht und am folgenden Tag wach. Dieses Verfahren kann auch mehrfach pro Woche wiederholt werden, um einen Rückfall zu verhindern.

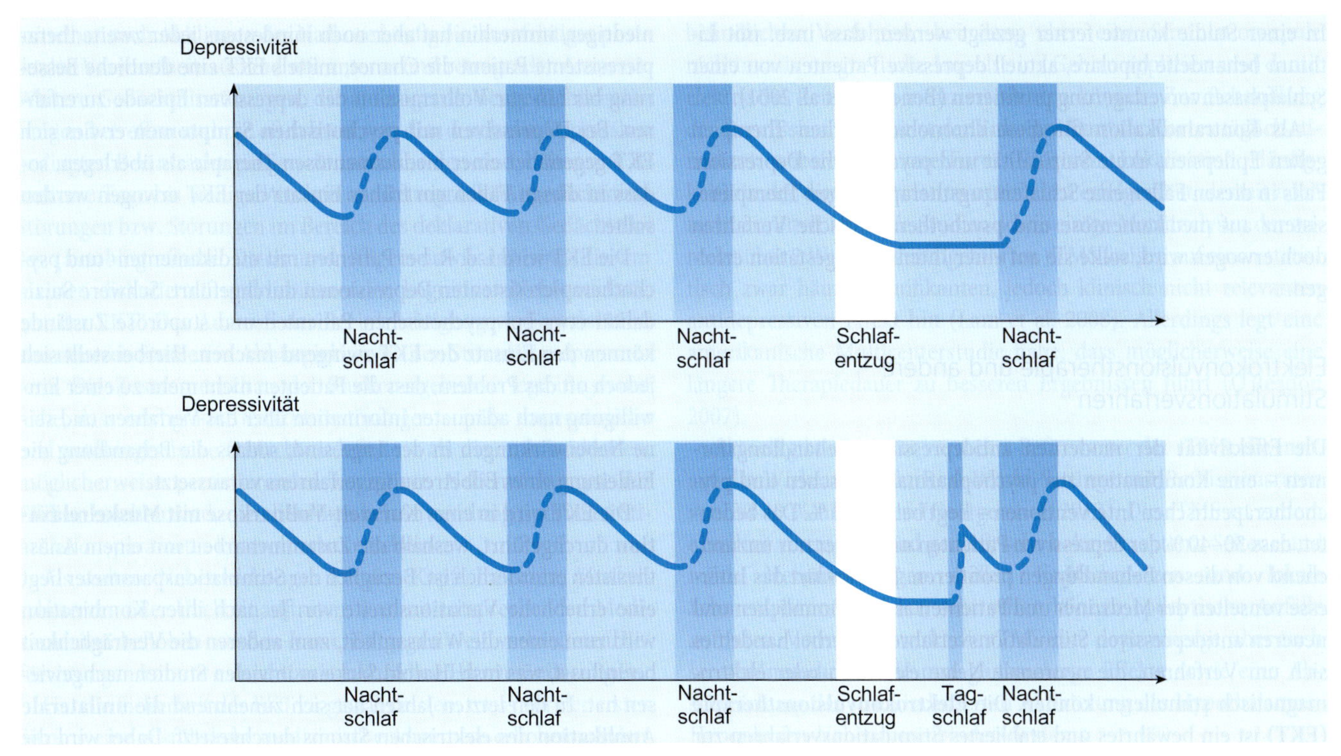

Abb. 11.13 Beziehung zwischen Schlafzeitpunkt und antidepressivem Effekt des Schlafentzugs

Da der Nachmittagsschlaf und der Schlaf in den ersten Stunden der Nacht einen deutlich weniger stark depressionsintensivierenden Effekt besitzen, bietet sich die Kombination aus Schlafentzug und einer darauffolgenden Schlafvorverlagerung als antidepressives Verfahren an (➤ Abb. 11.14). Etwa ⅔ der Patienten, die positiv auf einen Schlafentzug reagieren, können durch eine solche Schlafphasenvorverlagerung zumindest für die Dauer der Behandlung in einem stabil gebesserten Zustand gehalten werden. Systematische Untersuchungen des Effekts über die eigentliche Behandlungszeit hinaus liegen bei nichtmedizierten Patienten bisher nicht vor.

Die **Schlafphasenvorverlagerung** wurde anfänglich so durchgeführt, dass die Patienten am 1. Tag nach dem Schlafentzug um 17 Uhr zu Bett gingen und nach 7 h, um Mitternacht, geweckt wurden. Am nächsten Tag wurde die Schlafzeit um 1 h verschoben; geschlafen wurde also von 18 Uhr bis 1 Uhr. Nach einer täglichen Rückverlagerung der Schlafzeit um 1 h befinden sich die Patienten nach 1 Woche wieder im normalen Schlafrhythmus von 23 Uhr abends bis 6 Uhr morgens. Neuere Untersuchungen, jedoch noch an kleinen Stichproben, erbrachten vergleichbare Therapieeffekte bei stufenweiser Rückverlagerung des auf 17 Uhr initial vorverlagerten Schlafs um 2 h pro Nacht, sodass die Patienten bereits am 5. Tag wieder in einen normalen Schlaf-Wach-Rhythmus (23–6 Uhr) kommen (➤ Abb. 11.14). Mit diesem Verfahren wird vorübergehend der Schlaf in den Morgenstunden vermieden. Dadurch kann sich der positive Effekt des Schlafentzugs auf die zentralen neurobiologischen Funktionssysteme bei einem Teil der Patienten offensichtlich stabilisieren. Das Verfahren ersetzt insb. bei mittelschwer und schwer Depressiven die i. d. R. indizierte medikamentöse AD-Therapie nicht, bietet sich aber v. a. an, um bei einer gleichzeitigen AD-Therapie die Latenzzeit bis zum Wirkungseintritt zu überbrücken.

LEITLINIEN

S3-Leitlinie Unipolare Depression 2012

Wachtherapie sollte in der Behandlung depressiver Episoden als Behandlungsform erwogen werden, wenn eine rasche, wenn auch kurz anhaltende Response therapeutisch gewünscht wird oder eine andere leitliniengerechte Behandlung ergänzt werden soll (Empfehlungsgrad B).

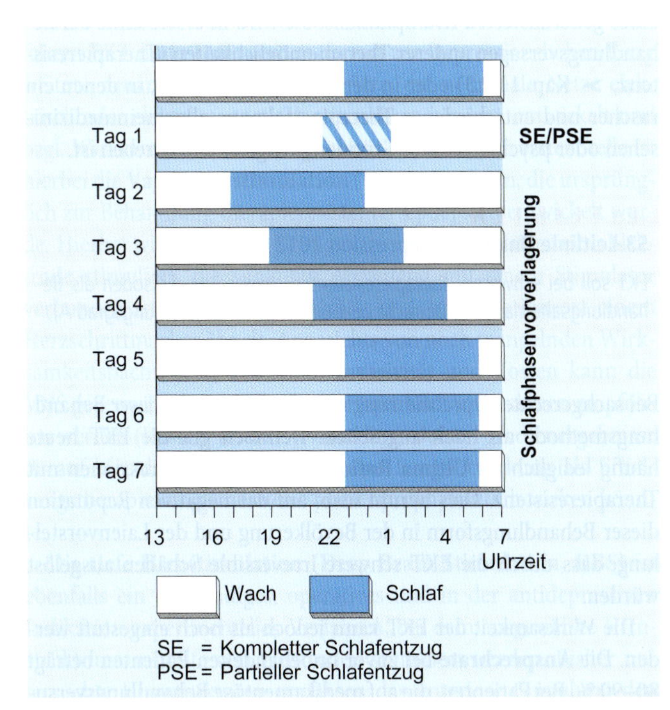

Abb. 11.14 Kombination von Schlafentzug und Schlafphasenvorverlagerung

Die DBS gilt als Ultima Ratio bei depressiven Patienten mit ausgeprägter Therapieresistenz und wird derzeit überwiegend i. R. von Studien und ausschließlich in ausgewählten, erfahrenen Behandlungssettings durchgeführt.

Schließlich könnte sich als vielversprechende Alternative zur EKT die **Magnetkonvulsionstherapie** (**MKT,** *magnetic seizure therapy;* z. B. Lisanby 2004) entwickeln. Bei der MKT wird unter Vollnarkose in einem EKT-analogen Setting die transkranielle Magnetstimulation mit so hohen Intensitäten durchgeführt, dass ein generalisierter Krampfanfall ausgelöst wird. Erste Untersuchungen dieser technisch erneut sehr aufwendigen Methode konnten sowohl im Tierexperiment als auch bei wenigen depressiven Patienten zeigen, dass die MKT bzgl. kognitiver Nebenwirkungen Vorteile gegenüber der EKT haben könnte. Jedoch bleibt die Frage der Wirksamkeit mangels aussagekräftiger Studien unbeantwortet, sodass auch diese Methode derzeit nicht zur Behandlung depressiver Störungen empfohlen werden kann. Insgesamt bleibt abzuwarten, ob und welche der genannten experimentellen neuartigen Stimulationsverfahren hinsichtlich Verträglichkeit und Wirksamkeit überzeugende Studienergebnisse liefern können, die den aufwendigen, z. T. sehr invasiven Einsatz in der Behandlung von schweren Depressionen rechtfertigen würden.

Lichttherapie In den letzten Jahren wurde immer wieder beobachtet, dass bei der speziellen Form der Winterdepression die Applikation von Licht hilfreich war. Patienten, die ausschließlich im Winter unter Abgeschlagenheit, vermehrtem Heißhunger, Hypersomnie und körperlichen Missempfindungen leiden, sollen positiv auf eine tägliche, mindestens halbstündige Exposition mit wenigstens 10.000 Lux hellem Licht ansprechen.

LEITLINIEN

S3-Leitlinie Unipolare Depression 2012

Lichttherapie soll als Behandlungsform bei Patienten mit leicht- bis mittelgradigen Episoden rezidivierender depressiver Störungen, die einem saisonalen Muster folgen, erwogen werden (Empfehlungsgrad A).

Der Expositionszeitpunkt während des Tages ist dabei offenbar bedeutungslos. Da der Lichteffekt nur sehr schwierig vom Placeboeffekt dieses Verfahrens zu trennen ist, besteht Uneinigkeit über die Behandlungsmethode. Bei einigen Patienten kommt es als Nebenwirkung durch die Lichtapplikation offenbar zu einer gewissen Agitiertheit und zu Schlafstörungen.

EBM

Einem neuen systematischen Review zufolge ist Lichttherapie auch bei nichtsaisonalen depressiven Störungen wirksam. Die Studienpatienten erhielten i. d. R. neben der Lichttherapie ein Antidepressivum oder unterzogen sich einer Schlafentzugsbehandlung. Es zeigte sich, dass Lichttherapie unter einer Schlafentzugsbehandlung sowie bei morgendlicher Verabreichung signifikant effektiver war als die Kontrollbedingung (meist abgeschwächtes Licht), wobei positive Effekte insb. während der ersten Behandlungswoche erzielt wurden. Dauer und Intensität der täglichen Exposition haben keinen Einfluss auf die Wirksamkeit. Hypomanie sollte als mögliche Nebenwirkung beachtet werden (Evidenzstufe Ia: Tuunainen et al. 2004, Cochrane-Review).

C: Psychotherapie

Spezifische psychotherapeutische Verfahren

Der Einsatz von psychotherapeutischen Verfahren gilt in der Behandlung von unipolaren Störungen im ambulanten, teilstationären und stationären Setting heutzutage als unverzichtbar. So belegen viele Studien und Metaanalysen, dass Psychotherapie – als Monotherapie oder in Kombination mit AD – in der Behandlung von unipolaren Depressionen generell wirksam ist, wobei jedoch die Effektivität je nach Schweregrad, Chronizität, Symptomen und Komorbiditäten sowie Form der Psychotherapie variiert. Insbesondere störungsspezifische Psychotherapien, die speziell auf die Therapie affektiver Störungen zugeschnitten sind, sind ähnlich wirksam wie AD.

Tiefenpsychologisch-psychoanalytische Psychotherapie Diese auch als **psychodynamische Psychotherapie** bezeichnete Therapieform ist noch immer eine von Klinikern häufig angewandte psychologische Technik, obwohl der wissenschaftliche Nachweis ihrer Effektivität als begrenzt beurteilt werden muss.

EBM

In einem neuen Review erwies sich **Verhaltenstherapie** (inkl. Social-Skills-Training und Entspannungsübungen) wirksamer als psychodynamische Therapien (Evidenzstufe Ia: Shinohara et al. 2013; Cochrane-Review), wobei diese Befunde jedoch auf methodisch anfechtbaren Studien beruhen. Aufgrund methodischer Mängel in Verbindung mit geringen Fallzahlen der zugrunde liegenden Primärstudien besteht daher weiterhin dringender Forschungsbedarf.

Bei älteren Patienten war Verhaltenstherapie, d. h. (Wieder-)Aufbau positiver Aktivitäten ähnlich wirksam wie die deutlich aufwendigeren psychodynamischen Therapien (Evidenzstufe Ia: Samad et al. 2011; qualitätsüberprüfter Review). Da die Fallzahlen gering und die eingeschlossenen Studien relativ alt sind, ist auch dieser Befund mit Vorsicht zu interpretieren.

Eine neuere Publikation (Smit et al. 2012) bewertet die Evidenz für psychoanalytische Langzeittherapie als „begrenzt und im günstigsten Fall widersprüchlich". Es werden noch mehr qualitativ hochwertige RCTs benötigt, um die akute und insb. längerfristige Effektivität einzelner Formen psychodynamischer Therapien zu beurteilen (s. auch Gerber et al. 2011).

Die Psychoanalyse geht davon aus, dass depressive Erkrankungen durch einen frühen Objektverlust sowie eine dadurch bedingte starke narzisstische Bedürftigkeit und gegen sich selbst gerichtete aggressive Impulse bedingt sind (➤ Kap. 11.4.6). Es wird angenommen, dass dem Patienten diese Konflikte nicht unmittelbar bewusst und damit nicht zugänglich sind, sodass auch die Lösungsmöglichkeiten von ihm nicht gezielt und willentlich gewählt werden können.

Das Hauptziel der tiefenpsychologisch-psychoanalytischen Therapie besteht darin, diese unbewussten Konflikte zugänglich und verständlich zu machen und evtl. den Patienten i. R. einer kathartischen Entlastung seine **Aggressionen erleben zu lassen**. Dabei spielt die Reflexion der Therapeut-Patient-Beziehung, d. h. die **Analyse der Übertragungs- und Gegenübertragungsreaktion,** eine ebenso große Rolle wie die **therapeutische Bearbeitung des Wi-**

derstands des Patienten gegenüber dem therapeutischen Prozess. Das Bewusstmachen und das Verstehen der Konflikte sind die Voraussetzungen dafür, dass der Patient diese Konflikte meistert oder zumindest neutralisiert.

Bei schwer depressiven Erkrankungen werden auch psychodynamisch arbeitende Therapeuten den Patienten **primär stützen,** eine Minderung der quälenden depressiven Symptomatik anstreben und sekundäre Belastungen, d. h. den Patienten zusätzlich quälende Lebensumstände, zu mindern versuchen. Hier steht die Stärkung der momentanen Ich-Funktionen im Vordergrund.

Bei der **tiefenpsychologischen Fokaltherapie** wird ein besonderes Problem des Patienten i. R. einer Kurzzeittherapie fokussiert. Demzufolge wird zunächst versucht, einen intrapsychischen, vom Patienten bislang **unverstandenen Konflikt** zu identifizieren, der in der bestehenden Depression reaktiviert wurde. Durch **deutende Interpretationen,** auch unter Nutzung der Übertragungs-Gegenübertragungs-Situation, beabsichtigt der Therapeut, den Konflikt für den Patienten verstehbar und bewältigbar zu machen. Parallel zur Bewusstmachung des Konflikts wird eine rasche Stärkung der Ich-Funktion und der sozialen Integration des Patienten angestrebt.

Trotz der breiten Anwendung von tiefenpsychologischen Fokaltherapien, mittelfristigen tiefenpsychologischen Therapien und psychoanalytischen Langzeittherapien bei depressiven Patienten bleibt durch die bisher nur für kurz- und mittelfristige Behandlungen vorliegende wissenschaftliche Evaluation der Verfahren eine Reihe von offenen Fragen und Bedenken. Ob depressiven, insb. akuten Erkrankungsepisoden mit einem selbstlimitierenden Verlauf wirklich jeweils unbewusste, evtl. aus der Kindheit stammende Konflikte zugrunde liegen, ist fraglich. Bei einer solchen pathogenetischen Annahme wird Depression nicht als Krankheit im eigentlichen Sinne, sondern als Folge unbewusster Konflikte gesehen. Dabei besteht die Gefahr, dass der Patient sich erst einmal in einer gesteigerten Verantwortlichkeit für seinen Zustand erlebt und dadurch vermehrt Verunsicherung und Schuldgefühle aufkommen. Auch sind i. d. R. nur zur Introspektion fähige, intellektuell differenzierte Personen in der Lage, in einer sophistizierten, tiefenpsychologisch-analytischen Therapie konstruktiv mitzuarbeiten. Als problematisch sind die häufig lange Zeitdauer und das oftmals offene Ende der Therapie zu beurteilen. Langzeittherapien können insb. die Bindung des Patienten an den Therapeuten so intensiv gestalten, dass sie eine inadäquat hohe Bedeutung in der Lebensgestaltung des Patienten erhalten und damit die Trennung vom Therapeuten ein neues, eigenes Problem wird. Da depressive Episoden ohne Komorbidität eine hohe Spontanremissionsrate nach ca. 5–6 Monaten aufweisen, erscheint eine analytische Langzeittherapie schon deswegen als wenig sinnvoll.

Kognitive Verhaltenstherapie Die **Verhaltenstherapie** depressiver Erkrankungen beruht auf der **Verstärkerverlust-Theorie** von Lewinsohn und der **Theorie der gelernten Hilflosigkeit** von Seligman (➤ Kap. 11.4.6). Entsprechend besteht das Ziel einer Verhaltenstherapie (VT) darin, über eine individuelle Verhaltens- bzw. Problemanalyse und die daraus abgeleiteten verhaltenstherapeutischen Interventionen das entsprechende Problemverhalten des depressiven Patienten korrigierend zu verändern und gleichzeitig ein verbessertes Problemlöseverhalten aufzubauen. Zu den angewandten Techniken gehört dabei ein **Aktivitätstraining** des Patienten, um Erfolgserlebnisse und eine Veränderung der Stimmung durch vermehrte positive Aktivitäten (positive Verstärker) zu erreichen. In späteren Phasen der Therapie werden Problemlösestrategien und soziale Fertigkeiten gefördert, was z. B. durch Rollenspiele unterstützt wird. Hierdurch sollen die Beziehungsfähigkeit sowie das Selbstwertgefühl des Patienten verbessert werden. Die Ergebnisse einiger RCTs (mit allerdings kleinen Stichproben) belegen die Wirksamkeit psychotherapeutischer Interventionen, die auf eine Verbesserung der Problemlösekompetenz abzielen (Geddes und Butler 2002). Durch **Selbstkontrollverfahren** (z. B. Gedankenstopp) kann der Patient versuchen, Ketten von automatisierten depressiven Gedankenabläufen zu unterbrechen. Das Verfahren hat sich bei milden und mittelgradig depressiven Patienten als wirksam erwiesen. Ob dieses Verfahren Effekte über die Depression hinaus i. S. einer Prophylaxe von depressiven Neuerkrankungen besitzt, ist bislang nicht geklärt.

Bezüglich des exakten Ablaufs der Therapie ist auf die allgemeinen Prinzipien der VT zu rekurrieren (z. B. Hautzinger 2000). Die **kognitive Psychotherapie** wurde von Beck spezifisch für die Behandlung von depressiven Erkrankungen konzipiert (➤ Kap. 11.4.7) und ist neben der IPT das derzeit am besten belegte psychologische Therapieverfahren bei Depressionen. Dieser störungsspezifische Ansatz besagt, dass **negative, selbstabwertende Wahrnehmungs- und Denkschemata** die depressiven Affekte bedingen und dass diese Kognitionen entsprechende Emotionen und Verhalten nach sich ziehen und aufrechterhalten. Der Therapeut hat somit die Aufgabe, kognitive Verzerrungen des Patienten in der Beurteilung der eigenen Person, aber auch der Umwelt und der Zukunft (**„kognitive Triade"**) exakt zu erfassen und mit dem Patienten einen sog. **Sokratischen Dialog** über deren Realitätsgehalt bzw. Sinnhaftigkeit zu führen. Die Überprüfung der zugrunde liegenden Theorie der kognitiven Therapie erbrachte widersprüchliche Ergebnisse.

Als Therapiestrategie sind Tagesprotokolle zur Erfassung der negativen Gedanken sinnvoll. Der Patient soll durch gelenktes Fragen (Sokratischer Dialog) selbst auf Widersprüche, krankheitsaufrechterhaltendes Verhalten, gedankliche Verzerrungen, negative Fehlbeurteilungen und Schlussfolgerungen aufmerksam werden. Dies gilt insb. für die Tendenz depressiver Patienten, **selektiv negative Erfahrungen besonders stark wahrzunehmen, zu bewerten und zu generalisieren.**

Ein Ziel der kognitiven Therapie besteht im Erlernen schrittweise veränderter Einsichten, aber auch daraus sich ergebenden veränderten Verhaltensstrategien. Die Beziehung zum Therapeuten soll partnerschaftlich gestaltet werden. Beziehungs-, Übertragungs- und Gegenübertragungsaspekte spielen in der kognitiven Therapie keine zentrale Rolle. Die Vergangenheit spielt in dieser Therapie eher eine untergeordnete Rolle. Sie wird allerdings i. S. einer **vertikalen Verhaltensanalyse** mit herangezogen, wenn für die Korrektur bestehender kognitiver Grundüberzeugungen (z. B. „Ich darf keine Fehler machen") die Berücksichtigung der Lerngeschichte wichtig erscheint.

In der heutigen Praxis und auch bei wissenschaftlichen Studien werden die VT und die kognitive Therapie i. d. R. kombiniert als **kognitive Verhaltenstherapie (KVT)** eingesetzt, wobei Interventionen beider Schulen integriert werden. Die Grundlage einer KVT bildet dabei ein strukturiertes, problemzentriertes und lösungsorientiertes Vorgehen, das durch einen unterstützenden, didaktisch geschickten und direktiven Therapeuten ermöglicht wird.

EBM

Einem qualitätsüberprüften Review zufolge ist **kognitive Therapie** ähnlich wirksam wie *treatment as usual* (i. d. R. eine antidepressive Medikation). In der Fremdbeurteilung durch die HAMD ergab sich ein signifikanter Unterschied zugunsten der kognitiven Therapie, in der auf dem BDI basierenden Selbstbeurteilung ergab sich kein Unterschied zwischen den Vergleichsgruppen (Evidenzstufe Ia: Jakobsen et al. 2011; qualitätsüberprüfter Review). In einem neuen Review war kognitive Therapie (inkl. Social-Skills-Training und Entspannungsübungen) anderen psychologischen Therapien (KVT, psychodynamische Therapie, KVT der dritten Welle und humanistische Ansätze) hinsichtlich Wirksamkeit und Akzeptanz vergleichbar (Evidenzstufe Ia: Shinohara et al. 2013; Cochrane-Review). Aufgrund methodischer Mängel in Verbindung mit geringen Fallzahlen der zugrunde liegenden Primärstudien besteht weiterhin dringender Forschungsbedarf. KVT (Akutbehandlung) war bei älteren Patienten (> 55 J.) sowie bei Frauen mit postpartaler Depression im Kontrollgruppenvergleich (Warteliste/ *treatment as usual)* hinsichtlich der Reduktion der depressiven Symptomatik wirksam (Evidenzstufe Ia: Dennis und Hodnett 2007; Wilson et al. 2008, Cochrane-Reviews).

Den Ergebnissen von Metaanalysen zufolge sind KVT und eine antidepressive Behandlung bei ambulanten psychiatrischen Patienten vergleichbar wirksam (Hecht und van Calker 2008). Eine Kombinationsbehandlung (KVT plus antidepressive Medikation) scheint einer medikamentösen Monotherapie überlegen zu sein. Bezüglich des Vergleichs mit nicht kognitiv-verhaltenstherapeutischen Therapieformen besteht aufgrund der Heterogenität (z. B. interpersonelle Therapien, psychodynamische Therapien) weiterer Forschungsbedarf, um differenziertere Vergleiche durchführen zu können. Beim Vergleich von KVT und Pharmakotherapie muss einschränkend betont werden, dass bei sog. Respondern die Besserung unter AD wesentlich schneller eintritt (4–6 Wochen) als bei kognitiver Therapie (11–20 Wochen).

Für die Gruppe der schweren Depressionen mit einem melancholischen Symptommuster ist die Wirksamkeit der KVT als Monotherapie jedoch zweifelhaft. Aufgrund von Metaanalysen wird bei dieser Subgruppe die Kombination von KVT mit einer Pharmakotherapie eindeutig empfohlen (z. B. DeRubeis 1999, 2005). In einer neueren metaanalytischen Übersichtsarbeit (Tolin 2010) war die KVT bei depressiven Patienten einer psychodynamischen Therapie überlegen.

Interpersonelle Psychotherapie (IPT) (Video) Die interpersonelle Schule, die in den 1930er- und 1940er-Jahren in den USA gegründet wurde und u. a. mit den Namen Adolf Meier, Stuck Sullivan und Frieda Fromm-Reichmann verbunden ist, vertritt die Auffassung, dass sich psychische Störungen primär im interpersonellen Kontext abbilden. Zudem wird angenommen, dass die psychosozialen und interpersonellen Erfahrungen des Patienten entscheidenden Einfluss auf das psychische Krankheitsgeschehen haben und dementsprechend die Basis für die Behandlung bilden sollten. Psychische Störungen werden daher als Folge misslungener Anpassungsprozesse an sich verändernde Umweltbedingungen gesehen. Diese interpersonelle Sichtweise wird insb. für depressive Erkrankungen durch eine breite empirische Basis untermauert (➤ Kap. 11.4.7, ➤ Abb. 11.14).

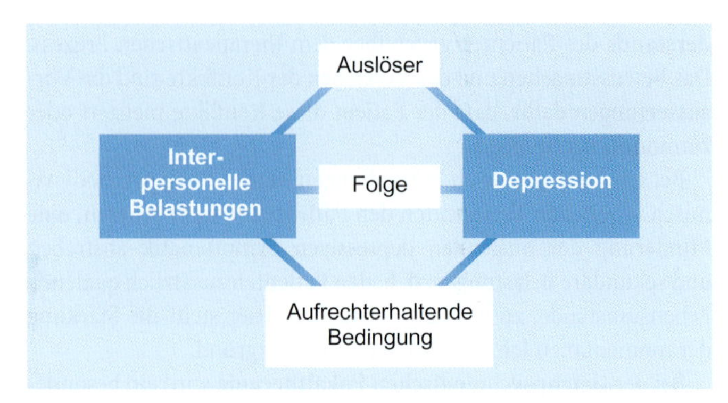

Abb. 11.15 Wechselseitige Beziehung zwischen interpersonellen Belastungen und Depression

Das der IPT zugrunde liegende **Depressionskonzept,** das von Klerman und Weissman entwickelt wurde, postuliert drei an der Depressionsentstehung beteiligte Prozesse:

- Symptombildung
- Soziale und interpersonelle Beziehungen des Patienten
- Persönlichkeitsstruktur des Patienten

Mithilfe von IPT sollen die beiden erstgenannten Prozesse verändert werden. Wesentliche Ziele bestehen zum einen in der Verbesserung der depressiven Symptomatik, zum anderen in der Entwicklung von Strategien zur Bewältigung der sozialen und interpersonellen Schwierigkeiten, die mit dem Auftreten der Depression in Verbindung stehen (➤ Abb. 11.15).

Die IPT basiert auf einem **medizinischen** Krankheitsmodell der Depression. Danach wird der Patient nicht selbst für die Erkrankung verantwortlich gemacht, d. h. auf psychologische Verursachungsmodelle wird gänzlich verzichtet. Die Krankheit wird dem Patienten gegenüber als „medizinisches Ereignis“ interpretiert, bei dem Veranlagungs- und Belastungsfaktoren zusammenwirken. Dieses Modell legt nahe, dass die IPT allein, aber auch in Kombination mit antidepressiv wirkenden Medikamenten angewandt wird.

Klerman et al. (1984) konzipierten die IPT als **Kurzform von 12–20 wöchentlichen Einzelsitzungen.** Sie wurde zunächst nur für ambulante, episodische, unipolar depressive, nichtpsychotische Patienten entwickelt. Der therapeutische Prozess gliedert sich in eine initiale (Sitzung 1–3), eine mittlere (Sitzung 4–13) und eine Beendigungsphase (Sitzung 14–16).

Die **initiale Phase** zielt in erster Linie auf **Symptomminderung** und hat v. a. psychoedukativen, entlastenden und stützenden Charakter. Nach einer umfassenden diagnostischen Abklärung wird der Patient über Diagnose, Prognose und geplanten Behandlungsverlauf detailliert informiert. In diese Phase fällt auch die Identifizierung eines von vier potenziellen Problembereichen, dem die interpersonelle Problematik des Patienten am ehesten zuzuordnen ist, der unmittelbar mit der Entwicklung der Depression in Zusammenhang gebracht wird und auf den sich Patient und Therapeut im Behandlungsvertrag als im Vordergrund stehend einigen. In der IPT werden die folgenden vier **Problembereiche** (Video zu ITP: Fokusfindung, Krankenrolle und Beziehungsanalyse) unterschieden:

1. Interpersonelle Auseinandersetzung (Patient und eine Bezugsperson haben unterschiedliche Erwartungen hinsichtlich der Beziehung)
2. Rollenwechsel (Schwierigkeiten mit Veränderungen hinsichtlich einer gewohnten beruflichen oder privaten Rolle)
3. „Verluste" bzw. **abnorme Trauerreaktion** (verzögerte oder verzerrte Trauerreaktion auf den Tod eines nahestehenden Menschen)
4. Interpersonelle Defizite (Schwierigkeiten, Beziehungen aufzubauen und aufrechtzuerhalten)

In der **mittleren Phase** werden ein oder zwei dieser vier Problembereiche fokussiert bearbeitet. Die Arbeitsmethoden der IPT bestehen in Klärung, Affektermutigung und verhaltensmodifizierenden Techniken (inkl. Rollenspiel). Dabei werden u. a. angemessene Bewältigungsstrategien sowie alternative Verhaltensmöglichkeiten erarbeitet. Die Beziehung des Therapeuten zum Patienten ist nicht *per se* zentraler Gegenstand der Therapie, kann jedoch bei auftauchenden Problemen oder bei einem Mangel an anderen sozialen Beziehungen therapeutisch genutzt werden. Generell versteht der Therapeut sich in der IPT als **Advokat** des Patienten und gestaltet die Beziehung möglichst positiv, unterstützend und unproblematisch (nicht deutend). In dieser Phase werden – je nach Problembereich – darüber hinaus **allgemein anerkannte Psychotherapietechniken** (etwa Trauerarbeit, Paartherapie oder Problemlösetraining) angewandt. Der Therapeut muss deshalb neben der etwa 40-stündigen Schulung in der IPT über eine allgemeine psychotherapeutische Kompetenz bzw. Vorbildung verfügen. Im Rahmen der IPT werden mit dem Patienten keine evtl. vermuteten impliziten Konflikte thematisiert, und die Vorgeschichte wird nur insoweit einbezogen, als sie für die Lösung gegenwärtiger und zukünftiger Probleme unmittelbare Relevanz besitzt. Häufig wird eine Bezugsperson zeitweise in die Therapie einbezogen (z. B. bei Konflikten).

Die **dritte Phase (auch: Beendigungsphase)** dient der Vorbereitung des Patienten auf das Behandlungsende, das als Zeit potenzieller Trauer gesehen wird. Dabei soll zusammengefasst werden, was in der Therapie erreicht werden konnte und welche Implikationen dies für die Zukunft hat. Darüber hinaus steht die Bearbeitung der mit der Beendigung der Therapie verbundenen Gefühle des Patienten (z. B. Trauer, Angst, Ärger etc.) im Vordergrund.

Die IPT-Techniken sind überwiegend anderen Therapieformen entlehnt, z. T. jedoch modifiziert. Ein **Manual,** in dem Strategien und Ziele sowie die Therapeutenrolle definiert sind, macht die IPT mit anderen standardisierten Therapieverfahren vergleichbar.

Die Wirksamkeit der IPT wurde in den letzten 20 Jahren durch zahlreiche Studien belegt. In großen RCTs konnte gezeigt werden, dass die IPT bei der Akutbehandlung von ambulanten, nichtpsychotisch Depressiven ähnlich wirksam wie AD und Placebo überlegen ist. Bei schwer depressiven Patienten zeigt jedoch – wie bei der KVT – die Kombination mit AD einen deutlich besseren Effekt als die jeweilige Monotherapie, d. h. die Ansprechrate konnte von etwa 60 auf 80 % gesteigert werden. Außerdem belegt eine neuere Studie mit stationären Patienten, dass ein stationäres intensives IPT-Konzept in Kombination mit AD einer Behandlung mit AD und *Clinical Management* überlegen ist, was auch für die Subgruppe der chronischen Depression gilt (Schramm et al. 2007, 2008). Inzwischen konnte zudem nachgewiesen werden, dass in der Modifikation der Langzeitbehandlung, bei der die IPT in 4-wöchigen Abständen durchgeführt wird, auch das Risiko von Rückfällen deutlich reduziert werden kann (➤ Kap. 11.7.3), allerdings weniger effizient als durch eine kombinierte Therapie mit AD-Medikation.

IPT hat sich in der Akuttherapie und Phasenprophylaxe einer medikamentösen Therapie als ebenbürtig erwiesen und ist wirksamer als Placebo (De Mello et al. 2005). Im Vergleich zu KVT ergaben sich keine eindeutigen Befunde.

In der aktuellsten Metaanalyse zur IPT von Cuijpers und Kollegen (2011) erbrachte der Ansatz im Vergleich zu den Kontrollbedingungen eine differenzielle Gesamteffektstärke von $d = 0{,}63$ (95%-CI 0,36 bis 0,90), im Vergleich zu anderen Psychotherapien von $d = 0{,}04$ (95%-CI –0,14 bis 0,21) zugunsten der IPT. Pharmakotherapie schien wirksamer als IPT, während die Kombination beider Verfahren als Akutbehandlung alleiniger IPT nicht überlegen war. Als Erhaltungstherapie erwies sich die Kombination gegenüber alleiniger Medikation jedoch von signifikantem Vorteil. Die Autoren folgern, dass die IPT mit und ohne medikamentöse Begleittherapie ihren Platz in den internationalen Behandlungsleitlinien als eine der am besten empirisch validierten antidepressiven Behandlungen verdient.

EBM

Zwischen kognitiver Therapie und interpersoneller Therapie ergaben sich bei Beendigung der Therapie keine signifikanten Gruppenunterschiede (Evidenzstufe Ia: Jakobsen et al. 2012, qualitätsüberprüfter Review). Weitere, methodisch anspruchsvolle Studien unter Berücksichtigung auch negativer Therapieeffekte werden von den Autoren angemahnt.

Psychologische Therapieverfahren (v. a. KVT, IPT, *problem-solving therapy*) wiesen bei Patienten mit einer Major Depression im Kurzzeitverlauf vergleichbare Effekte auf wie eine Pharmakotherapie. Mit einem SSRI behandelte Patienten konnten sich jedoch etwas stärker verbessern (Evidenzstufe Ia: Cuijpers et al. 2008, qualitätsüberprüfter Review).

Wie bei anderen effektiven Behandlungsformen wurde auch hier versucht, die IPT auf neue Anwendungsbereiche auszudehnen. An der ursprünglich postulierten Zeitdauer wurden Modifikationen vorgenommen, z. B. bei der Erhaltungstherapieform oder der Kurzberatung. Neben anderen Störungsbildern als Zielgruppe wurde die IPT auch für spezielle Depressionsformen angepasst, sodass Konzepte der IPT für jugendliche und ältere Depressive, für bipolare Störungen (IPSRT) sowie für die **Dysthymie (IPT-D;** vgl. Markowitz 2003; ➤ Kap. 11.6.2) vorliegen. Zudem existiert ein spezielles **IPT-Gruppentherapieprogramm** für stationär depressive Patienten (Schramm und Klecha 2010). Schließlich wurde die IPT für Patienten mit **komplizierter Trauer** von einer amerikanischen Arbeitsgruppe (Shear et al. 2005) um kognitiv-behaviorale Elemente der Traumatherapie erweitert **(Complicated Grief Therapy, CGT).** Die CGT hat ihre Überlegenheit gegenüber der herkömmlichen IPT bereits zeigen können.

Weitere psychotherapeutische Verfahren

Gesprächspsychotherapie Die vom Hauptvertreter der humanistischen Psychologie Carl Rogers entwickelte Gesprächspsychotherapie (GT) geht bei der Entstehung psychischer Störungen von einer Diskrepanz zwischen Selbstbild und Selbstideal aus. Durch

Da eine antidepressive Medikation jedoch bereits nach 4–5 Wochen, eine Psychotherapie i. d. R. jedoch erst nach 12 Wochen ihren vollen Effekt zeigt, sollte unter diesem Zeitaspekt auch bei den Patienten, die primär eine Psychotherapie wünschen, eine additive Pharmakotherapie erwogen werden.

Behandlungsverfahren bei therapieresistenten Depressionen

Mindestens ⅓ der Patienten spricht nicht auf die initiale antidepressive Behandlung an, sodass Behandlungsverfahren bei Therapieresistenz einen wichtigen Aspekt klinischen Handelns darstellen (➤ Kap. 11.2.3; Bschor 2008). Falls ein Patient initial nur zu einer **psychotherapeutischen** Behandlung bereit war, sollte ihm eine zusätzliche medikamentöse Behandlung angeraten werden, wenn **nach ca. 4–6 Wochen bei 2 Therapiestunden pro Woche keine entscheidende Besserung eingetreten ist.** Dies gilt insb. für mittelschwere und schwere Depressionen, v. a. aber bei Depressionen mit melancholischer bzw. somatischer Symptomatik, wenn sich die Patienten initial trotz dringender ärztlicher Empfehlung nicht zu einer medikamentösen Behandlung entschließen können. Umgekehrt ist einem Patienten, der noch keine Psychotherapie durchgeführt hat, unbedingt eine evidenzbasierte psychotherapeutische Behandlung zu empfehlen, wenn er auf Pharmakotherapie und/oder Stimulationsverfahren nicht zufriedenstellend anspricht.

Ist i. R. einer **Antidepressivatherapie nach 4 Wochen keine deutliche Symptomminderung eingetreten,** sollte als erstes der **Medikamentenspiegel** kontrolliert werden. AD-Resistenz legt immer den Verdacht nahe, dass hierfür eine abnorme Pharmakokinetik mit zu niedrigen Plasmaspiegeln *(high metabolizer)* ursächlich ist. Auch sollte eine **unzureichende Compliance** des Patienten ausgeschlossen werden („Pseudo-Therapieresistenz"). In diesem Fall sollte rasch eine Dosiserhöhung mit engmaschigen Plasmaspiegelkontrollen erfolgen.

LEITLINIEN

S3-Leitlinie Unipolare Depression 2012

Spricht ein Patient nach 3–4 Wochen nicht auf eine AD-Monotherapie an, sollten zunächst die Ursachen für diesen Verlauf evaluiert werden. Dazu gehören ggf. die mangelnde Mitarbeit des Patienten, eine nicht angemessene Dosis und ein zu niedriger Serumspiegel (Empfehlungsgrad 0).

Früher ging man davon aus, dass eine Beurteilung des Ansprechens auf ein AD erst nach einer Mindestbehandlungsdauer von 4 Wochen möglich ist. Neuere Studien zeigen aber übereinstimmend, dass das **Nichtansprechen** auf ein AD schon nach 2 Wochen (bei ausreichendem Medikamentenspiegel) erkennbar ist: Patienten, die nach 2 Wochen keinerlei Besserung (mindestens 20-prozentige Reduktion der Symptomatik einer entsprechenden Skala) zeigen, haben nur eine äußerst geringe Chance, bei unveränderter Weiterführung der Therapie im weiteren Verlauf noch anzusprechen (Stassen et al. 2007). Bei solchen Patienten sollte schon zu diesem Zeitpunkt eine Änderung des therapeutischen Vorgehens erwogen werden (s. unten). Bei nicht ausreichendem Ansprechen kommen folgende Strategien in Betracht:

- Erhöhung der Dosis des AD als sog. **Hochdosistherapie** (nur bei TZA und Venlafaxin, nicht jedoch bei SSRI sinnvoll)

LEITLINIEN

S3-Leitlinie Unipolare Depression 2012

Bei zahlreichen Antidepressiva (z. B. **TZA, Venlafaxin, Tranylcypromin)** kann bei Non-Response eine sinnvolle Maßnahme im **Aufdosieren** der Substanz im Einklang mit den Anwendungsempfehlungen des Herstellers bestehen. Dies gilt nicht für SSRI (Empfehlungsgrad 0).

- Wechsel des AD (häufig wird – zwar plausibel, aber ohne klare empirische Basis – der Wechsel zu einem AD mit anderem Wirkmechanismus empfohlen)

LEITLINIEN

S3-Leitlinie Unipolare Depression 2012

Der Wechsel des AD bei Nichtansprechen ist nicht die Behandlungsalternative der 1. Wahl. Jeder Wechsel sollte daher sorgfältig geprüft werden (Empfehlungsgrad B).

- Kombination eines AD mit einem ergänzenden Wirkmechanismus (z. B. **Kombination eines SSRI mit einem SNRI oder Mirtazapin**), wobei die stützende Datenbasis dürftig ist

LEITLINIEN

S3-Leitlinie Unipolare Depression 2012

Bei einem Patienten, der auf eine AD-Monotherapie nicht respondiert, kann als einzige AD-Kombination die Kombination von Mianserin (unter Berücksichtigung des Agranulozytose-Risikos) oder Mirtazapin einerseits mit einem SSRI oder TZA andererseits empfohlen werden. Nur für diese Kombination wurde in mehreren randomisierten Doppelblindstudien gezeigt, dass sie wirksamer ist als die Monotherapie mit nur einem der Wirkstoffe (Empfehlungsgrad C).

- **Augmentierung,** also Kombination mit einem Medikament, das allein keine oder eine geringe antidepressive Wirkung hat (Lithiumsalz, Schilddrüsenhormone, Buspiron)

LEITLINIEN

S3-Leitlinie Unipolare Depression 2012

Ein Versuch zur Wirkungsverstärkung (Augmentation) mit Lithium sollte vom erfahrenen Arzt bei Patienten erwogen werden, deren Depression auf AD nicht anspricht (Empfehlungsgrad B).

Einer Metaanalyse zufolge, die allerdings auf einer kleinen Stichprobe beruhte, hat die zusätzliche Gabe von **Lithium** zu einer Therapie mit AD einen deutlichen synergistischen Therapieeffekt (Bauer und Dopfmer 1999). Zur Verhinderung eines Rückfalls nach einer augmentierenden Behandlung mit Lithium sollte nach Remission der Symptomatik die Kombinationsbehandlung als Erhaltungstherapie für mindestens 6 Monate weitergeführt und dann schrittweise über Wochen ausgeschlichen werden (zur Indikation einer noch längeren Rezidivprophylaxe s. unten).

Ebenfalls als adjuvante Therapie empfohlen, jedoch nicht eindeutig belegt (nur 6 RCTs, n = 95) ist die zusätzliche Gabe von **Trijodthyronin** (T_3). Im Placebovergleich ergab sich – insb. bei Frauen – ein schnelleres Ansprechen der antidepressiven Medikation (Imipramin bzw. Amitriptylin) unter einer zusätzlichen T_3-Medikation (meist zwischen 20–25 µg/d; Altshuler et al. 2001). Bei dieser Strategie scheinen insb. depressive Patienten mit bipolaren Erkrankungen positiv zu reagieren. Wenn sich nach 2 Wochen keine Besserung zeigt, ist eine Fortsetzung der Behandlung nicht indiziert. T_4-Gaben erwiesen sich als weniger hilfreich, allerdings sollen supraphysiologische Dosen von T_4 augmentierende Effekte bei therapieresistenten Depressionen haben.

Bei fehlender Wirksamkeit eines AD kann auch eine Kombinationstherapie mit initialem **Schlafentzug** und anschließender **Schlafphasenvorverlagerung** erwogen werden.

Falls auch eine zweite Therapiephase mit einem AD und evtl. Augmentationsstrategien inkl. adjuvanter Therapiemaßnahmen (s. oben) keinen ausreichenden Effekt erbringt, ist zunächst ein Versuch mit dem **MAO-Hemmer** Tranylcypromin, dann die Indikation zu einer **Elektrokonvulsionstherapie** mit dem Patienten zu erörtern. Alternativ wäre an die **Kombination** eines AD mit einem MAO-Hemmer unter besonderen Vorsichtsmaßnahmen zu denken. **Cave:** Wegen möglicher lebensbedrohlicher Nebenwirkungen (serotonerges Syndrom) darf jedoch niemals die Kombination aus MAO-Hemmer und Clomipramin oder Serotonin-Wiederaufnahmehemmer (SSRI, SSNRI) gewählt werden.

Bei allen Therapieresistenzen ist neben der somatischen Behandlung eine **intensivierte psychosoziale Diagnostik** unumgänglich. Schwere, nicht gelöste psychosoziale Beeinträchtigungen, etwa in der Familie oder am Arbeitsplatz, können zu einer Chronifizierung depressiver Symptomatik beitragen. Nicht selten wird bei chronisch verlaufenden Depressionen erst schrittweise deutlich, dass die depressive Erkrankung eine wichtige Funktion im Lebenskontext des Patienten hat, dass z. B. der Ehepartner den Patienten verlassen will, sobald dieser gesundet ist. Die Depression würde in diesem Fall einen Schutz vor dem drohenden Auseinanderbrechen der Beziehung darstellen. Daher sollte bei allen persistierenden Depressionen eine **Intensivierung der psychotherapeutischen Basisbehandlung** erfolgen. Insbesondere der Einsatz von Verfahren wie CBASP, IPT oder Paartherapie, die speziell auf den interpersonellen Kontext und interpersonelle Fertigkeiten abzielen, sind in diesen Fällen von hoher Relevanz.

D: Stepped-Care-Modelle und Therapiealgorithmen bei akuter Depression

Die Intensität des angewandten Therapieverfahrens muss sich nach der speziellen Problematik und Schwere der Erkrankung des einzelnen Patienten richten. Insbesondere für die hausärztliche Praxis wird bei den leichteren Depressionen ein den Krankheitsverlauf engmaschig beobachtendes abwartendes Verhalten (Psychoedukation) empfohlen *(Watchful Waiting* für 2 Wochen).

LEITLINIEN

S3-Leitlinie Unipolare Depression 2012

Bei einer leichten depressiven Episode kann, wenn anzunehmen ist, dass die Symptomatik auch ohne aktive Behandlung abklingt, i. S. einer aktiv-abwartenden Begleitung zunächst von einer depressionsspezifischen Behandlung abgesehen werden. Wenn die Symptomatik nach einer Kontrolle nach spätestens 14 Tagen noch anhält oder sich verschlechtert hat, soll mit dem Patienten über die Einleitung einer spezifischen Therapie entschieden werden (Empfehlungsgrad 0).

Antidepressiva sollten nicht generell zur Erstbehandlung bei leichten depressiven Episoden eingesetzt werden, sondern allenfalls unter besonders kritischer Abwägung des Nutzen-Risiko-Verhältnisses (Empfehlungsgrad B).

Diese Empfehlung gilt einerseits wegen der hohen Spontanremissionsrate akuter unipolarer depressiver Episoden und andererseits wegen der Tatsache, dass die Unterschiede zu Placeboeffekten bei allen Depressionstherapien (bei leichteren Erkrankungsformen) nur grenzwertige Signifikanz haben und deswegen erst ab einer hohen Anzahl von Behandlungen relevant werden (hohe *Number-Needed-to-Treat,* NNT). Bei mittelschweren Depressionen kommt alternativ eine Pharmako- oder Psychotherapie in Betracht, wobei für die Pharmakotherapie die individuelle Nebenwirkungsempfindlichkeit des Patienten sowie ggf. positive Erfahrungen mit der jeweiligen Medikation für die Auswahl des Medikaments ausschlaggebend sind.

LEITLINIEN

S3-Leitlinie Unipolare Depression 2012

Zur Behandlung einer akuten mittelgradigen depressiven Episode soll Patienten eine medikamentöse Therapie mit einem Antidepressivum angeboten werden (Empfehlungsgrad A).

Zur Behandlung akuter leichter- bis mittelschwerer depressiver Episoden soll eine Psychotherapie angeboten werden (Empfehlungsgrad A).

Wegen des **schnelleren Wirkungseintritts von Antidepressiva** einerseits und der **größeren Nachhaltigkeit** der Wirkung **von Psychotherapie** andererseits sollte bei ausbleibendem Effekt der Monotherapie nach 3–4 Wochen eine Kombinationsbehandlung empfohlen werden. Diese Empfehlung gilt, obwohl in Vergleichsstudien die Kombinationstherapie bei einem Endpunktvergleich nach 3 Monaten den Einzeltherapien nicht immer überlegen war. Bei schweren Depressionen kann i. d. R. auf eine Kombinationsbehandlung nicht verzichtet werden, wobei die Datenlage bei stationärer Behandlung für eine initiale Anwendung von Amitriptylin spricht.

LEITLINIEN

S3-Leitlinie Unipolare Depression 2012

Bei akuten schweren depressiven Episoden soll eine Kombinationsbehandlung mit medikamentöser Therapie und Psychotherapie angeboten werden (Empfehlungsgrad A).

Bei Ausbleiben jeglicher Besserung sollte schon nach 2–3 Wochen eine Änderung der Therapie erwogen werden.

LEITLINIEN

S3-Leitlinie Unipolare Depression 2012

Stellt sich in der Akutbehandlung 3–4 Wochen nach Behandlungsbeginn keine positive Entwicklung i. S. der Zielvorgaben ein, sollte ein bislang nicht wirksames Vorgehen nicht unverändert fortgesetzt werden (Empfehlungsgrad 0).

In diesem Fall kommen primär der zusätzliche Einsatz von Psychotherapie und/oder eine Lithium-Augmentierung in Betracht. Zusätzlich oder alternativ ist auch der Einsatz eines AD mit anderem Wirkprinzip oder eine chronobiologische Therapie zu erwägen.

Mehrere kontrollierte Untersuchungen haben gezeigt, dass die Einhaltung eines Therapiealgorithmus mit eindeutig definierter Handlungsabfolge zu besseren Ergebnissen führt (Übersicht: Adli et al. 2006).

11.6.2 Behandlungsverfahren der chronischen Depression

Solange chronische Depressionen – insb. die dysthymen Krankheitsbilder – als depressive Persönlichkeitsstörung aufgefasst wurden, galt ihre Prognose, obwohl empirisch nicht überprüft, als ausgesprochen schlecht. Erst seit man Dysthymien 1980 im Diagnosesystem des DSM-III als chronische Unterform affektiver Erkrankungen einstufte, gibt es systematische Therapiestudien.

Wegen des hohen Risikos dysthymer Patienten, im Laufe ihres Lebens eine Major Depression (MD) – also eine Doppeldepression (Dysthymie und Major Depression) – zu entwickeln, ergeben sich generell vielfältige Überschneidungen mit den Therapieverfahren bei akuten Depressionen (➤ Kap. 11.6.1). Wegen der Chronizität der Erkrankung sind sowohl bei der Pharmako- als auch bei der Psychotherapie Erhaltungstherapien über längere Zeit, z. B. monatliche Psychotherapiesitzungen auch nach Abklingen der Symptomatik, zu empfehlen (➤ Kap. 11.7).

EBM

Den Ergebnissen einer Metaanalyse zufolge sind TZA, SSRI, MAO-Hemmer und andere Substanzklassen (Sulpiride, Amineptine, Ritanserin) zur Behandlung von Dysthymien im Placebovergleich ähnlich effektiv. Die NNT zur Erzielung einer zusätzlichen klinisch relevanten Symptomverbesserung (bezogen auf eine mindestens 50-prozentige Symptomreduktion und im Vergleich zu Placebo) variiert zwischen 2,9 und 5 (Evidenzstufe Ia: Lima und Hotopf 2003, Lima et al. 2005, Cochrane-Reviews).

Inzwischen liegen auch einige Untersuchungen zu **Psychotherapieverfahren** bei Dysthymien vor, wobei die **tiefenpsychologische Literatur zur Kurz- und Langzeittherapie** von Dysthymien aufgrund nur einzelner und methodisch unzulänglicher Studien **wenig aussagekräftig** ist. Auch liegen keine tiefenpsychologischen Psychotherapie-Manuale zur Behandlung von Dysthymien vor. Dies steht im Gegensatz zu der Tatsache, dass dieses Therapieverfahren sowohl in der ambulanten als auch in der klinischen Behandlung – etwa in psychosomatischen Rehabilitationskliniken – häufig angewandt wird.

Mehr Studien liegen zu **kognitiv-behavioralen und interpersonellen Psychotherapieansätzen** im Vergleich mit medikamentöser Therapie bei dysthymen Patienten vor. Zusammenfassend kann nach diesen Studien davon ausgegangen werden, dass nur 40 % der dysthymen Patienten einen günstigen Effekt dieser Psychotherapieverfahren erkennen lassen. In den meisten Studien war die Medikationsbehandlung einer alleinigen Psychotherapie jedoch überlegen (Arnow und Constantino 2003). Hierbei ist allerdings zu beachten, dass die niedrigen Response-Raten bei den psychotherapeutischen Interventionen möglicherweise auf die zu kurze Behandlungsdauer zurückzuführen sind. Dies wurde durch **aktuelle Metaanalysen bestätigt** (Imel et al. 2008; Cuijpers et al. 2009).

Auch liegen erste RCTs über die **Kombination von Pharmako- und Psychotherapie** vor. In einer Studie von Browne et al. (2002) war die Kombinationstherapie einer alleinigen SSRI-Behandlung zwar nicht hinsichtlich des klinischen Outcomes, wegen geringerer Inanspruchnahme von Leistungen des Gesundheitssystems aber bzgl. der Therapiekosten überlegen. Berücksichtigt man jedoch die Unterschiede bei der Inanspruchnahme des Gesundheitssystems (Browne et al. 2002), die Response-Raten oder die Verbesserung der Funktionsfähigkeit (z. B. Ravindran et al. 1999), sprechen die Ergebnisse für eine Überlegenheit der Kombinationsbehandlung gegenüber alleiniger Medikation.

So könnte man z. B. empfehlen, mit einer Pharmakotherapie zu beginnen und bei Patienten mit unzureichendem Effekt eine Psychotherapie nach Art einer kognitiv-behavioralen oder interpersonalen Therapie anzuschließen. Therapiemanuale für kognitiv-behaviorale Kurzzeitverfahren, in denen das Training sozialer Fertigkeiten neben der Therapie dysthymer kognitiver Verzerrungen im Vordergrund steht, liegen vor. Demnächst erscheint ein Ratgeber, in dem die Autoren (Wolkenstein und Hautzinger; in Vorbereitung) auf mögliche Entstehungsbedingungen der chronischen Depression sowie auf verschiedene psychotherapeutische und medikamentöse Behandlungsmöglichkeiten eingehen.

Es wurde auch ein Therapiemanual für die **interpersonelle Psychotherapie** von Dysthymien **(IPT-D)** entwickelt (Markowitz 2003) (Video). Im Vergleich zur IPT bei episodischer Depression beziehen sich Modifikationen der IPT-D auf das Thematisieren des iatrogenen Rollenwechsels (vom „depressiven" zum gesunden Menschen), das Fokussieren der therapeutischen Beziehung, eine verstärkte Ressourcenaktivierung und ein vermehrter Einsatz von Rollenspielen. Die Zahl der unter kontrollierten Bedingungen behandelten Patienten ist noch gering, doch deutet sich an, dass auch hier bei etwa 40–50 % der Patienten ein Behandlungserfolg zu erzielen ist.

Bei chronischen Depressionen mit aktuell schweren Episoden (z. B. bei Double Depression) gilt als gesichert, dass eine Kombinationstherapie aus Psychotherapie (KVT oder IPT) und Medikation der jeweiligen Monotherapie überlegen ist. Jedoch remittieren innerhalb eines Behandlungszeitraums von 12–16 Wochen unter KVT oder IPT insgesamt 15–20 % weniger chronisch depressive als akut depressive Patienten. Diese verminderten Response-Raten wurden lange unter der Hypothese diskutiert, dass chronisch Depressive generell weniger gut auf Behandlungen ansprechen, was u. a. auf Befunde zurückgeführt wurde, die Hinweise auf eine mangelnde Beeinflussbarkeit bestimmter Persönlichkeitseigenschaften (wie Neurotizismus und Introversion) sowie negativer kognitiver Verarbeitungsmuster durch KVT gaben.

Eine neuere Metaanalyse (Cuijpers et al. 2010) kommt zusammenfassend zu dem Schluss, dass die gängigen Psychotherapieverfahren in der Behandlung von chronischen schweren Depressionen und Dysthymie zwar wirksam sind, aber möglicherweise nicht so effektiv wie AD. Allerdings ist dies auch auf eine häufig zu kurze Dauer der Psychotherapiebehandlung zurückzuführen; die Autoren folgern daraus, dass insgesamt mindestens 18 Sitzungen notwendig sind, um chronische Depressionen angemessen zu behandeln.

LEITLINIEN

S3-Leitlinie Unipolare Depression 2012

Bei Dysthymie, Double Depression und chronischer Depression soll der Patient darüber informiert werden, dass eine Kombinationstherapie mit Psychotherapie und AD wirksamer ist als eine Monotherapie (Empfehlungsgrad A).

Eine einzige Multicenterstudie (Keller et al. 2000) konnte die Hypothese des generell schlechteren Ansprechens chronisch Depressiver auf jegliche Form von Behandlungen jedoch entkräftigen, wobei in dieser Untersuchung die speziell für chronische Depressionen konzipierte *Cognitive Behavioral Analysis System of Psychotherapy* (CBASP) von James McCullough zum Einsatz kam, die deshalb im nächsten Abschnitt genauer beschrieben wird.

Cognitive Behavioral Analysis System of Psychotherapy (CBASP)

CBASP (McCullough 2000; Video) ist bislang das einzige psychotherapeutische Verfahren, das speziell für **chronisch** depressive Patienten entwickelt wurde. Es umfasst behaviorale, kognitive, interpersonelle und psychodynamische Strategien.

McCullough sieht den Grund für die unbefriedigende Wirksamkeit der traditionellen KVT und der IPT bei chronisch Depressiven darin, dass diese Patienten nicht die notwendigen kognitiv-emotiven Voraussetzungen mitbringen, um ihre dysfunktionalen Sichtweisen i. R. des üblichen therapeutischen Vorgehens umstrukturieren zu können. Ausgangspunkt von CBASP ist die Beobachtung, dass sich chronisch depressive Patienten während der Therapie oft in einer stereotypen und dysfunktionalen Weise äußern (z. B. „Ich werde immer depressiv bleiben"). McCullough nimmt an, dass die kognitiv-emotionale Entwicklung der Patienten mit einem **frühen Beginn der Erkrankung** *(Early Onset*: vor dem 21. Lj.) aufgrund seelischer oder körperlicher Traumatisierung bzw. früher Lebensbelastungen häufig in einem frühen Stadium zum Stillstand kommt. Diese Patienten erreichen daher nicht ein normales „erwachsenes" kognitives Entwicklungsstadium. Bei den Patienten mit einem **späten Beginn** *(Late Onset:* nach dem 21. Lj.) führen nach zunächst normaler Entwicklung nicht zu bewältigende emotionale Belastungen zu „paralogischem Denken" und einer generellen funktionellen Regression. Längeres Persistieren eines depressiven Affekts kann „erwachsenes" operatives Denken unterminieren. McCullough vergleicht daher auf der Basis von **Piagets Entwicklungstheorie** das kognitive Funktionsniveau chronisch depressiver Patienten mit dem Niveau von 4- bis 7-jährigen Kindern, die sich in der **präoperatorischen Entwicklungsphase** befinden (Piaget 1923/1926). McCullough sieht die Parallelen zu chronisch depressiven Patienten darin, dass diese ebenfalls in präkausaler bzw. prälogischer Form dächten, monologisierend sprächen, wenig echte Empathie zeigten, stark egozentrisch und in ihrer Denkweise kaum durch die realistischen Ansichten anderer zu beeinflussen seien und unter Stress wenig emotionale Kontrolle hätten. Zudem behinderten negative Konsequenzen der Umwelt die Entwicklung von Neugier, Selbstvertrauen und Loslösung von der Primärfamilie, was zu einem ängstlich-vermeidenden Lebensstil führen würde. Dieser Lebensstil – gepaart mit dem Rückstand in der kognitiven Entwicklung – führe dazu, dass die Patienten ihre depressiven oder dysfunktionalen Annahmen über sich selbst, das Leben und die Zukunft auch bei korrigierenden Erfahrungen nicht umstrukturieren können. Sie haben zudem kein Bewusstsein darüber, dass ihr präoperationales Denken und ihr Verhaltensmuster dafür verantwortlich sind, dass sie **von der Umwelt wahrnehmungsbezogen abgetrennt** leben, d. h. dass sie die Auswirkungen, die ihr Verhalten auf die Umwelt hat, nicht erkennen (z. B. die Verantwortung, die sie selbst für die Zurückweisung durch die Umwelt tragen).

Dementsprechend bilden folgende zwei Prämissen über die Psychopathologie chronisch depressiver Patienten die Grundlage des Therapiekonzepts nach McCullough:

1. Der chronisch depressive Patient ist wahrnehmungsbezogen von seiner Umwelt abgelöst, sodass sein Verhalten nicht durch Konsequenzen gesteuert wird.
2. Die Störung wird durch präoperatorisch strukturelles Funktionieren aufrechterhalten, d. h. durch maladaptive Denk- und Verhaltensmuster, die die Zielerreichung verhindern.

Durch diese spezifische Psychopathologie entstehen **chronische Gefühle der Hoffnungs- und Hilflosigkeit.** Der Erfolg der CBASP-Therapie hängt direkt davon ab, inwieweit es dem Therapeuten mithilfe der CBASP-Techniken gelingt, dem Patienten zu demonstrieren, dass er selbst direkt zwar nicht für den Ursprung, aber für die Aufrechterhaltung seines Lebensdilemmas verantwortlich ist.

Entsprechend der Prämissen von McCullough fokussiert CBASP in erster Linie auf soziales und interpersonelles Lernen, da der fehlende Reifungsprozess vom präoperatorischen zu operatorischem Denken im interpersonellen Bereich die größten Auswirkungen zeigt. Daher wird auch die therapeutische Beziehung zu einem wichtigen Gegenstand der Therapie.

Folgende vier Ziele werden daher im therapeutischen Prozess angestrebt:

1. Erkennen der Konsequenzen des eigenen Verhaltens („wahrgenommene Funktionalität" *(perceived functionality)*
2. Einschätzen des Stimuluswertes, den der Patient für andere hat, sowie des Stimuluswertes, den andere für den Patienten haben **(Empathie)**
3. Erlernen von **sozialen Problemlösefertigkeiten** und **positiven Bewältigungsstrategien**
4. Interpersoneller Heilungsprozess bzgl. früherer Traumata

CBASP wurde ursprünglich nicht als kurztherapeutisches Modell konzipiert. Vielmehr ist davon auszugehen, dass Patienten mit jahre- oder jahrzehntelanger depressiver Symptomatik i. S. eines *Learning-Acquisition*-Modells („Lernkurvenmodell") längerfristige therapeutische Arbeit benötigen, um sich von hartnäckigen und festgefahrenen Verhaltensmustern lösen zu können.

Die CBASP-Therapie (➤ Abb. 11.16) wird wie folgt eröffnet: In den ersten Stunden erfolgt die Erarbeitung von sog. **Prägungen,** die durch – meist traumatisierende – Beziehungserfahrungen mit bedeutsamen Bezugspersonen aus der Kindheit entstanden sind (Strategie: **Liste prägender Bezugspersonen,** *CBASP-Videosequenz 1 und 2*). Auf der Basis dieser Prägungen werden anschließend **proaktiv** und **transparent** gemeinsam mit dem Patienten **Übertragungshypothesen** für die Therapie formuliert unter der Fragestellung: „Was für Erwartungen bzw. Befürchtungen könnten Sie aufgrund Ihrer Beziehungserfahrungen auch an mich haben?" (*CBASP-Videosequenz 3*). Anschließend wird ein interpersonelles Element, der **Kiesler-Kreis,** eingeführt, durch den der Patient lernt, seine Wirkung auf andere (seinen Stimuluscharakter) besser einzuschätzen und neue interpersonelle Verhaltensweisen zu trainieren. Nach dieser Vorbereitung wird in der Therapie schwerpunktmäßig an aktuellen problematischen sozialen Situationen mithilfe der **Situationsanalyse** – einer kognitiv-verhaltenstherapeutischen Strategie – gearbeitet. In schwierigen Situationen oder bei Auftreten von Übertragungssituationen nutzt der Therapeut das **disziplinierte persönliche Einbringen** mit anschließender **interpersoneller Diskriminationsübung** (*CBASP-Videosequenz 4*): Der Therapeut verdeutlicht dem Patienten, welche Gefühle und Reaktionen sein Verhalten in ihm auslösen. Beide vergleichen anschließend die Reaktion des Therapeuten mit den wahrscheinlichen Reaktionen prägender Bezugspersonen, was langfristig korrigierende heilsame Beziehungserfahrungen ermöglichen soll.

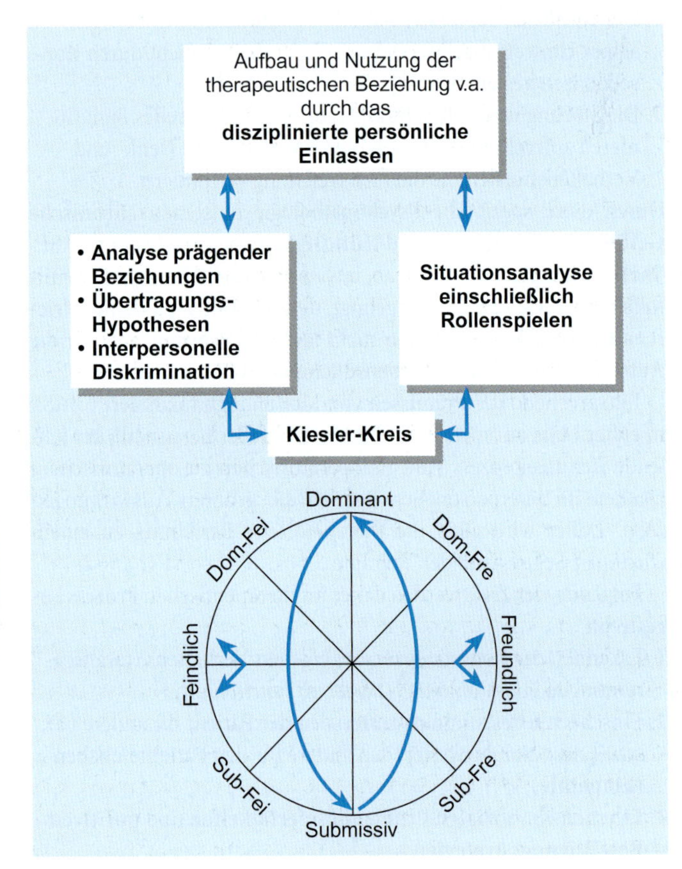

Abb. 11.16 Therapeutische Elemente der CBASP-Therapie

Mit CBASP als Psychotherapie konnte erstmals in einer rein chronischen Patientengruppe eine Überlegenheit der Kombinationstherapie von CBASP und Nefazodon über die beiden Einzeltherapieverfahren gezeigt werden (Keller et al. 2000), wobei die Response-Rate der Kombinationstherapie mit 85 % hoch ausfällt. Zudem ging die Kombinationsbehandlung im Vergleich zu den beiden Monotherapien mit einer stärkeren Verbesserung der psychosozialen Leistungsfähigkeit einher. Relevant erscheint auch der Befund, dass insb. **Patienten mit Traumatisierung in der Kindheit von CBASP profitieren,** während die Patienten ohne Traumatisierung weniger Nutzen aus dieser psychotherapeutischen Intervention ziehen (Nemeroff et al. 2003). Zudem konnte in einer Pilotstudie (Schramm et al. 2010) auch hypothesenkonform gezeigt werden, dass CBASP bei ambulanten Patienten höhere Remissionsraten erzielen kann als die eher für episodisch depressive Patienten entwickelte IPT. Diese spezifische integrative Therapie findet zunehmend Eingang in die Versorgung.

11.6.3 Manietherapie

Die Therapie gestaltet sich gerade bei schweren Manien oft schwierig, da sich die Patienten durch die fehlende Krankheitseinsicht einer Behandlung i. d. R. widersetzen. In einem solchen Zustand verlieren i. Allg. auch nahe Bezugspersonen, Ärzte etc. den Kontakt mit dem Patienten. Die Gefahr der gereizten Feindseligkeiten kann auch mit **Fremdgefährdung durch verbale und auch tätliche Aggressionen** verbunden sein. Häufig müssen die Patienten daher fürsorglich zurückgehalten werden.

Für Betroffene und Angehörige hilfreiche Informationen hinsichtlich Symptomatik, Verlauf und Behandlungsoptionen finden sich in Ratgebern (z. B. Meyer und Hautzinger 2013).

Psychotherapeutische Basisbehandlung (Clinical Management)

Manische Patienten besitzen aufgrund des in der Manie fehlenden Leidensdrucks i. d. R. **keine oder nur eine geringe Krankheitseinsicht.** Erst bei wiederholten Manien und der Erinnerung an dadurch ausgelöste schwere Folgeprobleme und anschließende depressive Episoden können Patienten auch in einem (hypo-)manischen Zustand Einsicht in die Notwendigkeit einer Behandlung entwickeln.

Trotz des Gefühls grenzenloser Überlegenheit, eigener Allmacht und Unverletzlichkeit ist die Mehrzahl manischer Patienten **leicht kränkbar** und gegenüber einer Begrenzung und Nichtberücksichtigung ihrer Wünsche und Bedürfnisse hoch sensibel. **Autoritäres Auftreten** ist **meist sinnlos.** Da andererseits nur eine positive Arzt-

Patient-Beziehung den Patienten zu einer freiwilligen Behandlung motivieren kann, ist eine solche mit Umsicht anzustreben. Ein freundlich-verständnisvolles Verhalten des Therapeuten muss hier mit unaufgeregter, aber konsequenter Begrenzung des Patienten kombiniert werden. Häufig sind **Kompromisse** notwendig, um es dem Patienten leichter zu machen, einer Behandlung zuzustimmen, da er sich weniger fremdbestimmt fühlt und nicht das Gefühl entwickelt, sich unterwerfen zu müssen.

Die psychotherapeutische Basisbehandlung sollte insb. darauf abzielen, den Aktionsradius sowie die sozialen Kontakte und Stimuli des Patienten zu begrenzen. Viele Patienten reagieren bereits positiv, wenn sie während des Tages immer wieder für einige Zeit allein sind und nicht durch soziale Kontakte von ihren manischen Größenideen mitgerissen werden. Günstig wirkt sich außerdem aus, wenn die gesteigerte Aktivität der Patienten in Bahnen gelenkt wird, wo sie keinen Schaden, insb. keine Konflikte in zwischenmenschlichen Beziehungen, provozieren kann, d. h., wenn die Patienten sich etwa künstlerisch-kreativ oder sportlich betätigen und dabei auf intensive Kommunikation mit anderen so weit wie möglich verzichten. Anzustreben ist außerdem ein geregelter Tag-Nacht- bzw. Schlaf-Wach-Rhythmus. Dafür entwickelte die Arbeitsgruppe um Ellen Frank die sog. *Social Rhythm Therapy.*

LEITLINIEN

S3-Leitlinie Bipolare Störungen 2012

Bei leichten Manien und Hypomanien kann eine Psychotherapie (KVT, Psychoedukation, Familientherapie) angeboten werden, um positive Effekte auf die Dauer und Intensität der Symptome zu erzielen, indem gemeinsam verhaltensnahe Maßnahmen erarbeitet werden (z. B. konkrete tagesbezogene Aktivitätspläne, klare Tagesstruktur, eindeutige und umrissene Zielvereinbarungen) (Empfehlungsgrad 0).

Hospitalisierung

Für die überwiegende Mehrzahl akut manischer Patienten ist eine stationäre Aufnahme indiziert. Andernfalls ist eine adäquate Behandlung, insb. eine konsequente Medikation, meist nicht zu gewährleisten. Auf der Station sollten die Patienten nicht zu viele soziale Kontakte haben und nicht an Gruppentherapien teilnehmen. Es muss darauf geachtet werden, dass sie sich nicht zu sehr in die Probleme anderer Patienten einmischen und durch ihr Geschick im Erspüren sozialer Konflikte evtl. Mitpatienten und therapeutisches Personal gegeneinander ausspielen. Im Umgang mit den Patienten ist es wichtig, ihre starke Bedürftigkeit nach Anerkennung und ihre Kränkbarkeit zu respektieren, ihnen aber auf der Station unabdingbare Grenzen zu setzen.

Wenn Patienten einerseits keinerlei Krankheits- und Behandlungseinsicht haben, sich und andere aber andererseits gefährden, etwa durch Aggressivität, einschießende depressive Verstimmung mit Suizidalität, oder wenn sie ihr Vermögen und ihre soziale Position in Gefahr bringen, ist eine stationäre Einweisung nach dem Betreuungs- oder Unterbringungsgesetz häufig unumgänglich.

Pharmakotherapie

Akute Manien lassen sich mit Lithium, Valproat, Carbamazepin oder Antipsychotika erfolgreich behandeln. In Deutschland sind aber nur Lithium, Valproat und die Mehrzahl der klassischen Antipsychotika (oft aber nur für „manische" oder psychomotorische Erregung) in dieser Indikation zugelassen. Auch für die meisten neuen atypischen Antipsychotika (Risperidon, Olanzapin, Quetiapin, Ziprasidon, Aripiprazol) besteht eine explizite Zulassung für die Indikation „Behandlung manischer Episoden".

Einem systematischen Review zufolge ist **Lithium** bei der Behandlung der akuten Manie das Mittel der Wahl. Es ist wirksamer als Placebo und Chlorpromazin (Poolsup et al. 2000). Da jedoch insgesamt nur 12 RCTs in die Metaanalyse eingegangen sind und ein Publikationsbias nicht auszuschließen ist, besteht zur Absicherung dieses Befundes weiterer Forschungsbedarf.

Für eine Lithiumbehandlung der akuten Manie spricht, dass in den meisten Fällen bei einer manischen Episode zusätzlich auch die Indikation zur prophylaktischen Therapie gegeben ist. Zur Behandlung der akuten Manie oder Hypomanie sollten eher hohe Lithiumplasmaspiegel (bis 1,2 mmol/l) angestrebt werden. Aufgrund im Einzelnen noch ungeklärter pharmakokinetischer und pharmakodynamischer Besonderheiten benötigen manische Patienten zum Erreichen therapeutischer Plasmaspiegel höhere Lithiumdosen als euthyme oder depressive Patienten. Häufige Spiegelmessungen sind daher erforderlich, um initial einer Unterdosierung und später – während der Remissionsphase – einer Intoxikation vorzubeugen. Bei den meisten Patienten können therapeutische Effekte mit adäquaten Plasmaspiegeln durch Tagesdosen von 900–1.800 mg Lithiumcarbonat erreicht werden.

LEITLINIEN

S3-Leitlinie Bipolare Störungen 2012

Lithium sollte als Monotherapie zur Behandlung der Manie eingesetzt werden (Empfehlungsgrad B; limitierende Faktoren: komplizierte Handhabbarkeit, insb. bei akut manischen Patienten [ausschließlich oral verfügbar, Erfordernis von Blutkontrollen vor Therapiebeginn und unter der Behandlung, enger Dosisbereich und Risiken bei Überdosierung, begrenzte Aufdosierungsgeschwindigkeit]).

Da die Wirkung von Lithium erst mit einer Verzögerung von ca. 1 Woche einsetzt und eine Lithiumtherapie bei hoch erregten und unkooperativen Patienten initial häufig nicht durchführbar ist, erweist es sich bei schweren Manien oft als unumgänglich, die Behandlung zunächst mit einem **Antipsychotikum** (evtl. in Kombination mit einem Benzodiazepin) zu beginnen und so bald wie möglich zusätzlich mit Lithium zu behandeln. Dabei sind meist Dosierungen von 300–1.000 Chlorpromazin-Äquivalenten erforderlich. Die Gabe von hochpotenten klassischen Neuroleptika bei akuten Manien sollte möglichst zurückhaltend erfolgen, da manische Patienten erfahrungsgemäß die unerwünschten Wirkungen (Akathisie, Dyskinesien, motorisches Eingebundensein) als besonders quälend erleben, was ihre Behandlungsbereitschaft weiter reduziert. Die neueren atypischen Antipsychotika sind hier eine wichtige Alternative.

LEITLINIEN

S3-Leitlinie Bipolare Störungen 20121

Aripiprazol sollte als Monotherapie zur Behandlung der Manie und von Mischzuständen eingesetzt werden. (Empfehlungsgrad B; limitierende Faktoren: Im Placebovergleich treten vermehrte Schlafstörungen, Unruhe und Akathisie mit Aripiprazol auf; Akathisie ist häufig und kann den Nutzen deutlich limitieren.)
Olanzapin sollte als Monotherapie zur Behandlung der Manie eingesetzt werden. (Empfehlungsgrad B; limitierender Faktor: Das Risiko einer Gewichtszunahme bei der langfristigen Einnahme ist individuell zu berücksichtigen.)
Quetiapin sollte in der Behandlung der Manie eingesetzt werden. (Empfehlungsgrad B; limitierende Faktoren: metabolische Veränderungen bei längerfristiger Behandlung.)
Risperidon sollte als Monotherapie zur Behandlung der Manie eingesetzt werden. (Empfehlungsgrad B; limitierende Faktoren: mögliche Gewichtszunahme, Prolaktinerhöhung und EPMS in höheren Dosierungen.)
Ziprasidon sollte als Monotherapie zur Behandlung der Manie eingesetzt werden. (Empfehlungsgrad B; limitierende Faktoren: vermehrte Unruhe [fraglich Akathisie], Mittel der nachgeordneten Wahl aufgrund initialer Hinweise auf kardiale Probleme [QTc-Verlängerung].)
Haloperidol sollte als Monotherapie zur Behandlung der Manie in der Kurzzeittherapie eingesetzt (Empfehlungsgrad B; limitierender Faktor: Der guten Evidenzlage für Wirksamkeit steht die hohe Nebenwirkungsrate (EPMS) gegenüber) und v. a. in der Notfallsituation genutzt werden (Empfehlungsgrad KKB).

Die **Induktion von Schlaf** stellt bei manischen Patienten eine besondere therapeutische Aufgabe dar. Aus mehreren Untersuchungen ist bekannt, dass eine Schlafdauer von mindestens 6–7 h einen deutlichen antimanischen Effekt ausübt. Dafür kommen etwa sedierende Neuroleptika wie Levomepromazin oder Benzodiazepine infrage. Auch hier sind sedierende atypische Antipsychotika (wie Olanzapin oder Quetiapin) zunehmend eine zusätzliche Therapieoption.

EBM

Sowohl das klassische Antipsychotikum Haloperidol als auch die neueren Antipsychotika Risperidon, Olanzapin und Aripiprazol sind in der Behandlung der akuten Manie effektiv (Evidenzstufe Ia: Rendell et al. 2003, 2006; Cipriani et al. 2006; Brown et al. 2013; Cochrane-Reviews).

Auch für Quetiapin und Ziprasidon liegen randomisierte placebokontrollierte Studien vor, welche die Wirksamkeit dieser Substanzen belegen (Keck et al. 2003a, b, 2006; Vieta et al. 2005; Potkin et al. 2005).

Alternativ zu Antipsychotika und Lithiumtherapie bzw. bei Therapieresistenz auch als Zusatztherapie zur Lithiumgabe steht die Behandlung mit **Antikonvulsiva,** insb. Carbamazepin und Valproinsäure, zur Verfügung.

EBM

Valproat ist effektiver als Placebo und scheint ähnlich wirksam zu sein wie eine Lithiumbehandlung oder Carbamazepin (Evidenzstufe Ia: Macritchie et al. 2003, Cochrane-Review), aber weniger wirksam als Olanzapin. Den Autoren zufolge sind allerdings weitere Studien mit Valproat notwendig, da die Studien nur kleine Fallzahlen umfassten und schwer erkrankte Patienten möglicherweise unterrepräsentiert waren.

Valproat ist in den USA zugelassen, in Deutschland ist die Zulassung für Orfiril® long und Ergenyl chrono® erfolgt. Für **Carbamazepin** besteht in Deutschland für einige, aber nicht alle im Handel befindlichen Präparate eine Zulassung als Alternative zu Lithium, wenn dieses nicht ausreichend wirksam ist oder nicht angewendet werden darf (meist eingeschränkt auf die Prophylaxe). Die empirische Datenlage zur **Differenzialindikation** dieser Therapiemöglichkeiten ist derzeit noch unbefriedigend; die Resultate sind inkonsistent und z. T. widersprüchlich. Lithium scheint bei dysphorischen Manien, gemischt manisch-depressiven Zuständen und **Rapid Cycling** sowie bei manischen Episoden i. R. schizoaffektiver Störungen eine relativ geringere Wirksamkeit zu haben. Sowohl Carbamazepin als auch Valproat sollen bei der Therapie gemischter, d. h. dysphorischer, Manien und bei Manie mit psychotischer Symptomatik effektiver sein als Lithium. Patienten mit *Rapid Cycling* zeigen generell ein schlechteres Ansprechen auf prophylaktische Therapie (Tondo et al. 2003, qualitätsüberprüfter Review). Die frühere Annahme, dass Valproat bei *Rapid Cycling* besser wirkt als Lithium, wurde in neueren Untersuchungen nicht bestätigt (Calabrese et al. 2005b). Bei der Differenzialindikation zur Behandlung mit Lithium, Carbamazepin oder Valproat ist außer diesen klinischen Parametern auch das individuelle Risiko für unerwünschte Wirkungen und die damit zusammenhängende zu erwartende Compliance des Patienten zu berücksichtigen.

LEITLINIEN

S3-Leitlinie Bipolare Störungen 2012

Valproat sollte als Monotherapie zur Behandlung der Manie eingesetzt werden. (Empfehlungsgrad B: Limitierende Faktoren: Mögliche Nebenwirkungen, v. a. gastrointestinale Beschwerden und Fatigue sowie selten Thrombozytopenien, sind zu beachten.)
Einschränkend ist zu beachten, dass Valproat wegen der Teratogenität und des Risikos polyzystischer Ovarien nicht für Frauen im gebärfähigen Alter empfohlen wird.

Valproat soll als Phasenprophylaxe Schwangeren und Stillenden nicht verabreicht werden. Erwogen werden muss, ob von der Verordnung bei Frauen im gebärfähigen Alter abgeraten werden soll.

Carbamazepin kann in der Behandlung von Manien wesentlich höher dosiert werden als in der Schmerz- oder Epilepsiebehandlung. In der Regel kann innerhalb von wenigen Tagen auf Dosen > 1.000 mg gesteigert werden, ohne dass wesentliche Nebenwirkungen auftreten. Zum rascheren Wirkungseintritt wird die Gabe von Carbamazepin-Saft empfohlen. Bis zu 1.600 mg/d sind mit begrenzten Nebenwirkungen bei unzureichendem Therapieeffekt möglich. Der Blutspiegel sollte zwischen 6 und 12 µg/ml betragen. Carbamazepin kann sowohl mit Neuroleptika als auch mit Lithium kombiniert werden.

LEITLINIEN

S3-Leitlinie Bipolare Störungen 2012

Carbamazepin (retard) sollte als Monotherapie zur Behandlung der Manie oder von Mischzuständen eingesetzt werden. (Empfehlungsgrad B; limitierende Faktoren: mögliche Nebenwirkungen, insb. Sedierung und hohes Interaktionsrisiko, Carbamazepin ist nicht zur Behandlung akuter Manien zugelassen.)

Zu bedenken ist, dass die hepatische **Cytochrom-P_{450}-Metabolisierung von Carbamazepin** durch die Substanz selbst induziert wird und somit die Blutspiegel im Laufe der Behandlung abfallen können. Die initialen Nebenwirkungen von Carbamazepin wie Schwindel, Benommenheit oder Übelkeit bilden sich meist während der ersten Tage zurück, können jedoch eine vorübergehende Dosisreduktion erforderlich machen. 5–15 % der Patienten entwickeln Hautexantheme, was ein Absetzen der Carbamazepin-Medikation notwendig machen kann. In diesen Fällen kann auch die Umstellung auf ein Präparat mit einer anderen Galenik günstig sein. Leberenzyme und Blutbild sowie Thrombozytenzahl sollten vor der Behandlung und im ersten Monat wöchentlich, später monatlich kontrolliert werden. Agranulozytosen sind selten. Beim Absinken der Leukozyten unter 3.000/µl sollte die Behandlung beendet werden.

Valproinsäure wird gewöhnlich in einer Dosis von 500–1.000 mg/d, aufgeteilt in drei Dosen, begonnen und kann innerhalb der folgenden Tage auf 750–3.000 mg/d gesteigert werden. Anzustreben sind Blutspiegel von 90–125 µg/ml (Allen et al. 2006). Schwere Nebenwirkungen wurden bisher nicht beschrieben. Die Leber- und Pankreasfunktion sollte jedoch kontrolliert werden. Bei Kindern und Jugendlichen mit Epilepsien wurden unter Valproat letale Hepatopathien beschrieben. Auch Valproat ist mit Lithium oder Neuroleptika kombinierbar. Eine Kombination von Valproat mit Carbamazepin ist dagegen zu vermeiden (Akkumulation von Carbamazepin-Epoxid). Eine potenziell fatale, aber seltene Komplikation ist die valproatinduzierte Enzephalopathie, die v. a. bei Epileptikern unter Behandlung mit einer Mehrfachkombination aus Antiepileptika vorkommt. Die Valproat-Enzephalopathie wurde aber auch bei affektiv Erkrankten beobachtet.

Elektrokonvulsionstherapie

Bei Therapieresistenz und schwerer Fremd- und/oder Selbstgefährdung sollte eine Elektrokonvulsionstherapie erwogen werden. Patienten mit schwerer manischer Symptomatik oder mit manisch-depressiven Mischzuständen scheinen auf EKT schneller anzusprechen als auf eine Lithiumtherapie (Small et al. 1998). Lithium sollte wegen möglicher neurotoxischer Komplikationen (vorübergehend) abgesetzt werden. Bei schweren Manien ist Berichten zufolge zur Erreichung des notwendigen antimanischen Effekts eine bilaterale Elektrokonvulsionstherapie notwendig.

11.6.4 Zyklothymietherapie

Die Datenlage zur Effizienz unterschiedlicher Therapieverfahren bei Zyklothymien auch mit Carbamazepin oder Valproat eine effektive Behandlung darstellt. Dosierung und Plasmakonzentrationen dieser Substanzen bei Zyklothymien sollten entsprechend den Richtlinien bei bipolaren Erkrankungen gewählt werden. Bei depressiven Erkrankungsphasen i. R. einer Zyklothymie ist der Einsatz von AD problematisch, da bei 40–50 % aller Patienten mit Zyklothymie bei alleiniger AD-Medikation hypomanische oder manische Episoden ausgelöst werden. Deswegen ist in diesem Fall eine Kombination mit Lithium oder einem Antikonvulsivum sinnvoll. All diese Therapiemaßnahmen erfolgen wegen der fehlenden Zulassung *off-label.*

Eine spezielle Psychotherapieform für Zyklothymien wurde bisher nicht entwickelt. Wegen der massiven psychosozialen Probleme – etwa in der Familie oder in Beziehungen – sollte die **psychosoziale Betreuung** diese Bereiche besonders berücksichtigen. Immer dürfte ein psychoedukativer Ansatz sinnvoll und notwendig sein, um die Patienten in die Lage zu versetzen, mit der chronischen Erkrankung besser leben und umgehen zu können. Zur Minimierung psychosozial negativer Konsequenzen durch zyklothyme Stimmungsschwankungen kann die Betreuung des Patienten, z. B. durch einen Sozialarbeiter, erforderlich sein. Die meisten Patienten brauchen eine jahrelange Therapie, die auch die Voraussetzung für eine adäquate Compliance im Hinblick auf notwendige pharmakologische Therapiemaßnahmen darstellen dürfte.

Resümee

Die Prognose der Akutbehandlung depressiver Patienten gilt als günstig. Bei kombinierter Anwendung pharmako- und psychotherapeutischer Maßnahmen kann man je nach Art und Dauer der bestehenden Symptomatik und Behandlung bei etwa ⅔ bis ¾ der Patienten von positiven Effekten ausgehen. Bei chronischen Depressionen, speziell Dysthymien, ist die Prognose mit einer therapeutischen Ansprechrate von ca. 40–50 % deutlich schlechter. Bei leichten und mittelschweren Depressionen kommt das breite Spektrum somatischer (v. a. pharmakologischer) und psychotherapeutischer Verfahren (insb. KVT und IPT neben der weniger gut belegten tiefenpsychologischen Behandlung) in Betracht. Schwere Depressionen, v. a. bei akuter Suizidalität, sind eine Domäne der AD-Behandlung sowie – bei Non-Response – von EKT.

Bei der Auswahl der Antidepressiva ist deren unterschiedliches Nebenwirkungsprofil zu berücksichtigen. Bei psychotischen Depressionen wird eine Kombination mit Neuroleptika empfohlen.

Gut belegte Kriterien für die Differenzialindikation unterschiedlicher Psychotherapieformen liegen bisher nicht vor. Bei Depressionen mit chronischem Verlauf scheint die neue Psychotherapie CBASP Erfolg zu versprechen. Hohe Relevanz kommt der psychotherapeutischen Basisbehandlung zu, welche die Grundlage für eine adäquate Arzt-Patient-Beziehung, aber auch für eine initiale Entlastung und die Therapiecompliance darstellt.

In der Maniebehandlung gewinnen neben Lithium zunehmend Antikonvulsiva und atypische Antipsychotika an Bedeutung. Diese Substanzgruppen sind, wenn es die Schwere des Krankheitsbildes erlaubt, klassischen Neuroleptika vorzuziehen, da letztere von den Patienten i. d. R. schlechter toleriert werden.

11.7 Erhaltungstherapie und Rezidivprophylaxe

11.7.1 Terminologie

Die Therapie zur Verhinderung einer Wiedererkrankung nach erfolgreicher Akuttherapie affektiver Erkrankungen wird in folgende Bereiche unterteilt:

- Zeitspanne der **Erhaltungstherapie** *(continuation therapy),* in der die Symptomatik zwar abgeklungen, die Krankheitsepisode aber noch nicht wirklich beendet ist. Jedes Wiederauftreten der Symptomatik in dieser Zeit ist als **Rückfall** *(relapse)* zu werten, welcher der noch nicht abgeklungenen Phase zuzurechnen ist. Die Zeitspanne der Erhaltungstherapie wird laut WHO sowie in den meisten Studien auf 6 Monate veranschlagt.
- Zeitspanne der **Rezidivprophylaxe** *(maintenance therapy),* in der die letzte Episode als beendet gilt und ein Wiederauftreten der Symptomatik als Wiedererkrankung bzw. als Rezidiv *(recurrence)* angesehen wird.

Erst in neuester Zeit sind diese und einige damit zusammenhängende Begriffe und die Zeitspannen, auf die sie sich beziehen, präzise definiert worden (> Abb. 11.17). Der Mangel an Übereinstimmung und Präzision in der Definition des klinischen Verlaufs hatte in der Vergangenheit zu erheblichen Schwierigkeiten beim Vergleich und bei der Interpretation verschiedener klinischer Studien zu Ätiologie, Pathogenese und Behandlungsergebnissen bei affektiven Störungen geführt. Inzwischen hat man sich international auf folgende Definitionen geeinigt:

- **Episode:** eine zeitliche Periode, während der ein Patient die syndromalen Kriterien der Störung – definiert etwa nach DSM-5 oder ICD-10 – erfüllt.
- **Partielle Remission** *(partial remission):* eine zeitliche Periode, während der ein Patient eine Besserung in einem solchen Ausmaß zeigt, dass die Kriterien der Störung nicht mehr erfüllt sind, er aber noch mehr als nur minimale Symptome der Störung aufweist, und zwar unabhängig davon, ob eine Therapie stattfindet oder nicht.
- **Therapeutisches Ansprechen** *(response):* der Zeitpunkt, an dem eine partielle Remission beginnt, wenn eine Behandlung stattgefunden hat oder stattfindet (d. h., der Terminus „therapeutisches Ansprechen" setzt das Stattfinden einer Therapie voraus, eine kausale Beziehung wird postuliert; in Studien meist definiert durch 50-prozentige Reduktion der Punkte auf einer Beurteilungsskala wie HAMD, MADRS, BDI).
- **Vollremission** *(full remission):* eine umschriebene zeitliche Periode von etwa 16–20 Wochen (s. unten), während der ein Patient die Kriterien der Störung nicht mehr erfüllt und keine oder nur noch minimale Symptome der Störung vorhanden sind, jedoch noch ein hohes Rückfallrisiko besteht.
- **Genesung** *(recovery):* eine Symptombesserung vom Ausmaß einer Remission, die länger als z. B. 16–20 Wochen anhält, und zwar mit oder ohne Therapie. Der Begriff wird benutzt, um die Genesung von der letzten Erkrankungsepisode zu bezeichnen, nicht jedoch von der Krankheit *per se.*
- **Rückfall** *(relapse):* ein Wiederauftreten der Symptome der Störung, bei dem die Erkrankungskriterien voll erfüllt werden, und zwar während der Periode der partiellen oder vollen Remission, aber vor der Periode der Genesung.
- **Wiedererkrankung** (*recurrence,* Rezidiv): ein erneutes Auftreten der vollen Symptomatik der Störung (d. h. das Auftreten einer neuen Episode), nachdem eine „Genesung" eingetreten war. Die Zeitdauer, in der eine vollständige Besserung der Symptome aufgetreten sein muss, damit eine „Remission" als „Genesung" qualifizieren kann, ist bisher nicht genau definiert, da die Forschung in dieser Hinsicht nicht abgeschlossen ist. Die meisten Autoren gehen derzeit von einer Zeitspanne von 16–20 Wochen aus, die WHO von 6 Monaten.

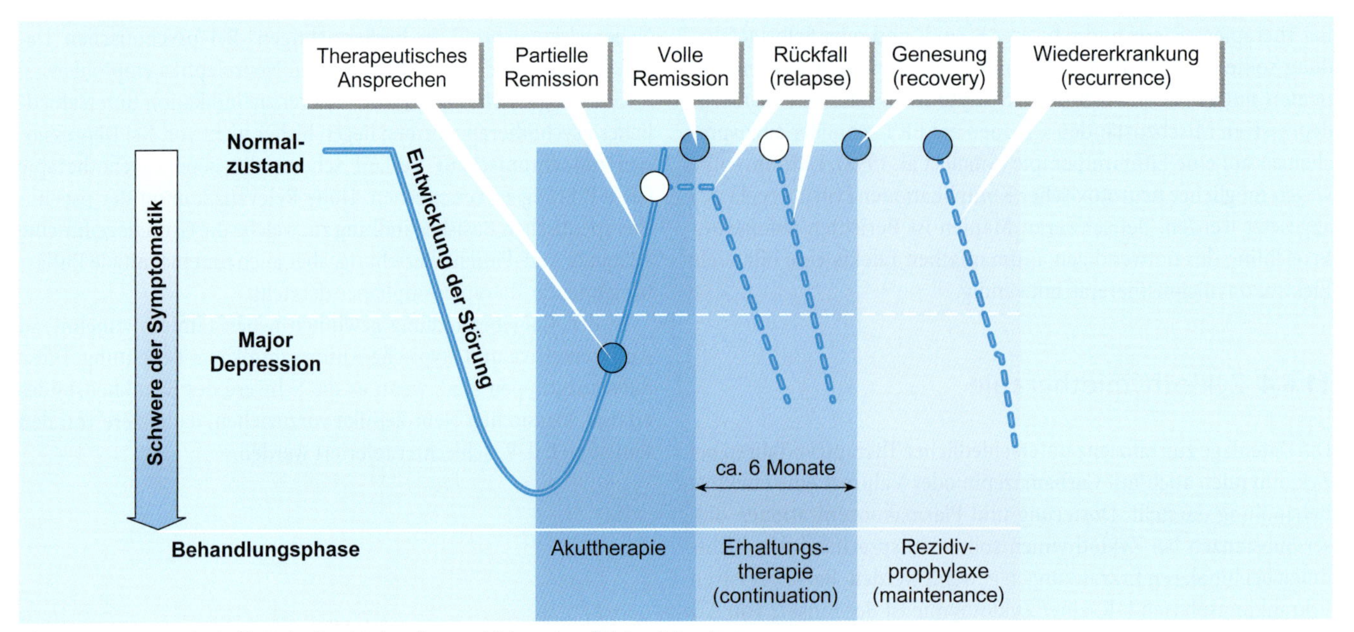

Abb. 11.17 Terminologie für Verlauf und Behandlung rezidivierender affektiver Erkrankungen

11.7.2 Erhaltungstherapie (Continuation Therapy)

Unipolare Störungen

Medikamentöse Erhaltungstherapie Depressive Episoden bei unipolaren Störungen – auch eine depressive Erstmanifestation – sollten in der Zeitspanne der Erhaltungstherapie mit der Dosis des Antidepressivums weiterbehandelt werden, unter der die Remission eingetreten ist.

LEITLINIEN

S3-Leitlinie Unipolare Depression 2012

Antidepressiva sollen mindestens 4–9 Monate über die Remission einer depressiven Episode hinaus eingenommen werden, weil sich hierdurch das Rückfallrisiko erheblich mindern lässt. In der Erhaltungsphase soll die gleiche Dosierung wie in der Akutphase fortgeführt werden (Empfehlungsgrad A).

Das Absetzen einer AD-Medikation sollte wie eine Lithium- oder Antikonvulsivabehandlung langsam über mehrere Wochen erfolgen. Das rasche Absetzen von TZA kann zu einem cholinergen Syndrom mit Albträumen und depressiver Verstimmung führen. Auch das rasche Absetzen von SSRI (häufig bei Paroxetin) und insb. von SSNRI (Venlafaxin, Duloxetin) kann zu Absetzphänomenen führen (z. B. Schwäche, Schwindel, Kopfschmerzen, Schlafstörungen, Agitiertheit, Verwirrtheit, Parästhesien, Dyskinesien). Ein Absetzen der Medikation während der Remissionszeit, d. h. vor dem Zeitpunkt der Genesung, führt bei bis zu 75 % der Patienten zu einem Rückfall. Die Fortsetzung der bisherigen Therapie bedingt einen eindeutigen Schutz und ist daher dringend erforderlich (➤ Abb. 11.18). Allerdings wurde eine Überlegenheit der akuttherapeutischen Dosis gegenüber der halben Dosis erst in einigen Studien mit relativ geringer Fallzahl (und bei besonders rückfallgefährdeten Patienten!) nachgewiesen. Dies gilt zudem nur für die Phase der Rezidivprophylaxe; für den Zeitraum der Erhaltungstherapie liegen diesbezüglich keine speziellen Studien vor. Eine Übertragbarkeit der Ergebnisse auf die Phase der Erhaltungstherapie erscheint angesichts der besonders hohen Rückfallgefährdung in dieser Zeit aber als sehr plausibel.

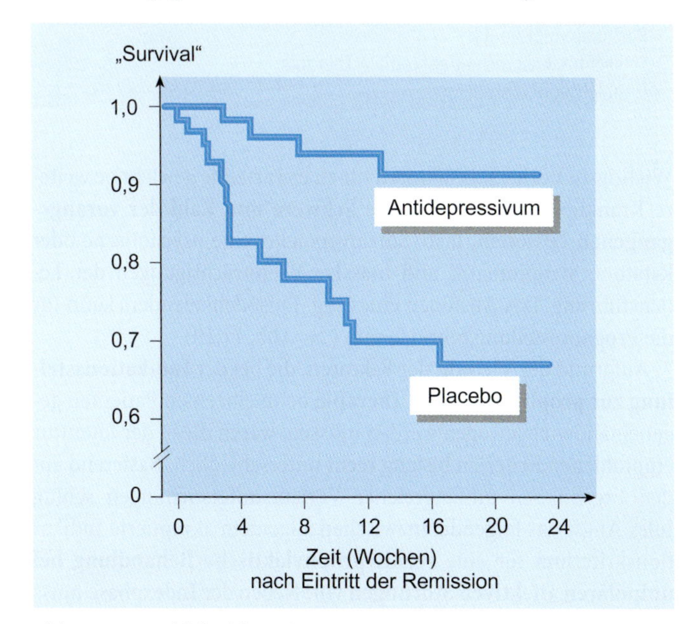

Abb. 11.18 Rückfallgefahr in der Remissionszeit. Survival-Analyse von Rückfällen nach einer Remission bei Placebogabe im Vergleich zu einer antidepressiven Erhaltungstherapie (nach Montgomery et al. 1993)

Psychotherapeutische Erhaltungstherapie Mittlerweile hat sich durch zahlreiche positive Studien die Evidenz erhöht, dass sowohl eine über die initiale Remission hinausgehende Akut-KVT als auch eine Erhaltungs-KVT (E-KVT) zur langfristigen und nachhaltigen Senkung des Rückfallrisikos und zur Verringerung der Residualsymptomatik ausgesprochen wirksam sind (Review: Paykel 2007). Fava et al. (2007) konnten sogar nachweisen, dass das Rückfallrisiko bei nichtmedizierten Patienten mit E-KVT im Vergleich zu nichtmedizierten Patienten mit klinischem Management noch nach 6 Jahren signifikant reduziert war (40 % vs. 90 %).

In einer Kosten-Nutzen-Analyse zur E-KVT als Rückfallprävention bei chronischen Depressionen konnte gezeigt werden, dass bei Patienten mit depressiven Residualsymptomen nach Standard-Akuttherapie eine KVT zusätzlich zur Medikation zwar zunächst teurer, aber effektiver ist als eine intensive medikamentöse klinische Monotherapie. Durch die nachhaltige Senkung des Rückfallrisikos durch die E-KVT müsste die KVT langfristig sogar kostengünstiger sein als andere Behandlungsformen.

Auch bei der neueren *Mindfulness-Based Cognitive Therapy* (MBCT), bei der KVT-Strategien mit meditativer Aufmerksamkeitslenkung kombiniert werden (➤ Kap. 11.6.1), hat sich eine E-MBCT hinsichtlich Rückfallprävention als hilfreich erwiesen, wobei sich hier die Anzahl der vorherigen Episoden als Mediator herausstellte: Bei Patienten mit 3 oder mehr depressiven Episoden konnte MBCT das Rückfallrisiko signifikant reduzieren, während sie bei Patienten mit nur 2 vorhergehenden Episoden keine Reduktion bewirkte (Teasdale et al. 2000; Ma und Teasdale 2004; Geschwind et al. 2012).

Eine psychotherapeutische Erhaltungstherapie sollte insb. bei sog. Hochrisikopatienten, die durch frühen Erkrankungsbeginn, chronischen oder rezidivierenden Verlauf sowie durch persistierende Residualsymptome charakterisiert sind, in Erwägung gezogen werden. Dabei kann generell empfohlen werden, das Verfahren anzuwenden, auf das die Patienten auch in der Akutbehandlung angesprochen haben (z. B. KVT, IPT oder CBASP), oder die MBCT durchzuführen.

LEITLINIEN

S3-Leitlinie Unipolare Depression 2012

Zur Stabilisierung des Therapieerfolgs sowie zur Senkung des Rückfallrisikos soll im Anschluss an eine Akutbehandlung eine angemessene psychotherapeutische Nachbehandlung (Erhaltungstherapie) angeboten werden (Empfehlungsgrad A).

EKT als Erhaltungstherapie Wie in ➤ Kap. 11.6.1 erläutert, ist die EKT ein hoch wirksames Verfahren zur Akuttherapie schwerer Depressionen. Nach erfolgreichem Abschluss einer EKT-Serie besteht jedoch insb. in den ersten Monaten danach ein hohes Rückfallrisiko (APA 2010). Zur Vorbeugung erhalten Patienten i. d. R. eine pharmakotherapeutische Erhaltungstherapie. Ein anderer Ansatz, insb. für medikamentenresistente Patienten und solche, die unter adäquater Pharmakotherapie nach Beendigung der EKT-Serie einen Rückfall erlitten haben, besteht in der Fortsetzung der EKT in größeren Abständen. Zur Durchführung einer Erhaltungs-EKT gibt es in der klinischen Praxis verschiedene Protokolle, z. B. **2- bis 4-mal in wöchentlichen, dann in 2-wöchentlichen und schließlich in monatlichen Abständen.** Fraglich ist, ob nicht eine individuell auf die Bedürfnisse des Patienten (d. h. Durchführung einer E-EKT immer wenn Krisen sich andeuten) durchgeführte E-EKT besser Rückfällen vorbeugen kann. In der Literatur finden sich einige empirische Belege für beide Vorgehen; sie beruhen aber in erster Linie auf retrospektiven oder naturalistischen Studien bzw. Fallgeschichten, sodass eine abschließende Bewertung dieses Therapieansatzes noch nicht möglich ist. Eine aktuelle Studie konnte zeigen, dass bei Patienten, die auf eine Akut-EKT angesprochen hatten, eine Erhaltungs-Psychotherapie besser Rückfällen vorbeugen kann als eine E-EKT oder eine reine pharmakologische Behandlung (Brakemeier et al. 2013).

LEITLINIEN

S3-Leitlinie Unipolare Depression 2012

EKT kann auch zur Erhaltungstherapie bei Patienten eingesetzt werden, die
- während einer Krankheitsepisode auf EKT angesprochen haben,
- auf eine andere leitliniengerechte antidepressive Therapie nicht angesprochen haben,
- psychotische Merkmale aufweisen oder
- eine entsprechende Präferenz haben.

Bipolare Störungen

Bei **bipolaren Störungen** ist das Vorgehen während der Erhaltungstherapie weniger gut untersucht. Es wird empfohlen, eine manische Phase noch einige Monate mit der Medikation, unter der die Remission eingetreten ist (i. d. R. Lithium und/oder ein Antikonvulsivum bzw. Neuroleptikum) weiter zu behandeln. In den meisten Fällen wird sich daran eine rezidivprophylaktische Behandlung anschließen (s. unten).

Bezüglich der Erhaltungstherapie bei einer depressiven Episode i. R. einer bipolaren Störung besteht Uneinigkeit, da die Weiterführung der Therapie mit einem AD möglicherweise mit dem Risiko der Auslösung manischer Episoden oder eines *Rapid Cycling* verbunden ist, andererseits das zu frühe Absetzen des AD aber einen Rückfall provozieren könnte. Obwohl bisher nur wenige empirische Studien zu dieser Frage vorliegen, erscheint es plausibel, bipolar erkrankte Patienten im Anschluss an eine mit einem AD erfolgreich behandelte depressive Episode mit einer **Kombination aus dem AD und Lithium oder evtl. einem Antikonvulsivum** weiter zu behandeln, und zwar zumindest für die Dauer der Erhaltungstherapie, d. h. 4–6 Monate. Eine Studie zu dieser Frage (Altshuler et al. 2003) bestätigt diese Position. Eine Weiterführung der Therapie mit dem Antidepressivum (in Kombination mit einem Stimmungsstabilisierer) über 6–12 Monate bewirkte einen deutlichen Schutz vor einem depressiven Rückfall. Die Gefahr der Auslösung einer Manie war in dieser Studie eher gering und nicht klar mit der antidepressiven Medikation assoziiert. In den meisten Fällen wird ohnehin eine **phasenprophylaktische Behandlung** erforderlich sein. Liegt keine Indikation für die Weiterführung der Therapie i. S. einer Rezidivprophylaxe vor, so sollte nach Ende der Erhaltungstherapie das AD nur sehr langsam reduziert werden. Um eine Induktion von Rückfällen zu vermeiden, wird eine wöchentliche Reduktion um ¼–⅓ der Gesamtdosis empfohlen.

11.7.3 Rezidivprophylaxe (Maintenance Therapy)

Die Indikationsstellung für eine phasenprophylaktische Behandlung erfordert möglichst präzise Informationen:
1. über die Wahrscheinlichkeit des Auftretens weiterer Krankheitsepisoden,
2. über die voraussichtliche Schwere der Symptomatik sowie die dadurch verursachte Beeinträchtigung im Leben des Patienten, seines Freundes- und Familienkreises und evtl. unbeteiligter Dritter (Fremdgefährdung bei Manien) und
3. über das individuelle Risiko für schwerwiegende Nebenwirkungen.

Faktoren, die das Risiko für Rückfälle und Wiedererkrankungen bestimmen, sind in ➤ Box 11.8 zusammengefasst.

BOX 11.8

Risikofaktoren für Rückfall *(relapse)* und Wiedererkrankung *(recurrence)*

- Bipolarer Verlauf
- Frühes Ersterkrankungsalter
- Komorbidität mit Angststörungen und Sucht
- Hohe Anzahl vergangener Episoden
- Residualsymptomatik
- Schlechtes Ansprechen auf initiale Therapie
- Double Depression

Wichtigste Vorhersagefaktoren für zu erwartende gewichtige weitere Krankheitsepisoden sind die **Schwere und Zahl der vorangegangenen Episoden,** insb. Suizidversuche, eine psychotische oder katatone Symptomatik und massive Beeinträchtigungen der Lebensführung. Das Ausfüllen eines sog. Episodenkalenders kann für die Prognosestellung hilfreich sein (➤ Abb. 11.19).

Aufgrund der Vielzahl der Faktoren, die bei der **Indikationsstellung zur prophylaktischen Therapie** beim einzelnen Patienten gegeneinander abgewogen werden müssen, waren die in der Literatur empfohlenen Kriterien bislang recht unterschiedlich. Basierend auf den Ergebnissen umfangreicher Verlaufsuntersuchungen schlug Jules Angst das folgende, inzwischen allgemein akzeptierte Indikationskriterium für eine **rezidivprophylaktische Behandlung bei unipolaren affektiven Störungen** vor: Neben der Indexphase muss innerhalb eines Zeitraums von 5 Jahren vor der Indexphase mindestens eine weitere depressive Episode stattgefunden haben (d. h. **2 Episoden in 5 Jahren**).

11

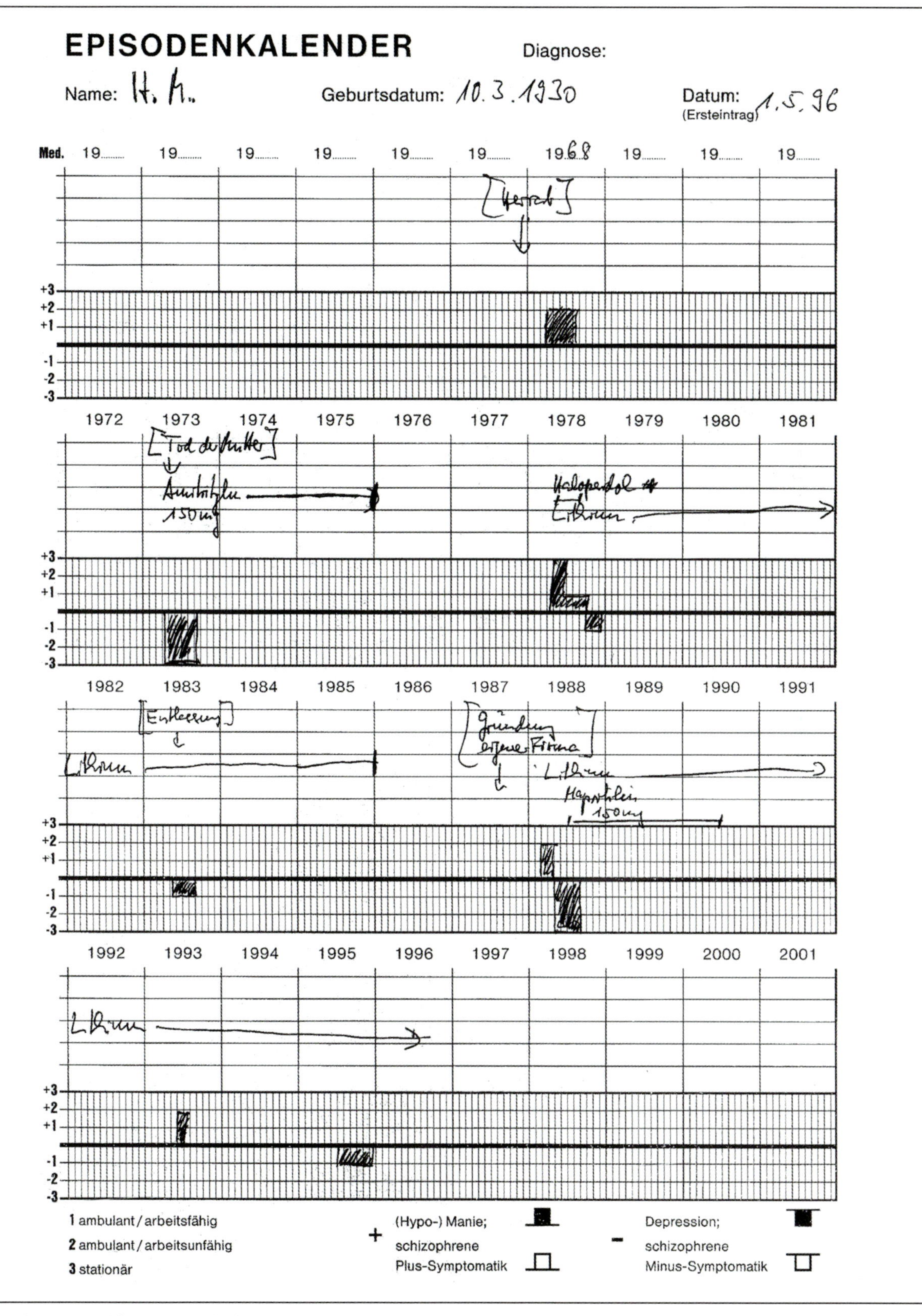

Abb. 11.19 Fiktives Beispiel für einen Episodenkalender

Für **bipolare Störungen** wurde das Kriterium **„2 Episoden in 4 Jahren"** einschließlich der Indexphase vorgeschlagen. Angesichts des besonders hohen Rezidivrisikos bipolarer Störungen und des hohen sozialen Gefährdungspotenzials manischer Episoden wird aber auch empfohlen, die rezidivprophylaktische Behandlung bereits beim **Auftreten einer ersten manischen Phase** einzuleiten.

Unipolare depressive Störungen

EBM

In der Rezidivprophylaxe unipolarer depressiver Störungen ist die Wirksamkeit zweier Medikamentenformen empirisch gut belegt: Antidepressiva und Lithium, wobei beide Substanzklassen ähnlich wirksam sind (Evidenzstufe Ia: Cipriani et al. 2006, Cochrane-Review). Für eine abschließende Beurteilung bedarf es jedoch weiterer methodisch anspruchsvoller Studien. Einem neuen Review zufolge ließ sich bei älteren Depressiven (> 60 J.) durch eine antidepressive Medikation über 12 Monate das Rückfallrisiko von 61 % auf 42 % reduzieren (Evidenzstufe Ia: Wilkinson und Izmeth 2012; Cochrane-Review). Für Nachuntersuchungstermine nach 24 und 36 Monaten ließ sich dieser Benefit jedoch statistisch nicht absichern. Die Autoren schließen daraus, dass sich für ältere Depressive aufgrund dieser auf nur wenigen Studien basierenden Ergebnisse keine Empfehlungen für den klinischen Alltag ableiten lassen.

Antidepressiva

Zu empfehlen ist die Weiterführung der Erhaltungstherapie mit dem Antidepressivum, unter dem die Remission eingetreten ist. Vorläufige Studienergebnisse mit allerdings noch geringen Fallzahlen zeigen, dass bei der Rezidivprophylaxe die schon während der Akutbehandlung eingesetzte therapeutische Dosis des Antidepressivums einer reduzierten Dosis überlegen ist (s. oben). Es gibt wenige gesicherte Informationen darüber, welches AD sich für eine prophylaktische Behandlung besonders gut eignet, da in den meisten Studien lediglich die Effektivität im Vergleich zu Placebo untersucht wurde. Die beste Evidenz liegt für die prophylaktische Wirkung von **Imipramin** vor.

Die **Effektivität von SSRI, Venlafaxin und Mirtazapin** scheint ebenfalls **gesichert,** allerdings erst über einen relativ kurzen Zeitraum von 1–2 Jahren. Die rezidivprophylaktische Wirkung von Nortriptylin wurde in einer Studie an älteren Patienten nachgewiesen. Aufgrund klinischer Erfahrungen erscheint aber die Annahme gerechtfertigt zu sein, dass ein AD, das sich in der **Akuttherapie als effektiv erwiesen** hat, bei **gleich bleibender Dosierung auch prophylaktisch wirksam** sein wird.

LEITLINIEN

S3-Leitlinie Unipolare Depression 2012

Patienten mit 2 oder mehr depressiven Episoden mit bedeutsamen funktionellen Einschränkungen in der jüngeren Vergangenheit sollten dazu angehalten werden, das AD mindestens 2 Jahre lang zur Langzeitprophylaxe einzunehmen (Empfehlungsgrad B).
Zur Vorbeugung eines Rezidivs sollte die gleiche Dosierung des AD verabreicht werden, die bei der Akuttherapie wirksam war (Empfehlungsgrad 0).

Lithium

EBM

Die prophylaktische Wirkung einer Lithiumbehandlung ist für unipolare Störungen weniger gut belegt als für bipolare Störungen. Lithium ist wirksamer als Placebo, wobei dieser an einer kleinen Stichprobe erhobene Befund jedoch nicht robust ist, was durch unterschiedliche Patientenstichproben oder Outcome-Kriterien bedingt sein kann (Evidenzstufe Ia: Burgess et al. 2001, Cochrane-Review). Einem qualitätsüberprüften Review wird durch eine Lithiumdauermedikation – verglichen mit Placebo – das Suizidrisiko um mehr als 60 % reduziert (Evidenzstufe Ia: Cipriani et al. 2013; qualitätsüberprüfter Review). Zwischen Lithium und einer anderen aktiven Medikation (v. a. Carbamazepin, Valproat, Lamotrigin) ergaben sich zwar positive Effekte für eine Lithiummedikation, die sich jedoch bei geringen Fallzahlen statistisch nicht absichern ließen. Hinsichtlich von Suizidversuchen ergab sich ausschließlich im Vergleich zu Carbamazepin eine statistisch abgesicherte Überlegenheit von Lithium.

Eindeutige Kriterien für eine Entscheidung zwischen AD und Lithium stehen nicht zur Verfügung. Für eine Lithiumprophylaxe könnten eine Unverträglichkeit von AD oder Hinweise auf mögliche Bipolarität sprechen (z. B. vermehrte Reizbarkeit, Irritierbarkeit oder hyperthyme Stimmungsauslenkungen unter Antidepressivatherapie) sowie bipolare Störungen bei Erstgradangehörigen.

Ob ein gutes Ansprechen auf eine Potenzierung der antidepressiven Wirkung durch Lithium in der Akutbehandlung möglicherweise einen Prädiktor für eine gute prophylaktische Wirkung einer Lithiumtherapie darstellt, ist ungeklärt. Einer prophylaktischen Behandlung mit AD dürfte der Vorzug bei Patienten zu geben sein, die ein hohes Risiko für unerwünschte Lithiumeffekte aufweisen.

LEITLINIEN

S3-Leitlinie Unipolare Depression 2012

Bei suizidgefährdeten Patienten soll in der Rezidivprophylaxe zur Reduzierung suizidaler Handlungen (Suizidversuche und Suizide) eine Medikation mit Lithium in Betracht gezogen werden (Empfehlungsgrad A).

Systemische Effekte und Kontraindikationen (Tab. 11.9) Lithium wird durch die Niere eliminiert und kann die renale tubuläre Aktivität beeinflussen. Patienten mit **eingeschränkter Nierenfunktion** haben daher ein hohes Risiko für unerwünschte Lithiumeffekte. Unter Lithiumtherapie darf wegen der dadurch verminderten Lithium-Clearance keine kochsalzarme Kost verordnet werden. **Herzerkrankungen** schließen eine Lithiumtherapie i. d. R. aus. Lithium kann elektrokardiografische Veränderungen, insb. eine T-Wellen-Abflachung, verursachen, die als harmlos und reversibel zu erachten ist. Es gibt jedoch vereinzelte Berichte über schwerere kardiale Komplikationen unter Lithiumapplikation. Vor allem kann Lithium, etwa nach frischem Myokardinfarkt, zu einer gesteigerten Irritabilität des Myokards führen.

Bei **Epilepsien, Morbus Parkinson, zerebellären Erkrankungen** und **Myasthenia gravis** sollte Lithium nicht gegeben werden. Eine **Psoriasis** kann unter einer Lithiumbehandlung exazerbieren und gilt deswegen i. d. R. als Kontraindikation. Außerdem ist eine bestehende **Schwangerschaft** eine Indikation gegen eine Lithiumgabe (s. unten). Bei Patienten mit fraglicher Compliance ist von einer Lithiumtherapie abzuraten.

Tab. 11.9 Systemische Effekte von Lithium (nach Goodwin und Jamison 1990)

Schilddrüse	• Hypothyreose bei 15–20 % der Patienten • Nichttoxische Struma bei 4–12 % der Patienten
Nieren	• Verminderte renale Konzentrationsfähigkeit bei 15–30 % der Patienten • Vorübergehende Polyurie bei 30 % der Patienten – persistiert bei 20–40 % dieser Patienten unter langfristigen Erhaltungstherapien • Glomeruläre Funktion i. Allg. erhalten • Selten nach jahrzehntelanger Lithiumtherapie Lithium-Nephropathie mit Absinken der GFR
Zentralnervensystem	• Normalerweise vorübergehend und dosisabhängig: signifikant als Ursache für Noncompliance; bei Intensivierung kann Neurotoxizität auftreten: – Feiner Tremor bei ca. 25 % d. F: – überwiegend bei Männern; persistiert bei 4–50 % der Patienten unter Erhaltungstherapie – Verminderte motorische Koordination – milde Ataxien können Toxizität anzeigen, Muskelschwäche – Extrapyramidal: Zahnradrigidität (meist geringfügig) bei 48–59 % der Patienten – verbunden mit längerer Behandlung – Unspezifische EEG-Veränderungen – Kognitive und Gedächtnisfunktion in ca. 28 % d. F.
Stoffwechsel	• Gewichtszunahme in ca. 25 % d. F. – manchmal als Folge von Hypothyreose oder durstbedingter Steigerung der Kalorienaufnahme • Veränderter Glukosestoffwechsel • Hyperparathyreoidismus – selten • Makulopapulöse und akneähnliche Veränderungen – frühzeitiges Erscheinen; reversibel • Psoriasis – nicht ungewöhnlich bei Patienten mit einer Anamnese oder Familienanamnese von Psoriasis • Mäßiger Haarausfall gelegentlich berichtet – in fast allen Fällen bei Frauen
Herz-Kreislauf-System	• EKG: T-Wellen-Abflachung oder –Inversion – gutartig; reversibel • Sinusknotendysfunktion – selten; reversibel • Kardiale Arrhythmien – selten, i. Allg. dosisabhängig
Gastrointestinaltrakt	Vorübergehende Diarrhö, in Verbindung mit rascher Dosissteigerung und Zeitpunkt der Medikamentengabe
Teratogen	s. Text

Schwangerschaft und Stillzeit Ein besonderes Problem ergibt sich bei Patientinnen, die unter Lithiummedikation eine Schwangerschaft wünschen bzw. ungewollt schwanger werden. Es besteht kein Zweifel, dass **Lithium teratogene Effekte** besitzt. Diese sind aber sehr viel geringer als ursprünglich befürchtet. Fehlbildungen des Herzens und der großen Gefäße (z. B. Ebstein-Anomalie) treten nach Lithiumtherapie (im 1. Trimenon) nicht, wie früher angenommen, 400-mal häufiger, sondern etwa 20- bis 40-mal häufiger auf als bei Kontrollpatientinnen; sie sind also mit 0,05–0,1 % auch unter Lithium ein seltenes Ereignis. Dennoch sollte in den ersten 3 Schwangerschaftsmonaten eine Lithiumtherapie nur unter individueller Abwägung der Risiken für Mutter und Kind erfolgen (➤ Kap. 5).

Nach dem 1. Trimenon ist die Lithiumgabe weniger problematisch. Lithiumkonzentrationsspitzen sollten durch Verteilung der Dosis über den Tag jedoch vermieden werden, da Lithium die Plazenta passiert. Durch die Möglichkeit hormoneller und anderer physiologischer Veränderungen muss der Lithium-Plasmaspiegel engmaschig kontrolliert werden. Vor der Entbindung ist i. d. R. eine **Dosisreduktion** um mindestens 50 % zu empfehlen, um nach der Entbindung Intoxikationen durch Veränderung der Nierenfunktion zu vermeiden. Wegen der hohen Gefahr der Post-partum-Erkrankungen ist nach der Entbindung rasch ein adäquater Lithiumspiegel anzustreben. Unter Lithiumtherapie darf nicht gestillt werden.

Interaktionen mit anderen Medikamenten Lithium sollte wegen seines u. a. **serotonergen Effekts** und der damit möglicherweise erhöhten Gefahr eines serotonergen Syndroms nur zurückhaltend mit einem SSRI kombiniert werden.

Initiale Berichte über neurotoxische Schäden von Lithium in Kombination mit Neuroleptika konnten zwar nicht bestätigt werden, doch sollten zumindest die Neuroleptikagaben bei Kombination mit Lithium niedriger sein als bei alleiniger Neuroleptikamedikation. Ferner sollte der Lithiumspiegel bei Kombinationsbehandlungen nicht über 1 mmol/l gesteigert werden.

Besondere Vorsicht ist geboten, wenn Patienten eine Behandlung mit Medikamenten benötigen, die mit der **Lithiumausscheidung interferieren, z. B. Thiaziddiuretika, ACE-Hemmer, Antirheumatika** vom Butazolidin-Typ wie Indometacin oder Diclofenac (➤ Tab. 11.10).

Therapieüberwachung Patienten müssen vor einer Lithiumeinstellung umfangreich informiert und voruntersucht werden. Dies gilt im Hinblick auf die Funktion von Nieren, kardiovaskulärem System, Schilddrüse und ZNS (➤ Box 11.9).

BOX 11.9

Notwendige Voruntersuchungen bei einer Lithiumeinstellung

Minimalempfehlungen:
- Blutbild
- Kreatinin
- T_3, freies T_4
- TSH
- Urinstatus einschl. Eiweißausscheidung und Sediment
- Elektrolyte

Zusätzliche Empfehlungen bei Verdacht auf Nierenschädigung:
- 24-h-Urin-Messung
- Kreatinin-Clearance
- Urin-Osmolarität

Der optimale **Plasmaspiegel** einer phasenprophylaktischen Lithiumtherapie beträgt 0,6–0,8 mmol/l, wobei bei älteren Patienten eher ein Bereich um 0,6 mmol/l anzustreben ist. Plasmaspiegel > 0,8 mmol/l gehen mit einem höheren Nebenwirkungsrisiko einher. Es konnte aber auch gezeigt werden, dass manche Patienten erst bei einem Lithiumspiegel zwischen 0,8 und 1 mmol/l adäquat reagieren. Deswegen ist eine **individuelle Feineinstellung** der Lithiumdosis für eine erfolgreiche Rezidivprophylaxe ausgesprochen bedeutungsvoll.

Tab. 11.10 Interaktion von unterschiedlichen Medikamenten mit Lithium (nach Goodwin und Jamison 1990)

Medikament	Interaktion
Diuretika	
Thiazide	reduzieren die Lithium-Clearance, Effekt auf distal-tubuläre Funktion
Schleifendiuretika (Furosemid-Typ-Diuretika)	kein Effekt auf die Lithium-Clearance
Amilorid	(Behandlung der Li-induzierten Polyurie)
Nichtsteroidale Antiphlogistika	
• Indometacin • Phenylbutazon • Naproxen • Ibuprofen u. a.	können den Lithiumspiegel über Effekt auf die Clearance erhöhen
Antibiotika	
• Metronidazol • Erythromycin	möglicher renaler Effekt; können Lithiumspiegel erhöhen und Diarrhöen bedingen
Antihypertensiva	
Methyldopa	kann Lithiumspiegel erhöhen und neurotoxische Symptome verursachen; Mechanismus unklar
Clonidin	Lithium kann antihypertensiven Effekt abschwächen
ACE-Hemmer	erhöhen Lithiumspiegel
Kardiaka/Antiarrhythmika	
Digitalis	kann in Kombination mit erhöhten Lithiumspiegeln schwerwiegende, anhaltende Arrhythmien bedingen
Digoxin Chinidin	Der Effekt auf die kardiale Reizüberleitung kann durch Lithium verstärkt werden; Digoxin kann den Effekt von Lithium reduzieren
Kalziumkanalblocker (Verapamil etc.)	können die Lithiumausscheidung erhöhen
Bronchodilatatoren	
Aminophyllin Theophyllin	signifikant erhöhte Lithiumausscheidung, möglicherweise erhöhtes Mortalitätsrisiko bei bestimmten kardiovaskulären Erkrankungen
Insulin und orale Antidiabetika	sorgfältiges Monitoring auf Glukosespiegel ist notwendig, da Lithium die Glukosetoleranz erhöhen kann; Mechanismus unklar
Neuroleptika	erhöhen das Risiko der Neurotoxizität (?); Spätdyskinesien
SSRI	erhöhtes Risiko für ein serotonerges Syndrom
Antikonvulsiva	
Carbamazepin	additive ZNS-Effekte können Neurotoxizität produzieren
Valproat	kann den Lithiumspiegel senken

Während der ersten Wochen einer Lithiumeinstellung sollten die Spiegel wöchentlich kontrolliert werden. Wenn sich der Plasmaspiegel stabilisiert hat, sind während des ersten Jahres Kontrollen in 4- bis 8-wöchigen Abständen und dann evtl. auch in größeren Abständen indiziert. Ein **kontinuierliches Monitoring** bleibt bedeutungsvoll, da unerwartete internistische Erkrankungen oder anderweitige Medikationen den Lithiumspiegel verändern können. Außerdem wird dadurch verhindert, dass sich die Compliance der Patienten über die Jahre hinweg verschlechtert. Eine ungenügende Compliance stellt eindeutig den Hauptgrund für Rückfälle i. R. rezidivprophylaktischer Maßnahmen dar.

Neben dem Lithiumspiegel sollten alle 6–12 Monate die **Schilddrüsenfunktion** mittels T_3-, T_4- und TSH-Test, Serum-Kalzium (Ausschluss eines Li-induzierten Hyperparathyreoidismus), Blutbild (Kontrolle der häufigen und i. Allg. harmlosen leichten lithiuminduzierten Leukozytose und Lymphozytopenie) und **Nierenfunktion** mittels Plasma-Kreatinin [und evtl. einer Urinanalyse (Kreatinin-Clearance)] überprüft werden. Zwar weist etwa ⅕ der Patienten auch unter Dauermedikation einen lithiuminduzierten nephrogenen Diabetes insipidus auf, doch geht dieser i. d. R. nicht mit morphologischen Veränderungen einher. In seltenen Fällen kann es aber nach jahrzehntelanger Lithiumtherapie zur Entwicklung einer chronischen Lithium-Nephropathie mit Absinken der GFR kommen. Diese ist evtl. bei einer Kreatinin-Clearance < 40 ml/min auch nach Absetzen von Lithium nicht mehr reversibel. Regelmäßige (mind. 1 × jährlich) Messungen der Nierenfunktion (Kreatinin, bei Verdacht auch Messung der Kreatinin-Clearance) sind daher erforderlich (Grünfeld et al. 2009). Da Lithiumintoxikationen, etwa i. R. somatischer Erkrankungen mit Fieber und Dehydratation, zu akuten Nierenschädigungen führen können, ist ein regelmäßiges Monitoring der Nierenfunktion erforderlich.

Patienten sollten genauestens über mögliche Probleme im Zusammenhang mit der Lithiumeinnahme hingewiesen werden. Hierzu zählt jede mit einer **verminderten Flüssigkeits- und Salzaufnahme** verbundene Erkrankung (insb. mit Durchfall und Erbrechen verbundene Infektionskrankheiten). Jede Art von Natriumverarmung des Organismus führt zu einer verstärkten Natrium- und daran gekoppelten Lithiumrückresorption und damit zur Gefahr einer Lithium-Intoxikation.

Die Patienten sollten v. a. vor **Diäten** und ihrem möglichen Einfluss auf den Lithiumspiegel gewarnt werden. Diät zur Gewichtsreduktion ist häufig mit einer Abnahme der Salzaufnahme und damit der Gefahr einer Lithium-Intoxikation verbunden. Das Gleiche gilt – wegen der Gefahr eines hohen Wasser- und Kochsalzverlusts durch Schwitzen – für große körperliche Anstrengungen, insb. bei hohen Außentemperaturen.

Vor jedem **chirurgischen Eingriff** unter Allgemeinnarkose sollte die Lithiummedikation wenige Tage vorher halbiert und dann unterbrochen werden. Lithium potenziert den Effekt mancher Narkotika und erschwert die postoperative Wasser- und Elektrolytbilanzierung.

Nebenwirkungen und Nebenwirkungsmanagement Lithium besitzt eine größere Zahl von subjektiv z. T. recht unangenehmen Nebenwirkungen (➤ Tab. 11.9 und ➤ Tab. 11.10). Wird der Patient hierüber nicht ausführlich informiert und werden nicht alle möglichen Gegenmaßnahmen zur Minderung dieser Nebeneffekte getroffen, verweigern sich die Patienten häufig einer weiteren Lithiumeinnahme, oder aber die Compliance lässt nach. Unerwünschte Nebenwirkungen führen in etwa ¼ d. F. zum Absetzen der Medikation und somit zu einer hohen Rückfallgefahr.

Die Beschäftigung mit den Nebenwirkungen der Lithiummedikation stellt einen wichtigen therapeutischen Aspekt der Rezidivprophylaxe dar, da nur etwa ¼ aller Patienten über keinerlei Nebenwirkungen berichten. Manche dieser Nebenwirkungen bessern sich unter einer vorsichtigen Dosisreduktion, sodass dies i. d. R. versucht werden sollte. Manche Nebenwirkungen schwächen sich mit der Zeit auch ab (➤ Tab. 11.11):

- **Tremor:** Ein leichter (insb. Finger-)Tremor ist ein häufiger Nebeneffekt von Lithium und kann sicher und rasch behoben werden. Die Gabe eines zentralnervösen Betablockers wie **Propranolol** (10–80 mg/d) führt meist innerhalb von 30 min zur Minderung des Tremors. Der Effekt hält für etwa 4–6 h an.

Tab. 11.11 Unerwünschte (Neben-)Wirkungen von Lithium

Organsysteme	(Neben-)Wirkungen	Bemerkungen	Therapie
Zentralnervös	Feinschlägiger Tremor	häufig	Dosisreduktion, Änderung des Dosierungsschemas evtl. Betablocker (Propranolol)
	• Müdigkeit • Muskelschwäche • Mnestische Störungen • Rigor	eher bei Beginn der Lithiumtherapie	
	• Koordinationsstörungen • Muskuläre Zuckungen • Dysarthrie • Zerebrale Anfälle • Verwirrtheit • Desorientiertheit • Delir • Bewusstseinstrübung	Hinweis auf eine drohende oder manifeste **Lithium-Intoxikation** Lithium-Serumkontrollen!	Dosisreduktion bzw. Absetzen von Lithium evtl. Therapie der Intoxikation
Gastrointestinal	• Übelkeit • Erbrechen • Bauchschmerzen • Diarrhö	oft bei Beginn der Lithiumtherapie; Diarrhöen häufiger bei Lithium-Retardtabletten Diarrhöen und Erbrechen können Ausdruck einer **Lithium-Intoxikation** sein	
Kardiovaskulär	**EKG-Veränderungen:** • T-Wellen-Abflachung • T-Wellen-Umkehr	reversibel, ungefährlich	
	Arrhythmien: • Sinusknoten-Syndrom • Ventrikuläre Extrasystolen • AV-Schenkelblock	sehr selten; Folge von Störungen der Reizbildung oder der Erregungsleitung, eher bei vorbestehenden Herzerkrankungen	Absetzen von Lithium Antiarrhythmika Schrittmacherimplantation
Renal	**Funktionell:** • Polyurie, Polydipsie • verminderte Konzentrationsleistung (Durstversuch, DDAVP-Test)	reversibel **(Cave:** Lithiumüberdosierung) **Vorsicht bei Diuretikabehandlung!**	evtl. Dosisreduktion Amilorid
	Histologisch: • Nach jahrzehntelanger Therapie chronische Nephropathie	interstitielle Fibrose	Absetzen von Lithium
	• Nephrotisches Syndrom (Minimalläsion)	sehr selten, meist komplette Remission (aber Rezidivgefahr nach erneuter Lithiumbehandlung)	Lithium absetzen, evtl. Glukokortikoide
Elektrolyt- und Wasserhaushalt	Gewichtszunahme	häufig	kalorienarme Diät bei normaler Kochsalzzufuhr **Vorsicht bei Gabe von Diuretika!**
	Ödeme	selten	
Endokrin	• Struma	häufig	Hormonsubstitution
	• TSH-Anstieg im TRH-Test	strumigen!	evtl. Hormonsubstitution
	• Hypothyreose (?)	selten	
	• Potenz-, Libidostörung (?)	selten	
	• Hyperparathyreoidismus mit Hyperkalzämie	vereinzelt beschrieben	
Hämatologisch	Leukozytose	häufig, reversibel, ungefährlich	
Dermatologisch	• Akne • Haarausfall (?) • Psoriasis	Exazerbation einer Psoriasis möglich Psoriasis: relative Kontraindikation	

- **Polyurie:** Eine Polyurie, die durch einen lithiuminduzierten nephrogenen Diabetes insipidus bedingt wurde (ADH-Blockade), kann für den Patienten u. U. so unangenehm sein, dass er das Lithium absetzt. Falls eine **Dosisreduktion (und/oder Einmaldosierung)** keinen ausreichenden Effekt erbringt, kann die zusätzliche Gabe von **Amilorid** erwogen werden. Andernfalls ist bei anhaltenden täglichen Urinmengen > 3 l (bei bipolaren Störungen) ein Wechsel auf z. B. Carbamazepin oder Valproat zu erwägen.
- **Hypothyreose:** Lithium führt bei bis zu ⅓ der Patienten initial zu einer Minderung der Schilddrüsenfunktion. Innerhalb der ersten 12 Monate kommt es jedoch bei den meisten Patienten zur Rückbildung einer solchen initialen, gewöhnlich milden Hypothyreose. Etwa 15–20 % der Patienten entwickeln im Laufe einer Dauermedikation mit Lithium eine Hypothyreose, die eine Substitution mit Schilddrüsenhormonen erforderlich macht. Dabei kommt es insb. noch vor einer signifikanten Verminderung des freien T_3 und T_4 im Serum zu einer Anhebung der TSH-Spiegel und schließlich zur Entwicklung einer **(euthyreoten) Struma.** Häufig wird die Schilddrüsensubstitution v. a. zur Strumaprophylaxe durchgeführt.
- **Gewichtszunahme:** Eine der häufigsten Ursachen für den Abbruch einer Lithiummedikation ist eine vom Patienten als unakzeptabel erlebte Gewichtszunahme. Bei den meisten Patienten kommt es zu Beginn einer Lithiumtherapie zu vermehrtem Durst und vermutlich dadurch bedingt zur vermehrten Aufnahme flüssiger Kalorien (zuckerhaltige Säfte u. a.!) mit der Folge einer Gewichtszunahme von wenigen Kilogramm, die sich i. d. R. zurückbildet. Etwa **25 %** der Patienten zeigen jedoch im Laufe einer längerfristigen Lithiumtherapie eine **deutliche Steigerung des Körpergewichts** von mehr als 5 kg. Dies ist v. a. für Frauen, die bereits vorher Probleme mit der Gewichtskontrolle hatten, häufig ein Grund, die Lithiumprophylaxe abzubrechen. In diesen Fällen sind engmaschige Gewichtskontrollen, eine Restriktion der Kalorienaufnahme, insb. die Vermeidung kalorienhaltiger Getränke bei gesteigertem Durst, und regelmäßiges körperliches Training zu empfehlen. Mit Lithium behandelte Patienten zeigen häufig eine milde **Hypoglykämie,** v. a. einige Stunden nach Kohlenhydrataufnahme. Bei einigen Patienten führt eine Vermeidung kohlenhydrathaltiger Nahrung zur Minderung der Hungerattacken. Es wurde berichtet, dass auch eine tägliche Dosis von 500–1.000 mg L-Glutamin das Kohlenhydrat-Craving unterdrücken kann.
- **Kognitive Beeinträchtigungen:** Mehr als ¼ der mit Lithium behandelten Patienten berichten über den Eindruck, ihre Denkprozesse seien verlangsamt, über Schwierigkeiten, Neues zu lernen und zu behalten, und über Konzentrationsschwierigkeiten. Umfangreiche Untersuchungen haben den Eindruck verstärkt, dass – unabhängig von den kognitiven Beeinträchtigungen, die durch die depressive Erkrankung hervorgerufen werden – Lithium selbst entsprechende Probleme bedingen kann. Ein negativer Effekt der Lithiumtherapie auf die Gedächtnisleistung ist durch eine Reihe kontrollierter Studien von guter Qualität belegt (Honig et al. 1999). Bei entsprechenden Klagen der Patienten sollte der Lithiumspiegel so weit wie möglich gesenkt werden.
- **Neurotoxizität:** Wegen des schmalen Grenzbereichs zwischen therapeutischer und toxischer Dosis müssen die Patienten über die Symptome einer beginnenden **Lithium-Intoxikation** genau informiert werden. Eine solche tritt bereits bei Spiegeln von **1,4–2 mmol/l** auf und äußert sich in kognitiven Beeinträchtigungen, Verwirrtheit, Müdigkeit, Sprachstörungen, innerer Unruhe und Irritierbarkeit. Bei höheren Dosen treten zunehmend **zerebelläre Symptome wie Ataxie, Sprachstörungen sowie choreatiforme oder parkinsonähnliche Bewegungsstörungen** und schließlich generalisierte **Krampfanfälle** auf. Die Symptome einer schweren Lithium-Intoxikation sind nicht immer reversibel und können insb. bei koexistierenden somatischen Erkrankungen sowie einer gleichzeitigen Neuroleptikamedikation zu Koma und Tod führen. Sie erfordern sofortige intensivmedizinische Maßnahmen wie eine Dialysebehandlung.

Antikonvulsiva

Carbamazepin scheint neben seinem moderaten antidepressiven Effekt auch prophylaktische Wirkung bei unipolaren Depressionen zu haben. Bis zum Vorliegen umfangreicher und besser kontrollierter Vergleichsstudien ist der Einsatz von Carbamazepin in dieser Indikation aber wohl auf Patienten zu beschränken, die weder durch eine Prophylaxe mit AD noch mit Lithium zufriedenstellend zu stabilisieren sind oder auf diese anderen beiden Medikamentengruppen intolerable Nebenwirkungen entwickeln. Zur Frage einer möglichen prophylaktischen Wirkung von Valproat oder Lamotrigin bei unipolaren depressiven Störungen liegen derzeit keine Untersuchungen vor.

Psychotherapie

Als Alternative zur medikamentösen Therapie sollte zur Rückfallprophylaxe bei Patienten, die nur eine leicht bis mittelschwer ausgeprägte Symptomatik ohne Suizidalität aufweisen, eine Psychotherapie in Erwägung gezogen werden. Eine speziell für diesen Zweck entwickelte niederfrequente Form der **interpersonellen Psychotherapie (IPT)** hat sich auch in der Prophylaxe depressiver Störungen bewährt. Patienten, die mit der *Maintenance*-Form der IPT (IPT-M) behandelt wurden, blieben etwa doppelt so lange ohne Rezidiv wie Patienten, die nur unspezifische supportive Unterstützung erhielten (> Abb. 11.20), der rezidivprophylaktische Effekt war aber geringer als der Effekt der antidepressiven Pharmakotherapie. Bei Patienten mit melancholischen Depressionsformen war der prophylaktische Effekt von IPT-M deutlich geringer ausgeprägt als bei Patienten mit nichtmelancholischen Depressionen.

Nach den Ergebnissen einer (allerdings auf nur 3 Studien basierenden) Metaanalyse (Evidenzstufe Ia: De Mello et al. 2005; qualitätsüberprüfter Review) ließ sich im Placebovergleich der positive Effekt einer niedrigdosierten IPT-Rezidivprophylaxe an remittierten Patienten nachweisen. Durch eine IPT-Monotherapie können über einen Zeitraum von mindestens 6 Monaten vergleichbare Remissionsraten erzielt werden wie mit einer AD-Medikation. Der Effekt einer AD-Monotherapie ließ sich durch eine zusätzliche IPT-Phasenprophylaxe nicht signifikant steigern.

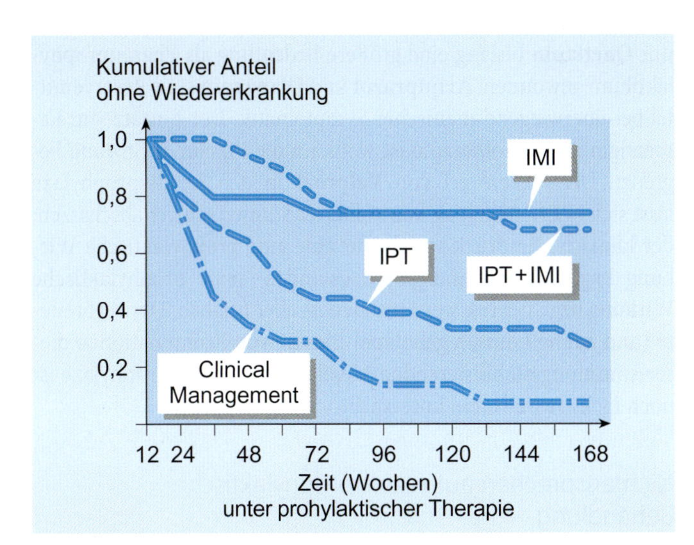

Abb. 11.20 Prophylaktischer Effekt von Imipramin (IMI) und interpersoneller Psychotherapie (IPT) bei unipolaren Depressionen (Major Depression) (nach Frank et al. 1992)

Einer neuen Metaanalyse zufolge (Vittengl et al. 2007) ist das Rückfall-/Wiedererkrankungsrisiko nach erfolgreicher KVT-Akutbehandlung deutlich geringer als nach einer erfolgreichen antidepressiven Akutbehandlung. K(V)T-Rezidivprophylaxe ist im Kurz- und Langzeitverlauf wirksamer als eine unbehandelte Kontrollgruppe (nur KVT-Akuttherapie) und ähnlich wirksam wie eine „aktive“ Kontrollgruppe (Medikation, *treatment as usual*).

Eine prophylaktische psychotherapeutische Behandlung ist evtl. auch in Kombination mit Pharmakotherapie indiziert, insb. bei Patienten, die einer Pharmakotherapie eher skeptisch gegenüberstehen und daher eine unsichere Compliance aufweisen. Im Rahmen der Psychotherapie kann dann auch gezielt an einer adäquaten Akzeptanz der Erkrankung und einer notwendigen Medikation gearbeitet werden. Eine aktuelle Metaanalyse (Oestergaard und Moldrup 2011) erbrachte, dass eine um Psychotherapie ergänzte Pharmakotherapie – eingesetzt sowohl in der akuten als auch der Erhaltungsphase – im Vergleich zu alleiniger Pharmakotherapie die wirksamste Option für eine höhere Wahrscheinlichkeit von Remission und reduziertem Rückfallrisiko darstellt.

LEITLINIEN

S3-Leitlinie Unipolare Depression 2012

Längerfristige stabilisierende Psychotherapie (Rezidivprophylaxe) soll Patienten mit einem erhöhten Risiko für ein Rezidiv angeboten werden (Empfehlungsgrad A).

Dauer der prophylaktischen Behandlung

Über die notwendige Dauer einer prophylaktischen Therapie affektiver Störungen besteht Unklarheit. Eine signifikante rezidivprophylaktische Wirkung ist für Imipramin noch nach 5-jähriger Behandlung nachweisbar. Patienten mit schweren, häufig rezidivierenden Depressionen benötigen daher wahrscheinlich eine lebenslange Prophylaxe. Wenn die Behandlung etwa auf dringenden Wunsch des Patienten oder bei nicht zu tolerierenden Nebenwirkungen abgebrochen werden muss, sollte ausschleichend, d. h. über 2–4 Wochen, reduziert werden, um dem Auftreten von Absetzphänomenen (s. oben) vorzubeugen.

Auch eine Lithiumprophylaxe sollte nur sehr langsam, d. h. über Monate, ausschleichend beendet werden. Es konnte gezeigt werden, dass das rasche Absetzen von Lithium auch mit einem höheren Rückfallrisiko verbunden ist.

Zudem scheint es sinnvoll zu sein, eine psychotherapeutische Behandlung nicht abrupt abzusetzen, sondern das Ende gut vorzubereiten und die Sitzungen möglichst im Ausschleichschema immer niederfrequenter zu planen.

Bipolare affektive Störungen

Lithium

EBM

Lithium ist nach wie vor das Mittel der Wahl zur prophylaktischen Behandlung bipolarer affektiver Störungen (Evidenzstufe Ia: Burgess et al. 2001, Cochrane-Review), wobei die gefundenen Effekte in den einzelnen Studien aber stark variieren.

Obwohl die meisten Studien unter Lithiumtherapie eine ca. 60-prozentige Reduktion des Auftretens von Wiedererkrankungen im Gruppenvergleich zu Placebo zeigen, findet sich ein vollständiges Sistieren der Rezidive nur bei etwa 50 % der Patienten. 25 % zeigen kein und weitere 25 % nur ein inkomplettes Ansprechen auf die Lithiumprophylaxe.

In der Regel wird bei Patienten mit typischen bipolaren Verläufen bereits während der manischen Phase eine Einstellung auf Lithium vorgenommen. Auch bei depressiver Indexphase sollte schon während der Akutbehandlung neben dem AD mit der Lithiumprophylaxe begonnen werden, um 1. die Lithiumpotenzierung in der Akutbehandlung zu nutzen und 2. einer möglichen Induktion manischer Episoden bzw. eines *Rapid Cycling* durch AD vorzubeugen.

LEITLINIEN

S3-Leitlinie Bipolare Störungen 2012

Lithium soll zur Phasenprophylaxe bei bipolaren Störungen eingesetzt werden (Empfehlungsgrad A).
Lithium soll bei Patienten mit bipolarer Störung und einem hohen Suizidrisiko zur Phasenprophylaxe eingesetzt werden, da es Hinweise darauf gibt, dass Lithium im Langzeitverlauf antisuizidal wirkt (Empfehlungsgrad A).

Antikonvulsiva

Weniger geeignet ist Lithium für die prophylaktische Therapie bei Manien mit psychotischer Symptomatik und *Rapid Cycling* sowie bei dysphorisch-manischen Mischzuständen. Als Alternative bietet sich eine Behandlung mit den Antikonvulsiva Carbamazepin oder Valproat an, die in der Behandlung von *Rapid Cycling* allerdings kaum besser geeignet erscheinen. Die Wirksamkeit der beiden Antikonvulsiva in der Phasenprophylaxe ist aber noch unzureichend untersucht. Bei Patienten mit dysphorisch-manischen Mischzuständen scheint Valproat besonders effektiv zu sein.

EBM

Insgesamt liegt noch kein verlässlicher empirischer Beleg für die Wirksamkeit von Valproat in der Rezidivprophylaxe vor (s. Macritchie et al. 2003, Cipriani et al. 2013; Cochrane-Reviews).

In einer sehr umfangreichen deutschen Multicenterstudie wurde die prophylaktische Wirksamkeit von Lithium und Carbamazepin bei bipolaren Patienten verglichen (Greil et al. 1997, 1998, 1999). Die Behandlung mit **Lithium** erwies sich bei **bipolaren Patienten mit „klassischem" Verlauf** (vorwiegend euphorische Stimmung, keine psychotische Symptomatik) der Therapie mit **Carbamazepin** überlegen. Dagegen war Carbamazepin in der Prophylaxe von Patienten mit **nichtklassischer Symptomkonstellation** vorteilhafter. Diese Studie wurde in einer älteren Metaanalyse (Dardennes et al. 1995, qualitätsüberprüfter Review), in der die prophylaktische Wirksamkeit von Carbamazepin als unbewiesen eingeschätzt wurde, noch nicht berücksichtigt. Auch einige andere Antiepileptika scheinen eine prophylaktische Wirkung bei bipolaren Störungen zu haben. Die Datenlage ist hier für **Lamotrigin** am besten, das sich insb. in der Prophylaxe der bipolaren Depression und in der Behandlung von (Bipolar-II-) *Rapid Cycling* zu bewähren scheint (Übersicht: Yatham et al. 2002).

Zusammenfassend ist nach derzeitiger Datenlage bei aktueller bzw. vorangegangener **manischer Phase mit dysphorischer bzw. gemischter Symptomatik** eine prophylaktische Behandlung mit **Carbamazepin** oder **Valproat** vermutlich vorzuziehen, bei **Mischzuständen** oder *Rapid Cycling* mit überwiegend depressiver Symptomatik **(Bipolar-II-Störung)** am ehesten **Lamotrigin**. Bei *Rapid Cycling* i. R. einer Bipolar-I-Störung wird eine ausreichende prophylaktische Wirkung am ehesten mit einer Kombinationstherapie (z. B. Lithium plus Valproat) erreicht werden können.

Eine Zulassung zur Anwendung in der Phasenprophylaxe bipolarer Störungen haben in Deutschland unter den Antikonvulsiva nur Valproat, Lamotrigin (zur Prophylaxe depressiver Episoden bei bipolarer Störung) und – bei unzureichendem Ansprechen auf Lithium oder bei *Rapid Cycling* – einige Carbamazepin-Präparate. Für eine prophylaktische Wirkung von Valproat sprechen bisher nur Fallberichte und offene Studien, eine große placebokontrollierte Studie im Vergleich zu Lithium ist gescheitert. Dennoch ist Valproat auf der Grundlage der klinischen Erfahrungen in Deutschland zur Prophylaxe bipolarer Störungen zugelassen.

Antipsychotika

Unter den Antipsychotika hat nur **Quetiapin** eine explizite Zulassung zur **Rezidivprophylaxe beider Phasen der bipolaren Störung. Aripiprazol** und **Olanzapin** sind **zur Prophylaxe manischer Episoden** zugelassen, wenn eine manische Episode auf diese Behandlung angesprochen hat.

Auswahl der prophylaktischen Medikation

Die **Lithiumbehandlung** ist angesichts der langjährigen Erfahrungen noch immer der **Goldstandard** der prophylaktischen Therapie bipolarer Störungen. Unter den „atypischen" Antipsychotika hat nur **Quetiapin** bislang eine größere Bedeutung als Phasenprophylaktikum gewonnen, **Aripiprazol** und **Olanzapin** sind Reservemittel bei überwiegend manischer Symptomatik. Der Einsatz von Lamotrigin als Monotherapie ist wohl auf die Bipolar-II-Störung begrenzt. Der Stellenwert von **Valproat** in der Rezidivprophylaxe lässt sich in Ermangelung kontrollierter Studien schwer abschätzen; der klinische Eindruck spricht für eine gute prophylaktische Wirkung bzgl. Manien und Mischzuständen, seine prophylaktische Wirkung bzgl. depressiver Episoden ist aber fraglich. Der verbreitete (und häufig klinisch gebotene) Einsatz von Kombinationen dieser stimmungsstabilisierenden Medikamente in der Prophylaxe ist noch nicht ausreichend untersucht.

Nichtansprechen auf rezidivprophylaktische Behandlung

Bei Nichtansprechen auf eine prophylaktische Monotherapie wird von manchen Autoren empfohlen, zunächst unter einer **Kombinationstherapie** z. B. von **Lithium mit Carbamazepin, Valproat oder Quetiapin** eine Stabilisierung anzustreben und erst im zweiten Schritt zu testen, ob die Monotherapie mit der alternativen Substanz ausreicht. Beim Kombinieren von verschiedenen Antiepileptika ist auf die z. T. **gravierenden Interaktionen** zu achten (z. B. Erhöhung des Carbamazepin-Metaboliten Carbamazepin-Epoxid und entsprechend verstärkte unerwünschte Wirkungen bei Kombination mit Valproat, unterschiedliche Beeinflussung der Lamotriginspiegel bei Kombination mit Carbamazepin bzw. Valproat). Nicht selten werden in der Praxis auch Kombinationen von drei Stimmungsstabilisieren eingesetzt, kontrollierte Studien hierzu liegen aber nicht vor. Bei Therapieresistenz kommt evtl. auch eine zusätzliche Behandlung mit Kalziumantagonisten oder hochdosierten Schilddrüsenhormonen infrage, insb. bei *Rapid Cycling*. Der Kalziumantagonist Nimodipin scheint zur Behandlung von extrem schnellem *Rapid Cycling (Ultra-Rapid Cycling)* geeignet zu sein.

Die Wirksamkeit einer Phasenprophylaxe kann i. d. R. erst nach einem längeren Zeitraum von 1–2 Jahren beurteilt werden, denn einerseits können initial noch leichte Erkrankungsphasen auftreten, die sich bei längerer Prophylaxe zurückbilden, andererseits kann sich eine neue Episode u. U. erst nach Monaten oder Jahren einstellen. Bei engmaschiger Kontrolle können aber auch Verschlechterungen im Befinden erkannt werden, die noch nicht die Kriterien eines Rückfalls oder Rezidivs erfüllen. Derartige Stimmungsschwankungen haben nach neuesten Arbeiten einen hohen prädiktiven Wert für einen Rückfall bzw. ein Rezidiv und sollten Anlass für eine Überprüfung der Compliance und evtl. Abänderung der prophylaktischen Behandlung geben.

EBM

Durch rechtzeitige psychoedukative Interventionen beim Auftreten von Frühwarnsymptomen können einem Review zufolge bessere Prophylaxe-Ergebnisse erzielt werden (Evidenzstufe Ia: Morriss et al. 2007, Cochrane-Review).

Dauer der Rezidivprophylaxe

Wie lange eine rezidivprophylaktische Behandlung fortgeführt werden sollte, ist umstritten. Möglicherweise muss eine solche Behandlung lebenslang erfolgen.

Das Absetzen von Lithium ist insb. bei bipolaren Störungen in den ersten 6–12 Monaten mit einem gehäuften Auftreten von meist manischen Rezidiven verbunden. Ob es sich dabei tatsächlich um eine Entzugssymptomatik i. S. eines Rebound-Effekts handelt, ist umstritten. Die Gefahr eines Rezidivs nach Absetzen kann durch sehr langsames Ausschleichen von Lithium über mehrere Wochen deutlich vermindert werden.

Psychotherapie

RCTs konnten den rezidivprophylaktischen Effekt von Psychotherapien bei **bipolaren affektiven Störungen** nachweisen (Übersicht: Beynon et al. 2008). Im Vergleich zur alleinigen Pharmakotherapie bewirkt eine **Kombination von KVT mit Pharmakotherapie eine signifikante Verbesserung des Erfolgs einer prophylaktischen Behandlung** (Lam et al. 2003). Außerdem gibt es Hinweise, dass Psychotherapie allein oder in Kombination die soziale Anpassung der Patienten verbessert. Gerade jugendliche Patienten sind in ihrer psychosozialen Entwicklung durch die Erkrankung häufig erheblich beeinträchtigt, sodass eine psychotherapeutische Betreuung zur Korrektur der psychosozialen Folgestörungen der affektiven Erkrankung sinnvoll erscheint. Außerdem dürfte sie zur Verbesserung der Compliance beitragen. Wegen der oft massiven sozialen Konflikte im Umfeld bipolar Erkrankter scheinen familientherapeutische Ansätze mit stark psychoedukativen Elementen sinnvoll zu sein.

LEITLINIEN

S3-Leitlinie Bipolare Störungen 2012

Zur rezidivprophylaktischen Behandlung einer bipolaren Störung sollte eine ausführliche und interaktive Gruppenedukation durchgeführt werden (Empfehlungsgrad B).
Eine rezidivprophylaktische Behandlung einer bipolaren Störung mit einer manualisierten, strukturierten KVT kann bei aktueller Stabilität und weitgehend euthymer Stimmungslage empfohlen werden (Empfehlungsgrad 0).
Zur rezidivprophylaktischen Behandlung einer bipolaren Störung kann eine familienfokussierte Therapie angeboten werden (Empfehlungsgrad 0).

Bei den moderneren Psychotherapieformen für bipolare Erkrankungen wird mit dem Patienten an der Krankheitsverarbeitung und -akzeptanz, der Medikamentencompliance, den psychosozialen Folgen und dem Vulnerabilitätskonzept für weitere Episoden, d. h. Notwendigkeit der Stressreduktion, gearbeitet. Von der Gruppe um Frank und Kupfer wurde eine **Social Rhythm Therapy** entwickelt, die sich vornehmlich zum Ziel setzt, den häufig chaotisch strukturierten Tagesablauf einschließlich der Unregelmäßigkeiten des Schlaf-Wach-Rhythmus als Schutz vor Wiedererkrankungen zu regulieren (Übersicht: Frank 2007).

LEITLINIEN

S3-Leitlinie Bipolare Störungen 2012

Zur rezidivprophylaktischen Behandlung einer bipolaren Störung kann dann eine Interpersonelle und Soziale Rhythmustherapie fortgeführt werden, wenn sie bereits in der akuten Episode begonnen wurde und eine langfristige, kontinuierliche Betreuung (und keine zeitlich befristete Kurzzeittherapie) intendiert ist (Empfehlungsgrad 0).

Resümee

Der Vorbeugung affektiver Erkrankungen kommt wegen ihres hohen Rückfallrisikos hohe Relevanz zu. Da das Rückfallrisiko bei allen affektiven Erkrankungen während der 6 Monate nach Eintritt der Remission so hoch ist, sollte für diesen Zeitraum eine Erhaltungstherapie mit der Dosis erfolgen, die zur Remission geführt hat.

Bei unipolaren Erkrankungen sollte bei Vorliegen von 2 oder mehr depressiven Episoden innerhalb von 5 Jahren eine Phasenprophylaxe mit Lithium oder einem AD durchgeführt werden. Auch psychotherapeutische Verfahren (insb. IPT-M, KVT sowie MBCT) scheinen bei leichteren Depressionen zur Rückfall- und Wiedererkrankungsprophylaxe geeignet zu sein. Aufgrund des sehr hohen Wiedererkrankungsrisikos bei bipolaren Störungen sollte schon nach der ersten manischen Phase eine Prophylaxe erwogen werden. Hierfür zugelassen sind Lithium, Valproat, Carbamazepin und Quetiapin sowie – zur Prophylaxe depressiver Episoden – Lamotrigin und – zur Prophylaxe manischer Episoden – Aripiprazol und Olanzapin. Bei allen Erhaltungs- und phasenprophylaktischen Therapien ist besonders auf Nebenwirkungen und deren Behandlung zu achten, da ansonsten die Compliance abnimmt. Zur Verbesserung der Compliance sind zusätzlich meist intensive psychoedukative sowie oft auch psychotherapeutische Maßnahmen erforderlich.

Literatur

Die vollständige Literatur zu diesem Kapitel finden Sie online im „Plus im Web“ zu diesem Buch.

Fragen zur Wissensüberprüfung zum ➤ Kap. 11 finden Sie online.

11

KAPITEL

12 Angststörungen

Jörg Angenendt, Ulrich Frommberger und Mathias Berger

12.1 Terminologie

Angst ist eine existenzielle Grunderfahrung und Bestandteil des menschlichen Lebens. Das unvermeidbare Erleben von Angst findet seit frühester Zeit seinen Niederschlag in religiösen, literarischen und philosophisch-wissenschaftlichen Zeugnissen (Koch 2013). Diese verdeutlichen, dass neben der normalen Angst, die als biologisch angelegtes Reaktionsmuster der Wahrnehmung, Bewältigung und Vermeidung von Gefahren und Bedrohungen dient, immer auch **übersteigerte Angstformen** individueller und kollektiver Art bekannt waren.

1872 wurde von dem deutschen Nervenarzt Westphal eine Arbeit mit dem Titel „Agoraphobie, eine neuropathische Erscheinung" veröffentlicht. Darin gab er eine in ihrer Präzision bis heute gültige Beschreibung der Symptome eines Patienten, der beim Betreten öffentlicher Plätze unter starken Ängsten litt und den gleichzeitig die Grundlosigkeit seiner dabei auftretenden Todesängste erschreckte. Westphal hob den rein psychischen Charakter der „Platzfurcht" hervor und grenzte sich von den damals vorherrschenden neurophysiologischen und hirnpathologischen Erklärungsansätzen ab. Zwei Jahre zuvor hatte Benedikt den Begriff „Platzschwindel" zur Kennzeichnung eines der Agoraphobie vergleichbaren Störungsbildes geprägt. Im Gegensatz zu Westphal hatte Benedikt jedoch als Kernmerkmal dieses Syndroms eher den Schwindel als die Angst gesehen. Unter dem Begriff der **Phobie** wurde den seelischen Störungen mit einem umgrenzten Angsterleben größere Beachtung geschenkt. Cordes hatte nach dem Erscheinen von Westphals Aufsatz darauf hingewiesen, dass die Agoraphobie eine spezielle Form aus der Vielfalt verschiedener Angstgestaltungen darstellt, die sich auf die unterschiedlichsten Objekte und Situationen beziehen können. Er beschrieb Phobien als eine „bestimmte Abart gewisser psychischer Angstgefühle, die sich mehr oder weniger ähnlich sind, sich nicht in ihrer Qualität, sondern nur in ihrer Intensität voneinander unterscheiden und namentlich alle dieselbe Ursache haben" (zit. nach Schmidt-Degenhart 1986).

1895 prägte Sigmund Freud den Begriff der **Angstneurose**, der die Terminologie im Bereich der Angststörungen bis in die 1970er-Jahre bestimmte. Die Angstneurose umfasste in Freuds Beschreibung unterschiedliche Angstformen. Besonders hervorgehoben wurden die sich als akute ängstliche Erregung äußernden sog. **frei flottierenden Ängste,** die nicht durch spezielle Objekte oder Situationen ausgelöst werden und zusätzlich durch eine hypochondrische Erwartungshaltung gekennzeichnet sind. Von der Angstneurose im engeren Sinn unterschied er die Phobien, die er auch als **„Angsthysterie"** beschrieb. Die Vorstellungen Freuds über die den Angststörungen zugrunde liegenden physiologischen und pathogenetischen Mechanismen wandelten sich mehrfach, sodass unterschiedliche Angsttheorien von Freud bekannt sind. Seit den 1950er-Jahren haben intensive Forschungsbemühungen im Bereich der Angststörungen das über lange Zeit v. a. psychoanalytisch geprägte Verständnis dieser Erkrankungen grundlegend infrage gestellt. Von besonderer Bedeutung waren dabei die wissenschaftlichen und klinischen Studien zur Verhaltenstherapie verschiedener Phobien und die Arbeiten der biologischen Psychiatrie, beginnend mit den Untersuchungen des amerikanischen Psychiaters Klein über die Wirkung von Imipramin bei Panikattacken. Beide Therapierichtungen haben das Verständnis von Angsterkrankungen und ihren Behandlungsmöglichkeiten entscheidend erweitert und die Terminologie in den Diagnosesystemen des DSM-III und seinen nachfolgenden Versionen sowie der ICD-10 beeinflusst. Der Begriff Angsterkrankung wurde zugunsten des Begriffs **Angststörung** aufgegeben.

Eine wichtige Veränderung gegenüber der bis dahin vorherrschenden Terminologie ergab sich durch die explizite Formulierung des Konstrukts der **„Panikattacken"** im DSM-III (1980). Dieses Konzept geht auf den Einfluss von Klein zurück, der aufgrund der unterschiedlichen Wirksamkeit des trizyklischen Antidepressivums (TZA) Imipramin eine qualitative Unterscheidung zwischen phobischen Angstsymptomen und Panikattacken bzw. der daraus resultierenden Panikstörung postulierte.

DSM-III-R bis DSM-5 sowie ICD-10 (➤ Tab. 12.1) haben gemeinsam, dass in beiden eine weitere Ausdifferenzierung der „Angstneurose" nach phänomenologischen Gesichtspunkten erfolgte. Die Angstneurose wird jetzt unterteilt in die bereits beschriebene **Panikstörung,** d. h. eine akute, in Form von Panikattacken auftretende Angst ohne spezifische Auslöser, und in eine eher chronische Form nicht objektgebundener Angst, die als **generalisierte Angststörung** bezeichnet wird. Bei den Phobien werden **Agoraphobie mit und ohne Panikstörung, soziale Phobie** und **spezifische Phobie** unterschieden.

Klinisch ist die Unterscheidung zwischen **primären** Angststörungen i. S. der obigen Ausführungen und **sekundären** Angstformen besonders wichtig. Als sekundäre Ängste und Syndrome versteht man Beschwerden, die sich durch im Vordergrund stehende ängstliche Beschwerden manifestieren, jedoch auf eine körperlich definierbare Grunderkrankung oder eine andere psychische Erkrankung zurückzuführen sind.

Resümee

Unter Angststörungen wird heute eine Gruppe von Störungen zusammengefasst, die durch exzessive Angstreaktionen bei gleichzeitigem Fehlen akuter Gefahren und Bedrohungen charakterisiert sind. Die Abgrenzung gegenüber der „normalen" Angst ergibt sich weniger aus den unmittelbaren Reaktionsformen als vielmehr aus den Umständen (Auslöser, Intensität, Dauer, Angemessenheit der Angstreaktion) und den Folgen des Auftretens der Angstreaktionen. Die heute gebräuchliche Typisierung der Angststörungen orientiert sich unter Verzicht auf ätiologische Annahmen an der speziellen Symptomatik, an Schweregrad, Verlauf und Dauer der Symptomatik.

12.2 Epidemiologie und Verlauf

12.2.1 Prävalenz

Differenzierte Häufigkeitsangaben zur Verbreitung von Angststörungen in der Allgemeinbevölkerung liegen erst seit Mitte der 1980er-Jahre vor. Sie sind das Ergebnis einer Reihe von epidemiologischen Untersuchungen an repräsentativen Bevölkerungsstichproben in verschiedenen Ländern und Kulturen, in denen standardisierte Diagnoseinstrumente zur Beurteilung des Vorliegens einer Angststörung eingesetzt wurden. Danach gehören Angststörungen mit einer **Lebenszeitprävalenz von insgesamt 15 %** zu den häu-

Tab. 12.1 ICD-10- und DSM-5-Klassifikation der Angststörungen

ICD-10		DSM-5	
F40 Phobische Störungen			
40.0	Agoraphobie		
40.00	ohne Panikstörung	300.22	Agoraphobie
40.01	mit Panikstörung		
40.1	Soziale Phobie	300.23	Soziale Phobie
40.2	Spezifische (isolierte) Phobie	300.29	Spezifische Phobie
40.8	Andere		
40.9	Nicht näher bezeichnete		
F41 Andere Angststörungen			
41.0	Panikstörungen (episodisch paroxysmale Angst)	300.01	Panikstörung
41.1	Generalisierte Angststörung	300.02	Generalisierte Angststörung
41.2	Angst und Depression, gemischt		
41.3	Andere gemischte Angststörungen		
41.8	Andere näher bezeichnete		
41.9	Nicht näher bezeichnete	300.00	Angststörung nicht näher bezeichnet
		300.09	Andere spezifische Angststörung
		293.84	Angststörung aufgrund des anderen medizinischen Allgemeinzustands
			Substanz-/medikamenteninduzierte Angststörung
		309.21	Trennungsangst
		312.23	Selektiver Mutismus

figsten psychischen Erkrankungen in der Normalbevölkerung. Eine amerikanische Replikationsstudie des *National Comorbidity Survey* ermittelte für Angststörungen mit insgesamt 29 % die höchste Verbreitungsrate psychischer Störungen (Kessler et al. 2005). Die Wahrscheinlichkeit, im Laufe des Lebens an einer der genannten Angststörungen zu erkranken, ist somit größer als für affektive Störungen und etwas geringer als für Störungen durch schädlichen Substanzgebrauch. Die **Punktprävalenz** der Angststörungen insgesamt beträgt etwa 7 %, die 12 Monats-Prävalenz bei Erwachsenen in Deutschland ca. 15 % (Jacobi et al. 2014).

Für die verschiedenen Unterformen der Angststörungen ergeben sich aufgrund der neuesten Studie (Jacobi et al. 2014) folgende 12-Monats-Prävalenzen nach DSM-IV-TR-Kriterien. Am weitesten verbreitet sind danach phobische Störungen: soziale Phobien 2,7 %, spezifische Phobien 10,3 % und Agoraphobie ca. 4 %. Die Panikstörung tritt bei etwa 2 % der Allgemeinbevölkerung auf. Die Angabe für die generalisierte Angststörung (GAS) zeigt eine 12-Monats-Prävalenz von 2 %. Schätzungen für die Prävalenz der Restkategorie anderer Angststörungen (z. B. Angst und Depression, gemischt) fehlen noch völlig. Auch ist zu beachten, dass die Prävalenzraten in Abhängigkeit von den angewendeten Diagnosekriterien variieren. Für Unterschiede in den verschiedenen Studien sind v. a. verschiedene Schwellenwerte, also unterschiedliche Vorgaben, ab wann von einer klinisch bedeutsamen Beeinträchtigung der Lebensführung durch die Angst auszugehen ist, verantwortlich. ➤ Tab. 12.2 fasst die Lebenszeitprävalenzdaten untereinander vergleichbarer epidemiologischer Studien zusammen.

Tab. 12.2 Lebenszeitprävalenz von Angststörungen (nach Perkonigg und Wittchen 1995)

Diagnose	Bereich der Einzelstudien (%)	Median (abgeleitet) (%)
Panikstörung DSM-III-R	3,2–3,6	3,6
Agoraphobie	2,1–10,9	5,4
Spezifische Phobie	4,5–11,3	8,6
Soziale Phobie DSM-III	1,0–3,9	2,4
Generalisierte Angst	1,9–31,1	5,1

12.2.2 Risikofaktoren

Alter Das Erstauftreten der verschiedenen Angststörungen scheint mit unterschiedlichen **lebenszeitlichen Entwicklungsphasen** assoziiert zu sein. Spezifische Phobien entstehen i. d. R. bereits in der Kindheit, soziale Phobien oftmals in der frühen Jugend bei Eintritt der Pubertät und Panikstörungen und Agoraphobien bevorzugt zwischen dem 20. und 30. Lj. Bei der GAS ist eine bimodale Verteilung mit einer Häufung sowohl in der Adoleszenz als auch um das 40. Lj. beschrieben. Für die meisten Angststörungen – möglicherweise mit Ausnahme der generalisierten Angst – gilt, dass ein erstmaliges Auftreten klinisch relevanter Beschwerden nach dem 45. Lj. selten ist.

Geschlecht Das Verhältnis von Frauen zu Männern wird auf mindestens 2 : 1 geschätzt. Insbesondere die Agoraphobie weist mit 80–90 % einen hohen Frauenanteil auf. Inwieweit die Unterschiede auf einer erhöhten biologischen Vulnerabilität von Frauen (z. B. infolge hormoneller Einflüsse) beruhen oder überwiegend auf geschlechtsspezifische Lerneinflüsse, soziokulturelle Faktoren oder ein unterschiedliches Hilfesuchverhalten zurückzuführen sind, ist bis heute Gegenstand kontroverser Diskussionen.

Weitere Risikofaktoren Neben dem weiblichen Geschlecht konnte aus einer Vielzahl soziodemografischer Merkmale relativ konsistent nur der Familienstand als weiterer Risikofaktor identifiziert werden. Bei Agoraphobie, Panikstörungen, sozialen und anderen Phobien finden sich höhere Raten von getrennt lebenden, geschiedenen und verwitweten im Gegensatz zu verheirateten und ledigen Personen. Bei der GAS ist dieser Zusammenhang nicht eindeutig. Andere Faktoren wie städtisches vs. ländliches Lebensumfeld, beruflicher und sozialer Status sind nicht mit einem erhöhten Risiko für Angsterkrankungen verbunden. Traumatische Kindheitserlebnisse wie z. B. sexueller Missbrauch wurden als Risikofaktor für eine Panikstörung identifiziert.

12.2.3 Komorbidität

Epidemiologische Ergebnisse zur Komorbidität zeigen, dass zwischen 30 und 80 % der Personen mit einer definierten Angststörung unter **mindestens einer weiteren Angststörung** leiden bzw. – in der Längsschnittbetrachtung – gelitten haben (Kessler et al. 1994). Im Bundesgesundheits-Survey (Jacobi et al. 2004) zeigten lediglich 12 % der Panikstörungen, 21 % der Agoraphobien, 13 % der sozialen und 40 % der spezifischen Phobien nur jeweils diese eine Angststörung. Neben den Assoziationen der verschiedenen Angststörungen miteinander ist eine hohe Komorbidität mit Depression, Substanzmissbrauch und Substanzabhängigkeit gesichert (Jacobi et al. 2009). So weisen etwa 60 % aller Patienten mit einer Panikstörung und fast 80 % mit einer GAS innerhalb eines 12-Monats-Zeitraums auch die Diagnose einer **Depression** auf; bei den phobischen Störungen wird die Komorbidität mit 30–40 % angegeben. Auch bei einer Querschnittsbetrachtung ist von Komorbidität mit einer Depression zwischen jeweils 40 % bei Panikstörungen und generalisierter Angst und 20–25 % bei den phobischen Störungen auszugehen. Das relative Risiko für Patienten, im Quer- oder Längsschnitt an einer depressiven Störung zu erkranken, ist für Angstpatienten damit im Vergleich zur Allgemeinbevölkerung um ein Vielfaches erhöht. Gleiches gilt für die Wahrscheinlichkeit von Angstpatienten, im Laufe ihres Lebens die diagnostischen Kriterien für eine **Suchterkrankung** zu erfüllen. Zwischen 25 und 40 % der Patienten mit Angststörungen weisen die Lebenszeitdiagnose des Missbrauchs oder der Abhängigkeit von Alkohol, Medikamenten oder anderen Drogen auf.

Die Befunde zu den Überlappungen mit anderen psychischen Störungen sind bisher weniger eindeutig. Ebenfalls erheblich ist jedoch die Komorbidität mit somatoformen Störungen, Zwangsstörungen und der posttraumatischen Belastungsstörung (PTBS). Die in klinischen Untersuchungen wiederholt beschriebenen engen Verbindungen zwischen Angst- und Persönlichkeitsstörungen sind wegen vielfältiger methodischer Probleme bei der Definition, der verlässlichen Erfassung und der retrospektiven Bewertung von Persönlichkeitsstörungen mit einer gewissen Vorsicht zu interpretieren. Dies gilt umso mehr, als die Häufigkeitsangaben zwischen 20 und 62 % schwanken.

Angesichts der hohen Komorbidität von Angststörungen und Depressionen wurde die Frage der **zeitlichen Abfolge** beider Syndrome in verschiedenen Studien genauer untersucht. Dabei wurde übereinstimmend gefunden, dass in mehr als 70 % d. F. die Angstsymptomatik dem Auftreten depressiver Beschwerden vorausging. Die Mehrzahl der komorbiden Depressionen ist demzufolge als sekundär zur Angststörung zu betrachten. Während die Zeitspanne zwischen der Manifestation der Angst einerseits und der Depression andererseits bei Phobien im Durchschnitt mehr als 10 Jahre beträgt, ist die Entwicklung einer sekundären Depression bei Panikstörung und generalisierter Angst im Durchschnitt schon nach 13 Monaten zu beobachten.

12.2.4 Verlauf

Der Spontanverlauf von Angststörungen gilt als **ausgesprochen ungünstig.** Die Rate von spontanen Rückbildungen wird auf nur 20 % geschätzt. Bei durchaus vorhandenen Verlaufsschwankungen mit z. T. mehrmonatigen bis mehrjährigen symptomarmen Intervallen ist die chronisch milde und persistierende Verlaufsform am häufigsten zu beobachten. 50 % d. F. mit Agoraphobie, jeweils 40–45 % d. F. mit spezifischen oder sozialen Phobien sowie mit Panikstörungen zeigten in der Münchner Follow-up-Studie von Wittchen und von Zerssen (1987) einen chronischen Verlauf.

Die mittlere Zeitdauer zwischen dem Erstauftreten von Angstsymptomen und ihrer Diagnose beträgt i. d. R. 5–15 Jahre, sodass bei den meisten identifizierten Angststörungen bereits von einer erheblichen **Chronifizierung** auszugehen ist. Die Entwicklung von Komorbidität, insb. mit sekundärer Depression und Substanzmissbrauch, gilt als prognostisch ungünstiger Faktor.

12.2.5 Soziale Auswirkungen

Generell kann davon ausgegangen werden, dass aufgrund der speziellen Symptommerkmale und der sich daraus ergebenden Beeinträchtigungen Agoraphobien und Panikstörungen für die Lebensführung des Betroffenen als besonders gravierend anzusehen sind. Die spezifische Phobie ist i. d. R. mit deutlich weniger Einschränkungen verbunden, weil die selektive Vermeidung spezieller angstauslösender Situationen weite Teile der übrigen Lebensführung unbeeinflusst lassen kann. Soziale Phobie und GAS nehmen diesbezüglich eine Zwischenstellung ein.

Betrachtet man die Auswirkungen phobischer Angststörungen (Agoraphobien, soziale und spezifische Phobien) hinsichtlich der drei Faktoren „massive psychosoziale Einschränkung", „Inanspruchnahme professioneller Hilfe" und „regelmäßige Einnahme von anxiolytischen Medikamenten", so weisen 50 % der Personen mit identifizierten Angststörungen in der Allgemeinbevölkerung mindestens einen dieser drei Schweregradindikatoren auf. In klinischen Stichproben sind diese Anteile deutlich höher.

Als psychosoziale Folgen chronisch verlaufender Angststörungen sind das hohe **Inanspruchnahmeverhalten** des medizinischen Versorgungssystems, **Gefahren der Fehldiagnose und Fehlbehandlung** und erhebliche **sozialwirtschaftliche Kosten** durch Arbeitsausfallzeiten und vorzeitige Berentungen anzusehen. Für die Betroffenen selbst sind neben Einbußen der Lebensqualität durch Angst und phobische Vermeidung v. a. Einbrüche des Selbstwerterlebens und negative Einflüsse auf die familiären und sozialen Beziehungen zu verzeichnen. Die ungünstigere Verlaufsform mit einer Entwicklung von sekundärer Depression und Substanzmissbrauch ist pathogenetisch von hoher Relevanz und bedarf bei der individuellen Therapieplanung besonderer Berücksichtigung. Nicht zuletzt ist auch das erhöhte Suizidrisiko für Patienten mit chronifizierten Angststörungen bedrohlich.

Resümee

Angsterkrankungen gehören mit einer Lebenszeitprävalenz von insgesamt 15 % zu den häufigsten psychischen Störungen. Dabei überwiegen die phobischen Störungen (spezifische Phobie, Agoraphobie, soziale Phobie) gegenüber der Panikstörung und der generalisierten Angst. Es besteht eine hohe Komorbidität der Angststörungen untereinander, des Weiteren mit Depression und Substanzmissbrauch. Der spontane Verlauf von Angststörungen ist ungünstig: Chronische Verlaufsformen überwiegen gegenüber deutlichen Besserungen oder vollständigen Remissionen. Dieses gilt in besonderem Maße bei Komorbidität mit anderen psychischen Störungen. Erhebliche persönliche und psychosoziale Folgen chronisch verlaufender Angststörungen unterstreichen ihre hohe klinische Relevanz.

12.3 Symptomatik und Typisierung

Eine angemessene **Beschreibung der Angstsymptomatik** erfordert eine Charakterisierung der Beschwerden und Symptome auf den verschiedenen Reaktionsebenen. Als Standard galt dabei lange Zeit die sog. 3-Ebenen-Betrachtung nach Lang (1973), der eine körperlich-physiologische, eine emotional-kognitive und eine behavioral-verhaltensmäßige Reaktionsebene unterschied. Für die Psychotherapie mit Angstpatienten hat sich als nützlich herausgestellt, den kognitiv-emotionalen Reaktionsanteil weiter zu differenzieren, woraus eine 4-Ebenen-Betrachtung resultiert (➤ Abb. 12.1).

Die Unterscheidung und **Typisierung der Angststörungen** wurde – in Anlehnung an Freud (1926) – zunächst im Hinblick auf das **Vorliegen bzw. Fehlen von situativen Auslösern** für die Ängste getroffen. Daraus ergab sich die noch in der ICD-9-Version vorgenommene dichotome Unterteilung der Angsterkrankungen in die Angstneurosen (anfallsartig oder in Form eines ängstlich-angespannten Dauerzustands auftretende Ängste ohne situative Auslöser) und die Phobien (durch Objekte oder Situationen ausgelöste Ängste). Im DSM-III und nachfolgenden Versionen sowie der ICD-10 erfolgte eine erhebliche Ausdifferenzierung der Ängste vorwiegend nach phänomenologischen Gesichtspunkten. Neben der Unterscheidung von Ängsten nach Vorhandensein bzw. Nichtvorhandensein eines Auslösers kann als zweite Dimension die zeitliche

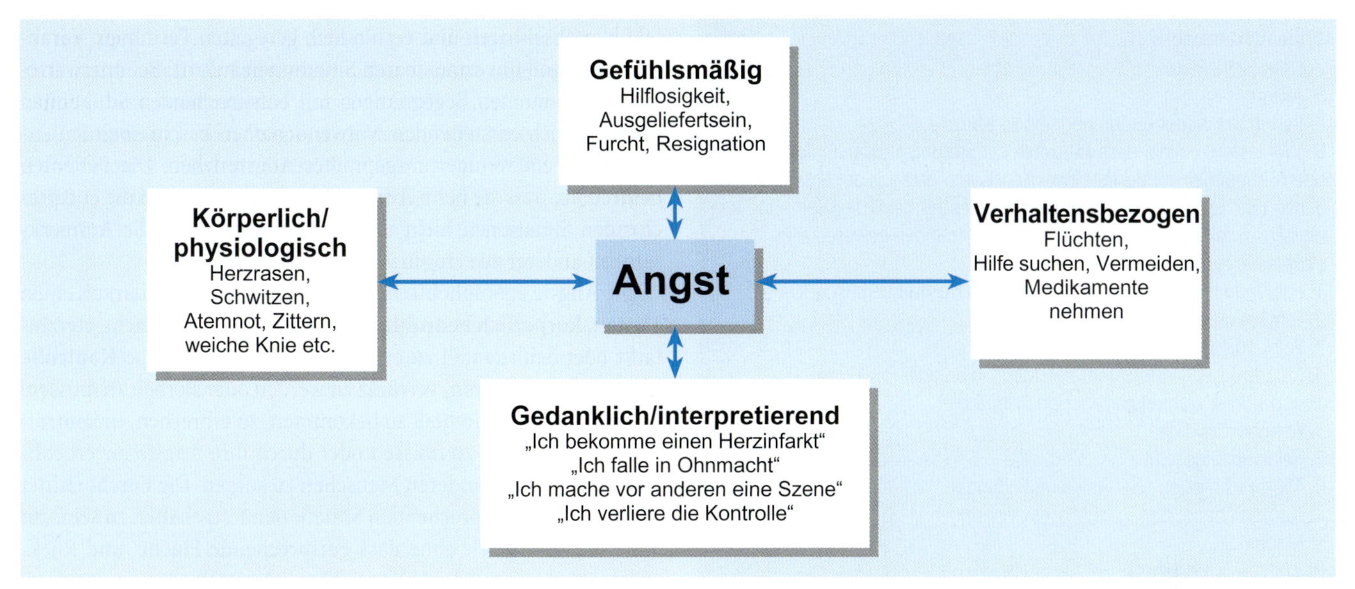

Abb. 12.1 4-Ebenen-Modell der Angstreaktion (dargestellt am Beispiel einer Agoraphobie und Panikstörung)

Dauer der Angstreaktion i. S. eines **episodischen** bzw. **persistierenden** Verlaufs betrachtet werden. Beide Dimensionen in Kombination ergeben das in ➤ Tab. 12.3 gezeigte Typisierungsschema der Angststörungen.

Im DSM-5 (APA 2013) werden im Vergleich zur Vorgängerversion (DSM-IV) die häufig in der Kindheit und Jugend beginnende Trennungsangst und selektiver Mutismus den Angststörungen zugerechnet, dafür aber die Zwangsstörung und PTBS separaten Kapiteln zugeordnet. Bei Phobien, Panikstörung und GAS ist insofern von einer weitgehenden Konvergenz beider Diagnosesysteme auszugehen. Als **zentrale Leitsymptome** der Angststörungen werden heute die phobischen Ängste und die Panikattacken betrachtet. **Phobische Ängste** sind durch folgende gemeinsame Merkmale gekennzeichnet:

- Eine anhaltende und intensive Angst vor einem umschriebenen Objekt oder einer umschriebenen Situation.
- Die Begegnung mit dem Objekt ruft eine Angstreaktion hervor.
- Die Situation wird unter intensivem Angsterleben ertragen oder völlig vermieden.
- Es kommt zu erheblichen Beeinträchtigungen der normalen Lebensführung.
- Der Patient leidet unter seiner Angst.
- Er erkennt selbst, dass die Angstreaktion übertrieben und unbegründet ist.
- Die Angst ist nicht auf eine körperliche oder eine andere psychische Erkrankung zurückzuführen.

Eine Unterscheidung der einzelnen Phobien ergibt sich anhand der jeweiligen Merkmale der angstauslösenden Situationen oder Objekte, der Schwere und des Verlaufs der Angstreaktionen.

Panikattacken werden im DSM-5 und ICD-10 als episodisch auftretende Angstanfälle verstanden, die i. R. verschiedener psychischer Störungen auftreten können und keineswegs auf Angststörungen beschränkt sein müssen. Panikattacken selbst gelten deshalb nicht als eigenständige diagnostische Kategorie. Zur genauen Operationalisierung von Panikattacken sei auf das B-Kriterium der ICD-10-Forschungskriterien in ➤ Box 12.3 verwiesen. Im Folgenden werden die Forschungskriterien der ICD-10 herangezogen, weil sie präzisere Definitionen der Störungsmerkmale enthalten als die diagnostischen Leitlinien.

Tab. 12.3 Typisierung von Angststörungen nach ihrem Verlauf

	Episodisch	Persistent
Mit situativen Auslösern	Anpassungsstörung, akute Stressreaktion mit Ängsten	Phobie
Ohne situative Auslöser	Panikstörung	Generalisierte Angststörung

12.3.1 Agoraphobie mit oder ohne Panikstörung

Als die komplexeste und zugleich wichtigste Form der Phobie wird die Agoraphobie bewertet. Sie macht mit 50 % der in klinischen Institutionen behandelten Angststörungen die größte Untergruppe aus.

In der ICD-10 wird die Agoraphobie mit Panikstörung (F40.01), in der Panikattacken zumindest im Verlauf der Erkrankung aufgetreten sein müssen, von einer Agoraphobie ohne Panikattacken unterschieden (F40.00). Letztere ist durch das Fehlen von eindeutigen Panikattacken im Längs- und Querschnitt gekennzeichnet. Kernsymptome sind zum einen die **situativ gebundenen Ängste und Angstanfälle,** zum anderen das **phobische Vermeidungsverhalten** (➤ Box 12.1).

BOX 12.1

ICD-10-Forschungskriterien für die Agoraphobie ohne und mit Panikstörung (F40.00/40.01)

F40.0 Agoraphobie

A. Deutliche und anhaltende Furcht vor oder Vermeidung von mindestens zwei der folgenden Situationen:

1. Menschenmengen
2. Öffentliche Plätze
3. Alleinreisen
4. Reisen mit weiter Entfernung von zu Hause

B. Wenigstens einmal nach Auftreten der Störung müssen in den gefürchteten Situationen mindestens zwei Angstsymptome aus der unten angegebenen Liste (eines der Symptome muss eines der Items 1–4 sein) und wenigstens zu einem Zeitpunkt gemeinsam vorhanden gewesen sein:

Vegetative Symptome:
1. Palpitationen, Herzklopfen oder erhöhte Herzfrequenz
2. Schweißausbrüche
3. Fein- oder grobschlägiger Tremor
4. Mundtrockenheit (nicht infolge Medikation oder Exsikkose)

Thorax und Abdomen betreffende Symptome:
1. Atembeschwerden
2. Beklemmungsgefühl
3. Thoraxschmerzen oder -missempfindungen
4. Nausea oder abdominale Missempfindungen (z. B. Unruhegefühl im Magen)

Psychische Symptome:
1. Gefühl von Schwindel, Unsicherheit, Schwäche oder Benommenheit
2. Gefühl, die Objekte sind unwirklich (Derealisation) oder man selbst ist weit entfernt oder „nicht wirklich hier" (Depersonalisation)

Allgemeine Symptome:
1. Hitzewallungen oder Kälteschauer
2. Gefühllosigkeit oder Kribbelgefühle

C. Deutliche emotionale Belastung durch das Vermeidungsverhalten oder die Angstsymptome; die Betroffenen haben die Einsicht, dass diese übertrieben oder unvernünftig sind.

D. Die Symptome beschränken sich ausschließlich oder vornehmlich auf die gefürchteten Situationen oder Gedanken an sie.

E. Häufigstes Ausschlusskriterium: Die Symptome des Kriteriums A sind nicht bedingt durch Wahn, Halluzinationen oder andere Symptome der Störungsgruppen organische psychische Störungen (F0), Schizophrenie und verwandte Störungen (F2), affektive Störungen (F3) oder eine Zwangsstörung (F42) oder sind nicht Folge einer kulturell akzeptierten Anschauung.

Das Vorliegen oder Fehlen einer Panikstörung (F41.0) in der Mehrzahl der agoraphobischen Situationen kann mit der fünften Stelle angegeben werden:

F40.00 Agoraphobie ohne Panikstörung
F40.01 Agoraphobie mit Panikstörung

Situativ gebundene Ängste

Agoraphobische Patienten beschreiben typischerweise intensive Ängste in einer **Reihe von öffentlichen Situationen** außerhalb des eigenen Hauses. Die Angst ist entgegen der eingeschränkten eigentlichen Bedeutung des Begriffs („Agoraphobie = Platzangst") keineswegs auf weite Plätze beschränkt. Die meistgenannten Situationen sind Menschenmengen, Kaufhäuser, Supermärkte, Spaziergänge, die Benutzung öffentlicher Verkehrsmittel (Bus, Straßenbahn, U-Bahn) oder auch bestimmter anderer Verkehrsmittel (Flugzeug, Schiff, Seilbahn), das Autofahren (besonders häufig auf Autobahnen), Wartesituationen, Kino-, Theater- und Restaurantbesuche. Auch das Alleinsein zu Hause ist häufig, wenn auch nicht immer, angstauslösend.

Agoraphobische Ängste unterliegen meist großen Fluktuationen, die für die Patienten selbst schwer nachvollziehbar sind. Ein Merkmal der Agoraphobie ist die **Erwartungsangst**, die insb. bei im Vorfeld klar absehbaren und verbindlich geregelten Terminen, Verabredungen und unvermeidbaren Situationen auftritt. Bei unerwarteten und spontanen Begegnungen mit entsprechenden Situationen oder plötzlich entstehenden Notwendigkeiten beschreiben Patienten häufig ein weniger ausgeprägtes Angsterleben. Die Patienten befürchten, dass sie beim Auftreten von Angstanfällen die entsprechenden Situationen nicht unverzüglich bzw. ohne die Aufmerksamkeit anderer zu erregen verlassen können.

Die Ängste agoraphobischer Patienten richten sich darauf, einen **akuten, körperlich bedrohlichen Zustand** wie Ohnmacht, Herzinfarkt oder Schlaganfall zu erleiden, möglicherweise die **Kontrolle über sich zu verlieren,** verrückt zu werden oder sterben zu müssen. Andere meinen, Durchfall zu bekommen, zu erbrechen, unkontrolliert Wasser lassen zu müssen oder durch ihre Ängste für erhebliches Aufsehen bei anderen Menschen zu sorgen. Die Furcht richtet sich darauf, in entsprechenden Situationen festgehalten zu sein, „in der Falle zu sitzen", ohne dass entsprechende Flucht- und Rückzugsmöglichkeiten oder Hilfen zugänglich wären.

Die Angst vor Panikattacken und die damit verbundenen körperlichen Angstanzeichen sind eine zentrale Komponente des Erlebens. Die Frage, inwieweit die in agoraphobischen Situationen ausgelösten Ängste sich eher quantitativ oder qualitativ von anderem Angsterleben unterscheiden, wird kontrovers diskutiert. Insbesondere ist eine genaue Unterscheidung zwischen **situativ** ausgelösten, durch **Erwartungsängstlichkeit** ausgelösten und **spontanen,** völlig unerwarteten Panikattacken häufig kaum möglich.

Agoraphobisches Vermeidungsverhalten

Neben der situativ ausgelösten Angst ist die **Vermeidung angstauslösender Situationen** das zweite Kernmerkmal der Agoraphobie. Das Ausmaß des Vermeidungsverhaltens agoraphobischer Patienten kann erheblich variieren. Bei leichteren Formen werden entsprechend den individuellen Vorerfahrungen oder der Einschätzung der Bedrohung lediglich bestimmte öffentliche Situationen selektiv vermieden, andere Situationen des Alltagslebens aber ohne Einschränkungen aufgesucht. Die Symptomatik kann bis zu schwersten Vermeidungsformen reichen, bei denen Patienten das eigene Haus unbegleitet nicht mehr verlassen und in ihrer Bewegungsfreiheit völlig eingeschränkt sind.

Für viele Patienten ist die **Begleitung** durch Familienangehörige oder Freunde **angstmindernd,** sodass in Begleitung deutlich mehr Situationen aufgesucht werden können als allein. Auch die Gesellschaft von Kleinkindern oder Haustieren bzw. das Mitführen von Gegenständen (z. B. Schirm, Kinderwagen, Fahrrad) ermöglicht ihnen gelegentlich, öffentliche Situationen doch noch aufzusuchen. Das Tragen einer Sonnenbrille, das Verlassen des Hauses bei Dunkelheit, das Wissen um notfalls in der Nähe befindliche Ärzte oder andere Sicherheit vermittelnde Personen oder Institutionen sowie das Einplanen der Möglichkeit, sich in das in der Nähe abgestellte eigene Auto zurückziehen zu können, sind Versuche, die Vermeidung durch spezielle Arrangements („Sicherheitsverhalten") partiell zu durchbrechen. Welche spezifischen Situationen beim einzelnen Patienten als nicht zu bewältigen vermieden und welche dagegen noch aufgesucht werden, ist durch eine systematische Befragung detailliert zu erheben. Dabei ist darauf zu achten, dass ein möglichst breites Spektrum verschiedener Situationen exploriert wird, da Patienten mit chronischer Agoraphobie sich so weit auf ein Leben mit der Angst eingerichtet haben können, dass sie das Ausmaß ihres Vermeidungsverhaltens spontan nicht in vollem Umfang angeben. Eine andere, weitaus subtilere Form von Vermeidungsverhalten ist die sog. **kognitive Vermeidung.** Sie ist durch Versuche des Patienten gekennzeichnet, sich bei der Konfrontation mit stark angstauslösenden Situationen durch gedankliche Ablenkungsmanöver zu beruhigen, z. B. durch minutiöses Nachrechnen, wie lange die Fahrt der U-Bahn bis in den nächsten Bahnhof noch dauert, und die gleichzeitige gedankliche Rückversicherung, dann ja notfalls aussteigen zu können. An kognitive Formen der Angstvermeidung ist besonders zu denken, wenn Patienten trotz wiederholter Konfrontation mit den phobischen Situationen über ein gleich bleibend intensives Angstniveau über lange Zeiträume berichten.

12.3.2 Soziale Phobie

Kernmerkmal der sozialen Phobie ist eine übermäßige Angst in **zwischenmenschlichen Situationen,** in denen sich der Patient im Mittelpunkt der **Aufmerksamkeit** und **Bewertung** durch andere erlebt. Dabei handelt es sich um Situationen wie Redenhalten in der Öffentlichkeit, Essen oder Trinken in Gegenwart anderer Menschen, Teilnahme an Unterrichtsveranstaltungen, das Leisten von Unterschriften oder weitergehend jegliche soziale Begegnung mit anderen Personen.

Sozialphobische Patienten befürchten, negativ bewertet zu werden, unzulänglich zu sein, sich zu blamieren oder peinlich aufzufallen. Viele befürchten, dass ihre Angst oder deren vegetative Anzeichen von anderen bemerkt und sie somit als unsicher, schwach oder minderwertig angesehen werden könnten. Körperliche Symptome wie Herzrasen, Zittern, Schwitzen, Kurzatmigkeit, Erröten, Harn- oder Stuhldrang sind dabei die häufigsten Angstanzeichen. In schweren Fällen entspricht das Angsterleben bei der sozialen Phobie einer situativ gebundenen Panikattacke. Insbesondere bei weitgehendem Vermeidungsverhalten sind **schwere Folgen** in den Bereichen der beruflichen Leistungsfähigkeit (z. B. Beeinträchtigungen des beruflichen Zurecht- und Fortkommens, des Karrierestatus), der sozialen Beziehungen (Isolation, Partnersuche) und anderen Aktivitäten (sozialer Rückzug, verringerte Lebensqualität) zu verzeichnen. Die Diagnose einer sozialen Phobie wird bei Personen unter 18 Jahren nur dann gestellt, wenn soziale Ängste über einen Zeitraum von mindestens 6 Monaten andauern. Ab welchem Ausmaß von einer relevanten Beeinträchtigung durch die soziale Phobie gesprochen wird bzw. in wie vielen unterschiedlichen Lebensbereichen deutliche Folgeprobleme vorhanden sein müssen, ist auch in den aktuellen Diagnosesystemen nicht immer eindeutig definiert. Im DSM-5 ist zur weiteren Spezifikation eine ausschließlich auf Performanzsituationen begrenzte soziale Angst beschrieben. Die in der Vorgängerversion getroffene Unterscheidung einer isolierten vs. generalisierten Soziophobie wurde aufgegeben. Patienten mit sozialen Phobien sind bei hohen Selbstansprüchen (bis hin zu perfektionistischen Zügen) besonders empfindlich gegenüber Kritik, negativer Bewertung und Zurückweisung. Sie zeigen häufig Defizite in sozial kompetentem Verhalten, starke Selbstzweifel und Selbstkritik. Sie antizipieren Ablehnung vonseiten der vermeintlich strengen und sie genau beobachtenden Interaktionspartner. Auffällig ist ein hohes Maß an **Selbstaufmerksamkeit** in sozialen Situationen. Die Patienten zeigen oftmals eine Tendenz, sich selbst in ihrem Verhalten und der Wirkung auf andere zu kontrollieren. Im Einzelfall muss unterschieden werden zwischen **ängstlicher Hemmung,** die bei vorhandenen Kompetenzen ein adäquates soziales Auftreten und Handeln „nur" beeinträchtigt, und **fehlenden Kompetenzen** zur Bewältigung der jeweiligen sozialen Situationen. Insbesondere bei chronifizierten Verläufen können sich soziale Hemmungen oder Ängste und soziale Defizite wechselseitig verstärken.

Soziale Ängste gehören zu den in der Primärversorgung am häufigsten „übersehenen" psychischen Beschwerden. Sie werden in ihrer Bedeutung regelmäßig unterschätzt oder als nicht veränderbare Charaktereigenschaften bagatellisiert. Patienten mit sozialen Phobien begeben sich selten primär wegen dieser Symptomatik in psychiatrische oder psychotherapeutische Behandlung. Zumeist wird die Symptomatik i. R. der Behandlung einer anderen Achse-I-Störung (etwa einer Depression, Zwangs-, Ess- oder somatoformen Störung) diagnostiziert.

Bei Personen mit ausgeprägten sozialen Ängsten besteht ein deutlich erhöhtes Risiko, dass sie zur Verminderung ihrer Beschwerden Alkohol oder Benzodiazepine einsetzen und so einen Substanzmissbrauch oder eine Abhängigkeit entwickeln.

12.3.3 Spezifische Phobie

Spezifische Phobien zeichnen sich durch eine **anhaltende Angst vor einem umschriebenen Objekt oder einer umgrenzten Situation** aus. Die angstauslösenden Situationen können vielfältig sein. Am weitesten verbreitet sind phobische Ängste vor Tieren (Hunde, Schlangen, Spinnen, Katzen, Vögel usw.), vor spezifischen Situationen der natürlichen Umwelt (z. B. Höhen, Sturm, Wasser, Blitze, Gewitter), vor Blut, Injektionen und Verletzungen (medizinische Eingriffe, Zahnarztbesuche) und phobische Ängste vor weiteren speziellen Situationen (geschlossene Räumlichkeiten wie Aufzüge, Tunnel, Flugzeuge, Autofahren). Die Befürchtungen richten sich primär auf die von den Situationen und Objekten ausgehenden Gefahren und Bedrohungen (z. B. Angst vor Flugzeugabsturz, Angst vor Verletzungen durch Hunde, Angst vor Unfällen bei Autofahrphobien). Häufig werden jedoch auch die eigenen Reaktionen in den angstauslösenden Situationen wie das Erleben von Panikattacken, Schwindelanfällen und Kontrollverlust befürchtet. Die Angstintensität nimmt mit der physischen Nähe zum auslösenden Stimulus zu, d. h., symbolische Abbildungen von phobischen Objekten in Büchern oder im Fernsehen lösen zumeist weniger starke Angstreaktionen aus als die reale Begegnung. Dennoch spielen auch hier Erwartungsängste und die „Angst vor der Angst" eine große Rolle.

Charakteristisch für spezifische Ängste ist das zumeist konsequent gezeigte phobische Vermeidungsverhalten. Weil das Vermeiden spezifischer Situationen nicht notwendigerweise zu merklichen

Beeinträchtigungen in der Alltagsbewältigung führt, besteht häufig **kein ausgeprägter Leidensdruck.** Viele Personen mit spezifischen Phobien erleben die Ängste nicht als Störung oder als behandlungsbedürftig. Spezifische Phobien, die in für das Individuum alltagsrelevanten Situationen auftreten (z. B. Flugphobie bei Geschäftsreisenden, Klaustrophobie oder Höhenphobie in speziellen Berufen, Dentalphobie) können jedoch zu ausgeprägten Leidenszuständen und zu problematischen Versuchen der „Angstbewältigung" (z. B. Einnahme von Alkohol oder Benzodiazepinen) führen. Spezifische Phobien bei Kindern sind sehr häufig, zeigen jedoch im Zuge von Reifungs- und Entwicklungsfortschritten eine hohe Tendenz zur Spontanremission. Bei Persistieren der oft bereits in der Kindheit und Jugend beginnenden spezifischen Ängste in das Erwachsenenalter hinein besteht dagegen eine hohe Tendenz zur Chronifizierung.

Eine Sonderstellung innerhalb der isolierten Phobien nimmt die **Blut-, Injektions- und Verletzungsphobie** ein. Anders als bei den anderen Angststörungen kann es bei der Konfrontation mit dem angstauslösenden Stimulus (Blut) zu einer Kreislaufregulationsstörung kommen. Bei diesen Patienten kommt es nach anfänglicher sympathikotoner Erregungssteigerung zu einer vasovagalen Umkehrreaktion, die in etwa 60% der Fälle zum Kollaps führt.

Die Forschungskriterien der ICD-10 sind in ➤ Box 12.2 zusammengefasst.

BOX 12.2

ICD-10-Forschungskriterien der spezifischen (isolierten) Phobie (F40.2)

A. Entweder 1 oder 2:
1. Deutliche Furcht vor einem bestimmten Objekt oder einer bestimmten Situation, außer Agoraphobie (F40.0) oder sozialer Phobie (F40.1)
2. Deutliche Vermeidung solcher Objekte und Situationen, außer Agoraphobie (F40.0) oder sozialer Phobie (F40.1).

Häufige phobische Objekte und Situationen sind Tiere, Vögel, Insekten, große Höhen, Donner, Flugreisen, kleine geschlossene Räume, der Anblick von Blut oder Verletzungen, Injektionen, Zahnarzt- und Krankenhausbesuche.

B. Angstsymptome in den gefürchteten Situationen mindestens einmal seit Auftreten der Störung wie in Kriterium B von F40.0 (Agoraphobie) definiert (➤ Box 12.1).

C. Deutliche emotionale Belastung durch die Symptome oder das Vermeidungsverhalten; Einsicht, dass diese übertrieben und unvernünftig sind.

D. Die Symptome sind auf die gefürchtete Situation oder Gedanken an diese beschränkt.

Wenn gewünscht, können die spezifischen Phobien wie folgt unterteilt werden:
- Tier-Typ (z. B. Insekten, Hunde)
- Naturgewalten-Typ (z. B. Sturm, Wasser)
- Blut-, Injektions-, Verletzungstyp
- Situativer Typ (z. B. Fahrstuhl, Tunnel)
- Andere Typen

12.3.4 Panikstörung

Kernmerkmal der Panikstörung sind **wiederholt auftretende Panikattacken,** die nicht durch spezifische Situationen oder Umstände ausgelöst werden. Sie sind für den Patienten **nicht vorherzusehen** und deshalb **nicht** durch gezieltes Vermeidungsverhalten **zu kontrollieren.** Die Panikattacken sind durch das Auftreten unangenehmer und als bedrohlich erlebter körperlicher Symptome innerhalb kürzester Zeit gekennzeichnet. Panikattacken erreichen innerhalb von 10 min nach dem Auftreten der ersten Anzeichen ihr Maximum. Sie können über unterschiedlich lange Zeit anhalten; die Dauer einer Panikattacke kann von wenigen Minuten bis zu 1–2 h reichen. In systematischen Untersuchungen wurde ein Durchschnittswert von etwa 30 min ermittelt. Retrospektiv werden offensichtlich schwerere Anfälle geschildert als bei ereignisnaher Protokollierung. Die subjektiv zumeist als besonders stark und bedrohlich empfundenen Veränderungen der Herztätigkeit ließen sich anhand physiologischer Messungen nur in geringem Ausmaß bestätigen. Das objektive Ausmaß der Pulsfrequenzerhöhung und Blutdrucksteigerung ist weit geringer, als es die subjektiv erlebte Intensität der Angst für die Patienten nahelegt.

Charakteristisch für Panikstörungen ohne phobisches Vermeidungsverhalten ist, dass zwischen den einzelnen Attacken freie Intervalle unterschiedlicher Länge vorkommen. Patienten mit täglichen oder täglich mehrfachen Angstanfällen sind der eine Pol eines Kontinuums, dessen anderer Pol von Patienten mit seltenen Attacken (weniger als einmal pro Monat) besetzt ist. In den mehrere Tage oder gar Wochen anhaltenden symptomfreien Intervallen schwanken die Patienten dabei zwischen der Hoffnung, die Angstanfälle letztlich doch überwunden zu haben, und einer starken **Erwartungsangst,** jederzeit wieder einen Panikanfall erleiden zu können. Eine starke Besorgtheit um die möglichen körperlichen oder psychischen Folgen eines solchen Anfalls mit z. T. ausgeprägt **hypochondrischen** Befürchtungen ist die Regel.

Patienten mit wiederholten Panikattacken wenden sich in akuten Angstzuständen wegen der von ihnen **erlebten unmittelbaren körperlichen oder psychischen Bedrohung** sehr häufig auch notfallmäßig an Ärzte und medizinische Ambulanzen. Hinweise auf unauffällige körperliche Untersuchungsbefunde zeigen allenfalls für kurze Zeit eine gewisse Beruhigung, die jedoch spätestens in der nächsten Akutsituation, als seien die Rückversicherungen nicht mehr gültig, wiederum von massivstem Bedrohungserleben abgelöst werden. Das **exzessive Aufsuchen von Ärzten** ist häufig, ebenso der wiederholte Wunsch nach immer aufwendigeren diagnostischen Verfahren zur Identifizierung der vermeintlichen körperlichen Ursachen.

Bei einem über längere Zeit bestehenden Paniksyndrom ist die Entwicklung eines phobischen Vermeidungsverhaltens sehr wahrscheinlich. Dieses muss dabei nicht zwangsläufig auf spezielle äußere, typisch agoraphobische Situationen beschränkt sein. Es kann sich auch auf spezielle interozeptive Reize, z. B. Herzfrequenzbeschleunigung infolge intensiver körperlicher Anstrengungen, beziehen, sodass Patienten die Teilnahme an Sport oder andere körperliche Belastungen, z. T. auch sexuelle Erregung vermeiden **(körperliches Schonverhalten).**

Wie bereits dargestellt, werden Panikanfälle, die eindeutig an phobische Auslösesituationen gebunden sind, in der ICD-10 als den Schweregrad charakterisierende Symptome betrachtet und damit den phobischen Störungen nachgeordnet. Die Diagnose einer Panikstörung soll nur vergeben werden, wenn Panikattacken jenseits bestimmter Auslösesituationen auftreten (➤ Box 12.3). Im DSM-5 können beide Diagnosen als komorbide Störungen verschlüsselt werden.

BOX 12.3

ICD-10-Forschungskriterien für die Panikstörung (episodisch paroxysmale Angst) (F41.0)

A. Wiederholte Panikattacken, die nicht auf eine spezifische Situation oder ein spezifisches Objekt bezogen sind und oft spontan auftreten (d. h., die Attacken sind nicht vorhersagbar). Die Panikattacken sind nicht mit besonderer Anstrengung, gefährlichen oder lebensbedrohlichen Situationen verbunden.

B. Eine Panikattacke weist alle folgenden Charakteristika auf:
1. Es ist eine einzelne Episode von intensiver Angst oder Unbehagen.
2. Sie beginnt abrupt.
3. Sie erreicht innerhalb weniger Minuten ein Maximum und dauert mindestens einige Minuten.
4. Mindestens vier Symptome der unten angegebenen Liste müssen vorliegen, davon eines der Symptome 1–4.

Vegetative Symptome:
1. Palpitationen, Herzklopfen oder erhöhte Herzfrequenz
2. Schweißausbrüche
3. Fein- oder grobschlägiger Tremor
4. Mundtrockenheit (nicht infolge Medikation oder Exsikkose)

Symptome, die Thorax und Abdomen betreffen:
1. Atembeschwerden
2. Beklemmungsgefühl
3. Thoraxschmerzen und -missempfindungen
4. Nausea oder abdominale Missempfindungen (z. B. Unruhegefühl im Magen)

Psychische Symptome:
1. Gefühl von Schwindel, Unsicherheit, Schwäche oder Benommenheit
2. Gefühl, die Objekte sind unwirklich (Derealisation) oder man selbst ist weit entfernt oder „nicht wirklich hier" (Depersonalisation)
3. Angst vor Kontrollverlust, verrückt zu werden oder „auszuflippen"
4. Angst zu sterben

Allgemeine Symptome:
1. Hitzegefühle oder Kälteschauer
2. Gefühllosigkeit oder Kribbelgefühle

C. Häufigstes Ausschlusskriterium: Die Panikattacken sind nicht Folge einer körperlichen Störung, einer organischen psychischen Störung (F0) oder einer anderen psychischen Störung wie Schizophrenie und verwandten Störungen (F2), einer affektiven Störung (F3) oder einer somatoformen Störung (F45).

12.3.5 Generalisierte Angststörung

Die generalisierte Angststörung (GAS) ist charakterisiert durch ein starkes und anhaltendes Erleben von **Angst und Sorgen,** das nicht an spezifische Situationen und Objekte gebunden ist und auch nicht in Form attackenartiger Angstanfälle auftritt. Für einen Patienten mit GAS **erscheint die Welt bedrohlich und voller Risiken.** Die typische und immer wiederkehrende Frage lautet: „Was wäre, wenn?" Ohne spezifische Hinweise auf eine akute Bedrohung werden Unglücksfälle, Krankheiten und Schicksalsschläge für die eigene Person oder das engere soziale Umfeld befürchtet und ängstlich antizipiert. Der Fokus der Sorgen kann ständig wechseln. Die Inhalte der Sorgen müssen sich keineswegs von denen gesunder Menschen unterscheiden. Die ungewöhnliche Häufigkeit, Dauer, Intensität sowie die **Unkontrollierbarkeit** markieren die Grenze zum Pathologischen. Eine starke **Grübelneigung** und der Rückzug aus sozialen Kontakten sind häufige Folgeerscheinungen. Des Weiteren führt die permanente psychische Anspannung fast unweigerlich zu physischen Begleitbeschwerden (vor allem Muskelverspannungen, Kopfschmerzen, gastrointestinalen Beschwerden, Schlafstörungen), die individuell stark variieren können, in jedem Fall aber zu erneuten Sorgen Anlass geben. Patienten mit GAS zeichnen sich durch **motorische Anspannung, erhöhte Vigilanz und vegetative Übererregtheit** aus.

Die GAS ist häufig von weiteren Angststörungen und leichteren depressiven Syndromen i. S. einer Dysthymie begleitet. Der meist schleichende Beginn, die Neigung zu Überängstlichkeit und Überbesorgtheit bereits in Kindheit und Jugend haben Diskussionen aufgeworfen, inwieweit die Symptome der GAS als Merkmale einer ängstlich-vermeidenden Persönlichkeitsstörung zu begreifen seien. Eine hohe Komorbidität mit Persönlichkeitsstörungen konnte insb. bei Patienten mit einem frühen Erstmanifestationsalter nachgewiesen werden. Umso häufiger finden sich in der Untergruppe mit höherem Erstmanifestationsalter kritische Lebensereignisse als akut auslösende Faktoren.

Generell begeben sich Patienten mit einer GAS wegen ihrer Symptomatik eher selten in psychiatrische oder psychotherapeutische Behandlung. Häufiger finden sie sich in hausärztlicher Betreuung. Dort steht meist die Behandlung der somatisch erlebten Beschwerden (spannungsbedingte Schmerzen, Nervosität, Schlafstörungen) im Vordergrund, sodass die Diagnose einer GAS nur selten gestellt wird. Für die GAS-Diagnose müssen die Sorgen seit mindestens 6 Monaten bestehen. Sofern Angst und Besorgnis sich auf eine zugrunde liegende körperliche oder psychische Störung beziehen, darf die Diagnose nur dann gestellt werden, wenn sich Ängste und Besorgtheit eindeutig nicht nur auf diese zugrunde liegende Erkrankung beziehen (➤ Box 12.4).

BOX 12.4

ICD-10-Forschungskriterien für die generalisierte Angststörung (F41.1)

A. Ein Zeitraum von mindestens 6 Monaten mit vorherrschender Anspannung, Besorgnis und Befürchtungen in Bezug auf alltägliche Ereignisse und Probleme.

B. Mindestens vier Symptome der unten angegebenen Liste müssen vorliegen, davon eines der Symptome 1–4:

Vegetative Symptome:
1. Palpitationen, Herzklopfen oder erhöhte Herzfrequenz
2. Schweißausbrüche
3. Fein- oder grobschlägiger Tremor
4. Mundtrockenheit (nicht infolge Medikation oder Exsikkose).

Symptome, die Thorax und Abdomen betreffen:
1. Atembeschwerden
2. Beklemmungsgefühl
3. Thoraxschmerzen und -missempfindungen
4. Nausea oder abdominale Missempfindungen (z. B. Unruhegefühl im Magen)

Psychische Symptome:
1. Gefühl von Schwindel, Unsicherheit, Schwäche und Benommenheit
2. Gefühl, die Objekte sind unwirklich (Derealisation) oder man selbst ist weit entfernt oder „nicht wirklich hier" (Depersonalisation)
3. Angst vor Kontrollverlust, verrückt zu werden oder „auszuflippen"
4. Angst zu sterben

Allgemeine Symptome:
1. Hitzegefühle oder Kälteschauer
2. Gefühllosigkeit oder Kribbelgefühle

Symptome der Anspannung:
1. Muskelverspannung, akute und chronische Schmerzen
2. Ruhelosigkeit und Unfähigkeit zum Entspannen
3. Gefühle von Aufgedrehtsein, Nervosität und psychischer Anspannung
4. Kloßgefühl im Hals oder Schluckbeschwerden

Andere unspezifische Symptome:
1. Übertriebene Reaktionen auf kleine Überraschungen oder Erschrecktwerden
2. Konzentrationsschwierigkeiten, Leeregefühl im Kopf wegen Sorgen oder Angst
3. Anhaltende Reizbarkeit
4. Einschlafstörungen wegen der Besorgnis

C. Die Störung erfüllt nicht die Kriterien für eine Panikstörung (F41.0), eine phobische Störung (F40), eine Zwangsstörung (F42) oder eine hypochondrische Störung (F45.2).

D. Häufigstes Ausschlusskriterium: Die Störung ist nicht zurückzuführen auf eine organische Krankheit wie eine Hyperthyreose, eine organische psychische Störung (F0) oder auf eine durch psychotrope Substanzen bedingte Störung (F1), z. B. auf den exzessiven Genuss von amphetaminähnlichen Substanzen oder auf einen Benzodiazepin-Entzug.

12.3.6 Andere Angststörungen

Bei den anderen Angststörungen handelt es sich im Wesentlichen um Fälle, in denen einerseits die Hauptbeschwerden des Patienten in vorherrschender Angst oder phobischer Vermeidung bestehen. Andererseits werden die diagnostischen Kriterien für eine der beschriebenen Phobien, die Panikstörung oder die GAS nicht vollständig erfüllt. Sie können als **subklinische Formen** dieser Angststörungen angesehen werden. Man spricht von „nicht näher bezeichneten" Angststörungen oder „anderen Angststörungen".

Darüber hinaus wurde in der ICD-10 die spezielle Kategorie einer **gemischten Angst- und depressiven Störung** geschaffen. Hier wird von einer Koexistenz von leichteren ängstlichen und depressiven Beschwerden ausgegangen, die beide nicht das volle Ausmaß einer Angststörung oder depressiven Störung erreichen. Es ist sehr wahrscheinlich, dass eine entsprechend milde Kombination beider Syndrome in der Allgemeinbevölkerung weit verbreitet ist, ohne dass ein entsprechendes Krankheitsgefühl besteht oder professionelle Hilfe für diese Beschwerden in Anspruch genommen wird. Denkbar sind bei Patienten mit gemischter Angst und Depression auch fließende **Übergänge zu Persönlichkeitsstörungen** des ängstlich-furchtsamen Clusters (➤ Kap. 21) bzw. auch entsprechende **Persönlichkeitsakzentuierungen im normalpsychologischen Bereich.** Die differenzialdiagnostische Abgrenzung zur Anpassungsstörung mit ängstlichen und depressiven Merkmalen erfolgt über die dort spezifisch definierten Kriterien bzgl. belastender Erlebnisse und der zeitlichen Abfolge zwischen Ereignis und eintretender Belastungsreaktion

Resümee

Pathologische Ängste lassen sich durch spezielle Reaktionsmerkmale auf vier unterschiedlichen Ebenen beschreiben: der physiologischen, emotionalen, kognitiven und verhaltensbezogenen Reaktionsebene. Innerhalb der Angststörungen lassen sich anhand der Merkmale der situativen Bedingtheit (mit oder ohne Auslöser) und des Verlaufs (episodisch bzw. persistierend) voneinander unterscheiden: die phobischen Ängste, die zeitlich überdauernd und an spezielle Auslösesituationen gebunden sind (Agoraphobie, soziale Phobie, spezifische Phobie), die Panikstörung, die in Form episodisch auftretender und nicht situationsgebundener Angstanfälle dominiert, und die generalisierte Angststörung (GAS), die eine nicht an spezielle Auslösesituationen gebundene Form von Angst und ängstlich-sorgenvoller Daueranspannung darstellt.

Agoraphobie und Panikstörung treten besonders häufig gemeinsam auf. Bei beiden Störungsbildern stehen Angstanfälle mit einer Reihe heftiger vegetativ-sympathikotoner Beschwerden und damit verbundenen akuten Bedrohungsgefühlen und weniger die von den Situationen ausgehenden Gefahren im Mittelpunkt.

Bei den spezifischen Phobien werden dagegen die von den angstauslösenden Objekten und Situationen ausgehenden Gefahren oder die Wahrscheinlichkeit ihres Eintreffens überschätzt. Die soziale Phobie bezieht sich auf zwischenmenschliche Situationen. Die Patienten befürchten, abgelehnt oder negativ bewertet zu werden oder aufgrund ihrer Anspannung selbst starke Scham und Peinlichkeit zu erleben. Die GAS gilt als die diagnostisch nach wie vor am unschärfsten definierte Störung, welche die stärksten Überlappungen mit Symptomen von affektiven, somatoformen und Persönlichkeitsstörungen aufweist. Kennzeichnend für Patienten mit Angststörungen ist die „Angst vor der Angst", eine Neigung zur verstärkten körperlichen Selbstbeobachtung, eine gedankliche Überbewertung möglicher Gefahren der Auslösesituationen bzw. der eigenen Reaktionen darauf sowie Vermeidungsverhalten und mangelndes Vertrauen in die eigenen Bewältigungsmöglichkeiten.

12.4 Ätiologie und Pathogenese

Es gibt bis heute kein umfassendes und allgemein anerkanntes ätiologisches Konzept der Angsterkrankungen. Verschiedene Modelle und Theorien zur Ätiologie und Pathogenese haben Angststörungen auf einzelne Ursachenkomplexe zurückzuführen versucht, wobei **biologische, psychosoziale** und **psychologische Erklärungsansätze** unterschieden werden können. Die jeweiligen ätiologischen Modelle beziehen sich auf unterschiedliche Erkenntnisquellen wie z. B. Zwillingsstudien, Adoptionsstudien, Tierexperimente, epidemiologische und Life-Event-Forschung, Therapiestudien, neurobiologische Studien mit bildgebenden Verfahren etc.

Die aus den jeweiligen Ansätzen erhaltenen Untersuchungsbefunde sind empirisch unterschiedlich gut gesichert. In der Regel ist der Grad der empirischen Fundierung umso größer, je enger und eingeschränkter der Untersuchungsausschnitt ist. Andererseits werden eindimensionale Modelle den komplexen Mechanismen psychischer Erkrankungen nach derzeitigem Erkenntnisstand nicht gerecht.

Multikausale bzw. integrative Modelle postulieren ein **Zusammenwirken verschiedener Faktoren** als verursachende Bedingungen sowie **komplexe Wechselwirkungen** mit krankheitsfördernden und -unterhaltenden Faktoren. Diese treten erst nach Manifestation der Symptomatik auf, sind häufig aber nicht weniger bedeutsam für den Krankheitsprozess als die zeitlich vorausgegangenen

Entstehungsbedingungen. Integrative Modelle, wie sie auch für andere psychische Störungen formuliert wurden, entsprechen den komplexen Krankheitsprozessen bei Angststörungen besser, sie lassen sich jedoch gerade wegen ihres hohen Komplexitätsgrades empirisch nur schwer überprüfen.

Die Frage, ob den verschiedenen Angststörungen gleiche oder unterschiedliche ätiologische und pathogenetische Mechanismen zugrunde liegen, ist umstritten. Aktuell sprechen die meisten Befunde dafür, dass innerhalb der Angststörungen von unterschiedlichen ätiopathogenetischen Prozessen auszugehen ist. Wahrscheinlich ist sogar bei Patienten mit der gleichen klassifikatorischen Diagnose die Annahme einer einheitlichen Verursachung und Aufrechterhaltung der jeweiligen Angststörung nicht gerechtfertigt. Neben Vulnerabilitäts- und krankheitsauslösenden Faktoren ist der Einfluss überdauernder oder vorübergehender protektiver Faktoren von Bedeutung. Bevor die integrativen Modelle dargestellt werden, sollen die wichtigsten ätiopathogenetischen Erklärungsansätze beschrieben werden.

12.4.1 Biologische Modellvorstellungen

Bei der Betrachtung der biologischen Modellvorstellungen ist zu beachten, dass Zahl und Qualität der neurobiologisch orientierten Studien bei den verschiedenen Angststörungen stark variieren. So sind die Panikstörungen mit und ohne Agoraphobie vergleichsweise gut untersucht, dagegen wurden die GAS oder die spezifischen Phobien bisher nur wenig auf biologische Auffälligkeiten hin geprüft. Dies hat zur Folge, dass sich die bisherigen Befunde nicht ohne Weiteres generalisieren lassen, sondern nur in ihrem beschränkten empirisch geprüften Rahmen gültig sind.

Die Modellbildungen beruhen auf einer **Kombination verschiedener Untersuchungsansätze,** z. B. Familienuntersuchungen, Provokationsstudien, bildgebenden Verfahren, klinischer Beobachtung, Pharmakotherapie und tierexperimentellen Studien.

Modelle der **funktionellen Neuroanatomie** verknüpfen die Funktionen einzelner neuronaler Zentren zu einem Netzwerk. Sie sehen u. a. den Locus coeruleus neben der Amygdala als zentralen Ort eines Alarmsystems an, den Thalamus als Zentrum der Verarbeitung sensorischer Stimuli und die Amygdala als Ort der Bewertung sensorischer Reize und nachfolgender Entwicklung von Angstaffekten und -reaktionen. Kortikale Areale (u. a. der orbitofrontale Kortex) werden als Zentren für die Planung und Auswahl komplexer Handlungsmuster gesehen und der Hippokampus als Struktur für die Integration von neuen Informationen in bereits vorhandene Erfahrungen. Vom insb. präfrontalen Kortex können aber auch die Blockade psychophysiologischer Angstreaktionen und deren Löschung (z. B. im Rahmen einer Therapie) eingeleitet werden. Diese Abläufe werden durch eine Vielzahl von Neurohormonen moduliert (z. B. Noradrenalin, Serotonin, γ-Aminobuttersäure [GABA], Adenosin, Oxytocin, atriales natriuretisches Peptid, CO_2-Sensoren).

Auf diesen biologischen Grundlagen beruhen charakteristische psychische Phänomene: spontane Panikattacken, konditionierte Angstreaktionen oder ein phobisches Vermeidungsverhalten, aber auch Sensitivierungsprozesse, die Bedeutung für die Vulnerabilität gegenüber Stressoren wie auch für die Chronifizierung von Angstsymptomen haben. Durch pharmakologische und psychologische Therapiemethoden können diese angstrelevanten Netzwerke beeinflusst werden.

Genetische Faktoren

Einige umfangreiche Studien belegen den Einfluss genetischer Faktoren auf die Entstehung von Angsterkrankungen (s. Metaanalyse von Hettema et al. 2001). Dazu wurden sowohl Angehörige manifest Erkrankter, Zwillinge wie auch Probanden aus der Allgemeinbevölkerung untersucht und die Häufigkeitsverteilung der Angststörungen bei den unterschiedlichen Gruppen bestimmt. In Linkage-Analysen konnte bislang kein Genlocus identifiziert werden, an dem ein für Angststörungen verantwortliches Gen lokalisiert sein könnte. Wahrscheinlich handelt es sich um einen polygenetischen Einfluss. Der geschätzte Beitrag genetischer Faktoren zur Entstehung der verschiedenen Angsterkrankungen schwankt zwischen 30 und 48 % (Domschke und Deckert 2007).

Erstgradverwandte von **Panikpatienten** haben ein erhöhtes Risiko, in ihrem Leben ebenfalls an einer Panikstörung zu erkranken. Die **Konkordanzrate** bei monozygoten Zwillingen wurde mit 31 % angegeben. Aufgrund einer großen Zwillingsstudie schätzten Kendler et al. (1993) den genetischen Einfluss auf die Entstehung von Panikstörungen mit oder ohne Agoraphobie auf 35–40 %. Für die Entwicklung einer **generalisierten Angststörung** fand sich in einer anderen großen Zwillingsstudie ein signifikanter Einfluss genetischer Faktoren, der auf 30 % geschätzt wurde (Kendler et al. 1992). Die genannte Studie kommt zu dem Schluss, dass auch bei den **Phobien** genetischen Faktoren ein wesentlicher Einfluss zukommt. Genetische Einflüsse vs. Umwelteinflüsse sollen dabei für die einzelnen Phobien in unterschiedlichem Verhältnis vorliegen. Somit könnten für die einzelnen Angstformen **neben genetischen Einflüssen** in unterschiedlichem Ausmaß **auch lebensgeschichtliche Erfahrungen und akute Ereignisse eine wichtige Rolle spielen** (Hettema et al. 2005).

In Familienuntersuchungen konnte die erhöhte Komorbidität von Angsterkrankungen miteinander aufgezeigt werden. Erstgradangehörige von Patienten mit einer Panikstörung z. B. weisen ein erhöhtes Risiko für soziale Phobie auf (Goldstein et al. 1994).

Insgesamt lässt sich der Einfluss genetischer Faktoren im Verhältnis zu Umweltfaktoren bei der Genese der Angststörungen jedoch noch nicht exakt abschätzen.

Neuroanatomie und Neurophysiologie

Neuroanatomische Veränderungen wie Hirntumoren, chronisch subdurale Hämatome, aber auch funktionelle Störungen durch komplex-partielle zerebrale Anfälle können Angstsyndrome hervorrufen. Bei Letzteren konnten mithilfe der MRT strukturelle Hirnveränderungen im **Temporallappen** (rechtsbetont) dargestellt werden. Wiesen Panikpatienten ohne Epilepsie ein pathologisches

EEG auf, fanden sich im MRT Hinweise auf morphologische Veränderungen v. a. im limbischen System und im Kortex. Untersuchungen zur Darstellung der regionalen Hirndurchblutung (rCBF) und des Hirnstoffwechsels (PET) zeigten bei verschiedenen Formen von Angsterkrankungen Veränderungen in der Durchblutung und im Metabolismus insb. **(para-)hippokampaler und kortikaler Regionen.** Wurde Angst mithilfe von Laktatinfusionen induziert, zeigte sich sowohl bei Patienten mit Panikstörung wie auch bei jenen mit GAS eine **erhöhte zerebrale Durchblutung.** Bei gesunden Kontrollpersonen kam es zu einer Zunahme des Metabolismus, wenn sie während der Untersuchung Angst entwickelten. Es zeigte sich eine asymmetrische Verteilung mit rechtsseitig gesteigertem Blutfluss gegenüber der Ruhedurchblutung in der parahippokampalen Region. Weitere Befunde mittels PET weisen darauf hin, dass bei spezifischer Phobie unter Symptomprovokation paralimbische Strukturen involviert sind. Untersuchungen zur GAS sprechen dafür, dass die Basalganglien bei dieser Störung beteiligt sein könnten. Trotz dieser Einschränkungen lassen sich aus tierexperimentellen Untersuchungen sowie experimentellen und klinischen Studien an Patienten Modelle zur Genese von Angstsyndromen formulieren. Aufgrund der Forschung zur Panikstörung ist die Hypothesenbildung bei dieser Störung am weitesten fortgeschritten. Die ausgeprägte vegetative Symptomatik bei **Panikattacken** weist auf eine **Beteiligung des Hirnstamms** hin. Dem Kerngebiet des **Locus coeruleus,** dem bis zu 70% der noradrenergen Neurone des Gehirns entstammen, kommt dabei eine zentrale Bedeutung zu. Von diesem Kerngebiet im dorsolateralen Tegmentum der Pons gehen Efferenzen in viele Hirngebiete, u. a. in den Hypothalamus, den Hippokampus, die **Amygdala** und in viele Bereiche des Kortex. Der Locus coeruleus wiederum erhält Afferenzen von anderen pontinen und hypothalamischen Kerngebieten. Elektrische Stimulationen des Kerngebiets führten bei Affen zu Panikattacken mit ähnlichen Symptomen wie beim Menschen. Sie zeigten Furcht und Alarmreaktionen, die bei operativer Entfernung des Kerngebiets erheblich abnahmen. Die Steuerung des Kerngebiets unterliegt vielfältigen Einflüssen, auf die im Folgenden jeweils Bezug genommen wird.

Die **noradrenerge** Aktivität des Locus coeruleus wird über präsynaptische α_2-Adrenorezeptoren, d. h. Autorezeptoren, moduliert. Die Stimulation der Autorezeptoren senkt die Entladungsrate der noradrenergen Neurone und erniedrigt damit die Freisetzung von Noradrenalin. Eine Veränderung des empfindlichen Gleichgewichts bei der Steuerung des Kerngebiets kann sowohl eine Hyperaktivierung als auch eine Inaktivierung bewirken. Der Locus coeruleus wird u. a. durch α_2-Adrenorezeptor-Antagonisten wie Yohimbin oder CO_2 stimuliert. Die Aktivität des Locus coeruleus wird durch GABA, Opioide und Clonidin, einen α_2-Adrenorezeptor-Agonisten, vermindert. Clonidin wirkt bei Panikpatienten anxiolytisch und führt – bei allerdings uneinheitlichen Befunden – zu einer Reduktion der 3-Methoxy-4-hydroxyphenylglykol-(MHPG-)Ausscheidung, dem Hauptmetaboliten von zentralem Noradrenalin. Die chronische Gabe von noradrenerg wirksamen TZA wie Imipramin oder Desipramin reduziert den zentralen noradrenergen Metabolismus und die Entladungsrate der noradrenergen Neurone des Locus coeruleus. Mit dem noradrenergen System werden Konditionierungsprozesse bei der Entwicklung von Furcht in Verbindung gebracht.

Benzodiazepine wirken über das **GABAerge** System am GABA-Benzodiazepinrezeptor-Komplex anxiolytisch. Sie reduzieren die Feuerrate der noradrenergen Neurone des Locus coeruleus. GABAerge Projektionen inhibieren serotonerge, noradrenerge und dopaminerge Bahnen.

Nachdem das noradrenerge System bei der Erforschung von Angst- und Panikattacken lange Zeit im Mittelpunkt stand, steht derzeit das **serotonerge** System im Vordergrund des Interesses. Die vielfältigen und teilweise widersprüchlich erscheinenden Wirkungen des Serotonins und der Studienbefunde in verschiedenen Hirnarealen lassen noch kein konsistentes Modell der Serotoninwirkung bei Angst zu. Zurzeit wird von einer Hypersensitivität insb. der $5\text{-}HT_{2c}$- (und einer Hyposensitivität der $5\text{-}HT_{1a}$-)Rezeptoren ausgegangen. Man nimmt eine primäre Überempfindlichkeit sowohl prä- als auch postsynaptischer Serotoninrezeptoren bei Patienten mit Panikerkrankungen an. Diese postulierte Überempfindlichkeit der Serotoninrezeptoren könnte die bei Serotonin-Wiederaufnahmehemmern (SSRI) beobachtete biphasische Reaktion der Patienten erklären. Diese Reaktion besteht darin, dass Patienten initial mehr Angstsymptome und eine erhöhte vegetative Empfindlichkeit zeigen und erst in einer zweiten Phase eine Reduktion der Angstsymptomatik erleben. Die erste Phase könnte das Resultat einer Stimulation hypersensitiver Serotoninrezeptoren sein, die sich anschließend durch Down-Regulation auf ein neues Gleichgewicht einstellen. Die Veränderung der Homöostase in der Rezeptorregulation könnte auch die z. T. heftige Symptomatik bei plötzlichem Absetzen von serotonerg wirksamen Psychopharmaka erklären. In den letzten Jahren sind eine Reihe von Serotoninrezeptor-Subtypen durch molekularbiologische Verfahren identifiziert worden. Die genaue Kenntnis über die Funktion der Serotoninrezeptoren und ihrer Subtypen in der Genese der Angst lässt für die Zukunft wesentliche neue Erkenntnisse erwarten.

Tierstudien zeigen, dass serotonerge Nuclei in der Pons und im Mittelhirn wie die Raphe-Kerne den Locus coeruleus wesentlich modulieren können. In Tierversuchen ließen sich darüber hinaus bei Reizung des limbischen Systems (Gyrus cinguli, Hippokampus, Septum, Thalamus, Hypothalamus, entorhinaler Kortex und Amygdala) Angstsymptome provozieren. Nach Zerstörung von Kernen der **Amygdala** verschwanden Symptome von Angst und Furcht. Es wird angenommen, dass die durch das Serotonin in ihrer Funktion modulierbaren Amygdalakerne über Projektionsbahnen andere Hirnareale aktivieren können, denen damit bei der Genese von Angst und Furcht ebenfalls eine wichtige Rolle zukommt.

Neuropeptide spielen eine wichtige Rolle bei der Modulation der Informationsverarbeitung von Angst, Furcht und Stress, z. B. Neuropeptide S (Pape et al. 2010), Orexin (Johnson et al. 2010).

Insgesamt zeigt sich eine **Beteiligung verschiedener Hirnregionen (Hirnstamm, limbisches System, Kortex)** an der Entstehung einer Angstsymptomatik, deren komplexe Interaktionen bislang nur unzureichend bekannt sind. ➤ Abb. 12.2 zeigt ein Modell zur Neuroanatomie der Angst, das die bei Angstreaktionen beteiligten Hirnzentren und deren Wechselwirkungen zusammenfassend darzustellen versucht („Angstnetzwerk"). Dieses Netzwerk scheint bei Panikpatienten hypersensitiv zu sein.

Inzwischen liegt eine erste Metaanalyse von funktionellen Bildgebungsuntersuchungen zur emotionalen Verarbeitung bei der so-

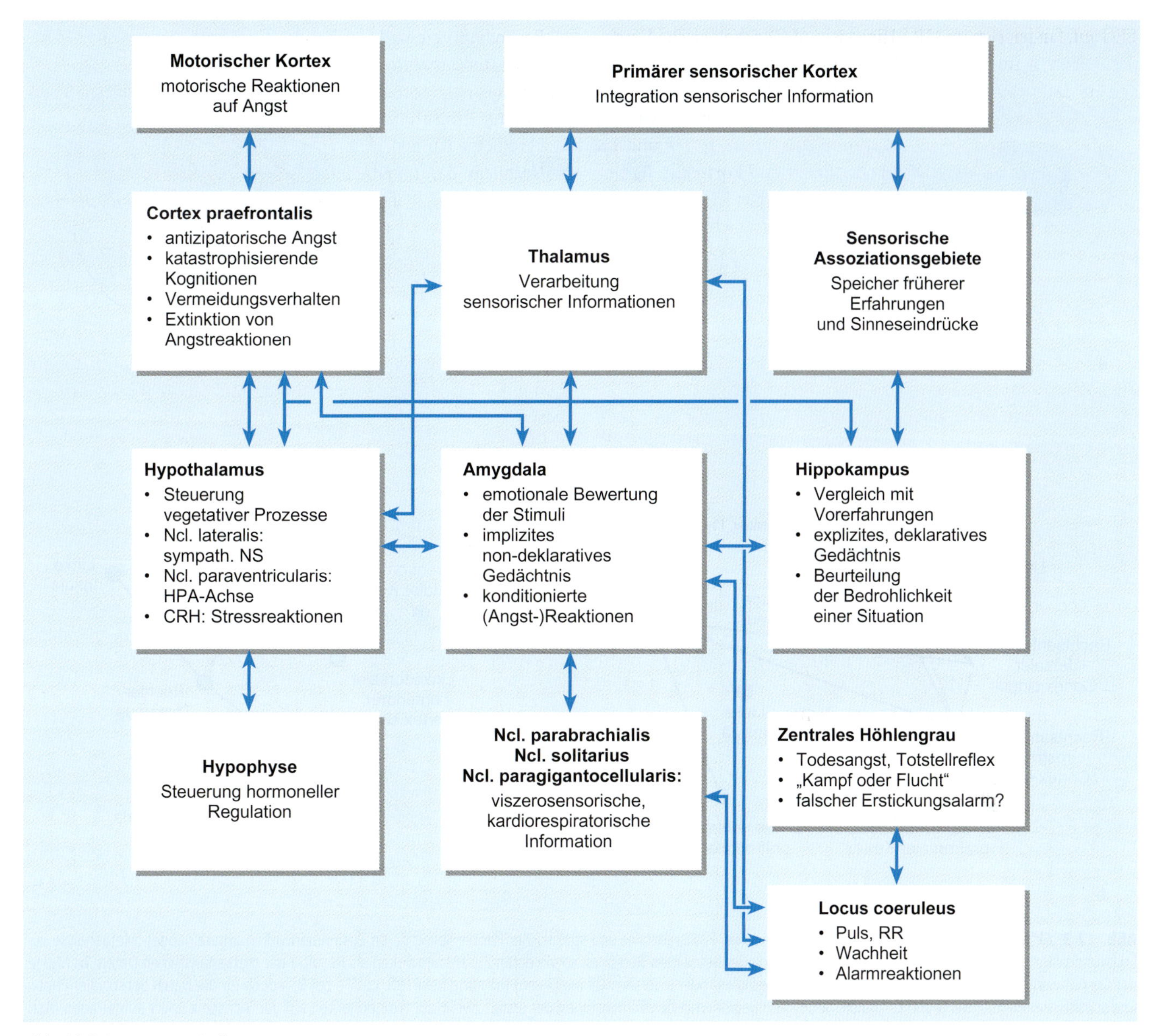

Abb. 12.2 Neuroanatomie der Angst

zialen Phobie, der spezifischen Phobie und der PTBS vor (Etkin und Wager 2007). Die Patienten zeigten eine größere Aktivierung in den Amygdalae und der Inselregion. Diese Strukturen sind in die Verarbeitung negativer Emotionen eingebunden. Die PTBS-Patienten unterschieden sich von den phobischen Patienten durch eine Hypoaktivierung im dorsalen und rostralen anterioren Cingulum sowie im ventromedialen präfrontalen Kortex – Strukturen, die an der Erfahrung und Regulation von Emotionen beteiligt sind. Die Metaanalyse verweist damit auf die emotionale Dysregulation der Angststörungen und zeigt die gestörten Netzwerke (➤ Abb. 12.3).

Ein Modell, das tierexperimentelle, pharmakologische und klinische Befunde zu integrieren versucht, postuliert, dass die Panikattacken ihren Ursprung im Locus coeruleus haben, das limbische System das anatomische Substrat für die Erwartungsangst sei und der präfrontale Kortex wesentlich das agoraphobische Vermeidungsverhalten steuere.

Das limbische System ist besonders reich an GABA-Benzodiazepinrezeptoren. Benzodiazepine können zumindest vorübergehend erfolgreich bei GAS eingesetzt werden. Provokationstests, d. h. die Induktion von Angstzuständen im Tierversuch oder bei Patienten mit Panikerkrankung, und Kontrollpersonen ermöglichten das Studium von Angst auf der phänomenologischen, biologischen und psychologischen Ebene. Drei Substanzen wurden am häufigsten in ihrer Wirkung studiert: Natriumlaktat, CO_2 und Yohimbin-Hydrochlorid. Ihre Gabe provoziert bei den meisten Patienten mit Panikstörung vegetative Phänomene, die mit denen bei Panikattacken vergleichbar sind. Dagegen entwickeln gesunde Kontrollpersonen in Provokationsstudien vegetative und kognitive Angstphänomene in einem deutlich geringeren Maße. Untersuchungen an Probanden konnten jedoch zeigen, dass die Häufigkeit von Paniksymptomen bei den Probanden nicht nur auf den zugrunde liegenden biologischen Mechanismen beruht, sondern auch von psychologischen

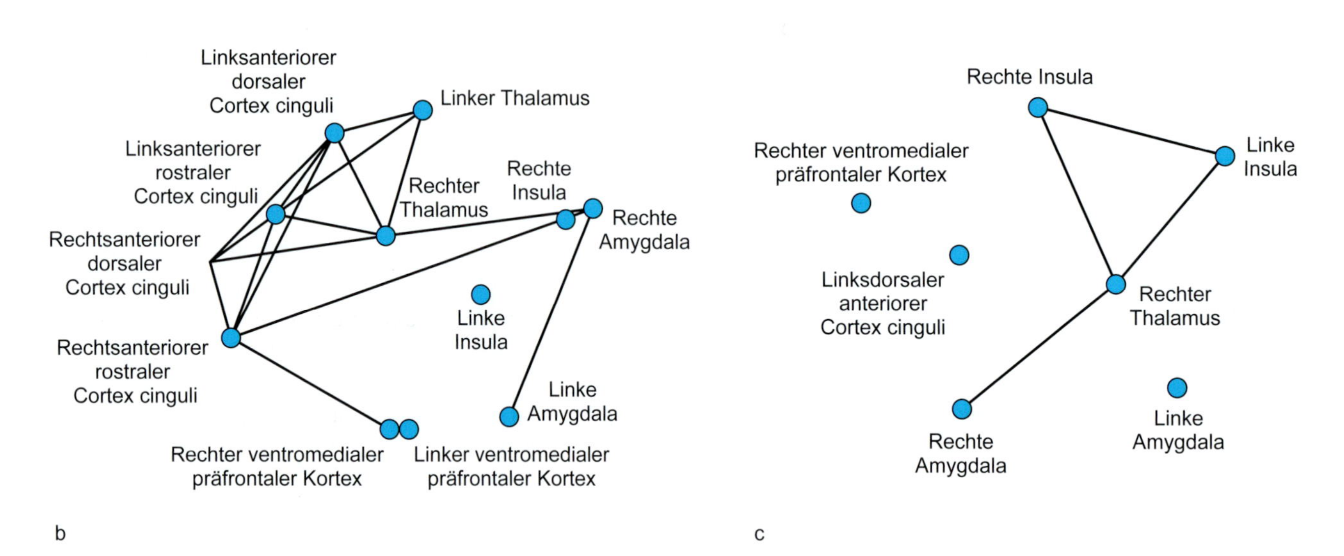

Abb. 12.3 Aktivierung und Co-Aktivierung von Regionen bei PTBS, sozialer und spezifischer Phobie sowie deren Zusammenwirken untereinander (Metaanalyse von Etkin und Wagner 2007). **a:** Dreidimensionale Darstellung der beteiligten Regionen sowie deren Zusammenwirken als Resultat der metaanalytischen Daten. **b:** Muster der Co-Aktivierung (Korrelationen) in positiver (schwarze Linien) oder inversiver (blaue Linien) Richtung bei PTBS. **c:** Wie bei B, jedoch für die Daten bei sozialer Phobie und spezifischer Phobie. Bei B und C sind die beteiligten Regionen in den Dimensionen der ersten zwei Hauptkomponenten auf den Achsen x und y aufgetragen (Achsen sind nicht dargestellt). Co-Aktivierungslinien zeigen unkorrigiertes $p < 0{,}05$ an.

und situativen Phänomenen abhängig ist. Erwartungsängste, Verhalten der Untersucher und Gestaltung der Räumlichkeiten haben wesentlichen Einfluss auf die Häufigkeit von Angstphänomenen bei Provokationstests. Das Ausmaß des wechselseitigen Einflusses biologischer, psychischer und situativer Faktoren wie auch ihre zeitliche Aufeinanderfolge ist noch ungeklärt und bei der Bewertung der Ergebnisse von Provokationsstudien zu beachten.

Aus den Befunden der Provokationsstudien und der Tatsache, dass nur ein Teil der gesunden Probanden und nicht alle Patienten nach Provokation mit Panikattacken reagieren, wurde darauf geschlossen, dass die beteiligten Neurone eine erhöhte Erregbarkeit aufweisen, die möglicherweise genetisch determiniert ist. Bei Panikpatienten wurde ein „Erstickungsalarmsystem“ mit einem **hypersensitiven** CO_2-Detektor (Klein 1993) postuliert, das dazu führen könnte, dass **physiologische Prozesse fehlinterpretiert** werden und der bei erniedrigten Schwellenwerten leichter einen „Fehlalarm“ in Form einer Panikattacke auslöst. Die klinische Erfahrung zeigt, dass bei Patienten mit einer Panikstörung nur durch Anstieg von Puls- und Atemfrequenz, z. B. bei körperlicher Belastung, kaum Panikattacken auftreten. Daher wurde auch angenommen, dass möglicherweise die gleichzeitige und aufeinander abzustimmende integrative Funktion zwischen peripheren, vegetativen Messgrößen und zentralen metabolischen Messgrößen fehlinterpretiert oder fehlverarbeitet wird. Diese unzureichende Verarbeitung unterschiedlicher Reize könnte Panikattacken auslösen.

Die Beeinflussbarkeit des Angstnetzwerkes durch kognitive Verhaltenstherapie (KVT) konnten Kircher et al. (2013) mittels fMRT zeigen. Bei Panikpatienten zeigte sich nach KVT eine reduzierte Aktivierung im linken inferioren Gyrus frontalis in einem Konditionierungsparadigma. Diese korrelierte mit einer Abnahme agoraphobischer Symptome. Auch wurde ein Prozess zunehmender Konnektivität zwischen kognitiven Strukturen und emotionalem Netzwerk nachgewiesen.

Neuroendokrinologie

Die humorale Stressantwort als Adaptation auf eine akute Belastungssituation führt zur Freisetzung von Adrenalin, Noradrenalin, Kortisol, ACTH, Kortikotropin, Prolaktin und Wachstumshormon (GH). Für den basalen Kortisolspiegel bei Patienten mit Panikerkrankung fanden sich sowohl normale wie erhöhte Werte, wobei die erhöhten Werte bei Patienten mit höherem Schweregrad gemessen wurden. Provokations- und Hemmtests zeigen eine Veränderung der Reaktion von Panikpatienten gegenüber Kontrollpersonen: Bis zu 30 % der Patienten mit einer Panikstörung weisen einen pathologischen Dexamethason-Hemmtest auf. Diese Häufigkeit ist allerdings deutlich geringer als bei Patienten mit depressiven Störungen.

Untersuchungen wiesen auf eine vermehrte Sekretion des hypothalamischen Neuropeptids *Corticotropin-Releasing Hormone* (CRH-) während einer Panikattacke hin. **CRH-Stimulation** bewirkte an der Hypophyse von Patienten mit einer Panikstörung eine erniedrigte ACTH-Antwort. Dies könnte auf eine Unterempfindlichkeit hypophysärer CRH-Rezeptoren zurückzuführen sein. CRH kann bei direkter Applikation in den Locus coeruleus eine Aktivierung i. S. einer **erhöhten Stressreaktion** bewirken, wie auch umgekehrt der Locus coeruleus das CRH über eine Feedbackschleife beeinflussen kann. Im Tierversuch kann CRH Verhaltensweisen auslösen, die als Angstreaktionen zu interpretieren sind. CRH scheint auch die Kontrolle von Furchtkonditionierungsprozessen im Hippokampus zu beeinflussen.

Psychophysiologie

Angsterkrankte zeigen eine erhöhte Spontanfluktuation der elektrodermalen Aktivität sowie eine erhöhte Herzratenvariabilität. Kardiale Veränderungen und vasomotorische Reaktionen weisen auf einen erheblichen sympathikotonen Einfluss auf die Symptombildung bei Angststörungen. Studien zeigten, dass Panikpatienten sich von Kontrollpersonen im Ausgangsniveau ihrer Angst und Aktivierung unterscheiden und dass Erwartungshaltungen dieses Niveau stark beeinflussen. **Diskrepant** ist das **massive Ausmaß subjektiven Erlebens** der Symptome, z. B. der Herzfunktion und der objektiv zumeist nur **geringgradigen Erhöhungen von Herzfrequenz oder Blutdruck** während einer Panikattacke. Nach Gabe des α_2-Antagonisten Yohimbin wird eine erhöhte Reaktionsamplitude von Herzfrequenz und Blutdruck gefunden. Befunde bei Panikpatienten mit Agoraphobie nach Stimulation mit visuell oder akustisch evozierten Potenzialen weisen darauf hin, dass die zentrale Transmissionszeit im Bereich der Pons und des Mittelhirns verzögert ist. Andere Ergebnisse legen nahe, dass die Sensitivität für angstrelevante Stimuli bei Panikpatienten erhöht und die Diskriminationsfähigkeit bei neuen Stimuli im Hinblick auf ihre Relevanz beeinträchtigt ist. Dies stützt die Hypothese einer Regulationsstörung.

In Reviews zu Anatomie, Physiologie und Regulationskreisen von Angst, Furcht und Stress sind die aktuellen Befunde zusammengefasst (Arnsten 2009; Cisler et al. 2010; Lang und McTeague 2009).

12.4.2 Psychodynamische Modellvorstellungen

Die psychodynamischen Modelle für die Entstehung von Angststörungen haben seit der Beschreibung durch Freud (1895) wesentliche Modifikationen erfahren. Die **Signalangsttheorien** können (nach Hoffmann und Bassler 1992) kurz wie folgt skizziert werden: Eine äußere, belastende oder traumatisierende Situation bedingt eine Stimulation von verbotenen oder gefürchteten, z. B. aggressiven, Triebimpulsen. Diese Triebimpulse, die den internalisierten Normen und der Erziehung zuwiderlaufen, führen zu einer Zunahme von Spannung und signalisieren eine Gefahr. Dieses Signal einer Gefahr resultiert in einem regressiven Ausweichen, das jedoch infantile, nicht bewältigte Triebkonflikte wieder mobilisiert und zu einer Zunahme von Spannung führt. Statt der intendierten Entlastung von Spannung nimmt diese zu. Das Ich als Organisation der Abwehr kann diese Zunahme der Spannung nicht weiter durch den Einsatz der verfügbaren Abwehrmechanismen bewältigen. Die **Angst bricht als Symptom durch** und wird damit selbst zum Signal einer drohenden Gefahr und Reizüberflutung für das Ich. Über Rückkopplungsprozesse zwischen Wahrnehmung von Angst und somatischen Symptomen sowie weitere Zunahme der Angst bei Wahrnehmung dieser Signale steigert sich der Angstprozess bis hin zu klinischen Symptomen. Die Wahrnehmung der Angstsignale ist von der Struktur des Ichs und seiner jeweiligen Mobilisierung von Abwehrmechanismen abhängig. Damit kann eine sowohl konflikt- als auch strukturbedingte Genese pathologischer Ängste aufgezeigt werden.

Ein weiteres Modell zur Genese der Angst trägt dem von Bowlby (1976) herausgearbeiteten evolutionär gewachsenen **Bedürfnis nach emotionaler Bindung** Rechnung. Angst tritt auf, wenn der **Verlust der Bindung** droht: Nach Bowlby werden Ängste in verschiedenen Phasen der lebensgeschichtlichen Entwicklung bewältigt. Wenn die Ängste bei phasenspezifischen Konflikten nicht ausreichend gelöst werden, kommt es zu einer Fixierung. Diese führen dazu, dass ein Erwachsener bei ähnlichen Konfliktsituationen wieder auf die infantile, der damaligen Phase entsprechenden Erlebnisweise und Angstbewältigung regrediert, d. h. sich auf eine Ebene begibt, auf der er sich weniger angstvoll und hilflos fühlt. Wenn die Angst also durch andere Abwehrmechanismen nicht mehr beherrschbar ist, besteht so über die Regression die Möglichkeit, weitgehend angstfrei zu bleiben. Die Symptome oder Folgen der Abwehr führen zwar zu neurotischen Einschränkungen, aber es gelingt, die Angst unbewusst bleiben zu lassen. Versagen die unbewussten Bewältigungsversuche, so bricht die heftige infantile Angst durch.

Für die einzelnen Angststörungen werden unterschiedliche psychodynamische Prozesse als wirksam erachtet. Das psychodynamische Modell für die Genese der **Phobie** sieht die Verschiebung bzw. Projektion als wesentlichen Abwehrvorgang: Durch die **Verlagerung der intrapsychischen Gefahr,** z. B. in Form einer unterbewussten aggressiven oder sexuellen Fantasie, **nach außen** wird eine Reduktion der Angst erlebt. Mit diesem gefürchteten, jetzt äußeren Objekt besteht die Verbindung über unbewusste Fantasien. Durch assoziative Verknüpfung können immer mehr Objekte oder Situationen als gefahrvoll erlebt werden; eine Generalisierung wird in

Gang gesetzt. Das Erleben der gefürchteten und vermiedenen Situation führt zu einem Versagen der Abwehrleistungen des Ichs, und eine situative Angstattacke kann erfolgen. Der Abwehr der unbewussten Ängste vor Triebimpulsen und der Angst vor Schutzlosigkeit kann nicht nur mit phobischem Vermeidungsverhalten, sondern auch durch kontraphobisches Agieren entgegengewirkt werden. Dann werden die gefürchteten Angstobjekte bevorzugt aufgesucht. Das kontraphobische Verhalten wirkt dem befürchteten Autonomieverlust und der Einschränkung, z. B. von Aggressivität, unbewusst entgegen. Sind die oben skizzierten Abwehrmechanismen nicht ausreichend erfolgreich, so manifestiert sich Angst. Das Erleben nicht zu bewältigender Angstzustände führt häufig bereits nach kurzer Zeit zur Angst vor der Angst. Hierdurch wird sowohl ein Vermeidungsverhalten gefördert als auch das Vertrauen in die eigenen Bewältigungsmöglichkeiten der Angst weiter reduziert.

Eine weitere Theorie geht davon aus, dass ein **Bindungs- und Autonomiekonflikt** bei den Patienten besteht: Das soziale Interaktionsmuster von Angstpatienten ist häufig von ängstlicher Anklammerung geprägt. Aufgrund seiner mangelnden Selbststeuerungsfähigkeit sucht der Patient Steuerung von außen, z. B. durch Institutionen, Gruppen oder Familienangehörige. Die sehr starke Bindung an ein solches Objekt baut eine Abhängigkeit auf. Abhängigkeit und Bindung verstärken sich wechselseitig. Der Partner übernimmt häufig die Funktion eines „Hilfs-Ichs". Innerhalb einer Partnerschaft wird der Patient mitunter zum „Symptomträger". Dies wird sichtbar, wenn sich der Patient während einer Therapie stabilisiert und zunehmend autonom wird. **Partnerschaftskonflikte oder Trennungssituationen** bilden typische Auslöser zur Manifestation der Ängste. Der Konflikt zwischen Emanzipationswünschen und Trennungsängsten wird dadurch verschärft, dass es nicht gelingt, gleichzeitig liebevolle und aversive Gefühle zuzulassen. Aggressive Komponenten innerhalb der Beziehung, welche die Sicherheit und die als fragil erlebte Beziehung bedrohen könnten, werden daher häufig durch Idealisierung des Partners kaschiert.

Eine Weiterentwicklung eines psychodynamischen Modells der Panikstörung stellten Shear et al. (1993) vor. Sie postulieren eine **angeborene neurophysiologische Vulnerabilität** und die Entwicklung einer **psychischen Vulnerabilität** unter dem Einfluss eines angstfördernden Verhaltens der Eltern. Danach führen somatische oder psychische Belastungen mit steigenden Gefühlen der Hilflosigkeit und Katastrophenfantasien sowie somatischen Symptomen zur Angstattacke.

12.4.3 Lerntheoretische und kognitive Modelle

Lerntheoretische Modelle betonen die zentrale Bedeutung psychologischer Lernvorgänge für die Ausbildung und Aufrechterhaltung von Angststörungen. Bedeutsam für spätere lerntheoretische Erklärungen neurotischer Störungen im Allgemeinen und Ängsten im Besonderen sind die Arbeiten des russischen Physiologen Pawlow zur sog. **experimentellen Neurose.** Er hatte bei Versuchstieren visuelle Diskriminationsaufgaben (z. B. Unterscheidung eines Kreises von einer Ellipse) mit aversiven Reizen (z. B. elektrischer Stromstoß) gekoppelt. Die Tiere lernten schnell, durch die korrekte Unterscheidung der optischen Reize den Erhalt von Stromstößen zu verhindern. Bei zunehmend stärkerer Angleichung der diskriminativen Reize konnten die Tiere die Stromstöße allerdings immer weniger vermeiden. Diese Versuchsanordnung führte bei den Tieren zu verhaltensmäßigen, emotionalen und endokrinen Veränderungen, die als „experimentelle Neurose" bezeichnet wurden. Die Tiere bildeten Anzeichen von Übererregung, Flucht- und Vermeidungsverhalten gegenüber der gesamten Versuchsanordnung aus.

Das für die Weiterentwicklung von lerntheoretischen Modellvorstellungen wichtigste Modell ist die sog. **Zwei-Faktoren-Theorie** der Entstehung und Aufrechterhaltung von Ängsten nach Mowrer (➤ Abb. 12.4). Mowrer (1947) ging davon aus, dass sich menschliche Ängste durch **klassische Konditionierungsvorgänge** erklären ließen. Danach können ursprünglich neutrale Stimuli (CS) durch das wiederholt gemeinsame Auftreten mit einem unkonditionierten Reiz (UCS), der reflexhaft, d. h. ohne vorher gelernt worden zu sein, Angst-, Schreck- oder Schmerzreaktionen (UCR) auslöst, selbst zum Auslöser einer vergleichbaren konditionierten Angstreaktion (CR) werden. Der neue Reiz erhält durch diesen Lernprozess die Qualität eines Signals für die danach zu erwartende unkonditionierte Angstreaktion und löst nach einiger Zeit allein, d. h. auch ohne dass der unkonditionierte Stimulus noch folgen muss, eine Angstreaktion aus. Lerntheoretisch wäre bei Ausbleiben der Kopplung zwischen konditioniertem und unkonditioniertem Stimulus eine Löschung der Angstreaktion zu erwarten, da der konditionierte Stimulus bei Wegfall des gemeinsamen Auftretens mit dem unkonditionierten Stimulus seine Signalfunktion einbüßen müsste. An dieser Stelle tritt der zweite Faktor des Lernprozesses in Erscheinung: Das Auftreten des konditionierten Reizes wird i. S. eines diskriminativen Reizes (Sδ) zum Auslöser einer Vermeidungsreaktion, durch welche die erwartete Angstreaktion vermieden wird. Das Ausbleiben der erwarteten aversiven Konsequenz führt somit zu einer negativen Verstärkung des Vermeidungsverhaltens. **Die Zwei-Faktoren-Theorie führt das stabile Fortbestehen einer durch Lernprozesse erworbenen Angstreaktion also primär auf das vom Individuum gezeigte Vermeidungsverhalten gegenüber der angstauslösenden Situation zurück.** Das Vermeidungsverhalten selbst verhindert korrigierende Lernerfahrungen und eine Überprüfung, ob die für die Herausbildung der Angstreaktion traumatisierende Bedingung weiterhin besteht.

Die Zwei-Faktoren-Theorie hat sich wegen einer Reihe modellabweichender Befunde in dieser einfachen Form nicht aufrechterhalten lassen und mehrfache Modifikationen erfahren. So konnte festgestellt werden, dass traumatische Erfahrungen (z. B. im Sinne von Gewalterlebnissen oder belastenden Erfahrungen bei ärztlichen Eingriffen) nicht zwingend zur Ausprägung phobischer Reaktionen führen müssen. Hier scheinen individuelle Unterschiede i. S. modifizierender oder protektiver Faktoren trotz des Bestehens von Konditionierungssituationen die Genese gelernter Angstreaktionen verhindern zu können. Ein weiterer Einwand bezieht sich auf die Tatsache, dass keineswegs alle neutralen Stimuli zu Auslösern für gelernte Angstreaktionen werden können. Seligman hat darauf hingewiesen, dass bestimmte Reize wie Tiere, Dunkelheit, Höhen, enge Räume usw. bevorzugt als angstauslösende Stimuli in Betracht kommen, während andere Stimuli, die durchaus Gefährdungspo-

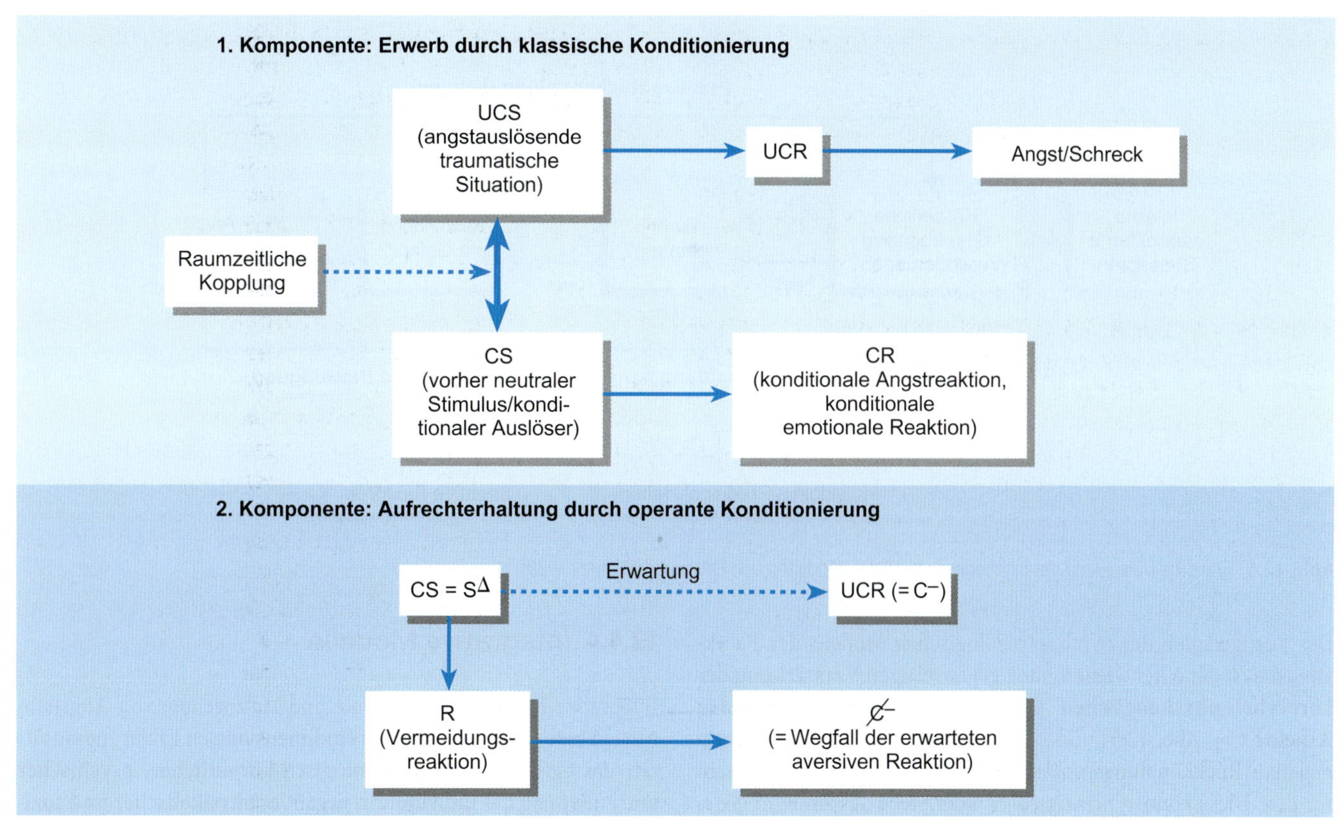

Abb. 12.4 Modell der 2-Faktoren-Theorie der Angstentstehung und Angstaufrechterhaltung (Erläuterung s. Text; nach Mowrer 1947)

tenzial besitzen (z. B. elektrische Steckdosen), keine phobischen Ängste hervorrufen. Seligman (1971) hat diesen Sachverhalt durch seine Hypothese der **„biological preparedness"** zu erklären versucht. Diese besagt, dass Konditionierungsvorgänge bevorzugt mit Reizen herausgebildet werden, die in früheren Phasen der Evolution mit Gefahren und Bedrohungen verknüpft waren. Sie wirken als biologisch disponierte Gefahrenreize weiter, auch wenn sie unter den heutigen zivilisatorischen und kulturellen Bedingungen keine angemessene Reaktion mehr bewirken.

Die gewichtigsten Einwände gegen das Zwei-Faktoren-Modell der Angststörungen ergeben sich aus Befunden, dass Angstreaktionen offenbar auch ohne direkte eigene aversive Erfahrungen erworben werden können. So ist erwiesen, dass bestimmte Phobien (wie Flugphobien oder Krankheitsängste) auch ohne entsprechende traumatisierende eigene Lernerfahrungen entstehen. Hier ist anzunehmen, dass Lernvorgänge i. S. des **stellvertretenden Modell-Lernens** über Informationen (anekdotische Erzählungen, Berichte in Medien) zur Ausbildung von Angstreaktionen führen können. Auch scheint **Lernen am Modell,** der Einfluss des langfristig wirksamen Lernvorbilds, wie Eltern selbst mit Ängsten und Ängstlichkeit umgehen, für den Umgang mit Angst bei Kindern von großer Bedeutung zu sein. Es gibt Hinweise darauf, dass elterliche Überängstlichkeit, aber auch ein Angst unterdrückender Erziehungsstil die Entstehung späterer Angststörungen begünstigen kann.

In der Weiterentwicklung der lerntheoretischen Modellvorstellungen hat die Annahme **kognitiv vermittelter Lernvorgänge** gegenüber einfachen Stimulus-Response-Konditionierungen eine zunehmend größere Bedeutung erlangt. Nicht die Umweltreize als solche sind demnach die entscheidenden Bedingungen, sondern die im Individuum ablaufenden informationsverarbeitenden Prozesse. Speziell zur Erklärung der Lernvorgänge bei der Panikstörung wurden kognitiv-lerntheoretische Konzepte herangezogen, die als sog. **psychophysiologische Modelle der Panikattacken** bezeichnet werden. Dieses **„Teufelskreismodell"** geht von folgenden Grundvorstellungen aus:

- Das Auftreten von Panikattacken wird durch interne körperliche Stimuli ausgelöst. Diese sind unspezifisch und können völlig unterschiedliche Ursachen haben (z. B. durch Bagatellerkrankungen bedingte körperliche Missempfindungen, vegetative Erregung als Folge von akutem oder chronischem Stress, körperliche Überanstrengung o. Ä.).
- Diese als solche ungefährlichen körperlichen Missempfindungen erfahren durch bestimmte informationsverarbeitende (kognitive) Prozesse des Individuums eine weitere Intensivierung i. S. eines positiven Rückkopplungsmechanismus.
- Dabei führt die bewusste Wahrnehmung und Aufmerksamkeitszuwendung zu den körperlichen Missempfindungen und die Bewertung dieser körperlichen Symptome als „gefährlich", „potenziell lebensbedrohlich" und „nicht zu bewältigen" zu einer Steigerung des Angsterlebens auf der kognitiv-emotionalen Ebene.
- Das sich daraus ergebende intensive Erleben von Angst führt wiederum zu einer weiteren Eskalation der körperlich-vegetativen Angstanzeichen.

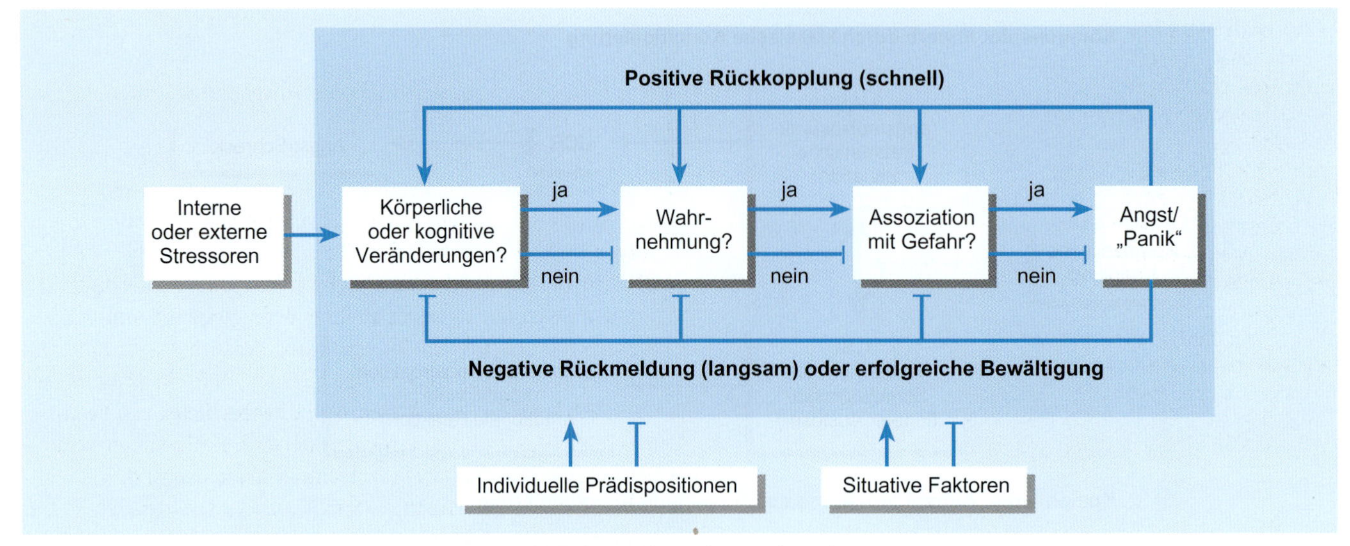

Abb. 12.5 Grafische Darstellung des psychophysiologischen Modells (nach Ehlers und Margraf 1989)

Der Kerngedanke des psychophysiologischen Modells der Panikattacken ist der einer wiederholten **gegenseitigen Verstärkung der körperlich-physiologischen und der gedanklich-emotionalen Aspekte** (➤ Abb. 12.5). Eine solche Eskalation unterbleibt, wenn negative Rückkopplungsprozesse innerhalb der Person wirksam werden. Diese können prinzipiell an jeder Stelle des zirkulären Geschehens einsetzen: Zum Beispiel kann die intensive Beschäftigung mit anderen Dingen die Wahrnehmung interner Reize verhindern oder schwächen. Des Weiteren können Interpretationen der wahrgenommenen Missempfindungen, die plausible, nicht auf Gefahren und Bedrohungen hinweisende Erklärungen bieten, das Auftreten von Panikattacken verhindern. Letztendlich können auch Ermüdung und Gewöhnung eine weitere Eskalation begrenzen.

Zusätzlich zu diesen intern ablaufenden Wahrnehmungs- und Bewertungsvorgängen wirken auch situative Faktoren und individuelle Prädispositionen auf das akute Angsterleben ein. So kann z. B. die Anwesenheit anderer Personen oder die Erreichbarkeit ärztlicher Hilfe das Geschehen beeinflussen. Neben interozeptiven Vorgängen können auch bedrohliche Gedanken und Vorstellungen (Erwartungsängste) den Ausgangspunkt für Panikattacken darstellen. Die Annahme spontaner Angstanfälle wird gegenüber der Hypothese zurückgedrängt, dass **Panikattacken überwiegend durch interozeptive und ängstlich gefärbte Erwartungen und Vorstellungen ausgelöst werden.**

Diese Modellvorstellungen können mit den entsprechenden Modifikationen auch für die Erklärung situativ ausgelöster Angstattacken, z. B. bei der sozialen oder auch spezifischen Phobie, herangezogen werden. Das psychophysiologische Modell von Angst- und Panikanfällen erklärt v a. die **aufrechterhaltenden Mechanismen** bei wiederkehrenden Angstanfällen. Die Gründe des Erstauftretens von Panikattacken sind mithilfe dieses Modells nicht hinreichend erklärbar. Es werden individuelle Prädispositionen i. S. einer genetisch vererbten oder lebensgeschichtlich erworbenen erhöhten Vulnerabilität für interozeptive Erregungsvorgänge bzw. deren Wahrnehmung angenommen.

12.4.4 Integrative Modelle

Integrative Modelle der Ätiologie und Pathogenese von Angststörungen betonen gegenüber den eindimensionalen Erklärungsansätzen das Zusammenwirken **biologisch-körperlicher, psychischer** und außerhalb des Individuums liegender **physikalischer und sozialer** Faktoren. Eine zweite Differenzierungsebene betrifft die Unterscheidung verursachender, auslösender und aufrechterhaltender Bedingungen der Symptomatik. **Verursachende Bedingungen** wie Dispositionen und Vulnerabilitäten gehen der Symptommanifestation zeitlich voraus. **Auslösende Bedingungen** sind die zum Zeitpunkt des Erstauftretens wirksamen biologischen, psychologischen und externen Einflüsse, die bei gegebener Prädisposition das Krankheitsgeschehen unmittelbar hervorgebracht haben. **Aufrechterhaltende Faktoren** sind solche, die zeitlich der Symptomatik nachfolgen, also Konsequenzen, Aus- und Rückwirkungen der Störung.

In ➤ Box 12.5 findet sich eine Zusammenstellung wichtiger ätiologischer und pathogenetischer Faktoren von Angststörungen i. S. einer integrativen Betrachtungsweise. Die oben beschriebenen Theorien sind dort zu einem umfassenderen Modell zusammengefasst.

BOX 12.5

Pathogenetische Faktoren bei komplexen Angststörungen

Verursachende Bedingungen:
- Erhöhte Vulnerabilität (z. B. genetische Faktoren für allgemein erhöhte Ängstlichkeit oder verringerte Fähigkeit zur physiologischen Habituation; genetische Disposition für psychische und emotionale Probleme)
- *Biological Preparedness* für bestimmte Angststimuli
- Lern- und Erziehungseinflüsse („überbehütender" Erziehungsstil, angstinduzierender Erziehungsstil, instabile familiäre Verhältnisse, Modell-Lernen, stellvertretendes Lernen)
- Persönlichkeitsfaktoren (ängstlich-vermeidend, dependent, externale Kontrollüberzeugung etc.)

Auslösende Faktoren:
- Traumatische Lernerfahrungen mit Angststimuli (klassisches Konditionieren)
- Akute oder chronische Überforderungen/Stress

- Körperliche Erkrankungen (hormonelle Schwankungen)/gesundheitliche Bedrohungen (bevorstehende medizinische Eingriffe)
- Konflikt-, Entscheidungs-, Ambivalenzsituationen
- Drogeneinflüsse (Koffein, Alkohol, Nikotin, Cannabis, andere stimulierende Drogen)

Aufrechterhaltende Faktoren:
- Vermeidungsverhalten (operantes Konditionieren)
- Ungünstiger Umgang mit Angstreaktionen (forcierte Selbstbeobachtung, Erwartungsängste, kognitive Verzerrungen etc.)
- Entmutigung durch fehlende Angstkontrolle
- Intrapsychische Funktionen (Abwehrmechanismen, Aggressionshemmung, Ausdruck von Ambivalenzen etc.)
- Interaktionelle Funktionen („Gewinn" von Aufmerksamkeit, Kontrolle, Krankheitsstatus; systemische Funktionen, z. B. Patient als „Symptomträger")
- Eigendynamik der (chronischen) Symptomatik

Ein solches integratives Modell wird den komplexen ätiologischen und pathogenetischen Mechanismen bei Angststörungen am ehesten gerecht. Es ist in der Lage, verschiedene biologische, psychodynamische, lerntheoretische und psychosoziale Erklärungsansätze in ihrem Zusammenwirken zu berücksichtigen. Für die klinische Hypothesenbildung und die Therapieplanung im Einzelfall ist eine individuelle Rekonstruktion der wichtigsten Einflussfaktoren, die zur Entstehung, Auslösung und Aufrechterhaltung der Angstsymptomatik beigetragen haben, unerlässlich.

Resümee

Wie bei anderen komplexen Störungsbildern wird ein Vulnerabilitäts-Stress-Modell den Bedingungen der Entstehung und Auslösung von Angststörungen am ehesten gerecht.

Genetische Faktoren spielen i. S. einer erhöhten Vulnerabilität für Angstanfälligkeit eine Rolle. Dagegen ist eine genetische Komponente für die Herausbildung spezieller Angststörungen nicht ausreichend gesichert. Lern- und Erfahrungseinflüsse sind für die Pathogenese von großer Bedeutung. Für viele (z. B. spezifische Phobien), keineswegs aber für alle Angststörungen lassen sich traumatische Ereignisse als Auslöser der pathologischen Angstreaktionen feststellen. Neben Entwicklungen mit akut wirksamen Auslösefaktoren, wie sie bei der Panikstörung und Agoraphobie häufig sind, kennt man schleichende Entstehungsverläufe, z. B. bei der sozialen Phobie und GAS. Hier sind kumulative Belastungsfaktoren anzunehmen, die erst unter speziellen Konstellationen in der Umwelt zum Auftreten der Angstsymptomatik führen. Angstaufrechterhaltende Faktoren ergeben sich i. S. einer Eigendynamik aus dem ungünstigen Umgang des Patienten mit der aufgetretenen Angst und einer negativen Einschätzung der eigenen Bewältigungsmöglichkeiten.

Psychodynamische Faktoren kommen als Faktoren der Entstehung und Aufrechterhaltung in Betracht, sollten aber im individuellen Fall anhand der vorliegenden Informationen plausibel nachweisbar sein.

Für die Therapie ist die Entwicklung eines auch für den Patienten nachvollziehbaren Erklärungsmodells von großer Bedeutung. Dieses kann die Komplexität der Ursachen und Bedingungen reduzieren, muss aber die Vielfalt der möglichen Einflussfaktoren berücksichtigen.

12.5 Differenzialdiagnostischer Prozess

Ängstliche Erregung, Nervosität und Anspannung gehören zu den am häufigsten geschilderten Beschwerden, mit denen Ärzte in der Primärversorgung konfrontiert sind. In vielen Fällen sind solche Beschwerden auf gesundheitliche Probleme und damit verbundene Sorgen zurückzuführen. Allerdings können auch Belastungen und Sorgen in der beruflichen, familiären und sozialen Lebensführung (Disstress) zu vergleichbaren Beschwerden führen, ohne dass diese von den Patienten als solche in ihrer Bedingtheit erkannt und zur Sprache gebracht werden. Zumeist verbergen sich Ängste hinter einer Vielfalt von körperlichen Beschwerden. Nur ein **persönliches Gespräch** kann die Frage klären, ob die beobachteten und beschriebenen ängstlichen Beschwerden als normale Reaktion auf gesundheitliche oder psychosoziale Probleme zu verstehen sind.

Wenn Intensität, Häufigkeit und Dauer der ängstlichen Beschwerden nur schwer erklärbar sind oder gänzlich unangemessen zu sein scheinen, so ist es sinnvoll, das Bestehen einer Angststörung zu erwägen und den diagnostischen Prozess zur gezielten Abklärung dieser Verdachtsdiagnose fortzuführen. **Dazu sollte man möglichst parallel zur hypothesengeleiteten körperlichen und psychiatrischen Ausschlussdiagnostik eine gezielte Befragung nach Merkmalen einer primären Angststörung durchführen.** Der diagnostische Prozess lässt sich anhand eines Flussdiagramms veranschaulichen (➤ Abb. 12.6).

12.5.1 Ausschluss einer organischen Erkrankung

Besteht ein Angstsyndrom von klinischer Relevanz, so ist im zweiten diagnostischen Schritt das Vorliegen einer organischen Grunderkrankung als Ursache der geschilderten Angstsymptome auszuschließen. Der psychopathologische Befund einer organisch bedingten Angstsymptomatik ist unspezifisch. Lediglich durch Nuancen der Schilderung oder der Symptomatik ist dem erfahrenen Kliniker ein richtungweisender Verdacht auf eine organische Erkrankung möglich.

Die ängstliche Erregung kann sich in körperlichen Symptomen wie Tachykardie, Palpitation, Schwitzen, innerer Unruhe, psychomotorischer Anspannung, Tremor oder leichter Blutdruckerhöhung zeigen. Besonders bei **älteren Menschen** ohne momentane psychosoziale Belastung oder funktionelle psychiatrische Störung ist an eine organische Grunderkrankung zu denken. Die Anamnese kann klären, ob Suchterkrankungen oder chronische organische Erkrankungen vorliegen oder ob Medikamente eingenommen werden, die den Sympathikotonus verändern können. Zu bedenken ist auch, dass Koffein, Nikotin und Schlafentzug Ängste auslösen oder verstärken können.

Bei **Hyperthyreose** kann sich zunächst eine ängstliche Erregung zeigen, deren stetige Zunahme auf eine thyreotoxische Krise hinweisen kann. Die hypertensive Krise beim Phäochromozytom ist mit starker Angst oder Todesfurcht sowie länger dauernder ängstlicher Erregung verbunden. Beim Cushing-Syndrom kann sich eine ängstlich-depressive Gestimmtheit, Antriebsstörung und affektive Labilität zeigen. Bei **Hypoglykämie** kann die ängstliche Erregung mit innerer Unruhe, Konzentrations- und Sehschwächen einherge-

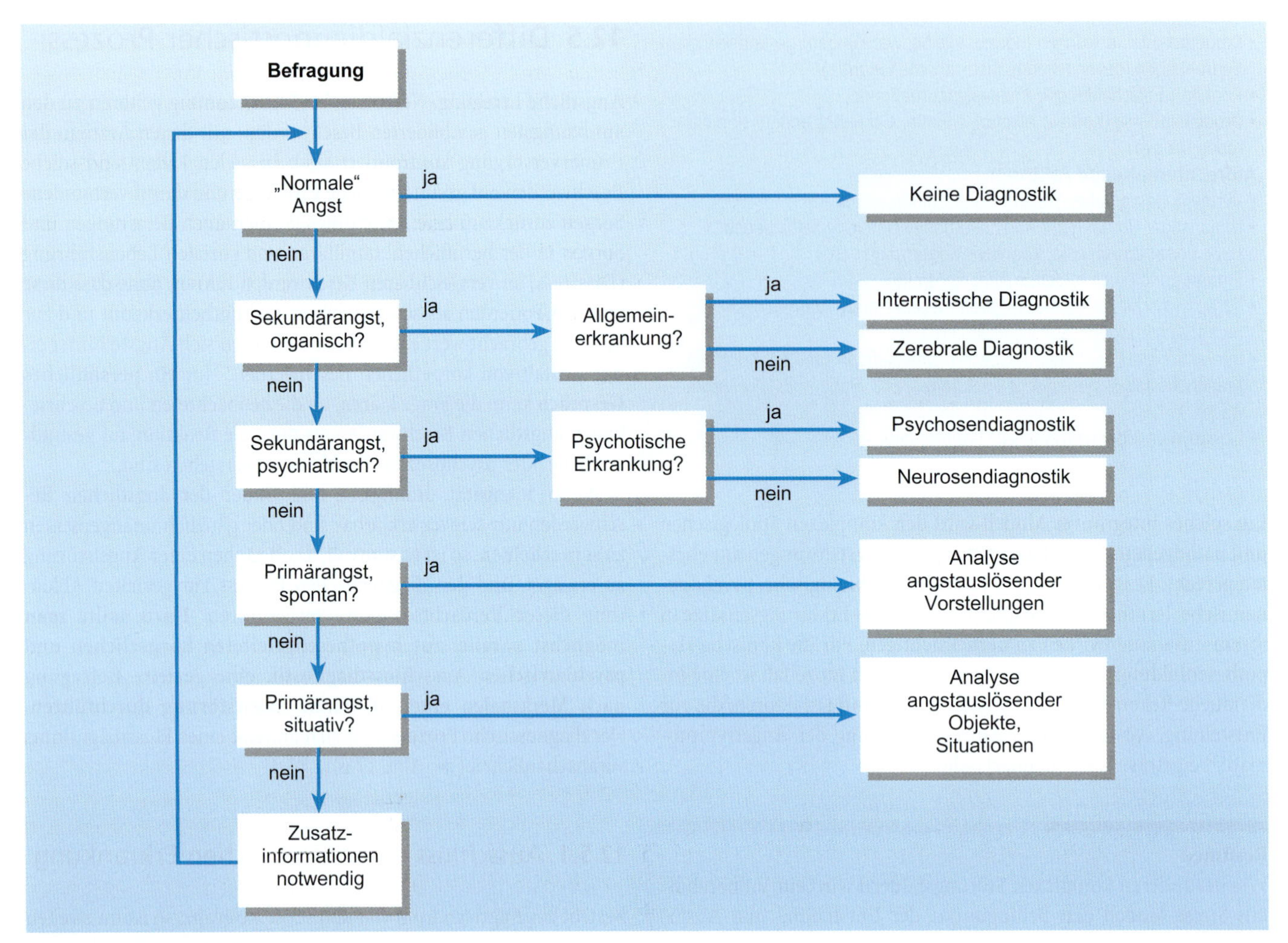

Abb. 12.6 Diagnostischer Entscheidungsprozess bei Angstzuständen

hen. Bei der **KHK** oder beim Myokardinfarkt können starke Angstsymptome auftreten, die jedoch häufig mit Schmerzen in Ruhe, im Schlafen wie auch bereits bei geringer Belastung verbunden sind. Bei **Epilepsie** kann Angst als Anfallsäquivalent wie auch im Intervall zwischen den Anfällen vorkommen. Wahrnehmungsveränderungen treten hier auf i. S. von Halluzinationen, Mikropsie, Makropsie, Déjà-vu-Erlebnissen, Derealisation oder Depersonalisation. Charakteristisch dafür sind ein plötzlicher Beginn, eine kurze Zeitdauer und ein abruptes Ende der Symptomatik.

Auch **Schwindelzustände** können mit starker Angst einhergehen. Je gerichteter und klarer definierbar die Schwindelzustände sind, umso eher liegt der Verdacht auf einen organisch begründeten Schwindel nahe. Ein psychogen begründeter Schwindel wird häufig diffus und unspezifisch geschildert. Zu beachten ist auch, dass sich eine beginnende **Entzugssymptomatik** bei Substanzabhängigkeit in unspezifischer Erregung und Ängstlichkeit äußern kann. Auch sind die wahnhaften und halluzinatorischen Erlebnisse während eines Delirs von massiven Ängsten und erheblicher vegetativer Erregung begleitet. Differenzialdiagnostisch relevante Störungen sind in ➢ Tab. 12.4 zusammengefasst.

Zum **Ausschluss** einer organisch verursachten Angststörung sind eine körperliche Untersuchung und die Durchführung basisdiagnostischer Verfahren erforderlich. Die **Basisdiagnostik** sollte folgende Untersuchungen einschließen: Blutbild, Elektrolyte, Blutzucker, Schilddrüsenwerte, EKG und Leberwerte. Bei der zerebralen Diagnostik ist optional ein EEG durchzuführen. Bei pathologischen neurologischen Befunden ist ggf. ein CCT oder MRT zu veranlassen. Ein Drogenscreening kann bei begründetem Verdacht die

Tab. 12.4 Wichtige Differenzialdiagnosen bei Angstsyndromen

Endokrine Angstsyndrome	Hyperthyreose, Hypothyreose, Hyperparathyreoidismus, Thyreotoxikose, Phäochromozytom, Cushing-Syndrom, Karzinoid-Syndrom
Metabolische Angstsyndrome	Hypoglykämie, Hypokalzämie
Herz-Angstsyndrome	KHK, Myokardinfarkt, Herzrhythmusstörungen, Postkardiotomie-Syndrom
Zerebrale Angstsyndrome	Zerebrale Anfallsleiden, Migräne (accompagnèe), AIDS, Encephalomyelitis disseminata, Morbus Parkinson, demenzielle Erkrankungen, Chorea Huntington, zerebrale Vaskulitiden, Morbus Wilson Diverse Schwindelformen (u. a. benigner paroxysmaler Lagerungsschwindel, periphere Vestibularisstörung)
Pulmonale Angstsyndrome	Asthma bronchiale, chronisch obstruktive Lungenerkrankungen, Pneumothorax, Lungenembolie, Lungenödem

verheimlichte Einnahme von Benzodiazepinen oder anderen Drogen offenbaren.

12.5.2 Ausschluss anderer psychischer Erkrankungen

Neben körperlichen Grunderkrankungen sind andere psychiatrische Erkrankungen auszuschließen, die ein Angstsyndrom verursachen können. Die wichtigste und zugleich schwierigste differenzialdiagnostische Unterscheidung bezieht sich hierbei auf **depressive Beschwerden.** Ein wichtiges Unterscheidungsmerkmal ist der zeitliche Verlauf, d. h. die Frage, ob bei Längsschnittbetrachtung zuerst die Angststörung und danach depressive Beschwerden aufgetreten sind oder umgekehrt. Weiterhin ist die Frage zu klären, ob bei rezidivierenden Depressionen nach Abklingen der depressiven Episode auch die Angstsymptome remittierten. Treten schwere Angstsymptome tatsächlich nur im Verlauf einer depressiven Episode auf, ohne dass vor deren Manifestation bereits Ängste vorhanden waren, liegt eine primäre depressive Erkrankung vor. Häufig kann auch die Schwere der psychosozialen Beeinträchtigungen als Unterscheidungskriterium herangezogen werden.

Als Faustregel gilt, dass depressive Episoden unmittelbar nach dem Auftreten mit schwereren psychosozialen Beeinträchtigungen verbunden sind als Angststörungen, die i. d. R. erst bei chronischem und schwerem Verlauf zu massiven Beeinträchtigungen führen. Angsterkrankungen bedingen nur selten akut oder kurz nach ihrem Erstauftreten erhebliche psychosoziale Einschränkungen und sozialen Rückzug, da die Patienten erst lange gegen die Ängste anzugehen versuchen (z. B. durch Vermeidung, Begleitarrangements und andere Hilfestellungen), bevor es zu den für die Depression typischen Symptomen des Rückzugs, der Antriebshemmung und gedrückten Stimmung kommt. Für leichtere Fälle eines gemischten Beschwerdebildes aus Angst und Depression ist in der ICD-10 die Diagnosekategorie der „Angst und Depression, gemischt" (F41.2) vorgesehen, die jedoch nur in Betracht kommt, wenn die entscheidenden Kriterien für eine der Hauptstörungen nicht erfüllt sind.

Die Differenzialdiagnose gegenüber Ängsten i. R. einer **schizophrenen Grunderkrankung** ist zumeist weniger schwierig. Bei Psychosen tritt Angst zumeist gekoppelt an eine produktive Symptomatik mit paranoid-halluzinatorischem Erleben oder Katatonie auf. Eine sorgfältige Ausschlussdiagnostik ist aber wichtig, weil bei psychotischen Erkrankungen in der Vorgeschichte bestimmte bei primären Angsterkrankungen indizierte Therapieverfahren (z. B. Expositionsverfahren in massierter Form) zu einer Exazerbation der psychotischen Symptomatik führen können und deshalb als kontraindiziert gelten.

Differenzialdiagnostisch muss ausgeschlossen werden, dass die Angstsymptomatik Folge eines akuten oder chronischen Substanzgebrauchs ist. Neben dem Missbrauch bzw. der Abhängigkeit von Alkohol und Benzodiazepinen ist eine Drogenanamnese bezüglich Amphetaminen, Kokain, Cannabis und sog. Designerdrogen zu erheben. Bei Panikattacken ist auch die Frage des exzessiven Koffeinkonsums zu stellen. Angesichts einer hohen Lebenszeitkomorbidität zwischen Angststörungen und schädlichem Substanzgebrauch muss zwischen **Substanzgebrauch als Folge** einer chronisch bestehenden Angststörung und Angstsymptomen unterschieden werden, die als **Folge des Gebrauchs** oder **Absetzens psychotroper Substanzen** zu sehen sind. Im DSM ist für solche Angstsyndrome eine eigenständige diagnostische Kategorie definiert (substanzinduzierte Angststörungen). Liegen im Querschnitt ein Abhängigkeitssyndrom und eine Angststörung vor, ist zunächst eine Therapie des Abhängigkeitssyndroms (z. B. eine Entzugsbehandlung) erforderlich, bevor eine erneute Bewertung der Angst und eine spezifische Therapie der Angstsymptomatik zu erwägen sind.

12.5.3 Differenzialdiagnostik innerhalb des Spektrums von Angststörungen

Besteht ein Angstsyndrom, das nicht auf eine körperliche oder andere psychiatrische Grunderkrankung zurückzuführen ist, so liegt eine **primäre Angststörung** vor. Die Differenzialdiagnose innerhalb dieser Gruppe ergibt sich v. a. durch die Phänomenologie und Verlaufsmerkmale der Ängste. Das Bestehen der verschiedenen Unterformen kann systematisch durch spezifische Eingangsfragen abgeklärt werden.

Zunächst kann dabei nach dem Auftreten von spontanen, d. h. plötzlichen und **unerwarteten Angstanfällen** ohne spezielle angstauslösende Bedingungen gefragt werden. Wird diese Eingangsfrage bejaht, ist eine weitere gezielte Exploration der für eine Panikstörung charakteristischen Merkmale erforderlich. Ein wichtiges Ziel der Exploration ist dabei die Überprüfung, ob sich beim Patienten aufgrund der Panikattacken bereits ein phobisches Vermeidungsverhalten gegenüber bestimmten Auslösesituationen herausgebildet hat. Des Weiteren ist eine Exploration nach interozeptiven oder gedanklichen Auslösern für Panikattacken sinnvoll. Liegt eine **nicht situationsgebundene Angst** ohne anfallsweise auftretende Attacken vor, sind Fragen zum Bestehen **übermäßiger Sorgen,** die nicht kontrollierbar erscheinen, nach erhöhter Erregung, Nervosität und Anspannung sinnvoll.

Im nächsten Schritt ist das Bestehen einer phobischen Angststörung zu klären. Dabei stehen Fragen nach den **speziellen Situationen,** die Angstreaktionen auslösen, und nach dem **Vermeidungsverhalten** im Vordergrund. Agoraphobische Ängste zeichnen sich durch eine hohe Vielfalt der angstauslösenden Situationen aus. Die Patienten befürchten i. d. R. weniger die von den phobischen Situationen ausgehenden Gefahren, sondern vielmehr ihre in diesem Zusammenhang erwarteten Angstreaktionen oder **Panikanfälle.** Da die Komorbidität phobischer Störungen mit der Panikstörung sehr hoch ist, ist die Frage nach der aktuell im Vordergrund stehenden Symptomatik besonders wichtig. Für die Therapieplanung ist diese Unterscheidung notwendig, da bei vielen Agoraphobikern Panikattacken für die Genese der Agoraphobie zwar wichtig waren, im Krankheitsverlauf gegenüber dem Vermeidungsverhalten jedoch völlig in den Hintergrund getreten sein können. Auf der anderen Seite des Kontinuums stehen Panikattacken, die trotz eines weitgehenden phobischen Vermeidungsverhaltens und unabhängig von Erwartungsängsten weiterhin auftreten und daher als besonders belastend erlebt werden. Das Bestehen sozialer Ängste kann über Eingangsfragen nach dem Auftreten von intensiven Ängsten in **zwischenmenschlichen Situationen** begonnen werden. Im Mittelpunkt steht die als negativ antizipierte Bewertung durch andere Menschen, nicht dagegen Angstanfälle bzw. deren körperliche Folgen. Als Eingangsfrage für spezifische Phobien ist nach Angst vor spezifischen Situationen oder **Objekten** und ihrer Vermeidung zu fragen. Auch die Differenzialdiagnose gegenüber der Zwangsstörung (➤ Kap. 13) bzw. der PTBS (➤ Kap. 14) ist durch entsprechende spezifische Eingangsfragestellungen möglich. Haben sich durch die beschriebene schrittweise Exploration keine eindeutigen Hinweise auf das Bestehen einer Phobie, Panikstörung oder GAS ergeben, ist zu entscheiden, inwieweit das Störungsbild sich einer der bestehenden diagnostischen Restkategorien der Angststörungen zuordnen lässt. Sollte auch dadurch keine ausreichende Klarheit der diagnostischen Einordnung erreicht werden, ist erneut das Vorliegen einer sekundären Angststörung zu erwägen, das Zustandekommen der Diagnose zu überprüfen und der diagnostische Prozess ggf. zu wiederholen.

Das mit Abstand wichtigste Verfahren zur diagnostischen Zuordnung von Angstsyndromen ist somit die **ausführliche und präzise Exploration.** Für Forschungsfragestellungen wird der Durchführung strukturierter diagnostischer Interviews wie dem Strukturierten Interview zur Diagnose psychischer Störungen (SKID), dem *Composite International Diagnostic Interview* (CIDI), dem Diagnostischen Interview für Psychische Störungen (DIPS) oder diagnostischen Checklisten eine zentrale Bedeutung eingeräumt. In der klinischen Praxis sind diese wegen des großen Zeitaufwands zumeist nicht praktikabel.

12.5.4 Therapierelevante und therapiebegleitende Diagnostik

Die bisher beschriebenen diagnostischen Schritte bei Vorliegen eines Angstsyndroms führen bei adäquater Durchführung zu einer exakten **klassifikatorischen Diagnose.** Für die Auswahl der weiteren Diagnostik und Therapie spielen die den jeweiligen Schulen zugrunde liegenden ätiopathogenetischen Modelle eine entscheidende Rolle.

So hat z. B. die Verhaltenstherapie mit ihrem diagnostischen Vorgehen, der sog. **Verhaltensanalyse,** ein für die individuelle Therapieplanung notwendiges Vorgehen beschrieben (➤ Kap. 6). Ziel der Verhaltensanalyse ist dabei eine möglichst exakte Rekonstruktion der Bedingungen, die im vorliegenden Einzelfall zur Verursachung, Auslösung und Aufrechterhaltung der Angstsymptomatik beigetragen haben. Erst nach sorgfältiger Klärung dieser Fragen ist eine Entscheidung über die zum Einsatz kommenden Verfahren ausreichend begründbar. Diagnostik und Therapiedurchführung stehen dabei in ständiger Wechselwirkung.

Zu Beginn der Therapie sind vonseiten des Therapeuten Überlegungen dazu anzustellen, mithilfe welcher **Messverfahren** die Wirksamkeit der Behandlungsmaßnahmen evaluiert werden kann. Eine über die exakte Diagnosestellung hinausgehende sog. Baseline-Erhebung ist notwendig: Ziel ist die genaue Charakterisierung der Angstsymptomatik im Hinblick auf Häufigkeit, Dauer, Intensität und Ausmaß des Angsterlebens bzw. Vermeidungsverhaltens sowie eine Beurteilung der psychosozialen Folgen der Symptomatik. Aus wissenschaftlichen Therapiestudien sind verschiedene Selbst- und Fremdbeurteilungsverfahren und sog. Verhaltenstests bekannt (Hoyer und Margraf 2003). Diese zur Beurteilung von Symptomatik und Therapieverlauf sehr hilfreichen Verfahren sind für die routinemäßige Verwendung im klinischen Einzelfall jedoch nicht immer verfügbar, oder ihre Handhabung ist zu aufwendig. In ➤ Box 12.6 werden unterschiedliche Messinstrumente zur Beurteilung der Symptomatik und des Verlaufs von Angststörungen mit Beispielen deutschsprachiger Skalen angeführt (➤ Kap. 3). Für die Evaluation der Behandlungsmaßnahmen in der Routineversorgung ist eine Beschränkung auf wenige der hier aufgeführten Instrumente ausreichend. Auf jeden Fall ist eine mehrfach vorzunehmende Messung der Angstsymptomatik im Therapieverlauf sinnvoll und erforderlich, um Veränderungen angemessen abzubilden.

BOX 12.6

Messinstrumente zur Beurteilung der Symptomatik und des Verlaufs von Angststörungen

- Globale Beurteilung: z. B. *Clinical Global Assessment* (CGI)
- Allgemeine Ratingskalen zur Messung von Angst:
  - Fremdbeurteilung: z. B. *Hamilton Anxiety Scale* (HAMA), *Clinician Rated Anxiety Scale* (CRAS)
  - Selbstbeurteilungsskalen: z. B. *Symptom Check List* (SCL-90-R), Beck-Angst-Inventar (BAI)
- Spezielle Ratingskalen:
  - Generalisierte Angst: z. B. *Hamilton Anxiety Scale* (HAMA), State-Trait-Angstinventar (STAI)
  - Agoraphobie und Panikattacken: Selbstbeobachtungsprotokolle und Tagebücher der Panikanfälle, z. B. Marburger Angst-Tagebuch oder Selbstbeurteilung des agoraphobischen Vermeidungsverhaltens hinsichtlich Häufigkeit der Vermeidung, Intensität des Angsterlebens, Wahrscheinlichkeit des Auftretens von Angstsymptomen in den betreffenden Situationen usw.
  - Selbstbeurteilungsfragebogen: z. B. *Fear Questionnaire* (FQ), Mobilitäts-Inventar (MI), Fragebogen zu angstbezogenen Kognitionen (ACQ), Fragebogen zu Angst vor körperlichen Symptomen (BSQ)
  - Soziale Angst: Unsicherheits-Fragebogen (U-Fragebogen), Liebowitz Social Anxiety Scale (LSAS)
- Einschränkungen der Lebensqualität: z. B. *Sheehan Disability Scale* (SDS)

Resümee

Das diagnostische und differenzialdiagnostische Vorgehen beim Vorliegen von Angstsymptomen kann als sequenzieller Bewertungs- und Entscheidungsprozess beschrieben werden:

- Zunächst sind die vorgebrachten Angstbeschwerden des Patienten als noch „normal" oder „gestört" zu bewerten.
- Liegt eine als pathologisch bewertete Angst vor, muss ausgeschlossen werden, dass diese auf eine körperliche Grunderkrankung zurückgeführt werden kann.
- Das Bestehen einer anderen psychiatrischen Erkrankung (z. B. primäre affektive Erkrankung, schizophrene Psychose oder schädlicher Substanzgebrauch) ist auszuschließen.
- Kann das Vorliegen eines sekundären Angstsyndroms ausgeschlossen werden, so liegt eine primäre Angststörung vor. Auslösesituation, Verlaufsmerkmale und Schweregrad erlauben eine

Zuordnung zu einer diagnostischen Unterform der Angststörungen.
- Diese klassifikatorische Diagnostik ist eine notwendige, aber keine hinreichende Bedingung für die Therapieplanung und -durchführung. Die weitere Diagnostik richtet sich nach den speziellen Erfordernissen der zum Einsatz kommenden Behandlungsverfahren.
- Für die Evaluation der Therapie und die Beurteilung, ob weitere Maßnahmen erforderlich sind, bedarf es einer Messung der psychopathologischen und sozialen Veränderungen.

12.6 Therapie

Trotz des sprunghaft gestiegenen Wissens über wirksame Behandlungsmöglichkeiten von Angststörungen besteht eine **Diskrepanz** zwischen den Behandlungen, die in der Versorgungspraxis am häufigsten zur Anwendung kommen, und den psychopharmakologischen und psychotherapeutischen Therapieverfahren, die in ihrer Wirksamkeit als empirisch überprüft gelten können.

Sehr häufig wird das Bestehen einer Angststörung trotz ihrer weiten Verbreitung nicht erkannt und diagnostiziert. Die Diagnosestellung erfolgt häufig erst viele Jahre nach dem Erstauftreten der Beschwerden, was eine frühe Einleitung geeigneter Therapiemaßnahmen verhindert. Die inzwischen eingetretenen Chronifizierungsfolgen können eine erst Jahre später aufgenommene spezifische Behandlung erheblich komplizieren (Wittchen et al. 2011).

Die Aus- und Fortbildung der in der Primärversorgung tätigen Ärzte zur korrekten Wahrnehmung und frühzeitigen Diagnosestellung von Angststörungen ist eine wichtige Aufgabe von Psychiatern und Psychotherapeuten. Das Vertrautsein mit Angststörungen und ihren Unterformen, Kompetenzen in der Basisbehandlung sowie Kenntnisse über fachpsychiatrische und psychotherapeutische Behandlungsmöglichkeiten sind wichtige Ziele zur Verbesserung der aktuellen Versorgungssituation. Dieses scheint umso mehr geboten, als **Angststörungen bei adäquater Therapie eine günstige kurz- und langfristige Prognose aufweisen.**

Von Dengler und Selbmann (2000) wurden *Leitlinien zur Diagnostik und Therapie von Angsterkrankungen* herausgegeben, deren Weiterentwicklung zu einer AWMF-S3-Leitlinie vorliegt (AWMF 2014). Diese bezieht sich auf die Panikstörung (mit oder ohne Agoraphobie), die spezifische und soziale Phobie sowie die GAS. Sie liegt in einer Kurz- und einer Langversion vor. In der Kurzversion sind die aufgrund von wissenschaftlicher Evidenz und dem Konsens eines Expertengremiums formulierten Empfehlungen zum diagnostischen und therapeutischen Vorgehen mit Angaben zur deren Güte zusammengefasst. In der Langversion werden die zugrunde liegenden Studienergebnisse aufgeführt, kontroverse Diskussionen und Einschätzungen wiedergegeben und der Prozess der Konsensbildung wiedergegeben. Erwähnenswert sind darüber hinaus die im Internet verfügbaren evidenzbasierten *Clinical Guidelines for Anxiety Disorders* (http://guidance.nice.org.uk/cg22/niceguidance/pdf/English) des britischen *National Institute for Health and Clinical Excellence* (NICE). Speziell für die Behandlung der Panikstörungen liegen evidenzbasierte Praxisleitlinien der *American Psychiatric Association* vor, die ebenfalls im Internet abrufbar sind (www.psych.org).

12.6.1 Psychotherapeutische Basisbehandlung (Clinical Management)

Unabhängig von der speziellen Form der Angststörung kommt einer psychotherapeutischen Basisbehandlung bei Angstpatienten ein hoher Stellenwert zu. Wichtig ist ein Behandlungsrahmen, der genügend Zeit für ein ausführliches Gespräch mit dem Patienten lässt. Die Entwicklung einer **vertrauensvollen Beziehung** zum Patienten und ein entsprechendes Ernstnehmen der vom Patienten selbst als irrational erlebten Ängste sind dabei notwendige Voraussetzungen für eine weiterführende Exploration. Nach der Einleitungsphase, in welcher der Patient zunächst Gelegenheit haben sollte, seine Beschwerden spontan zu beschreiben, ist in der zweiten Phase eine spezifische, auf das Angsterleben bezogene Befragung hilfreich. Das an der Art der Fragestellungen für den Patienten erkennbare Vertrautsein des Therapeuten mit den typischen Beschwerden und Symptomen wird von den meisten Patienten als große Entlastung erlebt.

Die **Aufklärung** des Patienten über Angst und Angststörungen, typische Mechanismen bei Angststörungen, ihre Verbreitung in der Allgemeinbevölkerung, typische Verläufe und die grundsätzlich verfügbaren Behandlungsverfahren gilt in der Angstbehandlung heute als unerlässliche Maßnahme. Für diese **Psychoedukation** steht eine Palette von schriftlichen Informationen zur Verfügung, die von kurzen Aufklärungsblättern bis hin zu differenzierten Patientenratgebern und ausgearbeiteten Selbsthilfeprogrammen reicht (Wittchen et al. 1993, 1997; Mathews et al. 1994; Schmidt-Traub 2004). Auch internetbasierte Informationsmöglichkeiten stehen heute in qualitativ hochwertiger Form zur Verfügung (Caspar et al. 2013). Übergeordnetes Ziel ist dabei die Vermittlung eines angemessenen Krankheitsverständnisses, das eine Dichotomisierung zwischen körperlichen und psychischen Aspekten der Angststörung überwindet und die vielfachen Wechselwirkungen zwischen den körperlichen und den anderen (kognitiven, emotionalen, behavioralen) Aspekten des Angstgeschehens präzise aufzeigt. Besonders bei Patienten mit akut auftretenden Panikattacken ist eine Aufklärung und Rückversicherung über den trotz intensiven Angsterlebens letztendlich körperlich und psychisch ungefährlichen Charakter der Anfälle wiederholt notwendig.

Aufgabe der Basisbehandlung ist auch, unter Berücksichtigung von Art, Schwere und Dauer der Symptomatik sowie der bisherigen Vorbehandlung mit dem Patienten zu einer **Entscheidung** über die für ihn am besten geeigneten und realisierbaren Behandlungsmöglichkeiten zu gelangen. Die Erwartungen des Patienten an die Behandlung, seine eigenen Therapieziele, aber auch seine Toleranz gegenüber den bis zum Wirkungseintritt der Behandlungsmaßnahmen fortbestehenden Angstbeschwerden sind dabei unbedingt zu berücksichtigen. **Ermutigung** und **Motivationsförderung,** basale, aktive Formen der Angstbewältigung (z. B. Entspannungsverfahren, Angsttagebuch) zu erproben, haben sich im Umgang mit Angstpatienten als hilfreiche Maßnahmen erwiesen.

12.6.2 Therapie der Agoraphobie und der Panikstörung

Die meisten Therapiestudien zur Pharmakotherapie und Psychotherapie der Agoraphobie liegen für Patienten mit einer Kombination von agoraphobischer Angst, Vermeidung und Panikattacken vor. Daraus folgt, dass sich die Therapieverfahren i. d. R. auf die Agoraphobie und Panikstörung gleichermaßen beziehen und eine strikte Trennung nicht angemessen ist. Auf die spezifischen Unterschiede wird an den entsprechenden Stellen besonders eingegangen.

Pharmakotherapie

Für die Psychopharmakotherapie der **Panikstörung** stehen verschiedene Substanzklassen zur Verfügung. Der wissenschaftliche Wirksamkeitsnachweis wurde zumeist an Patienten geführt, bei denen auch gleichzeitig eine Agoraphobie vorlag.

Trizyklische Antidepressiva Seit der Erstbeschreibung der Wirksamkeit von **Imipramin** in der Behandlung von Panikattacken wurde dieses Antidepressivum in zahlreichen placebokontrollierten Studien untersucht. Mit Imipramin behandelte Patienten wiesen einem systematischen Review zufolge signifikant weniger Angstsymptome auf als Patienten unter Placebo (Boyer 1995). Obwohl dieser Review mit vielfältigen methodischen Problemen behaftet ist (z. B. unklare Definition des Outcome, unzulängliche Information über die Suchstrategie), wird sein Befund durch eine andere Übersichtsarbeit (Kumar und Oakley-Browne 2002) erhärtet.

Da für Imipramin die umfangreichsten wissenschaftlichen Wirksamkeitsnachweise vorliegen, soll die Therapie an diesem Beispiel beschrieben werden. Seine kurz- oder mittelfristige (Nachuntersuchungszeitraum: bis zu 1 Jahr) **Wirksamkeit für 70–90 % der Patienten mit Panikstörung** mit und ohne Agoraphobie gilt als belegt. Die Wirksamkeit von Imipramin bei der Reduktion von Panikattacken ist nachweislich nicht an das gleichzeitige Vorhandensein einer depressiven Symptomatik gebunden. Der Wirksamkeitsnachweis für TZA bezieht sich in den meisten Studien auf eine Behandlungsdauer von wenigen Wochen bis einigen Monaten. Aus den wissenschaftlichen Befunden und der klinischen Erfahrung ist zu schließen, dass die **Dosis mindestens 100–150 mg Imipramin pro Tag** betragen und bei mangelnder therapeutischer Wirksamkeit auf 400 mg erhöht werden sollte, soweit nicht Nebenwirkungen und die Compliance der Patienten dieses Vorgehen einschränken.

Problematisch sind die bei bis zu 30 % der mit Imipramin behandelten Patienten beschriebenen initialen, der Wirkung von Amphetamin ähnlichen Symptome in Form von Ängsten, Unruhe, Schlafstörungen, Zittern, Tachykardie. Zwar bilden sich diese Symptome i. Allg. nach wenigen Tagen bis Wochen zurück, sind aber dennoch häufig Anlass für Therapieabbrüche. Daher ist zu empfehlen, die Therapie mit einer niedrigen Tagesdosis (etwa 10 mg) zu beginnen. Je nach Verträglichkeit kann dann zunächst in 10-mg-, später in 25-mg-Schritten auf die anzustrebende Dosis von mindestens 100–150 mg Imipramin gesteigert werden.

Im Gegensatz zu den Benzodiazepinen tritt der antipanische **Effekt** bei den TZA **erst nach 2–6 Wochen** ein. Die antiphobische Wirksamkeit soll mit einer weiteren Verzögerung von einigen Wochen folgen. Im Rahmen der Psychoedukation sind die Patienten auf die Wirklatenz hinzuweisen. Mit der Wirkung von Imipramin als **Langzeittherapie** und den Absetzeffekten haben sich bisher nur wenige Untersuchungen beschäftigt. Aus ihnen ist abzuleiten, dass es auch nach einer längerfristigen Imipramin-Therapie i. d. R. nicht zu einer Vollremission kommt, sondern Panikattacken noch in reduziertem Maße erlebt werden. Zudem treten nach Absetzen von Imipramin in hohem Maße Rückfälle auf. Da mit längerer Imipramin-Einnahme die Rückfallraten abnehmen, wird die Dauer der Imipramin-Therapie über mindestens 6–18 Monate empfohlen. Das Absetzen von Imipramin soll über mehrere Wochen langsam und stufenweise erfolgen.

An **Nebenwirkungen** stehen neben den oben erwähnten initialen amphetaminähnlichen Symptomen anticholinerge Symptome im Vordergrund. Mundtrockenheit, Obstipation, Miktionsbeschwerden oder Schwindel werden als unangenehm empfunden. Aufgrund dieser Nebenwirkungen werden in Studien über Panikstörungen mit Agoraphobie unter TZA deutlich höhere Abbruchquoten (25 %) berichtet als z. B. bei der Therapie mit Benzodiazepinen (13 %) oder KVT (6 %) (Gould et al. 1995). Aufgrund ausgeprägter methodischer Mängel dieser Übersichtsarbeit (möglicher Publikationsbias, fehlende Angaben zur Güte der Primärstudien, unterschiedliche Kontrollgruppen, keine Konfidenzintervalle) bleibt dieser Befund jedoch durch weitere, methodisch anspruchsvollere Metaanalysen abzusichern (zum Vergleich von SSRI und TZA bei Panikstörung: s. auch Bakker et al. 2002).

Als Alternative zu Imipramin gilt das in vielen Studien untersuchte und in Deutschland für die Indikation Panikstörung zugelassene TZA Clomipramin.

MAO-Hemmer In einigen Studien wurde die Wirkung **irreversibler MAO-Hemmer** auf Panikattacken und Agoraphobie geprüft (Gould et al. 1997). Es liegen jedoch keine RCTs unter Anwendung der neueren Diagnosekriterien (Kumar und Oakley-Browne 2002) vor. Untersucht wurde v. a. die Wirksamkeit des in Deutschland nicht erhältlichen Phenelzins, das eine **z. T. höhere Wirksamkeit als Imipramin** aufwies. Das in Deutschland als einzige Substanz dieser Stoffklasse zugelassene Tranylcypromin ist dagegen kaum untersucht. In einer Studie zeigte sich kurzfristig eine positive Wirkung bei der Panikstörung. Zu den Langzeiteffekten der MAO-Hemmer liegen keine kontrollierten Studien vor (Kumar und Oakley-Browne 2002).

Mehrere **Nachteile** dieser Therapie sind zu beachten: Diätrestriktionen für tyraminhaltige Nahrungsmittel, Restriktionen bei Begleitmedikationen, ihre Toxizität bei Überdosierung sowie Probleme bei der Umstellung auf TZA oder Serotonin-Wiederaufnahmehemmer. Gefürchtet bei den irreversiblen MAO-Hemmern ist das Auftreten hypertensiver Krisen durch Interaktion mit tyraminhaltiger Nahrung oder Sympathomimetika. Die häufiger auftretende orthostatische Hypotonie wird als unangenehm empfunden. Infolge der Aktivierung durch die irreversiblen MAO-Hemmer kann es zu Insomnie kommen. Der größte Teil der unter irreversiblen MAO-Hemmern beobachteten Nebenwirkungen soll unter der Therapie mit dem reversiblen MAO-Hemmer Moclobemid nicht bzw. nur in deutlich abgeschwächter Form auftreten. Die Wirksamkeit von Moclobemid bei Panikstörung und Agoraphobie ist bislang jedoch nicht ausreichend gesichert.

Serotonin-Wiederaufnahmehemmer Für die SSRI Citalopram/Escitalopram, Fluoxetin, Fluvoxamin, Paroxetin und Sertralin wurde eine Reduktion der Panikattacken und als Konsequenz die Reduktion des Vermeidungsverhaltens gezeigt. **Paroxetin und Citalopram/Escitalopram** sind in Deutschland für die Indikation Panikstörung zugelassen. Wegen der bei dieser Gruppe zu Beginn der Behandlung häufig auftretenden serotonergen Nebenwirkungen Paroxetin (z. B. Unruhe, Übelkeit, Schlafstörungen) muss die Gefahr frühzeitiger Therapieabbrüche durch sehr vorsichtige initiale Dosierung, ausführliche Information und ggf. kurzzeitige Gabe von sedierenden Substanzen (z. B. Promethazin in niedriger Dosis) vermindert werden.

In einem Review (Donovan et al. 2010) zeigten sich robuste, hochsignifikante Behandlungseffekte bei der Rezidivprophylaxe mittels Antidepressiva (SSRI und SNRI).

In einem allerdings mit methodischen Mängeln (z. B. keine Überprüfung der Validität der zugrunde liegenden Studien) behafteten Review erwiesen sich TZA und SSRI im Placebovergleich als wirksam. Zwischen TZA und SSRI ergaben sich hinsichtlich Symptomreduktion und Verbesserung der Lebensqualität keine Unterschiede.

Auch wegen ihres anderen und insgesamt möglicherweise geringeren Nebenwirkungsspektrums werden die SSRI als Alternative zu Imipramin angesehen und in Metaanalysen als pharmakologische Behandlung der 1. Wahl gewertet (Boyer 1995). Die Metaanalysen zu Nebenwirkungen und Therapieabbruchraten sind jedoch widersprüchlich. Während eine deutlich geringere Studienabbruchrate bei SSRI von 18 % vs. 31 % bei TZA berichtet wurde (Bakker et al. 2002), konnten Otto et al. (2001) die vermeintlich geringere Rate an Nebenwirkungen (und Therapieabbrüchen) im Vergleich zu den „klassischen" Antidepressiva (v. a. Imipramin) nicht bestätigen.

Serotonin-Noradrenalin-Wiederaufnahmehemmer (SNRI) Aufgrund der Studienlage ist der SNRI Venlafaxin retard bei Angststörungen als den SSRI zumindest gleichwertig anzusehen; aufgrund einer Reihe von empirischen Wirkungsnachweisen hat Venlafaxin retard in Deutschland die Zulassung für die Indikationen Agoraphobie mit/ohne Panikstörung, soziale Phobie und GAS erhalten.

Benzodiazepine Die Wirksamkeit von **Alprazolam** bei Panikattacken wurde in groß angelegten Studien nachgewiesen. Alprazolam ist für diese Indikation in Deutschland zugelassen. Es soll auch das Vermeidungsverhalten reduzieren. Der Wirkungseintritt ist schneller und die Compliance aufgrund des **geringer ausgeprägten Nebenwirkungsprofils** besser als beim TZA Imipramin. Fraglich ist, ob die in den Studien angewendeten hohen Dosen von durchschnittlich 6 mg Alprazolam notwendig sind, um eine ausreichende klinische Wirksamkeit zu erreichen. Relativ kurze Plasma-HWZ könnten zur Zunahme von Angst zwischen den Einnahmezeiten und dann zu einer unkontrollierten Dosissteigerung führen. Für andere Benzodiazepine wie Clonazepam mit seiner langen HWZ wurde dieses Risiko nicht berichtet. Neben Alprazolam liegen positive Studien u. a. für Clonazepam, Lorazepam, Diazepam vor.

Der häufige Einsatz von Benzodiazepinen in der Praxis ist durch ihre **rasche Wirksamkeit, gute Verträglichkeit und geringe Toxizität** erklärbar (Jonas und Cohon 1993). Daher werden Benzodiazepine oft langjährig verschrieben. Bei chronischer Einnahme können sie jedoch zu einer Nivellierung von Persönlichkeitseigenschaften und auch zu Zeichen chronischer Intoxikation führen. Kumulationsphänomene gerade bei älteren Patienten können erhebliche Komplikationen verursachen, z. B. Stürze. Problematisch sind auch **Benzodiazepin-Entzugsphänomene** sowie die erhebliche Anzahl von **Rückfällen** nach Absetzen der Medikation. Oft ist nach langfristiger Gabe ein langsames schrittweises Absetzen über mehrere Monate notwendig. Dieser Prozess kann durch zusätzliche Gabe von Carbamazepin erleichtert werden. Als Folge von Benzodiazepinabhängigkeit und chronischer Intoxikation drohen den Patienten u. a. psychomotorische Störungen, paradoxe Reaktionen, Vergesslichkeit, psychische Leistungsminderung, dysphorische Verstimmungszustände und muskuläre Schwäche. Daher wird zumeist empfohlen, die Benzodiazepine nur initial in der Therapie der Panikstörung zu verwenden, möglichst auf sie zu verzichten und, sofern sie überhaupt notwendig sind, ihren Einsatz auf ca. 2–4 Wochen zu beschränken.

In einer Studie (Goddard et al. 2001) zeigte das Vorgehen mit einer Kombination aus Clonazepam und Sertralin positive Effekte. Um Absetzerscheinungen und Entzugssymptomatik bei Benzodiazepinen zu vermeiden, wurden verschiedene Schemata zum „Ausschleichen" empfohlen. Ein relativ schnelles Absetzen über 4 Wochen sieht die wöchentliche Reduktion auf die Hälfte der vorherigen Dosis vor. Andere, langsamere Schemata geben eine Reduktionsempfehlung von 10 % der Ausgangsdosis alle 2–3 Wochen an. Die klinische Erfahrung zeigt, dass das endgültige Absetzen häufig ausgeprägte Schwierigkeiten nach sich zieht. Dabei sind Rebound-Phänomene, die i. d. R. nur in den ersten Wochen nach Weglassen der Medikation auftreten, von Rückfällen, d. h. dem dauerhaften Wiederauftreten der Panikstörung nach Absetzen der Medikation, zu unterscheiden.

Einem systematischen Review (Mitte 2005) zufolge sind Benzodiazepine im Kurzzeitverlauf ähnlich wirksam wie TZA und SSRI. Wegen der Nebenwirkungen, insb. des Risikos der Missbrauchs- und Abhängigkeitsentwicklung bei Langzeitanwendung, wird jedoch ausdrücklich auf diese Einschränkungen aufmerksam gemacht; Benzodiazepine gelten nicht als Pharmakotherapie der 1. Wahl (z. B. van Balkom et al. 1995, 1997).

LEITLINIEN

S3-Leitlinie Angststörungen 2014

Patienten mit einer Panikstörung/Agoraphobie sollen SSRI (Citalopram, Escitalopram, Paroxetin oder Sertralin) zur Behandlung angeboten werden. (Empfehlungsgrad A)
Patienten mit einer Panikstörung/Agoraphobie soll der SNRI Venlafaxin zur Behandlung angeboten werden. (Empfehlungsgrad A)
Patienten mit einer Panikstörung/Agoraphobie sollte das TZA Clomipramin zur Behandlung angeboten werden, wenn SSRI oder der SNRI Venlafaxin nicht wirksam war oder nicht vertragen wurde. (Empfehlungsgrad B)

Andere Stoffgruppen Die Wirksamkeit von Betablockern, Clonidin, Buspiron und niedrig dosierten Depot-Neuroleptika wird bei der Therapie von Panikattacken als nicht ausreichend belegt angesehen. Depot-Neuroleptika sind mit dem Risiko für extrapyramidalmotorische Nebenwirkungen und bei längerfristiger Gabe mit einem Risiko für Spätdyskinesien behaftet. Diese gravierenden Nebenwirkungen wie auch die möglichen Blutbild- und Leberenzymveränderungen werden als so schwerwiegend erachtet, dass bei Panikstörungen vom Einsatz der Depot-Neuroleptika abgeraten wird.

Verhaltenstherapeutische Verfahren

Aufgrund ihrer nachgewiesenen Kurz- und Langzeiteffekte bei Patienten mit Agoraphobie mit und ohne Panikstörung gelten verhaltenstherapeutische Verfahren heute als Psycho**therapie der Wahl.** Bei der Verhaltenstherapie werden drei Methoden unterschieden: **Expositionsverfahren, kognitive Verfahren und Entspannungsverfahren**, die folgende **Gemeinsamkeiten** aufweisen:

- Ihr Ziel ist die Unterbrechung des Teufelskreises aus Angst und Flucht- sowie Vermeidungsverhalten.
- Sie betonen die Notwendigkeit praktischer Übungen zur Angstbewältigung.
- Sie vermitteln „Hilfsmittel" zum aktiven Umgang mit bzw. zur Bewältigung von aufkommenden Angstreaktionen.

Expositionsverfahren Die Angst agoraphobischer Patienten richtet sich sowohl auf die externen, symptomauslösenden Situationen als auch auf die dabei auftretenden internen körperlichen und psychischen Reaktionen. Patienten mit Agoraphobie versuchen dabei, den Angstreaktionen durch Flucht- oder Vermeidungsverhalten zu begegnen. Ziel der Expositionsverfahren ist es also, das phobietypische Flucht- und Vermeidungsverhalten abzubauen und den Patienten dabei gleichzeitig Möglichkeiten zu einem veränderten Umgang mit aufkommenden Angstreaktionen zu vermitteln. Vor Anwendung des Expositionsverfahrens ist eine **intensive Vorbereitung und Aufklärung** der Patienten über das geplante Vorgehen wichtig. Entscheidend ist, dass der Patient plausible Vorstellungen darüber entwickelt, dass für eine Veränderung der Agoraphobie das Aufsuchen angstauslösender Situationen notwendig ist und dass kein angstfreies oder angstunterdrückendes Erleben der Situationen angestrebt wird. Vielmehr geht es i. S. eines „Angst- und Panikreaktionsmanagements" um das **Erlernen eines veränderten Umgangs** mit Ängsten und Panikgefühlen. Angestrebt ist ein Zulassen der Ängste auf der körperlichen und emotionalen Ebene. Unterbunden werden sollen gleichzeitig die phobische Flucht- und Vermeidungsreaktion auf der motorischen Ebene bzw. die angstverstärkenden kognitiven Aktivitäten i. S. eigener katastrophisierender Fantasien darüber, was in den entsprechenden Situationen passieren könnte. Angestrebt wird ein **Verbleiben in der Situation trotz unangenehmer Körperempfindungen und Gefühle,** bis ein Abklingen der Angst in der Situation erreicht wird. Durch ein solches Vorgehen wird für den Patienten wieder erfahrbar, dass die in der Fantasie antizipierten Katastrophen nicht eintreten, die körperlichen Reaktionen spontan zum Abklingen tendieren und durch einen geeigneten Umgang mit der Angst Einfluss auf – wenn auch keine völlige Kontrolle über – das Geschehen gewonnen werden kann.

Der Grundgedanke eines solchen Vorgehens lässt sich mithilfe einer typischen Angstverlaufskurve verdeutlichen (> Abb. 12.7).

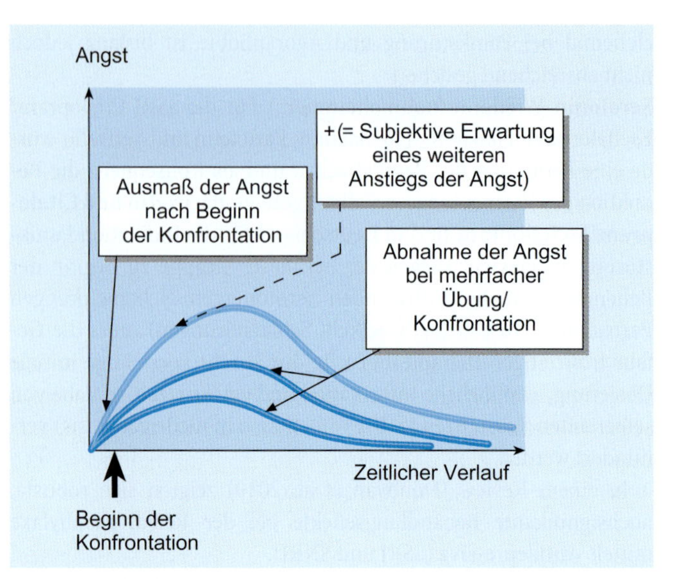

Abb. 12.7 Skizze über die Abnahme von Angst im Verlauf der Expositionsbehandlung

Sie veranschaulicht, wie der Patient in seiner Vorstellung einen weiteren, stetigen Anstieg der Angst bis zum Eintreten der befürchteten Konsequenzen (z. B. Ohnmacht, Herzinfarkt, Kontrollverlust etc.) antizipiert (gestrichelte Linie). Nur durch den Verbleib in der Situation trotz der Ängste kann erfahrbar werden, dass die Angst auch ohne Flucht einer Selbstbegrenzung unterliegt und nach Überschreiten des Höhepunkts wieder abnimmt (Habituation). Bei wiederholter Exposition ist eine Abnahme der Angstintensität zu erwarten. In der Vorbereitungsphase der Expositionsbehandlung kann eine solche Grafik als wichtiges Hilfsmittel zur Aufklärung und Psychoedukation eingesetzt werden.

Bei der Expositionsbehandlung gibt es folgende unterschiedliche **Durchführungsmodalitäten:** Exposition in der Vorstellung *(in sensu)* vs. in der Realität *(in vivo),* kurze vs. verlängerte Exposition, „graduierte" vs. „massierte" Exposition, Einzelexposition vs. Exposition in der Gruppe. Vergleichende Untersuchungen belegen dabei die **Überlegenheit der Konfrontation in der Realität** gegenüber der Konfrontation auf der Vorstellungsebene. Über die Dauer der Expositionsübungen lassen sich keine verbindlichen Angaben machen. Entscheidend ist, dass der Patient **ausreichend lange** in der angstauslösenden Situation verbleibt, bis ein Abklingen der Symptomatik erfolgt. Für die Therapie agoraphobischer Patienten erfordert die Übung außerhalb des Therapiezimmers einen Zeitaufwand von mindestens 2 h pro Sitzung, um entsprechende Therapieschritte adäquat durchführen zu können. Längere Übungszeiten von halbtägiger (4–6 h) oder ganztägiger (6–12 h) Sitzungsdauer zeigen therapeutisch sehr günstige Wirkungen, sind jedoch wegen des Zeit- und Organisationsaufwands nur schwer zu realisieren. Ähnliches gilt für die Durchführung der Expositionsbehandlung in Gruppen, die bei agoraphobischen Patienten als genauso effektiv anzusehen ist wie die Einzeltherapie. Die Frage der unterschiedlichen Wirksamkeit des graduierten vs. massierten Vorgehens der Exposition wird bis heute kontrovers diskutiert. Die massierte Form der Exposition wird auch als **Flooding-Therapie** i. S. einer Überflutung mit den angstauslösenden Reizen (Reizexposition) und den dadurch ausgelösten Angstreaktionen (Reaktionsüberflutung) bezeichnet. Ein solches Vorgehen ist charakterisiert durch die schon zu Beginn der Übungsbehandlung vorgenommene Auslösung starker bis maximaler Ängste (Panik) durch in der Angsthierarchie hoch bewertete Auslösesituationen. Nicht vermittelt werden hierbei Maßnahmen, die dem intensiven Erleben von Angst entgegenstehen könnten (z. B. Entspannung, Ablenkung). Vielmehr soll für den Patienten erfahrbar werden, dass selbst bei intensivster Angst und Panik durch einen Verbleib in der Situation ein Abklingen der Angst erreicht wird.

Nach heutigem Verständnis der Reiz- und Reaktionsexposition gelten Maßnahmen zur aktiven Bewältigung der Angst wie positive Selbstinstruktionen, gezielte Aufmerksamkeitsverlagerung auf äußere Realitätsaspekte und Atemtechniken als förderlich und mit dieser Methode vereinbar (Meuret et al. 2012). Das Vorgehen erfordert einige mehrstündige Übungssitzungen in Begleitung eines mit dem Verfahren vertrauten Therapeuten, hohe Therapiemotivation und Handlungsbereitschaft des Patienten, die besonders bei Angstpatienten mit deutlich depressiv-resignativer Symptomkomponente zu Beginn der Therapie fehlen kann. Speziell bei Patienten mit starken Panikattacken scheint dieses Vorgehen langfristig stabile Veränderungen zu bewirken und spätere Rückfälle zu verhindern, da i. R. der Therapie der Umgang gerade auch mit stärksten Angstanfällen vermittelt wird.

Eine Alternative stellt das **graduierte Expositionsvorgehen (Habituationstraining)** dar. Es sieht eine schwierigkeitsgestufte Annäherung an die angstauslösenden Situationen vor, beginnt dabei mit den in der Angsthierarchie weiter unten stehenden Übungssituationen und vermittelt in kleinen Schritten, wie ein anderer Umgang mit der Angst erlernt werden kann. Die Graduierung führt häufig dazu, dass die Angst nicht so intensiv ausgelöst wird und Angstmaxima (Panik) auch ganz ausbleiben können. Erfolge bei der Angstbewältigung und Ermutigung durch korrigierende Erfahrungen motivieren die Patienten zum Aufsuchen zunehmend schwierigerer Situationen. Kann sich ein Patient wegen zu starker Ängste vor der nächstschwierigeren Übung (z. B. U-Bahn-Fahrt bis in die City) noch nicht zu deren Durchführung entscheiden, sind Zwischenschritte (z. B. zunächst nur drei Stationen fahren) erlaubt, bevor die ursprünglich intendierte Aufgabe erfüllt wird.

Auch hier werden das Abklingen der Angstreaktion durch Verbleib in der Situation, die Überprüfung der Fantasien an der Realität und ein veränderter Umgang mit den eigenen körperlichen und emotionalen Signalen angestrebt. Das graduierte Vorgehen wird von den meisten Patienten gut akzeptiert, zeigt i. d. R. aber langsamere Fortschritte und ist bei verbleibenden Restsymptomen – speziell Panikattacken – anfälliger für Rückfälle. Marks (1993) hält aufgrund eigener Untersuchungen mit verschiedenen Versionen der Exposition die Auslösung besonders starker Ängste und die aufwendige Begleitung durch einen Therapeuten für verzichtbar. Nach seinen Befunden ist eine eigenständige und v. a. regelmäßige Durchführung von Expositionsübungen durch den Patienten die entscheidende Wirkkomponente überhaupt. Deshalb sei auch manualgestütztes Expositionsvorgehen, das ausschließlich in Form von Übungen zwischen den Therapiesitzungen durchgeführt wird, ähnlich effektiv wie therapeutenbegleitete Verfahren. Für die Durchführung der Exposition in Eigenregie innerhalb einer VT gibt es geeignete Behandlungsmanuale (Mathews et al. 1994; Schmidt-Traub 2004), die unter bestimmten Umständen auch als „Selbsthilfemanuale" verwendet werden können. Die Wirksamkeit der Expositionsverfahren bei Agoraphobie gehört zu den gut dokumentierten Befunden der Psychotherapieforschung. In kontrollierten Studien hat sich diese Form der Behandlung für 60–75 % der Patienten als sicher und effektiv erwiesen (van Balkom et al. 1995, 1997), wobei die Aussagekraft dieser Übersichtsarbeiten jedoch durch vielfältige methodische Mängel (s. oben) eingeschränkt ist. Ein weit reichender Abbau des Vermeidungsverhaltens, niedrige Rückfallquoten nach Therapieende und Tendenzen zur Verbesserung auch in anderen Bereichen der Psychopathologie unterstreichen die hohe Wirksamkeit dieses störungsspezifischen Verfahrens (Bakker et al. 1998); allerdings ist auch diese Metaanalyse, insb. wegen Unzulänglichkeiten der untersuchten Primärstudien, nur als begrenzt aussagekräftig einzuschätzen (Sanchez-Meca et al. 2010).

Durch eine Reihe von Langzeituntersuchungen konnte auch die Stabilität der Verbesserungen nachgewiesen werden (Gloster et al. 2013). Einschränkungen dieser positiven Einschätzung der Langzeiteffekte finden sich in dem Review von Milrod und Busch (1996), die das intermittierende Auftreten von Panikattacken und die teilweise notwendige Inanspruchnahme weiterführender Behandlungen nicht nur bei Patienten nach Pharmakotherapien, sondern auch nach verhaltenstherapeutischen Behandlungen berichteten. Auch nach erfolgreichen Therapien muss der rezidivierende Charakter dieser Störung im Auge behalten werden. Möglicherweise ist „Panikfreiheit" i. S. einer Vollremission für Agoraphobie und Panikstörung ein wenig realistisches Therapieziel. Entscheidend scheint die i. R. von Verhaltenstherapie vermittelte Fähigkeit des Patienten zu sein, mit ggf. noch auftretenden Ängsten aktiv und selbstständig umgehen zu können (Kumar und Oakley-Browne 2002; Brown und Barlow 1995; Gloster et al 2013).

Kognitive Therapieverfahren Kognitive Therapieverfahren wurden primär im Hinblick auf die **spontanen Panikattacken** entwickelt. Anders als bei phobischen Ängsten ist zumindest ein Teil der Attacken bei Panikstörungen nicht an äußere, situative Auslöser gebunden. Deshalb ist eine Reizkonfrontationstherapie im oben beschriebenen Sinne bei Panikstörungen häufig nicht durchführbar. Kognitive Therapieverfahren versuchen, diese Lücke zu schließen. Zu ihren Bestandteilen gehören:

- eine differenzierte Aufklärung des Patienten über Panikattacken und daran beteiligte Mechanismen **(Psychoedukation);**
- eine **Reattribution** der körperlichen Missempfindungen durch intensive Auseinandersetzung mit angstinduzierenden oder -verstärkenden dysfunktionalen Interpretationen und die Entwicklung alternativer (adäquater) Bewertungsmöglichkeiten;
- die gezielte Anwendung dieser veränderten Bewertungen bei Übungen zur **interozeptiven Exposition.** Dabei findet eine Konfrontation mit panikprovozierenden körperlichen Erregungszeichen statt (z. B. Induktion von Herzrasen durch körperliche Belastung, Atemnot durch Hyperventilationsübungen, Schwindel durch Drehungen u. Ä.). Für Patienten wird erfahrbar, dass panikähnliche körperliche Missempfindungen willkürlich und kontrolliert herbeigeführt werden können.

Befürworter betonen den besonderen Nutzen, wenn neben den situationsbedingten Angstanfällen weiterhin auch nicht situativ ausgelöste Ängste auftreten.

Entspannungsverfahren Die Agoraphobie ist unter alleiniger Verwendung von Entspannungsverfahren nicht effizient behandelbar. Auch die Durchführung der systematischen Desensibilisierung – anfänglich die wichtigste Behandlungsform bei Ängsten innerhalb der Verhaltenstherapie – ist nicht ausreichend wirksam. Der Stellenwert modifizierter Formen der Entspannung ist empirisch noch nicht hinreichend gesichert. Generell kann davon ausgegangen werden, dass Entspannungsverfahren heute zwar nicht mehr als hinlängliche Therapie der Agoraphobie gelten, wohl aber innerhalb der Gesamtbehandlung als **ergänzende Methode** einen wichtigen Beitrag zur Reduktion der allgemeinen Ängstlichkeit und des physiologischen Anspannungsniveaus leisten können.

Vergleich zwischen Pharmakotherapie und Psychotherapie

Für die AWMF-S3-Leitlinie (2014) wurde eine gesonderte Recherche zum Vergleich von Psycho- und Pharmakotherapie durchgeführt. Zusammengefasst findet sich beim direkten Vergleich, dass in einigen Studien die Pharmakotherapie ebenso wirksam ist wie die Psychotherapie (zumeist VT).

LEITLINIEN

S3-Leitlinie Angststörungen 2014

Patienten mit Panikstörung/Agoraphobie soll angeboten werden:
- Psychotherapie
- Pharmakotherapie

Dabei soll die Präferenz des Patienten berücksichtigt werden (Empfehlungsgrad A).
Patienten mit einer Panikstörung/Agoraphobie soll eine KVT angeboten werden (Empfehlungsgrad A).

12.6.3 Therapie der sozialen Phobie

Pharmakotherapie

Die Wirksamkeit psychopharmakologischer Behandlung wurde erst in den letzten Jahren durch kontrollierte Studien überprüft:

- Für die **Benzodiazepine** Alprazolam, Bromazepam und Clonazepam zeigte sich in mehreren Studien eine Reduktion von sozialen Ängsten und Vermeidungsverhalten. Sie sind allerdings wegen des Abhängigkeitspotenzials bei längerfristiger Anwendung problematisch.
- Irreversible (Phenelzin) und reversible (Moclobemid) **MAO-Hemmer** haben sich in mehreren Studien als effektiv zur Reduktion von Angst und Vermeidung erwiesen, auch bei Patienten mit der generalisierten Form einer sozialen Phobie.
- **Selektive Serotonin-Wiederaufnahmehemmer** sind inzwischen die am besten untersuchte Stoffklasse bei sozialen Phobien, wobei die meisten Studien mit Paroxetin und Citalopram/Escitalopram und weniger häufig mit Sertralin und Fluvoxamin durchgeführt wurden.
- In mehreren Studien konnte inzwischen die Wirkung von Expositionstherapie pharmakologisch durch den partiellen NMDA-Rezeptoragonisten **D-Cycloserin** erfolgreich unterstützt werden (Hofmann et al. 2006). Dies ist jedoch kein konsistenter Befund.

EBM

In einem Cochrane-Review wurden 37 Studien zur medikamentösen Behandlung der sozialen Angststörungen (meist mit kurzen Behandlungszeiten von bis zu 14 Wochen) metaanalytisch untersucht. Die Wirksamkeit von SSRI, MAO-Hemmern und RIMA (Moclobemid und Brofaromin) wurde mit Placebo und anderen Medikamenten verglichen. 26 Studien zeigten eine signifikante Überlegenheit der aktiven Medikamente gegenüber Placebo. Dabei waren die SSRI gegenüber dem RIMA Moclobemid und (weniger eindeutig) Brofaromin überlegen. Die Pharmakotherapie – v. a. mit SSRI – war in der akuten Behandlungsphase, darüber hinaus aber auch in der Erhaltungstherapie und zur Rückfallprophylaxe wirksam. Die Autoren selbst sehen ihre Schlussfolgerungen als möglicherweise durch einen Publikationsbias eingeschränkt an. Die Substanz Brofaromin ist inzwischen vom Markt genommen und steht als Behandlungsoption nicht mehr zur Verfügung (Evidenzstufe Ia: Stein et al. 2004, Cochrane-Review).

Zugelassen für die Therapie der sozialen Phobie sind in Deutschland Clomipramin, Moclobemid, Paroxetin, Venlafaxin retard und Escitalopram. Häufig wurde in der klinischen Anwendung ein positiver Effekt von **Betablockern** beschrieben. Sie kommen wegen des regelhaften Auftretens vegetativer Beschwerden bei sozialen Ängsten zum Einsatz, zumal sie von den Patienten zumeist gut vertragen werden. Ihre Wirksamkeit v. a. bei umschriebenen Ängsten (z. B. Auftrittsängsten vor Publikum) gilt als klinisch belegt. Allerdings liegen keine Wirksamkeitsnachweise aus kontrollierten Studien vor (Hidalgo et al. 2001).

LEITLINIEN

S3-Leitlinie Angststörungen 2014

Patienten mit sozialen Phobien sollen SSRI (Escitalopram, Paroxetin oder Sertralin) angeboten werden (Empfehlungsgrad A).
Patienten mit einer sozialen Phobie soll der SNRI Venlafaxin angeboten werden (Empfehlungsgrad A).

Verhaltenstherapeutische Verfahren

Bereits in den 1950er-Jahren wurde angenommen, dass Selbstsicherheit, Durchsetzungsfähigkeit und „assertives Verhalten" Angst und Gehemmtheit in zwischenmenschlichen Kontakten entgegenwirken. Ausgehend von diesen Überlegungen wurden Verfahren zur Förderung selbstsicheren Verhaltens und sozialer Kompetenz entwickelt und überprüft. Von Anfang an dominierten komplexe Programme mit einer Vielzahl unterschiedlicher Behandlungselemente:

- Aufbau von selbstsicherem Verhalten durch Instruktion
- Verhaltensformung
- Modell-Lernen
- Verhaltensübungen im Rollenspiel
- In-vivo-Übungen

- Operante Verstärkermethoden
- Feedback durch Therapeuten, Gruppenmitglieder und Videoaufzeichnungen

Die Verfahren orientieren sich am beobachtbaren Verhalten und haben die **Vermittlung interaktioneller Basiskompetenzen** zum Ziel. Die Fähigkeit, mit Interaktionspartnern Blickkontakt zu halten, der adäquate Einsatz von Mimik und Gestik, Körperhaltung und Stimm-Modulation werden auf der Verhaltensebene geübt. Aufbauend auf diesen Basisfertigkeiten geht es im Weiteren um das Einüben sozial kompetenten Verhaltens in den folgenden zwischenmenschlichen Standardsituationen:

- Kontakte zu anderen Menschen herstellen, aufrechterhalten und beenden können
- Angemessene Forderungen, Kritik, aber auch Lob aussprechen und annehmen können
- Eigene Gefühle, Bedürfnisse, Vorstellungen und Wünsche zum Ausdruck bringen
- Fähigkeit zur Kooperation und Kommunikation in unterschiedlichen sozialen Kontexten
- Kritisches Hinterfragen sozialer Gewohnheiten, Konventionen und Normen
- Adäquates Zurechtkommen mit sozialen Mittelpunkts- und Bewertungssituationen

Im Gegensatz zu ursprünglichen Konzeptionen des Selbstsicherheitstrainings mit Betonung der Durchsetzungsfähigkeit und Selbstbehauptung steht bei den heutigen Verfahren das **Einüben sozial angemessenen Verhaltens** unter Berücksichtigung der Interaktionspartner und Kontextbedingungen stärker im Vordergrund. Entsprechend fließen bereits bei der Zielbestimmung sozial angemessenen Verhaltens soziale Wahrnehmungsvorgänge, aber auch eine Auseinandersetzung mit Normen und Konventionen ein.

In der weiteren Entwicklung wurden **kognitive Aspekte** i. S. einer Auseinandersetzung mit der innerpsychischen Wahrnehmung und Bewertung sozialer Situationen, mit ungünstigen Selbstverbalisationen und einem negativen Selbstkonzept stärker berücksichtigt (Wells und Clark, 1995). Die Erfahrung hat also gelehrt, dass neben der Modifikation des beobachtbaren Verhaltens – gerade bei Patienten mit sozialer Phobie ohne relevante Kompetenzdefizite in Interaktionssituationen – die Auseinandersetzung mit kognitiven und emotionalen Verhaltensaspekten notwendig ist.

Neben dem Training selbstsicheren Verhaltens findet deshalb in der Therapie zunehmend eine **kognitive Auseinandersetzung mit problemerzeugenden Einstellungen zur eigenen Person** statt, die in Perfektionsansprüchen, in der mangelnden Wahrnehmung der eigenen Bedürfnisse und Wünsche sowie in einer negativ verzerrten Selbstbeurteilung bestehen können. Für das Angsterleben in sozialen Situationen spielen Faktoren wie **erhöhte Selbstaufmerksamkeit, negative Erwartungen** (Projektionen) hinsichtlich der Reaktionen anderer auf das eigene Verhalten und die **Interpretation eigener Angstanzeichen** als Beweis für die eigene Unzulänglichkeit eine große Rolle. Hier wird eine kognitive Modifikation dieser ungünstigen Verarbeitungsmechanismen angestrebt. Kognitive Therapeuten betonen auch die Wichtigkeit der Auseinandersetzung mit dem sog. Sicherheitsverhalten sozialphobischer Patienten. Damit werden z. T. durchaus subtile Verhaltensstrategien bezeichnet, mit denen der Patient versucht, sich vor dem befürchteten Eintreten seines – meist i. S. einer Katastrophisierung antizipierten – schambesetzten Scheiterns und Versagens abzusichern. Als Beispiel sei der Versuch einer Patientin mit massiver Angst vor dem Zittern erwähnt, die – als für andere nicht beobachtbare „Sicherungsstrategie" – grundsätzlich ihre Kaffeetasse mit beiden Händen umklammerte, vermeintlich um ihr Zittern zu kontrollieren oder vor den anderen unsichtbar zu machen. Ein Abbau dieses Sicherheitsverhaltens wird kognitiv vorbereitet und dann in Form von „Verhaltensexperimenten" erprobt (Stangier et al. 2002).

Bei Vorliegen einer sozialen Phobie ist die Frage des funktionalen Zusammenhangs zwischen sozialer Angst und sozialen Defiziten im individuellen Fall zu klären. Spielen soziale Verhaltensdefizite eine Rolle, wird in der Therapie der Aufbau sozialer Fertigkeiten besonders stark gewichtet werden müssen. Stehen demgegenüber soziale Ängste und Hemmungen im Vordergrund, ist eine Angstbehandlung i. S. der Exposition in realen sozialen Situationen oder im Rollenspiel, in bestimmten Fällen auch zunächst auf der Gedankenebene angezeigt. Verfahren zur Förderung der **sozialen Kompetenz** sollten, wann immer möglich, in Gruppen durchgeführt werden, da dies den Therapieprozess intensiviert. Für Patienten mit ausgeprägten Lerndefiziten kann jedoch das Vorschalten einer einzeltherapeutischen Therapiephase notwendig sein, wenn sie wegen ihrer sozialen Ängste eine Gruppentherapie initial ablehnen. **Expositionsübungen** *in vivo* sind zentraler Bestandteil des Behandlungsplans. Im Unterschied zur Therapie spezifischer und agoraphobischer Ängste findet wegen des besonderen Charakters sozialer Situationen die Exposition i. d. R. in eher kurzen Zeitsequenzen statt. Diese Situationen sind zudem nicht beliebig wiederholbar und steuerbar. In Programmen mit hohen Expositionsanteilen wird deshalb die Notwendigkeit der mehrfachen Wiederholung der Übungen mit unterschiedlichen Interaktionspartnern innerhalb einer Sitzung hervorgehoben.

Für die Behandlung sozialer Angststörungen stehen verhaltenstherapeutisch orientierte Selbsthilfeprogramme zur Verfügung, die therapiebegleitend oder unter entsprechenden Voraussetzungen auch in Eigenregie angewandt werden können (Fehm und Wittchen 2004; Markway und Markway 2003). Internetbasierte kognitiv-verhaltenstherapeutische Therapieprogramme wurden inzwischen in kontrollierten Studien als wirksam evaluiert (Boettcher et al. 2013), sind in Deutschland aber als alleiniges Therapieverfahren nicht erlaubt.

Die Effektivität verhaltenstherapeutischer Vorgehensweisen, speziell der Expositionstherapie, bei sozialen Ängsten ist gut belegt (Taylor 1996). Verglichen mit Placebo erreichte die Expositionstherapie mit zusätzlichen kognitiven Elementen eine signifikant höhere Effektstärke (1,06) als die psychotherapeutischen Vergleichsbedingungen in Monotherapien (Selbstsicherheitstraining, kognitive Therapie). Insgesamt besteht aber angesichts vielfältiger methodischer Probleme der durchgeführten Studien weiterhin dringender Forschungsbedarf. Das gilt insb. auch für Fragen zur Stabilität der therapeutisch erreichten Veränderungen und zum Transfer auf die alltäglichen Lebensbedingungen.

Im Gegensatz zu Taylor, der positive Weiterentwicklungen auch nach Beendigung von kognitiv-behavioralen Behandlungen hervorhob, betonen Stravinsky und Greenberg (1998) in einem narrativen Review, dass die nachgewiesenen Reduktionen von Angst und Vermeidungsverhalten nicht immer mit einer vergleichbaren Verbesserung des Zurechtkommens in der alltäglichen Lebensführung verbunden seien. Unklarheit herrscht in der Frage, welche Bestandteile der komplexen Programme notwendig und welche möglicherweise verzichtbar sind.

LEITLINIEN

S3-Leitlinie Angststörungen 2014

Patienten mit sozialer Phobie soll angeboten werden:
- Psychotherapie
- Pharmakotherapie

Dabei soll die Präferenz des Patienten berücksichtigt werden (Empfehlungsgrad A).
Patienten mit einer Panikstörung/Agoraphobie soll eine KVT angeboten werden (Empfehlungsgrad A).

12.6.4 Therapie der spezifischen Phobie

Pharmakotherapie

Zwischen der Versorgungspraxis und dem Stand der empirischen Therapieforschung besteht eine Diskrepanz. In der hausärztlichen Versorgungspraxis stehen medikamentöse Therapieversuche v. a. mit Benzodiazepinen, Depot-Neuroleptika, seltener Antidepressiva und Betablockern im Vordergrund. Die Wirksamkeit der Substanzen bei diesem Störungsbild ist häufig nicht belegt; so zeigte sich z. B. für Imipramin in den wenigen Studien kein signifikanter Unterschied zu Placebo. Durch klinische Erfahrungen und empirische Untersuchungen sind die vielfältigen negativen Auswirkungen der üblichen Verschreibungspraxis wie Abhängigkeit bei längerfristiger Anwendung, Verminderung aktiver Lösungsmöglichkeiten zur Angstbewältigung, Rückfälle nach Absetzen der Benzodiazepine usw. belegt. Die Zielsymptomatik ist die vegetative Reaktion auf die Auslösesituation, und zwar durch die sedierende Wirkung von Benzodiazepinen bzw. die Dämpfung der peripheren Erregungsvorgänge durch Betablocker. Wenn Patienten unter Medikamenteneinnahme ansonsten angstauslösende Situationen aufsuchen, attribuieren sie häufig das Nichteintreten der befürchteten Konsequenzen und Angstreaktionen auf das Medikament, sodass i. d. R. keine der Angstbewältigung dienenden korrigierenden Erfahrungen gemacht werden. In der S3-Leitlinie der AWMF (2014)wird betont, dass bei spezifischen Phobien eine verhaltenstherapeutische Behandlung durchgeführt werden sollte. Eine Pharmakotherapie ist ohne zusätzliche begleitende Symptomatik (z. B. affektive Störung) nicht angezeigt.

Verhaltenstherapeutische Verfahren

Alle verhaltenstherapeutischen Verfahren zielen auf eine Konfrontation mit den angstauslösenden Situationen und den dabei erfolgenden Angstreaktionen ab. Das erste systematisierte und von lerntheoretischen Modellvorstellungen abgeleitete Verfahren zur Phobiebehandlung war die **systematische Desensibilisierung.** Sie wurde von Wolpe Ende der 1950er-Jahre erstmals als ein direkt symptomorientiertes Verfahren eingeführt und bildete damit einen Kontrapunkt zu der bis dahin vorherrschenden psychoanalytischen Psychotherapie.

Das Verfahren war lange Zeit eine der am besten untersuchten Therapietechniken. Seit Ende der 1960er-Jahre trat es aber aufgrund theoretischer Einwände, des hohen zeitlichen Aufwands und der zunehmenden Etablierung der In-vivo-Expositionsverfahren in den Hintergrund. Heute spielt die systematische Desensibilisierung in ihrer „klassischen" Form in der Phobiebehandlung kaum noch eine Rolle.

Expositionsorientierte Verfahren Wie in der Behandlung der Agoraphobie hat sich auch bei spezifischen Phobien die In-vivo-Konfrontation durchgesetzt. Als ihre zentralen Merkmale sind hervorzuheben:
- Es findet eine **direkte Konfrontation** mit den angstauslösenden Stimuli und Situationen statt.
- Die Exposition erfolgt über **längere** Zeit.
- Flucht- und Vermeidungsverhalten – auf der motorischen und kognitiven Ebene – werden verhindert, sodass der Patient mit seinen **physiologischen und emotionalen Reaktionsanteilen konfrontiert** wird.

Ziele der Exposition sind die Aufgabe des Vermeidungsverhaltens, die Wiederannäherung an die angstauslösenden Situationen und das Erleben des Abklingens der Angst durch Verbleib in der Situation. Nur so kann der Patient erfahren, dass die von ihm befürchteten Konsequenzen (von einer weiteren Eskalation der Angstreaktion bis hin zu den antizipierten katastrophalen Folgen) nicht eintreten. Außerdem werden neue Einschätzungen über die von den angstauslösenden Stimuli ausgehenden tatsächlichen – im Gegensatz zu den fantasierten – Gefahren und Bedrohungen möglich.

Die Auswahl der unterschiedlichen Expositionsmodalitäten (➤ Kap. 12.6.2) kann nur in Abhängigkeit von der Symptomatik des Patienten, seinen Voraussetzungen und seiner Risikobereitschaft, letztendlich auch von den Erfahrungen des Therapeuten im Umgang mit den Varianten sowie den äußeren Rahmenbedingungen erfolgen.

Es gibt Hinweise, dass bestimmte Monophobien in einer Sitzung effektiv behandelbar sind. Bei Tier- und Höhenphobien kann die Expositionstherapie durch eine Form des teilnehmenden Modell-Lernens ergänzt werden. Hier übernimmt der Therapeut vorübergehend die Rolle eines Modells, das zunächst demonstriert, wie der Umgang mit dem angstauslösenden Objekt (z. B. Spinne) aussehen kann, bevor der Patient angehalten wird, dieses Verhalten selbst auszuführen. Die *Applied-Relaxation*-Technik ist eine modifizierte Form der systematischen Desensibilisierung, in der bei aufkommender Angst in den Realsituationen als gegensteuernde Copingmaßnahme Muskelentspannung eingesetzt werden soll.

LEITLINIEN

S3-Leitlinie Angststörungen 2014

Patienten mit spezifischer Phobie soll eine KVT/Expositionstherapie angeboten (Empfehlungsgrad A).

12.6.5 Therapie der Panikstörung

Pharmakotherapie

Da sich die Psychopharmakotherapie der Panikstörung nicht von der Pharmakotherapie der Agoraphobie mit oder ohne Panikstörung unterscheidet, wird auf die ausführliche Darstellung in ➤ Kap. 12.6.2 (Pharmakotherapie) verwiesen.

Verhaltenstherapeutische Verfahren

Bei Panikstörungen ohne relevantes Vermeidungsverhalten ist als psychotherapeutisches Vorgehen eine **kognitiv orientierte Behandlung** der Angstanfälle angezeigt, wie bereits bei der Agoraphobie mit Panikstörung beschrieben (➤ Kap. 12.6.2).

Die Therapie findet zunächst im Therapeutenzimmer statt. Sie nutzt die aus der kognitiven Therapie bekannten Gesprächsformen des „geleiteten Entdeckens" durch intensives Nachfragen. Angsttagebücher und Aktivitätsprotokolle dienen einer differenzierten Verlaufsbeobachtung und bilden die Grundlage für die Entwicklung eines angemessenen Verständnisses der bei Angstattacken ablaufenden psychophysiologischen Mechanismen. Der übende Anteil beschränkt sich im Wesentlichen auf sog. Simulationsübungen, bei denen die Patienten z. B. durch körperliche Belastung, willkürliche Hyperventilation und Übungen zur Schwindelinduktion mit entsprechenden interorezeptiven Angststimuli konfrontiert werden. Expositionssitzungen außerhalb des Therapiezimmers finden, sofern sich doch Auslösesituationen finden lassen, die mit einer erhöhten Wahrscheinlichkeit zum Auftreten von Panikattacken führen, nicht therapeutenbegleitet, sondern in Eigenregie statt. Die kognitive Therapie gilt als hoch strukturierte, zielbezogene und gegenwartsbezogene Form der Kurzzeittherapie bei Panikstörungen, für die entsprechende Behandlungsmanuale zur Verfügung stehen.

Die deutliche Überlegenheit der kognitiven Therapie gegenüber unbehandelten und placebobehandelten Kontrollgruppen ist belegt. Im direkten Vergleich mit wirksamen psychopharmakologischen Behandlungsverfahren waren nach etwa 2- bis 3-monatiger Anwendung ähnliche positive Effekte zu beobachten. In einzelnen Vergleichsstudien (speziell bei Verwendung von Benzodiazepinen) wurde bei den kognitiven Verfahren ein etwas langsamerer Wirkungseintritt beobachtet, der aber bei Therapiebeendigung ausgeglichen werden konnte. Systematische Nachuntersuchungsstudien liegen noch nicht in so großer Anzahl vor wie bei der Agoraphobie. Die bisherige Datenlage bestätigt jedoch eine hohe Stabilität der erreichten Veränderungen, eine erhebliche Verminderung des Inanspruchnahmeverhaltens medizinischer Dienstleistungen und ein verbessertes Zurechtkommen in der Lebensführung. Bei der Panikstörung ohne Phobie ist langfristig von einer **Besserungsquote unter der kognitiven Therapie von bis zu 80 %** auszugehen. Wahrscheinlich ist nicht die Frage einer völligen Remission (Panikfreiheit) das entscheidende Erfolgskriterium, sondern das in der Therapie erlernte aktive Copingverhalten, mit nochmals aufkommenden Angstattacken angemessen umgehen zu können. Das betrifft sowohl das Erkennen der möglichen Bedingungen wieder verstärkt auftretender Symptome als auch die Fähigkeit, vermittelte Strategien zur Reduktion von Panikattacken wieder zu aktivieren und selbstständig anzuwenden.

Die Rolle von **Entspannungsverfahren** in der Behandlung der Panikstörung verdient besondere Beachtung. Es gibt Hinweise, dass die Durchführung von Entspannung zu einer verstärkten Wahrnehmung interozeptiver Vorgänge führt, was zumindest in der Anfangsphase und bei einem Teil der Panikpatienten das Auftreten von Panikattacken begünstigen kann. Hier ist darauf zu achten, dass es nicht unbeabsichtigt durch die therapeutisch intendierte Verwendung von Entspannungsverfahren zu einer initialen Symptomverschlechterung kommt.

Unklarheit herrscht zum gegenwärtigen Zeitpunkt über die relative Wirksamkeit und Notwendigkeit einzelner Bestandteile des kognitiven Vorgehens.

EBM

Befunde der vorliegenden Studien, in denen nicht zwischen reinen Panikstörungen und solchen mit agoraphober Symptomatik unterschieden wird, können zunächst als Nachweis der Effektivität der komplexen Behandlungsmaßnahmen (bestehend aus Psychoedukation, Atemtraining, Reattribution und interorezeptiver Exposition) angesehen werden. Kognitive (behaviorale) Interventionen haben sich in einer Übersichtsarbeit hinsichtlich Symptomreduktion und Verbesserung der Lebensqualität als effektiv erwiesen (Evidenzstufe Ia: Sanchez-Meca et al. 2010; qualitätsüberprüfter Review), wobei deren Aussagekraft jedoch durch vielfältige methodische Mängel (s. oben) eingeschränkt wird.

12.6.6 Therapie der generalisierten Angststörung (GAS)

Pharmakotherapie

Von den Serotonin-Wiederaufnahmehemmern erwies sich Paroxetin als wirksam in der Behandlung der GAS (Gale und Oakley-Browne 2002).

Ältere Studien weisen darauf hin, dass TZA wie Imipramin, Amitriptylin oder Doxepin bereits in niedrigen Dosen wie 25–50 mg anxiolytisch und sedierend wirken können. Der Wirksamkeitsnachweis gegenüber Placebo zeigte sich in den Studien zu Imipramin bei Dosierungen von 125–150 mg. Der Wirkungseintritt soll dabei wesentlich schneller erfolgen als bei der Panikstörung oder bei depressiven Erkrankungen.

EBM

Antidepressiva (Imipramin, Venlafaxin, Paroxetin) haben sich in einem Cochrane-Review von 8 Studien im Vergleich zu Placebo bei GAS als wirksam erwiesen. Die durch Nebenwirkungen der Substanzen bedingten Therapieabbrüche unterschieden sich dabei nicht. Keine der untersuchten Stoffklassen oder gar Präparate kann als Referenzbehandlung bezeichnet werden. Das gelte umso mehr, wenn neben der kurzzeitigen Effektivität die Frage der langfristigen Behandlungsstrategie aufgeworfen werde. Hier sei der empirische Wissensstand besonders defizitär. Insgesamt müssen 5 Personen behandelt werden, damit einer Person mit GAS durch Antidepressiva wirksam geholfen werden kann (Evidenzstufe Ia: Kapczinska et al. 2003, Cochrane-Review).

Eine Reihe von Benzodiazepinen war in einer Metaanalyse Placebo überlegen. Es konnten dabei keine Unterschiede in der Wirksamkeit zwischen einzelnen Benzodiazepinen gefunden werden, was aber möglicherweise in der geringen Fallzahl und der damit verbundenen unzureichenden Teststärke begründet sein könnte (Gould et al. 1997).

Es wurde berichtet, dass sich auch depressive Symptome i. R. von Angststörungen unter Lorazepam oder Alprazolam bessern. Nicht nur für die Antidepressiva, sondern auch für Benzodiazepine wie Alprazolam reichten niedrigere Dosen als bei der Panikstörung aus, um eine Anxiolyse zu erzielen.

In Doppelblindstudien zeigte sich ein Wirkungsnachweis für den 5-HT_{1a}-Agonisten **Buspiron.** Buspiron wirkt anxiolytisch, ohne gleichzeitig zu sedieren (Gale und Oakley-Browne 2002). Als Dosierung sind 15–30 mg oft ausreichend. Zu beachten ist, dass der Wirkungseintritt verzögert erfolgt und Entzugssymptome beim Umsetzen von Benzodiazepinen auf Buspiron nicht unterdrückt werden.

Doppelblindstudien zeigten ein schnelles Ansprechen der GAS-Symptomatik auf Pregabalin. Diese Substanz bindet an die α_2-δ-Untereinheit spannungsabhängiger Kalziumkanäle, moduliert den Kalziumeinstrom in die Zelle und reduziert so die Freisetzung exzitatorischer Transmitter. Pregabalin bindet nicht an GABA-Rezeptoren und hat kein sicher nachgewiesenes relevantes Suchtpotenzial. Es wird ein Beginn mit 150 mg und eine langsame Steigerung bis auf 600 mg empfohlen.

EBM

Einer Cochrane-Analyse von 36 RCTs (Therapiedauer zwischen 4 und 9 Wochen) zufolge war die medikamentöse Behandlung der GAS mit einem (am 5-HT-1a-Rezeptor wirksamen) Azapiron wie Buspiron bei guter Verträglichkeit signifikant wirksamer als Placebo (Evidenzstufe Ia: Chessick et al. 2006, Cochrane-Review). Im direkten Vergleich mit Benzodiazepinen war Azapiron tendenziell weniger wirksam und wurde häufiger vorzeitig abgesetzt. Eine Anwendung wird v. a. für Patienten mit GAS empfohlen, die nicht im Vorfeld bereits mit Benzodiazepinen behandelt wurden. Da die GAS eine chronisch verlaufende Angststörung ist, bedarf es weiterführender Untersuchungen zu den Langzeiteffekten dieser Therapieoption, um ihren Stellenwert in der Behandlung der GAS genauer zu bestimmen.

Unter der Medikation mit dem Antihistaminikum Hydroxyzin reduzierten sich bei guter Verträglichkeit die Symptome der GAS signifikant stärker als unter Placebo (Evidenzstufe Ia: Guaiana et al. 2010; Cochrane Review). Aufgrund methodischer Schwächen der zugrunde liegenden Primärstudien und unzureichender Daten, in denen Hydroxyzin mit einer aktiv wirkenden Medikation verglichen wurde, ist Hydroxyzin kein Mittel der 1. Wahl.

Für die Behandlung der GAS mit Venlafaxin favorisieren Rickels et al. (2010) eine mindestens 12-monatige Therapie. In einer Studie (Dauer bis zu 72 Wochen) zeigte sich für die mit Placebo behandelten Patienten ein 4-fach höheres Rückfallrisiko als unter Escitalopram (Allgulander 2006). In einer evidenzbasierten Übersichtsarbeit (Gale und Oakley-Browne 2002) wird Venlafaxin als effektiv beschrieben, wobei sich höhere Dosierungen (75–225 mg) als nicht wirksamer erwiesen. Der SRNI Duloxetin hat seine Wirksamkeit i. R. einer kontrollierten Therapiestudie nachweisen können. In Deutschland sind Paroxetin, Escitalopram. Venlafaxin retard, Duloxetin, Opipramol, Buspiron sowie Pregabalin für die Therapie der GAS zugelassen (Bandelow et al. 2013).

Benzodiazepine sind in Deutschland oft noch nach älteren Zulassungen für die Therapie von akuten und chronischen Erregungs-, Spannungs- und Angstzuständen zugelassen.

EBM

Eine Monotherapie mit Quetiapin erwies sich bei einer hohen Abbruchrate gegenüber einer Placebomedikation als überlegen (Evidenzstufe Ia: Depping et al. 2010; Cochrane Review).

LEITLINIEN

S3-Leitlinie Angststörungen 2014

Patienten mit einer generalisierten Angststörung sollen die SSRI Escitalopram oder Paroxetin angeboten werden. (Empfehlungsgrad A)
Patienten mit einer generalisierten Angststörung sollen die SNRI Duloxetin oder Venlafaxin angeboten werden. (Empfehlungsgrad A)
Patienten mit einer generalisierten Angststörung sollte Pregabalin angeboten werden. (Empfehlungsgrad B)

Verhaltenstherapeutische Verfahren

Im Gegensatz zu den konzeptuell klar definierten und empirisch gut belegten Behandlungskonzepten für phobische Ängste und Panikattacken sind verhaltenstherapeutische Behandlungsverfahren des generalisierten Angstsyndroms weniger gut abgesichert. Die seit 1980 durchgeführten Untersuchungen zur isolierten oder kombinierten Wirksamkeit verhaltenstherapeutischer, kognitiv-behavioraler Verfahren und verschiedener Entspannungstechniken brachten im Wesentlichen folgende Ergebnisse: Verhaltenstherapie stellt eine sinnvolle Alternative zur medikamentösen Therapie dar. Mit Verhaltenstherapie behandelte Patienten zeigen im Vergleich zu unbehandelten Kontrollpersonen deutlich ausgeprägtere Symptomreduktionen, und die erzielten Effekte sind mindestens mit denen einer medikamentösen Therapie vergleichbar (Gould et al. 1997a). Die Befunde dieser mit methodischen Mängeln (z. B. fehlende Angaben zur Randomisierung, Verblindung) behafteten Übersichtsarbeit werden durch eine weitere Übersichtsarbeit gestützt, in der nach gegenwärtigem Kenntnisstand kognitive Ansätze als Therapie der Wahl bezeichnet werden (Gale und Oakley-Browne 2002). Besonders gut ließen sich Verbesserungen hinsichtlich des erhöhten Erregungsniveaus und der Neigung zum sorgenvollen Grübeln nachweisen. Studien, in denen kognitive Verfahren untersucht wurden, ergaben, insb. auch im Hinblick auf die Dauerhaftigkeit der erzielten Verbesserungen, die besten Resultate (Gale und Oakley-Browne 2002). In beiden Reviews wird aber einschränkend auf den unzulänglichen Forschungsstand bzgl. der langfristigen Effekte nach Beendigung der untersuchten Therapien und auf die Unklarheit hingewiesen, wie mit unzureichender Verbesserung und Rückschlägen therapeutisch umgegangen werden kann. Die beim generalisierten Angstsyndrom dokumentierten erfolgreichen Veränderungen blieben aber deutlich hinter den bei den anderen Angststörungen erzielten Erfolgsraten zurück.

EBM

In einer Cochrane-Analyse von 25 Studien zur Psychotherapie der GAS wurde eine KVT-Intervention (die aus unterschiedlichen KVT-Modulen bestehen konnte) mit anderen psychotherapeutischen Verfahren (12 Studien) oder *treatment as usual* (TAU) bzw. Warteliste (13 Studien) verglichen. Hinsichtlich der Angstreduktion, aber auch in Bezug auf die Verminderung von grüblerischem Sorgen und sekundären depressiven Beschwerden war die KVT bis zum Ende der Therapie der Warteliste oder TAU überlegen; allerdings zeigte sie sowohl bei der Anwendung als Gruppentherapie als auch bei älteren Patienten höhere Abbruchraten (Evidenzstufe Ia: Hunot et al. 2007, Cochrane-Review).

Die Überlegenheit der KVT-Verfahren im direkten Vergleich mit anderen Psychotherapieformen konnte nicht mit ausreichender Sicherheit nachgewiesen werden. Untersuchungen über die Nachhaltigkeit der Therapieeffekte bei dieser chronisch verlaufenden Angststörung stehen noch aus. Auch fehlen Untersuchungen über mögliche Nebenwirkungen der Verfahren. Die Autoren betonen die Notwendigkeit weiterführender Vergleichsstudien zu KVT und psychodynamischen sowie supportiven Therapieformen bei der GAS.

Als problematisch für die Entwicklung von adäquaten Behandlungskonzepten wie auch für deren Evaluation erweist sich die Komplexität des Störungsbildes. Grundlegende Voraussetzungen der Behandlung der GAS sind die individuelle Analyse der symptomatischen Beschwerden und ihrer Interaktion mit anderen Symptombildungen sowie eine differenzierte Längsschnittbetrachtung des bisherigen Störungsverlaufs. Unbedingte Voraussetzung ist die Berücksichtigung der individuellen Lerngeschichte, möglicher Konflikte und Belastungen sowie intrapsychischer und interaktioneller Funktionen (➤ Kap. 12.5.4).

Bei den bisher entwickelten Behandlungsprogrammen handelt es sich um komplexere Ansätze, die auf unterschiedliche Aspekte der Symptomatik abzielen (Becker und Margraf 2002). Die wichtigsten Programmbestandteile sind:

- Informationsvermittlung über die Angst
- Entspannungsverfahren zur Reduktion des erhöhten Erregungsniveaus
- Kognitive Techniken zum Abbau angstinduzierender oder -erhaltender unangemessener Kognitionen und Grübelzirkel
- Verhaltensorientierte Verfahren wie Aktivitätenaufbau und andere Verfahren zur Stärkung des Selbstvertrauens:
  - Methoden der Sorgenkonfrontation
  - Stressmanagement

Die Angstbewältigungsprogramme wurden bisher immer als Gesamtprogramme wissenschaftlich evaluiert. Untersuchungen über die spezifischen Wirkmechanismen und die notwendigen Bestandteile dieser Programme liegen bisher nicht vor. Auch fehlen noch Befunde über die Langzeiteffekte entsprechender Verfahren. Angesichts des persistierenden Verlaufs der GAS und der Probleme einer alternativen psychopharmakologischen Behandlung kommt einer spezifischen verhaltenstherapeutischen Behandlung der GAS ein hoher Stellenwert zu.

LEITLINIEN

S3-Leitlinie Angststörungen 2014

Patienten mit einer generalisierten Angststörung soll angeboten werden:

- Psychotherapie
- Pharmakotherapie

Dabei soll die Präferenz des Patienten berücksichtigt werden (Empfehlungsgrad A).

Patienten mit einer generalisierten Angststörung soll eine KVT angeboten werden (Empfehlungsgrad A).

12.6.7 Besondere Behandlungshinweise

Für Angststörungen zugelassene Psychopharmaka

Angesichts der breiten Anwendung unterschiedlichster Psychopharmaka bei Angststörungen erstaunt die geringe Anzahl der Medikamente, die von den Zulassungsbehörden in Deutschland ausdrücklich für die Indikation der Angststörungen zugelassen sind. Beispielsweise existiert für Imipramin, eines der international am besten untersuchten Präparate mit nachgewiesener Wirksamkeit bei der Behandlung der Panikstörung (mit Agoraphobie), keine Zulassung.

Einen Überblick über die in Deutschland zugelassenen Psychopharmaka für die einzelnen Unterformen der Angststörungen gibt ➤ Tab. 12.5. Für die spezifische Phobie gibt es kein Medikament mit spezieller Zulassung.

Unspezifischer sind in der Roten Liste für die Anwendungsgebiete „Angst und nervöse Unruhe" die verschiedenen Johanniskrautpräparationen, für „Angstsyndrome" das Doxepin, für „Pavor nocturnus" das Imipramin, für „Angst" Opipramol und Buspiron und viele Benzodiazepine für die „symptomatische Behandlung von akuten und chronischen Angst-, Spannungs- und Erregungszuständen" aufgeführt. Die Verschreibungspraxis zeigt, dass viele Angststörungen und Angstsyndrome „off-label" mit Stoffen behandelt werden, für die kein wissenschaftlicher Effizienznachweis vorliegt. Aktuelle Reviews zur Pharmakotherapie mit Darstellung einzelner Studien finden sich bei Bandelow et al. (2007) sowie Ravindran und Stein (2010).

Die S3-Leitlinie der AWMF enthält für die oben aufgeführten Angststörungen differenzierte Empfehlungen für den Einsatz der Medikamente, ihrer Dosierungen, die Evidenzkategorie und den Empfehlungsgrad. Ferner finden sich dort Hinweise für Therapieoptionen in Fällen, in denen Medikamente des Empfehlungsgrades A und B nicht wirksam waren.

Tab. 12.5 In Deutschland zugelassene Medikamente für die verschiedenen Angststörungen

	Unterform der Angststörung		
	Agoraphobie mit oder ohne Panikstörung	Soziale Phobie	Generalisierte Angststörung
TZA	Clomipramin	Clomipramin	
SSRI	Paroxetin Citalopram Escitalopram	Paroxetin Escitalopram	Paroxetin Escitalopram
BZD	Alprazolam		
RIMA		Moclobemid	
SNRI	Venlafaxin retard	Venlafaxin retard	Venlafaxin retard Duloxetin
Andere			Buspiron Opipramol Pregabalin

Bemerkungen zu kognitiv-verhaltenstherapeutischen Therapien von Angststörungen

Für alle in der AWMF-S3-Leitlinie aufgeführten Unterformen wird die Evidenzkategorie mit 1a und der Empfehlungsgrad mit A angegeben. KVT kann somit als das Therapieverfahren der Wahl bei Angststörungen bewertet werden.

Anders als in den oben erwähnten kontrollierten Therapiestudien zur Wirksamkeit von kognitiv-behavioralen Therapieverfahren liegen in der Versorgungspraxis andere Grundvoraussetzungen vor. Zum einen führen weniger strenge Selektionseffekte (z. B. mehr Komorbidität, zusätzliche Therapieziele neben der Angstreduktion) dazu, dass andere und häufig komplexere Symptom- und Problemkonstellationen vorliegen. Zum anderen ergeben sich häufig für die Durchführung der Therapien weniger limitierende und einschränkende Bedingungen, als dieses in den strengen Studienprotokollen mit z. T. auf nur 15 Sitzungen begrenzten und inhaltlich auf die untersuchte Methode festgeschriebenen Programmen der Fall ist. Die für die Durchführung ambulanter Verhaltenstherapien in Deutschland gültigen Psychotherapie-Richtlinien weisen großzügigere Bewilligungsschritte (25, 45 und 60 Therapiestunden) auf und ermöglichen damit eine längerfristig angelegte Behandlung unter angemessener Berücksichtigung der auch jenseits der Symptomatik vorliegenden Problembereiche, die in der anfänglichen Verhaltensanalyse als relevant identifiziert wurden. In der Versorgungspraxis entspricht das tatsächliche Vorgehen deshalb häufiger einem „multimodalen" therapeutischen Vorgehen als einer Anwendung von manualisierten Therapietechniken zur Reduktion der primären Angstsymptomatik. Es ist in der Praxis z. B. keine wirklich strikte Trennung zwischen kognitiven und behavioralen Techniken gegeben, wie es in kontrollierten Studien häufig notwendig ist, um isolierte Techniken und Verfahren möglichst exakt wissenschaftlich evaluieren zu können. In vielen Fällen dürften sich diese Aspekte in einer besseren Nutzung des gesamten verhaltenstherapeutischen Repertoires und in einer höheren Wirksamkeit des multimodalen Vorgehens niederschlagen.

12.6.8 Psychodynamische Therapie der Angststörungen

Empirische Forschung zur Effektivität psychodynamischer Therapie bei Angstkrankheiten im Sinne kontrollierter Studien fehlt weitgehend. Breite klinische Erfahrung, Einzelfallberichte und offene Studien werden jedoch für eine Wirksamkeit der psychodynamischen Therapie angeführt. In den wenigen vorliegenden Vergleichen mit den empirisch-wissenschaftlich wesentlich besser gesicherten kognitiv-verhaltenstherapeutischen Verfahren zeigt sich, dass psychodynamisch orientierte Verfahren weniger rasch und in der Symptomreduktion weniger gut wirksam sind. Dies begründet sich auch in der oft anderen Zielsetzung psychodynamischer Verfahren, die mehr auf Vulnerabilität, Biografie und Persönlichkeitsstruktur als auf Symptomreduktion fokussieren.

Zunehmend rückt jedoch auch in der psychodynamischen Therapie das Symptom und seine Auswirkung in den Vordergrund, sodass der Aufforderung von Freud (1919) nachgekommen wird, dass man bei phobischem Vermeidungsverhalten den Patienten auffordern müsse, sich aktiv mit seiner Angst zu konfrontieren. Häufig wird für die psychodynamisch fundierte Psychotherapie das Setting im Sitzen mit einer Frequenz von 1–2 h pro Woche und einer mittleren Gesamtdauer von 40–60 h gewählt. Dieses Setting ist weniger regressionsfördernd als die Therapie im Liegen mit einer Frequenz von 3–4 h pro Woche. Bei der Auswahl des Verfahrens wird dem Umfang der Ich-Stärke, der Therapiemotivation, dem Therapieziel und der Introspektionsfähigkeit des Patienten Bedeutung zugeordnet.

In der eigentlichen diagnostischen Phase werden neben der Symptomatik und der angstauslösenden Situation – soweit möglich – der basale **Konflikt** und die zugrunde liegenden **unbewussten Fantasien** identifiziert. Der Charakter der vorherrschenden Ängste wird zur Klärung der Ich-Struktur des Patienten genutzt. Die Organisation der unbewussten Abwehr- und Widerstandsprozesse wird bestimmt.

In der eigentlichen Therapie steht zunächst häufig die Stärkung bzw. Nachreifung der ich-strukturellen Störung im Vordergrund. Die Verbesserung der Angstbewältigung steht dabei vor dem Aufdecken von Konflikten und Triebimpulsen. Herausgearbeitet werden die angstauslösenden Reize und die damit assoziierten unbewussten Fantasien. Die unzureichend entwickelten Ich-Funktionen sollen sich in der therapeutischen Beziehung darstellen und in der Erfahrung der aktuellen therapeutischen Beziehung im Hier und Jetzt nachreifen können. Als wesentlich gilt dabei, dem Patienten zu vermitteln, dass das Ziel nicht darin besteht, künftig angst- und konfliktfrei zu leben, sondern in der Lage zu sein, mit Konflikten besser umzugehen, und eine verbesserte Toleranz gegenüber Spannung und Angst zu erlernen.

Problematisch bei der Psychotherapie von Angstpatienten ist, dass diese den Therapeuten instrumentalisieren und ihn in ihrer furchtsamen Abhängigkeit gern zur Stützung und Beruhigung einsetzen. Der Patient klammert sich aus seiner Selbstwahrnehmung als schwach und hilflos häufig an den Therapeuten. Das Aufarbeiten der Angst und die Arbeit an den Hintergründen der Problematik (z. B. dem Ärger über die als zurückweisend erlebte Bindungsfigur und der Angst vor Bestrafung und Verlassen-Werden) werden dagegen eher vermieden. Dies kann in einer betont unabhängigen, kontraphobischen Haltung Ausdruck finden. Daher wurde empfohlen, bereits frühzeitig diese Art der Objektbeziehung zu beschreiben und sie dem Patienten widerzuspiegeln. Eine Einführung und ein Manual für die psychodynamische Therapie von Angststörungen wurden von Hoffmann (2008) vorgelegt. Für die Therapie der sozialen Ängste wurde eine manualbasierte psychodynamische Behandlung beschrieben, die in einer Vergleichsstudie mit der etablierten kognitiv-behavioralen Therapie zwar niedrigere Response Raten zeigte, aber vergleichbar gute Ergebnisse erbrachte wie die medikamentöse Therapie oder die Verhaltenstherapie im Gruppensetting (Leichsenring et al, 2013).

LEITLINIEN

S3-Leitlinie Angststörungen 2014

In der AWMF-S3-Leitlinie wird aufgrund dieser Studie die Evidenzkategorie für die psychodynamische Psychotherapie der sozialen Phobie mit 1b und der Empfehlungsgrad mit B vergeben. Bei der Panikstörung/Agoraphobie und der GAS wurden die Evidenzkategorie mit jeweils 2a und der Empfehlungsgrad mit B eingeschätzt. Für die Behandlung der spezifischen Phobie ist die psychodynamische Therapie nicht als Therapierverfahren aufgeführt.

12.6.9 Rahmenbedingungen der Therapie von Angststörungen

Therapiesetting

Bei Angststörungen kann i. Allg. eine **ambulante Behandlung** durchgeführt werden. Sie ist nicht nur aus pragmatischen und ökonomischen Gründen zu bevorzugen, sondern entspricht in den meisten Fällen auch den Vorstellungen der Patienten und hat durch die Lebens- und Alltagsnähe eine Reihe von therapeutischen Vorteilen für die Durchführung von Übungen zur aktiven Angstbewältigung. **Stationäre Behandlungen** sind i. d. R. nur bei **Vorliegen erheblich komplizierender Faktoren** angezeigt. Dabei kann es sich um ausgeprägte komorbide Störungen (z. B. Substanzabhängigkeit, schwere Depression mit Suizidalität), um besondere medizinische (gleichzeitiges Bestehen schwerer körperlicher Erkrankungen) oder psychosoziale Belastungsfaktoren oder außergewöhnlich schwere und chronifizierte Verlaufsformen mit ambulant therapieresistenten Behandlungsversuchen handeln.

Kombinationsbehandlungen

Darunter versteht man eine parallele oder zeitlich sequenzielle Kombination mindestens zweier in der Therapie von Angststörungen erprobter Verfahren im gleichen Behandlungsintervall. Die Frage, ob eine solche Kombinationstherapie zu besseren, schlechteren oder gleich bleibenden Ergebnissen führt, kann wegen fehlender oder unzureichender Studien nicht abschließend beantwortet werden. Die Wirksamkeit medikamentöser Behandlungen bei Angststörungen ist generell an die dauerhafte Einnahme gebunden, da nach Absetzen der Medikamente hohe Rückfallraten bekannt sind. Deswegen gilt die zusätzliche Vermittlung aktiver Bewältigungsressourcen für einen langfristigen Therapieerfolg als unentbehrlich. Verhaltenstherapeutische Prinzipien der aktiven Angstbewältigung werden deshalb auch bei Pharmakotherapie als für den Langzeiterfolg notwendig angesehen.

Ob umgekehrt eine verhaltenstherapeutische Behandlung durch medikamentöse Begleittherapie wirksamer wird, bleibt umstritten. Kurzfristig ergaben sich Hinweise auf additive Wirkungen (z. B. bei der Kombination von Verhaltenstherapie mit Antidepressiva bei Agoraphobie und Panikstörung), die aber bei Katamnesen zumeist nicht mehr nachweisbar waren. In einer Studie von Barlow et al. (2000) zeigten beide medikamentösen Therapiebedingungen (Imipramin bzw. Imipramin + KVT) 15 Monate nach Therapiebeginn schlechtere Ergebnisse als die KVT-Bedingungen (KVT bzw. KVT + Placebo). Dabei ist einschränkend zu erwähnen, dass das in Deutschland nicht für diese Indikation zugelassene Imipramin und nicht ein Medikament aus der Gruppe der SSRI eingesetzt wurde, die weniger häufig Nebenwirkung aufweisen.

Furmark et al. (2002) verglichen drei Gruppen soziophobischer Patienten (SSRI Citalopram vs. kognitiv-behaviorale Therapie vs. Warteliste) und bestimmten den zerebralen Blutfluss vor und nach Therapie. Sie fanden einen ähnlich positiven Effekt beider Therapieformen. Die beiden Therapien führten zu Veränderungen in gleichen wie auch unterschiedlichen Hirnregionen. Die Konvergenz der Veränderungen in Hirnarealen bei positivem Ergebnis in beiden Therapiegruppen weist auf eine möglicherweise gemeinsame anatomisch-funktionelle Endstrecke bei erfolgreicher Therapie hin. Eine Verminderung der Durchblutung in den Amygdalae und im limbischen System als Therapieeffekt prognostizierte einen günstigeren 1-Jahres-Verlauf. Damit deuten sich gemeinsame neurobiologische Effekte dieser sehr unterschiedlichen therapeutischen Ansätze an (➤ Abb. 12.8).

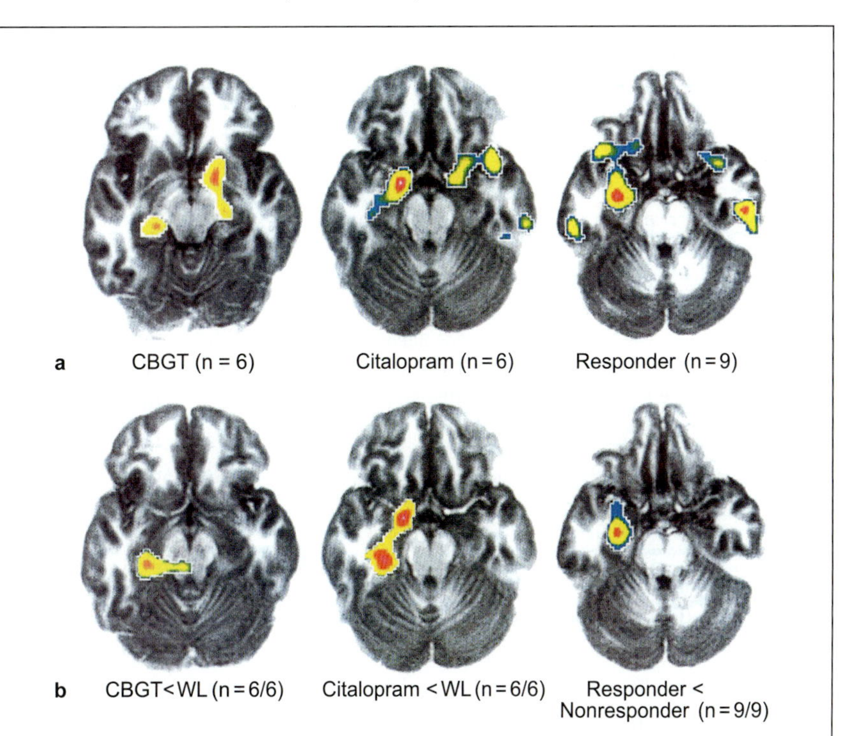

Abb. 12.8 Transversale Ansicht von $A^{15}H_2O$-PET-Untersuchungen, projiziert auf MRT-Bilder bei Patienten mit sozialer Phobie, bei denen eine imaginierte öffentliche Rede als angstinduzierendes Agens gewählt wurde. Die obere Spalte zeigt Areale mit einer signifikanten Abnahme des zerebralen Blutflusses als Reaktion auf eine Verhaltenstherapie (CBGT) bzw. auf eine medikamentöse Therapie mit Citalopram (oben rechts die Befunde bei allen Behandlungs-Respondern). Die untere Spalte zeigt die Gruppenunterschiede zwischen Patienten mit CBGT und unbehandelten Patienten auf der Warteliste bzw. zwischen Patienten unter Therapie mit Citalopram und solchen auf der Warteliste (rechts der Vergleich aller Responder und Nonresponder). Amygdala, Hippokampus und benachbarte temporale Hirnareale zeigten unabhängig von der Therapiemethode als Funktion des Therapieerfolgs ähnliche Änderungen (nach Furmark et al. 2002).

EBM

Bei der Panikstörung mit/ohne Agoraphobie war die parallele Kombinationstherapie von Psychotherapie (in 21 von 23 Studien eine Form der KVT) und Psychopharmakotherapie den beiden jeweiligen Monotherapien nur in der akuten Behandlungsphase oder bei anschließender Fortführung der Medikation überlegen. Nebenwirkungen führten zu häufigeren Therapieabbrüchen als bei der Mono-KVT. Nach Absetzen der Medikation war die Kombinationsbehandlung zwar der reinen Pharmakotherapie, nicht aber der reinen KVT überlegen (Evidenzstufe Ia: Furukawa et al. 2007, Cochrane-Review). Alleinige KVT oder Kombinationstherapie sind insofern als Verfahren der 1. Wahl zu bewerten. Die Behandlungspräferenzen der Patienten sollten bei der Auswahl berücksichtigt werden.

Die parallele Kombination von Verhaltenstherapie mit einem Psychopharmakon wird bei den Phobien, bei denen für die Verhaltenstherapie hohe Erfolgsquoten nachgewiesen wurden, i. d. R. nicht für notwendig erachtet. Manche Kombinationen sind nicht sinnvoll, z. B. eine Expositionstherapie unter gleichzeitiger Einnahme von Benzodiazepinen bei phobischen Ängsten.

Bei der GAS könnte eine Kombinationstherapie die Wirkung der Monotherapien möglicherweise verbessern.

Zusammenfassend sind Kombinationstherapien nicht als Therapie der 1. Wahl anzusehen. Sie sollten auf Fälle beschränkt bleiben, in denen sich **besondere Indikationen** ergeben, z. B. bei zusätzlich zur Angststörung vorliegender starker Depression oder anderen komorbiden Störungen, die gut auf eine Pharmakotherapie ansprechen (Bandelow et al. 2007). Eine Indikation für eine sequenzielle Kombinationstherapie ergibt sich bei Patienten mit Angststörungen, die auf eine zuvor adäquat durchgeführte Verhaltenstherapie nicht ausreichend angesprochen haben.

LEITLINIEN

S3-Leitlinie Angststörungen 2014

Empfohlene Maßnahmen bei Nichtansprechen einer Psycho- oder Pharmakotherapie

In Fällen, in denen eine Psycho- oder Pharmakotherapie nicht ausreichend wirksam war, soll die jeweils andere Therapieform angeboten werden oder kann eine Kombination von Psycho- und Pharmakotherapie angeboten werden. (Expertenkonsens/KKP)

Evidenz für die Kombination wurde identifiziert für KVT sowie für SSRI und Imipramin (Imipramin ist nicht für die Panikstörung/Agoraphobie zugelassen). (Empfehlungsgrad KKP)

Empfohlene Maßnahmen bei Nichtansprechen einer KVT

Patienten mit Panikstörung/Agoraphobie, sozialer Phobie oder GAS sollte eine psychodynamische Psychotherapie angeboten werden, wenn sich eine KVT nicht als wirksam erwiesen hat, nicht verfügbar ist oder wenn eine diesbezügliche Präferenz des informierten Patienten besteht. (Empfehlungsgrad B)

(Es gibt keine kontrollierten Studien zu der Fragestellung, ob bei Nichtansprechen auf ein Psychotherapieverfahren eine Umstellung auf eine andere Psychotherapiemethode erfolgreich ist.)

Differenzielle Indikationen

Die Frage, welches Therapieverfahren bei welchen Ausgangsbedingungen des Patienten, bei welcher Angststörung kurz- und langfristig am besten geeignet ist, kann in dieser Form nicht beantwortet werden. Weder die empirische Therapieforschung noch klinische Erfahrungen allein erlauben prospektiv optimale Entscheidungen. Es muss bedacht werden, dass Kostenfragen, die Verfügbarkeit in der Versorgungspraxis, die Akzeptanz von Therapieverfahren durch Patienten und andere praktische Gesichtspunkte ausschlaggebend dafür sind, welche Behandlung schließlich im Einzelfall zur Anwendung kommen kann. Grundsätzlich sollte das Prinzip der „minimalen Intervention" gelten, d. h., therapeutische Maßnahmen sollen sich auf das für den Patienten erforderliche Maß von Hilfe beschränken und stets seine aktiven Bewältigungsbemühungen stärken. Ein Verzicht auf die empirisch als wirksam nachgewiesenen Therapieverfahren sollte nur in begründeten Einzelfällen erfolgen.

Angesichts der Verbreitung von Angststörungen in der Allgemeinbevölkerung wird auch in Zukunft ein großer Teil der Angstpatienten nicht i. R. fachpsychiatrischer oder psychotherapeutischer Therapien behandelt werden. Eine qualifizierte Beratung, Aufklärung und Vermittlung basaler Prinzipien der Angsttherapie durch Haus- und andere Fachärzte ist möglicherweise für leichtere Fälle (kurze Symptomdauer, keine Komorbidität) ausreichend. Das Indikationsfeld für ambulante psychiatrische und psychotherapeutische Verfahren, die in diesem Kapitel ausführlich dargestellt wurden, liegt im Bereich der mittleren Schweregrade. Die psychopharmakologische Therapie sollte um Methoden der aktiven Angstbewältigung ergänzt werden. Die Durchführung systematischer Verhaltenstherapien ist nur durch in diesem Psychotherapieverfahren qualifizierte Ärzte und psychologische Psychotherapeuten anwendbar. Kombinationstherapien aus Verhaltenstherapie und Psychopharmakotherapie können bei schweren Formen und bei spezieller Indikation sinnvoll sein. In schwersten Fällen ist zusätzlich häufig eine stationäre Behandlung notwendig.

Fragen der differenziellen Indikation, sequenzieller Behandlungsstrategien und Misserfolge der heute verfügbaren Therapieverfahren bei Angststörungen bedürfen einer Klärung durch weiterführende empirische Untersuchungen.

Resümee

Verhaltenstherapie und Psychopharmakotherapie dominieren in den letzten 3 Jahrzehnten die klinisch-empirische Therapieforschung bei Angststörungen und haben eine Reihe effektiver Therapieverfahren hervorgebracht. Aufseiten der Verhaltenstherapie stehen mit den Expositionsverfahren, kognitiven und Entspannungsverfahren wichtige Therapietechniken zur Verfügung. Die kurzfristigen Effekte der entsprechenden Verfahren bei den einzelnen Angststörungen sind gegenüber Kontrollgruppen deutlich überlegen und anderen wirksamen Therapieverfahren (z. B. Pharmakotherapie) mindestens ebenbürtig. Die hohe Wirksamkeit ist besonders für die Phobien (Agoraphobie, soziale und spezifische Phobie), aber auch für die Panikstörung nachgewiesen. Die Langzeiteffekte nach Verhaltenstherapien weisen auf eine hohe Stabilität und geringe Rückfallquoten hin. Bei der GAS ist die Entwicklung der Verfahren noch nicht so weit fortgeschritten.

Für die Pharmakotherapie der Panikstörung und Agoraphobie stehen mit TZA (insb. Imipramin), MAO-Hemmern, SSRI, selektiven serotonerg-noradrenergen Wiederaufnahmehemmern und Benzodiazepinen kurzfristig ebenfalls wirksame Behandlungsverfahren zur Verfügung. Ihr Einsatz wird durch z. T. bedeutende Nebenwirkungen begrenzt. Insbesondere bei Betrachtung der Langzeitentwicklungen nach Absetzen der Medikation stellen die Rückfälle einen Nachteil dieser Therapieform dar.

Für die spezifischen Phobien ist i. d. R. keine Pharmakotherapie angezeigt. Bei sozialen Phobien sprechen kontrollierte Studien für eine Wirksamkeit von Serotonin-Wiederaufnahmehemmern und MAO-Inhibitoren. Eine medikamentöse Behandlung bei generalisierten sozialen Ängsten ist nur in Kombination mit einer Psychotherapie empfehlenswert. Eine empirisch begründete langfristig angelegte Pharmakotherapie der GAS ist mit TZA, SSRI und SNRI (Venlafaxin, Duloxetin) möglich.

Angstpatienten sollten ambulant behandelt werden. Stationäre Behandlungen sind v. a. bei schweren komorbiden Zuständen (Abhängigkeitserkrankungen, Depressionen mit Suizidalität) oder massiven psychosozialen und familiären Belastungen sowie bei Therapieresistenz nach angemessenen ambulanten Behandlungen angezeigt.

Nach der intensiven Therapiephase empfiehlt sich zur Sicherung des Behandlungserfolgs in vielen Fällen die Vereinbarung von Nachuntersuchungsterminen in größer werdenden Abständen. Häufig ist auch das explizite Angebot, sich bei erneut auftretenden, selbst nicht zu bewältigenden Schwierigkeiten wieder an den Therapeuten wenden zu können, für den Patienten sehr hilfreich und stellt für ihn eine Form von geeigneter Hintergrundsicherheit dar.

Literatur

Die vollständige Literatur zu diesem Kapitel finden Sie online im Plus im Web zu diesem Buch.

Fragen zur Wissensüberprüfung zum ➤ Kap. 12 finden Sie online.

KAPITEL

13 Zwangsstörungen

Andreas Wahl-Kordon, Karina Wahl und Fritz Hohagen

13.1 Terminologie

Zwangsrituale und Zwangsvorstellungen wie z. B. die Scheu, auf Türschwellen zu treten, oder das nochmalige Kontrollieren von Elektrogeräten vor Verlassen der Wohnung sind relativ häufig und werden von vielen Menschen berichtet. In den meisten Fällen kommt ihnen kein Krankheitswert zu. In bestimmten kindlichen Entwicklungsphasen scheinen Zwangsrituale (z. B. bestimmte Einschlafrituale, ritualisierte Spiele und Reime) sogar eine wichtige Funktion in der Persönlichkeitsentwicklung wahrzunehmen.

Von diesen zwanghaften Phänomenen des täglichen Lebens, denen kein Krankheitswert zukommt, muss die Zwangsstörung als psychische Erkrankung abgegrenzt werden. Erste wissenschaftlich-phänomenologische Beschreibungen von Zwangsphänomenen findet man bei Esquirol in der Mitte des 18. sowie Anfang des 20. Jh. bei Jaspers und Kurt Schneider.

13.2 Epidemiologie und Verlauf

Nach einem aktuellen Gesundheitssurvey (Studie zur Gesundheit Erwachsener in Deutschland) sind Zwangsstörungen mit einer 1-Jahres-Prävalenz von 3,8 % die vierthäufigste psychische Erkrankung in Deutschland (Jacobi et al. 2014). Transkulturelle Untersuchungen konnten nachweisen, dass die Häufigkeit der Erkrankung in verschiedenen Kulturen ähnlich hoch liegt, Themen und Inhalte der Zwänge aber durchaus unterschiedlich sein können. Solche kulturvergleichenden Studien legen nahe, dass zwar das klinische Bild der Zwangsstörung kulturell geprägt wird (➤ Kap. 34), die Prävalenz der Erkrankung von soziokulturellen Gegebenheiten jedoch weitgehend unabhängig ist. Weder die Schichtzugehörigkeit noch der Bildungsstatus haben Einfluss auf die Auftretenswahrscheinlichkeit der Zwangsstörung. Während im Kindesalter mehr Jungen als Mädchen erkranken, zeigt die Prävalenz bei Erwachsenen keine Geschlechtsunterschiede. Früh beginnende Zwangsstörungen haben eine schlechtere Prognose und sprechen weniger gut auf Therapie an. Die Zwangsstörung **beginnt meist in der Adoleszenz bzw. im frühen Erwachsenenalter.** Etwa 95 % aller Zwänge manifestieren sich vor dem 40. Lj.; ein Beginn nach dem 50. Lj. ist eine Rarität. Somit manifestiert sich die Zwangsstörung zu einem früheren Zeitpunkt, als es für Angststörungen oder Depressionen typisch ist. Der frühe Beginn ist vermutlich auch einer der Hauptgründe, warum die Rate der Unverheirateten bzw. Alleinlebenden bei Patienten mit einer Zwangsstörung mit 50 % höher liegt als z. B. bei Patienten mit Angststörungen. Dieses Phänomen ist wahrscheinlich dadurch zu erklären, dass der **frühe Beginn dieser schwerwiegenden psychischen Erkrankung die Entwicklung sozialer und interpersoneller Fertigkeiten erschwert.** Schwerwiegende Defizite in diesen Bereichen sind somit bei Patienten mit einer Zwangsstörung häufig anzutreffen. Der **Verlauf der Zwangsstörung ist oft chronisch, Spontanremissionen stellen die Ausnahme dar.**

Resümee

Zwangsstörungen gehören mit einer **1-Jahres-Prävalenz von 3,8 %** zu den häufigsten psychischen Erkrankungen. Im Gegensatz zu depressiven und Angststörungen sind Männer und Frauen gleich häufig betroffen. Es handelt sich häufig um eine chronisch verlaufende Erkrankung ohne nennenswerte Tendenz zu Spontanremissionen. Die Symptomatik geht mit ausgeprägten psychosozialen Beeinträchtigungen einher.

13.3 Symptomatik und Typisierung

Die Zwangsstörung manifestiert sich klinisch als Zwangsgedanken und offen sichtbare oder gedankliche Zwangshandlungen, die in der angelsächsischen Literatur als *obsessions* und *compulsions* bezeichnet werden *(obsessive-compulsive disorder)*.

Zwangsgedanken sind Ideen, Vorstellungen oder Impulse, die sich dem Betroffenen gegen seinen Willen aufdrängen und ihn stereotyp beschäftigen. Sie werden fast immer als **sinnlos oder quälend** erlebt. Meist handelt es sich um Zwangsvorstellungen aggressiven Inhalts oder um Zwangsgedanken, die sich mit Verschmutzung oder Kontamination befassen. Die Betroffenen versuchen erfolglos, Widerstand zu leisten oder die Zwangsgedanken zu ignorieren bzw. zu unterdrücken. Im Gegensatz zu den psychotischen Störungen werden die Zwangsgedanken nicht als von außen kommend oder von anderen eingegeben, sondern als eigene Gedanken erlebt.

Zwangshandlungen sind ursprünglich zweckgerichtete Verhaltensweisen, die – meist in ritualisierter Form – stereotyp durchgeführt werden. Zwangshandlungen werden entweder offen sichtbar oder nur gedanklich (z. B. in Gedanken rekonstruieren, zählen, beten) umgesetzt. Sie werden weder als angenehm empfunden, noch erfüllen sie eine sinnvolle Aufgabe. Sie sollen vielmehr Anspannung oder Angst reduzieren oder ein befürchtetes Ereignis unwirksam machen bzw. verhüten. Im Allgemeinen wird dieses Verhalten von den Betroffenen als ineffektiv und sinnlos erlebt. Die Patienten versuchen meist erfolglos, dagegen anzugehen. Bei sehr lange andauernden Störungen kann der Widerstand jedoch auch deutlich abnehmen.

Zwangsgedanken und Zwangshandlungen verursachen erhebliches subjektives Leid, sind zeitraubend und beeinträchtigen den normalen Tagesablauf, berufliche Leistungen und soziale Aktivitäten oder Beziehungen (Übersicht der Diagnosekriterien nach ICD-10 ➤ Box 13.1). Im neuen DSM-5 wird die Zwangsstörung nicht mehr bei den Angststörungen, sondern in einem eigenen Kapitel mit verwandten Störungen („related disorders“) aufgeführt. Neben der Zwangsstörung umfasst dieses Kapitel sog. **Zwangsspektrum-Störungen** wie die körperdysmorphe Störung, das pathologische Horten, die Trichotillomanie und Dermatillomanie, Die diagnostischen Kriterien stimmen mit den Kriterien nach ICD-10 weitgehend überein. Allerdings kann nach DSM-5 auch dann eine Zwangsstörung diagnostiziert werden, wenn der Patient absolut davon überzeugt ist, dass die zwangsbezogenen Überzeugungen zutreffen („fehlende Einsicht/wahnhafte Überzeugung“).

BOX 13.1

Diagnostische Kriterien der Zwangsstörung nach ICD-10

Zwangsgedanken oder Zwangshandlungen bestehen über wenigstens 2 Wochen. Sie sind quälend oder stören die normalen Aktivitäten.

Merkmale:

- Die Gedanken oder Impulse sind für den Patienten als eigene erkennbar.
- Wenigstens einem Gedanken oder einer Handlung gegenüber wird, wenn auch erfolglos, noch Widerstand geleistet.
- Der Gedanke oder die Handlung werden nicht als angenehm erlebt.
- Die Gedanken, Vorstellungen oder Impulse wiederholen sich in unangenehmer Weise.

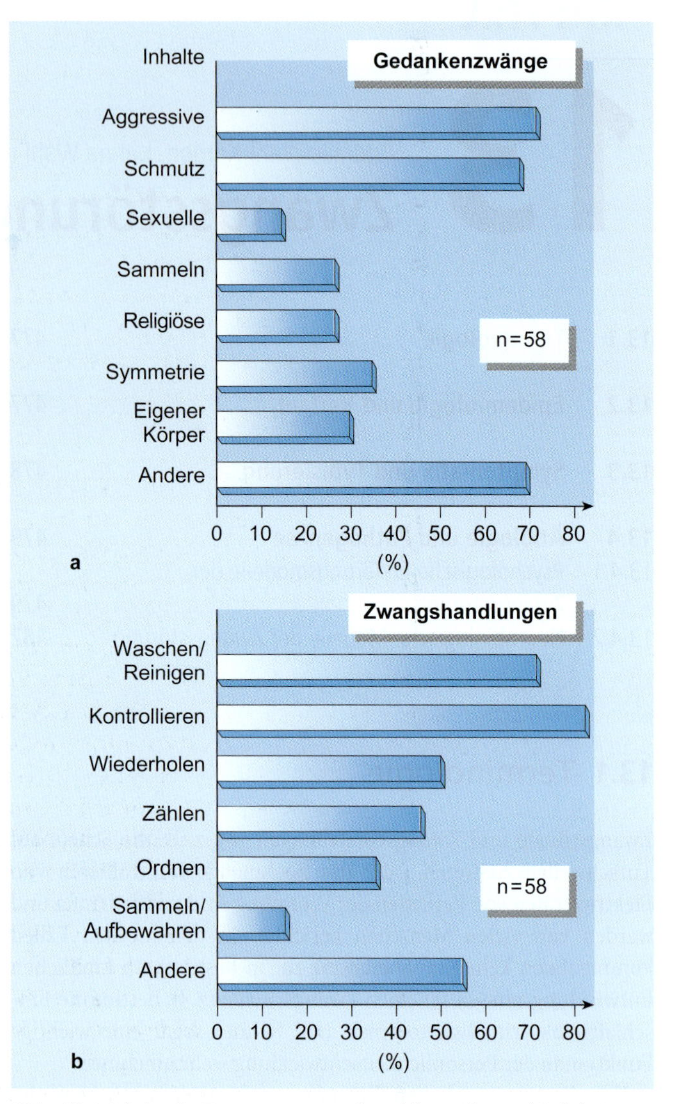

Abb. 13.1 Inhalte der Zwangssymptomatik und ihre Auftretenshäufigkeit – erfasst mit der Yale-Brown Obsessive Compulsive Scale (Y-BOCS)

Zugehörige Begriffe:

- Zwangsneurose
- Anankastische Neurose

Zwangsgedanken und Zwangshandlungen können sich auf die verschiedensten Bereiche erstrecken (➤ Abb. 13.1). Eine eigene Untersuchung mit der *Yale-Brown Obsessive Compulsive Scale* (Y-BOCS) an Patienten mit einer Zwangsstörung zeigt, dass aggressive Zwangsvorstellungen und Zwangsgedanken, die sich auf Verschmutzung oder Kontamination beziehen, am häufigsten vorkommen (Rasche-Räuchle et al. 1995).

Aggressive Zwangsgedanken können sich in Befürchtungen äußern, sich selbst wie auch andere zu verletzen, aufgrund unkontrollierbarer Impulse zu handeln oder andere durch Unachtsamkeit zu schädigen.

Zwangsgedanken, die um das Thema **Verschmutzung** kreisen, beinhalten oft Sorgen oder Ekel im Zusammenhang mit körperlichen Ausscheidungen oder Bedenken hinsichtlich Schmutz und

Keimen mit der Befürchtung, (z. B. an AIDS) zu erkranken bzw. sich oder andere zu infizieren. Die Subsumierung **„andere Inhalte"** erfasst z. B. den Drang, Dinge wissen oder erinnern zu müssen, oder die Angst, Dinge zu verlieren oder zu vergessen.

Als häufigste Zwangshandlungen (➤ Abb. 13.1b) zeigen sich in unserer Stichprobe in Übereinstimmung mit der Literatur das Kontrollieren und das Waschen bzw. Reinigen. **Zwanghaftes Waschen** äußert sich meist in exzessivem, in ritualisierter Form durchgeführtem Händewaschen, das nach dem Kontakt mit vermeintlich „verseuchten" Gegenständen z. B. bis zu hundertmal am Tag durchgeführt wird, wobei oft eine ganz bestimmte, häufig von Zählritualen begleitete Abfolge eingehalten werden muss. In ähnlicher Form können auch andere Abläufe der Körperpflege durch Zwangsverhalten beeinträchtigt werden (Duschen, Zähneputzen etc.), sodass die Morgentoilette z. T. bis zu mehrere Stunden beansprucht. Auch das zwanghafte Desinfizieren von vermeintlich verschmutzten Gegenständen wird hier eingeordnet.

Zwanghaftes Kontrollieren bezieht sich häufig auf Elektrogeräte oder Türschlösser. Hier kann das „Haften" an einzelnen Objekten so viel Zeit in Anspruch nehmen, dass für das Verlassen der Wohnung mehrere Stunden benötigt werden. Es kann sich aber auch um Kontrollverhalten handeln, durch das überprüft werden soll, ob man jemanden verletzt oder einen Fehler am Arbeitsplatz begangen hat. Die unter „andere" aufgeführten Handlungen wie der Drang zu reden, zu fragen oder zu bekennen, oder der Drang, Dinge anzufassen, anzutippen oder zu reiben, sowie magische Verhaltensweisen stellen mit einer Häufigkeit von 55 % eine ebenfalls beachtenswerte Untergruppe dar.

Zwangsgedanken (ICD-10: F42.0) oder Zwangshandlungen (ICD-10: F42.1) treten nicht isoliert, sondern meist in Kombination auf (ICD-10: F42.2). Bei nahezu allen Patienten kommt es in unterschiedlich stark ausgeprägtem Maße zu **Vermeidungsverhalten**. Kleidung wird nach einmaligem Gebrauch vernichtet oder nicht mehr angezogen. In der eigenen Wohnung können nur noch einzelne „saubere" Gegenstände oder Räume benutzt werden. Aufgrund von Kontaminationsängsten werden z. B. Geschäfte, Wohngebiete oder auch ganze Städte nicht mehr aufgesucht.

Neben den Zwangsgedanken und Zwangshandlungen wird noch eine eher selten auftretende Sonderform der Zwangsstörungen beschrieben, die **zwanghafte Langsamkeit** *(obsessional slowness)*. Die betroffenen Patienten führen Alltagshandlungen wie unter Zeitlupe durch. Umstritten ist, ob die verlangsamte Motorik als Ausdruck einer hirnorganischen Schädigung oder als Ausdruck besonders intensiver und repetitiver Denkzwänge interpretiert werden muss.

Patienten mit einer Zwangsstörung zeigen häufig eine **hohe Verheimlichungstendenz, weswegen meist gezielt nach Zwangssymptomen gefragt werden muss**, um die Diagnose stellen und das Ausmaß der Zwangserkrankung abschätzen zu können. Grund für die hohe Verheimlichungstendenz bei Patienten mit einer Zwangsstörung dürfte sein, dass die meisten Patienten ihre Zwänge als so abstrus, bizarr und unsinnig erleben, dass sie es aus **Scham** nicht wagen, anderen von ihren Zwangsvorstellungen und -handlungen zu berichten. Dies führt dazu, dass sich der Zwangskranke im Alltagsleben wie auch in der Krankenversorgung mit seinen Symptomen lange verbergen kann bzw. in seinem Leidensdruck verkannt wird. Die Zwangsstörung gilt als „heimliche Krankheit", womit dem Phänomen Rechnung getragen wird, dass die Betroffenen oft über Jahre eine ungeheure Energie aufbringen, um neben den Anforderungen des Zwangs ihr normales Leben fortzusetzen und ihren Beruf sowie andere soziale Rollen auszufüllen. Ein jahrelanges Verbergen der Krankheit wird neben der Einsicht in die Sinnlosigkeit des Zwangsverhaltens auch durch die Unkenntnis über wirkungsvolle Therapieverfahren mit bedingt. In weitgehender Übereinstimmung mit der Literatur lagen bei unseren Patienten zwischen Erstmanifestation der Erkrankung und Behandlungsbeginn durchschnittlich 11 Jahre. Gerade die Frühdiagnose erscheint jedoch wichtig, um eine Chronifizierung der Störung zu verhindern.

LEITLINIEN

AWMF-S3-Leitlinie Zwangsstörungen 2013

Bei allen Patienten, bei denen psychische Störungen vermutet werden oder bei denen körperliche Anzeichen (z. B. Handekzem) Hinweise auf eine psychische Erkrankung liefern, sollen folgende fünf Fragen zur Zwangsstörung gestellt werden:

1. Waschen und putzen Sie sehr viel?
2. Kontrollieren Sie sehr viel?
3. Haben Sie quälende Gedanken, die Sie loswerden möchten, aber nicht können?
4. Brauchen Sie für Alltagstätigkeiten sehr lange?
5. Machen Sie sich Gedanken um Ordnung und Symmetrie? (Empfehlungsgrad: Klinischer Konsenspunkt, **KKP**)

Resümee

Das klinische Bild der Zwangsstörung wird durch Zwangsgedanken und Zwangshandlungen charakterisiert. Meist treten Zwangshandlungen und Zwangsgedanken gemeinsam auf. Zwangsgedanken sind vorwiegend aggressive Impulse oder Zwangsgedanken, die sich mit Kontamination und Schmutz beschäftigen. Bei den Zwangshandlungen kommen Kontrollzwänge und Waschzwänge am häufigsten vor. Die Zwangsimpulse werden von den meisten Patienten als sinnlos erlebt. Sehr häufig wird die Zwangssymptomatik verheimlicht, weswegen der gezielten Exploration bei der Erfassung des Krankheitsbildes ein besonderer Stellenwert zukommt.

13.4 Ätiologie und Pathogenese

13.4.1 Psychologische Erklärungsmodelle der Zwangsstörung

Lerntheoretische Modelle

Das älteste und vielleicht einflussreichste lerntheoretische Erklärungsmodell ist das **Zwei-Faktoren-Modell,** das 1947 von Mowrer zunächst für Angststörungen, später zur Erklärung von Vermeidungsverhalten bei Zwangsstörungen entwickelt wurde (Übersicht in Reinecker 1991). Es geht davon aus, dass zwei lerntheoretische Prinzipien, das klassische und das operante Konditionieren, an der Entstehung und Aufrechterhaltung von Zwängen beteiligt sind (➤ Abb. 13.2).

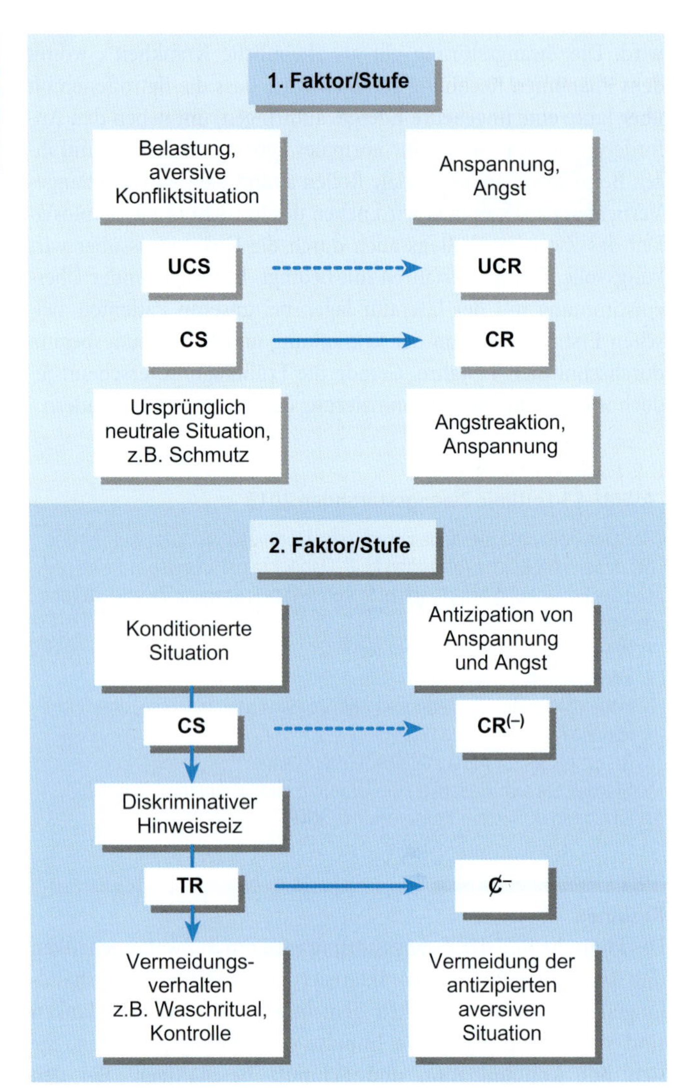

Abb. 13.2 Lerntheoretisches Modell der Zwangsstörung: Zwei-Faktoren-Modell (UCS = unkonditionierter Stimulus, UCR = unkonditionierte Reaktion, CS = konditionierter Stimulus, CR = konditionierte Reaktion; nach Reinecker 1991)

In einer ersten Stufe kommt es nach den **Prinzipien der klassischen Konditionierung** zu einer Kopplung zwischen einem unkonditionierten Stimulus (UCS), d. h. einer Belastung oder als aversiv erlebten Konfliktsituation, mit einem ursprünglich neutralen Stimulus, z. B. Schmutz. Die Konfliktsituation (UCS) führt zu einer Anspannungs- oder Angstreaktion (unkonditionierte Reaktion, UCR). Wenn gleichzeitig die aversive Konfliktsituation und Schmutz dargeboten werden, kommt es zu einer Kopplung beider Stimuli, sodass der ursprünglich neutrale Hinweisreiz Schmutz die Fähigkeit erlangt, eine vergleichbare emotionale Reaktion hervorzurufen wie die Konfliktsituation. Im weiteren Verlauf genügt dann der alleinige Anblick von Schmutz, um einen Zustand von Anspannung und Angst zu erzeugen.

In einer zweiten Stufe kommt es nach den Prinzipien des **operanten Konditionierens** zu Vermeidungsverhalten und Generalisierung. Der Patient hat die Erfahrung gemacht, dass realer oder fantasierter Schmutz zu einem unangenehmen Anspannungs- und Angstzustand führt. Er möchte diesen Zustand um jeden Preis vermeiden. Er macht die Erfahrung, dass er die Angst vor Verschmutzung und damit den Angst- und Spannungszustand durch Händewaschen reduzieren kann. Während zunächst das Handwaschritual lediglich durch den Anblick oder die Vermutung von Schmutz oder durch Kontaminationsängste ausgelöst wird, lernt der Patient im weiteren Verlauf der Erkrankung, dass auch Spannungszustände anderer Genese durch das Handwaschritual reduziert bzw. vermieden werden können. Es kommt zur Generalisierung von Stimuli, die das zwanghafte Verhalten auslösen. Letztendlich können die verschiedenartigsten Stimuli wie etwa der Anblick von Schmutz, soziale Konfliktsituationen (z. B. Streit mit dem Partner) oder interne Stimuli wie angstauslösende Gedanken zu Angst oder Anspannung führen und das Zwangsverhalten auslösen. Im Sinne des operanten Konditionierens hat der Patient gelernt, dass sich unangenehme Angst- oder Anspannungszustände unterschiedlichster Art durch das Zwangsritual vermeiden oder reduzieren lassen.

Von verschiedenen Autoren wurde bezweifelt, dass der erste Schritt des klassischen Konditionierens zur Ausbildung von Zwängen notwendig ist. Weitgehend übereinstimmend geht man jedoch davon aus, dass die Angstreduktion bzw. Vermeidung von Anspannung oder Angst den Kernpunkt lerntheoretischer Modelle zur Entstehung von Zwängen darstellt.

Kognitiv-behaviorales Modell

Mithilfe des Zwei-Faktoren- bzw. Angstreduktionsmodells gelingt es, Entstehung und Aufrechterhaltung eines Großteils der Zwangshandlungen plausibel zu erklären. Es lässt sich auch zum Verständnis von Zwangsgedanken heranziehen, die eingesetzt werden, um eine bedrohliche Situation zu vermeiden bzw. ungeschehen zu machen. Zur Erklärung von Angst und Anspannung auslösenden Zwangsimpulsen ist es wenig hilfreich. Hier bieten **kognitive Modelle** der Aufnahme, Verarbeitung und Bewertung von Informationen Ansätze für das Verständnis der Entstehung von Zwangsimpulsen und die Entwicklung therapeutischer Interventionen (vgl. das kognitiv-behaviorale Modell in ➤ Abb. 13.3).

Verschiedene Untersuchungen konnten belegen, dass aufdringliche oder beängstigende Gedanken normale Phänomene sind, die praktisch bei jedem Menschen vorkommen. In den verschiedensten Alltagssituationen gehen uns Gedanken durch den Kopf, die aber i. d. R. affektiv neutral sind bzw. die wir emotional nicht bewerten und somit wieder ausblenden. Erst wenn die Gedanken affektiv bewertet werden, erlangen sie Bedeutung. Wird ein Gedanke als beängstigend oder schuldhaft erlebt, wird es wesentlich schwieriger gelingen, ihn wieder zu vergessen. Dies ist der Grund, weshalb **Selektion und Bewertung von Gedanken** in kognitiven Modellen eine zentrale Rolle spielen.

Auch bei affektiv besetzten Gedanken gelingt es uns i. d. R., diese abzuschalten. Wenn wir z. B. einen Fahrradfahrer mit dem Auto knapp überholen, so kann uns der beängstigende Gedanke kommen, dass wir den Fahrradfahrer gestreift haben. Ein Blick in den Rückspiegel und die Versicherung, dass dem Radfahrer nichts passiert ist, genügen meist, um diesen Gedanken abschalten zu können. Er wird uns nicht weiter beschäftigen. Ein Patient, der unter

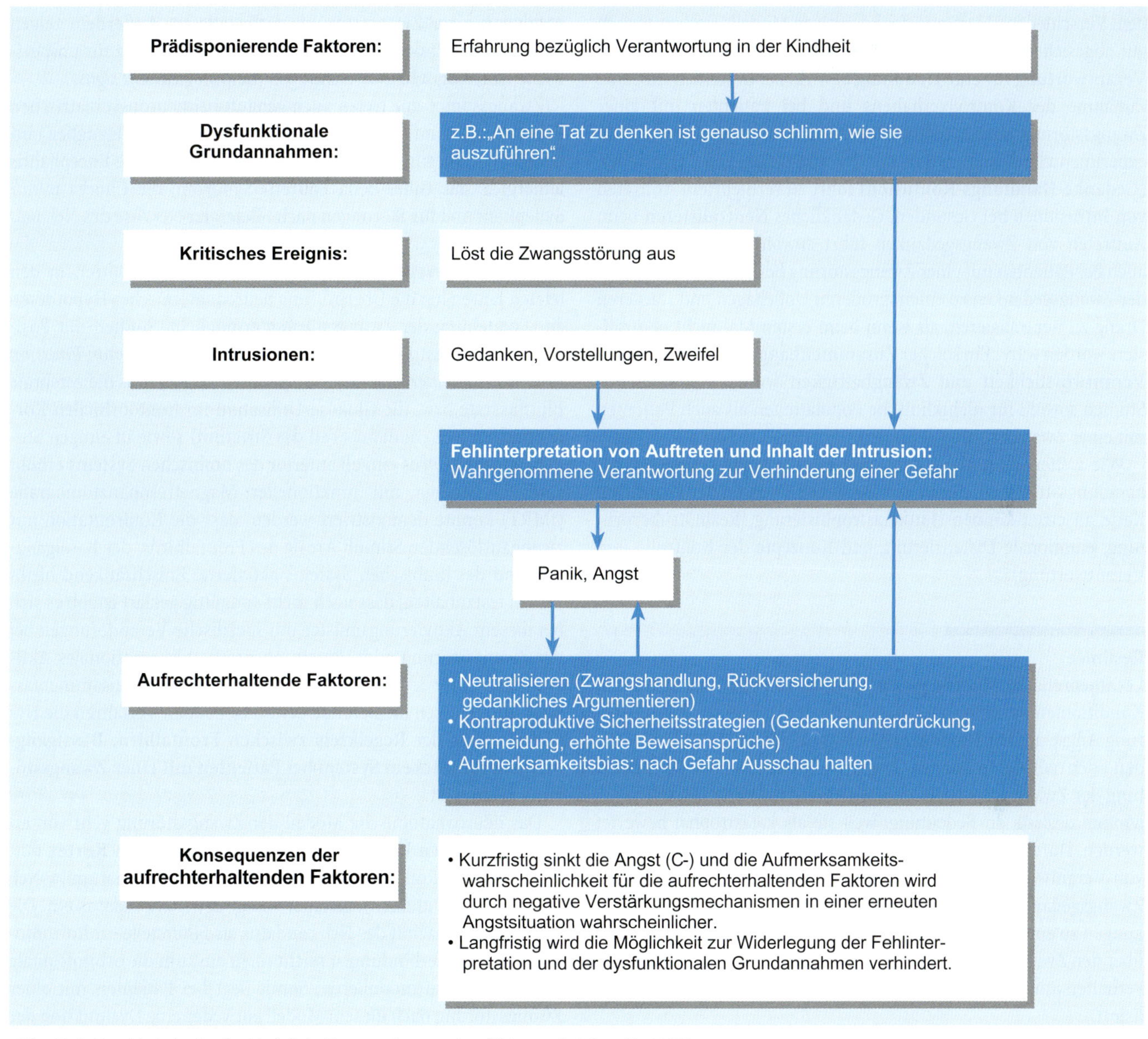

Abb. 13.3 Kognitiv-behaviorales Modell der Zwangsstörungen (modifiziert nach Salkovskis 1999)

Zwangsgedanken leidet, würde ständig darüber nachgrübeln, ob er den Radfahrer nicht doch angefahren hat, obwohl er sich von dessen Unversehrtheit im Rückspiegel überzeugt hat. Er wird die Fahrstrecke ggf. noch einmal abfahren, manchmal sogar zu Fuß ablaufen, um zu kontrollieren, dass niemand durch ihn zu Schaden gekommen ist. Noch nach Tagen wird er in der Zeitung nach Hinweisen suchen, ob nicht ein Radfahrer von einem fahrerflüchtigen Autofahrer angefahren wurde. Der Zwangsgedanke gewinnt deshalb an Bedeutung, weil er als katastrophal bewertet wird.

Ebenso gehen kognitive Modelle davon aus, dass bestimmte Grundannahmen, die bei Patienten mit einer Zwangsstörung häufig anzutreffen sind, zu einer weiteren negativen affektiven Bewertung des Zwangsgedanken führen. **Patienten mit einer Zwangsstörung verknüpfen den Zwangsgedanken mit dem Gefühl von Verantwortung**, der Befürchtung, schuldig zu werden, und der abnorm hohen subjektiven Erwartung, dass etwas Furchtbares passiert. Die affektive Bewertung des Zwangsgedankens vor dem Hintergrund typischer Grundüberzeugungen führt zu einem Teufelskreis aus Angst, Anspannung und Grübeln über die Zwangsinhalte. Dabei erscheint der Gedanke dem Patienten so fürchterlich, dass er oft nicht zu Ende gedacht wird (Vermeidungsverhalten) oder aber sofort durch ein Gegenritual neutralisiert werden muss. Dieses dysfunktionale Verhalten hat v. a. zwei Konsequenzen, die für die Aufrechterhaltung der Störung entscheidend sind. Zum einen nimmt i. d. R. die Angst/Unruhe als Folge des Neutralisierens unmittelbar ab. Diese kurzfristige Angstreduktion erhöht aufgrund negativer Verstärkungsmechanismen die Wahrscheinlichkeit für eine Wiederholung des Neutralisierens beim erneuten Auftreten der Intrusion (z. B. lästige und aufdringliche Gedanken). Zum anderen wird eine Widerlegung der Fehlinterpretationen und dysfunktionalen Annahmen auch bezüglich des Angstverlaufs in einer solchen Situation verhindert, sodass diese langfristig unüberprüft erhalten bleiben. Verschiedene Elemente des kognitiven Modells sind empirisch gut abgesichert. Eine experimentelle Manipulation des Grades an **Verantwortung für eine Handlung** bewirkt bei Gesunden z. B. eine Zunahme des Kontrollverhaltens und bei Patienten mit einer Zwangsstörung eine Zunahme des Drangs zu neutralisieren. Eine experimentelle Manipulation der Interpretation von Intrusionen **(Gedanke-Handlungs-Konfusion)** führt zu vermehrtem Auftreten von Intrusionen bei Gesunden. Gedankliches **Neutralisieren** beim Auftreten von Zwangsgedanken führt sowohl bei Gesunden als auch bei Patienten mit einer Zwangsstörung bei *erneutem* Auftreten der Zwangsgedanken zu einem größeren Unbehagen und stärkeren Drang zu neutralisieren, als wenn beim ersten Mal nicht neutralisiert worden wäre. Ein solcher **Zusammenhang zwischen erhöhter Verantwortlichkeit und Zwanghaftigkeit** wurde in zahlreichen Studien sowohl für nichtklinische Populationen als auch Patienten mit einer Zwangsstörung gefunden.

Wie weiter unten dargestellt, gibt es eine Reihe kognitiver Behandlungsstrategien, die an verschiedenen Punkten der kognitiven Kette ansetzen können (Entkatastrophisierung, Realitätsüberprüfung, emotionale Distanzierung und Konzepte der Kontrolle und Verantwortung).

Resümee

Lerntheoretische Modelle gehen nach dem Prinzip des operanten Konditionierens davon aus, dass Patienten mit einer Zwangsstörung Angst- und Spannungszustände durch Zwangsrituale vermeiden oder reduzieren können. Kognitive Modelle stellen die Bewertung der Zwangsimpulse in den Mittelpunkt. Zwangsgedanken gewinnen deshalb an Bedeutung, weil sie als katastrophal bewertet werden. Durch Verknüpfung der Zwangsgedanken mit dem Gefühl von Verantwortung und Schuld führt die affektive Bewertung des Zwangsgedankens vor dem Hintergrund typischer Grundüberzeugungen zu einem Teufelskreis aus Angst, Anspannung und Grübeln über den Zwangsinhalt. Die Anspannung wird durch Vermeidungsverhalten umgangen oder durch ein Gegenritual kurzfristig neutralisiert.

13.4.2 Neurobiologische Modelle der Zwangsstörung

In den letzten Jahren haben neurobiologische Hypothesen zur Entstehung der Zwangsstörung mehr und mehr an Bedeutung gewonnen. Bereits 1894 vertrat Tuke die Hypothese, dass die Ursache der Zwangsstörung in einer kortikalen Dysfunktion zu suchen sei.

Neuroanatomische Hypothese

Mehrere Untersuchungen haben einen Zusammenhang zwischen neurologischen Erkrankungen und Zwangsstörungen gefunden. Zwangssymptome wurden nach Schädel-Hirn-Traumata (SHT) und bei Epilepsien beschrieben. Verschiedene Autoren haben vermehrt Geburtstraumata in der klinischen Vorgeschichte von Patienten mit einer Zwangsstörung nachgewiesen. Außerdem zeigen Patienten mit Zwangsstörungen eine erhöhte Inzidenz für unspezifische neurologische Abweichungen *(neurological soft signs)*.

Zwangssymptome treten auch gehäuft bei neuropsychiatrischen Erkrankungen auf, die mit einer Schädigung der Basalganglien einhergehen. Dies gilt für die von Economo beschriebene Encephalitis lethargica, das Gilles-de-la-Tourette-Syndrom, die Chorea minor Sydenham und für Störungen nach bilateraler Nekrose des Ncl. pallidus.

Die rasche Weiterentwicklung bildgebender Verfahren in den letzten Jahren hat die Überprüfung neuroanatomischer Hypothesen zur Entstehung der Zwangsstörung ermöglicht. Studien mit Positronenemissionstomografie (PET) wie auch *Single Photon Emission Computed Tomography* (SPECT) konnten zeigen, dass die zerebrale Blutflussrate bzw. die Glukose-Utilisation im frontoorbitalen Kortex und im Ncl. caudatus (Teil des Striatum) sowie in einigen Studien auch im Gyrus cinguli anterior des limbischen Systems erhöht sind. In Studien mit funktioneller Magnetresonanztomografie (fMRT) konnte demonstriert werden, dass die Konfrontation mit zwangauslösenden Stimuli Areale des Frontalhirns, der Basalganglien und des limbischen Systems aktivierte. Einschränkend bleibt jedoch festzuhalten, dass noch nicht endgültig geklärt ist, ob es sich bei diesem Aktivierungsmuster um spezifische Veränderungen bei der Zwangsstörung oder um ein unspezifisches emotionales Aktivierungsmuster i. S. einer Angstreaktion handelt. Zusammenfassend unterstützen die Befunde der bildgebenden Verfahren die Hypothese, dass der **Regelkreis zwischen Frontalhirn, Basalganglien und limbischem System bei Patienten mit einer Zwangsstörung gestört ist**.

Das neuroanatomische Modell der Zwangsstörung geht von einer **„neuronalen Überaktivität" im frontoorbitalen Kortex** aus. Eine wichtige Rolle nimmt dabei das Striatum (Striatum = Ncl. caudatus und Putamen), genauer gesagt der Ncl. caudatus ein. Die integrative Kapazität des Ncl. caudatus als Filterstelle orbitofrontothalamischer Verbindungen reicht nicht aus, um die orbitofrontale Überaktivität zu modulieren. Somit liegt bei Patienten mit einer Zwangsstörung nach diesem Modell entweder eine Dysfunktion der modulatorischen Aktivität des Ncl. caudatus oder eine primäre Überaktivität des orbitofrontalen Kortex vor. Diesen nachgeschaltet kommt es zu einer Imbalance zwischen inhibitorischen Regelschleifen, die indirekt über den Globus pallidus Pars externa (GP ext.) zum Ncl. subthalamicus und dann erst zum Globus pallidus Pars interna (GP int.) und weiter zum Thalamus verlaufen, und desinhibitorischen Regelschleifen, die direkt über den GP int. zum Thalamus gelangen. Die „Enthemmung von Frontalhirnfunktionen" führt nach dieser Hypothese dazu, dass Patienten mit einer Zwangsstörung an einmal eingeschlagenen motorischen und kognitiven Vorgängen haften, die sie nicht situationsadäquat abändern können. Diese mangelnde Flexibilität, motorische und kognitive Vorgänge den Umweltbedingungen anzupassen, führt zu stereotyp ablaufenden Gedanken- und Verhaltensmustern, die klinisch als Zwangsgedanken oder Zwangshandlungen in Erscheinung treten (> Abb. 13.4).

Für die Hypothese eines gesteigerten neuronalen Regelkreises zwischen Frontalhirn, Basalganglien und limbischem System spre-

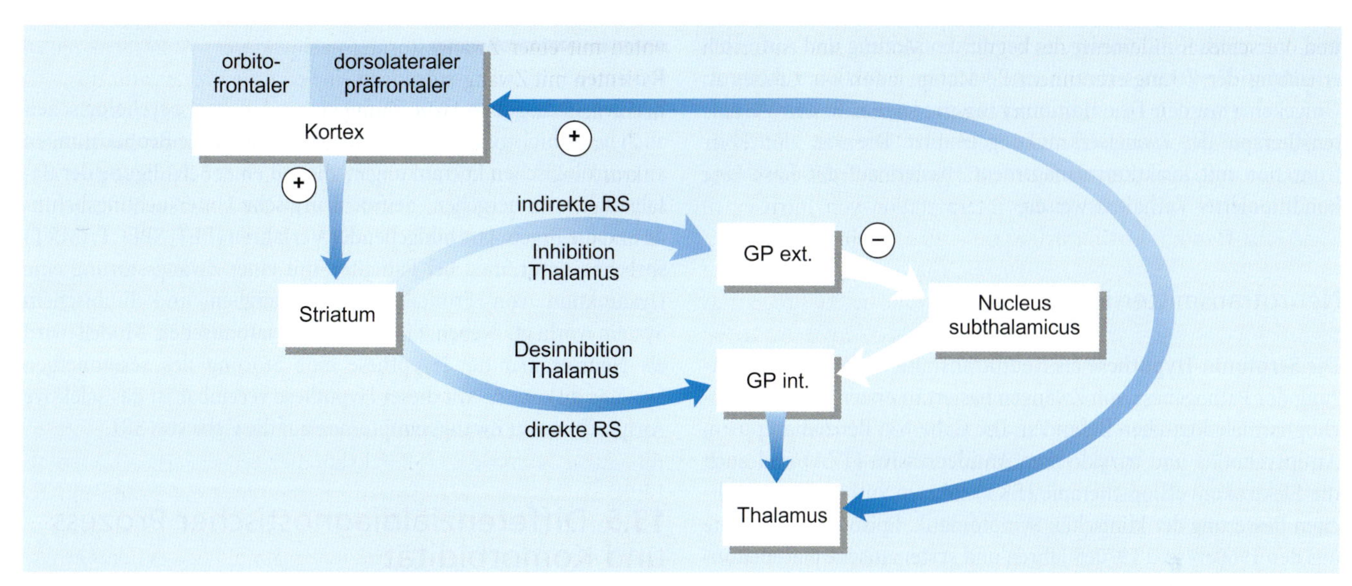

Abb. 13.4a Modell der frontostriatothalamischen Regelschleife (RS): physiologischer Zustand (modifiziert nach Saxena et al. 1998) (Striatum = Ncl. caudatus + Putamen; GP int./ext. = Globus pallidus interna/externa)

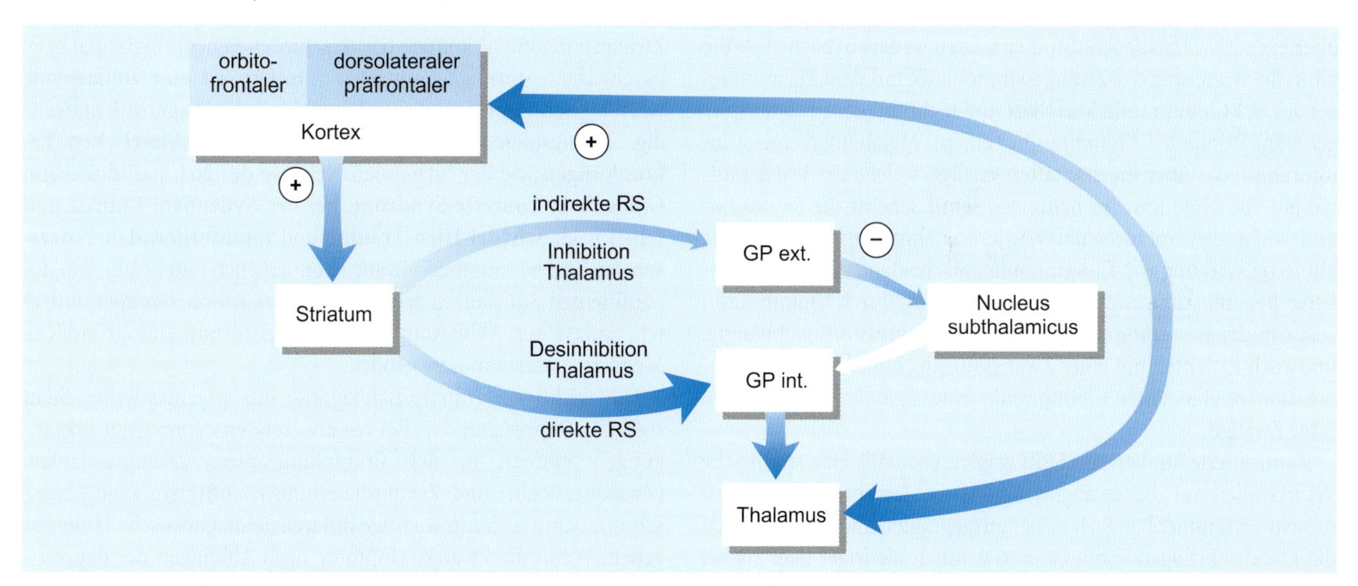

Abb. 13.4b Modell der frontostriatothalamischen Regelschleife (RS) bei der Zwangsstörung (modifiziert nach Saxena et al. 1998). Eine Imbalance zwischen der indirekten und direkten RS führt zur Zwangssymptomatik. Die direkte RS ist überaktiv, sodass Verhaltensweisen repetitiv ablaufen. Die indirekte RS ist im Tonus reduziert und kann ablaufende Verhaltensmuster nicht supprimieren (Striatum = Ncl. caudatus + Putamen; GP int./ext. = Globus pallidum interna/externa).

chen auch Behandlungsstudien, denen zufolge sowohl die erfolgreiche pharmakologische Behandlung mit einem selektiven Serotonin-Wiederaufnahmehemmer (SSRI) als auch erfolgreiche kognitive Verhaltenstherapie (KVT) in den betroffenen Hirnarealen zu einer Reduktion der Glukose-Utilisation führen. Dafür würde weiterhin sprechen, dass die neurochirurgischen Eingriffe, die bei therapierefraktären Patienten mit einer Zwangsstörung eine Reduktion der Zwangssymptomatik erzielen konnten, diese Regelkreise unterbrechen. Mit dem neurobiologischen Modell gestörter kortikostriataler Regelkreise ist die affektive Komponente der Zwangsstörung (etwa Angst oder Ekelgefühle) nur unzureichend erklärbar. Diese Überlegung hat die Aufmerksamkeit auf die Amygdalae gelenkt, die eine wichtige Rolle in der Emotionsregulation übernehmen. Sie besitzen zahlreiche anatomische Verbindungen zum orbitofrontalen Kortex, zu den Basalganglien und zum Thalamus und stellen damit ein wichtiges Bindeglied zwischen den Kortexarealen sensorischer Informationsverarbeitung und den Arealen motorischer und autonomer Systeme dar. Die Amygdalae reagieren sehr schnell auf biologisch relevante Reize und bedingen eine Aktivierung des autonomen Nervensystems, bestimmter motorischer Reflexe und ein erhöhtes Arousal des Organismus. Diese Vernetzung stellt wahrscheinlich einen wichtigen Überlebensvorteil dar, wenn eine potenzielle Bedrohung schnell erfasst wird und entsprechende Signale an alle relevanten Hirnregionen weitergeleitet werden. Auf der Grundlage dieses Regulationssystems spielen die Amygdalae bei Konditionierungsprozessen eine entscheidende Rolle. Dieser Zusammenhang ist auch für die Pathogenese der Zwangserkrankung bedeutsam, da dem assoziativen emotionalen Lernen i. S. der klassischen und operanten Konditionierung bei der Entstehung und Aufrechterhaltung der Zwangsstörung eine wichtige Funktion zukommt. Umgekehrt werden Dekonditionierungsprozesse i. R. der Verhaltenstherapie der Zwangserkrankung genutzt. Die sog. „Reizkonfrontation mit Reaktionsmanagement" basiert auf der Löschung konditionierter Verhaltensweisen.

Neurotransmitter-Hypothese

Die **Serotonin-Hypothese** als Neurotransmitter-Modell zur Erklärung der Pathogenese von Zwängen basiert in erster Linie auf psychopharmakologischen Befunden. Die Gabe von Benzodiazepinen, Antipsychotika und trizyklischen Antidepressiva (TZA) und auch die Elektrokonvulsionstherapie (EKT) führten zu keiner wesentlichen Besserung der klinischen Symptomatik. Episodische Berichte aus den 1960er- und 1970er-Jahren und systematische placebokontrollierte Studien aus den 1980er-Jahren konnten nachweisen, dass Clomipramin, vorwiegend ein Serotonin-Wiederaufnahmehemmer (SRI), der Behandlung mit anderen TZA oder Placebo signifikant überlegen ist. Verschiedene Studien wiesen weiterhin nach, dass die klinische Besserung der Zwangssymptomatik mit dem Plasmaspiegel des SRI Clomipramin korreliert und nicht mit dem Plasmaspiegel von Desmethyl-Clomipramin, einem Metaboliten von Clomipramin, das über Eigenschaften verfügt, welche die Wiederaufnahme von Noradrenalin hemmen. Somit scheint die Serotonin- und nicht die Noradrenalin-Wiederaufnahmehemmung für die klinische Wirkung von Clomipramin entscheidend zu sein. Die positive Beeinflussung der Zwangssymptomatik durch Clomipramin war von der Besserung einer sekundären Depression unabhängig, und auch Patienten mit einer Zwangsstörung ohne begleitende Depression zeigten unter Clomipramin eine signifikante Reduktion ihrer Zwänge.

Kontrollierte Studien mit SSRI zeigten ebenfalls eine spezifische Wirksamkeit auf die Zwangssymptomatik. Hervorzuheben ist in diesem Zusammenhang, dass bei ausgeprägten Zwangsstörungen die Placebo-Erfolgsrate mit ca. 5 % deutlich niedriger liegt als bei fast allen anderen psychischen Störungen. Das selektive Ansprechen der Zwangssymptomatik auf SRI ist ein bemerkenswerter Befund, da sich andere psychische Störungen wie Depressionen, schizophrene Psychosen oder Angsterkrankungen durch verschiedene pharmakologische Wirkprinzipien bessern.

In mehreren Studien wurde eine akute Exazerbation von Zwangssymptomen nach Gabe des nichtselektiven Serotonin-Agonisten *meta*-Chlorophenylpiperazin (*m*-CPP) beschrieben, was als Hinweis auf eine erhöhte Reaktionsbereitschaft postsynaptischer serotonerger Rezeptoren infolge einer serotonergen Dysfunktion gewertet wurde. Nach Behandlung mit SRI blieb dieser Effekt aus. Das serotonerge System ist ein weit verbreitetes modulierendes System, sodass von der Wirksamkeit der SRI nicht auf seine kausale Rolle in der Pathogenese geschlossen werden kann. Mehrere Studien sprechen allerdings auch für eine Beteiligung des dopaminergen und glutamatergen Systems.

Resümee

Bei der Pathogenese von Zwängen sind neben psychologischen auch neurobiologische Faktoren beteiligt. Klinische Beobachtungen an neurologischen Erkrankungen, die mit einer Schädigung der Basalganglien einhergehen, neurochirurgische Untersuchungsbefunde und die Ergebnisse bildgebender Verfahren (PET, SPECT, fMRT) sprechen dafür, dass bei Patienten mit einer Zwangsstörung eine Dysfunktion von Frontalhirn, Basalganglien und limbischem System vorliegt. Neben diesem neuroanatomischen Modell wird als Neurotransmitter-Hypothese eine Störung des serotonergen Systems diskutiert. Mit dieser Hypothese vereinbar ist das selektive Ansprechen von Zwangssymptomen auf die Gabe von SRI.

13.5 Differenzialdiagnostischer Prozess und Komorbidität

13.5.1 Differenzialdiagnose

Zwangsphänomene können bei verschiedenen neurologischen bzw. psychischen Störungen auftreten. Insofern ist eine umfassende neurologisch-internistische und psychiatrische Diagnostik notwendig. Zwangsphänomene wurden bei **neuropsychiatrischen Erkrankungen** wie der bilateralen **Nekrose des Ncl. pallidus**, beim **Gilles-de-la-Tourette-Syndrom**, bei der **Sydenham-Chorea** und selten nach **Schädel-Hirn-Trauma** und **raumfordernden Prozessen** des ZNS beschrieben. Zwänge können auch unter Gabe von dopaminergen Substanzen wie L-Dopa oder Amphetaminen auftreten, sodass zur Abklärung einer Zwangsstörung eine gründliche Medikamentenanamnese gehört.

Die wichtigste Differenzialdiagnose aus psychiatrischer Sicht stellt die **Depression** dar. Bei rezidivierenden depressiven Erkrankungen können in der Erkrankungsphase Zwangsgedanken (Zwangsgrübeln) und Zwangshandlungen auftreten. Eine Längsschnittanamnese kann wichtige differenzialdiagnostische Hinweise geben. Wenn die Zwangssymptome nach Abklingen der depressiven Phase vollständig verschwinden und mit einer erneuten depressiven Phase wieder auftreten, sollte eine Depression als primäre Störung diagnostiziert werden. Bei sekundärer Depression und primärer Zwangsstörung ist die Zwangssymptomatik kontinuierlich vorhanden, und die sekundäre Depression tritt phasenhaft vor dem Hintergrund der chronischen Zwangserkrankung auf.

Ängste gehören bei den meisten Patienten mit einer Zwangsstörung zum klinischen Bild, sodass die Differenzialdiagnose zwischen Angst- und Zwangsstörung ein Problem darstellen kann. Allerdings finden sich bei einem Teil der Patienten mit einer Zwangsstörung statt Angst andere unangenehm erlebte Emotionen oder gar das Gefühl von „Unvollständigsein". Die Angst bei Patienten mit einer Zwangsstörung tritt v. a. dann auf, wenn ein bestimmtes Zwangsritual, das ein befürchtetes Ereignis verhindern soll, nicht durchgeführt werden kann. Die differenzialdiagnostische Abgrenzung zur Angststörung erfolgt durch die Exploration von zwanghaften Gedanken und Zwangshandlungen.

Im Rahmen einer **schizophrenen Störung** können oft bizarr anmutende Zwänge auftreten. Auf der anderen Seite konnten Langzeitstudien zeigen, dass Patienten mit einer Zwangsstörung im Vergleich zur Normalbevölkerung kein erhöhtes Risiko aufweisen, im weiteren Verlauf an einer Schizophrenie zu erkranken.

Die Zwangsstörung muss weiterhin gegenüber der **zwanghaften Persönlichkeitsstörung** abgegrenzt werden. Von Letzterer sind Menschen betroffen, die sehr perfektionistisch, genau und rigide in ihren Einstellungen sind. Übermäßige Gewissenhaftigkeit und unverhältnismäßige Leistungsbezogenheit und eine Vernachlässigung von Vergnügen und zwischenmenschlichen Beziehungen sind weitere Bestandteile der zwanghaften (anankastischen) Persönlichkeitsstörung. Viele Menschen mit einer zwanghaften Persönlichkeitsstörung leiden nicht unter ihrer Persönlichkeitsakzentuierung, sondern es ist häufig die Umgebung, die sich an den zwanghaften Persönlichkeitszügen stört.

Resümee

Differenzialdiagnostisch muss beim Vorliegen von Zwangssymptomen an neurologische Erkrankungen wie Gilles-de-la-Tourette-Syndrom, Sydenham-Chorea, bilaterale Nekrose des Ncl. pallidus oder an substanzinduzierte Zwänge durch Gabe dopaminerger Substanzen gedacht werden. Aus psychiatrischer Sicht muss die Zwangsstörung gegen Depressionen und Angststörungen sowie die schizophrene Störung und die zwanghafte Persönlichkeitsstörung abgegrenzt werden.

13.5.2 Komorbidität mit anderen psychischen Störungen

Die häufigste komorbide Störung bei Patienten mit einer Zwangsstörung stellt die **sekundäre Depression** dar. Eine aktuell vorliegende sekundäre Depression bzw. **Dysthymie** findet sich bei ca. 30 % der Patienten mit einer Zwangsstörung, während sich bei weiteren 30 % eine depressive Episode bzw. Dysthymie in der psychiatrischen Vorgeschichte (Lebenszeitkomorbidität) findet. Die hohe Komorbidität von Zwangsstörungen mit Depressionen veranlasste einige Autoren zu Überlegungen, inwieweit beide Krankheitsbilder gemeinsame biologische Wurzeln haben und ob die Depressivität zu den Kernsymptomen der Zwangsstörung gehört. Plausibler erscheinen lerntheoretische Erklärungsmodelle, welche die sekundäre Depression als Ausdruck einer „erlernten Hilflosigkeit" bei Patienten mit einer Zwangsstörung auffassen, die über viele Jahre hin die Erfahrung machen, dass Zwänge alle Bereiche ihres Lebens bestimmen und sie den Zwangsimpulsen trotz Widerstand ausgeliefert sind. Die Depression wäre dann Ausdruck der Resignation und Demoralisierung bei chronischer Zwangsstörung.

Zweithäufigste Zusatzdiagnose ist die einer **Angststörung, insb. die soziale Phobie bei etwa 45 % und die generalisierte Angststörung**. 30–90 % der an einer Gilles-de-la-Tourette-Syndrom erkrankten Patienten leiden zusätzlich an einer Zwangserkrankung, was gemeinsame neurobiologische oder genetische Ursachen nahelegt. Im Kindes- und Jugendalter findet sich je nach Studie bei

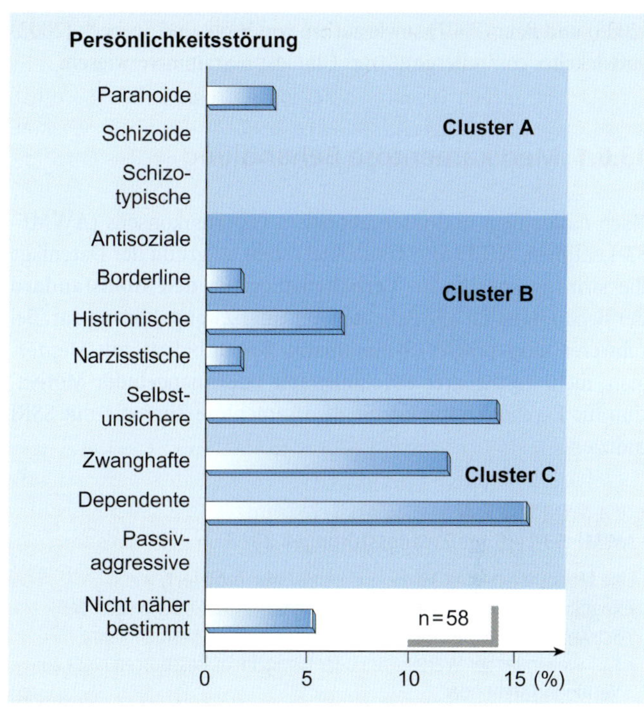

Abb. 13.5 Zusätzliche Persönlichkeitsstörungen (DSM-III-R) und ihre prozentuale Auftretenshäufigkeit

6–30 % der Zwangserkrankten auch eine **Aufmerksamkeitsdefizit-/Hyperaktivitätsstörung (ADHS).** Daten über die Häufigkeit einer persistierenden ADHS bei Erwachsenen mit einer Zwangsstörung liegen noch nicht vor. Da jedoch von einer hohen Komorbidität mit ADHS auszugehen ist, sollte bei allen Patienten daran gedacht werden. In Übereinstimmung mit der Literatur konnte in einer eigenen Untersuchung für insgesamt 65 % der Patienten mit einem strukturierten Diagnoseinstrument (SKID II) die Diagnose einer Persönlichkeitsstörung gestellt werden (➤ Abb. 13.5).

Es zeigte sich eine Häufung von **Cluster-C-Persönlichkeitsstörungen.**

Während frühere Theorien einen engen Zusammenhang von Zwangsstörungen mit der zwanghaften Persönlichkeitsstörung i. S. eines quantitativen Kontinuums zwischen beiden Störungsbildern postulierten, wird diese Annahme durch die Ergebnisse aktueller Studien nicht gestützt.

13.6 Therapie

Bei der Behandlung von Patienten mit einer Zwangsstörung können sowohl eine pharmakologische als auch eine psychotherapeutische Behandlungsstrategie erfolgreich eingesetzt werden. Mittlerweile gibt es im angloamerikanischen Raum evidenzbasierte Leitlinien: in Großbritannien vom *National Health Service* (NICE-Guideline: www.nice.nhs.uk) und in den USA von der *American Psychiatric Association* (www.psych.org). Die ersten deutschsprachigen S3-Leitlinien wurden 2013 herausgegeben (www.dgppn.de; www.awmf.de); wichtige **Empfehlungen der S3-Leitlinie** werden hier zitiert. An Selbsthilfebüchern sei auf Hoffman und Hofmann (2013), Reinecker

(2006) und Baer (2007) sowie auf ein von Wölk und Seebeck (2002) entwickeltes computergestütztes Übungsprogramm verwiesen.

13.6.1 Medikamentöse Behandlung

Nach nationalem und internationalem Expertenkonsens (AWMF-S3-Leitlinien, NICE/APA Guidelines) stellt aufgrund der Datenlage die **störungsspezifische Verhaltenstherapie den Goldstandard** der Behandlung für alle Patienten mit einer Zwangsstörung dar. Bei schwerer ausgeprägter Symptomatik, Komorbidität mit Depression, nicht verfügbarer Psychotherapie oder mangelnder Motivation für Psychotherapie ist die medikamentöse Therapie mit SSRI indiziert.

LEITLINIEN

AWMF-S3-Leitlinie Zwangsstörungen 2013

Eine Monotherapie mit Medikamenten ist **nur indiziert,** wenn
- kognitive Verhaltenstherapie (KVT) abgelehnt wird oder wegen der Schwere der Symptomatik keine KVT durchgeführt werden kann,
- KVT wegen langer Wartezeiten oder mangelnder Ressourcen nicht zur Verfügung steht oder
- damit die Bereitschaft des Patienten, sich auf weitere Therapiemaßnahmen (KVT) einzulassen, erhöht werden kann (Empfehlungsgrad KKP).

Wenn eine medikamentöse Therapie indiziert ist, sollen **SSRI (Citalopram, Escitalopram, Fluoxetin, Fluvoxamin, Paroxetin, Sertralin)** angeboten werden. Citalopram** ist in Deutschland jedoch zur Behandlung von Zwangsstörungen nicht zugelassen. (Empfehlungsgrad A)

Da alle SSRI klinisch vergleichbar gut wirksam sind, soll die Auswahl des SSRI anhand des Profils unerwünschter Wirkungen und möglicher Wechselwirkungen mit anderen Medikamenten erfolgen (Empfehlungsgrad KKP).

Die Behandlung der Zwangserkrankung mit SSRI zeigt, verglichen mit ihrer Anwendung bei der Depression, einige Besonderheiten. Zur Erreichung der antiobsessiven Wirkung müssen die SSRI, wie einige Studien zur Dosis-Wirkungs-Beziehung belegen, deutlich höher dosiert werden als zur antidepressiven Therapie. Dennoch ist es zur Erhöhung der Compliance sinnvoll, mit einer möglichst niedrigen Anfangsdosis einzusteigen, da es initial oft zu einer Zunahme der Angstsymptomatik kommt (zum Dosisschema ➤ Tab. 13.1). Auch ist die Wirklatenz wesentlich länger, sodass sich klinische Veränderungen oft erst nach 8–10 Wochen zeigen.

LEITLINIEN

AWMF-S3-Leitlinie Zwangsstörungen 2013

Die SSRI Citalopram, Fluoxetin, Escitalopram, Paroxetin und Sertralin sollten bis zu den **maximal zugelassenen therapeutischen Dosierungen** eingesetzt werden, da eine stärkere Wirksamkeit zu erwarten ist (Empfehlungsgrad B).

Die Behandlung mit SSRI/Clomipramin sollte **mindestens 12 Wochen** betragen. Dabei sollte spätestens ab Woche 6–8 eine maximal zugelassene Dosis erreicht werden (Empfehlungsgrad KKP).

Durch die Monotherapie mit SSRI lässt sich eine Symptomreduktion **um 30–40 %** bei einer Ansprechrate von etwa 60 % erzielen, was für die oft stark beeinträchtigten Patienten einer erheblichen klinischen Besserung gleichkommt. Nicht selten ermöglicht eine medikamentöse Therapie erst den Zugang zu einer psychotherapeutischen Behandlung.

In der Regel wird eine Symptomreduktion um mehr als 25 % – mittels Y-BOCS gemessen – als Response gewertet. Eine wirksame Medikation sollte dann mindestens 1 Jahr lang fortgesetzt werden. Findet keine begleitende Psychotherapie statt, ist eine dauerhafte medikamentöse Therapie zu empfehlen, denn das **Absetzen einer SSRI-Monotherapie führt bei einem hohen Anteil der Patienten zu einem Symptomrückfall** (z. B. Hollander et al. 2003). Ist ein SSRI trotz ausreichend hoher Dosierung und 12-wöchiger Einnahme unwirksam, sollte zunächst auf einen anderen SSRI gewechselt werden. Bleibt auch dann eine Besserung der Zwangssymptomatik aus, so kann ein erneuter Wechsel auf einen weiteren SSRI einen Therapieerfolg bringen. Mehrere Crossover-Studien verschiedener SSRI zeigen bei Umstellung auf einen anderen SSRI eine signifikante Ansprechrate. Nach klinischen Erfahrungen sollte dieses Vorgehen den Einsatz von Clomipramin umfassen.

Tab. 13.1 Anfangsdosis, Zieldosierungen und übliche Maximaldosis der einzelnen SRI zur Behandlung der Zwangsstörung (beachte: Ziel- und Maximaldosis befinden sich teilweise über der zugelassenen Dosis, damit Off-Label-Anwendung**)

SRI	Startdosis (mg)	Zieldosis (mg)	Maximaldosis (mg)
Citalopram**	20	40–60	80
Clomipramin*	50	150–250	300
Escitalopram*	10	20–30	40
Fluvoxamin*	50	150–200	300
Fluoxetin*	20	40–60	80
Paroxetin*	20	40–60	60
Sertralin*	50	100–200	200

* Mit der Indikation „Zwangsstörung" in Deutschland zugelassen

** **Achtung:** Für die Empfehlung zur Anwendung bei Zwangsstörungen müssen die Off-Label-Use-Kriterien berücksichtigt werden: nachgewiesene Wirksamkeit, günstiges Nutzen-Risiko-Profil, fehlende Alternativen – Heilversuch. Eine Off-Label-Anwendung ist dementsprechend nur bei schwerwiegenden Erkrankungen zulässig, wenn es keine Behandlungsalternative gibt. Nach dem Stand der wissenschaftlichen Erkenntnisse muss die begründete Aussicht bestehen, dass die Behandlung zu einem Erfolg führt. Darüber hinaus besteht eine besondere Aufklärungsverpflichtung. Die Patienten sind auf den Umstand des Off-Label-Use und daraus resultierenden möglichen Haftungskonsequenzen hinzuweisen. Eine gemeinsame Entscheidungsfindung ist notwendig.

LEITLINIEN

AWMF-S3-Leitlinie Zwangsstörungen 2013

Clomipramin ist vergleichbar wirksam wie SSRI, soll jedoch aufgrund der Nebenwirkungen zur Behandlung von Patienten mit Zwangsstörungen nicht als erste Wahl zum Einsatz kommen (Empfehlungsgrad A).

Schließlich kann auch die Kombinationsbehandlung von zwei SSRI bzw. die Kombination von einem SSRI mit Clomipramin zusätzliche Therapieeffekte erbringen.

EBM

Die Wirksamkeit von SSRI (Citalopram, Fluoextin, Fluoxamin, Paroxetin, Sertralin) im Kurzzeitverlauf (6–13 Wochen) ließ sich – verglichen mit Placebo – auch metaanalytisch absichern (Evidenzstufe Ia: Soomro et al. 2008, Cochrane-Review). In der Verumgruppe war die Ansprechrate (25-prozentige Symptomverbesserung) etwa doppelt so hoch wie in der unbehandelten Kontrollgruppe, wobei sich die einzelnen Substanzen bei einem unterschiedlichen Nebenwirkungsprofil als ähnlich wirksam erwiesen. Insgesamt wurden Übelkeit, Kopfschmerzen und Schlaflosigkeit als die häufigsten Nebenwirkungen geschildert. Weiterer Forschungsbedarf besteht hinsichtlich der Langzeitwirksamkeit und Verträglichkeit verschiedener Substanzklassen.

Bleibt erneut eine Reduktion der Zwänge aus, empfiehlt sich nach der zweiten oder dritten Monotherapie mit SSRI/Clomipramin eine **Augmentationsbehandlung.** Die am besten untersuchte Augmentationsstrategie ist die zusätzliche Gabe von Antipsychotika. In kontrollierten Studien führten die zusätzlich zu SSRI/Clomipramin gegebenen **Antipsychotika** Haloperidol, **Risperidon** und **Quetiapin** zu einer signifikanten Verbesserung der Symptomatik. Aufgrund der besseren Verträglichkeit sollte den atypischen Antipsychotika gegenüber Haloperidol der Vorzug gegeben werden. Meist reichen niedrige bis mittlere Dosierungen aus (> Tab. 13.2). **Spätestens nach 6 Wochen sollte sich eine Wirkung zeigen; ansonsten empfiehlt sich das Absetzen der Antipsychotika.**

Tab. 13.2 Empfohlener Dosisbereich der atypischen Antipsychotika zur Augmentationsbehandlung mit SRI (Off-Label-Anwendung, da nicht für Zwangsstörung zugelassen)

Medikament	Dosisbereich (mg/d)
Risperidon	1–3
Quetiapin	100–400

EBM

Im Rahmen einer Metaanalyse (Evidenzstufe Ia: Ipser et al. 2006, Cochrane-Review) wurde überprüft, ob sich der Kurzzeitverlauf (mittlere Beobachtungsdauer: 7 Wochen) von Nonrespondern (i. d. R. auf SSRI) durch die zusätzliche Verabreichung eines Psychopharmakons aus einer anderen Medikamentenklasse günstig beeinflussen lässt. Ein günstiger Einfluss auf die Zwangssymptomatik ließ sich durch die zusätzliche Verabreichung eines Antipsychotikums zeigen, Lithium hingegen erbrachte keinen zusätzlichen Benefit.

Da ca. 40 % der Patienten mit einer Zwangsstörung auf ein SSRI nur eine unzureichende Besserung erfahren, werden im klinischen Alltag häufig neuere Antipsychotika als Zusatzmedikation eingesetzt. Einer neuen Metaanalyse zufolge, in denen Antipsychotika zusätzlich zu einem SSRI verabreicht wurden, ergaben sich erste Hinweise für eine zusätzliche Wirksamkeit von Quetiapin und Risperidon nicht jedoch für Olanzapin (Evidenzstufe Ia: Komossa et al. 2010; Cochrane Review). Unter der Antipsychotikatherapie kam es jedoch vermehrt zu Therapieabbrüchen.

LEITLINIEN

AWMF-S3-Leitlinie Zwangsstörungen 2013

Bei ausbleibendem oder unzureichendem Ansprechen (insb. bei Vorliegen von komorbiden Tic-Störungen) auf eine leitliniengerechte Therapie mit SSRI/Clomipramin sollte als Augmentation eine zusätzliche Therapie mit den Antipsychotika Risperidon, Haloperidol oder mit Einschränkung Quetiapin (inkonsistente Datenlage) angeboten werden. Bei Nichtansprechen auf die Augmentation sollten die Antipsychotika spätestens nach 6 Wochen abgesetzt werden (Empfehlungsgrad B).

Clonazepam und andere Benzodiazepine sind in der Behandlung von Patienten mit Zwangsstörung nicht wirksam und bergen das Risiko einer Abhängigkeitsentwicklung und sollen daher nicht eingesetzt werden (Empfehlungsgrad A).

Zurzeit haben in Deutschland die SSRI Escitalopram, Fluoxetin, Fluvoxamin, Paroxetin, Sertralin und Clomipramin die offizielle Zulassung für die Indikation Zwangserkrankung/-störung. Das SSRI Citalopram zeigte sich in kontrollierten Studien zwar vergleichbar wirksam wie die übrigen SSRI, muss jedoch ggf. *off-label* verordnet werden. Sämtliche empfohlenen Augmentationsstrategien sind ebenfalls *off-label.* Bei Vorliegen von Therapieresistenz und angesichts der meist erheblichen Beeinträchtigung der Patienten lässt sich die Verordnung dieser Präparate (bei entsprechender Dokumentation) i. d. R. allerdings gut begründen.

Resümee

Als somatisches Behandlungsverfahren stellt die Gabe eines SSRI das Mittel der Wahl bei Patienten mit einer Zwangsstörung dar. Die zusätzliche Gabe von niedrig dosierten Antipsychotika gilt als Augmentationsstrategie der ersten Wahl.

13.6.2 Psychotherapeutische Behandlung

Verhaltenstherapie (VT plus Exposition mit Reaktionsmanagement), kognitive Therapie (KT) und kognitive Verhaltenstherapie (KVT) sind die am besten untersuchten psychotherapeutischen Verfahren zur Behandlung der Zwangsstörung; ihre Wirksamkeit wurde in zahlreichen randomisierten kontrollierten Studien nachgewiesen. In der historischen Entwicklung und zu wissenschaftlichen Zwecken wurden innerhalb der Verhaltenstherapie behaviorale (wie Expositionen) und kognitive Ansätze unterschieden. In der klinischen Praxis und nach dem modernen Verständnis der VT werden die Begriffe *Verhaltenstherapie* und *kognitive Verhaltenstherapie* synonym verwendet.

LEITLINIEN

AWMF-S3-Leitlinie Zwangsstörungen 2013

Patienten mit einer Zwangsstörung soll eine **störungsspezifische kognitive Verhaltenstherapie (KVT) einschließlich Exposition und Reaktionsmanagement** als Psychotherapie der ersten Wahl angeboten werden (Empfehlungsgrad A).

Die Einführung verhaltenstherapeutischer Techniken, insb. die Exposition mit Reaktionsverhinderung bzw. Reaktionsmanagement, hat die Behandlungsprognose der Zwangsstörung entscheidend verbessert. Fasst man die Vielzahl der Evaluationsstudien zur verhaltenstherapeutischen Behandlung von Zwängen zusammen, so kann man von einer Erfolgsrate zwischen 60 und 80 % ausgehen. Die **kognitive Verhaltenstherapie** der Zwangsstörung erzielt hohe Effektstärken und führt häufig zu einer deutlichen Verbesserung der Symptomatik, wenn auch nur ein kleinerer Teil der Patienten Symptomfreiheit erlangt.

Die KVT berücksichtigt neben der Behandlung auf Symptomebene durch die Technik der Exposition auch die Krankheit aufrechterhaltende psychosoziale Faktoren. Der Therapieprozess lässt sich in zwei größere Phasen unterteilen: die **diagnostische Phase** (oder **kognitive Vorbereitung**) und die **Phase der therapeutischen Interventionen**. Eine starre Abgrenzung dieser Phasen ist jedoch nur aus didaktischen Überlegungen sinnvoll, da bereits in der diagnostischen Phase therapeutische Interventionen genutzt werden (z. B. Selbstbeobachtung durch Protokollführung) und die Phasen im therapeutischen Prozess nicht scharf voneinander abgegrenzt sind.

EBM

Einem Cochrane-Review (Evidenzstufe Ia: Gava et al. 2007) zufolge lässt sich – im Vergleich zur üblichen Behandlung *(treatment as usual,* TAU) – die Zwangssymptomatik durch KVT wirksam reduzieren, wobei eine medikamentöse Therapie für Psychotherapie- und Kontrollgruppe kein Ausschlusskriterium darstellte. Einschränkend ist auf die geringe Fallzahl sowie die meist nur kurze Beobachtungszeit der Studien (6–20 Wochen) zu verweisen. In Ermangelung randomisierter kontrollierter Studien sind Aussagen zur Wirksamkeit psychodynamischer oder klientenzentrierter Psychotherapie nicht möglich.

LEITLINIEN

AWMF-S3-Leitlinie Zwangsstörungen 2013

Die KVT mit Exposition und Reaktionsmanagement sollte in ihrer Intensität und Dauer den individuellen Gegebenheiten angepasst und bis zum Erreichen einer **klinischen Besserung** fortgeführt werden (**Y-BOCS-Reduktion um mindestens 50 %, Verbesserung der Lebensqualität**) (Empfehlungsgrad KKP).

Diagnostische Phase

Aufbau einer therapeutischen Beziehung

Der Aufbau einer tragfähigen therapeutischen Beziehung als Grundbestandteil jeder Psychotherapie ist bei der Behandlung der Zwangsstörungen besonders wichtig und verlangt ein hohes Maß an therapeutischem Geschick. Bereits die Erfassung der Symptomatik kann auf Widerstände stoßen, da Patienten mit einer Zwangsstörung ihre **Symptome aus Schamgefühl häufig verheimlichen**. Die detaillierte und umfangreiche Erfassung der Symptomatik ist jedoch Voraussetzung für die anschließenden therapeutischen Interventionen. Außerdem wird sich der Patient nur dann auf das spätere Expositionstraining einlassen, wenn eine besondere Vertrauensbeziehung zum Therapeuten besteht, da i. R. der Exposition eine belastende Anspannung und Ängste auftreten.

Die Zwangsstörung ist außerdem häufig von **interaktionellen Besonderheiten** geprägt, welche die Beziehungsarbeit erschweren können. Während auf der einen Seite bei vielen Patienten mit einer Zwangsstörung eine ausgeprägte Angst vor eigenen aggressiven Impulsen und eine „Aggressionshemmung" anzutreffen sind, werden auf der anderen Seite häufig nahe Bezugspersonen durch das Ausüben von Zwangsritualen dominiert, und die Machtposition des Patienten wird im familiären Umfeld aufrechterhalten, sodass einige Autoren von einer „Ritualisierung von Aggressionen" sprechen. Nicht selten spielt sich dieser Machtkampf auch in der therapeutischen Beziehung ab, indem der Patient versucht, den Therapeuten in die Abwicklung von Zwängen einzubeziehen. Dies kann z. B. durch den ständigen **Wunsch nach Rückversicherung** geschehen, dass durch unterlassene Kontrollrituale wirklich nichts geschehen könne, oder durch fruchtlose Diskussionen um die Sinnhaftigkeit einzelner Zwangsrituale. Es gilt, die Gefahr eines aggressiven Gegenreagierens aufgrund eines Überzeugen-Wollens von den eigenen Standpunkten möglichst zu umgehen. Eine tragfähige therapeutische Beziehung kann weiterhin dadurch erschwert werden, dass es vielen Patienten mit einer Zwangsstörung schwerfällt, engere emotionale Beziehungen einzugehen.

Motivationsklärung und Motivationsaufbau

In vielen Fällen gelingt es Patienten mit einer Zwangsstörung, die Familie exzessiv in ihre Zwangsrituale einzubeziehen, sodass einzelne Familienmitglieder häufig Teile der Zwangsrituale abwickeln oder das Vermeidungsverhalten des Patienten durch Übernahme von Verantwortung unterstützen. Nicht selten kommen deshalb Patienten mit einer Zwangsstörung fremdmotiviert in psychotherapeutische Behandlung, da nahe Bezugspersonen den Druck der Erkrankung nicht mehr aushalten und auf einer Behandlung bestehen. Eigen- und Fremdmotivation können durch möglichst frühzeitige gemeinsame Angehörigengespräche leichter voneinander getrennt werden. Eine fragile Eigenmotivation bzw. Widerstände gegen das Aufgeben der Symptomatik können sich manchmal erst in einer Funktionsanalyse herausstellen. Hat die Zwangssymptomatik z. B. eine wichtige Funktion in einem Partnerschaftskonflikt („Machtkampf") oder schützt sie den Patienten vor einer unbefriedigenden beruflichen Situation, wird er sein Zwangsverhalten erst dann aufgeben, wenn für ihn eine Alternative zumindest erkennbar wird.

Problem- und Verhaltensanalyse

Gemeinsam mit dem Patienten werden zunächst unterschiedliche Problembereiche definiert. Diese Problembereiche können als auslösende oder aufrechterhaltende Bedingungen auf die Hauptsymptomatik Einfluss nehmen oder aber mit ihr funktional verknüpft sein.

In der **biografischen Anamnese** wird die zeitliche Entwicklung der Symptomatik exploriert. Es können auslösende Faktoren in zeitlichem Zusammenhang mit dem Erstauftreten gefunden werden, die derzeit vielleicht nicht mehr wirksam sind, zum Verständnis der Erkrankung aber einen großen Beitrag leisten. Lerngeschichtliche Faktoren, welche die jetzige Symptomatik geprägt haben, können zum besseren Verständnis des Krankheitsbildes beitragen (z. B. Erziehungsstil der Eltern, Beziehungsmuster in der Familie, psychosexuelle Entwicklung).

In der **Bedingungsanalyse** werden die Faktoren erfasst, die als Auslöser, Voraussetzungen oder Ursachen der Symptomatik wirken, selbst aber nicht durch das symptomatische Verhalten beeinflusst werden. So kann eine junge Mutter, die einerseits ehrgeizige berufliche Pläne hegt, andererseits unbedingt Kinder möchte, durch die Geburt ihres ersten Kindes damit konfrontiert werden, dass sie ihre beruflichen Vorstellungen nicht realisieren kann und ihr Lebenskonzept u. U. ändern muss. Diese ambivalent erlebte Situation (Zuneigung/Aggression gegenüber dem Kind, beruflicher Ehrgeiz/Angst vor Überforderung etc.) kann auslösende Situation und aufrechterhaltender Faktor einer Zwangsstörung sein.

Die **Funktionsanalyse** hingegen beschreibt die Auswirkungen des Symptomverhaltens auf den Erkrankten selbst und sein direktes psychosoziales Umfeld. Man unterscheidet intraindividuelle Funktion („innerhalb" der Person) und interaktionelle Funktion (zwischen Patient und Umwelt). Als intraindividuelle Funktionalität ist bei Waschzwängen das Erreichen einer vollständigen „Pseudosicherheit" vor vermeintlichen Risiken wie Kontamination und Infektion zu nennen. Kontroll- und Ordnungszwänge als Übererfüllung sozialer Normen in den Bereichen Ordentlichkeit, Zuverlässigkeit und Gewissenhaftigkeit sollen soziale Zustimmung sicherstellen, wobei die zugrunde liegende Selbstunsicherheit reduziert wird. Zwangsrituale können auch eine wichtige Funktion in Partnerschaftskonflikten i. S. eines „Machtkampfes" darstellen, wenn der Patient nicht gelernt hat, seine Wünsche und Bedürfnisse adäquat zu artikulieren und durchzusetzen, oder wenn eine ausgeprägte Kommunikationsstörung besteht.

Die **Verhaltensanalyse auf Symptomebene** erfolgt nach dem **SORK-Schema:**

- **S** steht für Stimulusbedingungen, also typische Situationen, die beim Patienten Zwangsverhalten auslösen; z. B. löst das Berühren einer Türklinke den Waschzwang aus, aber auch Streit mit dem Ehepartner kann ein Stimulus für Kontrollzwang sein. Auch kognitive Stimuli wie Gedanken über potenzielle Gefahren oder emotionale Stimuli wie Enttäuschung, Trauer oder Wut können als Auslöser für Zwangsverhalten wirken.
- Organismusvariable **(O)** können die Zwangssymptomatik modifizieren. Hierbei kann es sich z. B. um einen frühkindlichen Hirnschaden handeln, der das Verhaltensrepertoire des Patienten einschränkt. Im erweiterten Sinne werden hier auch die Grundüberzeugungen *(core beliefs)* des Patienten einbezogen, die Grundlagen des Zwangsverhaltens sein können. So können etwa die Grundüberzeugungen „Ich bin dafür verantwortlich, dass keine Katastrophe passiert" und „Elektrizität ist gefährlich" zu einem ausgeprägten Kontrollzwang von Elektrogeräten führen.
- Das krankhafte Verhalten selbst, die Reaktion **(R),** wird in vier Komponenten unterteilt: eine motorische, eine emotionale, eine physiologische und eine kognitive Komponente. Das Krankheitsverhalten (Reaktion R) wird durch Stimulusbedingungen (S) ausgelöst. Während die verhaltensmäßige Reaktion im beobachtbaren Zwangs- bzw. Vermeidungsverhalten besteht, versteht man unter der kognitiven Reaktion die begleitenden Gedanken, z. B. „Wenn ich den Elektroherd nicht kontrolliere, brennt das Haus ab". Die physiologische Reaktion besteht aus psychovegetativen Begleiterscheinungen des Zwangsverhaltens wie Schwitzen, Tachykardie, Zittern etc. Die emotionale Reaktion betrifft die Gefühlsebene, die sich als Angst, Wut, Scham, aber auch als Gefühl innerer Leere, Hilflosigkeit und Depression äußern kann.
- Die Konsequenzen **(K)** werden in kurz- und langfristige unterteilt. Die kurzfristigen Konsequenzen sind häufig positiv, etwa Spannungsreduktion bei Ausüben des Zwangsverhaltens, Vermeiden sozialer Konflikte etc. Die **langfristigen** Konsequenzen eines Aufrechterhaltens der Zwangssymptomatik (z. B. familiäre Konflikte, soziale Isolierung, sekundäre Depression) sind weitgehend negativ. Die kurzfristigen, meist positiven Konsequenzen wirken handlungsbestimmend, d. h., das Zwangsritual wird ausgeübt, um eine kurzfristige Spannungsreduktion zu erreichen, während die negativen langfristigen Konsequenzen unberücksichtigt bleiben.

Eine detaillierte Verhaltensanalyse auf Symptomebene ist für die Expositionsbehandlung unverzichtbar. Zur Erarbeitung der Verhaltensanalyse führt der Patient Selbstbeobachtungsprotokolle, in denen er die auslösende Situation und die durch den jeweiligen Stimulus ausgelöste Reaktion (Zwangsverhalten, Emotionen, Kognitionen, physiologische Reaktionen) protokolliert.

Zielanalyse

Die Therapieziele werden vom Patienten sowohl **symptombezogen** als auch im Hinblick auf Veränderungen in anderen Problembereichen formuliert. Hierbei sollen keine abstrakten Ziele angestrebt werden wie „die Zwänge loswerden", sondern **nachprüfbare konkrete Teilziele**. Dies bedeutet für die Zwangssymptomatik, dass vom Patienten genau festgelegt wird, in welchen Situationen, wie lange und wie häufig er sich die Hände waschen möchte oder welche Kontrollmaßnahmen vor dem Verlassen der Wohnung sinnvoll sind und welche als Kontrollrituale abgebaut werden sollen. Die Klärung von Standards und Normen ist in diesem Zusammenhang besonders wichtig, da chronisch kranke Patienten mit einer Zwangsstörung häufig verunsichert sind, was als „normal" gilt und was als Zwangsverhalten aufgefasst werden muss. Zum anderen darf der Therapeut seine eigenen Standards nicht dem Patienten aufdrängen, da eine Divergenz von Patientenziel und Therapeutenziel den Therapieprozess scheitern lassen würde. Im Einzelfall muss mit dem Patienten diskutiert werden, ob das von ihm angegebene Ziel therapeutisch vertretbar ist oder ob es noch im Bereich des Zwangsverhaltens liegt.

Behandlungsplanung

Nach Erarbeitung erster Hypothesen über den funktionalen Zusammenhang der Symptomatik mit anderen Problembereichen sowie nach der Verhaltensanalyse auf Symptomebene wird die weitere Behandlungsstrategie festgelegt. Die **Therapieplanung umfasst in erster Linie Interventionsstrategien auf der Symptomebene und bei Bedarf die Bearbeitung und Beeinflussung von Problembereichen**, die als krankheitsaufrechterhaltende Faktoren angesehen wurden.

Phase der therapeutischen Interventionen

Graduierte Exposition mit Reaktionsmanagement

Zur Vorbereitung der Expositionsbehandlung wird auf der Grundlage der erarbeiteten Verhaltensanalyse eine **Hierarchisierung der zwangauslösenden Situationen** erstellt. Dazu werden die einzelnen zwangauslösenden Situationen nach der Stärke der Anspannung in eine bestimmte Reihenfolge gebracht.

Unverzichtbarer Bestandteil der Behandlung von Patienten mit einer Zwangsstörung stellt das graduierte Expositionstraining mit Reaktionsmanagement dar. Der Patient soll sich in abgestufter Weise mit Situationen konfrontieren, die das Zwangsverhalten bei ihm auslösen, wobei er mit den leichteren Situationen beginnt und nach Beherrschen der Übung zu den nächstschwereren Situationen übergeht.

Grundlage des Expositionstrainings ist die Beobachtung, dass bestimmte, für den jeweiligen Patienten typische Situationen Angst bzw. Spannung hervorrufen. Dieser sehr unangenehme Spannungszustand wird durch das Zwangsritual wieder abgebaut. Beispielsweise verspürt ein Patient, der meint, sich über das Berühren einer Türklinke mit HIV zu infizieren, nach Kontakt mit der Türklinke Angst und Anspannung und baut den angstgetönten Spannungszustand mit einem Handwaschritual ab. Der Patient ist hierbei der Meinung, dass sich der extrem beeinträchtigende Spannungszustand immer weiter steigern und niemals aufhören würde, wenn er nicht das Zwangsritual ausführt. In Wirklichkeit handelt es sich hierbei um eine physiologisch erschöpfliche Reaktion, die zwar vorübergehend ein Anspannungsplateau erreicht, aber auch ohne Ausübung des Zwangsrituals nach einer gewissen Zeit abfallen würde. Diese Erfahrung kann der Patient jedoch nie machen, da er den Spannungszustand jeweils nach kurzer Zeit durch das Zwangsritual

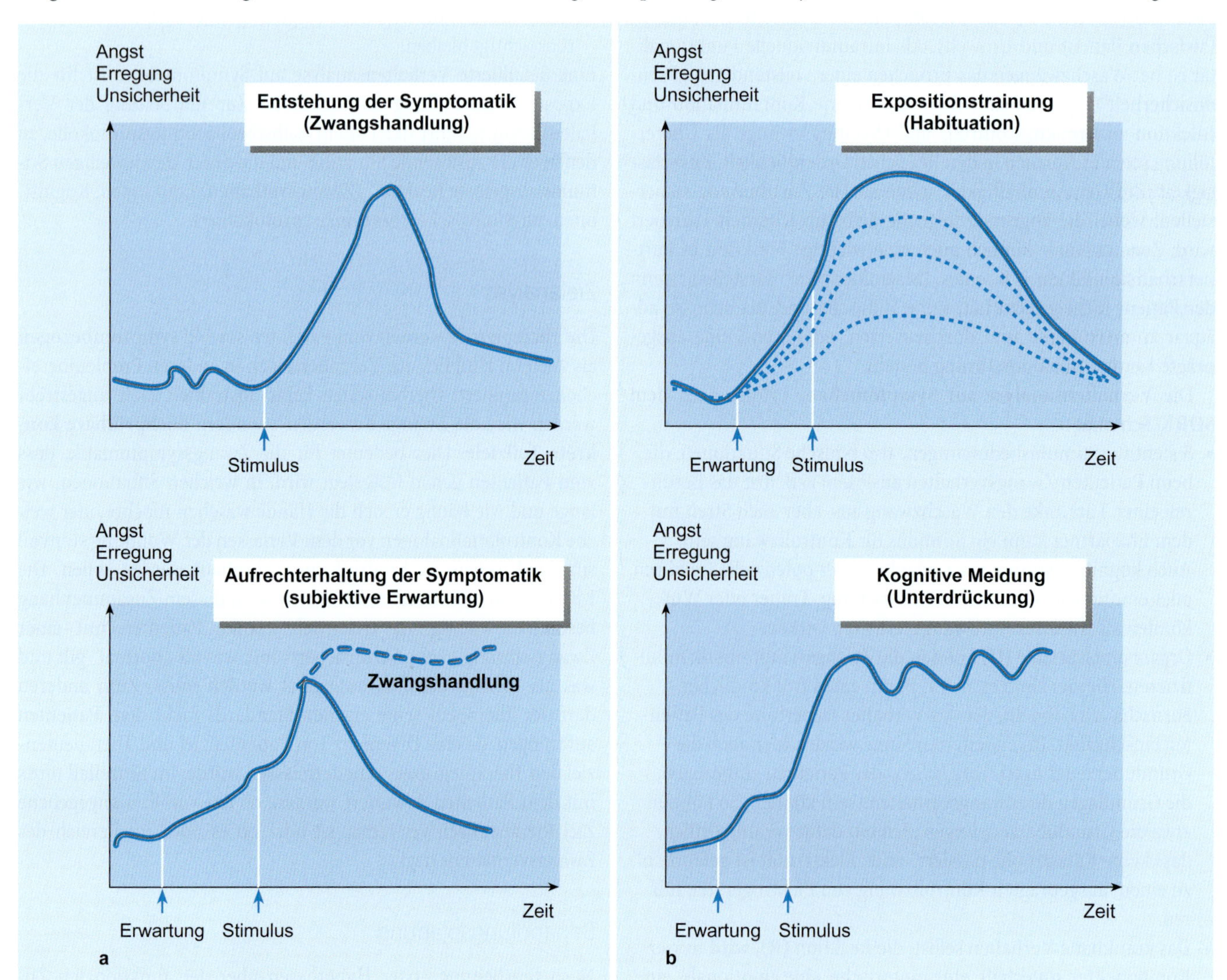

Abb. 13.6 Modell des Expositionstrainings **(a)** und Anspannungsverlaufskurven **(b)**

reduziert, ohne den Abfall der Spannungskurve abzuwarten, der von allein eintreten würde (➤ Abb. 13.6a).

Im Verlaufe der Expositionsbehandlung lernt der Patient z. B., Türklinken zu berühren. Er wird dabei einen Spannungsanstieg verspüren, aber gleichzeitig die Erfahrung machen, dass die Anspannung auch ohne Ausübung des Waschrituals von selbst wieder abfällt. Er wird also aus eigener Erfahrung lernen, dass es sich bei dem Spannungsanstieg um eine erschöpfliche physiologische Reaktion handelt, die im Verlauf der Expositionsübung immer schwächer auftritt, bis er bei Berührung der Türklinke kaum noch Angst verspürt (Habituation, ➤ Abb. 13.6b). Hat er diese Situation erfolgreich gemeistert, wird er die nächstschwierigere Situation in Angriff nehmen (graduierte Exposition).

Neben der **Habituation** stellt die Aufgabe des Vermeidungsverhaltens einen wichtigen Therapiefaktor dar. Die Aufrechterhaltung der Zwänge wird als Vermeidungsverhalten von schwer erträglichen Befindlichkeiten wie Anspannung, Unbehagen und Angstreaktion erklärt. Die zwangauslösenden Situationen sind entweder gänzlich gemieden worden (aktive Vermeidung), oder die adäquate Wahrnehmung und Verarbeitung der physiologischen und emotionalen Prozesse wurden durch die Zwangsrituale verhindert (passive Vermeidung). Die Auslösesituationen werden nunmehr aufgesucht, ohne dass es zu der gewohnten motorischen oder kognitiven Meidung (Zwangsverhalten, Zwangsgedanken) kommt. Die emotionalen und kognitiven Reaktionen auf den zwangauslösenden Stimulus sollen nicht verhindert werden, wie das in der Literatur immer wieder gebrauchte Wort „Reaktionsverhinderung" suggeriert; vielmehr soll der Patient lernen, mit den ausgelösten Emotionen, Kognitionen und physiologischen Reaktionen adäquat umzugehen, sie zu „managen" (Reaktionsmanagement). Während der Expositionsübung soll die Situation erst dann verlassen werden, wenn es zu einem merklichen Abfall der physiologischen, emotionalen und kognitiven Erregung gekommen ist (Habituation).

Die wichtigsten **Komponenten des Expositionstrainings** sind nach Hand (1992):

- die Erfahrung, auch ohne Zwangsrituale eine Spannungsreduktion als natürliche physiologische Reaktion zu erreichen;
- die direkte Symptomreduktion, die den Patienten zu weiteren Therapieschritten motiviert und neue Lernerfahrungen ermöglicht;
- eine realistischere Wahrnehmung der auslösenden Stimuli und die Korrektur verzerrter Kognitionen und Selbstbilder;
- eine erweiterte Selbstexploration (d. h. bislang unzugängliche Inhalte, z. B. Erinnerungen an frühere traumatische Erlebnisse, und auch aktuelle Problemkonstellationen können durch die intensive Gefühlsbeteiligung bewusst gemacht und anschließend bearbeitet werden);
- eine Intensivierung der therapeutischen Beziehung durch die emotionsreiche Zusammenarbeit an realen Problemfeldern des Patienten.

Die graduierte Exposition wird zunächst in Begleitung des Therapeuten durchgeführt. So früh wie möglich soll die Verantwortung für die Expositionsübungen jedoch an den Patienten zurückgegeben werden, d. h., der Patient wird sich im Selbstmanagement mit den nach ihrer Schwierigkeit gestuften Situationen allein auseinandersetzen und die Therapierationale anwenden.

Im weiteren Verlauf der Therapie soll der Patient das in einzelnen Übungen Erlernte auf andere zwangauslösende Situationen generalisieren. Er hat in der Expositionsübung aktive Bewältigungsstrategien erlernt, die er nun selbstständig auf andere Situationen übertragen kann. Bei stationären Verhaltenstherapien werden zu diesem Zeitpunkt – wenn möglich therapeutenbegleitet, ansonsten im Selbstmanagement – Expositionsübungen im häuslichen Umfeld des Patienten durchgeführt, um den erzielten Therapieerfolg zu stabilisieren und nach Entlassung einen Rückfall in die Zwänge zu verhindern. In der Regel schließt sich an die stationäre eine ambulante Verhaltenstherapie an. Ebenfalls zu berücksichtigen sind rehabilitative Aspekte wie Arbeitserprobung, Wiedereingliederung ins Arbeitsleben und das soziale Umfeld.

LEITLINIEN

AWMF-S3-Leitlinie Zwangsstörungen 2013

Expositionen i. R. einer KVT sind in **Begleitung eines Therapeuten** wirksamer als ohne Therapeutenbegleitung (**Statement**).
In der KVT sollen die Expositionen in Therapeutenbegleitung angeboten werden und auf eine **Überführung in das Selbstmanagement** des Patienten abzielen (Empfehlungsgrad KKP).
Expositionen i. R. einer KVT sollten vom Therapeuten **im häuslichen Umfeld oder in zwangauslösenden Situationen** (außerhalb der Praxis/Klinik) durchgeführt werden, falls die Zwangssymptome im Praxis- bzw. Kliniksetting nicht reproduzierbar sind (Empfehlungsgrad KKP).

Kognitive Techniken

Eine Reihe von kognitiven Interventionsstrategien hat sich in der Behandlung von Zwängen bewährt. Die wichtigsten stellen die Entkatastrophisierung, die Realitätsüberprüfung, die emotionale Distanzierung und Konzepte der Kontrolle und Verantwortung dar.

Die Techniken der **Entkatastrophisierung** und **Realitätskontrolle** hängen eng miteinander zusammen. Der Patient soll konkret, meist auf einer Skala von 0–100, einschätzen, wie wahrscheinlich es tatsächlich ist, sich durch Berührung einer Türklinke mit HIV zu infizieren. Von größter Wichtigkeit ist es, den Patienten nicht zu „beschwichtigen" oder zu beruhigen, sondern die von ihm subjektiv erlebte Verunsicherung aufzeichnen zu lassen. In Form des sokratischen Dialogs wird dann geklärt, ob die Wahrscheinlichkeit der Gefährdung realistisch eingeschätzt wurde. Der Patient setzt sich so mit der Irrationalität seiner Befürchtungen auseinander und lernt, die wirkliche Gefährdung realitätsgerecht einzuschätzen. Dabei fällt häufig auf, dass Patienten mit einer Zwangsstörung nach 100-prozentiger Sicherheit und Kontrolle streben. Im Verlauf des Therapieprozesses muss der Patient lernen, dass jede Aktivität mit einer geringfügigen Gefährdung verbunden ist. Er muss vor jeder Expositionsübung klären, ob er bereit ist, die, wenn auch minimale, Gefährdung auf sich zu nehmen. Die Problematik der Eigenverantwortung und Risikobereitschaft wird meist dann relevant, wenn die Expositionsübungen vom therapeutenbegleiteten Setting ins Selbstmanagement übergehen. Die Entscheidung, ein minimales Restrisiko auf sich zu nehmen und dafür neue Möglichkeiten und Freiheiten zu gewinnen, muss der Patient selbst für sich treffen.

In den letzten Jahren wurden v. a. in den USA kognitive Techniken der **emotionalen Distanzierung** vorgeschlagen. Hierbei wird der Patient über die neurobiologische Mitverursachung seiner Zwangserkrankung aufgeklärt, erhält Informationen über neurobiologische Hypothesen der Zwangsstörung und lernt, Zwangsimpulse als Ausdruck einer psychischen Erkrankung aufzufassen, die u. a. von einer „Fehlregulation" zentralnervöser Prozesse verursacht wird. Er selbst als Persönlichkeit könne sich jedoch gegen die neurobiologischen Impulse der Erkrankung wehren *(mind versus brain)*. Indem der Patient lernt, mit kognitiven Techniken gegen die „neurobiologisch verursachten Zwangsimpulse" anzugehen, verliert er zum einen das Gefühl, den Zwangsimpulsen ausgeliefert zu sein, zum anderen kann er sich emotional von den Zwangsimpulsen distanzieren. Sie werden als Teil der Erkrankung angesehen, die nicht unbedingt eigenen Bestrebungen entsprechen (z. B. eine nahe Bezugsperson zu schädigen), und verlieren damit einen Teil ihrer angstauslösenden Wirkung.

Verhaltenstherapeutische Behandlung von Zwangsgedanken (Video)

Lange Zeit galten Zwangsgedanken als therapeutisch kaum beeinflussbar. Mit der Einführung kognitiver Techniken und der **Übertragung der Expositionsrationale auf die Behandlung von Zwangsgedanken** ließen sich die Behandlungserfolge deutlich verbessern. Dennoch wirft die therapeutische Beeinflussung von Zwangsgedanken weiterhin größere Probleme auf als die Behandlung von Zwangshandlungen.

Von entscheidender klinischer Bedeutung ist die Unterscheidung in Zwangsgedanken mit Stimuluscharakter und Zwangsgedanken mit Reaktionscharakter. **Stimuluscharakter** haben alle Zwangsgedanken, die zu einem Anstieg von Angst und Unruhe führen, z. B.: „Ich muss meinem Kind die Augen ausstechen." Der Gedanke ist i. d. R. für den Betroffenen so beängstigend, dass er vermeidet, ihn zu Ende zu denken, und ihn entweder vorher abbricht oder einen Gegengedanken einsetzt, um den angstauslösenden Zwangsgedanken zu neutralisieren. Die therapeutische Intervention besteht darin, den Gedanken zu Ende zu denken und die Erfahrung zu machen, dass er zum einen nicht ausgeführt wird, zum anderen die Angst nur bis zu einem gewissen Punkt ansteigen kann, anschließend jedoch wieder abfällt. Der Patient kann diesen Gedanken entweder immer wieder evozieren oder über eine Tonaufnahme mit Endlosschleife hören, bis eine Habituation eintritt. Zwangsgedanken mit **Reaktionscharakter** dienen dazu, beängstigende Impulse oder Gedanken zu neutralisieren und „unschädlich" zu machen. Zwangsgedanken mit Reaktionscharakter werden auch als **kognitive oder verdeckte Zwangshandlungen oder Zwangsgrübeln** bezeichnet. Der Patient muss lernen, diese Gedanken nicht mehr einzusetzen, z. B. nach einem aggressiven Gedanken zu beten oder einen beschwichtigenden Gedanken einzusetzen, da sie etwa dem Handwaschritual auf der Handlungsebene entsprechen, das die Befürchtung, sich mit HIV kontaminiert zu haben, neutralisieren soll. Es geht also um „Reaktionsmanagement", bei dem der Patient lernen soll, Angst und Unruhe nicht mehr mit Zwangsgedanken vom Reaktionstyp zu neutralisieren.

Weitere Strategien zur Behandlung von Zwangsgedanken sind der „Gedankenstopp" oder **Methoden der Stimuluskontrolle,** die allerdings nicht so wirkungsvoll sind wie die Übertragung der Expositionsrationale auf den Bereich der Zwangsgedanken.

Angehörigenarbeit

Ein wichtiger Bestandteil in der Behandlung von Zwängen stellen Angehörigengespräche über die Zwangserkrankung dar. Nach **Krankheitsaufklärung** geht es gerade bei Zwangshandlungen häufig darum, die Angehörigen zu motivieren, sich nicht mehr in die Ausübung der Zwänge einbinden zu lassen (z. B. Kontrolle zu übernehmen, Rückversicherung zu geben oder den auferlegten Hygienestandards des Zwangssystems selbst zu entsprechen). Eine **klare Distanzierung von Zwangsritualen stellt für** den **Patienten die beste Unterstützung dar**. Der Rückzug von Angehörigen aus Zwangsritualen, die sie oft jahrelang mit den Patienten zusammen vollzogen haben, stellt häufig eine schwierige Aufgabe dar, weil der Patient sich nicht völlig von engen Bezugspersonen verlassen fühlen soll. Eine Alternative zum Zwangsverhalten muss für ihn bereits sichtbar sein, um auf die Einbindung der Angehörigen in seine Zwangsrituale verzichten zu können. Die **Angehörigen müssen über die Technik der Expositionsbehandlung informiert werden,** damit sie den Patienten bei Expositionsübungen zu Hause unterstützen können. Inwieweit Angehörige als Co-Therapeuten beim Expositionstraining einbezogen werden, muss im Einzelfall jedoch unter Berücksichtigung interaktioneller Probleme sorgfältig geprüft werden, da es evtl. zu einem Festschreiben der Krankenrolle des Patienten kommen kann oder „Machtverhältnisse" in der Familie zuungunsten des Patienten beeinflusst werden können.

Interventionen in weiteren Problembereichen

Neben den psychoedukativen Anteilen in Angehörigengesprächen werden diese Kontakte auch zur Klärung und Problembewältigung von Konfliktkonstellationen innerhalb der Familie genutzt. Hypothesen über die interpersonelle Funktionalität der Zwangssymptomatik können erarbeitet und Ansätze einer adäquateren Problemlösung entwickelt werden. In Paargesprächen können durch Kommunikationstraining Defizite auf diesem Gebiet verbessert und Fertigkeiten zur konstruktiven Konfliktlösung trainiert werden.

Einen großen Raum in der multimodalen Therapie bei Zwangserkrankungen nimmt die Förderung sozialer Fertigkeiten ein. Die Fähigkeit, eigene Wünsche zu äußern, seine eigene Meinung zu vertreten, sich von nahestehenden Personen abzugrenzen, und die Einübung weiterer sozialer Fertigkeiten können in Gruppensitzungen eingeübt werden.

Zugrunde liegende Konfliktthemen wie selbstverantwortliche Normfindung, eigene Lebens- und Berufsorientierung sowie Versagensängste müssen ebenso mit dem Patienten bearbeitet werden wie Probleme im Umgang mit Emotionen und Aggressionen.

Resümee

Als psychotherapeutisches Behandlungsverfahren ist die Wirksamkeit der kognitiven Verhaltenstherapie (KVT) am besten belegt, da eine Vielzahl von randomisierten kontrollierten Studien ihre klinische Effektivität bei der Behandlung der Zwangsstörung nachweisen konnten. Kernstück der KVT stellt die symptomorientierte Reizkonfrontation mit Reaktionsverhinderung bzw. Reaktionsmanagement dar. Nach einer detaillierten Verhaltensanalyse auf der Symptomebene, der Erhebung der Lerngeschichte und der Funktionalität konfrontiert sich der Patient graduiert mit Situationen, die bei ihm Zwänge auslösen. Er lernt in diesen Situationen, dass es sich bei der hierdurch ausgelösten Anspannung um eine erschöpfliche physiologische Reaktion handelt, die sich auch ohne Ausübung des Zwangsrituals wieder reduziert. Durch wiederholte Konfrontation mit den zwangauslösenden Situationen macht der Patient die Erfahrung, dass die Spannung immer weniger ansteigt und dass er habituiert, bis er die zwangauslösende Situation ohne Probleme bewältigen kann. Anschließend geht er zur nächstschwierigeren Übung über. Daneben kommen weiterhin kognitive Techniken zum Einsatz. Außerdem werden krankheitsaufrechterhaltende psychosoziale und intrapsychische Faktoren bearbeitet.

13.6.3 Kombination von Pharmakotherapie mit Verhaltenstherapie

Die Gabe von Serotonin-Wiederaufnahmehemmern (SRI) und die KVT stellen effiziente Therapiestrategien bei Zwangsstörungen dar. Damit stellt sich die Frage, inwieweit eine Kombination von Verhaltenstherapie mit Psychopharmaka der alleinigen Verhaltenstherapie überlegen ist. Zum jetzigen Zeitpunkt existieren nur wenige randomisierte kontrollierte Studien zu dieser Fragestellung.

Zwei Behandlungsstudien mit Clomipramin bzw. Fluvoxamin in Kombination mit Expositionsbehandlung ergaben eine leichte vorübergehende Überlegenheit der Kombination aus Verhaltenstherapie und SRI im Hinblick auf Zwangsrituale gegenüber der Verhaltenstherapie ohne Begleitmedikation. In einer eigenen placebokontrollierten Multizenterstudie zeigte sich, dass die Kombination aus Verhaltenstherapie mit Fluvoxamin der Verhaltenstherapie mit Placebo bei der Behandlung von Zwangsgedanken und bei Patienten mit einer Zwangsstörung, die an einer sekundären Depression litten, signifikant überlegen war. Damit erscheint die **Kombination aus Verhaltenstherapie und SRI indiziert, wenn Zwangsgedanken das klinische Bild bestimmen und wenn eine Depression vorliegt.** Zwangsgedanken sind nicht in gleichem Maße durch Expositionsbehandlung zu beeinflussen wie Zwangshandlungen. Das depressive Syndrom erschwert evtl. die Anwendung verhaltenstherapeutischer Techniken, wenn der Patient an einer Depression leidet. Wenn während der Akutbehandlung eine Kombination aus Verhaltenstherapie und SRI eingesetzt wurde, so **kann die begleitende medikamentöse Therapie nach erfolgreicher Symptomreduktion durch eine Verhaltenstherapie im weiteren Behandlungsverlauf abgesetzt** werden, ohne dass es zu einem Rückfall kommt. Darauf deutet jedenfalls eine eigene 2-Jahres-Verlaufsstudie hin (Kordon et al. 2005). Grundsätzlich empfiehlt sich ein langsames Ausschleichen der Medikamente über mehrere Wochen unter engem klinischem Monitoring. Sollte es nach dem Absetzen zu einem Rückfall der Zwangssymptomatik kommen, so zeigen die **zuvor wirksamen SRI i. d. R. erneut ein Ansprechen** (Maina et al. 2001). Allerdings ist die Ansprechrate signifikant auf 84 % der ursprünglichen Ansprechrate reduziert.

Ausgehend von diesen Ergebnissen und von Studien, die in der Literatur berichtet werden, kann aus der differenziellen Betrachtung des klinischen Syndroms eine **Differenzialindikation** zur Behandlung von Zwangsstörungen abgeleitet werden:

- Bei Patienten, die vorwiegend durch Zwangshandlungen beeinträchtigt sind, ist die alleinige KVT die Methode der Wahl. Eine zusätzliche Medikation mit SSRI verbessert das Behandlungsergebnis i. d. R. nicht.
- Dominieren Zwangsgedanken das klinische Bild, ist die Kombination aus KVT und einem SSRI der alleinigen Verhaltenstherapie überlegen.
- Liegt zusätzlich zur Zwangsstörung eine (sekundäre) mindestens mittelschwere Depression vor, sollte ebenfalls ein SRI in Kombination mit KVT gegeben werden.
- Eine Indikation zur alleinigen Pharmakotherapie mit einem SSRI besteht bei fehlenden Psychotherapie-Ressourcen oder langen Wartezeiten und mangelnder Motivation des Patienten für eine Verhaltenstherapie.

Bei ausbleibendem oder unzureichendem Ansprechen (insb. bei Vorliegen von komorbiden Tic-Störungen) auf eine leitliniengerechte Therapie mit SSRI/Clomipramin sollte als Augmentation eine zusätzliche Therapie mit Antipsychotika versucht werden, die allerdings bei Nichtansprechen nach spätestens 6 Wochen wieder abgesetzt werden sollten. Einschränkend muss allerdings festgestellt werden, dass es noch weiterer empirischer Absicherung der empfohlenen Therapiestrategie bedarf.

LEITLINIEN

AWMF-S3-Leitlinie Zwangsstörungen 2013

Die psychopharmakologische Therapie einer Zwangsstörung mit SSRI/Clomipramin soll mit einer KVT mit Expositionen und Reaktionsmanagement kombiniert werden (Empfehlungsgrad A).

Bei nicht ausreichender Therapieresponse auf Psychopharmaka oder noch klinisch relevanter Zwangssymptomatik soll Patienten mit Zwangsstörung zusätzlich eine leitliniengerechte KVT mit Exposition und Reaktionsmanagement angeboten werden (Empfehlungsgrad A).

Resümee

Neuere Untersuchungen weisen darauf hin, dass die Kombination von Verhaltenstherapie mit einem Serotonin-Wiederaufnahmehemmer (Clomipramin oder SSRI) der alleinigen Verhaltenstherapie überlegen ist, wenn Zwangsgedanken das klinische Bild bestimmen oder wenn zusätzlich zur Zwangsstörung eine sekundäre Depression vorliegt.

13

Neurochirurgische Verfahren, tiefe Hirnstimulation und somatische Behandlungsverfahren

Bei Patienten mit schwersten Zwangsstörungen, die trotz intensiver medikamentöser und verhaltenstherapeutischer Behandlungsversuche keine oder keine ausreichende Besserung erfahren, stellte über mehrere Jahrzehnte die **ablative Neurochirurgie** die Ultima Ratio dar. Neurochirurgische Verfahren kamen insb. in skandinavischen und angloamerikanischen Ländern zur Anwendung. Fallserien zeigen durch die anteriore Kapsulotomie und die Zingulotomie meist eine Reduktion der Zwangssymptome. Allerdings muss mit erheblichen Nebenwirkungen bis hin zu schweren Persönlichkeitsveränderungen gerechnet werden, sodass diese Verfahren heute nicht mehr angewandt werden sollten.

Die **tiefe Hirnstimulation** (*deep brain stimulation*, DBS) hat sich im letzten Jahrzehnt insb. bei der Behandlung von Patienten mit therapieresistenter Parkinson-Krankheit auch im Langzeitverlauf als gut wirksam und risikoarm erwiesen. Verschiedene internationale Arbeitsgruppen haben i. R. kontrollierter Studien und individueller Heilversuche etliche therapieresistente Patienten mit einer Zwangsstörung mit DBS versorgt. Meist wurde eine bilaterale Stimulation der vorderen Capsula interna oder benachbarter Regionen (Ncl. accumbens) vorgenommen. Die bisherigen Ergebnisse zeigen bei etwa 70 % der Patienten eine gute Wirksamkeit. Allerdings sollte die Indikation zur DBS nur in spezialisierten Zentren gestellt werden und ihre Durchführung nur i. R. von Wirksamkeitsstudien erfolgen.

Die **Elektrokonvulsionstherapie (EKT)** kann als Therapie der Zwangsstörungen nicht empfohlen werden, da keine aussagekräftigen Studien dazu vorliegen und klinische Beobachtungen keine Wirkung ergaben.

Auch die Ergebnisse der Untersuchungen zur **transkraniellen Magnetstimulation (TMS)** waren insgesamt enttäuschend. Es traten zwar keine relevanten Nebenwirkungen auf, allerdings zeigte sich auch keine Verbesserung der Zwangssymptome.

EBM

Einem systematischen Cochrane-Review (Rodriguez-Martin et al. 2003) zufolge, der auf zwei RCTs (n < 20) zu TMS im Vergleich zu Placebo („Scheinstimulation") basiert, sind gegenwärtig keine Schlussfolgerungen über die Wirksamkeit dieser Intervention möglich. Aufgrund der unzureichenden Datenlage kann dieses Verfahren nach Ansicht der Autoren aktuell nicht für einen routinemäßigen Einsatz in der klinischen Praxis empfohlen werden.

Resümee

Die Befunde zeigen trotz kleiner Fallzahl, dass die DBS bei chronisch kranken und therapieresistenten Patienten mit einer Zwangsstörung eine wirksame Therapieoption darstellt, die allerdings noch der weiteren empirischen Absicherung durch kontrollierte Studien bedarf. Dabei bietet die DBS gegenüber den bisher angewandten neurochirurgischen Verfahren mehrere Vorteile: Es wird nur wenig Hirngewebe verletzt; der Zielort im Gehirn wird nicht irreversibel geschädigt, sondern elektrisch stimuliert. Der Eingriff gilt als nahezu reversibel. Die Technik der Stimulation über ein externes Stimulationsgerät erlaubt die Durchführung von kontrollierten Doppelblindstudien mit ein- oder ausgeschalteter Stimulation.

Literatur

Die vollständige Literatur zu diesem Kapitel finden Sie online im „Plus im Web" zu diesem Buch.

Fragen zur Wissensüberprüfung zum > Kap. 13 finden Sie online.

KAPITEL 14

Ulrich Frommberger, Elisabeth Nyberg, Jörg Angenendt, Klaus Lieb und Mathias Berger

Posttraumatische Belastungsstörungen

14.1 Terminologie

Bereits im Altertum wurden abnorme psychische Reaktionen nach seelischen Belastungen berichtet. DaCosta beschrieb 1871 bei einem Soldaten des amerikanischen Bürgerkriegs als Folge einer erheblichen seelischen Traumatisierung ein Syndrom mit ausgeprägter, v. a. vegetativer Symptomatik. Als DaCosta-Syndrom, *irritable heart, effort syndrome* oder *neurocirculatory asthenia* finden sich in internistischen oder psychiatrischen Lehrbüchern Beschreibungen von Stressreaktionen, die auch als historische Vorläufer der „Angstneurose" oder „Panikstörung" erwähnt werden. Im Ersten Weltkrieg traten traumatische Reaktionen als „Schütteltremor" auf. Die **„Kriegszitterer"** gehörten in jenen Jahren zum Straßenbild. Dieser Tremor wurde als traumatisch bedingte Neurose infolge eines *shell shock* (Granatenschock) aufgefasst. Manche Autoren hielten die Kriegsneurose für eine Willensschwäche. Posttraumatische Syndrome sollen während des Ersten Weltkriegs bei mindestens 10 % der amerikanischen Soldaten zur Kampfunfähigkeit geführt haben. Eine „Kriegsneurose" oder ein *shell shock* habe bei ca. 40 % der verletzten britischen Soldaten vorgelegen (Matsakis 1994). Bei Soldaten des Ersten Weltkriegs sah Kardiner (1941) als Reaktionen auf ein Trauma ausgeprägte psychovegetative Symptome. Zur Kennzeichnung dieses engen Zusammenhangs verwendete er den Begriff **„physioneurosis"** (Übersicht bei Dressing und Berger 1991). Seine Symptombeschreibungen waren Grundlage für die Konzeptualisierung der posttraumatischen Belastungsstörung (PTBS).

Extremen Belastungen waren die Opfer der **Konzentrationslager** während des Nationalsozialismus ausgesetzt. Neben der erheblichen Unterernährung, die auch zu zerebralen Schäden führte, hatten sich für die Opfer alle sozialen Beziehungen radikal verändert. Ihre Werte und ihr Vertrauen in Grundannahmen menschlichen Verhaltens waren erschüttert, ihre Individualität war aufgehoben. Der grenzenlose psychische und körperliche Terror wie auch Entwürdigung und beständige Lebensgefahr, Hoffnungslosigkeit und Rechtlosigkeit hatten psychische Folgen, die **als „KZ-Syndrom"** oder **„survivor syndrome"** bezeichnet wurden. Dazu gehören z. B. rasche psychophysische Erschöpfbarkeit sowie depressive, asthenische oder ängstliche Syndrome, die bei Nachuntersuchungen auch heute noch nachweisbar sind. Die psychopathologischen Folgen korrelieren dabei mit der Schwere und Dauer der Traumata. War die Traumatisierung als Konsequenz der Verfolgung nicht so stark ausgeprägt, traten eher Persönlichkeitsstörungen und Charakterneurosen auf. Bei einem Teil der Opfer bestanden bereits vorher psychosoziale Auffälligkeiten, die als möglicher Vulnerabilitätsfaktor galten. Mehr als 45 Jahre nach Ende der Verfolgung erfüllten in einer Untersuchung 46 % der Holocaust-Überlebenden die Kriterien für eine *Posttraumatic Stress Disorder* (PTSD) nach DSM-III-R. Unter den mit Identifizierungsnummern tätowierten Auschwitz-Überlebenden lag die Zahl mit 65 % noch höher. Dass diese Traumata auch die familiären Strukturen der Überlebenden veränderten und nachhaltig beeinflussten, zeigen neuere Untersuchungen, die Auswirkungen – auch auf biologischer Ebene (Yehuda et al. 2000) – bis in die nächsten Generationen feststellten.

Mit der Neustrukturierung diagnostischer Kategorien i. S. operationalisierter Kriterien im DSM-III (1980) wurde der Begriff **Posttraumatic Stress Disorder (PTSD)** geprägt und über DSM-III-R (1987), DSM-IV (1994) bis zum DSM-5 (APA 2013) beibehalten. Eingeordnet wurde die PTSD zunächst unter die Angsterkrankungen. Das DSM-5 ordnet es in die neue Kategorie der Trauma- und stressbezogenen Störungen ein und nähert sich hier der ICD an. Die ICD-10 der WHO (1991) folgt dem DSM-III in der Operationalisierung psychischer Störungen und kategorisiert die Reaktionen auf ein belastendes Ereignis in der deutschen Übersetzung als **„posttraumatische Belastungsstörung" (ICD-10: F43.1).** In Abweichung vom amerikanischen DSM-IV wird die PTBS nicht unter die Angststörungen, sondern unter die Belastungsreaktionen und diese wiederum unter die **Kategorie F4 „Neurotische, belastungs- und somatoforme Störungen"** eingeordnet. Auch die Angststörungen sind hier kategorisiert.

An dieser Stelle sei erwähnt, dass sich Konzept und Kriterien für die PTBS im Vorschlag für die neue ICD-11 erheblich vom DSM-5 unterscheiden. Dies ist Gegenstand kontroverser Diskussion (vgl. Gressier et al. 2013; Maercker et al. 2013).

Die psychischen und physischen Reaktionen auf ein Trauma sind vielfältig. Als psychische Reaktion auf ein traumatisches Erlebnis ist die PTBS nur ein Störungsbild unter anderen (z. B. Major Depression, Panikstörung, generalisierte Angststörung, phobisches Vermeidungsverhalten, Substanzmissbrauch, dissoziative Störung, Borderline-Störung und psychotische Syndrome). Zusätzlich wurden somatische Symptome und physische Erkrankungen nach Traumatisierungen beschrieben, etwa Hypertonus, Asthma und chronische Schmerzsyndrome (Yehuda 2002). Wie auch andere psychiatrische Erkrankungen wird die PTBS zunehmend mit kardiovaskulären (Schulman et al. 2005; Kubzansky et al. 2007; Edmondson et al. 2012) und zerebrovaskulären Erkrankungen (Edmondson et al. 2013) sowie dem metabolischen Syndrom als Ausdruck von chronischem Stress bzw. wechselseitiger Interaktion in Verbindung gebracht.

Die volkswirtschaftliche Bedeutung von Traumafolgestörungen wird durch eine Studie von Habetha et al. (2012) unterstrichen, in der alle Kosten für Traumafolgestörungen in Deutschland zusammengerechnet auf 11 Mrd. Euro/Jahr geschätzt werden.

Resümee

Die seit Jahrhunderten beschriebenen verschiedenen psychischen Reaktionen auf Traumatisierungen wurden von der *American Psychiatric Association* (APA 1980) operationalisiert und unter dem Begriff *Posttraumatic Stress Disorder* (PTSD) bzw. posttraumatische Belastungsstörung (PTBS) zusammengefasst. In den aktuellen Klassifikationen nähern sich das amerikanische DSM-5 und die ICD-10 der WHO an: Das DSM-5 ordnet die PTBS neu in eine Gruppe der trauma- und stressbezogenen Störungen ein, während die ICD-10 sie schon lange unter die Belastungsstörungen subsumiert. Die Konzeptionen von DSM-5 und der geplanten ICD-11 weichen erheblich voneinander ab.

14.2 Epidemiologie und Verlauf

Prävalenzstudien wurden sowohl in der Allgemeinbevölkerung durchgeführt als auch an Populationen mit einer erhöhten Wahrscheinlichkeit, ein Trauma erlebt zu haben (z. B. Veteranen des Vietnam-, Irak- und Afghanistankrieges). US-amerikanischen Studien zufolge ist die PTBS die vierthäufigste psychische Störung. Die Zahl der in Behandlung befindlichen Patienten spiegelt aber die Relevanz des Problems nicht wider, da nur jeder 20. Patient mit PTBS Hilfe sucht. Für die deutsche Bevölkerung zeigen die Studien von Perkonigg et al. (2000), Maercker et al. (2004, 2008) und Jacobi et al. (2014) **1-Monats-Prävalenzraten** von 1–3 %, die denjenigen in anderen Ländern Europas entsprechen und niedriger sind als in den USA. Die unterschiedlichen Prävalenzraten in den Studien beruhen auf methodischen Unterschieden, der Häufigkeit traumatischer Ereignisse in verschiedenen Ländern bzw. Regionen und der hohen Dunkelziffer traumatischer Ereignisse und deren Folgeerkrankungen in älteren Studien. Insgesamt zeigt sich jedoch, dass 1 von 12 Erwachsenen **(ca. 8 %)** in den USA **irgendwann in seinem Leben zumindest vorübergehend eine PTBS** entwickelt und bei einer **Geschlechterverteilung der PTBS von 2 : 1 überwiegend Frauen** betroffen sind (Kessler et al. 1995). Studien zeigen auch, dass **traumatische Ereignisse, die eine PTBS bedingen, nicht außerhalb der normalen menschlichen Erfahrung liegen müssen.** Ein großer Teil der Probanden entwickelt nicht nur eine PTBS, sondern es besteht eine **hohe Komorbidität** mit anderen psychischen Störungen.

Die Prävalenzraten für die PTBS sind je nach Art der Traumatisierung sehr unterschiedlich. So **bedingen von der Natur verursachte Katastrophen eine geringere PTBS-Prävalenz als durch Menschen intentional herbeigeführte Traumatisierungen.** Nach dem Vulkanausbruch des Mount St. Helen zeigten 3,1 % der Betroffenen eine PTBS. Je nach Studie schwanken die Lebenszeitprävalenzraten an PTBS bei Kriminalitätsopfern zwischen 19 und 71 %. Die letzte Zahl gilt für Opfer von Vergewaltigungen. In einer sehr großen Studie an Vietnamveteranen fanden sich PTBS-Lebenszeitprävalenzraten von 30 % für in Kampfhandlungen verwickelte männliche und 26 % für weibliche Soldaten (National Vietnam Readjustment Study; Kulka et al. 1990). Weitere 22 % der Veteranen zeigten partielle oder subsyndromale Störungsbilder. Die Prävalenzraten waren von der Intensität abhängig, mit der die Soldaten in Kampfhandlungen verwickelt waren. Letzteres zeigte sich auch für deutsche Soldaten (Wittchen et al. 2012).

Auch **häufig und alltäglich auftretende Unfälle** im Straßenverkehr, bei der Arbeit, im Haushalt oder beim Sport können sich traumatisierend auswirken. In Deutschland ereignen sich jährlich über 8 Mio. solcher Unfälle. Ca. 1 Mio. Arbeitsunfallverletzte wurden 2012 gemeldet. Bei den mehr als 2,4 Mio. polizeilich erfassten Verkehrsunfällen im Jahr 2012 wurden ca. 390.000 Unfallverletzte registriert (Statistisches Bundesamt 2014). Nach den bisherigen Untersuchungen zu den psychischen Folgen von Verkehrsunfällen ist wahrscheinlich mit psychischen Beeinträchtigungen wie PTBS, Depression und phobischem Vermeidungsverhalten bei bis zu ⅓ der Schwerverletzten zu rechnen (vgl. Angenendt 2014).

Inzwischen verdichten sich die Hinweise, dass ein großer Teil der Patienten in psychiatrisch-psychotherapeutischer Behandlung Traumatisierungen erlebt hat, aber nur eine bedeutende Minderheit die Symptomkriterien einer PTBS erfüllt. Eine – evtl. nur subsyndromale – PTBS wird angesichts der akuteren komorbiden Störungen etwa einer Depression oder Borderline-Störung oft nicht erkannt. Eine PTBS, auch eine subsyndromale, könnte jedoch ein chronifizierender Faktor für andere psychische Störungen sein.

Auf der anderen Seite ist aber evident, dass **der größte Teil der Traumatisierten die Erlebnisse ohne gravierende langfristige Folgen bewältigt.** Untersuchungen belegen, dass es den meisten

Betroffenen gelingt, die Erlebnisse und ihre Folgeerscheinungen allmählich wieder zu überwinden. Daher finden Konzepte der psychischen Widerstandsfähigkeit, des Kohärenzsinnes, der Resilienz und der posttraumatischen Reifung zunehmend Beachtung (Yehuda 1999; Zöllner und Maercker 2006; Connor 2006). Eine **bedeutende Minderheit** der Opfer entwickelt jedoch, je nach Art und Schwere des Traumas, **erhebliche psychische Probleme** bis hin zu diagnostizierbaren psychischen Erkrankungen (Kessler et al. 1995). Breslau (2001) gibt an, dass 82 % der Traumatisierten mit einer PTBS länger als 3 Monate PTBS-Symptome zeigen. Die mittlere Dauer der PTBS beträgt ihren epidemiologischen Daten zufolge 48 Monate bei Frauen und 12 Monate bei Männern. Waren die Traumatisierten unmittelbar selbst betroffen (z. B. Vergewaltigung), dauerten die Symptome erheblich länger an, als wenn andere das Ereignis erlebten und die Traumatisierten nur indirekt betroffen waren (z. B. Zeuge des plötzlichen Todes eines Angehörigen). In den Jahren nach dem traumatischen Ereignis nimmt die **Zahl derer, die noch an einer PTBS leiden, langsam ab.** So verringerte sich z. B. nach einer Flutkatastrophe die Zahl der PTBS-Prävalenzraten mit zunehmendem zeitlichem Abstand: von 44 % (2 Jahre nach dem Trauma) auf 28 % (14 Jahre später) (Green et al. 1990). Zwei Studien an Vergewaltigungsopfern fanden nach 15 Jahren noch PTBS-Prävalenzraten von 12,5 bzw. 16,5 %. **Vergewaltigung** nimmt als Ursache für PTBS eine besondere Stellung ein, da die Betroffenen mit einer sehr hohen (> 50 %) Rate an PTBS unmittelbar nach dem Trauma reagieren (Kilpatrick und Resnick 1993).

Verlaufsuntersuchungen ergaben, dass die PTBS **keine homogene Reaktionsform** ist, sondern unterschiedliche Verläufe i. S. einer akuten, verzögerten, chronischen und intermittierenden Form zeigen kann.

Resümee

Traumatische Erfahrungen sind häufig und liegen inner- und außerhalb der normalen menschlichen Erfahrung. Posttraumatische Belastungsstörungen treten mit einer 1-Monats-Prävalenz von ca. 1–3 % (Deutschland) bis 8 % (USA) Lebenszeitprävalenz der Allgemeinbevölkerung auf. Während der größte Teil der Traumatisierten die Erlebnisse ohne gravierende Probleme bewältigt, ist eine bedeutsame Minderheit langfristig in klinisch relevantem Ausmaß betroffen.

14.3 Symptomatik und Typisierung

14.3.1 Diagnostische Kriterien

Die PTBS ist eine der wenigen diagnostischen Kategorien des DSM und der ICD, die als Eingangskriterium und *Conditio sine qua non* einen ätiologischen Faktor verlangt. Da diese diagnostische Kategorie erstmalig 1980 in ein psychiatrisches Diagnosesystem eingeführt wurde, unterliegt sie noch Modifikationen, die durch neuere Forschungsergebnisse angeregt werden.

Das **Stressorkriterium im DSM-5** (➤ Box 14.1) macht zur Bedingung, dass die Person ein oder mehrere Ereignisse direkt als unmittelbar Betroffener oder Zeuge erlebt und dabei mit einem lebensbedrohlichen Ereignis, schwerer Verletzung oder einer Bedrohung der körperlichen Unversehrtheit der eigenen Person oder anderer konfrontiert wird. Das DSM-5 rechnet die Nachricht vom plötzlichen, unerwarteten Tod eines Familienmitglieds oder einer nahestehenden Person durch Unfall oder Gewalt zu den potenziell traumatischen Erfahrungen. In das DSM-5 wurde das subjektive Erleben, dass die Person als Reaktion auf das Trauma intensive Furcht, Hilflosigkeit oder Entsetzen zeigt, nicht mehr aus dem DSM-IV übernommen. Die Symptomcluster werden teilweise neu geordnet: Das Vermeidungscluster wird z. B. stärker fokussiert; die bisher dazugerechneten Symptome der emotionalen Taubheit und der Dissoziation werden in das neue Cluster D, die „negativen Veränderungen der Kognition und der Stimmung", verschoben. Darin werden Veränderungen in der Sicht der Welt, kognitive Verzerrungen, Dissoziationen, Wutausbrüche, Scham und Schuld betont. Im Cluster E findet sich die Selbstverletzung wieder. Damit ermöglicht das DSM jetzt auch die Einbeziehung von Symptomen, die bisher die – nicht klassifizierte – komplexe PTBS kennzeichneten. Neu sind auch ein dissoziativer Subtyp sowie die klarere Fassung des Typs mit verspätetem Beginn. Es wird bei verspätetem Beginn deutlich, dass Symptome bereits frühzeitig vorhanden sein können, dies aber nicht notwendig ist, d. h., sie können auch vollständig fehlen. Die Unterscheidung zwischen akuter und chronischer PTBS wurde fallengelassen.

Tiefer gehende Informationen

➤ Box 14.1 mit den DSM-5-Kriterien der PTBS finden Sie online im „Plus im Web" zu diesem Buch.

Die **ICD-10** (WHO 1991) definiert als Stressorkriterium ein *„belastendes Ereignis oder eine Situation außergewöhnlicher Bedrohung oder katastrophenartigen Ausmaßes (kurz- oder lang anhaltend), die bei fast jedem eine tiefe Verzweiflung hervorrufen würde. Hierzu gehören eine durch Naturereignisse oder von Menschen verursachte Katastrophe, eine Kampfhandlung, ein schwerer Unfall oder Zeuge des gewaltsamen Todes anderer oder selbst Opfer von Folterung, Terrorismus, Vergewaltigung oder anderen Verbrechen zu sein."* Im Gegensatz zum DSM ist für eine Diagnosestellung in der ICD-10 kein Zeitkriterium für die Dauer der Symptomatik operationalisiert (➤ Box 14.2).

BOX 14.2

ICD-10: Diagnostische Kriterien der posttraumatischen Belastungsstörung (Forschungskriterien)

A. Die Betroffenen sind einem kurz oder lang anhaltenden Ereignis oder Geschehen von außergewöhnlicher Bedrohung oder mit katastrophalem Ausmaß ausgesetzt, das nahezu bei jedem tief greifende Verzweiflung auslösen würde.

B. Anhaltende Erinnerungen oder Wiedererleben der Belastung durch aufdringliche Nachhallerinnerungen (Flashbacks), lebendige Erinnerungen, sich wiederholende Träume oder durch innere Bedrängnis in Situationen, die der Belastung ähneln oder mit ihr in Zusammenhang stehen.

C. Umstände, die der Belastung ähneln oder mit ihr im Zusammenhang stehen, werden tatsächlich oder möglichst vermieden. Dieses Verhalten bestand nicht vor dem belastenden Erlebnis.
D. Entweder 1 oder 2:
1. Teilweise oder vollständige Unfähigkeit, einige wichtige Aspekte der Belastung zu erinnern
2. Anhaltende Symptome einer erhöhten psychischen Sensitivität und Erregung (nicht vorhanden vor der Belastung) mit zwei der folgenden Merkmale:
   a. Ein- und Durchschlafstörungen
   b. Reizbarkeit oder Wutausbrüche
   c. Konzentrationsschwierigkeiten
   d. Hypervigilanz
   e. Erhöhte Schreckhaftigkeit

E. Die Kriterien B, C und D treten innerhalb von 6 Monaten nach dem Belastungsereignis oder nach Ende einer Belastungsperiode auf (in einigen speziellen Fällen kann ein späterer Beginn berücksichtigt werden; dies sollte aber gesondert angegeben werden).

Bei der Beurteilung, ob ein Ereignis als traumatisch gewertet wird, spielen daher verschiedene Faktoren eine Rolle: **Intensität und Dauer des Ereignisses, physische Verletzung, Verlust von Körperteilen oder Körperfunktionen, Verletzung** oder **Zeuge des Todes anderer Personen** oder Konfrontation mit bedrohlichen Situationen. Die **affektiven und kognitiven Reaktionen** auf das Ereignis spielen eine große Rolle, z. B. ob das Ereignis als lebensbedrohlich erlebt oder eine physische Verletzung befürchtet wurde oder wie stark **Angst** oder **Hilflosigkeit** auftraten. Der erlebte **Verlust von Kontrolle** über eine Situation ist bei der Entwicklung einer PTBS von erheblicher Bedeutung. Neben objektiven Charakteristika erhält damit die **subjektive Wahrnehmung und Bewertung** des Ereignisses einen wichtigen Stellenwert in der Einschätzung eines Ereignisses als Trauma. Studien weisen darauf hin, dass die subjektiven Bewertungen, die Kognitionen, einen größeren Stellenwert bei der Genese der PTBS einnehmen können als die objektiven Parameter des Traumas.

Die PTBS wurde im DSM-IV noch unter die **Angsterkrankungen** eingeordnet. Studienergebnisse konnten diese Einordnung nur teilweise unterstützen. Im DSM-5 wurde nach jahrzehntelanger Diskussion eine eigene Kategorie von Störungen geschaffen, die als **Reaktion auf Stress** anzusehen sind. Die ICD-10 entspricht mit der Kategorie F43 **(Reaktionen auf schwere Belastungen und Anpassungsstörungen)** bereits seit Langem dieser Ansicht.

Die klinische Erfahrung zeigt, dass Patienten auch ohne schweres Trauma nach minderschweren Belastungen die Symptome einer PTBS entwickeln können. Studien zeigen, dass depressive oder schizophrene Patienten das PTBS-Symptomcluster allein durch das Erleben der schweren Psychopathologie, z. B. Wahnerleben und Halluzinationen mit lebensbedrohlichen Inhalten, aber ohne äußere traumatische Erfahrung entwickeln können – Befunde, die auf die Grenzen des PTBS-Konzepts hinweisen.

Studien belegen die Assoziation einer PTBS mit dem Auftreten von Somatisierungs-, Schmerz- und pseudoneurologischen Konversionssymptomen (Breslau 2001). Patienten mit schweren psychischen Störungen weisen neueren Untersuchungen zufolge weitaus höhere PTBS-Erkrankungsraten oder andere Traumafolgestörungen auf als die Allgemeinbevölkerung. Dies wurde bisher oft nicht erfasst, obwohl es vielfältige Hinweise gibt, dass Misshandlungen und Traumatisierungen zu Chronifizierung, Therapieresistenz und zu einem insgesamt schlechteren Verlauf vieler Formen psychischer Erkrankungen beitragen können (Jonas et al. 2011; Green et al. 2010; McLaughlin et al. 2010; Angst et al. 2011 sowie die umfangreichen Arbeiten der Arbeitsgruppe von Felitti). Studien mit einer teilweise sehr hohen Zahl an Patienten liegen für einzelne schwere psychische Erkrankungen wie Schizophrenie (Read et al. 2005; Cutajar et al. 2010), bipolare Störungen (Assion et al. 2009) und Suchterkrankungen (Driessen et al. 2008) vor.

Die Auswirkungen früher schwerer Traumatisierungen und Missbrauchserfahrungen zeigen sich auch in einer erhöhten Prävalenz schwerer somatischer Erkrankungen wie Herz-, Kreislauf- oder Lungenerkrankungen (Spitzer et al. 2009), Autoimmunerkrankungen (Dube et al. 2009), Karzinomen (Sareen et al. 2007) bis hin zu früherem Tod (Brown et al. 2009).

In Anerkennung der Bedeutung früher sexueller Traumatisierung hat die Bundesregierung inzwischen für die Aufarbeitung des sexuellen Kindesmissbrauchs mit entsprechenden Kampagnen Beauftragte ernannt (2010) und die Einrichtung von Opferambulanzen nach dem Opferentschädigungsgesetz (OEG) weiter gefördert.

14.3.2 Symptomatik

Bereits während oder kurz nach dem Trauma können intensive psychische Reaktionen auftreten. Betroffene berichten über **dissoziative Symptome** wie Amnesie, Derealisation, Depersonalisation, Einengung der Wahrnehmung oder das Empfinden, sich selbst als gefühllos oder abwesend zu erleben. Ein hohes Ausmaß an Angst-, Depressions- und PTBS-Symptomen wenige Tage nach dem traumatischen Ereignis (z. B. Verkehrsunfall) ist prädiktiv für die Entwicklung psychischer Störungen (Frommberger et al. 1998). Hochrisikopatienten für die Entwicklung einer PTBS nach einem Verkehrsunfall können durch ein kurzes **Screeninginstrument** identifiziert werden (Stieglitz et al. 2002). Dass Screeningverfahren geeignet sind, eine spätere PTBS vorherzusagen, zeigt ein narrativer Review (Brewin 2005).

1. **Wiedererinnerung:** Bereits kurze Zeit nach dem Trauma kann das Ereignis immer wieder in das Gedächtnis zurückkehren. **Plötzlich und unkontrollierbar** steht die **Szene dem Patienten wieder vor Augen** und ruft ähnliche psychische und körperliche Reaktionen hervor wie das Trauma selbst. Die **eindringlichen, ungewollten Erinnerungen (Intrusionen)** können so intensiv sein, dass Realität und Erinnerung für den Patienten kaum oder gar nicht mehr unterscheidbar sind (Flashback). Gedanken an das Ereignis, Erinnerungen an die eigenen Handlungen, an mögliche Fehler oder unterlassene Handlungen führen zu psychophysiologischen Reaktionen und können z. B. intensive Schuld- und Schamgefühle hervorrufen. Die mangelnde Kontrolle über die hereinbrechenden Intrusionen oder Flashbacks kann als eigenes Versagen interpretiert werden. Depressive Verstimmungen mit Selbstvorwürfen und einer Minderung des Selbstwertgefühls sind eine häufige Folge.

2. **Übererregung:** Das Trauma kann das Opfer während des Tages und bis in den **Schlaf** hinein verfolgen. Belastende Erinnerungen an das Ereignis, Albträume und die **gesteigerte psychophysiologische Erregung** können die betroffene Person am Ein- und Durchschlafen hindern. Das Opfer erwacht schweißgebadet mit einer vegetativen Symptomatik ähnlich der einer Panikattacke: Herzklopfen, Engegefühl in der Brust, Atembeschwerden, Zittern, starke innere Unruhe und Katastrophenfantasien. **Reize, die an das Trauma erinnern** (Auslösereize, sog. Trigger), z. B. das Martinshorn eines Feuerwehrwagens, rufen auch während des Tages die psychophysiologischen Reaktionen wie beim Trauma hervor und verursachen wiederkehrend erhebliches Leiden.
3. **Vermeidung:** Allmählich stellen sich Lernprozesse ein, in deren Folge die Vermeidung von an das Trauma erinnernden Situationen kurzfristig die Häufigkeit von Intrusionen reduziert. Langfristig führt das **Vermeidungsverhalten** jedoch zu einer gesteigerten Angst vor traumaassoziierten Situationen und Erinnerungen und einer Einengung des Verhaltensspielraums. Das Vermeidungsverhalten i. R. einer PTBS deckt sich nur teilweise mit dem einer Phobie. Im Unterschied zur Phobie erlebt der Patient bei Konfrontation mit an das Trauma erinnernden Reizen neben den Traumaerinnerungen anhaltende, gesteigerte psychophysiologische Aktivierungen.

Tiefer gehende Informationen

Informationen zu typischen PTBS-Symptomen nach einem als traumatisch erlebten Unfall finden Sie online im „Plus im Web" zu diesem Buch.

Eine **persistierende Symptomatik** kann zu komorbiden depressiven Verstimmungen und Leistungseinbußen führen. Alkohol oder beruhigende Medikamente reduzieren vorübergehend die beständig erhöhte Wachsamkeit und Angespanntheit. Die erhöhte Reizbarkeit belastet die Familie und die Situation am Arbeitsplatz. Körperliche Folgen des Traumas (z. B. Schmerzen) erinnern immer wieder an das Trauma und behindern eine normale Lebensführung. Langwierige rechtliche Auseinandersetzungen tragen zur Persistenz des Leidens bei. Vielen Patienten geht es dabei weniger um finanziellen Ausgleich als um die Anerkennung des eigenen Leids und der – häufig fremden – Schuld. Die Belastungen und Enttäuschungen, auch bei Nichtanerkennung der Beschwerden und Erwartungen können zu einer Verbitterung führen, die zunehmend konzeptualisiert (*Posttraumatic Embitterment Disorder,* PTED) und untersucht wird (Linden und Maercker 2011; s. auch ➤ Kap. O1). Die funktionelle und soziale Einschränkung durch die PTBS im Alltag ist oft sehr ausgeprägt und geht mit erheblichen Auswirkungen auf Beruf und Familie einher.

14.3.3 Weitere Typisierungen

Da die Kategorie und die Kriterien der PTBS nur einen Teil der möglichen Reaktionen auf Traumata abdecken, wurden weitere Typisierungen der psychischen Reaktionen operationalisiert.

Akute Belastungsstörung (*Acute Stress Disorder,* ASD) ist im DSM-5 erhalten geblieben. Das Zeitkriterium unterscheidet sich von dem der PTBS: Das Symptommuster der ASD sollte **innerhalb von 4 Wochen** nach dem traumatischen Ereignis auftreten und wieder abklingen. Differenzierter als bei der PTBS werden dissoziative Phänomene betrachtet. Von 14 Symptombereichen wird jetzt die Erfüllung von mindestens 9 Symptomen gefordert. Für die Diagnose einer ASD muss die Symptomatik mindestens 3 Tage anhalten. Die ASD ist ein Risikofaktor für eine anschließende PTBS.

Wenn nicht alle im DSM verlangten Kriterien der PTBS vorhanden sind, jedoch erhebliches Leid verursachen, kann die Diagnose einer **partiellen, subsyndromalen PTBS** gestellt werden, die allerdings bisher nicht in die Klassifikationssysteme eingegangen ist. Der Begriff der partiellen PTBS wird in der Literatur sehr unterschiedlich gebraucht. Am häufigsten wird die Definition verwendet, die verlangt, dass neben Kriteriengruppe B (Wiedererleben) noch Kriteriengruppe C (Vermeidung/emotionale Abstumpfung) oder D (DSM-IV Übererregung) erfüllt sein müsse.

Entsprechend der Erkenntnis, dass Traumata ihrer Natur nach sehr heterogen sind, wird zwischen **Typ-I-Trauma** (unerwartetes Ereignis, kurz dauernd, z. B. Unfall) und **Typ-II-Trauma** (anhaltend, wiederholtes Auftreten, z. B. sexueller Missbrauch in der Kindheit) unterschieden. Herman (2003) spricht von **komplexer PTBS oder Störungen nach extremem Stress** bei Personen, die über einen längeren Zeitraum andauernde oder wiederholte Traumata erlebt haben, z. B. als Geiseln, Kriegsgefangene, Überlebende von Traumatisierungen innerhalb religiöser Kulte oder als Opfer totaler Unterdrückung in sexuellen oder familiären Beziehungen. Die Opfer wurden als Kinder physisch oder sexuell missbraucht oder als Erwachsene von organisierten Banden sexuell ausgebeutet. Herman schließt als Symptome in diese Kategorie auch Störungen der **Affektregulation** ein, z. B. anhaltende Dysphorie, chronische Suizidgedanken, Selbstverletzung, aufbrausende oder extrem unterdrückte Wut und zwanghafte oder extrem gehemmte Sexualität. Als weiterer Bestandteil dieser Störung gelten **Bewusstseinsveränderungen**, die als Amnesie oder Hypermnesie der traumatischen Ereignisse, in zeitweilig dissoziativen Phasen oder Depersonalisation bzw. Derealisation wie auch in Form von häufiger Wiederholung des traumatischen Geschehens (z. B. als Intrusionen oder Grübeln) auftreten können. Die **Selbstwahrnehmung** ist z. B. durch Ohnmachtsgefühle, Scham- und Schuldgefühle, Gefühl der Beschmutzung oder Stigmatisierung gestört. Es kann auch zu einer **gestörten Wahrnehmung des Täters** kommen, z. B. in Form von ständigem Nachdenken über die Beziehung zum Täter, einer unrealistischen Einschätzung des für allmächtig gehaltenen Täters (z. B. Idealisierung oder paradoxe Dankbarkeit). Aus den traumatischen Erlebnissen resultieren aktuelle Beziehungsprobleme und eine Veränderung des Wertesystems. Van der Kolk und Herman (1996) haben diese Kategorisierung erweitert, indem sie der Somatisierung eine größere Bedeutung einräumten. Wie bereits erwähnt, nähert sich das PTBS-Konzept des DSM-5 dieser Kategorie an, indem es jetzt möglich ist, einige charakteristische Symptome der komplexen PTBS bei der PTBS zu codieren.

Die ICD-10 schuf mit der **„andauernden Persönlichkeitsänderung nach Extrembelastung"** (ICD-10: F62.0) eine neue Kategorie als **chronische, irreversible Folge** der Belastungen. Als Merkmale müssen Misstrauen, sozialer Rückzug, Entfremdung, Leere oder Hoffnungslosigkeit sowie Nervosität wie bei ständigem Bedrohtsein vorliegen. Diese andauernde Persönlichkeitsänderung kann sich auch ohne vorangegangene PTBS entwickeln. Die Persönlichkeitsänderung muss über mindestens 2 Jahre bestehen und soll sich nicht auf eine vorher bestehende Persönlichkeitsstörung oder andere psychische Störungen zurückführen lassen. Nicht kurzfristige, einmalige Traumata wie z. B. ein Autounfall, sondern Extrembelastungen wie Erlebnisse in einem Konzentrationslager, Folter, andauernde Katastrophen oder lebensbedrohliche Situationen werden hier als Kriterium gefordert. Diese wissenschaftlich sehr wenig untersuchte Kategorie könnte gemäß Vorschlag für das ICD-11 durch die Kategorie komplexe PTBS ersetzt werden.

In einem sehr hohen Ausmaß finden sich frühe und schwere Traumatisierungen bei Patienten mit dissoziativen Störungen (ICD-10: F44) (➤ Kap. 16). Zu den typischen Symptomen der peritraumatischen Dissoziation zählen Zeitverzerrung, emotionale Abstumpfung, Derealisation und Depersonalisation. Dissoziative Symptome lassen sich als Schutzmechanismen vor überfordernden Belastungen verstehen. Entsprechend finden sich dissoziative Symptome auch gehäuft nach schweren Belastungen (z. B. nach Naturkatastrophen oder nach dem Verlust einer nahestehenden Person). Schwere dissoziative Störungen werden in Praxis und Klinik oft nicht erkannt, verbergen sich hinter anderen Syndromen oder werden z. B. als Psychosen verkannt.

Resümee

Posttraumatische Belastungsstörungen zeigen sich in den drei Symptombereichen: wiederkehrende Erinnerungen, Vermeidungsverhalten und Übererregbarkeit. Die Definition des Traumas unterliegt Wandlungen. Aktuell wird neben objektiven Kriterien das subjektive Erleben stärker betont. In anderen Typisierungen wird versucht, weiteren Aspekten der Traumatisierung Rechnung zu tragen, z. B. akute vs. chronische Traumata, nur kurzfristig anhaltende Belastungsreaktionen *(Acute Stress Disorder)*, Reaktionen mit nur wenigen Symptomen, die jedoch über lange Zeit anhalten können (partielle PTBS), oder andauernde Persönlichkeitsveränderungen.

14.4 Ätiologie und Pathogenese

Das wissenschaftlich gesicherte Wissen um die Ätiopathogenese der Störung ist noch relativ begrenzt. Bei der Fülle möglicher Traumata sind die Auslöser inhomogen und lösen verschiedene Reaktionsformen bei den Opfern aus. Selbst die Bedingungen und Charakteristika, die das Ereignis erfüllen muss, um als Trauma mit tief greifenden Folgen erlebt zu werden, sind vielfältig bzw. nicht ausreichend bekannt. In den letzten Jahren sind neben psychodynamischen Konzepten Modellvorstellungen entwickelt worden, die versuchen, neurobiologische und lerntheoretische Hypothesen zur Ätiologie und Pathogenese zu integrieren.

14.4.1 Das Trauma

Die posttraumatische Belastungsreaktion ist eine der wenigen Störungen in den Klassifikationen seit der Einführung des DSM-III oder der ICD-10, die auf einen **umschriebenen externen Stressor** zurückgeführt werden. Ohne ein umschriebenes, definiertes Trauma kann diese Störung nicht diagnostiziert werden. Andererseits ist die Existenz des Traumas für die Entstehung der PTBS nicht ausreichend. Zwar besteht eine positive Korrelation zwischen dem Schweregrad des Traumas (z. B. Verletzungsschwere, Schwere der Bedrohung der persönlichen Integrität) und dem Risiko, eine PTBS zu entwickeln, jedoch entwickelt eine beträchtliche Zahl von Opfern schwerster Traumatisierungen keine PTBS. Diese Beziehung ist daher nicht linear, und es gibt keine Hinweise auf einen Schwellenwert, ab dem sich mit erhöhter Wahrscheinlichkeit eine manifeste Störung entwickelt.

Bei Traumaopfern sind verschiedene Verläufe der posttraumatischen Reaktionen zu verzeichnen. Daher ist anzunehmen, dass über das Kriterium des Traumas hinaus weitere Faktoren an der Entstehung der PTBS beteiligt sind. Individuelle Einflüsse und Bedingungen spielen vor, während und nach dem Ereignis eine wichtige Rolle. Zudem sind nicht nur einzelne Faktoren zu berücksichtigen, sondern es muss ein komplexes, sich wechselseitig beeinflussendes **Interaktionsgefüge der verschiedenen traumaspezifischen und individuellen biologischen, intrapsychischen und sozialen Faktoren** betrachtet werden.

14.4.2 Genetische Faktoren

Untersuchungen an Veteranen des Zweiten Weltkriegs ergaben, dass bei der Ausbildung einer PTBS-Symptomatik bei Veteranen, die nur leichteren Belastungen ausgesetzt waren, genetische Faktoren eine Rolle spielten. Eine Symptombildung bei schweren und gravierenden Stressoren war dagegen von einer familiären Belastung mit psychischen Störungen weitgehend unabhängig.

Weiterhin sprechen für einen genetischen Einfluss bei der Entwicklung der PTBS folgende Befunde: Monozygote Zwillinge weisen im Vergleich zu dizygoten Zwillingen eine doppelt so hohe Prävalenzrate für PTBS auf (Goldberg et al. 1990). In anderen Studien wurde gezeigt, dass ca. 30–40 % der Varianz im Auftreten charakteristischer Symptome einer PTBS durch genetische Faktoren erklärt werden können. Eine Zwillingsstudie zeigte bei Vietnamveteranen bereits vor der Entwicklung einer PTBS kleinere Hippokampi. Dies weist auf einen prämorbiden Vulnerabilitätsfaktor hin, der die Einordnung und Verarbeitung traumatischer Erfahrungen erschwert (Gilbertson et al. 2002). Die bisherigen genetischen Untersuchungen fanden inkonsistente Resultate, weisen jedoch auf einen möglichen polygenetischen Einfluss von Genen des Serotoninsystems und anderer Systeme auf die PTBS hin (Broekman et al. 2007). Die Metaanalyse von Gressier et al. (2013) zum Zusammenhang des 5-HTTLRP-Polymorphismus des Serotonin-Transportergens und der PTBS fand eine Assoziation zwischen dem ss-Genotyp und PTBS bei hoher Traumaexposition. Die Reaktion der HPA-Achse ist durch sehr frühe Erlebnisse (z. B. maternalen Stress) programmierbar und damit ein Vulnerabilitätsfaktor für die Entwicklung posttraumatischer Folgestörungen. Die Untersuchungen zeigen, dass prä- und perinatale Einflussfaktoren aus der Umwelt wie auch spätere Lernprozesse mit genetischen Faktoren interagieren (Seckl und Meaney 2006). Über diese hochkomplexen epigenetischen Interaktionen liegen inzwischen immer mehr Erkenntnisse vor. Sie sind Gegenstand intensiver Forschung (Uddin et al. 2010; Koshibu et al. 2011; Albert 2010). Sie zeigen z. B. dass Traumafolgen bis in die nachfolgenden Generationen fortwirken können (Klengel et al. 2013).

Als ein weiterer genetischer Risikofaktor gilt das weibliche Geschlecht, da in vielen – aber nicht in allen – Studien bei Frauen erhöhte PTBS-Inzidenz- und -Prävalenzraten im Verhältnis von ca. 2–3 : 1 gegenüber Männern gefunden wurden.

14.4.3 Neurobiologie

Psychophysiologische Symptome i. S. des **Hyperarousal** bilden einen wesentlichen Bestandteil der diagnostischen Kriterien einer PTBS. Intensität und Vielfalt der Symptome weisen darauf hin, dass mehrere psychophysiologische und neurochemische Systeme bei diesem Krankheitsbild beteiligt sind. Da zumeist vor dem Trauma die Symptomatik nicht vorhanden war, ist es naheliegend, die funktionellen und strukturellen neurobiologischen Veränderungen auf den Einfluss des Traumas zurückzuführen.

Die Symptomatik der PTBS kann in **tonische (andauernde)** und **phasische (intermittierende)** Komponenten aufgegliedert werden, wobei sich beide Komponenten in neurobiologischen Untersuchungen aufzeigen ließen, die nach Kriegserlebnissen, zivilen Katastrophen, Unfällen, Gewalttaten oder kindlichen Traumata in Stichproben durchgeführt wurden.

Neurotransmitter

Erhöhte Werte für **Katecholamine** im 24-h-Urin weisen auf eine Beteiligung des sympathischen Nervensystems an der gesteigerten physiologischen Erregbarkeit bei der PTBS hin, d. h., die Symptome der Übererregbarkeit, Angst, Irritierbarkeit und Schlaflosigkeit werden mit erhöhten Katecholaminspiegeln in Verbindung gebracht. Eine erhöhte Pulsrate kurz nach Traumatisierung fand sich bei Patienten, die im weiteren Verlauf eine PTBS entwickelten. Diese Befunde stützen ein Sensitivierungsmodell nach einem Trauma mit zunehmender Reagibilität auf erneute, der traumatischen Situation ähnliche Reize. Auch die Gedächtnisbildung für traumatische Erinnerungen wird mit einer exzessiven noradrenergen Reaktion in Verbindung gebracht. Während niedrigere Katecholaminspiegel die Funktion des präfrontalen Kortex (PFC) fördern, wird sie durch hohe Spiegel von Katecholaminen beeinträchtigt. Subkortikale Funktionskreise wie die Amygdala übernehmen dann die Steuerung, können im physiologischen Rahmen zu schnelleren Reaktionen auf Bedrohungen führen und das Überleben des Organismus sichern *(chemical switch)*. Das heißt aber auch, dass die Steuerungs- und Kontrollfunktion des PFC über die Amygdala eingeschränkt und damit die rationale Kontrolle über Verhalten und Denken vermindert wird (Southwick et al. 2005; Delgado 2008).

Serotonerge Neurone aus den Raphe-Kerne sind an der Regulation von PFC, Amygdala, Hippokampus sowie Locus coeruleus beteiligt. Das komplexe serotonerge System hat inhibitorische und exzitatorische Funktionen. Über den orbitofrontalen Kortex als Teil des PFC werden soziale und emotionale Entscheidungen getroffen. Serotoninmangel könnte eine Fehlinterpretation emotionaler und sozialer Signale, eingeschränkte Verarbeitung und Steuerung emotionaler Erinnerungen und eine mangelnde Hemmung sozial inadäquater Verhaltensweisen zur Folge haben (Southwick et al. 2005).

Klinische Symptome wie Schlafstörungen, Zwangsgedanken, Aggression, Depression oder Panikattacken werden ebenfalls mit dem serotonergen System in Verbindung gebracht. Serotonerge Neurone haben auch **direkten Einfluss auf die PTBS-relevanten adrenergen Neuronensysteme und die HHN-Achse.** Der nachgewiesene Effekt von Serotonin-Wiederaufnahmehemmern (SSRI) in der Behandlung der PTBS unterstreicht die Bedeutung des serotonergen Systems.

Die Bedeutung anderer Neurotransmittersysteme wie Dopamin und Glutamat ist weniger gut untersucht, und die Ergebnisse sind widersprüchlich. Eine Rolle dieser Neurotransmitter für Lernprozesse nach einem Trauma, z. B. Konditionierung, Löschung oder Sensitivierung, wird diskutiert (Friedman 2005; Jovanovic und Ressler 2010).

Bei Vietnamveteranen konnte eine Analgesie durch die Erinnerung an ein Kriegstrauma induziert werden. Die Analgesie war nach Naloxon, einem Opioidantagonisten, reversibel. Dies deutet auf eine Beteiligung des **Opioidsystems** an der PTBS-Symptomatik hin, z. B. bei dissoziativen Phänomenen (van der Kolk 1996).

Das Neuropeptid Y zeigte protektive Effekte bei Stressexposition und reduzierte Angstreaktionen (Pitman et al. 2012).

Hypothalamus-Hypophysen-Nebennierenrinden-Achse

Die Bedeutung der HHN-Achse bei PTBS wurde sehr intensiv untersucht, wobei sich zeigte, dass die biologischen Befunde bei der PTBS von denen bei anderen Stressreaktionen und Patienten mit Depression abweichen (Yehuda 2002). So berichten viele, aber nicht alle Autoren erniedrigte Urin- und Plasma-Kortisolspiegel bei PTBS-Patienten im Vergleich zu Normalpersonen und Traumatisierten ohne PTBS. Gleichzeitig wurden eine erhöhte Zahl von Glukokortikoidrezeptoren auf Lymphozyten und eine gesteigerte Feedbacksensitivität der HHN-Achse gefunden, was sich in einer gesteigerten Suppression von Kortisol nach Gabe von Dexamethason ausdrückt **(Supersuppression von Kortisol).** Paradoxerweise waren die CRH-Spiegel im Liquor von Patienten mit PTBS dennoch erhöht. Diese Befunde weichen von denen bei depressiven Patienten ab, wo charakteristischerweise erhöhte Kortisolspiegel, eine reduzierte Kortisolsuppression nach Dexamethason und eine reduzierte Sensitivität von Glukokortikoidrezeptoren beschrieben wurden. Die Unterschiede weisen auf eine unterschiedliche biologische Grundlage beider Erkrankungen hin (➤ Abb. 14.1). Da beide häufig komorbid auftreten, können divergierende Befunde bei PTBS

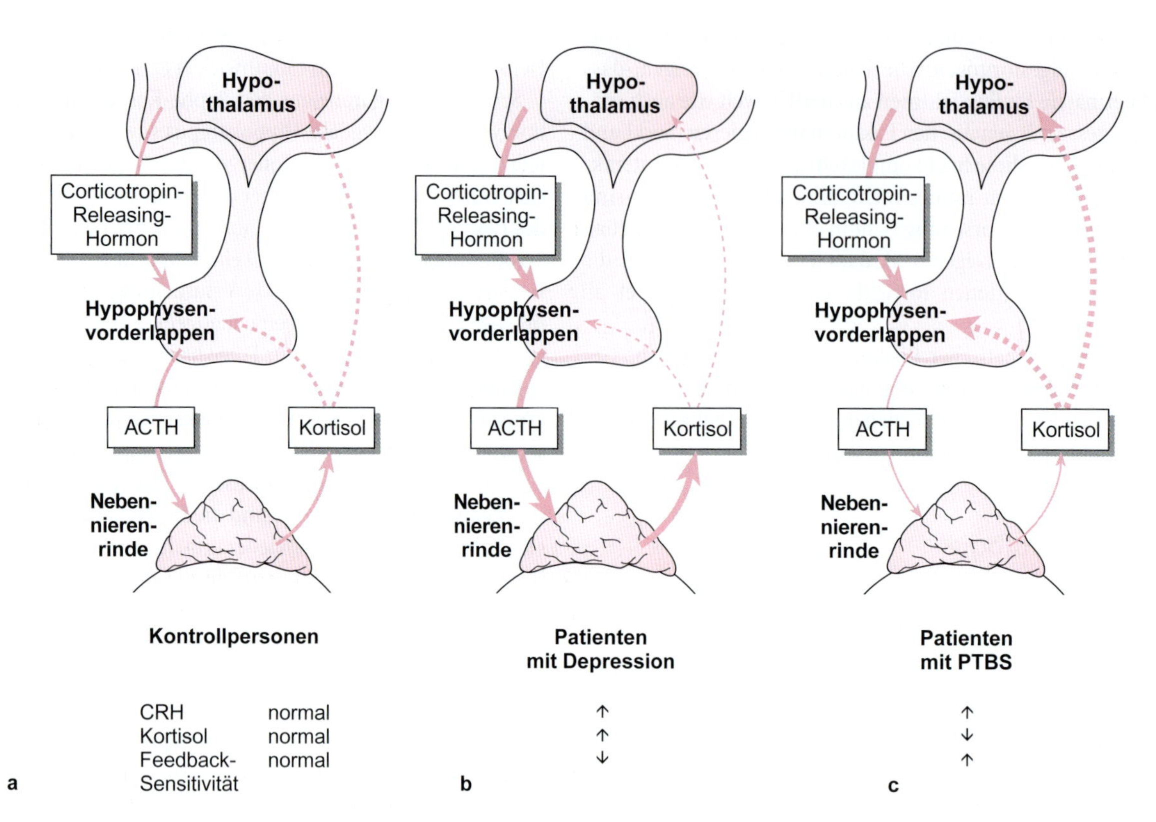

Abb. 14.1 Regulation der HHN-Achse bei Gesunden **(a)**, Patienten mit Major Depression **(b)** und Patienten mit PTBS **(c)** (nach Yehuda 2002)

möglicherweise auf Unterschiede der Studien bezüglich komorbider Depressionen zurückzuführen sein.

Hinzu kommen die anxiogenen physiologischen und verhaltensbezogenen Effekte von CRH. Unklar ist bisher, ob die beschriebenen Alterationen der HHN-Achse Ausdruck einer gestörten neurobiologischen Adaptation sind bzw. sich im Verlauf der chronischen Erkrankung entwickeln oder bereits initial bestehen und damit möglicherweise einen Risikofaktor für die Entwicklung einer PTBS darstellen. Neuere prospektive Studien haben gezeigt, dass Patienten, die später eine PTBS oder PTBS-Symptome entwickeln, direkt nach dem Trauma weniger starke Kortisolanstiege zeigen. Dies spräche dafür, dass eine niedrige Kortisolantwort auf Stress einen Risikofaktor für die Entwicklung einer PTBS darstellt. Dies könnte auch zur Folge haben, dass die gesteigerte Aktivität des sympathischen Nervensystems nicht von Kortisol gebremst wird, was einerseits z. B. die gesteigerte Herzfrequenz nach Trauma bei späteren PTBS-Patienten, andererseits die gesteigerte Konsolidierung von Erinnerungen an das Trauma erklären könnte. Unklar ist bisher auch, ob eine erniedrigte Kortisolantwort nach Trauma die Folge früherer, anderer Traumatisierungen oder anderer Risikofaktoren oder Zeichen einer genetisch vermittelten individuellen Reaktionsspezifität darstellt (s. Übersicht bei Southwick et al. 2005; Nemeroff et al. 2006; McEwen 2008). Möglicherweise ist eine erhöhte Zahl an Glukokortikoidrezeptoren vor Stressexposition ein Vulnerabilitätsfaktor für die Entwicklung einer PTBS (van Zuiden et al. 2011). Polymorphismen des FKBP5-Gens werden mit einer erhöhten Sensitivität von Glukokortikoidrezeptoren und dem Risiko für eine PTBS in Verbindung gebracht.

Klinisch könnten die geringere Stresstoleranz und Adaptation der PTBS-Patienten an normale Belastungssituationen sowie funktionelle Störungen des Immunsystems (gesteigerte zelluläre Immunantwort) mit diesen Alterationen der HHN-Achse in Zusammenhang stehen (Newport und Nemeroff 2000; Arnsten 2009; Ulrich-Lai und Herman 2009). Klinische Studien zeigten auch, dass hohe Dosen Kortisol bei akut medizinisch Kranken die PTBS-Rate senkte oder Kortisol das Abrufen traumatischer Gedächtnisinhalte inhibierte.

Die Komplexität der Kortisoleinflüsse auf andere Hormone und Transmitter, Unterschiede zwischen peripherer und zentraler Wirkungen oder Wirkungen aktiver und inaktiver Kortisolmetaboliten sind Beispiele für weiterhin offene Fragen zur Funktion des Kortisolsystems bei Traumafolgestörungen.

Auch die möglichen protektiven Effekte von Dehydroepiandrosteron, Allopregnanolol und Pregnanolon gegen eine PTBS-Symptomatik müssen weiter erforscht werden.

Physiologie

Die nur in geringer Zahl vorhandenen Daten zum prämorbiden tonischen sympathikotonen Erregungsniveau bei späteren Vietnamveteranen weisen darauf hin, dass es erst durch den Einfluss des Traumas zu einer **Steigerung der Aktivität des sympathischen Nervensystems** kommt. In mehreren Studien ergab sich eine gesteigerte Aktivität des sympathischen Nervensystems bei chronischer PTBS. Die PTBS-Patienten zeigten nicht nur intensivere Reaktionen bei Erinnerungen an das Trauma, sondern sie habituierten auch wesentlich langsamer. Erhöhte Werte von Herzfrequenz, Blutdruck, elektromyografischen und elektrodermalen Parametern bei Konfrontation mit den Erinnerungen an traumatische Erfahrungen konnten bei Vietnamveteranen mit PTBS nachgewiesen werden. Kognitive Verhaltenstherapie reduzierte bei Therapie-Respondern diese psychophysiologischen Maße (Griffin et al. 2012). Die andauernde Erhöhung dieser Variablen fand sich nicht bei Vietnamveteranen, die an einer Angststörung im engeren Sinne litten. Diese Befunde weisen auf eine Spezifität traumabezogener Reize bei der Entstehung und Aufrechterhaltung der PTBS hin. Dass die Reaktionen der PTBS-Patienten nicht nur von Angst, sondern auch von Reizbarkeit, Wut oder Depression begleitet waren, wurde als Argument gesehen, die PTBS in der ICD-10 nicht als Angststörung, sondern als separate Kategorie zu klassifizieren.

An der Entstehung und Aufrechterhaltung einer PTBS sind wahrscheinlich Veränderungen durch Angstkonditionierung, Extinktionsprozesse und Sensitivierung beteiligt. Zwillingsuntersuchungen zeigten, dass Sensitivierungsprozesse wie auch beeinträchtigte Extinktion eher erworben als vor der PTBS vorhanden sind (Pitman et al. 2012).

Studien zum **Schlaf** bei PTBS-Patienten zeigten, dass diese auch während des Schlafens stärker auf unspezifische akustische Reize reagierten. Bei Überlebenden des Holocaust oder bei Kriegsgefangenen des Zweiten Weltkriegs waren auch mehr als 40 Jahre nach der Traumatisierung noch Auswirkungen auf den Schlaf nachweisbar. Das dauerhaft gesteigerte Erregungsniveau führte zu längeren Schlaflatenzen, häufigerem Erwachen, geringerer Schlafdauer und Schlafeffizienz als bei Kontrollpersonen oder gut adaptierten Überlebenden. Die Befunde der Schlafuntersuchungen sind denjenigen ähnlich, die bei Patienten mit einer Panikstörung gefunden werden, nicht jedoch den bei Depressiven typischen REM-Latenz-Verkürzungen. Wenn während der Nacht eine Vermehrung des REM-Schlafs auftritt, so wird dies mit dem gesteigerten Auftreten von Albträumen und der Chronifizierung der PTBS in Zusammenhang gebracht (s. Übersicht in Metzger et al. 2005; Pole 2007).

Bildgebende Verfahren

In der ersten morphologischen MRT-Studie (Bremner et al. 1995) an Vietnamveteranen mit chronischer PTBS fand sich gegenüber einer Kontrollgruppe eine Verminderung des Volumens des rechten **Hippokampus,** die mit Störungen des **Kurzzeitgedächtnisses** einherging. MRT-Befunde an weiteren Traumatisierten, z. B. nach sexuellem Missbrauch, zeigten ebenfalls eine Minderung des hippokampalen Volumens, jedoch mit unterschiedlichen Seitenbetonungen. Andere Untersuchungen fanden keine Unterschiede an den Hippokampi, jedoch solche, die auf unterentwickelte oder atrophierte Hirnstrukturen hinwiesen. Die Untersuchungsergebnisse sind z. T. widersprüchlich. Es ist zu berücksichtigen, dass Korrelationen keine Aussage über Kausalzusammenhänge erlauben. Eine Studie mit monozygoten Zwillingen spricht jedoch dafür, dass kleinere Hippokampi einen Risikofaktor für PTBS nach Trauma darstellen (Gilbertson et al. 2002). Kleinere Hippokampi wurden auch bei anderen psychiatrischen Störungen beschrieben. In einer Studie mit depressiven Frauen fanden sich bei denjenigen, die in der Kindheit physischen und/oder sexuellen Missbrauch erlebt hatten, beidseits kleinere Hippokampi (Vythilingham et al. 2002). In Untersuchungen mit funktioneller Bildgebung (PET, fMRT) zeigte sich eine **erhöhte Reaktivität der Amygdala** und der anterioren paralimbischen Region auf traumabezogene Stimuli. Gleichzeitig verminderte sich die Reaktion im anterioren Cingulum und in orbitofrontalen Arealen. Diese Areale sind reziprok bei der Entstehung von konditionierten Angstreaktionen beteiligt (Shin et al. 2005). Untersuchungen fanden die Hirnareale von präfrontalem Kortex, Cingulum, Thalamus, Insula, Amygdala, Hippokampus und Broca-Region bei der PTBS beteiligt (s. Übersicht bei Pitman et al. 2012). Heim et al. (2013) stellten bei Opfern sexuellen Missbrauchs eine Verschmälerung der Kortexareale fest, die zur korrespondieren primären somatosensorischen Hirnrinde gehören und auf die Genitalregionen projizieren. Davon abgegrenzt war emotionaler Abusus mit einer Verschmälerung der Regionen für Selbstwahrnehmung und Selbstbewertung assoziiert. Eine Metaanalyse zur funktionellen Anatomie bei sozialen und spezifischen Phobien sowie PTBS (Etkin und Wager 2007) fand bei den PTBS-Patienten in PET- und fMRT-Untersuchungen eine gegenüber den Vergleichsgruppen erhöhte Aktivität von Amygdala und Insula (assoziiert mit negativen Gefühlen), im dorsalen und rostralen anterioren Cingulum wie auch im ventromedialen präfrontalen Kortex dagegen eine Hypoaktivierung (assoziiert mit Emotionsregulation) (➤ Abb. 12.3).

Integrative biologische Modellvorstellungen

Auf der Grundlage von Untersuchungen am Menschen zur Aktivität zentralnervöser Strukturen mittels PET und fMRT sowie zur endokrinen Aktivität im Bereich der HHN-Achse und des katecholaminergen Systems wurden folgende Modellvorstellungen zur Genese und Aufrechterhaltung einer PTBS entwickelt.

Im Tiermodell und an PTBS-Patienten wurde die Konditionierung von Angstreaktionen inzwischen vielfältig untersucht. Diese Untersuchungen bilden eine Grundlage für die gegenwärtig intensive Forschungstätigkeit zum Traumagedächtnis. Die Besonderheiten des Traumagedächtnisses zeigen sich im Fortbestehen häufiger spontaner oder durch Umweltreize bzw. durch Traumaktivität ausgelöster massiver Erinnerungen an das Trauma, verbunden mit starken Emotionen und vegetativen Arousals.

Für Analogieschlüsse bietet sich insb. die Untersuchung von Le Doux (1999) an, der zeigen konnte, dass angstauslösende Stimuli im ZNS zwei Verarbeitungswege einschlagen können (➤ Abb. 14.2a, b).

Üblicherweise werden die **angstauslösenden sensorischen Reize** je nach akustischer, optischer oder sensorischer Qualität des Stimulus über den **Thalamus** dem jeweiligen **kortikalen Repräsentationsareal** zugeleitet und von dort über **Assoziationskortex,** Orbitofrontalkortex und Hippokampus an die **Amygdala** weitergeleitet. Durch diese kortikale Schleife erfährt die Wahrnehmung eine kontextuale Einordnung, eine bewusste Bewertung und Abgleichung mit dem deklarativen Gedächtnis, insb. durch die Hippokampuspassagen. Die amygdalabedingte emotionale Tönung ist somit bereits mit einer **Bewertung** des angstauslösenden oder bedrohlichen

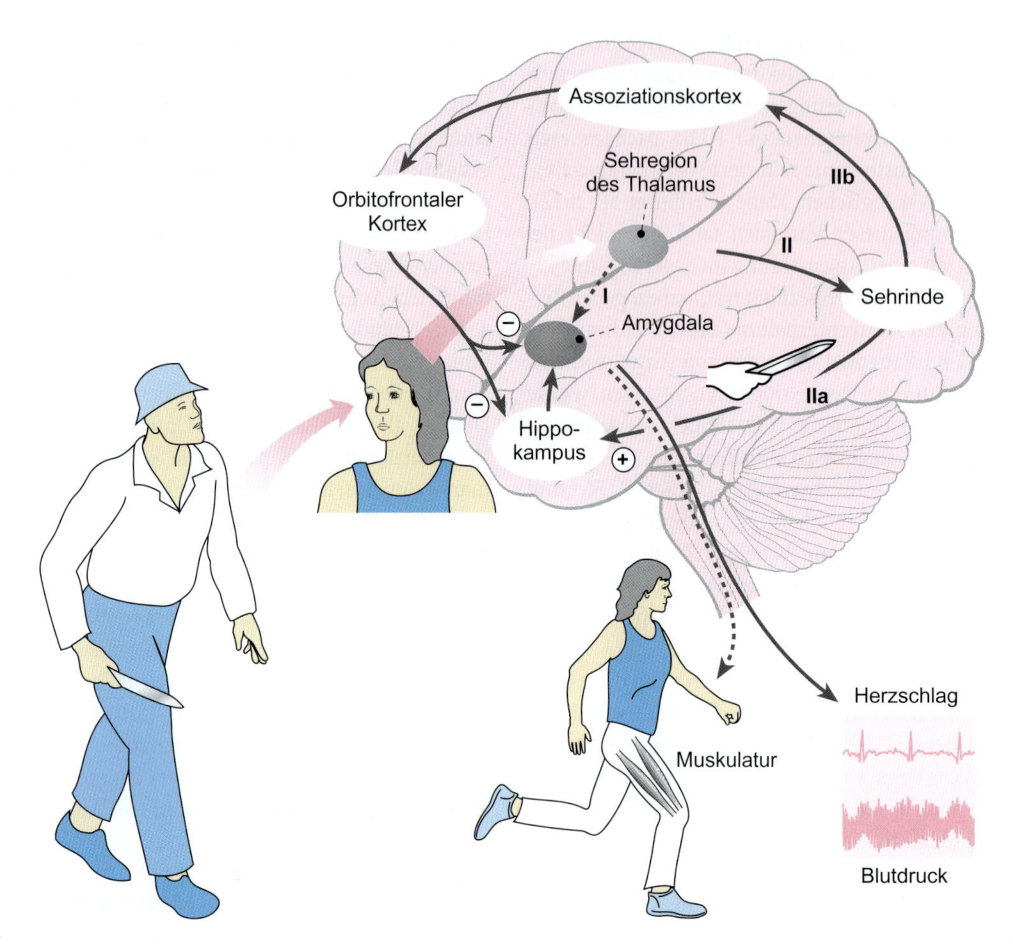

Abb. 14.2a Die Verarbeitung von angstauslösenden Reizen im ZNS (modifiziert nach Le Doux 1999; Erläuterungen s. Text)

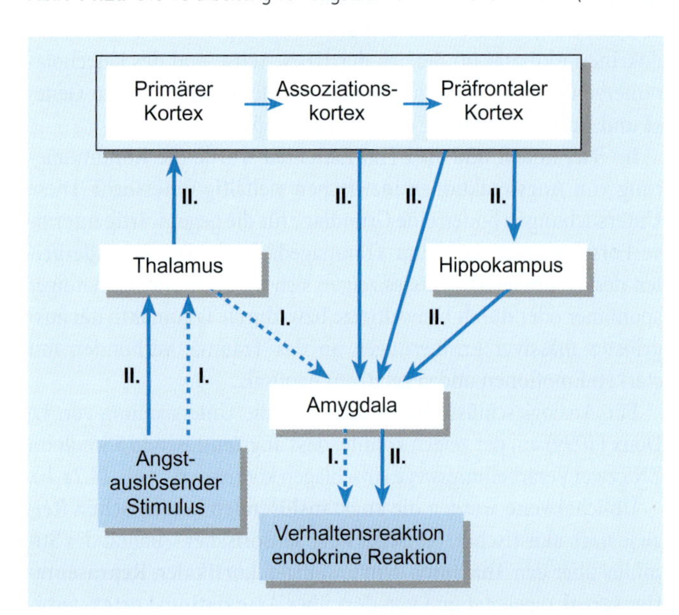

Abb. 14.2b An der Verarbeitung von angstauslösenden Reizen beteiligte Hirnstrukturen (Erläuterungen s. Text)

Stimulus verbunden, die damit das **Ausmaß** der amygdalabedingten Verhaltens- und endokrinen Reaktionen bestimmt (Weg II in ➤ Abb. 14.2a, b).

Le Doux konnte zeigen, dass die **Zerstörung** der **Sehrinde** eine Konditionierung eines optischen Angstreizes nicht verhindert. Daraus konnte auf einen zweiten, direkten und subkortikalen Verarbeitungsweg vom **Thalamus** unmittelbar zu den **Amygdala-Kernen** geschlossen werden (Weg I in ➤ Abb. 14.2a, b). Dabei wird der bedrohliche Reiz zwar nur schemen- oder musterhaft wahrgenommen, führt aber zu einer quasi unbewerteten emotionalen Reaktion über die Amygdala, d. h., die ausgelösten verhaltensbezogenen und endokrinen Antworten haben keine kortikale und hippokampal bedingte kontextuale Einordnung erfahren (Weg I in ➤ Abb. 14.2a, b). Die Konditionierbarkeit beider Wege der Angstverarbeitung wird in Analogie mit der Traumagedächtnisbildung gebracht. Die fraktionierten, unvollständigen, mit massiven Emotionen und katecholaminerger Stimulation verbundenen Traumaerinnerungen dürften mit einer Reizverarbeitung über den direkten Weg vom Thalamus zu den Amygdala-Kernen verbunden sein. Insbesondere **Dissoziationen** und **massivste Angstgefühle während des Traumas** scheinen mit dem Risiko einer vornehmlich unbewerteten impliziten Traumaverarbeitung verbunden zu sein.

Aus Tierexperimenten ist bekannt, dass der **orbitofrontale Kortex** zur Löschung von konditionierten Angstreaktionen notwendig ist. Bildgebende Verfahren erbrachten Hinweise auf eine geminderte Aktivität orbitofrontaler Funktionen bei PTBS-Patienten. Dabei scheint insb. eine vermehrte Katecholaminausschüttung an eine solche Inhibition frontoorbitaler Hirnregionen mit einer damit bedingten Enthemmung der Amygdalafunktion gekoppelt zu sein. In diesem Zusammenhang kommt dem Ncl. centralis der Amygdala eine wichtige Rolle zu, da er nicht nur die Angstverarbeitung, sondern auch über den Ncl. paraventricularis die Ausschüttung von CRH, ACTH und Kortisol und darüber hinaus die Startle-Reaktion und das autonome Nervensystem reguliert (Jovanovic und Ressler 2010).

Ein entscheidender pathophysiologischer Baustein in diesem Erklärungsmodell zur Ätiologie einer PTBS mit einem pathologischen Traumagedächtnis könnte dem **Hypokortisolismus** zukommen. Aus unterschiedlichen Studien ist bekannt, dass das Kortisolsystem einen stark inhibitorischen Einfluss auf den **Locus coeruleus** bedingt. Bei Menschen mit einem konstitutionell bedingten Hypokortisolismus und verminderter Freisetzung von Kortisol in Stress-Situationen könnte nach dieser Vorstellung die autoregulatorische Inhibition der Katecholaminfreisetzung bei und nach dem Trauma nicht gelingen. Untersuchungen zeigen, dass gesunde Probanden unabhängig von ihrer subjektiven Einschätzung der Stressintensität ein **breites Spektrum** von offenbar **konstitutionell bedingter Sensitivität der HHN-Achse** aufweisen. Falls also die physiologische Inhibition der stressbedingten Katecholaminfreisetzung durch die Kortisolachse nicht gelingt, führt jeder angstauslösende direkte oder konditionierte Reiz erneut zu einer Katecholaminausschüttung, diese wiederum zu einer Inhibition frontoorbitaler Strukturen und damit zu einer Desinhibition der Amygdala-Aktivität. Als angstauslösende Stimuli dürften dabei spontane Gedanken an das Trauma, konditionierte Umweltreize wie etwa ein Hupton, Dämmerlicht, aber auch an das Trauma erinnernde nächtliche Traumbilder fungieren (➤ Abb. 14.3). Da Glukokortikoide das Abrufen von emotionalen Erinnerungen blockieren, können diese bei einem niedrigen Kortisolspiegel leichter aktiviert werden.

Es hat sich herausgestellt, dass zur Therapie der PTBS die **intensive Wiederholung und Rekonstruktion des Traumas,** und zwar unter **Habituation,** d. h. Abnahme der emotionalen Erregung, wiederholt notwendig ist (s. unten). Dies könnte i. S. des Modells als

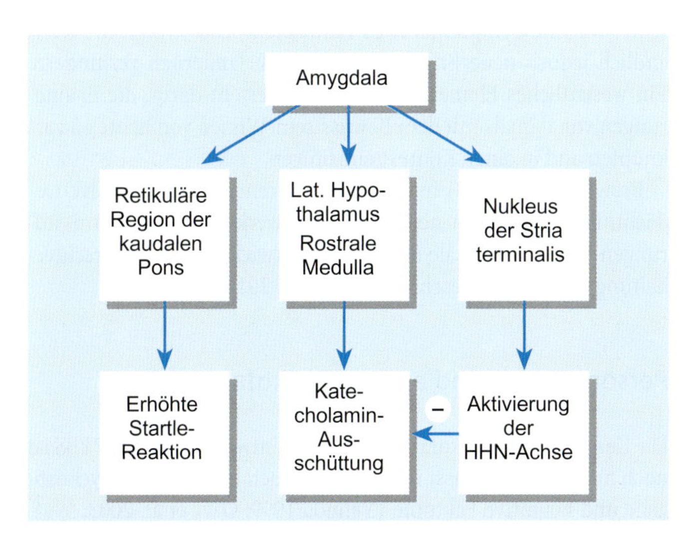

Abb. 14.3 Die Rolle des Hypokortisolismus bei der Entwicklung eines pathologischen Traumagedächtnisses. Erläuterungen s. Text

eine **Ablösung** der **direkten** angstauslösenden Reizverarbeitung über den „kurzen Weg" (Weg I in ➤ Abb. 14.2a, b) vom Thalamus zur Amygdala zu einer zunehmend **sekundären Verarbeitung** über den „langen Weg" (Weg II in ➤ Abb. 14.2a, b), d. h. die **kortikale und hippokampale Einordnung** und Bewertung, darstellen. Die kognitiv belastenden Interpretationen einer Bewertung des Traumas wie Schuldgefühle, Wut, Trauer etc. bedürfen jedoch zusätzlich einer kognitiven Bearbeitung in der Therapie, weil ansonsten dieser „lange" Weg über die Großhirnrinde und den assoziierten Kortex für die Patienten keine wirkliche Entlastung darstellt. Eine aktuelle Zusammenfassung der neurobiologischen Befunde ist bei Pitman et al. (2012) nachzulesen.

14.4.4 Psychosoziale Aspekte

Psychodynamik

Psychoanalytische Modellvorstellungen (Brett 1993) zum Trauma gehen primär auf die Arbeiten von Freud zurück. Standen in Freuds Konzept zur Erklärung hysterischer Phänomene zunächst noch reale sexuelle Verführungstraumen im Mittelpunkt, wurden diese in ihrer ätiologischen Bedeutung durch die Entwicklung eines intrapsychischen Konfliktmodells relativiert und damit die Bedeutung unbewusster Fantasien und Triebkonflikte betont (Weinel et al. 2007). Freud (1920) ging davon aus, dass eine traumatische Situation dann zu einer Neurose führen könne, **wenn die von außen einstürmenden Erregungen den „Reizschutz" des Ichs durchbrechen.** Das Ich werde von Außenreizen überschwemmt und aus dem Gleichgewicht gebracht. Ein Trauma ist *„eine innere Katastrophe, ein Zusammenbruch der Persönlichkeit aufgrund einer Reizüberschwemmung, die die Ich-Funktionen und die Vermittlertätigkeit des Ichs außer Kraft gesetzt hat"* (A. Freud 1967). Die Bewältigung der überschießenden Reize werde mit einer Regression und dem Einsatz früher Abwehrmechanismen und einer zwanghaften Wiederholung der traumatischen Situation versucht. Entgegengesetzte Reaktionen verfolgten das Ziel, das Trauma nicht zu erinnern und nicht zu wiederholen. Diese Abwehrreaktionen bedingten ein Vermeidungsverhalten bis hin zu voll ausgebildeten Phobien. Außerdem erfolge durch die Bewältigungsversuche eine **Fixierung** an das Trauma. Da die Symptome der Neurose Kompromissbildungen seien, überwiege bald der eine, bald der andere Anteil.

Der **Begriff des Traumas** wird in der analytischen Literatur wesentlich weiter als im DSM-IV verwendet. Bohleber (2000) meint daher, dass Trauma *„in der Psychoanalyse kein präzise definierter Begriff"* sei. Unter dem Aspekt, dass dieser weite Traumabegriff für die Erlebnisse bei Katastrophen unzureichend ist, wurde von Krystal der Begriff des *catastrophic trauma* geprägt. Für das adulte Trauma beschrieb Krystal eine „katatonoide Reaktion", bei der unter dem Eindruck des Erlebens von Hilflosigkeit die Affekte blockiert würden. Diese affektive Einengung und Blockierung führe auch zu kognitiven Einschränkungen bis hin zur Hemmung lebenserhaltender Maßnahmen.

Ein weiteres Konzept (Ferenczi) bezieht sich auf die im Trauma enthaltene Aggression. Das **Erleben der traumatischen Situation**

als einen aggressiven Akt gegen die Person des Opfers, sei es durch eine Person oder ein Ereignis, bewirke einer Aufspaltung des Ichs, was zu einer doppelten Identifikation mit dem Aggressor und dem Opfer führe. Aus dieser doppelten Identifikation ließen sich unterschiedliche und widersprüchliche Handlungsweisen der Opfer erklären. Selbstbeschuldigung und Selbstverletzung seien Ausdruck der Identifikation mit dem Aggressor und als misslungener Bewältigungsversuch verstehbar.

Das ursprüngliche Modell, das für alle Formen der Neurosen galt, wurde durch verschiedene Modifikationen ergänzt und auf die spezifischen Symptome und Phänomene der PTBS adaptiert. Eine strukturierte Kurztherapie entwickelte Horowitz (1986), die auch in einer Studie kontrolliert wurde (Brom 1989). Ausgehend von Horowitz entwickelten Gersons et al. (2005) mit der *Brief Eclectic Psychotherapy* einen integrativen Therapieansatz mit fünf Phasen, der neben psychodynamischen Elementen auch kognitiv-verhaltenstherapeutische einbezieht und in kontrollierten Studien überprüft wurde. In den wenigen dazu vorliegenden Studien zeigten sich beide Verfahren gegenüber einer Kontrollbedingung als signifikant wirksamer. In Deutschland hat v. a. Reddemann (2004) eine **psychodynamisch orientierte Psychotherapie Traumatisierter (PITT)** entwickelt. Dieses Konzept integriert psychodynamische und imaginative Ansätze, zeigt vier Phasen auf, betont die Stabilisierungsphase und ist mit EMDR und Körpertherapieverfahren kombinierbar. Weitere, z. T. ähnliche Ansätze stammen von Fischer (1998) und Sachsse (2004) (Übersichten in Flatten 2006; Weinel et al. 2007). Empirische Wirksamkeitsbelege aus RCTs stehen noch weitgehend aus.

Lerntheoretische, kognitive und behaviorale Aspekte

Anfänglich wurde zur theoretischen Erklärung der Ätiologie und Symptomatik der PTBS, v. a. der mit Angst verbundenen Symptome, die **Zwei-Faktoren-Theorie der Angst** von Mowrer herangezogen, das in ➤ Kap. 12.4.3 (s. auch ➤ Abb. 12.4) ausführlich behandelt wird.

Ein kognitiv orientiertes Modell der PTBS wurde von Foa und Kozak (1986) formuliert, das die **Rolle der kognitiven Interpretation der traumatischen Situationen** betont, z. B. in welchem Ausmaß die traumatische Situation vom Opfer als bedrohlich beurteilt wird. Die theoretische Basis dieses Modells ist das Konstrukt der kognitiven Netzwerke der Furcht von Lang (1977), der **drei grundlegende Bestandteile** des kognitiven Netzes von Furchtstrukturen postuliert:

1. Informationen über die angstauslösenden Stimuli,
2. Informationen über Reaktionen auf der kognitiven, motorischen und psychophysiologischen Ebene und
3. die Bedeutung, die solche Stimuli und Reaktionen für die Person haben.

Im Rahmen einer psychotherapeutischen Behandlung müssen alle drei Elemente abgeklärt werden.

Foa et al. gehen davon aus, dass die Furchtstrukturen bei PTBS-Patienten in ihrer Verknüpfung pathologische Elemente enthalten. Ein Beispiel für ein pathologisches Element ist das Vermeidungsverhalten vieler Traumaopfer. Um stabile Veränderungen zu erzielen, müssen in der Therapie die beim Trauma erlebten **Emotionen** sowie die **Erinnerungen** an das Trauma **aktiviert** sowie neue Informationen (z. B. über die Habituation der psychophysiologischen Erregung bei Angst) vom Therapeuten vermittelt und vom Opfer aufgenommen und verarbeitet werden.

Ehlers und Clark (2000) versuchten, in ihrem kognitiven Modell der PTBS zu erklären, warum die Betroffenen starke Angst erleben. Angst gehe üblicherweise mit der Einschätzung einer aktuellen bzw. zukünftigen Bedrohung einher. Die PTBS sei hingegen eine Störung, die auf der Erinnerung eines vergangenen Ereignisses beruhe. Sie nehmen an, dass Betroffene mit PTBS-Symptomen das in der Vergangenheit liegende traumatische Ereignis so verarbeiten, dass sie weiterhin und anhaltend eine **aktuelle Bedrohung** wahrnehmen. Individuelle Unterschiede bei der Interpretation des Traumas und/oder seiner Konsequenzen bzw. Unterschiede in der Art des **Traumagedächtnisses** (fragmentiertes vs. deklaratives Gedächtnis) sind dabei von Bedeutung. Kognitive Verzerrungen und dysfunktionale Interpretationen, bezogen auf die Sicht der Welt, der eigenen Person sowie des Traumas und seiner Konsequenzen, werden als bedeutsame aufrechterhaltende Mechanismen angesehen. Bedrohliche Bewertungen und Interpretationen der Traumafolgen und der PTBS-bedingten Symptome (z. B. der Intrusionen) können ihrerseits rückwirkend die Angst und ängstliche Erregung noch weiter intensivieren.

Zudem führen nach diesem Modell Merkmale des Traumagedächtnisses zur Aufrechterhaltung intrusiver Symptome: Eine **Fragmentierung der Gedächtnisinhalte** hat zur Folge, dass Details des Geschehens sehr intensiv, sensorisch und mit starker emotionaler Färbung erinnert werden, wohingegen eine **kontextuelle und semantische Abspeicherung** geringer ausgeprägt ist. Die **traumatischen Gedächtnisinhalte** stehen entsprechend **intensiv und isoliert** da und können nicht in das autobiografische Gedächtnis und damit in einen Gesamtzusammenhang überführt werden. Als zusätzlich aufrechterhaltend werden dysfunktionale Bewältigungsversuche (z. B. Vermeidungsverhalten) angesehen, mit denen der Patient zwar die Symptomatik zu reduzieren beabsichtigt, die letztendlich jedoch neue Erfahrungen und ein Umlernen verhindern. Ein wesentliches Element der Therapie besteht darin, die Erinnerungen von damals mit dem Bewusstsein/Wissen von heute zu verknüpfen und in einen Kontext einzufügen.

Brewin et al. (2010) integrieren in ihrem Modell intrusive Gedächtnisinhalte in ein neuronales Netzwerk. Den Gedächtnisstörungen wird eine kausale Rolle in der Entwicklung und Aufrechterhaltung der PTBS zugeschrieben (Brewin 2011).

Persönlichkeit und andere Risikofaktoren

Die Kenntnis von Risikofaktoren für die Entwicklung einer PTBS ist noch lückenhaft, umfasst jedoch inzwischen biologische, psychosoziale und kognitive Faktoren (Yehuda 1999; Ozer et al. 2003; Watson und Shalev 2005). Das Ausmaß des Stressors scheint bei Kriegserlebnissen und schweren Unfällen mit der Entwicklung posttraumatischer Reaktionen zu korrelieren. Bei vielen Traumata ist diese Korrelation weniger konsistent vorgefunden worden.

Prämorbide psychopathologische Auffälligkeiten bzw. manifeste psychische Erkrankungen gelten als bedeutende Prädiktoren für eine PTBS. Personen mit einer prämorbiden psychischen Störung, die zum Zeitpunkt des Traumas remittiert war, haben ein vielfach erhöhtes Risiko, infolge eines Traumas eine PTBS zu entwickeln. Insgesamt ist jedoch festzustellen, dass prämorbide psychische Störungen weder notwendige noch hinreichende Bedingungen für die Entwicklung der PTBS sind. **Frühere Traumata und chronische prämorbide Belastungen, unterdurchschnittliche kognitive Fähigkeiten und Bewältigungsstrategien, geringer sozioökonomischer Status und geringe soziale Unterstützung** gelten als weitere Risikofaktoren. Die Bindungsforschung weist darauf hin, dass bestimmte Bindungsmuster mit traumatischen Erfahrungen und PTBS assoziiert sind. Tierexperimentelle Untersuchungen zeigen, dass sehr frühe Stressoren die biologische Stressbewältigungskapazität für das gesamte weitere Leben beeinflussen (Charney und Bremner 2004; Fuchs und Flügge 2004; Seckl und Meaney 2006).

Untersuchungen an US-amerikanischen Vietnamveteranen und Soldaten anderer Länder fanden vermehrt auffällige Persönlichkeitszüge bei den Soldaten mit schwereren Formen einer PTBS. Dies konnte jedoch nicht in allen Studien bestätigt werden, sodass sich die Frage nach dem Einfluss der prämorbiden Persönlichkeit auf die Genese der PTBS bisher nicht abschließend beantworten lässt. Ein erhöhter Neurotizismus gilt aber als Risikofaktor für die Entwicklung einer PTBS. Andere Autoren stellten **chronische oder aktuell belastende Lebensereignisse** vor dem Trauma als Bedingungsfaktor für die Genese posttraumatischer Störungen in den Vordergrund.

Weitgehende Übereinstimmung besteht darin, dass die Folgen des Traumas und der PTBS-Symptomatik zu **überdauernden Persönlichkeitsveränderungen** führen können. Bei Untersuchungen (z. B. Begutachtungen) sollte dieses Problem ausreichend berücksichtigt werden, um nicht prämorbide Persönlichkeitseigenschaften und Traumafolgen zu verwechseln. In einer US-amerikanischen Studie mit 1.200 jungen Erwachsenen fanden die Untersucher, dass Probanden männlichen Geschlechts mit einer geringeren Bildungsstufe, schwarzer Hautfarbe und höheren Werten an **Neurotizismus** und **Extraversion** eher traumatische Ereignisse erlebten und damit ein höheres PTBS-Risiko aufwiesen (Breslau et al. 1995). Diejenigen, die bereits in der Vorgeschichte einem traumatischen Ereignis ausgesetzt waren, hatten ein höheres Risiko, erneut ein Trauma zu erleben. Aus diesen Daten wurde daher der Schluss gezogen, dass **Traumata nicht immer zufällige Ereignisse** sind, sondern auch mit Risikoverhalten in Zusammenhang stehen können.

Die Verarbeitung eines Traumas manifestiert sich häufig bereits in den **unmittelbaren Reaktionen** auf das Ereignis, sodass anhand dieser Symptomatik die Entwicklung einer PTBS mit einer gewissen Wahrscheinlichkeit vorausgesagt werden kann. Deutlich ist, dass die ersten **emotionalen Reaktionen (Angst, peritraumatische Dissoziation)** wie auch **kognitive Aspekte,** z. B. die **Bedeutung,** die das Opfer dem Trauma beimisst, wichtige Faktoren in der Genese einer PTBS sind. Andere Autoren weisen darauf hin, dass die **Attribution** von Ereignissen als external und unkontrollierbar und das damit gekoppelte Gefühl von **Hilflosigkeit** relevant seien. Als weitere Risikofaktoren für die Entwicklung einer PTBS wurden das Ausmaß der wahrgenommenen Lebensbedrohung, der Tod von Bezugspersonen und der Verlust sozialer Bindungen (Naturkatastrophe) identifiziert. Es fanden sich aber auch Hinweise auf posttraumatische Risikofaktoren. **Negative Reaktionen der Umgebung,** Kritik, Verluste von Hab und Gut, sozialer Unterstützung oder des sozialen Netzwerks insgesamt, Vermeidungsverhalten und eigene negative Bewertungen gehören zu den posttraumatischen Risikofaktoren für eine PTBS. Insgesamt ergaben sich aus Metaanalysen Belege dafür, dass weniger prämorbide Faktoren als vielmehr peri- und posttraumatische Risikofaktoren zur Genese einer PTBS beitragen (Ozer et al. 2003; Watson und Shalev 2005; Becker-Nehring et al. 2012).

Außer Risikofaktoren konnten inzwischen auch protektive Faktoren identifiziert werden, die vor der Entwicklung psychischer Störungen nach einem Trauma schützen. Verkehrsunfallverletzte mit einem hohen Ausmaß an Kohärenzgefühl (Antonovsky 1987) entwickelten in der Folgezeit nach dem Unfall weniger psychische Störungen (Frommberger et al. 1999). Die aktuelle Forschung untersucht auch protektive biologische Faktoren (Charney und Bremner 2004). Hier sind Modulationen einer Stressantwort durch Neuropeptid Y, Oxytocin, Sexualhormone wie auch genetische Polymorphismen aus den Serotonin-, Dopamin- oder Glukokortikoidrezeptor-Systemen in Diskussion (Heim und Nemeroff 2009).

Resümee

Neurobiologische Untersuchungen weisen darauf hin, dass Traumatisierungen so erhebliche Stressoren sind, dass biochemische, psychophysiologische und sogar morphologische Veränderungen als Reaktion auf anhaltenden Stress auftreten können. Modelle zur PTBS gehen von einer sehr intensiven Reaktivität der Amygdala, insuffizienter kortikaler Kontroll- und Steuerungsfunktion sowie ungenügender hippokampaler Funktion aus.

Psychodynamische, kognitive und verhaltenstheoretische Konstrukte betonen sowohl die Relevanz der objektiven Eigenschaften des Traumas wie auch die große Bedeutung der subjektiven Interpretation des Traumas für die Genese einer PTBS. Gelingt die Integration objektiver wie subjektiver Faktoren des Erlebten in das bisherige emotionale, kognitive und Beziehungsgefüge des Patienten nicht, so entwickeln sich intensive und anhaltende posttraumatische Reaktionen. Als Risikofaktoren für die Entwicklung einer PTBS gelten neben einem konstitutionellen Hypokortisolismus prämorbide Persönlichkeitszüge, belastende Lebensereignisse vor dem Trauma, prämorbid bereits vorhandene psychische Erkrankungen und erste Reaktionen (z. B. Angst, Hilflosigkeit, Dissoziation) auf das Trauma (➤ Abb. 14.4).

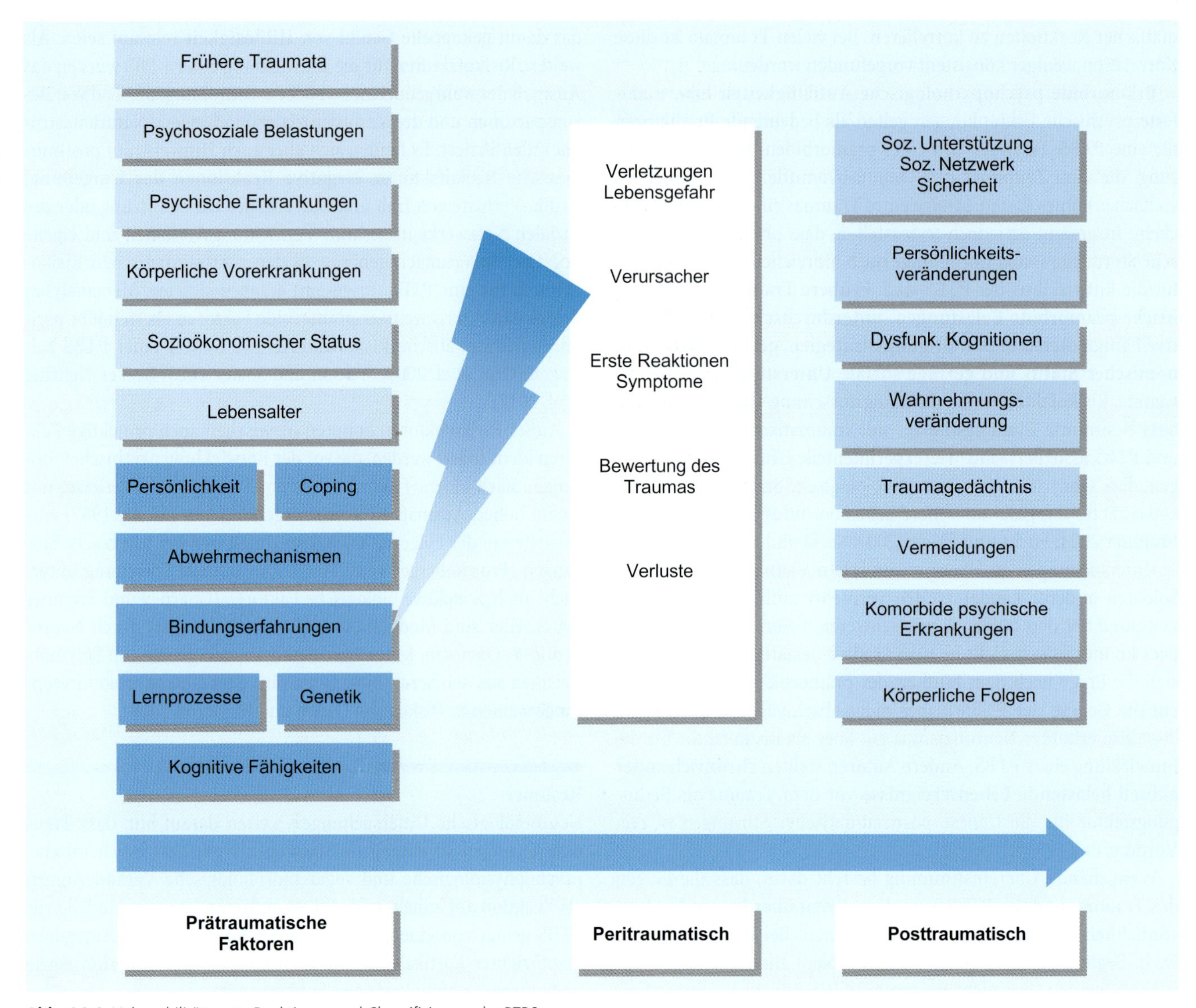

Abb. 14.4 Vulnerabilität, erste Reaktionen und Chronifizierung der PTBS

14.5 Differenzialdiagnostischer Prozess

Bei der PTBS kommt dem differenzialdiagnostischen Prozess eine besonders wichtige Funktion zu, da die PTBS komorbid häufig mit anderen psychischen Störungen verknüpft ist. Außerdem werden Patienten mit einer PTBS häufig eher wegen der depressiven, ängstlichen oder somatischen (Begleit-)Symptome behandelt. Die Ursache liegt zum einen in dem noch immer unzureichenden Bekanntheitsgrad der PTBS als eigenständiger Störung. Zum anderen geben die Patienten das Trauma spontan häufig nicht an. Es ist ihnen zuweilen unangenehm oder peinlich, darüber zu sprechen. Viele verstehen ihre Symptomatik nicht als Erkrankung, sondern als ein Problem, mit dem man allein fertig werden muss. Da in diesen Fällen das Trauma weder adäquat diagnostiziert noch eine spezifische Behandlung eingeleitet wird, führen unspezifische Therapieversuche meist zu unbefriedigenden Resultaten. Bei den nachfolgend beschriebenen psychischen Störungen sind daher die **gezielte Exploration nach traumatischen Erlebnissen,** die zeitliche Zuordnung der Symptomatik und die Bedeutungszuschreibung des Patienten zum Trauma von entscheidender Bedeutung (s. Kasten).

LEITLINIEN

AWMF-S3-Leitlinie Posttraumatische Belastungsstörung 2011

Bei der Diagnostik soll beachtet werden, dass die PTBS nur eine, wenngleich spezifische, Form der Traumafolgeerkrankungen ist.
Es soll beachtet werden, dass komorbide Störungen bei der PTBS eher die Regel als die Ausnahme sind.

Wenn der Patient während des traumatischen Ereignisses eine Kopfverletzung erlitten hat, so muss das **Ausmaß der Hirnverletzung** festgestellt werden (z. B. klinisch-neurologische Untersuchung, EEG, CCT oder MRT). Neuere Untersuchungen zeigen, dass Patienten **trotz Amnesie- bei Schädel-Hirn-Trauma eine PTBS** entwickeln können (Harvey et al. 2005). Die Symptome einer PTBS können durch andere organische Einflüsse wie z. B. Epilepsie, Intoxikation oder Entzug von Alkohol oder anderen Drogen hervorgerufen oder verstärkt werden. Häufig ist eine Komorbidität mit **Alkohol- oder Drogenabusus** zu beobachten. Bei **Schmerzsyndromen** kann die Unterscheidung zwischen primär „somatischem" oder primär „psychischem" Schmerz sehr schwerfallen, wenn nicht gar unmöglich sein. Symptome der PTBS, die sich insb. mit den **organischen Psychosyndromen** überschneiden können, sind Gedächtnis- und Konzentrationsstörungen, Übererregbarkeit, Reizbarkeit sowie dissoziative Symptome. Bei Überlebenden von Konzentrationslagerhaft oder Kriegsgefangenen spielte auch die Frage nach ernährungsbedingten organischen Schäden eine wichtige Rolle. Studien zeigten, dass Patientinnen mit **chronischem Unterbauchschmerz** unklarer Genese häufig über sexuellen Missbrauch berichteten. Auch Patientinnen mit **Somatisierungsstörung** sollen während der Kindheit in großer Zahl sexuell oder physisch missbraucht worden sein. Die Entwicklung einer PTBS nach sexuellem Missbrauch ist nicht obligat, und viele Missbrauchte bewältigen die Traumatisierungen glücklicherweise ohne schwerwiegende psychische Erkrankungen. Um Anmutungs- und Fehldiagnosen zu vermeiden, ist es daher auch hier unumgänglich, die Kriterien für eine PTBS exakt zu explorieren, um ggf. eine komorbide PTBS diagnostizieren zu dürfen. Bei der Abgrenzung gegenüber anderen psychischen Störungen ist die **unterschiedliche Genese der Krankheitsbilder** zu beachten. Ob ein Ereignis als belastend erlebt wird (wie bei der Anpassungsstörung und der PTBS) oder aber die Kriterien für ein schwerwiegendes Trauma erfüllt sind, trennt die Kategorien Anpassungsstörung und PTBS (➤ Kap. 15).

Während die PTBS ätiologisch auf ein erfahrenes Trauma zurückzuführen sind, ist dies bei Angsterkrankungen nicht der Fall. Gemeinsam mit der **Panikstörung** und der **generalisierten Angststörung** zeigt die PTBS eine ausgeprägte Überaktivität des autonomen Nervensystems. Tritt dieses Hyperarousal überdauernd nach einem Trauma auf, ist eher an die Diagnose einer PTBS als an eine generalisierte Angst- oder Panikstörung zu denken.

Patienten mit einer PTBS weisen häufiger **Zwangssymptome** auf. Gemeinsam treten bei beiden Erkrankungen wiederkehrende belastende Gedanken oder Bilder auf, gegen die sich der Patient häufig nicht wehren kann. Bei der Differenzierung zwischen beiden Störungen ist wiederum nach einem Trauma zu fragen und die Frage zu klären, ob die Intrusionen thematisch mit einem Trauma zusammenhängen. Eine mögliche Erklärung ist, dass versucht wird, den während des Traumas erlittenen Kontrollverlust durch zwanghaftes Denken und Handeln zu kompensieren.

In einer großen Studie fand sich bei Patienten mit **Angststörungen** in 35 % d. F. eine Geschichte erheblicher Traumatisierung. 10 % der Patienten erfüllten sogar die Kriterien für eine PTBS nach DSM-III-R. Verlaufsuntersuchungen zeigten, dass Angstsymptome mit der Zeit allmählich ab- und depressive Beschwerden eher zunahmen. Gemeinsam mit **depressiven Störungen** finden sich bei der PTBS Symptome von reduziertem Interesse und ein Zustand, in dem die Patienten sich als fremd, von anderen entfernt, leer und abgestumpft empfinden. Bei beiden Störungsbildern bestehen zudem eine Minderung der Konzentration sowie Schlafstörungen. PTBS-Patienten können auch Grübeln aufweisen, jedoch ist der Inhalt auf das Trauma und seine Folgen bezogen.

Flashbacks, emotionale Abgestumpftheit und Amnesien können auch **dissoziative Störungen** andeuten (➤ Kap. 16). In Abgrenzung hierzu sind jedoch Intrusionen, Vermeidungsverhalten und Übererregbarkeit weniger häufig bei dissoziativen Störungen als bei der PTBS vorhanden. Die Abgrenzung einer PTBS von einer **Borderline-Persönlichkeitsstörung** (➤ Kap. 21) ist häufig schwierig, da Patienten mit Borderline-Störung zu einem sehr hohen Anteil von frühen Traumatisierungen berichten. Nur ein Teil der Borderline-Patienten erfüllt jedoch die Kriterien der PTBS.

Patienten mit PTBS weisen eine gegenüber der Allgemeinbevölkerung um das 8-Fache **erhöhte Rate an Suizidversuchen** auf (Green 1994). Daher ist in der Anamnese nach Suizidversuchen auch die Frage nach Traumatisierungen zu stellen.

LEITLINIEN

AWMF-S3-Leitlinie Posttraumatische Belastungsstörung 2011

Die Diagnostik der PTBS soll nach klinischen Kriterien (ICD-10) erfolgen. Zur Unterstützung der Diagnostik können psychometrische Tests und PTBS-spezifische strukturierte klinische Interviews eingesetzt werden.
Die S3-Leitlinien raten von einem primären Einsatz psychometrischer Skalen zur PTBS-Diagnose ab, da eine entsprechende Diagnostik für die Patienten sehr belastend sein kann und deshalb in einem persönlichen einfühlsamen Gespräch erfolgen sollte.

Der diagnostische Prozess kann durch **Fremd- und Selbstbeurteilungsskalen** sowie **diagnostische Instrumente** zusätzlich unterstützt werden (s. Kasten). In strukturierten klinischen Diagnostikinventaren (z. B. DIPS, SKID oder CIDI; ➤ Kap. 3) gibt es Module zur PTBS. Als Standard gilt inzwischen ein spezifisches Inventar für PTBS, das sich an das DSM-IV anlehnt und zusätzliche Symptome abfragt. Diese *Clinician-Administered PTSD Scale* (CAPS) wird als Fremdbeurteilungsverfahren in klinischen Untersuchungen zunehmend verwendet und ermöglicht neben der Diagnosestellung auch die Feststellung von Symptomschweregrad und -frequenz.

Als Selbstbeurteilungsskalen stehen die *Impact of Event Scale* (IES-R; Horowitz et al. 1980) und die enger an das DSM-IV angelehnte *Posttraumatic Diagnostic Scale* (PDS; Foa et al. 1997) zur Verfügung. Mit dem Fragebogen zu Beschwerden nach einem Unfall (Stieglitz et al. 2002) liegt ein zeitökonomisches Screeninginstrument vor, mit dem sich Risikoprobanden für die Entwicklung einer PTBS oder einer subsyndromalen PTBS identifizieren lassen. Bei der Differenzialdiagnose bzw. Erhebung komorbider Störungen können Skalen zur Selbstbeurteilung depressiver (z. B. Beck-Depressions-Inventar) und ängstlicher Symptome (State-Trait-Angstinventar, Beck-Angst-Inventar) sowie der allgemeinen Psychopathologie (Symptom-Checkliste 90-R) verwendet werden (➤ Kap. 2).

Resümee

Posttraumatische Belastungsstörungen weisen häufig eine Komorbidität mit anderen psychischen Störungen auf. Bei der Abgrenzung gegenüber anderen Diagnosen spielt das Trauma eine besondere Rolle, da sich die Symptome der PTBS im Gegensatz zu den differenzialdiagnostisch abzugrenzenden Erkrankungen auf das Trauma beziehen. Von entscheidender Bedeutung sind daher die Identifikation des Traumas sowie die Klärung der Beziehung des Traumas zur Symptomatik.

14.6 Therapie

LEITLINIEN

AWMF-S3-Leitlinie Posttraumatische Belastungsstörung 2011

Manche Patienten mit PTBS haben eine unzureichende Affektregulation (z. B. mangelnde Impulskontrolle, dissoziative Symptome, Substanzmissbrauch, Selbstverletzungen, Suizidalität), die diagnostisch abgeklärt werden muss und initial in der Behandlungsplanung (individueller Stabilisierungsbedarf) zu berücksichtigen ist.

Die S3-Leitlinien bringen zum Ausdruck, dass Traumatherapie zwar zum größten Teil ambulant stattfinden kann, bei hoher Instabilität der Betroffenen, pathogenem Umfeld oder erheblichem Schweregrad der akuten oder chronischen Symptomatik aber auch ein stationärer Aufenthalt indiziert sein kann. Ist ein einmaliger stationärer Aufenthalt nicht ausreichend, kann eine Intervalltherapie mit Wechsel zwischen stationärer und ambulanter Therapie angezeigt sein. Ziel ist es, durch einen stationären Aufenthalt eine ausreichende Stabilisierung zu erreichen und Bewältigungsmöglichkeiten für den Alltag zu erarbeiten, um dann im weiteren Verlauf ggf. eine Traumakonfrontation durchzuführen (Frommberger und Keller 2007). Diese Vorgehensweise ist bisher empirisch kaum untersucht und beruht auf klinischer Erfahrung. Eine Kombination von Therapien wie Psycho- und Pharmakotherapie ist bisher ebenfalls kaum evaluiert, erwies sich in einer Studie aber als sehr erfolgreich (Nemeroff et al. 2006). In einer der sehr wenigen Studien zum direkten Vergleich zwischen Psychotherapie (Verhaltenstherapie) und Psychopharmakotherapie (Paroxetin) ergab sich kurzfristig eine ähnliche Wirksamkeit beider Verfahren, längerfristig zeigte die VT-Gruppe weniger Rückfälle (Frommberger et al. 1999).

14.6.1 Psychopharmakotherapie

Ungeklärt ist die pharmakologische Frühintervention nach einem Trauma. Bei der frühen Behandlung nach akutem Trauma wurden Benzodiazepine, Propranolol oder Clonidin als Medikamente zur kurzfristigen Dämpfung der Übererregungssymptome empfohlen. Derzeit gibt es jedoch keine überzeugenden Studienresultate zur medikamentösen Prävention einer PTBS, die eine evidenzbasierte Empfehlung rechtfertigen würden. Eine präventive Wirkung i. S. der Verhinderung einer PTBS-Symptomatik konnte bisher nicht gezeigt werden (Stein et al. 2007), auch nicht für Propranolol (Hoge et al. 2012) oder Escitalopram (Shalev et al. 2012). Wie notwendig Studien sind, zeigen Untersuchungen, die nahelegen, dass Benzodiazepine auf längere Sicht zu mehr PTBS und Depression führten als Placebokontrollen.

LEITLINIEN

AWMF-S3-Leitlinie Posttraumatische Belastungsstörung 2011

Pharmakotherapie soll nicht als alleinige Therapie der PTBS eingesetzt werden. Adjuvante Psychopharmakotherapie kann zur Unterstützung der Symptomkontrolle indiziert sein, ersetzt aber keine traumaspezifische Psychotherapie.

Da Patienten mit PTBS häufig klinisch komorbid beeinträchtigt sind und neurobiologisch objektivierbare Auffälligkeiten aufweisen, begründet dies den Einsatz psychopharmakologischer Behandlungsstrategien, wobei insb. trizyklische Antidepressiva, Serotonin-Wiederaufnahmehemmer, MAO-Hemmer und Stimmungsstabilisierer eingesetzt werden. Auch lehnen Patienten eine Psychotherapie evtl. ab oder sind intellektuell oder sprachlich nicht dazu in der Lage. Sowohl die Leitlinien der AWMF (2011) (s. Kasten) als auch der APA (2004) und anderer Gesellschaften (Forbes et al. 2010) kommen bzgl. der Therapie der (chronischen) PTBS zu dem Schluss, dass die Serotonin-Wiederaufnahmehemmer das Mittel der Wahl sind, da sie in mehreren großen, randomisierten Doppelblindstudien evaluiert wurden. Die SSRI verbesserten alle drei Symptomcluster der PTBS. Sie seien effektive Medikamente in der Behandlung häufig komorbider Störungen wie Depressionen, Angst- und Zwangsstörungen und könnten komplizierende Syndrome wie Impulsivität, Aggressivität und Suizidalität reduzieren. Sie würden zumeist gut vertragen, und die unerwünschten Wirkungen seien relativ gering. Unterstützt werden diese Empfehlungen durch die Zulassung der SSRI Sertralin und Paroxetin als bisher einzige Substanzen weltweit für die Behandlung der PTBS. In Deutschland sind beide Substanzen für die Indikation PTBS zugelassen.

EBM

Die Autoren eines Cochrane-Reviews (Evidenzstufe 1a: Stein et al. 2006) betonen die Wirksamkeit einer Psychopharmakotherapie (TZA, SSRI, MAO-Hemmer) im Hinblick auf die Reduktion PTBS-typischer und komorbider Symptomatik und die Verbesserung der Lebensqualität. Unter Medikation lag die Ansprechrate mit 59,1 % deutlich höher als in der Placebogruppe (38,5 %). Aufgrund der Vielzahl verfügbarer Studien für die Gruppe der SSRI und der damit verbundenen soliden empirischen Absicherung (auch für den Langzeitverlauf) geben die Autoren eine Therapieempfehlung insb. für diese Substanzgruppe ab.

Foa et al. (1999) führten eine **weltweite Expertenbefragung zur medikamentösen Behandlung von PTBS** durch. Daraus wurde die Empfehlung abgeleitet, zunächst einen SSRI zu geben und erst bei unzureichendem Ansprechen auf neuere Antidepressiva wie z. B. Venlafaxin zu wechseln. Es gibt inzwischen neue Studien zu Venlafaxin, die diese Auffassung stützen. Bei nur partiellem Ansprechen wurde aus der Expertenbefragung die Empfehlung der zusätzlichen Verordnung eines stimmungsstabilisierenden Medikaments wie Valproat abgeleitet.

Bei der Behandlung mit Antidepressiva ist zu beachten, dass der **Effekt erst verzögert einsetzt** und ein Therapieversuch daher mindestens **8, eher 12 Wochen** andauern sollte. Die **Dosierung** ist **initial etwas niedriger** zu wählen als in der üblichen antidepressiven Dosierung, z. B. Paroxetin 10 mg, da die Patienten häufig empfindlich auf unerwünschte Wirkungen reagieren. Oft erfordert der **Verlauf jedoch höhere Dosen,** d. h. für Amitriptylin oder Imipramin bis zu 300 mg, Fluoxetin bis 60 mg, Sertralin bis 200 mg, Paroxetin bis 50 mg. Die **Erhaltungstherapie** sollte den Zeitraum von **1 Jahr** nicht unterschreiten; bei persistierender Restsymptomatik werden gemäß der Expertenbefragung mindestens 2 Jahre empfohlen.

Im Einzelfall oder für geringe Patientenzahlen wurden Symptomreduktionen unter Propranolol, Carbamazepin, Buspiron,

Clonidin, Lithium, Clonazepam, Alprazolam oder Valproinsäure berichtet. Das Benzodiazepin Alprazolam zeigte in einer kleinen kontrollierten Studie keinen positiven therapeutischen Effekt, es wurde über Entzugssymptomatik beim Absetzen des Medikaments berichtet. Neuere Antipsychotika (insb. Olanzapin, Quetiapin, Risperidon) wurden bei psychotischer bzw. therapieresistenter Symptomatik untersucht und bei Irritierbarkeit, Albträumen, Flashbacks, Aggressivität als hilfreich angesehen. Für die meisten der oben genannten Substanzen liegen jedoch keine RCTs vor.

Möglicherweise eröffnet die Gabe des partiellen NMDA-Antagonisten D-Cycloserin vor einer Expositionstherapiesitzung die Chance, die Lernprozesse zu fördern und insb. die Extinktion zu unterstützen (Jovanovic und Ressler 2010). Hier bieten sich ganz neue Möglichkeiten der Kombination von Psycho- und Pharmakotherapie (zu etablierten und neuen pharmakologischen Ansätzen s. Steckler und Risbrough 2012).

Angesichts der **hohen Abbrecherquote** (ca. ¼–⅓ der Studienteilnehmer) bei medikamentöser Therapie der PTBS ist besonderer Wert auf **compliancesichernde Maßnahmen** zu legen. Dazu gehört u. a. eine gründliche **Aufklärung** über Krankheitsbild, Verlauf und Therapiemöglichkeiten. Des Weiteren ist darauf hinzuweisen, dass die therapeutischen Effekte mit zeitlicher Verzögerung auftreten und die Therapie oftmals längere Zeit in Anspruch nimmt. Die Bewertung einer medikamentösen Therapie durch den Patienten ist zu erfragen. Da Aspekte von Kontrolle und Ohnmacht für PTBS-Patienten eine wichtige Rolle spielen, ist dies in der Arzt-Patient-Interaktion und auch bei der Gabe von Medikamenten besonders zu beachten.

14.6.2 Psychotherapie (Video)

LEITLINIEN

AWMF-S3-Leitlinie Posttraumatische Belastungsstörung 2011

Bei der Therapie der PTBS soll mittels Konfrontation mit der Erinnerung an das auslösende Trauma das Ziel der Integration unter geschützten therapeutischen Bedingungen erreicht werden.
Die Bearbeitung traumatisch fixierter Erinnerungen und sensorischer Fragmente ist ein zentraler Bestandteil der Behandlung.
Dazu sollen traumaadaptierte Behandlungsmethoden eingesetzt werden.
Bei der Indikationsstellung zur Traumabearbeitung sind klinische Komorbidität und Stabilität in einem Gesamtbehandlungsplan mit partizipativer Entscheidungsfindung zu berücksichtigen.

Den Anforderungen der S3-Leitlinie (s. Kasten) werden die **kognitive Verhaltenstherapie** und **EMDR** am umfassendsten gerecht. Für beide Verfahren liegen inzwischen einige **RCTs** vor. Diese beiden Verfahren können als die am besten evaluierten Verfahren in der Traumatherapie gelten, sie sind ähnlich effektiv und gelten als **Psychotherapie der 1. Wahl bei PTBS** (Bisson et al. 2013). Die zusammenfassende Darstellung aktueller Leitlinien verschiedener Gesellschaften und Institutionen (Forbes et al. 2010) untermauert dies. Wie auch in den deutschen Leitlinien wird in den britischen NICE-Guidelines (2005; www.nice.org.uk) und dem Review von Bisson et al. (2013) hervorgehoben, dass die Therapie traumafokussiert sein sollte.

Konzepte zur Traumatherapie wurden inzwischen auch in anderen Therapieverfahren wie z. B. der Gestalttherapie entwickelt und ihre Evaluation begonnen (Maragkos et al. 2006). Neben den klassischen Verfahren individueller Therapie und Gruppentherapie werden nonverbale künstlerische oder körperorientierte Verfahren angewendet, deren Wirksamkeit nicht überprüft ist. Hervorgehoben wird die Bedeutung von Symbolen und Ritualen innerhalb einer Gruppe. Bei dem Versuch, dem Unerklärlichen einen Sinn zu verleihen, können religiöse Erklärungsansätze eine Rolle spielen. Der in den Grundfesten seiner Überzeugungen und seines Wertbildes erschütterte Patient versucht hiermit eine Rekonstruktion seiner Orientierungshilfen und Leitlinien.

Zu **Art und Dauer der Therapie** können noch keine allgemeingültigen Empfehlungen gegeben werden. Bei einmaligem, kurzfristigem und noch nicht lange zurückliegendem Trauma ist eine zeitlich limitierte, fokussierte Psychotherapie möglich (in Studien ca. 3 Monate). Bei länger zurückliegendem Trauma bedarf jedoch ein Teil der Patienten zunächst der vorsichtigen supportiven Therapie, um erst nach Aufbau einer **tragfähigen therapeutischen Beziehung** über das Trauma sprechen zu können. Jegliche Form der Psychotherapie muss daher die **psychische Stabilität des Patienten berücksichtigen.** Dieser sollte durch die Therapie nicht von den Erinnerungen an das Trauma überwältigt und damit erneut traumatisiert werden, was zur Zunahme der Symptomatik führen könnte. Gerade bei Expositionsbehandlungen kann diese Gefahr bestehen. Eine **ausreichende Stabilisierung** und Vorbereitung des Patienten ist daher eine wichtige Grundvoraussetzung für jegliche Form der Expositionsbehandlung.

In den bisher vorliegenden **kontrollierten Psychotherapiestudien** haben sich in einer einzigen Studie psychodynamische Psychotherapie und Hypnotherapie in der Reduktion der Symptomatik als wirksam erwiesen (Brom et al. 1989). Bei diesem geringen Evidenzgrad wird daher in Metaanalysen die psychodynamische Therapie kaum oder gar nicht berücksichtigt (Forbes et al. 2010; Bradley et al. 2005). Kognitive und Verhaltenstherapie sowie die EMDR-Therapie sind wesentlich besser untersucht und haben sich als effektiv erwiesen. Möglicherweise wird man der Vielschichtigkeit der PTBS nicht mit einer Methode allein, sondern nur mit einem **multimodalen Ansatz** gerecht. So werden in der KVT mitunter parallel oder nebeneinander Entspannungs-, Stressbewältigungs- und Expositionstraining sowie kognitive Umstrukturierung angewendet. Die **Expositionsbehandlung** gilt als entscheidender Faktor in der Verhaltenstherapie; sie kann *in sensu* oder *in vivo* stattfinden. Zusätzliche Unterstützung kann eine Gruppentherapie bieten, die den Patienten auch aus seiner Isolierung herausführen kann. Angehörige und Freunde können in die Behandlung einbezogen werden, um ein besseres Verständnis der Erkrankung zu gewinnen und den Patienten besser unterstützen zu können.

LEITLINIEN

AWMF-S3-Leitlinie Posttraumatische Belastungsstörung 2011

Traumatherapie endet i. d. R. nicht mit der Traumabearbeitung. Wenn indiziert, sollte der psychotherapeutische Prozess zur Unterstützung von Trauer, Neubewertung und sozialer Neuorientierung fortgeführt werden.

In den Leitlinien (s. Kasten) wird zum Ausdruck gebracht, dass schwere PTBS häufig mit Verlusterlebnissen nahestehender Personen, mit sozialer Desintegration und entscheidenden Beeinträchtigungen des Selbst- und Weltvertrauens verbunden sind. Dies macht häufig eine Fortführung der Psychotherapie auch nach erfolgreicher Behandlung der engeren PTBS-Symptomatik erforderlich.

Angesichts der vielfältigen Bedingungen und Auswirkungen posttraumatischer Reaktionen wurden **integrative Therapiemodelle** vorgeschlagen, die in unterschiedlicher Weise Elemente von Psychopharmakotherapie, Psychodynamik, kognitiver und Verhaltenstherapie, Hypnotherapie und Körpertherapien einbeziehen. Sie berücksichtigen dabei zumeist den phasenhaften Ablauf der Verarbeitung traumatischer Erlebnisse wie auch das Ausmaß an zusätzlichen Störungen i. S. einer Komorbidität.

LEITLINIEN

AWMF-S3-Leitlinie Posttraumatische Belastungsstörung 2011

Mangelnde Affekttoleranz, akuter Substanzkonsum, instabile psychosoziale und körperliche Situation, komorbide dissoziative Störung, unkontrolliert autoaggressives Verhalten sind als relative Kontraindikation zur Traumakonfrontation anzusehen.
Akute Psychosen, schwerwiegende Störungen der Verhaltenskontrolle (in den letzten 4 Monaten: lebensgefährlicher Suizidversuch, schwerwiegende Selbstverletzung, Hochrisikoverhalten, schwerwiegende Probleme mit Fremdaggressivität) und akute Suizidalität sind als absolute Kontraindikation für ein traumabearbeitendes Vorgehen zu bewerten.
Bei Vorliegen von Kontraindikationen ist eine konfrontative Traumabearbeitung erst indiziert, wenn äußere Sicherheit und eine hinreichend gute Emotionsregulierung („ausreichende Stabilisierung") vorhanden sind.

Entsprechend den Kontraindikationen für traumakonfrontative Maßnahmen (s. Kasten) werden Patienten mit starker affektiver Instabilität und schwerer Psychopathologie häufig aus Studien zur Wirksamkeit traumaverarbeitender Verfahren ausgeschlossen. Bei unzureichender Stabilisierung vor traumakonfrontativer Behandlung kann es zur Exazerbation von Depressionen, Rückfall in Alkoholabusus und zum Ausbruch von Panikstörungen kommen (Pitman et al. 2012). Die Leitlinien erachten die Anwendung nicht traumaadaptierter, kognitiv-behavioraler oder psychodynamischer Techniken (z. B. unmodifiziertes psychoanalytisches Verfahren, unkontrollierbare Reizüberflutung, unkontrollierte regressionsfördernde Therapien) als obsolet. Angesichts der Problematik des therapeutischen Vorgehens, insb. bei schwerer traumatisierten Patienten, wird in den deutschen Leitlinien folgende Empfehlung ausgesprochen:

LEITLINIEN

AWMF-S3-Leitlinie Posttraumatische Belastungsstörung 2011

Die behandelnden Psychotherapeuten sollen über eine traumatherapeutische Qualifikation verfügen.

Krisenintervention nach einem akuten Trauma

Die Untersuchungen und Erkenntnisse zur Behandlung eines akuten Traumas haben in den letzten Jahren deutlich zugenommen. Die Ergebnisse, ihre klinische Relevanz und Handlungsempfehlungen wurden in der AWMF-Leitlinie „Diagnostik und Behandlung von akuten Folgen psychischer Traumatisierung" (2008) zusammengefasst, die sich gerade in Überarbeitung befindet und derzeit deshalb nicht über die AWMF im Internet abrufbar ist.

Zunächst und vor allen psychotherapeutischen Interventionen sind menschliche Unterstützung und Hilfe nach einem schweren traumatischen Ereignis (bspw. einem schweren Unfall) notwendig. Im Vordergrund stehen zunächst Beistand und Trost sowie Sicherung einfacher Grundbedürfnisse (z. B. Kleidung, Wärme, Nahrung). Der Vermittlung von Sicherheit, der Möglichkeit, Gefühle zuzulassen und der menschlichen Anteilnahme kommt eine hohe Bedeutung zu. Dazu gehören unmittelbar am Ort der Katastrophe auch einfache Formen der Kommunikation, z. B. sich mit Namen vorzustellen, sagen, dass etwas geschieht, Abschirmen der Verletzten vor Neugierigen, Halten eines vorsichtigen Körperkontakts und Aufnahme der Kommunikation durch Sprechen, auch wenn der Verletzte nicht spricht. Praktische Dinge müssen organisiert werden (z. B. Familie informieren). Der Betroffene sollte Informationen über das Geschehene und Hilfsangebote erhalten, über die er möglichst viel Kontrolle und Entscheidung hat. Es ist auf ausreichenden Schlaf sowie auf das Ausmaß dysfunktionaler Kognitionen zu achten. Suizidalität ist aktiv abzuklären. Die nächsten Schritte sind zu planen. Die Kontrolle über diese Schritte zu haben hilft auch bei der Strukturierung des Zeiterlebens und bei der gedanklichen Verarbeitung und unterstützt die Ressourcen und das Selbstbild (weiterführende Literatur in Hausmann 2003; Kröger 2013; Bengel und Becker-Nehring 2013). Angestrebt wird die Verlagerung einer Sicht von sich selbst als hilflosem Opfer zu der eines Überlebenden, der das Trauma aktiv bewältigen kann.

Bei der individuellen psychotherapeutischen Intervention nach einem Trauma ist zunächst i. S. der **Krisenintervention** eine supportive Behandlung angezeigt. Informationen und spezifische Psychoedukation zu traumatischen Ereignissen und ihren Folgen werden gegeben. Gefördert werden die Bewältigungsmechanismen im Hier und Jetzt und die Beachtung allgemeinmedizinischer Hilfen bei somatischen Folgen der Traumatisierung. Der Patient wird darin unterstützt, seine mit dem Trauma in Verbindung stehenden Gedanken, Gefühle und Bilder in Worte zu fassen und mitzuteilen. Nur sehr vorsichtig ist eine Konfrontation vorzunehmen, da der Patient in einer solchen Situation sehr vulnerabel, zudem oft voller Zweifel, Misstrauen und Schuldgefühle ist.

Vom Therapeuten wird verlangt, dass er ruhig und sicher auf die Erzählungen der Ereignisse reagieren und durch sein konkretes Nachfragen bereits eine Struktur für den oft irritierten und orientierungslosen Patienten vorgeben kann. Es fällt den Patienten häufig schwer, das unwiderruflich Geschehene als gegeben zu akzeptieren. Zur Unterstützung sind, soweit wie möglich, Familienangehörige oder Freunde einzubeziehen. Ergänzend zum Gespräch kann eine kurz dauernde Verschreibung sedierender Medikation (vorzugsweise Antidepressiva) bei sehr intensiven Reaktionen angezeigt sein, wenn für eine eingehende psychoedukative oder psychotherapeutische Intervention kein ausreichender Kontakt zum Patienten hergestellt werden kann. Quälende Schlafstörungen können mit sedierenden Antidepressiva verbessert werden, die den REM-Schlaf unterdrücken.

Als Gruppenverfahren zur „psychologischen Ersten Hilfe" unmittelbar nach einem Trauma ist das Debriefing-Konzept bekannt geworden (**Psychological Debriefing [PD]** oder **Critical Incident Stress Debriefing, CISD**), das aus **einem** Gruppengespräch z. B. für Personen besteht, die an den Rettungsaktionen nach einer Katastrophe beteiligt waren). Das Gespräch findet in den ersten Tagen nach dem Ereignis statt und soll den Betroffenen die Möglichkeit geben, sich mit anderen Betroffenen über ihre Gedanken und Gefühle auszutauschen und Anleitung für den Umgang mit möglicherweise auftretenden Beschwerden zu bekommen. Seiner Struktur nach beinhaltet das Debriefing eine detaillierte Mitteilung über das Trauma (Fakten, Gefühle, Gedanken, sensorische Eindrücke sowie die schlimmsten Erlebnisse). Inbegriffen sind ferner die Aufklärung über die Symptomatik der akuten Stressreaktion, der PTBS und die Vermittlung von basalen Copingstrategien. Diese Interventionsform ist kurz, fokussiert, unmittelbar nach dem Trauma beginnend und bewusst an der Oberfläche bleibend. Sie ist nicht als Psychotherapie im engeren Sinne zu verstehen. Das Debriefing wurde zunächst für Gruppen von Rettungsdienstmitarbeiter entwickelt, wurde in den letzten Jahren aber auch auf das Einzelsetting übertragen.

Die bisher vorliegenden wissenschaftlichen Daten zur **Effizienz des Debriefings** mit dem Ziel der Prävention einer PTBS sind **eher negativ.** Sie lassen entweder eine nicht vorhandene Wirksamkeit oder sogar eine mögliche negative Langzeitauswirkung auf die psychische Symptomatik der Betroffenen erkennen.

E B M

Ein positiver Effekt des Debriefings i. S. einer Prävention der PTBS sowie komorbider Symptomatik konnte auch in zwei systematischen Übersichtsarbeiten nicht nachgewiesen werden (Rose et al. 2002, Cochrane-Review), wobei die bislang vorliegenden Studien mit vielfältigen methodischen Mängeln (z. B. fehlende Verblindung der Bewertung, keine Angaben über die Dropout-Raten) behaftet sind.

Diese Skepsis setzt sich auch in weiteren Metaanalysen fort (Bradley et al. 2005) und führt dazu, dass die britischen NICE-Guidelines (2005) aufgrund ihrer Metaanalyse das Debriefing ablehnen. Diese Ablehnung steht im Widerspruch zum subjektiven Empfinden der Probanden, die eine Frühintervention oft als hilfreich erleben. Insgesamt kann derzeit keine Methode in der Prävention der PTBS als nachweislich wirksam gelten. Die Diskussion um die Effektivität des Verfahrens bezieht sich u. a. auf die Frage nach dem Interventionszeitpunkt, einer standardisierten Vorgehensweise, nach einmaligen Interventionen und den verwendeten Effektmaßen. Aufgrund diverser Risiken, z. B. einer Re- oder Sekundärtraumatisierung durch zu frühzeitige Interventionen, wird bei der derzeitigen Datenlage von einer Anwendung einmaliger Debriefing-Interventionen im beschriebenen Sinn abgeraten.

In kleineren kontrollierten Studien zur kurz dauernden, individuellen **kognitiv-verhaltenstherapeutischen Frühintervention** mit 3–6 h wurden jedoch in mehreren Studien positive Effekte nachgewiesen (Roberts et al. 2009). Die aus der psychotherapeutischen Behandlung der chronischen PTBS als effektiv befundenen Methoden wurden in diesen Studien als Form der Frühintervention überprüft (Bryant 2003; NICE 2005; Kröger et al. 2012; Bengel und Becker-Nehring 2013). Um aussagekräftige Befunde zu erhalten, müssten Studien jedoch auf verbessertem methodischem Niveau und in verschiedenen Traumapopulationen durchgeführt werden. Den aktuellen Stand der Befunde und methodischen Probleme sowie künftige Ansätze fassen Kearns et al. (2012) zusammen. Die Metaanalyse von Kliem und Kröger (2013) findet kleine bis mittlere Effektstärken für KVT-Frühinterventionen mit kleinen Effektstärken im Langzeitverlauf.

Nach der derzeitigen Studienlage kann keine Psychopharmakotherapie als Mittel der Wahl empfohlen werden. In einer Studie (Gelpin et al. 1996) zeigte die initiale Gabe von Benzodiazepinen im weiteren Verlauf negative Effekte, d. h. mehr Depression und PTBS als in der Kontrollgruppe. Betablocker reduzieren zwar die physiologische Reaktion auf ein Trauma, können die Entwicklung einer PTBS jedoch nicht verhindern (Hoge et al. 2012). Zurzeit laufen Studien zum Effekt von Kortisongaben. Die Rationale dazu ergibt sich aus dem oben dargestellten integrativen biologischen Entstehungsmodell.

E B M

Durch eine Frühintervention mit traumafokussierter KVT (innerhalb von 3 Monaten nach dem Trauma) ließ sich bei Patienten mit akuten Belastungsreaktionen bzw. Symptomen einer PTBS die Symptomatik im Vergleich zu einer unbehandelten Kontrollgruppe und zu supportiver Therapie signifikant reduzieren (Evidenzstufe Ia: Roberts et al. 2010; Cochrane-Review). Angesichts der geringen Fallzahlen in Verbindung mit Datenheterogenität besteht weiterer Forschungsbedarf.

Von einer prophylaktischen Behandlung (weitgehend) asymptomatischer Patienten nach Traumexposition wird wegen negativer Nebenwirkungen dringend abgeraten (Roberts et al. 2009; Cochrane-Review).

Psychodynamische Therapie der PTBS

Das psychodynamische Modell von Horowitz (1992) geht davon aus, dass die Verarbeitung des Traumas in **mehreren Phasen** abläuft. Diese Phasen können unterschiedlich lange andauern und einander auch überlappen. Phasen der Verleugnung und Verdrängung können ebenso auftreten wie Phasen der Trauer oder Wut, der beständigen Erinnerung an das Trauma, Phasen der Ambivalenz sowie der Durcharbeitung und Konfrontation mit dem Ereignis, bis schließlich eine Integration des Geschehenen erreicht ist.

Zunächst wird am **Aufbau einer tragfähigen, sicheren Beziehung** gearbeitet, die den Patienten in die Lage versetzt, über seine Erlebnisse zu berichten. Empathisches, verständnisvolles Zuhören ohne Wertung stützt den Patienten. In der Beziehung wird der Therapeut vom Patienten immer wieder auf seine Fähigkeit geprüft, ob er die Erlebnisse aushalten und mit dem Patienten tragen kann.

Die Symptome und Verhaltensweisen sind innerhalb eines plausiblen Krankheitskonzepts zu erklären und somit für den Patienten besser einzuordnen. Dabei sind Bezüge zum Trauma und zu den Auswirkungen auf den Alltag herzustellen. Zu erfassen ist auch die **Bedeutung, die das Trauma für den Patienten hat.** Die Symptome, das Verhalten und das Ereignis an sich sind für den Patienten von Relevanz und wirken sich auf sein **Selbstkonzept** aus. Die Gewinnung von Einsicht und Verständnis für das Geschehen und die Rolle des Patienten in der Situation fördert die Integration und Bewältigung des Ereignisses. Hierdurch kann idealerweise der durchbrochene „Reizschutz" wieder aufgerichtet werden. Der Regression und Fixierung auf primitive Abwehrformen wird entgegengearbeitet und die Entwicklung ungünstiger Charakterveränderungen verhindert.

Die aktuelle Erfahrung wird zu möglichen **früheren Traumatisierungen** in Beziehung gesetzt. Bewusste und unterbewusste Assoziationen können frühere Konflikte und Erlebnisse von Gefahr und Verletzung, aber auch Sicherheit und Schutz aufdecken. **Übertragung und Gegenübertragung** können sehr intensiv auftreten, wenn inadäquate Verhaltensmuster und frühe Abwehrmechanismen die Beziehung beeinflussen. Reddemann und Sachsse (1998) warnen jedoch: *„Wir halten die Bearbeitung traumatischer Ereignisse in der Übertragung respektive mittels der therapeutischen Beziehung inzwischen für schädlich."*

Für die Bewältigung aktueller Traumata wurde von Horowitz et al. (1986) eine strukturierte psychodynamische Kurztherapie entwickelt. In der einzigen kontrollierten Studie (Brom et al. 1989) war diese Therapie zwar wirksamer als die Kontrollen (Warteliste), verglichen mit der Wirksamkeit von Verhaltenstherapie oder EMDR in einer Metaanalyse jedoch deutlich weniger effektiv (van Etten und Taylor 1998).

EMDR-Therapie

Große Beachtung hat das erstmals von Shapiro Ende der 1980er-Jahre beschriebene *Eye Movement Desensitization and Reprocessing* (EMDR) gefunden, EMDR soll von erfahrenen Psychotherapeuten angewendet werden, die bereits eine andere Methode erlernt haben; es soll nicht isoliert zur Anwendung kommen, sondern i. R. eines Gesamtbehandlungsplans. Die EMDR-Behandlung gliedert sich in acht Phasen, in denen Psychoedukation, Stabilisierungsverfahren sowie Desensibilisierung und Durcharbeitung eine zentrale Rolle spielen (Hofmann 2006). Während der imaginativen Konfrontation mit den Erinnerungen an das traumatische Ereignis wird der Patient gebeten, mit den Augen wiederholt dem Finger des Therapeuten zu folgen, der schnell und gleichmäßig hin und her bewegt wird. Dies wird wiederholt, bis der Patient die traumatische Erinnerung nicht mehr als so belastend empfindet. Schließlich wird die Erinnerung mit einer positiven, hilfreichen Kognition gekoppelt. Die bilaterale Stimulation nimmt nach der Theorie eine zentrale Rolle ein und kann auch über die Ohren oder das sensorische System (Tapping) erfolgen. Der genaue Wirkmechanismus des EMDR ist bisher unklar.

E B M

Mit EMDR behandelte Patienten haben einen signifikant günstigeren Krankheitsverlauf als unbehandelte Kontrollpersonen (Evidenzstufe Ia: Bisson et al. 2013, Cochrane-Review). Aufgrund unterschiedlich stark ausgeprägter Effekte in den Einzelstudien und der Möglichkeit eines Publikationsbias raten die Autoren des Cochrane-Reviews zu einer vorsichtigen Interpretation des positiven Befundes.

Kognitive Verhaltenstherapie der PTBS

Zur verhaltenstherapeutischen Behandlung von Angstsymptomen und -syndromen werden gewöhnlich Expositionsverfahren und Angstbewältigungstechniken eingesetzt.

E B M

In einem systematischen Review wurde neben einer traumafokussierten kognitiv-behavioralen Therapie (T-KVT; als Einzel- oder Gruppentherapie), verhaltenstherapeutischem Stressmanagement, KVT, „anderen Psychotherapien" (Counselling, supportive Therapie) auch das EMDR auf seine Wirksamkeit hin überprüft (Evidenzstufe Ia: Bisson et al. 2013, Cochrane-Review). Traumaspezifische KVT, EMDR und Stressmanagement erwiesen sich nach Beendigung der Behandlung als gleichwertig, bei Nachuntersuchung waren jedoch die positiven Effekte einer KVT geringer ausgeprägt als bei den mit T-KVT und EMDR behandelten Patienten. Insgesamt waren T-KVT, EMDR und KVT den übrigen Therapieformen überlegen. Die Autoren weisen darauf hin, dass mögliche Nebenwirkungen der aktiven Behandlungsformen (z. B. die höhere Abbrecherquote) bislang nur unzureichend untersucht sind.
Aufgrund der spärlichen Datenlage lassen sich aktuell keine empirisch begründbaren Empfehlungen für eine Kombination von Psychotherapie und SSRI-Behandlung geben (Hetrick et al. 2010; Cochrane-Review).

Wirksame Therapieformen

Metaanalysen und Leitlinien führen die traumafokussierte Psychotherapie als Mittel der ersten Wahl an. Die beste Evidenz haben dabei die Verfahren der kognitiven Therapie, Verhaltenstherapie nach dem Expositionsparadiagma von Foa und die EMDR. Diese Verfahren sind multimodal und schließen die Konfrontation und kognitive Bearbeitung des Traumaerlebens ein. Metaanalytisch zeigten sich beim Vergleich mit Kontrollbedingungen (Warteliste) mittlere Effektstärken für KVT (d = 1,2–1,5), für EMDR (d = 1,2) und über alle aktiven Behandlungen (d = 1,1) (Bradley et al. 2005). In einzelnen kontrollierten Studien erwiesen sich auch die *Brief Eclectic Psychotherapy* mit d = 1,55 (Nijdam et al. 2012), die narrative Expositionstherapie mit d = 0,65 (Gwozdziewycz und Mehl-Madrona 2013) und die *Imagery Rescripting Therapy* (nur in Kombination mit anderen Methoden; Arntz 2012) als wirksam. Da nicht genügend Daten aus RCTs vorliegen, gibt es keine ausreichende wissenschaftliche Evidenz für die Wirksamkeit von psychodynamischer, systemischer, körperorientierter oder Hypnotherapie. Auch ist die Behandlung von PTBS nach somatischen Erkrankungen wenig untersucht (Köllner 2013).

Noncompliance und Therapieresistenz sind sowohl bei Psychotherapien wie Pharmakotherapien bei mindestens ⅓ der Patienten zu beobachten. Bei Therapieresistenz wurde ein abgestuftes Prozedere vorgeschlagen (Wirtz und Frommberger 2009).

Aufgrund der Komplexität von anhaltenden Traumafolgestörungen mit vielfältiger Komorbidität ist eine Evaluation der Wirksamkeit stationärer Therapien schwierig. Die Daten aus einer RCT für eine Kombination von Therapieverfahren der dialektisch-behavioralen Therapie (DBT) der Borderline-Störung mit Verhaltenstherapie nach einem Expositionsparadigma sind vielversprechend: Hedges' g = 1,3 gegen eine TAU-Wartelistenkontrollgruppe (Bohus et al. 2013). Bisher wenden nur wenige Kliniken in Deutschland dieses intensive und aufwendige Konzept (DBT-PTBS) an. Die Versorgungslandschaft ist heterogen und häufiger angewandte Therapieformen wie die psychodynamisch-imaginative Traumatherapie (PITT) sind nicht in RCTs evaluiert. Dass bei komplexen klinischen Problemen auch unspezifische psychologische Interventionen berechtigt sein können, zeigen Gerger et al. (2013) in ihrer Metaanalyse. Derzeit noch auf Forschungsprojekte begrenzt ist die Therapie über das Internet (Knaevelsrud und Maercker 2007).

Die erste moderne Form der **Expositionstherapie,** die zur Behandlung von Phobien eingesetzt wurde, war die systematische Desensibilisierung (➤ Kap. 6). Der Patient wird im entspannten Zustand auf der Vorstellungsebene der angstauslösenden Situation, die gestuft vorgegeben werden kann, ausgesetzt. In der Expositionsbehandlung wird der Patient mit der gefürchteten Situation konfrontiert. Um eine Entkopplung von der real traumatisierenden Situation zu schaffen und die unangenehmen psychophysiologischen Reaktionen in einem zu bewältigenden Rahmen zu halten, muss auf ein sicheres Setting geachtet werden. Den Vermeidungstendenzen des Patienten wird damit entgegengewirkt. Die verschiedenen Expositionstechniken unterscheiden sich je nach Modus *(in sensu* bzw. *in vivo)* und Dauer der Exposition (kurz bzw. lang) sowie dem Erregungsniveau bei der Exposition (niedrig bzw. hoch). Varianten sind **abgestufte Konfrontationsverfahren** *in vivo* oder *in sensu* ohne Entspannung.

Eine andere Form der Exposition ist die Reizüberflutung (Flooding). Bei dieser Methode wird der Reiz massiv, entweder *in vivo* oder *in sensu*, vorgegeben und fortgesetzt, bis ein deutlicher Rückgang des Angstniveaus erreicht ist. Die Exposition ist v. a. bei Vorhandensein eines **ausgeprägten Vermeidungsverhaltens** indiziert. **Die Furchtstruktur soll durch die Konfrontation mit dem furchtauslösenden Reiz aktiviert und durch die neue, korrigierende Erfahrung modifiziert werden.** Die Expositionsbehandlung hat sich in Studien bei der Behandlung von vergewaltigten Frauen als effektiv erwiesen. Nicht nur das Vermeidungsverhalten, sondern auch Albträume, Intrusionen und psychophysiologische Beschwerden konnten reduziert werden.

Im **Angstbewältigungstraining** werden Fertigkeiten vermittelt, die der Patient zur Kontrolle seiner Ängste einsetzen kann. Dies ist dann sinnvoll, wenn ein Großteil des Alltags des Patienten von Angst geprägt ist. Angstbewältigungstechniken sind u. a. Entspannungs- und Stressimpfungstraining, kognitive Umstrukturierung, soziales Kompetenztraining und Ablenkungstechniken. In einer von Foa et al. (1991) durchgeführten kontrollierten Studie mit vergewaltigten Frauen zeigte sich am Ende der Therapie, dass das Angstbewältigungstraining zur Behandlung von posttraumatischen Beschwerden effektiv war. Die erhöhte psychophysiologische Erregung war durch diese Methode gut zu beeinflussen.

Zur Behandlung der PTBS nach einer Vergewaltigung wurde von Foa et al. (1995) ein kurzes, **strukturiertes Therapieprogramm** entwickelt. Diese Behandlung besteht aus einer **Kombination** von Stressbewältigungstraining und Exposition *in sensu* und *in vivo*. Psychoedukation und Vermittlung eines Krankheitsmodells sind dabei wichtige Bestandteile. Es finden jeweils zweimal pro Woche zwölf 90- bis 120-minütige Sitzungen statt. Voraussetzung für eine Expositionsbehandlung ist eine ausreichende Stabilisierung des Patienten.

Ein KVT-Therapiemanual zur Behandlung nach chronischer Traumatisierung, das neben Expositionstherapie auch kognitive Intervention und spezielle Verfahren zur Bearbeitung von Scham-, Schuld-, Wut- und Ärgergefühlen enthält, wurde von Boos (2005) publiziert. Detaillierte Informationen für Betroffene und Angehörige zur Symptomatik und Behandlungsmöglichkeiten wurden von Ehring und Ehlers (2012) veröffentlicht.

Tiefer gehende Informationen

Informationen über das konkrete Vorgehen bei einer traumaspezifischen Verhaltenstherapie finden Sie online im „Plus im Web“ zu diesem Buch.

Resümee

Sowohl in der Psychopharmakotherapie als auch in der Psychotherapie existiert inzwischen eine Reihe kontrollierter Studien zur Wirksamkeit der Verfahren. In der Psychopharmakotherapie sind die Serotonin-Wiederaufnahmehemmer am besten untersucht, in der Psychotherapie die kognitiven und verhaltenstherapeutischen Verfahren sowie die EMDR. Zumeist wird eine Reduktion einzelner Symptombereiche erreicht; eine vollständige Remission ist eher die Ausnahme.

Literatur

Die vollständige Literatur zu diesem Kapitel finden Sie online im „Plus im Web“ zu diesem Buch.

Fragen zur Wissensüberprüfung zum ➤ Kap. 14 finden Sie online.

KAPITEL

15 Anpassungsstörungen

Jürgen Bengel, Heide Hecht und Ulrich Frommberger

15.1 Terminologie

Stressoren wie z. B. kritische Lebensereignisse stellen bei einer Vielzahl psychischer Störungen gewichtige krankheitsauslösende oder krankheitsverstärkende Einflussfaktoren dar. Psychosoziale Belastungen in Form von belastenden Lebensereignissen oder chronischen Belastungen sind in der ICD-10 und im DSM-5 ein für die Diagnose einer Anpassungsstörung unverzichtbares Diagnosekriterium. Damit gehört die Anpassungsstörung in beiden Diagnosesystemen neben den akuten Belastungsreaktionen und -störungen, den posttraumatischen Belastungsstörungen (PTBS) und den organisch und substanzbedingten Erkrankungen zu den wenigen **ätiologisch definierten Störungen**.

Die ICD-10 definiert Anpassungsstörungen (F43.2) als *„Zustände von subjektivem Leid und emotionaler Beeinträchtigung, die soziale Funktionen und Leistungen behindern und während des Anpassungsprozesses nach einer entscheidenden Lebensveränderung oder nach belastenden Lebensereignissen wie auch schwerer körperlicher Erkrankung auftreten"*. Die Belastungen können das engere soziale Netz (z. B. **Trauerfall** oder **Trennungserlebnis)** oder das weitere soziale Umfeld (z. B. **Emigration** oder **Flucht**) betreffen. Für eine Diagnosestellung wird gefordert, dass sich die Symptomatik **innerhalb von 1 Monat** (ICD-10) nach Beginn des Stressors entwickelt und i. d. R. **nicht länger als 6 Monate** (bzw. 2 Jahre bei längerer depressiver Reaktion) andauert. Zusammen mit der PTBS und der akuten Belastungsstörung gehören sie zur Gruppe F42 „Reaktionen auf schwere Belastungen und Anpassungsstörungen".

Das DSM-5 konzeptualisiert die Anpassungsstörungen als Stressreaktionssyndrome (*trauma- and stressor-related disorders*), wobei die Ereignisse traumatischer oder nichttraumatischer Art sein können (Strain und Friedman 2011; APA 2013). Die bisherige Unterscheidung zwischen einer **akuten und einer chronischen Anpassungsstörung** (≥ 6 Monate) wird aufgehoben. Wenn die die Störung auslösenden Belastungen oder deren Konsequenzen länger als 6 Monate andauern, kann die Symptomatik persistieren. Eine Zusatzcodierung „persistierend" ist im DSM-5 jedoch nicht mehr vorgesehen. Dies gilt für Stressoren, die längerfristig einwirken (z. B. chronische körperliche Erkrankung) und für die das Zeitkriterium nicht eindeutig angewendet werden kann. Von diesen besonderen oder kritischen Lebensereignissen, deren Auftreten i. d. R. zeitlich eindeutig datierbar ist, sind Alltagsstressoren zu unterscheiden. Dies sind Ereignisse im Alltagsleben, die häufiger auftreten und Missempfindungen auslösen können, jedoch keine aufwendigen psychischen Verarbeitungsprozesse zur Folge haben.

Die Diagnose einer Anpassungsstörung wird somit dann gestellt, wenn ein **identifizierbarer Auslöser** vorhanden ist und die betroffene Person in der Folge **psychische Auffälligkeiten** (depressive Symptome, Ängste, andere Gefühle wie z. B. Anspannung, Ärger) oder **Verhaltensauffälligkeiten** (z. B. aggressives oder dissoziales Verhalten) entwickelt, die zu kurz dauern oder zu schwach ausgeprägt sind, um die Kriterien für eine operationalisierte Diagnosekategorie (z. B. die einer Major Depression oder einer spezifischen Angststörung) zu erfüllen. Anpassungsstörungen lassen sich damit durch ihre **unterschwellig** oder **subsyndromal** ausgeprägte Symptomatik zwar vom Vollbild „verwandter" Störungen abgrenzen, die Schwelle zwischen unterschwelliger Morbidität und nichtmorbider Missbefindlichkeit ist jedoch nicht operational definiert (Helmchen 2001). Klinisch relevant sind insb. die (kurz und länger andauernden) **depressiven Reaktionen,** die v. a. bei Trennung oder Verlust wichtiger Beziehungen oder in der Folge schwerer körperlicher Erkrankungen auftreten. Trauerreaktionen, die mehr als 2 Wochen andauern, werden im DSM-5 als Depressive Episode verschlüsselt, was sehr kontrovers diskutiert wird, da zeitlich befristete Trauer nach Verlusterlebnissen zum gesunden Anpassungs- und Bewältigungsrepertoire des Menschen gehört. Trotz der z. T. erheblichen Suizidgefährdung bei Patienten mit Anpassungsstörungen gibt es kaum empirische Studien. Über den komplexen Zusammenhang zwischen Vulnerabilität, kritischem Ereignis und psychischer Symptomatik lassen sich derzeit keine empirisch gut belegten Aussagen treffen.

Resümee

Anpassungsstörungen treten nach belastenden Lebensereignissen und Lebensveränderungen wie Verlusterlebnissen, schweren Erkrankungen und schwerwiegenden privaten oder beruflichen Schwierigkeiten auf. Diese Diagnosegruppe gehört damit zu den wenigen in DSM-5 und ICD-10 ätiologisch definierten Störungen. Anpassungsstörungen zählen zu den „unterschwelligen" Störungen, da die Diagnose nur dann gestellt wird, wenn die Kriterien für eine spezifische Störung, die ebenfalls durch einen Stressor ausgelöst sein kann, nicht erfüllt sind.

15.2 Epidemiologie und Verlauf

15.2.1 Häufigkeit

Die Angaben zur Häufigkeit von Anpassungsstörungen in der Bevölkerung sind spärlich, da die Lebenszeitprävalenz von Anpassungsstörungen in den meisten epidemiologischen Studien wie dem *US National Comorbidity Survey* oder dem deutschen Bundesgesundheitssurvey nicht erhoben wurde (Kessler und Walters 2002; Jacobi et al. 2004; Casey 2009). In einer repräsentativen Erhebung in Deutschland werden zwischen 0,9 und 2,3 % Anpassungsstörungen diagnostiziert (Punktprävalenz, Maercker et al. 2012). In der europäischen multizentrischen ODIN-Studie (Ayuso-Mateos et al. 2001) wurde unter Anwendung der DSM-IV-Kriterien für die **Anpassungsstörung mit depressiver Symptomatik** eine Punktprävalenz von **0,6 % für Frauen** und **0,3 % für Männer** zwischen 18 und 60 Jahren ermittelt. Bei Klassifizierung nach den ICD-10-Kriterien ergaben sich mit 0,3 % noch niedrigere Raten. Im DSM-IV-TR werden für Kinder, junge Erwachsene und ältere Personen Prävalenzraten von **2–8 %** angegeben. In einer repräsentativen Stichprobe älterer Personen zwischen 65 und 96 Jahren finden sich 2,3 % Anpassungsstörungen (Maercker et al. 2003). Anpassungsstörungen können in jeder Altersgruppe auftreten, Frauen und Alleinstehende sind häufiger betroffen. Die epidemiologischen Daten zur Prävalenz variieren sehr stark je nach untersuchter Population und eingesetzten Untersuchungsinstrumenten. Personen in ungünstigen Lebensumständen sind häufiger Belastungsfaktoren ausgesetzt und haben dadurch u. U. ein höheres Erkrankungsrisiko.

In klinischen Gruppen finden sich deutlich höhere Prävalenzraten. Zwischen **10 und 20 % aller Patienten in ambulanter psychiatrisch-psychotherapeutischer Behandlung** erhalten die Hauptdiagnose einer Anpassungsstörung (APA 2013). Bei Erwachsenen stehen depressive Symptome im Vordergrund, während bei Jugendlichen häufig Verhaltensauffälligkeiten zu finden sind. In der **ambulanten psychotherapeutischen Versorgung** liegt der Anteil der Patienten mit einer Anpassungsstörung bei **5–20 %** (Casey et al. 2001). Im **Konsiliar-/Liaisondienst** betragen die Prävalenzraten oftmals 50 % (APA 2013). Die ermittelten Morbiditätsraten sind stark von den spezifischen Bedingungen abhängig, unter denen die Erhebungen erfolgten (s. Übersicht bei Newcorn und Strain 1995). Anpassungsstörungen kommen im Allgemeinkrankenhaus häufiger als depressive Störungen vor, in der hausärztlichen Versorgung bilden sie die häufigste psychische Störung (Snyder et al. 1990). Dagegen finden Fernandez et al. (2012) nur knapp 3 %; sie erklären die geringe Rate mit der geringen Wertigkeit der Diagnose (Restdiagnose) und der Erklärung der Symptomatik durch die Ärzte als normale Stressreaktion.

In der stationären psychosomatischen Rehabilitation finden sich 27 % der Patienten mit der Erstdiagnose einer Anpassungsstörung (Deutsche Rentenversicherung Bund 2008).

Von großer klinischer Bedeutung ist die somatopsychische Komorbidität. Im Vergleich zu gesunden Personen und zur Allgemeinbevölkerung weisen Patienten mit einer chronischen körperlichen Erkrankung ein ca. 1,5- bis 2-fach erhöhtes Risiko für eine psychische Störung auf (Baumeister et al. 2004). Das Risiko, nach einem Myokardinfarkt frühzeitig zu versterben, ist bei Patienten mit einer unterschwelligen Depression um mehr als das 1,5-Fache erhöht (Barth et al. 2004). Affektive Störungen und Angststörungen, aber auch somatoforme Störungen und Substanzmissbrauch finden sich bei bis zu 30 % der Patienten mit z. B. Tumorerkrankung (Mitchell et al. 2011; Mehnert und Koch 2007), Herz-Kreislauf-Erkrankung und chronischen Schmerzen (Härter et al. 2007; Köllner 2013). Je nach untersuchter Patientengruppe und eingesetztem Diagnoseinstrument werden auch deutlich höhere Anteile berichtet. Darunter sind viele Patienten, auf die die Diagnose einer Anpassungsstörung zutreffen würde, die jedoch mangels geeigneter diagnostischer Instrumente nicht als solche etikettiert werden. Die Diagnosehäufigkeit von Anpassungsstörungen im klinischen Alltag differiert erheblich von den in standardisierten Interviews nach ICD-10 und DSM-IV erhobenen Prävalenzraten (Taggart et al. 2006; Jäger et al. 2012).

15.2.2 Verlauf

Gemäß ICD-10-Kriterien dauert eine Anpassungsstörung **nicht länger als 6 Monate (2 Jahre bei längerer depressiver Reaktion)**. Bei anhaltender Belastung kann die Symptomatik jedoch persistieren; die Diagnose sollte dann in Übereinstimmung mit dem gegenwärtigen klinischen Bild angepasst und der ätiologisch bedeutsame Stressor (z. B. körperliche Erkrankung, Verlusterfahrung) sowie die andauernde psychosoziale Belastung unter Verwendung der Z-Codierung gekennzeichnet werden (z. B. Glaukom, chronischer Partnerschaftskonflikt). Die zeitliche Begrenzung auf **6 Monate bzw. 2 Jahre** in der ICD-10 hat sich in der Praxis nicht bewährt und sollte bei der Neuauflage entfallen (s. Zusatzcodierung im DSM-5).

Klinischen Studien zufolge remittieren Patienten mit einer Anpassungsstörung mit depressiver Symptomatik schneller als Patienten mit affektiven Störungen (Bronisch und Hecht 1989; Jones et al. 2002). Stationäre Wiederaufnahmen sind – trotz kürzeren stationären Aufenthalts – bei Patienten mit einer Anpassungsstörung seltener erforderlich. In einer Nachbeobachtungsstudie (Bronisch 1991) klagten allerdings Patienten mit einer kurz oder länger dauernden depressiven Reaktion (ICD-9) noch 5 Jahre nach stationärer Entlassung über eine im Vergleich zu gesunden Kontrollpersonen reduzierte Lebenszufriedenheit, obwohl sich bei etwa 30 % der Patienten die depressive Symptomatik bereits zum Zeitpunkt der Entlassung deutlich zurückgebildet hatte. Weitere 40 % benötigten für eine deutliche Symptomreduktion 6 Monate, 17 % der Patienten zeigten jedoch über das gesamte Katamneseintervall von 5 Jahren hinweg eine Chronifizierung in Form einer deutlich bis stark ausgeprägten depressiven Symptomatik. Bei Nachuntersuchung waren 46 % der Patienten unauffällig; 21 % erfüllten jedoch die Kriterien für eine akute Major Depression nach DSM-III und immerhin 21 % die Kriterien für eine Agoraphobie.

Aufgrund der wenigen, oftmals methodisch kritischen Studien (z. B. kleine Stichproben, Validität der Diagnosen) ist die aktuelle Befundlage unbefriedigend. Insbesondere ist unzureichend geklärt, inwieweit z. B. die Diagnose einer Anpassungsstörung mit depressiver Symptomatik einen Risikofaktor für die Entwicklung einer Major Depression darstellt. Die hohe Rate an Patienten mit schweren depressiven Episoden im weiteren Krankheitsverlauf deutet darauf hin, dass diese unterschwellige Symptomatik ähnlich wie die Minor Depression bei einem nicht unbeträchtlichen Teil der Betroffenen das Risiko, an einer Depression zu erkranken, erhöht. Die psychische Komorbidität der belastungsreaktiven Störungen, die geringe Spezifität der Symptomatik und die Nachrangigkeit der Kategorie Anpassungsstörung sind weitere Gründe, warum valide Prävalenz- und Verlaufsdaten nicht verfügbar sind.

Resümee

Die Diagnose einer Anpassungsstörung wird in der Bevölkerung selten, in klinischen Stichproben jedoch sehr häufig gestellt. So werden – je nach Patientengruppe und Setting – Prävalenzraten von 5–50 % berichtet. Ein großer Teil der Anpassungsstörungen verläuft günstig, bei etwa 10–20 % der Patienten chronifiziert die Symptomatik jedoch.

15.3 Symptomatik und Typisierung

Eine Anpassungsstörung kann vergeben werden, wenn in Zusammenhang mit einem kritischen Lebensereignis eine klinisch relevante Belastungssymptomatik vorliegt. Häufige auslösende Ereignisse sind familiäre Konflikte, berufliche und finanzielle Probleme, schwerwiegende Diagnosen und körperliche Erkrankungen sowie Verlusterfahrungen. Nach ICD-10 ist die Diagnose abhängig von einer Bewertung der Beziehung zwischen Art, Inhalt und Schwere der Symptome, Biografie und Persönlichkeit sowie belastendem Ereignis. Es wird gefordert, dass „überzeugende, wenn auch vielleicht nur vermutete Gründe" dafür sprechen, dass die Störung ohne Belastung nicht aufgetreten wäre. Die unmittelbare Reaktion auf den Tod eines Partners oder Ehegatten (normale Trauerreaktion) ist in der ICD-10 nicht unter Anpassungsstörungen zu klassifizieren, während abnorme Trauerreaktionen (pathologische Trauer) jeglicher Dauer dazu gerechnet werden. Sehr ausgeprägte und länger als 6 Monate andauernde Trauerreaktionen werden unter „längere depressive Reaktion" (F43.21) verschlüsselt. Verschiedenen Studien zufolge unterscheiden sich Patienten mit der Diagnose einer Anpassungsstörung von Patienten mit anderen psychiatrischen Diagnosen (v. a. Major Depression) hauptsächlich in folgenden Merkmalen:

- Insb. partnerschafts- und berufsbezogene Lebensereignisse vor Ausbruch der Erkrankung
- Jüngeres Alter
- Schnellere Symptomreduktion
- Bessere soziale Anpassung
- Unauffälligere Persönlichkeit

Die Symptomatik einer Anpassungsstörung kann breit variieren und unspezifisch sein. Neben **Angstreaktionen, depressiven Reaktionen** und **Konzentrationsschwierigkeiten** sind auch **autonome Reaktionen, Irritierbarkeit** und **Genussmittelmissbrauch** häufige Symptome. Wie bei anderen psychischen Störungen können die Symptome auf der kognitiven, emotionalen und somatischen Ebene beschrieben werden. Aber auch dramatische Verhaltensweisen, Gewaltausbrüche, Störungen des Sozialverhaltens (z. B. aggressives oder dissoziales Verhalten), rücksichtsloses Autofahren, exzessives Trinken und sozialer Rückzug können das Bild bestimmen. Störungen des Sozialverhaltens sind jedoch deutlich seltener als Beeinträchtigungen der Emotionalität und des Affekts.

Nach ICD-10 werden 7 Subtypen unterschieden, zum einen nach der Dauer der Symptomatik (kurz/länger dauernd), zum anderen nach den vorherrschenden Symptomen. Bei **depressiven Reaktionen** stehen z. B. Symptome depressiver Verstimmung mit Weinerlichkeit, Gefühlen von Hoffnungslosigkeit oder Irritierbarkeit im Vordergrund. **Ängstliche und depressive Verstimmung** können auch kombiniert auftreten. Sind Symptome der Angst und Depression nicht vorherrschend und stehen Symptome wie Besorgnis, Angst, Anspannung oder auch Ärger im Vordergrund, so kann die ICD-10-Diagnose Anpassungsstörung **„mit vorwiegender Beeinträchtigung von anderen Gefühlen** (F43.23)" codiert werden.

Die ICD-10-Codierung F43.24 **„mit vorwiegender Störung des Sozialverhaltens"** und die korrespondierende DSM-IV-Kategorie beziehen sich primär auf das Sozialverhalten, wenn sich z. B. die Trauerreaktion eines Jugendlichen in aggressivem oder dissozialem Verhalten manifestiert. Hier sind – sowohl bei Adoleszenten als auch bei Erwachsenen – v. a. Verletzungen der Rechte anderer oder Verletzungen altersgemäßer sozialer Normen und Regeln gemeint, z. B. Schulschwänzen, Vandalismus, Schlägereien und Missachtung rechtlicher Verpflichtungen. Stehen emotionale Störungen und Störungen des Sozialverhaltens gleichzeitig im Vordergrund der Symptomatik, so kann dies als **„gemischte Störung von Gefühlen und Sozialverhalten"** (F43.25) klassifiziert werden. Lässt sich die Symptomatik nicht einem der bisher beschriebenen, i. Allg. vorherrschenden Prägnanztypen zuordnen, so bietet die ICD-10 die Möglichkeit zur Klassifizierung **„anderer spezifischer Anpassungsstörungen"** (F43.28).

Bei Erwachsenen wird am häufigsten eine Anpassungsstörung mit (kürzerer oder längerer) depressiver Reaktion diagnostiziert. Die emotionale Symptomatik bewirkt eine Einschränkung bei der Bewältigung der alltäglichen Routine, und dies wirkt sich sowohl auf interpersonelle und soziale als auch berufliche Aspekte aus. So weisen Patienten mit einer Anpassungsstörung im Vergleich zu Kontrollpersonen häufiger instrumentelle (z. B. Probleme bei der Bewältigung beruflicher Anforderungen) und interpersonelle Schwierigkeiten (z. B. Partnerschaftsprobleme) auf, die jedoch weniger deutlich ausgeprägt sind als bei Patienten mit einer Major

Depression (Bronisch und Hecht 1989). Insbesondere stationäre Patienten mit der Diagnose einer Anpassungsstörung mit depressiver Symptomatik sind, verglichen mit anderen psychiatrischen Diagnosegruppen, häufiger **suizidal,** wobei v. a. Patienten mit komorbiden Persönlichkeitsstörungen und der Vorgeschichte eine erhöhte Rate an Suizidversuchen aufweisen.

Zur **Stabilität der Diagnose** über die Zeit liegen widersprüchliche Befunde vor. In einer Studie behielten 79 % der Patienten während des stationären Aufenthalts die Diagnose einer Anpassungsstörung (Snyder et al. 1990), in einer anderen Studie hingegen wurden nur 40 % der Patienten mit der Aufnahmediagnose einer Anpassungsstörung auch mit dieser Diagnose entlassen. Nur bei 18 % dieser Patienten wurde bei erneuter stationärer Behandlung innerhalb von 2 Jahren wieder die Diagnose einer Anpassungsstörung gestellt (Greenberg et al. 1995).

Resümee
Die durch kritische Lebensereignisse provozierten negativen Emotionen können stark variieren. Entsprechend vielfältig kann sich auch die Symptomatik einer Anpassungsstörung manifestieren. Am häufigsten werden depressive Symptome berichtet. Neben depressiver Stimmung kann insbesondere bei Adoleszenten auch eine Störung des Sozialverhaltens das klinische Bild dominieren. Eine erhöhte Suizidalität weisen vor allem Patienten mit komorbider Persönlichkeitsstörung und/oder Substanzmissbrauch auf. Die Symptomatik hat Auswirkungen auf das interpersonelle, soziale und berufliche Funktionsniveau.

15.4 Ätiologie und Pathogenese

Die Diagnose einer Anpassungsstörung kann nur bei Vorliegen einer identifizierbaren psychosozialen Belastung sowie einem zeitlichen und hinreichend begründeten Zusammenhang zwischen Stressor und Symptomatik gestellt werden. Damit liegt jedoch kein ausreichendes Erklärungsmodell für die Entstehung von Anpassungsstörungen vor. Gerade die geringe Spezifität der Symptome, ihre im Vergleich zu anderen psychischen Störungen geringere Schwere und ihre zeitliche Begrenztheit weisen in den Bereich der normalpsychologischen Reaktionen auf Belastungen. Die Belastungs- und Bewältigungsforschung folgt überwiegend dem **Vulnerabilitäts-Stress-Modell.** Dieses Modell eignet sich auch als allgemeines theoretisches Erklärungsmodell für diese durch belastende Lebensereignisse ausgelösten psychischen Erkrankungen. Nach dem von R. Lazarus formulierten Modell werden Stressemotionen wie Hoffnungslosigkeit und Zukunftsängste im Wesentlichen durch die Bewertung der aktuellen Krisensituation als Bedrohung, Schaden/Verlust **(primäre Bewertung)** und durch eine negative Einschätzung der verfügbaren Bewältigungsmöglichkeiten **(sekundäre Bewertung)** bedingt. Ob eine Situation als bedrohlich oder als Herausforderung erlebt wird, ist von individuellen Merkmalen (z. B. Wertvorstellungen, relevanten Zielen) und von Umgebungsfaktoren (z. B. dem sozialen Netzwerk) abhängig. Die Funktion von Bewältigungsversuchen besteht nicht nur darin, die veränderte Situation durch **direkte Aktionen** zu ändern (was oftmals gar nicht möglich ist), sondern auch in der **Selbstregulation negativer Emotionen** wie Angst oder Gefühlen der Hoffnungslosigkeit. Da Emotionen wie starke Angst oder Hoffnungslosigkeit häufig mit selektiver Aufmerksamkeit einhergehen, ist eine Kontrolle dieser Gefühle oftmals eine Vorbedingung für realitätsgerechte aktive Bewältigungsstrategien. Gelingt es dem Individuum nicht, sich an die veränderten Lebensbedingungen anzupassen, dann können sich diesem Konzept zufolge krankheitswertige Stress-Symptome entwickeln.

Aktuelle Konzeptionen psychischer Störungen unterstellen das wechselseitige Zusammenwirken von Stressoren, individueller Vulnerabilität und Umgebungsbedingungen. Eine Belastungsreaktion kann durch ein Missverhältnis zwischen wahrgenommenen inneren und äußeren Anforderungen (Stressoren) an eine Person und ihre psychophysischen Bewältigungsmöglichkeiten hervorgerufen werden. Die Anpassungsstörung kann somit als dysfunktionale Reaktion verstanden werden, wenn sie in Dauer und Symptomatik den obigen Kriterien entspricht.

Die für die Ätiologie von Belastungsstörungen relevanten Stressoren lassen sich nach Art und Schwere in Traumata, kritische Lebensereignisse und Übergänge sowie nach der Zeitdauer in chronische Belastungen und alltägliche Widrigkeiten unterteilen (➤ Kap. 14). Traumatische Ereignisse können zu einer PTBS, weiteren psychischen Störungen wie u. a. Depression, aber auch zu Anpassungsstörungen führen. **Kritische Lebensereignisse** bedrohen das bisherige Lebenskonzept und wirken auf die Alltagsgestaltung (z. B. Unfall, früher Tod des Partners). Demgegenüber werden Veränderungen, die sich über längere Zeit erstrecken oder vorhersehbar sind, als **Übergänge** bezeichnet. Zu den vorhersehbaren Veränderungen zählen normative (auch altersgebunden oder biografisch erwartbare) Veränderungen wie Berufseintritt oder auch der Tod des Partners nach langer schwerer Krankheit im höheren Alter. Letztgenannte Belastungen sind für die Entwicklung einer Anpassungsstörung erwartungsgemäß von geringerer ätiologischer Bedeutung. Unabhängig von dieser Unterscheidung scheinen die Bewertung der Bedrohung und der Bewältigungsmöglichkeiten, die Vorhersagbarkeit, Kontrollierbarkeit und soziale Unterstützung von entscheidender Bedeutung zu sein. Anpassungsstörungen können auch durch die Kumulation von Stressoren und die Chronizität der Belastungen hervorgerufen werden.

Die individuelle Vulnerabilität wird über Persönlichkeitsfaktoren, frühere Erfahrungen, Bewältigungsstile und Bewältigungserfahrungen, biologische bzw. genetische Faktoren („erhöhte Reaktionsbereitschaft") bestimmt. In der ICD-10 wird davon ausgegangen, dass *„individuelle Disposition oder Vulnerabilität … bei dem möglichen Auftreten und bei der Form der Anpassungsstörung"* eine größere Rolle spielen als z. B. bei der PTBS. Allerdings ist die Befundlage hier noch nicht ausreichend; die seit einigen Jahren intensivierte Forschung zu Vulnerabilität und protektiven Faktoren bei PTBS wird mit hoher Wahrscheinlichkeit auch Hinweise für die Ätiologie der Anpassungsstörungen liefern (➤ Kap. 14). So gehen Maercker et al. (2007) davon aus, dass es zwischen Anpassungsstörungen und PTBS Gemeinsamkeiten in der Stressverarbeitung gibt, da auch Patienten mit einer Anpassungsstörung unter Intrusionen (z. B. Grübeln über das Ereignis) und ausgeprägtem Vermeidungsverhalten leiden (u. a.

Vermeidung von Gesprächen über das Ereignis) und Schwierigkeiten haben, sich verändernden Lebensbedingungen anzupassen (u. a. mangelndes Selbstvertrauen, Interessenverlust).

Eine besondere Gruppe stellen die Anpassungsstörungen bei schwerer körperlicher und chronischer Erkrankung (z. B. Tumorerkrankung) dar. Hier sind verschiedene Verursachungsmodelle denkbar, die die psychischen Symptome nicht nur als Reaktion auf Lebensereignis, Diagnosemitteilung oder Erkrankung, sondern als direkte Folge der körperlichen Erkrankung oder ihrer Behandlung interpretieren.

Die im **Vulnerabilitäts-Stress-Modell** postulierten Einflussfaktoren wie qualitative oder quantitative Charakteristika der auslösenden **Lebensereignisse,** individuelle **Risikomerkmale** (z. B. dysfunktionale Situationsbewertungen, ungünstige Bewältigungsmechanismen) und **Umweltfaktoren** (z. B. geringe soziale Unterstützung) sind bei diesem Krankheitsbild bislang jedoch weder in ihrer bivariaten noch in ihrer wechselseitigen Interaktion untersucht worden. **Ungeklärt** ist auch, ob **genetische Faktoren** einen **prädisponierenden Einfluss ausüben.** Es ist anzunehmen, dass insb. prämorbide Risikofaktoren wie vorbestehende psychische Störungen, wie sie für die PTBS identifiziert wurden, auch für die Entwicklung einer Anpassungsstörung relevant sind (Becker-Nehring et al. 2012; > Kap. 14).

Bei all diesen ätiologischen Überlegungen wird davon ausgegangen, dass die kritischen Ereignisse und Belastungen (mit-)ursächlich für die Anpassungsstörungen sind. Die aus der psychischen Störung resultierenden Probleme und Symptome können – wie jede Erkrankung – selbst wiederum Belastungsquelle sein. Stressoren können prinzipiell jedoch auch protektive Wirkungen entfalten, Bewältigungskompetenz vermitteln und Widerstandsressourcen stärken. Der aktuelle Forschungsstand unterstützt solch allgemeine Feststellungen. Er lässt jedoch keine Aussage darüber zu, unter welchen Belastungen bei welchen Personen mit einer Anpassungsstörung gerechnet werden muss. Die Bewältigung psychosozialer Belastungen muss als komplexer Anpassungsprozess verstanden werden, der gerade bei moderaten Belastungen nicht primär vom Stressor abhängig ist.

Resümee

Bei der Pathogenese der Anpassungsstörung wird das Vulnerabilitäts-Stress-Modell zugrunde gelegt. Es geht von einer dynamischen Interaktion zwischen den Anforderungen und den Merkmalen des Stressors einerseits und den Ressourcen der betroffenen Person andererseits aus. Zwischen Stressor und Symptomatik besteht i. d. R. kein linearer Zusammenhang. Personale und soziale Schutz- und Risikofaktoren spielen eine wesentliche Rolle in der Genese einer Anpassungsstörung.

15.5 Differenzialdiagnostischer Prozess

Auch bei dieser Diagnosekategorie ist zunächst der Ausschluss einer organischen Erkrankung wichtig. Gerade bei Anpassungsstörungen in Zusammenhang mit organischen Erkrankungen sind differenzialdiagnostische Überlegungen auf der somatischen Ebene notwendig. Da die Anpassungsstörung eine nachrangige diagnostische Kategorie darstellt, die verwendet wird, um klinische Zustandsbilder zu beschreiben, die **nicht die Kriterien für andere spezifische psychische Störungen erfüllen,** sind diese Störungen auszuschließen. So schließt z. B. die Diagnose einer **Major Depression oder Dysthymie** eine Anpassungsstörung aus. Die Abgrenzung von depressiven Episoden kann über den Ausprägungsgrad sowie (teilweise) die Dauer der Symptomatik erfolgen. Anpassungsstörungen sind explizit durch die, bezogen auf die Depression, subsyndromale Ausprägung der Beschwerden gekennzeichnet, d. h., die vorliegende Symptomatik erfüllt die Kriterien einer Depression nur unzureichend. Genügt die Symptomatik den Diagnosekriterien für eine depressive Episode, dann ist in jedem Fall diese und nicht eine Anpassungsstörung zu diagnostizieren. Eine Anpassungsstörung in Form einer längeren depressiven Reaktion kann bei Erfüllung der jeweiligen Diagnosekriterien – wenn bei Fortbestand oder Verschlechterung der Symptomatik die für Anpassungsstörungen gültige Höchstdauer von 2 Jahren überschritten wird – in eine Dysthymie oder eine depressive Episode übergehen. Eine Anpassungsstörung kann jedoch zusätzlich z. B. zu einer Zwangsstörung oder Schizophrenie diagnostiziert werden, wenn nach einer Belastung Symptome auftreten, die durch die Grunderkrankung nicht erklärt werden können. Das Gleiche gilt für Persönlichkeitsstörungen.

Die Abgrenzung zu den **Angststörungen** kann schwierig sein. Eine Differenzierung zwischen den ICD-10-Kategorien F43.22 (Anpassungsstörung mit Angst und depressive Reaktion gemischt) und F41.2 (andere Angststörungen, Angst und Depression gemischt) sowie F41.3 (Angststörung – andere gemischte Angststörungen) ist häufig kaum möglich. Ein belastendes Lebensereignis kann eine Angststörung auslösen und spricht nicht gegen die Verwendung einer spezifischen Diagnose. Die generalisierte Angststörung kann gerade im mittleren Lebensalter durch ein kritisches Lebensereignis ausgelöst werden, ist aber relativ gut abgrenzbar, da sich die Ängste und Sorgen nicht auf ein Objekt oder Ereignis beziehen.

Differenzialdiagnostisch sind ferner die somatoformen Störungen (> Kap. 17) ebenso zu beachten wie das Chronic-Fatigue-Syndrom. Auch wenn bei den somatoformen Störungen selten belastende Lebensereignisse direkt mit dem Beginn der Symptomatik verknüpft sind, kann dies bei chronischen körperlichen Erkrankungen (z. B. chronischer Schmerz, Tumorerkrankung) der Fall sein. Bei somatoformen Störungen stehen jedoch nicht die depressiven und die Angstsymptome im Vordergrund, sondern die körperlichen Symptome.

Anpassungsstörungen sind auch von akuten Belastungsstörungen und PTBS abzugrenzen, die ebenfalls durch psychosoziale Belastungsfaktoren ausgelöst werden. Die **posttraumatische Belastungsstörung** (PTBS) sowie die **akute Belastungsreaktion bzw. -störung** werden durch einen extremen Stressor ausgelöst und führen zu einer spezifischen Konstellation von Symptomen (> Kap. 14). Allerdings ist die Unterscheidung der Stressoren nach Schweregrad („außergewöhnliche Schwere") in der Praxis oft nicht durchzuhalten. Die Anpassungsstörung kann durch Belastungsfaktoren jeglichen Schweregrades bedingt sein, die **vielfältige unspezifische Symptome provozieren** können. „Natürliche" **Trauerreaktionen,** z. B. nach dem Tod eines Partners oder Ehegatten, werden **nicht** als Anpassungsstörung diagnostiziert. Die Diagnose einer Anpassungsstörung wird erst gestellt, wenn Trauerreaktionen bezüglich Inhalt, Ausmaß und Dauer der Symptomatik das übliche Maß deutlich übersteigen. Pathologische Trauerreaktionen können als Anpassungsstörung (oder je nach Symptomatik als andere spezifische Störung) diagnostiziert werden. Für eine pathologische Trauer sprechen Symptome der Panik, Dissoziation, Aggressivität sowie Vermeidungsverhalten und überstarker Drogen- und Alkoholmissbrauch. Auch Intrusionen, die Überflutung mit negativen Gefühlen und Albträume können auftreten. Schlafstörungen, Schmerzen, Angstreaktionen und Arbeitsstörungen können ebenfalls Anzeichen für eine pathologische Trauer sein (Znoj 2004).

Aus klinischer Perspektive wird vorgeschlagen, die sog. **posttraumatische Verbitterungsstörung** einzuführen, um die Anpassungsstörungen im Hinblick auf die Belastungsarten und die Symptomatik besser zu differenzieren. Die Diagnose zielt auf wiederholte Lebensereignisse, die bei den Betroffenen zentrale Grundannahmen ihres Lebens verletzen und den Lebensentwurf infrage stellen, sich jedoch nicht eindeutig als depressives Syndrom klassifizieren lassen (Linden und Maercker 2011; ➤ Kap. O1).

Letztlich sollten Anpassungsstörungen auch von **normalen Reaktionen auf psychosoziale Belastungen unterschieden** werden, die nicht zu einer das übliche Maß übersteigenden sozialen oder beruflichen Funktionseinbuße führen. Der Therapeut muss das „übliche Maß" unter Bezugnahme darauf einschätzen, was man bei einem entsprechenden Lebensereignis bei anderen Personen in einem vergleichbaren Lebenskontext erwarten würde. In Ermangelung operationalisierter Kriterien ist die Beurteilung einer Missbefindlichkeit als unterschwellig morbide oder als nicht störungswertig weitgehend in das Ermessen des Klinikers gestellt. In der Regelversorgung muss daher unabhängig vom Problem der theoretischen und diagnostischen Unschärfe der Kategorie damit gerechnet werden, dass dieses Label häufig mit **geringer diagnostischer Validität** vergeben wird. Hinter einer Anpassungsstörung kann sich z. B. in der medizinischen Rehabilitation auch ein Rentenbegehren verbergen. Das Label „Anpassungsstörung" impliziert grundsätzlich begrenzte Dauer und legitimiert dennoch die Indikation zu einer psychotherapeutischen Behandlung, zumindest aber zu einer professionellen Versorgung.

Das Problem bei der Abgrenzung von Anpassungsstörungen gegenüber einerseits normalen Anpassungsprozessen und andererseits spezifischen Störungen wird auch in der Neuauflage des DSM nicht gelöst (APA 2013; Strain und Friedman 2011; Baumeister und Kufner 2009; Casey und Doherty 2012). In Abgrenzung zur PTBS kann nach DSM-5 eine Anpassungsstörung diagnostiziert werden, wenn nach einem traumatischen Ereignis die Symptomschwelle für das PTBS-Vollbild unterschritten wird. Sie kann auch diagnostiziert werden, wenn kein traumatisches Ereignis vorliegt, aber nach einer Belastung alle Symptome des PTBS-Vollbildes erfüllt sind (APA 2013). Maercker et al. (2007) definieren Anpassungsstörungen als eine Belastungsstörung i. S. einer subsyndromalen PTBS mit einem niederschwelligeren Belastungskriterium (belastendes Ereignis statt Trauma) und einer reduzierten Anzahl notwendiger Symptome. Baumeister et al. (2009) präsentieren eine Neukonzeptualisierung der Anpassungsstörung mit einer besseren Abgrenzung durch eine erhöhte Schwelle des klinischen Bedeutsamkeitskriteriums und durch die Aufhebung des „Unterordnungskriteriums", demzufolge Anpassungsstörungen nur diagnostiziert werden können, wenn keine spezifische Störung vorliegt.

Resümee

Eine eindeutige Abgrenzung zu normalen Anpassungsprozessen und spezifischen psychischen Störungen ist häufig nicht möglich, die Übergänge sind fließend. Depression, Angststörung, PTBS und somatoforme Störung sowie körperliche Ursachen müssen ausgeschlossen sein, wenn die Diagnose einer Anpassungsstörung gestellt wird. Können Symptome nach einem belastenden Ereignis durch eine bereits vorliegende Grunderkrankung (z. B. Schizophrenie) nicht ausreichend erklärt werden, so kann die Diagnose einer Anpassungsstörung zusätzlich gestellt werden.

15.6 Therapie der Anpassungsstörungen

Zur Therapie der heterogenen Gruppe der Patienten mit einer Anpassungsstörung liegen nur wenige empirische Studien vor. Es gibt kaum Studien, in denen die Effektivität einer medikamentösen oder psychotherapeutischen Behandlung unter naturalistischen Bedingungen oder mittels randomisierter kontrollierter Studien evaluiert wurde (Bengel und Hubert 2010; Simmen-Janevska und Maercker 2011; Casey 2009). Da auslösende Stressoren, Symptomatik und Verlauf von Anpassungsstörungen sehr unterschiedlich sind, müssen – nach einer sorgfältigen und detaillierten Analyse der individuellen Problemlage – die notwendigen therapeutischen Interventionen an den Einzelfall angepasst werden. Dabei werden in der Literatur häufig die folgenden Ansätze genannt: Psychoedukation, Problemlösestrategien, Stressbewältigung, kognitive Umstrukturierung und soziale Unterstützung. Eine Symptomreduktion kann mit Entspannungstechniken und Achtsamkeitsübungen erzielt werden. Ein solch modularer Behandlungsansatz greift dabei auf bewährte Interventionsverfahren aus der Therapie der Depression und der Angststörungen zurück, die je nach Symptomatik um Therapieelemente aus der Behandlung von Traumafolgestörungen ergänzt werden (➤ Kap. 11, ➤ Kap. 12 und ➤ Kap. 14).

EBM

Durch ein Problemlösetraining, nicht jedoch durch KVT ließ sich – im Vergleich zu einer (weitgehend unbehandelten) Kontrollgruppe – die (zeitlich reduzierte) Wiederaufnahme der Arbeitstätigkeit um 17 Tage beschleunigen (Evidenzstufe Ia: Arends et al. 2012; Cochrane-Review). Kein Unterschied ergab sich hinsichtlich der Wiederaufnahme der vollen Erwerbstätigkeit. Geringe Fallzahlen schränken die Aussagekraft des Reviews jedoch stark ein.

15.6.1 Krisenintervention

Da die Probleme der Patienten mit einer Anpassungsstörung in engem Zusammenhang mit akuten psychosozialen Belastungen stehen, sind die Betroffenen durch die emotionale Betroffenheit oft zunächst unfähig, die ihnen normalerweise zur Verfügung stehenden Handlungsmöglichkeiten zu nutzen (akute Belastungsreaktion). Im Rahmen von **Kriseninterventionen** sollte deshalb versucht werden, eine emotionale Entlastung zu erreichen und den Patienten wieder handlungsfähig zu machen. Zur Bewältigung eines akuten belastenden Ereignisses haben sich folgende Regeln der Krisenintervention bewährt (Häfner 1991; Angenendt und Bengel 2011; Bengel und Becker-Nehring 2013):

- Unmittelbarer Beginn und rascher Aufbau einer anteilnehmenden und unterstützenden Beziehung zum Patienten
- Gewährung von Schutz und Sicherheit (insb. bei Suizidalität, Selbstschädigung, anderen selbst- oder fremdgefährdenden Impulsen)
- Schutz vor weiterer Überlastung und psychischer Dekompensation
- Entlastung von emotionalem Druck, Schuldgefühlen, Gefühlen der Hoffnungslosigkeit, Ängsten und Feindseligkeit soweit wie akut möglich
- Mobilisierung aller verfügbaren Ressourcen
- Pharmakotherapie: ggf. kurzfristige medikamentöse Entlastung

Der Therapeut versucht rasch eine empathische Beziehung zum Patienten aufzubauen. Das Vorgehen ist transparent und die Kommunikation eindeutig. Der Fokus liegt auf Bewältigungsstrategien im Hier und Jetzt. Hauptziel ist die Wiederherstellung von **Stabilität.** Der Betroffene erhält die Möglichkeit, das auslösende Ereignis und die erlebten Reaktionen spontan und unstrukturiert mitzuteilen. Neben der emotionalen Entlastung des Patienten dient es dem Therapeuten zur „Diagnostik der Krise" und zur Fokussierung auf die zentralen Problembereiche. Der Therapeut hilft, soweit in der akuten Situation möglich, bei der Auswahl hilfreicher Problemlösestrategien und beim Wiedergewinnen der Selbstkontrolle. Vorbestehende und aktuelle Risikofaktoren für eine mögliche Chronifizierung müssen erkannt und bei der Planung der weiteren Versorgung berücksichtigt werden. Eine wichtige Funktion kommt dabei dem sozialen Netzwerk zu.

15.6.2 Beratung und Psychotherapie

Interventionsstudien liegen mehrheitlich zu kognitiv-verhaltenstherapeutischen Ansätzen vor (Reschke und Teichmann 2008; Klink et al. 2003; van der Heiden 2012); es sind auch einzelne Studien zu psychodynamisch orientierter Therapie (Ben-Itzhak 2012; Maina et al. 2005) und gesprächspsychotherapeutischer Behandlung (Altenhöfer et al. 2007; Gorschenek et al. 2008) verfügbar. Nachfolgend werden therapeutische Strategien und Ansätze beschrieben, die von mehreren Autoren vorgeschlagen werden und sich bei spezifischen Störungen mit ähnlicher Symptomatik bewährt haben (Bengel und Hubert 2010; Simmen-Janevska und Maercker 2011; Casey 2009).

Die Behandlung einer Anpassungsstörung setzt voraus, dass Art und Schwere der Störung wie auch ihre Folgen sorgfältig erhoben werden. Zu berücksichtigen sind dabei Risiko- und Schutzfaktoren, die auch den Schweregrad und die Dauer der Erkrankung mitbestimmen. Diese Informationen dienen zusammen mit dem Leidensdruck und der Funktionsfähigkeit im Alltag auch als Grundlage für die Entscheidung, ob (zunächst) einige Sitzungen einer psychologischen Beratung angeboten oder unmittelbar eine psychotherapeutische Behandlung begonnen werden sollte(n). Wichtig ist dabei auch, welche Bedeutung das kritische Ereignis für den Patienten hat und wie er mit früheren (kritischen) Lebensereignissen umgegangen ist. Abzuklären sind zu Beginn auch der körperliche Gesundheitszustand und die soziale Unterstützung durch Familie und Freunde.

Es lassen sich folgende **Zielbereiche** voneinander abgrenzen, wobei sich die Reihenfolge nach der individuellen Problemkonstellation richtet:

- Erarbeitung eines Störungsmodells
- Symptomreduktion
- Einbettung des belastenden Ereignisses in die Biografie
- Entwicklung neuer Perspektiven

Ein erster Fokus liegt auf der **genauen Exploration der individuellen Symptomatik,** des auslösenden Ereignisses sowie der Erfassung des lebens- und lerngeschichtlichen Hintergrunds. Diese Informationen dienen der Erarbeitung eines plausiblen und akzeptierten **Störungsmodells**, aus dem Ansatzpunkte zur Symptomreduktion verständlich abgeleitet werden können. Dieses hypothetische Modell sollte gemeinsam mit dem Patienten entwickelt werden.

Der Fokus der verhaltenstherapeutischen Interventionen liegt primär auf einer **Veränderung der aufrechterhaltenden Bedingungen** (➤ Kap. 6). Können z. B. der soziale Rückzug und die mangelnden Aktivitäten eines Patienten (z. B. nach Trennung vom Partner) auf den Verlust positiver Verstärker zurückgeführt werden, dann sollte eine Aktivitätssteigerung vorrangiges Therapieziel sein. Wird eine depressive Symptomatik jedoch primär durch dysfunktionale Gedanken und Grundannahmen aufrechterhalten, die durch die aktuelle Belastung verhaltensbestimmend geworden sind, dann kommen schwerpunktmäßig kognitive Verfahren zum Einsatz. Wenn sich durch die Exploration Hinweise darauf ergeben, dass aggressives Verhalten in kognitiven Auffälligkeiten der Informationsverarbeitung und einem Mangel an adäquaten Problemlösestrategien begründet ist, dann sind kognitive Techniken in Verbindung mit einem Training der sozialen Kompetenz indiziert.

Bei Beginn der Therapie ist es v. a. wichtig, die Aufmerksamkeit des Patienten und Therapeuten auf positive Verhaltensweisen und Merkmale zu richten **(Ressourcenaktivierung),** die dann für einen Veränderungsprozess mobilisiert werden können und das Selbstwertgefühl schnell verbessern. Auch bei diesen Patienten hat natürlich die Behandlung suizidalen Verhaltens Vorrang. Bei Suizidversuchen in der Vorgeschichte ist zur Abschätzung der akuten **Suizidalität** eine detaillierte **Verhaltens- und Bedingungsanalyse** des letzten Suizidversuchs durchzuführen.

Im Verlauf der Therapie ist es wichtig, die **auslösende belastende Situation in die Biografie einzubetten,** d.h., sie als eines von vielen Gliedern im „Auf und Ab" der eigenen Biografie zu begreifen. Dabei geht es z. B. darum zu explorieren, mit welchen Ressourcen und Strategien Schwierigkeiten früher gemeistert wurden und ob es aus früheren Krisen gewonnene Erkenntnisse gibt. Ferner geht es darum zu klären, welche Chancen zur persönlichen Weiterentwicklung das belastende Ereignis bieten könnte (Bengel und Becker 2007). Nach der Besprechung des belastenden Ereignisses und seiner Konsequenzen für den Patienten geht es um die **Entwicklung neuer Perspektiven.** Dies beinhaltet die Ermittlung neuer, für den Patienten relevanter Ziele, ihre Untergliederung in Teilziele und eine Anleitung zur Umsetzung förderlicher Verhaltensweisen. Von besonderer Bedeutung im letzten Behandlungsabschnitt sind das Ausblenden der therapeutischen Unterstützung und die Befähigung des Patienten zu größtmöglichem Selbstmanagement. Die **Einbeziehung anderer Institutionen und Personen, v. a. von Angehörigen und sozialem Umfeld**, kann insb. bei älteren Patienten sinnvoll sein und sollte gemeinsam mit dem Patienten geplant werden.

15.6.3 Medikamentöse Behandlung

Zum gegenwärtigen Zeitpunkt kann keine empirisch begründbare Pharmakotherapie-Empfehlung ausgesprochen werden. Wenige Studien zur Pharmakotherapie von Anpassungsstörungen – Subtyp mit depressiver Reaktion – weisen, wie zu erwarten, auf die Wirksamkeit von Antidepressiva (SSRI und Trazodon) wie auch von Benzodiazepinen (Lorazepam) bzw. Nicht-Benzodiazepin-Tranquilizern (Etifoxin) hin (s. Übersicht bei Paulzen und Gründer 2008; Casey 2009). Behandlungsstrategien müssen daher auf individuelle Erfahrungen oder Analogieschlüsse zu den Therapien spezifischer Störungen (z. B. von Angsterkrankungen oder depressiven Störungen) zurückgreifen, auch wenn ungeklärt ist, ob die bei diesen Störungen beobachtbaren positiven Effekte auf subsyndromal ausgeprägte Störungsbilder übertragbar sind. Ungeachtet dessen ist eine psychopharmakologische Strategie ohne ausreichende psychologische Intervention zur Bewältigung der Krisensituation nicht sinnvoll.

In Deutschland hat kein Medikament die Zulassung für die Indikation „Anpassungsstörung“. Auf der syndromalen Ebene, d. h. ohne Zuordnung zu einer diagnostischen Kategorie, besteht für eine Vielzahl von Medikamenten die Möglichkeit, sie bei depressiven oder Angstsyndromen einzusetzen. Unter sehr weit gefassten Begriffen wie „psychovegetative Störungen, depressive Verstimmungszustände, Angst und/oder nervöse Unruhe“ oder „nervöse Erschöpfungszustände“ werden z. B. Opipramol oder auch Johanniskrautpräparationen vertrieben. Bei vielen Antidepressiva (z. B. MAO-Hemmer, trizyklische wie auch neuere Antidepressiva) werden als Anwendungsgebiete „depressive Syndrome unabhängig von ihrer nosologischen Einordnung“ oder „alle Formen des depressiven Syndroms“ angegeben. Die weiten Anwendungsbereiche „Angst“ oder „Angstsyndrome“ und „Schlafstörungen“ gelten für einige wenige trizyklische Antidepressiva. Die Evidenz für psychologische und psychotherapeutische Maßnahmen ist höher als die für pharmakologische Behandlungen.

Resümee

Derzeit kann keine empirisch gut begründbare Therapieempfehlung für Anpassungsstörungen ausgesprochen werden. Im Rahmen von Krisenintervention und psychologischer Beratung sollten eine emotionale Entlastung angestrebt und Bewältigungsstrategien aktiviert werden. Eine kurzzeitige pharmakologische Therapie kann in akuten Fällen zur Entlastung des Patienten indiziert sein. Anpassungsstörungen benötigen häufig einen multimodalen Therapieansatz. Die Behandlung sollte sich an der im Vordergrund stehenden Symptomatik orientieren und Interventionen aus der Therapie der affektiven Störungen, der Angst- und der Traumafolgestörungen verwenden.

Literatur

Die vollständige Literatur zu diesem Kapitel finden Sie online im „Plus im Web“ zu diesem Buch.

Fragen zur Wissensüberprüfung zum ➤ Kap. 15 finden Sie online.

KAPITEL

16 Dissoziative Störungen

Harald J. Freyberger und Rolf-Dieter Stieglitz

16.1 Terminologie

Das mit dem Hysteriebegriff eng verbundene Konzept der Dissoziation wurde 1859 von Paul Briquet in die psychiatrische Krankheitslehre eingeführt und in der Folge von Jean Martin Charcot, Paul Janet und Sigmund Freud modifiziert. Sie suchten nach Erklärungsmodellen für die damals häufigen **„hysterischen Phänomene"** wie psychogene Störungen des Bewusstseins, des Sensoriums und der Motorik. Janet formulierte 1907 als entscheidenden Pathomechanismus die **Abspaltung bestimmter Erlebnisanteile aus dem Bewusstsein.** Die dissoziierten Vorstellungs- und Funktionssysteme entziehen sich danach der willkürlichen Kontrolle, bleiben jedoch weiterhin aktiv und sind so für die **dissoziativen Phänomene** verantwortlich. Freud, der die Dissoziation mehr als Bewusstseinszustand und weniger als Prozess verstand, formulierte als zentralen Mechanismus der Hysterie den **Konversionsprozess**. Der intrapsychische Konflikt bestehe zwischen nicht zugelassenen Wünschen und Fantasien (meist sexueller Natur), die in das Bewusstsein drängten, und dem Bestreben, diese Wünsche nicht im Bewusstsein zuzulassen. Um diesen Konflikt zu lösen, würden die Triebregungen in ein Körpersymptom umgewandelt, das den Konflikt symbolhaft darstelle.

Unter dem Einfluss dieses triebtheoretischen psychoanalytischen Konversionsmodells geriet der Dissoziationsbegriff lange in Vergessenheit und wurde erst mit der Einführung operationalisierter Diagnosensysteme reaktualisiert. Vor dem Hintergrund der empirisch gesicherten Beobachtung, dass dissoziative Phänomene bzw. Konversionssymptome durchaus auch unabhängig von psychosexuellen Konflikten bzw. Auslösesituationen im weitesten Sinne auftreten können und keineswegs allein an hysterische Persönlichkeitsstrukturen gebunden sind, wurde das bis dahin überfrachtete Hysteriemodell bei der Entwicklung vom DSM-III zum DSM-IV und bei der Neukonzeptualisierung des ICD-10 aufgegeben. Stattdessen wurden vier Störungskategorien gebildet, welche die unterschiedlichen symptomatologischen Akzentuierungen berücksichtigen (➤ Tab. 16.1) und auf den umgangssprachlich inzwischen inflationär gebrauchten stigmatisierenden Begriff „Hysterie" verzichten:

- **Somatisierungsstörung** (i. S. eines polysymptomatischen Typs der Hysterie in älteren Klassifikationssystemen, ➤ Kap. 17): Auftreten disseminierter körperlicher Symptome im raschen Wechsel
- **Konversionsstörungen:** Betonung pseudoneurologischer Störungen (Anfälle, motorische und sensorische Störungen)
- Gruppe der **dissoziativen Störungen** im engeren Sinne: Subsumierung dissoziativer Phänomene auf rein psychischem Niveau (Amnesien, Trance, Besessenheit, Dämmerzustände, Fugue, multiple Persönlichkeit)
- **Histrionische Persönlichkeitsstörung** (➤ Kap. 21)

Die ICD-10 nähert die vormals als hysterisch bezeichneten Funktionsausfälle auf kognitiv-psychischer und pseudoneurologischer Ebene einander an, indem dissoziative und Konversionsstörungen in einer einzigen diagnostischen Kategorie als dissoziative Störungen zusammengefasst werden. Dies basiert auf der Beobachtung, dass diese Patienten eine Reihe gemeinsamer anderer Symptome aufweisen und sich beide Störungsgruppen durch eine hohe Komorbidität auszeichnen. Außerdem wird vermutet, dass die gleichen psychologischen Mechanismen eine entscheidende Rolle spielen. Der polysymptomatische Typ der „Hysterie", die Somatisierungsstörung, wird hingegen – ebenso wie die somatoforme Schmerzstörung – zu den somatoformen Störungen gerechnet. Das DSM-5 unterscheidet dissoziative Identitätsstörung, dissoziative Amnesie und Depersonalisations-/Derealisationsstörung und verwendet das Vorliegen dissoziativer Symptome bei der posttraumatischen Belastungsstörung (PTBS) als Schweregradindikator (APA 2013).

Resümee

An die Stelle des veralteten Hysteriekonzepts treten im DSM-IV vier Störungskategorien: Somatisierungsstörung, Konversionsstörung, histrionische Persönlichkeitsstörung und die Gruppe der dissoziativen Störungen im eigentlichen Sinne. In der ICD-10 werden dagegen die dissoziativen und die Konversionsstörungen in einer als dissoziative Störung bezeichneten Gruppe zusammengefasst.

Tab. 16.1 „Hysterie" in ICD-10, DSM-III-R und DSM-IV

ICD-10		DSM-III-R und DSM-IV	
F44	**Dissoziative Störungen**	**Dissoziative Störungen**	
F44.0	Dissoziative Amnesie	300.12	Psychogene Amnesie
F44.1	Dissoziative Fugue	300.13	Psychogene Fugue
F44.2	Dissoziativer Stupor		
F44.3	Dissoziative Trance- und Besessenheitszustände		
F44.4	Dissoziative Bewegungsstörungen	300.11	Konversionsstörung (gehört zu den somatoformen Störungen)
F44.5	Dissoziative Krampfanfälle		
F44.6	Dissoziative Sensibilitäts- und Empfindungsstörungen		
F44.7	Dissoziative Störungen, gemischt		
F44.8	Sonstige dissoziative Störungen		
F44.80	Ganser-Syndrom		
F44.81	Multiple Persönlichkeit	300.14	Dissoziative Identitätsstörung
F44.88	Sonstige näher bezeichnete dissoziative Störungen (Konversionsstörungen)		
F44.9	Nicht näher bezeichnete dissoziative Störungen	300.15	Nicht näher bezeichnete dissoziative Störungen
F45	**Somatoforme Störungen**	**Somatoforme Störungen**	
F45.0	Somatisierungsstörung	300.81	Somatisierungsstörung
F45.1	Undifferenzierte Somatisierungsstörung	300.70	Undifferenzierte somatoforme Störung
F45.3	Somatoforme autonome Funktionsstörung		
F45.4	Anhaltende somatoforme Schmerzstörung	307.80	Somatoforme Schmerzstörung
F48	**Sonstige neurotische Störungen**		
F48.1	Depersonalisations-/Derealisationsstörung	300.60	Depersonalisationsstörung (gehört zu den dissoziativen Störungen)
F60	**Persönlichkeitsstörungen**	**Persönlichkeitsstörungen (Achse II)**	
F60.4	Histrionische Persönlichkeitsstörung	301.50	Histrionische Persönlichkeitsstörung

16.2 Epidemiologie und Verlauf

Die **Prävalenzraten** dissoziativer Störungen sind aufgrund der methodischen Probleme bei der Erfassung und der Abhängigkeit von kulturellen Einflüssen uneinheitlich. Insbesondere bei Verwendung standardisierter Instrumente (Interviews, Selbstbeurteilungsskalen ➤ Tab. 16.2) ergeben sich hohe Prävalenzraten von dissoziativen Symptomen. Saxe et al. (1993) fanden diese bei bis zu 30 % der stationär aufgenommenen Patienten (mit einem Cut-off > 15 in der *Dissociative Experience Scale,* DES). Davon erfüllten viele auch die Kriterien einer spezifischen dissoziativen Störung, die jedoch klinisch oft übersehen wird. Modestin et al. (1996) fanden in einer unselektierten Stichprobe stationärer Patienten (n = 207) bei 20 % einen auffälligen DES-Wert (Cut-off = 20), wobei insgesamt 5 % auch die Kriterien einer dissoziativen Störung nach DSM-III-R erfüllten.

Für die dissoziativen Störungen auf rein psychischem Niveau lassen sich nur wenige und z. T. sehr widersprüchliche Angaben aus der Literatur nennen. In der Allgemeinbevölkerung ist für den Gesamtbereich dissoziativer Störungen von einer Prävalenz von 1,4–4,6 % auszugehen, wobei die Frauen im Geschlechterverhältnis mit 3 : 1 überwiegen. Auch pseudoneurologische dissoziative Störungen werden bei Frauen sehr viel häufiger als bei Männern diagnostiziert (Verhältnis ca. 3 : 1). Auf der Symptomebene und unter Kontrolle des konfundierenden Effekts allgemeiner Psychopathologie zeigen sich allerdings keine bedeutsamen Geschlechtsunterschiede. Generell finden sich dissoziative Störungen im stationären neurologischen Bereich bei ca. 8–9 % aller Patienten und im stationären psychiatrischen Bereich bei ca. 6–8 %.

Obgleich umfassendere epidemiologische und Verlaufsstudien fehlen, muss davon ausgegangen werden, dass bei klinisch relevanten dissoziativen Störungen der Gipfel des Krankheitsbeginns vor bzw. zu Beginn des 3. Lebensjahrzehnts liegt. In größeren klinisch behandelten Populationen wird der Erkrankungsbeginn bei ca. 75 % der Patienten zwischen dem 17. und 32. Lj. gesehen.

In Abhängigkeit von der Art der dissoziativen Störung und der Komorbidität mit anderen psychischen Störungen ließen sich in den vergangenen Jahren zumindest einige **Verlaufsmuster** herausarbeiten. Danach zeigt sich, dass dissoziative Störungen mit einem hohen Ausmaß an Desintegration psychischer Funktionen (z. B. dissoziative Krampfanfälle, Fugue oder multiple Persönlichkeitsstörung), bei isoliertem Vorkommen eher einen chronischen Verlauf aufweisen, während Amnesie, Bewegungs-, Sensibilitäts- und

Tab. 16.2 Dissoziative Störungen: Erhebungsinstrumente

Art	Bezeichnung (Abkürzung)	Autor(en)
Strukturierte Interviews*	Strukturiertes Klinisches Interview für Dissoziative Störungen (SKID-D)	Gast et al.
	Dissociative Disorders Interview Schedule (DDIS)	Ross et al.
	Heidelberger Dissoziationsinventar (HDI): strukturiertes Interview	Brunner et al.
Selbstbeurteilungsverfahren*	*Dissociative Experience Scale* (DES)	Bernstein und Putnam
	Fragebogen zu Dissoziativen Symptomen (FDS)	Spitzer et al.
	Questionnaire on Experiences and Dissociation (QED)	Riley
	Dissociation Questionnaire (DIS-Q)	Vanderlinden et al.
	Heidelberger Dissoziationsinventar (HDI): Selbstbeurteilung	Brunner et al.
Checkliste	AMDP-Modul zu Dissoziation und Konversion	Spitzer et al.

* Nähere Angaben zum Verfahren s. Spitzer et al. (1996); Freyberger et al. (1998); Angenendt et al. (2001); Spitzer und Freyberger (2007)

Empfindungsstörungen bei isoliertem Vorkommen häufig episodenhaft verlaufen.

In Komorbiditätsstudien konnte zudem für Patienten mit dissoziativen Störungen eine hohe **Komorbidität** mit Persönlichkeitsstörungen (ca. 30 %; ➤ Kap. 21), Angsterkrankungen (12–25 %) und somatoformen Störungen (ca. 15 %) gezeigt werden. Eigene Untersuchungen ergaben, dass darüber hinaus Entzugssyndrome (insb. der Entzug von Benzodiazepinen) dissoziative Phänomene hervorrufen und vorbestehende dissoziative Störungen verstärken können. Das Risiko einer ungünstigen Prognose scheint dabei mit dem Ausmaß der Komorbidität, mit dem Zeitpunkt einer adäquaten Diagnosenstellung und der Erkrankungsdauer zu steigen. Als problematisch erweist sich dabei v. a., dass zahlreiche Patienten z. T. über lange Zeiträume als neurologisch erkrankt verkannt und damit zusätzlich iatrogen fixiert werden. In Stichproben von Patienten mit dissoziativen Störungen, die in der Neurologie hospitalisiert wurden, bestand eine mittlere Erkrankungsdauer von ca. 7 Jahren, bevor erstmalig eine psychiatrische Intervention erfolgte. Während zu Beginn einer dissoziativen Störung auslösende Ereignisse und Auftreten der Symptomatik inhaltlich und zeitlich korreliert sind, kommt es im Verlauf häufig zu einer zunehmenden Ausweitung auf konfliktunspezifische innere und äußere Stimuli.

Resümee

Zuverlässige Prävalenzraten zu dissoziativen Symptomen und Störungen sind nur schwer zu erhalten, sie weisen jedoch auf ein deutliches Überwiegen des weiblichen Geschlechts hin. Der Erkrankungsbeginn liegt i. d. R. vor dem 30. Lj. Dissoziative Symptome finden sich häufig bei Patienten mit anderen psychiatrischen Störungen. Ebenso ist in vielen Fällen eine Komorbidität von dissoziativen Störungen mit anderen psychiatrischen Störungen (insb. Persönlichkeitsstörungen) feststellbar.

16.3 Symptomatik und Typisierung

Für dissoziative Symptome und Störungen gilt, wie auch für andere psychische Erkrankungen, dass diese als ein Kontinuum zu konzeptualisieren sind, das von alltäglichen, subklinischen Symptomen bis zu schwersten Formen der multiplen Persönlichkeit reicht. Viele Menschen erleben unter bestimmten Bedingungen (z.B. bei starker Müdigkeit oder kurz nach dem Erwachen) dissoziative Phänomene. Diese unterscheiden sich jedoch gegenüber dissoziativen Störungen hinsichtlich Qualität, Dauer und Stärke und beeinträchtigen darüber hinaus meist nicht soziale, interpersonelle oder berufliche Funktionen. Auf symptomatologischem Niveau werden hinsichtlich des dissoziativen Erlebens vier Dimensionen unterschieden:

- Amnesie
- Tendenz zu imaginativen Erlebnisweisen
- Depersonalisation/Derealisation/
- Pseudoneurologische Phänomene

Dabei ist besonders zu beachten, dass sich im Laufe der Zeit ein Gestaltwandel in der Phänomenologie der früher als „hysterisch" bezeichneten Störungen vollzogen hat. Theatralische Formen wie z. B. der *Arc de cercle* und monosymptomatische Konversionsstörungen sind subtileren und polysymptomatischen Formen gewichen. Dies ist vermutlich dadurch begründet, dass die fortschreitende medizinische Aufklärung den Patienten eine ausdrucksstarke Symbolisierung ihrer Konflikte erschwert.

Für die Diagnose einer dissoziativen Störung müssen nach ICD-10 bestimmte Eingangskriterien erfüllt sein, bevor eine spezifische Störung in Erwägung gezogen wird:

- Klinische Charakteristika, wie sie für die einzelnen Störungen typisch sind (Amnesie, Fugue, Anfälle, Paresen etc.)
- Ausschluss einer körperlichen Erkrankung, die die Symptome ausreichend erklären könnte, unter Beachtung der hohen Komorbidität dissoziativer und körperlicher Erkrankungen, wie sie etwa im Terminus **„Hysteroepilepsie"** (gleichzeitiges Vorliegen epileptischer und dissoziativer Anfälle) zum Ausdruck kommt (für dissoziative und verschiedene neurologische Erkrankungen werden in der Literatur Komorbiditätsraten von 3–17 % angegeben)
- Belege für eine psychogene Verursachung, d. h. das Vorliegen eines zeitlichen Zusammenhangs mit einer psychosozialen Belastung, auch wenn diese vom Patienten selbst geleugnet und nur fremdanamnestisch erhoben wird.

Bezüglich der klinischen Charakteristika werden nach dem obigen Konzept die (pseudoneurologischen) Konversions- von den dissoziativen Störungen auf ausschließlich psychischem Niveau unterschieden. Zur Gruppe der pseudoneurologischen Störungen gehört die **dissoziative Bewegungsstörung,** bei der alle Funktionen der Willkürmotorik einschließlich der Sprache betroffen sein können. Am häufigsten sind dissoziative Lähmungen, es kommen aber auch Aphonien, Dysphonien, Dysarthrien, Akinesien, Dyskinesien und Ataxien vor. Wie bei den dissoziativen Sensibilitäts- und Empfindungsstörungen folgen die Symptomausgestaltungen häufig den subjektiven Vorstellungen der Patienten, die von physiologischen oder anatomischen Gegebenheiten abweichen können.

Die **dissoziativen Sensibilitäts- und Empfindungsstörungen** zeichnen sich entweder dadurch aus, dass es zum partiellen oder vollständigen Verlust einer oder mehrerer Hautempfindungen oder der Seh-, Hör- oder Riechfähigkeit kommt.

Bei **dissoziativen Krampfanfällen** kommt es plötzlich zu unerwarteten krampfartigen Bewegungen sowie seltener zu weiteren Symptomen, die epileptischen Anfällen jeder Art ähneln können (u. a. Bewusstseinsstörungen und Verletzungen infolge eines Sturzes).

Bei den auf psychische Funktionen beschränkten dissoziativen Störungen ist die **dissoziative Amnesie** am häufigsten. Hier liegt ein teilweiser oder vollständiger Erinnerungsverlust (Amnesie) für zumeist biografische und insb. aktuelle traumatisierende oder belastende Ereignisse vor. Letztere können u. U. nur fremdanamnestisch aufgeklärt werden.

Bei der **dissoziativen Fugue** kommt es bei Aufrechterhaltung der sonstigen psychosozialen Kompetenzen zu einer zielgerichteten Ortsveränderung über den täglichen Aktionsradius hinaus, ohne dass den Betroffenen dies bewusst ist. Das persönliche Identitätserleben ist gestört, oder der Patient nimmt während dieser Episode als Person eine neue Identität an. Die dissoziative Fugue darf dabei aber nicht Symptom der umfassender definierten multiplen Persönlichkeitsstörung (s. unten) sein. Für den Zeitraum der Fugue besteht häufig eine dissoziative Amnesie (für das Geschehen). Beim **dissoziativen Stupor** zeigt sich der Patient überwiegend völlig bewegungslos, ohne dass körperliche oder andere psychische Störungen vorliegen, die das Zustandsbild erklären können.

Dissoziative Trancezustände gehen mit einem zeitweiligen vollständigen oder teilweisen Verlust des persönlichen Identitätsgefühls und der Umgebungswahrnehmung einher, die zusätzlich mit einer ausgeprägten Einschränkung der Gestik, Mimik und Motorik assoziiert sein kann.

Während **dissoziativer Besessenheitszustände** sind die Betroffenen davon überzeugt, von einer anderen Person oder einer fremden Macht gesteuert und beherrscht zu werden und vor diesem Hintergrund einen Teil ihres persönlichen Identitätsgefühls zu verlieren.

Das Kennzeichen der sog. **dissoziativen Identitätsstörung** (früher: **multiple Persönlichkeitsstörung** ist das Vorhandensein von zwei oder mehr verschiedenen Persönlichkeiten in einem Individuum, von denen jeweils nur eine nachweisbar ist und keinen Zugang zu der Existenz oder den Erinnerungen der anderen hat. Die nosologische Stellung dieses Störungsbildes ist umstritten; zahlreiche Autoren ordnen es der Borderline-Persönlichkeitsstörung zu (➤ Kap. 21). Das Vorkommen scheint zudem stark kulturabhängig zu sein und von Faktoren abzuhängen, welche die Integration des Individuums in die Gesellschaft sowie kulturabhängige Ausdrucksformen betreffen.

Beim **Ganser-Syndrom** handelt es sich um eine Störung, die durch das dissoziative Vorbeireden und Vorbeiantworten des Betroffenen im Gespräch charakterisiert ist.

Vor dem Hintergrund der empirisch gesicherten engen Assoziation zwischen Dissoziation und Depersonalisation/Derealisation wird die **Depersonalisierungsstörung** im DSM-IV und im DSM-5 ebenfalls zu den dissoziativen Störungen gerechnet, während die ICD-10 das Depersonalisations-/Derealisationssyndrom den anderen neurotischen Störungen zuweist. Die Depersonalisierungsstörung ist im DSM-IV gekennzeichnet durch anhaltendes oder rezidivierendes Entfremdungserleben gegenüber eigenen psychischen Prozessen oder dem eigenen Körper bei intakter Realitätsprüfung während des Depersonalisationserlebens.

Resümee

Dissoziative Symptome und Störungen sind als Kontinuum zu betrachten, das von alltäglichen Phänomenen bis zu schwersten Formen reichen kann. Auf symptomatologischem Niveau lassen sich Unterscheidungen hinsichtlich der Bereiche Amnesie, Tendenz zu imaginativen Erlebnisweisen, pseudoneurologischen Phänomenen sowie Depersonalisation/Derealisation treffen.

16.4 Ätiologie und Pathogenese

Neueren psychoanalytischen Ätiologiekonzepten zufolge ist der **Abwehrmechanismus** „Dissoziation" die Grundlage aller dissoziativen Störungen. Danach werden konflikthafte Impulse oder Ereignisse von den Patienten aus einem vorgegebenen situativen Kontext herausgelöst und die integrativen Funktionen des „Ich" vorübergehend ausgeschaltet. Die Dissoziation dient dabei der Neutralisierung subjektiv unerträglicher Inhalte und ist als unspezifische Reaktion anzusehen.

Im Rahmen verhaltenstherapeutischer Ansätze lassen sich dissoziative Störungen ätiologisch auf der Basis eines Vulnerabilitäts-Stress-Modells verstehen, wobei eine **genetisch bedingte Prädisposition,** erhöhte **Suggestibilität** und **frühe traumatisierende Erfahrungen** Vulnerabilitätsfaktoren für die Entwicklung dissoziativer Symptome darstellen. Dissoziation wird als autoregulative Verarbeitungsstörung auf **extreme Belastungssituationen** verstanden. Die „emotionale Intensität" unerträglicher Stressemotionen lässt sich z. B. durch Derealisation und Depersonalisation erträglich machen oder ausblenden. In der weiteren Folge können sich dissoziative Mechanismen automatisieren, d. h., Dissoziation tritt auch losgelöst von konkreten psychosozialen Belastungen (z. B. bei starker emotionaler Anspannung) auf.

Neurobehavioralen Modellvorstellungen zufolge lässt sich Dissoziation v. a. durch **Aktivierung opioid und serotonerg vermittelter Afferenzkontrollen** erklären, die es dem Organismus zur Erhöhung seiner Überlebenswahrscheinlichkeit ermöglicht, in ausweglos und lebensbedrohlich erscheinenden Situationen in den Totstellreflex **(Freezing)** zu verfallen. Unter gedächtnispsychologischen Gesichtspunkten könnten implizite Gedächtnisinhalte, die nicht mit bewusster Erinnerungsleistung verbunden sind, beteiligt sein.

Für die schweren dissoziativen Störungen des Bewusstseins wurde die besondere ätiologische Bedeutung kumulativer real traumatisierender Ereignisse in verschiedenen Untersuchungen aufgezeigt. Deprivation in Kindheit und Jugend, sexueller Missbrauch und frühe Erfahrungen von Gewalt und Aggressivität seitens zentraler Bezugspersonen spielen in diesem Zusammenhang eine Rolle. Darüber hinaus sind lerntheoretische und kognitive Aspekte von besonderer Bedeutung. Bei Patienten mit dissoziativen Störungen lassen sich überzufällig häufig in der Umgebung neurologische und andere körperliche Erkrankungen finden, die mit in die Symptomausgestaltung der Patienten einfließen. Bisweilen wird die Symptomatik z. B. naher Angehöriger oder früherer eigener Erkrankungen fast vollständig kopiert, ohne dass dem Patienten dies bewusst wird.

Dissoziative Symptome sind entgegen älteren psychoanalytischen Annahmen keineswegs konfliktspezifisch und nicht allein an hysterische Strukturen oder sog. ödipale Konstellationen gebunden. Sie kommen vielmehr bei zahlreichen psychischen Störungen unterschiedlichen Strukturniveaus vor. Zu unterscheiden sind dissoziative Störungen i. R. von Konfliktreaktionen, neurotischen (insb. Angst- und somatoformen) Störungen und als Begleitsymptomatik schwererer Persönlichkeitsstörungen (➤ Kap. 21). Vor allem bei der narzisstischen und Borderline-Persönlichkeitsstörung werden dissoziative Phänomene häufig beobachtet. Zahlreiche Untersuchungen belegen zudem, dass dissoziative Phänomene mit posttraumatischen Belastungsstörungen (PTBS; ➤ Kap. 14) und frühen Realtraumatisierungen (z. B. sexueller Missbrauch) assoziiert sind. Bezogen auf den Abwehrcharakter der Dissoziation bedeutet dies, dass die Patienten sich mittels Symptombildung in einen Zustand versetzen, in dem sie sich selbst und die Erinnerung an die Traumatisierung anders, fremdartig und damit weniger intensiv erleben können. Umgekehrt können dabei komplexe dissoziative Phänomene als klinisch relevanter Hinweis auf etwaigen früheren sexuellen oder psychischen Missbrauch betrachtet werden.

Dissoziation lässt sich damit als eine Komponente traumaassoziierter Spaltungsvorgänge im Kontext posttraumatischer Belastungsstörungen (➤ Kap. 14) oder zumindest psychischer Traumafolgen auffassen. Danach werden im Zuge des traumatischen Geschehens bestimmte emotionale, kognitive, motorische und sensorische Sinneseindrücke abgespalten, weil ihr Impetus und ihre Bedrohlichkeit die normale Reizverarbeitungskapazität übersteigen (Konzept der **peritraumatischen Dissoziation**). Während diese initiale Reaktion funktional ist, kann es in späteren Verarbeitungsprozessen zu einer dysfunktionalen **posttraumatischen Dissoziation** kommen. Weitere traumatisierende Erfahrungen und andere Bedingungen, die eine Konditionierung begünstigen, führen evtl. zu einer Generalisierung der dissoziativen Symptomatik, wobei die Schwelle für symptomauslösende innere oder äußere Hinweisreize zunehmend sinkt (Fiedler 2001).

Neurobiologische Korrelate bzw. Folgen von Traumatisierungen können hier nur erwähnt werden, da sich in dissoziationsbezogenen Studien noch keine wirklich konsistenten Ergebnisse abzeichnen. Sie umfassen eine Dysregulation der Hypothalamus-Hypophysen-Nebennieren-Achse, Alterationen im serotonergen, noradrenergen, glutamatergen und endogenen Opioidsystem sowie strukturelle und funktionelle Auffälligkeiten im präfrontalen und frontalen Kortex, im limbischen System (insb. im Bereich der Amygdala) und im Thalamus. In Bildgebungsstudien zum dissoziativen Typ der PTBS (vgl. Lanius 2010) konnte eine dissoziationsassoziierte starke Aktivität des dorsalen vorderen Zingulums und des medialen präfrontalen Kortex bei gleichzeitiger Herunterregulation der vorderen Inselregion und der Amygdala insb. bei der Konfrontation mit Angstreizen gezeigt werden, die das Modell der emotionalen Dysregulation stützen.

Resümee
Dissoziative Reaktionen stellen eine intrapsychische Möglichkeit dar, schwere Belastungen unmittelbar zu verarbeiten, wobei zusätzlich lerntheoretische und kognitive Aspekte bei der Entwicklung eine Rolle spielen. Die Betroffenen weisen häufig kumulierte realtraumatische Erlebnisse in ihrer Vorgeschichte auf.

16.5 Differenzialdiagnostischer Prozess

Die Erfassung dissoziativer Phänomene erfordert eine genaue Exploration der betroffenen Funktionsbereiche hinsichtlich Häufigkeit, Dauer und Intensität. Da es sich meist um schwer zu erfassende Symptome handelt, wurden in den letzten Jahren spezifische diagnostische Untersuchungsverfahren entwickelt, von denen einige in ➤ Tab. 16.2 aufgeführt sind. Diese Interviews, Checklisten und Selbstbeurteilungsverfahren können zur Diagnosenstellung bzw. als Screeninginstrumente eingesetzt werden. Sie weisen eine meist befriedigende bis gute Reliabilität und Validität auf. So konnten z. B. bei der **Dissociative Experience Scale** (DES) für einen Cutoff > 30 die höchsten Sensitivitäts- und Spezifitätswerte ermittelt werden. Da die Verfahren große inhaltliche Überschneidungen aufweisen, haben sie i. d. R. eine hohe Korrelation. Neben diesen spezifischen Verfahren lassen sich dissoziative Störungen auf Diagnosenebene auch durch einige allgemeine Interviewverfahren wie das **Composite International Diagnostic Interview (CIDI)** oder die computerisierte Weiterentwicklung, das Expertensystem DIA-X, erfassen (diagnostische Interviews ➤ Kap. 3). Da dissoziative Symptome im klinischen Alltag oft übersehen werden, bietet sich zu Screeningzwecken zumindest die Anwendung von Selbstbeurteilungsverfahren (➤ Tab. 16.2) an.

Differenzialdiagnostische Probleme ergeben sich unter drei Blickwinkeln:

- Viele Patienten erfüllen nur knapp nicht die Kriterien einer dissoziativen Störung (subkategorial, subsyndromal).
- Eine Reihe von Patienten erfüllt im Krankheitsverlauf die Kriterien mehrerer sich ausschließender psychischer Störungen.
- Viele Patienten mit anderen psychiatrischen Störungen weisen dissoziative Phänomene auf.

Differenzialdiagnostisch sind bei den dissoziativen Störungen auf **somatischem** Niveau in erster Linie neurologische Erkrankungen auszuschließen, welche die Beschwerden hinreichend erklären könnten. Am relevantesten sind hier Epilepsien, zerebrovaskuläre Erkrankungen, Kleinhirnsyndrome, Dystonien und die Encephalitis disseminata. Obgleich in dieser Hinsicht zahlreiche Versuche unternommen wurden, ist davon auszugehen, dass sich dissoziative Störungen allein aufgrund des klinischen Bildes nicht von neurologischen Störungen differenzieren lassen. Wie bereits oben erwähnt, ist eine Komorbidität zwischen neurologischen Erkrankungen und dissoziativen Störungen nicht selten, obgleich präzisere Studien hierzu bislang fehlen.

Auch bei den dissoziativen Phänomenen auf **psychischem** Niveau kann die Differenzialdiagnose gegenüber anderen psychischen Erkrankungen häufig erst im Verlauf gestellt werden, da dissoziative Störungen so vielgestaltig sind, dass keine sicheren phänomenologischen Unterscheidungskriterien existieren. Hingewiesen wird in der Literatur in diesem Zusammenhang v. a. auf die Differenzierung gegenüber narzisstischen und Borderline-Persönlichkeitsstörungen, akuten Psychosen, Schizophrenien, **Rapid Cycling** und bipolaren Störungen. Dabei sollte im diagnostischen Prozess sorgfältig unterschieden werden, ob die dissoziative Symptomatik als Teil etwa einer schizophrenen Störung in psychotisches Erleben eingebettet ist oder sich als eigenständige Symptomatik abgrenzen lässt.

Resümee

Zur Diagnostik dissoziativer Störungen wurde in den letzten Jahren eine Reihe von reliablen und validen Untersuchungsinstrumenten entwickelt, die eine wichtige Hilfe bei der Diagnosenstellung sein können.

16.6 Therapie

Therapeutische Erwägungen müssen zunächst davon ausgehen, dass ein beträchtlicher Teil der Patienten mit v. a. pseudoneurologischen dissoziativen Störungen nicht in der Psychiatrie-Psychotherapie, sondern in der Neurologie ambulant oder stationär erstbehandelt wird. Typischerweise erscheinen die Patienten mit einem somatischen Krankheitskonzept und den Symptomen einer neurologischen Erkrankung in der Praxis oder Klinik und werden dann einem umfangreichen diagnostischen Programm unterzogen, das den psychischen Kern ihrer Problematik verkennt und nicht selten zu iatrogenen Fixierungen führt.

Das **Behandlungskonzept** hat also zu berücksichtigen, dass Patienten mit dissoziativen Störungen überzufällig häufig bereits über einen längeren Zeitraum neurologisch auffällig waren, bevor sie erstmalig psychiatrisch-psychotherapeutisch gesehen werden. Vor diesem Hintergrund ist es notwendig, den durch die Symptomatik ausgedrückten Beschwerdedruck zu respektieren und **nicht durch vorschnelle Konfrontation** einen Beziehungskonflikt auszulösen, in dem der Behandler das Psychogenesekonzept vertritt und der Patient über die Verstärkung alter und die Entwicklung neuer Symptome eine zugrunde liegende körperliche Störung nachzuweisen versucht. Am Anfang jeder psychotherapeutischen Behandlung hat daher eine **sorgfältige Analyse des Krankheitskonzepts, der symptomauslösenden und -aufrechterhaltenden Faktoren sowie der Introspektionsfähigkeit und Psychotherapiemotivation** zu stehen. In Abhängigkeit von den Ergebnissen sollten konfrontative Schritte sorgfältig vorbereitet und in einen Gesamtbehandlungsplan integriert werden. Dabei kann es im stationären Bereich notwendig sein, die Patienten i. R. eines Konsultations-Liaison-Angebots über einen längeren Zeitraum in der Neurologie zu betreuen, mit dem Ziel, Aspekte eines psychischen Krankheitskonzepts und eine differenzierte Psychotherapiemotivation zu erarbeiten. Nach übereinstimmender Auffassung zahlreicher Autoren empfiehlt sich folgendes Vorgehen:

- Aufklärung des Patienten **(Psychoedukation),** dass mit hoher Wahrscheinlichkeit psychische Geschehnisse und Konflikte einen verlaufsmodifizierenden, teilursächlichen oder ursächlichen Einfluss auf seine derzeitige Symptomatik haben. Dabei sollte nachdrücklich betont werden, dass dem Untersucher die Schwere der Symptomatik, der damit verbundene Leidensdruck und die resultierenden psychosozialen Konsequenzen im persönlichen und beruflichen Umfeld durchaus bewusst sind und nicht davon ausgegangen wird, dass der Patient „nichts hat".
- Einleitung einer **symptomorientierten Behandlung,** welche die Symptompräsentation und den somatischen Beschwerdedruck der Patienten respektiert, z. B.:
  - Krankengymnastik bei motorischen Störungen
  - Logopädische Therapie bei Sprach- und Sprechstörungen
  - Kognitive Verfahren bei Amnesien
- Angebot **suggestiv-hypnotherapeutischer Verfahren** (etwa autogenes Training, progressive Muskelrelaxation), die in ein supportiv-psychotherapeutisches Angebot eingebettet sein sollten, zuungunsten konfliktbearbeitender psychotherapeutischer Verfahren, bei denen den Patienten initial ein eher passiv-rezeptiver Zugang gestattet werden kann.
- Auf der Grundlage der hierdurch gewonnenen Behandlungserfahrungen kann die **differenzielle Indikation** einer konfliktbearbeitenden bzw. verhaltenstherapeutischen Therapie gestellt werden.

Systematische kontrollierte Therapiestudien liegen bislang nicht vor. Entsprechend der bisher publizierten Leitlinie (Scheidt 2002) können verhaltenstherapeutische Verfahren und Biofeedback bei pseudoneurologischen dissoziativen Störungen als möglicherweise wirksam angesehen werden. Verhaltenstherapeutische Interventionen sind insb. dann sinnvoll, wenn sich die individuelle Konfliktdynamik mit dem Patienten nicht angemessen herausarbeiten lässt, aus intellektuellen oder kognitiven Gründen eine konfliktbearbeitende Therapie nicht infrage kommt oder angesichts eines hohen Chronifizierungsgrades die Therapieziele v. a. auf symptomatologischem Niveau anzusiedeln sind bzw. wenn die direkte und unmittelbare Beeinflussung der Symptomatik im Vordergrund steht. Die hierzu vorliegenden Studien (retrospektives Design, meist sehr kleine Fallzahlen) orientieren sich im Wesentlichen an Interventionen zur Beeinflussung symptomverstärkender dysfunktionaler Kognitionen und anderen Interventionstechniken, die in der Therapie von Angststörungen eingesetzt werden.

Darüber hinaus werden v. a. in den USA **Hypnoseverfahren** relativ breit in der Therapie eingesetzt, ohne dass deren Effekte bisher in kontrollierten Studien untersucht worden wären. Von der Mehrzahl der Autoren wird dabei hervorgehoben, dass Hypnosetechniken nicht allein, sondern im Kontext multimodaler Ansätze appliziert werden sollten, da es bei unkontrolliertem Einsatz auch zur Verstärkung dissoziativer Phänomene kommen kann.

Auch im Zusammenhang mit dissoziativen Störungen, v. a. aber bei PTBS, wurde in letzter Zeit das sog. **Eye Movement Desensitization and Reprocessing (EMDR)** eingesetzt. Hierbei handelt es sich im weitesten Sinne um ein Expositionsverfahren, bei dem die Erlebnisverarbeitung durch Induktion sakkadischer Augenbewegungen bei gleichzeitiger Wiedererinnerung traumatischer Erlebnisanteile unterstützt werden soll.

EBM

Einem systematischen Review zufolge ließ sich die Symptomatik einer PTBS durch EMDR signifikant reduzieren (Evidenzstufe Ia: Bisson und Andrews 2013; Cochrane-Review).

In einer Reihe von Studien wird als wesentliche Nebenwirkung der Behandlung das Auftreten traumaassoziierter Flashbacks bei bis zu 50 % der untersuchten Patienten berichtet. Generell wird von der Mehrzahl der Autoren empfohlen, EMDR als potenzielle Methode i. R. eines komplexen Gesamtbehandlungsplans einzusetzen.

Die **Indikation zu stationärer Psychotherapie** ist bei einer laufenden Behandlung gegeben, wenn

- die Symptomatik eine ambulante Behandlung nicht zulässt (z. B. dissoziative Halbseitenlähmung, wiederholte dissoziative Krampfanfälle),
- eine Therapieresistenz über einen Zeitraum von mehr als 6 Monaten in der ambulanten Behandlung vorliegt,
- rezidivierende Störungen auftreten,
- eine Komorbidität mit anderen psychischen Störungen vorliegt,
- Symptomverschiebungen und Komplikationen im therapeutischen Prozess (s. unten) auftreten.

Dabei sollte die symptomorientierte Behandlung auch bei einem Rückgang der Symptome prinzipiell über einen längeren Zeitraum fortgesetzt werden.

Neben dem Ziel einer symptomatologischen Besserung und einer Differenzierung der Krankheitsverarbeitung besteht die Aufgabe stationärer psychotherapeutischer Ansätze v. a. in der Herausarbeitung der zugrunde liegenden Konfliktdynamik. Nach den wenigen bisher vorliegenden Therapiestudien scheinen dabei Patienten mit dissoziativen Störungen v. a. von **gruppenpsychotherapeutischen Ansätzen** zu profitieren, in denen dissoziative Abwehrprozesse offenbar besser identifiziert und korrigiert werden können als in einzeltherapeutischen Settings. Für die therapeutische Bearbeitung der realtraumatischen Aspekte ist allerdings die Kombination mit einer Einzeltherapie indiziert.

Empirische Hinweise auf die Wirksamkeit **psychopharmakologischer Interventionen** für dissoziative Störungen liegen bisher nicht vor. Vor dem Einsatz von Benzodiazepinen ist in diesem Zusammenhang zu warnen, da diese Substanzen i. d. R. dissoziative Phänomene verstärken (Freyberger et al. 1996).

Die **multiple Persönlichkeitsstörung** ist in den USA Gegenstand zahlreicher Therapiestudien geworden, die von psychodynamischer Psychotherapie bis zur Elektrokonvulsionstherapie reichen. Vor diesem Hintergrund existiert umfangreiche Literatur. Die nosologische Bedeutung wird aber von vielen Autoren immer wieder bezweifelt. Angesichts einer hohen internen Komorbidität mit komplexen Persönlichkeitsstörungen und einer hohen, iatrogene Effekte nahelegenden Suggestibilität der Betroffenen ist derartigen Studien eher skeptisch zu begegnen. Es muss bezweifelt werden, ob sich die multiple Persönlichkeit diagnostisch tatsächlich von komplexen Persönlichkeitsstörungen trennen lässt, was unter ätiopathogenetischen Aspekten wahrscheinlich wenig sinnvoll erscheint. Ob das Vorliegen dissoziativer Phänomene bei anderen psychischen Erkrankungen das Ansprechen auf eine Therapie und die Prognose verbessert oder verschlechtert, ist bislang empirisch nicht ausreichend geklärt.

Resümee

Die Behandlung dissoziativer Störungen beinhaltet die Psychoedukation des Patienten über seine Erkrankung, die Einleitung einer symptomorientierten Behandlung, das Angebot suggestiv-hypnotherapeutischer Verfahren sowie ggf. den Beginn einer konfliktbearbeitenden bzw. verhaltenstherapeutischen Behandlung. Bei ausgeprägter Symptomatik ist eine stationäre Psychotherapie indiziert.

Literatur

Die vollständige Literatur zu diesem Kapitel finden Sie online im „Plus im Web" zu diesem Buch.

Fragen zur Wissensüberprüfung zum ➤ Kap. 16 finden Sie online.

KAPITEL

17

Wolfgang Hiller und Winfried Rief

Somatoforme Störungen

17.1 Terminologie

Der Begriff „Somatisierung" ist seit Langem ein fester Bestandteil der klinischen Terminologie und vielerorts in die Umgangssprache übernommen worden. Er bezeichnet ein klinisches Bild, bei dem Patienten über körperliche Beschwerden oder Symptome klagen, ohne dass hierfür eine organische Grunderkrankung oder ein spezifischer pathophysiologischer Prozess gefunden werden kann.

Die Symptomatik wird als **somatoform** bezeichnet, da sie zunächst auf eine organische Ätiologie hinzudeuten scheint, dies jedoch mit dafür angemessenen Untersuchungsmethoden nicht bestätigt werden kann. Deswegen wird davon ausgegangen, dass bei der Entstehung, Auslösung und Aufrechterhaltung der körperlichen Symptome psychische und psychophysiologische Faktoren eine wichtige Rolle spielen.

In der Vergangenheit wurden viele unterschiedliche, schulenspezifische und z. T. widersprüchliche Begriffe geprägt und verwendet. Die historischen Wurzeln liegen im Krankheitskonzept der **Hysterie,** das bereits in der Medizin der altägyptischen Kultur zur Beschreibung von Somatisierungssyndromen verwendet wurde. Das griechische Wort *hystera* (ὑστέρα) bedeutet Gebärmutter und war früher mit der Vorstellung verbunden, dass ein „wandernder Uterus" mit den dazugehörigen Körperempfindungen und Beschwerden den unerfüllten Kinderwunsch einer Frau ausdrücken könne.

Ähnliche Ideen lagen später dem von psychoanalytischen Autoren geprägten Begriff der **Konversion** zugrunde, wonach innere Triebkräfte oder Konflikte in körperliche Symptome „umgewandelt" werden.

Als Begründer der modernen und wissenschaftlich fundierten Vorstellungen der Somatisierung gilt der französische Arzt Paul Briquet, der Mitte des 19. Jh. in Paris Patienten mit dem Krankheitsbild der Hysterie systematisch untersuchte und dabei sowohl typische Symptomkonstellationen als auch Verlaufsformen identifizierte. Etwa 100 Jahre später erlebten diese Arbeiten in den USA unter der Bezeichnung **Briquet-Syndrom** eine Renaissance.

Der Begriff der somatoformen Störungen wurde in den USA 1980 durch das DSM-III in die klinische Diagnostik eingeführt und später in die ICD-10 übernommen. Zuvor waren Störungsbilder mit unklaren körperlichen Symptomen als **funktionelle Syndrome** oder noch allgemeiner als **psychosomatische Erkrankungen, psychovegetative Dystonie**, **Erschöpfungszustand** u. Ä. bezeichnet worden. In weiten Bereichen der somatischen Medizin hat sich der Begriff „somatoform" nur sehr begrenzt durchgesetzt, und es wird weiterhin vielfach von funktionellen Syndromen und Störungen gesprochen, was z. T. auch mit den etablierten Forschungstraditionen zu einzelnen Störungsbildern verbunden ist (Henningsen et al. 2007). ➤ Box 17.1 fasst einige häufig verwendete Begriffe zusammen.

BOX 17.1

Bezeichnungen für funktionelle Syndrome

- Reizdarmsyndrom (Colon irritabile)
- Nichtulzeröse Dyspepsie
- Nichtkardialer Brustschmerz
- Chronische Erschöpfung/Chronic-Fatigue-Syndrom (CFS)
- Fibromyalgie
- Prämenstruelles Syndrom
- Chronischer Unterbauchschmerz
- Spannungskopfschmerz
- Chronischer Rückenschmerz
- Psychogener Schwindel

In der neueren Fachliteratur findet sich zur Charakterisierung entsprechender Patienten oder Störungsbilder häufig die Bezeichnung **„medizinisch unerklärte körperliche Symptome“** (*medically unexplained symptoms,* MUS). Es sollte jedoch stets zwischen der Symptom- und der Diagnoseebene differenziert werden, da das Vorhandensein von „MUS-Symptomen“ auch ein subklinisches Phänomen darstellen kann und nicht zwangsläufig mit dem Vorliegen einer somatoformen Störung gleichzusetzen ist. Eine Störung setzt u. a. immer eine gewisse Dauer und einen klinisch bedeutsamen Schweregrad der zugrunde liegenden Symptomatik voraus.

Die jahrzehntelang stabile Existenz eines weltweit einheitlichen Konzepts der somatoformen Störungen sowohl nach ICD- als auch DSM-Klassifikation änderte sich 2013 mit der Einführung des DSM-5, das die somatoformen Störungen als eigenes Störungskapitel wieder abschaffte und medizinisch unerklärte Körperbeschwerden einem neu eingeführten Kapitel mit der Bezeichnung „Somatische Belastungsstörung“ *(somatic symptom and related disorders)* zuordnete. Nach diesem neuen Ansatz wird bei der Diagnosenstellung nicht mehr zwischen medizinisch erklärten und unerklärten körperlichen Symptomen unterschieden. Unabhängig von ihrer Benennung stellen jedoch Störungen, die hautsächlich durch körperliche Symptome in Abwesenheit einer objektivierbaren somatomedizinischen Erkrankung gekennzeichnet sind, auch weiterhin eine im Bereich der psychischen Erkrankungen wichtige klinische Gruppe dar. Es bleibt abzuwarten, ob die umstrittene Neuordnung des DSM-5 auch von der künftigen ICD-11-Klassifikation übernommen oder ob das bisherige Konzept der somatoformen Störungen beibehalten wird. Eine kritische Diskussion dieses Themas findet sich bei Rief und Martin (2014).

Tiefer gehende Informationen

Tiefer gehende Informationen zu den DSM-5-Diagnosekriterien finden Sie online im „Plus im Web“ zu diesem Buch.

Nach ICD-10 stehen im Kapitel der somatoformen Störungen je nach Art und Ausprägungsgrad der körperlichen Symptomatik unterschiedliche Diagnosen zur Verfügung (➤ Box 17.2). Als Prototyp und zentrale Diagnose gilt die **Somatisierungsstörung,** die durch vielfältige und im Verlauf häufig wechselnde Symptome wie Schmerzen, Übelkeit, Blähungen, Atemnot oder Störungen der Ausscheidungs- und Genitalfunktionen gekennzeichnet ist. Die **somatoforme autonome Funktionsstörung** bezieht sich auf Beschwerden, die mit einer erhöhten vegetativen Erregbarkeit einhergehen. Falls Schmerzen für eine längere Zeit im Vordergrund des klinischen Bildes stehen, sollte eine **somatoforme Schmerzstörung** diagnostiziert werden.

BOX 17.2

Somatoforme Störungen nach ICD-10

- Somatisierungsstörung
- Undifferenzierte Somatisierungsstörung
- Somatoforme autonome Funktionsstörung
- Anhaltende somatoforme Schmerzstörung
- [Dissoziative Störung (Konversionsstörung)]
- Hypochondrische Störung
- [Dysmorphophobe Störung]
- Andere/nicht näher bezeichnete somatoforme Störung

Auch die dissoziativen oder Konversionsstörungen (➤ Kap. 16) können in einem erweiterten Sinne den somatoformen Störungen zugerechnet werden, da sie mit nicht organisch bedingten körperlichen Veränderungen wie Gedächtnisverlust (Amnesie), Bewegungs- oder Koordinationsstörungen, epilepsieähnlichen krampfartigen Anfällen oder Sensibilitäts- und Empfindungsstörungen verbunden sind.

Von besonderer Bedeutung ist ferner die **hypochondrische Störung,** die durch ausgeprägte Krankheitsängste und -überzeugungen sowie die entsprechende Fehlinterpretation körperlicher Symptome charakterisiert ist.

Während bei der hypochondrischen Störung die Angst oder Überzeugung besteht, an einer schweren und möglicherweise zum Tod führenden Krankheit zu leiden, sind Personen mit **körperdysmorpher Störung** überwiegend mit vermeintlichen körperlichen Entstellungen oder Fehlbildungen beschäftigt (z. B. hässliche Form der Nase). Nach ICD-10 werden derartige dysmorphophobe Vorstellungen unter dem Gesamtkonzept der hypochondrischen Störung zusammengefasst, obwohl die Forschung seit Anfang der 1990er-Jahre die körperdysmorphe Störung zunehmend als eigenständiges Störungsbild ausweist (Phillips 1991).

In den letzten Jahren wurden einige neuere klinische Begriffe geprägt, die als **„moderne Gesundheitssorgen“** *(modern health worries)* gelten und am ehesten dem diagnostischen Rahmen der somatoformen Störungen zuzuordnen sind. Hierzu zählen das **Chronic-Fatigue-Syndrom (CFS)** mit im Vordergrund stehender Erschöpfung (➤ Kap. 19) oder die **Multiple Chemical Sensitivities (MCS)** mit einer im Prinzip vielgestaltigen Symptomatik, die auf Umweltgifte oder andere Umweltbelastungen (z. B. Elektrosmog) attribuiert wird. Meistens finden sich jedoch bei diesen Patienten keine klaren pathologischen Befunde.

Resümee

Die Gruppe der somatoformen Störungen stellt ein eigenständiges Kapitel in der ICD-10 dar. Hauptkennzeichen sind medizinisch unerklärte körperliche Symptome, also Beschwerden, die nicht durch eine organische Erkrankung oder einen bekannten spezifischen pathophysiologischen Prozess erklärt werden können. Die historischen Wurzeln der somatoformen Störungen liegen im traditionellen Krankheitskonzept der Hysterie.

17.2 Epidemiologie und Verlauf

Epidemiologischen Studien zufolge beträgt die **Lebenszeitprävalenz** der Somatisierungsstörung zwischen 0,03 und 0,84 % (Creed und Barsky 2004). Diese niedrige Rate spiegelt jedoch nicht die klinische und gesundheitspolitische Bedeutung der somatoformen Störungen wider, da die Somatisierungsstörung nach der seinerzeitigen DSM-IV-Definition mit mindestens acht körperlichen Symptomen aus verschiedenen Organsystemen sehr restriktiv definiert ist. Mittlerweile gehen viele Studien von einem klinisch relevanten Somatisierungssyndrom aus, wenn bei Männern mindestens vier und bei Frauen mindestens sechs Somatisierungssymptome feststellbar sind. Dieses Kriterium wurde als **Somatic Symptom Index (SSI)** oder **Abridged Somatization Disorder (erweiterte Somatisierungsstörung)** bezeichnet, deren Auftretenshäufigkeit in der Bevölkerung westlicher Industrienationen in verschiedenen Bevölkerungsstudien mit 4–19 % beziffert wurde.

Für die anderen Diagnosegruppen der somatoformen Störungen liegen keine verlässlichen Prävalenzangaben vor. Jedoch gehören Schmerzbeschwerden zu den häufigsten Symptomen in der Bevölkerung (Hessel et al. 2002), und die 6-Monats-Prävalenz speziell für chronische Kopf- und Rückenschmerzsyndrome wird auf bis zu 15 % geschätzt. Wichtig bei Prävalenzschätzungen ist v. a. die Unterscheidung zwischen alltäglichen Bagatellsymptomen und somatischen Beschwerden, die mit erheblicher psychosozialer Belastung einhergehen (Hiller et al. 2006).

Eine epidemiologische Untersuchung im Raum München hat gezeigt, dass somatoforme Störungen nicht selten schon im Jugend- oder frühen Erwachsenenalter beginnen. In der Altersgruppe der 14- bis 24-Jährigen bestand bei 1,7 % bereits ein Somatisierungssyndrom i. S. des oben genannten SSI, und weitere 9,1 % berichteten über belastende körperliche Symptome, für die sich keine medizinische Erklärung finden ließ (Lieb et al. 2000). Nach einer Übersichtsarbeit von olde Hartmann et al. (2009) ist die Prognose beim Auftreten medizinisch unerklärter Körpersymptome insofern relativ günstig, als sich bei 50–75 % der Betroffenen im Verlauf eine Verbesserung der Funktionsfähigkeit und Lebensqualität zeigte. Allerdings muss bei 10–30 % mit schweren und chronischen Verläufen gerechnet werden. Bei Personen, die über die subklinische Symptomatik hinaus bereits das Vollbild einer somatoformen Störung entwickelt haben, ist mit einer Chronifizierungsrate von 40–70 % zu rechnen. Von einer erhöhten Mortalität infolge schwerer somatischer Krankheiten muss bei Patienten mit somatoformen Störungen jedoch nicht ausgegangen werden.

Zu den **soziodemografischen Besonderheiten** somatoform gestörter Patienten liegen unterschiedliche Ergebnisse vor. In einigen Untersuchungen wurde ein überproportionaler Anteil von Frauen und älteren Menschen gefunden, ebenso ein höheres Erkrankungsrisiko bei bestimmten ethnischen Gruppen, etwa hispanischer oder afroamerikanischer Herkunft. Zudem scheinen Menschen mit somatoformen Beschwerden ein tendenziell niedrigeres Bildungsniveau aufzuweisen, häufiger allein zu leben und besonders häufig verwitwet zu sein.

Zu den typischen Merkmalen der somatoformen Störungen zählt, dass die Betroffenen sich als körperlich krank ansehen und entsprechend bevorzugt einen Hausarzt, Internisten oder anderen Facharzt aufsuchen (de Waal et al. 2004). Demgegenüber ist die Häufigkeit von Patienten mit somatoformen Störungen in Einrichtungen der psychiatrisch-psychotherapeutischen Versorgung eher gering, obwohl hierzu bislang kaum verlässliche Angaben vorliegen.

Einige Studien belegen jedoch die große Bedeutung somatoformer Symptome und Störungen bei **Patienten in Allgemeinarztpraxen**. In einer amerikanischen Studie mit mehr als 500 Hausarztpatienten konnte für 84 % der berichteten Symptome keine klare organische Ursache festgestellt werden (Kroenke und Mangelsdorff 1989). Am häufigsten beklagt werden Rücken-, Glieder-, Brust- und Kopfschmerzen, Schlafprobleme, Erschöpfung sowie Magen- und Verdauungsbeschwerden. Eine somatoforme Störung kann schätzungsweise bei 17–23 % aller Hausarztpatienten diagnostiziert werden, nicht selten wird sie von den Allgemeinärzten jedoch nicht erkannt.

Bei den **Patienten von Allgemeinkrankenhäusern** liegt der Anteil somatoformer Störungen zwischen 17 und 30 %. In stationären neurologischen Abteilungen muss bei etwa ⅓ der Patienten mit Somatisierungssymptomen gerechnet werden.

Bei länger dauernder und chronifizierter Somatisierung sind meist vielfältige körperliche und psychosoziale Beeinträchtigungen zu finden. Es kommt zu einer erheblichen Zunahme von Arbeitsunfähigkeitszeiten und der als **Doctor Shopping** bezeichneten Tendenz, sich häufig in ärztliche Behandlung zu begeben, immer wieder neue Fachärzte aufzusuchen und aufwendige diagnostische und therapeutische Maßnahmen in Anspruch zu nehmen.

Dementsprechend führen diese Störungen zu erhöhten **Krankheitskosten** (Barsky et al. 2005). Es wird geschätzt, dass bei Patienten mit dem kompletten Bild der Somatisierungsstörung die Kosten für ambulante Behandlung gegenüber den Durchschnittskosten in der Bevölkerung um den Faktor 14 und für stationäre Behandlung um den Faktor 6 erhöht sind.

Bei etwa ⅔ aller Personen mit somatoformen Störungen liegt **Komorbidität** mit anderen psychischen oder psychiatrischen Erkrankungen vor (Lieb et al. 2007). Besonders eng ist der Zusammenhang zwischen Somatisierung und Depression, was sich in dem klinisch zwar verbreiteten, jedoch wissenschaftlich nicht bestätigten Konzept der somatisierten bzw. larvierten Depression niedergeschlagen hat. Hierbei wird angenommen, dass die medizinisch unklaren körperlichen Symptome keine wirklich eigenständige Störungsgruppe definieren, sondern als indirekter Ausdruck einer Depression zu interpretieren sind (da mutmaßlich weniger stigmatisierend). In den heutigen Klassifikationssystemen werden jedoch derartige Interpretationen zugunsten des Komorbiditätskonzepts vermieden.

In einer klinischen Studie haben Rief et al. (1992) demonstriert, dass trotz der häufigen Komorbidität zwischen somatoformen und depressiven Störungen häufig ein langer Zeitraum von bis zu mehreren Jahren zwischen dem Erstauftreten der jeweils zugehörigen Symptomatik besteht. So lag in den meisten Fällen mehr als 1 Jahr zwischen dem Beginn der somatoformen und dem der depressiven Störung, bei 46 % der untersuchten Patienten waren es sogar mehr als 5 Jahre. Insofern bleibt offen, inwieweit Somatisierung und Depression auf gemeinsamen pathogenetischen Bedingungen beruhen oder ob eine dieser Störungen als Risikofaktor oder mit auslösende Bedingung für das jeweils andere Störungsbild anzusehen ist.

In stationären klinischen Stichproben wurde für die Komorbidität mit **depressiven Störungen** eine Häufigkeit zwischen 50 und 90 % unter somatoform gestörten Patienten ermittelt. Bei chronischen Schmerzpatienten beträgt die Wahrscheinlichkeit für die Entwicklung einer depressiven Störung durchschnittlich 30–60 %. **Angststörungen** scheinen demgegenüber seltener mit somatoformen Störungen einherzugehen, doch wurden in der Literatur entsprechende Komorbiditätsraten von immerhin 2–17 % berichtet. Bei den **Persönlichkeitsstörungen** wurde in einigen Studien ein gewisser Zusammenhang zwischen Somatisierung einerseits und histrionischer und antisozialer Persönlichkeit andererseits beschrieben. Hierbei zeigten sich deutliche Geschlechtsunterschiede: Bei Frauen mit somatoformen Störungen koexistierte eher eine histrionische, bei Männern eher eine antisoziale Persönlichkeitsstörung.

Resümee

Mit einer Auftretenshäufigkeit allein des Somatisierungssyndroms von 4–19 % in der Bevölkerung sind die somatoformen Störungen für das Gesundheitssystem von erheblicher Bedeutung. Die Störungen können schon im Jugend- und frühen Erwachsenenalter beginnen. Frauen, ältere Menschen, Personen mit geringerer Bildung, Alleinlebende und Verwitwete sowie Angehörige bestimmter ethnischer Gruppen sind überproportional betroffen. Da Patienten mit somatoformen Störungen nur selten primär eine psychiatrisch-psychotherapeutische Einrichtung aufsuchen, muss in den Praxen von Allgemein- und Fachärzten sowie in Allgemeinkrankenhäusern mit einem hohen Anteil dieser Patienten gerechnet werden.

Im chronischen Verlauf sind somatoforme Störungen meist mit erheblichen körperlichen und psychosozialen Beeinträchtigungen verbunden. Es besteht sehr häufig eine Komorbidität mit depressiven, Angst- und Persönlichkeitsstörungen.

17.3 Symptomatik und Typisierung

Die Diagnose einer somatoformen Störung kann gestellt werden, wenn körperliche Symptome vorliegen, die weder durch eine feststellbare körperliche Erkrankung noch durch die Auswirkungen psychotroper Substanzen (d. h. Drogen, Medikamente oder Alkohol) erklärbar sind.

Nach der ICD-10-Definition können jedoch somatische Beschwerden auch bei körperlichen Krankheiten als somatoform angesehen werden, falls diese nicht die Schwere, das Ausmaß, die Vielfalt und Dauer der körperlichen Symptome oder der damit verbundenen sozialen Beeinträchtigungen erklären. In den Klassifikationssystemen sind Auflistungen mit körperlichen Symptomen aus unterschiedlichen Organsystemen vorgegeben, die bei der Untersuchung systematisch berücksichtigt werden sollten.

So werden für die Somatisierungsstörung nach ICD-10 insgesamt 14 Symptome aufgezählt, darunter 6 gastrointestinale, 4 kardiovaskuläre, 3 urogenitale sowie 3 Haut- und Schmerzsymptome. Auch bei der Diagnose der somatoformen autonomen Funktionsstörung ist eine Symptomliste zugrunde zu legen, die 5 vegetative und 7 andere körperliche Symptome erfasst, von denen insgesamt mindestens 3 Symptome für die Diagnosenstellung vorliegen müssen. Die einzelnen Symptome und diagnostischen Kriterien der Somatisierungsstörung und der somatoformen autonomen Funktionsstörung nach ICD-10 sind in ➤ Box 17.3 und ➤ Box 17.4 zusammengefasst.

BOX 17.3

Diagnostische Kriterien der Somatisierungsstörung nach ICD-10 (F45.0)

A. Eine Vorgeschichte von mindestens 2 Jahren mit anhaltenden Klagen über multiple und wechselnde körperliche Symptome, die durch keine diagnostizierbare körperliche Krankheit erklärbar sind. Eine evtl. vorliegende bekannte körperliche Krankheit erklärt nicht die Schwere, das Ausmaß, die Vielfalt und die Dauer der körperlichen Beschwerden oder die damit verbundene soziale Behinderung. Wenn einige vegetative Symptome vorliegen, bilden sie nicht das Hauptmerkmal der Störung, d. h., sie sind nicht besonders anhaltend oder belastend.
B. Die ständige Sorge um die Symptome führt zu andauerndem Leiden und dazu, dass die Patienten mehrfach (drei- oder mehrmals) um Konsultationen oder Zusatzuntersuchungen in der Primärversorgung oder beim Spezialisten nachsuchen. Wenn medizinische Einrichtungen aus finanziellen oder geografischen Gründen nicht erreichbar sind, kommt es zu andauernder Selbstmedikation oder mehrfachen Konsultationen bei örtlichen Laienhelfern.
C. Hartnäckige Weigerung, die medizinische Feststellung zu akzeptieren, dass keine ausreichende körperliche Ursache für die körperlichen Symptome vorliegt. Akzeptanz der ärztlichen Mitteilung allenfalls für kurze Zeiträume bis zu einigen Wochen oder unmittelbar nach einer medizinischen Untersuchung.
D. Insgesamt sechs oder mehr Symptome aus der folgenden Liste, mit Symptomen aus mindestens zwei verschiedenen Gruppen:

- **Gastrointestinale Symptome:** 1) Bauchschmerzen, 2) Übelkeit, 3) Gefühl von Überblähung, 4) schlechter Geschmack im Mund oder extrem belegte Zunge, 5) Klagen über Erbrechen oder Regurgitation von Speisen, 6) Klagen über häufigen Durchfall oder Austreten von Flüssigkeit aus dem Anus.
- **Kardiovaskuläre Symptome:** 7) Atemlosigkeit ohne Anstrengung, 8) Brustschmerzen
- **Urogenitale Symptome:** 9) Dysurie oder Klagen über die Miktionshäufigkeit, 10) unangenehme Empfindungen im oder um den Genitalbereich, 11) Klagen über ungewöhnlichen oder verstärkten vaginalen Ausfluss.
- **Haut- und Schmerzsymptome:** 12) Klagen über Fleckigkeit oder Farbveränderungen der Haut, 13) Schmerzen in Gliedern, Extremitäten oder Gelenken, 14) unangenehme Taubheit oder Kribbelgefühl.

E. Häufigstes Ausschlusskriterium: Die Störung tritt nicht ausschließlich während einer Schizophrenie oder einer verwandten Störung (F2), einer affektiven Störung (F3) oder Panikstörung (F41.0) auf.

Falls die Mindestdauer der somatoformen Symptomatik von 2 Jahren noch nicht erreicht ist oder weniger als die Mindestzahl von sechs somatoformen Symptomen vorliegt, kann i. S. einer „subsyndromalen Somatisierungsstörung“ die sog. **undifferenzierte Somatisierungsstörung** nach ICD-10 diagnostiziert werden.

BOX 17.4

Diagnostische Kriterien der somatoformen autonomen Funktionsstörung nach ICD-10 (F45.3)

A. Symptome der autonomen (vegetativen) Erregbarkeit, die der Patient auf eine körperliche Erkrankung in einem oder mehreren der folgenden Systeme oder Organe zurückführt: Herz/ kardiovaskuläres System, Ösophagus/Magen, unterer Gastrointestinaltrakt, respiratorisches oder Urogenitalsystem.
B. Zwei oder mehr der folgenden vegetativen Symptome: 1) Palpitationen, 2) Schweißausbrüche (heiß oder kalt), 3) Mundtrockenheit, 4) Hitzewallungen oder Erröten, 5) Druckgefühl im Epigastrium, Kribbeln oder Unruhe im Bauch.

C. Eines oder mehr der folgenden weiteren Symptome: 1) Brustschmerzen oder Druckgefühl in der Herzgegend, 2) Dyspnoe oder Hyperventilation, 3) außergewöhnliche Müdigkeit bei leichter Anstrengung, 4) Aerophagie, Schluckauf oder brennendes Gefühl im Brustkorb oder Epigastrium, 5) Bericht über häufigen Stuhldrang, 6) erhöhte Miktionsfrequenz oder Dysurie, 7) Gefühl der Überblähung oder Völlegefühl.
D. Kein Nachweis einer Störung von Struktur oder Funktion der Organe oder Systeme, über die geklagt wird.
E. Die Symptome treten nicht ausschließlich im Zusammenhang mit einer phobischen oder einer Panikstörung auf.

Die weiteren in ICD-10 vorgesehenen Kategorien der anhaltenden somatoformen Schmerzstörung und der dissoziativen bzw. Konversionsstörung sind speziellen Symptomkonstellationen vorbehalten. Bei der **somatoformen** Schmerzstörung muss ein schwerer und belastender Schmerz in irgendeinem Körperteil mindestens 6 Monate lang durchgehend an den meisten Tagen bestanden haben und den Hauptfokus in der Aufmerksamkeit des Patienten darstellen. Dagegen sollte die **Konversionsstörung** (➤ Kap. 16) erwogen werden, wenn hauptsächlich pseudoneurologische Symptome vorliegen oder ein teilweiser oder völliger Verlust der normalen Integration besteht, bezogen auf Erinnerungen an die Vergangenheit, das Identitätsbewusstsein und die unmittelbaren Empfindungen sowie auf die Kontrolle von Körperbewegungen. Zwischen dem Beginn der Symptomatik und belastenden Ereignissen, Problemen oder Bedürfnissen muss bei der Konversionsstörung außerdem ein überzeugender zeitlicher Zusammenhang bestehen.

Während bei den bislang genannten Störungen körperliche Symptome das zentrale diagnostische Kriterium darstellten, liegt bei der **hypochondrischen Störung** der Schwerpunkt auf der Angst und der Überzeugung, an einer schweren körperlichen Krankheit zu leiden. Jedoch darf diese Störung nur diagnostiziert werden, wenn die entsprechenden Ängste und Überzeugungen über mindestens 6 Monate hinweg bestehen und wenn damit erhebliches Leiden oder soziale Beeinträchtigungen im Alltagsleben verbunden sind.

Die kompletten Kriterien nach ICD-10 für die hypochondrische Störung fasst ➤ Box 17.5 zusammen. Wie aus dieser Darstellung nochmals deutlich wird, ist die dysmorphophobe bzw. **körperdysmorphe Störung** anders als im DSM-5 nicht als eigenständige Kategorie konzipiert, sondern Teil des A-Kriteriums (vorherrschendes Beschäftigtsein mit einer vom Patienten angenommenen körperlichen Fehlbildung oder Entstellung).

BOX 17.5

Diagnostische Kriterien der hypochondrischen Störung nach ICD-10 (F45.2)

A. Entweder (1) eine mindestens 6 Monate anhaltende Überzeugung, an höchstens zwei schweren körperlichen Krankheiten (von denen mindestens eine speziell vom Patienten benannt sein muss) zu leiden, oder (2) anhaltende Beschäftigung mit einer vom Betroffenen angenommenen Entstellung oder Missbildung (dysmorphophobe Störung).
B. Die ständige Sorge um diese Überzeugung und um die Symptome verursacht andauerndes Leiden oder eine Störung des alltäglichen Lebens und veranlasst den Patienten, um medizinische Behandlungen oder Untersuchungen (oder entsprechende Hilfe von Laienhelfern) nachzusuchen.
C. Hartnäckige Weigerung, die medizinische Feststellung zu akzeptieren, dass keine ausreichende körperliche Ursache für die körperlichen Symptome bzw. Entstellungen vorliegt. Akzeptanz der ärztlichen Mitteilung allenfalls für kurze Zeiträume bis zu wenigen Wochen oder unmittelbar nach einer medizinischen Untersuchung.
D. Häufigstes Ausschlusskriterium: Die Störung tritt nicht ausschließlich während einer Schizophrenie oder einer verwandten Störung (F2, insb. F22) oder einer affektiven Störung (F3) auf.

Resümee

Während die Somatisierungsstörung durch ein polysymptomatisches Bild mit multiplen und häufig wechselnden körperlichen Beschwerden gekennzeichnet ist, stehen bei der somatoformen Schmerzstörung anhaltende Schmerzen in irgendeinem Körperteil und bei der Konversionsstörung pseudoneurologische Symptome im Vordergrund. Bei der hypochondrischen Störung steht im Mittelpunkt des klinischen Bildes die Angst oder Überzeugung, an einer schweren körperlichen Krankheit zu leiden.

17.4 Ätiologie und Pathogenese

Für die somatoformen Störungen sind keine einheitlichen Entstehungs- und Verlaufsdeterminanten bekannt. Wie bei anderen psychischen Störungen wird davon ausgegangen, dass biologische, psychologische und soziale Faktoren in interindividuell unterschiedlicher Ausprägung an der Störungsgenese, Auslösung und Aufrechterhaltung beteiligt sind (Rief und Broadbent 2007). Einige relevante Forschungsergebnisse sollen im Folgenden näher dargestellt werden.

17.4.1 Biologische und neurophysiologische Faktoren

In einer norwegischen **Zwillingsstudie** wurde eine erhöhte Konkordanz somatoformer Störungen bei monozygoten Zwillingen (29 %) im Vergleich zu dizygoten Zwillingen (10 %) festgestellt. Auch bestand bei den Zwillingsgeschwistern der untersuchten Patienten mit somatoformen Störungen ein auffällig erhöhtes Erkrankungsrisiko für eine generalisierte Angststörung (Torgersen 1986). Zur familiären Häufung liegen Daten aus einer schwedischen **Adoptionsstudie** vor, in der bei den Eltern von Frauen mit ausgeprägten Somatisierungssyndromen gehäuft Alkoholismus und antisoziales Verhalten gefunden wurden (Bohman et al. 1984). Familien von Patienten mit somatoformen Störungen wiesen wiederholt eine erhöhte Rate von Angehörigen mit der gleichen (somatoformen) Symptomatik auf, was neben einer biologisch erhöhten Prädisposition jedoch auch auf Lernprozesse in der Kindheit und Jugendzeit zurückgeführt werden kann (Modell-Lernen).

Als **neurophysiologische Basis** der somatoformen Störungen werden gestörte Aufmerksamkeitsprozesse und insb. gestörte Formen der interozeptiven Wahrnehmung diskutiert. Zudem wird vermutet, dass der Habituationsprozess an körperliche Veränderungen durch neurophysiologische oder evtl. auch endokrinologische Besonderheiten bzw. Dysfunktionen gestört sein könnte, über deren Wirkmechanismen im Einzelnen bislang jedoch wenig bekannt ist.

Tiefer gehende Informationen

Informationen zu weiteren psychobiologischen und neurophysiologischen Veränderungen sowie ➤ Abb. 17.1 finden online im „Plus im Web" zu diesem Buch.

17.4.2 Traumatische Erfahrungen und lebensgeschichtliche Belastungen

In der Entwicklungsgeschichte vieler Patienten mit somatoformen Störungen finden sich gehäuft traumatische Erlebnisse oder schwierige Lebensbedingungen. Dabei scheint **sexuellen Missbrauchs- und Gewalterfahrungen** sowohl in der Kindheit als auch in späteren Lebensabschnitten eine besondere Bedeutung zuzukommen. Der familiäre Hintergrund ist in einer erheblichen Zahl der Fälle durch zerrüttete und geschiedene Ehen sowie durch problematische Partnerschaften gekennzeichnet (Brown et al. 2005).

Eine erhöhte Rate körperlicher Symptome ohne organisches Korrelat wurde auch nach schwerwiegenden Ereignissen wie **Kriegen oder Umweltkatastrophen** gefunden. Schwere traumatische Erfahrungen finden sich ebenfalls vermehrt bei Personen mit dissoziativen oder pseudoneurologischen Symptomen i. S. der Konversionsstörung (➤ Kap. 16).

Unabhängig von der genauen Zuordnung zu einer diagnostischen Kategorie sind auch neuere Studien über sexuell missbrauchte Frauen aufschlussreich. Diese Frauen schätzten ihre körperliche Gesundheit insgesamt schlechter ein als Frauen einer Vergleichsgruppe, fühlten sich psychisch stärker belastet und nahmen häufiger die medizinischen Dienste des Gesundheitssystems in Anspruch.

Es ist zu vermuten, dass **Veränderungen in der eigenen Körperwahrnehmung und Körperakzeptanz,** aber auch persönliche Einstellungen zu den Körperfunktionen und der eigenen Leistungsfähigkeit wichtige Verbindungsstücke zwischen den traumatischen oder belastenden Ereignissen einerseits und der Entstehung der somatoformen Symptomatik andererseits darstellen.

17.4.3 Interozeptiver Wahrnehmungsstil und kognitive Bewertung

Von besonderer Bedeutung für die Entstehung somatoformer Störungen ist vermutlich ein besonderer Wahrnehmungsstil für interozeptive Reize, für den Barsky (1992) den Begriff der **somatosensorischen Verstärkung** *(somatosensory amplification)* eingeführt hat. Es handelt sich um eine interindividuell unterschiedlich ausgeprägte Neigung, auf Körperempfindungen besonders sensibel zu reagieren, sie übergenau wahrzunehmen und ihnen sehr rasch eine bedrohliche Bedeutung zuzuschreiben (etwa als Zeichen einer ernsten Krankheit). Nicht geklärt ist, inwieweit es sich bei diesem somatosensorischen Wahrnehmungsstil um eine stabile Eigenschaft handelt (etwa i. S. einer Persönlichkeitsdisposition) oder ob hiermit die bei somatisch oder psychosomatisch erkrankten Personen vorübergehend erhöhte körperliche Besorgnis umschrieben wird.

Eine erhöhte Wahrnehmungsbereitschaft für Reize des eigenen Körpers könnte Ausgangspunkt für die Entwicklung einer somatoformen Störung sein (Witthöft und Hiller 2010). Eine Person wird sich intensiver mit den eigenen Körperfunktionen beschäftigen, wenn normale und harmlose Körperreaktionen (z. B. Hunger, körperliche Anstrengung, Schwindelgefühl nach Lagewechsel) oder die körperlichen Begleiterscheinungen intensiver Emotionen (z. B. Herzrasen, Schwitzen, Nervosität) gezielt wahrgenommen und beachtet werden.

Als Folge der **selektiven Aufmerksamkeitszuwendung** auf körperliche Missempfindungen und ihrer **Fehlbewertung** (etwa als bedrohlich oder nicht tolerierbar) kann es zu einem Anstieg des allgemeinen Anspannungs- und Erregungsniveaus kommen, was wiederum die körperliche Symptomatik verstärken, weitere Symptome hervorrufen und somit einen unheilvollen „Teufelskreis" in Gang setzen kann. Bei somatoform gestörten Patienten finden sich häufig entsprechende dysfunktionale Kognitionen, etwa die „Katastrophisierung" von Körpersymptomen (z. B. „der häufigste Grund für Unwohlsein ist eine schwere Erkrankung"), die Intoleranz gegenüber körperlichen Missempfindungen (z. B. „wenn an meinen körperlichen Empfindungen etwas nicht stimmt, beunruhigt mich das sofort") oder die Selbstbewertung als körperlich insuffizient („ich bin körperlich eher schwach und empfindlich").

Die beschriebenen Mechanismen sind in ➤ Abb. 17.2 als **Störungsmodell** dargestellt. Darin wird in einer weiteren Schleife von Krankheitsverhaltensweisen ausgegangen, die zur Aufrechterhaltung und Chronifizierung der Symptomatik beitragen. Kritisch sind etwa das sog. *Checking Behavior* (häufige Selbstuntersuchungen von Körperteilen oder -funktionen), die Einengung des Denkens und Verhaltens auf die Themen Krankheit und Gesundheit, häufige Arztbesuche und unwirksame somatomedizinische Behandlungsversuche sowie ein übertriebenes, inadäquates Schon- und Rückzugsverhalten (z. B. familiär, sozial und beruflich bis hin zu langen Krankheitszeiten und Frühberentung). Mithilfe dieses Modells kann erklärt werden, warum aus zunächst harmlosen körperlichen Missempfindungen oder Bagatellsymptomen ein komplexer und langwieriger Somatisierungsprozess entstehen kann.

In den letzten Jahren wurden einzelne Komponenten des skizzierten Störungsmodells untersucht und z. T. bestätigt (Deary et al. 2007). Beispielsweise reagieren Patienten mit somatoformer Störung im emotionalen Stroop-Test verzögert auf Wörter mit körperlichem Bedrohungsgehalt, womit sie gut von Patienten mit depressiver Störung unterschieden werden konnten (Lim und Kim 2005). Die beschriebenen kognitiven Auffälligkeiten der Katastrophisierung, der Beschwerdenintoleranz und des negativen Körperselbstbildes sind für Personen mit somatoformer Störung charakteristisch und signifikant stärker ausgeprägt als bei klinischen und gesunden Vergleichsgruppen (Rief et al. 1998). In den letzten Jahren sind zudem die subjektiven Kausalattributionen bei medizinisch unklaren körperlichen Symptomen genauer untersucht worden. Mithilfe eines halbstandardisierten Interviews zeigten Hiller et al. (2010), dass man keineswegs davon ausgehen kann, dass somatoform gestörte

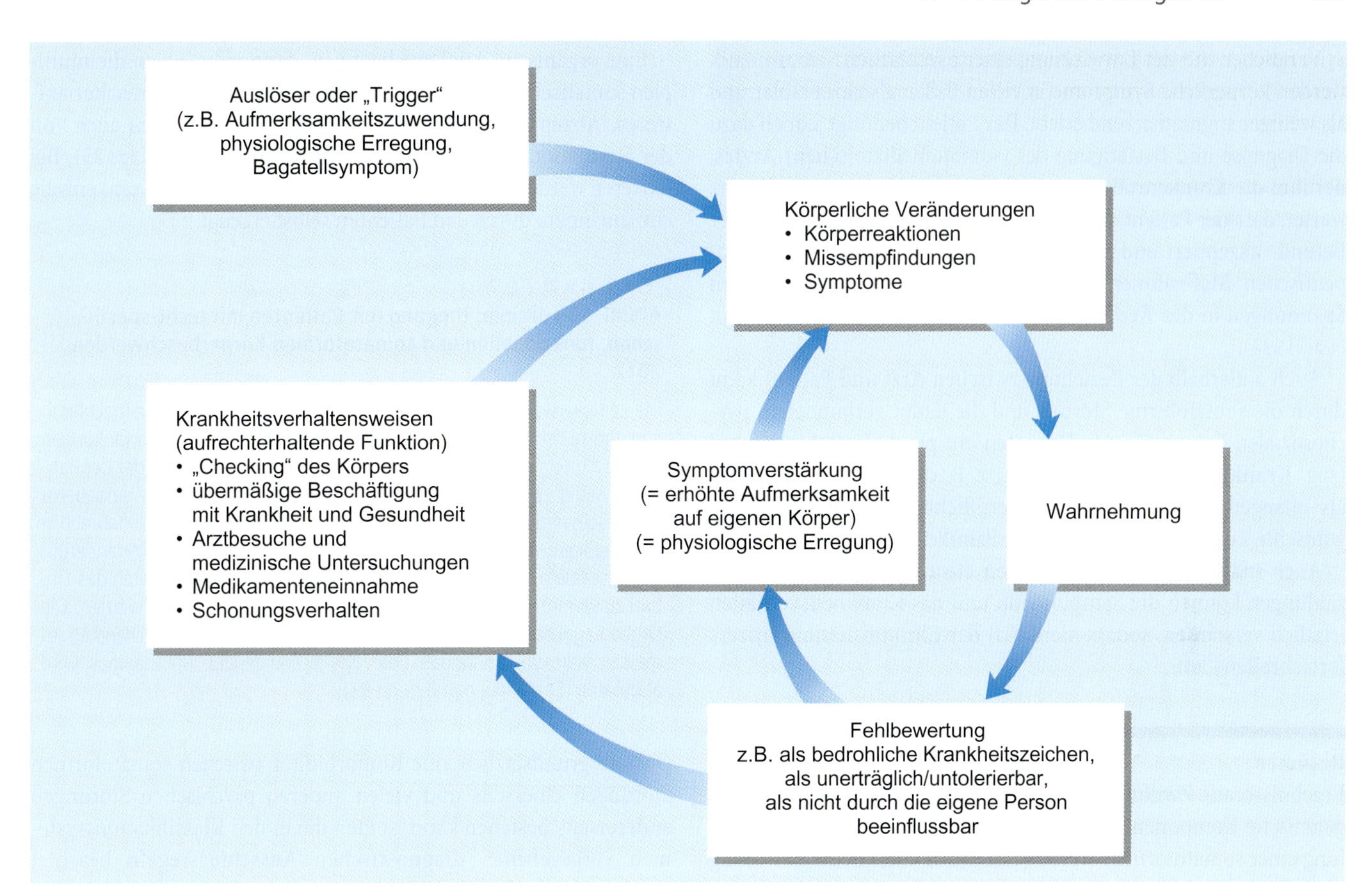

Abb. 17.2 Störungsmodell der somatoformen Störungen

Personen ihre Symptome ausschließlich organmedizinisch begründen (z. B. durch Krankheit oder körperliche Überbelastung); vielmehr werden häufig auch Ursachenzuweisungen wie alltägliche Hetze und Zeitdruck oder psychische Belastung vorgenommen.

Der somatosensorische Verstärkungsstil und die problematischen Bewertungsmuster können auch bei organischen Erkrankungen von Bedeutung sein. So wurde wiederholt beschrieben, dass körperlich kranke Personen übermäßig ängstlich auf Fluktuationen ihrer Krankheitssymptome reagieren und in der Folge ein erhebliches subjektives Leiden sowie psychosoziale Beeinträchtigungen entwickeln können.

Durch selektive Aufmerksamkeits- und Bewertungsprozesse wäre auch das von Medizinstudenten häufig berichtete Phänomen der „vorübergehenden Hypochondrie" zu erklären, bei dem es im Anschluss an den Erwerb von neuem medizinischem Wissen zu einer verstärkten Selbstbeobachtung und der Entdeckung vermeintlicher „Symptome" kommt.

17.4.4 Prädisponierende Persönlichkeitszüge

Als Erklärungsmodell der Somatisierung ist in der Vergangenheit wiederholt das aus der psychoanalytischen Literatur stammende Konzept der **Alexithymie** herangezogen worden. Der Ausdruck bedeutet wörtlich „Lesestörung für Gefühle" und beschreibt die reduzierte Fähigkeit, eigene Emotionen wahrzunehmen und auszudrücken und zwischen Emotionen und körperlichen Sensationen zu unterscheiden. Eingeschränkt ist dabei auch die Fähigkeit, Imagination und Fantasie zu entwickeln.

In der Tat wurden in der klinischen Literatur Patienten mit somatoformen Störungen und insb. Schmerzpatienten häufig als affektarm, emotional wenig ausdrucksfähig und übermäßig rational im Denken beschrieben. Mittlerweile belegt jedoch eine Reihe von Studien, dass Defizite im Emotionsausdruck nicht nur bei somatoformen Störungen auftreten, sondern in z. T. noch ausgeprägterer Form bei Patienten mit Angststörungen und Depression zu finden sind.

Auch bleibt weiterhin die Frage offen, inwieweit Störungen des affektiven Ausdrucks erst im Verlauf einer somatoformen oder anderen psychischen Störung auftreten und somit mehr als Folge denn als Ursache anzusehen sind.

17.4.5 Soziale und lerngeschichtliche Wirkfaktoren

Ein lern- und sozialpsychologisch geprägter Ansatz geht davon aus, dass sich somatoforme Störungen über eine Art soziale Kommunikation vermitteln und fortwährend verstärken. Die körperliche Symptomatik ermöglicht es den betroffenen Personen, eine **Patientenrolle** einzunehmen und ein entsprechendes Krankheitsverhalten zu entwickeln (z. B. häufige Arztbesuche, Behandlungs- und Pflegebedürftigkeit).

Verglichen mit der Entwicklung einer psychischen Symptomatik werden körperliche Symptome in vielen Fällen als akzeptabler und als weniger stigmatisierend erlebt. Der Patient benötigt jedoch dazu die Diagnose und Bestätigung des (somatomedizinischen) Arztes, der ihm die Krankenrolle zuweist. Wenn der Arzt andererseits erwartet, dass der Patient das Fehlen krankheitswertiger körperlicher Befunde akzeptiert und keine weiteren diagnostischen oder therapeutischen Maßnahmen mehr fordert, kann es zu erheblichen Spannungen in der Arzt-Patient-Kommunikation kommen (Hahn et al. 1994).

Auch außerhalb der Beziehung zwischen Arzt und Patient kann durch die somatoforme Störung und die damit verbundenen psychosozialen Folgen für den Patienten ein psychologischer Vorteil (sog. **Krankheitsgewinn**) entstehen, z. B. durch Vermeidung von als unangenehm erlebten Arbeitsverpflichtungen oder durch erwünschte Zuwendung vonseiten der Familie.

Auch **materielle Kompensationen** etwa in Form von Rentenzahlungen können die Symptomatik und das Krankheitsverhalten letztlich verstärken, sodass hierdurch der Chronifizierungsprozess fortschreiten kann.

Resümee

Ergebnisse aus Zwillings- und Adoptionsstudien deuten auf eine genetische Komponente als Vulnerabilitätsfaktor für die Entwicklung einer somatoformen Störung hin. Obwohl bis heute nur wenig über die biologisch relevanten pathogenetischen Mechanismen bekannt ist, scheint sensorischen Funktionen wie gestörten Aufmerksamkeitsprozessen oder besonderen Formen der interozeptiven Wahrnehmung eine spezielle Bedeutung zuzukommen.

Als psychologische Risikofaktoren gelten traumatische Ereignisse und schwierige Lebensbedingungen in Kindheit und Adoleszenz, bei Frauen speziell sexuelle Missbrauchserfahrungen. Die Disposition zu einer selektiven Aufmerksamkeitszuwendung auf körperliche Sensationen und deren Fehlbewertung als Krankheitszeichen sowie möglicherweise Defizite im Emotionsausdruck gelten ebenfalls als Risikofaktoren.

Krankheitsverhalten und sog. Krankheitsgewinn mit z. T. auch psychologisch vorteilhaften Folgen für den Betreffenden tragen zur Aufrechterhaltung der somatoformen Störung bei.

17.5 Differenzialdiagnostischer Prozess

Die wichtigste Grundregel lautet, dass eine somatoforme Störung nur diagnostiziert werden kann, nachdem organische Erkrankungen, die ebenfalls die vorliegenden somatischen Symptome erklären könnten, ausgeschlossen wurden. Daher ist stets eine gründliche und adäquate **somatomedizinische Abklärung** erforderlich.

Insbesondere sollte der Kliniker an Autoimmun- und Stoffwechselkrankheiten sowie andere Erkrankungen denken, in deren Gefolge typischerweise unspezifische oder multiple körperliche Symptome auftreten können (z. B. multiple Sklerose, Myasthenia gravis, systemischer Lupus erythematodes, HIV-Infektionen und AIDS, Porphyrie, Polymyalgia rheumatica, Schilddrüsenerkrankungen).

Eine organische Ätiologie liegt v. a. dann nahe, wenn die multiplen somatischen Symptome erstmals im späteren Lebensalter auftreten. Abzugrenzen sind die somatoformen Störungen auch von der Simulation und der vorgetäuschten Störung (➤ Kap. 23). Bei letzterer werden die Symptome mit der Absicht, die Krankenrolle einzunehmen, durch den Patienten selbst erzeugt.

LEITLINIEN

AWMF-S3-Leitlinie: Umgang mit Patienten mit nicht-spezifischen, funktionellen und somatoformen Körperbeschwerden 2012

Die Leitlinie warnt davor, die somatische Ursachensuche zu vernachlässigen und zu riskieren, dass potenziell gefährliche somatische Erkrankungen als „psychisch" oder „funktionell" fehleingeschätzt werden oder der Patient einseitig „psychologisiert" wird (Statement 81). Bei länger andauernden Beschwerden sollten basale medizinisch-diagnostische Maßnahmen in regelmäßigen Abständen wiederholt werden, um einerseits Veränderungen feststellen zu können, andererseits aber auch dem Patienten das Gefühl zu vermitteln, dass seine Beschwerden ernst genommen werden. Die Organdiagnostik sollte der vorliegenden Symptomatik entsprechend angemessen sein, vor unnötigen oder ggf. schädigenden Maßnahmen wird abgeraten (Empfehlungen 82 und 83).

Obwohl grundsätzlich eine Komorbidität zwischen somatoformen Störungen einerseits und vielen anderen psychischen Störungen andererseits bestehen kann, sollten die in den Klassifikationssystemen vorgegebenen **diagnostischen Ausschlussregeln** beachtet werden. So darf nach ICD-10 keine Somatisierungsstörung diagnostiziert werden, wenn die körperlichen Symptome ausschließlich i. R. von Angstattacken einer Panikstörung auftreten. Gleichfalls sollte auf die Diagnose einer somatoformen Störung verzichtet werden, wenn die entsprechende Symptomatik nur im Verlauf einer Schizophrenie (oder verwandten Störung) oder affektiven Störung aufgetreten ist.

Dies schließt jedoch die Komorbidität zwischen somatoformen und affektiven Störungen nicht grundsätzlich aus, da sich eine somatoforme Symptomatik häufig schon vor Beginn einer Depression entwickelt oder auch nach Abklingen eines depressiven Syndroms fortbestehen kann. Obwohl viele depressive Patienten über körperliche Begleitsymptome klagen, sollten stets das Vorliegen evtl. weiterer somatoformer Symptome und die zeitlichen Überlappungsbereiche der Symptome überprüft werden.

Bei der Differenzialdiagnose innerhalb der Gruppe der somatoformen Störungen ist zu beachten, dass sich die Diagnosen der Somatisierungsstörung und der somatoformen autonomen Funktionsstörung gegenseitig ausschließen. Nach den Entscheidungsregeln der ICD-10 muss die somatoforme autonome Funktionsstörung als übergeordnet angesehen werden, da die Somatisierungsstörung nicht diagnostiziert werden darf, wenn Symptome vegetativer Erregung das Hauptmerkmal der Störung darstellen.

Die anhaltende somatoforme Schmerzstörung ist nur dann zu erwägen, wenn der Schmerz das klinische Bild beherrscht und keine weiteren klinisch relevanten Somatisierungssymptome vorliegen (andernfalls sollte die Somatisierungsstörung gewählt werden).

Bei der hypochondrischen Störung gelten nach ICD-10 keinerlei Ausschlusskriterien in Bezug auf die anderen somatoformen Störungen, sodass bei einem Patienten z. B. sowohl die Diagnose der Somatisierungsstörung als auch die der hypochondrischen Störung gestellt werden kann. Dies erscheint auch klinisch sinnvoll, da nicht jede somatoforme Symptomatik mit ausgeprägten Krankheitsängsten oder -befürchtungen einhergeht, obwohl dies bei vielen Patienten und insb. bei chronischen Fällen häufig vorliegt.

Zum orientierenden und zeitökonomischen Fragebogenscreening kann das **Screening für Somatoforme Symptome (SOMS)** verwendet werden (Rief und Hiller 2010). Die Version SOMS-2 erfragt alle in DSM-IV und ICD-10 aufgelisteten Symptome für den Zeitraum der vergangenen 2 Jahre. Die Version SOMS-7 bezieht sich auf die letzten 7 Tage und kann zur Schweregraddiagnostik auch bei Verlaufsmessungen eingesetzt werden. Zur Erfassung von Krankheitsängsten und anderen hypochondrischen Merkmalen gelten als internationale Standardverfahren der **Whiteley-Index** und die **Illness Attitude Scales (IAS)** (Hiller und Rief 2004).

Resümee

Der Ausschluss einer tatsächlichen organischen Erkrankung stellt die zentrale Voraussetzung für die Diagnose einer somatoformen Störung dar. Im Bereich der psychischen Störungen sollte besonderes Augenmerk auf die Abgrenzung gegenüber Panikstörung, Schizophrenie und affektiven Störungen gelegt werden.

17.6 Therapie

Patienten mit ausgeprägter Somatisierung und speziell mit hypochondrischer Symptomatik akzeptieren oft nicht die Untersuchungsergebnisse des Arztes, zweifeln u. U. sogar seine fachliche Kompetenz an und sind psychologischen Aspekten ihrer Symptomatik gegenüber nur schwer zugänglich. Daher gelten sie häufig als **„Problempatienten"**.

17.6.1 Die ärztliche Beratung und Führung

Die erste Anlaufstelle von Patienten mit medizinisch unerklärten Symptomen ist meistens der Hausarzt. Ihm kommt bei dieser Patientengruppe die „Gatekeeper"-Funktion in besonderem Maße zu, da entschieden werden muss, ob die Haus- oder Facharztbehandlung ausreichend ist oder weiterführende Maßnahmen (z. B. stationäre, psychiatrische oder psychotherapeutische Behandlung) einzuleiten sind. Nach einer niederländischen Hausarztstudie von Arnold et al. (2006) kann bei etwa einem Viertel der Patienten mit somatoformer Störung nach 6 Monaten mit unkomplizierter Remission ohne zusätzliches Behandlungsangebot gerechnet werden und etwa ein weiteres Viertel ist an einer zusätzlichen Behandlung nicht interessiert. Bei den übrigen 50 % besteht die Indikation für eine gezielte psychiatrische oder psychotherapeutische Behandlung der somatoformen Störung.

LEITLINIEN

AWMF-S3-Leitlinie: Umgang mit Patienten mit nicht-spezifischen, funktionellen und somatoformen Körperbeschwerden 2012

Die Leitlinie betont als Therapieziele der Haus- und somatomedizinischen Facharztbehandlung die Verhinderung von Chronifizierung und Selbstschädigung z. B. durch ausgeprägtes Schon- oder Vermeidungsverhalten oder iatrogen durch wiederholte Diagnostik oder riskante Therapie (Statement 93). Falls die Behandlung nach 3 Monaten keine Erfolge zeigt, sollten die Beschwerden erneut diagnostisch beurteilt und ggf. die Behandlung modifiziert werden, z. B. durch Fachbehandlung mit psychosozialem Schwerpunkt (Empfehlung 94).

Zu den haus- und fachärztlichen Aufgaben gehört zunächst die Klärung der Frage, ob medikamentöse oder andere somatische Therapien zur symptombezogenen Behandlung der körperlichen Beschwerden eingesetzt werden sollten. Viele Patienten haben eine entsprechende Erwartung und reagieren mit Unverständnis, wenn der Arzt keine oder ausschließlich psychosoziale Maßnahmen ergreift. Häufig werden daher Medikamente z. B. zur Gegensteuerung von Herzfunktionsstörungen, zur Regulation der Darmfunktion oder zur Schmerzlinderung eingesetzt (Henningsen et al. 2007).

LEITLINIEN

AWMF-S3-Leitlinie: Umgang mit Patienten mit nicht-spezifischen, funktionellen und somatoformen Körperbeschwerden 2012

Zielsymptomorientierte medikamentöse Behandlung mit Nicht-Psychopharmaka sollte nur nach kritischer Abwägung von Nutzen und Risiken erfolgen. Es wird geraten, dem Patienten die Zielsetzung angemessen zu erläutern und die Medikamenteneinnahme zeitlich zu begrenzen. Nutzen und etwaige unerwünschte Wirkungen sollten kontinuierlich überprüft werden (Empfehlung 99).

Für die psychosozialen Aspekte des hausärztlichen Vorgehens gibt es mittlerweile eine Reihe von differenzierten Konzepten (Fink und Rosendal 2008). Allgemein wird betont, dass es erforderlich ist, genügend Zeit und Verständnis aufzubringen und dem Patienten behutsam eine nicht ausschließlich somatische Bewertung seiner Beschwerden näher zu bringen. Es empfiehlt sich ein dreistufiges Vorgehen mit folgenden Schwerpunkten:

- Den Patienten bezüglich der Sorgen über seine körperlichen Symptome verstehen
- Das Thema verändern
- Verbindungen zwischen körperlichen und psychischen Faktoren herstellen

Im ersten Stadium ist es ratsam, die **komplette Anamnese** aller körperlichen Beschwerden zu erheben und sich z. B. einen „typischen Tag mit den Beschwerden" schildern zu lassen. Bereits hier sollte auf emotionale Belastungen geachtet und der Patient für entsprechende Äußerungen empathisch verstärkt werden. Neben der Erhebung der sozialen und familiären Anamnese kann nach den subjektiven Interpretationen und Gesundheitsüberzeugungen des Patienten gefragt werden. Abschließend sollte eine körperliche Untersuchung erfolgen. Die Untersuchungsergebnisse werden dem Patienten dann beim nächsten Kontakt mitgeteilt.

Zum Aufbau einer **tragfähigen Beziehung** mit dem Patienten ist es in dieser Phase unverzichtbar, das tatsächliche Vorhandensein der Symptome anzuerkennen und keinesfalls Simulation oder Aggravationstendenzen zu unterstellen.

Im weiteren Vorgehen können Verbindungen zwischen der körperlichen Symptomatik und verschiedenen psychischen und psychophysiologischen Faktoren hergestellt werden. Meist treten die körperlichen Beschwerden als Gesprächsthema zunehmend in den Hintergrund, und der Arzt kann stattdessen verstärkt auf Äußerungen zu Gefühlen oder zur aktuellen Lebenssituation eingehen. Hier bietet es sich an, Verbindungen zu Lebensereignissen aufzuzeigen (z. B. zu außergewöhnlichen Belastungen, Arbeitsdruck, familiären Konflikten), oder dem Patienten kann erläutert werden, durch welche Mechanismen körperliche Symptome auch durch nichtkrankheitsbezogene Faktoren wie z. B. Muskelverspannungen, Stressreaktionen oder übermäßige Aufmerksamkeit auf die eigenen Körperfunktionen verursacht werden können.

E B M

Die Datenlage zur Wirksamkeit der hausärztlichen Behandlung bei Patienten mit medizinisch unerklärten Körperbeschwerden ist noch sehr spärlich. Einem neuen Review zufolge liegen allenfalls erste Hinweise dafür vor, dass Formen einer erweiterten hausärztlichen Behandlung hilfreich sind und intensivere Maßnahmen vermutlich wirksamer sind als Kurzinterventionen (Rosendal et al. 2013; Cochrane-Review)

17.6.2 Weitergehende psychotherapeutische Ansätze

Zur gezielten Behandlung medizinisch unerklärter Körperbeschwerden und somatoformer Störungen liegen mittlerweile gut beschriebene und evaluierte Therapieansätze vor, die symptomorientiert oder zur Verbesserung der Symptombewältigung und allgemeinen Lebensqualität eingesetzt werden können (Rief und Hiller 2011; Kleinstäuber et al. 2012; Arbeitskreis PISO 2012). Ebenso existiert ein differenziert ausgearbeitetes Therapiemanual für Krankheitsängste und hypochondrische Störungen (Bleichhardt und Weck 2010) sowie Patientenratgeber (z. B. Rauh und Rief 2006). Auch für die körperdysmorphe Störung liegt inzwischen ein Manual vor, das einen umfassenden Überblick über das Störungsbild, aktuelle Erklärungsmodelle und Behandlungsansätze gibt (Brunhoeber 2009).

In einer systematischen Metaanalyse zur Therapie von somatoformen Körperbeschwerden haben Kleinstäuber et al. (2010) die Ergebnisse von 27 Studien zusammengefasst. Gegenüber unspezifischen und Standardbehandlungen haben sich die störungsspezifischen Therapien erkennbar als überlegen erwiesen Die durch die Therapien erzielten Verbesserungen entsprachen sowohl im Kontrollgruppen- als auch Prä-Post-Vergleich einer mittelgradigen Effektstärke. Bei den evaluierten Therapien handelte sich weit überwiegend um **kognitiv-verhaltenstherapeutische** oder **verhaltensmedizinische Ansätze.** Insgesamt kann die Wirksamkeit als gut belegt gelten, und die ermutigenden Resultate dürften weitere Studien stimulieren. Trotz der z. T. unterschiedlichen Zielgruppen mit jeweils speziellerer körperlicher Symptomatik sind die angewandten Behandlungstechniken und -methoden sehr ähnlich.

E B M

Systematische Cochrane-Reviews existieren zwar nicht für die somatoformen Störungen als Gesamtgruppe, wohl aber für einzelne Störungsbilder. Für Patienten mit nichtkardialen Brustschmerzen *(non-cardiac chest pain)* ist die Wirksamkeit kognitiv-verhaltenstherapeutischer Behandlungen zumindest für die ersten 3 Monate nach der Behandlung belegt, wobei sich nicht nur die Klagen über Brustschmerzen verringerten, sondern auch die Zahl der schmerzfreien Tage anstieg (Evidenzstufe Ia: Kisely et al. 2012). Auch beim chronischen Rückenschmerz *(chronic low-back pain)* waren kognitiv orientierte Therapien hinsichtlich der von den Patienten beklagten Schmerzstärke effektiv (Evidenzstufe Ia: Henschke et al. 2010). Beide Cochrane-Reviews weisen darauf hin, dass zum Nachweis der länger dauernden Wirksamkeit psychotherapeutischer Verfahren noch weitere Studien erforderlich sind.
In einem qualitätsüberprüften Review wurde die breite Wirksamkeit der KVT auch für andere Formen chronischer Schmerzen nachgewiesen. Allerdings blieb offen, ob und in welchem Ausmaß kognitiv-verhaltenstherapeutische Verfahren den herkömmlichen Aktivitäts- und Übungsprogrammen überlegen sind.
Ein weiterer Cochrane-Review bezieht sich auf die hypochondrischen Störungen, für die sich durch KVT und verhaltenstherapeutisches Stressmanagement ebenfalls wirkungsvollere Besserungen erreichen lassen (Evidenzstufe Ia: Thomson und Page 2007) als durch eine medikamentöse Placebobehandlung und *treatment as usual.* RCTs zum Langzeitverlauf stehen allerdings noch aus.

Die Leitlinie belegt die Wirksamkeit der KVT bei einer Vielzahl von Störungsbildern, die durch multiple somatoforme Beschwerden, spezielle funktionelle Syndrome oder hypochondrische Ängste gekennzeichnet sind. Für die interpersonell-psychodynamische Therapie existieren entsprechende Belege für das Reizdarmsyndrom (wirksam) und die Somatisierungsstörung (möglicherweise wirksam). Hypnotherapeutische Methoden können evidenzbasiert für Reizdarmsyndrom, Fibromyalgie und nichtkardialen Brustschmerz eingesetzt werden. Auch für Internettherapien nach kognitiv-verhaltenstherapeutischen Prinzipien liegen bereits erste Wirksamkeitsnachweise für die Hypochondrie, das chronische Erschöpfungssyndrom und das Reizdarmsyndrom vor (evidenzbasierte Leitlinie Psychotherapie [Martin et al. 2013]).

Ziel der Therapie kann meist nicht die völlige Beseitigung der körperlichen Symptome bzw. Schmerzen sein, aber mit dem Patienten können Möglichkeiten zur aktiven Bewältigung und Maßnahmen zur Steigerung der Lebenszufriedenheit – trotz evtl. weiter bestehender körperlicher Beschwerden – erarbeitet werden. Hierzu ist es i. Allg. erforderlich, dass der Patient selbst seine Symptome nicht nur als medizinische Dysfunktionen oder Krankheitszeichen versteht, sondern im Therapieverlauf ein weiter gefasstes Beschwerdemodell entwickelt, das sowohl somatische als auch psychische Aspekte einschließt. In diesem Zusammenhang sei auch auf den gezielten Einsatz von Patientenratgebern (z. B. Rauh und Rief 2006) verwiesen.

Die psychotherapeutischen Behandlungsschwerpunkte sollten je nach Schwere und Chronifizierungsgrad der Symptomatik sowie entsprechend der Therapiebereitschaft des Patienten individuell zusammengestellt werden. ➤ Tab. 17.1 gibt einen Überblick über die wichtigsten Ziele i. R. einer KVT und damit verbundene Maßnahmen.

Tab. 17.1 Psychotherapeutische Ziele und Maßnahmen bei somatoformen Störungen

Ziele	Maßnahmen
Vertrauensvolle Beziehung herstellen	Den Patienten seine körperlichen Beschwerden ausführlich darstellen lassen Verständnis zeigen Akzeptanz signalisieren
Behandlungsmotivation aufbauen	Mit dem Patienten Ziele und Teilziele der Therapie erarbeiten Unrealistische Ziele (z. B. „Heilung") relativieren Psychotherapeutische Möglichkeiten aufzeigen (z. B. Stressreduktion, Entspannung, Problemlösung)
Somatopsychosomatisches Krankheitsverständnis entwickeln	Zusammenhänge zwischen körperlichen und psychischen Prozessen demonstrieren (z. B. durch Verhaltensexperimente, Symptomtagebücher, Biofeedback-Methoden)
Somatomedizinische Maßnahmen auf ein vertretbares Minimum reduzieren	Vereinbarung einer zeitkontingenten ärztlichen Versorgung Medikamentenkonsum auf medizinisch notwendige Mittel reduzieren Ärztliche Rückversicherungen möglichst vermeiden
Abbau von inadäquatem Schon- und Vermeidungsverhalten	Aufbau von körperlichen oder sportlichen Aktivitäten Übernahme von Verantwortung in Familie und Beruf
Umattribuierung von Krankheitsüberzeugungen	Krankheitsängste und -überzeugungen offen ansprechen Alternativerklärungen suchen und überprüfen
Verbesserung der Lebensqualität	Förderung von sozialen Kontakten, Unternehmungen in der Freizeit, Hobbys, Interessen usw. „Genusstraining"

Eine **vertrauensvolle therapeutische** Beziehung stellt die Conditio sine qua non eines erfolgversprechenden Therapieprozesses dar. Dazu sind v. a. in der sensiblen Anfangsphase Verständnis und Akzeptanz gegenüber den Beschwerden des Patienten unbedingt erforderlich, und die Symptomatik sollte nicht mit Bemerkungen wie „Das ist bei Ihnen sowieso alles psychisch …" oder „Vielleicht bilden Sie sich das ein …" abgewertet werden. Der Patient sollte in seinen Erwartungen und Veränderungszielen ernst genommen werden, auch wenn zunächst unrealistische und absolute Ziele wie „völlige Heilung" oder ein „Leben in totaler Gesundheit" genannt werden. Bereits hier kann er jedoch ermuntert werden, sich kleinere Teilziele wie z. B. eine verbesserte Entspannung, Stressreduktion oder vermehrte soziale Aktivitäten vorzunehmen.

Patienten, bei denen zusätzlich auch eine Angst- oder depressive Störung besteht, sollten auf die Möglichkeiten des Angstabbaus bzw. der Verbesserung der Stimmung durch Aktivitätsaufbau oder Neuinterpretation von belastenden Ereignissen hingewiesen werden.

Im weiteren Therapieverlauf nimmt die **Auseinandersetzung mit dem persönlichen Krankheitsverständnis des Patienten** eine zentrale Rolle ein. Viele Patienten neigen dazu, ihre körperlichen Beschwerden in sehr einseitiger Form nur somatisch zu erklären. Sie interpretieren Körpersymptome als untrügliche Zeichen einer Krankheit und setzen Gesundheit mit völliger Symptomfreiheit gleich. Auch haben sie überhöhte Erwartungen an die diagnostischen und therapeutischen Möglichkeiten der heutigen Medizin. Bei der Behandlung drängen sie auf die Verordnung von Medikamenten oder operative Eingriffe.

Es ist daher Aufgabe des Psychotherapeuten, den Patienten über **alternative psychosomatische Modelle** zu informieren und gemeinsam mit ihm zu überprüfen, inwieweit diese Modelle seine persönliche Symptomatik erklären könnten. Dabei sind die Symptome z. B. als Anzeichen von Anspannung, Stress, intensiven Gefühlen oder Lebenskrisen zu bewerten.

Für viele Patienten ist es plausibel und nachvollziehbar, dass sich die persönliche Sensibilität gegenüber unangenehmen Körperempfindungen bzw. Symptomen in Abhängigkeit von situativen und Umwelteinflüssen verändern kann. Insbesondere kann sich z. B. die Symptomatik subjektiv verschlimmern, wenn der Betreffende ständig seine Aufmerksamkeit auf die entsprechenden Körperregionen richtet.

Durch sog. Verhaltensexperimente können unmittelbare Zusammenhänge zwischen körperlichen und psychischen Vorgängen demonstriert werden, etwa beim Hyperventilationstest (erzeugt Symptome ähnlich wie in Angstzuständen), beim längeren Halten eines Buchs mit ausgestrecktem Arm (erzeugt starken Anspannungsschmerz in der Armmuskulatur) oder bei der bewussten Konzentration auf den eigenen Hals für einige Minuten (erzeugt z. B. Kratzen, Trockenheitsgefühl oder Räusperimpuls).

Weitere therapeutische Techniken sind **Übungen zur Aufmerksamkeitslenkung** (durch gezielte innere oder äußere Ablenkung kann der Patient die Erfahrung machen, dass sich seine Symptome subjektiv bessern) und das **Führen von Symptomtagebüchern**. Hiermit lassen sich Schwankungen in der Intensität der Beschwerden sowie Zusammenhänge zwischen körperlichen und psychischen Veränderungen verdeutlichen.

Sehr effektiv kann der Zusammenhang zwischen körperlichen und psychischen Funktionen durch den Einsatz von **Biofeedback** veranschaulicht werden. Dabei werden psychophysiologische Parameter wie z. B. Muskelanspannung, Hauttemperatur, Hautleitfähigkeit, Herzfrequenz oder Blutdruck gemessen und dem Patienten über einen Bildschirm oder ein akustisches Signal rückgemeldet. Zum einen kann so unmittelbar demonstriert werden, dass durch psychische Veränderung (z. B. bei gezielter Fantasietätigkeit oder der Vorstellung persönlicher Problemsituationen) unmittelbar und meist unwillkürlich eine körperliche Reaktion erfolgt (z. B. Verspannung der Muskulatur). Zum anderen kann der Patient durch die Rückmeldung des Biofeedbacks lernen, die einzelnen körperlichen Prozesse bewusst in die gewünschte Richtung zu beeinflussen. So kann gezielt eine muskuläre Entspannung herbeigeführt werden, um den eigenen Schmerzen aktiv entgegenzusteuern.

Der Einsatz von Biofeedback gilt evidenzbasiert als „wirksam" beim chronischen Rückenschmerz und der Fibromyalgie, als „möglicherweise wirksam" bei der Somatisierungsstörung und beim nichtkardialen Brustschmerz. Weitere Wirksamkeitsnachweise für selbstregulative Verfahren liegen vor für Atemtraining beim nichtkardialen Brustschmerz, für Neurofeedback bei der Fibromyalgie und für funktionelle Entspannung bei chronischem Rückenschmerz und Reizdarmsyndrom (evidenzbasierte Leitlinie Psychotherapie [Martin et al. 2013]).

Die genannten Maßnahmen zur Neubewertung der Krankheitsvorstellungen sollten stets von Bemühungen flankiert sein, die Neigung des Patienten zu übertriebener oder unangemessener **Inanspruchnahme der medizinischen Dienste** zu korrigieren. Hierzu gehören übermäßige ärztliche Konsultationen, die übertriebene Forderung nach Wiederholung oder weiterer Spezialisierung der diagnostischen Methoden und die Einnahme überflüssiger Medikamente. Insbesondere **Schmerzmittel und Tranquilizer** stellen bei Patienten mit somatoformen Störungen oft ein erhebliches Problem dar, da sich ein Abhängigkeitssyndrom entwickeln kann und durch unerwünschte Nebenwirkungen ggf. sogar weitere somatoforme Symptome ausgelöst werden.

Es kann hilfreich sein, die Ernsthaftigkeit von bestimmten Einzelsymptomen in klarer und allgemeinverständlicher Form mit dem Patienten durchzusprechen und zu vereinbaren, unter welchen Umständen tatsächlich neue medizinische Maßnahmen erforderlich sind.

Um zu verhindern, dass die mit ärztlichen Untersuchungen verbundene Aufmerksamkeit und Zuwendung i. S. eines beliebig verfügbaren positiven Verstärkers wirkt, kann mit dem Patienten eine zeitkontingente ärztliche Versorgung (z. B. regelmäßige Konsultationen oder Untersuchungen alle 2 oder 4 Wochen) vereinbart werden.

Besondere Beachtung sollte auch den **ärztlichen Rückversicherungen** geschenkt werden, wonach (aufgrund der Untersuchungsergebnisse) alles in Ordnung sei und keine gefährliche körperliche Krankheit bestehe. Untersuchungen haben gezeigt, dass derartige „Beruhigungen" bei Patienten mit Somatisierungsstörung und hypochondrischen Personen nur kurzfristig zu einem Rückgang der Krankheitsängste führen. Langfristig bleiben die Fixierung auf die Symptome bzw. die entsprechenden Ängste aufrechterhalten. Wenn solche Rückversicherungen systematisch reduziert oder am besten gar nicht mehr gegeben werden, erhält der Patient die Chance, wieder Strategien zur Entwicklung von Selbstständigkeit im Umgang mit seinen Symptomen zu erlernen. Um ihn zur Mitarbeit zu motivieren, müssen ihm jedoch die Logik und die Chance eines derartigen Vorgehens verständlich gemacht werden.

Weitere therapeutische Maßnahmen zielen auf die Veränderung von Verhaltensweisen und Gewohnheiten, die längerfristig zur **Chronifizierung** der körperlichen Symptomatik und zu Einschränkungen des Lebensradius führen. So sollte in der Therapie Wert darauf gelegt werden, dass der Patient übermäßige Schonung abbaut und sich körperlich wieder durch tägliche Spaziergänge, Einkäufe, Radfahren u. Ä. fordert. Er sollte wieder eine aktivere Rolle im Familienleben einnehmen, etwa durch Übernahme von Pflichten im Haushalt, oder sich berufliche Ziele setzen, z. B. Suche nach einer neuen Arbeitsstelle, Verhandlungen über eine Versetzung usw.

Körperliche Aktivierungsprogramme können bei untrainierten Patienten zunächst eine gewisse Verstärkung der körperlichen Beschwerden zur Folge haben. Daher sollte der Patient gezielt motiviert und darauf hingewiesen werden, dass durch regelmäßige Übung längerfristig eine deutliche Symptombesserung erwartet werden kann.

EBM

Bei chronischen Rückenschmerzen ließen sich schwach ausgeprägte positive Effekte körperlicher Trainingsprogramme im Hinblick auf Schmerzreduktion und verbesserte Funktionsfähigkeit nachweisen. Durch ein graduiertes Trainingsprogramm konnten bei Patienten mit subakuten Schmerzen Fehlzeiten am Arbeitsplatz reduziert werden (Evidenzstufe Ia: Hayden et al. 2005, Cochrane-Review). Für Patienten mit akutem Rückenschmerz ließen sich solche positiven Effekte jedoch nicht nachweisen. Diese Befunde werden jedoch durch die teilweise schlechte Qualität der zugrunde liegenden Einzelstudien eingeschränkt.

In der therapeutischen Grundhaltung ist es wichtig, an die **Eigenverantwortung** des Patienten für seine Symptome und seine Alltagsgestaltung zu appellieren und ihm die konkreten Entscheidungen für Veränderungen selbst zu überlassen. Während die einzelnen Verfahren zur Aktivierung und Verhaltensänderung geeignet sind, rasche Erfolgserlebnisse beim Patienten und somit eine weitere Motivierung zu erreichen, muss begleitend mithilfe von **kognitiven Therapiemethoden** auf die Wahrnehmungen und Kognitionen des Patienten eingegangen werden. Oft bestehen ein sehr **negatives Selbstbild** („schwach", „kränklich", „nicht belastbar") und Selbstabwertungen („ich gehöre zum alten Eisen"), die Grundlage für weitere depressive Entwicklungen sein können. Durch körper- und bewegungstherapeutische Übungen kann sich der Patient wieder als körperlich belastbarer und leistungsfähiger erleben und Vertrauen in seine Körperfunktionen entwickeln.

Vielfach können symptombedingte Einschränkungen in bestimmten Körperbereichen besser akzeptiert werden, wenn andere Körperteile bewusst als gesund und gut funktionierend erlebt werden (z. B. zwar an Gesichtsschmerzen zu leiden, aber gut und ausdauernd joggen oder schwimmen zu können).

Besondere Beachtung sollte übertriebenen und z. T. irrationalen **Krankheitsängsten und -überzeugungen** geschenkt werden. So neigen einige Patienten zu willkürlichen Schlussfolgerungen (z. B. „meine Kopfschmerzen sind sicher Zeichen für einen Hirntumor") oder haben naive Vorstellungen von physiologischen Vorgängen (z. B. „ein Engegefühl im Brustbereich ist ein sicheres Zeichen für einen bevorstehenden Herzinfarkt"). In diesem Fall sollten alternative Bewertungen mit dem Patienten erarbeitet und bezüglich ihrer Plausibilität und Wahrscheinlichkeit anschließend bewertet werden.

So kann der Patient z. B. die Aufgabe bekommen, gezielt zu beobachten, inwieweit seine Kopfschmerzen mit Stress, angestrengtem Lesen oder Alkoholgenuss in Zusammenhang stehen. Ziel dieser Maßnahmen ist es, die einseitigen Krankheitsüberzeugungen des Patienten abzubauen und ihm eine mehrdimensionale Sicht und Erklärung seiner Symptome zu ermöglichen.

Wenn körperliche Symptome wie Schmerzen oder Verdauungsbeschwerden fortbestehen und den Patienten in seinen alltäglichen Handlungsmöglichkeiten beeinträchtigen, sollte im weiteren Therapieverlauf besonderer Wert auf Möglichkeiten zur **Verbesserung der Lebensqualität** gelegt werden. Häufig leben Patienten mit somatoformen Störungen in recht eintönig und reizarm gestalteten Verhältnissen und pflegen eine minimale Kommunikation mit Bekannten, Nachbarn oder Arbeitskollegen. Die geringe externe Ablenkung kann die übermäßige Aufmerksamkeitsfokussierung und Beschäftigung mit den eigenen Symptomen begünstigt haben. Es sollte erprobt werden, wie die einzelnen Lebensbereiche wieder aktiver und abwechslungsreicher gestaltet werden können. Dabei muss es Aufgabe des Patienten selbst sein, die Auswirkungen von sozialen Kontakten, Unternehmungen in der Freizeit, Hobbys oder anderen Interessen auf die eigene Stimmung und körperliche Befindlichkeit zu beobachten und z. B. in den Symptomtagebüchern zu protokollieren.

Von besonderer Bedeutung sind in diesem Zusammenhang etwaige **operante aufrechterhaltende Bedingungen** der Symptome und des Krankheitsverhaltens wie Entlastung in der Familie (z. B. Rücksichtnahme, Schonung, Rückzug bei partnerschaftlichen Auseinandersetzungen), Vermeidung beruflicher Verpflichtungen (z. B. Absage eines Vortrags bei einem sozial ängstlichen Patienten) oder finanzielle Vorteile einschließlich Berentung.

Bei diesen Themen sollte der Therapeut sehr behutsam vorgehen und dem Patienten für den Fall der Aufgabe der operanten Vorteile Alternativen darstellen (z. B. Aufmerksamkeit und Rücksicht anderer nicht durch die Symptome, sondern durch aktive Aussprache und direktes Äußern eigener Gefühle und Bedürfnisse). Um relevante Verstärkungsbedingungen dauerhaft und konstruktiv zu verändern, ist es oftmals wichtig, Bezugspersonen des Patienten wie z. B. den Partner oder andere Familienangehörige in die Therapie einzubeziehen.

Ein hinsichtlich vieler pragmatischer Aspekte ähnlicher Ansatz, der jedoch aus tiefenpsychologischen Modellen abgeleitet ist, stellt die **psychodynamisch-interpersonelle Psychotherapie somatoformer Störungen** dar (PISO-Arbeitskreis 2012). Das Denkmodell geht davon aus, dass problematische Erfahrungen in der frühkindlichen Mutter-Kind-Beziehung dazu führen können, dass im Selbsterleben nur unzureichend zwischen negativen Affekten und Körperbeschwerden unterschieden werden kann. Dies wiederum wird als Disposition für die spätere Entwicklung einer somatoformen Störung angesehen. Im Fokus der Therapie stehen das gestörte Körperbild und die Beziehung zum eigenen Körper. Der Patient wird unterstützt, seine Hilflosigkeit im Umgang mit negativ getönten Körperwahrnehmungen zu überwinden und sich mit Gefühlen der Enttäuschung und Scham über den eigenen Körper auseinanderzusetzen. In der ersten Therapiephase werden interpersonelle Prozesse der Symptomentstehung und -aufrechterhaltung identifiziert, und es wird versucht, inadäquate Ursachenüberzeugungen und subjektive Krankheitsmodell zu korrigieren. Nachfolgend geht es in manualisiert vorstrukturierten Einheiten um die Auseinandersetzung mit Körpersymptomen, Affekten und Beziehungsepisoden, wobei Entspannungsverfahren unterstützend eingesetzt werden. Auch die Erwartungen des Patienten an das Gesundheitssystem und an die Reaktion von Angehörigen und Freunden werden thematisiert. Die Therapie endet mit einer gemeinsamen Bilanzierung und konkreten Maßnahmen der Rückfallprophylaxe.

Die psychodynamisch-interpersonelle Therapie wurde in einer RCT an über 200 Patienten mit multiplen somatoformen Beschwerden evaluiert (Sattel et al. 2012). Während des 12-wöchigen Therapieverlaufs zeigten sich zwar keine Unterschiede im Vergleich zur Kontrollgruppe mit erweiterter medizinischer Standardbehandlung, jedoch ergaben sich im posttherapeutischen Verlauf (Katamnese nach 9 Monaten) signifikante Vorteile des neuen Ansatzes.

17.6.3 Therapie mit Psychopharmaka

Die Forschung zum Wirkspektrum von Psychopharmaka bei somatoformen Störungen ist noch sehr spärlich. Bei älteren Studien blieb die diagnostische Zuordnung der behandelten Patienten vage, sodass kaum Schlussfolgerungen für die heute gut umschriebene Störungsgruppe möglich sind. Neuere Studien untersuchten verschiedene **Antidepressiva** und **neuere Antiepileptika**, die z. T. auch in der Schmerztherapie eingesetzt werden.

Eine in Deutschland durchgeführte randomisierte Doppelblindstudie bei 200 Patienten mit somatoformer Störung ergab, dass Opipramol eine Besserung der körperlichen Beschwerden bewirkte und einer Placebobehandlung überlegen war. Die Behandlungsdauer betrug 6 Wochen (Volz et al. 2000). In einer amerikanischen Studie besserten sich bei Patienten mit multiplen somatoformen Beschwerden Schmerzsymptome unter Venlafaxin retard besser als unter Placebo (Kroenke et al. 2006). Zwei RCTs aus Korea verglichen Venlafaxin und Mirtazapin sowie Fluoxetin und Sertralin bei undifferenzierter somatoformer Störung (Han et al. 2008a, b). Alle Substanzen führten zu einer Besserung der körperlichen Beschwerden, es wurden aber in beiden Studien keine bedeutsamen Gruppenunterschiede gefunden. Müller et al. (2004) fanden in einer methodisch aussagekräftigen Studie eine Überlegenheit von Johanniskraut gegenüber Placebo bei 184 somatoformen Patienten ohne komorbide depressive Störung.

Zur Behandlung von Patienten mit hypochondrischer Symptomatik, aber auch mit körperdysmorpher Störung liegen mittlerweile Belege aus diversen Studien für gute therapeutische Effekte von SSRI vor (zusammengefasst bei Fallon 2004). In einer neueren RCT erwies sich speziell Paroxetin gegenüber Placebo als überlegen, zumindest wenn die Studienpatienten die 16-wöchige Behandlung gemäß Behandlungsprotokoll durchliefen (Greeven et al. 2007).

Der analgetische Effekt von TZA bei somatoformen Schmerzstörungen ist durch eine Metaanalyse gut belegt (Fishbain et al. 1998).

Falls Schmerzbeschwerden i. R. der somatoformen Symptomatik im Vordergrund stehen, kann aufgrund erster vorläufiger Befunde auch an die Gabe neuerer Antiepileptika gedacht werden. Entsprechende Studien liegen zu Gabapentin, Topiramat und Pregabalin vor. Diese Substanzen sind jedoch nicht für die Behandlung von somatoformen Schmerzsyndromen zugelassen. Auch bei den verschiedenen Fertigarzneimitteln mit dem Wirkstoff Amitriptylin fehlt den niedrig dosierten Darreichungsformen regelmäßig die Indikation „Behandlung von Schmerzsyndromen".

Insgesamt muss vermutlich davon ausgegangen werden, dass die Wirkung von antidepressiven Substanzen bei somatoformen Störungen nicht so deutlich ausgeprägt ist wie bei depressiven oder bestimmten Angststörungen. Möglicherweise kann ein Teil der Effekte auf die häufige Komorbidität zwischen somatoformen und depressiven Störungen zurückgeführt werden, sodass hauptsächlich der auf die Stimmungslage gerichtete Effekt zu einer Besserung des Gesamtbildes beiträgt. Zudem wurden in keiner der publizierten Pharmakotherapiestudien katamnestische Daten erhoben. Über die Stabilität der erzielbaren Besserungen sind daher noch keine Aussagen möglich.

Wegen der Besonderheiten im klinischen Bild der somatoformen Störungen, die ja meist durch ein ausgeprägtes Krankheitsverhalten sowie eine Überbetonung der organischen Aspekte durch den Patienten charakterisiert sind, sollte bei einer medikamentösen Therapie grundsätzlich sehr behutsam vorgegangen werden. Der Arzt sollte berücksichtigen, dass i. R. der **Fehlattributionen** bei Patienten mit somatoformen Störungen durch die Verordnung von Medikamenten leicht das organische Krankheitsmodell unterstützt werden kann. Empfohlen wird, die pharmakologische Behandlung so einfach und transparent wie nur möglich zu gestalten und komplizierte Kombinationsbehandlungen zu vermeiden.

Bei Schmerzmitteln und Benzodiazepinen ist das Risiko einer körperlichen und psychischen **Abhängigkeit** zu berücksichtigen. Aus einigen klinischen Studien wird berichtet, dass Patienten mit somatoformen Störungen die verordneten Medikamente z. T. sehr unregelmäßig und unzuverlässig einnehmen und gegenüber potenziellen Nebenwirkungen eine sehr hohe Empfindlichkeit besteht.

LEITLINIEN

AWMF-S3-Leitlinie: Umgang mit Patienten mit nicht-spezifischen, funktionellen und somatoformen Körperbeschwerden 2012

Als bei somatoformen Beschwerden und Störungen nicht indiziert gelten Anxiolytika, Hypnotika/Tranquilizer und Neuroleptika, sofern ihre Verwendung nicht durch eine entsprechende Komorbidität begründet werden kann (Statement 112).

Resümee

Patienten mit somatoformen Störungen gelten vielfach als schwierig, da sie auch bei bereits chronifizierter Symptomatik häufig auf somatische Behandlungsmaßnahmen drängen und gegenüber psychiatrisch-psychotherapeutischen Ansätzen nur wenig aufgeschlossen sind. Daher ist es von grundlegender Bedeutung, den Patienten zu einer Betrachtung von psychischen Einflussfaktoren auf seine Symptomatik zu motivieren und gemeinsam mit ihm ein alternatives verhaltensmedizinisches Krankheitsverständnis zu erarbeiten. Dabei können Verhaltensexperimente, strukturierte Übungen zur gezielten Ablenkung, das Führen von Symptomtagebüchern sowie Biofeedbackdemonstrationen eingesetzt werden.

Bei Patienten mit ausgeprägter Inanspruchnahme medizinischer Dienste ist es wichtig, die Zahl der ambulanten Arztkonsultationen und stationären Behandlungen auf ein sinnvolles Minimum zu reduzieren und stattdessen die Selbstverantwortlichkeit des Patienten für sein körperliches Wohlbefinden zu stärken. Hierzu gehören körperliche Aktivierungsprogramme, die Aufgabe von übermäßiger Schonung und generell die Verbesserung der Lebensqualität durch die Förderung von sozialen Kontakten und positiven eigenen Interessen. Für Psychopharmaka liegt bislang keine klare Indikation zur Behandlung somatoformer Störungen vor, jedoch kann die Gabe von Antidepressiva bei einer gleichzeitig bestehenden depressiven Störung hilfreich sein. Bei somatoformen Schmerzstörungen wird der analgetische Effekt von Antidepressiva durch empirische Daten gestützt, bei hypochondrischen und körperdysmorphen Störungen der von SRI. Für Patienten mit multiplen somatoformen Symptomen sowie für Schmerzpatienten liegen metaanalytisch gesicherte Wirksamkeitsnachweise für kognitiv-behaviorale Verfahren vor.

Literatur

Die vollständige Literatur zu diesem Kapitel finden Sie online im „Plus im Web“ zu diesem Buch.

Fragen zur Wissensüberprüfung zum ➤ Kap. 17 finden Sie online.

17

KAPITEL

18 Anorektische und bulimische Essstörungen

Manfred M. Fichter

18.1 Terminologie

Essen erfüllt nicht nur den biologischen Zweck der Lebenserhaltung, sondern ist darüber hinaus eine Quelle von Genuss und spielt eine wichtige Rolle im sozialen Kontext. Bei der klassischen Essstörung der Magersucht ist primär nicht der Appetit vermindert. Vielmehr wehrt sich etwas in der Betroffenen gegen Nahrungszufuhr und Genuss.

Die ersten klinischen Fallbeschreibungen von Magersucht stammen von dem Londoner Arzt Richard Morton aus dem Jahr 1669; er verwandte den Begriff *nervous consumption*. Im 19. Jh. berichteten gleichzeitig Charles Lasègue in Frankreich und Sir William Gull in England detailliert über Fälle von Magersucht. Gull prägte den Begriff „Anorexia nervosa“, Lasègue verwendete den Begriff „Anorexia hysterica“. Verwirrung stiftete für die Jahrzehnte nach 1916 der Hamburger Pathologe Morris Simmonds: Besonders in Deutschland wurde längere Zeit die Simmonds-Krankheit (primäre HVL-Insuffizienz) fälschlicherweise mit Magersucht gleichgesetzt. Die Implantation von Hypophysen wurde sogar als Therapie vorgeschlagen und (nicht gänzlich erfolglos) versucht (Literatur zur Historie s. Bliss und Branch 1960).

Über die Jahrzehnte wurden zahlreiche Begriffe neben den bereits genannten für Magersucht verwendet, z. B. „juvenile Magersucht“, „Pubertätsmagersucht“, „Pubertal-Dystrophie“, „psychogene Anorexie“, „Pubertätsneurose“ , „weight phobia“ und „Kachexia nervosa“. **Anorexia nervosa** (AN), **Bulimia nervosa** (BN) und **Binge-Eating-Störung** (BES) sind in der psychiatrischen Klassifikation nach ICD-10 (WHO 1991; (➤ Tab. 18.1, ➤ Tab. 18.2) bzw.

Tab. 18.1 Diagnostische Kriterien für die Anorexia nervosa nach ICD-10 (WHO 1991)

F50.0	Anorexia nervosa
A.	Gewichtsverlust oder bei Kindern fehlende Gewichtszunahme; dies führt zu einem Körpergewicht von mindestens 15 % unter dem normalen oder dem für das Alter und die Körpergröße erwarteten Gewicht.
B.	Der Gewichtsverlust ist durch Vermeidung von „fett machenden" Speisen selbst herbeigeführt.
C.	Selbstwahrnehmung als „zu fett", verbunden mit einer sich aufdrängenden Furcht, dick zu werden; die Betroffenen legen für sich selbst eine sehr niedrige Gewichtsschwelle fest.
D.	Umfassende endokrine Störung der Hypothalamus-Hypophysen-Gonaden-Achse; sie manifestiert sich bei Frauen als Amenorrhö, bei Männern als Verlust des Interesses an Sexualität und Potenzverlust. Eine Ausnahme stellt das Persistieren vaginaler Blutungen bei anorektischen Frauen dar, die eine Hormonsubstitution erhalten (meist als kontrazeptive Medikation).
E.	Die Kriterien A und B für eine Bulimia nervosa (F50.2) werden nicht erfüllt.

Tab. 18.2 Diagnostische Kriterien für bulimische Erkrankungen nach ICD-10

F50.2	Bulimia nervosa
A.	Häufige Episoden von Essattacken (in einem Zeitraum von 3 Monaten mindestens 2-mal pro Woche), bei denen große Mengen an Nahrung in sehr kurzer Zeit konsumiert werden.
B.	Andauernde Beschäftigung mit dem Essen, eine unwiderstehliche Gier oder Zwang zu essen.
C.	Die Patienten versuchen, der Gewichtszunahme durch die Nahrung mit einer oder mehreren der folgenden Verhaltensweisen entgegenzusteuern: 1. Selbstinduziertes Erbrechen 2. Missbrauch von Abführmitteln 3. Zeitweilige Hungerperioden 4. Gebrauch von Appetitzüglern, Schilddrüsenpräparaten oder Diuretika; tritt die Bulimie bei Diabetikern auf, kann es zur Vernachlässigung der Insulintherapie kommen.
D.	Selbstwahrnehmung als „zu dick" mit einer sich aufdrängenden Furcht, zu dick zu werden (was meist zu Untergewicht führt).

im DSM-5 (APA 2013; > Tab. 18.3, > Tab. 18.4, > Tab. 18.5) als eigenständige psychische Erkrankungen definiert. Das in DSM-5 (APA 2013) mit „Störungen der Nahrungszufuhr und Essstörungen" betitelte Kapitel schließt neben Störungen der Nahrungszufuhr, wie sie besonders bei Kindern, aber auch Erwachsenen vorkommen können, außerdem Pica, Wiederkäuen *(rumination disorder)*, vermeidende/restriktive Störung der Nahrungszufuhr (*avoidant/restrictive food intake disorders*, ARFID), Anorexia nervosa, Bulimia nervosa, Binge-Eating-Störung sowie eine nicht näher bezeichnete Essstörung oder Störung der Nahrungszufuhr ein.

Tiefer gehende Informationen

Die DSM-5 Kriterien für Anorexia nervosa (> Tab. 18.3), Bulimia nervosa (> Tab. 18.4) und die Binge-Eating-Störung (> Tab. 18.5) finden Sie online im „Plus im Web" zu diesem Buch.

Hilde Bruch formulierte 1973 in ihrem berühmt gewordenen Buch *Eating Disorders: Obesity, Anorexia nervosa and the Person Within* für diese und andere Essstörungen folgende Gemeinsamkeiten, die sich für spätere empirische Untersuchungen als sehr fruchtbar erwiesen haben:

- Vorliegen von Körperschemastörungen
- Störungen der proprio- und interozeptiven sowie der emotionalen Wahrnehmung
- Ein alles durchdringendes Gefühl eigener Unzulänglichkeit

Resümee

Die wesentlichen Essstörungen nach der internationalen diagnostischen Klassifikation der WHO (ICD-10) und der *American Psychiatric Association* (DSM-5) sind die Anorexia nervosa (AN; Magersucht), die Bulimia nervosa (BN) und die Binge-Eating-Störung (BES). Als weitere Störungen der Nahrungszufuhr sind in den amerikanischen Diagnosekriterien DSM-5 definiert: Pica, Wiederkäuen, vermeidend-restriktive Störung der Nahrungszufuhr sowie nicht näher bezeichnete Störungen der Nahrungszufuhr oder des Essverhaltens.

18.2 Epidemiologie und Verlauf

18.2.1 Anorexia nervosa (AN)

Prävalenz Fallregisterstudien zeigen, dass sich die Prävalenz der AN seit 1930 bis zum Jahr 2000 deutlich erhöht hat; sie ist am höchsten für die Altersgruppe der 15- bis 19-jährigen jungen Frauen. Die 12-Monats-Prävalenz liegt für Frauen dieser Altersgruppe bei etwa 0,4 %. Junge Männer sind weniger betroffen (Geschlechterverhältnis etwa 12 : 1). Der Erkrankungsbeginn liegt im Durchschnitt bei 16 Jahren.

Verlauf Da in jüngster Zeit mehrere Langzeitverlaufsuntersuchungen zur AN veröffentlicht wurden, ist viel dazu bekannt und belegt. Der Anteil remittierter Patientinnen nahm bei langen Verlaufsstrecken (7–20 J.) deutlich zu. Im 12-Jahres-Verlauf nach **stationärer Behandlung hatten 52 % keine Essstörungsdiagnose** mehr, doch war ca. ⅓ von ihnen im Denken und Verhalten noch ausgeprägt gewichts- und figurzentriert (Fichter et al. 2006); andererseits fand sich bei denselben Patientenkohorten nach einem Verlauf von 10–20 Jahren mit **8–20 % auch eine hohe Mortalität.** Haupttodesursachen sind die Folgen gestörten Essverhaltens und Untergewicht sowie Suizid. Nullipare Frauen hatten im Vergleich zu gesunden Kontrollpersonen ein 9-fach erhöhtes Risiko, eines unnatürlichen Todes zu sterben, was bei Frauen, die geboren hatten, nicht der Fall war (Papadopoulos et al. 2013; Fichter und Quadflieg 2004). Patientinnen mit frühem Krankheitsbeginn, die in **jungen Jahren einer Therapie zugeführt** wurden (Pädiatrie, Kinder- und Jugendpsychiatrie), haben eine **günstigere Prognose.** Im Verlauf gibt es Übergänge (9–11 %) von Magersucht zur Bulimia nervosa, weniger in die andere Richtung (Eddy et al. 2008; Fichter und Quadflieg 2007).

18.2.2 Bulimia nervosa (BN)

Prävalenz Die 12-Monats-Prävalenz der BN liegt nach den DSM-IV-Kriterien (APA 1994) für junge Frauen bei 1,0–1,5 %. Die Alters- und Geschlechtsverteilung ist ähnlich wie bei der AN, das Alter zum Zeitpunkt der Diagnosestellung aber meist etwas höher. Ein Teil der bulimischen Patientinnen (ca. 20–30 %) hatte zuvor eine Episode mit AN. Personen mit voll oder teilweise ausgeprägter bulimischer Essstörung zeigen relativ häufig affektive oder Angststörungen, Alkoholabhängigkeit sowie psychische Auffälligkeiten in der Familie (Fichter 2008).

Verlauf In den letzten Jahren wurden mehrere empirische Untersuchungen zum Verlauf der BN veröffentlicht. Da die BN-Diagnose erst begrenzte Zeit operationalisiert ist, liegen erst seit Kurzem Verlaufsuntersuchungen über 6–10 Jahre vor, während Langzeitver-

18

laufsuntersuchungen noch fehlen. Vorliegende Verlaufsstudien (1–10 J. nach Behandlung) zeigen uneinheitliche Ergebnisse. Im Vergleich zur AN sind die **Verläufe deutlich günstiger.** Suokas et al. (2013) verglichen mehr als 1.200 behandelte BN-Patienten mit Kontrollpersonen aus der Bevölkerung und gaben für BN-Patienten (im Vergleich zu gematchten Bevölkerungskontrollen) im Zeitraum von 1995–2010 eine Mortalität jeglicher Ursache von 2,97 Todesfällen pro 1.000 Personenjahre (AN 6,51; BES 1,77) sowie eine Hazard-Ratio (Cox-Modell) für Mortalität durch externe Ursachen für BN von 4,52 (AN = 3,61; BES = 4,00) an. Suizid war eine häufige Todesursache.

18.2.3 Binge-Eating-Störung (BES)

Prävalenz Die Diagnose einer BES wird bei wiederholten Episoden von Essattacken (≥ einmal pro Woche) vergeben, wenn diese nicht mit dem regelmäßigen Einsatz unangemessener kompensatorischer Verhaltensweisen (z. B. „Purging"-Verhalten in Form von selbstinduziertem Erbrechen, Laxanzienmissbrauch) einhergehen (➤ Tab. 18.3). Die 12-Monats-Prävalenz für BES beträgt für erwachsene Frauen 1,6 % und für Männer 0,8 %. Die BES tritt somit etwas häufiger auf als BN und viel häufiger als AN – besonders auch bei Männern. Etwa ⅔ der Patienten mit einer BES sind übergewichtig oder adipös.

Verlauf Zahlreiche empirische Untersuchungen liegen über den kurz-, mittel- und langfristigen Verlauf nach Interventionen bei Übergewicht und Adipositas vor . Zum Verlauf der BES, die mit den DSM-5-Kriterien offiziell erst 2013 definiert wurde, liegen bisher nur sehr wenige Daten vor. Der 12-Jahres-Verlauf der BES ist dem der BN weitgehend vergleichbar (Fichter et al. 2008). Nur selten gibt es Übergänge von oder zu BN und AN. BES ist nicht selten mit Übergewicht oder Adipositas verbunden. Die Stabilisierung einer therapeutisch induzierten Gewichtsabnahme bedarf bei der Kombination von BES und Übergewicht/Adipositas zusätzlicher Maßnahmen. Das Alter bei Behandlung ist um einige Jahre höher als bei AN und BN.

Resümee

Die gesamte Evidenz spricht dafür, dass die Häufigkeit der Anorexia nervosa im letzten Jahrhundert deutlich zugenommen hat. Frauen sind wesentlich häufiger betroffen als Männer (Relation 12 : 1). Das seit 1980 definierte Krankheitsbild der Bulimia nervosa nach der DSM-Klassifikation und das der 2013 definierten Binge-Eating-Störung sind beide häufiger als Magersucht.

Der Verlauf von Magersucht ist deutlich ungünstiger als der von Bulimia nervosa und Binge-Eating-Störung. Wie viele Katamnesen zeigen, ist Magersucht die psychische Erkrankung in der entsprechenden Altersstufe mit der höchsten Mortalitätsrate. Ein günstigerer Verlauf zeigt sich bei AN-Patientinnen, die bereits in der frühen oder mittleren Adoleszenz behandelt werden (Fisher et al. 2010). Bei adoleszenten Magersüchtigen werden zunehmend auch die Eltern in die Behandlung einbezogen (*family-based model* bzw. Maudsley-Modell).

18.3 Symptomatik und Typisierung

Aus in den Tabellen in ➤ Kap. 18.1 aufgeführten diagnostischen Kriterien gehen – soweit diagnostisch relevant – auch die wesentlichen Symptome hervor.

18.3.1 Anorexia nervosa

Die AN ist durch einen absichtlich herbeigeführten Gewichtsverlust und Untergewicht mit entsprechenden Folgen gekennzeichnet. Das Verhalten der Patientinnen ist darauf ausgerichtet, Körpergewicht durch übertriebene körperliche Aktivität, Fasten oder Diäten, durch Missbrauch von Laxanzien, Diuretika oder Schilddrüsentabletten oder durch Erbrechen zu reduzieren. Magersüchtige beschäftigen sich übermäßig mit ihrem Körpergewicht und ihrer Figur. Sie definieren ihren Selbstwert in hohem Maße über Figur, Gewicht und Leistung und zeigen meist große Angst vor einer z. B. therapeutisch induzierten Gewichtszunahme **(Gewichtsphobie)**. Selbst bei krassem Untergewicht können sie sich noch als zu dick empfinden.

Infolge des Gewichtsverlusts kommt es zu zahlreichen körperlichen Veränderungen (endokrine Veränderungen, Veränderungen der Neurotransmitterregulation mit Bradykardie und Hypotonie etc.).

18.3.2 Bulimia nervosa

Das klinische Erscheinungsbild der BN ist durch häufigeres Auftreten von **Essattacken** *(binge eating)* charakterisiert. Die Betroffenen nehmen in relativ kurzer Zeit vergleichsweise große Nahrungsmengen zu sich. Man unterscheidet zwischen subjektiv empfundenen und objektiven Essattacken. Bei subjektiv empfundenen Heißhungerattacken kann die Menge gering sein und dennoch bei den Betroffenen Angst vor dem Dickwerden und vor einem Kontrollverlust bzgl. des Essens auslösen. Bei objektiven Essattacken, die in den diagnostischen Kriterien gemeint sind, wird in relativ kurzer Zeit eine größere Kalorienmenge verzehrt, als ein gesunder Mensch in derselben Zeit essen würde; dabei werden besonders jene Nahrungsmittel in hohem Maße verschlungen, welche die Betroffenen außerhalb der Essattacken meiden (Nahrungsmittel mit hohem Fettgehalt). Diese Heißhungerattacken sind mit dem Gefühl verbunden, die Kontrolle über das eigene Essverhalten zu verlieren.

Um nicht zuzunehmen, werden meist unmittelbar nach einer Essattacke **gegenregulierende Maßnahmen** wie z. B. Erbrechen, Missbrauch von Abführmitteln, Appetitzüglern oder Diuretika (*Purging*-Verhalten) veranlasst. Das Vorliegen gegenregulierender Maßnahmen *(inappropriate compensatory behavior)* ist der Hauptunterschied dieser bulimischen Störung zu der in ➤ Kap. 18.3.3 beschriebenen Binge-Eating-Störung (BES). BES-Patienten ergreifen keine der genannten gewichtsregulierenden Maßnahmen, sodass viele von ihnen übergewichtig werden, da es schwer ist, einer Gewichtszunahme allein durch Diät, zeitweiliges Fasten oder viel körperliche Betätigung entgegenzuwirken.

Sowohl bei der AN als auch der BN findet sich eine übermäßige Beschäftigung mit Körpergewicht, Figur und Essen mit einer kognitiven Fixierung auf diesen besonderen Bereich des Lebens (Nahrungsaufnahme und körperliche Erscheinung gemäß den sozialen Normen), während andere wichtige Lebensbereiche zunehmend in den Hintergrund treten und ausgeblendet werden. Im Vergleich zur restriktiven AN sind bulimische Patientinnen impulsiver und extrovertierter.

Auf der Ebene der Kognitionen dominieren bei der BN eine sehr niedrige Selbstachtung und eine besonders hohe Abhängigkeit von sozialen Normen und der Meinung anderer. Das Selbstwertgefühl ist stark davon abhängig, wie gut den sozialen Normen und Idealen von Körpergewicht und Figur entsprochen wird. Dichotomes Denken in „Alles-oder-nichts"-Kategorien ist sowohl bei AN als auch BN sehr häufig zu beobachten. Es wird diskutiert, inwieweit bulimisch Magersüchtige jenen mit Bulimia nervosa näher stehen als jenen mit restriktiver Anorexia nervosa.

18.3.3 Binge-Eating-Störung

In den DSM-5-Kriterien (APA 2013) wurde die BES erstmals als eigenständige Diagnose aufgenommen und definiert. Wie in ➤ Tab. 18.5 aufgelistet, handelt es sich um eine Essstörung mit Heißhungerattacken und dem Gefühl, die Kontrolle über das Essen zu verlieren, ohne dass gegensteuernde Maßnahmen *(compensatory behavior)* wie z. B. Erbrechen, Abusus von Laxanzien, Diuretika oder Schilddrüsenpräparaten vorliegen. Früher wurden für ähnliche Syndrome Begriffe wie „psychogene Hyperphagie" oder „recurrent overeating" verwendet. Aufgrund der Symptomatik kommt es bei nicht wenigen der von BES Betroffenen zu Übergewicht oder Adipositas, da sie durch Diät, Fasten oder erhöhte Körperaktivität nicht so viel Kalorien einsparen, wie sie sich durch vermehrtes Essen während der Heißhungerattacken zuführen.

Adipositas ist durch eine übermäßige Vermehrung von Fettgewebe gekennzeichnet. Da eine direkte Messung der Fettmasse und des Fettanteils aufwendig ist, wird der Fettanteil meist indirekt geschätzt, z. B. durch Messung der Hautfaltendicke oder der Bioimpedanz. In der Adipositasforschung hat sich als Maß für den Grad an Über- oder Untergewicht der **Body-Mass-Index (BMI)** durchgesetzt, der sich nach folgender Formel berechnet:

$$\mathrm{BMI} = \frac{\text{Körpergewicht in kg}}{(\text{Körpergröße in m})^2}$$

Adipositas ist definiert als das Vorliegen eines BMI ≥ 30:

BMI	Adipositas
30–34,9	Grad 1
35–39,9	Grad 2
≥ 40	Grad 3 (Adipositas permagna)

Sinnvoll erscheint besonders bei Kindern und Jugendlichen eine Bestimmung der Gewichtsabweichung unter Zugrundelegung altersbezogener Perzentilwerte (Hebebrand et al. 1996). Dabei wird aus entsprechenden Tabellen bzw. Abbildungen (Kurven) unter Berücksichtigung des BMI und des Alters abgelesen, in welche Perzentile ein Patient fällt (www.mybmi.de).

Während Adipositas bisher in psychiatrischen Klassifikationsschemata gar nicht auftauchte, erscheint sie in der ICD-10 (WHO 1991) in Form einiger kleinerer Subgruppen als Reaktion auf schmerzvolle Ereignisse, als Ursache für eine psychische Störung und als unerwünschter Effekt einer Langzeitmedikation mit Neuroleptika oder Antidepressiva. Soweit Adipositas nur durch den BMI definiert wird, sagt dies nichts über den psychischen Zustand aus. Wie in der ICD-10 schon angedeutet, gibt es jedoch einige Patientengruppen, bei denen Übergewicht und psychische Auffälligkeiten kombiniert vorkommen.

Resümee

Bei Anorexia nervosa wird ein restriktiver (asketischer) und ein bulimischer Typ unterschieden. Patienten mit BN sind *per definitionem* nicht untergewichtig und meist normalgewichtig; nach oben hin besteht den diagnostischen Kriterien zufolge keine Gewichtsgrenze. Patienten mit einer BES sind nicht immer, aber doch relativ oft übergewichtig oder adipös, zumal sie keine unangemessenen, einer Gewichtszunahme gegensteuernden Maßnahmen (z. B. Erbrechen, Laxanzien- oder Diuretikaabusus) ergreifen. Bei vielen Betroffenen mit BES – anders als bei der BN – stehen Diäten nicht am Anfang, sondern in der weiteren Folge der Essstörung. Es besteht wie bei AN und BN eine hohe psychiatrische Komorbidität mit depressiven Erkrankungen, Angststörungen, bipolaren Störungen und weniger häufig Störungen im Zusammenhang mit psychotropen Substanzen. Der Stolz auf eine Fastenleistung bzw. das Essen in einer Heißhungerattacke haben kurzfristig emotional stabilisierende Funktion und wirken deshalb verstärkend. Erbrechen oder andere gegenregulierende Maßnahmen dienen i. d. R. nur der Verhinderung einer Gewichtszunahme. Essattacken haben meist Schamgefühle zur Folge.

Im DSM-5 verbleiben noch zwei Restkategorien: „Andere spezifizierte Störungen der Nahrungsaufnahme oder Essstörungen" (307.59) sowie „Nicht spezifizierte Störungen der Nahrungszufuhr oder Essstörungen" (307.50). Die Restkategorien beinhalteten nach den ICD-10- und DSM-IV-Kriterien ca. 60 % der Essstörungsdiagnosen behandelter Patienten. In den DSM-5-Kriterien sind die Definitionen etwas breiter gefasst, sodass sich der Prozentsatz der essgestörten Patienten in diesen Restkategorien zumindest etwas reduzieren könnte.

18.4 Ätiologie und Pathogenese von Anorexia nervosa und bulimischen Essstörungen

Folgende **relevante ätiologische Faktoren** werden diskutiert:

- Biologische (genetische, neurochemische und physiologische) Faktoren
- Soziokulturelle Faktoren (vermittelt durch Familie, Schule und Massenmedien)

- Entwicklungsbedingte Faktoren (Störungen der früheren und späteren Kindheit und Pubertät)
- Gestörte Beziehungsmuster in der Familie
- Chronische Schwierigkeiten und belastende Lebensereignisse (Verlust von Bezugspersonen, Konflikt mit dem Partner, Einsamkeit)

18.4.1 Biologische Faktoren

Ergebnisse von Zwillingsstudien zeigen insb. für die AN eine hohe Übereinstimmungsrate für monozygote (ca. 60 %) im Vergleich zu dizygoten Zwillingen (7–15 %). Die Bedeutung genetischer Faktoren ist auch bei Bulimia nervosa gegeben, scheint allerdings etwas geringer zu sein. Neue molekulargenetische Untersuchungen lassen vermuten, dass bestimmte Genorte bei restriktiver Magersucht Veränderungen aufweisen (Bloss et al. 2011; Root et al. 2011).

In tierexperimentellen Untersuchungen sowie bei Menschen mit einer hypothalamischen Erkrankung konnte gezeigt werden, dass die Stimulation bzw. Läsion bestimmter hypothalamischer Regionen eine Hyperphagie bzw. Aphagie zur Folge hat. Eine vereinfachte **„Zwei-Zentren-Theorie"** "nimmt ein im lateralen Hypothalamus lokalisiertes Hungerzentrumund ein im ventromedialen Hypothalamus lokalisiertes Sättigungszentrum an. Tatsächlich ist die neuronale Regulation von Essverhalten und Sättigung jedoch erheblich komplexer. Das Essverhalten steuern β2-adrenerge Rezeptoren im Ncl. paraventricularis und im perifornikalen Bereich sowie serotonerge Neurone. Es besteht v. a. eine enge Wechselwirkung zwischen zentralen und peripheren Regulationsmechanismen (u. a. Signale aus dem Gastrointestinaltrakt).

Die Regulation der Nahrungsaufnahme unterliegt komplexen Wechselwirkungen zwischen biologischen, situativ-umgebungsbedingten und psychologischen Variablen. Folgende **körpereigene Substanzen** können den Hunger bzw. die Nahrungszufuhr **reduzieren:**

- der im Hypothalamus ausgeschüttete *Corticotropin Releasing Factor* (CRF),
- das Monoamin Serotonin,
- bestimmte Peptide, die sowohl zentral als auch peripher (z. B. im Verdauungstrakt) freigesetzt werden (z. B. Cholecystokinin [CCK], Glukagon, Bombesin, *Gastrin Releasing Peptide* [GRP]) und
- die Substanz Leptin, die in jüngerer Zeit in experimentellen Untersuchungen isoliert und deren Genort auf der Basis molekulargenetischer Untersuchungen identifiziert wurde. Leptin hat vermutlich eine wichtige Funktion bei der Regulation von Hunger, Sättigung und Körpergewicht.

Orexine wirken stoffwechselfördernd, was zu Körpertemperaturerhöhungen, Gewichtsverlust und Veränderungen des Schlaf-Wach-Verhaltens führt.

Peptide wie das **Neuropeptid Y** und das **Peptid YY** (beide in der Bauchspeicheldrüse sezerniert), erhöhen dagegen den Hunger bzw. die Nahrungszufuhr. Allerdings spielen für die Nahrungsaufnahme auch andere Faktoren wie die Nahrung selbst (Schmackhaftigkeit, Kaloriengehalt, Anteil an Kohlenhydraten, Eiweiß und Fett) und Umgebungsbedingungen eine Rolle. So konnte in Tierversuchen gezeigt werden, dass z. B. Stressbedingungen (Immobilisation, Schmerzreize) sowie eine Erhöhung der Schmackhaftigkeit der Nahrung (Palatibilität) zu einer experimentell erzeugten Adipositas führen können.

In neuerer Zeit haben neuropsychologische Untersuchungen gezeigt, dass bei AN kognitive Veränderungen *(set shifting, decision making),* von denen einige *(planning)* auch nach Jahren der Genesung von AN noch vorlagen, also möglicherweise auch schon vor Beginn der Essstörung bestanden (Lindner et al. 2012; Tchanturia et al. 2007). Danach könnten kognitive Defizite zur Entwicklung einer AN beitragen. Auch **Lernprozesse** spielen für die Regulation der Nahrungsaufnahme eine wichtige Rolle. Es wurden konditionierte Reaktionen des Essverhaltens beschrieben, bei denen die Nahrungsaufnahme nicht erst eingestellt wurde, wenn gastrointestinale Hormone (z. B. CCK) ausgeschüttet wurden und dadurch ein Sättigungsgefühl eintrat, sondern dass dies bei entsprechender Konditionierung antizipatorisch erfolgte.

Bei Patientinnen mit AN und BN besteht eine deutliche **Störung der Sättigungswahrnehmung.** Es ist ungeklärt, inwieweit dies Folge oder Ursache des gestörten Essverhaltens ist.

18.4.2 Gezügeltes Essverhalten: Hungern, Fasten, Diäten und Starvation

Fasten und das Einhalten von Diäten gelten als „Eintrittskarte" für die Entwicklung einer Essstörung. In den westlichen Industrieländern sind das **Ideal körperlicher Schlankheit** und wiederholte Diäten zur Erreichung dieses Ziels weit verbreitet. Mehr als die Hälfte der 11- bis 18-jährigen Mädchen hat bereits mindestens einmal eine Diät gemacht. Derartige Diäten werden nicht nur von Übergewichtigen vorgenommen: Auch mehr als ⅕ der untergewichtigen Mädchen hält Diäten ein.

Vieles deutet darauf hin, dass dieses Essverhalten die Wahrscheinlichkeit für die Entwicklung einer Essstörung erhöht. Gefährdet sind insbesondere Jugendliche, die ein niedriges Selbstwertgefühl oder entwicklungsbedingte Konflikte durch eine übermäßige Anpassung an das herrschende Schlankheitsideal zu kompensieren suchen. Es gibt Hinweise, dass auch Geschmacks- und Süßstoffe die Hunger- und Sättigungswahrnehmung beeinträchtigen können.

Wenn Menschen z. B. durch Fasten oder Diät weniger Nahrung zu sich nehmen, als zur Deckung des Bedarfs für eine ausgeglichene Energiebilanz erforderlich ist, sprechen wir von gezügeltem Essverhalten *(restrained eating*). In zurückliegenden Jahrzehnten wurde üblicherweise bei Essstörungen das Körpergewicht als leicht messbare Variable verwendet. Dagegen lenkt das Konzept des „gezügelten Essverhaltens" unseren Blick mehr auf das Essverhalten und die damit zusammenhängenden Motive. Das Körpergewicht ist das langfristige Resultat der Energiebilanz. Gezügeltes Essverhalten führt zu metabolischen Veränderungen, die relativ leicht messbar sind. Nach dem Fasten erhöht sich z. B. die β-Hydroxybuttersäure innerhalb von Stunden oder Tagen, und das Schilddrüsenhormon T_3 ist im Blutplasma über ca. 2–3 Wochen vermindert. Zahlreiche andere Veränderungen der neuroendokrinen Sekretion und des Neurotransmitterstoffwechsels werden im Zustand erniedrigter Energiezufuhr (Nahrungsdeprivation, Starvation) beobachtet.

Besonders hervorzuheben ist, dass diese Veränderungen anscheinend weniger mit dem absoluten Gewicht als vielmehr mit der temporär verminderten Nahrungszufuhr zusammenhängen. Sie sind somit nicht diagnose- oder gewichtsspezifisch, sondern stehen im engeren Zusammenhang mit gezügeltem Essverhalten und bestätigen die Relevanz dieses Konzepts. Das pathologische Essverhalten hat **kurzfristig verstärkende Wirkung**: Eine Magersüchtige empfindet Stolz, ihr Gewicht durch Willensanstrengung trotz vorhandenen Appetits zu reduzieren. Bei bulimischen bzw. hyperphagen Patientinnen führt die Nahrungsaufnahme meist zu einer kurzfristigen Besserung dysphorischer Verstimmungen oder hilft, Gefühle der Leere, Einsamkeit oder Verletztheit zu überdecken.

18.4.3 Soziokulturelle Einflüsse

Nichtessen (z. B. vorösterliches Fasten, Ramadan) und Essen (z. B. in Form des Gastmahls) wurden schon immer in hohem Maße von kulturellen Geboten reguliert. Mit wem, wie und was wir wo essen, wird stark von der Kultur determiniert, in der wir leben. Zahlreiche Gebote des Talmuds erstrecken sich auf Fragen der Essenszubereitung und des Essens.

Das in westlichen Industrieländern besonders für Frauen bestehende **Schlankheitsideal** mag auf den ersten Blick als unsinnige Mode erscheinen. Aus anthropologisch-evolutionärer Perspektive ist es allerdings ein bedeutungsvolles Ideal, das beim Einzelnen über gesellschaftliche Einflüsse wie Medien, Familie und Gleichaltrige einschneidende Verhaltensweisen bedingen kann. Während körperliches Übergewicht und seine Folgen in der Menschheitsgeschichte allenfalls das Problem einer kleinen herrschenden Schicht war, sind Nahrungsüberfluss und Übergewicht derzeit in westlichen Industrieländern sowohl bei Reichen als auch bei Armen verbreitet. Noch nie lebte ein so hoher Anteil der Bevölkerung in westlichen Industriestaaten über so lange Zeit im Nahrungsüberfluss. Biologisch hat unser Körper im Laufe der Evolution gelernt, mit Nahrungsmangel umzugehen – für Nahrungsüberfluss sind wir biologisch unzureichend gerüstet.

Übergewicht in westlichen Industrieländern wäre bei dem bestehenden Nahrungsüberfluss erheblich weiter verbreitet, wenn es keine entsprechende Gegenregulation mit gesellschaftlicher Breitenwirkung wie das Schlankheitsideal gäbe. Nach dieser anthropologischen Theorie (Brown und Konner 1987) kann durch die gegenregulierende Kraft des Schlankheitsideals auf soziokultureller Ebene die Häufigkeit von schwerer Fettsucht und ihren Folgeerkrankungen und Risiken wie Hypertonie, kardiovaskulären Erkrankungen, Diabetes mellitus und bestimmten Krebsformen vermindert werden. Nach dieser Sichtweise können Essstörungen als ein Preis gesehen werden, der für die Verminderung der mit Adipositas verbundenen Gesundheitsrisiken gesamtgesellschaftlich zu „zahlen" ist.

18.4.4 Ängste und Pubertät

Phobisches Vermeidungsverhalten bzgl. Essen und Reifungskonflikte im Jugendalter wurden von Crisp (1980) als wichtig für die Pathogenese der AN hervorgehoben. Durch eine „Regression" in die Geborgenheit der Kindheit und die biologische Verhinderung des Erwachsenwerdens durch Nichtessen mit daraus resultierendem Untergewicht und Amenorrhö können sexuelle Ängste sowie Ängste in Verbindung mit neuen Anforderungen und Verantwortungen im Erwachsenenalter vermieden und umgangen werden, ohne sie zu lösen.

Bruch (1973) vertrat auf der Basis ihrer breiten klinischen Erfahrung aus psychoanalytischer Sicht die Meinung, dass sich die von ihr beschriebenen „Kardinalsymptome" (Körperschema-, Wahrnehmungs- und Selbstwertstörungen) in pathologischen Mutter-Kind-Beziehungen entwickelten. Allerdings ist dies empirisch nicht belegt, und es ist nach wie vor offen, inwieweit Störungen der Wahrnehmung von Hunger und Sättigung primär als Symptome der Essstörung oder sekundär aufgrund von Veränderungen an Neurotransmittern und Peptiden infolge eines abnormen Essverhaltens auftreten.

18.4.5 Anorexia nervosa, Bulimia nervosa und BES im Zusammenhang mit Sucht

Auch wenn sich die letzte Silbe des Wortes Magersucht etymologisch von „siechen" ableitet, bestehen einige Überschneidungen mit dem Suchtbereich, die von gewisser therapeutischer Relevanz sind. Einige Magersüchtige weisen **bulimische Symptome** auf, andere jedoch verhalten sich puristisch und asketisch (restriktive Anorexia nervosa).

Ein nicht unbeträchtlicher Anteil der Patientinnen mit bulimischer AN oder BN zeigt **erhöhten Alkoholkonsum oder -missbrauch** (während dies bei restriktiver Anorexia nervosa selten vorkommt). Bulimische Frauen zeigten ähnlich wie Frauen mit Alkohol- oder **Drogenmissbrauch** erhöhte Werte in Persönlichkeitsskalen, die Impulsivität, Depression, Aggressivität, Angst und Rückzug erfassen. Essstörungen wie AN, BN oder BES als Suchterkrankungen aufzufassen, würde allerdings dem komplexen Bild dieser Erkrankungen nicht gerecht (Fichter 1999).

18.4.6 Essstörungen als affektive Erkrankung

Folgende Befunde sprechen für engere Zusammenhänge zwischen (bulimischen und anorektischen) Essstörungen und affektiven Erkrankungen:

- Bei Patientinnen mit Essstörungen ist die Komorbidität mit affektiven Erkrankungen einschl. Angsterkrankungen sowie Zwangsstörungen erhöht (ca. 80 %).
- Systematische Familienstudien zeigen, dass affektive Störungen auch bei Familienangehörigen von Patientinnen mit Anorexia bzw. Bulimia nervosa überzufällig häufig vorkommen.

Die Kausalitätsfrage ist für depressive Symptome i. R. von Essstörungen letztlich nicht gelöst. Depressive Denkschemata, Gefühle eigener Unzulänglichkeit und die durch die hier diskutierten Essstörungen ausgelösten sozialen Isolierungen und Einsamkeitsgefühle lassen annehmen, dass es sich zumindest bei einem Teil der bei Essstörungen beobachteten depressiven Symptome um Folgesymptome handelt.

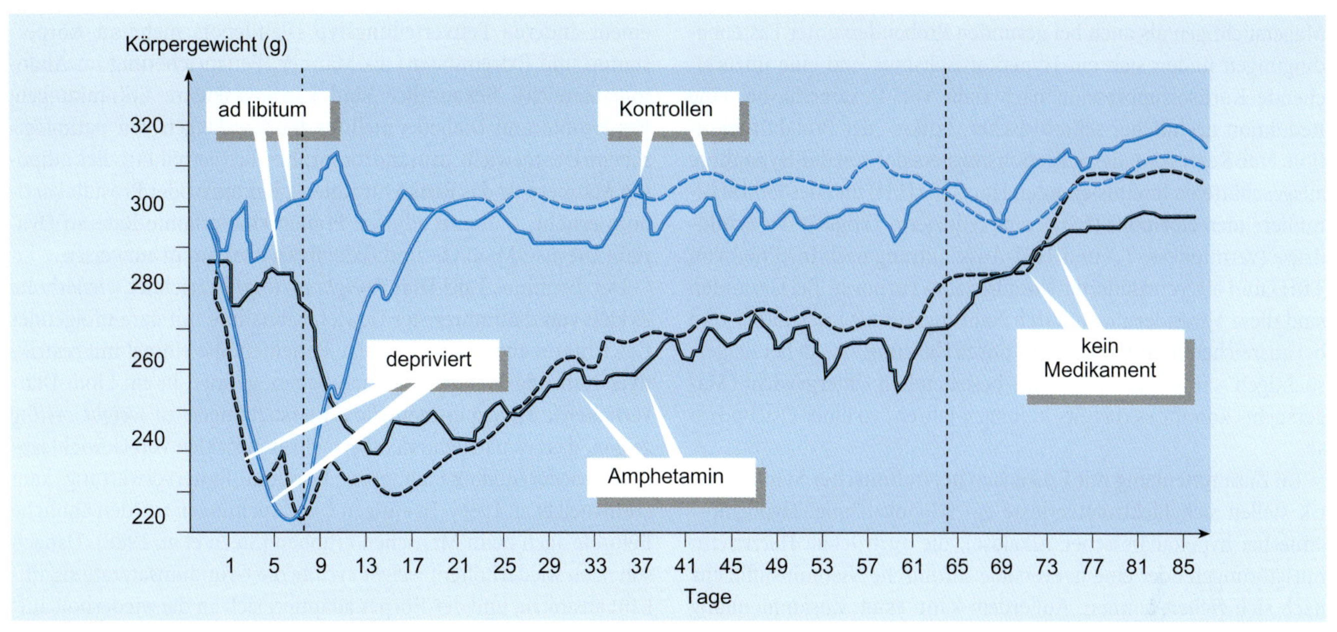

Abb. 18.1 Verlauf des Körpergewichts bei Ratten, die entweder nach Zugang zur Nahrung *ad libitum* oder nach Nahrungsdeprivation Amphetamin als appetithemmende Substanz erhielten. In der Phase der Amphetaminbehandlung hatten alle Tiere Zugang zum Futter *ad libitum* (nach Levitsky et al. 1976).

18

18.4.7 Sollwert-Theorie zur Regulation des Körpergewichts

Experimentelle Untersuchungen haben gezeigt, dass es offensichtlich einen **„Ponderostaten"** – eine im Körper eingebaute Waage – gibt. Das Protein Leptin spielt dabei eine besonders wichtige Rolle. Der Sollwertregler für die Regulation des Körpergewichts liegt vermutlich im lateralen Hypothalamus. Nach der kybernetischen Sollwert- oder *Setpoint*-Theorie erfolgen biologische Gegenregulationen, wenn das reale Gewicht vom zentral vorgegebenen Sollgewicht abweicht. Medikamente, die den Appetit erhöhen oder vermindern, können dieser Theorie zufolge eine Wirkung auf die relevanten Zentren im Hypothalamus haben und für die Zeit ihrer Wirkung den Sollwert verändern. ➤ Abb. 18.1 zeigt das Ergebnis experimenteller Untersuchungen zum Gewichtsverlauf während und nach Nahrungsdeprivation bzw. Gabe einer appetithemmenden Substanz (Amphetamin). Nach Beendigung der Nahrungsdeprivation bzw. nach Beendigung der Amphetamingabe erfolgt eine zügige Normalisierung des Gewichts auf den Sollwert hin.

18.4.8 Hypothese der erhöhten Außenreizabhängigkeit für die Entstehung von Essattacken

Schachter (1971) ging von Bruchs Beschreibung der Störungen in der Sättigungswahrnehmung bei Adipösen aus, wonach diese Störungen infolge eines mangelnden Diskriminationslernens in der Kindheit bzgl. Hunger und anderen Körpersensationen sowie infolge von Gefühlen (z. B. Angst, Ärger, Wut) entstehen. Bei dem Versuch, eine **kognitive Emotionstheorie** zu entwickeln, untersuchte Schachter den Einfluss kognitiver Faktoren für die Benennung von Empfindungen: In einem seiner Experimente wurden gesunde Probanden durch Injektion von Adrenalin (die Kontrollgruppe erhielt Placebo) in einen medikamentös ausgelösten Erregungszustand versetzt und dann einem bestimmten situativen Kontext (Freude, Ärger oder Angst) ausgesetzt. In diesen Experimenten erwies sich der situative Kontext als wesentlich für die Benennung des eigenen Gefühls (Externalitätshypothese). In weiteren Untersuchungen zeigte Schachter, dass Übergewichtige (im Vergleich zu Kontrollpersonen) eine besonders ausgeprägte Außenreizsteuerung in ihrem Essverhalten aufwiesen. Diesen Befunden zufolge wurde angenommen, dass Essverhalten in besonderem Maße durch *environmental food cues* wie z. B. Geschmack, Aussehen und Geruch der Nahrung sowie Menge und Uhrzeit bestimmt wird. Bei Adipösen war die Fähigkeit zur Wahrnehmung innerer Signale von Hunger und Sättigung weniger stark ausgeprägt.

Die **Externalitätshypothese** von Schachter fand in konzeptionellen Replikationen durch andere Arbeitsgruppen jedoch nur begrenzte Bestätigung. Viele Übergewichtige in westlichen Industrieländern zeigen zumindest zeitweise ein gezügeltes Essverhalten, sodass trotz Übergewicht ein Zustand der temporären Nahrungsdeprivation entstehen kann.

18.4.9 Folgen gestörten Essverhaltens

Als Modell für die Erklärung zahlreicher körperlicher Symptome von AN (Hypotonie, Bradykardie, Leukopenie, Lanugobehaarung, Amenorrhö) erwies sich das **Modell der Nahrungsdeprivation** (**Starvationsmodell**) als wichtig.

Zahlreiche Veränderungen der hormonellen Regulation und des Neurotransmitterhaushalts sind Folge und nicht Ursache einer AN, BN oder Hyperphagie mit Übergewicht. Sowohl bei kachektisch

Magersüchtigen als auch bei gesunden Probanden unter Fastenbedingungen finden sich ein Hyperkortisolismus und eine unzureichende Kortisolsuppression nach Gabe von Dexamethason, eine Reduktion nächtlicher sekretorischer „Spikes" der Prolaktinsekretion, eine Regression des Sekretionsmusters des von der Hypophyse ausgeschütteten luteinisierenden Hormons (LH) und des follikelstimulierenden Hormons (FSH), eine reduzierte Tätigkeit der Schilddrüse (verminderte T_3- und TSH-Ausschüttung nach Injektion von TRH) und ein verminderter Noradrenalin-Turnover. Bei Gesunden sind diese Veränderungen durch Nahrungskarenz induzierbar und bei ausreichender Energiezufuhr durch Nahrung – auch bei Magersüchtigen – reversibel. Bei länger bestehendem Untergewicht (Magersucht) kommt es (bereits in jungen Jahren) zu einer Osteoporose.

Im Zusammenhang mit **Erbrechen bei bulimischer Symptomatik** stellen sich Elektrolytverluste ein (Hypokaliämie, Hypochlorämie bei hypokaliämischer Alkalose), die auch letale Herzrhythmusstörungen oder eine irreversible chronische Niereninsuffizienz nach sich ziehen können. Außerdem kann es im Zusammenhang mit bulimischen Essstörungen zu Sialadenose, ausgeprägter Karies und Refluxösophagitis kommen (➤ Abb. 18.2).

Bei Menschen besteht hinsichtlich der Verteilung des Körperfetts ein **sexueller Dimorphismus**: Frauen entsprechen typischerweise einem anderen Fettverteilungstyp (Fettdepots mehr an Körperstamm und Extremitäten) als Männer (Fettspeicherung im Abdominalbereich). Bekanntlich sind kardiovaskuläre Erkrankungen, Hypertonie und Diabetes mellitus häufige Folgen von pathologischem Übergewicht mit andromorpher Fettverteilung. Bei adipösen Männern ist das Risiko für Kolon-, Rektum- oder Prostatakarzinom erhöht, während adipöse Frauen eine erhöhte Rate an Ovarial-, Uterus-, Mamma- und Gallenblasenkarzinom aufweisen.

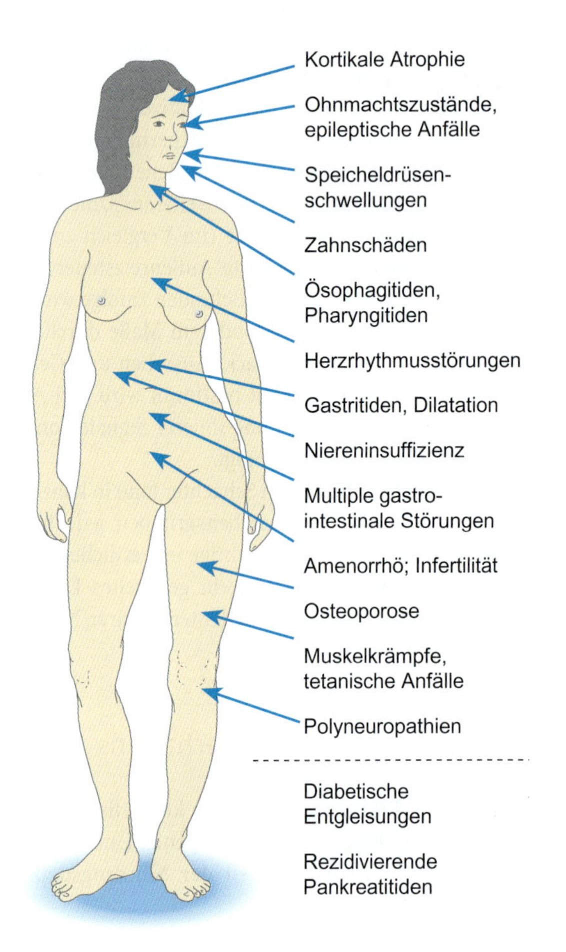

Abb. 18.2 Somatische Symptome der Anorexia nervosa und Bulimia nervosa (nach Berger 1989)

Der Terminus **Jojo-Diät** *(weight cycling)* bezeichnet wiederholte Zyklen von diätinduzierter Gewichtsabnahme mit darauffolgender Gewichtszunahme. Nicht wenige Patienten, die einmal mit restriktiver Nahrungszufuhr begonnen haben, geraten in ein „Jojo-Diätverhalten". Tierexperimentelle Untersuchungen zu *weight cycling* zeigen, dass es nach einem oder mehreren Zyklen von Gewichtsab- und -wiederzunahme zu einer besseren Futterverwertung kam (Brownell et al. 1986). In einigen Untersuchungen wurden ähnliche Befunde auch beim Menschen erhoben (Steen et al. 1988). Danach soll nach wiederholtem *weight cycling* die Grundumsatzrate signifikant absinken, und der Körper adaptiert sich an die wiederholt auftretende (obgleich selbst induzierte) Kalorienverknappung, indem er auf „Sparflamme" schaltet und zugeführte Kalorien besser verwertet und speichert. Nach diesen Befunden würden Schlankheitsdiäten paradoxerweise langfristig nicht schlank, sondern dick machen. Das Thema *weight cycling* wird in der wissenschaftlichen Literatur allerdings kontrovers diskutiert, und es gibt auch Studien mit negativen Befunden.

Resümee

Die Ätiologie der beschriebenen Essstörungen wird als multifaktoriell gesehen. Unsere Erkenntnisse zur Pathogenese sind fragmentarisch. Diese Essstörungen stellen die gemeinsame Endstrecke einer Vielzahl verschiedener Entstehungsbedingungen und ihrer Wechselwirkungen dar. Verschiedene biologische (einschließl. genetische) Faktoren (Neurotransmitter, Neuropeptide), soziokulturelle Einflüsse (gesellschaftlicher Druck, schlank zu sein; gezügeltes Essverhalten) und persönliche Belastungsfaktoren werden als ätiologisch relevante Bereiche diskutiert. Für Anorexia und Bulimia nervosa zeigt sich eine relativ hohe Komorbidität mit affektiven Erkrankungen. Auch kommen bulimische Syndrome und Suchterkrankungen nicht selten gemeinsam vor. Das Konzept der Regulation des Gewichtssollwerts ist für die Konzeptualisierung von Essstörungen mit Untergewicht, Übergewicht oder Gewichtsschwankungen relevant.

18.5 Differenzialdiagnostischer Prozess

Bei **Anorexia nervosa** sind differenzialdiagnostisch körperliche Erkrankungen, die mit Appetitlosigkeit und daraus resultierender Gewichtsabnahme bis zur Kachexie verbunden sind, zu beachten (z. B. Tumor, Infektionskrankheiten, Morbus Crohn, Colitis ulcerosa, Zöliakie, Erbrechen infolge Chemotherapie). Selbst wenn eine entsprechende körperliche Grunderkrankung nicht bekannt ist, lässt eine fundierte psychiatrische Exploration relativ gut erkennen, ob es sich um eine absichtlich herbeigeführte Gewichtsabnahme handelt oder nicht. Auch i. R. anderer psychischer Erkrankungen wie z. B. bei Depression, Schizophrenie (Vergiftungswahn), somatoformen Störungen oder Selbstvernachlässigung durch Drogenabusus kann es zu einer Gewichtsabnahme kommen.

Patienten mit Depression oder körperlich bedingter sekundärer Appetitlosigkeit (Anorexie im wörtlichen Sinne) haben – anders als Magersüchtige – keine Angst vor einer Gewichtszunahme. Bei typischen Fällen von Anorexia und Bulimia nervosa ist es am sinnvollsten, im ersten Schritt den Gesamtkontext und mögliche Motive für die Essstörung und Gewichtsabweichung zu eruieren. Sind diese nicht erkennbar oder bleiben Aspekte der Symptomatik unklar (z. B. wenn eine Patientin, anders als hyperaktive Magersüchtige, laufend müde ist und sich wenig bewegt), sollten entsprechende **somatisch-diagnostische Maßnahmen** eingeleitet werden (s. auch S3-Leitlinie Diagnostik und Behandlung der Essstörungen (Herpertz et al. 2011; www.awmf.org/Leitlinien/detail/II/051-026.html und APA 2006: www.psych.org). Liegt tatsächlich eine Anorexia oder Bulimia nervosa vor, ist ein das übliche Routinemaß übersteigendes Diagnostikprogramm von begrenztem Wert, da es im Wesentlichen unspezifische Folgesymptome des veränderten Essverhaltens aufzeigt.

Schwierigkeiten in der Diagnostik anorektischer und bulimischer Essstörungen bereitet die Tatsache, dass viele Patienten – auch wenn sie in anderen Bereichen sehr vertrauenswürdig sind – über ihr Essverhalten oft nicht aufrichtig berichten. Das Essverhalten wird als etwas Intimes gesehen und die Essstörung mit Schuld und Schamgefühlen assoziiert. Wenn essgestörte Patienten ihre Symptome nicht von sich aus klar schildern, bedarf die Herausarbeitung der einzelnen Symptome einer geschickten Explorationstechnik.

Bei Verdacht auf **Bulimia nervosa** sind andere Erkrankungen, die mit Heißhungerattacken einhergehen können (z. B. Diabetes mellitus oder hypothalamische Tumoren) differenzialdiagnostisch auszuschließen. Erbrechen kann z. B. auch i. R. einer Vergiftung vorkommen; bei BN oder bulimischer AN ist das Erbrechen allerdings im Wesentlichen selbst induziert. Entsprechende differenzialdiagnostische Erwägungen gelten auch für die **Binge-Eating-Störung.**

Bei ca. 20 % der essgestörten Patienten besteht auch eine Borderline-Persönlichkeitsstörung, was bei der Therapie zu beachten ist. Selbstverletzendes Verhalten zeigt mehr als ⅓ der essgestörten Patienten.

Resümee

Differenzialdiagnostisch zu beachten sind bei

- Anorexia nervosa:
  - Somatische, mit Kachexie einhergehende Erkrankungen (z. B. Tumor)
  - Appetitlosigkeit und daraus resultierender Gewichtsverlust aufgrund einer Depression
  - Nahrungsverweigerung im Zusammenhang mit Wahnerkrankungen
- Bulimia nervosa und Binge-Eating-Störung:
  - Somatische Erkrankungen, die Heißhunger bedingen können (Diabetes mellitus, hypothalamischer Tumor)

18.6 Therapie

LEITLINIEN

AWMF-S3-Leitlinie Essstörungen 2011

Für AN, BN und BES gilt, dass die Behandlung störungsorientiert und in Einrichtungen oder bei Therapeuten erfolgen sollte, die Expertise in der Behandlung mit Essstörungen haben (Klinischer Konsenspunkt, KKP). Wegen der Gefahr der Chronifizierung soll die Behandlung frühzeitig angeboten werden (Evidenzstufe Ib). Angesichts des erhöhten Rückfallrisikos sollen Vernetzungen für Übergänge zwischen Settings (stationär/ambulant, Therapeutenwechsel) eingerichtet und ausgebaut werden, um therapeutische Kontinuität zu erhalten (Evidenzstufe II).

18.6.1 Allgemeine Aspekte

Für die gemeinsamen Störungsbereiche von AN, BN und BES lassen sich einige allgemeine therapeutische Grundsätze ableiten. Die Essstörung kann als ein zum Scheitern verurteilter Lösungsversuch gesehen werden, der eine kurzfristige emotionale Balance ermöglicht. Die Therapie zielt auf Veränderungen, die es dem Patienten ermöglichen, sein pathologisches Essverhalten aufzugeben. Bei der **Therapieplanung** sind daher Leidensdruck, Therapiemotivation und Änderungsbereitschaft im Gesamtkontext zu beurteilen. Die Patienten sollten aktiv in die Analyse der Gesamtsituation und die Therapieplanung einbezogen werden. **Psychoedukation** spielt initial eine große Rolle. Transparenz über Entstehungsbedingungen, Funktionen und Folgen von Essstörungen sowie Behandlungsmöglichkeiten erleichtern dem Patienten den Aufbau von intrinsischer Motivation und die aktive Mitarbeit. Parallel zur Reduktion der Symptomatik, die bisher für die Betroffenen Sinn und Funktion hatte, müssen alternative Grundhaltungen entwickelt und alternative Verhaltensweisen zur adäquateren Problembewältigung eingeübt werden.

Bei der **Therapiedurchführung** sind konkrete Hilfestellungen, klare Vereinbarungen und ein Vorgehen in kleinen Schritten sinnvoll. Ein besonders wichtiger Bereich in der Therapie stellt die **Verbesserung der körperlichen und emotionalen Wahrnehmung** und des **direkteren Ausdrucks von Gefühlen** dar (z. B. nein sagen, wenn man wirklich nein meint; Gefühle der Kränkung und Verletzung direkt zum Ausdruck bringen).

Die eingeschränkte Wahrnehmung eigener Körpersignale und Gefühle kann in speziellen Übungssitzungen neu oder wieder erlernt werden. Die **Wahrnehmungsfokussierung** sollte sich auf verschiedene Bereiche wie z. B. Hunger und Sättigung, taktile Berührungsempfindung, bewusstes Wahrnehmen von Körpersensationen und eigenen Gefühlen erstrecken.

In Einzel- oder Gruppensitzungen kann der angemessene Ausdruck von Gefühlen mit Hilfe von **Rollenspielen** erlernt und vertieft werden. Dabei können, vom Einfachen zum Schwierigen aufsteigend, konkrete Situationen „durchgespielt" werden, die es in Interaktionen erfordern, eigene Gefühle wahrzunehmen, hinzunehmen und angemessen zum Ausdruck zu bringen. Viele Essgestörte haben offensichtlich ausgeprägte Defizite in ihren sozialen Fertigkeiten; andere erscheinen auf den ersten Blick selbstsicher, obwohl sie einige spezielle, oft basale Fähigkeiten in der Interaktion mit wichtigen anderen Personen nicht beherrschen.

Manche Patienten verfügen über theoretische Kenntnisse der sozialen Interaktion und Konfliktlösung, sind aber durch ihre Grundhaltungen (z. B. „Ansprüche stehen mir nicht zu“, „ich muss mit allen Menschen gut stehen“, „jeder muss mich akzeptieren“) oder mangels Übung nicht in der Lage, diese in die Praxis umzusetzen. Die Therapie bietet einen sicheren Rahmen, um mit dem Ausdruck eigener Gefühle zu experimentieren. Anfangs geht es dabei mehr um den kathartischen Ausdruck „primitiver“ Gefühle. Im weiteren Verlauf wird zunehmend gelernt, soziale Nuancen zu differenzieren und den Ausdruck eigener Gefühle kontextgerecht und situationsangemessen zu gestalten.

Verfahren der **kognitiven Verhaltenstherapie** (KVT) können bei geringem Selbstvertrauen in Verbindung mit depressiven Gedanken und einer Tendenz zu selbstabwertenden Aussagen hilfreich sein. Elemente der Therapie sind hier die „kognitive Umstrukturierung“, die „Strategie der kleinen Schritte“ sowie das Training sozialer Fertigkeiten. Es ist hilfreich, kleine Fortschritte positiv zu verstärken und dadurch zu ermutigen.

Auch wenn Essgestörte oft Experten im Kalorienzählen sind, so ist ihr Wissen über die wirklich gesunde Ernährung meist spärlich. Zum Erreichen eines normalen Essverhaltens mit sinnvoller zeitlicher Strukturierung der Essenszeiten und Zuführung eines breiten Nahrungsspektrums ist deshalb eine gezielte **Ernährungsberatung** sinnvoll.

Manche Patientinnen benötigen eine Anleitung, wie sie selbst auferlegte Verbote hinsichtlich bestimmter Nahrungsmittel abbauen können. Die Patientin lernt in der Therapie, Probleme nicht mehr bewusst oder unbewusst zu „schlucken“ – um dann entweder aus Enttäuschung und Kummer zu essen oder das Essen aus innerer Erstarrung zu verweigern –, sondern künftig flexibel und angemessen auf Problemsituationen zu reagieren. Dies setzt voraus, dass gelernt wurde, funktionelle Zusammenhänge zwischen äußeren Ereignissen (z. B. ungerechte Behandlung) und inneren Reaktionen (Ärger, Wut) zu erkennen, verschiedene mögliche Handlungspläne zu erwägen und die Durchführung eines situationsangemessenen, das Problem wirklich lösenden Handlungsplans zu beherrschen.

Auf somatischer Ebene ist zu beachten, dass bei ausgeprägter chronischer Hypokaliämie Kalium oral verabreicht werden sollte. Da eine intensive ambulante oder stationäre Behandlung nicht auf lange Dauer möglich ist, ist man dabei, wie bei anderen Krankheitsbildern (z. B. Angststörung, Depression) auch für essgestörte Patienten Rückfallprophylaxe-Programme für die Zeit nach Behandlungsende zu entwickeln. Die meisten dieser Programme basieren auf den Inhalten der KVT (Fichter et al. 2012). Auch i. S. der Prävention von Essstörungen bei Personen mit erhöhtem Risiko, eine Essstörung zu entwickeln, wurden Internetprogramme entwickelt (Bauer und Moessner 2013).

Hay (2013) beschrieb in einer Übersichtsarbeit 36 randomisierte kontrollierte Psychotherapiestudien bei Essstörungen, die 2005–2012 publiziert wurden (6 für AN, 5 für BN, 13 für BES und 13 für nicht näher bezeichnete Essstörungen). Viele Studien untersuchten eine der Varianten von KVT, mehrere die familienbasierte Therapie und manche neu entwickelte Behandlungsformen wie z. B. die *Acceptance-and-Commitment*-Therapie. Auch mehrere internetbasierte Studien waren dabei. Neuere Programme zur Prävention von Essstörungen mit mehr interaktiven Interventionen zeigten eine verbesserte Wirkung hinsichtlich Reduktion von Essstörungsrisikofaktoren, Essstörungssymptomen und m. E. eine Reduktion der Personen, die eine Essstörung entwickelten. Allerdings sind die Effektstärken noch eher gering, und effektive Strategien zur breiten Dissemination in relevante Risikogruppen in der Bevölkerung müssen noch entwickelt und evaluiert werden (Stice et al. 2013). Eine detaillierte Übersicht zur somatischen und psychotherapeutischen Therapie von Essstörungen geben die deutschen (AWMF-)S3-Leitlinien für Essstörungen (2011) und die Praxisleitlinien *Treatment of Patients with Eating Disorders* der American Psychiatric Association (2006), die beide auch online abrufbar sind (www.awmf.de; www.psych.org).

Psychologische Behandlung

Die Übersicht in ➤ Tab. 18.6 über gestörte Funktionen und therapeutische Maßnahmen bei bulimischen Essstörungen ist mit unterschiedlicher Akzentuierung für alle hier abgehandelten Essstörungen (AN, BN, BES) relevant.

Zur Erreichung eines normalen Essverhaltens kann es günstig sein, die Patientin kurzfristig aus Alltagsbelastungen und Konflikten, z. B. durch eine **stationäre Behandlung,** herauszunehmen. Es gelingt dann leichter, alte, eingefahrene Muster durch neue sinnvollere zu ersetzen und zu stabilisieren.

Bei Patientinnen mit ausgeprägtem Untergewicht (z. B. im Rahmen einer AN) bzw. bei Patientinnen mit massivem Übergewicht ergeben sich weitere therapeutische Anforderungen in der Gewichtsnormalisierung. Therapeutisch wünschenswert ist eine stetige Gewichtszunahme bzw. -abnahme, keine „Rekorde“ unter drastischen Maßnahmen. Magersüchtige, die sich „aus der Klinik herausessen“, und Übergewichtige, die „sturzflugartig“ (z. B. durch Nulldiät) normales Gewicht erreichen wollen, haben eine eher schlechte Prognose.

Allen Essstörungen in diesem Kapitel gemeinsam ist die Störung der interozeptiven und emotionalen Wahrnehmung sowie der emotionalen Ausdrucksmöglichkeiten. Je nach Ausprägung weiterer Störungen ist bei chronischen Belastungen im sozialen Umfeld eine **Partner- oder Familientherapie** sowie bei dysfunktionalen, irrationalen Gedanken, Überzeugungen und Werthaltungen eine **kognitiv-verhaltenstherapeutische Behandlung** indiziert.

LEITLINIEN

AWMF-S3-Leitlinie Essstörungen 2011

Als **Kriterien für eine stationäre Behandlung** gelten (für Magersucht) gravierendes Untergewicht BMI < 15 kg/m^2), fehlender Erfolg einer ambulanten Behandlung, soziale und familiäre Einflussfaktoren, die den Gesundungsprozess stark behindern, ausgeprägte psychische Komorbidität, schwere bulimische Symptomatik, fehlende ambulante Behandlungsmöglichkeit in Wohnortnähe der Betroffenen, körperliche Gefährdung oder Komplikationen, geringe Krankheitseinsicht, Überforderung in ambulanten Settings, da diese weniger strukturiert sind, und die Notwendigkeit der Behandlung durch ein multiprofessionelles Team.

Eine unter Zwang durchgeführte Behandlung bei Magersucht sollte nur nach Ausschöpfung aller anderen Maßnahmen einschl. der Kontaktaufnahme mit anderen Einrichtungen erfolgen (KKP). Eine systematische Literaturübersicht über 23 RCTs zur psychotherapeutischen Behandlung von Magersucht zeigt, dass medikamentöse Behandlungen (z. B. mit SSRI) hier weder erfolgreich sind noch angenommen werden; die Bewertungsbasis ist zu gering, um aus den Ergebnissen auf die Überlegenheit einer bestimmten Therapieform bei AN schließen zu können. Eine begrenzte Evidenz liegt dafür vor, dass eine 1-jährige kognitiv-behaviorale Intervention im Anschluss an eine stationäre Behandlung einem Vorgehen mit „Ernährungsmanagement" überlegen ist (Evidenzstufe II). Bei stationärer Behandlung sollte eine weitgehende Gewichtsrestitution angestrebt werden (BMI zwischen 18 und 20 kg/m^2).

Medikamentöse Behandlung

Weder Antidepressiva und Neuroleptika noch andere Psychopharmaka haben sich bei **Anorexia nervosa** in kontrollierten Studien bzgl. der Essstörung als ausreichend wirksam erwiesen (Walsh et al. 2006; Mitchell et al. 2013).

EBM

Einem neueren Cochrane-Review (Claudino et al. 2006) zufolge waren Antidepressiva bei Anorexia nervosa im Hinblick auf die diagnosetypische Symptomatik (z. B. Gewichtszunahme) gegenüber Placebo nicht überlegen.

Antidepressiva sind allenfalls bei bestehender psychiatrischer Komorbidität mit einer dysthymen oder depressiven Erkrankung indiziert. Der Nutzen einer Osteoporoseprophylaxe bei langfristig untergewichtigen Magersüchtigen (z. B. durch Östrogen-Gestagen-Kombinationen) ist derzeit empirisch bei dieser Indikation nicht ausreichend belegt (Klibanski et al. 1995).

Bei **Bulimia nervosa** war eine medikamentöse Behandlung mit Trizyklika wie Imipramin und Desipramin sowie den SSRI Fluoxetin und Fluvoxamin, dem 5-HT2-Antagonisten Trazodon sowie dem Antiepileptikum Topiramat in RCTs im Vergleich zu Placebo statistisch signifikant wirksam. Doch war die Effektstärke nicht besonders groß. Antidepressiva erscheinen v. a. dann indiziert zu sein, wenn ein depressives Syndrom vorliegt und wenn zusätzlich affektive Erkrankungen in der Familie vorkommen. Antidepressiva stabilisieren – vermutlich aufgrund unterschiedlicher Wirkmechanismen – die oft depressive Stimmung bei bulimischen Patienten und das Essverhalten. Trizyklische und einige andere **Antidepressiva** wirken appetitanregend und gewichtssteigernd. SSRI haben dagegen eine eher appetitmindernde Wirkung, was dann gezielt in der Behandlung eingesetzt werden kann. Bei bulimischen Syndromen muss von MAO-Hemmern wegen ihrer Nebenwirkungen abgeraten werden, da viele Patienten die dafür erforderliche tyraminarme Ernährung nicht einhalten können. Zu reversiblen MAO-A-Hemmern (RIMA) fehlen überzeugende Wirksamkeitsnachweise bei Bulimia nervosa. In Deutschland (und den USA) hat derzeit von allen Antidepressiva lediglich Fluoxetin die Zulassung für die Behandlung von Bulimia nervosa, und das nur in Verbindung mit einer psychotherapeutisch ausgerichteten Behandlung.

Zur **Binge-Eating-Störung** liegen placebokontrollierte Studien für Topiramat und Zonisamid vor, die beide sowohl eine Reduktion der Essattacken als auch einen Gewichtsverlust bewirken. Hinsichtlich der Essattacken zeigten sich Trizyklika wie Imipramin, Desipramin, SSRI wie Citalopram, S-Citalopram, Fluvoxamin und Sertralin sowie die SNRI/NRI Atomoxetin, Venlafaxin und Duloxetin hinsichtlich der Reduktion von Essattacken statistisch signifikant, aber begrenzt wirksam (Mitchell et al. 2013).

18.6.2 Therapie bei Anorexia nervosa

Generell sinnvolle Therapieziele für die Behandlung einer Anorexia nervosa sind:

- Gewichtsnormalisierung
- Vermittlung eines normalen Essverhaltens
- Behandlung körperlicher Folgen der Anorexia nervosa
- Behandlung dysfunktionaler Gedanken, Überzeugungen und Werthaltungen
- Behebung von Defiziten im Bereich der Regulation von Gefühlen und Verhalten
- Verbesserung psychischer Schwierigkeiten, die im Zusammenhang mit der Essstörung stehen
- Einbeziehung von Familie (Fisher et al. 2010) und/oder Partner, falls erforderlich
- Rückfallprophylaxe

Für gut motivierte Patientinnen mit AN, deren Gewichtsverlust nicht besonders stark ist (BMI 16–17,5), kann eine ambulante oder teilstationäre Behandlung ausreichen. Magersüchtige mit starkem Untergewicht, ausgeprägter Verheimlichungstendenz und Krankheitsdissimulation, Patientinnen, die einer psychotherapeutischen Intervention schwer zugänglich sind, und solchen, die infolge von Untergewicht und Störung des Essverhaltens eine ausgeprägte metabolische Instabilität (Säure-Basen-Haushalt, Elektrolyte) aufweisen, bedürfen i. d. R. einer stationären Behandlung.

Therapieziel Gewichtsnormalisierung

Bei länger bestehendem ausgeprägtem Untergewicht kommt es zu kognitiven Defiziten. Stark untergewichtige Magersüchtige sind deshalb für rein psychotherapeutische Interventionen schwerer erreichbar als nach einer gewissen Gewichtszunahme. Zu Beginn einer Anorexia-nervosa-Therapie steht meist eine Diskrepanz zwischen den Therapiezielen des Therapeuten (Patient soll an Gewicht zunehmen) und der Änderungsbereitschaft der Patientin. Eine Magersüchtige ist stolz, wenn sie es geschafft hat, lange zu fasten und abzunehmen. Dies stärkt vorübergehend ihr Selbstwertgefühl. Gewichtsabnahme oder Halten eines niedrigen Gewichts hat für Magersüchtige am Beginn der Therapie eine wichtige Funktion.

Nicht selten wird die Therapie durch Angehörige initiiert, und die Magersüchtige ist trotz Lippenbekenntnissen nicht bereit oder in der Lage, wirklich an Gewicht zuzunehmen. Sie braucht in diesem Stadium die Erkrankung für ihre emotionale Balance. Klarheit, Informiertheit und Entschlossenheit aufseiten des Therapeuten sind förderlich; eine forcierte Gewichtsnormalisierung einseitig durch den Therapeuten ist, von lebensbedrohlichen Extremfällen abgesehen, kontraindiziert.

Für den therapeutischen Umgang mit dem Problem Untergewicht ist es wichtig, dass der behandelnde Arzt versteht, welch wichtige Funktion das Untergewicht in der Krankheit für die Magersüchtige erfüllt. Ein ausgeprägtes Untergewicht beinhaltet bewusst oder unbewusst auch, dass bestimmte, oft stark angstbesetzte Bereiche entaktualisiert werden. Für eine kachektische Patientin stellen sich Fragen von partnerschaftlicher Beziehung, Vertrauen i. R. der Beziehung und Sexualität nicht. Auch die Themen Leistung und Versagensängste sind weitgehend ausgeklammert, da ein Nachlassen z. B. der schulischen Leistungen problemlos durch das Untergewicht und die damit verringerte Konzentrationsfähigkeit erklärt und entschuldigt werden kann.

Für das **Verständnis der Ängste**, die Magersüchtige vor einer Gewichtszunahme haben, ist Hilde Bruchs Beschreibung des „Gefühls der eigenen Unzulänglichkeit" wichtig. Hinter der Fassade der rigiden Kontrolliertheit und Willensstärke verbergen sich bei untergewichtigen Magersüchtigen große, alle Lebensbereiche betreffende Ängste, die ihnen im Anfangsstadium der Therapie kognitiv oft nicht zugänglich sind. Um sie kognitiv zugänglich zu machen, hat sich u. a. die Übung der **Zeitprojektion** bewährt. Sie beinhaltet die Aufforderung an die Patientin, sich konkret zu äußern, wie sie sich ihr Leben etwa in 10 Jahren vorstellt (Familie, Beruf, Kinderwunsch). Der Therapeut versucht von diesen Zukunftsvorstellungen die Brücke zur Gegenwart zu schlagen und auf Widersprüche aufmerksam zu machen. Je mehr eine Magersüchtige an diesen Ängsten hat arbeiten können, je mehr sie über die Ängste hinweg Perspektiven und Wege sieht, desto weniger braucht sie die „Notbremse" des ausgeprägten Untergewichts.

Am Anfang einer Therapie sehen die Patienten nicht die positiven Perspektiven. Sie fühlen nur den nach dem Essen „aufgetriebenen" Bauch, und schon geringfügige Gewichtszunahmen können starke Ängste auslösen. Mit fortschreitender Therapie lässt sich der Magersüchtigen vermitteln, dass die Diskrepanz in den Therapiezielen nicht zwischen dem Therapeuten und ihr, sondern in ihr selbst zu suchen ist, und zwar in dem Konflikt zwischen ihren gesunden und ihren kranken Anteilen. Nicht zwischen dem Therapeuten und ihr, sondern in ihr sollte auch der weitere „Kampf", die Fortentwicklung, stattfinden.

Hilfreich sind Informationsvermittlung, Bearbeitung tiefer sitzender Ängste (z. B. Leistungsängste, Ängste vor Nähe und Intimität), Förderung der Körperwahrnehmung und der Wahrnehmung von Gefühlen, des emotionalen Ausdrucks und ein Aufbau sozialer Fertigkeiten. Ein wichtiges Ziel ist dabei das Thema „Neinsagen-Können" , was auch bei Untergewicht im Rollenspiel geübt und bearbeitet werden kann.

Wenn die Magersüchtige erste Einsichten über die Zusammenhänge ihrer AN und ihre Lebensumstände gewonnen hat, kann und sollte über Möglichkeiten und konkretes Vorgehen für eine **kontrollierte Gewichtszunahme** gesprochen werden. Eine vonseiten des Therapeuten forcierte Gewichtszunahme oder aufgedrängte Gewichtsverträge werden von der Patientin schnell als bevormundend oder bestrafend erlebt und beeinträchtigen die Psychotherapeut-Patient-Beziehung. Magersüchtige haben – dem Alter bei Krankheitsbeginn entsprechend – ein ausgeprägtes Autonomiebestreben, und eine Bevormundung im wörtlichen Sinne wäre letztlich kontraproduktiv.

In extremeren, lebensbedrohlichen Fällen von Untergewicht i. R. einer AN kann eine **Sondenernährung** für sich oder auch im Kontext eines verhaltenstherapeutischen Gewichtsprogramms helfen, in normalere Gewichtsbereiche zu kommen.

Eine auf Emotionen und Kognitionen ausgerichtete Therapie bei AN ist kaum möglich, wenn die Patientin stark untergewichtig ist. Nicht selten wird sie jeglichen Versuchen, ihr Körpergewicht zu normalisieren, Widerstand entgegensetzen, wenn sie die erforderliche Gewichtszunahme noch nicht akzeptieren kann. Verhaltenstherapeutische Programme zur Erhöhung des Körpergewichts sind – wenn sie kompetent durchgeführt werden – sehr wirkungsvoll. Bei inkonsequenter Durchführung sind sie allerdings ineffektiv.

Therapeutisches Empfehlungsprogramm

Nach den geschilderten Vor- und ersten Motivierungsarbeiten sollte gemeinsam von Patientin und Therapeut ein **strukturierter Plan für die Gewichtszunahme** erarbeitet werden. Die Magersüchtige versucht, i. R. eines unterstützenden therapeutischen Gesamtkontextes selbstständig eine definierte Gewichtszunahme zu erzielen, und holt sich Hilfen, wo sie sie braucht.

Für das Ausmaß einer sinnvollen Gewichtszunahme gibt es keine starren Regeln, jedoch gilt, dass allzu kleine Gewichtsziele (z. B. 50 g/d) die Geduld aller Beteiligten oft sehr strapazieren und mit der Zeit auch die Patientin demotivieren können. Allzu hohe Gewichtsziele bergen bereits den Misserfolg in sich, denn auch wenn es der Patientin kurzfristig gelingt, schnell zuzunehmen, wird sie dies über eine längere Zeitstrecke vermutlich nicht durchhalten. Und selbst wenn es ihr gelingt, ist dies meist im Gesamtkontext nicht sinnvoll, da Magersüchtige Angst haben, die Kontrolle über das Essen zu verlieren. Dies wird bei einer schnellen Gewichtszunahme eher provoziert. Ziel sollte eine zügige, aber nicht zu forcierte Gewichtszunahme sein, bei der es auch zu einer kontinuierlichen Verbesserung des Gefühls der Kontrolle über Essen und Gewicht kommt.

In dem empfohlenen **selbstregulierten Kontrakt**, den man am besten schriftlich fixiert, sollten Mindestgrenzen (z. B. 0,7 kg Gewichtszunahme pro Woche) und obere Gewichtsgrenzen (z. B. 2–3 kg Gewichtszunahme pro Woche) festgelegt werden. Die Magersüchtige versucht, innerhalb dieses Bereichs selbstständig zuzunehmen. Ein Teil der Patientinnen schafft dies unter diesen Bedingungen im Kontext der begleitenden psychologischen Therapie auch. Andere stoßen jedoch gleich oder nach initialer Gewichtszunahme auf eine Gewichtsschwelle, über die sie nicht hinauskommen.

Kontingenter Gewichtsvertrag

Gelingt es einer Magersüchtigen nicht, ihr Gewicht innerhalb der vereinbarten Zeit (bei engmaschiger intensiver, z. B. stationärer, Therapie 10–14 Tage, bei weitmaschigerer ambulanter Therapie

4 Wochen) zu steigern, reicht die Selbstkontrolle der Patientin dafür nicht aus, und es bedarf **zusätzlicher externer Hilfestellungen.**

Zu einem geringen Teil kann das Gewicht durch **Reduktion des Energieverbrauchs** (z. B. weniger Treppensteigen, gymnastische Übungen, lange Läufe) sowie durch **Erhöhung der Energiezufuhr** gesteigert werden.

Für Magersüchtige, die altersgemäß stark ausgeprägte Autonomiebestrebungen haben, ist es wichtig, sie in Entscheidungen einzubeziehen, sie schrittweise Verantwortung übernehmen zu lassen und ihnen da, wo es sinnvoll, möglich und vertretbar ist, Entscheidungsfreiheit einzuräumen. Eine Magersüchtige, die gesehen hat, dass sie aus eigener Kraft das Gewicht nicht steigern kann, wird eher für einen kontingenten Gewichtsvertrag zu motivieren sein. Dieser unterscheidet sich vom Empfehlungsprogramm hauptsächlich nur in einem Punkt: dem gezielten **Einsatz von Verstärkern** zur Erhöhung der Wahrscheinlichkeit des Auftretens sinnvollen Essverhaltens. Dies beinhaltet ausreichende Nahrungszufuhr in mehreren über den Tag verteilten Mahlzeiten mit Zwischenmahlzeiten, Einschränken der Möglichkeiten für Erbrechen und resultierende Gewichtszunahme.

Es gibt kein Patentrezept für einen Gewichtsvertrag, doch es gibt einige **Grundregeln:**

- Eine **vertrauensvolle Arzt-Patient-Beziehung** und die Glaubwürdigkeit des Therapeuten sind wesentlich für den Aufbau einer ausreichenden Motivation, diesen Konflikt in sich zu lösen und zuzulassen, dass der Körper mehr und mehr reift.
- **Vermeiden eines Machtkampfes:** Ein Machtkampf zwischen Therapeut und Patientin ist kontraproduktiv. Es geht nicht darum, wer gewinnt, sondern darum, die Magersüchtige aufzubauen und zu motivieren, sich mit ihren inneren Konflikten auseinanderzusetzen, innerlich auf die Ängste, die eine Gewichtszunahme auslöst, zuzugehen – ganz i. S. der Expositionstherapie bei Angsterkrankungen – und sie auszuhalten und durchzustehen, um Bewältigung zu lernen.
- **Transparenz und Information:** Das Ausmaß, in dem es gelingt, der Patientin Wissen zu vermitteln und sie von der Sinnhaftigkeit einer Gewichtszunahme sowie davon zu überzeugen, dass es auch für sie spezielle Wege geben wird, trägt entscheidend zum Gelingen bei.
- Weiterhin mitentscheidend für den Erfolg eines Gewichtsvertrages ist, welche **konkreten Abmachungen** getroffen werden und vor allen Dingen, mit welchen **Verstärkern** sie auf welche Weise gekoppelt sind. Verstärker sollten im Einvernehmen mit der Magersüchtigen ausgewählt werden. Es ist sehr wichtig, Verstärker zum Einsatz zu bringen, die einen echten Anreiz bieten. Für einen großen Fußballfan kann die Möglichkeit, ein relevantes Spiel am Fernseher in der Klinik verfolgen oder gar im Stadion erleben zu dürfen, ein großer Motivator sein. Für Fußball-Desinteressierte hätte dies keine Zugkraft. Je wirkungsvoller der Verstärker ist, desto niedriger ist die Wahrscheinlichkeit, dass das Gewichtsprogramm fehlschlägt. Je mehr der Verstärker (Zugang zur Geige für den Violinvirtuosen, Möglichkeiten zum Malen für den künstlerisch Begabten, Möglichkeiten zum Joggen für den Fitnessfreak) zugkräftig auf die Patientin abgestimmt ist, desto günstiger wird der weitere Gewichtsverlauf sein.
- **Klare Rahmenbedingungen** hinsichtlich minimaler und maximaler Gewichtszunahme pro Woche (s. oben): Je nach den Umständen kann man ein Gesamtzielgewicht oder einzelne Etappenzielgewichte vereinbaren. Für eine ausreichende Transparenz ist auch regelmäßiges Wiegen sehr wichtig (täglich). Relevant ist ein konsequentes, aber nicht hartes Vorgehen des Therapeuten. Inkonsequenz wirkt sich im weiteren Verlauf meist negativ aus. Es ist nicht sinnvoll, vertraglich Konsequenzen zu vereinbaren, die dann doch nicht durchzuhalten sind, z. B. bei Nichteinhaltung bestimmter Regeln Therapiebeendigung oder Entlassung aus stationärer Therapie. Da dies angesichts des Gesundheitszustands der Patientin oft nicht möglich ist und den Therapeuten in ein schwieriges Dilemma bringen kann, ist dringend davon abzuraten, Gewichtsverträge derart überspitzt zu formulieren.
- Jeder Gewichtsvertrag sollte unter Berücksichtigung des Gesamtkontextes und der Eigenschaften der jeweiligen Patientin an die **individuellen Bedingungen angepasst** werden. Oft ist es hilfreich, wenn die Magersüchtige den Gewichtsverlauf in einer Grafik darstellt und für sich selbst, den Therapeuten und andere sichtbar auslegt oder aufhängt. Da der Vertrag ein Kontrakt zwischen Therapeut und Patientin ist, sollten beide ihn unterschreiben und am besten jeder eine Kopie erhalten.

Weitere Therapieziele für Magersucht (gelten auch für Bulimia nervosa)

Normalisierung des Körpergewichts ist eines von mehreren wesentlichen Therapiezielen. Darüber hinaus sollten auch andere Therapieziele wie die Verbesserung der Körperwahrnehmung, der emotionalen Ausdrucksmöglichkeiten und der sozialen Kompetenz, Klärung familiärer Konflikte und Abbau von Ängsten vor Pflichten und Verantwortung eines Erwachsenen in einen **Gesamttherapieplan** einbezogen werden. In dem Maße, wie sich „Lebensängste" verringern und sich das Gefühl des eigenen Wertes aufbaut, kann die Patientin eine Gewichtszunahme und Normalisierung des Gewichts zunehmend leichter annehmen.

Neben der Gewichtsnormalisierung spielen in unterschiedlicher Akzentuierung alle in ➤ Tab. 18.6 aufgeführten Bereiche eine Rolle. Gut die Hälfte der Magersüchtigen weist auch bulimische Symptome auf (Näheres ➤ Kap. 18.6.3). In größeren kontrollierten Studien haben sich weder Antidepressiva noch Neuroleptika, noch andere Psychopharmaka bei Anorexia nervosa als wirkungsvoll erwiesen (➤ Kap. 18.6.1). In Ermangelung systematischer Übersichtsarbeiten ist auch die Effektivität psychotherapeutischer Maßnahmen bislang nur unzulänglich abgesichert. Fast alle vorliegenden randomisierten kontrollierten Therapiestudien sind mit methodischen Mängeln behaftet (z. B. kleine Untersuchungsgruppen) und heterogen in Bezug auf die untersuchten Patienten und Therapiemaßnahmen (Treasure und Schmidt 2002). Hinsichtlich einer Besserung bestehender **Körperschemastörungen** werden vielerorts **Spiegelübungen** durchgeführt. Dabei wird die Patientin in Einzel- oder Gruppentherapie vor einem Spiegel wiederholt mit ihren realen Körpermaßen konfrontiert (Expositionstherapie).

EBM

Einem narrativen Cochrane-Review (Hay et al. 2003) zufolge ist eine spezifische Psychotherapie bei Magersucht möglicherweise wirkungsvoller als *treatment as usual*. Dieser auf nur zwei Studien beruhende Befund deutet auf dringenden Forschungsbedarf hin.
Einer (allerdings auf nur zwei mit methodischen Mängeln behafteten Studien beruhenden) Metaanalyse zufolge erwies sich Familientherapie gegenüber einem *treatment as usual* als überlegen (Evidenzstufe Ia: Fisher et al. 2010; Cochrane-Review). Unklar bleibt, ob dieser Ansatz anderen Formen von Psychotherapie überlegen ist.

18.6.3 Therapie bei Bulimia nervosa

LEITLINIEN

AWMF-S3-Leitlinie Essstörungen 2011

Patienten mit einer anorektischen und bulimischen Essstörung soll als Behandlungsverfahren der ersten Wahl eine Psychotherapie angeboten werden (Evidenzstufe Ia). Bei Bulimia nervosa war Psychotherapie wirksamer als alleinige Psychopharmakotherapie. Die KVT stellt für BN und BES die am meisten beforschte Psychotherapiemethode mit der höchsten Evidenzstärke dar und sollte deshalb den Betroffenen als Behandlung der ersten Wahl angeboten werden (Evidenzstufe Ia).
Unter www.nice.org.uk sind ebenfalls Leitlinien abrufbar.

Patientinnen mit **unkomplizierter, noch nicht chronifizierter Bulimia nervosa,** die lediglich Essattacken und Erbrechen, aber keine weiteren komorbiden psychischen Probleme wie Alkoholmissbrauch/-abhängigkeit, Suizidalität, Psychose, ausgeprägte Persönlichkeitsstörungen etc. aufweisen, bewältigen ihre Essstörungen nicht selten allein durch die Teilnahme an Selbsthilfegruppen und/oder ambulante Therapie.

Betroffene mit einer **komplexeren Bulimia nervosa**, bei denen die Essstörung chronifiziert ist **(seit mehr als 2 Jahren besteht)** oder bei denen zusätzlich zur bulimischen Essstörung weitere psychopathologische Auffälligkeiten vorliegen, bedürfen einer intensiveren, evtl. auch stationären Therapie.

➤ Tab. 18.6 gibt eine Übersicht über gestörte Funktionen, sinnvolle therapeutische Ziele und Bereiche für spezielle therapeutische Interventionen bei AN, BN und BES.

Zusätzlich zu den in ➤ Kap. 18.6.1 beschriebenen allgemeinen therapeutischen Ansätzen bei Essstörungen sind besondere Probleme bei der Behandlung der BN zu beachten. Dies ist der Fall, wenn zusätzlich zur Essstörung Alkohol- oder Drogenmissbrauch/-abhängigkeit, multiimpulsives Verhalten wie wiederholte Diebstähle oder selbstverletzendes Verhalten, exzessives Erbrechen, Laxanzienabusus, Depressionen oder psychotische Symptome bestehen.

Wahrnehmungstraining

Die meisten bulimischen Patientinnen weisen Störungen der sensorischen und emotionalen Wahrnehmung auf. Wahrnehmungstraining mit dem eigenen Körper sowie die Förderung des Körperausdrucks sind Ziele verschiedener **körperorientierter Therapieansätze** (z. B. Feldenkrais-Behandlung, Meditation oder Tanzthera-

Tab. 18.6 Gestörte Funktionen, sinnvolle therapeutische Ziele und Bereiche sowie spezielle Maßnahmen zur Therapie der Anorexia nervosa und bulimischer Syndrome

Gestörte Funktionen bzw. Grund für Maßnahmen	Therapeutische Ziele und Bereiche	Spezielle Maßnahmen
Informationsdefizite		Vermittlung von Informationen über: • Stressreaktionen • Ernährung • Therapiemöglichkeiten und -grenzen • Selbsthilfe • Rückfallprophylaxe • Folgen bulimischen Verhaltens
Störung der interozeptiven und emotionalen Wahrnehmung	Wahrnehmungstraining	• Körperorientierte Übungen • Schulung der interozeptiven Wahrnehmung • Schulung der emotionalen Wahrnehmung
Störung des emotionalen Ausdrucks	Training des emotionalen Ausdrucks	• Adäquater Ausdruck von Emotionen • Katharsisübungen • Training der sozialen Kompetenz im Rollenspiel
Dysfunktionale, irrationale Gedanken, Überzeugungen und Werthaltungen	Kognitive Therapie	• Aufdeckung und Infragestellung • Reframing
Chronische Belastungen im sozialen Umfeld und ineffiziente Interaktionen	Einbeziehung des sozialen Umfelds	• Partnertherapie • Familientherapie
Pathologisches Ernährungsverhalten	Ernährungsberatung	• Antidiätkurs • Geordneter Plan für Mahlzeiten • Zusammenhang zwischen Stress und pathologischem Essverhalten
Passivität und mangelnde Übernahme von Verantwortung sowie unzureichendes Vertrauen in die eigenen Fähigkeiten	Aktivierung eigener Initiative und Verantwortung	• Aktive Teilnahme an Selbsthilfegruppen • Selbstregulation
Angst vor Rückfall	Erhaltungsprogramm	• Antizipation von Problemen • Konfrontation mit potenziellen Belastungen • Planung weiterer Behandlungen und Teilnahme an Selbsthilfegruppen • Umgang mit Medikamenten

pie). Durch eine größere Akzeptanz des eigenen Körpers kann es auch zu einer Verbesserung des Selbstwertgefühls und des seelischen Wohlbefindens kommen.

Auch das Erlernen von **Entspannungstechniken** (autogenes Training, progressive Muskelentspannung) ist hier zu nennen; sie werden von Essgestörten allerdings nicht besonders gut angenommen. Heißhungeranfälle dienen der temporären Spannungsreduktion und treten häufig nach spannungsinduzierenden Interaktionen oder Erlebnissen auf.

Training des emotionalen Ausdrucks

Eine **Gestaltungstherapie** kann Betroffenen die Möglichkeit bieten, über ein nonverbales Medium Zugang zu ihren Emotionen zu bekommen. Die so gewonnenen Erkenntnisse und ausgelösten Emotionen können weiter therapeutisch bearbeitet werden. Ein adäquater Ausdruck von Gefühlen setzt voraus, dass diese wahrgenommen werden. Die Förderung des emotionalen Ausdrucks wird anfangs mehr im Sinne von Katharsisübungen laufen, in denen es den Betroffenen überhaupt gelingt, Gefühle, die als Folge von Kränkungen, Verletzungen etc. aufgetreten sind, wahrzunehmen und zum Ausdruck zu bringen.

Im nächsten Schritt kann ein **Training der sozialen Kompetenz** erfolgen. In Rollenspielen werden konkrete alltagsrelevante Situationen durchgespielt, und den Betroffenen wird zunehmende Kompetenz darin vermittelt, wie sie Gefühle künftig nicht mehr unbemerkt „hinunterschlucken“ müssen, sondern Probleme in angemessener Weise sozial kompetent bewältigen und lösen können.

Verhaltenstherapie

Häufig finden sich bei BN dysfunktionale, irrationale Gedanken, Überzeugungen und Werthaltungen. Betroffene neigen dazu, nach Art des dichotomen Denkens das Leben in Schwarz-Weiß-Mustern zu sehen. Für die Bearbeitung dieser Störung haben sich Verfahren der **kognitiven Verhaltenstherapie,** wie sie bei Depression zum Einsatz kommen, bewährt (➤ Kap. 11).

In einer größeren Anzahl von empirischen Untersuchungen wurde die Wirksamkeit konventioneller, multimodaler und kognitiver Verhaltenstherapie sowie einzelner Komponenten komplexerer Verhaltenstherapien nachgewiesen. In einer interessanten prospektiven Therapieevaluationsstudie verglichen Fairburn et al. (1995) die Wirksamkeit von einfacher konventioneller Verhaltenstherapie, KVT und fokaler interpersoneller Therapie (IPT). Bereits nach der 12-Monats-Katamnese waren KVT und IPT der einfachen konventionellen Verhaltenstherapie überlegen. Nach 6 Jahren war dieser Effekt noch deutlicher. Interessant ist bei diesem Ergebnis auch, dass eine Therapie, die nicht direkt auf das Essverhalten, sondern auf Interaktionen und Beziehungsfragen eingeht (IPT), ebenso wirksam war wie KVT und langfristig sogar geringfügig besser. Bei einer umfangreichen multizentrischen Replikationsstudie (Agras et al. 2000) war KVT bei Therapieende signifikant und beim 1-Jahres-Follow-up tendenziell wirkungsvoller als IPT.

EBM

Kognitive Verhaltenstherapie (KVT) erwies sich als Einzel- wie auch Gruppenbehandlung im Vergleich zu (Wartelisten-)Kontrollgruppen in der Behandlung von BN wirksam (Evidenzstufe Ia: Hay et al. 2009, Cochrane-Review). Auch einige andere spezifische Therapieansätze wie z. B. die interpersonelle Therapie (IPT) erwiesen sich gegenüber der (Wartelisten-) Kontrollgruppe als effektiv. KVT war anderen Formen von Psychotherapie (z. B. IPT, supportive Psychotherapie, Fokaltherapie) hinsichtlich der Reduktion depressiver Symptome und der Abstinenz von Erbrechen bei Therapieende überlegen. Eine Augmentierung von KVT durch zusätzliche Expositionsanteile der Therapie *(Exposure & Response Prevention)* brachte keinen statistisch signifikanten Zusatzeffekt. KVT war auch signifikant wirksamer als verkürzte Formen von Verhaltenstherapie ohne kognitive Anteile. Die Ergebnisse einer – allerdings auf niedrigen Fallzahlen beruhenden – Metaanalyse (Evidenzstufe Ia: Perkins et al. 2006, Cochrane-Review) deuten darauf hin, dass sich die Symptomatik – in einem ersten Schritt – auch durch strukturierte verhaltenstherapeutische Selbsthilfemanuale reduzieren lässt.

Die evidenzbasierten deutschen S3-Leitlinien für Essstörungen sowie die britischen Leitlinien des *National Institute for Clinical Excellence* (NICE 2004; s. auch Literaturverzeichnis zu systematischen Cochrane-Reviews) gehen stärker ins Detail als die Cochrane-Reviews, nehmen zu Diagnostik und Therapie aller Essstörungen detailliert Stellung und sind dem vertieft interessierten Leser sehr zu empfehlen.

Einbeziehung des sozialen Umfelds

Chronische Belastungen im sozialen Umfeld können als Ursache oder Folge der Erkrankung vorliegen. Je nach Konstellation können die das Problem aufrechterhaltenden Bedingungen innerhalb der Familie oder Partnerschaft in **Familien- oder Partnersitzungen** identifiziert und ggf. auch verändert werden. So lassen sich dysfunktionale Interaktionen und Kommunikationsstrukturen, in denen sich Betroffene und Angehörige in alten Mustern festfahren, erkennen und konstruktive Alternativen aufzeigen und einüben (z. B. im Rollenspiel).

Informationsvermittlung

Am Beginn der Therapie bestehen nicht selten Informationsdefizite über gesunde Ernährung, Möglichkeiten und Grenzen einer Therapie, Selbsthilfe, Umgang mit Stress, Folgen bulimischen Verhaltens etc. Informierten Patientinnen gelingt die effektive Mitarbeit in der Behandlung i. d. R. wesentlich leichter. Eine kompetente **Vermittlung relevanter Informationen** gibt der Therapie Transparenz, vermittelt den Betroffenen Erklärungsmodelle für ihre Erkrankung und kann motivierend wirken, indem Wege und Perspektiven aus der Symptomatik heraus aufgezeigt werden. Auch auf laienverständliche Patientenratgeber fachkompetenter Autoren (z. B. Fichter 2008) zu störungs- und therapierelevanten Themen kann verwiesen werden.

Ernährungsberatung

Pathologisches Essverhalten wird in Therapien heute sehr viel direkter thematisiert, als dies früher der Fall war. Ein **„Ernährungstagebuch“** schärft die Selbstbeobachtung und ermöglicht die schrittweise Verdeutlichung funktioneller Zusammenhänge zwischen äußeren Ereignissen, Gefühlen und Essverhalten. So werden Auslöser und Konsequenzen für das Auslassen einer Mahlzeit oder übermäßiges Essen identifiziert und der Aufbau eines geregelten Essverhaltens erleichtert. Nicht selten führt allein die Selbstbeobachtung durch schriftliche Aufzeichnungen zu Verhaltensänderungen.

Das Ernährungstagebuch kann z. B. so aussehen, dass Uhrzeit, Situation vor dem Essen, Kontext während des Essens, Ausprägung von Hunger und Sättigung, konsumierte Lebensmittel und Getränke sowie Situation nach dem Essen in tabellarischer Form über Tage und Wochen notiert und mit dem Therapeuten besprochen werden. Ziel ist nicht, die gedankliche Zentriertheit auf den Essensbereich weiter zu fördern, sondern funktionelle Zusammenhänge zwischen äußeren Ereignissen (Anruf der Mutter, welche die Patientin drängt, mehr für ihr Studium zu arbeiten) und Essverhalten (Heißhungerattacke mit nachfolgendem Erbrechen) zu finden.

Der **Aufbau eines geregelten Essverhaltens** erfolgt anfangs – mangels ausreichender Orientierung an Hunger und Sättigung – durch eine starke Vorstrukturierung der Mahlzeiten. In der Klinik kann an einem Gruppenesstisch mit anderen Essgestörten „normales Essen“ unter Anleitung eines Therapeuten oder Co-Therapeuten eingeübt werden. Mit der Verbesserung der Orientierung an der eigenen Wahrnehmung von Hunger und Sättigung können die Freiheitsgrade zunehmend bis in die Alltagssituation hinein erhöht werden.

Diätverhalten war häufig ein Weg in die Essstörung hinein. In Spezialgruppen mit anderen Essgestörten **(„Antidiätgruppe“)** können folgende Ziele bearbeitet werden:

- Steuerung des Essverhaltens durch verbesserte interozeptive Wahrnehmung von Hunger und Sättigung
- Abbau eines restriktiven (gezügelten) Essverhaltens, weil dieses das Risiko für Heißhungerattacken erhöht
- Verbesserung der sozialen Kompetenz

In der **Ernährungsberatung** und – wo die Möglichkeit besteht – in der Lehrküche können Fehlinformationen über gesunde Ernährung korrigiert werden. Essgestörte sind meist Experten im Kalorienzählen, doch ist ihr Wissen über wirklich gesunde Ernährung oft spärlich. Eine sinnvolle Ernährungsberatung kann der Tendenz, sich Nahrungsmittel zu verbieten und zunehmend selektiv zu essen, entgegenwirken. In einer Lehrküche haben Patientinnen die Möglichkeit, i. S. einer Ernährungskonfrontation analog zur Expositionstherapie bei Angsterkrankungen konkret mit Einkauf, Zubereitung und Verzehr von Lebensmitteln umzugehen. Den Betroffenen wird ein Grundwissen über eine gesunde, ausgewogene Ernährung vermittelt, und sie erwerben Basiskochkenntnisse in der Zubereitung gesunder Mahlzeiten. Darüber hinaus lernen sie, Ängste im Umgang mit bestimmten Lebensmitteln abzubauen und zuvor „verbotene“ Nahrungsmittel wieder ohne Schuldgefühle zu genießen. Die Wahrnehmung von Hunger und Sättigung wird gefördert. Eine Lehrküche kann Alltagssituationen simulieren, in denen Betroffene das, was sie essen, selbst bestimmen.

Aktivierung von Eigeninitiative und Verantwortung

Viele, wenngleich nicht alle Patienten mit einem bulimischen Syndrom neigen zu Passivität und mangelnder Übernahme von Verantwortung in relevanten Lebensbereichen. Im Zusammenhang damit besteht unzureichendes Vertrauen in die eigenen Fähigkeiten und Fertigkeiten. Die Therapie soll Selbstregulation, Aktivierung eigener Initiativen und Verantwortungsübernahme fördern. Dies kann durch schrittweises Vorgehen und Bestärkung für erfolgreich bewältigte Schritte erfolgen.

Antidepressivatherapie

Eine **antidepressive Medikation** kann die Häufigkeit von Heißhungerattacken oder Erbrechen unabhängig von der Ausprägung depressiver Symptomatik reduzieren (Fichter 2002). Allerdings sollten Antidepressiva nicht als alleinige Therapie, sondern in Kombination mit relevanten psychotherapeutischen Maßnahmen gegeben werden. Für Fluoxetin empfiehlt sich eine höhere Dosis als bei Depression (60 statt 20 mg).

EBM

Unabhängig von der Substanzklasse sind antidepressive Medikamente bei Bulimia nervosa wirkungsvoller als Placebo, allerdings auch mit einer höheren Dropout-Rate assoziiert (Evidenzstufe Ia: Bacaltchuk und Hay 2003, Cochrane-Review). Unter SSRI war die Dropout-Rate geringer als bei trizyklischen Antidepressiva. Einem weiteren systematischen Review zufolge war Psychotherapie (KVT) etwas wirkungsvoller als die medikamentöse Therapie mit einem Antidepressivum; Psychotherapie hatte eine vergleichsweise geringere Dropout-Rate und eine bessere Akzeptanz (Evidenzstufe Ia: Hay et al. 2001, Cochrane-Review). Weitere Befunde deuten darauf hin, dass die Kombination von psychologischer Therapie und antidepressiver Medikation wirksamer als Monotherapie war, aber mit einer verringerten Akzeptanz einherging.

Für die Praxis in Deutschland muss beachtet werden, dass derzeit lediglich Fluoxetin (und keines der anderen Antidepressiva) eine eingeschränkte Zulassung zur Behandlung von BN hat (nur in Verbindung mit zumindest supportiver Psychotherapie).

18.6.4 Therapie bei Binge-Eating-Störung

Betroffene mit einer BES, die zur Behandlung kommen, sind zu diesem Zeitpunkt 5–8 Jahre älter als Magersüchtige oder BN-Patientinnen. Bei BES ist der prozentuale Anteil der Männer deutlich höher als bei AN und BN. Hauptsymptom bei der BES sind die wiederholt auftretenden Essattacken, verbunden mit dem Gefühl des Kontrollverlusts über das Essen. Betroffene erleben dies als belastend und haben oft Ekel vor sich selbst, Depressionen oder ausgeprägte Schuldgefühle im Zusammenhang mit den Essattacken.

Für die Behandlung des gestörten Essverhaltens gelten auch die in ➤ Tab. 18.6 aufgelisteten Bereiche, also Vermittlung relevanter Informationen, Verbesserung der interozeptiven und emotionalen

Wahrnehmung, Verbesserung des emotionalen Ausdrucks, Bearbeitung dysfunktionaler, irrationaler Gedanken, Überzeugungen und Werthaltungen, geordneter Plan für Mahlzeiten, Vermeidung großer Essdepots in der Wohnung und Erlernen eines konstruktiven Umgangs mit Rückfällen. Bei BES-Patienten mit komorbidem Übergewicht/Adipositas ist stark von reinen Reduktionsdiäten und anderen Abmagerungskuren abzuraten. Eine stärkere Reduktion der Nahrungszufuhr erhöht das Risiko für Essattacken. Sinnvoll ist es, vermehrte körperliche Aktivität konkret in den Alltag einzubauen. Sinnvoll kann es sein, mehr als drei Mahlzeiten pro Tag über den Tag verteilt mit entsprechend kleineren Portionen zu essen und auch nicht unbeabsichtigt viele Stunden nichts zu essen/nichts essen zu können. „Frustessen" ist nicht mit mehr oder weniger Essen in den Griff zu bekommen, sondern durch die Bearbeitung dessen, was zu „Frust" führte. Dies legt nahe, i. S. der KVT Auslöser der inneren Erregung zu identifizieren und konkret (z. B. im Rollenspiel) i. R. der Behandlung eine bessere Problembewältigung zu erarbeiten und einzuüben. Einige Medikamente können von begrenztem Nutzen sein (cave: Nebenwirkungen).

Für eine sehr kleine Gruppe von BES-Patienten mit extrem ausgeprägter Adipositas kann die Durchführung chirurgischer Maßnahmen (künstliche Magenverkleinerung, gastroduodenaler Bypass) indiziert sein.

Einige meist unkontrollierte Untersuchungen legen nahe, dass angeleitete Selbsthilfe, KVT und IPT nicht nur bei BN, sondern auch bei der BES wirksam sind. Die Ergebnisse kontrollierter multizentrischer Studien dazu stehen aber noch aus. Es gibt einige kontrollierte pharmakotherapeutische Doppelblinduntersuchungen mit begrenzter Fallzahl, welche die Wirksamkeit einiger Antidepressiva in der Behandlung der BES belegen (Hudson et al. 1998). Weitere Studien sind erforderlich, bevor fundierte Schlussfolgerungen gezogen werden können.

Resümee

Die psychologische Therapie der drei Essstörungen (Anorexia nervosa, Bulimia nervosa und Binge-Eating-Störung) umfasst die Bearbeitung von Wahrnehmungsdefiziten (Hunger- und Sättigungswahrnehmung, Wahrnehmen eigener Emotionen), die Vermittlung des angemessen Ausdrucks von Emotionen im sozialen Kontext, die Bearbeitung dysfunktionaler Kognitionen, den Aufbau sozialer Fertigkeiten, Informationen über wirklich gesunde Ernährung *(nutritional counselling)* und die Bearbeitung evtl. vorliegender komorbider psychischer Erkrankungen. Bei Magersüchtigen kommt die Bearbeitung des Untergewichts hinzu, anfangs durch supportive Therapie und, wenn dies nicht zielführend ist, i. R. eines verhaltenstherapeutischen Gewichtsprogramms. Bei bulimischen Syndromen steht die Bearbeitung der funktionalen Zusammenhänge zwischen Auslösern (Konflikten, Belastungen) und Heißhungerattacken im Vordergrund. Bei Essstörungen sind Essverhalten und oft das Körpergewicht abnorm; im Wesen sind es jedoch Erkrankungen der Gefühlswahrnehmung und Gefühlsausdrucks – Störungen der emotionalen Balance. Wenn Patient oder Patientin eine dauerhafte emotionale Balance gefunden haben, werden die Symptome der Essstörung überflüssig.

Eine symptombezogene Behandlung von Heißhungerattacken kann helfen, aus einem festgefahrenen gewohnheitsmäßigen, suchtartigen Circulus vitiosus herauszufinden. Bei bulimischen Syndromen mit Übergewicht spielt, wie bei der BN, die Bearbeitung von Heißhungerattacken, von emotionaler Perzeption und dem Ausdruck von Gefühlen eine wichtige Rolle. Darüber hinaus ist es sinnvoll, das Gewicht langfristig zu reduzieren. Dies ist im Wesentlichen durch eine Veränderung der Lebensführung und nicht durch kurzfristige Diäten zu erreichen.

Die meisten empirischen Untersuchungen liegen zur Wirksamkeit verschiedener verhaltenstherapeutischer Verfahren wie etwa der kognitiven Verhaltenstherapie und der interpersonellen Therapie bei BN vor. Trizyklische Antidepressiva oder Serotonin-Wiederaufnahmehemmer können bei BN zumindest kurzfristig hilfreich sein. Bei AN konnte eine statistisch signifikante und klinisch substanzielle Wirkung durch eine medikamentöse Therapie bislang nicht nachgewiesen werden. Zur Effektivität psychotherapeutischer Maßnahmen bei AN und BES gibt es zwar einzelne Belege aus wissenschaftlichen Studien, doch liegen bislang noch keine systematischen Übersichtsarbeiten der Evidenzstufe Ia vor.

Literatur

Die vollständige Literatur zu diesem Kapitel finden Sie online im „Plus im Web" zu diesem Buch.

Fragen zur Wissensüberprüfung zum ➤ Kap. 18 finden Sie online.

KAPITEL

19 Schlafstörungen

Dieter Riemann, Kai Spiegelhalder, Magdolna Hornyak, Mathias Berger und Ulrich Voderholzer

19.1 Grundlagen der Schlafforschung

Ausgangspunkt der modernen Schlafforschung war die Entdeckung des *Rapid-Eye-Movement-* oder REM-Schlafs durch Aserinsky und Kleitman (1953). In den folgenden Jahren wurde mithilfe der Polysomnografie das physiologische Schlafprofil gesunder Probanden beschrieben.

Bei der **Polysomnografie** werden standardmäßig das Elektroenzephalogramm (EEG), das Elektrookulogramm (EOG) und das Elektromyogramm (EMG) simultan registriert. Darüber hinaus können u. a. Herz- und Atemtätigkeit, Sauerstoffsättigung, Schnarchgeräusche und Beinaktivität im Schlaf erfasst werden. Das Schlaf-EEG wird nach Rechtschaffen und Kales (1968) oder dem Manual der *American Academy of Sleep Medicine* (Iber et al. 2007) ausgewertet. Jedem 30-Sekunden-Abschnitt einer Aufzeichnung wird ein Schlafstadium zugeordnet, und aus diesen Abschnitten wird das Schlafprofil erstellt (➤ Abb. 19.1). Neben der nächtlichen Polysomnografie wird in der Schlaflabordiagnostik – insb. bei V. a. Hypersomnie – der **Multiple-Schlaflatenz-Test (MSLT)** eingesetzt (Carskadon et al. 1986; Littner et al. 2005). Dabei wird tagsüber zu fünf Zeitpunkten (9, 11, 13, 15 und 17 Uhr) über einen Zeitraum von 20 min unter Ruhebedingungen in einem abgedunkelten Raum das Schlaf-EEG abgeleitet, um zu prüfen, ob eine erhöhte Einschlafneigung vorhanden ist. Eine ausführliche Darstellung der Methoden der Schlafforschung findet sich bei Kryger et al. (2011).

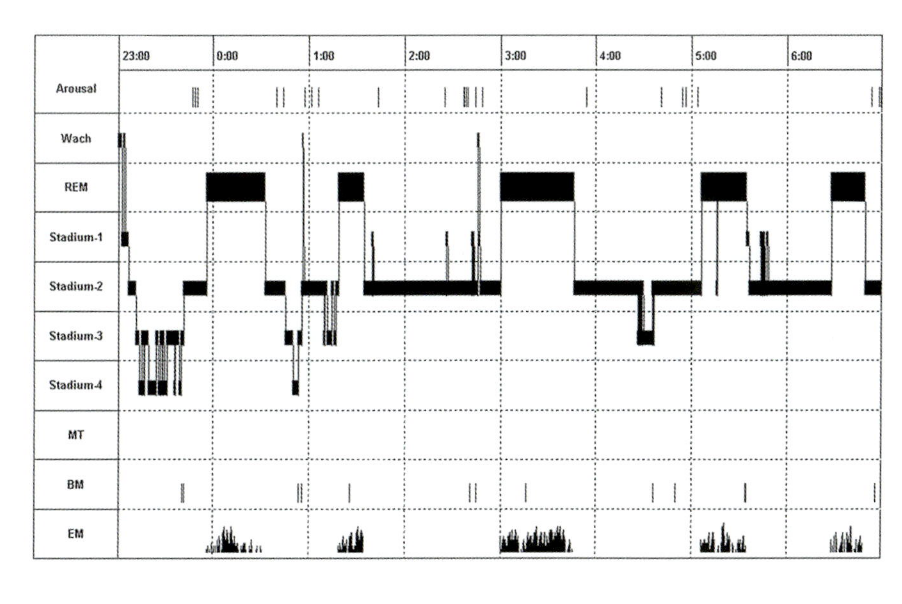

Abb. 19.1 Schlafprofil eines jungen gesunden Probanden

19.2 Der normale Schlaf

Der Schlaf des Menschen ist durch die zyklische Abfolge von Non-REM-Schlafstadien und REM-Schlaf charakterisiert:

Unter den **Non-REM-Schlafstadien** werden die Stadien 1–4 verstanden:

- **Stadium 1** bezeichnet den Übergang zwischen Wachen und Schlafen und ist durch Theta-Aktivität im EEG, einen gegenüber dem Wachzustand leicht herabgesetzten Muskeltonus und langsame, rollende Augenbewegungen charakterisiert. Der gesunde Erwachsene verbringt etwa 5 % seiner gesamten Schlafzeit in diesem Schlafstadium.

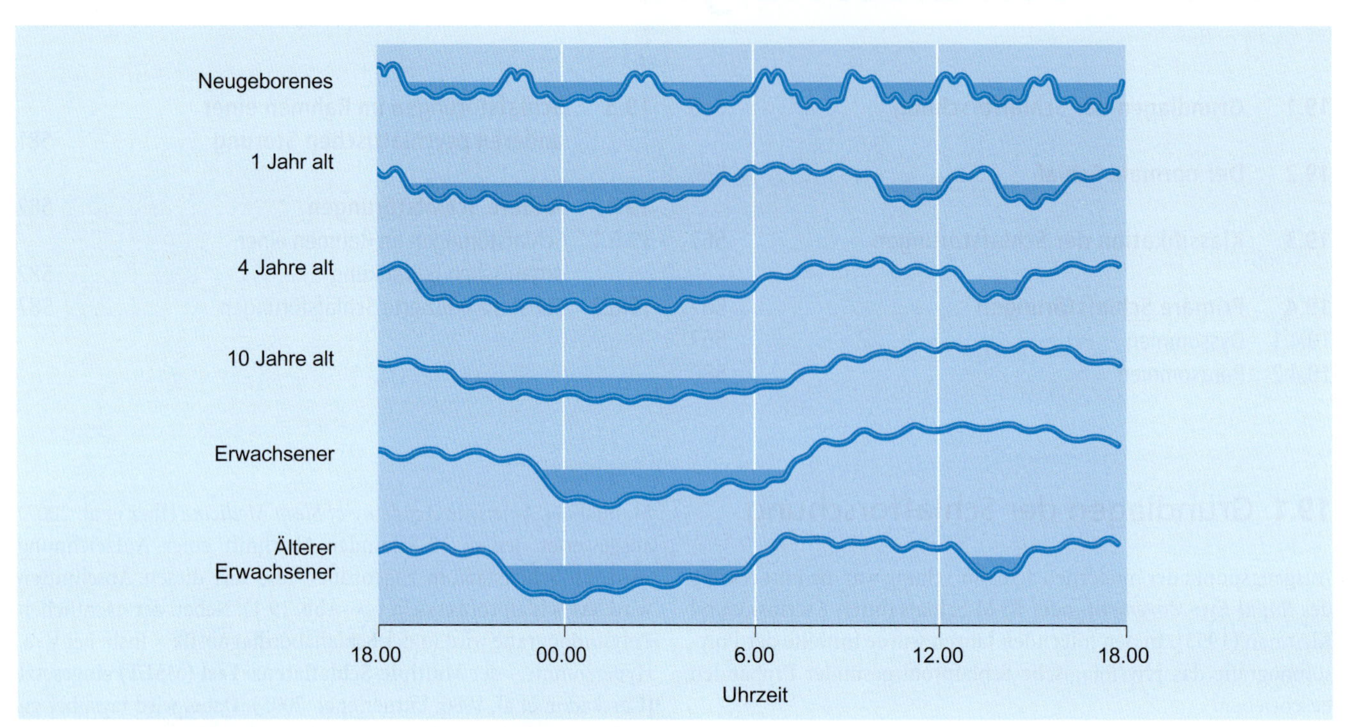

Abb. 19.2 Schlaf-Wach-Muster vom Säuglingsalter bis ins hohe Lebensalter

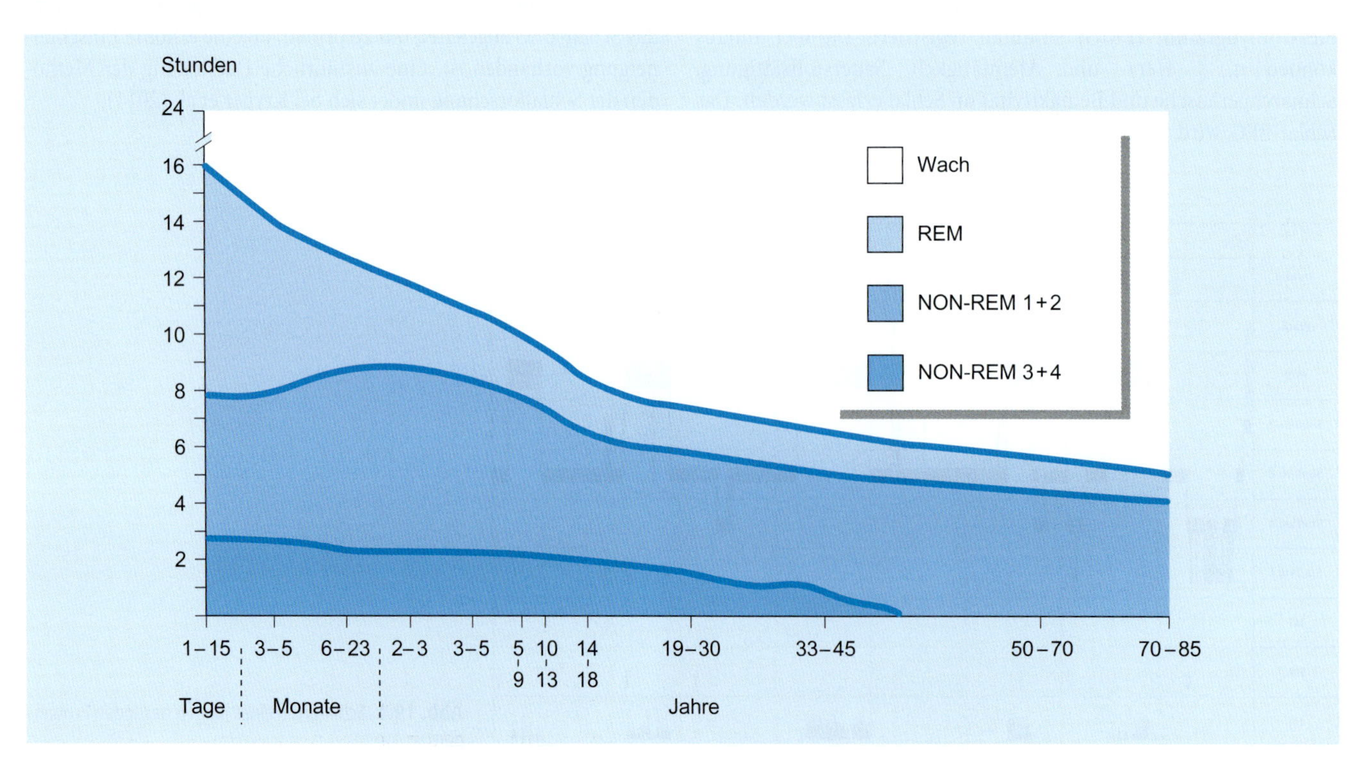

Abb. 19.3 Schlafarchitektur über die Lebensspanne (nach Redline et al. 2004)

- **Stadium 2** kennzeichnet den Hauptanteil des Schlafs mit spezifischen EEG-Mustern (Schlafspindeln und K-Komplexen) und umfasst ca. 50 % der Schlafzeit.
- **Stadium 3** und **Stadium 4** (auch als Tiefschlaf oder *Slow Wave Sleep* [SWS] bezeichnet) sind die tiefsten Schlafphasen und nehmen beim jungen gesunden Erwachsenen etwa 20 % der Schlafdauer ein. Mit zunehmendem Alter vermindert sich der Anteil des Tiefschlafs deutlich.

Im **REM-Schlaf** zeigen sich eine dem Stadium 1 des Non-REM-Schlafs sehr ähnliche EEG-Aktivität sowie eine – im Gegensatz zu Stadium 1 – ausgeprägte Muskelatonie sowie schnelle Augenbewegungen. Der REM-Schlaf nimmt etwa 20–25 % der Schlafdauer in Anspruch. Nach Weckungen aus diesem Schlafstadium berichten Probanden über längere und lebhaftere Träume als bei Weckungen aus Non-REM-Schlafstadien.

Die verschiedenen Schlafstadien folgen einem relativ stabilen zyklischen Muster. Zu Beginn der Nacht werden die Stadien 1–4 nacheinander durchlaufen, bevor nach etwa 70–90 min die erste, häufig nur sehr kurze REM-Schlaf-Periode auftritt. Später nimmt der Anteil des Tiefschlafs ab, und die REM-Schlaf-Perioden werden länger (➤ Abb. 19.1). Auf der vegetativen Ebene (Herz-, Atemfrequenz) kommt es im Laufe der Nacht zu einer Aktivitätsreduktion. Herz- und Atemfrequenz sind im REM-Schlaf jeweils erhöht und unregelmäßig; beim Mann treten in diesem Schlafstadium Peniserektionen auf, bei der Frau werden Vagina und Klitoris verstärkt durchblutet.

Das **Lebensalter** ist eine der wichtigsten Determinanten des Schlaf-Wach-Verhaltens. Beim Neugeborenen findet sich ein polyphasisches Schlafmuster, wobei die Schlafphasen etwa 3- bis 4-stündlich durch Wachphasen unterbrochen sind (➤ Abb. 19.2). Beim Kleinkind konsolidiert sich die Hauptschlafphase in der Nacht. Ab dem 6. Lj. entfällt in unserem Kulturkreis meist der Mittagsschlaf. Mit zunehmendem Alter verringert sich die Schlafdauer und liegt ab dem 30. Lj. durchschnittlich bei 7–8 h. Im höheren Lebensalter zeigt sich häufig wieder ein biphasisches Schlafmuster mit Wiederaufnahme des Mittagsschlafs.

Mit dem Lebensalter verändert sich nicht nur die Schlaf-Wach-Rhythmik, sondern auch die Schlafarchitektur (➤ Abb. 19.3). Während der REM-Schlaf beim Säugling 50 % der Schlafzeit in Anspruch nimmt, liegt dieser Wert ab der Pubertät bei etwa 20 %. Im höheren Alter nimmt der Anteil der Stadien 3 und 4 an der Schlafzeit ab. So sind bei 50- bis 60-Jährigen häufig keine Tiefschlafanteile mehr nachweisbar. Eine Reduktion der Schlafdauer im höheren Lebensalter konnte nicht eindeutig nachgewiesen werden. Die Wiederaufnahme des Mittagsschlafs, häufigere nächtliche Wachperioden und die Reduktion des Tiefschlafs erklären aber möglicherweise, warum ältere Menschen ihren Schlaf im Vergleich zu früher als unerholsam und oberflächlich erleben.

In Bezug auf die **Funktion des Schlafs** wird im metabolischen Sinn v. a. eine restaurative Funktion des Tiefschlafs diskutiert. Zudem wird angenommen, dass der Schlaf wichtig für Lernprozesse und Immunfunktionen ist. Eine detaillierte Zusammenstellung der wichtigsten Erkenntnisse über die physiologische Schlafregulation findet sich in Kryger et al. (2011).

19.3 Klassifikation der Schlafstörungen

1990 wurde von der *Association of Sleep Disorders Centers* (ASDC) die *International Classification of Sleep Disorders* (ICSD)) veröffentlicht, in der die Schlafstörungen in mehr als 80 verschiedene Krankheitsbilder differenziert werden. Dieses Klassifikationssystem, das inzwischen in einer überarbeiteten Version der Nachfolgegesellschaft *American Academy of Sleep Medicine* vorliegt (ICSD-2; AASM 2005), ist für Schlafexperten konzipiert und setzt für die Diagnosestellung i. d. R. eine polysomnografische Untersuchung voraus. Die ICD-10 (Dilling et al. 1991; ➤ Tab. 19.1 und das DSM-5 (APA 2013; ➤ Tab. 19.2) hingegen sind auch für Personen geeignet, die sich nicht hauptsächlich mit dem Thema Schlaf beschäftigen. Die wichtigste Neuerung des DSM-5 ist die Abschaltung der Unterscheidung in primäre und sekundäre Schlafstörungen zugunsten des Komorbiditätsprinzips. Den folgenden Ausführungen liegt die ICD-10 zugrunde.

Tab. 19.1 Klassifikation der Schlafstörungen nach ICD-10

Nichtorganische Schlafstörungen		Organische Schlafstörungen	
a. Dyssomnien			
F51.0	Nichtorganische Insomnie	G25.8	Restless-Legs-Syndrom
F51.1	Nichtorganische Hypersomnie	G47.0	Organische Insomnie
F51.2	Nichtorganische Störung des Schlaf-Wach-Rhythmus	G47.1	Organische Hypersomnie
b. Parasomnien		G47.2	Nichtpsychogene Störung mit unangebrachten Schlafenszeiten
F51.3	Schlafwandeln		
F51.4	Pavor nocturnus	G47.3	Schlafapnoe
F51.5	Albträume	G47.4	Narkolepsie und Kataplexie
F51.8	Andere nichtorganische Schlafstörungen	G47.8	Kleine-Levin-Syndrom
F51.9	Nicht näher bezeichnete nichtorganische Schlafstörungen	G47.9	Nicht näher bezeichnete organische Schlafstörung

Tiefer gehende Informationen

➤ Tab. 19.2 mit der Klassifikation von Schlafstörungen nach DSM-5 finden Sie online im „Plus im Web" zu diesem Buch.

Ein exzellenter Überblick zur Diagnostik und Therapie von Schlafstörungen findet sich auch in der AWMF-S3-Leitlinie „Nicht erholsamer Schlaf" und in den evidenzbasierten Leitlinien der *American Academy of Sleep Medicine.*

19.4 Primäre Schlafstörungen

19.4.1 Dyssomnien

Unter Dyssomnien werden Schlafstörungen verstanden, die durch Ein- und Durchschlafstörungen oder übermäßige Tagesschläfrigkeit gekennzeichnet sind.

Nichtorganische Insomnie

Die Diagnosekriterien für die insomnische Störung nach ICD-10 (F51.0) sind ➤ Box 19.1 zu entnehmen. Nach DSM-5 wird die Insomnie mit sehr ähnlichen Kriterien als insomnische Störung codiert.

BOX 19.1

ICD-10-Kriterien für die nichtorganische Insomnie

A. Klagen über Einschlafstörungen, Durchschlafstörungen oder eine schlechte Schlafqualität.
B. Die Schlafstörungen treten wenigstens dreimal pro Woche mindestens 1 Monat lang auf.
C. Es besteht ein überwiegendes Beschäftigtsein mit der Schlafstörung und nachts und während des Tages eine übertriebene Sorge über deren negative Konsequenzen.
D. Die unbefriedigende Schlafdauer oder -qualität verursacht entweder einen deutlichen Leidensdruck oder wirkt sich störend auf die Alltagsaktivitäten aus.

Klinik

Patienten mit Insomnien klagen über Störungen des Ein- oder Durchschlafens und daraus folgende Beeinträchtigungen der Tagesbefindlichkeit wie erhöhte Müdigkeit oder Konzentrationsstörungen. Auch bei gründlicher Exploration und Untersuchung lassen sich keine psychiatrischen oder organischen Erkrankungen als Ursache der Schlafstörung finden.

Epidemiologie

Etwa **10 % der Bevölkerung** in westlichen Industrienationen leiden unter chronischen insomnischen Beschwerden (Ohayon 2002). Davon besteht Schätzungen zufolge bei 3 % eine nichtorganische Insomnie mit Tagesbeeinträchtigung. Insomnien verlaufen typischerweise chronisch. So zeigten Hohagen et al. (1993), dass ca. ⅔ der schlafgestörten Patienten in allgemeinärztlicher Behandlung länger als 1 Jahr unter ihrer Störung litten. Von gesundheitspolitischer Relevanz sind Hinweise darauf, dass unbehandelte bzw. nicht adäquat behandelte Patienten mit Insomnien ein erhöhtes Risiko für die Entwicklung psychiatrischer Erkrankungen wie z. B. Major Depression (Baglioni et al. 2011) und kardiovaskuläre Erkrankungen (Laugsand et al. 2011) haben.

Ätiologie

➤ Abb. 19.4 zeigt ein Krankheitsmodell zur Genese und Aufrechterhaltung der nichtorganischen Insomnie, die demnach als Folge von bzw. Wechselwirkung zwischen vier verschiedenen Problembereichen betrachtet wird:

- **Aktivierung/Erregung:** Ein sog. Hyperarousal (s. auch Riemann et al. 2010), d. h. Angespanntheit bzw. Übererregung, wird als zentraler Faktor von Insomnien angesehen. Es kann auf emotionaler, kognitiver und/oder physiologischer Ebene bestehen. Auf kognitiver Ebene findet sich bei vielen Patienten v. a. nachts eine ausgeprägte Hyperaktivität (sie können „nicht abschalten"). Inhaltlich beziehen sich die oft negativ getönten Gedanken häufig auf belastende oder nur unzureichend bewältigte Tagesereignisse oder direkt auf den Schlafvorgang bzw. die Schwierigkeit zu schlafen. Emotional treten bei vielen Patienten Ängstlichkeit, aber auch Ärger und Wut über die mangelnde Fähigkeit zum Schlafen auf. Auch eine PET-Studie liefert Evidenz für ein erhöhtes Arousal bei Insomnie-Patienten (Nofzinger et al. 2004).
- **Schlafbehindernde Gedanken:** Viele Patienten mit nichtorganischer Insomnie entwickeln im Laufe ihrer Erkrankung dysfunktionale Kognitionen, z. B. unrealistische Annahmen im Hinblick auf das eigene oder normale Schlafverhalten („Jeder Mensch braucht 8 h Schlaf"). Viele Patienten zeigen darüber hinaus eine Fehlwahrnehmung in Bezug auf ihren Schlaf: Sie überschätzen ihre nächtlichen Wachzeiten und unterschätzen die Länge und Qualität ihres Schlafs.
- **Ungünstige Schlafgewohnheiten:** Viele schlafgestörte Patienten entwickeln Gewohnheiten, die sie für schlafförderlich halten, die aber tatsächlich den Schlaf auf Dauer negativ beeinflussen. Dazu zählen zu lange Bettzeiten, ein unregelmäßiger Schlaf-Wach-Rhythmus, das Schlafen am Tag sowie das Ausführen schlafbehindernder Aktivitäten im Bett wie z. B. Fernsehen, Lesen oder Arbeiten.
- **Konsequenzen der Insomnie:** Als Auswirkungen der Insomnie erleben viele Patienten Stimmungsbeeinträchtigungen mit erhöhter Ängstlichkeit und Depressivität. Eine erhöhte Depressivität kann dabei als Folge eines Kontrollverlusts über den Schlaf aufgefasst werden, da die Patienten viele erfolglose Anstrengungen durchgeführt haben, um ihren Schlaf zu verbessern. Aus dem realen Schlafverlust können zudem eine erhöhte Tagesmüdigkeit sowie eine gestörte Konzentrations- und Leistungsfähigkeit resultieren. Andererseits kann es sich dabei aber auch um eine Überbewertung oder Fehlwahrnehmung einer eigentlich noch norm- und altersgerechten Vigilanzminderung handeln.

Häufig liegen bei schlafgestörten Patienten nicht alle dieser genannten Probleme vor. Durch eine exakte horizontale und vertikale Verhaltensanalyse (➤ Kap. 6) sollte deswegen individuell geprüft werden, inwiefern die unterschiedlichen Faktoren bei der Entstehung und Aufrechterhaltung der Insomnie eine Rolle spielen.

Diagnostik

Zur Klassifizierung einer nichtorganischen Insomnie nach ICD-10 bietet sich ein strukturierter Interview-Leitfaden an. Zur generellen differenzialdiagnostischen Abklärung stehen zudem Fragebögen wie der **Pittsburgher Schlafqualitäts-Index (PSQI**, Buysse et al. 1989) zur Verfügung, der zu allen für Schlafstörungen relevanten Bereichen Fragen enthält und somit dem Untersucher eine grobe Orientierung ermöglicht.

Zentral für die Diagnostik von Schlafstörungen ist das Führen eines **Schlaftagebuchs** durch den Patienten über einen Zeitraum von mindestens 7 Tagen. Darin werden Zubettgeh- und Aufstehzeiten, geschätzte Einschlafzeit, Anzahl und Dauer nächtlicher Wachperioden sowie Tagschlaf und Tagesbefindlichkeit dokumentiert (z. B. www.dgsm.de). Das Schlaftagebuch ist ein diagnostisches Instrument, stellt aber oft auch den ersten therapeutischen Schritt dar: Behandler und Patient können damit generalisierte negative Urteile über den gestörten Schlaf anhand einer detaillierten Betrachtung relativieren.

In jedem Fall ist eine gründliche Anamnese mit allgemeinmedizinischer und psychiatrischer Untersuchung wichtig, um Hinweise auf organische oder psychiatrische Ursachen der Schlafstörung zu erfassen. Die **polysomnografische Untersuchung** im Schlaflabor sollte bei V. a. schlafspezifische organische Ursachen und bei chronisch-therapierefraktären Insomnien durchgeführt werden, die weder auf medikamentöse noch auf nichtmedikamentöse Therapiemaßnahmen ansprechen (Chesson et al. 2000).

Die zentralen Aspekte des diagnostischen Vorgehens bei Insomnien fasst ➤ Box 19.2 zusammen.

BOX 19.2

Diagnostisches Vorgehen bei Insomnien

1. Körperliche Anamnese/Diagnostik
- Frühere und jetzige körperliche Erkrankungen
- Medikamente, Alkohol, Nikotin, Drogen
- Labor (z. B. TSH, T_3, T_4)
- EEG, EKG, CCT

2. Psychiatrische/psychologische Anamnese
- Jetzige bzw. frühere psychische Erkrankungen
- Persönlichkeitsfaktoren (z. B. Perfektionismus)
- Konflikte

3. Schlafanamnese
- Interview-Leitfaden
- Schlaftagebuch
- Auswirkungen auf die Tagesbefindlichkeit
- Besondere Ereignisse, äußere Faktoren
- Fremdanamnese: periodische Beinbewegungen, Schnarchen, Atempausen
- Vorgeschichte der Schlafstörungen
- Familienanamnese

4. Polysomnografie
- Verdacht auf Schlafapnoe
- Verdacht auf Restless-Legs-Syndrom/nächtliche periodische Beinbewegungen
- Chronische therapierefraktäre Insomnie

Medikamentöse Therapie

Seit ihrer Einführung in den 1960er-Jahren nehmen **Benzodiazepine** und benzodiazepinähnliche Hypnotika eine Spitzenposition in der Insomniebehandlung ein. Einen Überblick über die gebräuchlichsten Substanzen gibt ➤ Tab. 19.3.

Benzodiazepine führen selbst in hohen Dosen nicht zu lebensgefährlichen Intoxikationen; trotzdem wurden in den letzten Jahrzehnten viele Einwände gegen die unkritische Verschreibung der Substanzen erhoben (Riemann und Perlis 2009):

Tab. 19.3 Halbwertszeit von Benzodiazepin-Hypnotika und benzodiazepinähnlichen Hypnotika (inkl. wirksamer Metaboliten)

Lang (> 8 h)	Mittel (4–8 h)	Kurz (< 4 h)
Flunitrazepam (Rohypnol®)	Brotizolam (Lendormin®)	Midazolam (Dormicum®)
Flurazepam (Dalmadorm®)		Zopiclon (Ximovan®)
Lormetazepam (Noctamid®)		Zolpidem (Stilnox®, Bikalm®)
Nitrazepam (Mogadan®)		Zaleplon (Sonata®)
Temazepam (Planum®)		

- Benzodiazepine verändern die physiologische Schlafstruktur. Neben dem erwünschten Effekt einer Reduktion der Einschlaflatenz sowie nächtlicher Aufwachphasen unterdrücken die meisten Benzodiazepine den REM-Schlaf und die Tiefschlafanteile. Die klinische Relevanz dieser Befunde ist bislang ungeklärt.
- Das plötzliche Absetzen der Benzodiazepine kann eine **Absetzinsomnie (Rebound-Effekt)** provozieren. Dies gilt insb. für Präparate mit kurzer und mittlerer Halbwertszeit (HWZ). Bereits nach mehrtägiger Einnahme kann es bei abruptem Absetzen zu einer deutlich ausgeprägteren Schlafstörung kommen als vor Einnahme des Medikaments. Dieser Effekt und eine verstärkte Ängstlichkeit während des Tages begünstigen die Fortsetzung der Medikation.
- Benzodiazepine mit relativ kurzer HWZ sind mit einem erhöhten Toleranz- und Abhängigkeitsrisiko verbunden und können **frühmorgendliches Erwachen mit vermehrter Ängstlichkeit** verstärken. Sie haben allerdings das geringste Kumulationsrisiko und führen nicht zu einem *Hangover.*
- Insb. bei älteren Patienten wurden weitere bedenkliche Nebenwirkungen beobachtet: z. B. **anterograde Amnesien, Zustände nächtlicher Verwirrtheit** und Stürze mit Frakturgefahr, bedingt durch die für Benzodiazepine charakteristische Muskelrelaxation.
- Benzodiazepine können Patienten mit **nächtlichen Atemregulationsstörungen** (z. B. SAS) gefährden, da sie nächtliche Apnoephasen verstärken können.

Als generelle Richtlinie für die Benzodiazepin-Verordnung gilt: klare Indikation, niedrige Dosis, kurze Verordnungsdauer und langsames Absetzen. Bei mangelnder Wirksamkeit sollte ein Benzodiazepin nicht länger als 3 Wochen, bei gutem therapeutischem Effekt nicht länger als 3 Monate verordnet werden. Benzodiazepine dürfen auf keinen Fall bei einer Sucht- bzw. Abhängigkeitsproblematik gegeben werden. Zur Frage der Effektivität von Benzodiazepinen bei Insomnien liegen mehrere Metaanalysen vor (Holbrook et al. 2000; Dündar et al. 2004; Glass et al. 2005). Danach besteht hinsichtlich subjektiv und objektiv erfasster Schlafparameter eine Überlegenheit der Benzodiazepine gegenüber Placebo, wobei dies für Behandlungszeiträume bis maximal 4 Wochen gilt. Eine Wirksamkeit darüber hinaus ist nicht durch eine ausreichende Anzahl an randomisierten kontrollierten Studien (RCTs) belegt.

Seit den 1980er-Jahren wurden drei neue Substanzen entwickelt: **Zopiclon, Zolpidem** und **Zaleplon** sind keine Benzodiazepine, beeinflussen aber dasselbe Neurotransmittersystem im ZNS und sollen ein günstigeres Nebenwirkungsprofil haben. Ihre HWZ liegt bei 1–5 h. Wissenschaftlich spricht jedoch wenig dafür, dass diese Präparate den Benzodiazepinen im Hinblick auf Nebenwirkungen und Risiken überlegen sind. Einer älteren Metaanalyse zufolge (Nowell et al. 1997) ist Zolpidem hinsichtlich der Effektivität den Benzodiazepinen ebenbürtig.

Bei der Behandlung insomnischer Beschwerden ist die Gabe von **sedierenden Antidepressiva** inzwischen stark verbreitet. Die Substanzen werden dabei i. d. R. in viel niedrigeren Dosen (10–50 mg) verordnet als in der Depressionstherapie. Zu beachten sind dabei jedoch die möglichen kardiovaskulären, urogenitalen und gastrointestinalen Nebenwirkungen, insb. bei älteren Patienten. Bislang liegen RCTs für Trazodon (Walsh et al. 1998), Doxepin (Krystal et al.

2011) und Trimipramin (Riemann et al. 2002) vor, die bei Insomnien eine Wirksamkeit der Präparate für einen Zeitraum von 4 Wochen belegen.

Vor Einführung der Benzodiazepine dominierten die **Barbiturate** die Insomniebehandlung. Aufgrund der Verfügbarkeit weitaus ungefährlicherer Präparate sind sie heute obsolet. Dasselbe gilt für bromhaltige Schlafmittel, die um die vorletzte Jahrhundertwende in Mode waren.

Antihistaminika sind meist ohne Rezept erhältlich und somit für Patienten leicht zugänglich. Sie wirken sedierend und können als Schlafmittel verwendet werden, wobei eine psychische Abhängigkeit nicht auszuschließen ist. Eine Indikation besteht nur bei leichteren Formen der Insomnie. Methodisch hochwertige RCTs zur Wirksamkeit von Antihistaminika bei Insomnien liegen nicht vor.

Chloralhydrat ist eines der ältesten Schlafmittel und wirkt bei einigen Patienten für kurze Zeiträume. Das Schlafprofil wird nicht beeinflusst, die Wirkungsdauer liegt bei 4–8 h. Es kommt jedoch rasch zu Gewöhnung und Wirkungsverlust. Zudem ist die therapeutische Breite des Präparats relativ gering. Die Abhängigkeitsgefahr ist niedrig. Es liegen keine RCTs zur Effektivität von Chloralhydrat vor.

Pflanzliche Präparate auf der Basis von Baldrian, Johanniskraut, Hopfen, Melisse und Passionsblume haben eine lange Tradition in der Behandlung von Insomnien, werden aber aufgrund der besseren Wirksamkeit nichtpflanzlicher Substanzen seltener verwendet. In der Selbstmedikation werden sie aber häufig zuerst eingesetzt. Die wissenschaftliche Evaluation der Wirksamkeit steht für die meisten Präparate noch aus. Ausgeprägte Nebenwirkungen oder ein Abhängigkeitsrisiko sind bei pflanzlichen Präparaten nicht bekannt.

EBM

Eine systematische Übersichtsarbeit (Sarris und Byrne 2011, qualitätsüberprüfter Review) konstatiert allenfalls eine schwach ausgeprägte Überlegenheit von Baldrian gegenüber Placebo und kritisiert methodische Mängel der bisher durchgeführten Studien.

Neuroleptika werden primär zur Therapie von Schlafstörungen bei psychiatrischen Patienten eingesetzt. Die Präparate sind nicht mit einem Abhängigkeits- und Suchtproblem behaftet. In den letzten Jahren wurden sie auch bei Insomnien eingesetzt. Von den verfügbaren Neuroleptika werden v. a. Substanzen mit schlafförderndem Effekt wie Quetiapin, Promethazin, Thioridazin, Levomepromazin, Prothipendyl, Pipamperon und Melperon gerade bei älteren Patienten mit Insomnien auch ohne psychotische Symptomatik eingesetzt. Zu bedenken sind hier jedoch die möglichen, v. a. extrapyramidalen Nebenwirkungen wie das Risiko von Spätdyskinesien. Von einem generellen Einsatz von Neuroleptika bei Insomnien wird daher abgeraten. RCTs liegen trotz des häufigen Einsatzes dieser Präparate v. a. bei älteren schlafgestörten Patienten bisher nicht vor.

Ein intensives Betätigungsfeld der Schlafforschung ist die Suche nach sog. „natürlichen" Schlafsubstanzen. So ist in Deutschland bei über 55-Jährigen mit einer Insomnie die Therapie mit **Melatonin** zugelassen, das ein körpereigenes Hormon ist. Eine Metaanalyse (Buscemi et al. 2005) konnte jedoch keine Effektivität von Melatonin in der Behandlung der Insomnie nachweisen.

Bezüglich der Off-Label-Anwendung von Hypnotika dürfte es bei der Mehrzahl der verwendeten Präparate keine Probleme geben (➤ Tab. 19.4). Bemerkenswerterweise ist bei den meisten für Schlafstörungen zugelassenen Medikamenten die Indikation auf eine „Kurzzeitbehandlung" von „klinisch relevanten" Schlafstörungen begrenzt. Aus klinischer Sicht sollten Benzodiazepine bei Schlafstörungen, wenn überhaupt, nur für sehr kurze Zeiträume angewendet werden.

Nichtmedikamentöse Therapieverfahren

Bei Insomnien sollte generell nichtmedikamentösen Therapieverfahren der Vorzug vor medikamentösen Therapieansätzen gegeben werden. Den verschiedenen auslösenden und aufrechterhaltenden Faktoren der Insomnie (➤ Abb. 19.4) können dabei spezifische

Tab. 19.4 Zulassungsstatus hypnotischer Substanzen (Achtung: wegen der Vielzahl der im Handel befindlichen Präparate keine vollständige Beschreibung der Anwendungsbereiche)

Substanzklasse/ Substanz	Zugelassene Indikationen
Antihistaminika	
Doxylamin	Kurzzeitbehandlung von Schlafstörungen mit klinisch relevantem Schweregrad
Diphenhydramin	
Hypnotika/Benzodiazepine	
Flurazepam	Kurzzeitbehandlung von Schlafstörungen mit klinisch relevantem Schweregrad
Midazolam	Schlafstörung bei Indikationen nicht erwähnt
Nitrazepam	• Kurzzeitbehandlung von Schlafstörungen mit klinisch relevantem Schweregrad • Behandlung von BNS-Krämpfen (West-Syndrom) des Säuglings und Kleinkindes
Flunitrazepam	Kurzzeitbehandlung von Schlafstörungen mit klinisch relevantem Schweregrad
Lormetazepam	Symptomatische Behandlung von Ein- und Durchschlafstörungen
Brotizolam	Kurzzeitbehandlung von Schlafstörungen mit klinisch relevantem Schweregrad
Lorazepam	• Symptomatische Kurzzeitbehandlung von Angst-, Spannungs- und Erregungszuständen sowie dadurch bedingten Schlafstörungen • Sedierung vor diagnostischen sowie vor und nach operativen Eingriffen
Temazepam	Kurzzeitbehandlung von Schlafstörungen mit klinisch relevantem Schweregrad

Tab. 19.4 Zulassungsstatus hypnotischer Substanzen (Achtung: wegen der Vielzahl der im Handel befindlichen Präparate keine vollständige Beschreibung der Anwendungsbereiche) *(Forts.)*

Substanzklasse/ Substanz	Zugelassene Indikationen
Benzodiazepinähnliche Hypnotika	
Zolpidem	Kurzzeitbehandlung von Schlafstörungen mit klinisch relevantem Schweregrad
Zopiclon	
Zaleplon	
Andere	
Clomethiazol	• Behandlung von Prädelir, Delirium tremens und akuter Entzugssymptomatik unter kontrollierten stationären Bedingungen • Behandlung von Verwirrtheits-, Erregungs- und Unruhezuständen bei Patienten mit hirnorganischem Psychosyndrom im höheren Lebensalter unter kontrollierten stationären Bedingungen • Schwere Schlafstörungen im höheren Lebensalter
Chloralhydrat	Kurzzeitbehandlung von Schlafstörungen, Unruhe- und Erregungszuständen mit klinisch relevantem Schweregrad
Tryptophan	Schlafstörungen
Pflanzliche Präparate	
Baldrian und Baldrian-Kombinationspräparate	• Unruhezustände • Nervös bedingte Einschlafstörungen
Homöopathika und andere pflanzliche Präparate	Unruhe, Nervosität, Schlafstörungen
Sedierende Antidepressiva	
Trimipramin	Depressive Erkrankungen (Episoden einer Major Depression) mit den Leitsymptomen Schlafstörungen, Angst, innere Unruhe
Trazodon	Schlafstörung bei Indikationen nicht erwähnt
Amitriptylin	Schlafstörung bei Indikationen nicht erwähnt
Doxepin	u. a. Unruhe, Angst, Schlafstörungen und funktionelle Organbeschwerden
Niederpotente Neuroleptika	
Prothipendyl	Schlafstörung bei Indikationen nicht erwähnt
Melperon	u. a. Schlafstörungen, insb. bei Patienten der Geriatrie und Psychiatrie
Pipamperon	Als schwach potentes Neuroleptikum bei: Schlafstörungen, insb. bei geriatrischen Patienten und bei psychomotorischen Erregungszuständen
Andere	
Opipramol	Schlafstörung bei Indikationen nicht erwähnt

nichtmedikamentöse Therapiemaßnahmen zugeordnet werden (➤ Tab. 19.5).

Entspannungsmethoden wie autogenes Training und die progressive Muskelrelaxation nach Jacobson (PMR) sind effektiv, vermutlich da sie ein erhöhtes physiologisches, kognitives und emotionales Arousal reduzieren. Die Muskelentspannung kann mit kognitiven Techniken kombiniert werden, um das kognitive Arousal (i. S. eines nächtlichen Gedankenkreisens) stärker zu vermindern. Dabei wird die Vorstellung angenehmer und beruhigender Bilder eingeübt. Vor der Aufnahme von Entspannungsübungen sollten Patienten darüber aufgeklärt werden, dass kein sofortiger Wirkungseintritt zu erwarten ist. Die Übungen sollten zudem bei Behandlungsbeginn nicht im Bett ausgeführt werden, um zu vermeiden, dass zu erwartende initiale Misserfolge die Compliance abschwächen.

Tab. 19.5 Schlafstörungen aufrechterhaltende Faktoren und nichtmedikamentöse Therapieansätze (nach Riemann und Backhaus 1996)

Schlafstörungen aufrechterhaltende Faktoren	Therapiemaßnahmen
Körperliche Anspannung	Muskelentspannung
Geistige Anspannung	Ruhebild, Fantasiereisen, angenehme Gedanken
Ungünstige Schlafgewohnheiten	Regeln für einen gesunden Schlaf, Stimuluskontrolle, Schlafrestriktion
Schlafbehindernde Gedanken	Grübelstuhl, Gedankenstopp, Ersetzen negativer Gedanken und Erwartungen zum Schlaf durch schlaffördernde Gedanken

Ein zentraler Punkt in der Behandlung schlafgestörter Patienten sind die **Regeln zur Schlafhygiene.** Dazu gehören ein regelmäßiger Schlaf-Wach-Rhythmus, der auch an Wochenenden eingehalten wird, das Vermeiden von Tagschlafepisoden, Alkohol, Nikotin, Koffein und Appetitzüglern sowie schweren Mahlzeiten am Abend, regelmäßige sportliche Betätigung, morgendliche Lichtexposition, eine angenehme Schlafzimmeratmosphäre und eine allmähliche Verringerung geistiger und körperlicher Aktivitäten vor dem Zu-

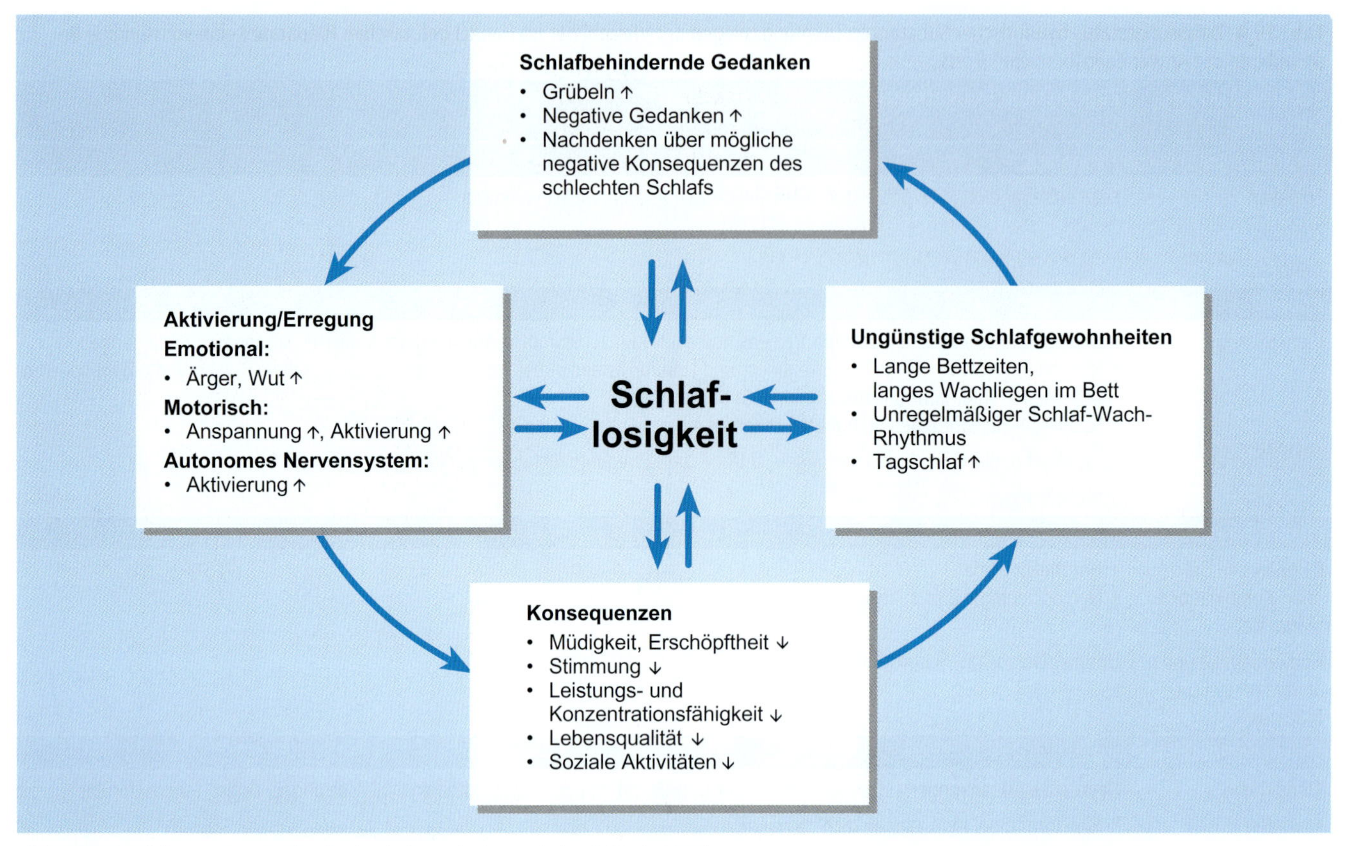

Abb. 19.4 Modell zur Genese und Aufrechterhaltung der Insomnie (nach Morin 1993)

bettgehen. Zudem sollte nachts nicht auf die Uhr geschaut werden, da das nächtliche Auf-die-Uhr-Sehen und die damit verbundene permanente Kontrolle der eigenen Schlafdauer bzw. der noch möglichen Schlafdauer zu einer Verstärkung des Arousals führt.

Dysfunktionale Einstellungen und Erwartungen bezüglich des Schlafs können durch Aufklärung über die normale Schlaf-Wach-Rhythmik verändert werden.

Die **Stimuluskontrolle** basiert bei schlafgestörten Patienten auf der Annahme, das Bett habe seine Stimulusqualität als Auslöser für das Verhalten Schlaf verloren. Um die ursprüngliche Assoziation „Bett = Schlaf" wiederherzustellen, werden folgende Strategien empfohlen:

- Das Bett nur zum Schlafen benutzen (Ausnahme: sexuelle Aktivitäten).
- Das Bett verlassen und einer entspannenden Tätigkeit (Lesen, Musikhören etc.) nachgehen, wenn man nach einer bestimmten Zeit nicht einschlafen kann.
- Morgens konsequent zur selben Zeit aufstehen.
- Tagsüber nicht schlafen.

Die Stimuluskontrolle hat sich bei konsequenter Befolgung der Verhaltensmaßregeln in vielen Untersuchungen als effektives Verfahren bewährt. Oft sind jedoch insb. ältere Betroffene nicht bereit, sich an die empfohlenen Regeln zu halten.

Der **Schlafrestriktion** liegt die Annahme zugrunde, dass chronisch schlafgestörte Patienten im Verlauf ihrer Schlafstörung eine Destabilisierung biologischer Rhythmen entwickelt haben. Um den Schlafdruck zu stärken, wird mit dem Patienten zu Beginn der Behandlung eine Bettzeit vereinbart, die der vorher durchschnittlich geschlafenen Zeit (z. B. 5 h) entspricht. Dadurch wird eine sehr große Müdigkeit erzeugt, die bei erfolgreicher Therapie dazu führt, dass Ein- und Durchschlafprobleme abnehmen. In der Regel werden die vereinbarten Bettzeiten für 1–2 Wochen eingehalten, um sie danach bei erfolgreichem Ein- und Durchschlafen um ½ h pro Woche zu verlängern. Durch diese Methode erreichen die meisten Patienten eine Bettzeit von 6–7½ h. Auch dieses Verfahren hat sich bei konsequenter Behandlung als effektiv erwiesen; es hat jedoch wie die Stimuluskontrolle den Nachteil, dass es v. a. von älteren Patienten, insb. aufgrund der initial erhöhten Tagesmüdigkeit und -schläfrigkeit, häufig nicht akzeptiert bzw. als zu mühselig erlebt wird.

Eine **kognitive Technik** zur Behandlung von Schlafstörungen ist die **paradoxe Intention.** Dabei werden Patienten instruiert, ins Bett zu gehen und so lange wie möglich wach zu bleiben. Diese Empfehlung soll den Teufelskreis aus dem frustrierenden Versuch, den Schlaf durch willentliche Kontrolle zu erzwingen, und dem daraus resultierenden erhöhten Arousal durchbrechen.

Weitere kognitive Techniken sind der **Gedankenstopp** und die **Umstrukturierung des dysfunktionalen Schlafdialogs.** Mithilfe des Gedankenstopps kann der Patient Gedankenketten, die sich ihm immer wieder aufdrängen, unterbrechen und evtl. positive bzw. entspannende Vorstellungen dagegensetzen. Die Umstrukturierung des dysfunktionalen Schlafdialogs soll auf den Schlaf bezogene irrationale Annahmen und Kognitionen verändern. Mit dem Patienten werden alternative Gedankengänge besprochen, die nachts angewandt werden können.

Viele schlafgestörte Patienten reagieren auf belastende Ereignisse während des Tages inadäquat. Sie können „nicht abschalten" und nehmen die Ereignisse mit in die Nacht. Zudem entwickeln viele eine Schonhaltung, indem sie soziale Aktivitäten abends reduzieren. Zur Bewältigung belastender Ereignisse empfehlen sich **Stressbewältigungsprogramme.** Daneben wird während der Therapie auch die **Wiederaufnahme sozialer Aktivitäten** angestrebt.

Als besonders wirksam hat sich die Kombination der genannten psychologischen Techniken in Gruppenbehandlungen schlafgestörter Patienten erwiesen. Langzeitkatamnesen bis zu 3 Jahren konnten eine persistierende Effektivität dieser Therapie belegen (Backhaus et al. 2001). Die Gruppenbehandlung ist dabei nicht nur kostensparend, sondern hat viele andere Vorteile: den Austausch der Patienten untereinander, die Erkenntnis, Leidensgenossen zu haben und ernst genommen zu werden, sowie den Modellcharakter von Mitpatienten, die schnell von der Behandlung profitieren.

LEITLINIEN

AWMF-S3-Leitlinie Nicht erholsamer Schlaf

Nichtmedikamentöse Therapieverfahren der Insomnie wie Stimuluskontrolle, Schlafrestriktion, Entspannungstechniken oder Kombinationsprogramme sind empirisch gestützte Interventionen. Benzodiazepine und benzodiazepinähnliche Hypnotika sind in der Kurzzeitbehandlung der Insomnie wirksam, ihre Langzeiteffektivität und -sicherheit sind jedoch nicht ausreichend untersucht.

Mehrere ältere Metaanalysen konnten zeigen, dass kognitiv-verhaltenstherapeutische Verfahren in der Behandlung von Insomnien sehr wirksam sind (Morin et al. 1994; Murtagh und Greenwood 1995). Zudem wiesen Irwin et al. (2006) in einer weiteren Metaanalyse die Wirksamkeit der Behandlung auch bei Personen > 60 Jahren nach.

EBM

Zur kognitiv-verhaltenstherapeutischen Insomniebehandlung liegt eine Metaanalyse nach EbM-Kriterien vor (Montgomery und Dennis 2003, Cochrane-Review), die eine klare Überlegenheit der Behandlung gegenüber Placebo und einen langfristigen Effekt (≥ 6 Monate) belegt. Zudem zeigt diese Arbeit die Wirksamkeit der Behandlung bei älteren (über 60-jährigen) Schlafgestörten. Darüber hinaus konnte eine neuere Metaanalyse positive Effekte einer internetbasierten kognitiv-verhaltenstherapeutischen Behandlung von Insomnien zeigen (Evidenzstufe Ia: Cheng und Dizon 2012, qualitätsüberprüfter Review). Montgomery und Dennis (2002, Cochrane-Review) konstatieren in einer weiteren Übersichtsarbeit, dass die Effektivität der Lichttherapie bei älteren Schlafgestörten bisher nicht empirisch durch RCTs belegt ist.

Medikamentöse vs. nichtmedikamentöse Therapieverfahren

Direkte prospektive Vergleichsstudien zwischen kognitiver Verhaltenstherapie (KVT) und medikamentöser Therapie liegen nur in geringem Umfang vor (z. B. Morin et al. 1999, 2009; Sivertsen et al. 2006). Diese Studien zeigen übereinstimmend, dass KVT und medikamentöse Therapie mittelfristig (nach 4 Wochen) gleichwertig sind. Synergistische Effekte einer Kombination von Medikation und Verhaltenstherapie gegenüber Monotherapie mit Pharmako- oder Verhaltenstherapie konnten nicht eindeutig belegt werden.

Tab. 19.6 Stufenschema der Therapie der Insomnien

Tag 0–14	Diagnostik	Ausschluss psychiatrischer/organischer Ursachen; Schlaftagebuch über 7–14 Tage und therapiebegleitend
Tag 15–35	Schlafhygienische Beratung, Entspannungstraining	Allein oder in Kombination mit pflanzlichen Stoffen; Benzodiazepin-Hypnotika (max. 3 Wochen) oder Benzodiazepinähnlichen Hypnotika (max. 3 Wochen)
Tag 36–56	„Schlaf"-spezifische Therapie Stimuluskontrolle Schlafrestriktion Kognitive Techniken	Allein oder in Kombination mit obigen Medikamenten
Tag 57–180	Konfliktzentrierte Psychotherapie (6–12 Monate)	Allein oder in Kombination mit sedierenden Antidepressiva (max. 3 Monate, dann Reevaluation)

In einer Metaanalyse (Smith et al. 2002), in der Studien mit KVT im Vergleich zu pharmakotherapeutischen Studien untersucht wurden, konnte gezeigt werden, dass die Effektstärken für beide therapeutischen Strategien vergleichbar sind, dass die KVT der Pharmakotherapie jedoch langfristig überlegen ist.

Die medikamentöse Behandlung einer Insomnie sollte deswegen in jedem Fall mit Bestandteilen der nichtmedikamentösen Therapie kombiniert werden. Die Durchführung bestimmter verhaltenstherapeutischer Techniken sollte dabei in der Hand eines ausgebildeten Therapeuten liegen. ➤ Tab. 19.6 fasst ein Stufenschema zur Therapie von Insomnien zusammen.

Resümee

Ein- und/oder Durchschlafstörungen bzw. frühmorgendliches Erwachen und eine damit assoziierte Beeinträchtigung der Leistungsfähigkeit oder Tagesbefindlichkeit sind weit verbreitet und betreffen in den westlichen Industrienationen etwa 1/10 der Bevölkerung. Zur Behandlung von Insomnien stehen sowohl medikamentöse als auch psychotherapeutische Ansätze zur Verfügung. Das Repertoire der psychotherapeutischen Verfahren stützt sich in erster Linie auf verhaltenstherapeutische Techniken, deren Wirksamkeit gut belegt ist. Bei den pharmakologischen Behandlungsverfahren dominieren Benzodiazepin-Hypnotika bzw. neue, den Benzodiazepinen sehr ähnliche Hypnotika. Ihre Kurzzeiteffektivität ist zwar gut belegt, jedoch ist ihre Anwendung mit Risiken (z. B. Abhängigkeit) verbunden, sodass ihr Einsatz auf kurze Zeiträume begrenzt werden sollte.

Nichtorganische Hypersomnie

Die diagnostischen Kriterien für die nichtorganische Hypersomnie (F51.1) sind in ➤ Box 19.3 dargestellt. Sehr ähnlich dazu wird diese Störung im DSM-5 als hypersomnische Störung codiert. In früheren Veröffentlichungen findet sich der Terminus idiopathische (ZNS-)Hypersomnie.

BOX 19.3

Kriterien der nichtorganischen Hypersomnie nach ICD-10

A. Übermäßige Schlafneigung oder Schlafanfälle während des Tages, nicht erklärbar durch eine unzureichende Schlafdauer oder einen verlängerten Übergang zum vollen Wachzustand (Schlaftrunkenheit).
B. Diese Schlafstörung tritt täglich, länger als 1 Monat oder in wiederkehrenden Perioden kürzerer Dauer auf und verursacht eine deutliche Erschöpfung oder eine Beeinträchtigung der Alltagsaktivitäten.
C. Keine zusätzlichen Symptome einer Narkolepsie (Kataplexie, Wachanfälle, hypnagoge Halluzinationen) und keine klinischen Hinweise für Schlafapnoe (nächtliche Atempausen, typische intermittierende Schnarchgeräusche etc.).
D. Fehlen eines neurologischen oder internistischen Zustandsbildes, für das die Somnolenz während des Tages symptomatisch sein kann.

Klinik Charakteristisch für die nichtorganische Hypersomnie sind eine exzessive Tagesmüdigkeit, häufiger nicht erholsamer Tagschlaf, ein verlängerter Nachtschlaf und große Schwierigkeiten, morgens oder am Ende eines Tagschlafs aufzuwachen. Imperative Einschlafattacken, wie für die Narkolepsie typisch, sind selten. Nach dem verlängerten Nachtschlaf sind die Betroffenen oft schlaftrunken bis hin zur Desorientiertheit. Manchen Patienten gelingt es trotz des Einsatzes mehrerer Wecker nicht, pünktlich zur Schule oder zur Arbeit zu kommen. Der Erkrankungsbeginn liegt meist in der Adoleszenz, die korrekte Diagnose wird jedoch häufig erst viele Jahre später gestellt. Wahrscheinlich handelt es sich um eine chronische, während des ganzen Lebens bestehende Erkrankung, wobei die Tagesmüdigkeit nach initialer Progredienz später auf einem stabilen Niveau bleibt.

Epidemiologie Schätzungen gehen von einer Prävalenz von 0,002–0,005 % in der Allgemeinbevölkerung aus (Billiard und Dauvilliers 2001).

Ätiologie In etwa 50 % d. F. kann die Erkrankung auch bei Familienangehörigen diagnostiziert werden, was für eine genetische Komponente in der Ätiologie der nichtorganischen Hypersomnie spricht. Neurophysiologisch wird eine Störung der Schlaf-Wach-Regulation mit einem Überwiegen des Non-REM-Schlaf-Systems gegenüber dem aktivierenden System der Formatio reticularis angenommen.

Diagnostik Von zentraler Bedeutung für die Diagnosestellung sind die korrekte Erfassung der Symptomatik und die Abgrenzung von anderen Krankheitsbildern. Hierbei ist an psychiatrische Erkrankungen (z. B. Depression, substanzinduzierte Hypersomnien), organische Krankheitsbilder, eine Narkolepsie oder ein SAS zu denken. Für die differenzialdiagnostische Unterscheidung von anderen Hypersomnien empfiehlt es sich, das Vorliegen der in ➤ Box 19.4 aufgeführten Symptome zu prüfen.

BOX 19.4

In der Anamnese zu berücksichtigende Aspekte zu Erkrankungen, die einer Hypersomnie am häufigsten zugrunde liegen (nach Dressing und Riemann 1994)

Schlafapnoe-Syndrom
- Schnarchen und Aussetzen der Atmungstätigkeit während des Nachtschlafs (Fremdanamnese!)
- Morgendliche Abgeschlagenheit, nicht erfrischender Schlaf
- Tagsüber auftretende, nicht erfrischende Schlafattacken
- Übergewicht

Narkolepsie
- Kataplektische Anfälle, ausgelöst durch emotionale Anspannung
- Imperative Einschlafattacken
- Schlaflähmung, d. h. besonders beim Einschlafen und Aufwachen auftretende Unfähigkeit, sich zu bewegen
- Hypnagoge Halluzination, d. h. lebhafte, traumähnliche Sinneseindrücke während des Einschlafens

Hypersomnie i. R. einer psychiatrischen Störung
- Nervenärztliche oder psychotherapeutische Vorbehandlung
- Hinweise auf Depressionen, Suizidversuche, Psychosen, Angststörungen etc.
- Familienanamnese für psychiatrische Erkrankungen

Hypersomnie i. R. von nächtlichen periodischen Beinbewegungen oder Restless-Legs-Syndrom
- Nächtliches Muskelzucken in den Extremitäten
- Missempfindungen in den Waden
- Bedürfnis, nachts aufzustehen und umherzulaufen

Nichtorganische Hypersomnie
- Schlaftrunkenheit am Morgen
- Verlängerter Nachtschlaf
- Wenig imperative, lange und kaum erholsame Einschlafattacken während des Tages

Die Polysomnografie im Schlaflabor mit zusätzlicher Durchführung eines MSLT gilt als Goldstandard der Diagnostik der nichtorganischen Hypersomnie (Chesson et al. 1997). Im Polysomnogramm zeigen sich i. d. R. eine unauffällige Schlafstruktur und eine normale Verteilung der Non-REM- und REM-Zyklen. Auffällig am Nachtschlaf sind die verkürzte Einschlaflatenz und eine insgesamt verlängerte Schlafperiode. Im MSLT lässt sich eine verkürzte Einschlaflatenz objektivieren. Allerdings ist die im MSLT gefundene mittlere Einschlaflatenz häufig länger als bei der Narkolepsie (zwischen 5 und 10 min).

Therapie Ein wichtiger Bestandteil in der Behandlung der nichtorganischen Hypersomnie sind nichtmedikamentöse Maßnahmen, insb. die Etablierung eines stabilen Schlaf-Wach-Rhythmus mit regelmäßigen Zubettgeh- und Aufstehzeiten. Zudem kann im Hinblick auf die Tagesschläfrigkeit ein Therapieversuch mit vigilanzsteigernden Substanzen unternommen werden, die auch bei Narkolepsie eingesetzt werden (s. unten). Bislang gibt es jedoch zum seltenen Störungsbild der nichtorganischen Hypersomnie keine randomisierten kontrollierten Therapiestudien. Von den bei der Narkolepsie eingesetzten vigilanzsteigernden Stimulanzien ist keine explizit für die Indikation nichtorganische Hypersomnie zugelassen. Da es therapeutisch bei Erfolglosigkeit nichtmedikamentöser Maßnahmen jedoch derzeit keine Alternativen gibt, erscheint der Einsatz von Stimulanzien bei entsprechendem Leidensdruck gerechtfertigt.

Narkolepsie

Die zentralen Symptome der Narkolepsie sind in ➤ Box 19.5 zusammengefasst. Zunächst tritt meist eine erhöhte Einschlafneigung in monotonen Situationen auf. Diese wird von den Patienten häufig noch nicht als krankhaft empfunden. Erster Anlass für eine Konsultation des Arztes sind meist **Einschlafattacken** in Situationen, in denen Gesunde nicht einschlafen können, z. B. während einer anregenden Unterhaltung oder beim Essen. Diese Einschlafattacken sind „imperativ", d. h., die Patienten können sich nicht dagegen wehren. Die Schlafepisoden dauern i. d. R. 10–20 min, danach fühlen sich die Patienten erfrischt. Innerhalb von einigen Stunden stellt sich jedoch wieder erhöhte Müdigkeit mit weiteren Einschlafattacken ein.

Meist sind die Patienten aus den Einschlafattacken weckbar. Im Verlauf der Erkrankung entwickelt sich eine andauernde Müdigkeit, woraus eine massive Beeinträchtigung der Lebensqualität resultiert. Die kurze Dauer der Einschlafattacken und das erfrischte Aufwachen sind wichtige Kriterien zur Abgrenzung der Narkolepsie von der Hypersomnie sowie dem SAS (s. unten).

BOX 19.5

Symptome der Narkolepsie

- Imperative Einschlafattacken und/oder kontinuierliches Müdigkeitsgefühl
- Kataplexien
- Hypnagoge Halluzinationen
- Schlafparalyse
- Automatisches Verhalten
- Nächtliche Schlafstörungen mit häufigem Erwachen

Kataplexien (plötzliche Erschlaffung des Muskeltonus, meist bilateral symmetrisch) sind ein charakteristisches Symptom der Narkolepsie. Die Attacken können einige Sekunden, in Extremfällen als Status kataplecticus mehrere Stunden bis Tage dauern. Das Erscheinungsbild ist sehr variabel und reicht von einer kaum wahrnehmbaren, vorübergehenden kurzen Erschlaffung einzelner Gesichtsmuskeln bis zum Hinstürzen bei Hypotonie der Beinmuskulatur. Während kataplektischer Attacken sind die Patienten gewöhnlich bei Bewusstsein. Typischerweise werden Kataplexien durch spezifische Affekte (v. a. Lachen und Ärger) ausgelöst. Kataplexien können ernsthafte Verletzungen nach sich ziehen und damit einschneidende Konsequenzen für die Lebensführung der Patienten haben.

Patienten mit Narkolepsie leiden zudem unter **hypnagogen Halluzinationen:** lebhaften Sinneswahrnehmungen v. a. visueller Art, die beim Einschlafen auftreten. Meist werden solche Episoden als negativ erlebt und sind häufig mit Angst verbunden. Patienten mit dem Vollbild einer Narkolepsie berichten außerdem über Symptome einer **Schlafparalyse:** Sie können sich beim Aufwachen für einige Sekunden bis Minuten weder bewegen noch sprechen. Diese Symptome sind für die Patienten v. a. dann sehr beängstigend, wenn sie von hypnagogen Halluzinationen begleitet sind. **Automatische Handlungen** werden bei zunehmender Ermüdung am Tag vorgenommen: In einer Art Halbschlaf führen die Patienten Routinetätigkeiten wie Schreiben oder Autofahren durch, wobei es zu gravierenden Fehlleistungen kommen kann. Patienten, die bereits mehrere Jahre an Narkolepsie leiden, zeigen im Nachtschlaf zudem **häufige Wachperioden** und Stadienwechsel. Unter dem Begriff **narkoleptische Tetrade** werden die Symptome Einschlafattacken, Kataplexien, hypnagoge Halluzinationen und Schlafparalyse zusammengefasst.

Epidemiologie Mit einem geschätzten Vorkommen in der Allgemeinbevölkerung von 0,03–0,16 % ist die Narkolepsie eine seltene Erkrankung. Sie beginnt häufig in der Jugend und selten nach dem 35. Lj. Männer und Frauen sind gleich häufig betroffen.

Ätiologie Eine **genetische Komponente** spielt wahrscheinlich eine wichtige Rolle. Das Risiko, an Narkolepsie zu erkranken, ist beim Vorhandensein von blutsverwandten erkrankten Familienmitgliedern mit 2,5 % im Vergleich zur Allgemeinbevölkerung deutlich erhöht. Auch das Vorhandensein des HLA-DR2/DQB1*0602-Gens bei über 99 % aller Narkolepsie-Patienten weist auf einen genetischen Anteil an der Erkrankung hin. Bei hoher Sensitivität des HLA-DR2/DQB1*0602-Gens für die Diagnose der Narkolepsie ist die Spezifität jedoch gering, da 12–38 % der Normalbevölkerung HLA-DR2/DQB1*0602-positiv sind.

Charakteristische Auffälligkeiten des REM-Schlafs bei Narkolepsie-Patienten führten zu der Hypothese, dass bei dieser Erkrankung eine Regulationsstörung des REM-Schlafs i. S. einer Desinhibition besteht. Neuere Befunde weisen als mögliche Pathogenese auf eine Dysfunktion des **Orexin(= Hypocretin)-Systems im Gehirn** hin. Bei den Orexinen handelt es sich um neu entdeckte Neuropeptide, die für die Schlaf-Wach-Regulation von hoher Relevanz sind. Im Tiermodell an Orexin-„Knock-out"-Mäusen fiel auf, dass diese Tiere phänotypisch ein narkolepsieähnliches Verhalten mit Kataplexien sowie erhöhter Einschlafneigung aufwiesen.

Diagnostik Zur Sicherung der Diagnose Narkolepsie sind eine polysomnografische Untersuchung, der MSLT sowie eine HLA-DR2/DQB1*0602-Bestimmung notwendig. Im Nachtschlaf treten bei Patienten mit Narkolepsie sehr häufig ein **Sleep-Onset-REM** (SOREM, REM-Schlaf innerhalb von 10 min nach dem Einschlafen) und ein fragmentierter Nachtschlaf auf. Im MSLT liegt die Einschlaflatenz im Mittel unter 8 min, und es treten mindestens zwei SOREMs auf. Der HLA-DR2-Befund ist positiv. Polysomnografie inkl. MSLT gilt als Goldstandard der Narkolepsiediagnostik (Chesson et al. 1997).

Therapie Obwohl die Narkolepsie eine organische Erkrankung ist, empfehlen sich bei allen Patienten **nichtmedikamentöse Maßnahmen:** Es gibt Hinweise darauf, dass eine Gewichtsreduktion zu einer leichten Minderung der Einschlafneigung führt. Schlafhygienische Maßnahmen wie ein stabiler Schlaf-Wach-Rhythmus und geplante Tagschlafepisoden reduzieren das Risiko plötzlicher Einschlafattacken. Zudem sind sozio- und psychotherapeutische Maßnahmen sinnvoll. Dazu gehören die Aufklärung des Patienten und seiner Familie über das Krankheitsbild und der Ratschlag, sich einer Selbsthilfeorganisation (Deutsche Narkolepsie Gesellschaft, www.dng-ev.de/) anzuschließen. Die Erkrankung rechtfertigt einen Behinderungsgrad von 30–80 %.

Zur **medikamentösen Behandlung** der Tagesmüdigkeit werden vigilanzsteigernde Präparate wie **Modafinil** oder **Methylphenidat** eingesetzt, die beide für die Behandlung der Narkolepsie zugelassen sind (s. AWMF-S3-Leitlinie). Ein narrativer Review (Littner et al. 2001) kommt zu dem Schluss, dass für Modafinil und Amphetamine ausreichend Evidenz aus kontrollierten Studien vorliegt, um ihren Einsatz bei der Narkolepsie zu rechtfertigen. Weniger gut untersucht ist jedoch die Frage von Nebenwirkungen, insb. im Hinblick auf die Langzeittherapie.

LEITLINIEN

AWMF-S3-Leitlinie Nicht erholsamer Schlaf

Zur medikamentösen Therapie der Tagesschläfrigkeit bei Narkolepsie sind Stimulanzien die Methode der Wahl, wobei zunächst ein Therapieversuch mit Modafinil empfohlen wird. Bei im Vordergrund stehenden Kataplexien sowie gestörtem Nachtschlaf wird empfohlen, Natriumoxybat als Therapie der 1. Wahl einzusetzen.

Kataplexien, Schlafparalyse und hypnagoge Halluzinationen sind REM-Schlaf-assoziierte Symptome und können daher durch Substanzen behandelt werden, die den REM-Schlaf unterdrücken. **Natriumoxybat** und **Clomipramin** sind für diese Indikation in Deutschland zugelassen.

EBM

Ein Cochrane-Review (Vignatelli et al. 2008) stellt fest, dass für den weit verbreiteten Einsatz von Antidepressiva in der Behandlung der Narkolepsie bisher kaum empirische Evidenz vorliegt.

Atmungsgebundene Schlafstörungen

Klinik Schlafapnoe-Syndrome (SAS) sind durch wiederkehrende, mindestens 10 Sekunden (s) andauernde Atemstillstände während des Schlafs charakterisiert. Die Atemstillstände können bis zu mehr als 60 s andauern. Gewöhnlich sinkt währenddessen die Sauerstoffsättigung im Blut ab. Unterschieden werden das **obstruktive Schlafapnoe-Syndrom,** dem primär eine Obstruktion der oberen Atemwege zugrunde liegt, und das **zentrale Apnoe-Syndrom,** bei dem die Apnoen durch mangelnde Aktivierung der an der Atmung beteiligten Muskelgruppen bedingt sind. Häufig liegen Mischformen vor. Subjektiv wird von Betroffenen in erster Linie erhöhte Tagesmüdigkeit bzw. -schläfrigkeit beklagt. Vom Bettpartner werden i. d. R. Schnarchen und Atempausen während des Schlafs geschildert.

Epidemiologie Die Prävalenz des SAS liegt bei etwa 0,5–2 %. Während obstruktive SAS prinzipiell in jedem Lebensalter, bevorzugt aber bei Männern zwischen dem 40. und 60. Lj. auftreten können, treten die zentralen SAS erst in höherem Alter häufig auf.

Ätiologie Bei der **obstruktiven Schlafapnoe** ist das komplexe, zentralnervös gesteuerte Zusammenspiel der verschiedenen Muskeln beim Atmungsvorgang gestört, sodass es insb. in Rückenlage zu pharyngealen Obstruktionen kommt, mitunter sogar zu einem vollständigen Kollaps des Rachenschlauchs. Tagsüber ist die Atemfunktion i. d. R. unauffällig. Faktoren, welche die obstruktive Apnoe begünstigen, sind Adenoide, vergrößerte Tonsillen, Nasenseptumdeviation, Makroglossie, Mikrognathie und vermehrte Fetteinlagerungen bei Adipositas. Die Einnahme von Tranquilizern, Alkohol und anderen atemdepressorischen Substanzen wirkt sich negativ auf die Kontrolle der Atemfunktion im Schlaf aus. Neben kompletten pharyngealen Obstruktionen mit daraus resultierender Apnoe zeigen viele Apnoe-Patienten auch Hypoventilationen. Hierbei ist der Luftstrom auf weniger als 50 % reduziert, und auch die Sauerstoffsättigung kann abnehmen.

Dem **zentralen Schlafapnoe-Syndrom** können verschiedene Ursachen zugrunde liegen, z. B. Läsionen, v. a. im Hirnstamm. Meist finden sich jedoch keine umschriebenen organischen Läsionen, sodass eine funktionelle Störung des Regelkreises zwischen Lunge und Atmungszentrum angenommen wird.

Diagnostik ➤ Box 19.6 fasst die charakteristischen Symptome des SAS zusammen. Wenn der Bettpartner die Leitsymptome des SAS wie lautes und unregelmäßiges Schnarchen sowie nächtliche Atempausen beobachtet, ist eine weitere Diagnostik angezeigt.

BOX 19.6

Charakteristika des Schlafapnoe-Syndroms

- Erhöhte Tagesmüdigkeit
- Lautes, unregelmäßiges Schnarchen
- Beobachtung nächtlicher Atempausen durch den Bettpartner
- Unspezifische psychische Symptome wie Abgeschlagenheit und eine Beeinträchtigung in der Leistungsfähigkeit
- Unruhiger Schlaf
- Morgendliche Abgeschlagenheit, diffuse, dumpfe Kopfschmerzen, Mundtrockenheit
- Libido- und Potenzstörungen
- Adipositas
- Hypertonie, Herzrhythmusstörungen

An die gründliche Anamneseerhebung muss sich die allgemeinkörperliche, internistische und neurologische Untersuchung anschließen. Zudem sollte bei V. a. ein SAS eine HNO-ärztliche Untersuchung veranlasst werden, um Stenosen im Bereich der oberen Atemwege auszuschließen.

Anschließend werden ambulante Monitoringsysteme eingesetzt, mit denen unter häuslichen Bedingungen während des Schlafs Sauerstoffsättigung, Herzaktion und Schnarchgeräusche kontinuierlich aufgezeichnet werden können. Sollten sich die Verdachtsmomente auf ein SAS erhärten, ist die weitere Diagnostik im Schlaflabor mit Polysomnografie angezeigt. Dabei wird neben EEG, EOG und EMG die Atemtätigkeit durch Atemfühler an Mund und Nase sowie thorakal und abdominal registriert. Schnarchgeräusche und Sauerstoffsättigung werden aufgezeichnet, um festzustellen, ob es sich um obstruktive, zentrale oder gemischte Apnoen handelt. Die kardiorespiratorische Polysomnografie gilt als Goldstandard in der Diagnostik schlafbezogener Atmungsstörungen (Chesson et al. 1997). ➤ Abb. 19.5 zeigt das Schlafprofil eines Schlafapnoe-Patienten.

Im Allgemeinen wird ein Index von mehr als 5 Apnoen/h in Verbindung mit Tagesmüdigkeit oder ein Index von mehr als 15 Apnoen/h ohne Tagesmüdigkeit als pathologisch angesehen.

Therapie An erster Stelle in der Therapie des obstruktiven SAS stehen **verhaltensmedizinische Maßnahmen** wie Gewichtsreduktion, Alkohol- und Nikotinkarenz, das Weglassen sedierender atemdepressorischer Substanzen, das Vermeiden der Rückenlage im Schlaf (z. B. durch Einnähen von Tennisbällen in das Rückenteil des Schlafanzugs oder durch das nächtliche Tragen eines gefüllten Rucksacks), die Etablierung eines geregelten Schlaf-Wach-Rhythmus das Vermeiden von Schlaf in Höhen > 1.000 m über dem Meeresspiegel. Bei leichten SAS können diese Maßnahmen ausreichend sein, sollten aber auch bei schweren Apnoe-Syndromen umgesetzt werden.

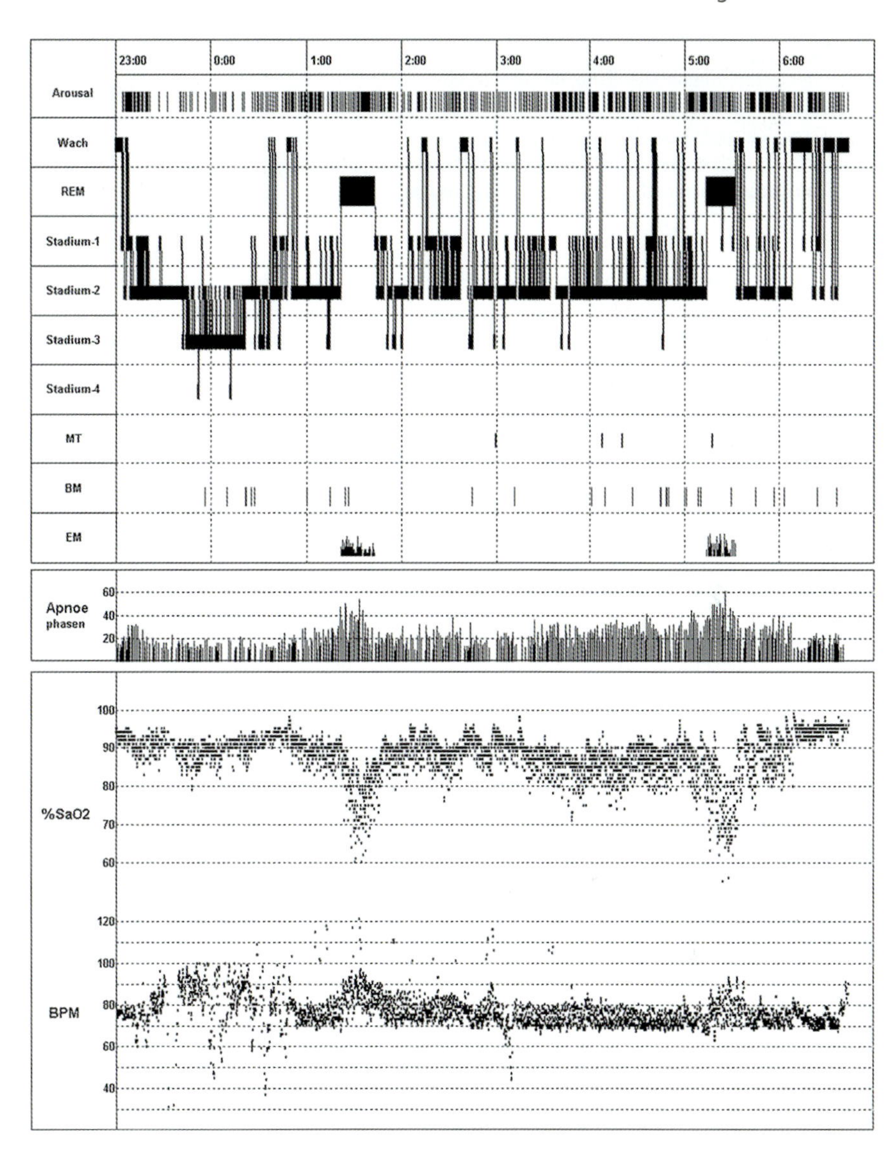

Abb. 19.5 Schlafprofil eines Schlafapnoe-Patienten

EBM

Einer Übersichtsarbeit (Shneerson und Wright 2001, Cochrane-Review) zu Änderungen der Lebensführung *(lifestyle modification)* mit Gewichtsreduktion, Erhöhung körperlicher Aktivität, Schlafhygiene etc. zufolge liegen zur Wirksamkeit dieser Interventionen bisher keine RCTs vor. Somit steht der Beweis für eine empirisch gesicherte Effektivität dieser Therapiemaßnahmen beim SAS noch aus.

Ein weiterer Cochrane-Review (Mason et al. 2013) kommt zu dem Schluss, dass eine pharmakologische Therapie des SAS bei der derzeitigen Datenlage nicht empfohlen werden kann.

Therapie der Wahl bei ausgeprägtem obstruktivem SAS ist die nächtliche **CPAP-Beatmung** *(continuous positive airway pressure)* (s. AWMF-S3-Leitlinie). Bei dieser Therapie wird über eine Nasenmaske ein kontinuierlicher Überdruck in den Atemwegen erzeugt, sodass die oberen Atemwege pneumatisch geschient werden und ein Kollaps des Rachenschlundes verhindert wird. Die Einstellung auf CPAP muss in einem Schlaflabor erfolgen, um mögliche Komplikationen zu kontrollieren. Unter CPAP-Behandlung kommt es meist zu einer vollständigen Normalisierung der Atmung und des Schlafs.

LEITLINIEN

AWMF-S3-Leitlinie Nicht erholsamer Schlaf

Die überlegene Therapie für alle Schweregrade des obstruktiven SAS ist die nächtliche Überdruckbeatmung (CPAP-Behandlung). Beim zentralen SAS sollte die Diagnostik und Behandlung einer möglichen Grunderkrankung zunächst im Vordergrund stehen.

EBM

Giles et al. (2006) kommen in ihrem Cochrane-Review (Evidenzstufe Ia) zu dem Schluss, dass die CPAP-Behandlung eine Verringerung der Tagesschläfrigkeit sowie eine Verbesserung der Lebensqualität bewirkt. Bemängelt wurde jedoch, dass nur wenige Langzeitstudien über diese Behandlung vorliegen.

Zudem verbessert die CPAP-Therapie einer Übersichtsarbeit zufolge auch depressive Symptome (McMahon et al. 2003). Der blutdrucksenkende Effekt der CPAP-Behandlung ist nach derzeitiger Studienlage als eher gering einzuschätzen (Alajmi et al. 2007). Bei lebensbedrohlichen SAS wird als Ultima Ratio eine Tracheotomie durchgeführt. Andere operative Maßnahmen wie etwa die Uvulopalatopharyngoplastik (UPPP) sind umstritten.

EBM

Zur Effektivität chirurgischer Eingriffe bei der obstruktiven Schlafapnoe liegt ebenfalls ein Cochrane-Review vor (Sundaram et al. 2005). Die Autoren dieser Übersichtsarbeit kommen zu dem Schluss, dass die vorliegenden Studien aufgrund des geringen Wirksamkeitsnachweises nicht für den Einsatz von chirurgischen Maßnahmen beim SAS sprechen.

In der Literatur werden auch mechanische Hilfen wie das *Mandibular Advancement Device* (MAD) vorgeschlagen, die bei Schnarchen und obstruktiver Schlafapnoe eingesetzt werden. Eine ältere Übersichtsarbeit (Schmidt-Nowara et al. 1995) konstatiert aber allenfalls eine mäßige Effektivität dieser Maßnahmen.

Resümee

Hypersomnien sind Störungen mit verlängertem Nachtschlaf, erhöhter Tagesmüdigkeit und Schläfrigkeit sowie unerwünschten Schlafepisoden während des Tages. Ursache können sog. nichtorganische Hypersomnien, atmungsgebundene Schlafstörungen oder die Narkolepsie sein. Für das SAS steht mit der CPAP-Behandlung eine sehr effektive Therapie zur Verfügung. Bei Narkolepsie und nichtorganischer Hypersomnie kann eine medikamentöse Behandlung die Symptome deutlich lindern.

Schlafstörung mit Störung des zirkadianen Rhythmus

Unter „Schlafstörungen mit Störung des zirkadianen Rhythmus" werden Schlafstörungen verstanden, bei denen es zur Desynchronisation zwischen biologischen Rhythmen wie Körpertemperatur, Hormonausschüttung und Schlaf-Wach-Rhythmik kommt. Dies ist der Fall bei sehr unterschiedlichen Störungen wie dem Syndrom der verzögerten Schlafphase *(Delayed Sleep Phase Syndrome),* dem Jetlag und Schlafstörungen bei Schichtarbeit.

Syndrom der verzögerten Schlafphase

Klinik Für das Syndrom der verzögerten Schlafphase sind späte Einschlaf- und Aufwachzeiten typisch, die im Vergleich mit konventionellen Schlaf-Wach-Rhythmen um etwa 3–6 h verschoben sind. Den Betroffenen gelingt es dabei nicht, zu sozial üblichen Zubettgehzeiten einzuschlafen. In der Regel klagen sie nicht über Schlafstörungen, solange sie ihrem eigenen Rhythmus folgen und aufstehen können, wann sie wollen. Problematisch wird es, wenn sie durch Berufstätigkeit oder Schulbesuch gezwungen werden, ihren Rhythmus zu verändern. Dies kann zu schwerwiegenden Leistungseinbußen im Beruf oder in der Schule führen.

Epidemiologie Bei Jugendlichen in westlichen Industrienationen kommt das Syndrom der verzögerten Schlafphase mit bis zu 10 % häufig vor. Im Erwachsenenalter liegt die Prävalenz jedoch nur bei etwa 1 %.

Ätiologie Untersuchungen zu hormonellen Rhythmen, Körpertemperatur und Schlaf-Wach-Rhythmik konnten zeigen, dass Minima und Maxima, z. B. der Kortisolausschüttung, im Vergleich zur Norm „nach hinten" verschoben sind. Wahrscheinlich besteht hierfür eine genetische Prädisposition.

Diagnostik Die Diagnose des Syndroms der verzögerten Schlafphase beruht auf der klinischen Anamnese, insb. der Unfähigkeit, den verzögerten Rhythmus umzustellen, und auf dem damit verbundenen Leidensdruck. Es empfiehlt sich zusätzlich das Führen eines Schlaftagebuchs über einen Zeitraum von mindestens 7 Tagen, sowie eine Aktigrafie und die Bestimmung des *Dim Light Melatonin Onset* (DLMO). Zum Ausschluss anderer schlafbezogener Pathologien kommt die Polysomnografie zur Anwendung. Zusätzlich kann eine Bestimmung der Hormonrhythmik und des zirkadianen Verlaufs der Körpertemperatur durchgeführt werden. Die Grenzziehung, ob und in welchem Ausmaß es sich bei diesem Syndrom um ein pathologisches Phänomen handelt, ist schwierig. Wenn es einem Betroffenen gelingt, eine Beschäftigung zu finden, die mit seinem Rhythmus in Einklang zu bringen ist, und wenn er zufriedenstellende soziale Kontakte aufbauen kann, wird er keinen Leidensdruck entwickeln.

Therapie Beim Syndrom der verzögerten Schlafphase haben sich chronotherapeutische Maßnahmen bewährt. Die Patienten können zwar i. d. R. ihre Schlafphase kaum willentlich nach vorn verlegen, es ist ihnen jedoch möglich, sie nach hinten zu verschieben. Zur Behandlung wird deshalb empfohlen, das **Zubettgehen und Aufstehen jeden Tag um 3 h nach hinten zu verschieben,** bis sozial erwünschte Zubettgeh- und Aufstehzeiten erreicht sind. Diese Behandlung wird jedoch von wenigen Betroffenen tatsächlich durchgeführt. Zudem können sehr helles Licht am Morgen **(Fototherapie)** und die Gabe von Melatonin zur gewünschten Zubettgehzeit erfolgreich sein.

Ein narrativer Review (Wyatt 2004) stellt fest, dass die Lichttherapie trotz methodischer Schwächen der entsprechenden Studien anscheinend das Potenzial hat, das Syndrom der verzögerten Schlafphase zu bessern. Die Metaanalyse von Buscemi et al. (2005) kommt zu dem Schluss, dass Melatonin in der Behandlung des Syndroms der verzögerten Schlafphase wirksam ist.

Jetlag-Syndrom

Klinik Beim Jetlag-Syndrom leiden die Betroffenen nach Zeitzonenwechsel unter Ein- und/oder Durchschlafstörungen, erhöhter Tagesmüdigkeit, Beeinträchtigung der Leistungsfähigkeit und körperlichen Beschwerden wie Appetitstörungen, Übelkeit und allgemeinem Unwohlsein.

Epidemiologie Das Jetlag-Syndrom betrifft nahezu alle, die Transmeridianflüge mit schnellem Wechsel der Zeitzonen unternehmen. Ältere Menschen leiden stärker unter der Jetlag-Symptomatik als jüngere. Die Anpassung an neue Zeitgeber erfolgt meist schneller nach einem Flug in Richtung Westen als in Richtung Osten, da es leichter fällt, die Länge des Tages willentlich zu verlängern als zu verkürzen.

Ätiologie Als Folge des schnellen Wechsels der Zeitzonen kommt es zu einer Diskrepanz zwischen inneren biologischen Rhythmen (insb. Regulation der Körpertemperatur und Hormonsekretion) und dem Schlaf-Wach-Rhythmus. Dabei kann der Schlaf-Wach-Rhythmus relativ schnell an den neuen Hell-Dunkel-Wechsel angepasst werden. Die Angleichung biologischer Rhythmen erfolgt jedoch nur mit einer Geschwindigkeit von ca. 1 h/Tag.

Diagnostik Eine spezielle Diagnostik ist nicht erforderlich; i. d. R. reicht die Anamnese mit dem engen Zusammenhang zwischen Schlafstörung und Zeitzonenflug aus.

Therapie Zur Reduktion von Jetlag-Symptomen empfehlen sich präventive Maßnahmen. Bei nur kurzen Aufenthalten in der neuen Zeitzone sollte der **alte Rhythmus aufrechterhalten** werden (Termine können entsprechend gelegt werden). Bei längeren Aufenthalten sollte man sich bereits im Flugzeug auf die neue Ortszeit einstellen und sich am Ankunftsort sofort neuen sozialen Zeitgebern aussetzen. Die **Lichtexposition** am Zielort ist sehr wichtig, da natürliches Licht ein sehr wirksamer Stimulus zur Modifikation biologischer Rhythmen ist. Medikamentös ist **Melatonin** indiziert.

EBM

Herxheimer und Petrie (2002) kommen in ihrem Cochrane-Review (Evidenzstufe Ia) über die Behandlung des Jetlags zu dem Schluss, dass die Therapie mit Melatonin effektiv ist.

Schlafstörungen durch Schichtarbeit

Von Schichtarbeit, d. h. Arbeit zu wechselnden Tageszeiten (Früh-, Spät- und Nachtschicht) oder auch Arbeit zu konstant ungewöhnlichen Zeiten (Dauernachtschicht), sind in Deutschland etwa 20 % aller Berufstätigen betroffen.

Ätiologie Schichtarbeiter leben gegen ihre „innere Uhr“: Zur Nachtzeit, wenn biologische Systeme auf Erholung geschaltet sind, müssen sie aktiv sein, und zur Tageszeit, wenn der Organismus auf Leistung programmiert ist, schlafen.

Klinik Schichtarbeit kann zu Ein- und Durchschlafstörungen, dem Gefühl nicht erholsamen Schlafs, einer Beeinträchtigung von Stimmung, Konzentration und Antrieb sowie zu Hypersomnie mit entsprechenden psychischen und sozialen Folgen führen. Schichtarbeit geht zudem mit einem erhöhten Risiko für gastrointestinale und kardiovaskuläre Erkrankungen einher.

Epidemiologie Schlafstörungen i. R. von Schichtarbeit treten etwa bei 25 % aller regelmäßigen Schichtarbeiter auf. Man geht davon aus, dass Flexibilität und Anpassungsfähigkeit an die Erfordernisse der Schichtarbeit ab dem 45. Lj. deutlich abnehmen. Zudem haben konstitutionelle Faktoren, Persönlichkeit, familiäres Umfeld und Wohnbedingungen einen erheblichen Einfluss darauf, ob Schichtarbeit zu den genannten Symptomen führt.

Diagnostik Zur Klärung der Frage, ob die beklagte Schlafstörung ausschließlich auf Schichtarbeit oder auf andere Faktoren zurückzuführen ist, empfiehlt sich bei Schichtarbeitern das Führen eines Schlafprotokolls mit gleichzeitigem Protokollieren der Arbeitszeiten. Eine spezielle Diagnostik im Schlaflabor ist nicht notwendig, wenn sich anamnestisch keine Hinweise auf eine spezifisch organische schlafbezogene Störung ergeben.

Therapie Bei Schichtarbeit kann die Planung der Schichten zur Reduktion von Schlafstörungen beitragen. **Kurze Nachtschichtperioden** verursachen deutlich weniger Probleme als z. B. ein wöchentlicher Schichtwechsel. Besonders günstig scheinen **einzelne Nachtschichten** zu sein, die häufig problemlos bewältigt werden können. Bedeutsam ist zudem die Rotationsrichtung der einzelnen Schichten: Ein **Vorwärtswechsel** in der Reihenfolge Früh-, Spät- und Nachtschicht wird am besten toleriert. **Kurze Schlafepisoden** und **Lichttherapie** können sich positiv auf Schlafstörungen im Zusammenhang mit Schichtarbeit auswirken. Psychopharmakologisch ist **Modafinil** drei RCTs zufolge eine effektive Behandlungsoption (Schwartz und Roth 2006).

Resümee

Schlafstörungen, die auf Störungen des zirkadianen Rhythmus zurückzuführen sind, spielen insb. in der Arbeitsmedizin eine große Rolle, da hiervon in erster Linie Schichtarbeiter betroffen sind. Mit Lichttherapie, Melatonin, Modafinil sowie verhaltensmedizinischen Interventionen stehen effektive Therapieverfahren zur Verfügung.

Andernorts nicht spezifizierte Dyssomnien

Diese Kategorie dient der Klassifikation von Dyssomnien, die nicht in die vorher genannten Dyssomnie-Kategorien eingeordnet werden können. Die wichtigsten Störungen sind das Restless-Legs-Syndrom (ICD-10: G25.81), das Syndrom der nächtlichen Beinbewegungen *(Periodic Leg Movement Disorder* [PLMD]; ICD-10: G25.80) und das Chronic-Fatigue-Syndrom (ICD-10: F48.0).

Restless-Legs-Syndrom (RLS) und Syndrom der nächtlichen periodischen Beinbewegungen

Klinik Das RLS ist gekennzeichnet durch einen Bewegungsdrang in den Beinen (gelegentlich auch in den Armen) in Verbindung mit Missempfindungen, die für die Betroffenen schwierig zu beschreiben sind und durch aktive Bewegung für kurze Zeit gelindert werden können. Die Symptome treten in Ruhe auf und zeigen eine starke zirkadiane Rhythmik mit max. Ausprägung während der Nacht. Dadurch können bei schwerem RLS erhebliche Ein- und Durchschlafstörungen entstehen, die meist der Grund für die Konsultation eines Arztes sind.

Das RLS ist in 80–90 % d. F. mit einer erhöhten Anzahl an nächtlichen periodischen Beinbewegungen (*periodic leg movements,* PLMs) verbunden. Dabei handelt es sich um während des Schlafs in rhythmischen Abständen (5–90 s) auftretende Extensionsbewegungen der Großzehe, teilweise auch Flexionsbewegungen im Fuß-, Knie- und Hüftgelenk, die 0,5–10 s dauern. Gehen sie mit einer Beschleunigung des EEG oder kurzen Aufwachphasen einher, kann eine erhebliche Störung des Schlafs resultieren. Das PLMD ist durch das Auftreten von periodischen Beinbewegungen und das Vorhandensein von Schlafbeschwerden und/oder Tagesmüdigkeit bei fehlenden RLS-Beschwerden definiert. Das Konzept des PLMD beruht auf der Annahme, dass die Schlafbeschwerden und/oder die Tagesmüdigkeit durch die Präsenz von PLMs bedingt sind. Anzumerken ist dabei, dass PLMs auch bei älteren Personen ohne Schlafstörungen und bei anderen schlafbezogenen Erkrankungen (z. B. Narkolepsie) vorkommen.

Epidemiologie Das RLS hat in unselektierten Populationen eine **Prävalenz von 5–10 %** (Trenkwalder et al. 2005). Therapiebedürftig sind vermutlich 20–30 % der Betroffenen, d. h. ca.1–3 % der Population. Die Prävalenz des PLMD liegt bei knapp unter 4 % (Ohayon und Roth 2002).

Ätiologie Für das RLS wird ein zentralnervöser Entstehungsmechanismus angenommen. Dabei wird eine gesteigerte Erregbarkeit mono- und polysynaptischer Reflexbögen auf der Ebene von Hirnstamm und Rückenmark vermutet, die für die motorischen Phänomene verantwortlich sind. Das gute Ansprechen der Beschwerden auf L-Dopa und Opioide stützt die Hypothese einer **Dysfunktion** der **dopaminergen Neurotransmission** bzw. einer Beteiligung opioiderger Mechanismen an der Pathogenese. Beim RLS findet sich in etwa **50 % d. F. eine familiäre Häufung** mit Hinweisen auf einen autosomal-dominanten Erbgang. Darüber hinaus gibt es **sekundäre Formen,** die z. B. bei Niereninsuffizienz, Eisenmangel bzw. in der Schwangerschaft auftreten können (Trenkwalder und Paulus 2010).

Diagnostik Das RLS wird anhand der klinischen Symptome diagnostiziert; je nach Beschwerdeschilderung kann es gelegentlich diagnostische Schwierigkeiten bereiten. Polyneuropathien einschl. *Small-Fibre*-Neuropathien, Muskelkrämpfe, vaskuläre Erkrankungen der Extremitäten und die neuroleptikainduzierte Akathisie sind die wichtigsten Differenzialdiagnosen.

Durch **polysomnografische Untersuchungen** im Schlaflabor mit Ableitung des Oberflächen-EMG vom M. tibialis anterior beidseits können das Ausmaß der Schlafstörung und die Differenzialdiagnose der Tagesmüdigkeit, ein SAS, festgestellt bzw. ausgeschlossen werden (Chesson et al. 1997). Die Polysomnografie sollte unklaren und komplizierten Fällen vorbehalten bleiben. Bei Patienten mit RLS zeigt sich polysomnografisch i. d. R. ein Schlafprofil mit verlängerten Einschlafzeiten und gehäuften nächtlichen Wachperioden. Meist ist die Schlafeffizienz stark vermindert und der Tiefschlafanteil reduziert. Periodische Beinbewegungen im Schlaf können elektromyografisch nachgewiesen werden. Beim RLS können die periodischen Beinbewegungen auch im Wachzustand auftreten.

Therapie Zur Behandlung des idiopathischen RLS sind **dopaminerge Substanzen** das Mittel der Wahl. Die schwerwiegendste Nebenwirkung der dopaminergen Behandlung ist die Augmentation, d. h. eine Verstärkung der Symptome, eine zeitliche Vorverlagerung in frühere Tagesstunden und eine Ausbreitung der Symptome auf andere Körperteile, die im zeitlichem Zusammenhang mit der dopaminergen Therapie, meist innerhalb der ersten 2 Jahre, auftritt. In diesen Fällen bzw. bei nicht ausreichendem Ansprechen auf die dopaminerge Medikation sollte diese beendet und durch alternative medikamentöse Behandlungsoptionen, z. B. Opiate oder Antikonvulsiva (v. a. sog. Alpha-2-delta-Liganden wie Gabapentin, Pregabalin), ersetzt werden. Die dopaminergen Pharmaka werden auch beim PLMD eingesetzt, wenngleich hierzu kaum Studien durchgeführt wurden und die Evidenz für eine Besserung der Schlafstörung und/oder der Tagesmüdigkeit selten ausreichend ist. Bei sekundären Formen steht die Behandlung der Grunderkrankung im Vordergrund. Die Gabe von Dopaminergika führt auch in sekundären Fällen meist zu einer deutlichen Symptomreduktion.

Aktuelle Cochrane-Metaanalysen (Scholz et al. 2011a, b) zeigen, dass Dopaminergika in der Therapie des RLS effektiv sind, wobei der Effekt eher als moderat anzusehen ist. In Deutschland sind zur Behandlung des RLS bisher L-Dopa (Restex®) sowie die Dopaminagonisten Pramipexol, Ropinirol und Rotigotin (Neupro-Pflaster®) zugelassen (s. AWMF-S3-Leitlinie).

EBM

Einem neuen Review zufolge erwies sich sowohl die Behandlung mit Dopaminagonisten als auch die Gabe von Alpha-2-delta-Liganden bei schwer ausgeprägter Restless-Legs Symptomatik als effektiv (Evidenzstufe Ia; Wilt et al. 2013; qualitätsüberprüfter Review). Beide Therapieoptionen waren im Vergleich zu Placebo jedoch mit unerwünschten, einen Therapieabbruch begünstigten Nebenwirkungen verbunden.

LEITLINIEN

AWMF-S3-Leitlinie Nicht erholsamer Schlaf

L-Dopa und Non-Ergot-Dopaminagonisten werden beim RLS als Therapie der 1. Wahl empfohlen, bei unzureichendem Ansprechen Opiate oder Antikonvulsiva. Die wichtigste Nebenwirkung der Therapie mit dopaminergen Substanzen ist die Augmentation, die zu einer sofortigen Umstellung der Therapie führen sollte.

19.4.2 Parasomnien

Unter Parasomnien werden Schlafstörungen verstanden, die mit dem Schlafen einhergehen und den Schlafprozess unterbrechen können.

Nächtliche Albträume

Klinik Albträume sind Träume, die zum Erwachen führen, i. d. R. detailliert erinnert werden und Episoden beinhalten, die mit extrem unangenehmen Gefühlen (typischerweise Angst) verbunden sind. Inhaltlich zeichnen sich die Träume üblicherweise durch eine vitale Gefährdung aus. Nach dem Erwachen aus einem Albtraum sind die Betroffenen i. Allg. sofort vollständig orientiert, die Umgebung wird klar und deutlich wahrgenommen. Häufig herrscht die im Albtraum aufgetretene unangenehme Stimmung jedoch noch eine Zeitlang vor. Die starken Angstgefühle sind dabei weniger von peripheren Symptomen (z. B. Herzrasen) begleitet als beim differenzialdiagnostisch abzugrenzenden Pavor nocturnus (s. unten).

Epidemiologie Die Lebenszeitprävalenz für das Erfahren eines Albtraums dürfte bei nahezu 100 % liegen. Albträume treten jedoch häufiger in der Kindheit und häufiger bei Frauen auf.

Ätiologie Im Gegensatz zu den meisten anderen Parasomnien sind nächtliche Albträume **primär psychogen** verursacht. Ihr erstmaliges Auftreten steht häufig mit einem belastenden Lebensereignis in Zusammenhang. Dies gilt insb. für schwere, einschneidende und traumatische Lebensereignisse wie Verkehrsunfälle, Naturkatastrophen oder Folter. Im Erwachsenenalter ist das gehäufte Auftreten von Albträumen meist Hinweis auf eine ausgeprägte Psychopathologie oder eine extreme Belastungssituation. Besonders häufig kommen Albträume bei **Patienten mit posttraumatischer Belastungsstörung** vor (➤ Kap. 14).

Albträume treten auch nach Absetzen von REM-Schlaf-unterdrückenden Substanzen wie **Alkohol, Antidepressiva** oder **MAO-Hemmern** auf. Darüber hinaus können Vergiftungen mit Insektiziden, welche die Cholinesterase hemmen und so den REM-Schlaf vermehren, Albträume provozieren. Zudem konnte in Zwillingsstudien auch eine **genetische Vulnerabilität** für Albträume gezeigt werden.

Diagnostik Nächtliche Albträume müssen in erster Linie vom Pavor nocturnus abgegrenzt werden (s. unten). Im Gegensatz zum Pavor nocturnus, der im ersten Nachtdrittel auftritt, ereignen sich die an den REM-Schlaf gebundenen Albträume meist in der zweiten Hälfte der Nacht, in welcher der REM-Schlaf am stärksten ausgeprägt ist. Albträume sind gekennzeichnet durch lebhafte, detaillierte Traumberichte, die beim Pavor nocturnus selten vorkommen. Die vegetative Aktivierung ist geringer als beim Pavor nocturnus. Es erfolgt kein Schrei beim Erwachen, die Patienten sind sofort orientiert. Die Diagnostik von nächtlichen Albträumen im Schlaflabor ist i. Allg. nicht notwendig (Chesson et al. 1997).

Therapie Bei gelegentlichen oder seltenen Albträumen ist i. d. R. keine Behandlung indiziert. Treten Albträume jedoch gehäuft auf (einmal pro Woche über einen längeren Zeitraum), sollte professionelle Hilfe in Anspruch genommen werden. Albträume können auf eine Konfliktsituation hinweisen, die i. R. einer Psychotherapie bearbeitet werden sollte. Eine spezielle Therapie für Patienten mit Albträumen **(Imagery Rehearsal Therapy)** arbeitet mit imaginärer Konfrontation und emotionaler Umdeutung/Neubewertung des belastenden Inhalts. Dieses Verfahren muss nach Studienlage als Methode der Wahl bei Albträumen bezeichnet werden, wobei RCTs jedoch noch ausstehen (Spoormaker et al. 2006). Mit der Gabe von REM-Schlaf-supprimierenden Substanzen kann vorübergehend versucht werden, Albträume unmittelbar zu unterdrücken und den Leidensdruck zu lindern.

Tiefer gehende Informationen

Informationen zu den v. a. im Kindesalter auftretenden Schlafstörungen Pavor nocturnus und Somnambulismus finden Sie online im „Plus im Web“ zu diesem Buch.

REM-Schlaf-Verhaltensstörung

Klinik Bei dieser Erkrankung zeigen die Patienteneine z. T. komplexe motorische Aktivität während des Schlafs, die aus dem REM-Schlaf heraus erfolgt. Manchmal kommt es dadurch zu gefährlichen Unfällen mit Verletzungen oder zu Verletzungen anderer. In der Regel können sich die Patienten nach dem Erwachen detailliert an Träume erinnern, die häufig Bedrohung oder Verfolgung beinhalteten.

Epidemiologie Die REM-Schlaf-Verhaltensstörung hat eine **Prävalenz** von etwa 0,5 %. Zu **90 % sind Männer** betroffen. Das Ersterkrankungsalter liegt i. d. R. nach dem 50. Lj. Die Erkrankung gilt als ein **frühes Symptom von neurodegenerativen Erkrankungen:** Etwa 70 % der Betroffenen erkranken in den folgenden 10–15 Jahren an Morbus Parkinson oder Demenz.

Ätiologie Die genaue Ätiologie der REM-Schlaf-Verhaltensstörung ist unbekannt. Viele Patienten zeigen jedoch **Zeichen beginnender oder bereits manifester neurologischer Erkrankungen.** Laut Schenck et al. (1986) leiden viele Betroffene an schweren neurologischen Erkrankungen wie Subarachnoidalblutungen, Guillain-Barré-Syndrom oder Morbus Parkinson. Man nimmt an, dass diese Krankheiten zu Läsionen und Unterbrechungen der Nervenbahnen führen, welche die Muskelatonie während des REM-Schlafs aufrechterhalten. Diese Hypothese wird durch MRT-Untersuchungen gestützt.

Diagnostik Im Gegensatz zum Schlafwandeln und zum Pavor nocturnus ist bei der REM-Schlaf-Verhaltensstörung typischerweise ein detaillierter Traum erinnerlich. Während die Muskulatur im REM-Schlaf normalerweise atonisch ist, zeigt die **Polysomnografie** bei den Betroffenen häufige Unterbrechungen dieser Atonie in Verbindung mit motorischer Aktivität.

Therapie Bisher wurden gute Therapieerfolge mit Pharmaka berichtet, die den REM-Schlaf unterdrücken; als Therapie der Wahl wird **Clonazepam**, alternativ Melatonin empfohlen. Darüber hinaus werden Maßnahmen zur Sicherung des Betroffenen und evtl. des Bettpartners empfohlen (z. B. bodennahes Anbringen des Betts zur Vermeidung von Verletzungen bei Stürzen aus dem Bett).

Resümee

Parasomnien wie nächtliche Albträume, Pavor nocturnus und Schlafwandeln kommen im Kindes- und Jugendalter häufig vor und sind in diesem Alter nicht *per se* behandlungsbedürftig. Wichtig ist die Abgrenzung gegenüber einem Anfallsleiden. Bei Parasomnien mit Krankheitswert haben sich medikamentöse und psychotherapeutische Verfahren bewährt. Zugelassene Medikamente für die Indikation Parasomnie existieren bislang nicht. Dies erklärt sich durch die Seltenheit behandlungspflichtiger Parasomnien und der damit verbundenen Schwierigkeit, kontrollierte Studien durchzuführen.

19.5 Schlafstörungen im Rahmen einer anderen psychiatrischen Störung

Schlafstörungen sind häufige Symptome vieler psychischer Erkrankungen. Insbesondere affektive Erkrankungen gehen fast immer mit Schlafstörungen einher. Bei psychiatrischen Störungen können jedoch nicht nur Insomnien, sondern auch Hypersomnien auftreten. Dies gilt insb. für bipolare depressive Störungen. ➤ Tab. 19.7 gibt einen Überblick über Schlafstörungen bei verschiedenen psychiatrischen Krankheitsbildern.

Bezüglich der Diagnostik und Therapie von Schlafstörungen bei anderen psychiatrischen Störungen wird auf die jeweiligen Kapitel in diesem Buch verwiesen (s. oben). Neben den störungsspezifischen Therapiemaßnahmen sind i. Allg. die i. R. von Insomnien/Hypersomnien aufgeführten Therapiemaßnahmen auch bei den psychiatrisch bedingten Insomnien/Hypersomnien einsetzbar. Sie lassen sich gut mit den jeweiligen störungsspezifischen Therapiemaßnahmen kombinieren.

Tab. 19.7 Schlafstörungen bei psychiatrischen Erkrankungen (nach Benca et al. 1992)

Erkrankung	Beeinträchtigung der Schlafkontinuität	Tiefschlafreduktion	REM-Schlaf-Desinhibition	Hypersomnie
Affektive Erkrankungen (Major Depression, Dysthymie)	+++	++	+++	+
Angststörungen	+	–	–	–
Alkoholismus	++	+++	+	–
Borderline-Störung	+	–	+	–
Demenzielle Erkrankungen	+++	+++	–	+
Essstörungen	+	–	–	–
Schizophrenie	+++	++	++	+

+++: bei fast allen Patienten vorhanden; ++: bei ca. 50% der Patienten vorhanden; +: bei 10–20% der Patienten vorhanden; –: bisher nicht beschrieben

19.6 Andere Schlafstörungen

19.6.1 Schlafstörungen im Rahmen einer organischen Erkrankung

Fast alle organischen Erkrankungen können den Schlaf i. S. einer Insomnie oder Hypersomnie erheblich beeinträchtigen; die wichtigsten sind in ➤ Box 19.7 aufgeführt. Dabei kann die Beeinträchtigung des Schlafs verschiedene Ursachen haben:

- Spezifische Veränderungen der Schlafregulation durch organische Erkrankungen (z. B. PLMD und RLS bei Niereninsuffizienz)
- Schmerzen
- Durch schwere organische Erkrankungen ausgelöste Ängste und Sorgen
- Schlafstörende Pharmaka, die i. R. der Grundkrankheit verordnet werden (s. unten)

BOX 19.7

Die Schlafqualität beeinträchtigende organische Erkrankungen

- Herz- und Lungenerkrankungen
- Chronische Nierenerkrankungen/Magen-Darm-Erkrankungen
- Endokrinologische Erkrankungen
- Chronischer Schmerz, z. B. bei rheumatischen Erkrankungen
- Maligne Erkrankungen und chronische Infektionen
- Epilepsien
- Extrapyramidalmotorische Erkrankungen
- Polyneuropathien

Im Vordergrund der Behandlung von Schlafstörungen bei organischen Erkrankungen steht die Behandlung der Grunderkrankung. Nicht in jedem Fall ist damit eine umfassende Therapie gewährleistet, insb. dann nicht, wenn die verordnete Pharmakotherapie unverzichtbar ist und als Nebenwirkung den Schlaf stört. Als zusätzliche Behandlung bieten sich die in ➤ Kap. 19.4.1 aufgeführten pharmakologischen und nichtmedikamentösen Therapiemaßnahmen an.

19.6.2 Substanzinduzierte Schlafstörungen

Eine Vielzahl zentralnervös wirksamer Substanzen kann als Nebenwirkung Symptome einer Insomnie oder Hypersomnie provozieren. Bei diesen Substanzen handelt es sich einerseits um ärztlich verordnete Medikamente zur Behandlung einer organischen Grunderkrankung, andererseits um Suchtmittel wie Alkohol und Drogen (Lader et al. 2006). Unterschieden werden muss darüber hinaus zwischen akutem und chronischem Substanzgebrauch bzw. einem Entzugseffekt. ➤ Box 19.8 gibt einen Überblick über zentralnervös wirksame Substanzen, die als Nebenwirkung Symptome einer Insomnie/Hypersomnie herbeiführen können.

BOX 19.8

Zentralnervös wirksame Substanzen, die mit Insomnie/Hypersomnie einhergehen können

- Hypnotika (Benzodiazepine, Barbiturate) → Rebound-Insomnie/Hangover
- Antihypertensiva (z. B. Betablocker) und Asthmamedikamente (Theophyllin, Beta-Sympathomimetika)
- Hormonpräparate (z. B. Thyroxin, Steroide etc.)
- Antibiotika (z. B. Gyrasehemmer)
- Nootropika (z. B. Piracetam)
- Diuretika
- Antriebssteigernde Antidepressiva (z. B. MAO-Hemmer, Serotonin-Wiederaufnahmehemmer)
- Alkohol und andere Rauschmittel
- Stimulierende Substanzen (Koffein und synthetische Substanzen)

Ob eine Schlafstörung substanzinduziert ist, lässt sich am ehesten durch das Absetzen der betreffenden Substanz prüfen. Kommt es dabei zu einer Besserung bzw. zum Sistieren der Symptomatik, bestehen wenig Zweifel daran, dass die Insomnie/Hypersomnie durch die spezifische Substanz verursacht wurde. Bei Insomnie/Hypersomnie als Folge der Einnahme von Rauschmitteln wird auf ➤ Kap. 9 verwiesen.

Problematisch kann die Behandlung substanzinduzierter Schlafstörungen sein, wenn die Symptomatik als Folge einer medikamentösen Therapie auftritt, die für den Patienten vital ist. Die Aufklärung über die möglichen Nebenwirkungen der Behandlung ist dabei essenziell, um eine Verunsicherung der Patienten zu vermeiden. Je nach Einzelfall müssen zusätzlich entsprechende medikamentöse und nichtmedikamentöse Therapiemaßnahmen ergriffen werden (s. oben).

Literatur

Die vollständige Literatur zu diesem Kapitel finden Sie online im „Plus im Web" zu diesem Buch.

Fragen zur Wissensüberprüfung zum ➤ Kap. 19 finden Sie online.

KAPITEL

20 Sexualstörungen

Michael M. Berner und Götz Kockott

20.1 Sexuelle Funktionsstörungen

Die Sexualität ist ein sehr komplexer Bereich menschlichen Verhaltens. An ihr sind *„biologische, psychologische und soziologische Faktoren beteiligt, aber sie alle wirken gleichzeitig, und das Endergebnis ist ein einziges, zur Einheit verschmolzenes Phänomen, das seiner Natur nach nicht nur biologisch, psychologisch oder soziologisch ist"* (Kinsey et al. 1948). Das gilt für die ungestörte Sexualität genauso wie für sexuelle Störungen.

Der psychische Bereich wird in diesem Kapitel ausführlich dargestellt. Den biologischen Aspekt betreffend ist festzustellen, dass in den letzten Jahren eine ganze Reihe von urologischen und neurologischen Untersuchungsmethoden entwickelt wurde, die eine verbesserte Diagnostik v. a. bei sexuellen Störungen des Mannes erlauben, insb. zur Abklärung gefäßbedingter Ursachen. Hierauf wird im entsprechenden Abschnitt kurz eingegangen. Die soziologischen Aspekte der Sexualität sind nicht zu übersehen. Ende der 1950er-, Anfang der 1960er-Jahre erlebten wir einen sog. sexuellen Liberalisierungsprozess (Sigusch und Schmidt 1973), der erfreulicherweise zu einem offeneren Umgang mit Sexualität führte; er brachte aber auch neue Normen, und zwar sexuelle Leistungsnormen hervor, die für viele zum Problem wurden.

Seit einigen Jahren beobachten wir zwei neue Entwicklungen: zum einen eine **„Medikalisierung der männlichen Sexualität"** (Bancroft 1991; Schmidt 1993) in genau dem Maße, in dem neue und wirksame organmedizinische Therapieverfahren verfügbar sind, welche die Betrachtung sexueller Störungen des Mannes als psychophysiologisches Gesamtgeschehen in den Hintergrund drängt. Jedoch wurden in den vergangenen Jahren v. a. auch die zugrunde liegenden neurobiologischen Mechanismen der sexuellen Reaktion auch deutlich besser aufgeklärt (Pfaus 2009). Ein Ausdruck dieser Trends zur „Medikalisierung" ist die Ausweitung auf den weiblichen Bereich durch die weite Verbreitung des Begriffs **Female Sexual Dysfunction (FSD)** analog zur *Erectile Dysfunction* (ED) des Mannes (Tiefer 2006). Zum anderen sehen wir eine Zunahme von Störungen mit herabgesetzter sexueller Lust: In letzter Zeit wird als Unterklassifikation der FSD oft der Begriff *Hypoactive Sexual Desire Disorder* (HSDD) verwendet, die bei Frauen auch schon soziologisch interpretiert wurde – nämlich als Zeichen einer Gegenwehr der Frauen i. R. der Emanzipationsbewegung gegen eine noch immer vorhandene Dominanz des Mannes (Schmidt 1993).

Einerseits ist es die sehr persönliche, intime Natur sexueller Störungen, die dazu führte, dass es in diesem Bereich v. a. auch hinsichtlich psychotherapeutischer Interventionen vergleichsweise wenige randomisierte Studien gibt. Andererseits lässt die z. T. hohe forensische Relevanz der betroffenen Störungen eine Randomisierung (z. B. bei Paraphilien) unangebracht erscheinen. Somit kann der evidenzbasierte Ansatz der *Cochrane Collaboration* über weite Strecken lediglich das Fehlen des von ihr geforderten Evidenzniveaus feststellen (Melnik et al. 2012; Dennis et al. 2012; Schmidt et al. 2012). Anders ist dies bei den neuen organmedizinischen Therapieformen sexueller Funktionsstörungen (Wilt et al. 1999). Diese sind v. a. für den Bereich organmedizinisch definierter Diagnosen und Therapien verfügbar, so etwa diejenigen der *European Urological Association* (Hatzimouratidis et al. 2010) oder der *International Society for Sexual Medicine* (Althof et al. 2010), die auch im Internet verfügbar sind. Für den psychischen oder psychosomatisch integrativen Bereich gibt es bisher nur auf Expertenkonsens beruhende alte Leitlinien (z. B. die Praxisleitlinie der Akademie für Sexualmedizin, Beier et al. 2001), die auch noch nicht auf ein höheres Evidenzniveau weiterentwickelt wurden.

20.1.1 Epidemiologie

Aus mehreren Gründen ist es schwierig, verlässliche Angaben zur **Häufigkeit** sexueller Funktionsstörungen zu erhalten. In den wenigen vorliegenden Studien wurden sexuelle Störungen sehr unterschiedlich klassifiziert, sodass die Ergebnisse kaum vergleichbar sind. Manche Untersuchungen sind methodisch unzulänglich, weil sie über Personengruppen berichten, die nicht als repräsentativ angesehen werden können oder weil keine standardisierten Instrumente verwendet wurden. Außerdem besteht beim Thema Sexualstörungen eine große Dunkelziffer.

Gegenwärtig verfügbare Informationsquellen über das Vorkommen sexueller Funktionsstörungen sind **Untersuchungen zur Prävalenz in der Allgemeinbevölkerung:** In der Studie von Laumann et al. (1999) zeigte sich insgesamt eine hohe Prävalenz sexueller Probleme mit deutlichen Geschlechtsunterschieden. Bei den **Frauen** gaben **22 % sexuelle Probleme** im Laufe des letzten Jahres i. S. eines herabgesetzten **sexuellen Interesses, 14 % Störungen der sexuellen Erregung** und **7 % Schmerzen** bei sexuellem Kontakt an. Bei den **Männern** bestand im letzten Jahr bei **5 % ein herabgesetztes sexuelles Interesse, 5 % hatten Erektionsprobleme** und **21 % einen vorzeitigen Samenerguss.** Einschränkend muss betont werden, dass die Sexualität der Probanden über sieben Fragen i. R. einer aufwendigen soziologischen Untersuchung zum allgemeinen Gesundheitszustand erfasst wurde. Diese subjektiven Einschätzungen sind mit den entsprechenden Störungskriterien der ICD-10 nicht deckungsgleich, was die klinische Relevanz dieser Angaben einschränkt. In einer Metaanalyse von 52 Studien berichten Simons und Carey (2001), die Kriterien einer Störung i. S. der internationalen Klassifikationsschemata anwendeten, über eine Prävalenz von **7–10 % für Orgasmusstörungen der Frau, 0–3 % für herabgesetztes sexuelles Interesse bei Männern, bis 5 % für Erektionsstörungen, 4–5 % für den vorzeitigen Samenerguss und bis 3 % für einen verzögerten Orgasmus bei Männern.** Für ein vermindertes sexuelles Verlangen bei Frauen fand eine aktuellere Untersuchung von Shifren et al. (2008) eine Prävalenz von etwa 10 %. Für alle übrigen sexuellen Funktionsstörungen erwiesen sich die vorhandenen Untersuchungsdaten als zu ungenau oder nicht vergleichbar.

Nach klinischem Eindruck sind insgesamt bei Männern die Störungen der sexuellen Erregung in Form ungenügender Erektionen und der vorzeitige Orgasmus (Ejaculatio praecox) bei Weitem die häufigste Form sexueller Funktionsstörungen. In einer repräsentativen Befragung aus Deutschland (Braun et al. 2000) betrug der Anteil der Männer zwischen 30 und 80 Jahren mit einer signifikanten Erektionsstörung 19 %, jedoch war der Leidensdruck nur bei 7 % so hoch, dass sie medizinische Hilfe in Anspruch nehmen wollten.

Die **Prävalenzdaten in klinischen Stichproben** sind durchgängig höher als in der Allgemeinbevölkerung, variieren je nach Population (z. B. Patienten mit psychosomatischen Störungen, HIV-Infektion) jedoch sehr stark. Durch die Einführung des Phosphodiesterase-V-Hemmers Sildenafil® im Jahre 1999 zeigte sich z. B. in der allgemeinärztlichen Praxis eine deutliche subjektive Zunahme von Männern, die Erregungsstörungen thematisierten, bei jedoch nur leicht steigender Gesamtzahl der Patienten, die sich objektivierbar mit sexuellen Problemen an ihren Hausarzt wandten. Während z. B. die Gesamtzahl der betroffenen Männer hoch zu sein scheint, schätzen Hausärzte die Zahl der betroffenen Patienten als niedrig ein oder bleiben untätig (Berner 2001). Zum Teil werden auch Prävalenzen von Betroffenen – z. B. in der Risikopopulation von Patienten mit Herz-Kreislauf-Erkrankungen – durch die behandelnden Spezialisten als hoch eingeschätzt; nur wenige jedoch berichten, dass sie sich diesem Problem auch therapeutisch stellen (Günzler et al. 2007).

Resümee
Die berichteten Zahlen weisen darauf hin, dass sexuelle Störungen weit verbreitet sind. In klinischen Populationen (ambulant und stationär) sind alle Formen sexueller Störungen häufiger als in der Allgemeinbevölkerung.

20.1.2 Symptomatik und Typisierung

Auf Vorschlag von Sigusch (1980) werden unter den Oberbegriff **„sexuelle Funktionsstörungen"** alle Beeinträchtigungen der sexuellen Funktionen subsumiert, und zwar ungeachtet ihrer angenommenen oder nachgewiesenen Genese; **„sexuelle Dysfunktionen"** sind jene Störungen, bei denen eine vorwiegend oder ausschließlich körperliche Ursache vorliegt, während unter **„funktionellen Sexualstörungen"** Beeinträchtigungen verstanden werden, die als psychisch bedingt anzusehen sind.

Letztere sind genauer definiert als jene Beeinträchtigungen im sexuellen Verhalten, Erleben und physiologischen Reaktionsweisen, die eine für beide Partner befriedigende sexuelle Interaktion behindern oder unmöglich machen, obwohl die organischen Voraussetzungen bestehen und keine Fixierung auf unübliche Sexualziele oder -objekte vorliegt.

Aus praktischen, therapierelevanten Erwägungen hat es sich bewährt, die funktionellen Sexualstörungen näher unter inhaltlichen und formalen Gesichtspunkten zu beschreiben.

Inhaltlich lassen sich diese Störungsbilder danach unterscheiden, in welcher Phase der sexuellen Erregung sie auftreten. **Formale** Beschreibungskriterien für sexuelle Funktionsstörungen sollten die Häufigkeit der Problematik (z. B. immer oder gelegentlich), die Umstände und Bedingungen ihres Auftretens sowie die Dauer und den Schweregrad beinhalten. Eine solche Diagnostik der sexuellen Symptomatik hat den Vorteil einer genauen und therapierelevanten Syndrombeschreibung. Diese Erfassung ist gleichzeitig ein guter Leitfaden für die Exploration von Patienten.

Die neuen Klassifikationssysteme DSM-5 und ICD-10 sind weitestgehend an der Unterteilung der sexuellen Funktionsstörungen nach diesen inhaltlichen und formalen Gesichtspunkten orientiert (> Tab. 20.1). Es ist jedoch wichtig zu beachten, dass die Diagnose nur dann vergeben werden kann, wenn die Störung zu intra- oder interpersonellem Leidensdruck führt.

Störungen beim Mann

Appetenzstörungen

Hauptkennzeichen ist die anhaltende oder wiederkehrende Verminderung oder das völlige Fehlen sexueller Fantasien und der Lust auf sexuelle Aktivität. Die ICD-10 beschreibt drei Untergruppen:

Tab. 20.1 Sexuelle Funktionsstörungen in den verschiedenen Phasen der sexuellen Interaktion (mit Angabe der ICD-10- bzw. DSM-5-Nummern)

<table>
<tr><th colspan="2">ICD-10</th><th>DSM-5*</th></tr>
<tr><td>F52</td><td>Sexuelle Funktionsstörungen, nicht verursacht durch eine organische Störung oder Krankheit</td><td>Sexuelle Funktionsstörungen (Sexual Dysfunctions, 302.7)</td></tr>
<tr><td colspan="3">Störungen der sexuellen Appetenz</td></tr>
<tr><td>F52.0</td><td>Mangel oder Verlust von sexuellem Verlangen</td><td>Weibliche sexuelle Lust-/Erregungsstörung (Female Sexual Interest/Arousal Disorder, 302.72)</td></tr>
<tr><td>F52.1</td><td>Sexuelle Aversion und mangelnde sexuelle Befriedigung</td><td rowspan="2">Verminderte sexuelle Luststörung bei Männern (Male Hypoactive Sexual Desire Disorder, 302.71)</td></tr>
<tr><td>F52.7</td><td>Gesteigertes sexuelles Verlangen</td></tr>
<tr><td colspan="3">Störungen der sexuellen Erregung**</td></tr>
<tr><td rowspan="2">F52.2</td><td rowspan="2">Versagen genitaler Reaktionen (Erektion im Hinblick auf Dauer und Stärke bzw. Lubrikation nicht ausreichend für befriedigenden Geschlechtsverkehr)</td><td>Weibliche sexuelle Lust-/Erregungsstörung (Female Sexual Interest/Arousal Disorder, 302.71)</td></tr>
<tr><td>Erektionsstörung (Erectile Disorder, 302.72)</td></tr>
<tr><td colspan="3">Orgasmusstörungen</td></tr>
<tr><td>F52.3</td><td>Orgasmusstörung (Orgasmus nie oder selten; trotz voller Erektion und intensiver Reizung kein Samenerguss)</td><td>Weibliche Orgasmusstörungen (Female Orgasmic Disorder, 302.73)</td></tr>
<tr><td rowspan="2">F52.4</td><td rowspan="2">Ejaculatio praecox (vorzeitiger Samenerguss des Mannes)</td><td>Verzögerter Samenerguss (Delayed Ejaculation, 302.74)</td></tr>
<tr><td>Vorzeitiger (früher) Samenerguss (Premature (Early) Ejaculation, 302.75)</td></tr>
<tr><td colspan="3">Störungen mit sexuell bedingen Schmerzen</td></tr>
<tr><td>F52.5</td><td>Nichtorganischer Vaginismus (Einführung des Penis durch krampfartige Verengung des Scheideneingangs nicht oder nur unter Schmerzen möglich)</td><td rowspan="2">Genitale Schmerzen, Penetrationsstörung (Genito-Pelvic Pain/Penetration Disorder, 302.76)</td></tr>
<tr><td>F52.6</td><td>Nichtorganische Dyspareunie (Schmerzen im Genitalbereich während oder unmittelbar nach dem Koitus)</td></tr>
</table>

* Bei den Diagnosekriterien handelt es sich um eine vorläufige, nicht durch die *American Psychiatric Association* (APA) autorisierte Übersetzung der amerikanischen Version des DSM-5 durch die Autoren.
** Männliche Erregungsstörungen werden auch als Erektionsstörung oder erektile Dysfunktion bezeichnet.

- **Mangel an oder Verlust von sexuellem Verlangen (F52.0):** Patienten mit dieser Störung erleben unterschiedlich stark ausgeprägte Lustlosigkeit und sexuelles Desinteresse; es kann dennoch zu sexueller Erregung und Befriedigung während des sexuellen Kontakts kommen. Sexuelle Aktivitäten werden seltener initiiert.
- **Sexuelle Aversion (F52.10):** Die Vorstellung sexuellen Kontakts ist stark mit negativen Gefühlen verbunden und erzeugt so viel Angst oder Widerwillen, dass sexuelle Handlungen zunehmend vermieden werden. Kommt es zu sexuellen Handlungen, dann sind sie i. Allg. mit Schmerzen, Ekel – bis hin zu Übelkeitsgefühlen – verbunden. Die Aversion bezieht sich meist auf genitale Kontakte, kann aber auch generalisiert sein und führt fast immer zur aktiven Vermeidung sexueller Kontaktmöglichkeiten.
- **Mangelnde sexuelle Befriedigung (F52.11):** Sexuelle Reaktionen laufen normal ab, aber der Orgasmus wird ohne entsprechendes Lustgefühl erlebt. Diese Symptomatik ist selten.

Bei der Diagnosestellung müssen Einflussgrößen wie Alter, persönliche Lebensumstände sowie beziehungsdynamische und soziokulturelle Faktoren berücksichtigt werden. Darüber hinaus ist besonders auf eine mögliche Diskrepanz zwischen den sexuellen Wünschen der Partner zu achten, die das unterschiedliche sexuelle Interesse zum Problem macht. Eine verminderte Appetenz ist häufig mit Erregungs- und Orgasmusproblemen assoziiert. Von sexuellen Appetenzstörungen sind weiterhin verschiedene Erscheinungsbilder reduzierten sexuellen Interesses abzugrenzen, die nicht als Störung anzusehen sind, z. B. bei gewollter sexueller Zurückhaltung (Patient leidet nicht darunter, keine interpersonellen Schwierigkeiten). Zu beachten gilt weiterhin, dass die Intensität sexuellen Interesses erheblichen inter- und intraindividuellen Schwankungen unterliegt und sehr situationsabhängig ist.

Appetenzstörungen sind bei Männern seltener als bei Frauen, haben allerdings in den letzten Jahren leicht zugenommen (Meulemann et al. 2005). Appetenzminderungen werden von Männern häufig nicht eingestanden und erfordern eine genaue Exploration. Hinter der Beschwerde, kein Interesse mehr an Sexualität zu haben, verbirgt sich oft ein genitales Versagen oder die Angst davor (Kockott 2000). Umgekehrt kann sich hinter Erektionsstörungen auch eine Appetenzstörung verbergen; dies ist jedoch seltener.

Erektionsstörungen (F52.1)

Die Erektion ist für einen befriedigenden Koitus nicht stark genug, entwickelt sich überhaupt nicht oder hält nicht lange genug an. Sehr häufig ist die Erektion während des Vorspiels noch ausreichend, lässt aber im Moment der versuchten Immissio deutlich nach. Dies stellt einen wesentlichen Hinweis auf eine psychische Bedingtheit dar. Entwickelt sich während des sog. Pettings die Erektion nur sehr schwach und schwankend oder kommt gar nicht zustande und besteht diese Symptomatik „durchgängig", d. h. also auch bei Masturbation und morgendlichen Erektionen, dann ist eine körperliche Ursache zu vermuten.

Das Gegenteil zu dieser Form der Erektionsstörung ist der sog. **Priapismus,** die starke, über lange Zeit bestehende Erektion, die schließlich schmerzhaft werden kann. Als unerwünschte Wirkung der Behandlung von Erektionsstörungen durch Schwellkörper-Injektionstherapie (SKAT, s. unten) sieht man diese eigentlich seltene Symptomatik häufiger. Sie kann in seltenen Fällen auch als Folge einer medikamentösen Therapie (Trazodon) auftreten.

Dys- oder Algopareunie (F52.6)

Diese Symptomatik in Form von Schmerzen bei der Kohabitation tritt bei Männern selten auf. Schmerzen werden dann vorwiegend an der Glans penis empfunden. Gibt es hierfür keine körperliche Ursache (z. B. Phimose), dann ist es meistens eine Überempfindlichkeit bzw. eine starke Angst vor der Berührung der Glans.

Orgasmusstörungen

Die Orgasmusstörungen des Mannes umfassen zwei gegensätzliche Symptombilder: den **vorzeitigen** Orgasmus **Ejaculatio praecox F52.4**() und den **gehemmten Orgasmus (Ejaculatio tarda F52.3).**

Der **vorzeitige Orgasmus (F52.4)** ist das möglicherweise häufigste sexuelle Funktionsproblem des Mannes überhaupt. Da vielen Männern und ihren Partnerinnen mit dieser Problematik ein Arrangement eher gelingt als etwa bei Erektionsstörungen, ist die Zahl der Ratsuchenden geringer. Als entscheidendes Kennzeichen dieser Störung kann eine Unfähigkeit zur Erregungssteuerung gelten, die dem Mann das Lenken seiner sexuellen Reaktion unmöglich macht. Viele Männer versuchen, ihre Erregung z. B. durch Ablenkung zu minimieren, um die Orgasmuslatenz zu verlängern. Diese Gratwanderung kann im höheren Lebensalter dekompensieren und so sekundär zu einer zusätzlichen Erektionsstörung führen. Das subjektive Gefühl, in kürzester Zeit auf einem hohen präorgastischen Erregungsniveau zu sein, korrespondiert meist mit einer (durch Ablenkung und Angst bedingten) mangelnden Wahrnehmung des subjektiven und physiologischen Erregungsaufbaus.

Der **gehemmte Orgasmus (F52.3)** ist ein bei Männern eher seltenes Symptombild. Die Unfähigkeit, trotz adäquater sexueller Erregung den Höhepunkt zu erreichen, betrifft in den meisten Fällen nur den Koitus, der teils keine sexuelle Lust bereitet, teils anfänglich noch genossen werden kann, bevor eher unangenehme Gefühle und die Empfindung, es auch bei noch längerer Dauer „nicht zu schaffen", überwiegen. Trotz vorhandener Erektion besteht zumeist ein Erregungsdefizit, für das Beziehungs- und Sexualängste wie die Angst vor Verschmelzung, Verletztwerden oder Verletzen eine wichtige Rolle spielen können. Darüber hinaus sind v. a. Nebenwirkungen von Pharmaka (insb. serotonerg wirksame Substanzen wie trizyklische Antidepressiva [TZA], SSRI und SNRI), Alkohol oder selten neurogene Ursachen zu beachten. Eine verzögerte oder gelegentlich ausbleibende Ejakulation ist im höheren Lebensalter ein nicht seltenes – quasi physiologisches – Ereignis.

Zu den **Veränderungen des Ejakulationsprozesses** gehören u. a. die retrograde Ejakulation (Ejakulation in die Blase) und die Ejakulation ohne Orgasmus. Da diese Formen wahrscheinlich ausschließlich körperlich (v. a. nach radikaler Prostatektomie bei Prostatakrebs) bzw. medikamentös (z. B. durch Thioridazin) bedingt sind, wird hierauf nicht näher eingegangen.

Hypersexualität

Vor dem Hintergrund zunehmender Verfügbarkeit sexueller Inhalte über das Internet bzw. auch per Telefon wird in den vergangenen Jahren auch die Diagnose des gesteigerten sexuellen Verlangens bzw. von Hypersexualität (ICD 10: F 52.7) verstärkt diskutiert; die Idee, diese in das DSM-5 aufzunehmen wurde trotz intensiver Diskussion wieder fallengelassen. Hauptkriterium ist hierbei die starke Beschäftigung mit sexuellen Inhalten, die vom Betroffenen als nur schwer kontrollierbar empfunden wird. Epidemiologische Untersuchungen scheinen tatsächlich für eine Zunahme dieser bei Männern häufiger als bei Frauen auftretenden Störung zu sprechen, wobei hier bei der Entstehung wohl v. a. auch lerngeschichtliche Aspekte eine wesentliche Rolle spielen. Evaluierte Therapien gibt es bisher kaum (Marshall und Briken 2010).

Störungen bei der Frau

Appetenzstörungen

Für die Beschreibung dieses Syndroms gelten grundsätzlich die gleichen Charakteristika wie beim Mann. Die Appetenzstörungen sind die häufigste sexuelle Funktionsstörung bei Frauen, auch deutlich häufiger als bei Männern (Shifren 2008). Sie können der Endpunkt anderer sexueller, intrapsychischer oder partnerbezogener Probleme sein (Höhn 2013), sind aber sehr oft auch auf die partnerschaftliche Ebene beschränkt. Sie sind damit kein Symptom einer generellen Appetenzminderung. Solche „pseudo-lustlosen" Frauen sind z. B. oft autoerotisch aktiv. Sexuelle „Pseudo-Unlust" ist also Ausdruck eines *„die Sexualität in anderer Form Erlebenwollens"* (Brückner 1990). Sehr häufig finden sich Appetenzstörungen nach Entfernung der Gebärmutter und der Ovarien, in denen das Lust vermittelnde Hormon Testosteron produziert wird.

Erregungs- und Schmerzstörungen

Während der sexuellen Stimulierung entwickelt sich die sog. Lubrikations-Schwell-Reaktion ungenügend, oder sie kommt überhaupt nicht zustande, d. h., die Vagina wird ungenügend oder überhaupt nicht feucht, und die Labia majora und minora schwellen kaum oder gar nicht an. Fast regelhaft finden sich **Veränderungen der Lubrikation** i. R. postmenopausaler Veränderungen, oft auch i. R. depressiver Entwicklungen und als Nebenwirkungen von Medikamenten. Die individuellen Unterschiede der Lubrikationsreaktion sind groß; das völlige Ausbleiben geht mit einem Gefühl der Enttäuschung über die fehlende körperliche Reaktion einher. Es gibt aber auch die Möglichkeit, dass die üblichen körperlichen Reaktionen auf sexuelle Stimulierung eintreten, die Frau jedoch subjektiv keine sexuelle Erregung spürt. Isolierte sexuelle Erregungsstörungen sind selten. Sie sind oft mit Störungen der sexuellen Appetenz und Orgasmusstörungen kombiniert.

Vaginismus (F52.5) Der Vaginismus ist eine unwillkürliche und reflexartige Verkrampfung der Beckenbodenmuskulatur und des äußeren Drittels der Vagina, die beim Koitusversuch auftritt. Die Einführung des Penis wird meist völlig unmöglich. Die Verkrampfung kann unterschiedlich stark sein, in ausgeprägten Fällen ist der Frau nicht einmal das Einführen eines Tampons möglich. Bei den meisten Frauen mit dieser Problematik besteht aber ungestörte Orgasmusfähigkeit über andere Formen der Stimulation.

Dys- oder Algopareunie (F52.6) Bei dieser häufigen sexuellen Störungsform des schmerzhaften Geschlechtsverkehrs ist eine körperliche Ursache (vorwiegend gynäkologische Probleme) am wahrscheinlichsten. Die jeweilige Schmerzsymptomatik ist für den Gynäkologen diagnostische Richtschnur. Eine Dyspareunie kann auch auftreten, wenn aufgrund ausbleibender Lubrikation bei geringer oder fehlender sexueller Appetenz der Sexualakt schmerzhaft wird.

Orgasmusstörungen

Von Orgasmusstörungen (F52.3) sollte man nur sprechen, wenn der Orgasmus meistens bzw. regelhaft in mehr als der Hälfte der Versuche sexueller Aktivität ausbleibt und die Frau darunter leidet. Frauen erleben sehr unterschiedlich häufig einen Höhepunkt, da dieses Erleben in hohem Maße situations- und stimmungsabhängig ist. Der subjektive Leidensdruck ist ebenfalls sehr unterschiedlich. Gelegentlich, individuell auch häufiger ausbleibender Orgasmus wird i. d. R. nicht als Problem erlebt.

Man unterscheidet vollständige und koitale Orgasmusstörungen. Frauen mit **vollständigen Orgasmusstörungen** haben im Verlauf ihres sexuellen Lebens bisher niemals bei irgendeiner sexuellen Aktivität einen Orgasmus erreicht. Sie schildern unterschiedliche Grade sexueller Erregung ohne Orgasmus, und es bleibt ein Gefühl des Unbefriedigtseins.

Frauen mit einer **koitalen Orgasmusstörung** haben mehr oder weniger regelmäßig einen Orgasmus, z. B. bei der Masturbation, jedoch nicht beim Koitus. Trotz prinzipiell bestehender Orgasmusfähigkeit scheinen diese Frauen unter ihrer Problematik in stärkerem Maße zu leiden als Frauen mit anderen sexuellen Problemen. Orgasmus beim Geschlechtsverkehr wird als die einzig richtige Befriedigung empfunden. Oft scheint Angst vor Kontrollverlust eine Rolle zu spielen, eine Angst, beim Erleben des Orgasmus „das Gesicht zu verlieren". Das könnte erklären, warum die Problematik nur in Anwesenheit eines Partners auftritt. Wie auch bei männlichen Störungen erwähnt, sind bei sekundären Orgasmusstörungen in erster Linie Nebenwirkungen medikamentöser Therapien zu bedenken.

Resümee

Die häufigsten sexuellen Funktionsstörungen des Mannes sind der vorzeitige Orgasmus und Erektionsprobleme. Frauen leiden v. a. an herabgesetzter sexueller Lust; jedoch finden sich auch hohe Anteile von Erregungs- und Orgasmusstörungen sowie Schmerzen beim Verkehr. Zwischen den sexuellen Funktionsstörungen der Frau und des Mannes besteht ein wesentlicher Unterschied. Während die Störungen beim Mann häufiger isoliert bestehen können (z. B. eine Erektionsstörung bei sonst voll erhaltenen sonstigen sexuellen Funktionen), treten die Störungen bei der Frau sehr viel seltener isoliert auf. Die Symptomatik einer Störung ist dann oft die Folge oder auch die Ursache einer anderen Störung (z. B. Orgasmusstörung als Folge von Erregungsstörung). Lediglich der Vaginismus der Frau scheint häufiger isoliert vorzukommen.

20.1.3 Ätiologie und Pathogenese

Die Angaben in der Literatur zum prozentualen Anteil organischer bzw. psychisch bedingter sexueller Funktionsstörungen schwanken erheblich, insb. bei den Funktionsstörungen des Mannes. Das hat mehrere Gründe:

- Patientenstichprobe: Ein Psychotherapeut sieht andere sexuell gestörte Patienten als z. B. der Internist am Diabetikerzentrum. Weiterhin spielt das Lebensalter eine entscheidende Rolle. In der Gruppe der Männer ab ca. 50 Jahren sind körperliche Ursachen sexueller Störungen häufiger anzutreffen als z. B. bei jüngeren Männern zwischen 18 und 40 Jahren.
- Multifaktorielle Bedingtheit: Sexuelle Störungen sind nur in ganz seltenen Fällen durch eine alleinige Ursache zu erklären. In einem Ursachenbündel greifen häufig körperliche und psychische Bedingungen ineinander. Dann ist eine Entscheidung i. S. eines Entweder-Oder nicht zu treffen. Hierfür zwei Beispiele:
  - In einer Untersuchung (Kockott 2000) wurden bei Diabetikern mit Erektionsstörungen erhebliche sexuelle Versagensängste festgestellt. Die psychische Komponente verstärkte deutlich die diabetesbedingte Sexualproblematik.
  - Eine französische Arbeitsgruppe (Buvat et al. 1983) behandelte 23 erektionsgestörte Patienten mit pathologischen Angiogrammen der Beckenarterien konservativ mit Psychotherapie und/oder gefäßerweiternden Mitteln. Nach 6 Monaten fanden sich leichte bis deutliche Besserungen, auch bei alleiniger Psychotherapie.

Das zweite Beispiel lässt Zweifel daran aufkommen, ob eine nachgewiesene Organpathologie immer auf die entscheidende Ursache einer sexuellen Störung hinweist. Eine wesentliche Mithilfe bei der Klärung kann hier die Partnerbefragung sein. Der Partner ist oft deutlich besser in der Lage, eine psychische Beteiligung bei der Problematik zu erkennen als der Patient selbst.

Bancroft und Janssen (2000) entwickelten ein Modell der **dualen Kontrolle der Sexualität.** Diese Sichtweise könnte das Zusammenwirken körperlicher und psychischer Bedingungen bei der Entstehung einer sexuellen Reaktion erklären. Die Autoren postulieren eine erregende und eine hemmende Kraft, die individuell unterschiedlich stark ausgeprägt sind, unabhängig voneinander wirksam werden und dadurch ein unterschiedliches Ausmaß einer sexuellen Reaktion bestimmen. Gleichzeitig könnte die Vulnerabilität der Betroffenen für körperliche oder psychische Störfaktoren dadurch unterschiedlich sein. Zunehmend wird dieses Modell in der letzten Zeit auch durch aktuelle tierexperimentelle Forschung gestützt (Pfaus 2009). Eine entscheidende Rolle kommt hierbei, z. B. bei vermindertem sexuellem Verlangen, möglicherweise weniger der verminderten exzitatorischen Seite als einer verstärkt ausgeprägten Inhibition zu (die u. a. serotonerg vermittelt sein kann).

Körperliche Ursachen

Wie bereits erwähnt, werden sexuelle Funktionsstörungen meist durch eine Reihe von Faktoren verursacht. Sexuelle Störungen im Zusammenhang mit einer körperlichen Erkrankung können durch diese Krankheit, ihre Folgekrankheiten und/oder die notwendigen Behandlungsmaßnahmen bedingt sein. Außerdem ist fast immer mit einer psychischen Beteiligung zu rechnen. Grundsätzlich ist es wichtig, am Sexualorgan auftretende körperliche Störungen (insb. vaskuläre Störungen) von Störungen des Hormon- oder Neurotransmitterhaushalts abzugrenzen. Bedeutsam sind hierbei das Hormon **Testosteron** sowie die Neurotransmitter **Dopamin** und **Serotonin**. Dafür können wiederum sowohl körperliche Veränderungen (z. B. operative Entfernung der Ovarien oder ein Prolaktinom) als v. a. auch medikamentenbedingte Effekte (Neuroleptika und Antidepressiva) verantwortlich sein.

Die häufigsten **körperlichen Ursachen** sexueller Funktionsstörungen stellen vaskuläre Störungen dar. Diese sind besonders beim Mann relevant, da bei Frauen die entsprechenden Veränderungen aufgrund der länger dauernden Protektion durch die höheren Östrogenspiegel erst später auftreten. In der *Massachusetts Male Aging Study* (Feldman et al. 1994) gaben 36 % der Männer zwischen dem 40. und 70. Lj. Erektionsstörungen von mindestens mittlerem Schweregrad an; die Häufigkeit ihres Auftretens war eng mit dem ansteigenden Lebensalter und dem Auftreten körperlicher (insb. kardiovaskulärer) Erkrankungen korreliert. Außerdem kommen neurogene Störungen, endokrinologische Veränderungen (selten), Folgen von Operationen im Genitalbereich, toxische Einflüsse (Drogen, Alkohol) und Nebeneffekte von Pharmaka in Betracht.

Verschiedene **Pharmaka,** v. a. auch Psychopharmaka, können sexuelle Probleme verursachen. Bei den meisten dieser Präparate ist keine klare Dosisabhängigkeit bekannt; deshalb sind weitere Faktoren für das Auftreten einer Sexualstörung anzunehmen. Ein Beispiel ist die Hypertonie: 17 % der unbehandelten und 25 % der behandelten Hypertoniker leiden an Erektionsstörungen (Bulpitt et al. 1976). Beide Prozentzahlen sind aufgrund der in beiden Populationen deutlich häufigeren Schäden des kardiovaskulären Systems höher als in der Normalbevölkerung.

Will man den Einfluss der Psychopharmaka auf die Sexualität klären, muss zuerst zwischen Akut- und Dauerbehandlung bzw. prophylaktischer Therapie unterschieden werden. In der Akutbehandlung verbessern die Psychopharmaka i. d. R. die akute psychische Erkrankung und damit auch die durch die Erkrankung gestörte Sexualität. In der prophylaktischen Dauerbehandlung ist es, wie bei allen anderen Erkrankungen auch, äußerst schwierig, Krankheits- und Medikamenteneinflüsse auf die Sexualität zu differenzieren. An psychiatrisch relevanten Medikamenteneffekten sind insb. neuroleptikabedingte Auswirkungen durch Dopaminblockade und Erhöhung des Prolaktinspiegels sowie durch Antidepressiva bedingte Einflüsse auf den Serotoninspiegel relevant.

In einer umfangreichen Untersuchung (Kockott und Pfeiffer 1996) an gut in den Alltag integrierten, ambulant behandelten, nicht akut psychotischen Patienten unter Langzeitmedikation zogen wir folgende Schlussfolgerung: Sexuelle Störungen berichteten ca. 50 % der befragten schizophrenen Patienten. Am häufigsten waren Erkrankte unter einer Erhaltungsmedikation, seltener die Patienten ohne Medikation betroffen; ihr Prozentsatz lag aber dennoch signifikant höher als in der Normalbevölkerung. Die sexuellen Störungen waren durch ein Zusammenspiel pharmakologischer, krankheitsbezogener, partnerschaftlicher und innerpsychischer Ursachen bedingt. Die Evidenzlage bei Antidepressiva ist verhältnismäßig heterogen. Es finden sich bei TZA, SSRI und SNRI v. a. Orgasmusstörungen (Verzögerung des Orgasmus), in höheren Dosen auch Erregungsstörungen. Die angegebenen Inzidenzraten sind höchst unterschiedlich und können je nach angewandter Methodik, Studienpopulation und Dosis für dasselbe Präparat zwischen 5 und 75 % schwanken (Porst und Berner 2004). Eine aktuelle Metaanalyse von Phase-III-Studien ergab Inzidenzen sexueller Nebenwirkungen zwischen 25,8 und 80,3 %. Die zugelassenen antidepressiven Substanzen, bei denen sich kein Unterschied gegenüber Placebo fand, waren **Agomelatin, Bupropion, Moclobemid und Mirtazapin** (Serretti und Chiesa 2009).

Nicht unumstritten ist der Einfluss der Abnahme des Testosteronspiegels bei Männern und Frauen auf die Appetenz. Während der Zusammenhang bei Entfernung der Hoden oder Ovarien (z. B. im Rahmen einer Hysterektomie) eindeutig gesichert ist und auch die Testosteronsubstitution den Wirkmechanismus des bisher einzigen Medikaments zur Behandlung weiblicher sexueller Funktionsstörungen darstellt, ist der Zusammenhang zwischen Appetenz und dem Absinken der Hormonspiegel i. R. von Alterungsprozessen durchaus kritisch zu diskutieren. Das Syndrom des sog. spät einsetzenden Hypogonadismus (*late-onset hypognonadism,* LOH), das vorwiegend auch vom Nachlassen der sexuellen Appetenz bestimmt wird, weist jedenfalls deutliche Übereinstimmungen mit dem depressiven Syndrom auf. Dies wird auch durch den klinischen Eindruck der Wirksamkeit einer Testosteron-Augmentation bei therapieresistenter Depression gestützt, der in Studien jedoch nicht repliziert werden konnte.

Bei vorwiegend körperlich bedingten Störungen existiert eine gewisse **Ursachenspezifität:** Vaskuläre Störungen beim Mann führen vorwiegend zu Erektionsproblemen, endokrinologische Veränderungen zu Störungen der sexuellen Appetenz. Lokale dermatologische Probleme können beim Mann einen vorzeitigen Samenerguss, bei der Frau v. a. eine Dyspareunie verursachen. Für weitere Ausführungen zu vorwiegend organisch verursachten Sexualstörungen wird auf die einschlägige Literatur verwiesen (z. B. Beier et al. 2005; Leiber 2013; Bitzer 2013).

Psychische Ursachen

Psychische Ursachen sexueller Störungen sind bei jüngeren Patientinnen und Patienten deutlich häufiger als körperliche. Zumindest beim Mann gilt die folgende Faustregel: Sexuelle Störungen des jungen Mannes sind eher psychisch bedingt, beim älteren Mann kommen häufig körperliche Ursachen hinzu.

Die psychischen Entstehungsbedingungen, die im Folgenden besprochen werden, gelten für alle Formen von Sexualstörungen; es gibt also keine Ursachenspezifität. Wieder gilt, dass nicht eine Problematik allein das Störungsbild erklären kann. Mehr noch als bei den körperlich bedingten Störungen finden wir als **Ursachenbündel** ein Zusammenspiel von Persönlichkeitseigenschaften, Lebenserfahrungen, auslösenden Bedingungen und Eigendynamik des Symptoms.

Die Ursachen funktioneller Sexualstörungen sind schwerpunktmäßig in folgenden vier Bereichen zu finden:

- Innerpsychische Ängste
- Partnerschaftliche Probleme
- Lerndefizite, sexuelle Erfahrungslücken
- Selbstverstärkungsmechanismus der Versagensangst

Innerpsychische Ängste Aus psychoanalytisch-psychodynamischer Sicht sind psychogene sexuelle Symptome das Resultat eines Konflikts von angstauslösenden Triebimpulsen und deren Abwehr. Die sexuelle Symptomatik dient also der Stabilisierung des psychischen Gleichgewichts. Es wird sozusagen die sexuelle Symptomatik in Kauf genommen, um den eigentlichen, angstbesetzten „tieferen" Konflikt zu vermeiden. Arentewicz und Schmidt (1993) nennen als wesentliche Bereiche dieser Ängste v. a. Trieb-, Beziehungs-, Gewissens- und Geschlechtsidentitätsängste; mit Letzterem meinen sie die Selbstunsicherheit gegenüber der eigenen Geschlechtsrolle.

Partnerschaftliche Probleme Partnerprobleme und sexuelle Schwierigkeiten sind eng miteinander verzahnt. Sie bedingen sich oft gegenseitig und schaukeln sich dadurch auf. Besteht eine Sexualproblematik, dann kann der Partner nicht unbeteiligt bleiben. Bestehen partnerschaftliche Schwierigkeiten, so wird meist die Sexualsphäre als Teil der partnerschaftlichen Kommunikation in die Störung einbezogen oder die Partnerproblematik sogar ausschließlich auf den Sexualbereich verlagert. Es kann dann sehr schwierig werden, den Zusammenhang zwischen dieser sexuellen Störung und einer „verdeckten Partnerproblematik" zu erkennen.

Arentewicz und Schmidt (1993) haben hierzu einige typische partnerdynamische Prozesse beschrieben. Sie werden meistens erst erkennbar, wenn die sexuelle Problematik in der Psychotherapie zum Fokus der Behandlung wird. Auf die Wechselwirkung zwischen individuellen, partnerschaftlichen und sexuellen Problemen hat besonders Zimmer (1985) hingewiesen. Diese Wechselwirkung der verschiedenen Probleme macht die diagnostische Abklärung und Verhaltensanalyse nicht leichter; dieses Wissen ist jedoch wichtig für die Therapieplanung.

Nach Clement (2004) entspricht in einer systemischen Betrachtungsweise der sexuellen Partnerschaft die Entwicklung eines sexuellen Symptoms der partnerschaftlichen Verarbeitung einer (oft nicht kommunizierten) sexuellen Differenz unter den Partnern. Er bezeichnet dies als komplementäre (Auf-)Lösung, im Gegensatz zur symmetrischen Lösung, welche die sexuelle Differenz ignoriert und sich auf den „kleinsten gemeinsamen sexuellen Nenner" beschränkt. Die sexuelle Differenz wird somit durch Förderung der „sexuellen Differenzierung" (Schnarch 2004) und der Entwicklung von einer partnervalidierten zur selbstvalidierten Intimität bearbeitet.

Lerndefizite – Sexuelle Erfahrungslücken Damit sind fehlende Informationen über die gegenwärtig üblicherweise praktizierte und gelebte Sexualität gemeint. So genannte „sexuelle Mythen" können bedeutsam sein, z. B. die irrige Annahme, das gleichzeitige Erleben des Orgasmus sei die unbedingte Voraussetzung für das Erleben einer erfüllten Sexualität. Traditionelle, aber überholte Vorstellungen von weiblicher und männlicher Sexualität können in Kontrast zu den Erwartungen des Partners geraten. Außerdem können Lücken in den eigenen sexuellen Erfahrungen Probleme bedingen.

Selbstverstärkungsmechanismus der Versagensangst Vertreter der unterschiedlichsten theoretischen Richtungen von Sexualtherapeuten schreiben der Angst eine wesentliche Rolle nicht nur in der Entwicklung, sondern insb. in der Aufrechterhaltung funktioneller Sexualstörungen bei Männern und Frauen zu.

Masters und Johnson (1973) betonen v. a. die Bedeutung von **Leistungsangst** als einer wichtigen Komponente bei Paaren mit sexuellen Störungen. Man nimmt an, dass diese Ängste die sexuelle Erregung verhindern und das autonome Nervensystem in einem so großen Ausmaß hemmen, dass physiologische Erregung unmöglich wird. Diese Annahmen blieben nicht ganz unwidersprochen, da die Evidenz, dass die Angst der wichtigste ätiologische Faktor von funktionellen Sexualstörungen ist, vorwiegend auf klinischen Erfahrungen und nicht auf empirischen Daten beruhte (Schiavi 1976).

Aufgrund klinischer Untersuchungen konnte Barlow (1986) nachweisen, dass sich Personen mit einer ungestörten und einer gestörten Sexualität durch mehrere Faktoren unterscheiden lassen:

- Bei Männern mit Sexualstörungen wird sexuelle Erregung durch Angst gehemmt, während Angst bei Männern ohne Sexualstörungen die Erregung häufig erleichtert.
- Sexuelle Leistungsanforderung erhöht bei ungestörten Männern die sexuelle Erregung; sexuell gestörte Männer werden dadurch abgelenkt und behindert.
- Personen mit Sexualstörungen erleben in Situationen mit sexuellem Kontakt häufig negative Gefühle, während Personen mit einem ungestörten Sexualleben vorwiegend positive Emotionen berichten.
- Im Vergleich zu sexuell ungestörten Männern unterschätzten sexuell gestörte Männer das Ausmaß ihrer sexuellen Erregung.

Aus diesen empirischen Ergebnissen leitet Barlow ein Arbeitsmodell zur Erklärung der psychisch bedingten Sexualstörungen ab: Durch einen kognitiven Ablenkungsprozess in Antizipation oder während sexueller Aktivität wird der Aufmerksamkeitsfokus von angenehmen Reizen und Konsequenzen bei dysfunktional reagierenden Personen auf negative, unangenehme Reize und Konsequenzen gelenkt. In der Interaktion mit Angst und negativen Affekten entsteht die dysfunktionale Reaktion, die Sexualstörung.

Eine lerntheoretische Sicht

Man kann die verschiedenen klinischen Erfahrungen und empirischen Ergebnisse systematisieren und zu einer theoretischen Sicht zusammenfügen (in Anlehnung an Fahrner und Kockott 1994; ➤ Abb. 20.1).

Zur leichteren Übersicht trennen wir zwischen den Bedingungen, welche die Störung auslösen, und jenen, die sie aufrechterhalten. Das Bindeglied ist die Persönlichkeit. Eine einzelne negative Erfahrung wird in den meisten Fällen keine sexuelle Störung auslösen. Erst die **Summierung ungünstiger Erfahrungen** in verschiedenen Bereichen kann dazu führen, d. h., die auslösenden Bedingungen schließen sich gegenseitig nicht aus, sondern summieren bzw. potenzieren sich. Ob nun eine Person aufgrund dieser negativen Ereignisse eine sexuelle Störung entwickelt und eine andere mit ähnlichen Erfahrungen nicht, scheint von Persönlichkeitsvariablen abzuhängen.

Zu dieser Frage liegen aus der Forschung allerdings nur wenige Ergebnisse vor. Ungünstig wirken sich mangelnde Selbstsicherheit,

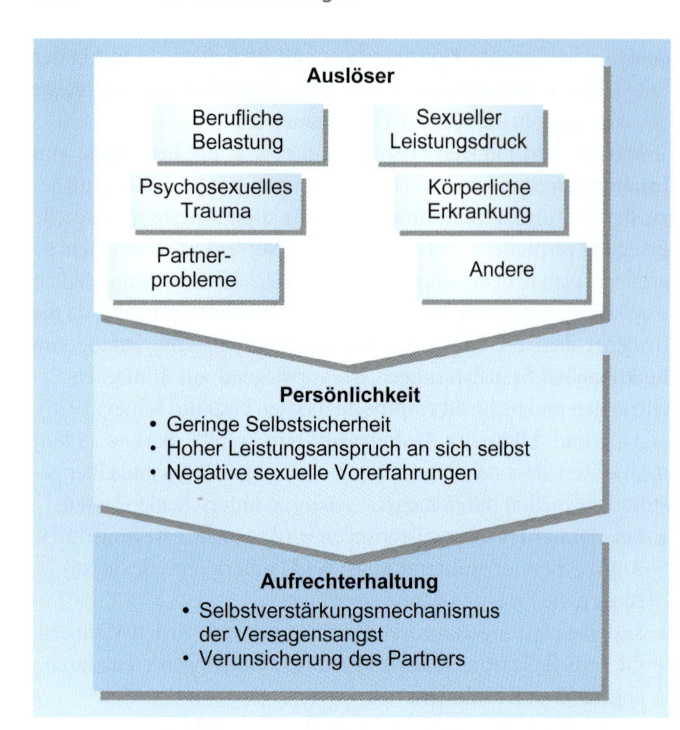

Abb. 20.1 Entstehung und Aufrechterhaltung sexueller Funktionsstörungen

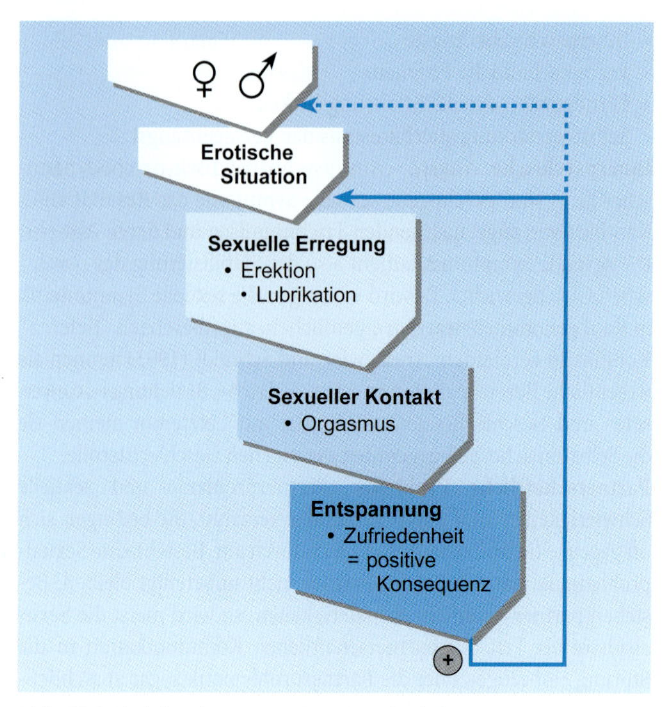

Abb. 20.2 Verhaltenskette ungestörten Sexualverhaltens

geringes Selbstwertgefühl und starke Leistungsbezogenheit aus (Ansari 1975; Kockott 2000). Hier spielt auch die **individuelle Lerngeschichte** mit hinein. Vergleichbar mit dem Modell von Beck zur Entstehung von Depressionen kann man auch bei sexuell gestörten Personen annehmen, dass Lebensereignisse v. a. dann zu Auslösern sexueller Gestörtheit werden, wenn sie frühere negative sexuelle Erfahrungen und die damit verbundenen Emotionen reaktivieren. Bei der Aufrechterhaltung einer sexuellen Funktionsstörung spielen fast immer Erwartungs- und Versagensängste sowie eine gesteigerte Selbstbeobachtung eine zentrale Rolle (es sei denn, die sexuelle Problematik ist ausschließlich Ausdruck einer Partnerproblematik).

Hier wird der sog. **Selbstverstärkungsmechanismus der Versagensangst** (*performance anxiety* nach Singer-Kaplan 1981) wirksam. Darunter versteht man – vereinfacht dargestellt – Folgendes: In erotischen Situationen läuft eine lange Verhaltenskette ab (➤ Abb. 20.2). Sie beginnt bei ungestörtem Sexualverhalten mit Zeichen gegenseitiger Zuneigung, Blickkontakt und verbalen Äußerungen. Langsam entsteht eine sexuelle Erregung. Es folgen erotische Körperkontakte, die in das Vorspiel oder Petting übergehen und schließlich zum Geschlechtsakt und Orgasmus führen können. Die Verhaltenskette endet mit einem Gefühl zufriedener Entspannung, also mit einer positiven Konsequenz. Sexueller Kontakt wird somit v. a. nach dem Prinzip der positiven Verstärkung aufrechterhalten.

Bei gestörtem Sexualverhalten (➤ Abb. 20.3) entwickelt sich zunächst ebenfalls über Zeichen gegenseitiger Zuneigung und verbale Kontakte eine Erotisierung. Aufgrund eines oder mehrerer der in ➤ Abb. 20.1 genannten Auslöser bleibt die weitergehende Erregung aus. Ein Geschlechtsakt kommt nicht zustande. Die Verhaltenskette endet unangenehm, meistens mit Anspannung und Enttäuschung, also mit einer negativen Reaktion.

Bei wiederholten Versuchen lassen die Beschäftigung mit diesem unangenehmen Ende und die Angst davor überhaupt keine sexuelle Erregung mehr aufkommen. Neben der Ablenkung (durch die Beschäftigung mit den Konsequenzen) hat sich eine Leistungs- und Versagensangst entwickelt, die nach Barlow die sexuelle Erregung erheblich herabsetzt. Damit ist der Teufelskreis der Selbstverstärkung geschlossen: Die Versagensängste und das Abgelenktsein halten die Sexualstörung aufrecht. Der Partner erlebt das gestörte Sexualverhalten ebenfalls als enttäuschend. Diese Enttäuschung steigert die Angst des Betroffenen vor dem Versagen. Um der Situation aus dem Weg zu gehen, beginnt er, Sexualität zu vermeiden.

Dadurch kommt der Betroffene in einen weiteren Konflikt: Einerseits bringt ihm das Vermeiden des sexuellen Kontakts Erleichterung, andererseits registriert der Partner diesen Rückzug und interpretiert ihn vielleicht als „Nicht-mehr-geliebt-Werden". Damit sind Partnerkonflikten Tür und Tor geöffnet, die wiederum die Angst vor erneutem Versagen vergrößern.

Dieses Modell stellt zwar die komplexen psychischen Ursachen von sexuellen Störungen vereinfacht dar, es hat aber den großen Vorteil, einleuchtend und für den Patienten gut verständlich zu sein. Man kann es benutzen, um betroffenen Paaren das therapeutische Vorgehen zu erklären und deutlich zu machen, warum es so wichtig ist, den Partner in die Behandlung einer sexuellen Störung einzubeziehen.

Sexualanamnese

Von den meisten Ärzten wird eine Sexualanamnese nicht regelhaft erhoben. Angesichts der Häufigkeit sexueller Störungen in der Allgemeinbevölkerung und der möglichen Auswirkungen auf die kör-

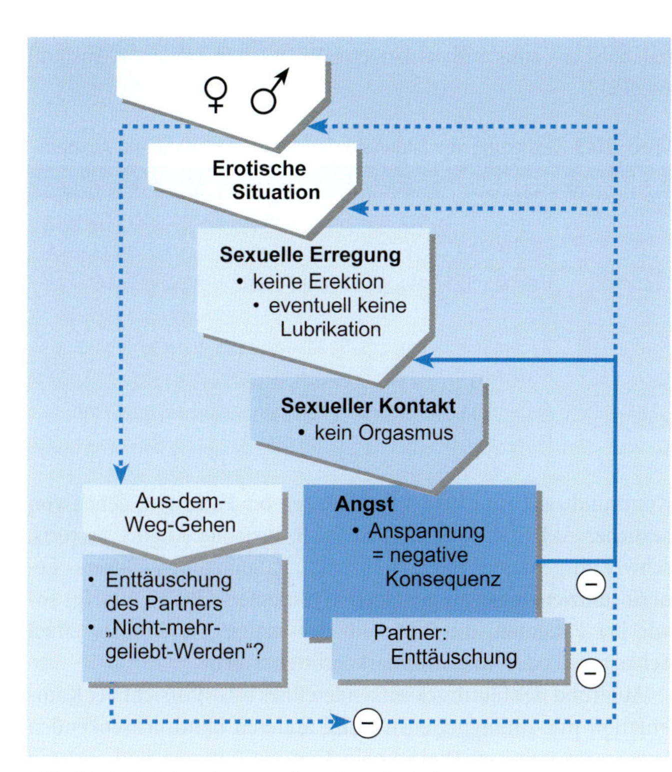

Abb. 20.3 Verhaltenskette gestörten Sexualverhaltens

perliche und psychische Lebensqualität muss dies aber als problematisch angesehen werden. Deshalb sollte jede ausführliche psychiatrische Exploration zumindest einige Screeningfragen nach sexuellen Problemen enthalten, die eine hohe Sensitivität für das Auffinden sexueller Störungen aufweisen (modifiziert nach Beier et al. 2005):

- Einholen der Erlaubnis, über das Thema zu sprechen
- Sind der Patient und sein Partner in den letzten 6 Monaten sexuell aktiv gewesen?
- Bestehen sexuelle Probleme beim Patienten oder seinem Partner?
- Hat sich die Sexualität gegenüber früher so verändert, dass Patient oder Partner dies als Problem empfinden?

Falls sich in diesen Fragen ein Hinweis auf eine sexuelle Störung findet, sollte die Problematik weiter exploriert werden, um ein effektives therapeutisches Vorgehen zu ermöglichen. Ein modellhafter Ablauf und die Ebenen der Sexualanamnese sind in ➤ Box 20.1 wiedergegeben.

BOX 20.1

Ebenen und Ablauf der Sexualanamnese

Überweisungskontext

Symptomatik

Objektive Ebene (Erscheinungsbild der Störung)
- Diagnose nach ICD-10/DSM-5
- Formale Merkmale
  - primär vs. sekundär (erworben)
  - praktikenabhängig vs. praktikenunabhängig
  - partnerabhängig vs. partnerunabhängig
  - situativ vs. nicht situativ

Subjektive Ebene (Bewertung und Leidensdruck)
- Subjektive Krankheitstheorie
- Warum kommt der Patient gerade jetzt?
- Leidensdruck

Medizinische Kontextvariablen
- Relevante internistische (insb. kardiovaskuläre und endokrinologische), neurologische und psychiatrische Risikofaktoren und Erkrankungen
- Relevante Pharmakotherapien (insb. psychiatrische Medikation)
- Menopause
- Nikotinkonsum
- Beziehung zum Beginn der Symptomatik

Auslösesituationen
- Momentaner situativer Kontext
- Konfliktkonstellation bei Symptombeginn
- Medizinische Risikofaktoren und Medikationen

Gegenwärtige Sexualität und Partnerbeziehung
- Sexuelle Partnerbeziehungen
- Stellenwert der Sexualität in der Beziehung
- Kinder und Kinderwunsch
- Beziehungen innerhalb der Familie
- Sexuelle Fantasien, Wünsche, Vorlieben
- Sexuelle Identität
- Kontrazeption

Sexuelle Entwicklung
- Sexuelles Klima im Elternhaus
- Pubertät: Pubarche/Menarche
- Bisherige sexuelle Erfahrungen

Therapiemotivation
- Eigen- vs. Fremdmotivation
- Passiver Änderungswunsch vs. aktive Änderungsbereitschaft

Resümee

Sexuelle Funktionsstörungen haben keine einzelne Ursache; immer lässt sich ein ganzes Ursachenbündel finden. Dabei können körperliche und psychische Bedingungen ineinandergreifen. Obwohl in der psychiatrisch-psychotherapeutischen Praxis die Psychogenese überwiegt, sollte jeder Patient mit sexuellen Funktionsstörungen gründlich körperlich untersucht und eine detaillierte Medikamentenanamnese erhoben werden. Das trifft insb. für Frauen mit Schmerzen beim Verkehr und Männer mit Erektionsstörungen im höheren Lebensalter zu. Die häufigsten psychischen Ursachen sind innerpsychische Ängste, Partnerprobleme, Lerndefizite und der Selbstverstärkungsmechanismus der Versagensangst. Ein Screening auf sexuelle Probleme sollte Bestandteil jeder ausführlichen psychiatrischen Exploration sein.

20.1.4 Therapie

Psychotherapeutische Basisbehandlung: Sexualberatung

Nicht jede sexuelle Störung bedarf einer spezifischen Psychotherapie. Eine Reihe sexueller Probleme ist allein durch Unwissenheit, fehlende Aufklärung oder sexuelle Fehleinstellung bedingt. Diese Probleme können durch **beratende und entlastende Gespräche** erfolgreich angegangen werden. Für den Arzt, der das Paar und dessen soziales Umfeld kennt, dürfte es am leichtesten sein, entsprechende Gespräche zu führen. Vielleicht reicht zunächst auch die Vermittlung einer ersten Aussprache aus, die durch seine Anwesenheit nicht wie sonst üblich in einem sinnlosen Streit endet. Oder der Arzt muss dem schwächeren Partner helfen, Probleme zur Sprache zu bringen, die er bisher nicht zu äußern wagte. Weitere Informationen hierzu finden sich z. B. bei Höhn und Berner (2013) oder Buddeberg (1996).

Somatische Therapieverfahren

Bei vorwiegend organisch bedingten Funktionsstörungen ist die körperliche Grundkrankheit zu behandeln; es wird auf die entsprechende Literatur verwiesen (z. B. Leiber 2013; Bitzer 2013). Hier sei nur erwähnt, dass in der Behandlung vorwiegend organisch bedingter Erektionsstörungen des Mannes in den letzten Jahren deutliche Fortschritte erzielt wurden. Insbesondere stellt die pharmakotherapeutische Substanzklasse der **Phosphodiesterase-Typ-V-Inhibitoren** (PDE-V-Inhibitoren) mittlerweile die Therapie der 1. Wahl bei organisch bedingten Erektionsstörungen dar. Mit Sildenafilcitrat (Viagra®), Tadalafil (Cialis®), Vardenafil (Levitra®) und neu seit Frühjahr 2014 Avanafil (Spedra®) sind insgesamt vier Substanzen in Deutschland zugelassen, die sich vorwiegend in ihrer Halbwertszeit, somit der Wirkdauer unterscheiden, die bei Tadalafil mit ca. 17 h etwa dem Dreifachen der anderen beiden Präparate entspricht.

Die Wirksamkeit der PDE-V-Inhibitoren bei primär organisch bedingter Erektionsstörung ist empirisch gut belegt. Weniger wirksam ist die Therapie mit Yohimbin.

Hauptnebenwirkungen der PDE-V-Inhibitoren sind Kopfschmerzen, Gesichtsrötung und Dyspepsie. Diese und weitere Nebenwirkungen der drei schon länger erhältlichen Wirkstoffe sind in ➤ Tab. 20.2 aufgelistet.

Tab. 20.2 Nebenwirkungen von PDE-V-Inhibitoren

Häufigkeit %	Sildenafil	Vardenafil	Tadalafil
Kopfschmerzen	10–15	10–15	10–15
Gesichtsröte (Flush)	10–15	10–15	1–5
Dyspepsie	5–10	1–5	10–15
Rhinitis	1–5	5–10	1–5
Schwindel	1–5	5–10	1–5
Myalgie	< 1	< 1	5–10
Rückenschmerzen	< 1	< 1	5–10
Sehveränderungen	1–5	1–5	< 1

Avanafil ist aufgrund seiner im Vergleich zu den anderen PDE-V-Inhibitoren höheren Selektivität für die Phosphodiesterase-5 insgesamt besser verträglich (Wang et al. 2012).

Bei erstmaliger Einnahme wird üblicherweise mit einer mittleren Dosis begonnen und je nach Wirkung im Verlauf der Dosis erhöht oder reduziert (➤ Tab. 20.3). Üblicherweise erfolgt die Einnahme je nach HWZ etwa 30–60 min vor der sexuellen Aktivität, bei Tadalafil ist das aufgrund der langen HWZ auch in größerem Abstand möglich.

Tab. 20.3 Dosierung von Sildenafil, Tadalafil, Vardenafil und Avanafil

Substanz	Dosierung
Sildenafil	Beginn mit 50 mg, ggf. Reduktion auf 25 mg oder Erhöhung bis 100 mg
Tadalafil	Beginn mit 10 mg, ggf. Reduktion auf 5 mg oder Erhöhung bis 20 mg
Vardenafil	Beginn mit 10 mg, ggf. Reduktion auf 5 mg oder Erhöhung bis 20 mg
Avanafil	Beginn mit 100 mg, ggf. Reduktion auf 50 mg oder Erhöhung bis 200 mg

Kontraindiziert sind PDE-V-Inhibitoren bei Patienten, denen von sexueller Aktivität abzuraten ist (z. B. instabile Angina pectoris, schwer ausgeprägter Herzinsuffizienz), Patienten mit schwerer Leberinsuffizienz oder ausgeprägter Hypotonie (< 90/50 mmHg) sowie bei Patienten, die innerhalb der letzten 3–6 Monate einen Schlaganfall oder Myokardinfarkt erlitten haben.

Aufgrund des blutdrucksenkenden Effekts ist Vorsicht bei Kombination mit Antihypertensiva und anderen blutdrucksenkenden Substanzen geboten. Die Kombination mit Nitraten und anderen NO-Donatoren ist kontrainduziert. Bei Kombination mit Alpha-Rezeptoren besteht ein erhöhtes Risiko für kardiovaskuläre Nebenwirkungen.

CYP-3A4-Inhibitoren wie Cimetidin, Erythromycin, Ritonavir, Indinavir oder Grapefruitsaft können die Plasmakonzentration der PDE-V-Inhibitoren erhöhen.

EBM

Die Wirksamkeit von PDE-V-Inhibitoren bei organisch bedingten Erektionsstörungen ist für Patienten mit Diabetes mellitus, chronischen Nierenerkrankungen und für sexuelle Funktionsstörungen nach Behandlung eines Prostatakarzinoms belegt (Evidenzstufe 1a: Vardi und Nini 2007; Vecchio et al. 2010; Miles et al. 2007; Cochrane-Reviews). Flushsymptomatik und Kopfschmerzen wurden als die häufigsten Nebenwirkungen genannt.

Neben den verbesserten pharmakotherapeutischen Methoden ist insb. die **Schwellkörper-Autoinjektionstherapie (sog. SKAT-Methode)** bedeutsam (Wilt et al. 1999).

Ebenso lassen sich mit Vakuumerektionshilfen, falls die entsprechende Patientencompliance gegeben ist, gute Therapieerfolge erzielen. Weitere Therapieformen sind entweder erst nach Erfolglosigkeit anderer Therapieformen anzuwenden (z. B. **Penisimplantate**) bzw. ohne ausreichenden Wirksamkeitsnachweis (z. B. gefäßchirurgische Eingriffe oder bestimmte medikamentöse Therapien wie mit Trazodon).

Bei allen organmedizinischen Therapien ist jedoch die Indikationsstellung entscheidend. Bei Männern mit Störungen vorwiegend organischer Ursache können sie eine entscheidende Hilfe darstellen. Der Betroffene und seine Partnerin sollten aber einer solchen Behandlung zustimmen können. Sehr bedenklich ist, dass pharmakotherapeutische Methoden in letzter Zeit oft unreflektiert, ohne genauere diagnostische Abklärung, angewandt werden.

20

Der alleinige Einsatz von Pharmakotherapie bei psychisch bedingten Erektionsstörungen geht an den Ursachen vorbei. In solchen Fällen können dann u. U. sogar die psychischen Probleme verstärkt werden, und die Störung kann sich verschlimmern, wenn z. B. Partnerprobleme der Grund für die Erektionsstörungen sind. Andererseits kann ein differenzierter Einsatz von Pharmakotherapie ein entscheidendes Hilfsmittel in der Psychotherapie sein, um z. B. Versagensängste zu reduzieren.

Im Bereich weiterer Therapieoptionen männlicher sexueller Funktionsstörungen besteht zum jetzigen Zeitpunkt Anhalt für eine Wirksamkeit **serotonerg wirksamer Substanzen** in der Therapie der **Ejaculatio praecox.** Seit 2009 ist der SSRI Dapoxetin mit einer sehr kurzen Halbwertszeit als Priligy® zur Behandlung des vorzeitigen Samenergusses als Bedarfsgabe zugelassen. Bei Ablehnung bzw. Erfolglosigkeit psychotherapeutischer Strategien erscheint auch ein Off-Label-Therapieversuch (z. B. mit einer Tagesdosis von 20 mg Paroxetin) gerechtfertigt (Waldinger 2001).

Für Frauen ist derzeit lediglich ein **Testosteron-Depotpräparat** in Form eines Pflasters **(INTRINSA®)** zur Behandlung von Appetenzstörungen nach Hysterektomie mit Ovarektomie in Verbindung mit gleichzeitiger Östrogensubstitution zugelassen, wurde jedoch inzwischen wieder vom Markt genommen. Die Wirksamkeit bei natürlich postmenopausalen Frauen konnte auch klinisch gezeigt werden (Davis 2008).

EBM

Einer Metaanalyse zufolge erwiesen sich für Männer mit durch Antidepressiva induzierter erektiler Dysfunktion neben Sildenafil (Viagra®) auch Tadalafil (Cialis®) als wirksame Behandlungsstrategie. Bei Frauen mit sexueller Dysfunktion durch Antidepressiva war eine zusätzliche Bupropionmedikation (150 mg Bupropion 2 × tgl.) erfolgsversprechend (Evidenzstufe 1a: Taylor et al. 2013; Cochrane-Review). Aufgrund der dürftigen Datenlage sind jedoch weitere Studien zur Absicherung dieser Befunde notwendig.
Bei neuroleptikainduzierter sexueller Dysfunktion fand sich in einem aktuellen Cochrane-Review (Schmidt et al. 2012), in dem eine metaanalytische Auswertung aufgrund der dürftigen Datenlage nicht möglich war, ebenfalls ein Hinweis für die Wirksamkeit der Add-on-Anwendung von Sildenafil.

Psychotherapie

Bei sexuellen Funktionsstörungen hat sich ein störungsspezifisches Vorgehen bewährt **(Sexualtherapie),** das Elemente aus der Verhaltenstherapie mit denen der psychodynamischen Therapie verbindet, wobei zu beachten ist, dass die wissenschaftliche Absicherung für viele Verfahren gar nicht existiert oder nicht auf methodisch hochwertigen kontrollierten Studien basiert. Die Psychotherapie richtet sich nach der Grundproblematik. Bestehen vorwiegend partnerschaftliche Probleme oder liegen die Schwierigkeiten im Wesentlichen in der Persönlichkeit des Patienten begründet, so sind Therapieverfahren indiziert, wie sie z. B. in ➤ Kap. 21 beschrieben sind.

Bei sexuellen Funktionsstörungen findet sich sehr häufig eine enge Wechselbeziehung von sexuellen und partnerschaftlichen Problemen, deren jeweilige Anteile kaum voneinander zu trennen sind. Die Psychotherapie sexueller Funktionsstörungen besteht daher i. d. R. aus einer Kombination **sexualtherapeutischer Methoden** im engeren Sinne (s. unten) mit **kommunikationstherapeutischen Strategien.** Selbst bei massiven Partnerkonflikten hat es sich bewährt, mit einer gezielten Therapie der sexuellen Störung zu beginnen, da die Sexualtherapie – mit ihrer ausgeprägten Paarbezogenheit – breiter wirksam ist (Vandereycken 1996) und Therapeut und Paar schnell (d. h. nach wenigen Sitzungen) erkennen können, ob dieser Behandlungsweg erfolgversprechend ist.

Die Psychotherapie sexueller Funktionsstörungen ist heute weit überwiegend die sog. Sexualtherapie: die Paartherapie nach Masters und Johnson und sonstige symptomzentrierte und erfahrungsorientierte (d. h. übende) psychotherapeutische Varianten für Paare und Einzelpatienten (Schmidt 2001). Die Überlegenheit gegenüber ausschließlich verhaltenstherapeutischer oder psychoanalytischer Behandlung ist nachgewiesen. Andere Psychotherapieformen (z. B. ausschließliche Gesprächspsychotherapie) haben keine Bedeutung mehr. Das Therapieprogramm von Masters und Johnson basiert auf ihren physiologischen Untersuchungen über das ungestörte Sexualverhalten und auf einer Kombination von Verfahren, die bis dahin z. T. einzeln und unsystematisch angewandt wurden. Der ursprüngliche Ansatz von Masters und Johnson wurde – v. a. hinsichtlich des Settings – mehrfach modifiziert, ist in seinem Grundprinzip aber gleich geblieben.

Der Grundansatz der Sexualtherapie ist erfahrungsorientiert, symptombezogen und zeitbegrenzt. Sein wesentliches Merkmal besteht in der Integration von systematisch aufgebauten, therapeutisch strukturierten und angeleiteten sexuellen Erfahrungen mit der psychotherapeutischen Konfliktbearbeitung der intrapsychischen und partnerschaftlichen Ursachen der sexuellen Störung. Die Sexualtherapie verfolgt das psychotherapeutische Grundprinzip der Veränderung durch **korrigierende emotionale Erlebnisse** und setzt dafür neben einem variablen psychotherapeutischen „Standardinventar" ein bewährtes Repertoire von Interventionen und Verhaltensanleitungen ein. Diese weithin populär gewordenen sexualtherapeutischen „Hausaufgaben" oder „Übungen" dienen als Katalysator der korrigierenden emotionalen Erfahrungen. Sie sind von eminenter Bedeutung für den diagnostischen und therapeutischen Prozess, weil sie (fast immer) die entscheidende Dynamik der sexuellen Störung offen legen und für die therapeutische Bearbeitung zugänglich machen.

Das Basisvorgehen der Sexualtherapie lässt sich schematisch so darstellen: Der Vorgabe einer für die individuelle Problematik angemessenen Verhaltensanleitung und deren praktischer Umsetzung folgt in der nächsten Sitzung die Analyse der Erfahrungen des Paares bzw. Patienten, in der die Hindernisse und unmittelbaren Ursachen der Störung fokussiert werden sollten. Der entscheidende psychotherapeutische Schritt besteht dann in der Hilfestellung bei der Modifizierung bzw. Reduzierung dieser Hindernisse, bevor die nächste Verhaltensanleitung gegeben werden kann. Die hierarchische Anordnung der Übungen entspricht, verhaltenstherapeutisch ausgedrückt, einer **systematischen Desensibilisierung in vivo.** Psychodynamisch gesehen sind die Übungen ein Arbeiten an der Abwehr bzw. am Widerstand gegen Veränderung. In der Praxis umfasst die Sexualtherapie eine Reihe von **Wirkfaktoren,** darunter v. a. verhaltensmodifizierende Komponenten, die in den „Übungen" zur Anwendung kommen, ein gezieltes Einwirken auf Kommunikationsstrukturen, kognitive, edukative („Aufklären" und Informationen geben), kommunikationstherapeutische und psychodynamische Elemente. Die Komponenten müssen gezielt und überlegt i. R. einer psychotherapeutischen Gesamtstrategie eingesetzt werden (Kaplan 1981). Das Vorgehen wurde andernorts detailliert beschrieben (z. B. Kockott und Fahrner 2000).

Für die Therapie der Erektionsstörungen schlagen Masters und Johnson die sog. **„Teasing-Methode"** (mehrfaches sehr kurzfristiges Einführen des Penis in die Scheide), für die Behandlung der frühzeitigen Ejakulation die **„Squeeze-Technik"** (Reduktion des Ejakulationsdrangs durch Fingerdruck auf den Penis) und für die Therapie des Vaginismus den Einsatz von **Hegarstiften** vor. Diese Behandlungstechniken wurden ebenfalls andernorts detailliert beschrieben (Kockott und Fahrner 1993a, b).

Masters und Johnson (1970) berichten über gute Erfolgsquoten, allerdings bei nicht exakt definierten Erfolgskriterien. Die ursprünglichen Erfolge waren auch bei einer katamnestischen Befragung bis zu 5 Jahre nach Therapieabschluss weitgehend konstant.

Die späteren Outcomedaten anderer Autoren lassen eine ausgeprägte differenzielle Wirksamkeit der Sexualtherapie sowie deutliche Unterschiede bei den verschiedenen Störungsbildern erkennen. Gemessen an den Effekten nach Abschluss der Behandlung sind die Erfolgsquoten am niedrigsten bei Appetenzstörungen (sowohl als Haupt- wie auch Zusatzsymptom) und am höchsten bei primärer globaler Anorgasmie der Frau sowie beim Vaginismus (in ca. 80 % d. F. Symptomverbesserung).

EBM

Es gibt, wie der systematische Cochrane-Review von Melnik et al. (2012) zeigt, nur fünf, mit methodischen Mängeln behaftete RCTs zur Sexualtherapie. Die Heterogenität der Studien erlaubte keine metaanalytische Auswertung. Den Befunden der Einzelstudien zufolge ergaben sich zwischen systematischer Desensibilisierung und den Kontrollinterventionen (z. B. Warteliste, systematische Desensibilisierung) keine signifikanten Unterschiede.
Ein weiterer Cochrane-Review (Evidenzstufe 1a: Melnik et al. 2011) von 9 randomisierten und 2 quasirandomisierten Studien mit insgesamt 398 Männern, die an Erektionsstörungen litten, fand Hinweise darauf, dass die erektile Funktion durch Gruppen-Psychotherapie im Vergleich zu keiner Therapie gebessert wurde.

Ermutigende unmittelbare Behandlungseffekte liegen für den vorzeitigen Orgasmus des Mannes vor (bis zu 80 %); die Symptomverbesserungen bei sekundären Erektionsstörungen bewegen sich mehrheitlich zwischen 60 und 80 %. Bei sekundären Orgasmusstörungen der Frau sind die Effekte sehr unterschiedlich. Zwar lässt sich die Orgasmusfähigkeit durch Selbststimulation meist erreichen, die Orgasmusfähigkeit im Partnerkontakt ist dagegen nur einem viel kleineren Teil der Patientinnen (30–40 %) möglich. Die wenigen Studien zur Langzeitstabilität (≥ 3 J.) der sexualtherapeutischen Behandlungseffekte zeigen übereinstimmend eine Instabilität und signifikante Verschlechterungen hinsichtlich der sexuellen Funktion im engeren Sinne, während die Verbesserungen bezüglich sexueller Zufriedenheit und allgemeiner Paarbeziehung überwiegend eine sehr gute Stabilität aufweisen. Eine Betrachtung der einzelnen Störungsbilder lässt die geringe Anzahl der Langzeitstudien nicht zu.

In einer aktuellen systematische Übersichtsarbeit zur Wirksamkeit psychosozialer Interventionen bei sexuellen Funktionsstörungen (Günzler und Berner 2012; Berner und Günzler, 2012) wurde deutlich, dass in Studien noch immer überwiegend ein klassischer Ansatz nach Masters und Johnson in Kombination mit verhaltenstherapeutischen Elementen angewandt wird. Insgesamt zeigte sich, dass es im Hinblick auf die Effektivität nahezu irrelevant war, welche spezifische Therapie den Studienteilnehmern angeboten wurde, denn fast jede Art einer (psychosozialen) Behandlung führte zu einer Verbesserung der sexuellen Erlebnisfähigkeit. Dies könnte dafür sprechen, dass die Wirksamkeit einer Behandlung eher auf zugrunde liegende Wirkfaktoren zurückzuführen ist als auf die spezifisch durchgeführte Intervention selbst. Derartige Wirkfaktoren könnten die Problemaktualisierung, d. h. die Auseinandersetzung mit der sexuellen Störung und die Ressourcenaktivierung, z. B. im Sinne eines Investments in die gemeinsame Partnerschaft sein. So könnte eine integrative Psychotherapie, die auf allgemeine Wirkfaktoren fokussiert, für eine zukünftige therapeutische Versorgung sexueller Funktionsstörungen geeigneter sein als störungs- oder technikspezifische Ansätze.

Modifikationen

Seit 1970 wurden zahlreiche Weiterentwicklungen des Vorgehens nach Masters und Johnson vorgeschlagen und z. T. überprüft; das Grundprinzip der Behandlung blieb immer gleich. Die wichtigsten Weiterentwicklungen zielen auf die **Reduktion des Aufwands.** In verschiedenen Therapiestudien wurde untersucht, ob die Therapie auch **mit nur einem anstatt zwei Therapeuten** und ambulant mit **1–2 Sitzungen** wöchentlich anstatt unter quasi stationären Bedingungen erfolgreich durchgeführt werden kann. Dies konnte belegt werden (Arentewicz und Schmidt 1993; Hauch 2006).

Weiterhin zeigte sich, dass die sexuelle Problematik in **Gruppen** von Paaren mit homogenen und unterschiedlichen sexuellen Störungen mit gleichem Erfolg wie in Einzelpaartherapie zu behandeln ist.

Unterschiedliche Verfahren wurden zur **Verbesserung der sexuellen Erlebnisfähigkeit** erprobt. Hierzu gehören z. B. Übungen zur Selbsterfahrung des Körpers, der Einübung mechanischer Stimulation (z. B. beim Ausbleiben der Ejakulation), der Einsatz von sexuellen Fantasien und die Anwendung von Rollenspielen.

Die Behandlungsansätze bei Frauen mit primärer Anorgasmie stellen sich neben dem Vorgehen nach Masters und Johnson wie folgt dar: In einem 9-Stufen-Programm lernt die Frau in systematischer Weise, ihre Angst und ihre Schuldgefühle gegenüber dem eigenen Körper abzubauen, neue positive Gefühle sowie bestimmte sexuelle Fertigkeiten aufzubauen und über Selbststimulierung einen Orgasmus zu erreichen (LoPiccolo und Lobitz 1972).

Auch Frauen ohne Partner wurden mit dem Selbststimulierungsprogramm mit sehr gutem Erfolg behandelt. Zusätzlich wurde Wert auf den Aufbau des Selbstvertrauens gelegt. Schwieriger ist die Situation für Männer, die z. B. durch ihre Erektions- und Ejakulationsstörungen so entmutigt sind, dass sie sich nicht mehr trauen, den Kontakt zu einer Frau aufzunehmen. Eine befriedigende, empirisch überprüfte Behandlungsmethode existiert für diese alleinstehenden

Männer noch nicht. Das therapeutische Vorgehen orientiert sich heute an dem von Zilbergeld (1999) vorgeschlagenen Behandlungsprogramm. Dabei werden hauptsächlich Elemente des Selbstsicherheitstrainings eingesetzt, um die Fähigkeit zu fördern, Kontakte mit Frauen aufzubauen, sowie eine Art systematischer Desensibilisierung, die der Mann bei der Masturbation durchführt, um die sexuellen Versagensängste abzubauen.

Therapeuten verschiedener Orientierungen haben die Techniken von Masters und Johnson in ihr jeweiliges theoretisches Bezugssystem integriert und dadurch Therapievariationen entwickelt. Kaplan (1981) integrierte psychodynamische und partnerdynamische Aspekte in die Therapie und nennt diese Richtung die *„new sex therapy"*.

Kaplan (2000) beschäftigte sich auch besonders mit den sexuellen Appetenzstörungen, die am schwierigsten zu behandeln sind. Wesentlicher Grund hierfür ist ihre ausgeprägt multifaktorielle Bedingtheit. Neben körperlichen Ursachen (z. B. als Begleiterscheinung einer chronisch verlaufenden Krankheit oder Depression) können Appetenzstörungen Ausdruck einer Partnerschafts- oder Persönlichkeitsproblematik (z. B. Bindungsangst) sein. Als weitere Ursachen kommen Vermeidungsverhalten bei einer sexuellen Funktionsstörung, eine sonstige bedrückende Problematik (z. B. berufliche oder soziale Probleme) oder eine „genuine" niedrige sexuelle Lust mit sich daraus ergebender Diskrepanz von sexuellen Wünschen in der Partnerschaft infrage. Meistens findet sich eine Kombination solcher Faktoren. Entsprechend muss auch zur Behandlung eine auf die individuelle Situation abgestimmte kombinierte Therapie angewandt werden, bei der u. a. die Sensibilisierung für die eigenen Emotionen und die Förderung der Wahrnehmung sexueller Stimuli eine Rolle spielen (Fahrner und Kockott 2003).

Verhaltenstherapeuten haben die einzelnen Techniken von Masters und Johnson übernommen, sie aber der Verhaltensanalyse entsprechend und mit individuellen Therapieplänen eingesetzt. Ein Beispiel für diese Integration in die Verhaltenstherapie ist das von Annon (1974, 1975) entwickelte **PLISSIT-Modell** (**P**ermission, **Li**mited **I**nformation, **S**pecific **S**uggestion, **I**ntensive **T**herapy). Außerdem werden Elemente der kognitiven Verhaltenstherapie (KVT) berücksichtigt (Hawton et al. 1989). Dies wurde insb. für den hausärztlichen Bereich modifiziert (Porst und Berner 2004).

Die Weiterentwicklung durch Beier und Loewit (2004), die **syndyastische Sexualtherapie**, sieht die sexuelle Beziehung als Ausdruck der partnerschaftlichen Bindungssituation. Somit steht weniger die Verbesserung eines sexuellen Symptoms eines Partners, sondern vielmehr die partnerschaftliche Beziehung selbst im Fokus der Therapie, die Frage nach unbefriedigten Grundbedürfnissen. Ziel ist die Befriedigung des Bedürfnisses nach Geborgenheit, Erfahrung sexueller Körperkontakte ohne Angst, Erhöhung der partnerschaftlichen und sexuellen Beziehungszufriedenheit. Dies kann durch paarbezogene Gesprächsinterventionen mit oder ohne medikamentöse Begleitbehandlung erreicht werden.

Etwas anders sieht Clement (2004), der in seiner **systemischen Sexualtherapie** die therapeutischen Impulse von Schnarch (2004) aufgreift, in einem erweiterten Zugang zum jeweils eigenen sexuellen Begehren ein weit größeres Potenzial zum Anstoß einer persönlichen Entwicklung als in der (Wieder-)Erlangung einer sexuellen Funktion bzw. rein auf die Beziehung ausgerichteten Interventionen. Im Zentrum steht hier das erotische Potenzial, nicht die sexuelle Funktion beider Partner mit einem ressourcenorientierten Verständnis, d. h., Symptome werden als Folge eines „ungelebten Wollens" betrachtet. Therapiefokus sind Interventionen, die sowohl auf das Spannungsfeld von ungelebter Fantasie und gelebtem Verhalten als auch auf die Unterbrechung bisheriger sexueller Interaktionsmuster zielen (z. B. Symptomverschreibungen, Als-ob-Inszenierungen, zirkuläres Fragen, Ressourcenaktivierung). Ziel soll damit der Zugang zum sexuellen Begehren und den sexuellen Wünschen beider Partner sein.

Somatopsychotherapie Bei der Behandlung sexueller Funktionsstörungen kann nicht grundsätzlich nach dem zu einfachen Motto verfahren werden: Körperliche Verursachung verlangt körperliche Behandlung, psychische Verursachung Psychotherapie. Stattdessen sollten in die Therapiewahl auch bei primär psychisch bedingten und den zahlreichen „gemischt" verursachten Sexualstörungen die somatischen Therapieoptionen einbezogen werden, und umgekehrt sollte bei vorwiegend organischer Verursachung die psychotherapeutische Begleitung eine Selbstverständlichkeit sein, z. B. bei Sexualstörungen Querschnittsgelähmter.

In urologischen Ambulanzen mit Männern um das 50. Lj. sind bei ca. 50 % der sexuell gestörten Patienten die Ursachen hierfür unklar, oder es ist eine organisch und psychisch gemischte Ätiologie anzunehmen. Der therapeutisch sinnvollste Ansatz für diese Patientengruppe ist eine Behandlung, die somatische (d. h. pharmakologische) und psychotherapeutische Anteile i. S. einer Somatopsychotherapie integriert. Dies wird in den meisten neueren Psychotherapieansätzen so gesehen.

EBM

Gruppenpsychotherapie plus Sildenafil ist bei einer geringeren Abbruchrate hinsichtlich der erektilen Funktion wirksamer als eine Monotherapie mit Sildenafil (Evidenzstufe 1a: Melnik et al. 2011, Cochrane-Review).

PDE-V-Inhibitoren haben sich insb. bei Erektionsstörungen mit vorwiegend psychogener Komponente als wirksam erwiesen. Häufig wird in der psychotherapeutischen Praxis deshalb vorübergehend ein PDE-V-Inhibitor eingesetzt, um die belastete Paarbeziehung zu entlasten. In der klinischen Praxis wird das Medikament, sofern die Attribution des Patienten bei Therapiebeginn beachtet wurde, selten über einen längeren Zeitraum benötigt. Ergebnisse empirischer Untersuchungen liegen hierzu, abgesehen von Kasuistiken und Fallserien, bisher jedoch nicht vor.

Dieser Therapieansatz ist wahrscheinlich auch bei Patienten mit psychisch bedingten sexuellen Funktionsstörungen sinnvoll, die zu Beginn der Behandlung von einer ausschließlich körperlichen Ursache überzeugt sind.

Manche Patienten, v. a. Männer, sind trotz der Wiederherstellung ihrer sexuellen Funktionen durch eine somatische Behandlung mit dem Therapieergebnis nicht zufrieden. Ihnen wird erst durch den Erfolg dieser somatischen Behandlung deutlich, dass ihre sexuelle Problematik eine weiter reichende Bedeutung hat. Das kann sie für biografische und partnerdynamische Zusammenhänge aufgeschlossen machen und ihre Bereitschaft für eine Psychotherapie erhöhen.

verbunden sind. Aufgrund negativer Kindheitserfahrungen, fehlender Modelle u. Ä. lernen sexuell Delinquente in ihrer Entwicklung nicht, Aggressivität und Sexualität voneinander zu trennen und zu kontrollieren.

Resümee
Die Entstehung und Ätiologie paraphiler Entwicklungen ist noch immer nicht aufgeklärt. Vor allem psychoanalytische und lernpsychologische Theorien bemühen sich um eine Erklärung. Umfassend ist zurzeit die Theorie von John Money, der ein Zusammenwirken von biologischen und psychischen Faktoren in kritischen Zeitperioden annimmt. Ähnlichkeit hiermit hat die Theorie von Marshall et al. zur Entwicklung sexueller Delinquenz.

20.2.3 Therapie

Psychotherapeutische Basisbehandlung: Beratung

Paraphilien sind nicht ohne Weiteres als behandlungsbedürftige Krankheiten anzusehen. Die meisten Devianten leiden zwar unter ihrer Andersartigkeit, oft jedoch weniger unter der Devianz selbst als vielmehr unter der Ächtung und Ablehnung, die sie vermeintlich oder tatsächlich deswegen erfahren. Das macht sehr häufig beratende Gespräche notwendig, die als therapeutische Intervention ausreichend sein können. **Beratende Gespräche** erfüllen eine Reihe von Aufgaben:

- Sie können für den paraphilen Patienten die erstmalige Chance zu einem offenen Gespräch sein. Dabei kann geklärt werden, ob das sexuelle Verhalten als deviant anzusehen ist oder nur vom Patienten oder dessen Partner als „pervers" erlebt wird. In letzterem Fall ist Aufklärung über die Variationsbreite üblichen sexuellen Verhaltens die Hauptaufgabe.
- Sie können klären, ob der Patient eine Veränderung will. Häufig ist der Druck seitens der Angehörigen und der sozialen Umgebung sehr erheblich, während die Störung vom Patienten selbst auch als ich-synton erlebt werden kann. Es wird zu entscheiden sein, ob eine Therapie indiziert ist und entsprechende Motivationsarbeit geleistet werden muss oder ob Gespräche mit Angehörigen nötig sind, um Verständnis für die sexuellen Besonderheiten des Patienten zu wecken.
- Sie sollen die Frage klären, ob das Akzeptieren der sexuellen Devianz zumindest teilweise möglich ist, wie z. B. bei Transvestiten oder Sadomasochisten, die ihre Deviation in Transvestitenclubs oder sadomasochistischen Zirkeln leben können.
- Die beratenden Gespräche haben auch das Ziel, über therapeutische Möglichkeiten zu informieren. Man kann damit bei devianten Patienten erreichen, dass sie sich ihrer sexuellen Devianz nicht mehr hilflos ausgeliefert fühlen.

In den letzten Jahren wurde in Deutschland an der Berliner Charité ein Beratungsmodell (zunächst über anonyme Telefonkontakte) für pädophile Patienten etabliert, das v. a. auch einen präventiven Ansatz verfolgt (Beier et al. 2007) und von einer umfangreichen Öffentlichkeitsarbeit begleitet ist. Die Ergebnisse der Evaluation und daran angeschlossener Therapiestudien liegen jedoch noch nicht vor.

Medikamentöse Behandlung

Die Therapie sexueller Deviationen besteht primär in einer **spezifischen Psychotherapie**, evtl. in Kombination mit einer medikamentösen Behandlung. Letztere ist indiziert:

- Bei Minderbegabten mit eingeschränkter oder aufgehobener Psychotherapiefähigkeit
- Am Anfang einer Psychotherapie, deren Beginn erst durch die vorübergehende medikamentöse Dämpfung der sexuellen Appetenz möglich wird
- Zur Unterstützung einer Psychotherapie, v. a. in krisenhaften Lebenssituationen

Cyproteronacetat (CPA; in den USA Medroxyprogesteronacetat) führt mit einer Tagesdosis von 100–200 mg (im Ausnahmefall bis zu 300 mg) über eine kompetitive Hemmung von Testosteron nach 1 Woche (max. 3 Wochen) zu einer Verminderung der sexuellen Appetenz, die dosisabhängig ganz erlöschen kann. Außerdem lässt die Erektionsfähigkeit nach. Drei Wochen nach Therapiebeginn werden i. d. R. eine Verminderung der Ejakulatmenge und eine Ejakulationsverzögerung angegeben. Bei hohen Dosen kann die Erektions- und Ejakulationsfähigkeit erlöschen. Sexuelle Fantasien und Träume nehmen im Laufe von Monaten ab. Spätestens 6 Wochen nach Behandlungsbeginn ist die Spermiogenese aufgehoben. Hodenbiopsien weisen ein ruhendes Samenepithel auf, die Leydig-Zellen bleiben jedoch in Form und Zahl unauffällig. Der Testosteronspiegel in Plasma und Urin ist unter CPA signifikant erniedrigt. Die appetenzreduzierende Wirkung des CPA ist sehr konstant, aber alters- und dosisabhängig. Alkohol hebt die Wirkung teilweise auf. Das individuelle Ansprechen variiert. Etwa ⅓ der Patienten klagt in der 2. und 3. Behandlungswoche über leichtere Nebenerscheinungen wie Müdigkeit, Adynamie und allgemeine Leistungsminderung, die sich jedoch bei fortlaufender Medikation i. d. R. normalisieren. Sexuelle Appetenz, Erektions- und Ejakulationsfähigkeit normalisieren sich nach Absetzen des Medikaments im Laufe weniger Wochen. Die Spermiogenese ist nach spätestens 5 Monaten wieder unauffällig. CPA ist in oraler Applikationsform und als Injektionslösung erhältlich. Es hat ausschließlich eine reduzierende Wirkung auf die sexuelle Appetenz. CPA beeinflusst nicht die bei vielen Sexualstraftätern niedrige Impulskontrolle und hohe Aggressivität.

Als Alternative zu CPA werden **LHRH-Agonisten** diskutiert (Briken et al. 2000), die in der Urologie zur Therapie des Prostatakarzinoms eingesetzt werden. Sie hemmen die Testosteronproduktion auf der Ebene des Hypothalamus und scheinen besser verträglich zu sein als CPA.

EBM
Ein aktuellerer systematischer Review stützt aufgrund der vorliegenden Daten weder (K)VT noch psychodynamische Verfahren als Methode zur signifikanten Reduktion der Rückfallhäufigkeit von Sexualstraftätern (Dennis et al. 2012; Cochrane-Review). Aufgrund des spärlichen Datenmaterials, das eine metaanalytische Auswertung nicht zuließ, besteht dringender Forschungsbedarf, um empirisch besser begründete Aussagen über eine Wirksamkeit dieser Verfahren treffen zu können.

Seit Jahren werden zur Behandlung sexueller Impulsivität **SSRI** vorgeschlagen. Die Serotoninerhöhung an den Synapsen habe eine modulierende Wirkung auf die Entwicklung der Affekte, die dadurch besser steuerbar würden. Die Wirksamkeit der Off-Label-Anwendung von SSRI im Bereich der Sexualtherapie ist empirisch bisher nicht genügend nachgewiesen.

Spezifische Psychotherapie, insbesondere Verhaltenstherapie

Vonseiten der Patienten stehen der Behandlung häufig eine schwierige soziale Lage und eine ambivalente Therapiemotivation entgegen. Der Therapeut übernimmt die Behandlung einer sozial gering geschätzten Personengruppe und beurteilt seine Patienten oft zunächst nicht viel anders. Er steht außerdem unter Erfolgsdruck. Je mehr die sexuelle Delinquenz mit fremdschädigendem Verhalten einhergeht, desto stärker ist dieser Druck. Das kann zu übergroßer Vorsicht in der Therapie oder zu Überaktionismus führen. Beides sind Haltungen, die einer Psychotherapie nicht förderlich sind.

Deswegen ist eine **enge Supervision** nötig. Aus der therapeutischen Erfahrung haben sich folgende Grundsätze für die Durchführung der Psychotherapie mit dieser Klientel ergeben:

- Klare Struktur mit Festlegung der Grenzen therapeutischen Handelns.
- Am Anfang oft supportiver Charakter; soziale Belange müssen geklärt werden.
- Schulenübergreifendes Handeln des Therapeuten: Die Patienten sind in höchst unterschiedlichem Maße „therapiefähig". Die Behandlung wird deshalb je nach Patient sehr unterschiedliche Therapieziele, Zugangsformen und Tiefengrade haben. Integrative Therapieprogramme, die psychodynamische und verhaltenstherapeutische Konzepte berücksichtigen und pharmakologische Möglichkeiten nicht außer Acht lassen, scheinen am erfolgreichsten zu sein.
- Man erreicht nur selten eine „Heilung", aber der Patient kann lernen, seine Devianz unter Kontrolle zu halten und eine adäquatere zwischenmenschliche Kommunikation zu entwickeln *(no cure, but control).*

Tiefenpsychologische Behandlungen orientieren sich in den letzten Jahrzehnten an den Theorien von Stoller (1979) (frühe Störungen in der Kindheit) und Morgenthaler (1987) (Devianz als „Plombe" der Persönlichkeit). Schwerpunkt der psychoanalytischen Behandlung aller Paraphilien ist deshalb die Bearbeitung des Mutterkonflikts, der brüchigen Eigenidentität und der Persönlichkeitsproblematik. Schulenübergreifend werden Anteile anderer Therapieprogramme aufgenommen. Schorsch et al. (1985) beschreiben ihr Konzept mit einer *„sich entwickelnden offenen therapeutischen Gestalt"* und benutzen neben der psychoanalytischen Grundausrichtung gesprächs- und viele verhaltenstherapeutische Techniken. Berner und Mitarbeiter (Berner und Bolterauer 1995) arbeiten auf zwei Ebenen: Eine aktiv helfende Person ist für Krisenintervention, Sozialtraining, Arbeitsvermittlung u. Ä. zuständig; ein Psychotherapeut bearbeitet die inneren Konflikte und orientiert sich stark an der Borderline-Therapie nach Kernberg (Kernberg et al. 1992).

Kognitiv-verhaltenstherapeutisch ausgerichtete Behandlungen werden derzeit am häufigsten angewandt (z. B. Marshall 1999). Dabei steht unabhängig von der Art der Paraphilie zunächst die „Delikt-Entscheidungs-Kette" im therapeutischen Mittelpunkt; der Paraphile lernt zu erkennen, wie er, oft mit kognitiven Verzerrungen (Verkennungen der Realität), zu der Entscheidung kam, seine paraphile Handlung auszuführen. Die daran anschließende Behandlung zur Verhaltensmodifikation hat vier Schwerpunkte (A–D). Die verschiedenen Bausteine werden zu einem individuellen Therapieprogramm zusammengesetzt (Kockott 2000; Briken et al. 2013):

A. Methoden zur Reduktion bzw. Kontrolle sexuell devianten Verhaltens, z. B.:

- Verdeckte Sensibilisierung: Der Patient ruft sich eine deviante Handlung lebhaft ins Gedächtnis und kombiniert das Bild mit einem besonders unangenehmen Ereignis, z. B. von einem Familienmitglied überrascht zu werden.
- Selbstkontrollmethoden: Der Patient lernt, alternative Verhaltensformen zu entwickeln, die mit einer devianten Handlung unvereinbar sind. Beispiel: Ein Exhibitionist geht auf eine Frau zu, vor der er sich ursprünglich exhibieren wollte, und lässt sich die Uhrzeit sagen.
- Stimuluskontrollmethoden: Der Patient lernt, Umstände zu erkennen, unter denen deviantes Verhalten häufig auftritt (z. B. unstrukturierte Freizeit, Nähe zu Kinderspielplätzen), und sein Verhalten so zu ändern, dass er nicht in solche Situationen gerät (Freizeit strukturieren, Vermeiden von Kinderspielplätzen).

B. Methoden zur Entwicklung üblichen Sexualverhaltens: Hierbei sind alle Variationen des Vorgehens nach Masters und Johnson (1970) zum Aufbau üblichen Sexualverhaltens (➤ Kap. 20.1.4) anwendbar.

C. Aufbau sozialer Fertigkeiten und interpersoneller Kommunikation: Hierzu werden die üblichen Methoden zur Verbesserung sozialer Kompetenz, der Kommunikation und des Problemlöseverhaltens benutzt (Margraf 2000) und die neu zu erlernenden Verhaltensweisen im Rollenspiel eingeübt. Ziel ist die Verbesserung der Beziehungsfähigkeit und des Selbstwertgefühls.

D. Rückfallprävention: Amerikanische Behandlungszentren haben das ursprünglich für Alkoholabhängige entwickelte Rückfallpräventionsmodell an die Verhältnisse von Personen mit gestörter Sexualpräferenz angepasst. Der Patient erlernt eine Reihe von Copingstrategien, mit denen er bei einem drohenden Rückfall selbst gegensteuern kann. Zusätzlich trägt er z. B. eine „Notfallkarte" mit Verhaltensregeln für den Notfall und der Telefonnummer des Behandlungszentrums bei sich.

Bei der Behandlung sexuell Delinquenter kommt zusätzlich der **Veränderung kognitiver Verzerrungen** eine große Bedeutung zu. Sexuell aggressive Täter haben ihren Opfern gegenüber oft sehr verzerrte Einstellungen („Frauen wollen vergewaltigt werden", „Kinder haben Spaß am Sex mit mir"), und alle tendieren dazu, die Verantwortung von sich zu schieben. Für die Aufhebung dieser Verzerrungen ist es nötig, sie dem Delinquenten bewusst zu machen, über das tatsächliche Erleben der Opfer zu informieren und die kognitive Umstrukturierung z. B. im Rollenspiel zu vertiefen, indem der Täter den Part des Opfers und der Therapeut die Rolle des Täters übernimmt.

Ausführliche Darstellungen der Psychotherapie bei sexueller Devianz und sexueller Delinquenz finden sich u. a. bei Kockott (2000a); Berner (2000) und Briken et al. (2013).

Therapieergebnisse

Über Therapieergebnisse, die an größeren Patientengruppen mit langfristigen Katamnesen gewonnen wurden, ist überwiegend nur bei Sexualstraftätern berichtet worden, unter denen sich auch straffällig und (noch) nicht straffällig gewordene Paraphile befinden. Schorsch et al. (1985) behandelten ambulant 86 Patienten (42 % Kindesmissbrauch, 36 % Vergewaltigung, der Rest vorwiegend Exhibitionismus) mit einer kombinierten Psychotherapie (➤ Kap. 20.2.3). Aufgrund einer Clusteranalyse unterschieden sie zwischen:

1. psychisch relativ stabilen, sozial integrierten Patienten,
2. selbstunsicheren, „depressiven" Patienten,
3. Patienten mit „Depressionsabwehr", instabilen Beziehungen und Neigung zur Kriminalität und
4. schwer gestörten, dissozialen Patienten.

Die besten Ergebnisse wurden in Gruppe 2 erreicht (deutliche Besserung bei ⅔), die schlechtesten in Gruppe 4 (Besserung bei ⅓). In den Katamnesen von 51 Patienten mit durchschnittlich 2,4-jähriger Dauer ließ sich die ursprüngliche globale Erfolgsquote von einer Besserung bei ⅔ der Patienten weiterhin nachweisen.

Metaanalysen von Studien, die über Katamnesen von durchschnittlich 5-jähriger Dauer berichten (Hall 1995; Hanson und Bussière 1998), zeigen:

- Die Rückfallquote Behandelter liegt um ca. 30 % niedriger als bei Nichtbehandelten.
- Es besteht kein deutlicher Erfolgsunterschied zwischen verschiedenen Therapieformen (KVT, antihormonelle Behandlung).
- Der Abschluss einer Therapie ist gegenüber einem Abbruch ein prognostisch günstiger Faktor.
- Starke paraphile Fixierung und dissoziale Persönlichkeitscharakteristika sind prognostisch besonders ungünstige Faktoren (s. auch Quinsay et al. 1995).

In den Metaanalysen werden keine Unterscheidungen zwischen paraphilen und nichtparaphilen Personen und verschiedenen Formen sexueller Delinquenz vorgenommen.

Beier (1995) berichtete über den Spontanverlauf (> 25 J.) von (nicht behandelten) Sexualstraftätern. Danach war bei Personen mit zwei psychopathologisch herausragenden Auffälligkeiten die Rückfallquote zeitlich überdauernd und besonders hoch bei dissozialen und paraphilen Tätern. Damit zeigt sich, für welche Gruppe sexuell Delinquenter eine Therapie besonders wichtig wäre. Wie bereits aufgezeigt, haben jedoch dissoziale und paraphile Täter keine günstige Prognose.

Resümee

Die Beratung sexuell Devianter ist oft notwendig und bereits therapeutisch wirksam. Die Anzahl gut kontrollierter Untersuchungen zur Therapie sexueller Deviationen ist gering. Die wenigen Studien zeigen jedoch, dass diese Patienten behandelbar sind. Allerdings hat die Therapie Grenzen, wenn die Psychopathologie besonders ausgeprägt ist. Eine medikamentöse Behandlung kann den therapeutischen Prozess möglicherweise unterstützen.

20.3 Geschlechtsidentitätsstörungen

Der Begriff **Geschlechtsidentität** beschreibt die Empfindung, sich als Mann bzw. als Frau zu fühlen. Bei Menschen, die unter Geschlechtsidentitätsstörungen leiden, fehlt die Übereinstimmung zwischen der Geschlechtsidentität und dem biologischen Geschlecht. In ihrer Intensität reichen Geschlechtsidentitätsstörungen von einer leichten Unzufriedenheit mit der eigenen Geschlechtszugehörigkeit bis zur vollständigen und anhaltenden Ablehnung des eigenen (biologischen) Geschlechts.

Die Transsexualität ist die klinisch bedeutsamste Form der Geschlechtsidentitätsstörungen. Die Betroffenen wünschen sich, als Angehörige des anderen anatomischen Geschlechts zu leben und anerkannt zu werden. Dieser Wunsch geht meist mit dem Gefühl des Unbehagens oder der Nichtzugehörigkeit zum eigenen Geschlecht einher. Es besteht der Wunsch nach hormoneller und chirurgischer Behandlung, um den eigenen Körper dem bevorzugten Geschlecht so weit wie möglich anzugleichen (ICD-10). Im DSM-5 wurde jetzt neu der Begriff der **Geschlechtsdysphorie** statt Transsexualität eingeführt. Er bezieht sich mehr auf den klinisch relevanten Leidensdruck durch die nicht als stimmig erlebten geschlechtsbezogenen Ausprägungen des Körpers und den daraus resultierenden therapeutischen Bedarf nach Minimierung des Leidensdrucks. Dies ist dann nach DSM-5 die krankheitswertige Grundlage einer multimodalen Behandlung. Die 2011 veröffentlichte 7. Version der internationalen *Standards of Care* der *World Professional Association Association for Transgender Health* (WPATH, Coleman et al. 2011) nimmt in Teilen ebenfalls Bezug auf das Konzept der Geschlechtsdysphorie.

20.3.1 Symptomatik und Typisierung

Die Hauptsymptome der Transsexualität sind:

- Die konstante, d. h. seit Jahren bestehende, lebenslang anhaltende und vollständige Identifikation mit dem Gegengeschlecht. Transsexuelle empfinden sich dem anderen Geschlecht zugehörig und wünschen sich die soziale Anerkennung im Gegengeschlecht.
- Ein konstantes und starkes Unbehagen gegenüber den eigenen geschlechtsspezifischen biologischen Merkmalen (Brust, Vagina, Menstruation bei der Frau und Penis, Hoden, Bartwuchs beim Mann: Sie werden strikt abgelehnt und nach außen z. B. durch Einschnürungen zu verbergen oder durch Eigeneingriffe zu beseitigen versucht; Selbstkastrationen sind beschrieben).

Aus dieser Hauptsymptomatik lassen sich die weiteren typischen Symptome ableiten:

- Drängender Wunsch nach Geschlechtswechsel. Transsexuelle suchen die volle juristische und soziale Anerkennung im erlebten Geschlecht und streben nach geschlechtstransformierenden Maßnahmen (Hormonbehandlung und Operation) sowie Namens- und Personenstandsänderung.

- Das Tragen der Kleidung des anderen Geschlechts *(Cross-Dressing)* ist im Gegensatz zum Transvestitismus nicht sexuell motiviert. Transsexuelle bemühen sich oft mit Erfolg, auch die Mimik und Gestik sowie typische Berufe des erlebten Geschlechts zu übernehmen.

Aufgrund der hohen Flexibilität der Entwicklung der Geschlechtsidentität in der Pubertät und frühen Adoleszenz kann diese Diagnose frühestens in der späten Adoleszenz gestellt werden.

Die sexuelle Partnerorientierung ist bei Mann-zu-Frau-Transsexuellen vorwiegend auf heterosexuell orientierte Männer gerichtet; entsprechend ihrem Eigenerleben als Frau empfinden sie diese Partnerausrichtung nicht als homosexuell. Eine kleinere Gruppe ist sexuell auf Frauen ausgerichtet und erlebt sich dann als „lesbisch". Frau-zu-Mann-Transsexuelle scheinen weit überwiegend eine auf Frauen gerichtete sexuelle Partnerorientierung zu haben. Bei beiden Geschlechtern existieren auch asexuelle Personen.

Der Differenzialdiagnose kommt erhebliche Bedeutung zu, da zur Behandlung der Transsexualität irreversible Maßnahmen zu diskutieren sind. An folgende Differenzialdiagnosen muss gedacht werden:

- Eine bisher **nicht eingestandene Homosexualität mit transvestitischen Zügen.** Der Homosexuelle akzeptiert aber seinen biologischen Körper.
- **Fetischistischer Transvestitismus:** Ein Transvestit erlebt das *Cross-Dressing* sexuell erregend und identifiziert sich nicht permanent mit dem Gegengeschlecht.
- **Transsexuelle Symptome** i. R. einer akuten oder subakuten **psychotischen Symptomatik.** Sie sind vorübergehender Natur, und weitere psychotische Symptomatik ist explorierbar.
- **Persönlichkeitsstörungen** (insb. Borderline-Persönlichkeiten), bei denen die transsexuellen Symptome vorübergehend auftreten können
- **Adoleszenzkonflikte** mit einer transsexuell anmutenden Symptomatik, die vorübergehend besteht
- **Unbehagen mit der soziokulturell festgelegten Geschlechtsrolle**

Das wesentliche Kriterium für eine Transsexualität ist die vollständige und v. a. persistierende Identifikation mit dem Gegengeschlecht.

Über die Häufigkeit der Transsexualität gibt es unterschiedliche Angaben. Wahrscheinlich liegt die Prävalenz bei Mann-zu-Frau-Transsexuellen bei 1 : 40.000 und bei Frau-zu-Mann-Transsexuellen bei 1 : 100.000. Der Unterschied ist möglicherweise auch soziokulturell zu erklären: Die weibliche Geschlechtsrolle kann in unserer Gesellschaft flexibler gestaltet werden (z. B. hinsichtlich Kleidungsstil oder Berufswahl); dadurch sind Kompromisslösungen für Frau-zu-Mann-Transsexuelle leichter zu erreichen.

20.3.2 Ätiologie und Pathogenese

Eine überzeugende ätiologische Erklärung existiert bisher nicht. Durchgängige, einheitlich auffällige körperliche oder psychopathologische Befunde sind bei der Transsexualität nicht bekannt. Es wird angenommen, dass das transsexuelle Syndrom die gemeinsame Endstrecke ganz unterschiedlicher Entwicklungswege ist, in denen biologische, psychologische und soziologische Einflussfaktoren von Bedeutung sind. In psychogenetischen Studien wird ein „ungewöhnliches" Maß an verschiedensten frühkindlichen Traumatisierungen ohne Vorliegen einer spezifischen psychosozialen Konstellation diskutiert (Sigusch 2001); soziogenetische Untersuchungen stellen den Einfluss der Etikettierung Transsexueller als einer besonderen Krankheitsgruppe heraus, und in biomedizinischen Untersuchungen wurde u. a. der hormonelle Einfluss untersucht. Zwar fand man bei Kindern aus gegengeschlechtlich hormongestützten Schwangerschaften Auffälligkeiten mit vermehrtem burschikosem Verhalten (Mädchen) bzw. geringerer Aggressivität (Knaben), jedoch in keinem einzigen Fall eine Störung der Geschlechtsidentität. In einigen Studien (z. B. Zhou et al. 1995) wird die Möglichkeit des Bestehens weiblicher Hirnstrukturen in Mann-zu-Frau-Transsexuellen diskutiert. Sigusch (2001) kritisiert den „nosomorphen" Blick gegenüber der Transsexualität und vergleicht die Situation mit jener der Homosexualität, die heute nicht mehr als krankhafte Störung gesehen wird. Er plädiert dafür, auch die Transsexualität zu entpathologisieren.

20.3.3 Therapie

Versuche, das transsexuelle Syndrom psychotherapeutisch zu bearbeiten und damit aufzulösen, sind fast immer gescheitert. In den wenigen Berichten mit einem positiven Ergebnis war die Diagnose Transsexualität i. d. R. nicht eindeutig. So scheint in den meisten Fällen eine unterschiedlich weit führende Anpassung an das gewünschte Geschlecht der einzige Weg zu sein, rehabilitativ zu helfen. Für den Therapeuten ist es oft nicht einfach, eine gute therapeutische Arbeitsgrundlage zu etablieren, da für viele Betroffene der – oft schon über viele Jahre bestehende – Wunsch nach geschlechtsangleichenden Maßnahmen stark im Vordergrund steht, während die unten beschriebenen *Standards of Care* hier klare – von Klienten oft als verzögernd erlebte – Zeitvorgaben machen. Die z. T. unbefriedigenden Ergebnisse von Langzeitkatamnesen und dramatische Verläufe bei Fehldiagnose unterstützen jedoch ein Vorgehen nach klaren Therapiestandards. Allerdings sind die 16 Jahre alten deutschen Standards inzwischen z. T. als überholt anzusehen und werden derzeit überarbeitet.

Therapeutische Maßnahmen

International hat sich ein Vorgehen bewährt, das einer über Jahre reichenden Kette von therapeutischen Maßnahmen entspricht, an deren Ende die Transformationsoperation stehen kann. Hierfür wurden in verschiedenen Ländern, z. B. in den USA und in Deutschland, Therapieleitlinien, sog. **Standards of Care,** entwickelt (Becker et al. 1997, Coleman et al. 2011). Sie gelten für erwachsene Transsexuelle. Irreversible therapeutische Interventionen (Hormonbehandlung, Operation) sollen wegen der Plastizität der Geschlechtsidentitätsentwicklung in der Jugend i. d. R. nicht vor dem 18. Lj. erfolgen. Die begleitende Psychotherapie (korrekter wäre von einer Verlaufsdiagnostik mit psychotherapeutischem Charakter zu sprechen) *„ist neutral gegenüber dem transsexuellen Wunsch, sie hat weder das Ziel, dieses Bedürfnis zu forcieren, noch es aufzulösen". Sie soll „dem Betroffenen dazu verhelfen, die adäquate Lösung für sein spezifisches Identitätsproblem zu finden"* (Becker et al. 1997).

Die interdisziplinäre Therapie verfolgt das Ziel, die individuelle **Geschlechtsdysphorie nachhaltig zu reduzieren.** (Nieder und Richter-Appelt 2013). Als evidenzbasiert gelten sowohl die Kombination endokrinologischer und chirurgischer Behandlungsmaßnahmen, jeweils indiziert i. R. eines psychodiagnostischen Settings und bei Bedarf psychotherapeutisch begleitet, als auch einzelne chirurgische Maßnahmen. Im Einklang mit den deutschen Therapiestandards erfolgt als erster Schritt eine mindestens 1-jährige **Betreuung und Beobachtung.** Dabei wird darauf geachtet, ob der transsexuelle Wunsch stabil bleibt und der Geschlechtswechsel psychisch verarbeitet werden kann. Es hat sich als äußerst wichtig erwiesen, mit Transsexuellen zu erarbeiten, dass nicht die Operation der entscheidende therapeutische Schritt ist, sondern die jahrelange Vorbereitung darauf, mit der ständigen Überprüfung, ob ihnen ein Wechsel der Geschlechtsrolle auch tatsächlich möglich ist. Diese Zeitspanne wird auch vom Therapeuten benötigt, um seine diagnostische Einschätzung immer wieder zu überprüfen und zu erhärten.

Als zweiter Schritt erfolgt der sog. **„Alltagstest"**, der jedoch zunehmend infrage gestellt wird: Der Patient lebt mindestens 1 Jahr in der angestrebten Geschlechtsrolle; dabei wird erprobt, ob ihm das möglich ist. Er sollte sich weiterhin mit den Reaktionen seines näheren und weiteren sozialen Umfelds auf seine Veränderung auseinandersetzen. Vor der Einleitung organmedizinischer Maßnahmen müssen folgende Kriterien erfüllt sein (Becker et al. 1997):

- Innere Stimmigkeit und Konstanz des Identitätsgeschlechts und seiner individuellen Ausgestaltung
- Lebbarkeit der gewünschten Geschlechtsrolle
- Realistische Einschätzung der Möglichkeiten und Grenzen somatischer Behandlungen

Hat der Patient weitgehende Sicherheit in seiner neuen Geschlechtsrolle gewonnen, kann mit dem dritten Schritt, der **gegengeschlechtlichen Hormonmedikation,** begonnen werden. Die Hormonbehandlung ermöglicht dem Patienten, schon vor der irreversiblen Operation den postoperativen Zustand zu erleben: bei Mann-zu-Frau-Transsexuellen Erniedrigung der Libido, Brustwachstum, Umverteilung des Unterhautfettgewebes mit Zunahme an den Hüften; bei Frau-zu-Mann-Transsexuellen Vertiefung der Stimme, evtl. Bartwuchs, Vergröberung von Haut und Gesichtszügen.

Wenn alle bisherigen Stufen positiv durchlaufen sind, kann der vierte Schritt die **Transformationsoperation** sein. Die Indikation hierzu ist gegeben,

- wenn die Diagnose überprüft und die Kriterien 1–3 (s. oben) erfüllt sind und zusätzlich
- der Therapeut den Patienten i. d. R. mindestens seit 1½ Jahren kennt,
- der Patient das Leben in der gewünschten Geschlechtsrolle mindestens seit 1½Jahren kontinuierlich erprobt hat und
- seit mindestens ½ Jahr hormonell behandelt wurde (Becker et al. 1997).

Bei Mann-zu-Frau-Transsexuellen werden üblicherweise Penektomie, Kastration und Konstruktion einer Neovagina vorgenommen. Im Einzelfall kann auch eine Mammaaufbauplastik notwendig sein. Bei Frau-zu-Mann-Transsexuellen erfolgen beidseitige Mastektomie, Ovarektomie und evtl. Hysterektomie. Die Ergebnisse von Phalloplastiken sind noch unbefriedigend. Stattdessen wird heute oft eine sog. Klitorismobilisierung durchgeführt (Eicher 1996).

Nach der Operation ist die **Weiterbetreuung** des Transsexuellen wegen der medizinischen, aber auch wegen möglicher psychischer Probleme unbedingt zu empfehlen.

Nachuntersuchungen

Es existieren inzwischen zahlreiche Katamnesen Transsexueller nach einer Transformationsoperation, die von Pfäfflin und Junge (1992) zusammengefasst wurden. Die Autoren kommen zu dem Schluss, dass *„die Behandlung, die den gesamten Prozess der Geschlechtsumwandlung umfasst, wirkt"*.

Aus der Sicht der Patienten erbringe die Behandlung bei mehr als **75 % eine „Linderung von Leiden"** und eine **„Zunahme subjektiver Zufriedenheit"**, die sich in verschiedenen Lebensbereichen (Partnerschaft, Sexualität, Beruf usw.) niederschlägt (The Wessex Institute 1998).

Als prognostisch günstig für den weiteren Lebensverlauf Transsexueller schätzen Pfäfflin und Junge nach ihrer Literaturübersicht folgende Faktoren ein:

- den kontinuierlichen Kontakt mit einer Behandlungseinrichtung,
- den erwähnten Alltagstest,
- die Durchführung einer Hormonbehandlung,
- die Beratung bzw. psychiatrische oder supportive psychotherapeutische Behandlung,
- die Transformationsoperation und deren Qualität sowie
- die juristische Anerkennung des Geschlechtswechsels durch Namens- und Personenstandsänderung.

20.3.4 Das Transsexuellengesetz (TSG)

In der Bundesrepublik wurde am 10.9.1980 das Transsexuellengesetz (TSG) im Bundesgesetzblatt (1980, Teil 1, S. 1654–1658; Text auch bei Beier 2005) verkündet. Danach können deutsche Transsexuelle beim zuständigen Amtsgericht eine Namens- und Personenstandsänderung beantragen. In zwei unabhängig voneinander erstellten ärztlichen Gutachten muss für die **Namensänderung** festgestellt sein, dass

- der Antragsteller sich nicht mehr dem in seinem Geburtseintrag angegebenen, sondern dem anderen Geschlecht als zugehörig empfindet,
- er seit mindestens 3 Jahren unter dem Zwang steht, seinen Vorstellungen entsprechend zu leben, und
- nach den derzeitigen Erkenntnissen der medizinischen Wissenschaft sich das Zugehörigkeitsempfinden zur neuen Geschlechtsrolle mit hoher Wahrscheinlichkeit nicht mehr ändern wird.

Für eine **Personenstandsänderung** sind zurzeit keine weiteren Vorbedingungen zu erfüllen. Eine andersartige Entscheidung des Gesetzgebers steht noch aus.

Resümee

Die Transsexualität ist die klinisch bedeutsamste Form der Geschlechtsidentitätsstörungen. Transsexuelle identifizieren sich konstant mit dem Gegengeschlecht und streben vehement die juristische und soziale Anerkennung im erlebten Geschlecht an. Das transsexuelle Syndrom ist psychotherapeutisch fast niemals aufzulösen. Eine über Jahre laufende schrittweise Behandlung zu einer individuell unterschiedlich weit führenden Anpassung an das erlebte Geschlecht (Auflösung der Geschlechtsdysphorie) hat sich bei Transsexualität als sinnvolles Therapievorgehen erwiesen. Die Anpassung geht häufig mit einer gegengeschlechtlichen Hormonbehandlung und einer Geschlechtstransformationsoperation einher. Eine Namens- und Personenstandsänderung ist auf Antrag bei Gericht möglich.

Literatur

Die vollständige Literatur zu diesem Kapitel finden Sie online im Plus im Web zu diesem Buch.

Fragen zur Wissensüberprüfung zum ➤ Kap. 20 finden Sie online.

KAPITEL

21 Persönlichkeitsstörungen

Martin Bohus, Rolf-Dieter Stieglitz, Peter Fiedler, Heide Hecht, Sabine C. Herpertz, Rüdiger Müller-Isberner und Mathias Berger

21.1 Terminologie

In der wissenschaftlichen Psychologie beschreibt der Begriff **Persönlichkeit** die zeitlich überdauernden Eigenschaften und Verhaltensweisen eines Menschen, die in ihrer jeweiligen Konstellation seine Reaktionen erklären und Vorhersagen auf sein künftiges Verhalten ermöglichen. Im Zentrum psychologisch-psychiatrischen Interesses steht, spätestens seit Pinels (1809) Charakterisierung der „manie sans délire", die **abweichende, gestörte Persönlichkeit.** Damals wurde erstmals in der Geschichte der neuzeitlichen Psychiatrie eine Klassifizierung gestörter Persönlichkeiten vorgelegt (zur historischen Begriffsentwicklung s. Saß 2000).

In Kurt Schneiders 1923 erschienenem Buch *Die psychopathischen Persönlichkeiten* finden sich Konzepte, die noch in den aktuellen Klassifikationssystemen ICD-10 und DSM-5 zu erkennen sind: *„Abnorme Persönlichkeiten sind Abweichungen von einer uns vorschwebenden Durchschnittsbreite von Persönlichkeiten. Maßgebend ist also die Durchschnittsnorm, nicht etwa eine Wertnorm. Überall gehen abnorme Persönlichkeiten ohne Grenzen in die als normal zu bezeichnenden Lagen über"* (1923: 9). Psychopathische Persönlichkeiten sind diejenigen, *„die an ihrer Abnormität leiden und/oder unter deren Abnormität die Gesellschaft leidet"* (1923: 9).

Die in der traditionellen psychiatrischen Nomenklatur gebräuchlichen, häufig stigmatisierenden Begriffe wie „Psychopathie" oder „Soziopathie" als Formen extrem abweichender und ins Krankhafte reichender Störungen des Beziehungs- und Sozialverhaltens wurden seit den 1980er-Jahren durch den Begriff **Persönlichkeitsstörung** (PS) ersetzt.

Die Klassifikationssysteme ICD-10 und DSM-5 sprechen von einer Persönlichkeitsstörung, wenn bei einer Person bestimmte Verhaltens-, Gefühls- und Denkmuster vorhanden sind, die merklich von den Erwartungen der soziokulturellen Umgebung abweichen und sich in einem breiten Spektrum sozialer und persönlicher Situationen bemerkbar machen. Dabei sind Persönlichkeitszüge überdauernd vorhanden, unflexibel und wenig angepasst und führen in klinisch bedeutsamer Weise zu Leiden oder Beeinträchtigung in sozialen, beruflichen oder anderen wichtigen Funktionsbereichen. Andere Konzeptionen von Persönlichkeitsstörungen umgehen den auch heute noch z. T. pejorativ erlebten Störungsbegriff und sprechen von dysfunktionalen Persönlichkeits- und Verhaltensstilen (Schmitz et al. 2001).

Wiederholt im Leben unter verschiedenen Umständen auftretende maladaptive zwischenmenschliche Verhaltensmuster, die das soziale Funktionsniveau und die Lebensqualität der Person beeinträchtigen, sollten an eine Persönlichkeitsstörung denken lassen und die entsprechende Diagnostik veranlassen. Die sozialen Folgen können vielfältig sein, sich in mangelnder Beziehungsfähigkeit und Isolation oder in konflikthaft und instabil verlaufenden Beziehungen ausdrücken oder aber die Balance zwischen Nähe und Autonomie stören. Dabei kann die Person selbst dieses Muster als problematisch und veränderungswürdig erleben oder nicht.

Bei den Persönlichkeitsstörungen handelt es sich um eine heterogene Störungsgruppe, sodass mit der allgemeinen Diagnose einer PS die Symptomatik noch nicht ausreichend beschrieben ist. Erforderlich ist eine genauere Festlegung, die anhand der spezifischen Subtypen von Persönlichkeitsstörungen erfolgen muss, deren Merkmale jeweils in der ICD-10 und im DSM-5 aufgelistet sind.

21.2 Epidemiologie

Untersuchungen zur Häufigkeit und Verteilung von Persönlichkeitsstörungen, die auf operationalisierten Diagnosesystemen beruhen, liegen nur sehr begrenzt vor. Es ist zu berücksichtigen, dass bis zur Einführung des DSM-III keine komorbiden Diagnosen erlaubt waren und zudem bestimmte Ausschlusskriterien erfüllt sein mussten. Erst seit der Einführung der ICD-10 im Jahr 1991 kann von einer weitgehend übereinstimmenden Kriteriensetzung der beiden Diagnosensysteme gesprochen werden. Dennoch sollten die wenigen verbleibenden Unterschiede bei der Beurteilung epidemiologischer Studien berücksichtigt werden. Untersuchungen zur Diagnosenübereinstimmung zwischen ICD-10 und DSM-III-R ergaben Konkordanzraten um 90 %.

Epidemiologische Studien zur Häufigkeit von PS in der Allgemeinbevölkerung zeigen Prävalenzen zwischen 6,7 % (Lenzenweger et al. 1999), 9 % (Samuels et al. 2002) und 14,6 % (Zimmermann und Coryell 1989) in den USA, 13 % (Torgersen et al. 2001) in Norwegen und 4,4 % in einer neueren britischen Untersuchung (Coid et al. 2006). Die einzige in Deutschland durchgeführte epidemiologische Studie legt eine Prävalenz von 9,4 % nahe (Maier et al. 1992).

Unter den psychiatrischen Patienten liegt die Prävalenz mit 40–60 % allerdings deutlich höher (Casey 1989; Oldham et al. 1992; Herpertz et al. 1994; zur prozentualen Verteilung der spezifischen PS in psychiatrischen Klinikpopulationen ➤ Kap. 21.6). Eine groß angelegte internationale Studie der WHO (Loranger et al. 1994) erbrachte bei 39,5 % der untersuchten psychiatrischen Patienten die Diagnose einer Persönlichkeitsstörung mit deutlich unterschiedlichen Häufigkeiten in den verschiedenen Subtypen. Die ängstlich-vermeidende PS (15,2 %) wurde am häufigsten diagnostiziert; die schizoide PS (1,8 %) und die paranoide PS (2,4 %) am seltensten.

Zahlreiche klinische Studien und epidemiologische Untersuchungen weisen auf die z. T. hohe **Komorbidität** der Persönlichkeitsstörungen mit anderen psychischen Störungen sowie auf die hohe innere Komorbidität der Persönlichkeitsstörungen selbst hin. Maier et al. (1992) fanden, dass etwa **63 % aller Patienten mit Persönlichkeitsstörungen zusätzlich eine Achse-I-Diagnose** aufweisen. Die höchste Überlappung (ca. 85 %) findet sich bei der Borderline-Persönlichkeitsstörung (BPS), die niedrigste bei der schizoiden PS. Insgesamt ist das Risiko, eine **Achse-I-Erkrankung** zu entwickeln, für Menschen mit Persönlichkeitsstörungen signifikant erhöht.

Hinsichtlich **Achse-II-Komorbidität** kommen Fossati et al. (2000) in einem Review zu dem Schluss, dass ca. 50 % aller Patienten mit einer Persönlichkeitsstörung zumindest die Kriterien einer weiteren Persönlichkeitsstörung erfüllen. Inwieweit es sich um „echte" Komorbidität handelt oder nur um ein Artefakt aufgrund unklarer Grenzen zwischen einzelnen Subtypen, lässt sich abschließend noch nicht bewerten (vgl. nachfolgenden Abschnitt). Nach van Velzen und Emmelkamp (1996) lassen sich die Ergebnisse zur Komorbidität mit anderen Störungsgruppen in ➤ Box 21.1 zusammenfassen.

BOX 21.1

Komorbidität von Persönlichkeitsstörungen mit Achse-I-Störung

- Angststörungen: Komorbiditätsraten 50–60 %, dependente und zwanghafte PS als häufigste komorbide Störungen
- Depressive Störungen: Komorbiditätsraten um 40 %, BPS und histrionische PS am häufigsten in stationären, zwanghafte, ängstlich-vermeidende und abhängige PS in ambulanten Patientenstichproben
- Essstörungen: Komorbiditätsraten um 50 % (Median 59 %)

Zusammenfassend weisen etwa ⅔ aller Patienten mit einer Achse-II-Störung eine zusätzliche Achse-I-Störung auf. Die stärksten **spezifischen Zusammenhänge** bestehen nach Tyrer et al. (1997) zwischen **Cluster-B-Persönlichkeitsstörung (antisoziale, Borderline-, histrionische oder narzisstische PS)** und Alkohol- oder Drogenmissbrauch bzw. -abhängigkeit (Odds-Ratios zwischen 2,8 und 8,2) einerseits und **Cluster-C-PS (ängstlich-vermeidende, abhängige, zwanghafte und passiv-aggressive PS)** und somatoformen Störungen andererseits. Unspezifische Zusammenhänge, d. h. höhere Risiken gegenüber der Normpopulation, bestehen zwischen allen Persönlichkeits- und Angst-, affektiven sowie Essstörungen (Odds-Ratios zwischen 3,3 und 5,7). Patienten mit einer komorbiden Persönlichkeitsstörung zeigen häufig eine **stärkere Ausprägung** der Achse-I-Grundsymptomatik (z. B. Ängstlichkeit, Depressivität). Eine Reihe von Studien weist zudem darauf hin, dass Patienten mit einer komorbiden Diagnose aus dem Bereich der Persönlichkeitsstörungen einen **schwierigeren Behandlungsverlauf** (u. a. Komplikationen) und oft auch einen geringeren Therapieerfolg zeigen. So berichten z. B. Shea et al. (1992), dass Patienten mit einer Depression und einer Persönlichkeitsstörung weniger stark von einer Behandlung profitieren als Patienten mit einer unkomplizierten Depression. Dies gilt sowohl im Hinblick auf eine psychotherapeutische als auch psychopharmakologische Behandlung. Patienten mit einer komorbiden Diagnose bessern sich oft langsamer und unvollständig.

Nach van Velzen und Emmelkamp (1996) werden in der Literatur folgende **Erklärungsmodelle zur Komorbidität** diskutiert:

- **Vulnerabilitätsmodell:** Persönlichkeitsstörungen disponieren zur Entwicklung einer Achse-I-Störung.

- **Kontinuitätsmodell:** Persönlichkeitsstörungen sind subklinische Manifestationen einer sich langsam entwickelnden Achse-I-Störung.
- **Komplikationsmodell:** Persönlichkeitsstörungen entwickeln sich als Ergebnis einer andauernden oder latenten Achse-I-Störung.
- **Coeffektmodell:** Gemeinsam auftretende Persönlichkeitsstörungen und Achse-I-Störungen sind separate Störungen, die durch einen dritten, beiden gemeinsamen Faktor oder kausalen Prozess erklärt werden können.
- **Attenuationsmodell:** Beide Störungen sind unterschiedliche Ausgestaltungen derselben genetischen oder konstitutionellen Labilität.

21.2.1 Krankheitsbeginn

Wenn man davon ausgeht, dass die Persönlichkeit eines Menschen sich über Kindheit und Adoleszenz bis ins junge Erwachsenenalter hinein entwickelt, so scheint die Diagnose einer Persönlichkeitsstörung vor Abschluss der mittleren Adoleszenz, d. h. etwa vor dem 14. Lj., nicht mit ausreichender Sicherheit gestellt werden kann. Dabei reichen die Auffälligkeiten des Denkens, Fühlens und Verhaltens bei Menschen mit Persönlichkeitsstörungen retrospektiv regelmäßig in Kindheit und Adoleszenz zurück. Für die Diagnose nach ICD-10 wird der Nachweis gefordert, dass die abweichenden inneren Erfahrungs- und Verhaltensmuster erstmals in Kindheit oder Jugend situationsübergreifend aufgetreten und zu deutlichen Funktionsbeeinträchtigungen geführt haben müssen. Das DSM-5 gibt hierzu konkretere Informationen: Die Persönlichkeitszüge müssen mindestens 1 Jahr andauern, bevor bei einer Person < 18 Jahren eine Persönlichkeitsstörung diagnostiziert werden kann. Die empirische Persönlichkeitsforschung hat gute Belege erbracht, dass **Persönlichkeitsstörungen im Kinder- und Jugendalter mit Berechtigung diagnostiziert werden können** (Übersicht s. Herpertz et al. 2009). In der Abwägung zwischen dem Risiko einer frühen „Etikettierung" und dem Versäumnis einer adäquaten, d. h. störungsorientierten, Psychotherapie haben sich die maßgeblichen deutschen Fachgesellschaften in den S2-Leitlinien dafür ausgesprochen, etwa ab dem 15. Lj. Persönlichkeitsstörungen zu diagnostizieren (Herpertz et al. 2009). Die Diagnose einer **dissozialen (antisozialen) PS ist eine Ausnahme;** sie darf nicht vor dem Alter von 18 Jahren gestellt werden. In empirischen Studien an Kindern und Adoleszenten in der Allgemeinbevölkerung werden höhere Prävalenzraten von Persönlichkeitsstörungen angegeben als bei Erwachsenen. In Feldstudien lassen sich **Persönlichkeitsstörungen bei 15–20 % aller 11- bis 17-Jährigen** nachweisen (Johnson et al. 2000). Ähnlich wie bei den Erwachsenen liegen bei psychiatrisch behandelten Jugendlichen die Häufigkeiten komorbider Persönlichkeitsstörungen mit 50–60 % noch höher (Becker et al. 1999). Im Entwicklungsverlauf fallen die Prävalenzraten zwischen 14-Jährigen und jungen Erwachsenen deutlich ab (Johnson et al. 2000), d. h., jungen Erwachsenen fällt die Anpassung an gesellschaftliche Normen leichter als Jugendlichen. In kritischen Lebensphasen wie Pubertät und Adoleszenz, in denen es um das Erringen von Autonomie, um Selbstfindung und den Entwurf eines Lebensziels geht, zeigen manche jungen Menschen Persönlichkeitsakzentuierungen, z. B. im Sinne einer narzisstischen Durchgangsphase, die aber bei erfolgreicher Bewältigung des erforderlichen Entwicklungsschritts wieder zurückgehen können (Saß 2000).

21.2.2 Geschlechtsverteilung

Das Wissen über das Geschlechterverhältnis bei Persönlichkeitsstörungen insgesamt ist lückenhaft. Einerseits deuten epidemiologische Untersuchungen auf eine ausgeglichene Verteilung zwischen den Geschlechtern hin (Torgersen et al. 2000; Maier et al. 1992). Andererseits liegt empirische Evidenz für ein signifikant häufigeres Vorkommen der Persönlichkeitsstörungen bei Männern vor (Samuels et al. 2002). Dieser Befund ließe sich allerdings dadurch erklären, dass in der untersuchten Normalpopulation, von denen 80 % Männer waren, eine mit 3 % recht hohe Rate an antisozialen PS gefunden wurde. Bei den einzelnen Persönlichkeitsstörungssubtypen gibt es **deutliche Unterschiede in der Geschlechterverteilung.** Die Studien zeigen übereinstimmend, dass 80 % der Menschen mit dissozialer PS männlich sind (Samuels et al. 2002). Bezüglich der Geschlechterverteilung der BPS besteht weiterhin Klärungsbedarf. Bis zu 80 % der Patienten mit BPS im klinischen Bereich sind weiblich (Paris 2003; Widiger und Weissman 1991); allerdings ist diese Persönlichkeitsstörung bei den zumeist männlichen Gefängnisinsassen und Patienten in forensischen Kliniken die zweithäufigste Persönlichkeitsstörungsdiagnose. So wird bei Frauen vorzugsweise der Borderline-Typus der emotional-instabilen PS nach ICD-10 diagnostiziert, während bei Männern häufig die impulsive Unterform zu finden ist. Auch bzgl. der histrionischen und dependenten PS sind Geschlechtsdifferenzen empirisch nicht hinreichend nachgewiesen (Übersicht bei Herpertz et al. 2006). Bei der narzisstischen PS (nur im DSM operationalisiert) gibt es widersprüchliche Daten. Es liegen Hinweise für ein Überwiegen des männlichen Geschlechts vor (APA 1996), aber auch empirische Evidenz für eine ausgeglichene Verteilung (Torgersen et al. 2000). In Bezug auf die zwanghafte PS konnte eine epidemiologische Studie (Torgersen et al. 2000) eine Häufung bei Männern feststellen.

21.2.3 Mortalität

Abhängig vom Typ der Persönlichkeitsstörung kann das Suizidrisiko bei Personen mit einer Persönlichkeitsstörung erhöht sein. Die **BPS** weist **zusammen mit der narzisstischen und antisozialen PS** das **höchste Suizidrisiko** auf. So finden sich bei der BPS je nach Studie unterschiedliche Suizidraten von 4–10 % (z. B. Stone et al. 1987; Zanarini et al. 2005), wobei neuere Studien geringere Suizidraten beobachteten als ältere (Stone et al. 1987). Die Studie von Stone et al. (1987) erbrachte bei Patienten mit narzisstischer PS mit 14 % die höchste Suizidrate. Überdies steigt die Suizidrate von Menschen mit Persönlichkeitsstörungen an, wenn komorbid andere psychische Störungen wie z. B. affektive Erkrankungen oder Suchterkrankungen vorliegen. Dies bedingt eine Verdreifachung des Suizidrisikos gegenüber den persönlichkeitsgestörten Patienten ohne komorbide Diagnosen. Weitere die Suizidwahrscheinlichkeit erhöhende Risikofaktoren sind Impulsivität, männliches Geschlecht, suizidales Verhalten in der Vorgeschichte und Selbstverletzungen. Die geringste Suizidgefahr besteht mit < 1 % bei paranoiden PS.

21.2.4 Verlauf und Prognose

Persönlichkeitsstörungen zeichnen sich *per definitionem* durch einen relativ stabilen zeitlichen Verlauf aus. Dennoch ist der Ausprägungsgrad von Verhaltensauffälligkeiten eng mit situativen Lebensumständen verbunden. Hierdurch bedingte Veränderungen äußern sich in recht umschriebenen Reaktionen in den Bereichen Kognition, Affektivität, Beziehungsgestaltung und Impulskontrolle, sodass das Konzept der Zeitstabilität infrage gestellt werden muss. Es besteht eine **negative Korrelation zwischen Alter und Häufigkeit** von Persönlichkeitsstörungen, d. h., die Prävalenz von Persönlichkeitsstörungen sinkt mit zunehmendem Alter (Johnson et al. 2000). Die **2-Jahres-Stabilität** von Persönlichkeitsstörungsdiagnosen wurde mit 40–60 % beziffert (Shea et al. 2002). Neueste Ergebnisse aus einer amerikanischen Langzeitstudie weisen auf eine noch geringere Stabilität um ca. 40 % hin; für die zwanghafte PS wurde sogar eine 2-Jahres-Stabilität von nur 20 % angegeben. Einzelne Kriterien von Persönlichkeitsstörungen korrelieren zwar hoch über verschiedene Zeitpunkte, nehmen aber im Verlauf ab (Shea et al. 2002).

Vermutlich sind die **Dimensionen des Temperaments** wie Neurotizismus bzw. Schadensvermeidung oder Beharrlichkeit **zeitlich stabiler** als die Symptome von Persönlichkeitsstörungen. Zusammenfassend lässt sich feststellen, dass die Stabilität der Persönlichkeitsstörungsdiagnosen sehr viel geringer ist, als es die Definition in den Klassifikationssystemen nahelegt. Während der Grad der Dysfunktionalität über die Zeit wechselt und von der Häufigkeit aversiver Lebensereignisse im Verlauf abhängt, bleibt die Merkmalskonstellation relativ stabil.

In einer Verlaufsstudie zur Prognose der BPS zeigte nach 8 Jahren etwa die Hälfte der Patienten eine konstante Remission (Zanarini et al. 2010). Auch bei den Cluster-C-PS deuten Studienergebnisse auf eine **nur mittlere bis geringe Stabilität** der Störung hin. Symptome wie paranoide Vorstellungen und ungewöhnliche Erfahrungen bei der schizotypen Störung, affektive Instabilität, Wut, Impulsivität und instabile Beziehungen bei der BPS, der Gedanke, sozial unzulänglich zu sein, Angst, zurückgewiesen und nicht gemocht zu werden bei der ängstlich-vermeidenden PS und Rigidität bei der zwanghaften PS sind auch nach 2 Jahren noch bei mehr als 50 % der Betroffenen vorhanden (McGlashan et al. 2005). Weniger günstig scheint die Prognose von antisozialer und schizotypischer PS zu sein. Insgesamt lässt die aktuelle Persönlichkeitsstörungsforschung eine deutlich bessere Prognose vermuten als allgemein, auch definitorisch, angenommen. Therapiestudien müssen in der Zukunft zeigen, ob und welche Behandlungsansätze über die Spontanremissionen hinaus zur Stabilisierung beitragen.

Resümee
Untersuchungen zur Prävalenz von Persönlichkeitsstörungen sind im Vergleich zu anderen psychiatrischen Störungsgruppen seltener, was u. a. mit der komplexeren und schwierigeren Erfassung zu begründen ist. Schätzungen weisen auf einen Anteil von 10–12 % in der Allgemeinbevölkerung hin, in klinischen Populationen liegt der Anteil deutlich höher (bis 50 %). Patienten mit Persönlichkeitsstörungen weisen eine hohe Komorbidität mit anderen Persönlichkeitsstörungen sowie mit anderen psychischen Störungsbildern auf. Schwere, Dauer und Verlauf der Achse-I-Erkrankung werden durch Persönlichkeitsstörungen negativ beeinflusst. Neuere Studienergebnisse zum Langzeitverlauf weisen darauf hin, dass zumindest das Vollbild der Persönlichkeitsstörung relativ instabil ist. Inwiefern dimensionale Diagnosesysteme valide sind, wird die Zukunft zeigen.

21.3 Diagnostik

21.3.1 Kategoriale und dimensionale Modelle

Traditionell unterscheidet man in der psychiatrisch/psychologischen Diagnostik kategoriale von dimensionalen Modellen. Im DSM-System und nachfolgend auch im ICD-10-System entschied man sich für einen Mittelweg: die **Orientierung an Prototypen.** Es wurde ein Kriterienkatalog entwickelt, der eine Vielzahl „prototypischer Verhaltensmuster" jeweils einer spezifischen Persönlichkeitsstörung zuweist. **Kategoriale Modelle** postulieren eine Einteilung der Persönlichkeitsstörungen in klar unterscheidbare, homogene Typen (als Krankheitskategorien mit einheitlicher Symptomatik, Ursache, Verlauf und Prognose). Im klinischen Alltag ist dies bisweilen hilfreich. Der Kliniker ist mit diagnostischen Kategorien vertraut, komplexe Inhalte lassen sich sprachlich einfach vermitteln, und das Vorgehen entspricht dem traditionellen, klinischen Entscheidungsprozess. Auch wenn nur einige wenige Verhaltensmuster identifiziert werden, so kann angenommen werden, dass weitere der jeweiligen Kategorie zugeordnete Verhaltensmuster vorliegen. Bei einem als anankastisch diagnostizierten Patienten, der durch Perfektionismus, Skrupelhaftigkeit und Sparsamkeit auffällt, wird man also potenzielle Arbeitsstörungen durch Detailbesessenheit vermuten und weiterhin annehmen, dass dieser auch unter dem Andrängen von unerwünschten Gedanken und Impulsen leidet. Kategoriales Denken erleichtert und beschleunigt daher die Diagnostik, birgt jedoch die immanente Gefahr, die jeweiligen individuellen Merkmale des Betroffenen und die Bedeutung der subjektiven Wahrnehmung des Patienten zu übergehen. Auch besteht die Tendenz, atypische Fälle oder Mischformen zu übersehen. Darüber hinaus lassen sich weitere **Probleme eines kategorialen Ansatzes** nennen (Livesley 1998; Herpertz et al. 1997):

- Epidemiologische wie klinische Studien weisen auf eine hohe Komorbiditätsrate von Persönlichkeitsstörungen untereinander hin. Erfüllt ein Patient die Kriterien einer Persönlichkeitsstörung, so ist die Wahrscheinlichkeit ausgesprochen hoch, dass noch mehr (bis zu 5) Persönlichkeitsstörungen diagnostiziert werden (mangelhafte diskriminante Validität).

- Für die Annahme einer klaren Trennung zwischen normaler und abnormaler Persönlichkeit gibt es keine hinreichende empirische Evidenz. Die Cut-off-Festsetzungen erscheinen relativ willkürlich. Reliabilität und Validität der diagnostischen Kategorien und ihre Gruppierung sind umstritten, die konvergente bzw. prozedurale Validität, also die diagnostische Übereinstimmung unterschiedlicher Instrumente, ist ebenfalls nicht ausreichend (Clark et al. 1997).
- Das ursprünglich mit einer operationalisierten Diagnostik angestrebte Ziel, für Studien homogene Störungsgruppen zu erhalten, ist nur schwer zu realisieren. So gibt es z. B. allein für die schizoide PS nach ICD-10 über 400 unterschiedliche Möglichkeiten der Symptomkonfiguration, wenn gefordert ist, dass 4 von 9 Kriterien erfüllt sein müssen (mangelhafte Konstruktvalidität).

Dimensionale Modelle von Persönlichkeitsstörungen werden als **Extremausprägungen** menschlicher Verhaltensdimensionen konstruiert, wobei diese Merkmale in weniger extremer Ausprägung auch die normale Persönlichkeit bestimmen. Faktorenanalytisch begründet gilt derzeit das **Fünf-Faktoren-Modell** *(Big-Five-*Modell; s. im Detail ➤ Kap. 21.4.4) als aussichtsreich, störungstypische Profile zu erstellen.

Die Diagnosekriterien für Persönlichkeitsstörungen im DSM-5 blieben trotz langwieriger und sehr kontrovers geführter Diskussionen schließlich weitgehend unverändert (APA 2013). Das DSM-5 enthält darüber hinaus in Sektion III ein alternatives Persönlichkeitsstörungsmodell *(Emerging Measures and Models).* Dieses legt einen stärkeren Fokus auf das Funktionsniveau und dimensional organisierte pathologische Persönlichkeitseigenschaften. Die Aufnahme von beiden Modellen in das DSM-5 spiegelt die Entscheidung des APA-Expertenrates wider, einerseits die Kontinuität in der gegenwärtigen klinischen Tätigkeit zu gewährleisten, andererseits auch eine neue Herangehensweise mit der Zielsetzung einzuführen, sich mit den zahlreichen Schwächen in den gegenwärtigen diagnostischen Systemen für Persönlichkeitsstörungen zu befassen.

Im alternativen DSM-5-Modell werden Persönlichkeitsstörungen durch Beeinträchtigungen im Funktionsniveau der Persönlichkeit und pathologische Persönlichkeitsmerkmale charakterisiert. Aus diesem Modell können sich die Diagnosen der spezifischen Persönlichkeitsstörungen ableiten, einschließlich der antisozialen, ängstlich-vermeidenden, Borderline-, narzisstischen, zwanghaften und schizotypen PS. Diese Herangehensweise beinhaltet auch eine durch bestimmte Merkmale spezifizierte PS (merkmalsspezifiziert, PS-MS), die gestellt werden kann, wenn das Vorliegen einer Persönlichkeitsstörung zwar in Erwägung gezogen wird, die Kriterien einer spezifischen PS jedoch nicht erfüllt sind. Das *Funktionsniveau* basiert auf den Dimensionen Identität, Selbststeuerung, Empathie und Intimität.

Pathologische *Persönlichkeitsmerkmale* werden in fünf Domänen gegliedert: negative Affektivität, Bindungsschwäche, Feindseligkeit, Kontrollprobleme und Psychotizismus. Innerhalb der fünf weitgefassten **Merkmalsdomänen** gibt es 25 spezifische **Merkmalsfacetten**, die ursprünglich aus einer Übersichtsarbeit zu existierenden Persönlichkeitsmodellen entwickelt und anschließend durch Untersuchungen an Stichproben von Personen, die psychische Gesundheitsdienste aufsuchten, repliziert wurden (Krueger et al. 2012). Die Kriterien für die spezifischen PS beinhalten jeweils bestimmte Zusammensetzungen der 25 Merkmalsfacetten, die auf Metaanalysen und empirischen Daten über die systematischen Beziehungen zwischen Merkmalen und DSM-IV-Persönlichkeitsstörungsdiagnosen beruhen (Samuel und Widiger 2008; Saulsman und Page 2004).

Wenn die allgemeinen Kriterien für eine PS erfüllt sind, können die festgestellten Beeinträchtigungen im Funktionsniveau und die maladaptiven Persönlichkeitseigenschaften mit einigen prototypischen Mustern abgeglichen werden. Dabei handelt es sich um die folgenden 6 spezifischen PS: antisoziale PS; vermeidende PS; Borderline PS; narzisstische PS; zwanghafte PS; und schizotypische PS. Jede dieser PS ist anhand spezifischer Beeinträchtigungen im Funktionsniveau der Persönlichkeit (Kriterium A) und maladaptiver Persönlichkeitsfacetten (Kriterium B) definiert.

Das Alternativmodell soll eine Forschungsgrundlage bilden und den Weg für Veränderungen in der Diagnostik von Persönlichkeitsstörungen bahnen (Übersicht siehe: Zimmerman et al. 2013)

Das **Modell der Prototypen** kann als Synthese dieser beiden Modelle gesehen werden. Ein Prototyp beinhaltet die häufigsten spezifischen Eigenschaften und Merkmale einer bestimmten Kategorie. Das bedeutet, dass eine Reihe von Verhaltensmerkmalen aufgelistet wird, die insgesamt ein theoretisches Ideal bzw. einen Standard beschreibt, mit dem reale Personen verglichen werden können. Um also einer bestimmten Kategorie anzugehören, ist es nicht unbedingt nötig, spezifische herausragende Merkmale oder gar alle Verhaltensweisen dieser Gruppe aufzuweisen. Vielmehr genügt es, eine gewisse Anzahl unterschiedlicher Eigenschaften einer Merkmalsgruppe abzudecken, was auch als **polythetischer Ansatz** bezeichnet wird. Je mehr Eigenschaftsmerkmale eine Person aufweist, desto eher entspricht sie dem Gesamtkonzept.

Diagnostik anhand prototypischer Modelle berücksichtigt also sowohl kategoriale Ansätze, indem es Personen bestimmten Eigenschaftsclustern zuordnet, als auch dimensionale Ansätze, indem es den Ausprägungsgrad berücksichtigt. Da gleichlautende Kriterien in den Merkmalslisten verschiedener Persönlichkeitsstörungen aufgeführt werden und einzelne Personen die Kriterien verschiedener Persönlichkeitsstörungen erfüllen können, entstehen Überschneidungen. Weist eine Person die geforderte Mindestzahl von Kriterien verschiedener Persönlichkeitsstörungen auf, so werden mehrere Diagnosen gestellt (Komorbidität).

Insgesamt gesehen kann man feststellen, dass es sich bei den Persönlichkeitsstörungen auch heute noch um einen im Vergleich zu den meisten anderen psychischen Störungsbildern sehr **kontrovers diskutierten Bereich** mit immer wieder neuen Vorschlägen zur Weiterentwicklung der Konzepte handelt (vgl. z. B. Clark 2007; Tyrer et al. 2007).

Resümee

Das diagnostische Konzept von DSM-5 und ICD-10 bzgl. Persönlichkeitsstörungen kann als Modell der Prototypen beschrieben werden. Dieser Versuch, einen Kompromiss zwischen dimensionalen und kategorialen diagnostischen Modellen zu finden, ist nach wie vor wissenschaftlich sehr umstritten. Im DSM-5 gibt es neben der kategorialen auch die Möglichkeit einer dimensionalen Klassifikation von Persönlichkeitsstörungen.

21.3.2 Moderne Klassifikationssysteme

Die Bedeutung der Einführung des DSM-III durch die *American Psychiatric Association* (APA) für psychiatrische Diagnostik, Therapie und Forschung ist an anderer Stelle dieses Lehrbuchs bereits diskutiert worden (➤ Kap. 3). Die wichtigsten Veränderungen hinsichtlich Diagnostik und Klassifikation von Persönlichkeitsstörungen durch das DSM-III und seine Nachfolger (DSM-III-R, DSM-IV und DSM-5) sowie die ICD-10 (WHO 1991) betreffen neben einer **Neuordnung der Sprachregelung** insb. die **Operationalisierung** der diagnostischen Beurteilung, die sich auf konkret beobachtbare Verhaltensindikatoren und Verhaltensmuster bezieht. Die „klinische Intuition" oder entwicklungstheoretisch gestützte Gesamteindrücke haben als diagnostische Basis weitgehend an Bedeutung verloren. Die dritte Neuerung betrifft das Prinzip der **Komorbidität**, das die gleichzeitige Diagnose von mehreren psychiatrischen Krankheits- und Störungsbildern, also auch die gleichzeitige Diagnose mehrerer Persönlichkeitsstörungen, ermöglicht. Die allgemeinen Kriterien für Persönlichkeitsstörungen sind in beiden Systemen fast identisch. Nachfolgend soll daher eher auf einige Unterschiede eingegangen werden.

Diagnostische Einteilung nach ICD-10

Die ICD-10 definiert die Persönlichkeitsstörungen in den klinisch-diagnostischen Leitlinien wie folgt: *„Diese Störungen umfassen tief verwurzelte, anhaltende Verhaltensmuster, die sich in starren Reaktionen auf unterschiedliche persönliche und soziale Lebenslagen zeigen. Dabei findet man gegenüber der Mehrheit der betreffenden Bevölkerung deutliche Abweichungen im Wahrnehmen, Denken, Fühlen und in Beziehungen zu anderen. Solche Verhaltensmuster sind meistens stabil und beziehen sich auf vielfältige Bereiche von Verhalten und psychischen Funktionen. Häufig gehen sie mit persönlichem Leiden und gestörter sozialer Funktions- und Leistungsfähigkeit einher"* (WHO 1991).

Unter Kapitel **F6 „Persönlichkeits- und Verhaltensstörungen"** werden neben spezifischen Persönlichkeits- und kombinierten Persönlichkeitsstörungen auch Persönlichkeitsveränderungen als Folge einer Extrembelastung oder psychischen Erkrankung, abnorme Gewohnheiten und Störungen der Impulskontrolle sowie Störungen der Geschlechtsidentität, der sexuellen Präferenz sowie der sexuellen Entwicklung und Orientierung subsumiert. Die Gruppe der spezifischen PS gliedert sich in acht prototypisch definierte Störungen und eine Untergruppe der „anderen" Persönlichkeitsstörungen auf (➤ Abb. 21.1). Die spezifischen Subtypen sind, wie bereits bei K. Schneider, durch die das klinische Bild beherrschenden Eigenschaften definiert.

Die Diagnose einer **Persönlichkeitsveränderung** (F62) sollte gemäß ICD-10 gestellt werden, wenn *„eindeutige und andauernde Veränderungen im Wahrnehmen, Denken und Verhalten bezüglich der Umwelt und der eigenen Person vorliegen, die sich bei Personen ohne vorbestehende Persönlichkeitsstörung nach extremer oder übermäßiger, anhaltender Belastung entwickelt haben, oder nach schwerer psychiatrischer Krankheit. ... Die Belastung muss so extrem sein, dass die Vulnerabilität der betroffenen Person als Erklärung für die tief greifende Auswirkung auf die Persönlichkeit nicht ausreicht"* (WHO 1991: 234 ff.). Als Beispiele werden Erlebnisse in **Konzentrationslagern, Folter** oder **Geiselnahme** angeführt. Änderungen der Persönlichkeit nach psychischen Achse-I-Erkrankungen sollten

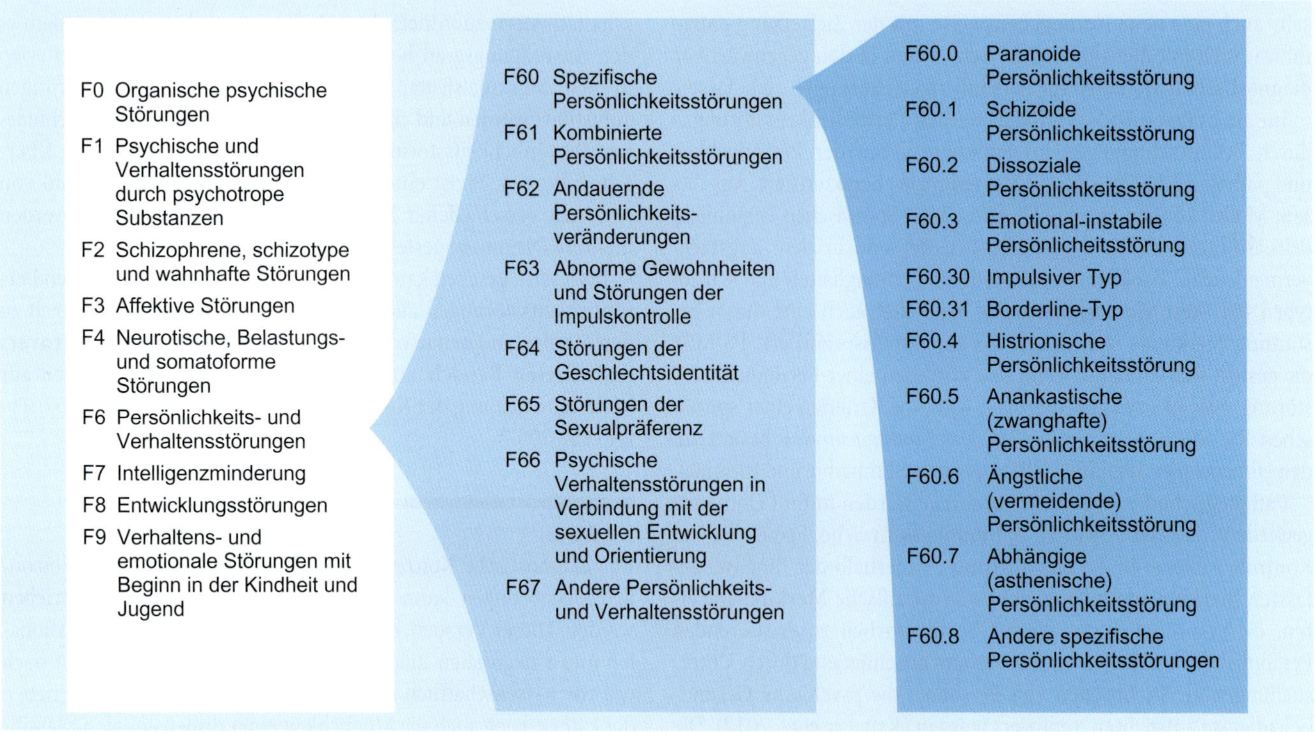

Abb. 21.1 Ausfaltungsstruktur der psychischen Syndrome und Persönlichkeitsstörungen in der ICD-10 (nach Fiedler 1995)

erst nach vollständiger Rückbildung der klinischen Symptomatik festgestellt und von einem Residualzustand unterschieden werden.

Die **Diagnostik der Persönlichkeitsstörung** nach ICD-10 erfolgt **auf zwei Ebenen** (vgl. auch Stieglitz und Ermer 2007). Auf der ersten Ebene muss geprüft werden, ob überhaupt eine solche vorliegt. In > Box 21.2 sind die zu prüfenden allgemeinen Kriterien aufgeführt, die alle erfüllt sein müssen.

BOX 21.2

Allgemeine Kriterien einer Persönlichkeitsstörung nach ICD-10 (Forschungskriterien)

- Charakteristische und dauerhafte innere Erfahrungs- und Verhaltensmuster der Betroffenen weichen insgesamt deutlich von kulturell erwarteten und akzeptierten Vorgaben (Normen) ab; Abweichungen in mehr als einem der folgenden Bereiche: Kognition, Affektivität, Impulskontrolle und Bedürfnisbefriedigung, zwischenmenschliche Beziehungen und Art des Umgangs mit ihnen.
- Die Abweichung ist so ausgeprägt, dass das daraus resultierende Verhalten in vielen persönlichen und sozialen Situationen unflexibel, unangepasst oder auch auf andere Weise unzweckmäßig ist.
- Persönlicher Leidensdruck, nachteiliger Einfluss auf die soziale Umwelt oder beides.
- Nachweis, dass die Abweichung stabil, von langer Dauer ist und im späten Kindesalter oder in der Adoleszenz begonnen hat.
- Die Abweichung kann nicht durch das Vorliegen oder die Folge einer anderen psychischen Störung des Erwachsenenalters erklärt werden.
- Eine organische Erkrankung, Verletzung oder deutliche Funktionseinschränkung des Gehirns muss als mögliche Ursache für die Abweichung ausgeschlossen werden.

Sind die allgemeinen Kriterien erfüllt, kann der Subtyp anhand einer bestimmten Anzahl von Erlebens- und Verhaltensweisen spezifiziert werden. Zudem gibt es die Möglichkeit einer sog. kombinierten Persönlichkeitsstörung (F61.0). Die nachfolgenden Kapitel zu den spezifischen Persönlichkeitsstörungen gehen näher darauf ein. Entsprechend dem polythetischen Ansatz der Diagnostik müssen 3 oder 4 aus einer Gruppe von 5–9 Kriterien erfüllt sein.

Diagnostische Einteilung nach DSM-5 im Vergleich zur ICD-10

Wie bereits im DSM-III-R werden Persönlichkeitsstörungen auch im neu erschienen DSM-5 (APA 2013) als **extreme Formen von Persönlichkeitszügen** definiert und wie folgt beschrieben: „*Persönlichkeitszüge sind überdauernde Formen des Wahrnehmens, der Beziehungsgestaltung und des Denkens über die Umwelt und über sich selbst. Sie kommen in einem breiten Spektrum sozialer und persönlicher Situationen und Zusammenhänge zum Ausdruck. Nur dann, wenn Persönlichkeitszüge unflexibel und unangepasst sind und in bedeutsamer Weise zu Funktionsbeeinträchtigungen oder subjektivem Leid führen, bilden sie eine Persönlichkeitsstörung. Das wesentliche Merkmal einer Persönlichkeitsstörung ist ein andauerndes Muster von innerem Erleben und Verhalten, das merklich von den Erwartungen der soziokulturellen Umgebung abweicht …*" (Saß et al. 1996).

Im DSM-5 sind, wie auch in der ICD-10, **allgemeine diagnostische Kriterien** den spezifischen Kriterien der einzelnen Subgruppen vorgeordnet (> Box 21.3). Seit dem DSM-III werden die Persönlichkeitsstörungen im DSM-System in **drei Hauptgruppen** unterteilt, die in der Literatur oft auch als **Cluster** bezeichnet werden. Dabei werden die Gruppen nicht mittels Clusteranalyse ermittelt, sondern anhand des klinischen, im Vordergrund stehenden Erscheinungsbildes gebildet.

BOX 21.3

Allgemeine Kriterien einer Persönlichkeitsstörung nach DSM-5

Das überdauernde Erlebens- und Verhaltensmuster weicht hinsichtlich Kognition, Affektivität, Gestaltung zwischenmenschlicher Beziehungen und Impulskontrolle deutlich von den Erwartungen der kulturellen Bezugsgruppe ab und manifestiert sich in mindestens 2 der nachfolgenden Bereiche:

- Das überdauernde Muster ist unflexibel und tief greifend in einem weiten Bereich persönlicher und sozialer Situationen.
- Das überdauernde Muster führt in klinisch bedeutsamer Weise zu Leiden oder Beeinträchtigungen in sozialen, beruflichen oder anderen wichtigen Funktionsbereichen.
- Das Muster ist stabil und lang andauernd, und sein Beginn ist zumindest bis in die Adoleszenz oder ins frühe Erwachsenenalter zurückzuverfolgen.
- Das überdauernde Muster lässt sich nicht besser als Manifestation oder Folge einer anderen psychiatrischen Störung erklären.
- Das überdauernde Muster geht nicht auf die direkte körperliche Wirkung einer Substanz (z. B. Droge, Medikament) oder eines medizinischen Krankheitsfaktors (z. B. Hirnverletzung) zurück.

> Tab. 21.1 enthält die Einteilung in die 3 Hauptgruppen/Cluster sowie die Gemeinsamkeiten und Unterschiede beider Diagnosesysteme.

- **Hauptgruppe A** umfasst unter den Stichworten „sonderbar, exzentrisch" die paranoiden, schizoiden und schizotypischen PS. Die beiden Letzteren haben seit 1980 die Kategorie „schizoide Persönlichkeit" der ICD-9 abgelöst, die in der klassischen deutschen Psychiatrie noch als prämorbider Vorläufer und Vulnerabilitätsfaktor für die Entwicklung einer Erkrankung des schizophrenen Spektrums galt. Diese Charakteristika ordnet man nun ausschließlich der **schizotypischen Störung** und in der ICD-10 nicht mehr den Persönlichkeitsstörungen, sondern der Gruppe der Schizophrenien und wahnhaften Störungen zu (Kapitel F2).
- **Hauptgruppe B** fasst unter den Stichworten „dramatisch, emotional und launisch" die histrionische, narzisstische, antisoziale PS und BPS zusammen. Die Charakteristika weisen konzeptionell auf Gemeinsamkeiten im Bereich der Affektregulation hin. Während sich die histrionische PS in DSM-5 und ICD-10 überschneidet und die antisoziale PS des DSM lediglich begrifflich von der dissozialen Störung der ICD-10 unterschieden ist, weisen die beiden anderen Kategorien Unterschiede zwischen den beiden Systemen auf:
  - Die „Borderline-Persönlichkeitsstörung" des DSM-5 ist als „Borderline-Typus" eine von zwei Unterformen der „emotional instabilen Persönlichkeitsstörung" der ICD-10. Der „impulsive Typus", die zweite Form, wird im DSM-5 den „disruptiven, Impulskontroll- und Sozialverhaltensstörungen zugeordnet. Die Kategorien „narzisstische" oder „passiv-aggressive Persönlichkeitsstörung" finden sich in der ICD-10 lediglich in der Restkategorie „andere Persönlichkeitsstörungen". In den Forschungskriterien wurden jedoch im Anhang I vorläufig Kriterien aufgenommen, um die Forschung anzuregen.

Tab. 21.1 Klassifikation der Persönlichkeitsstörungen (PS) in ICD-10, ICD-9, DSM-III-R und DSM-5

Cluster	ICD-10	ICD-9	DSM-III-R	DSM-5
A	paranoide PS	paranoide PS	paranoide PS	paranoide PS
	schizoide PS	schizoide PS	schizoide PS	schizoide PS
	–	schizotypische PS		schizotypische PS
B	dissoziale PS	soziopathische PS	antisoziale PS	antisoziale PS
	emotional instabile PS: • Borderline-Typ • impulsiver Typ • histrionische PS	explosible PS	BPS	BPS
		hysterische PS	histrionische PS	histrionische PS
	–	–	narzisstische PS	narzisstische PS
C	ängstliche PS	–	selbstunsichere PS	selbstunsichere PS
	abhängige PS	asthenische PS	abhängige PS	abhängige PS
	anankastische PS	anankastische PS	zwanghafte PS	zwanghafte PS
	–	affektive PS	passiv-aggressive PS	–
ASP*				depressive PS
				passiv-aggressive PS

* Andere spezifische Persönlichkeitsstörungen (PS)

- In **Hauptgruppe C** finden sich Persönlichkeitsstörungen, die Verhaltensmerkmale aus dem Spektrum der Angststörungen aufweisen: die selbstunsichere, dependente und zwanghafte PS.

Die „passiv-aggressive Persönlichkeitsstörung" des DSM-III-R wird im DSM-5 – in Analogie zur Sichtweise der ICD-10 – lediglich in der Restkategorie „andere spezifische Persönlichkeitsstörungen" geführt.

Im Gegensatz zur ICD-10 liegt zwischenzeitlich eine Reihe interessanter Arbeiten zur empirischen Überprüfung der diagnostischen Kategorien des DSM-IV vor. Blais et al. (2001) befragten u. a. Experten hinsichtlich der Verständlichkeit der DSM-IV-Kriterien zu den Persönlichkeitsstörungen im Vergleich zu den Kriterien der Major Depression (MD) und der posttraumatischen Belastungsstörung (PTBS). Sie fanden u. a., dass bis auf die BPS und die schizotype PS keine Unterschiede zur konzeptuellen Klarheit der Depressionskriterien festzustellen waren, was eine deutliche Verbesserung gegenüber dem Vorläufer DSM-III-R darstellt und im Hinblick auf die Reliabilität als günstig zu werten ist. Die meisten Studien beziehen sich jedoch auf psychometrische Analysen der diagnostischen Kategorien und Kriterien. Blais et al. (1997) fanden z. B. gegenüber dem DSM-III-R höhere Werte für die innere Konsistenz (Cronbach-α), die jedoch immer noch nicht als befriedigend anzusehen sind (Bereich: 0,66–0,82).

Tab. 21.2 Untersuchungsinstrumente zur Erfassung von Persönlichkeitsstörungen (nach Bronisch 1992; Dittmann et al. 2001)

Kennzeichen	Verfahren (Abkürzung)	Diagnosensysteme	Datenquelle
Gesamtbereich			
Selbstbeurteilungsverfahren	*Personality Diagnostic Questionnaire* (PDQ-R)	DSM-III-R/IV	P
	Screening Test for Comorbid Personality Disorders (STCPD)	DSM-III-R	P
	Computerized DSM-III-R Personality Disorder Questionnaire (CDPDQ)	DSM-III-R	P
Checklisten	Internationale Diagnosenchecklisten Persönlichkeitsstörungen (IDCL-P)	ICD-10/DSM-IV	P, I, R, KG
	Aachener Merkmalsliste zur Erfassung von Persönlichkeitsstörungen (AMPS)	ICD-10/DSM-IV	P, I, R, KG
Interview	Strukturiertes Klinisches Interview für DSM-IV-Persönlichkeitsstörungen (SKID-II)	DSM-IV	P, R
	Standardized Assessment of Personality (SAP)	ICD-10/DSM-III-R	I
	International Personality Disorder Examination (IPDE)	ICD-10/DSM-IV*	P, R, I
Teilbereiche			
Selbstbeurteilung	*Borderline Syndrome Index* (BSI)	DSM-III-R	P
	Narcissism Trait Scale (NTS)	DSM-III	P
	Borderline-Persönlichkeits-Inventar (BPI)	kein	P
Interview	*Schedules for Interviewing Borderlines* (SIB)	DSM-III	P
	Diagnostic Interview for Borderline (DIB-R)	kein	P, R
	Diagnostic Interview for Narcissism (DIN)	kein	P, R

P: Patient; I: Informant; R: Rater; KG: Krankengeschichte; *nur englisch

21.3.3 Diagnostische Instrumente

Das zunehmende Interesse an Persönlichkeitsstörungen in Praxis und Forschung spiegelt sich auch in einer Vielzahl neu entwickelter Erfassungsinstrumente wider (➤ Tab. 21.2; s. Stieglitz und Ermer 2007).

Gegenüber der Diagnostik anderer psychischer Störungen ergibt sich eine Reihe von Besonderheiten:

- **Konzeptuell:**
  - Es sind Eingangskriterien zur Diagnostik von Persönlichkeitsstörungen zu beachten. Erst deren Erfüllung erlaubt eine weitere Subdifferenzierung.
  - Die Diagnostik von Persönlichkeitsstörungen muss eine größere Zeitperspektive berücksichtigen (neben der Lebenszeitperspektive nicht nur den Querschnitt z. B. der letzten 4 Wochen, sondern mindestens mehrerer Jahre).
- **Methodisch:**
  - Die Frage einer dimensionalen oder kategorialen Diagnostik von Persönlichkeitsstörungen ist bis heute ungeklärt. Zunehmend findet sich – wie in der Neukonzeptionalisierung des DSM – die Forderung, beide zu kombinieren.
  - Viele Kriterien von Persönlichkeitsstörungen sind einer Selbstbeurteilung schwer zugänglich.
- **Erfassung:**
  - Die Beurteilung von Persönlichkeitsstörungen ist zeitgleich mit einer akuten Achse-I-Störung (z. B. depressive Störung) nur schwer möglich.
  - Die Umsetzung der Kriterien von Persönlichkeitsstörungen in entsprechende Fragen in Selbstbeurteilungsverfahren oder Interviews ist oft schwierig und variiert von Instrument zu Instrument zudem z. T. erheblich.
  - Bei der Diagnostik sind möglichst viele Informationsquellen einzubeziehen (z. B. Beobachtungen Angehöriger, Aufzeichnungen von Krankengeschichten).
  - Die standardisierte Erfassung von Persönlichkeitsstörungen neben Achse-I-Störungen bedarf immer des Einsatzes separater Instrumente, da sie in umfangreicheren diagnostischen Instrumenten wie z. B. dem *Composite International Diagnostic Interview* (CIDI; ➤ Kap. 3) nicht enthalten sind.
  - Die Diagnosestellung einer Persönlichkeitsstörung allein mithilfe eines Selbstbeurteilungsverfahrens ist sehr problematisch.

Es liegen nach Tyrer et al. (2007) mittlerweile über 60 Instrumente zur Erfassung von Persönlichkeitsstörungen vor, die wenigsten jedoch auf Deutsch. Die zur Diagnostik von Persönlichkeitsstörungen entwickelten Instrumente lassen sich grob in **drei Gruppen** unterteilen (➤ Tab. 21.2):

- Die **Selbstbeurteilungsverfahren** sind ähnlich konzipiert wie diejenigen zur Erfassung der Persönlichkeit i. S. von Traits (Becker 2001; ➤ Kap. 4, dort auch Verfahren).
- In den **Checklisten** finden sich Zusammenstellungen der Kriterien zur Diagnostik von Persönlichkeitsstörungen, entweder über alle Störungen hinweg nach inhaltlichen Bereichen zusammengefasst oder getrennt für die jeweiligen Störungen.
- Ähnliches gilt auch für die **Interviewverfahren.** Zwei Interviewverfahren (SKID-II, IPDE) enthalten zusätzlich Selbstbeurteilungsbögen zum Screening und ermöglichen neben einer kategorialen auch eine dimensionale Auswertung. Zur dimensionalen Erfassung von Persönlichkeitsstörungen findet sich im DSM-5 ein Interviewleitfaden.

Alle drei Verfahrensgruppen lassen sich weiterhin dadurch unterscheiden, inwieweit sie versuchen, alle Störungen oder nur bestimmte Subgruppen eines Klassifikationssystems zu erfassen (z. B. Borderline-Störungen). Ein weiteres Unterscheidungskriterium betrifft die konzeptuelle Grundlage. Die meisten Verfahren orientieren sich an ICD-10 oder DSM-IV bzw. versuchen, die Störungen in Bezug auf beide Systeme abzubilden (sog. polydiagnostisches Vorgehen; ➤ Kap. 3). Nur wenige Verfahren basieren auf eigenen theoretischen Annahmen.

Methodenstudien, welche die Güte vorliegender Instrumente vergleichen, weisen zwar auf eine deutliche Verbesserung in der Zuverlässigkeit bei der Erfassung von Persönlichkeitsstörungen gegenüber Erhebungen hin, die auf der ICD-8/9 basieren, andererseits konnten jedoch z. T. nur geringe Übereinstimmungen zwischen den Verfahren gefunden werden. Dies betrifft sowohl den Vergleich zwischen Interviewverfahren, insb. aber den Vergleich zwischen Interview- und Selbstbeurteilungsverfahren (vgl. im Überblick Dittmann et al. 2001). Mittels strukturierter Interviews (z. B. SKID-II) lassen sich für die meisten Kategorien jedoch zuverlässige Diagnosen stellen (z. B. $\chi = 0{,}48–0{,}98$; Maffei et al. 1997).

Selbstbeurteilungsverfahren führen eher zu einer **falsch positiven Diagnose** und sind daher auch mehr i. S. eines Screeninginstruments zu betrachten. Um den aufwendigen Prozess der Informationserhebung zu vereinfachen, haben Interviews wie SKID-II und IPDE dem diagnostischen Prozess zusätzlich Screeningbögen vorgeschaltet.

Interviewverfahren führen zwar zu einer höheren Zuverlässigkeit der Erfassung (s. oben), setzen jedoch ein umfassendes Training voraus und sind zudem häufig sehr zeitaufwendig, was die Durchführung betrifft (bis zu mehrere Stunden), und in der klinischen Anwendung daher oftmals nur bedingt einsetzbar.

Checklisten nehmen eine Zwischenstellung ein, sind auch in der **klinischen Routine** einsetzbar, erfordern jedoch gründliche Kenntnisse der jeweils zugrunde liegenden Klassifikationssysteme sowie umfangreiche klinische Erfahrung (u. a. spezifische Explorationstechniken). Die meisten Checklisten beziehen sich auf die in DSM-IV und ICD-10 enthaltenen Störungen. Eine Ausnahme stellt die von Hare entwickelte sog. Hare-Psychopathie-Checkliste (PCL) dar, die sich am Konstrukt *psychopathy* orientiert und 20 Persönlichkeitsbereiche erfasst (u. a. pathologisches Lügen, Impulsivität). Ergebnisse der deutschen Version der revidierten Fassung PCL-R liegen vor und sind als vielversprechend zu bewerten (Hartmann et al. 2001).

In ➤ Tab. 21.2 findet sich eine Zusammenstellung der in Studien häufig eingesetzten Verfahren. Nur einige der enthaltenen Checklisten (IDCL-P, AMPS) und Interviews (**SKID-II,** IPDE) wurden im deutschsprachigen Raum entwickelt bzw. liegen in deutschen Übersetzungen vor und sind hinsichtlich Reliabilität und Validität evaluiert. Als derzeit am elaboriertesten kann das **IPDE** gelten, das aus einem ICD-10- und einem DSM-IV-Modul besteht und neben einer kategorialen Diagnostik auch eine dimensionale Beschreibung der Verhaltensauffälligkeiten ermöglicht. Es ist das offizielle WHO-Instrument für Persönlichkeitsstörungen (Loranger et al. 1997). Bisher liegt jedoch in deutscher Sprache nur das ICD-10-Modul vor (Mombour et al. 1996). In der Forschung werden vermutlich in Zukunft diejenigen Verfahren Anwendung finden, die Diagnosen sowohl nach ICD-10 als auch nach DSM-5 erlauben. Zurzeit kann jedoch kein Instrument als Goldstandard gelten, wenngleich zwischenzeitlich – v. a. auch im deutschsprachigen Bereich – SKID-II und IPDE mit am häufigsten eingesetzt werden. Entsprechend der Grundkonzeption der Diagnostik einer Persönlichkeitsstörung (u. a. früher Beginn, Beeinträchtigung verschiedener Funktionsbereiche) scheint gerade der von Spitzer (1989) konzipierte **LEAD-Ansatz** (➤ Kap. 3) mit am besten geeignet zu sein, da er alle verfügbaren Informationen im Langzeitverlauf diagnostisch nutzt.

Während die Diagnostik einer Persönlichkeitsstörung heute insgesamt wenig problematisch erscheint, existieren im Gegensatz zu fast allen anderen Störungsgruppen (z. B. Depressionen, Angststörungen) kaum spezifische Instrumente zur Quantifizierung der Symptomatik. Horowitz et al. (1997) stellten i. R. einer Konsensuskonferenz zur sog. *core battery* für die Psychotherapie grundlegende Überlegungen an, ohne sich auf spezifische Instrumente festzulegen. Neben der Notwendigkeit, Veränderungen mittels einzelner Verfahren zu erfassen, wurden die Bereiche *level of functioning, subjective state* sowie *personality functioning* als wichtige Bereiche herausgestellt, die mithilfe diagnostischer Verfahren abzubilden sind. Für die BPS entwickelten Bohus et al. (2007, 2008) ein spezielles Verfahren zur Quantifizierung verschiedener Aspekte der Befindlichkeit und Beeinträchtigung.

Resümee

Der diagnostischen Zuordnung eines Patienten zu spezifischen Persönlichkeitsstörungen in aktuellen Klassifikationssystemen wie ICD-10 und DSM-5 sind allgemeine Kriterien vorgeordnet, die zunächst erfüllt sein müssen, um dann eine Abgrenzung von sekundären Persönlichkeitsveränderungen zu ermöglichen. Als wichtigste diagnostische Instrumente im Bereich der Forschung gelten derzeit IPDE (für ICD-10) und SKID-II (für DSM-IV). Forschungsprojekte sollten neben der Diagnose auch den Schweregrad der jeweiligen Störung erfassen. Dies gilt zunehmend auch für die Erfolgskontrolle i. R. der klinischen Versorgung.

21.4 Ätiologie und Pathogenese

Zur Ätiologie und Pathogenese der Persönlichkeitsstörungen gibt es **keine allgemein akzeptierten Modellvorstellungen mit überzeugender empirischer Evidenz.** Vielmehr konkurrieren gegenwärtig unterschiedliche Konzepte mit z. T. unterschiedlichen nosologischen Einteilungen und unterschiedlichen erkenntnistheoretischen Hintergründen, die teils aus historischen, teils aus behandlungsrelevanten Gründen im Folgenden kurz skizziert werden sollen. Da die implizite oder explizite theoretische Ausrichtung des jeweils behandelnden Therapeuten jedoch erheblichen Einfluss auf die Wahl der Behandlungsmethode, die Schwerpunkt- und Zielsetzung der Behandlung und damit auf die Behandlungsergebnisse hat, erscheint eine eklektizistische Beliebigkeit auch hinsichtlich Theorieentwicklung heute nicht mehr adäquat. Die stärkste Triebkraft zur Reformierung des Persönlichkeitsstörungskonzepts speist sich derzeit aus den Ansprüchen der neurobiologischen und genetischen Forschung. Fortschritte in der mathematischen Modellbildung einerseits und der relativ einfache Zugriff auf umfangreiche Datensätze aus dem Bereich der Zwillingsforschung andererseits haben umfangreiche Forschungsaktivitäten auf dem Sektor der epidemiologischen Genetik initiiert.

Die Ergebnisse zur **genetischen Determinierung von Persönlichkeit** gelten als einer der validesten und am besten replizierbaren Untersuchungsbefunde der Sozialwissenschaften: Etwa die Hälfte der Varianz sowohl der Persönlichkeitszüge *(personality traits)* als auch der Persönlichkeitsstörungen lässt sich direkt durch **hereditäre Faktoren** erklären (Übersicht: Bouchard 1997). Hingegen kann der Einfluss **familiärer Faktoren** für die Entwicklung von Persönlichkeit oder dem Gesamtspektrum von Persönlichkeitsstörungen empirisch-statistisch nicht gestützt werden und verliert gegenüber **sekundären, d. h. außerfamiliären, sozialen Parametern** weitgehend an Bedeutung. Auch wenn die Versuche, Genloci zu identifizieren, die für die Ausprägung von Persönlichkeitsmerkmalen oder gar Persönlichkeitsstörungen relevant sind, bislang erfolglos verliefen, so dürften mit dieser Methodik gewonnene Befunde die Theoriebildung in nächster Zeit erheblich beeinflussen. Mittlerweile liegen gut ausgearbeitete interpersonelle, lerntheoretische, kognitive oder biosozial begründete Konzepte vor, welche die Entstehung von Persönlichkeitsstörungen erklären und woraus sich insb. theoriegeleitete Behandlungskonzepte ableiten lassen.

21.4.1 Die interpersonelle Sichtweise

Als Sullivan (1953) erstmals eine Systematik der interpersonellen Theorie formulierte, entwickelte er damit nicht nur eine Alternative zur psychoanalytischen Theorie, sondern legte auch den Grundstein für eine fulminante Entwicklung, die v. a. die nordamerikanische Sichtweise psychischer Störungen entscheidend prägen sollte. In seiner bemerkenswerten Übersichtsarbeit extrahiert Kiesler (1982) die **zentralen, konsensbildenden Hypothesen der Interpersonellen Schule:**

1. Die Persönlichkeit ist durch ein relativ **stabiles Muster von sich wiederholenden zwischenmenschlichen Situationen** bestimmt, die das menschliche Leben charakterisieren. Die interpersonelle Theorie fokussiert daher grundsätzlich zwischenmenschliche Beziehungen und nicht individuelles Verhalten. Damit stellt sich die interpersonelle Theorie explizit gegen den klassisch-psychoanalytischen Ansatz, der Verhalten primär durch intrapsychische Prozesse gesteuert sieht. Die Untersuchung von Persönlichkeit oder Persönlichkeitsstörungen ist also auf die Beobachtung interaktioneller Prozesse – zumindest auf dem Niveau der Dyade – angewiesen, wobei diese Dyade als System und nicht das Individuum zu untersuchen ist, das zu gegebener Zeit mit einem anderen Individuum interagiert. Persönlichkeit aus Sullivans Sicht ist nicht mehr (oder weniger) als die

beobachtbaren wiederkehrenden Muster, mit denen ein Individuum seine Beziehungen zu wichtigen Anderen regelt. Diese Anderen können real vorhanden (entweder physisch präsent oder zurzeit abwesend) sein oder auch nur imaginär existieren.

2. Im Rahmen der interpersonellen Theorie nimmt das **Konstrukt des „Selbst"** eine zentrale Position ein. Dieses „Selbst" ist während seines gesamten Entwicklungsprozesses und im weiteren Verlauf des Lebens von seinem Wesen her „sozial", „interpersonell" und „durch Beziehungen definiert". Die Entwicklung dieses „Selbst-Systems" vollzieht sich demgemäß in permanentem Dialog mit wichtigen Bezugspersonen, deren Erfahrungen als Selbst-Schemata internalisiert werden. Diese Selbst-Schemata steuern zum einen die Wahrnehmung und Interpretation neuer interpersoneller Beziehungen, zum anderen die Kommunikations- und Handlungsebene des Individuums. Die Interaktion ist also bidirektional. Grundsätzlich besteht dabei die Tendenz, schemakonform wahrzunehmen bzw. zu kommunizieren. Schema-nonkonforme Wahrnehmungen induzieren i. d. R. negative Emotionen. Eine der wichtigsten Funktionen dieses „Selbst-Systems" ist die Steuerung der Selbstdarstellung gegenüber anderen Personen. Mittels einer Vielzahl meist nonverbaler Kommunikationsmuster versucht das Individuum, sich selbst in dem Licht zu präsentieren, in dem es seiner Erfahrung nach vom Gegenüber gesehen werden möchte. Diese Interaktionsmuster sollen den anderen in eine Position bringen, die gemäß den Selbstschemata des Individuums am wenigsten bedrohlich oder am angenehmsten ist. Leary (1957) beschrieb als erster Mikroprozesse der Reaktionsinduktion durch Selbstrepräsentation. Er prägte den Begriff des **„komplementären Verhaltens"** am Beispiel submissiven, devoten Verhaltens, das beim Gegenüber Dominanz hervorruft und umgekehrt. Diese Verhaltensmuster können bewusst oder unbewusst eingesetzt werden. Man kann jedoch davon ausgehen, dass diese Selbst-Schemata oder die dadurch gesteuerten Interaktionsmuster dem jeweiligen Individuum nur zu einem Bruchteil bewusst sind. Auch der jeweilige Interaktionspartner nimmt i. d. R. nicht bewusst wahr, wie seine Einstellung oder sein Verhalten vom Gegenüber gesteuert wird. Diesen Prozess beschreibt Beier (1966): *„Das Ziel ist die Etablierung von Bedingungen, die das Gegenüber dazu bringen, sich den Vorstellungen des Akteurs gemäß zu verhalten, ohne sich darüber gewahr zu werden, dass es manipuliert wurde. Der Akteur verstärkt dieses wunschgemäße Verhalten des Gegenübers, sodass sich nach und nach dessen ursprünglich breites Verhaltensrepertoire einengt. Hierdurch schafft sich der Akteur ein Schema-konformes Umfeld, das seine Sicht von sich selbst und der Welt bestätigt."* Die eingesetzten Signale sind als starke Kräfte einzuschätzen. Selbst die gutwilligste Person wird nicht umhinkommen, einen scheuen, selbstunsicheren und sich verschlossen darstellenden Menschen nach einiger Zeit als langweilig, uninteressant oder eigenbrötlerisch einzuschätzen, sich von ihm abzuwenden und damit dessen Selbst-Schema zu bestätigen.

3. Ein weiterer Schritt in der Entwicklung der interpersonellen Theorie war die zunächst grobe Gliederung reziproker Interaktionsmuster in die zwei **Dimensionen Kontrolle und Zuneigung.** Leary (1957) entwickelte seinen „interpersonellen Zirkel" um die beiden Achsen „Dominanz – Submission" und „Liebe – Hass", indem er 16 Cluster interpersoneller Verhaltensmuster definierte. Dieser erste Versuch der empirischen Erfassung zwischenmenschlicher Interaktionsmuster gilt mittlerweile als Meilenstein, der die Psychotherapieforschung bis heute maßgeblich beeinflusst hat. Neben Kiesler und Leary sind v. a. Forscher wie M. Horowitz und L. Benjamin zu nennen. Letztere entwickelte mit der **„Structural Analysis of Social Behavior (SASB)"** eine semiquantitative Methodik zur Einschätzung zwischenmenschlichen Verhaltens (Benjamin 1993). Neben den beiden Achsen „Zuneigung und Interdependenz" berücksichtigt dieses Inventar verschiedene Foki wie „Inneres Selbst" oder „Gegenüber" oder „Imaginierte Objekte". Damit eröffnet sich die Möglichkeit, auch intrapsychische Prozesse, soweit sie sich sprachlich abbilden lassen, während psychotherapeutischer Behandlungen zu erfassen.

4. Zwischenmenschliches Verhalten ist stets von mindestens zwei Komponenten determiniert: zum einen durch die **Voransnahmen** und **Interpretationsmöglichkeiten,** die ein Individuum mitbringt, zum anderen durch die **realen Gegebenheiten,** d. h., dass verhaltensbedingende Umweltfaktoren ihre Wirkung immer durch die je eigene, spezifische Wahrnehmung des Individuums entfalten. In der Regel besteht ein gewisser Grad an Übereinstimmung zwischen der subjektiven Wahrnehmung von Ereignissen und der „objektiven" Bewertung durch Dritte. Der **Ausprägungsgrad** einer PS lässt sich am Ausmaß von selektiver Aufmerksamkeit und Wahrnehmungsverzerrung ermessen, die eingesetzt werden, um Umweltereignisse schemakonform, d. h. der eigenen Erfahrung entsprechend, zu interpretieren. Im Extremfall finden sich kaum mehr Übereinstimmungen zwischen „subjektiver" und „objektiver" Wahrnehmung. Die Handlungsweisen einer Person erscheinen für die Umwelt gänzlich unverständlich und rufen häufig aversive Reaktionen hervor.

5. In ihrem Bemühen, zwischenmenschliche Verhaltensmuster zu verstehen, betonen die Theoretiker der interpersonellen Schule die Bedeutung einer **„zirkulären Kausalität"** anstelle traditioneller „linearer Kausalität", d. h., statt menschliches Verhalten als die direkte Konsequenz situativer Ereignisse zu interpretieren, wird Verhalten als Folge bidirektionaler Beeinflussung zwischen mindestens zwei Personen (oder psychischen Repräsentationen) gesehen.

Soziales Verhalten ist also in ein Netzwerk von *Feed-forward*-Schleifen eingebettet, wobei der „Effekt" jeweils die „Ursache" beeinflusst und verändert. Abhängige und unabhängige Variable sind demnach zufällig und austauschbar. Ereignisse, die uns beeinflussen, sind also zum großen Teil von uns selbst induziert und können als Konsequenzen unserer Wahrnehmung und Motivation bewertet werden.

Die wissenschaftliche Auswertung interaktiver Mikroprozesse konnte zeigen, dass die **Verhaltensmuster** zweier Personen ein **hohes Maß an Redundanz** aufweisen, d. h., bestimmte reziproke Reaktionsmuster wiederholen sich überzufällig häufig. Dies eröffnet die Möglichkeit, bestimmte Reaktionsmuster zu Clustern zusammenzufassen und Persönlichkeitstypologien zuzuordnen. Je geringer der Freiheitsgrad der induzierten Reaktionsmuster ist, je rigider und starrer also die Verhaltensmöglichkeiten und Reaktionen sind, die eine Person beim Gegenüber induziert, desto größer ist das Ausmaß ihrer Persönlichkeitsstörung.

Probleme der Lebensbewältigung eröffnen sich also durch wiederkehrende gestörte, inadäquate oder ineffektive Kommunikation mit relevanten Mitmenschen. Dabei ist der Betroffene nicht oder kaum in der Lage, sein Verhalten zu korrigieren. Vielmehr tendiert er dazu, seine rigiden Wahrnehmungen und Verhaltensmuster v. a. unter Stress oder in Krisensituationen zu verstärken und das Gegenüber zu ebensolchen Reaktionen zu zwingen. Dabei leidet die betroffene Person oft erheblich unter den Konsequenzen dieser pathologischen zwischenmenschlichen Beziehungen, ohne sich jedoch ihres Anteils an diesem Prozess bewusst zu sein. Ein zentraler Aspekt des therapeutischen Prozesses liegt im Bewusstmachen wahrnehmungs- und handlungssteuernder Schemata.

Wie oben ausgeführt, haben Schemata die Tendenz, sich zu replizieren, d. h., Wahrnehmungen, die erheblich von den verinnerlichten „Selbst"-Schemata einer Person abweichen, lösen heftige negative Emotionen aus, die handlungsinduzierend zu einer Korrektur dieser Wahrnehmung führen. Das Abnehmen negativer Emotionen wird als angenehm empfunden, verstärkt also die pathologischen Handlungsmuster und führt erst sekundär zu einer Verschlechterung der sozialen Situation. Logischerweise wird eine betroffene Person die Wahrnehmung dieser Verschlechterung nicht auf ihr Handeln zurückführen, das ja als subjektiv stimmig und angenehm empfunden wird, sondern die Umwelt für erlittene Unbill verantwortlich machen. Leiden und Klagen, die den Patienten zur Therapie führen, werden sich also zunächst nicht auf das eigene Wahrnehmen oder Handeln beziehen, sondern auf Probleme, die durch die Reaktion der Umwelt entstehen.

21.4.2 Die kognitiv-behaviorale Sichtweise

Inspiriert von der interpersonellen Schule griffen Beck et al. (1990) die kognitiven Aspekte der Schematheorie auf und entwickelten ein umfassendes Konzept zur Analyse der Persönlichkeitsstörungen. Die **kognitive Grundannahme** besagt, dass die Reaktionen eines Individuums auf Umweltereignisse durch die jeweilige kognitive Interpretation dieser Ereignisse gesteuert werden. Diese Interpretation wiederum ist Bestandteil relativ stabiler Strukturen, also **„Schemata"**, welche die weitere Verarbeitung der Informationen steuern. Emotionen, durch die jeweiligen kognitiven Prozesse induziert, wirken schließlich handlungssteuernd. Indem also der sensorisch vermittelten Wahrnehmung „Bedeutung" zugemessen wird, erfolgt der Start einer Art Kettenreaktion, die schließlich in Verhaltensmuster mündet, durch welche die jeweiligen Persönlichkeiten charakterisiert werden.

Dysfunktionale oder zu rigide kognitive Schemata führen demgemäß zu **maladaptiven Verhaltensmustern** und damit zu repetitiven Schwierigkeiten im interpersonellen Kontext. Werden diese Schwierigkeiten wiederum schemakonform interpretiert, so schließt sich ein „maladaptiver Zirkel", der nicht nur die Entwicklung, sondern auch die Aufrechterhaltung einer Persönlichkeitsstörung bedingt.

Beck beschreibt das Beispiel einer dependenten Persönlichkeit, die aufgrund eines basalen kognitiven Schemas „Ich kann ohne Hilfe und Unterstützung durch einen starken Anderen nicht überleben" hypersensitiv auf mögliche Anzeichen von Trennung oder Verlust reagiert. Die Wahrnehmung geringfügiger Autonomiebewegungen des Partners initiiert das kognitive Schema „Er wird mich verlassen", damit die Emotion Angst und ein handlungssteuerndes Schema – in diesem Fall die Demonstration von Hilflosigkeit. Je nach Konfiguration des Partners wird dieser entweder seine Autonomiebedürfnisse reduzieren oder ausweiten. Beide Verhaltensmuster aber bestätigen die Wahrnehmung der dependenten Persönlichkeit und führen damit zur Verfestigung des Schemas „Wenn ich nicht die geringsten Anzeichen einer drohenden Trennung erkenne und dementsprechend handle, wird er mich verlassen".

Dysfunktionale kognitive Schemata haben nicht nur die Tendenz, sich im interpersonellen Kontext zu bestätigen, sondern behindern v. a. die Aktivierung anderer, adäquaterer Kognitionen und damit neue Lernprozesse. Es erscheint wichtig, darauf hinzuweisen, dass Beck die Bedeutung sowohl **über- als auch unterentwickelter kognitiver Grundannahmen** betont. So ist, um beim obigen Beispiel zu bleiben, bei dependenten Persönlichkeiten die Annahme, von einem anderen abhängig zu sein, zu stark ausgeprägt, während das für schizoide Persönlichkeiten typische Konzept, am besten unabhängig von allen anderen zu überleben, bei Dependenten zu gering manifestiert erscheint. Antisozialen Persönlichkeiten ist das kognitive Schema der sozialen Verantwortlichkeit weitgehend fremd.

Auch wenn Beck bei der Frage nach der Ätiologie kognitiver Schemata über die interpersonelle Sichtweise hinausweist, indem er Wurzeln im genetischen, biologischen oder phylogenetischen Bereich sucht, so liegt die Stärke dieses Konzepts sicherlich nicht in der Frage nach der Entstehungsgeschichte, sondern in der Praxisrelevanz. Mittlerweile liegen Beschreibungen der jeweils **typischen kognitiven Schemata aller spezifischen Persönlichkeitsstörungen** vor, einschließlich der davon abhängigen interaktionellen Muster und der entsprechenden therapeutischen Basisstrategien, auf die in den jeweiligen Passagen (➤ Kap. 21.6) eingegangen werden wird. Umfassende verhaltenstheoretisch fundierte Modelle zur Entwicklung von Persönlichkeitsstörungen liegen derzeit nicht vor. Dennoch gewinnen verhaltenstherapeutische Denkansätze zunehmend an Bedeutung, insb. hinsichtlich der Frage nach Faktoren, welche die Aufrechterhaltung maladaptiver Verhaltensmuster bedingen. Die von Linehan (1993) entwickelte **„kognitiv-behaviorale Psychotherapie für Borderline-Störungen"** gilt als erste störungsorientierte Therapie für Persönlichkeitsstörungen, die dezidiert verhaltenstherapeutische Aspekte in das Zentrum der Therapie stellt. Die Autorin betont, dass dysfunktionale Verhaltensmuster erlernt sind und daher den bekannten lerntheoretisch fundierten Gesetzmäßigkeiten unterliegen: Entweder sind sie konditioniert, d. h. an auslösende Stimuli gekoppelt, oder sie werden durch die ausgelösten Konsequenzen aufrechterhalten.

Eine ausschließlich schematheoretisch orientierte Analyse (s. oben) neigt dazu, diejenigen Faktoren zu übersehen, die gegenwärtig als Verstärker der betreffenden Verhaltensmuster fungieren. Wie am obigen Beispiel der dependenten Patientin erläutert, würde eine Reduktion der Autonomiebestrebungen des Ehemanns als negativer Verstärker (Abnahme der Angst vor dem Verlassenwerden) für die Demonstration von Hilflosigkeit seitens der Partnerin dienen. Bei nächster Gelegenheit wird dieses Verhalten also wiederholt bzw. evtl. verstärkt eingesetzt werden. Vor diesem theoretischen Hintergrund lassen sich auch die individuellen biografischen Aspekte lerntheoretisch entwickeln.

Von einem integrativen Standpunkt aus betrachtet erscheint die **Verknüpfung kognitiver und behavioraler Aspekte** als die praxisorientierte Weiterentwicklung der interpersonellen Schematheorie, wobei beide Schulen der Funktion von Emotionen nur wenig Beachtung schenken.

21.4.3 Die dimensionale und neurobiologische Sichtweise

Die neurobiologische Forschung ist in entscheidendem Maße von einer Übereinstimmung der phänomenologischen Ebene mit der physiologischen und letztlich genetischen Ebene abhängig. Überlappende oder unscharfe Typisierung wirkt sich unmittelbar auf die Interpretation der gewonnenen Daten aus bzw. macht diese unmöglich. Mathematische Modelle können keine aussagekräftigen Resultate erzielen, wenn die psychopathologischen Diagnosen nicht mit den genetisch determinierten Kategorien übereinstimmen. Vor diesem Hintergrund ist das Bestreben zu verstehen, klinisch definierte kategoriale Systeme durch phänotypisch definierte Klassifikationen zu ersetzen, welche die zugrunde liegenden neurobiologisch determinierten Systeme abbilden. Die bisherigen diagnostischen Kategorien wurden durch Expertenkommissionen festgelegt. Es handelt sich daher um Kompromisse, die klinischen, wissenschaftlichen, versicherungsrechtlichen und gesundheitspolitischen Interessen Rechnung tragen mussten. Es besteht keine hohe Wahrscheinlichkeit, dass diese Kategorien tatsächlich mit genetisch determinierten Merkmalskomplexen übereinstimmen. Wir befinden uns also gegenwärtig in einem Prozess der Neudefinition, der unmittelbar eingebunden und interaktiv von den Ergebnissen der neurobiologischen und genetischen Grundlagenforschung bestimmt wird. Vor diesem Hintergrund erfährt auch die Frage nach dimensionaler oder kategorialer Klassifizierung eine neue Gewichtung. Die empirische und konzeptionelle Überlegenheit des dimensionalen Ansatzes im Bereich der normalen oder akzentuierten Persönlichkeit wird in der Fachliteratur mittlerweile weitgehend einheitlich bewertet. Die meisten Ergebnisse der epidemiologischen Genetik beziehen sich auch auf die dimensional operationalisierten Persönlichkeitskonstrukte.

Methodisch werden Persönlichkeitseigenschaften (Typen) faktorenanalytisch aus Merkmalen auf dem Eigenschaftsniveau rekonstruiert. **Eysenck (1970)** hatte zunächst **drei Dimensionen** auf der **Temperamentebene** postuliert: „Extraversion – Introversion", „Neurotizismus – Stabilität" und „Psychotizismus" versus „Impuls- oder Antriebskontrolle" (s. auch Eysenck und Eysenck 1985). Fragebögen, mit denen sich der individuelle Ausprägungsgrad dieser Dimensionen einschätzen lässt, liegen vor. Die Versuche allerdings, diese von Eysenck ermittelten Dimensionen mit der kategorialen psychiatrischen Klassifikation abzugleichen, haben sich bislang als wenig erfolgreich erwiesen.

Das gegenwärtig am besten etablierte **dimensionale Modell** ist das **„Fünf-Faktoren-Modell" (Big-Five-Modell)**. Auf der Basis von Metaanalysen faktorenanalytisch ausgewerteter Datensätze gelten derzeit 5 Dimensionen als hinreichend, um die **konstanten Wesensmerkmale einer Persönlichkeit** zu beschreiben:

1. Extraversion (kontaktfreudig – zurückhaltend)
2. Verträglichkeit (friedfertig – streitsüchtig)
3. Gewissenhaftigkeit (gründlich – unsorgfältig)
4. Neurotizismus (überempfindlich – entspannt)
5. Offenheit (kreativ – fantasielos)

Auch wenn es noch keine Einigkeit hinsichtlich der Faktoreninterpretation und der Dimensionsbenennungen gibt, so deutet sich an, dass der Klinik ein Instrumentarium erwächst, mit dessen Hilfe eine empirisch überprüfbare dimensionale Beurteilung der Persönlichkeitsstörung möglich werden könnte. Erste Untersuchungen zur Beschreibung klinisch manifester, kategorisierbarer Persönlichkeitsstörungen durch faktorenanalytisch auswertbare Merkmalsbeschreibungen im Selbst- und Fremdrating stützen diese Hypothese (Übersicht s. Fiedler 1995). Andresen (2000) ergänzte die *Big Five* um den Faktor **„Risiko- und Wettkampfbereitschaft"** und formulierte damit ein „Sechs-Faktoren-Modell", das zusammen mit einem globalen Störungsfaktor *(general dysfunctional personality)* ca. 75 % der Varianz für die Diagnostik einer Persönlichkeitsstörung erklären soll. Auffällig an diesem mathematischen Modell ist der Widerspruch zum Big-Five-Modell, da sich darin die pathologische Persönlichkeit zwar strukturell ableiten lässt, sich jedoch nicht als normale Dimension der Skalenextreme zeigt.

Das von Faraone (1999) entwickelte **Threshold-Liability-Modell** skizziert das dimensionale Modell vielleicht am besten (➤ Abb. 21.2). Es geht davon aus, dass Persönlichkeitsmerkmale in der Bevölkerung annähernd normalverteilt sind. Der Ausprägungsgrad der jeweiligen Eigenschaft lässt sich damit auf einem Kontinuum lokalisieren, das von einem Bereich des unauffälligen Funktionierens (0–T1) über einen Bereich mit milder, unterschwellig ausgeprägter Pathologie oder (in Leonhards Sinn) akzentuierter Ausprägung (T1–T2) bis in einen pathologischen Bereich (> T2) hineinreicht. Persönlichkeitsmerkmale wie z. B. erhöhte Aggressivität oder erhöhter Neurotizismus werden als **Vulnerabilitätsfaktoren** betrachtet, welche die Anfälligkeit für die Entwicklung krankheitswertiger, pathologischer Verhaltensmuster i. S. von Persönlichkeitsstörungen definiert. Personen im Bereich zwischen 0 und T1 weisen keine bzw. eine ausgesprochen geringe Wahrscheinlichkeit auf, krank zu werden, während Personen mit einer dimensionalen Ausprägung der jeweiligen Charakteristika von > 2 eine sehr hohe Wahrscheinlichkeit haben, in ihrer weiteren Entwicklung pathologische Verhaltensmuster zu zeigen. Die Wahrscheinlichkeit, mit der eine Person in einen dieser definierten Bereiche fällt, ist durch ein Zusammenwirken genetischer und sozialer Faktoren bestimmt. Das Modell ist multifaktoriell, d. h., es nimmt an, dass eine Vielzahl von Genen und Umweltvariablen die Anfälligkeit eines Individuums erklärt. Patienten unterscheiden sich also von Gesunden oder akzentuierten Persönlichkeiten lediglich hinsichtlich der Anzahl der genetischen oder Umweltfaktoren, die ihre Anfälligkeit prägen.

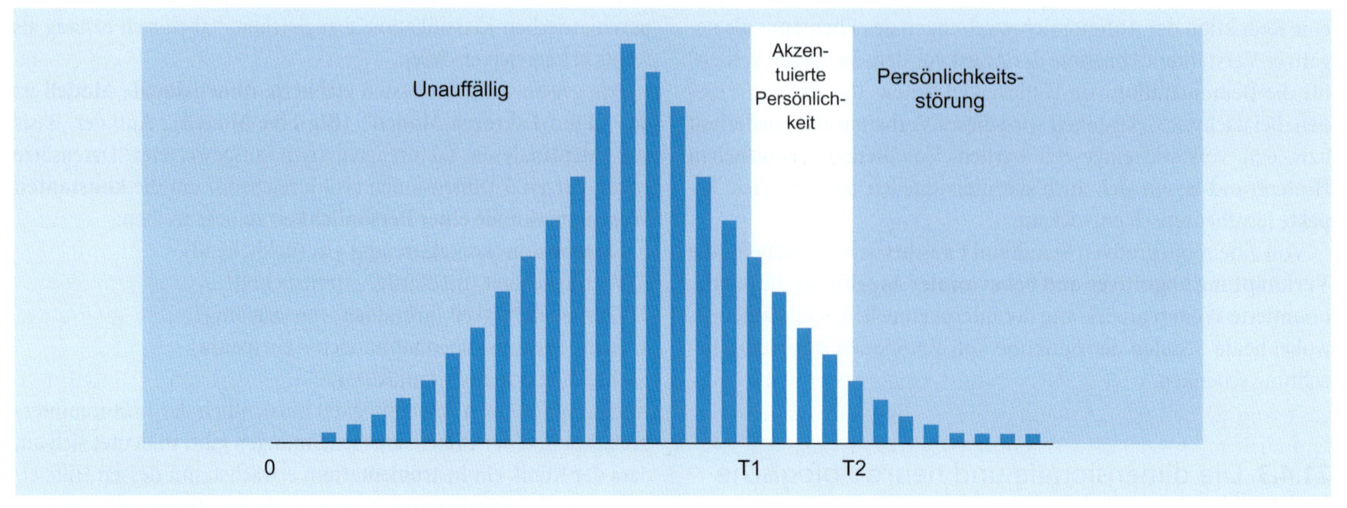

Abb. 21.2 Das *Threshold-Liability*-Modell (nach Faraone 1999)

Das *Threshold-Liability*-Modell kann für Störungen modifiziert werden, die eine klare Diskontinuität, also bimodale Verteilung, in der Ausprägung der Pathologie aufweisen (➤ Abb. 21.3). Auch diese Variation des *Threshold-Liability*-Modells geht davon aus, dass die gleichen multifaktoriellen Bedingungen, die für die unterschiedlichen Ausprägungen der dimensional operationalisierten Persönlichkeitsmerkmale verantwortlich sind, auch für die Entwicklung hochpathologischer Verhaltensmuster prädisponieren. Allerdings ist unter diesen Bedingungen mit dem Einfluss zusätzlicher genetischer oder sozialer Belastungsfaktoren zu rechnen.

Bereits Eysenck hatte betont, dass die von ihm postulierten „Temperamente" z. T. genetisch determiniert seien und erst im Laufe der Entwicklung einer psychosozialen Überformung unterworfen würden. Die biologisch orientierte Forschung steht vor dem Problem, dass die phänomenologisch erfassbare Verhaltensebene sich wohl immer als Resultat dieser **Interaktion zwischen genetischen Faktoren und Umweltfaktoren** darstellt. Versuche, faktorenanalytisch rekonstruierte komplexe Dimensionen wie „Extravertiertheit" oder „Kreativität" neurobiologischen Systemen zuzuordnen, sind deshalb durch erhebliche Unschärfe gekennzeichnet. Autoren wie Cloninger et al. (1993) oder Siever und Davis (1991) konzentrieren sich daher auf basale Prozesse, die sich auf der Ebene von einfachen Reiz-Reaktions-Mustern, Such- und Meidungsverhalten oder Reaktionen auf Belohnung und Strafe im sozialen Kontext beziehen. Cloninger stellte ein weiterentwickeltes **psychobiologisches Modell** vor, in dessen Zentrum **vier genetisch verankerte Dimensionen** stehen, durch welche die erwähnten basalen Verhaltensmuster gesteuert werden:

- Die „Suche nach Neuem" wird beschrieben als angeborene Tendenz, ein hohes Maß an Aufregung und Lust bei der Darbietung unbekannter Reize zu verspüren.
- Die „Vermeidung von Schaden" beschreibt die Fähigkeit, rasch auf aversive Reize zu reagieren und Verhaltensmuster zu blockieren, um Strafen zu vermeiden.
- Die „Abhängigkeit von Belohnung" beschreibt die angeborene Tendenz, intensiv auf positive Verstärker i. S. von sozialer Akzeptanz zu reagieren und das eigene Verhalten entsprechend auszurichten.

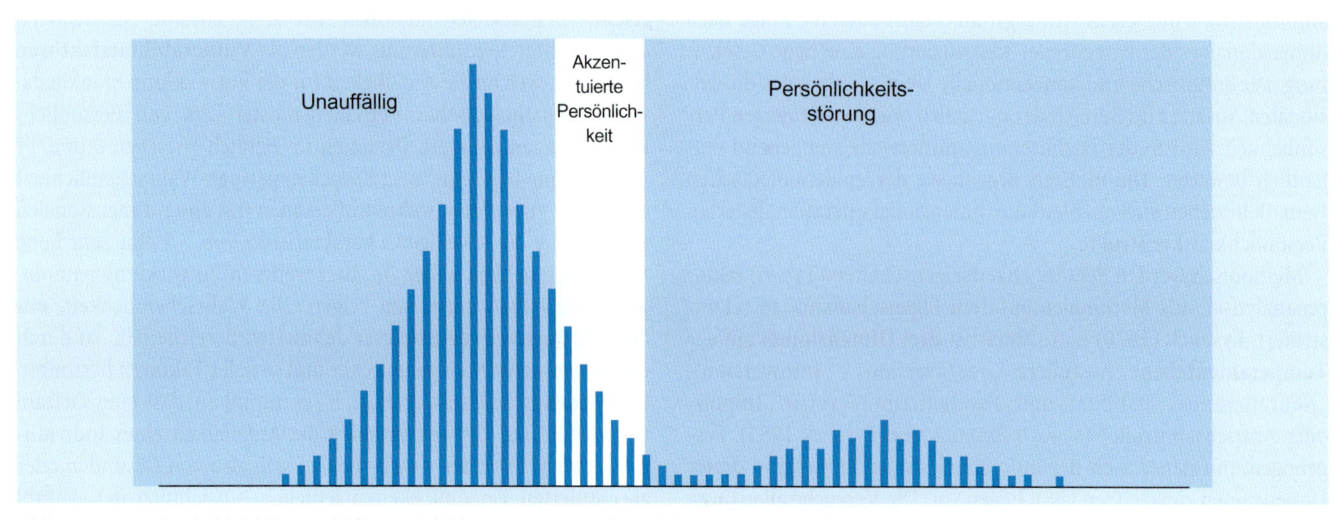

Abb. 21.3 Das *Threshold Liability Model* für Persönlichkeitsstörungen mit bimodaler Verteilung der Skalenwerte

- Schließlich determiniert das Ausmaß an „Beharrlichkeit" die Fähigkeit, eine zielorientierte Handlung auch gegen Widerstand aufrechtzuerhalten.

Tierversuche gaben Hinweise, dass die „Suche nach Neuem", also das explorative Verhalten, v. a. dopaminerg vermittelt ist, während das serotonerge System die Verhaltensinhibition steuert und die funktionelle Aktivität durch das noradrenerge System beeinflusst wird. Nach Cloninger erscheint die biogenetische Prädisposition dieser vier basalen Prozesse zunächst unabhängig voneinander arrangiert, während sie im Zusammenwirken das soziale Verhalten charakterisieren und sich i. R. der weiteren psychosozialen Entwicklung als unterschiedliche Selbstkonzepte manifestieren. Eine ausgewogene Balance der vier basalen Dimensionen erscheint erforderlich, um in adäquate Reifungsprozesse zu münden. Das Ausmaß der Dysbalance, also die dimensionale Klassifizierung, entscheidet, ob sich eine Persönlichkeitsstörung i. S. der kategorialen Klassifizierung entwickelt. Neben den erwähnten drei Neurotransmittersystemen wird auch der HPA-Achse eine funktionale Bedeutung bei adaptiven Prozessen zugewiesen. Trotz seiner Plausibilität geriet dieses Modell in den letzten Jahren in die wissenschaftliche Kritik, da sich weder die phänotypischen Strukturen noch die neurobiologischen Zuordnungen von unabhängigen Arbeitsgruppen replizieren ließen (Herbst et al. 2000).

Ein forschungsstrategisch neuer Ansatz, der sich bewusst vom Top-down-organisierten Fünf-Faktoren-Modell abhebt, ist das von Livesley et al. (1998) entwickelte **facettentheoretische Modell.** Die Arbeitsgruppe isolierte zunächst 100 Merkmale für Persönlichkeitsstörungen und ordnete diese mithilfe psychometrischer Analysen zu einem 18 Dimensionen umfassenden Selbstbeurteilungsfragebogen **(Dimensional Assessment of Personality Pathology; DAPP).** Diese Facetten weisen nicht nur stabile Strukturen in klinischen und gesunden Populationen auf, sondern scheinen sich auch als adäquates Modell für genetische Untersuchungen durchzusetzen (Jang et al. 1996, 2002; Jang und Vernon 2001; Details ➤ Kap. 21.4.5).

21.4.4 Genetische Aspekte

Bereits die grundlegende Frage genetischer Forschung, ob sich bei Persönlichkeitsstörungen **familiäre Häufungen** finden, stößt auf methodische Schwierigkeiten. Die klassische Methodik der **Fall-Kontroll-Studien** hat sich als kaum durchführbar erwiesen. Die simple Fragestellung: „Zeigt ein bestimmter Phänotyp innerhalb einer Familie eine höhere Auftretenswahrscheinlichkeit als in einer zufällig ausgewählten Population?" setzt voraus, dass diese Phänotypen sich über die Zeit als stabil erweisen. Entgegen allen klinischen Annahmen zeigt die Langzeitforschung jedoch eindeutig, dass die **Merkmalsausprägung** i. S. des DSM-IV instabil und die **Reliabilität** sehr gering ist. Viele Patienten weisen im 5-Jahres-Verlauf keine Persönlichkeitsstörung mehr auf oder wechseln zwischen den Kategorien. Wesentlich informativer ist die Datenlage auf dem Sektor der **Zwillingsstudien:** Unter Verwendung von **Pfadanalysen** ist man heute auch in der Lage, die Bedeutung genetischer Variablen, primärer, d. h. familiärer, Sozialvariablen *(shared environment)* und sekundärer Sozialvariablen *(nonshared environment)* zu quantifizieren. Da die Analyse von Zwillingsstudien sehr große Fallzahlen benötigt, liegt es auf der Hand, dass es zwar eine Vielzahl von Daten zu Persönlichkeitszügen bei Zwillingen gibt, jedoch nur eine einzige Studie, in der Zwillinge mit manifesten Persönlichkeitsstörungen untersucht wurden (Torgersen 2000).

Die zahlreichen Zwillingsstudien zur hereditären Determinierung von **Persönlichkeitszügen** konvergieren alle in **zwei generalisierbare Aussagen** (Übersicht: Jang 2001):

1. Jeweils etwa 40–50 % der phänotypischen Varianz sind durch genetische und sekundäre Sozialvariablen bedingt, während die primären Sozialvariablen eine geringere Rolle spielen.
2. Die faktorenanalytisch stabilsten Resultate auf der phänomenologischen Ebene lassen sich mit Modellen erzielen, die sich am Fünf-Faktoren-Modell von Costa und McCrae (1992) orientieren. Diese Faktoren gliedern sich in „Neurotizismus, Extraversion, Offenheit für neue Erfahrung, Verträglichkeit und Gewissenhaftigkeit".

Zwillingsstudien, in denen **pathologische Persönlichkeiten** untersucht wurden, beziehen sich, wie bereits ausgeführt, großenteils auf unterschwellig ausgeprägte Störungen, die mit Instrumenten wie dem DAPP bzw. dem MMPI erfasst wurden. DiLalla et al. (1996) veröffentlichten die Daten von 119 Zwillingspaaren, die getrennt aufgezogen wurden, was derzeit als das aussagekräftigste Design gilt. Sie fanden, dass im Mittel etwa 45 % der pathologischen Varianz (z. B. Hypochondrie, Depressivität, Hypomanie oder Psychasthenie) durch hereditäre Faktoren erklärt werden. Jang et al. (1996) fanden an einer sehr großen Zwillingspopulation ebenfalls eine mittlere Hereditabilität von ca. 45 % der Varianz für die Persönlichkeitsvariablen Affektlabilität, Ängstlichkeit, Gefühlskälte, Zwanghaftigkeit oder soziale Meidung. Faktorenanalysen ergaben **vier stabile Faktoren,** die von der Arbeitsgruppe um Livesley und Jang als **„Störung der Emotionsregulation", „antisoziale Tendenzen", „Gefühlskälte"** und **„Gewissenhaftigkeit"** beschrieben werden. Die gleiche Arbeitsgruppe untersuchte drei unabhängige große Stichproben – 602 Patienten mit Persönlichkeitsstörungen, 939 Probanden aus der Allgemeinbevölkerung und 686 Zwillingspaare – mit dem DAPP. Interessanterweise fanden sich in allen drei Gruppen die gleichen oben beschriebenen vier Faktoren, die eine sehr hohe Kongruenz zwischen phänotypischen und genetischen wie auch zwischen phänotypischen und sozialen Faktoren aufweisen (Jang und Vernon 2001). Diese Daten legen nahe, dass die phänotypische Struktur von Persönlichkeit, Persönlichkeitsakzentuierung und Persönlichkeitsstörungen sehr ähnlich ist. Damit erfährt das oben skizzierte dimensionale Modell starke empirische Unterstützung und wird in Fachkreisen als phänotypische Matrix für weitere genetische bzw. neurobiologische Untersuchungen diskutiert.

Torgersen et al. (2000) veröffentlichten die erste Studie mit insgesamt 221 Zwillingspaaren, von denen jeweils ein Zwilling die DSM-III-R-Kriterien für mindestens eine, mittels SKID-II operationalisierte, Persönlichkeitsstörung, erfüllte. Mathematische Modellrechnungen ergaben ausgesprochen hohe hereditäre Faktoren, die im Mittel ca. 60 % der Varianz erklärten; familiäre Faktoren scheinen, wie bei den Persönlichkeitszügen, eine untergeordnete Rolle zu spielen. Die **genetische Beeinflussung** schwankt zwischen den einzelnen spezifischen Persönlichkeitsstörungen sehr stark (z. B.

0,79 Varianzanteile bei narzisstischen PS, 0,78 bei zwanghaften PS, 0,69 bei Borderline-PS, bis zu 0,28 für paranoide und ängstlich-vermeidende PS). Damit scheinen Persönlichkeitsstörungen in noch stärkerem Maße genetisch beeinflusst zu sein als Persönlichkeitszüge oder andere psychische Störungen.

Auch wenn diese Befunde sicherlich der Replikation bedürfen, so kann man doch resümieren, dass im wissenschaftlichen Diskurs derzeit ein **dimensionales Modell** favorisiert wird, das sich am besten durch das *Threshold-Liability*-Modell skizzieren lässt. Es beschreibt eine bimodale Verteilung zwischen „normalen Persönlichkeitszügen", „akzentuierten Persönlichkeitszügen" und „Persönlichkeitsstörungen" auf der phänomenologischen Ebene (➤ Abb. 21.3). Die genetische Determinierung liegt bei etwa 50 %. Die Bedeutung familiärer Variablen für die Ausprägung von Persönlichkeit und Persönlichkeitsstörung scheint hingegen in der herkömmlichen Theoriebildung gegenüber den sog. sekundären sozialen Einflüssen weit überschätzt zu sein.

21.4.5 Die biosoziale Sichtweise

Auch wenn jedes der bislang skizzierten Modelle ein Zusammenwirken biologischer und psychosozialer Faktoren in der Entwicklung von Persönlichkeitsstrukturen betont, so stehen die postulierten Interaktionen jedoch häufig am Rande des eigentlichen Interesses. Millons und Davis' **Konzept der biosozialen Lerntheorie** (1996) stellt die Bedeutung biologischer Vorgaben im Prozess des sozialen Lernens und der bidirektionalen Wirkung beider Dimensionen in den Mittelpunkt seiner Theorie, die damit das derzeit wohl differenzierteste Konzept zum Thema allgemeine und spezielle Persönlichkeitsstörungen darstellt.

In Anlehnung an Eysenck liegen auch Millons und Davis' Konzept **drei polare Dimensionen** zugrunde, die das „instrumentelle Verhalten" eines Individuums bestimmen. Dies betrifft die Art und Weise, **wie positive Verstärker gesucht und negative Konsequenzen vermieden werden** (aktiv oder passiv), **wo sie gesucht werden** (im Subjekt oder im Objekt), und schließlich die Präferenz der Wahl, also **was bevorzugt wird** (die Suche nach Belohnung oder die Vermeidung von Strafe).

Genetische Faktoren sowie frühe, d. h. auch prä- und perinatale, biologische Einflüsse beeinflussen zwar die Gewichtung der drei Polaritäten, ihre Entwicklung ist nach Millon und Davis jedoch an **vier neuropsychologische Entwicklungsstadien** gekoppelt:

1. Im 1. Lj. *(sensory attachment stage)* steht die Sicherung des Überlebens durch die Interaktion mit der Mutter im Vordergrund. Das sich entfaltende interpersonale Netzwerk kann stimulierend oder unterstimulierend wirken, Sicherheit oder Gefahr vermitteln. In dieser Phase sehen Millon und Davis die Festschreibung der Polarität zwischen „lustsuchendem" und „angstmeidendem Verhalten".
2. Die in der Kleinkindzeit sich herausbildende Fähigkeit, zunehmend unabhängig von elterlicher Unterstützung zu agieren *(sensomotor autonomy stage)*, bedingt eine Verschiebung des Entwicklungsschwerpunkts von der Sicherung der Existenz hin zur Anpassung an die sozialen Erfordernisse. In dieser Phase werden demgemäß primär die adaptiven Polaritäten geprägt, d. h. die Tendenz, sich die jeweilige ökologische Nische aktiv zu gestalten oder sich passiv an die Gegebenheiten anzupassen.
3. Die Adoleszenz schließlich *(pubertal gender identity stage)* beinhaltet nicht nur die Entwicklung der Geschlechtsidentität, sondern auch der Präferenz der Bedürfnisbefriedigung bei anderen oder bei sich selbst.
4. Das vierte, die anderen z. T. überlappende „Reifungsstadium" erstreckt sich über einen Zeitraum vom 4. bis zum 18. Lj. und betrifft die Ausreifung komplexerer kortikaler Hirnfunktionen *(intercortical integration)*. Hierdurch wird die Polarität zwischen emotionalen und rationalen Kapazitäten geprägt. Im Verlauf dieser Entwicklung ergeben sich zahlreiche bidirektionale Beeinflussungsmöglichkeiten: So steuert ein Kind durch sein basales Temperament die Reaktionen der Bezugspersonen i. S. einer reziproken Verstärkung; umgekehrt erweisen sich auch die biologischen Substrate als plastisch, d. h. durch Umwelteinflüsse formbar.

Auf die klassischen Lernkonzepte zurückgreifend unterscheiden Millon und Davis zwischen Prozessen der **klassischen Konditionierung,** der **operanten Konditionierung** und des **Lernens am Modell.** Sie betonen die zusätzliche Bedeutung von fehlenden Lernerfahrungen durch ungenügende Stimulation oder Frustration *(underlearning)* für die Entwicklung von pathogenen Verhaltensmustern. Im Unterschied zu analytisch orientierten Modellen, die ja ebenfalls den Erwerb persistierender Persönlichkeitsmerkmale spezifischen Entwicklungsstadien zuordnen, betonen Millon und Davis zudem die Bedeutung von lebensgeschichtlich späteren Faktoren für die Aufrechterhaltung, also Löschungsresistenz, dieser Verhaltensmuster. Vor diesem pathogenetischen Hintergrund benennen Millon und Davis **vier Leitgedanken bzw. Grundprinzipien der integrativen Sichtweise**:

1. **Persönlichkeitsstörungen sind keine Erkrankungen per se.** Damit soll zum Ausdruck gebracht werden, dass das klassische „medizinische Modell", das externe oder interne auslösende Faktoren nur unter dem Aspekt der kausalen Verantwortlichkeit für manifeste Störungen sieht, sich für das Verständnis der Persönlichkeitsstörungen als hinderlich erwiesen hat. Vielmehr ist davon auszugehen, dass die beobachtbaren Verhaltensweisen dynamische und veränderbare Interaktionen zwischen individuellen Bewältigungsstrategien und dem sozialen Umfeld darstellen, d. h. jetzt als Störung imponierendes Verhalten in früheren Lebensabschnitten oder in einem anderen sozialen Kontext als adäquat zu beurteilen ist. Die therapeutische Arbeit kann sich also nicht auf die Aufdeckung entwicklungsgeschichtlich bedeutsamer Faktoren für die Etablierung jetzt pathologischer Verhaltensmuster beschränken, sondern sollte stets deren Funktion im früheren und gegenwärtigen psychosozialen Umfeld berücksichtigen.
2. **Die Grenze zwischen Persönlichkeit und Persönlichkeitsstörung ist fließend.** Trotz vielseitiger Bemühungen können keine allgemeingültigen klaren Grenzen zwischen pathologischem und „normalem" Verhalten gezogen werden. „Normales" Verhalten könnte dahingehend definiert werden, dass es sich an die Gepflogenheiten der jeweiligen sozialen Bezugsgruppe anpasst. Umgekehrt kann pathologisches Verhalten als störend oder von

diesen Normen abweichend definiert werden. Dass diese Definition unzureichend ist, ermisst sich aus der Tatsache, dass die Normen sozialer Subgruppen oft erheblich vom größeren sozialen Kontext abweichen und bei Erweiterung des Blickwinkels gerade die hohe Normkonvergenz pathologische Formen annimmt. Ein Individuum, das in der Lage ist, auf verändernde Anforderungen der Umgebung **flexibel** zu reagieren, und dabei eine Balance zwischen Autonomie und sozialer Integration aufrechterhält, kann jedoch kontrastiert werden zu jemandem, der gezwungen ist, rigide und repetitiv die gleichen Verhaltensmuster zu wiederholen. Die Unfähigkeit, kontinuierliche soziale Lernprozesse zu verinnerlichen, führt bei Letzterem zu Diskrepanzen zwischen den Anforderungen an die eigene Autonomie und den Anforderungen des sozialen Umfelds. Die Grenzen zwischen diesen beiden Extremen sind jedoch fließend.

3. **Persönlichkeitsstörungen basieren auf internalisierten funktionellen und strukturellen Systemen.** Die intrapsychische Struktur des Systems „Persönlichkeit" repräsentiert ein relativ fest verwurzeltes Muster von Erinnerungen, Affekten, Wünschen, Einstellungen und Konflikten – also Schemata, die dem jeweiligen Individuum die Orientierung im sozialen Umfeld erleichtern. Obgleich Assimilations- und Adaptationsprozesse eine Angleichung und Revision dieser Strukturen an ein sich änderndes soziales System erleichtern, so beeinflussen diese intrapsychischen Strukturen doch lebenslang die individuelle Sichtweise und Interpretation der Außenwelt. Je traumatisierender, rigider oder eingeschränkter die Lernerfahrungen waren, desto starrer und unflexibler wird an diesen Schemata festgehalten.
4. **Persönlichkeitsstörungen sind dynamische Systeme.** Gerade kategorisierende diagnostische Systeme bergen die Gefahr, Persönlichkeitsstörungen als situativ unabhängige, in der Vergangenheit begründete Verhaltensauffälligkeiten zu betrachten. Die funktionelle Sichtweise fordert jedoch die **Berücksichtigung** der Interaktion zwischen intrapsychischen und zwischenmenschlichen Strukturen. Ein dynamisches System ist gehalten, seine Sinnhaftigkeit fortwährend zu überprüfen und zu bestätigen. Da System-nonkonforme Informationen negative Emotionen auslösen, herrscht ein hoher Anpassungsdruck hinsichtlich der Wahrnehmung bzw. Interpretation intrapsychischer oder zwischenmenschlicher Ereignisse. Strukturen, die sich zur Vermeidung eines hohen Leidensdrucks entwickelt haben, besitzen eine ausgeprägte Tendenz, sich permanent zu „verifizieren", um die Gefahr erneuten Leidensdrucks abzuwenden. Kognitive Verzerrungen oder Manipulation der Umgebung können in diesem Sinne verstanden werden.
5. Diese systemische Konzeption birgt nach Millon und Davis weitreichende Konsequenzen für Psychotherapie und Psychotherapieforschung. Optimistisch formuliert eröffnet jede Veränderung – sei es auf kognitiver, neurobiologischer oder Verhaltensebene – die Möglichkeit einer Beeinflussung des gesamten Systems. Pessimistisch formuliert tendieren Systeme, wie ausgeführt, zur Homöostase. Beeinflussungen auf einer Ebene können jederzeit Regulationsmechanismen in Gang setzen, die das gesamte System stabilisieren und sich Veränderungsprozessen widersetzen.

21.4.6 Ausblick

Die **Qualität einer wissenschaftlichen Theorie** bemisst sich an zwei Voraussetzungen: Ein überschaubares und überprüfbares Modell muss eine Vielzahl von Beobachtungen adäquat beschreiben **(deskriptive Funktion)**, und es muss bestimmte Voraussagen über die Ergebnisse künftiger Untersuchungen ermöglichen **(prognostische Funktion).** Angesichts der Komplexität des Forschungsgebietes erscheint es zweifelhaft, ob eine solche idealtypische Theorie für Persönlichkeitsstörungen entwickelt werden kann. Als führendes, quasi pragmatisches Qualitätsmerkmal wird daher die **klinische Relevanz"** herangezogen, also die Bedeutung eines Modells als theoretischer Hintergrund und Bezugsrahmen für Verlauf und Erfolg von psychiatrisch-psychotherapeutischen Behandlungen. Der **Evaluation psychotherapeutischer Verfahren** kommt daher eine hohe Bedeutung zu. Ein empirisch überprüfbares therapeutisches Konzept sollte die folgenden vier Dimensionen integrieren:

- Theoriegesteuerte Entwicklung eines Behandlungskonzepts
- Manualisiertes therapeutisches Vorgehen
- Therapeutencompliance, d. h. Übereinstimmung der durchgeführten Therapien mit dem Manual
- Messinstrumente für die unterschiedlich relevanten Erfolgskriterien des therapeutischen Prozesses

Ergebnisse von Therapieverlaufsstudien erwachsen immer aus einem Zusammenwirken dieser vier Dimensionen, die jede für sich durch eine Vielzahl von Variablen bestimmt sind. Rückschlüsse von erfolgreichen Behandlungsstudien auf die Stimmigkeit der zugrunde gelegten Theorie sind daher von erheblichen Unschärfen geprägt. Auch ein schlüssiges und handlungsrelevantes theoretisches Modell zur Entstehung und Aufrechterhaltung von Persönlichkeitsstörungen kann daher im besten Fall als Ausgangspunkt für kontinuierliche Weiterentwicklung gesehen werden. Auf keinen Fall sollte – wie die evidenzbasierte Medizin (EbM) an vielen Beispielen gelehrt hat – eine plausibel erscheinende Theorie als Legitimation für die empirisch unüberprüfte Anwendung einer aus der Theorie hergeleiteten Therapie dienen, wenn ihre Wirksamkeit im Hinblick auf Morbidität und Lebensqualität nicht in randomisierten kontrollierten Studien (RCTs) nachgewiesen wurde.

Resümee

Gegenwärtig existiert kein allgemein akzeptiertes Modell zur Ätiologie und Pathogenese mit hinreichender empirischer Absicherung. Neuere Zwillingsuntersuchungen zeigen den starken Einfluss genetischer Faktoren und sekundärer Sozialfaktoren auf Persönlichkeitszüge und Persönlichkeitsstörungen. Auf wissenschaftlicher Ebene wird derzeit ein dimensionales Modell präferiert, das eine instabile Kontinuität zwischen „gesundem", „akzentuiertem" und „pathologischem" Ausprägungsgrad beschreibt. Historische und gegenwärtig klinisch relevante Modelle wurden aus interpersoneller, kognitiv-behavioraler, neurobiologischer, genetischer und biosozialer Perspektive vorgelegt.

21.5 Therapie

21.5.1 Psychotherapie

Psychotherapeutische Verfahren gelten derzeit als Methode der Wahl zur Behandlung von Persönlichkeitsstörungen, die durch schwerwiegende dysfunktionale Verhaltens- und Erlebensweisen charakterisiert sind (Herpertz et al. 2009). Im Nachgang zur Entwicklung von störungsorientierten Verfahren zur Behandlung von Achse-I-Störungen sind in den letzten Jahren auch für einige Persönlichkeitsstörungen störungsorientierte manualgesteuerte Therapien entwickelt worden. Die Überlegenheit dieser maßgeschneiderten Konzepte im Vergleich zu unspezifischen Verfahren ist mittlerweile empirisch gesichert. Dies trifft insb. für die BPS, die antisoziale PS sowie die ängstliche (vermeidende) PS zu. Therapeuten, die mit diesen Patienten arbeiten, sollten sich daher einer störungsorientierten Zusatzausbildung unterziehen.

Die im Folgenden skizzierten allgemeinen Leitlinien wurden aus den empirisch evaluierten störungsorientierten Leitlinien extrahiert und können entsprechend den S2-Leitlinien generell zur Therapieplanung bei der Behandlung von Patienten mit Persönlichkeitsstörungen herangezogen werden (Bohus et al. 2009).

BOX 21.4

Strukturmerkmale der Psychotherapie bei Persönlichkeitsstörungen

- Diagnostik und Therapievereinbarung
- Aufbau einer therapeutischen Beziehung
- Verbesserung der psychosozialen Kompetenzen
- Strukturierung des sozialen Umfelds
- Bearbeitung dysfunktionaler Ziele oder Verhaltensmuster
- Generalisierung des Erlernten im sozialen Umfeld
- Supervision des Therapeuten

Organisation der Behandlungsplanung

Die **Planung der Behandlung** von Patienten mit Persönlichkeitsstörungen erfordert die Einbeziehung mehrerer Komponenten:

- Störungstypische Verhaltens- und Erlebensmuster
- Individuelle Ausprägung dieser Muster
- Andere komorbide Störungen
- Komorbide somatische Störungen
- Soziale Variablen

Des Weiteren ist zu berücksichtigen, ob die Patienten zum Behandlungszeitpunkt suizidal oder in krisenhaften Situationen sind, ob die therapeutische Beziehung tragfähig entwickelt ist, ob die Patienten über ausreichende Kontrolle über ihr Verhalten verfügen, ob die emotionale Reagibilität ausreichend steuerbar ist, ob neurobiologische Störungen die emotionale Lernfähigkeit beeinflussen (z. B. schwere komorbide Anorexie oder Drogenentzug) und schließlich, ob Umgebungsvariablen (z. B. Partner) den Therapieerfolg maßgeblich beeinflussen. Die Behandlungsplanung, also die Frage, welches Problem zu welchem Zeitpunkt und mit welchen Mitteln bearbeitet wird, sollte sich an klaren Regeln orientieren (➤ Abb. 21.4).

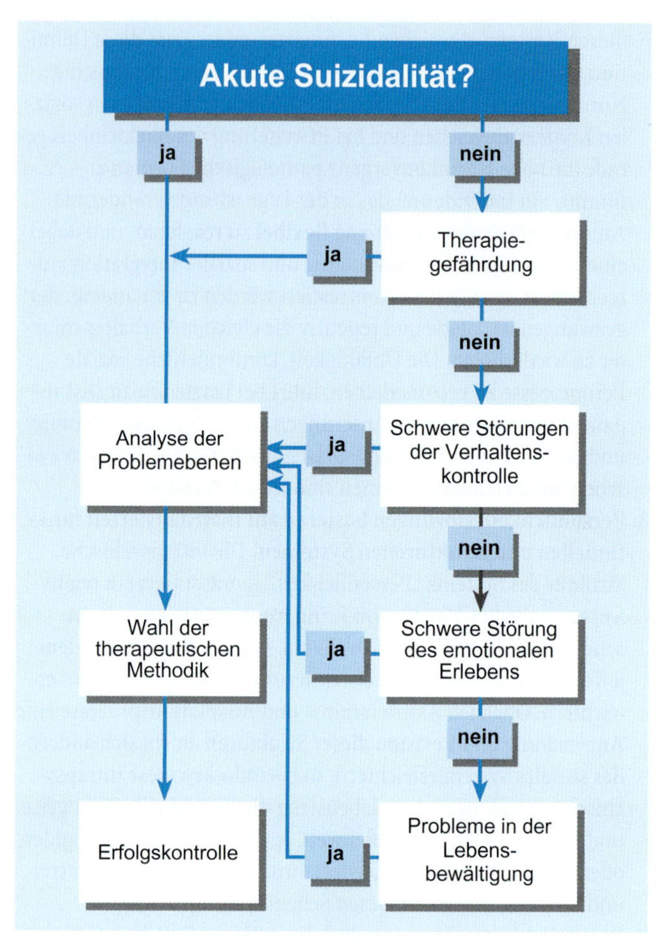

Abb. 21.4 Dynamische Hierarchisierung der Behandlungsziele

Der abgebildete Algorithmus organisiert die Wahl des therapeutischen Behandlungsfokus. Die Entscheidungen orientieren sich dabei jeweils an der gegenwärtig vom Patienten präsentierten Symptomatik: An oberster Stelle und damit, falls manifest, immer als primärer Fokus zu bearbeiten, steht die **akute Suizidalität (ggf. auch Fremdgefährdung).** An zweiter Position dieser dynamischen Hierarchisierung stehen Verhaltensmuster oder Variablen, welche die **Aufrechterhaltung der Therapie** oder ihren Fortschritt unmittelbar gefährden. Dabei sind sowohl problematische Verhaltensmuster des Patienten als auch des Therapeuten oder Probleme innerhalb des therapeutischen Settings zu berücksichtigen. An dritter Stelle stehen Phänomene, die aus **Störungen der Verhaltenskontrolle** resultieren. Dabei sind insb. Verhaltensweisen zu berücksichtigen, die den Patienten daran hindern, überhaupt therapeutische Lernprozesse zu erfahren, oder Problemverhalten, das **schwere Krisen aufrechterhält oder fördert.** Als Beispiele seien genannt: aggressive Durchbrüche und kriminelles Verhalten, Drogen- und Substanzmissbrauch, schwere dissoziative Symptomatik, schwere Anorexie (BMI < 14), Major Depression, akute psychotische Symptomatik oder etwa exzessive Selbstverletzungen bei der BPS. Etwas nachrangig werden **Verhaltensmuster** hierarchisiert, die als **dysfunktional** erkannt werden, jedoch nur geringen Einfluss auf neuropsychologische Verarbeitungsprozesse und damit therapeutisches Lernen haben. Damit sind i. d. R. Verhaltensmuster gemeint, die sich kurzfristig als wirksam in der Symptomreduktion erweisen, auf längere Sicht jedoch zum eigenständigen Problem werden oder eine situationsadäquate Problemlösung erschweren. Als Beispiele sind hier etwa weniger schwere Selbstverletzungen oder bulimisches Verhalten bei BPS, rascher Partnerwechsel bei histrionischen PS, sozialer Rückzug bei ängstlichen (vermeidenden) PS oder Störungen der Planungskompetenz bei antisozialen PS zu nennen. An vierter Stelle stehen **Störungen des emotionalen Erlebens.** In diesem Stadium ist der Patient zwar in der Lage, seine Handlungen zu kontrollieren, leidet jedoch an intensiven negativen Emotionen oder an Verhaltensmustern, die eingesetzt werden, um negative Emotionen zu vermeiden oder rasch wirksame positive Emotionen zu erlangen. Die Regulation der Affekte selbst ist also gestört; als prototypisch für dieses Stadium gelten die PTBS oder ausgeprägtes Meidungsverhalten. An fünfter Stelle stehen **Probleme der Selbstverwirklichung und der Alltagsbewältigung** (Ausbildung, Arbeitsplatz, Partnerschaft etc.). Schließlich bleiben noch Probleme wie **„Sinngebung" und Lebensplanung oder religiöse Orientierung,** die keinen Krankheitswert mehr aufweisen. Im klinischen Alltag wird man diese Problemzonen nicht immer klar trennen; bisweilen ergibt sich die Notwendigkeit, nachgeordnete Probleme in der Behandlung vorzuziehen, insb. dann, wenn diese die höher geordneten Problemzonen bedingen. Wenn z. B. ein Partnerschaftsproblem suizidale Gedanken triggert, so macht es natürlich Sinn, dieses Problemfeld in den Fokus zu nehmen.

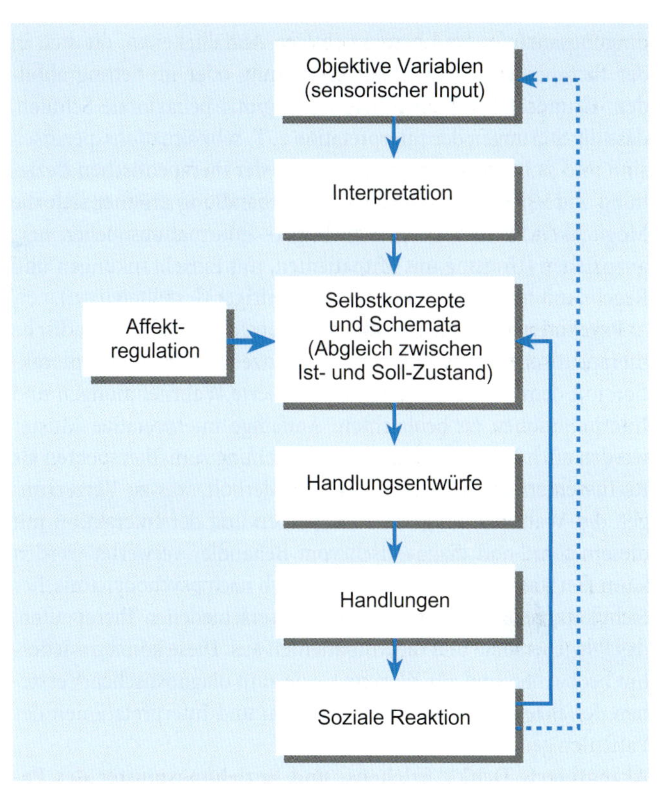

Abb. 21.5 Therapierelevante Dimensionen des Erlebens und Verhaltens bei Persönlichkeitsstörungen

Problemanalyse

Ist der Behandlungsfokus definiert, so sollte als nächster Schritt eine **detaillierte Problemanalyse** erfolgen. Auch wenn verschiedene psychotherapeutische Schulen unterschiedliche Methoden bevorzugen, so sollten bei der Problemanalyse **generell die folgenden psychischen und sozialen Aspekte beleuchtet** werden (➢ Abb. 21.5):

- Externe Bedingungen
- Akzentuierte Wahrnehmung und Interpretationen des Patienten
- Akzentuierte Denk-, Erlebens- und Beziehungsmuster des Patienten
- Akzentuierte Handlungstendenzen und Verhaltensrepertoire
- Manifeste Verhaltens- und Interaktionsmuster
- Spezifische Reaktionen des sozialen Umfelds

Externe Bedingungen Menschen mit Persönlichkeitsstörungen sind dadurch charakterisiert, dass ihr Repertoire, auf sich ändernde soziale Bedingungen flexibel zu reagieren, eingeschränkt ist. Sie sind daher entsprechend von „passenden" externen Bedingungen abhängig. Menschen mit Persönlichkeitsstörungen sind dennoch häufig sehr gut in der Lage, sich unter spezifischen, konstanten Umgebungsbedingungen psychisch weitgehend unauffällig zu verhalten. Erst Veränderungen in der Umgebung stellen Anforderungen, die den Betroffenen überfordern. Oft sind psychische Krisen daher auf eine **aktuelle Veränderung der Lebensumstände** zurückzuführen. Eine psychotherapeutische Problemanalyse sollte deshalb die gegenwärtigen sozialen Bedingungen des Patienten sehr sorgfältig erfassen und insb. auf aktuelle Veränderungen achten. Dies impliziert etwa objektive Probleme am Arbeitsplatz, Veränderungen in der beruflichen Anforderung, finanzielle Probleme, partnerschaftliche Probleme, Erkrankungen naher Angehöriger, politische Verfolgung, Asylprobleme usw.

Es empfiehlt sich, entweder detaillierte Verhaltens- und Bedingungsanalysen zu erstellen, um sich ein Bild von den externen Bedingungen der Patienten zu machen oder – zumindest im stationären Bereich – zu einem relativ frühen Zeitpunkt Informationen von Angehörigen oder nahen Bezugspersonen einzuholen.

Akzentuierte Wahrnehmungen und Interpretationen des Patienten Patienten mit Persönlichkeitsstörungen neigen dazu, Informationen entsprechend ihren besonderen „Rastern" zu filtern und bisweilen **hochselektiv oder verzerrt wahrzunehmen.** Hinzu kommen akzentuierte oder dysfunktionale Bewertungen und Interpretationen von Informationen. Die meisten Persönlichkeitsstörungen zeichnen sich durch prototypische Fehlinterpretationen aus. So werden Verhaltensweisen der Umgebung etwa als zu bedrohlich, zu sexualisiert oder als sehr beschämend wahrgenommen, was schließlich zu spezifischem Erleben und Verhalten führt. Da auch die dysfunktionalen Interpretationen für die Betroffenen als „evident" wahrgenommen werden, d. h. subjektiv einen hohen Realitätsgehalt haben, werden diese nicht als problematisch thematisiert. Vielmehr müssen sie durch Beobachtung des Therapeuten, Reflexion der therapeutischen Beziehung oder Beobachtungen im stationären Setting bzw. Gruppenverhalten oft indirekt erschlossen werden.

Kognitiv-behaviorale Therapeuten arbeiten etwa mit Fragebögen, die bspw. anhand von Fallvignetten prototypische Interpretationsmuster ihrer Patienten erfassen, benutzen Verhaltens- und Bedingungsanalysen und berücksichtigen Auffälligkeiten, die sich in der therapeutischen Beziehungsgestaltung oder im Setting abbilden. Grundsätzlich jedoch betonen kognitiv-behaviorale Schulen, dass die Störungen der Interpretation z. T. sehr situationsspezifisch sind und sich daher nicht unbedingt in der therapeutischen Beziehung widerspiegeln. Bei stationärer Behandlung eröffnet sich die Möglichkeit, wesentlich vielschichtigere Informationsquellen heranzuziehen (Umgang mit Mitpatienten, mit Einschränkungen und Regeln, mit hierarchisch höher oder niedriger Gestellten usw.).

Psychodynamische Therapeuten nutzen primär die dyadische therapeutische Beziehung, um in der Einzeltherapie in der Interaktion mit dem Patienten dessen akzentuierte Wahrnehmungen und Interpretationen zu beobachten. Auffällige interpretative Muster werden auch im Hier und Jetzt der Beziehung zum Therapeuten als Re-Inszenierung und Übertragung wiederholt, was zu Verzerrungen der Wahrnehmung des Therapeuten und der Interaktion mit diesem führt und diagnostisch vom Behandler verwertet werden kann. Bei stationärer Therapie bilden sich nach psychodynamischer Sicht komplexe Übertragungen auf die verschiedenen Therapeuten, das Pflegepersonal und die Mitpatienten aus. Diese können wiederum beobachtet und zur Klärung sowie zum diagnostischen Verstehen der akzentuierten Wahrnehmungen und Interpretationen des Patienten genutzt werden.

Akzentuierte Denk-, Erlebens- und Beziehungsmuster des Patienten Die Analyse von Besonderheiten im Denken, Erleben und Kommunizieren bei persönlichkeitsgestörten Patienten steht im Zentrum der Problemanalyse. Dies ist als **mehrstufiger Prozess** zu verstehen. Zu Beginn der Therapie aufgestellte Hypothesen sollten einer fortwährenden korrektiven Anpassung unterzogen werden, da sich im weiteren Verlauf der Informationsgrad verbessert und die individuellen Ausprägungen und Charakteristika des jeweiligen Patienten immer mehr sichtbar werden. Sicherlich ist es zu Beginn der Therapie hilfreich, über prototypisches, kategoriales Wissen zu verfügen (so ist es z. B. sehr wahrscheinlich, dass ein Patient mit anankastischer PS unter Stress gerät, wenn er sich zwischen gleichrangigen Alternativen zu entscheiden hat, sich aber wohler fühlt, wenn die Entscheidungsstrukturen von außen vorgegeben sind. Ebenso wahrscheinlich ist es, dass histrionische Patienten aversiv auf Kontinuität und Routine reagieren, dabei sehr rasch auf Außenreize reagieren, oder dass paranoide Persönlichkeiten bereit sind, für ihre vermeintlichen Rechte zu kämpfen und dabei selbst hohe Verluste in Kauf zu nehmen). Der Therapeut sollte jedoch nicht der Gefahr des Generalisierens verfallen und für die jeweiligen individuellen Ausprägungen und Besonderheiten seiner Patienten offen sein.

Verschiedene therapeutische Schulen präferieren unterschiedliche Aspekte und Schwerpunkte in der Analyse der akzentuierten Denk-, Erlebens- und Beziehungsmuster: **Kognitive Schulen** richten das Augenmerk primär auf dysfunktionale Bewertungen und automatisierte Gedanken, **schemaorientierte Therapeuten** sehen maladaptive kognitiv-emotionale Netzwerke im Zentrum, und **psychodynamische Schulen** fokussieren auf die Beziehungs- und Übertragungsmuster als zentrales Problemfeld.

Akzentuierte Handlungstendenzen und Verhaltensrepertoire Menschen mit Persönlichkeitsstörungen verfügen über eine eingeschränkte Varianz in ihren Reaktionsmöglichkeiten, auf externe und interne Informationen zu reagieren. Dies trifft nicht nur für kognitiv-emotionale Prozesse zu, sondern auch für Handlungsentwürfe, d. h. Möglichkeiten zu kommunizieren oder anderweitig zu handeln. Sehr häufig liegen Probleme darin begründet, dass das **Spektrum möglicher Handlungen zu gering ist,** dass der Patient also schlicht nicht „weiß", wie er eine problematische Situation adäquat lösen könnte. Die Schwierigkeiten in der Antizipation möglicher sozialer Folgen der jeweiligen Handlungen sowie in der Kontrolle der Handlungsentwürfe i. S. mangelnder Impulskontrolle schränken Handlungstendenzen und Verhaltensrepertoire zusätzlich ein. Dieses eingeschränkte Repertoire kann in starken dysfunktionalen Erlebensmustern begründet sein (starke Schamgefühle – verbunden mit der Kognition „Es steht mir auf der Stirn geschrieben, dass ich ein Versager bin" – können z. B. Fluchtgedanken während einer öffentlichen Rede aktivieren).

Viele Verhaltenstendenzen liegen aber auch in dem Versuch begründet, drohende unangenehme Emotionen zu vermeiden (so wird ein Patient mit ängstlicher oder ängstlich-vermeidender Persönlichkeit eben mit aller Kraft zu verhindern suchen, in eine schaminduzierende Situation zu geraten). Und schließlich können eingeschränkten Handlungsmöglichkeiten auch mangelhafte soziale Lernprozesse zugrunde liegen.

Manifeste Verhaltens- und Interaktionsmuster Nach außen sichtbares, also im sozialen Kontext umgesetztes Verhalten ist von einer Vielzahl determinierender Variablen abhängig. Neben **disponierenden biologischen Faktoren** wirken u. a. **Handlungsentwürfe, Kontrollfähigkeit, antizipierte Konsequenzen und frühere Lern- und Beziehungserfahrungen** zusammen. Es ist daher sicherlich zu kurz gegriffen, jedem manifesten interpersonellen Verhalten des Patienten bewusste oder unbewusste Intentionen zu unterstellen. Einschränkungen der Impulskontrolle, konditionierte Reaktionsmuster, sozial verstärkte Verhaltensmuster und dysfunktionale Beziehungsgestaltung unterliegen meist nicht, oder nur teilweise, der willentlichen Kontrolle durch den Patienten. Andererseits entfalten diese dysfunktionalen Verhaltensmuster natürlich ihre Wirkung im sozialen Kontext und wirken entsprechend auf das Individuum zurück. Um dies am Beispiel der Borderline-Störung zu verdeutlichen: Selbstverletzendes Verhalten wird i. d. R. eingesetzt, um intensive unangenehme Emotionen oder Spannungszustände zu mildern. Folgt den oberflächlichen Schnittverletzungen aber eine starke emotionale Zuwendung des Partners oder Therapeuten, so hat dies natürlich Auswirkungen auf zukünftiges Verhalten, auch wenn es nicht von der Patientin beabsichtigt wurde. Eine vorschnelle Reaktion des Therapeuten („Kann es sein, dass Sie sich mit den Selbstverletzungen Aufmerksamkeit sichern wollen?") wird jedoch häufig als bösartige Unterstellung interpretiert. Für alle therapeutischen Schulen stellt die **Beobachtung manifesten Verhaltens** die beste Quelle für die hypothetische Erschließung intrapsychischer Prozesse dar.

Spezifische Reaktionen des sozialen Umfelds Die meisten prototypischen Erlebens- und Verhaltensmuster von Menschen mit akzentuierten Persönlichkeiten entwickeln sich bereits während der Adoleszenz und bleiben im weiteren Verlauf des Lebens relativ stabil. Daher nimmt es nicht wunder, dass die Betroffenen sich soziale Umgebungen suchen, die ihren Erwartungen entsprechen. Gelingt dies, und das ist i. d. R. der Fall, so ist der Leidensdruck meist gering, und es besteht kein Behandlungsbedarf (so erklärt sich die erhebliche Diskrepanz zwischen den hohen Prävalenzraten von Persönlichkeitsstörungen in der Allgemeinbevölkerung und den behandelten Persönlichkeitsstörungen). Im Umkehrschluss darf man annehmen, dass die soziale Umgebung an die Verhaltensmuster des Betroffenen „gewöhnt" ist, diese stabilisiert, und – aus lerntheoretischer Sicht betrachtet – verstärkt. So können einerseits, wie oben beschrieben, Veränderungen im sozialen Umfeld oft Krisen auslösen, andererseits kann aber auch Kontinuität im sozialen Umfeld Lernprozesse und Veränderungen des Patienten behindern. Daher sollte der Therapeut **spezifische Reaktionsmuster der Umgebung in die Problemanalyse einbeziehen.** Dies betrifft nicht nur Partner, sondern auch Freunde, Kollegen und Vorgesetzte.

Kommunikation der Diagnose und Psychoedukation

Die Frage, ob einem persönlichkeitsgestörten Patienten seine Diagnose mitgeteilt werden sollte, wurde lange Jahre kontrovers diskutiert und lässt sich auch heute nicht für alle spezifischen Störungsbilder abschließend beantworten. Die **Argumente gegen eine offene Kommunikation** der Diagnose einer Persönlichkeitsstörung beziehen sich auf die stigmatisierende Sprache und Defizitorientierung der kategorialen Diagnostik von Persönlichkeitsstörungen, auf ungünstige Auswirkungen der Kommunikation der Diagnose auf die Übertragung und Gegenübertragung oder auf die Ich-Syntonie der Persönlichkeitsstörungen. Die **Argumente für eine offene Kommunikation** verweisen ebenso auf die Ich-Syntonie, heben die zunehmenden Informationsbedürfnisse von Patienten und Angehörigen und das Recht des Patienten auf Aufklärung und Information hervor und beziehen sich auf klärende, emotional entlastende und Hoffnung vermittelnde Aspekte, die sich durch die Definition einer psychischen Störung und ihre wirksamen Behandlungsmöglichkeiten ergeben.

In der Praxis hat sich durchgesetzt, dass **Psychoedukation** und damit auch die Aufklärung über die Diagnose eine wesentliche Komponente gerade von manualisierten, störungsorientierten Therapieprogrammen darstellen. Die günstigen Ergebnisse spezifischer psychoedukativer Programme für Patienten mit Persönlichkeitsstörungen und/oder ihre Angehörigen (vgl. Falge-Kern et al. 2007; Hoffman und Fruzzetti 2005; Schmitz et al. 2006) bestätigen zumindest für ausgewählte Persönlichkeitsstörungen, dass die **Vorteile einer offenen Kommunikation der Diagnose die Nachteile überwiegen.** Die meisten Patienten reagieren entlastet auf eine fachgerecht vorgetragene Diagnose. Die Aufklärung über die Diagnose sollte allerdings nicht als isolierte Intervention erfolgen, sondern vom Zeitpunkt her flexibel in ein psychoedukatives Vorgehen integriert sein, das mit einer wertschätzenden Sprache und Sichtweise der Persönlichkeit sowie einem **sinnstiftenden und plausiblen Erklärungs- und Behandlungsmodell** wesentlich zur Entstigmatisierung und Entmystifizierung der Diagnose und zur Förderung von Behandlungsmotivation beitragen kann.

Hilfreiche Anregungen liegen etwa mit dem psychoedukativen Programm von Schmitz et al. (2001) vor, das sich in Anlehnung an Oldham und Morris (1992) an einer dimensionalen Sichtweise orientiert, die von einem Kontinuum vom Persönlichkeitsstil zur Persönlichkeitsstörung ausgeht. Persönlichkeitsstile wie etwa der gewissenhafte oder der selbstbewusste Persönlichkeitsstil werden hier in wertschätzender Weise als universelle Umgangsformen und unverzichtbare Qualitäten des zwischenmenschlichen Zusammenlebens betrachtet, die in unterschiedlichen Anteilen in jedem Menschen vorhanden sind. Persönlichkeitsstörungen wie die zwanghafte oder die narzisstische Persönlichkeitsstörung werden dann als deren Extremvarianten vermittelt. Diese **dimensionale Sichtweise** ermöglicht im Besonderen, jeden Persönlichkeitsstil sowohl unter dem Gesichtspunkt seiner Stärken und Ressourcen als auch seiner Schwächen und Probleme zu betrachten, wenn der Persönlichkeitsstil extrem und unflexibel wird bzw. als Persönlichkeitsstörung zu Leiden und Beeinträchtigungen führt. Darüber hinaus lassen sich therapeutische Zielsetzungen i. S. einer Abschwächung und Flexibilisierung der Persönlichkeit ohne Anspruch auf deren grundlegende Veränderung ableiten.

Vor dem Hintergrund einer gleichermaßen ressourcen- und problemorientierten Sichtweise der Persönlichkeit sollte sich die weitergehende Aufklärung über die Diagnose und das Erklärungsmodell nicht an den Stereotypen (DSM-5-Kriterien), sondern an den individuellen Denk-, Erlebens- und Verhaltensweisen des Patienten orientieren, und der Patient sollte erkennen lernen, in welchen Situationen sie zum Problem werden, woher sie kommen, wofür sie gut sind bzw. waren, welche Folgen sie haben und wie sie zu verändern sind (Schmitz 2001).

Therapievereinbarung

Die Klärung der Rahmenbedingungen ist eine wesentliche Voraussetzung jeder psychotherapeutischen Arbeit. Bei der Behandlung von Patienten mit Persönlichkeitsstörungen sind jedoch einige Besonderheiten zu berücksichtigen. Neben den generellen Rahmenbedingungen, welche die Modalitäten der Finanzierung, Dauer und Frequenz der Behandlung festlegen, sollte insb. bei schweren Persönlichkeitsstörungen, bei denen mit suizidalen Krisen zu rechnen ist, im Vorfeld geklärt werden, unter welchen Bedingungen stationäre Aufenthalte als sinnvoll zu erachten sind. Nur im Ausnahmefall sollte die stationäre Aufnahme ohne Rücksprache mit dem Therapeuten erfolgen. Gerade bei chronisch suizidalen Patienten sollte ein „Krisenmanagement" i. S. eines Eskalationsplans erstellt werden, der in Abhängigkeit von der jeweiligen Steuerungsfähigkeit geeignete Maßnahmen (inkl. Telefonnummern von Notfallambulanzen) auflistet. Je nach Schweregrad der Störung hat es sich als sinnvoll erwiesen, dass der Therapeut dem Patienten mitteilt, wo und unter welchen Bedingungen er selbst im Notfall auch telefonisch zu erreichen ist. Schließlich sollten i. R. der Therapievereinbarung noch Absprachen über die Verwendung von elektronischen Medien (Audio- und Videoaufzeichnungen) sowohl zum Selbstmanagement als auch i. R. der Supervision getroffen werden. Der Patient hat sicherlich ein Recht darauf zu erfahren, wie und von wem sich der Therapeut supervidieren lässt und welche Materialien dabei zum Einsatz kommen. In der Praxis haben sich sog. „Therapieverträge" als sinnvoll erwiesen, in denen die Inhalte der Vereinbarungen schriftlich festgehalten und beiderseits unterzeichnet werden.

Therapeutische Beziehung

Da sich, wie beschrieben, dysfunktionale Denk-, Erlebens- und Verhaltensmuster des persönlichkeitsgestörten Patienten insb. im zwischenmenschlichen Bereich manifestieren, kommt der Beziehungsgestaltung im therapeutischen Prozess eine dreifache Funktion zu: Erstens ist der Aufbau der therapeutischen Beziehung durch akzentuierte Erwartungen des Patienten an seine Mitmenschen geprägt. Da davon auszugehen ist, dass sich diese Erwartungen auch in der Interaktion mit dem Therapeuten abbilden, erfordert der Beziehungsaufbau vom Therapeuten Modifikationen seines eigenen Beziehungsverhaltens, das über „Empathie" deutlich hinausgeht. Zweitens können und sollen gerade die normativen Abweichungen in der Beziehungsgestaltung vom Therapeuten registriert und zur Diagnostik herangezogen werden. Und drittens sollte die therapeutische Beziehung nach einer stabilen Aufbauphase als Lern- und Experimentierfeld genutzt werden, um so dem Patienten eine Erweiterung seines Erlebens- und Verhaltensrepertoires zu ermöglichen.

Beziehungsaufbau Alle therapeutischen Schulen betonen die Bedeutung der Vertrauen herstellenden, von Expertise und Zuversicht geprägten Grundhaltung des Therapeuten. Im Rahmen der Behandlung von Patienten mit Persönlichkeitsstörungen kommt der therapeutischen Beziehung jedoch eine besondere Funktion zu. Zum einen sind die Erwartungen oder Befürchtungen eines persönlichkeitsgestörten Patienten bezüglich seines Gegenübers häufig von negativen Beziehungserfahrungen geprägt und weichen damit von durchschnittlichen Beziehungserwartungen ab. Im Gegensatz zu den meisten anderen psychischen Störungen erleben die Betroffenen ihre akzentuierten Denk-, Erlebens- und Verhaltensmuster charakteristischerweise in weiten Bereichen jedoch als ich-synton und „evident", also als in sich stimmig und logisch und nicht als unsinnig oder behandlungsbedürftig. Sie erwarten daher – wie jeder Patient – vom Therapeuten, dass dieser ihre Wahrnehmung bestätigt und sich „schemakonform" verhält. Mit dem Fachbegriff **„komplementäre Beziehungsgestaltung"** skizziert die Psychotherapieforschung daher therapeutisches Verhalten, das sich bewusst an die entsprechenden Erwartungen des Patienten anpasst. So wird z. B. der Therapeut auch die nicht formulierten Wünsche eines dependenten Patienten nach Übernahme von Verantwortung durch ihn früh erkennen und die Sitzungen klar strukturieren. Er sollte Stärke und Führungsqualität zeigen und kann dabei durchaus alltagspraktische Ratschläge zur Problembewältigung geben. Bei einem paranoiden Patienten hingegen wird der Therapeut möglichst wenig in dessen Alltagsgestaltung „eingreifen", sondern zunächst versuchen, sein Vertrauen zu gewinnen, auch wenn er sich zeitweise über offensichtliche Fehlinterpretationen wundert. Es bedarf vonseiten des Therapeuten also eines hohen Maßes an Flexibilität, um der Erwartungshaltung des jeweiligen Patienten gerade in der Anfangsphase zu entsprechen. Wichtig ist jedoch, dass der Therapeut nicht „schauspielert", sondern sein eigenes authentisches Repertoire an Beziehungsresonanz ausschöpft. Gelingt dies nicht, so ist mit Therapieabbrüchen in einem frühen Stadium der Behandlung zu rechnen.

Beziehungsdiagnostik Wie bereits ausgeführt, wird der Therapeut zu Beginn der Therapie versuchen, den expliziten und impliziten Beziehungserwartungen des Patienten in gewissen Grenzen zu entsprechen, um dadurch sein Vertrauen zu gewinnen und die Basis für anstehende Veränderungsprozesse zu schaffen. Zeitgleich wird er inadäquate – d. h. vor allem nicht kompetenz- und/oder beziehungsfördernde – Wünsche oder Interaktionsangebote des Patienten wahrnehmen und reflektieren. Er wird also in einer Doppelfunktion einerseits als Beziehungspartner auftreten und andererseits, auf einer kognitiv-emotionalen Metaebene, Besonderheiten im Beziehungsaufbau registrieren. Diese „Normabweichungen" in der therapeutischen Beziehungsgestaltung sind wertvolle diagnostische Hinweise.

Beziehungsarbeit Da sich die interpersonellen Erwartungshaltungen und Reaktionsmuster des Patienten i. d. R. in der Interaktion mit dem Therapeuten manifestieren, birgt diese therapeutische Beziehung auch die Möglichkeit, im zwischenmenschlichen Bereich neue Erfahrungen zu machen und Lernprozesse zu erleben, und dies quasi unter „kontrollierten Bedingungen". Der Therapeut ist also gehalten, nach einer Phase des Beziehungsaufbaus damit zu beginnen, **dysfunktionale Erwartungen zu irritieren** und den Patienten zu **neuen Erfahrungen und Verhaltensexperimenten anzuregen.** Dieser Prozess erfordert ein hohes Maß an Geschicklichkeit, da gerade durch Irritationen der Erwartungshaltungen aversive Emotionen gegenüber dem Therapeuten aktiviert werden, die dieser dann im Gegenzug durch aktive Beziehungsaufnahme ausbalancieren muss. Diese Beziehungsaufnahme basiert auf der **zeitgleichen** Vermittlung von akzeptierender Wertschätzung bzw. Befriedigung hierarchisch hoher Ziele des Patienten (soziale Akzeptanz, Nähe und Geborgenheit etc.) bei Korrektur nachgeordneter dysfunktionaler Strategien. Eine weitere therapeutische Strategie besteht darin, die „subjektive Evidenz" der jeweiligen Annahmen des Patienten – evtl. durch Inbezugsetzung zu dessen eigener biografischer Erfahrung – zu validieren, ohne dabei den kritischen Reflex auf die soziale Wirklichkeit zu vernachlässigen. In dieser **dialektischen Dynamik** zwischen Beziehungsaufbau durch Akzeptanz und Beziehungsgefährdung durch Irritation liegt der Schlüssel zum Gelingen der therapeutischen Arbeit.

Verschiedene Schulen bieten auch hier unterschiedliche Methoden an: Während *kognitiv-behavioral* orientierte Therapeuten bewusst die Position eines „Coachs" einnehmen, der aufseiten des Patienten gemeinsam mit ihm seine „Störung" betrachtet und ihm mit Rat und Tat hilft, neue Erfahrungen, insb. außerhalb der therapeutischen Beziehung, zu wagen, achtet der *psychodynamisch orientierte Therapeut* primär darauf, welche Interaktionsmuster sich innerhalb der „therapeutischen Dyade" entwickeln, und interveniert in Form von Klärungen, Konfrontationen und Deutungen, indem er dem Patienten hilft, die sich gerade entwickelten Prozesse auf metakognitiver Ebene zu betrachten, emotional wahrzunehmen und mit biografisch relevanten Bezugssystemen in Verbindung zu setzen. Wir nehmen an, dass in der therapeutischen Praxis die Übergänge zwischen diesen beiden Positionen fließend sind. Ein guter Therapeut sollte beide Möglichkeiten beherrschen und gezielt einsetzen können. Zu beachten bleibt, dass Irritationen des Selbstbildes oder der Interaktion immer die Gefahr einer Beziehungsstörung mit sich bringen. Zudem sollte der Therapeut flexibel genug sein, um die Intensität dieses Prozesses der „haltenden Irritation" an die individuellen Möglichkeiten des Patienten und sich evtl. ändernde soziale Bedingungen anzupassen. So wird er z. B. einem dependenten Patienten, der während der Therapie den Arbeitsplatz verliert, auch in einem fortgeschrittenen Therapiestadium zunächst die gewünschte Unterstützung wieder gewähren, um dann in einem zweiten Schritt die bereits neu erlernten Ressourcen zu aktivieren.

Veränderungsstrategien

Externe Bedingungen Auslösende Faktoren für die psychische Dekompensation von Menschen mit Persönlichkeitsstörungen sind i. d. R. externe Belastungsfaktoren. Darunter fallen soziale Variablen (Trennung, Veränderung im Berufsleben etc.), aber auch somatische Erkrankungen. Die Analyse dieser Belastungsvariablen und ihre Objektivierung sollte Vorrang haben.

In Abhängigkeit von der Problemanalyse stehen als Interventionsstrategien **„Problemlösen"**, **„Kompetenzerwerb"** oder **„akzeptanzbasierte" Methoden** zur Verfügung. Der Einsatz strukturierter Problemlösungsmanuale hat sich in zahlreichen multimodalen Behandlungsverfahren als wichtiges Modul etabliert.

Akzentuierte Wahrnehmung und Interpretationen des Patienten Die Veränderung von einseitiger Wahrnehmung und überwertigen Interpretationen des Patienten geschieht zweistufig: Zunächst gilt es, diese Automatismen zu identifizieren; im zweiten Schritt können alternative Sichtweisen erprobt werden. Da die (pathologischen) spezifischen Sichtweisen der Welt für den Betroffenen zunächst ich-synton, d. h. evident, erlebt werden, ist es Aufgabe des Therapeuten, diese aufzudecken und einer kritischen Betrachtung zugänglich zu machen. Reflexionen über ihre Entstehungsgeschichte und biografische Relevanz sind meist hilfreich. Als Informationsquelle eignet sich sowohl die therapeutische Beziehung als auch die Beobachtung von Interaktionen in der therapeutischen Gruppe, von Paaren oder Familien oder im stationären Bereich. Methodisch folgt man den Techniken der „kognitiven Umstrukturierung", die v. a. auf die Ökonomie der automatisierten Gedanken Wert legt: „Was bringt Ihnen diese Sichtweise?" und „Was für einen Preis zahlen Sie für diese Haltung? – Wie hoch sind die Kosten?". Im Nachgang erfolgt die dezidierte Erarbeitung von kognitiven Alternativen: „Gäbe es noch eine andere Erklärungsmöglichkeit für dieses Ereignis? … Unter welchen Umständen wäre diese andere Sichtweise hilfreicher?"

Akzentuierte Denk- und Erlebensmuster des Patienten Die Bearbeitung der dysfunktionalen Denk- und Erlebensmuster erfordert zunächst eine genaue Analyse der jeweils individuellen Charakteristika und Ausformungen. Dem Therapeuten stehen dazu Verhaltens-, Schema-, Plananalysen sowie offene und verdeckte Induktionsmethoden zur Verfügung. Insbesondere sollte geklärt werden, ob diese Muster an definierbar auslösende Variable gekoppelt sind, ob sie durch kognitive Selbstinstruktionen aktiviert oder durch Reaktionen der Umwelt stabilisiert werden. Je nachdem wird der Therapeut expositionsbasierte Veränderungstechniken oder Methoden der kognitiven Umstrukturierung auswählen oder versuchen, die Verstärkersysteme des Patienten zusammen mit diesem neu zu organisieren.

Akzentuierte Handlungstendenzen und Verhaltensrepertoire Geprägt durch seine Lerngeschichte verfügt der Patient über ein individuelles Repertoire an Möglichkeiten, auf bestimmte Anforderungen oder Situationen zu reagieren. Häufig eingesetzte und kurzfristig wirksame Verhaltensmuster wirken selbstverstärkend und werden automatisch aktiviert. Um einen höheren Grad an Flexibilität zu erreichen, sollte der Patient lernen, diese automatisierten Konzepte zu identifizieren und sein Repertoire zunächst mental zu erweitern. Methodisch wird der Therapeut zunächst „Lernen am Modell" anbieten sowie zu Verhaltensexperimenten *in sensu* anregen.

Manifeste Verhaltens- und Interaktionsmuster Im Weiteren sollte der Patient die neu konzeptualisierten Handlungsmöglichkeiten „im realen Leben" umsetzen. Therapeutische Rollenspiele bereiten auf diese Experimentalphase vor. Die *In-vivo*-Verhaltensexperimente sollten möglichst nicht dem Zufall überlassen bleiben, sondern geplant und protokolliert werden. Im Sinne von antizipierten Verhaltensanalysen werden sowohl die emotionalen Reaktionen des Patienten als auch die zu erwartenden (ungewohnten) Reaktionen der Umgebung diskutiert. Diese Phase ist für den Patienten häufig sehr belastend, da er starke emotionale Hindernisse (Angst, Scham etc.) überwinden muss, um Neues zu lernen. Er bedarf daher der besonderen Unterstützung durch den Therapeuten.

Umsetzung der Veränderungen unter Alltagsbedingungen Während der erste dieser Schritt zunächst noch unter „Experimentalbedingungen" umgesetzt wird (erweitertes Rollenspiel), sollte nicht versäumt werden, den Patienten zu ermutigen, nach erfolgreicher Erprobung die neu erworbenen Verhaltensmuster auch in seiner realen Umgebung (Arbeitsplatz, Partnerschaft, Familie oder Freizeitbereich) umzusetzen. Auch hier hat sich der Einsatz von Verhaltensprotokollen bewährt.

Spezifische Reaktionen des sozialen Umfelds Es ist davon auszugehen, dass die soziale Umgebung des Patienten auf dessen Veränderungen zunächst irritiert reagiert. Der Therapeut sollte den Patienten darauf vorbereiten und ihn zum „Durchhalten" ermuntern. Im Einzelfall kann es hilfreich sein, die unmittelbare soziale Umgebung des Patienten in die Therapie einzubinden, um ungewollt stabilisierende Verstärkersysteme zu identifizieren und zu verändern.

Super- und Intervision

Berücksichtigt man die Besonderheit und die Bedeutung der therapeutischen Beziehung in der therapeutischen Arbeit mit persönlichkeitsgestörten Patienten, so wird offensichtlich, dass **Super- oder Intervision ein integraler Bestandteil der Therapie** sein sollte. Wie oben ausgeführt, steht der Therapeut vor der Herausforderung, eine Balance zwischen Erfüllung und Irritation der interaktionellen Erwartungen des Patienten an den Therapeuten zu finden. Je nach Belastungsfaktoren, die auf den Patienten einwirken, sollte der Therapeut in seinen Beziehungsangeboten flexibel reagieren können. Da wir davon ausgehen, dass selbst sehr gut ausgebildete Therapeuten dazu tendieren, auf Dauer den komplementären Beziehungsangeboten der Patienten zu entsprechen bzw. ihre Gegenübertragungen nicht vollständig reflektieren können und dadurch Gefahr laufen, den Veränderungsprozess zu verzögern, dient die kollegiale Super- oder Intervision als korrektive Instanz.

Supervisoren aller Schulen greifen heute zunehmend auf die Möglichkeiten der Audio- und Videotechnik zurück, da die Möglichkeit einer detaillierten Verhaltensbeobachtung von Patient und Therapeut zur Therapiesteuerung herangezogen werden kann.

Alle unter experimentellen Bedingungen erhobenen Evidenznachweise von psychotherapeutischen Verfahren zur Behandlung von Patienten mit Persönlichkeitsstörungen wurden unter supervidierten Bedingungen durchgeführt. Es existiert daher, pointiert formuliert, kein Nachweis, dass Psychotherapie bei Patienten mit Persönlichkeitsstörungen ohne Supervision wirksam ist.

Resümee

Die Psychotherapie einer Persönlichkeitsstörung ist i. d. R. eine mehrdimensionale und mehrstufige Therapie, deren Behandlungsziele in Abhängigkeit von den im Vordergrund stehenden Problemen hierarchisch zu setzen sind. Die Strukturmerkmale der Therapie lassen sich wie folgt kennzeichnen:

- Diagnostik und Therapievereinbarung
- Problem- und Bedingungsanalyse
- Kommunikation der Diagnose und Psychoedukation
- Therapievereinbarungen
  - Aufbau einer therapeutischen Beziehung
  - Verbesserung der psychosozialen Kompetenzen
- Strukturierung des sozialen Umfelds
  - Bearbeitung dysfunktionaler Ziele und Verhaltensmuster
  - Generalisierung des Erlernten im sozialen Umfeld
- Eine wichtige Rolle spielt die kontinuierliche Supervision des Therapeuten.

21.5.2 Psychopharmakotherapie

Die **Einsatzmöglichkeiten** psychopharmakologischer Behandlung bei Persönlichkeitsstörungen lassen sich in **drei Bereiche** gliedern:

- Psychopharmakologische Behandlung einer spezifischen PS (z. B. Behandlung der BPS mit atypischen Neuroleptika)
- Behandlung eines Syndroms oder Verhaltensmusters, das einen integralen Bestandteil einer spezifischen PS darstellt (z. B. Behandlung dissoziativer Phänomene bei BPS mit Naltrexon)
- Medikamentöse Behandlung assoziierter Erkrankungen oder Störungen, die nicht *per definitionem* Bestandteil der PS sind (z. B. Therapie depressiver Episoden bei Borderline-Patienten mit einem Antidepressivum)

Angesichts der Tatsache, dass Persönlichkeitsstörungen in komplexer Weise kognitive, emotionale, interpersonelle, intentionale, motivationale sowie psychovegetative Symptome aufweisen, überrascht es nicht, dass pharmakologische Ansätze mit einem einzelnen Medikament im Hinblick auf die Gesamtsymptomatik nur geringen Erfolg versprechen. Bei den wenigen kontrollierten Studien zu diesem Thema ergibt sich das Problem, dass die dargestellten unterschiedlichen Stadien im Krankheitsverlauf nicht adäquat berücksichtigt wurden. So kann ein Medikament bei akuten suizidalen Krisen von Patienten mit BPS (Stadium I) sehr effektiv sein, sich jedoch bei Einsatz im Stadium IV, d. h. in einem chronischen Zustand von Unzufriedenheit und Unerfülltheit, als ineffektiv erweisen. Keines der in den folgenden Kapiteln beschriebenen Medikamente ist für die Behandlung der Persönlichkeitsstörungen zugelassen.

Resümee

Die psychopharmakologische Behandlung von Persönlichkeitsstörungen ist im Vergleich zu anderen psychischen Störungen bisher wenig differenziert untersucht worden. Die meisten Berichte in der Literatur basieren auf Einzelfallbeobachtungen oder methodisch wenig aussagekräftigen Studien, sodass zum gegenwärtigen Zeitpunkt keine allgemeingültigen Empfehlungen gegeben werden können. Differenzielle Studien liegen nur zur BPS vor und sind in ➤ Kap. 21.6.2 aufgeführt.

21.6 Spezifische Persönlichkeitsstörungen

Nachdem in den vorausgegangenen Kapiteln allgemeine Überlegungen zur Diagnostik und Therapie der Persönlichkeitsstörungen diskutiert wurden, sollen in den nachfolgenden Kapiteln die einzelnen Subtypen genauer vorgestellt werden. Da sich sowohl im klinischen als auch wissenschaftlichen Kontext für die Diagnostik von Persönlichkeitsstörungen die Forschungskriterien der ICD-10 durchgesetzt haben, werden sie auch diesem Text zugrunde gelegt (WHO 1994).

Die unterschiedlichen Störungsbilder werden zunächst anhand eines Fallbeispiels skizziert. Daran anschließend werden folgende Bereiche abgehandelt: Diagnostik, typische Verhaltensmuster und Grundannahmen, Prävalenz, Differenzialdiagnose und Komorbidität, Ätiologie und Pathogenese sowie Therapie. Liegen kontrollierte Therapiestudien vor, werden diese jeweils am Ende erwähnt.

Es ist zu betonen, dass auf dem Gebiet der Persönlichkeitsstörungen empirisch abgesicherte Therapieempfehlungen nur für drei Störungen vorliegen: Borderline-, antisoziale und ängstliche (vermeidende) Störung. Die Empfehlungen zur Behandlung der anderen Störungen basieren wegen weitgehend fehlender Wirksamkeitsstudien überwiegend auf der klinischen Erfahrung der beteiligten Autoren oder anderer veröffentlichter Expertenmeinungen.

21.6.1 Abhängige/dependente Persönlichkeitsstörung (ICD-10)

Fallbeispiel

Seit 5 Wochen befindet sich die 53-jährige Patientin mit einer depressiven Episode in einer psychiatrisch-psychotherapeutischen Klinik. Fremdanamnestisch wird sie als ausgesprochen verantwortungsbewusste, liebevolle Mutter und Ehefrau beschrieben, die bisher keinerlei Anzeichen einer psychischen Störung aufgewiesen hatte. Vor ½ Jahr war ihr 64-jähriger Ehemann plötzlich an einem Herzinfarkt verstorben. Die Patientin schildert ihn als tatkräftigen, erfolgreichen Geschäftsmann, der ihr jede schwierige Entscheidung abgenommen habe. Er sei eigentlich immer für sie da gewesen, habe sie in die Gesellschaft eingeführt, auf Reisen mitgenommen und ihr die Welt gezeigt. Sie habe sich in dieser Rolle ausgesprochen wohl gefühlt. Schon als Kind sei sie eigentlich sehr unsicher und weitgehend unfähig gewesen, Entscheidungen allein zu treffen. Zu ihrem großen Glück habe sie diesen Mann kennen gelernt und bereits mit 18 Jahren geheiratet. Seither habe sie sich sicher und geborgen gefühlt. Auch im Geschäft habe sie eigentlich lediglich die Rolle einer Art „fürsorglichen Mutter für alle" innegehabt. Wichtige Angelegenheiten habe stets ihr Mann, und zwar meisterhaft, ja fast spielerisch erledigt. Seit seinem plötzlichen Tod fühle sie sich völlig überfordert. Sie sei nicht in der Lage, die notwendigen geschäftlichen Entscheidungen zu treffen und sich um ihre finanziellen Angelegenheiten zu kümmern. Selbst die Sorge für die beiden Hunde wüchse ihr inzwischen über den Kopf. Sie fühle sich vollkommen ausgeliefert und preisgegeben. Alle hätten sich zwar um sie bemüht und ihr weitgehend alle Arbeit abgenommen, dennoch sehe sie keinerlei Perspektive mehr.

Diagnostik

Kognitionen und Verhaltensmuster von Patienten mit einer abhängigen PS (ICD-10 F60.7) scheinen ein hohes Maß an Konsistenz aufzuweisen, sodass die psychoanalytischen Beschreibungen in der 1. Hälfte dieses Jahrhunderts als „orale Charakterneurosen" hohe Übereinstimmung mit der Klassifikation der ICD-10 und des DSM-5 besitzen. Die heute der Diagnostik zugrundeliegenden **Kriterien der ICD-10** sind in ➤ Box 21.5 aufgeführt.

BOX 21.5

Diagnostische Kriterien der abhängigen Persönlichkeitsstörung (F60.7; ICD-10-Forschungskriterien)

Mindestens vier der folgenden Eigenschaften oder Verhaltensweisen müssen vorliegen:
- Ermunterung oder Erlaubnis an andere, die meisten wichtigen Entscheidungen für das eigene Leben zu treffen
- Unterordnung eigener Bedürfnisse unter die anderer Personen, zu denen eine Abhängigkeit besteht, und unverhältnismäßige Nachgiebigkeit gegenüber deren Wünschen
- Mangelnde Bereitschaft zur Äußerung selbst angemessener Ansprüche gegenüber Personen, von denen man abhängt
- Unbehagliches Gefühl, wenn die Betroffenen allein sind, aus übertriebener Angst, nicht für sich allein sorgen zu können
- Häufiges Beschäftigtsein mit der Furcht, verlassen zu werden und auf sich selber angewiesen zu sein
- Eingeschränkte Fähigkeit, Alltagsentscheidungen zu treffen, ohne zahlreiche Ratschläge und Bestätigungen von anderen

Typische Verhaltensmuster und Grundannahmen

Patienten mit abhängigen PS sind durch weitgehendes **Fehlen von Selbstvertrauen** charakterisiert. Einzig in der Bindung an einen als stark und versorgend erlebten Partner erscheint es ihnen möglich, die Schwierigkeiten dieser Welt zu meistern, und sei es um den Preis der Unterwerfung. Das **zentrale Beziehungsmotiv** ist daher die Sicherung der Beziehung, die potenziell als sehr unzuverlässig erlebt wird (nach Sachse 2004).

Benjamin (1993) beschreibt die **zwischenmenschlichen Interaktionsmuster** folgendermaßen: *„Die primäre Position ist eine fundamentale Abhängigkeit von einer dominierenden Person, die als fortwährend versorgend und schutzgewährend idealisiert wird. Alle Bestrebungen zielen auf die Aufrechterhaltung dieser Beziehung, selbst wenn dafür Missbrauch in Kauf genommen werden muss."*

Sachse (2004) differenziert drei unterschiedliche **Strategien zur Sicherung der Beziehung:**
- „Mach' Beziehungen verlässlich, indem du dich unentbehrlich machst!"
- „Mach' Beziehungen verlässlich, indem du dich unterordnest!"
- „Mach' Beziehungen verlässlich, indem du alle Auseinandersetzungen vermeidest!"

Vom klinischen Aspekt betrachtet imponieren dependente Patienten v. a. durch ihr mangelhaftes Selbstvertrauen. Dies drückt sich in Körpersprache, Stimmbildung und sozialen Interaktionsmustern aus: betont freundlich, kooperativ, niemals fordernd oder aggressiv. Entferntere Bekannte bewundern nicht selten deren Sanftheit, Großzügigkeit und Herzlichkeit – eine sozialkompetente Strategie, um Anerkennung und Verbindlichkeiten zu sichern.

Unter Belastung verfügen dependente Persönlichkeitsstrukturen über ein äußerst eingeschränktes, jedoch sehr wirkungsvolles Bewältigungsrepertoire zur Signalisierung von Hilflosigkeit – Mimik und Körperhaltung können einen flehenden, ja kindhaften Ausdruck annehmen, der durch Klagen und Lamentieren verstärkt wird. In der Regel ist gerade der Einsatz dieser passiven Bewältigungsmuster kurzfristig sehr erfolgreich, da er beim Gegenüber nicht nur Besorgnis, sondern meist aktive Hilfeleistungen anregt, wodurch die Strategien der Patienten positiv verstärkt werden und das Erlernen handlungsorientierter Bewältigungsstrategien verhindert wird.

Geleitet von Kognitionen wie „ich bin nichts wert", „ich bin vollkommen hilflos", erleben abhängige Persönlichkeiten sozial stärkere Mitmenschen im Kampf ums Überleben als wesentlich besser ausgestattet. Kognitionen wie „ich kann nur funktionieren, wenn ich die Unterstützung von einem Mächtigen habe", „wenn ich verlassen werde, dann gehe ich unter" steuern ein Verhalten, das unterwürfig, schwach und passiv manipulativ versucht, die Gunst des Stärkeren zu erringen und unter allen Umständen zu erhalten: „Ich werde alles tun, was er will, nur damit er mich nicht verlässt."

Vergegenwärtigt man sich diese Interaktionsmuster, so wird leicht ersichtlich, dass die Frage einer klinisch manifesten Dekompensation dieser Persönlichkeitsstruktur in hohem Maße von der Partnerwahl abhängt. Findet sich ein solch fürsorglicher, sozial kompetenter Mitmensch, so kann sich durchaus eine liebevolle, harmonische und gut kompensierte Beziehung entwickeln, die v. a. von der Trennung oder vom Tod des Partners bedroht ist.

Abhängige Persönlichkeiten sind sehr gut in der Lage, ihrem „überlegenen" Partner ein Gefühl der Wichtigkeit und Bedeutung, Stärke und Kompetenz zu vermitteln, also genau derjenigen Eigenschaften, die der Dependente so sehr vermisst und sucht. Problematisch gestalten sich jedoch einseitige Veränderungen oder Autonomiebestrebungen des Partners, da abhängige Persönlichkeiten häufig ausgezeichnete Sensoren für **Distanzbewegungen** besitzen und sofort mit der Aggravierung von Hilflosigkeit und anklammerndem Verhalten reagieren. Werden dadurch die Abgrenzungsbedürfnisse des Gegenübers verstärkt, so ist dies mit der Aktivierung eines interaktionellen Teufelskreises gleichzusetzen, der potenziell zum **Abbruch der Beziehung** und damit, aus Sicht des Patienten, zur „größten anzunehmenden Katastrophe" führt.

Die klinische Erfahrung zeigt, dass dependente Persönlichkeiten eine Präferenz für pseudokompetente, nur vordergründig stark wirkende Charaktere wie z. B. paranoide Persönlichkeiten aufweisen, welche die Abhängigkeit Dependenter bisweilen sadistisch ausnutzen und missbrauchen.

Prävalenz

Die Angaben zur Häufigkeit abhängiger PS in stationärer Behandlung konvergieren etwa bei **10 %.** In der Allgemeinbevölkerung kann die unbehandelte Prävalenz auf 1–2 % geschätzt werden.

Differenzialdiagnose und Komorbidität

Da seit dem DSM-III-R Mehrfachdiagnosen möglich sind, sollten im klinischen Alltag die Diagnosen sorgfältig geprüft und auch gewichtet werden, da dies Einflüsse auf die Therapieplanung haben sollte. Im Fall der dependenten PS betrifft dies v. a. affektive und Angststörungen, unter den Persönlichkeitsstörungen die histrionische sowie ängstlich-vermeidende Störung.

Zur Differenzierung zwischen letzterer und der abhängigen PS ist anzumerken, dass sich zwar beide durch ein hohes Maß an Selbstunsicherheit und Bedürftigkeit auszeichnen, dass aber ängstlich-vermeidende Persönlichkeiten große Angst vor Demütigung und Erniedrigung zeigen, daher die ersehnte Nähe aktiv meiden, während abhängige Personen diese bedingungslos suchen. Dabei bedienen sich abhängige Patienten v. a. passiver, Hilfe induzierender Methoden, während z. B. histrionische Charaktere häufig sehr aktiv erscheinen, die Initiative übernehmen und jede Möglichkeit nutzen, um Aufmerksamkeit zu erregen und zu binden. Abhängige PS zeichnen sich durch eine **hohe Vulnerabilität** für die Entwicklung und Chronifizierung von psychischen Störungen aus.

Da im klinischen Alltag **Persönlichkeitsstörungen als krankheitsaufrechterhaltende Faktoren** häufig übersehen werden, sei an dieser Stelle noch einmal darauf hingewiesen: Oft findet sich bei der dependenten PS eine Angsterkrankung, und zwar am häufigsten eine generalisierte Angststörung, deren wichtigstes diagnostisches Kriterium ja die starke Besorgnis darstellt. Die ausgeprägte Abhängigkeit von versorgenden Bezugspersonen nährt Katastrophengedanken für den Fall, dass dieser etwas zustoßen könnte. Auch Panikstörungen treten häufig auf und haben die Neigung zu chronifizieren. Gerade die Demonstration von Angst löst häufig Hilfestellung bei anderen aus und hält damit das Vermeidungsverhalten aufrecht, was die der Persönlichkeitsstörung zugrunde liegende Dependenz verstärkt. Weiterhin sind Phobien, Agoraphobien und Zwangsstörungen zu nennen. An somatoformen Störungen imponieren hypochondrische Bilder. An erster Stelle nach den Angststörungen stehen jedoch sicherlich depressive Episoden. Vornehmlich antizipierte bzw. reale Verlustereignisse oder Rollenwechsel, welche die Bewältigungskapazitäten der Betroffenen übersteigen, können Depressionen auslösen. Bei prolongierten Verläufen von depressiven Episoden, insb. in Verbindung mit schwierigen Trennungssituationen, sollte an das Vorliegen dieser Persönlichkeitsstörung gedacht werden.

Therapie

Aufbau der therapeutischen Beziehung Dependente Menschen wirken i. d. R. freundlich, kooperativ und Kontakt suchend. Je mehr Expertise und Struktur ein Therapeut aufweist, desto wohler werden sie sich fühlen.

Benjamin (1993) beschreibt die **prototypischen Interaktionsmuster:** *„Die Medikamente werden genommen, die Hausaufgaben gemacht, alle Formulare ausgefüllt, Termine eingehalten und die Rechnungen gezahlt. Trotz aller guten Hoffnung bleiben die Verhaltensmuster des Patienten jedoch bestehen, und dieser vertraut darauf, dass der Therapeut es schon schaffen wird. Patient und Therapeut laufen Gefahr, eine Art Co-Abhängigkeit zu entwickeln und dabei den Status quo aufrechtzuerhalten. Die Patienten trauen dem Therapeuten, bewundern ihn und kooperieren, die Therapeuten sorgen sich und bieten wohlige Wärme. Diese Arrangements können sich ins Unendliche prolongieren, bis die finanziellen Mittel ausgehen, oder die Geduld des Therapeuten, oder beides."*

Auch Beck (1990) weist darauf hin, dass von Anfang an **Zielanalysen** das therapeutische Vorgehen leiten sollten und in strukturierten Untereinheiten erreichbare Teilziele erarbeitet werden sollten. Da abhängige Persönlichkeiten häufig von der Vorstellung geleitet sind, dass die Aufrechterhaltung der Symptomatik eine mögliche Prolongierung der Therapie zur Folge hat, sollte man diese Kognition konsequent löschen: **Therapievereinbarungen** werden lediglich für die Dauer von 3 Monaten geschlossen; eine Verlängerung ist von Fortschritten auf der Verhaltensebene abhängig.

Verbesserung der psychosozialen Kompetenzen Getragen von der Grundannahme, für die Anforderungen des Lebens nur mangelhaft gerüstet und daher auf die Akzeptanz starker Mitmenschen angewiesen zu sein, entwickeln abhängige Persönlichkeiten häufig ein hohes Maß an Fähigkeiten zur Stabilisierung von Beziehungen durch unterwürfiges Verhalten. Die Wahrnehmung eigener Wünsche und Bedürfnisse ist unterentwickelt, die **zielgerichtete Handlungskompetenz,** d. h. die Wahrnehmung, Planung und Durchführung autonomer Bedürfnisse oder auch die Abgrenzung gegenüber Grenzverletzungen durch andere, ist dementsprechend häufig ausbaufähig. Der Therapeut sollte daher den Patienten ermuntern, an folgenden Fragen zu arbeiten:

- „Was ist mir persönlich im Augenblick wichtig?"
- „Wie kann ich dieses Ziel aktiv erreichen?"
- „Was kann ich allein und was kann ich tatsächlich nur mit einem Partner erreichen?"
- „Welchen Preis bin ich bereit, dafür zu zahlen? – Wie kann ich ihn reduzieren?"
- „Was ist mir unangenehm? – Wie wehre ich mich dagegen?"

Es reicht also sicher nicht aus, dem Patienten Zugang und Einsicht in die biografisch bedingte Entwicklung seiner Grundannahmen zu ermöglichen. Vielmehr kommt der Vermittlung **zwischenmenschlicher Fertigkeiten**, also dem Training sozialer Kompetenz, in der Psychotherapie abhängiger Persönlichkeiten ein hoher Stellenwert zu.

Gruppen, deren Leiter nicht unbedingt gleichzeitig auch ihr Einzeltherapeut ist, sind aus zwei Gründen sehr hilfreich: Zum einen ist der Lerneffekt größer, da der Patient die Möglichkeit hat, ihm bekannte Verhaltensmuster und deren Auswirkungen im zwischenmenschlichen Bereich an anderen wahrzunehmen und gemeinsam Alternativen zu trainieren; zum anderen können Fortschritte besser intern attribuiert und nicht der Allmacht des Therapeuten zugeschrieben werden.

Strukturierung des psychosozialen Umfelds Nicht selten gehen dependente Persönlichkeiten Beziehungen mit antisozialen, impulsiven oder anderweitig übergriffigen Partnern ein. Unterwürfiges Verhalten wird durch diese Partner häufig verstärkt. Dies schließt auch die Toleranz von Misshandlungen ein. Die Abhängigkeit vom „starken" Partner andererseits verhindert Trennung und Autonomieentwicklung. Nicht selten verstehen es misshandelnde Partner, auf therapeutisch gestützte Trennungsbestrebungen mit Gewalt- oder Suiziddrohungen zu reagieren bzw. der Patientin „das Blaue vom Himmel herunter" zu versprechen, sodass intendierte Veränderungsprozesse verhindert werden. Die **Einbeziehung des Partners** sollte daher bei gegebener Konstellation in Erwägung gezogen werden.

Bearbeitung dysfunktionaler Ziele und Verhaltensmuster Das Lernfeld für die Wahrnehmung dependenter Verhaltensmuster ist zum einen die therapeutische Beziehung selbst, zum anderen auch die Familien- oder Arbeitsplatzsituation.

Beck et al. (1990) betonen, dass diese Patienten von stark dichotomen, die Unabhängigkeit betreffenden Kognitionen geprägt sind: Entweder man ist vollständig abhängig oder vollständig allein und verlassen. Es erscheint wichtig, dem Patienten zu vermitteln, dass das Therapieziel nicht ein Zustand der Verlassenheit ist, sondern die Aneignung einer abgestuften Sichtweise.

Vor der Anwendung **verhaltenstherapeutischer Methoden** sollte eine funktionale Analyse der dependenten Verhaltensmuster zunächst Klarheit über spezifische oder generalisierte Auslöser und aufrechterhaltende Konsequenzen dependenten Verhaltens bringen. Der kurzfristig als erleichternd erlebte Problemlösungsversuch kann sich langfristig als problematisch erweisen; daher kann die Differenzierung kurzfristiger von langfristigen Folgen die Therapiemotivation häufig steigern. Eine Angsthierarchie bzgl. selbstbewussten Verhaltens kann aufgestellt werden und zur graduellen Implementierung dienen. Es empfiehlt sich, nach Identifizierung der wichtigsten dependenten Verhaltensmuster diese durch den Patienten protokollieren zu lassen. Dysfunktionale Kognitionen oder Interaktionen sollten – wann immer sie auftreten – vordringlich bearbeitet werden.

Mikroverhaltensanalysen dysfunktionalen Verhaltens und die Fokussierung auf sinnvollere Alternativen bilden die strukturelle Grundlage der Einzeltherapie. Es sollte fortwährend darauf geachtet werden, dass der Patient adäquate Verhaltensmuster, die im Bereich der sozialen Kompetenz (Gruppe) erlernt wurden, im täglichen Leben einsetzt und trainiert. Kompetentes Verhalten sollte durch den Therapeuten sofort positiv verstärkt, dependentes Verhalten dezent aversiv bewertet werden. Treten i. R. der therapeutischen Situation dependente Muster auf, die dem Problemverhalten im sozialen Umfeld entsprechen, so sind diese vordringlich zu bearbeiten.

Rollenspiele und **Lernen am Modell** sind sicherlich unentbehrliche Methoden, um dem Patienten die wichtigsten Fertigkeiten des neuen Verhaltensrepertoires zu vermitteln. Techniken aus dem Bereich der **Gestalttherapie oder des Psychodramas** eröffnen die Möglichkeit zur Veränderung von Schemata unter Aktivierung starker Affekte und zum gleichzeitigen Erlernen neuer, sozial kompetenter Verhaltensmuster. Vor allem **aggressive Affekte,** die von Dependenten häufig vermieden werden, zur Etablierung zielgesteuerten Handelns aber unabdingbar erscheinen, lassen sich mit diesen Techniken leichter aktivieren und dem Erlebens- und Handlungsbereich zugänglich machen.

Unter der Vielzahl der **kognitiven Techniken** sollte der Therapeut diejenigen wählen, die zur Verbesserung des dependenten Selbstwertgefühls führen und den Patienten ermutigen, aktive Problemlösetechniken im täglichen Leben anzuwenden. Da dependente Patienten häufig dazu tendieren, vom Therapeuten Ratschläge einzuholen, sollte der Sokratische Dialog helfen, dem Patienten eigenständige Entschlussfähigkeit zu vermitteln.

Generalisierung des Erlernten im sozialen Umfeld Wie bereits ausgeführt, birgt die Therapie mit dependenten Persönlichkeiten die Gefahr, zwischen Therapeut und Patienten ein wohlwollendes, unterstützendes Binnenklima zu kreieren, das die Bedeutung des psychosozialen Umfelds für die Aufrechterhaltung der Verhaltensmuster übersieht. Von Beginn an sollte die Therapieplanung die **Notwendigkeit der graduellen Generalisierung von erlernten Verhaltensmustern** berücksichtigen. Der Fokus führt Woche für Woche von der Therapiesitzung in die Paarbeziehung, an den Arbeitsplatz oder in den Freizeitbereich.

Die therapeutische Beziehung kann anfangs dazu genutzt werden, zielkongruentes Verhalten im sozialen Umfeld durch Lob und Zuwendung zu verstärken. Im weiteren Verlauf sollte der Patient lernen, sich weitgehend unabhängig vom Therapeuten für neue, Autonomie fördernde Verhaltensweisen zu belohnen.

Auf lange Sicht erscheinen die therapeutischen Prognosen bei dependenten PS günstig. Veränderungsprozesse hängen jedoch in hohem Maße von der Kompetenz und Disziplin des Therapeuten in Bezug auf die Tarierung der Balance zwischen emotionaler Wärme und hoher Anforderung an die Autonomieentwicklung des Patienten ab.

In einigen Studien wurde der Einfluss einer abhängigen PS auf den Therapieerfolg von Achse-I-Störungen untersucht. Bei der kognitiv-verhaltenstherapeutischen Behandlung von Agoraphobie und Panik gibt es Hinweise, dass das gleichzeitige Bestehen dependenter Persönlichkeitszüge hinsichtlich der Angstsymptomatik sogar mit leicht besseren Therapieerfolgen einhergeht (Chambless et al. 1992). Ebenso verhält es sich bei der kognitiv-verhaltenstherapeutischen Behandlung von Zwangsstörungen (Steketee 1990). In zwei weiteren Studien (Winston et al. 1991, 1994; Svartberg et al. 2004) wurden Cluster-C-Persönlichkeitsstörungen behandelt, wobei zwar Patienten mit dependenter PS eingeschlossen, diese jedoch nicht separat als Teilstichprobe beschrieben wurden. Daher kann aus diesen Untersuchungen nicht auf die Wirksamkeit der jeweiligen Methode auf die dependente PS geschlossen werden. Hingegen sind keine systematischen Studien bekannt, in denen die psychotherapeutische oder psychopharmakologische Behandlung der dependenten PS *per se* evaluiert wurde. Die Wirksamkeit psychotherapeutischer Verfahren für die Behandlung der dependenten PS wurde bislang nur durch klinische Beschreibungen und Fallberichte (z. B. Beck et al. 2004) dokumentiert.

Trotz Übereinstimmungen in der Einschätzung der Erlebens- und Verhaltensmuster von Patienten mit dependenten PS über verschiedene Therapieschulen hinweg und der Betonung der Bearbeitung des abhängigen Verhaltens in der Psychotherapie muss der Stand der Forschung zur Psychotherapie als unzureichend beschrieben werden (DGPPN 2008).

Resümee

Die abhängige (oder asthenische) PS ist von der Grundannahme geprägt, man sei den Anforderungen des alltäglichen Lebens ohne Unterstützung durch starke und mächtige Andere nicht gewachsen. Daraus resultieren eine ausgeprägte Angst, verlassen zu werden, und die hohe Bereitschaft zur Unterordnung der eigenen Bedürfnisse. Die zielgerichtete Handlungskompetenz ist dementsprechend gering entwickelt. Krisenhafte Zuspitzungen mit depressiver oder angstbesetzter Symptomatik entwickeln sich i. d. R. bei drohenden oder vollzogenen Trennungen.

Psychotherapeutische Maßnahmen zielen zunächst auf die Identifizierung der handlungsbestimmenden Grundannahmen („allein bin ich nicht überlebensfähig") sowie auf dysfunktionale Kognitionen und Verhaltensmuster (Signale von Hilflosigkeit und Unterwerfung). Der therapeutische Prozess entwickelt sich im Zusammenwirken von neu zu erlernenden zwischenmenschlichen Kompetenzen (evtl. in der Gruppe) und deren Anwendung im realen psychosozialen Umfeld.

Als therapeutische Fehler gelten die Etablierung des Therapeuten als starkem und mächtigem Helfer, die ausschließliche Fokussierung auf die entwicklungspsychologischen Entstehungsbedingungen der Störung sowie die Vernachlässigung des Neuerwerbs sozialer Kompetenzen und deren Etablierung im realen sozialen Umfeld.

21.6.2 Ängstliche (vermeidende) Persönlichkeitsstörung (ICD-10)

Fallbeispiel

Sie sei sich nicht sicher, ob eine Psychotherapie für sie das Richtige sei, betont die knapp 40-jährige Germanistin. Eine Freundin habe ihr den Rat gegeben. Seit Monaten fühle sie sich erschöpft und niedergeschlagen. Ihr Lebensgefährte habe nun nach 8-jähriger Beziehung darauf gedrängt, eine gemeinsame Wohnung zu beziehen und zu heiraten. Sie könne sich zu diesem Schritt nicht entschließen, sie sei sich einfach nicht sicher, ob er der Richtige sei. Seither spreche er davon, sie zu verlassen. Schon der Gedanke daran erfülle sie mit Angst. Sie könne sich nicht vorstellen, ohne Partner zu leben. Ständig nörgle der Freund an ihr herum, weil sie ungern ausgehe, sondern die freie Zeit lieber im Bett verbringe und lese. Sie habe einfach kein Interesse an den gesellschaftlichen Aktivitäten des Partners, zudem fühle sie sich sehr unsicher und gehemmt in fremder Gesellschaft. Am liebsten hätte sie ihren Freund ganz für sich allein, doch schon die Planung von gemeinsamen Urlauben scheitere an Streitereien.

Diagnostik

Die ängstliche (vermeidende) Persönlichkeitsstörung (ÄVP) (ICD 10 F60.6, im DSM-5 als selbstunsichere PS bezeichnet) ist in klinischen wie nichtklinischen Populationen eine der am **häufigsten vorkommenden Formen von Persönlichkeitspathologie** (Ekselius et al. 2001). Die Patienten zeichnen sich durch große Selbstunsicherheit und ausgeprägtes Vermeidungsverhalten aus. Das Selbstbild ist ausgesprochen negativ; es besteht extreme Angst vor Zurückweisung und Ablehnung in allen interpersonellen Beziehungen, und es sind durchaus reale Defizite in sozialen Kompetenzen zu verzeichnen. Chronische Anspannung und Besorgtheit sind ebenfalls charakteristische Kennzeichen. Die Betroffenen sind geprägt durch eine **starke Sehnsucht nach Zuneigung und Akzeptanz** durch andere, **Überempfindlichkeit gegenüber Zurückweisung und Kritik** bei gleichzeitig eingeschränkter Beziehungsfähigkeit. Es herrscht starkes Misstrauen gegenüber anderen, das von der Angst geprägt ist, bloßgestellt oder beschämt zu werden. Die Betroffenen neigen zur Überbetonung potenzieller Gefahren oder Risiken alltäglicher Situationen bis zur Vermeidung bestimmter Aktivitäten. Sie haben Schwierigkeiten, sich auf sozial relevante Stimuli zu konzentrieren und sich konstruktiv mit sozialen Situationen auseinanderzusetzen.

Die Merkmale und Probleme von Patienten mit einer ÄVP sind denen von Patienten mit stark ausgeprägten generalisierten sozialen Phobien sehr ähnlich. Daher wird die ÄVP sogar als eine besonders schwere Form der generalisierten sozialen Phobie betrachtet. Im Gegensatz zu anderen Persönlichkeitsstörungen wird die Symptomatik von Personen mit ÄVP kaum als ich-synton erlebt und kann somit auch direkt im Fokus der Behandlung stehen. Personen mit ÄVP zeigen im Vergleich zu Personen mit sozialer Phobie jedoch neben einem sehr negativen Selbstbild auch Defizite in sozialen Kompetenzen. Je nach Studien erfüllen zwischen 25–89 % der Patienten mit **generalisierter sozialer Phobie** gleichzeitig die diagnostischen Kriterien für eine ÄVP. Die ÄVP zeigt auch eine hohe Komorbidität mit

21

anderen Persönlichkeitsstörungen, insb. mit der dependenten Persönlichkeitsstörung; in einer Studie traf dies auf 43 % der Patienten zu (Stuart et al. 1998). Die ÄVP ist allgemein in klinischen Stichproben die häufigste Persönlichkeitsstörung und tritt coprävalent bei bis zu ⅓ der Patientinnen mit Angststörungen auf.

Zur Einführung der Diagnose hat maßgeblich Millon (1981) beigetragen, der deutlich machte, dass es neben dem eher passiven sozialen Rückzug bei schizoiden Persönlichkeiten eine Form des aktiven und bewussten Vermeidens sozialer Beziehungen und Bindungen gibt, die durch Angst und extreme Unsicherheit motiviert sei. Menschen, die ein aktiv-distanzierendes Vermeidungsmuster zeigen, sind nach Fiedler (2001) ständig bemüht, eine Wiederholung schmerzhafter interpersoneller Erfahrungen zu vermeiden, die ihnen durch andere zugefügt wurden.

Untersuchungen zu dimensionalen Persönlichkeitskonzepten der ÄVP zeigen, dass eine Kombination aus hohen Neurotizismus- und hohen Introversionswerten die ÄVP am besten beschreibt. Für diese beiden Persönlichkeitseigenschaften wird eine genetische Disposition angenommen. Im Rahmen eines biopsychosozialen Störungsmodells sind zur Erklärung der Aufrechterhaltung und Entstehung der Symptomatik folgende Faktoren heranzuziehen:

- eine biologisch bedingte Vulnerabilität (Amygdala-Dysfunktionen, Neurotransmitter, *behavioral inhibition, preparedness,* zusammenfassend s. Herrmann 2002),
- eine psychologisch bedingte Vulnerabilität: Grundüberzeugungen (dysfunktionale Kognitionen, Schemata), Kompetenzdefizite, ein kritischer und distanzierter Erziehungsstil sowie spezifische, als belastend erlebte Lebensereignisse in der Kindheit und Adoleszenz wie öffentliche Kritik oder Ablehnung.

Die **diagnostischen Forschungskriterien nach ICD-10** sind ➤ Box 21.6 zu entnehmen.

BOX 21.6

Diagnostische Kriterien der ängstlichen (vermeidenden) Persönlichkeitsstörung (F60.6; ICD-10-Forschungskriterien)

Mindestens vier der folgenden Eigenschaften oder Verhaltensweisen müssen vorliegen:

- Andauernde und umfassende Gefühle von Anspannung und Besorgtheit
- Überzeugung, selbst sozial unbeholfen, unattraktiv oder minderwertig im Vergleich mit anderen zu sein
- Übertriebene Sorge, in sozialen Situationen kritisiert oder abgelehnt zu werden
- Persönliche Kontakte nur, wenn Sicherheit besteht, gemocht zu werden
- Eingeschränkter Lebensstil wegen des Bedürfnisses nach körperlicher Sicherheit
- Vermeidung beruflicher oder sozialer Aktivitäten, die intensiven zwischenmenschlichen Kontakt bedingen, aus Furcht vor Kritik, Missbilligung oder Ablehnung

Typische Verhaltensmuster und Grundannahmen

Patienten mit ÄVP sind in hohem Maße **empfindsam für Geringschätzung oder Demütigungen.** Da sie ein **feines Gespür für ihre schmerzhafte Einsamkeit und emotionale Isolation** haben, sind sie durch eine **ausgeprägte, starke Sehnsucht nach Zugehörigkeit und Akzeptanz** gekennzeichnet. Doch diese kontrastiert mit starker Angst vor emotionaler Nähe und Verbindlichkeit. Gefangen im Konflikt zwischen Bindungsbedürfnis und Angst vor Abhängigkeit, legen diese Patienten großen Wert auf sichere Distanz. Obwohl sie also unter ihrer sozialen Zurückgezogenheit und Einsamkeit oft sehr leiden, wenden sie sich nur selten anderen zu, da sie mit Zurückweisung und Kränkung rechnen. Die mangelhafte Ausdrucksfähigkeit ihrer ausgeprägten, oft hypersensitiven emotionalen Wahrnehmung mündet nicht selten in Fantasien und Tagträume und bildet zuweilen die Matrix für künstlerische Aktivitäten.

Im sozialen Kontakt wirken die Betroffenen häufig unzufrieden, gequält und distanziert, auf Außenstehende manchmal kühl, ja arrogant. Die Sprachmodulation wird bisweilen als zäh oder stockend beschrieben. Potenzielle Partner durchlaufen oft jahrelange subtile „Testmanöver", bis wirkliche Intimität zugelassen werden kann. Beziehungen gestalten sich daher häufig sehr konfliktbeladen. Gebunden im Spannungsfeld zwischen Sehnsucht nach Liebe einerseits und Misstrauen andererseits, lösen gerade Wahrnehmungen von Verbundenheit und Abhängigkeit in den Patienten starke Angst vor Enttäuschung und Zurückweisung aus. Die eingeleiteten Rückzugsmanöver provozieren nicht selten Beziehungsabbrüche und damit die Wiederholung der gefürchteten Erfahrung. So werden die katastrophisierten Annahmen bestätigt. Um diese Erfahrungen zu verhindern, leidet ein Mensch mit selbstunsicherer PS unter seinem eigenen „Sicherheitsabstand": *„Er hält Distanz, nicht weil er Distanz will, sondern weil er sich nicht traut, Initiative in Richtung auf Nähe zu unternehmen"* (Sachse 2004).

Der **kognitive Stil** ist durch ein ausgesprochen hohes Aufmerksamkeitsniveau für potenzielle Gefahren im sozialen Bereich geprägt. Diese Vigilanz wird nicht selten durch Tagträume oder dissoziative Momente gestört, die bisweilen erhebliche Störfaktoren darstellen können. Manche Autoren betonen die Funktion der Fantasie als regulatives Moment, wobei v. a. die Verleugnung, Vernebelung und Diffusion der Wahrnehmungen von emotionalen Befindlichkeiten von Bedeutung zu sein scheinen. Ein diffuses Gefühl des Unbehagens und Leidens scheint für ängstlich-vermeidende Persönlichkeiten leichter erträglich zu sein als das reale Ausmaß ihrer intrapsychischen und interpersonellen Situation. Auch die Funktion der Verleugnung von Demütigung oder aggressiven Impulsen wird den Tagträumen zugewiesen. Die Diskrepanz zwischen Fantasie und Realität ist jedoch häufig erschreckend und führt zur Aggravierung der Störung.

Das **Selbstbild** könnte als sozial inadäquat und unterlegen bezeichnet werden. Die kognitiven Schemata werden dominiert von Leitsätzen wie „ich bin nichts wert," „andere Menschen sind mir überlegen und werden mich ablehnen oder kritisch über mich denken, wenn sie mich kennen lernen", „ich bin ein Langeweiler, sobald ich etwas sage, blamiere ich mich, ich kann andere nicht unterhalten, es ist kein Wunder, dass ich so allein bin".

Im Zentrum der **Beziehungsgestaltung** steht der Wunsch nach Anerkennung und Wertschätzung. Dies betrifft häufig auch die Geschlechterrolle. So beschäftigen sich die Betroffenen oft intensiv mit den eigenen Körpermerkmalen (Schönheit, Kraft), um sozial „attraktiv" zu wirken. In Gruppen bestehen ein intensives Bedürfnis nach Zugehörigkeit und der Wunsch, von allen geliebt, gefragt und geschätzt zu werden.

Prävalenz

In der Allgemeinbevölkerung wird die Prävalenzrate auf 0,9 % geschätzt. Bei Patienten kommt Widiger (1992) in einer Metaanalyse von acht Studien zu Prävalenzraten (diagnostiziert nach DSM-III) von 5–35 %, je nachdem, ob ambulante oder stationäre Patienten untersucht bzw. welche Erhebungsstrategien verwendet wurden. Loranger (1994) findet in der WHO-Studie bei psychiatrisch behandelten Patienten eine Prävalenzrate um 10 %.

Differenzialdiagnose und Komorbidität

Patienten mit **ängstlich-vermeidenden Persönlichkeitsstörungen** scheinen eine **hohe Anfälligkeit** für die Entwicklung anderer psychischer Erkrankungen aufzuweisen. An erster Stelle stehen Angststörungen, v. a. die **generalisierte Angststörung.** Aber auch soziale Phobien, Zwangserkrankungen, somatoforme Störungen und Depressionen finden sich häufig.

Im klinischen Alltag bereitet insb. die Abgrenzung zur **sozialen Phobie** Schwierigkeiten. Da es große Überlappungsbereiche gibt, scheint die Differenzierung von Millon und Davis (1996) hilfreich zu sein: Sie betont v. a. die Ambivalenz des sozial aversiven Verhaltens bei selbstunsicheren Patienten im Kontrast zu den eindeutig meidenden Verhaltensmustern und ausgeprägten Reaktionen bei sozialen Phobikern. Auch das niedrige Selbstwertgefühl und die ausgeprägte Sehnsucht nach Akzeptanz scheinen bei Patienten mit sozialen Phobien weniger stark ausgeprägt zu sein.

Die Abgrenzung zu **schizoiden, schizotypischen und abhängigen PS** bereitet bisweilen Schwierigkeiten. Wie bereits erwähnt, sehnen sich selbstunsichere Patienten ausgesprochen intensiv nach sozialer Akzeptanz und fühlen ihre Isolation, während schizoide Patienten sozialen Beziehungen weitgehend indifferent und uninteressiert gegenüberstehen. Die bizarren Denk- und Sprachmuster, wie sie für schizotypische Persönlichkeitsstörungen charakteristisch sind, finden sich bei ängstlich-vermeidenden Patienten nicht.

Patienten mit **dependenten PS** leiden wie Selbstunsichere an negativem Selbstwertgefühl. Im Gegensatz zu Letzteren, die auf Unsicherheit mit Distanz und Rückzug reagieren, verstärken dependente Patienten ihre submissiven Verhaltensmuster, wenn sie Zurückweisung oder Ablehnung spüren, um die Beziehung unter allen Umständen – auch um den Preis der Selbsterniedrigung – zu retten. Neuere eigene Untersuchungen konnten zeigen, dass etwa die Hälfte aller Borderline-Patienten unter einer komorbiden ÄVP leidet.

Therapie

Aufbau der therapeutischen Beziehung Im Umgang mit selbstunsicheren Patienten sollte man sich stets vergegenwärtigen, dass diese von einem extrem schlechten Selbstwertgefühl bei hoher Erwartungsangst vor Zurückweisung oder Demütigung bestimmt sind. Der Aufbau der therapeutischen Beziehung wird sich häufig langsam und zögerlich gestalten. Die Befürchtung, „dass der Therapeut bemerkt, wie lächerlich ich eigentlich bin", lähmt die Selbstexploration.

Ähnlich wie in der Gestaltung von Paarbeziehungen haben Therapeuten in der Anfangsphase fortwährend mit „Testsituationen" zu rechnen. Provokative, paradoxe oder konfrontative Techniken sind zu Beginn am besten zu unterlassen. Vielmehr sollten Empathie, freundliche Zugewandtheit und Sicherheit das therapeutische Klima auszeichnen.

Hat der Patient Vertrauen gefasst und erlebt, dass auch die Selbstexploration von als minderwertig konnotierten Schemata nicht der Lächerlichkeit preisgegeben wird, so sind die Beziehungen häufig sehr tragfähig und fruchtbar. Ist diese vertrauende therapeutische Beziehung auch als Conditio sine qua non aufzufassen, so sollte der Therapeut dennoch darauf achten, dass sie nicht zum Selbstzweck der Therapie wird. Ohne veränderungsorientierte Arbeit an den spezifischen dysfunktionalen kognitiven Mustern ist mit therapeutischem Stillstand und zeitlich schlecht begrenzbaren Behandlungen zu rechnen.

Verbesserung der psychosozialen Kompetenzen Viele ängstliche (vermeidende) Persönlichkeiten leiden unter **sozialen Ängsten.** Auch wenn sie nicht immer das Ausmaß einer sozialen Phobie erreichen, so haben sich doch störungsorientierte Verfahren zur Behandlung sozialer Phobien auch bei dieser Patientengruppe als hilfreich erwiesen.

Die Verbesserung der sozialen Kompetenz kann in Form von etablierten **Gruppentherapieprogrammen** geschehen, die Rangreihung der Exposition sollte jedoch sehr sorgsam, wenn möglich vom Einzeltherapeuten durchgeführt werden, da besonders in der Anfangsphase Erfolgserlebnisse wichtig sind. Es sollte stets versucht werden, die gesamten individuellen Problemsituationen (Angst vor Kritik, Angst vor Ablehnung und negatives Selbstbild) zu fokussieren.

Renneberg (1996) betont die Vorzüge der Exposition in der Gruppenbehandlung, die Bedeutung von Rollenspielen und den Einsatz von Videotechnik: *„Die eigentliche Durchführung der systematischen Desensibilisierung erfolgt zwar in der Gruppe, aber in einem sehr individualisierten Format. ... Für viele Teilnehmer ist die Betrachtung des Videos von entscheidender Bedeutung, weil es eine objektive Art der Rückmeldung ermöglicht."*

Weitere Interventionen zur Verbesserung der sozialen Kompetenzdefizite wären etwa gezielte Programme, um Smalltalk, Flirten und Komplimente zu erlernen.

Strukturierung des psychosozialen Umfelds Die ausgeprägte Ambivalenz zwischen der **Sehnsucht nach Nähe und Geborgenheit** einerseits und der **Angst vor Zurückweisung** andererseits führt häufig dazu, dass wichtige Bezugspartner demütigend oder zurückweisend reagieren. Nicht selten suchen sich selbstunsichere Patienten „triangulierte" Partnerschaften: eine Geliebte, die ihre Ehe nicht aufgeben will, homosexuelle oder anderweitig letztlich unerreichbare Wunschpartner (z. B. Pfarrer), aber auch alkohol- oder arbeitssüchtige Freunde, sodass ein Arrangement zwischen Sehnsucht und Distanz etabliert bleibt.

Nach sorgfältiger Analyse der aufrechterhaltenden Bedingungen mag es sinnvoll erscheinen, **Veränderungen im sozialen Kontext anzustreben.** Bisweilen ist es sinnvoll, die Partner einzubeziehen, da die beschriebenen Triangulierungen Veränderungsprozesse häufig blockieren.

Bearbeitung dysfunktionaler Ziele und Verhaltensmuster Die Therapie sollte dem Patienten den Teufelskreis zwischen allgemeiner Ängstlichkeit, Angst vor Zurückweisung, sozialem Rückzug, sozialer Isolation, Bestätigung negativer Schemata, Sehnsucht nach Nähe und Flucht in die Fantasie verständlich machen. Gerade der soziale Rückzug als Schutzmechanismus vor Zurückweisung verhindert neue positive Erfahrungen.

Um das Therapieziel einer **Balance zwischen Genuss- und Leidensfähigkeit sowie zwischen Aktivität und Passivität** zu erreichen, sollte während des gesamten therapeutischen Prozesses jede Möglichkeit genutzt werden, um positiv erlebte Sozialkontakte zu stärken und die aktive Meidung ängstigender Ereignisse abzuschwächen. Verhaltensbeobachtungen und Aufzeichnungen von Rückzugsverhalten, von selbstabwertenden Kognitionen oder auch physiologischen Erregungszuständen können als Ausgangsbasis für ein **individuell zugeschnittenes kognitives Training** vor der sozialen Exposition dienen. Mittlerweile liegen auch computergestützte Selbsthilfeprogramme vor, die im Selbstmanagement durchgeführt werden können und als gute Ergänzung oder als Vorbereitung für die Psychotherapie herangezogen werden können (Steil et al. 2007).

Die therapeutischen Interventionen sollten es dem Patienten ermöglichen, sich kognitive Schemata zu erarbeiten, die ein gewisses Maß an Unabhängigkeit gegenüber dem Urteil anderer ermöglichen. **Verhaltenstherapeutische Strategien** haben sich in Bezug auf einen effektiveren Umgang mit bedrohlichen Situationen als hilfreich erwiesen. Grundsätzlich sollte dabei die *In-vivo*-Exposition der kognitiven Desensibilisierung vorgezogen werden.

Auf kognitiver Ebene kann die therapeutische Beziehung als Modell für die **Aktivierung, Aufdeckung und Reorganisation kognitiver Schemata** dienen. Beck schlägt vor, v. a. mit Befürchtungen bzgl. Zurückweisung durch den Therapeuten zu experimentieren und den Realitätsgehalt der Kognitionen fortwährend zu überprüfen. Auch **positive Selbstverbalisation** i. S. eines kognitiven Expositionstrainings hat sich bewährt.

Sachse (2004) betont die Bedeutung von **„Ein-Personen-Rollenspielen"**, um folgende Fragen zu verfolgen: „Welche Beweise gibt es für meine Unattraktivität?"; „In welchem Ausmaß habe ich diese Beweise durch mein eigenes Verhalten hergestellt?" „Bin ich wirklich allein für das Gelingen einer Unterhaltung verantwortlich?", „Kann es nicht sein, dass gutes Zuhören auch attraktiv ist?"

Benjamin (1993) betont die therapeutischen Möglichkeiten von **„geführten" Gruppen,** d. h., der Therapeut sollte versuchen, Misserfolge und Abwertungen im Gruppenkontext zu verhindern und stattdessen lernzielorientiert an einer Verbesserung der Kompetenzen zu arbeiten, sodass die Nähe und Unterstützung, die sich der selbstunsichere Patient wünscht, in dieser Situation von ihm auch erlebt werden kann.

Weitere wichtige Interventionen der kognitiv-verhaltenstherapeutischen Ansätze sind **Verhaltensexperimente,** in denen systematische Testungen von sozialphobischen Überzeugungen in der Realität vorgenommen werden (Stangier et al. 2006).

Generalisierung des Erlernten im sozialen Umfeld Wie bereits beschrieben, sollte die Verankerung der neu erworbenen sozialen Erfahrungen und Fertigkeiten nicht am Ende der Therapie stehen, sondern in die fortlaufende Behandlung integriert werden. Die positive Verstärkung, die der Patient durch selbstsicheres Auftreten, durch Bewältigung seiner Angst vor Zurückweisung und daher durch aktive soziale Kontaktaufnahme erfährt, kann als wertvoller Bestandteil des therapeutischen Prozesses genutzt werden.

Therapiestudien Es liegen derzeit fünf Studien vor, in denen die **Wirksamkeit psychotherapeutischer Ansätze** ausschließlich für Patienten mit ÄVP untersucht wurde. In allen Studien ergaben sich deutliche Verbesserungen hinsichtlich Selbstunsicherheit, Angst vor negativer Bewertung, Vermeidung und Depressivität (Alden 1989; Barber et al. 1997; Emmelkamp et al. 2006; Renneberg et al. 1990; Stravynski et al. 1994). Hinsichtlich der klinischen Signifikanz der Ergebnisse zeigten sich ebenfalls deutliche Verbesserungen, allerdings erreichten die Teilnehmenden nur selten das Niveau gesunder Vergleichspersonen (Alden 1989; Barber et al. 1997; Renneberg et al. 1990).

In einer vergleichenden Studie bei depressiven Patienten mit ÄVP war der kognitiv-verhaltenstherapeutische Ansatz der interpersonalen Therapie überlegen (Barber und Muenz 1996). Neuere Ergebnisse einer RCT zur Behandlung der ÄVP zeigten ebenfalls eine Überlegenheit des kognitiv-verhaltenstherapeutischen Vorgehens im Vergleich zu einer Wartekontrollgruppe und auch zur psychodynamischen Therapie nach Luborsky (Emmelkamp et al. 2006). Für symptomorientierte Maße wurden in dieser Studie für die kognitiv-verhaltenstherapeutischen Interventionen große bis sehr große Prä-Post-Effektstärken ermittelt (zwischen $d = 0{,}92$ und $d = 1{,}88$).

Bisher liegt keine Metaanalyse zur Wirksamkeit der Psychotherapie bei ÄVP vor. Die Ergebnisse aus Metaanalysen über die kognitiv-behaviorale Behandlung der sozialen Phobie (Effektstärken zwischen 0,80 und 1,09; Rodebaugh et al. 2004) sind auch für die ÄVP richtungweisend, allerdings nicht 1 : 1 übertragbar, weil davon auszugehen ist, dass die Symptomatik bei ÄVP schwerer ausgeprägt ist. Weiterhin fehlen Untersuchungen zu Unterschieden in der Wirksamkeit und der differenziellen Indikationsstellung für Gruppen- oder Einzeltherapie.

Ob neuere kognitive Therapieansätze (z. B. Stangier et al. 2006), die für die Behandlung der sozialen Phobie entwickelt wurden, zu Verbesserungen der Therapieergebnisse von Patienten mit ÄVP führen, bleibt noch zu untersuchen.

Psychopharmakotherapie Zur Wirksamkeit einer pharmakologischen Behandlung der ÄVP gibt es keine RCTs. Die vorliegenden Daten stützen sich deshalb auf Patienten mit einer (generalisierten) sozialen Phobie, wobei nur ein kleiner Anteil der behandelten Patienten gleichzeitig die Kriterien für eine ÄVP erfüllten. Den Leitlinien der *World Federation of Societies of Biological Psychiatry* (WFSBP; Herpertz et al. 2007) zufolge erwiesen sich **SSRI** (15 Studien) und **SSNRI** (5 Studien) gegenüber einer Placebomedikation im Kurzzeitverlauf (meistens 12 Wochen) als wirksam, wobei Studien mit deutlich längerem Beobachtungsintervall wünschenswert wären. Auch **irreversible MAO-Hemmer** haben sich im Placebovergleich als wirksam erwiesen, werden jedoch aufgrund ihres ungünstigeren Nebenwirkungsprofils nicht als Mittel der 1. Wahl empfohlen. Im Placebovergleich ließen sich auch für Gabapentin und Pregabalin positive Therapieeffekte nachweisen, was jedoch noch der Replikation bedarf.

Resümee

Die ängstliche (vermeidende) Persönlichkeitsstörung ist durch Grundannahmen charakterisiert, die zu widersprüchlichen Verhaltensmustern führen: Die ausgeprägte Sehnsucht nach Zugehörigkeit und Akzeptanz wird von einer starken Angst vor emotionaler Nähe und Verbindlichkeit kontrastiert. Der Rückzug in Fantasiewelten, mangelhafte aktive Problemlösekompetenz und soziale Ängste können als Folge dieser Grundannahmen gesehen werden. Angststörungen und depressive Erkrankungen sind v. a. in Krisensituationen häufig. Im Zentrum der Therapie steht neben einer Verbesserung der sozialen Kompetenz und der Angstbewältigung der Aufbau selbstreferenzieller Wertschätzung, die ein gewisses Maß an Unabhängigkeit von anderen und damit eine vertrauensvollere Zuwendung ermöglicht.

21.6.3 Emotional instabile Persönlichkeitsstörung, Borderline-Typus (ICD-10)

Fallbeispiel

Eine 28-jährige Patientin wird, im Rettungswagen aus der chirurgischen Klinik kommend, in der psychiatrisch-psychotherapeutischen Ambulanz vorgestellt. Laut Überweisungsbericht hatte sie sich zunächst oberflächliche Schnittwunden an beiden Armen zugefügt und schließlich 1,5 Liter Blut venös entnommen. Trotz ihrer ausgeprägten Anämie habe sie in der chirurgischen Notaufnahme randaliert, den Kopf gegen die Wand geschlagen und sich aufs Heftigste gegen die Transfusion gewehrt.

Die Patientin wirkt bei Aufnahme zwar gespannt, jedoch kontrolliert und kooperativ. Sie berichtet, dass sie seit Tagen unter unerträglichen Spannungen leide, die sie schließlich gezwungen hätten, sich Blut abzunehmen. Jetzt gehe es ihr deutlich besser. Sie benötige keine stationäre Behandlung, vielmehr wünsche sie, sofort nach Hause entlassen zu werden, da in den nächsten Tagen ihr ambulanter Therapeut aus dem Urlaub zurückkomme. Man möge ihn doch umgehend schriftlich benachrichtigen.

Diagnostik

Die **diagnostischen Kriterien** sind ➤ Box 21.7 zu entnehmen. Während die erste Kriteriengruppe auch für den „impulsiven Typus" gilt (F60.30), müssen für den „Borderline-Typus" (F60.31) zusätzlich Kriterien aus der zweiten Gruppe erfüllt sein. Diese von der Systematik der Operationalisierung gegenüber anderen Persönlichkeitsstörungen abweichende Einteilung ergab sich u. a. dadurch, dass die BPS erst zu einem relativ späten Stadium der Entwürfe für die ICD-10 eingefügt wurde (Dittmann et al. 1992). Ein weiterer Unterschied zu den anderen Persönlichkeitsstörungen zeigt sich darin, dass sich in den klinisch-diagnostischen Leitlinien keine expliziten Kriterien finden; diese liegen nur für die Forschungskriterien vor. Da die BPS den „impulsiven Typus" auf der Kriterienebene einschließt und somit weiter gefasst ist, soll nachfolgend nur die BPS vorgestellt werden. Im Vergleich zum DSM-III wurden in das DSM-5 lediglich ein zusätzliches Item (kurze, situativ bedingte paranoide oder dissoziative Symptomatik) und die Hierarchisierung der diagnostischen Kriterien aufgenommen.

BOX 21.7

Diagnostische Kriterien der emotional instabilen Persönlichkeitsstörungen vom Borderline-Typ (F60.31; ICD-10-Forschungskriterien)

Mindestens drei der folgenden Eigenschaften oder Verhaltensweisen müssen vorliegen:
- Deutliche Tendenz, unerwartet und ohne Berücksichtigung der Konsequenzen zu handeln
- Deutliche Tendenz zu Streitereien und Konflikten mit anderen, v. a. dann, wenn impulsive Handlungen unterbunden oder getadelt werden
- Neigung zu Ausbrüchen von Wut oder Gewalt mit Unfähigkeit zur Kontrolle explosiven Verhaltens
- Schwierigkeiten in der Beibehaltung von Handlungen, die nicht unmittelbar belohnt werden
- Unbeständige und unberechenbare Stimmung

Zusätzlich müssen mindestens zwei der folgenden Eigenschaften und Verhaltensweisen vorliegen:
- Störungen und Unsicherheit bezüglich Selbstbild, Zielen und „inneren Präferenzen" (einschl. sexueller)
- Neigung, sich auf intensive, aber instabile Beziehungen einzulassen, oft mit der Folge von emotionalen Krisen
- Übertriebene Bemühungen, das Verlassenwerden zu vermeiden
- Wiederholte Drohungen oder Handlungen mit Selbstbeschädigung
- Anhaltende Gefühle von Leere

Wie im gesamten Bereich der Persönlichkeitsstörungen gilt auch für die Diagnostik der BPS derzeit das **IPDE (International Personality Disorder Examination;** Loranger et al. 1994) als Instrument der Wahl. Es integriert die Kriterien des DSM-5 und der ICD-10. Die Interrater- und Test-Retest-Reliabilität ist gut und deutlich höher als für unstrukturierte klinische Interviews (z. B. zwischen 0,68 und 0,96 für die Interrater-Reliabilität).

Instrumente zur Quantifizierung der Symptomatik, d. h. zur Schweregradbestimmung, sind erst in neuerer Zeit erschienen: Zanarini publizierte eine DSM-basierte Fremdratingskala (ZAN-SCALE) (Zanarini et al. 2003). Arntz et al. (2003) entwickelten den *Borderline Personality Disorder Severity Index* (BPDSI) und veröffentlichten erste Prä-Post-Messungen. Bohus et al. (2001, 2007) entwickelten die Borderline-Symptom-Liste (BSL) als 90-Item-Selbstratinginstrument. Die psychometrischen Kennwerte sind sehr gut; dies gilt auch für die Veränderungssensitivität. Das Instrument liegt mittlerweile auch als 25-Item-Kurzfassung vor (Bohus et al. 2009).

In der Primärversorgung kann zunächst das Leitsymptom der intensiven aversiven Anspannung erfragt werden. Wird dieses bejaht und zudem angegeben, dass Verhaltensstrategien wie Selbstverletzungen, Erbrechen, intensive körperliche Anstrengung oder Alkoholabusus zur kurzfristigen Entlastung eingesetzt werden, empfiehlt es sich, die Items des IPDE zur kurzen klinischen Diagnostik heranzuziehen.

Die klinische Diagnostik in der Praxis sollte sich an dem in ➤ Box 21.8 zusammengefassten Entscheidungsalgorithmus orientieren.

BOX 21.8

Klinische Diagnostik der Borderline-Persönlichkeitsstörung

- **Klinische Hinweise**
  - Einschießende intensive aversive Anspannung, starke Affektschwankungen, Selbstverletzungen, chronische Suizidalität auch außerhalb depressiver Episoden
- **Operationalisierte Diagnostik**
  - IPDE *(International Personality Disorder Examination,* Borderline-Modul)
  - SKID II (Strukturiertes Klinisches Interview für Achse-II-Störungen, nach DSM-IV)
- **Schweregradeinschätzung**
  - BSL (Borderline-Symptom-Liste – Selbstrating)
  - ZAN-Skala (Zanarini-Scale – Fremdrating, deutsche Version derzeit nicht validiert)
- **Komorbidität**
  - SKID-I (Strukturiertes Klinisches Interview für Achse-I-Störungen, nach DSM-IV)

Typische Verhaltensmuster und Grundannahmen

Im Zentrum der Borderline-Problematik sehen die meisten wissenschaftlich orientierten Arbeitsgruppen drei Dimensionen: **Affektregulation, Selbstbild und zwischenmenschliche Interaktion.**

Störungen der Affektregulation Die meiste Evidenz liegt derzeit für die erste Dimension vor, also für Störungen der Affektregulation (Rosenthal et al. 2008). Dabei können sämtliche Bereiche der Affektregulation betroffen sein können. Häufig dominieren Zustände von **intensivster Anspannung**, die als äußerst aversiv und peinigend erlebt werden und oft mithilfe von dysfunktionalen, d. h. kurzfristig wirksamen **Strategien wie etwa Selbstverletzungen**, Essattacken oder Alkoholkonsum bewältigt werden (Stiglmayr et al. 2005; Kleindienst et al. 2008). Neben diesen „extrovertierten" Verhaltensmustern sollte jedoch nicht übersehen werden, dass die meisten Betroffenen Tag für Tag mit sehr intensiven aversiven Emotionen wie Schuld, Scham, Ohnmacht und Selbstverachtung zu kämpfen haben. Diese Emotionen behindern nicht nur die Alltagsbeziehungen der Patienten, sondern spiegeln sich auch in der therapeutischen Interaktion und in entsprechend hohen Abbruchquoten nicht spezifisch ausgebildeter Therapeuten wider. Ein weiteres Problem sind stressinduzierte dissoziative Zustände, die emotionale Lernprozesse – und darum handelt es sich ja in der Psychotherapie – erheblich beeinträchtigen (Ebner-Priemer et al. 2009).

Störungen der Identität Obgleich Störungen der Identität bei Patienten mit BPS im DSM-5 als diagnostisches Kriterium aufgeführt werden, sind diese vergleichsweise wenig wissenschaftlich untersucht. Eine der wenigen aussagekräftigen Studien zu Identitätsstörungen (Wilkinson-Ryan und Westen 2000) kategorisierte die Identitätsstörungen bei BPS-Patienten: **Rollenabsorption** (vollständiges Aufgehen in einer einzigen sozialen Rolle), **schmerzhafte Inkohärenz** (das Gefühl der „inneren Zerrissenheit"), **schmerzhafte Inkonsistenz** (fehlende Konstanz) und **fehlende Rollenakzeptanz.** Alle vier Faktoren waren spezifisch für BPS und weitgehend unabhängig von Erfahrungen des sexuellen Missbrauchs bzw. dissoziativer Symptomatik. Auffallend bei der Betrachtung der Literatur ist die weit reichende Vernachlässigung von Störungen der Körperwahrnehmung und des Körperkonzepts bei Patientinnen mit BPS, obwohl derartige Störungen von Betroffenen beschrieben werden (Haaf et al. 2000).

Störungen der sozialen Interaktion Bereits Gunderson (1996) konnte zeigen, dass die zwei interpersonalen Kriterien „ausgeprägte Furcht, verlassen zu werden" und „Instabilität der Beziehungen" bei der BPS die trennschärfsten Items gegenüber anderen Persönlichkeitsstörungen darstellen. Die häufig beobachtete **Ambivalenz zwischen Sehnsucht nach Geborgenheit und Angst vor Nähe** hatte schon Anlass für Kernbergs Hypothese der „mangelhaften Objektrepräsentanz" gegeben (Kernberg 1984).

Worin liegen die Probleme in der sozialen Interaktion von BPS-Patienten? Zum Teil wohl in Schwierigkeiten Emotionen, Bedürfnisse, Idee, Absichten, Erwartungen und Meinungen bei anderen richtig zu interpretieren. P. Fonagy (2006) bezeichnet diese Fähigkeit als „Mentalisierung" und postuliert entwicklungsbedingte grundlegende Fehlfunktionen bei Patienten mit BPS. Die Datenbasis ist jedoch noch sehr inkonsistent. So fanden z. B. Untersuchungen zur Fähigkeit, emotionale Gesichtsausdrücke bei anderen zu dechiffrieren, z. T. eine deutliche Überlegenheit der Patienten mit BPS (Fertuck et al. 2009; Lynch 2006; Franzen et al. 2011), z. T. aber auch erhebliche Einschränkungen, insb. wenn die Experimente unter Zeitdruck durchgeführt wurden. Die Schlussfolgerungen von Domes et al. (2009), dass insb. das Ausmaß der affektiven Anspannung die **Probleme in der emotionalen Dechiffrierung** beeinflusst, klingen daher plausibel. Übereinstimmend fand sich jedoch, dass Patienten mit BPS eine Tendenz aufweisen, neutrale Gesichter als negativ, feindlich oder ärgerlich zu attribuieren. Beispielsweise konnten Barnow et al. (2009) zeigen, dass Patienten mit BPS bei der Interpretation der sozialen Intentionen von auf Filmclips gezeigten Personen eine deutliche Verzerrung aufweisen und den Akteuren signifikant häufiger aggressive und feindliche Absichten unterstellten als Gesunde.

BPS-Patienten zeichnen sich einerseits durch ein starkes Bedürfnis nach sozialer Nähe, Geborgenheit und hingebungsvoller Zuwendung aus, andererseits durch eine stark ausgeprägte Angst vor eben dieser sozialen Nähe. Dieses intensive Bedürfnis nach Zuwendung und Nähe wird von verschiedenen Arbeitsgruppen unterschiedlich interpretiert. Während die Anhänger der Bindungstheorie vermuten, dass aufgrund früher interaktioneller Störungen die genuine Fähigkeit der „Selbstberuhigung" nicht entwickelt wurde, daher diesbezüglich eine starke Abhängigkeit von externen Objekten vorliegt, postulieren eher sozialpsychologisch orientierte Forschergruppen biografische Erfahrung von sozialer Demütigung und Zurückweisung als prädisponierende Variablen für die Borderline-typische Unfähigkeit, allein zu sein. Das tief greifende Gefühl des Unwohlseins während real erfahrener sozialer Nähe hingegen kann gut vor dem biografischen Hintergrund von BPS-Patienten verstanden werden. Immerhin berichten > 90 % über anhaltende **Trauma- und Gewalterfahrung in Kindheit und Jugend.**

Prävalenz

Die **Lebenszeitprävalenz** der Borderline-Persönlichkeitsstörung (BPS) liegt einer 2008 veröffentlichten Studie zufolge bei ca. **3 %**

(Trull et al. 2010). Das Geschlechterverhältnis ist in etwa ausgeglichen, auch wenn wesentlich mehr Frauen therapeutische Unterstützung suchen. Der Großteil der Betroffenen sucht psychiatrische Behandlung, und > 60 % der Betroffenen berichten über Suizidversuche. In retrospektiven Analysen unserer Arbeitsgruppe (M.B.) gaben etwa 30 % der untersuchten erwachsenen Patientinnen mit BPS an, sich bereits **im Grundschulalter Selbstverletzungen** zugefügt zu haben. Diese erschreckende Zahl spiegelt sich auch in den neuen Ergebnissen der Heidelberger Schulstudie wider, die zeigen konnte, dass ca. 6 % der 15-jährigen Mädchen sich regelhaft Selbstverletzungen zufügen und ca. 8 % mindestens einen Suizidversuch hinter sich haben (Brunner et al. 2007). Entsprechend hoch ist die Prävalenz der BPS mit 20 % in einer klinischen Stichprobe von Kindern und Jugendlichen (Brunner et al. 2001). Alle Daten deuten also darauf hin, dass die BPS ihren Beginn in der frühen Adoleszenz nimmt, zu einer Maximierung dysfunktionalen Verhaltens und Erlebens Mitte 20 führt, und dann langsam abflaut (Winograd et al. 2008). Das starke Inanspruchnahmeverhalten der Betroffenen fordert die Versorgungsstrukturen in besonderem Maße. Die jährlichen Behandlungskosten belaufen sich in Deutschland auf ca. 4 Mrd. Euro; das entspricht etwa 25 % der Gesamtkosten, die für die stationäre Behandlung von psychischen Störungen ausgegeben werden (Bohus 2007). 90 % dieser Kosten entstehen durch insuffiziente, d. h. nicht störungsorientierte, stationäre Behandlungen.

Verlauf

Neuere Studien aus den USA zeigen, dass der **Langzeitverlauf der BPS** besser zu sein scheint als lange vermutet. So konnten Zanarini et al. (2003a, 2006, 2010) in einer groß angelegten Katamnesestudie über inzwischen 10 Jahre zeigen, dass bereits nach 2 Jahren nur noch 65 % der Untersuchten die DSM-IV-Kriterien erfüllten. Nach 10 Jahren hatten insgesamt 90 % eine 2-jährige Remission erreicht. Die Rückfallraten erwiesen sich (in einer erst jüngst publizierten Studie (Zanarini et al., 2010) jedoch mit 35 % als relativ hoch. Zusammenfassend kann man aufgrund dieser Studie sagen, dass etwa die Hälfte aller Borderline-Patienten eine **stabile Remission** (nach DSM-IV-Kriterien) erreicht. Die **soziale Einbindung** allerdings bleibt ausgesprochen schlecht: Auch nach 10 Jahren erreichen nur 15 % einen stabilen Wert > 61 auf der *Global Assessment of Functioning Scale* (GAF). Allerdings kam bei dieser Population kaum störungsorientierte Psychotherapie zum Einsatz. Von klinischer Bedeutung sind zudem die **Risikoanalysen** von Zanarini et al. (2003), die insb. komorbiden Alkohol- und Drogenmissbrauch (noch vor komorbider PTBS) als Risikofaktor für Chronifizierung ausweisen. Weitere klinische Prädiktoren für einen eher schlechten Verlauf sind sexueller Missbrauch in der Kindheit sowie eine besonders schwer ausgeprägte Symptomatik (Zanarini et al. 2006; Gunderson et al. 2006). Die Suizidrate der BPS liegt bei 5–8 % (Lieb et 2004). Als Risikofaktoren für vollendete Suizide werden impulsive Handlungsmuster, höheres Lebensalter, Depression, komorbide antisoziale PS sowie frühkindlicher Missbrauch genannt. Auch Selbstverletzungen gelten als Risikofaktor für vollendete Suizide.

Differenzialdiagnose und Komorbidität

Gegenwärtig liegen 15 Studien vor, die zeitgleich Achse-I- und Achse-II-Störungen des DSM-III-R mittels operationalisierter Messinstrumente erfassten. Die methodisch sorgfältigste Untersuchung stammt wiederum von Zanarini (1998): Von 379 Patientinnen und Patienten mit einer nach DIB-R und DSM-III-R diagnostizierten BPS wurde im Langzeitverlauf bei 96 % die Diagnose einer depressiven Erkrankung gestellt. 88,5 % litten an einer Angststörung, 64 % an Substanzmissbrauch oder -abhängigkeit und 53 % an einer zusätzlichen Essstörung. Die **Komorbidität mit Erkrankungen aus dem schizophrenen Formenkreis** ist mit 1 % äußerst selten. Ferner ergaben sich hohe Komorbiditätsraten mit anderen Persönlichkeitsstörungen, wobei dependente PS (50 %), ängstlich-vermeidende PS und paranoide PS (jeweils ca. 40 %) sowie passiv-aggressive und antisoziale PS (jeweils etwa 25 %) im Vordergrund standen. Eine paranoide PS wurde signifikant häufiger bei Männern diagnostiziert.

Ätiologie und Pathogenese

Die meisten Wissenschaftler favorisieren heute ein ätiologisches Modell, das Wechselwirkungen zwischen genetischen und psychosozialen Variablen sowie dysfunktionalen Verhaltens- und Interaktionsmustern annimmt (> Abb. 21.6).

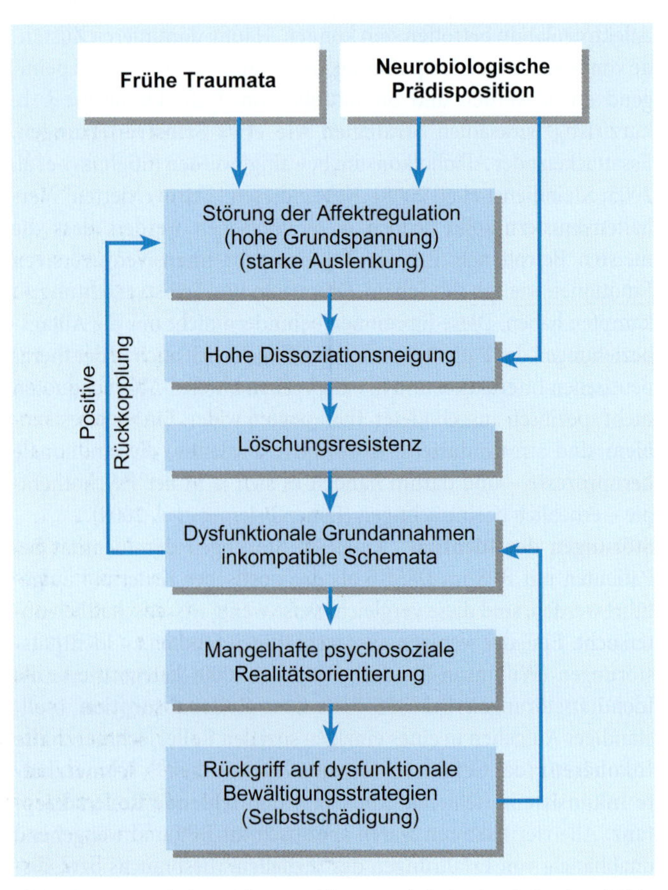

Abb. 21.6 Neurobehaviorales Entstehungsmodell der Borderline-Persönlichkeitsstörung

Die einzige, von Torgersen et al. (2000) durchgeführte Zwillingsstudie, die Konkordanzraten von monozygoten mit bizygoten Zwillingen vergleicht, von denen ein Zwilling manifest eine nach DSM-IV diagnostizierte Persönlichkeitsstörung aufweist, zeigt eine erhebliche genetische Bedeutung für die Entstehung der Borderline-Störung. An biografisch relevanten **psychosozialen Belastungsfaktoren** lassen sich sexuelle Gewalterfahrung (ca. 65 %), körperliche Gewalterfahrungen (ca. 60 %) und schwere Vernachlässigung (ca. 40 %) identifizieren (Zanarini et al. 1997). Bei der sexuellen Gewalt handelt es sich z. T. um sehr frühe, langwierige Traumatisierungen, und es scheint sich anzudeuten, dass Borderline-Patienten diese Erfahrungen eher im Binnenraum der Familie machen (Zanarini et al. 1997). Dennoch erscheint es wichtig darauf hinzuweisen, dass sexuelle Traumatisierung weder eine notwendige noch eine hinreichende Voraussetzung für die Entwicklung einer BPS darstellt. Die unter Klinikern stark verbreitete Annahme, bei der BPS handele es sich um ein chronisches posttraumatisches Belastungssyndrom, findet auf wissenschaftlicher Ebene keine Evidenz. Das pathogenetische Modell würde sicherlich zu kurz greifen, wenn die destabilisierende Wirkung dysfunktionaler Verhaltensmuster nicht berücksichtigt würde: Auf der phänomenologischen Ebene sticht das selbstschädigende Verhalten (Schneiden, Schlagen, Brennen, Verätzen u. a.) ins Auge. Bei ca. 85 % der Borderline-Patienten ist dieses Symptom zu eruieren. Etwa 80 % der Betroffenen schneiden sich in dissoziativen, analgetischen Zuständen meist mit der Absicht, aversive Anspannung zu reduzieren (Kleindienst et al. 2008).

Therapie

Psychotherapeutische Verfahren gelten derzeit als Mittel der Wahl in der Behandlung der BPS. Die deutschen S2-Leitlinien Persönlichkeitsstörungen (Herpertz et al. 2009) werten vier Therapieprogramme als evidenzbasiert: Die **dialektisch-behaviorale Therapie (DBT)** nach M. Linehan (1993; Evidenzstufe Ib nach Chambless und Hollon 1998), die **Mentalization-based Therapy (MBT)** nach Bateman und Fonagy (1999, 2001; Evidenzstufe IIa), die von O. Kernberg entwickelte **übertragungsfokussierte Psychotherapie (Transference-Focused Therapy, TFP)** (Clarkin et al. 2001; Evidenzstufe IIa) und die **Schematherapie** nach J. Young (2003; Evidenzstufe IIa).

Bevor auf die jeweilige Studienlage eingegangen wird, sollen zunächst die **Gemeinsamkeiten dieser störungsorientierten Behandlungsformen** skizziert werden:

- **Diagnostik:** Grundvoraussetzung für die Durchführung einer störungsorientierten Psychotherapie ist eine operationalisierte Eingangsdiagnostik, die dem Patienten offen gelegt wird. Therapieformen, deren Diagnostik sich im interaktionellen klinischen Prozess entwickelt, gelten heute als obsolet.
- **Zeitlicher Rahmen:** Die Dauer der jeweiligen Therapieformen ist unterschiedlich und meist auch durch Forschungsdesigns bedingt. Dennoch hat es sich durchgesetzt, bereits zu Beginn der Therapie zeitlich klare Beschränkungen zu vereinbaren und diese auch einzuhalten.
- **Therapievereinbarungen:** Allen Therapieformen gemeinsam sind klare Regeln und Vereinbarungen zum Umgang mit Suizidalität, Kriseninterventionen und Störungen der therapeutischen Rahmenbedingungen. Diese werden zu Beginn der Therapie in sog. Therapieverträgen vereinbart.
- **Hierarchisierung der therapeutischen Foki:** Sei es explizit vereinbart oder implizit im therapeutischen Kodex verankert, verfügen alle störungsorientierten Verfahren zur Behandlung der BPS über eine Hierarchisierung der Behandlungsfoki. Suizidales Verhalten oder drängende Suizidideen werden stets vorrangig behandelt, Verhaltensmuster oder -ideen, welche die Aufrechterhaltung der Therapie gefährden oder den Therapeuten oder Mitpatienten stark belasten, gelten ebenfalls als vorrangig. Das erstmals von M. Linehan formulierte Prinzip der „dynamischen Hierarchisierung" hat sich heute generell durchgesetzt: Die Wahl der Behandlungsfoki orientiert sich an den jeweiligen momentanen Gegebenheiten, die der Patient mitbringt. Diese werden i. R. vorgegebener Heurismen organisiert und strukturiert. Damit unterscheiden sich die Strategien zur Behandlung komplexer Störungsbilder (wie der BPS) von Therapiekonzepten zur Behandlung monosymptomatischer Störungsbilder (wie z. B. Zwangs- oder Angststörungen), deren Ablauf zeitlich klar definiert ist.
- **Multimodaler Ansatz:** Die meisten Verfahren kombinieren verschiedene therapeutische Module wie Einzel-, Gruppen- und Pharmakotherapie und insb. Telefonberatung zur Krisenintervention.

Therapeutische Beziehung Die Arbeit mit BPS-Patienten fordert und belastet die therapeutische Beziehung in besonderem Maße. Gerade weil die Patienten häufig aus einem unberechenbaren, gewaltsamen und demütigenden familiären Umfeld kommen, haben sie das nachvollziehbare **Interesse, die Beziehungen ihrerseits zu steuern und zu kontrollieren.** Gleichzeitig fühlen sich viele Borderline-Patienten geradezu existenziell abhängig von ihren Therapeuten. Diese intensive Dimension sollte man sich als Therapeut vergegenwärtigen. Bereits geringe Fluktuationen im Terminplan, Änderungen im Therapieraum oder Unzuverlässigkeiten können erhebliche Ängste oder Aggressionen auslösen. Man sollte sich also bemühen, die **Strukturen konstant zu halten.** Abwesenheiten sollten rechtzeitig kommuniziert und Urlaubsvertretungen organisiert werden. Die meisten Borderline-Patienten suchen und brauchen im Therapeuten ein authentisches Gegenüber, dessen emotionale Reaktionen transparent und nachvollziehbar sind. Machtgefälle sollten tunlichst vermieden werden.

Auch wenn nicht alle Schulen lerntheoretische Termini verwenden, so ist doch implizit deutlich, dass die **therapeutische Beziehung** auch **als „Modell für normative Beziehungsgestaltung"** herangezogen wird, d. h., dysfunktionales Verhalten wie „Schweigen", „Feindseligkeit", „Unpünktlichkeit" etc. sollte rasch angesprochen und korrigiert, vertrauensvolle Kooperation verstärkt werden: „Der Therapeut ist dafür verantwortlich, dass der Patient ihn adäquat behandelt." Andererseits besteht gerade bei der Borderline-Therapie die Gefahr, dass der Therapeut sich emotional mit der Problematik des Patienten verstrickt, seine professionellen Grenzen ungewollt überschreitet oder zu stark mitleidet. Auch fortgeschrittene Therapeuten benötigen den Rückhalt einer Supervisionsgruppe, um sich in diesen Fällen Rat zu holen. Dies betrifft insb. die Ängste und Probleme bei Beendigung der Therapie. In aller Regel empfiehlt es sich, Therapien nicht abrupt zu beenden, sondern nach längerer Planung langsam auslaufen zu lassen bzw. in längeren Abständen sog. „Booster-Termine" zu setzen.

Dialektisch-Behaviorale Therapie (DBT)

Die Dialektisch-Behaviorale Therapie (DBT) wurde in den 1980er-Jahren von M. Linehan (University of Washington, Seattle, USA) als störungsorientierte ambulante Therapie für chronisch suizidale Patientinnen mit BPS entwickelt und gilt derzeit als das wissenschaftlich am besten abgesicherte Verfahren (Linehan et al. 1993; Bohus 2001, 2002; Stoffers 2012). Methodisch integriert die DBT ein weites Spektrum aus den Bereichen Verhaltenstherapie, kognitive Therapie, Gestalttherapie, Hypnotherapie und aus dem Zen (Bohus und Huppertz 2006). Erste Anleitungen zur Selbsthilfe finden sich in einem Ratgeber, der zur Aufnahme einer DBT ermutigen will (Bohus und Reicherzer 2012). Strukturell handelt es sich um ein **modulares Konzept,** das eine Kombination aus Einzeltherapie, Gruppentherapie und Supervision vorschlägt. Neben diesen integralen Bestandteilen empfiehlt es sich, mit stationären Einrichtungen i. S. der „Integrierten Versorgung" zu kooperieren. Die Entscheidungsheurismen der DBT sind i. S. von **„Wenn-Dann"-Konstruktionen** organisiert: Wenn z. B. selbstschädigendes Verhalten auftritt, dann erfolgt die Durchführung einer Verhaltensanalyse; wenn die Verhaltensanalyse zeigt, dass das Verhalten durch positive Konsequenzen gesteuert wird, erfolgen Veränderungen der Kontingenzen; zeigt sich aber, dass mangelhafte Problembewältigungskompetenz als Auslöser zu sehen ist, so arbeitet der Therapeut an deren Verbesserung. Diese Behandlungsleitlinien sind für Patient, Therapeut und Supervisor gleichermaßen transparent.

Nachstehend wird zunächst die Aufgabenzuschreibung zu den **vier Behandlungsmodulen** vorgestellt. Die ambulante Einzeltherapie erstreckt sich über 2 Jahre mit 1–2 Behandlungsstunden pro Woche. Im Rahmen seiner individuellen Möglichkeiten sollte der Einzeltherapeut zur Lösung akuter, evtl. lebensbedrohlicher Krisen telefonisch erreichbar sein. Zeitgleich zur Einzeltherapie besucht der Patient wöchentlich einmal für 2–3 h eine Fertigkeitentrainingsgruppe. Diese Gruppe orientiert sich an einem Manual und arbeitet über einen Zeitraum von 6 Monaten. Es hat sich als hilfreich erwiesen, ggf. einen zweiten Turnus anzuschließen. Die Kommunikation zwischen Einzel- und Gruppentherapeuten erfolgt i. R. der Supervisionsgruppe, die ebenfalls wöchentlich stattfinden sollte. Der Einzeltherapeut ist gehalten, die in der Fertigkeitengruppe erlernten Fähigkeiten fortwährend in seine Therapieplanung zu integrieren, um so die Generalisierung des Erlernten zu gewährleisten. Den Strukturen, Regeln und der inhaltlichen Gestaltung der Supervisionsgruppe widmet Linehan in ihrem Handbuch ein breites Kapitel, was ihre Bedeutung für das Gesamtkonzept der DBT verdeutlicht. Der Einsatz von Video- oder zumindest Tonträgeraufzeichnungen der Therapiestunden gilt für eine adäquate Supervision als unabdingbar.

Der **motivationale Aspekt** erscheint vor dem Hintergrund der bereits erwähnten häufigen Therapieabbrüche von besonderer Bedeutung. Übereinstimmend zeigen alle bislang publizierten Studien zur Wirksamkeit der DBT eine hochsignifikant verbesserte Therapiecompliance im Vergleich zu unspezifischen Behandlungen (Lieb et al. 2004).

Die gesamte Therapie im ambulanten Setting erstreckt sich über einen Zeitraum von 2 Jahren. Sie untergliedert sich in die Vorbereitungsphase und drei Behandlungsphasen mit unterschiedlichen Behandlungszielen (➤ Box 21.9).

BOX 21.9

Therapiebausteine der DBT)

Vorbereitungsphase
- Aufklärung über das Störungsbild
- Klärung der gemeinsamen Behandlungsziele
- Klärung der Behandlungsfoki und Methodik der DBT
- Behandlungsvertrag, Non-Suizidvertrag (▶ Video)
- Verhaltensanalyse des letzten Suizidversuchs
- Verhaltensanalyse des letzten Therapieabbruchs

1. Therapiephase: Schwerwiegende Störungen der Verhaltenskontrolle
- Verbesserung der Überlebensstrategien (Umgang mit suizidalen Krisen)
- Verbesserung der Therapiecompliance (Umgang mit Verhaltensmustern, die die Fortsetzung oder den Fortschritt der Therapie verhindern)
- Verbesserung der Lebensqualität (Umgang mit Verhaltensmustern, durch welche die emotionale Balance schwer gestört wird.)
- Verbesserung von Verhaltensfertigkeiten (Skills)

2. Therapiephase: Schwerwiegende Störungen des emotionalen Erlebens
- Verbesserung der emotionalen Regulation und Annäherung an normatives emotionales Erleben und Verhalten

3. Therapiephase: Probleme der Lebensführung
- Integration des Gelernten und Neuorientierung

Die Vorbereitungsphase dient der Diagnostik, der Informationsvermittlung über Krankheitsbild und Grundzüge der DBT sowie der Zielanalyse und Motivationsklärung. Anschließend folgt die erste Therapiephase, in der diejenigen Problembereiche bearbeitet werden, die in direktem Zusammenhang mit den Schwierigkeiten der Verhaltenskontrolle stehen. ➤ Box 21.10 listet Parameter auf, die als Hinweise gelten, dass die Patientin sich im „akuten Stadium" (= Stage I nach Linehan) der Störung befindet.

BOX 21.10

Kriterien für Stadium I (STAGE I) der Borderline-Störung nach M. Linehan

- Suizidversuche oder Androhungen
- Bedrohung oder Angriffe auf andere
- Selbstverletzungen
- Akute Schwierigkeiten mit der Justiz (z. B. Verhaftungen)
- Inanspruchnahme von psychiatrischen Ambulanzen oder Intensivstationen wegen psychischer Probleme
- Ungeplante stationäre Aufnahme
- Substanzabhängigkeit oder schwerwiegender Missbrauch
- Hochrisikoverhalten
- Störungsbedingte Arbeits- oder Wohnungslosigkeit
- Unfähigkeit, Psychotherapie aufrecht zu erhalten
- Aktuell anhaltende Traumatisierung

Die DBT geht davon aus, dass diese Verhaltensmuster vorrangig, also in der ersten Therapiephase, behandelt werden müssen. Denn sie stellen, jede für sich, erhebliche Risikofaktoren für die Behandlungsprozesse während der zweiten Therapiephase dar. Metaanalysen von Psychotherapiestudien zur DBT weisen darauf hin, dass ein Intervall von 4 Monaten ohne Verhaltensmuster aus Stadium I als *recovery* bezeichnet werden kann, die jedoch eine erhebliche Rückfallwahrscheinlichkeit in sich birgt. Ein 8-monatiges symptomfreies Intervall wird als „Remission" bezeichnet und erscheint ausreichend stabil.

Während der ersten Therapiephase sollten also v. a. die emotionale Belastbarkeit erhöht und damit die Voraussetzung für die zweite Therapiephase geschaffen werden.

Die zweite Therapiephase fokussiert auf schwerwiegende komorbide Problematik wie etwa PTSD, Essstörungen oder soziale Phobie. Für die beiden erstgenannten Probleme wurden mittlerweile spezifische Programme entwickelt und evaluiert (Bohus et al. 2011; Sipos et al. 2011; Video).

Die Reihenfolge der Therapiephasen sollte unbedingt berücksichtigt werden. Innerhalb der Therapiephasen sind die zu bearbeitenden Problembereiche bzw. Therapieziele hierarchisch geordnet: Wann immer ein höher geordneter Problembereich auftritt, z. B. Suizidalität oder Parasuizidalität, muss dieser bearbeitet werden. Die durchschnittliche Dauer der Behandlung in der ersten Phase beträgt je nach Schweregrad der Störung ca. 1 Jahr; die Behandlungserfolge in dieser ersten Phase spiegeln sich in Remissionsraten von etwa 60 % wider.

Wahl des Behandlungsfokus in Phase I In Phase I ist die DBT in Entscheidungsalgorithmen strukturiert, d. h., der Therapeut ordnet die jeweiligen Verhaltensmuster der Patientin nach vorgegebenen hierarchischen Prinzipien und orientiert sich in der Wahl der Behandlungsmethodik an Verhaltens- und Bedingungsanalysen (➤ Abb. 21.7).

Die einzelnen Problem- und Unterbereiche sind ebenfalls hierarchisch gegliedert:

Suizidales und parasuizidales Verhalten
- Suizidales Krisenverhalten
- Parasuizidales Verhalten (Video)
- Massive Suizidimpulse, Suizidvorstellungen und Suiziddrohungen
- Suizidgedanken, Erwartungen und Fantasien

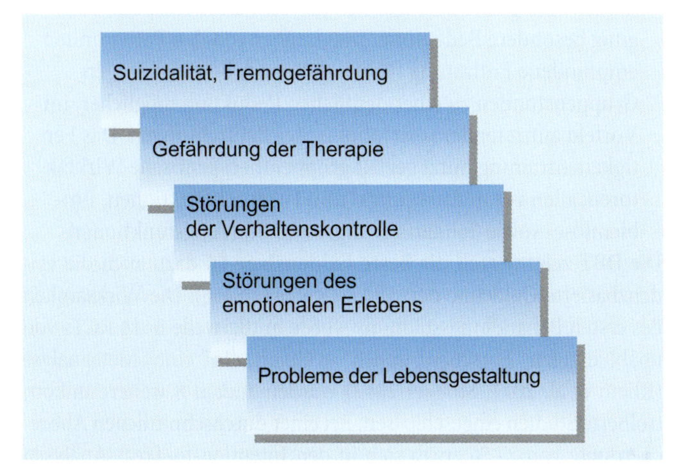
Suizidalität, Fremdgefährdung
Gefährdung der Therapie
Störungen der Verhaltenskontrolle
Störungen des emotionalen Erlebens
Probleme der Lebensgestaltung

Abb. 21.7 Algorithmus der Behandlungsfoki

Therapiegefährdende Verhaltensweisen
- Verhaltensweisen, die den Fortbestand der Therapie stark gefährden
- Verhaltensweisen, die den Fortschritt stören oder zum Burnout führen
- Verhaltensweisen, die in direktem Zusammenhang mit suizidalem Verhalten stehen
- Verhaltensweisen, die Ähnlichkeiten mit problematischen Verhaltensweisen außerhalb des therapeutischen Settings aufweisen

Die Lebensqualität einschränkende Verhaltensweisen (z. B. Drogen, Essstörungen etc.)
- Verhaltensweisen, die unmittelbar zu Krisensituationen führen
- Leicht zu verändernde Verhaltensweisen
- Verhaltensweisen, die in direktem Zusammenhang mit übergeordneten Zielen und allgemeinen Lebensprinzipien der Patientin stehen
- Verhaltensweisen, die die Durchführung von Phase II behindern

Verbesserung von Verhaltensfertigkeiten
- Fertigkeiten, die gerade in der Gruppe vermittelt werden
- Fertigkeiten, die in direktem Zusammenhang mit primären Behandlungsfoki stehen
- Fertigkeiten, die noch nicht gelernt wurden

Die Frage nach der Behandlungsebene resultiert aus hochauflösenden Verhaltensanalysen, die klären, inwiefern das jeweils dominierende, priorisierte Verhaltensmuster durch labilisierende Umstände (Schlafstörungen, Essstörungen, soziale Probleme etc.) bedingt ist, ob spezifische, eindeutig identifizierbare Stimuli eine wesentliche Rolle spielen (Gewalterfahrung, Kontakte mit ehemaligen Tätern etc.), ob dysfunktionale Schemata oder Pläne im Vordergrund stehen („ich habe kein Recht, Wut und Ärger zu äußern; wenn ich verlassen werde, löse ich mich auf" etc.) oder ob mangelhafte Problemlösekompetenz ausschlaggebend ist. Schließlich wird geprüft, inwiefern die jeweiligen Verhaltensmuster durch interne oder externe Konsequenzen aufrechterhalten werden. Diese Analyse wiederum eröffnet die Wahl der jeweiligen Behandlungsmethodik: Labilisierende Bedingungen erfordern i. d. R. konkretes Problemlösen; identifizierbare Stimuli sollten, wenn möglich, beseitigt oder mittels Exposition desensibilisiert werden. Dysfunktionale Schemata verlangen eine sorgfältige Analyse auf der Ebene der angewandten und geplanten Strategien sowie eine sorgsame Korrektur. Mangelhafte Problemlösekompetenz kann durch Vermittlung oder Aktivierung von Fertigkeiten verbessert werden, und schließlich erfordern aufrechterhaltende Konsequenzen eine aktive Veränderung auf der Ebene der Verstärker (Kontingenzmanagement).

Das Fertigkeitentraining Linehan definiert **Fertigkeiten (Skills)** als kognitive, emotionale und handlungsbezogene Reaktionen, die sowohl kurz- als auch langfristig zu einem Maximum an positiven und einem Minimum an negativen Ergebnissen führen. Der Begriff „Fertigkeiten" wird in der DBT synonym mit „Fähigkeiten" gebraucht. Die zu erlernenden Verhaltensfertigkeiten gliedern sich bei Linehan in vier Module; die Arbeitsgruppe um M. Bohus hat in den letzten Jahren zwei weitere Module (Selbstwert und Körperwahrnehmung) (➤ Box 21.11) sowie eine Selbsthilfe-CD-ROM entwickelt (Bohus und Wolf 2009a).

BOX 21.11

Module des Fertigkeitentrainings

1. Stresstoleranz
2. Emotionsmodulation
3. Zwischenmenschliche Fertigkeiten
4. Achtsamkeit
5. Selbstwertsteigerung
6. Körperwahrnehmung

Die DBT bietet ein gut durchstrukturiertes Manual mit zahlreichen Übungsbeispielen und Borderline-spezifischen Instruktionen (Bohus und Wolf 2009b). Zu jedem Modul existieren spezifische Arbeits- und Übungsblätter. Zudem hat unsere Arbeitsgruppe eine computerbasierte interaktive CD-ROM entwickelt, die im Selbstmanagement oder in Verbindung mit einer Skills-Gruppe eingesetzt werden kann (Bohus und Wolf 2011). Die **Inhalte der Module** gliedern sich wie folgt:

1. **Fertigkeiten zur Stresstoleranz:** Diese Fertigkeiten fördern die Fähigkeit, Hochstressphasen und Zustände von intensiver Anspannung und Ohnmacht zu bewältigen, ohne auf dysfunktionale Verhaltensmuster wie Selbstverletzungen zurückzugreifen. Wir gehen davon aus, dass die kognitiven Funktionen unter diesen Bedingungen stark eingeengt bzw. eingeschränkt sind und daher rational gesteuerte Problembewältigung kaum möglich ist. Starke sensorische Reize, Aktivierung motorischer Muster oder *information overload* sind hilfreich, um aversive Anspannung oder dissoziative Phänomene zu reduzieren. Diese Fertigkeiten sollten nur so lange praktiziert werden, bis eine ausreichende Spannungsreduktion eingetreten ist. Dann sollte sich die Patientin den Ursachen ihres Spannungsanstiegs zuwenden, um daraus zukünftig präventive Techniken abzuleiten. Die Patientinnen werden dazu angehalten, zwei bis drei der wirksamsten Stresstoleranzfertigkeiten in einem Notfallkoffer permanent bei sich zu führen.
2. **Fertigkeiten zur Emotionsmodulation** (Video): Schwierigkeiten, mit schmerzhaften Gefühlen umzugehen, gelten aus der Sicht der DBT als zentral für die Genese der BPS. Die Patientinnen sollen lernen, welche Grundgefühle es gibt, woran man sie identifizieren kann und wie sich Gefühle regulieren lassen. Die Identifikation wird über eine Schulung der Achtsamkeit für emotionsspezifische Prozesse trainiert. Durch diese gelenkte Wahrnehmung wird Distanz zur Emotion erzeugt. Darüber werden bislang als unbeherrschbar empfundene Emotionen für die Patientinnen regulierbarer. Auch lernen die Patientinnen ihre Emotionen abzuschwächen, indem sie kognitive Manöver einsetzen, Körperhaltungen modulieren oder ihren physiologischen Erregungszustand etwa durch Atemübungen herunterregeln.
3. **Fertigkeiten zur Verbesserung der inneren Achtsamkeit:** *Mindfulness*-basierte Therapien stammen ursprünglich aus dem Zen, haben aber als Therapiekomponenten mittlerweile einen festen Platz im Repertoire der Verhaltenstherapie erobert. Das Grundprinzip besteht darin, unter Ausschaltung von Bewertungsprozessen die gesamte Aufmerksamkeit auf einen einzigen Fokus zu konzentrieren. Im täglichen Üben entwickelt sich dadurch Kompetenz, von aktivierten emotionalen oder kognitiven Prozessen zu abstrahieren und diese als kreative Leistungen des Gehirns mit wenig Aussagekraft über reale Bedingungen zu erkennen. Die Relativierung von aktivierten affektiven Schemata ist eine Grundvoraussetzung jeder verhaltenstherapeutischen Intervention. Die meisten Patientinnen berichten, dass sich nach etwa 3–4 Wochen Üben eine neue Balance zwischen „Gefühl und Verstand" zu entwickeln beginnt, die „intuitives Wissen" über sich selbst und die Welt verstärkt.
4. **Zwischenmenschliche Fertigkeiten:** Dieses Modul hat große Ähnlichkeit mit anderen Trainingsmanualen zum Erlernen von sozialer Kompetenz. Borderline-Patientinnen mangelt es jedoch meist nicht an sozialer Kompetenz im engeren Sinne, sondern an Umgangsformen mit störenden Gedanken und Gefühlen während sozialer Interaktionen. Es werden wirkungsvolle Strategien zur Zielerreichung in zwischenmenschlichen Situationen sowie zum Umgang mit Beziehungen vermittelt. Großer Wert wird auch auf Aspekte der Selbstachtung im Umgang mit anderen Menschen gelegt.
5. **Verbesserung des Selbstwerts:** Da Borderline-Patientinnen fast immer unter ausgeprägten Selbstzweifeln und einem sehr niedrigen Selbstwertgefühl leiden, hat es sich als hilfreich erwiesen, spezifische Fertigkeiten zum Aufbau von Selbstwert in die DBT zu integrieren, die auf eine sorgfältige Balance zwischen der Validierung etablierter, auch negativer Grundannahmen und der Aneignung neuer Sichtweisen zielt.
6. **Körperwahrnehmung:** Es gibt mittlerweile eine Vielzahl von empirischen Hinweisen, dass Borderline-Patientinnen sehr häufig unter ausgeprägten Störungen der Körperwahrnehmung, -repräsentanz und -bewertung leiden. Es hat sich daher als sehr hilfreich erwiesen, zu deren Verbesserung gezielt Körpertherapie einzusetzen (Bohus und Brokuslaus 2006).
7. Das Fertigkeitentraining ist als kognitiv-verhaltenstherapeutische Gruppentherapie zu verstehen und vorrangig als psychoedukatives Sozialtraining konzipiert. Damit wird explizit kein gruppendynamischer bzw. interpersoneller Ansatz verfolgt. Die Entwicklung, Reflexion und Analyse einer Gruppendynamik wird stattdessen aktiv unterbunden. Dies hat ein im Vergleich zu psychodynamischen Gruppentherapien deutlich entspannteres Gruppenklima zur Folge. Gerade bei der Arbeit mit emotional schwerstgestörten Patienten gewinnt diese Rahmenbedingung besondere Bedeutung. Die darüber von den Patientinnen empfundene Entlastung führt i. d. R. nach bereits wenigen Gruppenstunden zu einer deutlichen Reduktion möglicher, im Vorfeld auftretender sozialphobischer Befürchtungen. Das Fertigkeitentraining nutzt gezielt gruppentherapeutische Wirkfaktoren, allen voran Anregungs- und Feedbackfunktionen, Problemlöse- sowie Solidarisierungs- und Stützungsfunktionen.

Die DBT zeigt derzeit die **beste Evidenzlage** (s. dazu auch die evidenzbasierte Guideline der APA, www.psych.org): Die Wirksamkeit des ersten Behandlungsstadiums wurde mittlerweile in 14 RCTs von unabhängigen Forschergruppen evaluiert. In eine Metaanalyse (Kliem et al. 2011, Stoffers 2012) wurden zudem 8 weitere unkontrollierte Studien eingeschlossen. Bei einer durchschnittlichen Abbrecherquote von 27 % ergab sich in den Intention-to-Treat-Analysen eine mittlere Effektstärke für globale Veränderung und eine mittlere

Effektstärke für die Reduktion von Suizidalität und Selbstverletzungen. Im stationären Setting lassen sich durch ein 3-monatiges DBT-Intensivprogramm in Abhängigkeit von den Einschlusskriterien (u. a. schwere Formen von Essstörungen bzw. Substanzabhängigkeit) moderate bzw. hohe Effektstärken im SCL-90 (d = 0,54 bzw. 0,84) erzielen (Bohus et al. 2004). Aussagekräftig ist auch die derzeit einzige Analyse zur Remission von komorbiden Achse-I-Störungen unter DBT (Harned et al. 2008). Nach 1 Jahr ambulanter DBT zeigen sich folgende Remissionsraten: für komorbide Depression 60 %, Panikstörung 40 %, Substanzmissbrauch 80 % und Essstörung 60 %. Lediglich die PTBS zeigt mit Remissionsraten von knapp 30 % unzureichende Ergebnisse, was auf die Indikation für eine Zusatzbehandlung hinweist. In den letzten Jahren wurde ein stationäres Behandlungskonzept für komorbide PTBS nach zwischenmenschlicher Gewalterfahrung in der Kindheit entwickelt und i. R. eines RCT evaluiert. Es zeigten sich eine hohe Wirksamkeit und hohe Effektstärken bei sehr niedrigen Dropout-Raten (Bohus et al. 2013).

EBM

Die Dialektisch Behaviorale Therapie (DBT) war einem heterogenen *treatment as usual* (z. B. Standardbehandlung ohne formale Psychotherapie, supportive/psychoedukative Gruppen, Einzelpsychotherapie) bei vergleichbaren Abbruchraten hinsichtlich der Zielvariablen Aggressivität, parasuizidale Handlungen und psychischer Gesundheit signifikant überlegen (Evidenzstufe Ia: Stoffers et al. 2012; Cochrane-Review).

Schematherapie/schemafokussierte Therapie (SFT)

Die Schematherapie oder schemafokussierte Therapie wurde von Young et al. (2003) entwickelt. Das therapeutische Vorgehen entstand in Anlehnung an kognitive Therapieelemente sowie emotionsfokussierte und psychodynamische Vorstellungen (Kellog und Young 2004). Das diesem Ansatz zugrunde liegende Modell geht von der Annahme aus, dass aufgrund ungünstiger Kindheitserlebnisse **früh entstandene Schemata die zentrale Ursache für die Entwicklung von Persönlichkeitsstörungen** darstellen. Diese Schemata befinden sich auf einer tiefen, dem Bewusstsein schwer zugänglichen Ebene der Kognition, gelten bedingungslos, sind umfassend und stark mit negativen emotionalen Empfindungen gekoppelt. Sie werden als dauerhafte, sich selbst erhaltende Persönlichkeitszüge verstanden, die das alltägliche Erleben, das Verhalten und die Beziehungen zu anderen Menschen maßgeblich beeinflussen. Es wird angenommen, dass Patienten mit BPS zwischen fünf Schemamodi wechseln. *„Als Schemamodus werden jene – adaptiven wie maladaptiven – Schemata oder Schemaoperationen bezeichnet, die bei einem Menschen in einem konkreten Augenblick aktiv sind."* Ziel der Schematherapie ist, dass der Patient den „Modus des gesunden Erwachsenen" entwickelt, der durch emotionale Stabilität, zielgerichtetes Verhalten, zwischenmenschliche Beziehungen und Wohlbefinden gekennzeichnet ist.

Das konkrete therapeutische Vorgehen beinhaltet neben der Identifizierung der frühen maladaptiven Schemata auch deren Veränderung. Verschiedene **Veränderungsmechanismen** werden dazu eingesetzt: begrenzte elterliche Fürsorge, erlebensbasierte Strategien, kognitive Restrukturierung und Edukation sowie das Aufbrechen fehlangepasster Verhaltensmuster. Die **Therapie** verläuft in **drei Phasen:**

1. Bindung und emotionale Regulation
2. Veränderung der Schemamodi
3. Autonomieentwicklung

Wichtige Voraussetzung für eine erfolgreiche Schematherapie ist die **differenzierte Gestaltung der therapeutischen Beziehung** analog einer „fördernden Elternbeziehung". Die emotionsfokussierte Arbeit beinhaltet imaginative Techniken, die Arbeit mit Dialogen und Briefen. Ähnlich wie in anderen Therapieansätzen geben Therapeuten eine Telefonnummer für Krisensituationen; es gibt Telefonsitzungen oder E-Mail-Kontakt auch außerhalb der Sitzungen.

Die wissenschaftliche Evidenz für die Schematherapie basiert derzeit auf einer RCT (Giesen-Blo et al. 2006) sowie einer Prä-Post-Implementierungsstudie (Nadort et al. 2009). Die RCT verglich eine 3 Jahre applizierte Schematherapie mit der von Kernberg entwickelten übertragungsfokussierten Therapie (TFP). In allen untersuchten Belangen fand sich eine signifikante Überlegenheit der Schematherapie. Dies betraf insb. die Therapiecompliance, aber auch die Verbesserung der allgemeinen und spezifischen Psychopathologie sowie der Lebensqualität. Diese guten Daten wurden durch eine aktuelle unkontrollierte Implementierungsstudie bestätigt. Auch hier fanden sich bereits nach 1,5 Jahren mittlere Effektstärken im SCL-90 (d = 0,57) und hohe Effektstärken in der spezifischen Psychopathologie (d = 0,8). Auch wenn eine Replikation durch unabhängige Forschergruppen noch aussteht, so zeigen doch beide Studien, dass es sich um ein unter ambulanten Bedingungen wirksames Verfahren handelt.

Mentalisierungsbasierte Therapie (MBT)

Die MBT wurde zu Forschungszwecken konzeptualisiert und in einem teilstationären Setting evaluiert (Bateman und Fonagy 1999, 2001). Die tagesklinische Behandlung erfolgte mit einer Einzel- und drei Gruppentherapiesitzungen pro Woche sowie mit ergänzenden Therapieangeboten, die über 18 Monate hinweg stattfanden, und wurde anschließend unter ambulanten Bedingungen fortgesetzt. Eine Version für ambulante MBT befindet sich ebenfalls in Anwendung, wobei pro Woche eine Einzeltherapiesitzung (im Sitzen) mit einer 90-minütigen Gruppentherapie kombiniert wird (Bateman und Fonagy 2004, 2006). Die MBT sieht den Kern der Borderline-Pathologie in einer verminderten Mentalisierung: Die Fähigkeit, eigenes Erleben in einen verstehenden Zusammenhang zu stellen, ist ebenso gestört wie die Fähigkeit, innere Prozesse anderer Menschen zu erkennen und zu verstehen. Infolgedessen zielt die MBT auf eine Verbesserung der **Mentalisierungsfähigkeit**, welche die Voraussetzung für eine bessere Affekt- und Impulskontrolle sowie ein verbessertes Beziehungsleben darstellt. In der Behandlung mit MBT wird das Erleben des Patienten im Hier und Jetzt sowie seine Wahrnehmung des Erlebens anderer in den Mittelpunkt gestellt. Auftauchende Emotionen werden unmittelbar auf ihre Entstehung hin untersucht und in einen Verstehenszusammenhang gestellt. In der therapeutischen Beziehung und insb. auch in den gruppeninternen Beziehungen werden Verhalten und Erleben des Gegenübers analysiert und in einen verstehenden und erklärenden Beziehungskontext gesetzt.

Zur MBT liegen derzeit zwei RCTs vor (Bateman und Fonagy 1999, 2009). Die erste Studie vergleicht eine 18-monatige teilstationäre Behandlung mit einer psychiatrischen Routinebehandlung. Nach Ablauf der Studie fanden sich signifikante Unterschiede im SCL-90, der Depressivität, der Anzahl von Selbstverletzungen und der sozialen Integration. Nach Fortsetzung der Therapie unter ambulanten Bedingungen über einen Zeitraum von weiteren 18 Monaten verbesserten sich diese Befunde noch deutlich. Die zweite Studie verglich MBT unter 18-monatigen ambulanten Bedingungen mit „strukturiertem klinischem Management". Die Abbrecherquoten waren in beiden Armen relativ niedrig (25 %). Wie in der ersten Studie findet sich im letzten Zeitabschnitt, also ab 12 Monate nach Studienbeginn, eine signifikante Überlegenheit der MBT-Gruppe hinsichtlich der Reduktion von krisenhaftem Verhalten, sozialer Integration und globaler Psychopathologie. Als rasch wirksames Programm für stationäre Behandlung oder gar Krisenintervention scheint sich die MBT allerdings nicht unmittelbar zu empfehlen, da sich die Behandlungswirkung vergleichsweise spät entfaltet.

Übertragungsfokussierte Psychotherapie (TFP)

Die von Otto F. Kernberg (Kernberg et al. 1989) entwickelte Psychodynamische Psychotherapie der BPS mit der Methode der übertragungsfokussierten Psychotherapie (TFP) ist als Manual konzipiert (Clarkin et al. 1999, 2006) und liegt in deutscher Version vor (Clarkin et al. 2001). Diese auf Objektbeziehungen und Übertragung fokussierte Therapie kann als eine störungsspezifisch modifizierte Form der psychoanalytischen und tiefenpsychologisch fundierten Psychotherapie angewendet werden. Als ambulante Einzelpsychotherapie wird TFP unter Supervision mit 2 Wochenstunden für die Dauer von mindestens 1 Jahr im Sitzen durchgeführt. Die wissenschaftliche Basis der TFP ist relativ gering: In der ersten, von den Entwicklern selbst durchgeführten Studie (Clarkin et al. 2007) fanden sich keine Unterschiede zwischen der Kontrollgruppe *(supportive therapy)* und den beiden aktiven Behandlungen DBT und TFP. In der zweiten Studie (Giesen-Bloo et al. 2007) war die TFP der schemafokussierten Therapie in allen Belangen unterlegen, wobei bemerkenswert ist, dass die Therapieergebnisse negativ mit der Manualtreue der TFP-Therapeuten korrelieren. Hinzu kommen hohe Abbrecherquoten bei der TFP von 51 %. Auch die dritte Studie (Döring et al. 2010) konnte keine überzeugenden Daten liefern (vgl. Kleindienst et al. 2011).

Good Psychiatric Management for Borderline Personality Disorder (GPM)

Ursprünglich konzipiert als Kontrollgruppen-Behandlung in einer RCT zur Wirksamkeit der DBT erwies sich „Good Psychiatric Management" (GPM) diesem wissenschaftlich gut evaluierten Standardverfahren als ebenbürtig – mit sehr guten kurzfristigen und auch dauerhaften Effekten (McMain et al. 2009, 2012). Seither gilt diese von J. Gunderson entwickelte pragmatische Handlungsanweisung für erfahrene Kliniker als vielversprechende Alternative zu den oft hyperkomplexen etablierten „Big Four". Das Handbuch entpuppt sich als eine Sammlung von „guten Tipps" in der Führung von Borderline-Patienten, wobei der Schwerpunkt der Behandlung darauf zielt, möglichst rasch ein funktionierendes soziales Funktionsniveau zu erreichen (Gunderson 2014). Auch wenn für eine ernsthafte wissenschaftliche Beurteilung weitere Studien abgewartet werden müssen, ist diese Lektüre für jeden Kliniker zu empfehlen.

Psychopharmakotherapie

EBM

Einem Review zufolge scheinen Antipsychotika der 2. Generation, Stimmungsstabilisierer sowie Omega-3-Fettsäuren positive Effekte auf einzelne Zielvariable wie Impulsivität oder interaktionelle Schwierigkeiten zu haben, wobei sich diese Effekte jedoch nicht in einer Reduktion des Gesamtscores niederschlugen. Für einen Effekt von Antidepressiva auf die borderlinetypische Symptomatik ergaben sich keine Hinweise (Stoffers et al. 2010; Cochrane-Review). Diese Befunde beruhen jedoch meistens auf Einzelstudien, sodass weiterer Forschungsbedarf besteht. Als nicht medikamentös beeinflussbar erwiesen sich das chronische Leeregefühl und die Identitätsstörung.

In den letzten Jahren wurden mehrere placebokontrollierte Studien durchgeführt, die Wirksamkeitsnachweise insb. für die Stimmungsstabilisierer Lamotrigin, Valproinsäure und Topiramat sowie das Antipsychotikum der 2. Generation Aripiprazol in verschiedenen Symptombereichen erbrachten (Stoffers et al. 2010; Lieb et al. 2010). Für Olanzapin konnten in einer aktuellen **Metaanalyse** nur schwache Effekte und ein leichter Anstieg der Suizidalität nachgewiesen werden, sodass es auch wegen der häufigen Gewichtszunahme und der Gefahr eines metabolischen Syndroms nicht mehr empfohlen werden kann (Stoffers et al. 2010). Für die häufig gegebenen **SSRI** ließen sich in der Zusammenschau der publizierten Studien keine signifikanten Effekte nachweisen, weshalb sie nicht mehr verabreicht werden sollten, es sei denn zur Behandlung einer komorbiden Depression oder Angsterkrankung. Dazu passt auch, dass Simpson et al. (2004) bei gleichzeitiger Behandlung mit DBT keinen Effekt einer zusätzlichen Medikation mit Fluoxetin fanden. Stimmungsstabilisierer sind insb. dann zu empfehlen, wenn komorbid eine rezidivierende affektive Störung vorliegt. Topiramat kann aufgrund seiner gewichtsreduzierenden Wirkung interessant sein.

Unter den **Antipsychotika der 2. Generation** zeigt insb. Aripiprazol (Abilify®) ein relativ breites Wirkspektrum und ist daher und auch wegen der besseren Verträglichkeit klassischen Antipsychotika vorzuziehen. Allerdings stammen diese Befunde nur aus einer kontrollierten Studie, die noch repliziert werden muss. Mehrere offene Studien ergaben positive Effekte u.a. für **Risperidon** (Risperdal®), **Quetiapin** (Seroquel®) und **Clozapin** (Leponex®). Aber auch diese Effekte bedürfen der Bestätigung durch kontrollierte Studien, bevor eine entsprechende Empfehlung ausgesprochen werden kann. Die aktuelle Studienlage ist in einem Cochrane-Review unserer Arbeitsgruppe (Stoffers et al. 2010) und in den Leitlinien der *World Federation of the Societies of Biological Psychiatry* (WFSBP; Herpertz et al. 2007) zusammengefasst.

Für die Wirksamkeit der oft praktizierten **Polypharmakotherapie** gibt es bisher keine Evidenz. Der Einsatz von Benzodiazepinen birgt bei Borderline-Patienten ein erhebliches Suchtpotenzial und sollte auf wenige begründete Einzelfälle und kurzfristige Gaben beschränkt werden.

„Sedierende“ Maßnahmen sollten möglichst zeitlich begrenzt und v. a. in der Anfangsphase eingesetzt werden, bis der Patient i. R. der Psychotherapie wirksames Selbstmanagement erlernt hat, das im günstigsten Fall eine weitere medikamentöse Therapie überflüssig macht. Über den Nutzen einer medikamentösen Langzeittherapie gibt es bis auf eine Langzeit-Therapiestudie mit Haloperidol, die keine positiven Effekte zeigte, keine wissenschaftlichen Erkenntnisse.

Resümee

Die emotional instabile Persönlichkeitsstörung vom Borderline-Typ ist durch eine ausgeprägte Störung der Emotionsregulation, des Selbstbildes und der zwischenmenschlichen Interaktion charakterisiert. Die meisten dysfunktionalen Verhaltensmuster wie etwa Selbstverletzungen können als kurzfristig wirksame Versuche verstanden werden, Störungen der Emotionsregulation zu kupieren. Derzeit existieren fünf manualisierte störungsorientierte Therapieprogramme. Wissenschaftlich am besten abgesichert ist die dialektisch-behaviorale Therapie (DBT), für die mittlerweile 14 RCTs sowie eine Metaanalyse vorliegen.

Zum gegenwärtigen Zeitpunkt muss man davon ausgehen, dass sowohl im ambulanten als auch stationären Setting störungsorientierte psychotherapeutische Verfahren unspezifischen Behandlungsformen deutlich überlegen sind. Therapeuten, die Patienten mit Borderline-Störungen behandeln, sollten sich daher einer spezifischen Zusatzausbildung unterziehen. Bezüglich der Versorgungssituation in Deutschland ist eine flächendeckende Etablierung integrierter Behandlungskonzepte auf der Basis störungsorientierter Konzepte zu fordern. Zudem muss darauf hingewiesen werden, dass etwa die Hälfte der Betroffenen auch in gut evaluierten Behandlungsprogrammen auf die erste psychotherapeutische Behandlung nicht anspricht. Hier ist Forschungsbedarf in Bezug auf Prädiktorvariablen oder die Neuentwicklung von Verfahren für Therapie-Nonresponder gegeben. Abschließend sei auf die zentrale Bedeutung von frühen Interventionen während der Adoleszenz hingewiesen, um so die Entwicklung und Chronifizierung der BPS zu verhindern.

21.6.4 Dissoziale Persönlichkeitsstörung (ICD-10); antisoziale Persönlichkeitsstörung (DSM-IV)

Fallbeispiel

II Ein 37-jähriger Geschäftsmann stellt sich in alkoholisiertem Zustand in der Notaufnahme einer psychiatrisch-psychotherapeutischen Klinik mit der dringenden Bitte um stationäre Aufnahme vor. Er fühle sich seit Wochen niedergeschlagen und hoffnungslos. Der Patient berichtet über ein seit mehreren Jahren entwickeltes, weit verzweigtes Netzwerk geschäftlicher Aktivitäten, das jedoch unmittelbar vor dem Zusammenbruch stehe. Bei genauerer Nachfrage ergibt sich, dass er sich bei unbedachten Transaktionen hoch verschuldet und seither zahlreiche „Briefkastenfirmen“ gegründet hat, um durch Scheinaktivitäten potenzielle Geldgeber und Kunden zu gewinnen. Die geliehenen Gelder hätten jeweils ausgereicht, um anstehende Schulden zu tilgen. Er habe sich bislang nie größere Gedanken über die verheerenden Konsequenzen für die Gläubiger gemacht, sie seien schließlich „selbst schuld“, wenn sie auf ihn hereinfielen. Ihm selbst seien Schuldgefühle fremd, er habe gelernt, sich durchzusetzen. Am nächsten Tag stehe ein Gerichtstermin an, zu dem er unmöglich erscheinen könne, da es ihm psychisch zu schlecht gehe. **II**

Diagnostik

Die diagnostische Einordnung sog. psychopathischer, soziopathischer oder auch antisozialer PS ist historisch von einer Vermengung juristischer und psychopathologischer Kriterien bestimmt. Die Bemühungen, diese Dimensionen zu trennen, reichen bis auf Kurt Schneider (1923) zurück und schlugen sich schließlich in der ICD-10 nieder, die sich klar vom DSM-III-R absetzt. Letzteres basierte noch mehr auf strafrechtlich als psychopathologisch relevanten Verhaltensmustern, deren Validität insb. durch die empirischen Untersuchungen von Hare et al. (1991) infrage gestellt wurden.

Etwa die Hälfte einer repräsentativen Klientel von inhaftierten Straftätern erhielt demgemäß die DSM-III-R-Diagnose einer dissozialen PS, während nur 12 % der Untersuchten die Kriterien der **Psychopathy Checklist (PCL)** (Hare 1985) erfüllten. Letztere beinhaltet Items, die geringe Verhaltenskontrolle, Reizhunger, Sorglosigkeit oder Verweigerung von Verantwortung erfassen und damit die kriminelle Handlung nicht mehr in den Vordergrund stellen – eine Sichtweise, die auch von den Autoren der ICD-10 geteilt wird (➤ Box 21.12).

BOX 21.12

Diagnostische Kriterien der dissozialen Persönlichkeitsstörung (F60.2; ICD-10-Forschungskriterien)

Mindestens drei der folgenden Eigenschaften oder Verhaltensweisen müssen vorliegen:
- Herzloses Unbeteiligtsein gegenüber den Gefühlen anderer
- Deutliche und andauernde verantwortungslose Haltung und Missachtung sozialer Normen, Regeln und Verpflichtungen
- Unfähigkeit zur Aufrechterhaltung dauerhafter Beziehungen, obwohl keine Schwierigkeit besteht, sie einzugehen
- Sehr geringe Frustrationstoleranz und niedrige Schwelle für aggressives, darunter auch gewalttätiges Verhalten
- Fehlendes Schuldbewusstsein oder Unfähigkeit, aus negativer Erfahrung, insb. Bestrafung, zu lernen
- Deutliche Neigung, andere zu beschuldigen oder plausible Rationalisierung anzubieten für das Verhalten, durch das die Betreffenden in einen Konflikt mit der Gesellschaft geraten sind

Das DSM-5 übernahm diese Kriterienänderungen weitgehend, legt jedoch nach wie vor einen Akzent auf gewohnheitsmäßige Kriminalität und Delinquenz. Zudem wird gefordert, dass bereits **vor dem 15. Lj.** Störungen des Sozialverhaltens beobachtbar gewesen sein müssen, die sich bis ins Erwachsenenalter zur antisozialen PS entwickelt haben. Als Hauptkriterien der Störungen des Sozialverhaltens in Kindheit und Jugend werden „Aggressionen gegenüber Menschen und Tieren", „Zerstörung fremden Eigentums", „Unehrlichkeit und Diebstähle" sowie „schwerwiegende Verletzungen der sozialen Normen" benannt.

Typische Verhaltensmuster und Grundannahmen

Typisch für Klienten mit antisozialer PS sind eine **geringe Frustrationstoleranz** und ungestümes, manchmal planlos erscheinendes Handeln, das von **kurzfristig zu erreichenden Vorteilen** oder Vergnügungen gesteuert wird. Das **impulsive Verhalten** wirkt auf andere häufig ruhelos und unvorsichtig, dabei wenig auf langfristige Konsequenzen oder Alternativen bedacht.

Da alltägliche Routine im Beruf oder in der Partnerschaft bei den Betroffenen leicht Langeweile und damit ein tiefes Gefühl des Unbehagens auslöst, wird ihre Sprunghaftigkeit, die Suche nach Aufregung, Abenteuern und Gefahr verständlich. Im **zwischenmenschlichen Bereich** dominiert eine ausgeprägte Unzuverlässigkeit. Dies betrifft die Partnerschaften, ihre Rolle als Eltern und finanzielle Belange. Zudem besteht die Tendenz, die persönlichen Grenzen anderer zu verletzen, andere zu manipulieren und zu missbrauchen. Viele dissoziale Persönlichkeiten haben ein ausgesprochenes Vergnügen daran, andere zu übervorteilen. Betrug und Schwindel werden subjektiv höher gewertet als der Lohn harter Arbeit.

Davon überzeugt, lediglich sich selbst vertrauen zu können, ist ihnen das **Gefühl der Loyalität** gegenüber Autoritäten oder Gesetzen fremd. Die Anpassung an soziale Normen wird vielmehr als individuelle Schwäche gesehen. Dennoch sind auch dissoziale Persönlichkeiten häufig in der Lage, sich vordergründig anzupassen. Millon spricht von **„sozialen Masken"**. Ungetrübt von Schuldgefühlen entwickeln sie nicht selten ein hohes Talent, zu täuschen und die Umgebung durch Vorspiegelung von Kompetenz und Grandiosität zu fesseln. Dabei kommt ihnen oft ein gewisses Maß an Charme und Eloquenz zugute.

Die kognitive Struktur wird übereinstimmend als klar beschrieben, jedoch scheinen insb. moralische Kategorien lediglich abstrakt wahrnehmbar und nicht handlungssteuernd zu wirken. Die Selbstwahrnehmung ist durch die Vorstellung geprägt, etwas Besonderes und damit von den Regeln der anderen entbunden zu sein. Bewunderung suchen die Betroffenen daher weniger im sozialen Kontext als vielmehr bei sich selbst. Die beschriebenen Verhaltensmuster können auch unter dem Blickwinkel der **Kompetenz** betrachtet werden: *„Nimmt man die unstete Lebensführung, das ständige Suchen nach neuen Reizen und Herausforderungen, nach Sensationen und Risiken hinzu und denkt man in diesem Zusammenhang einmal über die Merkmale der Devianz und Kriminalität hinaus, dann lässt sich feststellen, dass diese Merkmale nicht nur für sozial deviante Menschen kennzeichnend sind, sondern dass sie sich gelegentlich auch bei besonders erfolgreichen Sportlern, Entdeckern, Hasardeuren, Managern oder Politikern finden lassen, wenn es ihnen nur gelingt, die gefährlichsten Situationen zu meiden."* Oder wie Saß (1987) dazu mit Verweis auf Lykken aphoristisch formuliert: *„Es ist genau diese Furchtlosigkeit ein besonderer Stoff, aus dem die Helden und die antisozialen Persönlichkeiten sind."*

Prävalenz

Eine Metaanalyse epidemiologischer Studien legt Prävalenzraten von 3–7 % bei Männern und 1–2 % bei Frauen nahe (Robins et al. 1991). Die Schätzungen für stationär behandelte Patienten liegen zwischen 3 und 37 %, in Strafvollzugsanstalten in Abhängigkeit von den zugrunde gelegten Diagnosekriterien zwischen 12 und 70 %. Einige Studien verweisen darauf, dass die aggressive Variante dissozialen Verhaltens bereits im Alter von 2 Jahren nachweisbar ist und ein sehr stabiles Verhaltensmuster darstellt (Cummings et al. 1989).

Differenzialdiagnose und Komorbidität

Da das Kriterium der Delinquenz als Merkmal der DSM-III-R-Diagnostik sich auch bei anderen Persönlichkeitsstörungen findet, überrascht die hohe Komorbiditätsrate der dissozialen PS nicht, wenn nach diesem Klassifikationssystem vorgegangen wird. Dies betrifft insb. die Störungen der Impulskontrolle und BPS sowie narzisstische und histrionische Störungsbilder. Unter den Achse-I-Störungen sind Alkoholmissbrauch und -abhängigkeiten an erster Stelle zu nennen. Untersuchungen nach DSM-IV- oder ICD-10-Kriterien liegen derzeit noch nicht vor.

Therapie

Nachdem die sozialpsychiatrisch motivierte Therapieeuphorie bei dissozialen Delinquenten durch eine Übersichtsarbeit von Martinson (1974) stark gedämpft worden war, konnten erst in den 1990er-Jahren durch Verbesserung der metaanalytischen Methodik substanzielle Aussagen über die Wirksamkeit differenzierter Interventionsmethoden bei dieser Störungsgruppe gemacht werden (Übersicht: Müller-Isberner et al. 2003). Auch Metaanalysen, die unter einer Vielzahl von Studien lediglich diejenigen selektierten, die sich – heutigen Maßstäben entsprechend – an empirisch gesicherten kriminogenen Faktoren orientierten und die Methodik am handlungsorientierten Lernstil der Klientel ausrichteten, fand unter diesen Bedingungen zwar signifikant bessere, aber immer noch **niedrige Effektstärken** (0,3 für spezifische Therapien; 0,1 für unangemessene Behandlungsansätze und 0,0 für reinen Strafvollzug; Andrews et al. 1990).

Müller-Isberner et al. (2003: 77) resümieren wie folgt: *„Erfolgreiche Programme sind multimodal, intensiv, hochstrukturiert, behavioral oder kognitiv-behavioral, werden mit Integrität und Enthusiasmus, eher in Freiheit als in Institutionen betrieben und zielen eher auf hohe denn auf niedrige Risiken. Angemessene Programme sind multimodal und intensiv bezüglich der Gesamtlänge und Anzahl der Stunden. Strategien, die auf Bestrafung abzielen, klientenzentrierte Fallarbeit oder traditionelle Psychotherapie erweisen sich als erheblich weniger wirksam, einige tendieren sogar dazu, bei bestimmten Tätergruppen die Kriminalprognose zu verschlechtern. Erfolgreiche Programme verwenden Methoden, die dem handlungsorientierten Lernstil von Straftätern gerecht werden, und zielen weniger auf Per-*

sönlichkeitsmerkmale als auf Klientenmerkmale, die nach dem heutigen empirischen Kenntnisstand kriminogene Faktoren sind."

Heute gelten **multimodale kognitiv-behaviorale Programmpakete** als Therapie der Wahl. Das ausgereifteste Modell basiert auf den Arbeiten von Ross und Fabiano (1985) und wurde als *Reasoning Rehabilitation Program* (R&R-Programm) in Kanada entwickelt und beforscht. Es handelt sich dabei um ein Set von strukturierten Sitzungen mit aufeinander aufbauenden Programmmodulen, die auf Verbesserung der Selbstkontrolle, Metakognition, soziale Fertigkeiten, interpersonale Problemlösefähigkeit, kreatives Denken, kritisches Denken, Übernahme der sozialen Perspektive, Entwicklung von Werten und Emotionsregulation zielen (Übersicht bei Gretenkord 2002).

Aufbau der therapeutischen Beziehung Das Motiv, sich in psychotherapeutische Behandlung zu begeben, ist bei dissozialen PS sehr häufig fremdbestimmt. Motivation zu diesem Schritt sind Auflagen von Gericht, Strafvollzug oder Jugendamt oder Drohungen des Partners. Der Therapeut sieht sich daher rasch mit zwei Alternativen konfrontiert: Entweder wird der Patient versuchen, den Therapeuten als Verbündeten gegen diejenigen zu gewinnen, die diese Therapie erzwungen haben, oder der Therapeut sieht sich beeindruckt von einem Übermaß an rascher Einsicht, Veränderungsmotivation und bisweilen devoten Verhaltensmustern, die ebenfalls eine Parteinahme des Therapeuten (evtl. vor Gericht) erwirken sollen. Die Entwicklung einer tragfähigen Arbeitsbeziehung ist unter diesen Umständen sicherlich eine besondere Herausforderung an das therapeutische Geschick. Müller-Isberner et al. (2003) betonen dabei die Bedeutung einer kritisch-offenen, engagierten, aber klar abgrenzbaren therapeutischen Haltung, die jedoch stets die Kontrolle und Autorität über die Behandlung behält. Als kritische „Extrempole" gelten die zu starke Identifikation mit dem Klienten, wenn sie mit einem Verlust der kritischen Distanz einhergeht, und die Gefahr einer zynisch-resignativen Position.

Benjamin (1993) betont, dass es kaum möglich ist, eine sinnvolle Beziehung aufzubauen, ohne zumindest zeitweise auf die manipulativen Angebote des Patienten einzugehen. Machtkämpfe sollten unbedingt vermieden werden, da sonst die Gefahr besteht, dass der Patient sich in Lügengebäude und fantastische Konstrukte zurückzieht. Die manipulativen Fähigkeiten des Patienten sollten im Hinblick auf eine Gefährdung des therapeutischen Settings und der Therapieziele rasch angesprochen werden. Andererseits ist der Therapeut gehalten, das pathologische Verhalten des Patienten nicht etwa durch Bewunderung seiner „Heldentaten" zu verstärken.

Verbesserung der psychosozialen Kompetenzen Die Fähigkeit, kurzfristige Ziele zugunsten längerfristiger Pläne zurückzustellen, erfordert ein gewisses Maß an Frustrations- und Spannungstoleranz, das trainiert werden sollte. Auch die Angst vor Langeweile, das sprunghafte Denken und die getriebene Suche nach neuen Herausforderungen bedürfen spezieller Fertigkeiten. Ein zentrales Problem von Menschen mit dissozialer PS ist die mangelhaft ausgeprägte Fähigkeit, sich die Konsequenzen ihres Handelns für die jeweiligen Opfer zu vergegenwärtigen. **Empathietraining** wird daher in den meisten Behandlungsprogrammen als zentrales Modul angeboten. Dies beinhaltet u. a. Informationen über die Folgen für die Opfer, Lesen von Opferberichten, Darstellung des eigenen Delikts in Rollenspielen aus der Sicht des Opfers usw. **Dilemmadiskussionen,** d. h. geführte Gruppendiskussionen über hypothetische moralische Dilemmata (was tun, wenn die Organisation einer Katastrophenhilfe in einem Dritte-Welt-Land nur über die Stärkung einer mafiösen Bande zu gewährleisten ist?), sollen die Entwicklung moralischer Werte stärken.

Strukturierung des psychosozialen Umfelds Nicht selten befinden sich dissoziale Patienten in einem **Gewirr** aus sozialen Verstrickungen, Verbindlichkeiten, Schulden, Halbwahrheiten und Lügen, die sich zu einem sich selbst perpetuierenden System entwickelt haben. Es bereitet häufig große Mühe, Klarheit zu gewinnen und Fakten von Vermutungen zu trennen. Deshalb erscheint es insb. zu Beginn der Therapie oder während akuter Verstrickungen angeraten, den **Realitätsgehalt** von Angaben präzise herauszuarbeiten.

Die fakultative Einbeziehung wichtiger Bezugspersonen ist manchmal unumgänglich. Weiterhin zu berücksichtigen sind die Eigengesetze der kulturellen Subgruppen, in denen sich dissoziale Patienten bewegen. Häufig wird dissoziales Verhalten innerhalb dieser Subgruppen positiv verstärkt und löst nur langfristig negative Konsequenzen aus. Ohne Veränderungen auf der Ebene der Kontingenzen verlaufen Therapien häufig frustran. **„Burning bridges"**, also die konsequente Zerstörung von Kontakten ins kriminelle Milieu oder zu Drogenhändlern im besten Sinne der „Stimuluskontrolle", erfordert einen klaren, häufig direktiven Standpunkt des Therapeuten.

Bearbeitung dysfunktionaler Ziele und Verhaltensmuster In der Behandlung krimineller Klienten mit dissozialer PS hat die Problemanalyse dem Bedürfnisprinzip zu folgen: Wirksame Interventionen zielen nicht auf Persönlichkeitsauffälligkeiten, sondern auf Merkmale, die nach dem empirischen Kenntnisstand mit Kriminalität assoziiert sind (Müller-Isberner 1998).

Hier sind zunächst **als aufrechterhaltende Bedingungen Kontakte mit anderen Antisozialen** i. S. **spezifischer Reaktionen des sozialen Umfelds** zu nennen, die häufig mit Problemen im Arbeitsbereich, finanziellen Sorgen, problematischen Wohnverhältnissen (z. B. sozialer Brennpunkt, Wohnungslosigkeit), Partnerschafts- und/oder juristischen Problemen vergesellschaftet sind.

In den Denk-, Erlebens- und Beziehungsmustern sind **antisoziale Ansichten, Einstellungen und Gefühle und die Identifikation mit kriminellen, antisozialen Rollenmodellen und Werten** mit Kriminalität assoziiert. Diese Menschen betrachten sich selbst i. Allg. als autonome starke Einzelgänger. Manche sehen sich von der Gesellschaft ausgenutzt und schlecht behandelt und rechtfertigen das Schädigen anderer damit, dass sie ja selbst schikaniert würden. Andere wiederum sehen sich als Raubtier in einer Welt, in der das Motto „Fressen oder gefressen werden" oder *The winner takes it all* gilt und in der es normal oder gar wünschenswert und notwendig ist, gegen soziale Regeln zu verstoßen. Ihrer Meinung nach sind andere Menschen entweder Ausbeuter, die es verdienen, aus Vergeltung ausgebeutet zu werden, oder sie sind schwach und verletzlich und daher selber schuld, wenn sie Opfer werden – sie verdienen es geradezu. Die Grundannahme und Grundeinstellung dieser Menschen ist, dass andere dazu da sind, um parasitär ausgenutzt zu werden. Weitere Annahmen lauten: „Ich muss auf der Hut sein" und „ich muss angreifen, sonst werde ich Opfer." Die antisoziale

Persönlichkeit glaubt auch: „Andere Menschen sind Dummköpfe" oder „andere Menschen sind Ausbeuter, daher habe ich auch das Recht, sie auszubeuten". Antisoziale glauben, zum Verletzen von Regeln berechtigt zu sein. Schließlich seien diese willkürlich, hätten die Aufgabe, die „Habenden" vor den „Habenichtsen" zu schützen und würden letztendlich nur von Dummköpfen eingehalten (Müller-Isberner 1998). Die konditionale Annahme dissozialer Menschen lautet: „Wenn ich andere nicht herumstoße, manipuliere, ausbeute oder angreife, bekomme ich nie das, was ich verdiene." Instrumentelle oder imperative Annahmen sind: „Überwältige den anderen, bevor er dich überwältigt", „du bist jetzt dran", „greif' zu, du verdienst es", „nimm dir, was du kannst" (nach Beck et al. 1993).

Weitere kriminogene Faktoren liegen in dem für Probanden mit einer dissozialen PS **typischen Wahrnehmungs- und Verhaltensstil.** Der kognitive Stil ist durch Impulsivität und fehlende Reflexionsfähigkeit geprägt. Der gesamte Denkstil ist im Konkreten und Anschaulichen verhaftet, er ist handlungs- und gegenwartsorientiert. Diese Menschen haben erhebliche Defizite im Erkennen von Problemsituationen, konsequenzorientiertem Denken, Entwickeln alternativer Lösungsstrategien und realistischer Zweck-Mittel-Abwägungen. Ihre Urteilsbildungsprozesse sind abgekürzt und haben eher impressionistischen Charakter; ihre Problemlösestrategien sind kurzschlüssig und folgen rigiden Denkmustern. Charakteristisch für den Wahrnehmungs- und Interpretationsstil dieser Menschen ist bei einem hohen Maß an Egozentrik die Externalisierung von Verantwortung für Handlungen mit unliebsamen Folgen. Aufgrund der hohen Impulsivität und fehlenden Reflexionsfähigkeit mangelt es ihnen an Selbstkontrolle und Selbstmanagement. Häufig wird die Emotionalität durch Affekte von Wut und Ärger dominiert, z. B. über die Ungerechtigkeit, dass andere Menschen etwas besitzen, das eigentlich nur sie selber verdienen.

Das nach außen sichtbare, also im sozialen Kontext manifeste Verhalten ist durch einen **Mangel an zwischenmenschlichen und sozialen Fertigkeiten, selbstschädigende Copingstrategien und häufigen Substanzmissbrauch** gekennzeichnet, die wiederum – empirisch belegt – kriminogene Faktoren sind.

Für die Durchführung der **Problemanalyse** bei diesen Probanden ist zu beachten, dass man sich keinesfalls nur auf die Angaben des Probanden verlassen darf, sondern andere Quellen wie Verhaltensbeobachtung, fremdanamnestische Angaben relevanter Bezugspersonen und Akteninhalte hinzuziehen muss. Ergänzende Hilfsmittel für die Erhebung kriminogener Faktoren i. R. der Problemanalyse können strukturierte Instrumente zur Risikobeurteilung sein, z. B. HCR-20 (Müller-Isberner et al. 1998) und PCL-SV (Hare 1991).

Die aus möglichen gesetzlichen oder richterlichen Vorgaben resultierenden Besonderheiten in den Rahmenbedingungen der Behandlung sind vor Aufnahme der Behandlung eindeutig und transparent, am besten in Form von **schriftlichen Behandlungsverträgen,** abzuklären. Hierzu gehören:

- Mögliche Einschränkungen in der Schweigepflicht gegenüber kooperierenden Institutionen oder der Justiz
- Vorgehen beim Versäumen von Sitzungen
- Einbeziehung zusätzlicher Informationsquellen
- Aufsuchen des Probanden in seinem natürlichen Umfeld
- Vorgehen bei Krisen, insb. Fremdgefahr
- Bedingungen, unter denen einzelne Sitzungen nicht stattfinden (z. B. Proband ist intoxiziert) und
- Bedingungen, unter denen die Behandlung beendet wird

Unter konstruktiver Nutzung dieser i. d. R. gegenüber der allgemeinen Psychotherapie besonderen Rahmenbedingungen ist bei der antisozialen PS in der **Behandlungsplanung**, also bei der Frage, welches Problem zu welchem Zeitpunkt und mit welchen Mitteln bearbeitet werden soll, ein anderer Algorithmus als bei den übrigen Persönlichkeitsstörungen anzuwenden.

Falls manifest, ist lebensbedrohliches Verhalten immer als primärer Fokus zu adressieren. Hierunter ist bei der antisozialen PS v. a. **fremdaggressives Verhalten** zu fassen, das sowohl das Leben als auch die körperliche und persönliche Unversehrtheit anderer gefährdet wie jegliche Form von körperlicher und seelischer Gewalt, die Androhung von Gewalt in Wort und Körperhaltung, die häufige gedankliche Beschäftigung damit, andere zu töten, zu verletzen oder zu demütigen, der Besitz von Waffen und nicht zuletzt die rücksichtslose Missachtung der eigenen Sicherheit bzw. der Sicherheit anderer wie z. B. ungeschützte Sexualkontakte oder rücksichtsloses Verhalten im Straßenverkehr. An zweiter Stelle stehen **Verhaltensmuster, die den geregelten Fortgang der Behandlung** dadurch **gefährden,** dass der Patient beharrlich gegen bestehende soziale Normen verstößt und somit von einer sozialen Krise in die nächste gerät (z. B. Stehlen, Lügen, Betrügen, Verheimlichen, Konsum illegaler Drogen, Missbrauch legaler Drogen, Erscheinen zur Behandlung in berauschtem Zustand, Nichteinhalten finanzieller Verpflichtungen oder Kontakt mit einem kriminellen Umfeld). Erst an dritter Stelle steht aufseiten des Patienten, aber auch des Therapeuten **therapiestörendes Verhalten** wie Nicht-Zuhören, fehlende Mitarbeit, geringe Compliance, respektloser Umgang oder Manipulation. Die weitere Hierarchisierung der Behandlungsziele folgt dem allgemeinen Algorithmus zur Behandlungsplanung bei Persönlichkeitsstörungen.

Es erscheint also hilfreich, dem Patienten die Abweichung seiner Verhaltensmuster von der sozial akzeptablen Norm sehr früh und klar vor Augen zu führen. Der Patient sollte wissen, dass er **Defizite** im Bereich der Wahrnehmung von Schuld aufweist, dass sein Vergnügen an der Übervorteilung anderer ein zumeist einseitiger Art ist und dass er Schwierigkeiten bei der Differenzierung von moralischen Grundkategorien und damit bei der Trennung von Richtig und Falsch hat. Auf die Gefahr dieser Unschärfe, der pseudologischen Verstrickungen sollte von Anfang an hingewiesen werden. Ein weiterer Behandlungsfokus ist die Modifikation von Verleugnungs- und Bagatellisierungsprozessen sowie deliktfördernden Grundeinstellungen.

Gerade weil die intrinsische Motivation häufig nur sehr gering ausgeprägt erscheint, sollte i. R. der Zielbestimmung v. a. darauf hingearbeitet werden, dass dem Patienten die Einschränkung seiner Handlungs- und Denkweisen gewahr wird. Seine Abhängigkeit von kurzfristig zu erreichenden Zielen macht ihn für Manipulation von außen anfällig. Dies aber widerspricht der kognitiven Grundannahme dissozialer Persönlichkeiten.

Das **Therapieziel** als gemeinsame Arbeitsbasis sollte daher in der **Verbesserung der langfristigen Planung, Entwicklung und Bei-**

behaltung von Plänen und sozialverträglicher Kompetenz liegen. Schemakongruent steht daher die Entwicklung einer sozial akzeptablen Autonomie anstelle der sozial gebundenen Pseudoautonomie im Zentrum. Versucht der Patient, „sich selbst auf die Schliche" zu kommen, so können zahlreiche Verhaltensmuster identifiziert werden, die allesamt durch kurzfristige Verstärker aufrechterhalten werden. Nicht selten wird sich die Kognition, „schlauer, gerissener oder ausgebuffter" zu sein als der Geschädigte, als wichtiger Verstärker erweisen.

Die Erkenntnis, dass sich seine favorisierten Verhaltensmuster, die ja i. d. R. durch seine eigene Bewunderung verstärkt werden, bei genauer Betrachtung als untauglich erweisen, dass sie vielmehr in fortwährende Verstrickungen und Abhängigkeiten führen, dass schließlich anstelle der außenstehenden Personen der Patient derjenige ist, der durch diese von ihm gesteuerten Verhaltensweisen manipuliert wird, treibt den therapeutischen Prozess voran und bedient sich der basalen Grundannahmen des Patienten.

Auch Beck et al. (1999) betonen, dass nicht die Verstärkung von moralischen Instanzen wie Scham oder Schuld der therapeutische Grundgedanke ist, sondern die **Verbesserung der kognitiven Fähigkeit, von der konkreten Operation zur abstrakten Planung** zu gelangen. Erst im zweiten Schritt sollte evtl. versucht werden, Grundannahmen zu irritieren oder zu korrigieren.

Es gibt eine breite empirische Evidenz, dass die Behandlung des kriminellen Verhaltens als Kernmerkmal der antisozialen PS wirksam ist, wenn sie auf hohe Risiken (Risikoprinzip) und die kriminogenen Merkmale dieser Menschen abzielt (Bedürfnisprinzip) und Methoden verwendet, die dem Ansprechbarkeitsprinzip genügen. Veränderungsstrategien, die dem Ansprechbarkeitsprinzip der Straftäterbehandlung folgen, sind Methoden, die dem handlungsorientierten Lernstil von Straftätern gerecht werden. Im Einzelnen sind dies: Modell-Lernen, Rollenspiele, abgestufte Erprobung, Verstärkung, konkrete Hilfestellungen, Ressourcenbereitstellung und kognitive Umstrukturierung. Unter therapieschulenspezifischen Gesichtspunkten sind Methoden, die dem Ansprechbarkeitsprinzip folgen, den traditionell verhaltenstherapeutischen bzw. kognitiv-verhaltenstherapeutischen Methoden zuzuordnen.

Traditionelle verhaltenstherapeutische **Veränderungsstrategien** folgen den **Prinzipien des operanten und des klassischen Konditionierens.** Einzelne Methoden sind u. a. *token economies,* Therapieverträge, Aversionsmethoden und Umkonditionierung. Während einzelnen traditionellen verhaltenstherapeutischen Methoden insgesamt nur noch wenig Bedeutung zukommt, finden lerntheoretische Prinzipien aus der traditionellen Verhaltenstherapie wie unmittelbare soziale Verstärkung für prosoziales Verhalten, überwiegender Verzicht auf sozial bestrafendes Verhalten, strukturiertes Vorgehen etc. durchaus ihren Eingang in Empfehlungen für die Gestaltung einer effizienten, die Veränderung in Richtung prosoziales Verhalten fördernden Beziehung zwischen Behandler und Patient bzw. der Probanden untereinander (Andrews und Bonta 1994; Hare 1992).

Unter kognitiv-behaviorale Behandlungsverfahren sind u. a. folgende Methoden zu subsumieren: Training sozialer Fertigkeiten, verdeckte Konditionierung, Empathietraining, Dilemmadiskussionen, interpersonales Problemlösetraining, Entscheidungsmatrix, kognitive Umstrukturierung. Allen Verfahren zur **kognitiven Umstrukturierung** gemeinsame Techniken sind: didaktische Einführungen über die Bedeutung von dysfunktionalen Denkmustern, Vorstellen von Beispielen für diese Denkmuster, Identifikation der den dysfunktionalen Verhaltensweisen zugrunde liegenden Denkmuster, Selbstbeobachtung dieser Denkmuster mit Tagebüchern, Überprüfen dieser Denkmuster anhand empirischer bzw. rationaler Kriterien unter Zuhilfenahme von Techniken wie dem Sokratischen Dialog, Gruppendiskussionen, Hausaufgabenprotokollen mit gezielten Fragen und das Einüben alternativer, funktionalerer Denkmuster. Von besonderer Bedeutung sind Techniken zur Modifikation von Verleugnungs- und Bagatellisierungsprozessen und deliktfördernden Einstellungen insb. bei Sexualstraftätern sowie die auf der Grundlage des Stressinokulationstrainings entwickelten Methoden zur Emotionsregulation.

Die Zusammenfassung aller genannten Methoden mit den notwendigen Materialien in einem übersichtlichen und gut anwendbaren Manual, d. h. die Entwicklung eines multimodalen kognitiv-behavioralen Programmpakets, stellt das Desiderat der Straftäterbehandlung dar. Das am weitesten verbreitete und einflussreichste multimodale kognitiv-behaviorale Programmpaket ist das **Reasoning and Rehabilitation Program (R&R-Programm).** Das Training kann auch von fachfremden Mitarbeitern appliziert werden. Es besteht aus 35 durchstrukturierten Sitzungen à 2 h, die in einem Zeitraum von 4–5 Monaten durchgeführt werden. Es ist sowohl im stationären als auch ambulanten Setting anwendbar. Ziel ist die Vermittlung kognitiver Fähigkeiten, die mit erfolgreichem sozialem Verhalten assoziiert sind. Dies geschieht in den aufeinander aufbauenden Programmmodulen: Selbstkontrolle, Metakognitionen, soziale Fertigkeiten, interpersonale Problemlösefähigkeiten, kreatives Denken, kritisches Denken, Übernahme der sozialen Perspektive, Entwicklung von Werten und Emotionsregulation. Angewandte Methoden sind Gruppendiskussionen, Rollenspiele, strukturierte Denkaufgaben, Spiele und audiovisuelle Präsentationen. Der Prozess der Informationsvermittlung, d. h. eine interessante und anregende Gestaltung der einzelnen Sitzungen, ist wichtiger als ihr Inhalt.

Tong und Farrington (2006) unterzogen insgesamt 16 Studien zum R&R-Training einer Metaanalyse. In 8 der 16 Studien erfolgte die Zuweisung zur Experimental- bzw. Kontrollgruppe randomisiert, wobei das Studiendesign keinen Einfluss auf die Höhe der Effektstärke hatte. Die mittlere gewichtete Effektstärke (mittlere gewichtete Odds-Ratio) betrug 1,16.

Das **Rückfallvermeidungsmodell** stammt aus der Suchtbehandlung. Methodisch handelt es sich um einen psychoedukativen Ansatz, in dem die Konzepte mithilfe von Erläuterungen, Beispielen, Parabeln, Metaphern, Übungen oder strukturierten Gruppendiskussionen vermittelt werden. Günstig ist der Einsatz von schriftlichen Arbeitsmaterialien und Hausaufgaben. In der Kriminaltherapie wird es in drei Zusammenhängen angewandt:

- als weitgehend methoden- und inhaltsoffenes Paradigma für die Konzeptionalisierung, Planung und Durchführung einer individuellen Behandlung, in das sämtliche therapeutische Maßnahmen einschließlich der Gestaltung des Entlassungsumfelds in einer auch für den Patienten nachvollziehbaren Weise integriert sind;

- als strukturierte Methode zur selbstkontrollierten Vermeidung von Rückfällen,
- als externes Risikomanagement durch die Bereitstellung eines sozialen Empfangsraums und von Nachsorgebedingungen, die sich aus dem individuellen Rückfallvermeidungsplan des einzelnen Probanden ableiten.

Grundidee des Rückfallvermeidungsmodells ist, dass „Rückfälle nicht einfach vom Himmel fallen". Bei antisozialem Verhalten handelt es sich um erlerntes Verhalten, das durch interne und externe Faktoren i. S. eines „Angestoßen-Werdens" motiviert und i. S. eines „Sich-Aufschaukelns" verstärkt wird. Zu den intern motivierenden Faktoren zählen u. a. bestimmte Gedanken, Fantasien, Wahrnehmungen und Gefühle, zu den extern motivierenden Faktoren etwa die Verfügbarkeit von Alkohol, Drogen, Waffen oder potenziellen Opfern.

Man nimmt in diesem Modell an, dass jedem kriminellen Verhalten eine **multimodale Verhaltenskette,** auch Deliktzyklus, Deliktzirkel oder Deliktszenario genannt, vorangeht. Jedes Stadium der zum Delikt führenden Verhaltenskette wird explizit erarbeitet, als Risikosituation beschrieben und als Warnzeichen benannt. Für jede Risikosituation werden Bewältigungsstrategien entwickelt und erlernt, die den Deliktzirkel unterbrechen. Je früher der Deliktzirkel unterbrochen werden kann, desto geringer ist das Rückfallrisiko.

Die **Wirksamkeit des Rückfallvermeidungsmodells ist empirisch gut belegt.** Dowden et al. (2003) führten eine Metaanalyse von insgesamt 24 Studien durch, in denen das Rückfallvermeidungsmodell zur Behandlung von Sexualstraftätern, Gewalttätern, Eigentumsdelinquenten und Drogenkriminellen angewandt wurde. Insgesamt wurden 40 Vergleiche ausgewertet, von denen 10 nach randomisierter Zuweisung erfolgten. Das Studiendesign hatte keinen signifikanten Einfluss auf die Effektstärke. Die durchschnittliche Effektstärke betrug studienübergreifend 0,15 (Pearson-γ) und damit einen kleinen Effekt. Allerdings weist – ebenso wie vergleichbare Ergebnisse einer Metaanalyse von 66 Studien aus der Sexualstraftäterbehandlung (Lösel und Schmucker 2005) – der große Bereich der Effektstärken von −0,15 bis 0,45 darauf hin, dass nicht jedes Programm, das den Namen „Rückfallvermeidungsmodell" trägt, auch tatsächlich wirksam ist. Umfang, Elaborationsgrad und „junges" Alter des Programms haben einen signifikant positiven Einfluss auf die Wirksamkeit. Hohe Effektstärken für einzelne Programmelemente weisen darauf hin, dass v. a. die Bausteine „Erarbeitung der Deliktkette", „Einüben von Bewältigungsstrategien für den Fall eines Rückfalls" und „Training von wichtigen Bezugspersonen" wesentliche Wirkfaktoren von Rückfallvermeidungsansätzen sind (Dowden et al. 2003).

Für die kriminalpräventive Wirksamkeit psychodynamischer Behandlungsverfahren gibt es keinerlei empirische Evidenz; sie können in der Behandlung der antisozialen PS generell nicht empfohlen werden. Dies wird auch von namhaften Vertretern dieser Therapieschule so gesehen: *„Zunächst kontraindiziert die Diagnose einer antisozialen Persönlichkeitsstruktur praktisch jede Form psychoanalytisch fundierter Psychotherapie"* (Kernberg 1988: 250).

EBM

Einem Review zufolge sind aktuell keine empirisch begründbaren Aussagen zur Wirksamkeit von Psychotherapie möglich, da in den vorliegenden Studien primär untersucht wurde, inwieweit sich durch Psychotherapie eine vorhandene Suchtproblematik positiv beeinflussen lässt. Basierend auf einer Einzelstudie ließen sich für ein Kontingenzmanagement positive Effekte auf den sozialen Funktionsstatus nachweisen (Gibbon et al. 2010; Cochrane-Review).

Psychopharmakotherapie Eine Pharmakotherapie der antisozialen PS gibt es nicht. In der Off-Label-Anwendung können Medikamente bei bestimmten Zielsymptomen/-syndromen aber hilfreich sein.

Zielsymptome pharmakologischer Interventionen bei Antisozialen können unkontrollierbare Wut, Impulsivität, unkontrolliert-überschießende Gewalt, emotionale Labilität oder mürrisch-dysphorische Gestimmtheit sein. Insgesamt ist die Studienlage spärlich. Positive Studien zur Beeinflussung dieser Zielsymptome liegen für **SSRI** (Coccaro et al. 1997), **atypische Neuroleptika** (Rocca et al. 2002) und **Omega-3-Fettsäuren** (Zanarini und Frankenburg 2003) vor. Zwar wurden diese an Patienten mit BPS gewonnen, jedoch sind es genau jene Charakteristika, in denen beide Störungen überlappen. Insofern ist eine Übertragung der Ergebnisse gerechtfertigt.

Bei Komorbidität sind die jeweiligen evidenzbasierten Behandlungsrichtlinien bzgl. möglicher Kombinationen von medikamentöser Behandlung und Psychotherapie der vorliegenden Achse-I-Störung zu beachten (Habermeyer und Habermeyer 2006). Bei Antisozialen mit komorbider Schizophrenie scheint **Clozapin** gewalttätiges Verhalten eher zu reduzieren als andere Neuroleptika (Volavka 1999).

Über die Kombination von Pharmakotherapie und Psychotherapie liegen keine Studien vor. Eine rein pharmakologische Behandlung ohne begleitende Psychotherapie kann aber nicht empfohlen werden. Liegt eine anti-/dissoziale PS zusammen mit einer Psychose vor, ist die erfolgreiche Behandlung der Psychose Grundvoraussetzung für die Anwendung psychotherapeutischer Verfahren.

EBM

Einem Review zufolge lassen sich aktuell keine empirisch abgesicherten Empfehlungen für eine medikamentöse Strategie zur Reduktion dissozialer Verhaltensweisen geben (Khalifa et al. 2010; Cochrane-Review).

Generalisierung des Erlernten im sozialen Feld Im Zentrum des Problemfeldes steht die **Rückfallvermeidung.** Dieses Behandlungsmodul orientiert sich primär an den Erfahrungen aus der Suchttherapie. Man unterscheidet grundsätzlich zwischen „internem und externem Risikomanagement". Während ersteres primär auf Selbstmanagement basiert, beziehen extern gesteuerte Konzepte sozialarbeiterische und evtl. judikative Kontrollen ein. Bei Rückfällen handelt es sich i. d. R. um Verhaltensmuster, die mit den Gesetzen der Lerntheorie erklärt werden können. Individuell erarbeitete **Verhaltensketten** *(chain analysis)* analysieren spezifische Situationsvariablen, Auslöser, kognitive und emotionale Reaktionsmuster und Antizipationen, Handlungsentwürfe und fehlende adäquate Bewältigungsstrategien. Auf diesen Analysen sollte die Erarbeitung alternativer Bewältigungsstrategien beruhen. Dabei ist neben der Entwicklung von selbstreflektiven Fähigkeiten, welche die Identifizierung der typischen individuellen Denkmuster ermöglichen, auch die Notwendigkeit zu betonen, die Alternativen in Rollenspielen oder Expositionen immer und immer wieder zu trainieren. Schließlich sei noch auf die Arbeit mit **„Rückfallschocks"** hingewiesen, d. h. mit der kognitiv-emotionalen Reaktion des Patienten auf einen Rückfall. Diese Reaktionen, die häufig von Scham oder Resignation geprägt sind, bereiten oft den Boden für die Entwicklung fataler Teufelskreise und sollten vom Therapeuten antizipiert werden, ohne dabei die Anstrengungen des Patienten, eben diesen Rückfall zu vermeiden, zu schwächen.

Therapiestudien

McGuire (2002) rezipiert in einer Übersichtsarbeit insgesamt 20 Metaanalysen zur Straftäterbehandlung mit mehr als 2.000 unabhängigen Outcomeparametern aus der Zeit zwischen 1985 und 2000. In diesen Metaanalysen lag die mittlere Effektstärke (Pearson-*r* oder φ-Koeffizient) kriminaltherapeutischer Interventionen auf Rückfälligkeit zwischen 0,07 und 0,33. Lösel (1995) kam unter Diskussion der Schwierigkeiten im Vergleich der verschiedenen Metaanalysen zu der Schätzung, dass im Bereich der Straftäterbehandlung von einer **mittleren Effektstärke von 0,10,** dem sog. 10%-Effekt, auszugehen ist. In der Beurteilung dieser zunächst nicht sonderlich hoch erscheinenden mittleren Effektstärke sind zwei Punkte zu berücksichtigen. Zum einen haben etablierte medizinische Verfahren bei weit verbreiteten internistischen Erkrankungen z. T. vergleichbar niedrige mittlere Effektstärken (McGuire 2002). Zum anderen zeigen Kosten-Nutzen-Analysen von Straftäterbehandlung mit Kosten-Nutzen-Verhältnissen zwischen 1 : 1,13 bis 1 : 7,14, dass Straftäterbehandlung unter monetären Gesichtspunkten durchaus effektiv ist (Welsh und Farrington 2000), wobei der durch Straftäterbehandlung verhinderte immaterielle Schaden – 10 % weniger Opfer – nicht durch Geld aufzurechnen ist.

Bezüglich differenzieller Effekte in der Straftäterbehandlung brachte die Studie von Andrews et al. (1990) einen entscheidenden Durchbruch. Hier wurden die einbezogenen Studien nach Variablen klassifiziert, die auf den Hauptprinzipien von Risiko, Bedürfnis und Ansprechbarkeit beruhen: Auf der Basis dieser Prinzipien untersuchten Andrews et al. (1990) in einer Metaanalyse mehr als 150 Studien. Davon waren 30 Studien ausschließlich auf Maßnahmen des Regelvollzugs beschränkt, die übrigen 120 Studien wurden – je nachdem, ob sie die genannten Kriterien erfüllten – in angemessene, unspezifische und unangemessene Behandlungsverfahren unterteilt. Angemessene Interventionen erreichten Effektstärken von 0,30, d. h., dass sich im Vergleich zu Kontrollgruppen eine um ca. 40 % geringere Rückfallkriminalität erzielen lässt. Strategien, die ausschließlich auf Sanktion abzielen, klientenzentrierte Fallarbeit oder traditionelle Psychotherapie erwiesen sich mit negativen Effektraten (–0,08 bzw. –0,07) als unwirksam, tendenziell sogar die Rückfälligkeit steigernd. Die Ergebnisse von Andrews et al. (1990) wurden aktuell in einer Metaanalyse von insgesamt 225 Studien durch Andrews und Dowden (2006) bestätigt, wobei die mittlere Effektstärke mit 0,26 etwas geringer ausfiel. Danach besteht eine breite empirische Evidenz, dass die Behandlung des antisozialen Verhaltens als Kernmerkmal der anti-/dissozialen PS wirksam ist, wenn sie auf die beschriebenen Merkmale und Probleme abzielt.

Es gibt jedoch eine Ausnahme: Ergeben sich i. R. der Problemanalyse eindeutige Hinweise auf das Vorliegen von *psychopathy* (Hare 1970, 1991), weist der bisherige empirische Kenntnisstand darauf hin, dass es zurzeit für diese Menschen überhaupt keine wirksamen Behandlungsverfahren gibt. D'Silva et al. (2004) kommen in einer Übersichtsarbeit, in der die vorliegenden Therapiestudien zur Behandlung von *psychopaths* analysiert werden, zu dem Schluss, dass die Frage, ob diese Gruppe überhaupt durch Behandlung erreicht werden kann oder sich gar durch Behandlung verschlechtert, derzeit empirisch nicht beantwortbar ist. Die vorliegenden, z. T. auch randomisierten Studien kommen zu widersprüchlichen Ergebnissen bzw. weisen methodische Schwächen auf. Konsistent zeigt sich jedoch über alle Studien, dass die Subgruppe der *psychopaths* die höchsten Rückfall-, Zwischenfall- und Dropout-Raten aufweist. Wichtigste Zukunftsaufgabe ist die breite Implementierung der wissenschaftlich bewährten Verfahren in der Praxis und der endgültige Verzicht auf psychodynamisch basierte Verfahren.

Zur Frage der Schuldfähigkeit Bezüglich der **Begutachtung der Schuldunfähigkeit** im strafrechtlichen Sinn gilt übereinstimmend, dass allein die Diagnose einer dissozialen PS keine Beeinträchtigung der Schuldfähigkeit impliziert. Eine Abwägung der Schuldfähigkeit sollte immer vor dem Hintergrund des Persönlichkeitsbildes, der Lebensumstände und der Tatkonstellation gewichtet werden.

Resümee

Die dissoziale Persönlichkeit scheint von der Grundannahme getragen zu sein, dass soziale Normen und Regeln für sie keine Gültigkeit haben. Delinquenz tritt häufig als Folge antisozialen Verhaltens auf, muss aber nicht zwingend damit konnotiert sein. Unter günstigen sozialen Bedingungen können dissoziale Verhaltensmuster auch zu wirtschaftlichem oder politischem Erfolg führen. Die Therapie zielt auf die Verbesserung von Spannungs- und Frustrationstoleranz, von plangestütztem Verhalten und auf die Etablierung moralischer Grundkategorien. Metaanalysen zur Wirksamkeit kognitiv-behavioraler Verfahren unter angemessenen Bedingungen zeigen mittlere Effektstärken von 0,33. Wirksamkeitsnachweise von Therapieverfahren für kriminelle Straftäter mit der Kernsymptomatik „Psychopathie" liegen derzeit nicht vor. Das gleiche gilt für tiefenpsychologisch basierte Verfahren.

21.6.5 Schizoide Persönlichkeitsstörung (ICD-10)

Fallbeispiel

Weshalb seine Frau auf die Idee gekommen sei, eine Paartherapie machen zu wollen, so berichtet der 34-jährige Wissenschaftler, sei ihm eigentlich völlig unklar. Er habe nicht das Gefühl, dass mit der Partnerschaft irgendwas nicht stimme. Wenn sie wolle, würde er jedoch gern mitmachen. Er selbst beschreibt sich als nicht unzufrieden. Die Ehefrau jedoch berichtet, dass ihr Mann bereits kurz nach der Trauung nur noch sehr wenig Interesse an ihr gezeigt habe. Die sexuellen Kontakte, die ja schon immer von ihr ausgegangen seien, hätten sich auf null reduziert. Er sitze eigentlich Tag und Nacht über seinem Computer und arbeite an hochkomplexen mathematischen Problemen. Freunde habe er keine, lediglich sein Bruder rufe ab und zu an. All ihre Vorschläge, mal ins Kino oder ins Theater zu gehen, würden bei ihm eher Unverständnis als klare Ablehnung hervorrufen. Vor allem aber mache ihr zu schaffen, dass ihr Freundeskreis sich von ihr zurückgezogen habe, da ihr Mann auch in dieser Runde eigentlich nicht spreche, sondern sich rasch zurückziehe, um in Zeitschriften zu blättern. „Es ist, als seien alle irgendwie Luft für ihn." Auf Nachfrage gibt sie an, dass er sich eigentlich nicht verändert habe, vielmehr sei er wohl schon immer so gewesen, alle Initiative sei ja von ihr ausgegangen. Sie habe zunächst geglaubt, er sei schüchtern, was sich in der Ehe schon legen werde. ▮

Diagnostik

Um die Definition des Begriffs der „Schizoidie" im Zusammenhang mit der ICD-10 und dem DSM-IV zu verstehen, erscheint es notwendig, sich kurz die historischen Zusammenhänge zu vergegenwärtigen. Der Begriff geht auf Bleuler (1922) zurück, der darunter Charaktereigenschaften subsumierte, die er gehäuft bei nahen Angehörigen von schizophrenen Patienten oder bei den Patienten selbst nach Abklingen der floriden Symptomatik fand: eine gewisse Tendenz, sich von den äußerlichen Dingen abzuwenden, das Fehlen von emotionaler Expressivität bei oft gleichzeitig bestehender diffuser Gereiztheit oder Abgestumpftheit.

Kretschmer (1921) entwickelte Bleulers Sichtweise weiter und differenzierte zwischen „schizothymen", „schizoiden" und „schizophrenen" Persönlichkeiten. Er formulierte zwei unterschiedliche Charakterzüge der Schizoidie: Vor dem gemeinsamen Hintergrund der sozialen Isolation und Abgeschlossenheit zeichnen sich manche Betroffene durch Überempfindlichkeit, Exzentrik und hohe Reizbarkeit aus (Hyperästhesie), während andere die eher abweisende Scheu des stillen, gleichmütigen und kühl wirkenden (anästhetischen) Typs verkörpern.

Die Frage, ob tatsächlich ein fließender Übergang zwischen ausgeprägten schizoiden Persönlichkeitszügen, der Schizophrenia simplex und manifesten schizophrenen Erkrankungen postuliert werden kann, wurde zum Gegenstand zahlreicher Untersuchungen und kann derzeit nicht abschließend beantwortet werden. Es scheint jedoch gesichert, dass Personen mit ausgeprägten „anästhetischen" Eigenschaften, wie sie von Kretschmer beschrieben wurden, im Gegensatz zu den als „hyperästhetisch" beschriebenen Charakteren keine erhöhte Prävalenz für schizophrene Erkrankungen aufweisen.

Diese Forschungsergebnisse aufgreifend, wurde bei der Entwicklung des DSM-III der alte Begriff der „Schizoidie" in drei Kategorien aufgeteilt: ängstlich-vermeidende, schizoide und schizotypische Persönlichkeitsstörungen. Die ICD-10 greift diese Entwicklung auf und ordnet die „schizotype Störung" dem Syndrombereich der Schizophrenie zu. Die **aktuellen ICD-Diagnosekriterien** der schizoiden PS sind ➤ Box 21.13 zu entnehmen.

BOX 21.13

Diagnostische Kriterien der schizoiden Persönlichkeitsstörung (F60.1; ICD-10-Forschungskriterien)

Mindestens vier der folgenden Eigenschaften oder Verhaltensweisen müssen vorliegen:
- Wenn überhaupt, dann bereiten nur wenige Tätigkeiten Freude.
- Zeigt emotionale Kühle, Distanziertheit oder einen abgeflachten Affekt.
- Reduzierte Fähigkeit, warme, zärtliche Gefühle für andere oder Ärger auszudrücken.
- Erscheint gleichgültig gegenüber Lob oder Kritik von anderen.
- Wenig Interesse an sexuellen Erfahrungen mit einem anderen Menschen (unter Berücksichtigung des Alters).
- Fast immer Bevorzugung von Aktivitäten, die allein durchzuführen sind.
- Übermäßige Inanspruchnahme durch Fantasien und Introvertiertheit.
- Hat keine oder wünscht keine engen Freunde oder vertrauensvollen Beziehungen (oder höchstens eine).
- Deutlich mangelhaftes Gespür für geltende soziale Normen und Konventionen. Wenn sie nicht befolgt werden, geschieht das unabsichtlich.

Typische Verhaltensmuster und Grundannahmen

Menschen mit einer schizoiden PS leben i. d. R. sozial zurückgezogen, ohne ausgeprägte Ängste oder Wünsche gegenüber anderen. Ihre grundlegende Position kann mit dem Begriff der **Autonomie** beschrieben werden. Jede Form der Expressivität, des Demonstrativen oder Vitalen erscheint ihnen fremd. Der bisweilen mechanisch anmutende Gesamteindruck, nicht selten durch eine monotone, nur schwach modulierte Stimmgestaltung sowie auffallend unrhythmische oder lethargische Motorik unterstrichen, löst beim Gegenüber das Gefühl von Fremdheit und Distanz aus. Dabei scheint nicht Unfreundlichkeit zu dominieren, sondern eher eine ausgeprägte Tangentialität und Unberührtheit von den emotionalen Belangen dieser Welt.

Millon und Davis (1996) sowie andere Autoren sehen in der Unempfindlichkeit gegenüber emotionsauslösenden Reizen, in der gedämpften emotionalen Auslenkung und der raschen Habituierung das zentrale Organisationsprinzip der schizoiden Störung. Aktivierung und zielorientierte Motivierung sind i. d. R. an intellektuelle Aufgaben gekoppelt.

Der **zwischenmenschliche Bereich** ist mit Indifferenz und Desinteresse zu beschreiben. In Gruppenverbänden tendieren sie unweigerlich dazu, sich in der Peripherie anzusiedeln. Es scheint nicht soziale Angst oder Furcht vor Bloßstellung und Kränkung zu sein, sondern mangelhaft ausgeprägte Energie und ein weitreichendes Defizit im Bereich der Genussfähigkeit, sodass intensive soziale Beziehungen eher Unverständnis denn Furcht auslösen. Auch das genuine **Interesse an Sexualität** ist nicht stark ausgeprägt, wird subjektiv eher im Bereich der sozialen Belästigung angesiedelt. Es braucht nicht ausgeführt zu werden, dass das verschrobene, manchmal linkische Verhalten ohne Gefühl und Verständnis für soziale Regeln den Betroffenen bisweilen zum Nachteil gereicht.

Der **kommunikative Stil** wird als unfokussiert beschrieben. Lexikalisches Wissen, gepaart mit der Tendenz, zirkulär, ja weitschweifig zu denken, ermüdet den anderen und leitet häufig Kommunikationsabbrüche ein. Manche Autoren erwähnen eine Unterentwicklung der sensorischen Wahrnehmung emotionaler Qualitäten. So neigen schizoide Persönlichkeiten dazu, ausschließlich die semantische Bedeutung des Gesprochenen wahrzunehmen, dabei jedoch die Dimension des nonverbal Mitschwingenden auszublenden. Auch die Introspektionsfähigkeit, also die Neugierde auf eigene handlungssteuernde und motivationale Mechanismen, ist häufig unterentwickelt.

Prävalenz

Die Schätzungen zur Häufigkeit der schizoiden PS in der Allgemeinbevölkerung basieren auf Feldstudien in den USA und schwanken zwischen 0,5 und 1,5 % (Kalus et al. 1993). Auch in der klinischen Population liegt die Prävalenzrate nicht über 2 % (Loranger et al. 1994).

Differenzialdiagnose und Komorbidität

Eine **Abgrenzung** zur ängstlich-vermeidenden und **schizotypischen Persönlichkeitsstörung** sollte erfolgen. Die schizotypische Störung ist durch ein höheres Maß an Verschrobenheit, ungewöhnlichem Verhalten und v. a. schwer nachvollziehbaren, magischen Denkinhalten charakterisiert. ICD-10 wie auch DSM-5 fordern zudem die Abgrenzung vom Asperger-Syndrom, einer frühkindlichen Entwicklungsstörung, die sich durch extreme Gestörtheit der sozialen Interaktion auszeichnet. Andere psychische Störungen sind selten.

Schizoide Personeneigenarten können auch in der Folge von Extrembelastungen oder nach längerer medizinischer Behandlung körperlicher wie psychischer Störungen als Persönlichkeitsänderungen auftreten.

Ätiologie und Pathogenese

Auf wissenschaftlich gesicherten Daten basierende Vorstellungen zur Pathogenese schizoider PS liegen derzeit nicht vor. Die Vorläufigkeit und Begrenztheit des Wissens zu dieser Form der Persönlichkeitsstörung übertrifft noch die anderer Störungsbilder, da selbst die auf Fallberichten basierenden ätiopathologischen Hypothesen der „klassischen Schulen" wenig überzeugend zu sein scheinen. Auch die Bedeutung biologischer Faktoren kann allenfalls spekulativ gewürdigt werden. Einige Autoren führen eine verminderte Sensitivität des limbischen Systems oder der Formatio reticularis an; auch ein Überwiegen cholinerger Neurotransmission wird diskutiert. Verhaltenstherapeuten betonen die Bedeutung der emotionalen und sensorischen Unterstimulation, psychodynamisch orientierte Autoren sehen in der schizoiden Symptomatik vornehmlich die Manifestation frühkindlicher Abwehrstrukturen.

Ein klinisch fundierteres Konzept mit therapeutischen Konsequenzen wurde von Johnson (1987) entwickelt, der sich als Vertreter der anthropologischen Schule versteht und neben psychoanalytischen Objektbeziehungstheorien kognitive und lerntheoretische Aspekte sowie Modellfragmente aus der Körpertherapie integriert.

Es sei an dieser Stelle noch einmal auf den **„pathozentristischen Charakter" der Theorieentwicklung** hingewiesen: Ausgehend von intrapsychischen und interpsychischen Auffälligkeiten, die als charakteristisch für spezifische Persönlichkeitsstörungen gelten, werden entwicklungsgeschichtliche Besonderheiten retrospektiv postuliert und mit der jeweils geltenden „physiologischen" Entwicklungsgeschichte abgeglichen. Der Nutzen oder Wert der so gewonnenen ätiopathogenetischen Theorien lässt sich allein an seiner Bedeutung für die therapeutische Arbeit ermessen. Die Kriterien empirischer Wissenschaftlichkeit erfüllen sie nicht. Gerade wegen der Relevanz hypothesengesteuerter Therapieplanung kann derzeit jedoch auf diese Modelle nicht verzichtet werden.

Johnson geht davon aus, dass schizoide Persönlichkeiten bereits im frühen Säuglingsalter ausgeprägten Störungen der Affektregulation ausgesetzt waren. Dem derzeitigen Wissensstand entsprechend (Übersicht in Moser und Zeppelin 1996) können **Affekte bereits kurz nach der Geburt als zentrale Bestandteile eines interpersonellen Regulationssystems** beschrieben werden. Da die Bedürfnisbefriedigung des Säuglings vital von funktionierenden Interaktionen mit der primären Bezugsperson abhängt, verfügt dieser über auch encodierte subkortikale Grundaffekte und die entsprechenden Verhaltenskorrelate, deren primäre Funktion die Koordination des reziproken Austauschs mit der Bezugsperson darstellt.

In den ersten 6 Monaten entwickeln sich, mimisch unterscheidbar, die Affekte Interesse, Erregung, Freude, Ekel, Traurigkeit und Verzweiflung. **Interesse** dient der Suche nach dem Objekt und der Herstellung und Sicherung der Verbindung; **Erregung** signalisiert Präsenz und Antwort in Bezug auf das Verhalten des Objekts; durch **Freude** erhält das Pflegeobjekt ein Signal der Bestätigung, damit positive Verstärkung seines Handelns; **Ekel und Abneigung** haben einen gegenteiligen Effekt.

Die Frage, ob die mimisch differenzierbaren und encodierten Affekte neben ihrem funktionalen kommunikativen Charakter vom Säugling bereits als Affekte wahrgenommen werden und nicht nur rein subkortikale Phänomene darstellen, wird derzeit kontrovers diskutiert. Es scheint jedoch nicht unwahrscheinlich zu sein, dass die subjektive Affektwahrnehmung bzw. Interpretation derselben – im Gegensatz zu den encodierten kommunikativen Funktionen der Affekte – sich erst während des 1. Lj. in Abhängigkeit von reziproken Interaktionsmustern mit der Bezugsperson entwickeln.

Eine fortwährende Negierung der affektiv gesteuerten Signale „Interesse und Erregung" durch die Bezugsperson löst – das zeigt die Säuglingsforschung – zunächst das Signal „Verzweiflung" als Hinweis für den drohenden Zusammenbruch der Interaktion aus. Im weiteren Verlauf reduziert sich das kommunikative Verhalten des Säuglings auf ein Minimum. Dieses Schutzverhalten, so vermutet Johnson, könnte zu einer mangelhaft ausgeprägten subjektiven Affektwahrnehmung und -kommunikation führen. Die Verleugnung der eigenen Bedürftigkeit nach Nähe und lebendigem Kontakt sowie die Verleugnung einer verzweifelten Wut, dies nicht bekommen zu haben, führt während der weiteren Entwicklung zu einer Abspaltung jedweder Emotionen, die im interpersonellen Kontext entstehen würden. Auch das Körpergefühl scheint weitgehend unterentwickelt zu sein; viele schizoide Patienten wirken seltsam steif, ungelenk, fast maschinenhaft.

Die Figur des Don Quijote könnte als literarisches Beispiel dienen: Auch er verfügt wie viele Schizoide über eine blühende Fantasie und die Neigung zu rationalisieren. Johnson prägte die Metapher „Flucht in den Intellekt". Er beschreibt damit nicht nur die Fantasieproduktion, sondern auch die häufig exzellent entwickelten intellektuellen Fähigkeiten schizoider Patienten. Doch auch der kognitive Raum ist autonom, wird selten mit jemandem geteilt, kann emotional aber durchaus sehr lebendig sein. Nicht selten entwickeln schizoide Patienten einen sehr ausgeprägten Leistungsanspruch auf intellektuellem Gebiet.

Johnson fasst die Dynamik dieser Entwicklung in der kognitiven Grundannahme zusammen: *„Irgendwas ist falsch mit mir, ich habe per se kein Recht zu existieren, einzig meine geistige Leistungsfähigkeit hebt mich über die anderen heraus und gibt mir ein Recht zu leben."*

Therapie

Aufbau der therapeutischen Beziehung Nur sehr selten suchen Patienten mit schizoiden PS therapeutische Hilfe mit der Intention, ihre schizoiden Muster zu bearbeiten. In aller Regel führen Komorbiditäten wie Depressionen, Angsterkrankungen oder psychosomatische Störungen zur Behandlung. Die Therapie dieser Erkrankungen steht zunächst im Vordergrund und kann über die Vermittlung von Fachkompetenz zum Aufbau der therapeutischen Beziehung genutzt werden. Die **Entwicklung einer vertrauensvollen Beziehung mit schizoiden Patienten nimmt sehr viel Zeit in Anspruch und erfordert,** gerade wegen der wie abgestorben wirkenden Affekte, ein **hohes Maß an Geduld und menschlicher Wärme.**

Schizoide Patienten zeichnen sich durch ein **ausgeprägtes Desinteresse an Bindung und Abhängigkeit** aus. Jeder Versuch, sie manipulativ in die therapeutische Beziehung einzubinden, ist vom Scheitern bedroht. Viel mehr als bei allen anderen Persönlichkeitsstörungen gilt es in verstärktem Maße, dem Patienten zunächst die Kontrolle der Nähe-Distanz-Regulation zu überlassen. Da Schizoide häufig über ausgeprägte kognitive Fähigkeiten verfügen, bietet sich diese Ebene i. d. R. an, um Kongruenz herzustellen. Im weiteren Verlauf ist jedoch dringend darauf zu achten, dass nicht nur „schemakongruent" gearbeitet und mit dem Patienten diskutiert wird.

Ist es gelungen, eine vertrauensvolle Beziehung aufzubauen, so entpuppen sich schizoide Patienten häufig als sehr konstant und tolerant – auch gegenüber therapeutischen Fehlern.

Verbesserung der psychosozialen Kompetenzen Störungen der Emotionswahrnehmung, der Emotionsinduktion und der Emotionsintensität prägen das affektive Spektrum schizoider PS. Das **Training der Sensorik, der Körperwahrnehmung und der emotionalen Differenzierung** sollte im **Zentrum der Therapie** stehen. Gelingt es dem Patienten, Graduierungen wahrzunehmen, empfiehlt es sich, diese kurzfristig zu verstärken. Bisweilen gelingt es, Unterschiede im Erleben herauszuarbeiten, auslösende Bedingungen für Modifikationen und Modulierungen zu entdecken und diese zu verstärken.

Therapeutische Methoden aus dem Spektrum der **Hypnotherapie, Gestalttherapie** oder v. a. aus **körperorientierten Psychotherapieformen** vermögen rasch und gezielt Affekte zu induzieren. Sie sollten in der Therapie schizoider Persönlichkeiten auf keinen Fall fehlen. Stützend und daher hilfreich für die Entwicklung affektiver Wahrnehmungsfähigkeit sind grundsätzlich alle **Erfahrungen auf kinästhetischem Gebiet:** Berühren, Sehen, Riechen, Schmecken. Zur Verbesserung der Körperwahrnehmung tragen Atem- und Entspannungsübungen bei.

Auch die Sorgfalt gegenüber Angelegenheiten und Dingen des täglichen Lebens sollte nicht vernachlässigt werden: Wohnung, Körperpflege usw. Auch der bewusste Umgang mit Fehlern, die Reduktion von „Katastrophenkaskaden" sollte geschult werden. Eventuell ist es nötig, ganz reale Lern- und Arbeitstechniken zu vermitteln, da der übertriebene Perfektionismus nicht selten die Aneignung adäquater Techniken verhindert.

Strukturierung des psychosozialen Umfelds Schizoide Personen sind häufig sozial isoliert. Ihr mangelhaft ausgeprägtes Gespür für andere lässt sie als skurril, linkisch oder einfach nur fremdartig erscheinen.

Es erscheint daher hilfreich zu sein, darauf zu achten, dass der Patient sein Engagement in **kleinen Gruppen** oder überschaubaren Gemeinschaften verstärkt. „Training sozialer Kompetenz" ist sicherlich nutzbringend, wird jedoch nicht immer akzeptiert werden. Bisweilen helfen die detaillierte Analyse von repetitiven Interaktionsmustern, das Training von einfachen **Kommunikationstechniken** (Augenkontakt, Lächeln, Zeigen und Verbalisieren von Gefühlen usw.); manchmal ist auch zur Teilnahme an scheinbar banalen sozialen Veranstaltungen wie Fußballspielen, Faschingsveranstaltungen oder Tanzabenden zu raten. Da sich schizoide Patienten i. d. R. aus sozialen Zusammenhängen zurückziehen, ist auf die auslösenden Faktoren von Rückzugsverhalten zu achten. Bisweilen finden sich auch passiv-aggressive Verhaltensmuster, die häufig zur Legitimation des Rückzugsverhaltens dienen.

Bearbeitung dysfunktionaler Ziele und Verhaltensmuster Da schizoide Patienten oft sehr stark kognitiv gesteuert sind, dürfte es nicht schwer fallen, auf dieser Ebene die individuellen Schemata herauszuarbeiten. Häufig finden sich Denkmuster wie: „Ich bin anders als alle anderen. Nur durch Leistung habe ich ein Recht auf Existenz. Die Nähe eines anderen ist bedrohlich. Die Dinge des alltäglichen Lebens bedürfen keiner Aufmerksamkeit."

Der therapeutische Prozess kommt in Gang, wenn es dem Therapeuten gelingt, dem Patienten zu helfen, emotionales Erleben wahrzunehmen. Wie bereits erwähnt, eignen sich alle therapeutischen Techniken, die auf **Affektinduktion** zielen. Ausschließliche Verwendung von kognitiven Techniken dürfte zu Schwierigkeiten führen, da die Patienten es gelernt haben, Affekte durch Fantasieproduktion oder Rationalisierung abzuwehren. Dasselbe gilt für ein streng analytisches Setting, da freies Assoziieren bei schizoiden Patienten zur Affektmeidung eingesetzt wird.

Die therapeutische Induktion von Affekten erweist sich als sinnlos, wenn es nicht gelingt, die gelernten Reaktionsmuster zu blockieren: „Flucht in die Fantasie, Dissoziation oder Rationalisierung" sollten vom Therapeuten unterbunden werden. Nur so werden Affekte erlebbar und vom Patienten als Bereicherung empfunden.

Im Zentrum der problematischen Affekte stehen häufig Wut und Trauer. Johnson nimmt an, dass die oft als „grauenvoll" und äußerst wuchtig erlebte Wut von den frühen Erfahrungen des „vernichtenden" Beziehungsabbruchs gespeist ist. Das Erleben dieser essenziellen Wut, deren Akzeptanz und Wiederaneignung führen schließlich einerseits zur Verbesserung des zielgerichteten Handelns, andererseits zur Einleitung eines Trauerprozesses, der Akzeptanz der Sehnsucht nach „dem Anderen" und damit zur Beziehungsfähigkeit.

Um an der Revision der kognitiven Schemata zu arbeiten, ist es unabdingbar, dass der Patient deren Funktion für die Affektabwehr erkennt. Erst dann wird er in der Lage sein, seine häufig überaus strengen Maßstäbe zu modifizieren, sich Fehler und Mittelmäßigkeit zuzugestehen. Ein Weg zur Blockierung der kognitiven Automatismen könnte der Humor sein. Viele schizoide Patienten besitzen eine beeindruckende Selbstironie und tolerieren therapeutische Interventionen, die mit einem gewissen „Augenzwinkern" vorgebracht werden.

Generalisierung des Erlernten im sozialen Umfeld Dient zunächst die therapeutische Beziehung als „soziales Übungsfeld", innerhalb dessen gerade an der Reduktion von Rückzugsverhalten gearbeitet wird, so sollte der Patient nach und nach angehalten werden, diese Erfahrungen in den offenen sozialen Raum zu transferieren. Das gesamte Spektrum der Sexualität ist längerfristig sorgfältig zu erschließen. Auch hier bedarf es sicherlich einiger Instruktionen hinsichtlich Sensitivitätstraining, Akzeptanz von Passivität und Hingabe. Eventuell ist die Einbeziehung des Partners ist in diesem Stadium der Therapie sinnvoll.

Stand der Forschung

Soweit bekannt ist, liegen bisher keine RCTs zur Psychotherapie oder Psychopharmakotherapie der schizoiden PS vor, was wohl auch durch die relativ geringe Prävalenz von 1,8 % in klinischen Populationen begründet ist (Loranger et al. 1994). Erste Hinweise liegen zur Wirksamkeit einer psychoanalytischen Langzeitbehandlung vor, die allerdings in methodisch sorgfältig aufbereiteten Studien bestätigt werden müssten.

Resümee

Die schizoide Persönlichkeit erlebt sich als autonomes, kognitiv gesteuertes Individuum ohne ausgeprägte Ängste vor oder Wünschen gegenüber anderen. Affektinduktion, -differenzierung und -auslenkung sind reduziert. Zur Behandlung führen i. d. R. sekundäre Störungen wie Depressionen oder psychosomatische Erkrankungen. Die Therapie zielt auf die Verbesserung der affektiven Wahrnehmung und der sozialen Integration.

21.6.6 Anankastische (zwanghafte) Persönlichkeitsstörung (ICD-10)

Fallbeispiel

Ausgeprägte Schlafstörungen und weitere Symptome einer depressiven Episode führen einen 38-jährigen Patienten zur psychiatrisch-psychotherapeutischen Behandlung. Er berichtet, dass die Symptomatik bereits vor 1 Jahr begonnen habe. Im Vordergrund hätten damals quälender Grübelzwang und Entscheidungsunfähigkeit gestanden. Dies habe sich nun so weit verschlimmert, dass er seinen Pflichten am Arbeitsplatz nicht mehr nachkommen könne. Anamnestisch gibt er an, dass er bis vor 1 Jahr mit seiner Lebensführung sehr zufrieden war. Sein Leben habe vornehmlich aus Arbeit bestanden. Als Botaniker habe er sich v. a. mit Klassifikationssystemen auseinandergesetzt, was seinem ausgeprägten Ordnungssinn sehr entgegengekommen sei. Er habe als rechte Hand eines von ihm sehr verehrten Professors gearbeitet. Die Abteilung habe lediglich drei Mitarbeiter gehabt, alles sei überschaubar und klar strukturiert gewesen.

Seine überraschende Berufung auf einen Lehrstuhl habe neben Stolz erstmals ein tiefes Gefühl der Angst ausgelöst. Bereits bei den Berufungsverhandlungen sei ihm regelmäßig übel geworden. Bald nach dem Umzug hätten die Beschwerden begonnen. Obgleich er bis spät in die Nacht am Schreibtisch gesessen sei, habe er nur Bruchteile der anstehenden Arbeit bewältigt. Ständig sei er beschäftigt gewesen, sich Zeitpläne zu strukturieren, jedoch ohne Erfolg. Vor allem die Vorbereitung der Vorlesung sei quälend gewesen. Tagelang habe er Quellen und Originalarbeiten studiert, um potenzielle Fehler zu vermeiden. Vor jeder Frage der Studenten habe er innerlich gezittert. Er habe das Gefühl, jede einzelne Diplomarbeit bis ins Detail durcharbeiten zu müssen. Man könnte ihm sonst ja Nachlässigkeit vorwerfen. Am meisten habe ihn jedoch die Gremienarbeit an der Universität belastet. Ständig seien von ihm Entscheidungen gefordert. Anfangs habe er oft seine Frau um Rat gebeten. Diese habe ihm auch zunächst geholfen. Jetzt drohe sie, ihn zu verlassen. Wahrscheinlich habe er sie überfordert. Er habe sie zuletzt sogar gefragt, welche Krawatte er zu welcher Sitzung tragen solle.

Diagnostik

Bereits Theophrast (370–288 v. Chr.) beschreibt in seinen „Charakteren" den „Kleinlichen" (griech. *mikrológos*), der im Großen und Ganzen die Verhaltensmerkmale einer zwanghaften Persönlichkeit aufweist. Für die Neuzeit hat Esquirol (1839) die wichtigsten zwanghaften Persönlichkeitszüge zusammengefasst. Seither herrscht in der Psychiatrie weitgehend Einigkeit über die **Kernsymptomatik** der anankastischen Persönlichkeit (➤ Box 21.14).

BOX 21.14

Diagnostische Kriterien der anankastischen Persönlichkeitsstörung (F60.5; ICD-10-Forschungskriterien)

Mindestens vier der folgenden Eigenschaften oder Verhaltensweisen müssen vorliegen:
- Gefühle von starkem Zweifel und übermäßiger Vorsicht
- Ständige Beschäftigung mit Details, Regeln, Listen, Ordnungen, Organisation oder Plänen
- Perfektionismus, der die Fertigstellung von Aufgaben behindert
- Übermäßige Gewissenhaftigkeit und Skrupelhaftigkeit
- Unverhältnismäßige Leistungsbezogenheit unter Vernachlässigung – bis zum Verzicht – von Vergnügen und zwischenmenschliche Beziehungen
- Übertriebene Pedanterie und Befolgung sozialer Konventionen
- Rigidität und Eigensinn
- Unbegründetes Bestehen darauf, dass andere sich exakt den eigenen Gewohnheiten unterordnen, oder unbegründete Abneigung dagegen, andere etwas machen zu lassen

Ein klinisch bedeutsamer Wandel ergab sich jedoch hinsichtlich der Trennung zwischen der personentypischen Zwanghaftigkeit einerseits und der symptomatischen Zwangsstörung andererseits. Insbesondere die psychoanalytische Schule, aber auch die deutschsprachige Psychiatrie sah in der zwanghaften Persönlichkeit die Matrix, aus der sich in belastenden Situationen ich-dystone Symptome wie Zwangshandlungen oder Zwangsgedanken herausbilden. Heute haben sich die psychiatrischen Diagnosensysteme die Perspektive einer Trennung dieser beiden Symptomfelder zu eigen gemacht. Im DSM-5 werden **Zwangsstörungen** gemeinsam mit der Trichotillomanie und ähnlichen Erkrankungen in einem neuen Kapitel, den sog. **Obsessive-Compulsive and Related Disorders** aufgeführt.

Typische Verhaltensmuster und Grundannahmen

Ausdauernd, zuverlässig und ordnungsliebend, dabei oft pedantisch bis ins Detail, **verinnerlichen zwanghafte Persönlichkeiten die Anforderungen hierarchisch organisierter Systeme.** Von Vorgesetzten geschätzt, von Mitarbeitern häufig isoliert, widmen sie ihr Leben der Arbeit und der Pflege von Struktur und Ordnung. Gerade diese Abhängigkeit von klaren Positionen im sozialen Gefüge erwirkt jedoch eine hohe Anfälligkeit in Phasen der Veränderung und Umstrukturierung. Die Schwierigkeiten, Entscheidungen zu treffen bzw. Wichtiges von Unwichtigem zu unterscheiden, manifestieren sich charakteristischerweise in ausgeprägten Arbeitsstörungen, die wiederum Auslöser für Depressionen sein können.

Schon im Auftreten geben sich anankastische Persönlichkeiten geordnet. Sie wirken kontrolliert, die Bewegungen nicht selten etwas gespannt bis eckig. Es wird Wert gelegt auf akkurate, passende Kleidung ohne modische Finessen. Auch im Sozialverhalten imponiert eine hohe Bereitschaft, sich an Normen und Konventionen anzupassen bzw. diese zu verinnerlichen. So steuern häufig soziale Strukturen und Regeln die zwischenmenschlichen Beziehungen, während emotionale Anteile eher eine untergeordnete Rolle spielen. Dies spiegelt sich in sehr unterschiedlichem Verhalten gegenüber Vorgesetzten oder untergeordneten Mitarbeitern wider. Anankastische Persönlichkeiten erscheinen in hohem Maße abhängig von der Akzeptanz, Aufmerksamkeit und Belohnung durch Vorgesetzte. In der Hoffnung, diese zu beeindrucken, entwickeln sie überdurchschnittliche Arbeitsleistungen und Akkuratesse in der Einhaltung bürokratischer Normen.

Der häufig beschriebene **Perfektionismus,** das bisweilen zwanghafte Bestreben, „alles richtig" zu machen, keine Schwächen zu zeigen, keine Fehler zu übersehen, prädisponiert diese Persönlichkeiten für Organisations- und Verwaltungsaufgaben. Ihre hohe, nicht selten überfordernde Leistungsbereitschaft wird nicht nur durch die starke Identifikation mit den jeweiligen Systemen gespeist, sondern auch durch die permanente Angst, „nicht zu genügen" bzw. „in Ungnade zu fallen". Unsicherheiten bzgl. der eigenen Position, aber auch Phasen der Umstrukturierung und Veränderungen wirken angstauslösend. Dieses Verhalten kontrastiert mit der Einstellung gegenüber untergeordneten Mitarbeitern. Hier imponiert häufig ein sehr rigider, autokratischer bis autoritärer Führungsstil, wobei typischerweise die aggressiven Impulse durch die Bezugnahme auf einzuhaltende Regeln kaschiert werden. Anankastische Persönlichkeiten reagieren selbst häufig ausgesprochen sensitiv und empfindlich auf Zurückweisungen oder Kritik. Dies schützt sie nicht davor, gegenüber Mitarbeitern bisweilen verletzend, sarkastisch und denunziant aufzutreten.

Der **kognitive Stil** darf als formalistisch und strukturiert bezeichnet werden. Das inhaltliche Denken organisiert sich um Konventionen, Regeln, Zeitpläne und hierarchische Strukturen. Diese bestimmen zumeist auch individuelle Handlungsentwürfe, sodass zum einen emotionsgesteuerte Handlungen, zum anderen aber auch „strategisches Handeln", d. h. die Fähigkeit zur intuitiven Erfassung sich rasch ändernder Situationen, häufig schlecht ausgeprägt sind.

Beck et al. (1990) formulieren charakteristische kognitive Strukturen: insb. dichotome Muster, d. h. die Tendenz, Phänomene entweder ausschließlich und allumfassend als „gut" oder als „schlecht" bzw. „richtig" oder „falsch" einzustufen. Die Fähigkeit, in der Beurteilung Nuancen oder gar Widersprüchlichkeiten zu akzeptieren, ist dementsprechend gering ausgeprägt. Die häufig beschriebene Ambivalenz, die Unfähigkeit zur Entscheidungsbildung zwanghafter Menschen, kann vor dem Hintergrund dieser kognitiven Störung verstanden werden. Urteile werden also typischerweise „bis zur letzten Minute" aufgeschoben oder höheren Autoritäten überlassen.

Auch die **Tendenz zur „Generalisierung und Katastrophisierung"** gilt als typisch für anankastische Persönlichkeiten. Kleinigkeiten oder vernachlässigbare Details erlangen so im Denken zwanghafter Menschen bisweilen hohe Wichtigkeit und drängen in den Vordergrund. Im Gespräch bildet sich diese Fokussierungsschwierigkeit durch Weitschweifigkeit und ermüdendes Fehlen spannungserzeugender Modulation ab.

Das Dilemma, Wesentliches von Unwesentlichem zu unterscheiden, begünstigt die Tendenz, sich zu „verzetteln". Die Schwierigkeiten, strukturiert zu arbeiten, bilden zusammen mit der beschriebenen Ambivalenz die Voraussetzung für ausgeprägte, oft in hohem Maße quälende Arbeitsstörungen. Laut Beck können die folgenden Imperative als **„kognitive Leitsätze"** formuliert werden:

- Ich muss mich kontrollieren.
- Ich darf keine Fehler machen.
- Ich weiß, was korrekt ist.
- Jedes Detail ist wichtig.
- Ich muss mich und andere beständig fordern.

Nach akzeptablen Merkmalen gefragt, die anankastische Persönlichkeiten i. S. eines **Selbstbildes** charakterisieren, werden häufig Eigenschaften wie „Fleiß", „Verantwortungsbewusstsein", „Loyalität", „Gerechtigkeit" und „Konstanz" angegeben. Einsichten in intrapsychische Prozesse, in handlungssteuernde und motivationsbildende Emotionen sind zwanghaften Persönlichkeiten hingegen i. d. R. nur schwer zugänglich.

Bezüglich ihrer Beziehungsmotive dominiert bei Menschen mit zwanghafter PS der Wunsch nach Anerkennung, Respekt und Wichtigkeit. Hinzu kommt Sachse (2004) zufolge der Wunsch nach Verlässlichkeit und Solidarität. Die Wahrnehmung der eigenen Bedürfnisse ist jedoch zugunsten einer ausgeprägten Fremd- und Normorientierung stark verschüttet. So werden die eigenen Bedürfnisse häufig als *„unangenehm, unangemessen, störend, ja gefährlich angesehen, und – so gut es geht – ignoriert."*

Prävalenz

Die Häufigkeit anankastischer Persönlichkeitsstörungen in der Allgemeinbevölkerung wird auf 2 % geschätzt. Der Anteil dieses Störungsbildes an stationär behandelten Patienten mit der Diagnose Persönlichkeitsstörung liegt zwischen 6 und 9 %.

Differenzialdiagnose und Komorbidität

Die **Abgrenzung** der zwanghaften Persönlichkeitsstörung von Zwangsstörungen mit wiederkehrenden Zwangsgedanken und Zwangsimpulsen ist klinisch von erheblicher Relevanz. Arbeiten, die eine hohe Korrelation zwischen diesen beiden Störungsbildern finden, stammen aus den 1950er- und 1960er-Jahren und basieren weitgehend auf methodisch zweifelhaften retrospektiven Untersuchungen. Aktuelle Komorbiditätsstudien weisen jedoch auf **Korrelationen** hin, die **deutlich unter 10 %** liegen. Zwangsstörungen treten am häufigsten bei der dependenten, histrionischen und schizotypen PS auf.

Gesichert scheint mittlerweile die **Prädisposition anankastischer Persönlichkeiten** für die Entwicklung von **Angst**- und **affektiven** Störungen. Im Vordergrund stehen bei Ersteren neben Phobien die generalisierte Angststörung, somatoforme und hypochondrische Störungen.

Von differenzialdiagnostischer und damit therapiesteuernder Relevanz ist die Abgrenzung zur abhängigen PS. Da Überlappungen hinsichtlich einzelner Verhaltensweisen häufig sind, kann angeführt werden, dass dependente Personen ihre Existenz an einzelne Menschen binden und zu diesen ein ausgeprägtes Abhängigkeitsverhältnis entwickeln, wohingegen Zwanghafte sich an Autoritäten und Strukturen orientieren, im zwischenmenschlichen Bereich hingegen eher kühl und reserviert wirken.

Therapie

Aufbau der therapeutischen Beziehung In aller Regel werden zwanghafte Patienten nicht eine psychiatrisch-psychotherapeutische Behandlung aufsuchen, um ihre Kognitionen, Emotionen oder Handlungsmuster zu verändern. Vielmehr stehen Angsterkrankungen, affektive Erkrankungen oder psychosomatische und sexuelle Störungen im Vordergrund.

Da die Vorstellung, an einer „psychischen" Erkrankung zu leiden, gerade für anankastische Patienten in hohem Maße beunruhigend und angstbesetzt ist, ist der Therapeut gehalten, zu Beginn der Therapie ein möglichst **rational begründetes, auch empirisch abgesichertes „medizinisches" Erklärungsmodell** der jeweiligen Erkrankung anzubieten. Dieses Erklärungsmodell eröffnet ihm zum einen die Möglichkeit, auf der rationalen, logischen Ebene einen Zugang zum Patienten zu gewinnen, andererseits eine gewisse Fachkompetenz anzubieten, die es dem Patienten ermöglichen sollte, dem Therapeuten die Expertenrolle zu übertragen. Dies erscheint von Bedeutung, da anankastische Patienten in hohem Maße von der Angst besetzt sind, die Kontrolle zu verlieren. Zur Reduktion dieser Angst ist große Sorgfalt darauf zu verwenden, dass sämtliche Interventionen und Veränderungsvorschläge für den Patienten logisch nachvollziehbar erscheinen. Sachse (2004) betont, dass der Therapeut die Grenzen und die Autonomie des Klienten vollständig respektiert: Der Klient muss sich nicht für den Therapeuten ändern; der Therapeut hat keine Ansprüche an den Klienten; der Therapeut gibt dem Klienten die maximale Kontrolle über den Prozess. Der Klient soll bemerken, dass er nicht um Kontrolle kämpfen muss, dass er auch nicht darum kämpfen muss, verstanden zu werden. Im Sinne der komplementären Beziehungsgestaltung empfiehlt es sich zudem, die Normen des Patienten anzuerkennen und nicht zu hinterfragen.

Der therapeutische Rahmen sollte gewissenhaft und **klar strukturiert** sein; spontane Lockerheit des Therapeuten zumindest in der Anfangsphase sollte unterbleiben. Da der Patient gelernt hat, ein ordentlicher und zuverlässiger Mensch zu sein, wird er sich auch bemühen, nicht nur ein „guter", sondern ein „perfekter" Patient zu sein. Solange es sich um symptomorientierte Behandlung handelt, kann dieses Bestreben vom Therapeuten genutzt werden. Schwierigkeiten drohen immer dann, wenn der Patient gehalten ist, **eigene Emotionen** wahrzunehmen, oder wenn therapeutische Fehler beim Patienten Ärger oder Aggression auslösen. Gerade in der Anfangsphase werden diese Emotionen vom Patienten nicht wahrgenommen, sondern kommen in detailorientiertem Denken oder weitschweifigen Rationalisierungen zum Ausdruck. Nicht selten spürt der Therapeut diese Aggression in Form von Gegenübertragung. Eine frühe Interpretation der Aggression kann heftige Schuldgefühle beim Patienten auslösen, die nicht selten zum Therapieabbruch führen.

Die Wahrnehmung der Missbilligung durch den Therapeuten wird die Beziehung nicht unbedingt gefährden, die Vorstellung des Patienten, dass Fehlverhalten bestraft wird, jedoch bestärken. Am ehesten empfiehlt sich, auf einer rational logischen Erklärungsebene den Fehler beim Therapeuten zu suchen und sich damit als Modell für spätere Veränderungsprozesse zu installieren.

Die therapeutische Arbeit mit zwanghaften Patienten gilt als anstrengend. Lange, detaillierte Rationalisierungen, die Schwierigkeiten des Patienten, emotionale Einsichten zu gewinnen, die Tendenz, sich in Machtkämpfe zu verwickeln, führen nicht selten zu vorzeitiger Resignation beim Therapeuten. Es bedarf einer hoch entwickelten Sensitivität, hinter den rigiden Strukturen die Konfusion, Hilflosigkeit und Angst wahrzunehmen, mit der die Patienten gerade dann konfrontiert werden, wenn sie beginnen, eigene Wünsche und Sehnsüchte zu entdecken. Die therapeutische Aufgabe besteht darin, den Wechsel der therapeutischen Rolle vom „nüchternen Experten" zum „wohlwollend unterstützenden Objekt" an die kognitiven und emotionalen Veränderungen des Patienten anzupassen.

Verbesserungen der psychosozialen Kompetenzen Anankastische Patienten erleben sich selbst häufig als angespannt, quasi in ständiger Bereitschaftshaltung. Das Erlernen von **Entspannungstechniken** (progressive Muskelrelaxation oder autogenes Training) ist sicherlich gerade bei Patienten mit somatoformen Störungen oder Angsterkrankungen hilfreich. Gezieltes Training erfordert bisweilen auch die ausgeprägte Entscheidungsunfähigkeit, die Schwierigkeit, Wichtiges von Unwichtigem zu differenzieren und kognitiv zu abstrahieren.

Strukturierung des sozialen Umfelds Die **Einbeziehung des Partners** gilt allgemein als hilfreich, nicht nur, weil sich auf dem Gebiet der Sexualität viele Symptome zwanghafter Personen niederschlagen (bei Frauen steht die Anorgasmie, bei Männern eine Ejaculatio praecox im Vordergrund).

Häufig verstärken die jeweiligen Partner dysfunktionale Verhaltensmuster, indem sie Entscheidungen abnehmen oder dysfunktionale Kognitionen wie die Angst vor Normüberschreitung teilen. Wie im Fallbeispiel ausgeführt, bergen Rollenwechsel häufig Krisenmomente in sich. Eine differenzierte Analyse sinnvoller oder dysfunktionaler Verhaltensmuster in der neuen Rolle erscheint wichtig und steht während akuter Krisen häufig an erster Stelle. Ist der Patient v. a. bei Führungsaufgaben oder in Positionen, die hohe Flexibilität bedingen, überfordert, so ist ggf. eine Veränderung in klarer strukturierte Positionen anzuraten.

Als **schwierig** und häufig **problematisch** haben sich **Gruppentherapien** mit zwanghaften Patienten erwiesen. Die Patienten tendieren dazu, sich dauerhaft mit dem Therapeuten zu identifizieren. Angst und Unsicherheit bezüglich emotionaler Wahrnehmung sind im öffentlichen Raum sicherlich größer als in der Einzeltherapie.

Bearbeitung dysfunktionaler Ziele und Verhaltensmuster Zwanghafte Menschen haben in besonderem Maße gelernt, dass ihre eigenen Bedürfnisse falsch und daher zu bestrafen sind. Da die Wahrnehmung (system-)nonkonformer Wünsche als Kind zu Aggressionen und damit Schuldgefühlen führte, war es eine Frage des psychischen Überlebens, auf die Wahrnehmung dieser individuellen Bedürfnisse zugunsten der Anerkennung von Regeln zu verzichten. Da jedoch gerade die schrittweise Annäherung an diese Bedürfnisse während des therapeutischen Prozesses stark schuld- und aggressionsbesetzte Schemata auslösen wird, die häufig Therapieabbrüche induzieren, erscheint es ratsam, den Schwerpunkt bei Therapiebeginn auf die Bearbeitung der **kognitiven Schemata** zu legen.

Beck et al. (1990) betonen dabei v. a. die emotions- und handlungssteuernden Komponenten von kognitiven Automatismen, die für anankastische Personen i. d. R. gut verständlich sind, da sie sich selbst als kognitionsgesteuert erleben. Dies betrifft insb. Annahmen wie:

- „Es gibt immer richtige und falsche Verhaltensmuster, Emotionen und Entscheidungen."
- „Ein Fehler bedeutet eine Verfehlung."
- „Ich muss ständig mich selbst und meine Umgebung unter Kontrolle haben."
- „Der Verlust von Kontrolle bedeutet Gefahr."
- „Ohne Regeln und Riten bricht alles zusammen."

Im Zentrum der Psychotherapie anankastischer Persönlichkeiten stehen eine **Relativierung externer Normen** sowie die Entwicklung und Wahrnehmung individueller Bedürfnisse und Ziele.

Dabei scheint der Schlüssel zum Erfolg der Behandlung darin zu liegen, die Normorientierung keinesfalls zu früh zu problematisieren. Erst mit wachsendem Vertrauen in den Therapeuten kann der Patient beginnen zu thematisieren, wie viel Energie es kostet, stets darauf zu achten, alles „richtig zu machen". Langsam sollte es auch gelingen, die Einsicht zu fördern, dass eine Normverletzung ihm primär Angst macht. Die Normorientierung kann so als Bewältigungsversuch von Angst und vom zwanghaften Klammern an Sicherheit verstanden werden. Sachse (2004) betont die Bedeutung der „internalen Klärung", d. h. einer sorgsam geleiteten Selbstexploration des Patienten, der damit beginnt, „*... sich vom ‚man sollte' zum ‚ich sollte' zu bewegen.*" Dazu dienen Fragen wie: „Warum folge ich diesen Normen?", „Wieso macht es mir Angst, die Normen nicht zu erfüllen?"

Im Nachgang zu dieser beginnenden Reflexion eröffnet sich die Möglichkeit, die Schemata und Regeln des Patienten vorsichtig zu explizieren. Der Therapeut kann so, zusammen mit dem Patienten, herausarbeiten, dass dieser an den Normen „klebt", weil er sich ansonsten sehr unsicher fühlt, evtl. wertlos und unwichtig. Der therapeutische Rat von Sachse „*... nie einen zwanghaften Klienten in eine Emotionalisierung treiben*" ist sicherlich hilfreich! Ist es dem Patienten gelungen, seine Normorientierung zugunsten einer differenzierteren emotionalen Wahrnehmung aufzugeben, so kann begonnen werden, anhand von Verhaltensexperimenten neue Erfahrungen aufzubauen: Eine geringere Normerfüllung bedeutet nicht Kontrollverlust, Chaos und Aufgabe der bürgerlichen Existenz.

Generalisierung des Erlernten im sozialen Umfeld Ob Arbeitsplatzstrukturen oder Partnerschaften – es ist davon auszugehen, dass anankastische Patienten durch ihr Umfeld in ihren Verhaltensmustern Verstärkung erfahren. Sei es der Chef, der die uneingeschränkte Leistungsbereitschaft und Identifikation mit der Firma hoch schätzt, sei es die Ehefrau, die in den Dingen des täglichen Lebens längst die Entscheidungen trägt, da sie die zeitkonsumierenden Ambivalenzen des Partners nicht länger erträgt. Veränderungen des Verhaltens werden also Irritationen auslösen und für Unruhe sorgen. Da anankastische Menschen jedoch gerade von Anzeichen von Unsicherheit und Umbruch aufs höchste irritiert werden, sind diese Auswirkungen im therapeutischen Rahmen vorher genau zu besprechen. Es empfiehlt sich, gemeinsame „Experimente" zu planen, um dem Patienten so das Gefühl der steuernden Kontrollinstanz zu vermitteln.

Stand der Forschung

Weder psychotherapeutische noch pharmakologische Therapieansätze wurden bislang ausreichend empirisch untersucht. Vorläufige Hinweise bestehen für die Wirksamkeit der kognitiven Therapie (Beck et al. 1999).

Resümee

Die anankastische (oder zwanghafte) Persönlichkeitsstörung ist durch ein durchgehendes Muster von Perfektionismus, Streben nach Sorgfalt und Kontrollbedürfnis auf Kosten von Effektivität und Flexibilität charakterisiert. Veränderungen im psychosozialen System, die rasche Neuorientierung und strategisches Handeln bedingen, führen häufig zur Überforderung und damit zur krisenhaften Zuspitzung dysfunktionaler Verhaltensmuster. Angststörungen, somatoforme Störungen und Erkrankungen aus dem affektiven Spektrum können auftreten. Im Zentrum der Psychotherapie anankastischer Persönlichkeiten stehen nach der Behandlung dieser Störungen die Relativierung externer Normen und die Entwicklung und Wahrnehmung individueller Bedürfnisse und Ziele.

21.6.7 Histrionische Persönlichkeitsstörung (ICD-10)

Fallbeispiel

Nach Intoxikation mit Benzodiazepin-Präparaten wird die knapp 40-jährige Sozialpädagogin von ihrem langjährigen Therapeuten in die Notaufnahme begleitet. Dort gleitet sie leb- und hilflos zu Boden, nicht ohne sich an den etwas überforderten Begleiter zu klammern und an dessen Hilfsbereitschaft zu appellieren. Am nächsten Morgen berichtet sie weitschweifig über einen schwerwiegenden Fall von Mobbing, der ihr in der Beratungsstelle für Frauenfragen widerfahren sei. Obwohl sie dort seit nun über 2 Jahren arbeite, würden v. a. die Kolleginnen versuchen, sie fertig zu machen. Man sage ihr sogar eine sexuelle Beziehung zum Chef nach. Dies sei völlig an den Haaren herbeigezogen. Seit sie während der letzten Therapie missbraucht worden sei, müsse sie jedweden sexuellen Impuls mit Benzodiazepinen bekämpfen. Auf Nachfrage gibt sie an, zahlreiche psychotherapeutische Ausbildungen begonnen, jedoch keine zum Abschluss gebracht zu haben. Derzeit beschäftige sie sich mit Zen und dessen Implikationen für das Patriarchat. Die Vorgänge an ihrem Arbeitsplatz lassen sich erst durch einen Anruf beim Arbeitgeber erhellen, der berichtet, dass die befristete ABM-Maßnahme auslaufe und sich keine weiteren Finanzierungsmöglichkeiten ergäben.

Diagnostik

Diese Störung der Persönlichkeitsentwicklung, die sich durch ein **Übermaß an Emotionalität** und **Verlangen nach Aufmerksamkeit und Wichtigkeit** charakterisiert, wurde zusammen mit den Konversionsstörungen sowie den dissoziativen Störungen bis zur Neugestaltung im DSM-III unter die Diagnosekategorie „Hysterie" gefasst. Diese Begrifflichkeit lässt sich bis auf Hippokrates zurückführen, der, eine altägyptische Überlieferung aufgreifend, in einer hypermobilen Gebärmutter die Ursache von zahlreichen Frauenleiden ohne nachweisbares organisches Korrelat vermutete. Erst um die Wende zum 20. Jh. setzte sich die Theorie einer psychischen Verursachung der Hysterie durch. Briquet legte bereits 1859 eine richtungweisende Systematisierung hysterischer Symptome vor; Charcot (1873) postulierte eine traumatische Genese, und Janet (1894) thematisierte dissoziative Phänomene, die er als Verlust der bewussten Kontrolle über ein Muster von Verhaltensweisen und Erinnerungen definierte.

Auch Freud schloss sich zunächst der Traumatheorie an, revidierte dann jedoch seine Meinung und entwickelte die bekannte ödipale Konflikthypothese. Mit dem Postulat, dass es sich bei der hysteriformen Symptombildung um eine aktive Umformung andrängender, reaktivierter unbewusster Triebanteile handele, stellte er sich gegen die Annahme der französischen Schule, die in der hysterischen Symptomatik den Ausdruck autoregulativer Bewältigungsprozesse traumatischer Erfahrung sah (s. auch Fiedler und Mundt 1997).

Gerade vor dem Hintergrund neuerer Forschungsergebnisse zur Symptomatik des posttraumatischen Belastungssyndroms hat dieser Diskurs nichts von seiner Brisanz verloren. So entwickeln Opfer von schweren Unfällen oder Vergewaltigungen auch bei psychiatrisch unauffälliger Anamnese nicht selten schwerwiegende dissoziative Phänomene, die nach psychotherapeutischer Bearbeitung der traumatisierenden Erfahrung remittieren. Auch die zahlreichen Hinweise auf reale frühkindliche Traumatisierung bei ausgeprägt dissoziierenden Patienten lässt eine triebtheoretisch begründete Theorie der ödipalen Fixierung als zweifelhaft erscheinen.

Das DSM-III trug der jahrzehntelangen Kontroverse Rechnung, indem der ätiologietheoretisch überfrachtete Hysteriekomplex in unterschiedliche Störungsgruppen aufgeteilt bzw. unterschiedlichen Gruppen zugeordnet wurde. Die Konversionsstörungen wurden zusammen mit den dysmorphen Störungen, der Hypochondrie und der Somatisierungsstörung der Hauptgruppe der **somatoformen Störungen** zugeordnet. Die Hauptgruppe der **dissoziativen Störungen** wurde neu etabliert und der Begriff „hysterische Persönlichkeit" in **„histrionische Persönlichkeitsstörung"** umgewandelt (> Box 21.15). Die ICD-10 übernahm diese Neustrukturierung weitgehend, ordnete die Konversionsstörungen jedoch den dissoziativen Störungen zu.

BOX 21.15

Diagnostische Kriterien der histrionischen Persönlichkeitsstörung (F60.4; ICD-10-Forschungskriterien)

Mindestens vier der folgenden Eigenschaften oder Verhaltensweisen müssen vorliegen:
- Dramatische Selbstdarstellung, theatralisches Auftreten oder übertriebener Ausdruck von Gefühlen
- Suggestibilität, leichte Beeinflussbarkeit durch andere oder durch Ereignisse (Umstände)
- Oberflächliche, labile Affekte
- Ständige Suche nach aufregenden Erlebnissen und Aktivitäten, in denen die Betreffenden im Mittelpunkt der Aufmerksamkeit stehen
- Unangemessen verführerisch in Erscheinung und Verhalten
- Übermäßige Beschäftigung damit, äußerlich attraktiv zu erscheinen

Typische Verhaltensmuster und Grundannahmen

Getrieben von fast **suchtartigem Verlangen nach Aufmerksamkeit, Akzeptanz und Bewunderung** bewegen sich histrionische Persönlichkeiten auf realen oder imaginierten Bühnen. Extravertiert, häufig charmant und attraktiv, bisweilen sehr erfolgreich und beliebt, sorgen sie für Flair, Tempo und Abwechslung. In der Nähe jedoch scheint ihr Glanz sich zu verlieren. Sie wirken unecht, bisweilen diffus oder stumpf, um sich im nächsten Moment neuen Reizen zuzuwenden.

Als charakteristisch für histrionische Persönlichkeiten gelten Verhaltensmerkmale, die auf einen sehr expressiven, theatralischen, kapriziösen und sexualisierenden Stil hinweisen. Bei geringer Spannungs- und Frustrationstoleranz besteht eine ausgeprägte Tendenz zu kurzfristigen Abwechslungen und Vergnügungen. Auf den ersten Blick erscheinen die Patienten häufig „impressiv", d. h. beeindruckend, flirrend, aber etwas unscharf konturiert.

Im Gegensatz zu dependenten Persönlichkeiten, die primär passiv agieren, verfügen histrionische Persönlichkeiten über ein weites

Repertoire, ihr Bedürfnis nach Zuneigung und Aufmerksamkeit aktiv umzusetzen. Frauen wirken häufig charmant, bisweilen kokett und sexuell aufreizend, Männer großzügig, eloquent und verführerisch. Als „Meister des ersten Eindrucks" verstehen sie es häufig ausgezeichnet, „sich zu verkaufen", haben aber enorme Schwierigkeiten, tiefer gehende und dauerhafte Beziehungen zu gestalten.

Zwischenmenschliche Signale, die Unzufriedenheit oder Enttäuschung des Gegenübers andeuten, lösen rasch Reaktionen aus, die darauf zielen, die Bedürfnisse des anderen zu befriedigen. Diese hohe „soziale Vigilanz", das Gespür für Stimmungen und Trends, befähigt histrionische Menschen im besonderen Maße zur Führung von Gruppen. Sie erleben sich dabei jedoch häufig als „außengesteuert", wenig lebendig; wie „leere Organismen ohne Kern, die auf Außenreize reagieren".

Ausgeprägte Ablenkbarkeit, Sprunghaftigkeit im Denken und Suggestibilität führen zu einem **typischen kognitiven Stil**, der durch eine gewisse Flüchtigkeit, Diffusität und Ungenauigkeit auffällt. Abstrakte, logische kognitive Prozesse fallen häufig schwer, impressionistisches, wolkiges Denken wird bevorzugt.

Viele Menschen suchen **Außenreize**, Aufmerksamkeit und Beachtung; histrionische Persönlichkeiten aber sind geprägt von einem schier unersättlichen Bedürfnis danach. Es scheint ein tief greifendes Gefühl des Mangels, der fehlenden Authentizität, der inneren Leere vorzuherrschen, die durch Außenreize kompensiert werden soll. Fatalerweise scheinen histrionische Persönlichkeiten jedoch sehr wohl zu spüren, welch artifiziellen Charakter ihre kognitiven und sozialen Simulationen haben. Das Gefühl, sich selbst und anderen etwas „vorzuspielen", am „wirklichen" Leben vorbei zu leben, die „wahre" Liebe zu versäumen, die „echte Berufung" zu übersehen, führt jedoch nicht dazu, innezuhalten und eigene, ichgesteuerte Entschlüsse reifen zu lassen. Stattdessen wird die Intensität der Inszenierung erhöht. Ein Charakteristikum histrionischer Menschen ist also die dramatische Inszenierung: In dem Bestreben, in den Mittelpunkt der Aufmerksamkeit zu gelangen, haben sie keine Schwierigkeiten, auf der einen Fete einen hin- und mitreißenden, sexy wirkenden Auftritt mit Striptease-Einlage hinzulegen, um auf der nächsten Fete, falls etwa die attraktive Konkurrenz übermächtig erscheint, eine „Herzattacke" zu erleiden.

Mentzos (1980) prägte den Aphorismus: *„Das Über-Ich sitzt in der ersten Reihe, das Publikum im Parkett"* und beschreibt damit die Rollenverteilung im verzweifelten Bemühen der histrionischen Persönlichkeit um Lebendigkeit und Berühmtheit. So wird der Partner gewechselt, eine neue Ausbildung begonnen, ein neues Instrument gelernt, der Therapeut ausgetauscht. Wie bei allen Persönlichkeitsstörungen sollte davon ausgegangen werden, dass die etablierten Verhaltensmuster sich selbst aufrechterhalten, d. h. neues Lernen unmöglich machen.

Basierend auf klinischer Erfahrung, Cluster- und Faktorenanalysen beschreiben Millon und Davis (1996) **Subtypen** der histrionischen PS:

- Der **theatralische Typ** zeichnet sich durch ausgeprägte Flexibilität und Anpassungsfähigkeit an Erfordernisse der jeweiligen Umgebung aus. Er scheint in jede Rolle schlüpfen zu können und arbeitet hart daran, sich diese Rolle selbst zu glauben. Ein hohes Maß an Verführungskunst und Attraktivität für das andere Geschlecht, gepaart mit einem Sinn für Dramatik und Romantik, prädisponiert diesen Typus als Femme fatale oder Bonvivant. Vornehmlich für Menschen gleichen Geschlechts ist das histrionische Gebaren doch rasch offensichtlich, wenn man nicht gerade selbst von der histrionischen Persönlichkeit bewundert oder umworben wird.
- Der **hypomane Typ** besticht durch ein hohes Maß an Energie, Lebenslust und Naivität. Getrieben von der Sucht nach aufregenden Ereignissen ist dieser Typ in hohem Maße irritabel, impulsiv und sprunghaft, dabei oft äußerst charmant, eloquent und witzig. Selten gelingt es, eine Weile stillzusitzen oder sich auszuruhen, „ständig auf dem Sprung", neuen Gedanken und Ideen nachjagend. Die Fähigkeit zur Expressivität, die rasche Auffassungsgabe und Suggestibilität ermöglichen kurzfristige Erfolge auf dem Sektor der Schauspielkunst. So erfrischend der hypomane Typ auch wirkt, so unzuverlässig, oft unverantwortlich sind die zwischenmenschlichen Beziehungen. Nicht selten hinterlassen sie eine „Schneise der Enttäuschungen und nicht eingehaltenen Versprechungen".
- Der **infantile Typ** leidet unter affektiver Labilität, dysthymen Phasen und ausgeprägten Gefühlen der Abhängigkeit und Hilflosigkeit. Die Angst, verlassen zu werden, kann ähnlich stark ausgeprägt sein wie bei der dependenten PS, führt jedoch bei histrionischen Persönlichkeiten zu starken Schwankungen zwischen submissiven, kindlich naiven und sehr abweisenden, fast trotzigen oder aggressiven Verhaltensmustern. Von allen histrionischen Subtypen suchen diese sicherlich am häufigsten psychiatrische Hilfe. Die Schwierigkeiten, sexuelle Impulse und Emotionen zu kontrollieren, das nachhaltige Gefühl, nicht verstanden zu werden, das rasche Schwanken zwischen bitteren Klagen und erotisch submissivem Verhalten führen nicht selten zu tief greifenden interpersonellen Konflikten, auch dramatisch verlaufenden Psychotherapien. Gerade weil diese Patienten klare Grenzen häufig als Zurückweisung fehlinterpretieren, besteht die Gefahr, dass Therapeuten ihre Rolle überschreiten und private Kontakte aufnehmen, was fatale Konsequenzen für beide Parteien nach sich ziehen kann.
- Der **schmeichelnde Typ** wird beherrscht durch das Bestreben, Anerkennung und Bewunderung von anderen zu erwirken. Die Tendenz, allen und jedem zu Gefallen und zu Diensten zu sein, basiert auf dem nicht ausgesprochenen, selten bewussten Anspruch, im Gegenzug von allen geliebt zu werden. So zeigen sich diese Personen äußerst hilfsbereit, besorgt und zuvorkommend, was das Wohlergehen anderer anbelangt. Nicht selten sind sie bereit, sich schier aufzuopfern, um die ersehnte Anerkennung zu gewinnen. Millon betont, dass ein ausgeprägtes Defizit an Selbstwertgefühl, ein dumpfes Ahnen, im Grunde unliebsam, unwillkommen und überflüssig zu sein, die Triebkraft für ihre beständige Suche nach Bestätigung darstellt. Spürend, dass die mühsam erworbene Anerkennung jedoch lediglich um den Preis der Erniedrigung erlangt wird, bestätigt sich das Gefühl der Wertlosigkeit gerade in Momenten der ersehnten Aufmerksamkeit durch andere.
- Der **verschlagene Typ** trägt nur oberflächlich Verhaltensmerkmale von Freundlichkeit und Geselligkeit zur Schau. Gegenüber

näher Vertrauten wirkt er eher launisch, impulsiv und unzuverlässig. Ständig auf der Suche nach stimulierenden Ereignissen pflegt er häufig wechselnde Beziehungen und kurzfristige Engagements. Er gilt als egozentrisch, dabei häufig interpersonelle Konflikte suchend, um diese rationalisierend bis beleidigend zu lösen. Ihren oberflächlichen Charme und ihr ausgeprägtes Gespür für soziale Strukturen einsetzend, verstehen diese Personen es häufig meisterhaft, Mitmenschen zu manipulieren, für ihre jeweiligen Zwecke zu missbrauchen und zu kontrollieren. Konkurrenz wird häufig gesucht, dann jedoch mitleidlos, bisweilen überzogen bekämpft. Wechselt das Interesse, werden in kürzester Zeit aus ehemals Bekämpften neue Bündnispartner. Mit zunehmendem Alter drängt zunehmend kalter Zynismus in den Vordergrund. Die größte Angst, dass niemand freiwillig, aus eigenem Antrieb, um ihrer selbst willen ihnen Zuneigung entgegenbringt, ist Wirklichkeit geworden.

Die meisten Kliniker sehen als zentrales Interaktionsmotiv von Menschen mit histrionischer Persönlichkeitsakzentuierung ein ausgeprägtes Bedürfnis, im Leben anderer Menschen bzw. in der Öffentlichkeit Wichtigkeit und Bedeutung zu erlangen. Dem liegen biografisch begründete Annahmen zugrunde, dass die eigene Person im Kern nicht „wichtig" oder „nicht liebenswert" sei und von zentralen Bezugspersonen nicht „wahrgenommen" werde. Die auffälligen Verhaltensmuster können daher als dysfunktionale Strategien verstanden werden, um entweder die gewünschte zwischenmenschliche Zuwendung zu erreichen oder die schmerzhafte Erfahrung der fehlenden Zuwendung zu lindern. Pointiert ausgedrückt versuchen histrionische Patienten, **Zuwendung mithilfe von Strategien zu erlangen, die Aufmerksamkeit induzieren.** Je nach lerngeschichtlicher Erfahrung verwenden die Patienten eher positiv sanktionierte Strategien (z. B. unterhaltsam/interessant/attraktiv/sexy sein) oder negative Strategien (z. B. Symptome produzieren, Kontrolle ausüben, jammern und klagen, bedürftig und „arm dran" sein). Im Gegenüber lösen diese Verhaltensmuster jedoch häufig das Gefühl des Unechten, der „Simulation" aus, sodass nach kurzfristiger Zuwendung häufig emotionaler Rückzug erfolgt. Dies wiederum bestätigt die gefürchteten Annahmen des Patienten, im Grunde „nicht wichtig zu sein", und zieht eine Intensivierung der theatralischen Verhaltensmuster nach sich.

In der passenden Umgebung können histrionische Persönlichkeiten jedoch durchaus erfolgreich sein. Dennoch kostet die fortwährende Jagd nach neuen Reizen und Bedeutung viel Kraft und Energie. Mit zunehmendem Alter, Abnahme der körperlichen Leistungsfähigkeit und Attraktivität erweisen sich die dysfunktionalen Strategien häufig als zu aufwendig oder wirkungslos. Depressionen, Angststörungen, somatoforme Störungen sowie Alkohol- und Hypnotikaabusus treten auf und führen in die psychiatrisch- psychotherapeutische Behandlung.

Prävalenz

Prävalenzschätzungen in der Allgemeinbevölkerung liegen bei ca. 2–3 %, bei behandelten Patienten (ambulant und stationär) liegen die Prävalenzraten um 5 %.

Differenzialdiagnostik und Komorbidität

Da die histrionische PS sehr von Aufmerksamkeit und Zuwendung durch Außenstehende abhängig ist, lösen **Trennungssituationen** bisweilen tief greifende Gefühle der Leere und Unruhe aus. Die Entwicklung von Angststörungen wird häufig beschrieben. Zahlreiche somatoforme Störungen und Konversionssyndrome sind bekannt. Die Ausgestaltung der Symptomatik ist stark an das Umfeld adaptiert und damit von kulturellen Faktoren abhängig. Während zu Charcots Zeiten epileptiforme Syndrome die Aufmerksamkeit der Fachwelt auf sich zogen, dürften heute eher Gangstörungen, Lähmungen, Schmerzsyndrome und Schwindelattacken im Vordergrund stehen.

Therapie

Das Ziel therapeutischer Interventionen oder Behandlungen sollte darin liegen, die exklusive Außenorientierung histrionischer Patienten zugunsten eines verbesserten und stabileren Selbstwertgefühls zu relativieren sowie Kompetenz in der Alltagsbewältigung und Beziehungsgestaltung zu entwickeln.

Aufbau der therapeutischen Beziehung Vergegenwärtigt man sich das intensive Bedürfnis histrionischer Patienten nach Zuwendung, Wertschätzung und Aufmerksamkeit, so wird rasch ersichtlich, dass die therapeutische Kontaktaufnahme zunächst keine Schwierigkeiten bereiten sollte. In aller Regel versuchen die Patienten mit hoher emotionaler Energie, den Therapeuten für sich zu interessieren oder zu begeistern. Dies geht bisweilen so weit, dass je nach Interessengebiet des Therapeuten aufmerksamkeitsrelevante Symptome produziert werden. Der Therapeut sollte also von Anfang an darauf achten, sein Maß an Zuwendung nicht von der Dramatik oder Verführungskraft der präsentierten Symptomatik abhängig zu machen, da dies die Gefahr der nicht intendierten Verstärkung dysfunktionalen Verhaltens birgt. Es liegt in der Natur der Problematik, dass die überzogenen Erwartungen histrionischer Patienten bezüglich Wirkkraft, Kompetenz und Zuwendung ihrer Therapeuten enttäuscht werden, was häufig als starke Kränkung erlebt wird. Aggravierung der dysfunktionalen Verhaltensmuster oder Abbruch der Therapie ist häufig die Konsequenz. Es empfiehlt sich daher, bereits zu Beginn der Therapie diese zu erwartenden Krisen zu antizipieren, mit dem Patienten zu besprechen und damit die emotionale Wucht mit all ihren Konsequenzen abzufangen.

Grundsätzlich gilt, dass die therapeutische Beziehung das **Bedürfnis des Patienten nach Zuwendung erfüllen sollte** – gerade dann, wenn der Patient beginnt, seine dramatischen Strategien abzulegen und weniger spektakuläre, dafür sensitivere und authentischere Kommunikationsmuster aufzubauen.

Viele histrionische Persönlichkeiten tendieren ihren kognitiven Schemata entsprechend dazu, den jeweiligen **Therapeuten zu glorifizieren,** ihm die Rolle eines omnipotenten Helfers zuzuordnen. Dieser will umworben, unterhalten, ja gefesselt sein. Es stellt sicherlich kein Problem dar, eine therapeutische Beziehung zu beginnen – schwieriger gestaltet sich der Umgang mit Enttäuschungen und Zurückweisungen. Übernimmt der Therapeut, den Wünschen des Patienten entsprechend, weitgehend die Verantwortung für Entscheidungen oder Planungen, so wird der Patient wenig neue Lernerfahrungen machen. Hält er sich diesbezüglich zu stark zurück, so werden sich zunächst hilfesuchende histrionische Verhaltensmuster verstärken und ggf. die Aufrechterhaltung der Therapie bedrohen. Wie stets bei der therapeutischen Arbeit mit Persönlichkeitsstörungen liegt die Kompetenz in der Balance zwischen Akzeptanz der Bedürftigkeit und dem **Drängen auf Aneignung eigener Kompetenz.** Es empfiehlt sich, bereits zu Beginn der Therapie die **Behandlungsziele klar festzulegen,** da diese häufig irrational und universalistisch erscheinen. Auch ist die potenzielle Gefahr des Therapieabbruchs bei drohender Enttäuschung durch den Therapeuten früh anzusprechen.

Die Sitzungen sollten klar strukturiert sein. Ausweitungen des therapeutischen Settings oder gar persönliche Kontakte sollten unter allen Umständen vermieden werden!

Verbesserung der psychosozialen Kompetenzen Die hysteriespezifischen psychosozialen Defizite betreffen mehrere Dimensionen, zum einen die **kognitive Ebene:** Der typische impressionistische Denkstil mit tangentialem, d. h. schlecht fokussiertem und unpräzisem, Denken kann sich als schwere Behinderung in der beruflichen Entwicklung erweisen. Spezifisches kognitives Training gilt als hilfreich, aber auch der Einzeltherapeut sollte **fortwährend präzisieren,** assoziativen Lockerungen und Weitschweifigkeiten Einhalt gebieten und auf klare, rationale Sprachgebung achten. Klar strukturierte Modelle wie z. B. **„Problemlösen"**, eine Methodik aus dem Feld der kognitiven Therapie, sollten erlernt und zunächst unter Anleitung *(guided discovery)* und später im Selbstmanagement möglichst häufig angewandt werden. Kognitiv-behaviorale Therapeuten fokussieren also zum einen den globalen, impressionistischen Denkstil und daraus resultierende Problemfelder insb. in der **Bewältigung des Alltags,** zum anderen die dysfunktionalen Strategien im Kampf um Aufmerksamkeit und die geringe Frustrationstoleranz gegenüber Zurückweisung und Kränkung (Freeman 2004; Beck et al. 2003). Verfolgt man dysfunktionale Strategien, so sollte an erster Stelle expliziert werden, dass histrionische Patienten i. d. R. versuchen, **Zuwendung durch Aufmerksamkeit** zu erlangen. Die zentrale Frage der Histrioniker wäre dann: **„Was kann ich tun, damit ich für andere wichtig bin und Bedeutung erlange?"** Es empfiehlt sich daher, die Therapie zweistufig anzulegen: Zunächst sollten mit dem Patienten sinnvollere, d. h. ökonomischere, Strategien erarbeitet werden, um seinem Bedürfnis nach Zuwendung und Wichtigkeit gerecht zu werden. Hier ist es durchaus möglich, die Strategie des „Dramas" zu explizieren. Die meisten Histrioniker wissen um diese Tendenz, und wenn die Beziehung zum Therapeuten gut ist, kann man diesen Mechanismus als **„automatisiertes dysfunktionales Handeln: Wir bauen ein Drama ..."** definieren, damit auch relativieren und zum Gegenstand von Verhaltens- und Bedingungsanalysen machen. Im zweiten Schritt sollte man darauf hinarbeiten, dieses **Diktat der Wichtigkeit für andere zu relativieren.** Die Wahrnehmung histrionischer Patienten ist fast vollständig auf den Außenbereich gerichtet, die Wahrnehmung eigener Bedürfnisse stark unterentwickelt (auch wenn dies bei dem häufig scheinbar egozentristischen Auftreten von Histrionikern kontraintuitiv wirkt). Immer wieder sollte der Therapeut also die Aufmerksamkeit auf die jeweils „innere" Bedürfnislage des Patienten lenken: **„Was ist Ihnen wirklich wichtig?"**, „Was brauchen Sie wirklich?", „Was fällt Ihnen leicht und tut Ihnen gut?", „Was können Sie nicht so gut, und was macht Sie unzufrieden?"

Auf der **Handlungsebene** imponieren anfangs oft Sprunghaftigkeit und Inkohärenz. Hier gilt es, **Langeweile zu tolerieren,** angefangene Projekte zu Ende zu bringen, den Verlockungen und Reizen neuer Ideen zu widerstehen. Die Kunst des „Weglassens", der Minimierung und Konzentration auf das Wesentliche sollte gelernt werden. **Achtsamkeitsübungen** aus dem Bereich der Zen-Meditation bieten sich als ideales Training zur Fokussierung und Hemmung dissoziativer Zustände an.

Auf der **Ebene der Emotionswahrnehmung** verfällt der histrionische Patient immer wieder in Inszenierungen und simulative Prozesse. Diffuse Gefühle der Leere können durch starke Affekte zumindest zeitweise kupiert werden. Die **Differenzierung „stimmiger", d. h. situationsadäquater, von inszenierten Emotionen** bedarf einer sorgfältigen therapeutischen Führung. Entspannungsverfahren, Verbesserung der Problemlösekompetenz und die Teilnahme am **Training sozialer Kompetenz** sollten den Abbau manipulativer Strategien zugunsten einer Verbesserung adäquater Kommunikationsmuster zum Ziel haben.

Strukturierung des psychosozialen Umfelds Sicherlich suchen histrionische Persönlichkeiten Umgebungen, die auf ihre Denk- und Verhaltensmuster positiv reagieren (z. B. expressionistisches, exaltiertes Auftreten der Stars im Film-, Theater- und Modebusiness); davon leben ganze Branchen. Bisweilen führen erst Veränderungen im sozialen Umfeld zur Krise. Nicht selten lösen Alterungsprozesse, d. h. der Verlust körperlicher und sexueller Attraktivität, depressive Episoden aus. Alterungsbedingte Rollenwechsel implizieren bisweilen den Wechsel des sozialen Umfelds und bedürfen einer sorgfältigen Klärung.

Schemafokussierte Therapie In einer 2014 vorgelegten Studie konnten Bamelis et al. (2014) zeigen, dass die von J. Young entwickelte schemafokussierte Therapie bei Patienten mit Cluster-C-Persönlichkeitsstörungen (paranoide, histrionische und narzisstische PS) sowohl der aktiven Kontrollgruppe (klärungsorientierte Therapie) als auch unspezifischer Routinebehandlung signifikant überlegen ist. Dies betraf sowohl die Compliance, die spezifische Psychopathologie als auch die soziale Integration.

Schemafokussierte Therapie zielt auf die Revision dysfunktionaler Beziehungserfahrungen durch Identifikation von sog. aktualisierter „Modi", die i. S. reaktivierter „alter Beziehungserfahrungen" interpretiert werden. Die Schematherapie will durch das *Rescripting* von biografischen Negativ-Erinnerungen die Veränderung solcher Erinnerungsspuren erreichen. Durch Veränderungen von „alten" Erinnerungen soll dann auch im Hier und Jetzt eine Verhaltensveränderung erreicht werden, da der Bedeutungsgehalt der aktuellen Situationen anders als bisher und damit realistischer interpretiert werden kann.

Resümee

Die histrionische PS ist durch ein ausgeprägtes Verlangen nach Aufmerksamkeit, Außenreizen und „authentischen" Gefühlen charakterisiert. Das Auftreten ist oft theatralisch, der Denkstil unscharf und sprunghaft, dabei stark suggestibel. Konfrontation mit realen Defiziten und Umbruchsituationen im sozialen Umfeld können zur krisenhaften Zuspitzung führen. Das Ziel therapeutischer Interventionen oder Behandlungen sollte darin liegen, die exklusive Außenorientierung zugunsten eines verbesserten und stabileren Selbstwertgefühls zu relativieren. Dysfunktionale Handlungsmuster wie Dramatisierung und die zwanghafte Suche nach Aufmerksamkeit sollten verdeutlicht und durch verbesserte Problemlösekompetenz, Akzeptanz des „Gewöhnlichen“ ersetzt werden. Kognitive Therapeuten fokussieren den impressionistischen Denkstil; Verhaltenstherapeuten sehen den Abbau manipulativer Strategien zugunsten adäquater Kommunikationsmuster im Vordergrund. Als derzeit einziges in einer RCT nachgewiesenes Behandlungskonzept für Cluster-C-Störungen verfügt die Schematherapie diesbezüglich über ein Alleinstellungsmerkmal.

21.6.8 Paranoide Persönlichkeitsstörung (ICD-10)

Fallbeispiel

Herr B. wird vom Notarzt, der von der Ehefrau alarmiert wurde, in die medizinische Klinik gebracht. Ihr Mann, so berichtet sie, habe vor Kurzem in suizidaler Absicht ein Pflanzenschutzmittel eingenommen, nachdem er sie seit Wochen gedrängt habe, gemeinsam mit ihm aus dem Leben zu scheiden. Sie finde jedoch nicht den Mut dazu. Ausschlaggebend für die krisenhafte Zuspitzung sei die Kündigung des Arbeitsplatzes. Ihr Mann habe eine wichtige leitende Position in einem Wirtschaftsunternehmen bekleidet, habe Tag und Nacht gearbeitet und sei sehr erfolgreich gewesen. Damit habe er sehr viel Neid bei seinen Kollegen geweckt, die seit Jahren schon versuchten, ihm das Leben schwer zu machen. Ständig habe sich ihr Mann bedroht gefühlt und sei nun sicher, Opfer einer von langer Hand geplanten Intrige geworden zu sein. Natürlich habe er sich gewehrt, auch mit seitenlangen Beschwerdebriefen an die Verwaltung, um auf die Machenschaften der Kollegen hinzuweisen. Man habe ihn jedoch nicht ernst genommen. Belastend sei zudem noch der Prozess, den er seit Jahren gegen seinen Nachbarn führe. Dieser habe mittlerweile die gesamte Nachbarschaft aufgehetzt, sodass sie niemand mehr grüße. Auch die Kinder würden in der Schule von den Mitschülern „geschnitten“. Sie sei die einzige, die wirklich zu ihm halte, doch zum letzten gemeinsamen Schritt fehle ihr, schon der Kinder wegen, der Mut.

Diagnostik

Der Begriff „paranoid“ findet sich in der psychiatrischen Diagnostik als paranoide Schizophrenie, als wahnhafte (paranoide) Störung und als Attribut einer Persönlichkeitsstörung. Letztere ist von den psychotischen Erkrankungen klar abzugrenzen und bezeichnet ein **durchgängiges Muster von Misstrauen und Kränkbarkeit** sowie die Neigung zu streitsüchtigem Beharren auf den eigenen Ansichten und Rechten. Trotz der Mehrdeutigkeit hat sich dieser Begriff in den Diagnosesystemen bereits sehr früh durchgesetzt und damit ältere Bezeichnungen wie „expansive Persönlichkeit“, „Pseudoquerulant“ oder „fanatische Persönlichkeit“ abgelöst (> Box 21.16).

BOX 21.16

Diagnostische Kriterien der paranoiden Persönlichkeitsstörung (F60.0; ICD-10-Forschungskriterien)

Mindestens vier der folgenden Eigenschaften oder Verhaltensweisen müssen vorliegen:
- Übertriebene Empfindlichkeit auf Rückschläge und Zurücksetzungen
- Neigung, dauerhaft Groll zu hegen, d. h., Beleidigungen, Verletzungen oder Missachtungen werden nicht vergeben
- Misstrauen und anhaltende Tendenz, Erlebtes zu verdrehen, indem neutrale oder freundliche Handlungen anderer als feindlich oder verächtlich missdeutet werden
- Streitbarkeit und beharrliches, situationsunangemessenes Bestehen auf eigenen Rechten
- Häufiges ungerechtfertigtes Misstrauen gegenüber der sexuellen Treue des Ehe- oder Sexualpartners
- Ständige Selbstbezogenheit, besonders in Verbindung mit starker Überheblichkeit
- Häufige Beschäftigung mit unbegründeten Gedanken an Verschwörungen als Erklärungen für Ereignisse in der näheren oder weiteren Umgebung

Typische Verhaltensmuster und Grundannahmen

„Ist es nicht schrecklich, allein unter lauter Feinden zu sitzen?“ – „Überhaupt nicht schrecklich. Ich habe mein Leben lang Feinde gehabt. Und sie haben mir weitergeholfen, statt mir zu schaden. Und wenn ich einmal sterbe, kann ich sagen: Ich bin keinem etwas schuldig, und ich habe nichts geschenkt bekommen. Alles hab ich mir selbst erkämpft.“

Strindberg, „Der Totentanz“

Als Hauptmerkmal der paranoiden PS wird die durchgehende Tendenz beschrieben, neutralen oder freundlichen Handlungen zu **misstrauen** und als **feindselig** oder **kränkend** zu interpretieren.

Millon und Davis (1996) betonen die hohe Vigilanz dieser Patienten und beschreiben die Körperhaltung als gespannt, in ständiger Abwehrbereitschaft und weitgehend unfähig zu entspannen. Geprägt von tiefem Groll und der **Unfähigkeit zu verzeihen,** werden vergangene Beziehungskrisen nicht beigelegt. Auch die gegenwärtigen Beziehungen zeichnen sich häufig durch provokantes Verhalten und die beständige Angst aus, „übervorteilt“ zu werden. Grundsätzlich sehen sich paranoide Persönlichkeiten in Konkurrenz zu gleich oder höher gestellten Kollegen. Nur selten gelingt es ihnen, fremde Leistungen anzuerkennen. Vielmehr herrscht ständig das Gefühl vor, benachteiligt und ungerecht behandelt und um die ihnen zustehenden hohen Positionen betrogen zu werden.

Benjamin (1993) beschreibt die handlungsleitenden kognitiven Grundmuster: *„Paranoide Persönlichkeiten gehen davon aus, dass sie jederzeit unerwartet angegriffen werden können, ohne triftigen Grund, selbst von nahe stehenden Freunden“.* Häufig fühlen sie sich zutiefst und dauerhaft von Personen gekränkt, von denen sie manchmal nicht einmal wahrgenommen werden. Gerade Freunde oder Kollegen, die Loyalität versichern, sind ihnen oftmals verdächtig. Die Vorstellung, bei Bedürftigkeit oder gar in Notsituationen Hilfe zu erlangen, erscheint weitgehend fremd. Da sie häufig erwarten, dass Informationen gegen sie gewendet werden, haben sie große Schwierigkeiten, jemanden ins Vertrauen zu ziehen. Die Vorstellung, andere seien jederzeit bereit, sie zu kränken oder zu attackieren, führt dazu, dass auch neutrale oder freundliche Bemerkungen bzw. Handlungen fehlinterpretiert werden. Beim Gegenüber entsteht oft das Gefühl, nichts „richtig" machen zu können.

Sachse (2004) beschreibt als zentrale Beziehungsmotive von Menschen mit paranoider PS das Bedürfnis, die **eigenen Grenzen und das eigene Territorium zu verteidigen,** Autonomie zu erhalten, also den eigenen Handlungsspielraum von Kontrolle, Bevormundung, Einschränkung und Reglements freizuhalten. Hinzu kommt noch ein starkes Bedürfnis nach Anerkennung und „Respekt".

Die Patienten tendieren dazu, kleinere Fehler ihrer Mitmenschen rücksichtslos auszunutzen und anhaltend zu ahnden. Dysfunktionale Beziehungsannahmen wie „wenn ich mich nicht verteidige, werde ich ausgenutzt", „andere trampeln absichtlich auf mir herum", „ich muss ständig bereit sein, meine Grenzen zu verteidigen" usw. führen zu ständiger Kampfbereitschaft.

Auch die Diffamierung von Kollegen wird häufig als gerechtfertigte Maßnahme gesehen. Gelingt es, eine Partnerschaft einzugehen, so besteht auch hier die Tendenz, **bedingungslose Kontrolle über den Lebenspartner** zu erlangen, geplagt von **Eifersucht** und der zehrenden Angst davor, dass ihnen jemand den Partner streitig macht. Die Partnerwahl fällt daher häufig auf schwächere, dependente Persönlichkeiten, von denen bedingungslose Loyalität erwartet wird.

Diese Auflistung der interaktionellen Muster sowie kognitiven Grundannahmen lässt unschwer auf die Auswirkungen im zwischenmenschlichen Bereich schließen. Patienten mit paranoider PS sind i. d. R. **sozial isoliert.** Von empirischen Untersuchungen ausgehend formuliert Lemert (1962) das soziale Milieu: *„Außenstehende charakterisieren Personen mit ausgeprägten paranoiden Persönlichkeitszügen konsistent als unfähig, die Werte und Normen der Primärgruppe zu achten. Dabei wird häufig auf der verbalen Ebene Loyalität versichert, während vor allem die impliziten Regeln ständig verletzt werden. Vertrauen wird mit Missachtung gestraft, insbesondere Personen in schwächeren Positionen gedemütigt und verfolgt. Die Unfähigkeit, soziale Strukturen zu akzeptieren, zeigt sich vor allem in Situationen, wenn Gruppenmitglieder Privilegien erhalten, die vermeintlich ihm zustehen. Grundsätzlich wird jede Gelegenheit genutzt, sich Vorteile zu verschaffen."*

Die Gruppenmitglieder reagieren meist sehr konform: Der Betroffene wird häufig als unberechenbar, ja bedrohlich und gefährlich erlebt, da von ihm eine beständige Missachtung der informellen Strukturen des Systems ausgeht. Häufig wird er in die Position des Außenseiters gedrängt, über den man Witze macht, den man nicht ins Vertrauen zieht, und tatsächlich wird jede Gelegenheit wahrgenommen, um kleine Racheakte zu vollziehen. Diese fast stereotypen Reaktionsmuster der sozialen Gruppe bestätigen *de facto* die Befürchtungen des Betroffenen, der seine Verhaltensmuster daher gerechtfertigt sieht und sie verstärkt.

Bisweilen gelingt es jedoch v. a. charismatischen und fanatischen Persönlichkeiten, eine Gruppe von Anhängern um sich zu scharen. Die Etablierung eines paranoiden Systems, in dem jede Form der Kritik als Angriff auf das Gesamtsystem definiert wird, stabilisiert sich gerade unter starkem äußerem Druck. Im Extremfall kann von **paranoiden Sektenführern** der Angriff auf die Gesellschaft bzw. der Massenselbstmord gefordert werden. Häufiger jedoch dürfte die „Dekompensation" das sozial isolierte Individuum betreffen, das sich ggf. in kurzen, rauschhaften Ausbrüchen von unkontrollierbarer Aggression hingerissen sieht und dabei im Extremfall auch zum Mord fähig ist.

Prävalenz

Da Personen mit paranoiden Persönlichkeitszügen oder Persönlichkeitsstörungen sich gerade dadurch auszeichnen, dass sie die Ursachen ihrer Schwierigkeiten in der sozialen Umgebung sehen, begeben sie sich naturgemäß selten in psychotherapeutische oder psychiatrische Behandlung. Deshalb ist davon auszugehen, dass die vorliegenden Daten aus Untersuchungen zur Prävalenz dieser Störung nicht repräsentativ sind.

Morey (1988) fand unter Anwendung des DSM-III-R bei 22 % von 291 ambulanten Patienten mit Persönlichkeitsstörungen die spezifischen Muster einer paranoiden PS. Etwas niedriger liegen die Ergebnisse einer von der WHO mit dem IPDE durchgeführten Untersuchung (Loranger et al. 1994): Danach erfüllten 11 % aller untersuchten stationär behandelten persönlichkeitsgestörten Patienten die DSM-III-R-Kriterien einer paranoiden PS.

Die unbehandelte Prävalenz, also die Häufigkeit in der Allgemeinbevölkerung, kann zwischen 1,5 und 3 % eingeschätzt werden, wobei männliche Betroffene überwiegen. Als Risikogruppen werden in der Literatur Gefangene, Flüchtlinge, Immigranten, Ältere und Hörgestörte angegeben.

Differenzialdiagnose und Komorbidität

Laut ICD-10 ist die paranoide PS von wahnhaften Störungen und von der paranoiden Schizophrenie abzugrenzen. Auch Persönlichkeitsänderungen infolge chronischer somatischer Erkrankungen oder Behinderungen bzw. Substanzmissbrauch (insb. Alkoholabhängigkeit) sind auszuschließen. Komorbidität bzw. Überlappungen mit anderen Persönlichkeitsstörungen betreffen v. a. die narzisstische PS, die passiv-aggressive PS sowie die Borderline-Störung.

Ätiologie und Pathogenese

In der **psychoanalytischen Theorie** gilt die projektive Wahnbildung, also die Wahrnehmung des Verfolgtwerdens durch äußere Objekte, auf die das betroffene Individuum seine eigenen, meist aggressiven Impulse projiziert hat, nach wie vor als pathognomonische Konfliktabwehr der paranoiden Persönlichkeit.

Auch das von der **kognitiven Schule** vorgelegte Modell greift analytische Annahmen auf, indem es postuliert, dass die paranoiden Grundmuster eine Zusammensetzung von Strategien zur Minimierung von Scham und Erniedrigung darstellen. Demzufolge sind paranoide Personen von dem kognitiven Schema geprägt, dass sie unzulänglich, untauglich und unvollkommen seien. Um das unerträgliche Gefühl der Scham zu reduzieren, machen sie Außenstehende für Probleme oder Schikanen verantwortlich. Die „Böswilligkeit" der anderen sei leichter zu ertragen als das eigene zugrunde liegende Gefühl.

Millon und Davis (1996) unterscheiden fünf Subtypen:

1. **Paranoid-narzisstischer Subtyp**, der durch ausgeprägte Größenfantasien gekennzeichnet ist, die bei Konfrontation mit eigenen Unzulänglichkeiten aktiviert werden: „Ich werde bekämpft, weil ich einfach besser bin als die anderen"
2. **Paranoid-antisozialer Typ**, der von der Ansicht geprägt ist, die Welt sei grausam und sadistisch und zwinge ihn daher zu rebellischem und feindseligem Verhalten: „Ich kann nur überleben, wenn ich zuerst zuschlage"
3. **Paranoid-zwanghafter Typ**, der geprägt ist durch ein hohes Maß an Kontrolle, Perfektionismus und Selbstkritik, die häufig nach außen projiziert wird: „Die anderen lauern nur darauf, dass ich einen Fehler mache, um mich der Lächerlichkeit preiszugeben"
4. **Paranoid-passiv-aggressiver Typ**, der durch soziale Isolation und hohe Reizbarkeit auffällt: „Sobald ich das Bedürfnis nach Nähe und Geborgenheit zulasse oder gar zu erkennen gebe, werde ich schwach und verletzbar"
5. **Dekompensierte paranoide Persönlichkeit** mit einer hohen Vulnerabilität für psychotische Episoden

Tatsächlich weisen einige High-Risk-Studien bei biologischen Verwandten von Schizophrenen ein im Vergleich mit gesunden Kontrollen deutlich gehäuftes Vorkommen von paranoiden PS auf. Bei 5 % der Erstgradverwandten von Patienten mit paranoider PS fanden Kendler et al. (1985) klinisch relevante wahnhafte Störungen.

Da bislang keine systematischen Untersuchungen zur Ätiologie der paranoiden PS vorliegen, stützen sich sowohl die psychoanalytischen als auch die lerntheoretischen oder interpersonalen Perspektiven lediglich auf Einzelfallschilderungen. Subsumiert man die Gemeinsamkeiten dieser Modelle, so können einige **theorienübergreifende Grundannahmen zur Entstehungsgeschichte** herausgearbeitet werden. So kann angenommen werden, dass Kinder, die später eine paranoide PS entwickeln, gehäuft in Familien aufwachsen, die sich durch einen äußerst rigiden, bisweilen grausamen und erniedrigenden Erziehungsstil und v. a. durch eine starke Abschottung nach „außen" auszeichnen. Die wohl häufig auch körperlichen Bestrafungen scheinen von den Eltern durchweg als „wohlbegründete, angemessene und notwendige Maßnahmen" vermittelt zu werden, um „das Kind auf den rechten Weg zu bringen". Auch die frühkindliche Entwicklung scheint durch eine wenig liebevolle, meist betont funktionelle Mutter-Kind-Beziehung geprägt zu sein. Insbesondere Signale der subjektiven Hilflosigkeit oder Bedürftigkeit des Kindes werden häufig von der Mutter falsch codiert und als Angriff auf ihre Kompetenz aufgefasst. Nicht selten wird das Kind so lange geschlagen, bis es aufhört oder „endlich einen Grund hat" zu weinen. Auch unter den Geschwistern scheint es wenig liebevolle Solidarität zu geben, sondern intensiven Wettbewerb um die Gunst der Eltern, geprägt von einem Klima aus Neid, Missgunst und Verrat.

Zusammenfassend kann man sich ein heranwachsendes Kind vorstellen, das bereits in der Wiege „gelernt" hat, Äußerungen von Bedürftigkeit und Nähe zu vermeiden, das in einem kalten, kontrollierenden Klima und ständig von Bestrafungen und Erniedrigung bedroht aufwächst. Dies alles geschieht jedoch nur „zum Besten" des Kindes, damit es die Normen und Regeln der Familie achten lernt und nicht so wird wie die „anderen dort draußen".

Die daraus resultierende Mischung aus hoher Ängstlichkeit, Selbstunsicherheit und dem Gefühl, „etwas Besonderes" zu sein, führt notgedrungen sehr früh zu Schwierigkeiten im Kontakt mit Gleichaltrigen. Die erfahrene Ablehnung bestätigt jedoch lediglich die Wahrnehmung, „anders" und v. a. „besser" zu sein und sich daher wehren zu müssen. So entwickelt sich ein Circulus vitiosus aus sozialer Ängstlichkeit, dominantem und arrogantem Verhalten sowie sozialer Isolation.

Im weiteren Verlauf stellt gerade die **Widersprüchlichkeit der beiden Selbstschemata „Minderwertigkeit" und „Anspruch auf soziale Privilegiertheit"** eine pathogenetische Quelle dar: Um das zehrende und quälende Insuffizienzgefühl zu kompensieren, arbeiten die Betroffenen oft mit hohem Einsatz am sozialen (oder antisozialen) Aufstieg. Gerade mit Erreichen der privilegierten Position wird jedoch die Angst vor dem Offenkundigwerden der Minderwertigkeit oder gar Lächerlichkeit aktiviert. Erhöhtes Misstrauen, ständige Bedrohung und die Bereitschaft, bei der geringsten Kränkung zuzuschlagen, sind die Folge.

Therapie

Die wesentlichen Probleme paranoider Persönlichkeiten betreffen den **interpersonellen Sektor.** So fühlen sich denn Partner, Kollegen oder Nachbarn oft stärker in Mitleidenschaft gezogen als der Betroffene selbst. Gerade weil die Gründe subjektiv wahrgenommener Spannung ja in der Bedrohung von außen gesehen werden, suchen die Betroffenen ausgesprochen selten therapeutische Hilfe, und wenn doch, dann führen häufig somatoforme Störungen, Schwierigkeiten in der Stressbewältigung, Konflikte mit Ehepartnern, Substanzmissbrauch oder depressive Verstimmungen zur Behandlung. Turkat und Maisto (1985) weisen darauf hin, dass paranoide PS in der Praxis häufig nicht diagnostiziert werden und zu frühem Therapieabbruch führen.

Aufbau der therapeutischen Beziehung Das Hauptproblem bei der Behandlung von Patienten mit paranoider PS ist die **Etablierung einer vertrauensvollen, kooperativen Beziehung.** Daran gewöhnt, von nahen Bezugspersonen verletzt und gedemütigt zu werden, wird der Patient dazu tendieren, den Therapeuten als überkritisch und aburteilend und als jemanden zu erleben, der nur darauf wartet, seine Fehler und Schwächen aufzudecken und sich darüber lustig zu machen. Im Sinne der komplementären Beziehungsgestaltung scheint es daher hilfreich zu sein, dem Patienten immer wieder – auch explizit – zu vermitteln, dass der **Therapeut ihn respek-**

tiert und auf keinen Fall etwas unternehmen wird, das nicht in seinem Sinne ist. „Es kann vorkommen, dass Sie das Gefühl haben, ich würde Ihnen irgendetwas vorschreiben; in diesem Fall machen Sie mich bitte darauf aufmerksam. Ich möchte Ihre persönlichen Grenzen unter keinen Umständen überschreiten … " Die therapeutische Basis ist also eine freundliche, geduldige, raumgebende Zugewandtheit, die Fähigkeit, auch sehr aggressive Attacken zu ertragen, ohne ebenfalls aggressiv zu werden, und das Wissen, dass geringste Unregelmäßigkeiten ausreichen, gerade in der Phase des Beziehungsaufbaus paranoide Kognitionen zu aktivieren, die nicht selten zum Abbruch der Beziehung führen.

Man sollte wissen, dass es für Menschen mit paranoider PS häufig schwierig ist, familiengeschichtlich bedingte Begründungszusammenhänge aufzudecken, da sie gelernt haben, familiäre Angelegenheiten unter keinen Umständen nach außen zu tragen. Die Entwicklung der therapeutischen Beziehung kann daher zum einen **Ängste** vor einer **Offenlegung tief greifender Insuffizienzgefühle** aktivieren und andererseits einen **starken Loyalitätskonflikt gegenüber der Herkunftsfamilie** eröffnen.

Sachse (2004) skizziert ein wichtiges Problem in der therapeutischen Beziehungsgestaltung: die **massive Forderung des Klienten nach Solidarität.** So schildert der Klient häufig Ereignisse, bei denen ihm seiner Ansicht nach Unrecht geschehen ist. Dabei kann er den Therapeuten direkt oder indirekt auffordern, sich mit ihm gegen den vermeintlichen Angreifer zu solidarisieren. Das therapeutische Dilemma ist offensichtlich: Solidarisiert sich der Therapeut i. S. des Klienten, so stabilisiert er dessen System, relativiert er dessen Ansicht, droht, die Beziehung zu destabilisieren.

Die Lösung liegt sicherlich in einer **dialektischen Balance:** Der Therapeut interessiert sich für die subjektive Ansicht des Patienten, fokussiert dabei aber sehr stark auf die emotionale Erlebensseite und weniger auf die Ebene der realen Handlungen: „Ich kann mir vorstellen, dass die Reaktion von Herrn Müller auf Sie sehr verletzend gewirkt hat … " anstatt: „Sie haben Recht, Herr Müller hat Sie verletzt".

Verbesserung der psychosozialen Kompetenzen Da sich Patienten mit paranoider PS in ständiger Abwehrbereitschaft sehen, leiden sie häufig unter ausgeprägten körperlichen Spannungszuständen und deren Folgen. Somatoforme Störungen, aber auch hartnäckige muskuläre Verspannungen oder Migräne werden beschrieben.

Gerade zu Beginn der Therapie ermöglicht das Erlernen von **Entspannungstechniken** einen ausgezeichneten Zugang zum Patienten. Es bietet sich in diesem Fall an, die Entspannungsverfahren nicht in eine Gruppe auszulagern, sondern als integrativen Bestandteil der Einzeltherapie anzusetzen. Gerade wenn paranoide Kognitionen den Entspannungszustand stören, kann ein gemeinsames Interesse an deren Bearbeitung entwickelt werden.

Im weiteren Verlauf der Therapie wird der Patient lernen müssen, seine paranoiden Kognitionen zu identifizieren und im Alltag fortwährend zu überprüfen. Die gezielte Schulung von Rollenübernahmen, d. h. der Fähigkeit, sich passager und spielerisch in die Gedanken- und Erlebnisweise eines anderen hineinzuversetzen, gilt als hilfreich und kann i. R. von Gruppentherapien geschult werden. Erfahrungsgemäß stellen **Gruppentherapien** das beste Lernfeld für diese Patienten dar. Aufgrund der spezifischen Grundannahmen ist die Abbruchquote jedoch gerade zu Beginn einer Therapie sehr hoch. Daher sollte diese Form der Therapie erst im Anschluss oder im fortgeschritteneren Verlauf der Einzeltherapie angeregt werden.

Strukturierung des psychosozialen Umfelds Paranoide Persönlichkeiten sehen sich von Feinden umgeben. Im Sinne maladaptiver interpersoneller Zirkel provozieren sie, sodass sich ihre Befürchtungen bewahrheiten. Da also in den Klagen der Patienten sehr häufig ein „Körnchen Wahrheit" steckt, ist der Therapeut gehalten, sorgfältig zwischen Realitätsgehalt und paranoiden Inhalten zu differenzieren. Weiterhin ist darauf zu achten, dass sich das unmittelbare Umfeld bisweilen erlebniskongruent verhält. Ehepartner oder einzelne Freunde – bisweilen auch ganze Gruppen – bestätigen sich dann jeweils in der Wahrnehmung äußerer Bedrohung und schaffen veränderungsresistente Binnensysteme. Gelingt es nicht, diese Bezugssysteme in die Behandlung zu integrieren oder den Patienten aus diesem System herauszulösen, wird der Therapie kaum Erfolg beschieden sein.

Bearbeitung dysfunktionaler Ziele und Verhaltensmuster Paranoide Menschen begeben sich häufig in psychotherapeutische Behandlung, um entweder einen Begleiter im Kampf gegen Außenstehende zu finden oder aus dem Wunsch heraus, die eigenen Fähigkeiten zur Wahrnehmung und Zerstörung von Bedrohendem zu verbessern. Es besteht also eine **Diskrepanz zwischen den Zielen des Patienten und den Zielen einer adäquaten Psychotherapie.** Im Gegensatz zu Psychotherapien, bei denen Zielkongruenz vorliegt und gemeinsam an einer Verbesserung der Verhaltensfertigkeiten gearbeitet werden kann, droht bei Zielinkongruenz immer der vorzeitige Abbruch. Der folgende, von Benjamin beschriebene Zirkelschluss charakterisiert ein typisches paranoides kognitives Schema: „Ich bekämpfe dich, also musst du mich respektieren. Wenn du mich respektierst, musst du mich mögen. Wenn du mich nicht magst, wenn ich dich bekämpfe, so ist das ein Zeichen dafür, dass du mich bedrohst."

Diese Patienten müssen lernen, dass ihre Furcht vor Angriffen und übergriffiger Kontrolle entwicklungsgeschichtlich zwar verständlich ist, diese Wahrnehmungsmuster unter veränderten sozialen Bedingungen jedoch nicht mehr unbedingt adäquat sind. Sie müssen v. a. lernen, dass feindseliges und kompetitives Verhalten wiederum feindseliges Verhalten induziert. Besonders schwierig, weil zutiefst verunsichernd ist der Lernschritt, dass die eigene Wahrnehmung von Verletztheit oder Bedrohtheit nicht als „Beweis" dafür zu werten ist, dass vom konkreten Umfeld – also vom Therapeuten, von der Ehefrau oder den Kollegen – tatsächlich eine Bedrohung ausgeht.

Voraussetzung für die Bereitschaft zur Aufgabe der repetitiven paranoiden Muster ist die Entwicklung eines Grundgefühls an Sicherheit im interpersonalen Kontext. Ein gutes Übungsfeld hierfür ist die **therapeutische Beziehung.** Aber auch die Einbeziehung des Partners oder – zu einem späteren Zeitpunkt – eine Gruppentherapie haben sich als hilfreich erwiesen.

Sind die dysfunktionalen kognitiven und interaktionellen Schemata erkannt, so kann der Patient beginnen, systematisch neue Erfahrungen zu machen. In der Regel sind diesbezüglich rasch soziale Lernprozesse zu erwarten, da die Umwelt auf freundliche Signale positiv reagieren wird. Dies schützt den Patienten jedoch nicht vor tief greifenden, z. T. sehr schmerzhaften intrapsychischen Erfahrungen, weil gerade die Aufgabe der paranoiden Größenvorstellung die abgewehrten Insuffizienzgefühle aktiviert. Die Wahrnehmung der eigenen Gehässigkeit und Feindseligkeit kann sorgsam gemiedene Aggressionen gegenüber den als sadistisch erlebten Elternteilen wachrufen. Hierbei sollte der Therapeut unbedingt die ausgeprägte Loyalität beachten, die der Patient seinen Eltern entgegenbringt, da er sonst Gefahr läuft, infolge eines Übertragungsprozesses als „familienstörender Aggressor" identifiziert zu werden, was zum Abbruch der Therapie führen würde.

Verhaltenstherapeutische Interventionen sollten sich i. d. R. zunächst auf das Einüben von Entspannungsverfahren und evtl. ein Training in sozialer Kompetenz beschränken. Insbesondere Maßnahmen zum Kontingenzmanagement sind i. Allg. meist kontraindiziert, da sie das Streben des Patienten nach Kontrolle verstärken und dysfunktionale Kognitionen aktivieren. Eine Bedingungs- und Funktionsanalyse sollte jedoch Bestandteil jeder Therapie sein, schon um eventuelle „realistische" Bedrohungen im sozialen Umfeld auszumachen und diese ggf. zu berücksichtigen. Eine erweiterte verhaltenstherapeutische Exposition gegenüber Angst vor Kritik und Erniedrigung wurde von Turkat und Maisto (1985) beschrieben.

Auf der **kognitiven Ebene** betonen Beck et al. (1990), dass eine zu rasche Bearbeitung der kognitiven Grundannahmen vom Patienten häufig als „Verharmlosung realer Bedrohung" gesehen wird. Vielmehr sollte im Auge behalten werden, dass das Aufbauen von Vertrauen bei paranoiden Menschen Zeit erfordert und dass die Patienten nicht gedrängt werden sollten, über heikle Gedanken und Gefühle zu sprechen, bevor eine ausreichende Vertrauensbeziehung gewährleistet ist.

Zu Beginn scheint es förderlich, die Eigeneffizienz des Patienten bezüglich Problemsituationen zu verbessern, sodass die Einschätzung der Bedrohung von außen sich zunehmend relativiert. Erst dann sollte begonnen werden, die Tendenz zu Generalisierung und dichotomem Denken zu bearbeiten. Ein erster Schritt ist erreicht, wenn es dem Patienten gelingt, seine eigenen Denkstrukturen zu relativieren und den Vorteil zu erahnen, der sich aus kollegialem Miteinander ergibt.

Generalisierung des Erlernten im sozialen Umfeld Nicht immer ist davon auszugehen, dass Veränderungen im zwischenmenschlichen Bereich sofort positive Verstärkung erfahren. Vielmehr sollte der Therapeut wissen, dass sich paranoide Persönlichkeiten aufgrund der beschriebenen Besonderheiten im sozialen Umfeld tatsächlich viele Feinde schaffen, welche die negativen Grundannahmen des Patienten verstärken und aufkeimende Veränderungsprozesse behindern. Darauf sollte der Patient hingewiesen werden, um sozial kompetent reagieren zu können.

Resümee

Die paranoide PS ist durch die Tendenz charakterisiert, neutralen oder freundlichen Handlungen zu misstrauen und diese als feindselig oder kränkend zu interpretieren. Die Grundannahme der permanenten potenziellen Bedrohung von außen führt dazu, die Ursachen interpersoneller Konflikte grundsätzlich beim Gegenüber auszumachen. Psychotherapeutische Hilfe wird dementsprechend selten und wenn, dann wegen Sekundärerkrankungen wie somatoformen Störungen oder depressiven Entwicklungen gesucht. Der therapeutische Prozess zielt primär auf die Wahrnehmung und Transformation der kognitiven Grundannahmen sowie die Bearbeitung der dabei freigesetzten Insuffizienzgefühle.

Als derzeit einziges in einer RCT nachgewiesenes Behandlungskonzept für Cluster-C-Störungen verfügt die Schematherapie diesbezüglich über ein Alleinstellungsmerkmal (s. auch ➤ Kap. 21.6.7).

21.6.9 Narzisstische Persönlichkeitsstörung (DSM-5)

Tiefer gehende Informationen

➤ Kap. 21.6.9 einschließlich ➤ Box 21.17 zur – in der ICD-10 nicht operationalisierten – narzisstischen Persönlichkeitsstörung finden Sie online im „Plus im Web" zu diesem Buch.

Literatur

Die vollständige Literatur zu diesem Kapitel finden Sie online im „Plus im Web" zu diesem Buch.

Fragen zur Wissensüberprüfung zum ➤ Kap. 21 finden Sie online.

KAPITEL

22 Nicht stoffgebundene Süchte, Impulskontrollstörungen

Dieter Ebert und Heide Hecht

22.1 Allgemeines

22.1.1 Terminologie

Unter den Störungen der Impulskontrolle werden verschiedene, nicht an anderer Stelle klassifizierbare **Verhaltensauffälligkeiten oder Verhaltensstörungen** zusammengefasst. Gemeinsam ist allen das Auftreten von unkontrollierbaren Impulsen, also wiederholten Handlungen ohne vernünftige Motivation, die in den meisten Fällen den Betroffenen selbst oder andere Menschen schädigen. Die ICD-10 fasst sie in der Gruppe F63 zusammen (➤ Box 22.1).

BOX 22.1

Abnorme Gewohnheiten und Störungen der Impulskontrolle nach ICD-10-Klassifikation

- F63.0 Pathologisches Spielen
- F63.1 Pathologische Brandstiftung (Pyromanie)
- F63.2 Pathologisches Stehlen (Kleptomanie)
- F63.3 Trichotillomanie
- F63.8 Sonstige abnorme Gewohnheiten, dazugehörig: Störung mit intermittierender Reizbarkeit *(Intermittent Explosive Disorder)*
- F63.9 Nicht näher bezeichnete Störungen

Ferner werden auch dazu gezählt:

- **Pathologisches (impulsives) Kaufen**
- **Impulsive Selbstverletzungen**

Ob alle genannten Syndrome tatsächlich eigene abgrenzbare Krankheitsbilder darstellen, ist fraglich.

Die **Internet- und Computerspielabhängigkeit** ist bislang nicht als offizielle Diagnose anerkannt. Die APA hat jedoch die Internetspielsucht als Forschungsdiagnose in den Anhang des DSM-5 aufgenommen.

Tiefer gehende Informationen

Die diagnostischen Merkmale der Internetspielsucht nach DSM-5, Prävalenzraten und Behandlungsstrategien finden Sie online im „Plus im Web“ zu diesem Buch.

Definitionsgemäß werden in der ICD-10 andere Störungen mit unkontrollierbaren Impulsen wie schädlicher Gebrauch oder Abhängigkeit von Alkohol und psychotropen Substanzen, bestimmte sexuelle Störungen (Paraphilien, zwanghaft-impulsive Masturbation, repetitiv-impulsive Promiskuität) oder manche Essstörungen (impulsive

Essattacken), die in vielen Bereichen phänomenologisch durchaus ähnlich erscheinen, nicht in diese Kategorie eingeordnet. In einem Unterkapitel (nicht substanzabhängige Störungen) wird im DSM-5 das pathologische Spielen in das Kapitel „Abhängigkeiten" integriert, Trichotillomanie wird unter „Zwangsstörungen und verwandte Störungen" aufgeführt; Pyromanie und Kleptomanie werden den disruptiven, Impulskontroll- und Verhaltensstörungen zugeordnet.

Die Tatsache, dass diese Störungsbilder im DSM-5 unterschiedlichen Störungskategorien zugeordnet werden, weist auf die **immanente Problematik dieser Klassifizierung** hin: Diese heterogene Gruppe von Störungen ist nur lose durch das eine Symptom verbunden, dass die Betroffenen Handlungsimpulsen oder -antrieben nicht widerstehen können, die ihnen schaden und die gleichzeitig durch eine zunehmende Anspannung und Erregung vor der Handlung und Erleichterung, Bestätigung oder sogar Lust bei der Handlung gekennzeichnet sind. Gerade solche Impulse sind aber ein ubiquitäres Phänomen, das sowohl im gesunden Seelenleben als auch bei anderen psychiatrischen Störungen vorkommt (z. B. Aufmerksamkeitsdefizit-/Hyperaktivitätsstörung (ADHS), Störungen durch psychotrope Substanzen, manche Persönlichkeitsstörungen, Störungen der Sexualpräferenz, Essstörungen, Schizophrenien oder affektive Störungen).

Es handelt sich um keine „neuen" Krankheiten; vielmehr sind fast alle Syndrome bereits vor über 100 Jahren in der Form beschrieben worden, wie sie heute in die Klassifikationssysteme Eingang gefunden haben. Vor etwa 200 Jahren führte Matthey den Begriff „Klopemanie" ein, um impulsives Stehlen wertloser Objekte zu beschreiben. Esquirol (1838) änderte den Namen in „Kleptomanie". Sie wurde zusammen mit Alkoholismus, impulsivem Homizid und der schon 1833 von Marc beschriebenen Pyromanie unter die **Monomanien** subsumiert. Esquirol definierte die Monomanien als Erkrankungen, bei denen unfreiwillige Handlungen als Antwort auf nicht beherrschbare Impulse ausgeführt werden.

Um die Jahrhundertwende zählten Kraepelin und Bleuler die Kleptomanie zu den **pathologischen und reaktiven Impulsen.** Die Oniomanie (impulsives oder pathologisches Kaufen), die bisher in keine Klassifikation aufgenommen worden war, ist ebenfalls als Subtyp erwähnt. Auch der Begriff „Trichotillomania" wurde als unwiderstehlicher Drang, Haare auszureißen, bereits im letzten Jahrhundert in die psychiatrische Literatur eingeführt (Hallopeau 1889).

Das Phänomen des pathologischen Spielens ist zwar ebenfalls seit mehreren 100 Jahren bekannt, allerdings v. a. aus der nichtpsychiatrischen Literatur; dass es einen Krankheitswert besitzt, wurde allerdings erst in den letzten 20 Jahren akzeptiert. Andere Störungen der Impulskontrolle, z. B. die Störung mit intermittierend auftretender Reizbarkeit, wurden erst spät als eigenständige Störungen konzipiert (Menninger 1963).

Obwohl die psychopathologischen Bilder seit Langem bekannt sind, blieben sie bis jetzt im Deskriptiven, d. h., es fehlt ein verbindendes Krankheitsmodell. Für diese Gruppe gilt deswegen ganz besonders die in der Einleitung des DSM-IV ausgesprochene Warnung, dass die Aufnahme einzelner Diagnosen in Klassifikationssysteme nichts über ihren Krankheitswert, geschweige denn ihre Ätiologie oder forensische Bedeutung aussagt. Die Diagnose einer Impulsstörung, wie sie hier rein deskriptiv konzipiert ist, hat per se nichts mit einer psychiatrischen Krankheit im forensischen Sinn zu tun, bei der die Steuerungsfähigkeit krankheitsbedingt eingeschränkt ist.

Besonders prägnant zeigt sich das **Fehlen eines Krankheitsmodells** in der anhaltenden Diskussion, wie die Störungen der Impulskontrolle in eine übergeordnete psychiatrische Systematik einzuordnen sind. ➤ Tab. 22.1 und ➤ Abb. 22.1 veranschaulichen die Überschneidungen mit anderen Störungsgruppen.

Einige Psychiater, welche die Eigenständigkeit von Impulskontrollstörungen anzweifeln, bezeichnen diese als Variation anderer Erkrankungen oder als Süchte i. S. einer nicht substanzgebundenen Abhängigkeit. Schließlich bleibt noch die Möglichkeit, die Symptome als unspezifischen Ausdruck einer neurotischen Konfliktverarbeitung anzusehen, ohne dass spezielle Beziehungen zu bestimmten Störungsgruppen bestehen müssen.

Solche vorerst theoretischen Erwägungen verdeutlichen einerseits, dass die Zusammenfassung der verschiedenen Störungen unter eine Kategorie vorläufig sein kann, andererseits sollten aber die therapeutischen Konsequenzen hierbei nicht übersehen werden: Die Art der

Tab. 22.1 Wohin gehören die Impulskontrollstörungen? Für und Wider von Krankheitsmodellen

Störungsgruppe	Pro	Kontra
Suchtspektrum (v. a. pathologisches Glücksspiel)	• Ähnlicher Verlauf mit Kontrollverlust, Unfähigkeit zur Abstinenz, Dosissteigerung, Verleugnung • Schilderung von psychischen Entzugssymptomen • Schilderung von Euphorie und rauschähnlichen Zuständen • Komorbidität mit Suchterkrankungen • Familiäre Belastung mit Suchterkrankungen	• Keine physische Abhängigkeit • Keine Substanz • Komorbidität und familiäre Belastung auch mit vielen anderen psychischen Störungen • Therapieerfolge auch durch Therapie anderer Konflikte ohne Abstinenzgebot wie bei Sucht
Affektives Spektrum	• Hohe Komorbidität und familiäre Belastung • Symptomprovokation in depressiven Episoden • Verlauf parallel zu affektiven Störungen • Wirksamkeit antidepressiver Medikamente	Vorkommen häufig auch ohne begleitende affektive Störung
Zwangsspektrum (v. a. Pyromanie, Kleptomanie, Trichotillomanie)	• Oft sind psychopathologische Kriterien des Zwangs erfüllt • Komorbidität und familiäre Belastung • Ähnliche Therapien sind wirksam • In neurobiologischen Untersuchungen bestehen oft ähnliche Auffälligkeiten	• Oft werden Handlungen als lustvoll und nicht als unsinnig erlebt • Vermeidung nur wegen negativer Konsequenzen • Komorbidität und familiäre Belastung nicht eindeutig
ADHS-Modell oder „Symptommodell"	• Impulsivität ist Kernsymptom der ADHS • ADHS ist meist bei Impulskontrollstörung nachweisbar	Keine Erklärung für spezifische Impulskontrollstörung

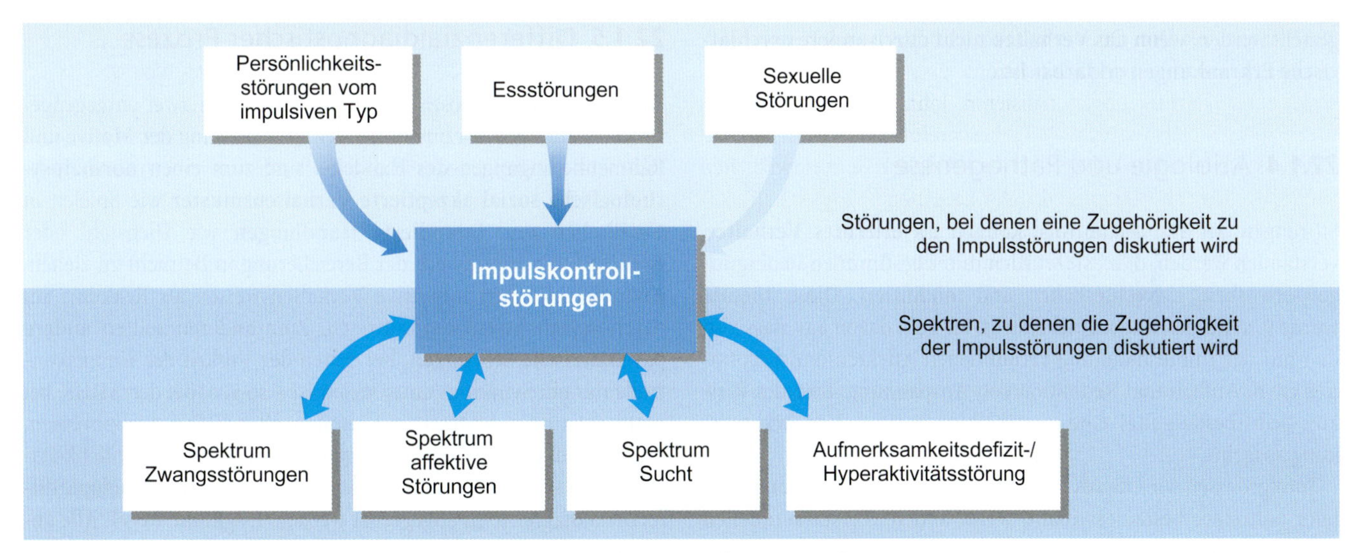

Abb. 22.1 Position von Störungen der Impulskontrolle in der psychiatrischen Systematik

gewählten Psycho- bzw. Pharmakotherapie wird nämlich in Abhängigkeit von der gewählten Klassifikation unterschiedlich sein.

Resümee

Unter den „abnormen Gewohnheiten und Störungen der Impulskontrolle" werden Störungen zusammengefasst, bei denen Betroffene den unwiderstehlichen Drang oder Impuls verspüren, Handlungen auszuführen, die ihnen oder der Allgemeinheit schaden. Definitionsgemäß zählen dazu: pathologisches Spielen, pathologisches Stehlen, pathologische Brandstiftung und Trichotillomanie. Unter diese Kategorie sind auch andere Impulskontrollstörungen wie die intermittierend auftretende Reizbarkeit subsumierbar, während der Missbrauch und die Abhängigkeit von psychotropen Substanzen oder Essstörungen definitionsgemäß davon abgegrenzt werden. Auch wenn die meisten Störungen dieser Gruppe seit mehr als 100 Jahren exakt beschrieben sind, wird immer noch kontrovers diskutiert, ob es sich bei den Störungen der Impulskontrolle um eine eigenständige Krankheitsgruppe, ein unspezifisches Symptom verschiedener neurotischer Störungen oder um Unterformen anderer Erkrankungsgruppen wie Suchterkrankungen, Zwangsstörungen oder affektive Störungen handelt.

22.1.2 Epidemiologie und Verlauf

Zuverlässige epidemiologische Untersuchungen zu den Störungen fehlen weitgehend. Der Anteil der an diesen Impulskontrollverlusten leidenden Bevölkerung kann daher nur für jede Störung einzeln geschätzt werden. Unter diesen Einschränkungen wird angenommen, dass etwa 10 % der Bevölkerung **aktive Glücksspieler** sind. Mit **12-Monats-Prävalenzen** von 0,24–0,64 % für problematisches und 0,20–0,56 % für pathologisches Glücksspielverhalten liegt Deutschland auf europäischer Ebene im unteren Bereich (Böning et al. 2013). Die Störung tritt häufiger bei Männern auf und verläuft meist chronisch.

Auch die **Pyromanie** ist selten. Sie zeigt einen episodischen Verlauf, und häufiger sind Männer betroffen. Die ebenfalls seltene Kleptomanie tritt häufiger bei Frauen auf. Bei der **Trichotillomanie** wird die Lebenszeitprävalenz auf 0,6–2 % geschätzt. Sie kann wie die Kleptomanie sowohl einen chronisch einfachen als auch einen intermittierend episodischen Verlauf zeigen. Alle genannten Störungen der Impulskontrolle beginnen überwiegend in der Adoleszenz, ausgenommen die Trichotillomanie, die auch schon bei Kindern auftreten kann.

Pathologisches Kaufen wurde in einigen kleineren Studien untersucht (McElroy et al. 1995): Danach sollen 1,1–5,9 % der Bevölkerung betroffen sein, womit es sich um eine relativ häufige Störung handeln würde. 80–92 % der Patienten waren Frauen. Die Erkrankung begann meist vor dem 20. Lj., auch wenn die Erkrankung oft später diagnostiziert wurde. Über 50 % der Patienten berichten einen kontinuierlich chronischen Verlauf und etwa 40 % symptomfreie Intervalle, die Monate bis mehrere Jahre anhalten können.

Intermittierend explosives Verhalten 3,9 % einer amerikanischen Bevölkerungsstichprobe erfüllten die DSM-IV-Kriterien. Männer waren häufiger betroffen als Frauen, der Krankheitsbeginn dieser episodisch oder chronischen verlaufenden Störung liegt in der Kindheit oder Adoleszenz (Kessler et al. 2009).

22.1.3 Symptomatik und Typisierung

Klinisch-psychopathologisch ist allen Störungen der Impulskontrolle gemeinsam, dass

- **den Impulsen, spezifische Handlungen zu begehen, kein Widerstand entgegengesetzt werden kann,**
- **Anspannung und Erregung vor der Tat mit Erleichterung, Euphorie oder Lustempfinden während der Tat kombiniert sind,**
- **die Impulshandlungen i. d. R. wiederholt auftreten und zu psychosozialen Komplikationen führen.**

Alle Störungen sind häufig mit anderen psychiatrischen Krankheitsbildern assoziiert, und eine **eigenständige Diagnose** sollte **nur** gestellt werden, **wenn das Verhalten nicht durch andere psychiatrische Erkrankungen erklärbar ist.**

22.1.4 Ätiologie und Pathogenese

Störungen der Impulskontrolle können als **erlerntes Verhalten** verstanden werden, d. h., sie wurden unter bestimmten Bedingungen erworben, aufrechterhalten und modifiziert. Diese Theorie wurde v. a. für das Glücksspiel erstellt. Sie geht davon aus, dass von den mit der Impulshandlung verbundenen Affekten und Emotionen (z. B. Aufbau und Reduktion von Anspannung, Reiz des Risikos, Selbstbestätigung) eine unmittelbare positive Verstärkerwirkung ausgeht.

Infolgedessen wird dieses Verhalten in Zukunft zunehmend häufiger auftreten, besonders dann, wenn andere Verstärkerquellen mit vergleichbarer Wirkung nicht zur Verfügung stehen. Zunehmend werden lustvoll erlebte Stimmungen nicht nur von der Tat selbst, sondern auch von den damit verbundenen Umständen ausgelöst. Umgekehrt können dysphorische Stimmungen (z. B. Langeweile oder Schuldgefühle) nur durch erneute Impulshandlungen behoben werden.

Zu dieser affektiven Komponente kommt eine **verzerrte Wahrnehmung der Realität.** Der Betroffene erliegt der Illusion, er habe die Impulshandlung und mit ihr einen Teil der Realität unter Kontrolle. Dies führt dazu, dass das Verhalten trotz negativer Sanktionen beibehalten wird, weil die positive Illusion, alles kontrollieren zu können, die objektiv drohenden Risiken entkräftet.

Zur Beschreibung der Ätiopathogenese dienen auch aus der **Suchttheorie** entlehnte Modelle. Gemäß ihrer biologischen Veranlagung sprechen Menschen auf bestimmte, potenziell suchterzeugende Substanzen oder Verhaltensweisen unterschiedlich an. Menschen mit chronisch verminderter Anspannung suchen vorübergehende Anspannung und Erregung, wohingegen Menschen mit übermäßiger Erregung versuchen, Entspannung zu induzieren. In Verbindung mit einem **geringen Selbstwertgefühl** kann z. B. das Ausagieren von Impulsen dazu dienen, das Identitätsbewusstsein zu ändern.

Zwischen den Polen „Erregungssuche und Erregungsvermeidung", „positive Anregung und Angst" sowie „Entspannung und Langeweile" hilft das Ausagieren von Impulsen, immer wieder von dem einen in den anderen Zustand zurückzukehren bzw. den unangenehmen Zustand zu vermeiden.

Bei gestörter Impulskontrolle werden u. a. eine **verminderte Aktivität des Serotonin- und Dopaminsystems und eine Funktionsstörung der frontalen Hirnregionen** postuliert: Unkontrollierte Impulshandlungen sind in vielen Studien mit einer verminderten Konzentration der Serotonin-Abbauprodukte (5-Hydroxyindolessigsäure) verbunden. Die Patienten zeigen in neuroendokrinologischen Studien eine überschießende Antwort auf Dopaminagonisten und bei Untersuchungen mit funktionellen bildgebenden Verfahren eine verminderte frontale Aktivität. Vor allem der letzte Befund spräche für eine diskrete, noch nicht spezifizierte organische zerebrale Dysfunktion als Risikofaktor. Dazu passt, dass die Patienten häufig gleichzeitig eine Hyperaktivitätsstörung haben bzw. im Kindesalter hatten.

22.1.5 Differenzialdiagnostischer Prozess

Die differenzialdiagnostische Abgrenzung ist in zwei entgegengesetzte Richtungen vorzunehmen. Unter Beachtung der Motive und Rahmenbedingungen des Handelns sind zum einen **normalpsychologische sozial akzeptierte Verhaltensmuster** wie Spielen in Gesellschaft und **intendierte Handlungen** wie Diebstahl oder Brandstiftung zum Zweck der Bereicherung in Betracht zu ziehen. Außerdem können impulsive Verhaltensweisen als Reaktion auf psychosoziale Stressoren auftreten. Zum anderen sollten **andere psychiatrische Störungen,** bei denen der Verlust der Impulskontrolle nur ein Symptom unter vielen ist – so v. a. bei der ADHS, bei manischen oder depressiven Episoden, aber auch Schizophrenien, organischen psychischen Störungen und manchen Persönlichkeitsstörungen – unter Betrachtung der gesamten Psychopathologie differenzialdiagnostisch abgegrenzt werden. Es gilt die Regel: Alle anderen psychischen Störungen haben bei der Diagnose Vorrang, und die Impulskontrollstörung ist dann nur als Symptom zu werten, es sei denn, sie besteht bereits vor und auch nach Therapie der anderen Störung.

22.1.6 Therapie

Als **allgemeine Behandlungsprinzipien** – zur Hierarchie der Behandlungsentscheidungen und Beratung nach den S2-Leitlinien der Arbeitsgemeinschaft der Wissenschaftlichen Medizinischen Fachgesellschaften (AWMF/ll/028-013.htm) – gelten für die meisten hier genannten Impulskontrollstörungen:

- Aufklärung, Zielanalyse, Motivationsklärung
- Anleitung zur Selbstbeobachtung, Protokollierung von auslösenden Situationen, begleitenden Emotionen und Kognitionen
- Klärung und Bearbeitung der Hintergrundproblematik
- Verhaltenstherapeutische Techniken:
  - Training zur Verbesserung von Stressbewältigung, Problemlöseverhalten und sozialer Kompetenz
  - Systematische Desensibilisierung, bei der die Entspannung mit dem Gedanken an Spielverzicht gekoppelt wird
  - Kognitive Umstrukturierung
  - In-sensu- und In-vivo-Exposition (sukzessiver Ersatz anfänglich externer Kontrolle durch Selbstkontrolle)
- Anschluss an eine Selbsthilfegruppe
- Beratung der Eltern und/oder stützend-strukturierende Familientherapie (bei Jugendlichen)

Über die Wirksamkeit bestimmter Behandlungsmethoden liegen nur wenige empirische Befunde vor. Kontrollierte Untersuchungen sind selten und reichen für eine allgemeingültige Therapieempfehlung nicht aus. Sicher sind viele Patienten – ähnlich wie bei Suchterkrankungen – erst spät, beim Eintritt von sozialen Komplikationen, therapiemotiviert und vom Krankheitswert ihrer Störung überzeugt, sodass die gemeinsame Erarbeitung von Diagnosekriterien und eine individuelle **„Kosten-Nutzen-Analyse"** an erster Stelle stehen müssen.

Kommt es zur Therapie, so sind **verhaltenstherapeutische Techniken** (s. oben) zur Reduktion impulsiven Verhaltens wahrscheinlich effektiv. Da der „Verlust der Impulskontrolle" oft mit multiplen „neurotischen" Verhaltensmustern und sozialen Problemen assoziiert ist, wird i. R. einer **multimodalen Therapie** die Wirksamkeit eines Verhaltenstherapieprogramms wahrscheinlich durch jedes Verfahren erhöht, das diese Aspekte behandelt und ihre Funktionalität für die Symptomatik thematisiert. Pharmakologisch sind wahrscheinlich alle **Pharmaka** unterstützend wirksam, welche die **Serotonin-Wiederaufnahme hemmen** (z. B. Clomipramin, Fluvoxamin, Paroxetin). Selektive Serotonin-Wiederaufnahmehemmer (SSRI wie Fluoxetin, Fluvoxamin, Paroxetin, Citalopram, Sertralin) sind vom Nebenwirkungsprofil am besten geeignet. Sie sollen bei Verträglichkeit möglichst in Höchstdosis über Monate gegeben werden; erst dann sind i. d. R. positive Effekte zu erwarten.

22.2 Pathologisches Glücksspiel

22.2.1 Epidemiologie und Verlauf

Glücksspiel ist ein ubiquitäres Phänomen. Die Spielmöglichkeiten reichen von Spielbanken (Roulette, Black Jack, Glücksspielautomaten) über Geldspielautomaten, Pferdewetten, Lotterien bis hin zu Kartenspielen um höhere Geldbeträge oder Börsenspekulationen.

Bei Erhebungen in den alten Bundesländern 1984/85, 1987 sowie 1990 unter 30.000 repräsentativ ausgewählten Erwachsenen haben etwa ⅔ noch nie um Geld gespielt, bei 15–20 % lag das letzte Spiel um Geld länger als 3 Monate zurück, und 10 % konnten als aktive Spieler bezeichnet werden. Von diesen aktiven Spielern verbrachte 1 % ≥ 5 h/Woche vor dem Spielautomaten. Das ist die Gruppe, die definitionsgemäß als **Vielspieler** bezeichnet wird.

Nach diesen Untersuchungen sind von 1984–1990 keine Änderungen des Spielverhaltens festzustellen. Weltweit werden relativ stabil durchschnittliche **Prävalenzraten** von 1,0 % für das pathologische Glücksspiel berichtet (Cunningham-Williams et al. 2004). Für Deutschland ergaben sich folgende **Lebenszeitprävalenzen:** 1,0 % für pathologisches Glücksspiel, 1,4 % für problematisches Glücksspiel und 5,5 % für risikoreiches Glücksspielverhalten (Übersicht: Böning et al. 2013).

Die Teilnahme an Glücksspielen galt früher als Domäne des Mannes. Eine repräsentative Erfassung der Prävalenz in New York ergab aber, dass 36 % der pathologischen Spieler Frauen waren und ihr Anteil zunimmt. Heranwachsende, Arbeitslose, Migranten und Personen mit niedrigem Bildungsabschluss oder geringem Haushaltseinkommen sind besonders häufig von Glücksspielproblemen betroffen (Böning et al. 2013).

Weitgehende Übereinstimmung besteht dahingehend, dass pathologisches Spielen meist in der **Adoleszenz beginnt** und dass v. a. Automatenspieler hauptsächlich junge Menschen (im Alter von 18–30 Jahren) sind. In der Gesamtgruppe der Spieler lassen sich keine eindeutigen Schicht-, Bildungs- oder Einkommensmerkmale erkennen. Als Trend sind unter den Spielbankbesuchern häufiger Personen mit höherer Schulbildung und höherem Nettoeinkommen anzutreffen als unter den Automatenspielern, die zumindest in einigen Studien ein niedrigeres Bildungsniveau besaßen als die Allgemeinbevölkerung.

Der **Verlauf** einer „Spielerkarriere" vom anfänglich gelegentlichen Glücksspiel bis zur Manifestierung des pathologischen Glücksspiels lässt sich in **drei Phasen** unterteilen: Gewinn-, Verlust- und Verzweiflungsphase. Bei Anwendung eines Suchtmodells kann man auch von einem positiven Anfangsstadium, einem kritischen Gewöhnungsstadium und einem Suchtstadium sprechen.

Die meisten pathologischen Spieler haben bereits in der Adoleszenz mit dem Glücksspiel begonnen. Durchschnittlich soll die Phase gelegentlichen Spielens ca. 2,5 Jahre andauern, die des häufigen intensiven Glücksspiels bis zur Therapie ca. 5,5 Jahre. Das „Spiel als Problem" wird für Betroffene und Angehörige im Mittel nach ca. 3,5 Jahren evident.

Im **positiven Anfangsstadium** folgt zufälligen Kontakten zum Glücksspiel die gelegentliche Teilnahme mit i. d. R. kleineren oder größeren Gewinnen, anregenden oder euphorischen Gefühlen und gesteigertem Selbstwertgefühl. In dieser **Gewinnphase** ist das Glücksspiel auf die Freizeit beschränkt. Verluste werden immer wieder ausgeglichen und die glücksspielspezifischen Kenntnisse erweitert, bis die Risikobereitschaft wächst und sich aus einem gelegentlichen Aufsuchen der einschlägigen Einrichtungen regelmäßige Besuche entwickeln.

Der Übergang zur **Verlustphase** oder zum **kritischen Gewöhnungsstadium** ist fließend: Die Spielintensität steigt, und es sind höhere Einsätze und Gewinne erforderlich, um Gewöhnungseffekte auszugleichen. Daraus resultierende Verluste müssen zunehmend über die Beleihung von Angehörigen und Kredite finanziert werden, und der Bezug zum realen Geldwert geht verloren. In dieser Phase beginnt der Spieler, seine Glücksspielaktivitäten zu verheimlichen, und entwickelt ein System von Lügen, um Abwesenheit und finanzielle Engpässe zu erklären. Soziale Probleme in Partnerschaft und Ehe, Ausbildung und Beruf beginnen bzw. intensivieren sich. Trotzdem ist die Kontrolle über das Spielverhalten in dieser Phase noch vorhanden. Der Spieler kann aufhören, bevor kein Geld mehr zur Verfügung steht, also auch mit Gewinnen nach Hause gehen.

In der **Verzweiflungsphase** ist diese Kontrolle nicht mehr möglich. Alles verfügbare Geld wird ebenso verspielt wie die Gewinne; ein Aufhören ist nicht mehr möglich **(Suchtstadium)**. Trotz erkennbarer Folgeschäden wird weitergespielt und Geld um jeden Preis beschafft, auch durch Straftaten. Versuche, glücksspielabstinent zu leben, enden regelmäßig im Rückfall. Psychopathologische Symptome wie Reizbarkeit, Ruhelosigkeit, Schuldgefühle, Antriebsminderung und soziale Komplikationen wie Scheidung, Arbeitsplatzverlust und Kriminalität werden deutlich. Zunehmend entstehen Schulden bei einer Vielzahl von Personen und Kreditinstituten. Untersuchungen zufolge haben nur 10–13 % der behandelten Spieler keine und 5–9 % mehr als 50.000 Euro Spielschulden. Mehr als die Hälfte von ihnen verschafft sich Geld durch strafbare Handlungen.

Die Verlaufsdarstellung zeigt, dass es sich beim pathologischen Glücksspiel i. d. R. um einen **chronisch-kontinuierlichen Krankheitsverlauf** handelt. Inwieweit Spontanremissionen oder Selbstheilungen vorkommen, ist unbekannt. Adäquate Therapien scheinen den Verlauf beeinflussen zu können, da bei manchen Nachuntersuchungen stationär behandelter pathologischer Glücksspieler 55–63 % nach einem längerfristigen Zeitraum völlig abstinent lebten und ein kleinerer Prozentsatz kontrolliert spielte. Manche Studien fanden jedoch auch deutlich geringere Remissionsraten.

Abweichungen vom genannten Verlauf kommen v. a. bei Spielern vor, bei denen Glücksspiel als Reaktion auf Stress-Situationen oder psychische Störungen (z. B. Depression) auftritt. Hier sind intermittierend fluktuierende Verläufe häufiger.

22.2.2 Symptomatik und Typisierung

Die Störung ist charakterisiert durch **häufiges, wiederholtes, episodenhaftes Glücksspiel,** das die Lebensführung der Betroffenen mit einem intensiven, kaum kontrollierbaren Spieldrang und einer gedanklichen und vorstellungsmäßigen Bindung an den Spielvorgang und seine Begleitumstände beherrscht. Anders als in der ICD-10 wird das Glücksspiel im DSM-5 als Verhaltenssucht klassifiziert und der Kategorie „Sucht und verwandte Störungen" zugeordnet. Ansonsten sind die beiden Diagnosesysteme ähnlich strukturiert (➤ Box 22.2).

BOX 22.2

Diagnostische Kriterien des pathologischen Glücksspiels nach ICD-10

A. Wiederholte (2 oder mehr) Episoden von Glücksspiel über einen Zeitraum von mindestens 1 Jahr.
B. Diese Episoden bringen den Betroffenen keinen Gewinn, sondern werden trotz subjektiven Leidensdrucks und Störungen der sozialen und beruflichen Funktionsfähigkeit fortgesetzt.
C. Die Betroffenen beschreiben einen intensiven Drang zu spielen, der nur schwer kontrolliert werden kann. Die Betroffenen schildern, dass sie nicht in der Lage sind, das Glücksspiel durch Willensanstrengung zu unterbrechen.
D. Die Betroffenen sind ständig mit Gedanken und Vorstellung vom Glücksspiel oder mit dem Umfeld des Glücksspiels beschäftigt.

Die intensive und häufige Beschäftigung mit dem Glücksspiel zeigt sich daran, dass die Betroffenen auch außerhalb der Spielzeit vergangene „Spielerlebnisse" erneut durchleben und damit beschäftigt sind, das nächste Spiel zu planen, oder über Wege nachdenken, um an Geld zum Spielen zu kommen.

Die meisten pathologischen Spieler berichten, dass sie mehr die **Stimulierung** suchen als den Geldgewinn. Um dieses Erregungsniveau aufrechtzuerhalten, sind zunehmend höhere Einsätze und Risiken notwendig, ähnlich einer Dosissteigerung bei substanzgebundenen Süchten. Der intensive, schwer kontrollierbare Drang zu spielen zeigt sich, wenn die Betroffenen wiederholt erfolglos versuchen, das Spielverhalten zu kontrollieren, weniger zu spielen oder aufzuhören. Viele verspüren dann Unruhe, sind reizbar oder deprimiert.

Das Spiel kann zum Vergessen von Problemen bzw. bei ängstlicher oder deprimierter Stimmungslage, bei Schuldgefühlen oder Gefühlen von Hilf- und Hoffnungslosigkeit der **Stimmungsverbesserung** dienen. Typisch, wenn auch nicht obligat sind Spielmuster, bei denen vorangegangenen Verlusten „nachgejagt" wird, um eine Verlustserie „ungeschehen zu machen". Zunehmend werden vorsichtigere Spielstrategien aufgegeben, um alle Verluste „mit einem Schlag" wettzumachen. Nur für pathologische Spieler ist es typisch, solche Spielmuster auch langfristig beizubehalten.

Längerfristig folgen Probleme in den verschiedensten Lebensbereichen, die ähnliche Muster wie bei Suchtkranken aufweisen und in die operationalisierten Diagnosekriterien der ICD-10 aufgenommen wurden, obwohl sie den Frühverlauf nicht charakterisieren (➤ Kap. 22.2.1).

Begleiterkrankungen und assoziierte psychische Störungen

Auch wenn somatische Komplikationen selten sind, so können Hypertonie, Ulcus duodeni und Migräne als stressassoziierte Erkrankungen auftreten. Affektive Störungen und Missbrauch oder Abhängigkeit von psychotropen Substanzen sowie hyperkinetische Störungen sind häufig (➤ Kap. 22.2.3). Dissoziale, narzisstische und emotional instabile (Borderline-)Persönlichkeitsstörungen kommen vermehrt vor. Ähnlich wie bei Suchtkranken ist das Risiko für Suizidversuche oder Suizide erhöht. Untersuchungen zufolge unternahmen 20 % der behandelten Spieler bereits einen Suizidversuch.

22.2.3 Ätiologie und Pathogenese

Wahrscheinlich müssen **drei Komponenten** zusammentreffen: bestimmte Charakteristika des **Glücksspiels,** des **Spielers** und seines **sozialen Umfelds**. Die Bedeutung der einzelnen Komponenten variiert von Spieler zu Spieler und im individuellen Lebensverlauf.

Beim Spiel ist entscheidend, dass es sich unmittelbar positiv auf die physiologische, emotionale und mentale Verfassung des Spielers auswirkt, etwa im Hinblick auf den Einsatz von Geld, das Eingehen von Risiken mit Stimulation und Erregung, Euphorie und Erfolgserlebnissen usw. Deswegen erzielen Spielformen mit einer **raschen Spielabfolge** (Roulette, Spielautomat u. Ä.) die größte Wirkung, da sie einerseits für schnell ablaufende Stimulation sorgen, andererseits aufkommende Missstimmungen infolge von Verlusten nur von kurzer Dauer sind.

Wahrscheinlich sind nur bestimmte Personen für die psychischen Wirkungen des Glücksspiels empfänglich. Wie bei substanzgebundenen Süchten gibt es aber keinen spezifischen Persönlichkeitstypus. Besonders gefährdet sind jedoch Menschen, die Reize suchen, um Langeweile zu vermeiden **(Sensation Seekers)**, oder impulsive, dissoziale oder narzisstische Persönlichkeiten. Depressive Episoden sind gehäuft am Anfang einer pathologischen Spielentwicklung zu eruieren. Besonders häufig kommen **Aufmerksamkeitsdefizit-/Hyperaktivitätsstörungen** vor.

Oftmals sind **psychosoziale Belastungen** (z. B. gravierende Eheprobleme) Auslöser sowie aufrechterhaltende Bedingungen für das pathologische Spielverhalten. Das Spielen ermöglicht es dem Betroffenen, diesen Schwierigkeiten kurzfristig zu entfliehen, wobei sich das Spielen durch den Mechanismus der **negativen Verstärkung** dann dauerhaft etabliert und verselbstständigt. Die mit dem Spielverhalten assoziierten weiteren sozialen und beruflichen Folgeprobleme führen zu vermehrter psychischer Missbefindlichkeit, was – trotz zunehmend negativer Konsequenzen – das Spielverhalten weiter stabilisiert.

30 % der Erstgradangehörigen von Spielern haben eine affektive Störung und 30 % eine Suchterkrankung. Dies spricht für eine genetische Beziehung zum affektiven wie zum Suchtspektrum. **Neurobiologische Untersuchungen** fanden frontal und temporal lokalisierte Anomalien im EEG, die eine Verbindung zu Aufmerksamkeitsstörungen, ähnlich den hyperaktiven Störungen, nahelegen. Bisher nicht replizierte Befunde, dass Noradrenalin-Metaboliten im Liquor erhöht sind, sprechen für ein erhöhtes Arousalniveau und eine erhöhte Bereitschaft zum *Sensation Seeking.* Personen mit diesen Eigenschaften können unter bestimmten sozialen Umständen (etwa dem Fehlen alternativer Stimulationsquellen oder vorübergehenden „schwierigen" Lebenssituationen, für die keine adäquaten Bewältigungsstrategien zur Verfügung stehen) entsprechend den oben genannten allgemeinen Kriterien des Lernens und der kognitiven Fehlattribution eine Entwicklung zum pathologischen Glücksspiel zeigen.

22.2.4 Differenzialdiagnostischer Prozess

Es gibt auch ein nichtpathologisches, sozial akzeptiertes oder sogar erwünschtes Glücksspiel, das typischerweise im Familien-, Freundes- oder Bekanntenkreis stattfindet, wenig Zeit in Anspruch nimmt und nur begrenzte Verluste zulässt. Die Übergänge vom sozial akzeptierten zum pathologischen Glücksspiel können fließend sein, und eine Verdachtsdiagnose kann bereits bei einigen pathologischen Charakteristika noch vor dem Auftreten sozial negativer Konsequenzen gestellt werden. **Professionelle Spieler** sind ebenfalls abzugrenzen. Sie limitieren Risiken bei einer auffallenden Spieldisziplin. Es wird um des Gewinns, nicht um des Spielens willen gespielt, und es werden bevorzugt Glücksspiele, bei denen Können eine gewisse Rolle spielt, mit schlechteren Gegnern gesucht. Auch hier können die Übergänge fließend sein, v. a. wenn ein vorübergehender Kontrollverlust eintritt oder Verlusten kurzfristig „nachgejagt" wird.

Exzessives Glücksspiel kommt auch in **manischen Episoden** vor. Ist es darauf beschränkt, sollte nur die affektive Störung diagnostiziert werden. Euphorische oder hypomanische Stimmungen beim Glücksspiel sind zwar häufig, verschwinden aber nach dem Spiel und sind nicht von überdauernden manischen Symptomen begleitet.

Pathologisches Spielen kann ein **Symptom anderer psychiatrischer Störungen** sein, die leicht abzugrenzen sind: von Schizophrenien oder schizoaffektiven Störungen, organischen psychischen Störungen wie Demenz, organischen affektiven Störungen oder organischen Persönlichkeitsänderungen.

Verschiedene **Persönlichkeitsstörungen** sind gelegentlich mit der Entwicklung zum pathologischen Glücksspiel verbunden, v. a. die dissoziale, aber auch die emotional instabile und narzisstische PS. Hier bedarf es keiner Differenzialdiagnose im eigentlichen Sinn. Sind die Kriterien für beide Störungen erfüllt, so müssen beide diagnostiziert werden (➤ Kap. 21); dies gilt auch für die ADHS (➤ Kap. 25).

22.2.5 Therapie

Spieler, bei denen sich eine „Suchtdynamik" von Krankheitswert mit Kontrollverlust, Dosissteigerung, Entzugserscheinungen, missglückten Abstinenzversuchen und Unfähigkeit zur Abstinenz entwickelt hat, sollten mit **suchtspezifischen Methoden** behandelt werden. Spieler, bei denen sich das Spielen in seiner Funktionalität als Konfliktlöseversuch i. R. anderer psychischer Störungen herausarbeiten lässt, können „am Symptom vorbei", auf die primäre psychische Störung fokussiert, behandelt werden. Bei diesen Patienten hat das Symptom „Spielen" meist (oder noch) keine Eigendynamik entwickelt, und häufig sind auch die diagnostischen Kriterien der ICD-10 nur unvollständig erfüllt.

Bezüglich eines **Gesamtbehandlungsplans** haben sich ähnliche Strukturen und eine ähnliche Verzahnung ambulanter und stationärer Versorgung herauskristallisiert wie bei der Therapie der Alkohol- und Drogenabhängigkeit. Eine Therapie gliedert sich danach in drei Phasen:

1. Kontakt- und Motivationsphase
2. Eigentliche Entwöhnungsphase
3. Nachsorgephase

Teil 1 und 3 erfolgen i. d. R. ambulant, Teil 2 ambulant oder stationär.

Selbsthilfegruppen (Anonyme Spieler) oder **Suchtberatungsstellen** sind meist die ersten Anlaufstellen, bei denen durch Informationen, Vermittlung von Krankheitskonzepten und Krankheitseinsicht, Definition der Problembereiche und Aufzeigen erster Therapiemöglichkeiten eine **Therapiemotivation** erzeugt wird. In dieser Phase sollten sich bereits anbahnende gravierende psychosoziale Komplikationen, v. a. durch die Schuldenbelastung, zumindest ansatzweise gelöst werden. Wesentlicher Bestandteil sind darüber hinaus Informations- und Motivationsgruppen.

Ziel der sich anschließenden eigentlichen **Entwöhnungsphase** ist die Spielabstinenz. Ist diese im ambulanten Rahmen aufgrund von Erfahrungen durch missglückte Vorversuche, ausgeprägte soziale Komplikationen oder zusätzliche psychische Störungen (z. B. Persönlichkeitsstörungen oder ein ausgeprägt inadäquates Muster der Konfliktverarbeitung) kurzfristig nicht zu erreichen, so ist eine stationäre Entwöhnungsbehandlung angebracht.

Nach der aktuellen Situation bundesdeutschen Rechts ist vorher zu klären, welche Kostenträger (Krankenversicherung, Rentenversicherungsträger) zuständig sind, ob die Kosten einer solchen Therapie übernommen werden und ob aufgrund der Anamnese und Analyse des Spielverhaltens eher eine Suchtklinik mit den entsprechenden Leistungsträgern (Rentenversicherung) oder eine psychiatrisch-psychotherapeutische Klinik (Krankenversicherung) indiziert ist.

Bereits während der Entwöhnungstherapie muss der Kontakt zu ambulanten weiterbetreuenden Stellen und Selbsthilfeorganisationen eingeleitet bzw. aufrechterhalten werden. Falls möglich, sollten Fragen der beruflichen Wiedereingliederung, der Rehabilitation und der familiären Situation vor Beginn der Nachsorgephase gelöst sein.

In der **Nachsorgephase** sollte versucht werden, die Abstinenzmotivation durch regelmäßige Besuche von Selbsthilfe- und Therapiegruppen langfristig aufrechtzuerhalten. Es sollte auch die Möglichkeit bestehen, bei erneuten Rückfällen frühzeitig in intensivere Therapieprogramme zu wechseln.

Die **psychotherapeutische Behandlung** bei Spielern ähnelt der Suchttherapie: Es gibt keine Technik, um den Wunsch oder Impuls zu unterdrücken, sondern nur die Möglichkeit, willentlich auf die Befriedigung zu verzichten. Die Therapie zielt also auf die immer wieder zu erneuernde Motivation des Patienten ab, auf kurzfristig positive Erlebnisse bewusst zu verzichten. Techniken hierzu sind „Kosten-Nutzen-Analysen", bei denen eingetretene negative Konsequenzen detailliert erarbeitet werden müssen und positive Gefühle, auf die verzichtet wird, nicht unerwähnt bleiben dürfen. Verzicht ist nur bewusst möglich. Der Wille und die Fähigkeit zur Abstinenz können gefördert werden, wenn die Verhaltenssequenzen und Situationen, die zu Rückfällen führen, analysiert und parallel Gegenstrategien (z. B. Vermeiden von Versuchungssituationen, alternative Handlungen) erarbeitet werden. Im Rahmen von kognitiv-behavioralen Ansätzen werden die das Glücksspiel aufrechterhaltenden dysfunktionalen Kognitionen identifiziert und bearbeitet, positive Alltagsaktivitäten aufgebaut sowie Stressbewältigungs- und soziale Kompetenzen trainiert (Übersicht: Wölfling et al. 2013).

Spezielle therapeutische Verfahren

Bis in die 1960er-Jahre wurden pathologische Spieler fast ausschließlich mit psychoanalytisch orientierten Therapien behandelt. Nach einer Studie von Bergle (1958) waren 15 von 60 behandelten Spielern nach der Behandlung symptomfrei, und bei einer größeren Zahl wurde die neurotische Entwicklung erfolgreich aufgearbeitet. Die Daten sind allerdings nicht ausreichend dokumentiert, und aussagekräftigere spätere Studien fehlen.

In der sog. **systemisch strategischen Verhaltenstherapie** werden die aufrechterhaltenden Bedingungen und Funktionen des Spiels analysiert und möglichst modifiziert (Klöpsch et al. 1989a, b). Die nicht bewussten Spielintentionen werden unter Einbeziehung der persönlichen und beruflichen Verhältnisse, einer eventuellen Therapie der Paarbeziehung und der Förderung sozialer Kompetenzen i. R. eines sozialen Kompetenztrainings bewusst gemacht und Copingstrategien für private und berufliche Verlustsituationen erarbeitet. Rückfälle und kritische Situationen, die erneut zum Spiel verführen, werden analysiert und alternative Verhaltensstrategien entwickelt.

Zumindest Spieler, die noch wenig ausgeprägte sozioökonomische Konsequenzen aus ihrem Spielverhalten entwickelt hatten, waren mit dieser Methode in einer kontrollierten Studie mit über 100 Personen in 46–66 % d. F. gebessert, ca. 50 % davon abstinent (die Zahlen unterscheiden sich je nach Beurteilungskriterium). In einer neueren Metaanalyse konnte die Wirksamkeit psychologischer Interventionen (v. a. KVT) für den Kurz- und Langzeitverlauf (ca. 17 Monate) aufgezeigt werden (Pallesen et al. 2005).

Eine Integration von Elementen der verschiedenen psychotherapeutischen Behandlungsmethoden i. S. eines **multimodalen Behandlungskonzepts** ist die am häufigsten angewandte Form der ambulanten wie stationären Therapie. Einen Schwerpunkt des breit angelegten Therapiekonzepts bildet dabei die **Gruppentherapie,** die häufig gemeinsam mit Suchtpatienten durchgeführt wird. In einem solchen Therapierahmen, der nicht auf die Wirksamkeit einzelner Elemente untersucht werden kann, fanden amerikanische Evaluationsstudien Abstinenzraten von 27–49 %.

Selbsthilfegruppen sind ein Bestandteil solcher multimodalen Therapiepläne und stellen das weltweit am meisten verbreitete und wohl auch am häufigsten frequentierte Hilfsangebot für süchtige Spieler dar (s. oben). Kontrollierte Untersuchungen zur Erfolgsrate solcher Gruppen ergaben allerdings, dass etwa 70 % der Patienten die Gruppen verließen und nur 8 % nach 1 Jahr abstinent waren.

EBM

Einer neuen Metaanalyse zufolge lassen sich das pathologische Spielverhalten sowie depressive und Angstsymptome durch KVT signifikant reduzieren (Evidenzstufe Ia: Cowlishaw et al. 2012; Cochrane Review). In Ermangelung längerer Beobachtungsintervalle (z. B. 12 Monate) ist jedoch ungeklärt, inwieweit dieser positive Therapieeffekt aufrechterhalten werden kann. Darüber hinaus ergaben sich erste Hinweise für eine Wirksamkeit der motivationalen Gesprächsführung.

Zur **medikamentösen Therapie** liegen nur Einzelfallberichte vor. Theoretisch spricht die Verbindung zu den affektiven Störungen für den Einsatz von SSRI (Fluvoxamin, Fluoxetin, Paroxetin, Sertralin, Venlafaxin). In Einzelfällen waren auch Lithium und Clomipramin sehr gut wirksam. Bevor aber eine allgemeine medikamentöse Therapieempfehlung ausgesprochen werden kann, sollten die Ergebnisse kontrollierter Studien abgewartet werden. Keines der genannten Medikamente ist für diese Indikation zugelassen.

Resümee

Das pathologische Glücksspiel ist gekennzeichnet durch häufiges Glücksspiel, das die Lebensführung der Betroffenen zunehmend beherrscht, zu negativen psychosozialen Konsequenzen führt und einen den Suchtkrankheiten ähnelnden Verlauf (positives Anfangsstadium, kritisches Gewöhnungsstadium, Suchtstadium) zeigt. Die Prävalenzraten lagen in Untersuchungen verschiedener Länder zwischen 0,1 und 3,4 %. Durch kognitiv-behaviorale Ansätze und Verhaltenstherapie (VT) lässt sich das pathologische Spielverhalten wahrscheinlich positiv beeinflussen. Ob die aufgefundenen Effekte jedoch stabil sind, ist ungeklärt.

22.3 Pathologische Brandstiftung

22.3.1 Epidemiologie und Verlauf

Die Pyromanie ist eine sehr seltene Störung. Weder zur Häufigkeit noch zum Verlauf existieren aussagekräftige epidemiologische Studien. Auch wenn Brandlegung ein Hauptproblem des Kindes- und Jugendalters zu sein scheint (in den USA z. B. waren über 40 % der festgenommenen Brandstifter jünger als 18 Jahre), ist die Störung auch in diesem Alter selten. Brandstiftungen im kindlichen und jugendlichen Alter sind i. d. R. mit anderen psychischen Störungen kombiniert. Dem verfügbaren Datenmaterial zufolge sind Pyromanen häufiger männlichen Geschlechts und gehören mit einem niedrigeren Bildungsniveau und anamnestisch berichteten Lern- und Schulschwierigkeiten eher niedrigeren sozialen Schichten an.

Auch wenn der Langzeitverlauf der Störung unbekannt ist, sprechen Einzelfallbeschreibungen dafür, dass Brandstiftungen bei den Betroffenen episodisch auftreten, mit freien Intervallen, die unterschiedlich lange andauern und individuell keine Regelmäßigkeit erkennen lassen.

22.3.2 Symptomatik und Typisierung

Die Pyromanie ist durch wiederholte vollendete oder versuchte Brandstiftung an Häusern oder anderen Objekten ohne verständliches Motiv charakterisiert. Sie ist mit einem intensiven Drang und Spannungsgefühl vorher und Erleichterung nachher verbunden.

Zu den diagnostischen Kriterien gehört auch, dass sich die Betroffenen mit allem beschäftigen, was mit Feuer und Brand in Zusammenhang steht. Sie interessieren sich z. B. übermäßig für Löschfahrzeuge und Gegenstände zur Brandbekämpfung. Die diagnostischen Kriterien der ICD-10 und des DSM-5 unterscheiden sich nur insofern, als in das DSM-5 differenzialdiagnostische Ausschlusskriterien aufgenommen wurden (➤ Box 22.3).

BOX 22.3

Diagnostische Kriterien der pathologischen Brandstiftung nach ICD-10

A. Zwei oder mehrere vollzogene Brandstiftungen ohne erkennbares Motiv.
B. Die Betroffenen beschreiben einen intensiven Drang, Feuer zu legen, mit einem Gefühl von Spannung vorher und Erleichterung nachher.
C. Die Betroffenen sind ständig mit Gedanken oder Vorstellungen des Feuerlegens oder den Umständen des Feuerlegens beschäftigt (z. B. mit Feuerwehrautos oder damit, die Feuerwehr zu rufen).

Der Kliniker oder forensisch tätige Psychiater muss bei einer ersten Brandstiftung auf **begleitende Symptome** achten, um den Verdacht auf eine Pyromanie äußern zu können: Die Betroffenen empfinden Anspannung, oft auch Lustgefühle oder Euphorie vor der Brandlegung, die über die Nervosität hinausgeht, die bei illegalen Handlungen oft zu finden ist. Die Brandlegung selbst ist ebenfalls mit Lustgefühlen, Selbstbestätigung oder einem angenehm empfundenen Spannungsabfall verbunden, v. a. dann, wenn der Brandstifter die Effekte und das Feuer beobachten, vielleicht sogar auch an den Löscharbeiten teilhaben kann.

Unabhängig von den Taten selbst sind die Betroffenen von Feuer und allem, was damit zu tun hat, fasziniert. Entsprechend engagieren sie sich häufig bei den lokalen Feuerwehren, beobachten oder melden überzufällig häufig Brände oder geben falschen Feueralarm. Das **Fehlen jeden Motivs,** einen Brand zu legen, ist typisch und obligat, und tatsächlich können die Betroffenen selbst auch nichts über ihre Motive berichten. Auch wenn impulsive Handlungen ohne Planung vorkommen, so treffen die pathologischen Brandstifter häufiger Vorbereitungen zur Ausführung der Tat und sind meist indifferent gegenüber möglichen Personen- oder Sachschäden.

Begleiterkrankungen und assoziierte psychische Störungen

Im Jugendalter ist pathologische Brandstiftung häufig mit hyperkinetischen oder Aufmerksamkeitsstörungen, Anpassungsstörungen oder Störungen des Sozialverhaltens verbunden. Es wird angenommen, dass vermehrt auch umschriebene Entwicklungsstörungen und Intelligenzminderungen bestehen.

22.3.3 Ätiologie und Pathogenese

Ätiologie und Pathogenese dieser Störung sind unklar. Ungeklärt ist auch, warum und bei wem Feuer zum Ziel und Anreiz impulsiver Handlungen werden kann. Manche Autoren betonen die Faszination von Feuer bei Kindern und Jugendlichen. Gegen eine spezifische Bedeutung des Feuers spricht, dass Pyromane auch überzufällig häufig andere Impulshandlungen wie Stehlen, Alkoholmissbrauch oder sexuelle Störungen zeigen.

Viele Untersuchungen fanden, dass Pyromanie mit Lernschwierigkeiten, Hyperaktivität im Kindesalter, Sprachproblemen, physischen Defiziten oder neurologischen Störungen, Enuresis, einem niedrigen IQ und der Zugehörigkeit zu niedrigen sozialen Schichten in Zusammenhang steht.

22.3.4 Differenzialdiagnostischer Prozess

Vorsätzliche Brandstiftung kommt auch ohne psychische Störung vor. Das wesentliche Unterscheidungskriterium zur Pyromanie ist das **Motiv:** Infrage kommen Sabotage, Rache, Versicherungsbetrug, terroristische Aktivitäten und das Verbergen eines Verbrechens.

Auch der Wunsch, Aufmerksamkeit und Anerkennung zu finden, z. B. durch das Legen und gleichzeitige Entdecken und Löschen eines Feuers, ist von der Pyromanie abzugrenzen, genauso wie das Spielen mit Feuerwerkzeugen im Kindesalter. Auch **kommunikative Brandstiftung** wird von der Pyromanie getrennt, wenn Personen Brandstiftung dazu benutzen, um Wünsche oder Bedürfnisse mitzuteilen, auf sich aufmerksam zu machen oder Veränderungen ihrer Situation zu erreichen.

Eine gesonderte Diagnose „Pyromanie" erfolgt nicht, wenn die Brandstiftungen bei Jugendlichen mit einer Störung des Sozialverhaltens und wiederholten Diebstählen, Aggressivität oder Schulschwänzen oder bei Erwachsenen mit einer dissozialen PS auftreten.

Brandstiftungen bei **Schizophrenien** führen nicht zur Diagnose einer Pyromanie, da sie typischerweise im Zusammenhang mit Wahnideen oder halluzinierten Stimmen stehen. Genauso sind Brandstiftungen bei organisch bedingten psychiatrischen Störungen abzugrenzen, wo es zufällig aufgrund von Verwirrtheitszuständen oder Impulsstörungen i. R. organischer Persönlichkeitsänderungen zum Legen von Bränden kommen kann.

Das Gleiche gilt, wenn die Brandstiftung unter **Intoxikation mit psychotropen Substanzen** (Alkohol, Drogen, Medikamente) erfolgt. Bei wiederholten Brandstiftungen im intoxizierten Zustand ist aber darauf zu achten, ob die Impulse erst im intoxizierten Zustand entstanden sind oder ob der Impuls zur Tat, die Anspannung und Erregung bereits im nüchternen Zustand vorhanden waren und die Substanz nur benutzt wurde, um sich zu beruhigen oder Mut zu machen. Nur im letzten Fall ist eine Pyromanie zu diskutieren.

22.3.5 Therapie

Medikamentöse Therapieversuche werden nicht berichtet. Verschiedene verhaltenstherapeutische Techniken werden in der Literatur als erfolgreich bezeichnet, auch wenn hier aufgrund des Datenmaterials keinerlei Aussage über die tatsächliche Wirksamkeit möglich ist.

Gewisse Erfahrungen bestehen zur ambulanten Therapie mit der grafischen Interviewtechnik und mit soziotherapeutischen Psychoedukationsprogrammen in den USA. Bei der **grafischen Interviewtechnik** wird mithilfe des Patienten eine bildliche Darstellung erarbeitet, in der die mit der Brandstiftung verbundenen Ereignisse, Verhaltensweisen und Emotionen detailliert aufgezeichnet und grafisch umgesetzt werden. Der Patient soll sich der Interdependenz des pathologischen Verhaltens mit anderen Verhaltens- und Fühlmustern bewusst werden und initiale Auslöser auf verschiedensten Ebenen identifizieren, um angepasste „Copingstrategien" zu entwickeln und damit den bislang häufig als ich-dyston erlebten Drang zum Feuerlegen besser zu kontrollieren. Nachuntersuchungen nach 1½–2 sowie nach 5 Jahren zeigen, dass diese Methode relativ erfolgreich ist, denn von den 26 nachuntersuchten Brandstiftern legten nur zwei weiterhin Feuer.

Bei den **psychosozialen Programmen** in mehreren amerikanischen Städten werden Brandstifter, meist Kinder oder Jugendliche, wöchentlich mehrstündig an der örtlichen Feuerwehrarbeit beteiligt, dort auch ausgebildet und informiert. Wie Nachuntersuchungen zeigen, legten weniger als 5 % der beteiligten Kinder wiederholt Feuer. Hinsichtlich der Brandstiftung im Erwachsenenalter fehlen entsprechende Untersuchungen.

Resümee

Die sehr seltene pathologische Brandstiftung ist durch häufige impulsive Brandstiftung ohne Motiv gekennzeichnet. Sie kommt häufiger im Kindes- und Jugendalter vor und ist oft mit Lernschwierigkeiten, Hyperaktivität im Kindesalter und leichten neurologischen Defiziten kombiniert. Therapeutisch sind die grafische Interviewtechnik sowie Psychoedukationsprogramme evaluiert.

22.4 Pathologisches Stehlen

22.4.1 Epidemiologie und Verlauf

Man nimmt an, dass es sich beim pathologischen Stehlen um eine sehr seltene Störung handelt. Zwar ist Ladendiebstahl ein häufiges Phänomen, Studien fanden darunter aber nur einen geringen Anteil von Impulskontrollstörungen (< 5 %). Die Störung scheint bei Frauen (71–77 %) häufiger vorzukommen. Ausgehend von der Literatur lassen sich drei Verlaufstypen beschreiben:

1. Intermittierender Verlauf mit kurzen symptomatischen Episoden und langer Symptomfreiheit
2. Intermittierender Verlauf mit protrahierten, lang anhaltenden symptomatischen Episoden und kürzeren symptomfreien Zeiten
3. Einfach chronischer Verlauf mit fluktuierender Intensität der Symptome

Bei der Hälfte der Patienten beginnt die Impulsstörung vor dem 20. Lj. Die Erkrankung wird jedoch oft sehr spät erkannt: Bei ca. 50 % der Patienten traten die ersten Symptome schon mindestens 5 Jahre vor der endgültigen Diagnosestellung auf.

22.4.2 Symptomatik und Typisierung

Kleptomane sind unfähig, dem Impuls, Dinge zu stehlen, die nicht dem persönlichen Gebrauch oder der Bereicherung dienen, zu widerstehen. Neben dem intensiven Drang gehören zum Krankheitsbild die Anspannung vor und die Erleichterung nach dem Diebstahl. Auch wenn die Kriterien und v. a. die Ausschlusskriterien im DSM-5 explizit (Störung des Sozialverhaltens, Manie, antisoziale PS) aufgelistet sind, so bestehen hinsichtlich der diagnostischen Leitlinien keine wesentlichen Unterschiede zwischen den ICD-10- und den DSM-5-Kriterien (➤ Box 22.4).

BOX 22.4

Diagnostische Leitlinien des pathologischen Stehlens nach ICD-10

A. Zwei oder mehr Diebstähle ohne das erkennbare Motiv, sich selbst oder andere zu bereichern.
B. Die Betroffenen umschreiben einen intensiven Drang zum Stehlen mit einem Gefühl von Spannung vor dem Diebstahl und Erleichterung nachher.

Wie bei allen Impulsstörungen wird für eine sichere Diagnose gefordert, dass den Impulsen wiederholt kein Widerstand entgegengebracht werden kann. Ähnlich wie bei der Pyromanie sollte kein Motiv vorhanden sein, d. h., die gestohlenen Dinge dienen nicht dem persönlichen Gebrauch, haben keinen Wert, werden häufig sogar nach der Tat weggeworfen oder zu Hause gehortet.

Zu achten ist auf die Emotionen und Affekte vor, während und nach der Tat: eine zunehmende Anspannung, Erregung bis hin zum Lustempfinden vor dem Diebstahl und die Erleichterung, Selbstbestätigung und das Lustempfinden während der Tat. Typischerweise werden die Diebstähle nicht begangen, um Ärger, Rachegefühle oder Wut auszuagieren. Im DSM-5 ist dies ein wichtiges Ausschlusskriterium.

Die Taten sind i. d. R. nicht vorgeplant, sodass eine Entdeckung unwahrscheinlich ist. Zudem sind nie Helfer oder Komplizen beteiligt. Trotzdem werden die Diebstähle so gut wie nie begangen, wenn eine mögliche Festnahme offensichtlich ist, z. B. in Anwesenheit eines aufmerksamen Polizisten. Die meisten Betroffenen erleben die Diebstähle als ich-dyston und sind sich bewusst, dass die Taten verboten oder sinnlos sind, und ähneln in dieser Hinsicht Patienten mit Zwangsstörungen. Schuldgefühle nach der Tat und depressive Verstimmungszustände sind häufig.

Begleiterkrankungen und assoziierte psychische Störungen

Depressive Episoden, Angststörungen, Essstörungen, insb. die Bulimia nervosa, ADHS und verschiedenste Persönlichkeitsstörungen sind überzufällig häufig mit der Kleptomanie assoziiert (➤ Kap. 22.4.3).

22.4.3 Ätiologie und Pathogenese

In der psychoanalytischen Literatur wird immer wieder auf die kindlichen Wurzeln des pathologischen Stehlens hingewiesen: Das Kleinkind hat noch keine Vorstellungen von Besitzverhältnissen und nimmt Dinge, die ihm nicht gehören. Stehlen soll eine Regression auf solch frühe Omnipotenzfantasien, aber auch eine Suche nach risikobehafteten und selbstbestätigenden Handlungen darstellen. In der psychoanalytischen Literatur wird immer wieder eine Verbindung zu den sexuellen Perversionen angenommen. Neuere kontrollierte Studien zur Ätiologie weisen jedoch in eine andere Richtung. McElroy und Mitarbeiter fanden bei **36–100 %** der Patienten mit Kleptomanie auch die Kriterien einer **affektiven Störung** erfüllt; außerdem traten bei diesen Personen andere impulsive Handlungen, Angstsymptome, Ess- und Zwangsstörungen gehäuft auf. Die Intensität der Stehlhandlungen soll zumindest bei einigen Patienten auch mit der Intensität der affektiven Symptomatik korrelieren. Häufig hat die Diebstahlhandlung bei dieser Personengruppe eine stimmungsstabilisierende Wirkung, was das Verhalten i. S. einer **negativen Verstärkung** aufrechterhält. Von Verhaltenstherapeuten wird die Kleptomanie wegen der häufig assoziierten fugueähnlichen Prozesse auch als mögliches Symptom einer **dissoziativen Störung** (➤ Kap. 16) diskutiert (Fiedler 2000). Bei Erstgradangehörigen von Patienten mit Kleptomanie wurden gehäuft affektive Störungen, Missbrauch psychotroper Substanzen sowie Angst- oder Zwangsstörungen diagnostiziert. Solche Befunde deuten darauf hin, dass die Kleptomanie ein Symptom anderer psychischer Erkrankungen darstellen könnte.

22.4.4 Differenzialdiagnostischer Prozess

Die Mehrzahl der Ladendiebstähle wird nicht i. R. einer Kleptomanie begangen. In der Regel sind die Handlungen dann sorgfältiger geplant, und der persönliche Nutzen ist offensichtlich. Bei forensischen Beurteilungen sollte eine Kleptomanie auch dann nicht erwogen werden, wenn diagnostische Kriterien zwar erfüllt sind, aber deutlich erkennbar ist, dass ausreichende Vorsichtsmaßnahmen ergriffen wurden, nicht entdeckt zu werden, und dass die gestohlenen Gegenstände dem persönlichen Gebrauch dienen.

Vor allem Jugendliche stehlen auch als Mutprobe, als Zeichen der Ablehnung etablierter Normen oder als Ausdruck einer Gruppenzugehörigkeit. Auch hier handelt es sich nicht um Kleptomanie.

Genauso ist bei Jugendlichen mit Störungen des Sozialverhaltens oder bei Erwachsenen mit dissozialer PS wiederholter Diebstahl in ein Muster anderer aggressiver, impulsiver oder dissozialer Verhaltensauffälligkeiten eingebettet: In diesen Fällen sollte nicht gesondert die Diagnose einer Kleptomanie gestellt werden.

Bei einigen psychiatrischen Erkrankungen, manischen Episoden, Schizophrenie, Bulimie, Missbrauch von psychotropen Substanzen, Demenz oder Verwirrtheitszuständen kommen Diebstähle in symptomreichen Zeiten vor. Die sonstigen Symptome machen aber hier die Differenzialdiagnose leicht. Auch während der akuten Phase einer Depression kann es in seltenen Fällen zu Diebstählen kommen.

22.4.5 Therapie

Von Verhaltenstherapeuten wurden bislang nur kontrollierte Einzelfallstudien durchgeführt. Ihren Befunden zufolge lassen sich Diebstahlimpulse am besten durch Selbstkontrolltechniken unterbinden (z. B. Reglementierung des Einkaufens durch schriftliche Aufzeichnungen und genaue Festlegung von Dauer und Zeitpunkt des Einkaufens, Erarbeitung von Strategien bei aufkommendem Diebstahlimpuls). Auch **verhaltenstherapeutische Techniken,** die mit verschiedenen Methoden der Konditionierung oder mit kognitiven Techniken arbeiteten, wurden als erfolgreich beschrieben, aber auch hier fehlen aussagekräftige Studien.

Verschiedene **antidepressive Medikamente** (Amitriptylin, Imipramin, Nortriptylin, Trazodon, Fluoxetin, Lithium, Valproat) wurden auch bei größeren Patientenzahlen erfolgreich eingesetzt, Absetzversuche führten jedoch zur erneuten Symptomatik. Dies scheint aber nur für die Subgruppe zu gelten, die gleichzeitig ausgeprägte affektive Symptome aufweist, und insb. für Patienten, die v. a. im Rahmen depressiver Episoden stehlen.

Resümee
Beim sehr seltenen pathologischen Stehlen kann dem Impuls, persönlich wertlose Gegenstände zu stehlen, kein Widerstand geleistet werden. Es kommt häufiger bei Frauen vor, beginnt meist vor dem 20. Lj. und ist gehäuft mit anderen psychischen Störungen assoziiert. Verhaltenstherapeutische Techniken wurden als wirksam beschrieben. Antidepressiva scheinen effektiv zu sein, wenn gleichzeitig affektive Störungen bestehen. Die Effektivität dieser Behandlungsformen ist bislang jedoch nicht ausreichend evaluiert.

22.5 Trichotillomanie

22.5.1 Epidemiologie und Verlauf

Zwar fehlen systematische epidemiologische Studien in der Allgemeinbevölkerung, doch haben Untersuchungen an Collegestudenten in den USA eine Lebenszeitprävalenz von 0,6–2 % ergeben. Im Kindesalter sind Jungen und Mädchen gleich häufig, im Erwachsenenalter mehr Frauen als Männer betroffen. Ob es sich dabei tatsächlich um unterschiedliche Inzidenzen handelt oder nur um eine unterschiedliche geschlechtsspezifische Bereitschaft, sich in Behandlung zu begeben, ist unklar.

Die Störung beginnt i. d. R. bereits im Kindes- oder frühen Jugendalter mit zwei Erkrankungsgipfeln (5–8 Jahre und 13 Jahre) bei einem durchschnittlichen Ersterkrankungsalter von etwa 10 Jahren. Dabei ist zu berücksichtigen, dass das Haareausreißen durchaus eine vorübergehende Gewohnheit im frühen Kindesalter sein kann, die spontan wieder verschwindet. Nur ein Teil dieser Kinder entwickelt die typischen Symptome einer Trichotillomanie.

Eine Verlaufsregelmäßigkeit lässt sich aus bisherigen Studien nicht erkennen. Es kommen sowohl kontinuierliche chronische Verläufe mit jahrzehntelanger Symptomatik als auch intermittierend fluktuierende Verläufe mit wochen-, monate- oder jahrelangen symptomatischen Zeiten und ähnlich langen freien Intervallen vor. Von einem chronischen Verlauf mit fluktuierender Symptomintensität ohne freie Intervalle scheinen v. a. Patienten mit Erkrankungsbeginn im Erwachsenenalter betroffen zu sein.

22.5.2 Symptomatik und Typisierung

Die Störung ist durch die Unfähigkeit charakterisiert, dem Impuls zu widerstehen, sich Haare auszureißen, was i. d. R. zu einem sichtbaren Haarverlust führt. Eine zunehmende Spannung vor dem Haareausreißen wird, wenn dem Impuls nachgegeben wird, von einem Gefühl der Entspannung oder Befriedigung abgelöst.

Im DSM-5 wird die Trichotillomanie unter die Zwangsstörung subsumiert. Ansonsten unterscheiden sich die diagnostischen Kriterien der ICD-10 und des DSM-5 im Wesentlichen nicht (➤ Box 22.5). Für die Diagnose der Störung wird gefordert, dass sie zu einem **sichtbaren Haarverlust** führt, sodass in Frühphasen die Diagnose falsch gestellt werden kann. Jede Körperregion kann betroffen sein, am häufigsten Kopfhaar und Augenregion.

BOX 22.5

Diagnostische Leitlinien der Trichotillomanie nach ICD-10

A. Sichtbarer Haarverlust aufgrund der anhaltenden wiederholten Unfähigkeit, Impulsen des Haareausreißens zu widerstehen.
B. Die Betroffenen beschreiben einen intensiven Drang, Haare auszureißen, mit einer zunehmenden Spannung vorher und einem Gefühl von Erleichterung nachher.
C. Fehlen einer vorbestehenden Hautentzündung; nicht im Zusammenhang mit einem Wahn oder mit Halluzinationen.

Manche Patienten berichten über nur kurze, über den Tag verteilte Episoden, andere über stundenlang anhaltende Perioden. Immer tritt eine zunehmende Anspannung, Erregung unmittelbar vor dem Haareausreißen auf. Manche versuchen, den Impulsen zu widerstehen, empfinden sie als unsinnig, ähnlich wie bei Zwangsstörungen. Bei den Aktionen entsteht Erleichterung, z. T. auch Lustempfinden.

Das auffällige Verhalten wird vor anderen Menschen i. d. R. verleugnet und tritt nicht in der Öffentlichkeit auf. Die meisten Betroffenen versuchen, ihren Haarausfall (Alopezie) auf verschiedene Art zu verheimlichen. Gelegentlich ist das Haareausreißen damit verbunden, dass anschließend die Haarwurzeln untersucht, die Haare durch die Zähne gezogen oder gegessen werden (Trichophagie). Manche verspüren auch den Drang, nicht nur die eigenen Haare, sondern auch die von anderen Menschen, Puppen, Haustieren oder Textilien auszureißen. Gleichzeitig tritt auch Nägelkauen oder Kratzen gehäuft auf.

Begleiterkrankungen und assoziierte psychische Störungen

Die Trichotillomanie ist häufig mit affektiven Störungen, Angststörungen, Missbrauch von psychotropen Substanzen, aber auch Essstörungen (v. a. Bulimie), Entwicklungsstörungen bzw. ADHS und möglicherweise auch Zwangsstörungen assoziiert.

22.5.3 Ätiologie und Pathogenese

Behaviorale Ansätze betonen, dass es sich bei der Trichotillomanie um eine unangepasste Gewohnheit handelt, wenn das Spielen an Haaren als häufiges, primär nicht pathologisches Verhaltensmuster bei Kindern aufgrund der beruhigenden Wirkung exzessiv eingesetzt wird. Persistiert dieses Verhalten bis in das Erwachsenenalter, dann wird die Symptomatik v. a. durch die mit dem Problemverhalten einhergehende Reduktion negativer und unbestimmter Affekte aufrechterhalten.

Auch bei der Trichotillomanie steht die Eigenständigkeit des Krankheitsbildes infrage. Es wurden hohe Raten von gleichzeitig auftretenden affektiven Störungen (bis 65 %), Angststörungen (bis 57 %), Substanzmissbrauch (bis 22 %) oder Zwangssymptomen (bis 17 %) gefunden. Auch Essstörungen treten möglicherweise gehäuft gemeinsam mit der Trichotillomanie auf. In Familienuntersuchungen hatten Angehörige vermehrt Zwangs- oder affektive Störungen oder litten ebenfalls unter Trichotillomanie (8 % der Erstgradangehörigen von 161 Patienten mit Trichotillomanie hatten die gleichen Symptome).

Neurobiologische Untersuchungen zur Trichotillomanie, die sich bisher hauptsächlich auf das Serotoninsystem beschränkten, ergaben uneinheitliche Ergebnisse. Einzelne Befunde sprechen für eine Verbindung zur Zwangsstörung, z. B. dass die Perfusion des anterioren zingulären und des orbitofrontalen Kortex ähnlich wie bei Zwangsstörungen negativ mit der Therapieantwort auf Clomipramin korreliert. Beim Tier gibt es Hinweise auf eine Beteiligung des Serotonin- und Dopaminsystems, aber auch des Opioidsystems in der Elektdermatitis, sodass eine pathophysiologische Bedeutung dieser Systeme auch beim Menschen diskutiert wird.

22.5.4 Differenzialdiagnostischer Prozess

Wenn die Betroffenen ihre psychische Symptomatik verleugnen, sind andere Ursachen einer Alopezie auszuschließen: Alopecia areata, Lupus erythematodes, Lichen planopilaris, Follikulitis, Alopecia mucinosa, Pseudopeladus, Glatzenbildung bei Männern. Bei geringem Haarausfall ist auch zu berücksichtigen, dass manche Menschen bei Angst oder Erregung gewohnheitsmäßig an ihren Haaren ziehen oder spielen. Auch bei Kindern ist Haareziehen oder -reißen ein häufiges, meist vorübergehendes Phänomen.

Ist der Haarverlust nicht sichtbar, sollte die Diagnose der Trichotillomanie nur gestellt werden, wenn die Betroffenen unter ihrer Angewohnheit leiden und sie als störend empfinden und nichts dagegen tun können oder wenn Kinder die Angewohnheit monate- oder jahrelang beibehalten.

Nicht gestellt werden sollte die Diagnose einer Trichotillomanie bei anderen psychischen Störungen, die dieses Verhalten erklären. Schizophrene Patienten können sich bei Wahneinfällen oder Halluzinationen an der Kopfhaut verletzen. Bei Zwangsstörungen können die Patienten i. R. von Ritualen oder Zwangsimpulsen Haare ausreißen. Meist sind aber bei der Zwangsstörung auch andere Zwangssymptome vorhanden, und das Haareausreißen wird nicht als Impuls verspürt und mit Befriedigung vollzogen, sondern ist i. d. R. die Folge von Zwangsgedanken.

Wenn auch nicht immer, so wird bei der Trichotillomanie das Verhalten als lustvoll und angenehm erlebt und nur wegen der Folgen (Haarverlust) abgelehnt, während die Patienten bei der Zwangsstörung die stereotypen Gedanken und Verhaltensimpulse primär als unangenehm oder verwerflich empfinden.

22.5.5 Therapie

Zum Erfolg psychodynamisch-psychoanalytischer Therapien existieren nur Einzelfallberichte. Nach Fiedler (2000) können insb. **vier verhaltenstherapeutische Behandlungstechniken,** die i. d. R. kombiniert werden, als wirksam gelten:

- Einsatz von Unterbrechungs- und Rückmeldestrategien zur Verbesserung der Selbstwahrnehmung und Selbstkontrolle des häufig automatisiert ablaufenden Problemverhaltens
- Gezielter Einsatz von positiver Verstärkung bei gelungener (bzw. negativer Konsequenz bei misslungener) Selbstkontrolle
- Reduktion auslösender negativer Affekte durch Entspannungstechniken (u. a. auch Hypnose mit posthypnotischen Aufträgen)
- Systematisches Einüben in kognitiven Techniken der Selbstkontrolle und des interpersonellen Selbstvertrauens

In einer randomisierten, kontrollierten Studie führte eine kognitiv-behaviorale Therapie zu einer signifikant deutlicheren Symptomreduktion als eine Placebo- und Clomipramin-Behandlung (Ninan et al. 2000).

Häufig wird auch das **Habit Reversal Training** (HRT) eingesetzt. Nach der Verbesserung der Selbstwahrnehmung werden Verhaltensweisen trainiert, die mit dem Problemverhalten inkompatibel sind und konkurrierend dazu ausgeführt werden sollen (z. B. die Hände zu Fäusten ballen). Zur Generalisierung der erreichten Fortschritte ist es wichtig, die konkurrierende Verhaltensweise in möglichst allen relevanten Situationen durchzuführen. Das HRT hat sich einer neuen Metaanalyse zufolge im Kontrollgruppenvergleich (Placebo, Warteliste) als wirksam erwiesen (Bloch et al. 2007).

Ob die durch Psychotherapie erzielten Besserungen jedoch auch mittel- und langfristig stabil sind, ist nicht ausreichend durch empirische Daten belegt.

Medikamentöse Therapien, die in Kombination mit Verhaltenstherapie eingesetzt werden sollten, waren in mehreren offenen Studien erfolgreich. Eine Clomipramin-Monotherapie war einer Metaanalyse zufolge Placebo signifikant überlegen – ein Effekt, der für SSRI nicht nachweisbar war (Bloch et al. 2007). Die Ergebnisse offener Studien legen nahe, dass auch Lithium oder Pimozid wirksam sind. In Deutschland sind diese Arzneimittel für diese Indikation nicht zugelassen.

Resümee

Die Trichotillomanie ist durch die Unfähigkeit charakterisiert, dem Impuls, sich Haare auszureißen, zu widerstehen – mit der Folge eines sichtbaren Haarverlusts. Sie ist mit 0,6–2 % Lebenszeitprävalenz relativ häufig und beginnt i. d. R. bereits im Kindes- oder Jugendalter. Durch die häufige Assoziation mit anderen psychischen Störungen steht die Eigenständigkeit des Krankheitsbildes infrage. Therapeutisch scheinen v. a. verhaltenstherapeutische Techniken wirksam zu sein. Die empirischen Befunde zur Effektivität von Serotonin-Wiederaufnahmehemmern sind nicht eindeutig.

22.6 Störungen mit intermittierend auftretender Reizbarkeit

22.6.1 Epidemiologie und Verlauf

Die Störung mit intermittierend auftretender Reizbarkeit ist wahrscheinlich sehr selten und tritt häufiger bei Männern als bei Frauen auf. Der Erkrankungsbeginn scheint zwischen der späten Adoleszenz und dem 30. Lj. zu liegen und kann plötzlich, aber auch langsam progredient sein.

22.6.2 Symptomatik und Typisierung

In der ICD-10 ist diese Störung nur erwähnt, aber nicht näher beschrieben. Gekennzeichnet ist sie durch wiederholte Episoden, in denen die Betroffenen aggressiven Impulsen nicht widerstehen können und Menschen angreifen oder verschiedenste Gegenstände zerstören bzw. beschädigen. Im DSM-5 sind diagnostische Leitlinien angegeben (➤ Box 22.6).

BOX 22.6

Diagnostische Leitlinien der Störung mit intermittierend auftretender Reizbarkeit *(Intermittent Explosive Disorder)* **nach DSM-5**[2]

A. Mehrere Episoden, in denen die Betroffenen aggressiven Impulsen keinen Widerstand entgegensetzen können und die in Angriffen von Personen oder Zerstörung von Sachen enden.
B. Das Ausmaß der Aggressivität während dieser Episoden steht in keinem Verhältnis zu vorangegangenen psychosozialen Stressoren oder Belastungen.
C. Diese wiederholten aggressiven Ausbrüche sind ungeplant und dienen nicht dazu, sich materielle Werte anzueignen.
D. Das aggressive Verhalten verursacht der Person Leid, beeinträchtigt das berufliche und interpersonelle Funktionieren oder ist mit negativen finanziellen oder juristischen Konsequenzen assoziiert.
E. Die aggressiven Episoden werden durch andere psychische Störungen (z. B. affektive Störungen, dissoziale PS, Borderline-PS, psychotische Stö-

[2] Bei den Diagnosekriterien handelt es sich um eine vorläufige, nicht durch die APA autorisierte Übersetzung der amerikanischen Version des DSM-5 durch die Autoren.

rung, Hyperaktivitätsstörung, Anpassungsstörung) nicht besser erklärt und lassen sich nicht auf die unmittelbaren Effekte einer psychotropen Substanz oder einer somatischen Erkrankung (z. B. Schädel-Hirn-Trauma, Alzheimer-Erkrankung, Alkohol oder andere Drogen, Medikamente) zurückführen.

Bei der Häufigkeit aggressiven Verhaltens ist für die Diagnose entscheidend, dass die aggressiven Handlungen nicht Folge einer Provokation sind, nicht in einem nachvollziehbaren Zusammenhang mit psychosozialen Belastungen stehen und nicht unter bestimmten sozialen Umständen auftreten. Die Betroffenen beschreiben die aggressiven Episoden als attackenartig, wie aus heiterem Himmel auftretend. Wie bei den anderen Impulskontrollstörungen wird im Vorfeld eine zunehmende Anspannung, Unruhe und eine Erleichterung und Entspannung beim Durchführen der Handlungen bemerkt.

Zwischen den Episoden können Zeichen vermehrter Impulsivität oder Aggressivität vorhanden sein. Häufig führt die Störung zu psychosozialen Komplikationen wie Arbeitsplatzverlust, Beziehungs-/Eheproblemen, Unfällen, Krankenhausaufenthalten oder Strafanzeigen.

Begleiterkrankungen und assoziierte psychische Störungen

Unspezifische EEG-Befunde, z. B. eine Zunahme langsamer Wellen, sind häufig. Im Rahmen der klinischen Untersuchung finden sich diskrete Auffälligkeiten bei der neurologischen Untersuchung oder neuropsychologischen Testung (z. B. diskrete Reflexasymmetrien oder Koordinationsstörungen, verzögerte Sprachentwicklung). Im Vorfeld der Erkrankung können somatische Störungen (etwa Kopfverletzungen, Zustände von Bewusstlosigkeit, Fieberkrämpfe im Kindesalter) gehäuft auftreten. Falls neurologische Auffälligkeiten oder eine hyperkinetische Störung die Verhaltensauffälligkeiten erklären können, sollte die Diagnose aber nicht gestellt werden. Ebenso besteht eine Assoziation zu zahlreichen Persönlichkeitsstörungen, z. B. zur narzisstischen, paranoiden oder schizoiden PS.

22.6.3 Ätiologie und Pathogenese

Ätiologische Theorien fehlen, auch wenn diskrete zerebrale Schädigungen und eine Hyperaktivitätsstörung im Kindesalter möglicherweise entscheidende Risikofaktoren sind und Aggressivität in Studien oft mit einer Hypoaktivität im serotonergen System assoziiert ist.

22.6.4 Differenzialdiagnostischer Prozess

Aggressives Verhalten kommt häufig vor; die Diagnose einer Impulsstörung ist deswegen nur eine **Ausschlussdiagnose.** Treten aggressive Verhaltensweisen neu auf, so ist v. a. an **organische psychische Störungen** wie Demenz, Delir oder eine organische Persönlichkeitsänderung zu denken und eine intensive Zusatzdiagnostik notwendig (Schädel-Hirn-Trauma, Epilepsie, Entzündungen, Tumoren). Auch ein **Missbrauch von psychotropen Substanzen** ist intensiv zu untersuchen. Sowohl während der Intoxikation als auch im Entzug aller psychotrop wirksamen Substanzen sind aggressive Verhaltensweisen möglich. Selbst kleine Mengen von z. B. Alkohol können bei prädisponierten Personen zu aggressiven Impulsdurchbrüchen führen.

Darüber hinaus sollte eine eigene Diagnose einer Impulskontrollstörung nicht gestellt werden, wenn die wiederholten aggressiven Impulse i. R. von **Persönlichkeitsstörungen** auftreten, die typischerweise ein solches Muster aufweisen (dissoziale PS, emotional instabile PS), oder bei persönlichkeitsgestörten Patienten, die nur bei bestimmten, auch nichtigen Anlässen aggressiv-gereizt reagieren (paranoide PS, schizoide PS), oder bei ins Erwachsenenalter persistierenden Hyperaktivitätsstörungen. Schließlich sind noch einige andere Erkrankungen auszuschließen, die jedoch anhand der zusätzlich bestehenden Symptomatik evident werden: Manie, Schizophrenie, Angststörungen.

22.6.5 Therapie

Kontrollierte Therapiestudien fehlen, zumal fraglich ist, ob es sich um ein eigenständiges Erkrankungsbild oder um ein Symptom einer anderen Störung handelt.

Es empfiehlt sich, die begleitende Psychopathologie zu beachten (auch nach Persönlichkeitsstörungen zu suchen), um diese bevorzugt zu behandeln. Im Rahmen einer verhaltenstherapeutischen Behandlung wird es v. a. darum gehen, die für den Patienten **relevanten Aggressionsauslöser** zu identifizieren, die **Selbstwahrnehmung der eigenen gefühlsmäßigen Reaktion auf die Stressoren** zu verbessern sowie **alternative Fertigkeiten im Umgang mit aggressionsauslösenden Situationen** zu üben (z. B. Aufbau sozial verträglicher Konfliktlösungsstrategien).

Resümee

Die Störung mit auftretender Reizbarkeit ist durch aggressive Impulse mit Personen- und Sachbeschädigung gekennzeichnet, denen nicht widerstanden werden kann. Es ist fraglich, ob es sich um ein Symptom anderer Störungen oder um eine eigenständige Störung handelt. Diskrete neurologische Auffälligkeiten sind gehäuft. Erfolgreiche Therapien sind nicht etabliert.

Literatur

Die vollständige Literatur zu diesem Kapitel finden Sie online im „Plus im Web“ für dieses Buch.

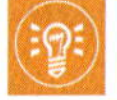

Fragen zur Wissensüberprüfung zum ➤ Kap. 22 finden Sie online.

KAPITEL 23

Harald J. Freyberger und Rolf-Dieter Stieglitz

Artifizielle Störungen

23.1 Terminologie

Unter der Bezeichnung artifizielle Störung (DSM-IV: vorgetäuschte Störung) werden **körperliche oder psychische Krankheitssymptome** zusammengefasst, welche die Betroffenen **selbst vortäuschen, aggravieren oder künstlich erzeugen.** Das DSM-5 unterscheidet dagegen eine artifizielle Störung mit Schädigung der eigenen Person vs. anderer Personen (APA 2013). Aufgrund dieser Manipulationstendenzen in Verbindung mit selbstdestruktiven Verhaltensweisen gestaltet sich die **Arzt-Patient-Beziehung** über kurz oder lang als **äußerst konflikthaft,** was sich in der Literatur auch in einer Reihe von stigmatisierenden Begriffen niederschlägt. So beschrieb Asher (1951) mit dem Terminus „Münchhausen-Syndrom" (benannt nach der historischen Figur des „Lügenbarons" von Münchhausen) einen Patienten, der bei sich durch Selbstmanipulation verschiedenste Körpersymptome erzeugte, mit denen er die behandelnden Ärzte zu zahlreichen, auch invasiven diagnostischen und therapeutischen Maßnahmen zwang. Das Krankheitsbild ist seit 1847 in zumindest 5.000 Einzelfallstudien und Übersichtsarbeiten unter den verschiedensten Bezeichnungen dargestellt worden (zu illustrativen Fallbeispielen s. Feldman 2006): artifizielle Störung, Koryphäen-Killer-Syndrom, *Factitious Disease,* Mimikry-Syndrom, Operationssucht, *Hospital Hopper Syndrome* u. a.

Abhängig vom Krankheitsverhalten werden in der klinischen Praxis unter artifiziellen Störungen drei Syndrome subsumiert:

- Patienten, die der **Kerngruppe artifizieller Störungen** zugerechnet werden, fügen sich selbst invasive und langfristig u. U. letale Schäden zu.
- Beim sog. **Münchhausen-Syndrom** ziehen die Patienten mit erfundenen oder inszenierten Beschwerden von einer Klinik in die nächste – stets bereit, sich diagnostischen und therapeutischen Eingriffen zu unterziehen.
- Ein sog. **Münchhausen-by-proxy-Syndrom** (DSM-IV: vorgetäuschte Störung by proxy) liegt vor, wenn eine primäre Bezugsperson anstelle einer Selbstschädigung einer nahen Bezugsperson, meist ihrem Kind, Schaden zufügt.

1980 wurden artifizielle Störungen erstmals unter der Bezeichnung „vorgetäuschte Störungen" in einem Klassifikationssystem (DSM-III) berücksichtigt. Obwohl der Klassifikationsansatz nach DSM-III, DSM-III-R und DSM-IV weit verbreitet ist, haben konkurrierende ätiopathogenetische Konzepte und damit verbundene unterschiedliche Begriffsbildungen bisher einer Vereinheitlichung der Terminologie und der Klassifikation im Wege gestanden.

Auch der deskriptive Ansatz des DSM-5, nach dem vorgetäuschte Störungen in selbst bzw. durch andere erzeugte unterteilt werden, erscheint ebenso unzureichend wie der operationale Ansatz der ICD-10, nach dem die Störung in einer diagnostischen Kategorie erfasst wird. In beiden Systemen bleiben **psychogenetische Gesichtspunkte** für das selbstschädigende Verhalten unberücksichtigt: Die Diagnose stützt sich fast ausschließlich auf Ausschlusskriterien in Zusammenhang mit dem sekundären Krankheitsgewinn, und das häufige Begleitmerkmal einer **Pseudologia phantastica** wird nicht abgebildet (➤ Tab. 23.1).

Für die über den deskriptiven Ansatz hinausgehende Definition der artifiziellen Störungen sind folgende Aspekte von Bedeutung:

- Psychische und/oder körperliche artifizielle Störungen werden **heimlich** erzeugt. Der Arzt und das psychosoziale Umfeld werden über die Ursachen im Unklaren gelassen, sodass die Störungen als psychische und/oder somatische Erkrankungen verkannt werden. Die sog. **offene Selbstschädigung** bei anderen psychischen Störungen ist i. d. R. ein bewusstseinsnaher Akt, dessen Motiv und Genese innerhalb der Arzt-Patient-Beziehung vergleichsweise leicht zugänglich sind.
- Die selbst- oder fremdschädigenden Handlungen werden zumindest z. T. in einem **Zustand qualitativer Bewusstseinsveränderung** unternommen, der als hochangespannter, dissoziierter Bewusstseinszustand beschrieben werden kann. Sie unterliegen daher Verleugnungs- und Abspaltungsprozessen und sind den Patienten oft nicht bewusst. Ihr Motiv bleibt in der Arzt-Patient-Beziehung zumeist unklar.

In den vergangen Jahren wurde zudem eine **Körperintegritätsstörung** (*Body Integrity Identity Disorder* (BID) beschrieben: Sie kennzeichnet Personen, die sich chirurgisch vorstellen, um über die Am-

Tab. 23.1 Diagnostische Kriterien für die artifizielle Störung nach ICD-10 und DSM-IV

ICD-10	DSM-IV
F68.1: Absichtliches Erzeugen oder Vortäuschen von körperlichen oder psychischen Symptomen oder Behinderungen (artifizielle Störung)	**300.16:** Vorgetäuschte Störung mit vorwiegend psychischer Symptomatik
A. Anhaltende Verhaltensweisen, mit denen Symptome erzeugt oder vorgetäuscht werden, und/oder Selbstverletzungen, um Symptome herbeizuführen	**300.19:** Vorgetäuschte Störung mit vorwiegend körperlicher Symptomatik
B. Es kann keine äußere Motivation gefunden werden (z. B. finanzielle Entschädigung, Flucht vor Gefahr, mehr medizinische Versorgung usw.). Wenn ein solcher Hinweis gefunden wird, sollte Kategorie Z76.5 (Simulation) verwendet werden.	**300.19:** Vorgetäuschte Störung mit psychischen und körperlichen Symptomen
C. Häufigstes Ausschlusskriterium: Fehlen einer gesicherten körperlichen oder psychischen Störung, welche die Symptome erklären könnte	**A.** Absichtliches Erzeugen oder Vortäuschen körperlicher und/oder psychischer Symptome
	B. Bedürfnis des Betroffenen, die „Patienten"-Rolle zu übernehmen
	C. Äußere Anreize für dieses Verhalten (z. B. ökonomischer Nutzen, Vermeidung von Strafverfolgung oder besseres körperliches Wohlbefinden wie bei der Simulation) liegen nicht vor.

putation eines eigentlich gesunden Körperteils zu einer subjektiv vollständigen körperlichen oder psychischen Identität zu gelangen. Systematische Forschung liegt hierzu aber noch nicht vor.

Resümee
Obwohl artifizielle Störungen seit über 100 Jahren immer wieder in der Literatur beschrieben wurden, haben auch die neueren Diagnosensysteme wie ICD-10 und DSM-5 nicht zu einer Vereinheitlichung der Terminologie und Klassifikation geführt.

23.2 Epidemiologie und Verlauf

Obwohl zahlreiche Einzelfallstudien und einige systematische Untersuchungen vorliegen, sind bisher keine empirisch gesicherten Angaben zur **Prävalenz** artifizieller Störungen möglich. Schätzungen zufolge leiden 1–5 % der Patienten in Großkliniken – insb. in der Inneren Medizin, der (plastischen) Chirurgie, der Dermatologie und Neurologie – an derartigen Störungen. Von diesen entfallen über 90 % auf artifizielle Störungen im engeren Sinne. Das artifizielle Syndrom ist wahrscheinlich häufiger als das By-proxy-Syndrom.

Die unterschiedlichen artifiziellen Störungen weisen bestimmte **epidemiologische Charakteristika** auf: Patienten mit **Münchhausen-Syndrom** sind überwiegend männlichen Geschlechts (Verhältnis 4 : 1 bis 6 : 1) und meist zwischen 25 und 40 Jahre alt. Ihr Bildungs- und Ausbildungsniveau ist überzufällig häufig niedrig, und sie gelten als sozial desintegriert. Es besteht eine hohe Komorbidität mit dissozialen Persönlichkeitsstörungen.

Demgegenüber sind Patienten mit **artifiziellen Störungen im engeren Sinne** überwiegend weiblichen Geschlechts Verhältnis 4 : 1 bis 5 : 1), überzufällig häufig allein oder getrennt lebend, und ihr Bildungs- und Ausbildungsniveau weicht nicht von der Normalbevölkerung ab. Unter diesen Patienten sind solche mit medizinischen Assistenzberufen eindeutig überrepräsentiert: In einigen Studien machen sie bis zu 50 % der untersuchten Gruppen aus. Es besteht eine hohe Komorbidität mit (Borderline-)Persönlichkeitsstörungen, Suchterkrankungen und Essstörungen.

Das Überwiegen des weiblichen Geschlechts bei artifiziellen Störungen wird mit der Tendenz männlicher Patienten erklärt, ihre bewussten oder unbewussten Selbstbeschädigungstendenzen eher im dissozialen Bereich auszuagieren, z. B. als sog. „Schlucker" in Haftanstalten, durch Fremdbeschädigung oder andere Formen der Kriminalität.

Für die **vorgetäuschte „By-proxy"-Störung** gilt, dass in nahezu 80 % der berichteten Fälle ausschließlich Mütter als Verursacherinnen auftreten und ohne Präferenz des Geschlechts oder der Stellung in der Geschwisterreihe Kinder unter 4 Jahren das höchste Risiko dafür tragen, misshandelt zu werden. Bei den identifizierten Fällen liegt die Dauer zwischen dem Beginn der Misshandlung und der Diagnose im Mittel bei etwa 22 Monaten. Die Prognose der betroffenen Kinder und ihrer Geschwister, die in bis zu 50 % der berichteten Fälle auch misshandelt werden, ist schlecht. Vermutlich sterben über 50 % im Verlauf weniger Jahre an den Folgen dieser Misshandlungen. Zu Unrecht wird als Todesursache vermutlich in bis zur Hälfte d. F. ein „plötzlicher Kindstod" diagnostiziert.

Zum **Langzeitverlauf** von artifiziellen Störungen und Münchhausen-Syndromen gibt es kaum Angaben: Die Prognose ist aufgrund einer zunehmenden iatrogenen Invalidisierung, z. B. durch zahlreiche Klinikaufenthalte mit invasiven Eingriffen, schlecht. Es kommt zu schweren Beeinträchtigungen der sozialen und beruflichen Leistungsfähigkeit. Für den Verlauf entscheidend und prognostisch ungünstig scheint die Komorbidität mit Persönlichkeitsstörungen und Suchterkrankungen zu sein. Es wird angenommen, dass **weniger als 50 %** der Patienten mit artifiziellen Störungen **10 Jahre überleben.** Jedoch stellt bei 10–15 % aller Patienten mit diagnostizierten artifiziellen Störungen die heimliche Selbstbeschädigung ein einmaliges Ereignis i. R. einer Anpassungsstörung dar. In der ICD muss es sich für eine Diagnosestellung um ein wiederholtes und beständiges Symptom handeln, sodass die Diagnose dann nicht vergeben werden dürfte. Beim DSM fehlt ein irgendwie geartetes Zeitkriterium.

Resümee
Bis zum heutigen Tag gibt es keine exakten Angaben zur Prävalenz der artifiziellen Störungen. Schätzungen gehen von 1–5 % aller Patienten in Großkliniken aus. Münchhausen-Syndrome finden sich häufiger bei Männern, artifizielle Störungen häufiger bei Frauen. Beide weisen eine hohe Komorbidität mit anderen psychiatrischen Störungen (insb. Persönlichkeitsstörungen) auf.

23.3 Symptomatik und Typisierung

Im Hinblick auf das Krankheitsverhalten und die Ausprägung einzelner Symptome lassen sich **idealtypisch drei Syndrome** unterscheiden, die in der klinischen Praxis allerdings eine hohe Überschneidung aufweisen.

- Die eigentliche **Kerngruppe artifizieller Störungen** ist durch die dissoziierte und invasive Selbstbeschädigung gekennzeichnet. Die mittelbare oder unmittelbare Beschädigung des eigenen Körpers erfolgt akut, rezidivierend oder chronisch. Ein ausgeprägtes Behandlungswandern ist nur gelegentlich als akzessorisches Merkmal vorhanden. Die Störungen können fast jedes Organsystem betreffen und zeichnen sich daher durch eine entsprechend vielfältige und heterogene Symptomatik aus.
- Charakteristisch für das sog. **Münchhausen-Syndrom** ist das „Behandlungswandern" von Klinik zu Klinik. Die häufig sozial desintegrierten Patienten stellen sich mit z. T. hochakuten Beschwerden immer wieder in ambulanten und/oder stationären Einrichtungen von Großkliniken vor. Mit erfundenen oder fantasievoll ausgeschmückten Anamnesen (Stichwort: Pseudologia phantastica) provozieren sie kurzzeitige diagnostische und therapeutische Interventionen. Dabei werden in der Literatur auch zunehmend manipulierte psychische Syndrome, v. a. aus dem Bereich der neurokognitiven Störungen, berichtet.
- Ein **erweitertes Münchhausen-Syndrom** oder **Münchhausen-by-proxy-Syndrom** (oder vorgetäuschte Störung by proxy nach DSM-IV bzw. durch andere Personen erzeugte artifizielle Störung nach DSM-5) liegt vor, wenn eine primäre Bezugsperson, i. d. R. die Mutter, stellvertretend für eine Selbstschädigung dem kindlichen Körper Schaden zufügt. In der Literatur sind mehr als 900 Fälle beschrieben. Immer wieder wurde gefunden, dass die manipulierenden Mütter sich selbst artifizielle Schäden zufügen oder andere autodestruktive Symptomäquivalente wie Suizidversuche, episodische Essstörungen oder süchtiges Verhalten aufweisen. Die Kinder werden heimlich misshandelt und unmittelbar danach dem Arzt vorgestellt, wobei die zur Symptomatik passenden Anamnesen erfunden und therapeutische Maßnahmen befürwortet werden.

Darüber hinaus lassen sich artifizielle Störungen – je nach Art der Selbstschädigung – in mindestens sieben Subgruppen unterteilen, die häufig kombiniert vorkommen (➤ Box 23.1). Ihre diagnostische Relevanz beziehen sie aus der inszenierten Todesnähe und dem mit der Selbstschädigung verbundenen Invalidisierungsrisiko.

BOX 23.1

Subgruppen selbstschädigenden Verhaltens bei artifiziellen Störungen

- Erfinden und/oder Inszenieren von körperlichen und/oder psychischen Symptomen
- Fälschen des Krankenblatts oder Manipulation an medizinischen Geräten (z. B. Thermometermanipulation)
- Manipulation von Körpersekreten
- Einwilligung zu Eingriffen unter Verschweigen bekannter Kontraindikationen
- Einnahme pharmakologisch wirksamer Substanzen (Medikamente oder Drogen)
- Direkte nichtchirurgische Manipulation am eigenen Körper
- Direkte chirurgische Manipulation am eigenen Körper, z. B. artifizielle Wundheilungsstörungen

Die wahrscheinlich **häufigste Art** der Selbstschädigung besteht im Einbringen von **pharmakologisch wirksamen Substanzen** in den Körper. Bei den invasiv selbstschädigend handelnden Patienten erscheint es sinnvoll, zwischen nichtchirurgisch und chirurgisch manipulierenden Patienten zu unterscheiden, da der Schweregrad der möglichen Invalidisierung unterschiedlich ausgeprägt ist. Die einzelnen Maßnahmen der Selbstschädigung sind außerordentlich vielfältig und erfassen praktisch jeden Bereich der Medizin (➤ Tab. 23.2).

Resümee

Idealtypisch lassen sich bei den artifiziellen Störungen drei Syndrome unterscheiden: die Kerngruppe artifizieller Störungen, das Münchhausen-Syndrom und das erweiterte Münchhausen- oder Münchhausen-by-proxy-Syndrom. Abhängig von der Art des selbstschädigenden Verhaltens können die artifiziellen Störungen zudem in sieben Subgruppen unterteilt werden.

23.4 Ätiologie und Pathogenese

Nach biografischer und **psychodynamischer Sicht** stellen die selbstschädigenden Handlungen der Patienten mit artifiziellen Störungen Re-Inszenierungen kumulativer realer Traumata dar. Die Vorgeschichte ist häufig durch schwere Misshandlungen und soziale Deprivation in der frühen Entwicklung gekennzeichnet. Der Beginn der Störung ist i. d. R. mit medizinischen Interventionen verknüpft.

Aus dieser Tatsache schließen verschiedene Autoren, dass die zumeist durch Eltern oder Elternersatzfiguren praktizierte Misshandlung durch die Patienten in der **Artefakterzeugung** ihre Fortsetzung findet. Hierfür spricht, dass Artefaktpatienten durch ihr Krankheitsverhalten den untersuchenden und diagnostische sowie therapeutische Interventionen einleitenden Arzt in die (Übertragungs-)Rolle eines einerseits umsorgenden, bemühten Betreuers, andererseits aber auch eines „körperlich eindringenden", besitzergreifenden und verletzenden Täters bringen. Untermauert wird diese These auch durch das für Artefaktpatienten charakteristische Umschlagen einer heimlichen in eine offene Selbstbeschädigung, zumeist i. R. der psychiatrisch-psychotherapeutischen Behandlung, wenn die Korrelation zwischen Realtraumata und Artefakthandlungen deutlicher wird.

Die Tatsache, dass Artefaktpatienten gerade das Gesundheitswesen als „Bühne" für ihre Handlungen benutzen, scheint – neben den besonderen regressiven Angeboten – damit in Zusammenhang zu stehen, dass sie in etwa **50 % d. F. medizinischen Assistenzberufen** angehören und im Hinblick auf verdecktes selbstschädigendes Verhalten über eine vergleichsweise „hohe Kompetenz" verfügen.

Darüber hinaus dürfte von Bedeutung sein, dass Patienten mit artifiziellen Störungen in der **frühen Entwicklung emotionale Nä-**

Tab. 23.2 Überblick über häufige Maßnahmen zur Verursachung artifizieller Symptome

Artifizielle Hauterkrankungen	• Kratzen • Infektion mit pyogenem Material
Artifizielles Fieber	• Thermometermanipulation • Infektion mit pyogenem Material • Einnahme fiebersteigernder Medikamente und Substanzen (z. B. Zahnpasta) • Fälschung des Krankenblatts
Artifizielle Bluterkrankungen	• Selbst herbeigeführtes Bluten • Artifizielle Anämien durch Einnahme von Antikoagulanzien
Artifizielle Stoffwechselstörungen	• Hyperthyreose durch Einnahme von Schilddrüsenhormonen • Hypoglykämie durch orale Antidiabetika • Hypokaliämie durch Diuretika, Laxanzien- oder Lakritzmissbrauch • Hyperkalzämie durch Kalzium oder Vitamin D • Cushing-Syndrom durch Prednison • Hyperamylasurie durch Speichelzusatz zum Urin • Anticholinergika-Intoxikation durch Atropin • Pseudo-Phäochromozytom durch Sympathomimetika
Artifizielle kardiologische Syndrome	• Vortäuschung einer KHK • Einnahme von Betablockern oder Clonidin
Artifizielle pulmologische Symptome	Hämoptyse
Artifizielle gynäkologische Symptome	• Abdominale Schmerzen • Vaginale Blutungen durch Eigen- oder Fremdblut • Verletzungen im Brust- oder Vaginalbereich
Artifizielle chirurgische Symptome	• Wundheilungsstörungen • Injektion von Fremdkörpermaterial
Artifizielle urologische Syndrome	• Hämaturie mit und ohne Koliken • Automanipulation im Bereich des Genitales
Artifizielle neurologische Syndrome	• Transiente ischämische Attacken und Schlaganfälle • Encephalomyelitis disseminata • Lähmungen und Sensibilitätsstörungen
Artifizielle psychiatrische Syndrome	• Neurokognitive Störungen • Postpartale Störungen • Psychotische Störungen

he und Zuwendung nur bei eigenen Erkrankungen, etwa i. R. einer Hospitalisierung, **erlebten** und es sich i. S. des Verhaltens also um eine **Fortsetzung positiver Verstärker** handelt.

Nicht zuletzt vor dem Hintergrund des im Verlauf auftretenden Symptomwechsels und der häufigen präpsychotischen bzw. kurzzeitig psychotischen Episoden wird die dieser Erkrankung zugrunde liegende strukturelle Störung von der Mehrzahl der Autoren auf Persönlichkeitsstörungsniveau angesiedelt.

Die Analyse der vorliegenden Einzelfallstudien ergibt für die drei Störungsgruppen unterschiedliche **Komorbiditätsmuster:** Während in Stichproben aus psychosomatischen oder psychiatrisch-psychotherapeutischen Kliniken die Münchhausen-Syndrome überzufällig häufig mit dissozialen Persönlichkeitsstörungen assoziiert sind, finden sich bei Patienten mit artifiziellen Störungen und By-proxy-Syndromen häufiger Essstörungen, Störungen durch psychotrope Substanzen, Borderline- und narzisstische Persönlichkeitsstörungen.

In Konsiliardienststudien hingegen zeigt kaum mehr als die Hälfte aller Patienten mit artifiziellen Störungen eine Komorbidität mit Persönlichkeitsstörungen. Diese geht regelmäßig mit einem maligneren, d. h. todesnäheren, artifiziellen Verhalten einher. In den Fällen, in denen die Störung in Assoziation mit einer Persönlichkeitsstörung auftritt, findet man häufiger einen „maligneren" Verlauf, der auch mit einer schlechteren Prognose (d. h. mit einer erhöhten Mortalität) einhergeht. In diesen Studien finden sich häufig nur kurzzeitig auftretende Reaktionsmuster v. a. adoleszenter Patienten.

Resümee

Zur Ätiologie und Pathogenese von artifiziellen Störungen und Münchhausen-Syndromen liegen bisher psychodynamische Konzepte vor, die von einer Reinszenierung kumulativer realer Traumata ausgehen (z. B. schwere Misshandlungen, soziale Deprivation)

23.5 Diagnose und Differenzialdiagnose

Die Differenzialdiagnostik besteht v. a. im **Ausschluss einer zugrunde liegenden körperlichen Erkrankung**. Sie wird erschwert durch die Tatsache, dass etwa **20–30 %** der Patienten mit artifiziellen Störungen eine chronische **körperliche Erkrankung aufweisen,** in die das artifizielle Agieren gewissermaßen eingebaut wird. Dazu gehören z. B. Patienten mit Diabetes mellitus, Patienten unter Antikoagulanzientherapie oder Patienten mit wiederholten Wundheilungsstörungen nach indizierten operativen Eingriffen.

Die Verdachtsdiagnose kann durch einen Psychiater/Psychotherapeuten gestellt werden. Grundlage für die Diagnosestellung sind die Erhebung einer differenzierten biografischen Anamnese und Krankheitsgeschichte und die systematische Einbeziehung fremdanamnestischer Angaben in die diagnostische Zuordnung. Durch die Analyse der sich ergebenden Informationen können die äußerst seltene bewusste und absichtliche Vortäuschung und Nachahmung von Krankheitssymptomen (Simulation) oder sekundäre Motive (z. B. Rentenbegehren) i. d. R. rasch ausgeschlossen werden.

Diagnostisch wegweisend sind in diesem Zusammenhang die multiple Symptomatik der Patienten, die sich daraus ergebenden Komorbiditätsmuster im Quer- und Längsschnitt, die charakteristischen Aspekte der Arzt-Patient-Beziehung und das Fehlen einer äußeren Motivation. Insbesondere bei Patienten mit Münchhausen-Syndrom kann der Verdacht i. d. R. durch eine **Anfrage bei der vom Patienten angegebenen Krankenkasse** erhärtet werden. Entweder sind die Patienten nicht mehr versichert, oder es liegen Rechnungen einer nicht mehr überschaubaren Anzahl von Krankenhäusern vor.

Abzugrenzen sind zudem suizidale Handlungen, selbstbeschädigendes Verhalten schizophrener Patienten, die meist ungezielten, stereotypen Formen der Selbstverletzung bei geistig Behinderten sowie Selbstverletzungen bei Patienten mit Epilepsien (insb. Temporallappenepilepsie) oder anderen psychoorganischen Syndromen. Diese Selbstbeschädigungen sind i. d. R. offen, d. h., dem Behandler oder den Angehörigen ist bewusst, dass der Patient sie selbst verursacht. Patienten mit hirnorganischen Erkrankungen können die Kontrolle über ihre Handlungen verlieren, Psychosekranke setzen in der Selbstbeschädigung psychotisches Erleben um oder stimulieren als tot erlebte Körperzonen. Selbstverletzungen bei Persönlichkeitsstörungen etwa vom Borderline-Typ werden zumeist relativ bewusstseinsnah und nicht primär mit dem Ziel der Aktivierung nicht indizierter ärztlicher Hilfe ausgeführt.

Resümee

Der Ausschluss einer körperlichen Erkrankung ist für die Diagnose artifizieller Störungen von zentraler Bedeutung. Diese Ausschlussdiagnose ist oft schwierig, da fast ⅓ der Patienten zusätzlich an einer chronischen körperlichen Erkrankung leidet. Abzugrenzen ist das selbstschädigende Verhalten bei anderen psychiatrischen Störungsgruppen (z. B. schizophrene Störungen, organische Störungen, Borderline-PS).

23.6 Therapie

Wie bei anderen autoaggressiven Erkrankungen tendieren Patienten mit artifiziellen Störungen dazu, ihre behandelnden Ärzte in ein **komplexes Beziehungsgeflecht** zu verwickeln. Dies ist schon beim Erstkontakt zu berücksichtigen. Häufig präsentieren sie sich initial als **„ideale" Patienten** für die jeweiligen medizinischen Fächer. Auf der Grundlage eines betont somatischen Krankheitskonzepts zeigen sie eine **hohe vordergründige Behandlungsmotivation** und signalisieren ihre Bereitschaft, auch größere Eingriffe in Kauf zu nehmen.

Die Erfolglosigkeit der ärztlichen Bemühungen lässt bei den Ärzten zunehmend Verhaltensauffälligkeiten ins Blickfeld geraten und **Zweifel an der „Echtheit"** der Erkrankung aufkommen. Die behandelnden Personen ergreifen häufig **„kriminalistisch-detektivisch" anmutende Maßnahmen.**

Vor diesem Hintergrund kann es auf Krankenhausstationen zu erheblicher Beunruhigung und Verunsicherung unter Ärzten und Pflegekräften kommen. Die Bestätigung des Verdachts mit den dazugehörigen aggressiv-konfrontativen Impulsen der sich getäuscht fühlenden Ärzte führt zu einem – für die Qualität der Arzt-Patient-Beziehung deletären – **Beziehungsumschwung** mit offener aggressiver Entwertung (und Benennung als Münchhausen-Fall) und Beziehungsabbruch vonseiten des Patienten.

Häufig reagiert der Patient auch mit sofortiger Konfrontationsverleugnung i. S. eines Ungeschehen-Machens und verhält sich, als ob in der Arzt-Patient-Beziehung nichts Besonderes geschehen wäre. Die abgespaltenen, dem bewussten Erleben nicht oder kaum zugänglichen Selbstschädigungstendenzen können dabei für den Patienten kaum fassbar bleiben: Er fühlt sich vom behandelnden Arzt missverstanden, abgelehnt oder gedemütigt. In der Regel wird bei einem anderen Arzt ein neuer Kontakt gesucht; das gleiche Beziehungsmuster wiederholt sich hier in ähnlicher Abfolge.

Im Hinblick auf **psychopharmakologische Behandlungsansätze** liegen derzeit keine kontrollierten Studien oder auch nur Daten aus Anwendungsbeobachtungen vor. In einigen Einzelfalldarstellungen und offenen Studien werden im Hinblick auf das selbstschädigende und impulskontrollgestörte Verhalten positive Effekte durch Lithium- oder Carbamazepin-Behandlung hervorgehoben. Obgleich verschiedene Arbeiten einschlägige Veränderungen des Serotoninstoffwechsels in Assoziation mit diesen Verhaltensmerkmalen belegen, liegen bisher keine systematischen Erfahrungen mit der SSRI-Therapie oder mit analog wirkenden Substanzen vor (➤ Kap. 22). Keine dieser Substanzen ist für die Behandlung artifizieller Störungen zugelassen.

Der erste und wesentliche Schritt zur Therapie besteht im **Aufbau einer stabilen Arzt-Patient-Beziehung.** Dies obliegt i. d. R. dem Psychiater/Psychotherapeuten als Konsiliararzt. Beim psychotherapeutischen Erstkontakt ist von einer anklagenden Haltung und direkter Konfrontation, z. B. durch „Überführung" des Patienten, abzuraten. Häufig führt dies zum plötzlichen Beziehungsabbruch durch den Patienten, zumindest aber zu einer erheblich verminderten Bereitschaft zur Mitarbeit.

In einer Art **indirekten Konfrontationsarbeit** soll in mehreren Gesprächen versucht werden, einerseits eine tragfähige supportiv orientierte Arzt-Patient-Beziehung zu etablieren, andererseits das Symptom **ohne eine nachdrückliche Erwähnung der artifiziellen Note** zum Mittelpunkt der Thematik zu machen. Insbesondere sollte der Patient die **Empathie** des Arztes **für seine schwierige, i. d. R. leidvolle Lebenssituation und Vorgeschichte** spüren können. Ziel dieses therapeutischen Vorgehens ist es, die Bereitschaft des Patienten zu einer stationär-psychotherapeutischen Behandlung schrittweise zu fördern. Diese ist bei fast allen Patienten mit einer artifiziellen Störung indiziert.

Nach den bisher vorliegenden stationär-psychotherapeutischen Behandlungserfahrungen hat der einmalige stationäre Aufenthalt bei Patienten mit artifiziellen Störungen keinen bleibenden Einfluss auf das Krankheitsbild. Effektiver scheint dagegen eine **Intervalltherapie mit wiederholten stationären Aufnahmen und zwischengeschalteten ambulanten Therapiephasen** zu sein. Am größten scheint der Therapieerfolg, wenn dem Patienten – eine positive Therapiemotivation vorausgesetzt – das Angebot einer langfristigen Behandlungsbeziehung auf der Basis **konfliktorientierter Arbeit** unterbreitet werden kann. Allerdings erfüllen nur etwa 25 % der Artefaktpatienten die Eingangsvoraussetzungen für stationäre konfliktbearbeitende psychotherapeutische Verfahren. Der wesentlich größere Teil muss i. R. psychiatrisch-psychotherapeutischer Kriseninterventionen behandelt werden. Die Einbeziehung von Familienangehörigen in die Therapie kann hilfreich sein, um Informationen zu vermitteln und Verständnis zu schaffen.

Es bleibt übergeordnetes Ziel jeder Therapie, mit den Patienten gemeinsam die **intrapsychischen Mechanismen der Störung und ihre biografische Einbettung herauszuarbeiten.** Dabei muss v. a. bei Patienten mit artifiziellen Störungen und By-proxy-Syndromen die Frage gestellt werden, ob angesichts der vitalen Selbstgefährdung bzw. der Gefährdung der betroffenen Kinder eine Behandlung gegen den expliziten Willen des Patienten erfolgen sollte. Bei **unmittelbarer Gefährdung eines Kindes muss Anzeige erstattet werden,** um eine richterliche Entscheidung zum weiteren Schutz des misshandelten Kindes zu erwirken.

Vereinzelt wurden verhaltenstherapeutische Erfahrungsberichte veröffentlicht (z. B. Solyom und Solyom 1990; Teasell und Shapiro 1994), die einerseits die Funktionalität des Krankheitsverhaltens und andererseits die positiven Verstärker in den medizinischen Behandlungsprozessen und in der häuslichen Umgebung fokussieren. Fiedler (2000) schlägt als längerfristige Perspektive eine jeweils spezifisch zu entwickelnde Kombination aus **einsichtsorientierter Psychotherapie und psychoedukativ stützender Verhaltenstherapie** vor.

Die **Effektivität** der Behandlung dieser Patientengruppe ist im Wesentlichen nur durch psychodynamisch orientierte Einzelfallstudien belegt. Kontrollierte Gruppenstudien zum Vergleich verschiedener Therapieansätze (z. B. Psychotherapie vs. Pharmakotherapie; KVT vs. psychodynamische Therapie) stehen bislang noch aus. Angesichts sehr geringer Fallzahlen in einzelnen psychiatrischen bzw. psychosomatischen Einrichtungen sind multizentrische Studien erforderlich.

Resümee

Ausgangspunkt der Therapie ist der Aufbau einer stabilen Arzt-Patient-Beziehung, wobei auf eine anklagende Haltung und direkte Konfrontation verzichtet werden sollte. Ziel sollte die Motivation für eine stationär-psychotherapeutische Behandlung sein. Dabei haben sich wiederholte stationäre Aufenthalte mit zwischengeschalteten ambulanten Therapiephasen als günstig erwiesen.

Literatur

Die vollständige Literatur zu diesem Kapitel finden Sie online im „Plus im Web“ zu diesem Buch.

Fragen zur Wissensüberprüfung zum ➤ Kap. 23 finden Sie online.

KAPITEL

24 Intelligenzminderung

Gerd Lehmkuhl, Judith Sinzig, Tanja Sappok und Albert Diefenbacher

24.1 Terminologie

Die diagnostische Bezeichnung Intelligenzminderung (IM) entstammt der **Internationalen Klassifikation psychischer Störungen (ICD).** In der deutschsprachigen Literatur werden die Begriffe geistige Behinderung, geistige Retardierung, Oligophrenie, Debilität, Schwachsinn, Imbezillität, Idiotie für Intelligenzminderungen und Störungen des Anpassungsverhaltens unterschiedlicher Ausprägung benutzt. Um zu einer einheitlichen Terminologie zu gelangen, können die verschiedenen diagnostischen Bezeichnungen anhand der diagnostischen ICD-10-Leitlinien definiert und voneinander abgegrenzt werden.

Die in der ICD-10 beschriebene Intelligenzminderung (F70–79) wird als eine sich **in der Entwicklung manifestierende, stehen gebliebene oder unvollständige Entwicklung der geistigen Fähigkeiten** definiert, mit besonderer Beeinträchtigung von Fertigkeiten, die zum Intelligenzniveau beitragen, z. B. **Kognition, Sprache, motorische und soziale Funktionen.** Die gewählte ICD-Kategorie soll sich auf eine umfassende Einschätzung der Fähigkeit und nicht auf einen einzelnen Bereich spezifischer Beeinträchtigungen oder Fertigkeiten stützen.

Für die Einteilung werden **IQ-Werte** zugrunde gelegt, die durch standardisierte, transkulturell unterschiedliche **Intelligenztests** individuell bestimmt werden. Die angegebenen IQ-Werte verstehen sich als Richtschnur und stellen eine willkürliche Einteilung eines komplexen Kontinuums dar. Sie können nicht mit absoluter Genauigkeit gegeneinander abgegrenzt werden. Hinzu kommt die Beurteilung spezifischer Leistungsminderungen und Behinderungen wie verzögerte Sprachentwicklung, Hörverminderung und andere körperliche Schwierigkeiten. Zudem wird die Entwicklung der sozialen Reife sowie der Fertigkeiten bezüglich Alltagsaktivitäten – bestimmt mittels skalierter Tests und Interviews der Vertrauenspersonen – diagnostisch richtungweisend hinzugezogen. Ohne die Anwendung **standardisierter Verfahren** (sowohl für **Intelligenzniveau** als auch **soziale Anpassung)** muss die Beurteilung vorläufig bleiben. Aus diesen Beurteilungskriterien ergibt sich für die Intelligenzminderung eine diagnostische Einteilung in vier Gruppen (➤ Tab. 24.1).

Tab. 24.1 Diagnostische Einteilung

Schweregrad	Synonyme
Leichte Intelligenzminderung	• Leichte geistige Behinderung • Leichte geistige Retardierung • Leichte Oligophrenie • Debilität • Schwachsinn
Mittelgradige Intelligenzminderung	• Mittelgradige geistige Behinderung • Mittelgradige geistige Retardierung • Mittelgradige Oligophrenie • Imbezillität
Schwere Intelligenzminderung	• Schwere geistige Behinderung • Schwere geistige Retardierung • Schwere Oligophrenie
Schwerste Intelligenzminderung	• Schwerste geistige Behinderung • Schwerste geistige Retardierung • Schwerste Oligophrenie • Idiotie

Die in der ICD-10 noch vorhandenen Restkategorien „sonstige Intelligenzminderung“ und „nicht näher bezeichnete Intelligenzminderung“ sollten nur dann verwendet werden, wenn die Beurteilung aufgrund körperlicher oder sensomotorischer Beeinträchtigungen besonders schwierig ist oder wenn die entsprechenden Tests und Befragungen nicht durchgeführt werden können.

Der Begriff **Oligophrenie** wird in der Literatur auch häufig nur für die angeborene oder früh erworbene Form der Intelligenzminderung verwendet; ihm entspricht im Englischen die Bezeichnung *mental deficiency* bzw. *mental retardation*.

Eine Intelligenzminderung kann allein oder zusammen mit anderen psychischen oder körperlichen Störungen auftreten, die großen Einfluss auf das klinische Bild und die Entwicklung der Alltagsfertigkeiten haben. Außerdem treten bei geistig behinderten Personen vermehrt psychische Erkrankungen auf. Es besteht darüber hinaus ein höheres Risiko, ausgenutzt sowie körperlich und sexuell missbraucht zu werden. Die Intelligenzminderung kann zu einer mehr oder weniger ausgeprägten Anpassungsstörung führen, die eine besondere Betreuungsform verlangt. Trotz der vorhandenen Klassifikationssysteme bleibt die Differenzierung geistiger Behinderung weit hinter der von psychischen Erkrankungen zurück.

Das *Diagnostic and Statistical Manual of Mental Disorders – Text Revision* (DSM-IV-TR 2000) unterscheidet vier Schweregrade, welche die Stärke der intellektuellen Beeinträchtigung widerspiegeln. Das Hauptmerkmal (Kriterium A) besteht in einer deutlich unterdurchschnittlichen allgemeinen intellektuellen Leistungsfähigkeit, die von einer starken Einschränkung der Anpassungsfähigkeit in mindestens zwei Bereichen begleitet sein soll (Kriterium B). Der Beginn der Störung muss vor dem Alter von 18 Jahren liegen (Kriterium C). Darüber hinaus unterscheidet das DSM-IV einen Grenzbereich der intellektuellen Fähigkeit (IQ 71–84), der von der geistigen Behinderung (IQ = 70) abzugrenzen ist.

In der neuen Version des *Diagnostic and Statistical Manual of Mental Disorders* (DSM-5: APA 2013) ist der Begriff *mental retardation* durch den Begriff der *intellectual disability (intellectual developmental disorder)* ersetzt worden. Die diagnostischen Kriterien unterstreichen, dass der Schweregrad der intellektuellen Leistungsfähigkeit nicht mehr ausschließlich anhand kognitiver Fähigkeiten (IQ-Wert), sondern auch anhand des Grades der adaptiven Fähigkeiten bewertet werden soll.

Resümee

Bei den allgemeinen Definitionskriterien und diagnostischen Leitlinien der Intelligenzminderung fallen besonders die Anpassungsdefizite an Anforderungen des alltäglichen Lebens ins Gewicht. Begleitende psychische oder körperliche Erkrankungen haben großen Einfluss auf den weiteren Verlauf. Zusätzliche Behinderungen wie Sprachprobleme, Hörverminderung und andere körperliche Erkrankungen sind besonders zu überprüfen. Informationen von Eltern bzw. Betreuungspersonen werden zur Beurteilung der Symptomatik herangezogen.

24.2 Epidemiologie und Verlauf

In **Deutschland** leben schätzungsweise insgesamt ca. **400.000** geistig Behinderte. Bei den epidemiologischen Untersuchungen zur Intelligenzminderung ist zwischen einer altersspezifischen Prävalenz und einer Totalprävalenz zu unterscheiden.

Im Schulalter ist eine weitgehend vollständige Erfassung z. B. durch Einbeziehung spezifischer Schulen und Einrichtungen möglich. Außerdem wird die geistige Behinderung in vielen Fällen erst mit erhöhten Anforderungen an die Intelligenz und die sozialen Fähigkeiten im Laufe des Schulalters evident und diagnostiziert. Dies sind die Gründe, weshalb die Prävalenzraten altersabhängig eine steigende Tendenz bis zum 20. Lj. aufweisen (0,5–0,7 %).

Nach dem Schulalter können die Intelligenzminderungen nicht mehr exakt erfasst werden, da nicht alle Erwachsenen mit Intelligenzminderung entsprechende Institutionen besuchen bzw. bewohnen. Daher sinken die Prävalenzwerte bei den über 20-Jährigen auf 0,4 % ab. Außerdem führt die erhöhte Mortalität in der Altersgruppe über 30 Jahren zu einer stark verminderten Gesamtprävalenz. Bei den schweren Intelligenzminderungen erreichen sogar nur knapp 70 % der Kinder das 20. Lj.

Darüber hinaus ergeben Untersuchungen, die sich auf eine Feldstichprobe aus der Allgemeinbevölkerung beziehen, höhere Prävalenzraten als solche, die sich auf administrative Fallregister stützen. Bei einer Differenzierung nach dem Schweregrad der Intelligenzminderung ergeben sich ebenfalls unterschiedliche Prävalenzen (➤ Tab. 24.2).

Auch die Angaben zur Geschlechterverteilung sind je nach Untersuchung unterschiedlich. Während einige Autoren bei den leichten Behinderungsformen ein Überwiegen von Jungen berichten (1,6 : 1), konnten andere Studien nur bei den schwergradig geistig Behinderten ein Überwiegen des männlichen Geschlechts feststellen. Auch Untersuchungen auf der Basis von Fallregistern oder administrativen Daten stellten ein deutliches **Überwiegen des männlichen Geschlechts** fest. Dies kann mit einem stärkeren Bedürfnis nach Hilfe und Betreuung bei Jungen zusammenhängen, während für geistig behinderte Mädchen eine höhere Toleranz in der Familie besteht. Nach dem 12. Lj. scheinen sich jedoch die Geschlechtsdifferenzen bei allen Oligophrenieformen auszugleichen. Ein gewisser Einfluss kommt auch den sozialen Bedingungen zu. Familiäre Belastungen, die meist die Mädchen/Frauen stärker betreffen, wirken sich negativ auf den weiteren Verlauf aus, sodass vielleicht auch deshalb die Zahl der geistigen Behinderungen bei Mädchen steigt.

Tab. 24.2 Prävalenzraten der verschiedenen Formen der Intelligenzminderung (nach Herbst und Baird 1982)

Klassifikation der Intelligenzminderung nach ICD-10	IQ-Werte	Prävalenzwerte (N/1.000) Mädchen/Jungen	Anteil an allen geistig Behinderten (%)
Leicht (F70)	50–69	1,1/1,4	80–85
Mittelgradig (F71)	35–49	0,9/1,3	10–12
Schwer (F72)	20–34	0,4/0,6	3–7
Schwerst (F73)	< 20	0,3/0,5	1–2

Resümee

Es gibt in Deutschland etwa 400.000 geistig Behinderte (0,5 %). Die Prävalenzraten sind altersabhängig mit einer steigenden Tendenz bis zum 20. Lj. Nach dem 12. Lj. scheinen sich Geschlechtsdifferenzen bei allen Oligophrenieformen auszugleichen. Aufgrund einer erhöhten Mortalitätsrate nimmt die Prävalenz ab dem 3. Lebensjahrzehnt ab.

24.3 Symptomatik und Typisierung

Bei der Beurteilung von Intelligenzminderungen ist es notwendig, eine **Einteilung nach dem Schweregrad** vorzunehmen, was auch der Klassifizierung in der ICD-10 (F70–79) entspricht (➤ Kap. 24.1). Die Ausprägung der intellektuellen Behinderung wirkt sich sowohl auf die kognitiven sozialen Fähigkeiten als auch auf die psychiatrische Symptomatik aus. Außerdem ist sie meist von somatischen Erkrankungen begleitet.

Die diagnostischen Leitlinien der verschiedenen Schweregrade der Intelligenzminderung sind v. a. deshalb von Bedeutung, weil sie bestehende Fertigkeiten und Fähigkeiten definieren und hiermit den **Grad der Versorgung** einbeziehen, der für die alltägliche Lebensgestaltung nötig ist. Trotz dieser Definitionsversuche muss kritisch angemerkt werden, dass es eine hohe Variabilität in der Ausprägung verschiedener Teilleistungen sowie der sozialen Adaptation gibt, die sich nicht nur auf das Ausmaß der Intelligenzminderung zurückführen lassen.

Bei der Intelligenzminderung ist daher nicht von einer Krankheitseinheit auszugehen, sondern von einem **Zusammenwirken verschiedener Einflussgrößen** wie Ätiologie, somatischen Erkrankungen, Alter, Geschlecht, Grad der Intelligenzminderung und sozioökonomischen Faktoren. Sofern Grunderkrankungen mit Auswirkungen auf die Gehirnfunktion bekannt sind, werden diese in ➤ Kap. 24.3.6 gesondert beschrieben.

24.3.1 Leichte Intelligenzminderung

Eine leichte Intelligenzminderung (ICD-10: F70) führt zu einem **verzögerten Spracherwerb,** wobei im täglichen Leben eine normale Konversation möglich ist. Es besteht meist eine **vollständige Unabhängigkeit** in der Selbstversorgung (Essen, Waschen, Anziehen, Darm- und Blasenkontrolle) sowie praktischen und häuslichen Tätigkeiten, auch wenn die Entwicklung deutlich verlangsamt ist.

Die **Hauptprobleme** treten in der **Schulausbildung** auf, insb. beim Lesen und Schreiben. Die Defizite können durch eine entsprechende Ausbildung, die sich mehr auf praktische Fähigkeiten bezieht, z. T. ausgeglichen werden. Die Betroffenen besuchen häufig die **Sonderschule für lernbehinderte Kinder** und ergreifen meist einen **praktischen Beruf,** bei dem die intellektuellen Fähigkeiten nicht im Vordergrund stehen. Besteht darüber hinaus eine deutliche emotionale und soziale Unreife, dann können sie manche kulturellen Anforderungen wie Ehe, Familienführung und Kindererziehung nur mit großen Schwierigkeiten erfüllen und brauchen bei größeren sozialen oder finanziellen Problemen häufig Hilfe. Nur 1 % – meist verhaltensauffällige Jugendliche – wird in eine Institution eingewiesen.

Lassen sich standardisierte Intelligenztests zur Diagnostik anwenden, d. h. sind Testverständnis und Kooperation gegeben, dann entspricht ein **IQ-Bereich von 50–69** dem Bereich der leichten Intelligenzminderung. Nur bei einer Minderheit der geistig leicht Behinderten gibt es Hinweise auf eine organische Ursache. Sie entstammen in den meisten Fällen Unterschichtfamilien mit ebenfalls niedrigen IQ-Werten. Begleiterkrankungen wie Autismus, Epilepsie oder körperliche Behinderungen treten unterschiedlich häufig auf (➤ Box 24.1).

BOX 24.1

Diagnostische Leitlinien der leichten Intelligenzminderung (ICD-10: F70)

- IQ-Bereich von 50–69, erhoben mit standardisierten Intelligenztests
- Sprachverständnis und Sprachgebrauch in unterschiedlichem Ausmaß verzögert
- Bis ins Erwachsenenalter andauernde Probleme beim Sprechen, welche die Entwicklung zur Selbstständigkeit behindern
- Organische Ursache nur bei einer Minderheit der Betroffenen
- Begleiterkrankungen wie Autismus, andere Entwicklungsverzögerungen, Epilepsie, Störungen des Sozialverhaltens oder körperliche Behinderungen möglich

24.3.2 Mittelgradige Intelligenzminderung

Bei Personen mit einer mittelgradigen Intelligenzminderung (ICD-10: F71) ist die **sprachliche Leistungsfähigkeit deutlich begrenzt** und der Erwerb von Fähigkeiten im Bereich der **Selbstversorgung und der motorischen Fertigkeiten verzögert.**

Die Behinderung wird i. Allg. schon im **Säuglingsalter festgestellt**, da die Koordinationsstörungen sowie die verzögerte sprachliche und soziale Entwicklung nicht zu übersehen sind. Mittelgradig intelligenzverminderte Kinder besuchen in den meisten Fällen **Sonderschulen für geistig Behinderte.** Hier wird weniger das Erlernen von Schulwissen vermittelt als Wert auf die Entwicklung einer gewissen Selbstständigkeit gelegt. Einige Betroffene benötigen eine lebenslange Beaufsichtigung.

Als Erwachsene sind mittelgradig intelligenzgeminderte Personen gewöhnlich in der Lage, **einfache praktische Tätigkeiten** zu verrichten, wenn die Aufgaben sorgsam strukturiert sind und für eine ausreichende Beaufsichtigung gesorgt ist. **Nur selten ist ein völlig unabhängiges Leben möglich.** Sie sind unfähig, einer Erwerbstätigkeit nachzugehen. Bei möglichst früher heilpädagogischer Betreuung entwickeln sie ihre sozialen Fähigkeiten, können Kontakt aufnehmen und mit anderen kommunizieren.

Der **IQ liegt im Bereich von 35–49,** wobei **einzelne Teilbegabungen** (z. B. Gedächtnis und Musikalität) **hervorragend entwickelt sein können.** Im Unterschied zur leichten geistigen Behinderung findet sich die mittelgradige Intelligenzverminderung in allen sozioökonomischen Schichten. Frühkindlicher Autismus und andere Entwicklungsstörungen sowie zahlreiche neurologische und körperliche Begleiterkrankungen können zusätzlich vorhanden sein (➤ Box 24.2).

BOX 24.2

Diagnostische Leitlinien der mittelgradigen Intelligenzminderung (ICD-10: F71)

- IQ zwischen 35 und 49
- Stark unterschiedliche Leistungsprofile mit individuellen Fertigkeiten und Defiziten
- Sprachgebrauch schwankt zwischen der Fähigkeit, an einfachen Unterhaltungen teilzunehmen, und der Unfähigkeit, jemals sprechen zu lernen
- Organische Ursachen bei der Mehrzahl der Personen
- Frühkindlicher Autismus oder eine andere tief greifende Entwicklungsstörung bei einer nicht zu vernachlässigenden Minderheit
- Epilepsie, neurologische und körperliche Behinderungen häufig

24.3.3 Schwere und schwerste Intelligenzminderung

Von einer schweren Intelligenzminderung (ICD-10: F72) wird gesprochen, wenn der **Intelligenzquotient** im Bereich zwischen 20 und 34 liegt. Häufig finden sich Zeichen einer organischen Schädigung oder Fehlentwicklung des zentralen Nervensystems, die **sprachlichen Fähigkeiten reichen zur Verständigung meist nicht aus.**

Von schwerster Intelligenzminderung (ICD-10: F73) spricht man, wenn die Betroffenen unfähig sind, Aufforderungen oder Anweisungen nachzukommen. Bei der Mehrzahl bestehen eine **Immobilität** und eine **Einschränkung der Bewegungsfähigkeit mit Inkontinenz** sowie eine rudimentäre nonverbale Kommunikation (➤ Box 24.3).

Bei beiden Formen sind die Personen **hochgradig pflegebedürftig** und müssen in **Institutionen untergebracht** werden.

BOX 24.3

Diagnostische Leitlinien der schwersten Intelligenzminderung (ICD-10: F73)

- Intelligenzquotient < 20
- Sprachverständnis und Sprachgebrauch im günstigsten Fall als Verständnis grundlegender Anweisungen und Formulierung einfacher Forderungen
- Grundlegendste und einfachste visuell räumliche Fertigkeiten wie Sortieren und Zuordnen
- Bei entsprechender Beaufsichtigung und Anleitung Beteiligung an häuslichen und praktischen Aufgaben in geringem Maße möglich
- Eine organische Ursache in den meisten Fällen diagnostizierbar
- Häufig schwere neurologische oder die Bewegungsfähigkeit betreffende körperliche Defizite, z. B. Epilepsie, Seh- und Hörfunktionsstörungen
- Tief greifende Entwicklungsstörungen in ihren schwersten Formen, insb. der atypische Autismus v. a. bei denen, die sich bewegen können

24.3.4 Autismusspektrumstörungen

Terminologie

Autismus ist eine tief greifende Entwicklungsstörung, die erstmalig von **Kanner** (1943) an elf Kindern beschrieben wurde. Bei Menschen mit Intelligenzminderung treten v. a. der von Kanner beschriebene „frühkindliche" und der sog. „atypische" Autismus auf (➤ Tab. 24.3; Review vgl. Sappok 2013).

Epidemiologie und Verlauf

Während Autismusspektrumstörungen bei Menschen ohne Intelligenzminderung eher selten vorkommen (≤ 1 %), wird die Diagnose bei Menschen mit Intelligenzminderung deutlich häufiger gestellt (24,6 %), wobei die Prävalenz mit dem Grad der Intelligenzminderung ansteigt (**leichte IM: 9,9 %, IQ < 50: 31,7 %;** Sappok et al. 2010).

Autismus selbst ist mit den derzeit vorhandenen Behandlungsoptionen nicht heilbar. Aufgrund fehlender Daten ist die Prognose insb. im Vergleich zu Menschen mit demselben IQ ohne zusätzlichen Autismus derzeit nicht abschätzbar. Das Erwachsenwerden (2. bis 3. Dekade) ist z. T. mit erheblichen sozialen Problemen, schweren Verhaltensstörungen und Erstmanifestation psychischer Krankheiten verbunden. Es gibt Hinweise auf eine Verbesserung der interaktionellen und kommunikativen Fähigkeiten und der besseren Integration in die unmittelbare Gemeinschaft im fortgeschrittenen (4. bis 6. Dekade) Erwachsenenalter (Bölte 2009).

Symptomatik

Frühkindlicher Autismus ist eine phänomenologische Summationsdiagnose, die auf einer vor dem 3. Lj. begonnenen Beeinträchtigung in den drei Kernbereichen **„soziale Interaktion"**, **„Kommunikation"** und **„eingeschränkte, repetitive Interessen und Verhaltensweisen"** beruht. ➤ Tab. 24.3 zeigt die ICD-10-adaptierten diagnostischen Kriterien für den frühkindlichen bzw. atypischen Autismus in Abgrenzung zur Intelligenzminderung an sich (Sappok et al. 2010).

Ätiologie und Pathogenese

Die beschriebenen, beobachtbaren Symptome sind mit komplexen neuropsychologischen Veränderungen verbunden. Auch diese neuropsychologischen Phänomene sind bei Menschen mit zusätzlichem Autismus deutlicher beeinträchtigt als bei Menschen mit vergleichbarem IQ ohne Autismus (Sappok et al. 2010; Bölte 2009):

- **Theory of Mind:** die Fähigkeit, sich selbst und anderen mentale Zustände (Gefühle, Absichten etc.) zuzuschreiben
- **Zentrale Kohärenz:** die Wahrnehmungsfähigkeit, Teile als Einheit zu erfassen
- **Exekutivfunktionen:** zielgerichtete Handlungsplanung, -steuerung und Selbstregulation unter Berücksichtigung der Umweltbedingungen

Ätiologisch geht man heute von einer neurobiologischen Basis mit einer Störung der funktionellen neuronalen Netzwerke wie z. B. dem Spiegelneuronensystem oder dem Mentalisierungssystem aus (Bölte 2009). Während beim **idiopathischen Autismus** eine starke **genetische Komponente** besteht, tritt gerade bei Menschen mit **Intelligenzminderung** die Störung häufig in Assoziation mit be-

Tab. 24.3 Diagnosekriterien des frühkindlichen und atypischen Autismus nach ICD-10, modifiziert für Erwachsene mit IM

A.	**Vor dem 3. Lj.** manifestiert sich eine auffällige und beeinträchtigende Entwicklung in mindestens einem der Bereiche: Sprache, soziale Interaktion, Spielen.		
B.	Insgesamt liegen **mindestens 6 Symptome** vor, wobei mindestens zwei aus 1 (Interaktion), mindestens eins aus 2 (Kommunikation) und mindestens eins aus 3 (Stereotypien) vorliegen müssen.		
	1	**Störung der sozialen Interaktion** (mindestens zwei):	
		a	**Blickkontakt, Mimik und Gestik nicht zur sozialen Interaktion eingesetzt** (kein reziprokes soziales Lächeln, fehlender oder unflexibler Blickkontakt)
		b	**Keine freundschaftlichen Beziehungen** zu Gleichrangigen (Einzelgänger, keine Teilnahme an Gruppenspielen oder -aktivitäten, Probleme in Gruppensituationen, z. B. beim gemeinsamen Essen)
		c	**Mangel an sozioemotionaler Gegenseitigkeit** (kein Trösten, starre Begrüßungsrituale)
		d	**Keine geteilte Aufmerksamkeit oder Freude** (auf etwas zeigen, sich gemeinsam freuen)
	2	**Störung der Kommunikation** (mindestens eins):	
		a	**Verzögerte oder fehlende Entwicklung der gesprochenen Sprache** (Unterscheidungskriterium nur für Menschen mit leichter Intelligenzminderung, häufig auch bei IQ < 50 ohne zusätzlichen Autismus)
		b	**Schwierigkeit, ein Gespräch zu führen** (Echolalie, stereotyper Anfang, Monologisieren)
		c	**Stereotype und repetitive Verwendung von Sprache** (Vertauschen der Pronomina [keine Ich-Form], idiosynkratischer Gebrauch von Wörtern [Fantasiewörter], stereotype Sätze)
		d	**Mangel an spontanen „So tun als ob"-Spielen** (i. d. R. im Erwachsenenalter nicht mehr feststellbar)
	3	**Repetitive(s) und stereotype(s) Verhalten/Interessen** (mindestens eins):	
		a	**Spezialinteressen** (unangemessene Beschäftigung mit bestimmten Interessen, insb. inhaltlich ungewöhnliche, z. B. Puzzle, Kalender, Perlen, Fahrpläne)
		b	**Festhalten an bestimmten Routinen und Ritualen** (Abend-/Morgenrituale, Kleidung, Speisen, Ordnung im Zimmer, Irritation und Unruhe bei Veränderungen [Ablauf, Farben, Ordnungen])
		c	**Spezifische motorische Stereotypien** (insb. Fingerspiele, Kreiselbewegung des Körpers, Zehenspitzengang, Jaktationen sind unspezifisch, da sie häufig auch bei Menschen mit IM ohne Autismus vorkommen)
		d	**Vorherrschende Beschäftigung mit oder ungewöhnliche Untersuchung von nicht-funktionalen Elementen von Gegenständen** (Lecken/Riechen/Beklopfen von Dingen)
C.	Das klinische Bild kann **keiner anderen Erkrankung zugeordnet** werden.		
Weitere Charakteristika: Ungewöhnliche sensorische Interessen (Wasserspiele, Faszination für bestimmte auditive oder visuelle Stimuli), selbstverletzendes Verhalten, „Fertig-Prinzip" (z. B. Austrinken von Gläsern, Aufessen, Tätigkeit kann erst nach vollständiger Ausführung unterbrochen werden), ungleichmäßiges kognitives bzw. emotionales Entwicklungsniveau, vermindertes Schmerzempfinden, gestörtes Zeitempfinden, gestörte Schlafzyklen, Tagesschwankungen, Meiden von Körperkontakt			
F84.0	**Frühkindlicher Autismus:**	A, B und C sind mit „ja" beantwortet	
F84.1	**Atypischer Autismus:**	A oder/und B sind mit „nein" beantwortet, C mit „ja"	

stimmten genetischen oder neurologischen Syndromen (z. B. Fragiles-X-Syndrom, tuberöse Sklerose etc.) als **„syndromaler Autismus"** auf (Bölte 2009).

Diagnostik

Da eindeutige Biomarker fehlen, wird die Diagnose symptomorientiert klinisch gestellt (vgl. Leitlinien der DGKJP). Laborchemische bzw. apparative Zusatzuntersuchungen (EEG, CCT) dienen im Wesentlichen dem Ausschluss wichtiger Differenzialdiagnosen (z. B. Hör- oder Sehstörungen).

Neben einer umfassenden, am besten multiprofessionellen Anamnese- und Befunderhebung kann die diagnostische Einordnung durch standardisierte Untersuchungsverfahren unterstützt werden. Bei Erwachsenen mit Intelligenzminderung wurden für das Screening die Autismus-Checkliste (ACL), der Diagnostische Beobachtungsbogen für Autismusspektrumstörungen - revidiert (DiBAS-R) und die Skala zur Erfassung der Autismusspektrumstörung bei Minderbegabten (SEAS-M) entwickelt (Sappok et al. 2014b, c; Kraijer und de Bildt 2005). Zur Diagnosesicherung wird im Kindesalter die Kombination aus *Autism Diagnostic Observation Schedule* (ADOS) (Lord et al. 2001) und *Autism Diagnostic Interview – Revised* (ADI-R) (Rutter et al. 2003) eingesetzt , deren diagnostische Validität nun auch für Erwachsene mit Intelligenzminderung nachgewiesen wurde (Sappok 2013c). Das Schema der emotionalen Entwicklung (SEO) kann weitere Hinweise zum Vorliegen einer Autismusspektrumstörung geben (Sappok 2013a).

Differenzialdiagnostik

Es ist eine mit dem Schweregrad der Intelligenzminderung wachsende Herausforderung, die Symptomatik gegen die Intelligenzminderung an sich abzugrenzen. Nur unter genauer Kenntnis und Berücksichtigung der dem Grad der Intelligenzminderung angemessenen Interaktions- und Kommunikationsleistung kann auch bei Menschen mit Intelligenzminderung Autismus als zusätzliche Störung diagnostiziert werden.

Die differenzialdiagnostische Abgrenzung gegenüber Schizophrenien ist häufig schwierig, da einige für Autismus typische Verhaltensweisen (situationsinadäquater Affekt, Gedankensprünge, Starren auf einen Lichtreflex, Bewegungsstereotypien) eine Psychose vortäuschen können. Fehlinterpretationen lassen sich durch eine sorgfältige Fremdanamnese mit einer vertrauten Bezugsperson, welche die Vorgeschichte und individuellen Kommunikationsbesonderheiten kennt, und einer am besten videounterstützten, im multiprofessionellen Team analysierten Verhaltensbeobachtung vermeiden.

Schwere Seh- oder Hörstörungen, Hospitalismus, Deprivation oder eine Bindungsstörung können u. U. ähnliche Erscheinungsbilder hervorrufen wie Autismus. Die differenzialdiagnostische Abgrenzung gelingt durch eine differenzierte Verhaltensanalyse, eine sorgfältige Verlaufsbeurteilung und ggf. einen probatorischen Behandlungsversuch.

Komorbiditäten

Bis zu 70 % der Menschen mit Autismus leiden an einer weiteren psychischen Störung (Simonoff et al. 2008), wobei im Erwachsenenalter insb. **affektive Störungen** (sowohl monopolar-depressive als auch bipolar-affektive) und **Angststörungen** vermehrt auftreten.

Auch Schizophrenien, insb. katatone Psychosen, sind bei Menschen mit Intelligenzminderung und Autismus beschrieben, wobei die Prävalenzangaben in der Literatur z. T. stark divergieren (1–30 %). ADHS ist sowohl eine wichtige Differenzialdiagnose als auch eine häufige Komorbidität. Zwangssymptome treten vermehrt auf; dabei ist die Einordnung, ob die Symptomatik als Teil der autistischen Störung oder als eigene Krankheitsentität zu verstehen ist, oft schwierig. Neben psychischen Erkrankungen treten schwerwiegende Verhaltensstörungen vermehrt auf (Sappok 2013).

Therapie

Auch wenn es keine gegen die autistischen Kernsymptome wirksamen Medikamente gibt und die Datenlage derzeit unbefriedigend ist (Broadstock et al. 2007), ist ihr symptomorientierter Einsatz vorübergehend i. R. eines Gesamtbehandlungsplans möglich. Bei Aggressivität werden Antipsychotika der 2. Generation, v. a. Risperidon und Aripiprazol, bei Impulsivität und Ritualisierung selektive Serotonin-Wiederaufnahmehemmer (SSRI) und bei Stimmungsschwankungen und Aggressivität Stimmungsstabilisatoren, insb. Valproat, empfohlen.

Angesichts der reduzierten medikamentösen Optionen ist ein ganzheitlicher Therapie- und Förderansatz unter Einbeziehung des aktuellen Lebensumfelds und der Familie umso wichtiger. Für das gesamte soziale und professionelle Helfersystem sind grundlegende Kenntnisse der Denkstrukturen und Besonderheiten in der Wahrnehmung von Menschen mit Autismus notwendig, um die Betroffenen bestmöglich zu fördern (Sappok 2013).

Im Erwachsenenbereich wird in Deutschland derzeit v. a. nach dem TEACCH-Ansatz **T***reatment and* **E***ducation of* **A***utistic and related* **C***ommunication handicapped* **Ch***ildren)* gearbeitet (Mesibov et al. 2004). Hierbei handelt es sich um ein integratives pädagogisches Rahmenkonzept auf lerntheoretischer Basis. Durch die individuelle Entwicklungsförderung und Gestaltung einer autismusfreundlichen Umgebung mit Strukturierungs- und Visualisierungshilfen soll eine größtmögliche Selbstständigkeit und Lebensqualität erreicht werden.

Zur detaillierten Förderdiagnostik kann bei Erwachsenen als Untersuchungsinstrument z. B. das auch auf Deutsch verfügbare AAPEP *(Adolescent and Adult Psychoeducational Profile)* eingesetzt werden (Mesibov et al. 2000).

Insbesondere für nonverbale Menschen gibt es vielversprechende Ergebnisse in der Musiktherapie oder im Bereich der nichtverbalen Kommunikationsförderung, z. B. nach dem **P***icture Exchange* **C***ommunication* **S***ystem* (PECS) oder der unterstützten Kommunikation.

Obwohl Autismus nicht heilbar ist, können durch angemessene Therapie und Förderung Verhaltensauffälligkeiten reduziert, vorhandene Fähigkeiten weiterentwickelt, zusätzliche psychische Erkrankungen behandelt und so das Funktionsniveau und die Lebensqualität gesteigert werden.

EBM

Cochrane-Reviews geben Hinweise auf die Wirksamkeit von Risperidon (Evidenzstufe Ia) in Bezug auf Irritierbarkeit, sozialen Rückzug und repetitive Verhaltensweisen, von Aripiprazol bzgl. Irritabilität, Hyperaktivität und Stereotypien (Evidenzstufe Ia: Ching und Pringsheim 2012) und von SSRI hinsichtlich eingeschränkter und zwanghafter Verhaltensweisen (Williams et al. 2013). Darüber hinaus gibt es Hinweise auf eine Besserung der Kommunikation durch Musiktherapie (Evidenzstufe Ia; Gold et al. 2006) und elternunterstütze Frühinterventionen (Evidenzstufe Ia: Oono et al. 2013) sowie von Kommunikation und Interaktion durch frühe intensive Verhaltensintervention (Reichow et al. 2013) und soziales Kompetenztraining (Evidenzstufe Ia: Reichow et al. 2012, 2013). Es gibt keine eindeutigen Hinweise auf die Wirksamkeit von auditorischem Integrationstraining, Vitamin B_6 und Magnesium, einer gluten-/kaseinfreien Diät, Omega-3-Fettsäuren, Sekretingabe oder von Akupunktur (Sinha et al. 2011; Nye und Brice 2005; Cheuk et al. 2011; James et al. 2011; Williams et al. 2012; Millward et al. 2008). Insgesamt ist auf häufig kleine Fallzahlen, methodologische Schwächen und überwiegend Untersuchungen im Kindesalter hinzuweisen.

24.3.5 Verhaltensauffälligkeiten und psychiatrische Symptomatik

In einer epidemiologischen Studie von Liepmann (1979) weisen 29,1 % der 7- bis 16-jährigen geistig behinderten Kinder und Jugendlichen mit einem IQ < 60 ausgeprägte Verhaltensstörungen auf. Die Ausprägung und Schwere der Intelligenzminderung spielt dabei eine entscheidende Rolle für die Prävalenz der Verhaltensauffälligkeiten und ist häufig Grund dafür, warum verschiedene Raten psychiatrischer Störungen angegeben werden. So erhöht sich die Prävalenz psychischer Auffälligkeiten bei einem IQ < 50 auf 47 % (Corbett und Pond 1979).

Ebenso gibt es verschiedene Angaben zum Spektrum der bereits im Kindesalter auftretenden Symptome. Hierbei werden **Stereotypien** am häufigsten genannt (➤ Tab. 24.4). Insbesondere liegt bei tief gehenden Entwicklungsstörungen wie dem **frühkindlichen Autismus** nach Kanner in ¾ d. F. eine Intelligenzminderung vor. Diese Kinder erlernen häufig die Sprache nicht und sind in der Mehrzahl auf langfristig betreute Wohnformen angewiesen. Nach neuesten Schätzungen leben in Deutschland ca. **40.000 autistische Menschen,** davon sind 8.000–10.000 jünger als 21 Jahre. Arbeiten von Emerson bzw. Dekker et al. (2003) beschreiben für Kinder und Jugendliche mit Intelligenzminderung eine erhöhte Prävalenz für **Störungen des Sozialverhaltens, Angststörungen, hyperkinetische Störungen und für tief greifende Entwicklungsstörungen** gemäß ICD-10 bzw. DSM-IV, basierend auf standardisierten Messinstrumenten. Eine Metaanalyse verdeutlicht, dass bei Patienten mit Intelligenzminderung emotionale und andere komorbide Störungen deutlich unterschätzt werden (➤ Tab. 24.4). Dies liegt daran, dass psychopathologische Phänomene ungenügend wahrgenommen und situative Auslöser nicht ausreichend erkannt werden (White et al. 1995; Elstner und Salzmann 2013).

Viele Verhaltensauffälligkeiten sind auch Ausdruck der durch die Umgebung erfahrenen Ablehnung sowie einer möglichen sozialen Isolierung. Bei früh einsetzender heilpädagogischer Förderung lassen sich insb. bei leichten bis mittelschweren Formen der Intelligenzminderung Störungen des sozialen Verhaltens reduzieren.

Die **Persönlichkeit** von geistig Behinderten ist vielfach wenig differenziert. Auch leichte Intelligenzstörungen können mit Persönlichkeitsstörungen einhergehen, welche die Behandlung und den Verlauf der Erkrankung erschweren. Hierbei sind insb. instabile und unreife Persönlichkeitsstörungen zu finden, gefolgt von impulsiven und ängstlichen Verhaltensauffälligkeiten. Psychopathologische Symptome können daher auch Ausdruck der begleitenden Persönlichkeitsstörung sein.

In Abhängigkeit von der Ausprägung der Intelligenzminderung ist auch das Risiko, bereits in der frühen Kindheit psychiatrisch zu erkranken, deutlich erhöht. Die Prävalenzrate für **psychische Störungen** ist bei intelligenzgeminderten Personen **mindestens drei- bis viermal so hoch** wie in der Allgemeinbevölkerung. Die Angaben in der Literatur lassen sich dahingehend zusammenfassen, dass bei leicht behinderten Jugendlichen die Prävalenz psychischer Störungen zwischen 20 und 35 %, bei mittleren Ausprägungen zwischen 30 und 40 % und bei schwer geistig Behinderten zwischen 60 und 70 % liegt, was die Untersuchungen von Corbett und Pond (1979) bestätigen, die bei einem IQ < 50 bei 47 % der Betroffenen psychiatrisch relevante Symptome feststellten.

Tab. 24.4 Prävalenzangaben (%) von Verhaltensstörungen bei Kindern mit ausgeprägter Intelligenzminderung

Verhaltensstörung	Prävalenz (%)
Stereotypien	40
Autoaggressives Verhalten	13
Pica	5–10
Motorische Unruhe	10–14
Emotionale Störungen	4–12
Soziale Auffälligkeiten	4–6

Unter Einbeziehung des Schweregrads der Intelligenzminderung lässt sich feststellen, dass schizophrene Psychosen, affektive Störungen und neurotische Symptome mit stärkerer Ausprägung der Behinderung abnehmen, während autistische Störungen und allgemeine Verhaltensauffälligkeiten zunehmen.

Schmidt (1995) entwickelte verschiedene Erklärungsansätze für das erhöhte psychiatrische Morbiditätsrisiko bei geistig Behinderten. Neben einer genetisch determinierten Disposition geht er von einer erworbenen Vulnerabilität in Kombination mit chronischen bzw. akuten Stressfaktoren und ungenügenden Fähigkeiten der Stressbewältigung aus.

In einer epidemiologischen Studie über die Prävalenz psychischer Erkrankungen bei geistig behinderten Erwachsenen (170 Männer, 132 Frauen) kommt Lund (1985) auf eine Rate von 28,1 %. Neben allgemeinen Verhaltensauffälligkeiten (10,9 %) stellen untypische Psychosen (5 %) die häufigsten Diagnosen dar. Autistische Syndrome waren in 3,6 % der Fälle feststellbar. Neurosen traten mit 2 % wesentlich seltener auf, ebenso schizophrene Psychosen (1,3 %) und affektive Störungen (1,7 %). Alkohol- oder Drogenkonsum wurde nicht gefunden. Es zeigte sich, dass die verschiedenen diagnostischen Kategorien eine gewisse Altersabhängigkeit aufweisen (➤ Tab. 24.5).

Hinsichtlich der Wohnsituation ergibt sich folgende Tendenz: Personen, die allein oder mit einem Partner zusammenleben, zeigen die geringsten Auffälligkeiten (14,3 %). Bei denjenigen, die bei ihren Eltern wohnen, und bei Personen, die in kleinen Institutionen, Langzeitkrankenhäusern sowie spezialisierten Einrichtungen betreut werden, in denen insb. Patienten mit schizophrenen und

Tab. 24.5 Prävalenzangaben (%) psychiatrischer Störungen bei geistig behinderten Erwachsenen (nach Lund 1985; s. auch Cooper et al. 2007)

	Altersgruppen			
	20–29 Jahre (n = 97) (%)	30–44 Jahre (n = 111) (%)	45–64 Jahre (n = 67) (%)	≥ 65 Jahre (n = 27) (%)
Schizophrenie	–	0,9	3,1	3,7
Affektive Störungen	1,0	–	6,0	–
Frühkindlicher Autismus	5,2	4,5	1,5	–
Psychose (unklarer Typ)	3,1	9,0	1,5	–
Neurosen	2,1	2,7	1,5	–
Verhaltensstörungen	14,4	11,0	10,4	–
Demenz	–	0,9	6,0	22,2
Keine Störung	74,2	71,2	70,1	70,4

affektiven Störungen untergebracht sind, treten psychische Symptome häufiger auf (57,2 %). Betrachtet man die einzelnen Symptome bei intelligenzverminderten Personen in Abhängigkeit von ihrer Wohnsituation, dann ergibt sich nach einer Untersuchung von Corbett und Pond (1979) das in ➤ Tab. 24.6 dargestellte Profil. Auch wenn verschiedene Einflussgrößen wie Geschlecht, Ausmaß der Intelligenzminderung und Alter zu berücksichtigen sind, stellt sich die Frage, inwieweit Verhaltensauffälligkeiten und Merkmale durch die Art der Langzeitbetreuung in ihrer Ausgestaltung modifiziert werden.

Nach der ICD-10-Klassifikation kann das Ausmaß zusätzlich auftretender Verhaltensstörungen mit der vierten Stelle nach der F70- bis F79-Codierung (F71.1) angefügt werden (s. auch ICD-10 2005). Zusätzliche psychiatrische Diagnosen werden ebenfalls nach der ICD-10, Kapitel V, codiert und mit „plus" hinzugefügt. Die Diagnose, der die größte aktuelle Bedeutung zukommt, wird als Hauptdiagnose geführt. Das ist i. d. R. die Auffälligkeit, die zur Vorstellung in der jeweiligen Institution Anlass gab.

Resümee

Psychische Störungen kommen bei ca. 27 % der geistig behinderten Erwachsenen vor und umfassen das gesamte Spektrum der psychiatrischen Störungsbilder. Untypische Psychosen stellen neben allgemeinen Verhaltensauffälligkeiten die häufigsten Diagnosen dar. Je autonomer und eigenständiger Wohnsituation und Lebensform der Betroffenen sind, umso besser ist ihre psychische Stabilität.

Tab. 24.6 Individuelle Symptome bei geistig behinderten Erwachsenen gemäß der Camberwell-Studie (nach Corbett und Pond 1979)

Symptome	Versorgung in stationären Einrichtungen (n = 245) (%)	Unterbringung zu Hause (n = 157) (%)
Halluzinationen	2	4,5
Paranoide Ideen	4,5	5,7
Depression	10,6	9,5
Schreianfälle	17,5	5,1
Hypochondrische Beschwerden	6,1	5,7
Schlafstörungen	9	10,2
Spezielle Ängste	9,8	22,3
Generalisierte Angst	11,8	22,3
Kopfschlagen	2,9	4,5
Selbstverletzendes Verhalten	9,4	12,7
Manieristisches Verhalten	11,8	4,5
Beharren auf Gewohnheiten	34,3	28,7
Abhängig von bestimmten Objekten	26,9	9,5
Negativismus	22,9	14,0
Unruhe	8,6	8,3
Destruktivität	15,5	7,6
Wutanfälle	31,4	38,2
Lügen und Stehlen	10,6	17,2

24.3.6 Somatische und psychiatrische Ursachen von Verhaltensauffälligkeiten

Verhaltensauffälligkeiten bei Menschen mit geistiger Behinderung sind häufig. Erschwert zu diagnostizieren sind sie v. a. bei Menschen mit mittelgradiger oder schwerer geistiger Behinderung, bei der eine sprachliche Verständigung nicht oder nur sehr eingeschränkt möglich ist. Ferner kommt erschwerend hinzu, dass als Ursache von Verhaltensauffälligkeiten sowohl psychiatrische als auch somatische Erkrankungen oder beides in Kombination vorliegen können. So kann z. B. heftiges repetitives selbstschädigendes Schlagen auf ein Ohr Hinweis auf das Vorliegen akustischer Phoneme, aber auch Symptom einer Otitis media sein.

Somatische Ursachen von Verhaltensauffälligkeiten

Somatisch-medizinische Probleme bei Menschen mit geistiger Behinderung sind häufig und werden ärztlicherseits oft nicht oder nur unzulänglich erkannt (Ryan 2001; O'Hara et al. 2010; Elstner et al. 2011). Auf der Grundlage von großen Fallserien ist dabei insb. an folgende somatische Erkrankungen zu denken: **Epilepsie, gastroösophagealer Reflux, (chronische) Schmerzsyndrome, Schilddrüsenfunktionsstörungen, Otitis media, Zahnabszesse, Diabetes mellitus und Vitaminmangelzustände** (Ryan 2001; Sappok et al. 2009).

In ➤ Box 24.4 sind [in Anlehnung an Ryan (2001) und aufgrund eigener Erfahrungen im Behandlungszentrum für psychisch kranke Menschen mit geistiger Behinderung der Abteilung für Psychiatrie, Psychotherapie und Psychosomatik des KEH (AD und TS)] einige „Verhaltensauffälligkeiten" gelistet, die differenzialdiagnostisch an eine körperliche Erkrankung als Ursache denken lassen sollten.

BOX 24.4

Nonverbale Äußerungen

- **Faust/Finger werden in Mund und Kehle gestoßen**
  - Gastroösophagealer Reflux
  - Asthma
  - Übelkeit
- **Beißen in Handfläche, Lippen, Mund**
  - Entzündungen der Nebenhöhlen
  - Zahnschmerzen
  - Parästhesien im Bereich der Hand
- **Händeschütteln linkshändig oder mit Fingerspitzen**
  - Angsterfahrungen bei früheren Untersuchungen
  - Schmerzen im Bereich der rechten Hand
- **Schlagen mit dem Kopf**
  - Kopfschmerzen, Migräne
  - Zahnschmerzen
  - Otitis
  - Tinea capitis
- **Häufige seitliche Kopfbewegungen**
  - Sehstörungen → Ausgleich von Doppelbildern
- **Kann nicht sitzen bleiben**
  - Akathisie, Rückenschmerzen, Schmerzen im Bereich des Rektums

- **Plötzliches Hinsetzen**
  - Atlantookzipitale Übergangsstörung
  - Kardiale Probleme, Synkopen
  - Epileptische Anfälle

Wichtig bei der Evaluation von Menschen mit geistiger Behinderung ist, dass insb. bei der Anamneseerhebung, aber auch bei der körperlichen Untersuchung genügend Zeit zur Kontaktaufnahme eingeplant werden muss. Die klinische Erfahrung lehrt, dass die Beachtung der sog. **6-Sekunden-Regel** (pers. Mitteilung von Ruth Ryan, Colorado) hilfreich sein kann:

- Es gilt, z. B. nach Stellen einer Frage bei der Anamneseerhebung, mindestens 6 Sekunden abzuwarten, bevor die Frage (anders formuliert) wiederholt wird, um so dem Patienten Zeit zu lassen, eine Antwort zu finden.
- Die Gesprächsführung sollte die **Prinzipien der „leichten Sprache"** berücksichtigen, wie sie z. B. in Handreichungen wie dem **„Wörterbuch für leichte Sprache"** (www.people1.de) vorgeschlagen werden.

Gleichermaßen ist allerdings daran zu denken, dass eine Verhaltensauffälligkeit sowohl somatische als auch psychiatrische Ursachen haben kann.

Psychiatrische Ursachen für Verhaltensauffälligkeiten

Hier gilt, was generell für die psychiatrische Befunderhebung zu beachten ist, dass nämlich eine genaue **Verhaltensbeobachtung** (unter Einschluss einer ausführlichen Fremdanamnese und Berücksichtigung des sozioemotionalen Entwicklungsniveaus, Elstner et al. 2013) erfolgen muss. So kann das Vorliegen eines depressiven Syndroms bei einem nicht verbalisierungsfähigen, aber ansonsten agilen Patienten auch anhand der Symptome Antriebshemmung, Morgentief, Durchschlafstörungen und Verkürzung der Schlafdauer, Früherwachen, Appetitlosigkeit und Gewichtsverlust differenzialdiagnostisch erwogen werden. ➤ Box 24.5 listet Verhaltensauffälligkeiten auf, die differenzialdiagnostisch an das Vorliegen von psychotischem Erleben denken lassen sollten.

BOX 24.5

Verdacht auf psychotisches Erleben

- Schattenboxen → Abwehr von Verfolgern
- Wischt nicht vorhandene Gegenstände vom Körper ab → taktile Halluzinationen
- Trägt mehrere Schichten von Bekleidungsstücken → Schutz vor Bestrahlung
- Hält sich Augen und Ohren zu → Dämpfung und Abwehr akustischer oder optischer Halluzinationen
- Grimassen, als ob schlechte Gerüche oder schlechter Geschmack empfunden werden → olfaktorische oder gustatorische Halluzinationen (DD: Unzinatuskrisen i. R. einer Epilepsie)

Besonderes Augenmerk ist in diesem Zusammenhang auf die Diagnostik von **Demenzerkrankungen bei Menschen mit Intelligenzminderung** zu legen (vgl. Übersicht bei Martin 2011). So weisen neuere Studien darauf hin, dass bei Menschen mit Down-Syndrom mit einer durchschnittlichen Häufigkeit einer Alzheimer-Demenz von 16,8 % zu rechnen ist, mit einem Maximalwert von 25,6 % bei den über 60-Jährigen mit Trisomie 21. Hier ist insb. auf die Entwicklung von Frühsymptomen zu achten, die durch minutiöse Verhaltensbeobachtung und die Fremdanamnese von betreuenden Personen zu erheben sind, was auch zur Identifikation von behandelbaren demenziellen Syndromen beitragen dürfte (Sappok und Diefenbacher 2011) (➤ Tab. 24.7).

Tab. 24.7 Frühsymptome einer Demenz bei Menschen mit Intelligenzminderung (mod. nach Voß und Diefenbacher 2009)

Symptome	Psychische und Verhaltensauffälligkeiten
Frühsymptome (nichtkognitive psychopathologische Befunde)	• Verlust von Selbsthilfefertigkeiten (z. B. bei Körperhygiene, Essensaufnahme, An- und Auskleiden) • Sozialer Rückzug • Irritabilität • Psychomotorik (Unruhe, Lethargie, stereotype Bewegungen) • Tagesschläfrigkeit
Spätere Symptome	• Gedächtnisstörungen • Desorientiertheit • Neurologische Symptome wie Apraxie, Sprachstörungen, Inkontinenz

Resümee

Zusammenfassend lässt sich sagen, dass sich auch bei nicht oder nur eingeschränkt sprachfähigen Menschen mit geistiger Behinderung durch eine kundige Verhaltensbeobachtung unter Einbeziehung fremdanamnestischer Angaben ein treffsicherer somatischer und psychiatrischer differenzialdiagnostischer Prozess einleiten lässt, woraus sich dann effiziente integrative Behandlungsansätze ergeben können (Elstner et al. 2012).

24.4 Ätiologie und Pathogenese

Die zugrunde liegende Ursache der Intelligenzminderung kann mit zunehmendem Schweregrad häufiger aufgeklärt werden. Die Ätiologie ist bei 50–70 % der schweren Behinderungsformen bekannt, aber nur bei 30–50 % der leichteren Formen (➤ Tab. 24.8). Im Einzelfall ist die Zuordnung der möglichen ursächlichen Faktoren aufgrund der multifaktoriellen Pathogenese allerdings nicht immer möglich. Für Dykens und Hodapp (2001) lassen sich die empirischen Ergebnisse der letzten 20 Jahre in drei generelle Themen differenzieren: die erhöhte Komorbidität mit psychopathologischen Symptomen, genetische familiäre Belastungsfaktoren bei Patienten mit Intelligenzminderung sowie die entwicklungspsychopathologische Verlaufsbeurteilung von Verhaltensprofilen. Zunehmend tragen syndromspezifische Studien dazu bei, dass die biosozialen Theorien über das erhöhte Risiko für psychopathologische Auffälligkeiten bei geistiger Behinderung überprüfbar werden. Entsprechende Daten liegen für das **Prader-Willi-Syndrom,** eine vergleichsweise

Tab. 24.8 Ätiologie der schweren und leichten geistigen Behinderung (nach Hagberg et al. 1981)

Ätiologie	Schwere geistige Behinderung (n = 73)(%)	Leichte geistige Behinderung (n = 91)(%)
Pränatale Ursachen	55	23
• chromosomal	29	4
• monogen	5	1
• Fehlbildungen	12	10
• exogen	8	8
Perinatale Ursachen	15	18
Postnatale Ursachen	11	2
Unbekannte Ursachen	18	55
• familiär	4	29
• sporadisch	26	14

seltene, durch ein beschädigtes elterliches Chromosom 15 bedingte Behinderung, und das **Williams-Syndrom** vor, auch bekannt als idiopathische Hyperkalzämie, deren Ursache in einer Deletion auf dem Chromosom 7 liegt.

24.4.1 Pränatale Ursachen

Den molekulargenetischen und zytogenetischen Methoden wird in Zukunft eine große Bedeutung bei der Erkennung der Ätiologie von Intelligenzminderungen zukommen. Bei den hereditären Störungen sind neben den chromosomal vererbten Störungen die monogenen Ursachen von besonderer Wichtigkeit. Die Vererbung kann autosomal-dominant, autosomal-rezessiv und X-gebunden-rezessiv erfolgen. Bei den **chromosomalen Aberrationen** stellen das **Down-Syndrom** mit ca. 20 % (Häufigkeit ca. 1,25/1.000) und das **Fragile-X-Syndrom** mit ca. 1–6 % (Häufigkeit ca. 0,5–1,6/1.000) sowie andere chromosomale Störungen mit 4–5 % die häufigsten Ursachen dar. Chelly et al. (2006) geben an, dass ausgehend von klinischen Phänotypen bzw. Syndromen bereits mehr als 290 Gene beschrieben wurden. In ihrer Übersichtsarbeit fassen sie die Fortschritte in der molekularbiologischen Forschung zusammen.

Eine spezielle Gruppe der chromosomal vererbbaren Erkrankungen, die mit einer Intelligenzminderung einhergehen, sind die **angeborenen Stoffwechselstörungen:**

- Störungen des Aminosäurestoffwechsels, z. B. Phenylketonurie, Homozystinurie, Ahornsirup-Krankheit, Hyperammonämie
- Störungen des Kohlenhydratstoffwechsels, z. B. Galaktosämie, Mukopolysaccharidosen, z. B. Hurler- und Hunter-Syndrom, Lipidosen und Leukodystrophien
- Störungen des Pyrimidin- und Purinstoffwechsels
- Störung des Kupfertransports (Morbus Wilson)

Bei einigen Stoffwechselstörungen besteht die Möglichkeit der **Pränataldiagnostik**. In jedem Fall ist aber die Frühdiagnose entscheidend, weil in den meisten Fällen durch eine entsprechende Diät den ersten Symptomen vorgebeugt werden kann (weiterführende Literatur: Dupont 1988; Eggers und Bilke 1995).

Bei den pränatalen Ursachen ist neben dem fetalen **Alkoholsyndrom** noch der Einfluss von **physikalischen Noxen** wie Strahlen und Infektionen der Mutter während der Gravidität mit Rubeola-, Herpes- und Zytomegalieviren zu beachten. 90 % der Kinder, die mit einer **Alkoholembryopathie** geboren werden, sind minderbegabt. Der Alkohol führt zu hypoplastischen und hypotrophen Veränderungen an allen Organen sowie am Gehirn zu einer Mikrozephalie. Pro Jahr werden mehr als 2.000 Kinder mit einer Alkoholembryopathie geboren. Eine große Mehrzahl von ihnen besucht später eine Sonderschule oder eine Einrichtung für geistig Behinderte.

24.4.2 Perinatale Ursachen

Perinatale Schäden können durch Komplikationen unter der Geburt sowie durch Unreife des Neugeborenen bedingt sein. **Intrazerebrale Blutungen** und **Sauerstoffmangel** wirken sich trotz der hohen Plastizität der zentralnervösen Strukturen in unterschiedlichem Ausmaß auf die weitere kognitive Entwicklung aus und führen häufig zu einer Komorbidität mit körperlichen Symptomen.

24.4.3 Postnatale Ursachen

Für postnatale Schädigungen, die zu einer Intelligenzminderung führen können, gehören v. a. ausgeprägte umschriebene oder **diffuse Schädel-Hirn-Traumen sowie entzündliche Erkrankungen des ZNS.** Auch **hypoxische Mangelversorgung** und **Vergiftungen** mit bestimmten Metallen wie Quecksilber und Blei können eine leichte bis schwere zerebrale Funktionsbeeinträchtigung bedingen.

Die Auflistung der Hintergründe für eine gestörte Intelligenzentwicklung verdeutlicht die ätiologische Heterogenität. Hieraus leitet sich auch eine gründliche diagnostische Früherkennung ab, die sowohl eine medizinische als auch testdiagnostische Verlaufsuntersuchung notwendig macht. Dabei ist besonders auf die häufigen psychiatrischen und somatischen Komplikationen zu achten, die bereits im Vorschulalter auftreten und durch gezielte therapeutische Interventionen in ihren negativen prognostischen Auswirkungen begrenzt werden können.

24.4.4 Psychosoziale Ursachen

Die intellektuelle Leistungsfähigkeit ist erheblich durch Umweltanregungen beeinflusst. Unklar ist, ob Umwelteinflüsse so stark sein können, dass eine klinisch relevante Intelligenzminderung resultieren kann, und ob sich umgekehrt eine primäre Intelligenzminderung durch optimale Förderung in den Normbereich führen lässt.

Die *Bayerische Entwicklungsstudie* untersuchte die Entwicklung von Kindern in den ersten 9 Lebensjahren, die in den ersten 10 Tagen wegen organischer Probleme stationär pädiatrisch behandelt wurden (Wolke et al. 1999). Eingeschlossen in die Studie wurden „sehr früh geborene Kinder" (Tragzeitwochen < 32) und „neonatale Risikokinder" (Tragzeitwochen > 31) sowie „reif geborene Kontrollkinder". Sehr früh geborene und Hochrisikokinder hatten im 9. Lj. häufiger kognitive Defizite, wobei diese bei letzteren ab dem 3. Lj. im Vergleich zu den „sehr früh geborenen" Kindern besser durch soziale Risikofaktoren erklärt werden konnten und sich signifikant durch psychopädagogische Maßnahmen verbesserten. In allen Gruppen hatte die Sozialschicht einen bedeutsamen Einfluss auf die intellektuellen Fähigkeiten. In der *Rostocker Längsschnittstudie* wurden 200 Kinder von der Geburt bis zum Alter von 25 Jahren hinsichtlich der Interaktion von perinatalen Faktoren und Umwelteinflüssen untersucht. War das psychosoziale Risiko gering, so war die Intelligenzentwicklung normal und umgekehrt. Trotz der Einführung von Ganztagseinrichtungen war in der ehemaligen DDR der Einfluss des familiären Milieus ausschlaggebend (Meyer-Probst und Reis 1999). In einer weiteren Längsschnittstudie zur „Pathogenese neuropsychiatrischer Störungen bei Kindern und Jugendlichen mit biologischen und psychosozialen Risiken" wurden 362 Kinder von 3 Monaten bis 16 Jahren unter Bezugnahme auf psychosoziale und organische Risikofaktoren untersucht. Es zeigte sich, dass die Varianzen der kognitiven Entwicklung stärker durch psychosoziale Einflüsse und weniger durch organische Risiken erklärbar waren, während dies für die motorische Entwicklung umgekehrt zu sein schien (Laucht et al. 2002). Interessanterweise konnte nachgewiesen werden, dass der Einfluss entwicklungshemmender psychosozialer Risiken durch eine positive Mutter-Kind-Interaktion im Alter von 3 Lebensmonaten weitgehend kompensiert werden kann (Laucht et al. 1998). Wallander et al. (2006) geben familiäre Dysfunktionen und psychische Störungen der Eltern als Risikofaktoren für die Entwicklung psychopathologischer Symptome bei Kindern und Jugendlichen mit Intelligenzminderung an.

Resümee

Insbesondere bei schweren Intelligenzminderungen lässt sich ein pathogenetischer Mechanismus feststellen, bei dem pränatale Ursachen überwiegen. Vor allem bei angeborenen Stoffwechselstörungen ist eine möglichst frühe diagnostische Zuordnung notwendig, um einer Schädigung vorzubeugen. Die ätiologische Heterogenität erschwert jedoch in vielen Fällen präventive Maßnahmen. Methoden der pränatalen Diagnostik gewinnen zunehmend an Bedeutung. Die intellektuelle Leistungsfähigkeit ist erheblich durch Umweltanregungen beeinflussbar.

24.5 Differenzialdiagnostischer Prozess

Eine Intelligenzminderung ohne körperliche Begleiterkrankungen wird meist durch eine verzögerte psychomotorische und sprachliche Entwicklung bis zum 3. Lj. diagnostiziert. Bei leichten Formen wird die Erkrankung erst im Kindergarten oder in der Schule evident, wenn das Kind die Anforderungen dort nicht erfüllen kann. Abzugrenzen sind hier psychoreaktive Gründe, die ebenfalls zu einem Leistungsdefizit führen können.

Bei Verdacht auf eine geistige Behinderung und im Interesse einer möglichst früh einsetzenden und gezielten Förderung sollten verschiedene Aspekte kognitiver und sozialer Funktionen anhand **testpsychologischer Untersuchungen** erfasst und in ihrem weiteren Entwicklungsverlauf kontrolliert werden.

Tiefer gehende Informationen

➤ Box 24.6 mit einer Liste von testpsychologischen Untersuchungsverfahren finden Sie online im „Plus im Web" zu diesem Buch.

Kritisch muss angemerkt werden, dass die genannten Untersuchungsverfahren in den unteren Bereichen nicht gut differenzieren und dass mit zunehmendem Alter Normierungsprobleme auftreten. Prinzipiell geht es jedoch darum, ein breites, differenziertes Spektrum an Leistungs- und Verhaltensparametern zu erheben, das dann eine Orientierung für die Fördermaßnahmen darstellt. In den diagnostischen Prozess sind die Angehörigen bzw. Betreuungspersonen einzubeziehen, da viele Informationen über die Ausübung alltäglicher Routineaufgaben und Verhaltensweisen nur durch sie zu gewinnen sind. Hierzu stehen auch entsprechende Verfahren zur Verfügung, z. B. das Interview zur Erfassung von Fähigkeiten, Fertigkeiten und Verhaltensauffälligkeiten (IFFV, Liepmann 1979).

Neben einer Untersuchung der intellektuellen Fähigkeiten und Defizite ist auch die Erhebung des körperlichen Befunds, verbunden mit entwicklungspsychologischen Fragestellungen, wichtig, da insb. bei den schwereren Intelligenzminderungen Begleiterkrankungen und Anomalien differenzialdiagnostisch ausgewertet werden müssen.

Zur endgültigen Diagnosestellung und **differenzialdiagnostischen Abgrenzung** sind neben der Familienanamnese und Angaben zum Verlauf von Schwangerschaft und Geburt eine sorgfältige somatische Frühdiagnostik sowie eine Beurteilung des kognitiven und körperlichen Entwicklungsverlaufs mit den jeweiligen psychopathologischen Auffälligkeiten zu erheben:

- Körperlicher Befund mit Beurteilung der motorischen Entwicklung, somatischer Komplikationen und Behinderungen
- Kognitiver Entwicklungsstand
- Psychopathologische Auffälligkeiten
- Spezielle Untersuchungsverfahren wie biochemisches Screening, EEG, evozierte Potenziale, Elektroretinogramm, bildgebende Verfahren, chromosomale sowie molekulargenetische Untersuchungen

Um mögliche pränatale Ursachen zu erkennen, ist eine **besondere körperliche Untersuchung** notwendig, die möglichst schon im Kindesalter erhoben werden sollte. Sie ermöglicht nach Wiedemann et al. (1985) eine Erfassung und Gruppierung spezieller Syndrome:

- Anomalien des Schädels und/oder Gesichts
- Hochwuchs oder Wachstumshemmung (proportioniert, unproportioniert)
- Altes oder mageres Aussehen
- Adipositas
- Anomalien in Nacken- bzw. Schulterbereich, Abdomen und Beckenregion
- Pigmentanomalien
- Bindegewebeschwäche

- Anomalien des knöchernen und muskulären Bewegungsapparats (Extremitäten, Hände, Füße, Wirbelsäule)
- Anomalien der inneren Organe, z. B. des kardiovaskulären Systems

Die genaue körperliche Untersuchung gibt in den meisten Fällen auch Hinweise auf **Begleiterkrankungen,** die bei geistig Behinderten besonders häufig vorkommen. Bei ca. 20 % der Kinder mit Intelligenzminderung besteht eine Zerebralparese, die oft mit sensorischen Funktionsstörungen kombiniert ist. Anfallsleiden sind mit einer Lebenszeitprävalenz von 31–40 % (Corbett et al. 1975; Huber 2004) sehr häufig; sie müssen bei jedem vierten Betroffenen medikamentös behandelt werden. Bei zusätzlicher körperlicher Behinderung steigt die Epilepsieprävalenz auf bis zu 62,5 % (Airaksinen et al. 2000). 80 % der Epilepsien treten erstmals vor dem 19. Lj. auf. Bei der Beurteilung des Krankheitsverlaufs sind in diesen Fällen neben der Grunderkrankung auch die Folgen der Epilepsie sowie die Nebenwirkungen der pharmakologischen Behandlung in Betracht zu ziehen. Neben einer Verminderung der muskulären Leistungsfähigkeit findet sich bei geistig Behinderten auch eine 100-fach erhöhte Prävalenz von Sehstörungen (➤ Tab. 24.9).

Tab. 24.9 Art und Häufigkeit von Zusatzbehinderungen bei geistig behinderten Kindern (nach Liepmann 1979; Schmidt 1995)

Zusatzbehinderungen			
Art	%	Häufigkeit	%
Motorik	17	Keine	12
Sehen	50	Eine	26
Hören	8	Zwei	39
Sprache	77	Drei	20
Epilepsie	14	Vier	3

Entsprechend den begleitenden somatischen Symptomen sollten die notwendigen Untersuchungen auch im Entwicklungsverlauf kontrolliert werden. Hierzu gehören insb. das EEG einschl. sensorisch evozierter Potenziale, Röntgen- und CT- bzw. MRT-Untersuchungen des Schädels sowie bei entsprechender Indikation SPECT, Elektromyografie und -neurografie.

Bisher liegen keine evidenzbasierten Leitlinien hinsichtlich der notwendigen Diagnostik bei Menschen mit Intelligenzminderung vor. Van Karnebeek et al. (2005) werteten Studien im Hinblick auf signifikante Ergebnisse aus (➤ Tab. 24.10).

Tab. 24.10 Anteil (%) signifikanter Ergebnisse von diagnostischen Untersuchungen bei Menschen mit Intelligenzminderung (nach van Karnebeek et al. 2005)

Diagnostische Untersuchung	Anteil (%)
Dysmorphologische Untersuchung	39–81
Neurologische Untersuchungen	42,9
Bildgebende Verfahren	30
Zytogenetische Untersuchungen	9,5
Fragiles-X-Screening	5,4
Subtelomerische Studien	4,4
Metabolische Untersuchungen	1

Resümee

Der Frühdiagnostik der motorischen und kognitiven Entwicklung kommt eine besondere Bedeutung zu. Bei ⅕ der geistig Behinderten besteht eine Lähmung, oft mit sensorischen Funktionsstörungen kombiniert. Auch Anfallsleiden haben mit gut 30 % eine hohe Lebenszeitprävalenz, ebenso Ausfälle im Bereich des Sehens und Hörens. Die zur Verfügung stehenden testpsychologischen Verfahren differenzieren leider mit zunehmendem Alter und ausgeprägterer Behinderung nur unzureichend.

24.6 Therapie

In einer Meta-Analyse zu den Behandlungseffekten bei Patienten mit Intelligenzminderung wurde die Effektivität verschiedener verhaltenstherapeutischer und medikamentöser Interventionen überprüft. Unabhängig von den Verfahren fanden die Autoren in 20 % einen guten, in 28 % einen zufriedenstellenden, in 32 % einen fraglichen und in 20 % einen nicht belegten Effekt. Externalisiertes destruktives Verhalten konnte weniger günstig beeinflusst werden als internalisierende Probleme. Die statistische Analyse ergab, dass Response-Kontingenz-Verfahren effektiver zu sein scheinen als andere verhaltenstherapeutische Maßnahmen und psychopharmakologische Ansätze, die zu den geringsten Veränderungen führten (Didden et al. 1997).

Auch selbstverletzendes Verhalten lässt sich durch verhaltenstherapeutische Techniken deutlich reduzieren (Kahng et al. 2002). Die Aussagekraft dieser Übersichtsarbeit ist jedoch durch methodische Schwächen (z. B. unzureichende Beschreibung der Einzelstudien, unzulängliche Suchstrategie zur Identifikation der relevanten Literatur) deutlich eingeschränkt.

E B M

In einem narrativen Cochrane-Review kommen Rana et al. (2013) nach Auswertung verschiedener Datenbanken zu dem Schluss, dass lediglich fünf Studien, in denen die Wirksamkeit von Psychopharmaka bei selbstverletzendem Verhalten untersucht wurde, doppelblind und placebokontrolliert durchgeführt wurden. In vier dieser Studien wurde eine Wirksamkeit von Naltrexon nachgewiesen, und in einer Studie war Clomipramin wirksam.

Erfahrungsberichte, offene oder kontrollierte Studien über Polypsychopharmakologie zur Behandlung von Menschen mit Intelligenzminderung fehlen, obwohl ⅕–⅔ aller Menschen mit geistiger Behinderung, die in Pflegeeinrichtungen behandelt werden, mehr als ein Psychopharmakon einnehmen (Lott et al. 2004; Berg et al. 2010).

30–60 % der in speziellen Einrichtungen lebenden geistig Behinderten erhalten Psychopharmaka, wobei die Medikation in den meisten Fällen ohne eindeutige psychiatrische Diagnose verordnet wird (Dosen 1993). In den letzten Jahren wurde jedoch aufgrund verstärkter verhaltenstherapeutischer Ansätze die Behandlung mit Psychopharmaka um 20–30 % gesenkt.

Branford (1994) beschrieb den Anteil an psychotropen Substanzen, die geistig Behinderten verordnet werden, für Antikonvulsiva mit 29 %, für Neuroleptika mit 23 %, für Thymoleptika mit 4 % und für Anxiolytika mit 2 %. Die Medikamentengabe stieg auf fast das Doppelte, wenn die Patienten in speziellen Institutionen untergebracht waren. Spreat et al. (2004) verglichen die Rate der Psychopharmakamedikation 1994 und 2000 und fanden eine gleich bleibende Antipsychotikaprävalenz (21 %). Allerdings nahm der Anteil der atypischen Neuroleptika von 0,1 % auf 7,7 % und der von SSRI von 1,2 auf 11,1 % zu.

EBM

Einem Cochrane-Review zufolge ist die Wirksamkeit einer antidepressiven Medikation aufgrund der unzureichenden Datenlage nicht belegt (Brylewski und Duggan 2004).

Die therapeutischen Interventionen sollten jedoch entsprechend den psychiatrischen Diagnosen bzw. psychopathologischen Auffälligkeiten und unter Berücksichtigung der kognitiven Möglichkeiten und des Schweregrades der Intelligenzminderung ausgewählt werden. Es wird zunehmend deutlich, dass sich **pädagogische Förderung** und psychiatrische Behandlung bei der Versorgung geistig Behinderter ergänzen müssen. Entwickeln geistig Behinderte psychiatrische Erkrankungen wie eine schizophrene Psychose oder eine affektive Störung, dann sollten sie entsprechend der psychopathologischen Symptomatik das ganze Spektrum an möglichen Behandlungsmaßnahmen erhalten.

EBM

Allerdings sind einem Cochrane-Review zufolge aufgrund der aktuellen Datenlage (nur eine Studie) keine Aussagen über die Wirksamkeit einer antipsychotischen Medikation bei Patienten mit einer schizophrenen Störung und einem IQ von 70 möglich (Duggan und Brylewski 2004).

Nach Sovner und Hurley (1983) sollte z. B. bei affektiven Störungen eine **Pharmakotherapie** mit Antidepressiva bzw. Lithiumsalzen in Kombination mit psychotherapeutischen Verfahren erfolgen. Allerdings erwies sich gut die Hälfte der pharmakologischen Interventionen bei der Behandlung depressiver Störungen im Vergleich zur Placebogabe als nicht günstiger.

Hässler et al. (2005) empfehlen in einer Literaturübersicht zu Psychopharmaka und Polypharmazie bei Menschen mit geistiger Behinderung evidenzbasierte Medikationskombinationen (> Tab. 24.11). Buzan et al. (1995) stellten in einer systematischen Literaturübersicht fest, dass bei geistiger Behinderung mit selbstverletzendem Verhalten nur die Hälfte der Patienten unter Opiat-Antagonisten eine Besserung erfuhr.

Eine Übersicht über placebokontrollierte Doppelblindstudien zur Pharmakotherapie bei neuropsychiatrischen Erkrankungen ergab einen überraschend **robusten Placeboeffekt** (Rummans et al. 1999). Die Behandlungseffekte variieren stark in Abhängigkeit von der Schwere der Erkrankung, wobei die Effektstärken auf der Basis von kleinen Stichprobengrößen und Open-Label-Studien nicht vorhersehbar sind.

Darüber hinaus treten Nebenwirkungen häufiger auf, wobei Unruhe und Angstzustände auf Benzodiazepine und Lithium ausreichend gut ansprechen. Die Amerikanische Gesellschaft für Kinder-

Tab. 24.11 Evidenzbasierte Polypharmazie bei Menschen mit geistiger Behinderung (nach Hässler et al. 2005, 2008; Hässler und Reis 2010)

Störungsbild	Medikation
Schizophrenie	• Akutphase (Dominanz von Plus-Symptomen mit Erregung, Aggressivität): Einstellung auf Haloperidol i.v. 5–15 (30) mg/d (geringste effektive Dosis wählen), meist in Kombination mit einem niedrigpotenten Neuroleptikum (z. B. Levopromazin 50–150 (300) mg/d) – nicht länger als maximal 14 Tage (Kreislauf überwachen, EKG-Ableitung vor und nach Neuroleptika-Einstellung, Laborparameter, Prolaktinspiegel und Blutzucker regelmäßig, zu Therapiebeginn wöchentlich bestimmen), bei EPMS zusätzlich ein Anticholinergikum (Biperiden), überlappende Umstellung auf ein atypisches Neuroleptikum ab dem 3. Tag zur Vermeidung von Spätdyskinesien • Bei geringerer Akuität: primäre Einstellung auf ein Atypikum oder konventionelles Neuroleptikum
Schizoaffektive Störung	Kombination eines Neuroleptikums [z. B. Quetiapin bis 800 (1.200) mg/d] mit einem Antiepileptikum als Phasenprophylaktikum (bei vorwiegend depressiver Gestimmtheit Lamotrigin 50–200 mg/d, bei vorwiegend manischer, submanischer Stimmung Valproat 300–600 mg/d)
Auto- und fremdaggressives Verhalten	Risperidon 0,5–4 (6) mg/d + Zuclopenthixol 6–20 mg/d, Risperidon 0,5–4 (6) mg/d + Valproinsäure bis 25 mg/kg KG/d
Impulsives Verhalten (aggressiv und hypermotorisch) bei einem IQ nicht unter 60	Risperidon 0,5–4 (6) mg/d + Methylphenidat bis max. 1,1 mg/kg KG
Demenzieller Prozess	Atypisches Neuroleptikum + Cholinesterasehemmer (Rivostigmin 1,5–4,5 (6) mg/d)

und Jugendpsychiatrie (AACAP) gab in ihren 1999 publizierten Diagnostik- und Therapierichtlinien Warnhinweise hinsichtlich von Medikamentennebenwirkungen für Menschen mit geistiger Behinderung heraus (> Tab. 24.12).

Aufgrund der besseren Früherkennung und Frühförderung spricht Rave-Schwank (1988) von den **„alten geistig Behinderten"**, die in Landeskrankenhäusern ohne entsprechende Frühförderung und Sonderschulen hospitalisiert wurden und bei denen durch eine fehlende Förderung oft irreparable Hospitalisierungsschäden auftraten. Sie unterscheidet sie von den sog. **„neuen geistig Behinderten"**, die durch Sonderkindergärten und spezielle Schulprogramme eine Förderung erhielten und sprach- und artikulationsfähiger geworden sind.

Berufliche Rehabilitation und **soziale** Integration stellen zwei zentrale Ziele in der Behandlung geistig Behinderter dar, wobei es in der Bundesrepublik ca. 350 Werkstätten mit 85.000 Arbeits- oder Trainingsplätzen gibt, deren Ausbau auf ca. 120.000 geplant ist. Ähnlich wie in den USA ist ein gestuftes Versorgungssystem im Aufbau. Neben einer ambulanten speziellen Behandlungseinheit sollten kurzfristige akute stationäre Aufnahmen mit enger Vernet-

Tab. 24.12 Medikamentennebenwirkungen bei Menschen mit geistiger Behinderung (nach Hässler et al. 2005)

Medikament	Nebenwirkungen
Aminophyllin	Aggression
Anticholinergika	Höhere Wahrscheinlichkeit kognitiver Störungen, Delirium bei Patienten mit Trisomie 21
Carbamazepin	Höherer Serumspiegel bei antiepileptischer Polytherapie, Intoxikationsgefahr, Hyponatriämie, Hypovitaminose D, Folsäuremangel, Erregbarkeit
Clobazam	Aggressivität, Agitiertheit, selbstverletzendes Verhalten, Insomnie, Hyperaktivität
Gabapentin	Aggressivität, Choreoathetose
Lithium	Kognitive Schwerfälligkeit
Benzodiazepine	Hyperaktivität, paradoxe Phänomene, entzugsbedingte manische Phänomene
Methylphenidat	Sozialer Rückzug, motorische Tics, Verschlechterung der Primärsymptomatik
Neuroleptika	Höheres Risiko für EPMS (speziell tardive Dyskinesie), selbstverletzendes Verhalten, Insomnien
Phenobarbital	Erregbarkeit, Depression, Aggressivität, selbstverletzendes Verhalten
Phenytoin	Hohes Intoxikationsrisiko, Kleinhirn- und Hirnstammatrophie, Osteomalazie
Valproat	Pankreatitis, Hepatotoxizität

zung zu den Werkstätten und anderen ambulanten Diensten möglich sein. Hinzu kommen spezielle Wohngruppen mit überwiegend verhaltenstherapeutisch orientierten Übungsprogrammen zum Aufbau der sozialen Kompetenzen und konkreter Problemlösestrategien. Der Austausch in Gruppen und das gemeinsame Lernen ist eine hilfreiche, noch zu wenig angewandte Methode.

Eine Metaanalyse zur Effektivität der sensorischen Integrationsbehandlung, d. h. zur Durchführung einer geplanten und kontrollierten spezifischen sensorischen Stimulation, ergab mittlere Effektstärken für psychoedukative Maßnahmen und motorische Interventionen *(motor category)*. Neuere Studien zeigten jedoch keinen signifikanten allgemeinen Effekt und erwiesen sich gegenüber alternativen allgemeinen Behandlungsmethoden als nicht überlegen (Vargas und Camilli 1999; Lancioni et al. 2002).

Funktionelles Kommunikationstraining und der Transfer von erreichten Verhaltensänderungen in neue soziale Situationen gewinnen zunehmend an Bedeutung. Emerson (1993) konnte durch funktionelle Analysen von auffälligen Verhaltensweisen zeigen, dass z. B. die Aggression einer Person durch das konsequente Ausweichen vor sozialen Anforderungen aufrechterhalten wird.

Es geht insb. bei Personen mit leichten Intelligenzminderungen darum herauszufinden, welche Anforderungen zu aversiven Stimuli und damit zu wirksamen negativen Verstärkern werden. Hierbei kann es sich um die unterschiedlichsten Faktoren handeln: z. B. Müdigkeit, körperliche Symptome, Sedierung, Art vorausgegangener Aktivitäten, Vorhandensein bevorzugter konkurrierender Aktivitäten sowie Verlauf oder Art der Anforderungen. Die Modifizierung solcher Variablen könnte dann dazu beitragen, dass soziale Anforderungen ihre aversiven Eigenschaften verlieren.

Wird die Bedeutung von bestimmten auslösenden Ereignissen für funktionelle Verhaltenskonsequenzen erkannt, so lassen sich Ersatzverhaltensweisen finden, die dann deutlich effektiver sind als das Problemverhalten. Die Angemessenheit von Interventionen ist dabei immer an einer eigenständigeren Lebensführung und der Unabhängigkeit einer Person zu messen. Unangebracht ist z. B. das Beibringen eines funktionell gleichwertigen Verhaltens für ein Problemverhalten, das durch soziale Flucht und Vermeidung aufrechterhalten wird, wenn das Ersatzverhalten selbst zu extremer Passivität oder umfangreicher Vermeidung sozial angemessener Reaktionen führt. Unter solchen Umständen müsste ein funktionelles Kommunikationstraining mit Maßnahmen kombiniert werden, welche die individuelle Toleranz der auslösenden aversiven Reize steigert. Eine Weiterentwicklung und Differenzierung dieser verhaltenstherapeutischen Techniken in Kombination mit einer genauen funktionellen Verhaltensanalyse verbessert die Behandlungsstrategien beträchtlich.

Uneinheitliche Ergebnisse finden sich bei der Anwendung körperlicher Zwangsmaßnahmen. Langfristige Veränderungen der Zielsymptomatik ergeben sich in Abhängigkeit von kontingentem versus nichtkontingentem Einsatz und der Implementierung in ein generelles Behandlungskonzept (Harris 1996). Eine Meta-Analyse über den Effekt von Bewegungstherapie auf die körperliche Gesundheit verdeutlicht eine starke Zunahme der muskulären und kardiovaskulären Ausdauer. Hochfrequente Programme haben größere Effektstärken als niederfrequente, ebenso wirken sich längerfristige Maßnahmen günstiger aus (Chanias et al. 1998). Die Autoren der Übersichtsarbeit betonen jedoch, dass aufgrund methodischer Unzulänglichkeiten der zugrunde liegenden Studien eine fundierte und abschließende Beurteilung des Therapieverfahrens gegenwärtig nicht möglich ist.

Resümee

Es sollte immer darauf ankommen, einen Behandlungsplan i. S. einer multimodalen Betreuung individuell zu entwickeln.

Eine medikamentöse Therapie der Intelligenzminderung ist nicht möglich. Psychiatrische Begleitsymptome sollten in Abhängigkeit vom Schweregrad psychopharmakologisch behandelt werden. Verhaltenstherapeutische Interventionen, insb. die funktionelle Verhaltensanalyse, verbunden mit einem Kommunikationstraining, reduzieren in vielen Fällen den Einsatz von Psychopharmaka. Mögliche zusätzliche Erkrankungen anderer Organe müssen je nach Fachgebiet ophthalmologisch, internistisch, neurologisch oder orthopädisch therapiert werden.

Die meisten geistig Behinderten bedürfen einer heilpädagogischen Förderung, die bei leichten und mittelschweren Formen ambulant und nur in schweren Fällen stationär in einer entsprechenden Institution erfolgt. Besonders wichtig für den Therapieerfolg sind hierbei die Aufklärung und die positive Mitarbeit der Eltern, die erst einmal die Behinderung ihres Kindes akzeptieren lernen müssen, um dann hilfreich mitzuwirken. Die heilpädagogische Förderung schließt auch krankengymnastische und logopädische Behandlungen ein. Berufliche Rehabilitation und soziale Integration stellen zwei zentrale Ziele in der Behandlung geistig Behinderter dar. Der Austausch in Gruppen und das gemeinsame Lernen ist eine hilfreiche, noch zu wenig angewandte Methode.

24.7 Rechtliche und gesetzliche Bestimmungen

Sowohl im Sozialgesetzbuch (SGB) IX als auch in der Internationalen Klassifikation der Funktionsfähigkeit, Behinderung und Gesundheit (ICF) der WHO erfolgt eine Abkehr von primär defektorientierten Denkmodellen *(disability, impairment, handicap)* zu prozessorientierten Modellen, die auf individuelle Ressourcen/Kompetenzen *(Empowerment)*, Normalisierung und Selbstbestimmung abzielen und Funktionen und Teilhabe in den Vordergrund stellen. Im **Bundessozialhilfegesetz** (BSHG) sind die rechtlichen Grundlagen für eine vorbeugende Gesundheitshilfe, Krankenhilfe und Eingliederungshilfe für Behinderte geregelt. Das **Betreuungsgesetz** regelt beim Vorliegen einer psychischen Krankheit oder einer körperlichen, geistigen oder seelischen Behinderung, durch die eine freie Entscheidung der Betroffenen eingeschränkt ist, u. a. Fragen der Geschäftsfähigkeit, Aufenthaltsbestimmung und Vermögensangelegenheiten (§§ 1896, 1903 BGB). Durch das **Vormundschaftsgericht** ist bei einer persönlichen Anhörung zu überprüfen, ob für den Betroffenen eine Betreuung angeordnet werden muss, wobei ein ärztliches Gutachten zu Fragen der medizinischen, psychopathologischen und sozialen Situation vorliegen muss. Es ist darauf zu achten, dass diejenigen Funktionen, die vom Betroffenen noch wahrgenommen werden können, durch die Betreuungsmaßnahmen nicht eingeschränkt werden.

Bei der rechtlichen Stellung der Behinderten stellt sich häufig die Frage, ob und unter welchen Bedingungen eine **Sterilisation** durchgeführt werden sollte. Mit der Neufassung des Betreuungsgesetzes (§ 1905 BtG) wird festgelegt, dass unter Betreuung stehende Volljährige in die Sterilisation selbst einwilligen können, wenn sie hinreichend einsichts- und steuerungsfähig sind. Fehlt dem Betreuten die Einwilligungsfähigkeit, darf der Betreuer mit gerichtlicher Genehmigung nur dann einwilligen, wenn die Sterilisation nicht dem Willen – sei er noch so unvernünftig begründet – des Betreuten widerspricht. Der Widerspruch des – dauernd und nicht nur vorübergehend – einwilligungsfähigen (!) Betreuten schließt eine Sterilisation aus. Zulässig ist eine Sterilisation auch nur bei begründeter Gefahr einer Schwangerschaft, die ihrerseits eine schwerwiegende Gefahr für Leben oder Gesundheit darstellen würde. Unter „Gefahr" wird auch verstanden, wenn vormundschaftsrichterlich eine Trennung vom Kind wegen Erziehungsunfähigkeit angeordnet werden müsste. Die Schwangerschaftsverhütung mit anderen zumutbaren Mitteln muss ausgeschlossen sein.

Fahreignung ➢ Kap. 30.

Literatur

Die vollständige Literatur zu diesem Kapitel finden Sie online im „Plus im Web" zu diesem Buch.

Fragen zur Wissensüberprüfung zum ➢ Kap. 24 finden Sie online.

KAPITEL

25

Dieter Ebert, Alexandra Philipsen und Bernd Heßlinger

Die Aufmerksamkeitsdefizit-/Hyperaktivitätsstörung (ADHS) des Erwachsenenalters

25.1 Terminologie

Aufmerksamkeitsdefizit-/Hyperaktivitätsstörungen **(ADHS)** oder in anderer Terminologie hyperkinetische Störungen **(HKS)** gehören zu den **häufigsten Störungsbildern** im **Kindes- und Jugendalter.** Es wird geschätzt, dass 3–10 % aller Kinder mit unterschiedlichem Schweregrad Symptome i. S. einer ADHS zeigen.

Im DSM-5 wird die ADHS differenziert in einen Mischtyp, einen vorwiegend hyperaktiv-impulsiven Typ („Zappelphilipp", eher bei Jungen) und einen vorwiegend unaufmerksamen Typ („Hans-guck-in-die-Luft", eher bei Mädchen), wobei es sich nicht um Subtypen im eigentlichen Sinne, sondern um verschiedene Ausprägungen handelt.

In der ICD-10 werden sie unter F90.0 als hyperkinetische Störung mit in Bezug auf das Alter und den Entwicklungsstand nachweisbarer Abnormalität von Aufmerksamkeit und Aktivität beschrieben (evtl. kombiniert mit Störungen des Sozialverhaltens [F90.1]).

Bei vielen Patienten persistieren die Störungen unter einem Symptomwandel ins Erwachsenenalter. Die ADHS muss dann auch im Erwachsenenalter als eigenständiges Krankheitsbild erkannt werden und stellt einen wichtigen Risikofaktor für andere psychische Störungen dar.

Resümee
Die ADHS, eine der häufigsten Erkrankungen im Kindes- und Jugendalter, kann unter einem Symptomwandel bis ins Erwachsenenalter persistieren und gilt als eigenständiges und klinisch relevantes Krankheitsbild.

25.2 Epidemiologie und Verlauf

25.2.1 Prävalenz

Geschlechtsverhältnis Männer sind wie schon in Kindheit und Jugend häufiger betroffen als Frauen. Während im Kindesalter das Geschlechtsverhältnis auf 3 : 1 bis 4 : 1 geschätzt wird, werden im Erwachsenenalter nur noch doppelt so viele Männer als erkrankt diagnostiziert.

Häufigkeiten Etwa 3–10 % aller Kinder zeigen Symptome i. S. einer Aufmerksamkeitsdefizit-/Hyperaktivitätsstörung (ADHS): Die ADHS persistiert bei mindestens 10 % vollständig bis ins Erwachsenenalter, ca. 35 % behalten zumindest für ihre Lebensgestaltung relevante Symptome, ohne die Diagnosekriterien vollständig zu erfüllen (subkategorial), und ca. 80 % zumindest diskrete Restsymptome (bei einer großen Spannweite des Ausprägungsgrades und der klinischen Relevanz bzw. Krankheitswertigkeit). Eine Untersuchung zur Häufigkeit der ADHS im Erwachsenenalter ergab eine Prävalenz von 3,4 % weltweit und von **3,1 % in Deutschland.**

25.2.2 Verlauf

Definitionsgemäß **beginnt** die Störung **im frühen Kindesalter.** Es gibt jedoch auch Hinweise, dass bei einem geringeren Teil der Patienten ein Beginn erst in der Adoleszenz erfolgt. Beim Übergang in das Erwachsenenalter bleiben die im Kindesalter festgestellten Symptome (z. B. Unaufmerksamkeit, Desorganisiertheit, Impulsivität, emotionale Instabilität, Hyperaktivität) bestehen, allerdings unter einem **Symptomwandel in jeweils altersspezifischer Ausprägung** (➤ Kap. 25.3.1).

Die **Störung kann leicht ausgeprägt sein** und erscheint dann evtl. nur **als Variante normaler Persönlichkeitsmerkmale,** sie kann aber **auch** den **Schweregrad einer Krankheit** mit erheblicher Beeinträchtigung der Lebensführung erreichen. Der **Verlauf** wird **häufig nicht durch die Ausprägung der Grundsymptome bestimmt, sondern** v. a. **durch die sozialen und psychischen Folgen.** Der natürliche Verlauf ist also geprägt durch den Schweregrad, etwaige komorbide Störungen und die jeweiligen sozialen Bedingungen (z. B. Berufs- und Partnerwahl). So schränken hyperaktive Symptome bei geeigneten sozialen Bedingungen z. B. das berufliche Fortkommen u. U. nicht nur nicht ein, sondern sind in manchen Berufen, in denen z. B. Risikobereitschaft und Kreativität wichtiger sind als die sehr disziplinierte Ausübung von Routinetätigkeiten, vielleicht sogar förderlich. Selbst schwerere Aufmerksamkeitsstörungen müssen nicht klinisch manifest werden, aber ungünstige soziale Verhältnisse, unpassende Berufswahl und komorbide Störungen können auch leichte Symptome einer ADHS klinisch relevant werden lassen.

25.2.3 Komplikationen und Komorbidität

Bei ADHS im Erwachsenenalter ist die hohe Rate an komorbiden psychischen Störungen und psychosozialen Schwierigkeiten von besonderer klinischer Relevanz. Die häufigsten komorbiden Störungen sind: **affektive Störungen** (einschl. rezidivierender kurzer depressiver Störung) **und Angststörungen** (insb. spezifische Phobien, Lebenszeitprävalenz jeweils ca. 40–60 %), **Missbrauch und Abhängigkeit von psychotropen Substanzen** (ca. 15–50 % je nach Definition und betrachteter Substanz) **sowie nicht substanzgebundene Süchte** (z. B. in den Bereichen Sexualität, Spielsucht, suchtartiges Internet-Surfen), **dissoziale Persönlichkeitsstörung** (ca. 10–30 %, deutlich erhöhte Rate von ADHS bei Strafgefangenen), **emotional-instabile Persönlichkeitsstörung** (falls diese nicht als erwachsener Ausdruck der AHDS angesehen wird, ➤ Kap. 25.5).

Noch nicht abschließend geklärt ist die Frage, ob ADHS gehäuft in eine bipolar affektive Störung übergeht. Beide Störungen weisen überlappende Symptome auf und können klinisch ähnliche Erscheinungsbilder verursachen. An somatischen Komplikationen sind eine deutlich **erhöhte Verkehrsunfallrate** und ein erhöhtes Risiko für **Adipositas** erwähnenswert. Studien zeigen zudem eine durch ADHS erhöhte Wahrscheinlichkeit, unter einem **Restless-Legs-Syndrom** (RLS) mit entsprechenden Schlafstörungen zu leiden.

Weiterhin finden sich bei ADHS deutlich erhöhte Raten für frühe (vor dem 20. Lj.) ungeplante Schwangerschaften, Scheidungen, Arbeitsplatzwechsel, Fehltage am Arbeitsplatz und Arbeitslosigkeit. Erwachsene mit ADHS erreichen **niedrigere Bildungsabschlüsse** und brechen ihre Ausbildungen häufiger ab als Gleichaltrige.

Resümee

Die ADHS des Erwachsenenalters ist ein Risikofaktor für viele andere psychische Störungen (insb. Suchterkrankungen, affektive und Persönlichkeitsstörungen) sowie negative psychosoziale Konsequenzen.

25.3 Symptomatik und Typisierung

25.3.1 Symptomatik

Die Patienten berichten eine **Kombination von Störungen,** die sich auf **Kognition, Motorik, Verhalten und Affekt** beziehen. Definitionsgemäß manifestieren sich die **Grundsymptome der ADHS** bereits im Kindesalter: **Mangel an Aufmerksamkeit, Impulsivität, emotionale Instabilität und Überaktivität.** Die Symptome werden selten von den erwachsenen Patienten spontan berichtet, da sie als „Persönlichkeitseigenschaften" „eigentlich schon immer" vorhanden waren. Häufig führt der Wechsel vom Kindergarten in die Grundschule mit den neuen Anforderungen der Schulzeit an das Konzentrations- und Durchhaltevermögen zu vermehrten Auffälligkeiten. Typisch sind die folgenden **Erinnerungen an die Grundschulzeit** (je mehr Symptome erinnert werden, umso wahrscheinlicher bestand bereits in der Kindheit ein hyperkinetisches Syndrom):

- Konzentrationsprobleme, leicht ablenkbar, unaufmerksam oder verträumt
- Nervös; zappelig; geringes Durchhaltevermögen mit vorzeitigem Abbruch von Tätigkeiten (z. B. Hausaufgaben, Spielen)
- Aufbrausend; Wutanfälle (z. B. Streit mit anderen);Gefühlsausbrüche; häufig ärgerlich; starke Stimmungsschwankungen
- Impulsiv; Handeln ohne nachzudenken; Verlust der Selbstkontrolle; Neigung zu unvernünftigen Handlungen (z. B. Unfälle, riskante Spiele, Schulauffälligkeiten, Schlägereien); Tendenz zu Unreife
- Einerseits oft ungehorsam, rebellisch, aufsässig, andererseits oft ängstlich, besorgt, depressiv, unglücklich; geringes Selbstwertgefühl und Schuldgefühle
- Probleme mit anderen Kindern; keine beständigen Freundschaften; Probleme mit Autoritäten (Schule); insgesamt mäßiger Schüler mit langsamem Lerntempo, insb. Probleme in Mathematik und/oder Rechtschreibung

Auch wenn die Patienten die Symptome verneinen, erinnern sich Eltern bei genauem Nachfragen meistens daran; hilfreich können die Beurteilungen in alten Schulzeugnissen sein.

Im Erwachsenenalter können diese Grundsymptome in altersspezifischer Ausprägung weiterhin vorhanden sein:

- **Unaufmerksamkeit und Konzentrationsstörungen:** Die Patienten sind vergesslich oder „mit ihren Gedanken woanders", sie wirken geistesabwesend oder verträumt und unaufmerksam. Im Gespräch hören sie schlecht zu und wechseln oft das Thema, haben ständig neue Einfälle oder sind ablenkbar mit dem Eindruck eines „chaotischen Gesprächsstils", der manchmal sogar den Verdacht auf eine schizophrene Denkstörung aufkommen lässt.
- **Desorganisiertheit:** Sie kann Folge der kognitiven Beeinträchtigungen und/oder der Impulsivität (s. unten) sein: Die Patienten halten Arbeiten und Tätigkeiten, die eine lange Aufmerksamkeitsspanne erfordern (z. B. Vorlesungen, Seminare, Sitzungen), nicht durch. Sie verlieren häufig Gegenstände (z. B. Geldbeutel, Schlüssel) oder vergessen Termine. Arbeiten zu organisieren, zu

planen und selbstständig Aktivitäten in Angriff zu nehmen, ist i. d. R. mit großen Schwierigkeiten verbunden. Begonnene Aktivitäten werden nicht beendet, Anordnungen nicht durchgeführt. Berufliche und private Probleme resultieren aus der Unfähigkeit sich unterzuordnen und dem Unvermögen, sich seine Zeit einzuteilen. Die Betroffenen können sich nicht entscheiden oder beginnen mehrere Aktivitäten planlos gleichzeitig. Häufige, oft schwer erklärliche Arbeitsplatzwechsel und -verluste sind typisch. Im anderen Extrem (v. a. beim rein aufmerksamkeitsgestörten Typ ohne Hyperaktivität, s. unten) wirken sie antriebslos, ohne Eigeninitiative, wortkarg und ziehen sich sozial zurück.

- **Impulsivität:** Die Patienten handeln unüberlegt ohne Risikoeinschätzung (z. B. im Straßenverkehr oder beim Sport) oder entscheiden ohne differenzierte Überlegung (z. B. häufige Partnerwechsel, Arbeitsplatzwechsel, s. auch unter Desorganisiertheit). Einfache Formen sind Dazwischenreden, Unterbrechen der Gesprächspartner, Ungeduld und Unvermögen, Handlungen im Verlauf zu protrahieren, ohne dabei Unwohlsein zu empfinden.
- **Emotionale Instabilität**: Auffällig sind häufig rasche Stimmungswechsel, die kurz anhalten und schnell durch gegenteilige Affekte abgelöst werden. Die Palette reicht von Wut und Aggressivität über Deprimiertheit bis hin zu Euphorie, oft vor dem Hintergrund allgemeiner Unzufriedenheit, Langeweile und Suche nach Stimulation. Typischerweise führen kleine Anlässe zu solchen Stimmungswechseln, und die affektiven Reaktionen sind oft durch die beschriebene Impulsivität kompliziert. Die Patienten reagieren überschießend auf alltägliche Stressoren, beschreiben sich als gestresst (emotionale Überreagibilität) und/oder sind andauernd gereizt mit verminderter Frustrationstoleranz.
- **Hyperaktivität:** Die motorische Unruhe des Kindesalters verschwindet oft im Erwachsenenalter oder wird diskreter, während die anderen Symptome persistieren. Ein Teil der Patienten bleibt dennoch sichtbar motorisch unruhig (typisch sind z. B. ständiges Wippen mit den Füßen oder Händetrommeln, Rutschen auf dem Stuhl nach einiger Zeit). Häufiger wird im Erwachsenenalter innere Unruhe berichtet, die Patienten sind chronisch angespannt und unfähig zu entspannen. Sie sind zu ruhigen Tätigkeiten oft nicht in der Lage, schnell gelangweilt, brauchen ständig Anregung und Aktivität (entsprechend werden Handlungen, die nicht unmittelbar belohnt werden, selten beibehalten). Viele Patienten „brauchen" regelmäßig motorische Bewegung (z. B. Laufen, Radfahren), um im Alltag überhaupt „funktionieren" zu können.

25.3.2 Diagnosekriterien

Weder das DSM-5 noch die ICD-10 führen spezifische Kriterien für das Erwachsenenalter auf. Im DSM-5 hingegen sind die Kriterien durch die Angabe von Beispielen an das Erwachsenenalter angepasst. Da in den klinisch-diagnostischen Leitlinien der ICD-10 keine operationalisierten Diagnosekriterien für die ADHS vorliegen, sind in ➤ Tab. 25.1 die DSM-5-Kriterien aufgeführt.

Die **Kriterien der ICD-10** unterscheiden zwischen einer einfachen Aktivitäts- und Aufmerksamkeitsstörung (F90.0), einer hyperkinetischen Störung des Sozialverhaltens (F90.1) und zwei Restkategorien (sonstige bzw. nicht näher bezeichnete hyperkinetische Störung F90.8 bzw. F90.9).

Speziell für das Erwachsenenalter wurden die **Utah-Kriterien** (Wender 2000) entwickelt, wonach Patienten für eine sichere Diagnose **Symptome der Aufmerksamkeitsstörung und der Hyperaktivität zusammen mit mindestens zwei weiteren Symptomen aus den Bereichen Affektlabilität, desorganisiertes Verhalten, mangelnde Affektkontrolle, Impulsivität und emotionale Übererregbarkeit** aufweisen müssen.

Immer zu fordern ist der Nachweis einer ADHS im Kindesalter nach Erinnerungen des Patienten und/oder der Eltern. Die Symptome müssen explizit erfragt werden. Die Diagnose umfasst alle Schweregrade von „krankheitswertig" bis „symptomatisch, aber ohne Krankheitswert". Die leichten Formen können zwar auch andere psychische Störungen modulieren oder einen Risikofaktor darstellen, **aber nicht jede mögliche Diagnose einer ADHS ist eine Krankheit: „Erfolgreiche" Menschen mit ADHS profitieren von ihrer Kreativität, Begeisterungsfähigkeit und Flexibilität.**

25.3.3 Zusatzdiagnostik

Die Diagnose ADHS wird primär klinisch gestellt. In der apparativen **Zusatzdiagnostik** finden sich i. d. R. keine auffälligen Befunde, allenfalls diskrete und unspezifische EEG-, CCT- oder MRT-Anomalien. **Testpsychologische Befunde deuten** häufig auf Defizite im Durchhaltevermögen bei der Testdurchführung und auf eine reduzierte Aufmerksamkeitsspanne hin. Auffällige Befunde lassen sich i. Allg. auch in spezifischen Testverfahren nachweisen, die Leistungen des Frontalhirns prüfen. Besonders hoch begabte Menschen mit ADHS können in testpsychologischen Untersuchungen aber auch ausgezeichnete Ergebnisse erzielen, was die klinische Diagnose ADHS keinesfalls ausschließt.

Ergänzend können validierte Fragebögen angewendet werden. Dabei kommen z. B. die ADHS-Selbstbeurteilungsskala (ADHS-SB, Rösler et al. 2004) sowie zur Selbst- und Fremdeinschätzung die **Conners-Skalen für Erwachsene** zum Einsatz (Christiansen et al. 2010). Zur retrospektiven Selbstbeurteilung von ADHS-Symptomen im Kindesalter ist die **Wender Utah Rating Scale** (Retz-Junginger et al. 2002) hilfreich.

Resümee

Die ADHS im Erwachsenenalter ist durch Aufmerksamkeitsstörungen, Desorganisiertheit, Impulsivität und fakultativ durch Hyperaktivität und emotionale Instabilität gekennzeichnet. Die Symptome sind durchgehend seit der Kindheit und Adoleszenz vorhanden. Wie im Kindesalter sind erwachsene Patienten mit reinen Aufmerksamkeitsstörungen von solchen mit zusätzlicher Hyperaktivität zu differenzieren.

Tab. 25.1 DSM-5-Klassifikation* für die Aufmerksamkeitsdefizit-/Hyperaktivitätsstörung im Erwachsenenalter

A.	Entweder Punkt 1 oder Punkt 2 müssen zutreffen:
	1. Fünf (oder mehr) der folgenden Symptome von **Unaufmerksamkeit** bei über 17-Jährigen:
	Unaufmerksamkeit
	• Beachtet häufig Einzelheiten nicht oder macht Flüchtigkeitsfehler bei den Schularbeiten, bei der Arbeit oder bei anderen Tätigkeiten • Hat oft Schwierigkeiten, die Aufmerksamkeit längere Zeit aufrechtzuerhalten • Scheint häufig nicht zuzuhören, wenn andere ihn/sie ansprechen • Führt häufig Anweisungen anderer nicht vollständig durch und kann Schularbeiten, andere Arbeiten oder Pflichten am Arbeitsplatz nicht zu Ende bringen (nicht aufgrund oppositionellen Verhaltens oder von Verständnisschwierigkeiten) • Hat häufig Schwierigkeiten, Aufgaben und Aktivitäten zu organisieren • Vermeidet häufig, hat eine Abneigung gegen oder beschäftigt sich häufig nur widerwillig mit Aufgaben, die länger andauernde geistige Anstrengungen erfordern • Verliert häufig Gegenstände, die er/sie für Aufgaben oder Aktivitäten benötigt • Lässt sich öfter durch äußere Reize leicht ablenken • Ist bei Alltagstätigkeiten häufig vergesslich
	2. Fünf (oder mehr) der folgenden Symptome der **Hyperaktivität** und **Impulsivität** bei über 17-Jährigen:
	Hyperaktivität
	• Zappelt häufig mit Händen und Füßen oder rutscht auf dem Stuhl herum • Steht in Situationen, in denen Sitzenbleiben erwartet wird, häufig auf • Läuft häufig herum in Situationen, in denen dies unpassend ist (bei Jugendlichen oder Erwachsenen kann dies auf ein subjektives Unruhegefühl beschränkt bleiben) • Hat häufig Schwierigkeiten, sich mit Freizeitaktivitäten ruhig zu beschäftigen • Ist häufig „auf Achse" oder handelt oftmals, als wäre er/sie „getrieben" • Redet häufig übermäßig viel
	Impulsivität
	• Platzt häufig mit den Antworten heraus, bevor die Frage zu Ende gestellt ist • Kann nur schwer warten, bis er/sie an der Reihe ist • Unterbricht und stört andere häufig (platzt z.B. in Gespräche anderer hinein)
B.	Einige Symptome der Hyperaktivität-Impulsivität oder Unaufmerksamkeit, die Beeinträchtigungen verursachen, traten bereits vor dem Alter von 12 Jahren auf.
C.	Beeinträchtigungen durch diese Symptome zeigen sich in mehreren Bereichen (z. B. in der Schule bzw. am Arbeitsplatz und zu Hause).
D.	Es müssen deutliche Hinweise auf relevante Beeinträchtigungen der sozialen, schulischen oder beruflichen Funktionsfähigkeit vorhanden sein.
E.	Die Symptome treten nicht ausschließlich im Verlauf einer Schizophrenie oder einer anderen psychotischen Störung auf und können auch nicht durch eine andere psychische Störung besser erklärt werden (z. B. affektive Störung, Angststörung, dissoziative Störung oder eine Persönlichkeitsstörung).
314.01 (F90.0)	**Aufmerksamkeitsdefizit-/Hyperaktivitätsstörung, gemischt:** liegt vor, wenn die Kriterien A1 und A2 während der letzten 6 Monate erfüllt waren.
314.00 (F98.8)	**Aufmerksamkeitsdefizit-/Hyperaktivitätsstörung, vorwiegend:** liegt vor, wenn Kriterium A1, nicht aber Kriterium A2 während der letzten 6 Monate erfüllt war.
314.01 (F90.1)	**Aufmerksamkeitsdefizit-/Hyperaktivitätsstörung, vorwiegend hyperaktiv-impulsiv:** liegt vor, wenn Kriterium A2, nicht aber Kriterium A1 während der letzten 6 Monate erfüllt war.
Hinweise zur Codierung	Bei Personen (insb. Jugendlichen und Erwachsenen), die zum gegenwärtigen Zeitpunkt Symptome zeigen, aber nicht mehr alle Kriterien erfüllen, wird **teilremittiert** spezifiziert.

* Bei den Diagnosekriterien handelt es sich um eine vorläufige, nicht durch die *American Psychiatric Association* (APA) autorisierte Übersetzung der amerikanischen Version des DSM-5 durch die Autoren.

25.4 Ätiologie und Pathogenese

Es ist noch ungeklärt, ob es sich bei der ADHS um ein **Syndrom mit verschiedenen Ursachen oder um eine Krankheitsentität mit einer Ursache** handelt. Wahrscheinlich ist die Störung bei einem kleineren Teil der Patienten durch früh (z. B. prä- oder perinatal) **erworbene minimale unspezifische Hirnfunktionsstörungen** verursacht, bei einem großen anderen Teil durch **genetische Faktoren** (die Heredität wird auf **ca. 80 %** geschätzt mit einem 5- bis 8-fach erhöhten Risiko für Erstgradangehörige). Umwelt- und Erziehungseinflüsse sind nach heutigem Erkenntnisstand als Ursache für die primäre Symptomatik (nicht für die daraus entstehenden Folgen und die psychosoziale Entwicklung) unwahrscheinlich.

Mit bildgebenden Untersuchungsmethoden wie CCT, MRT, fMRT und PET wurden sowohl strukturelle als auch funktionelle

Auffälligkeiten bei Kindern, Jugendlichen und Erwachsenen mit ADHS nachgewiesen.

Neurochemisch spricht die gute Wirksamkeit von Stimulanzien für eine **kombinierte Störung des Katecholaminsystems (v. a. Dopamin**, geringer Noradrenalin) i. S. einer noch näher zu definierenden funktionell wirksamen mangelnden Neurotransmission, möglicherweise auch einen dadurch induzierten mangelhaften Energiestoffwechsel. In SPECT-Untersuchungen wurden erhöhte striatale Dopamintransporter-Konzentrationen und damit verminderte Dopaminkonzentrationen im synaptischen Spalt festgestellt, die sich unter Stimulanzientherapie normalisierten (Krause et al. 2000). Auch wenn auf den ersten Blick ein Katecholaminmangel naheliegt, ist eine Theorie eines **insuffizienten Energiestoffwechsels** besser geeignet, um die Symptome zu erklären: Primär entstehen daraus Defizite der Daueraufmerksamkeit, die kompensatorisch durch vermehrte frontale Dopaminfreisetzung kompensiert werden müssen – mit dem Ergebnis eines regionalen Dopaminexzesses und Hyperaktivität sowie Impulsivität.

Neuroanatomisch sprechen NMR- und manche PET-Untersuchungen für eine Störung oder **Schädigung im frontostriatalen Regelkreis** mit kleineren Volumina des N. caudatus, des (v. a. rechten) präfrontalen und anterioren zingulären Kortex. Auch kleinere Kleinhirnvolumina (v. a. des posterioren inferioren Vermis) wurden repliziert. Es gibt kernspinspektroskopisch erhobene Befunde, die darauf hinweisen, dass sich die klinisch definierten Subtypen des DSM-5 (hyperaktiv-impulsiver vs. unaufmerksamer Typus) in bestimmten Hirnarealen auch in unterschiedlichen neurochemischen Befunden widerspiegeln. Volumenminderungen können Folge reduzierter katecholaminerger oder energiemetabolischer Wachstumsstimulation sein (Todd 2001).

Resümee

Bei der ADHS handelt es sich primär um eine genetische Erkrankung. In Studien wurden u. a. Auffälligkeiten im Katecholaminsystem und im frontostriatalen Regelkreis gefunden.

25.5 Differenzialdiagnostischer Prozess

Einige somatische und psychische Erkrankungen können komorbid vorkommen oder eine ADHS imitieren. Grundsätzlich sollten eine internistische und neurologische Untersuchung sowie eine gründliche Medikamenten- und Drogenanamnese (und ggf. Drogenscreening) zur Ausschlussdiagnostik durchgeführt werden.

Vorrangig sind von der ADHS des Erwachsenenalters die nachstehend aufgeführten Störungen abzugrenzen:

- **Organische Störungen**: In der Kindheit sind v. a. schwerere Hirnerkrankungen, Epilepsien (z. B. Absencen) und Tic-Erkrankungen, Chorea, fragiles X-Syndrom, beim Erwachsenen v. a. Schilddrüsenerkrankungen, RLS und alle primären Hirnerkrankungen zu nennen. Solche Erkrankungen sollten vor der Diagnose einer primären ADHS ausgeschlossen werden.
- **Schizophrenien**: Desorganisiertheit, kognitive Störungen, „Knick in der Lebenslinie", multiple unspezifische Symptome und formale Denkstörungen mit gelegentlichen Phobien machen Verwechslungen mit „symptomarmen, blanden" oder „prodromalen" Schizophrenien möglich. Umgekehrt kommen tatsächlich Symptome der ADHS auch bei gesicherten Schizophrenien vor oder sind Residual- bzw. Prodromalsymptome.
- **Angst- und affektive Störungen:** Angststörungen und affektive Störungen sind häufige Komplikationen bzw. komorbide Störungen der ADHS: Werden die zugehörigen Diagnosekriterien erfüllt, sollten diese Diagnosen gestellt und entsprechend behandelt werden. Manchmal ist nicht sicher zu entscheiden, ob die im Verlauf der Hyperaktivitätsstörung oft untypischen, häufig nur kurz oder reaktiv ausgelösten affektiven und Angstsymptome bereits als behandlungsbedürftige Angststörung oder affektive Störung zu diagnostizieren sind. Situationsabhängige Auslösung und Beendigung (z. B. durch erzwungene Inaktivität, fehlende Stimulation), Fehlen von Periodizität und längeren abgrenzbaren Phasen (über einige Tage oder sogar Wochen) sprechen gegen eine komorbide affektive Störung.
- **Persönlichkeitsstörungen** (v. a. emotional instabile, dissoziale, ängstlich-vermeidende PS): Die Diagnose mancher PS basiert auf ähnlichen Diagnosekriterien wie die ADHS, und tatsächlich ähnelt die persistierende ADHS in ihrem Verlauf einer PS, da es sich um früh beginnende durchgehende Merkmale handelt, die als Persönlichkeitszüge imponieren. Sind die Kriterien einer ADHS erfüllt (Symptome bereits in der Kindheit vorhanden), ist es nicht notwendig, eine weitere PS mit ähnlichen Symptomen zu diagnostizieren (z. B. emotional instabile oder ängstlich-vermeidende Persönlichkeitsstörung). Dissoziale Verhaltensweisen sind zwar häufige Folgen der ADHS, gehören aber nicht primär zu ihrer Symptomatik und sollten deswegen im Erwachsenenalter zusätzlich als dissoziale PS diagnostiziert werden. In der Regel handelt es sich bei dieser Gruppe um eine auch genetisch (familiär) abgrenzbare Untergruppe der ADHS, die bereits in der Kindheit und Jugend die Kriterien der hyperkinetischen Störung des Sozialverhaltens erfüllte. Auch die Selbstverletzungen und die chronische Suizidalität der Borderline-Störung gehören nicht primär zur ADHS, auch wenn sich die sonstigen Kriterien der beiden Störungen überlappen. Neuere Untersuchungen weisen darauf hin, dass es sich beim impulsiven Subtyp der Borderline-Störung primär um Patienten mit ADHS handelt. Die Selbstverletzungen werden meist zur Spannungsregulation eingesetzt, die bei der ADHS (Anspannungszustände sind bei der ADHS ähnlich häufig!) z. B. durch Sport, Sexualität, Impulsivität, Aggressivität oder Substanzen präferenziell durchgeführt wird. Wenn diese Möglichkeiten bei einer ADHS verwehrt sind, z. B. durch gehäuften Missbrauch mit posttraumatischer Belastungsstörung (ADHS-Patienten haben wahrscheinlich ein höheres Risiko, missbraucht zu werden), entsteht aus einer unkomplizierten ADHS eine Borderline-Störung, die zusätzlich diagnostiziert wird. Entsprechend lassen sich bei ca. 50 % der Patienten mit Borderline-Störung ADHS-Symptome in der Kindheit, bei ca. 15–30 % in das Erwachsenenalter persistierende ADHS-Symptome nachweisen; in klinischen Populationen ist der Anteil sogar erheblich höher.
- **Schlafstörungen:** Bei Patienten mit Aufmerksamkeitsschwierigkeiten und erhöhtem BMI (v. a. > 25) sollte auch an ein Schlaf-

apnoe-Syndrom gedacht und die entsprechende Diagnostik in einem Schlaflabor veranlasst werden.

Resümee
Die ADHS muss v. a. gegen organische psychische Störungen, affektive Störungen, Angststörungen und Persönlichkeitsstörungen abgegrenzt werden.

25.6 Therapie

Aus der Diagnose einer ADHS im Erwachsenenalter leitet sich nicht zwangsläufig eine Behandlungsnotwendigkeit ab. Die Indikation zur Behandlung einer ADHS im Erwachsenenalter sollte dann gestellt werden, wenn – nach Ausschluss einer anderen psychischen oder somatischen Erkrankung – im Kontext vorhandener individueller Ressourcen **relevante funktionelle Einschränkungen** bestehen, die das **soziale Leben des Betroffenen deutlich einschränken,** Leiden bedeuten und durch ADHS verursacht sind.

Die Behandlung kann – wie im Kindes- und Jugendalter – aus einer **Kombination von Pharmakotherapie und störungsorientierter Psychotherapie** bestehen.

25.6.1 Pharmakotherapie

Nach den S2-Leitlinien zur Therapie der ADHS im Erwachsenenalter in Deutschland (Ebert et al. 2003) und den im Internet verfügbaren Leitlinien des National Institutes for Health and Clinical Excellence (http://www.nice.org.uk/Guidance/CG72) ist die medikamentöse Therapie nachweislich wirksam, und die **wirksamste medikamentöse Therapie** ist eine **Behandlung mit Stimulanzien (Methylphenidat), falls keine komorbiden Störungen dagegensprechen** (insb. Substanzmissbrauch ohne vorhergehende Entgiftung).

Methylphenidat weist in Dosierungen von bis zu **1,3 mg/kg KG** (Faraone et al. 2004) eine klinische Responderrate von 70 % bei ADHS im Erwachsenenalter auf, die den Ergebnissen bei Kindern entspricht (Spencer et al. 2005). Die pharmakologische Wirkung besteht in der reversiblen Blockade des Dopamintransporters und, wesentlich geringer, des Noradrenalin- und Serotonintransporters. Metaanalysen bestätigen die gute Wirksamkeit mit mittleren bis hohen Effektstärken (Faraone et al. 2004; Kösters et al. 2009). Allerdings werden nur die Grundsymptome (Aufmerksamkeitsstörung, emotionale Instabilität) ähnlich beeinflusst wie im Kindesalter; oft haben sich aber die sozialen Probleme und problematischen Verhaltensmuster so verselbstständigt, dass die medikamentös bedingten Effekte nicht ausreichend zum Tragen kommen.

E B M
Die Wirksamkeit von Methylphenidat ließ sich im Placebovergleich und gegen eine aktive Medikation (Buproprion, langanhaltende Stimulanzien) statistisch absichern (Evidenzstufe Ia: Peterson und al. 2008; qualitätsüberprüfter Review).

Die Stimulanzienbehandlung mit Methylphenidat wird in der expertenbasierten Leitlinie der DGPPN (Ebert et al. 2003) mit der Evidenzstufe Ia (Empfehlungsgrad A) als wirksam bewertet und als medikamentöse Therapie der 1. Wahl empfohlen. **Methylphenidat wurde im April 2011 zur Behandlung der ADHS im Erwachsenenalter erstmals behördlich zugelassen.** Absolute **Kontraindikationen** von Stimulanzien sind u. a. **Schizophrenie, Hyperthyreoidismus, kardiale Arrhythmien, Angina pectoris** und **Glaukom**. Nebenwirkungen der Therapie sind v. a. Appetitminderung und gastrointestinale Beschwerden, Schlafstörungen und Agitiertheit oder Sedierung, Kopfschmerzen, Tachykardie und Blutdruckanstieg, Muskelkrämpfe, gelegentlich aber auch depressive und manische, selten psychotische Syndrome. Geringe Erhöhungen des systolischen Blutdrucks um durchschnittlich 5 mmHg und der Herzfrequenz um bis zu 5 Schläge/min wurden berichtet. Euphorie und Tendenzen zum Wirkungsverlust mit der Notwendigkeit der Dosisanpassung sind auch für therapeutische orale Dosierungen von Methylphenidat beschrieben. Eine Abhängigkeitsentwicklung oder Missbrauch sind deswegen auch bei bestimmungsgemäßem Gebrauch möglich, wenn auch selten. Eine Störung durch psychotrope Substanzen ist deswegen als weitere Kontraindikation für Stimulanzien zu werten. Substanzentzug bei Abhängigkeit und Abstinenz bei Missbrauch sind Voraussetzungen für die Therapie. Dies gilt, obwohl die Medikation mit Stimulanzien bei Jugendlichen zu einer 85-prozentigen Reduktion des späteren Risikos für Substanzabhängigkeit führt (Wilens et al. 2003).

E B M
Verglichen mit Placebo profitieren Erwachsene mit ADHS im Kurzzeitverlauf von einer Amphetaminmedikation bei einer allerdings aufgrund von Nebenwirkungen signifikant erhöhten Abbruchrate (Evidenzstufe Ia: Castells et al. 2011; Cochrane-Review). Im Vergleich zu Guanfacin, Modafinil und Paroxetin ergaben sich hingegen keine Wirksamkeitsunterschiede. Aufgrund methodischer Defizite der zugrunde liegenden Studien schließen die Autoren eine Überschätzung der gefundenen Effekte jedoch nicht aus.

Durchführung einer Stimulanzientherapie

Es wird mit **Methylphenidat 5–10 mg begonnen** und bis zum Wirkungseintritt **alle 2–3 Tage um 5–10 mg** gesteigert. Da die Wirkung dosisabhängig ist, sollte unter Kontrolle der Nebenwirkungen ausdosiert werden. Dosierungen bis ca. 0,5–1 mg/kg KG sind nach den Vorgaben des Bundesinstituts für Arzneimittel und Medizinprodukte möglich, oft sind aber schon deutlich geringere Dosierungen ausreichend. Eine Dosis-Wirkungs-Beziehung ist zwar klinisch häufig zu beobachten und in einigen Studien gezeigt worden (Faraone et al. 2004), ließ sich i. R. einer aktuellen Metaanalyse aber nicht nachweisen (Kösters et al. 2009). Vorteil: schnelle Beurteilung (Stunden bis Tage) der Wirkung, die oft schon in niedrigen Dosierungen eintritt. Nachteil: BtM-pflichtig, Missbrauch möglich, bei unretardierten Präparaten häufige Tagesdosen. Die verschiedenen, zwischen **6–12 h wirksamen Retardformulierungen** weisen als Vorteile eine gleichmäßigere Wirkstofffreisetzung im Tagesverlauf, **verminderte Rebound-Phänomene** bei Dosisabfall und **verbesserte Compliance** durch einmalige Tagesdosis auf. Unterschiedliche

Verteilungen von sofortiger und verzögerter Freisetzung ermöglichen Anpassungen an die individuell verschiedenen Erfordernisse der Betroffenen. Vor Beginn der Therapie mit Stimulanzien sollten eine internistische und eine neurologische Untersuchung durchgeführt werden. EKG-Kontrollen werden vor Behandlungsbeginn und in jährlichen Abständen empfohlen. Blutdruck und Puls müssen initial und während der Behandlung gemessen werden. Eine Elektroenzephalografie und Laboruntersuchungen von Blutbild, Transaminasen, Bilirubin und Kreatinin sollten erfolgen.

Bei Nebenwirkungen oder Kontraindikationen bleibt **als Alternative zu den Stimulanzien Atomoxetin** Adler et al. 2005). Atomoxetin ist v. a. bei unzureichender Wirkung oder Nebenwirkungen von Methylphenidat, Störungen des Substanzkonsums und komorbiden Angststörungen indiziert (Michelson et al. 2003; Adler et al. 2009). Die **Initialdosis beträgt 40 mg/d, die Zieldosis 80 mg/d** und die Maximaldosis 100–120 mg/d. Im Gegensatz zu Methylphenidat tritt der therapeutische Effekt von Atomoxetin häufig mit einer **Verzögerung von Wochen** auf. Die häufigsten unerwünschten Nebenwirkungen sind Mundtrockenheit, Schlafstörungen, Übelkeit, Appetitlosigkeit, Obstipation und erektile Dysfunktion (Durell et al. 2010). Systolischer und diastolischer Blutdruck sowie Herzfrequenz können erhöht sein. Die Wirksamkeit von Atomoxetin wurde in mehreren offenen und placebokontrollierten Studien nachgewiesen (Michelson et al. 2003; Adler et al. 2005, 2006) und die Effektstärke mit 0,35–0,40 angegeben.

Als **3. Wahl können Antidepressiva mit noradrenerger oder dopaminerger Wirkung eingesetzt werden,** z. B. Reboxetin, Venlafaxin, Bupropion oder die trizyklischen Antidepressiva Desipramin und Nortriptylin. Die Wirksamkeit noradrenerg wirksamer Antidepressiva bei ADHS wurde in kontrollierten Untersuchungen mit meist kleinerer Fallzahl demonstriert (Farone et al. 2000; Wilens et al. 2002, 2005; Verbeeck et al. 2009).

Fehlende Wirksamkeit oder Nebenwirkungen von Methylphenidat und Atomoxetin können in Einzelfällen Indikationen für **Amphetaminpräparate** sein. D,L-Amphetamin besteht aus den Stereoisomeren Dextro- und Levoamphetamin. Dextroamphetamin weist eine viermal stärkere zentralnervöse Wirkung auf als Levoamphetamin. Die Wirkung besteht hauptsächlich in der Ausschüttung von Noradrenalin und Dopamin.

Bei im Vordergrund stehender Komorbidität (z. B. schwere depressive Episode) sollte zunächst diese behandelt werden. Bei der Wahl der antidepressiven Medikation sollte dann die komorbide ADHS berücksichtigt werden (z. B. Noradrenalin-Dopamin-Wiederaufnahmehemmer, Serotonin-Noradrenalin-Wiederaufnahmehemmer).

Ob eine medikamentöse Therapie nach Besserung oder Remission weiterhin notwendig ist, sollte durch Absetzversuche geprüft werden. Allgemeingültige Empfehlungen, wann im Erwachsenenalter der Zeitpunkt für einen Absetzversuch gekommen ist, existieren zum jetzigen Zeitpunkt nicht.

25.6.2 Psychotherapie

In Leitlinien wird eine **Kombination aus Stimulanzien und Psychotherapie** empfohlen (Ebert et al. 2003), da im Erwachsenenalter oft nicht die medikamentös zu behandelnden Basissymptome, sondern die sekundären psychosozialen Folgen und die komorbiden Störungen im Vordergrund stehen. Dabei hat die Aufklärung über die Symptomatik bereits Relevanz (Video, s. dazu das „Plus im Web"zu diesem Buch).

Bisher untersucht sind **Coaching- und verhaltenstherapeutisch orientierte Einzel- und Gruppenkonzepte** (Hesslinger et al. 2002; Stevenson et al. 2002; Safren et al. 2005, 2009; Rostain und Ramsay 2006; Philipsen et al. 2007; Bramham et al. 2008; Virta et al. 2008, 2010; Solanto et al. 2010), ein **Achtsamkeitstraining** (Zylowska et al. 2008) sowie ein **Selbsthilfeprogramm** mit Telefoncoaching (Stevenson und Whitmont 2003). Inhaltlich weisen die Konzepte einige Gemeinsamkeiten auf (z. B. Umgang mit Desorganisiertheit, Verbesserung der Aufmerksamkeit, Impulskontrolle; Matthies et al. 2008). Sie unterscheiden sich hinsichtlich ihrer inhaltlichen Schwerpunkte, den zu vermittelnden Fertigkeiten zum konkreten Umgang mit der Symptomatik, der Dauer der Behandlung (4 Wochen bis 6 Monate) und dem Setting (Einzel- vs. Gruppentherapie). Alle bisherigen Untersuchungen zeigen positive Effekte im Hinblick auf die ADHS-Symptomatik und assoziierte Symptome (z. B. Depressivität, Selbstwert).

In Anlehnung an das Skills-Training bei Borderline-PS nach M. Linehan (ähnlicher Symptomenkomplex als Zielsymptomatik: z. B. emotionale Instabilität, Desorganisiertheit, Impulsivität, süchtige Verhaltensweisen und gestörte Selbstachtung) verbindet das **Freiburger Gruppentherapieprogramm** Psychoedukation mit kognitiv-behavioralen Interventionen und basiert aufgrund überlappender klinischer Symptomatik der adulten ADHS und der Borderline-PS auf Elementen der dialektisch-behavioralen Therapie (DBT). Wesentliches Ziel der Therapie ist die Kontrolle der ADHS-Symptomatik. Für die Durchführung der Gruppentherapie können verschiedene Module und entsprechende schriftliche Arbeitsmaterialien ausgewählt werden, die in einem Arbeitsbuch veröffentlicht wurden (Hesslinger et al. 2003). **Psychoedukation, Achtsamkeitstraining, Alltagsstrukturierung, Übungen zur Verhaltenskontrolle und Handlungsplanung, Ressourcenaktivierung und Steigerung der Selbstachtung** sind die wesentlichen Elemente dieser Psychotherapie, deren Sitzungsablauf und Inhalte exemplarisch in ➤ Tab. 25.2 zusammengefasst sind. Das Vorgehen ist strukturiert und umfasst mindestens 13 wöchentliche Sitzungen von je 2 h Dauer für 6–10 Teilnehmer. Hausaufgaben sind ein wesentlicher Bestandteil der Behandlung.

Der **kognitiv-behaviorale evaluierte Einzeltherapieansatz** von Safren et al. (2005, 2010) weist verschiedene Module auf. Modul 1 beinhaltet Psychoedukation und Organisationshilfen (u. a. das Einführen eines Kalendersystems), Modul 2 bietet Copingstrategien zur Ablenkbarkeit und Modul 3 umfasst Elemente der kognitiven Umstrukturierung. Zusätzliche optionale Module beinhalten den Umgang mit der Tendenz zum Aufschieben, die Verbesserung der kommunikativen Fertigkeiten sowie den Umgang mit Ärger. Aus der Untersuchung von Safren ergaben sich Hinweise für eine Überlegenheit der Kombinationsbehandlung mit Medikation und Psychotherapie gegenüber einer alleinigen medikamentösen Behandlung.

Im Rahmen der Psychoedukation und um sich einen Überblick über Behandlungsoptionen zu machen, sei auch auf die im Handel

Tab. 25.2 Inhalte einer strukturierten Psychotherapie bei ADHS im Erwachsenenalter im Freiburger Konzept

Sitzungen		Inhalte
Gruppe mit 7–9 Teilnehmern Abstand: wöchentlich Dauer: 2 h		• Informationen werden auch schriftlich ausgehändigt • Hausaufgaben sind Teil der Behandlungsvereinbarung
1.	Klärung	• Vorstellung • Terminabsprachen, Schweigepflicht, Entschuldigung bei Fehltermin • Symptomatik und Diagnostik bei ADHS • Zieldefinition: ADHS kontrollieren – anstatt von ADHS kontrolliert zu werden
2.	Neurobiologie Achtsamkeit I	• Information über Neurobiologie bei ADHS und dynamische Prozesse im ZNS • Einführung: Achtsamkeitstraining nach M. Linehan: – Drei „Was"-Fertigkeiten: beobachten, beschreiben, teilnehmen – Drei „Wie"-Fertigkeiten: nicht wertend, fokussiert, effektiv
3.	Achtsamkeit II	• Achtsamkeitsübungen trainieren und in den Alltag integrieren lernen
4.	Chaos und Kontrolle	• Definition: „Chaos ist, wenn ADHS mich kontrolliert; Kontrolle ist, wenn ich ADHS kontrolliere" • Zeitplanung, Organisationsplanung, Merkhilfen, Hilfestellungen, Umgebungsgestaltung
5.	Verhaltensanalyse I	• Konzept: „Problemverhalten ist Verhalten, das ich ändern will" • Teilnehmer erlernen Verhaltensanalysen: Beschreibung des Problemverhaltens im Detail, typische Situationen, vorausgehende Bedingungen, kurz- und langfristige Konsequenzen, alternative Problemlösestrategien, vorbeugende Maßnahmen, Wiedergutmachung
6.	Verhaltensanalyse II	• Ziel: Verhaltensanalysen in Eigenregie durchführen lernen
7.	Gefühlsregulation	• Einführung in Theorie der Gefühle: Primäremotionen, Signal- und Kommunikationscharakter von Emotionen, Beziehung von Emotionen zu Kognitionen, Körperwahrnehmungen und Verhalten • Übungen zur Emotionswahrnehmung und Emotionsregulation, häufigstes Problem bei ADHS: Kontrolle von Wut und Ärger
8.	Depression Medikamente bei ADHS	• Depression als häufige Komorbidität bei ADHS, Information über Symptome und Behandlungsmöglichkeiten bei Depression • Information über medikamentöse Behandlungsmöglichkeiten bei ADHS, Wirkungen und Nebenwirkungen, Erfahrungsaustausch
9.	Impulskontrolle	• Verhaltensanalysen bzgl. Impulskontrollstörungen, kurz- und langfristige Konsequenzen von Impulsivität, typische Situationen, zielorientiertes Verhalten erlernen, „Was macht die Zündschnur länger?"
10.	Stressmanagement	• Zusammenhang von desorganisiertem Verhalten mit subjektivem Erleben von Stress, „Jonglieren mit zu vielen Bällen gleichzeitig" • Stress-Leistungs-Kurve • Ressourcenorientiertes Stressmanagement: z. B. Sport, Musik etc.
11.	Sucht	• Süchtiges Verhalten als häufige Komorbidität bei ADHS, Drogenpsychosen • „Wonach bin ich süchtig?" (Alkohol, Tabak, Koffein, andere Substanzen, Sex, Sport, Internet, Hochrisikoverhalten etc.), kurz- und langfristige Konsequenzen • Indikationen für Alternativverhalten bzw. Entzug oder Entwöhnung
12.	Beziehungen Selbstachtung	• Schriftliche Information der Angehörigen über ADHS und Therapie • Individuelle Termine mit Angehörigen auf Wunsch • Folgen von ADHS für Biografie, Beziehungen und das Selbstvertrauen • Vorteile durch ADHS gegenüber Menschen ohne ADHS
13.	Rückblick und Ausblick	• Erfahrungsaustausch, Rückmeldung, Verbesserungsvorschläge • Evtl. Überführung in Selbsthilfegruppe, Abschied

erhältlichen Ratgeber verwiesen (z. B. Hallowell und Ratey 1999, Nyberg et al. 2013).

Resümee

Die ADHS im Erwachsenenalter kann pharmakotherapeutisch behandelt werden: Am wirksamsten sind Stimulanzien. Der differenzialtherapeutische Stellenwert verschiedener psychotherapeutischer Therapieansätze im Vergleich und in Kombination mit Medikamenten sollte in den nächsten Jahren weiter untersucht werden.

Literatur

Die vollständige Literatur zu diesem Kapitel finden Sie online im „Plus im Web" zu diesem Buch.

Fragen zur Wissensüberprüfung zum ➤ Kap. 25 finden Sie online.

KAPITEL

26 Das Asperger-Syndrom im Erwachsenenalter

Dieter Ebert und Ludger Tebartz van Elst

26.1 Einleitung

Das Asperger-Syndrom findet in den letzten Jahren ein zunehmend großes Echo, nicht zuletzt in den Printmedien (z. B. in Form von Dokumentationen), aber auch i. R. von TV-Spielfilmen (z. B. www.spiegel.de/wirtschaft/0,1518,570496,00.html; www.3sat.de/3sat.php; www.3sat.de/specials/122853/index.html etc.). In diesem Zusammenhang werden häufig die besonderen Fähigkeiten und Leistungen hervorgehoben, zu denen manche besonders begabten Menschen mit Asperger-Syndrom in der Lage sind. Darunter kann die Realitätsnähe des vermittelten klinischen Eindrucks gelegentlich leiden, da sicher nicht alle Betroffenen spektakuläre Sonderbegabungen aufweisen. Die Popularisierung des Konzepts des Asperger-Syndroms führt zu einem deutlich zunehmenden öffentlichen Interesse an diesem Syndrombild und verbunden damit zu vermehrten Nachfragen bei Fachärzten nach diagnostischen Einschätzungen.

Wurde die Diagnose eines Asperger-Syndroms bereits im Kindes- oder Jugendalter gestellt, bereitet die Erkennung des typischen symptomatischen Clusters den weiterbehandelnden Ärzten meist keine Schwierigkeiten. Präsentiert sich ein Patient jedoch primär im Erwachsenenalter mit einem psychopathologischen Mischbild, das nicht selten in einem Bedingungszusammenhang mit schweren psychosozialen Problemen am Arbeitsplatz oder in Beziehungen steht, so wird die Diagnose häufig erst spät gestellt.

Tiefer gehende Informationen
Ein Fallbeispiel, das diese Konstellation illustrieren soll, finden Sie online im „Plus im Web" zu diesem Buch.

26.2 Terminologie

Das Asperger-Syndrom (auch als Asperger-Autismus bezeichnet) ist eine Störung, die im frühen Kindesalter beginnt und immer ins Erwachsenenalter persistiert. Der Begriff hat seinen Ursprung in der Beschreibung der **„autistischen Psychopathie im Kindesalter"** durch **H. Asperger** (1944). Er beschrieb eine nosologische Gruppe abnormer Kinder mit schizoider Temperamentsanlage. Nach seiner Beschreibung fielen die Kinder ab dem 3. Lj. durch eine besondere Wesensart auf: Ihr Denken überschritt kindliche Interessen, den Kindern fehlte das Kindhafte. Sie lasen viel, blieben lieber für sich und zeigten nur wenige Gefühlsregungen. Dazu waren sie einerseits oft besonders begabt, andererseits im praktischen Leben sehr ungeschickt. Sie konnten sich nicht in Gruppen einordnen und nicht mit anderen Kindern spielen.

Kanner (1943) beschrieb ein verwandtes Syndrom, den frühkindlichen Autismus. Hier fielen fehlende Kontaktaufnahme, zwanghafte Spielgewohnheiten und Spracheigentümlichkeiten bereits im Säuglingsalter auf, und die Kinder blieben auch im Verlauf sozial isoliert und meist unfähig, geringen sozialen Anforderungen zu genügen.

Nach dem internationalen Diagnosesystem ICD-10 werden diese beiden Prägnanztypen des Autismus zu den **tief greifenden Entwicklungsstörungen** gezählt. Gemeinsam sind ihnen als Grundsymptome des Autismus **qualitative Beeinträchtigungen von Kommunikation und sozialer Interaktion** sowie **repetitives, stereotypes Verhalten.** Anders als beim frühkindlichen Autismus sind Sprachentwicklung und intellektuelle Entwicklung beim Asperger-Syndrom aber nicht verzögert. Dazu unterscheidet es sich durch das spätere Erstmanifestationsalter mit einer **oft unauffälligen Entwicklung bis zum 4. Lj.** Die Defizite sind meist weniger ausgeprägt, und häufig fehlt die beim frühkindlichen Autismus oft assoziierte Intelligenzminderung.

Inhaltlich unterscheidet sich der mit dem Asperger-Syndrom verbundene Autismus-Begriff von der Verwendung bei E. Bleuler, der Autismus als der Schizophrenie zugeordnetes Symptom mit Loslösung von der Wirklichkeit zusammen mit dem relativen oder absoluten Überwiegen des Binnenlebens beschrieb, was eher dem Wahn verwandt wäre.

In jüngster Zeit machen sich Bestrebungen breit, die Unterscheidung in frühkindlichen, atypischen und Asperger-Autismus zugunsten des Begriffs **Autismus-Spektrum-Störung** aufzugeben, so z. B. im DSM-5, wo alle Autismusformen darunter subsumiert sind und eine isolierte Störung der Sprachpragmatik noch abgegrenzt wird (www.psych.org/MainMenu/Research/DSMIV/DSMV/DSM-RevisionActivities/DSMVWorkGroupReports.aspx).

Tiefer gehende Informationen

Die DSM-5-Kriterien für die Autismus-Spektrum Störung nach DSM-5 finden Sie online im „Plus im Web" zu diesem Buch. Bei den Diagnosekriterien handelt es sich um eine vorläufige, nicht durch die *American Psychiatric Association* (APA) autorisierte Übersetzung der amerikanischen Version des DSM-5 durch die Autoren.

Resümee

Das Asperger-Syndrom im Erwachsenenalter gehört zu den tief greifenden Entwicklungsstörungen. Es beginnt ohne verzögerte Sprach- und intellektuelle Entwicklung immer im Kleinkindalter und persistiert bis ins Erwachsenenalter.

26.3 Epidemiologie und Verlauf

Früheren Schätzungen zufolge betrug die Prävalenz aller tief greifenden Entwicklungsstörungen **0,6–0,7 %**, des Asperger-Syndroms 0,02–0,04 % und des frühkindlichen Autismus 0,1–0,2 % (Remschmidt et al. 2006). Neueste Prävalenzzahlen der US-amerikanischen *Centers for Disease Control* (CDC) liegen mit **0,8–1,3 %** deutlich höher, schließen dabei aber auch **abortive Formen** der Störung ein, welche die Diagnosekriterien nicht vollständig erfüllen (Spektrumerkrankungen; CDC: Epidemiology, Autism Spectrum Disorder 2010). Männer sind häufiger betroffen als Frauen (Geschlechtsverhältnis Männer/Frauen ca. 8 : 1).

Definitionsgemäß beginnt das Asperger-Syndrom im Kindesalter und bleibt auch im Erwachsenenalter bestehen. Die Kernsymptome zeigen zwar eine entwicklungspsychologische Variabilität, d. h., sie ändern sich entsprechend dem Lebensalter, persistieren aber qualitativ unverändert. Quantitativ können sich die Symptomausprägungen durchaus ändern; so sind graduelle Verbesserungen des Sozialverhaltens und der Alltagskompetenz genauso möglich wie vermehrte funktionelle Beeinträchtigungen im Erwachsenenalter. Die Auswirkungen auf das tägliche Leben werden besonders im Erwachsenenalter nicht nur durch die Symptome bestimmt, sondern auch durch die vorhandenen, evtl. **kompensierenden Ressourcen** wie kognitive und sprachliche Fähigkeiten oder auch **Spezialbegabungen** und die soziale Umgebung, die mit den kommunikativen Defiziten mehr oder weniger kompatibel sein kann. Der Verlauf wird ab der Adoleszenz entsprechend oft weniger durch die weitgehend unveränderbaren Grundsymptome geprägt, sondern durch die **individuellen sozialen Bedingungen,** die Symptome krankheitswertig werden lassen. Das bedeutet auch, dass nicht jeder Patient mit Asperger-Syndrom unter der Symptomatik leidet und/oder behandlungsbedürftig ist.

Der Verlauf wird häufig durch **zusätzliche psychische Störungen** kompliziert. Folgende komorbide Erkrankungen treten beim Asperger-Syndrom wahrscheinlich überzufällig oft auf:

- **Aufmerksamkeitsdefizit-/Hyperaktivitätsstörung (ADHS):** Sie beginnt ebenfalls bereits in der Kindheit. Auch im Erwachsenenalter können die damit verbundenen Aufmerksamkeitsstörungen und die Impulsivität die durch das Asperger-Syndrom bereits beeinträchtigte Alltagskompetenz weiter reduzieren.
- **Einfache Tics bis hin zum Tourette-Syndrom**: 80 % der Patienten mit Asperger-Syndrom haben im Verlauf des Lebens irgendeinen Tic.
- **Zwangsstörung:** Stereotype, repetitive Verhaltensmuster gehören zu den Charakteristika des Asperger-Syndroms. Darüber hinaus entwickelt ein Teil der Patienten aber auch typische Zwänge einer Zwangsstörung, die dann als eigenständige komorbide Erkrankung diagnostiziert werden muss.
- **Depressive Episode und depressive Reaktion bzw. Anpassungsstörung**: Depressive Episoden und Reaktionen bzw. Anpassungsstörungen treten insb. in belastend erlebten Lebensabschnitten auf, z. B. am Ende der Schulzeit beim Verlust der Alltagsroutine oder zu Beginn des Studiums.
- **Essstörungen,** v. a. Anorexia nervosa: Die Anorexia tritt insb. dann gehäuft auf, wenn Essgewohnheiten Bestandteil ritualisierten Verhaltens werden.
- **Schizophrene Episoden, psychotische Depressionen und bipolare Störungen:** Die Komorbiditätsraten für diese Störungen sind bei Patienten mit Asperger-Syndrom geringfügig erhöht (Remschmidt et al. 2006).

Organische psychische Störungen (z. B. Epilepsien) und **Intelligenzminderung** sind anders als beim frühkindlichen Autismus nicht gehäuft.

Resümee

Die Prävalenz der Autismus-Spektrum-Störungen wird nach neuesten Zahlen auf 0,8–1,3 % geschätzt. Die bedeutsamsten komorbiden Störungen sind ADHS, depressive Episoden und depressive Reaktionen.

26.4 Symptomatik und Typisierung

Für die Diagnose wesentlich ist, dass Auffälligkeiten in der sozialen Interaktion und Kommunikation, Stereotypien, auffällige Aktivitäten oder Interessen seit der Kindheit vorhanden sind und durchgehend bis ins Erwachsenenalter persistieren (➤ Tab. 26.1). Beginnen die Symptome erst im Jugend- oder Erwachsenenalter, kann es sich nicht um ein Asperger-Syndrom handeln. Im Idealfall sollen deswegen auch die Eltern zu Auffälligkeiten in den ersten Lebensjahren und im Schulalter befragt werden.

Folgende Fragen, modifiziert nach der **Australischen Skala für das Asperger-Syndrom,** können die kindliche Symptomatik erfassen und Patienten sowie Angehörigen gestellt werden. Aus den Fragen erschließt sich auch die Grundsymptomatik der Erkrankung.

Tab. 26.1 Diagnosekriterien: Diagnostische Leitlinien des Asperger-Syndroms, modifiziert nach ICD-10

Asperger-Syndrom	
A.	Es fehlt eine klinisch eindeutige allgemeine Verzögerung der gesprochenen oder rezeptiven Sprache oder der kognitiven Entwicklung (einzelne Worte bereits im 2., kommunikative Phrasen im 3. Lj.), normale intellektuelle Entwicklung und damit verbundenes Sozialverhalten während der ersten 3 Lj. (ansonsten ist frühkindlicher Autismus zu diagnostizieren). Verzögerte motorische Entwicklung oder motorische Ungeschicklichkeit sind aber ein häufiges (nicht notwendiges) diagnostisches Merkmal.
B.	Isolierte Spezialfertigkeiten und auffällige Beschäftigungen sind häufig, aber für die Diagnose nicht erforderlich.
C	Qualitative Beeinträchtigungen der gegenseitigen sozialen Interaktion in mehreren Bereichen: • Unfähigkeit, Blickkontakt, Mimik, Körperhaltung und Gestik zur Regulation sozialer Interaktionen zu verwenden • Unfähigkeit, Beziehungen zu Gleichaltrigen aufzunehmen, mit gemeinsamen Interessen, Aktivitäten und Gefühlen • Mangel an sozioemotionaler Gegenseitigkeit, die sich in einer Beeinträchtigung oder devianten Reaktion auf die Emotionen anderer äußert; oder Mangel an Verhaltensmodulationen entsprechend dem sozialen Kontext; oder nur labile Integration sozialen, emotionalen und kommunikativen Verhaltens • Mangel, spontan Freude, Interessen oder Tätigkeiten mit anderen zu teilen • Oft, aber nicht notwendig, Behinderung der sprachlichen Kommunikation durch Schwierigkeiten, einen sprachlichen Kontakt herzustellen oder aufrechtzuerhalten oder Verwendung eines der Situation unangemessenen oder stereotypen oder idiosynkratischen Sprachstils
D.	Begrenzte, repetitive und stereotype Verhaltensmuster, Interessen und Aktivitäten in mindestens einem der folgenden Bereiche: • Umfassende Beschäftigung mit gewöhnlich mehreren stereotypen und begrenzten Interessen, die in Inhalt und Schwerpunkt abnorm sind oder ungewöhnlich intensive und umschriebene Interessen • Zwangsähnliche Anhänglichkeit an spezifische nichtfunktionale Handlungen, Gewohnheiten oder Rituale • Manchmal stereotype und repetitive motorische Manierismen
E.	Bei Fehlen eines Kriteriums kann ein atypischer Autismus diagnostiziert werden. Andere psychische Störungen, welche die Symptomatik erklären, müssen ausgeschlossen werden.

Fragen zur sozialen Interaktion und Kommunikation:

- Fehlte es dem Kind an Verständnis dafür, wie es mit anderen Kindern spielen konnte? (beherrschte z. B. die ungeschriebenen Regeln von sozialen Spielen nicht)
- Vermied es den sozialen Kontakt lieber, wenn es die Möglichkeit hatte, mit anderen Kindern zu spielen? (blieb z. B. lieber zu Hause, wenn andere spielten)
- Fehlte es dem Kind an Feingefühl oder Angemessenheit in seinem Gefühlsausdruck?
- Fehlte es dem Kind an Empathie? (erkannte z. B. nicht, dass eine Entschuldigung anderen Personen helfen könnte, sich besser zu fühlen)
- Schien das Kind zu erwarten, dass andere Leute seine Gedanken, Forderungen und Meinungen auch ohne entsprechende Mitteilungen kannten? (realisierte z. B. nicht, dass man etwas nicht wissen konnte, weil man zu dem Zeitpunkt nicht mit dem Kind zusammen war)
- Zeigte das Kind keine sozialen „So-tun-als-ob"-Spiele? (bezog z. B. andere Kinder nicht in seine imaginären Spiele ein oder war von den „So-tun-als-ob"-Spielen der anderen Kinder verwirrt)
- War das Kind nicht daran interessiert, an Wettkämpfen, Spielen, Aktivitäten teilzunehmen, war es gleichgültig gegenüber dem Anpassungsdruck? (folgte z. B. bei Spielsachen oder Kleidung nicht der Mode)
- Interpretierte das Kind Bemerkungen oft wörtlich? (war z. B. durch Redewendungen wie „sich warm anziehen müssen", „Blicke, die töten können" oder „jemandem die Augen öffnen" verwirrt)
- Hatte das Kind eine ungewöhnliche Sprachmelodie? (hatte z. B. einen gleich bleibenden Tonfall ohne Betonung der Schlüsselwörter)
- Erschien das Kind desinteressiert an den Kommentaren und Bemerkungen des Gesprächspartners und tendierte es in Gesprächen zu weniger Blickkontakt, als man es erwarten würde?
- War die Sprache des Kindes übergenau und pedantisch? (sprach z. B. förmlich so wie ein wandelndes Wörterbuch)
- Hatte das Kind Probleme, einen Gesprächsverlauf zu korrigieren? (war z. B. bei Klärung sozialer Verhaltensweisen verwirrt und hat nicht nachgefragt, sondern zu einem vertrauten Thema gewechselt und eine Ewigkeit gebraucht, um über eine Antwort nachzudenken)

Fragen zu Stereotypien, Interessen, Aktivitäten:

- Las das Kind Bücher vorrangig zur Information und schien nicht an fiktiven Welten interessiert zu sein? (Vorliebe für Lexika und wissenschaftliche Bücher anstelle von Abenteuergeschichten)
- Hatte das Kind ein ungewöhnliches Langzeitgedächtnis für Ereignisse und Fakten? (merkte sich z. B. Nummernschilder, Geburtsdaten, erinnerte sich an Vorgänge, die mehrere Jahre zurücklagen)
- War das Kind von einzelnen Themen fasziniert und sammelte begierig Informationen und Statistiken dazu? (wurde z. B. zum wandelnden Lexikon)
- Musste das Kind besonders ausgiebig beruhigt werden, wenn Dinge verändert wurden?
- War das Kind durch Veränderungen der Alltagsroutine übermäßig beunruhigt? (war z. B. belastet, wenn es auf einem anderen Weg als gewöhnlich zur Schule gehen sollte oder wenn sich zu Hause Essensrituale änderten)
- Entwickelte das Kind fein ausgebildete Gewohnheiten oder Rituale, die vollzogen werden mussten? (z. B. Einschlafrituale, Ordnung des Zimmers)

Fragen zu anderen Aspekten:

- Hatte das Kind eine schlechte motorische Koordination, hatte es einen merkwürdigen Gang beim Rennen?
- Zeigte das Kind eine ungewöhnliche Angst vor oder Unbehagen bei gewöhnlichen Geräuschen (z. B. von elektrischen Geräten), leichter Berührung an Haut oder Kopf, beim Tragen bestimmter

Kleidungsstücke, unerwarteten Geräuschen, Erkennen bestimmter Objekte, lauter, überfüllter Orte?
- Hatte es bei Erregung oder Kummer eine Tendenz zu „flattern“ oder zu schaukeln?
- Fehlte die Empfindlichkeit für geringfügigen Schmerz?
- Zeigte es ungewöhnliche Gesichtsgrimassen oder -tics? Konnte es keine Gesichter zuordnen?

Im Erwachsenenalter bestehen die in den genannten Fragen implizierten **Symptome in altersspezifischer Ausprägung** fort (Tebartz van Elst 2013). Eine Besonderheit der Erstpräsentation im Erwachsenenalter liegt aber darin, dass diese Menschen meist weniger stark von den für das Asperger-Syndrom typischen Eigenschaften betroffen sind und zum anderen meist über deutlich bessere Kompensationsstrategien verfügen. Schwerer Betroffene werden zumeist bereits im Kindes- oder Jugendalter wegen Verhaltensproblemen vorstellig und diagnostiziert, während leichter Betroffene die schulischen Anforderungen ohne Dekompensation meistern konnten.

Dementsprechend präsentieren sich Erwachsene mit bis dato nicht diagnostiziertem Asperger-Syndrom häufig in Zusammenhang mit **schweren psychosozialen Konflikten**. Häufig werden dann zunächst die Diagnosen einer Belastungsreaktion, einer Anpassungsstörung, eines Burnout-Syndroms oder einer anderen atypischen Depression gestellt. Begleitende psychische Auffälligkeiten wie z. B. sonderbares Essverhalten, seltsame zwangsähnliche Phänomene oder Besonderheiten der Wahrnehmung führen gelegentlich zur Diagnose einer atypischen Zwangsstörung, einer atypischen Psychose oder atypischen Essstörung. In der Beurteilung durch den Arzt ist es das Sonderbare, Komplexe, Unklare und schwer Verstehbare, also insgesamt gerade das Atypische, was typisch ist für einen Erwachsenen, der sich primär mit einem Asperger-Syndrom vorstellt. Da ein Asperger-Syndrom seit der frühen Kindheit bestehen muss, um die Diagnosekriterien zu erfüllen, weist die späte Primärpräsentation i. d. R. auf eine weniger starke Ausprägung des entsprechenden Eigenschaftsclusters hin oder aber auf eine besonders **hohe technisch-instrumentelle Intelligenz.** Letztere hat es dann den Betroffenen meist ein Leben lang ermöglicht, teilweise sehr kreative und originelle Umgehungsstrategien zu finden und umzusetzen, um mit ihren Kerndefiziten erfolgreich umzugehen. Dementsprechend sind gerade Erwachsene, die erstmalig mit einem Asperger-Syndrom vorstellig werden, beruflich aufgrund ihrer hohen Intelligenz gelegentlich recht erfolgreich.

Für die korrekte Diagnose ist es in dieser Situation entscheidend, hinter der Melange aus Konflikten, Mobbing und psychosozialen Stressfaktoren die Kernsymptome des Asperger-Syndroms zu identifizieren, die der Schlüssel zur Diagnose und zum besseren Verständnis der heftigen Konflikte und Interaktionsprobleme sind (Tebartz van Elst et al. 2013).

Manche Symptome des Kindesalters können zurücktreten. So werden oft Blickkontakt, eine **gewisse Modulation der Stimme und die Fähigkeit zum Smalltalk erlernt.** Viele der oben genannten krankheitsimmanenten Schwierigkeiten der Kommunikation, die im Erwachsenenalter relevant werden, können durch Reflexion reduziert werden: Beispielsweise kann man lernen, Telefonate zu führen und zu wissen, wann man antworten muss, oder Floskeln in Besprechungen nicht mehr wörtlich zu nehmen (wie z. B. die ein Gespräch abschließende Bemerkung, ob jemand noch etwas zu sagen habe, die für einen Patienten mit Asperger-Syndrom oft nicht zu beantworten ist, da er aus seiner Sicht nie wissen kann, ob jemand im Raum noch etwas zu sagen hat). Patienten lernen auch manchmal, sich nicht durch unvorhergesehene Bemerkungen bei Behörden, im Beruf oder Studium im vorausgeplanten Gesprächsverlauf verwirren zu lassen. Häufiger gelingt bei der Vielzahl möglicher Konstellationen keine Generalisierung. Stattdessen vermeiden die Patienten Situationen, die Interaktion erfordern, und können alltäglichen Anforderungen immer wieder nicht genügen.

Meist werden die Probleme der sozialen Interaktion nur indirekt im Scheitern oder Vermeiden selbst einfachster Alltagsaktivitäten deutlich, und nur bei explizitem Nachfragen können die zugrunde liegenden Defizite exploriert werden. Menschen mit Asperger-Syndrom behalten auch ihre außergewöhnlichen Muster sozialer Interaktionen und Beziehungen bei. Sie bleiben meist **Einzelgänger,** leben in aller Regel sozial zurückgezogen ohne ausgeprägte Wünsche und Ängste gegenüber anderen. Jede Form der **Expressivität** bleibt ihnen **fremd.**

Die oben genannten Ausdrucksstörungen lösen beim Gegenüber das Gefühl von Fremdheit und Distanz aus. Sie suchen meist auch keine Beziehungen (weder übliche Sozialkontakte noch erotische Beziehungen), v. a. dominieren **Indifferenz und Desinteresse** gegenüber allen Gruppen. Dies liegt nicht zwingend daran, dass die Patienten keine Kontakte wollen; **viele leiden sogar unter ihrer Isolation.** Sie sind vielmehr unfähig, die ungeschriebenen Regeln des sozialen Miteinanders zu verstehen und entsprechend zu handeln.

Soziale Normen und Konventionen werden (unabsichtlich) missachtet oder gar nicht bemerkt, oft in Verbindung mit bizarr-ungewöhnlichem Verhalten, unerwarteten Handlungen oder unverständlicher Gesprächsführung, welche die „Mitmenschen“ vor „den Kopf stoßen“. Falls überhaupt Zweierbeziehungen eingegangen werden, bleiben sie meist emotionslos-pragmatisch. Dabei ist Hyposexualität kein Bestandteil der Symptomatik; die Patienten können aber häufig den Beziehungsaspekt von Sexualität nicht integrieren. In Verbindung mit einer durchaus möglichen Hypersexualität kann es dann auch zu Störungen der Ausgestaltung von Sexualität kommen, v. a. zu Fetischismus. Übliche Freizeitaktivitäten und Vergnügen bleiben Asperger-Autisten meist fremd. Im Kontakt bleiben sie distanziert, kühl, gleichgültig gegenüber Kommentaren des Gegenübers, drücken wenig Emotionen aus, seien diese positiv oder negativ gefärbt. Im Gespräch fehlt der übliche **Augenkontakt;** das Gespräch selbst ist durch die **gleichförmige Sprachmelodie** und den oft bizarr-manierierten oder idiosynkratischen Sprachgebrauch erschwert. Das heißt nicht, dass Menschen mit Asperger-Syndrom immer daran zu erkennen sind, dass sie keinen Kontakt aufnehmen. Manche reden im Gegensatz dazu besonders viel mit anderen, können auch ausführlich über ihre Interessen sprechen, kommunizieren dabei aber nicht im eigentlichen Sinn, da sie weder situative Angemessenheit noch die Reaktionen oder das Interesse ihres Gegenübers berücksichtigen **(„narrativer Autismus“).** In Verbindung mit der Konzentration auf die semantische Bedeutung des Gesprochenen ohne den pragmatischen und nonverbalen Aspekt von Sprache, mit dem lexikalischen Wissen und den weitschweifigen Ausführungen sind Kommunikationsabbrüche dann die Regel.

Oft persistieren auch **stereotype Verhaltensmuster, Interessen und Aktivitäten** mit rigidem Haften am Gewohnten, mit Ritualen im Alltag sowie zwangsähnlichen Verhaltensweisen. Ausgeprägte Zwänge mit Angst und Anspannung kommen zwar gehäuft vor, sollten aber als komorbide Zwangsstörung betrachtet werden, da beim Asperger-Syndrom weniger phänomenologisch typische Zwänge als vielmehr nicht von Affekten begleitete Rituale und Stereotypien im Vordergrund stehen. Der **Widerstand gegen Veränderung** äußert sich häufig in Veränderungsangst, aber auch in **Eigensinn, fanatischem Festhalten an eigenen Meinungen,** Unbeeinflussbarkeit und sogar **Gereiztheit und Aggressivität.** Phänomenologisch erscheint das Asperger-Syndrom dann oft als **querulatorische, exzentrische oder fanatische Persönlichkeitsakzentuierung,** bei der die Konzentration auf singuläre Daseinsaspekte ganz im Vordergrund steht. Das Interesse der Patienten beschränkt sich meist auf wenige einzelne Bereiche (z. B. Sammeln, Musik), die dann das Leben aber auch vollständig ausfüllen und alle anderen Aktivitäten, auch die Teilnahme am alltäglichen Leben, beeinträchtigen können. Andererseits können Patienten innerhalb dieser Sonderinteressen auch **außergewöhnliche Begabungen** (z. B. im Bereich des Langzeitgedächtnisses, mathematische Fähigkeiten) entwickeln und über diesen Weg beruflich auch durchaus erfolgreich sein, wenn sie diese Ressourcen zu nutzen verstehen.

Besonders markant sind auch sensorische Besonderheiten, die im DSM-5-Kriterienkatalog neuerdings unter dem B-Kriterium gelistet werden. Hierunter ist eine ausgeprägte, oft akustische und visuelle Hypersensitivität zu verstehen. Patienten können laute und reizreiche Umgebungen, grelles Licht, leichte Berührungen oder das gleichzeitige Reden vieler Menschen nur schlecht tolerieren. Diese Reizüberflutung kann zu Anspannungszuständen und gelegentlich auch dissoziativen Episoden führen (Tebartz van Elst et al. 2013). Solche durch sensorische Reizüberflutung induzierten Anspannungszustände können ebenso wie die Frustrationen von Erwartungen zu massiver Anspannung verbunden mit Wutattacken und aggressivem oder – v. a. bei Frauen – auch autoaggressiven Verhaltensweisen führen. Diese typische autistische Stressreaktion mit Anspannungszustand bei Reizüberflutung, dissoziativem Aus-dem-Kontakt-Gehen und konsekutiver Selbstverletzung zur Anspannungsregulation führt bei Unkenntnis des Autismuskonzepts gelegentlich zur Fehldiagnose einer Borderline-Persönlichkeitsstörung.

Eine weitere häufige Stressreaktion ist die der kognitiven Vermeidung durch Flucht in eine autistische Fantasiewelt. Solche Episoden können dann, v. a. wenn sie mit dem Gefühl einhergehen, andere könnten oder müssten eigene Gedanken kennen (als Fehlinterpretation sozialer Interaktionen), gelegentlich als psychotisch fehlgedeutet werden. Analog können **Geräusch- und Berührungsüberempfindlichkeit** verbunden mit Angst und Erregung, als (Pseudo-)Halluzinationen, Wahrnehmungsanomalien, Beeinträchtigungsideen oder Zönästhesien fehlinterpretiert werden.

Die Betroffenen selbst leiden unter diesen Grundsymptomen oft nicht, suchen psychiatrische Hilfe aber dann, wenn durch die Symptome Schwierigkeiten z. B. im Beruf auftreten oder sie durch äußere Umstände (z. B. falsche Berufswahl, Wehrdienst) zur Aufgabe von Gewohnheiten oder zur Teilnahme am sozialen Leben mit dann vorprogrammierten Konflikten gezwungen sind. **Schwierigkeiten in der** Alltagsbewältigung entstehen typischerweise auch dadurch, dass die Patienten i. S. **verminderter zentraler Kohärenz Wichtiges und Unwichtiges nicht trennen,** sich in der Betrachtung oder Planung von Einzelheiten oder im Durchdenken unendlicher Alternativen verlieren, ohne handeln zu können. **Ängste mit Panikattacken, Erregungszustände oder Depressivität** sind dann die häufigen Folgen. In all diesen Konstellationen muss die Autismus-Spektrum-Störung als Basisstörung für fehldiagnostizierte oder aber sekundär sich aus dem Autismus entwickelnde Depressionen, Angsterkrankung, Stressreaktionen und Anpassungsstörungen verstanden werden (Tebartz van Elst et al. 2013).

Tiefer gehende Informationen

Ein weiteres Fallbeispiel finden Sie online im „Plus im Web" zu diesem Buch.

Resümee

Für die Diagnose wesentlich ist, dass Störungen der sozialen Interaktion und Kommunikation, Stereotypien, auffällige Aktivitäten oder Interessen seit der Kindheit vorhanden sind und durchgehend bis ins Erwachsenenalter persistieren. Beginnen die Symptome erst im Jugend- oder Erwachsenenalter, kann es sich nicht um ein Asperger-Syndrom handeln.

26.5 Ätiologie und Pathogenese

Der Asperger-Autismus ist eine neurobiologisch begründbare Erkrankung. Soziale und psychologische Faktoren sind nicht an der Entstehung und Aufrechterhaltung beteiligt, wahrscheinlich aber an der psychosozialen Entwicklung und Phänomenologie der Symptomatik.

Genetische Faktoren sind wahrscheinlich, da das Syndrom familiär gehäuft auftritt, mit erhöhter Konkordanz bei monozygoten Zwillingen und erhöhtem Risiko bei Geschwistern (Baron-Cohen et al. 2005). Molekulargenetische Theorien fehlen, sieht man davon ab, dass postuliert wird, dass bis zu 20 Gene an der Entwicklung eines Asperger-Autismus beteiligt sein sollen.

EEG-Auffälligkeiten finden sich bei Menschen mit Autismus-Spektrum-Störungen häufig und werden in der Literatur mit einer Prävalenz von bis zu 80 % beschrieben (Shelley et al. 2008), wobei meist nicht genau zwischen dem Asperger-Syndrom und anderen autistischen Störungen unterschieden wird. Eine Vielzahl an **Bildgebungsstudien** fand zahlreiche zerebrale Auffälligkeiten in so unterschiedlichen Regionen wie Frontalhirn, Temporalhirn, Zerebellum und limbischem Hirn (insb. Hippokampus und Amygdala) (Domes et al. 2008; Santangelo und Tsatsanis 2005). **SPECT und PET** fanden zusätzliche Hinweise auf Auffälligkeiten des serotonergen Systems (Domes et al. 2008; Santangelo und Tsatsanis 2005).

Ein für das Asperger-Syndrom pathognomonischer Befund lässt sich aber bislang nicht klar identifizieren.

Es existieren drei zentrale Modellvorstellungen zur Pathophysiologie des Asperger-Syndroms:

- Nach der **Theorie der schwachen zentralen Kohärenz** werden bei Menschen mit Asperger-Syndrom Informationen im ZNS weniger vernetzt verarbeitet (Frith 1989; Frith und Happe 1994). Das bedeutet, dass Inhalte wie insb. die emotionale Informationsverarbeitung, deren Verarbeitung einen hohen Grad an Multimodalität verlangt, in besonderem Maße von diesem Defizit betroffen sind. Demgegenüber stehen Vorteile bei der unimodalen, detailorientierten Informationsverarbeitung wie z. B. dem Erkennen von visuellen oder akustischen Details in entsprechenden perzeptiven Gesamtbildern.
- Nach der **Theory of Mind** fällt es Menschen mit Asperger-Syndrom schwer, spontan und synthetisch Annahmen über die mentalen Zustände anderer Menschen zu entwickeln (Basron-Cohen et al. 1985; Premarck und Woodruff 1978), was nach diesem Modell sekundär zu den oben beschriebenen Auffälligkeiten führt.
- Der **dysexekutiven Theorie** zufolge sind beim Asperger-Syndrom höhere exekutive Funktionen, die für die Aufmerksamkeits-, Wahrnehmungs- und Verhaltenssteuerung von zentraler Bedeutung sind, kritisch gestört (Pennington und Ozonoff 1996).

Die drei verschiedenen Modelle schließen sich nicht unbedingt gegenseitig aus. So könnte z. B. eine defizitäre zentrale Kohärenz der verminderten Fähigkeit zur *Theory of Mind* und den dysexekutiven Phänomenen zugrunde liegen. Hier wird die weitere Forschung zeigen müssen, welche Modelle am besten geeignet sind, die gewonnenen Erkenntnisse zu integrieren.

Resümee

Der Asperger-Autismus ist eine neurobiologisch begründbare Erkrankung. Genetische Faktoren sind wahrscheinlich. Bei häufig sogar vergrößertem Gesamthirnvolumen sind die Volumina einzelner Regionen mit weniger Neuronen und reduzierten dendritischen Verzweigungen im Mittel verringert. Pathogenetisch spielt eine verminderte zentrale Kohärenz, d. h. eine verminderte neurophysiologische Syntheseleistung bei der Integration multimodaler Informationsverarbeitung, eine zentrale Rolle für das Zustandekommen der charakteristischen Symptomkomplexe.

26.6 Differenzialdiagnostischer Prozess

Für die Diagnose entscheidend ist, dass die qualitativen Beeinträchtigungen der sozialen Interaktion und die typischen Verhaltensmuster bereits in der Kindheit begonnen (➤ Tab. 26.1) und bis ins Erwachsenenalter persistiert haben. Es gibt kein Asperger-Syndrom, das erst im Jugend- oder sogar Erwachsenenalter beginnt. Die Anamnese- und Befunderhebung muss deswegen so strukturiert sein, dass sie sowohl das aktuelle Verhalten im Erwachsenenalter als auch einen Beginn im Kindesalter erfassen (Tebartz van Elst 2013). Die in ➤ Kap. 26.3 formulierten Fragen können als Hilfe für eine retrospektive Diagnose im Kindesalter dienen. Da den Patienten die Bewertung ihres früheren Verhaltens in Relation zu den üblichen Erwartungen der Umgebung krankheitsbedingt oft nicht möglich ist oder Erinnerungen z. B. an das Grundschulalter häufig fehlen, bedarf eine sichere Diagnose oftmals der **Fremdanamnese** (Eltern). Selbst im Erwachsenenalter nehmen die Patienten häufig Auffälligkeiten der sozialen Interaktion oder alltäglicher Verhaltensmuster auch bei Nachfragen nicht selbstreflexiv wahr, und erst eine Fremdanamnese durch Angehörige oder Bekannte/Freunde ermöglicht es, die Beeinträchtigungen der sozialen Interaktion zu verifizieren. Auch deswegen kommt der **direkten Verhaltensbeobachtung** bei der Exploration selbst im Erwachsenenalter noch große Bedeutung zu: Beeinträchtigte Prosodie (Satzmelodie) und nonverbale Kommunikation lenken den diagnostischen Blick auf ein Asperger-Syndrom.

Standardisierte Diagnoseverfahren sind nur für das Kindesalter validiert, können aber im Erwachsenenalter in modifizierter Form verwendet werden und helfen, den diagnostischen Prozess zu strukturieren:

- Marburger Beurteilungsskala zum Asperger-Syndrom (MBAS) als Screening-Fragebogen
- Diagnostisches Interview für Autismus-Revidiert (ADI-R)
- Diagnostische Beobachtungsskala für autistische Störungen (ADOS-G) als Hilfe zur Strukturierung der Diagnose

Auch mit diesen Instrumenten bleibt die Diagnose aber eine klinische Bewertung; eine Fragebogenuntersuchung für Patienten ist nicht möglich.

26.6.1 Ausschluss einer organischen Störung

Eine Intelligenzuntersuchung und eine neuropsychologische Funktionstestung sollten durchgeführt werden, auch um die nicht immer eindeutige Genese sozialer Schwierigkeiten als autismusspezifisch einordnen zu können. Organische Störungen müssen mit körperlicher Untersuchung und Zusatzdiagnostik ausgeschlossen werden, auch wenn bei einem jahrzehntelangen Verlauf bis ins Erwachsenenalter nur wenige organische Störungen infrage kommen. EEG-Auffälligkeiten sind ein häufiger Befund, auch wenn sie meist unspezifisch bleiben. Beim Asperger-Autismus finden sich in der Routinediagnostik ansonsten gewöhnlich keine pathologischen Befunde. Mögliche organische Störungen zeigen meist nur einige Symptome eines Autismus, selten ein typisches Asperger-Syndrom, und sind fast immer von anderen Auffälligkeiten begleitet, **z. B. tuberöse Hirnsklerose, fragiles X-Syndrom.**

26.6.2 Ausschluss einer anderen psychiatrischen Erkrankung

Schizophrenien und schizotype Störung

Sämtliche Symptome der **schizotypen Störung** können auch Symptome eines persistierenden Asperger-Syndroms sein (einschl. gelegentlicher quasi-psychotischer Episoden oder Wahrnehmungsveränderungen, wie oben beschrieben). Es spricht für die Diagnose eines Asperger-Autismus, wenn die Symptomatik kontinuierlich bis in die Kindheit zurückverfolgt werden kann. Ein später Beginn im Jugendalter deutet auf die schizotype Störung, die dann als schizophrene Spektrumerkrankung angesehen wird. Mit Berücksichtigung der Verlaufsdynamik ist der Widerspruch lösbar, dass die schizotype Störung von manchen Klinikern als erwachsener Ausdruck eines Asperger-Syndroms, von anderen wiederum als schizophrene Spektrumerkrankung oder Persönlichkeitsstörung gesehen wird.

Wenn die Diagnosekriterien einer **Schizophrenie** im Verlauf eines Asperger-Syndroms erfüllt werden, sind die Symptome des Asperger-Syndroms als Basissymptome bzw. prämorbide Auffälligkeiten der Schizophrenie zu klassifizieren, falls die Asperger-Symptomatik erst spät begann. Falls sie seit der Kindheit bestand, ist eine Doppeldiagnose Asperger-Syndrom plus Schizophrenie zu stellen.

Bei vielen Patienten mit Asperger-Syndrom wird im Erwachsenenalter wegen des verflachten Affekts, des Bruchs in der Lebenslinie, der zwangsähnlichen Stereotypien und der Störungen der sozialen Interaktion und des Verständnisses die Fehldiagnose einer **Hebephrenie** gestellt. Hier ist es wichtig zu beachten, dass der Verlust gewohnter Bezüge im Erwachsenenalter von Patienten mit Asperger-Syndrom oft nicht bewältigt werden kann und die Alltagskompetenz eingeschränkt ist. Wird unter Berücksichtigung dieser Punkte festgestellt, dass sich das Syndrom bis in die Kindheit zurückführen lässt, sollte diese folgenschwere Fehldiagnose vermieden werden können (vgl. auch Tebartz van Elst 2013).

Affektive Störungen und Angststörungen

Angst- und depressive Störungen sind auch bei einem nachgewiesenen Asperger-Autismus als zusätzliche psychische Störungen zu diagnostizieren und entsprechend zu behandeln. Die oft fehlende Modulationsfähigkeit der Stimmung bzw. des Ausdrucks erschwert die Diagnose bei depressiven Störungen. Gehäuft treten reaktive depressive Symptome oder Angststörungen auf, wenn ein gewohntes Umfeld verlassen wird oder erhöhte Anforderungen an das Kommunikationsverhalten erforderlich werden. Bei dieser Konstellation ist vor der Diagnose einer primären affektiven Störung oder Angststörung eine **Anpassungsstörung** zu erwägen. Eine soziale Phobie ist eine häufige Fehldiagnose beim Asperger-Syndrom und oft mit fehlerhafter Behandlung durch Expositionstherapie verbunden. Angst in bzw. vor sozialen Situationen ist aber ein typischer Bestandteil des Asperger-Syndroms, und es ist dann nicht nötig bzw. sogar falsch, eine soziale Phobie zu diagnostizieren und spezifisch zu therapieren (vgl. auch Tebartz van Elst 2013).

Zwangsstörungen

Beim Asperger-Syndrom treten v. a. zwangsähnliche stereotype Verhaltensweisen ohne die zwangstypischen Befürchtungen, die Ängste, dass etwas passieren wird, und ohne die angstvoll erlebte Anspannung beim Unterlassen von Zwängen auf. Nur wenn die Kriterien beider Erkrankungen erfüllt sind, sollten beide Diagnosen gestellt und entsprechend verhaltenstherapeutisch behandelt werden (vgl. auch Tebartz van Elst 2013).

Persönlichkeitsstörungen

Beim Asperger-Syndrom sind im Erwachsenenalter i. d. R. auch die Diagnosekriterien einer schizoiden Persönlichkeitsstörung erfüllt. Sind die Symptome bereits seit der Kindheit nachweisbar, sollte die Diagnose eines Asperger-Syndroms gestellt werden; die Diagnose einer schizoiden Persönlichkeitsstörung ist nicht notwendig. Vor allem die typische autistische Stressreaktion mit dissoziativem Aus-dem-Kontakt-Gehen bei Reizüberflutung und Selbstverletzung zur Anspannungsregulation führt bei Frauen nicht selten zur Fehldiagnose einer Borderline-Persönlichkeitsstörung. Ersten Zahlen zufolge leiden bis zu etwa 5 % der Patientinnen auf Borderline-Spezialstationen unter einer Autismus-Spektrum-Störung (vgl. auch Tebartz van Elst 2013).

Aufmerksamkeitsdefizit-/Hyperaktivitätsstörung des Erwachsenenalters

Asperger-Syndrom und ADHS sind gehäuft assoziiert. Wenn die Diagnosekriterien beider Störungen erfüllt sind, sollten beide Diagnosen gestellt und entsprechend behandelt werden. Beim Asperger-Syndrom treten die Aufmerksamkeitsdefizite und hyperaktiven Symptome aber oft nur in sozialen, für den Patienten unangenehmen Situationen auf. In diesem Fall wird nur die Diagnose des Asperger-Autismus gestellt. Um unnötige Behandlungen mit Psychostimulanzien zu vermeiden, ist zu berücksichtigen, dass die Patienten sich auch beim Asperger-Syndrom in Fantasiewelten zurückziehen, was aber nicht durch Defizite in der Aufmerksamkeitsspanne getriggert wird. Auch Probleme in der Bewältigung und Organisation von Alltagsaktivitäten als Hinweis auf gestörte Exekutivfunktionen gehören zum Asperger-Syndrom, sind aber dann nicht durch fehlende Ausdauer, sondern durch Unverständnis für die Anforderungen gekennzeichnet (vgl. auch Tebartz van Elst 2013).

Tic-Störungen

Nach DSM-5 werden die chronischen Tic-Störungen und das Gilles-de-la-Tourette Syndrom wie die ADHS und die Autismus-Spektrum-Störungen unter der Kategorie der Entwicklungsstörungen zusammengefasst. Alle drei Gruppen scheinen eine gewisse Komorbidität untereinander aufzuweisen. Tics werden darüber hinaus bei bis zu 20 % der Menschen mit hochfunktionalem Autismus beobachtet (vgl. auch Tebartz van Elst 2013).

Resümee

Die Differenzialdiagnosen im Erwachsenenalter umfassen v. a. Schizophrenien, Persönlichkeitsstörungen und soziale Phobie.

26.7 Therapie

Eine Therapie, welche die Grundsymptome beseitigen kann, ist nicht bekannt. Beeinflussbar sind aber der Umgang mit den Symptomen, der Ausprägungsgrad, die funktionellen Auswirkungen sowie die assoziierten Begleitsymptome. Während für das Kindes- und Jugendalter verhaltenstherapeutische Verfahren und Therapieprogramme empirisch gut abgesichert sind, fehlen valide Studien für das Erwachsenenalter. Die klinische Erfahrung zeigt aber, dass Erwachsene von einer Kombination aus **Edukation und Verhaltenstherapie** profitieren, wenn die erwachsenenspezifischen Problembereiche des Asperger-Syndroms berücksichtigt werden. Bereits die Erarbeitung der Diagnose und der damit verbundenen Defizite und Ressourcen wirkt oft dadurch, dass Patienten ihr (manchmal schmerzhaft) wahrgenommenes Anderssein, ihre soziale Isolation und ihr Scheitern bei Alltagsproblemen einordnen und verstehen können. Diese Elemente stehen am Anfang eines strukturierten Psychotherapieprogramms. **Selbsthilfegruppen** können diesen Prozess wirksam unterstützen. Im nächsten Schritt muss vor einer langfristigen Psychotherapie geklärt werden, ob sofortige Maßnahmen zur Sicherung einer eigenständigen Lebensführung erforderlich sind, z. B. bei Schwierigkeiten im Umgang mit Ämtern oder bei der Organisation von Ausbildung und Beruf. **Direkte Hilfen,** auch mittels Sozialarbeit, und durchaus direktive Beratung bzgl. Berufswahl und Lebenszielen können notwendig sein. In der sich anschließenden längerfristigen Psychotherapie werden mit Verhaltensanalysen und abgestuften Präferenzlisten erst die Bereiche herausgearbeitet, deren Änderung die Betroffenen wünschen oder die besonders dysfunktional sind. Darauf abgestimmte **verhaltenstherapeutische Programme** (z. B. ein modifiziertes soziales Kompetenztraining als Einzeltherapie oder in der Gruppe, Interaktionstraining, Training von Alltagsaktivitäten) müssen dann mit vielen Einzelübungen anhaltend durchgeführt werden, da die Patienten meist nicht generalisieren, sondern in Einzelsituationen neu lernen. Dies kann durch „Nachlernen" von Alternativen bei weiter bestehenden Defiziten und Stärkung vorhandener Ressourcen (z. B. Spezialbegabungen) unterstützt werden. Es macht keinen Sinn, Übungen zu versuchen, welche die Patienten nicht erlernen können, z. B. Emotionstraining oder Aufbau positiver Aktivitäten, wenn diese nicht positiv wahrgenommen werden können. Vielversprechender ist das Einüben der **„Akzeptanz des Andersseins".**

An der Universitätsklinik Freiburg wurde für diese Konstellation mit dem **F**reiburger **A**sperger**S**pezifische **T**herapieprogramm für **ER**wachsene **(FASTER)** ein spezifisches gruppenpsychotherapeutisches Programm entwickelt, das sehr intensiv mit videografierten Übungsprogrammen alltäglicher Verhaltenssituationen arbeitet. So können Betroffene sehr realitätsnah alltägliche Situationen analysieren und einüben und so – wie bei einem Schauspieltraining – ihre Kompetenzen im Umgang mit den eigenen Schwächen verbessern (Ebert et al. 2013, Tebartz van Elst 2013; Tebartz van Elst et al. 2013; Fangmeier et al. 2011).

Tiefer gehende Informationen

Informationen zum Freiburger Aspergerspezifische Therapiekonzept für ERwachsene (FASTER) finden Sie online im „Plus im Web" zu diesem Buch.

E B M

In einer auf fünf Studien beruhenden Metaanalyse konnte der positive Effekt eines **Social- Skills-Trainings** auf soziale Kompetenz und Freundschaftsbeziehungen/Lebensqualität statistisch abgesichert werden (Evidenzstufe Ia: Reichow et al. 2013, Cochrane-Review). Da in die Metaanalyse Studien mit unterschiedlichen Subformen autistischer Störungen eingegangen sind und in nur einer dieser Studien Erwachsene behandelt wurden, besteht jedoch dringend weiterer Forschungsbedarf, insb. für erwachsene Patienten mit verschiedenen Subformen autistischer Erkrankungen.
Medikamentös wurden niedrig dosierte Dopamin-D2-Antagonisten (atypische Neuroleptika, v. a. Risperidon, z. B. 0,25–1,5 mg) bei bestimmten Symptomen (insb. repetitives Verhalten, Erregbarkeit und Aggressivität bei unvorhergesehenen Ereignissen, perzeptive Überempfindlichkeit oder Unterbrechung von Routinen) zwar oft als wirksam beschrieben, doch nach klinischer Erfahrung werden die erheblichen Nebenwirkungen bei dieser Patientengruppe nur durch positive Effekte aufgehoben, wenn auch die Kriterien der schizotypen Störung mit quasi-psychotischen Episoden erfüllt sind. Komorbide Störungen, v. a. Depressionen, müssen unbedingt erkannt und behandelt werden. SSRI wirken möglicherweise auf soziale Ängste, sozialen Rückzug und manche Stereotypien.
In einer Metaanalyse von drei RCTs (Evidenzstufe Ia: Jesner et al. 2007, Cochrane-Review) wurde der positive Effekt von **Risperidon** auf stereotype Verhaltensweisen, Reizbarkeit und sozialen Rückzug autistischer Patienten nachgewiesen. Da sich dieser Befund auf Patienten mit unterschiedlichen Subformen autistischer Störungen bezieht und in zwei der zugrunde liegenden Studien ausschließlich Kinder behandelt wurden, ist dieses Ergebnis nicht auf Erwachsene mit Asperger-Syndrom übertragbar.
In einer neuen, allerdings auf nur zwei Studien beruhenden Metaanalyse erwiesen sich **SSRI (Fluoxetin, Fluvoxamin)** hinsichtlich des klinischen Gesamteindrucks als wirksam (Evidenzstufe Ia: Williams et al. 2013; Cochrane-Review). Da dieser Befund jedoch auf geringen Fallzahlen beruht und die zugrunde liegenden Studien mit methodischen Mängeln behaftet sind, stellen die Autoren die Reliabilität dieses Befundes infrage.

Hintergründe, Ursachen und Behandlungsmöglichkeiten finden sich auch in einem Ratgeber für Betroffene.

Resümee

Die wichtigsten Therapieelemente sind Aufklärung und Edukation, Hilfe bei der Alltagsbewältigung und Verhaltenstherapie. Erste Erfahrungen mit einem spezifischen gruppenpsychotherapeutischen Programm (FASTER) zeigen positive Effekte.

Literatur

Die vollständige Literatur zu diesem Kapitel finden Sie online im „Plus im Web" zu diesem Buch.

Fragen zur Wissensüberprüfung zum ➤ Kap. 26 finden Sie online.

KAPITEL

27

Manfred Wolfersdorf

Suizidalität

27.1 Historische Anmerkungen

Die meisten Menschen beschäftigen sich zu irgendeinem Zeitpunkt ihres Lebens mit der Frage „Warum bringe ich mich nicht um?" bzw. „Warum lebe ich weiter?". Die Einstellung des Menschen zu Leben und Tod wird von der Möglichkeit zum Suizid beeinflusst.

Kein Denken und Handeln hat im Laufe der Menschheitsgeschichte eine so unterschiedliche Beurteilung erfahren wie das suizidale Verhalten. Der Bewertungsbogen hierfür reicht von Suizidalität als Ausdruck größter Freiheit bis hin zum Ausdruck stärkster Einengung durch psychische Krankheit oder Unfreiheit seelischer, körperlicher oder sozialer Art. Einerseits als von der Gesellschaft geforderte, sittlich hoch stehende Tat gewertet, wird der Suizid andererseits von vielen Religionen als Sünde und Schuld verboten und ist gesellschaftlich verpönt. Die aktuelle Diskussion um den sog. assistierten Suizid ändert daran nichts (Wedler 2008, Wolfersdorf und Wedler 2014).

Das **Phänomen Suizidalität** wird bei allen Völkern und Kulturen angetroffen. Die Beurteilung von Suizidalität in den verschiedenen Religionen ist unterschiedlich: Der islamische Koran und der jüdische Talmud verbieten den Suizid, obgleich der Suizid des jüdischen Soldaten in Feindeshand zur Wahrung von Staatsgeheimnissen Pflicht war. Buddhismus oder Hinduismus negieren Suizidalität, während in der Bibel eine Verurteilung des Suizids fehlt, die christlichen Kirchen ihn aber seit Jahrhunderten – man entzieht sich Gott und der weltlichen Macht („Fürstbischöfe") („religiöses Paradigma": Suizid als Sünde) – ablehnen. Ein neueres Phänomen sind sog. Terroristensuizide aus religiösen oder politischen Motiven, bei denen der eigene Suizidtod als Waffe eingesetzt wird (Wolfersdorf und Wedler 2002).

Aus **medizinischer Sicht** wurde Suizidalität meist als Melancholiesymptom beschrieben. Unter dem Einfluss der französischen Aufklärung und einer zunehmend humanistischen Betrachtungsweise psychischer Störungen wurde suizidales Verhalten Thema einer sich entwickelnden Medizin und Psychiatrie; vor diesem Hintergrund ist die Aussage von Esquirol (1838) zu verstehen: *„Der Selbstmord bietet alle Merkmale der Geisteskrankheit."* Hiermit war bereits eine therapeutische Vorstellung verbunden, nämlich eine „moralische Behandlung" i. S. einer psychotherapeutischen Orientierung. So wurden zur Therapie von Suizidenten ein familiäres Milieu, eine das Selbstwertgefühl stützende „Psychotherapie" und eine freiheitliche Unterbringung vorgeschlagen. Griesinger (1867) diskutierte den Suizid im Zusammenhang mit *„Schwermut mit Äußerung von Zerstörungstrieben"*, sah darin jedoch *„durchaus nicht immer das Symptom oder das Ergebnis einer psychischen Krankheit"*.

Fasst man die historische Entwicklung des 19. und 20. Jh. bzgl. des Verständnisses von Suizidalität und einer sich entwickelnden „Suizidologie" zusammen, dann finden sich psychiatrisch-phänomenologische sowie tiefenpsychologisch-psychodynamische Beschreibungen von Suizidalität. Daneben wurde mit Durkheims Buch *Der Selbstmord* (1897) die Grundlage einer soziologisch-epidemiologischen Suizidologie gelegt. Beginnend in den 1970er-Jahren entstand ein drittes suizidologisches Feld als Bereicherung der bisher psychodynamisch-soziologischen Suizidologie: die heutige biologische, im Wesentlichen neurobiochemische Suizidforschung. Heute ist man sich der **multifaktoriellen Bedingtheit** von Suizidalität bewusst: **Psychische, soziale und biologische wie auch spirituell-religiöse Aspekte** tragen dazu bei. Daraus lässt sich die Notwendigkeit verschiedener und kombinierbarer therapeutischer Ansätze für Therapie und Prävention von Suizidalität sowie in der Suizidforschung ableiten.

Resümee

Die sich im 19. und 20. Jh. entwickelnde „Suizidologie" beinhaltete psychiatrisch-phänomenologische sowie tiefenpsychologisch-psychodynamische Beschreibungen von Suizidalität. Ab den 1970er-Jahren entstand ein dritter suizidologischer Bereich: die heutige biologische, im Wesentlichen neurobiochemische Suizidforschung.

27.2 Definition und Terminologie

Diagnostik und Therapie setzen eine Definition des „Symptoms" bzw. der „Krankheit" voraus. Im Sinne einer medizinisch definierbaren Entität gibt es eine **Krankheit „Suizidalität" nicht.** Suizidalität lässt sich als multifaktoriell bedingtes, komplexes und **grundsätzlich allen Menschen mögliches Verhalten** verstehen, das nicht Krankheit *per se* ist, jedoch ein häufig lebensbedrohlicher Zustand i. R. subjektiven und/oder objektiven Leidens, von Krankheit und Lebenssituation sowie krisenhafter Zuspitzung von Erleben und Wahrnehmung. Suizidalität zielt auf ein äußeres oder inneres Objekt, eine Person, ein Lebenskonzept. Suizidales Verhalten will etwas verändern: den anderen, die Umwelt, sich selbst in der Beziehung zur Umwelt. Dabei sind suizidales Verhalten und Denken in den meisten Fällen kein Ausdruck von freier Wahlmöglichkeit, sondern von Einengung durch objektiv und/oder subjektiv erlebte Not, durch psychische und/oder körperliche Befindlichkeit bzw. deren Folgen (Wolfersdorf 2000; DGPPN et al. 2010; Wolfersdorf und Etzersdorfer 2011).

Dieses **„medizinisch-psychosoziale Paradigma von Suizidalität"** besagt, dass suizidales Denken, Erleben und Handeln meist auf dem Boden einer psychischen Störung, einer psychischen Ausnahmeverfassung oder einer psychosozialen Krisensituation mit Bedrohtheitscharakter zustande kommen und aus der Beziehung zum sog. signifikant Anderen, zu sich selbst und zum Umfeld zu verstehen sind. Dabei ist das Erleben von Situation und Interaktion, das Erkennen von Veränderungs- und Entwicklungsmöglichkeiten am Höhepunkt suizidalen Handelns meist durch Verzweiflung, Angst und Wut, Depressivität, Hilf- und Hoffnungslosigkeit sowie Denk- und Wahrnehmungsstörungen eingeengt und beeinträchtigt. Die Hoffnungslosigkeit einer tiefen Depression, die Bedrohtheit in einer schizophrenen Wahrnehmungsstörung, die Erkenntnis des drohenden geistigen Abbaus in einer beginnenden Demenz, aber auch die schwere Einengung und Perspektivlosigkeit i. R. einer existenziell bedrohlichen sozialen Situation bzw. einer Beziehungsproblematik oder auch das Gefühl des Ausgeliefertseins und der Hilflosigkeit, ein nicht ertragbar erscheinender Schmerz bei einer schweren körperlichen Erkrankung führen den Menschen näher an die Möglichkeit einer vorzeitigen Beendigung des eigenen Lebens durch Suizid heran.

Eine **geäußerte Suizidabsicht** („Ich werde mich umbringen, wenn ich Ihre Praxis verlassen habe") weist einen sehr viel stärkeren Handlungsdruck mit Umsetzungsrisiko auf als der geäußerte Wunsch nach einer **„Pause im Leben"** durch die Einnahme von z. B. 20 Tabletten Diazepam. Häufig wird Letzteres als „sich nur einmal ausschlafen wollen, und dann sollen alle Probleme vorbei sein" bezeichnet, was leicht zur Bagatellisierung des auch darin enthaltenen tödlichen Risikos sowie des Rezidivproblems führt. **Impuls- und raptusartig einschießende Suizidgedanken,** meist mit hohem Handlungsdruck („Wenn ich ein Messer sehe, kommt sofort der Gedanke, jetzt musst du es tun"), sind oft mit Kontrollverlust verbunden. Ihnen geht häufig keine passive Vorphase des Erwägens, der Ambivalenz und des inneren Dialogs beim Suizidenten voraus.

Suizidale Handlungen sind alle begonnenen, vorbereiteten, abgebrochenen oder durchgeführten Versuche, sich das Leben zu nehmen, sofern sie in dem Glauben, in der Hoffnung oder mit dem Wissen durchgeführt wurden, dass mit der angewandten Methode der Tod erreicht werden könne. Die Handlung mit tödlichem Ausgang, ob unmittelbar oder als Folge der durchgeführten Handlung, wird als **Suizid** bezeichnet. Wird die Handlung überlebt (die Gründe sind für die Benennung unwesentlich, z. B. insuffiziente Suizidmethode, rasche Rettungsmöglichkeit, abgebrochener Suizidversuch usw.), handelt es sich um einen **Suizidversuch.** Manchmal findet sich in der Literatur stattdessen die Bezeichnung **„Parasuizid",** insb. für nicht tödlich verlaufene suizidale Handlungen mit hohem sozialem Kommunikationswert. Beim Parasuizid zeigen sich oft deutlich appellative, zuweilen auch manipulative Elemente, sodass als Hauptziel dieser Handlung nicht der eigene Tod, sondern der an einen anderen gerichtete Hilferuf zu sehen ist.

Unter dem Begriff **„erweiterter Suizid/erweiterte suizidale Handlung"** wird das Einbeziehen anderer Personen in die eigene suizidale Handlung verstanden, wobei davon ein Mord mit nachfolgendem Suizidversuch unterschieden werden muss. Solche erweiterten suizidalen Handlungen sind selten (z. B. bei wahnhafter Depression). Wenn sie geschehen, sind sie von juristischer bzw. forensischer Relevanz. Unter **„Doppelsuizid"** versteht man die gemeinsame Selbsttötung zweier Menschen, unter **„Massensuizid"** die Selbsttötung ganzer Gruppen in Situationen existenzieller Bedrohung, wobei meist auch Totschlagsdelikte vorliegen.

Der Begriff **„chronische Suizidalität"** ist in der Literatur unscharf definiert; meist ist damit das gehäufte Auftreten von suizidalen Krisen (Ankündigungen, Suizidversuche) in engem zeitlichem Zusammenhang gemeinsam mit hoffnungslos-negativistischer Lebenseinstellung gemeint. **Amok** ist die in Selbsttötungsabsicht durchgeführte, auf den unfreiwilligen Tod mehrerer Menschen ausgerichtete plötzliche Angriffshandlung (Adler 2000).

Von **„erhöhtem Suizidrisiko"** spricht man, wenn eine beschriebene Population eine höhere Suizidrate aufweist als die Allgemeinbevölkerung. So ist z. B. das Suizidrisiko während einer akuten Depression deutlich erhöht. Bei depressiv kranken Menschen findet man, wie auch bei anderen psychischen Erkrankungen, in Bezug auf die Lebenszeit eine erhöhte Suizidmortalität (Jacobs et al. 2003).

Bei den **Suizidmethoden** wird unterschieden zwischen den sog. harten (Erhängen, Erschießen, Sturz aus großer Höhe, z. B. von einer Brücke, aus dem Fenster, vom Hochhaus, Sturz vor die Eisenbahn oder ein Kraftfahrzeug) und weichen Methoden (Vergiftung mit Autoabgasen oder Medikamentenintoxikation). Harte Methoden führen meist rasch zum Tod. Daher überwiegen diese bei den Suiziden, während bei weichen Methoden die Rettungs- und Überlebensmöglichkeiten größer sind. Zumindest im westlichen Kulturkreis werden harte Methoden von Männern, weiche von Frauen bevorzugt.

In der Alltagssprache trifft man häufig auf die Begriffe **„Selbstmord"** und „Selbstmordversuch". Sie werden wegen der **diskriminierenden Konnotation** (ein Suizident ist i. S. des Strafgesetzbuches kein „Mörder", sondern ein Mensch in einer ausweglos erscheinenden inneren oder äußeren Not) durch die Bezeichnungen „Selbsttötung/Selbsttötungsversuch" bzw. „Suizid/Suizidversuch" ersetzt. Auch der Begriff **„Freitod"** entspricht in den allermeisten Fällen nicht der Realität; die meisten suizidalen Handlungen geschehen in einem Zustand subjektiv erlebter oder objektiv bestehender psychosozialer und psychischer Not. Die Bezeichnung **„Bilanzsuizid"** unterstellt, dass Suizidenten Selbsttötungshandlungen kühl und nüchtern i. S. einer Aufrechnung des bisherigen Lebens durchführen. Bilanzierende Elemente i. S. der Abwägung sind zwar in jeder suizidalen Handlung zu finden, aber gekennzeichnet durch die psychische Ausnahmesituation bzw. krankhaftes Erleben; sie belegen jedoch in keiner Weise nüchterne Rationalität bei der Entwicklung von Suizidalität.

Umgangssprachliche Bezeichnungen wie „sich umbringen" oder „aus dem Leben gehen", „sich das Leben nehmen" sind nicht falsch, verführen aber zur Verharmlosung des wahren innerseelischen Geschehens i. R. der gegebenen Erkrankung bzw. sozialen Situation.

Resümee

Suizidalität lässt sich als multifaktoriell bedingtes, komplexes und grundsätzlich allen Menschen mögliches Verhalten verstehen. Suizidales Denken, Erleben und Handeln kommt häufig auf dem Boden einer psychischen Störung, einer psychischen Ausnahmeverfassung oder psychosozialen Krisensituation mit Bedrohtheitscharakter zustande. Terminologisch ist der „Suizid" vom „Suizidversuch" bzw. „Parasuizid" abzugrenzen.

27.3 Epidemiologie

Die epidemiologische Forschung in der Suizidologie gilt der Erfassung suizidalen Verhaltens in Zahlen und Raten (Letzteres als Mortalitätsraten auf 100.000 der jeweiligen Bezugsgruppe und Zeiteinheit) bei verschiedenen Populationen, Ländern und Gesellschaftsformen, bei unterschiedlichen Alters-, Geschlechts- oder anderweitig definierten (z. B. nosologischen) Gruppen.

Neben der Feststellung des allgemeinen suizidalen Niveaus in der jeweiligen Untersuchungsgruppe geht es um die **Identifikation von Hochrisikogruppen** für Suizidalität. Letztere sind definiert als Populationen mit einer Suizidrate von mindestens 100 auf 100.000 der jeweiligen Bezugsgruppe pro Zeiteinheit (meist 1 Jahr). Zudem bildet die Epidemiologie die Basis für Forschungsstrategien, für versorgungspolitische und präventive Maßnahmen, und sie macht auf neue Risikogruppen (z. B. alte Männer, ältere Frauen, homosexuelle Menschen u. a.) aufmerksam.

27.3.1 Suizidzahlen und Suizidraten in Deutschland

Die Suizidraten (SR) in der alten Bundesrepublik Deutschland lagen in den letzten drei Jahrzehnten bis etwa Mitte der 1980er-Jahre relativ konstant um 24–20 pro 100.000 der mittleren Allgemeinbevölkerung. 2008 verstarben in Deutschland 9.451 Menschen durch Suizid (SR Männer = 14,9; SR Frauen = 4,4); 2009 geschahen **9.616 Suizide (SR Männer = 18,0; SR Frauen = 5,7; Gesamt-SR = 11,7).** Die aktuellen Suizidraten für 2011 liegen bei 12,4 (10.144 Suizide), bei Männern 19,0 (7.646 Suizide), bei Frauen 6,0 (2.498 Suizide). Deutlich werden Unterschiede zwischen den Geschlechtern: Die **Suizidraten der Männer** liegen deutlich höher als die der **Frauen.** Bezogen auf Altersgruppen weisen beide Geschlechter **jenseits des 60. Lj.** deutlich höhere Suizidrate auf. Mit zunehmendem Lebensalter steigt die Suizidrate und erreicht ihren Gipfel ab dem 80. Lj. Besonderes Interesse haben nach dem Zusammenschluss der Alt-BRD und der ehemaligen DDR in der sog. Wende die Suizidraten in den neuen Bundesländern erfahren. In den östlichen Bundesländern lag die Suizidrate 1991 für Männer bei 36,2 und für Frauen bei 15,3; ein Jahr später reduzierte sie sich auf 30,4 bzw. 12,9. Allerdings lagen die Suizidraten in den ostdeutschen Ländern schon immer höher als im Westen oder Süden Deutschlands; in den letzten Jahren gleichen sie sich mehr an. Aktuell weist z. B. Bayern eine höhere Suizidrate auf als Sachsen (SR Bayern 2009 = 12,9; SR Sachsen 2009 = 12,3).

Suizidversuche sind in Deutschland nicht meldepflichtig. Daher ist die Dunkelziffer bei den Suizidversuchen wesentlich höher als bei den Suiziden, die kriminalpolizeilich erfasst werden. Schmidtke und Weinacker (1994) schätzten auf der Basis der WHO/Euro-Multicenterstudie zum Parasuizid eine **Suizidversuchsrate** von **81 je 100.000 Männer** und **112 je 100.000 Frauen** bei der deutschen Bevölkerung über 15 Jahren. Nach Wedler et al. (1995) wurden **jährlich etwa 100.000 Suizidversuchspatienten in den Kliniken** der Alt-BRD stationär versorgt; mindestens **noch einmal die gleiche Anzahl überstehen Suizidversuchshandlungen außerhalb des Krankenhauses,** betreut von Hausärzten bzw. Psychiatern oder ohne ärztliche Hilfe. Die Suizidversuchsrate nimmt dabei mit höherem Alter ab und ist bei jungen Menschen am höchsten. Jüngere Frauen führen etwa zweimal so häufig Suizidversuche durch wie jüngere Männer („ungarisches Muster").

Zur Häufigkeit von **Suizidideen** in der Allgemeinbevölkerung gibt es kaum Daten. Es wird geschätzt, dass sich etwa 30 % der Heranwachsenden schon einmal mit Suizidideen beschäftigt haben. In einer europäischen Studie fanden Bernal et al. (2007) eine Lebenszeitprävalenz von 7,8 % für Suizidenten und 1,8 % für Suizidversuche. Nach Wahlbeck und Mäkinen (2008) sind 2006 in der EU-27 etwa 59.000 Menschen durch Suizid verstorben (45.000 Männer; 14.000 Frauen; 60 % im Zusammenhang mit Depression).

27.3.2 Suizidhäufigkeit in bestimmten Krankheitsgruppen

Der Anteil an der Suizidhäufigkeit bei Depression, Alkoholkrankheit und Schizophrenie ist ➤ Tab. 27.1 zu entnehmen. Die Daten wurden auf der Basis von Studien zur Suizidmortalität in der Allgemeinbevölkerung erhoben. So ergab z. B. eine Studie zum Anteil psychischer Erkrankungen bei 545 durch Suizid verstorbenen Menschen im oberschwäbischen Raum bei **66 % die Diagnose primäre Depression,** bei **7 % Schizophrenie** und bei **28 % Alkoholkrankheit** (Übersicht bei Wolfersdorf und Mäulen 1992; Schaller und Wolfersdorf 2010). Ein von Bertolote et al. (2004), WHO, vorgestellter Review von Studien zum Suizid mit Angabe von psychiatrischen Diagnosen ergab bei 98 % von 15.629 Suizidfällen mindestens eine psychische Erkrankung: 30,2 % wiesen eine affektive, 17,6 % eine Abhängigkeitserkrankung,, 141 % eine schizophrene Psychose und

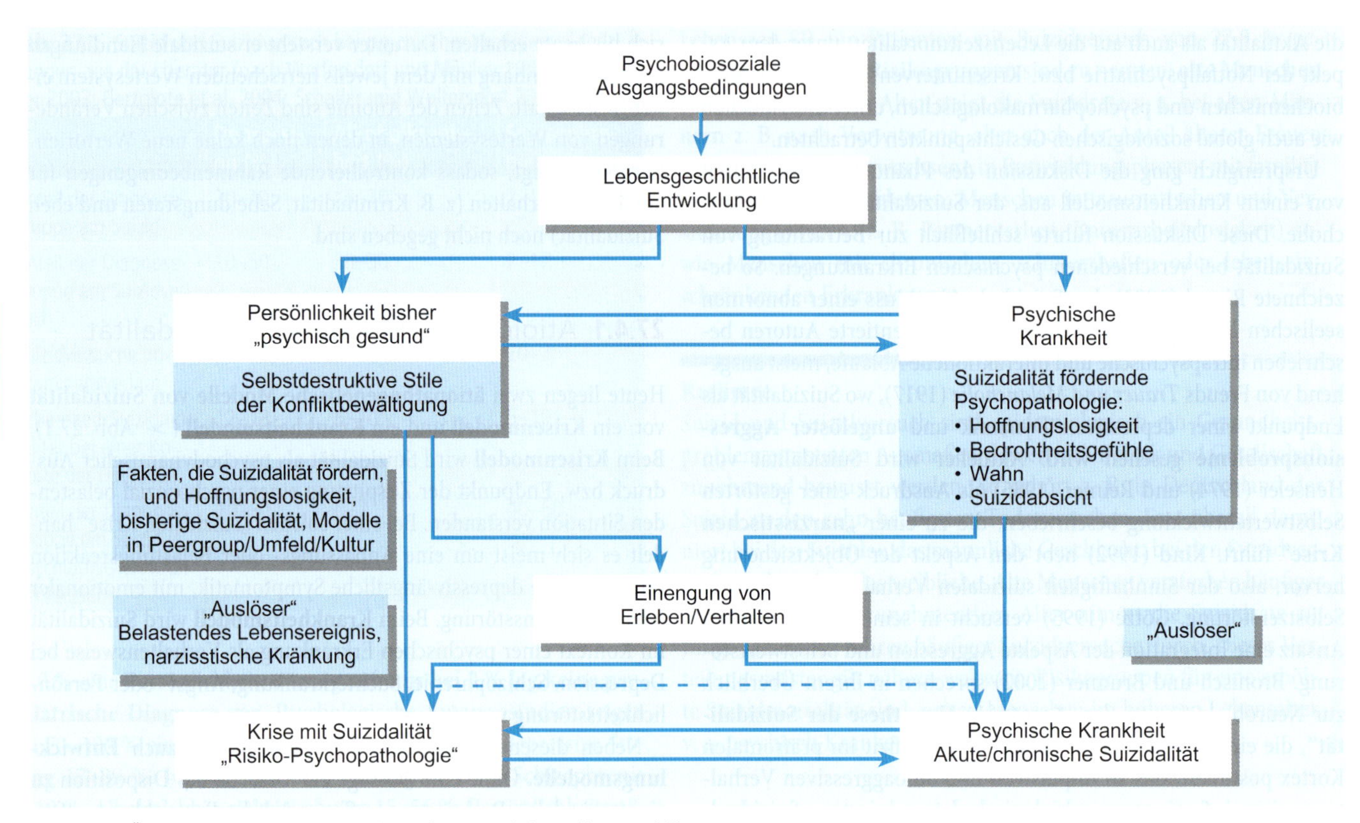

Abb. 27.1 Ätiologische Modelle von Suizidalität (Krisenmodell/Krankheitsmodell)

Belastungssituationen können sein: plötzlicher Partnerverlust, Kriegssituation, Diagnose einer lebensverkürzenden und -beeinträchtigenden Erkrankung oder auch eine notwendige psychobiologische Entwicklung, z. B. das Verlassen des Elternhauses, Schwangerschaft, Klimakterium, Berentung usw. Suizidalität erscheint dann als Möglichkeit, Spannung abzuführen und „aus dem Feld zu gehen“.

Caplan (1964) und Cullberg (1978) haben Veränderungs- und traumatische Krisen beschrieben; hiermit sind notwendige Entwicklungsschritte biologischer und psychologischer Art im Leben bzw. traumatische Ereignisse gemeint (Etzersdorfer 2008). Henseler (1974) und C. Reimer (1985) verstehen suizidales Verhalten als Ausdruck einer sog. narzisstischen Krise, in der eine im Selbstwertgefühl instabile bzw. bedrohte Persönlichkeit insb. bei Beziehungsgefährdung suizidal reagiert (➤ Box 27.1); eine solche **„narzisstische Krise“** z. B. bei drohendem Partnerverlust setzt eine entsprechende Partnerwahl zur Stabilisierung des Selbstwertgefühls voraus. Blatt (2004) und Wolfersdorf (2010) weisen hin auf die Bedeutung des Umfelds und des zugewiesenen Fremdbildes, das nicht mehr repariert werden kann.

BOX 27.1

Suizidalität als Ausdruck einer Selbstwertkrise: Psychodynamisches Modell der Ätiopathogenese suizidalen Verhaltens (nach Henseler 1974; Reimer 1985; Kind 1992; Götze 1994)

Ätiopathogenetische Aspekte
- Störung des primären Narzissmus (Selbstwertentwicklung)
- Instabiles Selbstwertgefühl
- Aggressionshemmung
- Dependent-depressive Persönlichkeitsstruktur
- Spezifische (kompensatorische) Partnerwahl

Auslösesituation in Beziehungen
- Trennungs- und Verlustfantasien
- Trennungen, Zurückweisungen, Kränkungen

Symptomatik am Krisenhöhepunkt
- Angst, Panik, Gedanken existenzieller Bedrohtheit
- Depressivität, Verzweiflung
- Narzisstische Wut (Aggressivität), Rachegefühle
- Rückzugsverhalten

Suizidales Verhalten, Denken verstehbar als
- Versuch der aktiven Rettung des eigenen Selbstwertgefühls
- Aktive Vorwegnahme antizipierten Untergangs
- Direkte fremdaggressive Reaktion
- Versuch einer Objektsicherung

Das Modell der narzisstischen Krise lässt sich nicht nur bei Suizidalität i. R. von Beziehungsstörungen anwenden, sondern bei allen suizidalen Krisen, in denen das Selbstwertgefühl eines Menschen bedroht ist. Dies gilt z. B. auch für junge psychosekranke Patienten (v. a. Männer), deren Lebenskonzept und Wertgefühl durch die Erkrankung und einen antizipierten Verlauf gefährdet erscheint. Das Konzept der narzisstischen Krise hat die klassische Annahme abgelöst, Suizidalität sei ein intrapsychischer Aggressionskonflikt und damit ausschließlich ein Problem der Person in sich selbst. Am Beispiel der Suizide bekannter Persönlichkeiten (Sport, Musik, Politik usw.) wurde die „existenzielle Krise“ von Wolfersdorf und Etzersdorfer (2011) beschrieben, bei der zugewiesenes Fremdbild und eigenes Idealbild zusammenbrechen.

Krankheitsmodell

Der Großteil der durch Suizid verstorbenen Menschen litt zum Zeitpunkt ihrer suizidalen Handlung an einer psychischen Erkrankung. Am häufigsten sind Depressionen, gefolgt von Alkoholismus und schizophrenen Erkrankungen (Bertolote et al. 2004; Schneider 2003; Schaller und Wolfersdorf 2010). Der zeitliche Zusammenhang zwischen Suizid und psychischer Erkrankung legitimiert es, suizidales Verhalten als von der jeweiligen Erkrankung mitbestimmtes Denken und Handeln zu bezeichnen. Dies gilt insb. dann, wenn ein direkter Zusammenhang zwischen suizidaler Handlung und gestörter Wahrnehmung, Erlebnisweise des Umfelds und der Person beobachtbar ist, etwa i. R. einer Depression oder Schizophrenie. Beispiele hierfür sind die wahnhafte Depression, angstgetönte Verfolgungsideen oder zum Suizid auffordernde akustische Halluzinationen bei der Schizophrenie, unerträgliche Ich-Störungen mit dem Gefühl des Gesteuert-, Gemacht-, Bedrohtwerdens sowie der Desintegration des Ichs. Hoffnungslosigkeit, Angst und Panik spielen dabei jeweils eine große Rolle. Eine „Serotoninmangel-Hypothese" bei Suizidalität wurde erstmals von Åsberg et al. (1976) vorgestellt und in der Zwischenzeit auch mehrfach bestätigt. Auch periphere biologische, z. B. psychophysiologische, Marker oder Ergebnisse der genetischen Forschung weisen in die Richtung einer Mitbeteiligung biologischer Systeme (Übersicht bei Wolfersdorf und Kaschka 1995; Bronisch et al. 2001).

Im Krankheitsmodell von Mann und Stanley (1988) wird eine biologische Disposition für eine Impulskontrollstörung neben einer psychogenetisch-lerntheoretischen Disposition und Entwicklung postuliert. Diese Disposition sei unabhängig von einer jeweils vorliegenden psychischen Erkrankung bzw. einer körperlichen Erkrankung mit Schmerz, Entstellung und Lebensbeeinträchtigung, die jedoch als Moderatorvariable in der suizidalen Entwicklung fungieren können. Suizidalität wird damit in einen größeren Kontext von Impulskontrolle und einer so vorgegebenen Störung gestellt, etwa i. S. einer reduzierten Kompensationskapazität oder Anpassungsleistung.

27.4.2 Entwicklung von Suizidalität

Das **präsuizidale Syndrom** wurde von Ringel (1953) auf der Basis seiner Untersuchungen zur Entwicklung suizidalen Denkens und Handelns beschrieben. In diesem Zusammenhang führte er den Begriff der **„Einengung"** ein. „Einengung" heißt, sich situativ, dynamisch, zwischenmenschlich und in Bezug auf die Wertewelt wie in einem immer enger werdenden Hohlweg auf eine suizidale Handlung als **„Endlösung"** hinzubewegen. Darunter ist der zunehmende Verlust von inneren und äußeren Verhaltensmöglichkeiten und Ressourcen zu verstehen, der passiv erlitten (etwa i. R. eines depressiv-hoffnungslosen Rückzugs) oder auch selbst herbeigeführt sein kann (z. B. durch aktive Selbstisolation). Beispiele hierfür sind die Hoffnungslosigkeit und Hilflosigkeit in einer Depression, depressive dysfunktionale Kognitionen, die Entwicklung paranoiden Denkens und ängstlicher Gestimmtheiten. Ein weiteres Beispiel ist der Verlust zwischenmenschlicher Beziehungen, die damit ihren Wert verlieren, nicht mehr lebensbejahende Qualität, keinen bindenden Charakter und keine subjektive Bedeutung mehr haben.

Derartige Entwicklungen finden sich nicht nur bei psychisch Kranken – der depressive Mensch gilt in der Tat als der präsuizidale Prototyp –, sondern auch bei Langzeitarbeitslosen, Ausländern, Übersiedlern oder Menschen, die außerhalb von Beziehungen isoliert leben. Hier sind auch körperlich kranke Menschen zu nennen, die aufgrund ihrer Erkrankung zum Abbruch ihrer sozialen Beziehungen gezwungen sind, Menschen im höheren Lebensalter mit zunehmendem Kommunikationsverlust durch Verlust von Freunden und Bekannten, durch Verlust der Familie, Menschen, die verwitwet und vereinsamt sind usw.

27

Pöldinger (1968) hat die **„Stadien der suizidalen Entwicklung"** beschrieben und mit **„Erwägung"**, **„Ambivalenz"** und **„Entschluss"** benannt. Das Stadium der Ambivalenz ist unter therapeutischen Gesichtspunkten besonders wesentlich, da hier Hilferufe und Ankündigungen erfolgen. Der hinsichtlich suizidaler Umsetzung ambivalente Patient empfindet bei sich unterschiedliche Impulse, nämlich sich zu töten, weil er so nicht mehr weiterleben kann, sowie am Leben zu bleiben, weil er eigentlich nicht sterben, sondern seine Lebenssituation verändern möchte.

Der ambivalente Patient äußert hier **Appelle**, die ernst genommen werden müssen und nach denen offen und aufmerksam gefragt werden soll. Das Sprichwort „Bellende Hunde beißen nicht" gilt gerade hier nicht; wer von seiner Suizidalität und Hoffnungslosigkeit spricht, ist in Gefahr, dies in Handlung umzusetzen. Die Motivstruktur suizidaler Handlungen enthält sehr häufig appellative Aspekte, die oftmals leider nicht ernst genommen werden. Formulierungen wie „demonstrativ" oder „erpresserisch" missachten die Notlage des appellativ nach Hilfe Suchenden und drücken, verschärft formuliert, die aggressive Gegenübertragung des Gesprächspartners aus, unterstellen „böse Absichten", wo es eigentlich um Hilfsbedürftigkeit geht.

Kind (1992) hat darauf hingewiesen, dass auch bei sog. chronischer Suizidalität, z. B. bei Patienten mit Borderline-Persönlichkeitsstörungen, letztlich die Sicherung des Objekts „Beziehungspartner" im Mittelpunkt steht. Damit geht es um die Kompensation der eigenen Hilflosigkeit und des Gefühls existenzieller Bedrohtheit, was häufig als „manipulativ" oder „erpresserisch" missverstanden wird. Hier wird auf den aggressiven Teil im Motivcluster von Suizidalität reagiert. Der Suizident läuft Gefahr, in seinen appellativ-depressiven, verwirrt-chaotischen Anteilen von seiner Umwelt nicht erkannt zu werden.

Resümee

Die heutigen Erklärungen suizidalen Verhaltens und Denkens gruppieren sich um ein Krisen- und ein Krankheitsmodell. „Präsuizidales Syndrom" (Ringel) bzw. „Stadien der suizidalen Entwicklung (Pöldinger)" beschreiben, unabhängig von der Ätiologie, Wege in die Suizidalität.

27.5 Suizidprävention

27.5.1 Allgemeine Grundregeln der notfallpsychiatrischen Krisenintervention bei Suizidalität

Unter **„Suizidprävention"** ist die Verhinderung von suizidaler Handlung und Suizid zu verstehen. Es handelt sich dabei immer um Erste Hilfe in psychischer und psychosozialer Not. Der suizidgefährdete Mensch ist „intensivpflichtig". Er benötigt Zeit zum erneuten Überdenken seiner Situation, ein optimales Therapieangebot und die bestmögliche, dem Standard einer Therapie bei Krisen und akuten Erkrankungen entsprechende Behandlung. Ziele sind die Vermeidung von suizidalen Problemlösungen und Krankheitsausgängen, die Auflösung der „Einengung" und ein Beziehungs- und Behandlungsangebot. Anstelle von Hoffnungslosigkeit sollen konkrete Zukunftsperspektiven wie auch Hilfe und Planung bzgl. des weiteren Vorgehens angeboten werden.

Jede Form von Suizidprävention und Krisenintervention in suizidalen Krisen beinhaltet folgende Aspekte:

- **Gesprächs- und Beziehungsangebot**
- **Diagnostik** von Suizidalität und psychischer Störung bzw. Krise
- **Krisenmanagement** und **akute Intervention**
- **Therapieplanung** und **Behandlung der Grundstörung**

Wesentliche Fragen zur Diagnostik von Suizidalität sind in ➤ Box 27.2 zusammengefasst. Um die Notsituation eines Menschen erkennen zu können, werden Informationen benötigt. Die Eigenverantwortung des Menschen in einer suizidalen Krise ist darin zu sehen, Zeichen zu setzen, seine Suizidgefährdung offensichtlich zu machen. Der Empfänger einer derartigen Information muss über **Sensibilität**, aber auch über **Kenntnisse bzgl. der Gruppen mit erhöhter Suizidgefährdung** verfügen.

BOX 27.2

Fragen nach Suizidalität

Suizidalität vorhanden?

- In welcher **Form?**
  - Todes- und Ruhewünsche
  - Suizidideen mit oder ohne konkrete Planung, sich aufdrängend
  - Suizidabsichten
- **Frühere suizidale Krisen?**
  - Suizidversuche? Abgebrochene Suizidersuche?
- **Faktoren, die das Suizidrisiko erhöhen, vorhanden?**
  - Psychopathologie
  - Hoffnungslosigkeit
  - Wahn, imperative Stimmen
- **Akuter Handlungsdruck jetzt?**
  - Verschiebbar in die Zukunft?
  - Impulshaft? Angst vor Kontrollverlust?
- **Hoffnungslosigkeit?**
  - Fantasien zum morgigen Tag, nächsten Monat?
  - Nächstes Jahr?
- **Faktoren, die im Leben halten, bindend sind?**
  - Externe Bindungen (Familie, Partner, Kinder, Schande usw.)
  - Bindungen für sich (Glaube, Hoffnung auf Veränderung usw.)?
- **Zukunftsperspektiven entwickelbar?**
  - Entlastet durch Gespräch?
  - Weitere Planung möglich?
  - Zusagen bei Verschlechterung möglich?

Besonders schwierig wird das Erkennen von Suizidalität, wenn diese nicht offen, sondern nur indirekt durch Hinweise auf die patienteneigene Hoffnungslosigkeit oder ähnliche Informationen angezeigt wird. Bei dieser „nicht offensichtlichen Suizidalität" ist der Arzt besonders auf sein Wissen um Risikogruppen und Risikopsychopathologie angewiesen.

Neben dem **direkten Fragen nach Suizidalität** sollen also immer auch Fragen nach der **Zugehörigkeit zu einer Risikogruppe** und dem **Vorliegen von Risikopsychopathologie** geklärt werden. Die Zugehörigkeit zu einer Risikogruppe spricht grundsätzlich für ein aktuell erhöhtes suizidales Risiko, u. U. auch für eine erhöhte Lebenszeit-Suizidmortalität. Dies erlaubt jedoch im individuellen Fall nicht, einen Patienten von vornherein z. B. wegen depressiver Symptomatik für suizidal gefährdet zu erklären und z. B. nach dem Unterbringungsgesetz gegen seinen Willen stationär einzuweisen. Umgekehrt allerdings ist es auch stets notwendig, bei Patienten mit entsprechender Risikopsychopathologie bzw. Zugehörigkeit zu einer Risikogruppe die aktuelle Suizidalität abzuklären und, solange dies nicht besprochen ist, von einem erhöhten Basisrisiko auszugehen. Im Zentrum von Suizidprävention steht die **Beziehung zwischen einem Menschen in akuter suizidaler Not und einem Helfer,** meist aus dem medizinisch-psychotherapeutischen, pflegerischen oder psychosozialen Versorgungsfeld. Dabei werden **Absprachen** getroffen, sich zu melden (Therapeut, Klinik, Praxis, Beratungsstelle, Hausarzt etc.), wenn drängende Suizidideen mit Handlungsdruck, diese umzusetzen, auftreten. Dafür wird öfters die Bezeichnung „Nonsuizid-" oder „Antisuizidvertrag" verwendet, manchmal sogar schriftlich formuliert, dass man sich z. B. bis zum nächsten Kontakt nichts antun werde. Basis einer solchen Absprache sind ausführliche Gespräche zur Suizidalität, zu berechtigter Hoffnung auf Veränderung, zu Hilfs- und Behandlungsmöglichkeiten. Nicht die mündliche oder schriftliche „Vertragsform", sondern die **therapeutische Beziehung** ist wichtig, zumal die freie Willensbildung und Geschäftsfähigkeit bei Psychosekranken oder schwer Depressiven eingeschränkt bzw. nicht gegeben sind, auf Therapeutenseite aber gesetzlich Garantenpflicht besteht.

Durch testpsychologische Untersuchungen oder biologische Marker wird der Untersucher nicht klären können, ob sich ein Mensch in einer akuten präsuizidalen Entwicklung befindet. Derartige Checklisten können der Erinnerung, was alles gefragt werden muss, dienen. Die diagnostische Möglichkeit, Suizidalität zu klären und gleichzeitig den Patienten zu entlasten, ist das direkte, einfühlsame und offene Gespräch darüber. Dies beinhaltet neben **Fragen nach der Suizidalität** auch Fragen zur Bereitschaft, wieder Hoffnung zu schöpfen, und zur Fähigkeit zum Verschieben einer suizidalen Handlung. Die Prävention von Suizidalität bezieht sich dabei immer auf die aktuelle Situation. Eine mittel- oder langfristige Prävention von Suizidalität ebenso wie die Prädiktion zukünftigen suizidalen Verhaltens für den individuellen Menschen ist aus der aktuellen Situation heraus nicht möglich.

Blumenthal (1990) hat Faktoren zusammengestellt, die der Arzt beachten muss (➤ Box 27.3). ➤ Box 27.4 enthält psychopathologische und andere Faktoren, die auf ein erhöhtes Suizidrisiko bei Depression hinweisen können. Die hier beschriebene Psychopathologie gilt selbstverständlich auch für andere psychische Erkrankungen und muss, z. B. bei der Schizophrenie, durch die diesem Krankheitsbild eigene suizidfördernde Symptomatik ergänzt werden. Hierzu gehört z. B. das Vorliegen von imperativen Stimmen mit der Aufforderung zum Suizid, die auf ein enorm hohes aktuelles Suizidrisiko hinweisen, aber auch Hoffnungslosigkeit infolge des Krankheitsverlaufs. Auch das Auftreten von panikartiger Angst vor Ich-Desintegration i. R. paranoider Verfolgungsängste, bei denen es um Lebensbedrohtheit und Vernichtung der eigenen Existenz geht, ist mit einer erhöhten Suizidwahrscheinlichkeit verbunden.

BOX 27.3

Einschätzung suizidaler Menschen: Faktoren, die der Arzt beachten muss (Blumenthal 1990; zit. nach Wolfersdorf 2000)

Umstände eines Suizidversuchs:
- Vorausgegangenes kränkendes Lebensereignis
- Vorbereitung getroffen
- Methode ausgewählt; Angelegenheiten in Ordnung gebracht; Reden über Suizid; Weggeben von wertgeschätzten Dingen; Abschiedsbrief
- Verwendung einer gewaltsamen Methode oder von Medikamenten, Gift mit höherer Letalität
- Letalität der gewählten Methode bekannt
- Vorkehrungen gegen Entdeckung getroffen

Aktuelle Symptomatik:
- Hoffnungslosigkeit
- Selbstanklage, Gefühle von Versagen und Minderwertigkeit
- Depressive Stimmung
- Agitiertheit und Ruhelosigkeit
- Andauernde Schlafstörungen
- Gewichtsverlust
- Verlangsamte Sprache, Erschöpfung, sozialer Rückzug
- Suizidideen und -pläne

Psychische Krankheit:
- Früherer Suizidversuch
- Affektive Erkrankung
- Alkoholismus oder/und Substanzmissbrauch
- Verhaltensstörung und Depression bei Heranwachsenden
- Präsenile Demenz und Verwirrtheitszustände bei alten Menschen
- Kombination verschiedener Krankheiten

Psychosoziale Vorgeschichte:
- Gegenwärtig getrennt, geschieden oder verwitwet
- Lebt allein
- Arbeitslos; gegenwärtig Wechsel oder Verlust der Erwerbstätigkeit
- Zahlreiche Lebensbelastungen (frühkindlicher Verlust, Abbruch wichtiger Beziehungen, Schulprobleme, Umzug, bevorstehende Bestrafung)
- Chronische körperliche Krankheit
- Exzessives Trinken oder Missbrauch anderer Substanzen

Persönlichkeitsfaktoren:
- Impulsivität, Aggressivität, Feindseligkeit
- Kognitive Rigidität und Negativismus
- Hoffnungslosigkeit
- Geringes Selbstwertgefühl
- Borderline- oder antisoziale Persönlichkeitsstörung

Familiengeschichte:
- Suizidales Verhalten in der Familie
- Affektive Erkrankung und/oder Alkoholismus in der Familie
- Gesprächs- und Beziehungsangebot
- Diagnostik von Suizidalität und psychischer Störung bzw. Krise
- Krisenmanagement und akute Intervention
- Weitere Therapieplanung und Behandlung der Grundstörung

BOX 27.4

Psychopathologische und andere Faktoren, die auf ein erhöhtes Suizidrisiko bei der Depression hinweisen

Psychopathologie
- Hoffnungslosigkeit, fehlende Zukunftsperspektive
- Gedanken von jetziger und zukünftiger Wertlosigkeit, für sich, Umfeld, Familie, Partner
- Erleben der eigenen Person als Belastung, Schande für andere (z. B. Familie, Kinder) und sich selbst (sich nicht mehr ertragen/aushalten können), pseudoaltruistische Suizidmotive (Erlösung anderer von sich, Einbeziehung anderer in suizidales Denken „Mit-Erlösung"), Selbst-„Erlösung"
- Depressiver Wahn, starke Einengung im Denken mit Versagens-, Untergangs-, Schuld-, Selbstbestrafungsideen
- Imperative Stimmen (akustische Halluzinationen) mit Aufforderung zum Suizid, zur Nachfolge ins Grab (nach Tod des Partners) u. Ä.
- Paranoide Beziehungsideen vom Charakter existenzieller Bedrohtheit, drohender Verfolgung, Qual u. Ä.
- Aktuell erlebte Gefühle von Gekränktsein, nicht gemocht zu werden, überflüssig/eine Belastung zu sein
- Gefühle von überwältigender Hilflosigkeit, Nichts-tun-Können, Ausgeliefertsein
- Ausgeprägte innere Spannungs- und Druckgefühle
- Quälende Unruhe, Getriebenheit
- Deutliche, selbst fremd imponierende Weglauf- und Fluchtimpulse
- Angst vor Kontrollverlust über eigene Suizidimpulse
- Ausgeprägte, lang anhaltende Schlafstörungen
- Allgemein schwere Depression

Offensichtliche Suizidalität
- Suizidversuch, suizidale Krise in der kurz- oder längerfristigen Vorgeschichte
- Gegenwärtig Suizidideen, -ankündigungen, erklärte Suizidabsichten
- Offensichtlich suizidales Denken und Handeln

Nosologie
- Kombination mit Persönlichkeitsstörungen
- Erhöhtes Suizidrisiko bei bipolaren affektiven Störungen (Depression und Manie)
- Komorbidität bzw. sekundäre Depression bei Schizophrenie, Suchtkrankheiten (Rückfallproblem), chronischer Essstörung, körperlicher Krankheit

Verlaufs-, Behandlungsaspekte
- Beginn der Erkrankung, prästationär, Aufnahmezeitraum im Vollbild und nach Abklingen eines depressiven Wahns
- Nach Entlassung aus stationärer Behandlung (Belastungsfaktoren, Lebensereignisse)
- Wiedererkrankung
- Unzureichender Behandlungsbeginn, inadäquate Therapie (Antidepressiva, Psychotherapie)
- Fehlende Compliance des Patienten
- Suizidfördernde Einstellungen des Umfelds (Familie, Arzt etc.)
- Suizide im Umfeld (Modelle)

In ➤ Box 27.5 und ➤ Box 27.6 sind wesentliche Aspekte zusammengefasst, die i. R. der Beziehungsgestaltung und des Gesprächs mit suizidalen Menschen von Bedeutung sind.

BOX 27.5

Gespräch und Umgang mit suizidalen Menschen

- **Gesprächsmöglichkeit** und -atmosphäre schaffen
- Suizidalität offen und direkt **ansprechen** (Todeswunsch, Intensität, Suizidgedanken, aktive Suizidabsichten und -pläne)
- Suizidalität ist (meist) **Krisenzeit** im Leben, in einer Krankheitsepisode, die vorbeigehen kann
- **Ernst nehmen,** nicht beschönigen oder verharmlosen, aber auch nicht dramatisieren
- **Bindungen** im Leben ansprechen (Familie; religiöse Bindungen; Partner, sofern vorhanden), auch eigene Wertigkeit (Hoffnung für sich)
- Diagnostik körperlicher und psychischer **Erkrankungen** und aktueller Behandlungsnotwendigkeit
- Bedeutsame **Bezugspersonen** einbeziehen (sofern derzeit positiv erlebt), Kontakte herstellen
- Einbeziehung **psychosozialer Dienste** in der Gemeinde
- Klärung der **sozialen Situation** (Wohn-, Versorgungs-, Betreuungssituation)
- **Medikamentöse Therapie** (Psychopharmaka) bedenken (Compliance, Problematik der Psychopharmakotherapie)
- Einweisungsnotwendigkeit in **stationäre** internistische, chirurgische oder psychiatrische Behandlung abklären
- **Einweisung in psychiatrische Klinik** bei akuter Suizidalität bzw. hohem Suizidrisiko, bei Suizidankündigung trotz Therapieangebots (fehlende Entlastung), bei wahnhaft depressiver Symptomatik, Verwirrtheit, Hilflosigkeit, Hoffnungslosigkeit, Vereinsamung, schwieriger sozialer Situation, eigenem Wunsch etc.
- Weiteren **Therapieplan** festlegen, kurzfristige Gesprächstermine anbieten

BOX 27.6

Zur Beziehungsgestaltung und Fürsorge bei akuter Suizidgefahr

Therapeutische Beziehung und Fürsorge sollen gekennzeichnet sein durch:

- **Akzeptanz** suizidalen Verhaltens als Ausdruck von seelischer Not (depressives Erleben mit Hoffnungslosigkeit, Wahn usw.)
- **Offenheit,** Verständnis, direktes Ansprechen
- Therapeutisch-pflegerisches **Hilfsangebot** zur Begleitung durch suizidale Krise, Vermittlung von Hoffnung
- **„Sichernde Fürsorge":** ambulant **engmaschige Begleitung** durch positiv erlebte Bezugsperson; stationär engmaschige bzw. Einzelbetreuung, **Kontaktdichte** und **gemeinsame Aktivität** je nach Handlungsdruck, Weglaufgefahr, Psychopathologie (bei Weglaufgefahr geschlossene Station, Sichtkontakt, Sitzwache)
- Regelung von **Ausgang und Freiraum** (ambulant z. B. zum Einkaufen, Arztbesuch; stationär z. B. erlaubter Rückzug, Hygiene)
- Regelung von **Besuchsdichte** (keine Besuche durch Konfliktpartner vorerst; nur enge, positiv erlebte Personen); (suizidale Krise erfordert eine der Intensivmedizin entsprechende Behandlung)

Evidenzbasierte Leitlinien zur Diagnostik und Therapie suizidaler junger Menschen sind unter www.nzgg.org.nz abrufbar. Auch AWMF-S3-Leitlinien und die Nationale Versorgungsleitlinie *Unipolare Depression* (2009) oder die *Practice Guidelines for the Assessment and Treatment of Patients with Suicidal Behaviors* der APA (Jacobs et al. 2003) sind hilfreich. Erstgenannte enthält sehr konkrete Hinweise für Suizidprävention bei Depression (Wolfersdorf 2011).

Unter www.nice.org.uk sind Leitlinien online abrufbar (Self-harm: The short-term physical and psychological management and secondary prevention of self-harm in primary and secondary care).

EBM

Den Ergebnissen randomisierter kontrollierter Studien zufolge lässt sich zum gegenwärtigen Zeitpunkt keine durch empirische Daten ausreichend gestützte Therapieempfehlung aussprechen (Evidenzstufe Ia: Hawton et al. 2002, Cochrane-Review; van der Sande et al. 1997, qualitätsüberprüfter Review). Weder verhaltenstherapeutische Techniken noch eine antidepressive Medikation haben sich gegenüber einer Standard- bzw. einer Placebobehandlung hinsichtlich der Verhinderung weiterer Suizidversuche als eindeutig überlegen erwiesen. Dieses unbefriedigende Ergebnis dürfte in erster Linie in dem prekären Mangel an methodisch sauberen Studien in Verbindung mit ungenügenden Stichprobengrößen begründet sein.

In zwei sorgfältigen Übersichtsarbeiten (University of York 1998; Althaus und Hegerl 2001) werden anhand empirischer Daten folgende Implikationen (➤ Abb. 27.2) abgeleitet:

- Suizidprävention muss sowohl auf der Ebene von Hochrisikogruppen (z. B. Depressiven) wie auch auf gesundheitspolitischer Ebene (z. B. nationale Suizidpräventionsprogramme) ansetzen.
- Optimierung der Primärversorgung, insb. ausreichende Schulung von Allgemeinärzten im Hinblick auf die Identifikation von Hochrisikogruppen und Suizidalität
- Aufklärung der Bevölkerung bzgl. affektiver Erkrankungen, Entstigmatisierung

Dabei ist auch zu unterscheiden zwischen Risikofaktoren, die nicht beeinflussbar sind (z. B. Geschlecht), und solchen, die veränderbar sind (z. B. Presseberichte, Waffengesetze). Eine Reihe von empirischen Daten deutet ferner darauf hin, dass die Massenmedien über ihre Berichterstattung Einfluss auf suizidales Verhalten ausüben („Werther-Effekt"). So konnten Schmidtke und Häfner (1986) nach der Ausstrahlung eines Fernsehfilms („Tod eines Schülers") einen steilen Anstieg der Eisenbahnsuizide aufzeigen. Die Autoren schlossen aus ihrer Beobachtung, dass der in diesem Film dargestellte Suizid für viele Jugendliche einen entscheidenden Anstoß zum Suizid darstellte. Dass größte Zurückhaltung bei der Berichterstattung von Suiziden eine bedeutsame suizidprophylaktische Maßnahme darstellt, zeigte sich in Wien, wo die Anzahl von U-Bahn-Suiziden nach dem Verzicht der Medien auf öffentliche Bekanntmachung deutlich abnahm.

27.5.2 Psychopharmakotherapie

Hinsichtlich der psychopharmakologischen Maßnahmen bei Suizidalität sind zwei Aspekte zu bedenken. Zum einen ist immer die **Möglichkeit einer medikamentösen Hilfe** in Betracht zu ziehen. Dies ist auch der Fall beim Vorliegen aktueller psychosozialer Krisen mit Krisensymptomatik (z. B. Schlafstörung, Unruhe und Agitiertheit, Einengung im Denken, Angstzustände) wie auch bei Suizidalität, die beispielsweise i. R. einer Depression, einer schizophrenen Erkrankung oder Angststörung aufgetreten ist. Hier geht es um **unterstützende Medikation** mit den Zielen: Dämpfung des Handlungsdrucks, Sedierung und Anxiolyse, Entspannung und emotionale Distanzierung. Als Medikamente kommen hier kurzfristig angesetzte Benzodiazepin-Tranquilizer infrage sowie nieder- bis mittelpotente Neuroleptika, die sedierend-anxiolytisch wirken.

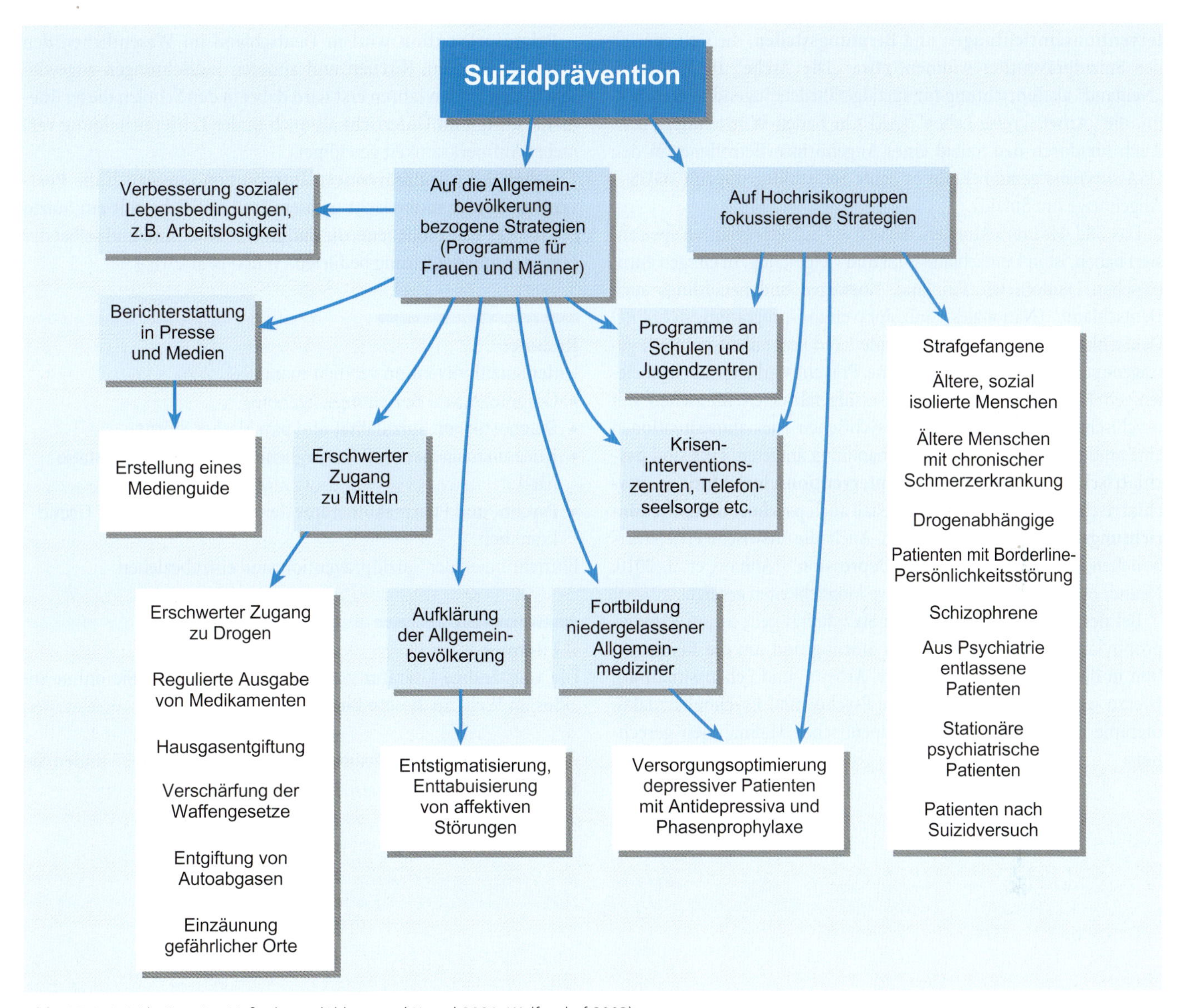

Abb. 27.2 Suizidpräventive Maßnahmen (Althaus und Hegerl 2001; Wolfersdorf 2003)

Auch bei der **Psychopharmakotherapie einer Basiserkrankung,** z. B. einer schweren depressiven Episode oder einer schizophrenen Störung, ist Suizidalität in Betracht zu ziehen. Auch wenn sich anhand eines metaanalytischen Designs empirisch kein direkter antisuizidaler Effekt von Antidepressiva nachweisen ließ, so gibt es doch zahlreiche Hinweise für deren suizidpräventive Wirksamkeit bei depressiven Patienten, nicht zuletzt auch durch Besserung der Symptomatik. Vergleichbares gilt für einen möglichen suizidpräventiven Effekt von Lithium als Phasenprophylaktikum bei affektiven Störungen (Althaus und Hegerl 2001). Bei Suizidalität sind immer Anxiolyse, Schlafförderung und Entlastung anzustreben.

EBM

So konnte in einer Metaanalyse gezeigt werden, dass eine Kombinationsbehandlung (Antidepressivum plus Benzodiazepin) im Hinblick auf ihren akuten antidepressiven Effekt einer antidepressiven Monotherapie überlegen ist (Evidenzstufe Ia: Furukawa et al. 2002, Cochrane-Review).

Grundsätzlich ist also neben der adäquaten Psychopharmakotherapie der Grundkrankheit (einschl. Psycho- und Soziotherapie) stets auch an eine psychopharmakotherapeutische Unterstützung als Mitbehandlung der Suizidalität zu denken (Wolfersdorf 1993).

27.5.3 Hilfsangebote für Menschen in suizidalen Krisen

In Deutschland bestehen zahlreiche Einrichtungen der **Telefonseelsorge** in kirchlicher Trägerschaft, deren Tätigkeit in einem Bereich zwischen Primärprävention und sekundärpräventiven Interventionen liegt, von Früherkennung bis zu Gesprächsangeboten bei suizidalen Krisen. Menschen in suizidalen Krisen suchen Hilfe bei ihrem **Hausarzt;** wenn es sich im engeren Sinne um psychische Störungen handelt, auch bei einem **niedergelassenen Psychiater und Psychotherapeuten.** Auch Seelsorger (z. B. Gemeindepfarrer) werden mit suizidalen Krisen konfrontiert. Daneben gibt es **Krisenin-**

terventionseinrichtungen und **Beratungsstellen,** die sich speziell der Suizidprävention widmen, etwa „Die Arche" in München, „Neuland" als Einrichtung für suizidgefährdete Jugendliche in Berlin, die „Arbeitskreise Leben" (AKL) in Baden-Württemberg usw. Auch für durch den Suizid eines Angehörigen Betroffene (in den USA *survivors* genannt) gibt es heute Selbsthilfegruppen (AGUS = Angehörige um Suizid).

Das Bild der Einrichtungen, die sich auf Suizidprävention spezialisiert haben, ist in Deutschland bunt und vielgestaltig. In einigen europäischen Ländern wie Finnland, Norwegen und neuerdings auch Deutschland (Nationales Suizidpräventionsprogramm NASPRO Deutschland) gibt es für das gesamte Land gesundheitspolitisch getragene suizidpräventive Programme. Präventiv arbeiten auch all diejenigen Einrichtungen, die akut suizidgefährdeten Menschen mit psychischen Störungen oder in psychischen Ausnahmesituationen eine ambulante oder stationäre Behandlung anbieten. Dies sind **psychiatrische Abteilungen, Kriseninterventionseinrichtungen, psychiatrische Kliniken** und im Einzelfall auch **psychosomatische Einrichtungen der Akutversorgung.** Auch die inzwischen vielerorts bestehenden **„Bündnisse gegen Depression"** (Althaus et al. 2010; Neuner et al. 2010) haben präventive Möglichkeiten gezeigt.

Bei der **Tertiärprävention** von Suizidalität geht es um Rezidivprophylaxe bei einer psychischen Störung und um die Reintegration in das Umfeld (Bezugsgruppe, Arbeits- und Lebenssituation). Hierzu werden auch längerfristige Psycho- und Psychopharmakotherapie einschließlich soziotherapeutischer Maßnahmen gerechnet.

Primärprävention wird in Deutschland im Wesentlichen den Familien, Schulen, Kirchen und anderen Einrichtungen zugewiesen. In den letzten Jahren erst wird dabei in den Schulen dieser Thematik sowohl im Unterricht als auch in der Lehrerausbildung vermehrt Aufmerksamkeit gewidmet.

Neben der suizidpräventiven Intervention muss auch die **Postvention** immer mitbedacht werden: Laut WHO betrifft ein Suizid etwas 6–23 Hinterbliebene, die dadurch belastet sind und selbst der Fürsorge und Begleitung bedürfen (Wurst et al. 2010).

Resümee

Unter Suizidprävention versteht man:

- Gesprächs- und Beziehungsangebote
- Diagnostik von Suizidalität und psychischer Störung
- Krisenmanagement mit fürsorglicher Betreuung (auch stationär!)
- Psycho- und Pharmakotherapie der Suizidalität und der Grundkrankheit

Einrichtungen der Suizidprävention sind einzubeziehen.

Literatur

Die vollständige Literatur zu diesem Kapitel finden Sie online im „Plus im Web" zu diesem Buch.

Fragen zur Wissensüberprüfung zum ➤ Kap. 27 finden Sie online.

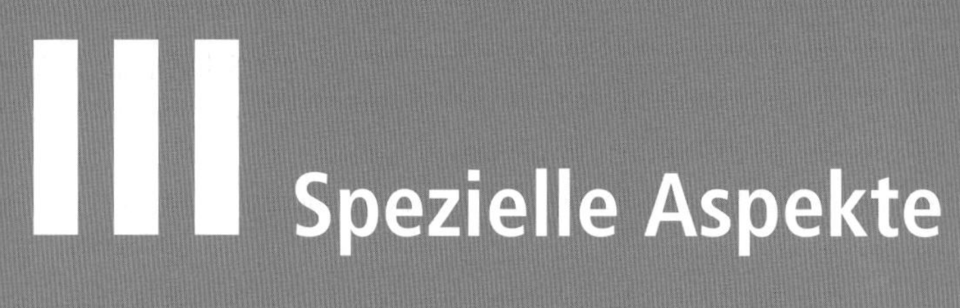

III Spezielle Aspekte

KAPITEL

28 Gerontopsychiatrie und Gerontopsychotherapie

Rainer Wolf

28.1 Grundlagen

28.1.1 Demografische Entwicklung

Die demografische Entwicklung zeigt weltweit eine Zunahme der Zahl älterer Menschen. **Alterung** ist nach Untersuchungen der Bevölkerungsabteilung der Vereinten Nationen ein globaler Trend. Im Jahr 2013 waren weltweit 841 Mio. Menschen über 59 Jahre alt; nach Vorausberechnungen für das Jahr 2050 wird diese Zahl auf mehr als 2 Billionen steigen. Zum ersten Mal in der Menschheitsgeschichte wird im Jahr 2047 die Zahl der über 59-Jährigen die Zahl der Kinder (0–14 Jahre) übersteigen. Der Hauptanteil aller Menschen über 59 Jahre lebte 2013 in Asien (469 Mio.), gefolgt von Europa mit 170 Mio. Einwohnern. Den höchsten prozentualen Bevölkerungsanteil mit 32 % an über 59-Jährigen hatte 2013 Japan, gefolgt von Italien (26,9 %) und Deutschland (26,6 %).

In Deutschland hat sich die Lebenserwartung Neugeborener zwischen 1890 und 1990 etwa verdoppelt. 1890 lag sie für neugeborene Mädchen bei 39 und für Jungen bei 36 Jahren, 1990 bei 78 bzw. 72 Jahren. Sie beträgt nach der Sterbetafel 2009/2011 83 bzw. 78 Jahre. Zum einen haben die Verbesserung der hygienischen Bedingungen und die Entwicklung von Impfstoffen zu einer Abnahme der Neugeborenen- und Kindersterblichkeit geführt, zum anderen haben der Aufbau eines modernen medizinischen Versorgungsnetzes und der Anstieg des allgemeinen Lebensstandards eine Verringerung der Krankheits- und Sterberisiken im Erwachsenenalter bewirkt. Die **fernere Lebenserwartung,** d. h. die Anzahl der Lebensjahre, die eine 60-jährige Person im Durchschnitt noch vor sich hat, ist im vergangenen Jahrhundert kontinuierlich gestiegen. 2009/2011 hatten **60-jährige Frauen** eine durchschnittliche Lebenserwartung von **25, 60-jährige Männer** von **21 weiteren Jahren.** Neben der altersspezifischen Sterberate beeinflusst auch die Geburtenziffer den **demografischen Bevölkerungsbaum**. Dieser Baum hatte 1910 in Deutschland die Form eines auf seiner Basis stehenden Dreiecks und wird nach Modellrechnungen im 21. Jh. im oberen Bereich, d. h. im Bereich des höheren Lebensalters, eine deutliche Verbreiterung erfahren (➤ Abb. 28.1). Gelegentlich wird der Vergleich mit den Umrissen einer **Pyramide** (1910) bzw. eines **Pilzes (2030)** gewählt.

Der Vergleich der prozentualen Verteilung verschiedener Altersgruppen in den Jahren 1885 und 1985 zeigt im Verhältnis zu den jüngeren Altersgruppen einen **relativ hohen Anstieg des Anteils der über 80-Jährigen** (von 0,43 auf 3,27 %) (➤ Tab. 28.1).

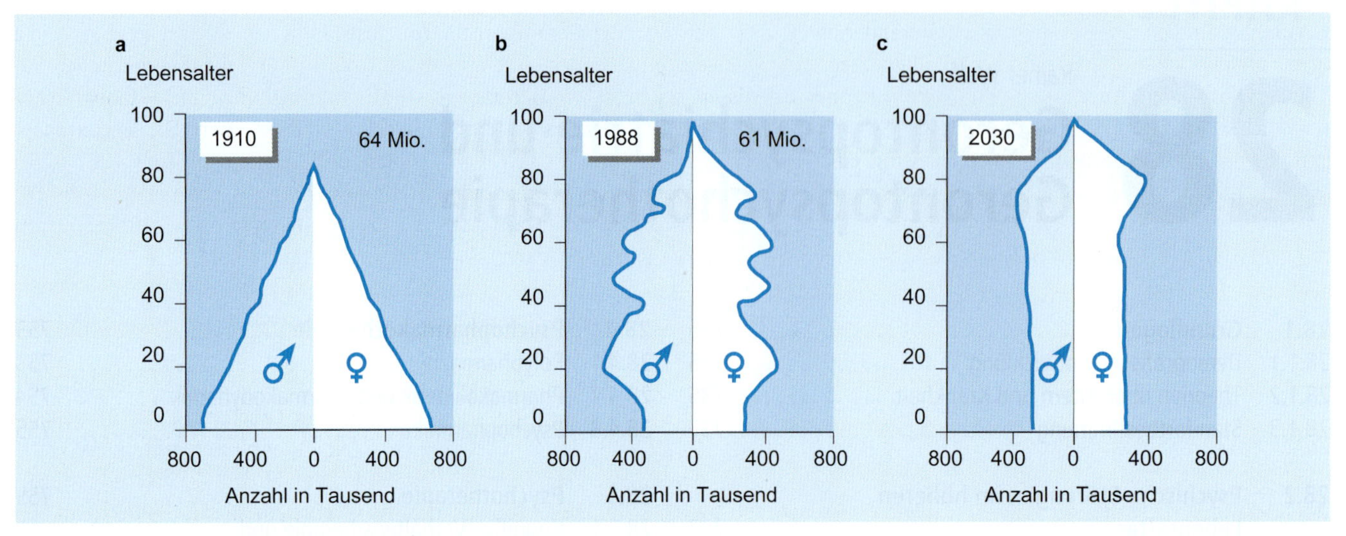

Abb. 28.1 Demografische Bevölkerungsbäume mit nach Geschlechtern unterschiedlicher Verteilung der Altersklassen **(a)** im Deutschen Reich 1910, **(b)** in seinen Nachfolgestaaten 1988 bzw. **(c)** hochgerechnet 2030 (nach Fischer 1991)

Tab. 28.1 Anteil verschiedener Altersgruppen an der Bevölkerung des Deutschen Reiches (1885) und der Bundesrepublik Deutschland (1985) in Prozent der Gesamtpopulation (Statistik des Deutschen Reichs 1888; Statistisches Jahrbuch der BRD 1987; nach Krauss 1989)

Alter (Jahre)	Anteil der verschiedenen Altersgruppen (%)	
	1885	1985
60–69	5,46	9,04
70–79	2,22	8,06
≥ 80	0,43	3,27

28.1.2 Theorien über Altern und Krankheit

Wann ist ein Mensch alt? Eine allgemeingültige Definition, welche die verschiedenen Dimensionen des Alterns umfasst, ist kaum möglich. Ebenso schwierig ist es, die während des Alterungsprozesses auftretenden „normalen" Veränderungen und ihren „normalen" zeitlichen Beginn eindeutig zu beschreiben. Aus biologischer Sicht beginnt das Altern bereits in der Pubertät und endet mit dem Tod. Soziologisch betrachtet ist das Alter u. a. die Zeit nach der Berentung. Das Rentenalter ist jedoch in verschiedenen Ländern unterschiedlich festgelegt. Außerdem können kalendarisches und biologisches Alter voneinander abweichen. In den letzten Jahren haben sich die meisten Industrienationen bei der Definition „älterer Mensch" auf ein Alter ab 65 Jahren verständigt. Für die Situation in Afrika kann dies jedoch problematisch sein. Die Weltgesundheitsorganisation (WHO) hat deshalb keinen numerischen Standard festgelegt, bevorzugt aber als Grenzwert das 60. Lj. für den älteren Teil der Bevölkerung.

Ursachen des Alterns

Bei Versuchen, die **biologischen Ursachen** des Alterns zu erklären, lassen sich im Wesentlichen zwei Hypothesen unterscheiden:

- **Aktives oder „programmiertes" Altern:** Die maximale Lebensdauer einer Spezies ist genetisch festgelegt, da die allmähliche Abnahme der Zellfunktionen und schließlich der Zelltod genetisch determiniert sind (z. B. Altern durch eine „innere Uhr", sexuelle Reifung, Stammzelltheorie).
- **Passives oder „stochastisches" Altern:** Im Laufe des Lebens werden zufällige Fehler angesammelt, die zu Funktionsstörungen innerhalb von Zellen und Organen führen (z. B. „Cross-Linkage"-, Irrtums-, Katastrophen-, Freie-Radikale- oder Mutationstheorien).

Darüber hinaus versuchen evolutionäre Alterstheorien das Phänomen des Alterns im Kontext der Arterhaltung zu beschreiben.

Alter als ätiologischer Faktor für psychische Erkrankungen?

Symptomatik, Verlauf und Folgeerscheinungen vieler auch bereits früher erworbener Erkrankungen sind im höheren Lebensalter durch biologische Faktoren des Alterungsprozesses mitbestimmt. Die Multimorbidität nimmt mit dem Alter deutlich zu (➤ Kap. 28.3.7). Krankheiten verlaufen im Alter häufiger chronisch. Komplizierend wirken die altersabhängig verminderten Abwehr- und Adaptationsfunktionen des Organismus. Von vielen psychischen Erkrankungen im höheren Alter ist bekannt, dass sie auf das Zusammenwirken mehrerer Faktoren zurückgehen können, z. B. genetische Disposition, Persönlichkeitsfaktoren, Lebensstil, chronische Vorerkrankungen, soziale Lebenssituation (Vereinsamung) und belastende Lebensereignisse (Tod naher Angehöriger oder Freunde). Die generelle Frage, ob es spezifische alterskorrelierte Charakteristika als ätiologische Faktoren für psychische Erkrankungen (im höheren Lebensalter) gibt, ist häufig diskutiert worden; eine definitive Antwort ist derzeit jedoch nicht möglich.

Abgrenzung von Alter und Krankheit

Normale Altersveränderungen sind von krankhaften Veränderungen im Alter häufig schwer zu unterscheiden. So beruhen wissenschaftliche Studien über alterstypische Veränderungen z. T. auf dem Vergleich von jungen, gesunden mit alten, mehr oder weniger kranken Probanden. Auch andere Phänomene können die wissenschaftlichen Aussagen erschweren: z. B. das sog. selektive Überleben (bevorzugtes Überleben von Personen mit einer bestimmten körperlich-seelischen Konstitution) oder Kohorteneffekte (Effekte durch die Auswahlkriterien der Untersuchungsgruppen). Auch die mit dem Alter zunehmende intra- und interindividuelle Variabilität erschwert die Unterscheidung von normalen und krankhaften Veränderungen, was damit zusammenhängt, dass Altern ein in der individuellen Biografie verankerter Prozess ist.

28.1.3 Standortbestimmung

Als Reaktion auf die demografischen, epidemiologischen und humanmedizinischen Entwicklungen und Erkenntnisse der letzten Jahrzehnte hat innerhalb der Psychiatrie eine im Grunde altbekannte Disziplin, die Gerontopsychiatrie (griech. γερων, Greis), neue Bedeutung erlangt. Es handelt sich dabei um die Wissenschaft und Lehre von den psychiatrischen Krankheiten im Alter und ihren Folgen. Auf den Langzeitstationen der psychiatrischen Landes- bzw. Bezirkskrankenhäuser, jetzt z. T. in Zentren für Psychiatrie umbenannt, hat man bereits vor dieser Wende Gerontopsychiatrie betrieben und jahrzehntelange Erfahrung sammeln können. Bereits in der antiken Medizin wurden die Begriffe „Demenz" und „Delir" für Zustände sozialen Kompetenzverlustes verwendet. Aber erst zu Beginn des 20. Jh. haben Ärzte und Forscher wie Alois Alzheimer (1864–1915) und Otto Binswanger (1852–1929) sich mit der Klinik und Neuropathologie verschiedener Demenzen beschäftigt. Mit ihren Arbeiten haben sie die noch heute anhaltenden Diskussionen innerhalb der Gerontopsychiatrie angeregt. Eugen Bleuler (1857–1939) hat mit seinem Begriff des „organischen Symptomenkomplexes" auf spezielle organisch bedingte Aspekte der Alterspsychopathologie hingewiesen.

Vor dem Hintergrund der komplexen Wechselwirkungen des Alterns wurde in den letzten Jahren dem rein biologischen, soziologischen oder psychologischen Denken eine „ganzheitliche Betrachtungsweise" gegenübergestellt. Dieser Begriff lädt zu Missverständnis und Missbrauch ein: Spezifität und Effektivität des wissenschaftlichen und des praktischen medizinischen Handelns beruhen auf einer Konzentration auf das Wesentliche. Die „ganzheitliche Betrachtungsweise", wie sie in jüngster Zeit gerade in geriatrischen Fächern favorisiert wird, kann deshalb nur darin bestehen, die wesentlichen Faktoren mit unterschiedlichen fachspezifischen Mitteln aus einem möglichst umfassenden Untersuchungsbereich herauszufiltern.

Die Wissenschaft vom Altern, die **Gerontologie**, benötigt daher einen multidisziplinären und mehrdimensionalen Arbeitsansatz, der die somatischen, psychischen und sozialen Dimensionen des Alterns zusammenfasst. Zentrale Fragen betreffen Ursachen und Mechanismen des Alterungsprozesses und die Unterscheidung zwischen physiologischem Altern und Krankheit. Über diese und andere Fragen ist die Gerontologie eng mit der multidisziplinären Wissenschaft von den Alterskrankheiten, der **Geriatrie**, verknüpft. Da in der Geriatrie mehrere selbstständige medizinische Fachgebiete zusammenwirken, ist es sinnvoll, von einzelnen geriatrischen Fächern wie Gerontoneurologie, internistischer und orthopädischer Geriatrie oder Gerontopsychiatrie zu sprechen. Die **Gerontopsychiatrie** ist also eine Disziplin der Psychiatrie, die sich – in Zusammenarbeit mit anderen geriatrischen und gerontologischen Fächern – um adäquate Diagnostik, Therapie und Erforschung von psychiatrischen Erkrankungen im Alter bemüht.

Resümee

Die demografische Entwicklung zeigt weltweit eine Zunahme der Zahl älterer Menschen. Alterung der Gesellschaft ist ein globaler Trend. Auf Empfehlung der Weltgesundheitsorganisation (WHO) werden Menschen ab dem 60. Lj. zum älteren Bevölkerungsteil gezählt. Die Gerontopsychiatrie ist eine psychiatrische Disziplin, die sich – in Zusammenarbeit mit anderen geriatrischen und gerontologischen Fächern – um adäquate Diagnostik, Therapie und Erforschung von psychiatrischen Erkrankungen im Alter bemüht.

28.2 Psychische Störungen im höheren Lebensalter

28.2.1 Demenzielle Syndrome

Epidemiologie

Die Prävalenz psychisch Kranker wird zwischen ¼ und ⅓ aller älteren Menschen angegeben. Die häufigste psychische Erkrankung im hohen Lebensalter ist die Demenz: In den westlichen Industrieländern wird die Prävalenz aller **demenziellen Erkrankungen in der Bevölkerung > 65 Jahre auf etwa 8 %** geschätzt. Frauen erkranken häufiger als Männer. Die Zahl Demenzkranker wird für das Jahr 2012 in Deutschland mit 1,4 Mio. angegeben; nach Hochrechnungen wird die Krankenzahl noch vor dem Jahr 2050 bei etwa 3 Mio. liegen. Studien und Metaanalysen ergaben für die Demenzen eine Prävalenz von weniger als 1 % bei den 60- bis 64-Jährigen, von 8–15 % bei den 80- bis 84-Jährigen und von mehr als 30 % bei den über 90-Jährigen (➤ Abb. 28.2a).

Der exponentielle Anstieg von Demenzerkrankungen in den Altersgruppen > 60 Jahre ist nicht allein durch die Addition hinzugekommener Fälle, sondern durch den exponentiellen Anstieg des Erkrankungsrisikos erklärbar. Nach der Berliner Altersstudie (Mayer und Baltes 1996) steigt die Prävalenz bis zur Altersgruppe der 90-Jährigen exponentiell an (Jorm et al. 1987), bleibt für die höheren Altersstufen jedoch deutlich unter der nach einer Exponentialfunktion zu erwartenden Steigerung. Die Inzidenzraten steigen von 0,18 bzw. 0,14 Neuerkrankungen pro 100 gelebten Personenjahren für 60- bis 64-jährige Männer und Frauen auf 9,9 bzw. 10,9 für über 95-jährige Männer und Frauen (➤ Abb. 28.2b). Die Anzahl der Neuerkrankungen an Demenz pro Jahr in Deutschland wird auf ca. 244.000 geschätzt und ist stark altersabhängig (Ätiopathogenese und klinisches Bild der demenziellen Syndrome ➤ Kap. 8).

EBM

Die Wirkung von Antidepressiva bei dementen Patienten mit einem depressiven Syndrom wurde in einem Cochrane-Review untersucht (Bains et al. 2002). Die Metaanalyse von vier eingeschlossenen Studien mit insgesamt 137 Patienten ergab nur eine insuffiziente Wirksamkeit *(efficacy)* und Sicherheit *(safety)* der Behandlung über 12 Wochen.

28.2.5 Angst- und Anpassungsstörungen

Angstzustände und Zwangsstörungen im höheren Lebensalter haben bisher nur wenig Beachtung gefunden. Nach neueren epidemiologischen Studien in drei amerikanischen Großstädten liegt die **6-Monats-Prävalenz von Zwangsstörungen** bei den über 65-Jährigen bei rund 1 %. Die Prävalenz **phobischer Störungen** in dieser Altersgruppe ist bei **Frauen mit 7,1 %** doppelt **so hoch wie bei Männern**. Die Inzidenz von Angststörungen zeigte in der Lundby-Studie bei Männern und Frauen in der 4. Lebensdekade einen Gipfel. **Nach dem 50. Lj. nahm sie stark ab,** war bei Frauen aber immer noch dreimal höher als bei Männern (Hagnell 1989).

Klinisch hat sich die Unterscheidung von Primär- und Sekundärängsten bewährt. **Primärängste** sind Angsterkrankungen im engeren Sinne (ICD-10: F40 Phobien und F41 Panikstörung, generalisierte Angststörung). Im Alter spielen die organbezogenen Phobien eine besondere Rolle, z. B. die Herzphobie. Hier stehen Herzangstattacken mit Tachykardien, Palpitationen, präkordialem Schmerz und Befürchtung des Herzstillstands im Vordergrund. Differenzialdiagnostisch müssen Angina pectoris, Myokardinfarkt, Kardiomyopathie, Mitralklappenprolaps-Syndrom, Herzrhythmusstörungen und kardiale Angstsyndrome ausgeschlossen werden. Ebenso ist an Depressionen, Angst- und Panikstörungen zu denken. **Sekundärängste** sind Angstformen i. R. von psychiatrischen und körperlichen Grunderkrankungen. Sekundäre Angst kann auch bei diffusen oder fokalen Gehirnerkrankungen bzw. bei Funktionsstörungen aufgrund von extrazerebralen Erkrankungen auftreten. Bei beginnender zerebrovaskulärer Insuffizienz wird häufig eine unbestimmte „Vitalangst“ (stark körperlich erlebte Angst) beobachtet, die einer durch die Gefäßerkrankung verursachten Leistungsminderung und emotionalen Labilisierung vorausgeht.

Anpassungsstörungen (F43.2) sind Zustände subjektiven Leidens und emotionaler Beeinträchtigung, die soziale Funktionen und Leistungen behindern. Sie treten während des Anpassungsprozesses nach einer entscheidenden Lebensveränderung, nach belastenden Lebensereignissen oder auch nach schwerer körperlicher Erkrankung auf (➤ Kap. 15). Die Störung beginnt meist innerhalb des ersten Monats nach dem auslösenden Ereignis. Die Symptome halten meist nicht länger als 6 Monate an (außer bei der längeren depressiven Reaktion). Das Krankheitsbild kann umfassen: depressive Stimmung, Angst, Besorgnis, Insuffizienzgefühle, aber auch Störungen des Sozialverhaltens wie Aggressionen. Typische Lebensveränderungen, die im Alter Anpassungsstörungen auslösen können, sind Tod des Ehe-/Lebenspartners und nahestehender Personen oder plötzliche soziale Isolation durch Krankenhaus- oder Heimaufnahme. Zu den Belastungen gehören akute körperliche Ereignisse wie Myokardinfarkt, plötzliche Immobilität nach Sturz und Fraktur, aber auch chronische Erkrankungen wie KHK, Diabetes mellitus, Inkontinenz, Seh- und Hörschädigungen (➤ Kap. 28.3.7).

Resümee

Die Gesamtprävalenz von Demenzen wird in der Bevölkerung > 65 Jahre auf ca. 8 % geschätzt. Bis zur Altersgruppe der 90-Jährigen steigt die Prävalenz der Demenzen exponentiell auf über 30 % an; in den höchsten Altersklassen bleibt sie unter dem nach der Exponentialfunktion zu erwartenden Wert.

Die Major Depression hat ab dem 65. Lj. eine Prävalenz von ca. 1–5 %; bei Einschluss leichter Formen wird die Prävalenz der Depression auf ca. 20 % geschätzt. Etwa 25 % der älteren Depressiven bleiben ohne Remission, etwa 25 % zeigen eine vollständige Heilung. Erstmanifestationen schizophrener Erkrankungen sind im Alter selten. Man nimmt an, dass sich mit dem Alter eine Entspezifizierung und Verflachung der Symptomatik einstellt. Daneben kommen schizophrene Symptome im Alter als Teil organischer Psychosyndrome vor. Die organischen Zustandsbilder zeigen jedoch – mit Ausnahme der Epilepsie – selten das Vollbild einer Schizophrenie.

Bei den Primärängsten spielen im Alter die organbezogenen Phobien eine besondere Rolle. Sekundäre Angst kann z. B. bei diffusen oder fokalen Gehirnerkrankungen bzw. bei Funktionsstörungen aufgrund extrazerebraler Erkrankungen auftreten.

Anpassungsstörungen werden im Alter insb. durch Lebensveränderungen wie Tod des Lebenspartners und nahestehender Personen oder durch plötzliche soziale Isolation bei Krankenhaus- und Heimaufnahme ausgelöst. Zusätzlich können belastende körperliche Faktoren wie ein Myokardinfarkt hinzukommen.

Die vorherrschende Angststörung im Alter ist die generalisierte Angststörung, die häufig mit einer Depression zusammenfällt und ein Prädiktor für einen raschen Verlust an Alltagskompetenz ist. Die Compliance für eine antidepressive Medikation ist bei einer Depression mit Angststörung deutlich vermindert; hier ist der gleichzeitige oder alternative Einsatz einer KVT oder IPT besonders indiziert. Der Einsatz von Benzodiazepinen sollte nur zurückhaltend und für kurze Zeit erwogen werden.

28.3 Spezielle Problembereiche

28.3.1 Kompetenz

Nach neueren Untersuchungen gelten die **früheren „Defizitmodelle“**, die von einem altersabhängigen generellen Abbau von Fähigkeiten und Fertigkeiten ausgingen, als **widerlegt**. Beobachtungen, dass in bestimmten Funktionsbereichen ein hohes Maß an Konstanz oder sogar eine Zunahme von Fähigkeiten zu bemerken ist, finden daher in **„Kompetenzmodellen“** ihren Ausdruck. Unter Kompetenz werden jene individuellen Leistungen zusammengefasst, welche die zum Leben in unserer sozialen und physikalischen Umwelt erforderlichen Anpassungs- und Verhaltensprozesse ohne spezielle Hilfe – d. h. ohne hilfsbedürftig zu sein – ermöglichen. Kompetenz leitet sich demnach aus der Relation zwischen persönlichen Ressourcen und Umweltanforderungen ab. Die Kompetenz im

Alter wird graduell zwischen völlig selbstständig, in unterschiedlichem Maße hilfsbedürftig und nicht selbstständig eingestuft. Hierzu werden Beurteilungsskalen verwendet, mit denen die **Aktivitäten des täglichen Lebens (ATL)** wie Essen , Waschen, Anziehen, Fortbewegung etc. (➤ Tab. 28.2) oder die instrumentellen Aktivitäten des täglichen Lebens (IATL) wie Telefonieren, Einkaufen, Kochen, Medikamenteneinnahme etc. (➤ Tab. 28.3) erfasst werden.

Die im Alter an Zahl und Stärke zunehmenden körperlichen, geistigen und seelischen Beeinträchtigungen führen zu einem Verlust der Alltagskompetenz: Der Mensch wird in seiner Selbstständigkeit zunehmend eingeschränkt, ist verstärkt auf fremde Hilfe angewiesen und schließlich pflegebedürftig. Zur Verlaufskontrolle, aber auch zur Qualitätssicherung wurden für die adäquate Erfassung der komplexen körperlichen, geistigen und seelischen Beeinträchtigungen im Alter sog. **geriatrische Assessments** entwickelt, die hauptsächlich aus einer Zusammenstellung verschiedener operationalisierter Testverfahren der einzelnen geriatrischen Fächer bestehen.

In Kontrast zur Reduktion der Alltagskompetenz ist der heute in der öffentlichen Diskussion anscheinend überholte Begriff der **„Altersweisheit"** zu sehen. Es wird immer wieder beobachtet, dass einige Menschen bis ins hohe Alter nicht nur selbstständig bleiben, sondern eine besondere Ausstrahlung haben, weil sie auf neue und souveräne Weise künstlerisch, wissenschaftlich oder politisch aktiv sind. Die Altersweisheit kann vielleicht als Fortsetzung eines lebenslangen Reifungsprozesses angesehen werden, bei dem (nicht erst im hohen Alter) die Fähigkeiten zur Neubewertung, zum Kompromiss und zum ethischen Urteil angesichts der Grenzen des eigenen Lebens eine zentrale Rolle spielen. Obwohl seit Langem bekannt und von anderen Kulturen geschätzt, widmet sich die gerontologische Forschung diesen Potenzialen erst seit wenigen Jahren.

28.3.2 Gedächtnisstörungen

Unter „Gedächtnis" verstehen wir i. Allg. eine mehr oder weniger langfristige Speicherung von Informationen. Die **neurobiologische Lokalisation** von Aufnahme, Speicherung und Abruf von Informationen im ZNS ist bislang nur unvollständig gelungen. Als gedächtnisrelevante anatomische Regionen gelten in erster Linie der Temporallappen, das Dienzephalon, das basale Vorderhirn und der präfrontale Kortex. Viele neuropsychologische Gedächtnismodelle wurden entwickelt, die sich hinsichtlich ihrer Orientierung an zeitlichen oder inhaltlichen Kriterien unterscheiden: **zeitabhängige Einteilung** in sensorisches, Kurzzeit- und Langzeitgedächtnis und **inhaltsabhängige Einteilung** der Langzeitgedächtnisvorgänge in deklaratives (= explizites) Gedächtnis (wie episodisches Gedächtnis, Wissenssysteme) und nichtdeklaratives (= implizites) Gedächtnis (wie prozedurales Lernen, Priming, assoziatives Lernen, nichtassoziatives Lernen). Die „kognitiven Fähigkeiten" umfassen z. B. Wahrnehmen, Erkennen, Denken, Vorstellen, Erinnern und Urteilen. Es gilt als gesichert, dass im Jugendalter viele kognitive Einzelfunktionen wie verbale, numerische oder räumlich-konstruktive Fähigkeiten unabhängig voneinander variieren, dass mit zunehmendem Alter jedoch eine **Dedifferenzierung kognitiver Funktionen** in nur noch zwei Dimensionen stattfindet. Diese werden als „kristallisierte" und „flüssige" (fluide) kognitive Funktionen beschrieben.

Tab. 28.2 Beurteilungsskala der Aktivitäten des täglichen Lebens (ATL, nach Mahoney und Barthel 1965)

Essen	
10 =	völlig selbstständig
5 =	mit Hilfe (z. B. Schneiden)
0 =	nicht selbstständig (muss angereicht werden)
Waschen (Gesicht waschen, Kämmen, Zähneputzen)	
5 =	selbstständig
0 =	nicht selbstständig
Toilette	
10 =	selbstständig (auch mit Bettpfanne, -flasche)
5 =	mit Hilfe
0 =	nicht selbstständig
Baden/Duschen	
5 =	völlig selbstständig
0 =	mit Hilfe
Ankleiden	
10 =	völlig selbstständig
5 =	mit Hilfe
0 =	nicht selbstständig
Stuhlkontinenz	
10 =	Stuhlgang unter Kontrolle
5 =	gelegentlich nicht unter Kontrolle
0 =	andauernd nicht unter Kontrolle
Harnkontinenz	
10 =	Wasserlassen unter Kontrolle (braucht keine Hilfe bei der täglichen Katheterpflege)
5 =	gelegentlich nicht unter Kontrolle
0 =	andauernd nicht unter Kontrolle
Bett/Stuhltransfer	
15 =	völlig selbstständig (auch mit einem Rollstuhl unabhängig)
10 =	mit geringfügiger Hilfe (bzw. Supervision)
5 =	mit umfangreicher bis maximaler Hilfe
0 =	bettlägerig
Fortbewegung	
15 =	selbstständig 50 m (auch mit Gehhilfe)
10 =	mit Hilfe 50 m
5 =	Rollstuhlfahrer unabhängig für 50 m
0 =	auch mit Hilfe unter 50 m
Treppensteigen	
10 =	selbstständig, mindestens ein Stockwerk (auch mit Gehhilfe)
5 =	mit Hilfe (inkl. Supervision) mindestens ein Stockwerk
0 =	nicht möglich
Summe	100 Punkte = völlig selbstständig; 0 Punkte = völlig unselbstständig

Unter der Hypothese einer Dedifferenzierung kognitiver Funktionen mit zunehmendem Lebensalter wurde ein **gerontopsycho-**

Tab. 28.3 Beurteilungsskala der instrumentellen Aktivitäten des täglichen Lebens (IATL, nach Lawton und Brody 1969)

Telefon	
1 =	völlig selbständig oder mit unterschiedlich umfangreicher Hilfe
0 =	keine Telefonbenutzung
Einkaufen	
1 =	selbstständig in Planung und Durchführung
0 =	wenige bis gar keine Einkäufe möglich
Kochen	
1 =	selbstständig (auch mit Bettpfanne, -flasche)
0 =	mit Hilfe (inkl. Supervision) oder Notwendigkeit von vorbereiteten und servierten Mahlzeiten
Haushalt	
5 =	völlig selbstständig
0 =	mit Hilfe
Ankleiden	
1 =	völlig selbständig oder nur mit Hilfe bei allen Haushaltsverrichtungen
0 =	keine täglichen Verrichtungen im Haushalt möglich
Wäsche	
1 =	völlig selbständig oder mit unterschiedlich umfangreichen Einschränkungen
0 =	unselbstständig, gesamte Wäsche muss versorgt werden
Transportmittel	
1 =	völlig selbstständig (öffentliche Verkehrsmittel, eigenes Auto), allein oder in Begleitung
0 =	in beschränktem Umfang oder überhaupt keine Benutzung von Verkehrsmitteln
Medikamente	
1 =	völlig selbstständig
0 =	korrekte Einnahme von vorbereiteten Medikamenten bis völlig unselbstständig
Geldhaushalt	
1 =	völlig selbstständig oder mit Hilfe
0 =	unselbstständig in finanziellen Angelegenheiten
Treppensteigen	
10 =	selbstständig, mindestens ein Stockwerk (auch mit Gehhilfe)
5 =	mit Hilfe (inkl. Supervision) mindestens ein Stockwerk
0 =	nicht möglich
Summe	8 Punkte = völlig selbstständig; 0 Punkte = völlig unselbstständig

logisches Gedächtnismodell entwickelt, das diese zwei Funktionen unterscheidet:

- **Kristallisierte Funktionen,** mit denen stark übungs- und bildungsabhängige Leistungen umschrieben werden, in die z. B. Sprachwissen, kulturelles und soziales Wissen einfließen und die nicht unter Zeitdruck erbracht werden müssen. Zu diesen Leistungen gehören logisches Denkvermögen, Rechenfähigkeit, allgemeines Wissen, Gedichte, Auswendiggelerntes usw.
- **Flüssige Funktionen,** die jene inhaltsübergreifenden kognitiven Grundfunktionen umfassen, die eine flexible Aufnahme und Verarbeitung von Informationen ermöglichen. Diese sind stark geschwindigkeitsorientiert (Speed-Leistungen) – auch der Terminus **Informationsverarbeitungsgeschwindigkeit** ist üblich. Die intellektuell wissensbezogenen Anforderungen sind dabei eher gering; es kommt also nicht nur darauf an, die richtige Lösung zu finden, sondern v. a. sie schnell zu finden. Diese Leistungen sind weniger milieu- oder bildungsabhängig, sondern überwiegend genetisch bedingt. Beispiele sind das Bearbeiten eines Konzentrationstests oder das Nutzen einer Fußgängerampel.

Neuere Untersuchungen über den kognitiven Alterungsprozess haben frühere Annahmen widerlegt, nach denen die kognitiven Fähigkeiten altersabhängig einem generellen Abbau unterliegen. Während kristallisierte Leistungen bis ins hohe Alter durch Training gesteigert werden können, unterliegen flüssige Leistungen bereits ab dem 30. Lj. einem progredienten Abbau; bei hirnorganischen Veränderungen ist dieser ausgeprägt (➤ Abb. 28.3). Die experimentelle neurobiologische Überprüfung dieses neuropsychologischen Gedächtnismodells steht noch aus.

In der psychiatrischen Praxis hat es sich bewährt, **Gedächtnisstörungen in Anlehnung an die Definitionen des AGP-Systems der Arbeitsgemeinschaft für Gerontopsychiatrie** zu beschreiben (➤ Box 28.1). Die Differenzialdiagnose bei Gedächtnisstörungen im Alter umfasst sowohl Gedächtnisstörungen ohne Krankheitswert als auch solche bei Alzheimer-Demenz, vaskulärer Demenz, Delirium tremens, Korsakow-Syndrom, akuten Intoxikationen, hirntraumatischen Folgezuständen, Epilepsien und depressiven Störungen etc. Unabhängig davon, ob es sich um alters- oder krankheitskorrelierte Symptome handelt, sind Gedächtnisstörungen eines der häufigsten Symptome bei gerontopsychiatrischen Patienten. Einbußen in den Gedächtnisleistungen haben negative Auswirkungen auf die Kompetenz bei der Alltagsbewältigung, das subjektive Erleben dieser Kompetenz und die Aufrechterhaltung sozialer Kontakte. So können Aktivitäten wie Einkaufen, Kochen, Erledigung finanzieller Angelegenheiten, Teilnahme am Straßenverkehr, Termineinhaltung oder regelmäßige Medikamenteneinnahme im Verlauf der Krankheit zunehmend eingeschränkt werden, sodass die Selbstständigkeit des alten Menschen bedroht ist und häusliche Hilfe sowie schließlich die Aufnahme in ein Pflegeheim notwendig werden. Diese Tatsache stellt derzeit eine der größten gesundheitspolitischen Herausforderungen für unsere Gesellschaft dar.

BOX 28.1

Aufmerksamkeits- und Gedächtnisstörungen (nach Gutzmann et al. 2000)

- **Auffassungsstörung:** Störung der Fähigkeit, Wahrnehmungserlebnisse in ihrer Bedeutung zu begreifen und sinnvoll miteinander zu verbinden, im weiteren Sinne auch: sie in den Erfahrungsbereich einzubauen (Auslegungs- und Betrachtungsweise). Die Auffassung kann falsch oder verlangsamt sein, oder sie kann fehlen.
- **Konzentrationsstörung:** Unfähigkeit zur Ausrichtung, Sammlung und Hinordnung auf einen Gegenstand. Störung der Fähigkeit, „bei der Sache" zu bleiben, seine Aufmerksamkeit ausdauernd einer bestimmten Tätigkeit oder einem bestimmten Gegenstand zuzuwenden. Leichte Störungen können ausschließlich im Subjektiven bleiben.

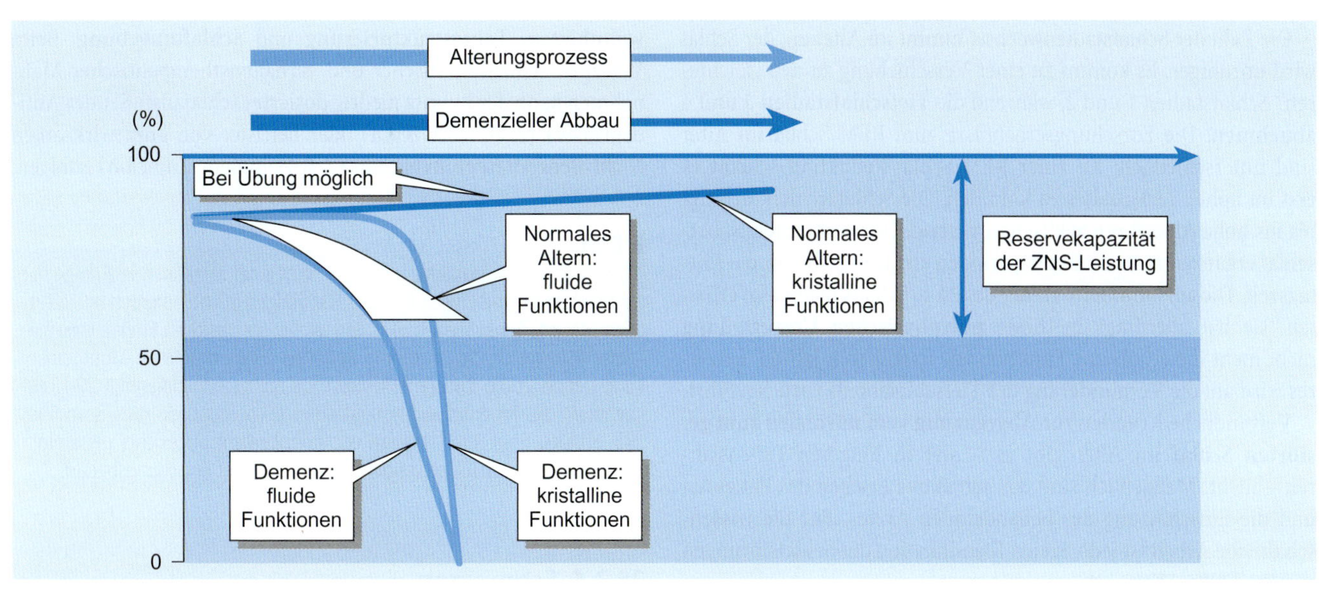

Abb. 28.3 Hirnleistung bei normalem Altern und bei demenziellen Prozessen (nach Oswald 1992)

- **Merkfähigkeitsstörung:** Herabsetzung bis Aufhebung der Fähigkeit, sich frische Eindrücke über eine Zeit von ca. 10 Min. zu merken. Es werden Merkfähigkeitsstörungen für Zahlen, Wörter, Gegenstände, Formen, Personen und Farben unterschieden (Prüfung z. B. durch Zahlennachsprechen, Wiedererkennen von Gegenständen, Sätzen etc. nach 10 Min.). Die Merkfähigkeit differiert je nach Sinnesgebiet und Material und ist auch von der Affektlage abhängig; daher sollte möglichst neutrales Merkgut verwendet werden.
- **Störung des Frischgedächtnisses (Neugedächtnis):** Gemeint sind Erinnerungsstörungen für Stunden oder Tage zurückliegende Ereignisse. Von den oben beschriebenen Merkfähigkeitsstörungen werden die nahe verwandten Störungen des Neugedächtnisses operational so differenziert, dass sich Erstere auf das Versagen in eng umschriebenen Aufgaben (z. B. Behalten von vorgegebenen Zahlen, Wörtern usw.), Letztere aber auf die mangelnde Erinnerung an Ereignisse aus dem täglichen Leben beziehen.
- **Störung des Altgedächtnisses:**: Gemeint sind Erinnerungsstörungen für länger zurückliegende Ereignisse (Wochen bis Jahre).
- **Zeitgitterstörung:** Gemeint ist eine Störung des Zeiterlebens, der zeitlichen Einordnung. Einzelne Ereignisse, die für sich präsent sind, können nicht mehr in die richtige Reihenfolge gebracht werden, wobei die Vergangenheit als Gegenwart erlebt werden kann (Ekmnesie). Zeitgitterstörungen können sowohl an biografischen als auch historischen Ereignissen überprüft werden.
- **Gesteigerte Löschvorgänge:** Damit ist das Vergessen der Erstinformation gemeint, wenn sofort danach eine Zweitinformation gegeben wird, z. B. bei der Aufgabe, zunächst ein erstes, dann zusätzlich ein zweites Wort zu behalten.
- **„Hypermnesie" des Altgedächtnisses („Telescopage"):** Gemeint ist eine sehr lebhafte und genaue, in allen Einzelheiten gehende Erinnerung an lange zurückliegende Ereignisse.
- **Konfabulationen:** Erinnerungslücken werden mit Einfällen gefüllt, die vom Patienten selbst für Erinnerungen gehalten werden. Dabei können vom Patienten immer wieder andere Inhalte für dieselbe Erinnerungslücke angeboten werden. (Dieser letzte Punkt ist wichtig zur Unterscheidung gegenüber pseudologischem Fabulieren).
- **Paramnesien:** Gemeint sind falsche Erinnerungen des Patienten an Ereignisse, die nie oder nur in anderer Form stattgefunden haben. Zu den Paramnesien gehört auch das sog. falsche Wiedererkennen, die vermeintliche Vertrautheit – schon einmal gesehen (Déjà-vu), gehört, erlebt – und auch das genaue Gegenteil, die vermeintliche Fremdheit – noch nie gehört, erlebt, gesehen (Jamais-vu).
- **Suggestibilität/Induzierbarkeit:** Gemeint ist eine vermehrte Beeinflussbarkeit des Denkens, Fühlens, Wollens und Handelns, wobei diese Funktionen nicht in dem für den Patienten üblichen Ausmaß von rationalen Gesichtspunkten gesteuert und beherrscht werden.

Das Alter gilt als der wichtigste **Risikofaktor** für die Prävalenz und Inzidenz eines Demenzsyndroms. Bei vaskulären Demenzen ist eine Prävention durch Beeinflussung folgender Risikofaktoren möglich: Bluthochdruck, Zigarettenrauchen, Alkoholmissbrauch, diätetische Faktoren/Hypercholesterinämie, Vorhofflimmern/kardiale Emboliequellen, Diabetes mellitus, Herzfehler. In mehreren Studien erwies sich Bluthochdruck im mittleren Lebensalter als ein bedeutsamer Risikofaktor für das spätere Auftreten kognitiver Defizite. Der Gebrauch von blutdrucksenkenden Medikamenten reduziert die Inzidenz und verlangsamt den Verlauf einer Demenz.

EBM

Mit einer blutdrucksenkenden Medikation lassen sich bei älteren Menschen mit Bluthochdruck schwerwiegende Folgeschäden wie Schlaganfälle und Herzerkrankungen sowie die Mortalitätsrate reduzieren (Evidenzstufe Ia: Musini 2009, Cochrane-Review).

28.3.3 Schlafstörungen

Die Parameter der Schlafqualität wie Schlafdauer und Schlafstadien verändern sich mit zunehmendem Alter deutlich. Es gilt als gesichert, dass die **Dauer des Nachtschlafs** abnimmt. Gleichzeitig nimmt die dafür benötigte Liegezeit durch eine verlängerte Einschlaflatenz und ein „Noch-liegen-Bleiben" nach dem morgendlichen Erwachen zu. Die Zahl der nächtlichen **Wachperioden verdoppelt** sich im Alter gegenüber dem mittleren Lebensalter auf etwa 7–8. Die **Schlafeffizienz** reduziert sich auf einen Index von 0,7–0,8.

Die Zahl der Schlafstadienwechsel nimmt im Alter zu, der Schlaf wird unruhiger. Es kommt zu einer Verschiebung zu den „leichteren“ Schlafstadien 1 und 2, während die **Tiefschlafstadien 3 und 4 abnehmen**. Die Forschungsergebnisse zum REM-Schlaf im Alter sind unterschiedlich: Zu einer REM-Schlaf-Reduktion scheint es erst im hohen Lebensalter zu kommen. Die Schlafarchitektur zeigt bis ins hohe Alter ihren zyklischen Verlauf. Den verkürzten Nachtschlaf ergänzen mehrere Schlafperioden am Tag, insb. um die Mittagszeit. Die aufsummierte Dauer des 24-h-Schlafs bleibt also erhalten, sie hat allerdings in dieser **polyphasischen Umverteilung** nicht mehr die erholsame Funktion wie in früheren Jahren. Letzteres wird auf die Verminderung des Tiefschlafanteils zurückgeführt.

Verbindliche Kriterien zur **Abgrenzung vom normalen zum gestörten Schlaf** im Alter gibt es – wie in jüngeren Lebensjahren – nicht. Maßgeblich sind das subjektive Erleben des Patienten und die Einschätzung des behandelnden Arztes. Für die wissenschaftliche Arbeit ist jedoch eine Klassifikation der Schlafstörungen notwendig (> Kap. 19).

Unter den gerontopsychiatrischen Erkrankungen sind es v. a. die **depressiven Syndrome,** die mit Schlafstörungen eng verknüpft sind. Über 90 % der älteren Depressiven klagen über Ein- oder Durchschlafstörungen oder morgendliches Früherwachen. Etwa 10–15 % der depressiven Patienten klagen über exzessive Tagesschläfrigkeit. Morgendliches Früherwachen wird eher bei unipolaren Depressionen, exzessive Tagesschläfrigkeit eher bei bipolaren Depressionen beobachtet.

Bei **demenziellen Syndromen** kann es sich zu Beginn der Erkrankung um depressionsbedingte Schlafstörungen handeln, die entsprechend zu behandeln sind. Mit fortschreitender Erkrankung wird zunehmend der zirkadiane Rhythmus des Schlafs aufgehoben. Schließlich kann eine Tag-Nacht-Umkehr entstehen, die nicht selten iatrogen bedingt ist, z. B. durch dämpfende Medikamente, die wegen Unruhe oder Aggressivität tagsüber verordnet werden. Polysomnografische Untersuchungen haben bei dementen Patienten außerdem eine Reduktion der Gesamtschlafzeit sowie der Tief- und REM-Schlaf-Dauer ergeben. Schlafapnoe und andere Atmungsunregelmäßigkeiten können bei Alzheimer-Patienten vorkommen.

Etwa ⅔ der Patienten mit **paranoid-halluzinatorischen Syndromen** sind von Schlafstörungen betroffen. Der gestörte Schlaf wird von den Betroffenen – im Gegensatz zu Patienten mit affektiven Psychosen – selbst in schwerer Ausprägung häufig klaglos hingenommen und als gut bewertet. Bei starken Antriebsstörungen und paranoid-halluzinatorischen Syndromen ist deshalb auch an mitverursachende nächtliche Schlafstörungen zu denken.

Neben der differenzialdiagnostischen Abklärung einer möglichen somatischen oder psychischen Grunderkrankung der Schlafstörung und anschließender Somatotherapie können **verhaltenstherapeutische Interventionen** durchgeführt werden. Den häufigen Klagen älterer Menschen über Schlafprobleme entsprechen meist falsche Vorstellungen und unrealistische Erwartungen über den Schlaf. Die Selbstbeobachtung durch ein **Aktivitäts- und Schlaftagebuch**, **Informationen** über den Schlaf und Erwartungskorrekturen bewirken häufig schon eine positive Veränderung. Weitere verhaltenstherapeutische Möglichkeiten sind **Entspannungsübungen, Änderungen von Tagesaktivitäten** und **Schlafgewohnheiten, Tagesstrukturierung** und **Schlafumgebung**. Beim Versagen schlafhygienischer und verhaltenstherapeutischer Maßnahmen kann der Einsatz niedrig dosierter schlafanstoßender Antidepressiva (z. B. Mirtazepin) oder befristet von kurz wirksamen Nicht-Benzodiazepinhypnotika (z. B. Zolpidem, Zopiclon) erfolgen.

EBM

Kognitive Verhaltenstherapie (KVT) scheint einer Metaanalyse zufolge nur leicht ausgeprägte Effekte bei über 60-Jährigen (nichtdementen und nichtdepressiven) Erwachsenen zu haben, wobei die positiven Effekte verschiedene Aspekte der Schlafstörung betreffen (Evidenzstufe Ia: Montgomery und Dennis 2003, Cochrane-Review). Da nur sechs Studien mit 224 Teilnehmern das Kriterium eines mindestens 80-prozentigen Anteils an über 65-jährigen Studienteilnehmern erfüllten, besteht angesichts der weiten Verbreitung von Schlafstörungen im Alter weiterer Forschungsbedarf.

28.3.4 Schmerzen

Obwohl Schmerzen die häufigste Ursache menschlichen Leidens sind, stellen sie gleichzeitig ein lebenswichtiges Warnsignal dar. Alle Definitionsansätze sind jedoch Versuche geblieben: Schmerzen als körperliche Empfindung und psychisches Erlebnis zugleich oder Schmerzen als individuelles psychophysisches Erlebnis. Schmerz ist ein unangenehmes Sinnes- und Gefühlserlebnis, das mit aktueller oder potenzieller Gewebeschädigung verknüpft ist oder mit den Begriffen einer solchen Schädigung beschrieben wird. Schmerzsyndrome sind der Anlass für ca. 60 % aller Arztkonsultationen. Unter den Patienten in Schmerzkliniken und -ambulanzen sind ältere Menschen unterrepräsentiert, obwohl die **Schmerztoleranz** im Alter eher **abnimmt** und die **Schmerzschwelle unverändert bleibt.** Allerdings betrachten ältere Menschen alle langsam progredienten körperlichen Veränderungen, ebenso auch chronische Schmerzen eher durch das Alter als durch eine Krankheit verursacht. Bei akuten Schmerzsyndromen fühlen sie sich jedoch bedroht und neigen zu einer schnelleren diagnostischen Abklärung als jüngere Patienten. Chronische Schmerzzustände können zu **psychischen Veränderungen** führen:

- Dysphorisch-depressive Verstimmung
- Erhöhte Reizbarkeit
- Affektive Labilität
- Verschiebung und Einengung von Interessen und Erlebnisfähigkeit

Eine große Gefahr besteht außerdem in der Entwicklung von **Schmerz- und Schlafmittelabusus bzw. -abhängigkeit.** Die Angst vor starken Schmerzen tritt im Alter sehr häufig auf. In vielen Fällen ist die Angst vor dem Sterben hauptsächlich eine Angst vor den Schmerzen. Ausgeprägte Schmerzsyndrome im Alter können mit Tumorerkrankungen, Osteoporose, Polymyalgia rheumatica, Trigeminusneuralgie, postherpetischer Neuralgie oder Restless-Legs-Syndrom in Zusammenhang stehen.

Ältere Menschen drücken ihre **Depression** oftmals durch körperliche Störungen und Hypochondrie aus. Diese Ausdrucksform wird durch Multimorbidität begünstigt, da sie die Aufmerksamkeit auf körperliche Störungen lenkt. **Hypochondrische Symptome** und **diffuse Schmerzen** kommen bei geriatrischen depressiven Patienten sehr häufig vor; bei etwa ⅓ dieser Patienten sind es die ersten Symptome einer Depression. Bei älteren Depressiven wurden charakteristische Copingstrategien festgestellt: Sie suchen rasche emotionale Entlastung und neigen zu Vermeidungsverhalten. Im Gegensatz zu nichtdepressiven Menschen glauben sie, dass ihre Probleme nicht lösbar sind.

Bei **Demenzkranken** wurden zwei Reaktionsweisen auf Schmerzreize beschrieben: Auf starke **äußere Schmerzreize** (Kneifen, heiße Gegenstände) reagieren die Patienten **adäquat,** d. h., sie schreien laut oder schützen reflektorisch die gefährdeten Körperpartien. Schädigungen oder Unfälle sind also hauptsächlich i. R. überlegter Handlungen zu erwarten. Bei **verletzungs- oder entzündungsbedingten Schmerzen, insb. der inneren Organe,** scheinen **entsprechende Reaktionen häufig zu fehlen.** Obwohl es noch keine ausreichenden Untersuchungen zu einer veränderten Schmerzwahrnehmung bei Demenz gibt, sollten plötzliche Veränderungen der Stimmung, zunehmende Aggressivität oder unmotiviertes Schreien als Hinweis auf mögliche Schmerzen verstanden werden.

Schmerzen werden im Alter von der Umwelt häufig nicht ernst genommen sowie nicht ausreichend diagnostiziert und therapiert. Dies kann die Verzweiflung steigern und zu Suizidhandlungen führen. In einer Untersuchung über Suizide in staatlichen Hamburger Pflegeheimen zwischen 1969 und 1993 waren mindestens 15 von 64 Suiziden auf schwere körperliche Erkrankungen mit unzureichend behandelten Schmerzen zurückzuführen (Wojnar und Bruder 1993).

Nach einer interdisziplinären differenzialdiagnostischen Abklärung der Schmerzsymptomatik (organisch oder psychogen?) besteht neben der adäquaten somatischen Therapie die Möglichkeit, primäre oder sekundäre psychische Störungen einer psychopharmakologischen Therapie mit Antidepressiva oder Neuroleptika oder einer Psychotherapie zuzuführen. Unabhängig von der Schmerzursache gilt es zu lernen, die Unannehmlichkeiten zu ertragen und den alltäglichen Verpflichtungen wieder nachzukommen. Dazu werden verhaltenstherapeutische Verfahren der kognitiven Selbstkontrolle („Bewusstmachen" und Modifizieren von negativen Wahrnehmungs- und Verarbeitungsprozessen) oder operante Methoden eingesetzt (insb. Veränderung spezifischer Umweltbedingungen, die den Schmerz aufrechterhalten). Daneben wurden Biofeedback-, Entspannungs- und Meditationsverfahren erfolgreich angewendet.

Somatische Schmerzen sollten suffizient mit dem **WHO-Stufenschema** (Stufe 1: Nicht-Opioidanalgetika; Stufe 2: niederpotente Opioidanalgetika + Nicht-Opioidanalgetika; Stufe 3: hochpotente Opioidanalgetika + Nicht-Opioidanalgetika) behandelt werden, wobei in Deutschland der Einsatz von Opiaten im Alter von einer deutlichen Unterversorgung einem angemessenen Gebrauch gewichen ist. Visuelle Analogskalen zur Erforschung der Schmerzsymptomatik können zur schmerztherapeutischen Einstellung bei älteren Menschen besonders hilfreich sein, da die Verbalisierung von Schmerzen oft nur unangemessen oder gar nicht erfolgt.

28.3.5 Suizid und Suizidalität

Epidemiologie

In allen europäischen Ländern ist die **Suizidrate** oder Suizidziffer (d. h. die Zahl der Suizide pro 100.000 Einwohner) in allen Altersstufen bei Männern höher als bei Frauen. Bei **9.451** Suiziden in Deutschland (Bezugszeitraum: 2008) handelte es sich zu **74,5 % um Männer** und nur zu **25,5 % um Frauen.** Die Suizidraten insgesamt sind seit 1975 rückläufig; 2008 lag die Suizidrate über alle Altersgruppen hinweg bei 11,5 % (Frauen: 5,8 %; Männer: 17,5 %). In Deutschland nehmen die Suizidraten bei beiden Geschlechtern **mit steigendem Alter** zu. Aufgrund der demografischen Entwicklung und der mit dem Alter zunehmenden Suizide ist in den letzten Jahren der Anteil der von älteren Menschen begangenen Suizide überproportional gestiegen, bei Frauen deutlicher als bei Männern (➤ Abb. 28.4). Die offiziellen Angaben über Suizide unterschätzen die tatsächliche Zahl. Es kann von einer **hohen Dunkelziffer** ausgegangen werden. Unter Todesarten wie Verkehrsunfällen und insb. den unklaren Todesursachen dürfte sich noch ein erheblicher Anteil unerkannter Suizide verbergen.

Suizidversuche werden im Gegensatz zu Suiziden aus datenschutzrechtlichen Gründen nicht mehr erfasst. Angaben zur Häufigkeit beruhen daher auf wissenschaftlichen Schätzungen. Aufgrund der Dunkelziffer ist die Reliabilität dieser Daten aber fraglich. Suizidversuche werden häufiger von Frauen als von Männern durchgeführt. Die Suizidversuchsraten (d. h. die Zahl der Suizidversuche pro 100.000 Einwohner) liegen für **Männer** zwischen 225 (1972) und **80** (1990), für **Frauen** zwischen 250 (1972) und **95** (1990). Seit 1985 sind sie weitgehend stabil geblieben. Die Alters- und Geschlechtsverteilung der Personen mit Suizidversuch entspricht nicht der von Personen mit vollendetem Suizid: Die höchsten Suizidversuchsraten finden sich bei Frauen in der Altersgruppe von 15–30 Jahren. Die Relation von Suizidversuch zu Suizid wird zurzeit für Männer über alle Altersstufen auf 4 : 1 und für Frauen 18 : 1 geschätzt, wobei im Alter die Relation bei beiden Geschlechtern geringer wird.

Suizidmethoden

In allen Altersgruppen wählen Männer zum Suizid meist „harte" Methoden wie Erhängen, Erschießen oder Schnitt- und Stichverletzungen, während bei Frauen „weiche" Methoden, v. a. die Einnahme von Arzneimitteln, überwiegen. Mit steigendem Alter nimmt bei beiden Geschlechtern der Gebrauch „harter" Suizidmethoden zu.

Risikokonstellationen im Alter

Neben sozialer Isolation und Vereinsamung als wichtigsten Ursachen spielen der Verlust aktiv gestalterischer Fähigkeiten und die Auseinandersetzung mit chronischen Erkrankungen und Gebrechlichkeit eine Rolle für den Suizid (➤ Kap. 28.3.7). Daher folgen Suizidversuche im höheren Alter **selten raptusartig,** aus einer augenblicklichen Verstimmung heraus. Viel häufiger tragen sich ältere Menschen längere

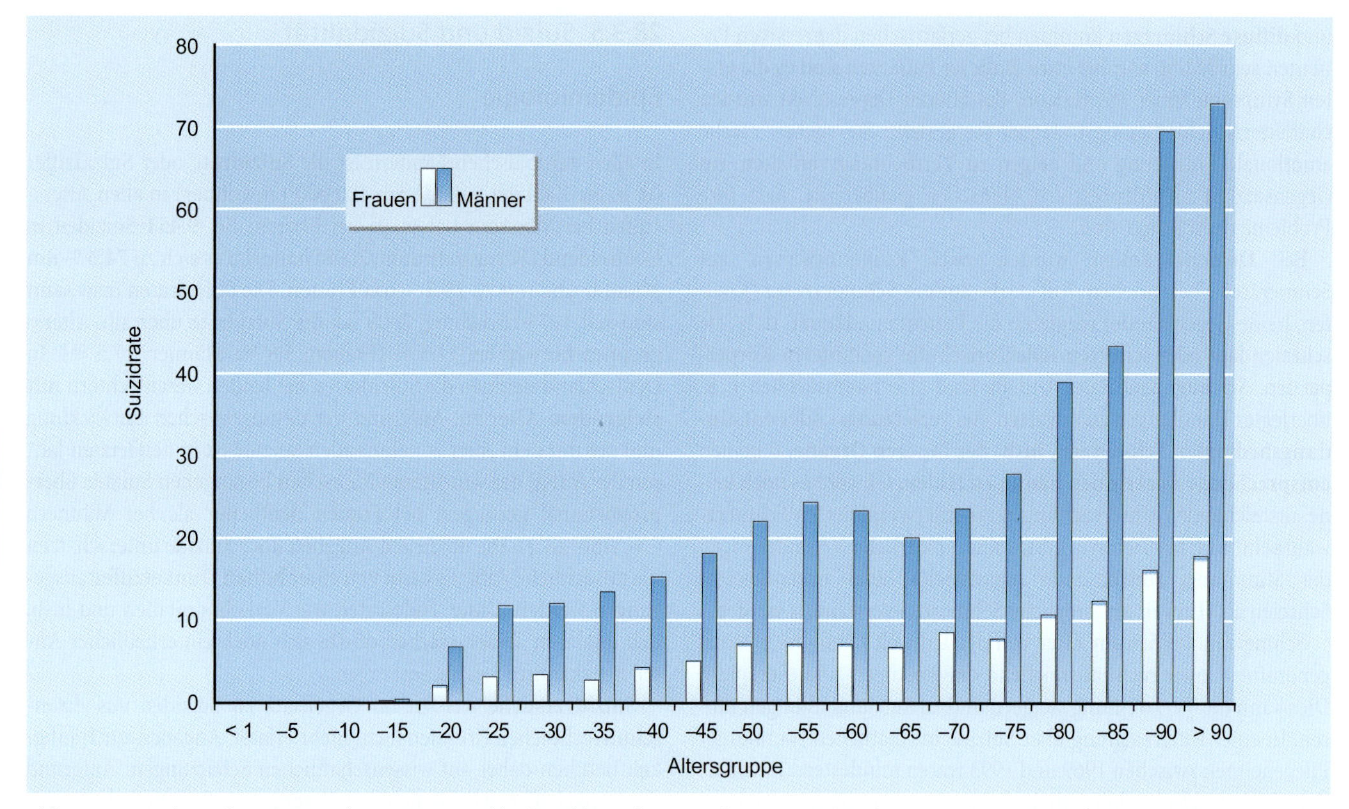

Abb. 28.4 Suizidraten für Männer und Frauen in Deutschland in Abhängigkeit vom Alter. Die Suizidrate (= Anzahl der Suizide pro Untersuchungsgruppe pro Jahr, bezogen auf 100.000 Personen der Allgemeinbevölkerung) ist für Männer und Frauen im Jahr 2008 in Abhängigkeit von der Altersgruppe (5-Jahres-Intervall) dargestellt (Statistisches Bundesamt, Todesursachen in Deutschland 2008, Wiesbaden 2010)

Zeit mit Suizidideen, suchen Alternativen und äußern versteckt oder offen ihre Suizidtendenzen. Ältere Menschen bilanzieren also durchaus, allerdings nicht nüchtern und kühl abwägend, sondern zunehmend verzweifelt. Ist der Entschluss gefallen, versuchen sie konsequent, den Tod herbeizuführen. Deshalb besteht bei Suizidankündigungen älterer Menschen immer akute Lebensgefahr!

Im Vergleich zu jüngeren Patienten fällt im Alter die multifaktorielle Genese suizidaler Verhaltensweisen auf. Soziale, körperliche, seelische und geistige Faktoren sind zu berücksichtigen. Auffällig ist der mit **55 % hohe Anteil organischer Psychosen** bei suizidalen Patienten im höheren Lebensalter, gefolgt von reaktiven psychischen Störungen mit 20 %, Alkoholismus und anderen Suchtformen mit 15 % sowie Depressionen mit 10 %. Hinzu kommen oft auch **zwischenmenschliche Konfliktsituationen** (z. B. Auseinandersetzungen mit dem Lebenspartner oder den Kindern). Ferner gibt es soziale Konfliktsituationen wie Übertritt in den Ruhestand, Wohnungswechsel, Schwierigkeiten im Altenheim, Probleme bei der täglichen persönlichen Versorgung, finanzielle Notlagen. Gerade in der kalten Jahreszeit erfahren ältere Menschen eine Einschränkung ihrer sozialen Kontakte (Dunkelheit, Eisglätte), was erkennbar mit einem Anstieg der Suizide älterer Menschen im Herbst und Winter verbunden ist. Wirbelsäule, Gelenksystem, Atmungsorgane, Herz oder Gleichgewichtssystem betreffende **körperliche Gebrechen** engen die Aktionsmöglichkeiten älterer Menschen mitunter deutlich ein und können ihr Lebensgefühl schließlich so stark beeinträchtigen, dass sie Anlass zum Suizid geben.

Suizid als gescheiterte Wertorientierung

Sinn- und Wertfragen sowie die positiven und negativen Antworten darauf begleiten einen Menschen von den ersten Kindheitstagen an. Die persönliche Antwort auf die Frage nach dem aktuellen Wert des eigenen Lebens und der Lebenswelt entscheidet darüber, ob ein Mensch weiterleben will oder nicht.

In der Altersgruppe der über **75-Jährigen** fällt eine **deutliche Zunahme der Suizidrate** gegenüber den 65- bis 75-Jährigen auf. Eine Erklärung dafür ist, dass die soziale Integration der sog. jüngeren Alten und ihre Identifikation mit gesellschaftlichen Aufgaben relativ leicht fallen, weil intensive Gestaltungsmöglichkeiten und ihre „Nützlichkeit für andere" ohne Frage vorhanden sind. Ihre Entlastung von beruflichen und familiären Aufgaben wird zudem vielfach als befreiend erlebt. Außerdem werden sie von akzeptierten außerberuflichen, v. a. familiären, Rollen und damit verknüpft von einem großen Vorrat an Wertvorstellungen aufgefangen.

Jenseits des 75. Lj. ist jedoch ein Verlust an positiven Verwirklichungschancen durch Verlust von Lebenspartner oder Freunden, zunehmende Morbidität und Gebrechlichkeit zu verzeichnen. Den Betroffenen wird eine Orientierung an „neuen" Werten abverlangt. Dieser Prozess der Wertorientierung bedeutet nichts anderes als das Auffinden dessen, was **„das Leben lebenswert macht"** – und dies möglicherweise angesichts eines progredienten körperlichen, geistigen und seelischen Abbaus. In einer so schwierigen Situation kann der Prozess der Wertorientierung zum einen durch eine kontinuierliche

Förderung des Selbstwertgefühls, zum anderen durch überzeugende Werteangebote seitens des persönlichen Umfelds erleichtert werden.

Evidenzbasierte Therapieempfehlungen der Universität von Iowa zur Prävention suizidalen Verhaltens sind unter www.guideline.gov abrufbar.

Prävention

Neue Wege in der Depressions- und Suizidprävention wurden vom „Nürnberger Bündnis gegen Depression" erprobt. Durch gleichzeitige Intervention auf mehreren Ebenen (Kooperation mit Hausärzten, öffentliche Aufklärung, Einbindung von Multiplikatoren, Unterstützung von Selbsthilfe) konnte die Versorgungssituation für depressiv erkrankte Menschen verbessert werden. In den Jahren 2001–2003 zeigt sich ein signifikanter Rückgang suizidaler Handlungen im Vergleich zur Kontrollregion, der v. a. auf die Reduktion der Suizidversuche zurückzuführen ist. Angeregt durch die Erfolge dieses Modellprojekts wurden in weiteren Regionen „Bündnisse gegen Depression" gestartet (www.buendnis-depression.de).

28.3.6 Sexualität

Die Bedeutung der Sexualität für das Leben älterer Menschen scheint ähnlich wie die Sucht im Alter mit einem doppelten Tabu belegt zu sein. Die wissenschaftliche Literatur über sexuelle Wünsche, Fantasien und Aktivitäten älterer und psychisch kranker Menschen ist spärlich. Sexualität scheint – wenn überhaupt – nur als Gegenstand unerwünschter, aber wenig relevanter Nebenwirkungen von Medikamenten zu existieren. Bei älteren Menschen stehen **psychoerotische und psychosexuelle Faktoren,** z. B. Liebkosungen oder ähnliche Gesten der Zuneigung und Zärtlichkeit, stärker im Vordergrund als bei jüngeren. Nach einer Studie in Großbritannien sind etwa **80 %** der **60- bis 65-Jährigen** sowie **50–70 % der über 78-jährigen Männer** weiterhin am Thema **Sexualität interessiert.** Bei den **Frauen** sind die Anteile niedriger: **50–70% bei den 60- bis 65-Jährigen** und etwa **30 %** bei den über **78-Jährigen.** Die Prozentanteile für sexuelle Aktivität liegen bei Männern und Frauen niedriger: **50–60 % der 60- bis 65-Jährigen** und **10–20 % der über 78-Jährigen** berichten über **Geschlechtsverkehr**.

Als **Gründe für die Abnahme des Geschlechtsverkehrs** mit zunehmendem Alter wurden genannt:

- Krankheit, Libidoverlust und Impotenz in 70 % d. F.
- Tod des Lebensgefährten/der Lebensgefährtin in 30 % d. F.

Bei den befragten Paaren gaben etwa ⅔ der Männer und ¾ der Frauen an, dass die Gründe für die Unterbrechung der sexuellen Aktivitäten beim Mann zu suchen seien.

Die mit dem Alter einhergehenden physiologischen Veränderungen können zur Abnahme der sexuellen Aktivität führen und ihr eine andere Qualität verleihen. Bei älteren Männern vollzieht sich die **Erektion** langsamer und erfolgt weniger spontan auf psychische Impulse; die **Ejakulation** kann leichter hinausgezögert werden, es wird weniger Sperma ausgestoßen, der Orgasmus ist von kürzerer Dauer, die Erektion klingt rascher ab, und nach der Ejakulation dauert die **Refraktärperiode** erheblich länger. Trotz dieser Veränderungen kann die sexuelle Aktivität bis ins hohe Alter erhalten bleiben. Bei älteren Frauen kann der Östrogenmangel nach der Menopause zur Atrophie der **Vaginalwand** und zum Dünnerwerden der Vaginalschleimhaut führen. Gelegentlich kann dies zusammen mit der geringeren Befeuchtung der Vagina eine **Dyspareunie** verursachen.

Impotenz beim Mann, z. B. bei schlecht eingestelltem Diabetes mellitus oder Angstsyndrom nach Myokardinfarkt, muss nicht mit einem Libidoverlust einhergehen. Nach einer Prostatektomie kann es durch Schädigung des N. pudendus und aufgrund psychischer Faktoren zur Impotenz kommen. Nach einer Hysterektomie können psychische Faktoren bei der Frau ein vermindertes sexuelles Interesse oder Anorgasmie verursachen. Psychotrop wirkende Medikamente wie Antidepressiva oder Neuroleptika fallen i. d. R. in die Kategorie derjenigen Medikamente, die die Sexualität hemmen und Impotenz bzw. Anorgasmie verursachen können. Eine entsprechende Aufklärung vor der Verordnung ist deshalb sehr wichtig. Chronischer Alkoholabusus kann ebenfalls Impotenz zur Folge haben.

Im Großen und Ganzen scheint die individuelle Sexualität eines Menschen in jungen Jahren ein wichtiger Faktor für die Sexualität im Alter zu sein. Hat sich ein junger Mensch intensiver sexueller Aktivität hingegeben und auf psychoerotischem Gebiet umfangreiche Erfahrung gesammelt, wird sich seine Sexualität i. d. R. bis ins hohe Alter fortsetzen.

28

28.3.7 Multimorbidität

Multimorbidität (oder Polymorbidität) bezeichnet die Koexistenz von zwei oder mehr körperlichen, geistigen und/oder seelischen Erkrankungen, an denen eine Person gleichzeitig leidet. Die Anzahl der körperlichen Erkrankungen nimmt mit dem Alter deutlich zu (➤ Tab. 28.4). Beispielsweise hat etwa ⅓ der über 80-Jährigen sieben oder mehr körperliche Erkrankungen, während in der Altersgruppe 65–69 Jahre nur etwa jeder Zehnte so hochgradig multimorbid ist. Zur Beurteilung der Multimorbidität gehören sinnvollerweise auch die geistigen und seelischen Erkrankungen, die jedoch häufig noch separat erhoben werden. Zwischen somatischen und psychiatrischen Erkrankungen besteht im Alter eine enge Beziehung: Etwa **30 % der älteren Menschen mit körperlichen Erkrankungen weisen psychiatrische Störungen auf, während es bei den körperlich Gesunden deutlich weniger sind**. Außerdem nimmt mit zunehmendem Alter die Beeinträchtigung der Kommunikation durch **Hör- und/oder Sehstörungen** oder zentrale Störungen des Sprachverständnisses und/oder der Sprachproduktion zu.

Tab. 28.4 Prozentuale Verteilung der Multimorbidität in verschiedenen Altersgruppen (Welz et al. 1989; zitiert nach Häfner 1993)

Alter (Jahre)	Anzahl der körperlichen Beeinträchtigungen (%)				
	0	1–2	3–4	5–6	≥ 7
65–69	10,9	27,3	34,5	18,2	9,1
70–74	4,5	25,0	36,4	13,6	20,5
75–79	5,4	18,9	27,0	21,6	27,0
≥ 80	0	15,4	25,6	28,2	30,8

Zwischen körperlichen, geistigen und seelischen Erkrankungen besteht häufig nicht nur eine bloße Koexistenz, sondern auf verschiedenen Ebenen auch eine kausale Verknüpfung:

- So kann eine Hypoglykämie bei Diabetes mellitus zu einer Vigilanzminderung führen.
- Ein Olfaktoriusmeningeom kann zu einer allmählichen Verschlechterung der kognitiven Funktionen und der sozialen Kompetenz im Alltag führen.
- Das Bewusstwerden und Erleben einer Veränderung, z. B. von plötzlicher Immobilität, unwiederbringlichem Verlust körperlicher oder geistiger Fähigkeiten, unheilbarer oder tödlicher Erkrankung kann reaktive psychische Phänomene wie depressive Verstimmung, psychomotorische Erregung oder Antriebsminderung hervorrufen.
- Umgekehrt können psychische Störungen zum Auslöser körperlicher Störungen werden: So können depressive und demente Patienten ihre Medikamente z. T. lebensbedrohlich unter- oder überdosieren.

Da sich somatische Erkrankungen im Alter auf die Entstehung und Behandlungsmöglichkeiten psychischer Erkrankungen auswirken können, sollen im Folgenden die wichtigsten gerontopsychiatrischen Aspekte von Multimorbidität dargestellt werden. Gleichzeitig sei auf die Lehrbücher der jeweiligen geriatrischen Fächer verwiesen.

Kardiovaskuläre und zerebrovaskuläre Erkrankungen

Körperliche Beeinträchtigungen im Alter werden am häufigsten durch kardiovaskuläre Erkrankungen wie koronare Herzkrankheit (KHK), arterielle Hypertonie, Herzinsuffizienz, Herzrhythmusstörung und periphere arterielle Verschlusskrankheit (pAVK) verursacht. In der Todesursachenstatistik 2012 steht die **chronische ischämische Herzkrankheit** an erster Stelle.

Schlaganfälle stehen in der Todesursachenstatistik an achter Stelle. Mit dem Begriff **„vaskuläre Enzephalopathie"** wird die Gesamtheit der Krankheitsbilder bezeichnet, die durch makro- oder mikroangiopathische Durchblutungsstörungen des Hirnkreislaufs verursacht werden. Als Risikofaktoren gelten arterielle Hypertonie, Diabetes mellitus, Hypercholesterinämie und Nikotinabusus. Bei der Makroangiopathie überwiegt als Ursache die arterielle Hypertonie, bei der Mikroangiopathie der Diabetes mellitus. Depressive Verstimmungen werden nach einer zerebralen Ischämie bei bis zu 40 % der Patienten beobachtet; 50 % davon entsprechen einer Major Depression (➤ Kap. 28.2.4). Demenzielle Syndrome entstehen auf dem Boden einer zerebralen Mikroangiopathie, v. a. wenn Thalamus und periventrikuläres Marklager betroffen sind (➤ Kap. 8).

Endokrinologische Erkrankungen

Endokrinopathien können zu einem **endokrinen Psychosyndrom** führen, das durch Veränderungen von Antrieb, Stimmung und vitalen Einzelfunktionen gekennzeichnet ist. Die Regel von der **Unspezifität der Psychopathologie** bei organischen Grunderkrankungen gilt auch hier. Bei allen endokrinen Psychosyndromen ist bei längerem Bestehen mit neuroradiologisch nachweisbaren Hirnatrophien und irreversiblen organischen Psychosyndromen zu rechnen. Zu den häufigsten Endokrinopathien im Alter zählen **Diabetes mellitus** und **Schilddrüsenerkrankungen.**

Etwa 2–4 % der Bevölkerung in Mitteleuropa leiden an einem **Diabetes mellitus,** wobei die Häufigkeit mit steigendem Alter zunimmt: **10–20 %** der **über 60-Jährigen sind Diabetiker.** Häufige Manifestationsfaktoren des Typ-2-Diabetes (nichtinsulinabhängiger Diabetes, früher: „Altersdiabetes") sind Adipositas, Bewegungsarmut, Infekte, Stress-Situationen. Bei Hypoglykämie sind ängstlich-depressive Episoden und Verwirrtheitszustände relativ häufig.

Etwa die Hälfte der **Hyperthyreosen** im Alter sind sog. **funktionelle Autonomien.** Hier beginnen ausgedehnte Areale der Schilddrüse autonom das Schilddrüsenhormon Thyroxin zu bilden. Eine Hyperthyreose kann Ursache für psychomotorische Unruhe, Schlafstörungen und wiederholte Verwirrtheitszustände bei älteren Menschen sein. Eine langjährige **Hypothyreose** kann zur sekundären Demenz führen, typischerweise unter dem Bild einer subkortikalen Demenz mit den Leitsymptomen Antriebsmangel, Apathie und Hypokinese.

Neurologische Erkrankungen

Aufgrund der demografischen Entwicklung übersteigt in den letzten Jahren die Inzidenz der Epilepsien jenseits des 65. Lj. die des Kindes- und Jugendalters. In einer Studie in England wurde eine Prävalenz von 14 % bei den unter 20-Jährigen und von **23 %** bei den über **65-Jährigen** gefunden. Da ältere Patienten in Epilepsie-Spezialeinrichtungen deutlich unterrepräsentiert sind, kann vermutet werden, dass diese Klientel unangemessen diagnostiziert und therapiert wird. Es gibt kaum repräsentative Angaben zur Epilepsie im Alter.

Eine erstmals im höheren Lebensalter auftretende Epilepsie hat fast ausnahmslos eine **symptomatische Genese.** Die häufigsten Ursachen sind alle Arten von **Durchblutungs**störungen des Gehirns, hauptsächlich Schlaganfälle. Etwa 12–15 % aller Schlaganfall-Patienten entwickeln eine Epilepsie. Weitere Ursachen sind **Mikroangiopathie, Traumata, Tumoren** und andere Ereignisse, die durch umschriebene Hirnläsionen Ausgangspunkt für fokale Anfälle sind. Daneben gibt es die – vermutlich wachsende – Gruppe älterer Patienten mit primär generalisierten Anfällen auf dem Boden einer **degenerativen Erkrankung.** Bei der Alzheimer-Erkrankung werden für die Epilepsie Häufigkeiten von 10–30 % angegeben.

Weitere mögliche Ursachen sind **Alkohol-** und **Benzodiazepin-Entzug, medikamentöse Überdosierung,** z. B. mit TZA oder Theophyllin, einem Arzneistoff gegen Bronchialasthma. Auch **Stoffwechselerkrankungen** können zu Anfällen führen. Hier sind insb. Leber- und Nierenerkrankungen, Diabetes mellitus, Schilddrüsenunterfunktion oder Störungen im Elektrolytstoffwechsel zu nennen.

Die Diagnostik wird durch einen „atypischen" Ablauf des epileptischen Anfalls im höheren Alter erschwert. Häufig handelt es sich um **fokale Anfälle** von kurzer Dauer und unspektakulärer Ausprägung. Andererseits halten Paresen und Aphasien im Alter um den Faktor 10–20 länger an als bei jungen Epileptikern. Die Verwechslung mit einem zerebrovaskulären Ereignis ist möglich. Eine ebenso schwierige Differenzialdiagnose kann der Verwirrtheitszustand nach einem abgelaufenen epileptischen Anfall oder als Teil eines nichtkonvulsiven Status epilepticus darstellen.

Die pharmakologische Behandlung bei älteren Epilepsie-Patienten ist häufig aufgrund von Multimorbidität erschwert. Zu beachten sind die altersbedingt veränderte Pharmakokinetik, medikamentöse Interaktionen bei Polypharmazie und Unverträglichkeiten. Die Standards der antiepileptischen Medikation sind auf ältere Patienten nicht einfach zu übertragen, da viele Antikonvulsiva bevorzugt an jungen Patienten geprüft wurden. Es wird empfohlen, die **Dosierungen** im Alter **wesentlich niedriger anzusetzen.** Carbamazepin, Phenytoin, Barbiturate und Valproat können zu Störungen des Knochenstoffwechsels führen. Valproinsäure, zwar allgemein gut verträglich, kann gerade bei älteren Patienten zu einer Vigilanzminderung bis hin zum Sopor führen. Die Enzyminduktoren Phenobarbital, Carbamazepin und Phenytoin sind in Kombination mit anderen Medikamenten problematisch. Stoffwechselneutral sind z. B. Lamotrigin, Levetiracetam, Topiramat und Gabapentin.

Beeinträchtigungen der Sensorik

Einschränkungen der sensorischen Funktionen des Sehens und Hörens beeinträchtigen häufig die Kommunikationsfähigkeit alter Menschen. Resignation, sozialer Rückzug, Misstrauen, depressive Verstimmungen bis hin zur Suizidalität und paranoid-halluzinatorische Symptome können die Folge sein. Grundsätzlich ist von einer Verschlechterung nahezu aller Sehleistungen und damit von einem verminderten Sehvermögen im Alter auszugehen: **Verminderung der Sehschärfe, vermehrter Lichtbedarf, schlechtere Kontrastwahrnehmung, höhere Blendempfindlichkeit, verzögerte Scharfeinstellung, Altersweitsichtigkeit, verzögerte Hell-Dunkel-Adaptation, schlechtere Farbwahrnehmung, beeinträchtigte Tiefenwahrnehmung, Einengung des Gesichtsfelds**. Auch bezüglich des Hörens treten mit zunehmendem Alter Veränderungen auf: abnehmende **Hörfähigkeit/Altersschwerhörigkeit**, Beeinträchtigung der Sprachwahrnehmung, Probleme bei der **Lokalisation von Geräuschquellen**.

Beeinträchtigungen der Mobilität

Die Fähigkeit zur Selbsthilfe ist direkt von der Mobilität abhängig. Folgen eingeschränkter Mobilität sind z. B.: Reduktion der Lebensqualität, eingeschränkter Aktionsradius, psychosoziale Isolation, reaktive Depression oder Pflegeheimeinweisung. Zur Einschätzung und Verlaufsbeurteilung kann der **Mobilitätstest nach Tinetti** (1986) herangezogen werden (➤ Tab. 28.5).

Tab. 28.5 Mobilitätstest Teil A und B (nach Tinetti 1986)

Teil A: Gleichgewicht		**Teil B: Gehprobe**	
Gleichgewicht im Sitzen		**Schrittauslösung** (Patient wird aufgefordert zu gehen)	
0 =	unsicher	0 =	Gehen ohne fremde Hilfe nicht möglich
1 =	sicher, stabil, ohne eine Lehne zu gebrauchen	1 =	zögert, mehrere Versuche, stockender Beginn
		2 =	Beginn zu gehen, ohne zu zögern, fließende Bewegung
Aufstehen vom Stuhl		**Schritthöhe** (von der Seite beobachtet)	
0 =	nicht möglich	0 =	Gehen ohne fremde Hilfe nicht möglich
1 =	nur mit Hilfe	1 =	Schlurfen oder übertriebenes Hochziehen (Schritthöhe > 5 cm)
2 =	diverse Versuche, rutscht nach vorne	2 =	Fuß berührt Boden nicht, Schritthöhe 2,5–5 cm
4 =	in einer fließenden Bewegung		
Balance in den ersten 5 Sekunden		**Schrittlänge** (Distanz zwischen Zehe des Standbeins und Ferse des Schwingbeins von der Seite beobachtet)	
0 =	Unsicherheit, starkes Schwanken, macht Korrekturschritte, sucht Halt	0 =	Gehen ohne fremde Hilfe nicht möglich
1 =	sicher, aber nur mit Halt (z. B. Gehhilfe, Person)	1 =	weniger als Fußlänge
2 =	sicher, ohne Halt	2 =	mindestens Fußlänge
Stehsicherheit		**Schrittsymmetrie** (von der Seite beobachtet)	
0 =	Unsicherheit (starkes Schwanken, macht Korrekturschritte, sucht Halt)	0 =	Schrittlänge variiert oder Patient hinkt (immer mit dem gleichen Fuß nach vorn)
1 =	sicher, aber ohne geschlossene Füße	1 =	Schrittlänge ist beidseits gleich
2 =	sicher mit geschlossenen Füßen, ohne Halt		
Balance mit geschlossenen Augen und Füßen		**Gangkontinuität**	
0 =	Unsicherheit (starkes Schwanken, macht Korrekturschritte, sucht Halt)	0 =	Gehen ohne fremde Hilfe nicht möglich
1 =	sicher, ohne Halt, geschlossene Füße	1 =	Phasen mit beiden Beinen am Boden, diskontinuierliches Gangbild
		2 =	beim Absetzen des einen Fußes wird der andere gehoben, keine Pausen (Schrittlänge beidseits gleich)

Tab. 28.5 Mobilitätstest Teil A und B (nach Tinetti 1986) *(Forts.)*

Teil A: Gleichgewicht		Teil B: Gehprobe	
Drehung um 360°		**Wegabweichung** (von hinten beobachtet)	
0 =	Unsicherheit (starkes Schwanken, macht Korrekturschritte, sucht Halt)	0 =	der Fuß weicht mal auf die eine, mal auf die andere Seite oder ständig in eine Richtung ab
1 =	diskontinuierlich (Patient setzt den ersten Fuß ganz auf dem Boden ab, bevor er den anderen abhebt)	1 =	leichte Abweichung
2 =	kontinuierlich und sicher, ohne Halt, fließende Drehung	2 =	Füße werden entlang einer imaginären geraden Linie abgesetzt
Stoß gegen die Brust		**Rumpfstabilität** (von hinten beobachtet)	
0 =	würde ohne Hilfe oder Halt fallen	0 =	Rücken und Knie nicht gestreckt, unsicher, Arme werden zur Stabilität benötigt
1 =	muss Korrekturschritt ausführen, behält aber das Gleichgewicht	1 =	Rücken und Knie gestreckt, kein Schwanken, Arme werden nicht zur Stabilität gebraucht
2 =	gibt sicheren Widerstand		
Absitzen		**Schrittbreite** (von hinten beobachtet)	
0 =	lässt sich fallen, schätzt Distanz falsch ein (landet nicht in der Stuhlmitte)	0 =	Gang breitbeinig oder überkreuzt
1 =	flüssige Bewegung, fähig, sich mit einer fließenden Bewegung zu setzen	1 =	Füße berühren sich beinahe beim Gehen
Summe aus A (max. 15 Pkt.)		und	**Summe aus B (max. 13 Pkt.)**
20–28 Punkte:	Mobilität kaum eingeschränkt		
15–19 Punkte:	Mobilität leicht eingeschränkt, Sturzrisiko gering		
10–14 Punkte:	Mobilität mäßig eingeschränkt, Sturzrisiko mäßig		
< 10 Punkte:	Mobilität stark eingeschränkt, hohes Sturzrisiko, Hilfsmittel nötig		

Stürze

Unfälle bzw. Unfallfolgen sind eine der häufigsten Todesursachen bei über 75-Jährigen. Meist handelt es sich um Stürze, deren Häufigkeit im höheren Alter deutlich zunimmt. Von den zu Hause lebenden älteren Menschen stürzt ⅓ **mindestens einmal im Jahr;** Heimbewohner stürzen etwa doppelt so häufig. Neben den Sturzfolgen wie knöchernen, Kopf- oder Weichteilverletzungen sind die psychischen Auswirkungen nicht zu unterschätzen. Die Furcht vor einem erneuten Sturz kann zu wachsender Unsicherheit, Unselbstständigkeit und Immobilität führen, die mit der Unterbringung im Pflegeheim endet. Trotz erfolgreich versorgter Schenkelhalsfraktur kann die Remobilisierung durch ein ängstlich-depressives Syndrom erheblich erschwert werden. Nach einem Sturz ist neben der Beruhigung des Patienten und dem Ausschluss von Verletzungen eine genaue Ursachenabklärung notwendig (➤ Box 28.2).

BOX 28.2

Diagnostische Maßnahmen nach einem Sturz

1. Anamnese
- Aktueller Sturz (wann, wo, wie?)
- Frühere Stürze (wann, wo, wie?)
- Krankheiten, Behinderungen?
- Gleichgewichts-, Gangstörungen?
- Medikamentenanamnese
- Gefährdende Umweltfaktoren, „Stolperfallen" (Hindernisse, abgetretene Treppenstufen; mangelhafte Beleuchtung?)

2. Klinische Untersuchung
- Neurologischer Status, insb. Seh- und Hörprüfung, Gleichgewichts- oder Gangprüfung
- Psychischer Status

3. Zusatzuntersuchungen
- Blutzucker, Blutbild, Elektrolyte, Kreatinin, Urinstatus
- RR im Sitzen und Stehen, Schellong-Test
- EKG, Langzeit-EKG, Echokardiografie
- Röntgen-Thorax, andere Röntgenuntersuchungen, Schädel-CT
- Karotissinus-Kompressionsversuch
- EEG

Inkontinenz

Harn- und Stuhlinkontinenz erzeugen bei den Betroffenen, aber auch bei den Angehörigen tiefe psychische und soziale Probleme. Die Betroffenen erleben diesen Kontrollverlust als persönliches Versagen, Selbstentwertung und Demütigung. Ihre Angst, von der Umwelt nicht mehr akzeptiert zu werden, kann zu Einsamkeit und Isolation führen.

Die Dunkelziffer der **Harninkontinenz** wird sehr hoch geschätzt, da Patienten ihre Kontinenzprobleme aus Angst-, Scham- und Schuldgefühlen verheimlichen. Schätzungen gehen von etwa 10 % der älteren zu Hause lebenden Menschen aus. Der Anteil inkontinenter Menschen in Pflegeheimen liegt bei 50 %. Voraussetzung für eine Linderung oder sogar Heilung ist die exakte pathophysiologische Diagnose der Miktionsstörung: Dazu gehören Anamnese, körperliche Untersuchung, Urinanalyse, Sonografie und Restharnbestimmung. Es werden Drang-, Stress-, Überlauf- und funktionelle Inkontinenz unterschieden.

Die Häufigkeit der **Stuhlinkontinenz** ist deutlich geringer als die der Harninkontinenz, jedoch für die Betroffenen belastender und unangenehmer. Häufig weisen stuhlinkontinente Patienten auch eine Harninkontinenz auf. Nach Schätzungen in Großbritannien leiden 1–3 % aller Personen über 65 Jahren an Stuhlinkontinenz. Bei der Diagnostik stehen Anamnese und rektale digitale Untersuchung im Vordergrund. Es werden Überlauf-(Overflow)-, anorektale, neurogene und symptomatische Inkontinenz unterschieden.

Da die Inkontinenz im Alter fast immer multifaktoriell bedingt ist, wird neben der pathophysiologischen Untersuchung und der anschließenden somatischen Therapie zusätzlich eine **verhaltensmedizinische Diagnostik** durchgeführt. Durch verhaltensanalytisches Interview, Untersuchung des kognitiven Status, Verhaltensbeobachtung und Symptomtagebuch sollen jene Verhaltensfaktoren ausfindig gemacht werden, die Einfluss auf das Auftreten von Inkontinenz haben und einer verhaltenstherapeutischen Intervention zugänglich sind (> Kap. 28.5). Beispielsweise können anhand des **Symptomtagebuchs** gezielt **zeitliche Veränderungen der Miktionsgewohnheiten** eingeleitet werden, sodass der Patient seiner Inkontinenz mit einem neuen Zeitplan zuvorkommen kann. Außer einer Verhaltensmodifikation durch Zeitpläne gehören zu den bewährten verhaltensmedizinischen Interventionen die **adäquate Gestaltung von Umweltbedingungen, Beckenbodengymnastik, operante Methoden** (Shaping, Chaining), **Biofeedback** und **Elektrostimulation**.

EBM

Aufgrund der spärlichen Datenlage lässt sich die Wirksamkeit verhaltenstherapeutischer und verhaltensmedizinischer Interventionen aktuell nicht beurteilen (Eustice et al. 2000; Ostaszkiewicz et al. 2004a, b; Norton et al. 2012, Cochrane-Reviews).

Resümee

In der Gerontopsychiatrie gibt es häufig wiederkehrende Themen und Problembereiche, die wegen der komplexen biologischen, psychischen und sozialen Situation im Alter auch dann von Bedeutung sind, wenn sie nicht primär im Vordergrund der Erkrankung stehen.

- Kompetenz bezeichnet individuelle Leistungen, welche die zum Leben in unserer sozialen und physikalischen Umwelt erforderlichen Anpassungs- und Verhaltensprozesse ohne spezielle Hilfe – d. h. ohne hilfsbedürftig zu sein – ermöglichen.
- Kognitive Fähigkeiten unterliegen nicht generell einem altersabhängigen Abbau: Kristallisierte Leistungen können bis ins hohe Alter durch Training gesteigert werden, flüssige Leistungen unterliegen bereits ab dem 30. Lj. einem progredienten Abbau.
- Die Parameter der Schlafqualität erfahren mit zunehmenden Alter deutliche Veränderungen: Die nächtliche Schlafdauer nimmt ab, die Zahl der Schlafstadienwechsel nimmt zu.
- Chronische Schmerzen werden in den Augen älterer Menschen eher durch das Alter als durch eine Krankheit verursacht. Eine große Gefahr besteht in der Entwicklung von Schmerz- und Schlafmittelabusus bzw. -abhängigkeit.
- In allen europäischen Ländern ist die Suizidrate in allen Altersstufen bei Männern höher als bei Frauen. In Deutschland nehmen die Suizidraten bei beiden Geschlechtern mit steigendem Alter zu. Suizid im Alter kann als gescheiterte Wertorientierung aufgefasst werden.
- Die Sexualität älterer Menschen kann durch physiologische Veränderungen, Erkrankungen und Medikation beeinträchtigt werden. Psychoerotische und psychosexuelle Faktoren stehen bei den Älteren im Vordergrund.
- Die Multimorbidität nimmt mit dem Alter zu. 30 % der über 80-Jährigen leiden an sieben oder mehr körperlichen Erkrankungen.

28.4 Psychopharmakotherapie

Mit zunehmendem Alter wird jede Pharmakotherapie durch Multimorbidität (> Kap. 28.3.7), Polypharmazie und Veränderungen der Pharmakokinetik und Pharmakodynamik erschwert. Die Vorhersagbarkeit bestimmter therapeutischer Effekte wird durch das gleichzeitige Vorliegen mehrerer, durch verschiedene Arzneimittel zu behandelnder Krankheiten oft sehr problematisch. Das gehäufte Auftreten unerwünschter Arzneimittelwirkungen im Alter mit oft ernsten Komplikationen macht eine Beachtung pharmakokinetischer und pharmakodynamischer Altersveränderungen dringend erforderlich. Die strenge Beachtung jeder Kontraindikation ist selbstverständlich.

28.4.1 Polypharmazie

Polypharmazie bezeichnet den gleichzeitigen Gebrauch von zwei oder mehr Medikamenten bei einem Individuum. Diese Definition wird jedoch zur Bezeichnung unterschiedlicher Sachverhalte eingeschränkt:

1. Gleichzeitiger Gebrauch von zwei oder mehr Medikamenten gegen verschiedene Symptomgruppen oder Krankheiten eines Individuums
2. Gleichzeitiger Gebrauch von zwei oder mehr Medikamenten gegen das gleiche Zielsymptom oder -syndrom bei einem Individuum
3. Unangemessener, weil nicht notwendiger Gebrauch von zwei oder mehr Medikamenten bei einem Individuum

Während die beiden ersten einschränkenden Definitionen einen medizinisch sinnvollen Arzneimittelgebrauch beschreiben, kommt in der letzten Kritik eine unangemessene ärztliche Verordnungspraxis zum Ausdruck. Durch die Entwicklung von Medikamenten mit spezifischen biochemischen Eigenschaften hat sich in den zurückliegenden Jahren die „rationale Polypharmazie" i. S. der zweiten Definition, z. B. bei Schizophrenie, Depression, Bluthochdruck oder Epilepsie, etabliert.

Die Zahl der verordneten Arzneimittel pro Tag und Versichertem nimmt mit dem Alter bis etwa zum 80. Lj. zu (> Abb. 28.5). Auf die Versicherten der gesetzlichen Krankenkassen (GKV) ab 60 Jahren (lediglich 27,2 % der Gesamtpopulation) entfielen 2009

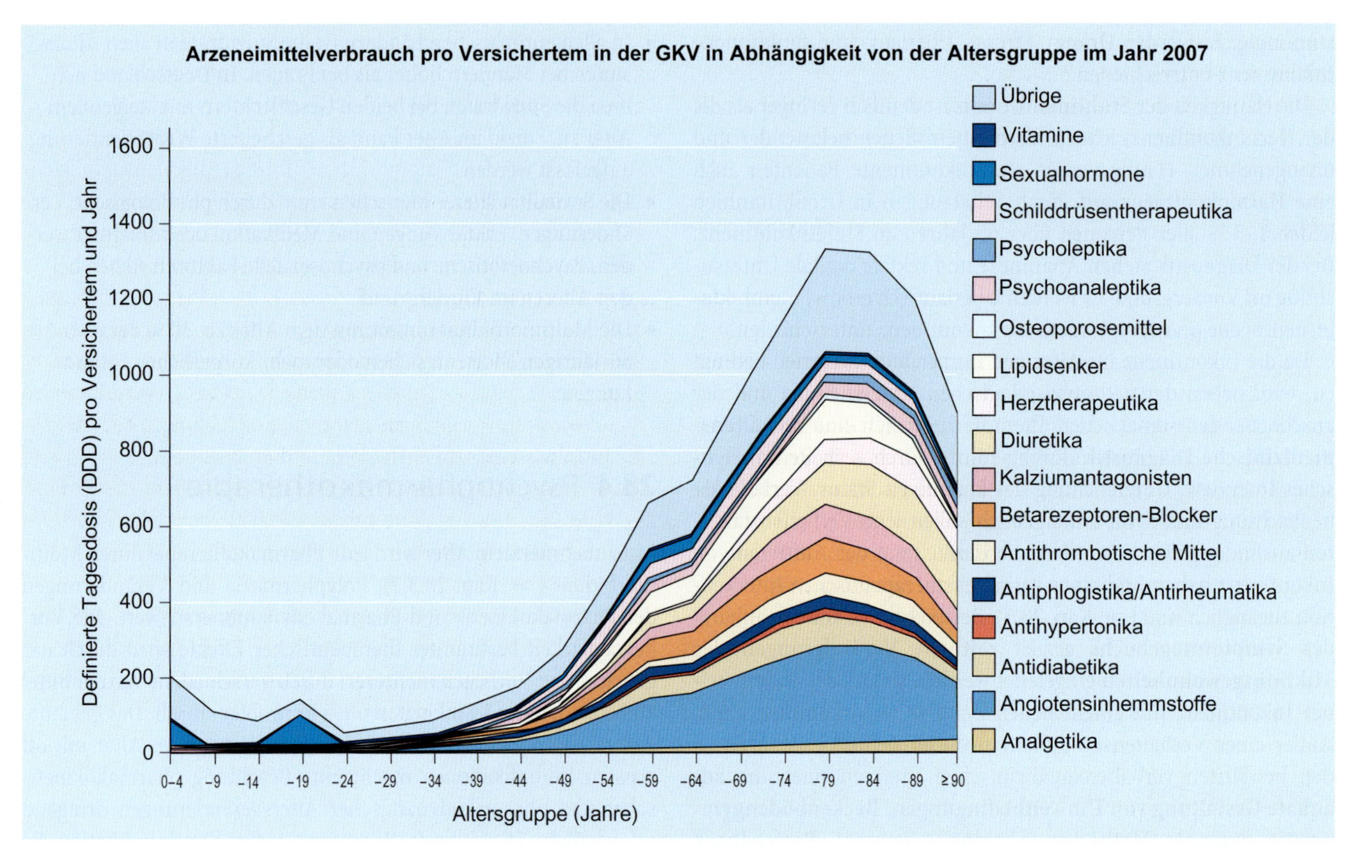

Abb. 28.5 Gestapeltes Flächendiagramm für den Arzneimittelverbrauch pro Versichertem in der GKV in Abhängigkeit von der Altersgruppe für die Bundesrepublik Deutschland im Jahr 2009 (x-Achse: Altersgruppen in 5-Jahres-Intervallen; y-Achse: durchschnittlicher Arzneimittelverbrauch nach definierten Tagesdosen (DDD) pro Versichertem und Jahr). Dargestellt sind die verordneten Arzneimittelmengen verschiedener Arzneimittelgruppen (gem. dem Anatomisch-therapeutisch-chemischem (ATC)-Klassifikationssystem, 2. Ebene, § 73 Abs. 8 SGB V) Der höchste Arzneimittelverbrauch insgesamt über alle Altersgruppen liegt bei der Gruppe der Angiotensin-Hemmstoffe, gefolgt von Lipidsenkern, Betarezeptorenblockern etc. Die gesamte Gruppe der Psychopharmaka, bestehend aus Psychoanaleptika (Pharmaka mit vorwiegend dämpfender Wirkung auf die Psyche wie Neuroleptika, Tranquilizer, Hypnotika; ATC-Code N06; 17,7 DDD) und Psycholeptika (Pharmaka mit vorwiegend anregender Wirkung auf die Psyche wie Antidepressiva, Psychostimulanzien; ATC-Code N05; 8,4 DDD) belegt Platz 7 der Verordnungshäufigkeit (nach Coca und Nink 2010).

54 % des gesamten Fertigarzneimittelumsatzes. Nach übereinstimmenden Ergebnissen mehrerer Studien nehmen die über 65-Jährigen durchschnittlich 2–6 ärztlich verordnete und 1–2 nicht verordnete Medikamente ein. Daraus ergibt sich ein **zunehmendes Risiko für unerwünschte Medikamentenneben- und -wechselwirkungen** mit neuen Symptomen, die ihrerseits eine medikamentöse Behandlung erfordern können. Ein inzwischen bekanntes Beispiel ist die **nächtliche „Verwirrtheit"** mit **Gleichgewichtsstörungen** und erhöhtem Risiko für Stürze und Schenkelhalsfrakturen nach Einnahme psychotroper Medikamente wie Benzodiazepinen. Mit steigender Anzahl und abnehmender therapeutischer Breite der verordneten Medikamente steigt die Gefahr von Arzneimittelwechselwirkungen (Interaktionen). Es werden pharmakokinetische (z. B. gegenseitige Inhibition bei der hepatischen Metabolisierung [Cytochrom P_{450}-System], dadurch Gefahr toxischer Serumspiegel), pharmakodynamische (synergistische oder antagonistische Effekte an einem Rezeptor, z. B. Herzglykoside und kaliumausscheidende Diuretika: durch Kaliummangel verstärkte Herzglykosidwirkung mit Gefahr der Intoxikation) und pharmazeutische (z. B. physikochemische Inkompatibilität zweier Arzneistoffe) Interaktionen unterschieden.

28.4.2 Pharmakokinetik und Pharmakodynamik

Die **Pharmakokinetik** untersucht die Wirkung des menschlichen Körpers auf den Verbleib eines Medikaments, d. h. Vorgänge wie Absorption, Verteilung, Metabolismus und Elimination. Da die funktionelle Kapazität fast aller Organsysteme im Laufe des Lebens abnimmt, sind im Alter je nach Medikament veränderte pharmakokinetische Eigenschaften zu erwarten. Wegen der Fülle der Daten sei hier auf Lehrbücher der Pharmakologie verwiesen. Die wichtigste Veränderung betrifft die Nierenfunktion: Bei ⅔ der Bevölkerung wurde eine alterskorrelierte **Abnahme der Kreatininclearance** beobachtet. Daher ist bei bestimmten Medikamenten mit einer deutlichen Verlängerung der Halbwertszeit und einer Akkumulation bis in den toxischen Bereich zu rechnen, falls die durchschnittliche Dosis nicht reduziert wird. Leider besteht bislang nur wenig Klarheit über die Relation zwischen Lebensalter und Blutspiegeln verschiedener Arzneimittel bei konstanter Dosierung bzw. über eine Altersabhängigkeit zwischen klinischer Wirkung und Blutspiegel.

Die **Pharmakodynamik** untersucht die Wirkung des Medikaments auf den menschlichen Körper. Sie beschreibt z. B. Wirkungstyp, -intensität und -dauer eines Medikaments am Wirkort.

Die Frage, ob und in welchem Ausmaß es altersbedingte Veränderungen der Pharmakodynamik von Medikamenten gibt, ist derzeit noch umstritten. Ein Hauptproblem ist die klare Trennung zwischen pharmakokinetischen und pharmakodynamischen Effekten.

28.4.3 Psychopharmaka

Mit zunehmendem Alter veränderte pharmakokinetische und/oder pharmakodynamische Eigenschaften von Medikamenten, gefolgt von Unter-, meist aber Überdosierung und Intoxikationen, können zu den unerwarteten körperlichen oder psychischen Symptomen einer Krise oder eines Notfalls führen. Die Nebenwirkungsprofile der Psychopharmaka erfordern erhöhte Aufmerksamkeit. Es empfiehlt sich, die Initialdosis von Antidepressiva und Neuroleptika niedriger als bei jüngeren Patienten anzusetzen, während die Ziel- oder Erhaltungsdosis nicht von vornherein niedriger sein sollte. Die **Plasmaspiegelbestimmung** (Therapeutisches Drug-Monitoring, TDM) gilt heute als wertvolles Instrument zur Therapieoptimierung.

LEITLINIEN

AWMF-S3-Leitlinie/Nationale VersorgungsLeitlinie Unipolare Depression 2012

(basierend auf 2009) **Ältere Patienten:** Die Wirksamkeit von Antidepressiva ist auch für ältere Patienten belegt. Ältere Patienten sollten daher in gleicher Weise behandelt werden wie jüngere. Im Vergleich zu jüngeren Patienten ist das Nebenwirkungsprofil bzw. die Verträglichkeit noch stärker zu beachten. Wirksamkeitsunterschiede zwischen den beiden großen Antidepressiva-Gruppen TZA und SSRI, aber auch gegenüber anderen bzw. neueren Antidepressiva (z. B. Moclobemid, Venlafaxin, Mirtazapin) wurden bislang nicht nachgewiesen. Bei älteren Patienten sollte eine Behandlung mit TZA in einer erniedrigten Anfangsdosis eingeleitet werden.
Demenz: Grundsätzlich können Patienten mit Depression und gleichzeitig vorliegenden hirnorganischen Erkrankungen in gleicher Weise mit Antidepressiva behandelt werden wie ältere Patienten ohne hirnorganische Erkrankungen. Dabei sollten allerdings Wirkstoffe mit sedierender und/oder anticholinerger Komponente vermieden werden.

Spezielle Gerontopsychopharmaka, die ausschließlich für ältere Patienten entwickelt wurden, gibt es nicht. Wie für die jüngeren Altersgruppen stehen Medikamente mit syndrom- oder diagnoseorientierten Indikationen zur Verfügung. Ein Problem kann sich daraus ergeben, dass in den meisten Studien (von den Antidementiva einmal abgesehen) der Patientenanteil in den höheren Altersgruppen sehr gering ist, sodass Wirksamkeit und Effektivität von Arzneimitteln im höheren Alter vielfach als nicht gesichert (i. S. der Cochrane-Kriterien) gelten können (s. Leitlinien). Nach Abklärung des individuellen somatischen Status sollten entsprechend der klinischen Erfahrung Medikamente mit besonders günstigem Nebenwirkungsprofil bevorzugt werden. Im Rahmen des Aktionsplans Arzneimitteltherapiesicherheit des Bundesministeriums für Gesundheit wurde die sog. **Priscus-Liste** erstellt, die aktuell 83 Arzneiwirkstoffe umfasst, die für die Behandlung älterer multimorbider Menschen potenziell ungeeignet sind. Darunter befinden sich verschiedene Antidepressiva, Schmerzmittel, Blutdrucksenker, Beruhigungs- und Schlafmittel (Holt et al. 2010). Wenn für ein zugelassenes Arzneimittel keine Zulassung für eine benötigte Indikation bei älteren Menschen vorliegt, ist ggf. eine Therapie i. R. eines Heilversuchs zu diskutieren **(Off-Label-Anwendung,** s. auch: Grundsatzurteil des Bundessozialgerichts vom 19. März 2002 (B 1 KR 37/00 R) und Urteil vom 4. April 2006 (B 1 KR 7/05 R). Hauptprobleme sind die **fehlende Produkthaftung,** die **fehlende Kostenerstattungspflicht** der Krankenversicherung und die oft fehlende Abstimmung zwischen der verordnenden Klinik und dem weiterbehandelnden niedergelassenen Arzt. Die medizinische Begründung für eine Therapie außerhalb der Zulassung einerseits sowie die **Aufklärung und Einwilligung von Patient, Angehörigen und Betreuern** andererseits sind sorgfältig zu dokumentieren. Die Fachgesellschaften empfehlen, Off-Label-Verordnungen nur auf der Basis von gültigen Leitlinien, Empfehlungen oder der anerkannten wissenschaftlichen Literatur durchzuführen.

Unter www.deutschepsychotherapeutenvereinigung.de wird online eine Broschüre über verschiedene Krankheitsbilder und Behandlungsmöglichkeiten zur Verfügung gestellt.

Resümee
Die Pharmakotherapie im Alter wird durch Multimorbidität, Polypharmazie und Veränderungen der Pharmakokinetik und Pharmakodynamik erschwert. Die Initialdosis von Antidepressiva und Neuroleptika sollte reduziert werden.

28.5 Psychotherapie

Im Vergleich zu ihrem Bevölkerungsanteil sind ältere Menschen in psychotherapeutischen Behandlungen deutlich unterrepräsentiert. Der Bedarf an psycho- und soziotherapeutischer Intervention wird auf etwa 19 % bei den 50- bis 64-Jährigen und auf etwa **7 %** bei den **über 65-Jährigen geschätzt**. Nur etwa 1 % der über 60-Jährigen wird mit tiefenpsychologisch orientierten, psychoanalytischen oder verhaltenstherapeutisch orientierten Verfahren behandelt. Die meisten der bislang durchgeführten Therapiestudien schließen Patienten über 60 Jahren systematisch aus, was auch für Psychotherapie- und Psychopharmakotherapiestudien gilt. Als Gründe für diesen therapeutischen Nihilismus werden Normen, Vorurteilsbildungen, fehlende Konzepte für die Alterspsychotherapie, das negative Altersbild der Gesellschaft, das negative Selbstbild der Älteren und Eigenübertragungsprobleme der Therapeuten diskutiert.

Seit Anfang der 1990er-Jahre gibt es eine zunehmende Auseinandersetzung mit Psychotherapieverfahren für Ältere. Bei depressiven Störungen im Alter hat sich in zahlreichen Interventionsstudien die Kombination aus KVT bzw. IPT einerseits und antidepressiver Medikation andererseits als wirksam erwiesen und scheint der ausschließlichen Anwendung einer psychotherapeutischen oder medikamentösen Therapie überlegen zu sein (Arean und Cook 2002); gleichwohl besteht weiterhin ein großer Bedarf an Therapieforschung (allgemeine Darstellung der einzelnen psychotherapeutischen Verfahren ➤ Kap. 6). Aufgrund der häufig komplexen Problematik ist bei alten Menschen die Integration von psycho-, somato- und soziotherapeutischen Maßnahmen in einem Behandlungsplan angezeigt. Dazu gehört auch therapeutische Hilfe für die Angehörigen.

28.5.1 Kognitive Verhaltenstherapie und Verhaltensmedizin

In der kognitiven **Verhaltenstherapie** geht es primär um die Veränderung beobachtbaren und nicht beobachtbaren menschlichen Verhaltens. Ansatzpunkte der funktionellen Verhaltensanalyse sind Phänomene auf körperlicher, kognitiver, emotionaler und Verhaltensebene. Ziel bei älteren Patienten ist es, durch den Einsatz einer Reihe von therapeutischen Methoden erlerntes und nicht durch einen Krankheitsprozess zwangsläufig erzeugtes menschliches Fehlverhalten in Richtung eines konkret formulierten Ziels zu verändern.

Indikationskriterien für die Verhaltenstherapie sind:

- Wille zum Erlernen selbstverändernder Fähigkeiten, z. B. von vermehrter sozialer Kompetenz
- Fähigkeit, eine Beziehung zwischen Gedanken und Gefühlen herzustellen
- Fähigkeit und Bereitschaft zum Ausführen von Hausaufgaben, z. B. Tagesstrukturierung

Durch die problemorientierte Therapie wird der Gegenwartsbezug älterer Menschen gefördert, indem die Lösung eines Problems gezielt und strukturiert innerhalb eines begrenzten zeitlichen Rahmens angestrebt wird. Neben der Problemlösung besteht die Zielsetzung auch in der Entwicklung neuer Fähigkeiten, z. B. Zuwachs an Selbstständigkeit und sozialer Kompetenz. Weitere Ziele sind: Akzeptanz des eigenen Älterwerdens, Rollenwechsel, Bewältigung von Verlust und Trennung, Lebensbilanzierung und Auseinandersetzung mit Sterben und Tod. Die veränderte Lernfähigkeit im Alter wird z. B. durch selbstgesetztes Tempo, häufige Wiederholungen und ausführliches verbales Durchspielen vor einer Aufgabe berücksichtigt.

Verhaltensmedizin ist die systematische Anwendung von Prinzipien, Modellen und Techniken der Verhaltensanalyse, Verhaltenspsychologie und Verhaltenstherapie in der Medizin mit Bezug zu Gesundheit und Krankheit, Evaluation, Prävention und Behandlung körperlicher Krankheiten sowie zu physiologischen Störungen. Auf spezielle Behandlungskonzepte wird unter Schlafstörungen (➤ Kap. 28.3.3), Schmerzen (➤ Kap. 28.3.4), Inkontinenz (➤ Kap. 28.3.7) und demenziellen Syndromen (➤ Kap. 28.2.1) eingegangen.

28.5.2 Interpersonelle Psychotherapie

Die „Interpersonelle Psychotherapie bei Altersdepression (Late Life, IPT-LL) ist ein zur Behandlung der Altersdepression modifiziertes Verfahren, das ursprünglich Ende der 1960er-Jahre von Klerman und Weissman (1984) entwickelt wurde. Das Ziel besteht in der Bewältigung depressiver Symptome und daraus resultierender interpersoneller und psychosozialer Schwierigkeiten bei älteren Patienten. Die Therapie gliedert sich in:

- Auseinandersetzung mit der Symptombewältigung
- Problembereichsspezifische Bearbeitung interpersoneller Schwierigkeiten
- Vorbereitung auf das Behandlungsende

Für ältere Patienten sind die in der IPT fokussierten Problembereiche Trauer, Rollenwechsel, interpersonelle Konflikte und interpersonelle Defizite besonders relevant. Die IPT-LL kann als Kurzzeit- oder Erhaltungstherapie durchgeführt werden. In der Kombination mit antidepressiver Medikation wurden gute Ergebnisse erzielt. In einer randomisierten kontrollierten Studie mit 116 depressiven Patienten (> 70 Jahre) war die medikamentöse Therapie mit dem SSRI Paroxetin der IPT allerdings überlegen (Reynolds et al. 2006).

LEITLINIEN

AWMF-S3-Leitlinie/Nationale VersorgungsLeitlinie Unipolare Depression 2009

Kombination von Antidepressiva und Psychotherapie: Bei schweren und rezidivierenden sowie chronischen Depressionen, Dysthymie und Double Depression sollte die Indikation zur Kombinationsbehandlung aus Pharmakotherapie und geeigneter Psychotherapie vorrangig vor einer alleinigen Psychotherapie oder Pharmakotherapie geprüft werden.

EBM

Ein Cochrane-Review über die Wirksamkeit von psychodynamischer Psychotherapie und KVT kommt zu dem Schluss, dass angesichts der geringen Fallzahl (153 Studienteilnehmer in sieben kontrollierten Studien) noch keine Empfehlung für eine spezifische psychotherapeutische Intervention im Alter ausgesprochen werden kann (Wilson et al. 2008).

28.5.3 Angehörigengruppen

Ziel der Arbeit mit den Angehörigen von psychiatrischen Alterspatienten ist v. a. die Aufklärung der Angehörigen über die Krankheit des Patienten, ihre psychische Entlastung und die Besprechung des angemessenen Umgangs mit dem Kranken. Dadurch kann das Zusammenleben im häuslichen Umfeld erleichtert und die Heimunterbringung bei einer chronisch progredienten Erkrankung wie der Demenz hinausgezögert werden.

LEITLINIEN

AWMF-S3-Leitlinie/DEGAM-Leitlinie Pflegende Angehörige 2005

In Gespräch und Beratung sind auf „verschiedenen Betreuungsebenen" folgende „wichtige Belange der Angehörigen zu berücksichtigen":

- Körperlich: Verminderung der Pflegebelastung, Förderung der eigenen Gesundheit
- Emotional: Stützung des eigenen Selbstwertgefühls, Unterstützung des Gleichgewichts, Konfliktbewältigung
- Sozial: finanzielle Absicherung der Pflegebeziehung, Stabilisierung im sozialen Umfeld, Informationen

Resümee

Ältere Menschen sind in der psychotherapeutischen Behandlung deutlich unterrepräsentiert. Als Gründe für den therapeutischen Nihilismus werden Normen, Vorurteilsbildungen, fehlende Konzepte für die Alterspsychotherapie, negatives Altersbild der Gesellschaft, negatives Selbstbild der Älteren und Eigenübertragungsprobleme der Therapeuten diskutiert. Seit Anfang der 1990er-Jahre werden jedoch zunehmend Psychotherapieverfahren für Ältere entwickelt: psychoanalytisch orientierte Einzel- und Gruppentherapie, KVT, Verhaltensmedizin und IPT.

28.6 Gedächtnistraining

Die Nürnberg-Erlanger Arbeitsgruppe um Oswald führte 1991/92 eine Langzeituntersuchung über die „Bedingungen der Erhaltung und Förderung von Selbstständigkeit im höheren Lebensalter (SIMA)" durch. Die Studie überprüfte über einen Zeitraum von 2 Jahren **verschiedene Aktivierungstherapien (Gedächtnistraining, psychomotorisches Training, Kompetenztraining sowie Kombinationen dieser Ansätze)** an über 300 mehrheitlich gesunden Probanden im Alter von 77–93 Jahren. Es zeigte sich, dass eine isolierte Trainingsmethode die Einzelfunktionen stabilisieren konnte. Die deutlichste Effektsteigerung hinsichtlich kognitiver Funktionen wurde durch eine Kombination aus Gedächtnistraining und psychomotorischem Training erzielt. Diese Überlegenheit der multimodalen gegenüber der unimodalen Aktivierung war sogar noch nach einem trainingsfreien Jahr messbar. Die Autoren vermuten, dass durch die allgemeine Aktivierung mithilfe von psychomotorischem Training auch neuropsychologisch günstige Bedingungen geschaffen werden, die zusammen mit dem Gedächtnistraining den Hirnstoffwechsel günstig beeinflussen. Interessanterweise gelten diese Ergebnisse auch für eine Untergruppe von Probanden, bei denen bei der Eingangsuntersuchung eine leichte demenzielle Symptomatik festgestellt wurde. Auch andere Autoren haben erste Hinweise für derartige Behandlungserfolge bei Demenzerkrankungen gefunden. Sinnvoll ist ein **Parallelgruppentraining** sowohl für die Patienten als auch ihre Angehörigen: Dabei werden zeitlich parallel die Patienten mit einem **multimodalen Gedächtnistraining** und die Angehörigen mit einem **Problemlösetraining** betreut, das psychoedukative und verhaltenstherapeutische Aspekte umfasst.

Ein Review zum Gedächtnistraining bei über 60-jährigen nichtdementen Probanden kommt zu dem Urteil, dass eine Verbesserung der subjektiven Gedächtnisfunktionen am besten durch Verbesserung der mnemotechnischen Fertigkeiten sowie auch der adaptiven Verhaltenseinstellungen gegenüber Gedächtnisanforderungen erreicht wird (Floyd und Scogin 1997).

Bei der Beurteilung einer Gedächtnistrainingsmethode für Demenzkranke geht es nicht nur um die Verbesserung der kognitiven Fähigkeiten, sondern ganz wesentlich um die Verbesserung des emotionalen Befindens und der sozialen Integration, die im Grunde Ziele jeder Rehabilitation sind. Im Sinne einer Ressourcenstimulation kommt es darauf an, den Patienten von Anfang an psychisch zu stützen und seiner Familie beim Umgang mit der bedrohlichen Erkrankung zu helfen, damit die soziale Integration, gemessen an den verbliebenen Fähigkeiten des dementen Patienten, möglichst erhalten bleibt. Realistische Therapieziele sind:

- Erhalt und Stärkung noch vorhandener Fähigkeiten
- Steigerung der Aktivität
- Schaffung und Aufrechterhaltung von sozialen Kontakten

EBM

Durch kognitives Training ließen sich einem neuen Review zufolge keinerlei Verbesserungen hinsichtlich dem kognitiven Funktionsstatus, der Reduktion depressiver Symptome und einer Verbesserung des Zurechtkommens mit Alltagsaufgaben nachweisen (Bahar-Fuchs et al. 2013; Cochrane-Review). Bemängelt wurden jedoch methodische Defizite der Primärstudien. In einer qualitativ hochwertigen Einzelstudie ließen sich Verbesserungen durch kognitive Rehabilitation hinsichtlich Gedächtnisleistung und Lebenszufriedenheit (Follow-up: 6 Monate) statistisch absichern. In einem weiteren Review ergaben sich im Vergleich zu einer aktiven Kontrollgruppe keine signifikanten Gruppenunterschiede (Martin et al. 2011).

Empirische Untersuchungen belegen, dass Verhaltensänderungen bei dementen Patienten durch verhaltenstherapeutische Techniken wie Stimuluskontrolle, Modell-Lernen und operante Techniken erzielt werden können. Ziel der **Milieutherapie** ist es, den gesamten Wohn- und Lebensbereich der Patienten i. S. einer optimalen Förderung und Anregung umzugestalten. Mit der **Selbst-Erhaltungs-Therapie** (SET) wird versucht das , das Selbstwissen bei Alzheimer-Kranken mit neuropsychologischen Interventionen zu bewahren. Das **Realitätsorientierungstraining** (ROT) vereinigt Elemente der Verhaltens- und der Milieutherapie. Es zielt auf die Verbesserung der zeitlichen, örtlichen und personellen Orientierung des verwirrten älteren Menschen sowie auf die Förderung der Selbstständigkeit und der sozialen Kompetenz. Mit fortschreitendem demenziellem Abbau werden sich die therapeutischen Maßnahmen immer mehr von der Realitätsorientierung zugunsten einer Verbesserung des emotionalen Befindens und der sozialen Integration verschieben. Beim **Snoezelen,** einer multisensorischen Stimulation, werden den primären Sinnesqualitäten des Sehens, Hörens, Fühlens, Schmeckens und Riechens unterschiedliche sensorische Reize dargeboten. Ziel ist es dabei, weniger Anforderungen an die intellektuellen als an die sensomotorischen Fähigkeiten dementer Menschen zu stellen. Nur für einige der genannten Therapiestrategien liegen bereits kontrollierte Studien vor.

EBM

In einem Review zum Snoezelen bei dementen Patienten wird die Effektivität dieses Verfahrens verneint (Chung und Lai 2002, Cochrane-Review). Auch eine auf nur zwei Studien beruhende Analyse zu den Effekten von Aromatherapie erbrachte uneindeutige Befunde (Forrester et al. 2014; Cochrane-Review)
Durch die Identifikation auslösender und aufrechterhaltender Bedingungen könne die Häufigkeit (nicht jedoch die Schwere) problematischer Verhaltensweisen seitens der Patienten und schwierige Verhaltensweisen seitens der Pflegepersonen reduziert werden (Evidenzstufe Ia: Moniz Cook et al. 2012; Cochrane-Review). Da in diesen Studien Verhaltensanalysen nur ein Bestandteil komplexerer Therapiestrategien waren, lässt sich der „alleinige" Beitrag dieser verhaltenstherapeutischen Technik jedoch nicht beurteilen.

Resümee

Bei einer Gedächtnistrainingsmethode für demente Menschen geht es nicht nur um die Verbesserung der kognitiven Fähigkeiten, sondern auch um eine Verbesserung des emotionalen Befindens und der sozialen Integration – im Grunde die Ziele jeder Rehabilitation.

28

28.7 Recht und Ethik

Tiefer gehende Informationen

➤ Kap. 28.7 zu rechtlichen (Betreuung und Einwilligungsvorbehalt, Unterbringung) und ethischen Aspekten finden Sie online im „Plus im Web" zu diesem Buch.

Resümee

Durch Beeinträchtigungen der körperlichen und psychischen Fähigkeiten älterer Menschen sind oder fühlen sich Angehörige oder Dritte häufig aufgefordert, fürsorglich für den Betroffenen zu handeln. In einigen dieser Situationen kann dabei auf Rechtsnormen (z. B. Betreuung, Einwilligungsvorbehalt, Unterbringung) zurückgegriffen werden, in anderen nicht. In jedem Fall bedarf es bei Interessenkonflikten ethischer Überlegungen. Die ethischen Grundlagen ärztlichen Handelns sind in den sog. Ethischen Kodizes niedergelegt, die jedoch keinen Gesetzesstatus haben.

28.8 Sterben und Tod

Während in früheren Generationen alle Altersgruppen ein ähnliches Todesrisiko hatten, sterben Menschen heute typischerweise erst im höheren Lebensalter. Laut Sterbetafel 2009/2011 lag bis zum Alter von 50 Jahren der Anteil der Überlebenden bei 97,5 % der Frauen und bei 95,7 % der Männer. Der Tod ist in modernen Gesellschaften zu einem Altersphänomen geworden. **Die Sterbephase dauert länger und findet immer häufiger (ca. 60 %) in Institutionen statt.** Thanatopsychologie und -soziologie haben gezeigt, dass das Verhältnis zu Sterben und Tod individuell stark variiert. Es hängt weniger von sozialen Merkmalen wie Geschlecht, Alter oder Beruf als vielmehr von negativen Lebensereignissen, instabilen biografischen Verläufen, fehlenden Zukunftsperspektiven, mangelnder sozialer Integration oder mangelnden religiösen Bindungen ab.

Alte Menschen haben häufig das Bedürfnis, sich rückblickend mit ihrer Lebensgeschichte auseinanderzusetzen. Bei dieser Suche nach Orientierung und Vorbereitung auf den Tod werden sie von ihrem Umfeld meist nicht verstanden und bleiben auf sich allein gestellt. Die gedankliche Auseinandersetzung mit dem Tod nimmt zwar mit steigendem Lebensalter zu, die Angst vor dem Tod jedoch eher ab, und es kommt zu einer positiv-akzeptierenden Einstellung gegenüber dem eigenen Tod. Die verschiedenen Stadien, in denen sich Sterbende mit dem nahenden Tod auseinandersetzen, sind in der klassischen **Ars moriendi** ebenso beschrieben worden wie in Studien zur Bewältigung ärztlicher Diagnosen bei unheilbar Kranken. Die Stufen der klassischen Lehre und der aktuellen Forschung werden, auch wenn sie nicht derselben Perspektive entstammen, in ➤ Tab. 28.6 gegenübergestellt.

Tab. 28.6 Stadien des Sterbens

Ars moriendi	Phasen nach Kübler-Ross
Glaube/Unglaube	Nicht-wahrhaben-Wollen
Hoffnung/Verzweiflung	Wut
Geduld/Ungeduld	Verhandeln
Demut/Hochmut	Depression
Armut/Geiz	Akzeptieren des Sterbens

Die Hospizbewegung hat es sich zur Aufgabe gemacht, nicht nur die Sterbenden, sondern auch die Angehörigen zu begleiten. **Hospize** verstehen sich als **Stätten des Lebens für Sterbende** und nicht als Sterbekliniken. Sie grenzen sich eindeutig gegen aktive Sterbehilfe ab. Interdisziplinäre Teams bemühen sich insb. um palliative Schmerz- und Symptomkontrolle, Kontinuität der (häuslichen) Versorgung und Unterstützung bei psychosozialen Problemen von Patient und Familie. Wichtigster Aspekt eines friedvollen Todes ist die Linderung von Schmerzen und quälenden Symptomen wie Dyspnoe, Unruhe und Agitiertheit. Daher werden bei Sterbenden häufig Opiatanalgetika eingesetzt.

Die Begleitung von Sterbenden erfordert von den betreuenden Personen nicht nur spezifisches Wissen und technische Fertigkeiten, sondern auch ein Zuhören- und Tolerieren-Können über kulturelle und weltanschauliche Grenzen hinweg. Sterbebegleitung verlangt vom Einzelnen ein Nachdenken über die Bedeutung von Sterben und Tod, v. a. aber eine bewusste Haltung zum eigenen Sterben und Tod. Es geht für den Betreuenden also um Erkennen, Annehmen und Verarbeiten eigener Unsicherheit, eigener Ohnmachtsgefühle und eigener Ängste.

Resümee

Der Tod ist in modernen Gesellschaften zu einem Altersphänomen geworden. Laut Sterbetafel 2007/2009 lag bis zum Alter von 50 Jahren der Anteil der Überlebenden bei 97,5 % der Frauen und bei 95,4 % der Männer Die Sterbephase dauert länger und findet immer häufiger in Institutionen statt.

Literatur

Die vollständige Literatur zu diesem Kapitel finden Sie online im „Plus im Web" zu diesem Buch.

Fragen zur Wissensüberprüfung zum ➤ Kap. 28 finden Sie online.

KAPITEL

29

Albert Diefenbacher, Ronald Burian, Christian Klesse und Martin Härter

Konsiliar- und Liaisondienste für psychische Störungen

29.1 Konsiliar-/Liaisonpsychiatrie, -psychotherapie und -psychosomatik

Patienten, die sich wegen einer körperlichen Erkrankung in medizinische Behandlung begeben, leiden häufig auch an einer komorbiden psychischen Störung. Diese kann Ursache oder Folge der körperlichen Erkrankung sein, i. R. der Behandlung einer körperlichen Erkrankung auftreten oder, wenn psychische und körperliche Erkrankungen unabhängig voneinander auftreten, erstmalig i. R. der wegen der körperlichen Erkrankung erforderlichen medizinischen Behandlung auffallen. Viele dieser Patienten kommen daher erst über die somatische Behandlung mit einem spezifischen psychiatrisch-psychotherapeutisch-psychosomatischen Behandlungsangebot für psychische Störungen in Kontakt. Insbesondere Hausärzte und Allgemeinkrankenhäuser fungieren als **„Filter"**, um Menschen mit psychischer Komorbidität in spezifische Behandlungsangebote weiterzuvermitteln (Diefenbacher 2009a). Der Erstkontakt mit diesen Patienten findet häufig im **Allgemeinkrankenhaus** über eine Vermittlung an Konsiliar-Liaisondienste (CL-Dienste) statt, die in Deutschland von Fachärzten für Psychiatrie und Psychotherapie, für Psychosomatik und Psychotherapie sowie von klinischen bzw. medizinischen Psychologen angeboten werden. Konsiliar-Liaisonpsychiatrie und -psychotherapie bezeichnet jenes Tätigkeitsfeld, bei dem der Psychiater nicht hauptsächlich in einer psychiatrisch-psychotherapeutischen Klinik oder Praxis tätig ist, sondern in somatischen Abteilungen von Allgemeinkrankenhäusern, in Kooperation mit niedergelassenen Hausärzten oder nichtpsychiatrischen Fachärzten oder aber in Alten- und Pflegeheimen sowie Einrichtungen für Menschen mit geistiger Behinderung (Diefenbacher 1999). Ein Charakteristikum dieser Arbeit ist die enge Kooperation mit Vertretern der somatischen Medizin: **Konsiliar-Liaisonpsychiatrie praktiziert die Integration der Psychiatrie und Psychotherapie in die somatische Medizin.**

Der Konsiliarpsychiater wird neben der unmittelbar ärztlich-psychiatrischen Diagnostik und Therapie im engeren Sinne gelegentlich auch als *Case Manager* in der Behandlungsplanung von verhaltensauffälligen somatopsychisch kranken Patienten fungieren. Die *Union Européenne des Médecins Specialistes* (UEMS) hat eine verbindliche Beschreibung der Funktionen des Konsiliarpsychiaters für ihre europäischen Mitgliedsorganisationen vorgelegt (Georgescu et al. 2009). Da somatische Behandlungsteams nicht selten durch komorbide psychisch Erkrankte stark belastet werden, führt eine kontinuierliche Zusammenarbeit mit dem Konsiliarpsychiater i. d. R. rasch zu einer Entlastung und damit zu einer gegenseitigen Vertrauensbasis, die eine patientenorientierte effiziente Arbeitsweise zur Folge hat (Diefenbacher 2002).

Als Perspektive für das folgende Kapitel sind in ➤ Box 29.1 10 Grundregeln für die Arbeit des effizienten Konsiliarpsychiaters und -psychotherapeuten zusammengefasst.

BOX 29.1

Zehn Grundregeln der Konsiliarpsychiatrie

1. Klären Sie die **Dringlichkeit** des Konsiliums (Notfall oder Routine).
2. Nehmen Sie **persönlichen Kontakt zum Anforderer** auf.
3. Legen Sie Wert darauf, dass der **Patient über die Durchführung des Konsils informiert** wurde.
4. Falls erforderlich, **präzisieren** Sie die **Fragestellung** oder entwickeln Sie diese zusammen mit dem Anforderer.
5. Bilden Sie sich ein **eigenes Urteil** und verzichten Sie nie auf die eigenhändige Durchsicht der Krankenblattunterlagen.
6. **Setzen Sie keine psychiatrischen Kenntnisse voraus;** verlassen Sie sich insb. nicht darauf, dass alle infrage kommenden organischen Differenzialdiagnosen abgeklärt sind.
7. **Fassen** Sie Ihren **Befund kurz,** spezifisch (orientiert am Zielproblem) und so, dass er auch von psychiatrischen Laien verstanden und umgesetzt werden kann.
8. Denken Sie daran, dass die Anforderer keine Spezialisten in Psychopharmako- und Psychotherapie sind: **Klären** Sie also auch diese (und nicht nur den Patienten!) **über mögliche UAW auf** und informieren Sie über durchzuführende Maßnahmen.
9. Denken Sie daran, konkrete Ratschläge für eine ggf. erforderliche **Weiterbehandlung** zu geben und wirken Sie darauf hin, dass die psychiatrische Diagnose, falls erforderlich, in den Entlassungsbrief aufgenommen wird.
10. Bleiben Sie über **Entwicklungen** in den von Ihnen betreuten somatischen Fächern **auf dem Laufenden.**

29.1.1 Kurze Geschichte der Konsiliar-/Liaisonpsychiatrie

Tiefer gehende Informationen

➤ Kap. 29.1.1 zur Geschichte der Konsiliar-/Liaisonpsychiatrie finden Sie online im „Plus im Web" zu diesem Buch.

Resümee

CL-Dienste fördern die Integration der Psychiatrie und Psychotherapie in die somatische Medizin. Da psychische Komorbidität bei körperlich kranken Patienten häufig ist, stellen solche Dienste einen wichtigen Baustein für die effiziente Versorgung dieser Patientengruppe dar. In Deutschland wird die Versorgung überwiegend von psychiatrisch-psychotherapeutischen CL-Diensten übernommen und umfasst das gesamte Spektrum der Diagnosen psychischer Störungen nach ICD-10.

29.2 Psychische Komorbidität bei körperlichen Erkrankungen

29.2.1 Allgemeinbevölkerung

Große deskriptive Bevölkerungsstudien haben in den vergangenen 20 Jahren gezeigt, dass psychische Störungen bei einem großen Teil der Allgemeinbevölkerung auftreten. Nach diesen repräsentativen Studien mit standardisierten klinischen Interviews, in denen Personen mit chronischen körperlichen Erkrankungen zunächst unberücksichtigt blieben, beträgt die 12-Monats-Prävalenz psychischer Störungen im amerikanischen *National Comorbidity Survey* 29,5 % (Diagnosen nach DSM-III-R; Kessler et al. 1994) und 32,1 % im deutschen Bundesgesundheitssurvey von 1998 (Diagnosen nach DSM-IV; Wittchen 2000a, b). In Deutschland wurden diese epidemiologischen Kennzahlen i. R. der neuen Studie zur Gesundheit Erwachsener in Deutschland (DEGS) erst kürzlich repliziert (www.degs-studie.de). In der Studie des *NIMH Epidemiologic Catchment Area* (ECA) *Program,* der ersten umfassenden Erhebung psychischer Störungen in der Allgemeinbevölkerung (Robins und Regier 1991), wurde gezeigt, dass chronisch somatisch Erkrankte höhere Prävalenzraten bezüglich psychischer Störungen aufweisen als Personen ohne chronische Erkrankung: So wurden 6-Monats-Prävalenzraten für psychische Störungen von insgesamt 25 %, für Patienten mit Herz- oder Lungenerkrankungen von ca. 35 %, für Krebspatienten noch höhere, für Diabetespatienten hingegen deutlich niedrigere Häufigkeiten gefunden (Wells et al. 1988). Es dominierten affektive, substanzbezogene und Angststörungen.

29.2.2 Stationäre Versorgung und Rehabilitation

Im vergangenen Jahrzehnt wurden auch in Deutschland in der stationären medizinischen Rehabilitation epidemiologische Studien zur Häufigkeit psychischer Störungen bei chronischen körperlichen Erkrankungen durchgeführt. Diesen Studien zufolge treten psychische Belastungen und Störungen häufig bei körperlichen Erkrankungen mit insb. chronischem Verlauf auf, und zwar bezüglich der 12-Monats-Prävalenzen im Vergleich zu gesunden Personen und der Allgemeinbevölkerung mit einem etwa 1,5- bis 2-fach erhöhten Risiko (Härter et al. 2007). Nach umfangreichen epidemiologischen Analysen erfüllen im 12-Monats-Zeitraum 18–23 % der Patienten mit einer muskuloskelettalen (z. B. Rücken- und Nackenschmerz, Arthrose), kardiovaskulären (z. B. KHK, Myokardinfarkt), onkologischen, respiratorischen (z. B. Asthma bronchiale, COPD) oder endokrinologischen Erkrankung (z. B. Diabetes, Hyper- oder Hypothyreose) die Diagnosekriterien einer affektiven Störung. Bei 19–25 % der Patienten aus diesen Erkrankungsbereichen waren die Diagnosekriterien für eine Angststörung erfüllt, bei 9–18 % die Kriterien für eine somatoforme und bei 5–8 % die Kriterien für eine substanzbezogene Störung (Härter et al. 2007; Baumeister und Härter 2011).

29.2.3 Unterschiede nach Krankheitsschwere und soziodemografischen Merkmalen

Prävalenzstudien komorbider psychischer Störungen müssen den entsprechenden Versorgungsbereich sowie die soziodemografischen (z. B. Alter und Geschlecht) und medizinischen Variablen (Schweregrad, Grad der Chronifizierung) berücksichtigen, die einen Einfluss auf die Ausprägung der Komorbidität haben. Männliche und verheiratete Personen sowie solche mit einem geringeren Grad der Erkrankungsschwere geben z. B. signifikant seltener psychische Störungen an als weibliche und unverheiratete Patienten bzw. solche mit schwereren somatischen Erkrankungen.

Indikationsübergreifend lassen sich vergleichbare Prävalenzraten komorbider psychischer Störungen zeigen, wenn statistisch für sog. Moderatorvariable wie Alter und Geschlecht kontrolliert wird. Die Anzahl körperlicher Erkrankungen scheint hingegen bedeutsamer zu sein als die der (somatischen) Erkrankungsart: Patienten mit einer oder zwei körperlichen Erkrankungen weisen im 12-Monats-Zeitraum 1,5-mal so häufig komorbide psychische Störungen auf wie somatisch Gesunde; körperlich multimorbid erkrankte Patienten (> 2 Erkrankungen) weisen sogar doppelt so häufig psychische Störungen auf. Entsprechend ist davon auszugehen, dass unabhängig von der Art der Erkrankung ein substanzieller Anteil der somatisch kranken Patienten komorbid psychisch erkrankt ist und hier v. a. die multimorbiden Patienten besondere Beachtung erfahren müssen (Baumeister und Härter 2006).

Eine substanzielle Korrelation zwischen multiplen körperlichen Erkrankungen und psychischen Störungen besteht insb. im höheren Lebensalter. Das Risiko, zwischen dem 60. und 89. Lj. eine schwere psychische Störung zu entwickeln, ist vervielfacht. In der Berliner Altersstudie, in der über 70-Jährige untersucht wurden, wiesen 56 % der Probanden eine psychische Störung auf; bei weiteren 33 % zeigte sich eine subsyndromal ausgeprägte Symptomatik mit deutlichem Einfluss auf die Lebensqualität. Die in Feldstudien an über 65-Jährigen ermittelten Prävalenzraten betragen für demenzielle Syndrome 10–14 % (davon mittelschwer und schwer: 4–8 %), für affektive Störungen bis zu 25 %, für Angststörungen 5–10,2 % (überwiegend Phobien), für paranoid-halluzinatorische Syndrome 1–2,5 % und für Alkoholabhängigkeit etwa 6 %, wobei Männer doppelt so häufig betroffen sind als Frauen, Pflegeheimbewohner erkranken ebenfalls häufiger (z. B. Helmchen und Kanowski 2001). Menschen im höheren Lebensalter mit psychischen Störungen (insb. Demenzerkrankungen) sind in Heimen deutlich überrepräsentiert: Hirsch und Kastner (2004) ermittelten in einer Erhebung in zehn Alten- und Altenpflegeheimen bei 65 % der Bewohner (Durchschnittsalter 81,9 Jahre) eine psychische Störung nach ICD-10; in 69 % d. F. lag eine organische Störung vor, bei 14 % eine affektive Störung, bei 11 % eine schizophrene Störung und bei 3 % eine substanzbezogene Störung.

29.3 Diagnostik psychischer Störungen

29.3.1 Besonderheiten bei körperlicher Komorbidität

Studien zeigen, dass nur etwa die Hälfte aller komorbid bei körperlichen Erkrankungen bestehenden psychischen Störungen diagnostiziert wird und wiederum nur die Hälfte dieser Diagnosen auch korrekt ist (Härter et al. 2004). Die möglichst frühzeitige Erkennung psychischer Störungen besitzt jedoch besondere Relevanz für die Behandlung. So gehen depressive Störungen häufig mit einem ungünstigeren Gesundheitsverhalten wie etwa einer geringeren Therapieadhärenz (z. B. auch durch depressive Stimmung, Antriebshemmung oder sozialen Rückzug) hinsichtlich Sport- und Bewegungstherapie oder Medikamenteneinnahme sowie einer ungünstigeren körperlichen Verfassung (durch somatische Symptome und Gewichtsverlust) einher. Diese kognitiven, emotionalen und verhaltensbezogenen Aspekte wirken sich sehr wahrscheinlich auch auf das Ansprechen auf die somatisch orientierte Therapie aus.

Obwohl der diagnostische Prozess dem Vorgehen bei Patienten mit psychischen Störungen entspricht, sind für die Diagnostik psychischer Störungen bei somatischen Grunderkrankungen besondere Aspekte zu beachten. Zunächst muss berücksichtigt werden, dass die diagnostischen Kriterien psychischer Störungen und die entsprechenden Erhebungsinventare für Patienten mit primär psychischen Störungen, d. h. ohne körperliche Erkrankung, entwickelt wurden. Entsprechend kann die Diagnostik psychischer Störungen bei körperlich Kranken durch die häufig unzureichende Abgrenzbarkeit von Psychopathologie und Krankheitsverarbeitung (z. B. Differenzierung von Depression und Trauer; McDaniel et al. 2000) sowie durch die zwischen psychischen Störungen und somatischen Erkrankungen bestehenden Überschneidungen auf der Symptomebene erschwert sein. In vielen Fällen ist eine genaue Zuordnung der Symptome zur somatischen Erkrankung oder psychischen Störung schwierig, wodurch die Diagnosestellung kompliziert bzw. die Gefahr des Nichterkennens psychischer Störungen in der medizinischen Versorgung erhöht wird (Reuter et al. 2002; Reuter und Härter 2011). Beispielsweise setzen sich die diagnostischen Kriterien für affektive Störungen aus depressiven Symptomen zusammen, die jeweils einer kognitiven (Probleme bei Konzentration und Aufmerksamkeit, Verlust an Interessen und Selbstwert, Suizidgedanken), affektiven (depressive Stimmung, Schuldgefühle) oder somatischen Dimension (Schlafstörung, Energieeinbußen, Gewichts- oder Appetitverlust) zugeordnet werden (Endicott 1984; ➤ Kap. 11).

Das Problem der Symptomüberlappung stellt sich v. a. für die somatischen Symptome der Depression; sie können auch Ausdruck pathophysiologischer Prozesse einer körperlichen Erkrankung bzw. Folge ihrer Behandlung sein. Bei Krebserkrankungen etwa können Beschwerden wie „Energielosigkeit" und „Müdigkeit" durch die Tumoraktivität und/oder durch die chemo-, radio- oder hormontherapeutischen Behandlungen (z. B. Anämie nach Chemotherapie) begründet sein. Entsprechend ist diese als tumorbedingte Fatigue bezeichnete Folgestörung vom depressiven Symptom „Energieverlust" abzugrenzen. Ausgehend vom sog. **einschließenden Ansatz** *(inclusive approach)*, das dem beschreibenden Verfahren der Klassifikationssysteme ICD und DSM entspricht und alle Kriterien inkludiert, wurden verschiedene Modifikationen bezüglich der Psychodiagnostik bei somatischen Erkrankungen vorgeschlagen:

- Der **ausschließende Ansatz** *(exclusive approach)* (z. B. Bukberg et al. 1984) sieht den Ausschluss der somatischen Symptome bei der Diagnosestellung vor. Bei depressiven Störungen reduzieren sich die diagnostischen Kriterien um „Müdigkeit bzw. Energieverlust", „Schlafstörungen" und „Appetitverlust". Während einerseits die Rate falsch positiver Diagnosen reduziert wird, führt die verringerte Sensitivität andererseits dazu, dass sich die Prävalenzraten depressiver Störungen reduzieren und eine Unterdetektion der Depression die Folge sein könnte.
- Auch der **ätiologische Ansatz** *(etiologic approach)* schließt somatische Symptome zur Diagnostik aus, wobei dies auf jene Symptome begrenzt sein soll, die im jeweiligen Fall eindeutig auf die körperliche Erkrankung zurückgehen (McDaniel et al. 2000). Problematisch ist hierbei jedoch, dass gerade die ursächliche Zuordnung der somatischen Symptome entweder zur somatischen oder psychischen Erkrankung häufig schwierig ist.
- Der **ersetzende Ansatz** *(substitutive approach)* schlägt vor, das Problem der Symptomüberlappung dadurch zu umgehen, dass die somatischen Symptome der Depression durch weitere kognitive und affektive Symptome ersetzt werden (Endicott 1984). Jedoch ergibt sich dabei die Schwierigkeit, dass die substituierenden Symptome nicht definitiv festgelegt oder validiert wurden. Studien an Patienten verschiedener Indikationsbereiche weisen darauf hin, dass gerade die kognitiven und affektiven Symptome der Depression zwischen somatisch kranken Patienten mit und ohne komorbide depressive Störung diskriminieren. Die höchste Diskriminationsfähigkeit kommt den beiden depressiven Hauptsymptomen „depressive Stimmung" und „Interessenverlust" zu.

Neuere Studien mit Tumorpatienten weisen einen diagnostischen Nutzen auch für die somatischen Symptome der Depression nach (insb. Veränderungen des Appetits und Energieverlust). Dies ist ein **Argument** dafür, weiterhin einen **inklusiven,** alle Kriterien berücksichtigenden diagnostischen **Ansatz** zu verfolgen, **um psychische Syndrome nicht zu übersehen** (Akechi et al. 2003; Reuter et al. 2004; Reuter und Härter 2011).

Die Diagnostik psychischer Störungen bei körperlichen Erkrankungen ist zumeist vor dem Hintergrund eines somatisch geprägten Versorgungsfokus sowie der damit verbundenen begrenzten psychodiagnostischen Untersuchungszeit zu planen. Darüber hinaus ist eine psychodiagnostische Routineuntersuchung sinnvoll, die geeignet ist, die geringen Erkennungsraten psychischer Störungen bei somatisch Kranken zu verbessern. Es liegt eine Reihe diagnostischer Instrumente vor, die bei gegebener ökonomischer Einsatzmöglichkeit mit möglichst hoher Sensitivität und Spezifität Verdachtsdiagnosen komorbider psychischer Störungen ermöglicht.

29.3.2 Screening und formale Diagnostik psychischer Störungen

Als **Screeninginstrumente** (➤ Tab. 29.1) bieten sich z. B. der **PHQ-D** (Angst, Depression, somatoforme Beschwerden, Essstörungen, substanzbezogene Störungen), die **HADS** (Ängstlichkeit, Depressivität) und der **GHQ-12** (allgemeines psychisches Befinden) an. Diese Screener sind im ambulanten und stationären Setting einsetzbar, um valide Hinweise auf das Vorliegen komorbider psychischer Störungen bei Patienten mit einer somatischen Erkrankung zu generieren. Um möglichst viele komorbid erkrankte Patienten zu erkennen, können die Schwellenwerte der Screeningverfahren abgesenkt werden (= höhere Sensitivität), auch wenn hierdurch die Wahrscheinlichkeit zunimmt, fälschlicherweise Patienten zu entdecken, die tatsächlich keine psychische Störung aufweisen (= verminderte Spezifität). Die dimensionale Diagnostik psychischer Belastungen und Störungen mittels Fragebogen- und Screeningverfahren ermöglichst andererseits auch die Identifikation minderschwerer psychischer Störungen, die den Diagnosekriterien nicht genügen. Auch diese sog. **subsyndromalen Störungen** weisen einen negativen Zusammenhang mit der somatischen Erkrankung auf und können die Prognose deutlich verschlechtern, z. B. bei einer KHK.

Tiefer gehende Informationen

➤ Tab. 29.1 mit Informationen zu Screeningverfahren finden Sie online im „Plus im Web" zu diesem Buch.

In einem zweiten Schritt können positiv gescreente Patienten hinsichtlich der kategorialen Diagnostik und Differenzialdiagnostik psychischer Störungen vertiefend untersucht werden, indem die **Diagnosekriterien nach ICD-10 oder DSM-5** direkt erfasst werden. Hierfür bieten sich ggf. standardisierte oder strukturierte klinische Interviews wie das Strukturierte Klinische Interview für Psychische Störungen (SKID) oder die ICD-10-Checklisten an (➤ Kap. 3). Durch derartige standardisierte Verfahren werden insb. für den Patienten weniger leicht zu berichtende Symptome und Störungen (z. B. Substanzabhängigkeit oder -missbrauch, wahnhafte Symptome und Zwangsstörungen) häufiger erkannt.

Die ICD-10 bietet verschiedene Möglichkeiten zur Klassifikation **somatopsychischer Erkrankungskombinationen.** Psychische Störungen werden meist ohne ätiologische und hierarchische Annahme **parallel diagnostiziert,** z. B. eine schwere depressive Episode (F32.2) und eine KHK (I25.9), Asthma bronchiale (J45.9) oder Diabetes mellitus (E10.9). Wenn differenzialdiagnostisch angenommen werden kann, dass die psychische Störung in einem kausalen Zusammenhang zur körperlichen Erkrankung steht, kann die psychische Störung als organisch bedingt klassifiziert werden, z. B. eine Angststörung aufgrund einer Schilddrüsenunterfunktion (F06.4 bei E00–E04). Eine körperliche Erkrankung mit Verbindung zu einer psychischen Störung – wie etwa Pankreatitis oder Ösophagusvarizen im Zusammenhang mit Alkoholabhängigkeit – kann hingegen nicht kausal klassifiziert werden.

Zur kategorialen Diagnostik psychischer Störungen bei körperlichen Erkrankungen wurde seit Mitte der 1990er-Jahre von einer internationalen Forschergruppe mit der Entwicklung diagnostischer Kriterien begonnen, die in der Theorie des **biopsychosozialen Krankheitsmodells** verankert sind. Eines der Ziele besteht darin, die **spezifischen psychosozialen Problemlagen im Zusam-**

menhang mit somatischen Erkrankungen in ihrer Phänomenologie sachgerechter diagnostisch fassen zu können, als es i. R. genuin psychiatrischer Diagnostik möglich ist (Fava 1996). Explizit blieben bei diesen *Diagnostic Criteria for Psychosomatic Research* (DCPR) auch die diagnostischen Kriterien des DSM und der ICD unberücksichtigt. Stattdessen wurden zwölf klinische Kategorien bzw. Cluster definiert, die psychische Zustände und emotionale Reaktionen auf somatische Erkrankungen beschreiben: Progredienzangst, Reizbarkeit Demoralisierung, Krankheitsverleugnung, Alexithymie, Typ-A-Verhalten, Thanatophobie, Krankheitsphobie, funktionelle somatische Symptome, Somatisierung, Konversion und Reaktion auf Jahrestage der Erkrankung. Es wurden Kriterien für diese klinischen Bilder entwickelt, die mithilfe eines halbstrukturierten Interviews erfragt werden (Fava et al. 1995; Grassi et al. 2004). Obwohl Validierungen der Kategorien noch ausstehen und auch die Überlappungen und Abgrenzungen zu Kriterien nach ICD-10 und DSM-5 bislang nicht untersucht wurden, zeigen Studien, die das neu entwickelte diagnostische System eingesetzt haben, eine höhere Erkennensrate psychischer Probleme bei Patienten mit gastrointestinalen Erkrankungen (Porcelli et al. 2000), Stoffwechsel- (Sonino et al. 2004) und Herz-Kreislauf- (Grandi et al. 2001) sowie Tumorerkrankungen (Grassi et al. 2005). Bis zu 40 % der untersuchten Patienten erhielten eine DCPR-Diagnose, ohne dabei die Kriterien für eine Diagnose nach DSM zu erfüllen. Entsprechend gehen die Autoren von einer höheren Sensitivität der DCPR gegenüber der klassischen Diagnostik im Kontext somatischer Erkrankungen aus (Grassi et al. 2004; Sirri und Fava 2013).

29.4 Häufige Krankheitsbilder

Im folgenden Abschnitt werden ausgewählte Krankheitsbilder vorgestellt, die in psychiatrischen und psychosomatischen bzw. medizinpsychologischen CL-Diensten häufig vorkommen (zu speziellen Fragestellungen vgl. Gläser et al. 2007). CL-Interventionen richten sich an den Patienten selbst, aber auch an den anfordernden somatischen Arzt und das behandelnde Stationsteam (Wolf et al. 2013). Dies wird bei der Gliederung dieses Abschnitts wie folgt berücksichtigt:

- Häufigkeit im Allgemeinkrankenhaus und klinische Aspekte
- Beratung von Stationsarzt und Behandlungsteam
- Beratung des Patienten und ggf. der Angehörigen

In Deutschland findet der Großteil der psychiatrisch-psychosomatischen CL-Tätigkeit im stationären Bereich statt. Die folgenden Ausführungen sind zum großen Teil aber auch auf ambulante Konsiliarsituationen übertragbar.

29.4.1 Somatoforme Störungen

Häufigkeit im Allgemeinkrankenhaus und klinische Aspekte Somatoforme Störungen haben nach einer deutschen Studie im **Allgemeinkrankenhaus** je nach Fachrichtung und Erhebungsmethodik eine Häufigkeit von **4–12 %** (Arolt 2004), bei körperlich Kranken i. Allg. sogar bis 18 % (Härter et al. 2007b). Einerseits besteht das Risiko, dass bei Patienten, deren Symptomatik „psychogen" anmutet, wichtige Untersuchungen unterlassen werden; andererseits ist die Durchführung einer intensiven, aber grundlosen Organdiagnostik ein erheblicher Risikofaktor für die Chronifizierung somatoformer Krankheitsbilder.

Chronifizierung, hohe Inanspruchnahme medizinischer Leistungen *(Doctor Shopping)* und die Entwicklung komorbider psychischer Erkrankungen (v. a. von Depressionen, Angststörungen und Abhängigkeitserkrankungen) sind die häufigsten Folgeerscheinungen (➤ Kap. 17). Deshalb ist es im CL-Dienst zunächst zwar zielführend, die jeweiligen Patienten korrekt zu diagnostizieren und ggf. zu einer fachspezifischen Behandlung zu motivieren, darüber hinaus sollte aber versucht werden, bei den behandelnden Stationsärzten eine „psychiatrisch-psychosomatische Basiskompetenz" zu fördern, die das Erkennen und das professionelle Management somatoformer Krankheitsbilder – auch unter Berücksichtigung kulturspezifischer Aspekte – beinhaltet (Burian und Diefenbacher 2011).

Bei der Diagnostik somatoformer Störungen im CL-Dienst findet sich häufig eine hohe Komorbidität von somatisch begründbaren Erkrankungen und belastenden somatoformen Symptomen. Zudem besteht eine enge Verknüpfung von psychischen (Ärger, Angst, Trauer usw.) mit körperlichen Symptomen (Schmerzen, Schwindel, Fatigue usw.), die durch die neuropsychoimmunologische Forschung als gut belegt gelten kann. Die Neudefinition der somatoformen Störungen als *somatic symptom disorder* im DSM-5 versucht, diesen Erkenntnissen Rechnung zu tragen (APA 2013).

Beratung von Stationsarzt und Behandlungsteam Zunächst sollte der CL-Arzt anhand einer eingehenden Befundschau und im kollegialen Gespräch klären, inwieweit die notwendigen organmedizinischen Untersuchungen tatsächlich durchgeführt und **fachübergreifende Differenzialdiagnosen** (z. B. MS, Borreliose etc.) bedacht wurden. Des Weiteren kann eine konsiliarische Intervention nötig sein, wenn i. R. des Störungsbildes eine **gefährdete Arzt-Patient-Interaktion** entstanden ist. Nicht selten fühlt sich der somatische Mediziner durch die fortbestehenden Beschwerden des Patienten und sein Drängen auf erweiterte Diagnostik und Therapie in seiner Kompetenz hinterfragt und reagiert mit Ablehnung oder „Entlarvung" der Psychogenese, was zu einer ungünstigen Dynamik bis hin zum Behandlungsabbruch führen kann. Der CL-Arzt sollte im Bedarfsfall die somatischen Kollegen durchaus mit praktischen Hinweisen bei der Beziehungsgestaltung zum Patienten unterstützen (➤ Box 29.2).

BOX 29.2

Grundlagen für den Umgang mit somatisierenden Patienten (modifiziert nach Hiller 2007)

- **Empathisches Verhältnis zum Patienten herstellen:**
  - Den Patienten in seinen Beschwerden ernst nehmen (Zeit nehmen, zuhören).
  - Ihn nicht als Simulanten ansehen.
  - Keine Aussagen machen wie „Das ist alles psychisch" oder „Das ist alles nur in Ihrem Kopf".
  - Die Beschwerden als Kommunikationswunsch des Patienten verstehen, nicht als Anzeichen einer neuen Krankheit.

- **Dem Doctor Shopping entgegenarbeiten:**
  - Im Rahmen der stationären Behandlung aufwendige Untersuchungen, Operation u. Ä. nur bei eindeutiger Indikation veranlassen.
  - Dem Patienten bei Entlassung einen klaren Plan für die ambulante Weiterbehandlung geben und mit dem ambulanten Haus- oder Facharzt abstimmen.
- **Realistische Ziele setzen:**
  - Keine Heilung i. S. von Beschwerdefreiheit versprechen.
  - Gemeinsame, im Krankenhaus erreichbare Ziele suchen und definieren.
  - Behutsam an psychische Aspekte der körperlichen Symptome heranführen.
- **Einer weiteren Chronifizierung entgegenarbeiten:**
  - Zu Akzeptanz und Aktivierung ermutigen.
  - Auf Psychopharmaka und Schmerzmittel verzichten oder sie auf ein vertretbares Minimum reduzieren.

LEITLINIEN

S3-Leitlinie: Nicht-spezifische, funktionelle und somatoforme Körperbeschwerden (DKPM/DGPM 2012)

Intensität und Setting der Behandlung richten sich nach Schweregrad, Komorbidität und Chronifizierungsrisiko (*green, yellow* und *red flags*). Des Weiteren ist auf eine sorgfältige Informationsübermittlung zwischen Primärbehandler und CL-Arzt mittels ggf. wiederholtem „Konsilbrief" zu achten (Evidenzstufe Ia).

Im Kontakt mit dem **Pflegepersonal** gilt es, das „Abstempeln" der Patienten als Simulanten zu verhindern. Es ist sinnvoll, die Grundzüge des Krankheitsmodells zu vermitteln:

- Die Diagnose einer somatoformen Störung schließt das Vorliegen einer organischen Störung nicht aus.
- Das Ausmaß der Beschwerden korreliert nicht mit den tatsächlich nachweisbaren somatischen Befunden (z. B. stärkste Rückenschmerzen bei mäßigen degenerativen LWS-Veränderungen).
- Die Patienten haben tatsächlich Beschwerden, unter denen sie leiden und die sie in ihrer Lebensqualität beeinträchtigen; sie bewerten jedoch die angenommene Ursache fälschlicherweise als katastrophal.

Ziel ist es, dass das Pflegepersonal die Patienten mit ihren Beschwerden ernst nimmt, sie jedoch zum Selbstmanagement von Körpersymptomen und zur Aktivierung ermutigt (Bewegung bei Rückenschmerzen, Entspannungsübungen etc.).

Beratung des Patienten Die Kontaktaufnahme des CL-Arztes zu einem „somatisierenden" Patienten ist oft schwierig. Es empfiehlt sich, die Situation für den Patienten transparent zu machen. Er sollte vermittelt bekommen, dass es insb. darum geht, dass der Psychiater und Psychotherapeut Hilfe bei der Bewältigung der krankheitsbedingten Belastungen anbieten kann.

Es ist besonders wichtig, die körperlichen Beschwerden und die meist somatisch geprägten Vorstellungen des Patienten über die Genese seiner Beschwerden ausführlich zu erfragen, um dies in ersten psychoedukativen Interventionen nutzen zu können. Beispielsweise ist der Zusammenhang zwischen Belastung, Anspannung („Muskelverkrampfung") und Schmerz bei somatoformen Schmerzstörungen für den Patienten meist gut nachvollziehbar. Bei autonomen somatoformen Funktionsstörungen bietet es sich an, die Rolle des vegetativen Nervensystems in die Modellvorstellungen des Patienten zu integrieren.

Eine grafische Darstellung des Kreislaufs von Körperwahrnehmung, Fehlbewertung und Symptomverstärkung kann diese Erläuterungen unterstützen (➤ Kap. 17).

Eine „Einsicht" in die Psychogenese ihrer Störung ist bei vielen Patienten weder im Erstkontakt noch in der späteren Behandlung zu erreichen; jedoch können Lebensqualität und Funktionsfähigkeit durch eine fachgerechte Therapie verbessert sowie iatrogene Schädigungen verhindert werden.

EBM

Bei Patienten mit nichtkardialem Brustschmerz konnte die Wirksamkeit von Psychotherapie auf die Frequenz der Schmerzattacken und die Zahl der schmerzfreien Tage belegt werden. Dies gilt v. a. für kognitiv-verhaltenstherapeutische Methoden (KVT), aber auch für Hypnotherapie (Evidenzstufe Ia: Kisely et al. 2012, Cochrane-Review). Bei Patienten mit chronischen Schmerzen hat KVT eine im Beobachtungszeitraum von 6 Monaten anhaltende Wirkung auf Stimmung, Schmerz und das Ausmaß der Alltagsbeeinträchtigung (Evidenzstufe Ia: Williams et al. 2012, Cochrane-Review). Verhaltenstherapie, KVT und verhaltenstherapeutische Stressbewältigungstechniken sind erfolgreich bei der Behandlung von hypochondrischen Störungen, wobei der Nachweis der Besserung im Langzeitverlauf noch aussteht (Evidenzstufe Ia: Thomson und Page 2007, Cochrane-Review).

29.4.2 Störungen durch Alkohol

Häufigkeit im Allgemeinkrankenhaus und klinische Aspekte

Alkoholbezogene Störungen und Alkoholfolgeerkrankungen sind nach Geburten und Herzinsuffizienz die dritthäufigste Ursache für eine stationäre Krankenhausbehandlung (Gesundheitsberichtes des Bundes 2012). Bei etwa **20 %** der Patienten im **Allgemeinkrankenhaus** liegt eine **alkoholbedingte Störung** vor (Arolt 2004). Damit ist der Anteil alkoholbezogener Störungen deutlich höher als bei somatisch Kranken i. Allg. (5–9 %; Härter et al. 2007a). Die Anfragen im psychiatrischen CL-Dienst beziehen sich v. a. auf folgende Bereiche:

- Diagnosesicherung und Therapiemotivation bei bisher nicht entdeckten, vom Patienten vielleicht sogar negierten Suchtproblemen
- Patienten mit bekanntem Alkoholabusus, die über die Möglichkeiten der stationären und ambulanten Suchtbehandlung beraten werden sollen
- Medikamentöse Steuerung von Entzugssyndromen und -delirien, häufig verbunden mit dem Anliegen der Übernahme in eine psychiatrische Abteilung

Beratung von Stationsarzt und Behandlungsteam Da die genauen Umstände und die Fragestellung an den CL-Arzt für die Gestaltung der konsiliarischen Intervention sehr wichtig sind, sollten diese zunächst mit dem Stationsarzt geklärt werden:

- Wer ist der eigentliche „Auftraggeber" des Konsils: der Patient selbst, der Stationsarzt, das Pflegepersonal oder Verwandte?
- Inwieweit steht die aktuelle somatische Behandlung mit dem Alkoholproblem in Zusammenhang?
- Welchen Einfluss hat die Suchterkrankung auf den Verlauf der aktuellen Behandlung (Komplikationen durch Alkoholfolgeschäden wie z. B. Anämie, Leberfunktionsstörungen, Noncompliance etc.)?

Zum Entdecken eines problematischen Alkoholkonsums ist z. B. der **CAGE-Test**, ein Set von vier Screeningfragen, hilfreich (Driessen et al. 2004) (➤ Box 29.3).

BOX 29.3

CAGE-Test

- Haben Sie jemals gedacht, dass Sie weniger trinken sollten? (**C**ut down drinking)
- Haben Sie sich schon mal darüber geärgert, wenn Ihr Trinkverhalten kritisiert wurde? (**A**nnoyed)
- Haben Sie sich wegen Ihres Trinkverhaltens schon einmal schuldig oder schlecht gefühlt? (**G**uilty)
- Trinken Sie schon morgens in der Frühe Alkohol, um einen Kater zu beseitigen oder Ihre Nerven zu beruhigen? (**E**ye opener)

Bei zwei oder mehr mit „Ja" beantworteten Fragen liegt mit hoher Wahrscheinlichkeit ein mindestens riskanter Alkoholkonsum vor.

EBM

Gezielte Interventionen zur Alkoholkarenz vor geplanten Operationen bei Patienten mit problematischem Konsum können die Rate postoperativer Komplikationen (z. B. Infektionen, Blutungen, kardiopulmonale Komplikationen) signifikant reduzieren (Evidenzstufe Ia: Oppedal et al. 2012, Cochrane-Review).

Bei Patienten mit starkem Alkoholkonsum, die im Allgemeinkrankenhaus aufgenommen werden, lässt sich durch Kurzinterventionen sowohl der Alkoholkonsum nach 6 und 9 Monaten (aber nicht nach 1 Jahr) als auch die Sterblichkeit nach 1 Jahr reduzieren. Diese Befunde gelten v. a. für männliche Patienten. Schon das Screening und das Erfragen von Trinkmustern scheint einen positiven Einfluss auf die Trinkmengen zu haben (McQueen et al. 2011, Cochrane-Review).

Für das Management vegetativer Alkoholentzugssyndrome bietet sich folgendes Vorgehen an:

- Einschätzung des Schweregrades der vegetativen Symptome, ggf. skalengestützt (z. B. AWS-Scale nach Wetterling 2004), Festlegung der Überwachungsfrequenz der Vitalparameter und des psychischen Zustands durch das Pflegeteam (initial meist 2-stündlich).
- Risikoabschätzung anhand der somatischen und psychischen Begleiterkrankungen: Kann der Patient auf einer peripheren somatischen Station sicher überwacht und behandelt werden?
- Beratung des Stationsarztes und des Teams zur Medikation und ggf. zur Verlegung des Patienten (z. B. Intensivstation bei schweren und komplizierten Delirien, spezialisierte Suchtstation bei minderschweren somatischen Erkrankungen).

! MERKE

Geht es um die konsiliarische Beratung zur medikamentösen Entzugs- und Delirtherapie, sind die Risiken durch eventuelle somatische Komorbiditäten zu beachten: So kann z. B. Diazepam bei Leberfunktionsstörungen erheblich kumulieren, Lorazepam dafür eher bei Niereninsuffizienz. Das gut steuerbare Clomethiazol sollte wegen der starken bronchialen Verschleimung nicht bei pulmonal beeinträchtigten Patienten eingesetzt werden.

Bei der Beratung von Stationsarzt und Pflegeteam ist daran zu denken, dass Suchterkrankungen nicht selten mit einem „moralischen" Stigma belegt sind. Die Aufgabe des Konsiliarpsychiaters ist es, dies zu erkennen und aufzugreifen. Eine hilfreiche und entlastende Intervention ist es, das behandelnde Team über die differenziellen Zielstellungen (z. B. „Sicherung des Überlebens" statt „absolute Abstinenz"), die bei den unterschiedlichen Schweregraden der Abhängigkeit realistisch erreichbar sind, zu informieren (➤ Kap. 9).

EBM

Im Placebovergleich haben sich Benzodiazepine hinsichtlich der Entzugssymptomatik und der Reduktion von Krampfanfällen als effektiv erwiesen (Evidenzstufe Ia: Amato et al. 2011, Cochrane-Review). Die Wirksamkeit und Sicherheit anderer Substanzen wie Antikonvulsiva, Baclofen oder auch Gamma-Hydroxybutansäure (GHB) lässt sich wegen der Heterogenität der Studien derzeit nicht ausreichend beurteilen.

Beratung des Patienten Vorrangig sollte geklärt werden, auf welchem Stand von Krankheitseinsicht, Motivation und **Veränderungsbereitschaft** sich der Patient aktuell befindet. Danach richten sich alle weiteren Interventionen. Wenn der Patient sich wegen einer somatischen Erkrankung im Krankenhaus befindet, die direkt oder indirekt mit dem Alkoholmissbrauch zusammenhängt, besteht eine gute Möglichkeit, eventuelle Diskrepanzen in der Selbst- und Problemwahrnehmung aufzudecken und zur Motivation zu nutzen. Strategien zur motivationalen Konsiliarintervention fasst ➤ Tab. 29.2 zusammen.

Liegt die Indikation zu einer suchttherapeutischen Weiterbehandlung vor, ist es günstig, schon vom Krankenhaus aus den Kontakt zu einer entsprechenden Einrichtung herzustellen und verbindliche Terminvereinbarungen zu treffen. Familienangehörige, die unterstützend wirken können, sollten unbedingt in die Intervention einbezogen werden.

29.4.3 Delir und Demenz

Häufigkeit im Allgemeinkrankenhaus und klinische Aspekte Hirnorganische Störungen wie Delir und Demenz werden im Allgemeinkrankenhaus immer noch zu selten erkannt, obwohl sie mit Komplikationen, einem schlechteren Verlauf und einer erhöhten Sterblichkeit verbunden sind. Man kann davon ausgehen, dass die Prävalenz in einem unselektierten chirurgischen und internistischen stationären Krankengut bei **über 65-Jährigen** mit zunehmendem Alter von 15 auf **30 % steigt,** wovon ein hoher Prozentsatz nicht erkannt wird (Übersicht in Trzepacz et al. 2011). Nicht immer stehen Unruhe und Verhaltensauffälligkeiten im Vordergrund: Patienten mit **hypoaktiven Delirien** werden oft übersehen. Da Delirien oft einen schwer behandelbaren Eigenverlauf nehmen, sollte der Schwerpunkt auf der Prävention liegen, deren Grundsätze u. a. in der englischen NICE-Leitlinie von 2010 beschrieben sind (NICE 2010). Durch multimodale und berufsgruppenübergreifende Präventionsstrategien lässt sich das Auftreten von Delirien bei Risikopatienten im Allgemeinkrankenhaus nachweislich reduzieren (Reston und Schoelles 2013). Der Schwerpunkt liegt dabei auf pflegerischen und milieugestaltenden Maßnahmen.

Tab. 29.2 Motivationale Konsiliarintervention (nach Driessen et al. 2004)

	Haltungen	Vorgehen
Schritt 1: Entwicklung von Änderungsbereitschaft		
Erfassung des Alkoholkonsums, Vermittlung der diagnostischen Erkenntnisse	• Vertrauensvolle Arbeitsbeziehung herstellen • Kompetenz vermitteln • Konstruktiven Umgang mit Defensivstrategien vermitteln • Gesprächsinhalte zusammenfassen • Erkenntnisse plausibel und nicht wertend vermitteln • Emotionale Reaktionen bei Befundrückmeldung aufgreifen	1. Eingangsfragen zur Erfassung des Alkoholkonsums 2. Vertiefungsfragen zur Erfassung der Schwere des Alkoholkonsums 3. CAGE-Fragen stellen 4. Prüffragen zur Erfassung der Abhängigkeit 5. Darstellung der Befunde
Schritt 2: Vermittlung von Empfehlungen		
Ärztliche Empfehlung, Entscheidung des Patienten, schadensbegrenzende Interventionen	• Selbstmotivierende Aussagen bei Patienten fördern • Diskrepanz bei Patienten erzeugen • Entscheidung der Patienten ermöglichen	1. Ärztliche Empfehlungen bei schädlichem Alkoholgebrauch: Trinkmengenreduzierung, kein Alkohol in Hochrisikosituationen, Abstinenz 2. Ärztliche Empfehlungen bei Alkoholabhängigkeit: u. a. Abstinenz und Inanspruchnahme von spezifischer Behandlung 3. Schadensbegrenzung: moderater Konsum, gesunde Ernährung, regelmäßig ärztliche Kontrollen
Schritt 3: Förderung der Entscheidungsfindung		
	• Änderungszuversicht und Selbstwirksamkeit der Patienten fördern • Entscheidung der Patienten absichern	1. Verhaltensänderung bei schädlichem Alkoholgebrauch: Erfassung von Hochrisikosituationen, Entwicklung konstruktiver Bewältigungsstrategien, Inanspruchnahme von spezifischer Behandlung 2. Verhaltensänderung bei Alkoholabhängigkeit: z. B. Entzugsbehandlung, Inanspruchnahme von suchtspezifischer Behandlung

Bei älteren Patienten liegt dem Delir oft ein demenzieller Prozess als Risikofaktor zugrunde. Dies kann meist nur mithilfe einer Fremdanamnese geklärt werden. Auch wenn eine ausführliche psychiatrische und neuropsychologische Demenzdiagnostik im Konsiliardienst aus zeitlichen Gründen eher nicht zu leisten ist, sollte nach sekundären, also potenziell behandelbaren Demenzen gesucht werden, die bei ca. 5 % der Patienten vorliegen (DGPPN/DGN 2009). Dies ist durch eine psychiatrische Untersuchung (z. B. Ausschluss einer Depression) einschließlich eines neurologischen Status sowie mithilfe bildgebender Verfahren (CCT bzw. MRT v. a. zum Ausschluss von Tumor, subduralem Hämatom oder Normaldruckhydrozephalus), EEG und Laborwertbestimmungen (auch an TSH, TPHA, Borrelien-AK, Magnesium, Kalzium, Phosphor, Vitamin B_1, B_{12} und Folsäure denken!) im Allgemeinkrankenhaus möglich.

Beratung von Stationsarzt und Behandlungsteam Die differenzialdiagnostische Klärung beginnt mit der gemeinsamen Durchsicht der Anamnese sowohl häuslicher als auch stationärer Medikationen durch den CL- und den Stationsarzt (Saupe und Diefenbacher 1996):

- Gab es einen regelmäßigen Schlafmittelgebrauch, z. B. als Hinweis für einen Benzodiazepin-Entzug?
- Wurden Medikamente wie Digitoxin, Opiate oder Anticholinergika eingenommen oder auch im Krankenhaus verabreicht und rasch auf- oder abdosiert? Die deliriogene Wirkung mancher Pharmaka wie Antibiotika (z. B. Fluorchinolone) oder sedierender trizyklischer Antidepressiva wird oft unterschätzt.
- Liegen Störungen der Vitalparameter, z. B. nächtliche Blutdruckabsenkungen, vor, die ggf. mit Koffeingaben behandelt werden sollten?

Des Weiteren sind die Zusatzbefunde, insb. die Laborwerte, einzusehen. Gegebenenfalls sollten bisher fehlende Untersuchungen angeregt werden. Der Psychiater sollte über ein somatisches Grundlagenwissen verfügen und auch in der Lage sein, einen neurologischen Status ggf. selbst zu erheben und zu bewerten (detaillierte Übersicht zu möglichen Delirursachen ➤ Kap. 8).

Die Beobachtungen und Dokumentationen durch das Pflegepersonal sind von großer Bedeutung: In der morgendlichen Visite kann ein nächtlich deliranter Patient unauffällig erscheinen. Standardisierte, aber einfach zu handhabende Skalen wie die sog. *Confusion Assessment Method* (CAM) (Bickel 2007) können helfen, die Kompetenz des Teams im Umgang mit verwirrten Patienten erheblich zu erhöhen. Dabei wies die CAM in einem Vergleich von elf gebräuchlichen Bedside-Instrumenten das günstigste Verhältnis von Reliabilität und Zeitaufwand (5 min) auf (Wong et al. 2010). Stationsarzt und -team muss vermittelt werden, dass in der Delirbehandlung die **Therapie der zugrunde liegenden organischen Störung** im Vordergrund steht. Nichtmedikamentöse Maßnahmen wie Flüssigkeitsbilanzierung, Reizabschirmung und Orientierungshilfen sind ebenso empfehlenswert wie der Ausgleich sensorischer Defizite (Hörgeräte, Sehhilfen etc.). Fixierungsmaßnahmen und neuroleptische Therapie sollten nur sehr zurückhaltend bei akuter Eigen- oder Fremdgefährdung angewandt werden.

LEITLINIEN

AW;F-S3-Leitlinie Analgesie, Sedierung und Delir-Management in der Intensivmedizin 2010

Im Intensivsetting soll ein regelmäßiges und gezieltes Delir-Screening mit einem validen und reliablen Delir-Score durchgeführt und mindestens alle 8 h dokumentiert werden (Level A). Zu identifizierende Risikofaktoren sind: anticholinerge Medikation, Patientenalter, Komorbiditäten, chirurgische Eingriffe, Schmerzen, Erkrankungsschwere, Beatmung sowie psychologische, soziale, Umwelt- und iatrogene Faktoren (Level B).

Bei älteren Patienten sind i. d. R. bereits Dosen zwischen 0,5–1 mg/d Haloperidol wirksam. Zu beachten ist das Risiko für zerebrovaskuläre Ereignisse wie z. B. Hirninfarkte und Verlängerungen der QTc-Zeit mit dem Risiko von spezifischen Tachyarrhythmien (z. B. Torsade de pointes).

Im Rahmen perioperativer Interventionen kann eine kurzdauernde und niedrigdosierte Gabe von Neuroleptika auch prophylaktisch sinnvoll sein. Entsprechende Studien liegen für Haloperidol, Risperidon und Olanzapin vor (Metaanalyse von Teslyar et al. 2013).

EBM

Einem Cochrane-Review zufolge sind Risperidon, Olanzapin und Haloperidol in der Delirbehandlung ähnlich wirksam. Unter hohen Haloperidol-Dosen (> 4,5 mg/d) traten im Vergleich zu Olanzapin jedoch mehr Nebenwirkungen auf (Evidenzstufe Ia: Lonergan et al. 2007). Als einschränkend müssen die niedrigen Fallzahlen der wenigen vorliegenden Studien gelten. Die bei dementen Patienten häufigen Verhaltensstörungen (Schreien, Wandern, Aggressivität) sollten nach Ausschluss organischer Ursachen in Kooperation mit dem Pflegepersonal durch Anpassung der Behandlungsbedingungen und durch einen verständnisvollen und wertschätzenden Umgang behandelt werden. Der Einsatz atypischer Antipsychotika wie Risperidon und Olanzapin wird durch die Gefahr von UAW (z. B. zerebrovaskuläre Mortalität) limitiert (Ballard et al. 2006, Cochrane-Review).
Bei dementen Patienten mit hochgradiger Agitiertheit oder psychotischer Symptomatik, die auf Neuroleptika gut respondieren, kann jedoch auch eine länger dauernde Therapie sinnvoll sein (Declercq et al. 2013, Cochrane-Review).

LEITLINIEN

AWMF-S3-Leitlinie Demenzen 2010

Die S3-Leitlinie empfiehlt, bei der Dosierung von Antidementiva die höchste verträgliche Dosis anzustreben. Bei der Gabe von Antipsychotika wiederum ist die niedrigste wirksame Dosis zu wählen, die Therapie zu überwachen und der zeitliche Einsatz streng zu limitieren (Level A).

Die Empfehlung zur medikamentösen Demenzbehandlung mit Antidementiva sollte wegen der Kostenproblematik mit den ambulant behandelnden Ärzten besprochen und abgestimmt werden.

EBM

Cochrane-Metaanalysen zufolge ließen sich positive Effekte (globale Fremdbeurteilung, kognitive Funktionen, Alltagsaktivitäten, Verhaltenssymptome) für Nicergolin, Nimodipin, Cytidindiphosphocholin, Cholinesterasehemmer (Donezepil, Rivastigmin, Galantamin) und Memantin (Evidenzstufe Ia: Fioravanti und Flicker 2001; Fioravanti und Yanagi 2005; Birks et al. 2013; Birks 2006; Birks und Harvey 2006; López-Arrieta und Birks 2002; Loy und Schneider 2006; McShane et al. 2006; Cochrane-Reviews) nachweisen. Einschränkend wird auf die z. T. heterogene Studienpopulation, nicht mehr aktuelle Diagnosekriterien, Begrenzung der positiven Therapieeffekte auf einzelne Zielgrößen (z. B. Verbesserung durch Nicergolin auf der Verhaltensebene, jedoch keine definitive Verbesserung kognitiver Parameter) sowie teilweise heterogene Befunde in Abhängigkeit von der Symptomschwere hingewiesen.

Untersuchung und Beratung des Patienten Durch die starke Fluktuation der Symptomatik beim Delir ist in „luziden" Intervallen, d. h. in Phasen, in denen Verwirrtheit und psychotisches Erleben wenig oder gar nicht vorhanden sind, oft ein geordnetes Gespräch mit dem Patienten möglich. Viele Patienten verarbeiten das halluzinatorische Erleben oder Fehlhandlungen, soweit erinnerlich, als scham- oder angstbesetzt. Die Entwicklung posttraumatischer Belastungsstörungen nach Delirien ist möglich (DiMartini et al. 2007). In einem entlastenden Gespräch sollte deshalb ein einfaches, aber plausibles Störungsmodell des Delirs als Erklärung angeboten und die vorübergehende Art der Störung hervorgehoben werden.

Auch bei Patienten mit Demenzverdacht ist die Selbstwahrnehmung von Defiziten oft mit Scham besetzt. Da dies zu Verleugnung und Noncompliance führen kann, sollte ein nichtkonfrontatives Vorgehen bei den kognitiven Testungen gewählt werden. Sinnvoll und zeitökonomisch ist es, **Screeningtests** wie den *Short Mini Mental Test* und den „Uhrenzeichentest" einzusetzen. Mitunter gelingt es, den Patienten in die Suche nach behandelbaren Ursachen seiner Störung aktiv einzubinden.

Oftmals sind die **Angehörigen** von deliranten oder dementen Patienten stärker belastet als die Patienten selbst. Diese sollten als vertraute Personen in die Behandlung und Pflege auf der Station einbezogen werden, ggf. durchaus auch i. R. eines Rooming-in. Hierfür ist ebenfalls ein psychoedukatives Vorgehen hilfreich, auch unter Aushändigung von Informationsmaterial über komplementäre Angebote und Selbsthilfegruppen. In manchen Fällen ist es notwendig, dass der Psychiater den günstigen Einfluss vertrauter Personen bei der Behandlung verwirrter Patienten gegenüber dem Stationspersonal ausdrücklich erklärt, damit sie nicht als „Eindringlinge" in den Stationsablauf empfunden werden.

29.4.4 Depressive Störungen und Anpassungsstörungen

Häufigkeit im Allgemeinkrankenhaus und klinische Aspekte Im Allgemeinkrankenhaus liegt die Prävalenz depressiver Störungen zwischen 15 % auf internistischen und bis zu 50 % auf neurologischen Stationen (Arolt 2004). Dies weist wiederum auf die Chance hin, im Krankenhaus depressive Patienten möglichst frühzeitig zu diagnostizieren und eine adäquate Behandlung einzuleiten.

Die Diagnostik depressiver Störungen bei körperlich Kranken ist dadurch erschwert, dass „klassische Symptome" wie gedrückte Stimmung oder Schuldgefühle oft nicht im Vordergrund stehen und andere Symptome sich mit denen körperlicher Erkrankungen überschneiden (Schmerzen, Appetitlosigkeit, Erschöpfbarkeit;

➤ Kap. 29.3). Die ICD-10-Kriterien für depressive Störungen sind deshalb mitunter im Konsiliardienst erschwert anwendbar. Nicht selten muss im Konsiliardienst auch die Unterscheidung zwischen „normalen" Trauerreaktionen, depressiven Anpassungsstörungen und Demoralisierung getroffen werden (Clarke et al. 2005). Im Verlauf chronischer Erkrankungen entwickeln sich zudem häufig chronifizierte Depressionen, bei denen die Abgrenzung von lang dauernden Anpassungsstörungen zu Dysthymien schwer fällt. Die Problematik der Konstruktvalidität der Diagnose „Anpassungsstörung" wird in der konsiliarpsychiatrischen Literatur kontrovers diskutiert (Casey 2008; Strain und Diefenbacher 2008; Elstner und Diefenbacher 2009; Baumeister und Kufner 2009).

Bei der Therapieentscheidung ist zu bedenken, dass etwa die Hälfte der bei Aufnahme bestehenden schweren depressiven Syndrome bei Patienten im Allgemeinkrankenhaus nach etwa 3 Tagen spontan abklingt (Kathol und Wenzel 1992). Andererseits beeinflussen Erkrankungen aus dem Spektrum depressiver Störungen auch bei leichterer Ausprägung den Verlauf und die Mortalität körperlicher Erkrankungen nachweislich negativ (Klesse et al. 2008). Wird bei behandlungsbedürftigen Depressionen im Allgemeinkrankenhaus keine Therapie eingeleitet, ist das Risiko sehr hoch, dass auch nach der Entlassung keine adäquate Behandlung erfolgt. Durch eine telefonische Kontaktaufnahme des Konsiliarpsychiaters mit dem weiterbehandelnden Hausarzt lässt sich diese Schnittstellenproblematik jedoch signifikant verbessern (Lehmann et al. 2011). Darüber hinaus wurden in integrierten *Collaborate-Care*-Modellen, bei denen Hausärzte, Pflegekräfte und Konsiliarpsychiater strukturiert zusammenarbeiten, auch bei schwer körperlich erkrankten Depressiven signifikante Behandlungserfolge nachgewiesen (Ekers et al. 2013, Baumeister und Hutter 2012).

Beratung von Stationsarzt und Behandlungsteam Zunächst geht es um eine **differenzialdiagnostische Einschätzung** des depressiven Syndroms: Gelegentlich verbergen sich hinter der Apathie des Patienten hypoaktive Delirien, hirnorganische Erkrankungen oder Psychosen. Dem Stationsarzt kann vermittelt werden, dass z. B. ein Bedside-Test wie der *Short Mini Mental Test* (s. oben) zur Aufdeckung von hirnorganischen Störungen hilfreich ist. Weiterhin sollte an Stoffwechselstörungen (z. B. Hypothyreose) und depressiogene Medikamenteneffekte (z. B. Interferon-α) gedacht werden.

Die biologischen, psychischen und sozialen Faktoren depressiver Störungen sind im Einzelfall sehr unterschiedlich gewichtet. So können etwa bei schwerkranken Patienten nach langer Bettlägerigkeit gut gemeinte, aber überfordernde mobilisierende Maßnahmen Schmerzen und Hoffnungslosigkeit hervorrufen („Ich schaffe das sowieso nie"). Mit Stationsarzt und Pflegeteam sollte beraten werden, inwieweit die Bedingungen der stationären Behandlung auf die Bedürfnisse des Patienten ausgerichtet werden könnten:

- Behandlung in Einzel- oder Mehrbettzimmer (Stressreduktion vs. Vermeidung von Isolation)
- Einbeziehung von Angehörigen, Sozialarbeitern oder Krankenhausseelsorge
- Einbeziehung der Physiotherapie
- Setzen von kurzfristig erreichbaren Zielen (z. B. „Mahlzeiten am Tisch einnehmen", „zehn Schritte auf dem Flur")
- Würdigung selbst kleinster Fortschritte in der täglichen Visite

Meist ist es sinnvoll, dem Stationsarzt und dem behandelnden Team zu vermitteln, dass die apathische oder gar „ablehnende" Haltung des Patienten ein Symptom der Erkrankung „Depression" ist, das nicht persönlich genommen werden darf. Die fortgesetzte unterstützende Zuwendung durch Arzt und Pflegeteam ist wichtig, um den Patienten aus dem Kreislauf depressiver Kognitionen und Verhaltensweisen herauszuführen.

EBM

Die Wirksamkeit von SSRI, SSNRI, SNRI und TZA in der Akutbehandlung und Phasenprophylaxe depressiver Störungen und Dysthymien ist durch systematische Übersichtsarbeiten empirisch gut belegt (Evidenzstufe Ia: Leucht et al. 2012; Cipriani et al. 2009, 2010; Guaiana et al. 2007; Lima und Hotopf 2003; Lima et al. 2005, Cochrane-Reviews). Die Wirksamkeit von Antidepressiva auch bei älteren Patienten mit körperlichen Erkrankungen ist gut belegt (Evidenzstufe Ia: Wilson et al. 2008, Cochrane-Review). SSRI und TZA sind in der Depressionstherapie von körperlich kranken bzw. Hausarztpatienten gleichermaßen wirksam. Hauptgründe für Therapieabbrüche nach 6–8 Wochen sind Mundtrockenheit (insb. TZA) bzw. sexuelle Funktionsstörungen (insb. SSRI). Die Auswahl des Antidepressivums sollte daher nach Präferenz der Patienten, Risikoprofil der Komorbiditäten und Begleitmedikation erfolgen (Evidenzstufe Ia: Rayner et al 2010; Hacket et al. 2008; Arroll et al. 2009; Mottram et al. 2006, Cochrane-Reviews). Zwei neuen Reviews zufolge haben sich die als dritte Welle bezeichneten kognitiv behavioralen Ansätze gegenüber *treatment as usual* (TAU) als überlegen und ähnlich wirksam erwiesen wie klassische KVT (Evidenzstufe Ia: Churchill et al. 2013; Hunot et al. 2013; Cochrane-Reviews). Aufgrund der geringen Fallzahlen in Verbindung mit methodischen Mängeln der Primärstudien steht eine abschließende Bewertung dieser neueren Ansätze jedoch noch aus. Verhaltenstherapie war anderen psychologischen Therapien (KVT, psychodynamische Therapie, KVT der dritten Welle und humanistische Ansätze) hinsichtlich Wirksamkeit und Akzeptanz vergleichbar. Im direkten Vergleich zu KVT ergab sich eine leichte Überlegenheit der KVT (Evidenzstufe Ia: Shinohara et al. 2013; Cochrane-Review) sowie eine Überlegenheit der VT im Vergleich zu psychodynamischen Therapien. Aufgrund methodischer Mängel in Verbindung mit geringen Fallzahlen der zugrunde liegenden Primärstudien besteht weiterhin dringender Forschungsbedarf. Auch für körperliches Training konnte eine antidepressive Wirkung nachgewiesen werden. Aufgrund der heterogenen Studiendesigns ist ein Wirksamkeitsvergleich jedoch derzeit nicht möglich (Evidenzstufe Ia: Cooney et al. 2013).

Wegen ihres günstigen **Interaktionsprofils** sind Citalopram und Sertralin den älteren SSRI im Konsiliardienst vorzuziehen. Allerdings sollte auf das Risiko von Hyponatriämie, QTc-Verlängerung (Citalopram) und die Beeinflussung der Blutgerinnung hingewiesen werden. Bei Patienten, die unter schweren Schlafstörungen oder Übelkeit leiden, empfiehlt sich Mirtazapin.

Beratung des Patienten Die konsiliarpsychiatrischen Therapieempfehlungen richten sich, soweit möglich, nach der differenzialdiagnostischen Einschätzung über die Art der depressiven Störung:

- Bei Depressionen, die durch die körperliche Erkrankung verursacht sind (organisch affektive Störungen ICD-10: F06.3), steht die Therapie der somatischen Grunderkrankung im Vordergrund. Je nach Schweregrad der Depression kann aber auch eine symptomatische medikamentöse antidepressive Therapie erfolgen, v. a. wenn nicht mit einer Besserung der somatischen Erkrankung zu rechnen ist (z. B. bei inoperablen Hirntumoren).

Die Gesprächsinterventionen sollten v. a. auf Hilfe bei der Bewältigung der krankheitsbedingten Beschwerden abzielen.

- Bei depressiven Anpassungsstörungen (ICD-10: F43.2) – z. B. aufgrund einer belastenden körperlichen Erkrankung – geht es um die Aktivierung von Ressourcen zur Bewältigung der Situation. Verhaltensweisen und Gedanken, die in früheren Belastungssituationen geholfen haben, sollten erarbeitet werden (Copingstrategien). Daneben können den Patienten imaginative oder auch Entspannungsverfahren (z. B. progressive Muskelrelaxation nach Jacobson) in wenigen Sitzungen vermittelt werden.
- Bei Depressionen, die weitgehend unabhängig von der körperlichen Erkrankung bestehen (ICD-10: F32, F33, F34.1), gelten unter Beachtung der Komorbiditäten und der Risiken von Arzneimittelinteraktionen dieselben Behandlungsprinzipien wie bei körperlich gesunden Patienten (Härter et al. 2003, 2010).

LEITLINIEN

AWMF-S3-Leitlinie und Nationale Versorgungsleitlinie Unipolare Depression 2010

- Patienten mit koronarer Herzerkrankung (KHK) und komorbider mittelschwerer bis schwerer Depression sollte eine Pharmakotherapie vorzugsweise mit Citalopram oder Sertralin angeboten werden; trizyklische Antidepressiva sollten diesen Patienten wegen der kardialen Nebenwirkungen nicht verordnet werden (Level A).
- Patienten mit einer Depression nach Schlaganfall sollte eine Pharmakotherapie unter Beachtung anticholinerger Nebenwirkungen angeboten werden. Empirische Wirksamkeitsnachweise liegen für Fluoxetin, Citalopram und Nortriptylin vor (Level B).
- Bei Komorbidität von Depression und Diabetes mellitus sollte, wenn eine Pharmakotherapie vorgesehen ist, ein SSRI angeboten werden. Die spezifischen Einflüsse einer Pharmakotherapie auf den Diabetes sind zu beachten, z. B. verminderter Insulinbedarf unter SSRI, Gewichtszunahme unter Mirtazapin, Mianserin und TZA. Zur Verbesserung von Lebensqualität und Verringerung von Depressivität sollte diesen komorbiden Patienten eine Psychotherapie angeboten werden (Level B).

Patienten mit **Suizidalität** und Todeswünschen stellen eine besondere Herausforderung im Konsiliardienst dar. Die Behandlung von Patienten nach Suizidversuchen (z. B. auf Intensiv- oder unfallchirurgischen Stationen) folgt den in ➤ Kap. 27 dargestellten Prinzipien. Nicht selten treten jedoch i. R. schwerer Erkrankungen Todeswünsche auf, die als Ausdruck von Überforderung und Angst erfasst werden müssen. Der Patient sollte nach Hoffnungslosigkeit, Gedanken, anderen zur Last zu fallen, und der Trauer über den Verlust von Eigenständigkeit und Kontrolle befragt werden. Oft bedarf es einer Fremdanamnese, um zwischen realistischen Befürchtungen und depressiven dysfunktionalen Kognitionen unterscheiden zu können.

Bei akut suizidalen Patienten müssen mit dem Stationsarzt und dem Team Maßnahmen zur Sicherung vor Eigengefährdung abgestimmt werden (z. B. kurzfristige Einrichtung einer Sitzwache, Gabe eines Benzodiazepins zur psychovegetativen Entlastung).

Als hilfreich erweist sich meist, dem schwerkranken Patienten die Nachvollziehbarkeit seiner Todeswünsche widerzuspiegeln und ihn somit zu „validieren". Im nächsten Schritt kann der CL-Psychiater dann wiederum eine gezielte Hilfe bei belastenden Symptomen wie Schlaflosigkeit, Angst oder Schmerz anbieten.

29.4.5 Angststörungen

Häufigkeit im Allgemeinkrankenhaus und klinische Aspekte Angststörungen scheinen mit einer Prävalenz von 2,25–6 % im Allgemeinkrankenhaus seltener vorzukommen als in der ambulanten Primärversorgung (Arolt 2004) und allgemein bei körperlich Kranken, bei denen die Prävalenz zwischen 19 und 27 % liegt (Härter et al. 2007b). Dennoch werden besonders auf kardiologischen und neurologischen Stationen sowie in interdisziplinären Notaufnahmen relativ häufig Patienten mit **Panikstörungen** gesehen. Während auf den kardiologischen Stationen thorakale Beschwerden im Vordergrund stehen, ist bei vielen neurologischen Patienten der Schwindel das führende Symptom. Angsterkrankungen entwickeln sich oft auf dem Boden körperlicher Erkrankungen. So hat die KHK eine hohe Komorbidität mit Panikstörungen. Oftmals fällt die diagnostische Einschätzung schwer, ob die Angst ein Symptom der somatischen Erkrankung (organische Angststörung F06.4) oder eine Reaktion auf diese ist (F43.2) oder ob eine eigenständige Angststörung (F40.x, 41.x) vorliegt. Hier ist der interdisziplinäre Austausch zwischen Psychiater und somatischem Arzt für die Differenzialdiagnostik und eine fundierte Behandlungsplanung unabdingbar.

Gelegentlich kann im Allgemeinkrankenhaus die **Blut-/Spritzenphobie** zu Problemen in der Behandlung eines Patienten führen. Hierbei hat sich das einfach zu vermittelnde verhaltensmedizinische **Applied-Tension-Verfahren** (angewandte Anspannung) nach Öst bewährt (Elstner et al. 2010), bei dem der Patient lernt, dem rapiden Blutdruckabfall in der angstauslösenden Situation durch Anspannung gezielt entgegenzuwirken.

Beratung von Stationsarzt und Behandlungsteam Der Konsiliar sollte grundsätzlich auf die Chronifizierungsgefahr und die häufigen Folgeerkrankungen (Depression, Alkohol- oder Benzodiazepin-Abhängigkeit) von unbehandelten Angststörungen hinweisen. Ärztliche Aussagen wie „Sie haben nichts am Herzen, es ist psychisch" werden von den Patienten oftmals als Vorwurf der Simulation interpretiert und können zum Behandlungsabbruch führen. Als hilfreich erweist es sich, auch **somatische Mediziner** mit dem Entstehungskonzept von Panikstörungen vertraut zu machen und den „Teufelskreis der Angst" als **Erklärungsmodell** zu etablieren. Durch das In-Beziehung-Setzen von fehlinterpretierten Körpersymptomen zu psychischen und vegetativen Angstreaktionen wird diese psychische Störung auch für „Nichtpsychiater" handhabbar. Auch ein kurzes gemeinsames psychoedukatives Gespräch mit dem Patienten wird von interessierten Stationsärzten gern angenommen und kann ihre Behandlungskompetenz bei der psychosomatischen Primärversorgung verbessern.

Dem **Pflegepersonal** sollten wichtige Verhaltensregeln im Umgang mit Angstpatienten i. R. von Panikattacken vermittelt werden: z. B. den Patienten ernst nehmen, aber selbst Ruhe bewahren, auf ruhige Atmung hinweisen etc.: „Es ist wieder eine Angstattacke, das kennen Sie. Das ist sehr unangenehm, aber nicht gefährlich." Auch bei Patienten mit körperlichen Erkrankungen wie Angina pectoris oder Asthma bronchiale können verbale Beruhigung, Atem- und Entspannungsübungen helfen, das gegenseitige Aufschaukeln von Angst und somatischen Symptomen zu verhindern.

EBM

Musiktherapie kann zur Angstreduktion bei körperlichen Erkrankungen und medizinischen Eingriffen eingesetzt werden und stellt eine interessante Alternative zu medikamentösen Sedierung dar. Systematische Reviews liegen für verschiedene Indikationen und Patientengruppen vor (z. B. Tumorpatienten, beatmete Patienten, KHK, präoperative Angst, Kolposkopie, Kaiserschnitt). Die physiologischen Effekte betreffen v. a. Herz- und Atemfrequenz sowie Blutdruckregulation (Evidenzstufe Ia: Bradt et al. 2009, 2010a, b, 2011, 2013a, b).

Beratung des Patienten Patienten mit Panikstörungen profitieren häufig gut von **psychoedukativen Interventionen** und der Vermittlung von Atem- und Entspannungsübungen. Der „Teufelskreis der Angst“ und das Prinzip der „Angst vor der Angst“ werden gerade von Patienten mit somatisch geprägtem Krankheitsverständnis gut akzeptiert. Grafische Darstellungen dieser Mechanismen erleichtern das Verständnis.

Bei Patienten, die sowohl an einer Panikstörung als auch an einer schweren körperlichen Erkrankung (KHK, Asthma bronchiale) leiden, empfiehlt es sich, die Selbstwahrnehmung zu schulen. Wenn es gelingt, die körperlichen Wahrnehmungen zu **„entkatastrophisieren“**, können diese Patienten häufig lernen, die Symptome von Panikattacken von denen der somatischen Erkrankung zu unterscheiden.

Bei Patienten mit leichteren Verlaufsformen können schon ein bis zwei Sitzungen ausreichen; bei hoher Attackenfrequenz und/oder Chronifizierung kommt eine medikamentöse oder kognitiv-verhaltenstherapeutische ambulante Weiterbehandlung in Betracht.

Sollte sich der Patient zu einer medikamentösen Therapie entscheiden, sind SSRI wie Citalopram und Sertralin wegen ihres günstigen Interaktionspotenzials zu bevorzugen.

Initial bietet sich die Kombination mit einem Benzodiazepin an, das spätestens nach 2–4 Wochen konsequent wieder abgesetzt werden sollte. Dies sollte nach Möglichkeit mit dem ambulant weiterbehandelnden Haus- oder Facharzt besprochen werden.

Resümee

Eine effektive konsiliarpsychiatrische und -psychosomatische Intervention umfasst möglichst sowohl die Beratung des somatischen Stationsarztes bzw. Teams als auch die Behandlung des Patienten und seiner Angehörigen. Neben Behandlungskompetenz zur Therapie von Delirien und Depressionen sollte der Konsiliarpsychiater ein fundiertes Wissen über die Besonderheiten der Behandlung älterer und multimorbider Patienten besitzen. Auch somatoforme und Angststörungen werden im Konsiliardienst häufig vorgestellt. Ein weiterer Schwerpunkt ist die Mitbehandlung von Patienten mit Abhängigkeitserkrankungen. Hierbei geht es zumeist um eine Beratung des behandelnden Teams zur Therapie von Entzugssyndromen und -delirien oder aber um motivationale Gesprächsinterventionen zur Primär- und Sekundärprophylaxe. Die Einschätzung des hirnorganischen Befunds und die Anwendung von Bedside-Tests müssen ebenso kompetent beherrscht werden wie psychotherapeutische Kurzinterventionen. Dabei sind zumeist Psychoedukation und Motivation zur ambulanten psychiatrisch-psychotherapeutischen Weiterbehandlung sinnvolle und unter den Bedingungen einer somatischen Station erreichbare Ziele.

29.5 Spezifische Probleme einzelner Fachgebiete

Jedes medizinische Fachgebiet hat typische Komplikationen, die dem Patienten besondere Bewältigungsleistungen abverlangen. Im Folgenden werden einige solcher typischen Aufgaben für den Konsiliarpsychiater und -psychotherapeuten aus jeweils verschiedenen Fachgebieten beispielhaft angesprochen; die Auswahl spezieller Fachgebiete ist für das Anforderungsprofil eines Allgemeinkrankenhauses an die CL-Psychiatrie nicht repräsentativ. Beim Aufbau eines Konsildienstes sollte auch eine Analyse der Angebotssituation des jeweiligen Krankenhauses vorgenommen werden. Eine psychiatrisch-psychotherapeutische Abteilung mit dem Anspruch eines guten Konsildienstes wird versuchen, das eigene Qualifikations- und Angebotsprofil daran auszurichten. Bei Interesse vonseiten der somatischen Abteilung sollte die Einrichtung eines CL-Dienstes gemeinsam überlegt werden.

29.5.1 HIV-Infektion und AIDS

Die Fragestellungen bei AIDS-Patienten reichen von neuropsychiatrischen Komplikationen durch die Infektion selbst über begleitenden Drogenmissbrauch bis hin zu einem vermehrten Auftreten von Medikamentennebenwirkungen und mangelnder Medikamentencompliance. Die Fragestellungen betreffen außerdem das gesamte Spektrum affektiver Belastungsreaktionen.

Eine sehr häufige Konsilanforderung lautet auf Abklärung depressiver Störungen, v. a. anlässlich einer HIV-Erstdiagnose, die im stationären Umfeld häufig mit einer AIDS-Diagnose einhergeht. Differenzialdiagnostisch sind hier Trauerreaktionen, Anpassungsstörungen und depressive Episoden zu unterscheiden, wobei erneut das Problem zu berücksichtigen ist, inwieweit vegetative Symptome auf die Depression zurückzuführen oder Resultat des Krankheitsprozesses selber sind (➤ Kap. 29.3.1, ➤ Kap. 29.4.4).

Die Patienten müssen meist gravierende Störungen ihrer Intim- und näheren sozialen Beziehungen psychisch bewältigen, und das Diskriminierungspotenzial der Infektionserkrankung ist weiterhin hoch. Bei vielen Patienten steht psychisch außerdem zunächst die weiterhin bestehende Lebensbedrohlichkeit der Infektion im Vordergrund. Patienten müssen lebenslang eine hohe Medikamentencompliance aufrechterhalten. Deshalb sind eine enge Zusammenarbeit des jeweiligen Patienten mit niedergelassenen internistischen Spezialisten und die Mitbehandlung psychischer Komorbidität für den Verlauf der Erkrankung von großer Bedeutung.

Demgegenüber variieren die Angaben über das Auftreten psychotischer Störungen. Grundsätzlich gilt, dass beim erstmaligen Auftreten akuter psychotischer oder manischer Syndrome, insb. wenn keine bipolare oder depressive Erkrankung in der Vorgeschichte bekannt ist, zunächst an eine organische Genese zu denken ist. Differenzialdiagnostisch sind z. B. opportunistische ZNS-Infektionen, delirante Syndrome oder auch komplex-partielle Anfälle auszuschließen, sodass in jedem Fall umgehend eine körperliche Untersuchung und der Einsatz bildgebender Verfahren zu erfolgen hat, um einen bisher nicht bekannten ZNS-assoziierten Prozess auszuschließen.

Seit 1996 ist es durch die Einführung von HAART *(highly active antiretroviral therapy)*, einer intensivierten antiretroviralen Therapie, zu einem Rückgang der Häufigkeit HIV-assoziierter Demenzen gekommen, die nur noch bei ca. 5–10 % der Erkrankten auftritt (Watkins et al. 2011). Es handelt sich um eine subkortikale Demenz mit initialen Gedächtnis- und Konzentrationsstörungen, die im nichtpsychiatrischen Bereich zunächst häufig nicht erkannt und als depressive Verstimmung missdeutet wird. Im weiteren Verlauf kommt es dann zu Aufmerksamkeitsstörungen, einer allgemeinen Verlangsamung und neurologischen Auffälligkeiten wie Koordinations-, Gleichgewichtsstörungen und Schwäche in den Beinen. Im klinischen Alltag können gerade beginnende neuropsychologische Auffälligkeiten ein Bild von depressiver Zurückgezogenheit, Desinteresse am Behandlungsfortschritt oder Unverständnis gegenüber anstehenden medizinischen Maßnahmen bieten. Patienten mit AIDS-Demenz haben ein hohes Risiko für das Auftreten eines Delirs. Bei psychiatrischen Akutsituationen mit psychomotorischer Unruhe und Agitiertheit, die hierbei auftreten können, sollte der Einsatz von atypischen Neuroleptika und/oder Benzodiazepinen in niedriger Dosierung erwogen werden (vgl. Gläser et al. 2007).

Der **therapeutische Umgang mit AIDS-Patienten** umfasst Techniken, wie sie aus der Behandlung anderer schwerkranker Patienten gebräuchlich sind. Am häufigsten wird supportive Psychotherapie eingesetzt, um den Patienten im Umgang mit den real vorhandenen Problemen zu unterstützen. Je nach Indikation werden aber auch andere Therapieverfahren wie KVT, interpersonelle Psychotherapie, psychodynamisch oder körperorientierte Techniken wie etwa die progressive Muskelrelaxation eingesetzt. HIV-Tests sollten stets mit einer Beratung verbunden werden, die folgende Aspekte umfassen muss: Feststellen psychiatrischer Symptome, insb. Suizidalität, aktuelle Gründe für die Entscheidung zur Testung, antizipatorische Reflexion des Umgangs mit möglichen Testergebnissen und Information über mögliche Behandlungsangebote.

Imipramin, Paroxetin und Fluoxetin haben sich in der Behandlung depressiver Störungen bei HIV-positiven Patienten als wirksam erwiesen (Himelhoch und Medoff 2005). Da in die der Metaanalyse zugrunde liegenden Studien überwiegend Männer eingeschlossen waren, lässt sich dieser Befund nicht auf weibliche Betroffene übertragen.

Die psychopharmakologische Behandlung psychischer Symptome bei HIV-infizierten Patienten sollte ein erhöhtes Auftreten von Nebenwirkungen berücksichtigen, d. h., es sollten nebenwirkungsarme Präparate in niedriger Dosierung gewählt und die Dosierungen langsamer, als dies üblicherweise der Fall ist, gesteigert werden. Zu bevorzugen sind Medikamente mit geringen anticholinergen Nebenwirkungen.

29.5.2 Transplantationsmedizin

Organtransplantationen gehören in den Krankenhäusern der Maximalversorgung mittlerweile fast schon zur Routine. Nach Angaben der Deutschen Stiftung Organtransplantation (www.dso.de) wurden 2010 in Deutschland ca. 4.300 Organe (Transplantationen ohne Lebendspende) verpflanzt; 2012 ging diese Zahl aufgrund der Unregelmäßigkeiten in der Vergabe von Organen und damit der Spendebereitschaft auf insgesamt ca. 2.900 Organe zurück (davon 1.441 Nieren, 802 Lebern und 266 Herzen). Bereits kurze Zeit nach dem Bekanntwerden der Manipulationen wurden umfassende Maßnahmen ergriffen, die für Aufklärung und mehr Kontrollen sorgen. Ebenso wurde die Einführung einer strikten Qualitätssicherung auf den Weg gebracht.

Die wichtige Rolle des Konsilpsychiaters oder (-psychologen) kann v. a. in einer Stellungnahme zur Transplantationseignung i. R. der Aufnahme eines Organempfängers auf die Transplantationswarteliste oder in der Evaluation von Organlebendspendern bestehen. Weitere Aufgaben liegen in der Beurteilung der Compliance von Patienten vor und nach erfolgreicher Operation, aber auch in der Diagnostik und Behandlung neuropsychiatrischer und neuropsychologischer Komplikationen. Voraussetzung ist hierbei eine besondere Kompetenz in der Handhabung medikamentöser Interventionen. Auch können eine psychotherapeutische Begleitung vor und nach Transplantation sowie die Verordnung von Psychopharmaka bei psychischen Krisen oder beim Auftreten eines hirnorganischen Psychosyndroms erforderlich werden. Neuropsychiatrische und pharmakotherapeutische Aspekte betreffende Konsilanforderungen ergehen häufig an den Psychiater. Die Zuständigkeiten für transplantationspsychologische Fragestellungen sind in den Transplantationszentren jedoch meist historisch gewachsen. So werden diagnostische und psychotherapeutische Aufgaben sowohl von psychiatrischen als auch von psychosomatischen und medizinpsychologischen Abteilungen wahrgenommen (Erim und Senf 2004; Schulz und Koch 2005).

Wird die psychiatrische Evaluation eines Kandidaten für ein Transplantationsprogramm angefordert, so muss grundsätzlich zunächst eine ausführliche psychopathologische Diagnostik unter besonderer Berücksichtigung von bisherigem Krankheitsverlauf, Behandlungsmotivation und Compliance erfolgen (Schulz et al. 2009). Ziel ist die Abklärung psychosozialer Kontraindikationen für eine erfolgreiche Transplantation, da aufgrund des gravierenden Mangels an Spenderorganen eine Auswahl geeigneter Transplantationskandidaten notwendig ist. Besonders bei Patienten mit alkoholtoxischer Leberzirrhose ist eine Einschätzung des postoperativen Rückfallrisikos von großer Bedeutung (Schulz und Rogiers 2000). Hierbei sollten standardisierte psychometrische Tests eingesetzt werden, um das Ausmaß vorhandener kognitiver, ängstlicher, depressiver oder „süchtiger" Symptomatik zu untersuchen. Vorgeschlagen wurde auch der Einsatz von Ratingskalen, um klinische Entscheidungsprozesse im Vorfeld von Transplantationen zu untersuchen. Solche Skalen wie z. B. PACT *(Psychosocial Assessment of Candidates for Transplantation)* oder TERS *(Transplant Evaluation Rating Scale)* dienen v. a. dazu, die klinischen Urteilsprozesse der Untersucher zu strukturieren (Erim und Senf 2004).

Die Ergebnisse von Lebertransplantationen bei alkoholabhängigen Patienten (mindestens 6 Monate vor Transplantation abstinent) sind vergleichbar mit anderen Lebererkrankungen. Nur eine **akute Alkoholabhängigkeit gilt als kategorischer Ausschluss von Transplantationsprogrammen.** Eine intensive präoperative psychiatrische bzw. psychologische Mitbehandlung sollte deshalb unbedingt erfolgen (Turjanski und Lloyd 2006), wobei eine Selektion aufgrund objektiver und evidenzbasierter Kriterien unumgänglich ist (Schulz und Rogiers 2000).

Welche Kriterien sind für die psychiatrische Evaluation wichtig? Kurzfristig gibt es folgende absolute psychosoziale Kontraindikationen: psychotische Episode, akute Intoxikation und Suizidalität. Bei Dialysepatienten kann Suizidalität aufgrund der Belastungen durch die Dialysebehandlung allerdings auch eine hoch dringliche Indikation für eine Transplantation darstellen. Patienten mit komorbiden psychischen Störungen haben die gleichen Überlebenschancen bei einer Narkose und Transplantationsoperation wie Patienten ohne psychiatrische Symptomatik. Wichtig sind außerdem Aspekte des langfristigen Operationserfolgs, wobei aus psychiatrischer Sicht eine wahrscheinliche Noncompliance bei der komplexen postoperativen Medikamenteneinnahme und weiteren Nachsorge als Kontraindikation einzustufen ist. Entsprechend sollte neben den eigentlichen psychiatrischen und psychosozialen Faktoren der Abklärung von Copingfähigkeiten ein breiter Raum in der präoperativen psychosozialen Evaluation gewährt werden. Psychotische Erkrankungen können i. d. R. durch entsprechende Medikation ausreichend kontrolliert werden, und z. B. könnte eine Nierentransplantation bei geistig Behinderten gerade dann indiziert sein, wenn ein Patient aufgrund seiner Behinderung Schwierigkeiten hätte, an einem Dialyseprogramm teilzunehmen. Die Mitarbeit in der komplexen Posttransplantationsperiode muss aber in solchen Fällen durch strukturierte Hilfen sichergestellt sein. Eine psychopharmakotherapeutische Behandlung kann unter adäquater Berücksichtigung von pharmakokinetischen Interaktionen bei organtransplantierten Patienten sicher durchgeführt werden.

Die psychosoziale Evaluation für eine Teilleber- oder Nierenlebendspende erfordert eine Beurteilung der Einsichtsfähigkeit und Informiertheit potenzieller Spender sowie der Freiwilligkeit der Entscheidung. Des Weiteren werden die psychische Stabilität und die Spender-Empfänger-Beziehung eruiert. Ziel ist die Minimierung des psychosozialen Risikos für den Spender.

29.5.3 Onkologie

In der Arbeit mit an Krebs erkrankten Patienten bündeln sich viele Aufgaben der Konsiliar-Liaisonpsychiatrie. Was ist eine verständliche Reaktion auf die Erkrankung, wann liegt eine psychiatrisch-psychotherapeutisch behandlungsbedürftige Störung vor? Wann liegt die Indikation für ein psychiatrisches Konsil vor, wann sollten andere Berufsgruppen wie Psychoonkologen, Sozialarbeiter oder Seelsorger einbezogen werden? Sollen psychische Störungen und Belastungen psychotherapeutisch, psychopharmakologisch oder mit beiden Verfahren behandelt werden? Aufgrund der Komplexität dieser Aufgaben hat sich seit den 1970er-Jahren in der Medizin mit der Psychoonkologie ein spezieller Bereich konstituiert (Holland und Friedlander 2006; Schulz-Kindermann 2013). Einige Aspekte der Psychoonkologie werden im Folgenden diskutiert.

Die Mitteilung der Diagnose einer Krebserkrankung kann zu Bestürzung, Trauer, Angst und Wut (Söllner und Keller 2007) führen. Wechselnde und z. T. starke emotionale Belastungen sind die Folge. Die Häufigkeit für aktuelle psychische Störungen bei Patienten in der Akutversorgung wird mit 24 % angegeben, wobei depressive und Angststörungen überwiegen. Behandlungsbedürftige psychische Störungen bei Krebspatienten sind in der Akutphase meist häufiger als in der Allgemeinbevölkerung, werden aber von den behandelnden Ärzten meist zu selten erkannt.

Die psychosoziale Betreuung krebskranker Patienten hat zunächst in den Händen der Primärbehandler zu liegen, die sich allerdings häufig nicht ausreichend kompetent fühlen. Die Aufgabe von CL-Diensten kann es daher sein, auf die jeweils zuständigen Behandlungsteams zugeschnittene Maßnahmen und die Verbesserung kommunikativer Kompetenzen wie etwa die Vermittlung schlechter Nachrichten (*breaking bad news*) anzubieten (Gläser et al. 2007). Gerade in diesem Bereich ist auch die Kooperation von Primärbehandlern und psychiatrisch-psychotherapeutischen bzw. medizinpsychologischen Konsildiensten mit Seelsorgern wichtig. Hierzu gibt es mittlerweile ausführliche Literatur, und es wurden Algorithmen für eine „Hand in Hand gehende Kooperation" entwickelt (Diefenbacher 2007; Koch und Weis 2009).

Onkologische Behandlung findet heute zunehmend in zertifizierten Organzentren statt, in denen psychosoziale Versorgung leitliniengerecht angeboten werden muss. Zu dieser Versorgung gehören die feste Einbindung sozialer, seelsorgerischer und psychoonkologischer Dienste, die Kooperation mit Selbsthilfeangeboten und die Supervision und Fortbildung des medizinisch-pflegerischen Personals (www.krebsgesellschaft.de/wub_zertifizierte_zentren_info,120890.html)

Es ist belegt, dass psychosoziale und psychotherapeutische Interventionen die Lebensqualität von Krebspatienten positiv beeinflussen können (Faller 2009). Da bei einem breiten Methodenspektrum (z. B. kognitiv-behaviorale, hypnotherapeutische und imaginative Verfahren) gute Effekte auf z. B. Angst und Depressivität erreichbar sind, sollten die entsprechenden CL-Dienste multiprofessionell ausgestattet sein, um ein entsprechendes Angebot vorhalten zu können (Söllner und Keller 2007). Aber auch (psycho-)pharmakotherapeutische Kompetenz ist gefragt, die den besonderen Erfordernissen einer komplexen analgetischen Medikation mit ihren möglichen psychotropen Nebenwirkungen, der Behandlung von Delirien oder aber den Besonderheiten der Behandlung depressiv-apathischer Zustände gerecht wird. So bietet sich etwa für die Behandlung depressiver Zustände bei gleichzeitig vorliegenden Schlafstörungen und Übelkeit die Gabe von Mirtazapin an, das aufgrund seiner 5-HT_3-Rezeptor-blockierenden Wirkung auch antiemetisch wirkt.

Palliativmedizinische Aspekte und Sterbebegleitung nehmen in der Betreuung krebskranker Patienten einen breiten Raum ein, insb. im Endstadium der Erkrankung. Abgesehen von den bereits dargestellten erforderlichen Kompetenzen sollte der CL-Psychiater gerade im Bereich der Palliativmedizin auch Kenntnisse über ambulante palliativmedizinische Versorgungsstrukturen haben, um ggf. poststationäre Betreuungsmöglichkeiten für jene Patienten zu ermöglichen, die in ihrer häuslichen Umgebung sterben wollen (www.hospiz.net).

EBM

Durch Psychotherapie [supportive Therapie und (kognitive) Verhaltenstherapie] lässt sich – verglichen mit *treatment as usual* – die **depressive Symptomatik** krebskranker Patienten signifikant reduzieren (Evidenzstufe Ia: Akechi et al. 2008, Cochrane-Review). Als einschränkend müssen die geringen Fallzahlen der vorliegenden Studien und der Mangel an Studien mit diagnostizierten depressiven Störungen gelten.

Sexuelle Dysfunktionen in der Folge der Behandlung eines Prostatakarzinoms lassen sich durch PDE-5-Hemmer wirksam behandeln (Evidenzstufe Ia: Miles et al. 2007, Cochrane-Review).

Bei unheilbar kranken **deliranten** Patienten scheint Haloperidol noch die beste Therapieoption zu sein. Chlorpromazin stellt eine Alternative dar, wenn das dadurch bedingte leichte Risiko kognitiver Beeinträchtigungen eingegangen werden kann. Aufgrund fehlender Daten (nur eine Studie entsprach den Einschlusskriterien) lassen sich jedoch gegenwärtig keine empirisch gut abgesicherten Aussagen zur Behandlung des Delirs bei todkranken Patienten treffen (Candy et al. 2012, Cochrane-Review).

Noch mehr als bereits in der Versorgung krebskranker Patienten sichtbar, zeigt sich in der Begleitung Sterbender, dass Ärzte und Pflegepersonal in ihrer Ausbildung zu wenig auf den Umgang mit Todkranken und Sterbenden vorbereitet werden. Gegenüber dem Anspruch, Krankheiten gezielt zu heilen, wird deren unaufhaltsames Voranschreiten nicht selten als persönliches Versagen empfunden. Gerade hier muss der zu Rate gezogene CL-Psychiater nicht nur den stützenden Kontakt zum Patienten aufbauen, sondern vielmehr auch nicht ausgesprochene Kränkungen oder Enttäuschungen aufseiten der Primärbehandler vorsichtig explorieren, die u. U. zu chronischen Überforderungssituationen mit konsekutivem Burnout führen können (Beutel 2004).

Resümee

Für jedes Fachgebiet und jeden Problembereich der Medizin können spezialisierte konsiliarpsychiatrische Fragestellungen herausgearbeitet werden. Beispielhaft wurden in diesem Abschnitt die konsiliarpsychiatrischen Aspekte der Transplantationsmedizin sowie der immer noch schwerwiegenden Diagnose einer HIV-Infektion oder Krebserkrankung angesprochen. Der Konsilpsychiater sollte gezielt Forschungsdaten und Handlungsstandards zum Aufbau einer guten Versorgung heranziehen, die in der Systematik der Allgemeinen Psychiatrie nur einen randständigen Platz einnehmen.

29.6 Psychotherapeutische Verfahren bei Patienten mit somatopsychischer Komorbidität

Bei komorbiden psychischen Störungen ist je nach Problemlage des Patienten und Schweregrad bzw. Akuität der psychischen Störung die Indikation zu einer psychotherapeutischen Behandlung, ggf. in Kombination mit einer Psychopharmakotherapie, zu stellen. In der Praxis stellt sich häufig das Problem einer **Abgrenzung von Psychotherapie gegenüber einer Beratung,** was auch hinsichtlich der Indikationsstellung relevant ist. Eine Orientierung, wann eine Psychotherapie oder z. B. eine psychologische Beratung indiziert ist, lässt sich zunächst aus der Schwere der Störung ableiten: Körperlich Erkrankte ohne manifeste psychische Störung, aber mit ausgeprägter psychischer Belastung sollten psychologische Beratung in Anspruch nehmen können. Körperlich Kranken mit psychischer Störung sollten dagegen psychotherapeutische und/oder psychopharmakologische Interventionen empfohlen werden. Anders als Psychotherapie zielen psychologische Beratungsgespräche darauf ab, leichtere, aktuellere Probleme in Form eher stützender Gespräche zu bearbeiten. Sie sollen die momentane Situation des Patienten erleichtern und streben keine Bearbeitung problematischer Persönlichkeitszüge und/oder Lebensgewohnheiten sowie Verhaltensweisen an. Die Beratung setzt keine psychotherapeutische Weiterbildung voraus, beinhaltet eher edukative, supportive Vorgehensweisen und erfordert weniger Zeit als eine Psychotherapie. Die psychologische Beratung ist bei allen Problemen i. R. der Anpassung an die Krankheit oder Behinderung indiziert, wobei Beratung sowohl als Einzelintervention wie auch als Paarberatung oder Gruppenintervention angeboten werden kann.

Die verhaltensmedizinischen und rehabilitationspsychologischen Interventionen i. R. von Beratung basieren überwiegend auf kognitiv-verhaltenstherapeutischen Modellen. Prinzipiell können jedoch in der psychologischen Beratung etwa chronisch Kranker und Behinderter Elemente aus verschiedenen Therapieverfahren zur Bewältigung und Anpassung an spezifische Beeinträchtigungen eingesetzt werden.

Falls eine psychologische Beratung nicht ausreicht, werden als Leitsymptome für eine Indikation zur Psychotherapie bei chronisch körperlich Kranken folgende Punkte diskutiert (Beutel 2005):

- Ängste (Krankheits- und Behandlungsfolgen, Trennung von Angehörigen, Progression der Erkrankung, Todesängste etc.)
- Depressive Verstimmungen (multiple Verluste in körperlicher, persönlicher oder sozialer Hinsicht, Hilf- und Hoffnungslosigkeit etc.)
- Suizidgedanken, -absichten oder -handlungen
- Verleugnung der Erkrankung, der Implikationen der Erkrankung, der Todesbedrohung etc.
- Schwierigkeiten im Umgang mit dem chronisch Kranken und in der Behandlung, Kooperationsprobleme (Nichtbefolgen von Behandlungsempfehlungen o. Ä.)
- Diskrepanz zwischen den objektiven Befunden und dem Beschwerdeerleben von Patienten

Entsprechend haben die **Therapieziele** psychotherapeutischer Interventionen bei chronisch Kranken mit komorbider psychischer Störung über die Behandlung der psychischen Störung und Belastungen hinaus u. a. folgende Schwerpunkte:

- Verbesserung der Bewältigung der körperlichen Erkrankung
- Psychotherapeutische Hilfen bei spezifischen Bewältigungsproblemen
- Veränderung von Gesundheitsverhalten und Förderung von Motivation
- Förderung familiärer und sozialer Ressourcen
- Positive Beeinflussung des Krankheitsverlaufs

Im Zeitrahmen eines Klinikaufenthalts oder einer Rehabilitationsmaßnahme sind i. d. R. länger dauernde Psychotherapien nicht möglich. Bereits mit 3–6 Sitzungen können aber bei Patienten mit Angststörungen und depressiven Störungen in der stationären Rehabilitation erste Effekte bezüglich der Symptombesserung bewirkt werden (Perski et al. 1999). Allerdings sind diese Effekte oft nur von kurzer Dauer. Entsprechend ist es im stationären Setting wichtig, die Motivation zu einer längerfristigen ambulanten Psychotherapie zu fördern. Eine Unterstützung bei der Suche nach wohnortnahen Psychotherapeuten bereits während der stationären Versorgung erleichtert es den Patienten, eine Psychotherapie zu beginnen.

Im Wesentlichen entsprechen Psychotherapien bei Patienten mit somatischen Erkrankungen und komorbiden psychischen Störungen der Behandlung psychischer Störungen im Allgemeinen (vgl. die störungsspezifischen Kapitel in diesem Buch). Ausgehend von der besonderen Belastungssituation somatisch und psychisch erkrankter Patienten sollte das psychotherapeutische Vorgehen jedoch an allgemeine Behandlungsrichtlinien adaptiert werden (➤ Box 29.4), die sich in Untersuchungen zu Spezifika der Psychotherapie bei körperlich Kranken mit komorbiden psychischen Störungen als allgemeine Wirkfaktoren herauskristallisiert haben (z. B. Bengel et al. 2007).

BOX 29.4

Behandlungsempfehlungen für somatisch und psychisch erkrankte Patienten (mod. nach Helmes et al. 2007)

- Veränderung des Gesundheitsverhaltens und Förderung der aktiven Mitverantwortung
- Fokus auf dem Hier und Jetzt, keine vertiefte Rekonstruktion der Biografie
- Umschriebene Behandlungsziele, Fokussierung der Stärken und Ressourcen des Patienten
- Flexible Dauer und Frequenz der Behandlung
- Erlernen und Erproben neuer Verhaltensweisen; Umgang mit der Erkrankung
- Informationsvermittlung über die Erkrankung (insb. bei männlichen Patienten wirksam)
- Auseinandersetzung mit existenziellen Themen (bei lebensbedrohlichen und stark lebenseinschränkenden Erkrankungen)
- Empathie und Zuhören (insb. bei weiblichen Patienten wirksam)

EBM

Unter den psychotherapeutischen Verfahren ist, wie ausgeführt, die KVT bislang am besten untersucht. Sie hat sich für verschiedene somatisch-psychische Erkrankungskombinationen als wirksam erwiesen (Evidenzstufe Ia: Kisely et al. 2012; Henschke et al. 2010)

Dabei wurden in den bisherigen RCTs zur Psychotherapie am häufigsten depressive Störungen bei unterschiedlichen körperlichen Erkrankungsbildern untersucht. Hierbei wurden diejenigen psychotherapeutischen Verfahren angewandt, die sich bereits in der Akutbehandlung einer depressiven Episode ohne Komorbidität als wirksam erwiesen haben, i. d. R. ergänzt um Module mit Bezug auf die jeweilige somatische Erkrankung. Durchgängig konsistente Behandlungsempfehlungen zur Psychotherapie bei verschiedenen somatischen Komorbiditäten bei depressiven Patienten können derzeit nicht gegeben werden (DGPPN et al. 2010); jedoch geben einzelne Studien Hinweise auf die Wirksamkeit eines spezifischen Vorgehens.

In der ENRICHD-Studie (Carney et al. 2004) z. B. wurden Patienten, die nach einem Herzinfarkt eine depressive Störung aufwiesen, i. R. einer randomisierten kontrollierten Multicenterstudie mit einer verhaltenstherapeutischen und psychoedukativen Intervention zunächst im Einzelsetting (mindestens 6 Sitzungen), dann im Gruppensetting behandelt. Sechs Monate nach dem kardialen Ereignis waren die psychotherapeutisch behandelten Patienten sowohl in der Fremd- als auch Selbsteinschätzung weniger depressiv als die Patienten der Kontrollgruppe. Zudem ergaben sich bei den Patienten in der Behandlungsgruppe gegenüber der Kontrollgruppe positive und signifikante Prä-Post-Unterschiede in der wahrgenommenen Lebensqualität und sozialen Unterstützung. Jedoch fanden sich keinerlei Unterschiede in der Mortalitäts- und Re-Infarktrate oder in weiteren somatischen Endpunkten. Bei Patienten mit kardiovaskulären Erkrankungen und Depression sind Effekte einer Psychotherapie allerdings nicht einheitlich nachweisbar. Beispielsweise zeigte die kanadische CREATE-Studie (Lespérance et al. 2007) bzgl. der Depressivität keine additiven Effekte einer interpersonellen Psychotherapie (12 Sitzungen) zusätzlich zu einer Behandlung mit Citalopram oder Placebo bzw. Clinical Management.

Katon et al. (2004) untersuchten in ihrer randomisierten kontrollierten *Pathways*-Studie die Wirkung einer antidepressiven Medikation und/oder Problemlösetherapie (10–12 Sitzungen) bei Diabetespatienten mit depressiven Störungen. Zum Vergleich wurde eine Standardbehandlung ohne Psychotherapie herangezogen. Bei den psychotherapeutisch behandelten Patienten verringerte sich die Depressivität signifikant; die Behandlung hatte jedoch keinen Einfluss auf den HbA_{1c}-Wert.

EBM

Durch Psychotherapie (primär [kognitive] Verhaltenstherapie), oft kombiniert mit Strategien zum Diabetes-Selbstmanagement, lässt sich – verglichen mit *treatment as usual* ohne Psychotherapie – die depressive Symptomatik von Diabetespatienten moderat und klinisch signifikant beeinflussen, wobei die Evidenz für eine verbesserte glykämische Kontrolle noch nicht schlüssig ist (Evidenzstufe Ia: Baumeister et al. 2012), obwohl auch günstige Effekte auf die glykämische Kontrolle teilweise nachgewiesen sind (Evidenzstufe Ia: van der Feltz-Cornelis et al. 2010, qualitätsgeprüfter Review). Ähnlich sind die Ergebnisse aus Studien mit verschiedenen psychotherapeutischen Ansätzen bei Patienten mit KHK zu werten, eine relativ geringe, aber positive Beeinflussung der depressiven Symptomatik ist möglich (Evidenzstufe Ia: Baumeister et al. 2011).

Günstige Effekte einer KVT hinsichtlich der Reduktion von Depressivität wurden auch nachgewiesen bei: Patienten mit **Depression und malignem Melanom** (Fawzy et al. 2003; hier auch längere Überlebenszeit), depressiven Patientinnen mit metastasierendem Brustkrebs (Savard et al. 2006; hier auch verringerte Ängste, Erschöpfung und Schlafstörungen), Patienten mit **Depression und muskuloskelettalen Schmerzen** (Kroenke et al. 2009; hier auch Abnahme der Schmerzen) oder z. B. auch **depressiven Patienten** mit **HIV-Infektion** (Safren et al. 2009; hier auch verbesserte Einnahme antiretroviraler Medikamente).

29.7 Aufgabe und Grenzen der Konsiliarpsychiatrie im Allgemeinkrankenhaus

Die große Häufigkeit psychischer Komorbidität bei körperlich kranken Patienten in Allgemeinkrankenhäusern und deren Funktion als Anlaufstelle für Suizidenten spricht dafür, das Allgemeinkrankenhaus als „virtuellen psychiatrischen Versorgungssektor" zu begreifen (Diefenbacher 2009a). Hieraus leitet sich die Forderung ab, dass jedes Allgemeinkrankenhaus (und entsprechend jede Institution, die mit der Behandlung und/oder Betreuung von Menschen befasst ist, bei denen mit dem Auftreten einer hohen somatopsychischen Komorbidität zu rechnen ist) ein nachvollziehbares Prozedere entwickeln muss, das eine adäquate Versorgung der Betroffenen gewährleistet. Für ein Allgemeinkrankenhaus heißt dies, einen psychiatrischen CL-Dienst vorzuhalten, wobei grundsätzlich ein breites Spektrum vorstellbar ist: Angefangen von der konsiliarischen Versorgung durch eine ebenfalls im Krankenhaus befindliche psychiatrisch-psychotherapeutische Abteilung über einen (bei größeren Allgemeinkrankenhäusern) eingesetzten Liaisondienst (mit unterschiedlicher beruflicher Zusammensetzung, z. B. Psychiater, Psychosomatiker, Medizinpsychologen) kann dies bis hin zu Kooperationsmodellen mit niedergelassenen Nervenärzten, Fachärzten für Psychiatrie und Psychotherapie oder Psychosomatik und Psychotherapie bzw. psychologischen Psychotherapeuten reichen, Letzteres etwa auch i. R. von Modellen der integrierten Versorgung (Diefenbacher 2009b). Das Allgemeinkrankenhaus wird hierdurch seiner Rolle als „Filter" für die Identifikation von Patienten mit psychischer Komorbidität, die sich bislang nicht in psychiatrisch-psychotherapeutischer (Mit-)Behandlung befinden, besser gerecht.

Dies bedeutet allerdings nicht, dass psychiatrische CL-Dienste die Versorgung aller Patienten mit psychischen und Verhaltensauffälligkeiten übernehmen. Gerade bei der Behandlung von älteren Patienten mit hyper- oder hypoaktiven Delirien ist es sinnvoller, wenn dies – auch unter dem Aspekt der Früherkennung – als implizierter Bestandteil der somatischen Versorgung verstanden wird, wie es etwa in den englischen Leitlinien vorgeschlagen wird (RCPsych 2003, Download unter www.rcpsych.ac.uk/publications/collegereports/cr/cr108.aspx). Auch die Versorgung von Patienten mit Demenzen, die z. B. wegen einer Schenkelhalsfraktur chirurgisch behandelt werden müssen, ist primär, soweit es sich nicht um Patienten mit ausgeprägten Verhaltensauffälligkeiten handelt, eine Aufgabe für die jeweiligen somatischen Abteilungen, aber auch (z. B. bei Krankenhausneu- oder -umbauten) eine Herausforderung für Krankenhausverwaltungen, die sich den Problemen der Betreuung solcher Patienten, deren Anzahl in Zukunft zunehmen wird, stellen müssen (RCPsych 2003). Konsiliar- oder Gerontopsychiater und Geriater sollten bei der Planung und Gestaltung einer adäquaten Versorgung dieser Klientel hinzugezogen werden und einen Beitrag zu einer verbesserten Struktur- und Prozessqualität leisten. Es darf aber nicht die Aufgabe des Konsiliarpsychiaters sein, eine fehlende Sitzwache durch die Verordnung sedierender Neuroleptika, die Anweisung einer Fixierung oder die Übernahme in die Psychiatrische Abteilung zu substituieren (Saupe und Diefenbacher 1996). Die somatischen Abteilungen der Allgemeinkrankenhäuser müssen sich dieser Problematik selber stellen und adäquate Versorgungsangebote entwickeln, wie z. B. in Nordrhein-Westfalen i. R. eines Modellprojekts unter dem Titel „Blickwechsel – Nebendiagnose Demenz im Krankenhaus" (www.sozialeprojekte.de; Projekt ↑ Demenzkranke im Krankenhaus).

Ein weiterer und wichtiger umfangreicher Bereich, der für das Allgemeinkrankenhaus i. R. von Früherkennungsmaßnahmen und Frühinterventionen genutzt werden sollte, sind Patienten mit Alkoholmissbrauch und Alkoholkrankheit. Die Früherkennung dieser Patienten führt, in Verbindung mit motivationalen Gesprächen durch entsprechend geschultes Personal, zu einer Reduktion von gefährdendem Verhalten. Für diese Klientel sollten spezielle Liaisondienste eingerichtet werden, die neben einer konsiliarpsychiatrischen Leitung auch über in motivationaler Intervention geschulte Suchttherapeuten oder Krankenpflegekräfte verfügen sollten. Der Erfolg solcher Programme ist wissenschaftlich sehr gut belegt (➤ Kap. 29.4.2).

Gerade für die eben genannte Gruppe von Patienten, die wegen alkoholbedingter Probleme zur Behandlung einer somatischen Begleiterkrankung ins Allgemeinkrankenhaus aufgenommen werden müssen, aber auch generell gilt für viele Patienten, die dem psychiatrischen Konsiliar mit einer depressiven Komorbidität oder somatoformen Störung vorgestellt werden, dass der Kontakt mit dem Konsiliarpsychiater neben der Identifikation des Problems auch in der Motivation zur ambulanten Weiterführung der Behandlung zu sehen ist. Aus diesem Grund ist eine enge Zusammenarbeit zwischen konsiliarpsychiatrischen Diensten und weiterbehandelnden Haus- und/oder Fachärzten nötig (z. B. *Collaborate-Care*-Modelle). Es gibt Hinweise darauf, dass eine derartige Behandlungskontinuität zu verbesserten Behandlungsergebnissen führt (Lehmann et al. 2011) und dass die Implementierung von psychiatrischen CL-Diensten für Allgemeinkrankenhäuser sowie Alten- und Pflegeheime ebenfalls mit einer Verbesserung von Behandlungsergebnissen sowie Kostensenkungen einhergeht (Parsonage und Fossey 2011; Kirchen-Peters et al. 2012).

Resümee

Konsiliar- und liaisonpsychiatrische, -psychotherapeutische und -psychosomatische Dienste im Allgemeinkrankenhaus übernehmen eine wichtige Funktion bei Erkennung, Diagnose und Behandlung von psychischer Komorbidität. Eine interdisziplinäre Zusammensetzung kann einen großen Vorteil durch das breite Angebot psychosozialer Maßnahmen bieten. Allerdings darf dies nicht zu einer Abspaltung von psychosozialer Kompetenz aufseiten der primär behandelnden somatischen Ärzte bzw. des Pflegepersonals führen, die über Basiskompetenzen im Umgang mit Patienten mit psychischen Störungen und Verhaltensauffälligkeiten verfügen müssen. Diese reichen von Kenntnissen in der Früherkennung deliranter Syndrome bis hin zu Fertigkeiten in der Gesprächsführung mit schwierigen Patienten oder bei der Mitteilung gravierender Diagnosen. Entsprechendes wird in verschiedenen konsiliar-liaisonpsychiatrischen Leitlinien gefordert (Diefenbacher und Gaebel 2008). Der Ausbau von Konsildiensten zu Liaisonmodellen bietet die Möglichkeit, das somatische Personal bei der Bewältigung dieser Aufgaben durch die Konsiliar-Liaisonpsychiater und die weiteren psychosozialen Partner entsprechend zu unterstützen.

Literatur

Die vollständige Literatur zu diesem Kapitel finden Sie online im „Plus im Web“ zu diesem Buch.

Fragen zur Wissensüberprüfung zum ➤ Kap. 29 finden Sie online.

KAPITEL 30

Hildburg Kindt

Forensische Psychiatrie und Psychotherapie: Sachverständigentätigkeit und Begutachtung

30.1 Einführung

Forensische Psychiatrie (lat. *forum*, Markt, Gerichtsplatz, im erweiterten Sinne auch Öffentlichkeit) umfasst den Aufgabenbereich, in dem der Psychiater als Sachverständiger Behörden und Gerichten juristische Aspekte psychischer Störungen und Krankheiten für deren Entscheidungsfindung und Beschlussfassung zu verdeutlichen hat.

Die Aufgaben, Pflichten und Rechte eines **medizinischen Sachverständigen**haben sich in den letzten Jahren nicht grundsätzlich geändert. Er soll dem Gericht allgemeine Erfahrungssätze seines spezifischen Fachwissens übermitteln. Dafür muss er über eine besondere Sachkunde **(Kompetenz)** auf seinem Fachgebiet verfügen: Er muss sich kritisch auch mit kontroversen Lehrmeinungen auseinandersetzen, seine eigenen Aussagen so weit wie möglich auf wissenschaftlich gesicherte Erkenntnisse stützen und dem Gericht oder anderen behördlichen Instanzen die richtige Bewertung der erhobenen medizinischen Befunde im Hinblick auf die jeweils juristischen Fragestellungen ermöglichen.

Der **psychiatrisch-psychotherapeutische Sachverständige,** als spezieller medizinischer Gutachter, hat noch weitergehende Beurteilungen zu treffen. In unserer Rechtsgemeinschaft wird davon ausgegangen, dass ihre Mitglieder grundsätzlich in der Lage sind, ab dem 18. Lj. eigenverantwortlich aufgrund freier Willensentscheidungen zu handeln. Der **„Sachverstand"** des Psychiaters wird benötigt, um zu beurteilen, ob störungs- oder krankheitsbedingte Einschränkungen dieser Fähigkeit vorliegen.

Dass den Kriterien Vernunft, Vernünftigkeit, Willensbildung und Entscheidungsfähigkeit, also der Einsichtsfähigkeit und der Fähigkeit, gemäß dieser Einsicht zu handeln, ein derart hoher Wert beigemessen wird, liegt daran, dass in einer Rechtsordnung Vorsatz und Absicht, Motivation und Wille, Steuerungsfähigkeit und entsprechendes Handeln als tragende Strukturelemente des sozialen Zusammenlebens gelten. Sind diese Funktionen und Leistungen krankheitsbedingt beeinträchtigt, folgern daraus nicht nur Risiken und Gefährdungen des individuellen Lebens und der Gesundheit, sondern ggf. auch fremder Rechtsgüter. Vernunft, Kritik- und Einsichtsvermögen sowie Kommunikations-, Entscheidungs-, Dialog- und Handlungsfähigkeit garantieren letztlich das Einhalten rechtsstaatlicher Ordnungen. Sich so zu verhalten, dass weder eine Person sich selbst noch eine andere Person gefährdet, ist ein „vernünftiges" und damit auch ein moralisch-rechtlich zu forderndes Grundprinzip. Hierfür sind folgende Voraussetzungen unabdingbar:

- Eine sog. **freie, d. h. autonome, Willensentscheidung** (im medizinischen wie auch juristischen Sinne) mit ihren komplexen Denk- und Handlungsabläufen; sie wird als dynamisch und prozesshaft ablaufendes Geschehen und nicht statisch begriffen.
- **Kritik- und Urteilsvermögen**einer Person mit der Fähigkeit zu angemessener Realitätseinschätzung dienen zur Überprüfung, Relativierung und Korrektur gefasster Entschlüsse und bestimmen das Handeln über Realitätswahrnehmung, Realitätskontrolle und Realitätsanpassung.
- **Glaubhaftigkeit, Eindeutigkeit, Verbindlichkeit und Konstanz** im Denken und Handeln signalisieren das Vorhandensein von sozialer Verantwortlichkeit, Kommunikations- und Dialogfähigkeit sowie von Empathie mit verlässlicher Fähigkeit zu kritischer Überprüfung des zugehörigen Verhaltens.
- Werden juristischerseits **eine oder mehrere dieser Kriterien durch das Vorliegen einer psychischen Krankheit infrage gestellt,**wird üblicherweise ein psychiatrischer Sachverständiger zu Rate gezogen, von dem eine kompetente Beurteilung der Einschränkung oder Aufhebung psychischer Funktionen aufgrund erhobener objektiver medizinisch-psychiatrischer Befunde erwartet wird. Gefragt sind nicht Vermutungen, sondern nachvollziehbare Ergebnisse einer gezielten und umfassenden psychiatrischen Untersuchung. Daran gebunden sind Aussagen über gesellschaftliche und medizinische Normen wie „psychisch gesund", „psychisch krank", „psychisch gestört", „psychisch normal" oder „psychisch abweichend". Die Beurteilung sowie die zugehörigen Krankheitsdiagnosen vermitteln dem juristischen Auftraggeber einen besseren Zugang zum Verständnis von Art und Ausmaß der psychopathologischen Funktions- und Leistungseinschränkung und ihrer psychosozialen Konsequenzen.

Resümee

Der Sachverstand des forensisch-psychiatrischen Sachverständigen gründet sich auf eine fachspezifische Untersuchung mit Differenzierung psychischer Funktionen, d. h. von psychischen und psychosozialen Kompetenzen des zu Untersuchenden. Zu prüfen sind autonome Willensentscheidung, Kritik- und Urteilsvermögen, Realitätseinschätzung und realitätsgerechtes Verhalten in Bezug auf den erfragten juristischen Sachverhalt. Zu krankheitsbedingten Normabweichungen und v. a. zu ihren psychosozialen Auswirkungen ist Stellung zu nehmen.

30.2 Das psychiatrisch-psychotherapeutische Gutachten

30.2.1 Befundbericht, Zeugnis, Attest, Gutachten

Die psychiatrische Sachverständigentätigkeit ist eine gutachterliche Tätigkeit, die Gerichten und behördlichen Instanzen bei der Umsetzung der Auswirkungen psychischer Krankheit in juristische Sachverhalte und bei der Anwendung rechtlicher Maßnahmen behilflich ist. Sie dient auch dazu, von psychisch kranken Personen mit ihrer spezifischen und individuellen physischen, psychischen und/oder sozialen Beeinträchtigung Schaden abzuwenden (Rechte psychisch Kranker).

Oftmals scheinen sich die Zielsetzungen der Gesellschaft in ihren psychosozialen Normvorstellungen und Gesetzen und die Ansprüche des Individuums mit der Schutzwürdigkeit der Persönlichkeitsrechte zu widersprechen. Die Tätigkeit des psychiatrischen Sachverständigen ist daher auch umstritten. Hier ist zu bedenken: Die psychiatrisch-medizinische und die juristische Fachdisziplin repräsentieren zwei jeweils unterschiedliche soziale Systeme, die sich in ihren Grundlagenwissenschaften und auch in deren praktischer Anwendung deutlich unterscheiden. Das Wechseln von einer Denkebene in die andere ist wegen der unterschiedlichen Fachsprache schwierig, aber geboten:

- Die Jurisprudenz ist eine Normwissenschaft, die überwiegend dogmatisch-deduktiv vorgeht und sich häufig abstrakter Begriffe und Schlussfolgerungen bedient. Für den Nichtjuristen kommt erschwerend hinzu, dass sich in verschiedenen Rechtsgebieten auch unterschiedliche Kausalitätstheorien etabliert haben. Aufgrund der Konstruktion unseres Rechtssystems müssen Juristen oft mit starren Grenzen, Gesetzen und Generalisierungen arbeiten. Für sie sind das Ausmaß und die Folgen einer Störung oder Erkrankung wichtiger als die Art der Erkrankung. Die in den verschiedenen Gesetzen gebräuchlichen juristischen Krankheitsbegriffe sind nicht mit psychiatrischen Diagnosen identisch, selbst wenn ähnliche Termini verwendet werden.
- Die Psychiatrie als Teil der Medizin arbeitet dagegen mehr persönlichkeitsspezifisch als normbezogen. Empirische medizinische Befunde bilden die Basis der Erkenntnis, wobei sowohl hinsichtlich der Qualität als auch der Quantität psychischer Störungen von fließenden Übergängen zwischen gesund und krank,

normal und nicht (mehr) normal ausgegangen wird. Methodisch geht es eher um eine Operationalisierung von Symptomen und Befunden als um deren Gesetzmäßigkeiten.

Die Grundhaltung des **psychiatrisch-psychotherapeutischen Arztes** ist diagnostisch wie therapeutisch eine **einfühlende** und **empathische.** Vom **forensisch tätigen Psychiater und Psychotherapeuten** werden dagegen in erster Linie **Neutralität, Unabhängigkeit und Objektivität** der erhobenen Befunde in Bezug auf die juristische Fragestellung verlangt. Dies bedeutet allerdings nicht das Aufgeben einer ärztlichen Haltung. Im juristischen Verfahren hat der Psychiater bei der schriftlichen wie mündlichen Abgabe seines Gutachtens die Stellung eines **gerichtlichen Beraters.** Das Objektivitäts- und Unabhängigkeitsgebot verlangt, dass er weder eine protektive Haltung gegenüber dem zu Begutachtenden noch die Rolle eines Ermittlers i. S. der Staatsanwaltschaft übernimmt. Der Sachverständige hat sich streng an seinen Auftrag zu halten und sollte deshalb nur die Fragen beantworten, für die sein Fachgebiet auch die wissenschaftlichen Grundlagen bereitstellt. Wichtigste Aufgabe ist die medizinische Analyse eines konkreten und individuellen Einzelfalls vor dem Hintergrund des anerkannten psychiatrischen Erfahrungswissens. Das Gutachten soll Juristen in die Lage versetzen, die Schlussfolgerungen des Sachverständigen nachzuvollziehen. Sie verlangen daher in erster Linie verständliche Gutachten mit eindeutigen und begründbaren Befundtatsachen.

Der **psychiatrische Sachverständige** sollte das Vorher und das Nachher eines psychopathologischen Jetzt-Zustandsbildes und seinen möglichen Verlauf beurteilen. Die Entwicklung und Veränderbarkeit medizinischer Befunde, ihre Konstanz oder Beeinflussbarkeit im Kontext individueller psychischer Funktionen und ihrer sozialen Konsequenzen zu beschreiben, zu differenzieren und zu beurteilen gehört zu den schwierigsten Aufgaben des psychiatrischen Alltags, wird aber häufig – auch im eigenen Fachbereich – unterschätzt. So besteht gelegentlich auch kein Konsens darüber, wie die Aussagen eines **Befundberichts,** (der lediglich über einen medizinischen Sachverhalt informiert), gegen Inhalte ärztlicher **Atteste, Bescheinigungen** oder kurze **gutachterliche Stellungnahmen** (Beurteilung eines medizinischen Sachverhalts in Bezug auf eine spezielle Frage) abzugrenzen sind. In einem psychiatrischen **Sachverständigengutachten**sind dagegen Befundtatsachen, ihre Zuordnung, ihre Begründungen und Bewertungen nachvollziehbar darzulegen. Der dafür genommene Entscheidungsweg ist zu diskutieren und zu begründen.

Ärztliches Zeugnis und ärztliches Gutachten unterscheiden sich auch juristisch: Ein **Zeugnis** kann nur von einem Zeugen ausgestellt werden, der etwas beobachtet hat. Ein behandelnder Arzt oder Facharzt ist dagegen immer ein sog. **sachverständiger Zeuge,** dessen Beobachtungen auf dem dafür notwendigen medizinischen Sachverstand beruhen. Im Zeugnis eines sachverständigen Zeugen sind deshalb regelmäßig nicht nur Beobachtungen, sondern bereits **Bewertungen** (z. B. eine Diagnose oder Aussage wie Arbeitsunfähigkeit) enthalten. Ein **ärztliches Sachverständigengutachten** sollte üblicherweise nicht durch einen sachverständigen Zeugen (d. h. den behandelnden Arzt), sondern von einem **unabhängigen medizinischen Sachverständigen** abgegeben werden, der **frei von therapeutischen Beziehungen und Bindungen zum Untersuchten** ist. Ein Gutachter verschafft sich die Grundlagen zur Bewertung und Beurteilung eines Sachverhalts ebenfalls durch die persönlich durchgeführte Untersuchung. Er muss aber zusätzlich die bereits vorliegenden Befunde behandelnder Ärzte heranziehen, um seine eigenen Schlussfolgerungen mit den vorliegenden beachtlichen Befundtatsachen angemessen zu gewichten.

Aus Zeit- und Kostengründen hat es sich eingebürgert, sich über den Unterschied zwischen Zeugnis und Gutachten hinwegzusetzen und beide Begriffe synonym zu verwenden. Besonders im Betreuungsrecht ist es üblich, den behandelnden Arzt mit einem Formularvordruck um ein „Gutachten" zu bitten, das aber ein Zeugnis mit gutachterlicher Stellungnahme ist.

Bei kritischer Wahrnehmung der unterschiedlichen Aufgaben, Rechte und Pflichten eines Sachverständigen sollten diese Unterschiede bekannt sein, um ggf. aus Befangenheitsgründen einen Gutachtenauftrag auch ablehnen zu können. Andererseits ist es sinnvoll, die Kenntnis und Erfahrung des behandelnden Arztes zu berücksichtigen. Sie sind als zusätzliche Information für richterliche Entscheidungen von erheblicher Bedeutung.

Die **Sicherheit** gutachterlicher Beurteilungen hängt einerseits von der Regelhaftigkeit erfassbarer Abweichungen, andererseits von einer ausreichend guten Kenntnis der Person in ihrer konkreten Lebenssituation ab. Der psychiatrische Sachverständige trägt darüber hinaus der Erkenntnis Rechnung, dass medizinische Aussagen über eine Person weit über das hinausgehen, was Menschen über andere Menschen mit Bestimmtheit „wissen" können. Aus diesem Grund sind in den Gesetzestexten **Willensfreiheit, Geschäftsfähigkeit, Schuldfähigkeit, Dienst- oder Arbeitsfähigkeit** auch nicht positiv definiert. Es werden vielmehr **Negativformulierungen** verwandt, d. h., vom Sachverständigen sind mögliche und vorhandene Einschränkungen und Beeinträchtigungen oder die krankheitsbedingte Aufhebung der Fähigkeiten, Eigenschaften und Kompetenzen eines gesunden, mündigen und vernünftigen Menschen darzulegen, schlüssig zu begründen und zu bewerten.

So schwierig es ist, über die „Freiheit" eines Regelverstoßes zu urteilen, so werden bei der psychiatrischen Begutachtung – wenn auch vorsichtige – Urteile über eben diesen Sachverhalt einer **„freien Entscheidung" von Vorsatz, Absicht, Wille und Entscheidung** abverlangt, d. h. Aussagen über die Freiheitsgrade einer Persönlichkeit, deren Entwicklung, Fähigkeiten, Störungen und Defizite. Darüber hinaus werden Analysen von Verhaltens- und Motivationsstrukturen auch in ihrem situativen Vorfeld erwartet. Im Strafrecht sind **Analysen von (Täter-)Persönlichkeiten** und ihren **Entscheidungsmöglichkeiten** gefragt. So geht es um die Darlegung von Störungen in der Persönlichkeitsentwicklung in ihrer grundsätzlichen biologischen oder psychosozialen Determiniertheit (Vulnerabilität), den zugehörigen Belastungsfaktoren und den vorhandenen Ressourcen – immer im Hinblick auf eine zugrunde gelegte krankhafte Störung aus dem psychiatrischen Fachgebiet und deren Auswirkungen im sozialen Kontext.

Diese Fragen sind schon im psychiatrischen Alltag schwierig zu beantworten. Sie erfordern einen Prozess des Abwägens unterschiedlicher Risiken und Gefährdungen im sozialen Umfeld. Der Jurist, der ein medizinisch-psychiatrisches Gutachten für seine Entscheidung benötigt, hat die Schlüssigkeit psychiatrischer Aussagen und Begründungen auch daraufhin zu prüfen, ob der attestierte Zusammenhang zwischen Befund und Interpretation juristisch nachvollziehbar ist. Generalisierungen wie etwa die Aussage, dass psychische Erkrankungen immer zu Leistungsbeeinträchtigung, persönlicher Gefährdung oder erheblich verminderter Einsichts- oder Steuerungsfähigkeit führen, sind unzulässig. Vielmehr muss in jedem Einzelfall die unmittelbare individuelle Beeinträchtigung mit ihren konkreten Auswirkungen dargestellt werden.

30.2.2 Technik und Aufbau des Sachverständigengutachtens

In der Regel erhält der Sachverständige vom Gericht einen schriftlichen Gutachtenauftrag mit detaillierter Fragestellung. Gleichzeitig werden die vorhandenen Akten über den in Rede stehenden Vorgang übersandt. Bei Unklarheiten, bei Notwendigkeit einer Hinzuziehung weiterer Gutachten aus anderen Fachgebieten oder bei Zweifeln an der Zuständigkeit des Fachgebiets sollte Kontakt mit dem Auftraggeber aufgenommen und ggf. um Präzisierung der Frage gebeten werden. Nicht alle Fragen des Gerichts lassen sich medizinisch beantworten:

- Ein psychiatrisches Gutachten korreliert einen medizinischen Befund mit einer bestimmten juristischen Fragestellung.
- Der Gutachter ist nur Sachverständiger für einen bestimmten Sachverhalt im Hinblick auf eine bestimmte Fragestellung. Weitergehende Empfehlungen sollten deshalb, wenn überhaupt erforderlich, von der gutachterlichen Beurteilung deutlich abgegrenzt werden.

Den **Aufbau** eines Gutachtens illustriert ➤ Box 30.1.

BOX 30.1

Aufbau eines schriftlichen Gutachtens

- Personalien des zu Begutachtenden, Aktenzeichen, Auftraggeber, Auftragsdatum, kurze Bezeichnung des Sachverhalts, Fragestellung, Angabe der Quellen, angewandte Untersuchungsmethoden
- Zusammengefasster Aktenauszug: aktuelles Verfahren, Vorverfahren, Zusammenfassung medizinischer Befunde und Vorgutachten, v. a. bei abweichender Beurteilung
- Vorgeschichte:
  - Angaben des zu Begutachtenden: Familienanamnese, Biografie, Krankheitsanamnese, Angaben zum Sachverhalt in der gutachterlichen Untersuchungssituation
  - Fremdanamnese, erhoben von Bezugspersonen (wenn zulässig)
- Untersuchungsbefunde: psychischer Befund, internistischer und neurologischer Befund, Zusatzuntersuchungen (Labor, EEG, CT, evtl. andere bildgebende Verfahren), Testpsychologie, ggf. eigenständiges psychologisches Zusatzgutachten bzw. dessen Zusammenfassung
- Zusammenfassung der Befunde: Darstellung der wesentlichen Materialien, auf denen die psychiatrische Beurteilung beruht
- Beurteilung und Diskussion der Ergebnisse, Beweisfragenbeantwortung: diagnostische Klassifikation, Differenzialdiagnosen, Zuordnung der Störung zu den Rechtsbegriffen in Korrelation zu dem juristisch zu beurteilenden Sachverhalt (im Strafrecht: differenzierte Diskussion von Einsichts- und Steuerungsfähigkeit gemäß §§ 20, 21 StGB)
- Prognose, empfohlene Therapie oder Stellungnahme zu sonstigen Maßnahmen, wenn angefordert (z. B. §§ 63, 64 StGB)

Aktenstudium

Durch das Aktenstudium verschafft sich der Gutachter einen Überblick über den bisherigen Sachstand, den er am besten als kurzen **Aktenauszug** diktiert. Gebräuchlich sind Formulierungen wie:

- „Die Aktenlage wird als bekannt vorausgesetzt. Auf die für die Begutachtung wesentlichen Unterlagen und Befunde wird in der Beurteilung Bezug genommen" oder
- „Die Aktenlage wird als bekannt vorausgesetzt. Für die Beurteilung von besonderer Bedeutung sind …"
- „Wegen der schwierigen Sachlage ist es erforderlich, die für die Beurteilung wichtigen Tatsachen im Einzelnen aufzuführen" (nur selten erforderlich).

Immer sollte auf vorliegende ärztliche und/oder psychologische Vorbefunde eingegangen werden, die nicht wörtlich zitiert, sondern **als Zusammenfassung referiert** und **erst in der Beurteilung bewertet werden** (von der eigenen Beurteilung abweichend oder sie stützend).

Untersuchung

Die persönliche Untersuchung des zu Begutachtenden (er ist weder Patient noch Proband (d. h. Studienteilnehmer!) erfolgt je nach Fragestellung ambulant oder stationär. Vor der Einbestellung ist zu prüfen, ob weitere Unterlagen erforderlich sind. Sind Unterlagen nicht vollständig, sollten die Akten zurückgegeben werden, damit seitens des Auftraggebers Fehlendes besorgt werden kann. **Ohne Einverständnis des Auftraggebers dürfen keine weitergehenden Informationen eingeholt werden,** die nicht gleichzeitig allen Verfahrensbeteiligten bekannt sind.

Exploration und Befunderhebung des zu Begutachtenden erfolgen nach den Kriterien der psychiatrischen Untersuchungstechnik. Zu Beginn der Untersuchung ist über die Freiwilligkeit der Angaben und darüber aufzuklären, dass der Arzt als Gutachter, d. h. als Sachverständiger des Gerichts und nicht als behandelnder Arzt, tätig wird und gegenüber dem Auftraggeber nicht der Schweigepflicht unterliegt. Die **Heranziehung ambulanter wie stationärer Krankenunterlagen** des Untersuchten bedarf immer dessen schriftlicher Zustimmung. Dies gilt auch für Befunde aus der eigenen Institution.

Meist wird vom Auftraggeber ein schriftliches Gutachten erbeten und zunächst für ausreichend gehalten. Im **Zivilverfahren kann eine mündliche Erläuterung** des Gutachtens ggf. mit Ergänzung beantragt und richterlich beschlossen werden. Im **Strafrecht** hat das schriftliche Gutachten immer nur vorläufigen Charakter, da hier das sog. **Unmittelbarkeitsprinzip** gilt: Entscheidend ist erst das mündlich in der Hauptverhandlung erstattete Gutachten des geladenen Sachverständigen, wobei dieser nur die Tatsachen werten darf, die ordnungsgemäß in die Hauptverhandlung eingeführt wurden. Zusätzliche Zeugenaussagen können deshalb die vorläufig abgegebene Beurteilung im schriftlichen Gutachten durchaus modifizieren.

Beurteilung

Der **wichtigste Teil des Gutachtens** ist die Beurteilung: Die Fragestellung wird wiederholt. Dann folgt die Zusammenfassung der medizinischen Sachverhalte in Bezug auf die medizinische Fragestellung, um die Diagnose des Gutachters differenzialdiagnostisch zu begründen. Hier sollte auch diskutiert werden, warum ggf. von Diagnosen der Vorgutachter abgewichen wird. Auf die entsprechenden Aktenstellen ist zu verweisen.

Im zweiten Teil der Beurteilung ist die medizinische Diagnose mit ihren Auswirkungen zu den juristischen Fragen in Beziehung zu setzen (rechtliche Würdigung), um dann die Beweisfragen im Einzelnen zu beantworten. Für einen Juristen, der Sachverhalte und deren Folgen im Hinblick auf Normatives zu beurteilen hat, gilt derjenige Gutachter als „gut", der in der Lage ist, Gesetzestexte und Ermittlungsergebnisse (die beide in Allgemeinformulierungen gehalten sind) mit den festgestellten medizinischen Befunden zu verknüpfen, um diesen Sachverhalt als **rechtserhebliche Befundtatsache** dem Richter für seine Entscheidung zugänglich zu machen. Das ist nur möglich, wenn der psychiatrische Sachverständige die juristische Fragestellung im jeweils konkreten Einzelfall erfasst hat und sie mit den erhobenen Befunden und deren Beurteilung adäquat zu korrelieren vermag.

So ist v. a. darauf zu achten, dass die Fragestellungen aus den verschiedenen Rechtsbereichen unterschiedlich sind: Bei der Frage nach der **Schuldfähigkeit** muss der Zustand des Betroffenen zu einem bestimmten Zeitpunkt in der Vergangenheit beurteilt werden. Im **Betreuungsrecht** muss die Fähigkeit des Betroffenen, bestimmte Angelegenheiten zu besorgen, jetzt und für die Zukunft eingeschätzt werden. In der **Unfallversicherung** geht es, ebenso wie beim Bundesversorgungs- und bei Entschädigungsgesetzen, um Geschädigte und ihren Anspruch mit der Frage, ob es sich um ein schädigendes Ereignis i. S. des Gesetzes handelt, das sich in der Vergangenheit ereignet hat und im kausalen Zusammenhang mit nachweisbaren Folgen steht. Bei der Prüfung von **Dienstfähigkeit** geht es darum, ob die betreffende Person ihren Dienst mit den ihr zugewiesenen Tätigkeitsbereichen und Verantwortlichkeiten noch ausführen kann. Bei der Klärung von **Berufsfähigkeit** soll begründet werden, warum die Tätigkeit in einer bestimmten Berufs- oder Fachrichtung noch oder nicht mehr geleistet werden kann.

Immer müssen Ursachen und Folgen der Einschränkungen des Betroffenen in seinem jeweiligen sozialen Umfeld zugeordnet und in ihrem Einfluss auf seine physio-psycho-sozialen Fähigkeiten zu einem bestimmten Zeitpunkt beurteilt werden.

Bei der Bewertung ist besonders zu beachten, welche Anforderungen an die **Sicherheit** der psychiatrischen Aussage in den verschiedenen Rechtsbereichen gestellt werden. Im Strafrecht muss das Gericht **sicher** sein, dass der Angeklagte schuldfähig ist; ein erheblicher Zweifel wirkt sich zu seinen Gunsten aus. Im Zivilrecht dagegen müssen behauptete **Zweifel** von demjenigen, der zweifelt, durch Befunde **belegt** und **bewiesen** werden. Medizinische gutachterliche Beurteilungen sind aber auf normativem Gebiet nur begrenzt aussagefähig; deshalb ist auf vorsichtige Formulierungen bei der Beantwortung der **Beweisfragen** zu achten.

Muss oder will der Sachverständige über die gutachterliche Fragestellung hinausgehen und dem Gericht oder den beauftragenden Behörden zusätzliche **Empfehlungen** geben, so sind diese eindeutig abzugrenzen und mit einer entsprechenden Bemerkung einzuleiten, sodass ersichtlich wird, dass zwischen der Sachverständigentätigkeit und abgegebener Empfehlung unterschieden wurde.

Gutachten sind als Untersuchungsunterlagen auch Dokumente und gehören dem Auftraggeber. Mit hoher Wahrscheinlichkeit werden sie vom Untersuchten oder seinen Rechtsvertretern eingesehen. Schon deshalb sollte das Gutachten weder entwertende noch verletzende Formulierungen, aber auch keine Fachsprache enthalten. Beim Antrag auf Einsichtnahme in das Gutachten kann sich der Auftraggeber mit dem Gutachter abstimmen. Wenn eine Einsichtnahme des Betroffenen nicht indiziert ist (nur aus gesundheitsgefährdenden Gründen zulässig!), sollte dies vorab vermerkt werden; der Auftraggeber muss dem nicht entsprechen.

Resümee

Psychiatrischer Befundbericht, Zeugnis/Attest, gutachterliche Stellungnahmen und Gutachten sind formal, inhaltlich wie auch juristisch zu unterscheiden. Psychiatrische Aussagen und Begründungen müssen als rechtserhebliche Befundtatsache schlüssig und nachvollziehbar sein und die juristische Fragestellung aufnehmen. Die Anforderungen an die Sicherheit psychiatrischer Aussagen und Begründungen ist in den verschiedenen Rechtsbereichen unterschiedlich.

30.3 Medizinrechtliche Grundlagen

30.3.1 Behandlungsauftrag – Behandlungspflicht – Haftung

Fürsorgepflicht und Behandlungspflicht und der jeweilige Versorgungsauftrag des Psychiaters und Psychotherapeuten ergeben sich aus dem Arzt-Patient-Verhältnis, insofern der Patient in Diagnostik und Therapie einwilligt. 2013 hat der Gesetzgeber hierzu ein Patientenrechtegesetz verabschiedet (§ 630 ff. BGB). Zwischen Arzt und Patient wird i. d. R. durch schlüssiges Verhalten (Konkludenz) ein Vertrag geschlossen, in dem der Patient den Arzt aufsucht und dieser die Behandlung übernimmt. Während der Patient die freie Arztwahl hat, ist der Arzt in der Wahl seiner Patienten nicht frei: Es besteht eine allgemeine Berufspflicht zur Übernahme erbetener Behandlungen. Vertragsrechtlich handelt es sich bei der Übernahme von Diagnostik und Therapie um einen Dienstvertrag mit „Leistungen höherer Art" (§ 611 ff. BGB). Der Arzt schuldet dem Patienten daher kunstgerechte Bemühungen („Dienst") um die Heilung, nicht aber den Heilerfolg an sich (anders als beim Werkvertrag mit der Verpflichtung, ein bestimmtes Resultat zu erzielen).

Diese rechtliche Absicherung dient einerseits der ordnungsgemäßen Erbringung von Leistungen mit der gebotenen Sorgfalt und andererseits dem Schutz anderer Rechtsgüter (Selbstbestimmungsrecht des Patienten, Schweigepflicht, Dokumentationspflicht). Jeder – auch zu Heilzwecken – nach den Regeln der ärztlichen Kunst vorgenommene Eingriff in die körperliche und seelische Integrität einer Person erfüllt juristisch den Tatbestand der Körperverletzung (**Delikthaftung**) und bedarf grundsätzlich einer doppelten Rechtfertigung, nämlich 1. der **medizinischen Indikation** und 2. der **Einwilligung** des Patienten nach dessen **Aufklärung** *(Informed Consent).*

Nur im Notfall – bei einem nicht einwilligungsfähigen Patienten – sind Diagnostik und Therapie als **Geschäftsführung ohne Auftrag** i. S. des rechtfertigenden Notstands (§ 34 StGB) zu betrachten. Ist nach gezielter Aufklärung und Information über geplantes ärztliches Handeln krankheitsbedingt keine Einwilligungserklärung zu erhalten, muss der Patient so behandelt werden, wie er vermutlich zu gesunden Zeiten für sich selbst entscheiden würde **(mutmaßliche Einwilligung).**

Dies gilt nicht für die Beurteilung von geäußerten Suizidimpulsen und suizidalem Verhalten, auch wenn diese dem natürlichen Willen des Patienten entsprechen sollten oder ggf. sogar schriftlich als Willenserklärung niedergelegt sind. In einer Notsituation, in der ein Arzt zu einem suizidgefährdeten Patienten gerufen wird, ist niemals mit genügender Sicherheit zu entscheiden, ob Suizidgedanken oder -impulse oder abgelaufene Suizidhandlungen freie Willensentscheidungen oder krankhafter Natur sind. Die rechtliche Bewertung einer Suizidhandlung bei nicht auszuschließender krankhafter Willensbildung zieht u. U. zivilrechtliche oder berufsrechtliche Konsequenzen nach sich.

Die Notwendigkeit, einen psychisch kranken Patienten persönlich zu untersuchen, d. h. mit ihm zu sprechen und sich seine spezifische Situation in seinem konkreten sozialen Umfeld zu verdeutlichen, bevor eine ärztliche Maßnahme angeordnet wird, muss besonders hervorgehoben werden. Ärztliche Entscheidungen per Telefon (z. B. die Verbringung in eine Klinik) ohne stattgehabte persönliche Untersuchung können als Freiheitsverletzung der Person betrachtet und als Behandlungsfehler (Haftung aus unerlaubter Handlung – **deliktische Haftung)** angezeigt werden. Ein deliktischer Haftungsgrund ist auch die schuldhafte Verletzung des gebotenen fachärztlichen Standards in Diagnostik und Therapie oder aber eine Behandlung, die zwar nach den Regeln der Kunst, jedoch ohne rechtswirksame Einwilligung des Patienten durchgeführt wurde. Diesem Anspruch liegt zugrunde, dass jeder die **körperliche (und seelische!) Integrität des Patienten beeinträchtigende ärztliche Eingriff tatbestandlich eine Körperverletzung** i. S. von § 823 Abs. 1 BGB bzw. § 223 StGB darstellt, dem nur dann die Rechtswidrigkeit fehlt, wenn der über Bedeutung und Tragweite des Eingriffs aufgeklärte Patient oder sein gesetzlicher Vertreter diesem Eingriff vorab zugestimmt hat. Bei nicht einwilligungsfähigen Patienten und Gefahr im Verzug darf davon ausgegangen werden, dass dieser mutmaßlich zugestimmt hätte, weil der Eingriff in seinem wohlverstandenen objektiven Interesse liegt und ein entgegenstehender Wille zum Entscheidungszeitpunkt nicht zu erkennen war.

Bei einem strafrechtlich, ggf. auch zivil- wie berufsrechtlich zu überprüfenden Behandlungsfehler kann wegen Qualitäts-, d. h. Sorgfalts-, -mängeln in der medizinischen Behandlung **Schadenersatz** beansprucht werden. Ein Behandlungsmisserfolg kann nicht allein als Beweis für eine schlechte Behandlungsqualität angesehen werden.

Zu beachten ist, dass auch bei der sog. Geschäftsführung ohne Auftrag, d. h. im rechtfertigenden Notstand (bei Gefahr im Verzug bei einem krankheitsbedingt nicht einwilligungsfähigen Patienten), ein vertragsähnliches Verhältnis zwischen Arzt und Patient besteht. Der Arzt schuldet gerade im psychiatrischen Notfall einen Sorgfaltsmaßstab, der sich am Qualitätsstandard seines Berufsstandes und seiner besonderen Fachrichtung zu messen hat.

Der Arzt muss die Grenzen seines Könnens einschätzen, erkennen und entsprechend reagieren, wenn er für die Deutung eines Krankheitsbildes oder für die Durchführung einer bestimmten Behandlung nicht kompetent genug ist. Hieraus folgt die Verpflichtung, sich ständig fortzubilden. Dem Arzt kann zwar nicht vorgeschrieben werden, welche Methode er zur Diagnostik und Therapie wählt; i. R. seines Ermessensspielraums ist er jedoch verpflichtet, dem Prinzip des sichersten Weges zu folgen. Über die infrage kommenden Behandlungsverfahren und Alternativen muss der Patient angemessen aufgeklärt werden (Aufklärung und Einwilligung [*Informed Consent*] ➤ Kap. 30.3.4 und ➤ Kap. 31).

30.3.2 Schweigepflicht

Da das Arzt-Patient-Verhältnis nicht nur auf vertragsrechtlichen Grundlagen, sondern v. a. auf Vertrauen basiert, ist die ärztliche Schweigepflicht Eckpfeiler des ärztlichen Handelns. Ärzte sind gesetzlich verpflichtet, die Schweigepflicht einzuhalten. Verstöße können strafrechtlich verfolgt werden (§ 203 Abs. 1 StGB). Verletzungen der Schweigepflicht und Verstöße gegen alle sich daraus ableitenden berufsständischen Regeln können ggf. **zusätzlich zur strafrechtlichen Verfolgung** zu einem **Verfahren i. R. der Berufsordnung** führen. Ärzte und andere im Gesundheitswesen tätige Personen **haften** auch **zivilrechtlich für Schäden,** die Patienten aufgrund einer Verletzung der Schweigepflicht entstanden sind.

Auch wenn die Verletzung der Schweigepflicht als rechtswidrige Handlung angesehen werden muss, sollte berücksichtigt werden, dass die Beurteilung eines psychiatrischen Patienten fast immer auf die Angaben Dritter angewiesen ist, was ggf. zu einer geringeren Beachtlichkeit der ärztlichen Schweigepflicht bei einem **rechtfertigenden Notstand (§ 34 StGB)** führen kann (Pflichtenkollision). Dennoch sollte auch ein unzugänglicher Patient vor dem Einholen und der Weitergabe von Informationen darüber immer unterrichtet werden.

Bezüglich des **Umfangs der Schweigepflicht** ist inhaltlich alles geschützt, was der Patient dem Arzt **anvertraut** hat und was seinen Gesundheitszustand betrifft: Befunde, Diagnosen, Prognosen, Krankheitsvorgeschichte und sonstige Anamnese, Lebensgewohnheiten und Lebenseinstellungen sowie Privatgeheimnisse wie z. B. strafbare Handlungen.

Zum **Mitwissen befugt** ist, wer eine Funktion im Berufsfeld des schweigepflichtigen Arztes ausübt. Das Ausmaß der Befugnis zum Mitwissen wird unterschiedlich bewertet, je nachdem, wie weit die Mitwirkung am eigentlichen Behandlungsgeschehen reicht.

Ein **Recht zur Offenbarung** folgt ebenfalls Gesetzen, ggf. der Entbindung von der Schweigepflicht/Einwilligungserklärung oder im rechtfertigenden Notstand (s. oben).

In der Regel hat die Entbindung von der Schweigepflicht schriftlich zu erfolgen. Da sie den Verzicht auf Geheimhaltung bedeutet, muss der Patient auch wissen, auf was er verzichtet (Aufklärung und Einwilligung). Nur er selbst ist verfügungsberechtigt über das zu offenbarende Geheimnis, d. h. auch über seine (personengeschützten) Daten. Auch der Umgang mit Daten (Sozialdaten) unterliegt gesetzlichen Bestimmungen zur Erforderlichkeit der Weitergabe von Daten (Landes- und Bundesdatenschutzgesetze), mit denen sich der Arzt vertraut machen muss, um die Rahmenbedingungen der Gewährleistung einer Behandlung einzuhalten.

Eine **Offenbarungspflicht** schweigepflichtiger Daten (z. B. Auskünfte an Polizei, Staatsanwaltschaft u. a.) besteht nur zur unmittelbaren konkreten Gefahrenabwendung, die ggf. schriftlich zu begründen ist.

30.3.3 Dokumentationspflicht

Ärztliche, d. h. diagnostische und therapeutische, Maßnahmen müssen nach der Rechtsprechung des BGH dokumentiert werden. Eine Krankengeschichte, eine Ambulanzkarte, ein Arztbericht dokumentieren, **was und weshalb es getan wird.** Bei der Dokumentation sollte bedacht werden, dass der Inhalt ggf. Gegenstand eines juristischen Verfahrens werden kann. Gleichzeitig sollten die Aussagen genügend informativ für nachbehandelnde Ärzte sein, welche die Aufzeichnungen als Grundlage für ihre darauf aufbauenden klinischen Entscheidungen benötigen. Die Dokumentation sollte auch **transparent** machen, ob die Qualität der Versorgung des Patienten innerhalb der Richtlinien gebotener Sorgfalt lag **(Qualitätskontrolle)**. Sie sollte vollständig und genau sein und die wesentlichen Kriterien für die Begründung von Diagnostik und Therapie oder deren Änderung enthalten.

Bei **Notfallentscheidungen** sollten ärztliche Maßnahmen (v. a. solche, die gegen den erklärten Willen des Patienten durchgeführt wurden) besonders gut dokumentiert werden. So ist auch bei jedem Patienten, der sich nicht behandeln lassen will, zu dokumentieren, ob er in der Lage war, die Folgen des Unterlassens einer ärztlich indizierten Maßnahme zu verstehen und in ihren Konsequenzen nachzuvollziehen (Aufklärung und Einwilligung ➤ Kap. 30.3.4 und ➤ Kap. 31).

30.3.4 Geschäftsfähigkeit (§ 104 BGB) und Einwilligung nach Aufklärung (Informed Consent)

Nach bundeseinheitlichem Gesetz sind alle Erwachsenen geschäftsfähig, es sei denn, dass die gesetzlichen Voraussetzungen für eine erhebliche Einschränkung oder Aufhebung der freien Willensbildung vorliegen (§§ 104, 105 und 1896 BGB). Grundsätzlich wird bei volljährigen Personen Geschäftsfähigkeit (also die Fähigkeit, durch eigenes Denken, kritisches Abwägen, Urteilen und Handeln die eigenen Rechte und Pflichten wahrzunehmen, um Rechtsgeschäfte eingehen zu können) vorausgesetzt. Abweichungen von dieser Voraussetzung bedürfen der medizinischen Begründung:

Geschäftsunfähig (§ 104 BGB) ist:
- wer nicht das 7. Lj. vollendet hat,
- wer sich in einem die freie Willensbestimmung ausschließenden Zustand krankhafter Störung der Geistesfähigkeit befindet, sofern nicht der Zustand seiner Natur nach ein vorübergehender ist (§ 105 BGB).

Nichtigkeit einer Willenserklärung (§ 105 BGB):
- Die Willenserklärung eines Geschäftsunfähigen ist nichtig.
- Nichtig ist auch eine Willenserklärung, die im Zustand der Bewusstlosigkeit oder vorübergehenden Störung der Geistestätigkeit abgegeben wird.

Die **Einwilligungsfähigkeit** als Teil der Geschäftsfähigkeit eines Patienten ist immer zu prüfen, bevor er einer ärztlich indizierten diagnostischen oder therapeutischen Maßnahme oder einer stationären Aufnahme zustimmt oder aber sie ablehnt. Eine rechtswirksame Einwilligung nach Aufklärung *(Informed Consent)* ist in mindestens vier Bereichen zu überprüfen:
1. Informationsvermittlung
2. Informationsverständnis
3. Freiwilligkeit, d. h. Entscheidung ohne Zwang und äußeren Druck
4. Einwilligungsfähigkeit aufgrund des derzeitigen somatopsychischen Zustandsbildes

Obwohl die Einwilligung eines Patienten grundsätzlich die rechtliche Voraussetzung des Arzt-Patienten-Vertrags und damit für jede ärztliche Intervention darstellt, liegen bis heute keine Standards zur Definition von Einwilligungsfähigkeit vor. Gründe dafür sind u. a., dass Einwilligungsfähigkeit unterstellt wird oder der Arzt die Einwilligung oder Nichtablehnung einer von ihm vorgeschlagenen Maßnahme für nicht überprüfungsbedürftig hält. Die Einwilligungsfähigkeit eines psychisch Kranken kann bzgl. konkreter Entscheidungen durchaus gegeben, aber auch aufgehoben sein. Sie kann zu einem Konflikt zwischen dem Selbstbestimmungsrecht des Patienten und der Fürsorge des behandelnden Arztes i. S. des Patientenwohls führen. Im klinischen Alltag taucht die Notwendigkeit einer psychiatrischen Überprüfung von Einwilligungsfähigkeit Erwachsener nur dann auf, wenn der Patient eine dringliche oder lebensnotwendige Diagnostik oder Behandlung ohne nachvollziehbare Gründe ablehnt. Geprüft werden sollte sie aber auch, wenn der Patient zustimmt!

Einwilligungsfähigkeit ist im Übrigen nicht identisch mit Geschäftsfähigkeit (obwohl diese meist als psychiatrische Konsiliaranfrage in Auftrag gegeben wird). Das bedeutet, dass auch Einwilligungs*un*fähigkeit nicht identisch mit **Geschäftsunfähigkeit** ist. Es gibt keine generelle Einwilligungsfähigkeit für alle ärztlich indizierten Maßnahmen, sondern nur eine Einwilligungsfähigkeit in Bezug auf eine konkrete Diagnostik- oder Behandlungssituation und die sich daraus ableitenden Konsequenzen.

Um sicherzustellen, dass die **psychiatrische Einschätzung von Einwilligungsfähigkeit** qualifiziert vorgenommen wurde, sollten dokumentiert werden:
- Bewusstseinslage mit Orientierung des Patienten zu Zeit, Ort, Person und Situation
- Aufklärung über die ärztliche Einschätzung der klinischen Situation sowie über Nutzen und Risiken hinsichtlich der vorgesehe-

nen, konkret benannten diagnostischen und/oder therapeutischen Maßnahme (ggf. sollte der Patient aufgefordert werden, die Information in eigenen Worten zu wiederholen sowie Fragen und Kommentare zu äußern)
- Information des Patienten über die Risiken bei Unterlassung der geplanten Maßnahme mit Darstellung möglicher unerwünschter Wirkungen und Nebenwirkungen
- Unterzeichnung einer schriftlichen Einverständniserklärung, wenn möglich, sonst aber Dokumentation der Aufklärung und der mündlich gegebenen Einwilligung (Zeugen) und/oder schriftliche Dokumentation (Zeugen), dass der Patient keine weitergehende Aufklärung und Information wünscht (Aufklärungsverzicht)
- Einschätzung der Einwilligungsfähigkeit/-unfähigkeit in Korrelation zu folgenden Kriterien:
  - Fähigkeit zum Treffen und Begründen einer Entscheidung
  - Fähigkeit zum Verständnis der relevanten Informationen
  - Fähigkeit zu rationalem und schlussfolgerndem Umgang mit der stattgehabten Information
  - Verstandene Konsequenzen von Handeln und Unterlassen indizierter Maßnahmen

Einwilligungsfähigkeit und Geschäftsfähigkeit werden auch **medizinrechtlich** nicht als identisch bewertet. Eine Person, die einwilligen, d. h. die Tragweite einer konkreten ärztlichen Maßnahme verstehen, kann, muss nicht auch für andere Rechtsgeschäfte geschäftsfähig sein. Andererseits kann eine Person, die geschäftsunfähig ist, für einen ärztlich indizierten Eingriff durchaus einwilligungsfähig sein.

30.3.5 Testierfähigkeit (§ 229 BGB)

Unter Testierfähigkeit als spezieller Form von Geschäftsfähigkeit versteht man die Fähigkeit zur Abfassung eines rechtswirksamen Testaments. Ist ein psychisch Kranker wegen krankhafter Störung seiner Geistestätigkeit, Geistesschwäche oder Bewusstseinsstörung nicht in der Lage, die Bedeutung einer Willenserklärung und ihrer Konsequenzen einzusehen oder einsichtsgemäß zu handeln, besteht Testierunfähigkeit (§ 229 BGB).

Der psychiatrische Sachverständige sollte sich bei der Beurteilung von Testierfähigkeit an die oben genannten Kriterien zur Prüfung von Einwilligungsfähigkeit bzw. -unfähigkeit halten. Eine psychiatrische Begutachtung der Fähigkeit zur Abfassung eines Testaments setzt einen gerichtlichen Auftrag voraus. Rechtsrelevant sind die Voraussetzungen der Beurteilung von Geschäftsfähigkeit (§§ 104, 105 BGB).

Eine besondere Schwierigkeit liegt darin, dass die Testierfähigkeit meist erst nach dem Ableben eines Erblassers infrage gestellt wird. Derjenige, der die Testierfähigkeit anzweifelt, muss beweisen, dass zum Zeitpunkt des Abfassens des Testaments eine rechtserhebliche krankhafte Störung vorgelegen hat. Der psychiatrische Gutachter muss sich anhand der vom Auftraggeber beizubringenden ärztlichen Befunde und Bekundungen von Zeugen zu eben dieser Fragestellung äußern. Zweifel an der Testierfähigkeit reichen nicht aus, um ein Testament rechtsunwirksam werden zu lassen.

30.3.6 Einsichtsrecht in psychiatrisch-psychotherapeutische Krankenunterlagen

In der Rechtsprechung der letzten Jahre sind nur scheinbar widersprüchliche Entscheidungen zur Frage ergangen, unter welchen Voraussetzungen und in welchem Umfang Einsicht in ärztliche Behandlungsunterlagen psychisch kranker Personen zu gewähren ist. **Grundsätzlich besteht ein Einsichtsrecht** in die eigenen Krankenunterlagen. Gegenüber Krankengeschichten der anderen medizinischen Disziplinen kommt den psychiatrisch-psychotherapeutischen Aufzeichnungen eine Sonderstellung zu, weil zusätzlich **Persönlichkeitsrechte Dritter** betroffen sein können, wenn personengeschützte Angaben als Fremdanamnese festgehalten wurden.

Bei Gewährung eines Einsichtsrechts müssen Selbstbestimmungsrechte des Patienten gegenüber therapeutischen und fürsorglichen Überlegungen des Arztes abgewogen werden. Eine **ungeschützte Einsichtnahme in Krankenunterlagen kann für den Patienten mit einer erheblichen Gefährdung seiner psychischen Gesundheit verbunden sein.** Psychiatrische Behandlungsnotizen enthalten überdies **schutzwürdige Wertungen und Interpretationen an der Behandlung beteiligter Personen,** deren Vertraulichkeit ebenfalls zu beachten ist.

Unter Berücksichtigung dieser Gesichtspunkte ist nach derzeitiger Rechtsprechung eine Güterabwägung zwischen dem berechtigten Informationsinteresse des Patienten und dem notwendigen Schutz von Persönlichkeitsrechten Betroffener und Beteiligter zu treffen. Aus der besonderen Natur der psychiatrisch-psychotherapeutischen Behandlung, die in vielen Fällen über ein einfaches rechtsgeschäftliches Vertragsverhältnis hinausgeht, hat der BGH den Grundsatz entwickelt, dass die einem Patienten geschuldete grundsätzliche Einsichtnahme sich nur auf **objektive Befunde** bezieht. **Gegen eine vom psychiatrischen Patienten geforderte uneingeschränkte Einsichtnahme in alle Teile der Krankengeschichte** können drei Gründe für Schutzwürdigkeit sprechen, sog. **Privilegien:**

1. Therapeutische Gründe wie z. B. das Risiko einer gesundheitlichen Schädigung oder die Belastung des Arzt-Patient-Vertrauensverhältnisses (therapeutisches Privileg)
2. Interessen Dritter, deren u. U. vertrauliche Informationen Eingang in die Krankengeschichte gefunden haben (persönlichkeitsgeschützte Fremdanamnese)
3. Interessen des Arztes und des Behandlungsteams, die mit subjektiven Bewertungen persönlich in diagnostische und therapeutische Prozesse involviert sein können

Trotz Berücksichtigung dieser Privilegien besteht derzeit medizinrechtlich Einigkeit darüber, dass eine Güterabwägung stärker zugunsten der Autonomie eines Patienten und seiner Selbstbestimmungsrechte ausfallen muss. Für Krankenunterlagen, Arztberichte und Zeugnisse richterlich untergebrachter Patienten (Unterbringungsgesetze) besteht uneingeschränktes Einsichtsrecht der betroffenen Personen und ihrer Bevollmächtigten.

In der Praxis wird man so lange wie möglich ein **einverständliches Vorgehen zwischen Arzt und Patient und seinen Angehörigen** anstreben. Bei einem vorgebrachten Einsichtswunsch empfiehlt es sich, ein ausführliches Gespräch mit dem Patienten zu führen und ihm eine gemeinsame Erörterung der ihn interessierenden Fragen aus seiner Krankengeschichte anzubieten. Auf diese Weise kann auf seine gesundheitliche Verfassung und seine aktuelle psychische Belastbarkeit Rücksicht genommen werden. Eine Variante kann in der Einschaltung einer dritten Person liegen, die als Vertrauensperson vom Patienten benannt wird. Scheitern beide Möglichkeiten, kann eine Herausgabe von Fotokopien über die sog. objektiven oder naturwissenschaftlich gesicherten Befunde erfolgen, während subjektive Wertungen, Daten Dritter und die für gesundheitsschädlich gehaltenen Informationen diagnostischer und prognostischer Art unkenntlich gemacht oder zurückgehalten werden dürfen.

Resümee

Jeder ärztliche Eingriff in die Integrität einer Person erfüllt juristisch den Tatbestand einer Körperverletzung und bedarf grundsätzlich der doppelten Rechtfertigung: der medizinischen Indikation und der Einwilligung nach Aufklärung des Patienten *(Informed Consent)*. Bei nicht legitimiertem Handeln des Arztes und/oder Verletzungen seiner Schweigepflicht sind straf-, zivil- und berufsrechtliche Haftungskonsequenzen zu unterscheiden. Zwischen Schweigepflicht, Offenbarungsbefugnis und Offenbarungspflicht kann es zu einer „Pflichtkollision" kommen. Ärztliche (diagnostische wie therapeutische) Maßnahmen unterliegen der Dokumentationspflicht. Einwilligungsfähigkeit/-unfähigkeit ist nicht identisch mit Geschäftsfähigkeit/-unfähigkeit – sie muss anhand konkreter Gegebenheiten überprüft werden, ebenso die Testierfähigkeit. Das Einsichtsrecht psychiatrischer Patienten in ihre Krankenunterlagen bedarf der differenzierten Abwägung auch von schutzwürdigen Interessen Dritter.

30.4 Begutachtung im Strafrecht (StGB)

Das Strafrecht ist als der Teil der Rechtsordnung definiert, der Merkmale krimineller Handlungen festlegt (Deliktvoraussetzungen) und sie an eine Strafe oder Maßregel zur Besserung und Sicherung knüpft (Deliktfolgen). Das Strafrecht ist Teil des öffentlichen Rechts und von der Unterordnung des Bürgers unter den Träger der Staatsgewalt bestimmt.

Die Aufgabe des Strafrechts besteht darin, Vorkehrungen für ein möglichst ungefährdetes Zusammenleben der im Verband einer Rechtsgemeinschaft zusammengefassten Personen zu treffen. Es greift aus der Vielzahl werthafter Gegenstände diejenigen heraus, die als unerlässliche Voraussetzung für eine gemeinschaftliche Existenz besonders wichtig sind.

Als **schutzwürdige Rechtsgüter** werden Leben, Gesundheit, Freiheit und Eigentumsbestand definiert und mit einem besonderen Schutz versehen, indem der Staat ihre Verletzung mit Strafe bedroht. Der Katalog strafrechtlich geschützter Rechtsgüter ist nicht unumstößlich festgelegt; ein gewisser Grundbestand hat sich aber trotz veränderter gesellschaftlicher, kultureller, wirtschaftlicher und sozialer Gegebenheiten erhalten.

Bedeutsam ist, dass das Strafrecht nur dann angewendet werden kann, wenn die Gesellschaft vor schweren Schädigungen geschützt werden soll und wenn Strafe als stärkste Reaktionsweise der Rechtsgemeinschaft auch erforderlich ist. Das Strafrecht ist aber kein Moralinstrument, sondern sollte vielmehr das begrenzte Ziel verfolgen, solche Verhaltensweisen und Lebensformen zu bekämpfen, welche die Gemeinschaft und ihre Glieder in grober Weise gefährden.

Das Strafrecht als Teil des öffentlichen Rechts basiert auf mehreren Theorien; dazu gehören u. a.:

- Vergeltungsidee (wonach Strafe als Zufügung angesehen wird, um einen Unrechtszustand auszugleichen und Gerechtigkeit wiederherzustellen)
- Verhinderung von Selbstjustiz
- Prävention (hierunter fallen die Maßnahmen von Sicherung durch Verwahrung, eine störungsspezifische Therapie mit dem Versuch der Resozialisierung sowie der Verminderung von Rückfallgefährdung)

Für **strafrechtliche Maßnahmen** reicht allein nicht aus, dass das fragliche Verhalten nicht dem entspricht, was gemäß den geltenden Rechtsbestimmungen erwartet wird. Vielmehr ist erforderlich, dass rechtswidrige Taten dem Täter auch persönlich zugerechnet werden können, d. h., dass er für das von ihm verwirklichte Unrecht auch verantwortlich ist.

Verantwortlichkeit für rechtswidrige Handlungen ist die **Grundlage von Schuld,** d. h., dem Täter wird persönlich vorgeworfen, dass er rechtswidrige Handlungen nicht unterlassen hat, obwohl er anders hätte handeln können. Erst wenn dem Täter dieser Vorwurf gemacht werden kann, wird seine rechtswidrige Tat zu einem Delikt.

Damit ist das **Schuldprinzip** Grundlage des Strafrechts: Ein Täter kann nur dann zur Rechenschaft gezogen werden, wenn er auch schuldfähig ist (synonym verwendet werden die Begriffe „Zurechnungsfähigkeit" oder „strafrechtliche Verantwortlichkeit").

Ohne Fähigkeit zur Schuld, d. h. ohne die Fähigkeit, das Unrechtmäßige einer Tat einzusehen und nach dieser Einsicht zu handeln, gibt es keine Schuld im strafrechtlichen Sinn. Schuldfähigkeit wird als Teil der allgemeinen Fähigkeit des Menschen zu verantwortlicher Selbstbestimmung in freier Willensbestimmung gesehen. Der Gesetzgeber versucht nicht, diese grundsätzlich gegebenen Fähigkeiten positiv zu formulieren. Er umschreibt sie nicht von der gegebenen, sondern von der nicht gegebenen Seite, nämlich von ihrer Einschränkung oder Aufhebung her.

Von daher sind die Aufgaben des psychiatrischen Sachverständigen im Strafrecht eindeutig definiert: Abgesehen von Zuständen, in denen die Fähigkeit zu sinngemäßer Selbstbestimmung ohnehin nicht vorliegt, hat der Sachverständige zu klären, ob sich bei einem Beschuldigten psychische Störungen auf die Einsichtsfähigkeit und auf die Entscheidungs- und Handlungs-(Steuerungs-)fähigkeit des Täters zum Tatzeitpunkt ausgewirkt haben.

30.4.1 Schuldunfähigkeit (§ 20 StGB), verminderte Schuldfähigkeit (§ 21 StGB)

§ 20 StGB: Schuldunfähigkeit wegen seelischer Störung

Ohne Schuld handelt, wer bei Begehung der Tat wegen einer krankhaften seelischen Störung, einer tief greifenden Bewusstseinsstörung oder wegen Schwachsinns oder einer schweren anderen seelischen Abartigkeit **unfähig** ist, das Unrecht der Tat einzusehen oder nach dieser Einsicht zu handeln.

§ 21 StGB: Verminderte Schuldfähigkeit

Ist die Fähigkeit des Täters, das Unrecht der Tat einzusehen oder nach dieser Einsicht zu handeln, aus einem der in § 20 bezeichneten Gründe bei Begehung der Tat **erheblich vermindert,** so kann die Strafe nach § 49 Abs. 1 gemildert werden.

Wird Schuldunfähigkeit festgestellt, so kann der Täter nicht bestraft werden; der Beschuldigte ist wegen Schuldunfähigkeit für das ihm zur Last gelegte Delikt freizusprechen. Psychiatrisch zu beurteilen sind dann aber zusätzlich die Voraussetzungen der Unterbringung in einer psychiatrischen Klinik.

Die Verhängung einer **Maßregel**, die eigentlich Maßregelbehandlung heißen müsste (nach §§ 63 und 64 StGB), ist möglich, wenn der Zustand des Betreffenden dies erfordert. Dabei geht es um die **Unterbringung in einer psychiatrischen Anstalt,** einer Entziehungsanstalt oder sozialtherapeutischen Einrichtung **(Maßregelvollzug),** in der die Störung oder Krankheit, die zur Schuldunfähigkeit führte, störungsspezifisch zu behandeln ist (Maßregelvollzug, ➤ Kap. 30.4.3).

Im Fall erheblich verminderter Einsichts- und Handlungsfähigkeit können zur Strafe besondere Maßregeln der Besserung und Sicherung angewandt werden. Sind nach dem medizinischen Befund und dem Zustand des Betroffenen besondere therapeutische Mittel und soziale Hilfen zur Resozialisierung besser geeignet als die Behandlung in einer psychiatrischen Anstalt, könnte er in eine sozialtherapeutische Einrichtung eingewiesen werden (§ 65 Abs. 3 StGB). Diese seit der Strafrechtsreform vorgesehenen sozialtherapeutischen Anstalten waren eine der wichtigsten Neuerungen – ihre Realisierung steht allerdings immer noch aus.

Einer ambulanten psychiatrischen Untersuchung durch den Sachverständigen auf seinen psychischen/psychopathologischen Befund hin muss sich ein Beschuldigter bei dringendem Tatverdacht unterziehen (§ 81a StPO). Sollte er keine Angaben machen wollen, ist dies als Befund zu vermerken. Ist eine Begutachtung zur Frage der Schuldfähigkeit nur möglich, wenn der Sachverständige Gelegenheit erhält, den Beschuldigten für eine gewisse Zeit in einer Klinik zu beobachten, so ist zur **Vorbereitung eines psychiatrischen Gutachtens**eine Unterbringung in einer psychiatrischen Krankenanstalt für die Dauer von höchstens 6 Wochen möglich (§ 81 StPO).

Gemäß § 126a der Strafprozessordnung (StPO) kann ein Täter auch schon vorab in einer psychiatrischen Krankenanstalt untergebracht werden, wenn es die öffentliche Sicherheit erfordert und dringende Gründe dafür sprechen, dass die Unterbringung in einer psychiatrischen Anstalt nach § 63 StGB angeordnet wird, sowie dann, wenn ein rechtskräftiger Abschluss eines Straf- und Sicherungsverfahrens wegen der Gefährlichkeit des Täters nicht abgewartet werden kann.

Anders als bei schuldunfähigen Tätern kommt bei verminderter Schuldfähigkeit auch eine an die Haft anschließende Sicherheitsverwahrung in Betracht, wenn die Voraussetzungen dafür erfüllt sind: Aufgrund der Gesamtwürdigung des Täters müssen weitere Straftaten zu erwarten sein, die mit erheblichen Schädigungsfolgen für Leben, körperliche Unversehrtheit, persönliche Freiheit oder die sexuelle Selbstbestimmung anderer Personen einhergehen (Gefährlichkeit).

Da die Sicherungsverwahrung, anders als die Haft, keine Strafe ist, wurden in den letzten Jahren ihre Voraussetzungen mehrfach überprüft und im Therapieunterbringungsgesetz (ThUG) neu geregelt. Damit reagierte der Gesetzgeber auch auf Entscheidungen des Europäischen Gerichtshofes für Menschenrechte (EGMR) unter Bezug auf stattgehabte Verstöße gegen die Menschenrechtskonvention. So müssen sich die inhaltlichen (Therapie-)Zielvorgaben einer Sicherungsverwahrung deutlich, auch räumlich, vom Strafvollzug unterscheiden.

Eine nachträgliche Sicherheitsverwahrung, d. h. eine Anordnung nach der Verurteilung, ist unter streng gefassten Bedingungen nur dann zulässig, wenn bei zugrundeliegender „psychischer Störung" (unbestimmter Rechtsbegriff, keine psychiatrische Diagnose im engeren Sinne) die Wahrscheinlichkeit einer hochgradigen Gefahr schwerster Gewalt- und Sexualstraftaten gutachterlich prognostiziert wurde und die Sicherungsverwahrung deshalb zum Schutz der Allgemeinheit erforderlich ist.

Psychiatrische Voraussetzungen zur Begutachtung von Schuldfähigkeit

Aufgabe des psychiatrischen Sachverständigen ist die Prüfung, ob beim Beschuldigten zum Tatzeitpunkt eine psychische Störung oder Erkrankung vorlag, die eine Zuordnung zu einer oder mehreren psychiatrischen Diagnosen und zu den **juristischen Eingangskriterien** der §§ 20 und 21 StGB erlaubt.

Aus den gesetzlichen Bestimmungen der §§ 20 und 21 StGB ergibt sich ein **zweistufiges Vorgehen**:

- **Psychiatrische oder diagnostische Ebene (erste Stufe):** Als juristische Eingangskriterien sind **vier psychische Zustände** genannt, die als Voraussetzung für Schuldfähigkeit oder verminderte Schuldfähigkeit gelten:
  - Krankhafte seelische Störung
  - Tiefgreifende Bewusstseinsstörung
  - Schwachsinn
  - Schwere andere seelische Abartigkeit
- **Normative Ebene (zweite Stufe):** Lässt sich die psychische Störung einem dieser vier Kriterien zuordnen, ist zu beurteilen, ob der Täter zum Tatzeitpunkt störungsbedingt nicht in der Lage war, das Unrecht seiner Tat einzusehen und gemäß dieser Einsicht zu handeln. War eine **Einsichtsfähigkeit** zum Zeitpunkt der Tat krankheitsbedingt nicht vorhanden, braucht nicht über die sog. **Handlungsfähigkeit** (Steuerungs- oder Hemmungsfähigkeit) nachgedacht zu werden. War die Einsichtsfähigkeit jedoch gegeben oder war sie als erheblich vermindert anzusehen, ist zusätzlich zu prüfen, ob die Fähigkeit des Täters in Form von Beeinträchtigungen der Steuerungs- oder Hemmungsfähigkeit krankheitsbedingt eingeschränkt war.

➤ Tab. 30.1 enthält die Korrelation psychiatrischer Diagnosen mit den Eingangskriterien juristisch relevanter Zustände, die eine

Tab. 30.1 Korrelation der juristischen Begriffe im Strafrecht mit psychiatrischen Diagnosen nach ICD-10 (modifiziert nach Dittmann 1996)

Krankhafte seelische Störungen	
F0	Organische und symptomatische Störungen, demenzielle Syndrome, Schädigungen oder Funktionsstörungen des Gehirns
F1	Psychische und Verhaltensstörungen durch psychotrope Substanzen (Intoxikation, Delir, psychotische Störungen, amnestische Syndrome, verzögerte psychotische Reaktion, Restzustände)
F2	Schizophrenie und wahnhafte Störungen, schizoaffektive Störungen
F3	Affektive Störungen (nur schwere Formen)
Tief greifende Bewusstseinsstörungen	
F43.0	Störungen in akuter Belastungssituation (Affekt-Delikte)/„Affektstörungen"
Schwachsinn	
F7	Intelligenzminderungen
Schwere andere seelische Abartigkeit	
F1x.2	Abhängigkeitssyndrome von psychotropen Substanzen
F21	Schizotype Störungen
F34	Anhaltende affektive Störungen
F4	Neurotische, Belastungs- und somatoforme Störungen
F6	Komplexe Persönlichkeits- und Verhaltensstörungen

Schuldunfähigkeit oder zumindest Kriterien für eine verminderte Schuldfähigkeit nahe legen.

Die Akzeptanz eines psychiatrischen Gutachtens wird erhöht, wenn sich der Sachverständige eines international akzeptierten operationalisierten psychiatrischen Diagnosen- und Klassifikationssystems bedient, z. B. ICD-10 oder DSM-5. Auch wenn die internationalen Diagnose- und Klassifikationsschemata vorläufigen Charakter haben und einem ständigen Wandel unterworfen sind, impliziert die Korrelation psychiatrischer Diagnosen mit den rechtsrelevanten juristischen Eingangskriterien eine gewisse diagnosebezogene Übertragbarkeit der Einschätzung von gestörter Einsichts- und Handlungsfähigkeit. Das bedeutet nicht, dass auf die schlüssige Begründung von Diagnose und **individueller psychischer Fähigkeit** des Betroffenen, das Unrechtmäßige rechtswidriger Taten einzusehen und nach dieser Einsicht zu handeln, verzichtet werden könnte.

Neben der diagnostischen Zuordnung einer Störung ist die wichtigste Aufgabe des psychiatrischen Sachverständigen die **Quantifizierung des Schweregrads einer psychischen Störung**. Nach Dittmann und Ermer (2002) ist davon auszugehen, dass für die Anwendung des § 20 StGB (Schuldunfähigkeit) das seelische Gefüge aus Motivation, Willensbildung, Einsichtsfähigkeit und Handlungsfähigkeit zerstört sein muss. Bei den Voraussetzungen für die Anwendung des § 21 StGB (verminderte Schuldfähigkeit) sollte es zumindest erheblich erschüttert sein. (Wenig hilfreich sind hingegen psychiatrische Aussagen zum sog. Krankheitswert einer psychischen Störung oder Krankheit. Der Schweregrad, d. h. der Grad der Beeinträchtigung, lässt sich nicht über einen Krankheitswert vermitteln.)

Das Strafrecht beruht neben den eingangs erwähnten Theorien von Vergeltung und Prävention letztlich auch auf einer sozial und normativ vergleichenden Beurteilung von Freiheitsgraden einer Person für Handlungsspielräume und damit auf der Frage, in welchem Ausmaß einem Beschuldigten in der Tatsituation ein rechtskonformes Verhalten in der Gesellschaft zuzumuten war. Selbst wenn dies letztlich juristisch zu klären ist, sollte der Sachverständige auf eine Antwort vorbereitet sein. Dafür entscheidend sind eine möglichst anschauliche und umfassende **Beschreibung der Täterpersönlichkeit** i. R. ihrer biografischen Entwicklung (Lebens-, Lern- und Krankheitsgeschichte) sowie die Darstellung bisher gezeigter Verhaltensweisen im sozialen Kontext. Des Weiteren wird vom Sachverständigen eine Analyse der Motivationszusammenhänge, des situativen **Vorfeldes der Tat**, der Tatsituation und des **Nachtatverhaltens** im Kontext mit der Persönlichkeitsentwicklung, ihrer möglichen Normabweichungen, beeinflusst durch die psychiatrische Erkrankung, erwartet.

Bei den psychiatrischen Störungen und Erkrankungen, bei denen eine erhebliche Beeinträchtigung kognitiver und affektiver Funktionen oder des Realitätsbezugs maßgebend ist (alle psychiatrischen Diagnosen, die dem juristischen Kriterium „krankhafte seelische Störung" zuzuordnen sind), ist i. d. R. von zumindest erheblicher Beeinträchtigung, oft auch von Aufhebung der Einsichtsfähigkeit auszugehen. Ähnliches gilt für die juristische Aussage „Schwachsinn" mit den medizinisch zu objektivierenden erheblichen kognitiven Beeinträchtigungen und den resultierenden Handlungseinschränkungen der Intelligenzminderung.

Ungleich schwieriger ist die Beurteilung der juristischen Kriterien „tiefgreifende Bewusstseinsstörung" und „schwere andere seelische Abartigkeit". Unter „**tief greifender Bewusstseinsstörung**" sind nicht etwa zerebralorganisch bedingte Störungen der Wachheit (Vigilanz) zu verstehen, sondern **schwerwiegende Affektstörungen in akuten Belastungssituationen,** die zu eingrenzbarer schwerwiegender Beeinträchtigung der kognitiven und affektiven Funktionen mit erheblichen Störungen der Realitätswahrnehmung und Realitätskontrolle (**„Affektdelikte"**) und damit zu relevanter Einschränkung der Steuerungsfähigkeit geführt haben.

Die Einschätzung von Schuldunfähigkeit oder verminderter Schuldfähigkeit bei Affektdelikten oder als Folge schwerer seelischer Abartigkeit gehört für den psychiatrischen Sachverständigen zu den schwierigsten Beurteilungen (➤ Tab. 30.2).

Der Gesetzestext legt nahe, dass nicht jede psychische Normabweichung zu berücksichtigen ist, wenn der Gesetzgeber von **schwerer anderer seelischer Abartigkeit** spricht. Gelegentlich wird aus einer nicht nachvollziehbaren, d. h. uneinfühlbaren, Tat oder aus häufigem delinquentem oder dissozialem Verhalten in der Vorgeschichte bereits auf eine auch forensisch relevante psychische Störung oder Erkrankung geschlossen. Schwer nachvollziehbar sind Aussagen wie „unbewusste" Motivationen oder Verhaltensstrategien, die sich aus einer „unbewussten Psychodynamik" ergeben sollen. Voraussetzung für die **Nachvollziehbarkeit** von erheblich verminderter Einsichts- und Steuerungsfähigkeit ist die **Schwere der seelischen Abartigkeit** oder die **Schwere der akuten Belastungssituation mit Affektstörung** in der konkreten Tatsituation. Tat und Tathergang (Gefährlichkeit) allein sind noch nicht zwingend für die Annahme einer schweren seelischen Abartigkeit. Der BGH unterscheidet zwischen unbeachtlichen Charaktermängeln und beachtlichen Charakterfehlern und -defiziten, die sich, was auszuführen ist, auf die gesamte Lebensgestaltung auswirken müssen.

Tab. 30.2 Merkmalstabelle (Affektmerkmale) mit rechtsrelevantem Einfluss auf die Steuerungsfähigkeit (nach Saß 1985)

Merkmale, die eher *für* die Annahme einer tief greifenden Bewusstseinsstörung sprechen (Positivmerkmale)	Tatmerkmale, die eher *gegen* eine tief greifende Bewusstseinsstörung sprechen können (Negativmerkmale)
• Spezifische Vorgeschichte und Tatanlaufzeit • Affektive Ausgangssituation mit Tatbereitschaft • Psychopathologische Disposition der Persönlichkeit • Konstellative Faktoren • Abrupter, elementarer Tatablauf ohne Sicherungstendenzen als Kontinuum • Charakteristischer Affektauf- und -abbau • Folgeverhalten mit schwerer Erschütterung • Einengung des Wahrnehmungsfeldes und der seelischen Abläufe • Missverhältnis zwischen Tatanstoß und Reaktion • Erinnerungsstörungen • Persönlichkeitsfremdheit der Tat • Störung der Sinn- und Erlebniskontinuität	• Aggressive Vorgestalten in der Fantasie • Ankündigung der Tat • Aggressive Handlungen in der Tatanlaufzeit • Vorbereitungshandlungen für die Tat • Konstellierung der Tatsituation durch den Täter • Fehlender Zusammenhang: Provokation – Erregung – Tat • Zielgerichtete Gestaltung des Tatablaufs • Lang hingezogenes Tatgeschehen • Komplexer Handlungsablauf in Etappen • Erhaltene Introspektionsfähigkeit bei der Tat • Exakte, detailreiche Erinnerung • Zustimmende Kommentierung des Tatgeschehens • Fehlen von vegetativen, psychomotorischen und psychischen Begleiterscheinungen heftiger Affekterregung

Bresser (1978) hat hierzu überzeugend dargelegt, dass Persönlichkeitseigenschaften noch keine medizinischen Befundtatsachen sind und damit auch keine normativen Kriterien abgeben können: Die Persönlichkeitsstruktur als Ganzes muss schon zerstört oder zumindest erschüttert/zerrüttet sein, um ein normengerechtes Verhalten zu erschweren oder unmöglich zu machen. Dies soll heißen, dass nur eine **Prüfung aller psychopathologischen Symptome** relevant ist, die erst in ihrer Gesamtheit das Leben des Beschuldigten mit erheblichen, auch sozialen Folgen stören, belasten oder erheblich einengen, wie dies bei den krankhaften seelischen Störungen medizinisch auch begründbar ist.

Für den psychiatrischen Sachverständigen wird es also bei der Beurteilung von Schuldfähigkeit in akuten Belastungsreaktionen, bei Persönlichkeits- und Verhaltensstörungen darum gehen, auch über zusätzliche Ergebnisse standardisierter psychodiagnostischer Testverfahren nachvollziehbar zu machen, welche krankhaften seelischen Störungen und Beeinträchtigungen zum Tatzeitpunkt beim Beschuldigten vergleichsweise herangezogen werden können.

So sollten z. B. ein Verlust an Individualität, die eingeschränkte Lebensgestaltung, der Verlust von Distanz zum eigenen Tun, ggf. auch eine verzerrte Wahrnehmung der Realität und der Bedürfnisse anderer Personen aufgrund überwertiger Interpretationen sowie ein erheblicher Verlust an sozialer Kompetenz vorliegen. Deutlich werden muss auch, dass durch die beschriebene anhaltende seelische Störung nicht nur die Tathandlung, sondern auch das alltägliche Verhalten so empfindlich und nachhaltig gestört war, dass keine Sinngesetzlichkeit mehr enthalten oder diese nur noch teilweise aufrechtzuerhalten war. Nur so kann eine eingeschränkte oder fehlende Steuerungs- oder Handlungsfähigkeit auch juristisch plausibel gemacht werden, insofern als Denken und Handeln nicht mehr kohärent aufeinander bezogen werden können.

Kann das Vorliegen einer „schweren anderen seelischen Abartigkeit" vom psychiatrischen Sachverständigen nachvollziehbar begründet werden, können die medizinischen Voraussetzungen zur Anwendung des § 21 StGB vorliegen.

30.4.2 Forensisch-psychiatrische Prognose (Sozialprognose)

Forensisch-prognostische Anfragen nehmen an Umfang und Differenziertheit deutlich zu – auch bzgl. sozialpragmatischer Handlungskonzepte im Strafvollzug und im Hinblick auf die Bedeutung angemessener und spezieller Behandlungskonzepte beim Versuch einer erfolgversprechenden Resozialisierung.

Eine sichere Vorhersage menschlicher Verhaltensweisen ist weder mit wissenschaftlichen Methoden noch aufgrund von Erfahrung – mag sie auch noch so groß sein – möglich. Bislang fehlt hierfür eine empirisch-wissenschaftliche Grundlagenforschung, die sich auf strukturierte Kriterien und verlaufsorientierte Vorgehensweisen stützen kann. Dennoch geben Checklisten, strukturierte Interviews und Manuale der Psychometrie Hinweise und Hilfen in der Beurteilung der Prognose, auf die nicht mehr verzichtet werden kann.

Bei der Frage nach einer möglichen Wiederholung von Straftaten und der Einschätzung von **„Gefährlichkeit"** handelt es sich um juristische Kategorien, die auf Rechtsgüterabwägung beruhen. Als „für die Allgemeinheit gefährlich" werden solche Täter angesehen, von denen eine **konkrete ernsthafte Bedrohung für Leib, Leben. psychische Gesundheit, persönliche Freiheit oder sexuelle Selbstbestimmung** Dritter ausgeht. Das Ausmaß von Gefährlichkeit ergibt sich aus der Art der zu befürchtenden Tat, der zu erwartenden Häufigkeit und der Wahrscheinlichkeit ihrer Verwirklichung.

Nach Dittmann (1996) sind bei der Risikoeinschätzung folgende **prognostische Kriterien** zu berücksichtigen:

- Bisherige kriminelle Entwicklung
- Bestehende psychische Störung (Diagnose, Ausmaß, Schwere)
- Krankheitseinsicht
- Soziale Kompetenz
- Spezifisches Konfliktverhalten
- Bisherige Auseinandersetzung mit der Tat
- Theoretische und reale Therapiemöglichkeiten
- Therapiebereitschaft
- Soziales Umfeld, in das der Betroffene nach Entlassung zurückkehrt

Es bedarf stets einer Gesamtwürdigung der Persönlichkeit und des sozialen Umfelds in ihrem jeweiligen Kontext. Ungünstige Faktoren, z. B. das Fehlen einer erfolgversprechenden Therapie oder soziale Belastungen im Umfeld, bestimmen letztlich das Gesamtrisiko (➤ Box 30.2).

BOX 30.2

Kriterien für die gutachterliche Sozialprognose-Beurteilung

- Ausgangsdelikt
  - Rückfallwahrscheinlichkeit
  - Delikt und situativer Kontext
  - Kontext Delikt und psychiatrische Erkrankung – Kontext Delikt und Persönlichkeitsstruktur
  - Motivationszusammenhänge
- Prädeliktische Persönlichkeitsentwicklung
  - Biografische Anamnese und Persönlichkeitsentwicklung
  - Soziale Integrationsfaktoren (Ressourcen für soziale Kompetenz)
  - Bisherige Copingstrategien in Belastungssituationen
  - Entwicklung von Persönlichkeitsauffälligkeiten (Art und Dauer)
- Postdeliktische Persönlichkeitsentwicklung (Verhaltensbeobachtung)
  - Copingstrategien bzgl. bisheriger Delinquenz
  - Persistieren deliktischer Persönlichkeitszüge und Konfliktbereitschaft
  - Entwicklung sozialer Anpassungsleistungen (psychosoziale Kompetenz, Hemmungsfaktoren, Ressourcenmobilisierung, Reifekriterien, kritische Reflexionsfähigkeit)
  - Entwicklung von Institutionalisierungs-/Hospitalisierungssyndromen
- Soziales Umfeld bei Entlassung
  - Arbeit, Unterkunft, soziales Beziehungsfeld, soziale Kontrollmöglichkeiten

Das Strafrecht lässt zu, dass Strafen durch verhängte Maßnahmen zur Besserung und Sicherung ersetzt oder ergänzt werden können (Strafen und Maßregeln [Maßregelbehandlung], forensisch-psychiatrisch-psychotherapeutische Therapie (ThUG), Entzugsbehandlung).

30.4.3 Unterbringung in einem psychiatrischen Krankenhaus/einer Entziehungsanstalt: Maßregelvollzug (§§ 63, 64 StGB)

§ 63 StGB regelt die Unterbringung in einem psychiatrischen Krankenhaus: Hat eine Person eine rechtswidrige Tat im Zustand der Schuldunfähigkeit (§ 20 StGB) oder der verminderten Schuldfähigkeit (§ 21 StGB) begangen, ordnet das Gericht die Unterbringung in einem psychiatrischen Krankenhaus an, wenn die Gesamtwürdigung des Täters und seiner Taten ergibt, dass von ihm infolge seines Zustands erhebliche rechtswidrige Taten zu erwarten sind und er deshalb für die Allgemeinheit gefährlich ist.

Rechtliche Voraussetzungen sind die mithilfe eines psychiatrischen Sachverständigen festgestellte störungsbedingte **Schuldunfähigkeit** oder eine **verminderte Schuldfähigkeit.** Außerdem muss es sich um eine länger anhaltende und nicht nur vorübergehende psychiatrisch diagnostizierte Störung handeln; ihre Prognose muss entsprechend den dargestellten Kriterien ungünstig sein; außerdem muss die aktuelle Tat symptomatisch für die vorliegende Störung, d. h. in ihren Kontext zu stellen, sein. Die bloße psychiatrische Behandlungsbedürftigkeit ist für die Verhängung einer Maßregel nicht ausreichend, wenn die anderen Kriterien nicht gegeben sind.

Die Durchführung des Maßregelvollzugs erfolgt in Deutschland in forensisch-psychiatrischen Spezialkliniken oder in dafür spezialisierten geschlossenen Abteilungen psychiatrischer Krankenhäuser und berücksichtigt die Vorstellung des Gesetzgebers von einer **Maßregelbehandlung** in einem Krankenhaus. Die Details des Vollzugs sind durch Ländergesetze geregelt. Eine Unterbringung gemäß § 63 StGB ist zunächst unbefristet; die weitere Vollstreckung der Unterbringung kann zur Bewährung ausgesetzt werden, sobald verantwortet werden kann zu erproben, ob der Untergebrachte außerhalb des Maßregelvollzugs keine weiteren rechtswidrigen Taten begehen wird. Eine verhängte Maßregel schon primär zur Bewährung auszusetzen, sieht der Gesetzgeber ausdrücklich vor.

§ 64 StGB regelt die Unterbringung in einer Entziehungsanstalt, wenn ein Beschuldigter wegen der rechtswidrigen Tat, die er im Rausch begangen hat oder die auf seine Abhängigkeit zurückgeht, verurteilt oder nur deswegen nicht verurteilt wird, weil seine Schuldunfähigkeit erwiesen oder nicht auszuschließen ist. Voraussetzung ist, dass die Gefahr besteht, dass er infolge seines „Hangs"(Rechtsbegriff) erhebliche rechtswidrige Taten begehen wird. Die **Erheblichkeit** muss begründet werden. Eine derartige Anordnung kann unterbleiben, wenn eine Entziehungskur von vornherein aussichtslos erscheint. Die Dauer der Unterbringung nach § 64 StGB ist auf 2 Jahre begrenzt.

Maßregeln werden nach dem Verhältnismäßigkeitsprinzip angeordnet. Sie sind nur zulässig, wenn das Interesse der Allgemeinheit im konkreten Fall schwerer wiegt als die Freiheitsbeschränkung für den Betroffenen und wenn weniger einschneidende Maßnahmen nicht ausreichen.

Die **Maßregelbehandlungen** nach den §§ 63, 64 StGB erfolgen prinzipiell, wie auch sonst in psychiatrischen Kliniken üblich, nach **störungsspezifischen Behandlungsgrundsätzen.** Da viele forensisch-psychiatrische Patienten aber zusätzlich schwere psychosoziale Störungen aufweisen, die eine Behandlung und Resozialisierung erheblich erschweren, wurden differenzierte forensisch-psychiatrische Therapiekonzepte entwickelt, deren Realisierung wegen des hohen Personalaufwands und wegen fehlender Erfahrungen vielerorts noch aussteht. Therapieverlauf und -erfolg müssten regelmäßig evaluiert und in eine empirische Grundlagenforschung eingebunden werden. Auch dies geschieht bisher nur in Ansätzen. Vor allem die Umsetzung des im Strafreformgesetz ausdrücklich vorgesehenen § 65 StGB (Unterbringung in einer sozialpsychiatrischen Einrichtung) wurde bisher noch nicht realisiert.

Resümee

Grundlage des Strafrechts ist das Schuldprinzip: Der psychiatrische Sachverständige hat die strafrechtliche Verantwortlichkeit für rechtswidrige Handlungen und die Möglichkeit von krankheitsbedingter Einschränkung für die Feststellung von Schuldunfähigkeit (§ 20 StGB) oder verminderter Schuldfähigkeit (§ 21 StGB) zu prüfen.

Wird richterlich von Schuldunfähigkeit oder verminderter Schuldfähigkeit ausgegangen, können Maßregeln angeordnet werden; dazu gehören die Unterbringung in einem psychiatrischen Krankenhaus oder bei festgestellter Gefährlichkeit auch eine Sicherungsverwahrung (ThUG).

Die Differenzierung und Beurteilung psychopathologischer Störungsbilder, die mit den juristischen Eingangskriterien „tief greifende Bewusstseinsstörungen" (Affektdelikte) oder mit der Kategorie „schwere andere seelische Abartigkeit" (Persönlichkeitsstörungen) korrelieren, bedürfen besonderer psychiatrischer Kompetenz. Dies gilt auch für die forensisch-psychiatrische Prognosebeurteilung (Sozialprognose) sowie für die Einschätzung von Gefährlichkeit, Kriminalprognose und die Behandlung psychisch kranker Rechtsbrecher.

30.4.4 Vernehmungs-, Verhandlungs- und Haftfähigkeit

Unter **Vernehmungsfähigkeit** wird die Fähigkeit zur situationsadäquaten Kommunikation mit Gerichten und Ermittlungsbehörden verstanden. Zu beurteilen durch einen psychiatrischen Sachverständigen ist die Fähigkeit, den Sinn von Fragen in einer Vernehmung zu verstehen und in Form eines Dialogs adäquat darauf eingehen zu können. Darüber hinaus ist zu beurteilen, ob sich der Betroffene durch eine Vernehmung gesundheitlich schädigen würde.

Bei der **Verhandlungsfähigkeit** geht es um die Fähigkeit zur Wahrnehmung eigener Prozessrechte. Der Betreffende sollte in der Lage sein, seine eigenen Interessen vernünftig zu vertreten. Er muss aufgrund seiner körperlichen und psychischen Verfassung der Verhandlung folgen und die Bedeutung der einzelnen Verfahrensschritte auch erkennen können. Hierfür sind allerdings nur erhebliche kognitive und/oder emotionale Beeinträchtigungen relevant. Gegebenenfalls muss eine Betreuung (➤ Kap. 30.7) erwogen werden.

Die Beurteilung von **Haftfähigkeit** bedeutet, den psychischen und körperlichen Zustand eines Beschuldigten in Bezug auf die Folgen eines Freiheitsentzugs zu bewerten. Für den psychiatrischen Sachverständigen empfiehlt es sich, nur die konkrete psychische und psychosoziale Situation des zu Beurteilenden zu bewerten und mögliche somatische medizinische Beeinträchtigungen von einem auf somatischem Gebiet tätigen Arzt bzw. einer Notfallambulanz mit Labor- und technischer Zusatzausrüstung beurteilen zu lassen. Eine alleinige psychiatrische Beurteilung von Haftfähigkeit bzw. Haftunfähigkeit reicht nicht aus. Bei vorhandener oder angegebener Suizidgefährdung ist darauf zu bestehen, dass die betroffene Person bei allen Untersuchungsgängen begleitet wird und nicht entweichen kann.

Der Sachverständige sollte sich darauf beschränken, den vorliegenden psychiatrischen Befund und die wahrscheinlichen Konsequenzen der Freiheitsentziehung aufzuzeigen. Die Entscheidung über eine Haftfähigkeit liegt letztlich beim Gericht, da sie auf einer Rechtsgüterabwägung (Zumutbarkeit, Erforderlichkeit, Gefahrenabwendung) beruht.

30.5 Begutachtung im Jugendstrafrecht: Strafmündigkeit (§ 3 JGG)/Anwendung des Jugendstrafrechts auf Heranwachsende (§§ 105, 106 JGG)

Tiefer gehende Informationen

➤ Kap. 30.5 zur Begutachtung im Jugendstrafrecht und zur Strafmündigkeit/Anwendung des Jugendstrafrechts auf Heranwachsende finden Sie online im „Plus im Web" zu diesem Buch.

Resümee

Im Jugendgerichtsgesetz ist Strafmündigkeit (strafrechtliche Verantwortlichkeit) am Reifegrad (Entwicklungsstand) des Jugendlichen orientiert. Grundsätzlich steht der Erziehungsgedanke im Vordergrund – Strafen werden als Mittel zur Erziehung eingesetzt, nicht als Vergeltung.

30.6 Begutachtung bei Unterbringung psychisch Kranker in einem psychiatrischen Krankenhaus (nach UBG und PsychKG)

Regelungen für psychisch Kranke, die krankheitsbedingt sich oder andere Personen gefährden, sind in den länderunterschiedlichen Unterbringungsgesetzen der Bundesländer (UBG und/oder PsychKG, d. h. Psychisch-Kranken-Gesetze) und bundeseinheitlich im Betreuungsrecht verankert. Sie beruhen ausnahmslos auf der **Fürsorgepflicht des Staates** gegenüber kranken Personen. (Das Polizei- und Ordnungswesen ist Angelegenheit der einzelnen Bundesländer, was sich in unterschiedlichen Unterbringungsrichtlinien der Länder niederschlägt.)

Die Freiheit der Person, insb. vor staatlichen Maßnahmen, ist durch das allgemeine Persönlichkeitsrecht in Art. 2 des Grundgesetzes geschützt. Gleichzeitig wird ein freies Selbstbestimmungsrecht auf körperliche Unversehrtheit eingeräumt, in das nur aufgrund eines förmlichen Gesetzes eingegriffen werden darf.

Gesetzlich vorgeschriebene, d. h. erlaubte, Maßnahmen mit Freiheitsentziehung müssen den Grundsatz der Verhältnismäßigkeit wahren. Das bedeutet, sie müssen grundsätzlich

- geeignet sein, einen Missstand zu beheben,
- erforderlich sein,
- im Einzelfall angemessen und auch zumutbar sein.

Rechtlich ist diejenige Maßnahme vorgeschrieben, die eine Person am wenigsten beeinträchtigt und dennoch zum Ziel führt, wobei die zu erwartende persönliche Beeinträchtigung im angemessenen Verhältnis zum angestrebten Erfolg stehen muss. Über Zulässigkeit und Dauer einer freiheitsbeschränkenden oder freiheitsentziehenden Maßnahme hat ein Richter zu entscheiden. Die psychiatrischen Voraussetzungen, die mit der Aussage **„Unterbringung in einem psychiatrischen Krankenhaus"** verknüpft werden, beruhen auf juristischen, vom Maßregelvollzug im Strafrecht aber zu unterscheidenden Beschlüssen. Zu differenzieren sind deshalb:

- Unterbringungsmaßnahmen gegen den Willen und zum Schutz psychisch Kranker nach den landesrechtlich geregelten Unterbringungsgesetzen (PsychKG, UBG) und/oder nach Betreuungsrecht
- Unterbringung in einem psychiatrischen Krankenhaus als Maßregelvollzug (der eigentlich Maßregelbehandlung heißen sollte) zur Sicherung und Besserung psychisch kranker Rechtsbrecher nach §§ 63, 64 StGB (➤ Kap. 30.4.3)
- Einstweilige Unterbringung zur Beobachtung eines Beschuldigten im Zusammenhang mit einer Straftat nach § 81 StPO zur Vorbereitung eines psychiatrischen Gutachtens

In diesem Kapitel sollen Unterbringungsmaßnahmen **gegen den Willen und zum Schutz psychisch Kranker** behandelt werden. (Auf den missverständlichen Begriff Zwangseinweisung wird bewusst verzichtet!)

Eine Unterbringung nach bundeseinheitlich geregeltem **Betreuungsrecht** darf nur unter den Voraussetzungen von § 1906 BGB erfolgen, also **nur bei Selbstgefährdung** und zur **Durchführung ärztlicher Maßnahmen.** Sie ist dagegen nicht zum Schutz Dritter oder im öffentlichen Interesse erlaubt. Sind durch einen krankhaften Zustand des Betroffenen **Rechtsgüter Dritter bedroht, so kommt nur eine öffentlich-rechtliche Unterbringung nach UBG oder PsychKG in Betracht.**

30.6.1 Kriterien für die Unterbringung psychisch Kranker, die sich oder andere Personen gefährden

Für jede freiheitsentziehende oder freiheitsbeschränkende Maßnahme in einer dafür zugelassenen psychiatrischen Einrichtung ist eine betreuungsgerichtliche Genehmigung durch das zuständige Amtsgericht erforderlich.[1]

Das **fachärztliche Zeugnis zur Unterbringung setzt voraus:**

- die **Feststellung einer psychischen Krankheit,** infolge derer eine **erhebliche Eigen- und/oder Fremdgefährdung** vorliegt, die **nicht anders als durch Unterbringung und Behandlung** in einer **psychiatrischen Klinik abzuwenden** ist;
- das Erkennen einer akuten und unmittelbar bevorstehenden **konkreten Gefahr;**
- die Begründung des **Zusammenhangs** zwischen **psychischer Krankheit** und der daraus **resultierenden Gefährdung,** sodass aus fürsorglichen Gründen Maßnahmen zum Schutz, auch gegen den Willen des Betroffenen, anzuordnen sind;
- die medizinische Erkenntnis, dass mit einer **Besserung** des **Krankheitszustands durch die ärztlich indizierte und richterlich angeordnete Maßnahme gerechnet werden kann.**

Aufseiten der von diesen Maßnahmen betroffenen psychisch kranken Personen besteht i. Allg. auch eine Duldungspflicht hinsichtlich ärztlich angeordneter und richterlich legitimierter freiheitsbeschränkender Maßnahmen, sofern sie keine Nachteile für Leben oder Gesundheit bringen oder die Persönlichkeit nicht verändern. Hier gelten für die Bundesländer allerdings wiederum unterschiedliche Bestimmungen, die bei den zuständigen Betreuungsgerichten zu erfragen sind (z. B. Fixierung, Langzeitbehandlung mit Psychopharmaka, z. B. Clozapin-Behandlung).

Grundsätzlich bedarf jede Behandlung einer untergebrachten Person ihrer Einwilligung. Die Einwilligung muss auf dem freien Willen einer einwilligungsfähigen und angemessen aufgeklärten Person beruhen. Dagegen ist die Einwilligung in eine Behandlung, die nur dem natürlichen Willen einer untergebrachten Person widerspricht (Zwangsbehandlung), nicht erforderlich, wenn eine erhebliche Gefahr für Leben und/oder Gesundheit, auch dritter Personen, abzuwenden ist. Sie bedarf auf Antrag der Genehmigung des zuständigen Betreuungsgerichts. Alle ärztlichen Maßnahmen gegen den Willen des Patienten sind zwingend unter ärztlicher Leitung und Verantwortung durchzuführen und auch zu dokumentieren. Sie gelten als **Heilbehandlung**. Dies gilt für jede Form von medikamentöser, psychotherapeutischer oder sozialtherapeutischer Therapie, d. h. für alle diagnostischen wie auch therapeutischen Maßnahmen.

[1] Seit dem 1.9.2009 wurde das bisherige Vormundschaftsgericht in Betreuungsgericht umbenannt. Die Vormundschaftsrichter heißen daher folgerichtig Betreuungsrichter.

30.6.2 Fixierung als freiheitsbeschränkende Maßnahme

Als **freiheitsbeschränkende oder -entziehende Maßnahmen** sind neben der Unterbringung auf geschlossenen Stationen auch **Fixierungen** zu betrachten, die nur bei Gefahr für Gesundheit und/oder Leben anzuwenden sind. Sie sind bei den zuständigen Betreuungsgerichten zu beantragen. Jeder Klinikleiter hat darüber hinaus für diese unter seiner Verantwortung stehenden Heilbehandlungen (ggf. über Dienstanweisungen) Standards der Durchführung festzulegen, die u. a. Grund, Art sowie Dauer der freiheitsbeschränkenden Maßnahme dokumentieren und die spätere Beurteilung der Rechtmäßigkeit (Geeignetheit, Erforderlichkeit, Verhältnismäßigkeit) gestatten.

30.6.3 Praktisches Vorgehen bei einer Unterbringung

Im Regelfall läuft ein Unterbringungsverfahren (➤ Abb. 30.1) gemäß Unterbringungsgesetzen in drei Stufen ab:

1. Die mittlere Verwaltungsbehörde (Bürgeramt/Amt für öffentliche Ordnung/Polizeibehörde) leitet das Verfahren unter Beifügung eines ärztlichen Zeugnisses beim Betreuungsgericht ein.
2. Ein Arzt für Psychiatrie nimmt zu den oben genannten Voraussetzungen Stellung (fachärztlicher Befundbericht mit gutachterlicher Stellungnahme).
3. Ein Richter beim zuständigen Betreuungsgericht entscheidet.

Im **Notfall** vollzieht sich ein Unterbringungsverfahren mit der Überweisung eines betroffenen Patienten in eine psychiatrische Klinik – der Einweisungs-/Überweisungsschein des ausstellenden Arztes kann üblicherweise bereits als Zeugnis verwendet werden, wenn darauf Kriterien für Selbst- oder Fremdgefährdung und die Erforderlichkeit der Unterbringung vermerkt sind – und/oder über die Polizei mit Aufgreifen einer hilflosen Person.

Die **fürsorgliche Aufnahme und Zurückhaltung** in einer psychiatrischen Fachklinik geschieht nach folgenden Kriterien:

- Klärung der Voraussetzung für eine fürsorgliche Zurückhaltung (psychische Krankheit, unmittelbar bevorstehende konkrete Gefahr, Zusammenhang zwischen Krankheit und Gefährdung, begründete Besserungsaussicht durch stationäre Aufnahme und Behandlung) in Form eines fachärztlichen Zeugnisses. Es muss eine Aussage darüber enthalten, ob eine Anhörung des Patien-

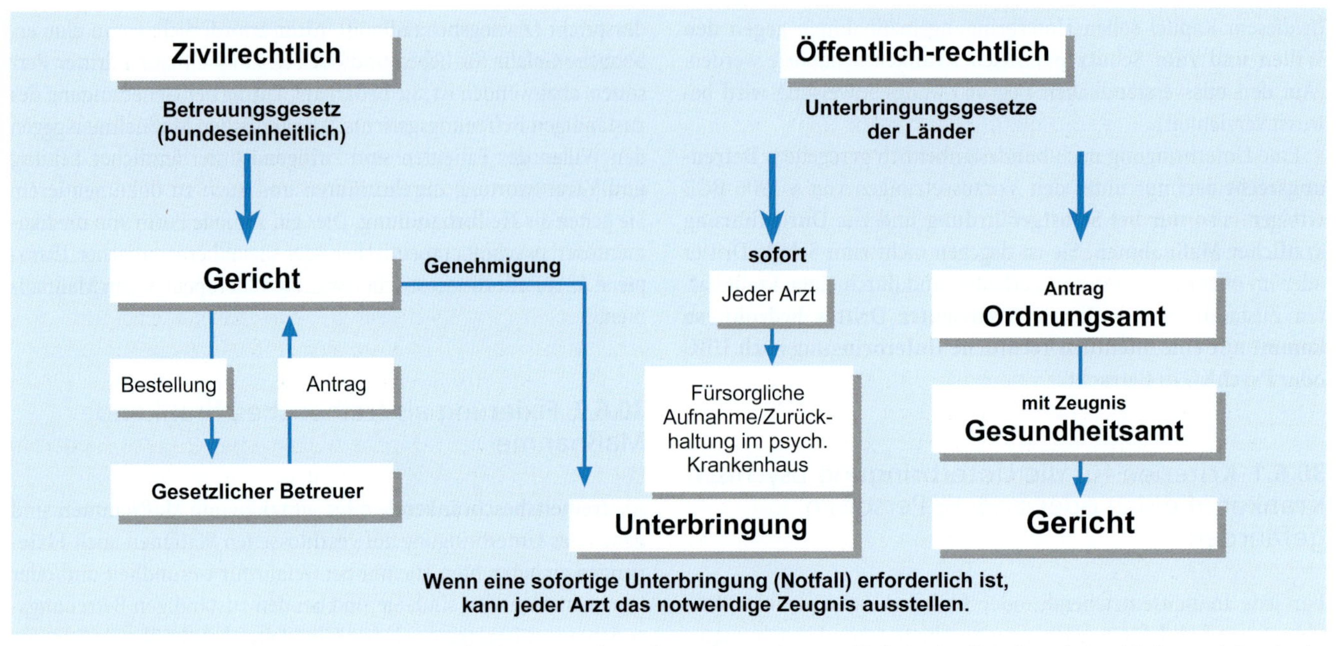

Abb. 30.1 Unterbringung in einem psychiatrischen Krankenhaus gegen den Willen und zum Schutz psychisch Kranker (Tabelle nach den Arbeitsmaterialien des Arbeitskreises Unterbringung, Offenburg 91/7)

ten durch den Richter möglich und wie lange die Unterbringung voraussichtlich erforderlich ist, und Bezugspersonen nennen, die nicht Angehörige, aber Personen des Vertrauens sein müssen. Dem fachärztlichen Zeugnis ist ein von der Klinikleitung unterschriebener Antrag auf Unterbringung beizufügen.

- Sobald der Gerichtsbeschluss einer zunächst einstweiligen Anordnung für die Rechtmäßigkeit der Zurückhaltung oder Unterbringung vorliegt, ist die schriftliche Ausfertigung dem Patienten unverzüglich auszuhändigen; dem Gericht sollten Aushändigung und Zeitpunkt schriftlich mitgeteilt werden.

Eine **Unterbringung nach Betreuungsrecht** folgt letztlich den gleichen Verfahrensgesichtspunkten (➤ Abb. 30.1), basiert aber auf den Grundlagen des bundeseinheitlich geregelten Betreuungsrechts (➤ Kap. 30.7). Ein unter Betreuung stehender Patient ist im Fall ärztlich festgestellter Fremdgefährdung nach dem Unterbringungsgesetz unterzubringen; das Betreuungsrecht regelt nur die Unterbringung bei festgestellter Eigengefährdung.

30.6.4 Unterbringung von Kindern und Jugendlichen

Tiefer gehende Informationen

➤ Kap. 30.6.4 zur Unterbringung von Kindern und Jugendlichen finden Sie online im „Plus im Web" zu diesem Buch.

Resümee

Befristete Unterbringungsmaßnahmen gegen den Willen und zum Schutz psychisch Kranker bedürfen als freiheitseinschränkende oder freiheitsentziehende Maßnahmen besonderer Voraussetzungen, die entweder landesrechtlich (UBG, PsychKG) oder bundeseinheitlich im Betreuungsrecht (BGB) über förmliche Antragsverfahren mit betreuungsrichterlichem Beschluss geregelt sind.

Das dem Antrag auf richterliche Unterbringung beigefügte fachärztliche Zeugnis mit begründeter Indikation zur Abhilfe von Eigen- oder Fremdgefährdung hat das Vorliegen psychischer Krankheit sowie eine unmittelbar bevorstehende konkrete Gefahr festzustellen und den Zusammenhang zwischen psychischer Krankheit und der daraus resultierenden Gefährdung zu begründen. Alle unter ärztlicher Leitung und Verantwortung durchzuführenden Unterbringungsmaßnahmen gelten als Heilbehandlung. Die Unterbringung ist zu beenden und dem Gericht mitzuteilen, wenn ihre Notwendigkeit weggefallen ist.

30.7 Begutachtung im Betreuungsrecht

30.7.1 Geschichtliche Entwicklung (Entmündigung, Vormundschaft, Pflegschaft)

Tiefer gehende Informationen

➤ Kap. 30.7.1 zur geschichtlichen Entwicklung (Entmündigung, Vormundschaft, Pflegschaft)finden Sie online im „Plus im Web" zu diesem Buch.

30.7.2 Betreuung

Ziel des **neuen Betreuungsrechts** war es, die Vormundschaft mit ihren umfänglichen Rechtsfolgen abzuschaffen und Vormundschaft und Pflegschaft über Volljährige durch das neue Rechtsinstitut der **Betreuung** zu ersetzen. Entsprechend den Intentionen des Gesetzgebers ist die neue Regelung nunmehr stärker auf das individuelle Betreuungsbedürfnis ausgerichtet und berücksichtigt mehr als bisher die verbliebenen Fähigkeiten: Den Wünschen des Betroffenen soll grundsätzlich entsprochen werden. Weitere Ziele sind, dass die **Voraussetzungen für eine Heilbehandlung** gesetzlich geregelt sind und dass der Betroffene ohne Rücksicht auf seine Geschäftsfähigkeit **verfahrensfähig** ist. Insgesamt wurde die Stellung des Betreuten im Betreuungsverfahren erheblich gestärkt.

Ein Betreuer darf dem Volljährigen nur bestellt werden, wenn er an einer psychischen Krankheit oder an einer körperlichen, geistigen oder seelischen Behinderung – hierbei handelt es sich um juristische Begriffe – leidet.

- Als **psychische Krankheiten** gelten:
  - Körperlich nicht begründbare Psychosen
  - Seelische Störung als Folge von Krankheit oder Verletzung des Gehirns, von Anfallsleiden oder anderen Krankheiten oder körperlichen Beeinträchtigungen
  - Abhängigkeitskrankheiten sowie Neurosen oder Persönlichkeitsstörungen
- **Geistige Behinderungen** sind angeborene, frühzeitig oder später erworbene Intelligenzdefizite unterschiedlicher Schweregrade.
- Unter **seelischer Behinderung** werden bleibende psychische Beeinträchtigungen infolge von psychischen Erkrankungen verstanden.

Diese Aufzählung ist abschließend, d. h., andere Normabweichungen oder Auffälligkeiten wie soziale Behinderungen, unangepasstes Verhalten, charakterliche Bedingtheiten oder Neigungen zu Straftaten rechtfertigen keine Betreuerbestellung.

Die verwendeten juristischen Begriffe entsprechen zwar gegenwärtiger medizinischer Fachterminologie, sind aber **Rechtsbegriffe.** Der Begriff „Krankheit" geht mehr von einer vorübergehenden, der Begriff „Behinderung" mehr von einer bleibenden Beeinträchtigung aus.

Der Betreuungstatbestand als solcher ist zweigliedrig: Zum einen ist ein bestimmter medizinischer Befund erforderlich, der unter einen der oben genannten Oberbegriffe zu subsumieren ist; zum anderen muss dieser Befund dazu führen, dass der Volljährige seine Angelegenheiten ganz oder teilweise nicht besorgen kann. Medizinischer Befund und juristische Konsequenz müssen kausal miteinander verknüpft werden.

Als materiellrechtliche Voraussetzung für die Errichtung einer Betreuung gilt der **medizinische Befund** (§ 1896 Abs. 1 BGB) einer Krankheit und/oder einer Behinderung.

Neben dem medizinischen Befund setzt der Gesetzgeber das **Fehlen der Fähigkeit** (d. h. die Unfähigkeit) zur **Besorgung der eigenen Angelegenheiten** voraus. Auch hier handelt es sich um juristische Begriffe. Angelegenheiten können sowohl rechtliche als auch tatsächliche sein. Zu den **rechtlichen** Angelegenheiten gehören nicht nur die rechtsgeschäftlichen, sondern auch die rechtsgeschäftsähnlichen Angelegenheiten(z. B. sich in ärztliche Behandlung/in ein Krankenhaus/in ein Pflegeheim zu begeben). Immer muss es sich aber um persönliche Angelegenheiten des Betroffenen handeln. Für den medizinischen Gutachter ist wichtig zu prüfen, welche Angelegenheiten für den Betroffenen überhaupt in Betracht kommen. Grundlage für die Beurteilung, dass jemand seine Angelegenheiten vorher besorgen konnte, nunmehr dazu aber nicht mehr in der Lage ist, wird die Erfahrung sein, dass er ab einem bestimmten Zeitpunkt seine Angelegenheiten schlecht oder gar nicht mehr besorgt hat. Das Nichtbesorgen von Angelegenheiten darf nicht auf seiner freien Willensentscheidung, auf einer sozialen Fehlhaltung oder in einer charakterlich bedingten Eigenheit beruhen, sondern muss Resultat der krankheits- oder störungsbedingten Unfähigkeit sein.

Bei Vorliegen der genannten Voraussetzungen darf das Gericht den Betreuer nur bestellen, soweit der Betroffene dessen tatsächlich bedarf, weil auch eine Betreuerbestellung einen erheblichen Eingriff in die Rechte des Betroffenen bedeutet. Grundsätzlich ist die **Betreuung subsidiär,** d. h., sie kann erst dann eintreten, wenn keine anderen Hilfsmöglichkeiten bestehen.

So darf ein Betreuer nicht bestellt werden (§ 1896 Abs. 2 BGB), wenn dem Betroffenen im **tatsächlichen** Bereich seiner Angelegenheiten durch andere Maßnahmen (seiner Familie, seiner Bekannten, sozialer Dienste oder anderes) geholfen werden kann oder er für den rechtlichen Bereich seiner Angelegenheiten bereits eine wirksame Vollmacht erteilt hat oder wirksam erteilen kann. Zu beachten ist, dass derartige (auch Altersvorsorge-)Vollmachten den Bevollmächtigten nicht auch dazu ermächtigen können, gleichzeitig Einwilligungen zu Eingriffen in Persönlichkeitsrechte (wie ärztliche Behandlung, Unterbringung u. a.) zu erteilen.

Der Betreuer darf nur für die **Aufgabenkreise** bestellt werden, in denen eine **Betreuung** auch **erforderlich** ist (§ 1896 Abs. 2 Satz 1 BGB). Prinzipiell ist das Wohl des Betreuten der Maßstab für das Verhalten des Betreuers. Dem Betreuer wird derjenige Aufgabenkreis zugewiesen, für den der Betroffene der Unterstützung bedarf. Die Dauer der Betreuung darf das erforderliche Maß nicht überschreiten, wobei nach längstens 5 Jahren die Betreuerbestellung grundsätzlich überprüft werden muss. Soll eine Betreuerbestellung verlängert werden, sind die medizinisch-rechtlichen Voraussetzungen erneut festzustellen.

Anders als bei der früheren Vormundschaft und der Gebrechlichkeitspflegschaft ist eine Betreuerbestellung für „alle Angelegenheiten" die Ausnahme.

Die **Bestellung eines Betreuers** bedarf keines Antrags. Sie erfolgt vielmehr von Amts wegen, zumeist auf **Anregung,** wobei **jeder** diese Anregung an das Betreuungsgericht geben kann. Nur der Betroffene kann einen Antrag stellen, ohne dass dies seine Geschäftsfähigkeit voraussetzt (§ 1896 Abs. 1 Satz 2 BGB). Eines Antrags bedarf es auch, wenn nur eine körperliche Behinderung vorliegt – es sei denn, dass der Betroffene seinen Willen nicht kundtun kann.

Die Betreuung hat keine automatischen Auswirkungen auf die **Geschäftsfähigkeit.** Wer Wesen, Bedeutung und Tragweite seiner Erklärungen im Rechtsverkehr einzusehen und nach dieser Einsicht zu handeln vermag, kann auch als Betreuter Verträge und andere Rechtsgeschäfte abschließen, heiraten oder ein Testament abfassen. Allerdings kann das Gericht einen **Einwilligungsvorbehalt** anordnen, wonach der Betreute nur mit Einwilligung seines Betreuers rechtswirksame Willenserklärungen abgeben kann. **Ein Betreuter ist durch den Einwilligungsvorbehalt einem Minderjährigen gleichgestellt** (§ 1903 Abs. 1 Satz 2 BGB).

Voraussetzung für die Anordnung eines Einwilligungsvorbehalts ist, dass er zur Abwendung einer **erheblichen Gefahr für die Person oder das Vermögen** des Betreuten (nicht dritter Personen!) erforderlich ist. Der Einwilligungsvorbehalt kommt daher nicht in Betracht, wenn der Betreute ohnehin nicht mehr am Rechtsverkehr teilnimmt oder seinen Willen nicht mehr äußern kann oder aber für jedermann erkennbar ist, dass er es mit einem Geschäftsunfähigen zu tun hat.

Entscheidend ist die Absicht des Gesetzgebers, dass der Betroffene **persönlich betreut** werden soll. Der Betreuer soll im persönlichen Kontakt mit ihm stehen.

Für bestimmte Angelegenheiten aus dem Bereich der Personensorge ist eine **zusätzliche Genehmigung des** Betreuungsgerichts erforderlich:

- Heilbehandlung oder ärztliche Eingriffe, bei denen die begründete Gefahr besteht, dass der Betreute einen schweren oder länger dauernden gesundheitlichen Schaden erleidet oder sterben kann (die Maßnahme darf ohne Genehmigung nur durchgeführt werden, wenn mit dem Aufschub Gefahr verbunden ist – § 1904 BGB)
- Schwerwiegende chirurgische Eingriffe und längerfristige (über Monate oder Jahre dauernde) Behandlung mit Pharmaka mit eindeutig gefährlichen Nebenwirkungen
- Eingriff für Sterilisation oder Schwangerschaftsabbruch (§ 1905 BGB)

Ein Betreuer darf erst dann bestellt werden, wenn ein **ärztliches Gutachten** (gutachterliche Stellungnahme) eines Sachverständigen über die Notwendigkeit einer Betreuung eingeholt wurde. Nur bei Bestellung auf Antrag des Betroffenen selbst reicht ein **ärztliches Zeugnis** aus.

Für einen **Einwilligungsvorbehalt** bedarf es immer eines **psychiatrischen Sachverständigengutachtens,** ebenso bei der Genehmigung zur Sterilisation, bei der sogar mehrere Gutachten einzuholen sind, die sich auf die medizinischen, psychologischen, sozialen, sonderpädagogischen und sexualpädagogischen Gesichtspunkte erstrecken.

Im Betreuungsrecht wird zwischen ärztlichem **Zeugnis** (Attest) des behandelnden Arztes und **Gutachten** von Sachverständigen unterschieden, ohne den Unterschied zu definieren; es setzt ihn als bekannt voraus (➤ Kap. 30.2). Zeugnis wie Gutachten müssen den Umfang des Betreueraufgabenkreises bzw. des Einwilligungsvorbehalts und die voraussichtliche Dauer der Betreuerbestellung benennen. Vorgeschrieben ist, dass der Sachverständige den Betroffenen vor Erstattung seines Gutachtens **persönlich zu untersuchen** und zu befragen hat, damit das Gutachten aufgrund eigener Erkenntnisse und keinesfalls nur aufgrund von Akten oder Berichten zeitnah erstellt werden kann. Der Gesetzgeber sieht die Möglichkeit vor, den Betroffenen auch gegen seinen Willen dem Gutachter vorzuführen oder ihn zum Zweck der Gutachtenerstattung auch gegen seinen Willen für die Dauer von bis zu 6 Wochen (höchstens 3 Monaten) in einer dafür vorgesehenen Einrichtung unterzubringen.

Bei vorgesehener **Unterbringung** zum Zweck der Gutachtenerstattung nach Betreuungsrecht ist vorgeschrieben, dass der Sachverständige ein Arzt für Psychiatrie sein soll; zumindest muss er aber ein Arzt mit Erfahrung auf dem Gebiet der Psychiatrie sein. Dem Gericht ist nicht vorgeschrieben, welchen Arztes es sich als Sachverständigen bedient.

Im Vordergrund der medizinischen Beurteilung steht wiederum die Feststellung, welche konkreten Defizite sich für den Betroffenen aus seiner Krankheit oder Behinderung ergeben und welche Folgen dies für die Besorgung seiner Angelegenheiten hat. Zunehmend wird es zur Aufgabe des psychiatrischen Sachverständigen, dem Gericht auch aufzuzeigen, in welchen Bereichen dem Betroffenen noch **Fähigkeiten verblieben** sind, die es ihm ermöglichen, bestimmte Angelegenheiten selbst zu erledigen.

In diesem Zusammenhang taucht immer wieder die Frage nach der **Schweigepflicht** des eine Betreuung anregenden Arztes auf. Die Voraussetzung für einen Bruch der Schweigepflicht ist dann nicht gegeben, wenn der Betroffene in die Offenbarung durch den Sachverständigen selbst einwilligt. Ein Attest des behandelnden Arztes wird daher, soweit ein Antrag des Patienten auf Betreuerbestellung vorliegt, unproblematisch sein.

Nicht unbefugt, sondern rechtmäßig handelt, wer zur **Offenbarung verpflichtet** ist. Das betrifft einen gerichtlich bestellten Sachverständigen, weil die gesetzlich für zulässig angesehene Duldung der Untersuchung mit der Befugnis zur Mitteilung über deren Ergebnis korreliert. Rechtmäßig handelt aber auch der Arzt, der i. R. des sog. **rechtfertigenden Notstands** (§ 34 StGB) dem Vormundschaftsgericht „Patientengeheimnisse“ offenbart. Hierzu ist er befugt, wenn durch die Offenbarung ernstliche Gefahren für Leib, Leben oder die persönliche Freiheit oder sonstige höherwertige Güter des Patienten abgewehrt werden können. In diesem Fall darf der behandelnde Arzt auch differenzierte Angaben zur Betreuerbestellung nicht nur an Familienangehörige, sondern auch an das Betreuungsgericht geben. Auf besonders sorgfältige Dokumentation und Begründung des Vorgehens ist zu achten.

30.7.3 Unterbringung eines Betreuten in einer psychiatrischen Klinik

Das Betreuungsrecht hat die Vorschriften für **Verfahren über Unterbringungsmaßnahmen** nach § 70–70n FGG (Gesetz über die Angelegenheiten der freiwilligen Gerichtsbarkeit) neu geregelt. Dadurch wurde das Verfahrensrecht für alle zivilrechtlichen und öffentlich-rechtlichen Unterbringungsmaßnahmen bundeseinheitlich.

Die **Unterbringung eines Betreuten** über den Betreuer ist in den Gesetzesvorschriften des § 1906 BGB geregelt. Eine beantragte **Unterbringung durch den Betreuer** ist nur dann möglich, wenn **erhebliche gesundheitliche Schäden des Betreuten** zu befürchten sind. Eine mit Freiheitsentziehung verbundene Unterbringung ist nur zulässig, solange sie zum **Wohl** des Betreuten **erforderlich** ist, wenn

- aufgrund einer psychischen Krankheit oder geistigen oder seelischen Behinderung des Betreuten die Gefahr besteht, dass er sich selbst tötet oder erheblichen gesundheitlichen Schaden zufügt, oder

- eine Untersuchung des Gesundheitszustands, eine Heilbehandlung oder ein ärztlicher Eingriff notwendig ist, die/der ohne die Unterbringung des Betreuten nicht durchgeführt werden kann und der Betreute aufgrund einer psychischen Krankheit oder geistigen oder seelischen Behinderung die Notwendigkeit der Unterbringung nicht erkennen oder entsprechend dieser Einsicht handeln kann.

Unter **Gefahr** ist hier wie bei den Unterbringungsgesetzen psychisch Kranker eine **ernstliche** und **konkrete,** unmittelbar bevorstehende Gefahr zu verstehen. Die Heilbehandlung oder andere Maßnahmen müssen also **notwendig sein,** d. h. einen hinreichenden Erfolg versprechen. Die Gefährdung muss ihre Ursache in der psychischen Krankheit oder geistigen oder seelischen Behinderung haben. Wegen des erheblichen Eingriffs in die grundgesetzlich garantierte Freiheit ist die Verhältnismäßigkeit der geplanten Maßnahme besonders zu beachten – die bloße Möglichkeit eines Schadeneintritts reicht nicht aus.

Nur wenn die erforderliche Maßnahme nicht auf andere Weise durchführbar ist, darf eine Unterbringung erfolgen. Die **Unterbringung bedarf der Genehmigung des Betreuungsgerichts.** Sie ist unverzüglich zu beenden, wenn die Voraussetzungen für die Unterbringung entfallen sind (➤ Abb. 30.1).

Bevor das Gericht eine Unterbringungsmaßnahme anordnet, muss das **Gutachten** eines Sachverständigen eingeholt werden, der i. d. R. Arzt für Psychiatrie sein soll. Dieser Sachverständige hat den Betroffenen persönlich zu untersuchen und/oder zu befragen. Diese Regelungen gelten entsprechend, wenn der Betreute durch sog. **unterbringungsähnliche Maßnahmen** ununterbrochen am Verlassen seines Aufenthaltsortes gehindert werden soll, ohne richterlich untergebracht zu sein (mechanische Vorrichtungen wie Bettgitter, verschlossene Türen, Medikamente). Für die Anordnung unterbringungsähnlicher Maßnahmen genügt dem Gericht i. d. R. das Vorliegen eines **ärztlichen Zeugnisses**. Werden vom Vormundschaftsgericht unterbringungsähnliche Maßnahmen angeordnet, so sind diese näher zu bezeichnen. Auch der Zeitpunkt, zu dem die Unterbringungsmaßnahme endet, ist festzulegen.

Voraussetzung der Unterbringung nach § 1906 BGB ist der Antrag bzw. die **Bestellung eines Betreuers.** Nur ausnahmsweise, bei Gefahr im Verzug, kommt eine Unterbringung ohne vorherige Betreuerbestellung als vorläufige Maßnahme des Betreuungsgerichts gemäß §§ 1908i und 1846 BGB in Betracht: Sie geschieht als **einstweilige Anordnung** bis zu höchstens 6 Wochen und kann ausnahmsweise nach Anhörung eines Sachverständigen bis zu insgesamt höchstens 3 Monaten verlängert werden. Zu beachten ist, dass in diesem Fall auch die ärztliche Behandlung der gerichtlichen Genehmigung bedarf, wenn der Patient nicht selbst einwilligungsfähig ist und bisher kein Betreuer bestellt wurde.

Voraussetzung ist das Vorhandensein einer erheblichen konkreten gesundheitlichen Gefahr oder Gefährdung (eine mögliche Vermögensschädigung reicht nicht aus). Die Selbstgefährdung muss ihre Ursache in der festgestellten psychischen Krankheit oder in der geistigen oder seelischen Behinderung haben.

Auch im Betreuungsrecht kommt eine „Zwangsbehandlung" (Behandlung gegen den natürlich geäußerten Willen) nur bei krankheitsbedingt einwilligungsunfähigen Patienten in Betracht. Sie bedarf nicht nur der Einwilligung des Betreuers, sondern auch der Genehmigung des Betreuungsgerichts. Ein zu befürchtender erheblicher gesundheitlicher Schaden darf nicht durch eine andere zumutbare Maßnahme abgewendet werden können. Der zu erwartende Nutzen muss die zu erwartenden Beeinträchtigungen deutlich übersteigen.

Das neue Betreuungsrecht stellt sehr flexible Interventionsmöglichkeiten für die individuellen Beeinträchtigungen und sozialen Konsequenzen v. a. chronisch psychisch Kranker sowie geistig und seelisch Behinderter zur Verfügung. Sie tragen den Interessen der Betroffenen in vollem Umfang Rechnung. Die verfahrensrechtliche Umsetzung in die Praxis ist allerdings noch immer vereinfachungsbedürftig.

Resümee

Das seit 1992 geltende reformierte Betreuungsrecht löst die früheren Gesetze über Vormundschaft und Pflegschaft ab. Betroffene sind chronisch psychisch Kranke, körperlich, geistig oder seelisch Behinderte, die ihre Angelegenheiten teilweise oder ganz nicht besorgen können. Das Gericht bestellt nach Vorlage eines ärztlichen Gutachtens einen persönlichen Betreuer für die Bereiche, in denen die Betreuung erforderlich ist. Die Betreuung hat grundsätzlich keine Auswirkungen auf die Geschäftsfähigkeit, es sei denn, dass ein spezifischer Einwilligungsvorbehalt richterlich angeordnet wurde. Das Betreuungsrecht regelt auch Fragen der Unterbringung in einem psychiatrischen Krankenhaus, allerdings nur bei vorliegender, konkret zu benennender erheblicher Eigengefährdung.

30.8 Begutachtung der Fahreignung psychisch Kranker

Die Beurteilung von Fahrtauglichkeit bzw. -tüchtigkeit ist eine kombinierte psychiatrisch-psychologische wie auch somatisch-medizinische Beurteilung möglicher Leistungsbeeinträchtigungen durch Krankheiten mit resultierenden Auswirkungen auf Aufmerksamkeit, Wahrnehmung, Konzentration, Kritikvermögen und Urteilsbildung. Sie erfordert von daher differenzierte diagnostische Kriterien sowie Erfahrung und Kenntnisse über pharmakologische Wirkungen und Nebenwirkungsprofile.

Jeder Arzt ist verpflichtet, seinen Patienten darüber **aufzuklären,** wenn Störung, Krankheit und/oder medikamentöse Behandlung zu einer Beeinträchtigung seiner Fahrtüchtigkeit führen. Es wird empfohlen, die erfolgte Aufklärung des Patienten zu dokumentieren und sich ggf. auch schriftlich bestätigen zu lassen (➤ Kap. 31).

Eng verbunden mit der Frage der Aufklärung eines fahruntauglichen Patienten ist das Dilemma zwischen Schweigepflicht und **Offenbarungsbefugnis oder -verpflichtung** des Arztes. Es wird aktuell, wenn ein fahruntauglicher Patient gegen den Rat des Arztes ein Kraftfahrzeug führt. Einerseits ist der Arzt gegenüber Dritten zur Verschwiegenheit verpflichtet. Eine Mitteilungspflicht fahruntauglicher, uneinsichtiger Patienten an die Verkehrsbehörde gibt es in Deutschland bisher nicht. Der BGH hat dem Arzt andererseits aber eine Offenbarungsbefugnis gegenüber dem Gesundheitsamt oder der zuständigen Straßenverkehrsbehörde zugebilligt, wenn es um die **Wahrung eines höherwertigen Rechtsguts** als dem des Patientengeheimnisses geht (> Kap. 30.3.2). Im Hinblick auf fahruntaugliche Patienten ist das höherwertige Rechtsgut der Schutz von Leben und Gesundheit der Betroffenen, aber auch anderer Verkehrsteilnehmer. Zur Gefahrenabwehr muss der Arzt aber zuvor alles unternommen haben (u. a. Belehrung des Patienten, Hinweise auf eine eventuelle Meldung, ggf. auch Aufklärung und Einbeziehung von Angehörigen), ehe er sich zu einer Weitergabe von Informationen an Behörden entschließt. Die Einbehaltung der Fahrerlaubnis durch den Arzt – rechtlich nicht zulässig – ist keine genügende Absicherung gegen das eigenmächtige Führen eines Kraftfahrzeugs und dient von daher nicht ausreichend genug dem Schutz der Betroffenen und anderer Verkehrsteilnehmer.

Bei speziellen Fragestellungen zur Fahreignung psychisch Kranker ist das Grundsatzgutachten **„Krankheit und Kraftverkehr"** – Gutachten des gemeinsamen Beirats für Verkehrsmedizin beim Bundesminister für Verkehr und beim Bundesminister für Gesundheit – heranzuziehen. Dieses Gutachten ist kein behördlicher Erlass, sondern eine Zusammenstellung von Leitsätzen zur Prüfung der Fahreignung kranker Personen. Es stellt **keine Normen** auf, sondern vermittelt **Empfehlungen.** Wenn ein Gutachter mit (inzwischen gesetzlich vorgeschriebener) verkehrsmedizinischer Qualifikation im Einzelfall von diesen Leitsätzen abweichen will, sollte er dies ausreichend begründen und dokumentieren.

Gegenüber früheren Auflagen des Textes wurde die medizinische Terminologie an die ICD-10 angepasst. Die inhaltlichen Aussagen, insb. bei der Beurteilung affektiver und schizophrener Erkrankungen, wurden differenziert. Das bedeutet im Einzelnen, dass Personen mit schizophrenen, schizoaffektiven und v. a. affektiven Störungen nicht mehr generell die Fahrerlaubnis verweigert wird, sondern nur dann, wenn bestimmte pathologische Symptome das **Realitätsurteil erheblich beeinträchtigen** oder die **allgemeine Leistungsfähigkeit unter das erforderliche Maß** herabsetzen.

Für die Wiedererteilung der Fahrerlaubnis sind Fristen angegeben, die sich zwar nicht wissenschaftlich begründen lassen, rechtlich aber unverzichtbar sind. Von diesen Fristen kann abgewichen werden – allerdings ist eine **Begutachtung durch einen Arzt für Psychiatrie und Psychotherapie mit verkehrsmedizinischer Qualifikation** aufgrund persönlicher und zeitnaher Untersuchung unabdingbar. So berechtigen besonders günstige Umstände (z. B. Verlauf einer ersten depressiven Phase) durchaus früher als 6 Monate nach Abklingen der akuten Krankheitserscheinungen zu einer positiven Beurteilung.

Ist innerhalb von 10 Jahren eine erneute, entsprechend schwere psychotische Episode aufgetreten, so ist vor einer positiven Beurteilung der Eignung eine längere Zeit abzuwarten – i. d. R. 3–5 Jahre. (Besonders günstige Umstände erlauben eine positive Beurteilungbereits nach kürzerer Zeit.) Eine Wiedererkrankung nach 10 oder mehr Jahren ist als Neuerkrankung anzusehen und entsprechend zu beurteilen.

Die Bedeutung der Gefährdung durch eingenommene **Psychopharmaka** wurde in der 4. Auflage des Gutachtens „Krankheit und Kraftverkehr" im positiven wie im negativen Sinne berücksichtigt – zu gewichten sind deren stabilisierende Wirkung einerseits und andererseits die mögliche Beeinträchtigung psychischer Funktionen. Eine medikamentöse Langzeitbehandlung schließt also die positive Beurteilung von Fahreignung nicht grundsätzlich aus.

Die **Leitsätze des Gutachtens** beziehen sich im psychiatrischen Bereich vorwiegend auf **schizophrene** und **affektive Psychosen.** Eine ähnliche Sachlage kann aber durchaus auch gegeben sein bei **Anpassungsstörungen,** Belastungsstörungen, **Verhaltens- und Persönlichkeitsstörungen** sowie Abhängigkeitsprobleme, wenn sie mit Suizidneigung, Agitiertheit, psychomotorischer Hemmung, Uneinsichtigkeit und vermindertem Kritikvermögen sowie mit Antriebs- oder Konzentrationsstörungen einhergehen.

Der **psychiatrische Gutachter** mit vorgeschriebener verkehrsmedizinischer Qualifikation sollte die krankheitsbedingte Beeinträchtigung schlüssig und nachvollziehbar darstellen, um eine vorhandene, partiell eingeschränkte oder nicht gegebene Fahrtauglichkeit zu begründen. Auch hier gilt: Psychische Krankheit hebt die Fahreignung nicht grundsätzlich auf, der psychisch Kranke muss keinen Beweis antreten, dass er fahrtüchtig ist, sondern seine Fahrerlaubnis sollte nur bei erwiesener Beeinträchtigung von Fahrtüchtigkeit überprüft werden. Die Bewertung von Fahreignung gehört heute zur **ärztlichen Beratung,** d. h. zur ärztlich gebotenen **Information** und **Aufklärung** von Patienten, dazu (> Kap. 30.3.4). Eine Entziehung bzw. Rücknahme der Fahrerlaubnis kann nur über Verwaltungsbehörden oder durch Gerichte erfolgen.

Die Begutachtung des alkohol- und drogengefährdeten Kraftfahrers setzt eine eingehende medizinisch-psychiatrische und psychologische Diagnostik und Beurteilung voraus. Die **Prognose** bei gesicherter Alkoholauffälligkeit im Straßenverkehr richtet sich nicht nur nach der Häufigkeit von Alkoholdelikten, dem individuellen Trinkverhalten, dem Sozialverhalten und der Qualität einer zugrunde liegenden psychischen Störung, sondern sollte auch Tatsachen berücksichtigen, die eine **positive Persönlichkeitsentwicklung** erkennen lassen, z. B. Einsicht, ausreichende Selbstkritik, berufliche und familiäre Stabilität, geändertes Trinkverhalten.

Resümee

Die Beurteilung psychisch Kranker (mit und ohne medikamentöse Behandlung) erfordert differenzierte medizinisch-somatische wie psychodiagnostische und psychiatrische Untersuchungen über vorhandene kognitive und affektive Funktionen und krankheitsbedingte Beeinträchtigungen. Sie gehört zur allgemeinen ärztlichen Beratung, zur gebotenen Information und Aufklärung über psychische Störungen und die Wirkungen und Nebenwirkungen einer medikamentösen Therapie dazu. Die Entscheidung über Fahreignung oder Fahruntauglichkeit hat sich nach den Leitsätzen und den gutachterlichen Empfehlungen des Bundesministeriums für Verkehr zu richten, muss aber die individuellen Gegebenheiten des Patienten berücksichtigen und notfalls Abweichungen von den Empfehlungen schlüssig begründen und dokumentieren. Eine verkehrsmedizinische Qualifikation ist gesetzliche Voraussetzung für die Begutachtung von Fahrtauglichkeit.

30.9 Begutachtung im Sozialrecht

Das Sozialrecht ist eine außerordentlich umfangreiche Spezialmaterie geworden. Aufgrund der Veränderung von maßgebenden Vorschriften und deren Korrelation mit einer Vielzahl von Gesetzen, Verordnungen und Erlassen ist es für den Arzt schwierig geworden, das gesamte Sozialrecht zu überblicken. Die Aufgaben für den psychiatrischen Sachverständigen sind von großer sozialmedizinischer und auch gesellschaftspolitischer Bedeutung und haben erheblich zugenommen. Dieser Bedeutung steht gegenüber, dass die empirischen Grundlagen der sozialrechtlichen Begutachtung, v. a. bei funktionellen psychischen Störungen, nicht ausreichend sicher sind, was jahrelange Rechtsstreitigkeiten zwischen den Instanzen auch in der Bewertung von Gutachten von psychiatrischen Sachverständigen zur Folge haben kann.

Wie in ➤ Kap. 30.2 hervorgehoben, muss sich der psychiatrische Sachverständige über seine Aufgaben und deren Grenzen im Klaren sein. Seine sachverständige Beratung und Hilfe für den Richter erstreckt sich auf die Feststellung entscheidungserheblicher Tatsachen, auf die Darstellung und Bewertung möglicher Zusammenhänge, von Kausalitäten und auf die hieraus abzuleitenden Erfahrungssätze, nicht aber auf die Rechtsanwendung der festgestellten medizinischen Befundtatsachen.

Grundsätzlich sind drei Bereiche zu unterscheiden:

1. die psychiatrisch-psychotherapeutische Diagnose einschl. der Einschätzung des Schweregrads einer vorliegenden psychischen Störung oder Erkrankung mit Darstellung der Prognose,
2. die darauf basierende gutachterliche, auch sozialmedizinische Stellungnahme mit Beantwortung der Beweisfragen und
3. die den Auftraggebern vorbehaltene Entscheidung, Rechtsfindung und Rechtsfolgenabschätzung.

Bezüglich der verschiedenen sozialrechtlichen Fragestellungen und Rechtsgebiete sind nach Foerster (1994) v. a. vier Gruppen psychiatrischer Erkrankungen und Störungen abzuhandeln:

- Schizophrene und affektive Störungen
- Hirnorganische Psychosyndrome
- Alkohol- und Drogenabhängigkeit
- Persönlichkeitsstörungen, Belastungs- und Anpassungsreaktionen und funktionelle Syndrome

Für die unterschiedlichen Anwendungsbereiche des Sozialrechts wurden für den Inhalt „Krankheit" und dessen Folgen (Beeinträchtigungen) unterschiedliche Definitionen entwickelt. Eine für ein bestimmtes Rechtsgebiet bestehende Krankheitsdefinition darf nicht ohne Weiteres auf ein anderes Rechtsgebiet übertragen werden.

Die **anspruchsbegründenden Tatsachen,** also das Vorliegen einer Krankheit, eines Unfallereignisses oder einer Schädigung und die daraus resultierende mögliche Einschränkung des Leistungsvermögens müssen **bewiesen** sein. Eine solche Voraussetzung liegt dann vor, wenn „kein vernünftiger, die Lebensverhältnisse klar überschauender Mensch noch zweifelt" (Entscheidung des Bundessozialgerichts, BSGE 6, 144). Kann ein Beweis nicht in dieser Weise angetreten werden, so geht dies zulasten des Antragstellers, der eine bestimmte Leistung begehrt.

Die rechtliche Selbstständigkeit der einzelnen Sozialleistungsträger hat zur Folge, dass jeder Versicherungsträger über die bei ihm erhobenen Ansprüche in eigener Zuständigkeit entscheidet. Kommt es für die Gewährung einer Sozialleistung auf die **Feststellung eines Kausalzusammenhangs** an (wie im Unfallversicherungsrecht und sozialen Entschädigungsrecht), muss dieser nicht bewiesen werden, sondern es genügt dessen **Wahrscheinlichkeit.** (Es muss sich aber ein solcher Grad von Wahrscheinlichkeit ergeben, dass ernste Zweifel hinsichtlich einer anderen Verursachung ausscheiden.)

Insgesamt ist festzuhalten, dass das Sozialrecht vorwiegend eine **Schutzfunktion** hat. Es bezweckt, den Versicherten gegenüber wirtschaftlichen Folgen bestimmter Ereignisse oder Zustände zu sichern, nämlich vor den Folgen von Gesundheitsstörungen, den Beeinträchtigungen von Erwerbsfähigkeit oder den Folgen von sozialer Not. Sozialleistungen werden nur gewährt, wenn ein Ereignis oder ein Zustand eintritt, der juristisch auch als Versicherungsfall des entsprechenden Leistungsträgers bezeichnet wird. Für Klagen sind in der ersten Instanz die Sozialgerichte zuständig. Berufungsgerichte sind die Landessozialgerichte und das Bundessozialgericht.

30.9.1 Gesetzliche Krankenversicherung: Arbeitsunfähigkeit

Arbeitsunfähigkeit liegt dann vor, wenn ein Versicherter wegen seiner Krankheit nicht oder nur mit der Gefahr, seinen Zustand zu verschlimmern, fähig ist, seiner bisher ausgeübten oder einer ähnlich gearteten leichteren Erwerbstätigkeit nachzugehen. Die Feststellung von Arbeitsunfähigkeit führt zum Anspruch auf Krankengeld. Die Gefahr der Verschlimmerung einer Krankheit begründet Arbeitsunfähigkeit, wenn die Verschlimmerung in absehbarer naher Zukunft zu erwarten wäre. Ärztliche Atteste, die Arbeitsunfähigkeit begründen („Krankschreibung"), sind Zeugnisse, die innerhalb der kassenärztlichen Versorgung ausgestellt werden und für deren Richtigkeit der Arzt auch haftet (§ 46 SGB V).

Ein Sonderfall innerhalb der Krankenversicherung ist die Unterscheidung des sog. **Pflegefalls** vom sog. **Behandlungsfall für stationäre Behandlungen.** Rechtlich-terminologisch sind beide Inhalte nicht voneinander abzugrenzen; sie werden über den Leistungsrahmen des SGB differenziert. Das bedeutet für den psychiatrischen Sachverständigen erhebliche Schwierigkeiten, weil Anwendung und Auslegung des zugehörigen § 39 SGB V zwischen den Kostenträgern häufig streitig verhandelt werden. Konkret geht es meist darum, ob ein Krankheitsfall i. S. einer Krankenhauspflegebedürftigkeit oder ein Pflegefall vorliegt, der auch außerhalb eines Krankenhauses behandelt werden kann. (Die Aussage Krankenhaus beinhaltet u. a. die ständige Anwesenheit eines Arztes, das Vorhandensein eines multiprofessionellen Pflegeteams und krankenhausspezifische Behandlungsmaßnahmen.)

Zunächst ist gutachterlich festzustellen, ob die Voraussetzungen von Krankheit i. S. der gesetzlichen Krankenversicherung vorliegen (regelwidriger physischer oder psychischer Zustand, Behandlungsbedürftigkeit und/oder Arbeitsunfähigkeit). Sind diese Voraussetzungen gegeben, ist zu erörtern, ob die vorliegende Krankheit mit den Mitteln eines Krankenhauses auch zu behandeln oder ob hierzu ambulante ärztliche Versorgung ausreichend ist oder ob die Voraussetzungen von Pflegebedürftigkeit vorliegen. Als **medizinische**

Therapieziele sind gutachterlich einzuschätzen: Heilung oder Besserung, Leidenslinderung, Verhinderung oder Verzögerung einer Verschlimmerung, Lebensverlängerung, ggf. auch Lebensqualität. Immer muss im Einzelfall die konkrete pathologische Symptomatik mit den jeweiligen Auswirkungen im Einzelfall nachgewiesen und differenziert werden.

30.9.2 Gesetzliche Rentenversicherung: Erwerbsminderung (§ 43 SGB VI n. F.)

Seit 2001 ersetzen die **Renten wegen teilweiser oder voller Erwerbsminderung** die Renten wegen Berufs- oder Erwerbsunfähigkeit. Teilweise Erwerbsminderung liegt vor, wenn ein Versicherter auf nicht absehbare Zeit nur 3 bis weniger als 6 Stunden regelmäßig auf dem allgemeinen Arbeitsmarkt tätig sein kann, volle Erwerbsminderung, wenn er nur weniger als 3 Stunden tätig sein kann. Nicht zu berücksichtigen ist dabei die jeweilige Arbeitsmarktlage, d. h. die Frage, ob er einen behinderungsgerechten Arbeitsplatz erlangen kann. An den Sachverständigen richten sich i. d. R. die Fragen, ob ein Versicherter Gesundheitsstörungen hat, ob er damit noch regelmäßig tätig sein kann, welche Tätigkeiten er in welchem zeitlichen Umfang noch ausführen kann und ob sich die Einschränkungen in absehbarer Zeit zurückbilden werden.

Das bedeutet, dass es weder auf das Vorliegen von Behandlungsbedürftigkeit und/oder Arbeitsunfähigkeit noch auf das Vorliegen eines kausalen Zusammenhangs mit einem äußeren Ereignis ankommt. Als Krankheit i. S. der gesetzlichen Rentenversicherung ist nur ein solcher Zustand rechtsrelevant, der die Erwerbsfähigkeit des Betroffenen **erheblich und dauerhaft beeinträchtigt.** Die Frage, ob eine Erwerbsminderung vorliegt, ist keine ärztliche Entscheidung, sondern eine Rechtsfrage. Dem Sachverständigen obliegt lediglich die Feststellung, welche konkreten gesundheitlichen Einschränkungen der Leistungsfähigkeit vorliegen und wie sie sich auf die Erwerbsfähigkeit auswirken.

Die berufliche Leistungsfähigkeit wird gemäß der von den federführenden Fachgesellschaften erarbeiteten SK2-Leitlinie zur Begutachtung psychischer und psychosomatischer Erkrankungen (AWMF Reg. Nr. 051/029) von der Art und dem Ausmaß psychischer und psychosomatischer Funktionen und Funktionsstörungen, der Art der Krankheitsbearbeitungen sowie von den dem Individuum zur Verfügung stehenden Aktivitäten und Fähigkeiten determiniert.

Von der Einschätzung des psychiatrischen Sachverständigen her ist die **Begutachtung von Persönlichkeitsstörungen, Belastungsreaktionen und funktionellen Beschwerdesyndromen** außerordentlich schwierig geworden: Rechtsgrundlage ist, dass der traditionelle Krankheitsbegriff „Neurose" (der sich in der ICD-10 nicht mehr findet!) diejenigen seelischen und seelisch bedingten ausgeprägten Störungen umfasst hat, die der Versicherte – auch bei zumutbarer Willensanspannung – aus eigener Kraft nicht überwinden konnte. Vom psychiatrischen Sachverständigen festgestellt und eingeschätzt werden müssen nach wie vor psychische Störungen und seelische Krankheiten, welche die Arbeits- und Erwerbsfähigkeit in erheblichem Ausmaß in einer vom Betroffenen selbst nicht zu überwindenden Weise hemmen oder unmöglich machen. Das Vorhandensein der Störung, ihre Unüberwindbarkeit aus eigener Kraft und ihre Auswirkung auf die Arbeits- und Erwerbsfähigkeit muss der Rentenbewerber mittels ärztlicher Zeugnisse belegen.

Wie eine **„zumutbare Willensanspannung"** oder die „eigene Kraft zur Überwindung" für den Gutachter begrifflich und auch inhaltlich zu fassen und gegen **„Unzumutbarkeit"** abzugrenzen wäre, ist offen. Es kann nur versucht werden, dies für den Einzelfall zu begründen. Häufig wird der psychiatrische Sachverständige auf die gestellten Beweisfragen des Gerichts nicht mit der erforderlichen oder gewünschten Sicherheit antworten können.

Die Diagnose sollte entsprechend den anerkannten internationalen Klassifikationssystemen ICD oder DSM gestellt und begründet werden. Die **Erheblichkeit der Störung** und ihre psychosozialen Konsequenzen sind Grundvoraussetzungen für eine Leistungsgewährung. Die Frage, ob es sich um eine dauerhafte Einschränkung von Leistungsfähigkeit handelt, ist selten mit genügender Sicherheit zu beantworten, ebenso, ob die Störung bei Ablehnung des Anspruchs verschwinden würde. Gewisse Anhaltspunkte für eine differenzierte Beantwortung sind ein mehrjähriger Verlauf, ein primär chronischer Verlauf von Störungen oder Krankheit und die über längere Zeit erfolglose Inanspruchnahme ambulanter bzw. stationärer Behandlungsversuche wie v. a. die Unmöglichkeit, trotz Inanspruchnahme ärztlicher Hilfen eine Veränderung des derzeitigen Zustands herbeizuführen.

Im Bereich der Rentenversicherung muss der Prophylaxe und Prävention irreparabler und psychischer Folgeschädigungen besonderes Gewicht zugemessen werden. Bei Verdacht auf eine beginnende Entwicklung in Richtung von Rententendenzen sollte frühzeitig neben Rehabilitationsmaßnahmen (Rehabilitation vor Rente) auch an Alternativen wie berufsfördernde Maßnahmen, Umschulungsmaßnahmen oder Arbeitsplatzwechsel gedacht werden.

Nur für wenige Versicherte gelten noch die früheren Regeln zur Berufs- oder Erwerbsunfähigkeit. **Berufsunfähigkeit** liegt vor, wenn die Erwerbsfähigkeit eines Versicherten wegen Krankheit oder Behinderung auf weniger als die Hälfte derjenigen von körperlich, geistig oder seelisch gesunden Versicherten mit ähnlicher Ausbildung und gleichwertigen Kenntnissen und Fähigkeiten gesunken ist. **Erwerbsunfähigkeit** liegt vor, wenn ein Versicherter wegen Krankheit oder Behinderung auf nicht absehbare Zeit außerstande ist, eine Erwerbstätigkeit in gewisser Regelmäßigkeit auszuüben oder ein relevantes Arbeitsentgelt oder Arbeitseinkommen zu erzielen.

Im Bereich der **privaten Versicherungen** ist der Begriff der Berufsunfähigkeit in § 2 der Allgemeinen Versicherungsbedingungen für eine Berufsunfähigkeitszusatzversicherung definiert. Es zeigt sich, dass Begriff und Inhalt von Berufsfähigkeit aus der gesetzlichen Rentenversicherung nicht in die Terminologie und Leistungspflicht privater Versicherungen übertragen werden können. Hier sind die Satzung, die Versicherungsbedingungen (AVB) und der Vertragsabschluss mit den Leistungspflichten jeweils individuell zu prüfen und zu beurteilen.

Die Unfallversicherung ist nur für Unfälle im genannten Rahmen zuständig. Sie beruht auf dem Gedanken, dass der zivilrechtliche Schadensersatzanspruch eines Arbeitnehmers gegen seinen Arbeitgeber abgelöst wird und er einen von einem Verschulden des Arbeitgebers unabhängigen Entschädigungsanspruch hat, der darüber hinaus auch bei eigener Fahrlässigkeit gilt. Dieser Entschädigungsanspruch muss gegen die genossenschaftlich zusammengefassten Unternehmer, die sog. Berufsgenossenschaften, geltend gemacht werden. Dementsprechend müssen die Unternehmer auch die Beiträge für die gesetzliche Unfallversicherung aufbringen.

Vom psychiatrisch-psychotherapeutischen Sachverständigen ist zu beantworten, ob das Unfallereignis den psychischen Gesundheitsschaden herbeigeführt hat. Es geht um eine **Kausalitätsbeurteilung** in dem Sinne, dass ein wesentlicher innerer ursächlicher Zusammenhang bestehen muss. Nach der im Recht der gesetzlichen Unfallversicherung geltenden Kausalitätsnorm ist rechtlich jede Ursache relevant, die **wesentlich mitgewirkt** hat. Für den Nachweis des wesentlichen Zusammenhangs genügt das Vorliegen von **Wahrscheinlichkeit.**

Neben der Kausalitätsbeurteilung (SK2-Leitlinie: Korrelation und Diskussion von Schädigungsereignissen, körperlich-seelischem Primärschaden und der im jeweiligen Kontext erkennbaren psychischen Störungen im Verhältnis zu möglichen konkurrierenden Faktoren) wird der psychiatrische Sachverständige i. R. der gesetzlichen Unfallversicherung auch nach der Einschätzung von unfallbedingter **Minderung der Erwerbsfähigkeit (MdE)** gefragt (➤ Box 30.3). Die Minderung der Erwerbsfähigkeit ist der teilweise Verlust von Erwerbsfähigkeit und richtet sich nach der Einschränkung der Erwerbsfähigkeit des Verletzten auf dem Gesamtgebiet des Erwerbslebens. Für die Einschätzung der Höhe der unfallbedingten MdE sind nicht die erhobenen Befunde maßgebend, sondern der Umfang der dadurch bedingten konkreten Beeinträchtigung des Leistungsvermögens i. R. der versicherten Tätigkeit. Wichtig ist, dass der Begriff der MdE nicht identisch ist mit den Begriffen Arbeits-, Berufs- und Erwerbsunfähigkeit. Die Minderung der Erwerbsfähigkeit bezieht sich auf verlorene Fähigkeiten und wird in Prozentsätzen angegeben.

BOX 30.3

Gesetzliche Unfallversicherung: Minderung der Erwerbsfähigkeit (MdE)

Die Träger der gesetzlichen Unfallversicherung gewähren nach Eintritt eines Arbeitsunfalls bestimmte Leistungen, deren Voraussetzungen im dritten Buch der Reichsversicherungsordnung (RVO) geregelt sind.
Aufgabe der Unfallversicherung ist es:

- Arbeitsunfälle zu verhüten;
- nach Eintritt eines Arbeitsunfalls den Verletzten, seine Angehörigen und seine Hinterbliebenen zu entschädigen, und zwar
  - durch Wiederherstellung der Erwerbsfähigkeit des Verletzten, durch Arbeits- und Berufsförderung und durch Erleichterung der Verletzungsfolgen sowie
  - durch Leistungen in Geld an den Verletzten, seine Angehörigen und seine Hinterbliebenen.

30.9.3 Bundesbeamtengesetz: Dienstfähigkeit von Beamten (§ 42 BBG)

Für Beamte gelten die Bestimmungen des Bundesbeamtengesetzes bzw. der Landesbeamtengesetze. Das Beamtenrecht kennt nicht die Begriffe von Berufs- und Erwerbsunfähigkeit, sondern nur den der **Dienstunfähigkeit** (§ 42 Bundesbeamtengesetz, BBG): Der Beamte auf Lebenszeit ist in den Ruhestand zu versetzen, wenn er infolge eines körperlichen Gebrechens oder wegen Schwäche seiner körperlichen und geistigen Kräfte zur Erfüllung seiner Dienstpflichten dauernd unfähig (dienstunfähig) ist.

Die rechtlichen Voraussetzungen der Dienstunfähigkeit werden analog zur Berufs- und Erwerbsunfähigkeit von der vorgesetzten Behörde entschieden, obwohl es sich ebenfalls um ärztliche Sachverhalte handelt, deren Vorliegen durch einen Gutachter bewertet wird. In zunehmendem Maße werden **amtsärztliche Gutachten** angefordert, die allerdings nicht mehr ohne eine psychiatrische Einschätzung des medizinischen Befunds (u. a. Belastungsreaktionen, depressive Störungen, Persönlichkeitsstörungen, Burnout-Syndrom) für die erfragte Dienstfähigkeit oder noch partiell gegebene Dienstfähigkeit auskommen.

30.9.4 Schwerbehindertengesetz: Grad der Behinderung (GdB)

Rechtliche Grundlage ist das Schwerbehindertengesetz. Danach sind Schwerbehinderte Personen mit einem Grad der Behinderung von wenigstens 50 %. Der Grad der Behinderung (GdB) wird definiert als Auswirkung einer nicht nur vorübergehenden erheblichen Funktionsbeeinträchtigung, die auf einem regelwidrigen körperlichen, geistigen oder seelischen Zustand beruht. Regelwidrig ist dabei ein Zustand, der von dem für das Lebensalter üblichen und typischen Zustand abweicht. Als nicht vorübergehend gilt ein Zeitraum von mehr als 6 Monaten. Die Auswirkung der Funktionsbeeinträchtigung wird ohne Rücksicht auf deren Ursache festgehalten, versorgungsamtsärztlich nach gesetzlich vorgegebenen „Anhaltspunkten“ prozentual beziffert und bescheinigt.

30.9.5 Soziales Entschädigungsrecht

Für das soziale Entschädigungsrecht (u. a. Bundesversorgungsgesetz, Soldatenversorgungsgesetz, Zivildienstgesetz, Gesetz über die Entschädigung von Opfern von Gewalttaten) gelten die gleichen Beurteilungsgrundlagen wie im Sozialrecht. Gutachterlich festzustellen ist ein **kausaler Zusammenhang (gemäß SK2-Leitlinie) zwischen einem schädigenden Ereignis und einem geltend gemachten Gesundheitsschaden,** der nach den gesetzlichen Vorschriften auszugleichen ist. Im Sinne der Versorgungsgesetze ist diejenige Bedingung als Ursache anzuerkennen, die wegen ihrer besonderen Beziehung für den Eintritt einer Schädigung wesentlich war oder entscheidend daran mitgewirkt hat. **Die Wahrscheinlichkeit eines ursächlichen Zusammenhangs reicht aus.** Sie ist gegeben, wenn mehr für als gegen einen ursächlichen Zusammenhang spricht.

Resümee

Für alle Anwendungsbereiche des Sozialrechts (Kranken-, Renten-, Unfallversicherung, Schwerbehindertengesetz, Entschädigungsgesetz u. a.) existieren für Begriff und Inhalt von Krankheit unterschiedliche Definitionen, die sich nicht auf die anderen Rechtsbereiche übertragen lassen. Anspruchsbegründende Tatsachen und die daraus resultierenden Einschränkungen des Leistungsvermögens müssen mit unterschiedlichem Sicherheits-/Wahrscheinlichkeitsgrad bewiesen werden. Für den psychiatrischen Sachverständigen sind Beweisfragen der Gerichte insb. zur prozentualen Einschätzung von Funktionsbeeinträchtigungen bei Persönlichkeitsstörungen, Belastungsreaktionen und somatogenen Störungen schwierig zu beantworten.

Literatur

Die vollständige Literatur zu diesem Kapitel finden Sie online im „Plus im Web“ zu diesem Buch.

Fragen zur Wissensüberprüfung zum ➤ Kap. 30 finden Sie online.

KAPITEL

31

Jochen Vollmann und Jakov Gather

Ethik in der Psychiatrie

31.1 Medizinethische Grundlagen

Traditionell werden ethische Probleme in der Medizin als Fragen des ärztlichen Standesethos diskutiert, wobei seit über 2000 Jahren der sog. **Eid des Hippokrates** als moralische Grundlage für ärztliche Tugenden und Verhaltensweisen herangezogen wird. Doch ein Festhalten am hippokratischen Eid als einer vermeintlich überzeitlichen Grundlage ärztlicher Ethik kann gegenwärtige ethische Probleme der modernen Medizin nicht zufriedenstellend regeln und verdeckt allenfalls die aktuelle ethische Problematik und Brisanz heutigen medizinischen Handelns.

Ein wie auch immer formulierter Berufseid kann als festgeschriebene Norm keine apodiktische Gültigkeit in einer modernen, wertepluralistischen Gesellschaft beanspruchen. Hierbei stellt sich nicht nur die Frage nach der Legitimität von Normen, sondern auch die Frage nach der Legitimität der diese Regeln aufstellenden Institutionen. Zur Regelung der heutigen medizinethischen Probleme erscheint es daher nicht sinnvoll, diese Normen allein durch eine Berufsgruppe als sog. ärztliche Ethik festzulegen. Stattdessen ist bei medizinethischen Fragen ist ein breiterer gesellschaftlicher Konsens erforderlich.

Der hippokratische Eid ist inhaltlich von der traditionellen ärztlichen Haltung eines benevolenten Paternalismus geprägt, d. h., dass der Arzt zum Wohle seines Patienten handeln und dabei Schaden von ihm abwenden soll. Dabei bleibt jedoch offen, wie der behandelnde Arzt im Einzelfall herausfinden kann, was für den individuellen Patienten „gut" und zu seinem Wohl ist. Weder die Selbstbestimmung des Kranken (Patientenautonomie) noch medizinethische Konflikte zwischen dem Individualwohl des Kranken und dem Gemeinwohl der Gesellschaft werden im hippokratischen Eid thematisiert. Da gerade diese medizinethischen Probleme in der heutigen Psychiatrie eine zentrale Rolle spielen, sollen sie im Folgenden exemplarisch untersucht werden.

Die oben skizzierten Ausführungen zeigen, dass eine moderne Medizinethik ohne eine theoretische und legitimatorische Grundlage nicht auskommt. Weder das Standesethos einer einzelnen Berufsgruppe noch der Bezug auf moraltheologische Positionen reichen wegen der fehlenden Allgemeinverbindlichkeit aus, um tragfähige normative Grundlagen für die moderne Medizin zu schaffen. Vielmehr ist es in einer wertepluralistischen Gesellschaft dringend erforderlich, jenseits von Glaubens- und Standesfragen eine säkulare Moralphilosophie zu entwickeln, die mit rational überprüfbaren Argumenten arbeitet.

Da es bei dieser ethischen Begründungs- und Legitimierungsstrategie unwahrscheinlich ist, bei moralischen Letztbegründungsfragen Einigkeit zu erzielen, haben besonders angloamerikanische Medizinethiker ein pragmatisches und praxisorientiertes **Regelsystem für die Medizinethik** vorgeschlagen. Dabei werden folgende Ebenen unterschieden:

- Metaethik (Letztbegründungsfragen)
- Prinzipien (der mittleren Ebene)
- Regeln
- Kasuistik

Hierbei wird bewusst auf eine Klärung von philosophischen, theologischen oder weltanschaulichen Letztbegründungsfragen verzichtet. Trotz unterschiedlicher philosophischer und theologischer Positionen auf der Ebene der Metaethik kann jedoch bei der Formulierung von Prinzipien für praktisch relevante Fragen der Medizinethik Einigkeit erzielt werden. In der internationalen medizinethischen Literatur haben – trotz verschiedener Kritik – folgende **medizinethische Prinzipien** der mittleren Ebene breite Akzeptanz gefunden (Beauchamp und Childress 2013; ➤ Box 31.1):

BOX 31.1

Medizinethische Prinzipien

- *Autonomy* (Patientenselbstbestimmung)
- *Nonmaleficence* (Nichtschadens-Gebot)
- *Beneficence* (Handeln zum Wohl des Kranken)
- *Justice* (Gerechtigkeit, Fairness)

Aus den genannten medizinethischen Prinzipien leiten sich **medizinethische Regeln** ab. Aus dem Respekt vor der Selbstbestimmung des Patienten (Autonomieprinzip) folgt z. B., dass dieser vor medizinischen Eingriffen aufgeklärt werden muss, um in die Lage versetzt zu werden, selbstbestimmt und verantwortlich zustimmen bzw. ablehnen zu können. Die medizinethischen Regeln, die ihrerseits noch weiter differenziert und konkretisiert werden können, werden in der klinischen Praxis schließlich auf den einzelnen Patienten (Kasuistik) angewandt.

Während die grundsätzliche Akzeptanz dieser Prinzipien in der Medizinethik kaum umstritten ist, stellt die Abwägung von miteinander konkurrierenden Prinzipien im klinischen Einzelfall häufig ein Problem dar. In der psychiatrischen Praxis können z. B. das Prinzip des Respekts vor der Selbstbestimmung des Patienten *(autonomy)* und die Pflicht des Arztes, zum Wohl des Kranken zu handeln *(beneficence)* und Schaden von ihm abzuwenden *(nonmaleficence)*, bei einer zwangsweisen Unterbringung oder einer Zwangsbehandlung gegen den geäußerten Willen des Patienten miteinander in Konflikt geraten. Ein weiteres Beispiel stellt die gerechte Ressourcenverteilung in der Psychiatrie und Psychotherapie dar, bei der das Gerechtigkeitsprinzip *(justice)* mit dem Wohl des einzelnen Patienten *(beneficence)* in Konkurrenz treten kann. Im Folgenden sollen diese Problembereiche anhand von klinischen Beispielen konkretisiert werden.

Es sei jedoch noch darauf hingewiesen, dass der hier hauptsächlich verwendete prinzipienethische Ansatz nach Beauchamp und Childress zwar eine in der Medizinethik gegenwärtig weit verbreitete und einflussreiche Konzeption darstellt, keinesfalls aber als einzige ethische Herangehensweise propagiert werden soll (Übersichten der für die Medizinethik relevanten ethischen Theorien finden sich z. B. in Maio 2012 oder Beauchamp und Childress 2013).

Resümee

Zur Regelung der ethischen Probleme der modernen Medizin in einer wertepluralistischen Gesellschaft reichen das traditionelle ärztliche Ethos (Eid des Hippokrates) oder der Bezug auf die christliche Moraltheologie nicht aus. Eine zeitgemäße Medizinethik muss sich wissenschaftlich auf rationale moralphilosophische Argumente stützen, die jenseits von Glaubens- und Letztbegründungsfragen gesellschaftlich legitimiert werden können. Hierbei stellen die medizinethischen Prinzipien eine Möglichkeit der theoretischen Konzeptionalisierung und praktischen Regelungsmöglichkeit dar

31.2 Medizinethische Probleme in der psychiatrischen Praxis

31.2.1 Aufklärung und Einwilligung (Informed Consent)

Die Aufklärung und Einwilligung des Patienten vor medizinischen Eingriffen durch den Arzt gilt heute als medizinethischer und rechtlicher Standard in der Medizin, der nicht zuletzt durch das Patientenrechtegesetz von 2013 mit Einführung der §§ 630d und 630e BGB eine Stärkung erfahren hat. Auch im Kontext von medizinischer Forschung kommt dem sog. *Informed Consent* eine grundlegende ethische Bedeutung zu. Vor jedem medizinischen Eingriff und jeder Teilnahme an medizinischer Forschung muss der Patient bzw. Proband demnach grundsätzlich seine **ausdrückliche Einwilligung** geben. Um dabei selbstbestimmt entscheiden zu können, muss der Arzt den Betreffenden über Ziel, Nutzen und Risiken der geplanten Maßnahme sowie über mögliche Alternativen aufklären (Vollmann 2008a; Helmchen 2013).

Die Aufklärung des Patienten durch den Arzt stellte in der Medizin im Allgemeinen – und besonders in der Psychiatrie – jedoch lange Zeit keine Selbstverständlichkeit dar, sondern ist medizinhistorisch in Ansätzen erst seit Ende des 19. Jh. nachweisbar. Dabei ging die Initiative zu mehr Information und Mitbestimmung des Patienten nicht von ärztlicher Seite aus, sondern war überwiegend eine politische Folge nach skandalösen medizinischen Experimenten an nicht aufgeklärten Kranken. Patienten trugen einen dauerhaften gesundheitlichen Schaden davon oder starben an den Folgen medizinischer Experimente, was in Preußen und im Deutschen Reich bereits vor den Naziverbrechen und der daraus resultierenden Entwicklung des Nürnberger Kodex von 1947 zu staatlichen Regulierungen der medizinischen Forschung am Menschen mit der Pflicht zur Aufklärung und Einwilligung führte. Später wurde die Pflicht zur Aufklärung und Einwilligung (*Informed Consent*) auch auf die reguläre Krankenversorgung ausgeweitet, wobei wieder außermedizinische Faktoren wie höchstrichterliche Entscheidungen in Kunstfehlerprozessen und ein gewachsenes Patientenselbstbewusstsein den Ausschlag gaben (Vollmann 2000). Eine große Zahl empirischer Studien, auch aus der Psychiatrie, belegt einen überwiegenden Wunsch der Patienten nach Information und Beteiligung an Behandlungsentscheidungen (Vollmann und Helmchen 1997).

Wie oben gezeigt wurde, leitet sich aus dem Prinzip des Respekts vor der Selbstbestimmung des Patienten die medizinethische Regel ab, den Kranken über medizinische Eingriffe aufzuklären und danach seine Einwilligung einzuholen. Für einen gültigen *Informed Consent* ist es erforderlich, dass der Patient die für seine Entscheidung notwendigen Informationen erhält (Informationsvermittlung), sie versteht (Informationsverständnis), ohne Zwang entscheiden kann (freie Entscheidung) und schließlich aufgrund psychischer Fähigkeiten zu einer autonomen Entscheidung in der Lage ist (Selbstbestimmungsfähigkeit/Einwilligungsfähigkeit; ➤ Box 31.2).

BOX 31.2

Elemente des Informed Consent

- *Disclosure of information* (Informationsvermittlung)
- *Understanding* (Informationsverständnis)
- *Voluntariness* (freie Entscheidung)
- *Mental capacity/competence* (Selbstbestimmungsfähigkeit/Einwilligungsfähigkeit)

Für einen gültigen *Informed Consent* müssen alle vier Elemente erfüllt sein (Vollmann 2000). In der psychiatrischen Praxis stellt insb. die **Einwilligungsunfähigkeit** des Patienten häufig ein Problem dar, weil diese durch die psychische Störung bezüglich konkreter Entscheidungen vorübergehend oder dauerhaft aufgehoben sein kann. Von Patientenselbstbestimmung im medizinethischen Sinn kann jedoch nur angemessen gesprochen werden, wenn eine autonome, d. h. selbstbestimmte, Willensäußerung des Patienten vorliegt, er also als einwilligungsfähig/selbstbestimmungsfähig einzustufen ist.

Zumeist wird in der klinischen Praxis die **Prüfung der Einwilligungsfähigkeit** durch den behandelnden Psychiater anhand subjektiver Kriterien vorgenommen. Aus ethischer Perspektive ist jedoch eine möglichst unabhängige, nachvollziehbare und objektive Feststellung der Einwilligungsfähigkeit im Einzelfall anhand empirisch getesteter, reliabler und valider Kriterien zu fordern (Bauer und Vollmann 2002).

Resümee

Aus dem medizinethischen Prinzip der Patientenautonomie folgt, dass Patienten medizinischen Eingriffen zustimmen müssen (Einwilligung). Um hierbei selbstbestimmt entscheiden zu können, muss der Patient durch den Arzt über Ziel, Nutzen und Risiken der Behandlung sowie Behandlungsalternativen aufgeklärt werden. In der Psychiatrie stellt sich dabei häufig die Frage der Einwilligungsfähigkeit des Patienten, die durch eine psychische Störung aufgehoben sein kann.

31.2.2 Selbstbestimmungsfähigkeit/Einwilligungsfähigkeit

Aus der medizinethischen Forschung und der Rechtsprechung hat sich in den letzten Jahrzehnten ein weithin akzeptiertes Konzept der Einwilligungsfähigkeit *(competence)* entwickelt. Hiernach muss ein einwilligungsfähiger Patient eine Präferenz bilden und kommunizieren können, die Fähigkeit zum Verständnis der relevanten Information besitzen, die Natur sowie die wahrscheinlichen Konsequenzen der eigenen Situation erkennen und die vermittelten Informationen selbstständig und rational verarbeiten können (Grisso und Appelbaum 1998; Appelbaum 2007; ➤ Box 31.3).

BOX 31.3

Elemente der Einwilligungsfähigkeit

- Fähigkeit zum Verständnis von gegebenen Informationen (Informationsverständnis)
- Fähigkeit zur rationalen, d. h. schlussfolgernden und abwägenden, Verarbeitung der Information in Bezug auf das eigene Leben und die eigenen Werte (Urteilsvermögen)

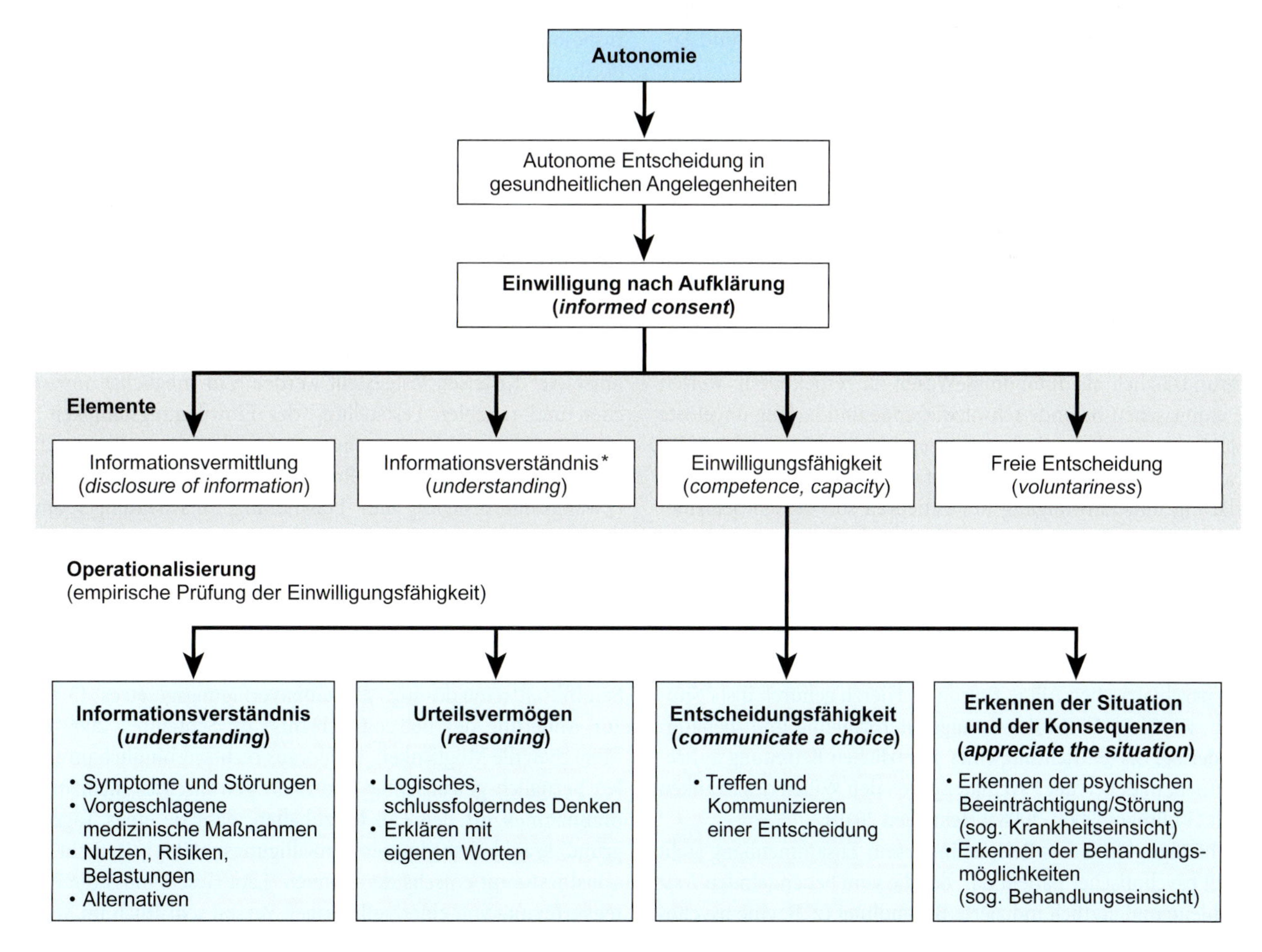

Abb. 31.1 Übersicht: Aufklärung und Einwilligung (*Informed Consent*) in der klinischen Praxis

- Fähigkeit zum Treffen und Kommunizieren einer Entscheidung (Entscheidungsfähigkeit)
- Fähigkeit, die eigene Situation (psychische Beeinträchtigung/Störung und das Vorhandensein diagnostischer und therapeutischer Angebote/Möglichkeiten) und deren Konsequenzen zu erkennen (Krankheitseinsicht/Behandlungseinsicht)

➤ Abb. 31.1 zeigt die Zusammenhänge von Aufklärung und Einwilligung in der klinischen Praxis.

Empirische Befunde zeigen eine Korrelation zwischen psychischen Störungen (z. B. Schizophrenie) und Einwilligungsunfähigkeit, wobei jedoch von der medizinischen Diagnose allein nicht auf das Vorliegen von Einwilligungsunfähigkeit geschlossen werden kann. Es kommt vielmehr darauf an, ob der aktuelle psychopathologische Zustand des Patienten in der Einwilligungssituation die Einwilligungsfähigkeit für die konkret anstehende Entscheidung beeinträchtigt. Die genannte Korrelation besagt also nur, dass das Risiko der Einwilligungsunfähigkeit bei schizophrenen Patienten statistisch größer als bei anderen Personengruppen ist. Es muss jedoch darauf hingewiesen werden, dass auch bei Patienten mit internistischen Krankheitsbildern und sogar bei gesunden Probanden die Einwilligungsfähigkeit eingeschränkt sein kann (Grisso und Appelbaum 1995a).

Je mehr die oben genannten Elemente der Einwilligungsfähigkeit in einer formalen Prüfung zugrunde gelegt werden, umso höher ist der Anteil der einwilligungsunfähigen Patienten in allen Diagnosegruppen (Grisso und Appelbaum 1995b). Hierbei wird deutlich, dass aus dem wissenschaftlichen Bemühen um mehrdimensionale und sichere Standards zur Prüfung der Einwilligungsfähigkeit ein **hoher Anforderungsmaßstab** resultiert, der in der klinischen Praxis selbst von gesunden Probanden nicht in allen Fällen erfüllt werden kann. Bei der zugrunde gelegten ethischen Maxime, jede Person grundsätzlich als autonomes Wesen zu respektieren, werfen diese empirischen Befunde schwerwiegende und bislang ungelöste Probleme bei der theoretischen Konzeptionalisierung und bei der klinischen Prüfung der Einwilligungsfähigkeit auf, denn durch die Aufklärung und Einwilligung des Patienten soll dessen Selbstbestimmung geschützt und nicht durch zu hohe kognitive Anforderungen bei der Einwilligungsfähigkeitsprüfung beschnitten werden.

Die Schwierigkeit der Beurteilung der Selbstbestimmungsfähigkeit und der Konflikt zwischen den medizinethischen Prinzipien von *autonomy* und *beneficence* liegen vielen Entscheidungskonflikten im psychiatrischen Alltag zugrunde. Hierzu gehören insb. Situationen, wie sie z. B. bei der Zwangsunterbringung und -behandlung oder bei der Einrichtung einer gesetzlichen Betreuung auftreten können, in denen der Psychiater gegen den Willen des Kranken handelt (Vollmann 2000, 2008a; Helmchen 2010).

Ein häufiges klinisches Beispiel in diesem Zusammenhang stellt ein akut psychotischer Patient dar, der die vom behandelnden Arzt empfohlene und ärztlich indizierte Behandlung (z. B. eine psychopharmakologische und/oder internistische Behandlung) ablehnt. Dabei äußert der Patient zwar eindeutig einen Willen (sog. **natürlicher Wille**), der jedoch nicht mit einer autonomen Willensäußerung gleichgesetzt werden kann. Hierfür muss der Betroffene in der Lage sein, die Folgen seines Handelns realistisch abzuschätzen und die vom Arzt gegebenen Informationen und Ratschläge zu verstehen, abzuwägen und auf seine eigene Situation zu übertragen (s. oben). In der Praxis können diese Voraussetzungen einer autonomen Willensbestimmung z. B. durch Wahnvorstellungen, Halluzinationen oder formale Denkstörungen eingeschränkt oder ganz aufgehoben sein, was bei jedem Patienten für die konkrete Entscheidungssituation zu prüfen ist.

Ein ethisch besonders kontrovers diskutiertes Thema ist die psychiatrische Beurteilung der Selbstbestimmungsfähigkeit im Kontext von **Entscheidungen am Lebensende**, insb. im Vorfeld eines ärztlich assistierten Suizids oder einer Tötung auf Verlangen. Im US-Bundesstaat Oregon, in dem der ärztlich assistierte Suizid unter bestimmten Voraussetzungen bei einer terminalen Erkrankung rechtlich zulässig ist, ist im Falle des Verdachts der aufgrund einer komorbiden psychischen Störung eingeschränkten Selbstbestimmungsfähigkeit eine psychiatrische oder psychologische Beurteilung vorgeschrieben (Goy et al. 2008). In der Schweiz wird Suizidbeihilfe in Einzelfällen sogar bei ausschließlich psychischen Erkrankungen geleistet, in den Niederlanden neben dem ärztlich assistierten Suizid auch die Tötung auf Verlangen (Nationale Ethikkommission 2005; Regional Euthanasia Review Committees 2012). Insbesondere die mögliche Rolle der Psychiater als „gate-keepers" (Kelly und McLoughlin 2009) wird dabei kontrovers beurteilt und sollte Anlass geben für intensivere konzeptionelle und empirische Forschungsbemühungen in Medizinethik und Psychiatrie im Hinblick auf dieses oftmals tabuisierte Themenfeld.

Resümee

Die Einwilligungsfähigkeit eines Patienten kann nicht aus seiner medizinischen Diagnose abgeleitet werden, sondern muss im Einzelfall in Relation zum Einwilligungstatbestand anhand möglichst objektiver Kriterien festgestellt werden. Zur möglichst unparteilichen und reliablen Feststellung der Einwilligungsfähigkeit sind weitere empirische Untersuchungen erforderlich, da diese medizinethische Frage für viele Problembereiche in der Psychiatrie (Zwangsunterbringung und -behandlung, Entscheidungen am Lebensende etc.) grundlegend ist.

31.2.3 Patientenverfügungen

Seit Inkrafttreten des sog. „Patientenverfügungsgesetzes" (3. Gesetz zur Änderung des Betreuungsrechts) im September 2009 haben Menschen die Möglichkeit, im Voraus rechtsverbindlich ihren Willen bezüglich gewünschter und nicht gewünschter medizinischer Maßnahmen für den Fall festzuhalten, dass sie eines Tages aufgrund krankheitsbedingter Einwilligungsunfähigkeit nicht mehr selbstbestimmt entscheiden können. Laut Gesetz muss die Patientenverfügung von einer volljährigen Person schriftlich im Stadium der Einwilligungsfähigkeit verfasst und mit eigenhändiger Unterschrift versehen worden sein, um Gültigkeit zu besitzen (Zentrale Ethikkommission 2013a).

Da Patientenverfügungen keiner Reichweitenbeschränkung unterliegen (d. h. unabhängig von Art und Stadium der Erkrankung gültig sind), haben sie auch im Kontext psychiatrischer Behandlungen verbindlichen Charakter, sofern sie auf die konkrete Entscheidungssituation anwendbar sind. Dies gilt auch dann, wenn die darin geäußerten Wünsche der ärztlichen Empfehlung bzw. medizinischen Behandlungsindikation widersprechen, was die Wirkmächtigkeit der Vorausverfügung und das hohe Maß an Verantwortung für die eigene Gesundheit aufseiten des Patienten unterstreicht (Vollmann 2012). Gesetzliche Unterbringungen bei krankheitsbedingt akuter Eigen- oder Fremdgefährdung können hingegen durch Patientenverfügungen nicht abgewendet werden, was im klinischen Alltag zu gravierenden ethischen Konfliktsituationen führen kann (Grözinger et al. 2011).

Das Instrument der Patientenverfügung ist in der Medizinethik trotz einer grundsätzlichen Akzeptanz und Wertschätzung nicht unumstritten und Kritik ausgesetzt. Bemängelt wird z. B. eine grundsätzliche Überbetonung des Selbstbestimmungsrechts bei gleichzeitiger Schwächung der ärztlichen Fürsorgeverpflichtung, was sich – da nicht vorgeschrieben – in der oftmals fehlenden professionellen Beratung im Vorfeld der Abfassung zeige. Daraus resultiere eine geringe Verbreitung und – nicht zuletzt aufgrund der häufig unklaren Anwendbarkeit der Patientenverfügung auf die konkrete Entscheidungssituation – geringe Akzeptanz in der täglichen ärztlichen Praxis (in der Schmitten und Marckmann 2013). Im Zusammenhang mit psychiatrischen Patientenverfügungen wird international sogar diskutiert, ob es in bestimmten Situationen ethisch gerechtfertigt sein kann, die vorausverfügten Behandlungswünsche zu übergehen (Swanson et al. 2006).

In den letzten Jahren hat international das Konzept des *advance care planning* an Bedeutung gewonnen, das die Wichtigkeit eines kontinuierlichen und professionellen Begleitprozesses für die Abfassung von Vorausverfügungen betont und entsprechende Angebote im Gesundheitssystem implementieren möchte (Marckmann und in der Schmitten 2013). Im Kontext der Psychiatrie gelten sog. Behandlungsvereinbarungen (*joint crisis plans*) als geeignete Instrumente, um im Dialog zwischen Professionellen und Patienten eine umfassende Vorausverfügung zu entwickeln, um das gegenseitige Vertrauen zu stärken und um letztlich die medizinische Behandlung zu verbessern (Henderson et al. 2008; Borbé et al. 2009). Trotz immer wieder berichteter positiver Auswirkungen auf das Arzt-Patienten-Verhältnis und den individuellen Behandlungsverlauf ist jedoch festzustellen, dass Behandlungsvereinbarungen bislang nicht weit verbreitet sind (Borbé et al. 2012; Grätz und Brieger 2012; Radenbach et al. 2013).

Aus der Perspektive der Medizinethik erscheint es daher wünschenswert, dass sich klinisch tätige Psychiater in Zukunft stärker als bislang darum bemühen, Vorausverfügungen als geeignete Mittel zu mehr Patientenselbstbestimmung zu verstehen, und den Betroffenen i. S. eines *Shared Decision Making* bei der Abfassung von Patientenverfügungen oder Behandlungsvereinbarungen professionelle Hilfestellung anbieten. Vorausverfügungen stellen aus medizinethischer Sicht einen wichtigen Bestandteil einer langfristigen und vertrauensvollen Arzt-Patient-Beziehung dar und helfen allen Beteiligten, die Präferenzen des Patienten bewusst zu machen, verbindlich zu formulieren und in möglichen späteren Krisensituationen zu berücksichtigen.

Resümee

Patientenverfügungen unterliegen keiner Reichweitenbeschränkung und haben demnach auch in der Psychiatrie rechtsverbindlichen Charakter, sofern die gesetzlichen Voraussetzungen erfüllt sind. Aus ethischer Sicht wird mithilfe von Vorausverfügen die Selbstbestimmung gestärkt, da Patienten darin vorsorglich ihren Willen bezüglich gewünschter und nicht gewünschter Behandlungsmaßnahmen für den Fall des Verlusts ihrer Einwilligungsfähigkeit festhalten können.

31.2.4 Klinische Ethikberatung

Zur Unterstützung der Ärzte und des Behandlungsteams in schwierigen medizinethischen Entscheidungssituationen sind seit den 1990er-Jahren an deutschen Krankenhäusern **klinische Ethikkomitees** und andere **Formen klinischer Ethikberatung** entstanden (Vollmann et al. 2004; Vollmann 2008b). Die Aufgaben der klinischen Ethikkomitees sind vielfältig und umfassen Fort- und Weiterbildungsangebote zu ethischen Themen, die Entwicklung krankenhausinterner ethischer „Leitlinien" bis hin zur klinisch-ethischen Einzelfallberatung (Vollmann 2008c; Akademie für Ethik in der Medizin 2010; Dörries et al. 2010; Schildmann et al. 2010). Insbesondere Letztere kann einen wertvollen Beitrag zur Verbesserung der individuellen Krankenversorgung leisten (Zentrale Ethikkommission 2006).

Auch in psychiatrischen Abteilungen und Krankenhäusern gibt es klinische Ethikkomitees, wenngleich die ethische Einzelfallberatung in der Psychiatrie noch wenig etabliert ist (Vollmann 2010). Ethische Konflikte in der psychiatrischen Praxis ergeben sich z. B. in der Gerontopsychiatrie bei Fragen der Therapiebegrenzung (u. a. Reanimation oder künstliche Ernährung bei fortgeschrittenen Demenzen) oder im Kontext von Zwangsbehandlungen. In Bezug auf Letztere stellt die klinisch-ethische Einzelfallberatung einen innovativen Ansatz zur Reduktion von ärztlichen Maßnahmen gegen den natürlichen Willen von Patienten dar und sollte daher weiter etabliert und durch medizinethische Begleitforschung wissenschaftlich evaluiert werden (Vollmann 2013; Zentrale Ethikkommission 2013b).

Resümee

Klinische Ethikkomitees und andere Formen klinischer Ethikberatung können einen wichtigen Beitrag zur Verbesserung der individuellen Krankenversorgung leisten. Insbesondere die klinisch-ethische Einzelfallberatung stellt in ethischen Konfliktsituationen einen innovativen Ansatz dar, der in der psychiatrischen Praxis weiter ausgebaut und wissenschaftlich begleitet werden sollte.

31.3 Ressourcenbegrenzung und Allokationsprobleme

Nachdem sich das Gesundheitswesen der westlichen Länder lange Zeit ohne wesentliche finanzielle Knappheit entwickeln konnte, stößt die moderne Medizin gegenwärtig auf zunehmende Ressourcenbegrenzungen. Hierbei sind neben begrenzten öffentlichen Mitteln der diagnostische und therapeutische Fortschritt sowie die gestiegene Lebenserwartung und Erwartungshaltung zu nennen, die zu wachsenden Gesundheitskosten führen.

Angesichts begrenzter Ressourcen auf der einen und steigender medizinischer Kosten auf der anderen Seite stellt sich medizinethisch das Problem der fairen Verteilung begrenzter Mittel. In der Gesundheitsökonomie werden dabei Maßnahmen zur reinen Effizienzsteigerung unter Beibehaltung des medizinischen Versorgungsniveaus **(Rationalisierung)** von Maßnahmen der **Rationierung** unterschieden, worunter das Vorenthalten medizinisch wirksamer und vom Patienten erwünschter Maßnahmen verstanden wird. Entgegen der weit verbreiteten Tabuisierung dieser Problematik im Gesundheitswesen muss eine zukunftsweisende Medizinethik diesen brisanten Konfliktbereich thematisieren, um zu einer möglichst fairen Verteilung der begrenzten Ressourcen beizutragen (Rauprich et al. 2005). Die Verteilungsentscheidungen müssen transparente und demokratisch legitimierte politische Entscheidungen sein. In diesem komplexen Zusammenhang muss auch bedacht werden, dass nicht nur Investitionen in die Krankenversorgung, sondern auch in Prävention, Bildung, Sozialarbeit etc. die gesundheitliche Lage (z. B. Morbidität und Mortalität) in der Bevölkerung beeinflussen können.

Aus medizinethischer Sicht muss eine psychische Störung mit der medizinisch erfolgreichsten und kostengünstigsten Therapieform behandelt werden, um angesichts begrenzter Ressourcen möglichst vielen Patienten effizient helfen zu können. Für den Psychiater und Psychotherapeuten folgt daraus die Verpflichtung, im individuellen Behandlungsfall wissenschaftlich erprobte psychiatrische und psychotherapeutische Methoden einzusetzen und sich dementsprechend weiter- und fortzubilden (ter Meulen 2010). Auf der anderen Seite sind bei der Reform des Gesundheitswesens nach Kosten- und Qualitätsgesichtspunkten Kürzungen von Leistungen zulasten von psychisch Kranken ethisch problematisch. Besonders kritisch müssen ökonomische Anreize, z. B. in Entgeltsystemen oder bei Bonus-Vereinbarungen mit Ärzten, betrachtet werden, denn hier werden oftmals medizinische Fragen dem Erreichen ökonomischer Ziele untergeordnet. Dagegen ist medizinethisch zu fordern, dass ökonomische Faktoren dem effizienten Erreichen medizinischer Ziele zu dienen haben.

Ein konkretes Beispiel in dieser Hinsicht ist die 2013 begonnene Einführung des **pauschalierenden Entgeltsystems für psychiatrische und psychosomatische Einrichtungen (PEPP)**, das durch verweildauerabhängige degressive Tagessätze einen Anreiz zur Verkürzung der stationären Behandlungszeiten schafft. Aus medizinethischer Sicht beinhaltet dies die Gefahr, dass schwer psychisch Kranke (z. B. Patienten mit einer therapieresistenten Depression oder mit zusätzlich vorliegenden erheblichen psychosozialen Problemen), deren Behandlung besonders personal- und zeitintensiv ist, benachteiligt werden, während auf der anderen Seite ein ökonomischer Anreiz geschaffen wird, Menschen mit leichteren psychischen Erkrankungen stationär zu behandeln. Das ärztliche Handeln zum Wohl insbesondere der schwer kranken Patienten wird hierbei durch ethisch fragwürdige Allokationsentscheidungen erschwert.

Bei der notwendigen Rationalisierung und Rationierung im Gesundheitswesen dürfen die Allokationsfragen nicht in die individuelle Arzt-Patient-Beziehung verlagert werden, weil dadurch der behandelnde Arzt in einen unlösbaren Loyalitätskonflikt zwischen seiner Behandlungspflicht gegenüber dem Patienten und finanziellen Abhängigkeiten gerät. Diese Entscheidungen müssen daher auf gesellschaftlicher Ebene getroffen und verantwortet werden, was politisch unpopulär und schwierig sein mag, medizinethisch aber zum Schutz eines vertrauensvollen und loyalen Verhältnisses von Arzt und Patient nachdrücklich gefordert werden muss.

Resümee

Angesichts begrenzter Ressourcen darf sich die Medizinethik Allokationsproblemen bei der Rationalisierung und Rationierung im Gesundheitswesen nicht entziehen. Dabei muss jedoch erstens eine Gleichbehandlung von sog. körperlichen und psychischen Störungen gefordert werden, und zweitens müssen die Allokationsentscheidungen öffentlich und transparent festgelegt werden, anstatt sie in die individuelle Arzt-Patient-Beziehung zu verlagern, wo sie zu unlösbaren ärztlichen Loyalitätskonflikten führen.

Literatur

Die vollständige Literatur zu diesem Kapitel finden Sie online im „Plus im Web“ zu diesem Buch.

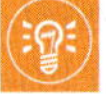

Fragen zur Wissensüberprüfung zum ➤ Kap. 31 finden Sie online.

KAPITEL

32

Nicolas Rüsch und Mathias Berger

Das Stigma psychischer Erkrankungen

32.1 Terminologie

Menschen mit psychischen Erkrankungen stehen vor einer zweifachen Schwierigkeit. Erstens müssen sie die Symptome ihrer Erkrankung bewältigen. Zweitens leiden sie unter der Tatsache, dass in der Gesellschaft psychische Erkrankungen noch immer mit einem Stigma behaftet sind. Beispielsweise haben Menschen, die ihre psychische Krankheit gut bewältigen und arbeiten können, bei der Suche nach einer Arbeitsstelle dennoch oft erhebliche Schwierigkeiten. Falls Arbeitgeber von ihrer Erkrankung erfahren, lehnen sie sie häufig unabhängig von ihrer Qualifikation als Bewerber ab **(öffentliche Stigmatisierung).** Eine weitere Belastung besteht darin, dass Menschen mit psychischen Erkrankungen die verbreiteten Vorurteile gegenüber ihrer Erkrankung oft akzeptieren, sie gegen sich selbst wenden und dadurch an Selbstbewusstsein verlieren **(Selbststigmatisierung).** Aber auch Gesetzgebung, Versicherungsbedingungen, Ressourcenverteilung usw. können Menschen mit psychischen Erkrankungen benachteiligen **(strukturelle Diskriminierung).**

Im Folgenden soll der konzeptuelle Hintergrund von öffentlicher und Selbststigmatisierung sowie struktureller Diskriminierung dargestellt werden. Ferner werden die Auswirkungen von Stigma auf Betroffene und ihr Umfeld dargestellt. Schließlich wird ein Überblick zu Strategien gegeben, wie Betroffene Stigma besser bewältigen können und sich die Stigmatisierung in der Gesellschaft reduzieren lässt.

32.2 Das Stigma, psychisch krank zu sein

32.2.1 Öffentliche Stigmatisierung

In den Medien kursieren drei **typische Fehleinschätzungen** über Menschen mit psychischen Erkrankungen: Sie sind **gefährliche Irre**, zu denen man auf Distanz gehen sollte; sie sind rebellische Freigeister, für die man Entscheidungen autoritär treffen muss; sie haben **rührend-kindliche** Wahrnehmungen der Welt, sodass sie wie Kinder wohltätig umsorgt werden sollten. Im Vergleich zu Menschen mit körperlichen Erkrankungen hat die Allgemeinbevölkerung gegenüber Menschen mit psychischen Erkrankungen negativere Einstellungen. Sie werden häufig als für ihre Erkrankung **verantwortlich** angesehen, wobei dies unterschiedlich stark ausgeprägt ist: bei Schizophrenien geringer als bei Substanzabhängigkeit und Essstörungen.

In den vergangenen Jahrzehnten bildete sich gesellschaftlich ein zunehmendes Problembewusstsein aus, Menschen, die bzgl. ethnischer Herkunft, Religion oder sexueller Ausrichtung von der Bevölkerungsmehrheit abweichen, nicht zu stigmatisieren. Im Bereich psychischer Erkrankungen ist dieses Bewusstsein noch ungenügend ausgebildet. Hinzu kommt, dass schon die Unterscheidung und **Etikettierung** einer „psychisch normalen" oder „gesunden" Mehrheit von einer „psychisch kranken" Minderheit eine Trennlinie suggeriert, die nicht existiert, da die Übergänge fließend sind. Außerdem führt diese Aufteilung leicht zu der Überzeugung, „sie", d. h. die „psychisch Kranken", seien fundamental verschieden von „uns".

Die Sozialpsychologie unterscheidet zwischen verschiedenen kognitiven, emotionalen und Verhaltensaspekten von Stigma: Stereotypen, Vorurteilen und Diskriminierung (➤ Tab. 32.1).

Tab. 32.1 Zwei-Faktoren-Theorie von Stigma: Stigma-Fokus (öffentlich/selbst) und sozial-kognitive Komponenten (Stereotypen, Vorurteile, Diskriminierung)

Öffentliche Stigmatisierung		Selbststigmatisierung	
Stereotypen:	Negative Meinungen über eine Gruppe, z. B. Charakterschwäche, Inkompetenz, Gefährlichkeit	**Selbststereotypen:**	Negative Meinung über sich selbst, z. B. Charakterschwäche, Inkompetenz, Gefährlichkeit
Vorurteile:	Zustimmung zum Stereotyp und/oder negative emotionale Reaktion (z. B. Ärger, Furcht)	**Selbstvorurteile:**	Zustimmung zum Stereotyp und/oder negative emotionale Reaktion (z. B. niedriger Selbstwert, niedrige Selbstwirksamkeit)
Diskriminierung:	Verhaltensreaktion auf das Vorurteil (z. B. Benachteiligung bei Vermietung oder Arbeitsplatzvergabe, Vorenthalten von Hilfe)	**Selbstdiskriminierung:**	Verhaltensreaktion auf das Vorurteil (z. B. Arbeits- oder Wohnungssuche aufgeben)

Stereotypen sind in der Allgemeinbevölkerung bekannt und stellen einen wirksamen Weg dar, Informationen und kollektive Meinungen über verschiedene soziale Gruppen zu kategorisieren (z. B. „Schotten sind geizig").Stereotypen zu kennen bedeutet nicht notwendigerweise, ihnen beizupflichten.

Doch Menschen mit **Vorurteilen** stimmen diesen negativen **Stereotypen** zu („Das stimmt! Psychisch Kranke sind gewalttätig") und zeigen negative emotionale Reaktionen („Sie machen mir alle Angst"). Werden daraus Verhaltenskonsequenzen gezogen, führt dies zu **Diskriminierung.** Ein mit Ärger verbundenes Vorurteil kann feindseliges Verhalten hervorrufen. Im Fall von psychischen Erkrankungen können mit Ärger verbundene Vorurteile bedingen, dass den Betroffenen Hilfe vorenthalten wird und ungerechtfertigt Polizei oder Justiz eingeschaltet werden. Stereotypen und Vorurteile führen i. d. R. nur dann zu Diskriminierung, wenn sie mit sozialer, wirtschaftlicher, politischer oder publizistischer **Macht** durchgesetzt werden können.

Resümee

Öffentliche Stigmatisierung besteht aus den drei Elementen Stereotypen, Vorurteilen und Diskriminierung im Zusammenhang eines Machtgefälles zwischen Mitgliedern der Allgemeinheit und der stigmatisierten Minderheit.

32.2.2 Selbststigmatisierung

Betroffene kennen i. d. R. die gängigen negativen Ansichten über Menschen mit psychischen Erkrankungen. Zu Selbststigmatisierung kommt es, wenn sie den Stereotypen zustimmen und sie nach Beginn der eigenen Erkrankung gegen sich wenden. Auch Selbststigma basiert auf Stereotypen, Vorurteilen und Diskriminierung (➤ Tab. 32.1). Aus dem Selbstvorurteil „Das stimmt: Ich bin schwach und unfähig, für mich selbst zu sorgen, weil ich psychisch krank bin" folgen häufig einerseits negative emotionale Reaktionen, insb. erniedrigtes Selbstwertgefühl sowie Scham über die eigene Erkrankung, andererseits Verhaltensreaktionen. So wagen selbststigmatisierende Patienten oft auch nach ausgeheilter Erkrankung nicht, sich um Arbeit, eigenständige Wohnmöglichkeit, gesellschaftliche Kontakte oder Partnerschaften zu bemühen. Das Nichterreichen dieser Ziele liegt daher oft weniger an der psychischen Erkrankung selbst als an Selbststigmatisierung.

Resümee

Selbststigmatisierung entsteht, wenn Mitglieder einer stigmatisierten Gruppe die Stereotypen über sich selbst kennen, ihnen zustimmen und sie gegen sich wenden, sodass Selbstvorurteile und Selbstdiskriminierung entstehen. Vermindertes Selbstwertgefühl ist eine häufige Folge.

32.2.3 Strukturelle Diskriminierung

Mit struktureller Diskriminierung sind Regelungen öffentlicher und privater Einrichtungen gemeint, welche die Rechte von Minderheiten absichtlich oder unabsichtlich einschränken. Dies kann geschehen, auch ohne dass sich einzelne Personen Angehörigen der Minderheit gegenüber diskriminierend verhalten. Ein Beispiel für strukturelle Diskriminierung von Menschen mit psychischen Erkrankungen ist die Ungleichstellung gegenüber somatisch Erkrankten, etwa in der Sozialgesetzgebung oder der Ressourcenverteilung innerhalb des Gesundheitssystems.

32.3 Folgen von Stigmatisierung

Während der letzten Jahrzehnte haben in der Allgemeinbevölkerung das Wissen um biologische Aspekte psychischer Erkrankungen sowie die Bereitschaft, Behandlung aufzusuchen, zugenommen. Leider geht dies jedoch nicht mit verbesserten Einstellungen zu Menschen mit psychischen Erkrankungen einher; vielmehr hat der Wunsch nach sozialer Distanz, v. a. gegenüber Menschen mit Schizophrenie, z. T. weiter zugenommen. Auch im psychiatrisch-psychotherapeutischen Bereich Beschäftigte sind nicht frei von stigmatisierenden Überzeugungen, oder sie unterschätzen die Problematik.

Während die **Bewusstmachung** und **Beseitigung öffentlicher Stigmatisierung und struktureller Diskriminierung** eine gesamtgesellschaftliche Aufgabe darstellt, ist die **Selbststigmatisierung** ein Problemfeld, mit dem Psychiater und Psychotherapeuten unmittelbar in ihrer Arbeit konfrontiert sind und das häufig in die Behandlung einbezogen werden muss. Deswegen soll dieser Aspekt im Folgenden genauer dargestellt werden.

32.3.1 Selbststigmatisierung und Selbstbestimmung

Betroffene können sehr unterschiedlich auf das Stigma ihrer Erkrankung reagieren. **Selbstbestimmung (Empowerment)** und **Selbststigmatisierung** sind dabei **entgegengesetzte Pole** eines Kontinuums möglicher Reaktionen. Menschen, die unter Selbststigmatisierung leiden, sind erheblich durch pessimistische Einschätzungen ihrer Erkrankung beeinflusst und geben daher häufig wichtige Lebensziele auf (sog. **Why-try-Effekt**). Andere bleiben **indifferent** gegenüber Stigmatisierung und fühlen sich davon nicht oder nur unwesentlich betroffen. Eine dritte Gruppe **lehnt** Vorurteile gegen Ihresgleichen **als unfair ab**, reagiert mit berechtigter **Empörung** auf Stigma und kämpft z. B. durch Lobbyarbeit gegen Diskriminierung.

Sozialpsychologische Modelle können erklären, warum die Reaktionen auf Stigma so unterschiedlich ausfallen. Neben im Weiteren ausgeführten krankheitsspezifischen Variablen sind drei allgemeine Faktoren von Bedeutung: die Wahrnehmung von Stigma, die Wahrnehmung der eigenen Gruppe sowie Persönlichkeitsvariablen. Personen, die ein hohes Ausmaß von Stigmatisierung in der Gesellschaft wahrnehmen und ihre eigene Stigmatisierung für fair halten (wahrgenommene Legitimität), empfinden Stigma eher als bedrohlich und leiden unter Selbststigmatisierung. Betroffene, die ihre eigene Gruppe (Menschen mit psychischen Erkrankungen) als negativ ansehen, sind ebenfalls anfälliger für Selbststigmatisierung. Eine starke Identifikation mit der eigenen Gruppe könnte dagegen protektiv gegen Selbststigmatisierung wirken, wenn Betroffene die eigene Gruppe überwiegend positiv sehen. Schließlich können Persönlichkeitsvariablen wie erhöhte Sensitivität gegenüber Zurückweisungen die Vulnerabilität gegenüber Stigmatisierung erhöhen.

Nach neueren Studien ist die Wahrnehmung von Stigma als einer die eigenen Bewältigungsmöglichkeiten übersteigende Bedrohung bereits unter jungen Menschen mit dem Risiko einer psychotischen Erkrankung signifikant mit verringertem Wohlbefinden assoziiert, und zwar unabhängig von der klinischen Symptomatik.

Während sich das sozialpsychologische Modell der Selbststigmatisierung in der Forschung mit anderen Minderheiten als hilfreich erwiesen hat, müssen bei psychischen Erkrankungen drei Aspekte besondere Berücksichtigung finden:

1. **Depressivität:** Das durch Selbststigmatisierung bedingte Selbstwertproblem und die verringerte Selbstwirksamkeit müssen unterschieden werden von ähnlichen Phänomenen als Ausdruck eines depressiven Syndroms, das nicht nur bei affektiven Erkrankungen häufig ist.
2. **Krankheitseinsicht:** Die Reaktion auf stigmatisierende Bedingungen hängt von der Krankheitseinsicht ab, die insb. während manischer oder psychotischer Episoden ganz oder teilweise fehlen kann.
3. **Soziale Wahrnehmung:** Der Umgang mit einer stigmatisierenden Umgebung ist von der eigenen Wahrnehmung subtiler stigmatisierender Signale anderer abhängig. Diese soziale Wahrnehmung kann bei psychischen Erkrankungen (z. B. Schizophrenien, Manien oder Demenzen) eingeschränkt sein.

Resümee

Wenn Betroffene sich als Teil der diskriminierten Minderheit sehen und die gegen sich gerichteten Vorurteile für legitim halten, kommt es zu Selbststigmatisierung und Minderung von Selbstwert und Selbstwirksamkeit. Kennen Menschen mit psychischen Erkrankungen zwar die Vorurteile, halten sie aber für unfair, reagieren sie meist mit berechtigter Empörung und wehren sich.

32.3.2 Individuelle Bewältigungsversuche

Menschen mit psychischen Erkrankungen machen häufig die **Erfahrung**, stigmatisiert zu werden. Zu den am weitesten verbreiteten Stigmatisierungserfahrungen zählen:

- **Verletzende Bemerkungen in sozialen Kontakten** über psychische Erkrankungen sowie über psychiatrisch-psychotherapeutische Behandlungen
- **Soziale Distanzierungen im privaten und beruflichen Umgang** und Zurückweisungen bei dem Versuch, neue soziale Rollen wie Freundschaften oder Arbeitsverhältnisse einzugehen
- **Unzutreffende und abwertende Darstellungen psychischer Erkrankungen in den Medien**

Angesichts dieser verbreiteten Stigmatisierungserfahrungen liegt es nahe, dass die meisten Menschen mit psychischen Erkrankungen in der **Erwartung** leben, stigmatisiert zu werden.

Vermeidung, Rückzug, Geheimhaltung Betroffene können Kontakt mit allen Menschen vermeiden, die sie verletzen könnten. Sie ziehen sich zurück und versuchen, nur noch Kontakt mit Personen zu haben, die entweder ihr stigmatisiertes Merkmal teilen oder über ihre psychische Erkrankung Bescheid wissen und sie nicht diskriminieren. Die Geheimhaltung der eigenen psychischen Erkrankung und einer psychiatrisch-psychotherapeutischen Behandlung soll dazu dienen, Stigmatisierung zu vermeiden. Leider führen diese Bewältigungsmechanismen jedoch häufig zu sozialer Isolation und höherer Arbeitslosigkeit.

Information der Umwelt Einige Betroffene entscheiden sich, andere Menschen über ihre eigene Erkrankung zu informieren, um deren Einstellung zu verbessern und damit auch ihre eigene Stigmatisierung zu verringern. Ob sich eine Person entscheidet, nur einigen ausgewählten Menschen von ihrer Erkrankung zu berichten *(selective disclosure)* oder ihre Erkrankung ganz allgemein bekannt zu machen, hängt davon ab, wie die betroffene Person **Risiken und Vorteile** beider Optionen abwägt. Mögliche Vorteile der Offenlegung sind gesteigerter Selbstwert, verringerte Belastung durch die Geheimhaltung der Erkrankung, ein vertrauensvolleres Verhältnis zu den Menschen, die nun Bescheid wissen, sowie Hilfsangebote durch andere. Das Vorgehen birgt jedoch auch das Risiko, auf Ablehnung und Unverständnis zu stoßen.

Resümee

Menschen mit psychischen Erkrankungen erfahren und erwarten häufig Stigmatisierung. Um diese Belastung zu bewältigen, werden häufig defensive (sozialer Rückzug und Geheimhaltung) oder aktive

(Edukation und Information des sozialen Umfelds) Strategien gewählt. Defensive Strategien haben oft negative Konsequenzen, insb. soziale Isolation.

32.3.3 Stigma und Inanspruchnahme professioneller Hilfe

Die Mehrzahl psychischer Erkrankungen kann durch psychiatrisch-psychotherapeutische und psychosoziale Behandlungsmöglichkeiten geheilt oder erheblich gebessert werden. Leider entscheiden sich dennoch viele Betroffene, entweder **keine Behandlung** zu beginnen oder sie vorzeitig abzubrechen. Die klinischen und gesellschaftlichen Folgen unbehandelter und häufig chronifizierter Erkrankungen sind erheblich.

Modelle subjektiver Krankheitsüberzeugungen *(health belief models)* erklären, warum Menschen sich entscheiden, nicht an Behandlungen teilzunehmen. Diese Modelle gehen davon aus, dass Menschen weitgehend rational handeln, um die wahrgenommene Bedrohung durch Krankheitssymptome zu verringern und die eigene Gesundheit durch die Behandlung zu verbessern. Gegen ein solches gesundheitsbezogenes Verhalten sprechen befürchtete negative Auswirkungen von Behandlungen, u. a. Nebenwirkungen von Medikamenten. Von großer Bedeutung ist jedoch auch die Befürchtung, dass die Behandlung im sozialen Umfeld eine Etikettierung und Stigmatisierung auslösen kann. Menschen mit psychischen Erkrankungen, die aus diesem Grund keine professionelle Hilfe aufsuchen, nennt man **potenzielle Inanspruchnehmer.** Sie betrachten sich als Teil der Öffentlichkeit, wollen nicht als Teil der psychisch kranken Minderheit gesehen werden und versuchen so, öffentliche Stigmatisierung zu vermeiden. Anders als andere stigmatisierte Gruppen wie z. B. viele ethnische Minderheiten tragen Menschen mit psychischen Erkrankungen kein sichtbares Merkmal. Deshalb ist der stärkste Auslöser öffentlicher Stigmatisierung die **Etikettierung,** u. a. durch die Teilnahme an psychiatrisch-psychotherapeutischen Behandlungen. Auch Selbststigmatisierung kann unabhängig von Furcht vor Ablehnung durch andere als Behandlungshindernis wirken, etwa wenn Betroffene eine Behandlung ihrer Erkrankung als beschämend oder peinlich empfinden.

Empirische Befunde belegen den Zusammenhang von Stigma und eingeschränkter Inanspruchnahme von Behandlung. Die Wahrscheinlichkeit, dass Menschen mit psychischen Erkrankungen Behandlungsmöglichkeiten nutzen, ist geringer, wenn sie negative Reaktionen ihrer Familienangehörigen erwarten.

Resümee

Furcht vor Stigmatisierung kann dazu führen, dass Betroffene psychiatrisch-psychotherapeutische Behandlung ablehnen, weil sie nicht durch diese Behandlung als „psychisch krank" etikettiert werden wollen. Durch Verzicht auf Behandlung hoffen sie, der Stigmatisierung und ihren negativen Folgen zu entgehen. Verringerung von Stigma ist daher ein Weg, um die Inanspruchnahme professioneller Hilfe zu erhöhen.

32.3.4 Auswirkungen auf Angehörige

Die gesellschaftlich verbreitete Diskriminierung wirkt sich häufig auch auf Angehörige von Menschen mit psychischen Erkrankungen aus. Da viele Betroffene in ihren Familien leben, weitet sich das Stigma aus Sicht der Öffentlichkeit auf die Familien aus *(courtesy stigma).* Es lassen sich drei Bereiche unterscheiden:

- **Öffentliche Stigmatisierung:** Wegen ihres erkrankten Angehörigen werden Familien häufig sozial gemieden. Eltern sehen sich oft dem Vorurteil ausgesetzt, sie seien **schuld** an der Erkrankung ihres Kindes, sei es durch schlechte Erziehung oder – dank genetischer Krankheitsmodelle – aufgrund der Weitergabe ihrer Erbanlagen. Von Eheleuten oder Geschwistern wird häufig erwartet, dass sie durch ihren Einfluss einen besseren Verlauf der Erkrankung erreichen müssten. Kinder werden häufig als von erkrankten Eltern „kontaminiert" angesehen. Viele Angehörige reagieren auf diese Stigmatisierung mit **Scham.**
- **Selbststigmatisierung der Familie:** Auch Angehörige reagieren unterschiedlich. Etwa ein Fünftel scheint wegen der Stigmatisierung des erkrankten Angehörigen an verringertem **Selbstwertgefühl** zu leiden. Doch viele andere reagieren, wie Betroffene auch, mit **berechtigter Empörung** und engagieren sich z. B. in Selbsthilfegruppen oder Lobbyarbeit.
- **Belastung der Familie** angesichts der Stigmatisierung des erkrankten Familienmitglieds: Studien belegen, dass eine Mehrheit der Angehörigen sehr besorgt ist über die Stigmatisierung ihres Familienmitglieds. Sie sind daher indirekt ebenfalls von Stigmatisierung betroffen.

32.3.5 Auswirkungen auf Behandlungsinstitutionen

Behandlungseinrichtungen werden in der Öffentlichkeit häufig abfällig als **Irrenanstalten**, Klapsmühlen u. Ä. bezeichnet. Solche Bezeichnungen und Stereotypen betreffen v. a. die dort Behandelten und ihre Angehörigen. Dies ist ein Grund, weshalb Behandlung häufig vermieden wird (➤ Kap. 32.3.3).

Das in Deutschland neben den psychiatrisch-psychotherapeutischen Einrichtungen bestehende zweite Versorgungssystem für Menschen mit psychischen Erkrankungen, die Psychosomatische Medizin, begründet seine Notwendigkeit teilweise damit, dass es weniger mit einem Stigma behaftet sei. Da stark stigmatisierte Menschen mit besonders schweren psychischen Erkrankungen dort seltener behandelt würden, seien psychosomatische Kliniken für Menschen mit weniger schweren psychischen Erkrankungen leichter zugänglich. Dies könnte allerdings die Ausgrenzung und Diskriminierung von Menschen mit schwereren psychischen Erkrankungen verstärken.

32.3.6 Berichterstattung in den Medien

In den Medien finden sich auch weiterhin häufig stigmatisierende Berichterstattungen über Menschen mit psychischen Erkrankungen. Die meisten Beiträge konzentrieren sich auf **Gewalt** und **Ge-**

fährlichkeit. Das Gewaltrisiko ist allerdings nur bei wenigen Erkrankungsformen (z. B. Psychosen oder Demenzen), und dann nur innerfamiliär, im Vergleich zur Allgemeinbevölkerung erhöht, wenn nicht ein komorbider Substanzmissbrauch vorliegt. Die Berichterstattung in den Medien **übertreibt dieses Gewaltrisiko häufig** und vernachlässigt andere Faktoren wie jugendliches Alter und männliches Geschlecht, die viel stärker mit Gewalt assoziiert sind. Hinzu kommt, dass positive Berichte über die realen Möglichkeiten von **Heilung und Rehabilitation** *(recovery)* von Menschen mit psychischen Erkrankungen in den Medien **selten** sind (Ausnahme und eindrucksvoller Bericht zu Marsha Linehan s. www.nytimes.com/2011/06/23/health/23lives.html).

32.4 Therapeutische und gesellschaftliche Konsequenzen

32.4.1 Therapeutische Strategien gegen Selbststigmatisierung

Bei jedem Patienten sollten Therapeuten Erwartung und Erfahrung von Stigmatisierung sowie Selbststigmatisierung thematisieren und deren Ausmaß detailliert erfassen, um möglichen negativen Folgen entgegenwirken zu können. In diesen **Klärungsprozess** sind i. d. R. Familie und soziales Umfeld einzubeziehen.

Neben Krankheitsaufklärung und Psychoedukation sind Strategien der kognitiv-behavioralen Psychotherapie besonders geeignet zu helfen, Stigma und seine Folgen besser zu bewältigen. Personen mit Depressionen lernen in kognitiver Therapie, ihre depressiven **gedanklichen Verzerrungen** zu identifizieren und zu modifizieren. Analog kann kognitive Therapie helfen, mit selbststigmatisierenden Gedanken besser zurechtzukommen. Gedanken wie „Ich bin psychisch krank und deshalb ein hoffnungsloser Fall" können hinterfragt und gegen diese Einschätzung sprechende Fakten erarbeitet werden. Narrative Verfahren können Betroffenen helfen, ihre Geschichte neu und weniger an Defiziten und Stigmata orientiert zu erzählen. In der Therapie kann man die bereits erwähnten Risiken und Vorteile einer **Offenlegung** der eigenen psychischen Erkrankung **abwägen** und eine Entscheidung finden, ob man die Erkrankung anderen mitteilt und, wenn ja, in welcher Form, zu welchem Zeitpunkt und gegenüber welchen Personen. Inzwischen steht aus der Arbeitsgruppe von P.W. Corrigan mit *Coming Out Proud* eine manualisierte, von Peers/Betroffenen geleitete und in einem ersten RCT positiv evaluierte Gruppenintervention zu diesem Thema zur Verfügung (Rüsch et al. 2014a). Auch Rollenspiele, besonders in Gruppentherapien, Verhaltensexperimente und Expositionsübungen können Betroffenen helfen, Stigma besser zu bewältigen.

Wie bereits genannt, stellt **Empowerment** das Gegenstück zu Selbststigmatisierung dar. In diesem Sinne selbstbestimmte Menschen mit psychischen Erkrankungen zeigen weniger erniedrigtes Selbstwertgefühl. Strategien, die Betroffenen mehr Kontrolle über ihre Lebensführung und Behandlung geben, steigern die Selbstbestimmung. Dazu gehört ein Fertigkeitentraining zur Erreichung ihrer gegenwärtigen Ziele. Ein anderer vielversprechender, jedoch noch nicht systematisch evaluierter Ansatz ist die Mitwirkung ehemals Erkrankter an Behandlungsprogrammen (EX-IN oder Experienced Involvement; www.ex-in.de; www.ex-in-bern.ch).

32.4.2 Initiativen gegen öffentliche Stigmatisierung

Weltweit engagieren sich inzwischen Interessengruppen von Betroffenen gegen Stigmatisierung, um so das Leben von Menschen mit psychischen Erkrankungen zu verbessern. Ein erfolgreiches Beispiel aus den USA ist die *National Alliance on Mental Illness*, eine Gruppe von Familienangehörigen und Betroffenen, die öffentliche Aufklärungsarbeit leistet oder durch Lobbyarbeit für besseren gesetzlichen Schutz in den Bereichen Wohnen und Arbeiten kämpft (www.nami.org). Beispiel einer deutschen Antistigma-Initiative ist „Irrsinnig Menschlich e.V." (www. irrsinnig-menschlich.de) aus Leipzig. Von ihr gehen sowohl lokal als auch bundesweit verschiedene Informationskampagnen aus, u. a. das Schulprojekt **„Verrückt? Na und!"**, das Schüler über psychische Erkrankungen informiert, sowie der Internationale Filmarbeitskreis *Against the Images in Our Heads.* Im Jahr 1996 hatte die *World Psychiatric Association* (WPA) ein internationales Programm begonnen, um Stigma und Diskriminierung im Zusammenhang mit Schizophrenie zu bekämpfen (www.openthedoors.com). Die **WPA-Initiative** versucht, Bewusstsein und Wissen über Schizophrenie und Behandlungsmöglichkeiten, öffentliche Einstellungen zu Menschen mit dieser Erkrankung und ihren Familien zu verbessern und Aktionen zu fördern, die Diskriminierung und Vorurteile verringern. In Deutschland wurde von der Deutschen Gesellschaft für Psychiatrie, Psychotherapie und Nervenheilkunde sowie *Open the Doors* e.V. in Zusammenarbeit mit dem Bundesgesundheitsministerium das **Aktionsbündnis Seelische Gesundheit** (www. seelischegesundheit.net) ins Leben gerufen. Leider verlaufen all diese Initiativen zwar in bester Absicht, werden aber **nur zu einem geringen Teil systematisch evaluiert,** sodass wir zu wenig darüber wissen, welche Initiative mit welchen Mitteln welche Ziele erreicht (u. a. wie nachhaltig mögliche Wirkungen sind, welche Zielgruppen erreicht werden, ob sich nur Einstellungen oder auch Verhaltensweisen ändern). Eine löbliche Ausnahme ist hier die englische Kampagne *Time to Change.* Grundsätzlich gibt es drei Hauptstrategien zur Bekämpfung von Stigma: Protest, Edukation und Kontakt.

- **Protest** wird oft gegen stigmatisierende öffentliche Aussagen, Darstellungen in Medien und Werbung angewandt. Ein deutsches Beispiel ist **BASTA – das Bündnis für psychisch erkrankte Menschen** (www. openthedoors.de), das u. a. die Möglichkeiten der raschen E-Mail-Kommunikation nutzt, um ihre Mitglieder auf stigmatisierende Darstellungen aufmerksam und diese öffentlich zu machen. Es gibt jedoch kaum Belege für die Wirksamkeit von Protesten im Hinblick auf den Abbau persönlicher Vorurteile.
- **Edukation** versucht, Stigma durch sachliche Information zu verringern. Dazu werden verschiedene Formen wie Bücher, Videos, strukturierte Unterrichtsprogramme oder Online-Medien eingesetzt. Eine neuere Meta-Analyse zeigt geringe, doch signifikant positive Ergebnisse von Edukation auf Einstellungen und

Verhalten. Wesentlich scheint der Inhalt von Edukationsprogrammen zu sein. Derzeit sind biogenetisch **neurobiologische Modelle**, z. B. schizophrener Erkrankungen, ein Hauptbestandteil der Edukation. Man hofft, durch die Darstellung der Erkrankung als biochemisches und teilweise genetisch bedingtes Problem zu erreichen, dass sich krankheitsassoziierte **Scham und Schuld** verringern. Dies scheint zuzutreffen. Andererseits birgt die Fokussierung auf Neurobiologie die Gefahr, dass Menschen mit schweren psychischen Erkrankungen als grundsätzlich verschieden von „Normalen“ wahrgenommen werden und daher die Neigung zunimmt, sich von den Betroffenen sozial stärker zu distanzieren. Deshalb erscheint es wichtig, die **biopsychosoziale Komplexität psychischer Erkrankungen** zu vermitteln und sie nicht einseitig als „genetische“ oder „neurologische“ Erkrankungen darzustellen.

- Die Allgemeinbevölkerung neigt weniger zu Stigmatisierung, wenn sie Mitgliedern der Minderheit begegnet ist. Nach oben erwähnter Meta-Analyse ist **Kontakt** eine sehr wirksame Strategie, um Stereotypen, Vorurteile und Diskriminierung gegenüber Menschen mit psychischen Erkrankungen zu verringern. In einer Reihe von **Interventionen bei Schülern** wurden Edukation und Kontakt miteinander kombiniert. Es gibt eine Reihe günstiger Rahmenbedingungen, um solche Aktivitäten erfolgreich zu gestalten: Ein ebenbürtiger Status zwischen den Teilnehmern und eine kooperative Interaktion erleichtern Kontakte ebenso wie institutionelle Unterstützung. Beispielsweise wird ein Schulprogramm erfolgreicher sein, wenn es durch die Schulleitung unterstützt wird und formlosen Umgang zwischen Betroffenen und Schülern ermöglicht.

Die Kombination von Kontakt und Edukation ist die vielversprechendste Antistigma-Strategie. **Gezielte Initiativen** können sich auf ein spezifisches Verhalten einer bestimmten Gruppe beschränken, z. B. der lokalen Arbeitgeber, die Menschen mit psychischen Erkrankungen nicht einstellen. Dies ist einerseits günstig, weil der Abbau von Vorurteilen und v. a Diskriminierungen einer bestimmten Gruppe ein erreichbares Ziel darstellt und sich so die große Komplexität des Stigma-Phänomens reduziert. Trotz ermutigender Ergebnisse solcher Initiativen gilt doch eine wesentliche Einschränkung: Öffentliche Stigmatisierung, Selbststigmatisierung und strukturelle Diskriminierung können zu unzähligen, mehr oder weniger subtilen diskriminierenden Verhaltensweisen und -mechanismen führen. Deswegen müssen sich stigmatisierende Einstellungen der **gesamten Bevölkerung** fundamental ändern, um diskriminierendes Verhalten nachhaltig zu verringern. Um hier Problembewusstsein, Sensibilität und Verhaltensänderungen zu erreichen, sind gemeinsam mit Betroffenen, Selbsthilfegruppen und Angehörigenverbänden starke Verbündete in der Politik, in den Medien, Kirchen, bei Polizei und Justiz, Kostenträgern, Vertretern von Arbeitgebern und Hausbesitzern, innerhalb der Ärzte- und Psychologenverbände und bei anderen gesellschaftlichen Gruppen zu gewinnen.

Resümee

Das Problem erwarteter und erfahrener Stigmatisierung sowie Selbststigmatisierung ist genau zu erfragen und bei Bedarf in die Therapie einzubeziehen. Hierzu eignen sich besonders Strategien der kognitiven Verhaltenstherapie. Öffentliche Stigmatisierung und strukturelle Diskriminierung können am besten durch die Kombination von Edukation und Kontakt bewusst gemacht und verringert werden. Hierzu sind in unserer Gesellschaft noch große Anstrengungen erforderlich.

Literatur

Die vollständige Literatur zu diesem Kapitel finden Sie online im „Plus im Web“ für dieses Buch.

Fragen zur Wissensüberprüfung zum ➤ Kap. 32 finden Sie online.

KAPITEL

33

Martin Härter, Rolf-Dieter Stieglitz und Mathias Berger

Qualitätsmanagement in der Versorgung psychischer Erkrankungen

33.1 Einleitung

Qualitätsmanagement (QM) ist in der psychiatrisch-psychotherapeutischen Versorgung fester Bestandteil einer qualitativ hochwertigen Behandlung. Die gesetzlichen Grundlagen zur Etablierung von Qualitätsmanagement wurden Anfang 2000 im Sozialgesetzbuch (SGB) V verankert bzw. fortgeschrieben. Alle Leistungserbringer sind gesetzlich verpflichtet, systematisch und umfassend die Qualität ihrer Leistung zu hinterfragen und Anstrengungen zu unternehmen, ihre Qualität zu verbessern. Dabei wird unter Qualitätsmanagement eine Managementmethode verstanden, die – gestützt auf die Mitwirkung aller Mitarbeiter – die Qualität in den Mittelpunkt ihrer Bemühungen stellt und kontinuierlich bestrebt ist, die Bedürfnisse aller Beteiligten zu berücksichtigen. Umfassendes Qualitätsmanagement ist in diesem Zusammenhang als langfristig angelegtes Konzept zu verstehen.

Viele erfolgreiche Modelle und Projekte wurden in den 1990er-Jahren in der stationären und ambulanten psychiatrisch-psychotherapeutischen Versorgung etabliert. Hierzu gehören z. B. die Entwicklung akzeptierter Basisdokumentationsverfahren, die freiwillige externe Qualitätssicherung und Benchmarking bei zentralen Indikationsbereichen (z. B. Depression, Schizophrenie und Suchterkrankungen) oder die Erprobung von Qualitätszirkeln im ambulanten wie stationären Behandlungssetting sowie die Übertragung von Leitlinien in die Versorgung. Heute kommt der Evaluation und Zertifizierung von QM-Aktivitäten in psychiatrisch-psychotherapeutischen Kliniken, Praxen und Einrichtungen eine besondere Bedeutung zu.

Im Folgenden werden Grundbegriffe, Zielsetzungen, Herausforderungen und Chancen dargestellt, die mit der Etablierung von Qualitätsmanagement verbunden sind. Zum einen werden Konzepte des Qualitätsmanagements beschrieben und ihre Umsetzung im medizinischen Bereich skizziert (➤ Kap. 33.5), zum anderen werden beispielhafte Maßnahmen und Modellprojekte des Qualitätsmanagements in der psychiatrisch-psychotherapeutischen Versorgung vorgestellt (➤ Kap. 33.7).

33.2 Die industrielle Tradition und Entwicklung in der Medizin

Tiefer gehende Informationen
Informationen zur Historie des Qualitätsbegriffs in Industrie und Medizin finden Sie online im „Plus im Web“ zu diesem Buch.

In der deutschen Medizin hat Qualitätssicherung eine lange Tradition, allerdings ohne dass die entsprechenden Maßnahmen *expres-*

sis verbis mit dem Begriff Qualitätssicherung belegt waren. **Interne Qualitätssicherung** als im System des Krankenhauses oder im ambulanten Bereich eigenständig organisierte Maßnahmen sind seit Langem etabliert: Fort- und Weiterbildung der unterschiedlichen Berufsgruppen, interkollegiale Supervisionsangebote, Ober- und Chefarztvisiten, Krankenblattführung und Arztbriefe stellen ein umfangreiches Qualitätssicherungssystem dar. Dagegen spielte die sog. **externe Qualitätssicherung** bisher eine geringere Rolle. Dies hat sich in den letzten beiden Jahrzehnten deutlich verändert. An vielen Orten wurden Modellprojekte initiiert, die sich um eine Qualitätssicherung und Verbesserung der medizinischen Leistung bemühen (Selbmann et al. 1994). Für die stationäre Versorgung besonders relevant sind die externen Qualitätssicherungsverfahren der **Bundesgeschäftsstelle Qualitätssicherung (BQS),** die seit 2001 systematisch die medizinische und pflegerische Behandlungsqualität der Krankenhäuser in Deutschland ermittelte. Am 1.1.2010 wurden vom AQUA-Institut die bereits bestehenden stationären Verfahren zur Qualitätssicherung von der BQS übernommen und fortgeführt (www.sqg.de). Für den Versorgungsbereich der psychischen Erkrankungen bestehen bislang allerdings noch keine Vorgaben zur Dokumentation von Qualitätsindikatoren für diagnostische und therapeutische Maßnahmen.

33.3 Gesetzliche Maßnahmen zum Qualitätsmanagement

Auf politischer Ebene forderte 1984 die Weltgesundheitsorganisation (WHO) im Rahmen ihres Konzepts „Gesundheit 2000“, Maßnahmen zur Qualitätssicherung als wichtige Voraussetzung für ein funktionierendes Gesundheitswesen zu forcieren. In Deutschland besteht seit dem Gesundheitsreformgesetz (1989) und dem Gesundheitsstrukturgesetz (1993) die **gesetzliche Verpflichtung zur Qualitätssicherung (SGB V).** Der Deutsche Ärztetag 1988 schloss sich an und verpflichtete seitens der Ärztekammern jeden Arzt zur Teilnahme an qualitätssichernden Maßnahmen. 1992 legte der Deutsche Ärztetag außerdem fest, dass eingehende Erkenntnisse, Erfahrungen und Fertigkeiten in der Qualitätssicherung der ärztlichen Berufsausübung in den meisten Fachgebieten erforderlich sind. Dies ist auch Teil der Weiterbildung des Fachs Psychiatrie und Psychotherapie. 1993 wurden von der Kassenärztlichen Bundesvereinigung (KBV) **Richtlinien für Verfahren der Qualitätssicherung** verabschiedet. Neben den strukturellen Voraussetzungen für Qualitätssicherung (Schaffung einer Geschäftsstelle Qualitätssicherung, Qualitätssicherungsbeauftragter etc.) wurde der Schwerpunkt auf die **Bildung von Qualitätszirkeln,** auf die **Durchführung von Ringversuchen** (z. B. im Laborbereich) und Qualitätsprüfungen im Einzelfall gelegt. 1994 wurden die im Gesundheitsstrukturgesetz geforderten „Arbeitsgemeinschaften zur Förderung der Qualitätssicherung in der Medizin“ konstituiert, die sich paritätisch aus Ärzteschaft, Krankenkassen und Krankenhausträgern zusammensetzen. 1995 wurde das Ärztliche Zentrum für Qualität in der Medizin (ÄZQ) gegründet (www.azq.de) und 1996 das Ausbildungscurriculum für ärztliches Qualitätsmanagement entwickelt.

In der Erweiterung der Sozialgesetzgebung (SGB V, §§ 135a und 137) im Jahr 2000 wurde festgeschrieben, dass **alle Leistungserbringer im Gesundheitswesen zum einen zur Sicherung und Weiterentwicklung der Qualität der von ihnen erbrachten Leistungen verpflichtet sind und sich zum anderen an einrichtungsübergreifenden Maßnahmen der Qualitätssicherung beteiligen sollen.** Jedes Krankenhaus ist per Gesetz verpflichtet, seine Daten an die **Bundesgeschäftsstelle Qualitätssicherung (BQS)** bzw. seit 2010 an das AQUA-Institut zu übermitteln. Die Auswertung der Daten erfolgt einheitlich, damit die Ergebnisse aus verschiedenen Krankenhäusern verglichen werden können (sog. **Benchmarking**). Seit 2004 liegt die Beschlusskompetenz für die externe stationäre Qualitätssicherung in deutschen Krankenhäusern gemäß § 137 SGB V beim Gemeinsamen Bundesausschuss (G-BA).

Gemäß § 137 SGB V sind alle zugelassenen Krankenhäuser darüber hinaus verpflichtet, im Abstand von 2 Jahren einen **strukturierten Qualitätsbericht** zu erstellen und zu veröffentlichen. Die Annahmestelle wird vom Spitzenverband der Gesetzlichen Krankenkassen und dem Verband der privaten Krankenversicherung e. V. getragen. Die Qualitätsberichte der Krankenhäuser enthalten grundlegende Informationen eines Krankenhauses, z. B. Art und Anzahl der Leistungen oder Aktivitäten zum Qualitätsmanagement (vgl. www.g-qb.de, Annahmestelle für Qualitätsberichte). Darüber hinaus **sind Krankenhäuser und stationäre Vorsorge- oder Rehabilitationseinrichtungen gehalten, ein Qualitätsmanagementsystem einrichtungsintern einzuführen und weiterzuentwickeln (§ 135a SGB V).** Im letzten Jahrzehnt wurden schließlich verschiedene Modelle entwickelt, wie die Qualität und die Etablierung von QM-Aktivitäten in der ambulanten und stationären Versorgung formal bewertet (zertifiziert) werden kann (➤ Kap. 33.6).

33.4 Definition und Konzepte medizinischen Qualitätsmanagements

33.4.1 Qualität und ihre Dimensionen

Im Vergleich zu qualitätssichernden Maßnahmen in der Industrie ist davon auszugehen, dass sich Qualität im medizinischen Bereich erheblich komplexer darstellt. So lässt sich „Gesundheit“ in ihren wesentlichen Aspekten nicht materiell bestimmen. Nicht nur eine technologisch optimale medizinische Versorgung ist ein wesentlicher Aspekt guter Versorgung, sondern v. a. auch die subjektive Zufriedenheit der Patienten mit der Behandlung. Darüber hinaus lässt sich die unidirektionale Sichtweise in der industriellen Fertigung – Qualität des Produkts – auf die Medizin nicht derart vereinfacht übertragen, da dem Patienten selbst eine aktive Rolle beim Zustandekommen des Ergebnisses zukommt. Die US-amerikanische *Joint Commission on Accreditation of Health Care Organizations* versteht unter Qualität *„den unter Anwendung des derzeitigen Wissens vom jeweiligen medizinischen Versorgungssystem erreichten Grad der Wahrscheinlichkeit, für den Patienten erwünschte Therapieresultate zu erzeugen und unerwünschte Behandlungsergebnisse zu vermeiden“.* Diese Definition thematisiert v. a. das Behandlungsergebnis und vernachlässigt die Bedeutung des Behandlungsprozesses. Eine stärker am Patienten ausgerichtete Definition versteht unter **Qualität im psychiatrischen Bereich** *„die optimale Versorgung psychisch kranker Menschen nach dem jeweils neuesten Stand der wissenschaftlichen Erkenntnisse unter Beachtung der besonderen Eigenarten und Ziele sowie behandlungsbezogenen Vorstellungen der einzelnen Persönlichkeit“* (Maß 1997). Qualität ist also kein Merkmal medizinischer Versorgung *per se,* sondern wird von verschiedenen Zielgruppen aus unterschiedlichen Perspektiven gesehen. Besonders im psychiatrischen und psychotherapeutischen Bereich ist die Herstellung von „Gesundheit“ und „Qualität“ in wichtigen Aspekten immateriell, etwa in der Patientenzufriedenheit, Lebensqualität oder psychischen Gesundheit. Dem Prozess der Behandlung kommt gegenüber dem Ergebnis höhere Bedeutung zu. Außerdem hat die Mitarbeit der Patienten entscheidende Bedeutung für das erzielbare und erzielte Ergebnis. All dies erfordert eine spezielle Differenzierung der Qualitätskriterien nach unterschiedlichen Teilaspekten.

Donabedian (1980) führte als erster die notwendige Trennung zwischen **technischer und interpersoneller Qualität** ein. Erstere umfasst die Anwendung der medizinischen Technik und ihrer Methoden in der Behandlung eines Patienten. Dazu zählt die Angemessenheit der diagnostischen und therapeutischen Maßnahmen. Die interpersonelle Qualität enthält die sozialen und psychologischen Komponenten einer Behandlung (z. B. die Therapeut-Patient-Beziehung). Häufig wird noch eine dritte Qualitätsdimension unterschieden, die **Umgebungs- oder Hotelqualität** *(Amenities),* d. h. alle räumlichen und zeitlichen Rahmenbedingungen, die Einfluss auf die Behandlung ausüben.

In der Medizin wurde der Gesamtbehandlungsprozess bereits in den 1960er-Jahren in die Komponenten der **Struktur-, Prozess- und Ergebnisqualität** unterteilt (Donabedian 1966):

- Unter **Strukturqualität** ist das quantitative und qualitative Gesamt an gesundheitspolitischen, organisatorischen, finanziellen, baulich-räumlichen, apparativen und personellen Ressourcen zu verstehen, die den gezielten Einsatz medizinischer Maßnahmen ermöglichen. Unterhalb der Ebene von Versorgungspolitik und -programmen ist als übergeordnete Struktur das nationale bzw. regionale Versorgungssystem angesiedelt. Die Qualität dieses Systems ergibt sich wesentlich aus einer definierten Kriterien genügenden Befriedigung des Versorgungsbedarfs (Gaebel 1997). In der Bundesrepublik Deutschland haben die Psychiatrie-Enquete 1975 und die Expertenkommission 1988 sowie die Psychiatrie-Personalverordnung 1991 entscheidende Anstöße zu einer strukturellen Qualitätsverbesserung des psychiatrischen Versorgungssystems gegeben. Ein weiteres Beispiel ist die Neuordnung der gebietsärztlichen Weiterbildungsordnung mit Schaffung eines Gebietsarztes für Psychiatrie und Psychotherapie.
- Unter **Prozessqualität** wird die Gesamtheit diagnostischer und therapeutisch-rehabilitativer Maßnahmen hinsichtlich ihrer Kongruenz zwischen expliziten Leitlinien und Standards sowie den konkreten Durchführungsmodalitäten verstanden. Diese Dimension umfasst alle Maßnahmen, die im Laufe einer Behandlung des Patienten ergriffen oder auch nicht ergriffen werden. Sie sollten sich an den Leitlinien oder Standards des jeweiligen Fachgebiets orientieren. In der psychiatrischen Versorgung sind sie u. a. an den Vorgaben der Psychiatrie-Personalverordnung orientiert (➤ Kap. 33.7.1). Auch die Gestaltung der Beziehung zwischen Patient und therapeutischem Team bzw. das Stationsklima gehen in die Prozessqualität entscheidend mit ein. Bezogen auf die Diagnostik sind die Einführung und Weiterentwicklung operationaler Diagnosesysteme wie ICD-10 und DSM-5 als Verbesserung der Prozessdimension zu werten. Auch ein korrekter und auf empirischer Basis geprüfter Einsatz des weiten Spektrums verschiedener Therapieformen (Pharmakotherapie, Psychotherapie, Sozio- und Ergotherapie etc.) auf der Basis abgestimmter Leitlinien kann die Prozessqualität in der Patientenversorgung fördern.
- Die **Ergebnisqualität** oder das *Outcome* einer medizinischen Behandlung stellt die eindeutigste Bezugsbasis für eine Qualitätsbeurteilung dar. Jede Maßnahme muss sich daran messen lassen, ob sie zu einer Ergebnisverbesserung beigetragen hat oder nicht. Ergebnisqualität kann als das Ausmaß an Kongruenz zwischen Behandlungsziel (Soll) und Behandlungsergebnis (Ist) definiert werden. Ergebnisqualität spiegelt am ehesten das Zusammenspiel von Struktur- und Prozessqualität wider, auch wenn selbst unter optimalen Behandlungsbedingungen und *lege artis* durchgeführter Therapie nicht davon ausgegangen werden kann, dass diese in linearer Beziehung zu den Eingangsgrößen steht (Gaebel 1997). Bei Untersuchungen zum Outcome ist daher der Einfluss anderer Moderatorvariablen (Schweregrad, soziodemografische Unterschiede etc.) – v. a. beim Abgleich verschiedener Institutionen – unbedingt zu berücksichtigen (Fauman 1989).

33.4.2 Qualitätssicherung und Qualitätsmanagement

Bezogen auf die Begriffe Qualitätssicherung und Qualitätsmanagement in der stationären und ambulanten Versorgung besteht häufig eine definitorische Unschärfe. Drei Fehlinterpretationen kommen besonders häufig vor:

- Verwechslung mit Datenerfassung: „Hauptsache, es werden erst einmal Daten erhoben. Wie damit die Qualität gesichert werden kann, wird später überlegt.“
- Verwechslung mit Forschung: „Wir sind Forscher, also auch ohne Qualitätssicherung gut“ oder: „Wir sind für die Versorgung zuständig, für Forschung brauchen wir nicht zu zahlen.“
- Verwechslung mit Kontrolle: „Die Leistungserbringer sollen Daten liefern, damit die Qualität kontrolliert werden kann. Wie sie damit ihre Qualität sichern, ist ihnen überlassen“ (Selbmann 1995).

Diese Verwechslungen kommen nicht zufällig zustande, denn die Erhebung und Aufbereitung von Daten (Qualitätsmonitoring) ist eine notwendige Bedingung für Qualitätssicherung, macht aber nur einen kleinen Teil dessen aus, was man unter Qualitätsmanagement versteht (➤ Abb. 33.1). **Qualitätsmanagement** umfasst nach DIN-ISO 8402 und 9000–9004 *„alle Tätigkeiten, mit denen die Qualitätsphilosophie, die Qualitätsziele und Verantwortungen festgelegt sowie*

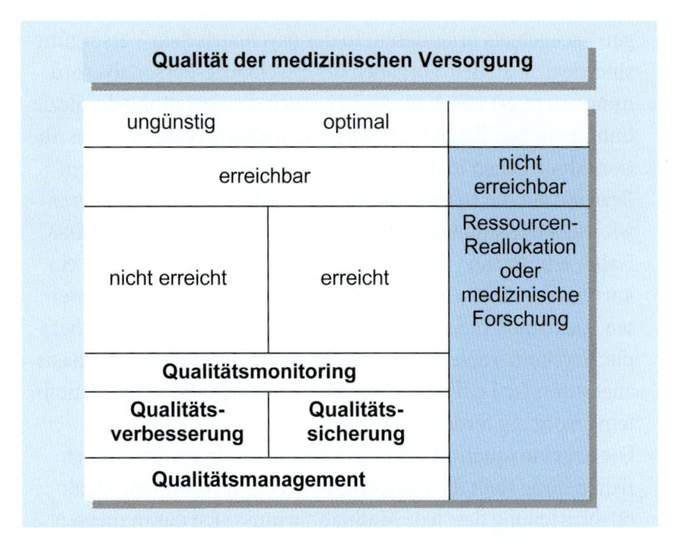

Abb. 33.1 Zusammenhang zwischen Qualitätsmanagement, strukturellen Rahmenbedingungen und medizinischer Forschung (nach Selbmann 1995)

diese durch Qualitätsplanung, Qualitätslenkung (-kontrolle), Qualitätssicherung und -verbesserung verwirklicht werden" (Deutsches Institut für Normung e. V. 1992; Selbmann 1995). Bemisst man Qualität am Grad der Übereinstimmung zwischen dem Erreichten und dem bei gegebenen strukturellen Rahmenbedingungen und derzeitigem medizinischem Wissen Erreichbaren, dann ist es Ziel des Qualitätsmanagements, erreichbare Qualität tatsächlich zu verwirklichen (➤ Abb. 33.1).

In Bereichen, in denen erreichte Qualität mit der erreichbaren übereinstimmt, wird man sich um Qualitätssicherung bemühen. Dieser Begriff fokussiert die Aufrechterhaltung optimaler Qualität. Bei Unterschieden zwischen erreichter und erreichbarer Qualität (Schwachstellen) geht es darum, Prozesse zur Qualitätsverbesserung anzustoßen. Schließlich gilt es zur Erreichung einer maximalen Qualität, die noch nicht erreicht werden konnte, Ressourcen in die Forschung zu investieren.

Auf dem Wege zu einer Qualitätsverbesserung werden i. d. R. mehrere Arbeits- und Teilschritte durchlaufen, die als **Zyklus der Qualitätsverbesserung** bezeichnet werden und gleichsam als allgemeingültiger Ablauf jeglicher Maßnahmen des Qualitätsmanagements gelten können (➤ Abb. 33.2). Sie gehen auf den von Deming entwickelten sog. **Plan-Do-Check-Act-Zyklus** zurück, wobei „Aktion" in die Schritte Qualitätssicherung und Problemerkennung unterteilt ist. Das mehrmalige Durchlaufen des Zyklus führt mit jeder Beseitigung von Schwachstellen und Qualitätsmängeln zu einer kontinuierlichen Verbesserung der Qualität (messbar z. B. anhand von Kriterien der Struktur-, Prozess- und Ergebnisqualität).

33.4.3 Wichtige Begriffe des Qualitätsmanagements

Prozesse des Qualitätsmanagements haben ihre eigene Terminologie. Zu den traditionellen Konzepten gehören die Begriffe **Norm, Kriterium, Standard, Indikator sowie Leit- und Richtlinien.**

Normen geben an, ob das Vorhandensein oder die Abwesenheit bzw. eine größere oder geringere Ausprägung der beobachteten Phänomene wünschenswert ist. Beispiel für eine klinische Norm ist die durchschnittliche Dosis (Mittelwert) eines antidepressiven Medikaments, die Patienten mit der Diagnose einer schweren depressiven Episode erhalten.

Kriterien sind messbare Größen, die eine adäquate klinische Versorgung (Qualität) definieren. Sie werden auf der Basis von Expertenwissen (klinische Erfahrung) und gegenwärtigem Stand der wissenschaftlichen Erkenntnis festgelegt. Ein quantitativ definiertes

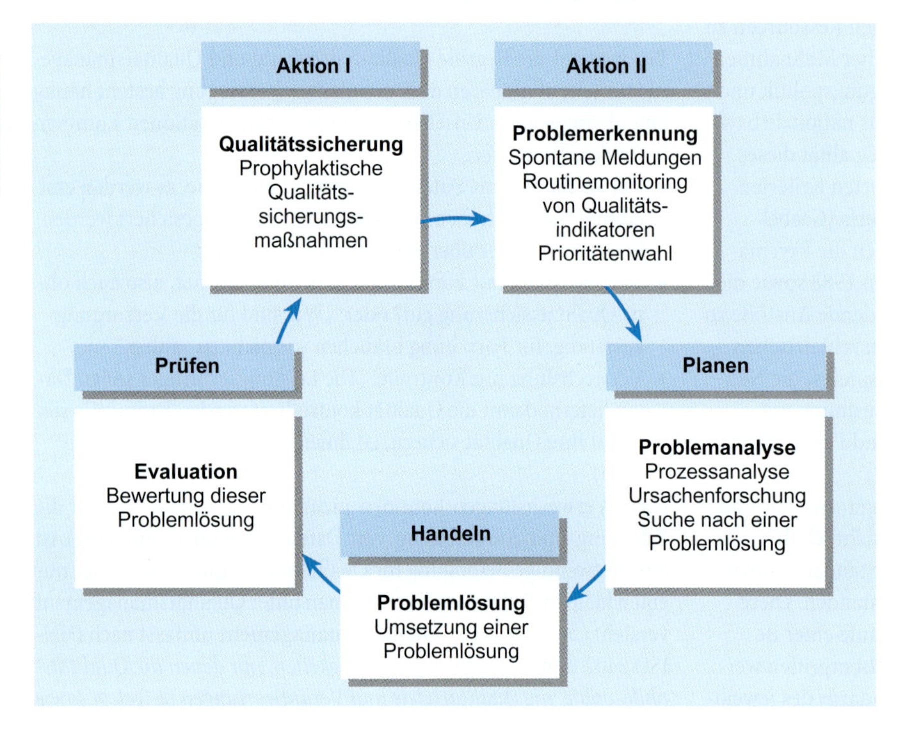

Abb. 33.2 Qualitätsverbesserungszyklus (PDCA-Zyklus)

Kriterium legt z. B. fest, dass eine schwere depressive Episode mit einer Dosis von 100–200 mg eines trizyklischen Antidepressivums behandelt werden sollte. Kriterien können zudem als implizit (z. B. Qualitätsmessung durch Experten aufgrund ihrer klinischen Erfahrung) oder explizit, d. h. als klar spezifizierte, schriftliche Kriterien (z. B. Diagnosekriterien der ICD-10), bezeichnet werden. Schließlich können Kriterien in normative oder empirisch fundierte differenziert werden. **Standards** werden allgemein als die erwartete oder geforderte Güte der Versorgung definiert, bei der spezifische Kriterien über die gesamte Zeit eingehalten werden. Sofern ein Kriterium definiert wurde, lassen sich Aussagen darüber treffen, ob und wie oft dieses Kriterium erfüllt sein sollte. Standards geben daher die *„Grenze zwischen akzeptabler und nicht mehr akzeptabler Versorgungsgüte"* an (Bertolote 1993). In vielen Fällen ist es schwierig, die vollständige Erfüllung eines Kriteriums zu erreichen, sodass häufig Versorgungsstandards formuliert werden, die unterhalb der 100-Prozent-Marke liegen.

Indikatoren werden als gut definierte, neutrale, aber messbare Variable definiert, welche die Herstellung und das Ergebnis einer qualitativ hochwertigen Versorgung anzeigen. Durch den Einsatz von **Qualitätsindikatoren** können bestehende Unterschiede in der Qualität der medizinischen und pflegerischen Versorgung erkannt und Qualitätsverbesserungen eingeleitet werden. Methodisch hochwertige Qualitätsindikatoren gelten national und international als Goldstandard für die Darstellung medizinischer und pflegerischer Versorgungsqualität. Seit 2001 werden in Deutschland Qualitätsindikatoren systematisch entwickelt.

Beispiele für Indikatoren im psychiatrischen Bereich sind die Anzahl der Patienten mit Spätdyskinesien bei neuroleptischer Medikation oder die Prozentzahl der Patienten, die auf eine leitliniengerechte spezifische Medikamentendosis mit einer Symptomreduktion reagieren. Weitere Qualitätsindikatoren sind z. B. das Therapieansprechen *(treatment response)*, die Rückfallrate nach 1 Jahr, nicht geplante Wiederaufnahmen oder die Patientenzufriedenheit (Ergebnisqualität).

Leitlinien sind schriftliche Empfehlungen bzw. Entscheidungshilfen zur Diagnostik und Behandlung sowie zum Umgang mit schwierigen Behandlungssituationen (zur Risikominimierung), die auf epidemiologischen und wissenschaftlichen Untersuchungen (evidenzbasiert) sowie Expertenwissen (klinische Erfahrung) beruhen. Leitlinien entsprechen Orientierungshilfen i. S. von „Handlungskorridoren", von denen in begründeten Fällen auch abgewichen werden kann. Heute werden sie i. R. aufwendiger Literaturrecherchen und Methoden der **evidenzbasierten Medizin** (➤ Kap. 1) sowie darauf aufbauender Konsensuskonferenzen erstellt (z. B. für Schizophrenie, Depression, Demenzen). Es existieren allgemein akzeptierte Qualitätsanforderungen an Leitlinien (sog. Level S1, S2 oder S3, s. unten). Sie sollen den aktuellen Wissensstand (State-of-the-Art) widerspiegeln und bedürfen regelmäßiger Aktualisierung. Die medizinischen Fachbereiche stellen die von ihnen entwickelten Leitlinien über die **Arbeitsgemeinschaft der Wissenschaftlichen Medizinischen Fachgesellschaften (AWMF)** öffentlich und frei zugänglich zur Verfügung (www.awmf-online.de oder www.leitlinien.de). Im Idealfall enthalten Leitlinien Handlungsanweisungen zum konkreten Vorgehen bei diagnostischen und therapeutischen Maßnahmen. Leitlinien sollten v. a. folgende Fragen beantworten:

- Was sind notwendige diagnostische und therapeutische Maßnahmen?
- Was ist in Einzelfällen nützlich?
- Was ist überflüssig oder obsolet?
- Welche Probleme müssen stationär und welche ambulant behandelt werden?
- Welche effektiven Behandlungsverfahren können eingesetzt werden?

Die Mehrzahl der deutschsprachigen, aber auch vieler internationaler Leitlinien in der Psychiatrie und Psychotherapie entspricht immer mehr den internationalen methodischen Standards (Härter et al. 2001); hier wurden in den letzten Jahre sehr große Fortschritte erzielt. In Deutschland wurden zu diesem Zweck das Deutsche Leitlinien-Clearingverfahren bzw. das Programm zur Entwicklung **Nationaler VersorgungsLeitlinien (NVL)** der Selbstverwaltungskörperschaften (BÄK und KBV) beim Ärztlichen Zentrum für Qualität in der Medizin (ÄZQ) (www.azq.de) und die Leitlinien-Clearingstelle der AWMF eingerichtet.

Ein weiterer in diesem Kontext genannter Begriff ist die **Richtlinie.** Es handelt es sich dabei um Regelungen des Handelns oder Unterlassens, die von einer legitimierten Institution konsentiert, schriftlich fixiert und veröffentlicht wurden, für den Rechtsraum verbindlich sind und deren Nichtbeachtung definierte Sanktionen nach sich zieht (Kunz et al. 2001).

33.5 Etablierung von internem Qualitätsmanagement

Ein wesentliches Ziel des **internen Qualitätsmanagements** in der psychiatrisch-psychotherapeutischen Versorgung liegt darin, die Mitarbeiter verschiedener Berufsgruppen und unterschiedlicher Hierarchiestufen zu befähigen, selbstständig die Qualität ihrer Arbeit zu analysieren, Problemfelder und Schwachstellen zu definieren, sie systematisch zu bearbeiten und Lösungsansätze zu erproben (➤ Kap. 33.4.2).

Qualitätsmanagement in psychiatrisch-psychotherapeutischen Einrichtungen unterliegt besonderen Bedingungen. So sind etwa die Behandlungs- und Pflegeprozesse erheblich schwieriger zu standardisieren als in somatischen Einrichtungen. Die Ergebnisqualität ist weniger eindeutig bestimmbar; neben der psychischen Symptomatik spielen soziale Parameter und das subjektive Erleben der Betroffenen eine große Rolle. Angesichts kognitiver Einschränkungen und chronischer Krankheitsverläufe ist die Erhebung der Patientenzufriedenheit mit eigenen methodischen Schwierigkeiten behaftet. Hinzu kommt, dass ein Teil der psychiatrischen Patienten sich nicht freiwillig in der Behandlung befindet, was nicht nur für die Therapie, sondern auch für Qualitätssicherung und Qualitätsmanagement eine Herausforderung darstellt.

Die Notwendigkeit eines systematischen Qualitätsmanagements in der psychiatrisch-psychotherapeutischen Versorgung ergibt sich aufgrund spezifischer Anforderungen und Probleme, die in ➤ Box 33.1 zusammengefasst sind.

BOX 33.1

Notwendigkeit von Qualitätsmanagement in Psychiatrie und Psychotherapie

- Notwendigkeit multiprofessioneller Teams zur Erreichung einer optimalen Prozess- und Ergebnisqualität
- Anwendung komplexer Behandlungskonzepte
- Lange stationäre, teilstationäre und ambulante Behandlungen und hohes Chronifizierungsrisiko der Störungen
- Einschneidende Veränderungen im Behandlungsparadigma der nur noch historisch gültigen Aufspaltung in biologisch-psychiatrische und psychotherapeutische Behandlungsansätze
- Im Vergleich zu anderen Fachbereichen der Medizin und im internationalen Vergleich späte Entwicklung systematischer Leitlinien der Diagnostik und Therapie psychischer Störungen

Von Anfang an sollen die Mitarbeiter in diesen Prozess einbezogen werden, da sie Problemfelder, welche die Zufriedenheit sowohl der Patienten als auch der Mitarbeiter und die Effektivität und Effizienz der Behandlung einschränken, innerhalb ihres Arbeitsfeldes am besten kennen. Zur Etablierung von Qualitätsmanagement hat sich die Einrichtung zielgerichteter Arbeitsgruppen (Qualitätszirkel) bewährt. Ein **Qualitätszirkel** stellt den Zusammenschluss von Mitgliedern unterschiedlicher Berufsgruppen dar, die an der Patientenversorgung beteiligt sind, mit dem Ziel, die eigene Arbeit und Patientenversorgung in ihrer Qualität zu verbessern (Härter et al. 1999). Qualitätszirkel arbeiten durch Unterstützung von ausgebildeten Moderatoren ziel- und problemorientiert, wenn möglich anhand von spezifischen Datenquellen mithilfe spezieller Monitoringverfahren (Checklisten, Basisdokumentation von Patienten bei Aufnahme und Entlassung, Pflegeplanung, Patientenbefragungen etc.). Qualitätszirkel treffen sich in regelmäßigem Abstand (z. B. alle 4 Wochen), und die Teilnehmerzahl ist idealerweise auf 6–10 Personen beschränkt, um ein möglichst effektives Arbeiten zu gewährleisten. Mögliche Aufgabenstellungen für Qualitätszirkel sind in ➤ Box 33.2 zusammengestellt.

BOX 33.2

Aufgabenstellungen von Qualitätszirkeln in Psychiatrie und Psychotherapie

- Analyse und Verbesserung der Patientenversorgung bei Aufnahme, Behandlung und Nachbehandlung in der Klinik
- Analyse und Verbesserung von Arbeits- und Organisationsabläufen in der Versorgung (z. B. Aufnahmeroutine, Visitengestaltung)
- Entwicklung von Dokumentationssystemen für die Analyse der Prozess- und Ergebnisqualität der Patientenversorgung bzw. Optimierung bestehender Systeme
- Entwicklung und Umsetzung von Leitlinien und Standards in der Patientenversorgung

Durch die gemeinsame Arbeit wächst die Identifikation mit der eigenen Tätigkeit, den Arbeitsergebnissen und dem Krankenhaus insgesamt (Corporate Identity). Im Qualitätszirkel werden zudem Brücken über tradierte Berufsgruppenabgrenzungen im Krankenhaus geschlagen, wodurch sich der Kontakt unter den Mitarbeitern und zu den Patienten verbessert (Härter et al. 1999).

Eine unabdingbare Voraussetzung für die Entwicklung und Durchführung von Qualitätsmanagement ist, dass diese Maßnahmen von

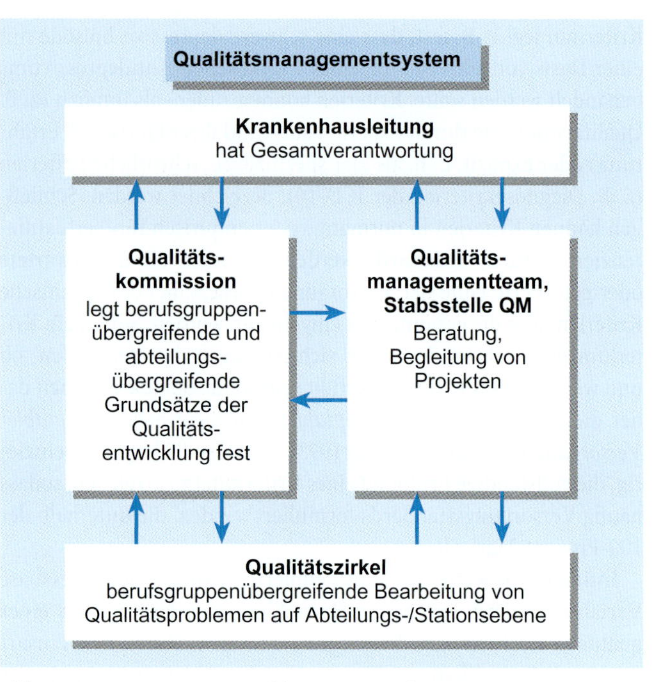

Abb. 33.3 Organigramm zur Etablierung von Qualitätsmanagement

oben **(Top-down)** wie von unten **(Bottom-up)** aufgebaut und getragen werden. Sinnvoll ist es, interne Qualitätsentwicklungskommissionen als Beschlussorgane für institutionsspezifische Grundsätze der Qualitätsentwicklung und für Schwerpunktsetzungen von Qualitätsmanagementprojekten zu bilden. Ihnen gehören idealerweise leitende Vertreter der beteiligten Berufsgruppen sowie diejenigen Mitarbeiter an, die Projekte begleiten (interne Qualitätsbeauftragte) (➤ Abb. 33.3).

Die Qualitätsbeauftragten bzw. -manager sind für das eigentliche Projektmanagement zuständig. Sie sind für die Planung, Begleitung, Moderation, Datenerhebung, Auswertung und zeitnahe Datenrückmeldung usw. von Projekten zuständig. Sie erstellen auch den jährlichen Qualitätsbericht der Institution und berichten der Qualitätsentwicklungskommission über die Projektentwicklung und ihre Ergebnisse.

33.6 Zertifizierung von QM-Maßnahmen

Gegenwärtig spielen Fragen der Zertifizierung und Akkreditierung von QM-Aktivitäten eine prominente Rolle. Bei der **Zertifizierung** geht es um eine Bewertung, die eine externe Sollvorgabe verlangt. Bei der **Akkreditierung** geht es um die Akzeptanz von Aktivitäten und/oder Institutionen, welche die Zulassungskompetenz einer externen Einrichtung (bzgl. Finanzierung, Zulassung zu Ausschreibung) voraussetzt.

Zur Zertifizierung von Qualitätsmanagement-Konzepten wurden verschiedene Modelle auf den klinischen Sektor mit seinen vielen Prozessen und Schnittstellen adaptiert. Dabei kann zwischen den **Bewertungs- bzw. Zertifizierungsmodellen** unterschieden werden, wie sie z. B. von der *European Foundation of Quality Management* (EFQM), der US-amerikanischen *Joint Commission on Accreditation of Health Care Organizations* (JCAHO) und dem Modell

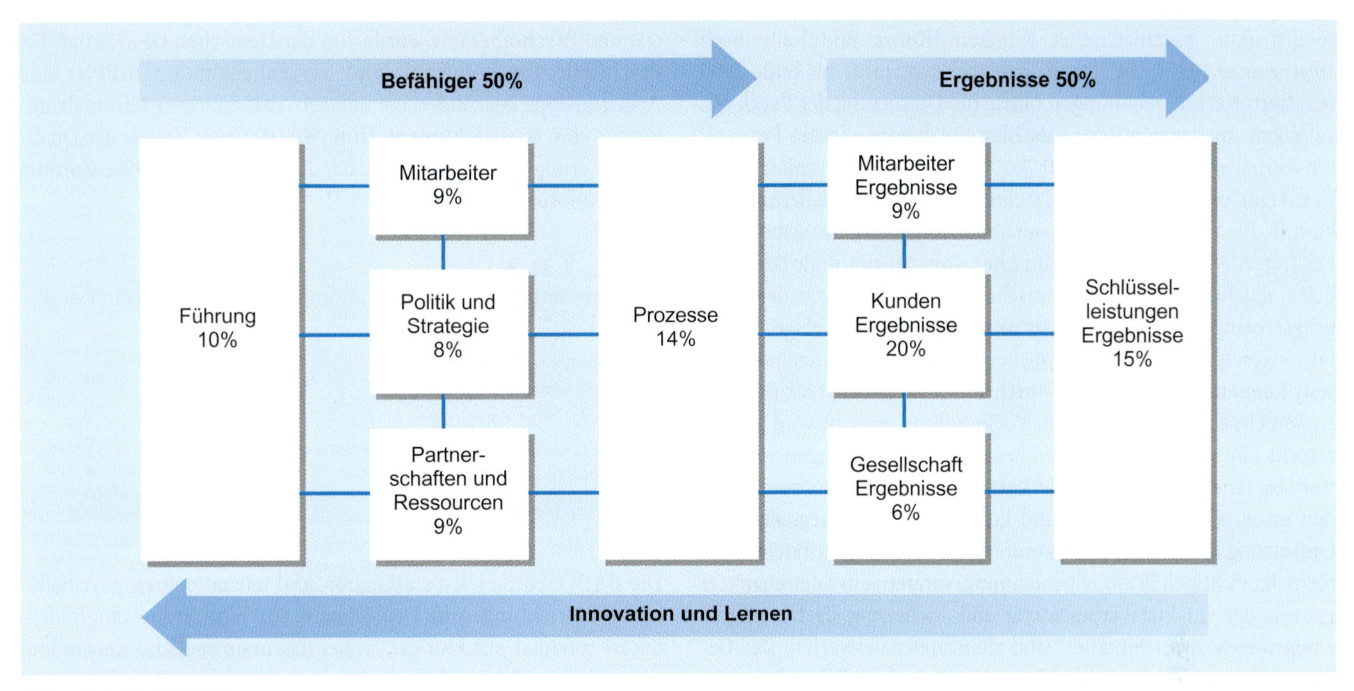

Abb. 33.4 EFQM-Modell

der DIN-EN-ISO-9000-Reihe entwickelt wurden. Das Modell der Kooperation für Transparenz und Qualität im Krankenhaus (KTQ®) ist ein aus dem deutschen Gesundheitswesen heraus entwickeltes und auf den deutschen Krankenhaussektor angepasstes QM-Modell und nimmt eine gewisse Sonderstellung ein.

Das **Modell der DIN-EN-ISO-9000-Reihe** beschäftigt sich schwerpunktmäßig mit Aspekten der Struktur- und Prozessqualität und überprüft, ob die eingeleiteten Maßnahmen der Norm entsprechen und geeignet sind, die festgelegten Unternehmensziele zu erreichen.

Andere Modelle stellen eher sog. **Bewertungsmodelle** dar, die in Form einzelner Kriterien oder Standards Vorgaben machen, deren Erfüllung in Form einer Selbstbewertung dokumentiert wird (➤ Abb. 33.4). Nach diesem Modell arbeiten z. B. die EFQM (www.efqm.org) oder auch die JCAHO (www.jcaho.org). Die Selbstbewertung wird in einem Qualitätsbericht festgehalten, der nach entsprechenden „Kriterien" (EFQM) oder „Standards" (JCAHO) gegliedert ist.

Aufgrund der Schwierigkeiten bei der Anpassung kam die Forderung nach einem für das deutsche Gesundheitswesen entwickelten QM-System auf, das die Vorteile der bekannten Modelle in sich vereinen sollte. Die daraufhin gegründete **Kooperation für Transparenz und Qualität im Krankenhaus** (KTQ®; www.ktq.de) wurde gemeinsam von der Bundesärztekammer, den Gesetzlichen Krankenkassen, der Deutschen Krankenhausgesellschaft und dem Deutschen Pflegerat ins Leben gerufen. Das Modell besteht aus einem Strukturerhebungsbogen und einer Selbstbewertung anhand eines Katalogs mit sechs Kategorien (Patientenorientierung, Mitarbeiterorientierung, Sicherheit im Krankenhaus, Informationswesen, Krankenhausführung, Qualitätsmanagement, derzeit gültige Version von 2009), die schließlich von einer Fremdbewertung durch speziell ausgebildete Visitoren ergänzt wird. KTQ als Zertifizierungssystem spricht nahezu alle Prozesse an, die in einem Krankenhaus und in Praxen bzw. Rehabilitationseinrichtungen bedeutsam sind, d. h., es werden auch Personalentwicklung, Umweltschutz, strategische und finanzielle Planung einbezogen. Eine erfolgreiche Bewertung wird mit einem 3 Jahre gültigen Zertifikat abgeschlossen. Zahlreiche Fachkliniken haben sich inzwischen nach diesem Modell zertifizieren lassen.

Seit Anfang 2004 können sich auch Praxen und Reha-Einrichtungen nach dem **KTQ®-Verfahren** zertifizieren lassen. Schließlich hat die KBV gemeinsam mit niedergelassenen Ärzten und Psychotherapeuten sowie mit Mitarbeitern der Kassenärztlichen Vereinigungen (KVen) und QM-Experten unter Einbeziehung von Berufsverbänden und Arzthelferinnen das für Praxen spezifische Qualitätsmanagementverfahren **QEP – Qualität und Entwicklung in Praxen**® entwickelt. Die Zertifizierung von Praxen hat 2006 begonnen (www.kbv.de/qm).

Zusätzlich zum gewählten QM-Modell gelten für Krankenhäuser Gesetze, die weitere Managementsysteme erfordern. Dies sind z. B. das Arbeitsschutz- und Notfallmanagement, das Datenschutz-, das Medizinprodukte- oder das Hygienemanagement. Es steht im Ermessen der Einrichtungen, diese verschiedenen Managementsysteme unter einem Dach als „Integriertes Managementsystem" (IMS) zusammenzufassen oder sie als parallele Managementsysteme zu betreiben und nur die Schnittstellen zwischen ihnen zu definieren.

33.7 Ausgewählte QM-Maßnahmen in Psychiatrie und Psychotherapie

33.7.1 Psychiatrie-Personalverordnung

Der Erlass der Psychiatrie-Personalverordnung (Psych-PV) im Jahr 1991 war ein wesentlicher Schritt zur Optimierung der Struktur- und Prozessqualität durch leistungsbezogene Bemessung der Personalstruktur psychiatrischer Kliniken (Kunze und Kaltenbach 1994; Kunze 1997). Die Personalaufstockung wurde bis Ende 1995 realisiert. Nach Berechnungen führte die Umsetzung der Psych-PV zu einem Anstieg von Personalstellen für therapeutisches Personal um durchschnittlich etwa 20 %, bei einzelnen psychiatrischen Krankenhäusern bis zu 40 %. Im Sinne der Qualitätssicherung verknüpft die Psych-PV die Personalbemessung mit Aufgaben und Leistungen, denen ein therapeutisches Konzept zugrunde liegt. Das heißt, das finanzierte therapeutische Personal kann von den Leistungserbringern (Krankenhäusern) nicht für jede beliebige Aktivität eingesetzt werden, sondern die Leistungsträger (Krankenkassen) können nachprüfen, ob durch die Personalaufstockung eine entsprechende Verbesserung der Behandlung erreicht wird. Andererseits können von den Kassen keine Personalkürzungen verlangt werden, ohne dass zugleich die Verantwortung übernommen werden muss, welche Aufgaben und Leistungen damit wegfallen. Die Umsetzung der Psych-PV ist somit nicht nur ein quantitatives Problem der richtigen Personalberechnung, sondern ein differenzierter Prozess der Qualitätsverbesserung und -sicherung. Tief greifende Änderungen dieser Situation sind allerdings zu erwarten: Der Gesetzgeber hat 2009 festgelegt, dass gemäß § 17d KHG in Deutschland ein durchgängiges, leistungsorientiertes und pauschalierendes Vergütungssystem auf der Grundlage von tagesbezogenen Entgelten in allen Einrichtungen für Erwachsenen-, Kinder- und Jugend-Psychiatrie und -Psychosomatik bzw. -Psychotherapie einzuführen ist. Ausgangspunkt sollen hierbei die Behandlungsbereiche der Psychiatrie-Personalverordnung sein. Das Vergütungssystem hat den unterschiedlichen Aufwand der Behandlung bestimmter medizinisch unterscheidbarer Patientengruppen abzubilden; Definition der Entgelte und ihre Bewertungsrelationen werden bundeseinheitlich festgelegt. Die Folgen für die Qualität und die Qualitätssicherung sind derzeit noch nicht abschätzbar; eine inhaltliche Auseinandersetzung mit den neuen Vorgaben ist derzeit in vollem Gange, die endgültige Einführung noch nicht terminiert (www.dgppn.de).

33.7.2 Arzneimittelsicherheit in der Psychiatrie

Als eines der ersten Qualitätssicherungsprojekte in der Psychiatrie kann das AMSP-Projekt (Arzneimittelsicherheit in der Psychiatrie) gelten (Bender et al. 2001). Seit mehr als 20 Jahren ist es Aufgabe dieses Projekts, unerwünschte Arzneimittelwirkungen (UAW) unter klinischen Routinebedingungen zu erfassen. Zurzeit beteiligen sich 35 Kliniken in Deutschland und der Schweiz an dieser Maßnahme, wobei jährlich mehr als 20.000 stationär behandelte Patienten überwacht werden. Ziele sind die rechtzeitige Erkennung, die Verbesserung der Behandlung von UAW und die Identifizierung patienten- und medikamentenbezogener Risikofaktoren (Grohmann et al. 2004).

33.7.3 Dokumentation psychiatrisch-psychotherapeutischer Behandlung

Im Zuge des Engagements zur Schaffung einer systematischen und fachlich fundierten Qualitätssicherung in der stationären Psychiatrie und Psychotherapie wurde von der Deutschen Gesellschaft für Psychiatrie, Psychotherapie und Nervenheilkunde (DGPPN) eine Arbeitsgruppe gegründet, die den seit 1982 gültigen Minimalkatalog für eine **Basisdokumentation (BADO)** zum Zweck der Qualitätssicherung weiterentwickelt hat (Cording et al. 1995; Cording 1997; Anforderungen ➤ Box 33.3).

BOX 33.3

Anforderungen an Dokumentationssysteme nach Laireiter et al. (2001)

- Ökonomie (zeitlicher Aufwand)
- Praktischer Nutzen
- Akzeptanz bei den Nutzern (einfache Auswertung)
- Multimodalität (unterschiedliche Datenquellen)
- Systematik (erfasste Inhalte)
- Gestaltung (Übersichtlichkeit)

Die BADO wurde allen stationären und teilstationären psychiatrischen Einrichtungen in Deutschland zur Einführung empfohlen. Sie ist modular strukturiert, wobei das ursprüngliche Kernmodul aus mehr als 70 Items besteht (Verwaltungsdaten, Aufnahme- und Entlassungsbogen). Außerdem sind 35 fakultative Zusatz-Items definiert, unter denen jede Institution auswählen bzw. denen sie selbst Items hinzufügen kann. Schließlich sind für spezielle Bereiche oder Projekte Zusatzmodule vorgesehen (z. B. für den Suchtbereich). Etwa die Hälfte der Merkmale bezieht sich auf die Struktur der Patientenstichprobe (soziodemografische, psychiatrisch-anamnestische Angaben), die andere auf die diagnostischen und therapeutischen Prozesse (Prozessqualität) sowie die Behandlungsergebnisse (Ergebnisqualität).

Mit diesem System kann einerseits erfasst werden, welchen Beitrag eine bestimmte Klinik oder Abteilung zur Versorgung der Bevölkerung des Einzugsgebietes oder außerhalb davon leistet. Andererseits kann eine Analyse der Prozess- und Ergebnisqualität der Einrichtung vorgenommen werden (➤ Box 33.4).

BOX 33.4

Qualitätsscreening mit der BADO (Cording 1997)

Ziele/Dimensionen
- Versorgungsfunktion der jeweiligen Klinik für das Einzugsgebiet
- Überregionale Versorgungsleistungen
- Art und Güte der diagnostischen und therapeutischen Prozesse
- Behandlungsergebnisse
- Identifikation von Problemgruppen

Erhebungsart, jeweils als:
- Routinemonitoring oder für
- Leitdiagnosen oder
- Spezielle Stichprobenanalysen

Anwendungen
- Daten für internes Qualitätsmanagement („Qualitätsprofile")
- Daten für externes Qualitätsmanagement (Vergleich zwischen Kliniken)
- Routinestatistiken (z. B. Jahresbericht, Diagnosenstatistik)
- „Sofort-Info" bei Wiederaufnahme
- Krankengeschichten (Anfangs- und Schlussteil)
- Arztbriefe (Textbausteine)
- Sonderauswertungen

Langzeitanalysen mit BADO-Daten von über 18.000 Patienten konnten z. B. zeigen, dass die in den letzten Jahren immer weiter verkürzte stationäre Behandlungsdauer in einem kritischen Verhältnis zu erhöhten Wiederaufnahmeraten (v. a. bei Sucht- und schizophrenen Erkrankungen) steht, außerdem gesundheitsökonomisch ohne Vorteil ist (Spießl et al. 2006).

Über die Verwendung für die interne und externe Qualitätssicherung hinaus lassen sich die patientenbezogenen Daten nicht nur für Gruppenstatistiken, sondern auch für den Einzelfall nutzen. Außerdem kann das System bei Wiederaufnahme des Patienten ein „Sofort-Info" mit den wichtigsten Informationen (frühere Diagnosen, Medikamentenunverträglichkeiten etc.) ausgeben. Damit dieses schon weit entwickelte Dokumentationssystem aber tatsächlich für Zwecke der Qualitätssicherung und -verbesserung genutzt wird, bedarf es eines flexiblen und unbürokratischen Rückmeldeverfahrens. Dies setzt personelle (z. B. Qualitätssicherungsbeauftragte) und technische Ressourcen (vernetzte Computer, Software etc.) sowie festgeschriebene Datenschutzregelungen voraus.

Neben der BADO gibt es unterschiedliche bereichsbezogene Dokumentationsverfahren für die ambulante und stationäre Psychiatrie und Psychotherapie, die Suchttherapie, die psychosomatisch-psychotherapeutische Behandlung (z. B. Psy-BaDo-PTM) sowie die ambulante Psychotherapie (vgl. Härter et al. 2003; Herzog et al. 2000; ➤ Kap. 33.7.8).

33.7.4 Grundversorgung bei psychischen und psychosomatischen Störungen

Studien aus den letzten 20 Jahren zeigen, dass bei ca. ⅓ aller Patienten in der hausärztlichen Versorgung psychische bzw. psychosomatische Störungen bestehen (v. a. affektive und neurotische Störungen, Belastungs- sowie somatoforme Störungen). Viele dieser Patienten werden in haus- und fachärztlichen Praxen i. R. der psychosomatischen Grundversorgung (PSGV) versorgt, die 1987 in die kassenärztliche Versorgung eingeführt und 1992 in die Weiterbildungscurricula der meisten Facharztbereiche integriert wurde (Vauth et al. 1999). Das Bundesministerium für Gesundheit (BMG) unterstützte i. R. des Modellprogramms zur Förderung der medizinischen Qualitätssicherung in der ambulanten Versorgung ein multizentrisches Verbundprojekt (1994–1997). Als wichtiger Baustein des Modellprojekts wurde eine kurze Basisdokumentation für das Prozess- und Ergebnismonitoring in der PSGV entwickelt und unter Praxisbedingungen erprobt. Schwerpunkte lagen dabei auf dem Erkennen und Behandeln psychischer und psychosomatischer Störungen sowie der rechtzeitigen Überweisung zur fachpsychiatrischen bzw. fachpsychotherapeutischen Behandlung (Autorengruppe Qualitätssicherung in der psychosomatischen Grundversorgung 2000). Diese Maßnahmen zur Qualitätsverbesserung wurden anschließend durch weitere Modellinitiativen aus den sog. „Kompetenznetzen in der Medizin" bzw. „Suchtforschungsverbünden", gefördert durch das Bundesministerium für Bildung und Forschung (BMBF), in den Bereichen „Schizophrenie", „Depression" und „Alkoholerkrankungen", u. a. zu praxistauglichen Softwarelösungen weiterentwickelt (z. B. Janssen et al. 2006; Härter et al. 2006). Das modular konzipierte Expertensystem zur Depression (das auch als Softwaremodul für gängige Praxissoftware-Systeme vorliegt) soll z. B. vor allem Hausärzte, aber auch Fachärzte und weitere in der Behandlung depressiver Patienten tätige Berufsgruppen darin unterstützen, ihr Vorgehen bei der Diagnostik und Behandlung depressiver Patienten an evidenzbasierten Leitlinien zu orientieren. Es bietet zudem hervorragende Möglichkeiten, klinisches Handeln fallbezogen effizient zu dokumentieren und sich darüber mit unterschiedlichen Kooperationspartnern (z. B. im Rahmen von Modellen der Integrierten Versorgung) auszutauschen (Härter et al. 2007). Für Alkoholerkrankungen bestehen internetbasierte und öffentlich zugängliche Lösungen von in Forschungsprojekten entwickelten QM-Maßnahmen (Ruf et al. 2007). Die Bausteine dieses Moduls umfassen Leitlinien, ein elektronisches Dokumentationssystem, Fallbeispiele sowie ein CME-Modul (www.alkohol-leitlinie.de).

33.7.5 Qualitätszirkel in der psychiatrisch-psychotherapeutischen Versorgung

Sowohl im ambulanten wie stationären Sektor werden Qualitätszirkel als didaktische Strategie favorisiert, um Prozesse des Qualitätsmanagements zu erarbeiten und umzusetzen. 1994 bis 1998 wurden mit Unterstützung des Berufsverbandes Deutscher Nervenärzte (BVDN) und der DGPPN die Gründung, Etablierung und Evaluation von Qualitätszirkeln im Bereich der ambulanten psychiatrisch-psychotherapeutischen Versorgung gefördert (Härter et al. 1999).

Allgemein bieten Qualitätszirkel niedergelassenen und in Klinikambulanzen sowie in Kliniken arbeitenden Ärzten (und ggf. anderen Berufsgruppen) die Möglichkeit, in kollegialer Diskussion und durch Koordination eines geschulten Moderators ihr diagnostisches und therapeutisches Handeln bei der Versorgung psychisch Kranker zu vergleichen und zu bewerten. Ziel der Qualitätszirkelarbeit ist u. a. die Erarbeitung von eigenen, d. h. an die bestehenden lokalen Gegebenheiten angepassten, diagnostischen und therapeutischen Leitlinien. Daher stellen die kritische Auseinandersetzung mit dem eigenen psychiatrisch-psychotherapeutischen Alltagshandeln der Teilnehmer und die interkollegiale Diskussion des diagnostischen und therapeutischen Vorgehens die Kernelemente der Qualitätszirkel dar. Etablierungsprozess und Arbeitseffektivität der Qualitätszirkel wurden wissenschaftlich untersucht (Härter et al. 1999).

33.7.6 Konsil- und Liaisondienste im Allgemeinkrankenhaus

10 % der Allgemeinkrankenhäuser in Deutschland haben psychiatrische, psychosomatische oder medizinpsychologische Abteilungen, die für die psychosoziale Versorgung und Mitbehandlung von Patienten der somatischen Abteilungen des Hauses zuständig sind. Durch die Europäische Verbundstudie *Quality Management in Consultation Liaison Psychiatry and Psychosomatics* der *European Consultation Liaison Workgroup* (ECLW) wurden die konzeptionellen und instrumentellen Voraussetzungen für die Entwicklung von

Qualitätsmaßnahmen in diesem Bereich geschaffen. Die Studie überprüfte die Effekte von Qualitätsmaßnahmen und untersuchte, unter welchen Bedingungen Qualitätsmanagement in diesem Bereich realisiert werden kann. Neben der Leistungsdokumentation (Patientenanzahl, erbrachte Leistungen wie Zeit, diagnostische und therapeutische Maßnahmen usw.) können aus den erhobenen Informationen Qualitätsindikatoren der Konsilversorgung abgeleitet werden. Zusätzlich wurde ein Fortbildungsprogramm entwickelt, dessen Schwerpunkt auf der Umsetzung von Qualitätsmanagement in der CL-Praxis liegt und das gezielt Methoden (z. B. Teamentwicklung, Präsentationstechniken, Auswertungsstrategien) zur Durchführung von QM-Projekten vermittelt (Huyse et al. 1996; Stein und Herzog 2000).

33.7.7 Externe Qualitätssicherung und Benchmarking bei Leitdiagnosen

Vor dem Hintergrund bislang fehlender Untersuchungen zur externen Qualitätssicherung in der klinischen Psychiatrie und Psychotherapie wurde an vier baden-württembergischen psychiatrischen Einrichtungen 1995 und 1996 ein erstes Pilotprojekt zur **Leitdiagnose Depression** durchgeführt (Wolfersdorf et al. 1997; Stieglitz et al. 1998). Ziel war es, die Prozess- und Ergebnisqualität systematisch zu untersuchen. Weitere Ziele waren die Entwicklung und Evaluation von Erhebungsinstrumenten sowie die Überprüfung, ob die Durchführung eines derartigen Projekts praktikabel ist. Mittels einer Dokumentation in Anlehnung an die Basisdokumentation der DGPPN (➤ Kap. 33.7.3), die im Hinblick auf depressive Störungen modifiziert und ergänzt wurde, wurden unterschiedliche Qualitätsindikatoren erfasst (u. a. durchgeführte diagnostische und therapeutische Maßnahmen, Komplikationen in der Behandlung, Behandlungszufriedenheit, Aufenthaltsdauer u. a.). Zwischen 1998 und 2000 wurde dieses Pilotprojekt zu einer größeren Erhebung erweitert, an der sich 23 (vorwiegend baden-württembergische) Kliniken beteiligten und in deren Rahmen Daten von über 3.000 Patienten dokumentiert und ausgewertet wurden. Um die Anonymität der einzelnen Kliniken zu wahren, erfolgten das Studienmonitoring und die zentrale Auswertung der umfangreichen Datensätze über die Landesärztekammer Baden-Württemberg (Keller et al. 2001; Härter et al. 2004).

Zeitgleich wurde ein **Leitdiagnose-Projekt Schizophrenie** zur externen Qualitätssicherung im Raum Nordrhein-Westfalen durchgeführt. Ziel der Piloterhebung war es, den Ansatz der externen Qualitätssicherung auf Übertragbarkeit für die Behandlung schizophrener Patienten zu prüfen. Daraus ergaben sich weitere Ziele: die Überprüfung des entwickelten Qualitätsinventars hinsichtlich der Praktikabilität und ggf. Modifikation, der Einsatz des Inventars im Vergleich von mehreren Kliniken unterschiedlichen Versorgungstyps, die Systematisierung von Rückmeldungen anhand definierter Qualitätsindikatoren an die beteiligten Kliniken sowie die Unterstützung des parallelen Aufbaus von Strukturen zur internen Qualitätssicherung im Rahmen des Qualitätsmanagements bei der stationären Behandlung. Die Ergebnisse von über 1.000 an Schizophrenie erkrankten Patienten wurden den Kliniken in Form von Qualitätsprofilen zurückgemeldet, durch die ein anonymer Vergleich der eigenen Klinik mit anderen Kliniken möglich wurde (Gaebel et al. 2000).

Beide Projekte zur externen Qualitätssicherung wurden in den letzten Jahren durch Modellinitiativen aus den Kompetenznetzwerken „Schizophrenie" und „Depression" weiterentwickelt. An diesen Modellen nahmen über 20 psychiatrisch-psychotherapeutische Kliniken teil. Die systematische Rückmeldung von Daten zur Prozess- und Ergebnisqualität (Benchmarking) führte zu positiven Veränderungen, z. B. im Hinblick auf die Qualität der leitlinienorientierten Diagnostik und Behandlung, der möglichen Veränderung sehr heterogener Behandlungsdauern und der Entwicklung von Therapiealgorithmen (Brand et al. 2005; Schneider et al. 2005; Janssen et al. 2005).

Den vorläufig letzten Baustein in der Erprobung von externer Qualitätssicherung in der Psychiatrie und Psychotherapie stellte das bis 2007 umgesetzte Modellprogramm „Benchmarking in der Patientenversorgung" des BMG dar (www.benchmarking-qm.de). In drei psychiatrischen Modellprojekten zu den Themen „Benchmarking der Häufigkeit von Zwangsmaßnahmen", „Depression bei der Parkinson-Krankheit" und „Benchmarking in der psychiatrischen Akutbehandlung" wurden unterschiedliche QM-Maßnahmen wie Benchmarking, Qualitätszirkelarbeit und Implementierung von Behandlungspfaden implementiert und evaluiert.

33.7.8 Psychotherapie

Eine systematische Qualitätssicherung in der Psychotherapie ist zwar schon lange ein Anliegen, inhaltlich beschränkte sie sich aber insb. auf eine professionelle Supervision psychotherapeutischer Behandlungen. Es wurden Konzeptionen entwickelt, wie Ansätze zum Qualitätsmanagement in der Praxis etabliert werden können (Grawe und Braun 1994; Laireiter und Vogel 1998; Härter et al. 2003; Schmidt und Nübling 1995). Überlegungen zur Umsetzung qualitätssichernder Maßnahmen orientieren sich auch hier an den Dimensionen der Struktur-, Prozess- und Ergebnisqualität. Eine wichtige Funktion kommt der therapiebegleitenden Diagnostik zu. Hierunter sind alle diagnostischen Maßnahmen zu verstehen, die vor bzw. bei Beginn, im Verlauf und am Ende sowie – wenn möglich – auch in einer Katamnese Anwendung finden. Im Hinblick auf die Prozess- und Ergebnisqualität stehen vor und zu Beginn der Therapie Fragen der Indikation und der Informationsgewinnung für die Therapieplanung im Vordergrund; im Verlauf der Therapie werden Fragen wie z. B. die Patient-Therapeut-Beziehung oder die Evaluation der Therapiefortschritte fokussiert. Am Ende der Therapie geht es um die Evaluation der erzielten Veränderungen, in der Katamnese z. B. um die Überprüfung ihrer Stabilität. Im Hinblick auf die konkrete Umsetzung in die Praxis lassen sich drei allgemeine Strategien entlang der Dimension Standardisierung versus Individualisierung unterscheiden: generelle, störungsgruppenbezogene und individuelle Strategien. Generelle Strategien zielen auf eine Zusammenstellung von Verfahren zur Prozess- und Ergebnisqualität, die für alle Patienten anwendbar sind. Störungsgruppenbezogene Strategien haben das Ziel, Instrumente möglichst eng an eine bestimmte Störungsgruppe orientiert auszuwählen (z. B. Depression, Angst), während individuelle Strategien eine hypothesengeleitete Auswahl der Verfahren anstreben, um der Individualität des Patienten gerecht zu werden.

Für die systematische Dokumentation in der Psychotherapie gibt es inzwischen eine Vielzahl von gut überprüften Systemen, z. B. die sog. Psy-BaDo (Heuft und Senf 1998) oder das computer- bzw. internetbasierte Dokumentationssystem AKQUASI (Kordy et al. 2001). Ziel dieser Software war die Verwirklichung eines Konzepts zur aktiven internen Qualitätssicherung in der stationären Psychotherapie. Kontinuierliche Beobachtung und Dokumentation (Monitoring), effiziente Datenorganisation, standardisierte Evaluation und automatisierte Informationsrückmeldung sind daher wesentliche Komponenten dieses aktiven internen Ansatzes für eine Qualitätssicherung in der Psychotherapie.

33.7.9 Entwicklung von Leitlinien

Wissenschaftliche Fachgesellschaften sowie Berufs- und Betroffenenverbände arbeiten seit vielen Jahren intensiv an der Entwicklung von Praxisleitlinien zur Diagnostik und Therapie psychischer Erkrankungen. Diese beruhen auf empirischer Evidenz und Expertenkonsens und sollen dem praktisch Tätigen dazu dienen, Diagnostik und Therapie möglichst optimal und patienten- sowie praxisgerecht zu gestalten. Die AWMF unterscheidet bei der Methodik von Leitlinien drei Stufen:

- Eine Leitlinie der ersten Stufe **(S1)** basiert auf dem informellen Konsens einer repräsentativ zusammengesetzten Expertengruppe.
- Bei der zweiten Stufe **(S2)** entsteht eine Expertenleitlinie entweder auf der Basis formaler Konsensfindung (sog. nominaler Gruppenprozess, Delphi-Methode, Konsensuskonferenz; „S2k") oder aufgrund formal bewerteter Aussagen (Evidenzgrad) der wissenschaftlichen Literatur („S2e").
- Die Erstellung einer Leitlinie auf dem höchsten Niveau **S3** beinhaltet alle Elemente der systematischen Erstellung, d. h. eine systematische Aufarbeitung der Literatur, die Evidenzbasierung der Aussagen und Empfehlungen, die logische Analyse mittels klinischer Algorithmen und die Entscheidungs- bzw. Outcome-Analyse unter Berücksichtigung gesundheitlicher und gesundheitsökonomischer Ziele sowie eine formale Konsensfindung.

Inzwischen wurden von der DGPPN **evidenzbasierte Leitlinien** zu den wichtigsten Erkrankungsbereichen veröffentlicht (z. B. unipolare Depression, Demenzen, Schizophrenie, bipolare Störungen; www.dgppn.de). Die Leitlinie zu schizophrenen Erkrankungen wurde 2007 als erste nach den Qualitätskriterien der AWMF auf S3-Level aktualisiert, die Leitlinie „Unipolare Depression" – ebenfalls auf S3-Level – wurde auch als Nationale VersorgungsLeitlinie (NVL) veröffentlicht. Darüber hinaus wurden **Qualitätsindikatoren** zur möglichen Überprüfung der Einhaltung von Leitlinienempfehlungen formuliert (Härter et al. 2010). Eine zukünftige Aufgabe wird es sein, die Leitlinien zur Diagnostik und Behandlung psychischer Erkrankungen mit geeigneten Maßnahmen regelhaft in der Versorgung zu verankern. Spezifische Programme, die einen multidimensionalen, sektorübergreifenden und interdisziplinären Ansatz unter Einbeziehung von Haus-, Fachärzten und Psychotherapeuten verfolgen, werden die Versorgung am effektivsten verbessern helfen (Härter et al. 2006). Ein Transfer von Leitlinien in die Versorgung ist u. a. durch die seit 2006 in der Praxis sich etablierenden Umsetzungsprojekte zur **Integrierten Versorgung** (www.dgppn.de) und zur Etablierung einer Gesundheitsregion „Hamburger Netz psychische Gesundheit" (www.psychenet.de) im Gange (Härter et al. 2012).

33.8 Ausblick

Ein wesentliches Ziel internen Qualitätsmanagements in der Psychiatrie und Psychotherapie liegt darin, die Mitarbeiter verschiedener Berufsgruppen und unterschiedlicher Hierarchiestufen zu befähigen, die Qualität ihrer Arbeit selbstständig zu analysieren und zu bewerten, Problemfelder und Schwachstellen zu definieren, sie systematisch zu bearbeiten und Lösungsansätze zu erproben. Damit Teams, die Qualitätsmanagement für eine Einrichtung entwickeln bzw. es durchführen, erfolgreich sein können, müssen Grundregeln beachtet werden, die diesen Gruppen immanent sind:

- Zielidentifikation, d. h., die Teilnehmer der Arbeitsgruppen und Zirkel müssen wissen, was genau vom durchzuführenden Projekt erwartet wird.
- Formulierung eines Plans, d. h., Ziel, Struktur, Erwartungen, Grenzen und Zuständigkeiten des geplanten Projekts werden festgeschrieben.
- Erstellung eines **Qualitätshandbuchs**, d. h. die einrichtungsbezogene Beschreibung und Dokumentation des QM-Systems einer Einrichtung (einbezogene Funktionen, Prozesse, Mittel, Leitlinien etc.).
- Auswahl der Leitungspersonen, die interessiert und ausgebildet sind, das Projekt durchzuführen und zu supervidieren.
- Auswahl und Gründung von Arbeitsgruppen (z. B. Qualitätszirkeln), welche die identifizierten Problemstellungen bearbeiten.
- Einsatz effektiver Arbeits- und Diskussionstechniken, die erprobt sind und sich in der Qualitätsarbeit bewährt haben.
- Systematische Dokumentation und Evaluation, d. h., Arbeitspläne, Vorschläge, Vereinbarungen etc. werden schriftlich fixiert und garantieren die Kontinuität der Gruppenarbeit.
- Weiterentwicklung und Fortschreibung des Qualitätshandbuchs, d. h. die Aktualisierung und Anpassung an die Ergebnisse und Erkenntnisse aufgrund der durchgeführten Projekte.

Zur Durchführung qualitätssichernder Maßnahmen liegen inzwischen vielfältige Erfahrungen aus der ambulanten wie stationären Versorgung vor. Klinik- oder praxisbezogene Initiativen wie Qualitätszirkel, Etablierung systematischer Dokumentationsverfahren, Modellprojekte in verschiedenen Störungsbereichen, Teilnahme an Zertifizierungen etc. haben sich bewährt und sind eine notwendige Voraussetzung für Qualitätssicherung.

Die bisher präferierten Maßnahmen der internen Qualitätssicherung müssen in Zukunft jedoch noch transparenter und um vergleichende externe Maßnahmen wie Klinik- bzw. Praxisvergleiche ergänzt werden. Zusätzlich werden neue Maßnahmen in der ambulanten wie stationären Versorgung entwickelt, die z. B. durch gezielte Weiterbildung die Entwicklung, Umsetzung und Effektevaluation von Praxisleitlinien für die psychiatrisch-psychotherapeutische Versorgung voranbringen werden.

Resümee

Überlegungen zum Qualitätsmanagement sind in den letzten Jahren in der psychiatrisch-psychotherapeutischen Versorgung zunehmend bedeutsamer geworden. Ausgehend von den Komponenten Struktur-, Prozess- und Ergebnisqualität sowie der Unterscheidung von interner und externer Qualitätssicherung liegen inzwischen zahlreiche praktische Erfahrungen vor. Zu nennen sind hier u. a. die Entwicklung von Qualitätszirkeln oder die Etablierung klinikinterner Strukturen zum Qualitätsmanagement. Schließlich sind viele psychiatrisch-psychotherapeutische Einrichtungen und ihre Dienstleistungen nach eingeführten Zertifizierungssystemen für Qualitätsmanagement beurteilt. Zukünftig wird v. a. der Weiterentwicklung evidenzbasierter Leitlinien, der Entwicklung darauf bezogener Qualitätsindikatoren und deren Übertragung in die Routineversorgung besondere Bedeutung zukommen.

Literatur

Die vollständige Literatur zu diesem Kapitel finden Sie online im „Plus im Web“ zu diesem Buch.

Fragen zur Wissensüberprüfung zum ➤ Kap. 33 finden Sie online.

KAPITEL

34 Transkulturelle Psychiatrie und Behandlung von Migranten

Wielant Machleidt, Viktoria Knischewitzki-Bohlken und Iris Tatjana Graef-Calliess

34.1 Kultur, Migration und seelische Gesundheit

Die transkulturelle Psychiatrie kann in Deutschland auf eine gut 100-jährige Geschichte zurückblicken. Ihre Wissenshorizonte spannen sich von Emil Kraepelin Anfang des 20. Jh. über Wittkower Mitte des 20. Jh. und Persönlichkeiten wie z. B. Pfeiffer, Wulff und Parin Ende des 20. Jh. bis in die Gegenwart. Sie hat in dieser Zeit ihr eigenes Profil entwickelt und in der Forschung und im therapeutischen Umgang mit Menschen aus anderen Kulturen einen Paradigmenwechsel eingeleitet (Machleidt und Sieberer 2013; Machleidt und Heinz 2011).

34.1.1 Kultur und Ethnizität

Kultur und Ethnie sind Schlüsselbegriffe der transkulturellen Psychiatrie (Definition ➤ Box 34.1). Der Begriff **Kultur** umfasst die Gesamtheit der Wissensbestände, Fähigkeiten, Verhaltensnormen und Glaubenseinstellungen, welche die Mitglieder einer sozialen Gemeinschaft miteinander verbindet. Ethnizität ist ein unscharfer Begriff. Unter **Ethnien** (griech. *ethnos*) versteht man soziale Gemeinschaften wie Stämme, Gruppen, Nationen oder Völker, deren Angehörige aufgrund gemeinsamer Vorfahren, eines gemeinsamen kulturellen Erbes (Sprache, Religion, Sitten) und einer gemeinsamen nationalen und/oder politischen Identität ein starkes Zusammengehörigkeitsgefühl haben (Fernando 1991). Die kulturelle Zugehörigkeit eines Menschen ist veränderbar. Dieser Annahme liegt ein **dynamisches Verständnis des Kulturbegriffs** zugrunde: Das Zusammentreffen mehrerer Kulturen fördert das Erkennen und Reflektieren von kulturellen Unterschieden und Gemeinsamkeiten, was kulturelle Lern-, Veränderungs- und Entwicklungsprozesse in Gang setzt. Die ethnische Zugehörigkeit hingegen ist nur bedingt veränderbar. Das Verständnis psychischer Erkrankungen ist an das Verständnis kultur- und ethniespezifischer Gegebenheiten gebunden.

Psychiater und Psychotherapeuten sind die jeweils **kulturtypischen Vertreter ihres Fachs** und können Menschen aus dem eigenen Kulturkreis und mit derselben Ethnizität fraglos am besten einschätzen.

BOX 34.1

Definition: Transkulturelle Psychiatrie

Die transkulturelle Psychiatrie ist eine Ausrichtung des Fachs, die sich mit den kulturellen Aspekten, der Ätiologie, Häufigkeit und Art psychischer Erkrankungen sowie mit der Behandlung und Nachbehandlung der Kranken innerhalb gegebener kultureller Gruppen befasst (Wittkower 1972).

34.1.2 Definition, Fragestellungen und Ziele der transkulturellen Psychiatrie

Seit ihrer Entstehung haben sich die **Fragestellungen** der transkulturellen Psychiatrie im Grundsatz nicht geändert (Murphy 1982; Lewis 1985; Leff 1988):

- Gibt es die Krankheiten, welche die Psychiatrie herausgearbeitet hat, überall in der Welt?

- Kommen psychische Störungen in verschiedenen Kulturen mit gleicher Häufigkeit vor?
- Welche psychischen Erscheinungen werden in den verschiedenen Kulturen als pathologisch, welche als normal eingestuft?
- Werden psychische Störungen in verschiedenen Kulturen unterschiedlich behandelt?
- Haben psychische Störungen in verschiedenen Kulturen unterschiedliche Verläufe?

Der **Fokus des Interesses** hat sich in den letzten beiden Jahrzehnten jedoch verlagert: Während sich die traditionellen Forschungsfelder der transkulturellen Psychiatrie der Frage nach dem Erscheinungsbild und der Häufigkeit psychischer Krankheiten in verschiedenen Kulturen in vergleichender Perspektive widmeten, steht heute die **Förderung der seelischen Gesundheit von Migranten** aus den verschiedenen europäischen und außereuropäischen Kulturen im Vordergrund. Ergänzend treten deshalb folgende **Fragestellungen** hinzu, die der **transkulturellen Psychiatrie** in der alltäglichen Versorgungspraxis zunehmende Bedeutung vermitteln:

- Welche psychischen Erkrankungen treten bei Migranten in Aufnahmekulturen auf und mit welcher Häufigkeit?
- Welche Auswirkung hat der Akkulturationsprozess auf die kulturelle Identitätsentwicklung und deren mögliches Scheitern?
- Welche Behandlungsformen des Aufnahmelandes erweisen sich bei Migranten mit psychischen Störungen unterschiedlicher Herkunftsländer als wirksam?

Dieser veränderte Blickwinkel geht mit einem Wandel der Gesellschaften in europäischen und außereuropäischen Ländern zu multikulturellen Gesellschaften einher. Die Integration von Migranten in die nationalen Gesundheitssysteme kann als ein Beitrag zur Integration von Migranten in die Aufnahmegesellschaften angesehen werden. Die Rahmenbedingungen für die Integration psychisch kranker Migranten bilden die europäische Einwanderungspolitik, das deutsche Zuwanderungsgesetz und die Politik der interkulturellen Öffnung im deutschen Gesundheitswesen. Auf die Behandlung von Migranten mit psychischen Störungen sind die psychiatrisch-psychotherapeutischen Versorgungssysteme in Deutschland nur ungenügend vorbereitet. **Ziel** ist die **Öffnung und Qualifizierung des Gesundheitssystems** im Bereich der psychiatrisch-psychotherapeutischen Versorgung, um **Migranten** mit **denselben hohen Qualitätsstandards und Heilerfolgen zu behandeln wie Einheimische.**

Sprachlich bedingte Kommunikationsprobleme bei der Anamnese lassen sich durch Vorlage von Informationsbroschüren, die in verschiedenen Sprachen für unterschiedliche Störungen vorliegen (Patientenratgeber), reduzieren

34.1.3 Leitlinien zur Beurteilung von psychischen Störungen aus kultureller Sicht

Im US-amerikanischen DSM-IV (1994) fanden erstmals kulturelle Faktoren in einem Klassifikationssystem Berücksichtigung, während dies in der ICD-10 noch nicht der Fall war. Das DSM-5 verfügt über spezielle Abschnitte im Begleittext, die auf kulturspezifische Aspekte bei den jeweiligen Störungsbildern eingehen. Daneben finden sich ein Leitfaden zur Beurteilung kultureller Einflussfaktoren und ein **Glossar kulturabhängiger Syndrome.** Diese Passagen sollen die interkulturelle Anwendbarkeit des Manuals verbessern, indem sie *„die Sensibilität für kulturabhängige Variationen im Ausdruck psychischer Störungen erhöhen und die möglichen Auswirkungen einer unbeabsichtigten Verzerrung durch den eigenen kulturellen Hintergrund des Untersuchers reduzieren"* (APA 1994).

Zudem stellt das DSM-5 mit dem *Cultural Formulation Interview* eine Formulierungshilfe i. S. eines halbstrukturierten Interviews zur Verfügung, das dem Untersucher die Erfassung möglicher kultur- und migrationsspezifischer Aspekte erleichtern soll (APA 2013).

Kultureller Bezugsrahmen

Bei der psychopathologischen Bewertung von Verhaltensweisen und Symptomen und der Falldefinition bedarf es aufseiten des Untersuchers einer guten Vertrautheit mit den Einzelheiten des kulturellen Bezugsrahmens. Die Kenntnis der soziokulturellen Gegebenheiten, Glaubensüberzeugungen, Rituale, Verhaltensnormen und Erfahrungsbereiche lässt die zuverlässige Einschätzung eines Phänomens als normalpsychologisch oder als psychopathologisch zu (Mezzich 1995). Das Sehen von Ahnengeistern ist z. B. im Rahmen ritueller Handlungen in vielen Kulturen üblich und darf nicht als Manifestation einer psychotischen Störung fehldiagnostiziert werden. Ebenso kann z. B. die Diagnostik von Persönlichkeitsstörungen aufgrund großer transkultureller Unterschiede im Hinblick auf Kommunikationsgewohnheiten, Selbstkonzepte und Bewältigungsstile Schwierigkeiten bereiten.

Die Klassifikationssysteme ICD-10 und DSM-IV bzw. DSM-5 wurden im euroamerikanischen Kulturkreis entwickelt und sind deshalb auch vorrangig für diesen gültig. Bei der Anwendung in entlegenen Kulturen besteht die Gefahr, kulturtypische Varianten in der Ausprägung psychischer Phänomene zu übersehen und ethnozentristische Fehlzuordnungen vorzunehmen. Ethnische und kulturelle Aspekte finden, wie bereits erwähnt, insb. im DSM-IV und DSM-5, weniger in der ICD-10 Berücksichtigung. Eine **Klassifikation kulturabhängiger Syndrome** ist aufgrund fehlender wissenschaftlich gesicherter empirischer Daten noch nicht ausreichend gelungen. Die wesentlichen kulturabhängigen Syndrome sind bereits in Anhang F des DSM-IV und im Anhang des DSM-5 (APA 1996, 2013) aufgeführt.

Biografische Anamnese

Eine sorgfältige biografische Anamnese kann Aufschluss über die Zugehörigkeit des Betroffenen zu einer bestimmten ethnischen und kulturellen Bezugsgruppe geben. Besonders prägend ist bei Migranten die **Zugehörigkeit zu ethnischen Minoritäten in Kindheit und Jugend**. Fragen nach den in der Heimat bzw. im Aufnahmeland verbrachten Lebensjahren und die aus diesen Lebensabschnitten übernommenen kulturellen Werte, Traditionen und Haltungen sind bedeutsam. Darüber hinaus sind Traumata, Trennungs- und Verlusterlebnisse sowie Erfolge oder Misserfolge im Zusammenhang mit der Migration oft prägend. Wünschenswerterweise sollte der Untersucher sich einen Überblick über die Bewältigung der Phasen des Migrationsprozesses verschaffen (s. unten). Insbesondere die **Phase der kritischen Anpassung** mit ihren Problemen und Risiken einerseits, aber auch mit ihren bislang erzielten Erfolgen und Vorteilen andererseits verdient hier besondere Berücksichtigung. Erfasst werden müssen im Einzelnen:

- das aktuelle Stadium im Migrationsprozess,
- der erreichte Anpassungsstatus,
- die Anpassungsdynamik,
- der Grad der Akkulturation und Integration bzw. Isolierung,
- möglicherweise bestehende Diskriminierungsgefühle,
- Verfolgungsgedanken sowie
- etwaige Fluchtgedanken und Remigrationsabsichten.

Darüber hinaus sind die Zufriedenheit mit dem Leben in der Aufnahmekultur, die Lebensqualität, die Zukunftserwartungen und die übernommenen und tradierten Werte zu erfragen. Wesentlich für die biografische Anamnese sind ferner die transnationalen Bezüge zur Ursprungskultur mit dem Ausmaß der Bi- oder Multikulturalität sowie die Zugehörigkeit zu einer Glaubensgemeinschaft und die Religiosität. Für den Therapieprozess und Therapieerfolg ist die kulturelle Bedeutung von Krankheit und Gesundheit einschließlich der inneren Modellvorstellungen entscheidend.

Leitfaden zur Beurteilung kultureller Einflussfaktoren

Die kulturbezogenen Fragestellungen des DSM-IV sowie die Formulierungshilfen des DSM-5 ermöglichen eine systematische Betrachtung des kulturellen Hintergrunds einer Person, der Rolle, die der kulturelle Kontext im Ausdruck, bei der Bewertung von und beim Umgang mit Symptomen und Funktionsstörungen spielt, sowie des Einflusses, den kulturelle Unterschiede auf die Beziehung zwischen Untersucher und Betroffenem haben können. Zusätzlich bieten die unten vorgeschlagenen kulturbezogenen Bewertungen eine Gelegenheit, die kulturelle und soziale Bezugsgruppe des Individuums zu beschreiben und zu erfassen, inwieweit der kulturelle Kontext für das Hilfesuchverhalten und die Behandlung insgesamt relevant ist. Gegenüber den früheren Auflagen des DSM, denen eine eher biologische Ausrichtung der Psychiatrie zugrunde lag, wird im DSM-5 wesentlich stärker der Versuch unternommen, der Bedeutung soziokultureller Einflussfaktoren gerecht zu werden (Assion und Calliess 2014). Der Untersucher kann anhand des *Cultural Formulation Interview* des DSM-5 eine beschreibende Zusammenfassung zu folgenden Kategorien erstellen:
Zusammenfassung zu folgenden Kategorien:

- **Kulturelle Definition und kulturelle Wahrnehmung eigener Probleme, kulturelle Erklärungen** für die **Erkrankung der Person.** Erfasst werden können
  - die Art und Weise wie Beschwerden beschrieben werden und wie sie in der eigenen ethnischen Gemeinschaft kommuniziert werden;
  - die vorherrschende Ausdrucksform des Leidens, durch welche die Symptome oder der Bedarf nach sozialer Unterstützung mitgeteilt werden (z. B. „Nerven" (Nervios), Besessensein von Geistern, somatische Beschwerden, unerklärbares Unglück);
  - die Bedeutung und der wahrgenommene Schweregrad der Symptome im Verhältnis zu den Normen der kulturellen Bezugsgruppe;
  - eine regionale Krankheitskategorie, die von der Familie der Person und ihrer Gemeinschaft benutzt wird, um diesen Zustand zu bezeichnen (s. Glossar der kulturabhängigen Störungsbilder des DSM-5);
  - die wahrgenommenen Ursachen oder Erklärungsmodelle, welche die Person und ihre Bezugsgruppe zur Krankheitserklärung verwenden.
- **Rolle der kulturellen Identität, Stressoren und Ressourcen,** welche die psychosoziale Umgebung betreffen: Erfragt werden die die eigene kulturelle Identität beschreibenden Eigenschaften, kulturell relevante Interpretationen sozialer Belastungsfaktoren und die verfügbare soziale Unterstützung. Hier sollten Belastungen im örtlichen sozialen Umfeld (z. B. familiäre Probleme oder finanzielle Sorgen), die Rolle der Religion und des Verwandtenkreises für das Gewähren emotionaler, materieller und aufklärender Unterstützung ebenso berücksichtigt werden wie das subjektive Gefühl der Diskriminierung.
- **Bewältigungsstrategien, vergangenes und aktuelles Hilfesuchverhalten und empfundene Zugangsbarrieren:** Erfasst werden bevorzugte Bewältigungsstrategien im Umgang mit Problemen und Beschwerden. Auch vergangene und derzeitige Gewohnheiten sowie Erfahrungen bezüglich der professionellen und volkstümlichen Behandlungsmöglichkeiten werden erfragt. Zudem werden Informationen eingeholt, die für den Patienten relevante Zugangsbarrieren (z. B. finanzielle Schwierigkeiten, Angst vor Stigmatisierung, Verständigungsschwierigkeiten, Unkenntnis des Gesundheitssystems) darstellen.
- **Kulturelle Elemente in der Beziehung zwischen Untersucher und Individuum:** Hier werden Unterschiede in Kultur und sozialem Status zwischen der Person und dem Untersucher vermerkt sowie die Schwierigkeiten, die diese Unterschiede bei Diagnose und Behandlung verursachen können (z. B. Schwierigkeiten bei der Kommunikation in der Muttersprache der Person, bei der Erfragung von Symptomen oder im Verständnis ihrer kulturellen Bedeutung, beim Aufbau einer angemessenen Beziehung oder einer Vertrauensbasis zwischen Untersucher und Betroffenem, bei der Entscheidung, ob ein Verhalten der Norm entspricht oder eher krankhaft ist).
- Abschließend sollten die aus dem Interview erhaltenen Informationen in eine umfassende Stellungnahme münden, die den Einfluss kultureller Aspekte für die Diagnose und Behandlung im Einzelnen darlegt.

Resümee

Seit ihrer Entstehung beschäftigt sich die traditionelle transkulturelle Psychiatrie mit den kulturellen Aspekten, der Ätiologie, Häufigkeit und Art sowie der Behandlung psychischer Erkrankungen innerhalb gegebener kultureller Gruppen. In den letzten beiden Jahrzehnten hat sich der Fokus der Fragestellung verlagert: Das In-

(Glaesmer et al. 2009). Andererseits sind sie aber durch eine spezifische Vulnerabilität gekennzeichnet, da Migration eine zusätzliche psychologische Entwicklungsaufgabe darstellt („kulturelle Adoleszenz“: Machleidt 2013; Machleidt und Heinz 2011). Während eindeutige Daten zu erhöhten Prävalenzraten bei Infektionskrankheiten (darunter Tuberkulose und HIV-Infektion) sowie für andere körperliche Beschwerden (z. B. Übergewicht und erhöhte Blutfettwerte) zu verzeichnen sind (Zeeb und Razum 2006), ist die Datenlage bezüglich psychischer Erkrankungen bei Migranten weiterhin heterogen. Lediglich für bestimmte Diagnosen wie für Erkrankungen aus dem schizophrenen Formkreis (Cantor-Graae und Selten 2005), für Suchterkrankungen (Assion et al. 2012; Kornischka et al. 2008), posttraumatische Belastungsstörungen (Gäbel et al. 2006; Lindert et al. 2008) sowie für suizidale Handlungen (Schouler-Ocak et al. 2010) wurden bei bestimmten migrierten Subgruppen in Abhängigkeit von Alter und Herkunftsland erhöhte Prävalenzen festgestellt.

In einer Metaanalyse beschreiben Cantor-Craae und Selten (2005), dass farbige Migranten der 2. Generation ein höheres Schizophrenie-Erkrankungsrisiko haben als weiße Migranten und/oder Migranten der 1. Generation. Als einziger plausibler Faktor für das höhere Erkrankungsrisiko schwarzer Migranten wurde eine aus Diskriminierung, eingeschränkter Lebensgestaltung und sozialen Gratifikationsdefiziten *(social defeat)* bestehende Trias sozialer Faktoren identifiziert. Bei diesem Erklärungsmodell spielen sowohl soziale Umgebungsfaktoren als auch genetisch-biologische Faktoren i. S. einer **psycho- und soziobiologischen Komponente** in einer Art Gen-Umwelt-Interaktion zusammen. So wurde beim Vergleich der Erkrankungsraten für psychotische Störungen zwischen Migranten (Marokkaner, Surinamesen, Türken) und Einheimischen in Abhängigkeit von der ethnischen Dichte im sozialen Umfeld des Migranten eine höhere Erkrankungsrate für psychotische Störungen bei Migranten gefunden, bei denen in der Nachbarschaft weniger Angehörige seiner Herkunftskultur lebten (Vieling et al. 2008). Des Weiteren fanden Schouler-Ocak et al. (2010), dass Suizidalitätsraten bei jungen türkischen Frauen der 2. Generation erhöht waren. Als mögliche Erklärung werden Generationskonflikte sowie kulturelle Wert- und Normkonflikte diskutiert. Wittig et al. (2006) konnten erhöhte Werte für Depressionen und Angst bei in Deutschland lebenden Vietnamesen und Polen im Verhältnis zu Deutschen ausmachen. Beim Vergleich von *Allochothonen* (nicht in Deutschland geborene Menschen) und Deutschen konnten Merbach et al. (2008) ebenfalls erhöhte Erkrankungszahlen für affektive und somatoforme Störungen nachweisen. In einer migrationssensitiven Re-Analyse des Zusatzsurveys „Psychische Störungen“ im Bundesgesundheitssurvey 1998 wurden Unterschiede zwischen Einheimischen und Migranten in den 4-Wochen-, 12-Monats- und Lebenszeitprävalenzen psychischer Störungen analysiert (Bermejo et al. 2010). Im Vergleich zu Einheimischen höhere Prävalenzraten für psychische Störungen ergaben sich bei Migranten nur hinsichtlich der Lebenszeit. Bei Betrachtung der einzelnen Kategorien psychischer Störungen zeigten Migranten im Vergleich zur Gruppe der Einheimischen höhere Erkrankungsraten insb. bei affektiven und somatoformen Störungen in der 4-Wochen-, 12-Monats- und Lebenszeitprävalenz. Allerdings muss betont werden, dass dieser Studie der Bundes-Gesundheitssurvey aus dem Jahr 1998/99 zugrunde lag, der lediglich eine migrantische Inanspruchnahmepopulation der 1. Generation erfasste. Inwiefern Inanspruchnahmepopulationen tatsächliche Prävalenzraten psychischer Erkrankungen widerspiegeln, bleibt kritisch zu hinterfragen. Die Somatisierungsneigung – nicht als klinisch im Vordergrund stehendes Störungsbild, sondern als Begleitsymptom bei anderen psychischen Störungen – tritt bei Migranten möglicherweise ebenfalls häufiger auf: So fanden Diefenbacher und Heim (1994), dass depressive türkische Patienten ein deutlich höheres Ausmaß an einer körperbezogenen Präsentation von Symptomen zeigen als deutsche depressive Patienten.

Bei gewaltsam vertriebenen Kriegsflüchtlingen, Asylsuchenden, politisch Verfolgten und illegalen Zuwanderern wird aufgrund von erhöhter Stressbelastung und Traumatisierung eine höhere psychische Morbidität angenommen. Diese Personengruppe weist hohe Prävalenzraten insb. für Angsterkrankungen, Depressionen und die posttraumatische Belastungsstörung (PTBS) auf (Lindert et al. 2008).

Diese Prävalenzunterschiede werden v. a. auf *„psychosoziale Belastungen und stressrelevante Migrationsfolgen einerseits sowie kulturelle und migrationsbezogene Hintergründe andererseits“* zurückgeführt (Bermejo et al. 2011).

Der Migrationsprozess und seine Belastungen

Migrationsprozesse zeichnen sich durch eine kultur- und situationsübergreifende Regelhaftigkeit aus, die durch Sluzki (2010) in die wissenschaftliche Diskussion eingebracht wurde. Diese Regelhaftigkeit wurde sowohl bei Migranten nach Vertreibung durch Gewalt (z. B. Kriegsflüchtlinge und politisch Verfolgte) als auch bei freiwilligen Zuwanderern wie Arbeitsmigranten gefunden. Das bedeutet, sie tritt unabhängig von erlebnisreaktiven Inhalten, individuellen Problemlagen und Bewältigungsstilen auf. In Anlehnung an Sluzkis Modell stellen wir im Folgenden eine **„Emotionslogik im Migrationsprozess“** vor (➤ Abb. 34.2, Machleidt 2013; Machleidt und Heinz 2011). Migrationsprozesse verlaufen wie alle Entwicklungs- und Individuationsprozesse hochemotional und werden durch die erlebten Emotionen vorangetrieben und strukturiert. Es lassen sich drei Phasen unterscheiden:

1. Von der Vorbereitung bis zur Ankunft
2. Kritische Integration und kulturelle Adoleszenz
3. Generationsübergreifende Anpassungsprozesse

Das entschiedene Interesse an einer Migration, die konstruktive Bewältigung von Zukunfts- und Ablösungsängsten und die konkreten Vorbereitungen bilden, getragen von Hoffnungen und positiven Erwartungen, den Auftakt zur **1. Phase**. Der Migrationsakt, als Akt der Trennung, ruft häufig Schmerzen i. S. von Wachstumsschmerzen hervor, die für eine biografische Neuorientierung und Neuverortung förderlich sind. Nach einer meist nur kurzen Trauer im Rückblick kommt es bei der Ankunft im Zielland zu einem Hochgefühl. Das Hochgefühl bei der glücklichen Ankunft und die Neugier auf die Errungenschaften der Aufnahmekultur verdichten sich zu einem „Honeymoon“. Dieser **Honeymoon** kann bis zu 1 Jahr andauern und erleichtert die Aufnahme aller als gut erlebten Objekte der Aufnahmekultur mit der Folge einer schnellen Akkulturation und guten Integrationsfortschritten.

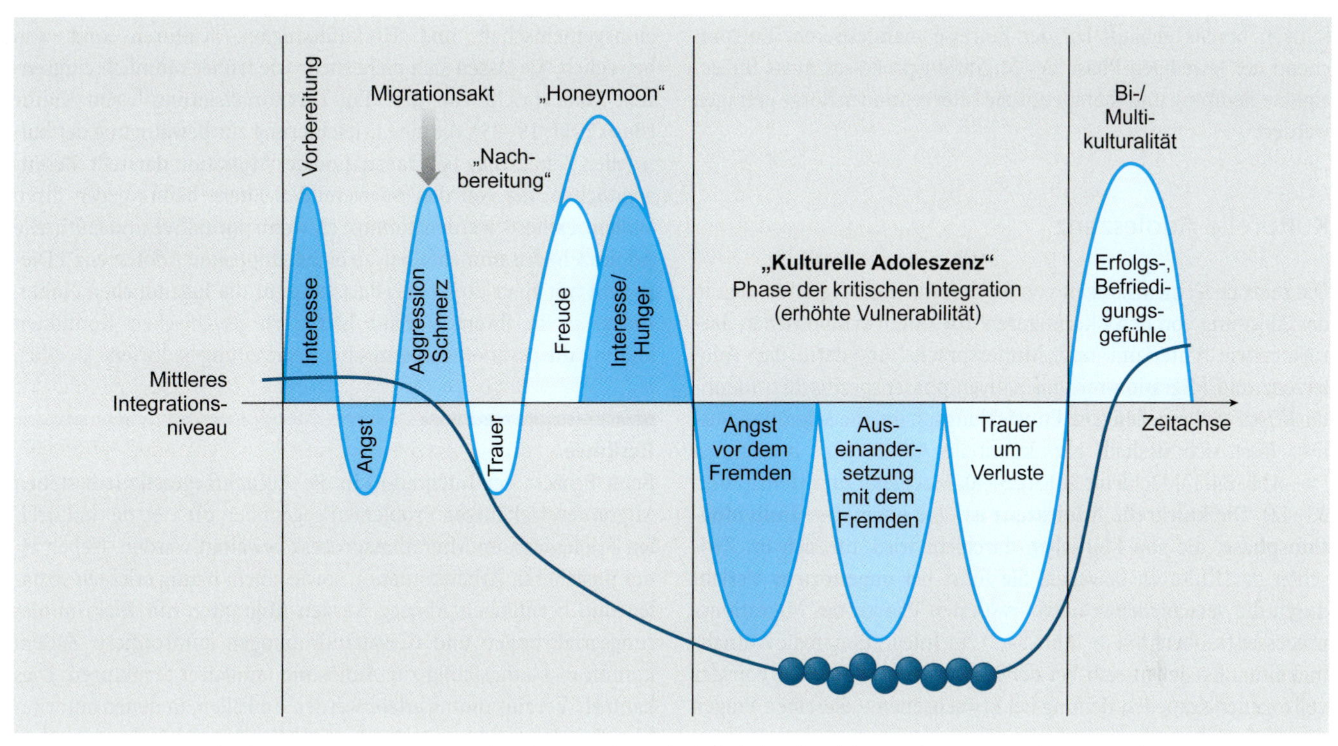

Abb. 34.2 Die Emotionslogik im Migrationsprozess zeigt drei Phasen, in denen durch die kulturelle Adoleszenz die Integrationsleistungen erbracht werden: die Vorbereitung und Migration, die kritische Integration und die generationsübergreifenden Anpassungsprozesse. Eine erhöhte Vulnerabilität für psychische Erkrankungen und ggf. Krankheitsmanifestationen besteht in der Phase der kritischen Integration (s. Punkte auf der Linie der mittleren Integration).

Nach Abklingen des Honeymoons folgt mit der **2. Phase** eine längere Periode des Ringens um die Absicherung der Existenz in den Bereichen Arbeit und Wohnen, des Erhalts der Familienkontinuität und der Gewinnung einer neuen bikulturellen Identität. Bei der Suche nach dieser neuen Identität steht die familiäre und individuelle „alte" Identität infrage, und eine neue bikulturelle, multikulturelle oder transnationale Identität ist noch nicht gefunden. Dies ist eine Art **„kultureller Obdachlosigkeit"**, wo die Betroffenen den Unbilden der sozialen Witterung ungeschützt ausgesetzt sind, woraus eine erhöhte Vulnerabilität resultiert. Infolge der Zunahme von Kultur-, Migrations- und Integrationskonflikten kommt es nach der anfänglichen Euphorie zu einer Ernüchterung im Kampf um die Lebens- und Überlebensgrundlagen. Im Zusammenhang mit den psychischen und sozialen Beanspruchungen treten überstarke Ängste, Frustrationen und auch aggressives Durchsetzungsverhalten auf. Da das Getrenntsein von der Herkunftskultur häufig erst jetzt richtig realisiert wird, treten Trennungsschmerzen und Verlusttrauergefühle hinsichtlich der im Herkunftsland zurückgelassenen Menschen und Objekte auf. Dies ist die **Phase der kritischen Integration**, eine der herausforderndsten Phasen im phasenübergreifenden seelischen Gesamtprozess der **kulturellen Adoleszenz** (s. unten), die mit einer erhöhten Vulnerabilität einhergeht und in der typischerweise psychische Störungen auftreten können. In der **3. Phase**, der Phase der **generationsübergreifenden Anpassungsprozesse**, schließlich werden die tradierten und familientypischen Stile, Regeln, Sitten, Werte und Mythen, die von der Generation der Einwanderer gepflegt wurden, von der nachfolgenden Generation, die im Aufnahmeland aufwuchs, infrage gestellt und verändert. Dabei geht es z. B. um die Zwei- oder Mehrsprachigkeit, die Verbindlichkeit religiöser Zugehörigkeit im Spannungsfeld von Religiosität, Toleranz und Säkularisierung, Gewohnheiten bei der Partnerwahl zwischen Tradition und Emanzipation, Bekleidungsstile individuellen Zuschnitts oder als Ausdruck kultureller oder religiöser Zugehörigkeiten u. a. Diese Veränderungen zwischen den Generationen sind häufig Thema und Anlass von Generationskonflikten. Sie sind notwendige Auseinandersetzungen, um Anpassungsprozesse in Migrantenfamilien zu bahnen und den erforderlichen Adaptations- und Akkulturationsprozessen letztendlich gerecht zu werden.

Kizilhan (2011) konstruiert in Anlehnung an das Modell der Emotionslogik (Machleidt und Heinz 2011) und das **Modell der psychologischen Phasen der Migration** (Sluzki 2010) ein Erklärungsmodell, in dem der Prämigrationsphase, die der Vorbereitungsphase vorgeschaltet ist, eine stärkere Beachtung zukommt. Das Modell nimmt an, dass mögliche prämigratorische Ereignisse wie z. B. eine vorangegangene Binnenmigration oder die Flucht in Nachbarländer sowie ungesicherte aufenthaltsrechtliche Verhältnisse nach Einreise ins Aufnahmeland bei nicht freiwillig Migrierten zu einer geringeren funktionellen Anpassung beitragen können. Das Modell beschreibt zwei unterschiedlich verlaufende Kurven, eine für freiwillige und eine für nicht freiwillige bzw. erzwungene Migration. Beide Kurven durchlaufen zwar dieselben Phasen, die funktionelle Anpassung von nicht freiwilligen Migranten bleibt aber so gut wie zu jedem Zeitpunkt unterhalb der funktionellen Anpassung von freiwilligen Migranten. Darüber hinaus geht Kizilhan davon aus, dass im Vergleich zu freiwillig migrierten Menschen, die i. d. R. erst in der Phase der kritischen Anpassung psychische Labilität zeigen, sich bei nicht freiwillig Migrierten psychische Erkrankungen bereits gehäuft bei der Einreise manifestieren. Entsprechend der jeweiligen Phase des Migrationsprozesses muss für geeignete Beratung und therapeutische Interventionen Sorge getragen werden.

Kulturelle Adoleszenz

Die zentrale Gemeinsamkeit von Adoleszenz und Migration liegt in der Ablösung von den Elternfiguren bzw. ihren symbolischen Surrogaten wie „Vaterland" und „Muttersprache" und darin, dass Adoleszenz und Migration mit normativen phasenspezifischen Identitätskrisen einhergehen. Die Entwicklungsphase, die Migration auslöst, lässt sich deshalb als „kulturelle Adoleszenz" bezeichnen (➤ Abb. 34.3, Machleidt 2013: 23–30; Machleidt und Heinz 2011: 33–42). Die **kulturelle Adoleszenz** ist eine **normative Individuationsphase**, die von Menschen durchlebt wird, die sich im Zwischen der Kulturen bewegen. Sie führt bei ungestörtem Verlauf durch die verschiedenen oben erwähnten Phasen des Migrationsprozesses (s. oben und ➤ Abb. 34.2) zur Integration in die Aufnahmekultur. Es stellen sich bei der Migration – abgesehen von der vollzogenen sexuellen Reifung bei Erwachsenen – dieselben Fragen und Anforderungen wie in der Adoleszenz.

Der kritische Veränderungsprozess bedeutet einen **Neubeginn mit typischen Charakteristika**: Herauslösung aus den Beziehungen zur Familie bzw. der Ursprungsgesellschaft, Gewinnen neuer Partner und Freunde, Übernahme neuer Rollen, Revision früherer Sinn- und Bedeutungsstiftungen in Bezug auf Beziehungsknüpfungen, Geschlechterverhältnisse, Religiosität, Ausbildung, Arbeit etc., Neuorientierung zwischen dem Eigenen und dem Fremden u. v. m. Diese Integrationsarbeit trägt zur Bildung bi- oder mehrkultureller Identitäten (Calliess et al. 2012) und zum Phänomen der Transnationalität bei. **Transnationalität** ist ein modernes Konzept, das besagt: Migranten halten sich in Ländern fern ihrer Heimat auf, unterhalten aber unterstützt durch die elektronischen Medien grenzüberschreitend soziale Netzwerke zu ihrer Familie, Ethnie, Religionsgemeinschaft und Herkunftsregion. Kulturen sind also beweglich. Sie lassen sich nicht mehr wie früher räumlich eingrenzen. Man spricht von der „Ent-Territorialisierung"" von Kultur (Basu 2011: 19–25), die eine Erleichterung zur Bewältigung der kulturellen Adoleszenz bei transnationaler Migration darstellt. Bei Jugendlichen, die von den migrierenden Eltern häufig gegen ihren Willen „exiliert" werden, kommt es, wenn normative und kulturelle Adoleszenz zusammenfallen, zu einer „doppelten Adoleszenz". Diese geht mit einer doppelten Belastung für die Jugendlichen einher, sodass es in ihrem Verlauf häufig zu psychischen Konflikten kommt, die psychotherapeutischer Bearbeitung bedürfen.

Resümee
Beim Prozess der Integration in die Aufnahmegesellschaft stehen Migranten vielfältigen Problemen gegenüber, die i. R. der kulturellen Adoleszenz im Migrationsprozess bewältigt werden. Neben einer unsicheren Arbeitssituation sowie einem häufig erlebten sozialen und beruflichen Abstieg werden Migranten mit Diskriminierungserfahrungen und Gewaltandrohungen konfrontiert. Zudem kommt es zwangsläufig zur Auflösung familiärer Strukturen. Dies kann als Vereinsamung erlebt werden. In Fällen, in denen autoritative Familienstrukturen durch die Migration aufgelöst wurden, kommt es gehäuft zu Generations- und Rollenkonflikten. Schließlich birgt eine Migration Verlust- und Entwurzelungsgefühle, Identitätskrisen, Trennungsängste, kräftezehrendes Durchsetzungsverhalten sowie erlebte Diskrepanzen zwischen Erhofftem und Erreichtem.

Psychiatrisch-psychotherapeutische Versorgung von Migranten

Die **interkulturelle Öffnung des Gesundheitssystems** für Migranten und insb. der schon bestehenden Regeldienste ist die erklärte Gesundheitspolitik in Deutschland und international. Durch die

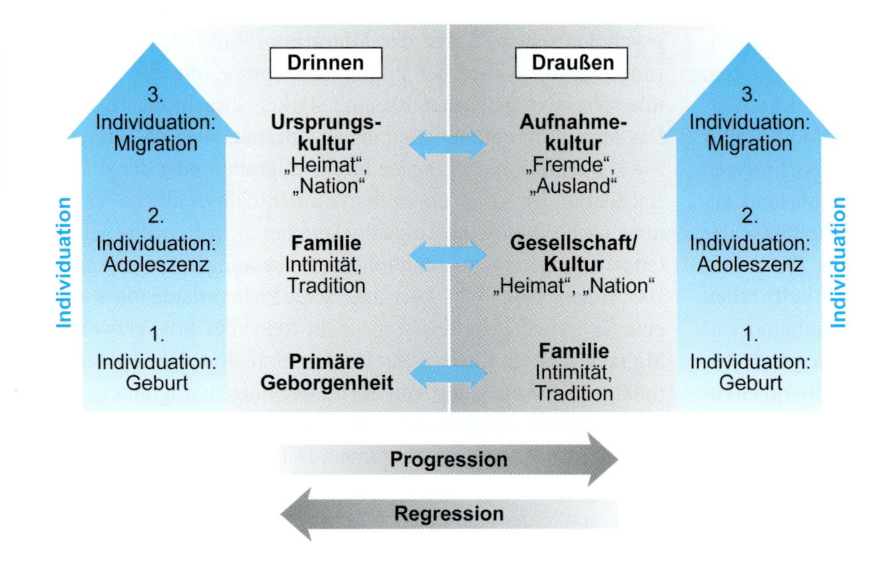

Abb. 34.3 Die kulturelle Adoleszenz wird durch die Individuationsanreize der Migration hervorgerufen. Sie ist wie andere wichtige Phasen in der Individualentwicklung eine Grenzüberschreitung zwischen dem „Drinnen" und dem „Draußen" und charakterisiert einen Schritt zu mehr globaler Eigenständigkeit. Die Wachstumsbewegungen sind dabei als flexible Abfolge von „Regression" und „Progression" zu verstehen.

interkulturelle Öffnung des Gesundheitssystems soll eine gleichberechtigte, qualitativ äquivalente gesundheitliche Versorgung für Migranten möglich werden. Für das psychiatrisch-psychotherapeutische Versorgungssystem gilt die Empfehlung (Machleidt 2002; Machleidt et al. 2006, 2011), Migranten die bestehenden Dienste durch systematischen Abbau bestehender Zugangsbarrieren zugänglich zu machen und die Einrichtung von ausgrenzenden Sonderdiensten zu vermeiden. Die Integration von Migranten in die bestehenden Strukturen des psychiatrisch-psychotherapeutischen Versorgungssystems kann als Teil der Integration in die Aufnahmegesellschaft verstanden werden.

Auf Initiative des Referats für Transkulturelle Psychiatrie der Deutschen Gesellschaft für Psychiatrie, Psychotherapie und Nervenheilkunde (DGPPN) wurden Grundsätze zur Förderung der seelischen Gesundheit von Migranten erarbeitet und in den *12 Sonnenberger Leitlinien zur psychiatrisch-psychotherapeutischen Versorgung von MigrantInnen in Deutschland* formuliert (➤ Box 34.2). Die Sonnenberger Leitlinien werden als einheitliche und praxisnahe Qualitätsstandards bei der Einführung und Umsetzung von interkulturellen Behandlungskonzepten verstanden. Klinische Einrichtungen, welche die Sonnenberger Leitlinien in ihr Behandlungskonzept aufgenommen und umgesetzt haben, können als interkulturell geöffnet betrachtet werden.

BOX 34.2

Die 12 Sonnenberger Leitlinien

1. Erleichterung des Zugangs zur psychiatrisch-psychotherapeutischen und allgemeinmedizinischen Regelversorgung durch Niederschwelligkeit, Kultursensitivität und Kulturkompetenz
2. Bildung multikultureller Behandlerteams aus allen in der Psychiatrie und Psychotherapie tätigen Berufsgruppen unter bevorzugter Einstellung von Mitarbeitern mit Migrationshintergrund und zusätzlicher Sprachkompetenz
3. Organisation und Einsatz psychologisch geschulter Fachdolmetscher als zertifizierte Übersetzer und Kulturmediatoren *face-to-face* oder als Telefondolmetscher
4. Kooperation der Dienste der Regelversorgung im gemeindepsychiatrischen Verbund und der Allgemeinmediziner mit den Migrations-, Sozial- und sonstigen Fachdiensten sowie mit Schlüsselpersonen der unterschiedlichen Migrantengruppen, -organisationen und -verbände. Spezielle Behandlungserfordernisse können Spezialeinrichtungen notwendig machen.
5. Beteiligung der Betroffenen und ihrer Angehörigen an der Planung und Ausgestaltung der versorgenden Institutionen
6. Verbesserung der Informationen durch muttersprachliche Medien und Multiplikatoren über das regionale gemeindepsychiatrische klinische und ambulante Versorgungsangebot und über die niedergelassenen Psychiater und Psychotherapeuten sowie Allgemeinärzte
7. Aus-, Fort- und Weiterbildung für in der Psychiatrie und Psychotherapie und in der Allgemeinmedizin tätige Mitarbeiter unterschiedlicher Berufsgruppen in transkultureller Psychiatrie und Psychotherapie unter Einschluss von Sprachfortbildungen
8. Entwicklung und Umsetzung familienbasierter primär- und sekundärpräventiver Strategien für die seelische Gesundheit von Kindern und Jugendlichen aus Migrantenfamilien
9. Unterstützung der Bildung von Selbsthilfegruppen mit oder ohne professionelle Begleitung
10. Sicherung der Qualitätsstandards für die Begutachtung von Migranten im Straf-, Zivil- (Asyl-) und Sozialrecht
11. Aufnahme der transkulturellen Psychiatrie und Psychotherapie in die Curricula des Unterrichts für Studierende an Hochschulen
12. Initiierung von Forschungsprojekten zur seelischen Gesundheit von Migranten und deren Behandlung

Die Inanspruchnahme psychiatrisch-psychotherapeutischer Angebote durch Menschen mit Migrationshintergrund ist je nach Setting, Art der Einrichtung und Standort sehr divergent. Zusätzlich kann die Prävalenz für die Inanspruchnahme bestimmter Leistungen in Abhängigkeit von Geschlecht und Ethnie variieren (Gerritsen und Deville 2009).

Im ambulanten Setting ist eine generelle Unterversorgung durch niedergelassene Psychiater und Psychotherapeuten zu verzeichnen. Zum einen besteht das Problem der Verständigung aufgrund fehlender muttersprachlicher Psychotherapeuten. Zum anderen werden Menschen mit Migrationshintergrund als komplexe Patienten angesehen, die für niedergelassene Psychiater wenig „rentabel" sind. Als von hilfesuchenden Migranten besonders bevorzugte Anlaufpunkte haben sich zurzeit psychiatrische Institutsambulanzen (PIAs) bewährt. In einer bundesweiten Untersuchung wurden Inanspruchnahme und Behandlungsraten von PIAs zur ambulanten Nachsorge von schwer und chronisch Kranken an stationär psychiatrischen Einrichtungen; ➤ Abb. 34.4) durch psychisch kranke Patienten mit Migrationshintergrund mit mehr als 31 % angegeben (Koch et al. 2011). Das entsprach fast dem doppelten Anteil des stationären Settings. Gründe hierfür liegen vermutlich auch in der Niederschwelligkeit dieser Angebote und in den kostenfreien Dolmetscherdiensten. Die größten Gruppen bildeten dabei Patienten, v. a. Patientinnen (Erim et al. 2011), mit türkischem (8,3 %), russischem (6,1 %) und polnischem (3,4 %) Migrationshintergrund. In vielen Ballungszentren wurden spezielle Angebote für Migranten entwickelt, z. B. in Berlin, Bochum, Frankfurt, Hannover, Langenfeld, Marburg u. a.

Andere ambulante Einrichtungen wie Sozialpsychiatrische Dienste (SPDi), Anbieter betreuten Wohnens, psychiatrische Pflegedienste sowie Tagesstätten, Kontaktstellen und Rehabilitationseinrichtungen werden von Migranten weit unterdurchschnittlich genutzt. Auffällig ist, dass in fast allen ambulanten Einrichtungen der Migrantenanteil unter den Patienten doppelt bis dreimal so hoch war wie unter den Mitarbeitern (Machleidt et al. 2011).

Es ist die Aufgabe der regionalen psychosozialen Arbeitsgemeinschaften (PSAG), sich durch eine jährliche Gesundheitsberichterstattung einen Überblick über den Bedarf und die aktuelle Versorgungssituation von Migranten im Sozialpsychiatrischen Verbund als Grundlage für ihre Planungen zu verschaffen. Zu diesem Zweck hat z. B. die Region Hannover eine wiederholte Studie zur Erfassung der sozialpsychiatrischen Versorgungssituation von Migranten durchgeführt (Region Hannover 2009, 2012).

Für die Inanspruchnahme im **stationären Bereich** ist die Datenlage weniger eindeutig. In einigen Studien (Koch et al. 2011) fand sich eine Überrepräsentation von Migranten bei den unfreiwilligen forensischen und bei den Suchtbehandlungen, während Migranten bei den rehabilitativen und psychotherapeutischen Behandlungen

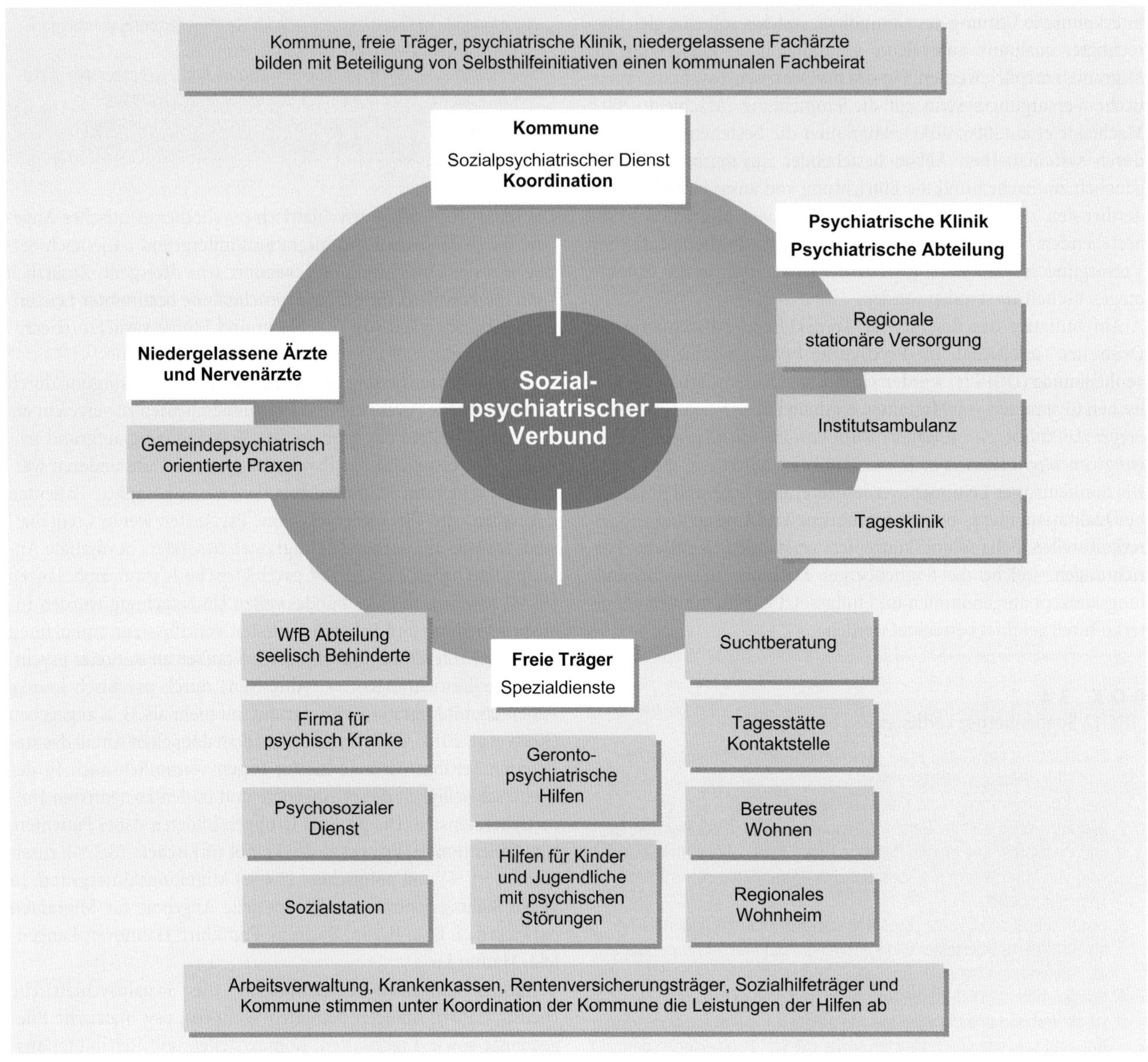

Abb. 34.4 Institutionen im Sozialpsychiatrischen Verbund

unterrepräsentiert waren und die Aufnahmeraten in der Allgemeinpsychiatrie den statistischen Erwartungen entsprachen. In anderen Studien (Simon et al. 1999) werden v. a. psychosomatische Leiden unter Migranten beschrieben. Diese können i. S. einer „Eintrittskarte" bzw. eines „Eröffnungszugs" der Arzt-Patient-Beziehung in einem allgemeinmedizinischen Dienst über Kulturgrenzen und sozioökonomische Statusunterschiede hinweg dienen. Auf Basis solcher Ergebnisse wäre zu vermuten, dass Migranten gerade in den psychosomatischen stationären oder teilstationären Abteilungen gehäuft aufzunehmen wären, was aber nicht der Fall zu sein scheint. Vielmehr verbleiben Migranten bei Hausärzten und werden einer medikamentösen Behandlung unterzogen. Darüber hinaus konnten Göbber et al. (2010) zeigen, dass Migranten in einer psychosomatischen Rehabilitationsbehandlung sich einerseits in ihren Ausgangsbedingungen und Störungsbildern von Nichtmigranten unterschieden und zum anderen schlechtere Behandlungsergebnisse zeigten, was wiederum ein Hinweis für eine an Migranten fehlgeplante Behandlung sein kann.

Folgende Kernprobleme können bei der psychiatrisch-psychotherapeutischen Versorgung von Migranten im ambulant-stationären Bereich festgestellt werden (Machleidt et al. 2007):

- Mehr Notfallleistungen und Aufsuchen von Notfalldiensten erst bei starken Beschwerden
- Vorrangig werden Hausärzte, selten oder (zu) spät Psychiater einbezogen
- Einseitige medikamentöse Behandlungen
- Unzureichende Reflexion migrationsspezifischer psychosozialer Umstände
- Unzureichende Differenzierung kultureller psychischer Befindlichkeiten und Störungen (unklare Differenzialdiagnostik)

- Überwiegen unfreiwilliger stationärer Patienten
- Kürzere Verweildauern
- Beendigung der Behandlungen seltener regulär
- Weniger ambulante psychotherapeutische Behandlungen
- Weniger rehabilitative Angebote

Eine besondere Herausforderung stellt die prekäre psychiatrisch-psychotherapeutische Versorgung von schwer und komplex traumatisierten Flüchtlingen und Asylsuchenden dar. Mangelnde Sprachverständigung, fehlende Kostenübernahme für Anfahrt- und Dolmetscherkosten, vorherrschende Residenzpflicht und zahlreiche psychosoziale sowie juristische Problematiken (z. B. unsicherer Aufenthaltsstatus, prekäre Wohnsituation, keine Arbeitserlaubnis) erschweren den Behandlungserfolg erheblich. Andererseits gilt diese Personengruppe aufgrund genannter Probleme als kostenineffizient und zeitintensiv, was sie zu eher unbeliebten Patienten macht.

Die gesamte Versorgungskette ambulant-teilstationär-vollstationär ist mit der psychiatrisch-psychotherapeutischen Versorgung dieser Klientel überfordert. Nur wenige ambulante Anlaufstellen wie z. B. das Behandlungszentrum für Folteropfer in Berlin, das psychosoziale Zentrum für Flüchtlinge in Düsseldorf oder ein entsprechendes, im Aufbau befindliches Zentrum in Hannover haben sich die Behandlung dieser äußerst belasteten Patientengruppe zur Aufgabe gemacht.

Resümee

Diese teils lückenhafte, teils inadäquate psychiatrisch-psychotherapeutische Versorgungspraxis führt zu Unter-, Über- oder Fehlversorgung der migrantischen Klientel, wodurch chronifizierte Krankheitsverläufe gefördert und erhebliche Zusatzkosten bei der Therapie und Pflege verursacht werden (Positionspapier zum Thema Perspektiven der Migrationspsychiatrie in Deutschland, www.dgppn.de). Vorrangig erforderlich ist die Einstellung von Mitarbeitern mit Migrationshintergrund, Sprach- bzw. Übersetzungskompetenz sowie die Arbeit an der „Niederschwelligkeit“ der Angebote mit der Bereitstellung von Informationen über die vorhandenen Angebote in verschiedenen Sprachen (Aichberger et al. 2010).

34.1.5 Interkulturelle Öffnung des Gesundheitssystems

Interkulturelle Kompetenzen

Interkulturell kompetentes Handeln im Bereich der psychiatrisch-psychotherapeutischen Arbeit setzt nicht eine Auseinandersetzung mit jeder Kultur und die Kenntnis einer jeden Kultur voraus. Interkulturelle Kompetenz im Gesundheitswesen kann vielmehr in drei Ebenen untergliedert werden:

1. Die Wissensebene umfasst das **Bewusstsein und das Wissen über das Vorhandensein verschiedener Lebenswelten und Umwelten**, die kulturell geprägt sein können und ihren Niederschlag auch in Symptomvariationen, Krankheitskonzepten und Heilungsverläufen finden (Eppstein und Kiesel 2011). Hierbei spricht man von auf den Gesundheitszustand einwirkenden **kulturspezifischen Faktoren.** So lassen sich z. B. westliche Kernsymptome der Depression wie etwa Interessenverlust und schlechte Stimmung nicht kulturübergreifend finden (Bhugra und Mastrogianni 2004; Machleidt und Calliess 2005). Dieses Phänomen wird von Bhugra und Mastrogianni (2004) in Anlehnung an Kleinman (1986) auch als *idiomas of distress* bezeichnet. Die Autoren bringen mit diesem Begriff zum Ausdruck, dass Menschen aus unterschiedlichen Kulturen unterschiedliche Präferenzen besitzen, Stress-Symptome auszudrücken, ggf. auch körpermetaphorisch. Vor allem bei Migranten ist außerdem davon auszugehen, dass sie vor, während und nach der Migration einer Reihe von unterschiedlichen, teilweise auch sehr prekären Situationen ausgesetzt waren bzw. sind. So sollte der Therapeut sich stets neben kulturspezifischen Faktoren über mögliche auf den Gesundheitszustand einwirkende **migrationsspezifische Faktoren** (z. B. traumatische Erlebnisse im Heimatland, Bildungs- und Arbeitschancen, aufenthaltsrechtliche Lage und Diskriminierungserfahrungen im Aufnahmeland) bewusst sein (Eppenstein und Kiesel 2011). Diese migrationsspezifischen Belastungen finden ihren Niederschlag ebenfalls in unterschiedlichen Gesundheitszuständen migrantischer Kohorten. Darüber hinaus gilt es zu beachten, dass sich sowohl die Stressbelastung als auch die Stressäußerung im Migrationsprozess verändern können.
2. Interkulturell kompetentes Handeln beinhaltet auf der zweiten Ebene die **Einstellung und Haltung zu Menschen aus anderen Kulturkreisen.** Es ist eine Haltung, die von Offenheit, Neugier, Ermutigung sowie von Anerkennung und dem Respekt vor der Biografie getragen wird (Seidel 2011). Im interkulturellen therapeutischen Setting ist es für den Behandler ebenfalls unabdingbar, das eigene Werte- und Normensystem kritisch zu hinterfragen und seine Einstellungen und Vorstellungen vor dem Hintergrund der eigenen Kultur zu reflektieren, um sich seiner eigenen kulturell geprägten Systeme und ihrer Partikularität bewusst zu werden (Eppenstein und Kiesel 2011).
3. Die dritte Ebene interkultureller Kompetenz beschreibt **Fertigkeiten in der Gestaltung des therapeutischen Prozesses.** Dabei geht es z. B. um Fertigkeiten im Umgang mit Behandlungsschwierigkeiten oder der eigenen empfundenen Hilflosigkeit, und die Fähigkeit, in solchen Fällen auch professionellen Rat einzuholen. Auch eine flexible Anpassung des Behandlungskonzepts an die kulturellen Hintergründe des Patienten ist wichtige Voraussetzung einer erfolgreichen Behandlung. So wird es z. B. in einigen Fällen nötig sein, die Familie des Patienten stärker in die Behandlung einzubeziehen (Eppstein und Kiesel 2011; Seidel 2011).

Resümee

Interkulturelle Kompetenz stellt vor dem Hintergrund steigender kultureller Vielfalt in Deutschland eine Basiskompetenz in der gesundheitlichen Versorgung dar. Daher ist es unabdingbar, Mitarbeitern in psychiatrisch-psychotherapeutischen Einrichtungen die Möglichkeiten zur Weiter- und Fortbildung in diesem Bereich bereitzustellen. Interkulturell kompetentes Handeln beinhaltet auf der ersten Ebene das Bewusstsein und das Wissen über das Vorhandensein verschiedener Lebenswelten und Umwelten, auf der zweiten Ebene die Einstellung zu und Haltung gegenüber Menschen aus anderen Kulturkreisen und auf der dritten Ebene Fertigkeiten in der Gestaltung des therapeutischen Prozesses.

Interkulturelle Erstkontakte

Im psychiatrisch-psychotherapeutischen Erstkontakt mit Patienten mit Migrationshintergrund stellt sich beim Gegenüber oft unmittelbar ein Erleben von Überforderung durch vielfältige irritierende Eindrücke ein: Äußerlich können Kleidung und Auftreten fremd wirken, Sprachprobleme werden häufig zumindest bei der vertieften Exploration emotional bedeutsamer Inhalte deutlich, im Gespräch können grundlegende Werthaltungen und Einstellungen nicht als gemeinsamer Erfahrungshorizont vorausgesetzt werden. Dies kann eine tiefe Verunsicherung bei der behandelnden Person hervorrufen, da selbstverständliche Annahmen plötzlich relativ und angreifbar erscheinen. Hinzu kommt die Erfahrung, vom Anderen als „deutsch" wahrgenommen zu werden, was im sonstigen alltäglichen Leben meist eine untergeordnete oder wenig bewusste Rolle spielt. In der beschriebenen Situation erlebt man u. U. Zuschreibungen und damit verbundene Ängste, die gerade aufgrund der sonst selten reflektierten eigenen kulturellen Zugehörigkeit irritierend sind. Die Reflexion der Art und Weise des Wahrgenommen-Werdens durch den Psychotherapeuten bzw. Psychiater spielt in jeder Behandlung eine Rolle, erfährt jedoch im interkulturellen Setting aufgrund der hinzukommenden Dimensionen von Migration und Kultur eine brennglasartige Verschärfung. Das Gefühl von Überforderung angesichts der interkulturellen Psychotherapiesituation und die damit verbundene Hilflosigkeit führen nicht selten zu dem Impuls, Patienten aus anderen Kulturen abzulehnen oder weiter zu verweisen. Irritationen nachzugehen, kulturelle Hintergründe zu explorieren und Unterschiede zu benennen, scheint eher nicht nahezuliegen (Behrens und Calliess 2008). Bei einheimischen Therapeuten ist häufig eine „Gleichbehandlungsmaxime" zu beobachten, und zwar dergestalt, dass betont wird, zwischen ausländischen und einheimischen Patienten würde kein Unterschied gemacht (Erim 2004). Rommelspacher (2000) erklärt dies mit der Abwehr von Schuldangst, die durch eine mögliche Dominanzposition gegenüber Migranten hervorgerufen sein könnte, und mit der kollektiven Erinnerung an die Nazi-Vergangenheit, in der die ethnische Zugehörigkeit fatale Folgen hatte. Dadurch wird eine vertiefte Auseinandersetzung mit den Schwierigkeiten in interkulturellen Behandlungen vermieden. Diese wäre aber notwendig, um in der Behandlung ein Erleben von Hilflosigkeit angesichts der kulturellen Besonderheiten des Patienten oder der spezifischen Bedingungen im Zusammenhang mit dessen Migrationserfahrung zu überwinden (Behrens und Calliess 2011).

34

Multikulturelle Teams

Ebenso wie für die Therapeut-Patient-Beziehung gelten die obigen Ausführungen auch für die für die **Therapeut-Therapeut-Beziehung** in multikulturell zusammengesetzten Teams. Multikulturelle Teams werden in den modernen psychiatrisch-psychotherapeutischen Versorgungssystemen globalisierter Gesellschaften zur alltäglichen Arbeitsform werden. Kulturelle Ängste und Vorurteile bis hin zu verdecktem oder offenem institutionellem Rassismus werden multikulturell zusammengesetzte Teams ständig begleiten. Solche Widerstände erweisen sich aber meist als reflexionszugänglich und damit als überwindbar.

Resümee

Nachdem sich die Forschung mit Prävalenzen psychischer Störungen bei Migranten, den Gesundheitszustand beeinflussenden kultur- und migrationsspezifischen Faktoren sowie dem Inanspruchnahmeverhalten von Migranten und dessen Gründen beschäftigt hat, steht nun wissenschaftlich in zunehmendem Maße eine weniger gegenstandsbeschreibende als vielmehr mehr auf intrapsychisches und interpersonelles Geschehen ausgerichtete Schwerpunktsetzung im Vordergrund.

So werden Themen wie Emotionsregulation (*suppressive strategies* vs. *cognitive reappraisal*) und die Ausbildung des Selbstkonstrukts (interdependentes vs. independentes Selbst) im Hinblick auf die Akkulturation und Identitätsentwicklung untersucht. Arens et al. (2012) fanden z. B. heraus, dass sowohl gesunden als auch kranken türkischstämmigen Frauen die *suppressive strategies* gleichermaßen zur Verfügung standen, nicht aber das *cognitive reappraisal.* Diese Art der Emotionsregulation fand sich in einem signifikant höheren Ausmaß bei gesunden als bei psychisch kranken türkischstämmigen Frauen. Diese Befunde werden von den Autoren als ein möglicher Hinweis für den Grad einer bikulturellen Identitätsentwicklung angesehen (Calliess et al. 2012).

Letztendlich hat das Verständnis dieses intrapsychischen und interpersonellen Geschehens maßgebliche Bedeutung in der psychiatrisch-psychotherapeutischen Arbeit: in der Zielsetzung ebenso wie in der Strategiewahl.

34.1.6 Sprache, Sprachprobleme und sprachliche Verständigung

Sprache Sprache dient der **symbolischen Verarbeitung** äußerer und innerer Wahrnehmungen der Wirklichkeit und ist somit sowohl ein wichtiger Faktor der eigenen **Identität** als auch ein wesentlicher Ausdruck der eigenen Kultur. In seinem Bemühen, eine neue Sprache zu erlernen, neigt der Erwachsene dazu, sich den Wortschatz und die Grammatik rational anzueignen; Kinder nehmen im Gegensatz dazu den Akzent, die Intonation und den Rhythmus, d. h. die Sprachmelodie, quasi spielerisch auf (Grinberg und Grinberg 1990). Angesichts der fremden Sprache im Aufnahmeland können Migranten eine ähnliche Art von **Ausgeschlossensein empfinden** wie kleine Kinder, deren Eltern die (noch) unverständliche und als „geheim" erlebte Sprache sprechen, und entsprechend mit Eifersucht und Hass reagieren (Grinberg und Grinberg 1990). In der Erlebensweise von Migranten behält die Sprache der Einheimischen letztlich immer etwas Geheimnisvolles. In dem Maße, in dem ein Migrant die neue Sprache verinnerlicht, spürt er jedoch auch, wie sie ihn bereichern kann.

Sprachprobleme Bei erwachsenen Migranten bleiben Gefühle und Erinnerungen an die Muttersprache gebunden. Marcos und Alpert (1976) weisen auf ein Phänomen hin, dass sie *language independence* nennen. Danach kommt es beim Benutzen einer Zweitsprache im Gegensatz zur Muttersprache zur **Trennung des Affekts vom Inhalt** des Gesagten, da Gefühle, Erinnerungen und Assoziationen in der Muttersprache erlebt werden, während in der später kognitiv erworbenen Zweitsprache eher postmigratorische emotionale Inhalte zur Verfügung stehen. Bilinguale Patienten wirken daher, wenn sie in ihrer Zweitsprache interviewt werden, auf den Untersucher häufig emotionslos und affektiv nur wenig schwingungsfähig. Bei Unkenntnis dieses Phänomens kann es zu **psychopathologischen Fehleinschätzungen** mit entsprechenden differenzialdiagnostischen Folgen kommen. Ein weiterer wichtiger Aspekt in diesem Zusammenhang wurde von Heinemann und Assion (1996) beleuchtet: Sie konnten bei polyglotten Patienten zeigen, dass die Regression in der akuten Psychose mit einer Regression auf die Muttersprache und einem scheinbar vollständigen Verlust der vor Erkrankungsbeginn perfekten Fremdsprachenkenntnisse einhergeht **(Code Switching).** Dieser Prozess ist reversibel, da die Zweitsprache nach Abklingen der akuten Symptomatik wieder zur Verfügung steht. Hieraus ersieht man, dass Fremdsprachenkenntnisse vom Ausmaß der Regression bei einer psychischen Erkrankung abhängig sind und im Verlauf einer psychischen Erkrankung starken Schwankungen unterliegen können.

Dolmetscher Die psychiatrisch-psychotherapeutischen Kontakte sollten nach Möglichkeit in der Muttersprache des Patienten geführt werden. Sollte das nicht realisierbar sein, wäre der Einsatz **professionell geschulter Dolmetscher** wünschenswert, die als soziokulturelle und sprachliche Mittler fungieren. Ein vielversprechender und erfolgreicher Ansatz wurde modellhaft in Niedersachsen erprobt: Hier finanziert das Ministerium für Frauen, Arbeit und Soziales einen moderierenden, vernetzenden und interkulturellen Gesundheitsdienst, das Ethno-Medizinische Zentrum Hannover, das einen Dolmetscherdienst mit über 200 medizinisch, psychologisch und sozial geschulten Dolmetschern anbietet, deren Spektrum mehr als 50 Sprachen umfasst. Im psychiatrisch-psychotherapeutischen Kontext sehen Dolmetscher sich häufig mit einer Vielzahl z. T. sogar widersprüchlicher Erwartungen konfrontiert: Als **kulturelle Brücke zwischen Majorität und Minorität** sollen sie einerseits zu sprachlicher und zugleich kultureller Verständigung verhelfen. Andererseits sollten sie ihre professionellen Grenzen wahren und lediglich „Sprachrohr" der Beteiligten sein, ohne eigene Gespräche mit Patienten zu führen, wie es gelegentlich der Fall ist. Ein gutes, verständliches und effektives Gespräch zwischen Patient, Dolmetscher und Therapeut folgt gewissen Regeln, die in ➤ Box 34.3 kurz dargelegt sind (Salman 2010; Kluge 2011). Eine allgemeingültige Regelung zur Übernahme von Dolmetscherkosten im deutschen Gesundheitssystem steht noch aus.

BOX 34.3

Regeln für Gespräche zwischen Patient, Dolmetscher und Therapeut

1. Um ein fachlich angemessenes Dolmetschen zu garantieren, sollte mit dem Dolmetscher ein Vor- und Nachgespräch geführt werden. Dies erleichtert ihm die Abgrenzung, die Wahrung der Neutralität und die Reflexion der Übertragungen vor dem eigenen Migrationshintergrund.
2. Neutralität gehört neben der Fachkompetenz, wörtlich und inhaltlich genau, kommentarlos und unparteiisch zu übersetzen, zu den wichtigsten Fähigkeiten eines Dolmetschers. Der Einsatz von Verwandten oder Freunden des Patienten ist gerade aus Gründen der Neutralität als eher problematisch anzusehen.
3. Der Einsatz möglichst gleichgeschlechtlicher Dolmetscher hat sich bewährt.
4. Altersunterschiede zwischen Dolmetscher und Patient sollten nicht zu groß ausfallen.
5. Kontinuität in den Gesprächsbeziehungen durch das Heranziehen von Dolmetschern, mit denen bereits positive Erfahrungen erzielt wurden, ist sinnvoll.
6. Dolmetscher, die neben ihren Sprachkenntnissen nicht über ausreichendes **kulturelles Hintergrundwissen** verfügen, erschweren den Therapieprozess.

34.1.7 Kulturelles Krankheitsverständnis

Das Krankheitsverständnis von Migranten ist keineswegs statisch, sondern in der ständigen Auseinandersetzung mit der Aufnahmekultur einem häufig nachhaltigen Wandel unterworfen. Ist die **Akkulturation** an die aufnehmende Kultur bereits fortgeschritten, so findet man bei Migranten in Deutschland und bei deren größter Gruppe, den Türken, Elemente medizinisch-naturwissenschaftlicher Verstehensmodelle neben den **traditionellen religiösen und magischen Sichtweisen.** Individuell erfolgen ganz unterschiedliche Verknüpfungen traditioneller und moderner Vorstellungen von Krankheit. Eine Tendenz lässt sich jedoch festhalten: Die Elterngeneration, die noch im Heimatland aufgewachsen ist, fühlt sich mehr den traditionellen Erklärungsmodellen verbunden als die Angehörigen der 2. und 3. Migrantengeneration. Die Generationen, aber auch Individuen und Angehörige kultureller Minoritäten vertreten unterschiedlich stark variierende und sich überschneidende Modelle hinsichtlich der Krankheitsursachen. Traditionelle (aber auch alle anderen) Krankheitskonzepte beeinflussen die Erwartungen, die an die Therapie gestellt werden:

- Wird der **religiöse Verständniszugang** gewählt, so wird Krankheit als Bestrafung für menschliches Fehlverhalten durch eine höhere Instanz wie Gott, Ahnen, Dämonen oder Geister verstanden. Therapie hat dann die Funktion der Sühne, Medikamentengabe die Funktion der Linderung von Strafe.
- In **magischen Sichtweisen** werden Krankheiten als Störung der sozialen Interaktion interpretiert und den negativen Einwirkungen von Mitmenschen oder Verstorbenen zugeschrieben. In den Heilungsprozess müssen folgerichtig die Mitglieder der sozialen Gruppe des Betroffenen bzw. die Großfamilie einbezogen werden.

Wie diese Beispiele verdeutlichen, muss insb. bei psychischen Erkrankungen eine Therapie gewählt werden, welche die **individuellen Krankheitstheorien** und **Erwartungen des Betroffenen und seiner Angehörigen** einbezieht, und eine Methode zur Anwendung kommen, von der der Behandelte und seine Bezugsgruppe sich einen Erfolg versprechen. Dies erfordert von den Behandlern **Offenheit für transkulturelle Sichtweisen von Krankheit** und Genesung und ein hohes Maß an **therapeutischer Flexibilität.** Für

Krankheitsvorstellungen von Migranten gilt im Übrigen: Je weniger überzeugend die Therapieerfolge der westlichen naturwissenschaftlichen Medizin sind (z. B. bei chronifizierenden Krankheitsverläufen), umso eher besteht bei Migranten die Neigung, auf traditionelle Erklärungsmodelle und Behandlungsmethoden aus ihrer Ursprungskultur zurückzugreifen (Hoffmann und Machleidt 1997).

Resümee

Für eine adäquate Beurteilung und Behandlung psychischer Störungen bei Migranten muss den kulturellen Einflussfaktoren auch im diagnostischen Prozess und in der Arzt-Patient-Interaktion Rechnung getragen werden. Kenntnisse über den Migrationsprozess mit seinen vulnerabilitätstypischen Phasen und ein professioneller Dolmetschereinsatz sind für ein kulturkompetentes therapeutisches Vorgehen von Vorteil.

Ziel ist die Integration der Migranten in bestehende psychiatrisch-psychotherapeutische Versorgungssysteme: Nach deutschen und internationalen Erfahrungen begibt sich mittlerweile bei gleicher bzw. erhöhter psychischer Morbidität ein im Vergleich zu Einheimischen etwa gleich großer Anteil von Migranten in stationäre Allgemeinpsychiatrie, während sie im forensischen und Suchtbereich überrepräsentiert und im rehabilitativen und psychotherapeutischen Bereich unterrepräsentiert sind. Im ambulanten Bereich fehlen Mitarbeiter mit Migrationshintergrund, Sprach- bzw. Übersetzungskompetenz, Niederschwelligkeit der Angebote, interkulturelle Fort- und Weiterbildungen und ein ausreichender Qualitätsstandard bei interkulturellen Behandlungen.

34.2 Krankheitsbilder im Kulturvergleich

34.2.1 Schizophrenie im Kulturvergleich

Schizophrene Psychosen kommen in allen auf dieses Krankheitsbild hin untersuchten Weltkulturen vor (Murphy 1982; Leff 1988; Pfeiffer 1994). Emil Kraepelin fand sein Konzept der Dementia praecox – das 1911 durch den nosologischen Begriff der Schizophrenie von Eugen Bleuler abgelöst wurde – bei Feldstudien an Einheimischen in Java/Indonesien 1904 bestätigt (Bendick 1989; Boroffka 1989). Das klinische Bild zeigte im Vergleich mit deutschen Patienten bei den Kernsymptomen eine ähnliche Ausgestaltung. Unterschiede zeigten sich bei den Subtypen mit einer größeren Häufigkeit der Katatonie bei Indonesiern.

Epidemiologie

Neuen Studien zufolge erkranken nach Mitteleuropa immigrierte Angehörige aus bestimmten außereuropäischen Kulturen häufiger an Schizophrenie als Angehörige ihrer Ursprungskultur bzw. der Aufnahmekultur (➤ Kap. 34.1.4). Diese Befunde stehen im Gegensatz zu früheren Studien (WHO Collaboration Study on the Determinants of Outcomes of Severe Mental Disorders [DOS], Jablensky et al. 1991; Übersichten in Pfeiffer 1994; Tseng 2001).

Symptomatik

In der WHO-Studie (1979) *The International Pilot Study of Schizophrenia* (IPSS) an neun Zentren (Århus/Dänemark, Agra/Indien, Cali/Kolumbien, Ibadan/Nigeria, London/England, Moskau/Russland, Prag/Tschechien, Taipeh/Taiwan, Washington/USA) wurde erstmals das **klinische Bild der Schizophrenie im Kulturvergleich** systematisch untersucht. Die Ergebnisse zeigten in den neun Zentren übereinstimmend hohe Ratingwerte bei folgenden Symptomen: verminderte Einsichtsfähigkeit, Affektabflachung, akustische Halluzinationen, wahnhaftes Erleben und das Gefühl, kontrolliert zu werden. Von Pfeiffer (1994) werden darüber hinaus sozioemotionaler Rückzug und der Verstoß gegen die Spielregeln des sozialen Zusammenlebens wegen Affektveränderungen als transkulturell **ubiquitäre Kennzeichen** schizophrener Psychosen hervorgehoben. Rückzug (Autismus) scheint in kollektivistischen Kulturen mit traditionellen Großfamilien im Gegensatz zu individualistischen Kulturen weniger ausgeprägt zu sein. Der in euroamerikanischen Kulturen häufig anzutreffende negative Affekt wird als in asiatischen Kulturen weniger ausgeprägt und eher durch einen neutralen oder heiter-freundlichen Affekt ersetzt beschrieben (Vietnam: Wulff 1967; Java: Pfeiffer 1994). Im Übrigen erfordert die Erfassung kulturell unterschiedlicher Stile des Gefühlsausdrucks z. B. im Blickkontakt oder in der Körpersprache ein besonderes Feingefühl (APA 2013).

Halluzinationen In der WHO-IPSS-Studie (1979) überwiegen die **akustischen Halluzinationen.** In Afrika, Indien und Indonesien werden aber **optische Halluzinationen** in Kombination mit akustischen häufiger beobachtet als in euroamerikanischen Kulturen (Pfeiffer 1994; Stompe et al. 2011). Optische und akustische Halluzinationen wie das Sehen der Jungfrau Maria, das Hören der Stimme Gottes oder das Sehen und Hören traditioneller Götter und Ahnengeister sind häufig normale Phänomene im Zusammenhang mit intensiver religiöser bzw. traditionell religiöser Erfahrung und dürfen nicht *per se* als psychopathologisch gewertet werden. Die Unterscheidung zwischen Normvarianten solcher Erfahrung und Psychopathologie ist allerdings häufig nur von Angehörigen derselben Kultur sicher zu treffen. Im Übrigen zeigen sich Feldforscher überrascht von der großen Ähnlichkeit schizophrener Symptomatologie (s. Kernsymptomatik) in verschiedenen Kulturen (Pfeiffer 1994: Java; Machleidt und Peltzer 1994: Malawi u.v.a.m.).

Desorganisierte Sprachäußerungen Die Erfassung desorganisierter Sprachäußerungen ist durch kulturtypische Eigentümlichkeiten der Erzählstile erschwert. Aus verschiedenen Kulturen liegen kasuistische Beobachtungen vor. Schizophrene Sprachveränderungen folgen häufig **kulturell vorgegebenen Mustern** wie dem Deklarieren von Heldenepen, dem Zitieren des Korans oder der Rezitation kultureller Texte im Singsang. Bei Sprachen wie dem Japanischen, Chinesischen und Indonesischen, die nach Höflichkeitsebenen differenziert sind, ist eines der empfindlichsten Anzeichen schizophrener Sprachveränderung *„das Vergreifen in der Sprachebene"*, entweder mit zu groben oder übertrieben höflichen Wendungen. Solche Sprachveränderungen *„verraten das Unsicherwerden in den sozialen Beziehungen und in der nuancierten Abstufung der Umgangsformen"* (Pfeiffer 1994).

Wird die Untersuchung mit einem Dolmetscher durchgeführt, so muss dieser instruiert werden, alle Äußerungen des Betroffenen **wortwörtlich zu übersetzen** und v. a. weder Weglassungen noch Hinzufügungen vorzunehmen oder Gesagtes zusammenzufassen. Nur so kann wahrscheinlich gemacht werden, dass Denkstörungen nicht als ein Kunstprodukt mangelhafter Übersetzungen oder kultureller Fehleinschätzungen diagnostiziert werden. Erfolgt die Untersuchung in einer Fremdsprache, so müssen ungenügende Sprachkenntnisse bei der Diagnostik Berücksichtigung finden bzw. auszuschließen sein.

Kulturelle Verlaufsunterschiede

Im Rahmen der IPSS-Studie (1979) wurde eine 2-jährige Verlaufsuntersuchung durchgeführt, für die ¾ der in der IPSS-Studie untersuchten Patienten zur Verfügung standen. Die Ergebnisse zeigten einen **Zusammenhang zwischen der sozioökonomischen Entwicklung des Herkunftslandes der Patienten und der Schizophrenieverlaufsprognose**. In Entwicklungsländern war die Chronifizierungsrate wesentlich niedriger als in industrialisierten Ländern (Sartorius et al. 1977). Als ursächlich für diese Unterschiede werden soziokulturelle Faktoren vermutet:

- **Schutz und soziale Absicherung** durch eine Großfamilie
- **Größere Akzeptanz** gegenüber psychotisch Kranken und Aufrechterhaltung der sozioemotionalen Kontakte
- **Integrationsvermögen** traditioneller agrarischer Gesellschaften (Subsistenzwirtschaften)

Bei der späteren IPSS-5-Jahres-Katamnese derselben Patienten in 8 der ehemals 9 Zentren wurden der klinische und der soziale Verlauf sorgfältig untersucht. Es konnte überzeugend gezeigt werden, dass die Patienten aus den Zentren der sich entwickelnden Länder (Agra/Indien, Ibadan/Nigeria und hinsichtlich der sozialen Daten Cali/Kolumbien) sowohl in Bezug auf die klinischen als auch hinsichtlich der sozialen Daten besser abschnitten als die Patienten aus den Zentren der industrialisierten Länder (Leff et al. 1992; Übersicht in Tseng 2001; Sartorius et al. 1996).

Diagnosestellung

Es gibt Anhaltspunkte für eine durch **Fehldiagnosen** verursachte erhöhte Schizophrenierate bei Migranten in verschiedenen europäischen Ländern. Dabei wird eine **transkulturelle Fehleinschätzung psychopathologischer Symptome** psychotischer Prägung angenommen. Für die diagnostische Zuordnung psychosenaher oder psychotischer Symptome sind eine gute sprachliche Verständigung und ein kultureller Verstehenshintergrund unabdingbar. Haasen et al. (2000a, b) untersuchten vergleichend die Unterschiede bei der Erhebung der Psychopathologie deutscher und türkischer Patienten mit einem paranoid-halluzinatorischen Syndrom, um die Ursprünge möglicher Fehleinschätzungen näher bestimmen zu können. Die Ergebnisse geben Anlass zu einer differenzierten Betrachtungsweise und betonen vorrangig nicht so sehr die sprachliche als vielmehr die **kulturelle Kompetenz** bei den Untersuchern. Die Differenz zwischen den Untersuchern bei der psychopathologischen Evaluation war bei weniger gut Deutsch sprechenden Türken größer als bei Türken mit guten Deutschkenntnissen, blieb aber ohne Auswirkungen auf die diagnostische Konkordanz. Bei den inhaltlichen Denkstörungen traten erhebliche interkulturelle Schwierigkeiten auf. Dem kulturellen Kontext kommt bei der diagnostischen Einschätzung eine größere Bedeutung zu als den *„formalsprachlichen Aspekten der Kommunizierbarkeit"*, so die Schlussfolgerung der Autoren. Grundsätzlich können jedoch erhöhte Raten psychotischer Störungen unter bestimmten Migrantengruppen mit der Tendenz zu Fehldiagnosen nicht ausreichend erklärt werden (s. hierzu ausführlich auch Haasen und Yagdiran 2000: 99 f.).

Kulturelle Ausdrucksvarianten von Wahn

Da in traditionellen Kulturen die Grenze zwischen Realität und Vorstellung nicht so scharf gezogen wird wie in westlichen, lassen sich feste bzw. „wahnartige" Überzeugungen oder Glaubensinhalte, wahnartige dissoziative Zustände und Wahn nur sehr schwer unterscheiden (Pfeiffer 1994). Der Haupteinfluss der Kultur besteht in der „Natur des Problems, das durch den Wahn symbolisiert wird", wie z. B. Heirat, Religiosität, Politik etc. Zu berücksichtigen sind der **kulturelle und religiöse Hintergrund** des Betroffenen und all die Überzeugungen, die als kulturell akzeptiert gelten.

Differenzierte und systematisierte Wahnphänomene Sie stehen im Zusammenhang mit kognitiver Differenzierung und entsprechenden Denkgewohnheiten sowie höherem Lebensalter. **Ausgeprägte Wahnsysteme entstehen eher in Kulturen mit der Neigung, für persönliche Erfahrungen nach Ursachen zu suchen.** So verfügen z. B. Menschen, die unmittelbar mit der Natur und mit der Erfahrung leben, auf viele Ereignisse keinen Einfluss nehmen zu können, über kollektive Begründungen, die auch als Erklärungen für psychotische Erlebnisse herhalten. Bei solchen Menschen werden keine systematisierten Wahnphänomene gefunden (z. B. in weiten Teilen Afrikas).

Wahnthemen und Wahninhalte Wahnthemen und -inhalte sind sensibel für besondere Leitbilder und Ängste in einer Kultur **(„epochale Bedingtheit").** Dementsprechend geht ein soziokultureller und politischer Wandel mit einem Wandel der Wahnthematik einher (Pfeiffer 1994). Der religiöse Hintergrund des Betroffenen ist ebenfalls von Bedeutung. Während etwa religiöse Wahnideen und Schuldwahn vorwiegend in Gesellschaften mit christlicher Tradition zu finden sind, kommen diese Inhalte in islamischen, hinduistischen und buddhistischen Kulturen eher selten vor. Der Verfolgungswahn ist kulturunabhängig das häufigste Thema, gefolgt vom Größenwahn (Stompe et al. 2011).

34.2.2 Vorübergehende akute psychotische Störungen

Die psychotischen Episoden, die unter „vorübergehende akute psychotische Störungen" (ICD-10 F23.xx; DSM-5 298.8 „kurze psychotische Störung") klassifiziert werden, zeigen im Kulturvergleich eine große **phänomenologische Vielfalt.** Die Frage, ob diese Gruppe eine nosologische Einheit darstellt, bedarf weiterer systematischer Erforschung. Es bestehen Teilkongruenzen dieser nosologischen Gruppe zur Schizophrenie, zu den affektiven (insb. den manischen) Störungen und zu den organischen psychotischen Störungen. Die Abgrenzung zur Schizophrenie, die in Entwicklungsländern einen akuteren Beginn und günstigeren Verlauf hat, ist erschwert.

Zu den **transkulturell universellen Kernsymptomen** der kurzzeitigen akuten psychotischen Störungen zählen:

- **Akuter Beginn** innerhalb von Stunden oder Tagen
- Nichtorganische, manchmal **traumartige Verworrenheit** oder Versunkenheit
- Heftige, wechselnde **psychotische Affektivität,** insb. Angst, aber auch Glücksgefühle und Aggression
- **Affektgesteuerte psychomotorische Erregung** *(action by emotion)* wie katatone Erregung oder Stupor, Fugue, Amok, Selbstschädigung, Entkleidungsszenen, Tanzen, Beten etc.
- **Flüchtige Wahnphänomene** mit ängstlichem (Verhexung, Besessenheit, Vergiftung) oder euphorischem Affekt (Berufung, Erleuchtung, Herausgehobensein)
- Flüchtige **akustische und optische Halluzinationen**
- **Teilamnesie,** Verleugnung
- **Abklingen** nach Stunden oder Tagen (seltener Wochen) ohne Folgen

Afrikanische und europäische Psychiater (Collomb, Lambo, Jilek u.a.) haben sich mit diesem Typ psychotischer Episoden wegen ihrer großen Verbreitung in Afrika besonders beschäftigt und Abgrenzungen zu den verwandten Krankheitsbildern herausgearbeitet. Trotz Überschneidungen bleibt neben der kurzen Erkrankungsdauer, dem akuten Beginn, dem günstigen Verlauf und der das Bild beherrschenden Affektivität eine Kerngruppe übrig, die als die **Gruppe episodischer periodischer Psychosen** und als eigenständiges, wenn auch vielgestaltiges Krankheitsbild aufgefasst werden kann. Die große Häufigkeit dieses Krankheitsbildes wird nicht nur aus Afrika (Jilek und Jilek-Aall 2000), sondern auch aus vielen asiatischen Kulturen und Ländern (Vietnam, Indonesien, China, Indien), aus Neuguinea, von den Indianern Nordamerikas und aus Sibirien berichtet. Eine Ähnlichkeit in den Kernsymptomen besteht zu den „reaktiven Psychosen" in Europa, die insb. von der skandinavischen Psychiatrie erforscht wurden (Strömgren 1987), zu den zykloiden Psychosen (Angst-Glück-Psychosen, Leonhard 1957) und zu den Emotionspsychosen (Peters 1984). Die gemeinsame Grundstruktur dieser Psychosen bilden kulturübergreifend die heftigen regressiven **basalen Affekte.** Menschen in allen Kulturen sind mit den gleichen Grundgefühlen und Affektsystemen ausgestattet (Ekman et al. 1975; Machleidt et al. 1989). Die jeweilige kulturtypische Ausgestaltung kognitiver und verhaltensmäßiger Art variiert jedoch von Kultur zu Kultur erheblich. Diese der **kulturtypischen Prägung** unterliegenden Phänomene sind es, welche die symptomatologischen Verschiedenheiten der Gruppe der kurzen akuten Psychosen ausmachen.

34.2.3 Depressive Störungen im Kulturvergleich

Prävalenz und Epidemiologie depressiver Störungen

Die transkulturell unterschiedliche Häufigkeit und Ausgestaltung depressiver Syndrome wurde von Wolfgang Pfeiffer (1968, 1994, 1996), dem Pionier der transkulturellen Psychiatrie in Deutschland, eingehend gewürdigt (s. auch Boroffka 1996). Zusammenfassend geht er davon aus, *„dass Depressionen – wenn man die Bezeichnung in einem weiten Sinn verwendet – ubiquitär verbreitet sind. Hinsichtlich der Häufigkeit lassen sich zwei widersprüchliche Antworten geben. Wenn man nach der lehrbuchmäßigen großen Melancholie Ausschau hält mit Merkmalen wie Selbstabwertung, Schuldgefühl, Verarmungswahn und Suizidtendenz, dann wird man ihr am häufigsten im westeuropäischen Bürgertum begegnen. Schon im Mittelmeerraum wird dieses schwere Krankheitsbild seltener, in weiten Gebieten – wie Indonesien – ist es nur vereinzelt anzutreffen. Blickt man dagegen auf blande vitale Verstimmungszustände mit vegetativer Symptomatik, dann stellen derartige Depressionen ein überall häufiges Krankheitsbild dar, dessen Abgrenzung gegenüber normalpsychologischen Verstimmungen freilich schwer fällt"* (1994: 48, s. auch Dech und Nato 1996; Dech et al. 2003). Die leichtere Integration Depressiver in die sozialen Bedingungen traditioneller Lebensformen erleichtert ihre „Behandlung" durch normalpsychologische Mittel. Solche Mitglieder einer Sozialgemeinschaft werden nicht als explizit „krank" erkannt. Daraus resultiert eine größere Variationsbreite zwischen gesund und krank. Neben den besseren Möglichkeiten der Integration Depressiver in traditionellen kollektivistischen Gesellschaften werden in Entwicklungsländern depressive Syndrome unter dort verbreiteten Diagnosen wie Neurasthenie, Hypochondrie und multiplen Somatisierungen verborgen. Fragen zur epidemiologischen Erfassung depressiver Syndrome können erst nach Klärung von Fragen zu ethnischen und kulturellen Normvariationen und zur Symptomvielfalt beantwortet werden.

Depressive Symptomatik im Kulturvergleich

- **Depressive Stimmungslage:** Als transkulturell verbindliche Kernsymptome gelten intensive „vitale" Traurigkeit, die Unfähigkeit, Freude zu erleben, Interessenverlust und Energielosigkeit, Angst, Gefühle eigener Wertlosigkeit sowie kognitive Einbußen (Sartorius et al. 1983).
- **Psychotische Symptome** wie Halluzinationen und/oder depressiver Wahn werden für den euroamerikanischen Raum häufiger als für Entwicklungsländer angegeben. Die Wahninhalte beziehen sich bei Europäern und Nordamerikanern in erster Linie auf die Themen Schuld, Verarmung und Krankheit, während bei Patienten aus Entwicklungsländern die Wahnthemen **Hypochondrie und Verfolgung** dominieren.

Kulturelle Varianten werden von Assion et al. (2011) in ihrer Übersichtsarbeit hervorgehoben. Während Depressionen in Europa vorwiegend durch eine traurig-gedrückte Stimmung oder in schweren Fällen durch das „Gefühl der Gefühllosigkeit" charakterisiert sind, treten diese Affektqualitäten in Afrika oft gegenüber einer dysphorischen Stimmung zurück. In Ägypten dominieren pseudoneurasthenische Bilder mit wenig ausgeprägtem depressivem Affekt. In Ethnien wie etwa bei den Kaluli auf Papua-Neuguinea erfolgt der Ausdruck der Affekte expressiv und dramatisch. Im Gegensatz dazu findet bei den Balinesen und den Thai-Lao in der Depression eine Glättung aller emotionalen Höhen und Tiefen statt.

Somatisierungen i. S. vegetativer Störungen, körperlicher Missempfindungen, Störungen des Schlafs und Appetits sowie Tagesschwankungen geben Depressionen häufig den Charakter des Leibhaftigen. In außereuropäischen Kulturen können Depressionen durch die stärkere Fokussierung auf diese somatischen Beschwerden oft als körperliche Erkrankungen erscheinen. Bei indonesischen Patienten wurden von Pfeiffer (1994) vor allem allgemeine Missempfindungen wie Zittern, Steifigkeit und Brennen der Körperoberfläche gefunden. Ganz zentriert auf die Wahrnehmung von Schwäche und körperlichen Missempfindungen waren die von Kleinman (Lit. s. Assion et al.) beschriebenen chinesischen Patienten. Klagen über psychische Beschwerden werden mit einer Kritik am familiären Umfeld gleichgesetzt, weshalb ein solches Verhalten in der konfuzianischen Tradition äußerst stigmatisierend wäre. Darüber hinaus erlauben die Erschöpfungszustände und die körperlichen Beschwerden i. S. eines sekundären Krankheitsgewinns eine gewisse Kontrolle über die psychosozialen Lebensumstände, ein Muster, das sich auch häufig bei türkischen und anderen Migranten findet (Assion et al. 2011). In Abwandlung der depressiven Kernsymptomatik in westlichen Ländern findet sich, so bilanziert Pfeiffer (1994), *„als Grundsymptom eine leibnahe Verstimmung mit vegetativen Störungen und körperlichen Missempfindungen. Der größere Anteil der Depression in den Entwicklungsländern geht über dieses Syndrom nicht hinaus; allenfalls treten noch plötzliche Verhaltensstörungen hinzu."* Die Äußerungen Depressiver über ihre körperlichen Beschwerden stellen weniger objektive Missempfindungen dar; vielmehr sollen sie der Umwelt den Ernst des subjektiven Leidens vor Augen führen und zugleich schwer formulierbaren seelischen Empfindungen wie Nihilismus und Selbstabwertung in einer Art **„Organsprache"** Ausdruck verleihen. So klagte eine chinesische Patientin: *„Meine Brust ist leer, es ist kein Herz mehr drin, mein Darm ist tot"* (Pfeiffer 1994: 51). Die Vielfalt und die Unterschiede für den Ausdruck depressiver Erfahrungen zeigt sich im Klagen über „die Nerven" (Nervios) und Kopfschmerzen in romanischen, lateinamerikanischen und Mittelmeerkulturen, über Schwäche, Müdigkeit oder „Unausgeglichenheit" in asiatischen Kulturen, über Probleme „mit dem Herzen" in Kulturen des Nahen Ostens sowie in indianischen Kulturen (s. auch DSM-5, APA 2013: 166). Diese symptomatischen Bilder sind teilkongruent mit depressiven, Angst- und somatoformen Störungen. Somatisierung kann i. S. „multisomatoformer Symptomatik" als eines der transkulturell universellen Kernsymptome verstanden werden.

Gleichwohl bereitet dieses Phänomen kulturfremden Diagnostikern besondere Schwierigkeiten und stellt daher *per se* eine Herausforderung dar. Nicht alle migrantischen Gruppen leiden gleichermaßen unter somatoformen bzw. psychosomatischen Beschwerden. So konnten Bermejo et al. (2012) zeigen, dass Migranten aus Russland und der Türkei, nicht aber Migranten aus Italien und Spanien, stärker als Nichtmigranten unter psychosomatischen Beschwerden leiden. Auch Migrantinnen scheinen mehr über psychosomatische Beschwerden zu berichten als ihre männlichen Konterparts (Mewes et al. 2010). Weitere Forschung auf diesem Gebiet ist dringend erforderlich.

Resümee

Schizophrene Psychosen, vorübergehende akute psychotische Störungen und affektive Störungen treten in allen bekannten Kulturen der Welt auf. Entsprechend lassen sich jeweils transkulturell universell gültige Kernsymptome definieren. Hinsichtlich Symptomatologie, Prävalenz und Verlauf bestehen jedoch im Kulturvergleich z. T. erhebliche Unterschiede.

34.2.4 Kulturelle Überformung von Angst-, Zwangs- und dissoziativen Störungen

Neurotische Störungen wie Angstsyndrome und dissoziative Störungen, aber auch Zwangsstörungen sind für die meisten Kulturen nachgewiesen. Sie haben in der Sprache der autochthonen Heilkundigen ihre eigenen traditionellen Bezeichnungen. Ihre Erscheinungsbilder sind stark von den jeweiligen soziokulturellen Besonderheiten geprägt. Die folgenden Beispiele illustrieren dies.

Soziale Phobie: Taijin Kyofusho

Der japanische Psychiater und Psychotherapeut Morita beschrieb 1920 Taijin Kyofusho, ein Syndrom, das weitgehend der sozialen Phobie ähnelt (ICD-10: F40.1) und heute in das offizielle japanische Diagnosesystem psychischer Störungen aufgenommen wurde. Während in westlichen Ländern bei den sozialen Phobien die **„egozentrische" Variante** dominiert, nämlich das Gefühl, den sozialen Erwartungen selbst nicht zu genügen, sich zu blamieren oder beschämt zu werden, beherrscht in Ostasien, zumal in Japan, die **„altruistische" Variante** das Bild. Die Störung besteht in dem ängstlichen Gedanken, anderen zur Last zu fallen, ihren Ärger zu erregen oder ihnen sogar zu schaden. Sie ist darüber hinaus durch intensive Ängste charakterisiert, der eigene Körper oder Teile desselben oder bestimmte eigene Verhaltensweisen könnten eine andere Person beeinträchtigen. Angst herrscht insb. davor, das eigene Erscheinungsbild oder der eigene Gesichtsausdruck, die natürlichen Bewegungsabläufe, der Körpergeruch, der Augenkontakt oder das Erröten könnten eine andere Person unangenehm berühren.

Zwangsstörungen und Zwangssyndrome (ICD-10: F42)

Zwangssyndrome (ICD-10: F42) sind in Afrika und Indonesien, aber auch in anderen Entwicklungsländern wesentlich seltener als in Europa und Nordamerika. Ihre Prognose ist sowohl im Hinblick auf die Spontanheilungsquote als auch unter Therapie besser. Ein enger Zusammenhang besteht zwischen Zwangssymptomen und **rituellen religiösen Reinheitsgeboten** bei Islamiten. Bei der strenggläubigen muslimischen Bevölkerung auf Java ist z. B. ein umschriebenes Zwangssyndrom unter der Bezeichnung **Waswas** bekannt. Dieses Syndrom tritt bei Gläubigen in allen **islamischen Ländern** auf und findet sich auch bei Migranten in Europa. Die Betroffenen haben nach dem vorgeschriebenen dreimaligen „Nehmen des Wassers" noch nicht das Gefühl, rein zu sein für das Gebet, und wiederholen die Waschung immer wieder. Auch kann sich der Wiederholungszwang auf die richtige Anrufung Gottes mit der rituellen Gebetsformel beziehen. Der Zweifel richtet sich dann auf das korrekte, vollständige, den Regeln entsprechende Hersagen der Anrufungsformel, verknüpft mit den rituellen Verhaltensweisen. Aus der Verknüpfung verwandter anthropologischer Phänomene wie Regel, Ritual und Zwang lässt sich verstehen, dass diese Verhaltensauffälligkeit im islamischen Kulturkreis als religiöses und nicht etwa psychologisches Problem gewertet wird. Indessen erlebten Waswas-Betroffene den Reinigungszwang als ich-dyston und hatten einen Leidensdruck, den sie zu mindern suchten. Analoge Phänomene und Bewertungen sind aus dem **christlichen Kulturkreis** (Rosenkranz beten, Skrupulantentum bei der Beichte etc.) und aus dem Hinduismus (Hersagen von Mantras) bekannt. Zwangssymptome im Zusammenhang mit religiösen Riten erfreuen sich in allen Kulturen einer guten sozialen und kulturellen Einbettung und erhöhen in strenggläubigen Kreisen das Ansehen des Betroffenen. Die Übergänge zu individuellem Leiden und Beeinträchtigungen der sozialen Funktionsfähigkeit sind für kulturfremde Betrachter schwer zu erkennen. Ein wichtiges Kriterium ist das der kulturellen Norm. Angemessenheit bzw. Unangemessenheit kann am ehesten von Vertretern derselben Kultur beurteilt werden. Aus transkultureller Sicht wird ätiologisch in der Psychodynamik ein Ambivalenzkonflikt gegenüber Autoritätspersonen angenommen.

Diagnostisch sind sowohl Zwangsgedanken (ICD-10: F42.0) als auch Zwangshandlungen (ICD-10: F42.1) und gemischte Bilder relevant. Soziokulturell eingebundene Zwangsphänomene werden häufig nicht als pathologisch gewertet bzw. erkannt, obwohl subjektives Leiden vorhanden ist. Einzelfälle erfolgreicher Therapien wurden berichtet.

Trance- und Besessenheitszustände

Trance- und Besessenheitszustände (Besessenheitstrance) und dissoziative Trancestörung sind zwei voneinander verschiedene, in fast allen Kulturen der Welt anzutreffende **veränderte Bewusstseinszustände,** die bei kulturellen und religiösen Ritualen von ethnischen Gruppen praktiziert werden und ganz beträchtliche transkulturelle Variationen zeigen.

Trance ist ein **hypnoid veränderter Bewusstseinszustand,** bei dem der Verlust der gewohnten Identität nicht mit der Annahme oder dem Auftauchen einer anderen Identität verbunden ist. Trance geht mit einer Wahrnehmungseinengung und selektiven Fokussierung auf die Umgebung und deren unmittelbare Reize einher. Handlungsweisen während des Trancezustands wie konvulsive Zuckungen, Laufen, Fallen etc. sind einfach strukturiert und elementar und werden als außerhalb der eigenen Kontrolle erlebt. Hypnose, psychogene Dämmerzustände und Ekstase fallen unter den Trancebegriff.

Als **Besessenheit ohne Trance** werden **psychische Störungen** wie Schizophrenie im akuten Stadium, Depression und „körperliche" Störungen wie psychogene Lähmungen, Schmerzsyndrome, Unfruchtbarkeit und Impotenz verstanden.

Besessenheitstrance – verbreitet in fast allen Kulturen mit Ausnahme der Pygmäen, der Buschmänner und der meisten indianischen Kulturen – wird als **Inbesitznahme durch Geister** aufgefasst. Sie ist charakterisiert durch eine **episodische Veränderung des Bewusstseinszustands,** während der eine oder nacheinander mehrere Identitäten durch „Geister" an die Stelle der gewohnten Identität treten. Nach der zugrunde liegenden „kulturellen Theorie" werden alle stereotypisierten und kulturell festgelegten Erlebens- und Verhaltensweisen des Mediums, also des Menschen, von dem der Geist Besitz ergriffen hat, durch das „Eintreten" und Agieren des Besessenheitsagens, des Geistes, erklärt. Die Geister bedienen sich, um sprechen und handeln zu können, eines menschlichen Mediums. Für das Medium besteht eine **vollständige oder partielle Amnesie** für alles während der Besessenheitstrance Vorgefallene und Erlebte. Nach traditioneller Auffassung sind die Gegenwart der Geister, ihr Wissen, Rat und Zuspruch und ihre Kraft in sozialen Krisen und in Zeiten des Umbruchs und des kulturellen Wandels **(„Krisenkulte")** besonders erwünscht. Die Kulthandlungen dienen zur emotionalen Einstellung auf Veränderungen, die sich dem rationalen Verstehen noch entziehen. Darüber hinaus werden Besessenheits- und Tancerituale wirkungsvoll zur **Heilung psychisch Kranker** eingesetzt (Machleidt und Peltzer 1991, 1994, 1997a, b).

Trance- oder Besessenheitstrancezustände mit Krankheitswert, also die **pathologischen Trance- und Besessenheitszustände** (ICD-10: F44.3), sind dadurch definiert, dass sie keine Akzeptanz als normaler Bestandteil der allgemeinen kulturellen oder religiösen Riten finden. Sie sind auch nicht durch die ritualisierten Praktiken des betreffenden Kulturkreises ausgelöst bzw. in diese integriert, sondern treten unwillkürlich auf. Die Betroffenen leiden subjektiv erheblich darunter und sind in ihren beruflichen und sozialen Funktionen beeinträchtigt. Die pathologischen Trance- und Besessenheitstrancezustände können durch Außenstehende provoziert oder auch unterdrückt werden. Die in den kulturell üblichen Trance- und Besessenheitstrancezuständen positiv erlebten Geister werden in den pathologischen Zuständen als feindlich und fordernd erlebt. Bis zu fünf verschiedene „geistige Mächte" können während einer Episode nacheinander erlebt werden. Im Zusammenhang mit pathologischen Trance- oder Besessenheitstrancezuständen sind Suizidversuche und Unfälle bekannt geworden. Die Dauer der Episoden reicht von wenigen Minuten bis Stunden. Sie stellen je nach Ausprägung eine schwere subjektive und soziale Behinderung dar und zeigen häufig einen chronischen Verlauf.

34.2.5 Persönlichkeitsstörungen

Über transkulturelle Aspekte bei Persönlichkeitsstörungen gibt es bisher nur wenige gesicherte Erkenntnisse (Tseng 2001).

Diagnosestellung

Das **Funktionsniveau** einer Persönlichkeit kann nur im sozialen, gesellschaftlichen und kulturellen Kontext erfasst werden, was bei der Beurteilung der Dysfunktionalität entsprechend Berücksichtigung finden muss (DSM-5: APA 2013). Die diagnostische Einschätzung von Persönlichkeitsstörungen hängt in entscheidendem Maße davon ab, wie eine Gesellschaft ein bestimmtes Verhalten bewertet (Tseng 2001). Hier eröffnet sich naturgemäß ein großer Spielraum für transkulturelle Unterschiede und Fehleinschätzungen im diagnostischen Prozess. Entsprechend weist das DSM-5 (APA 2013) in seinem Begleittext darauf hin, dass Persönlichkeitsstörungen differenzialdiagnostisch nicht mit Problemen verwechselt werden dürfen, die im Zusammenhang mit der Akkulturation bei Migration entstehen. Ebenso müsse bei der Diagnostik von Menschen aus fremden Kulturkreisen bedacht werden, inwieweit Sitten und Gebräuche, religiöse Vorstellungen und politische Überzeugungen aus der Ursprungskultur zum Ausdruck kommen. Alarcon (1996) kritisiert jedoch grundsätzlich, dass nur ungefähr ⅓ der von einer Expertenkommission gemachten Vorschläge für die Berücksichtigung **transkultureller Aspekte** bei Persönlichkeitsstörungen letztlich in das DSM-IV Eingang gefunden hätten. Dies gelte insb. für die narzisstische, histrionische und vermeidende Persönlichkeitsstörung. Wichtige Aspekte kultureller Dimensionen wie Selbstbild, Anpassung oder sozialer Kontext seien vernachlässigt worden. Inwieweit diese Aspekte im DSM-5 berücksichtigt sind, wird sich in der klinischen Praxis noch zeigen.

Im Auftrag der WHO führten Loranger et al. (1994) in 11 Ländern eine weltweite Pilotstudie zur Anwendbarkeit der diagnostischen Kriterien von Persönlichkeitsstörungen anhand der *International Personality Disorder Examination* (IPDE) durch. Die Ergebnisse zeigen, dass die Interviewer aller weltweit beteiligten Zentren anhand des IPDE beide Klassifikationssysteme mit zufriedenstellender Interrater-Reliabilität auf ihre jeweilige Kultur anwenden konnten. Da im Hinblick auf die Beurteilung von Verhaltensweisen eine besondere kulturelle Variabilität besteht, waren die Interviewer gehalten, die Bedeutung von auffälligem Verhalten im Kontext ihrer jeweiligen Kultur zu bewerten. Dies wurde erstaunlicherweise jedoch nur in wenigen Fällen relevant. Nichtsdestoweniger kamen in der vorliegenden WHO-Pilotstudie beträchtliche kulturelle Unterschiede bei Persönlichkeitsstörungen zum Vorschein.

Zur Prävalenz und Epidemiologie von Persönlichkeitsstörungen

Es gibt nur wenige verlässliche epidemiologische Daten über Persönlichkeitsstörungen im transkulturellen Vergleich. Eine immense Heterogenität innerhalb der verschiedenen Ethnien auf der Welt macht eine Differenzierung der Prävalenz für bestimmte Persönlichkeitsstörungen in bestimmten Bevölkerungsgruppen extrem schwierig (Haasen und Yagdiran 2000). Sofern in Untersuchungen nicht dieselben Methoden und Kriterien Anwendung finden, ist ein transkultureller Vergleich der Ergebnisse ohnehin zwecklos. Ohne Kenntnis der jeweiligen kulturellen Bedeutung und Implikationen der verwendeten Methoden bleibt das erhobene Datenmaterial weitgehend bedeutungslos (Tseng 2001: 415). So wurde z. B. in der ECA-Studie ein transkultureller Vergleich von Persönlichkeitsstörungen zwischen Amerika und Taiwan vorgenommen (Compton et al. 1991). Die Ergebnisse zeigen, dass die Prävalenz für die **antisoziale Persönlichkeitsstörung** in Taiwan bei 0,2 % lag, in den USA hingegen bei 3 %. Obwohl der Studie ähnliche methodische Instrumente und vergleichbare Patientenpopulationen zugrunde lagen, ist nicht klar, ob die erhobenen Daten tatsächliche Unterschiede in der Prävalenzrate widerspiegeln oder vielmehr kulturelle Unterschiede wie die Tendenz der Taiwanesen, aufgrund einer besonderen gesellschaftlichen Geringschätzung gegenüber antisozialem Verhalten sozial erwünschte Antworten zu geben.

Nach der WHO-Pilotstudie von Loranger et al. (1994) wurde die überwiegende Zahl aller Persönlichkeitsstörungen in allen teilnehmenden Ländern diagnostiziert. Die fast durchgängig höchsten Prävalenzraten wiesen in den meisten Ländern die **Borderline- und die selbstunsicher-vermeidende Persönlichkeitsstörung** auf; lediglich in Indien wurde keine vermeidende Persönlichkeitsstörung diagnostiziert, in Kenia keine Borderline-Persönlichkeitsstörung. Die **sadistische** und die **narzisstische Persönlichkeitsstörung** (1,3 %) wiesen die geringsten Prävalenzraten in der untersuchten Stichprobe auf. Interessanterweise war selbst die konzeptuell umstrittene **passiv-aggressive Persönlichkeitsstörung** bei einer Gesamtprävalenz von 5 % mit einer Ausnahme in allen teilnehmenden Ländern diagnostizierbar.

Kulturwechsel als Auslösefaktor

Nach Paris (1996) hat Kultur auch die Funktion, ihre Mitglieder vor dem Ausbruch oder der Manifestation einer Persönlichkeitsstörung zu schützen. Dies gelte insb. für die Borderline-Persönlichkeitsstörungen. Anhand klinischer Daten bei Migranten konnte Paris zeigen, dass beim Wechsel in eine fremde Kultur die **Schutzfunktion der Ursprungskultur** wegfällt, womit die psychische Vulnerabilität und das Risiko für die Entwicklung von Persönlichkeitsproblemen in der Aufnahmegesellschaft zunehmen.

Resümee

Angst- und Zwangsstörungen, dissoziative und Persönlichkeitsstörungen sind ebenfalls für die meisten Kulturen nachgewiesen. Aufgrund der großen Abhängigkeit von soziokulturellen Einflussfaktoren im Hinblick auf Phänomenologie und Prävalenz existieren für diese Störungen jedoch kaum wissenschaftlich gesicherte Daten im Kulturvergleich.

34.3 Kulturabhängige Syndrome

Kulturabhängige Syndrome sind Abweichungen im Erleben und Verhalten, die in bestimmten sozialen Gemeinschaften und kulturellen Regionen vorkommen (Jilek und Jilek-Aall 2000). Die Namensgebung und Kategorisierung entsteht aus traditionellen

Krankheitskonzepten und Verstehensansätzen meist in Verknüpfung mit einem kulturellen Bedeutungssystem. Aus diesem Bedeutungssystem wird dann häufig das therapeutische Vorgehen entwickelt, wie die Austreibung eines bösen Geistes, das Zurückbringen der verloren gegangenen Seele in den Körper etc. Mit zunehmender Häufigkeit werden kulturabhängige Syndrome auch bei Migranten und ethnischen Minoritäten in westlichen Industrieländern gesehen. Auch in den industrialisierten Kulturkreisen gibt es typische kulturabhängige Syndrome wie z. B. die Anorexia nervosa und die dissoziative Identitätsstörung. Von den ca. 100 weltweit bekannten kulturabhängigen Syndromen, deren Zugehörigkeit zu dieser Kategorie z. T. umstritten ist, seien im Folgenden einige der bekanntesten dargestellt.

34.3.1 Susto

In vielen Kulturen ist die Vorstellung zu finden, dass Schreck zu akuter oder chronischer Erkrankung führen kann. In lateinamerikanischen Ländern ist **Susto** („Schreck") eine **Volkskrankheit,** die auch unter den Bezeichnungen *espanto, pasmo, tripa ida, perdida del almo* (Verlust der Seele) und *chibih* bekannt ist. Das Syndrom wird von den Betroffenen auf ein akutes, gegenwärtiges oder in der Vergangenheit liegendes erschreckendes Erlebnis zurückgeführt. Das ätiologische Laienmodell besagt, dass die Seele aufgrund des Schreckerlebnisses den Körper verlässt. Dieser **Seelenverlust** führt zu psychischer Beeinträchtigung und zu Krankheit. Ähnliche ätiologische Überzeugungen und Symptomkonstellationen finden sich in den verschiedensten Kulturräumen. Relativ typisch scheinen Schwächegefühl, Appetitverlust, Gewichtsverlust, Schlafstörungen, schlechte Träume, gedrückte Stimmung, mangelnde Motivation, geringes Selbstwertgefühl sowie Anfallserscheinungen zu sein. Somatische Begleitsymptome sind Schmerzen in Muskeln, Kopf und Magen oder Diarrhö. Die Seele wird durch ein traditionelles Heilritual zurückgeholt, woraufhin der Kranke als geheilt gilt.

Diagnostisch stimmt das Syndrom in einigen Symptomen mit der PTBS (ICD-10: F43.1) oder auch mit der Anpassungsstörung (ICD-10: F43.2) überein. Es bestehen aber auch Bezüge zur somatoformen Störung (ICD-10: F45), zu depressiven Episoden (ICD-10: F32) und zur generalisierten Angststörung (ICD-10: F41.1).

34.3.2 Brain-Fag-Syndrom

Der Begriff dient als Bezeichnung für eine Störung, die als **„Überforderung oder Übermüdung des Gehirns"** bekannt ist und von Prince (1989) bei Highschool- und Universitätsstudenten in Nigeria erstmals beschrieben wurde. Bei den Betroffenen findet man eine **körperbetonte Symptomatik,** wobei der Kopf der vorrangige Ausdrucksort ist. Die Betroffenen berichten über Kopfdruck und Kopfschmerz, Hitzegefühl, Brennen und Missempfindungen mit „Krabbeln und Bohren wie von Würmern", ferner Augenschmerzen und Verschwommensehen. Hinzu kommen psychische Beeinträchtigungen kognitiver Art wie Schwierigkeiten beim Erinnern, beim Denken und bei der Konzentration. Die Betroffenen sind in einem Spannungszustand ängstlich-depressiver Tönung. Ätiologisch wird eine „Gehirnermüdung" und Erschöpfung von „zu viel Denken" angenommen. Nach traditioneller Auffassung der Yoruba in Nigeria ist der Kopf der wichtigste Teil des Körpers und „Essenz der Persönlichkeit".

Das Syndrom wird überwiegend bei hoch motivierten Studierenden mit guter Begabung aus den weniger akkulturierten Bevölkerungsschichten gefunden. Der zugrunde liegende Konflikt besteht einerseits in der **Erwartung und Verpflichtung zu besten Leistungen** und andererseits in den **Schuldgefühlen,** die mit dem Überflügeln des elterlichen und traditionellen dörflichen Milieus und Niveaus auf intellektuellem und sozialem Gebiet verknüpft sind.

Das Syndrom kommt im Zusammenhang mit gehobenen Ausbildungsansprüchen bei jungen Menschen im ganzen afrikanischen Kulturraum südlich der Sahara unter leichten Variationen der Symptomatik und wahrscheinlich auch in anderen Entwicklungsländern vor. Behandlungen mit westlich orientierten **psychotherapeutischen Verfahren** waren bei Studenten in Nigeria erfolgreich (Peltzer 1995).

Die diagnostische Zuordnung als „Erschöpfungssyndrom" entspricht den Leitlinien der Neurasthenie (ICD-10: F48.0). Das Syndrom kann auch als Anpassungsstörung (F43.2) in Erscheinung treten. Differenzialdiagnostisch wäre eine Angststörung, eine depressive Störung oder eine somatoforme Störung abzugrenzen.

34.3.3 Amok

Der Begriff Amok kommt von *amuco,* einer vorderindischen Bezeichnung für den **Krieger, der sich dem Tode geweiht hat.** (In den Berichten aus Malaysia und Java wurde die Vermutung geäußert, das Syndrom käme in diesen Kulturen am häufigsten vor. Dies hat sich nicht bestätigt.) Vielmehr tritt Amok in den unterschiedlichsten Kulturen auf, z. B. in Laos, auf den Philippinen, in Polynesien als *tafard* oder *tathard,* in Papua-Neuguinea, in Puerto Rico als *mal de pelear* und bei den Navajo-Indianern als *iith'aa* (Pfeiffer 1994). Das Syndrom wird als **dissoziative Episode** definiert, in deren Verlauf es zu plötzlichen unmotivierten und ungerichteten archaischen Gewaltausbrüchen gegen Menschen, häufig mit Todesfolge, und Sachen kommt. Das Syndrom wurde nur bei Männern beobachtet.

Die Amokepisode ist in **fünf Stadien** gegliedert:

1. Das **Vorstadium** ist durch Verlust der sozialen Ordnung, Milieuveränderung und chronische Erkrankung charakterisiert, die zum Amokanfall disponieren.
2. Auslöser sind **akute Belastungen** körperlicher oder psychischer Art sowie aktuelle Herabsetzungen oder Kränkungen.
3. **„Meditatives Stadium"** mit Grübeleien und Wiederholen von Gebetsformeln; Veränderung der Bewusstseinslage und veränderte Wahrnehmung der Außenwelt als bedrohlich; Auftreten von unerträglicher Spannung, Angst und Wut.
4. Auftreten des **Amokanfalls** mit Bewegungssturm, Laufen, wahllosem bewaffnetem Angriff auf Menschen, Lebewesen und Gegenstände sowie Legen von Feuersbrünsten unter Inkaufnahme des eigenen Todes; Wendung der Aggression gegen sich selbst mit der Folge der Selbstverstümmelung oder des Suizids.

5. **Abschluss in totaler Entkräftung,** in stuporartigem Zustand mit „Terminalschlaf" und anschließender Amnesie für die Zeit der Amokepisode.

Kulturübergreifende Merkmale der Betroffenen sind **geringe geistige und emotionale Differenzierung, keine oder geringe Ausbildung** und aktuelle **Herauslösung aus dem gewohnten sozialen Umfeld.** Die damit verbundenen Unsicherheiten und Ängste werden i. S. von Verfolgungsideen **paranoid verarbeitet.** Typologisch werden überaus „sanfte und gutmütige" Persönlichkeiten mit Schwierigkeiten, auch berechtigte Ansprüche und Aggressionen wirksam zur Geltung zu bringen, vom geltungsbedürftigen, extrovertierten, leicht narzisstisch kränkbaren Typ und vom abnorm erregbaren Typ unterschieden.

Amok hat einen **charakteristischen Syndromkern** und einen im Übrigen großen **kulturspezifischen Symptomvariantenreichtum.** Amok zeigt fließende Übergänge zu anderen dissoziativen Syndromen sowie zu anderen affektiven Zuständen mit klarem Bewusstsein, erhaltenem Erinnerungsvermögen und weniger aggressiven Verhaltensmustern. Diese Tatsache ist in forensischen Zusammenhängen von großer Bedeutung. Die Frage ist überhaupt, ob Amok als ein abgrenzbares Krankheitsbild verstanden werden kann. Diagnostisch lässt sich Amok unter ICD-10: F44.88 „Andere näher bezeichnete dissoziative Störungen" oder bei entsprechend benigner Ausgestaltung unter „Dissoziative Fugue" (F44.1) einordnen. Unter dieser Kategorie sind verschiedene kulturell definierte „Lauf"-Syndrome wie auch Pibloktoq, die „arktische Hysterie" bei den Inuit, aufgeführt. Die bisherige ICD-Zuordnung unter F48.8 „Andere neurotische Störungen" erscheint korrekturbedürftig.

Resümee

Kulturabhängige Syndrome sind Abweichungen im Erleben und Verhalten, die nur in bestimmten Bevölkerungsgruppen oder Kulturregionen beschrieben sind. Eine nosologische Klassifizierung ist weder wissenschaftlich noch klinisch befriedigend, da sich diagnosebestimmende Symptome häufig überschneiden und die indigenen Krankheitsbegriffe überlieferte Bedeutungen und volksmedizinische Interpretationen beinhalten. Das DSM-5 enthält ein Glossar, das neun kulturell geprägte Konzepte für Stress beschreibt, darunter auch Susto.

Literatur

Die vollständige Literatur zu diesem Kapitel finden Sie online im „Plus im Web" zu diesem Buch.

Fragen zur Wissensüberprüfung zum ➤ Kap. 34 finden Sie online.

Register

B

G

H

I

L

M

O

P

T

W

X

Y

Z